股関節学

第2版

監　修

一般社団法人 **日本股関節学会**

総編集

菅野伸彦・久保俊一

編　集

稲葉　裕・神野哲也・杉山　肇・中島康晴

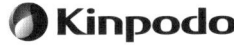

執筆者一覧

監修 ──────────

日本股関節学会

総編集 ──────────

菅野 伸彦　　大阪大学招へい教授
久保 俊一　　京都府立医科大学特任教授

編集（50音順）──────────

稲葉 裕　　　横浜市立大学整形外科教授
神野 哲也　　獨協医科大学埼玉医療センター整形外科教授
杉山 肇　　　神奈川リハビリテーション病院病院長
中島 康晴　　九州大学整形外科教授

作画・イラストレーション ──────────

徳永 大作　　京都府立城陽リハビリテーション病院病院長

執筆（50音順）──────────

新井 祐志　　京都府立医科大学スポーツ・障がい者スポーツ医学准教授
安藤 渉　　　関西労災病院整形外科管理部長
泉 聡太朗　　広島県立総合リハビリテーションセンター
稲葉 裕　　　横浜市立大学整形外科教授
上島 圭一郎　京都地域医療学際研究所がくさい病院病院長
上村 圭亮　　大阪大学運動器医工学治療学講師
内山 勝文　　北里大学医学部医療安全・管理学研究部門教授
遠藤 裕介　　川崎医科大学脊椎・関節整形外科准教授
大谷 卓也　　埼玉成恵会病院整形外科・関節外科センター長
大庭 真俊　　神奈川県立こども医療センター整形外科
大橋 弘嗣　　大阪府済生会中津病院人工関節センター顧問
加来 信広　　大分大学整形外科教授
加畑 多文　　金沢大学整形外科准教授
北 純　　　　赤石病院整形外科部長
久保 俊一　　京都府立医科大学特任教授
古賀 大介　　さいたま赤十字病院整形外科部長
小林 直実　　横浜市立大学附属市民総合医療センター整形外科准教授

第2版の巻頭言

　股関節学（久保俊一編著）が 2014 年に上梓されてから 10 年の歳月が流れた．お陰様で 1000 ページを超える大著でありながら，好評を得て各所で活用いただいている．

　股関節は，骨盤と下肢を連結し身体の支持を行いながら，歩行という基本的な動作はもちろん労働やスポーツにおける多彩な動きを可能にし，日常の活動（ADL）や生活の質（QOL）に深く関係している．人体において重要な役目を持つ股関節の専門書として発刊された本書（初版）では，根拠にもとづく記述を大切にし，基礎から臨床まで股関節に関連するあらゆる専門的な事項を詳しく解説している．

　改訂にあたっては前版の内容を継承しつつ，その時代に即した記述を加えた．基礎科学，診断学，治療学，手術進入法，小児の股関節疾患，成人の股関節疾患，人工股関節・人工骨頭治療学，知悉便覧という I 編から VIII 編の枠組みは堅持した．そして，10 年の股関節学の進歩に照らして，専門的な見地から各項目の再点検を行い必要に応じて記述内容を入れ替えた．VIII 編の「知悉便覧」では，日常診療や臨床研究で役立つ「分類・基準・指標・計測値」，「日本で使用可能な人工股関節の一覧」を最も新しいものにするとともに，「日本における股関節データベース研究」と「股関節におけるリハビリテーション医学・医療の活用」の項目を追加した．

　大幅に内容が改訂されたのは，特発性大腿骨頭壊死症と人工股関節の分野であり，「特発性大腿骨頭壊死症診療ガイドライン 2019」，「変形性股関節症診療ガイドライン 2024 改訂第 3 版」の内容を反映させた．また，「大腿骨頚部／転子部骨折診療ガイドライン 2021（改訂第 3 版）」，「骨粗鬆症の予防と治療ガイドライン（2015 年版）」，「関節リウマチ診療ガイドライン 2024 改訂」などの各種ガイドラインの最新情報も取り入れた．

　人工股関節では，高度クロスリンクポリエチレンとセラミックの活用により長期予後が良好になっている．大きな骨頭径の選択による安定性の向上は，高い活動性につながり，スポーツや芸術活動の許容度も重要なテーマとなっている．これらに関しては，近年の長期成績を示し，スポーツ・芸術活動をどこまで推奨できるかについて記述を加えた．また，手術成績を向上させるテクノロジーに関しては，特にナビゲーションやロボットの進歩について解説内容を更新した．

　「知悉便覧」に新設した「日本における股関節データベース研究」では，日本整形外科学会の「Japanese Orthopaedic Association National Registry（JOANR）」だけでなく，股関節学会が中心となっている「骨切り術や関節鏡手術などの関節温存術」，厚生労働省指定難病研究班が中心になっている「特発性大腿骨頭壊死症」，などのデータベースに関しても概説した．欧米に負けないデータベースからすぐれた疫学的研究成果が生まれていることを知っていただきたい．

　初版の出版計画をたてた 2012 年頃は専門医教育が注目され，専門性の意義が追究された時であった．翻って，現在は急激な少子高齢化のもと，複数の疾患や障害・病態が併存する重複障害が大きな課題になっている．専門性に加え総合力が問われ，医療に加えて介護や福祉の知識が必要とされる時代に移行しつつある．医療・介護・福祉のインフラストラクチャとされる「リハビリテーション医学・医療」に関する項目を「知悉便覧」に加えたのはそのためである．最良の ADL や QOL を目指すリハビリテーション医学・医療のエッセンスを是非学んで欲しい．

　本書の改訂に当たっては，日本股関節学会の監修のもと，菅野と久保が総編集者となり，編集者の稲葉，神野，杉山，中島とともに編集作業を行った．原稿作成は，股関節の分野に精通している先生方にお願いした．多忙にもかかわらずご尽力いただいたことに深く感謝する．また，将来の改訂も見据えて，各執筆者には日本股関節学会へ著作権を譲渡していただき，本書の著作権を日本股関節学会が保有することに承諾いただいたことにも深謝する．作画とイラストレーション編集に関しては，初版と同様に徳永大作先生に大変お世話になった．近年，1000 ページを超える書物を出版するのはきわめて難しい中，サイズの小型化，ハードカバー導入，手際のよい制作業務などを行ってもらった出版社の金芳堂にお礼を申し上げる．

　改訂された本書が，従前以上に活用され，股関節分野の臨床，研究，教育に携わるすべての方々に役立つことを心から願っている．

2024 年 10 月

総編集者　　菅野伸彦・久保俊一

第1版の巻頭言

超高齢社会における社会的使命である健康寿命の延伸にとって，運動器を健全に維持することは重要な課題である．運動器のなかでも人体最大の荷重球関節である股関節は最も重要な役割をはたす器官の一つである．歩行という基本的な動作はもちろん，労働やスポーツにおける多彩な動きを可能としている．進化の中で形成されてきた股関節の形態や機能は精緻であり，疾患や障害が生じた場合，その克服には専門的な医療が必要となる．

専門的な医療の実践には学問的に高いレベルの知識や技能が必須であり，その道しるべとなる書籍は不可欠である．専門性を確立するための書籍には根拠のある記述，すなわち文献による裏付けが必要である．わが国における股関節学の学問的水準は，先人の努力により世界的にみても極めて高い．独創的な業績はもとより欧米の知識や技術も十分に咀嚼されており，股関節の専門的医療を包括的に著述できる素地が整っている．

一方，近年，専門医制度の導入が国家レベルで行われており，専門医の要件を具体化することが求められている．股関節の分野でも専門とする領域を明らかにしておくべき時期である．年齢的には成長段階の小児から骨の脆弱性が出現する老年期までが対象となる．基礎的要件としては，複雑な解剖の知識が基本であるが，血管系では特殊な経年的変化や走行などにも造詣を要する．骨，軟骨，関節の生理に加え，バイオメカニクスや材料学なども必要である．病態を深く理解することは，正しい診断と的確な治療に結びつく．股関節に関連する疾患では，定義が定まっていないものや充分に病態が解明されていない部分も多い．解決すべき課題を把握しておくことも大切な点である．診断では，診察技術に加え，近年の画像診断や遺伝子診断技術を含む血液・生化学的・微生物学的検査の進歩を理解しておくべきである．鑑別診断として，全身的炎症性疾患，骨系統疾患，腫瘍などの知識も欠かすことはできない．

治療学では，手術療法に目が向きがちであるが，保存療法をしっかりと身につけなければならない．近年開発されている新薬も含めた薬物療法や装具療法は重要である．また，理学療法や作業療法などのリハビリテーションに関連した知識と技能も求められる．手術療法に関しては，人工関節による手術の比重が高まってはいるが，関節を温存する手術法に関して充分な知識と技術の修得に努めなければならない．各種進入法の知識は基本となる．特殊な分野ではあるが，スポーツ損傷や医事法などにも正しい知識は必要である．

本書では，根拠にもとづく記述を基本に，基礎から臨床まで股関節に関連する専門的な事柄を網羅しながら詳しく解説する企画を行った．基礎科学，診断学，治療学，手術進入法，小児の股関節疾患，成人の股関節疾患，人工股関節・人工骨頭治療学の7つの編を組んだ．Ⅷ編の知悉便覧では，日常診療や臨床研究で役立つ分類，基準，指標，計測値に加え，日本で使用可能な人工股関節の一覧表と医師として知っておくべき医事法を掲載した．また，使い勝手がよいように略語欄や索引も充実させた．

幅広い領域を対象としたため，用語の統一に時間を要した．整形外科学用語集（第7版）を基本としたが，採用されていない用語も多く，検討すべきものが多数あった．それぞれの領域の専門家に相談しながら，原典を引き統一を図った．その概要を巻頭に「本書での記載について」として掲載した．

股関節は左右のある器官であり，複雑な解剖や手術進入に関しては，右のイメージ，左のイメージを持つことになる．また，開排位でX像が正面から入射される場合，大腿骨の側面像は内側からみたイメージになるのに対し，立体画像や手術の場合は外側からイメージしていることが多い．本書では，シェーマや画像は症例を除き左側を原則とした．一側を原則としていると誤解が少なく理解しやすいと考えたからである．画像やシェーマには矢印や説明を入れ，わかりやすいようにした．症例には年齢と性も記載した．

原稿作成にあたっては，各分野で活躍しておられる先生方に用語の統一という点を含め本書の企画の理解を得ながら共同で執筆を行った．特に，人工関節の分野において共同で編集をした菅野伸彦先生には大きな貢献をいただいた．神野哲也先生と稲葉　裕先生には用語の統一などを中心に編集に多大な協力を得ることができた．作画とイラストレーション編集に関しては，卓越した才能をもつ徳永大作先生に大変お世話になった．出版社である金芳堂の市井輝和社長には絶大なる支援をもらった．市井氏がいなければ1,200ページを超える本書の出版はなかったといえる．名前を挙げることはできなかった先生方を含め本書にご支援をいただいた方々に深く感謝を申し上げる．

「生命の躍動」"élan vital" はフランスの哲学者，Henri-Louis Bergson の名言である．医学において地道な進歩が大切であることは論を待たないが，未来に羽ばたく「躍動」も必要である．股関節学の躍動的な進歩のために，股関節分野の臨床，研究，教育に携わるすべての方々が本書を役立てていただけることを心から願っている．

2014年1月

編著者　　久保俊一

本書での記載について

用語

　基本的に，日本整形外科学会の整形外科学用語集（第9版）に則り，日本語を優先し，必要に応じて，欧語を付記した．人名用語，固有名詞は原則として原語を使用した．採用されていない用語に関しては，それぞれの領域の専門家に相談しながら原点を引き統一を図った．

左右と作画

　股関節は左右のある器官であり，複雑な解剖や手術進入に関しては，右のイメージ，左のイメージを持つことになる．また，開排位でX像が正面から入射される場合，大腿骨の側面像は内側からみたイメージになるのに対し，立体画像や手術の場合は外側からイメージしていることが多い．本書では，シェーマや画像は症例を除き左側を原則とした．一側を原則としていると誤解が少なく理解しやすいと考えたからである．画像やシェーマには矢印や説明を入れ，わかりやすいようにした．シェーマは現役の整形外科医が担当した．

変形性股関節症（股関節症）(osteoarthritis of the hip)

　「変形性股関節症」は「股関節症」「変股症」「股OA」など慣用的に使用されているが，本書では初出のとき「変形性股関節症」を使用し，そのあとは「股関節症」を用いた．

大腿骨頚部骨折（femoral neck fracture），大腿骨転子部骨折（trochanteric fracture）

　わが国では，関節包内骨折か関節包外骨折を基準として「大腿骨頚部内側骨折」と「大腿骨頚部外側骨折」いう用語が使用され，両者を総称する用語として「大腿骨頚部骨折」が用いられてきた．しかし，この「大腿骨頚部骨折」に相当する欧語であるfemoral neck fractureは，欧米ではわが国の「大腿骨頚部内側骨折」を指すものであり，少なからず混乱が生じていた．日本整形外科学会「大腿骨頚部／転子部骨折診療ガイドライン2021（改訂第3版）」では，大腿骨頚部内側骨折と大腿骨頚部外側骨折は，それぞれ「大腿骨頚部骨折」と「大腿骨転子部骨折」の用語で統一されている．本書もそれに従った．

発育性股関節形成不全（developmental dysplasia of the hip: DDH）

　歴史的に先天性股関節脱臼（congenital dislocation of the hip: CDH）が用いられていた．本書では原則として「発育性股関節形成不全」とした．

寛骨臼（acetabulum）と臼蓋

　整形外科学用語集では "acetabulum" は「寛骨臼」「股臼」とされている．また，臼蓋という用語もよく用いられているが，日本解剖学会編集の解剖学用語集では「寛骨臼」とされており，2013年6月には日本股関節学会，日本小児整形外科学会，日本小児股関節研究会の3学術団体から，acetabulumと寛骨臼に関する用語の統一が日本整形外科学会に要望されている．これらに関して，本書では，acetabulumに関する用語については「寛骨臼」で統一した．従って，acetabuloplastyは「寛骨臼形成〔術〕」を用いた．「臼蓋形成不全〔症〕(acetabular dysplasia)」は「寛骨臼形成不全〔症〕」とした．そのほか，臼蓋で慣用的に用いられてきた用語についても寛骨臼で置き換えるようにした．

人工股関節関連分野に関して

　初出は人工股関節全置換術（THA）とし，そのあとはTHAと記載した．なお，欧米では，"total hip arthroplasty（THA）"，"total hip replacement（THR）"，"total hip replacement arthroplasty" の使用例があるが，本書では "total hip arthroplasty（THA）" を用いた．

　また，人工関節関連分野では生体材料や加工技術に関する用語も含め，多種多様のものが用いられている．できる限りの統一と日本語用語の使用を行った．しかしながら，日本語用語がないものも多く，その場合はカタカナ表記や原語のままとした．一部複数の表記としたところもある．THAでは，挿入する人工関節の総称はインプラントで表した．寛骨臼側のコンポーネントにはカップを，組み合わせて用いる寛骨臼側コンポーネントには，金属カップおよびライナーという名称を用いた．大腿骨側コンポーネントにはステムという名称を用い，その近位側はネックという名前を用いたが，文脈からtrunnion（円筒形の突起）という名称も許容した．

血管系の表記について

　解剖学用語と整形外科領域の論文で異なる部分がある．本書では，整形外科論文で一般に使われている用語を優先して使用した．medial femoral circumflex artery（解剖学では medial circumflex femoral artery）は内側大腿回旋動脈，lateral femoral circumflex artery（解剖学では lateral circumflex femoral artery）は外側大腿回旋動脈とした．

内側大腿回旋動脈から先の大腿骨頭栄養血管には統一した名称はないため，主に Tucker（1949）や Trueta（1953）の記載に準じた．posterior column artery は後頚動脈とした．

retinacular artery という呼称はそれまで使われていた capsular artery に代わり用いられるようになった．栄養血管は関節包の組織内ではなく retinaculum を通過していること，その血管は関節包の栄養には関与していないことなどが大きな理由である（Tucker1949）．retinacular artery は，支帯動脈と記載されることもあるが，大腿骨頚部の被膜の下を通り大腿骨頭を栄養する点から，原則として被膜下動脈とした．superior retinacular artery は上被膜下動脈，inferior retinacular artery は下被膜下動脈とした．ただし，ほぼ同じ部位であるが，乳幼児期に使用される postero-superior retinacular vessels や postero-inferior retinacular vessels に対しては，それぞれ後上血管束と後下血管束という名称を用いた（Ogden 1974）．

Trueta ら（1953）が報告した lateral epiphyseal artery，medial epiphyseal artery，superior metaphyseal artery，inferior metaphyseal artery は大腿骨頭内の血管分布に重きをおいている．成人例の報告ではあるが，成長期における骨端と骨幹端を想定し，その走行している部位から血管名を付けている．これらに対し，lateral epiphyseal artery は外側骨端動脈，medial epiphyseal artery は内側骨端動脈，superior metaphyseal artery は上骨幹端動脈，inferior metaphyseal artery は下骨幹端動脈とした．

被膜下動脈や血管束と骨端・骨幹端動脈の明確な線引きは難しい．血管造影などで骨外から大腿骨頭への血管走行を述べる場合には，被膜下動脈の用語が理解しやすい．一方，大腿骨頭内の血管分布を中心に病態などを考える場合には骨端・骨幹端動脈を用いるほうがわかりやすい．したがって，本書では両者がそれぞれの項目で使い分けられているが，両者の関係を述べている部分では，文献的に被膜下動脈が骨端・骨幹端動脈を分枝あるいは含むとの記載もみられるため（Sevitt ら 1965, Catto 1976），被膜下動脈あるいは血管束がそれぞれ骨端動脈や骨幹端動脈として骨内に入るとして扱うこととした．

Catto M. Pathology of aseptic bone necrosis（Davidson JK ed: Aseptic Necrosis of Bone）. Excepta Medica. 1976; 3-100.

Ogden JA. Changing patterns of proximal femoral vascularity. J Bone Joint Surg Am. 1974; 56 : 941-950.

Sevitt S, Thompson RG. The distribution and anastomosis of arteries supplying the head and neck of the femur. J Bone Joint Surg Br. 1965; 47 : 560-573.

Trueta J, Harrison MHM. The normal vascular anatomy of the femoral head in adult man. J Bone Joint Surg Br. 1953; 35 : 442-461.

Tucker FR. Arterial supply to the femoral head and its clinical importance. J Bone Joint Surg Br. 1949; 31 : 82-93.

阻血と虚血

ischemia は，整形外科学用語集では，"阻血，虚血" となっているが，阻血を採用した．

単純 X 線側面像について

下肢の肢位，および X 線の入射方向により，3種類の単純 X 線像が得られる．すなわち，股関節を90°屈曲，90°外転し，正面から X 線が入射される Lauenstein I 像，股関節を90°屈曲，45°外転し，正面から X 線が入射される Lauenstein II 像，X 線の入射方向が尾側から水平に入射される軸位像（軸射像）である．そのうち，Lauenstein I 像と Lauenstein II 像では寛骨臼側は正面像であるが，大腿骨側は X 線が内側から入射されることになり，大腿骨の内側からみたイメージとなる．本書ではその際，大腿骨の長軸が横に（上方が前方，下方が後方に）なるように側面像を配置した．軸位像（軸射像）では，大腿骨側の側面に加えて，寛骨臼側の水平面での側面像も得られる．この軸位像（軸射像）からの側面像については，理解を容易にするため必要に応じて軸位であることを記載した．

シンチグラフィーについて

用語として，シンチグラフィーとシンチグラムがよく用いられるが，本書ではシンチグラフィーで統一した．Tl はタリウム，Ga はガリウムというように核種はカタカナ表記を行った．また，一般的に使用されている骨シンチグラフィーに関して，核種はテクネチウムであるため，テクネチウムシンチグラフィーで統一した．

その他

電動・気動式の骨切り器具については「ボーンソー」を，螺子は「スクリュー」，鋸・のこ（saw）は「ノコ」を，のみ（chisel）は「ノミ」を用いた．商品名が広く用いられている場合は，一般名の後に商品名を記載するようにした．人工関節や骨接合材料では製品名のあとに会社名を記載するようにした．

疾患の診断基準，分類法などの従来の記載についても，用語の統一を行った．

目　次

I編　基礎科学　　1

1章　発生学　　　　　　　　　　　［久保俊一］　　2
1. 体肢の発生　　2
2. 股関節の発生　　6

2章　解剖学　　7
1. 股関節の発育　　　　　　　［瀬川裕子, 神野哲也］　　7
  1. 股関節を構成する骨の骨化　　7
  2. 大腿骨の発育　　9
  3. 寛骨臼の発育　　11
  4. 寛骨臼と大腿骨頭の相関関係の年齢的推移　　12
2. 股関節の解剖と画像　　　　［古賀大介, 神野哲也］　　14
  1. 単純X線像　　14
  2. CT像　　15
3. 骨形態　　　　　　　　　　［古賀大介, 神野哲也］　　19
  1. 寛　骨　　19
  2. 大腿骨　　24
4. 関節軟骨　　　　　　　　　［新井祐志, 久保俊一］　　29
  1. 関節軟骨の構造　　29
  2. 関節軟骨の代謝　　32
  3. 関節軟骨の栄養　　33
  4. 関節軟骨の修復　　33
  5. 関節軟骨とストレス　　33
5. 寛骨臼関節唇　　　　　　　［神野哲也, 久保俊一］　　35
  1. 肉眼的構造　　35
  2. 組織学的構造　　37
6. 靱帯, 筋　　　　　　　　　［古賀大介, 神野哲也］　　39
  1. 靱　帯　　39
  2. 筋　　43
7. 滑膜, 滑液　　　　　　　　［加来信広, 久保俊一］　　47
  1. 滑　膜　　47
  2. 滑　液　　49
  3. 滑膜の炎症性変化　　50
8. 血管系　　　　　　　　　　［神野哲也, 久保俊一］　　51
  1. 股関節にいたる血管系　　51
  2. 大腿骨頭の血管系　　52
9. 神経系　　　　　　　　　　［古賀大介, 神野哲也］　　56
  1. 股関節に関与する神経叢　　56
  2. 股関節の神経支配　　60

3章　バイオメカニクス　　　　［高尾正樹, 菅野伸彦］　　63
1. 関節合力の推定　　63
2. 関節合力の直接計測　　64
3. バイオメカニクスに基づく変形性股関節症の治療　　65
4. 有限要素法の応用　　67
5. 歩行解析　　68
6. 股関節の軟部組織のバイオメカニクス　　68

4章　キネマティクス　　　　　　［坂井孝司, 菅野伸彦］　　70
1. 股関節におけるキネマティクス分析手法　　70
2. 股関節のキネマティクス分析のための座標軸設定　　72
3. 股関節可動域の計測　　74
4. 生体股関節の不安定性の評価　　77
5. 脊椎骨盤アライメント評価　　79

5章　遺伝学　　　　　　　　　　　　　［芳賀信彦］　　81
1. 家族歴の聴取と家系図の作成　　81
2. Mendel遺伝　　82
3. 多因子遺伝　　82
4. Mendel遺伝疾患における股関節病変　　83
5. 発育性股関節形成不全, 寛骨臼形成不全,
   変形性股関節症における遺伝　　83
6. Perthes病, 大腿骨頭壊死症における遺伝　　85

6章　骨質, 骨代謝　　　　　　　　　　［斎藤　充］　　87
1. 骨強度　　87
2. 骨質の定量評価　　87
3. 骨質因子としてのコラーゲンの役割　　88
4. 骨石灰化過程における骨質の変化　　89
5. 材質因子の相互作用　　92
6. 骨リモデリング抑制に伴う骨質の変化　　92
7. 骨リモデリング亢進に伴う骨質の変化　　93

7章　脊椎・骨盤・下肢アライメント
　　　　　　　　　　　　　　　　　　［藤巻洋, 稲葉裕］　　95
1. 骨盤傾斜, 脊椎アライメント　　95
2. 隣接関節障害, 下肢アライメント　　102

8章　生体材料　　106
1. ポリエチレン　　　　　　　　　　　　［菅野伸彦］　　106
  1. ポリエチレンの構造, 種類, 製造法　　106
  2. ポリエチレンの滅菌および包装　　107

3. ポリエチレンの耐摩耗性の向上のための
クロスリンク ……………………… 108
4. 第1世代クロスリンクポリエチレンカップの
臨床成績 …………………………… 109
5. 第2世代クロスリンクポリエチレン …… 110
2. セラミックス ……………… [菅野伸彦] 112
1. 人工関節摺動部材用セラミックス …… 112
2. 人工関節摺動部材用セラミックスの使用上の
注意事項 …………………………… 116
3. セラミックコーティング ………… 117
3. 金属 …………… [中原一郎, 菅野伸彦] 119
1. 金属材料の特徴 ………………… 119
2. 金属材料の人工股関節への応用 …… 120
3. 人工股関節における金属材料の問題点 … 122
4. 金属表面処理（セメントレス固定）
…………………… [中原一郎, 菅野伸彦] 124
1. インプラント表面への骨新生 ……… 124
2. 骨新生のための金属表面加工 ……… 125
3. ハイドロキシアパタイトコーティング … 128
4. 抗菌インプラント ………………… 129
5. 骨セメント ……… [中原一郎, 菅野伸彦] 130
1. 臨床応用 …………………………… 130
2. 骨セメントの化学的特性 ………… 130
3. 骨セメントの作業特性 …………… 132
4. 骨セメントの力学的特性 ………… 132
5. 抗菌薬含有骨セメント …………… 134
6. 骨セメントの循環器・呼吸器系への影響 … 134
6. インプラント周囲骨リモデリング
…………………… [中原一郎, 菅野伸彦] 135
1. セメントレスステム周囲のリモデリング … 136
2. セメントステム周囲のリモデリング … 138
3. 応力遮蔽 …………………………… 138
4. 寛骨臼コンポーネント周囲のリモデリング … 141

9章 摩耗とトライボロジー ………… 142
1. トライボロジー … [中原一郎, 菅野伸彦] 142
1. 摩擦, 摩耗, 潤滑 ………………… 142
2. 摩耗様式と摩耗機序 ……………… 142
3. 人工股関節の摩耗形態 …………… 144
4. Mechanically assisted crevice corrosion … 145
2. 摺動表面, クリアランス, 潤滑
…………………… [中原一郎, 菅野伸彦] 146
1. 人工股関節の摺動表面 …………… 146
2. クリアランス ……………………… 146
3. 潤滑 ………………………………… 147
4. hard on soft 摺動面 ……………… 147
5. hard on hard 摺動面 ……………… 149
3. 摩耗粉による生体反応 [高窪祐弥, 高木理彰] 152

1. 摩耗粉の発生 …………………… 152
2. 摩耗粉と生体反応 ……………… 152
3. 異物肉芽腫の病理組織像 ………… 154
4. 異物肉芽腫の分子病態と骨溶解 …… 156

II編　診断学 161

1章 病歴と身体所見 [神野哲也, 久保俊一] 162
A. 病歴 …………………………………… 162
1. 主訴と現病歴 …………………… 162
2. 家族歴, 既往歴, 生活歴 ………… 164
3. 機能障害の評価 ………………… 165
4. 治療上有用な問診事項 …………… 165
B. 身体所見 ……………………………… 165
1. 全身の視診と触診：姿勢異常, 他関節変形,
歩容異常 …………………………… 165
2. 局所の視診と触診 ……………… 167
3. 圧痛 ………………………………… 167
4. 徒手検査 …………………………… 168
5. 股関節可動域 …………………… 170
6. 脚長差 ……………………………… 171
7. 大腿周径計測, 徒手筋力テスト …… 172

2章 画像診断 …………………………… 174
1. 単純X線検査 …… [濱田英敏, 菅野伸彦] 174
1. 撮影法 ……………………………… 174
2. 代表的なX線学的指標 …………… 178
3. X線学的診断 …………………… 184
2. MRI ………………… [濱田英敏, 菅野伸彦] 192
1. MRIの基礎知識 ………………… 192
2. MRIの撮像と読影 ……………… 196
3. CT …………………… [濱田英敏, 菅野伸彦] 206
1. CTの基礎知識 …………………… 206
2. CTの読影 ………………………… 209
4. 関節造影検査 …… [濱田英敏, 菅野伸彦] 215
1. 造影手技 …………………………… 215
2. 造影剤と副作用 ………………… 215
3. 関節造影検査による評価 ………… 216
5. 超音波検査 ……… [濱田英敏, 菅野伸彦] 218
1. 超音波検査の基礎知識 …………… 218
2. 検査法 ……………………………… 219
3. 超音波検査による評価 …………… 219
6. シンチグラフィー [濱田英敏, 菅野伸彦] 223
1. シンチグラフィーの基礎知識 …… 223
2. テクネチウムシンチグラフィー …… 223
3. ガリウムシンチグラフィー ……… 229
4. 肺シンチグラフィー ……………… 230
7. PET ………………… [小林直実, 稲葉裕] 231

1. PET の基礎知識 ──── 231
2. ^{18}F-fluorodeoxyglucose（FDG）PET ──── 231
3. ^{18}F-fluoride PET ──── 235

3章　生理学的評価　［佐藤龍一，杉山　肇］──── 239
1. 筋電図 ──── 239
2. 歩行分析 ──── 240

4章　血液・生化学検査，関節液検査
［佐藤龍一，杉山　肇］──── 244
1. 血液・生化学検査 ──── 244
2. 関節液検査 ──── 246

5章　病理学的検査　［山本卓明］──── 248
1. 標本作製における基本事項 ──── 248
2. 代表的疾患の特徴的病理所見 ──── 250

6章　微生物学的検査　［崔　賢民，稲葉　裕］──── 254
1. 検査手順 ──── 256
2. 形態学的同定方法 ──── 256
3. 培養と同定方法 ──── 257
4. 免疫学的微生物同定法 ──── 259
5. 分子生物学的同定方法 ──── 259

7章　股関節鏡検査　［松下洋平，杉山　肇］──── 261
1. 適　応 ──── 262
2. 股関節鏡の手技 ──── 262

8章　アウトカム評価　［中村琢哉，久保俊一］──── 267
1. 医療者側評価による臨床評価基準 ──── 267
2. 患者自己評価による健康関連 QOL 尺度 ──── 271

III編　治療学　277

1章　薬物療法　［上島圭一郎，久保俊一］──── 278
1. 薬物療法の目標 ──── 278
2. ガイドライン ──── 278
3. アセトアミノフェン ──── 279
4. 非ステロイド性抗炎症薬 ──── 280
5. オピオイド ──── 280
6. ヒアルロン酸の関節内投与 ──── 282
7. ステロイドの関節内投与 ──── 284
8. サプリメント ──── 285
9. Biologic 療法 ──── 286
10. 疾患修飾薬 ──── 287

2章　運動療法　［馬庭壮吉，久保俊一］──── 289
1. 関節可動域訓練，ストレッチング ──── 290

2. 筋力増強訓練，持久力訓練（有酸素運動）──── 291
3. 水中運動 ──── 292
4. 太極拳 ──── 292
5. ボール体操 ──── 293
6. 持続的他動運動 ──── 293
7. THA 後のリハビリテーション治療 ──── 294
8. 大腿骨近位部骨折のリハビリテーション治療 ──── 295

3章　装具療法とギプス療法　──── 297
A. 装具療法　［馬庭壮吉，久保俊一］──── 297
　1. 歩行補助具 ──── 297
　2. 靴の指導，補高用足底板 ──── 298
　3. 股関節装具 ──── 299
B. ギプス療法　［瀬川裕子，久保俊一］──── 304
　1. 適　応 ──── 304
　2. 手　技 ──── 304
　3. 適応例 ──── 306
　4. 合併症 ──── 306

4章　手術療法　──── 307
1. 骨切り術 ──── 307
A. 大腿骨骨切り術 ──── 307
　1. 大腿骨楔状内反骨切り術
　　　　　　　　　　　［上島圭一郎，久保俊一］──── 307
　2. 大腿骨転子間弯曲内反骨切り術
　　　　　　　　　　　　　　　　　［中島康晴］──── 311
　3. 大腿骨楔状外反骨切り術
　　　　　　　　　　　［上島圭一郎，久保俊一］──── 316
　4. 大腿骨外反伸展骨切り術
　　　　　　　　　　　　　［高平尚伸，久保俊一］──── 319
　5. 大腿骨転子部外反骨切り術 ──［中島康晴］──── 323
　6. 大腿骨頭回転骨切り術 ──［山本卓明］──── 328
　7. 大腿骨頭すべり症に対する 3 次元骨切り術
　　　　　　　　　　　　　［三谷　茂，久保俊一］──── 335
　　　　A. Imhäuser 法 ──── 335
　　　　B. Southwick 法 ──── 340
B. 骨盤骨切り術 ──── 344
　1. 寛骨臼形成術　［安永裕司，庄司剛士］──── 344
　2. Chiari 骨盤骨切り術
　　　　　　　　　　　　［大橋弘嗣，久保俊一］──── 349
　3. 寛骨臼移動術　　　　　［中島康晴］──── 356
　4. 寛骨臼回転骨切り術
　　　　　　　　　　　　　［安永裕司，庄司剛士］──── 361
　5. Ganz periacetabular osteotomy,
　　　 curved periacetabular osteotomy
　　　　　　　　　　　　　［原　俊彦，久保俊一］──── 367
　6. 小児の骨盤骨切り術
　　　　　　　　　　　　［若林健二郎，和田郁雄］──── 375

A. Salter 骨盤骨切り術
　　　　　　　　[若林健二郎, 和田郁雄] ⋯⋯ 376
B. Pemberton 骨盤骨切り術
　　　　　　　　[瀬川裕子, 神野哲也] ⋯⋯ 381
2. 股関節鏡手術 ⋯⋯⋯ [松下洋平, 杉山 肇] ⋯⋯ 384
3. 骨移植術, 細胞治療 ⋯ [山﨑琢磨, 安永裕司] ⋯⋯ 392
　　1. 血管柄付き骨移植術 ⋯⋯⋯⋯⋯⋯⋯ 392
　　2. 細胞治療 ⋯⋯⋯⋯⋯⋯⋯⋯⋯⋯⋯ 395
4. 股関節固定術 ⋯⋯⋯⋯⋯⋯ [大谷卓也] ⋯⋯ 399
5. 股関節周囲の筋解離術 ⋯⋯⋯ [大谷卓也] ⋯⋯ 406
6. 股関節切除術 ⋯⋯⋯⋯⋯⋯ [大谷卓也] ⋯⋯ 411
7. 牽引手術台 ⋯⋯⋯ [泉 聡太朗, 安永裕司] ⋯⋯ 415

Ⅳ編　手術進入法　　　　　　　　　　　417

1章　前方進入法　⋯⋯⋯ [庄司剛士, 安永裕司] ⋯⋯ 418
1. Smith-Petersen 進入法 ⋯⋯⋯⋯⋯⋯⋯ 418
2. direct anterior approach ⋯⋯⋯⋯⋯⋯ 422

2章　前外側進入法　⋯⋯⋯ [庄司剛士, 安永裕司] ⋯⋯ 425
1. Watson-Jones 進入法 ⋯⋯⋯⋯⋯⋯⋯ 425
2. anterolateral mini-incision approach ⋯⋯ 428

3章　外側進入法　⋯⋯⋯⋯⋯⋯ [中島康晴] ⋯⋯ 430
1. 大転子切離外側進入法 ⋯⋯⋯⋯⋯⋯⋯ 430
2. direct lateral approach ⋯⋯⋯⋯⋯⋯ 431

4章　後方・後外側進入法　⋯⋯⋯ [中島康晴] ⋯⋯ 435
1. 適　応 ⋯⋯⋯⋯⋯⋯⋯⋯⋯⋯⋯⋯⋯ 435

5章　小児内側進入法　⋯ [若林健二郎, 和田郁雄] ⋯⋯ 437
1. 手術適応 ⋯⋯⋯⋯⋯⋯⋯⋯⋯⋯⋯⋯ 438
2. 手術方法 ⋯⋯⋯⋯⋯⋯⋯⋯⋯⋯⋯⋯ 438
3. 症　例 ⋯⋯⋯⋯⋯⋯⋯⋯⋯⋯⋯⋯⋯ 440

6章　小児広範囲展開法　⋯⋯ [三谷 茂, 久保俊一] ⋯⋯ 442
1. 手術適応 ⋯⋯⋯⋯⋯⋯⋯⋯⋯⋯⋯⋯ 442
2. 体　位 ⋯⋯⋯⋯⋯⋯⋯⋯⋯⋯⋯⋯⋯ 442
3. 進入法 ⋯⋯⋯⋯⋯⋯⋯⋯⋯⋯⋯⋯⋯ 443
4. 展　開 ⋯⋯⋯⋯⋯⋯⋯⋯⋯⋯⋯⋯⋯ 443
5. 関節包の処置 ⋯⋯⋯⋯⋯⋯⋯⋯⋯⋯ 445
6. 大腰筋腱の切離と関節内の処置 ⋯⋯⋯ 447
7. 大腰筋腱の前方移行, 閉創, 術後固定 ⋯ 449

Ⅴ編　小児の股関節疾患　　　　　　　　451

1章　発育性股関節形成不全（先天性股関節脱臼）
　　　　　　　　[遠藤裕介, 三谷 茂] ⋯⋯ 452
1. 定義と疾患概念 ⋯⋯⋯⋯⋯⋯⋯⋯⋯ 452
2. 疫　学 ⋯⋯⋯⋯⋯⋯⋯⋯⋯⋯⋯⋯⋯ 452
3. 病　因 ⋯⋯⋯⋯⋯⋯⋯⋯⋯⋯⋯⋯⋯ 453
4. 病　態 ⋯⋯⋯⋯⋯⋯⋯⋯⋯⋯⋯⋯⋯ 454
5. 診　断 ⋯⋯⋯⋯⋯⋯⋯⋯⋯⋯⋯⋯⋯ 456
6. 治　療 ⋯⋯⋯⋯⋯⋯⋯⋯⋯⋯⋯⋯⋯ 465
7. 股関節脱臼の予防 ⋯⋯⋯⋯⋯⋯⋯⋯ 474
8. DDH 検診 ⋯⋯⋯⋯⋯⋯⋯⋯⋯⋯⋯ 475

2章　Perthes 病　⋯⋯⋯ [瀬川裕子, 神野哲也] ⋯⋯ 479
1. 疾患概念 ⋯⋯⋯⋯⋯⋯⋯⋯⋯⋯⋯⋯ 479
2. 疫　学 ⋯⋯⋯⋯⋯⋯⋯⋯⋯⋯⋯⋯⋯ 479
3. 病因・病態 ⋯⋯⋯⋯⋯⋯⋯⋯⋯⋯⋯ 480
4. 診　断 ⋯⋯⋯⋯⋯⋯⋯⋯⋯⋯⋯⋯⋯ 481
5. 治　療 ⋯⋯⋯⋯⋯⋯⋯⋯⋯⋯⋯⋯⋯ 491

3章　大腿骨頭すべり症　⋯ [三谷 茂, 久保俊一] ⋯⋯ 496
1. 疾患概念 ⋯⋯⋯⋯⋯⋯⋯⋯⋯⋯⋯⋯ 496
2. 疫　学 ⋯⋯⋯⋯⋯⋯⋯⋯⋯⋯⋯⋯⋯ 496
3. 病因・病態 ⋯⋯⋯⋯⋯⋯⋯⋯⋯⋯⋯ 497
4. 診　断 ⋯⋯⋯⋯⋯⋯⋯⋯⋯⋯⋯⋯⋯ 500
5. 治　療 ⋯⋯⋯⋯⋯⋯⋯⋯⋯⋯⋯⋯⋯ 504

4章　小児の大腿骨近位部骨折　⋯⋯ [北　純] ⋯⋯ 512
1. 疫　学 ⋯⋯⋯⋯⋯⋯⋯⋯⋯⋯⋯⋯⋯ 512
2. 病因・病態・分類 ⋯⋯⋯⋯⋯⋯⋯⋯ 512
3. 診　断 ⋯⋯⋯⋯⋯⋯⋯⋯⋯⋯⋯⋯⋯ 516
4. 治　療 ⋯⋯⋯⋯⋯⋯⋯⋯⋯⋯⋯⋯⋯ 517
5. 合併症 ⋯⋯⋯⋯⋯⋯⋯⋯⋯⋯⋯⋯⋯ 518

5章　骨系統疾患　⋯⋯⋯⋯⋯⋯ [芳賀信彦] ⋯⋯ 523
1. 疾患概念 ⋯⋯⋯⋯⋯⋯⋯⋯⋯⋯⋯⋯ 523
2. 疫　学 ⋯⋯⋯⋯⋯⋯⋯⋯⋯⋯⋯⋯⋯ 523
3. 骨端・骨幹端異形成を示す疾患 ⋯⋯⋯ 523
4. 骨脆弱性を示す疾患 ⋯⋯⋯⋯⋯⋯⋯⋯ 527
　　1. 骨形成不全症 ⋯⋯⋯⋯⋯⋯⋯⋯⋯ 527
　　2. 大理石骨病 ⋯⋯⋯⋯⋯⋯⋯⋯⋯⋯ 527
　　3. 多骨性線維性骨異形成症 ⋯⋯⋯⋯⋯ 528
5. その他の骨系統疾患 ⋯⋯⋯⋯⋯⋯⋯⋯ 528
　　1. Larsen 症候群 ⋯⋯⋯⋯⋯⋯⋯⋯⋯ 528
　　2. 多発性軟骨性外骨腫症 ⋯⋯⋯⋯⋯⋯ 529
　　3. 進行性骨化性線維異形成症 ⋯⋯⋯⋯ 530

6章　小児の感染性・炎症性疾患，
　　　小児のその他の疾患 ────── 531
　1．小児の化膿性股関節炎 ·[瀬川裕子，神野哲也]── 531
　2．単純性股関節炎 ──── [瀬川裕子，神野哲也]── 537
　3．若年性特発性関節炎 ── [瀬川裕子，神野哲也]── 541
　4．特発性股関節軟骨溶解症
　　　　　　　　　　　── [瀬川裕子，神野哲也]── 547

Ⅵ編　成人の股関節疾患 　551

1章　変形性股関節症 ──────────── 552
　A．疾患概念と定義 ──── [小林直実，稲葉　裕]── 552
　　1．国際的な疾患概念と定義 ──────── 552
　　2．本書における疾患概念と定義 ────── 554
　B．分　類 ──────── [小林直実，稲葉　裕]── 554
　　1．1次性股関節症 ─────────── 554
　　2．2次性股関節症 ─────────── 555
　C．疫　学 ──────── [小林直実，稲葉　裕]── 555
　　1．疫学調査で使用される診断基準 ──── 555
　　2．有病率，発症年齢 ─────────── 555
　　3．股関節症発症の危険因子 ──────── 559
　　4．わが国の股関節症の特徴 ──────── 561
　D．病　態 ──────── [宮武和正，神野哲也]── 561
　　Ⅰ．1次性股関節症 ─────────── 561
　　Ⅱ．2次性股関節症 ─────────── 563
　　　1．寛骨臼形成不全の定義と診断基準 ── 563
　　　2．寛骨臼形成不全の骨形態 ────── 565
　　　3．寛骨臼形成不全の生体力学的解析 ── 567
　　　4．大腿骨頭の移動形態と生物学的反応による分類
　　　　　　　　　　　　　　　　　　　── 570
　　　5．脱臼度による分類 ───────── 571
　　　6．象牙質化と骨棘 ───────── 572
　　　7．軟部組織の変化 ───────── 573
　　　8．骨粗鬆症と軟骨下骨 ─────── 574
　　　9．全身性変形性関節症 ─────── 575
　E．診　断 ──────── [加畑多文，菅野伸彦]── 575
　　1．診断基準と病期分類 ───────── 575
　　2．臨床症状，身体所見 ───────── 578
　　3．画像診断 ───────────── 579
　F．治療方針の立て方 ──── [加畑多文，神野哲也]── 585
　　1．治療の目標と方針 ───────── 585
　　2．治療の流れ ───────────── 585
　　3．治療法選択の留意点 ───────── 586
　G．保存法 ──────── [遠藤裕介，久保俊一]── 588
　　1．各国のガイドライン・提唱 ────── 589
　　2．非薬物療法 ───────────── 591
　　3．薬物療法 ───────────── 596
　H．手術療法 ──────── [濵井　敏，神野哲也]── 600

　　1．1次性股関節症に対する手術療法 ──── 600
　　2．2次性股関節症に対する手術療法 ──── 601
　Ⅰ．予　防 ──────── [遠藤裕介，久保俊一]── 607
　　1．運動療法 ───────────── 607
　　2．減　量 ───────────── 609
　　3．グルコサミン ─────────── 609
　　4．ネギ類の食品 ─────────── 609
　　5．アボカド大豆不鹸化物 ─────── 610
　　6．エストロゲン補充療法 ─────── 610

2章　特発性大腿骨頭壊死症 ─────── 611
　A．疾患概念，定義，分類および組織学的特徴
　　　　　　　　　　　── [菅野伸彦，久保俊一]── 611
　　1．疾患概念の歴史的変遷 ─────── 611
　　2．現在の定義 ───────────── 612
　　3．世界に誇るべき研究組織としての厚労省研究班
　　　　　　　　　　　　　　　　　　　── 612
　　4．分　類 ───────────── 613
　　5．組織学的特徴 ─────────── 613
　B．疫　学 ──────── [安藤　渉，菅野伸彦]── 614
　　1．ステロイド全身投与との関連 ──── 615
　　2．習慣性飲酒との関連 ───────── 616
　　3．喫煙との関連 ─────────── 616
　　4．骨壊死発生リスク因子と発生メカニズム ── 617
　C．診　断 ──────── [安藤　渉，菅野伸彦]── 618
　　1．診断基準，病型分類，病期分類 ──── 618
　　2．問　診 ───────────── 621
　　3．臨床症状 ───────────── 621
　　4．画像所見 ───────────── 622
　　5．組織診断 ───────────── 627
　D．鑑別診断 ──────── [安藤　渉，菅野伸彦]── 629
　　1．腫瘍および腫瘍類似疾患 ────── 630
　　2．骨端異形成症 ─────────── 630
　　3．変形性股関節症 ───────── 630
　　4．骨・関節感染症 ───────── 630
　　5．外　傷 ───────────── 630
　　6．一過性大腿骨頭骨萎縮症 ────── 632
　E．臨床病態と自然経過 ──── [安藤　渉，菅野伸彦]── 633
　　1．発生と発症の違い ───────── 633
　　2．発生と発症の時期 ───────── 633
　　3．壊死範囲の拡大と再発 ─────── 634
　　4．壊死範囲の局在と大きさの予後への関連 ── 635
　F．治療方針 ──────── [安藤　渉，菅野伸彦]── 636
　G．保存療法 ──────── [安藤　渉，菅野伸彦]── 636
　　1．薬物療法 ───────────── 636
　　2．生活指導 ───────────── 636
　　3．免　荷 ───────────── 636
　　4．理学療法 ───────────── 637

H. 手術療法 ……………[安藤　渉，菅野伸彦] 637
　1. 関節温存手術 …………………………… 637
　2. 人工骨頭置換術，人工股関節全置換術，
　　　表面置換型人工股関節全置換術 ……… 640
　3. 再生医療 ………………………………… 641
I. 予　防 ……………[久保俊一，菅野伸彦] 642
　1. ステロイド関連大腿骨頭壊死症に対する
　　　予防法開発 ……………………………… 642
　2. 遺伝子解析によるステロイド感受性評価 … 643
　3. 薬物療法によるステロイド関連大腿骨頭壊死症の
　　　予防 ……………………………………… 644
　4. 物理刺激による特発性大腿骨頭壊死症の予防
　　　 ……………………………………………… 644

3章　症候性（2次性）大腿骨頭壊死症
　　　 ……………………[久保俊一，上島圭一郎] 645
　1. 分　類 …………………………………… 645
　2. 病理所見 ………………………………… 649
　3. 特徴的症状 ……………………………… 649
　4. 診　断 …………………………………… 649
　5. 治　療 …………………………………… 650
　6. 予　防 …………………………………… 650

4章　外傷性疾患 …………………………… 651
　1. 大腿骨頚部骨折，大腿骨転子部骨折
　　　 ……………………[坂越大悟，加畑多文] 651
　　Ⅰ. 疫　学 ………………………………… 651
　　Ⅱ. 分　類 ………………………………… 651
　　Ⅲ. 診　断 ………………………………… 657
　　Ⅳ. 治　療 ………………………………… 658
　　　1. 大腿骨頚部骨折 …………………… 658
　　　2. 大腿骨転子部骨折 ………………… 664
　　Ⅴ. 予　防 ………………………………… 670
　　Ⅵ. その他 ………………………………… 671
　2. 股関節脱臼，大腿骨頭骨折
　　　 ……………………[藤田健司，加畑多文] 672
　3. 寛骨臼骨折 …………[藤田健司，加畑多文] 680
　4. 裂離骨折 ……………[西山隆之，久保俊一] 689
　　　1. 上前腸骨棘裂離骨折 ……………… 689
　　　2. 下前腸骨棘裂離骨折 ……………… 690
　　　3. 坐骨結節裂離骨折 ………………… 690
　5. 疲労骨折 ……………[西山隆之，久保俊一] 691
　　　1. 骨盤疲労骨折 ……………………… 691
　　　2. 大腿骨頚部疲労骨折 ……………… 692
　6. スポーツ損傷 ………[福島健介，久保俊一] 694
　　　1. 股関節周囲のスポーツ損傷 ……… 694
　　　2. 鼠径部痛症候群 …………………… 696

5章　炎症性疾患 …………………………… 702
　1. 関節リウマチ ………[雪澤洋平，稲葉　裕] 702
　　　1. 疫　学 ……………………………… 702
　　　2. 病　因 ……………………………… 703
　　　3. 病　態 ……………………………… 703
　　　4. 診　断 ……………………………… 705
　　　5. 治　療 ……………………………… 710
　2. 血清反応陰性脊椎関節炎
　　　 ……………………[雪澤洋平，稲葉　裕] 715
　　A. 強直性脊椎炎 ……………………… 717
　　B. 乾癬性関節炎 ……………………… 722
　3. 全身性エリテマトーデス [雪澤洋平，稲葉　裕] 724
　4. アミロイドーシス ……[雪澤洋平，稲葉　裕] 726

6章　腫瘍性疾患 …………………………… 728
　1. 股関節周囲の腫瘍 …[山本憲男，土屋弘行] 728
　　　1. 身体所見 …………………………… 728
　　　2. 画像検査 …………………………… 728
　　　3. その他の検査所見 ………………… 729
　　　4. 生検術 ……………………………… 729
　　　5. 切除縁 ……………………………… 730
　　　6. 悪性骨腫瘍手術における部位別注意点 … 732
　2. 骨腫瘍 ………………[山本憲男，土屋弘行] 736
　　A. 良性骨腫瘍 ………………………… 736
　　　1. 骨軟骨腫 …………………………… 736
　　　2. 類骨骨腫 …………………………… 737
　　　3. 骨巨細胞腫 ………………………… 738
　　　4. 軟骨芽細胞腫 ……………………… 740
　　B. 悪性骨腫瘍 ………………………… 741
　　　1. 骨肉腫 ……………………………… 741
　　　2. Ewing 肉腫 ………………………… 744
　　　3. 軟骨肉腫 …………………………… 746
　　　4. 骨悪性リンパ腫 …………………… 748
　　　5. 転移性悪性骨腫瘍 ………………… 749
　　C. 骨腫瘍類似疾患 …………………… 751
　　　1. 単発性骨嚢腫 ……………………… 751
　　　2. 線維性骨異形成症 ………………… 753
　　　3. 好酸球性肉芽腫 …………………… 754
　　　4. 動脈瘤様骨嚢腫 …………………… 755
　3. 軟部腫瘍 ……………[白井寿治，久保俊一] 757
　　A. 良性軟部腫瘍 ……………………… 757
　　　1. 脂肪腫 ……………………………… 757
　　　2. 腱滑膜巨細胞腫 …………………… 758
　　　3. 神経鞘腫，神経線維腫 …………… 758
　　B. 中間群軟部腫瘍 …………………… 760
　　　1. デスモイド型線維腫症 …………… 760
　　C. 悪性軟部腫瘍 ……………………… 762
　　　1. 脂肪肉腫 …………………………… 762

2. 粘液線維肉腫 ……………………… 763
3. 平滑筋肉腫 ……………………… 764
4. 滑膜肉腫 ……………………… 766
5. 未分化多形肉腫 ……………………… 767

7章　代謝性疾患 ……………………… 769
1. 骨粗鬆症 …………………［斎藤　充］… 769
2. 骨軟化症 …………………［斎藤　充］… 779
3. 痛　風 ……………［西山隆之，久保俊一］… 782
4. 偽痛風（CPPD 結晶沈着症）
　………………………［西山隆之，久保俊一］… 785
5. 骨 Paget 病 ………［西山隆之，久保俊一］… 787
6. 先端巨大症 ………［西山隆之，久保俊一］… 789
7. 血友病性関節症 …［西山隆之，久保俊一］… 792
8. ヘモクロマトーシス …［西山隆之，久保俊一］… 795

8章　感染性疾患 ……………………… 797
1. 化膿性股関節炎 …［崔　賢民，稲葉　裕］… 797
2. 淋菌性股関節炎 …［崔　賢民，稲葉　裕］… 801
3. 結核性股関節炎 …［大庭真俊，稲葉　裕］… 802
4. 嫌気性菌関節炎 …［崔　賢民，稲葉　裕］… 808
5. 真菌性関節炎 …［大庭真俊，稲葉　裕］… 809
6. ウイルス性関節炎 …［崔　賢民，稲葉　裕］… 811
7. 梅毒性関節炎 …［大庭真俊，稲葉　裕］… 812
8. Lyme 病性関節炎 …［大庭真俊，稲葉　裕］… 814

9章　神経障害性疾患 ……………………… 817
1. 神経病性関節症（Charcot 関節）
　………………………［西山隆之，久保俊一］… 817
2. 梨状筋症候群 …［原　俊彦，久保俊一］… 820
3. 外側大腿皮神経障害 …［内山勝文，久保俊一］… 824
4. 閉鎖神経障害 …［山本豪明，久保俊一］… 826

10章　その他の疾患 ……………………… 827
1. 弾発股 ……………［原　俊彦，久保俊一］… 827
2. 大腿骨寛骨臼インピンジメント
　………………………［福島健介，神野哲也］… 832
3. 急速破壊型股関節症 ………［山本卓明］… 838
4. 大腿骨頭軟骨下脆弱性骨折 …［山本卓明］… 841
5. 一過性大腿骨頭萎縮症 …［山本卓明，久保俊一］… 846
6. 恥骨骨炎（恥骨結合炎）［西山隆之，久保俊一］… 849
7. 滑液包炎 …………［上島圭一郎，久保俊一］… 850
8. 石灰性腱炎 ………［雪澤洋平，稲葉　裕］… 852
9. 硬化性腸骨骨炎 …［雪澤洋平，稲葉　裕］… 853
10. びまん性特発性骨増殖症
　………………………［雪澤洋平，稲葉　裕］… 854
11. 寛骨臼底突出症（Otto 骨盤）
　………………………［雪澤洋平，稲葉　裕］… 856

12. 異所性骨化 ……［上島圭一郎，久保俊一］… 857
13. 骨盤輪不安定症 …［上島圭一郎，久保俊一］… 858

Ⅶ編　人工股関節・人工骨頭治療学　859

1章　人工股関節および人工骨頭の歴史
　………………………［菅野伸彦，久保俊一］… 860
1. 関節形成術からインプラントへ ……… 860
2. 人工股関節の固定法とデザインの変遷 … 863
3. 表面置換型人工股関節 ……………… 864
4. セラミックオンセラミック摺動部材料およびデザイン
　……………………………………… 865
5. ポリエチレン改良の歴史 ……………… 866
6. 手術進入法，最小侵襲手術，コンピュータ支援手術
　……………………………………… 867

2章　人工骨頭置換術 ………［菅野伸彦］… 869
1. バイポーラー型人工骨頭 ……………… 870
2. バイポーラー型人工骨頭の種類 ……… 871
3. 人工骨頭置換術の手技 ……………… 872
4. 人工骨頭置換術の適応 ……………… 873

3章　初回人工股関節全置換術 ……… 875
1. 適応と禁忌 …………［濱田英敏，菅野伸彦］… 875
　1. 適応と治療法の選択 ……………… 875
　2. 適応に注意を要する病態と患者背景 … 876
2. 術前検査 …………［濱田英敏，菅野伸彦］… 882
　1. 患者情報の聴取と身体所見 ……… 882
　2. 一般的な検査 ……………………… 882
　3. 全身状態の総合的リスク評価 …… 883
　4. 合併疾患に対する周術期リスクの評価 … 884
3. 術前計画 …………［高尾正樹，菅野伸彦］… 887
　1. 2 次元デジタル術前計画の手順と理論 … 887
　2. 2 次元デジタル術前計画の精度 …… 890
4. カップのセメント固定 …［大橋弘嗣，久保俊一］… 892
　1. 適　応 ……………………………… 892
　2. カップの種類 ……………………… 894
　3. カップのセメント固定 …………… 895
　4. 長期成績 …………………………… 899
　5. 成績向上のための工夫 …………… 900
　6. ピットフォールと合併症 ………… 901
5. ステムのセメント固定 …［大橋弘嗣，久保俊一］… 902
　1. 適　応 ……………………………… 902
　2. ステムの種類 ……………………… 903
　3. ステムのセメント固定 …………… 907
　4. 長期成績 …………………………… 911
　5. 成績向上のための工夫 …………… 912
　6. ピットフォールと合併症 ………… 913

6. カップのセメントレス固定 ［高尾正樹, 菅野伸彦］… 914
    1. 設置高位と母床骨被覆のバランス … 914
    2. プレスフィット固定の実際と注意点 … 915
    3. プレスフィット固定に必要な母床骨被覆 … 916
    4. スクリュー固定の注意 … 916
7. ステムのセメントレス固定 ［坂井孝司, 菅野伸彦］ 918
    1. セメントレスステム固定 … 918
    2. セメントレスステムの表面加工 … 919
    3. セメントレスステムに用いられる金属 … 920
    4. セメントレスステムにおける固定性の評価 … 921
    5. セメントレスステムのデザイン分類 … 921
8. カスタムメイドステム ［坂井孝司, 菅野伸彦］… 932
    1. カスタムメイドステム … 932
    2. カスタムメイドステムの適応 … 932
    3. カスタムメイドステムのデザインコンセプト … 932
    4. ハイドロキシアパタイトコーティング以外の表面加工
       を有するカスタムメイドステム … 933
9. モジュラーシステム ［坂井孝司, 菅野伸彦］ 937
    1. モジュラーシステムの分類 … 937
    2. 大腿骨前捻角 … 939
    3. 大腿骨前捻角の調整 … 940
    4. 大腿骨オフセットとその調整 … 941
    5. モジュラーネック … 941
    6. モジュラーシステムにおける懸念点 … 942
10. 表面置換型人工股関節 ［上村圭亮, 菅野伸彦］ 944
    1. 表面置換型人工股関節の歴史 … 944
    2. 近代メタルオンメタル表面置換型人工股関節の
       開発背景 … 945
    3. 金属材料およびデザイン特性 … 945
    4. 手術適応 … 946
    5. 手術手技および後療法 … 947
    6. メタルオンメタル表面置換型人工股関節の成績
       … 948
11. 特殊な手術手技 ［高尾正樹, 菅野伸彦］ 950
    A. 寛骨臼荷重部の再建 … 950
       1. 切除骨頭を用いた塊状骨移植 … 950
       2. リーミング骨を用いた骨移植 … 952
    B. 大腿骨転子下短縮骨切り術 … 952
       1. 手術計画 … 954
       2. 手術方法 … 955
       3. 後療法 … 958
       4. 術後成績 … 958
       5. 合併症 … 959

4章 術後合併症とその対策 … 961
1. 脱 臼 ［三木秀宣, 菅野伸彦］… 961
    1. 脱臼の位置づけ … 961
    2. 脱臼の危険因子と発生モード … 961

    3. 脱臼の予防 … 961
    4. 手術適応 … 961
    5. 手術進入法 … 962
    6. 適正な軟部組織緊張の確保 … 962
    7. インプラントの選択 … 962
    8. インプラントの設置角 … 963
    9. 骨盤位置の考え方 … 964
    10. インプラント設置精度の向上 … 966
    11. 脱臼の治療 … 966
2. 骨 折 ［馬場智規, 菅野伸彦］ 968
    1. Vancouver 分類と UCS … 968
    2. Baba 分類 … 971
3. 脚長差 ［本間康弘, 馬場智規］ 973
    1. 術前脚長評価 … 973
    2. 術中脚長計測 … 974
    3. 脚長差の許容度 … 975
    4. 脚長差の治療 … 976
4. 感 染 ［小林直実, 稲葉 裕］ 977
    A. 手術部位感染 … 977
       1. 分 類 … 977
       2. 感染の定義 … 978
       3. 発生率 … 978
       4. 原因菌 … 978
       5. 危険因子 … 979
    B. 感染予防策 … 979
       1. 術前の対策 … 980
       2. 術中の対策 … 980
       3. 予防的抗菌薬投与 … 981
       4. 術後創管理 … 981
    C. 人工関節の感染 … 981
       1. 診 断 … 981
       2. 分類と治療 … 983
       3. PJI に対する抗菌薬治療 … 986
5. 静脈血栓塞栓症 ［津田晃佑, 菅野伸彦］ 987
    1. 病 態 … 987
    2. 臨床所見 … 987
    3. 血液学的検査 … 988
    4. 画像診断 … 988
    5. 予防法 … 989
    6. 治療法 … 992
    7. 院内ガイドラインの策定 … 993
6. 骨溶解と弛み ［高尾正樹, 菅野伸彦］… 995
    1. 骨溶解の診断 … 995
    2. 骨盤側骨溶解の治療 … 996
    3. 大腿骨側骨溶解の治療 … 998

5章 コンピュータ支援手術 … 1000
1. 3次元術前計画 ［高尾正樹, 菅野伸彦］… 1000

1. 3次元術前計画の手順と理論 ……… 1000
2. 3次元術前計画の精度 ……… 1007
2. ナビゲーション ……… [中村宣雄, 菅野伸彦] … 1008
   1. ナビゲーションとは ……… 1008
   2. ナビゲーション手術の実際 ……… 1011
   3. CT-based ナビゲーションの応用 ……… 1016
   4. CT-based ナビゲーションの精度 ……… 1018
   5. ナビゲーション手術の意義 ……… 1018
3. 患者適合型手術支援ガイド [坂井孝司, 菅野伸彦]
   ……… 1020
   1. 患者適合型手術支援ガイドの作製 ……… 1020
   2. 人工股関節全置換術における寛骨臼用患者適合
      型手術支援ガイド ……… 1021
   3. 表面置換型人工股関節 全置換術における大腿骨
      コンポーネント用患者適合型手術支援ガイド … 1023
   4. 人工股関節全置換術における大腿骨骨切り用
      患者適合型手術支援ガイド ……… 1024
4. ロボット手術 ……… [菅野伸彦] … 1025
   1. 歴　史 ……… 1025
   2. Mako システムの原理 ……… 1026
   3. 臨床成績 ……… 1029

6章　再置換術 ……… 1031
1. インプラントの弛みの診断
   ……… [濱田英敏, 菅野伸彦] … 1031
   1. 身体所見 ……… 1031
   2. 血液・生化学検査 ……… 1032
   3. 単純 X 線による評価 ……… 1032
   4. シンチグラフィー ……… 1038
2. 再置換術の術前計画 … [高尾正樹, 菅野伸彦] … 1039
   1. 反復性脱臼に対する再置換術の術前計画 ……… 1039
   2. インプラントの弛みに対する再置換術の術前計画
      ……… 1041
3. インプラントの抜去 … [高尾正樹, 菅野伸彦] … 1044
   1. セメントレスカップの抜去法 ……… 1044
   2. セメントカップの抜去法 ……… 1045
   3. セメントステムの抜去法 ……… 1046
   4. セメントレスステムの抜去法 ……… 1047
4. 骨欠損の評価と分類法 … [坂井孝司, 菅野伸彦] … 1050
   1. 骨盤側骨欠損の評価および分類 ……… 1050
   2. 大腿骨側骨欠損の評価および分類 ……… 1054
5. セメントレスカップ固定 [高尾正樹, 菅野伸彦] … 1058
   1. ジャンボカップ ……… 1060
   2. 高位設置法 ……… 1060
   3. 塊状同種骨移植法 ……… 1061
6. セメントカップ固定 ……… [大橋弘嗣, 久保俊一] … 1062
   1. 適　応 ……… 1063
   2. 骨補填材料 ……… 1063

3. 同種骨の準備 ……… 1064
4. 骨母床の準備 ……… 1065
5. セメント手技 ……… 1067
6. ピットフォールと合併症 ……… 1068
7. スペーサー, サポートリング, 特殊形状金属シェル
   ……… [坂井孝司, 菅野伸彦] … 1070
   1. スペーサー ……… 1070
   2. サポートリング (ケージ, プレート) ……… 1071
   3. 特殊形状金属シェル ……… 1074
8. 寛骨臼側インパクション骨移植
   ……… [大橋弘嗣, 久保俊一] … 1077
   1. 適　応 ……… 1077
   2. 骨母床の準備 ……… 1078
   3. 移植骨の準備 ……… 1079
   4. インパクション手技 ……… 1080
   5. セメント固定 ……… 1081
   6. 臨床成績 ……… 1082
   7. ピットフォールと合併症 ……… 1084
9. セメントレスステム固定 … [坂井孝司, 菅野伸彦] … 1085
   1. 近位ポーラスコーティングステム ……… 1085
   2. 広範囲ポーラスコーティングステム ……… 1085
   3. ハイドロキシアパタイトコーティングステム ……… 1087
   4. 遠位横止めスクリュー機構を有するステム ……… 1088
   5. Wagner self-locking revision ステム ……… 1089
10. モジュラー型セメントレスステム固定
   ……… [坂井孝司, 菅野伸彦] … 1090
   1. S-ROM システムによる再置換術 ……… 1090
   2. ミッドステムモジュラリティ再置換ステムによる
      再置換 ……… 1091
   3. ミッドステムモジュラリティ再置換ステムに対する
      懸念 ……… 1094
11. セメントステム固定 ……… [大橋弘嗣, 久保俊一] … 1095
   1. 適　応 ……… 1095
   2. ステムの選択 ……… 1096
   3. 骨母床の準備 ……… 1096
   4. セメント手技 ……… 1099
   5. 長期成績 ……… 1099
   6. ピットフォールと合併症 ……… 1100
12. 大腿骨側インパクション骨移植
   ……… [大橋弘嗣, 久保俊一] … 1102
   1. 適　応 ……… 1103
   2. 骨母床の準備 ……… 1103
   3. 移植骨の準備 ……… 1104
   4. インパクション手技 ……… 1105
   5. インパクション器具の改良 ……… 1107
   6. セメント固定 ……… 1108
   7. 臨床成績 ……… 1108
   8. ピットフォールと合併症 ……… 1110

Ⅷ編 知悉便覧 1111

1章 変形性股関節症の診断基準，病態・病期分類
［神野哲也，久保俊一］… 1112
1. 米国リウマチ学会基準（ACR 基準）………… 1112
2. 英国 The National Institute for Health and Care Excellence（NICE）guideline ………… 1112
3. Kellgren and Lawrence Grading system（K/L 分類）………… 1112
4. Croft の K/L 分類修正案（Croft 分類）………… 1113
5. 日本整形外科学会変形性股関節症病期分類 … 1113
6. Tönnis 分類（Grade of osteoarthritis of the hip）………… 1113

2章 特発性大腿骨頭壊死症の診断基準，病期・病型分類 ［安藤　渉，菅野伸彦］… 1114
1. 1990 年特発性大腿骨頭壊死症診断基準（厚生労働省研究班）………… 1114
2. 1996 年特発性大腿骨頭壊死症診断基準（厚生労働省研究班）………… 1115
3. 特発性大腿骨頭壊死症病期分類（厚生労働省研究班）………… 1115
4. 特発性大腿骨頭壊死症 Ficat 病期分類 ………… 1115
5. 特発性大腿骨頭壊死症 Steinberg 病期分類 … 1116
6. 特発性大腿骨頭壊死症 ARCO 国際分類 ……… 1116
7. 2001 年改訂特発性大腿骨頭壊死症病型（Type）分類（厚生労働省研究班）………… 1117
8. 2022 年改訂特発性大腿骨頭壊死症病型（Type）分類（厚生労働省研究班）………… 1117
9. 特発性大腿骨頭壊死症 ARCO 病期・病型分類 ………… 1118
　① The 2019 revised ARCO staging classification … 1118
　② The 2021 revised ARCO type classification（CT-based）………… 1118

3章 関節リウマチの診断基準，病期分類
［稲葉　裕，久保俊一］… 1119
1. 関節リウマチ診断基準（ACR，1987 年）……… 1119
2. 早期リウマチの診断基準（日本リウマチ学会，1994 年）………… 1119
3. 関節リウマチ分類基準（ACR/EULAR，2010 年）………… 1120
4. 関節リウマチ Stage 分類（Steinbrocker）…… 1120
5. 関節リウマチ X 線学的 Grade 分類（Larsen grade）………… 1121

4章 骨粗鬆症の診断基準，治療開始基準
［斎藤　充，久保俊一］… 1122
1. 原発性骨粗鬆症の診断基準（2012 年度改訂版）………… 1122
2. 日本人における骨密度のカットオフ値 ……… 1123
3. 原発性骨粗鬆症の薬物治療開始基準 ………… 1124

5章 臨床評価基準 ………［上島圭一郎，久保俊一］… 1125
1. 日本整形外科学会股関節機能判定基準（JOA ヒップスコア）………… 1125
2. Harris ヒップスコア ………… 1126
3. Merle d'Aubigné-Postel ヒップスコア ……… 1126

6章 健康関連 QOL 評価基準（疾患特異的尺度）
［上島圭一郎，久保俊一］… 1127
1. 日本整形外科学会股関節疾患評価質問票（JHEQ）………… 1127
2. Western Ontario and McMaster Universities Osteoarthritis Index（WOMAC）………… 1128
3. Oxford ヒップスコア（OHS）………… 1128
4. HOOS（Hip Disability and Osteoarthritis Outcome Score）………… 1129
5. Forgotten Joint Score-12（FJS-12）………… 1130

7章 股関節でよく用いられる X 線学的指標
［瀬川裕子，久保俊一］… 1131
A. 骨盤と大腿骨の骨端核の出現時期と癒合時期 … 1131
　①骨盤と大腿骨の骨端核の出現時期 ………… 1131
　②骨盤と大腿骨の骨端核の癒合時期 ………… 1131
B. X 線学的計測値 ………… 1132
　①寛骨臼角 acetabular index（α 角）………… 1132
　②寛骨臼嘴 acetabular beak angle（β 角）…… 1132
　③ OE 角 ………… 1132
　④ CE 角 ………… 1132
　⑤ Sharp 角 ………… 1132
　⑥ acetabular roof obliquity（ARO）………… 1132
　⑦ acetabular depth ratio（ADR）………… 1133
　⑧ acetabular head index（AHI）………… 1133
　⑨ vertical-center-anterior（VCA）角 ……… 1133
　⑩頚体角 ………… 1133
　⑪前捻角 ………… 1133
　⑫骨頭－涙滴間距離（TDD）………… 1133
　⑬後方すべり角（PTA），後方傾斜角（PSA）… 1134
　⑭寛骨臼荷重部健常域 ………… 1134
　⑮大腿骨頭外方化指数（HLI）………… 1134
　⑯脱臼度（Crowe 分類）………… 1134
　⑰山室の a 値と b 値 ………… 1134

8 章　股関節でよく用いられる分類

　　　　　　　　　［瀬川裕子，久保俊一］… 1135
- A. 発育性股関節形成不全 …… 1135
  - ① Tönnis 分類 …… 1135
  - ② Graf 分類 …… 1135
  - ③ Severin 分類 …… 1136
  - ④ Kalamchi-MacEwen 分類 …… 1136
- B. Perthes 病 …… 1137
  - ① Catterall 分類 …… 1137
  - ② Herring 分類 (lateral pillar 分類) …… 1137
  - ③ Salter-Thompson 分類 …… 1138
  - ④ Stulberg 分類 …… 1139
- C. 小児の骨折，成長軟骨板損傷，関節炎 …… 1139
  - ① Delbet-Colonna 分類 (小児大腿骨頚部骨折) …… 1139
  - ② Salter-Harris 分類 (小児成長軟骨板損傷) …… 1139
  - ③若年性特発性関節炎の ILAR 分類 …… 1140
- D. 外傷性疾患 …… 1140
  - ①大腿骨頚部骨折の Garden 分類 …… 1140
  - ②大腿骨転子部骨折の Evans 分類 …… 1141
  - ③股関節後方脱臼の Thompson & Epstein 分類 … 1141
  - ④大腿骨頭骨折の Pipkin 分類 …… 1142
  - ⑤寛骨臼骨折 の Judet & Letournel 分類 …… 1142
- E. 代謝性疾患 …… 1143
  - ①骨粗鬆症の Singh の index …… 1143

9 章　人工股関節関連の指標と分類

　　　　　　　　　［濱田英敏，菅野伸彦］… 1144
- 1. 術前股関節形態評価 …… 1144
  - ①骨　質 …… 1144
    - 1) qualitative assessment …… 1144
    - 2) cortical index (CI) …… 1144
  - ②髄腔形状 …… 1144
    - 1) canal to calcar isthmus ratio (CC ratio) …… 1144
    - 2) flare index …… 1145
    - 3) flare index (改訂法) …… 1145
  - ③脱臼度 …… 1145
    - 1) Crowe らによる分類 …… 1145
- 2. 人工股関節周囲の部位表記 …… 1146
  - ①寛骨臼側 …… 1146
    - 1) DeLee らによる zone 分類 …… 1146
  - ②大腿骨側 …… 1146
    - 1) Gruen らによる zone 分類 …… 1146
- 3. THA 術直後評価 …… 1146
  - ①セメントマントルのグレーディング (大腿骨側) … 1146
    - 1) Barrack らによるグレーディング …… 1146
  - ②ステム髄腔占拠 …… 1147
    - 1) Callaghan らによる分類 (アナトミックステム) …… 1147

- 2) Kim らによる分類 …… 1147
  - ③カップ前捻角 …… 1147
    - 1) Lewinnek らによる計測法 …… 1147
    - 2) Widmer らによる計測法 …… 1147
    - 3) Woo らによる計測法 …… 1147
  - ④カップ角度の safe zone …… 1148
    - 1) Lewinnek safe range …… 1148
    - 2) Callanan safe zone …… 1148
  - ⑤ socket center-edge angle …… 1148
- 4. THA 術後経過評価 …… 1148
  - ①弛　み …… 1148
    - 1) カップ (セメント使用) …… 1148
      - (1) Hodgkinson らによる評価基準 …… 1148
      - (2) Callaghan らによる評価基準 …… 1148
    - 2) カップ (セメントレス) …… 1148
      - (1) Dorr らによる評価基準 …… 1148
      - (2) Maloney らによる評価基準 …… 1148
    - 3) ステム (セメント使用) …… 1149
      - Harris らによる分類 …… 1149
    - 4) ステム (セメントレス) …… 1149
      - Kim らによる評価基準 …… 1149
  - ②固　定 …… 1149
    - 1) カップ (セメントレス) …… 1149
      - McPherson らによる分類 …… 1149
    - 2) ステム (セメントレス) …… 1149
      - (1) Engh らによる分類 …… 1149
      - (2) McPherson らによる分類 …… 1149
  - ③応力遮蔽 (stress shielding) …… 1150
    - Engh らによる分類 …… 1150
  - ④摩　耗 …… 1150
    - 1) 読　影 …… 1150
    - 2) 2 次元および 3 次元コンピュータ計測 …… 1150
    - 3) 3 次元コンピュータ計測 …… 1150
  - ⑤異所性骨化 …… 1150
    - Brooker らによる分類 …… 1150
  - ⑥骨溶解 …… 1151
    - 1) Zicat らによる分類 …… 1151
    - 2) Mulroy らによる評価基準 …… 1151
- 5. THA 後大腿骨骨折 …… 1151
  - ① Vancouver 分類 …… 1151
  - ② Baba 分類 …… 1152
- 6. THA 後骨欠損の評価と分類 …… 1152
  - A. 骨盤側 …… 1152
    - ① AAOS 骨盤骨欠損分類 …… 1152
    - ② Paprosky 骨盤骨欠損分類 …… 1153
    - ③ Gustilo 骨盤骨欠損分類 …… 1153
  - B. 大腿骨側 …… 1154
    - ① AAOS 大腿骨骨欠損分類 …… 1154

　　② Paprosky 大腿骨骨欠損分類 ········· 1154
　　③ Endo-Klinik 分類 ················· 1155
　　④ Gustilo 大腿骨骨欠損分類 ········· 1155
　7. ARMD (adverse reactions to metal debris) ···· 1156
　　① ARMD の診断基準 ··············· 1156
　　② ARMD の MRI 分類 ············· 1156

10 章　人工股関節一覧表──[菅野伸彦, 久保俊一]··· 1157
　1. セメントステム ··················· 1158
　　Collarless Polished Tapers /Force closed (Taper slip)
　　······························· 1158
　　Flanged and roughened/Shape closed (Composite
　　beam) ························· 1160
　　Press-fit Wedge/Line to line (French paradox) ···· 1166
　　Curved anatomical ················· 1168
　　その他 ························· 1168
　2. セメントレスステム ··············· 1169
　　フラットテーパータイプ ············· 1169
　　四角形断面テーパータイプ ··········· 1174
　　フィットアンドフィルタイプ ········· 1182
　　コーン形ステム ··················· 1190
　　円柱形ステム ··················· 1192
　　カイガー誘導超短頚部温存ステム ······· 1194
　3. 表面置換型人工股関節コンポーネント ····· 1195
　4. セメントカップ ··················· 1196
　5. セメントレスカップ ··············· 1200

11 章　日本における股関節データベース研究
　　···················· [安藤　渉, 菅野伸彦]··· 1211
　1. 日本整形外科学会症例レジストリー ······· 1211
　2. 日本人工関節登録調査 ············· 1211
　3. 特発性大腿骨頭壊死症全国疫学調査 ······· 1211
　4. 特発性大腿骨頭壊死症定点モニタリングシステム
　　······························· 1211
　5. 臨床調査個人票データベース ··········· 1212
　6. 特発性大腿骨頭壊死症に対する人工物置換登録
　　レジストリー ····················· 1212
　7. 日本股関節学会骨切り術レジストリー ····· 1212
　8. 日本股関節学会股関節鏡レジストリー ····· 1212

12 章　股関節におけるリハビリテーション医学・医療
　の活用 ············· [久保俊一, 加畑多文]··· 1213
　1. リハビリテーション医学・医療の意義
　　─活動を育む医学・医療─ ··········· 1213
　2. 「活動を育む」とは ··············· 1218
　3. 股関節におけるリハビリテーション医学・医療の活用
　　······························· 1219

股関節に関連した略語 ··············· 1220
日本語索引 ······················· 1229
外国語索引 ······················· 1246

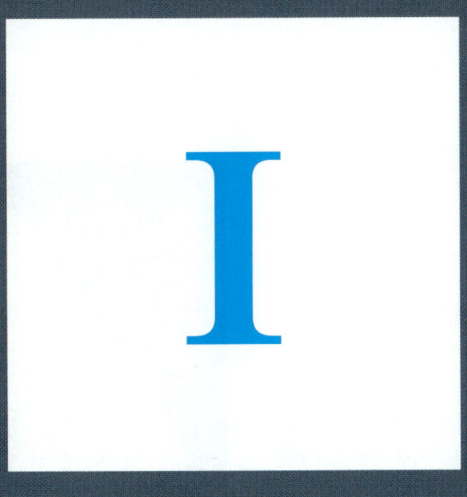

基礎科学

1章 ——————— 発生学

2章 ——————— 解剖学

3章 ——————— バイオメカニクス

4章 ——————— キネマティクス

5章 ——————— 遺伝学

6章 ——————— 骨質, 骨代謝

7章 ——————— 脊椎・骨盤・下肢アライメント

8章 ——————— 生体材料

9章 ——————— 摩耗とトライボロジー

1章　発生学

1 ｜ 体肢の発生

1. ヒト発生の流れ

　受精後 1 週間が経過した発生第 2 週（第 8 日目から 14 日目）から第 8 週までの期間は，胚子期（embryonic period），胚子形成期（period of embryogenesis）または器官形成期（period of organogenesis）とよばれ，ほとんどの器官がこの間に形成される．胚子期を発生第 3 週から，あるいは発生第 4 週からとする区分などもある．

　このあと出生までの通常約 28 週間の期間は，胎児期（fetal period）とよばれ，分化（differentiation）が進行し，胎児は成長する．

　胚子期に，外胚葉から皮膚や中枢・末梢神経系，感覚器などが，内胚葉から胃腸管などが形成される．骨軟骨組織は中胚葉から形成される．

　第 3 週末から第 5 週末までに沿軸中胚葉から体節（図 1）が約 44 対形成される．

　その内葉から椎板が形成され，椎板から遊出した細胞が間充織（mesenchyme：間葉ともよばれる）となる（図 2）．

　この間充織から骨，軟骨，筋などが分化する（藤本ら 2010）．顔面の骨・軟骨形成には外胚葉由来の神経堤細胞も関与するとされている．

　遺伝や環境からの悪影響を受けやすく，ほとんどの肉眼的な形態的異常は器官原器が確立されるこの胚子期に誘発される．しかし，この時期には母親は妊娠に気づかないことも多い．

2. 四肢の発生

　四肢の発生は，発生第 4 週終盤の肢芽の出現に始まる（図 3a）．肢となる領域の決定には Hox（homeobox：ホメオボックス）遺伝子の発現レベルが関与する（Mariani ら 2003）．下肢は上肢より 1 ～ 2 日遅れて出現する．

　肢芽は中胚葉由来の間充織細胞の塊を外胚葉由来の単層の立方上皮が覆っており，肢芽の頂点には外胚葉性頂堤（apical ectodermal ridge：AER）がみられ

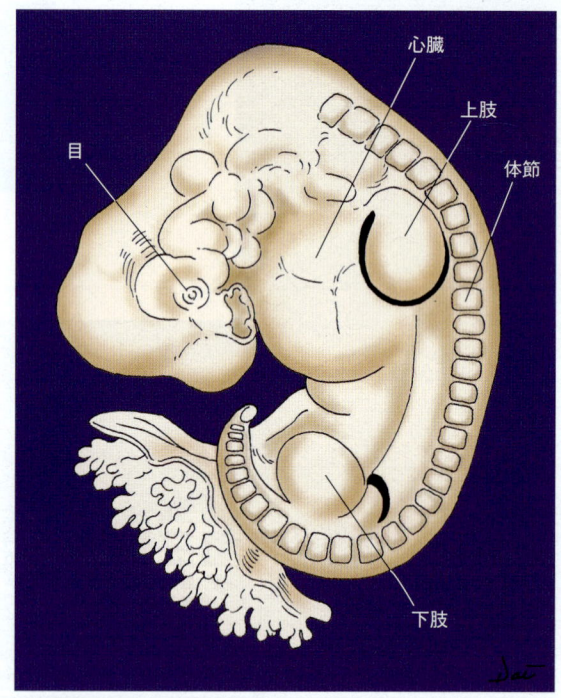

図 1　第 27 〜 30 日の側面像（Wilhelm His の図）
（Müller 1986 より）

る．

　下肢において AER は中胚葉からの FGF10（fibroblast growth factor：線維芽細胞増殖因子）（Sekine ら 1999）や Tbx4（T-box transcription factors：T ボックス転写因子）（Gibson-Brown ら 1998）などの遺伝子発現で誘導される．

　軟骨や筋などは間充織細胞が分化して形成されるが，AER が発する FGF8 などの FGF 群の作用により，その直下には軟骨が形成されずに細胞分裂が盛んに起こり，体肢の正常な形成が誘導される（Mariani ら 2008）．

　間充織細胞の軟骨や筋への分化は AER から最も離れた部位，すなわち近位から進行する（図 4）．発生第 8 週には上下肢は長く，肘および膝で屈曲し，指・趾ともに分離する（図 3b）（Sadler 2010）．

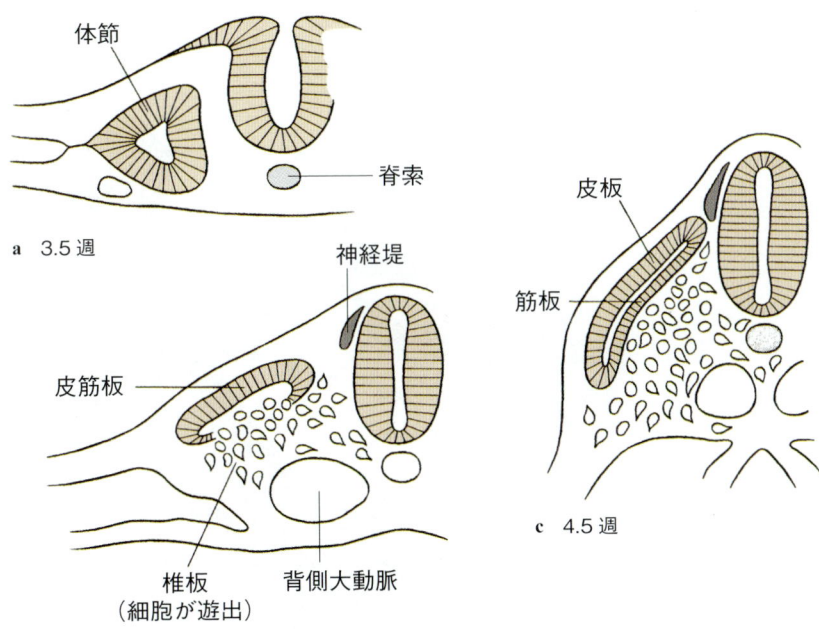

a　3.5 週

b　4 週

c　4.5 週

図 2　体節の分化と間充織細胞の形成（藤本ら 2010 より）

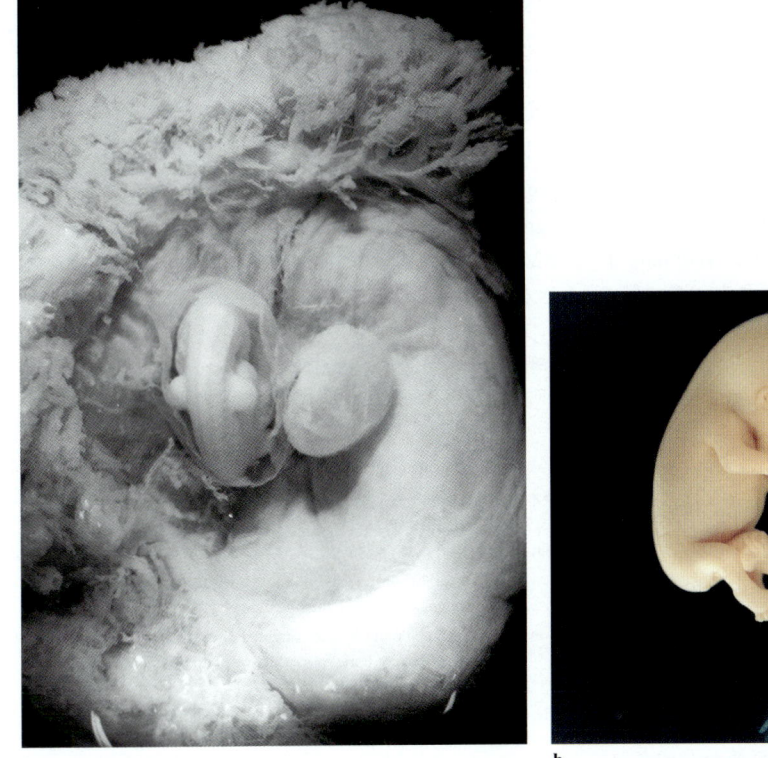

a

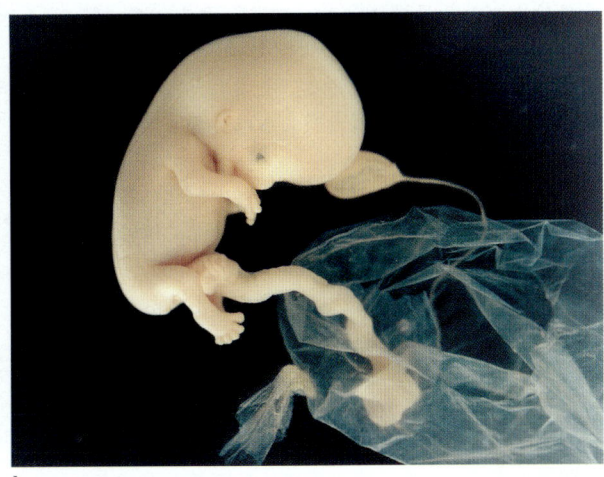

b

図 3　ヒト胚子の体肢芽の発生（藤本ら 2010 より）

a: 第 5 週　体肢芽が上肢，1 〜 2 日遅れて下肢にも出現する．

b: 第 8 週　上下肢は長く，肘および膝で屈曲し，指・趾ともに分離する．

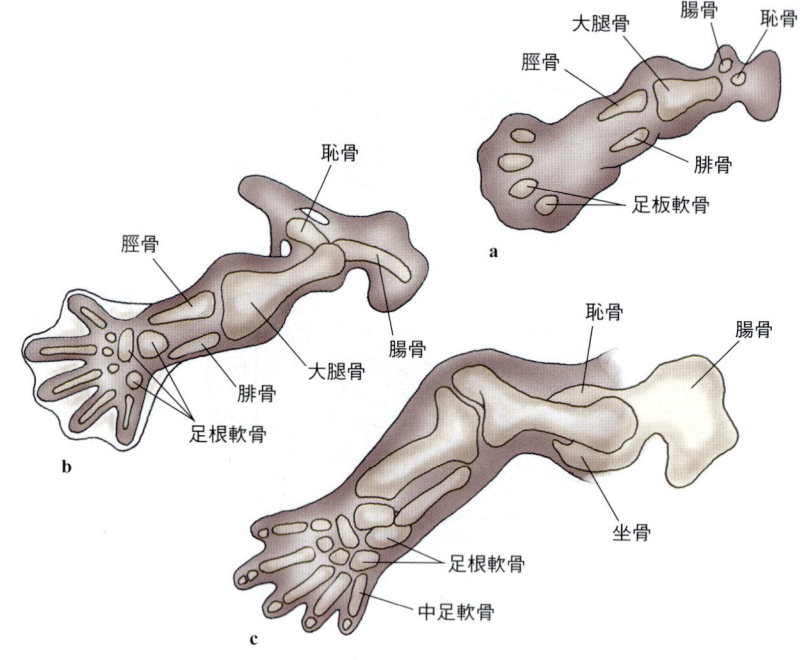

図4

間充織凝集による軟骨原基の形成

（Sadler 2010 より）

間充織凝集の分化は近位から遠位に
進行する.

a：第6週初期.

b：第6週末.

c：第8週初期.

（図中ラベル）大腿骨, 腸骨, 恥骨, 脛骨, 腓骨, 足板軟骨, 恥骨, 胸骨, 大腿骨, 腸骨, 腓骨, 足根軟骨, 恥骨, 腸骨, 坐骨, 足根軟骨, 中足軟骨

3. 四肢骨および関節の発生

　鎖骨や頭蓋骨など一部の骨は膜性骨化により形成されるが，ほとんどの骨は軟骨内骨化により形成される.

　軟骨内骨化では，まず間充織細胞が細胞凝集（間充織凝集：mesenchymal condensation）して軟骨芽細胞，そして軟骨細胞に分化し，軟骨基質が産生されて軟骨原基がつくられる.

　軟骨内骨化は胚子期末までに始まり，骨幹部の1次骨化中心から骨端に向かって進行する. その際，骨幹部の軟骨細胞はまず肥大軟骨細胞へと分化し，細胞周囲に石灰化が進行する. そこに外部から血管が進入し，骨芽細胞に置き換えられ骨髄も形成される.

　この過程において，軟骨芽細胞への分化には転写因子 Sox9 が必須で，軟骨細胞への分化には転写因子 Sox5, 6 が重要とされる（Akiyama ら 2002）.

　また，転写因子 Runx2（Runt-related transcription factor：別名，コア結合因子 α サブユニット）は軟骨細胞の永久軟骨細胞への分化を抑制し，肥大軟骨細胞へと導いて軟骨内骨化を促す（Komori ら1997, Ueta ら 2001）.

　関節の形成は，間充織凝集で軟骨原基が形成される過程で，定まった領域で軟骨細胞の凝集が過度となることから始まる. やがて軟骨細胞の扁平化が起こり，3層構造の中間帯（interzone）が出現する.

3層構造の中央部分はやがてアポトーシスによって関節腔を形成することになる（図5）. 四肢関節腔の形成はおおむね発生第8週ごろから始まる. 中間帯の細胞からは関節軟骨，滑膜および半月板や関節唇も形成される（Walker 1991）.

　関節形成においては BMP（bone morphogenetic protein：骨形成タンパク質）の一種である GDF5（growth/differentiation factor：増殖分化因子）や，BMP のアンタゴニストである Noggin が重要な働きをしている（Mariani ら 2003）.

文献

Akiyama H, Chaboissier MC, Martin JF, et al. The transcription factor Sox9 has essential roles in successive steps of the chondrocyte differentiation pathway and is required for expression of Sox5 and Sox6. Genes Dev. 2002; 16 : 2813-2828.

藤本十四秋, 受島敦美. 胚葉の分化. 医学要点双書, 発生学, 改訂第6版. 金芳堂. 2010; 44-51.

Gibson-Brown JJ, Agulnik SI, Silver LM, et al. Involvement of T-box genes Tbx2-Tbx5 in vertebrate limb specification and development. Development. 1998; 125 : 2499-2509.

Komori T, Yagi H, Nomura S, et al. Targeted disruption of Cbfa1 results in a complete lack of bone formation owing to maturational arrest of osteoblasts. Cell. 1997; 89 : 755-764.

Mariani FV, Martin GR. Deciphering skeletal patterning: clues from the limb. Nature. 2003; 423 : 319-325.

Mariani FV, Ahn CP, Martin GR. Genetic evidence that FGFs have an instructive role in limb proximal-distal patterning. Nature. 2008; 453 : 401-405.

Müller F, O'Rahilly R. Wilhelm His and 100 years of human embryology.

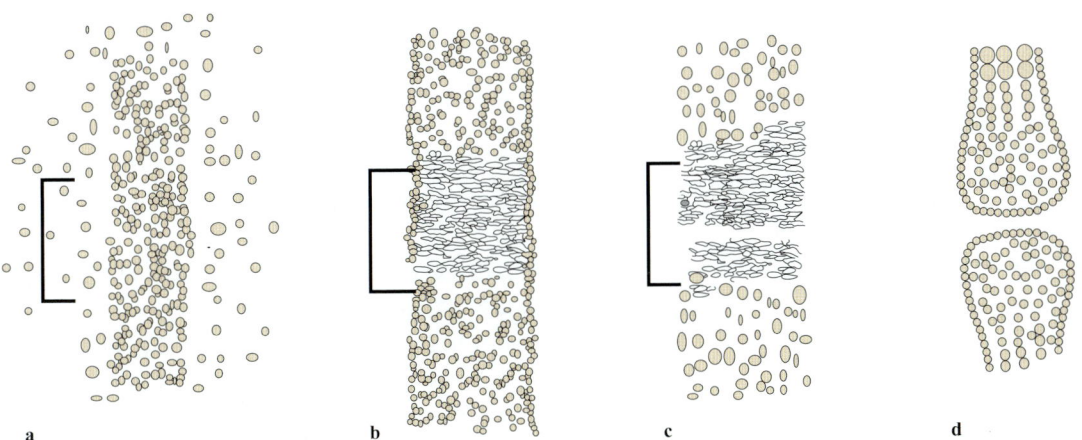

図5　関節の発生
a：軟骨原基の定まった部位に軟骨細胞が凝集する.
b：過度に凝集した軟骨細胞が扁平化し中間帯を形成する.
c：中間帯の中央に細胞密度の低い層が出現し, 3層構造になる.
d：中央の層の軟骨細胞でアポトーシスが生じ関節腔が形成される.

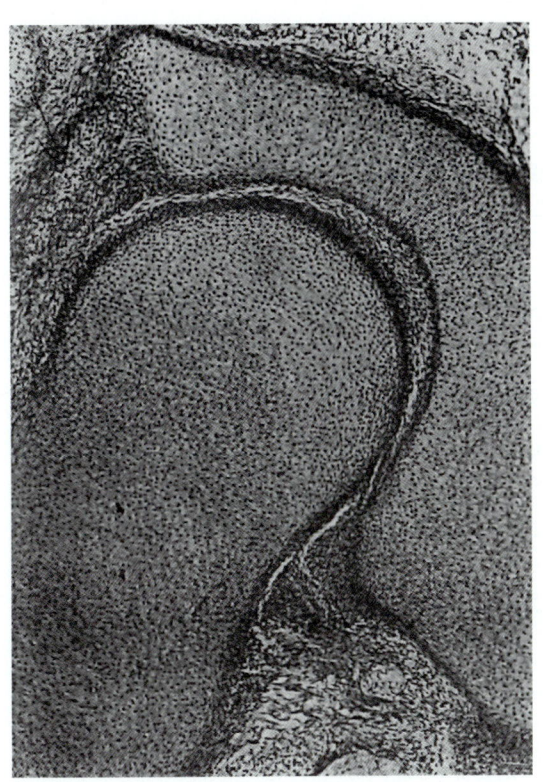

図6　第7週ごろの股関節（小林1991より）
中間帯は3層構造となる.

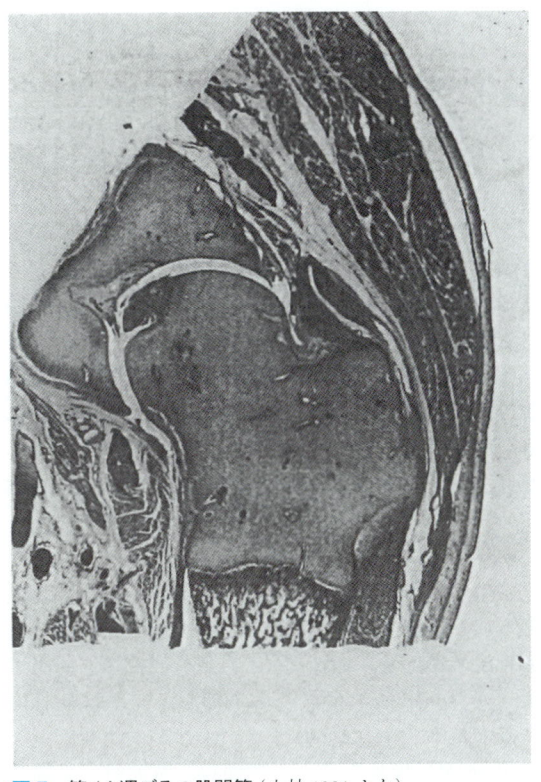

図7　第14週ごろの股関節（小林1991より）
大腿骨頭内部および辺縁部を中心とした寛骨臼軟骨内に軟骨小管が豊富に認められる. 大腿骨頭靱帯へも血管侵入が認められる. 1次骨化は転子下にまで及んでいる.

Acta Anat (Basel). 1986; 125 : 73-75.

Sadler TW. 安田峰生訳. ラングマン人体発生学, 第10版. メディカルサイエンスインターナショナル. 2010; 137-156 (Langman's Medical Embryology. 11th ed. Lippincott Williams & Wilkins. 2010).

Sekine K, Ohuchi H, Fujiwara M, et al. Fgf10 is essential for limb and lung formation. Nat Genet. 1999; 21 : 138-141.

Ueta C, Iwamoto M, Kanatani N, et al. Skeletal malformations caused by overexpression of Cbfa1 or its dominant negative form in chondrocytes. J Cell Biol. 2001; 153: 87-100.

Walker JM. Musculoskeletal development: a review. Phys Ther. 1991; 71 : 878-889.

2 股関節の発生

前述したように，四肢の発生は第4週終盤の肢芽の出現に始まる（図3a）．まず大腿骨部分で間充織凝集が起こり，個体差はあるが，おおむね第6週ごろから将来の股関節部分に軟骨細胞の凝集が明瞭となる．

当初は寛骨臼に相当する軟骨細胞の凝集は浅い皿状で，65°〜70°の弧を形成している（Stryer 1971）．第7週には中間帯が3層構造となり，関節唇や大腿骨頭靱帯も細胞密度が高い部位として認識できる（図6）．

やや遅れて，大腿骨骨幹部に1次骨化中心が出現し，大転子および小転子に相当する隆起もわずかに認められるようになる（Stanley ら1991）．

関節腔の形成は第8週ごろに関節辺縁部から始まり（Stanley ら1991），おおむね第12週ごろに完成する（寺山1960，小林1991）．関節唇や大腿骨頭靱帯も明瞭となる（寺山1960）．

このころから大腿骨頭基部や大転子下部に軟骨小管の侵入を認めるようになる．やや遅れて寛骨臼にも，臼縁の関節唇に近い部分を中心に認められるようになり，関節唇との境界方向に伸びていく（寺山1960）．

軟骨小管は血管および線維細胞からなり，軟骨の栄養や増殖に関係するとされている．第13〜14週ごろには軟骨小管は豊富になり，大腿骨頭靱帯へも血管侵入が認められる（図7）．寛骨臼窩のプルヴィナール（pulvinar）の血管も増加し，一部は軟骨内に侵入する（寺山1960）．

第16週以後になると，関節包，関節唇，大腿骨頭靱帯，輪帯なども良好に発育し，大腿骨頭靱帯への血管侵入も明確に認められる（小林1991）．以後，大腿骨頭や大転子内の軟骨小管は非常に豊富となるが，大腿骨頭靱帯からの侵入は少ない（寺山1960）．

腸骨の骨化の進行に伴い，臼底部の軟骨層は薄くなるが，寛骨臼辺縁部では厚く，軟骨膜や軟骨小管に接する部分で盛んに軟骨形成が行われる．軟骨小管は出生時にも大腿骨頭，大転子および寛骨臼辺縁部に多く認められる（寺山1960）．

骨化中心は，大腿骨で第7週ごろ，腸骨で第10週ごろ，坐骨で第16週ごろ，さらにやや遅れて恥骨に出現するとされる（Gardner ら1950）．

寛骨臼による大腿骨頭の被覆は，関節腔がほぼ完成する第12週ごろには，ほぼ完全であるが，出生時にはこの約65%にまで減少し，出生後，成長が止まるまで徐々に増加する（Rális ら1973）．

また，関節腔完成後の関節腔の維持および関節の発育には胎児の動きが重要とされる（Stanley ら1991，Mikic ら2000）．

注] 胚子の齢は発生第4週ごろまでは体節数で比較的正確に推定できるが，以後は頂殿長(crown-rump length: CRL) から推定され，諸事象の出現時期についてCRLで記載されることが多い．

本書では理解しやすいように週齢で記載したが，個体差もあり，頂殿長と週齢の対応は必ずしも一定しない．また，CRLでの記載された出現時期についても諸家の報告によりかなりの隔たりがある．

文献

Gardner E, Gray DM. Prenatal development of the human hip joint. Am J Anat. 1950; 87 : 163-211.

小林政則. 股関節の発生(伊藤鉄夫　編集：股関節外科学, 改訂4版). 金芳堂. 1991; 3-15.

Mikic B, Johnson TL, Chhabra AB, et al. Differential effects of embryonic immobilization on the development of fibrocartilaginous skeletal elements. J Rehabil Res Dev. 2000; 37 : 127-133.

Rális Z, McKibbin B. Changes in the shape of the human hip joint during its development and their relation to its stability. J Bone Joint Surg Br. 1973; 55 : 780-785.

Stanley NK, Chung MD. Embryology, growth and development (Steinberg ME ed. The hip and its disorders). WB Saunders Company. 1991; 3-26.

Stryer LM Jr. Embryology of the human hip joint. Clin Orthop Relat Res. 1971; 74 : 221-240.

寺山和雄. 胎児股関節の発育に関する組織学的ならびに組織化学的研究. 日整会誌. 1960; 34 : 725-750.

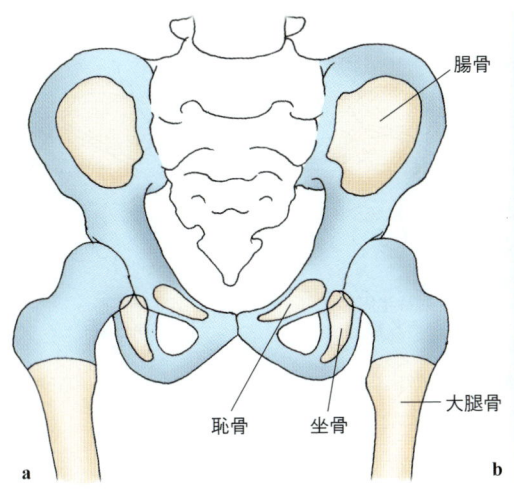

2章 解剖学

1 股関節の発育

1 股関節を構成する骨の骨化

股関節は，腸骨・恥骨・坐骨・大腿骨によって構成されているが，生下時にはそれぞれの骨の股関節部分は軟骨で構成されている（図 1）.

1. 寛骨の骨化

寛骨臼は，腸骨，坐骨，恥骨とそれらの骨の間に存在する軟骨部分の cartilage complex からなる. cartilage complex は，外側の cup-shaped part と内側の triradiate part，いわゆる Y 軟骨から構成され，前者は関節軟骨であり，後者は骨端成長軟骨板（epiphyseal growth plate）である（Ponseti 1978）.

まず，8 ～ 9 歳ごろに恥骨に隣接して os acetabuli がみられる. os acetabuli は恥骨の骨端部であり，寛骨臼の前内壁を形成する. また，同時期に腸骨の骨端部である acetabular epiphysis にも骨化が始まり，寛骨臼の上壁を形成する.

坐骨の成長軟骨板は，恥骨および腸骨よりはや

や遅れて骨化が始まり，寛骨臼の後壁を形成する（Ponseti 1978）. Y 軟骨は，男児では 14 ～ 16 歳ごろ，女児では 11 ～ 14 歳ごろに骨癒合する（山室 1991）（図 2）.

Y 軟骨以外の寛骨辺縁の骨端線も，Y 軟骨とほぼ同時期，ないしはやや遅れて閉鎖する（図 2）. 骨端線閉鎖前の時期は，スポーツ外傷などによる上前・下前腸骨棘や坐骨結節の裂離骨折の好発時期と一致する.

恥骨下枝と坐骨枝との間の軟骨結合（ischiopubic synchondrosis）は骨端症を生じることがあり（Van Neck 病）（Wait ら 2011），化膿性骨髄炎などとの鑑別を要することがある.

2. 大腿骨頭の骨化

大腿骨頭の骨端核は，早いものでは生後 1 か月ですでに出現し，生後 3 か月では 20％，生後 5 か月では 50％に認め，生後 9 か月ではほぼ全例にみられる（陳ら 1971）. 男児における出現時期は女児より遅く，100％に達するのは男児では生後 10 か月，

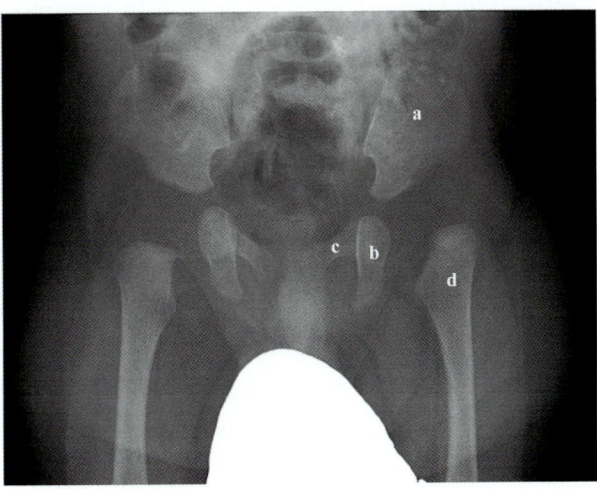

図 1 生後の股関節周辺の骨化状態
a: 新生児期における骨化状態.
b: 生後 3 か月（a: 腸骨，b: 坐骨，c: 恥骨，d: 大腿骨）.

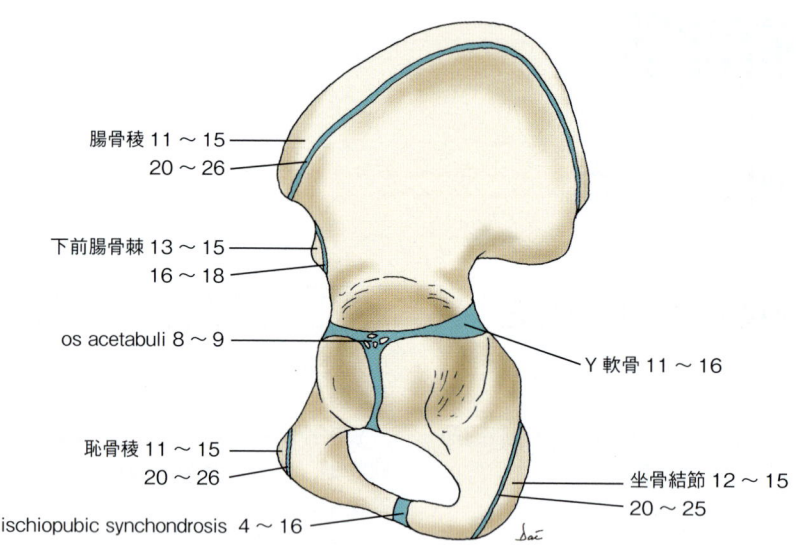

図2　寛骨の骨端核出現年齢と骨端線閉鎖年齢（山室 1991 より）

腸骨稜 11 ～ 15
　　　 20 ～ 26

下前腸骨棘 13 ～ 15
　　　　　 16 ～ 18

os acetabuli 8 ～ 9

Y 軟骨 11 ～ 16

恥骨稜 11 ～ 15
　　　 20 ～ 26

ischiopubic synchondrosis 4 ～ 16

坐骨結節 12 ～ 15
　　　　 20 ～ 25

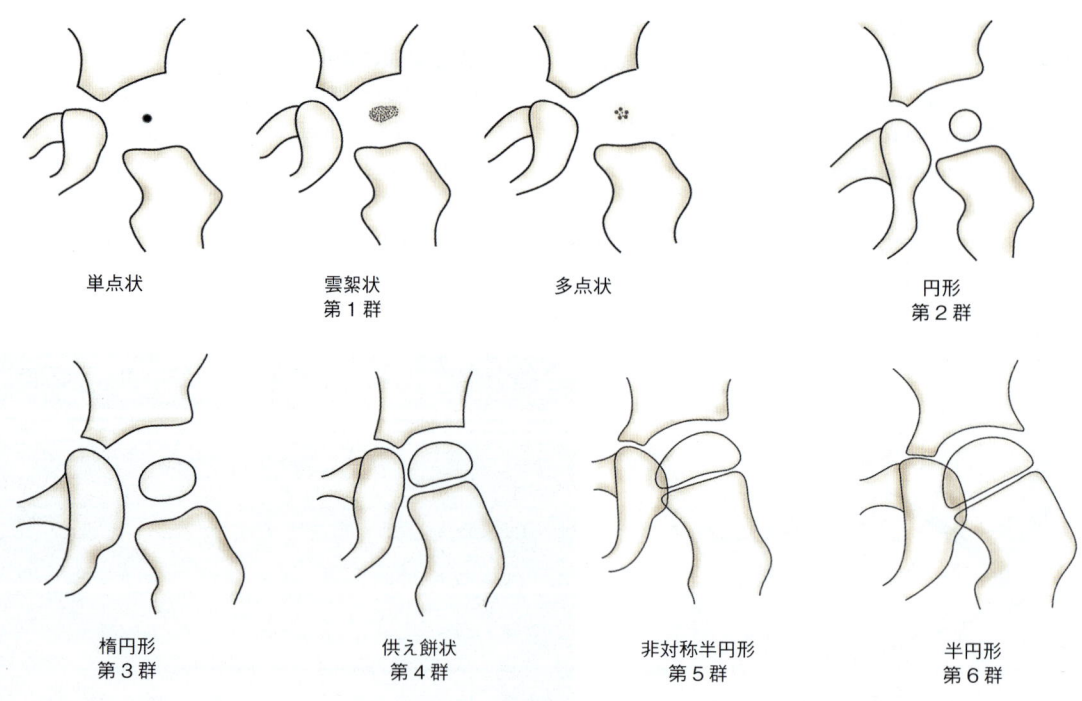

単点状

雲絮状
第 1 群

多点状

円形
第 2 群

楕円形
第 3 群

供え餅状
第 4 群

非対称半円形
第 5 群

半円形
第 6 群

図3　大腿骨頭骨端核の形態（山室 1991 より）

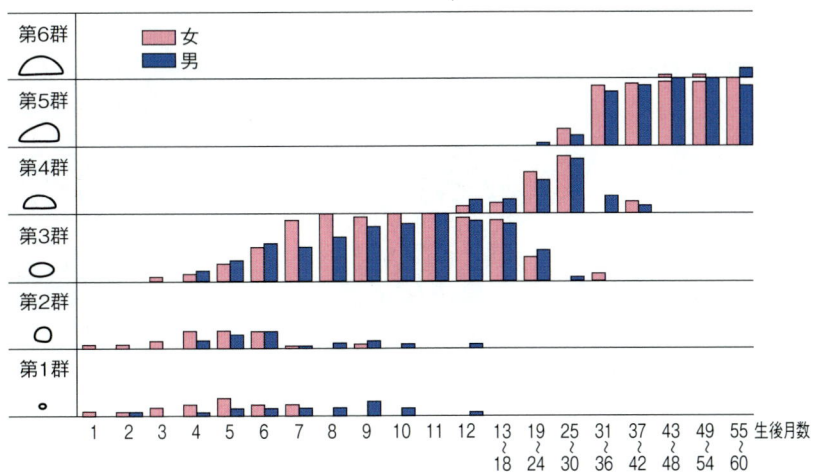

図 4　大腿骨頭骨端核の形態の年齢的推移（山室 1991 より）

女児では生後 8 か月であり，ほとんどの症例で骨端核は両側ほぼ同時に出現する（陳ら 1971）.

　骨端核の形は発育に伴い変化する．出現の初期の形態は多様で点状・小円形・米粒状・雲絮状などの形態をとり，発育に伴い円形・楕円形・供え餅状・非対称半円形・半円形の順序で変化していく（陳ら 1971）（図 3，図 4）.

　骨端核の大きさは，その幅，高さとも年齢が進むに伴い大きくなるが，1 歳以降は高さに比べて幅の成長が早くなり，5 歳前後で幅が高さの約 2 倍になる（陳ら 1971）.

　大腿骨頭の球形度は，胎生期から生後を通じたなかで，生下時から生後 6 か月ごろまでに最も低くなり，その後は増大して 4 〜 5 歳以降はほぼ変化しな

い（Rálišら 1973）.

　大腿骨近位の成長軟骨板が閉鎖する年齢は，Thanら（2004）の報告によると 13 〜 15 歳であるが，わが国の報告では女子で 14 歳ごろ，男子で 17 歳ごろであり，大転子と小転子もほぼ同時期に大腿骨骨幹部と骨性に癒合する（山室 1991）（図 5）.

　大腿骨頭の骨壊死症である Perthes 病は，幼児期から学童期における重要な股関節疾患である．骨端線閉鎖前の時期は大腿骨頭すべり症の好発年齢と一致する.

文献
陳　世雄，山室隆夫．正常乳幼児・特に低月令乳児の股関節発育に関するレ線学的研究．中部整災誌．1971; 14 : 269-272.

Ponseti IV. Growth and development of the acetabulum in the normal child. Anatomical, histological, and roentgenographic studies. J Bone Joint Surg Am. 1978; 60 : 575-585.

Ráliš Z, McKibbin B. Changes in shape of the human hip joint during its development and their relation to its stability. J Bone Joint Surg Br. 1973; 55 : 780-785.

Than P, Sillinger T, Kránicz J, et al. Radiographic parameters of the hip joint from birth to adolescence. Pediatr Radiol. 2004; 34 : 237-244.

Wait A, Gaskill T, Sarwar Z, et al. Van Neck disease: osteochondrosis of the ischiopubic synchondrosis. J Pediatr Orthop. 2011; 31 : 520-524.

山室隆夫．股関節の形態の発育（伊藤鉄夫　編集：股関節外科学，改訂4版）．金芳堂．1991; 19-37.

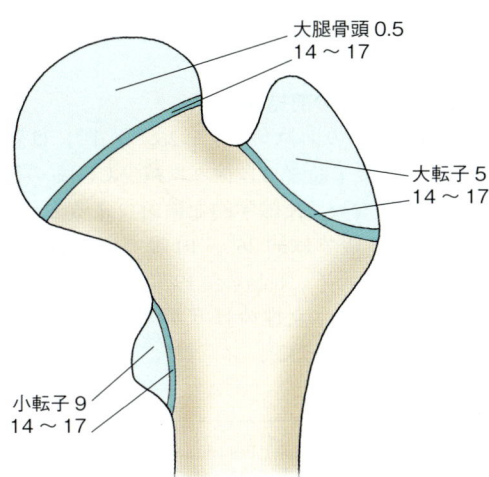

大腿骨頭 0.5
14 〜 17

大転子 5
14 〜 17

小転子 9
14 〜 17

図 5　大腿骨近位端の骨端核出現年齢と骨端線閉鎖年齢
（山室 1991 より）

2　大腿骨の発育

1. 頚体角

　新生児期は，大腿骨頭と大転子の成長軟骨板が共通している．大腿骨近位の成長軟骨板を外側・中央・内側の 3 つの部分に分けると，中央が最も速く成長

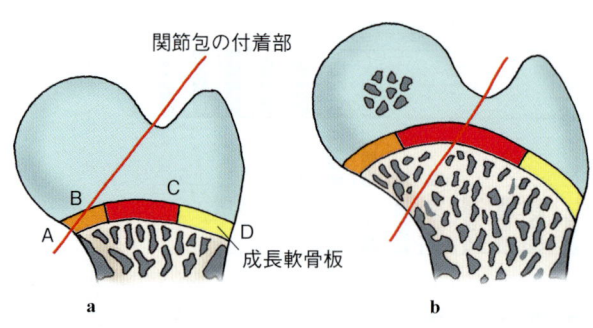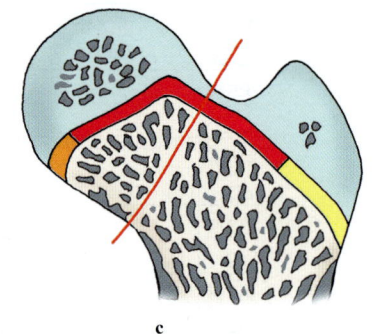

図6　成長に伴う大腿骨頚部の形態変化（Ogden 1974 より）
a: 生下時，b: 7 か月時，c: 38 か月時．
A-B: 内側部，B-C: 中央部，C-D: 外側部

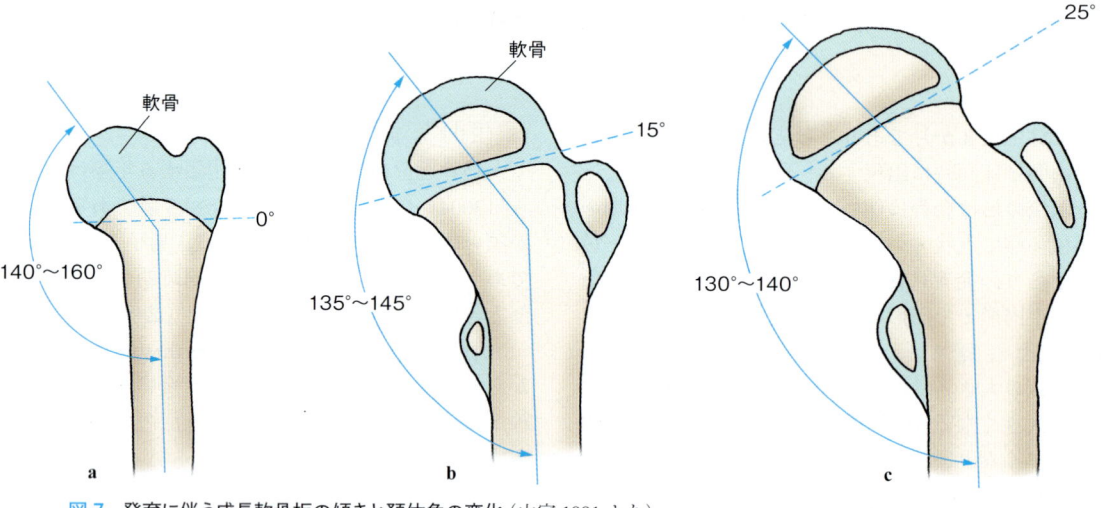

図7　発育に伴う成長軟骨板の傾きと頚体角の変化（山室 1991 より）
a: 新生児，b: 5 歳，c: 10 歳．

し，次に内側，外側の順番であり，そのために頚部が内側へ成長する（Ogden 1974）（図6）．

　大腿骨頭の成長軟骨板は，新生児期は上述したように大転子の成長軟骨板と共通しておりその傾斜は水平に近いが，成長に伴って傾きを増す（山室 1991）（図7）．大腿骨頭の成長軟骨板を内側・外側に分けると，外側部分の成長速度がより速いことにより説明でき，大腿骨頭と大転子に共通の成長軟骨板の中央部分の内側 1/2 が大腿骨頭の成長軟骨板の外側に該当することによると考えられる（Ogden 1974）．

　このため単純 X 線上，頚体角は成長に伴って減少する．新生児では 140°〜160°，5 歳では 135°〜145°，10 歳では 130°〜140° であり，成人では平均 126°，老人では平均 120° が正常値とされている（図7）（山室 1991）．海外の報告でも成人の頚体角の平

均は 127° と報告されており，わが国の報告とほぼ同様である（Reikerås ら 1982）．

2．大腿骨頚部の前捻角

　大腿骨頚部の前捻角（☞ p.26，図10）は新生児期から成長終了時までに徐々に減少し，その後は大きな変化はない．X 線学的な検討によると，1 歳では約 31°，5 歳では約 26°，10 歳では約 20°，16 歳では約 15° である（Fabry ら 1973）．成人では 10°〜20° と考えられ，女性のほうが大きい（Reikerås ら 1982，Bråten ら 1992）．

文献

Bråten M, Terjesen T, Rossvoll I. Femoral anteversion in normal adults. Ultrasound measurements in 50 men and 50 women. Acta Orthop Scand. 1992; 63 : 29-32.

Fabry G, MacEwen GD, Shands AR Jr. Torsion of the femur. A follow-up study in normal and abnormal conditions. J Bone Joint Surg Am. 1973; 55 : 1726-1738.

Ogden JA. Changing patterns of proximal femoral vascularity. J Bone Joint Surg Am. 1974; 56 : 941-950.

Reikerås O, Høiseth A, Reigstad A, et al. Femoral neck angles: a specimen study with special regard to bilateral differences. Acta Orthop Scand. 1982; 53 : 775-779.

山室隆夫. 股関節の形態の発育(伊藤鉄夫　編集：股関節外科学, 改訂4版), 金芳堂. 1991; 19-37.

3 | 寛骨臼の発育

1. 解剖学的発育

Y 軟骨が成長することにより寛骨の長さと幅が成長し, 一方で, 寛骨臼の凹面性は, 球形の大腿骨頭の存在に反応して成長する（Ponseti 1978）.

寛骨臼の入口部の直径に対する寛骨臼の深さの比率は, 胎生 12 週ごろから 20 週ごろにかけて急激に減少し, 生下時に最も小さくなる. 生後は 1 歳 6 か月～2 歳ごろから徐々に大きくなり, 4～5 歳で 55～60% となりその後はほぼ一定である（Rális ら 1973）（図8）.

2. 寛骨臼角（X 線学的指標）

単純 X 線上, 寛骨臼嘴（寛骨臼の上外側縁）と Y 軟骨外上角とを結ぶ直線が, 両側の Y 軟骨を結ぶ Hilgenreiner 線（Y 軟骨線）との間になす角であ

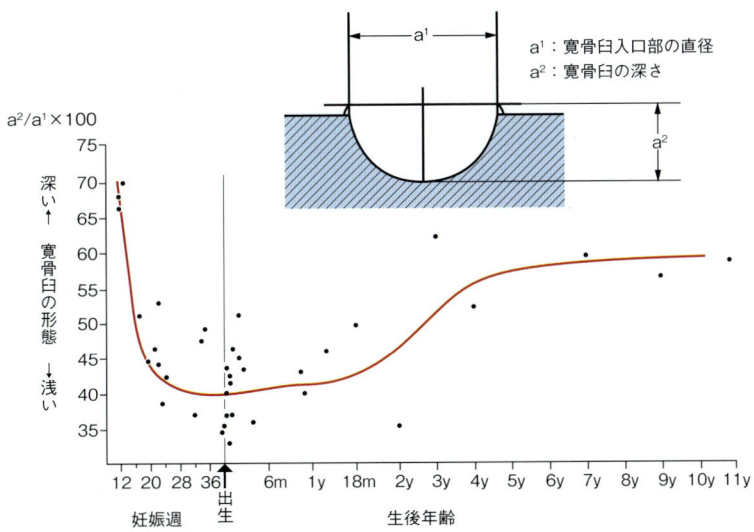

図8　寛骨臼の入口部直径に対する深さの比率の年齢的推移（Rális ら 1973 より）

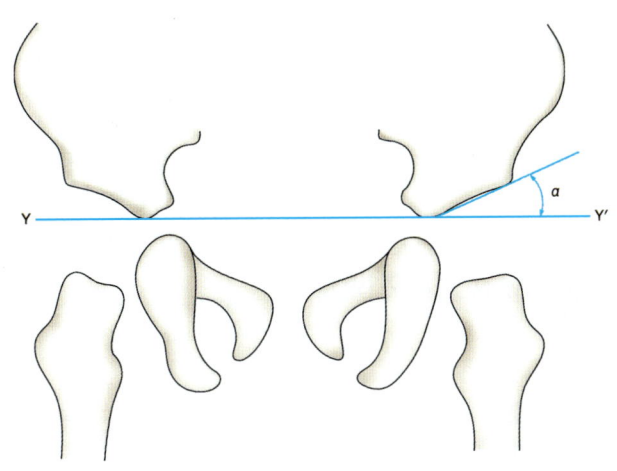

図9　X 線学的発育指標である寛骨臼角
YY′：Hilgenreiner 線（Y 軟骨線）, α：寛骨臼角

表1 正常寛骨臼角（日本人）（陳ら1991より）

月齢	女			男		
	例数	平均値	上限値*	例数	平均値	上限値*
1	88	26.6	33.3	116	24.6	31.7
2	82	27.1	34.0	70	23.2	29.6
3	76	26.0	33.0	88	24.1	31.9
4	116	24.7	32.9	58	22.7	29.2
5	60	24.3	30.9	48	21.8	28.2
6	76	24.5	32.4	70	22.2	28.6
7	56	23.3	31.0	66	23.3	30.5
8	42	23.4	31.0	30	20.5	27.8
9	28	23.1	30.5	30	21.2	28.7
10	28	23.0	29.4	28	22.1	28.7
11	24	24.9	32.3	24	21.8	31.0
12	32	23.1	30.8	22	24.3	30.5
13〜18	178	23.5	30.3	136	21.8	26.8
19〜24	104	23.3	29.9	78	22.4	29.1
25〜30	42	23.1	29.4	38	20.7	27.1
31〜36	20	22.9	29.5	48	20.3	26.4
37〜42	18	20.9	25.4	36	19.5	25.7
43〜48	32	20.5	26.8	30	20.6	25.4
49〜54	36	20.5	27.6	26	18.6	27.3
55〜60	8	20.9	27.0	20	17.8	24.1

＊：5%危険率の上限

る（図9）．寛骨臼角は成長に伴い減少し，またいずれの年齢においても女児のほうが男児よりも大きい（陳ら1971）（表1）．また，8〜9歳までは成長にしたがって寛骨臼角は減少するが，8〜9歳以降はその減少がゆるやかになる（Thanら2004）．

文献
陳 世雄，山室隆夫．正常乳幼児・特に低月令乳児の股関節発育に関するレ線学的研究．中部整災誌．1971; 14 : 269-272.

Ponseti IV. Growth and development of the acetabulum in the normal child. Anatomical, histological, and roentgenographic studies. J Bone Joint Surg Am. 1978; 60 : 575-585.

Ráliš Z, McKibbin B. Changes in shape of the human hip joint during its development and their relation to its stability. J Bone Joint Surg Br. 1973; 55 : 780-785.

Than P, Sillinger T, Kránicz J, et al. Radiographic parameters of the hip joint from birth to adolescence. Pediatr Radiol. 2004; 34 : 237-244.

4 寛骨臼と大腿骨頭の相関関係の年齢的推移

1. 寛骨臼による大腿骨頭の被覆

寛骨臼に被覆される大腿骨頭の割合は胎生期から生後を通じて生下時に最も低く65〜70%であるが，その後徐々に上昇し，就学頃には90%前後となる（Rálišら1973）（図10）．

2. center-edge angle（CE角）（Wiberg 1939）

CE角は大腿骨頭中心と寛骨臼嘴を結ぶ線と，大腿骨頭中心からHilgenreiner線に下した垂線とのなす角である．大腿骨頭の骨化が少ない年齢では，X線上で大腿骨頭中心を同定することは困難であるので，大腿骨近位端の中点（O点）が用いられる．1歳未満ではOE角は約5°以上が正常とされる（山室1991）．CE角，OE角は成長とともに徐々に増大し，3歳では約15°以上，15歳では20°以上，成人では25°以上となる（山室1991）（図11）．

CE角は10歳ごろまでは成長に伴って増加し，10歳以降はその増加がゆるやかになり，15歳をこえるとその後はわずかな増加を認めるのみである（Fredensborg 1976，Thanら2004）．

文献
Fredensborg N. The CE angle of normal hips. Acta Orthop Scand. 1976; 47 : 403-405.

Ráliš Z, McKibbin B. Changes in shape of the human hip joint during its development and their relation to its stability. J Bone Joint Surg Br. 1973; 55 : 780-785.

Than P, Sillinger T, Kránicz J, et al. Radiographic parameters of the hip joint from birth to adolescence. Pediatr Radiol. 2004; 34 : 237-244.

Wiberg G. Studies on dysplastic acetabula and congenital subluxation of the hip joint. Acta Chir Scand. 1939; 83 : Suppl 58.

山室隆夫, 股関節の形態の発育(伊藤鉄夫　編集：股関節外科学, 改
　訂4版). 金芳堂. 1991; 19-37.

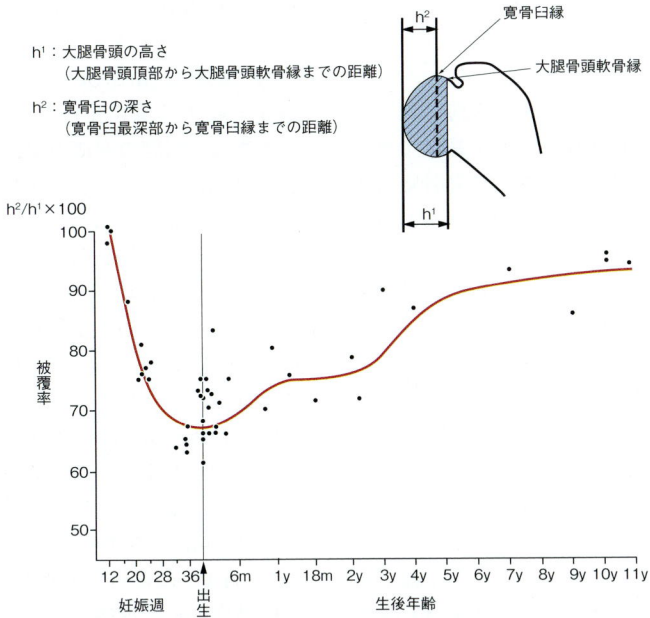

図10　寛骨臼による大腿骨頭の被覆率の年齢的推移（Ráliš ら 1973 より）

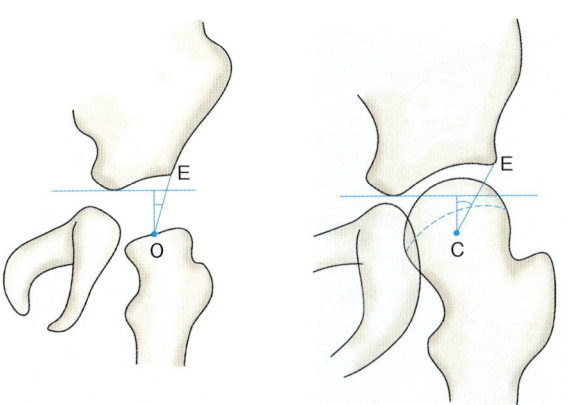

図 11　OE 角と CE 角
E：寛骨臼嘴，O：大腿骨近位端の中点，C：大腿骨頭中心.

2 **股関節の解剖と画像**

1 | 単純 X 線像

1. 正面像

　股関節単純 X 線正面像における，解剖学的ランドマークを図1に示す．正面像が正しく撮影できているかの判別には，仙尾骨の中央線上に恥骨結合が存在することや，閉鎖孔が左右対称の形状であることの確認が有用である．

　寛骨は複雑な立体構造をしており，その構造の把握が比較的困難であるが，Letournel（1980）は以下の6つの解剖学的ランドマークが寛骨の立体構造の把握に有用であると述べている．

　1）**寛骨臼後縁**（図1a）：寛骨臼の上外側縁から坐骨外側に向かって走行する線である．通常は軽度下方に凸の曲線となる．

　2）**寛骨臼前縁**（図1b）：寛骨臼の上外側縁から閉鎖孔上縁に向かって走る，軽度上方に凸の線である．寛骨臼は前方に開いているため，通常は寛骨臼後縁よりも内側に位置する．

　3）**寛骨臼荷重部**（図1c）：寛骨臼荷重部の軟骨下骨は硬化しており，寛骨臼窩の骨と判別可能である．単純 X 線におけるその硬化陰影は，sourcil とよばれる．

　4）**涙滴（teardrop）**（図1d）：股関節の内側，閉鎖孔上縁の外側に位置する，通常 U 字型をした陰影である．両側の涙滴を結ぶ涙滴間線（inter-teardrop line）は寛骨の水平基準として用いられることが多い（Meermans ら 2011）．

　外側の線は寛骨臼窩の下部，下方の線は寛骨臼切痕から閉鎖孔にいたる曲面，内側の線は quadrilateral surface（寛骨内面の四辺形板）の前下方からなる（Armbuster ら 1978，Bowerman ら 1982，Goodman ら 1988）．

　5）**ilioischial line（Köhler's line，腸坐骨線）**（図1e）：大坐骨切痕の外側縁から閉鎖孔の外側縁にいたる線である．寛骨臼底突出症（protrusio acetabuli）の指標（Gusis ら 1990）あるいは人工股関節全置換術（THA）における寛骨臼コンポーネント内方化の指標（Dorr ら 1999）として用いられることが多い．

　ただし，ilioischial line は大腿骨頭中心レベルでは quadrilateral surface の X 線入射方向の接線であり，

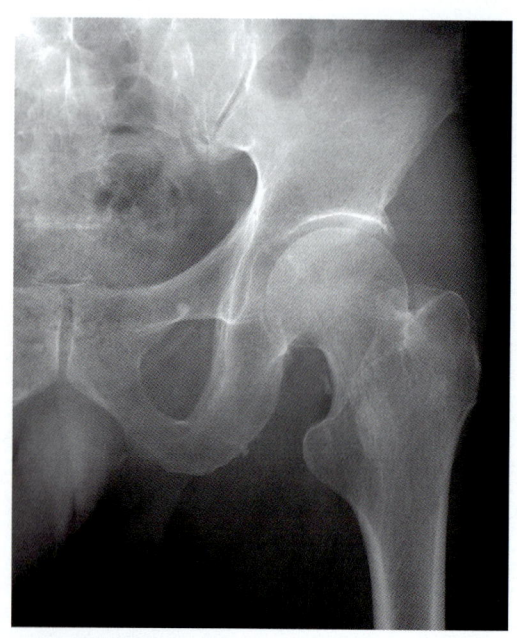
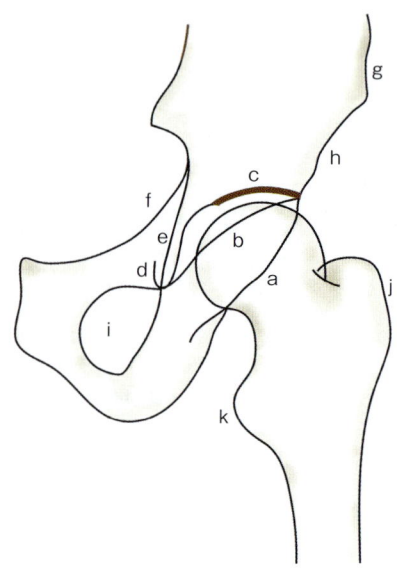

図1　単純 X 線正面像
a: 寛骨臼後縁，b: 寛骨臼前縁，c: sourcil，d: 涙滴，e: ilioischial line，f: iliopectineal line，g: 上前腸骨棘，h: 下前腸骨棘，i: 閉鎖孔，j: 大転子，k: 小転子.

寛骨臼内側の壁と部位が異なることには留意を要する（図 2）．Goodman ら（1988）は，ilioischial line が軽度の回旋で位置が大きく変化するのに対し涙滴の位置は軽度の回旋では変化しないこと，寛骨臼窩から寛骨臼切痕の骨を切除しても ilioischial line が残存すること，から ilioischial line よりは涙滴が寛骨臼内側の目安として適切であると述べている．

　通常，患側が前方に回旋すると ilioischial line は外側方向に，患側が後方に回旋すると ilioischial line が内側方向に移動する（Armbuster ら 1978）．

　6）iliopectineal line（腸恥分界線）（図 1f）：腸骨内側縁から恥骨内上縁にいたる線であり，前柱の指標となる．

2. 閉鎖孔斜位像

　患側を 45°前方に回転させて撮像する．前柱およ

び寛骨臼後壁の観察に有用である．正面像ではっきりとみえる寛骨臼窩は，斜位像では確認できなくなる．閉鎖孔斜位像の撮像法および解剖学的ランドマークを図 3 に示す．

3. 腸骨斜位像

　患側を 45°後方に回転させて撮像する．後柱と前壁の観察に有用である．寛骨内面の quadrilateral surface もこの像により確認が可能である．腸骨斜位像の撮像法および解剖学的ランドマークを図 4 に示す．

文献
Armbuster TG, Guerra J Jr, Resnick D, et al. The adult hip: an anatomic study. Part I: the bony landmarks. Radiology. 1978; 128 : 1-10.
Bowerman JW, Sena JM, Chang R. The teardrop shadow of the pelvis; anatomy and clinical significance. Radiology. 1982; 143 : 659-662.
Dorr LD, Tawakkol S, Moorthy M, et al. Medial protrusio technique for placement of a porous-coated, hemispherical acetabular component without cement in a total hip arthroplasty in patients who have acetabular dysplasia. J Bone Joint Surg Am. 1999; 81 : 83-92.
Goodman SB, Adler SJ, Fyhrie DP, et al. The acetabular teardrop and its relevance to acetabular migration. Clin Orthop Relat Res. 1988; 236 : 199-204.
Gusis SE, Babini JC, Garay SM, et al. Evaluation of the measurement methods for protrusio acetabuli in normal children. Skeletal Radiol. 1990; 19 : 279-282.
Letournel E. Acetabulum fractures: classification and management. Clin Orthop Relat Res. 1980; 151 : 81-106.
Meermans G, Malik A, Witt J, et al. Preoperative radiographic assessment of limb-length discrepancy in total hip arthroplasty. Clin Orthop Relat Res. 2011 ;469 : 1677-1682.

2 ｜ CT 像

　股関節単純 CT 像の各スライスにおける解剖学的ランドマークを図 5 に示す．CT 像では神経は明瞭に描出されはしないが，おおよその走行部位を矢印で示す．

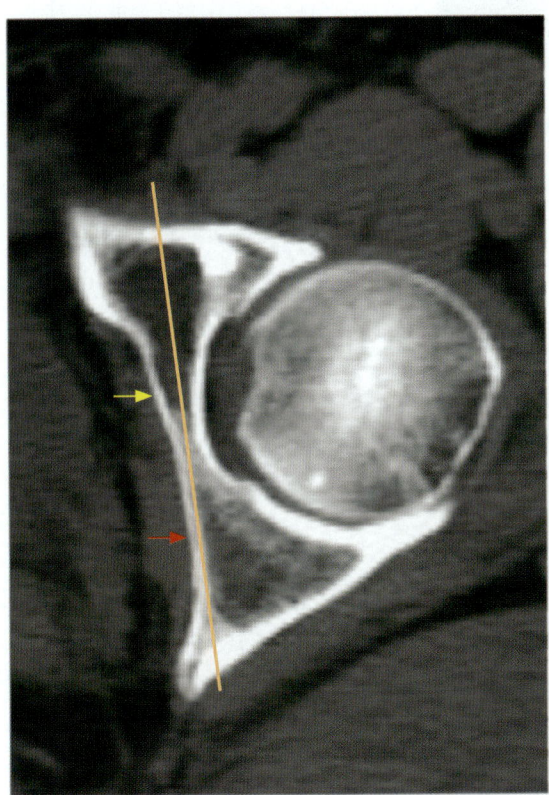

図 2　ilioischial line（左股関節）
ilioischial line は X 線入射角（オレンジ線）の接線（赤矢印）であり，寛骨臼窩の内壁（黄矢印）とは位置が異なる．

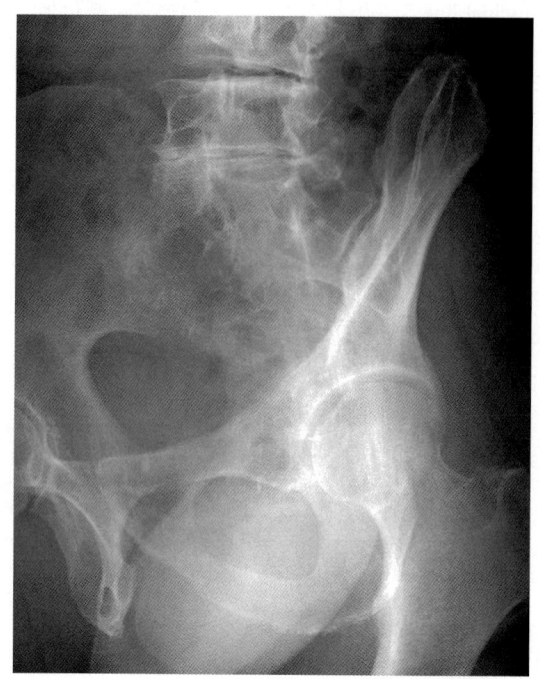

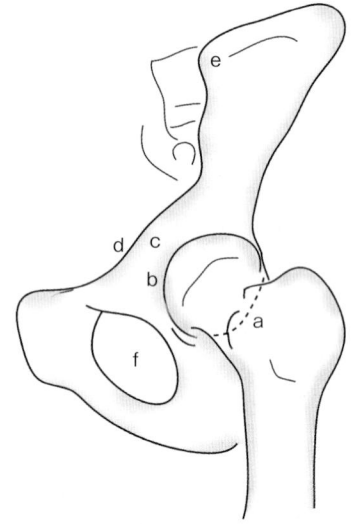

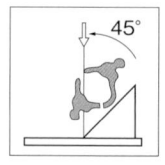

図3　単純 X 線閉鎖孔斜位像
a: 寛骨臼後縁，b: 寛骨臼前縁，c: 前柱，d: iliopectineal line，e: 上前腸骨棘，f: 閉鎖孔.

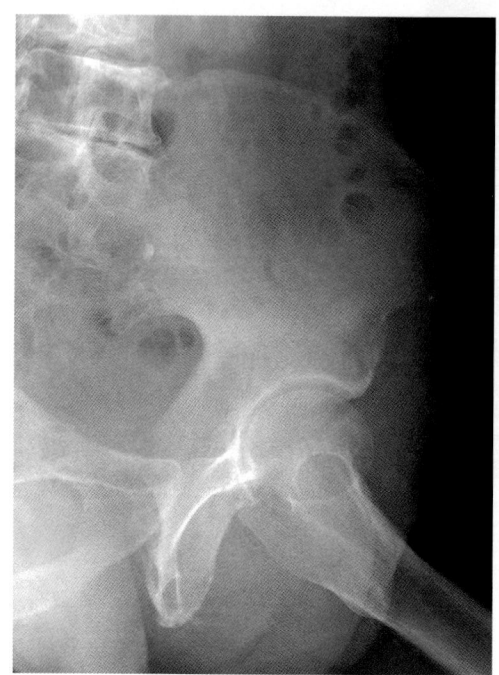

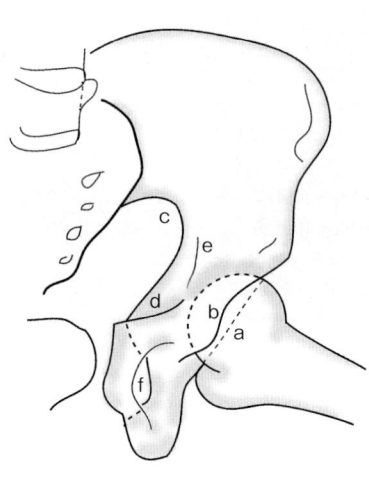

図4　単純 X 線腸骨斜位像
a: 寛骨臼後縁，b: 寛骨臼前縁，c: 大坐骨切痕，d: quadrilateral surface，e: 弓状線，f: 閉鎖孔.

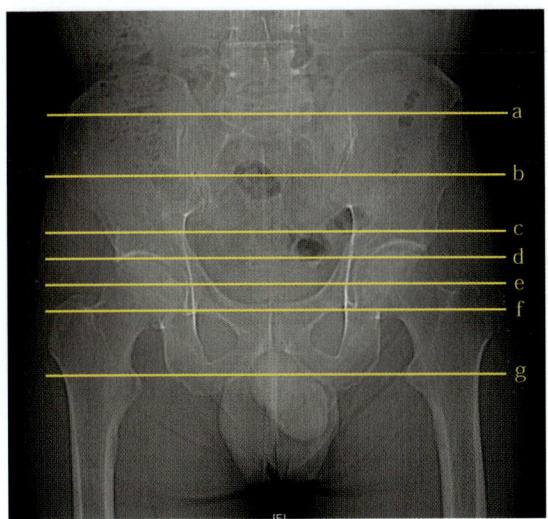

図5　スカウトビュー

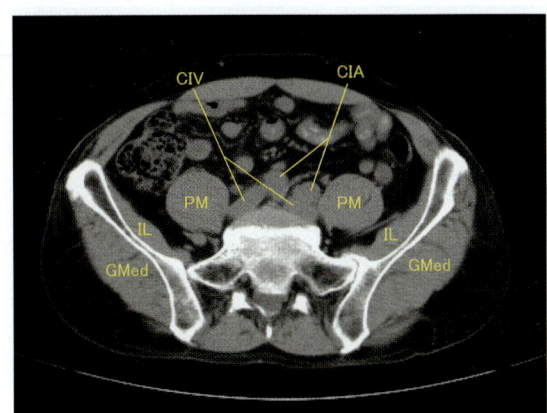

図 5a　仙骨上縁レベル
CIA: 総腸骨動脈
CIV: 総腸骨静脈
GMed: 中殿筋
IL: 腸骨筋
PM: 大腰筋

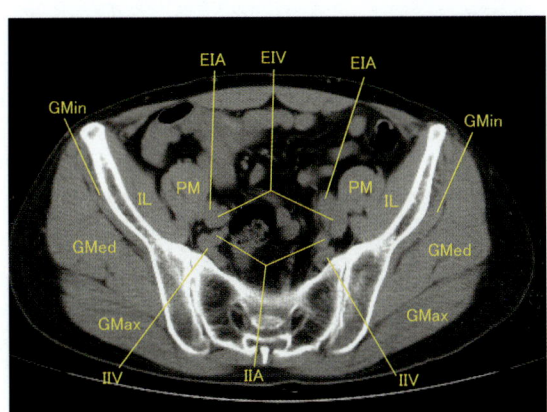

図 5b　上前腸骨棘レベル
EIA: 外腸骨動脈
EIV: 外腸骨静脈
GMax: 大殿筋
GMed: 中殿筋
GMin: 小殿筋
IIA: 内腸骨動脈
IIV: 内腸骨静脈
IL: 腸骨筋
PM: 大腰筋

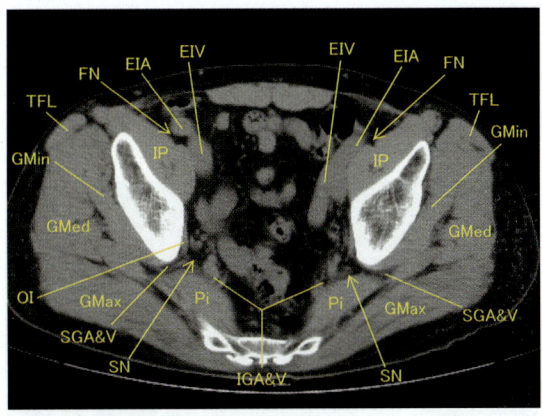

図 5c　下前腸骨棘レベル
EIA: 外腸骨動脈
EIV: 外腸骨静脈
FN: 大腿神経
GMax: 大殿筋
GMed: 中殿筋
GMin: 小殿筋
IGA&V: 下殿動・静脈
IP: 腸腰筋
OI: 内閉鎖筋
Pi: 梨状筋
SGA&V: 上殿動・静脈
SN: 坐骨神経
TFL: 大腿筋膜張筋

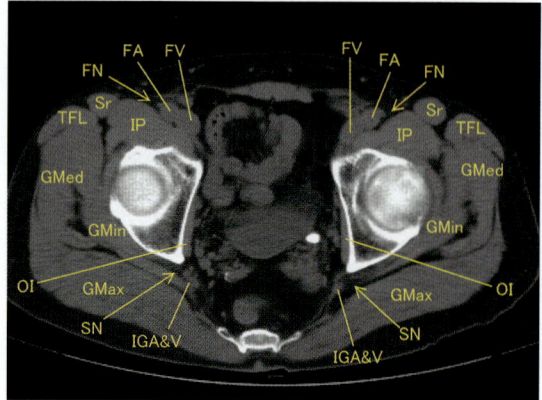

図 5d　大腿骨頭上縁レベル

FA: 大腿動脈
FN: 大腿神経
FV: 大腿静脈
GMax: 大殿筋
GMed: 中殿筋
GMin: 小殿筋
IGA&V: 下殿動・静脈
IP: 腸腰筋
OI: 内閉鎖筋
Pi: 梨状筋
SN: 坐骨神経
Sr: 縫工筋
TFL: 大腿筋膜張筋

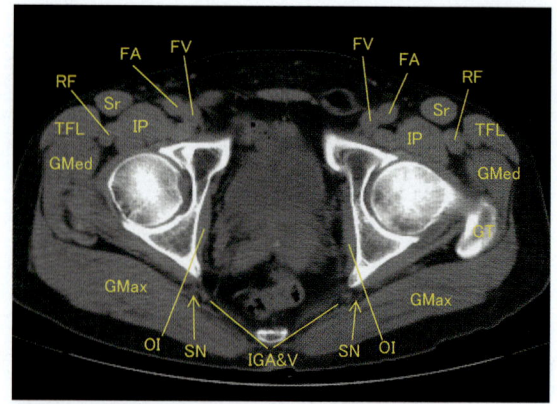

図 5e　大腿骨頭中心レベル

FA: 大腿動脈
FV: 大腿静脈
GMax: 大殿筋
GMed: 中殿筋
GT: 大転子
IGA&V: 下殿動・静脈
IP: 腸腰筋
OI: 内閉鎖筋
Pi: 梨状筋
RF: 大腿直筋
SN: 坐骨神経
Sr: 縫工筋
TFL: 大腿筋膜張筋

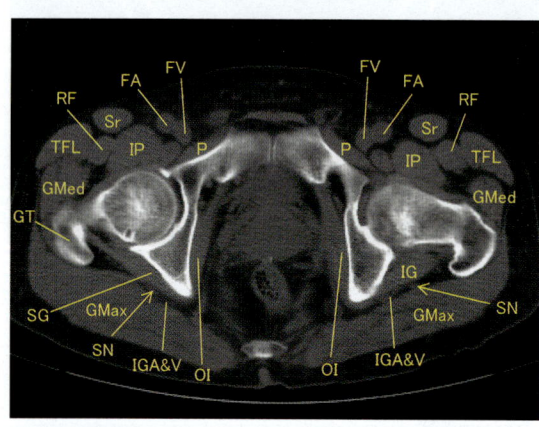

図 5f　恥骨結合レベル

FA: 大腿動脈	OI: 内閉鎖筋
FV: 大腿静脈	P: 恥骨筋
GMax: 大殿筋	Pi: 梨状筋
GMed: 中殿筋	RF: 大腿直筋
GT: 大転子	SG: 上双子筋
IG: 下双子筋	SN: 坐骨神経
IGA&V: 下殿動・静脈	Sr: 縫工筋
IP: 腸腰筋	TFL: 大腿筋膜張筋

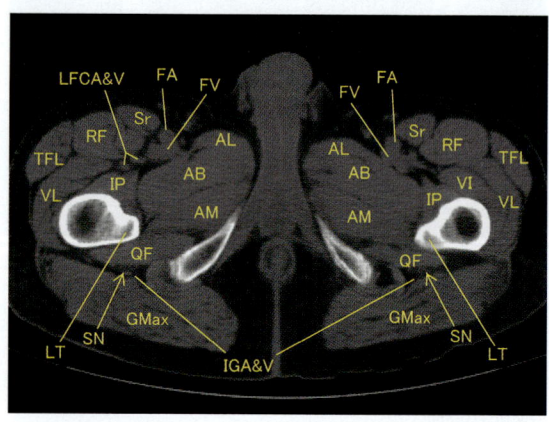

図 5g　小転子レベル

AB: 短内転筋	LFCA&V: 外側大腿回旋動・静脈
AL: 長内転筋	
AM: 大内転筋	LT: 小転子
FA: 大腿動脈	QF: 大腿方形筋
FV: 大腿静脈	RF: 大腿直筋
GMax: 大殿筋	SN: 坐骨神経
GT: 大転子	Sr: 縫工筋
IGA&V: 下殿動・静脈	TFL: 大腿筋膜張筋
IP: 腸腰筋	VI: 中間広筋
	VL: 外側広筋

3　骨形態

　股関節は体幹と下肢を連結する唯一の関節であり，体重の支持および移動を司っている．大腿骨頭と寛骨臼からなる球関節であり，大腿骨頭は寛骨臼に深く包まれている．

　このような球関節は特に臼状関節とよばれ，可動域が制限されるのと引き替えに，安定性が増している．解剖学的用語は特に記載のない限り日本語（英語／ラテン語）で表記する．

1　寛　骨

1. 寛骨の構造 (図 1, 図 2)

　寛骨（coxal bone, innominate bone / *os coxae*）は，腸骨（ilium / *os ilium*）・恥骨（pubis / *os pubis*）・坐骨（ischium / *os ischii*）が結合して形成されている．

　寛骨は Celsus（BC10- 不明）が os coxae と名をつけていたが，Galen（AD129-200）が無名骨（os innominata）と表現したために，現在まで innominate bone という呼称が残っている（William 2003）．また os coxae は，サンスクリット語で股を意味する kaksha に由来する（William 2003）．

　左右の寛骨は前方では恥骨結合（pubic symphysis / *symphysis pubica*）で結合し，後方では仙骨と仙腸関節（sacroiliac joint / *articulatio sacroiliaca*）を形成している．仙骨との関節面は耳状面（auricular surface / *facies auricularis*）とよばれる．

　寛骨の中央はくびれており，上方および下方は前後に広がっている．寛骨の内面には耳状面から恥骨上縁にかけて斜走する隆起が存在し，弓状線（arcuate line / *linea arcuata*）とよばれる（図 3）．寛骨臼の近位では弓状線は後方よりに存在するため，寛骨臼の上縁付近では前方よりも後方で骨が厚い．

　仙骨上縁の前端に存在する仙骨岬角（sacral promontory / *promontorium ossis sacri*）から寛骨の弓状線および恥骨櫛（pectin of pubis / *pecten ossis pubis*）を経て恥骨結合上縁に達する隆起の連なりは分界線（terminal line / *linea terminalis*）とよばれる（図 3）．

　分界線の上方内面は，仙骨とともに浅い椀状の大骨盤（greater pelvis / *pelvis major*）を形成する．大骨盤には腹腔臓器が収まる．

　分界線の下方は仙骨・尾骨とともに短い円筒形を形成し，小骨盤（lesser pelvis / *pelvis minor*）あるいは骨盤腔（pelvic cavity / *cavitas pelvis*）とよばれる．

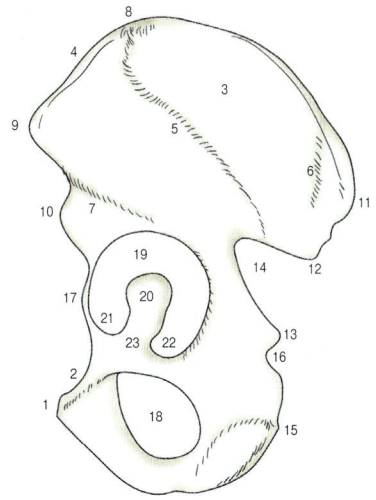

1. 恥骨結合
2. 恥骨櫛
3. 腸骨翼
4. 腸骨稜
5. 前殿筋線
6. 後殿筋線
7. 下殿筋線
8. 腸骨（稜）結節
9. 上前腸骨棘
10. 下前腸骨棘
11. 上後腸骨棘
12. 下後腸骨棘
13. 坐骨棘
14. 大坐骨切痕
15. 坐骨結節
16. 小坐骨切痕
17. 腸恥隆起
18. 閉鎖孔
19. 月状面
20. 寛骨臼窩
21. 前角
22. 後角
23. 寛骨臼切痕

図 1　寛骨外面

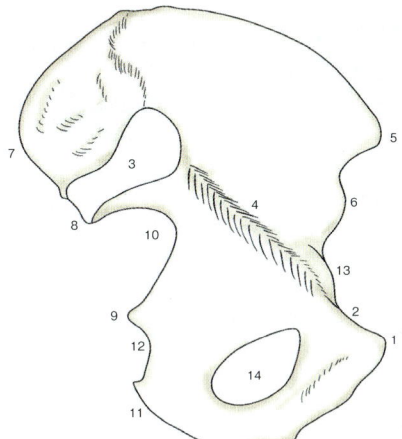

1. 恥骨結合
2. 恥骨櫛
3. 耳状面
4. 弓状線
5. 上前腸骨棘
6. 下前腸骨棘
7. 上後腸骨棘
8. 下後腸骨棘
9. 坐骨棘
10. 大坐骨切痕
11. 坐骨結節
12. 小坐骨切痕
13. 腸恥隆起
14. 閉鎖孔

図 2　寛骨内面

小骨盤には骨盤臓器が収まる．

　小骨盤（骨盤腔）の入り口は骨盤上口（pelvic inlet / *apertura pelvis superior*）とよばれるが，分界線がその縁にあたる．小骨盤の出口は骨盤下口（pelvic outlet / *apertura pelvis inferior*）とよばれる．

　恥坐骨の下縁は恥骨弓（pubic arch / *arcus pubicus*）とよばれ，左右の恥骨弓が恥骨結合の下端で恥骨下角（subpubic angle / *angulus subpubicus*）を形成してい

恥骨下角は本来部位の呼称として使用されていたが，19世紀後半以降はそのなす角度の呼称としても使われるようになった．恥骨下角は女性に比して男性では鋭角である（図4）．

寛骨上方に広がる扇状の部分を腸骨翼（ala of ilium / *ala ossis ilii*）とよび，その上縁が腸骨稜（iliac crest / *crista iliaca*）となる．

一般に，腱や靱帯の付着部は隆起しているため，解剖学的ランドマークとなる．

腸骨翼上の筋の起始の分界部は軽度隆起しており，前上方から後下方に弓状に走り大坐骨切痕にいたる中殿筋の起始の前下縁は前殿筋線（anterior gluteal line / *linea glutea anterior*），中殿筋の起始の後縁は後殿筋線（posterior gluteal line / *linea glutea posterior*）とよばれる．

小殿筋の起始の下縁は下殿筋線（inferior gluteal

line / *linea glutea inferior*）とよばれる．

前殿筋線と腸骨稜との合流部は膨隆し，腸骨（稜）結節（tubercle of iliac crest / *tuberculum iliacum*）とよばれる．腸骨稜は，腹横筋が付着する内唇（inner lip / *labium internum*），内腹斜筋が付着する中間線（intermediate line / *linea intermedia*），外腹斜筋が付着する外唇（outer lip / *labium externum*）からなる．

腸骨稜は上方からみると完全な円弧ではなく，前縁近くでは内に凸の弧を描いておりS字に近い形状をしている．また腸骨稜は，前後縁近くが厚く中央が薄くなっている．

腸骨稜の前縁は大きく突出しており，上前腸骨棘（anterior superior iliac spine / *spina iliaca anterior superior*）とよばれる．上前腸骨棘からは縫工筋が起こる．また，上前腸骨棘から腸骨稜結節にかけて，大腿筋膜張筋が起こる．

上前腸骨棘の遠位に位置する下前腸骨棘（anterior inferior iliac spine / *spina iliaca anterior inferior*）からは大腿直筋の直頭が起こる．

上前腸骨棘から恥骨結節を結ぶ鼡径靱帯（inguinal ligament / *ligamentum inguinale*）と寛骨前縁との間を大腿動・静脈，大腿神経，外側大腿皮神経，腸腰筋が通過する（図5）．

腱や靱帯の付着部ではないが，寛骨臼前方の，腸骨と恥骨の結合部は隆起しており，腸恥隆起（iliopubic eminence / *eminentia iliopubica*）とよばれる（図1，図2）．

寛骨後面は下後腸骨棘（posterior inferior iliac spine / *spina iliaca posterior inferior*）と坐骨棘（ischial spine / *spina ischiadica*）との間で大きく前方にくびれており，大坐骨切痕（greater sciatic notch / *incisura ischiadica major*）とよばれる．

大坐骨切痕と仙棘靱帯（sacrospinous ligament / *ligamentum sacrospinale*）で区切られた部分は大坐骨

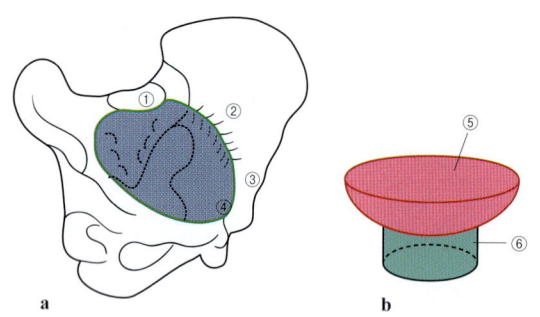

図3 大骨盤と小骨盤
a: 仙骨岬角①から寛骨の弓状線②および恥骨櫛③を経て恥骨結合上縁④に達する隆起の連なりが分界線（緑線）であり，その上方を大骨盤，下方を小骨盤（骨盤腔）とよぶ．小骨盤の入り口（青い面）は骨盤上口とよばれる．
b: 大骨盤⑤は浅い椀型をしており，小骨盤⑥は短い円筒形をしている．

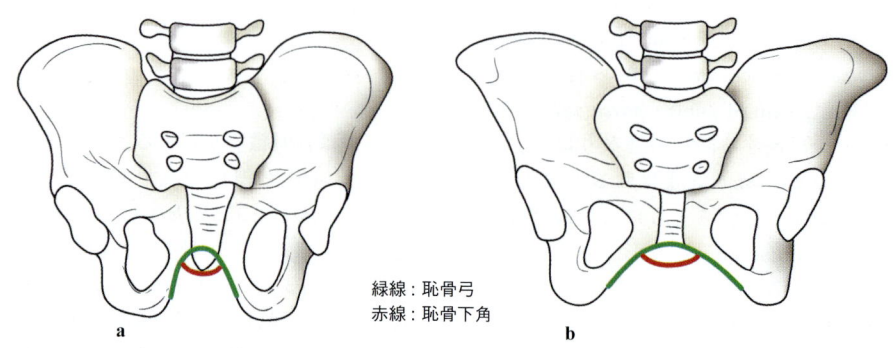

緑線：恥骨弓
赤線：恥骨下角

図4 恥骨弓および恥骨下角
a: 男性．b: 女性．女性では恥骨下角が鈍である．

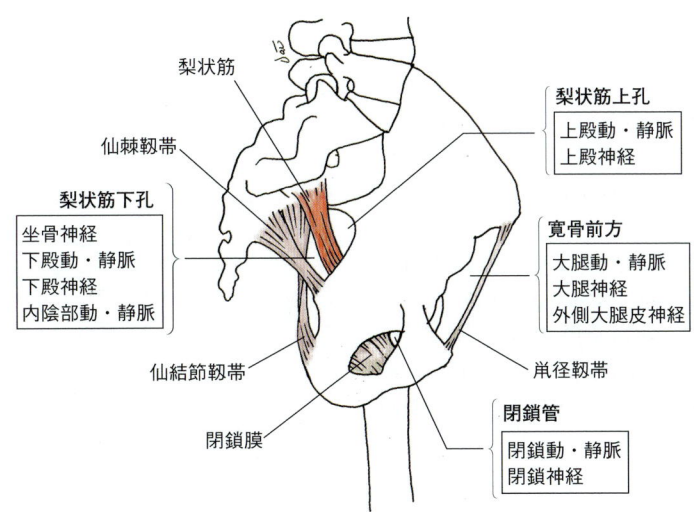

図 5　骨盤内から下肢への神経・血管路 (左骨盤内面)

孔（greater sciatic foramen / *foramen ischiadicum majus*）とよばれる.

大坐骨孔は梨状筋により梨状筋上孔（suprapiriform foramen / *foramen suprapiriforme*）と梨状筋下孔（infrapiriform foramen / *foramen infrapiriforme*）に分けられ，梨状筋上孔を上殿動・静脈，上殿神経が，梨状筋下孔を坐骨神経，下殿動・静脈，下殿神経，内陰部動・静脈が通過する（図 5）.

坐骨棘と坐骨結節（ischial tuberosity / *tuber ischiadicum*）との間の前方へのくびれは小坐骨切痕（lesser sciatic notch / *incisura ischiadica minor*）とよばれ，小坐骨切痕と仙結節靱帯（sacrotuberous ligament / *ligamentum sacrotuberale*）および仙棘靱帯で区切られた部分は小坐骨孔（lesser sciatic foramen / *foramen ischiadicum minus*）とよばれる.

寛骨臼の下方に存在する閉鎖孔（obturator foramen / *foramen obturatum*）は上前方の閉鎖管（obturator canal / *canalis obturatorius*）を除いて，線維性の閉鎖膜（obturator membrane / *membrana obturatoria*）に閉ざされている.

閉鎖膜の骨盤外側からは外閉鎖筋が，閉鎖膜の骨盤内側からは内閉鎖筋が起こる．閉鎖管を，閉鎖動・静脈，閉鎖神経が通過する（図 5）.

2. 寛骨臼の構造 (図 6)

腸骨，恥骨，坐骨の結合部に位置する寛骨臼（acetabulum / *acetabulum*）はほぼ半球状の構造であり，前方に軽度開いている.

寛骨臼内は，硝子軟骨が馬蹄形に覆っており，月

状面（lunate surface / *facies lunata*）とよばれる.

寛骨臼の月状面以外の部分は寛骨臼窩（acetabular fossa / *fossa acetabuli*）とよばれ，月状面の前角（anterior horn / *cornu anterius*）と後角（posterior horn / *cornu posterius*）の間には寛骨臼横靱帯（transverse acetabular ligament / *ligamentum transversum acetabuli*）

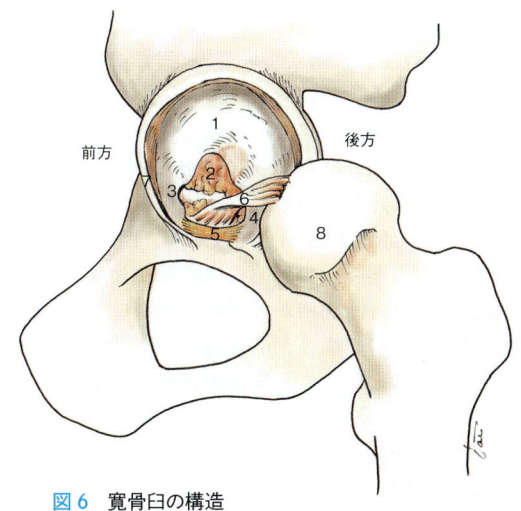

図 6　寛骨臼の構造
1. 月状面
2. 寛骨臼窩
3. 前角
4. 後角
5. 寛骨臼横靱帯
6. 大腿骨頭靱帯(円靱帯)
7. 関節唇
8. 大腿骨頭軟骨

が走行している.

寛骨臼下縁の寛骨臼切痕(acetabular notch / *incisura acetabuli*)および寛骨臼横靱帯から大腿骨頭靱帯(ligament of femoral head / *ligamentum capitis femoris*)が起こる.大腿骨頭靱帯は,大腿骨円靱帯(round ligament of femur / *ligamentum teres femoris*)ともよばれる.

寛骨臼の辺縁は,線維軟骨の不完全な輪である関節唇(acetabular labrum / *labrum acetabuli*)が付着している(☞ p.35).非荷重時の寛骨臼内径は軟骨の厚みも加えると大腿骨頭径よりも小さいが(Bullough ら 1968),荷重に伴い前角と後角の間が開き,荷重を分散する.

3. 年齢による変化,性差

腸骨,恥骨,坐骨の結合部には若年時にはY軟骨が存在する.8〜9歳ごろに2次骨化中心が出現し(Ponseti 1978),経時的に骨化が進行する.Y軟骨閉鎖時期に関し,松井ら(1986)は男児では13〜14歳ごろ,女児では12〜13歳ごろと,Than ら(2004)は9〜11歳と報告している.

腸骨は男女とも20歳ごろまで成長し(Rissech ら 2005),坐骨は女性で20歳ごろ,男性で25歳ごろまで成長する(Rissech ら 2003).

恥骨は,特に女性において思春期に著しく成長し,主にこの時期に性差が形成される.恥骨の成長は男女とも25歳ごろまでつづくが,女性では腸骨,坐骨の成長は20歳ごろで止まるため,20歳以降の女性では腸骨,坐骨に対して恥骨が相対的に長くなり,性差が拡大する(Rissech ら 2007).

恥骨結節上縁から寛骨臼辺縁までの距離と寛骨臼径の比である acetabulum/pubis index(図7f)の測定は,性別の判定にきわめて有用であることが示されている(Schulter-Ellis ら 1985).

小骨盤(骨盤腔)の形態には性差が大きく,女性では男性よりも断面積が大きく丈が短い.また,女性では骨盤上口の横径が前後径よりも若干大きい楕円形であることが多く,男性ではハート型であることが多い.その他にも女性においては大骨盤が浅く,大坐骨切痕が幅広く,恥骨下角が鈍であるという特徴がある(Leong 2006).

4. 日本人における寛骨臼形態の特徴

日本人における変形性股関節症は,寛骨臼形成不全症や発育性股関節形成不全などに起因するものが大多数を占める.そのため,正常股関節におけるX線計測法は過去に多数報告されている(表1).

寛骨臼形態の指標として,Sharp 角(Sharp 1961),

表1 日本人における各X線学的骨形態計測値

	男性	女性	
Sharp 角 (°)	38.0 ± 3.7	40.1 ± 3.8	(中村 1994)
	38.7 ± 3.3	41.5 ± 3.5	(藤井 1994)
		41.5 ± 3.2	(水野ら 1985)
		39.1	(名越ら 1989)
頚体角 (°)	124.3 ± 4.8	125.5 ± 4.9	(Nakahara ら 2011[※])
		124.3 ± 6.8	(Noble ら 2003[※])
前捻角 (°)	20.3 ± 9.9	25.2 ± 9.8	(Nakahara ら 2011[※])
		35.6 ± 13.7	(Noble ら 2003[※])
		34.0 ± 7.5	(三浦ら 1998[※])
大腿骨頭径 (mm)	48.5 ± 2.4	42.9 ± 2.3	(Nakahara ら 2011[※])
		42.8 ± 2.5	(Noble ら 2003[※])
	46.6 ± 2.7	40.8 ± 2.3	(藤井ら 1994)
CE 角 (°)	31.4 ± 6.4	29.9 ± 6.9	(中村 1994)
	30.0 ± 0.2	27.8 ± 6.8	(藤井 1994)
	31 (29-32)	31 (29-33)	(Yoshimura ら 1998)
		27.2 ± 6.1	(水野ら 1985)
		31	(久米田ら 1986)
	37.9 ± 5.3	34.7 ± 6.1	(Nakahara ら 2011[※])
	35.1	32.8	(Inoue ら 2000)

平均±標準偏差,もしくは平均(95% CI)で記載
※:再構築CTを用いた検討

acetabular roof obliquity(ARO)(Massie ら 1950),acetabular depth(AD)(Murray 1965),acetabular depth ratio(ADR)(Cooperman ら 1983),acetabular anteversion(Anda ら 1991)などがある.寛骨臼と大腿骨頭との相対的位置関係を示す指標として,center-edge(CE)角(Wiberg 1939),acetabular head index(AHI)(Heyman ら 1950),false profile view 像で計測する vertical-center-anterior margin(VCA)角(Lequesne ら 1961)などが用いられている(図7).

片側変形性股関節症患者における健側股関節に対する形態調査では,単純X線上の計測値は股関節疾患を有しない群と同等であってもCTにおける3次元的解析では寛骨臼の低形成が認められることが報告されている(名越ら 1989).したがって,股関節の形態調査を行う際に片側変形性股関節症患者の健側をコントロールとして用いることは不適切である可能性がある.

股関節疾患以外で受診した症例やある地域で無作為に抽出した住民などを対象とした研究では,CE角の平均は男性で30°〜32°,女性で28°〜31°,Sharp 角の平均は男性で38°〜39°,女性で39°〜42°との報告が多い.

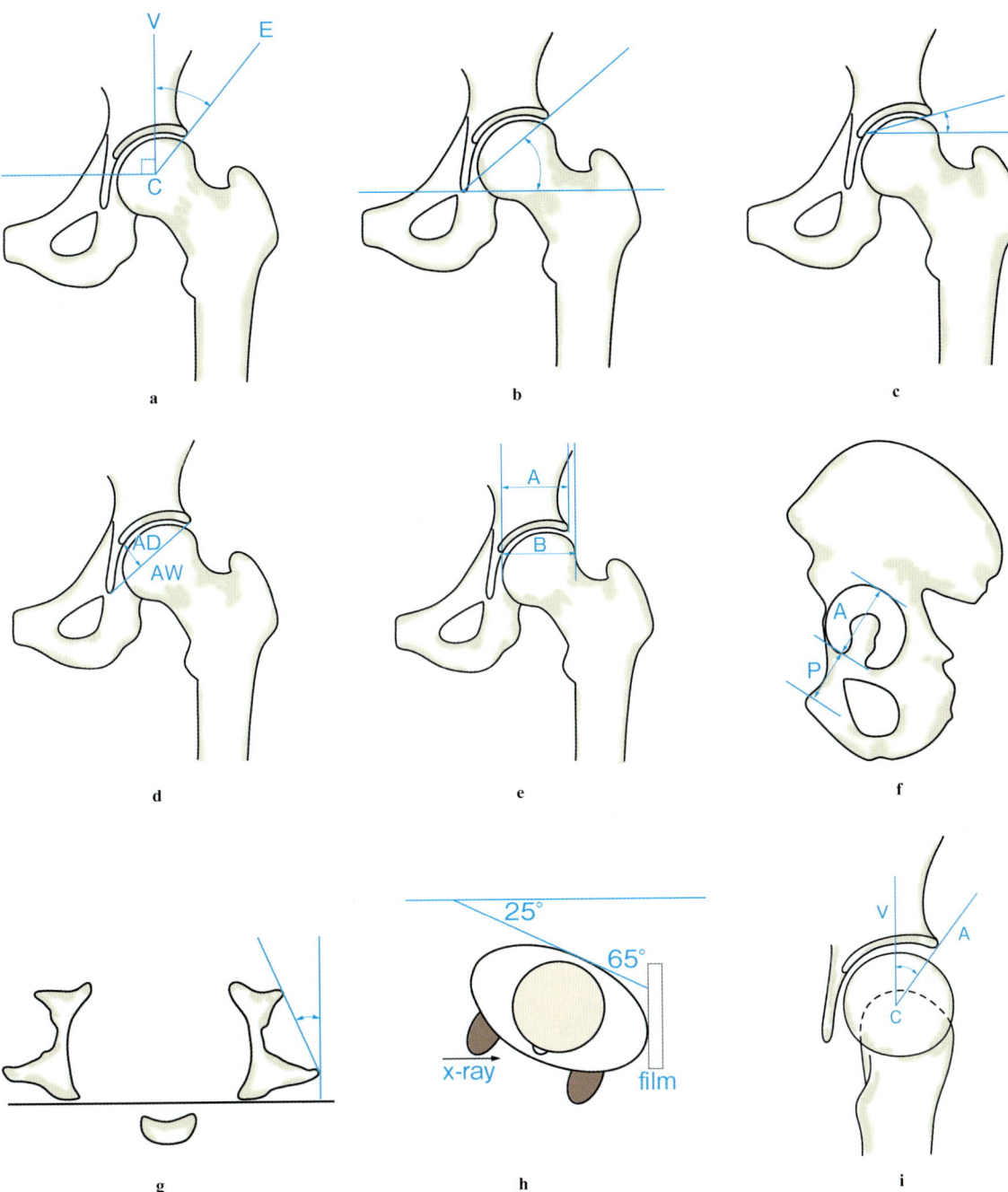

a: center-edge (CE) 角

b: Sharp 角

c: acetabular roof obliquity (ARO)

d: acetabular depth ratio (ADR): AD/AW × 1000, AD: acetabular depth, AW: acetabular width

e: acetabular head index (AHI): A/B × 100

f: acetabulum/pubis index: A/P

g: acetabular anteversion（水平断で下方からみた図）

h: false profile view の撮影法

i: vertical-center-anterior margin (VCA) 角

図 7　代表的な X 線学的骨形態計測法

欧米人における CE 角の平均は男性で32°〜38°，女性で33°〜37°と報告されており（Wiberg 1939, Yoshimura ら 1998, Inoue ら 2000, Jacobsen ら 2005），日本人では欧米人に比べて小さい値となっている．寛骨臼外側縁や大腿骨頭中心の取り方で測定角度が変化するため，上記の結果を同列に比較できるわけではないが，同一検者による欧米人との比較においても，日本人の CE 角は欧米人に比べて有意に小さいことが報告されている（Yoshimura ら 1998, Inoue ら 2000）．

日本人女性では男性に比して寛骨臼が低形成であるのみならず，大腿骨頭中心が外側へ偏位していることが報告されている（藤井 1994）．acetabular anteversion は日本人男性の平均が17.5°，日本人女性の平均が21.3°（Nakahara ら 2011）と，欧米人男性平均の22°，欧米人女性平均の24°（Stem ら 2006）よりも小さい値が報告されている．

文献

Anda S, Terjesen T, Kvistad KA. Computed tomography measurements of the acetabulum in adult dysplastic hips: which level is appropriate? Skeletal Radiol. 1991; 20 : 267-271.

Bullough P, Goodfellow J, Greenwald AS, et al. Incongruent surfaces in the human hip joint. Nature. 1968; 217 : 1290.

Cooperman DR, Wallensten R, Stulberg SD. Acetabular dysplasia in the adult. Clin Orthop Relat Res. 1983; 175 : 79-85.

藤井玄二, 桜井　実, 船山完一, 他. 変形性股関節症X線計測日本人成人股関節の臼蓋・骨頭指数. 整形外科. 1994; 45 : 773-780.

Heyman CH, Herndon CH. Legg-Perthes disease; a method for the measurement of the roentgenographic result. J Bone Joint Surg Am. 1950; 32 : 767-778.

Inoue K, Wicart P, Kawasaki T, et al. Prevalence of hip osteoarthritis and acetabular dysplasia in French and Japanese adults. Rheumatology (Oxford). 2000; 39 : 745-748.

Jacobsen S, Sonne-Holm S, Søballe K, et al. Hip dysplasia and osteoarthrosis: a survey of 4151 subjects from the Osteoarthrosis Substudy of the Copenhagen City Heart Study. Acta Orthop. 2005; 76 : 149-158.

久米田秀光, 船山完一, 宮城島　純. 成人臼蓋不全股の骨盤形態の特徴 Inward Wing CT像について. 臨整外. 1986; 21 : 67-75.

Leong A. Sexual dimorphism of the pelvic architecture: a struggling response to destructive and parsimonious forces by natural & mate selection. Mcgill J Med. 2006 ; 9 : 61-66.

Lequesne M, de Sèze S. Le faux profil du basin: Nouvelle incidence radiographique pour l'étude de la hanche. Son utilité dans les dysplasies et les differentes coxopathies. Rev Rhum. 1961; 28 : 643-652.

Massie WK, Howorth MB. Congenital dislocation of the hip. Part I. Method of grading results. J Bone Joint Surg Am. 1950; 32 : 519-531.

松井健郎, 賀古建次, 東　博彦. 寛骨臼の二次骨化中心について－主にCTスキャンによる検索－. Hip Joint. 1986; 12 : 37-43.

三浦利則, 松本忠美, 西野　暢, 他. 日本人変形性股関節症の大腿骨形態計測, 日臨バイオメカ会誌. 1998; 19 : 177-181.

水野正昇, 岩田　久, 朝井哲二, 他. 成人女性股関節単純X線像の計測とその検討. Hip Joint. 1985; 11 : 105-109.

Murray RO. The aetiology of primary osteoarthritis of the hip. Br J Radiol. 1965; 38 : 810-824.

名越　智, 久木田隆, 片平弦一郎, 他. 片側変形性股関節症における健常側股関節の形態 CT像の検討. 北海道整災外会誌. 1989; 33 : 23-27.

Nakahara I, Takao M, Sakai T, et al. Gender differences in 3D morphology and bony impingement of human hips. J Orthop Res. 2011; 29 : 333-339.

中村　茂. 変形性股関節症 X線計測 日本人成人股関節の臼蓋・骨頭指数 400股の測定値. 整形外科. 1994; 45 : 769-772.

Noble PC, Kamaric E, Sugano N, et al. Three-dimensional shape of the dysplastic femur: implications for THR. Clin Orthop Relat Res. 2003; 417: 27-40.

Ponseti IV. Growth and development of the acetabulum in the normal child. Anatomical, histological, and roentgenographic studies. J Bone Joint Surg Am. 1978; 60 : 575-585.

Rissech C, García M, Malgosa A. Sex and age diagnosis by ischium morphometric analysis. Forensic Sci Int. 2003; 135 : 188-196.

Rissech C, Malgosa A. Ilium growth study: applicability in sex and age diagnosis. Forensic Sci Int. 2005; 147 : 165-174.

Rissech C, Malgosa A. Pubis growth study: applicability in sexual and age diagnostic. Forensic Sci Int. 2007; 173 : 137-145.

Schulter-Ellis FP, Hayek LC, Schmidt DJ. Determination of sex with a discriminant analysis of new pelvic bone measurements: Part II. J Forensic Sci. 1985; 30 : 178-185.

Sharp IK. Acetabular dysplasia. The acetabular angle. J. Bone Joint Surg Br. 1961; 43 : 268-272.

Stem ES, O'Connor MI, Kransdorf MJ, et al. Computed tomography analysis of acetabular anteversion and abduction. Skeletal Radiol. 2006; 35 : 385-389.

Than P, Sillinger T, Kránicz J, et al. Radiographic parameters of the hip joint from birth to adolescence. Pediatr Radiol. 2004; 34 : 237-244.

Wiberg G. Studies on dysplastic acetabula and congenital subluxation of the hip joint. Acta Chir Scand. 1939; 58 : 5-135.

William S. Medical Meanings: A Glossary of Word Origins. 2nd ed. American College of Physicians. 2003.

Yoshimura N, Campbell L, Hashimoto T, et al. Acetabular dysplasia and hip osteoarthritis in Britain and Japan. Br J Rheumatol. 1998; 37 : 1193-1197.

2 ｜ 大腿骨

1. 大腿骨の構造

大腿骨（femur / os femoris）（図 8，図 9）は人体最長の長管骨であり，前方に軽く弯曲している．大腿骨頚（femoral neck / collum femoris）は大腿骨体（femoral body / corpus femoris）の軸に対して前方へ捻れている（図 10）．

大腿骨頭（femoral head / caput femoris）は球形の1/3 程度を切り取った構造になっており，大腿骨頭靱帯（円靱帯）が付着する大腿骨頭窩（fovea of femoral head / fovea capitis ossis femoris）を除いて，硝子軟骨で覆われている．

大腿骨頚部軸は大腿骨頭中心近くを通過するがやや前方にずれている（Sugano ら 1998）．大腿骨頭窩は関節面中央のやや遠位後方に位置する．大腿骨の近位外側は大きく張り出しており，大転子（greater trochanter / trochanter major）とよばれる．大転子は

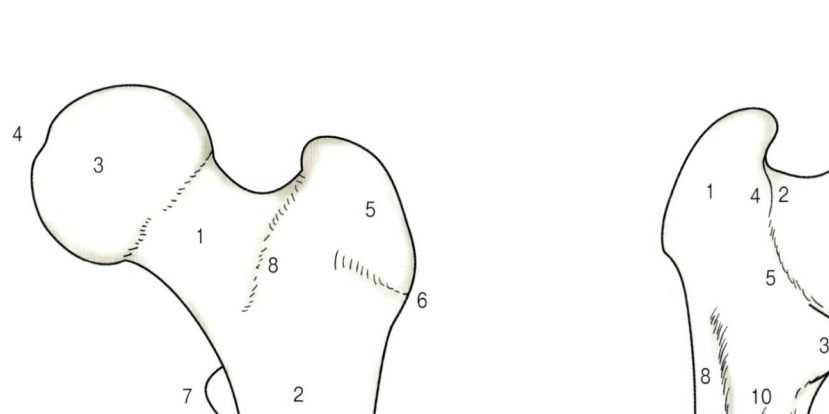

1. 大腿骨頚
2. 大腿骨体
3. 大腿骨頭
4. 大腿骨頭窩
5. 大転子
6. 外側広筋隆起
7. 小転子
8. 転子間線

1. 大転子
2. 転子窩
3. 小転子
4. 大腿方形筋結節
5. 転子間稜
6. 粗線（外側唇）
7. 粗線（内側唇）
8. 殿筋粗面
9. ラセン線
10. 恥骨筋線

図8　大腿骨前面　　　　　　　　　　　　　　図9　大腿骨後面

中殿筋，小殿筋，外側広筋など多数の筋の起始・停止となっている．大転子の下極の隆起には正式な解剖学名称はないが，外側広筋の一部の起始部となっていることから，外側広筋隆起（vastus lateralis ridge）ともよばれる（Charnley 1979）．大転子の頂点は大腿骨頭中心よりも5mm程度高位にあると報告されている（Noble ら 2003）．

大転子と大腿骨頚の接合部は後方よりでくびれており，転子窩（trochanteric fossa / fossa trochanterica）とよばれる．転子窩には外閉鎖筋が付着する．大転子先端の内側部分には梨状筋腱が付着し，その前方に内閉鎖筋，上双子筋，下双子筋からなる共同腱が付着する．大腿骨頚の下内側後方に存在する突出は小転子（lesser trochanter / trochanter minor）とよばれ，腸腰筋が付着する．

大腿骨前面を大転子から小転子前方に向けて隆起が連なっており，転子間線（intertrochanteric line / linea intertrochanterica）とよばれる．転子間線には前方関節包が付着する．大腿骨後方では大腿方形筋の起始である大腿方形筋結節（quadrate tubercle / tuberculum quadratum）を経て，転子間稜（intertrochanteric crest / crista intertrochanterica）が大転子と小転子の間をつないでいる．

小転子の前方には，頚部後方と骨幹部後方をつなぐように髄内を走行する板状の骨硬化部が存在し（図11），この硬化部を大腿骨距（femoral calcar / calcar femorale）とよぶ（Harty 1957）．ただし，近年では頚部内側から骨幹部内側部の肥厚した皮質骨を calcar とよぶことが一般的になっているが，Wroblewski ら（2000）も指摘しているように本来は誤用である．

大腿骨の後面には隆起が縦走しており，粗線（linea aspera / linea aspera）とよばれる．粗線は外側唇（lateral lip / labium laterale）と内側唇（medial lip / labium mediale）が存在し，外側唇は近位で殿筋粗面（gluteal tuberosity / tuberositas glutea）に，遠位では外側顆上線（lateral supracondylar line / linea supracondylaris lateralis）に連続する．

内側唇は近位では内側広筋の起始であるラセン線（spiral line / linea spiralis）に，遠位では内側顆上線（medial supracondylar line / linea supracondylaris medialis）に連続する．殿筋粗面とラセン線の間に恥骨筋線（pectineal line / linea pectinea）が存在する．

2．年齢による変化，性差，日本人における特徴

大腿骨長と大腿骨頭径は，若年時にほぼ一定の増加を示す．大腿骨長は男性で19歳，女性で17歳程度まで，大腿骨頭径は男性で17歳，女性で15歳程度まで成長がつづく（Rissech ら 2008）．

成人日本人の大腿骨頭径は，男性で46〜49mm，女性で41〜43mmと報告されており（藤井ら1994，Noble ら 2003，Nakahara ら 2011），性別にかかわらず身長と強い正の相関を示す（藤井ら1994）．

成人日本人の骨盤高（腸骨稜上縁と坐骨下縁との

垂直距離）は，男性で 220mm 程度，女性で 205mm 程度と報告されており（Biwasaka ら 2012），大腿骨頭径と骨盤高の比は女性で 1：4.9 であるが，男性では 1：4.5 程度となっている．他の人種においても，同比は女性で 1：4.6 から 1：4.9，男性で 1：4.5 から 1：4.6 である（Kurki 2011）．

Crowe ら（1979）は同比が 1：5 であることを前提として股関節亜脱臼の程度を分類した．すなわち，正常では大腿骨頭と頸部の接合部が涙滴間線レベルにほぼ一致することから，大腿骨頭と大腿骨頸部の接合部と涙滴間線との距離がたとえば骨盤高の 10% の場合に 50% 亜脱臼と定義している．

頸体角：大腿骨の頸体角は，頸部軸と大腿骨近位骨幹部の軸とのなす角と定義される（Sugano ら 1998）（図 10）．頸体角は前捻角と異なり，性差を認めない，もしくは認めたとしても軽微であると報告されている（Nakahara ら 2011）．股関節形成不全症では，脱臼度が上がるにつれて小さくなるが，Crowe 1 では正常と差がなく，性差も認められない（Boughton ら 2019）．

生下時の頸体角は X 線を用いた報告では 140°〜150°とされているが（Houston ら 1967，Henriksson 1980），生後早期の死亡例あるいは死産児の骨標本を用いた報告では 125°〜135°とされている（Skirving ら 1979，Walker ら 1981）．成人では 125°〜130°程度であり，140°以上を外反股，125°未満を内反股とすることが多い（Delaunay ら 1997）．

前捻の影響により，股関節中間位における単純 X 線では頸体角が増大してみえるため，頸体角の測定に際しては，前捻を打ち消すように内旋位で単純 X 線を撮影するか，CT データを頸部軸に沿って再構築するか，などの工夫を要する．

寛骨臼形成不全症では頸体角が増大しているとの報告もあるが（Delaunay ら 1997），CT を用いた検討では頸体角の平均は正常股関節，寛骨臼形成不全症とも 125°程度（Noble ら 2003，Nakahara ら 2011）という報告や，寛骨臼形成不全症では男女とも 133°という報告がある（Boughton ら 2019）．

前捻角：大腿骨の前捻角は，大腿骨大転子後方と遠位両側顆部の 3 点で接する平面に投影した大腿骨軸に垂直な平面に，頸部軸を投影し，投影された頸部軸と後顆線のなす角と定義される（Kingsley ら 1948）（図 10）．

大腿骨の前捻角は，生下時には 30°〜40°と大きく，16 歳ごろまで成長とともに減少する（Crane 1959，Fabry ら 1973，Svenningsen ら 1990）．成長に伴う前捻角の減少は，二足歩行時の股関節への負荷軽減に有用であることが示されている（Fabeck ら 2002）．

成人では 15°〜20°になり，女性で男性よりも大きい値が報告されている（Fabry ら 1973）．成人日本人男性の前捻角は 20°程度であり（Nakahara ら 2011），他の人種の報告と大差がないが，成人日本人女性の前捻角は 25°〜35°と，日本人男性や他の人種の女性よりも大きい値となっている（Sugano ら 1998，Noble ら 2003，Nakahara ら 2011）．

さらに寛骨臼形成不全症での前捻角は女性で 10°ほど，男性で 5°ほど正常人より大きく，日本人の寛骨臼形成不全症では女性の方が男性より有意に前捻角が大きくなっている（Sugano ら 1998，Noble ら 2003，Boughton ら 2019）．

大腿骨前捻角と股関節内旋可動域が正の相関を示

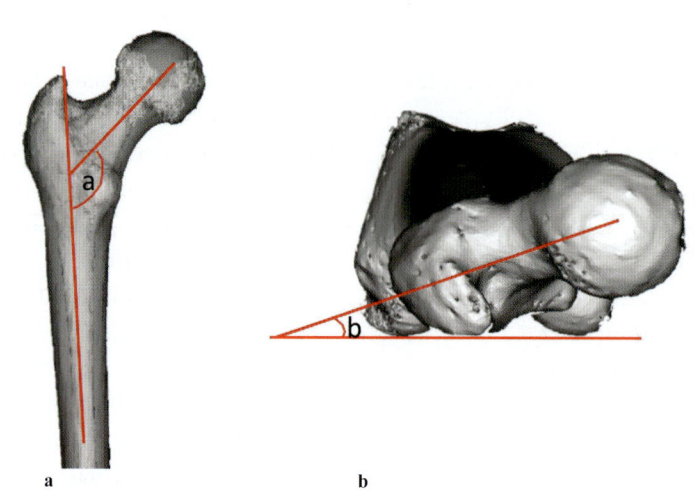

a   b

図 10　大腿骨の頸体角および前捻角
a: 頸体角．b: 前捻角．

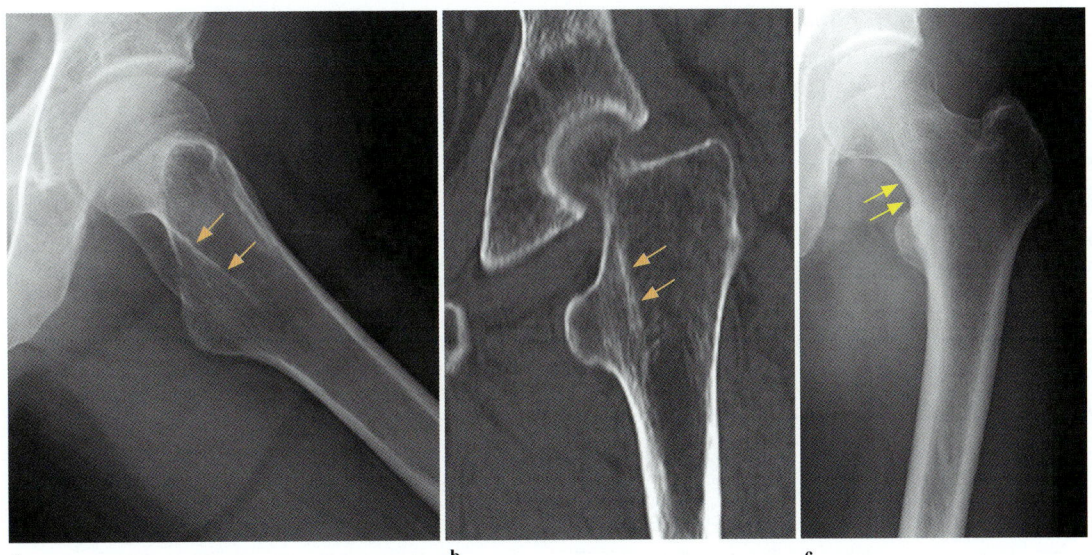

図 11　大腿骨距（femoral calcar，オレンジ矢印）
a: 単純 X 線像．b: 再構築 CT 像．c: いわゆる大腿骨距（femoral calcar, 黄矢印）．

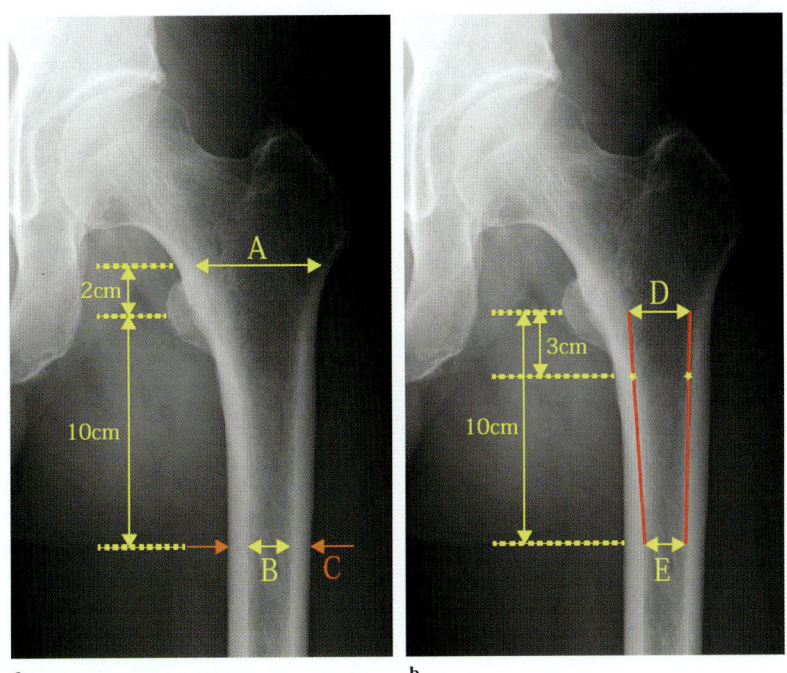

図 12　大腿骨髄腔形状の測定法
canal flare index: A/B
cortical index: C-B/C
canal to calcar isthmus ratio: E/D

し，前捻角が強いと内旋位歩行の傾向が強いと報告
されている（Crane 1959, Svenningsen ら 1990）．一方，
生後の睡眠や座位における姿勢が前捻角の変化に影
響を与える，すなわち内旋位を多くとっていると前
捻角が大きくなり，外旋位を多くとっていると前
捻角が小さくなるという考えもある（Crane 1959）．
前捻角の大小と内外旋傾向のどちらが原因でどちら
が結果であるのかに関しては統一した見解は得られ
ていない．

髄腔形状：大腿骨の骨質の指標としては，Dorr
ら（1993）が提唱した cortical index がある．髄腔形
状の指標としては Dorr ら（1993）が提唱した canal
to calcar isthmus ratio や Noble ら（1988）が提唱した
canal flare index が用いられている（図 12）．これら
の指標はいずれも大腿骨正面像で測定される．

一方，加齢とともに髄腔が拡大して皮質骨が菲薄
化するが，これらの変化は正面像よりも側面像で顕
著であることが示されており（Ericksen 1979），骨
質や髄腔形状の評価に際しては側面像の確認も重要
と思われる．

日本人女性（平均 50 歳）における CT を用いた
検討では，大腿骨髄腔の最狭部は小転子中央の遠
位 109mm でありその内径平均は 10.8mm，cortical
index の平均は 0.49，canal flare index の平均は 3.39
とされている（Noble ら 2003）．

文献

Biwasaka H, Aoki Y, Sato K, et al. Analyses of sexual dimorphism of reconstructed pelvic computed tomography images of contemporary Japanese using curvature of the greater sciatic notch, pubic arch and greater pelvis. Forensic Sci Int. 2012; 219 : 1-3.

Boughton OR, Uemura K, Tamura K, et al. Gender and disease severity determine proximal femoral morphology in developmental dysplasia of the hip. J Orthop Res. 2019; 37: 1123-1132.

Charnley J. Low Friction Arthroplasty of the Hip. Springer-Verlag. 1979.

Crane L. Femoral torsion and its relation to toeing-in and toeing-out. J Bone Joint Surg Am. 1959; 41 : 421-428.

Crowe JF, Mani VJ, Ranawat CS. Total hip replacement in congenital dislocation and dysplasia of the hip. J Bone Joint Surg Am. 1979; 61 : 15-23.

Delaunay S, Dussault RG, Kaplan PA, et al. Radiographic measurements of dysplastic adult hips. Skeletal Radiol. 1997; 26 : 75-81.

Dorr LD, Faugere MC, Mackel AM, et al. Structural and cellular assessment of bone quality of proximal femur. Bone. 1993; 14 : 231-242.

Ericksen MF. Aging changes in the medullary cavity of the proximal femur in American Blacks and Whites. Am J Phys Anthropol. 1979; 51 : 563-569.

Fabeck L, Tolley M, Rooze M, et al. Theoretical study of the decrease in the femoral neck anteversion during growth. Cells Tissues Organs. 2002; 171 : 269-275.

Fabry G, MacEwen GD, Shands AR Jr. Torsion of the femur. A follow-up study in normal and abnormal conditions. J Bone Joint Surg Am. 1973; 55 : 1726-1738.

藤井玄二，桜井　実，船山完一，他．変形性股関節症X線計測日本人成人股関節の臼蓋・骨頭指数．整形外科．1994; 45 : 773-780.

Harty M. The calcar femorale and the femoral neck. J Bone Joint Surg Am. 1957; 39 : 625-630.

Henriksson L. Measurement of femoral neck anteversion and inclination. A radiographic study in children. Acta Orthop Scand Suppl. 1980; 186 :1-59.

Houston CS, Zaleski WA. The shape of vertebral bodies and femoral necks in relation to activity. Radiology. 1967; 89 : 59-66.

Kingsley PC, Olmsted KL. A study to determine the angle of anteversion of the neck of the femur. J Bone Joint Surg Am. 1948; 30A: 745-751.

Kurki HK. Pelvic dimorphism in relation to body size and body size dimorphism in humans. J Hum Evol. 2011; 61 : 631-643.

Nakahara I, Takao M, Sakai T, et al. Gender differences in 3D morphology and bony impingement of human hips. J Orthop Res. 2011; 29 : 333-339.

Noble PC, Alexander JW, Lindahl LJ, et al. The anatomic basis of femoral component design. Clin Orthop Relat Res. 1988; 235 : 148-165.

Noble PC, Kamaric E, Sugano N, et al. Three-dimensional shape of the dysplastic femur: implications for THR. Clin Orthop Relat Res. 2003; 417: 27-40.

Rissech C, Schaefer M, Malgosa A. Development of the femurimplications for age and sex determination. Forensic Sci Int. 2008; 180 : 1-9.

Skirving AP, Scadden WJ. The African neonatal hip and its immunity from congenital dislocation. J Bone Joint Surg Br. 1979; 61 : 339-341.

Sugano N, Noble PC, Kamaric E, et al. The morphology of the femur in developmental dysplasia of the hip. J Bone Joint Surg Br. 1998; 80: 711-719.

Svenningsen S, Terjesen T, Auflem M, et al. Hip rotation and in-toeing gait. A study of normal subjects from four years until adult age. Clin Orthop Relat Res. 1990; 251 : 177-182.

Walker JM, Goldsmith CH. Morphometric study of the fetal development of the human hip joint: significance for congenital hip disease. Yale J Biol Med. 1981; 54 : 411-437.

Wroblewski BM, Siney PD, Fleming PA, et al. The calcar femorale in cemented stem fixation in total hip arthroplasty. J Bone Joint Surg Br. 2000; 82 : 842-845.

4　関節軟骨

関節軟骨（articular cartilage）は荷重緩衝や潤滑などの優れた機能をもち，組織学的には硝子軟骨に分類される．

成人の関節軟骨には血管，神経，リンパ管はなく，軟骨細胞と軟骨基質から構成される．軟骨基質が大部分を占め，細胞は少なく，全容積の 4% に過ぎない．

関節軟骨は関節液から栄養や酸素供給を受け恒常性を維持するが，血流の豊富な組織と比べて低酸素環境に置かれており，深層では酸素濃度が約 1% まで低下している．

関節表面は摩擦係数が 1/1,000 のオーダーときわめて低く，アイススケートの 1/10 以下といわれているが，この低摩擦を生み出す潤滑のメカニズムについては未解明の部分が多い．

関節軟骨の厚さは，その個体の体重，部位，関節内の位置により異なる（Stockwell 1971）．ヒト股関節では寛骨臼側と大腿骨頭側を合わせて 2 〜 4mm である．

ヒト股関節軟骨の特徴として大腿骨頭では前内側が，寛骨臼では上外側が一番厚いとされている（Athanasiou ら 1994）．

股関節の形状は球関節であるが，正確には球形を呈しておらず（non-spherical），関節軟骨の厚さは一様ではない．non-spherical であるために，寛骨臼の軟骨圧が均等に分布していると報告されている（Gu ら 2010）．

関節軟骨が障害されると荷重緩衝などの機能が失われ変形性関節症が生じる．このため関節軟骨の構造やその機能を理解することは，股関節疾患の治療を行うにあたって重要である．

文献

Athanasiou KA, Agarwal A, Dzida FJ. Comparative study of the intrinsic mechanical properties of the human acetabular and femoral head cartilage. J Orthop Res. 1994; 12 : 340-349.

Gu DY, Dai KR, Hu F, et al. The shape of the articular cartilage surface and its role in hip joint contact stress. Conf Proc IEEE Eng Med Biol Soc. 2010; 3934-3937.

Stockwell RA. The interrelationship of cell density and cartilage thickness in mammalian articular cartilage. J Anat. 1971; 109 : 411-421.

1　関節軟骨の構造

1. 関節軟骨の層構造

成人の関節軟骨は組織学的には，輝板，表層，中間層（移行層），深層（放射層）および石灰化層からなる（図 1 〜図 3）．

深層と石灰化層の間にはヘマトキシリンに濃染する tidemark があり（Fawn ら 1953），石灰化層の下には骨密度の高い軟骨下骨（subchondral bone）がある．

軟骨と軟骨下骨では物性が大きく異なるため，関節軟骨の各層は構造および生体力学的特性が異なる．

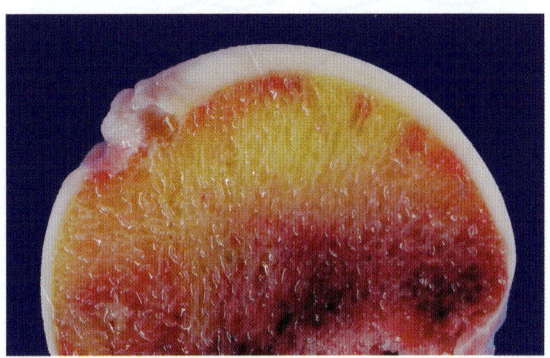

図 1　ヒト大腿骨頭断面像
関節軟骨の厚さは一様ではない．

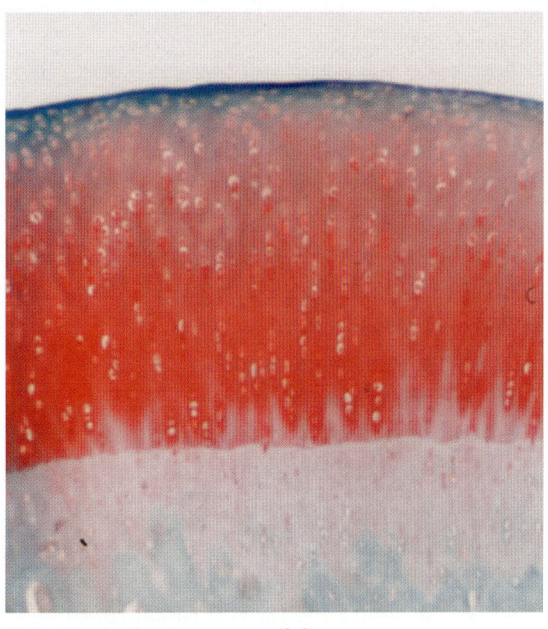

図 2　軟骨組織のサフラニン O 染色
関節軟骨は軟骨細胞とそれが産生する軟骨基質（マトリックス）からなり，血管，神経，リンパ管を欠いている（× 40）．
軟骨基質は，サフラニン O により赤く染まり，glycosaminoglycan（GAG）濃度と相関する．

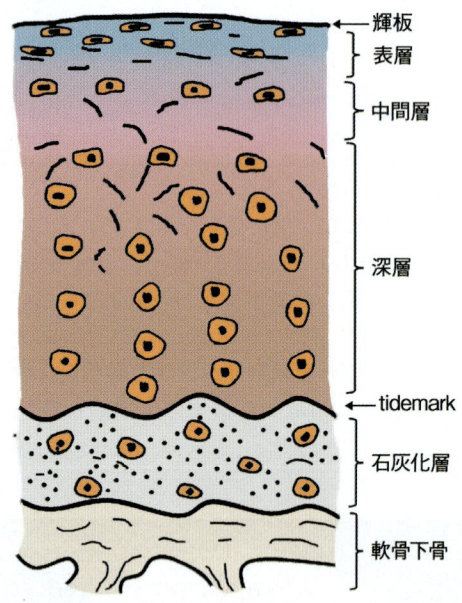

輝板
表層
中間層

深層

← tidemark

石灰化層

軟骨下骨

図3 軟骨の層構造
軟骨細胞は表層から深層にいくにしたがって大きく球形になり柱状配列を呈するが細胞密度は低下する．コラーゲン線維は深層ほど関節面に垂直になり密度は疎になる．

1) 輝　板 lamina splendens

関節軟骨表層には骨膜や軟骨膜は存在しない．関節面は肉眼，光学顕微鏡的にはきわめて平滑であるが，電子顕微鏡レベルでは凹凸を認めることもある（Sastre ら 2009）．

物質透過など軟骨基質の恒常性維持に重要と考えられているが，統一された見解は得られていない．

2) 表　層 tangential zone

軟骨細胞は小型，扁平で形態学的には線維芽細胞に似ていて関節表面に平行に並ぶ．軟骨表面に平行に走行するコラーゲン線維を豊富に含有し，その走行は加齢とともに傾斜していく（Wu ら 2008）．軟骨全層の約 10％を占める．

3) 中間層 intermediate zone
（移行層 transitional zone）

軟骨細胞は楕円形に大きくなり粗面小胞体は発達し，高い細胞活性が推測される．コラーゲン線維は網目状配列を示し，軟骨細胞は不規則に配列する．

深層に向かうにしたがってプロテオグリカン含量は増大する．軟骨全層の約 10％を占める．

4) 深　層 deep zone（放射層 radial zone）

細胞は球形で関節面に垂直に柱状配列する．これらの細胞はプロテオグリカンやコラーゲンなどの軟骨基質成分を合成および分泌する．豊富なプロテオグリカンが存在し，コラーゲン線維の走行は縦走化

し，線維密度は疎となる．軟骨全層の約 80％を占める．

5) tidemark

深層と石灰化層の間に tidemark とよばれるヘマトキシリンに濃染する波状の構造が認められる．アルカリフォスファターゼなどの酵素活性が確認され，この部位で軟骨石灰化に対する何らかの制御機構が働いているものと考えられている（Rees ら 1988，Lyons ら 2005）．

6) 石灰化層 calcified zone

関節軟骨最深層で，細胞密度は低く，基質は石灰化している．垂直に配列するコラーゲン線維間はハイドロキシアパタイト結晶塊で埋められている．

2．軟骨細胞 chondrocyte

関節軟骨では軟骨基質が容積の大部分を占めており，細胞密度は全容積の 2 〜 4％ときわめて低い．細胞密度は加齢とともに減少し，深層ほど低くなる（Stockwell 1971）．

関節軟骨は従来代謝の不活発な組織と考えられてきたが，これは単位容積あたりのことであって，細胞密度がきわめて低い点を考慮した細胞あたりの代謝活性は他の組織に比べて遜色ない（Brighton ら 1984）．

電子顕微鏡による観察では，tidemark より表面側の細胞では粗面小胞体，Golgi 装置，ミトコンドリアなどの細胞内小器官がよく発達している．表層の細胞では成熟に伴いそれらの発達は減退するが，中間層および深層の細胞では成熟につれて細胞内微細線維が増加し，ミトコンドリアも大型化する．

石灰化層の細胞は動物の成熟に伴う変化は少なく，細胞周囲基質の拡大はみられるが，細胞内小器官は乏しく，軟骨下骨組織に近い部分では軟骨細胞に肥大変性像や萎縮像が多く観察される（久保 1983）（図4）．

3．軟骨基質

関節軟骨の細胞外成分は軟骨基質（cartilage matrix）とよばれている．関節軟骨の弾性や荷重緩衝機構，そして高い耐久性などの機能的特性は，軟骨基質の物理化学的特性からもたらされる．

成人関節軟骨の湿重量の 50 〜 85％が水であり，固形成分のうち約 60％をコラーゲンが占め，残りの大部分はプロテオグリカンである．コラーゲンのメッシュワークにプロテオグリカンが組み込まれる構造をとっている．

関節軟骨を構成するコラーゲンは主にⅡ型コラーゲンである．Ⅱ型コラーゲンは 3 本のペプチド鎖か

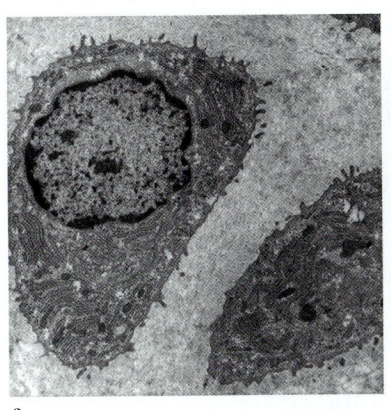 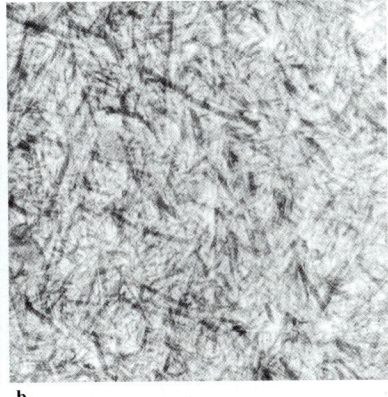 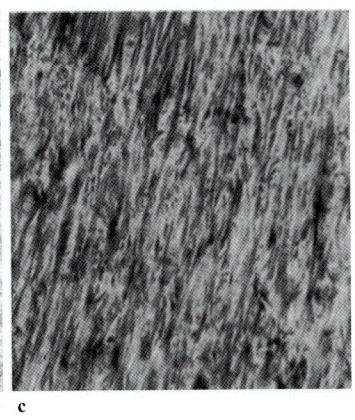

a　　　　　　　　　　　　　b　　　　　　　　　　　　　c

図4　軟骨の電子顕微鏡写真（久保 1983）
a: 中間層の軟骨細胞．よく発達した粗面小胞体と Golgi 装置が観察される．b: 中間層から深層にかけての軟骨基質．コラーゲンがメッシュワーク状に配列している．c: tidemark に近い深層の軟骨基質．同部ではコラーゲンは関節表面に対して垂直に配列している．

らなり，その線維の直径は表層より深層の方が太く，表層では直径 340Å，深層では約 1,400Å にもなるといわれている（Muir ら 1970）．

　そのほかにも Ⅲ，Ⅳ，Ⅴ，Ⅵ，Ⅸ，Ⅹ，Ⅺ型コラーゲンなどが少量含まれており，Ⅱ型コラーゲン線維の形成およびプロテオグリカンとの結合に関与しているものもある（表 1）．Ⅱ型コラーゲンは関節軟骨に弾性を与えている．

　プロテオグリカンはコアプロテインにコンドロイチン硫酸，ケラタン硫酸といったグリコサミノグリカン（glycosaminoglycan: GAG）が結合して 1 つのユニットを形成したものである（図 5）．

　GAG は陰性荷電を持つことが特徴で，隣り合う GAG は絶えず電気的に反発し，間隙を保つように働いている．大量の陰性荷電がナトリウムイオンや水を引き寄せ軟骨に弾性と剛性を与えている．

　プロテオグリカンはリンクプロテインを介してヒアルロン酸に多数結合し，巨大な集合体や会合体をつくる．サフラニン O 染色は GAG 濃度に相関し，軟骨組織の染色に一般的に用いられる（Rosenberg 1971，Schmitz ら 2010）．

表 1　関節軟骨の構成物質

成　分	湿重量（%）
主要な成分	
水	50〜85
Ⅱ型コラーゲン	15〜22
アグリカン	4〜7
その他の成分	
リンクプロテイン	
ヒアルロン酸	
Ⅰ型コラーゲン	
Ⅲ型コラーゲン	
Ⅳ型コラーゲン	
Ⅴ型コラーゲン	各 0.5〜1
Ⅵ型コラーゲン	
Ⅸ型コラーゲン	
Ⅹ型コラーゲン	
Ⅺ型コラーゲン	
cartilage oligcectric matrix protein (COMP)	
デコリン	
フィブロモデュリン　トロンボスポンディン	
cartilage intermediate layer protein	

文献

Brighton CT, Kitajima T, Hunt RM. Zonal analysis of cytoplasmic component of articular cartilage chondrocytes. Arthritis Rheum. 1984; 27 : 1290-1299.

Fawn HT, Landells JW. Histochemical studies of rheumatic conditions. I. Observations on the fine structures of the matrix of normal bone and cartilage. Ann Rheum Dis. 1953; 12 : 105-113.

久保俊一．ラット関節軟骨損傷後の修復過程における電子顕微鏡学的研究．日整会誌．1983; 57 : 167-185.

Lyons TJ, Stoddart RW, McClure SF, et al. The tidemark of the chondro-osseous junction of the normal human knee joint. J Mol Hist. 2005; 36

: 207-215.

Muir H, Bullough P, Maroudas A. The distribution of collagen in human articular cartilage with some of its physiological implications. J Bone Joint Surg Br. 1970; 52 : 554-563.

Rees JA, Ali SY. Ultrastructual localisation of alkaline phosphatase activity in osteoarthritic human articular cartilage. Ann Rheum Dis. 1988; 47 : 747-753.

Rosenberg L. Chemical basis for the histological use of safranin O in the study of articular cartilage. J Bone Joint Surg Am. 1971; 53 : 69-82.

Sastre S, Suso S, Segur JM, et al. Hyaline cartilage surface study with an environmental scanning electron microscope. An experimental study. J Mater Sci Mater Med. 2009; 20 : 2181-2187.

Schmitz N, Laverty S, Kraus VB, et al. Basic methods in histopathology of joint tissues. Osteoarthritis Cartilage. 2010; 18 : 113-116.

Stockwell RA. The interrelationship of cell density and cartilage thickness in mammalian articular cartilage. J Anat. 1971; 109 : 411-421.

Wu JP, Kirk TB, Zheng MH. Study of the collagen structure in the superficial zone and physiological state of articular cartilage using a 3D confocal imaging technique. J Orthop Surg Res. 2008; 3 : 29.

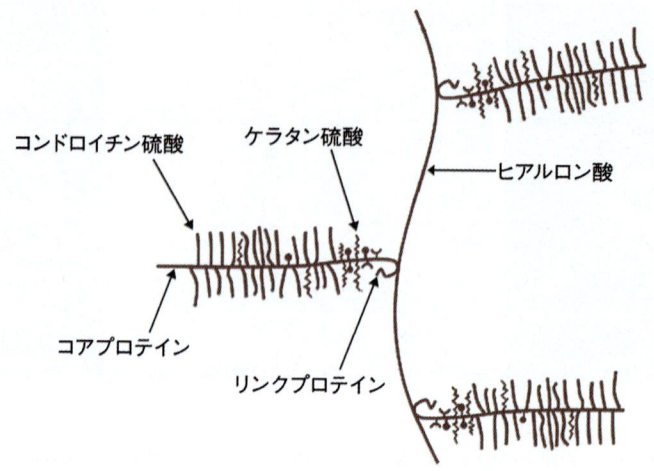

図5 プロテオグリカンの構造
コアプロテインにコンドロイチン硫酸とケラタン硫酸が櫛状に結合し，それらがリンクプロテインを介してヒアルロン酸に結合している．

2 | 関節軟骨の代謝

成熟軟骨細胞は旺盛な代謝能力を持ち，常にコラーゲンとプロテオグリカンの合成と分解を行うことで，軟骨組織の恒常性を維持している．プロテオグリカンの代謝回転はコラーゲンと比べて短い．

コラーゲンおよびプロテオグリカンの合成は互いに独立した過程で行われ，互いに影響されないとされていたが，Ⅱ型コラーゲンがプロテオグリカン産生の調節に関与していることも報告されている（Qiら 2003）．

軟骨細胞は基質の合成や分解を担っているほかに，成長因子やサイトカインなどの生理活性物質を自ら産生し，自身の代謝を調節している（オートクライン機構）．これらの生理活性物質は軟骨組織にとって有益に働く場合もあれば，障害性に働く場合もある．

軟骨再生や保護に対して有益に働くものとして，basic fibroblast growth factor（bFGF），insulin like growth factor-1（IGF-1），transforming growth factor-β1（TGF-β1），bone morphogenetic protein（BMP）などがあり，これらは matrix metalloproteinase（MMP）産生の抑制および軟骨基質や tissue inhibitor of metalloproteinase（TIMP）産生の促進を行う．

一方，障害性に働く炎症性サイトカインとしては interleukin-1β（IL-1β），tumor necrosis factor（TNF），interleukin-6（IL-6）などがある．

これらが軟骨細胞に作用することにより，MMPsや a disintegrin and metalloproteinase with thrombospondin motifs（ADAMTS）の放出，軟骨基質産生の抑制が起こり軟骨基質の変性や代謝の低下をもたらし，軟骨破壊の進行につながると考えられている．

プロテオグリカンの分解酵素は大きく MMP，cysteine proteinase，serine proteinase に分類される．なかでも，基質分解の特異性と関節組織での産生量が豊富である点から，関節症における軟骨破壊には MMP が重要である．

特に MMP-3（ストロメライシン）は軟骨基質のプロテオグリカンやⅡ型コラーゲンを変性させ，ほかの MMP の前駆体や MMP-3 自身を活性化させる．

プロテオグリカンの分解は主に MMP-3 がコアタンパク質の一部を分解することから始まると考えられている（Hiraki ら 1996）．

プロテアーゼで部分分解されて遊離したアグリカンは，ヒアルロン酸結合部位を失っているためにコラーゲンネットワークに保持されず，軟骨組織から拡散して消失する．

軟骨組織から関節液中へ放出された部分分解物は最終的には肝臓で分解される．また，軟骨組織から拡散したアグリカンの少なくとも一部は，活性化マクロファージにも取り込まれて分解を受ける．

プロテオグリカン分解の調節は軟骨細胞が産生する TIMP などのプロテアーゼインヒビターとプロテアーゼとの平衡によって行われている．

それらの平衡が保たれなくなった時，関節軟骨の変性が生じる（Pelletier ら 1990）．その規定因子はいまだ明らかでないが，機械的ストレスが密接に関与しているとされる（Blain 2007）．

細胞間のシグナル伝達を担う a disintegrin and metalloproteinase（ADAM）family とよばれる一群の酵素が関節破壊に関与していることが明らかになっている．

このなかで ADAMTS に属する aggrecanase-1, -2（ADAMTS 4,5）が重要な働きをしている．（Abbaszade ら 1999）．これらの発現は MMPs とは異なる制御を受けているとされている．

文献 ─────────

Abbaszade I, Liu RQ, Yang F, et al. Cloning and characterization of ADAMTS11, an Aggrecanase from the ADAMTS family. J Biol Chem. 1999; 274 : 23443-23450.

Blain EJ. Mechanical regulation of matrix metalloproteinases. Front Biosci. 2007; 12 : 507-527.

Hiraki Y, Inoue H, Kondo J, et al. A novel growth-promoting factor derived from fetal bovine cartilage, chondromodulin II. Purification and amino acid sequence. J Biol Chem. 1996; 271 : 22657-22662.

Pelletier JP, Mineau F, Faure MP, et al. Imbalance between the mechanisms of activation and inhibition of metalloproteinases in the early lesions of experimental osteoarthritis. Arthritis Rheum. 1990; 33 : 1466-1476.

Qi WN, Scully SP. TypeII collagen modulates the composition of extracellular matrix synthesized by articular chondrocytes. J Orthop Res. 2003; 21 : 282-289.

3 │ 関節軟骨の栄養

関節軟骨は血管やリンパ管を欠く組織であり，成熟した関節軟骨はその栄養を関節液の拡散に頼っている．tidemark より表面側の軟骨はすべて関節液により栄養されているが，石灰化層については軟骨下骨から栄養されているという説もある．

関節液の拡散には関節への間欠的な荷重による軟骨の圧縮と復元が重要である．長期間の関節固定や免荷は関節液の拡散を妨げ栄養障害をもたらすため，関節軟骨は変性する．

一方，未成熟な軟骨組織では関節液の拡散のほかに，軟骨下骨からの栄養路もあることが ^{35}S を使用した動物実験で示されている（Honner ら 1971）．

文献 ─────────

Honner R, Thompson RC. The nutrition pathways of articular cartilage. J Bone Joint Surg Am. 1971; 53 : 742-748.

4 │ 関節軟骨の修復

組織に損傷が起こると，出血とそれに伴う細胞浸潤があり，細胞の分化と基質の形成を経て，もとの組織へ修復される．

しかし，成熟した関節軟骨は血管，リンパ管，神経組織を欠き，軟骨細胞自体の分裂能や修復にも限界があるため，他の組織とは異なる修復形態となる（久保 1983）．

関節軟骨損傷の自然修復機序は，損傷深度により異なる．

軟骨下骨に達しない損傷（部分欠損）では，損傷部周辺からの炎症細胞浸潤はみられず，損傷部辺縁に存在する軟骨細胞がわずかに増殖し，一時的に基質合成が亢進するに過ぎない．したがって，たとえ小さな損傷であっても損傷部はそのまま残存する．

一方，軟骨下骨に達する損傷（全層欠損）では，骨髄から未分化間葉系細胞が進入し，それらの細胞から修復組織が形成される．修復組織は光学顕微鏡的には軟骨組織であるが，それが硝子軟骨と線維軟骨のどちらであるのかは議論がある．

修復組織の組成には I 型コラーゲンが混在しており，II 型コラーゲンが大部分を占める正常関節軟骨とは異なっている．

家兎膝関節全層欠損の修復組織では，経時的に II 型コラーゲンの占める割合が増加する．しかし，正常関節軟骨では I 型コラーゲンの割合が 1% 以下であるのに対し，修復組織では 48 週を経過してもなお I 型コラーゲンが少なからず存在している（久保 1983）．

また，プロテオグリカンの分子量も正常関節軟骨と修復組織では異なっているとされる．

文献 ─────────

久保俊一. ラット関節軟骨損傷後の修復過程における電子顕微鏡学的研究. 日整会誌. 1983; 57 : 167-185.

5 │ 関節軟骨とストレス

関節軟骨には静水圧，温熱，低酸素サイトカインなどの各種ストレスが常に加わっている．

歩行は股関節内温度を約 2.5℃ 上昇させる（Tepic ら 1985）．また，股関節軟骨に加わる圧力は歩行により 3MPa から 10MPa になり，動作によっては 20MPa 近くまで達する（Hodge ら 1986）．

これらのストレスは軟骨の恒常性維持に必要であ

ると同時に過度に加わると軟骨に対し障害性に働く．

軟骨細胞の圧受容機構としてはイオンチャネルとインテグリンが重要と考えられている（Ramage ら 2009）．圧刺激がイオンチャネルを活性化することでカルシウムイオンが細胞内に流入し，細胞内信号経路が活性化する．

最近では，transient receptor potential vanilloid 4（TRPV4）が生理的な運動刺激に反応してアナボリックな働きを担い，Piezo1 が非生理的な運動刺激に反応してカタボリックな働きを担うことが判明している（Lee ら 2021，Savadipour ら 2022）．

インテグリンは細胞表面タンパク質の1つで軟骨基質からの情報を細胞内に伝達することで，圧信号を生化学反応に変換する．軟骨組織での圧受容体としては α5β1 インテグリンが特に重要である（Wright ら 1997）．

インテグリン関連タンパクである CD47 が α5β1 インテグリンを介して細胞膜の過分極やアグリカン産生を促進させていることが判明している（Orazizadeh ら 2008）．

生理的静水圧は軟骨保護的に，非生理的静水圧は軟骨破壊的に作用する．非生理的静水圧ではアポトーシスが誘導される（Nakamura ら 2006）．非生理的静水圧によって誘導された heat shock protein（HSP70）は軟骨細胞を保護するとされている（Kubo ら 1985）．

また，関節軟骨表層に対する伸張力や剪断力などの力学的負荷は lubricin（proteoglycan 4，PRG4）を誘導し，関節軟骨の潤滑性だけでなく恒常性維持にも寄与する（Xuan ら 2019）．

温熱ストレスも軟骨代謝に影響を与えることがわかっている．培養軟骨細胞に 41℃ の温熱ストレスを加えるとプロテオグリカン代謝は亢進するが，43℃ の温熱ストレスを負荷すると細胞活性は低下する（Hojo ら 2003）．

動物実験においても適切な温熱ストレスを負荷することで軟骨代謝が亢進することが明らかになっている（Fujita ら 2012）．

関節軟骨はきわめて低酸素濃度の環境下（酸素濃度 1〜5%）に置かれている．

低酸素応答誘導因子が重要な働きをしており，軟骨細胞の形質維持，軟骨基質の変性抑制，オートファジー活性化，アポトーシス抑制することで，関節軟骨は低酸素環境に順応して恒常性を維持している（Shimomura ら 2021，Zhang ら 2023）．

文献

Fujita S, Arai Y, Nakagawa S, et al. Combined microwave irradiation and intraarticular glutamine administration-induced HSP70 expression therapy prevents cartilage degradation in a rat osteoarthritis model. J Orthop Res. 2012; 30 : 401-407.

Hodge WA, Fuan RS, Carlson KL, et al. Contact pressures in the human hip joint measured in vivo. Proc Natl Acad Sci USA. 1986; 83 : 2879-2883.

Hojo T, Fujioka M, Otsuka G, et al. Effect of heat stimulation on viability and proteoglycan metabolism of cultured chondrocytes: preliminary report. J Otrhop Sci. 2003; 8 : 396-399.

Kubo T, Towle CA, Mankin HJ, et al. Stress-induced proteins in chondrocytes from patients with osteoarthritis. Arthritis Rheum. 1985; 28 : 1140-1145.

Lee W, Nims RJ, Savadipour A, et al. Inflammatory signaling sensitizes Piezo1 mechanotransduction in articular chondrocytes as a pathogenic feedforward mechanism in osteoarthritis. Proc Natl Acad Sci U S A. 2021; 118: e2001611118.

Nakamura S, Arai Y, Kubo T, et al. Hydrostatic pressure induces apoptosis of chondrocytes cultured in alginate beads. J Orthop Res. 2006; 24 : 733-739.

Orazizadeh M, Lee HS, Groenendijk B, et al. CD47 associates with alpha 5 integrin and regulates responses of human articular chondrocytes to mechanical stimulation in an in vitro model. Arthritis Res Ther. 2008; 10 : 1-11.

Ramage L, Nuki G, Salter DM. Signaling cascades in mechanotransduction: cell-matrx interactions and mechanical loading. Scand J Med Sci Sports. 2009; 19 : 457-469.

Savadipour A, Nims RJ, Katz DB, et al. Regulation of chondrocyte biosynthetic activity by dynamic hydrostatic pressure: the role of TRP channels. Connect Tissue Res. 2022; 63 :69-81.

Shimomura S, Inoue H, Arai Y, et al. Mechanical stimulation of chondrocytes regulates HIF-1α under hypoxic conditions. Tissue Cell. 2021; 71: 101574.

Tepic S, Macirowski T, Mann RW. Experimental temperature rise in human hip joint in vitro in simulated walking. J Orthop Res. 1985; 3 : 516-520.

Wright MO, Nishida K, Bavington C, et al. Hyperpolarisation of cultured human chondrocytes following cyclical pressure-induced strain : evidence of a role for alpha 5 beta 1 integrin as a chondrocyte mechanoreceptor. J Orthop Res. 1997; 15 : 742-747.

Xuan F, Yano F, Mori D, et al. Wnt/β-catenin signaling contributes to articular cartilage homeostasis through lubricin induction in the superficial zone. Arthritis Res Ther. 2019; 21: 247.

Zhang XA, Kong H. Mechanism of HIFs in osteoarthritis. Front Immunol. 2023; 14: 1168799.

まとめ

飛躍的に進歩した遺伝子解析により，関節軟骨の変性および破壊にいたるメカニズムに関して新しい知見が得られている．しかし，未解明な部分も依然多く残されており，今後さらなる研究の進展が待たれる．

関節軟骨に対する理解を深めることは，関節疾患に対する新しい治療法を開発するためにも必須である．

5 寛骨臼関節唇

1 肉眼的構造

寛骨臼関節唇（acetabular labrum）は，寛骨臼切痕部を除く寛骨臼の辺縁を縁取るように円周状に存在する線維軟骨組織である（図1）．関節唇は肩関節の肩甲骨関節窩縁にも存在する．

整形外科学用語集第9版では acetabular labrum を「寛骨臼関節唇，関節唇《股関節の》」としている．本書では特に断らない限り関節唇の用語は acetabular labrum の意味で用いた．

関節唇は寛骨臼縁で骨に直接付着し，寛骨臼切痕部では寛骨臼横靱帯（横靱帯）に連続する．関節唇により股関節の関節面の約22%が被覆され，寛骨臼の容積は約33%増加している（Bowman ら 2010）．

健常股関節では，付着部の円周より先端の円周が小さいため，大腿骨頭を寛骨臼に押し込め "vacuum seal"（真空密封）して股関節の安定化に役立っている（Crawford ら 2007，Stoller ら 2007）．

肩甲上腕関節では関節唇は関節包靱帯の付着部としても関節安定化に寄与しているが，股関節では関節包および関節包靱帯は骨に直接付着し，関節唇にはそれらの付着部としての役割はない（Stoller ら 2007）．

新鮮屍体を用いた研究で，関節唇や横靱帯を切除しても片脚起立に相当する負荷では不安定性は出現しなかったとの報告もある（Konrath ら 1998）．関節唇と股関節安定性の関係は関節唇切除術の是非と関係して論じられる．

寛骨臼縁の円周接線に直交する断面の形状はおおむね三角形状であるが，部位により断面形状は異なる（図2）．

後上方で付着部から先端までの幅が大きい（Harty 1984，Kubo ら 1999）とされるが，逆に後上方で幅が最も小さいとする報告もある（Seldes ら 2001）．寛骨臼形成不全がある股関節では正常股関節よりも関節唇が大きい（Kubo ら 2000）．

後下方では関節唇と関節軟骨の移行部に溝（posterior inferior sublabral sulcus）が存在する（Dinauer ら 2004）．

前上方にも同様の間隙（anterosuperior cleft）が存在することがあり（Stoller ら 2007），MRI，関節造影検査および股関節鏡検査において異常所見と誤らないことが必要である．なお，正常ではこれらの間隙が関節唇基部を貫通することはない．

関節唇と関節包の間には溝（perilabral sulcus／capsular recess）がみられ，上方で深く，後方にかけて浅くなる．前方では存在してもごく浅い（Petersilge 2005）．

この溝に面する関節包側の関節唇表面は滑膜（Hodler ら 1995），きわめて粗で血管に富んだ結合

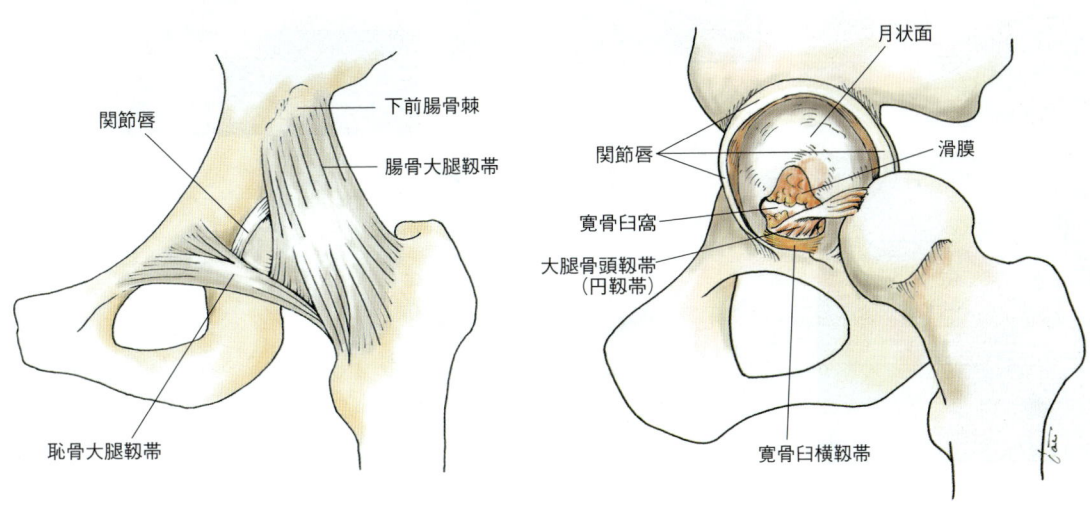

図1　寛骨臼と関節唇，靱帯群

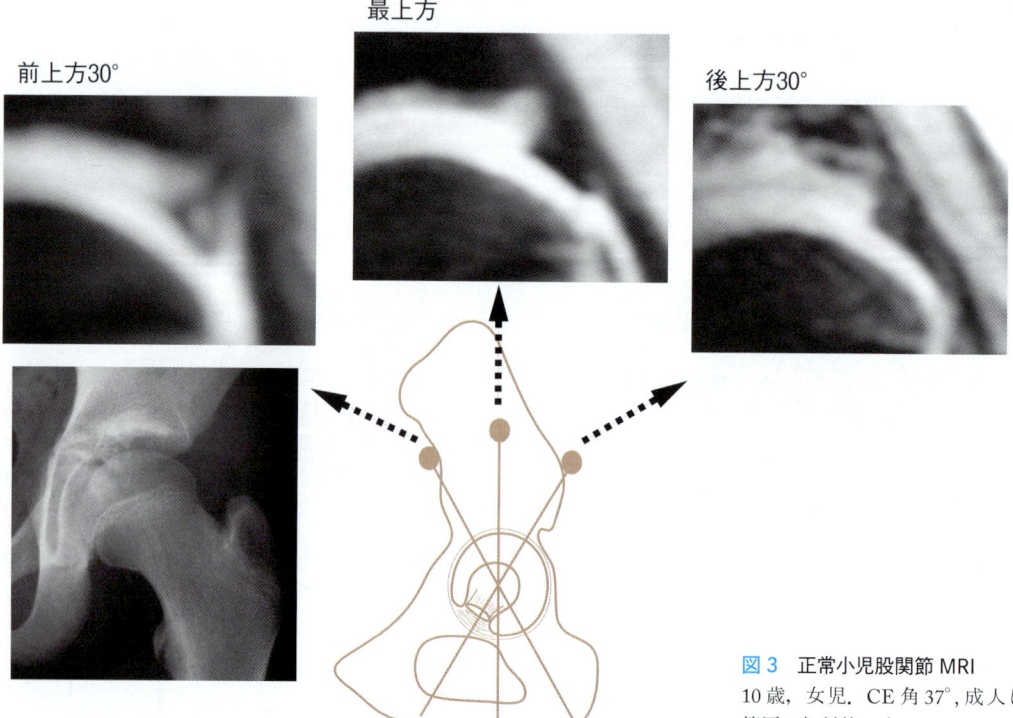

図2　正常成人股関節 MRI
23 歳，女性．center-edge(CE)角 38°，部位により関節唇形態は異なる．

最上方

前上方30°

後上方30°

図3　正常小児股関節 MRI
10 歳，女児．CE 角 37°，成人に比べて関節唇は相対的に大きい．

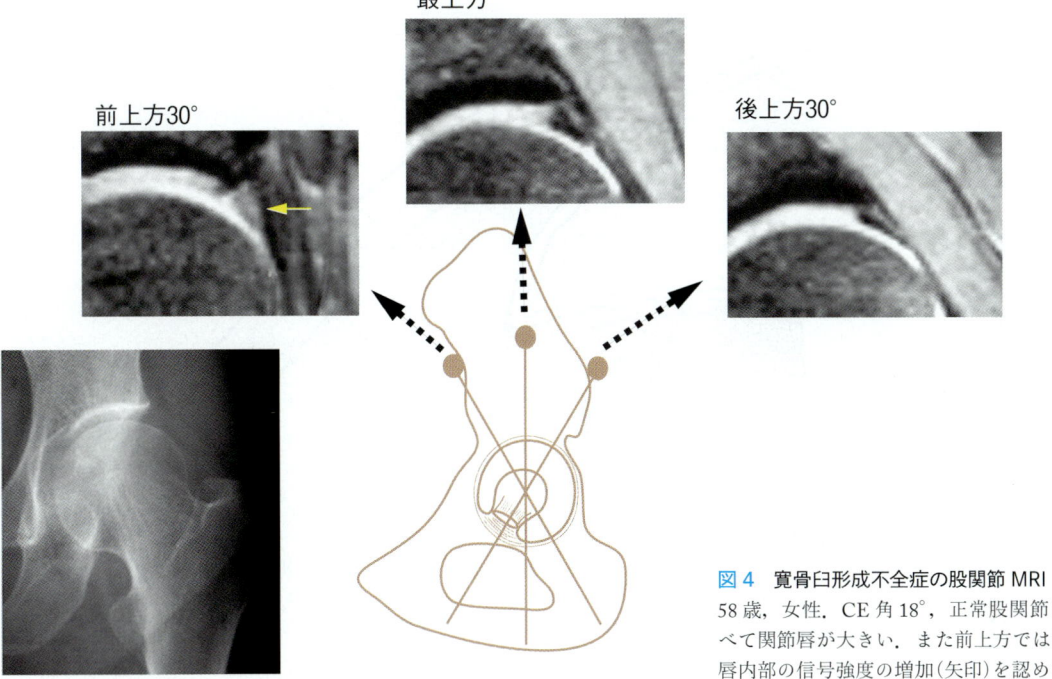

前上方30°　　最上方　　後上方30°

図4　寛骨臼形成不全症の股関節 MRI
58歳，女性．CE角18°，正常股関節に比べて関節唇が大きい．また前上方では関節唇内部の信号強度の増加（矢印）を認める．

組織，脂肪組織（Seldes ら 2001）などに覆われている．
　MRI を用いた研究から，小児では関節唇の幅が成人に比べて大きいこと（図3），思春期には上方や前上方ではほぼ成人と同程度になること（Horii ら 2002），寛骨臼形成不全症では関節唇の幅が大きいこと（図4），ただし必ずしも X 線学的な寛骨臼形成不全の程度とは相関しないこと（Horii ら 2003），などが報告されている．

文献

Bowman KF Jr, Fox J, Sekiya JK. A clinically relevant review of hip biomechanics. Arthroscopy. 2010; 26: 1118-1129.

Crawford MJ, Dy CJ, Alexander JW, et al. The 2007 Frank Stinchfield Award. The biomechanics of the hip labrum and the stability of the hip. Clin Orthop Relat Res. 2007; 465 : 16-22.

Dinauer PA, Murphy KP, Carroll JF. Sublabral sulcus at the posteroinferior acetabulum: a potential pitfall in MR arthrography diagnosis of acetabular labral tears. Am J Roentgenol. 2004; 183 : 1745-1753.

Harty M. The anatomy of the hip joint (Tronzo RG ed. Surgery of the hip joint, vol.1, 2nd ed). Springer-Verlag. 1984; 45-74.

Hodler J, Yu JS, Goodwin D, et al. MR arthrography of the hip: improved imaging of the acetabular labrum with histologic correlation in cadavers. Am J Roentgenol. 1995; 165 : 887-891.

Horii M, Kubo T, Hachiya Y, et al. Development of the acetabulum and the acetabular labrum in the normal child: analysis with radial-sequence magnetic resonance imaging. J Pediatr Orthop. 2002; 22 : 222-227.

Horii M, Kubo T, Inoue S, et al. Coverage of the femoral head by the acetabular labrum in dysplastic hips: quantitative analysis with radial MR imaging. Acta Orthop Scand. 2003; 74 : 287-292.

Konrath GA, Hamel AJ, Olson SA, et al. The role of the acetabular labrum and the transverse acetabular ligament in load transmission in the hip. J Bone Joint Surg Am. 1998; 80 :1781-1788.

Kubo T, Horii M, Harada Y, et al. Radial-sequence magnetic resonance imaging in evaluation of acetabular labrum. J Orthop Sci. 1999; 4 : 328-332.

Kubo T, Horii M, Yamaguchi J, et al. Acetabular labrum in hip dysplasia evaluated by radial magnetic resonance imaging. J Rheumatol. 2000; 27: 1955-1960.

Petersilge C. Imaging of the acetabular labrum. Magn Reson Imaging Clin N Am. 2005; 13 : 641-652.

Seldes RM, Tan V, Hunt J, et al. Anatomy, histologic features, and vascularity of the adult acetabular labrum. Clin Orthop Relat Res. 2001; 382 : 232-340.

Stoller DW, Sampson T, Bredella M. Anatomy of the hip (Stoller DW ed: Magnetic resonance imaging in orthopaedics and sports medicine, 3rd ed). Lippincott Williams & Wilkins. 2007; 101-120.

2 ｜ 組織学的構造

　関節唇，骨，関節軟骨，関節包との関係を図5に示す．骨表面と関節唇は，関節面側では石灰化層を介して，関節包側とは直接固く連続している．関節軟骨と関節唇とは 1 ～ 2mm の移行部（transition zone）を経て連続している（Seldes ら 2001，Field ら 2011）．
　関節唇は組織学的に 3 層構造で，関節面側の表層約 10 μm は直径 30nm 程度の細い原線維からなる網状の構造である．その下層 200 ～ 300 μm は直

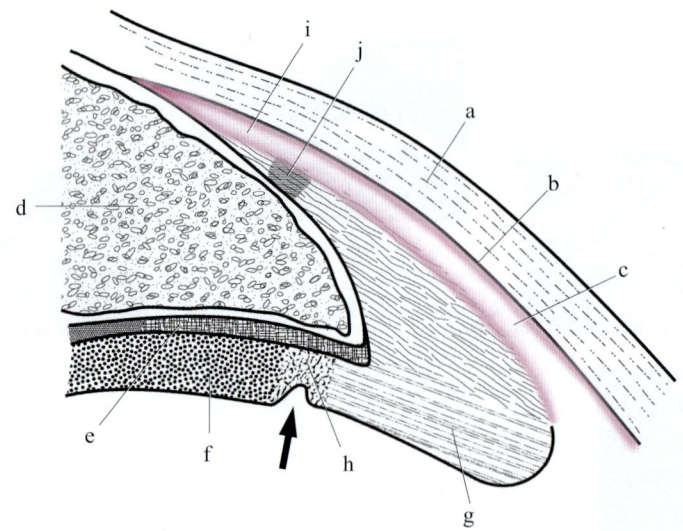

図5 関節唇付着部断面

a: 関節包，b: 滑膜，c: perilabral sulcus/capsular recess，d: 寛骨臼，e: 石灰化層，f: 寛骨
臼側関節軟骨，g: 関節唇，h: transition zone，i: sublabral sulcus，j: 輪状に走行する血管，
矢印：関節唇と関節軟骨の移行部（前上方や後下方では溝が存在することがある）．

径100～130nmの原線維が走行方向の異なる束状に密に存在し，軟骨細胞がみられる．

残りの大部分は輪状にコラーゲン線維が走行する密な線維組織で軟骨細胞は存在しない．輪状に走行する線維は下方の横靱帯に連続する（Petersenら2003）．

関節包への血行には主に上殿動脈，下殿動脈（McCarthyら2003，Kalhorら2009，2010），閉鎖動脈（McCarthyら2003）が関与する．

内側大腿回旋動脈および外側大腿回旋動脈からの枝も一部加わって形成される寛骨臼周囲血管輪からの放射状枝が骨膜表面から関節包に入り，関節唇関節包側の滑膜を通って関節唇に進入する（Kalhorら2010）．

関節唇内部では血管は関節包側にのみみられる（Petersenら2003，Kellyら2005）．寛骨臼縁のどの部位でもほぼ同様であるが（Kellyら2005），関節包に比べると血管の密度はきわめて粗である（Petersenら2003）．関節唇基部の関節包側には関節窩縁に沿う輪状に走行する血管がみられる（Seldesら2001）．

関節唇内部における血行の存在は関節唇縫合による修復の可能性を示している．なお，軟骨下骨からの血管進入は認められていない（McCarthyら2003，Kalhorら2010）．

血管同様に関節包側には各種知覚神経終末が存在する．寛骨臼縁のどの部位にも存在するが，機械受容体の密度は関節唇の前上方や後上方，前下方～下方で高いこと，侵害受容器の密度は上方で最も高く，関節唇の周縁部から中心部に向かって放射状に減少することなどが報告されている（Kimら1995，Laumonerieら2021）．

文献

Field RE, Rajakulendran K. The labro-acetabular complex. J Bone Joint Surg Am. 2011; 93 : 22-27.

Kalhor M, Beck M, Huff TW, et al. Capsular and pericapsular contributions to acetabular and femoral head perfusion. J Bone Joint Surg Am. 2009; 91 : 409-418.

Kalhor M, Horowitz K, Beck M, et al. Vascular supply to the acetabular labrum. J Bone Joint Surg Am. 2010; 92 : 2570-2575.

Kelly BT, Shapiro GS, Digiovanni CW, et al. Vascularity of the hip labrum: a cadaveric investigation. Arthroscopy. 2005; 21 : 3-11.

Kim YT, Azuma H. The nerve endings of the acetabu-lar labrum. Clin Orthop Relat Res. 1995; 32 : 176-181.

Laumonerie P, Dalmas Y, Tibbo ME, et al. Sensory innervation of the hip Jjint and referred pain: A systematic review of the literature. Pain Med. 2021; 22: 1149-1157.

McCarthy J, Noble P, Aluisio FV, et al. Anatomy, pathologic features, and treatment of acetabular labral tears. Clin Orthop Relat Res. 2003; 406 : 38-47.

Petersen W, Petersen F, Tillmann B. Structure and vascularization of the acetabular labrum with regard to the pathogenesis and healing of labral lesions. Arch Orthop Trauma Surg. 2003; 123 : 283-288.

Seldes RM, Tan V, Hunt J, et al. Anatomy, histologic features, and vascularity of the adult acetabular labrum. Clin Orthop Relat Res. 2001; 382 : 232-340.

6 靱帯，筋

　寛骨臼と大腿骨は，靱帯および筋肉組織で連結され，安定性と可動性を有している．

1　靱　帯

1. 関節包靱帯

　関節包靱帯（capsular ligament / *ligamenta capsularia*）は，関節包の表面を覆って強固な袋を形成し，股関節の安定性に大きく寄与している．

　関節包は円筒の中央がややくびれた，砂時計様の構造をなしている．関節包は大腿骨の前方では転子間線に付着し，後方では転子間稜よりも 1 ～ 1.5cm 程度近位に付着する．

　関節包靱帯は，股関節中間位ではねじれを伴っているが，四つ足歩行から二つ足歩行に変化した影響であることを考慮すると，ねじれの方向が容易に理解できる（図 1）．

　中間位からの股関節伸展はねじれを強め，股関節屈曲はねじれをゆるめることになるが，屈曲角度による緊張の変化は靱帯線維束ごとに異なる．関節包靱帯の強度は女性に比して男性で高く，また加齢により減少する（Schleifenbaum ら 2016）．

1）腸骨大腿靱帯（図 2）

　腸骨大腿靱帯（iliofemoral ligament / *ligamentum iliofemorale*）は，股関節前方に位置する．人体で最も強固な靱帯の 1 つである（Abrahams ら 1999）．起始が寛骨臼上縁から下前腸骨棘まで広い範囲に及んでおり，他の関節包靱帯の 2 倍程度の厚みを有する（Wagner ら 2012）．

　各関節包靱帯の強度に関する詳細な検討でも，腸骨大腿靱帯が他の靱帯よりも強靱であることが示されている（Hewitt ら 2002）．上方では下前腸骨棘から起こる大腿直筋直頭腱の線維と，下方では大転子に停止する小殿筋腱の線維と一部結合し，強度を増している．

　寛骨臼上縁および下前腸骨棘から起こり大転子に付着する横走線維束とそのやや遠位前方から起こり転子間線に付着する縦走線維束からなる．2 つの線維束が逆 Y の字を形成していることから，Y 状靱帯もしくは V 状靱帯とよばれることもある．

　股関節の伸展および外旋の主たる制動因子であり，内転の制動にも寄与している（Kapandji 1987）．中間位におけるねじれは縦走線維束で大きく，横走線維束では縦走線維束に比して小さい．

　中間位から屈曲すると，屈曲角度が増すに従い縦走線維束は弛緩し続けるが，横走線維束は屈曲 30° ～ 45° で最も弛緩した後は屈曲に伴い緊張が大きくなる（図 3）．

　結果として，股関節伸展内転位では縦走線維束が，股関節屈曲位では横走線維束が主たる外旋制動因子となる（Martin ら 2008，佐藤ら 2011）．股関節伸展内転位では内旋制動因子としても働くことが示されている（Martin ら 2008，van Arkel ら 2015）．関節唇損傷やカム型 FAI を有する症例では非罹患関節に比して関節包の肥厚が認められ，それは特に

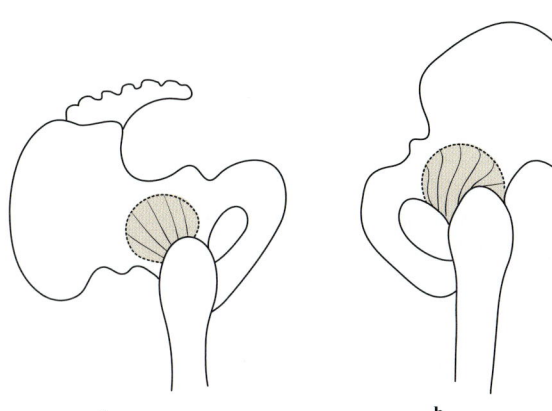

図 1　関節包靱帯のねじれの形成
四つ足歩行（a）から二足歩行（b）に変化する過程でねじれが形成された．

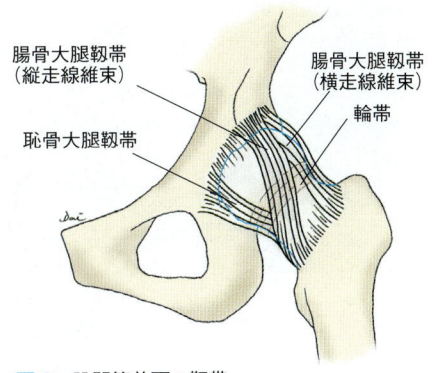

腸骨大腿靱帯（縦走線維束）
腸骨大腿靱帯（横走線維束）
恥骨大腿靱帯
輪帯

図 2　股関節前面の靱帯

腸骨大腿靱帯横走線維束のあたりで著しい（Rakhra ら 2016）.

2）恥骨大腿靱帯（図2）

恥骨大腿靱帯（pubofemoral ligament / ligamentum pubofemorale）は，寛骨臼恥骨部および恥骨上枝から起始し，股関節前下面を走り，腸骨大腿靱帯縦走線維のやや後方に付着する.

腸骨大腿靱帯と合わせると，N字あるいはZ字形の構造となる. 外転位での深屈曲と伸展位における外旋制動因子である（Martin ら 2008，van Arkel ら 2015）.

3）坐骨大腿靱帯（図4）

坐骨大腿靱帯（ischiofemoral ligament / ligamentum ischio-femorale）は，寛骨臼後下面から広く起こり，外前方へねじれつつ大転子内側面へ付着する上方線維束と，大腿骨頚部後面に付着する下方線維束に分けられる.

股関節屈曲内転時の内旋の主たる制動因子であり，外転の制動にも寄与している（Kapandji 1987）. 上方線維束は中間位でのねじれが比較的強く，下方線維束は中間位でのねじれが比較的弱い. 屈曲に伴い上方線維束は弛緩し続けるが，下方線維束は屈曲30°〜45°で最も弛緩した後は屈曲に伴い緊張が大きくなる.

結果として，股関節伸展位では上方線維束が，股関節屈曲位では下方線維束が主たる内旋制動因子となる（佐藤ら 2011）.

4）輪 帯（図2）

輪帯（orbicular zone / zona orbicularis）は，大腿骨頚部に巻きつくように関節包を裏打ちしている. 輪帯により，関節包に砂時計様のくびれが形成される. 一部は腸骨大腿靱帯や坐骨大腿靱帯と連続するが，輪状線維部分は骨とは接合しない.

中間位でのMRIでは後方で厚く前方では薄い，らせん状の馬蹄形として描出される（Malagelada ら 2015）. 大腿骨頚部の最狭部レベルに位置し，ロッキングリングのように頚部を絞めることで，牽引に対する制動因子として働く（Ito ら 2009）その他，関節内の滑液潤滑への寄与も示唆される（Malagelada ら 2015）.

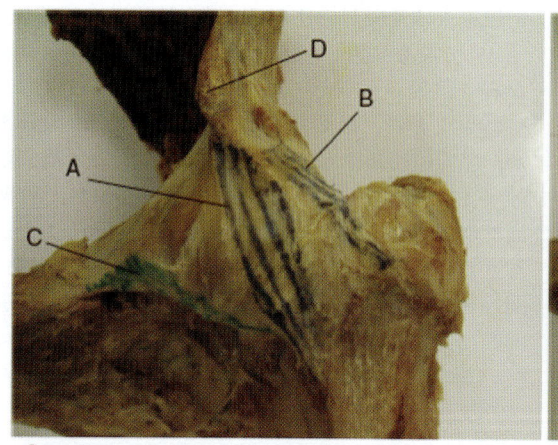

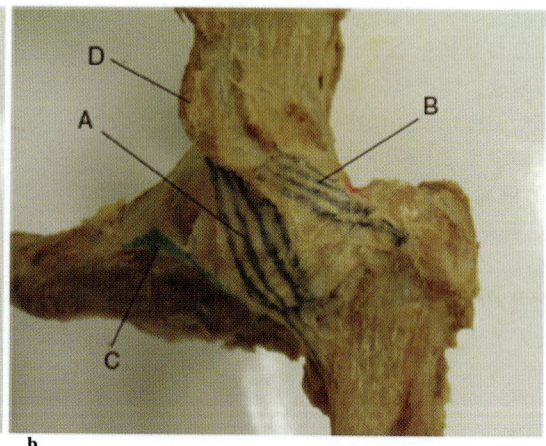

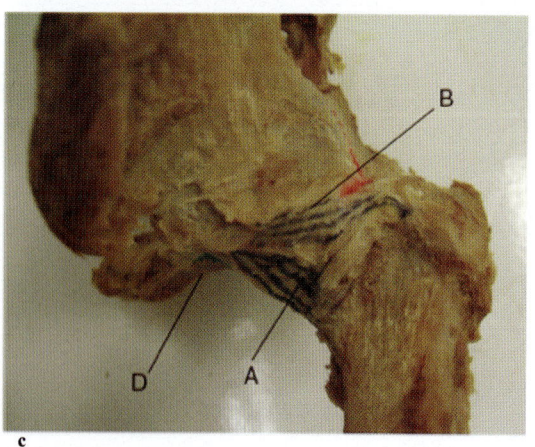

図3 股関節前面の靱帯：屈曲角度変化による緊張の変化
A: 腸骨大腿靱帯縦走線維束
B: 腸骨大腿靱帯横走線維束
C: 恥骨大腿靱帯
D: 下前腸骨棘
a: 屈曲0°. 各靱帯ともに緊張している，b: 屈曲（骨盤前傾）45°. 各靱帯ともに弛緩している，c: 屈曲（骨盤前傾）90°. 縦走線維束（A）はさらに弛緩するが，横走線維束（B）の緊張が強くなる.
（佐藤ら 2011）

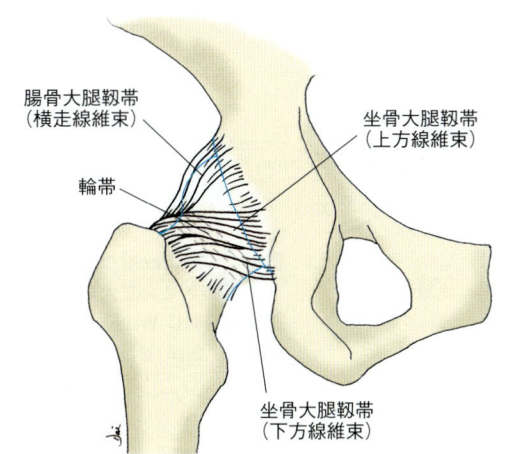

腸骨大腿靱帯
（横走線維束）

坐骨大腿靱帯
（上方線維束）

輪帯

坐骨大腿靱帯
（下方線維束）

図 4　股関節後面の靱帯

2. 大腿骨頭靱帯 (円靱帯)

　大腿骨頭靱帯 ligament of the femoral head / *ligamentum capitis femoris*（円靱帯 round ligament of the femur / *ligamentum teres femoris*）は, 寛骨臼下縁の寛骨臼切痕および寛骨臼横靱帯より起こり, 大腿骨頭窩に付着する. 寛骨臼切痕の恥骨部分と結合する前方束と坐骨部分と結合する後方束が強靱で, 前方束と後方束の間はやや薄くなっている（Bardakos ら 2009）.

　幼少期は大腿骨頭を栄養する血管が通過するが, 成人では栄養血管としての役割を終えている. 神経支配については, 大腿骨頭靱帯内に自由神経終末や固有知覚受容体が存在することから, 疼痛伝達や体性感覚に関与している可能性が考えられている（Sarban ら 2007, Gerhardt ら 2012）.

　大腿骨頭靱帯は通常の可動域内では制動因子として機能していないと考えられていた（Kapandji 1987）. しかし, 脱臼に対する制動因子として働くこと（Bardakos ら 2009）, 脱臼を伴わない外傷性大腿骨頭靱帯断裂が存在すること（Bardakos ら 2009）, などから大腿骨頭靱帯は一定の制動作用を有していることが示されている. また, 股関節鏡やMRI による観察でも内転・外旋・屈曲の制動因子として機能することが明らかにされている（Cerezal ら 2010）.

　解剖体における評価では 60°以上の屈曲, かつ中間位あるいは内転位において外旋制動因子として機能するが, その効果は関節包靱帯に比して小さく副次的な制動因子であるとされる（van Arkel ら 2015）.

　このような制動機能の存在は, 股関節中間位における寛骨臼切痕と大腿骨頭窩との位置関係より容易に推察される. すなわち, 大腿骨の前捻の影響によ

り, 股関節中間位において大腿骨頭窩は寛骨臼切痕の上前方に位置する. そのため, 股関節中間位から外旋・内転することにより大腿骨頭靱帯は緊張しやすく, 内旋・外転では大腿骨頭靱帯は弛緩する. また, 大腿骨頭窩が頸部軸の延長線よりも遠位後方に位置するため, 股関節中間位からの屈曲により大腿骨頭靱帯は緊張しやすい.

　副次的な制動因子として働くこと, 二重束構造であること, 体性感覚への関与が示唆されていること, などから膝関節における前十字靱帯との類似性も指摘される（O'Donnell ら 2018）.

3. 寛骨臼横靱帯

　寛 骨 臼 横 靱 帯（transverse acetabular ligament / *ligamentum transversum acetabuli*）は, 寛骨臼切痕を横切り, 前方では関節唇と連結し, 後方では月状面の後角と連結している（Löhe ら 1996）.

　関節唇と異なり, 寛骨臼横靱帯には軟骨細胞は存在しない（Gray 2010）. 寛骨臼横靱帯と切痕との間隙を通り, 脂肪組織が血管とともに関節腔に入る.

　非荷重時の寛骨臼径は大腿骨頭径よりも小さく（Bullough ら 1968）, 荷重に伴い月状面の前角と後角の間が開いて荷重を分散するが, 寛骨臼横靱帯は前角と後角間の拡大を制動し, 荷重分散に関与することが示唆されている（Löhe ら 1996）.

　ただし, 寛骨臼横靱帯を切除しても, 月状面への荷重量は変化しなかったとの報告もあり（Konrath ら 1998）, その機能に関しては明らかでない点もある. 寛骨臼横靱帯は関節症性変化をきたした関節においても視認されやすいことから, 人工股関節全置換術においては寛骨臼コンポーネント設置の指標とされるが（Archbold ら 2006, Kalteis ら 2011, Miyoshi ら 2011）, 機能的アライメントの指標にはならない（Abe ら 2012）.

4. Weitbrecht 支帯 (図 5)

　完全な靱帯組織ではないが, 関節包下方から大腿骨頭遠位部にかけて走行する滑膜襞の存在が, Weitbrecht により 1742 年に報告され, 19 世紀末には retinacula of Weitbrecht（Weitbrecht 支帯）とよばれるようになった（Fawcett 1895）. 20 世紀半ばに大腿骨頭を栄養する血管束がこの滑膜襞を通過することが示され, 被膜下動・静脈（retinacular vessels）とよばれている. 組織学的には, 膠原線維および弾性線維が混在し, 表面を滑膜が覆っていることが示されている（Gojda ら 2012）.

　Weitbrecht 支帯は転子間線から大腿骨頭前方へいたる前方支帯, 小転子基部から大腿骨頭窩方向に大

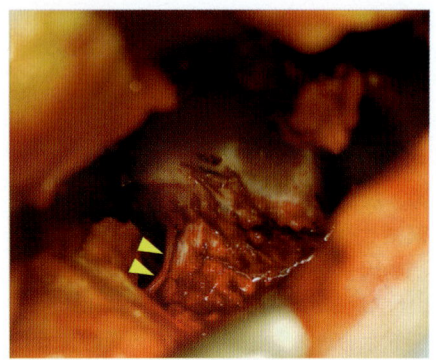

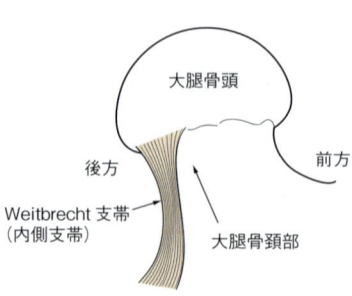

図5 Weitbrecht 支帯
前方脱臼させた左大腿骨頭〜頚部．後内側に Weitbrecht 支帯（内側支帯：矢頭）を認める．

腿骨頭軟骨辺縁まで逆 T 字を形成して走行する内側支帯，上方関節包の大転子付着部から頚部上方を走行する外側支帯に分けられる（Gojda ら 2012）．

内側支帯が最も強く，外側支帯とともに常に存在するが，前方支帯は存在しないことも多い（Gojda ら 2012）．内側支帯損傷の有無は，大腿骨頚部骨折の Garden 分類の Stage Ⅲ と Stage Ⅳ を分ける根拠となっている（Garden 1961）．

文献

Abe H, Sakai T, Hamasaki T, et al. Is the transverse acetabular ligament a reliable cup orientation guide? Acta Orthop. 2012; 83: 474-480.

Abrahams PH, Hutchings RT, Marks SC Jr.佐藤達夫訳，人体解剖カラーアトラス，原書第4版．南江堂. 1999; 284. (McMinn's Color Atlas of Human Anatomy, 4th ed. Mosby. 1998)

Archbold HA, Mockford B, Molloy D, et al. The transverse acetabular ligament: an aid to orientation of the acetabular component during primary total hip replacement: a preliminary study of 1000 cases investigating postoperative stability. J Bone Joint Surg Br. 2006; 88 : 883-886.

Bardakos NV, Villar RN. The ligamentum teres of the adult hip. J Bone Joint Surg Br. 2009; 91 : 8-15.

Bullough P, Goodfellow J, Greenwald AS, et al. Incongruent surfaces in the human hip joint. Nature. 1968; 217 : 1290.

Cerezal L, Kassarjian A, Canga A, et al. Anatomy, biomechanics, imaging, and management of ligamentum teres injuries. Radiographics. 2010; 30 : 1637-1651.

Fawcett E. Retinacula of Weitbrecht. What is their Function? J Anat Physiol. 1895; 30 : 53-58.

Garden RS. Low-angle Fixation in fractures of the femoral neck. J Bone Joint Surg Br. 1961; 43 : 647-663.

Gerhardt M, Johnson K, Atkinson R, et al. Characterisation and classification of the neural anatomy in the human hip joint. Hip Int. 2012; 22 : 75-81.

Gojda J, Bartoníček J. The retinacula of Weitbrecht in the adult hip. Surg Radiol Anat. 2012; 34 : 31-38.

Gray H. Anatomy of the Human Body, 20th ed. Lea & Febiger. 2010.

Hewitt JD, Glisson RR, Guilak F, et al. The mechanical properties of the human hip capsule ligaments. J Arthroplasty. 2002 ; 17: 82-89.

Ito H, Song Y, Lindsey DP, et al. The proximal hip joint capsule and the zona orbicularis contribute to hip joint stability in distraction. J Orthop Res. 2009; 27 : 989-995.

Kalteis T, Sendtner E, Beverland D, et al. The role of the transverse acetabular ligament for acetabular component orientation in total hip replacement: an analysis of acetabular component position and range of movement using navigation software. J Bone Joint Surg Br. 2011; 93 : 1021-1026.

Kapandji IA. The hip. In: The physiology of the joints: lower limb annotated diagrams of the mechanics of the human joints— lower limb, 5th ed. Vol 2. Elsevier. 1987; 24-33.

Konrath GA, Hamel AJ, Olson SA, et al. The role of the acetabular labrum and the transverse acetabular ligament in load transmission in the hip. J Bone Joint Surg Am. 1998; 80 : 1781-1788.

Löhe F, Eckstein F, Sauer T, et al. Structure, strain and function of the transverse acetabular ligament. Acta Anat (Basel). 1996; 157 : 315-323.

Malagelada F, Tayar R, Barke S, et al. Anatomy of the zona orbicularis of the hip: a magnetic resonance study. Surg Radiol Anat. 2015; 37: 11-18.

Martin HD, Savage A, Braly BA, et al. The function of the hip capsular ligaments: a quantitative report. Arthroscopy. 2008; 24 : 188-195.

Miyoshi H, Mikami H, Oba K, et al. Anteversion of the acetabular component aligned with the transverse acetabular ligament in total hip arthroplasty. J Arthroplasty. 2011; 27 : 916-922.

O'Donnell JM, Devitt BM, Arora M. The role of the ligamentum teres in the adult hip: redundant or relevant? A review. J Hip Preserv Surg. 2018; 5: 15-22.

Rakhra KS, Bonura AA, Nairn R, el al. Is the hip capsule thicker in diseased hips? Bone Joint Res. 2016; 5: 586-593.

Sarban S, Baba F, Kocabey Y, et al. Free nerve endings and morphological features of the ligamentum capitis femoris in developmental dysplasia of the hip. J Pediatr Orthop B. 2007; 16 : 351-356.

佐藤陽介, 古賀大介, 神野哲也, 他. 股関節関節包靱帯の内外旋制動効果に関する解剖用屍体を用いた検討. Hip Joint. 2011; 37 : 316-318.

Schleifenbaum S, Prietzel T, HädrichC, et al. Tensile properties of the hip joint ligaments are largely variable and age-dependent - An in-vitro analysis in an age range of 14-93 years. J Biomech. 2016; 49: 3437-3443.

van Arkel RJ, Amis AA, Cobb JP, et al. The capsular ligaments provide more hip rotational restraint than the acetabular labrum and the ligamentum teres : an experimental study. Bone Joint J. 2015; 97-B: 484-491.

Wagner FV, Negrão JR, Campos J, et al. Capsular Ligaments of the Hip: Anatomic, Histologic, and Positional Study in Cadaveric Specimens with MR Arthrography. Radiology. 2012; 263 : 189-198.

2 筋

股関節は球関節であり，関節周囲を多数の筋がおおうことで，多様な運動が可能となっている．各筋の支配神経（図6）および，起始・停止（表1，図7）を把握することは，その機能を理解する助けとなる．

1. 屈筋群（図8a）

大腿神経支配である大腰筋（psoas major muscle / mus-culus psoas major）・腸骨筋（iliacus muscle / musculus iliacus）・大腿直筋（rectus femoris muscle / musculus rectus femoris）・縫工筋（sartorius muscle / musculus sartorius）と，上殿神経支配である大腿筋膜張筋（tensor fascia lata muscle / musculus tensor fasciae latae）からなる．

縫工筋と大腿筋膜張筋の間が，神経支配界面（internervous plane）となる．腸骨筋および大腰筋は併せて腸腰筋（iliopsoas muscle / musculus iliopsoas）とよばれ，最も強力な屈筋である．大腿筋膜張筋は，股関節外転作用も有する．

大腿直筋は下前腸骨棘から起こる直頭と，寛骨臼上方から起こる反回頭がY字状にあわさっている．大腿直筋も強力な屈筋であるが，二関節筋であるため膝関節伸展位ではその股関節屈曲力は減少する．

2. 伸筋群（図8b）

下殿神経支配の大殿筋（gluteus maximus muscle / musculus gluteus maximus）と，脛骨神経支配であるハムストリング〔大腿二頭筋長頭（long head of biceps femoris / caput longum musculi bicipitis femoris）・半膜様筋（semimembraneous muscle / musculus semimembranosus）・半腱様筋（semitendinosus muscle / musculus semitendinosus）〕からなる．

正常歩行時にはハムストリングが主たる伸筋として働く．ハムストリングは二関節筋であり，膝関節屈曲位では股関節伸展力が減少する．そのため，階段をあがる動作などの膝関節屈曲位では，大殿筋の重要性が増す．

3. 外転筋群（図8c）

外転筋群の中心となる中殿筋（gluteus medius muscle / musculus gluteus medius）・小殿筋（gluteus minimus musc-le / musculus gluteus minimus）・大腿筋膜張筋（tensor fascia lata muscle / musculus tensor fasciae latae）はいずれも上殿神経支配である．

片脚起立時の骨盤の水平方向の安定化に重要な役割を果たすため，外転筋群の筋力低下により跛行を生じる（Trendelenburg 1998）．

筋力は中殿筋が最も強力とされている（Pauwels 1976）．大腿骨頭中心と中殿筋付着部を結ぶ線と中殿筋の走行方向とのなす角度が大きくなると，効率的に作用する．股関節を外転位させていくと，角度が大きくなるためより効率的に作用する．

中殿筋は前方線維・中央線維・後方線維に大きく

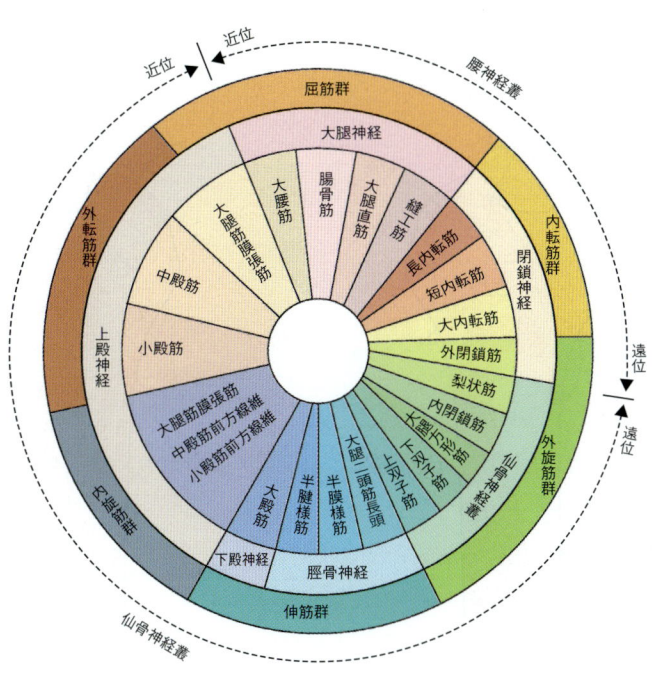

図6 股関節周囲筋の支配神経

表1 股関節周囲筋の起始・停止

屈筋群

	起　始	停　止
大腰筋	第12胸椎体〜第4腰椎体	大腿骨小転子
腸骨筋	腸骨窩	大腿骨小転子
大腿直筋	下前腸骨棘，寛骨臼上方	膝蓋骨
縫工筋	上前腸骨棘	脛骨粗面内側
大腿筋膜張筋	上前腸骨棘外側	腸脛靱帯

伸筋群

	起　始	停　止
大殿筋	腸骨翼の後方，仙骨・尾骨の外側縁	大腿骨殿筋粗面，大腿筋膜
大腿二頭筋長頭	坐骨結節	腓骨小頭
半膜様筋	坐骨結節	脛骨内顆
半腱様筋	坐骨結節	脛骨粗面内側

外転筋群

	起　始	停　止
大腿筋膜張筋	上前腸骨棘外側	腸脛靱帯
中殿筋	腸骨翼の外面，腸骨稜	大腿骨大転子
小殿筋	腸骨翼の外面	大腿骨大転子

内転筋群

	起　始	停　止
大内転筋	坐骨結節，坐骨枝	大腿骨稜の内側唇，大腿骨内側上顆
長内転筋	恥骨結合と恥骨結節との間	大腿骨稜の内側唇
短内転筋	恥骨下枝	大腿骨の内側唇

外旋筋群

	起　始	停　止
梨状筋	仙骨の前面，第2〜4前仙骨孔の縁	大腿骨大転子
上双子筋	坐骨棘	大腿骨転子窩
下双子筋	坐骨結節	大腿骨転子窩
内閉鎖筋	閉鎖膜の内面とその周囲の骨部	大腿骨転子窩
大腿方形筋	坐骨結節	大腿骨大転子下部，転子間稜
外閉鎖筋	閉鎖膜外面とその周囲の骨部	大腿骨転子窩

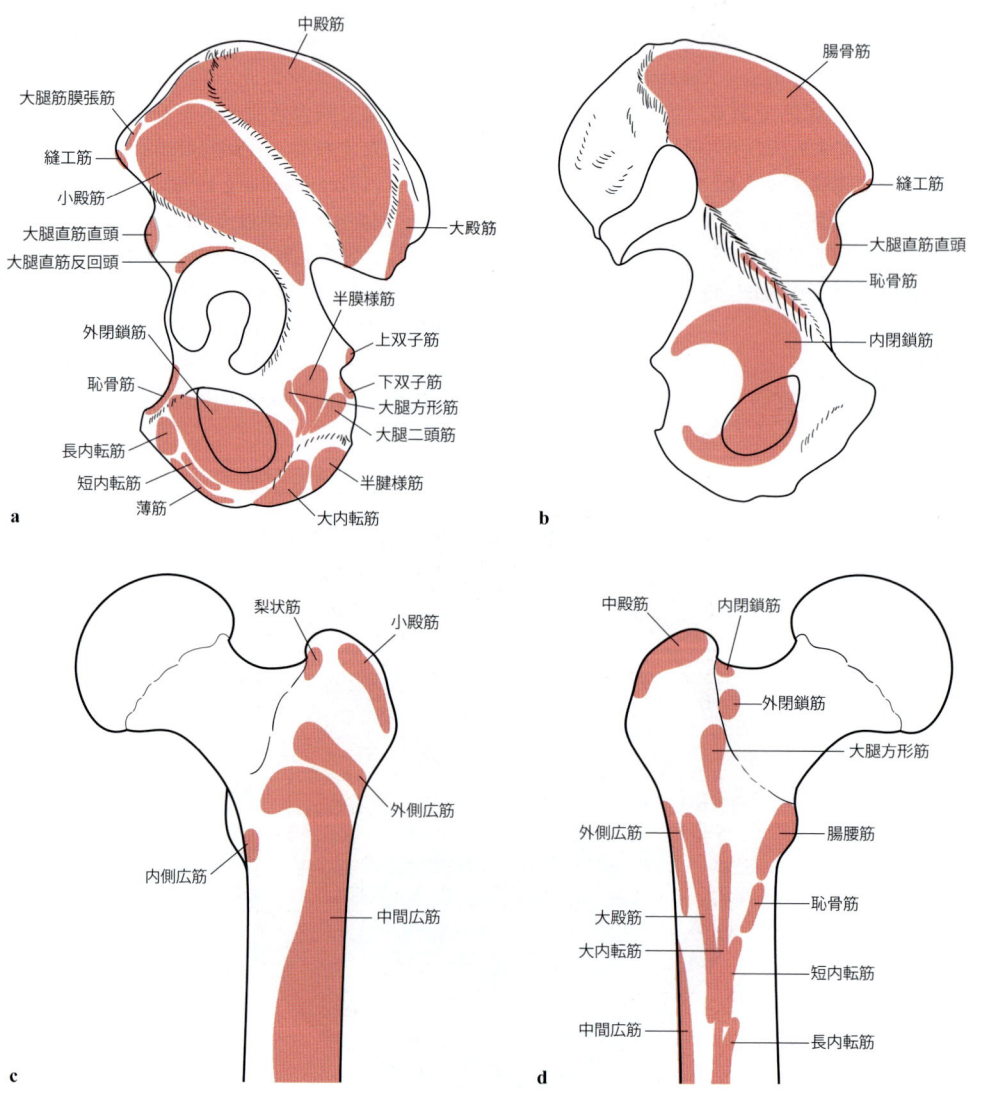

図7 股関節周囲の筋腱付着部
a: 寛骨外面，b: 寛骨内面，c: 大腿骨前面，d: 大腿骨後面.

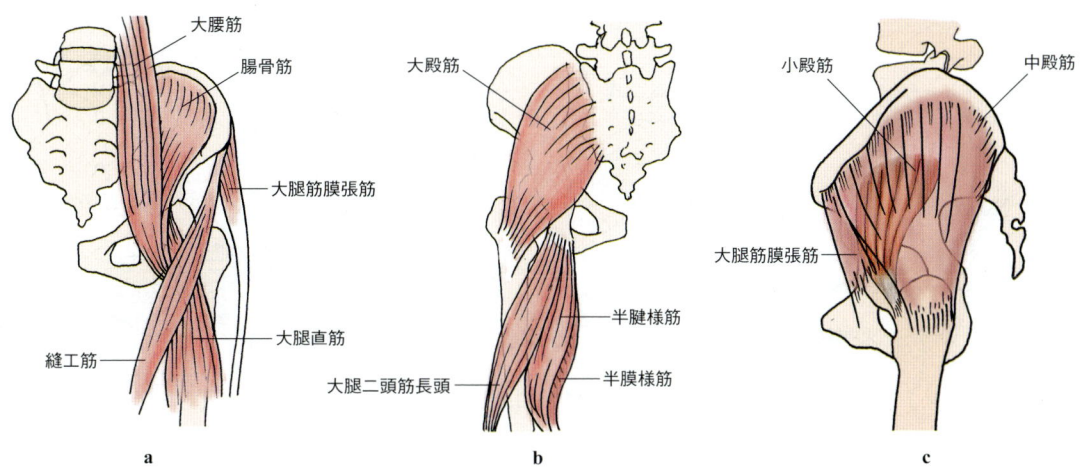

図8　股関節周囲筋 (屈筋・伸筋・外転筋群)
a: 屈筋群 (前面). b: 伸筋群 (後面). c: 外転筋群 (側面).

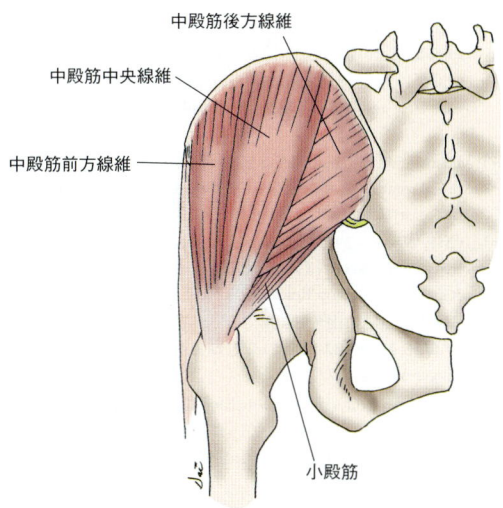

図9　中殿筋の前方線維・中央線維および後方線維
左股関節後面.　　　　　　　　　(Gottschalk ら 1989 より)

分けられる (図9). 後方線維と小殿筋は前後像で
は頚部に近い角度で走行するため歩行時の関節安定
化に関与し, 中央線維・前方線維および大腿筋膜
張筋は前後像でより垂直に近く走行するため, 外
転により強く関与する (Gottschalk ら 1989). 前方
線維は内旋作用を, 後方線維は外旋作用を有する
(Gottschalk ら 1989).

　小殿筋および大腿筋膜張筋も強い外転作用をも
ち, 筋電計を用いた検討で, 単純外転時には中殿筋
よりもむしろ大腿筋膜張筋がより強く活動している
ことが報告されている (Kadaba ら 1985). 大殿筋上
方線維および梨状筋も, 軽微ではあるが外転作用を
もつ.

4. 内転筋群 (図10a)

　内転筋群はいずれも閉鎖神経支配である. 両足立
位時の骨盤支持に重要な役割を果たす.

　大内転筋 (adductor magnus muscle / *musculus adductor
magnus*) が最も強力であり, 長内転筋 (adductor
longus muscle / *musculus adductor longus*)・短内転筋
(adductor brevis muscle / *musculus adductor brevis*)・恥骨
筋 (pectineus muscle / *musculus pectineus*)・薄筋 (gracilis
muscle / *musculus gracilis*) などが補助的に働く.

　内転筋群は, 股関節中間位および伸展位では大内
転筋の一部線維を除いて屈曲作用をもち, 屈曲位で
は伸展作用をもつようになる. このように筋の機能
が肢位によって変化することは「筋活動の逆転」と
よばれる. 筋活動の逆転は, 多様な運動が可能な股
関節では他の筋群においても認められるが, 内転筋
群において顕著である.

5. 外旋筋群 (図10b, 図10c)

　外旋筋群である梨状筋 (piriformis muscle / *musculus
piriformis*)・上双子筋 (gemellus superior muscle /
musculus gemellus superior)・下双子筋 (gemellus inferior
muscle / *musculus gemellus inferior*)・内閉鎖筋 (obturator
internus muscle / *musculus obturatorius internus*)・大腿
方形筋 (quadratus femoris muscle / *musculus quadratus
femoris*) は, 仙骨神経叢からの筋枝に支配されている.

　大殿筋, 中殿筋後方線維, 内転筋群も外旋作用を
持つ. 外閉鎖筋 (obturator externus muscle / *musculus
obturatorius externus*) も外旋作用を持つが, 閉鎖神経
支配であり, 他の外旋筋群とは支配神経が異なる.

　外閉鎖筋群の付着部は個人差が大きいものの, 梨
状筋は大転子頂部内側 (図10) に, 上双子筋, 内

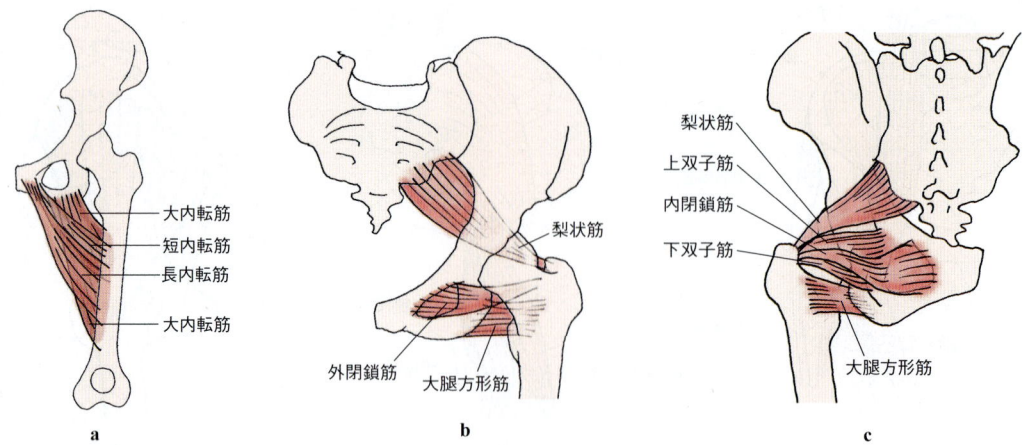

図 10　股関節周囲筋（内転筋・外旋筋群）
a: 内転筋群（前面）. b: 外旋筋群（前面）. c: 外旋筋群（後面）.

閉鎖筋，下双子筋の共同腱は梨状筋よりも遠位前方に，外閉鎖筋は共同腱よりも遠位後方（転子窩）に付着すると報告されている（Ito ら 2012，Fukuda ら 2017）．

6. 内旋筋群

中殿筋前方線維，小殿筋前方線維，大腿筋膜張筋が内旋作用をもつが，これらの筋も内旋が強くなると外旋作用をもつようになる（筋活動の逆転）．内旋筋群の筋力は外旋筋群に比して軽微である（Lang ら 1979）．

文献

Fukuda N, Otake Y, Takao M, et al. Estimation of attachment regions of hip muscles in CT image using muscle attachment probabilistic atlas constructed from measurements in eight cadavers. Int J Comput Assist Radiol Surg. 2017; 12: 733-742.

Gottschalk F, Kourosh S, Leveau B. The functional anatomy of tensor fasciae latae and gluteus medius and minimus. J Anat. 1989; 166 : 179-189.

Ito I, Matsushita I, Watanabe H, et al. Anatomic mapping of short external rotators shows the limit of their preservation during total hip arthroplasty. Clin Orthop Relat Res. 2012; 470: 1690-1695.

Kadaba MP, Wootten ME, Gainey J, et al. Repeatability of phasic muscle activity: performance of surface and intramuscular wire electrodes in gait analysis. J Orthop Res. 1985; 3 : 350-359.

Lang J, Wachsmuth. 山田致知，津山直一　監訳. ランツ臨床解剖学. 医学書院. 1979; 182-184 (Parktische Anatomie, Bein und Statik. Springer-Verlag. 1972)

Pauwels F. Biomechanics of the normal and diseased hip. Springer-Verlag. 1976.

Trendelenburg F. Trendelenburg's test: 1895. Clin Orthop Relat Res. 1998; 355 : 3-7.

7 滑膜, 滑液

1 滑　膜

　股関節のように可動性を有する関節は, 関節包（articular capsule, joint capsule）とよばれる線維性の袋によって包まれている.

　関節包の内面は滑膜（synovial membrane, synovium）に覆われ, 関節包内には関節腔（articular cavity, joint cavity）が存在する.

　関節腔には滑膜から分泌される滑液（joint fluid, synovial fluid）が貯留している. 可動関節は滑膜と関節腔の存在により, 滑膜関節（diarthrodial joint, synovial joint）ともよばれる.

　関節包の厚さは部位によって異なり, 肩関節では薄いが, 股関節では厚くて強靱である.

　滑膜の生理的条件下での機能として, 滑液分泌による摩擦の抑制, 関節に必要な栄養物質の移送と老廃物の除去, 関節の安定性維持, などがあげられる（Khan ら 2007）.

　一方, 関節リウマチに代表されるように炎症が惹起される状態では, 滑膜から炎症性サイトカインやタンパク分解酵素が産生され, 骨軟骨が破壊される.

　このように滑膜は関節の恒常性を維持するとともに, 疾患の病態にも関与する.

1. 解　剖

　股関節において関節包は寛骨臼縁と大腿骨近位を強固に連結し, 寛骨臼横靱帯にも連なっている. 大腿骨側の前面では転子間線に, 後面では頚部遠位1/3 に付着している（図 1）.

　股関節の滑膜は, 関節包の内面だけでなく, 大腿骨頚部の骨表面, 大腿骨頭靱帯（円靱帯）および寛骨臼窩の脂肪組織の表面も覆っているが, 関節軟骨や関節唇を被覆しない（図 2）.

2. 滑膜の構造と機能

　滑膜の最表層には 2 〜 3 層の細胞が並び, 滑膜表層細胞とよばれる（図 3）. 滑膜表層は基底膜を持たず, 血管からの血漿成分の漏出を容易にして滑液の維持に働く.

　その深層の滑膜下層には弾性線維, 脂肪組織, 微小血管および神経が存在し, 微小血管は滑液の分泌や維持で重要な役割を果たしている（石黒 2008）. さらに深層の外層では密なコラーゲン線維束となり, 関節包に移行する（図 4）.

　滑膜細胞は古典的に形態学的な特徴からマクロファージ様の A 型細胞と線維芽細胞様の B 型細胞に分類される（Barland ら 1962）.

　滑膜細胞のおよそ 2/3 が A 型細胞, 1/3 が B 型細胞である（Simkin 2001）. しかし, 分類不能の細胞も存在し, これらの細胞の起源も含めて滑膜組織には不明な点がある.

　貪食作用を有する A 型細胞は滑膜組織の表層に存在しており, 細胞膜表面に micovilli や microplica を有し, マクロファージに類似した形態を持つ（Iwanaga ら 2000）.

　A 型細胞の機能は, 関節内で発生する各種の debris（さまざまな酵素分解物質）を貪食して関節内での蓄積を防ぎ, 関節の恒常性を維持することである.

　マクロファージ系の表面マーカーを示し, 単球系細胞の起源をもつ. 細胞内には多くの小胞やリソ

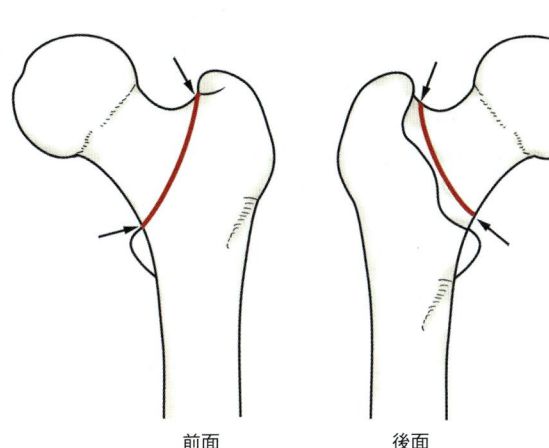

前面　　　　後面

図 1　**大腿骨の関節包付着部**
関節包は大腿骨の前面では転子間線に, 後面では頚部遠位 1/3 に付着している（赤線と矢印）. 滑膜はこの関節包内に存在している.

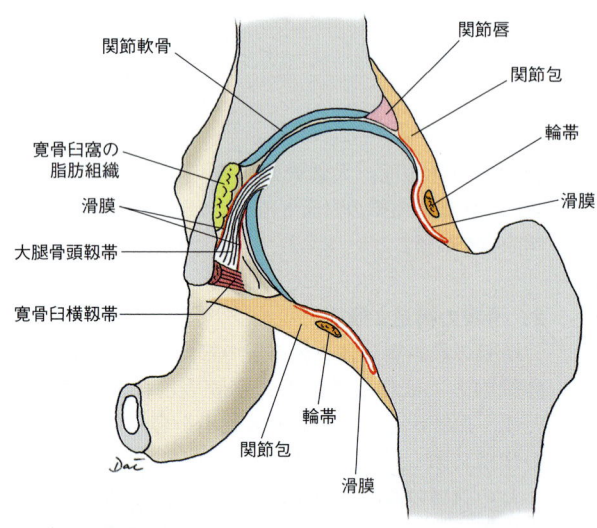

図2　股関節の滑膜
滑膜は関節包の内面，大腿骨頚部の骨表面，大腿骨頭靱帯および脂肪組織を覆っている．

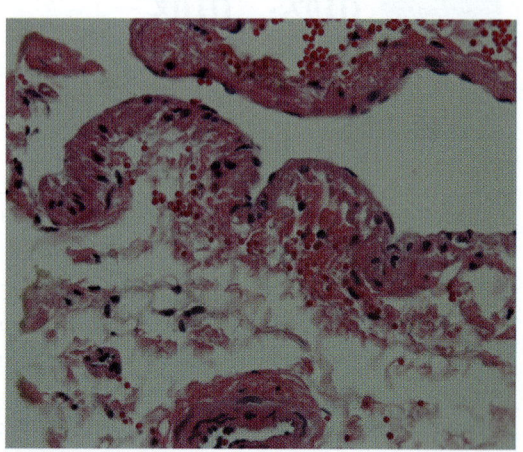

図3　正常の滑膜組織（家兎股関節）（× 200）

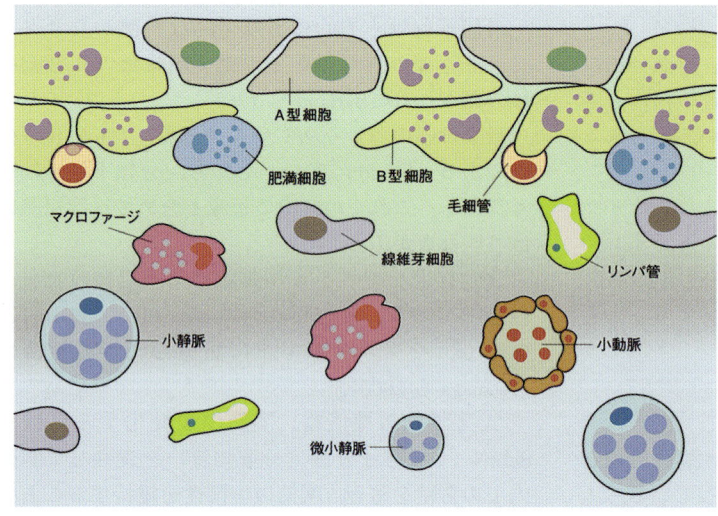

図4　滑膜組織の模式図
滑膜表層には 2 〜 3 層の滑膜細胞が並ぶ．
滑膜下層には微小血管がみられる．

ソーム，ファゴソームをもつ．表面マーカーは細胞の活性化状態によって異なる．

　活性化された A 型細胞は異物を貪食すると抗原提示細胞として働き，さまざまな炎症反応にかかわっている（Nigrovic ら 2007）．

　特別な表面マーカーを持たない B 型細胞の起源はいまだ明確ではない．線維芽細胞に類似した形態を持ち，発達した粗面小胞体と Golgi 装置を持つ反面，リソソームはほとんどみられない．

　B 型細胞は分泌細胞の機能を持ち，コラーゲン（Fell ら 1976），フィブロネクチン（Matsubara ら 1983），ヒアルロン酸（Castor ら 1988），プロテオグリカンなどの潤滑物質や軟骨細胞に必要な酸素や栄養素を関節腔内に供給している．

　B 型細胞はさまざまな刺激により matrix metallo-proteinase（MMP）（Sorsa ら 1992）をはじめとするタンパク分解酵素を分泌し，関節軟骨の基質を分解する働きも持つ（図 5）．

　滑膜にも自己増殖能と多分化能を有する間葉系幹細胞が存在することが明らかとなっている．滑膜由来幹細胞は *in vitro* で骨髄，皮下脂肪，骨格筋などに存在する幹細胞よりも高い軟骨分化能を有する（関矢ら 2011）．

　また，滑膜由来幹細胞に静水圧を負荷することで軟骨細胞へ分化する可能性もあり（Sakao ら 2008），再生医療への応用が期待されている（Sekiya ら 2021）．

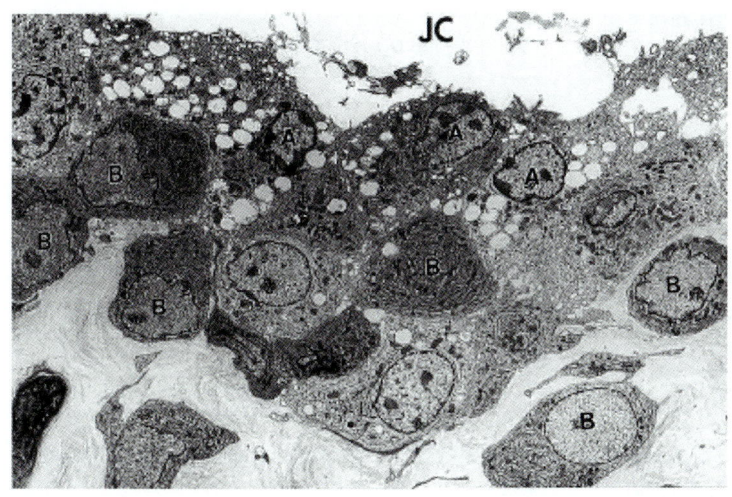

図5 滑膜細胞の微細構造（×800）
A型細胞（A）は表層に存在し，多くの小胞を有する．B型細胞（B）は関節腔（JC）から離れて存在し，多くの粗面小胞体を有する．
（Iwanaga ら 2000）

文献

Barland P, Novikoff AB, Hamerman D. Electron microscopy of the human synovial membrane. J Cell Biol. 1962; 14 : 207-220.

Castor CW, Cabral AR. Connective tissue activating peptides. Methods Enzymol. 1988; 163 : 731-748.

Fell HB, Glauert AM, Baratt ME, et al. The pig synovium. I. The intact synovium in vivo and in organ culture. J Anat. 1976; 122 : 663-680.

石黒直樹. 滑膜組織（中村利孝, 吉川秀樹　編集：最新整形外科学大系 第1巻 運動器の生物学と生体力学）. 中山出版. 2008; 105-110.

Iwanaga T, Shikichi M, Kitamura H, et al. Morphology and functional roles of synoviocytes in the joint. Arch Histol Cytol. 2000; 63 : 17-31.

Khan IM, Redman SN, Williams R, et al. The development of synovial joints.Curr Top Dev Biol. 2007; 79 : 1-36.

Matsubara T, Spycher MA, Rüttner JR, et al. The ultrastructural localization of fibronectin in the lining layer of rheumatoid arthritis synovium: the synthesis of fibronectin by type B lining cells. Rheumatol Int. 1983; 3 : 75-79.

Nigrovic PA, Lee DM. Synovial most cells: role in acute and chronic arthritis. Immuno Rev. 2007; 217 : 19-37.

Sakao K, Arai Y, Kubo T, et al. Induction of chondrogenic phenotype in synovium-derived progenitor cells by intermittent hydrostatic pressure. Osteoarthritis Cartilage. 2008;16 : 805-814.

関矢一郎. 軟骨代謝研究の最前線. 滑膜間葉幹細胞を用いた関節軟骨再生（解説／特集）. Clin Calcium. 2011; 21 : 83-93.

Sekiya I, Katano H, Mizuno M, et al. Alterations in cartilage quantification before and after injections of mesenchymal stem cells into osteoarthritic knees. Sci Rep. 2021; 11: 13832.

Simkin PA. Synovial Phisiology. Arthritis & Allied Conditions (Koopman WJ, ed. A Textbook of Rheumatology, 14th ed.) Lippincott Williams & Wilkins. 2001; 174-186.

Sorsa T, Konttinen YT, Lindy O, et al. Collagenase in synovitis of rheumatoid arthritis. Semin Arthritis Rheum. 1992; 22 : 44-53.

2 滑 液

1. 滑液の性状

滑液は関節腔に貯留する粘稠な液体で，曳糸性をもつ．正常での滑液の量は少なく，色調は黄色調透明である．

滑液は滑膜から分泌されたヒアルロン酸や糖タンパク質などに血漿濾過液が加わったものである．

粘稠度はヒアルロン酸の濃度に比例する．電解質や低分子量の物質の濃度は血液とほぼ同じであるが，高分子量の物質は血液よりも低濃度である．滑液中のグロブリンは低濃度であり，フィブリノゲンはほとんど存在しない．

2. 滑液の機能

1) 関節軟骨の栄養

関節軟骨は血管やリンパ管を持たないため，その栄養を滑液および軟骨下の骨髄からうけている．特に tidemark から関節表面側の非石灰化軟骨の栄養はすべて滑液により供給されている．

関節の動きに伴い軟骨には加圧と減圧が繰り返される．滑液はこのポンプ作用によって軟骨組織間隙を移動し，血漿との間で低分子物質の交換が行われている．

滑膜組織の深部では有窓（fenestrae）構造を持った微小血管が発達している．この構造により電解質や低分子物質は通過が可能になるが，血液中の高分子物質や細胞の滑膜組織間通過は困難となる．

また，血漿と滑液の間で，グルコースや酸素などの供給物質と乳酸や炭酸ガスなどの排出物質が等浸透圧で拡散し，交換が行われる（越智 2008）．

2) 関節の潤滑

滑液は関節包と関節軟骨で囲まれた空間を満たし，軟骨面の弾性変形効果とともに関節の潤滑を高める働きを持つ．

関節の潤滑機構にはくさび作用による流体動圧効果を考慮した流体潤滑説（MacConaill 1932）と軟骨表面の吸着膜効果によるとした境界潤滑説（Charnley 1960）が唱えられていた．

流体膜厚は滑液粘度に依存するが，流体潤滑を得るためにはその厚さが，軟骨表面の凹凸よりも大きくなる必要がある．

通常の歩行時に軟骨面に負荷がかかると軟骨表面の突起部が弾性変化により平坦化する．歩行時にはこの弾性流体潤滑が主体的に機能している（Dowson ら 1986）．

健常関節でも長時間制止していると関節軟骨間で直接接触が生じる．この場合には軟骨表面に境界潤滑作用を示す吸着膜が形成されるが，洗浄剤により吸着膜を脱離させると摩擦が顕著に上昇する（Murakami ら 1998）．

軟骨の最表層は吸着膜で被覆されているが，摩擦作用で吸着膜が脱離すると，吸着膜の下層に位置しプロテオグリカンを主体とするゲル膜層が，その低剪断特性を発揮して潤滑機能を果たす．

しかし，関節の潤滑作用は単一のメカニズムでは説明できず，さまざまな潤滑機構が関節軟骨の平滑度に応じて協調的に機能し，低摩擦および低摩耗性を獲得している（Dowson 1966）．

滑膜細胞から分泌される糖タンパクの一種であるルブリシン（lubricin）がヒアルロン酸と結合し，関節の潤滑に重要な役割を果たしていることが明らかとなっている（Lotz 2012）．

文献

Charnley J. The lubrication of animal joints in relation to surgical reconstruction by arthroplasty. Ann Rheum Dis.1960 ; 19 :10-19.

Dowson D. Modes of lubrication in human joints. Proc I Mech E. 1966; 181 : 45-54.

Dowson D, Jin ZM: Micro-elastohydrodynamic lubrication in synovial joints. Eng Med. 1986;15 : 63-65.

Lotz M. Osteoarthritis year 2011 in review: biology. Osteoarthritis Cartilage. 2012; 20 : 192-196.

MacConall MA. The function of articular fibrocartilage. J Anat. 1932; 66 : 210.

Murakami T, Higaki H, Sawae Y, et al. Adaptive multimode lubrication in natural synovial joints and artificial joints. Proc Inst Mech Eng H. 1998; 212 : 23-35.

越智隆弘．滑膜の生物学的反応（中村利孝，吉川秀樹　編集：整形外科学大系 第1巻 運動器の生物学と生体力学）．中山出版．2008; 125-131.

3 滑膜の炎症性変化

関節リウマチや変形性関節症などでは，炎症性細胞の浸潤や間質の浮腫を伴う滑膜炎を生じる．滑膜炎が強くなると滑膜表層細胞の増殖や血管新生が起こり，房状または絨毛状を呈する（図6）．

滑膜炎では血液と滑液の間の物質交換機構に破綻をきたすことで，滑液の量が増えて関節内に貯留する．

滑液の色調，透明度および粘稠度などの性状は疾患ごとに変化する．また，滑液中の白血球数も疾患ごとに異なり，白血球数に比例して滑液は混濁する（表1）．

関節リウマチや変形性関節症では，滑液中のヒアルロン酸の分子量や濃度が低下する．滑液の粘性が低下すれば，流体膜厚は薄くなって，潤滑機能が影響を受ける（村上 2006）．

文献

村上輝夫．関節軟骨組織構造・軟骨細胞と関節のトライボロジー特性．生体医工学．2006; 44 : 537-544.

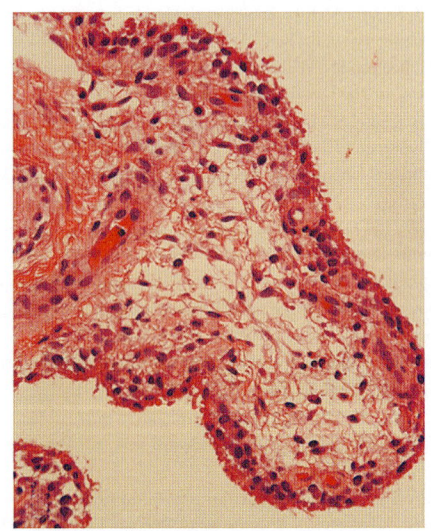

図6　変形性股関節症の滑膜組織（× 200）

表1　関節液の性状の変化

	正常	非炎症性	炎症性	化膿性	血性
色調	淡黄色	淡黄色	黄色	黄色・膿性	赤色・暗赤色
透明度	透明	透明	半透明〜混濁	混濁	不透明
粘稠度	高い	高い	低い	低い	低い
白血球数（/mm³)	50 〜 200	200 〜 2,000	2,000 〜 100,000	50,000 以上	
好中球分画	＜ 25%	＜ 25%	＞ 50%	＞ 75%	

8　血管系

股関節の血行は，大腿骨頭において特殊性を持つ．これは股関節が球関節（いわゆる ball and socket joint）であり可動域が非常に大きい関節であること，関節包通過部で栄養血管が固定されていること，荷重が集中する部分であること，などに関係している．

大腿骨頭内における特徴的な血管走行は小児における Perthes 病，成人の特発性大腿骨頭壊死症，大腿骨頚部骨折に続発する症候性大腿骨頭壊死症などの発症に深く関連している．

股関節の血行に関与する血管系は，主に内腸骨動脈の分枝と外腸骨動脈の分枝の2つの経路からなる．

大腿骨頭の血行は外腸骨動脈系の分枝に由来し，大腿骨頭にいたるまでの血管走行も特殊であることはよく知られている．この特殊性も特発性や外傷性の大腿骨頭壊死症の発生に関与するといわれている．

大腿骨頭の血管解剖は 1940 年代から 1970 年代にかけて行われた屍体を用いた微細血管造影によって研究が行われてきた（Tucker 1949，Trueta ら 1953，1957，Sevitt ら 1965，Wertheimer ら 1971，Ogden 1974，Chung 1976）．

その特徴は終末血管系であること，強い荷重が集中して加わる部位であることである．

文献

Chung SM. The arterial supply of the developing proximal end of the human femur. J Bone Joint Surg Am. 1976; 58 : 961-970.

Ogden, JA. Changing patterns of proximal femoral vascularity. J Bone Joint Surg Am. 1974; 56 : 941-950.

Sevitt S, Thompson RG. The distribution and anastomosis of arteries supplying the head and neck of the femur. J Bone Joint Surg Br. 1965; 47 : 560-573.

Trueta J, Harrison MHM. The normal vascular anatomy of the femoral head in adult man. J Bone Joint Surg Br. 1953; 35 : 442-461.

Trueta J. The normal vascular anatomy of the human femoral head during growth. J Bone Joint Surg Br. 1957; 39 : 358-394.

Tucker FR. Arterial supply at the femoral head and its clinical importance. J Bone Joint Surg Br. 1949; 31 : 82-93.

Wertheimer LG, Lopes Sde L. Arterial supply of the femoral head. A combined angiographic and histological study. J Bone Joint Surg Am. 1971; 53 : 545-556.

1 | 股関節にいたる血管系（図1）

股関節に血液を供給する血行の起点は総腸骨動脈（common iliac artery）である．

総腸骨動脈からは内腸骨・外腸骨動脈の2つの大きな経路の血管系が分枝される．このうち内腸骨動脈（internal iliac artery）は，上殿動脈（superior gluteal artery）と下殿動脈（inferior gluteal artery）に大きく分かれる．

上殿動脈は梨状筋の上方で骨盤の外に出るが，寛骨へ血流を供給する血管を下方に分枝し，股関節後方末梢まで分布する．上殿動脈の分枝が上寛骨臼動脈となり寛骨臼から関節包に分布する．

下殿動脈は閉鎖動脈（obturator artery）を分岐し寛骨臼後下方に分布する．この分枝である寛骨臼枝が大腿骨頭靱帯動脈（ligamentum teres artery）となり寛骨臼窩に分布するとともに内側骨端動脈（medial epiphyseal artery）となる（図2）．

外腸骨動脈（external iliac artery）は鼡径靱帯付近で大腿動脈（femoral artery）となり，血管裂孔から大腿の前面に位置するようになる．

大腿深動脈（deep femoral artery），外側大腿回旋

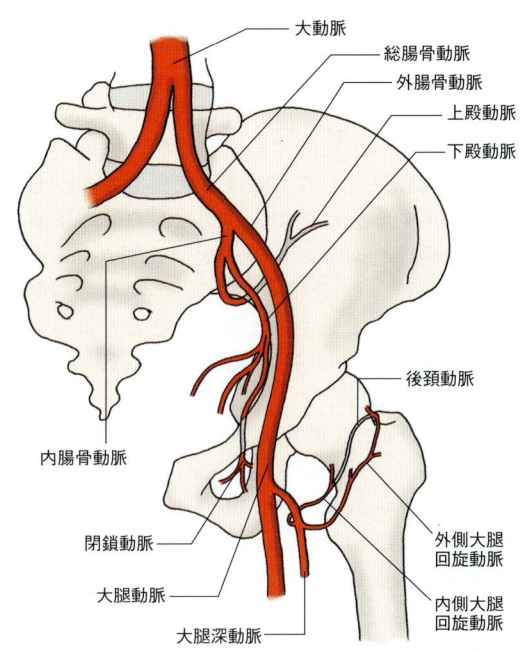

図1　股関節に関連する血管系

内腸骨動脈と外腸骨動脈の2つの大きな血管が総腸骨動脈から分枝される．内腸骨動脈は，上殿動脈と下殿動脈に分かれる．下殿動脈は閉鎖動脈を分岐する．外腸骨動脈は鼡径靱帯付近で大腿動脈となり，大腿深動脈は大腿動脈から分かれる．大腿深動脈から後方へ内側大腿回旋動脈が分岐するとともに，外側大腿回旋動脈も分岐する．

図中ラベル：大動脈，総腸骨動脈，外腸骨動脈，上殿動脈，下殿動脈，後頚動脈，内腸骨動脈，閉鎖動脈，大腿動脈，大腿深動脈，外側大腿回旋動脈，内側大腿回旋動脈

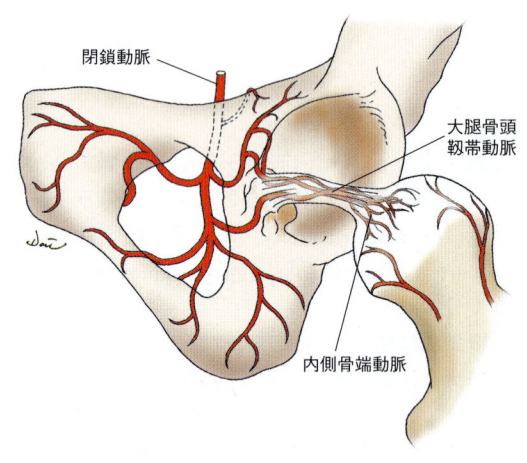

閉鎖動脈

大腿骨頭
靱帯動脈

内側骨端動脈

図2 寛骨臼窩の血管
下殿動脈は閉鎖動脈を分岐し寛骨臼後下方に分布する．この分枝である寛骨臼枝が大腿骨頭靱帯動脈となり内側骨端動脈となる．

動脈（lateral femoral circumflex artery），内側大腿回旋動脈（medial femoral circumflex artery），貫通動脈などの分枝があるが大腿動脈自体は直接的には股関節の血行に関与しない．

大腿深動脈は弾径靱帯の遠位約4cm前後の位置で大腿動脈から分かれ（Łabętowicz ら 2019），大腿骨頭の血行に深く関与する内側大腿回旋動脈を中枢から後方に分岐するとともに，転子部前方を通り大転子にいたる外側大腿回旋動脈を分岐する．

ただし，内側大腿回旋動脈と外側大腿回旋動脈は大腿深動脈以外から分岐する変異も多く，それぞれ大腿深動脈分岐前の大腿動脈から分岐する場合や，大腿深動脈分岐後の浅大腿動脈（superficial femoral artery）から分岐する場合，さらには内側大腿回旋動脈が欠損している場合，なども報告されている（Tomaszewski ら 2016, Zlotorowicz ら 2018, Łabętowicz ら 2019）．

大腿骨頭の血行に最も深く関与する内側大腿回旋動脈からは，後頚動脈（posterior column artery）と下被膜下動脈（inferior retinacular artery）が分かれる．

後頚動脈は転子間稜の短外旋筋群の付着部の深い位置を外閉鎖筋に沿って走行し，転子窩にいたったところで近位の大腿骨頭に向かい上被膜下動脈（superior retinacular artery）となる．上被膜下動脈は，その末梢で外側骨端動脈（lateral epiphyseal artery）として骨端に入る（図3）．

外側大腿回旋動脈の分枝は，大腿骨頭前内側に一部分布する．内側大腿回旋動脈と外側大腿回旋動脈は，大腿骨頭および大腿骨頚部に対してそれぞれ約8：2，7：3の割合で血液を供給している（Dewar

ら 2016）．

大腿骨頭の血行には，閉鎖動脈の分枝である寛骨臼枝から分かれる大腿骨頭靱帯動も一部関与し，これは成長終了後も持続する（Tucker 1949, Barrington ら 2017, Perumal ら 2019）．

2 大腿骨頭の血管系

1. 成人の血管系

大腿骨頭に内側・外側大腿回旋動脈から流入する血行をつかさどる血管系は，古くは capsular artery とも呼ばれたが，今日では大腿骨頚部被膜下動脈（retinacular artery）と呼称されることが多い．

栄養血管は関節包の組織内ではなく retinaculum を通過していること，その血管は関節包の栄養には関与していないこと，などが理由である（Tucker 1949）．なお，retinacular artery は，支帯動脈と記載されることもあるが，大腿骨頚部の被膜の下を通り大腿骨頭を栄養する点から，本書では被膜下動脈とした．

主な大腿骨頭の栄養血管は上被膜下動脈の末梢の外側骨端動脈（lateral epiphyseal artery），下被膜下動脈の末梢の下骨幹端動脈（inferior metaphyseal artery），大腿骨頭靱帯動脈の末梢の内側骨端動脈（medial epiphyseal artery）である．

最も重要な血管は大腿骨頭荷重部に広範囲に血流を供給する外側骨端動脈である．特発性大腿骨頭壊死症では外側骨端動脈の起始部における血行障害と修復血管の進入像が明らかにされている（Atsumi ら 1989, 1997）．

図3 に大腿骨頭の血行に関与する主だった血管のシェーマを示す．

被膜下動脈と骨端・骨幹端動脈の明確な線引きは難しい．

大腿骨頭への血管走行を述べる場合には被膜下動脈の用語が，大腿骨頭内の血管分布を考える場合には骨端・骨幹端動脈の用語が理解しやすい．

本書では，文献的に被膜下動脈が骨端・骨幹端動脈を分枝あるいは含むとの記載もみられるため（Sevitt ら 1965, Catto 1976），被膜下動脈がそれぞれ骨端動脈や骨幹端動脈として骨内に入るとして扱うこととした．

1）外側骨端動脈（lateral epiphyseal artery）

大腿骨頭を栄養するこの血管は，大腿骨頚部外側から大腿骨頭内に進入し荷重部を含む広範囲な部分に血液を供給する．

内側大腿回旋動脈から分かれる後頚動脈の末梢よ

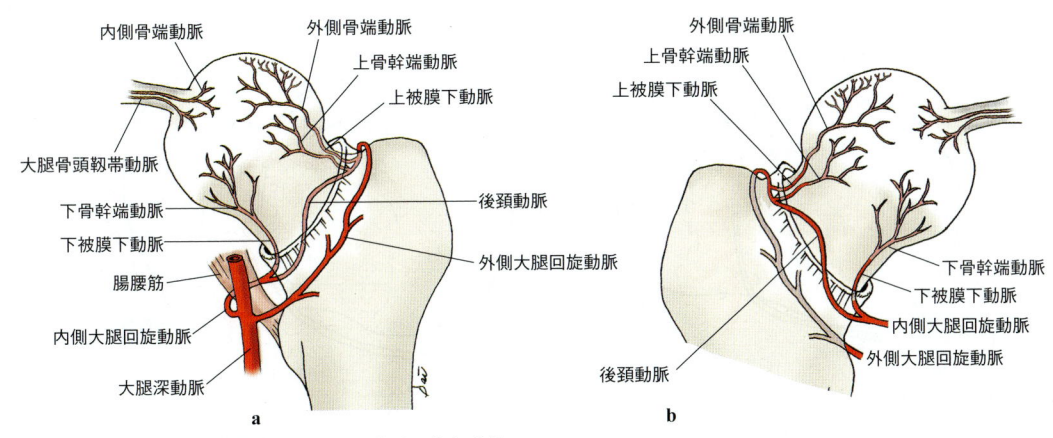

内側骨端動脈　外側骨端動脈　上骨幹端動脈　上被膜下動脈　大腿骨頭靭帯動脈　下骨幹端動脈　下被膜下動脈　腸腰筋　内側大腿回旋動脈　大腿深動脈　後頚動脈　外側大腿回旋動脈

外側骨端動脈　上骨幹端動脈　上被膜下動脈　下骨幹端動脈　下被膜下動脈　内側大腿回旋動脈　外側大腿回旋動脈　後頚動脈

図3　成人の大腿骨頭に関与する主な血管
a: 前面. b: 後面.
大腿骨頭の栄養血管で最も重要なものは，上被膜下動脈の末梢である外側骨端動脈である.

り急角度で分岐し頚部被膜内を通過する上被膜下動脈を経て，大腿骨頭下の上方から後上方にかけて存在する血管孔を通って大腿骨頭内に分布する（Regoら 2017，Kamath ら 2022）.

この血管の本幹から，多数の血管が関節表面に向かって分岐し広範囲に分布する. 大腿骨頭関節表面に向かって走行する血管は，関節面に対し直角な方向に軟骨と骨の境界まで分布する.

大腿骨頭への進入部は，大腿骨頚部骨折の骨折部（Ly ら 2009）や大腿骨頭すべり症の転位部に一致するため血行障害に深く関与する.

成長期の骨幹端の外側に相当する部分には後頚動脈より分岐する上骨幹端動脈（superior metaphyseal artery）が分布する. 成長期では成長軟骨板により外側骨端動脈と血行が分かれているが，成人では血管解剖学的には区別する意義は少ない.

2) 内側骨端動脈 (medial epiphyseal artery)

大腿骨頭靭帯動脈は，閉鎖動脈から分岐し寛骨臼窩に分布するとともに，大腿骨頭靭帯内を通過し大腿骨頭窩から内側骨端動脈として骨内に進入し分布する（図2，図3）.

その範囲は小さく，大腿骨頭の血流には重要ではないとされるが，成人においても血液供給が持続していることが示されている（Tucker 1949，Wertheimer ら 1971，Barrington ら 2017，Perumal ら 2019）.

3) 下骨幹端動脈 (inferior metaphyseal artery)

内側大腿回旋動脈起始部から後頚動脈を介さず直接分枝する下被膜下動脈を経て，下骨幹端動脈となる. 大腿骨頭荷重部の血行への関与は少ない.

この血管は大腿骨頚部内側に位置する強靭な

支持組織である Weitbrecht 支帯（retinaculum of Weitbrecht）内を通過し（Fawcett 1895），大腿骨頭下内側から骨内に入り成長期の骨幹端の内側に相当する部分の血行に関与する（図3）.

4) 外側大腿回旋動脈 (lateral femoral circumflex artery)

外側大腿回旋動脈は大腿深動脈から分かれ，その分枝は，大腿骨頚部前下方から大腿骨頭前内側にかけて分布する. 大腿骨頭荷重部への血行の関与は内側大腿回旋動脈に比し少ない（Dewar ら 2016）.

転子部前方において内側大腿回旋動脈の分枝である後頚動脈と骨外で吻合枝を有し頚部における動脈輪を形成するとされる（Chung 1976）.

2. 小児の血管系

小児の大腿骨頭の血管系は，その成長に伴い大きく変化する（図4）.

小児における骨端部の栄養に関与する血管は広範囲な外側部分に関与する外側骨端動脈と内側に位置する大腿骨頭靭帯動脈である.

骨幹端の血行は上骨幹端動脈と下骨幹端動脈である.

骨端の骨化中心に対する血行は発育に大きく関与する. 大腿骨頭は成長期には成長軟骨板を境として，栄養血管の支配領域が分かれている.

すなわち出生時にすでに骨成分が存在する骨幹端と血管進入により骨が成長とともに形成される骨端部の血行支配が異なるということである.

Chung（1976）は屍体を用いた血行の研究から骨端部，骨幹端間は，血行の面から成長軟骨板が完全なバリヤーとなっていることを明らかにした.

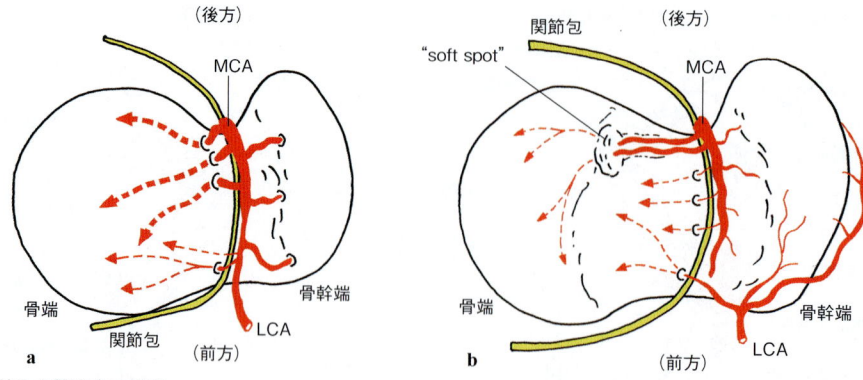

図4　成長に伴う血管分布の推移
a: 新生児期．前方は外側大腿回旋動脈の分枝が，後方は内側大腿回旋動脈の分枝が直接軟骨に進入し，ほぼ同程度に栄養している．b: 幼児期．外側大腿回旋動脈からの血行が少なくなり，内側大腿回旋動脈からの血行が主体となっている．内側大腿回旋動脈からの分枝は soft spot から大腿骨頭内に進入する．（Ogden1974）　MCA：内側大腿回旋動脈　LCA：外側大腿回旋動脈

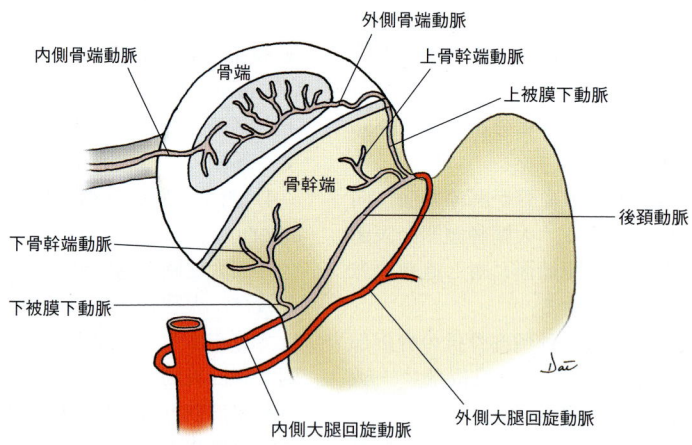

図5　小児の大腿骨頭に関与する主な血管（左大腿骨近位部を前方からみた図）
小児における骨端の栄養に関与する血管は，広範囲な外側部分に関与する外側骨端動脈と内側に位置する大腿骨頭靱帯動脈である．骨幹端の血行には上骨幹端動脈と下骨幹端動脈が関係している．骨端の骨化中心に対する血行は発育に大きく関与する．大腿骨頭は成長期には成長軟骨板を境として，栄養血管の支配領域が分かれている．

　出生時から思春期における成長期骨端部の血行の発達には外側から進入する外側骨端動脈が中心となって役割を果たす．

　図5に小児の大腿骨頭の血行に関与する主だった血管のシェーマを示す．

1）骨端部ならびに骨幹端の血行

　Trueta（1957）や Ogden（1974）などの詳しい報告があり，成長期の大腿骨頭の血行は5つの時期に分けられている．

　出生後1年間は大腿骨頭（femoral chondroepiphysis，軟骨性骨端部）には，前方は外側大腿回旋動脈の分枝から，後方は内側大腿回旋動脈の分枝からほぼ同程度に栄養血管が進入している．

　骨端部においては，栄養血管は外側から進入し内側に水平方向に向かうとされている．

　4か月から4歳では外側骨端動脈が重要であり，内側の大腿骨頭靱帯動脈は早期に消退するとされている．

　4歳から7歳では，骨端と骨幹端は成長軟骨板によって，明瞭に分けられ，外側骨端動脈に栄養を依存しているとされている．

　この時期に外側骨端動脈が障害されると骨端の壊死につながる．Perthes age といわれている．

　前思春期に相当する9歳から10歳では，大腿骨頭靱帯動脈の血行が増加し，骨端部の血行は外側骨端動脈と大腿骨頭靱帯動脈の2つの血管に依存するようになるとされている．

　思春期以降では，バリヤーとしての成長軟骨板は

消失し血管吻合（vascular anastomosis）が生じるので成人の血管経路に近い形態となる．

　Chung（1976）は大腿骨頭靱帯動脈は年齢，性，人種に特異性がないことを示したが，一方で前面および内側面を交差する上行枝は，出生時から2歳までに比較して3～10歳で少ないとし，Perthes病の病因の一因であるとしている．

　Perthes病に対する内側大腿回旋動脈の選択的動脈造影の報告では，血行障害は外側骨端動脈の起始部において生じ修復血行が進入するが，大腿骨頭靱帯動脈からの血行は初期では大腿骨頭窩付着においてのみ観察され，圧潰後の亜脱臼例で骨端部内側に修復血行がみられるとしている（Atsumi ら2000，2001）．

3．関節外血行路

　股関節の血管系は，前述したように関節包を通過することや股関節手術時における関節外の損傷などの影響を少なからず受ける．

　Zlotorowicz ら（2011）の白人屍体の報告では，大腿骨頭の血行は内側大腿回旋動脈領域のグループ由来であるが，下殿動脈の梨状筋分枝との吻合が重要としている．

　Gautier ら（2000）による24屍体を用いた血管分布の報告では，関節包外では内側大腿回旋動脈の分枝は外閉鎖筋のレベルにあり，下双子筋，内閉鎖筋と交差し上双子筋のレベルで関節包を通過し大腿骨頚部後上方を走行するとしている．

　Atsumi（1993）は内側大腿回旋動脈の選択的動脈造影において，52％は正常経路（大腿深動脈から分岐する内側大腿回旋動脈の起始－外側に向かう後頚動脈－その末梢より鋭角に分岐する上被膜下動脈），43％が内腸骨動脈の分枝および後頚動脈両方の経路，5％が内腸骨動脈の分枝のみの経路であったとしている．

　股関節の血行には多くの破格が骨外において存在する（Tomaszewski ら2016，Zlotorowicz ら2018，Łabętowicz ら2019）．

> 大腿骨頭の栄養血管には統一した名称はない．名称の扱い方については巻頭の「本書の記載について」の「血管系の表記」の部分で説明しているので参照して欲しい．

文献

Atsumi T, Kuroki Y, Yamano K. A microangiographic study of idiopathic osteonecrosis of the femoral head. Clin Orthop Relat Res. 1989; 246 : 186-194.

Atsumi T. Bone arteriography of the femoral head of human in normal and pathological conditions (Schoutens A, et al eds: Bone Circulation and Vascularization in Normal and Pathological Conditions). NATO ASI Series, Series A: Life Sciences. 1993; 247 : 293-299.

Atsumi T, Yamano K. Superselective angiography in osteonecrosis of the femoral head (Urbaniak JR, Jones JP, eds: Osteonecrosis). American Academy of Orthopaedic Surgeons. 1997; 247-252.

Atsumi T, Yamano K, Muraki M, et al. The blood supply of the lateral epiphyseal arteries in Perthes' disease. J Bone Joint Surg Br. 2000; 82 : 392-398.

Atsumi T, Yoshihara S, Hiranuma Y. Revascularization of the artery of the ligamentum teres in Perthes disease. Clin Orthop Relat Res. 2001; 386 : 210-217.

Barrington JW, Sodhi N, Ali M, et al. Are the anatomy textbooks wrong? A clinical patho-anatomic study of foveal vessels in the round ligament of the hip. Ann Transl Med. 2017; 5 (Suppl 3): S32.

Catto M. Pathology of aseptic bone necrosis (Davidson JK ed: Aseptic Necrosis of Bone). Excepta Medica. 1976; 3-100.

Chung SM. The arterial supply of the developing proximal end of the human femur. J Bone Joint Surg Am. 1976; 58 : 961-970.

Dewar DC, Lazaro LE, Klinger CE, et al. The relative contribution of the medial and lateral femoral circumflex arteries to the vascularity of the head and neck of the femur: a quantitative MRI-based assessment. Bone Joint J. 2016; 98-B: 1582-1588.

Fawcett E. Retinacula of Weitbrecht. What is their function? J Anat Physiol. 1895; 30(Pt 1) : 53-58.

Gautier E, Ganz K, Krügel N, et al. Anatomy of the medial femoral circumflex artery and its surgical implications. J Bone Joint Surg Br. 2000; 82 : 679-683.

Kamath V, Gupta C. Morphological study on distribution of nutrient foramina in femoral neck in relation to retinacula of weitbrecht with its surgical implications. J Orthop. 2022; 31: 57-60.

Łabętowicz P, Olewnik Ł, Podgórski M, et al. A morphological study of the medial and lateral femoral circumflex arteries: a proposed new classification. Folia Morphol (Warsz). 2019; 78: 738-745.

Ly TV, Swiontkowski MF. Treatment of femoral neck fractures in young adults. Instr Course Lect. 2009; 58 : 69-81.

Ogden JA. Changing patterns of proximal femoral vascularity. J Bone Joint Surg Am. 1974; 56 : 941-950.

Perumal V, Woodley SJ, Nicholson HD. Neurovascular structures of the ligament of the head of femur. J Anat. 2019; 234: 778-786.

Rego P, Mascarenhas V, Collado D, et al. Arterial topographic anatomy near the femoral head-neck perforation with surgical relevance. J Bone Jt Surg Am. 2017; 99: 1213-1221.

Sevitt S, Thompson RG. The distribution and anastomosis of arteries supplying the head and neck of the femur. J Bone Joint Surg Br. 1965; 47 : 560-573.

Tomaszewski KA, Henry BM, Vikse J, et al. The origin of the medial circumflex femoral artery: a meta-analysis and proposal of a new classification system. PeerJ. 2016: 4: e1726.

Trueta J. The normal vascular anatomy of the human femoral head during growth. J Bone Joint Surg Br. 1957; 39 : 358-394.

Tucker FR. Arterial supply to the femoral head and its clinical importance. J Bone Joint Surg Br. 1949; 31 : 82-93.

Wertheimer LG, Lopes Sde L. Arterial supply of the femoral head. J Bone Joint Surg Am. 1971; 53 : 545-556.

Zlotorowicz M, Szczodry M, Czubak J. et al. Anatomy of the medial femoral circumflex artery with respect to the vascularity of the femoral head. J Bone Joint Surg Br. 2011; 93 : 1471-1474.

Zlotorowicz M, Czubak-Wrzosek M, Wrzosek P, et al. The origin of the medial femoral circumflex artery, lateral femoral circumflex artery and obturator artery. Surg Radiol Anat. 2018; 40: 515-520.

9 神経系

股関節周囲には，体幹から下肢へと走行する種々の神経が存在する．解剖学的用語は特に記載のない限り日本語（英語／ラテン語）で表記する．

1 股関節に関与する神経叢

1. 神経叢における腹側，背側の概念 (図1)

股関節に関与する神経叢としては，腰神経叢 (lumbar plexus / *plexus lumbalis*) および仙骨神経叢 (sacral plexus / *plexus sacralis*) があるが，いずれの神経叢も脊髄神経の前枝から形成される．

神経叢はさらに下肢の屈側と伸側に分布する神経が，背側と腹側に層をなして配列しており，背側，腹側の分離は特に仙骨神経叢において顕著である．

背側，腹側とはいえ，いずれの層も脊髄神経後枝由来ではなく前枝由来であり，後枝は体幹筋のみに分布する．英語表記では，脊髄神経前枝を ventral ramus（複数形：rami），その背側枝を posterior branch (es) of ventral ramus (rami)，腹側枝を anterior branch (es) of ventral ramus (rami) と表現することが多いため混同しないよう留意する必要がある．

神経は異なる高位の神経との吻合あるいは変異を示すことは多いが，異なる層の神経間の吻合あるいは変異は稀である（Eisler 1892）．

2. 腰神経叢 (Th12〜L4) (図2, 4)

腰神経叢は第1から第4腰神経の前枝が中心となるが，第12胸神経前枝が第1腰神経前枝に合流することも多い（Gray 2010, Anloague ら 2009）．

腰神経叢からは腸骨下腹神経 (iliohypogastric nerve / *nervus iliohypogastricus*)・腸骨鼠径神経 (ilioinguinal nerve / *nervus ilioinguinalis*)・陰部大腿神経 (genitofemoral nerve / *nervus genitofemoralis*)・閉鎖神経 (obturator nerve / *nervus obturatorius*)・大腿神経 (femoral nerve / *nervus femoralis*)・外側大腿皮神経 (lateral femoral cutaneous nerve / *nervus cutaneus femoris lateralis*) の6本の枝が形成される．

第1腰神経前枝は頭側枝および尾側枝に分離し，頭側枝（および第12胸神経前枝からの枝）は腸骨下腹神経および腸骨鼠径神経を形成する．

第1腰神経前枝の尾側枝は第2腰神経前枝の腹側枝と合流し，陰部大腿神経を形成する．

第2から第4腰神経前枝の腹側枝から閉鎖神経が，第2から第4腰神経前枝の背側枝から大腿神経が形成される．

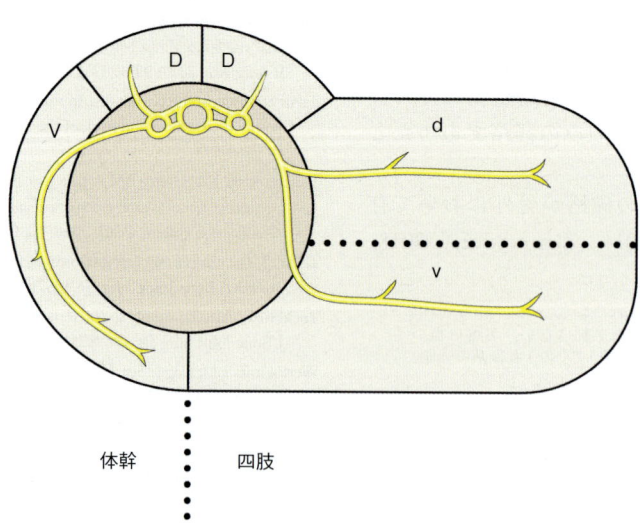

図1　神経叢における背側・腹側の概念
D: 脊髄神経後枝による支配域，V: 脊髄神経前枝による支配域，d: 神経叢背側層による支配域，v: 神経叢腹側層による支配域．

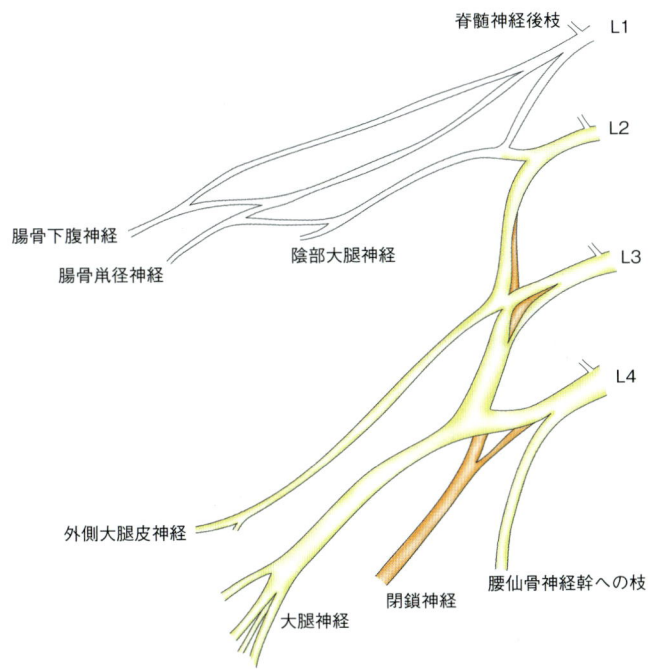

図中ラベル：
脊髄神経後枝　L1
L2
L3
L4
腸骨下腹神経
腸骨鼡径神経
陰部大腿神経
外側大腿皮神経
大腿神経　閉鎖神経　腰仙骨神経幹への枝

図2　腰神経叢（背側よりの図）
オレンジ：腰神経叢腹側層由来の神経
黄色：腰神経叢背側層由来の神経
白：背腹未分離の神経

外側大腿皮神経は第2，第3腰神経前枝の背側枝から形成される．腰神経叢は大腰筋の筋腹に埋もれており，各枝は大腰筋の筋膜を貫いて筋外に出る．

1）**大腿神経（femoral nerve）**：腰神経叢の最大の枝であり，第2～第4腰神経前枝の背側枝から形成される．大腰筋外に出たのち，大腰筋と腸骨筋の間を走行し，大腿動脈の外側で鼡径靱帯の下を通過する．骨盤内で腸骨筋，大腰筋への筋枝および大腿骨骨膜へいたる枝を出し，骨盤外で多数の枝に分かれる．

大腿四頭筋，縫工筋，恥骨筋への筋枝，股関節および膝関節への枝，大腿前面への皮枝および伏在神経などがあげられる．

2）**閉鎖神経（obturator nerve）**：第2～第4腰神経前枝の腹側枝からなる閉鎖神経は，大腰筋内で1本の神経にまとまり，大腰筋の内側で筋外に出たのち総腸骨動・静脈の後方を走り，小骨盤の内壁に沿って遠位に走行して閉鎖管から骨盤外に出る．

骨盤外で前枝と後枝に分離し，前枝は長内転筋と短内転筋の間を走行し，長内転筋，短内転筋，薄筋の筋枝および大腿内側面を支配する皮枝を出す．

後枝は短内転筋と大内転筋の間を走行し，外閉鎖筋，大内転筋，短内転筋の筋枝を出す．関節包枝は，前枝と後枝のいずれからも分岐する（Birnbaum ら 1997）．

3）**副閉鎖神経（accessory obturator nerve**

/ nervus obturatorius accessorius）：10 ～ 30 ％程度の頻度で副閉鎖神経が存在する（Woodburne 1960，Akkaya ら 2008）．第3 および第4 腰神経前枝からなることが多いが，稀に第2 腰神経前枝も関与する（Katritsis ら 1980）．

副閉鎖神経は恥骨上枝の上方を走行するのが特徴であり，大腿動・静脈の内側で鼡径靱帯の下を通過し，恥骨筋への筋枝および関節包への枝を出したのちに閉鎖神経前枝と吻合する（Woodburne 1960，Akkaya ら 2008）．

4）**外側大腿皮神経（lateral femoral cutaneous nerve）**：第2 および第3 腰神経前枝の背側枝からなる外側大腿皮神経は，大腰筋の外側で筋外に出たのちに腸骨筋前方を上前腸骨棘に向かい斜走する．鼡径靱帯の下をその外側縁近傍で通過し，鼡径靱帯の数 cm 遠位で比較的太い前枝と比較的細い後枝に分岐する．

前枝は大腿前外側の知覚を支配するほか，一部の分枝は大腿神経皮枝や伏在神経の枝と吻合する．後枝は大腿筋膜張筋上を後方へ走行し，大腿近位外側の知覚を支配する．後枝が大腿筋膜張筋の前縁を横切る高位は上前腸骨棘の遠位2 ～ 9cm と多様である．

前枝は約50 ％で大腿筋膜張筋と縫工筋の筋間を下行し大腿筋膜張筋を横切ることはないが，大腿筋膜張筋を横切る場合の高位は後枝と同様に上前腸骨

棘の遠位2〜7cmと多様であることが報告されている（Ropars ら 2009）．

外側大腿皮神経の走行の変異に関しては多数の報告がなされている．25％程度に変異があり，10％は鼡径靱帯を貫き，5％程度が上前腸骨棘上を通過したとする報告（de Ridder ら 1999）や，25％が鼡径靱帯を貫いていたとの報告（Ropars ら 2009）などがある．

変異の頻度，パターンには差異があるが，いずれにしても他の神経に比して変異を多く認める神経である．腸骨稜上の通過例のなかでは，上前腸骨棘の後方2cm以内の通過が多いとされるが，2cm以上

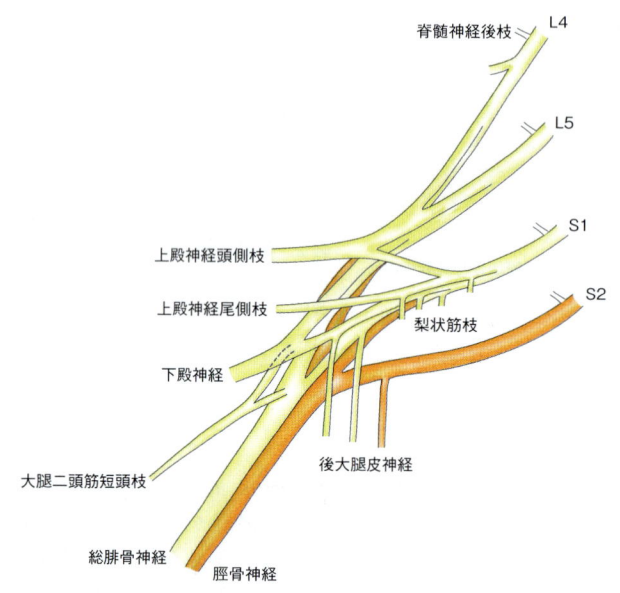

図3　仙骨神経叢（背側よりの図）
オレンジ：仙骨神経叢腹側層由来の神経
黄色：仙骨神経叢背側層由来の神経
梨状筋へは，上殿神経，下殿神経，
総腓骨神経から複数の筋枝が伸びる．
（Akita ら 1992 より）

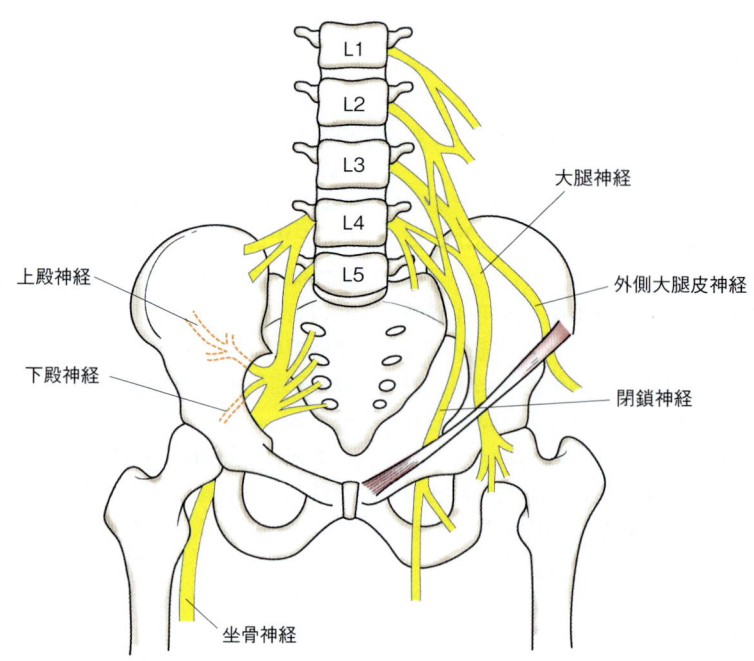

図4　股関節周囲における神経走行の略図
図左側：仙骨神経叢，図右側：腰神経叢

後方での通過例も報告されており（Murata ら 2000, Dimitropoulos ら 2011），同部位の手術に際しては注意を要する．

3．仙骨神経叢（L4 ～ S5）（図 3, 4）

第 4 腰神経前枝の一部と第 5 腰神経前枝は吻合して腰仙骨神経幹（lumbosacral trunk / *truncus lumbosacralis*）を形成し，分界線をこえて小骨盤に入ったのちに，仙骨神経前枝とともに仙骨神経叢を形成する．

第 4 腰神経から第 3 仙骨神経までの坐骨神経叢（sciatic plexus / *plexus ischiadicus*）と第 3 から第 5 仙骨神経由来の陰部神経叢（pudendal plexus / *plexus pudendalis*）と分けて記述されることもある．前述のように背側層と腹側層に分けられ，それぞれの層は皮神経を除き明確に分離されることが多い．

背側層から起こるのは上殿神経（superior gluteal nerve / *nervus gluteus superior*）・下殿神経（inferior gluteal nerve / *nervus gluteus inferior*）・総腓骨神経（common peroneal nerve / *nervus fibularis communis*）・梨状筋枝であり，背側層と腹側層の両側に由来するのは後大腿皮神経（posterior femoral cutaneous nerve / *nervus cutaneus femoris posterior*）のみである．腹側層から起こるのはその他の脛骨神経（tibial nerve / *nervus tibialis*），内閉鎖筋枝，上双子筋枝，下双子筋枝，大腿方形筋枝などとされている（Eisler 1892）．

1）坐骨神経（sciatic nerve / *nervus ischiadicus*）: 第 4 腰神経前枝から第 2 仙骨神経前枝よりなり，一般的には梨状筋下孔を通過して骨盤外に出る．

すべての大腿屈筋を支配し，膝窩部で脛骨神経と総腓骨神経に分離するのが一般的である．

ただし，脛骨神経は神経叢の腹側層由来，総腓骨神経は神経叢の背側層由来と，起始が異なる神経であるため，その分岐位置のバリエーションは多様である．骨盤内ですでに分離していることもあり，その割合は 10 ～ 20％とされている（Prakash ら 2010）．

2）上殿神経（superior gluteal nerve）: 第 4 腰神経前枝から第 1 仙骨神経前枝よりなり，仙骨神経叢の背側層に由来する．梨状筋上孔を通過して骨盤外にいたり，中殿筋後方線維を支配する枝を分岐させたのちに，小殿筋への枝，中殿筋中央線維・前方線維・大腿筋膜張筋への枝を分岐させる（Gottschalk ら 1989）．

小殿筋は神経学的には中殿筋後方線維と中殿筋中央線維の間に位置し，中殿筋と完全に分離されるものではなく，形態的に分けられているにすぎない．中殿筋と大腿筋膜張筋の間には，上殿神経の枝によ

り支配される筋腹がしばしば存在することが報告されている（Akita ら 1993）．

中殿筋後方線維を支配する神経は上殿神経の尾側枝からなり，後下方から上方へ走行する．一方，小殿筋や中殿筋中央線維・前方線維・大腿筋膜張筋を支配する神経は上殿神経の頭側枝で，後上方から前下方に走行するため，中殿筋後方で神経線維のねじれ現象が生じる（Akita ら 1992）．

これは四足歩行動物が二足歩行を獲得したことにより説明が可能である．すなわち，四足歩行では頭側枝が前方に，尾側枝が後方に分布するのが自然であるが，二足歩行することにより中殿筋の中央・前方線維や大腿筋膜張筋は走行部位が尾側に変化する．そのために頭側枝が前下方に向かって走行するようになり，上述のねじれが生じる（図 5）．

3）下殿神経（inferior gluteal nerve）: 第 5 腰神経から第 1 ないしは第 2 仙骨神経よりなり，仙骨神経叢の背側層に由来する．梨状筋下孔を通過して骨盤外に出たのちに大殿筋への筋枝を出す．

4）仙骨神経叢の変異: 仙骨神経叢由来の神経と梨状筋との位置関係に変異が多いことは知られている．古典的には脛骨神経と総腓骨神経では梨状筋の遠位を通過するのが 87％，総腓骨神経が梨状筋を貫通するのが 12％，総腓骨神経が梨状筋の近位を通過するのが 0.5％と分類されている（Gray 2010）．

Chiba（1992）は仙骨神経叢由来の神経と梨状筋の関係を 13 群に分類した．一般的な走行を示すのは 60％程度であり，総腓骨神経のほか，上殿神経の尾側枝，下殿神経，後大腿皮神経，脛骨神経の一部が梨状筋を貫通あるいは梨状筋の近位を通過すること，一般的に梨状筋の遠位を通過する神経のうち梨状筋を貫通する率が高いのは下殿神経，総腓骨神経，後大腿皮神経背側根，脛骨神経の一部，後大腿皮神経腹側根の順であること，より背側に起始するほど，含まれる脊髄分節が高いほど神経が梨状筋を貫通する割合が高くなること，などを報告している．

脛骨神経は仙骨神経叢の腹側層に由来するため背側層の枝に支配される梨状筋を貫通することはきわめて稀であると考えられている．0.8％の症例で脛骨神経の一部が梨状筋を貫通するとする報告もあるが（Chiba 1992），佐藤ら（1987）は脛骨神経の枝の間に挟まれた筋束は仙骨神経叢の腹側層に由来する神経によって支配されていることから，その筋腹を上双子筋に分類している．

坐骨神経全体の梨状筋貫通例の報告もあるが（Parsons ら 1896，Beaton ら 1938），これらの報告では坐骨神経の遠位に位置する筋腹の神経支配を考慮しておらず，この筋腹を梨状筋に分類してよいのか

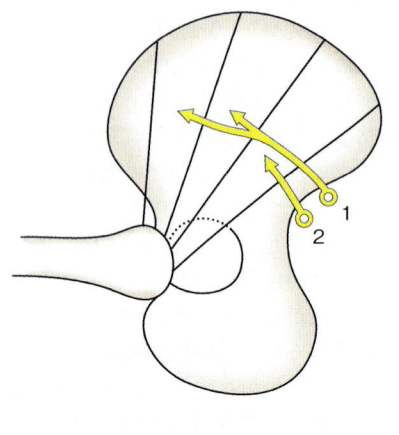
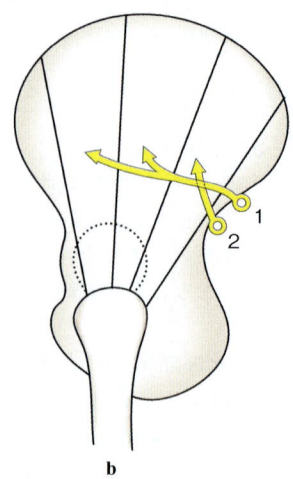

図5　上殿神経のねじれ

a: 四足歩行時：上殿神経頭側枝 (1) と尾側枝 (2) は交わらない.

b: 二足歩行時：中殿筋前方線維および中央線維が比較的遠位に向かう走行に変わることにより，上殿神経頭側
　 枝 (1) の走行が比較的遠位に向かうようになり，結果として上殿神経頭側枝 (1) と尾側枝 (2) のねじれを生じる.

は不明確である.

　Akita ら（1992）は梨状筋と神経の位置関係が多
様であるのと同様に梨状筋の神経支配が多様であり
（図3），また梨状筋と中殿筋の癒合も散見されるこ
とから，神経学的には梨状筋は種々の筋の複合体と
考えることも可能であると指摘している.

文献

Akita K, Sakamoto H, Sato T. Stratificational relationship among the main nerves from the dorsal division of the sacral plexus and the innervation of the piriformis. Anat Rec. 1992; 233 : 633-642.

Akita K, Sakamoto H, Sato T. Innervation of the anteromedial muscle bundles of the gluteus medius. J Anat. 1993; 182 : 433-438.

Akkaya T, Comert A, Kendir S, et al. Detailed anatomy of accessory obturator nerve blockade. Minerva Anestesiol. 2008; 74 : 119-122.

Anloague PA, Huijbregts P. Anatomical variations of the lumbar plexus: a descriptive anatomy study with proposed clinical implications. J Man Manip Ther. 2009; 17 : 107-114.

Beaton LE, Anson BJ. The sciatic nerve and the piriformis muscle: their interrelation a possible cause of coccygodynia. J Bone Joint Surg. 1938; 20 : 686-688.

Birnbaum K, Prescher A, Hessler S, et al. The sensory innervation of the hip joint--an anatomical study. Surg Radiol Anat. 1997; 19 : 371-375.

Chiba S. Multiple positional relationships of nerves arising from the sacral plexus to the piriformis muscle in humans. Kaibogaku Zasshi. 1992; 67 : 691-724.

de Ridder VA, de Lange S, Popta JV. Anatomical variations of the lateral femoral cutaneous nerve and the consequences for surgery. J Orthop Trauma. 1999; 13 : 207-211.

Dimitropoulos G, Schaepkens van Riempst J, Schertenleib P. Anatomical variation of the lateral femoral cutaneous nerve: a case report and review of the literature. J Plast Reconstr Aesthet Surg. 2011; 64 : 961-962.

Eisler P. Der plexus lumbosacralis des menschen. Abhandl d naturf Ges zu Halle. 1892; 17 : 280-364.

Gottschalk F, Kourosh S, Leveau B. The functional anatomy of tensor fasciae latae and gluteus medius and minimus. J Anat. 1989; 166 : 179-189.

Gray H. Anatomy of the human body. 20th ed. Lea & Febiger. 2010.

Katritsis E, Anagnostopoulou S, Papadopoulos N. Anatomical observations on the accessory obturator nerve (based on 1000 specimens). Anat Anz. 1980; 148 : 440-445.

Murata Y, Takahashi K, Yamagata M, et al. The anatomy of the lateral femoral cutaneous nerve, with special reference to the harvesting of iliac bone graft. J Bone Joint Surg Am. 2000; 82 : 746-747.

Parsons FG, Keith A. Sixth annual report of the committee of collective investigation of the anatomical society of Great Britain and Ireland, 1895-1896. J Anat Physiol. 1896; 31 : 31-44.

Prakash, Bhardwaj AK, Devi MN, et al. Sciatic nerve division: a cadaver study in the Indian population and review of the literature. Singapore Med J. 2010; 51 : 721-723.

Ropars M, Morandi X, Huten D, et al. Anatomical study of the lateral femoral cutaneous nerve with special reference to minimally invasive anterior approach for total hip replacement. Surg Radiol Anat. 2009; 31 : 199-204.

佐藤健次，佐藤達夫．梨状筋支配神経と総腓骨神経ならびに上殿神経との関係について. 解剖誌. 1987; 62 : 467.

Woodburne RT. The accessory obturator nerve and the innervation of the pectineus muscle. Anat Rec. 1960; 136 : 367-369.

2 ｜ 股関節の神経支配（図6）

1. 股関節における感覚受容器

　股関節周囲の組織において，関節包，関節唇，寛
骨臼横靱帯，および大腿骨頭靱帯に受容器が存在す
ることが知られている（He ら 1998，Kim ら 1995，
Gerhardt ら 2012，Leunig ら 2000，Sarban ら 2007）.

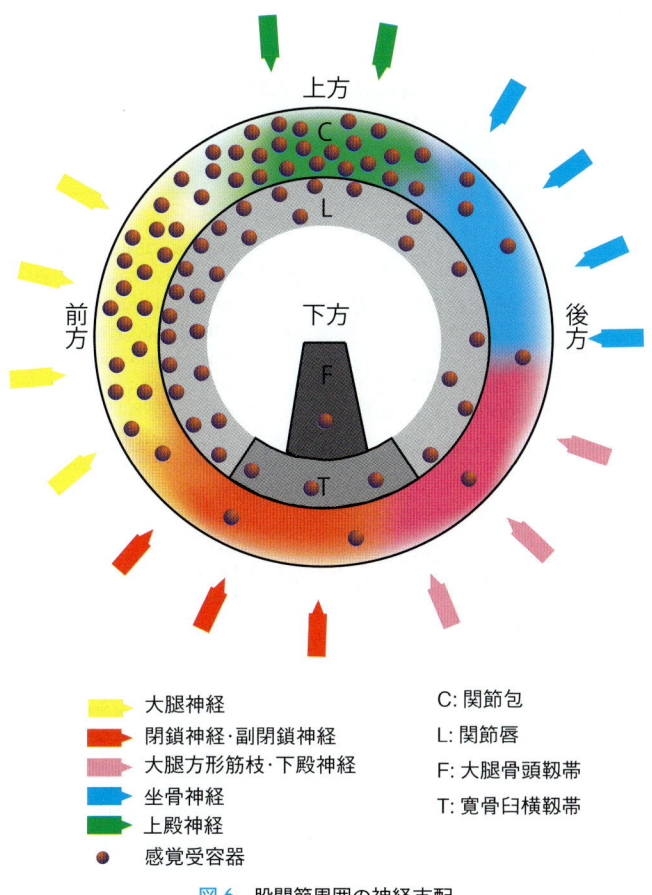

大腿神経	C: 関節包	
閉鎖神経・副閉鎖神経	L: 関節唇	
大腿方形筋枝・下殿神経	F: 大腿骨頭靱帯	
坐骨神経	T: 寛骨臼横靱帯	
上殿神経		
感覚受容器		

図6 股関節周囲の神経支配

表1 関節周囲の感覚受容器の分類

Ⅰ型	有髄	Ruffini 小体	遅順応	固有知覚
Ⅱ型	有髄	Pacini 小体	速順応	運動感覚
Ⅲ型	有髄	Golgi-Mazzoni 小体	遅順応	固有知覚
Ⅳ型	無髄	自由神経終末	遅順応	痛覚

　関節周囲の感覚受容器はⅠ型からⅣ型に分類される（表1）が，Ⅰ型からⅢ型を機械受容器，Ⅳ型を侵害受容器あるいは自由神経終末と表現することもある（Freeman ら 1967，Kennedy ら 1982，Del Valle ら 1998）．

　股関節周囲組織で最も感覚受容器が多いのは関節包であり，機械受容器，自由神経終末のいずれも認める．関節包における感覚受容器は，上外側，ついで前方に多い．後方および下方では機械受容器を少量認めるのみで自由神経終末は認めないと報告されている（Gerhardt ら 2012）．

　関節唇および寛骨臼横靱帯にも比較的多数の感覚受容器を認め，機械受容体，自由神経終末のいずれも存在することが報告されている．関節唇および寛骨臼横靱帯における感覚受容器の分布は関節包における分布より均一であるが，前方および前上方に比較的多く存在すると報告されている（Kim ら 1995，Gerhardt ら 2012）．また，関節唇における感覚受容器は，骨軟骨への付着部近傍に多く，辺縁には少ない（Gerhardt ら 2012）．付着部における近傍の受容体の密度は関節包における密度を上回る（Haversath ら 2013）．

大腿骨頭靱帯にも感覚受容器は存在するものの
その数は少ない．大腿骨頭靱帯の感覚受容体は靱
帯中心部分に集中して分布している（Haversath
ら 2013）．また，自由神経終末のみでⅠ型からⅢ
型受容器は認めないという報告（Leunig ら 2000，
Sarban ら 2007）と，逆にⅠ型受容器が中心で自
由神経終末は認めないという報告（Gerhardt ら
2012），あるいはいずれも存在するという報告
（Dehao ら 2015）が混在しており，統一された見解
はない．

関節滑膜に自由神経終末が存在することは報告さ
れており（Saito ら 2000，Shirai ら 2009），股関節疾
患においても滑膜内の自由神経終末が疼痛に関与し
ていると考えられる．

関節周囲組織損傷の治療において，損傷組織や滑
膜のデブリドマンによる脱神経が除痛に有効である
との報告がある（Grönblad ら 1985）．一方，脱神経
による固有知覚能力の低下は，筋緊張の調整能力お
よびそれによる 2 次障害につながるとの考えもある
（Kennedy ら 1982）．関節唇損傷などの治療におい
ては念頭に置く必要があると考えられる．

2．関節包の支配神経

股関節の周囲は起始の異なる種々の神経が走行し
ており，多数の神経から関節包枝を受けている．

関節包に枝を送る神経として，大腿神経・閉鎖神
経・副閉鎖神経・上殿神経・下殿神経・大腿方形筋
枝・坐骨神経があげられる．

坐骨神経からは大腿方形筋枝を介した関節包枝
と，坐骨神経より直接生じる関節包枝が存在する
（Birnbaum ら 1997，Kampa ら 2007）．

関節包への関節包枝の到達部位に関しては
Kampa ら（2007）が詳細に報告しており，関節包
の前方に大腿神経からの関節包枝が，前内側に閉鎖
神経および副閉鎖神経からの関節包枝が，上方には
上殿神経からの関節包枝が，後上方に坐骨神経から
の関節包枝が，後下方に下殿神経および大腿方形筋
枝からの関節包枝が入るとされている．

関節包の多様な神経支配により，股関節疾患では
これらの神経を介して他の部位に関連痛を生じるこ

とがあり（Lesher ら 2008），腰椎疾患や膝疾患との
鑑別が問題となる．腰椎疾患と股関節疾患との鑑別
には股関節内局所麻酔薬注射が有用であるとされて
いる（Pateder ら 2007）．

文献

Birnbaum K, Prescher A, Hessler S, et al. The sensory innervation of the hip joint--an anatomical study. Surg Radiol Anat. 1997; 19 : 371-375.

Dehao BW, Bing TK, Young JL. Understanding the ligamentum teres of the hip: a histological study. Acta Ortop Bras. 2015; 23: 29-33.

Del Valle ME, Harwin SF, Maestro A, et al. Immunohistochemical analysis of mechanoreceptors in the human posterior cruciate ligament: a demonstration of its proprioceptive role and clinical relevance. J Arthroplasty. 1998; 13 : 916-922.

Freeman MA, Wyke B. The innervation of the knee joint. An anatomical and histological study in the cat. J Anat. 1967; 101 : 505-532.

Gerhardt M, Johnson K, Atkinson R, et al. Characterisation and classification of the neural anatomy in the human hip joint. Hip Int. 2012; 22 : 75-81.

Grönblad M, Korkala O, Liesi P, et al. Innervation of synovial membrane and meniscus. Acta Orthop Scand. 1985; 56 : 484-486.

Haversath M, Hanke J, Landgraeber S, et al. The distribution of nociceptive innervation in the painful hip: a histological investigation. Bone Joint J. 2013; 95-B: 770-776.

He XH, Tay SS, Ling EA. Sensory nerve endings in monkey hip joint capsule: a morphological investigation. Clin Anat. 1998; 11 : 81-85.

Kampa RJ, Prasthofer A, Lawrence-Watt DJ, et al. The internervous safe zone for incision of the capsule of the hip. A cadaver study. J Bone Joint Surg Br. 2007; 89 : 971-976.

Kennedy JC, Alexander IJ, Hayes KC. Nerve supply of the human knee and its functional importance. Am J Sports Med. 1982; 10 : 329-335.

Kim YT, Azuma H. The nerve endings of the acetabular labrum. Clin Orthop Relat Res. 1995; 320 : 176-181.

Lesher JM, Dreyfuss P, Hager N, et al. Hip joint pain referral patterns: a descriptive study. Pain Med. 2008; 9 : 22-25.

Leunig M, Beck M, Stauffer E, et al. Free nerve endings in the ligamentum capitis femoris. Acta Orthop Scand. 2000; 71 : 452-454.

Pateder DB, Hungerford MW. Use of fluoroscopically guided intra-articular hip injection in differentiating the pain source in concomitant hip and lumbar spine arthritis. Am J Orthop. 2007; 36 : 591-593.

Saito T, Koshino T. Distribution of neuropeptides in synovium of the knee with osteoarthritis. Clin Orthop Relat Res. 2000; 376 : 172-182.

Sarban S, Baba F, Kocabey Y, et al. Free nerve endings and morphological features of the ligamentum capitis femoris in developmental dysplasia of the hip. J Pediatr Orthop B. 2007; 16 : 351-356.

Shirai C, Ohtori S, Kishida S, et al. The pattern of distribution of PGP 9.5 and TNF-alpha immunoreactive sensory nerve fibers in the labrum and synovium of the human hip joint. Neurosci Lett. 2009; 450 : 18-22.

3章 バイオメカニクス

バイオメカニクス（biomechanics）とは機械工学的手法を用い，生体の運動やそれに伴い作用する力を解析し，生体構造や疾患の病態や治療法を研究する学問領域である．

バイオメカニクスは運動する生体の位置や速度，加速度などの運動を研究する運動学（kinematics）と，運動とともに作用する力の大きさを研究する運動力学（kinetics）に分類できる．また，静止状態か加速度のない運動状態における静力学（statics）と加速度を伴う運動状態における動力学（dynamics）に分けられる．

バイオメカニクスは整形外科において運動器の疾患や外傷の病態，診断，治療を研究する手法として大変重要な位置を占めてきた．

股関節は体重を支持する負荷の強い関節であるとともに，屈曲，伸展，内・外転，内・外旋の3軸方向の回転成分を持つ自由度の高い関節であるため，股関節に関する研究や診療においてバイオメカニクス的アプローチは特に大切である．

1 関節合力の推定

バイオメカニクス的アプローチの基本としてさまざまな日常生活動作や運動において股関節にかかる合力を明らかにすることが必要である．関節モーメント法に基づく平衡理論や，床反力計，筋電計などのデータを駆使したコンピュータシミュレーションやセンサーを内蔵した人工関節などさまざまな方法で検証がなされてきた．

関節合力の大きさは，動作の種類や速度により異なるが，主には両脚起立，片脚起立といった静止姿勢や，歩行，階段昇降，走行といった運動状態における計測が行われてきた．関節合力は同じ動作でも体重や身長，筋力などによって相違があり，一般的に体重（body weight: BW）に対する比率として求められる．

静止姿勢のうち両脚起立の場合は，股関節にかかる荷重は片脚を体重の1/6と仮定すると両脚の重さ

を引いた2/3BWの半分である1/3BWと考えられる．片脚起立の場合は立脚側の下肢の重みを差し引いた体重5/6BWが股関節中心の内側にあるため外回りの回転モーメントが働く．このため平衡状態を保つためには外転筋により内回りの回転モーメントでつりあいを保たなくてはいけない．

Pauwelsは前額面において体重および外転筋力が股関節中心を支点として平衡状態にあると仮定した平衡理論に基づいて，片脚起立時の大腿骨頭にかかる合力を求めた．以後の股関節のバイオメカニクス研究の基礎となっている（Pauwels 1976, Maquet 1985）（図1）．

片脚起立時の重心の位置と股関節中心からの距離は，股関節中心から外転筋の合力の距離の約3倍で，

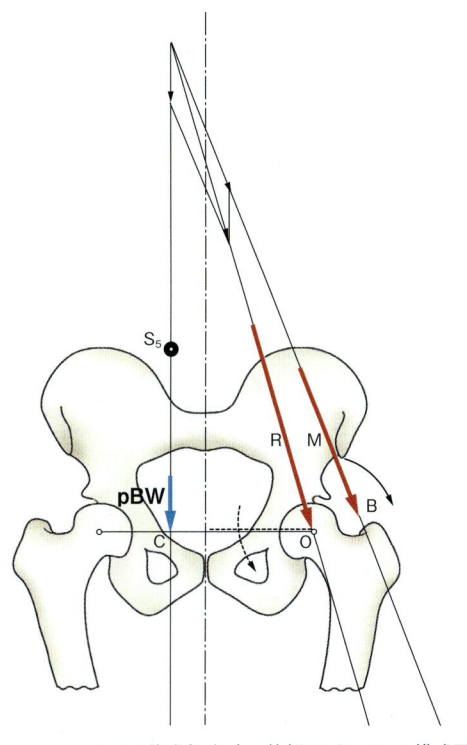

図1 Pauwelsによる片脚起立時の前額面バランスの模式図
外転筋力（M）と荷重肢を除く体重負荷（pBW）との合力が関節合力（R）となる．（Pauwels 1976 より）

大腿骨頭にかかる合力は5/6BWの4倍弱，つまりBWの3倍とし，垂線に対して16°の傾きを有すると報告した．

　歩行や走行などの運動に伴う動力学的解析法としては床反力を用いた測定が知られている．Paulら（1966）は歩行時の床反力を測定し，ビデオ撮影により下肢の移動，速度，加速度を測定し，表面筋電図より筋活動を調べ，筋力の作用と股関節にかかる合力をコンピュータにより算出した．股関節の合力は二峰性の曲線を描いて変化することを示し，その最大値は5.8〜6.4BWと報告した．

文献

Maquet PGJ. Biomechanics of the Hip. As Applied to Osteoarthritis and Related Conditions. Springer-Verlag. 1985.

Paul JP. Forces Transmitted by joints in the human body. Proc I Mech E. 1966; 181 : 8-15.

Pauwels F. Biomechanics of the Normal and Diseased Hip. Theoretical Foundation, Technique and Results of Treatment. An Atlas. Sringer-Verlag. 1976.

2 | 関節合力の直接計測

　生体内で実際の股関節の合力を計測したのはRydell（1966）が最初である．彼はストレインケー

ジを埋入したAustin-Moore型人工骨頭を大腿骨頚部骨折後の男女各1名に使用した．術後6か月で股関節合力を計測し，片脚起立でそれぞれ2.3BW，2.8BW，方向は垂線に対して19°，27°と報告している．歩行では立脚期3.3BW，遊脚期1.2BW，走行時最大4.33BWと報告した．

　その後，Englishら（1979），Davyら（1988），Hodgeら（1986）も同様の手法で報告しているが，いずれも1〜2名の患者を対象に歩行や階段昇降動作を対象にしたものであった．

　Bergmannらは2種類の遠隔測定システムを組み込んだ人工関節を開発し7名を対象に9つのインプラントを埋入し（Bergmannら1988，Graichenら1991），歩行（Bergmannら2001）（3.5km/h, 3.9km/h, 5.3km/h），階段昇降，椅子よりの起立，椅子への座り動作，両脚起立，片脚起立，スクワットやランニング（Bergmannら1993），つまづき（Bergmannら2004）などさまざまな動作で計測している（図2）．

　9種類の日常生活動作歩行の間では，関節の合力は平地歩行（3.9km/h）の平均2.38BWで，これと比べ動作間では大きな差はなく，冠状面での関節合力の方向も垂線から角度は片脚起立の7°を除くと12°〜16°と動作間で差はなかったとしている．その一方で，横断面で関節合力の方向は動作間で1°〜46°とばらつきが大きく，ステムにかかるトルク

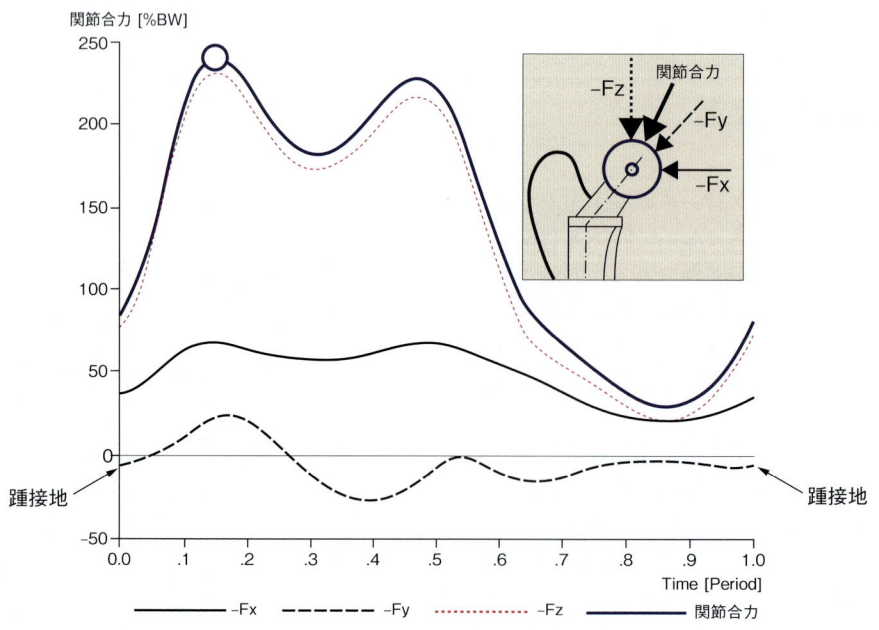

図2　遠隔測定システムを組み込んだ人工関節から得られた水平歩行中の関節合力
踵接地から踵再接地までの1歩行周期における関節合力は，踵接地直後と足尖離床前にピークを有する二峰性のカーブを呈する．床反力計や筋電計を用いた歩行解析のコンピュータ計算結果と一致するが，二峰性を呈さない症例もあった．Fx：関節合力の内外側成分，Fy：関節合力の前後成分，Fz：関節合力の垂直成分．（Bergmannら2001より）

も階段昇降で平地歩行よりも平均23%，最大83%大きく，ステムの回旋安定性がステムデザインで重要としている．

　また，急なつまづき動作が2名で計測されているが，それぞれ最高で7.2BW，8.7BWの関節合力がかかることが記録されている．歩行などの反復性の動作は関節負荷やエネルギー消費が少なく，関節合力の過小評価になりやすいことが示唆されている．

文献

Bergmann G, Graichen F, Siraky J, et al. Multichannel strain gauge telemetry for orthopaedic implants. J Biomech. 1988; 21 : 169-176.

Bergmann G, Graichen F, Rohlmann A. Hip joint loading during walking and running, measured in two patients. J Biomech. 1993; 26 : 969-990.

Bergmann G, Deuretzbacher G, Heller M, et al. Hip contact forces and gait patterns from routine activities. J Biomech. 2001; 34 : 859-871.

Bergmann G, Graichen F, Rohlmann A. Hip joint contact forces during stumbling. Langenbecks Arch Surg. 2004; 389 : 53-59.

Davy DT, Kotzar GM, Brown RH, et al. Telemetric force measurements across the hip after total arthroplasty. J Bone Joint Surg Am. 1988; 70 : 45-50.

English TA, Kilvington M. In vivo records of hip loads using a femoral implant with telemetric output (a preliminary report). J Biomed Eng. 1979; 1 : 111-115.

Graichen F, Bergmann G. Four-channel telemetry system for in vivo measurement of hip joint forces. J Biomed Eng. 1991; 13 : 370-374.

Hodge WA, Fijan RS, Carlson KL, et al. Contact pressures in the human hip joint measured in vivo. Proc Natl Acad Sci USA. 1986; 83 : 2879-2883.

Rydell NW. Forces acting on the femoral head-prosthesis. A study on strain gauge supplied prostheses in living persons. Acta Orthop Scand. 1966; 37 : Suppl 88 : 1-132.

3　バイオメカニクスに基づく変形性股関節症の治療

　Pauwelsは関節不適合による応力集中が変形性股関節症（股関節症）の原因と考え，関節合力を減少させ，関節面の適合性を改善し接触面積を増大させることで，関節応力を減少させる手術が必要と考えた（Pauwels 1976，Maquet 1985）．

　大腿骨転子間内反骨切り術（Pauwels I）（図3）と腸腰筋，外転筋群，内転筋群の切腱術を合併させた大腿骨転子間外反骨切り術（Pauwels II）がある（図4）．

　大腿骨転子間内反骨切り術では，外転筋力の方向が水平化することで，関節合力が側方に向き，実質的な荷重面が増大する．また，外転筋のレバーアームが長くなることで，必要な外転筋力が低下し，関節合力も減少する．さらに，短縮効果で筋緊張も低下させる効果がある．

　外転位での関節適合性が良好で大転子高位のない場合がよい適応となり，大転子高位のある場合は大転子を外方移動させる方が関節合力を側方に傾ける効果が得られる．

　大腿骨転子間外反骨切り術は，進行期以降の股関節症で，大腿骨頭内側の骨棘形成がある扁平な大腿骨頭で，関節適合性が不良であるが内転位で適合性が改善する場合が適応となる．通常適合性が良好な股関節に大腿骨転子間外反骨切り術を施行すると外転筋のレバーアームは減少し，関節合力は増大し寛

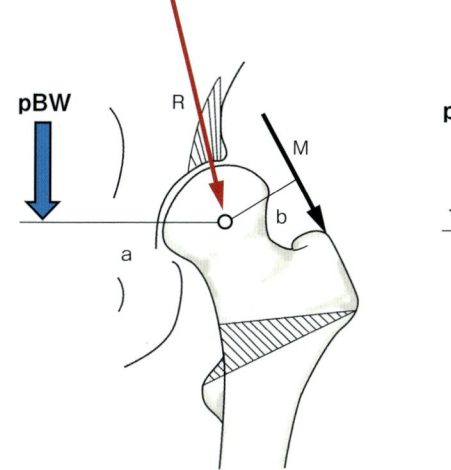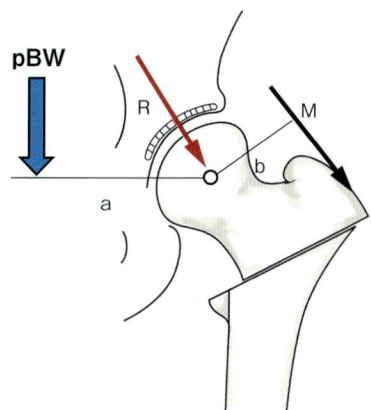

図3　大腿骨転子間内反骨切り術（Pauwels I）の関節合力の変化
関節中心から重心までのレバーアーム(a)と，関節中心から外転筋までのレバーアーム(b)のてこ比(a/b)が減少し，外転筋力(M)が低下することで関節合力(R)が低下する．関節適合性が改善し荷重面積も増えるため関節応力も低下する．pBW；荷重肢を除く体重負荷．(Pauwels 1976，Maquet 1985より)

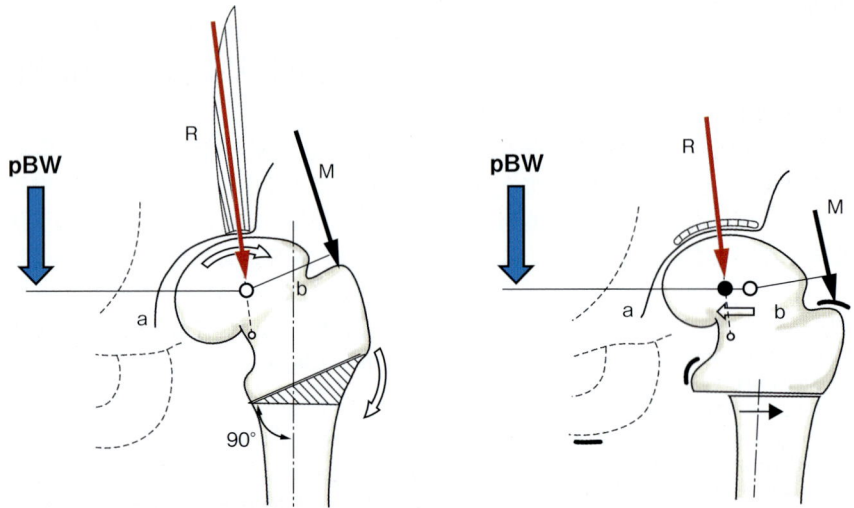

図4 大腿骨転子間外反骨切り術（Pauwels II）の関節合力の変化
大腿骨頭内側の骨棘が荷重面となることにより関節中心が相対的に内方化してこ比（a/b）が減少する結果，外転筋力（M）が低下し関節合力（R）が減少する．荷重面積も増えるため関節応力も軽減される．pBW；荷重肢を除く体重負荷．（Pauwels 1976，Maquet 1985 より）

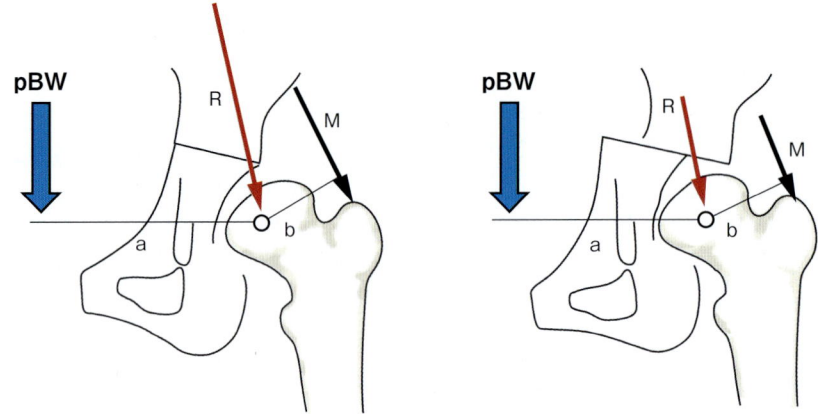

図5 Chiari 骨盤骨切り術の関節合力の変化
寛骨臼上部の骨盤を水平から切り上げて（20°までの範囲）骨切りし，股関節を内方にずらす．関節中心から重心までのレバーアーム（a）が減少する結果，てこ比（a/b）が減少し，外転筋力（M）が低下し関節合力（R）が低下する．大腿骨頭を骨性寛骨臼でおおうことにより荷重面積が拡大し関節応力も低下する．pBW：荷重肢を除く体重負荷．

骨臼外側に応力集中する形となるが，大腿骨頭内側の骨棘形成がある扁平な大腿骨頭では，外反骨切りにより大腿骨頭内側の骨棘で荷重を受けるようになり，荷重面が拡大し関節中心が内側に移動する．

結果として外転筋のレバーアームは延長され，重心から関節中心までのレバーアームが減少する．外転筋が大腿骨頭外側により外方に押しだされるほど外反すると，外転筋力の方向が水平化し，外転筋のレバーアームは延長され関節合力のベクトルが側方に向きつつ減少する効果も得られるとしている．

Chiari（1974）は，寛骨臼上部の骨盤を水平に骨切りし，股関節を内方にずらすことにより，重心から関節中心までのレバーアームが減少し関節合力を低下させる手術を行い "medial displacement osteotomy of the pelvis" と呼称し報告した．大腿骨頭を骨性寛骨臼で覆うことにより荷重面積を拡大し関節応力を減少させる効果もある．Chiari 骨盤骨切り術として広く行われて良好な成績が報告されている（図5）．

骨盤をドーム状に骨切りし，さらに荷重面積を拡大する変法による良好な成績も報告されている（Ohzono ら 1998，Nakata ら 2001，Sakai ら 2012）．寛骨臼回転骨切り術（Ninomiya ら 1984），Bernese periacetabular osteotomy（Ganz ら 1988），curved periacetabular osteotomy（Naito ら 2005）は寛骨臼を内方化しつつ外方あるいは前外方に回転移動させ，大腿骨頭の適合性を高め荷重面積を拡大し関節応力を軽減する術式である（Hipp ら 1999）．

　寛骨臼回転骨切り術では回転中心を偏心するように骨切りデザインを工夫し，寛骨臼をより内方化させ，重心から関節中心までのレバーアームを減少させ，関節合力を減少させる方法も報告されている（Hasegawa ら 2002）．

文献

Chiari K. Medial displacement osteotomy of the pelvis. Clin Orthop Relat Res. 1974; 55-71.

Ganz R, Klaue K, Vinh TS, et al. A new periacetabular osteotomy for the treatment of hip dysplasias. Technique and preliminary results. Clin Orthop Relat Res. 1988; 26-36.

Hasegawa Y, Iwase T, Kitamura S, et al. Eccentric rotational acetabular osteotomy for acetabular dysplasia: follow-up of one hundred and thirty-two hips for five to ten years. J Bone Joint Surg Am. 2002; 84 : 404-410.

Hipp JA, Sugano N, Millis MB, et al. Planning acetabular redirection osteotomies based on joint contact pressures. Clin Orthop Relat Res. 1999; 134-143.

Maquet PGJ. Biomechanics of the Hip. As Applied to Osteoarthritis and Related Conditions. Springer-Verlag. 1985.

Naito M, Shiramizu K, Akiyoshi Y, et al. Curved periacetabular osteotomy for treatment of dysplastic hip. Clin Orthop Relat Res. 2005; 129-135.

Nakata K, Masuhara K, Sugano N, et al. Dome (modified Chiari) pelvic osteotomy: 10- to 18-year followup study. Clin Orthop Relat Res. 2001; 102-112.

Ninomiya S, Tagawa H. Rotational acetabular osteotomy for the dysplastic hip. J Bone Joint Surg Am. 1984; 66 : 430-436.

Ohzono K, Sakai T, Haraguchi K, et al. [The Osaka concept. "Dome osteotomy" with of without labrum resection]. Orthopade. 1998; 27 : 759-764.

Pauwels F. Biomechanics of the Normal and Diseased Hip. Theoretical Foundation, Technique and Results of Treatment. An Atlas. Springer-Verlag. 1976.

Sakai T, Nishii T, Takao M, et al. High survival of dome pelvic osteotomy in patients with early osteoarthritis from hip dysplasia. Clin Orthop Relat Res. 2012; 470 : 2573-2582.

4 │ 有限要素法の応用

　物体を区画（要素）に分け，各区画にかかる応力をコンピュータで計算する方法である．

　入力データとしては形状，材料（Young 率，Poisson 比など），荷重条件（どの部位にどのような荷重をかけるか），拘束条件（どの部位をどのように固定するか）を入力し，対象物体の歪み，変位，応力を計算する．

　応力は物体に加えられた単位面積あたりの力で，歪みとは不可によって生じた変形である．長さ L，

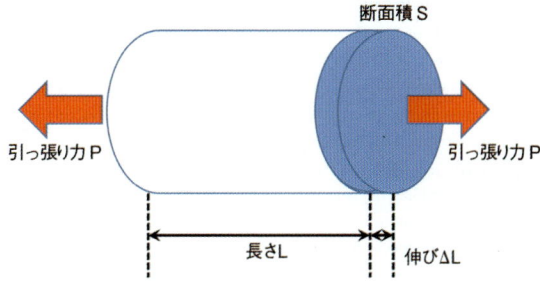

図6　応力と歪みの模式図
長さ L，断面積 S の棒の両端に長さ方向に力 P を加えて伸長した時の長さの変化を Δ L とすると応力は P/S，歪みは Δ L/L となる．

断面積 S の棒の両端に長さ方向に力 P を加えて伸長あるいは圧縮した時の長さの変化を Δ L とすると応力は P/S，歪みは Δ L/L となる（図 6）．

　単純な引っ張り力あるいは圧縮率に関する弾性率を Young 率という．Young 率は応力 / 歪み＝（P/S）/（Δ L/L）となる．

　物体が張力の働く方向に伸びる時はそれに垂直な方向に短縮する．この場合の伸び率と短縮率の比を Poisson 比という．等方性，等質性でない生体組織に有限要素法を用いることの限界はあるが，巨視的におおよその傾向がわかるためさまざまな治療方法（Baker ら 1989，Lee ら 2006，Sakagoshi ら 2010）や病態分析（Chegini ら 2009）のために用いられている．

　前述の Bergmann ら（2004）の telemetric system を組み込んだ人工関節により直接計測された関節合力のパターンがシミュレーションに応用されている．

　Chegini ら（2009）は CE 角（center-edge angle）および α 角のみで規定された簡易な股関節モデルを作整し寛骨臼形成不全症と大腿骨寛骨臼インピンジメント（femoroacetabular impingement: FAI）の股関節形状異常の関節応力に対する影響を検証している．寛骨臼形成不全症モデルでは歩行で寛骨臼外上縁に応力集中がみられたが，FAI モデルでは立位から坐位の動作で応力集中が寛骨臼前外縁に発生し，CE 角 30° 以上，α 角 50° 以上で有意にその傾向が認められたと報告している．

　また，コンピュータの計算速度の向上により，個々の症例のデータに基づいた有限要素モデルを構築し治療方針を決定しようという試みも報告されている（Reggiani ら 2007）．

文献

Baker KJ, Brown TD, Brand RA. A finite-element analysis of the effects of intertrochanteric osteotomy on stresses in femoral head osteonecrosis.

Clin Orthop Relat Res. 1989; 183-198.

Bergmann G, Graichen F, et al. Hip joint contact forces during stumbling. Langenbecks Arch Surg. 2004; 389 : 53-59.

Chegini S, Beck M, Ferguson SJ. The effects of impingement and dysplasia on stress distributions in the hip joint during sitting and walking: a finite element analysis. J Orthop Res. 2009; 27 : 195-201.

Reggiani B, Cristofolini L, Varini E, et al. Predicting the subject-specific primary stability of cementless implants during pre-operative planning: preliminary validation of subject-specific finite-element models. J Biomech. 2007; 40 : 2552-2558.

Sakagoshi D, Kabata T, Umemoto Y, et al. A mechanical analysis of femoral resurfacing implantation for osteonecrosis of the femoral head. J Arthroplasty. 2010; 25 : 1282-1289.

Lee MS, Tai CL, Senan V, et al. The effect of necrotic lesion size and rotational degree on the stress reduction in transtrochanteric rotational osteotomy for femoral head osteonecrosis--a three-dimensional finite-element simulation. Clin Biomech (Bristol, Avon). 2006; 21 : 969-976.

5 ｜ 歩行解析

歩行の運動学的解析は，光学式3次元動作解析装置（図7）を用いるのが主流であり，床反力計や筋電計を組み合わせた力学的解析も行われている.

一歩行周期での骨盤・股関節・膝関節・足関節の動きや股関節伸展モーメント・外転モーメントが解析でき，歩行速度・歩調（cadence，1分間での step 数），歩幅（step length，片方の踵が接地した点から対側の踵が接地する点までの距離）・重複歩（stride length，片方の踵が接地した点から同側の踵が接地する点までの距離），なども評価できる.

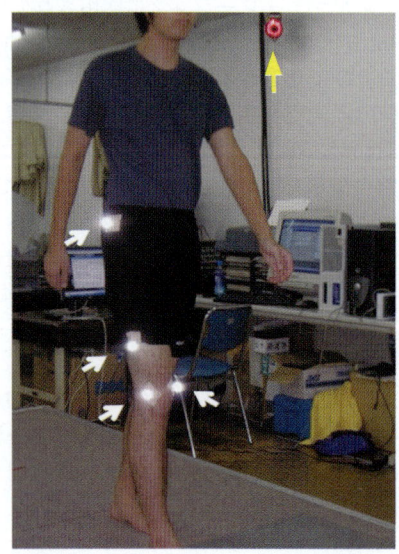

図7 光学式3次元動作解析装置を用いた歩行解析
赤外線カメラ（黄矢印）と被検者の体表に貼付した反射マーカー（白矢印）.

歩行周期は踵が接地した時点から再び同側の踵が接地するまでを指し，立脚相（stance phase）・遊脚相（swing phase）・両脚支持相（double support phase）に分けられる.

近年は人工知能技術の導入によりマーカーレスの歩行解析手法が開発されている. 多数のカメラで撮影したビデオ画像から歩行解析する方法に加えて，スマートフォンで撮影したビデオ画像から歩行動作における関節可動域を計測するソフトが開発されている（Kanko ら 2021，Horsak ら 2023）. 最大5°の関節可動域計測誤差が臨床における歩行解析で受け入れられる数値とされており，その精度を得る試みがされている.

人工股関節全置換術（THA）の術後回復の評価の手法の1つとして歩行解析が行われている. 術後疼痛が緩和し歩行中の関節可動域も拡大し，歩容が改善するとされるが，術後1年においても健常者と比較すると平地歩行中の可動域が少なく，片側例では非対称性が残存するとの報告もある（Miki ら 2004，Beaulieu ら 2010）. 最小侵襲手術の効果やアプローチ間の差についても検証されてきているがその結果は意見が分かれている（Glaser ら 2008，Pospischill ら 2010，Queen ら 2011）.

文献

Beaulieu ML, Lamontagne M, Beaule PE. Lower limb biomechanics during gait do not return to normal following total hip arthroplasty. Gait Posture. 2010; 32 : 269-273.

Glaser D, Dennis DA, Komistek RD, et al. In vivo comparison of hip mechanics for minimally invasive versus traditional total hip arthroplasty. Clin Biomech (Bristol, Avon). 2008; 23 : 127-134.

Horsak B, Eichmann A, Lauer K, et al. Concurrent validity of smartphone-based markerless motion capturing to quantify lower-limb joint kinematics in healthy and pathological gait. J Biomech. 2023; 159: 111801.

Kanko RM, Laende EK, Davis EM, et al. Concurrent assessment of gait kinematics using marker-based and markerless motion capture. J Biomech. 2021; 127: 110665.

Miki H, Sugano N, Hagio K, et al. Recovery of walking speed and symmetrical movement of the pelvis and lower extremity joints after unilateral THA. J Biomech. 2004; 37 : 443-455.

Pospischill M, Kranzl A, Attwenger B, et al. Minimally invasive compared with traditional transgluteal approach for total hip arthroplasty: a comparative gait analysis. J Bone Joint Surg Am. 2010; 92 : 328-337.

Queen RM, Butler RJ, Watters TS, et al. The effect of total hip arthroplasty surgical approach on postoperative gait mechanics. J Arthroplasty. 2011; 26 : 66-71.

6 ｜ 股関節の軟部組織のバイオメカニクス

股関節はボール状の大腿骨頭とソケット状の寛骨

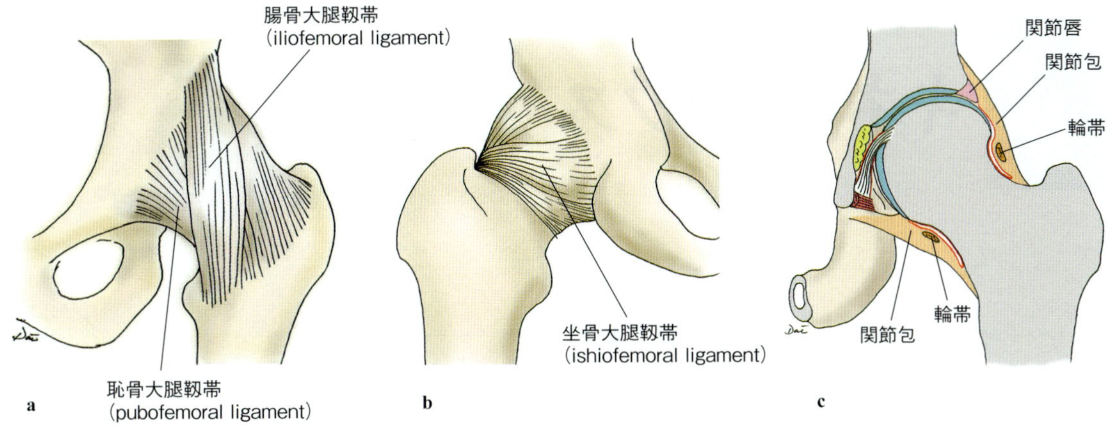

図8　関節包靱帯と関節唇
a: 前面，b: 後面，c: 断面図.

臼からなる関節で，その形状から安定性の高い関節と考えられてきたが，関節包靱帯や関節唇などの軟部組織が安定性に大きく関与していることがバイオメカニクス研究により明らかとなっている（図8）.

関節包靱帯は大きく腸骨大腿靱帯，恥骨大腿靱帯，坐骨大腿靱帯よりなり，腸骨大腿靱帯は伸展と外旋を制限し，恥骨大腿靱帯は外転と外旋を制限し，坐骨大腿靱帯は内旋と内転を制限するとされるが，それぞれさまざまな動作方向の制動に寄与しており，報告により見解は異なる（Fuss ら 1991，Martin ら 2008）.

関節包内の輪帯（zona orbicularis）は下肢牽引力に対する抵抗性を示し関節安定性に寄与していると報告されている（Ito ら 2009）.

関節唇は関節液の流入出をシールすることで，牽引力に対する抵抗性 "suction effect" を示し，関節安定性に寄与する（Crawford ら 2007）. 圧迫力に対しても軟骨への荷重負荷を分散する効果があると報告されている（Ferguson ら 2003）.

関節液のシーリングは関節軟骨の潤滑にも寄与し，関節唇が部分的に欠損すると軟骨間の摩擦力が上昇することが報告されている（Song ら 2012）.

寛骨臼の過剰被覆や大腿骨頚部の形態異常に伴うFAI が関節唇や軟骨の損傷の要因として着目され，股関節鏡を用いた損傷関節唇の修復が広く行われている. これに対しては関節唇や関節包修復の関節安定性に関するバイオメカニクス研究がさまざまな手法で行われており，伸展外旋における大腿骨頭前方移動の制動において腸骨大腿靱帯の修復の重要性が示されている（Myers ら 2011）.

文献

Crawford MJ, Dy CJ, Alexander JW, et al. The 2007 Frank Stinchfield Award. The biomechanics of the hip labrum and the stability of the hip. Clin Orthop Relat Res. 2007; 465 : 16-22.

Ferguson SJ, Bryant JT, Ganz R, et al. An in vitro investigation of the acetabular labral seal in hip joint mechanics. J Biomech. 2003; 36 : 171-178.

Fuss FK, Bacher A. New aspects of the morphology and function of the human hip joint ligaments. Am J Anat. 1991; 192 : 1-13.

Ito H, Song Y, Lindsey DP, et al. The proximal hip joint capsule and the zona orbicularis contribute to hip joint stability in distraction. J Orthop Res. 2009; 27 : 989-995.

Martin HD, Savage A, Braly BA, et al. The function of the hip capsular ligaments: a quantitative report. Arthroscopy. 2008; 24 : 188-195.

Myers CA, Register BC, Lertwanich P, et al. Role of the acetabular labrum and the iliofemoral ligament in hip stability: an in vitro biplane fluoroscopy study. Am J Sports Med. 2011; 39 Suppl : 85S-91S.

Song Y, Ito H, Kourtis L, et al. Articular cartilage friction increases in hip joints after the removal of acetabular labrum. J Biomech. 2012; 45 : 524-530.

4章 キネマティクス

キネマティクス（運動学 kinematics）とは，運動を生じうる力学的要因を考慮しない，運動に対する研究と定義される．運動における角度，位置，変位，速度，加速度などが研究対象となる．

これに対し，運動を生じうる力学的要因を対象とするのはキネティクス（運動力学 kinetics）という（Lamontagne ら 2009）．これらキネマティクスとキネティクスからなる分野がバイオメカニクスであるが，本章ではキネマティクスについて詳述し，バイオメカニクス全般については 3 章を参照されたい．

19 世紀後半，キネマティクスの分析にあたり，映画によって連続写真を記録する方法（cinematography）が Muybridge によって導入された（Baker 2007）．Marey は被験者に黒色の衣服を着用させ身体の各部位に白色のテープをはりつけて，運動中にフラッシュを利用して同一フィルムに反復して写真を撮影する手法を開発し，身体各部位の運動方向や速度が測定できるようになった（chronophotography）（Baker 2007）．Braune と Fisher はテープの代わりに 1 秒間に 26 回点滅するランプを用い，Gilbreth によって反復運動を伴う動作による作業分析に応用された（chronocyclography）（Baker 2007）．これらの方法は 2 次元での解析で，マニュアル操作で時間もかかるものであった．

その後の運動学的分析には，ビデオとコンピュータを利用した自動画像解析（automatic image analysis），偏光を用いた polarized light goniometry（ポルゴン），赤外線カメラなどが使用されるようになった．多くのシステムでは，身体の特定のランドマークに皮膚マーカーを貼り付けて解析を行う．

キネマティクスの分析では，上下肢の各々の関節に関して異常を検出でき多くの情報が得られるが，異常運動が検出された場合，その原因について特定の筋肉が考えられてもそれを実証することはできない．異常なキネマティクスの原因を特定するためには，筋力の大きさや作用ベクトルを加味するキネティクスの手法を用いて，関節にかかっている動力を評価する必要がある．

文献

Baker R. The history of gait analysis before the advent of modern computers. Gait Posture. 2007; 26 : 331-342.

Lamontagne M, Beaulieu ML, Varin D, et al. Gait and motion analysis of the lower extremity after total hip arthroplasty: what the orthopaedic surgeon should know. Orthop Clin North Am. 2009; 40 : 397-405.

1 股関節におけるキネマティクス分析手法

1. 赤外線反射マーカーと赤外線カメラによる計測

身体のランドマークの皮膚にマーカーを固定して，3 次元空間内での位置変化を複数の赤外線カメラによって計測する方法である．VICON（VICON 社）や ELITE（BTS Bioengineering 社）などの多くの動作解析装置がある．サンプリング頻度は 60 ～ 100Hz，測定精度は約 1mm で，筋電図ポリグラフと同期させて関節可動域を測定することも可能である．

VICON を使用した動作解析と，患者の骨格およびインプラントの 3 次元モデルデータを組み合わせ，3 次元モデルに動きを加えた 4 次元動作解析の手法も考案されている．骨格の動きを非侵襲的にコンピュータ画面上に患者動作と同期させてリアルタイムに表示するシステムで，人工股関節全置換術（THA）後の脱臼に関する原因解明に臨床応用されている（図 1）（三木ら 2006, 2012）．体表面皮膚マーカーを用いての位置合わせの際には動作中の皮膚のすべりによるマーカーと骨格のずれ誤差が懸念されるが，同システムでの位置合わせ角度誤差は 5° 以内と報告されている（Hagio ら 2004）．

2. 加速度計による計測

運動中の 1 点の速度変化を直接測定する．軽量小型の一軸性や多軸性の加速度計がある．運動の位置変化や速度変化のパターンを正確に再現する．

3 軸性の加速度計を大転子部の皮膚上に固定した，寛骨臼形成不全症と正常股関節例の歩行の比較（図 2）では，center-edge angle（CE 角）や

人工股関節挿入骨格モデル

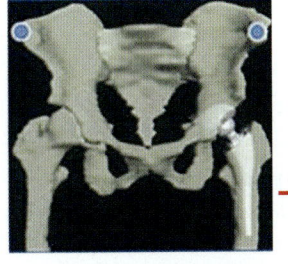

リアルタイム4次元動作解析

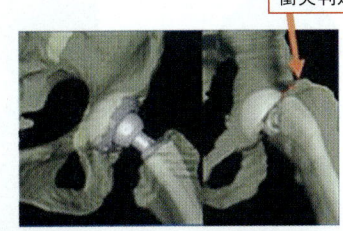

衝突判定

3次元動作取得
（VICON®）

連動

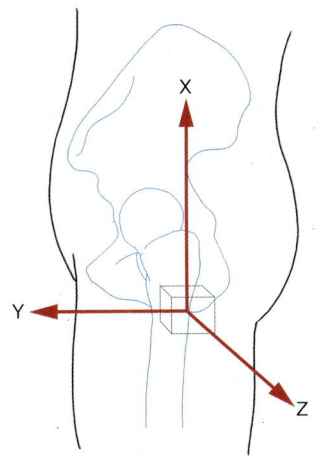

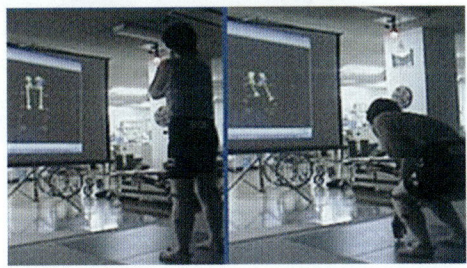

インピンジメントまでの動作角度を
リアルタイムモニタリング

図1　動作解析とコンピュータシミュレーション技術を応用したリアルタイム4次元動作解析システム
人工股関節挿入骨格モデルとVICONによる3次元動作を連動させ、インピンジメントまでの動作角度をリアルタイムにモニタリングする.
（三木ら2012より）

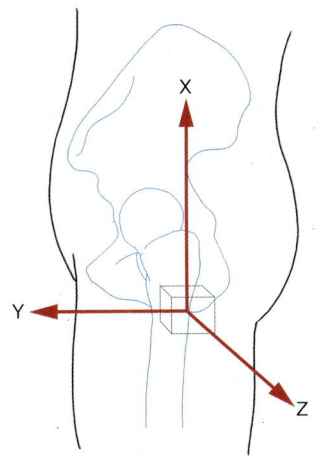

図2　3軸性の加速度計を使用した股関節動態解析
X, Y, Zの座標軸の取り方は報告者により異なることがある.
（Maeyamaら2008より）

acetabular head index と，加速度との間には負の相関を認め，被覆が悪いほど股関節の不安定性が生じると報告されている（Maeyamaら2008）.

3. X線透視画像に対するイメージマッチング手法（2D/3D registration matching）を用いた計測

　X線透視を用いて股関節の運動を記録し，得られた2次元画像に3次元のインプラントコンピュータ支援デザイン（computer aided design: CAD）デー

タあるいは骨モデルデータをマッチングさせて，6自由度（x/y/zの3直交軸方向における移動と回転）での推定位置姿勢を決定し3次元的に運動解析を行う手法である（図3）. 1方向検出器での解析精度について，Komistekらは移動（translation）で0.5mm，回転（rotation）で0.5°の誤差を報告しておりマイクロセパレーション（microseparation）の解析にも利用している（Lombardiら2000，Dennisら2001，Komistekら2002，DeCookら2020）.

　一方，Koyanagiら（2011）は3軸各々の誤差を示して画像奥行方向（out-of-plane）での誤差は移動で最大2.4mm，回転で1.69°でありマイクロセパレーションの解析には使用できないとしている. 現在，股関節運動の解析に際しては，1方向のX線透視画像での解析が一般的である. 1方向ではなく直交する2方向（bi-plane）の検出器による解析の方が良好な精度を示すと考えられる.

文献

DeCook CA, LaCour MT, Nahctrab JK, et al. In vivo determination and comparison of total hip arthroplasty kinematics for normal, preoperative degenerative, and postoperative implanted hips. J Arthroplasty 2020; 35: 588-596.

Dennis DA, Komistek RD, Northcut EJ, et al. "In vivo" determination of hip joint separation and the forces generated due to impact loading conditions. J Biomech. 2001; 34 : 623-629.

Hagio K, Sugano N, Nishii T, et al. A novel system of four-dimensional motion analysis after total hip arthroplasty. J Orthop Res 2004; 22 : 665-670.

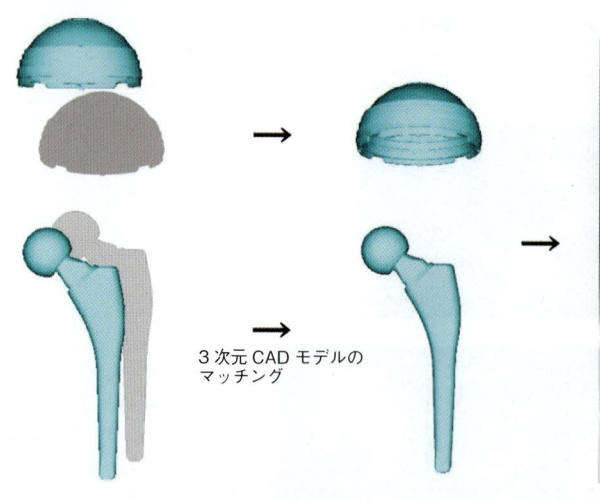

3次元 CAD モデルの
マッチング

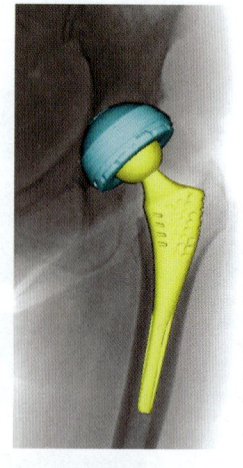

図3 X線透視画像に対する
イメージマッチング (2D/3D
registration matching) 法
寛骨臼コンポーネントおよび大
腿骨コンポーネントの CAD モ
デルをマッチングさせて、6自
由度(x/y/z の3直交軸方向にお
ける移動と回転)での推定位置
姿勢を決定する.

Komistek RD, Dennis DA, Ochoa JA, et al. In vivo comparison of hip separation after metal-on-metal or metal-on-polyethylene total hip arthroplasty. J Bone Joint Surg Am. 2002; 84 : 1836-1841.

Koyanagi J, Sakai T, Yamazaki T, et al. In vivo kinematic analysis of squatting after total hip arthroplasty. Clin Biomech. 2011; 26 : 477-483.

Lombardi AV Jr, Mallory TH, Dennis DA, et al. An in vivo determination of total hip arthroplasty pistoning during activity. J Arthroplasty. 2000; 15 : 702-709.

Maeyama A, Naito M, Moriyama S, et al. Evaluation of dynamic instability of the dysplastic hip with use of triaxial accelerometry. J Bone Joint Surg Am. 2008; 90 : 85-92.

三木秀宣, 大竹義人, 菅野伸彦, 他. 人体における関節運動の動作解析と臨床応用.—股関節の動作解析と臨床応用—. 整外最小侵襲術誌. 2006; 39 : 15-20.

三木秀宣, 鈴木直樹, 中村宣雄, 他. 四次元動作解析システムによる THA術後脱臼の原因評価と治療計画. 整・災外. 2012; 55 : 1001-1008.

2 股関節のキネマティクス分析のための座標軸設定

　運動における位置や変位を調査する場合, 股関節を構成する骨盤と大腿骨の基準となる座標軸を設定する必要がある. 骨盤と大腿骨の座標軸設定には各々主に3つの基準が提唱されている.

1. 骨盤の座標軸設定

　主に3つの座標軸が使用されている (図4). International Society of Biomechanics (ISB) により提唱された基準である ISB 座標系は, バイオメカニクスの基礎的な研究で用いられている. APP (anterior pelvic plane) 基準による解剖学的座標系は, 初期に導入されたナビゲーションにおける基準として多用されている. THA において, APP 平面を基準として寛骨臼コンポーネントの設置が計画される場合,

APP 平面の前後傾斜に個人差が大きく, 必ずしも適切な基準とはいえない. CT 台における臥位を基準とした機能的座標系では, APP 平面の前後傾斜の個人差を考慮した寛骨臼コンポーネント設置が可能となる.

1) International Society of Biomechanics (ISB) 座標系

　骨頭中心が原点で, 左右の上前腸骨棘を結ぶ線に平行な線を z 軸 (右股関節の場合右向きを正), 両側の上後腸骨棘の中点と左右の上前腸骨棘からなる平面上で z 軸に直交する線を x 軸 (前向きを正), z 軸および x 軸に直行する線を y 軸とする (Wu ら 2002).

2) 解剖学的座標系 (anterior pelvic plane: APP 基準)

　APP 基準は, 左右の上前腸骨棘および左右の恥骨の最前部 (恥骨結節) の中点からなる平面を基準とする (Murtha ら 2008). ISB 基準同様両側の上前腸骨棘を結ぶ線に平行な線を z 軸, APP 平面上で z 軸に直交する線を x 軸, z 軸および x 軸に直行する線を y 軸とする. なお APP の傾きは個人間でのバリエーションが大きく, 一般に高齢者では後傾していることが多い.

3) 機能的座標系 (functional pelvic plane: FPP 基準)

　FPP 基準は臥位をとっているテーブル面を基準とする (Miki ら 2007). ISB 基準同様両側の上前腸骨棘を結ぶ線に平行な線を z 軸, テーブル面に平行な面上で z 軸に直交する線を x 軸, z 軸および x 軸に直行する線を y 軸とする.

2. 大腿骨の軸設定

　主に3つの座標軸が使用されている. ISB により

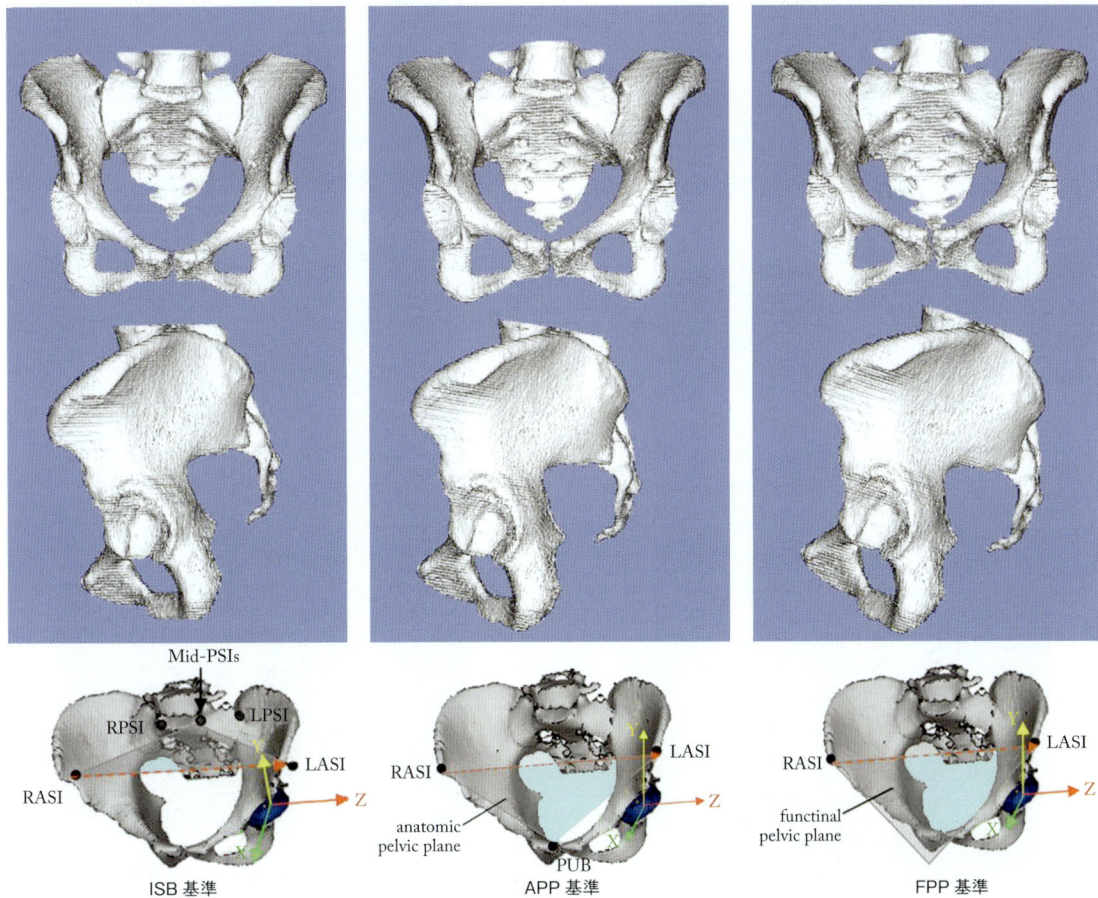

図4　骨盤座標軸
同一骨盤を左から International Society of Biomechanics 座標系(ISB 基準)，解剖学的座標系(APP 基準)，機能的座標系(FPP 基準)で表す．RASI: 右上前腸骨棘，LASI: 左上前腸骨棘，RPSI: 右上後腸骨棘，LPSI: 左上後腸骨棘，Mid-PSIs: 左右上後腸骨棘の中点，PUB: 恥骨結合．

提唱された座標系は骨盤同様バイオメカニクスの基礎的な研究で用いられている．解剖学的座標系と機能的座標系はいずれも両側大腿骨顆部と大腿骨近位（大転子）の最後部の3点からなる retrocondylar plane を基準とするもので，解剖学的座標系は大腿骨におけるインプラント設置評価に，機能的座標系は股関節可動域の評価に使用される．

1) ISB 座標系（図5）

ISB 基準（Wu ら 2002）では，大腿骨頭中心が原点で，大腿骨の内側上顆および外側上顆の中点と原点を結ぶ線を y 軸（近位を正），原点と両側上顆を通る平面上で y 軸に直行する線を z 軸（左股関節の場合左向きを正），y 軸および z 軸に直行する線を x 軸とする（前向きを正）．

2) 解剖学的座標系 (retrocondylar plane 基準)（図6）

両側大腿骨顆部と大腿骨近位（大転子）の最後部の3点からなる retrocondylar plane を基準とす

るものである（Miki ら 2007）．trochanteric fossa を retrocondylar plane に投影した点と両側大腿骨顆部最後部の中点を結ぶ線を y 軸（近位を正），両側大腿骨顆部最後部を通る線を z 軸，y 軸および z 軸に直行する線を x 軸とする．大腿骨頭中心を retrocondylar plane に投影した点と両側大腿骨顆部最後部の中点を結ぶ線を y 軸とする方法もある．

文献

Miki H, Yamanashi W, Nishii T, et al. Anatomic hip range of motion after implantation during total hip arthroplasty as measured by a navigation system. J Arthroplasty. 2007; 22 : 946-952.

Murtha PE, Hafez MA, Jaramaz B, et al. Variation in acetabular anatomy with reference to total hip replacement. J Bone Joint Surg Br. 2008; 90 : 308-313.

Wu G, Siegler S, Allard P, et al. ISB recommendation on definitions of joint coordinate system of various joints for the reporting of human joint motion: Part 1. Ankle, hip, and spine. J Biomech. 2002; 35 : 543-548.

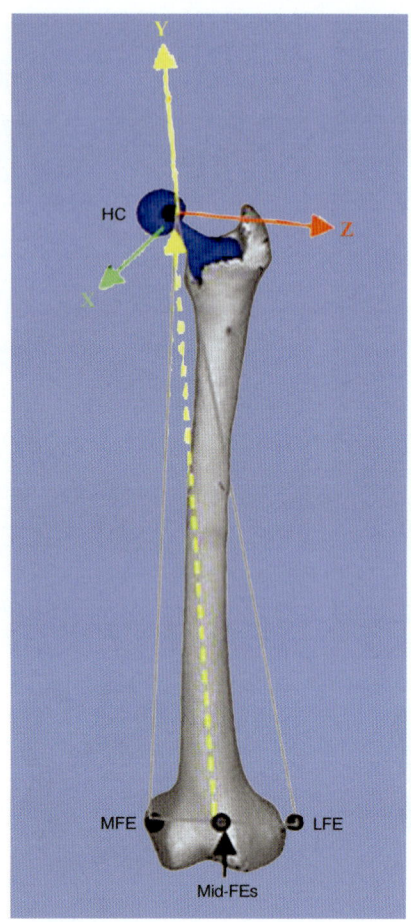

図5 大腿骨座標軸 International Society of Biomechanics (ISB) 座標系

HC: 大腿骨頭中心，LFE: 大腿骨外側上顆，MFE: 大腿骨内側上顆，Mid-FEs: LFE と MFE の中点.

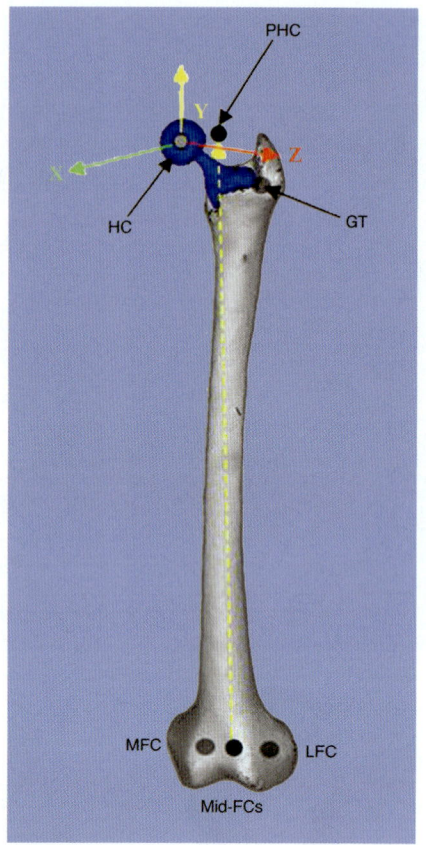

図6 大腿骨座標軸 retrocondylar plane 基準

両側大腿骨顆部と大腿骨近位(大転子)の最後部の3点からなる retrocondylar plane を基準とする．転子窩を retrocondylar plane に投影した点と両側大腿骨顆部最後部の中点を結ぶ線を y 軸とする解剖学的座標系と，骨頭中心を retrocondylar plane に投影した点と両側大腿骨顆部最後部の中点を結ぶ線を y 軸とする機能的座標系がある．PHC: 転子窩，HC: 大腿骨頭中心，GT: 大転子，LFC: 大腿骨外顆部最後部，MFC: 大腿骨内顆部最後部，Mid-FCs: LFC と MFC の中点.

3 | 股関節可動域の計測

1. Euler 角

　可動域を運動学的に分析する場合，特定の基準面に投影した2次元的角度評価を行う場合と，Euler 角を使用して3次元的角度評価を行う場合がある．

　Euler 角とは，3次元ユークリッド空間中の剛体または座標系の姿勢を表すための手法の1つで，基準座標系と原点を共有するある座標系の空間中の姿勢を，基準座標系から座標軸回りの回転を繰り返して表現する．Euler 角を用いる場合，特定の基準面を設定することなく角度評価ができるという利点がある．

　基準座標系を(X/Y/Z)，対象座標系を(X'/Y'/Z')とし，Z軸回りに角度 α，次いで X 軸回りに角度 β，さらに Y 軸回りに角度 γ だけ回転した (X/Y/Z) が (X'/Y'/Z') に一致する場合，対象座標系の向きは Euler 角 α，β，γ で表現される（図7）．この場合は Z 軸－X 軸－Y 軸の順に回転しているので Z-X-Y 系の Euler 角という．実際には3軸のどの軸回りにどの順番で回転させるかに任意性があり，同じ座標系を表現するにあたり，全部で12通りの表現法が存在する（Grood ら 1983，Tupling ら 1987）．

　股関節での位置情報を考える場合，Z 軸（屈曲・伸展）－X 軸（外転・内転）－Y 軸（外旋・内旋）で回転させ，各々の角度を可動域として計測し得ると報告している（Koyanagi ら 2011）．

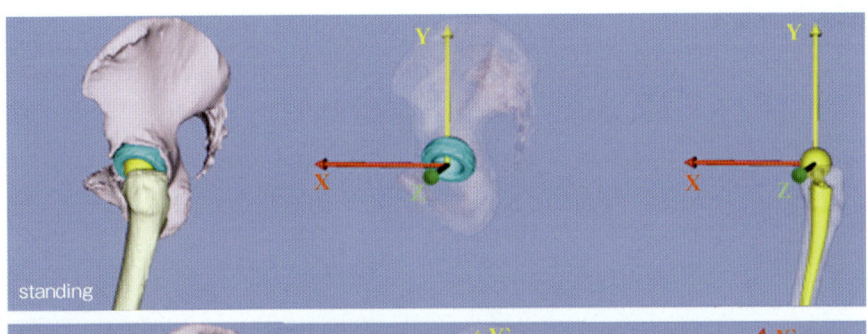
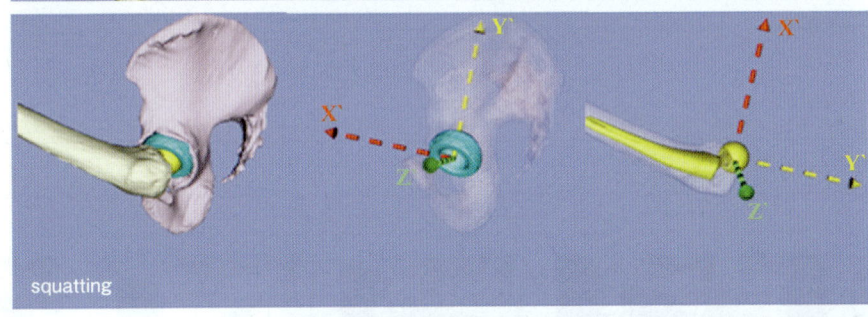
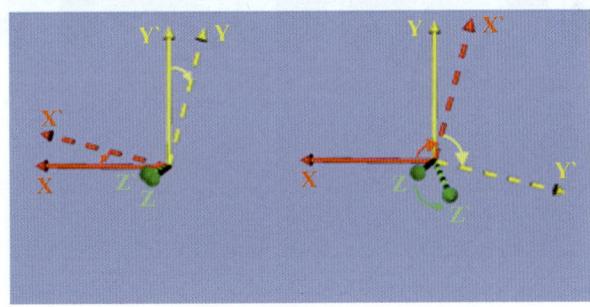

図7 股関節における Euler 角を利用した角度評価
まず寛骨臼側，大腿骨側各々において X/Y/Z 座標を設定し，立位(standing)における X/Y/Z 座標を，しゃがみこみ(squatting)における X'/ Y'/ Z' 座標に重ねようとする際，3つの軸周囲に各々何度回転したかを評価する．3軸のどの軸回りにどの順番で回転させるかに任意性があり全部で12通りの表現法が存在する．(Koyanagi ら 2011 より)

2. 生体股関節の可動域

生体股関節の可動域計測には，open MRI を用いた手法や，赤外線反射マーカーと赤外線カメラを使用した解析が報告されている．日常生活動作における正常股関節の平均可動域について，正常ボランティア5名に対する open MRI study の結果によれば，各動作における平均可動域は，正座：屈曲55°／外旋1°／内転4.8°，あぐら：屈曲106.7°／外旋41.8°／外転25.3°，座礼：屈曲109.7°／内旋8.4°／内転3.7°，しゃがみこみ：屈曲110.8°／内旋9.6°／外転2.2°，割座：屈曲91.3°／内旋37.2°／内転1.0°と報告されている（Yamamura ら 2007）（表1）．

一方，赤外線反射マーカーと赤外線カメラを使用した解析結果では，踵を接地したしゃがみこみ：屈曲95.4°±26.2°／外転28.2°±13.9°／外旋25.7°±

11.8°，踵を接地しないしゃがみこみ：屈曲91.3°±17.1°／外転31.7°±11.2°／外旋33.7°±12.7°，あぐら：屈曲85.4°±34.2°／外転36.5°±15.0°／外旋40.3°±18.4°と報告されている（Hemmerich ら 2006）．また，cam type の大腿骨寛骨臼インピンジメント（FAI）症例におけるしゃがみこみ時の股関節の平均屈曲可動域については，109.8°±9.7°と報告されている（Lamontagne ら 2011a）（表1）．

3. THA 後の可動域

THA 後の可動域について，前述の4次元動作解析システムによる検討により，動作中の最大股関節屈曲角度と衝突までの回転移動角度は患者間で大きく異なり，脱臼防止のための動作指導は患者ごとに設定すべきとされている（三木ら 2006）．

表1 生体股関節の可動域

報告者	解析方法	動作	屈曲（°）	外転（°）	外旋（°）
Hemmerich ら（2006）	赤外線カメラ（Fastrak）	しゃがみ（踵接地）	95.4±26.2	28.2±13.9	25.7±11.8
		しゃがみ（踵接地なし）	91.3±17.1	31.7±11.2	33.7±12.7
Yamamura ら（2007）	オープンMRI	正座	55	-4.8	1
		あぐら	106.7（最大値133.3）	25.3（最大値35）	41.8（最大値48.5）
		座礼	109.7（最大値117.2）	-3.7（最小値-9.4）	-8.4（最小値-18.7）
		しゃがみ（踵接地）	110.8（最大値122.4）	2.2	-9.6
		割座	91.3（最大値108.9）	-1（最小値-5.2）	-37.2（最小値-50.1）
Lamontagne ら（2011a）	赤外線カメラ（VICON）	しゃがみ	109.8±9.7		

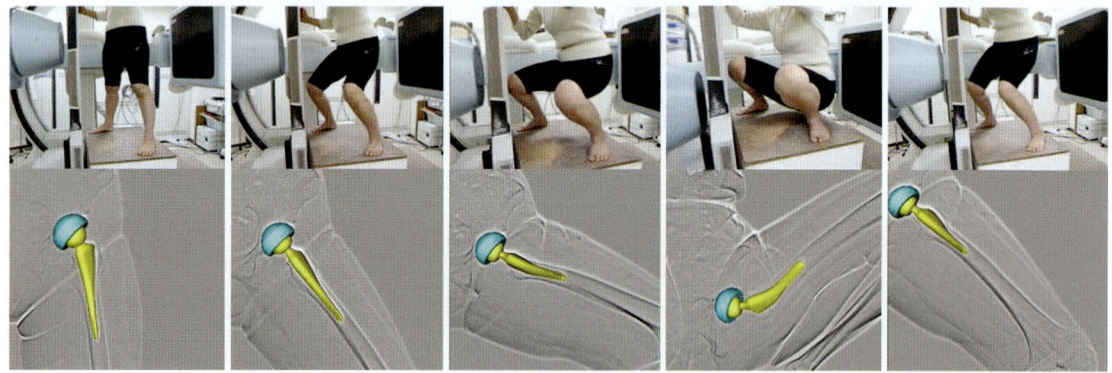

図8 2次元/3次元（2D/3D）matching 法を用いた THA 後のしゃがみこみ動作に対する解析
連続する各々の X 線透視画像に寛骨臼・大腿骨コンポーネントの 3DCAD モデルをマッチングさせて空間位置姿勢を評価する.

2D/3D マッチングを用いた THA 後のしゃがみこみ動作におけるインピンジメントフリーの可動域に関する詳細な研究が行われている（Koyanagi ら 2011, 小柳ら 2011, Sugano ら 2012, 坂井ら 2013, Komiyama ら 2018, Harada ら 2022a）.

踵をつけたしゃがみこみ動作（図8）における最大屈曲可動域は 86.2°±17.7°で，しゃがみこみに伴う骨盤後傾は 25.7°±12.8°で，最大しゃがみこみ時における理論上の人工関節インピンジメントを起こすまでの角度は 26.2°±9.3°であったと報告されている（Koyanagi ら 2011）.術後 3〜6 か月と術後 1〜2 年におけるしゃがみこみ動作について経時的に比較すると，術後 1 年までしゃがみこみ時の屈曲可動域の増大，骨盤後傾の減少が確認されている（小柳ら 2011, 坂井ら 2013）.また，ゴルフスイング（Hara ら 2016），バレエ（Komiyama ら 2019a），自転車（Komiyama ら 2019b）といったスポーツ動作や，椅子からの立ち上がり動作（Shiomoto ら 2020,

2022），車の乗り降り（Harada ら 2022b）といった日常生活動作についての解析も報告されている.

手術アプローチの違いによる THA 後の可動域の差異についても報告されている.

術後 6 週および 12 週で前方進入群では側方進入群に比較して可動域が有意に改善するという報告（Mayr ら 2009）がある一方，術後 3 か月〜1 年の間は歩容異常が持続し（Foucher ら 2008），特に階段昇降では顕著であるという報告がある（Shrader ら 2009）.

前方進入群，外側進入群，正常コントロール群における VICON を用いた術後 10 か月での階段昇降の比較の研究がある.昇る際には正常群と比較して，前方進入群で最大伸展角度が有意に減少し，外側進入群で最大外転角度および内外転可動域が有意に減少していたのに対し，降りる際には正常群と比較して，前方進入群，外側進入群とも最大屈曲角度が有意に減少したとしている（Lamontagne ら 2011b）.

文献

Foucher KC, Hurwitz DE, Wimmer MA. Do gait adaptations during stair climbing result in changes in implant forces in subjects with total hip replacements compared to normal subjects? Clin Biomech. 2008; 23 : 754-761.

Grood ES, Suntay WJ. A joint coordinate system for the clinical description of three-dimensional motions: application to the knee. J Biomech Eng. 1983; 105 : 136-144.

Hara D, Nakashima Y, Hamai S, et al. Dynamic hip kinematics during the golf swing after total hip arthroplasty. Am J Sports Med. 2016; 44: 1801-1809.

Harada S, Hamai S, Ikebe S, et al. Elucidation of target implant orientations with the safety range of hip rotation with adduction or abduction during squatting: Simulation based on in vivo replaced hip kinematics. Front Bioeng Biotechnol. 2022a; 10: 1023721.

Harada T, Hamai S, Hara D, et al. Three-dimensional kinematics and kinetics of getting into and out of a car in patients after total hip arthroplasty. Gait Posture. 2022b; 98: 305-312.

Hemmerich A, Brown H, Smith S, et al. Hip, knee, and ankle kinematics of high range of motion activities of daily living. J Orthop Res. 2006; 24 : 770-781.

Komiyama K, Hamai S, Hara D, et al. Dynamic hip kinematics during squatting before and after total hip arthroplasty. J Orthop Surg Res. 2018; 13: 162.

Komiyama K, Hamai S, Hara D, et al. Dynamic hip kinematics during recreational classical ballet and hula dance after total hip arthroplasty: two case reports. J Med Case Rep. 2019a; 13: 11.

Komiyama K, Hamai S, Ikebe S, et al. In vivo kinematic analysis of replaced hip during stationary cycling and computer simulation of optimal cup positioning against prosthetic impingement. Clin Biomech (Bristol, Avon). 2019b; 68: 175-181.

Koyanagi J, Sakai T, Yamazaki T, et al. In vivo kinematic analysis of squatting after total hip arthroplasty. Clin Biomech. 2011; 26 : 477-483.

小柳淳一朗, 坂井孝司, 菅木一臣, 他. 人工股関節全置換術後の股関節深屈曲動作における可動域・骨盤傾斜の経時的変化. Hip Joint. 2011; 37 : 420-424.

Lamontagne M, Brisson N, Kennedy MJ, et al. Preoperative and postoperative lower-extremity joint and pelvic kinematics during maximal squatting of patients with cam femoro-acetabular impingement. J Bone Joint Surg Am. 2011a; 93(Suppl 2): 40-45.

Lamontagne M, Varin D, Beaulé PE. Does the anterior approach for total hip arthroplasty better restore stair climbing gait mechanics? J Orthop Res. 2011b; 29 : 1412-1417.

Mayr E, Nogler M, Benedetti MG, et al. A prospective randomized assessment of earlier functional recovery in THA patients treated by minimally invasive direct anterior approach: A gait analysis study. Clin Biomech. 2009; 24 : 812-818.

三木秀宣, 大竹義人, 菅野伸彦, 他. 人体における関節運動の動作解析と臨床応用. 一股関節の動作解析と臨床応用一. 整外最小侵襲術誌. 2006; 39 : 15-20.

坂井孝司, 小柳淳一朗, 高尾正樹, 他. X線イメージ2D/3D registration法によるTHA後の股関節運動解析. Hip Joint. 2013; 39: 76-81.

Shiomoto K, Hamai S, Hara D, et al. In vivo kinematics, component alignment and hardware variables influence on the liner-to-neck clearance during chair-rising after total hip arthroplasty. J Orthop Sci. 2020; 25: 452-459.

Shiomoto K, Hamai S, Ikebe S, et al. Computer simulation based on in vivo kinematics of a replaced hip during chair-rising for elucidating target cup and stem positioning with a safety range of hip rotation. Clin Biomech (Bristol, Avon). 2022; 91: 105537.

Shrader MW, Bhowmik-Stoker M, Jacofsky MC, et al. Gait and stair function in total and resurfacing hip arthroplasty. A pilot study. Clin Orthop Relat Res. 2009; 467 : 1476-1484.

Sugano N, Tsuda K, Miki H, et al. Dynamic measurements of hip movement in deep bending activities after total hip arthroplasty using a 4-dimensional motion analysis system. J Arthroplasty. 2012; 27: 1562-1568.

Tupling SJ, Pierrynowski MR. Use of cardam angles to locate rigid bodies in three-dimensional space. Med Biol Eng Comput. 1987; 25 : 527-532.

Yamamura M, Miki H, Nakamura N, et al. Open-configuration MRI study of femoro-acetabular impingement. J Orthop Res. 2007; 25 : 1582-1588.

4 生体股関節の不安定性の評価 (translation 評価)

生体関節の不安定性・動揺性の評価として, 膝関節で用いられてきたものに translation 評価があり, 不安定性を客観的に評価し, 術前術後の変化や, 不安定性と関節症の進行とのかかわりを調査する際に用いられる.

生体股関節の不安定性を評価する指標として, 種々の肢位での MRI を撮像し, surface-registration 法や volume-registration 法を用いて, 各肢位における寛骨臼に対する大腿骨頭の移動距離を translation として調査する報告が散見される. ダンサーにおける股関節の不安定性評価 (Gilles ら 2009) や, 正常股関節と寛骨臼形成不全症における translation についての報告があり, 寛骨臼形成不全症では正常股関節に比べて中間位からの Patrick 肢位での translation が有意に大きかったとしている (図 9) (Akiyama ら 2011).

生体股関節に 2D/3D マッチングを用いて, 正常例 (Hara ら 2014) と変形性股関節症例 (Hara ら 2016) における荷重時のキネマティクスや, 骨盤骨切り術前後のキネマティクス (Yoshimoto ら 2020) についても報告されている.

文献

Akiyama K, Sakai T, Koyanagi J, et al. Evaluation of translation in the normal and dysplastic hip using three-dimensional magnetic resonance imaging and voxel-based registration. Osteoarthritis Cartilage. 2011; 19 : 700-710.

Gilles B, Christophe FK, Magnenat-Thalmann N, et al. MRI-based assessment of hip joint translations. J Biomech. 2009; 42 : 1201-1205.

Hara D, Nakashima Y, Hamai S, et al. Kinematic analysis of healthy hips during weight-bearing activities by 3D-to-2D model-to-image registration technique. Biomed Res Int. 2014; 2014: 457573.

Hara D, Nakashima Y, Hamai S, et al. Dynamic hip kinematics in patients with hip osteoarthritis during weight-bearing activities. Clin Biomech (Bristol, Avon). 2016; 32: 150-156.

Yoshimoto K, Hamai S, Higaki H, et al. Dynamic hip kinematics before and after periacetabular osteotomy in patients with dysplasia. J Orthop Sci. 2020; 25: 247-254.

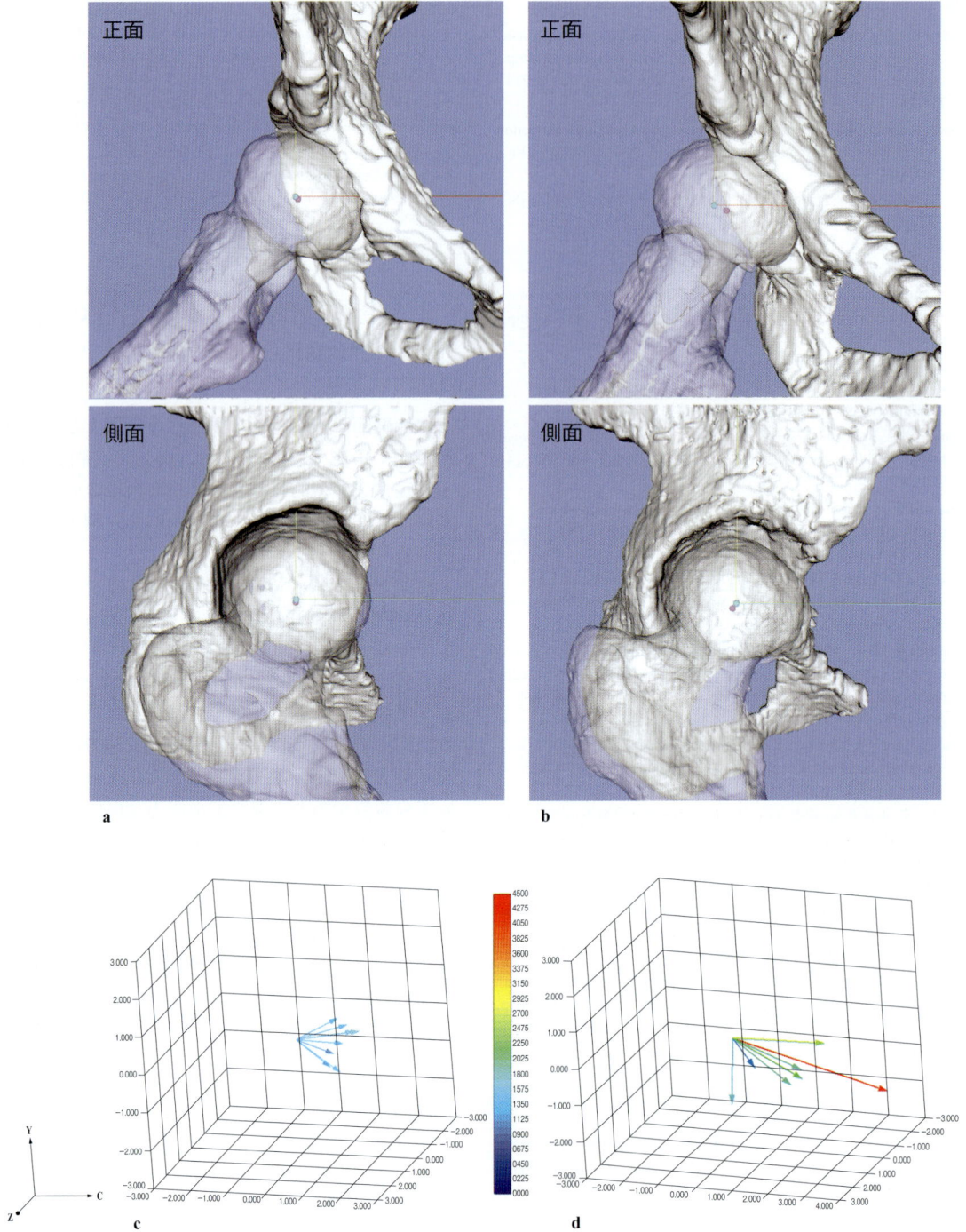

図9 正常股関節と寛骨臼形成不全症における translation の評価（右側）

a: 正常股関節では中間位の大腿骨頭中心（青）と Patrick 肢位の大腿骨頭中心（赤）の移動は少ない．

b: 寛骨臼形成不全症では中間位の大腿骨頭中心（青）と Patrick 肢位の大腿骨頭中心（赤）の移動は大きい．

c: 正常股関節における中間位から Patrick 肢位での大腿骨頭中心移動の 3 次元評価．

d: 寛骨臼形成不全症における中間位から Patrick 肢位での大腿骨頭中心移動の 3 次元評価．

5 脊椎骨盤アライメント評価

加齢性変化に伴う矢状面脊椎骨盤アライメントの評価には，第7頸椎中心を通る垂線（C7plumb line，C7PL）と仙骨上縁との距離：Sagittal vertical axis（SVA）が計測される（図10）．加齢，筋力の減少，骨粗鬆症による椎体骨折などで，SVA が 50 mm をこえると健康関連 Quality of life が低下する．胸椎後弯が進むと股関節屈曲・膝関節屈曲により姿勢保持バランスをとろうとして C7PL はさらに前方へシフトする（図11）（Roussouly ら 2005）．

Offierski と MacNab（1983）が脊椎股関節症候群の概念を報告して以来，特に矢状面に注目した脊椎骨盤アライメントに関する報告がなされ，近年矢状面アライメントの生体股関節への影響（Okuzu ら 2019）や人工股関節全置換術例に関する脱臼・インピンジメントとの関連（Phan ら 2015，Heckmann ら 2018，Ike ら 2018，Tezuka ら 2019，Furuhashi ら 2021，Vigdorchik ら 2021）について多く報告されている．

坐位や立位の脊椎骨盤単純X線像から，脊椎骨盤バランス不良と脊椎骨盤可動性低下を分類してカップ角度の調整を行うさまざまな提案がなされている．しかしながら，これらの理論に臨床的裏付けがなく（Grammatopoulos ら 2023），術前に分類しても術後に多くのタイプが変化することや（Pour ら 2024），坐位でもリラックス姿勢や深屈曲姿勢などの手法も異なっている．さらに，立位骨盤傾斜は加齢変化が大きく（Hamada ら 2023），急速破壊型股関節症や骨折では立位がとれないこともある．立位姿勢を気にせず，仰臥位の機能的骨盤座標に対しス

テム前捻に対応した適切なカップ角度で挿入できれば，脊椎骨盤バランス不良例でも脱臼を回避できるという意見もある（Miki ら 2012，Sugano ら 2012，Tamura ら 2015）．そこで，本稿では基本的な脊椎骨盤アライメントの評価指標について紹介するにとどめる（図10）．

PT（pelvic tilt）：両上前腸骨棘と恥骨結合からなる面（anatomical pelvic plane: APP）と冠状面とのなす角として定義され，矢状面における骨盤傾斜（前後傾）を表す．骨盤前傾を＋，後傾を－表記する．単純X線検査では恥骨が確認しにくいこともあり計測できない場合もある．立位と座位の差をΔPTとし，ΔPT＞35°を hypermobile，20°≦ΔPT≦35°を正常，ΔPT＜20°を stiff と分類する報告もある（Kanawade ら 2014）．なおPTが1°後傾すると，カップ前捻角は0.7°増加し，カップ外方開角は0.3°増加する（Ranawat ら 2016）．

SPT（spinopelvic tilt）：大腿骨頭と仙骨終板中央を結ぶ線と，大腿骨頭からの垂線のなす角度．大腿骨頭を中心とした骨盤の rotation を規定し，脊椎の sagittal balance を代償する仕組みを反映する．骨盤前傾を－，後傾を＋で表記する．PT と SPT は混同されている場合も多く注意を要する．

SS（sacral slope）：S1終板と水平面とのなす角度．骨盤前傾を＋，後傾を－で表記する．立位と座位の差をΔSSとし，ΔSS＞30°を hypermobile，10°≦ΔSS≦30°を正常，ΔSS＜10°を stiff と分類しΔSS＜10°は脱臼リスクありと報告されている（Stefl ら 2017）．

PI（pelvic incidence）：仙骨中央より終板からの垂線と，仙骨中央と大腿骨頭の線のなす角度．解剖学

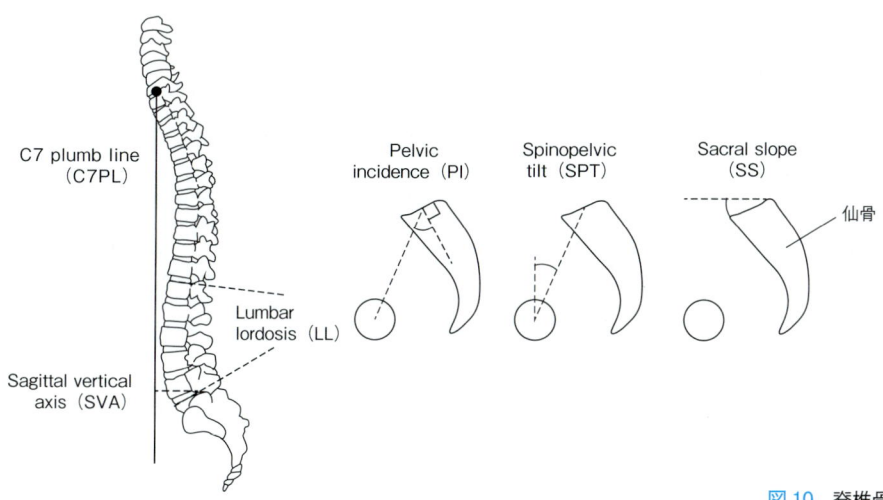

図10 脊椎骨盤アライメントの評価指標

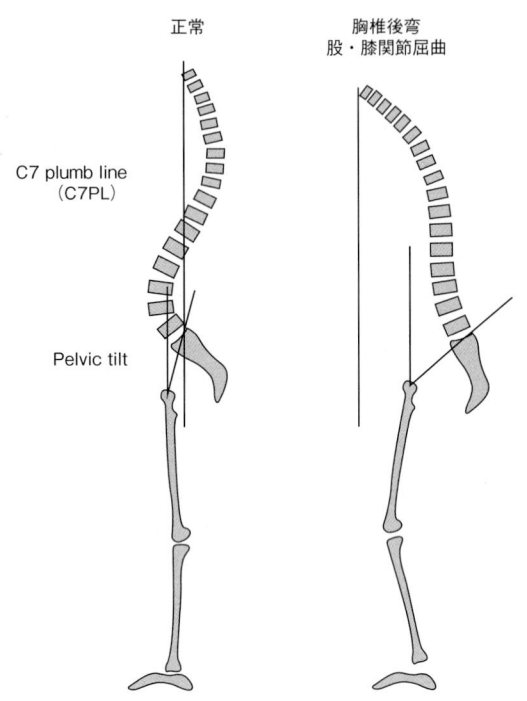

正常　　　　　胸椎後弯
　　　　　　　股・膝関節屈曲

C7 plumb line
(C7PL)

Pelvic tilt

図 11　矢状面脊椎骨盤アライメント

的なパラメーターであり，個人固有の値である．仙腸関節の動きはわずかであるため，このパラメーター値は姿勢により変化せず一定である．PI ＝ PT ＋ SS の関係がある．ただし，骨盤側面単純 X 線撮影で両股関節がずれて写っている場合は，PI 計測が不正確なので注意を要する（Iwasa ら 2023）．

　LL（lumbar lordosis）：L1 の頭側終板と S1 終板のなす角度．腰椎前弯は仙骨傾斜と姿勢を維持するために相互に依存する．

　PI-LL mismatch：PI と LL における offset の評価で，骨盤傾斜と関連する．腰椎の平坦化を評価し，PI-LL ＞ 10°を flatback，− 10°≦ PI-LL ≦ 10°を正常，PI-LL ＜− 10°を hyperlordotic と分類する（Buckland ら 2019）．

　SVA（sagittal vertical axis）：C7PL と仙骨上後縁との距離である．

文献

Buckland AJ, Fernandez L, Shimmin AJ, et al. Effects of sagittal spinal alignment on postural pelvic mobility in total hip arthroplasty candidates. J Arthroplasty. 2019; 34: 2663-2668.

Furuhashi H, Yamato Y, Hoshino H, et al. Dislocation rate and its risk factors in total hip arthroplasty with concurrent extensive spinal corrective fusion with pelvic fixation for adult spinal deformity. Eur J Orthop Surg Traumatol. 2021; 31: 283-290.

Grammatopoulos G, Innmann M, Phan P, et al. Spinopelvic challenges in primary total hip arthroplasty. EFORT Open Rev. 2023; 8: 298-312.

Hamada H, Uemura K, Takashima K, et al. What changes in pelvic sagittal tilt occur 20 years after THA? Clin Orthop Relat Res. 2023; 481: 690-699.

Heckmann N, McKnight B, Stefl M, et al. Late dislocation following total hip arthroplasty: Spinopelvic imbalance as a causative factor. J Bone Joint Surg Am. 2018; 100: 1845-1853.

Ike H, Dorr LD, Trasolini N, et al. Spine-pelvis-hip relationship in the functioning of a total hip replacement. J Bone Joint Surg Am. 2018; 100: 1606-1615.

Iwasa M, Hamada H, Uemura K, et al. Errors in the radiographic measurement of pelvic incidence. J Orthop Res. 2023; 41: 1266-1272.

Kanawade V, Dorr LD, Wan Z. Predictability of acetabular component angular change with postural shift from standing to sitting position. J Bone Joint Surg Am. 2014; 96: 978-986.

Miki H, Kyo T, Sugano N. Anatomical hip range of motion after implantation during total hip arthroplasty with a large change in pelvic inclination. J Arthroplasty. 2012; 27: 1641-1650. e1.

Offierski CM, MacNab I. Hip-spine syndrome. Spine (Phila Pa 1976). 1983; 8: 316-321.

Okuzu Y, Goto K, Okutani Y, et al. Hip-spine syndrome: Acetabular anteversion angle is associated with anterior pelvic tilt and lumbar hyperlordosis in patients with acetabular dysplasia: A retrospective study. JB JS Open Access. 2019; 4: e0025.

Phan D, Bederman SS, Schwarzkopf R. The influence of sagittal spinal deformity on anteversion of the acetabular component in total hip arthroplasty. Bone Joint J. 2015; 97-B:1017-1023.

Pour AE, Innmann MM, Reichel F, et al. How do spinopelvic characteristics change post-total hip arthroplasty? A longitudinal assessment raising awareness of the postoperative period. J Arthroplasty. 2024 Mar 8:S0883-5403(24)00199-2. Online ahead of print.

Ranawat CS, Ranawat AS, Lipman JD, et al. Effect of spinal deformity on pelvic orientation from standing to sitting position. J Arthroplasty. 2016; 31: 1222-1227.

Roussouly P, Gollogly S, Berthonnaud E, et al. Classification of the normal variation in the sagittal alignment of the human lumbar spine and pelvis in the standing position. Spine (Phila Pa 1976). 2005; 30: 346-353.

Stefl M, Lundergan W, Heckmann N, et al. Spinopelvic mobility and acetabular component position for total hip arthroplasty. Bone Joint J. 2017; 99-B (1 Supple A): 37-45.

Sugano N, Takao M, Sakai T, et al. Does CT-based navigation improve the long-term survival in ceramic-on-ceramic THA? Clin Orthop Relat Res. 2012; 470: 3054-3059.

Tamura S, Miki H, Tsuda K, et al. Hip range of motion during daily activities in patients with posterior pelvic tilt from supine to standing position. J Orthop Res. 2015; 33: 542-547.

Tezuka T, Heckmann ND, Bodner RJ, et al. Functional safe zone is superior to the Lewinnek safe zone for total hip arthroplasty: Why the Lewinnek safe zone is not always predictive of stability. J Arthroplasty. 2019; 34: 3-8.

Vigdorchik JM, Sharma AK, Buckland AJ, et al. 2021 Otto Aufranc Award: A simple Hip-Spine Classification for total hip arthroplasty: validation and a large multicentre series. Bone Joint J. 2021; 103-B (7 Supple B): 17-24.

5章 遺伝学

多くの股関節疾患のなかで，明らかな遺伝性を示すものは一部である．しかし，骨系統疾患の大部分など Mendel 遺伝に従う疾患では股関節にも病変を示すことは多く，Down 症候群などの染色体異常症でも股関節に病変を示すことがある．

発育性股関節形成不全のように多因子遺伝と考えられる疾患もある．また，親子や兄弟で体格や顔つきが似ているように，股関節やこれを構成する骨，軟骨，軟部組織の形態や特性は系統内で類似している可能性がある．

染色体，遺伝子の構造や機能，遺伝子変異の検索法，変異が疾患を引き起こすメカニズムなど，遺伝学の基本的な知識については成書を参照してほしい（Nussbaum ら 2017，新川ら 2020）．

文献

新川詔夫　監修. 遺伝医学への招待, 改訂第6版. 南江堂. 2020.
Nussbaum RL, McInnes RR, Willard HF. Thompson & Thompson Genetics in Medicine, 8th ed（福嶋義光　監訳. トンプソン&トンプソン遺伝医学, 第2版）. メディカル・サイエンス・インターナショナル. 2017.

1　家族歴の聴取と家系図の作成

診療における病歴聴取において，家族歴の確認は基本的事項である．これは遺伝性の有無，遺伝形式の推定により，診断や予後の推定に役立つからである（Read ら 2008）．家族歴の確認に際しては，家族や親戚に同一あるいは類似した疾患があるか否かを尋ね，家系図を作成する．

家系図の記載法は，国際的に標準化したものが提唱されており（Bennett ら 2008），極力これに従って記載するべきである（櫻井 2016）（図1，図2）．どこまでの家族歴を聴取するかは状況によるが，遺伝性が考えられる場合には，少なくとも患者（発端者）の両親とその同胞（兄弟・姉妹）およびその子供，患者の父方と母方の祖父母，患者の子供と孫までは確認した方がよい．

なお，遺伝性を考える場合に，日常の日本語でよく用いられる「1親等」，「2親等」という言葉と，臨床遺伝学で用いる「第1度近親（first-degree relative）」，「第2度近親（second-degree relative）」という言葉を混同しないようにする必要がある．

日本語の「1親等」は，親子関係をあらわし，同胞は2親等になる．しかし遺伝学的には親・子・同胞はいずれも遺伝子を1/2ずつ共有しており，「第1度近親」となる．同様に祖父母，孫，おじとおば，おいとめいは1/4の遺伝子を共有する「第2度近親」，いとこは1/8を共有する「第3度近親」である．

文献

Bennett RL, French KS, Resta RG, et al. Standardized human pedigree nomenclature: update and assessment of the recommendation of the

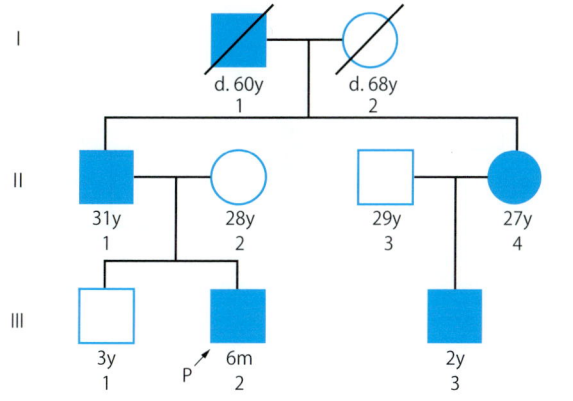

図1　常染色体顕性遺伝の家系図

□：正常男性
○：正常女性
■：罹患男性
●：罹患女性
／，⊘：死亡（d. は死亡時年齢）
P：発端者
I，II，III…：世代番号
1，2，3…：個体番号
1y，1m…：年齢，月齢

National Society of Genetic Counselors. J Genet Couns. 2008; 17：424-433.

Read A, Donnai D.水谷修紀 監訳.家族歴から何がわかるのか？症例でわかる新しい臨床遺伝学.メディカル・サイエンス・インターナショナル. 2008; 1-21.（New Clinical Genetics. Scion Publishing. 2007）

櫻井晃洋．家系図の基本（福嶋義光 編集：遺伝カウンセリングマニュアル），改訂第3版.南江堂. 2016; 6-11.

2 Mendel 遺伝

　1つの遺伝子によって支配される遺伝形質が遺伝の法則に従い発現するものが Mendel 遺伝であり，単一遺伝子遺伝あるいは単因子遺伝ともよばれる．遺伝子座のある染色体と表現型の発現形式により，常染色体顕性遺伝（autosomal dominant: AD），常染色体潜性遺伝（autosomal recessive: AR），X 連鎖顕性遺伝（X-linked dominant: XLD），X 連鎖潜性遺伝（X-linked recessive: XLR），Y 連鎖遺伝があり，XLD による疾患は少ない．Y 連鎖遺伝による疾患はきわめて少なく，父親から息子のみに遺伝する（限男性遺伝）．

　AD の疾患では常染色体上に変異遺伝子が存在し，ヘテロ接合体が発病する（図1）．ホモ接合体も発病するが，一般に重症でしばしば致死的である．通常は片方の親が疾患に罹患している場合，その子供が罹患する確率は性別にかかわらず 1/2 である．両親が罹患している場合，その子供は 1/2 の確率でヘテロ接合，1/4 の確率でホモ接合となる．しかし，AD の疾患では，変異遺伝子を持っていても発症しない場合（不完全浸透による）や，正常両親の複数の子供が罹患する場合（性腺モザイクによる）もある．また，遺伝的表現促進といって世代が下がるほど，より重症になる場合もある．

　AR の疾患では常染色体上に変異遺伝子が存在し，ホモ接合体が発病する．両親がともにヘテロ接合体の保因者の場合，性別にかかわらず 1/4 が罹患し，1/2 は保因者となる．親が罹患者と非罹患者（保因者でもない）の場合，子供はすべて保因者となる．したがって，連続した世代に罹患者が出ることは稀であり，同胞の罹患が多く，患者の両親は血族婚であることが多い．

　XLR の疾患では X 染色体上に変異遺伝子が存在し，変異遺伝子を持つ男性が罹患する（図2）．変異遺伝子のホモ接合の女性も罹患するがきわめて稀である．罹患男性の息子は罹患せず，娘は全員保因者となる．保因者女性の息子の 1/2 は罹患し，娘の 1/2 は保因者となる．

3 多因子遺伝

　Mendel 遺伝に従わない遺伝病として，多因子遺伝に従う疾患・ミトコンドリア遺伝病・ゲノム刷込み現象による疾患，などが知られている．このなかで多因子遺伝に従う疾患は非常に種類が多い．

　身長や血圧などは遺伝形質に含まれるが，これらは集団のなかで正規分布する量的形質であり，この遺伝は Mendel 遺伝に従わない．すなわち量的形質は 1 つの遺伝子では決定されず，多数の遺伝子の相互作用で決定される．糖尿病，あるいは変形性関節症などの頻度の多い疾患（common disease）には家族集積を認めることがあり，発症に遺伝が関与していると考えられるがやはり Mendel 遺伝には従わない．

　これらの疾患では多数の遺伝子が「罹患のしやすさ」に関与し，これが一定の閾値を超えた場合に罹患すると考えられている．多くの多因子遺伝疾患では，遺伝的要素のほかに環境因子も発症に関与して

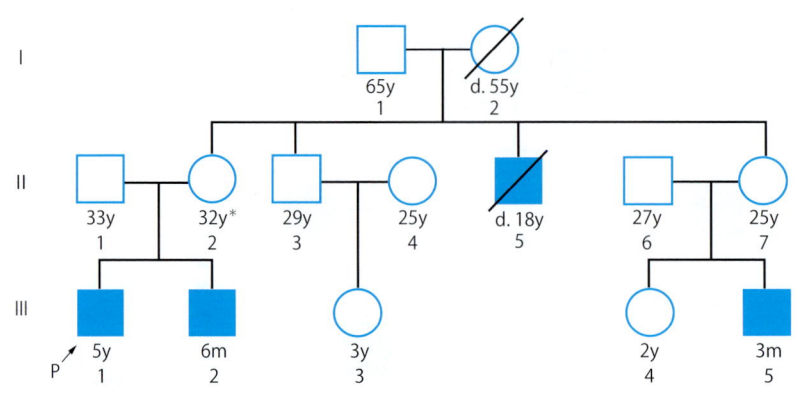

図2　X 連鎖潜性遺伝の家系図
発端者（P）の母親（*）は検査を受け保因者であることがわかっている．

いる.

　多因子遺伝性疾患における第1度近親者の再発危険率は, 一般集団における頻度の平方根となる. 例えば一般集団における頻度が 1/40,000 の疾患の子供では, 1/200 の確率で罹患する.

4 Mendel 遺伝疾患における股関節病変

　Mendel 遺伝に従う疾患のなかで股関節病変を伴うものの代表が骨系統疾患である.

　骨系統疾患とは, 「骨・軟骨組織の発育異常により複数の骨格系に異常を示す疾患」であり, ほぼ全身の骨格系に異常を示す骨軟骨異形成症, 一部の骨格系に異常が留まる異骨症, 特発性骨溶解症が含まれる (芳賀 2009).

　骨系統疾患の種類は多く, 2023 年版の最新国際分類は 771 の疾患を, 関連する変異遺伝子と臨床所見, X線所見に基づいて 41 の疾患群に分類しているが (Unger ら 2023), このなかに股関節の形態変化や脱臼, 軟骨変性を示す疾患が多く含まれている. これらの多くは, AD または AR の Mendel 遺伝に従う. 骨系統疾患における股関節の罹患については, V編・第5章に記載されている.

　血友病は XLR の Mendel 遺伝に従う疾患であり, 繰り返す関節内出血により血友病性関節症を引き起こす. 血友病性関節症は膝関節, 足関節に多いとされているが, 凝固因子製剤に対するインヒビターの陽性例などでは股関節にも関節症を生じることがある. 血友病における股関節の罹患については, VI編・第7章に記載されている.

文献
芳賀信彦. 骨系統疾患における診断の基本. 整形外科. 2009; 60 : 1109-1113.
Unger S, Ferreira CR, Mortier GR, et al. Nosology of genetic skeletal disorders: 2023 revision. Am J Med Genet A. 2023; 191: 1164-1209.

5 発育性股関節形成不全, 寛骨臼形成不全症, 変形性股関節症における遺伝

　多因子遺伝を示す股関節疾患の代表は発育性股関節形成不全である (図3).

　著者らが 15 歳未満の発育性股関節形成不全患者

158 名の家系図 (同胞, 親, 祖父母, おじおば, いとこ) を調査した結果, 35 名 (22%) の患者に家族歴を認め, 発育性股関節形成不全に罹患していたのは家系 2,329 名中 46 名 (2.0%) であった. この 2.0% は一般人口における発育性股関節形成不全の発生率 (0.3% 程度) よりも高く, 本疾患に遺伝性があることを示している.

　また, このうち, 第1度近親では 4.0%, 第2度近親では 1.3%, 第3度近親では 1.9% の罹患率であり (表1), 男性発端者の家系の罹患は 201 名中 5 名 (2.5%), 女性発端者の家系の罹患は 2,128 名中 41 名 (1.9%) であった. さらに, 発端者の重症度による差をみるために整復にいたった治療法による差をみると, リーメンビューゲル (Riemenbügel) 装具で整復された発端者の家系の罹患は 1,329 名中 21 名 (1.6%), リーメンビューゲル装具以外の治療 (徒手整復, 観血整復など) で整復された発端者の家系の罹患は 813 名中 24 名 (3.0%) であった.

　これらの結果は, 「発端者に近い血縁関係者に出現頻度が高い」, 「出現頻度の低い性の患者の家系で出現頻度が高い」, 「より重症の患者の家系で出現頻度が高い」という多因子遺伝の特徴 (Emery 1987) にほぼ一致した (芳賀 1995). 発育性股関節形成不全で発端者に近い血縁関係者に出現頻度が高い傾向は, 英国からの報告にもみられている (Wynne-Davies 1970a).

　日本における変形性股関節症 (股関節症) の多くは, 寛骨臼形成不全症による2次性のものであることが知られている. また, 発育性股関節形成不全と寛骨臼形成不全症の関係も知られている (Jingushi ら 2010).

　著者らが 35 名の発育性股関節形成不全患者の親の股関節 X 線正面像を用いて, Sharp 角, center-edge angle (CE 角), acetabular roof obliquity などを計測した結果, 日本人の正常値と差がなかった (芳賀ら 1995). Hoaglund ら (1990) も同様に, 発育性股関節形成不全の家系の股関節 X 線像を検討し, 寛骨臼被覆は正常群と差がなかったと報告している. しかし, 発育性股関節形成不全の患児の親の CE 角は正常群よりも小さいとの報告もある (Wynne-Davies 1970b). 一方で正常日本人成人の股関節 X 線正面像で計測した CE 角 (男性 32.2°, 女性 32.1°) や Sharp 角 (男性 37.3°, 女性 38.6°) と, コーカサス人における計測 (CE 角: 男性 37°, 女性 35°, Sharp 角: 男性 33°, 女性 35°) との間には差があり, 日本人はコーカサス人に比べて寛骨臼の形成が不良であると報告されている (Nakamura ら 1989). 以上より, 寛骨臼形成不全症には一定の遺伝性が存在

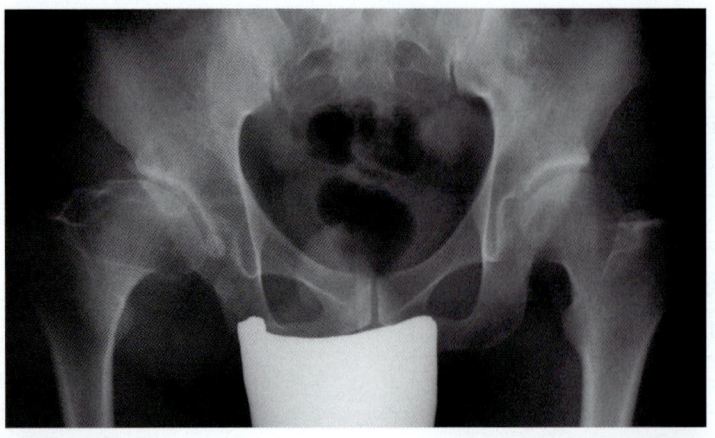

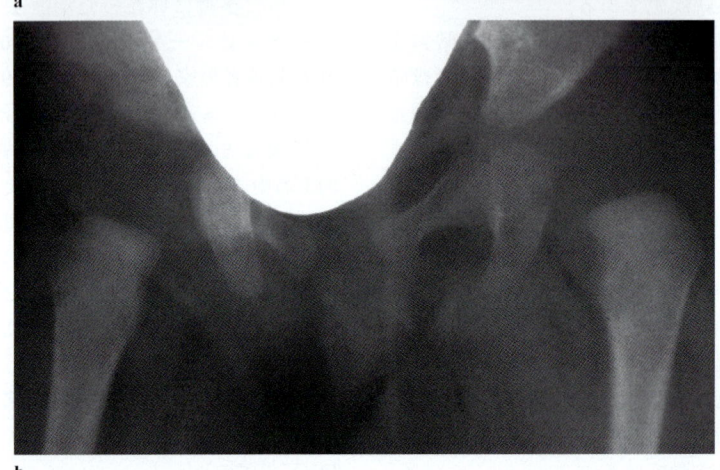

図3 発育性股関節形成不全の親子例
a: 父（30歳），右発育性股関節形成不全の治療歴があり，変形性股関節症になっている．
b: 娘（3か月），左発育性股関節形成不全，この後リーメンビューゲル装具を装着した．

表1 発育性股関節形成不全の家族歴
数値は，罹患者数／調査対象数を示す（芳賀ら 1995 より）

	男性	女性	計
第1度近親 （同胞，親）	3 / 210	14 / 219	17 / 429 （4.0%）
第2度近親 （祖父母，おじおば）	2 / 603	14 / 599	16 / 1,202 （1.3%）
第3度近親 （いとこ）	2 / 379	11 / 319	13 / 698 （1.9%）
計	7 / 1,189 （0.6%）	39 / 1,137 （3.4%）	46 / 2,329 （2.0%）

する可能性がある．

　1次性股関節症についても遺伝性が報告されている．Lindberg（1986）は人工股関節全置換術（THA）を受けた1次性股関節症患者184名の同胞289名の8％にX線上1次性股関節症の所見を認め，対照群の3.8％より有意に多かったと報告している．また，

1次性股関節症でTHAを受けた患者の64歳以上の同胞がTHAを受ける相対危険度は対照群に対し有意に高くはないが，人工膝関節全置換術（TKA）と組み合わせて検討すると有意に高いとの報告もある（Chitnavisら 1997）．

　近年，発育性股関節形成不全，寛骨臼形成不全症，

股関節症に関連する遺伝子の研究が積極的に行われている．

発育性股関節形成不全では，候補遺伝子連鎖解析，ゲノムワイド関連解析などの手法を用いて，疾患との関連が考えられる遺伝子が報告されている．中国人やコーカサス人に関する報告が多く，*UQCC*（ubiquinol-cytochrome C reductase complex chaperone），*GDF5*（growth/differentiation factor 5），*TGFB1*（transforming growth factor-β1），*IL-6*（interleukin-6），*VDR*（vitamin D receptor），*ASPN*（asporin），*PAPPA2*（pregnancy-associated plasma protein A2）など，骨・軟骨形成に関係する遺伝子である（Zamborsky ら 2019）．

Mori らは日本人の発育性股関節形成不全の既往がある股関節症患者のゲノムワイド関連解析を行い，フェロトーシスのシグナル伝達経路との関連を報告している（Mori ら 2023）．

股関節症では，寛骨臼形成不全症ではない日本人で，*CALM2*（calmodulin 2）の遺伝子多型が関係しているとの報告がある（Mototani ら 2010）．アジア人とヨーロッパ人を対象としたゲノムワイド関連解析では，股関節症に関連する遺伝子として，*GDF5*（growth/differentiation factor 5），*CHST11*（carbohydrate sulfotransferase 11），*NCOA3*（nuclear receptor coactivator 3）など多くが報告されている（Panoutsopoulou ら 2013）．

文献

Chitnavis J, Sinsheimer JS, Clipsham K, et al. Genetic influences in end-stage osteoarthritis. J Bone Joint Surg Br. 1997; 79 : 660-664.

Emery AEH. 安田徳一　訳：遺伝医学の統計的手法，多因子遺伝．共立出版. 1987; 52-63. (Emery AEH: Methodology in Medical Genetics)

芳賀信彦，中嶋耕平，坂口　亮，他．先天性股関節脱臼と股関節形態の遺伝性．日整会誌. 1995; 69 : S442.

Hoaglund FT, Healey JH. Osteoarthrosis and congenital hip dysplasia of the hip in family members of children who have congenital dysplasia of the hip. J Bone Joint Surg Am. 1990; 72 : 1510-1518.

Jingushi S, Ohfuji S, Sofue M, et al. Multiinstitutional epidemiological study regarding osteoarthritis of the hip in Japan. J Orthop Sci . 2010; 15 : 626-631.

Lindberg H. Prevalence of primary coxarthrosis in siblings of patients with primary coxarthrosis. Clin Orthop Relat Res. 1986; 203 : 273-275.

Mori Y, Ueno K, Chiba D, et al. Genome-wide association study and transcriptome of Japanese patients with developmental dysplasia of the hip demonstrates an association with the ferroptosis signaling pathway. Int J Mol Sci. 2023; 24: 5019.

Mototani H, Iida A, Nakamura Y, et al. Identification of sequence polymorphism in CALM2 and analysis of association with hip osteoarthritis in a Japanese population. J Bone Miner Metab. 2010; 28 : 547-553.

Nakamura S, Ninomiya S, Nakamura T. Primary osteoarthritis of the hip joint in Japan. Clin Orthop Relat Res. 1989; 241 : 190-196.

Panoutsopoulou K, Zeggini E. Advances in osteoarthritis genetics. J Med Genet. 2013; 50: 715-724.

Wynne-Davies R. A family study of neonatal and late-diagnosis congenital dislocation of the hip. J Med Genet. 1970a; 7: 315-333.

Wynne-Davies R. Acetabular dysplasia and familial joint laxity: two etiologic factors in congenital dislocation of the hip. A review of 589 patients and their families. J Bone Joint Surg Br. 1970b; 52: 704-716.

Zamborsky R, Kokavec M, Harsanyi S, et al. Developmental dysplasia of the hip: Perspectives in genetic screening. Med Sci (Basel). 2019; 7: 59.

6　Perthes 病，大腿骨頭壊死症における遺伝

Perthes 病（図 4）には家系内発生例の報告がある（Libesey ら 1998）．詳細な疫学調査ではより近親の家系に罹患率が高いという特徴は持つものの，それ以外の特徴から多因子遺伝とはいえないという報告と（Gray ら 1972，Wynne-Davies ら 1978），多因子遺伝の特徴を持つという報告（Hall 1986）とがある．

Perthes 病の病態に阻血がかかわっていると考えられることから，血液凝固機能の異常が病態に関わっている可能性がある．プロテインC，プロテインS，第Ⅷ因子，フィブリノーゲンなどの血液凝固に関連する因子と Perthes 病との関係が報告されている．また，静脈血栓のリスクをあげるとされている第Ｖ因子 Leiden の遺伝子変異（G1691A）やプロトロンビンの遺伝子変異（G20210A）の頻度が Perthes 病で高いとの報告もある（Vosmaer ら 2010）．

Perthes 病の家系例で，2 型コラーゲン遺伝子（*COL2A1*）の変異が報告され（Miyamoto ら 2007），その後，Perthes 病，大腿骨頭壊死症，早発性股関節症を含む家系でも *COL2A1* の変異が報告されており（Su ら 2008），Perthes 病と 2 型コラーゲンの関係も注目されている．

大腿骨頭壊死症には特発性と 2 次性がある．特発性大腿骨頭壊死症の家系例はほとんど報告されていない（Nobillot 1994）．3 つの家系で *COL2A1* の変異を認めたが，散発例では変異を認めなかったとの報告がある（Liu ら 2005）．

ステロイド関連，アルコール関連を含む特発性大腿骨頭壊死症では，多くの遺伝子多型が報告されている．このなかには，脂肪生成経路にかかわる *PPAR*γ（peroxisome proliferator-activated receptor γ）やアポリポタンパク質をコードする遺伝子（*ApoA1*: apolipoprotein A1 など），骨代謝にかかわる *RUNX2*（runt-related transcription factor 2）や *MMP2*（matrix metalloproteinase 2），血管形成にかかわる *VEGFA*（vascular endothelial growth factor A），凝固経路にか

かわる *PAI-1*（plasminogen activator inhibitor 1）や *NOS3*（nitric oxide synthase 3）などが含まれている（Kumar ら 2022）.

文献

Gray IM, Lowry RB, Renwick DHG. Incidence and genetics of Legg-Perthes disease (osteochondritis deformans) in British Columbia: Evidence of polygenic determination. J Med Genet. 1972; 9 : 197-202.

Hall DJ. Genetic aspects of Perthes' disease. A critical review. Clin Orthop Relat Res. 1986; 209 : 100-114.

Kumar P, Rathod PM, Aggarwal S, et al. Association of specific genetic polymorphisms with atraumatic osteonecrosis of the femoral head: A narrative review. Indian J Orthop. 2022; 56: 771-784.

Libesey JP, Hay SM, Bell MJ. Perthes disease affecting three female first-degree relatives. J Pediatr Orthop B. 1998; 7 : 230-231.

Liu YF, Chen WM, Lin YF, et al. Type II collagen gene variants and inherited osteonecrosis of the femoral head. N Engl J Med. 2005; 352 : 2294-2301.

Miyamoto M, Matsuda T, Kitoh H, et al. A recurrent mutation in type II collagen gene causes Legg-Calvé-Perthes disease in a Japanese family. Hum Genet. 2007; 121 : 625-629.

Nobillot R, Le Parc JM, Benoit J, et al. Idiopathic osteonecrosis of the hip in twins. Ann Rheum Dis. 1994; 53 : 702.

Su P, Li R, Liu S, et al. Age at onset-dependent presentation of premature hip osteoarthritis, avascular necrosis of the femoral head, or Legg-Calvé-Perthes disease in a single family, consequent upon a p. Gly1170 Ser mutation of *COL2A1*. Arthritis Rheum. 2008; 58 : 1701-1706.

Vosmaer A, Pereira RR, Koenderman JS, et al. Coagulation abnormalities in Legg-Calvé-Perthes disease. J Bone Joint Surg Am. 2010; 92 : 121-128.

Wynne-Davies R, Gormley J. The aetiology of Perthes' disease: Genetic, epidemiological and growth factors in 310 Edinburgh and Glasgow patients. J Bone Joint Surg Br. 1978; 60 : 6-14.

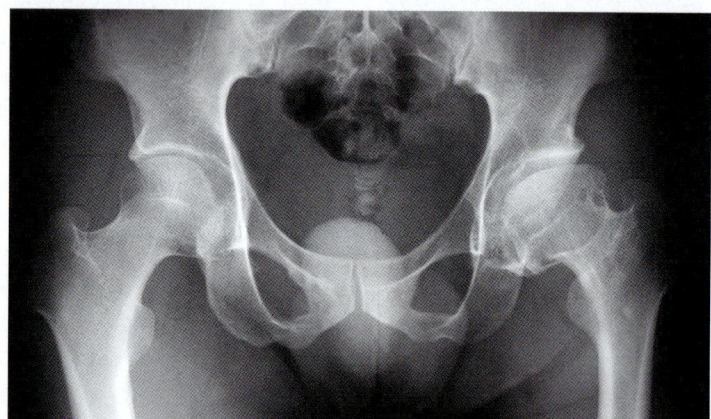

a

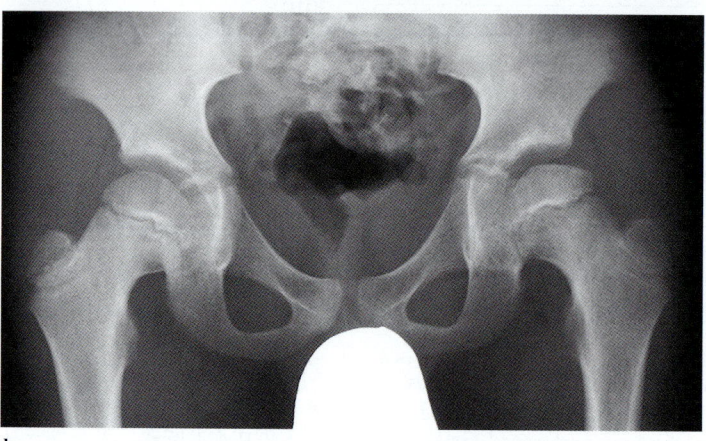

b

図4　Perthes 病の親子例
a: 父（36 歳），左 Perthes 病，治療歴なし，遺残変形を認める.
b: 息子（9 歳），左 Perthes 病，初期. この後大腿骨内反骨切り術を受けた.

（滝川一晴先生提供）

6章　骨質，骨代謝

ヒトは，加齢に伴い全身の結合組織に種々の生理的変化を生じる．骨においては，成長とともにその力学的強度を増し，重力に抗して身体を支え，激しい運動にも耐えられるように成熟した組織を構築するが，壮年期以降はその強度は徐々に低下する．

この間，骨は常に骨吸収（bone resorption）と骨形成（bone formation）を繰り返し，その構成成分の量や質および形状を変化させ，生体の要求に応じた骨格を維持している．こうした骨の新陳代謝機構（骨リモデリング bone remodeling）は老朽化した骨基質を取り除くために必須であるのと同時に，身体の恒常性の維持には欠かすことのできないカルシウムの供給源としても重要な役割を担っている．

一般に，海綿骨では約30%／年，皮質骨では約5〜7%／年が，新陳代謝される．骨リモデリングは骨吸収と骨形成のバランスが1：1であれば骨量は変化しない．骨吸収と骨形成のバランスは，全身性の因子（性ホルモン，カルシウム調節ホルモン，ビタミンD，ビタミンK，ビタミンB，酸化ストレス，糖化ストレス）や，局所因子（力学負荷の増減：非荷重，不動）により制御されている．

1　骨強度

骨の強度は，骨密度（bone mineral density）と骨密度以外の骨強度因子である骨質の総和で規定される（NIH 2001）．

骨質は，骨の材質特性と構造特性（微細構造）により規定されるが，骨の構造をつくりあげているのは石灰化した骨基質であることから，ナノレベルでの基質の性状の変化（狭義の骨質）は，骨強度を規定する最小単位といえる（Saito ら 2010）．

骨質は，骨リモデリングや，骨代謝にかかわる細胞機能の善し悪しによって制御されている．また，酸化ストレス，あるいは糖化のレベルといった骨基質を取り巻く環境によっても制御されている．すなわち，骨質は骨リモデリングによってのみ規定されるのではなく，リモデリングとは独立した機序で制御されることを念頭におくことが必要である（図1）．

これに対し，骨密度は骨形成と骨吸収のバランスの上に成り立っている．骨吸収優位の骨リモデリングの亢進は，単位体積あたりの石灰化度の低下や微細構造の劣化を誘導するが，骨代謝回転の抑制によりこれらの劣化は防止することが可能である．

文献

NIH consensus. Development Panel on Osteoporosis Prevention, Diagnosis, and Therapy Osteoporosis prevention, diagnosis and therapy. JAMA. 2001; 285 : 785-795.

Saito M, Marumo K. Collagen cross-links as a determinant of bone quality: a possible explanation for bone fragility in aging, osteoporosis, and diabetes mellitus. Osteoporos Int (REVIEW). 2010; 21 : 195-214.

2　骨質の定量評価

骨折リスクをより高い精度で評価するために，さまざまな骨質解析法が考案され臨床応用されつつある．

画像解析の進歩により，構造の異常を非侵襲的に捉えることができるようになってきた．computed tomography（CT）による脊椎骨や大腿骨頚部の微細構造解析や（Chiba ら 2022），CT測定データをもとに有限要素解析により骨強度を評価する手法（Mawatari ら 2008），dual energy X-ray absorptiometry（DEXA）法による大腿骨頚部骨密度のデータを用いた hip structure analysis（HSA）（Takada ら 2007），などが構造指標を用いた骨折リスク評価の手法である．

しかし，これらは，X線を用いた測定であることからカルシウムベースの指標である．これらのカルシウムベースの指標は，骨リモデリングに依存するため，従来の骨密度測定の延長線上にあることは否めない（図1）．骨の材質特性は骨リモデリングの異常のみならず，細胞機能の善し悪しや酸化や糖化のレベルによっても変化するため，従来の骨代謝マーカーによる骨リモデリングの評価，そして骨密度の測定のみではなく，骨の材質特性を評価する

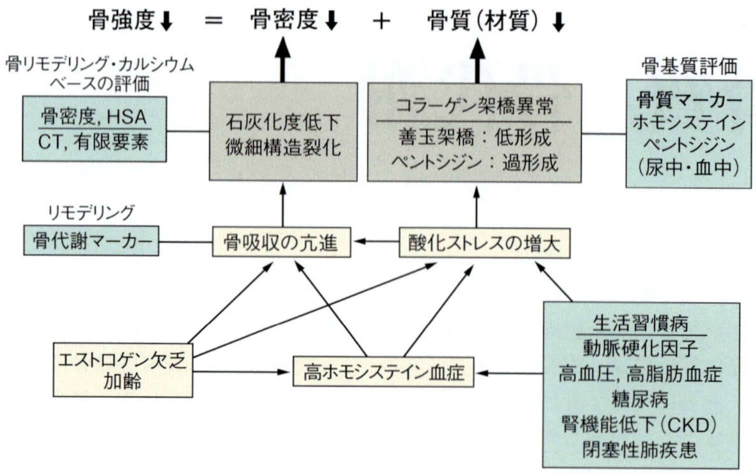

骨強度↓ ＝ 骨密度↓ ＋ 骨質（材質）↓

骨リモデリング・カルシウムベースの評価

骨基質評価

| 骨密度, HSA CT, 有限要素 |

| 石灰化度低下 微細構造裂化 |

| コラーゲン架橋異常 善玉架橋：低形成 ペントシジン：過形成 |

| 骨質マーカー ホモシステイン ペントシジン（尿中・血中） |

リモデリング

| 骨代謝マーカー |

| 骨吸収の亢進 |　| 酸化ストレスの増大 |

| エストロゲン欠乏 加齢 |　| 高ホモシステイン血症 |

| 生活習慣病 動脈硬化因子 高血圧, 高脂肪血症 糖尿病 腎機能低下（CKD） 閉塞性肺疾患 |

図1 骨強度規定因子の制御因子と評価法

骨質は，骨の素材としての質である材質特性と，その素材をもとにつくりあげられた構造特性（微細構造）により規定されるが，骨の構造をつくりあげているのは石灰化した骨基質であることから，ナノレベルでの基質の性状の変化は，骨強度を規定する最小単位ともいえる．エストロゲン欠乏や加齢，生活習慣病は，骨密度のみならず骨質（特に材質）に対しても悪影響をもたらす．骨質因子の善し悪しは，骨の新陳代謝機構である骨リモデリングや，細胞機能の善し悪し，基質周囲の環境（酸化ストレスや糖化のレベル）によって制御されている．すなわち，骨強度を評価する際には，カルシウムベースあるいは骨リモデリングに依存する解析のみならず，材質の善し悪しを骨質マーカーにより非侵襲的に評価することが必要である．

マーカーの確立が必要である（図1）．

すでに材質劣化を評価する「骨質（材質）マーカー：血中ホモシステイン測定，血中／尿中ペントシジン測定」のエビデンスが国内外から報告されている（Saitoら2010）．骨密度測定と骨質マーカーを組み合わせることにより高い精度で将来の骨折リスクを評価することが可能である（Shirakiら2008ab，2011，Saitoら2010，Tanakaら2011）（☞ p.773）．

文献

Chiba K, Okazaki N, Isobe Y, et al. Precision of 3D registration analysis for longitudinal study of second-generation HR-pQCT. J Clin Densitom. 2021; 24: 319-329.

Mawatari T, Miura H, Hamai S, et al. Vertebral strength changes in rheumatoid arthritis patients treated with alendronate as assessed by finite element analysis of clinical computed tomography scans: a prospective randomized clinical trial. Arthritis Rheum. 2008; 58: 3340-3349.

Saito M, Marumo K. Collagen cross-links as a determinant of bone quality: a possible explanation for bone fragility in aging, osteoporosis, and diabetes mellitus. Osteoporos Int. 2010; 21 : 195-214.

Shiraki M, Urano T, Kuroda T, et al. The synergistic effect of bone mineral density and Methylenetetrahydrofolate reductase (MTHFR) polymorphism (C677T) on fractures. J Bone Miner Metab. 2008a; 26 : 595-602.

Shiraki M, Kuroda T, Tanaka S, et al. Non-enzymatic collagen cross-links induced by glycoxidation (pentosidine) predicts vertebral fractures, J

Bone Miner Metab. 2008b; 26 : 93-100.

Shiraki M, Kuroda T, Shiraki Y. Urinary pentosidine and plasma homocysteine levels at baseline predict future fractures in osteoporosis patients under bisphosphonate treatment. J Bone Miner Metab. 2011; 29 : 62-70.

Takada J, Beck TJ, Iba K, et al. Structural trends in the aging proximal femur in Japanese postmenopausal women. Bone. 2007; 41 : 97-102.

Tanaka S, Kuroda T, Saito M, et al. Urinary pentosidine improves risk classification using fracture risk assessment tools for postmenopausal women. J Bone Miner Res. 2011; 26 : 2778-2784.

3 骨質因子としてのコラーゲンの役割

骨は材質学的には，鉄筋コンクリートにたとえられる．鉄筋がコラーゲンであり，コンクリートはハイドロキシアパタイトである．コラーゲンは骨の重量あたりでは20％であるが，体積あたりに換算すると骨の50％はコラーゲンで占められている．

コラーゲンの分子間をつなぎ止める架橋には，骨にしなやかさを与える酵素依存性架橋（善玉架橋®）と，酸化や糖化といった老化や生活習慣病にかかわる要因によって誘導される非生理的架橋（悪玉架橋®）とが存在する．非生理的架橋の本体は，終末糖化産

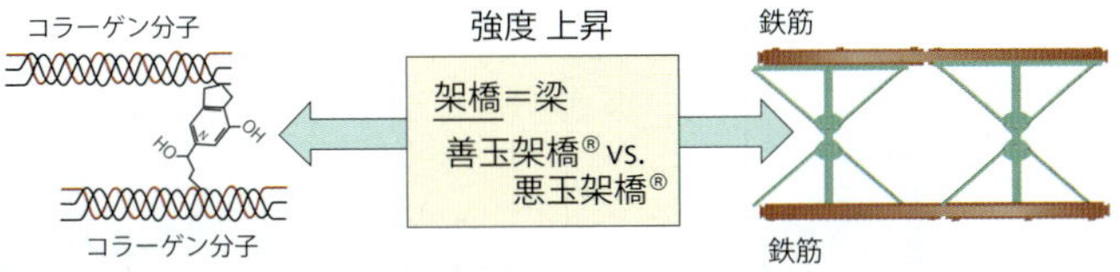

	酵素依存性架橋	非生理的架橋 Advanced glycation endproducts （AGEs架橋）
形成誘導因子	酵素反応を介する リジルオキシダーゼ	酸化反応 oxidation 糖化反応 glycation
	未熟架橋→成熟架橋	老化架橋：ペントシジン
骨強度	↑ しなやか，粘り強い	↓ 脆い，チョーク様
	善玉架橋®	悪玉架橋®

未成熟架橋：リジノルロイシン架橋．成熟架橋：ピリジノリン架橋

図2　骨質因子：コラーゲン架橋
コラーゲン分子の集合体であるコラーゲン線維の強度を規定しているのが，隣り合う分子同士をつなぎ止める構造体「コラーゲン架橋」である．コラーゲン架橋は鉄筋同士をつなぎ止める「梁」に相当する．コラーゲン架橋は，骨強度を高める善玉の酵素依存性架橋と，骨を脆弱にする悪玉の非生理的架橋に分類される．悪玉架橋®の本態は，老化産物として知られる advanced glycation end products（AGEs）である．悪玉架橋®は，鉄筋に蓄積する錆と考えることができる．

物（advanced glycation end products: AGEs）である（Saito ら 2010）（図2）．ペントシジンは AGEs 架橋の代表的構造体であり，骨質を評価するマーカーとしてエビデンスが集積されてきた（Kida ら 2019）．

文献
Kida Y, Saito M, Shinohara A, et al. Non-invasive skin autofluorescence blood and urine assays of the advanced glycation end product (AGE) pentosidine as an indirect indicator of AGE content in human bone. BMC Musculoskelet Disord. 2019; 20: 627.

4　骨石灰化過程における骨質の変化

骨の石灰化過程には1次石灰化（primary mineralization）と，それに続く2次石灰化（secondary mineralization）という2つの phase が存在する．

1次石灰化とは，骨芽細胞により産生されたコラーゲン基質（類骨）にミネラルが急速に沈着する能動的な石灰化過程であり，この時期に骨単位（皮質骨：オステオン，海綿骨：パケット）の外形が決定される．

これに対して2次石灰化とは，1次石灰化が終了した後に骨吸収が開始されるまでの数か月から数年間，外形はそのままの状態で，緩徐にミネラルが沈着していく受動的な石灰化過程である．このため骨単位ごとの石灰化度は骨リモデリングに依存している（Saito ら 2006a）．すなわち骨粗鬆症のような骨リモデリングが亢進した状態では2次石灰化度を十分に高める前に骨吸収が開始されるため石灰化度の低い骨単位が増加する（図3）（Saito ら 2006b）．

骨芽細胞から分泌されたコラーゲン分子は会合し，コラーゲン線維を形成するものの，この状態では線維の強度は軟弱であり石灰化も生じない．コラーゲン線維の力学的強度の発現および，石灰化という生理機能の発現には，翻訳後修飾である分子間架橋の形成が大きく寄与している（Saito ら 2003, 2004）．

コラーゲン架橋は形成機序の差により大きく2つに分類される．すなわち，骨芽細胞自身が分泌する酵素の作用を介して形成される酵素依存性架橋（未熟型：リジノルロイシン架橋，成熟型：ピリジノリン架橋）（Saito ら 2003, 2004, 2006a, 2006b, 2010a, Maruhashi ら 2010）と，酵素反応を介さずに酸化ストレス（Saito ら 2006a, 2010b），カルボニルストレス（Mitome ら 2011），糖化ストレス（Saito ら 2006c）の程度に応じて誘導される終末糖化産物（advanced glycation end products: AGEs 架橋）である（Saito ら 2010a）．

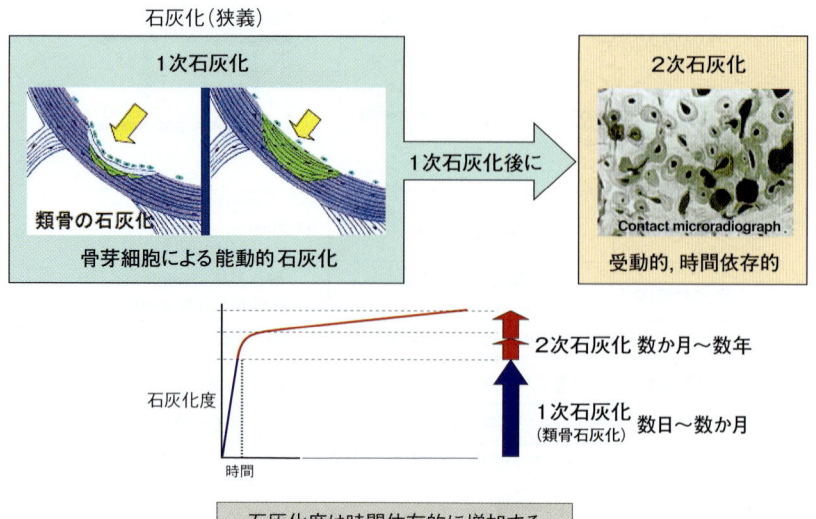

図3　骨基質の石灰化と骨リモデリング
1次石灰化とは，骨芽細胞により産生されたコラーゲン基質（類骨）にミネラルが急速に沈着する能動的な石灰化過程であり，この時期に骨単位の外形が決定される．これに対して2次石灰化とは，1次石灰化が終了した後に骨吸収が開始されるまでの数か月から数年間，緩徐にミネラルが沈着していく受動的な石灰化過程である．

骨芽細胞は，コラーゲンを産生し石灰化を誘導する．その際，コラーゲンの分子間には骨特異的な架橋パターンが誘導され，石灰化を能動的に制御している．骨芽細胞は，リジン水酸化酵素（PLOD1，PLOD2）の作用により，架橋前駆体となるコラーゲン上のリジン残基に水酸化を誘導する（Saito ら 2003，2004）．

架橋前駆体となるコラーゲン上のリジン残基の水酸化度や酵素性架橋の総数は，組織特異的な制御を受けている．このため，同じ1型コラーゲンで構成される組織であっても石灰化組織と軟部組織とでは架橋パターンや数が異なる．骨型，類骨型，軟骨型，靱帯型，腱型，皮膚型といった架橋パターンが組織の分化に応じて誘導される（Fujii ら 1994，Saito ら 1997, 2003, 2004, 2010a, Marumo ら 2005, Maruhashi ら 2010）．

酵素性架橋の形成部位は遺伝的に決められた部位に限られており過剰に形成されない．このためコラーゲン線維は適度な弾性強度を獲得する．すなわち，酵素性架橋の形成はコラーゲンの強度を高めるという力学的な貢献と，石灰化への関与という生物学的な機能を有している（Saito ら 2010a）．

一方，AGEs 架橋は1次石灰化が終了した後も，基質のライフスパンの延長や，酸化ストレスや糖化ストレスの程度に依存して無秩序にコラーゲン分子間を架橋していく（Saito ら 2006a, 2006b）．たと

え，酸化ストレスや持続的高血糖がない健常な状態であっても，骨リモデリングが抑制されると基質のライフスパンが延長し AGEs 架橋は増加する（Saito ら 2008）（図4）．

また，酸化や糖化が亢進するような病態においては基質のライフスパンに依存することなく AGEs 架橋が早期に誘導される（Saito ら 2006a, 2006b, 2006c, 2010b, Mitome ら 2011）．ペントシジンは，AGEs 架橋の代表的な架橋構造体である．また，ペントシジン量の測定は，AGEs 全体量と正の相関を持つことから，AGEs 全体量を評価するマーカーとして位置づけられている（Kida ら 2019）．

これまでに骨密度の低下を伴わずに骨強度低下をきたす病態モデルを用いて，骨質因子が骨強度に及ぼす影響が明らかにされている．

ステロイド投与による骨密度に依存しない骨強度の低下は，酵素性架橋の低形成および架橋水酸化度の異常により誘導されることが示されている（Saito ら 2011）．また，AGEs 架橋の増加が骨密度の低下を伴わずに骨強度低下をもたらすことは，糖化の亢進する病態として糖尿病ラット（Saito ら 2006c）や，酸化ストレスの増大するモデルとして高ホモシステイン血症を誘導した閉経後骨粗鬆症モデル（Saito ら 2010b）などで示されている．

これらの動物モデルでは，必ずしも骨リモデリングの異常や骨密度の低下を伴っていないことから，

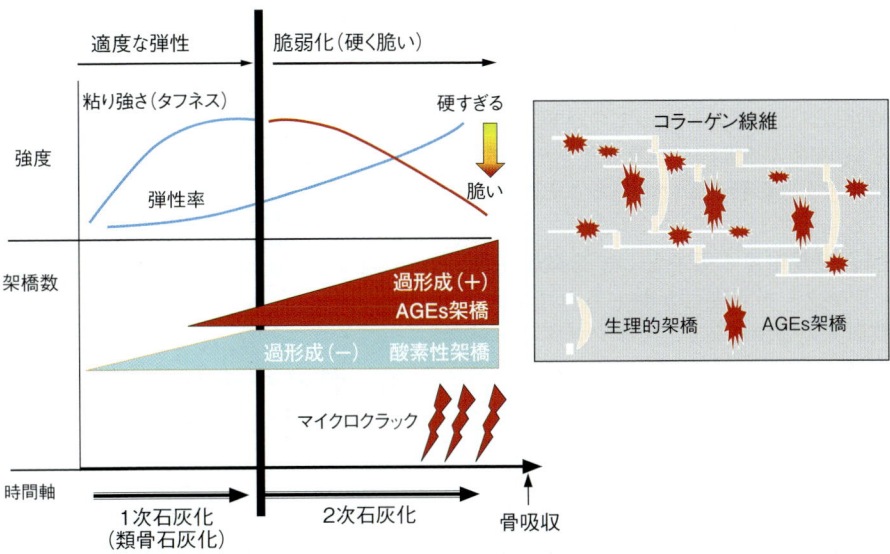

図4 石灰化過程におけるコラーゲン架橋とマイクロクラックの関係
コラーゲンの分子間には，最初に酵素の作用を介して善玉架橋®が形成され，しっかりとした弾性強度を獲得する．この酵素性架橋の形成は，1次石灰化の時期にプラトーに達する．その後，骨吸収が開始されるまでの間，時間依存的な反応によりAGEs架橋が増加するが，同時に2次石灰化も高まる．しかしリモデリング抑制が長期間に及ぶとAGEsの形成が過剰になり，骨基質からしなやかさが失われ，マイクロダメージの要因となり骨を脆弱にする．

細胞機能の善し悪しや，基質周囲の環境因子（酸化，糖化のレベル）によってもたらされるコラーゲンの質的異常が，骨強度を低下させる要因であるといえる（Saitoら2010a）．

文献

Fujii K, Yamagishi T, Nagafuchi T, et al. Biochemical properties of collagen from ligaments and periarticular tendons of the human knee. Knee Surg Sports Traumatol Arthrosc. 1994; 2 : 229-233.

Kida Y, Saito M, Shinohara A, et al. Non-invasive skin autofluorescence blood and urine assays of the advanced glycation end product (AGE) pentosidine as an indirect indicator of AGE content in human bone. BMC Musculoskelet Disord. 2019; 20: 627.

Maruhashi T, Kii I, Saito M, et al. Interaction between periostin and BMP-1 promotes proteolytic activation of lysyl oxidase. J Biol Chem. 2010; 85 : 13294-13303.

Marumo K, Saito M, Yamagishi T, et al. The "ligamentization" process in human anterior cruciate ligament reconstruction with autogenous patellar and hamstring tendons. Am J Sports Med. 2005 ; 33 : 1166-1173.

Mitome J, Yamamoto H, Saito M, et al. Non-enzymatic cross-linking pentosidine increase in bone collagen and are associated with disorders of bone mineralization in dialysis patients. Calcif Tissue Int. 2011; 88 : 521-529.

Saito M, Marumo K, Fujii K, et al. Single-column high-performance liquid chromatographic-fluorescence detection of immature, mature and senescent cross-links of collagen. Anal Biochem. 1997; 253 : 26-32.

Saito M, Soshi S, Fujii K. Effect of hyper- and microgravity on collagen post-translational controls of MC3T3-E1 osteoblasts. J Bone Miner Res. 2003; 18 : 1695-1705.

Saito M, Sohsi S, Tanaka T, et al. Intensity-related differences in collagen post-traslational modification in MC3T3-E1 osteoblasts after exposure to low and high intensity pulsed ultrasound. Bone. 2004; 35 : 644-655.

Saito M, Fujii K, Marumo K. Degree of mineralization-related collagen crosslinking in the femoral neck cancellous bone in cases of hip fracture and controls. Calcif Tissue Int. 2006a; 79 : 160-168.

Saito M, Fujii K, Soshi S, et al. Reductions in degree of mineralization and enzymatic collagen cross-links and increases in glycation induced pentosidine in the femoral neck cortex in cases of femoral neck fracture. Osteoporos Int. 2006b; 17 : 986-995.

Saito M, Fujii K, Mori Y, et al. Role of collagen enzymatic and glycation induced cross-links as a determinant of bone quality in the spontaneously diabetic WBN/Kob rats. Osteoporos Int. 2006c; 17 : 1514-1523.

Saito M, Mori S, Mashiba T, et al. Collagen maturity, glycation induced-pentosidine, and mineralization are increased following 3-year treatment with incadronate in dogs. Osteoporos Int. 2008; 19 :1343-1354.

Saito M, Marumo K. Collagen cross-links as a determinant of bone quality: a possible explanation for bone fragility in aging, osteoporosis, and diabetes mellitus. Osteoporos Int (REVIEW). 2010a; 21 : 195-214.

Saito M, Marumo K, Soshi S, et al. Raloxifene ameliorates detrimental enzymatic and nonenzymatic collagen cross-links and bone strength in rabbits with hyperhomocysteinemia. Osteoporos Int. 2010b; 21 : 655-666.

Saito M, Marumo K, Ushiku C, et al. Effects of alfacalcidol on mechanical properties and collagen cross-links of the femoral diaphysis in glucocorticoid-treated rats. Calcif Tissue Int. 2011; 88 : 314-324.

5 │ 材質因子の相互作用

　骨の材質特性はコラーゲンによってのみ規定されるわけではないが，多くの要因がコラーゲンの量的・質的性状の変化により影響を受けていることが明らかにされている．

　骨の材質特性を規定する因子として骨微細損傷（マイクロクラック）の重要性が論じられてきた．そして，骨質研究の進歩により，マイクロダメージの発生と進展は，よりミクロレベルの骨の材質規定因子であるコラーゲンの質（分子間架橋）の変化により誘導されることが明らかとなってきた（Saitoら2008）（図5）．

　こうした骨質因子の相互関係は，骨を鉄筋コンクリートの概念にあてはめるとわかりやすくなる．鉄筋コンクリートの外壁にみかけるひび割れは，鉄筋の老朽化やコンクリートの劣化によって発生することはよく知られている．マイクロダメージは鉄筋コンクリートのひび割れに相当する．こうしたミクロレベルでの材質劣化（マイクロクラック）は，ナノレベルでの材質の劣化，すなわち，コラーゲン架橋の異常により生じる（Saitoら2008, 2010）（図5）．すなわち，コラーゲン架橋の善し悪しは骨の材質特性を規定する重要な因子といえる（Saitoら2010）（図5）．

文献 ─────

Saito M, Mori S, Mashiba T, et al. Collagen maturity, glycation induced-pentosidine, and mineralization are increased following 3-year treatment with incadronate in dogs. Osteoporos Int. 2008; 19 :1343-1354.

Saito M, Marumo K. Collagen cross-links as a determinant of bone quality: a possible explanation for bone fragility in aging, osteoporosis, and diabetes mellitus. Osteoporos Int. 2010; 21 : 195-214.

6 │ 骨リモデリング抑制に伴う骨質の変化

　コラーゲンのAGEs架橋は，酸化や糖化のレベルに応じて時間依存性に増加するため老化架橋ともいわれている．このためコラーゲンのリモデリングが抑制され，タンパクのライフスパンが長くなればAGEs化が進み，材質特性に影響を与える．

　著者らは，健常ビーグル犬に対して3年間，ビスフォスフォネート（BP）を投与し，骨リモデリングを長期間抑制した際の材質（コラーゲン架橋，石灰化度，マイクロダメージ）の変化を解析した（Saitoら2008）．1歳齢のビーグル犬に臨床用量の2.5倍

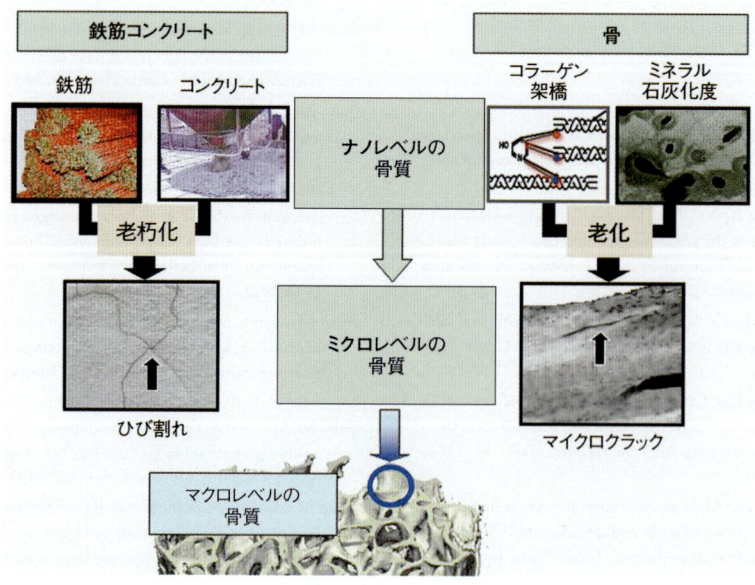

図5　骨質因子の相互作用
鉄筋に相当するコラーゲンで，コンクリートに相当するのがミネラルである．ミクロレベルでの材質の劣化は，マクロレベルの材質の劣化であるマイクロダメージ（ひび割れ）の原因となる．こうした骨基質をもとにして，マクロレベルでの骨質（構造特性）がつくりあげられているため，骨基質の劣化は骨質の劣化につながる．これらの骨質因子群は骨代謝回転による制御を受け互いに密接にかかわり合っている．

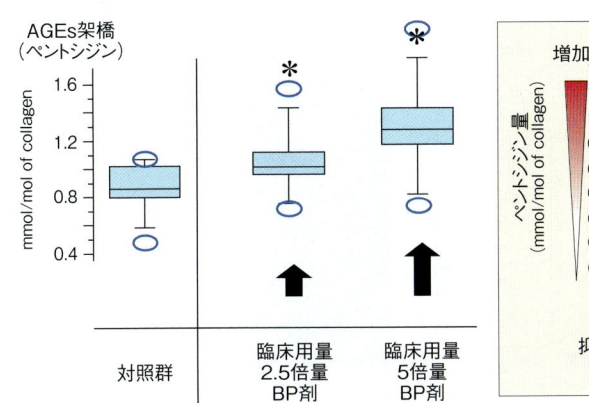
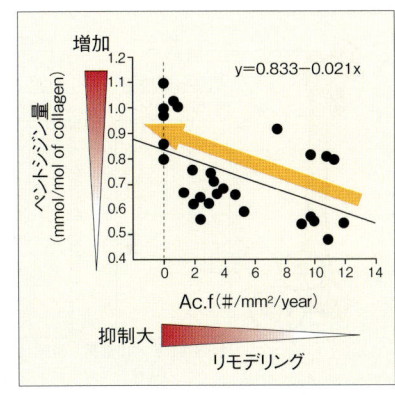

図6　骨リモデリング抑制と悪玉 AGEs 架橋

健常ビーグル犬に臨床用量の 2.5 倍から 5 倍量のビスフォスフォネート（BP）剤を 3 年間投与すると，投与量依存的に AGEs 架橋（ペントシジン）が増加した．AGEs 架橋の数はリモデリングの指標である骨活性化頻度（activation frequency: Ac.f）と負の相関を示した（r ＝ － 0.559，p<0.01）．リモデリング抑制によって骨基質のライフスパンが延長した結果，時間依存的に誘導される AGEs 架橋が増加したと考えられる．＊ p<0.05：対照群の同一比重との比較．（Saito ら 2003 より）

量から 5 倍量の BP 製剤（インカンドロネート）を 3 年間投与した後に肋骨を採取し，骨強度試験，石灰化度測定，コラーゲン架橋分析，マイクロダメージの定量を行った．

その結果，BP 剤投与群の骨のリモデリング指標（骨活性化頻度 activation frequency: Ac.f）は，対照群に比べて 40 〜 80％低下していた．石灰化度と成熟架橋数，老化架橋数および，マイクロダメージの形成量は，Ac.f と負の相関を示した（図 6）．また，マイクロダメージの発生要因について多変量解析を行ったところ，老化架橋の増加と石灰化度の増加は，それぞれが独立した影響因子であること，この 2 つを併せるときわめて高い説明因子となることが明らかとなった．骨強度測定では，材質強度の低下は認められなかった．

ビスフォスフォネートによる骨折防止効果は，石灰化度の上昇や成熟架橋の増加といった骨強度へのプラスの効果が，マイクロダメージの蓄積や老化架橋の増加というマイナス面を上回ることにより発揮される可能性が示された．コラーゲンやミネラルといったナノレベルでの材質の変化が，よりマクロレベルでの材質劣化の指標であるマイクロダメージ発生に深く関与していると考えられる．

健常サルに臨床用量あるいは臨床用量の 10 倍のアレンドロネートを 6 か月間投与した結果では，臨床用量の 10 倍投与では骨リモデリングが約 80％抑制され，骨コラーゲン中に AGEs 架橋であるペントシジンが増加したものの，臨床用量の使用では骨

コラーゲン中の AGEs 化は誘導されなかった．また，臨床用量 5 倍量投与群であっても軟骨コラーゲンや椎間板のコラーゲンには AGEs 化は誘導されなかった（斎藤ら 2009）（図 7）．以上のことから，健常な骨質を維持するためには，過度の骨リモデリングの抑制には注意を払う必要がある．

文献

Saito M, Soshi S, Fujii K. Effect of hyper- and microgravity on collagen post-translational controls of MC3T3-E1 osteoblasts. J Bone Miner Res. 2003; 18 : 1695-1705.

Saito M, Mori S, Mashiba T, et al. Collagen maturity, glycation induced-pentosidine, and mineralization are increased following 3-year treatment with incadronate in dogs. Osteoporos Int. 2008; 19 :1343-1354.

斎藤　充，森　諭史，真柴　賛，他. エルカトニンあるいはアレンドロネート投与が骨質に及ぼす影響. 成熟サルに対する 6 ヵ月投与の検討. 日整会誌. 2009; 83 : S1026.

7　骨リモデリング亢進に伴う骨質の変化

骨リモデリングの亢進がある場合，骨コラーゲンのライフスパンも短縮されるため，その分間に形成される架橋も老化架橋である AGEs は少なく，未熟型の酵素依存性架橋が主な架橋物質となる（Saito ら 1997, 2010）．一方，ヒトの骨粗鬆症では，①女性ホルモンの減少，②代謝回転の亢進，③老化，④

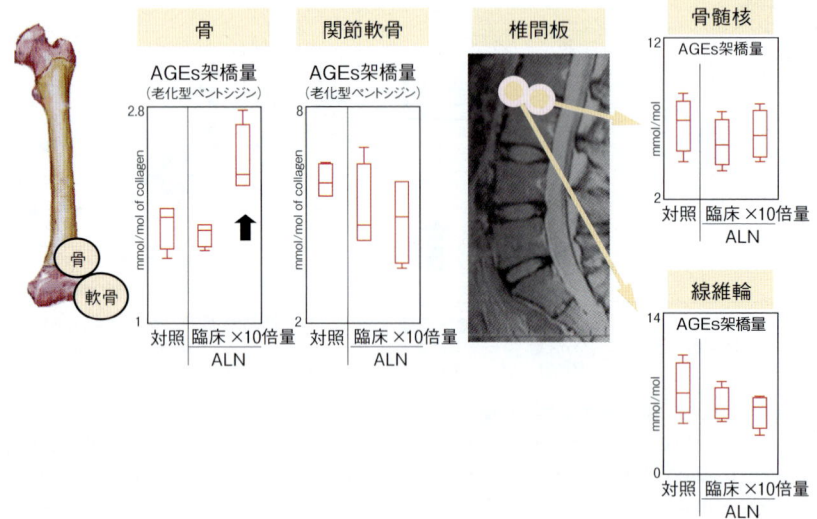

図7 骨リモデリング抑制が骨・軟骨・椎間板のコラーゲンの老化に及ぼす影響
健常サルに臨床用量あるいは臨床用量の10倍量のアレンドロネート（ALN）を6か月間投与した結果では，臨床用量の10倍量投与では骨リモデリングが約80％抑制され，骨コラーゲン中にAGEs架橋であるペントシジンが増加したものの，臨床用量の使用では骨コラーゲン中のAGEs化は誘導されなかった．さらに，臨床用量5倍量投与群であっても軟骨コラーゲンや椎間板のコラーゲンにはAGEs化は誘導されなかった．

ホモシステイン代謝異常，などの多彩な要因が，コラーゲンの架橋異常をもたらす．

　骨粗鬆症を伴う大腿骨頸部骨折の骨生検の検討では，リモデリングの亢進では説明できない骨質異常が明らかとなっている（Saitoら2006ab）．骨吸収マーカーの上昇から，骨リモデリングは亢進していると考えられ，これを反映するように骨の石灰化度は低下していた．リモデリングの亢進により骨基質のライフスパンが短縮し，時間依存的に高まる2次石灰化を十分に高めることができなかった結果と考えることができる．

　骨に含まれるコラーゲンも未熟な状態にあると予想されたが，コラーゲン分析では「未熟なコラーゲン」は存在しなかった．AGEs架橋が過剰に形成された「過老化コラーゲン」で満たされていること，酵素依存性架橋の形成が著しく低下していることが明らかとなった．コラーゲンの過剰な老化は石灰化早期の若い骨単位にも認められたことから，原発性骨粗鬆症では，生まれたばかりのコラーゲンを短期間で老化させる酸化ストレスやカルボニルストレスなどの要因の関与が考えられる．これらの要因を生み出す疾患としては，加齢や動脈硬化があげられる（Saitoら2010）．ヒトの骨粗鬆症の病態が複雑であ

ること，単にリモデリングを制御するのみではコラーゲンの架橋異常は改善できないことを示している（☞ p.770）．

文献

Saito M, Marumo K, Fujii K, et al. Single-column high-performance liquid chromatographic-fluorescence detection of immature, mature and senescent cross-links of collagen. Anal Biochem. 1997; 253 : 26-32.

Saito M, Fujii K, Marumo K. Degree of mineralization-related collagen crosslinking in the femoral neck cancellous bone in cases of hip fracture and controls. Calcif Tissue Int. 2006a; 79 : 160-168.

Saito M, Fujii K, Soshi S, et al. Reductions in degree of mineralization and enzymatic collagen cross-links and increases in glycation induced pentosidine in the femoral neck cortex in cases of femoral neck fracture. Osteoporos Int. 2006b; 17 : 986-995.

Saito M, Marumo K. Collagen cross-links as a determinant of bone quality: a possible explanation for bone fragility in aging, osteoporosis, and diabetes mellitus. Osteoporos Int. 2010; 21 : 195-214.

まとめ

　ヒトにおける骨質因子の相互関係を観察し，治療に対する影響などを解析する際には，「骨リモデリング，老化，生活習慣病」といったヒトに特有の現象を加味することが必要である．

7章 脊椎・骨盤・下肢アライメント

1 骨盤傾斜，脊椎アライメント

　股関節は寛骨臼と大腿骨頭からなる関節であり，変形性股関節症（股関節症）の発症には骨盤の傾斜も関与している．また股関節病変と脊椎病変は互いに影響を与えるため，股関節疾患を評価する際には脊椎病変の把握も重要である．

1. hip-spine syndrome
　hip-spine syndrome とは股関節と脊椎が密接に関連し合い，それぞれの病態に影響を与えるという概念で，1983 年に Macnab と Offierski が提唱したものである（Offierski ら 1983）．以下の分類が一般的に用いられている．
　① simple hip-spine syndrome
　　　股関節，脊椎の両方に変形性変化があるが，病態の主因はいずれか一方のもの
　② secondary hip-spine syndrome
　　　股関節，脊椎の病態が互いに影響しあっているもの
　③ complex hip-spine syndrome
　　　股関節，脊椎の両方に変形性変化を認め，その両方が病態に関与するもの
　④ misdiagnosed hip-spine syndrome
　　　股関節，脊椎の主原因を誤診し，誤った治療を行ったもの

2. 骨盤傾斜の単純 X 線評価法
　骨盤単純 X 線像を用いて骨盤傾斜を評価するために，現在までにいくつかの指標が報告されている．骨盤単純 X 線側面像を用いた計測法や，骨盤単純 X 線正面像で骨盤腔の形態から骨盤傾斜を評価する方法などがある．後者は骨盤単純 X 線側面像がない場合に有用である．
1）骨盤単純 X 線側面像を用いた計測法
① anterior pelvic plane（APP）
　　　anterior pelvic plane（APP）は恥骨結節と上前腸骨棘の結んだ線と鉛直線のなす角度であ

り，上前腸骨棘が恥骨結節よりも前方にある場合をプラス，後方にある場合をマイナスの値とする（DiGioia ら 2006）．つまり APP が大きいほど骨盤が前傾しており，APP が小さいほど骨盤が後傾していることを示す（図 1a）．
② sacral slope（SS），pelvic tilt（PT），pelvic incidence（PI）
　　　sacral slope（SS）は仙骨上縁と水平線のなす角度であり，pelvic tilt（PT）は大腿骨頭中心と仙骨上縁中点を結んだ線と鉛直線のなす角度である（Legaye ら 1998）．pelvic incidence（PI）は大腿骨頭中心と仙骨上縁中点を結んだ線と仙骨上縁から引いた垂線とのなす角度であり，PT と SS を足した角度である（PI=PT+SS）（図 1b）．SS は骨盤傾斜の変化を評価するのに有用であるのに対し，PT と PI は骨頭中心（hip axis）を考慮した角度であり，股関節と骨盤傾斜の関係を評価するのに有用である．
　　　また，腰椎前弯の指標として第 1 腰椎の上縁と仙椎の上縁のラインとのなす角である lumbar lordosis（LL）が用いられており，理想的な脊椎矢状面アライメントとして脊椎矯正固定術などでは PI-LL ＜ 10° という式が一般的に使われている（Ames ら 2012，Schwab ら 2012）．
③ pelvic angle（PA），pelvic morphologic angle（PR-S1）
　　　pelvic angle（PA）は大腿骨頭中心と仙骨上後縁を結んだ線と鉛直線のなす角度であり，pelvic morphologic angle（PR-S1）は大腿骨頭中心と仙骨上後縁を結んだ線と仙骨上縁のなす角度である（Jackson ら 2000）（図 1c）．PR-S1 は骨盤固有の角度であり，骨盤が傾斜しても変化しない．
④ pelvic femoral angle（PFA）
　　　pelvic femoral angle（PFA）は大腿骨頭中心と仙骨上縁中点を結んだ線と大腿骨骨幹部に平行な線のなす角度である（Heckmann ら 2021）（図 2）．2 つの異なる姿勢の間の PFA 値の差を取ることで，大腿骨の動きを測定するために使用される．

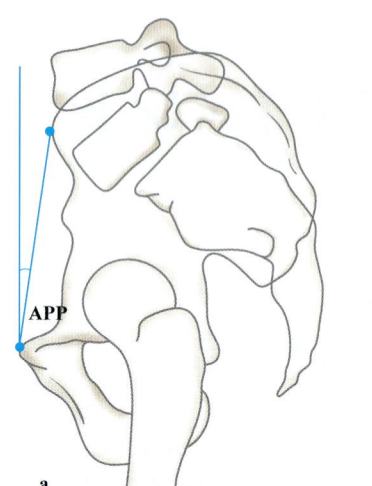 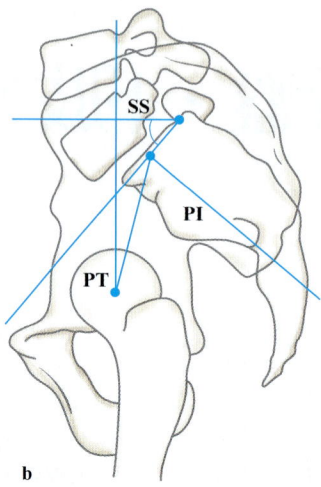 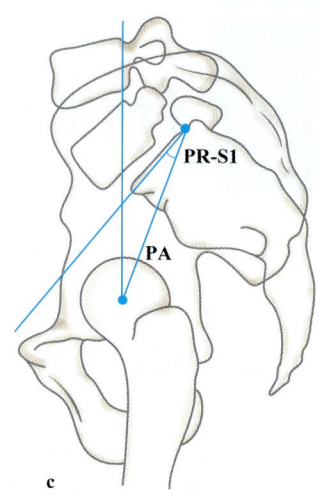

a   b   c

図1　骨盤単純 X 線側面像を用いた骨盤傾斜の計測法

a: anterior pelvic plane（APP）

APP は恥骨結節と上前腸骨棘の結んだ線と鉛直線のなす角度である．

b: sacral slope（SS），pelvic tilt（PT），pelvic incidence（PI）

SS は仙骨上縁と水平線のなす角度，PT は大腿骨頭中心と仙骨上縁中点を結んだ線と鉛直線のなす角度，PI は大腿骨頭中心と仙骨上縁中点を結んだ線と仙骨上縁から引いた垂線とのなす角度である．

c: pelvic angle（PA），pelvic morphologic angle（PR-S1）

PA は大腿骨頭中心と仙骨上後縁を結んだ線と鉛直線のなす角度，PR-S1 は大腿骨頭中心と仙骨上後縁を結んだ線と仙骨上縁のなす角度である．

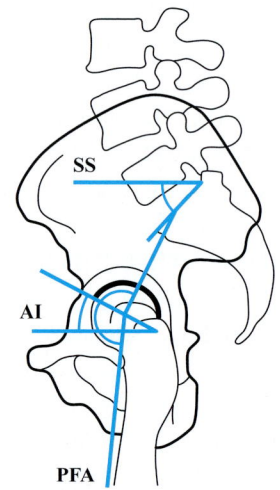

図2　PFA と AI（Heckmann ら 2021 より）

⑤ anteinclination（AI）

　anteinclination（AI）は骨盤側面像で計測した寛骨臼の長軸を通る線と水平線のなす角度である（Heckmann ら 2021）（図2）．

⑥ Combined sagittal index（CSI）

　Combined sagittal index（CSI）は PFA と AI を合算したものである（Tezuka ら 2019）．

2）骨盤単純 X 線正面像を用いた計測法

　実際の診療では，骨盤単純 X 線側面像を毎回撮影することは難しい場合もあるため，骨盤単純 X 線正面像を用いた計測法が使用されることも多い．骨盤単純 X 線正面像を用いた計測値は，側面像での計測値とよく相関し，わが国から 2 つの計測法が報告されている．

①土井口らの方法

　　骨盤単純 X 線正面像で骨盤腔の縦径／横径比（L/T）より骨盤傾斜角を求める方法である（土井口ら 1992）（図3）．骨盤単純 X 線側面像で仙骨岬角と恥骨結合上縁を結ぶ線とフィルム面とのなす角度を骨盤傾斜角（A）とすると，以下の関係式より L/T を計測することで骨盤傾斜角を求めることができる．

男性：A（°）＝ － 67.0 × L/T +55.7

女性：A（°）＝ － 69.0 × L/T +61.6

②Kitajima らの方法

　　骨盤単純 X 線正面像で骨盤腔の縦径のみを計測すれば骨盤傾斜角を求めることができる方法である（Kitajima ら 2006）（図4）．骨盤単純 X 線側面像で仙腸関節下縁と恥骨結合上縁を結ぶ線と水平線のなす角度を pelvic inclination angle（PIA）とすると，骨盤単純 X 線正面像で仙腸関節下縁から恥骨結合までの高さ（H）を

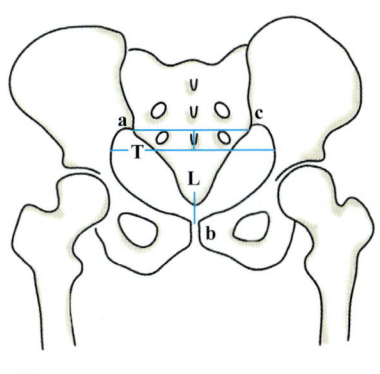
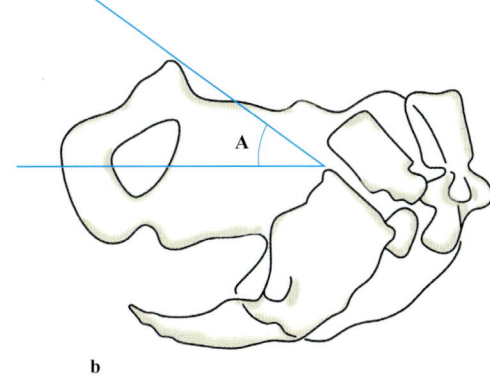

a   b

図3　土井口らの方法（土井口ら 1992 より）

a: 骨盤単純X線正面像で両仙腸関節下縁を結んだ線 ac に平行な骨盤腔最大横径 T と，恥骨結合上縁 b から
   線 ac に下ろした垂線 L との比（L/T）を骨盤腔の扁平化の指標とする．
b: 骨盤単純X線側面像で仙骨岬角と恥骨結合上縁を結ぶ線とフィルム面とのなす角度を骨盤傾斜角（A）と
   すると，A と L/T の関係は以下のとおりである．

　　　　　男性：A(°)= − 67.0 × L/T +55.7
　　　　　女性：A(°)= − 69.0 × L/T +61.6

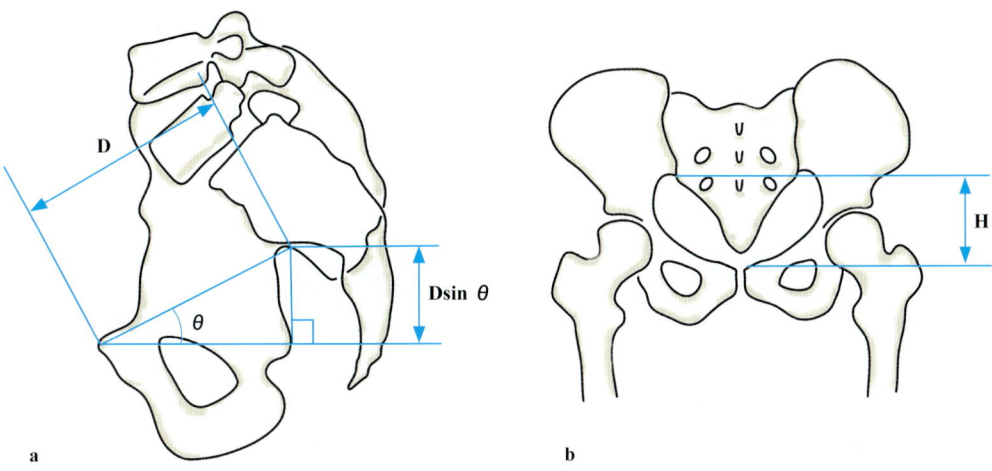

a   b

図4　Kitajima らの方法（Kitajima ら 2006 より）

a: 骨盤単純X線側面像で仙腸関節下縁と恥骨結合上縁を結ぶ線の長さをDとすると，Dは男性で平均157mm，女
   性で平均165mm である．D 線と水平線のなす角度を pelvic inclination angle（θ）とする．
b: 骨盤単純X線正面像で骨盤腔の縦径（H）は仙腸関節下縁から恥骨結合までの高さであり，H=Dsin θ「θ = sin-1
   （H/D）」の関係にある．つまりθ と H の関係は以下のとおりである．

　　　　　男性：θ (°)=sin-1（H/157）
　　　　　女性：θ (°)=sin-1（H/165）

計測することで，以下の関係式より PIA を求めることができる．

男性：PIA（°）=sin-1（H/157）

女性：PIA（°）=sin-1（H/165）

3. 股関節症と骨盤・脊椎矢状面アライメント

股関節症と骨盤傾斜・脊椎アライメントの関係では，若年者と高齢者で，それぞれ2つの特徴的な病態が報告されている（會田ら 2004）．高度の寛骨臼形成不全症を有する若年者では，股関節の屈曲拘縮により骨盤が前傾し，代償的に腰椎前弯が増強するため腰痛症を発症することが多い（Matsuyama ら 2004，帖佐ら 2005）．

一方，高齢者では腰椎前弯減少により骨盤が後傾し，寛骨臼前方被覆の減少により股関節症を発症することが報告されている（Yoshimoto ら 2005）（図5）．

Diebo らは，global sagittal axis（GSA）という第7頚椎と大腿骨顆部を結んだ線を用いた全身パラメーターが骨盤・脊椎アライメント，下肢矢状面アライメント，QOL スコアなどと相関関係にあったと報告しており（Diebo ら 2016），グローバルアライメントの不良が下肢に及ぼす影響についても注目されている．

4. 臥位と立位における骨盤傾斜

臥位と立位の骨盤傾斜の差は多くの症例では 10°以内であるが（Nishihara ら 2003），なかには臥位から立位で骨盤が大きく後傾する場合も存在する（千葉ら 2003）（図6）．このように姿勢による骨盤傾斜の変化が大きい症例では，股関節症の発症要因として，動的な要因も考慮しなければならない．

5. 人工股関節全置換術と hip-spine syndrome

人工股関節全置換術（THA）を施行する際の至適なカップ設置角の決定には骨盤傾斜の把握が重要であり，secondary hip-spine syndrome の概念が有用である．secondary hip-spine syndrome とは股関節もしくは脊椎の病態がもう一方に影響を及ぼしているものを指す．

寛骨臼形成不全症患者で骨盤が前傾することによって腰椎前弯が増強する場合や，高齢者の腰椎前弯減少例で骨盤が後傾し寛骨臼前方被覆度が減少する場合などが含まれる．Tamura ら（2014）は圧迫骨折や腰椎変性すべり症の既往，高齢，小さな SS が THA 術前の股関節症患者において立位での大きな骨盤後傾と関連する因子と報告している．

THA においてカップ前方開角が大きいと前方脱臼のリスクが高く，逆にカップ前方開角が小さいと後方脱臼のリスクが高くなる（Bierdermann ら 2005）．しかし，THA 後に骨盤傾斜が変化するとカップ設置角も変化するため（Tannast ら 2005，Haenle ら 2007，Babisch ら 2008），より正確なカップの設置には THA 後の骨盤傾斜の変化の把握も必要であ

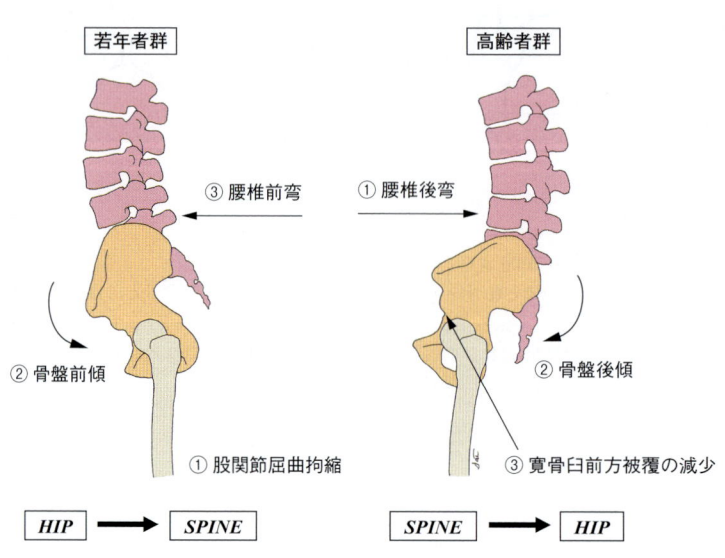

図5 年齢群別にみた hip-spine syndrome の病態（會田ら 2004 より）
若年者では，股関節の屈曲拘縮により骨盤が前傾し，代償的に腰椎前弯が増強する．一方，高齢者では腰椎後弯により骨盤が後傾し，寛骨臼前方被覆の減少により股関節症を発症する．

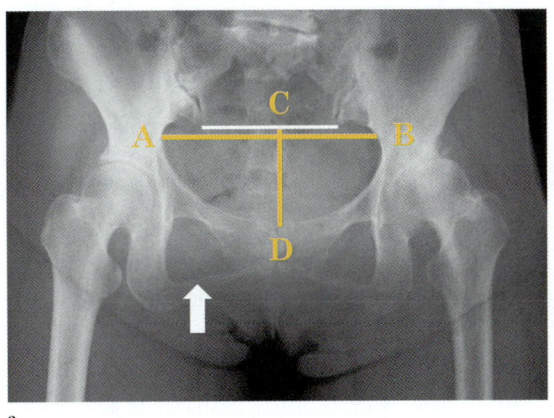
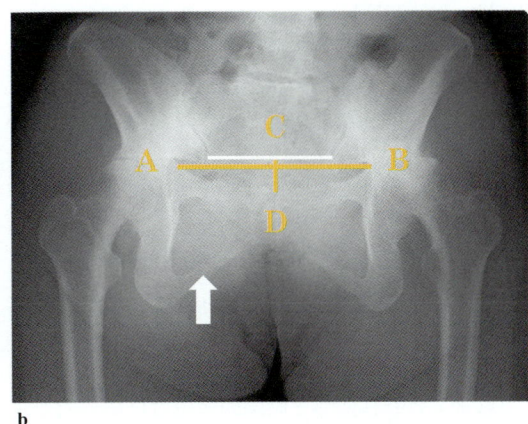

a b

図6 臥位と立位における骨盤傾斜の差

72歳，女性．

a: 臥位．b: 立位．

骨盤腔の最大横径(AB)に対する縦径(仙腸関節下端を結ぶ線に恥骨結合から下ろした垂線の長さ，CD)の比が，臥位では0.45であるのに対し立位では0.18と小さくなっており，これは骨盤が後傾していることを示す．また立位では臥位よりも骨盤が後傾することにより閉鎖孔(矢印)が大きくみえる．

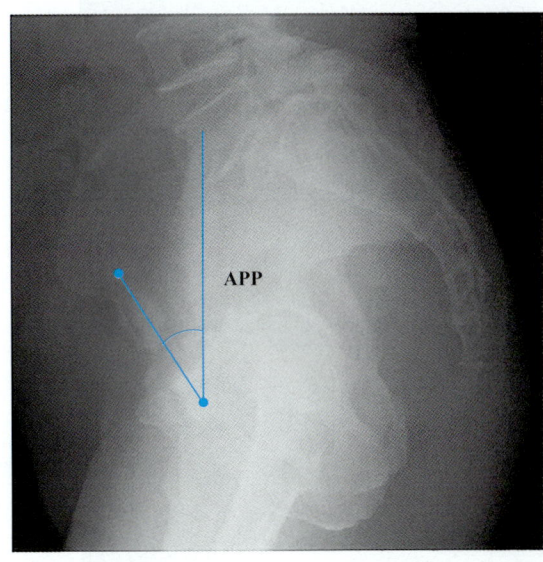
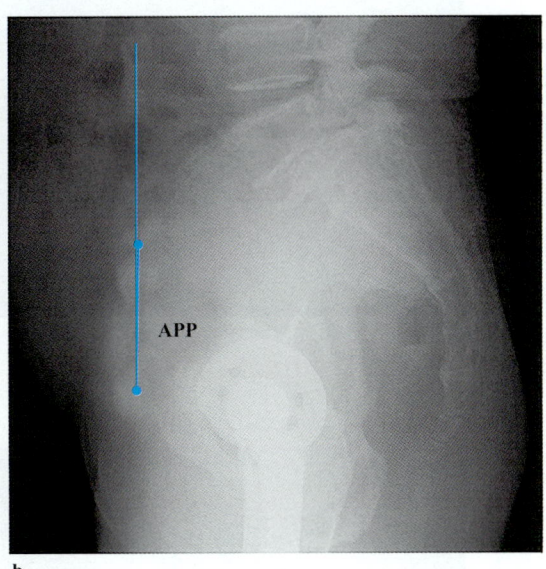

a b

図7 人工股関節全置換術(THA)後の骨盤傾斜

71歳，男性．

a: 術前．b: 術後1年．THA後に骨盤が後傾している．anterior pelvic plane(APP)が術前 +28°から術後1年で0°に変化している．

る(Ishida ら 2011)(図7)．

THA後の骨盤傾斜の変化は臥位よりも立位で大きいとされ，特に高齢で術前から腰椎前弯が小さい患者では術後経時的に腰椎後弯および骨盤後方傾斜が進行する(Suzuki ら 2016)．骨盤が1°傾斜するとカップ前方開角は約0.7°変化することが報告されている(Lembeck ら 2005)．また，THA後に腰痛が

改善するという報告もあり(Ben-Galim ら 2007)，股関節と脊椎が関連していることを示している．

近年，成人脊柱変形に対して脊椎固定術が選択されることが増えており，THA後に脊椎固定術が施行されることも稀ではない．脊椎固定術により骨盤・脊椎矢状面アライメントが改善するとTHA後のカップ前方開角も変化することが示されている

（Buckland ら 2015）．

　腰椎固定術では，腰椎の可動性低下により座位などの股関節屈曲動作時に腰椎の代償運動が得られないため必要股関節屈曲角度が大きくなる点に注意が必要である（菅野ら 2018）．

　一般的に，立位から座位にかけて骨盤は後傾するが，腰椎固定術後や腰椎変性例などでは骨盤後傾の変化量が少ない場合があり，座位における前方インピンジメントを避けるためにカップ前方開角を小さくする必要があると報告されている（Phan ら 2015）．

　これまでは脊柱変形と股関節疾患合併例に対しては，脊椎アライメントを矯正する手術の侵襲が大きいこと，脊椎手術に比べ THA を行うことで軽減する可能性が高いこと，などから股関節への治療を優先すべきとの意見が多かった（園畑ら 2018）．しか

し低侵襲脊椎手術の技術革新は著しく，最近では脊椎と股関節が同等の症状である場合には，先に脊椎矯正固定術を施行したほうがその後の THA において寛骨臼カップの設置角度と位置を適切に決めやすいという理由もあり，脊椎から先に手術を行うべきとの意見もある（大和ら 2018）．脊椎外科医と股関節外科医が連携して治療にあたる必要がある．

6. 股関節症と骨盤・脊椎冠状面アライメント

　国内の報告では股関節症患者の腰椎側弯症の合併率は 19.7 〜 56％ であり報告により幅があるが（前田ら 2009, 奥田ら 2010a, 2010b），日本人の一般人口における腰椎側弯症の有病率 12.8％（渡辺 1989）よりは高いといえる．

　変性側弯の一因として下肢長差が考えられているが，下肢長差と側弯の有無や凸側方向に相関はない

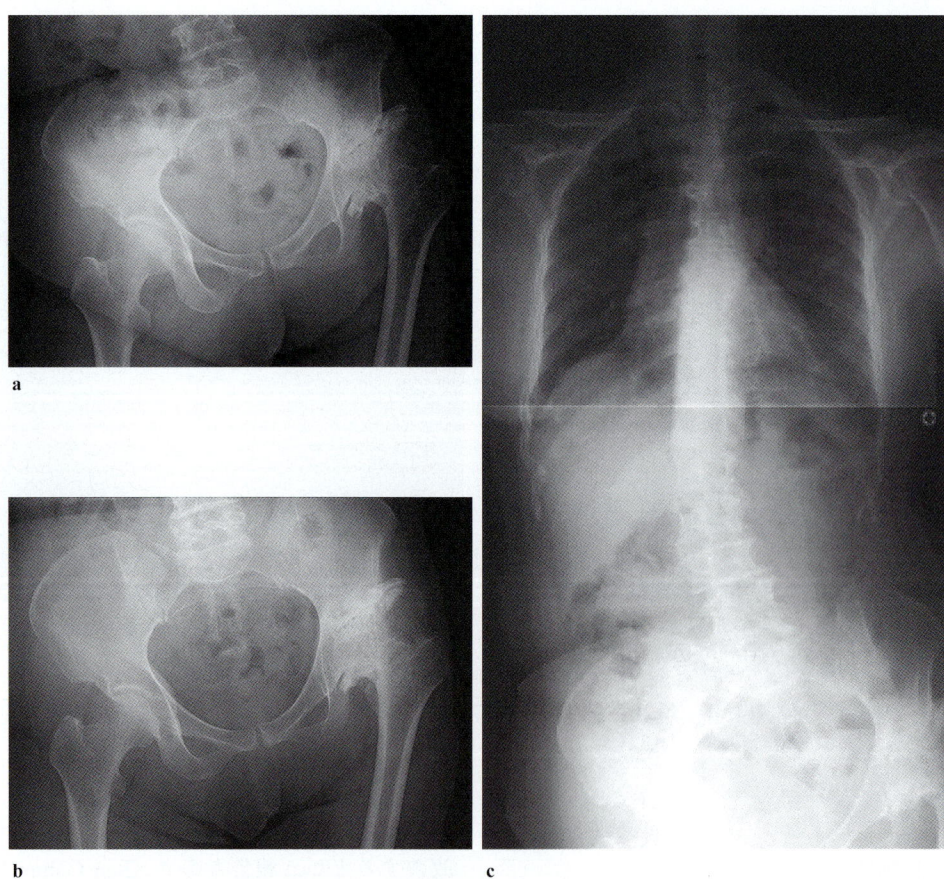

図8　内転拘縮を伴う変形性股関節症による脊椎側弯
64 歳，女性．
a: 両股関節立位単純 X 線正面像．b: 両股関節臥位単純 X 線正面像．c: 全脊椎立位単純 X 線正面像．
左寛骨臼形成不全症に伴う変形性股関節症により左右の小転子高位の比較で計測すると 22mm の脚長差を認める．左股関節は内転拘縮しているため短下肢側が骨盤下降側とはならず，両股関節立位単純 X 線正面像では健側へ 16°の骨盤側方傾斜を認める．両股関節臥位正面像でも骨盤傾斜は 13°と大きな変化を認めない．全脊椎立位単純 X 線正面像では健側凸の腰椎側弯（Cobb 角 18°）を認める．

との報告（森尾ら1989，三秋ら2004）もある．上杉ら（2007）は股関節症患者の57.8％に骨盤側方傾斜を認め，このうち83.6％は患側（短下肢側）に下降していたと報告しているが，股関節症罹患側（短下肢側）と骨盤下降の方向は必ずしも一致しない．腰椎側弯の発生には脚長差のみならず，痛み，関節拘縮，筋力低下の影響もあると考えられる．脚長差が30mm未満の症例では股関節の内転拘縮などの可動域制限の影響が大きく短下肢側と骨盤下降側や腰椎側弯凸側には相関を認めない（図8）．脚長差が30mm以上になると骨盤下降側，腰椎側弯凸側は有意に傾斜が患側方向に向かう（森本ら2011）（図9）．脚長差30mm以上の変形性股関節症患者では70％に腰椎側弯を認め，このうち63％が患側凸であったと報告されている（森本ら2010）．

THA後の骨盤・脊椎冠状面アライメントには一般的に計測される小転子での脚長差よりも下肢全長で計測した機能的脚長差が大きく影響するとの報告（藤巻ら2013）もあり，骨盤形態のみならず下肢全長と脊椎冠状面アライメントの関連も考慮する必要性が示唆されている．

一方，脊椎疾患が股関節に及ぼす影響については報告がほとんどなく明らかとなっていない．奥田ら（2010a）は下肢痛で通院した腰椎変性側弯症患者のうち2.0％に変形性股関節症を認めたが，日本人の一般人口における罹患率と同等であったと報告している．

文献

會田勝広, 森本忠嗣, 西田圭介, 他. Hip-Spine syndrome（第3報）－THA例での骨盤傾斜（臥位・立位）の観点から－. 整外と災外. 2004; 53 : 846-853.

Ames CP, Smith JS, Scheer JK et al. Impact of spinopelvic alignment on decision making in deformity surgery in adults: A review. J Neurosurg Spine. 2012; 16: 547-564.

Babisch JW, Layher F, Amiot L. The rationale for tilt-adjusted acetabular cup navigation. J Bone Joint Surg Am. 2008; 90 : 357-365.

Ben-Galim P, Ben-Galim T, Rand N, et al. Hip-spine syndrome: the

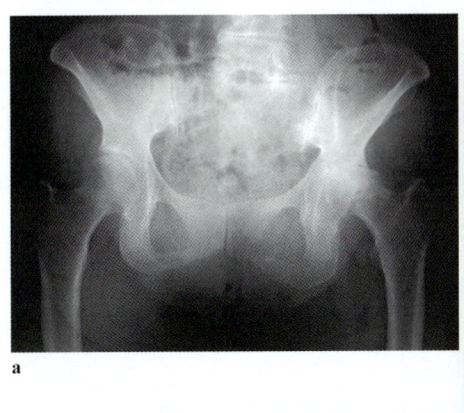
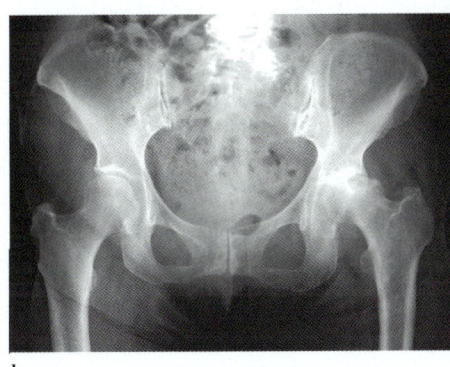
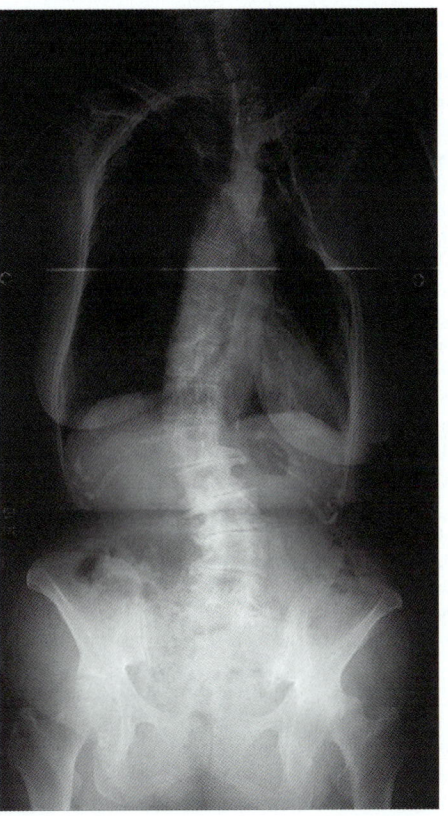

図9　脚長差を伴う変形性股関節症と脊椎側弯

82歳，女性．

a: 両股関節立位単純X線正面像．b: 両股関節臥位単純X線正面像．c: 全脊椎立位単純X線正面像．
左変形性股関節症により左右の小転子高位の比較で計測した脚長差は30mmであり，両股関節立位単純X線正面像では骨盤は患側へ7°の側方傾斜を認める．両股関節臥位単純X線正面像では骨盤側方傾斜は2°に減少している．全脊椎立位単純X線正面像では患側凸の腰椎側弯（Cobb角29°）を認める．

effect of total hip replacement surgery on low back pain in severe osteoarthritis of the hip. Spine. 2007; 32 : 2099-2102.

Bierdermann R, Tonin A, Krismer M, et al. Reducing the risk of dislocation after total hip arthroplasty ; The effect of orientation of the acetabular component. J Bone Joint Surg Br. 2005; 87 : 762-769.

Buckland AJ, Vigdorchik J, Schwab FJ, et al. Acetabular anteversion changes due to spinal deformity correction: Bridging the gap between hip and spine surgeons. J Bone Joint Surg Am. 2015; 97: 1913-1920.

千葉　恒, 岡野邦彦, 榎本　寛, 他. 臥位と立位における骨盤傾斜角の比較. 整外と災外. 2003; 52 : 669-673.

帖佐悦男, 坂本武郎, 渡邊信二, 他. Hip Spine Syndrome－Secondary hip-spine syndromeにおける骨盤・脊椎アライメント－. Hip Joint. 2005; 31 : 235-238.

Diebo BG, Oren JH, Challier V, et al. Global sagittal axis: a step toward full-body assessment of sagittal plane deformity in the human body. J Neurosurg Spine. 2016; 25 : 494-499.

DiGioia AM, Hafez MA, Jaramaz B, et al. Functional pelvic orientation measured from lateral standing and sitting radiographs. Clin Orthop Relat Res. 2006; 453 : 272-276.

土井口祐一, 岩崎勝吉, 山田健治, 他. X線学的骨盤腔形態と骨盤傾斜角. 整外と災外. 1992; 41 : 641-645.

藤巻　洋, 稲葉　裕, 小林直実, 他. 人工股関節全置換術後の機能的脚長差が骨盤・脊椎冠状面アライメントにおよぼす影響. 日人工関節会誌. 2013; 43: 69-70.

Haenle M, Heitner A, Mittelmeier W, et al. Assessment of cup position from plain radiographs: impact of pelvic tilting. Surg Radiol Anat. 2007; 29 : 29-35.

Heckmann ND, Lieberman JR. Spinopelvic Biomechanics and Total Hip Arthroplasty: A Primer for Clinical Practice. J Am Acad Orthop Surg. 2021; 29: e888-e903.

Ishida T, Inaba Y, Kobayashi N, et al. Changes in pelvic tilt following total hip arthroplasty. J Ortop Sci. 2011; 16 : 682-688.

Jackson RP, Hales C. Congruent spinopelvic alignment on standing lateral radiographs of adult volunteers. Spine. 2000; 25 : 2808-2815.

Kitajima M, Mawatari M, Aita K, et al. A simple method to determine the pelvic inclination angle based on anteroposterior radiographs. J Orthop Sci. 2006; 11 : 342-346.

Legaye J, Duval-Beaupere G, Hecquet J, et al. Pelvic incidence: a fundamental pelvic parameter for three-dimensional regulation of spinal sagittal curves. Eur Spine J. 1998; 7 : 99-103.

Lembeck B, Mueller O, Reize P, et al. Pelvic tilt makes acetabular cup navigation inaccurate. Acta Orthop. 2005; 76 : 517-523.

前田和政, 會田勝広, 北島　将, 他. Hip-Spine syndrome（第8報）－腰椎側弯と仙腸関節硬化像について－. 整外と災外. 2009; 58 : 659-661.

Matsuyama Y, Hasegawa Y, Yoshihara H, et al. Hip-spine syndrome: Total sagittal alignment of the spine and clinical symptoms in patients with bilateral congenital hip. Spine. 2004; 29 : 2432-2437.

三秋恒平, 奥田鉄人, 藤田拓也, 他. 末期変形性股関節症における腰椎変性側弯と脚長差の関係について. 中部整災誌. 2004; 47 : 365-366.

森本忠嗣, 會田勝広, 園畑素樹, 他. 変形性股関節症の脚長差と腰椎側弯の関係：Hip-Spine syndrome. 整外と災外. 2010; 59 : 586-589.

森本忠嗣, 北島　将, 園畑素樹, 他. Hip-spine syndrome：片側変形性股関節症の脚長差と腰椎側弯の関係. Hip Joint. 2011; 37 : 107-110.

森尾康夫, 上平　用, 大月健二, 他. Hip-spine syndrome背景因子の検討. 中部整災誌. 1989; 32 : 874-878.

Nishihara S, Sugano N, Nishii T, et al. Measurement of Pelvic Flexion Angle Using Three-Dimensional Computed Tomography. Clin Orthop Relat Res. 2003; 411 : 140-151.

奥田鉄人, 藤田拓也, 波多野栄重, 他. Hip-Spine syndrome腰椎変性側弯症と変形性股関節症の合併頻度について. 中部整災誌. 2010a; 53 : 1329-1330.

奥田鉄人, 藤田拓也, 兼氏　歩, 他. 末期変形性股関節症における腰椎分離, すべりおよび変性側弯の合併頻度について. J Spine Res. 2010b; 1 : 1964-1967.

Phan D, Bederman SS, Schwarzkopf R. The influence of sagittal spinal deformity on anteversion of the acetabular component in total hip arthroplasty. Bone Joint J. 2015; 97-B: 1017-1023.

Schwab F, Ungar B, Blondel B, et al. Scoliosis Research Society-Schwab adult spine deformity classification; a validation study. Spine (Phila Pa 1976). 2012; 37: 1077-1082.

園畑素樹, 馬渡正明. 脊椎－骨盤アライメントの考え方, 治療計画の立案（股関節外科医の立場から）. 関節外科. 2018; 37: 149-157.

菅野伸彦, 高尾正樹, 濱田英敏, 他. THA術前計画における脊椎－骨盤アライメントの評価. 関節外科. 2018; 37: 204-209.

Suzuki H, Inaba Y, Kobayashi N, et al. Postural and chronological change in pelvic tilt five years after total hip arthroplasty in patients with developmental dysplasia of the hip: A three-dimensional analysis. J Arthroplasty. 2016; 31: 317-322.

Tamura S, Takao M, Sakai T, et al. Spinal factors influencing change in pelvic sagittal inclination from supine position to standing position in patients before total hip arthroplasty. J Arthroplasty. 2014; 29: 2294-2297.

Tannast M, Langlotz U, Siebenrock K, et al. Anatomic referencing of cup orientation in total hip arthroplasty. Clin Orthop Relat Res. 2005; 436 : 144-150.

Tezuka T, Heckmann ND, Bodner RJ, et al. Functional safe zone is superior to the Lewinnek safe zone for total hip arthroplasty: Why the Lewinnek safe zone is not always predictive of stability. J Arthroplasty. 2019; 34: 3-8.

上杉勇貴, 森本忠嗣, 北島　将, 他. Hip-Spine syndrome（第12報）－変形性股関節症患者の骨盤傾斜－. 整外と災外. 2007; 56 : 558-561.

渡辺栄一. 変性腰椎側弯の臨床的検討. 福島医誌. 1989; 39 : 487-495.

大和　雄, 古橋弘基, 山田智裕, 他. 脊椎－骨盤アライメントの考え方, 治療計画の立案（脊椎外科医の立場から）. 関節外科. 2018; 37: 158-166.

Yoshimoto H, Sato S, Masuda T, et al. Spinopelvic alignment in patients with osteoarthrosis of the hip : a radiographic comparison to patients with low back pain. Spine. 2005; 30 : 1650-1657.

2　隣接関節障害, 下肢アライメント

　股関節に障害があると, 脚長差や関節可動域の制限により下肢アライメントが変化し, 膝関節にも影響が及ぶ.

1. coxitis knee

　Smillie（1974）は, 股関節強直により生じた膝関節障害を coxitis knee として報告した. 股関節に可動域制限があると, 患側膝には歩行時に大きなストレスがかかる（Watelain ら 2001）. 特に股関節が屈曲内転固定位にある時に患側膝にかかるストレスは大きくなり, 脛骨の外旋と膝の外反を生じる（井手ら 2002）.

　片側罹患の変形性股関節症患者の患側膝関節では通常多い内側型よりも外側型の変形性膝関節症の頻

度が高いとの報告があるが（Weidow ら 2005），日本人の片側股関節症例の1次性股関節症と2次性股関節症を比較した解析で，同側膝関節症は1次性の方が有意に頻度が高く，ほとんどが内側型膝関節症で，さらに反対側膝は両群とも内側型膝関節症の頻度が高かった（Sato ら 2021）．

したがって，人種や股関節形態の違いによる下肢機能軸への影響が同側膝関節症の発症頻度やタイプに影響し，股関節症が反対側膝内反モーメントを増大させることで（Shakoor ら 2002），患側よりも健側の膝に関節症を生じやすいと考えられる（上好ら 1992，Umeda ら 2009）．

coxitis knee に対して保存的治療を行っても病状が進行する症例には手術治療が適応となる．coxitis knee の発症には股関節の可動域制限と脚長差が関与しており，もし脚長差を残したまま人工膝関節全置換術（TKA）のみを行うと coxitis knee の発症要因が除去されていないため，インプラントに過度のストレスが集中する．膝関節の内外反変形や不安定性を生じやすく，インプラントの破損の原因となる（尾崎ら 2010）．

下肢全体のアライメントを考慮した治療を行う必要があり，理論的にはまず股関節病変に対する

THA などの手術を行い，可能な限り脚長差や股関節可動域を改善させる必要がある（渡辺ら 2004）．木山ら（2008）は THA 後の下肢アライメントの変化を調査した結果，脚長差の小さい症例では膝関節，股関節のうち疼痛の強いほうの関節の治療を優先してよいが，20mm 以上の脚長差を有する症例では股関節の手術を優先することで下肢アライメントを改善させ，変形性膝関節症の進行をある程度防ぐことができると報告している．近年では，変形性股関節症の患者は THA 後に下肢の回旋アライメントが改善し，術前に認めていた患側膝痛の半数が改善すると報告されている（Kobayashi ら 2023）．

さらに脊椎，股関節，膝関節の病態はお互いに影響し合うため，近年ではこれらを一元的に考える必要があるとして Knee-Hip-Spine Syndrome という概念も提唱されてきている（Oshima ら 2019）．

2．股関節症と下肢アライメント

片側性股関節症によって脚長差が生じた場合，一般に患側膝は外反変形，健側膝は内反変形となる（井手ら 2002，長嶺ら 2005a，2005b，江頭ら 2009）（図 10）．このような変形はいわゆる windswept deformity と称されることがあるが，windswept

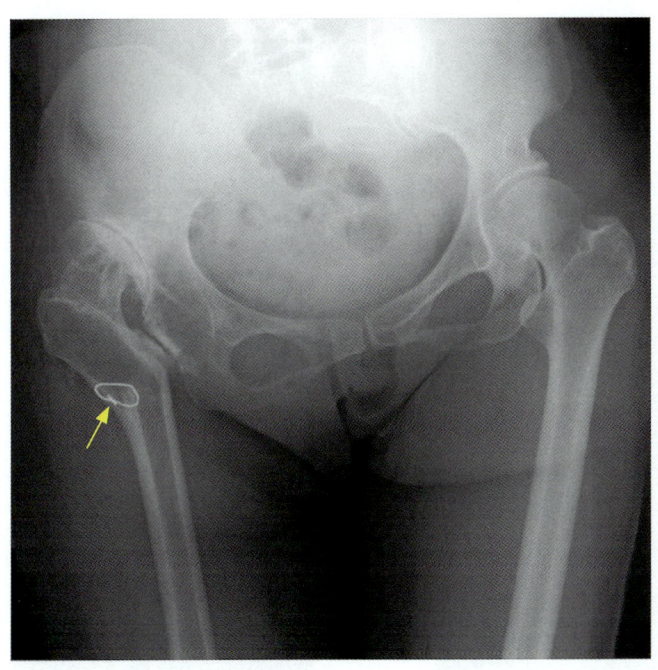
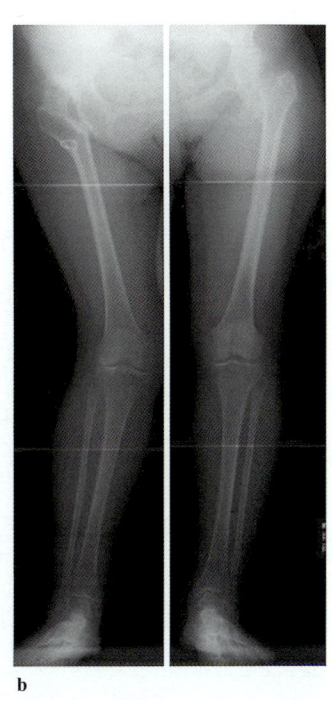

図 10　脚長差を伴う股関節症の下肢アライメント
64 歳，女性．
a: 両股関節立位単純 X 線正面像．b: 両下肢全長立位単純 X 線正面像．
右股関節症（角状骨切り術後，矢印）により左右の小転子高位の比較で計測すると 40mm の脚長差を認め，骨盤は患側へ 17°の側方傾斜を認める．右膝関節（患側）は外反（FTA 159°），左膝関節（健側）は患側に比べ内反（FTA 176°）となっている．

deformity とは本来はアフリカの小児に発生した両膝関節の変形を呈する疾患（Smyth 1980）であり，股関節疾患とは関係ないものである．

　股関節症に伴う屈曲，内転拘縮が存在する患側の下肢では，股関節が内転，内旋位となるため，荷重軸が外側に偏位して外反膝変形となる．また，健側では脚長差に伴う骨盤側方傾斜によって股関節は外転，外旋位となり，荷重軸が内側に偏位して内反膝変形となる（長嶺ら 2005a, 2005b）．股関節に拘縮がない場合，脚長差を代償するために長下肢側（通常は健側）の膝関節が屈曲，外反となる long leg arthropathy（Dixon ら 1969，Håkan ら 1971）を呈する場合もある．股関節症に対して THA を施行すると，術後に膝関節アライメントは変化し患側膝は内反し左右の下肢アライメントの差が減少する（藤巻ら 2011）（図 11）．これは THA によって脚長差および股関節の内転拘縮が改善し，患側下肢の外反膝変形が改善されるためである（木山ら 2006）．

　現在，股関節症に対して THA を施行する際に脚長差を評価する方法として，両股関節単純 X 線正面像で左右の小転子の高位差を計測する方法（Williamson ら 1978，Woolson ら 1985）が一般的である（平澤ら 2009）．しかし，小転子高位を指標と

した脚長差の計測では膝関節のアライメント変化が及ぼす影響については考慮されていない．

　下肢全長としての脚長は下肢機能軸（股関節中心と足関節中心を結ぶ線）の長さで計測され，下肢機能軸が膝関節中心を通過する時に最長となる．左右の膝関節のアライメントの差が大きくなると，小転子高位で計測した脚長差と下肢全長としての脚長差との差が大きくなる（Fujimaki ら 2013）．下肢全長としての脚長差は THA 後の歩行機能に影響するとの報告もあり（Fujimaki ら 2013），股関節症に対して THA により脚長補正を行う際には両下肢のアライメントに注意し，両側の下肢アライメントの差が大きい場合では，下肢全体の脚長評価を行うことが重要である．

文献

Dixon AS, Campbell-Smith S. Long leg arthropathy. Ann Rheum Dis. 1969; 28 : 359-365.

江頭秀一, 上通一泰, 重松正森, 他. 股関節完全脱臼症例（CroweIV）における下肢アライメントの検討. 整外と災外. 2009; 58 : 699-702.

藤巻　洋, 稲葉　裕, 小林直実, 他. 人工股関節全置換術における脚長補正に下肢アライメントが及ぼす影響. 日関節病会誌. 2011; 30 : 483-488.

Fujimaki H, Inaba Y, Kobayashi N, et al. Leg length discrepancy and lower limb alignment after total hip arthroplasty in unilateral hip

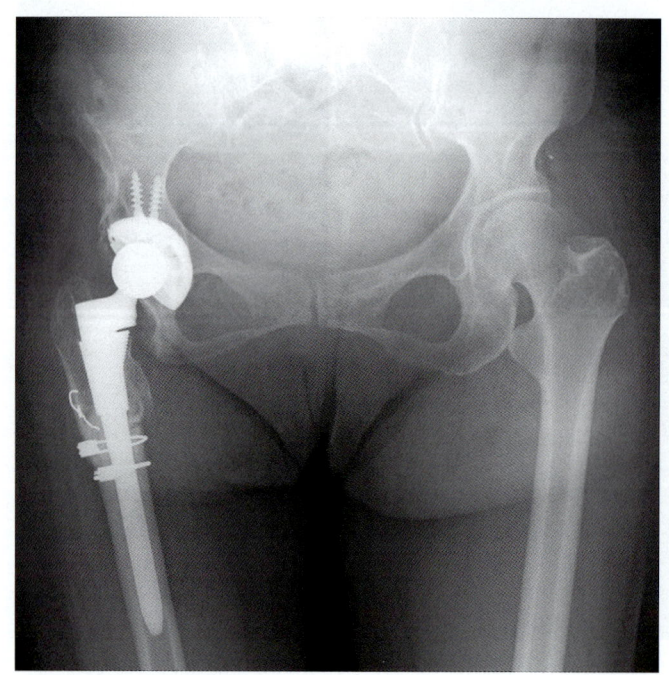
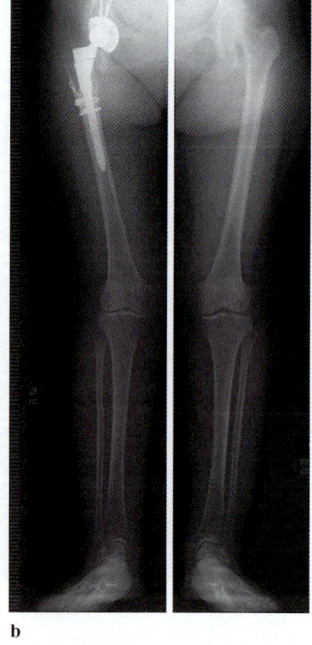

a　　　　　　　　　　　　　　　　　　　　　　　b

図 11　人工股関節全置換術（THA）後の下肢アライメント変化（図 10 と同一症例）
a: 両股関節立位単純 X 線正面像．b: 両下肢全長立位単純 X 線正面像．
　図 9 の症例の術後 1 年での両股関節正面像と両下肢全長正面像を示す．脚長差が補正され，患側膝（FTA166°）は術前に比べ内反している．右膝関節の外反傾向は残存しているが，左右の膝関節アライメントの差が減少している．

osteoarthritis patients. J Orthop Sci. 2013; 18: 969-976.

平澤直之, 松原正明, 萩尾慎二, 他. 日本人の変形性股関節症における脚長差の計測法の比較. 日人工関節会誌. 2009; 39: 410-411.

Håkan, Brattström M. Long-term results in knee arthrodesis in rheumatoid arthritis. Acta Rheumatol Scand. 1971; 17: 86-93.

井手衆哉, 西古亨太, 伊藤　純, 他. 変形性股関節症に伴う変形性膝関節症 (Coxitis Knee) の症例検討. 整外と災外. 2002; 51: 749-752.

木山貴彦, 内藤正俊, 秋吉祐一郎, 他. 人工股関節置換術後の下肢アライメントの変化. 日人工関節会誌. 2006; 36: 130-131.

木山貴彦, 内藤正俊, 白水　圭, 他. 人工股関節置換術が膝関節に与える影響. Hip Joint. 2008; 34: 403-405.

Kobayashi D, Choe H, Kobayashi N, et. al. Effects of changes in whole-body alignment on ipsilateral knee pain after total hip arthroplasty. J Orthop Sci. 2023; 28: 398-402.

長嶺里美, 伊藤　純, 井手衆哉, 他. Coxitis Knee (第4報) －脚長差による検討－. 整外と災外. 2005a; 54: 707-709.

長嶺里美, 伊藤　純, 井手衆哉, 他. 著しい脚長差を認める患者の膝関節アライメントの検討－coxitis knee－. 整外と災外. 2005b; 54: 236-240.

Oshima Y, Watanabe N, Iizawa N, et al. Knee-hip-spine syndrome: Improvement in preoperative abnormal posture following total knee arthroplasty. Adv Orthop. 2019; 2019: 8484938.

尾崎律郎, 格谷義徳, 徳原義雄, 他. 股関節疾患に伴う外反膝変形　特にLong Leg Arthropathyの発症機序と治療戦略. 日人工関節会誌. 2010; 40: 506-507.

Sato R, Ando W, Hamada H, et al. Differences in knee joint degeneration between primary hip osteoarthritis and hip osteoarthritis secondary to hip developmental dysplasia: A propensity score-based analysis. Mod Rheumatol. 2021; 31: 1221-1227.

Shakoor N, Block JA, Shott S, et al. Nonrandom evolution of end-stage osteoarthritis of the lower limbs. Arthritis Rheum. 2002; 46: 3185-3189.

Smyth EH. Windswept deformity. J Bone Joint Surg Br. 1980; 62: 166-167.

Smillie IS. Angular deformity, Disease of the knee joint, Churchill Livingstone. 1974; 311-312.

Umeda N, Miki H, Nishii T, et al. Progression of osteoarthritis of the knee after unilateral total hip arthroplasty: minimum 10-year follow-up study. Arch Orthop Trauma Surg. 2009; 129: 149-154.

渡辺昌彦, 龍　順之助. coxitis kneeの病態と治療. 関節外科. 2004; 23: 558-563.

Watelain E, Dujardin F, Babier F, et al. Pelvic and lower limb compensatory actions of subjects in an early stage of hip osteoarthritis. Arch Phys Med Rehabil. 2001; 82: 1705-1711.

Weidow J, Mars I, Kärrholm J. Medial and lateral osteoarthritis of the knee is related to variations of hip and pelvic anatomy. Osteoarthritis Cartilage. 2005; 13: 471-477.

Williamson JA, Reckling FW. Limb length discrepancy and related problems following total hip joint replacement. Clin Orthop Relat Res. 1978; 134: 135-138.

Woolson ST, Harris WH. A method of intraoperative limb length measurement in total hip arthroplasty. Clin Orthop Relat Res. 1985; 194: 207-210.

8章 生体材料

1 ポリエチレン

Charnley による low frictional torque arthroplasty という概念で始まった人工股関節全置換術（THA）は、寛骨臼コンポーネントに高分子材料である polytetrafluoroethylene（PTEF）、いわゆるテフロンが使用された（Charnley 1961）.

摩擦係数が低いということでテフロンカップによる THA が 1958 年から 1960 年に約 300 例に施行されたが、数年で摩耗によるカップの弛みと臨床症状の悪化で失敗に終わった. その後、fluorosint-polypenco という別の高分子材料を使って、20 例の THA が施行されたが、同じく失敗に終わった.

テフロンの摩耗粉に対する異物反応が、失敗の原因と考えた Charnley は、テフロンに変わる低摩耗で異物反応の少ない高分子材料として、当時、新しく開発された高密度（high density）ポリエチレン（polyethylene）に注目し、自分の大腿皮下にテフロンとポリエチレンの砕片を移植し、生体反応性の試験を行った（Charnley 1963）.

テフロンでは 24 時間後に全身反応が起こり、その後症状は自然消退したが、局所炎症反応により 9 か月後にテフロンは 2 倍くらいの大きさの腫瘤となった. これに対し、ポリエチレンは全身反応も起こらず、移植部に何も触知しなくなった. この自分の体を使った実験をもとに、1962 年 11 月から、ポリエチレンカップによる THA が患者に施行されるようになった.

文献

Charnley J. Arthroplasty of the hip. A new operation. Lancet. 1961; 27; 1 : 1129-1132.

Charnley J. Tissue reactions to polytetrafluorethylene. Letters to the editor. Lancet. 1963; 28 : 1379.

1 ポリエチレンの構造、種類、製造法

ポリエチレンは、エチレン（C2H4）が重合した高分子である（図 1）. 一般に酸やアルカリに対して安定しており、低分子量のものは炭化水素系溶剤に膨潤するが、高分子量のものは耐薬性に非常に優れている. 濡れ性は低く、絶縁性が高く、静電気を帯びやすい.

ポリエチレンは 1898 年、ドイツのペヒマンがジアゾメタンを熱分解している際に偶然発見した. 1930 年代、酸素を開始剤とする高圧合成法が開発され、工業的な合成が始められた.

1951 年に米フィリップス石油の研究者らによって酸化クロム、続いて 1953 年にドイツの Ziegler（チーグラー）が Ziegler・Natt（ナッタ）触媒として知られるハロゲン化チタン系触媒を開発した. これにより高性能のポリエチレンが安価に製造されるようになり、世界的にポリエチレン製品が広まっていった.

ポリエチレンは密度と製造方法による 2 種類の分類があるが、密度による分類の方がよく用いられている.

低密度ポリエチレン（LDPE: low density polyethylene）は比重 0.91 〜 0.92 で、他のポリエチレンよりも比較的やわらかく、製法から高圧法ポリエチレンともよばれる. LDPE はフィルムとして用いられる場合が多く、安価なことから菓子や衣類などの簡易包装やごみ袋として重宝され、また耐水性の高さを生かし水分を含んだ生鮮食品などの包装にも多く用いられる.

高密度ポリエチレン（HDPE: high density polyethylene）は比重 0.92 〜 0.96 で、分岐をほとんど持たず直鎖状に結合した結晶性の熱可塑性樹脂である. 比較的硬い性質があることから硬質ポリエチレンとよばれることがある. 製法から中低圧法ポリエチレンともよばれる. Charnley は 1962 年にポリエチレンを導入した際、high density polyethylene と記載したが（Charnley 1963）、当時から high molecular weight polyethylene だったことが知られている. 人工関節に使用される超高分子量ポリエチレン（UHMWPE: ultra high molecular weight polyethylene）は、現在は HDPE とは別の分類だが、当時は区別されておらず、したがって、Charnley が HDPE と記載したことは間違いではなかった.

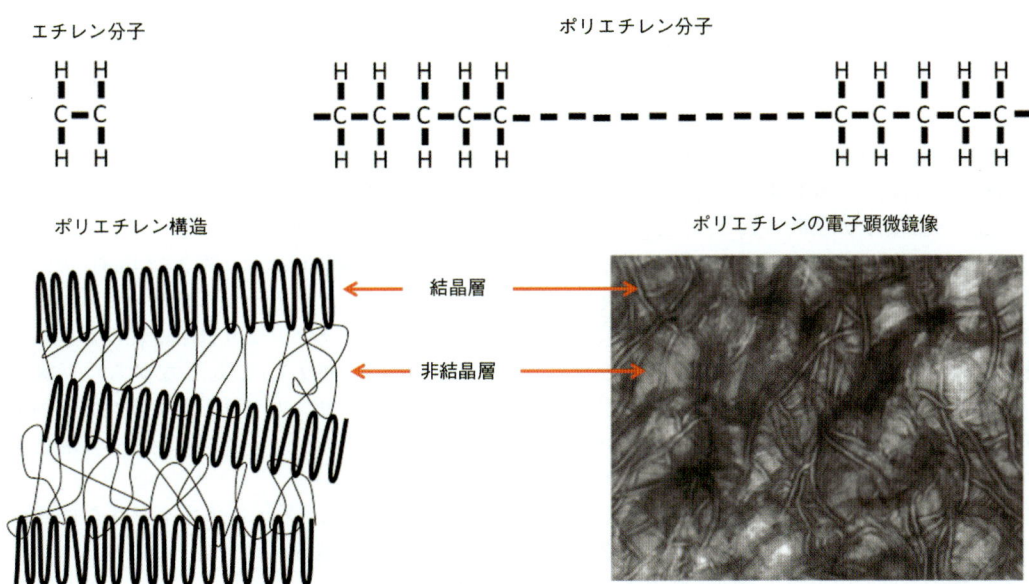

エチレン分子　　　　　　　　ポリエチレン分子

ポリエチレン構造　　　　　　　　　　ポリエチレンの電子顕微鏡像

結晶層

非結晶層

図1　ポリエチレンの分子構造，立体構造，透過型電子顕微鏡像

UHMWPE は，分子量100万以上で，非常に高い耐衝撃性を持ち，耐摩耗性に優れ，自己潤滑性を持つ．比重 0.92 〜 0.94 と軽い．結晶層と非結晶層からなる（図1）．結晶はポリエチレン分子が折りたたまれた状態で，厚み 10 〜 50nm，長さ 10 〜 50 μm 程度で，透過性電子顕微鏡で結晶層が紐状にみえる（図1）．

初期に THA で使用された UHMWPE は Hoechst 社の RCH1000 で分子量100万程度であったが，その後の製造技術の進歩などで分子量は 600 万くらいまでのものも使用されるようになった．Himont 社の H1900 と Hoecht 社の GUR412 および GUR415 が 1990 年代中頃まで使用されていたが，1996 年に Himont 社は医療用にポリエチレンの供給を停止し，Hoecht 社は 4 桁の code で特性をあらわすようにした．

たとえば GUR1020，GUR4150，GUR1050 などでは，1 番目は 1（ドイツ製）か 4（米国製）で製造国を示し，2 番目は 0（なし）か 1（あり）でステアリン酸カルシウム添加の有無を示し，3 番目の 2（分子量が 200 万から 400 万）か 5（分子量 400 万以上）は分子量を示す．最後の 0 は新コードのための意味のない数値である．一般的に分子量が大きいほど，また，ステアリン酸カルシウムがない方が耐摩耗性が高いとされていたが，実際は股関節シミュレータで有意差は出ていない（McKellop ら 1999）．

ポリエチレンの結晶は，137°の融点以上ではなく

なるので，熱処理過程で結晶度は変わってくる．通常，結晶率は 35 〜 55％で，結晶層は力学的にも化学的にも安定している．一般的に結晶率が高いほど強度が高く，変形しにくい．

ポリエチレンは高分子重合により通常直径 50 〜 300 μm の粉末またはフレーク状になる．これらの粉末材料を加熱加圧し，固形のポリエチレンにして，インプラント材料として成形できる．固形化する方法として ram extrusion 法と compression mold 法があり，前者は棒状，後者はシート状のポリエチレン固形となる．これらの部材を掘削加工してインプラントの形状ができあがる．direct compression mold 法なら掘削加工せず，直接粉末から加熱加圧でインプラント形状に仕上げることができる．

文献

Charnley J. Tissue reactions to polytetrafluoroethylene. Letters to the editor. Lancet. 1963; 28 ; 1379.

McKellop HA, Shen FW, Campbell P, et al. Effect of molecular weight, calcium stearate, and sterilization methods on the wear of ultra high molecular weight polyethylene acetabular cups in a hip joint simulator. J Orthop Res. 1999; 17 : 329-339.

2 ポリエチレンの滅菌および包装

オートクレーブ滅菌はポリエチエレンの融点に近い温度となるので適切ではない．ほとんどのポリエ

チレンインプラントは包装後 2.5 〜 4.0Mrad の γ 線照射により滅菌されている．γ 線は内部まで透過し滅菌可能で，金属と一体化したインプラントも滅菌可能である．

γ 線照射により，ポリエチレン分子は切断され，炭素間結合切断が再結合しない場合は分子量が低下するが，炭素水素間結合が切断されて，炭素炭素結合すればクロスリンク（架橋，cross-link）し，分子量が増大する効果となる．クロスリンクは耐摩耗性を向上させるが，機械的強度も変化させる．

炭素水素間結合が切断されて，炭素炭素結合しなければ，フリーラジカルとして酸素分子と結合し，ポリエチレンの酸化が起こる．滅菌包装内に空気が存在すれば，棚置き期間中に酸化劣化し，ポリエチレンの機械特性が劣化するので，1990 年代後半からは，滅菌包装内は真空や不活化ガスにして酸素濃度を低くし，棚置き期間中の酸化を防止するように工夫されている．しかしながら，手術後は生体内で体液という酸素分子の豊富な液に接触するので，残留フリーラジカルが酸素と反応し酸化する．

一方で，エチレンオキサイドガスやガスプラズマによる滅菌も可能であるが，表面のみしか滅菌できず，金属と組み合わせたインプラントで通気性のない空間のある構造物にはこれらの滅菌法は適切ではない．

3 ポリエチレンの耐摩耗性の向上のためのクロスリンク

1990 年代初頭には THA の固定法について改良が進み，長期成績を左右する主な問題は，ポリエチレン摩耗粉による骨溶解であった．

空気中の γ 線滅菌レベル（約 2.5 Mrad）の照射量によるクロスリンクでも，ガス滅菌のまったく架橋していないポリエチレンよりは耐摩耗性が優れている（McKellop ら 1999a）．しかしながら，γ 線滅菌レベルでのクロスリンクでは，耐摩耗性向上効果が不十分であり，残留フリーラジカルによる酸化劣化の懸念が残る．

1990 年代後半に，クロスリンクをさらに増量するために照射量を滅菌レベル以上に増やし，フリーラジカルを熱処理により除去し，クロスリンクを促進させるさまざまな方法が考案された．

クロスリンクは放射線や電子ビーム照射により炭素水素結合が切れ，炭素同士が再結合することにより得られ，非結晶層内で起こる．γ 線照射量が増えるに従って架橋度が上昇し，耐摩耗性が向上するが，引っ張り強度が低下する（McKellop ら 1999b）．フリーラジカルを除去する方法として加熱処理がある．融点をこえない anneal 法は，若干フリーラジカルが残存するといわれている．一方，融点以上

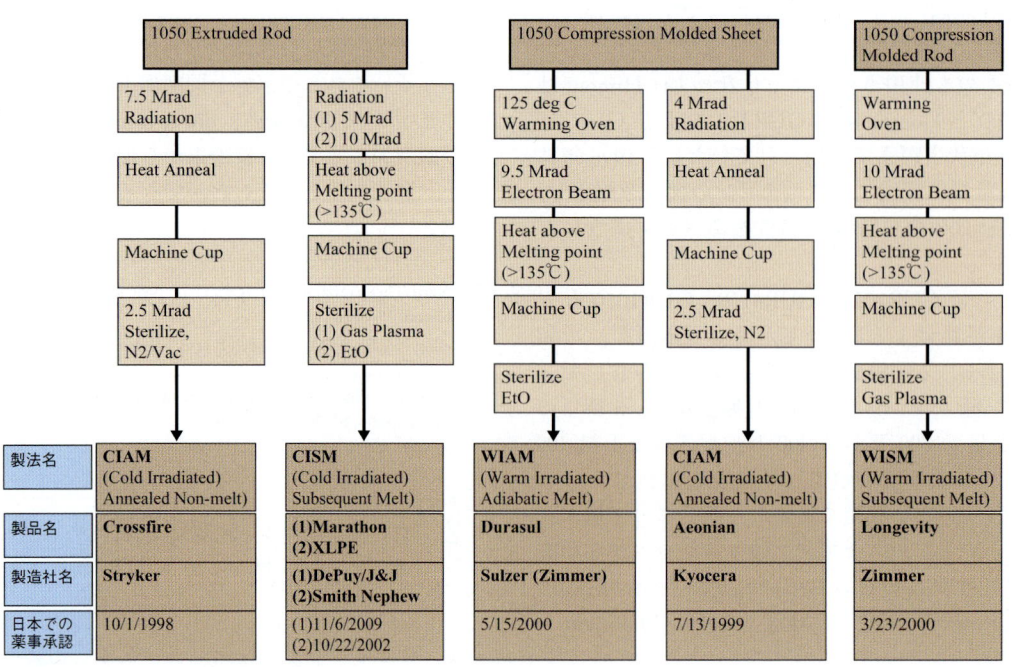

図2 各種第 1 世代クロスリンクポリエチレンのレジン，架橋法，滅菌法

で加熱するとフリーラジカルを完全除去できるが（remelt 法），結晶度の低下によりさらに強度低下を引き起こす．γ線照射量が 10Mrad をこえてくると，耐摩耗性の向上効果は少なくなり，引っ張り強度低下作用が大きくなる．

そこで，1990 年代後半から市販されるようになった第 1 世代の各種クロスリンクポリエチレンカップは 5 〜 10 Mrad の照射量にとどめられている（図 2）．remelt 法を採用しているものは，フリーラジカル残留がないように滅菌もエチレンオキサイドガスかガスプラズマを使用している．一方，anneal 法を採用するものは窒素ガス下でのγ線滅菌を行い，さらに架橋を促進させている．

文献

McKellop HA, Shen FW, Campbell P, et al. Effect of molecular weight, calcium stearate, and sterilization methods on the wear of ultra high molecular weight polyethylene acetabular cups in a hip joint simulator. J Orthop Res. 1999a; 17 : 329-339.

McKellop H, Shen FW, Lu B, et al. Development of an extremely wear-resistant ultra high molecular weight polyethylene for total hip replacements. J Orthop Res. 1999b; 17 : 157-167.

---

4 第 1 世代クロスリンクポリエチレンカップの臨床成績

第 1 世代のクロスリンクポリエチレンは，照射量では，おおむね 5Mrad ぐらいの中等度クロスリンクポリエチレンと 10Mrad 程度のハイクロスリンクポリエチレンに分かれる．

術後 5 年から 10 年の単純 X 線像での摩耗計測研究では，従来のポリエチレンに比較して，いずれのタイプのクロスリンクポリエチレンでも，摩耗率は有意に減少している．システマティックレビューの結果では，従来のポリエチレンカップの線摩耗率が 0.137 mm/ 年（18 文献，695 関節）に対し，クロスリンクポリエチレンカップは 0.042 mm/ 年（28 文献，1,503 関節）と 1/3 程度に減少している（Kurtz ら 2011）．

単純 X 線像上，最初の 1 年で計測される骨頭移動量はクリープ変形が大きく関与している．0.3mm 程度がクリープによるものと仮定し，1 年以降の定常摩耗率を真の摩耗率として比較すると，クロスリンクポリエチレンの摩耗率は従来よりも圧倒的に小さくなる．

骨溶解については，ほとんどの報告でまったく観察されていないが，一部 5Mrad 照射レベルのポリエチレンで，5 年経過時に骨溶解が見られたとの報告がある．CT 像による解析であるため骨溶解の検知力が高いこと，金属カップとのロッキング機構に遊びがあってスクリュー穴から圧力が生じたこと，などの要素も関連している可能性がある（Leung ら 2007）．10Mrad レベルの anneal 法では，10 〜 18 年で骨溶解は生じていない（Capello ら 2011，Feng ら 2018）．

股関節において，remelt していないポリエチレンの空気中γ滅菌後の体内ポリエチレン酸化劣化による臨床的有害事象は 20 年経過しても証明されていない．γ線照射後 anneal してもフリーラジカルが少し残留することや不活化ガス下でのγ線滅菌後の残留フリーラジカルによる体内酸化による不具合を危惧しすぎている可能性もある．

anneal タイプでγ線滅菌を行い合計照射量が約 10Mrad の Crossfire®（Stryker 社）の抜去インプラント解析でも，摺動面での酸化指数は空気中γ線滅菌よりも低く，辺縁には酸化を認めるもののロッキング機構部分には影響なく（Kurtz ら 2006），Crossfire® の 10 年までの酸化劣化による臨床的問題はなさそうである．

一方で，remelt 後の引張強度低下による体内破損は，カップ設置不良とライナーロッキング機構の問題に絡んで報告があるが（Bradford ら 2004，Tower ら 2007，Duffy ら 2009，Furmanski ら 2009），20 年の長期にわたり，低摩耗で再手術率はきわめて低い（García-Rey ら 2022）．

第 1 世代のクロスリンクポリエチレンにより，32mm 以上の大径骨頭でも臨床的に摩耗率は低下し（Nakahara ら 2011），36mm 以上の大径骨頭でもライナーの薄さにかかわりなく摩耗率も低く（Fransen ら 2023），破損や骨溶解による再手術率も 10 年の経過でもきわめて低くなっている．

文献

Bradford L, Baker DA, Graham J, et al. Wear and surface cracking in early retrieved highly cross-linked polyethylene acetabular liners. J Bone Joint Surg Am. 2004; 86 : 1271-1282.

Capello WN, D'Antonio JA, Ramakrishnan R, et al. Continued improved wear with an annealed highly cross-linked polyethylene. Clin Orthop Relat Res. 2011; 469 : 825-830.

Duffy GP, Wannomae KK, Rowell SL, et al. Fracture of a cross-linked polyethylene liner due to impingement. J Arthroplasty. 2009; 24 : 158. e15-19.

Feng JE, Novikov D, Chen K, et al. Up to 18-year follow-up wear analysis of a first-generation highly cross-linked polyethylene in primary total hip arthroplasty. J Arthroplasty. 2018; 33: 3325-3328.

Fransen BL, Bengoa FJ, Neufeld ME, et al. Thin highly cross-linked polyethylene liners combined with large femoral heads in primary total hip arthroplasty show excellent survival and low wear rates at a mean follow-up of 12.8 years. Bone Joint J. 2023; 105-B: 29-34.

Furmanski J, Anderson M, Bal S, et sl. Clinical fracture of cross-linked

UHMWPE acetabular liners. Biomaterials. 2009; 30 : 5572-5582.

García-Rey E, Cruz-Pardos A, Saldaña L. New polyethylenes in total hip arthroplasty : a 20- to 22-year follow-up study. Bone Joint J. 2022; 104-B: 1032-1038.

Kurtz SM, Hozack WJ, Purtill JJ, et al. Edidin AA.2006 Otto Aufranc Award Paper: significance of in vivo degradation for polyethylene in total hip arthroplasty. Clin Orthop Relat Res. 2006; 453 : 47-57.

Kurtz SM, Gawel HA, Patel JD. History and systematic review of wear and osteolysis outcomes for first-generation highly crosslinked polyethylene. Clin Orthop Relat Res. 2011; 469 : 2262-2277.

Leung SB, Egawa H, Stepniewski A, et al. Incidence and volume of pelvic osteolysis at early follow-up with highly cross-linked and noncross-linked polyethylene. J Arthroplasty. 2007; 22 (6 Suppl 2) : 134-139.

Nakahara I, Nakamura N, Takao M, et al. Eight-year wear analysis in longevity highly cross-linked polyethylene liners comparing 26- and 32-mm heads. Arch Orthop Trauma Surg. 2011; 131 : 1731-1737.

Tower SS, Currier JH, Currier BH, et al. Rim cracking of the cross-linked longevity polyethylene acetabular liner after total hip arthroplasty. J Bone Joint Surg Am. 2007; 89 : 2212-2217.

5 | 第2世代 クロスリンクポリエチレン

クロスリンクポリエチレンによって摩耗量が減っても，摩耗粉が小さくなり摩耗粉数が増えれば，生物学的刺激性が高まり，骨溶解を誘発しやすくなる．滅菌レベルの 2.5 ～ 4.0Mrad から 5Mrad 程度のモデレートクロスリンクでは体積摩耗量は減っても，より小さな摩耗粉数は増える（Ries ら 2001）．摩耗は減らせてもどのタイプのクロスリンクポリエチレンでも骨溶解が 10 年でゼロとはならないかもしれない．10Mrad レベルの照射量になると摩耗量および摩耗粉数とも減少することから，最適な照射量とされている（Ries ら 2001）．

したがって，第 2 世代クロスリンクポリエチレンは，10Mrad 相当のクロスリンクレベルで，摩耗粉の形状や大きさを極力変化させないことが，開発目標の 1 つであった．さらに，クロスリンクにより骨頭径を大きくしても，薄いポリエチレンのほうが摩耗率が低いので（Shen ら 2011），薄くても破損しない引っ張り強度や破壊靱性強度を確保できれば，関節の可動域や安定性の観点で有利である．

ポリエチレンの強度を低下させず，潜在的酸化リスクを remelt せずに回避できるクロスリンク法には，γ 線照射と anneal を 3Mrad 以下に分割する方法と，ビタミン E などの抗酸化剤を γ 線照射前あるいは照射後に混入する方法がある．

X3®（Stryker 社）は，引っ張り強度を重視した人工膝関節に用いられるポリエチレンである compression mold GUR1020 を採用し，3Mrad 照射と anneal の工程を 3 回繰り返し，機械加工後にガスプラズマ滅菌している．X3® の γ 線照射量は合計 9Mrad であるが，照射を分割することでクロスリンク効率が上がり，フリーラジカル除去率も上昇し，10Mrad の Crossfire®（Stryker 社）よりもクロスリンク度が高く，hip simulator での摩耗量は Crossfire® よりも少ない（Dumbleton ら 2006）．

anneal なので結晶度に変化がなく（61%），摩耗粉の大きさや形状も変わらない．骨頭径を 44mm と大きくしてポリエチレンの厚みを 3.8mm と薄くしても，摩耗が少ない傾向である（Kelly ら 2010）．さらに，ポリエチレンが 3mm 程度でも，8mm の脛骨ポリエチレンインサートの接触圧より低いので，破損のリスクはかなり低い（Kurtz 1997）．10 年の臨床成績でも，36mm 骨頭でライナーの薄さにかかわらず低摩耗で破損や脱臼がないことが報告されている（Six ら 2024）．

抗酸化剤としてビタミン E を成形前に混入すると，0.3 重量%以上では，γ 線照射してもラジカルがビタミン E により除去されてしまい，クロスリンク効率が低下する．逆に 0.3 重量%よりも低濃度では，抗酸化作用が消失しまうので，ビタミン E を添加する効果がない（Oral ら 2008）．クロスリンク処理後にビタミン E を染みこませると，表層ほどビタミン E が高濃度となり，γ 線滅菌過程で表層ほど架橋されずにビタミン E が消費されてしまう（Oral ら 2006）．これらに対し，抗酸化剤混入クロスリンクポリエチレンは，表面のクロスリンクを高めるためのビタミン E の濃度勾配変更などが考案されている（Oral ら 2010）．ビタミン E 添加第 2 世代クロスリンクポリエチレンの 10 年の臨床成績は，従来のポリエチレンよりも低摩耗で，良好な生存率が示されている（El-Sahoury ら 2023）．

文献

Dumbleton JH, D'Antonio JA, Manley MT, et al. The basis for a second-generation highly cross-linked UHMWPE. Clin Orthop Relat Res. 2006; 453 : 265-271.

El-Sahoury JAN, Kjærgaard K, Ovesen O, et al. Vitamin E-diffused liners show less head penetration than cross-linked polyethylene liners in total hip arthroplasty: a ten-year multi-arm randomized trial. Bone Joint J. 2023; 105-B: 1052-1059.

Kelly NH, Rajadhyaksha AD, Wright TM, et al. High stress conditions do not increase wear of thin highly crosslinked UHMWPE. Clin Orthop Relat Res. 2010; 468 : 418-423.

Kurtz SM, Edidin AA, Bartel DL. The role of backside polishing, cup angle, and polyethylene thickness on the contact stresses in metal-backed acetabular components. J Biomech. 1997; 30 : 639-642.

Oral E, Wannomae KK, Rowell SL, et al. Migration stability of alpha-tocopherol in irradiated UHMWPE. Biomaterials. 2006; 27 : 2434-2439.

Oral E, Godleski Beckos C, Malhi AS, et al. The effects of high dose irradiation on the cross-linking of vitamin E-blended ultrahigh molecular weight polyethylene. Biomaterials. 2008; 29 : 3557-3560.

Oral E, Ghali BW, Rowell SL, et al. A surface crosslinked UHMWPE stabilized by vitamin E with low wear and high fatigue strength. Biomaterials. 2010; 31 : 7051-7060.

Ries MD, Scott ML, Jani S. Relationship between gravimetric wear and particle generation in hip simulators: conventional compared with cross-linked polyethylene. J Bone Joint Surg Am. 2001; 83 Suppl 2 Pt 2: 116-22.

Shen FW, Lu Z, McKellop HA. Wear versus thickness and other features of 5-Mrad crosslinked UHMWPE acetabular liners. Clin Orthop Relat Res. 2011; 469: 395-404.

Six WR, Koenraadt-van Oost I, van Boekel LC, et al. Polyethylene thickness does not influence aseptic revision rate with highly cross-linked liners in THA with 36-mm femoral heads. Hip Int. 2024; 34: 181-186.

まとめ

第2世代のクロスリンクポリエチレンは，第1世代のクロスリンクポリエチレンの理論的欠点を改良したもので，第1世代でも耐摩耗性がすばらしいため10年では第2世代の優れた有意差を証明できていない．第2世代のクロスリンクポリエチレンの改良効果が臨床的に証明されるには20年から30年の成績を比較する必要があると予想される．

　一方，大径骨頭でポリエチレンが薄くても，低摩耗で破損なく，脱臼率も低下することが臨床的にも証明され，第2世代のクロスリンクポリエチレンの臨床成績向上への貢献は多大なものがある．金属骨頭でも摩耗率はセラミック骨頭と変わらないが，ステム trunnion 部分での金属骨頭による腐食摩耗の観点からもセラミック骨頭使用が標準的になってきている．

2 セラミックス

整形外科手術で使用される人工材料は，金属材料（metallics），高分子材料（polymerics），セラミックス（ceramics）と複数材料の組み合わさった複合材料（composite）に分類される．セラミックスの生体材料は，生体セラミックス（bioceramics）とよばれる．セラミックスは，空気中で非金属鉱物を高温で燃焼させた産物と定義されている．

しかしながら，合成の生体セラミックスは，しばしば高温に曝露されずに産生される混合物で，炭素，炭化ケイ素，リン酸および硫酸カルシウムやダイヤモンド様生体材料などの物質を含んでいることがある．また，生体セラミックスの定義は広義的には，骨補填剤や成長因子および薬剤担体として使用される自然に生成される混合物にも及ぶ．

生体セラミックスは，生体内での化学反応性から次の3つに分けられている．アルミナセラミックス（以下アルミナ）やジルコニアセラミックス（以下ジルコニア）のように生体内で溶解や酸化などの反応を起こさない bioinert（現在は biotolerant）であるもの，ハイドロキシアパタイトのような界面のみで反応を起こす bioactive なもの，リン酸三カルシウムや硫酸カルシウムのような biodegradable なもの，である．生体セラミックスは，一般的に圧縮荷重には強いが，引っ張りや剪断力に弱く，もろい特性がある．

生体セラミックスは，炭素および炭化ケイ素を除いて熱および電気伝導性は低く，弾性率は骨と同等（リン酸カルシウム）か，それ以上（アルミナとジルコニア）である．アルミナ，ジルコニア，ダイアモンドなどは，硬度が高く，耐摩耗特性が優れており金属よりも密度が低く，ジルコニア以外はX線透過性が軽度ある．

1 人工関節摺動部材用 セラミックス

人工関節の摺動部材として使用される生体セラミックスは，アルミナのように生体内で反応を起こさない biotolerant（bioinert）bioceramics である．

アルミナは，表面が平滑で粗さは凸ではなく凹であること，表面が硬くて傷つきにくいため third body wear に対する耐性が高いこと，親水性が高いこと，などの特徴があり，潤滑により摩擦係数が低いため，低摩耗が期待できる．また，金属やポリエチレン摩耗粉と比べ，アルミナ摩耗粉に対する生物学的反応が低いことも，摺動面素材として適している（Hannouche ら 2005）．

人工股関節全置換術（THA）では1970年代からセラミックオンセラミック（ceramic on ceramic: CoC）摺動部として，臨床的に使用されるようになった（Bierbaum ら 2002）．初期のアルミナの THA は骨頭がマッシュルーム型の可動域が小さくインピンジメントしやすいデザインであったこと，アルミナ自体の強度が低かったこと，などから，破損や摩耗が生じやすく成績は Charnley THA と比較して優れたものはなかった．

寛骨臼カップを固定する方法も，セメントでは成績不良であり，アルミナ表面を多孔性にして，bone ongrowth により骨に直接セメントレス固定する手法も骨軟化症の問題があった（Toni ら 1992）．金属カップのライナーとして Morse テーパー嵌合するセメントレス固定になるまで，成績は安定していなかった（Sugano ら 2012）．アルミナ骨頭と金属ステムは，当初は樹脂固定していたために脱転していたが，Morse テーパー嵌合により安定した固定が可能となった．マッシュルーム型デザインを排除し，スカートのない球状デザインにして，セラミックオンポリエチレン（CoP）摺動部としても使用されるようになった．

わが国では，国産アルミナ骨頭を用いた THA が1978年に敷田により開始された．最初の一例は単結晶アルミナ 28mm 骨頭（図1）にガス滅菌 GUR412 ポリエチレンカップを用いたセメント THA であったが（敷田 1979），37年を経過しても，線摩耗は 1mm 以下で，骨溶解や弛みなく正常に機能している（図2）．

しかし，その後に導入された7%イットリアを含む多結晶アルミナ 28mm 骨頭（バイオセラム AY7®，京セラ）（図3）は，同じガス滅菌ポリエチレンカップ（GUR412）の組み合わせで，線摩耗率は 0.15mm/年で，20年の生存率において弛みで51%，再置換で52%と Charnley THA よりも劣る成績であった（Haraguchi ら 2001a, 菅野ら 2006）．

10年以上経過後の多結晶アルミナ摘出骨頭は，表面粗度や真球度に劣化はなかった（図4）（Sugano ら 1995）．セラミック骨頭であってもクロスリンクのないポリエチレンカップと組み合わせた場合，ク

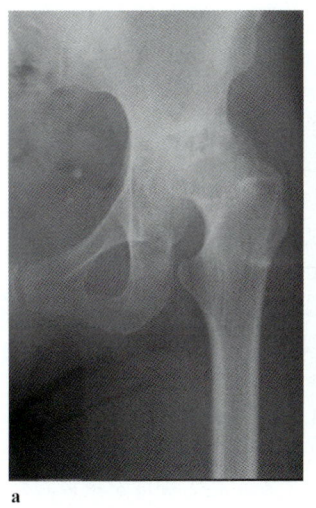
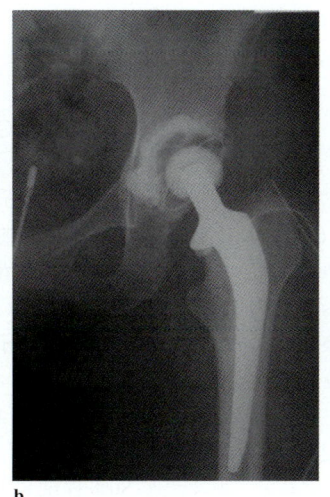
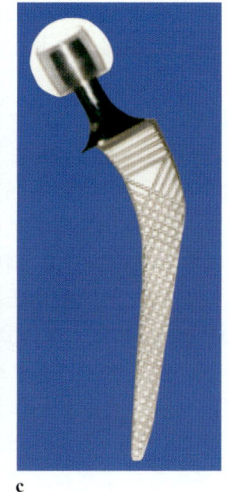

a

b

c

図1　単結晶アルミナ 28mm 骨頭を用いた THA
49 歳，女性．
a: 変形性股関節症．
b: セメント THA 施行後．
c: 単結晶のアルミナ骨頭は無色透明である．

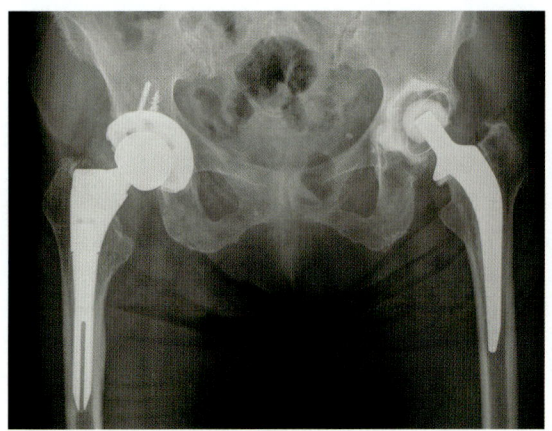

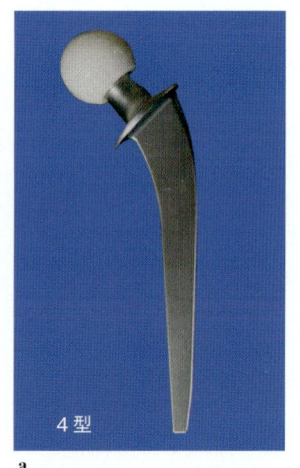

4型

5型

a

b

図2　単結晶アルミナ 28mm 骨頭を用いた THA
図1の症例の 37 年後（左股関節）．経過良好である．

図3　多結晶アルミナ 28mm 骨頭（AY7）
バイオセラム人工股関節ステム（a: 4 型，b: 5 型）．

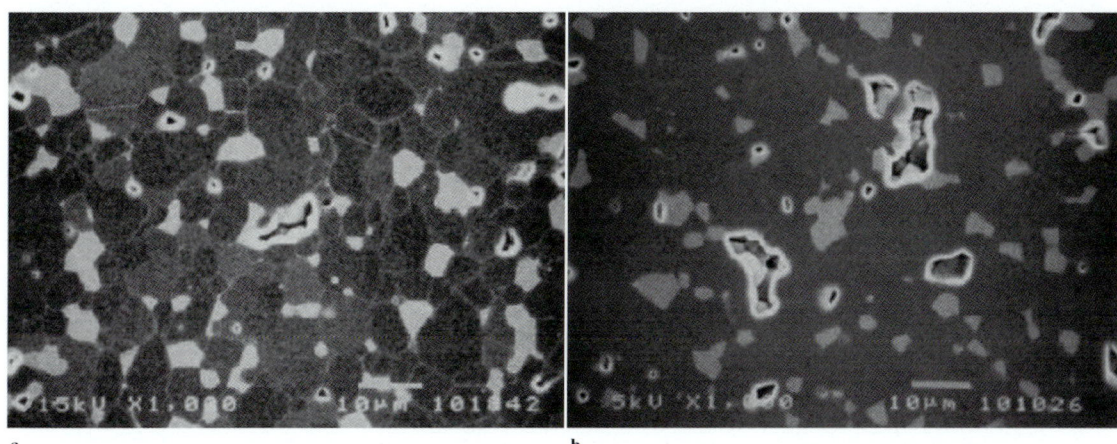

a

b

図4　多結晶アルミナ 28mm 骨頭（AY7）の電子顕微鏡写真
a: 使用前．b: 10 年後の再置換時．両者の結晶構造に大きな変化はみられない．

ロスリンクポリエチレンカップと金属骨頭の組み合わせよりも摩耗率が高くなることが報告されている（Haraguchi ら 2001b）.

一般的にセラミックスは硬いが金属やポリマーに比べて柔軟性がなく破損しやすい（もろい）ことが短所であり，初期のアルミナにおいては，結晶粒径が大きく，純度が低いことなどにより強度不足による破損が課題であった．特に骨頭径が小さくなれば，破損のリスクは上昇した．その後，熱間静水圧プレス処理，高純度化，結晶粒径の微細化などで改良し，アルミナの強度は飛躍的に向上している（表1）.

その一方で，ジルコニアはアルミナと比較して破壊靱性が高いことが特徴であり，アルミナの破損の問題を克服するために臨床導入されてきた．アルミナと比較して硬度が低いため CoC 摺動部としては適さず（Willmann ら 1996），骨頭の材料としてポリエチレンカップとの組み合わせでセラミックオンポリエチレン（Ceramic on Polyethylene: CoP）摺動部として使用されてきた.

ジルコニアは高温での焼結後に冷却すると正方晶から単斜晶へ結晶相の転移が起こり，体積変化を生じて亀裂が入るという問題がある．このため，少量のイットリア（Y2O3）などを添加して冷却時の相転移を防ぎ，常温でも正方晶のままで安定させた部

分安定化ジルコニアが使用されてきたが，実際の生体内環境では，部分安定化ジルコニアも相転移による表面の劣化が起こっていることが報告されている（Haraguchi ら 2001c, Clarke ら 2003）.

ただし，部分安定化ジルコニアは，製造工程やバランスとして含まれるアルミナなどの微量成分の組成により，強度や相転移安定性が異なり，体内での長期安定性を示すものもあり得るが（Fukatsu ら 2009），CoC としてはよいものと悪いものの見分けがつかないため，使用されなくなった.

代わって，ジルコニア強化アルミナ（ZTA）複合セラミックスが第4世代の摺動部用セラミックスとして開発された（De Aza ら 2002）（表2）．アルミナを80% 程度にして安定性と硬度を重視した Biolox delta®（セラムテック）は，CoC 摺動部としても使用できる（Affatato ら 2006）（図5）．この ZTA は，ジルコニアの相転移に伴う体積膨張によってクラックが生じることを防ぐために，アルミナ質板状結晶（platelet）としてクラック応力を分散させてアルミナよりも破壊靱性を50%向上させている.

英国レジストリーでは，骨頭破損率は第3世代の Biolox forte®（セラムテック）の 0.119% から Biolox delta®（セラムテック）の 0.009% と著しく低下した．ただし，CoC のライナーでは forte 0.112%，delta 0.126% と改善はあまりみられない（Howard ら 2017）.

セラミック骨頭破損のリスク因子は，28mm 以下の小さい骨頭径，高い BMI，CoC である．CoC でも，骨頭径が大きいほど脱臼率や再手術率が低いが，臨床スコアと満足度に影響しないきしみ音などのノイズ発生率が上昇する（Chatelet ら 2021）.

一方，第2世代のクロスリンクポリエチレンと組み合わせた CoP では，大径骨頭でも金属骨頭と6年での摩耗率に差がなく，短期的には trunionitis 予

表1　Biolox アルミナセラミックス骨頭の機械特性の変遷

導入年	1974	1975	1989	1995
製品名	Biolox	Biolox I	Biolox II	Forte
密度（gm/cm³）	3.930	3.953	3.965	3.980
ISO 6474	—	—	> 3.90	> 3.94
結晶粒径（μm）	4.8	4.2	3.2	1.8
ISO 6474	—	—	< 7.0	< 4.5

表2　アルミナジルコニア複合セラミックスとアルミナセラミックスの比較

	単位	BIOLOX® (1974−1994) 平均値	標準偏差	BIOLOX® forte (1995−現在) 平均値	標準偏差	BIOLOX® delta 平均値	標準偏差
Al_2O_3	Vol-%	99.7	0.15	>99.8	0.15	81.6	0.17
ZrO_2	Vol-%	なし		なし		17	0.1
他の酸化物	Vol-%	Balance		Balance		1.4	0.01
密度	g/cm³	3.95	0.01	3.97	0.00	4.37	0.01
粒径（Al_2O_3）	μm	4	0.23	1.750	0.076	0.560	0.036
4 点曲げ強度	MPa	500	45	631	38	1384	67
Young 率	GPa	410	1	407	1	358	1
破壊靱性	MPa√m	3.0	0.45	3.2	0.4	6.5	0.3

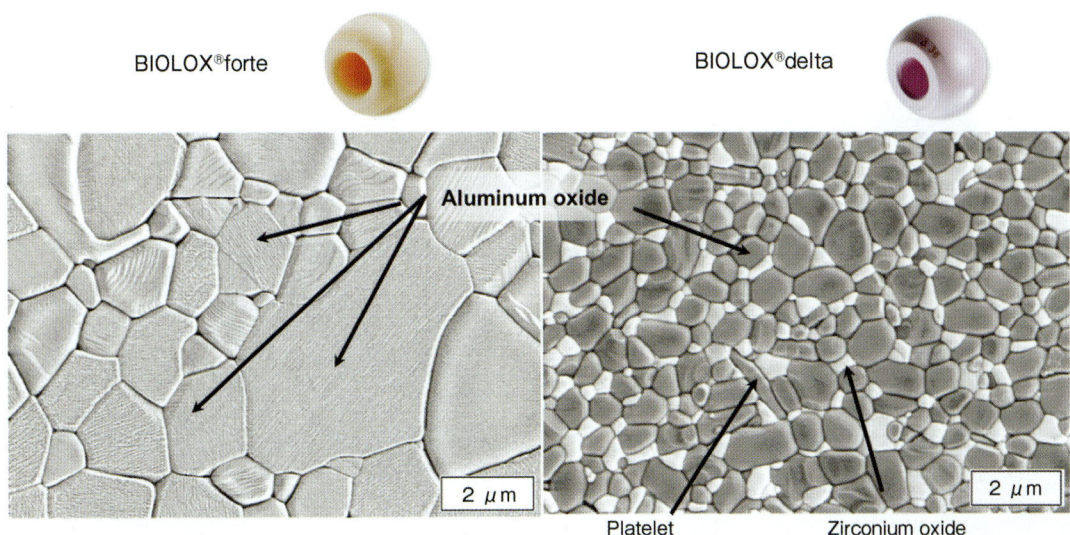

BIOLOX®forte　　　　　　　　　　BIOLOX®delta

Aluminum oxide

2 μm　　　　　　　　　　　　　2 μm

Platelet　　　　　　　　Zirconium oxide

図5　第3世代アルミナセラミック骨頭（Biolox forte）とジルコニア添加アルミナ骨頭（Biolox delta）の電子顕微鏡写真

防の意味としてセラミック骨頭使用の意義があるとされている（Gaudianiら2018）．

　京セラでは，AY7®の改良版として，1987年6月から高純度アルミナBIOCERAM AL190®を発売し，1995年9月にジルコニア骨頭BIOCERAM ZR195®を発売した．ZR195®の相転移による臨床的問題はみられなかったが，2011年にさらに破壊靱性を高めたZTA複合セラミック骨頭BIOCERAM AZ209®を発売した（図6）．アルミナ79%ジルコニア19%その他2%でBiolox delta®と似た成分配合で，微細な結晶粒，ジルコニア粒子の均一な分散とジルコニア粒子による応力緩和やアルミナ質板状結晶によるクラックの迂回効果により高強度・高靱性をもたらした（4点曲げ1300 MPa）．AZ209®は白色で，ジルコニア骨頭と見分けがつかなかったこともあり，2015年からはさらに改良ZTA骨頭であるBIOCERAM AZUL®が発売された（図7）．アルミナ79.3%ジルコニア18.2%その他2.5%で，0.3%酸化コバルトによる青い色を呈している（4点曲げ1400MPa）．

文献

Affatato S, Torrecillas R, Taddei P, et al. Advanced nanocomposite materials for orthopaedic applications. I. A long-term in vitro wear study of zirconia-toughened alumina. J Biomed Mater Res B Appl Biomater. 2006; 78 : 76-82.

Bierbaum BE, Nairus J, Kuesis D, et al. Ceramic-on-ceramic bearings in total hip arthroplasty. Clin Orthop Relat Res. 2002; 405 : 158.

Chatelet JC, Fessy MH, Saffarini M, et al. Articular noise after THA using delta CoC bearings has little impact on quality of life. J Arthroplasty. 2021; 36: 1678-1687.

Clarke IC, Manaka M, Green DD, et al. Current status of zirconia used in total hip implants. J Bone Joint Surg Am. 2003; 85 Suppl 4 : 73-84.

De Aza AH, Chevalier J, Fantozzi G, et al. Crack growth resistance of alumina, zirconia and zirconia toughened alumina ceramics for joint prostheses. Biomaterials. 2002; 23 : 937-945.

Fukatsu K, Pezzotti G, Hayaishi Y, et al. Evaluation of phase stability in zirconia femoral heads from different manufacturers after in vitro testing or in vivo retrieval. J Arthroplasty. 2009; 24 : 1225-1230.

Gaudiani MA, White PB, Ghazi N, et al. Wear rates with large metal and ceramic heads on a second generation highly cross-linked polyethylene at mean 6-year follow-up. J Arthroplasty. 2018; 33 : 590-594.

Hannouche D, Hamadouche M, Nizard R, et al. Ceramics in total hip replacement. Clin Orthop Relat Res. 2005; 430 : 62-71.

Haraguchi K, Sugano N, Nishii T, et al. Analysis of survivorship after total hip arthroplasty using a ceramic head. Clin Orthop Relat Res. 2001a; 391 : 198-209.

Haraguchi K, Sugano N, Nishii T, et al. Influence of polyethylene and femoral head surface quality on wear: a retrieval study. Int Orthop. 2001b; 25 : 29-34.

Haraguchi K, Sugano N, Nishii T, et al. Phase transformation of a zirconia ceramic head after total hip arthroplasty. J Bone Joint Surg Br. 2001c; 83 : 996-1000.

Howard DP, Wall PDH, Fernandez MA, et al. Ceramic-on-ceramic bearing fractures in total hip arthroplasty: an analysis of data from the National Joint Registry. Bone Joint J. 2017; 99-B: 1012-1019.

敷田卓治. セラミック人工股関節のデザインの特徴, 適応症および術式について. 整形外科セラミックインプラントコロキウム記録集. 1979; 1-8.

菅野伸彦, 西井　孝, 三木秀宣, 他. セラミック骨頭でポリエチレン摩耗が減らせるか. 日人工関節会誌. 2006; 36 : 240-241.

Sugano N, Nishii T, Nakata K, et al. Polyethylene sockets and alumina ceramic heads in cemented total hip arthroplasty. A ten-year study. J Bone Joint Surg Br. 1995; 77 : 548-556.

Sugano N, Takao M, Sakai T, et al. Eleven- to 14-year follow-up results of cementless total hip arthroplasty using a third-generation alumina ceramic-on-ceramic bearing. J Arthroplasty. 2012; 27 : 736-741.

Toni A, Stea S, Squarzoni S, et al. Considerations on ceramic prosthesis explants. Chir Organi Mov. 1992; 77 : 359-371.

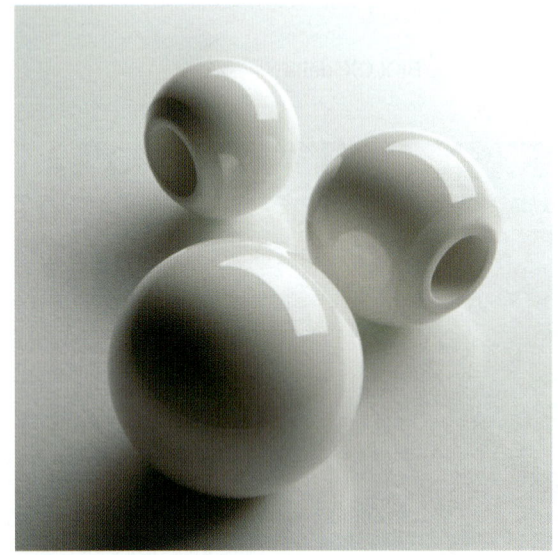

図6 BIOCERAM AZ209

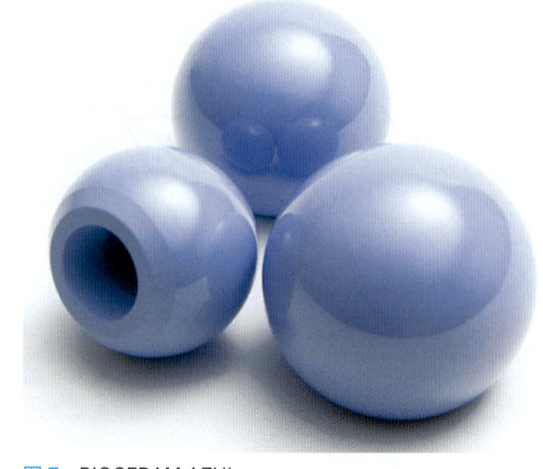

図7 BIOCERAM AZUL

Willmann G, Früh HJ, Pfaff HG. Wear characteristics of sliding pairs of zirconia (Y-TZP) for hip endoprostheses. Biomaterials. 1996; 17 : 2157-2162.

2 | 人工関節摺動部材用セラミックスの使用上の注意事項

第3世代のアルミナは，熱間静水圧プレス処理，高純度アルミナ，粒子の微細化などにより飛躍的に強度を向上させた．

CoC摺動部のTHAでは10年以上の経過で，従来のポリエチレンに比較して骨溶解出現頻度の低下と機械的弛み0％という良好な成績が報告されている（Capelloら2008）．

一方，日本で開発されたポリエチレンサンドイッチタイプのセラミックオンセラミック摺動部は，セラミックライナーの脱転や破損の頻度が高く（Hasegawaら2006），海外でもポリエチレンサンドイッチタイプのCoCは成績不良であった（Parkら2006）．

また，CoC摺動部できしみ音（squeak）のような雑音の出現が明らかにされ，0.2～20％という高頻度の報告もある（Keurentjesら2008）．しかしながら，このきしみ音は，早期破損徴候や機能障害には結びつかず，骨溶解や弛みを起こす要因とはなっていない．日本ではきしみ音の頻度は少なく，第3世代アルミナの摺動部を170関節に使用した経験では，術

後10年以上の調査で，インピンジメントによるクリック音はあるものの，きしみ音を出す症例はなかった（Suganoら2012）．

これに関して，ステムカップの外転角が大きくなると，chippingによるカップの破損のリスクが上昇し，カップの50°以上の外転角増大とともに異常前捻も辺縁摺動による骨頭のstripe wearを生じ，潤滑のない状況で高摩擦となり，きしみ音や弛みを生じる可能性がある．したがって，カップの正確な角度設置は重要である．

セラミックス破損の重要な危険因子として，テーパー嵌合不良があげられる．斜め嵌合状態で止まると，応力集中により術中あるいは術後比較的早期に破損が生じる．寛骨臼側の斜め嵌合防止策として金属バックのセラミックライナーや金属カップと一体型になったモノブロックカップを用いる方法がある．

ステムのtrunnionとセラミック骨頭の術中嵌合はカップよりも容易と考えられるが，それでもtrunnionとセラミック骨頭の間に介在物が混入すると，想定以下の荷重で破損が生じる（Wuttkeら2011）．特に脂肪は，水分よりも破損強度の低下が著明で，trunnion嵌合時にはtrunnionをクリーンにして組織が触れないように十分に展開しておくことが重要である．

再置換時に骨頭を除去した後にセラミック骨頭を新たに嵌合させても，骨頭抜去時にtrunnionが多少なりとも傷つくため，破損リスクが上昇する場合がある（Pulliamら1997）．目視で傷のないチタン合

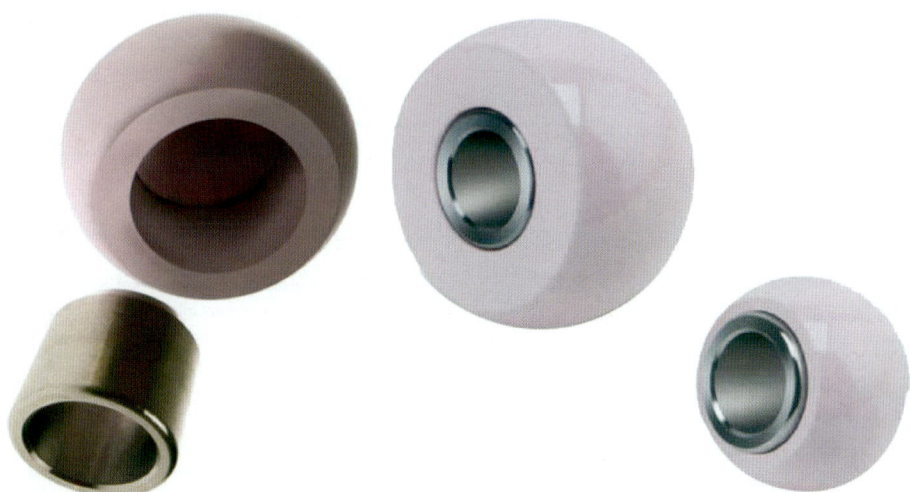

図8 チタン合金製スリーブを用いたセラミック骨頭
金属製のスリーブを用いることにより，強固に固定されたステムの損傷したネックにも新たにセラミック骨頭が使用可能となる．

金の trunnion に再度新たなセラミック骨頭を使用しても5年以上平均約9年の観察で破損がないという報告があるものの（Hannouche ら 2010），セラミック骨頭は推奨されていない．

しかしながら，セラミックスが破損した場合に再置換で金属骨頭を使用すると残存微細セラミックス破片が third body wear で金属骨頭を早期に摩耗させ（Kempf ら 1990），金属症や高濃度血中金属イオンによる神経障害を起こし得るので（Steens ら 2006，Ikeda ら 2010），セラミック骨頭は使用すべきであると考えられる．

ステムが強固に固定されていて trunnion が損傷している場合に，ステムを再置換せずにセラミック骨頭を交換する方法として，チタン合金スリーブを間に嵌合させる方法がある（図8）．

文献

Capello WN, D'Antonio JA, Feinberg JR, et al. Ceramic-on-ceramic total hip arthroplasty: update. J Arthroplasty. 2008; 23 : 39-43.

Hannouche D, Delambre J, Zadegan F,et al. Is there a risk in placing a ceramic head on a previously implanted trunion? Clin Orthop Relat Res. 2010; 468 : 3322-3327.

Hasegawa M, Sudo A, Uchida A. Alumina ceramic-on-ceramic total hip replacement with a layered acetabular component. J Bone Joint Surg Br. 2006; 88 : 877-882.

Ikeda T, Takahashi K, Kabata T, et al. Polyneuropathy caused by cobalt-chromium metallosis after total hip replacement. Muscle Nerve. 2010; 42 : 140-143.

Kempf I, Semlitsch M. Massive wear of a steel ball head by ceramic fragments in the polyethylene acetabular cup after revision of a total hip prosthesis with fractured ceramic ball. Arch Orthop Trauma Surg.

1990; 109 : 284-287.

Keurentjes JC, Kuipers RM, Wever DJ, et al. High incidence of squeaking in THAs with alumina ceramic-on-ceramic bearings. Clin Orthop Relat Res. 2008; 466 : 1438.

Park YS, Hwang SK, Choy WS, et al. Ceramic failure after total hip arthroplasty with an alumina-on-alumina bearing. J Bone Joint Surg Am. 2006; 88 : 780-787.

Pulliam IT, Trousdale RT. Fracture of a ceramic femoral head after a revision operation: a case report. J Bone Joint Surg Am.1997; 79 : 118-121.

Steens W, von Foerster G, Katzer A. Severe cobalt poisoning with loss of sight after ceramic-metal pairing in a hip-a case report. Acta Orthop. 2006; 77 : 830-832.

Sugano N, Takao M, Sakai T, et al. Does CT-based navigation improve the long-term survival in ceramic-on-ceramic THA? Clin Orthop Relat Res. 2012; 470 : 3054-3059.

Wuttke V, Witte H, Kempf K, et al. Influence of various types of damage on the fracture strength of ceramic femoral heads. Biomed Tech (Berl). 2011; 56 : 333-339.

3 セラミックコーティング

セラミックスの塊では，そのもろさゆえ人工関節母材としての使用は難しいが，金属などの強度のある材料の表面にコーティングとして使用することで，セラミックスの特性を生かした応用が広がる．

特に，カルシウム系（ハイドロキシアパタイト，リン酸三カルシウム，硫酸カルシウム）やガラス系のセラミックコーティングは，コスト上昇，剥離，長期的な体内吸収などの問題が指摘されるものの，セメントレス固定をよりいっそう確実なものにする

利点があることから数多くの臨床応用がなされ，良好な 15 〜 20 年の長期成績の報告がある（Capello ら 2006, Mannan ら 2010, Vidalain 2011）．

　一方，セラミックコーティングは，金属表面の多孔性または粗い表面に骨新生（bone ingrowth または ongrowth）による生物学的固定を促進させるものであるが，骨母床との間隙が小さければ生体活性セラミックコーティングがなくてもセメントレス固定の成績はよい．このような場合は，セラミックコーティングの有無による臨床成績，固定性，生存率の有意差を証明しにくい（Camazzola ら 2009, Gandhi ら 2009, Kim ら 2012, Lazarinis ら 2017）．また，脱落したコーティング材による third body wear で摩耗率の上昇，骨溶解やカップ弛みの増加することが報告されている（Stilling ら 2009, Gottliebsen ら 2012）．

　高度クロスリンクポリエチレンを用いたハイドロキシアパタイトコーティング（HAC）チタン合金カップでは，摩耗率や骨溶解出現頻度は低いとする報告（Nakahara ら 2010, 2011）やメタルオンメタルの HAC したモノブロックコバルトクロム合金カップで，固定性が良好で，骨溶解も生じていないとする報告がある（Nakasone ら 2012）．HAC カップは，カップ周囲 X 線学的透明線出現頻度が少ないという報告もある（Thanner ら 1999, Tamaki ら 2022）．

　HAC は，プラズマスプレー法で行われることが多い．プラズマスプレー法 HAC ステムの長期成績は 35 年においても良好で（Jacquot ら 2023），HAC ステムと非 HAC ステムのランダム化比較試験のメタアナリシスでは，HAC ステムのほうが弛みによる再置換や大腿部痛が少ないとされている（Kim ら 2024）．

　一方，表面置換型人工股関節の大腿骨頭帽の内面などは，コーティングが難しい．これに対し，リン酸カルシウム液中で表面にハイドロキシアパタイトを浸漬させる方法は，多孔性構造の中までコーティングが可能である．THA の臨床で得られた組織標本では，プラズマスプレー法と同等の骨新生による生物学的固定が示されている（ten Broeke ら 2011）．

文献

Camazzola D, Hammond T, Gandhi R, et al. A randomized trial of hydroxyapatite-coated femoral stems in total hip arthroplasty: a 13-year follow-up. J Arthroplasty. 2009; 24 : 33-37.

Capello WN, D'Antonio JA, Jaffe WL, et al. Hydroxyapatite-coated femoral components: 15-year minimum followup. Clin Orthop Relat Res. 2006; 453 : 75-80.

Gandhi R, Davey JR, Mahomed NN. Hydroxyapatite coated femoral stems in primary total hip arthroplasty: a meta-analysis. J Arthroplasty. 2009; 24 : 38-42.

Gottliebsen M, Rahbek O, Ottosen PF, et al. Superior 11-year survival but higher polyethylene wear of hydroxyapatite-coated Mallory-Head cups. Hip Int. 2012; 22 : 35-40.

Jacquot L, Machenaud A, Bonnin MP, et al. Survival and clinical outcomes at 30 to 35 years following primary total hip arthroplasty with a cementless femoral stem fully coated with hydroxyapatite. J Arthroplasty. 2023; 38: 880-885.

Kim WT, Woodruff R, Kalore NV, et al. Hydroxyapatite-coated femoral stems in primary total hip arthroplasty: An updated meta-analysis. J Arthroplasty. 2024; 39: 846-850. e2.

Kim YH, Kim JS, Joo JH, et al. Is hydroxyapatite coating necessary to improve survivorship of porous-coated titanium femoral stem? J Arthroplasty. 2012; 27 : 559-563.

Lazarinis S, Mäkelä KT, Eskelinen A, et al. Does hydroxyapatite coating of uncemented cups improve long-term survival? An analysis of 28,605 primary total hip arthroplasty procedures from the Nordic Arthroplasty Register Association (NARA). Osteoarthritis Cartilage. 2017; 25: 1980-1987.

Mannan K, Freeman MA, Scott G. The Freeman femoral component with hydroxyapatite coating and retention of the neck: an update with a minimum follow-up of 17 years. J Bone Joint Surg Br. 2010; 92 : 480-485.

Nakahara I, Nakamura N, Nishii T, et al. Minimum five-year follow-up wear measurement of longevity highly cross-linked polyethylene cup against cobalt-chromium or zirconia heads. J Arthroplasty. 2010; 25 : 1182-1187.

Nakahara I, Nakamura N, Takao M, et al. Eight-year wear analysis in longevity highly cross-linked polyethylene liners comparing 26- and 32-mm heads. Arch Orthop Trauma Surg. 2011; 131 : 1731-1737.

Nakasone S, Takao M, Nishii T, et al. Incidence and natural course of initial polar gaps in Birmingham Hip Resurfacing cups. J Arthroplasty. 2012; 27 : 1676-1682.

Stilling M, Rahbek O, Søballe K. Inferior survival of hydroxyapatite versus titanium-coated cups at 15 years. Clin Orthop Relat Res. 2009; 467 : 2872-2879.

Tamaki Y, Goto T, Takasago T, et al. Clinical and radiological outcomes of total hip arthroplasty using a highly porous titanium cup or a conventional hydroxyapatite-coated titanium cup: A retrospective study in Japanese patients. J Orthop Sci. 2022; 27: 163-168.

ten Broeke RH, Alves A, Baumann A, et al. Bone reaction to a biomimetic third-generation hydroxyapatite coating and new surface treatment for the Symax hip stem. J Bone Joint Surg Br. 2011;93 : 760-768.

Thanner J, Kärrholm J, Herberts P, et al. Porous cups with and without hydroxylapatite-tricalcium phosphate coating: 23 matched pairs evaluated with radiostereometry. J Arthroplasty. 1999; 14: 266-271.

Vidalain JP. Twenty-year results of the cementless Corail stem. Int Orthop. 2011; 35 : 189-194.

3 金 属

金属は展性と延性に富み，電気および熱の良導体である．金属光沢という特有の光沢を持つ．水銀を例外として常温・常圧状態で固体で金属結合状態にあるといった特徴を持つ物質である．

金属材料は機械的強度が大きいこと，展性と延性が大きく加工しやすいこと，破壊靱性値が大きいことなどの長所がある．

生体材料として，人工関節のみならず，骨折固定材料，脊椎固定材料，歯科領域のインプラント材料，血管領域のステントやクリップの材料など幅広く使用されている．

1 金属材料の特徴

1. 化学的特徴

金属結合は，金属原子（陽イオン）が規則正しく配列している間を電子（自由電子）が自由に動き回り，これらがクーロン力で結びついている状態である．金属光沢，熱伝導性，電気伝導性など金属を特徴づける性質はこの金属結合と自由電子によるものである．原子の配列構造は，ほとんどの場合で面心立方格子構造，体心立方格子構造，六方最密充填構造のいずれかである．それぞれ原子充填率が異なり，金属の塑性変形に影響を与える．

また，純金属よりも高い機械的強度を持ち，耐食性に優れた金属をつくるためには，2種類またはそれ以上の金属元素（または金属元素と非金属元素）を混ぜ合わせる．このようにつくられた金属を合金といい，多くの金属生体材料には合金が使われている．

2. 加工製造方法

金属は，鋳型に溶けた金属を流し込む鋳造や金属塊を金型で押し潰して目的の形にする鍛造などの方法で製造・加工されている．

鋳造は大量生産に優れている．一方，鍛造は金属内部の空隙をなくし，結晶を微細化するとともに，結晶の方向を整えて強度を高めることができる特徴がある．

積層造形（3Dプリント）による製造・加工方法は，金属粉末を使用して3Dモデルから層を積み重ねて製品を造る方法で，複雑な形状や内部構造が容易に実現できる特徴がある．

3. 金属材料の機械特性

図1に金属材料の典型的な応力—ひずみ曲線を示す．金属の応力—ひずみ曲線上ではまず直線があらわれる．この間は弾性変形が起こっており，直線の傾きは弾性率（Young率）である．弾性変形が終了すると塑性変形が起こり，不可逆性の変形が始まる．

塑性変形が進行するとやがて破断が起こる．この時の強度を破断強度，破断した時のひずみを破断伸びとよび，弾性変形から塑性変形に移行する強度を降伏強度とよぶ．破壊靱性値は応力—ひずみ線図の面積（積分値）であらわされる．金属の破壊靱性値は高い．

4. 金属疲労

疲労とは通常では破損しない程度の応力が繰り返し同じ箇所に加わって材料が劣化し破損する現象である．一般的に肉眼レベルでは塑性変形を認めない．繰り返される応力により，金属に亀裂が生じ亀裂が伝播して最終的に破損にいたるというのが疲労破壊のメカニズムである．

金属の疲労試験によって図2に示すような応力（stress）—破断繰り返し数（number）曲線（S-N曲線）が得られる．S-N曲線では，応力の減少とともに破断繰返し数が増加する右下がりの曲線になる．通常107回の繰り返しで破断する応力を疲労強度と定義している．疲労破損は金属にとって最も重要な破損モードであるため，疲労強度の値は生体材料設計上きわめて重要である．

また，微細な動きが繰り返し起こる現象をフレッティング（fretting）という．フレッティングは金属の疲労強度を低下させ，疲労とは別にフレッティング疲労とよばれる．プレートとスクリューの締め付け部や，人工股関節における骨頭とネックのテーパー嵌合部などで起こることが知られている．

5. 腐 食

腐食（corrosion）とは金属が周囲の環境（隣接している金属，液体，気体など）によって，化学的あるいは電気化学的反応を引き起こして劣化損傷する現象である．金属から金属イオンが溶出するとともに，金属イオンは酸素などと反応し金属の表面には腐食生成物（酸化物）が生じる．

生体内でも腐食は起こり，金属材料の破損の原因や，溶出した金属イオンによる毒性が問題となる．

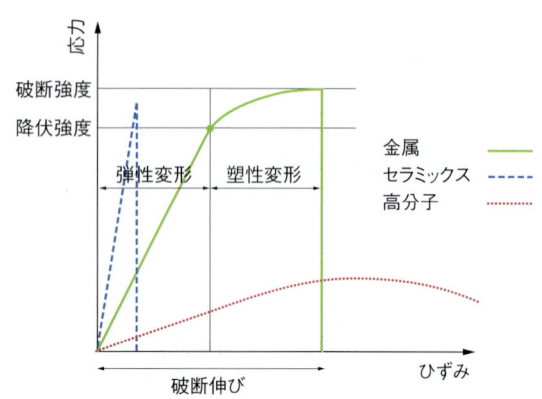

図1 典型的な金属の応力−ひずみ曲線

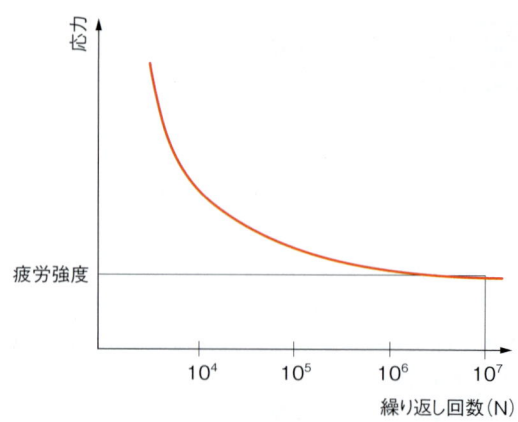

図2 典型的な金属の応力−破断回数（S-N）曲線

金属は表面に厚さ2〜10nm程度の化学的に安定した不動態といわれる酸化被膜を形成している．不動態被膜が破壊されて修復されないとその部位に腐食が起こる．

不動態被膜の点状の欠損から腐食を生じて金属の表面が陥入する状態（孔食），きわめて狭い間隙のもとにある金属が局所的に起こす腐食（隙間腐食），異種金属の接触による電池作用による腐食（電解腐食），表面不動態が擦過によって破断する腐食（擦過腐食）などが知られている．

人工関節の腐食メカニズムとして，擦過腐食あるいは擦過腐食と隙間腐食の組みあわせが知られている（Goodman ら 2009）．

文献

Goodman SB, Gómez Barrena E, Takagi M, et al. Biocompatibility of total joint replacements: A review. J Biomed Mater Res A. 2009; 90 : 603-618.

2 | 金属材料の人工股関節への応用

人工股関節は機能上の観点から，荷重を支える構造部，生体（骨）との結合部，および関節摺動部に分けられる．それぞれの目的に応じてステンレス（stainless steel: SS）合金，コバルトクロム（cobalt-chromium: CoCr）合金，純チタン（commercially pure titanium: cpTi），チタン合金（主に Ti-6Al-4V など）などの金属材料を中心に，セラミックス材料，高分子材料が使用されている（図3）．

インプラントの構造部は荷重などのストレスに耐えられる強度が要求される．インプラントと骨の間の固定部分は骨との親和性が重要で，インプラント

設置後に剪断応力に抵抗して固定した状態を維持できることが必要である．関節摺動部は，寛骨臼側と大腿骨側の生体材料同士が低摩耗性であること，生じた摩耗粉に過剰な生体異物反応を起こさないこと，荷重やインピンジメントなどで安易に破損しない強度を有することが大切である．

表1 にステンレス合金，コバルトクロム合金，純チタン，各種チタン合金の物性値を示す（Gilbert 2015）．チタン合金は，弾性率（Young 率）がステンレス合金やコバルトクロム合金より低くより骨に近い剛性を示すため，応力遮蔽（stress shielding）に伴う周囲骨萎縮の低減に有利に働くとされている（Bobyn ら 1992）．その一方で，破断伸びはコバルトクロム合金やステンレス合金より小さく変形による破壊が起きやすいことが推察される．

1. 純チタンおよびチタン合金

純チタン（cpTi）やチタン合金（主に Ti-6Al-4V）はステンレス合金やコバルトクロム合金より後に開発された．骨との親和性が後2者より高い．骨新生による固定を期待するセメントレスタイプのインプラントにチタン合金が多く使用され，その表面には骨新生を促す純チタンやチタン合金による多孔構造表面加工や表面粗面化加工などが施される．

チタン合金のなかで最も使用されているのが Ti-6Al-4V である．また，実臨床で問題は生じていないもののバナジウムの毒性への懸念からバナジウムフリーの Ti-6Al-7Nb も使用されることがある．

構造上 cpTi を α 型，Ti-6Al-4V や Ti-6Al-7Nb を α＋β 型と呼称するのに対し，β 型チタン合金（Ti-12Mo-6Zr-2Fe, Ti-15Mo-5Zr-3Al など）が近年一部のステムの素材に採用されてきた．この特徴として，Ti-6Al-4V の弾性率が 110GPa であるのに対し，

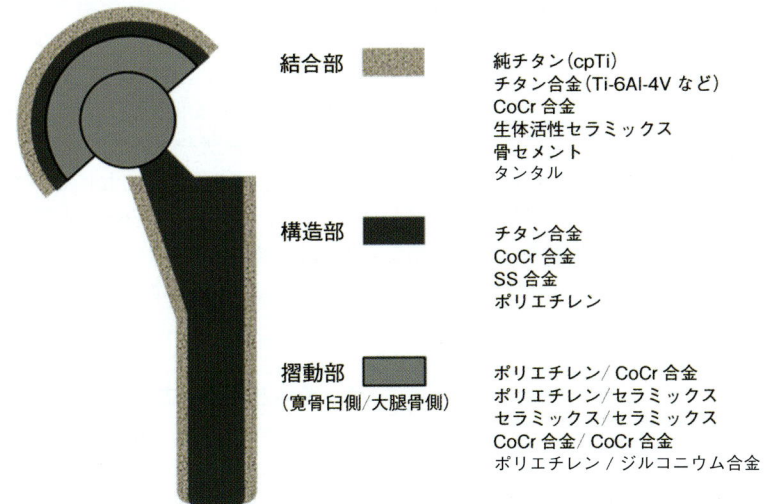

図3 人工股関節インプラントに使用されている生体材料（機能的分類）

純チタン（cpTi）
チタン合金（Ti-6Al-4V など）
CoCr 合金
生体活性セラミックス
骨セメント
タンタル

結合部

チタン合金
CoCr 合金
SS 合金
ポリエチレン

構造部

ポリエチレン / CoCr 合金
ポリエチレン/セラミックス
セラミックス/セラミックス
CoCr 合金 / CoCr 合金
ポリエチレン / ジルコニウム合金

摺動部
（寛骨臼側/大腿骨側）

表1 金属材料の物性値（Gilbert 2015）

	cpTi（α 型）	Ti-6Al-4V（$\alpha + \beta$ 型）	Ti-6Al-7Nb（$\alpha + \beta$ 型）	Ti-15Mo-6Zr-2Fe（β 型）	CoCr 合金	SS 合金
引張強度（MPa）	240-550	860	900	1,100	655	480-860
降伏強度（MPa）	170-483	795	800	1,060	450	170-690
ヤング率（GPa）	106	115	100	88	210	193
疲労強度（MPa）	330（Grade 3）	480-590	560	550	310	180-300

80GPa 前後のより低弾性率を特徴とし，応力遮蔽によるストレスシールディング軽減が期待されている．

一方で，セメントタイプのインプラントにおいては，弾性率が低いためチタン合金と骨セメントとの界面の破断による不良な成績が報告されている（Jergesen ら 2002，Salentiny ら 2018）ためセメントステムの材料に選択されにくいが，良好な長期成績の報告もある（Takaoka ら 2020）．また，摺動面材料としては表面が傷つきやすく適さないとされている（Lombardi ら 1989）．

2．コバルトクロム合金

コバルトクロム合金は高い弾性率を持ち，機械的強度も大きく，さらに腐食に対する耐性も高いことから長期の生体内埋植に適している材料である．

セメントタイプのステム，セメントレスタイプのステム，セメントレスタイプのカップの材料として使用されている．

また，コバルトクロム合金は，表面が硬く傷つきにくい特徴があり，摺動面の骨頭に用いられている．さらに，カーバイドを含むコバルトクロム合金は耐摩耗性にも優れており，金属－金属摺動部素材としても使用されている．

3．ステンレス合金

ステンレス合金はクロムやニッケルなどを混ぜた鉄の合金で，セメントタイプのステムの材料として使用されている．

4．ジルコニウム合金

骨頭の材料として使用されている．ジルコニウム合金を鍛造で成型して機械加工で研磨した後，一定の条件下で熱処理を加えることで酸素が表面より浸透し，骨頭の表面近くはジルコニアセラミックに変化する．

金属とセラミックスの複合化により，破壊靱性が高く，腐食せず金属イオンを溶出しない，耐摩耗性に優れた摺動面が期待される．

5. タンタル

セメントレスステムカップやステムの3Dポーラス表面構造や，金属製骨補填材の材料として使用されている．優れた骨親和性を有し（Bobyn 1999），安定した酸化層により優れた耐食性を有する（Bermúdez 2005）．

文献

Bermúdez MD, Carrión FJ, Martínez-Nicolás G, et al. Erosion–corrosion of stainless steels, titanium, tantalum and zirconium. Wear. 2005; 258: 693-700.

Bobyn JD, Mortimer ES, Glassman AH, et al. Producing and avoiding stress shielding. Laboratory and clinical observations of noncemented total hip arthroplasty. Clin Orthop Relat Res. 1992; 274 : 79-96.

Bobyn JD, Stackpool GJ, Hacking SA, et al. Characteristics of bone ingrowth and interface mechanics of a new porous tantalum biomaterial. J Bone Joint Surg Br. 1999; 81: 907-914.

Gilbert JL. Basic Science of Metals (Callaghan JJ, et al eds: e Adult Hip, 3rd ed). Lippincott Williams & Wilkins. 2015; 224-239.

Jergesen HE, Karlen JW. Clinical outcome in total hip arthroplasty using a cemented titanium femoral prosthesis. J Arthroplasty. 2002; 17 : 592-599.

Lombardi AV Jr, Mallory TH, Vaughn BK, et al. Aseptic loosening in total hip arthroplasty secondary to osteolysis induced by wear debris from titanium-alloy modular femoral heads. J Bone Joint Surg Am. 1989; 71 : 1337-1342.

Salentiny Y, Zwicky L, Ochsner PE, et al. Long-term survival of the cemented Müller CDH stem: a minimum follow-up of 10 years. Arch Orthop Trauma Surg. 2018; 138: 1471-1477.

Takaoka Y, Goto K, Kuroda Y, et al. The long-term results of total hip arthroplasty with a cemented β-titanium stem. J Arthroplasty. 2020; 35: 2167-2172.

3 | 人工股関節における 金属材料の問題点

人工股関節全置換術（THA）における金属材料の問題点として，金属の力学的耐久性，金属イオンあるいは摩耗粉に対する毒性や異物反応，骨の弾性率との相違などがあげられる．

1. 力学的耐久性

金属は，セラミックスや高分子材料と比較し，破壊に対して強い材料であるものの，金属の機械特性を十分理解していないと，その場の見かけ上破壊が起こらなくても，生体内で使用中の破損につながる場合がある．金属の破損の原因として，破断伸びを超える変形，繰り返される塑性変形，金属疲労，腐食などがあげられる．

人工股関節において金属ステムのネックやステム体部で生体内破損の報告がある（Røkkum ら 1995，Kishida ら 2002，Grivas ら 2007）．ステムネックの破損は，疲労強度を低下させているネックの切欠き溝構造，レーザーマーキング，加工時に残存した孔，腐食などを起点として生じている．ステム体部の破損は，ステム遠位での強固な固定と近位での固定サポート不足によるステム体部への応力集中，細いステムによる強度不足などのデザイン不良などが原因である．

2. 毒性と異物反応

メタルオンメタル摺動部を有する人工股関節，骨頭ーネック間やモジュラーネックのネックーステム間の金属と金属の接合部（テーパー接合部）などから生じる金属摩耗粉や金属イオンに対する毒性や異物反応が大きな問題となっている．

また，ポリエチレンライナーが過度の摩耗をした場合やセラミックライナーが破損した際に，骨頭と金属カップの内面が接触すると，多量の金属摩耗粉や金属イオンが産生され，関節内メタローシス（metallosis）という問題が生じる．特にコバルトクロム合金の摩耗粉やイオンが問題になることが多い．

メタルオンメタル摺動面を有する人工股関節において，原因不明の疼痛を呈する症例の組織を評価した報告では，特異的な血管周囲へのリンパ球の集簇を認める病変を無菌性リンパ球性血管炎関連病変（aseptic lymphocytic vasculitis associated lesion: ALVAL）と名づけ，金属アレルギーによる病態と示唆している（Willert ら 2005）．

その後 Pandit ら（2008）が周囲組織の壊死を伴う腫瘤病変を偽腫瘍と命名した．充実性の腫瘍や水腫などを含め多様な関節周囲組織反応性病変に対して広く用いられている．

偽腫瘍を呈した症例の組織学的検査では，過度の摩耗が認められる一方，ALVAL を示す組織所見に乏しかったことから，過剰摩耗粉による毒性が病態と考えられるようになった．しかしながら，これら疼痛を有する反応性病変は多様で明確な機序もいまだ不明であり，ALVAL，偽腫瘍，メタローシスなどを包括して，adverse reaction to metal debris（ARMD）とも総称している（Langton ら 2010）．

メタルオンメタル摺動面においては，①カップの過外転や過前捻設置（辺縁荷重による過剰摩耗）などの手術手技因子，②金属摩耗粉やイオンへの感受性や日常の活動性などの患者側因子，③小さいクリアランス（摺動面トルクの増大），骨頭中心からカッ

プ辺縁までの角（sector angle）の大きいカップ（実質の外転角が大きくなることによる辺縁荷重），カーバイド含有量が減少する熱処理（耐摩耗性低下）などのインプラント側の因子，などがARMDの危険因子とされている．

また，大きい骨頭径のメタルオンメタルTHAにおいて，ネックのテーパー接合部の腐食が原因のARMDも注目されている．コバルトクロム骨頭とコバルトクロムステムの組み合わせ，コバルトクロム骨頭とチタン合金ステムの組み合わせにおける報告がある（Bolland ら 2011, Langton ら 2011）．骨頭径が大きいほどネックのテーパー接合部へのトルクが大きくかかり，ネックのテーパー部に擦過腐食がおこりやすいことが原因と推察されている（Burroughs ら 2006）．

一方，金属摩耗粉や金属イオンの影響による発がん性や，金属イオンの胎盤通過による胎児の催奇形性が議論されてはいるが，これらに関するエビデンスはない．

3. 骨の弾性率との相違

皮質骨の弾性率が約17GPa前後であることから，金属は骨と比べ弾性率がはるかに高いため，金属にかかる荷重応力が骨に伝達する際に，骨の局所に応力が集中する．これにより応力が減少した部分で，応力遮蔽（stress shielding）に伴う骨萎縮を生じる場合がある（Engh ら 1987）．

前述のβ型チタン合金は，Ti-6 Al-4Vの弾性率115GPaを80GPa前後に低減することでより骨に近い弾性率でステムが実現でき，骨萎縮抑制が期待されていた．しかしながらTi-12Mo-6Zr-2Feを使用したステムで高頻度にトラニオンの問題が報告され（de Steiger ら 2020），現在はこの素材は使用されていない．

一方，β型チタン合金のうち，Ti-33.6Nb-4Snを素材としたステムは段階的に弾性率を変化させることができ，ステム遠位に行くほど弾性率を小さくすることが可能である．近位側の弾性率を高くすることでトラニオンの問題を解決しつつ，応力遮蔽を最小限にすることが期待される（Chiba ら 2021）．

文献

Bolland BJ, Culliford DJ, Langton DJ, et al. High failure rates with a large-diameter hybrid metal-on-metal total hip replacement: clinical, radiological and retrieval analysis. J Bone Joint Surg Br. 2011; 93 : 608-615.

Burroughs BR, Muratoglu OK, Bragdon CR, et al. In vitro comparison of frictional torque and torsional resistance of aged conventional gamma-in-nitrogen sterilized polyethylene versus aged highly crosslinked polyethylene articulating against head sizes larger than 32 mm. Acta Orthop. 2006; 77 : 710-718.

Chiba D, Yamada N, Mori Y, et al. Mid-term results of a new femoral prosthesis using Ti-Nb-Sn alloy with low Young's modulus. BMC Musculoskelet Disord. 2021; 22: 987.

de Steiger RN, Hatton A, Peng Y, et al. What is the risk of THA revision for ARMD in patients with non-metal-on-metal bearings? A study from the Australian national joint replacement registry. Clin Orthop Relat Res. 2020; 478: 1244-1253.

Engh CA, Bobyn JD, Glassman AH. Porous-coated hip replacement. The factors governing bone ingrowth, stress shielding, and clinical results. J Bone Joint Surg Br. 1987; 69 : 45-55.

Grivas TB, Savvidou OD, Psarakis SA, et al. Neck fracture of a cementless forged titanium alloy femoral stem following total hip arthroplasty: a case report and review of the literature. J Med Case Rep. 2007; 1 : 174.

Kishida Y, Sugano N, Ohzono K, et al. Stem fracture of the cementless spongy metal Lübeck hip prosthesis. J Arthroplasty. 2002; 17 : 1021-1027.

Langton DJ, Jameson SS, Joyce TJ, et al. Early failure of metal-on-metal bearings in hip resurfacing and large-diameter total hip replacement: A consequence of excess wear. J Bone Joint Surg Br. 2010; 92 : 38-46.

Langton DJ, Jameson SS, Joyce TJ, et al. Accelerating failure rate of the ASR total hip replacement. J Bone Joint Surg Br. 2011; 93 : 1011-1016.

Pandit H, Glyn-Jones S, McLardy-Smith P, et al. Pseudotumours associated with metal-on-metal hip resurfacings. J Bone Joint Surg Br. 2008; 90 : 847-851.

Røkkum M, Bye K, Hetland KR, et al. Stem fracture with the Exeter prosthesis. 3 of 27 hips followed for 10 years. Acta Orthop Scand. 1995; 66 : 435-439.

Willert HG, Buchhorn GH, Fayyazi A, et al. Metal-on-metal bearings and hypersensitivity in patients with artificial hip joints. A clinical and histomorphological study. J Bone Joint Surg Am. 2005; 87 : 28-36.

4 金属表面処理（セメントレス固定）

1950年代初めにAustin-Mooreによって最初の生物学的固定式インプラントが報告された（Moore 1952）. このステムの体部には移植骨を入れるための開窓部があり，移植骨と周囲の骨がマクロレベルで結合するというコンセプトであった. 1960年代後半から1970年代にかけて，表面加工と，組織のingrowthに関する基礎実験が数多く行われるようになった.

表面が円滑な金属インプラントでは，線維組織が介在して固定されてしまう. インプラント表面に多孔構造を加工したり，粗面化したりすることが骨新生にとって重要であることが示されるようになった.

1970年代にはJudetら（1978）やLordら（1979）によって初めて微細多孔構造を有する人工股関節インプラントが使用され，その後セメントレス固定の需要は急速に高まった.

わが国の2022年度の人工股関節登録システムの報告によると，初回人工股関節全置換術において83%の症例でセメントレス固定が採用されており，カップ側では，94%の症例がセメントレス固定で手術が行われている（図1）.

文献

Judet R, Siguier M, Brumpt B, et al. A noncemented total hip prosthesis. Clin Orthop Relat Res. 1978; 137 : 76-84.

Lord GA, Hardy JR, Kummer FJ. An uncemented total hip replacement: experimental study and review of 300 Madreporique arthroplasties. Clin Orthop Relat Res. 1979; 141 : 2-16.

Moore AT. A metal hip joint: a new self-locking vitallium prosthesis. South Med J. 1952; 45 : 1015-1019.

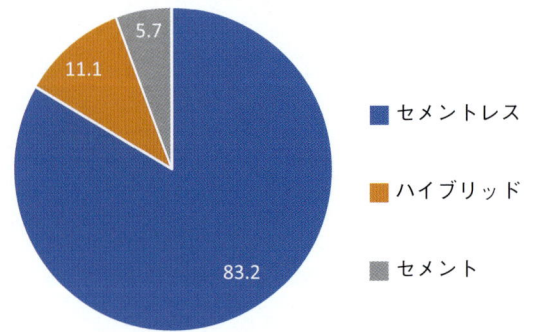

図1 わが国の日本人工関節登録制度に基づく初回人工股関節全置換術の固定様式の割合（%）（2022年度）

1 インプラント表面への骨新生

1. 骨新生のメカニズム

骨新生とは，インプラント表面に線維組織の介在がなく直接骨が形成され，インプラントが骨の一部として機能している状態と定義される.

骨新生のメカニズムは骨折修復過程と類似している. インプラントの挿入後に，インプラントと骨の間の隙間やインプラントの多孔構造の隙間などに骨組織が新しく形成されていく. インプラントが骨内に挿入されると，局所の組織が損傷され，出血が起こり，血腫が形成され，急性期の炎症反応が誘発される. その後，血腫内に未分化間葉系細胞，線維芽細胞などが浸潤し，血腫は肉芽組織を形成し，肉芽内に毛細血管の増殖が起こる.

各種サイトカインが，未分化間葉系細胞から骨芽細胞への分化を促進させ，骨芽細胞の働きによって血腫は3週までに線維性骨（woven bone）に置き換えられ，インプラント周囲に線維性骨が形成されていく. 同時に破骨細胞の誘導と分化も促進され，これによって壊死骨の吸収も行われるようになる.

線維性骨は強度的には脆弱であるが，その部に加わる機械的刺激によって骨の吸収と形成が繰り返される. このリモデリングにより，約6週までに，十分な荷重伝達ができるように，インプラントが層板骨に固定されていく.

2. 骨新生に影響する因子

骨新生に影響するインプラント側因子としては，インプラント素材の生体親和性，孔径，初期固定性，インプラントと骨との間のギャップなどがあげられる. そのほか，生体側の因子として，乏しい局所の血流，細菌などの感染，アレルギー反応，などが骨新生を阻害する因子としてあげられる. 以下にインプラント側因子について概説する.

1) 生体親和性

インプラント素材の生体親和性は，骨新生にとって最も重要な因子である. 生体親和性はインプラントに対する骨形成反応によって，biotorelant, bioinert, bioactiveに分類される（表1）（Osborn 1979）.

現在のセメントレス人工股関節のカップやステムに使用される金属材料は，生体親和性に加え，力学的強度の観点から，チタン合金（主にTi-6Al-4Vな

表1　各種材料の生体親和性と骨形成反応

Materials	生体親和性分類	骨形成反応
PMMA	biotolerant	distance osteogenesis
ステンレススチール	biotolerant	distance osteogenesis
アルミナセラミック	bioinert	contact osteogenesis
炭素	bioinert	contact osteogenesis
チタン合金	bioinert	contact osteogenesis
コバルトクロム合金	bioinert	contact osteogenesis
リン酸カルシウムセラミック	bioactive	bond osteogenesis
表面活性ガラス	bioactive	bond osteogenesis

distance osteogenesis：インプラントと骨の間に線維組織が介在する状態.
contact osteogenesis：周囲骨からインプラント表面へ骨形成するが，インプラントと骨の間の結合は強固
　　　　　　　　　ではない.
bond osteogenesis：インプラント表面へ骨形成し，インプラントと骨が強固に結合する状態.

ど），コバルトクロム合金およびタンタル合金が用いられている．さらにより骨新生を確実にする目的で，表面をハイドロキシアパタイト（HA）などのbioactive な生体材料でコーティングすることがある.

2）孔 径

イヌ大腿骨皮質骨に対するインプラント挿入後の固着強度試験で，骨新生にとって至適な多孔構造の孔径はおよそ 50 〜 400 μm であった（Bobyn ら 1980）.

セメントレスインプラントの多孔構造にもこの結果が採用されている．また，機械的強度を維持するためには 30 〜 40％程度の気孔率がよいとされている（Albrektsson ら 1981，Haddad ら 1987）.

3）初期固定性

骨新生による生物学的固定を獲得するまでの間，インプラントと骨の間の固定は機械的な固定に依存しており，骨新生獲得までの間できるだけインプラントと骨の間の微細な動きを抑えることが重要である.

骨新生による固定獲得をするには，マイクロモーションを 100 μm 以下にすべきであることが動物実験で示されている（Burke ら 1991，Justy ら 1997）.

4）インプラントと骨界面のギャップ

インプラントと骨界面のギャップの大きさも骨新生にとって重要で，このギャップをできるだけ小さくすべきである．動物実験ではインプラントと骨の間のギャップが大きければ大きいほど，骨新生に不利に働き線維組織が介在してしまう.

ギャップは 0.5mm をこえないほうがよいとされている（Dalton ら 1995）．しかし，ハイドロキシア

パタイト（HA）コーティングでは，両側から骨新生によりギャップが埋められるので，2mm までのギャップは許容できるとの報告もある.

文献

Albrektsson T, Brånemark PI, Hansson HA, et al. Osseointegrated titanium implants. Requirements for ensuring a long-lasting, direct bone-to-implant anchorage in man. Acta Orthop Scand. 1981; 52 : 155-170.

Bobyn JD, Pilliar RM, Cameron HU, et al. The optimum pore size for the fixation of porous-surfaced metal implants by the ingrowth of bone. Clin Orthop Relat Res. 1980; 150 : 263-270.

Burke DW, Bragdon CR, O'Conner DO, et al. Dynamic measurement of interface mechanics in vivo and the effect of micromotion on bone ingrowth into a porous surface device under controlled loads in vivo. Trans Orthop Res Soc. 1991; 16 : 103.

Dalton JE, Cook SD, Thomas KA, et al. The effect of operative fit and hydroxyapetite coating on the mechanical and biological response to porous implants. J Bone Joint Surg Am. 1995; 77 : 97-110.

Haddad RJ Jr, Cook SD, Thomas KA. Biological fixation of porous-coated implants. J Bone Joint Surg Am. 1987; 69 : 1459-1466.

Justy M, Bragdon C, Burke D, et al. In vivo skeletal responses to porous-surfaced implants subjected to small induced motions. J Bone Joint Surg Am. 1997; 79 : 707-714.

Osborn JF. Biomaterials and their application to implantation. SSO Schwaiz Monstsechr Zahnheikd. 1979; 89 : 1138-1139.

2 ｜ 骨新生のための金属表面加工

インプラント表面加工方法によって，骨新生の様式は bone ingrowth と bone ongrowth の 2 種類に分類される.

bone ingrowth とは，インプラント表面の多孔構造の中に骨が形成することであり，bone ongrowth は，粗面化されたインプラント表面に骨が形成され

ることである.

セメントレス固定型インプラントの表面加工方法は，焼結ビーズ（beads coating）（図2），ファイバーメッシュ（fiber mesh coating）（図3），プラズマスプレー（plasma-spray coating）（図4），グリットブラスト（grit blast）（図5），3Dポーラス（図6）などがある．このうち，焼結ビーズ，ファイバーメッシュ，3Dポーラスはbone ingrowth表面に分類され，プラズマスプレー，グリットブラストはbone ongrowth表面に分類される（表2）（Manning ら 2006）．

焼結ビーズは，コバルトクロム合金またはチタン合金の直径100〜250μm程度の微細な球を高温で焼結させたものである（Pilliar 1983，Bourne ら 1994）．

ファイバーメッシュはチタン合金の繊維を拡散接合したものである（Bourne ら 1994）．両者とも気孔径は50〜400μmの範囲内であるが，気孔率はより機械的強度を維持できるファイバーメッシュの方が高い.

チタンプラズマスプレーは高温で溶解されたチタン合金の粉末がインプラントの表面に火炎照射されたものである．孔の内部での連結はbone ingrowth表面と比較すると少ないが，逆にインプラントの強度を維持することができる（Callaghan 1993，Bourne ら 1994）．

グリットブラスト加工はアルミナ粒子などを吹きつけることで表面を粗面化処理したもので，グリットブラスト加工の表面粗さはCrowninshield ら（1998）の定義で2.5〜12.5μmと定義される．実際の臨床では表面粗さで3〜6μmの範囲のものが採用されることが多い（Zweymüller ら 1988，Hacking ら 1999）．

さらに，網目状に孔を内部連結させて海綿骨を模倣した構造を有する3Dポーラスと呼称される表面加工が臨床導入されている．60〜80%の気孔率，300〜500μmの孔径を有し，安定したBone ingrowth fixationが期待される（Bobyn ら 1999）．

摩擦係数が高いことによるスクラッチ効果で初期固定力向上や，高い気孔率を有することによる剛性が低いことから応力遮蔽による骨量減少を抑制する効果が期待されている.

3Dポーラスは製造工程から，焼結や化学蒸着による表面加工をした3Dポーラス（非積層造形）と，積層技術を用いてインプラント本体ともに造形した3Dポーラス（積層造形）に大別できる．積層造形はインプラント本体と一体で製造できることにより表面加工を追加したものと比べポーラス部の剥離の発生低減が期待でき，また複雑な内部構造を作製できる.

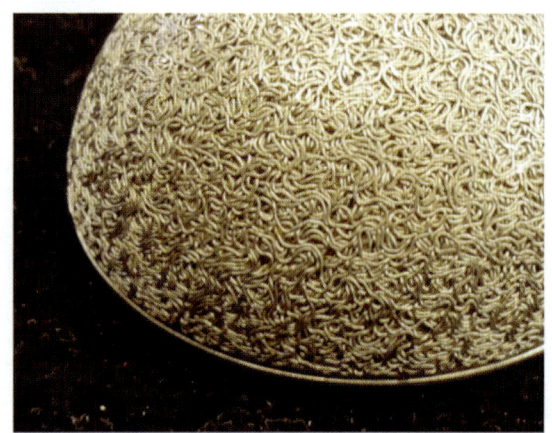

図3 ファイバーメッシュ (fiber mesh coating)

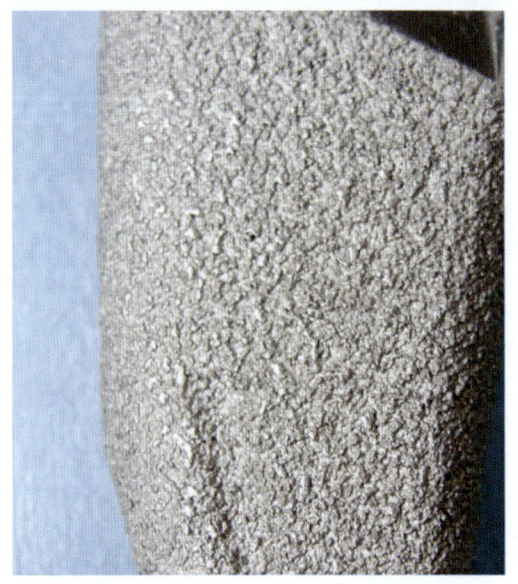

図4 プラズマスプレー (plasma-spray coating)

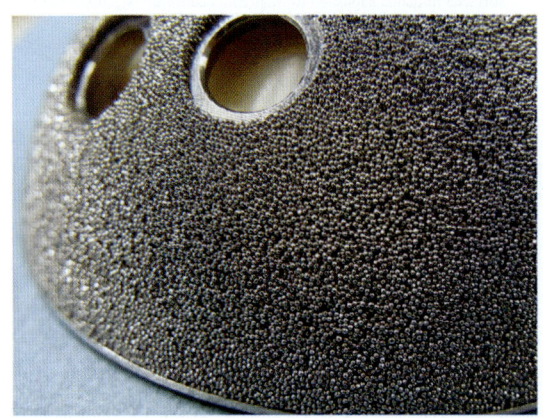

図2 焼結ビーズ (beads coating)

3D ポーラスを有するカップの良好な成績が報告されている（Wegrzyn ら 2015）一方で，一部の機種では高い radiolucent line 出現が報告されているものもあり（Carli ら 2017），3D ポーラス以外の表面加工のインプラントと比較して，短期的に非劣性であるが，今後の長期での評価が待たれるところである．

実際の臨床成績では，いずれの表面加工方法を施されたインプラントにおいても，良好な臨床成績，長期生存率が報告されている（Kolb ら 2012，Kato ら 2015，Wegrzyn ら 2015，Kawamura ら 2016，McLaughlin ら 2023）．

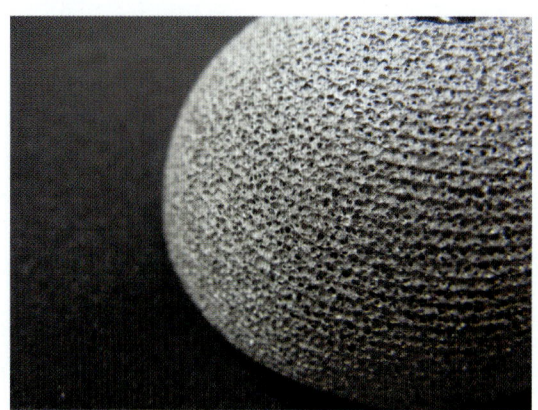

図6　3D ポーラス表面加工

文献

Bobyn JD, Stackpool GJ, Hacking SA, et al. Characteristics of bone ingrowth and interface mechanics of a new porous tantalum biomaterial. J Bone Joint Surg Br. 1999; 81 : 907-914.

Bourne RB, Rorabeck CH, Burkart BC, et al. Ingrowth surfaces. Plasma spray coating to titanium alloy hip replacements. Clin Orthop Relat Res. 1994; 298 : 37-46.

Callaghan JJ. The clinical results and basic science of total hip arthroplasty with porous-coated prostheses. J Bone Joint Surg Am. 1993; 75 : 299-310.

Carli AV, Warth LC, de Mesy Bentley KL, et al. Short to Midterm Follow-Up of the Tritanium Primary Acetabular Component: A Cause for Concern. J Arthroplasty. 2017; 32: 463-469.

Crowninshield RD, Jennings JD, Laurent ML, et al. Cemented femoral component surface finish mechanics. Clin Orthop Relat Res. 1998; 355 : 90-102.

Hacking SA, Bobyn JD, Tanzer M, et al. The osseous response to corundum blasted implant surfaces in a canine hip model. Clin Orthop Relat Res. 1999; 364 : 240-253.

Kato T, Otani T, Sugiyama H, et al. Cementless total hip arthroplasty in hip dysplasia with an extensively porous-coated cylindrical stem modified for Asians: A 12-year follow-up study. J Arthroplasty. 2015; 30: 1014-1018.

Kawamura H, Mishima H, Sugaya H, et al. The 21-to 27-year results of the Harris-Galante cementless total hip arthroplasty. J Orthop Sci. 2016; 21: 342-347.

Kolb A, Grübl A, Schneckener CD, et al. Cementless total hip arthroplasty with the rectangular titanium Zweymuller stem: a concise follow-up, at a minimum of twenty years, of previous reports. J Bone Joint Surg Am. 2012; 94: 1681-1684.

Manning DW Burke DW, Rubash HE. The proximally ingrown stem. (Callaghan JJ, et al eds: The Adult Hip, 2nd ed). Lippincott Williams & Wilkins, 2006; 1014-1024.

McLaughlin JR, Johnson MA, Lee KR. Uncemented total hip arthroplasty

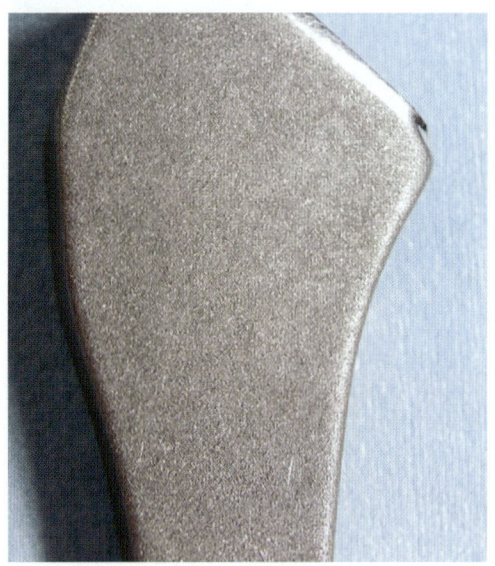

図5　グリットブラスト（grit blast）

表2　セメントレス人工関節の ingrowth/ongrowth 表面

Surface	固定様式	製造工程	特徴
ビーズ	ingrowth	チタン合金または CoCr 合金のビーズを焼結	孔径；150 〜 400 μm
			ビーズ径；100 〜 250 μm
			気孔率；30 〜 35%
ファイバーメッシュ	ingrowth	チタン合金の繊維拡散接合	孔径；平均 250 μm
			気孔率；50 〜 60 %
3D ポーラス	ingrowth	非積層造形または積層造形	孔径；300 〜 500 μm
			気孔率；60 〜 80%
プラズマスプレー	ongrowth	加熱した Ti 合金の粉末を火炎照射	孔径；100 〜 1,000 μm
グリットブラスト	ongrowth	アルミナ粒子などを吹き付け	表面粗さ；3 〜 6 μm

with a tapered titanium femoral component: a minimum 30-year follow-up. Bone Jt Open. 2023; 4: 79-86.

Pilliar RM. Powder metal-made orthopedic implants with porous surface for fixation by tissue ingrowth. Clin Orthop Relat Res. 1983; 176 : 42-51.

Wegrzyn J, Kaufman KR, Hanssen AD, et al. Performance of Porous Tantalum vs. Titanium Cup in Total Hip Arthroplasty: Randomized Trial with Minimum 10-Year Follow-Up. J Arthroplasty. 2015; 30: 1008-1013.

Zweymüller KA, Lintner FK, Semlitsch MF. Biologic fixation of a press-fit titanium hip joint endoprosthesis. Clin Orthop Relat Res. 1988; 235 : 195-206.

3 ハイドロキシアパタイト コーティング

1. HA コーティングの効果

ハイドロキシアパタイト（HA）は生物活性の高い材料で，生体内において骨との結合能力に優れているため，金属インプラント表面をHAコーティングすることで，骨との結合を促進させる試みが行われてきた．

HAコーティングの効果は，コーティングなしのものと比較して，早期の骨伝導，および強固な骨との結合が証明されている（Cook ら 1988，Geesink ら 1988）．また，動物実験において，インプラントと骨の間のマイクロモーションが大きい場合や界面の隙間が大きい場合など骨新生に不利な条件下においても骨新生による固定を獲得が期待でき，骨新生獲得のための条件の許容度を高める効果が証明されている（Søballe ら 1993）．

一方，HAコーティングは，多孔構造に目詰まりを起こしてインプラントの表面粗さが小さくなることで初期固定性への影響が指摘されている．長期的にみるとコーティング層のHAが劣化することで金属母材との結合が減弱し，剥離脱落に伴うインプラントの弛み（Søballe ら 1996），関節内侵入による摩耗の増加（Bloebaum ら 1994）などが懸念されている．

2. HA コーティングの実際

インプラントのHAコーティングは，プラズマスプレー法が最も一般的である（図7，図8）．プラズマスプレーコーティングでは，高温に伴うHA層の劣化や，3次元構造で加工された金属表面に対し1方向照射のため均一なコーティング層が得られないといった懸念がある．これに対し，金属表面にHAを浸漬させるといった方法も用いられている（Schmidmaier ら 2002）．

HAコーティング層の厚みは，200 μm の厚さの

コーティングでは，50 μm の厚さのHAコーティングに比べ固定強度が劣り，HAの層間やHAと下地の金属との間で破断が起きやすいとされている（Wang ら 1993，Yang ら 1997）．

臨床で使用されているインプラントのHAコーティングの厚みは，20 〜 50 μm 程度のものが多いが，フルHAステムでは100 μm 以上の厚みが採用されているものも多い．

1980 年後半から Furlong ら（1991）や Geesink ら（1989）によって，HAコーティングされたインプラントが使用され，20 年以上が経過している．その臨床成績は，一部のカップのデザイン不良例を除けば，20 年以上の経過で95% 以上の生存率を示し，良好な成績が報告されている（Yee ら 2024）．コー

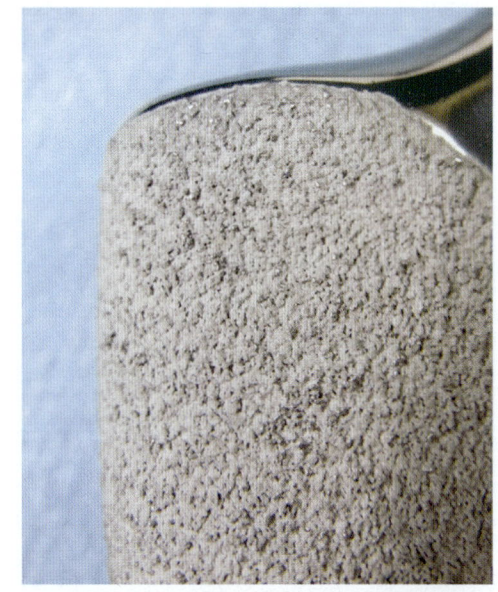

図7 チタンプラズマスプレー＋プラズマスプレー HA コーティング

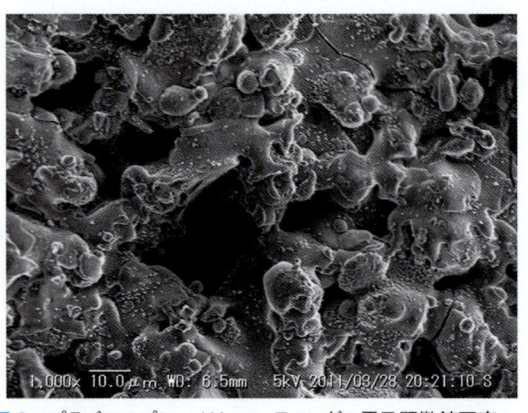

図8 プラズマスプレー HA コーティングの電子顕微鏡写真

ティングなしのものと比べ，同等もしくはそれ以上の成績である．

文献 —————————

Bloebaum RD, Beeks D, Dorr LD, et al. Complications with hydroxyapatite particulate separation in total hip arthroplasty. Clin Orthop Relat Res. 1994; 298 : 19-26.

Cook SD, Thomas KA, Kay JF, et al. Hydroxyapatite-coated titanium for orthopedic implant applications. Clin Orthop Relat Res. 1988; 232 : 225-243.

Furlong RJ, Osborn JF. Fixation of hip prostheses by hydroxyapatite ceramic coatings. J Bone Joint Surg Br. 1991; 73 : 741-745.

Geesink RG, de Groot K, Klein CP. Bonding of bone to apatite-coated implants. J Bone Joint Surg Br. 1988; 70 : 17-22.

Geesink RG. Experimental and clinical experience with hydroxyapatite-coated hip implants. Orthopedics. 1989; 12 : 1239-1242.

Schmidmaier G, Wildemann B, Schwabe P, et al. A new electrochemically graded hydroxyapatite coating for osteosynthetic implants promotes implant osteointegration in a rat model. J Biomet Mater Res. 2002; 63 : 168-172.

Søballe K, Hansen ES, Brockstedt-Rasmussen H, et al. Hydroxyapatite coating converts fibrous tissue to bone around loaded implants. J Bone Joint Surg Br. 1993; 75 : 270-278.

Søballe K, Overgaard S. The current status of hydroxyapatite coating of prostheses. J Bone Joint Surg Br. 1996; 78 : 689-691.

Wang BC, Lee TM, Chang E, et al. The shear strength and the failure mode of plasma-sprayed hydroxyapatite coating to bone: the effect of coating thickness. J Biomed Mater Res. 1993; 27 : 1315-1327.

Yang CY, Wang BC, Lee TM, et al. Intramedullary implant of plasma-sprayed hydroxyapatite coating: an interface study. J Biomed Mater Res. 1997; 36 : 39-48.

Yee AHF, Chan VWK, Fu H, et al. Long-term follow-up of an uncemented proximally hydroxyapatite-coated femoral stem in total hip arthroplasty. Bone Joint J. 2024; 106-B (3 Supple A): 110-114.

4 ｜ 抗菌インプラント

　その他の金属表面処理として，バイオフィルム形成を抑制することで感染予防効果が期待される抗菌加工したインプラントがある．銀含有ハイドロキシアパタイトコーティングしたもの（Eto ら 2016）が臨床使用可能であり，ヨードコーティングしたもの（Kabata ら 2015）が臨床試験中である．今後これらの感染予防効果のエビデンスや開発動向にも注目していきたい．

文献 —————————

Eto S, Kawano S, Someya S, et al. First clinical experience with thermal-sprayed silver oxide-containing hydroxyapatite coating implant. J Arthroplasty. 2016; 31: 1498-1503.

Kabata T, Maeda T, Kajino Y, et al. Iodine-supported hip implants: short term clinical results. BioMed Res Int. 2015; 2015: 368124.

5 骨セメント

骨セメントは人工関節を骨に安定的に固定するために用いられる生体材料である．現在，臨床で使用されている骨セメントはポリメタクリル酸メチル（polymethylmethacrylate: PMMA）と MMA が主成分である．

骨セメントは，人工関節への導入以前から歯科領域や脳外科の頭蓋骨欠損などに使用されてきた．1958 年に Sir John Charnley は自己重合型の PMMA を用いた骨セメントにより，大腿骨のなかで人工関節を固定させることに成功した（Charnley 1960）．以後，人工股関節全置換術（THA）は急速に発展を遂げることとなり，骨セメントは広く整形外科領域で使用されることとなった．

現在まで数多くの研究により，セメント手技などを中心に大きく進歩してきている．一方で，半世紀以上に及ぶ長い歴史のなかで，PMMA と MMA を主材料とする基本的な組成は大きく変わっていない．

PMMA 骨セメントは，粉末と液体を混合して硬化する単純な生体材料と思われがちであるが，さまざまな条件によってその性質は大きく変化しうる．したがって，THA にあたっては，術者は PMMA 骨セメントの化学的・機械的特性を熟知した上で，至適なセメント手技を身につける必要がある．

文献
Charnley J. Anchorage of the femoral head prostheses of the shaft of the femur. J Bone Joint Surg Br. 1960; 42 : 28-30.

1 臨床応用

骨セメントはインプラントと骨の間の隙間を満たす充填剤であり，インプラントの固定に貢献する．力学的にインプラントから骨に加わる応力を分散し，インプラントから骨への円滑な荷重伝達を担っている．

また，抗菌薬を含有させた骨セメントでは drug delivery system（DDS）としての役割を持ち，骨セメントは carrier matrix（担体）として機能する．

2 骨セメントの化学的特性

1. 化学組成（表1）

骨セメントは粉末と液体を混合し化学反応させて作製する（図1）．

粉末の主成分は重合体（ポリマー）で，メタクリル酸メチル（MMA）単独から生成された重合体（モノポリマー）である PMMA のほか，MMA にメチル酸，スチレン，メタクリル酸ブチルなどをそれぞれ一定の割合で混合して生成された共重合体（コポリマー）が用いられているものもあり，分子量や親水性の違いが力学的特性に影響している．また，急速な重合開始剤として，過酸化ベンゾイル（benzoyl peroxide: BPO）が含まれる．

さらに，X線不透過性物質である硫酸バリウム（BaSO4）または酸化ジルコニウム（ZrO2）を含む

表1 セメントの化学組成

	役割	組成
粉末	ポリマー	モノポリマー／コポリマー
	重合開始剤	過酸化ベンゾイル
	X線不透過性物質	硫酸バリウム，酸化ジルコニウム
	抗菌薬	ゲンタマイシン，トブラマイシン
液体	モノマー	MMA
	重合促進剤	ジメチルパラトルイジン
	自己重合阻止剤	ハイドロキノン
	着色剤	クロロフィル

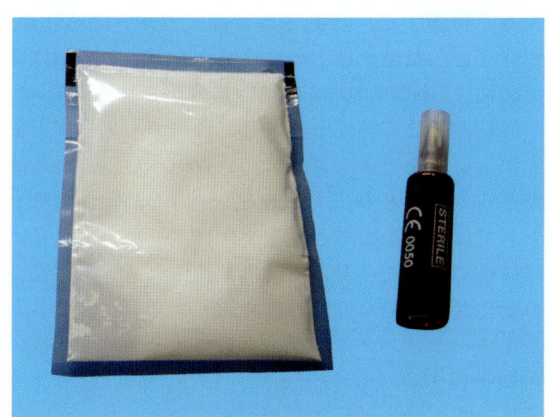

図1 骨セメントを構成する粉末材料と液体材料

ことで，放射線学的にインプラントの安定性の評価が可能である．酸化ジルコニウムの方が同じ量の硫酸バリウムを添加した場合と比較してX線上のコントラストが良好で，塊形成傾向がないことから力学特性維持にも有用とされている．一方で，硬い性質から third body wear の原因になりうるという懸念もある（Artola ら 2003）．

抗菌薬を含有させることも可能で，ゲンタマイシンやトブラマイシンなどが含有された抗菌薬含有骨セメント（antibiotic loaded bone cement: ALBC）が使用されることがある．

液体の主成分は MMA モノマーであり，重合促進剤としてジメチルパラトルイジン（N,N-dimethyl-p-toluidine: DMPT）や，使用前に自己重合反応が進むことを阻止するハイドロキノンも含まれる．その他，着色剤としてクロロフィルを含み，セメントを緑色に染めているものもある．

MMA モノマーから重合する場合と比べ，ポリマー粉末と液体のモノマーを反応させることで，重合にかかる時間の短縮，モノマーの血管内への流出量軽減，重合反応に伴う熱産生抑制，重合時の体積減少抑制などの利点がある．

2．化学反応の機序

粉末と液体を混合された際，添加物の BPO と DMPT の反応が起こり，フリーラジカルが生成される．これが MMA の炭素2重結合（C=C）を解離して急速に重合反応を促進させる（図2）．重合反応のために，PMMA の分子量は10万から100万にもなる．

重合反応は発熱を伴い，1モルあたりの MMA の熱産生は 57kJ（13.8kcal）におよび，実験的にはセメント内部の温度は 100℃ をこえる（Kühn 2005）．この熱産生により骨セメントに接する組織の壊死の

危険性があり，インプラントの弛みにつながる可能性が懸念される．

しかしながら，実際の生体内では，セメントマントルが薄いことや，インプラントや血流による吸熱のため，セメントと骨の界面での温度上昇は 40〜46℃程度とされ，骨セメントの重合反応に伴う熱産生による組織障害は現在のところ臨床上問題となっていない．

MMA モノマーの密度（0.943g/ml）は PMMA の密度（1.20g/ml）と異なる．この違いにより，MMA モノマーの重合反応が起こり，PMMA に変化する際に，21% の体積減少が生じる．体積減少は，セメントのクラックなどの問題につながる可能性がある．これに対し，PMMA と MMA を混合させる PMMA 骨セメントでは，体積減少は 7% 程度にとどまる（Hass ら 1975）．また，MMA のすべてが重合することはないので，実際はこの値より小さいことが推察される．

3．重合反応の持続，余剰モノマーと循環動態

重合反応によって PMMA が生成され硬化しても，MMA は完全に重合されず，約2〜6%の割合でモノマーが残存することが知られている．このうち約80%は，硬化後2〜3週間かけてゆっくりと重合することで，残存モノマーの量が全体の約0.5%程度に低下する．また残存モノマーの約5%は血流によって運ばれ，呼気から排出されるか，生体内で代謝される（Kühn 2005）．

文献

Artola A, Goöi I, Gil J, et al. A radiopaque polymeric matrix for acrylic bone cements. J Biomed Mater Res B Appl Biomater. 2003; 64 : 44-55.

Hass SS, Brauer GM, Dickson G. A characterization of polymethylmethacrylate bone cement. J Bone Joint Surg Am. 1975; 57 : 380-391.

Kühn KD. Properties of bone cement. What is bone cement? (Breusch SJ, Malchau H eds: The Well-cemented Total Hip Arthroplasty. Theory and Practice). Springer Medizin Verlag. 2005; 52-59.

Lewis G. Properties of acrylic bone cement: state of the art review. J Biomed Mater Res. 1997; 38 : 155-182.

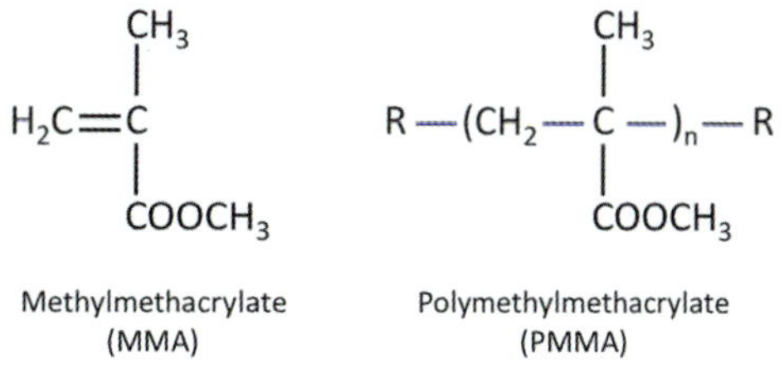

$$H_2C=\underset{\underset{COOCH_3}{|}}{\overset{\overset{CH_3}{|}}{C}} \qquad R-(CH_2-\underset{\underset{COOCH_3}{|}}{\overset{\overset{CH_3}{|}}{C}}-)_n-R$$

Methylmethacrylate (MMA)　　　　Polymethylmethacrylate (PMMA)

図2 MMA と PMMA の分子構造

3 | 骨セメントの作業特性

　骨セメントの粉末と液体を混合すると，粘性が経時的に変化し硬化していく．この間に骨セメントを髄腔内に注入し，インプラント挿入を行わなければならない．

　この作業のために硬化にいたるまでに4つの作業段階が設定されている(表2)．硬化するまでの温度，組成，手技などさまざまな条件によって変化することが知られている（表3）．

4 | 骨セメントの力学的特性

1. 粘弾性

　viscosity（粘性）とは一般に剪断変形に対する流体の抵抗性として定義される．骨セメントの重合が始まった時点では骨セメントは粘性を持った液体であり，重合の終わりでは，弾性を持った個体に変化する（図3）．この間骨セメントは粘性と弾性の両方の性質を示すため，粘弾性材料の性格を持つ．

　骨セメントの粘性の変化は，骨セメントの髄内注入や，インプラントの挿入などの手術操作の手順に大きく影響する．計測された骨セメントの粘性は，弾性も含んだ見かけ上の粘性であるが，この粘性度で高粘性，中等度粘性，低粘性に分類される（表4）．

　低粘性では高粘性と比較して均一で，気孔率を低くすることができ，容易に海綿骨内への圧入が可能であることなどの長所がある．一方，高粘性のセメントでは粘性が増加して速やかにワーキングタイムに移行できる利点がある．低粘性のセメントは粘性の変化が一定でないため，ウェイティングタイムが長くワーキングタイムが少ないためセメント手技に熟練を要する（図4）．また，粘性が低いため注入時に血液の混入が起こりやすく，骨セメントが骨に十分に接触せず，固定性が低下する可能性がある．

　同じ骨セメントであっても，温度が低い方が低粘性になるため，手術室の温度や保管温度にも注意が必要である．北欧レジストリーでは，低粘性のセメントステムの生存率が低いため，わが国でも使用されなくなった（Espehaug ら 2002）．わが国では中等度粘性のセメントが主に使用されてきたが，近年高粘性のセメントも使用されている．

2. 気孔率

　直径1mm以上のマクロレベルの孔と1mm未満のミクロンレベルの孔がある．孔を生じる原因と

表2　混合から硬化までの作業段階

	段階	反応	状態	手術手技
1	ミキシングタイム	重合開始	不均一 液状	混合 撹拌
2	ウエイティングタイム	重合増加	均一 低粘性 手袋に付着	セメントガンへ充填
3	ワーキングタイム	重合増加 熱発生	均一 高粘性 手袋に付着しない	髄腔内注入 インプラント挿入
4	セッティングタイム	重合終了 熱上昇の後下降	均一 固体 弾性	

表3　骨セメントの硬化時間に影響を与える因子

因　子		硬化時間	
		短	長
温度	室温	高	低
	骨セメントの温度	高	低
	インプラントの温度	高	低
組成	モノマー	少	多
	ポリマー	多	少
撹拌手技	撹拌速度	早	遅
	真空混合	有	無

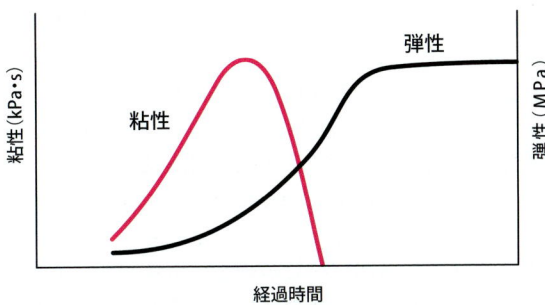

図 3　経時的硬化に伴う粘性と弾性の変化

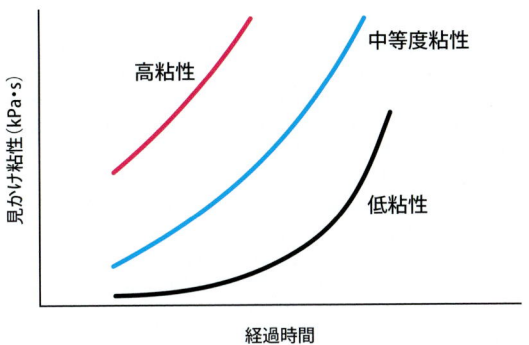

図 4　粘性の違いによる見かけ粘性の経時的変化

して液体モノマーや粉末内に存在していた空気，混合・撹拌時の空気，髄腔内挿入などの手術操作時の空気，沸騰や蒸発して気化したモノマーなどが考えられる（Berger ら 1993）．

骨セメントの気孔率が高いと，孔がクラックを引き起こして強度の低下が起こるため，早期の骨セメントの破壊につながる．気孔率を減らすために，真空条件下で液体と粉末を混合して撹拌し（Lidgern ら 1984，Alkire ら 1987），セメントを加圧しながら髄腔内へ注入するなどの手技が開発されている（Lee ら 1981，Harris ら 1986）．高粘性セメントの準備には，真空混合が必須である．

3．硬化した骨セメントの力学的特性

表 5 に硬化した骨セメントの力学的特性を示す（Webb ら 2007）．計測環境の違い（温度，湿潤性，サンプルの経過時間，撹拌方法，セメント種類など）により値に幅があるものの，引っ張り，剪断，曲げ応力に弱く，圧縮応力に強いという力学特性を持つ．このなかで引っ張り強度が重要で（Harper ら 2000），この数値の高い Simplex P と Palacos R が北欧レジストリーで高いステム生存率を示した（Espehaug ら 2002）．

4．骨セメントの長期耐用性

長期的な骨セメントの力学特性に関する現象として，クリープ，応力緩和，疲労が知られている．

クリープは耐用力以下の一定の応力が加わった際に，時間の経過とともに変化するひずみと定義される．骨セメントのクリープ率は，経時的な骨セメントの劣化にしたがって減少する（Lee ら 2002）．

応力緩和は変形を伴った一定のひずみのもとで時間とともに応力が変化する現象で，骨セメントにおいてこのメカニズムが自己防御システムとして長期耐用性に貢献する．このコンセプトは，特にカラーのないポリッシュテーパー型ステム（polished collarless tapered stem）の固定様式にとって重要である．

疲労は単一刺激で破壊される閾値以下の繰り返し負荷が加わることによって生じる．疲労による骨セメントのクラックが骨セメント使用インプラントの無菌性弛みの主なメカニズムとされている（Topoleski ら 1993）．したがって，力学強度試験において疲労破壊試験が最も重視されている．骨セメントは熱や湿潤環境下で可塑性が促進され，特性が変化するため，疲労試験はできる限り生体内に近い環境で行われるべきである．

文献

Alkire MJ Dabezies EJ, Hastings PR. High vacuum as a method of reducing porosity of polymethylmethacrylate. Orthopedics. 1987; 10 :

表 4　各種骨セメントの粘性度とその特徴

見かけ粘性	種類	粘性によって影響される因子				
		海綿骨への圧入	血液の混入	均一な撹拌	ウエイティングタイム	ワーキングタイム
低粘性	Cemex RX	優	劣	優	長	短
中等度粘性	Simplex P Endurance	↑	↓	↑	↑	↓
高粘性	Palacos R Bromet Bone Cement R	劣	優	劣	短	長

表5 骨セメントの力学的特性（Webb ら 2007）

	耐力（MPa）
引張強度	36-47
剪断強度	50-69
圧縮強度	80-94
曲げ強度	67-72
破壊靱性	1.52-2.02（MPa $\sqrt{\ }$ m）

1533-1539.

Berger RA, Steel MJ, Schleiden M, et al. Preventing distal voids during cementation of the femoral component in total hip arthloplasty. J Arthroplasty. 1993; 8 : 323-329.

Espehaug B, Furnes O, Havelin LI, et al. The type of cement and failure of total hip replacements. J Bone Joint Surg Br. 2002; 84: 832-838.

Harper EJ, Bonfield W. Tensile characteristics of ten commercial acrylic bone cements. J Biomed Mater Res. 2000; 53: 605-616.

Harris WH, McGann WA. Loosening of the femoral component after use of the medullary-plug cementing technique. Follow-up note with a minimum five-year follow-up. J Bone Joint Surg Am. 1986; 68 : 1064-1066.

Lee AJ, Ling RS. Improved cementing techniques. Am Acad Orthop Surg Instr Course Lect 1981; 30 : 407-413.

Lee AJ, Ling RS, Gheduzzi S, et al. Factors affecting the mechanical and viscoelastic properties of acrylic bone cement. J Mater Sci Mater Med. 2002; 13 : 723-733.

Lidgern L, Drar H, Möller J. Strength of polymethylmethacrylate increased by vacuum mixing. Acta Orthop Scand. 1984; 55 : 536-541.

Topoleski LD, Ducheyne P, Cuckler JM. Microstructural pathway of fracture in poly (methyl methacrylate) bone cement. Biomaterials. 1993; 14 : 1165-1172.

Webb JC, Spencer RF. The role of polymethylmethacrylate bone cement in modern orthopaedic surgery. J Bone Joint Surg Br. 2007; 89: 851-857.

5 | 抗菌薬含有骨セメント（antibiotic loaded bone cement: ALBC）

「感染予防」として低用量の抗菌薬（2g ＞の抗菌薬 / セメント 40g）が含有された ALBC はインプラントの固定獲得が要求される場合に用いられる．一方，「感染治療」として高用量の抗菌薬（2g ＜の抗菌薬 / セメント 40g）が含有された ALBC は主にビーズやスペーサーとして 2 期的再置換のインプラント抜去後に使用される（Hanssen 2004）．

海外では ALBC の使用により，初回 THA 後の感染による再置換率を減らしたという報告（Engesaeter ら 2003）や，無菌性弛みによる再置換率までも減らしたという報告（Leong ら 2020）がある．

わが国ではセメント 40g の粉末中 0.5 ～ 1.7g の

ゲンタマイシンや 1g のトブラマイシンが含まれた ALBC が使用可能であるが，適応が感染後の 2 期的再置換となっており使用は限定的となっている．

このため ALBC を使用する場合には抗菌薬を手術室で骨セメントに混合して使用することが多い．この際使用する抗菌薬の種類や量は，重合熱に対して安定であること，セメント強度を低下させないこと，生体内で適切な徐放が可能であることが重要である．セメントの特性や抗菌薬の感受性や特性を理解して使用すべきである．

文献

Engesaeter LB, Lie SA, Espehaug B, et al. Antibiotic prophylaxis in total hip arthroplasty: effects of antibiotic prophylaxis systemically and in bone cement on the revision rate of 22,170 primary hip replacements followed 0-14 years in the Norwegian Arthroplasty Register. Acta Orthop Scand. 2003; 74: 644-651.

Hanssen AD. Prophylactic use of antibiotic bone cement: an emerging standard--in opposition. J Arthroplasty. 2004; 19（4 Suppl 1）: 73-77.

Leong JW, Cook MJ, O'Neill TW, et al. Is the use of antibiotic-loaded bone cement associated with a lower risk of revision after primary total hip arthroplasty? Bone Joint J. 2020; 102-B: 997-1002.

6 | 骨セメントの循環器・呼吸器系への影響

骨セメントは，循環器・呼吸器系への影響があり，術中心停止など重篤な合併症を起こしうる．

肺脂肪塞栓が主因とされ，その機序としては，血流に入った MMA により変性した循環血液中の脂質による塞栓，手術操作時に力学的に流した骨髄から脂肪による塞栓などが指摘されている（Crout ら 1979）．その後の報告でも MMA は循環動態に直接的には影響しないとされている（Elmaraghy ら 1998）．

必ず麻酔医の監視のもとに使用し，セメントプラグを適切に設置し，髄腔パルス洗浄による脂肪除去など，脂肪塞栓予防を徹底して行う必要があると考えられる．

文献

Crout DH, Corkill JA, James ML, et al. Methylmethacrylate metabolism in man. The hydrolysis of methylmethacrylate to methacrylic acid during total hip replacement. Clin Orthop Relat Res. 1979; 141 : 90-95.

Elmaraghy AW, Humeniuk B, Anderson GI, et al. The role of methylmethacrylate monomer in the formation and haemodynamic outcome of pulmonary fat emboli. J Bone Joint Surg Br. 1998; 80 : 156-161.

6　インプラント周囲骨リモデリング

骨には，周囲の環境（骨にかかる応力など）の変化に伴い，微細な構造を変化させる生理機能がある．

負荷される応力が増大すれば骨量や骨密度が増加し，応力が減少すれば骨量や骨密度は低下する（Wolffの法則）．破骨細胞が骨を溶かし，その後を追うように骨芽細胞が骨を形成していく代謝機能が働いているため，この機能をリモデリングという．

人工股関節全置換術（THA）後の骨リモデリングで注目すべき反応は，osseointegration，骨溶解，応力遮蔽である．

osseointegration とは，インプラントと骨との直接的な結合を指しインプラントを長期的に安定させるために重要である．

骨溶解とは，病的なリモデリングであり，摺動面などの摩耗粉や腐食によって生じた金属イオンなどへの異物反応の結果として発生する．骨吸収が骨形成を上回ると，インプラントを安定化させるための周囲の骨が失われるためインプラント周囲の骨折や弛みのリスクが高まり再置換を必要とすることがある．

応力遮蔽とは，THA の後は荷重の大部分をインプラントが担うことになり周囲の骨への荷重伝達環境が大幅に変化する（図 1）（Herrera ら 2007）．これは，骨の機械的環境の変化に対する非病的なインプラントへの適合のためのリモデリングと考えられている．Wolff の法則に従い，応力遮蔽により荷重伝達量が減少した骨は，骨量と骨密度が減少し，荷重伝達量が増加した骨は，骨量と骨密度が増加する（Fung 1981）．

文献

Fung YC. Biomechanics: Mechanical Properties of Living Tissues. Springer Verlag. 1981.

Herrera A, Panisello JJ, Ibarz E, et al. Long-term study of bone remodelling after femoral stem: a comparison between dexa and finite element simulation. J Biomech. 2007; 40: 3615-3625.

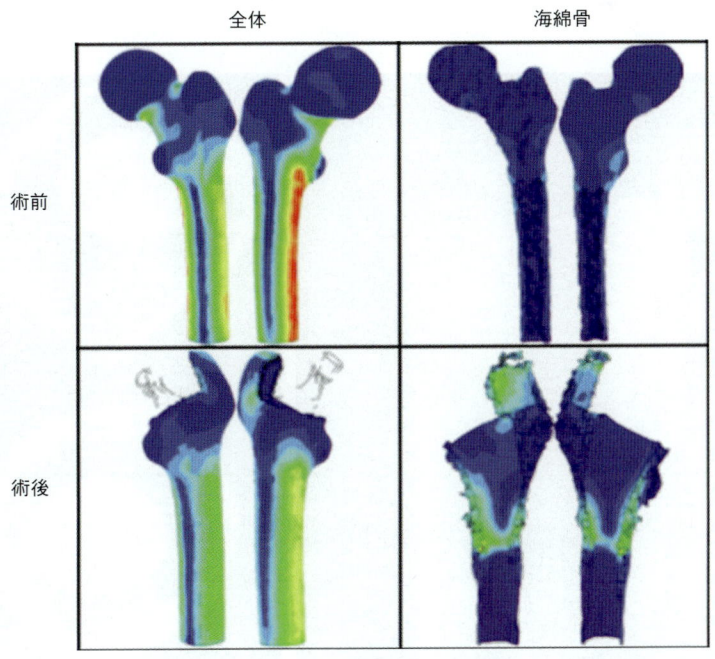

全体　　　　海綿骨

術前

術後

図1　Finite element model による応力遮蔽の評価（Herrera ら 2007 より）
ミーゼス応力で評価され，赤のところが応力が大きく，青色のところが応力が小さい．術前後で応力分布が変化し，大腿骨近位部への応力が減っていることがわかる．

1 セメントレスステム周囲のリモデリング

　生体内挿入後のセメントレスインプラントの表面に，新生骨が形成され骨とインプラントが生物学的に固定されることをosseointegrationという．

　セメントレスインプラント導入当初は，インプラントの表面の固定状況は剖検によって摘出された標本で組織学・放射線学的に評価や動物実験により検討された．

　これらのデータの蓄積によって，インプラント表面と皮質骨の間が小柱様の骨で架橋されて，osseointegrationによる安定した固定が獲得される場合と（図2），インプラントが線維組織に取り囲まれて，インプラントと骨間に動きを生じる不安定な固定しか獲得されない場合のあることが明らかとなった（図3）．

　また，経時的に撮影してきた単純X線像と照合することで，osseointegrationによる固定が獲得される場合，獲得されず線維組織が介在してしまう場合，それぞれの単純X線像における周囲骨のリモデリングのパターンに関しても検討され，osseointegrationが獲得されたか否かでリモデリングパターンに違いを認めることも判明した．

　現在ではリモデリングの所見から単純X線像で簡便にインプラントの固定評価が行えるようになっている．骨リモデリングのパターンに関して熟知しておく必要があり，皮質骨の変化，髄腔の変化，インプラント表面への変化について観察することが重要である．

　osseointegrationが獲得された場合では，インプラントにかかる荷重は，皮質骨とインプラントが最もよく接しているポーラスコーティングの遠位端を介して骨に伝達される．荷重伝達の減少した近位大腿骨の骨皮質の骨量と骨密度は低下する，

　インプラントと皮質骨が接している部分で荷重伝達集中による皮質骨の肥厚が起こり，同部位周辺で皮質骨とインプラント表面間の骨の架橋（spot welds）がみられる（図4）．osseointegration後は経時的な観察において骨とインプラント界面の所見は不変であることが多い．

　これらのリモデリング変化は典型的には術後1～2年以内に観察されることが多いとされる（Nishiiら1997，Aldingerら2003，Brodnerら2004，Grocholaら2008）．一方，術後7～10年まで進行する報告もある（Enghら1992，Kilgusら1993，Nishinoら2013）．

　線維組織が介在して固定されたステムにおいては，近位大腿骨皮質の骨量と骨密度の低下がなく，時に肥厚する．ステム先端のpedestal（osseointegrationによる固定獲得の際にも認められることはある）形

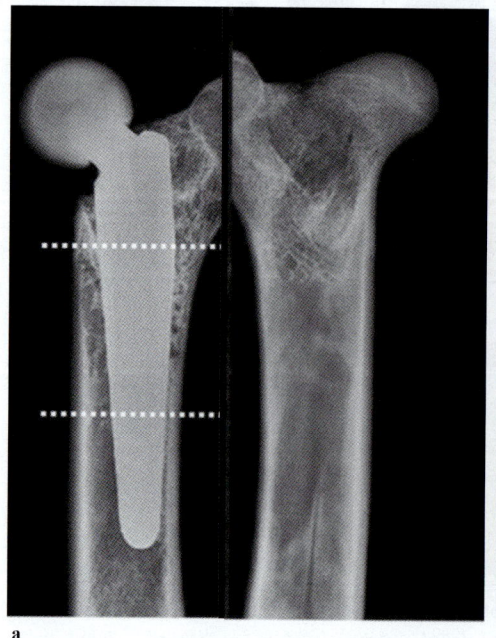
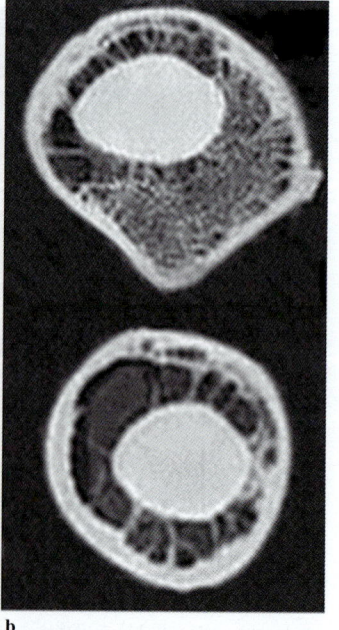

図2　セメントレスフルポーラスステム挿入動物実験（羊）でosseointegrationが獲得された場合
a: 単純X線正面像．b: aの点線部分でステム長軸に垂直な断面の切片を近接撮影法で撮影したX線写真．

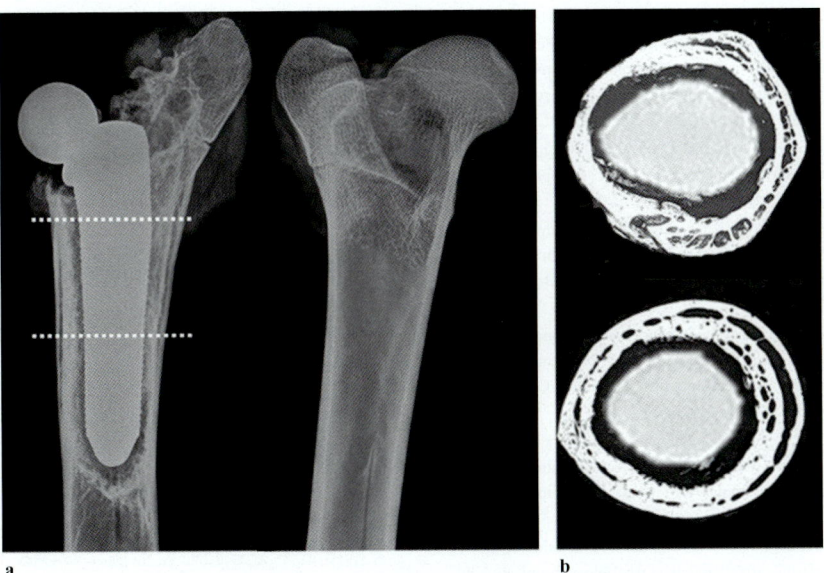

図3 セメントレスフルポーラスステム挿入動物実験（羊）でステム周囲に線維組織が介在した場合
a: 単純 X 線正面像．b: a の点線部分でステム長軸に垂直な断面の切片を近接撮影法で撮影した X 線写真．

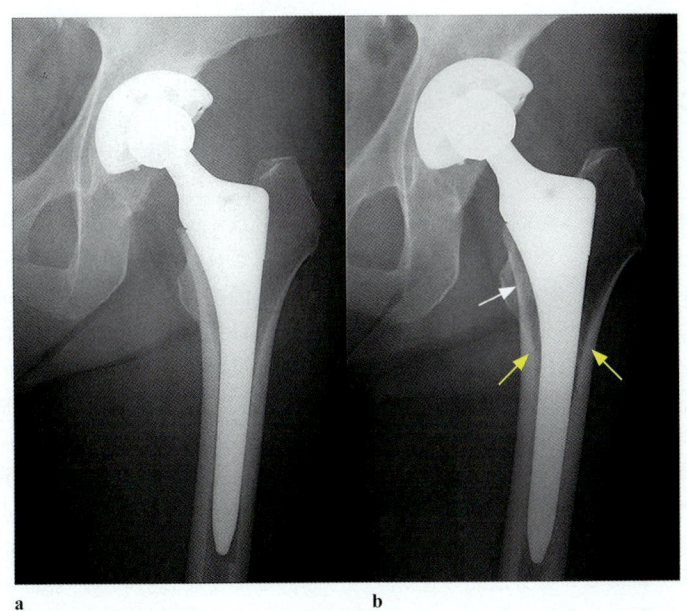

図4 osseointegration による固定が獲得されたセメントレスステム
54歳，女性．a: 術後3週．b: 術後1年．大腿骨近位骨萎縮(応力遮蔽，stress shielding)が小転子下約 1cm のレベルまで認められる(白矢印)．黄色の矢印は spot welds を示す．

成，髄腔径の拡大，インプラント周囲の透亮像，透亮像周囲の硬化した骨の被膜などが認められる（図3）．

近位骨皮質の肥厚と pedestal 形成は，この2か所で荷重が主に伝達されていることを示す所見である．骨透亮像はインプラント周囲の線維組織介在を示唆し，その周囲の硬化した骨被膜は，線維組織を取り囲むように反応性に形成されたものである．

文献
Aldinger PR, Sabo D, Pritsch M, et al. Pattern of periprosthetic bone remodeling around stable uncemented tapered hip stems: a prospective 84-month follow-up study and a median 156-month cross-sectional study with DXA. Calcif Tissue Int. 2003; 73 : 115-121.

Brodner W, Bitzan P, Lomoschitz F, et al. Changes in bone mineral density in the proximal femur after cementless total hip arthroplasty. A five-year longitudinal study. J Bone Joint Surg Br. 2004; 86 : 20-26.

Engh CA, O'Connor D, Jasty M, et al. Quantification of implant micromotion, strain shielding, and bone resorption with porous-coated anatomic medullary locking femoral prostheses. Clin Orthop Relat Res. 1992; 285: 13-29.

Grochola LF, Habermann B, Mastrodomenico N, et al. Comparison of periprosthetic bone remodelling after implantation of anatomic and straight stem prostheses in total hip arthroplasty. Arch Orthop Trauma Surg. 2008; 128 : 383-392.

Kilgus DJ, Shimaoka EE, Tipton JS, et al. Dual-energy X-ray absorptiometry measurement of bone mineral density around porous-coated cementless femoral implants. Methods and preliminary results. J Bone Joint Surg Br. 1993; 75 : 279-287.

Nishii T, Sugano N, Masuhara K, et al. Longitudinal evaluation of time related bone remodeling after cementless total hip arthroplasty. Clin Orthop Relat Res. 1997; 339 : 121-131.

Nishino T, Mishima H, Kawamura H, et al. Follow-up results of 10-12 years after total hip arthroplasty using cementless tapered stem -- frequency of severe stress shielding with synergy stem in Japanese patients. J Arthroplasty. 2013; 28: 1736-1740.

2 セメントステム周囲のリモデリング

　Jasty ら（1990）は，セメントステム挿入後 3.3 〜 17.5 年経過した剖検例で，ステムの固定評価を放射線学的，組織学的に行っている．

　良好に固定されているインプラントに関しては，セメントと骨の界面に線維組織が介在することは稀であり，セメントマントルの表面に接して密度の濃い新生骨の被膜が広く形成されていた．

　これらの新生骨は皮質骨と小柱様の骨で結合されており，周囲の皮質骨は骨密度の減少や菲薄化がみられた．リモデリング反応によってセメントマントルとステムが良好にサポートされていたことが明らかにされ，セメントステムにおいても周囲の骨がリモデリングすることが証明されている．

文献
Jasty M, maloney WJ, Bragdon CR, et al. Histomorphological studies of the long-term skeletal responses to well fixed cemented femoral components. J Bone Joint Surg Am. 1990; 72 : 1220-1229.

3 応力遮蔽（stress shielding）

　1980 年代になって，ポーラスコーティングなど

の表面処理を広範囲に施したセメントレスステムが導入されると，ステム周囲の骨量と骨密度が過度に低下した症例が認められるようになった．

　その後の研究から，この現象は本来大腿骨近位部皮質骨に伝達される荷重応力が，剛性の高いステムに集中し，大腿骨への応力遮蔽（stress shielding）により生じたものと判明した．ステム遠位で骨新生が生じ，ステムがよく固定されていることにより裏づけられる．

　応力遮蔽の呼称は，特に単純 X 線像などでステム周囲に認められる大腿骨近位部骨萎縮を特徴とするリモデリングを表現する用語として現在広く用いられている．

　臨床上応力遮蔽に伴うリモデリングの進行がステムの弛みに直結するという報告は乏しいが，高度の骨密度低下をきたした症例におけるインプラント周囲骨折の危険性や再置換術での困難性を指摘する報告は散見される（Haddad ら 2000）．

　このためできる限り生理的に近い形で荷重が伝達され，骨萎縮を最小限にするインプラントのデザインが望ましい．

1. 骨吸収反応の鑑別
　THA 後に引き起こされる骨吸収反応には，応力遮蔽に伴う骨萎縮（bone atrophy）と骨溶解（osteolysis）がある．

　前者はインプラントが生体内で骨新生による固定が獲得された際に荷重環境の変化に伴って生じるもので，固定性良好なサインであるとされる．

　後者は摺動面の摩耗や腐食に伴うデブリスに対する炎症反応によって生じるもので，進行する可能性があり，インプラントの弛みや骨折が生じることもある（Anthony ら 1990，Harris 1995）．

　両者の臨床経過に及ぼす影響は大きく異なるため鑑別は重要である．主な鑑別点として，骨溶解の単純 X 線像では骨皮質のステム側より不均一に浸食されるような骨吸収像（scalloping）を呈することが多いこと，辺縁の硬化を伴うことがあること，応力遮蔽が術後 1 〜 2 年以内で起こりやすいのに比べ術後数年以降に発生しやすことなどがあげられる．

　近年のメタルオンメタル摺動面やトラニオンの腐食に伴う adverse reaction to metal debris に関連する骨溶解は術後 1 〜 2 年で発生する報告例もあり鑑別に注意が必要である．

2. 応力遮蔽の評価
　単純 X 線像における応力遮蔽の評価は，Engh らが提唱した 4 段階のインプラント高位レベルに応じ

た骨萎縮の拡がりの判定法（Engh ら 1987）が簡便で広く用いられている（表1，図5）.

しかしながら，単純 X 線像での骨密度変化の評価では，微細な撮影手技の違いにより濃度が劇的に変化するため，応力遮蔽の定量的な評価は困難である．また，Engh ら（1987）の応力遮蔽の判定法は検者間での再現性が低いことが指摘されている（Engh ら 2000）.

骨密度評価に用いられている dual energy X-ray absorptiometry（DEXA）を使用すれば，検者間での再現性が高く（Kiratli ら 1992），インプラント周囲骨密度の定量的評価が可能である．

単純 X 線像の Gruen ら（1979）の分類と類似したステム周囲 7 領域を設定し，それぞれの region of interest（ROI）の骨量と骨密度を算出する方法が多く用いられている（図6）.

DEXA は，骨密度の経時的な変化を定量的に評価することができること，異なる機種間の応力遮蔽の比較検討ができることから有用な方法と位置づけ

られている.

臨床におけるセメントレス固定ステム周囲の応力遮蔽の報告では，インプラントの遠位部より近位部で低下率は相対的に高い（Nishii ら 1997，Tanzer ら 2001）.

術後 1 〜 2 年の評価では，機種により大きく異なるが，術直後に比し近位部領域（Zone 1, 7）で 10 〜 40％程度，遠位部領域（Zone 4, 5, 6）で 0 〜 15％程度，骨密度の低下が報告されている（Sychterz ら 1996，Tanzer ら 2001）.

3. 応力遮蔽の危険因子と抑制への取り組み

応力遮蔽による骨量と骨密度の低下が高度になる要因として，女性（Engh ら 1992，Sychterz ら 1996），術前からの骨質・骨密度低下例（Engh ら 1993，Nishii ら 1997，Rahmy ら 2004）などが患者側因子としてあげられる．

インプラント側因子として，広い範囲の表面コーティング（Engh ら 1988，Bobyn ら 1992，Kilgus ら 1993，Yamaguchi ら 2000），大きいインプラントサイズ（Engh ら 1987, 1988，Kilgus ら 1993，Nishii ら 1997），剛性の高いインプラント材料（Bobyn ら 1992，Sumner ら 1992，Kärrholm ら 2002，Kim ら 2004）などがあげられる．

応力遮蔽に伴う骨萎縮を抑制するために有限要素法（finite element method）による解析，動物実験，臨床研究などが数多く行われてきている．これらの研究による成果は近年の主流である近位固定型セメントレスステムのデザインに大きく貢献している．

その核となるコンセプトは，近位部に高い比率で

表1　単純 X 線像での応力遮蔽の評価（Engh ら 1987）

	概　要
第 1 度	大腿骨近位内側骨皮質の Rounding off
第 2 度	Level 1 における大腿骨内側骨皮質の骨吸収
第 3 度	Level 1 および 2 における大腿骨内側骨皮質の骨吸収
第 4 度	Level 1, 2 および骨幹部に及ぶ大腿骨骨皮質の骨吸収

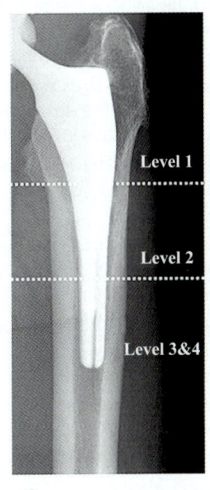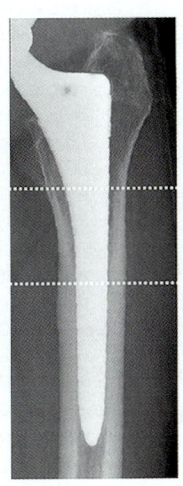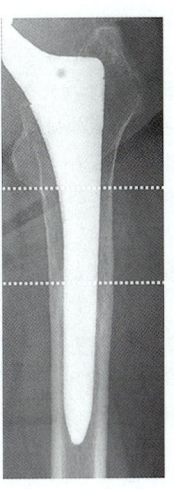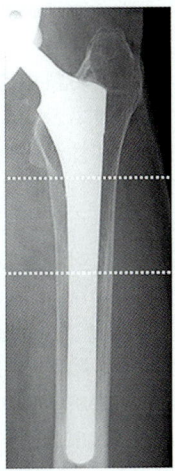

　　　　a　　　　　　b　　　　　　c　　　　　　d

図5　単純 X 線像での応力遮蔽の評価（Engh ら 1987）
a: 第 1 度．b: 第 2 度．c: 第 3 度．d: 第 4 度．

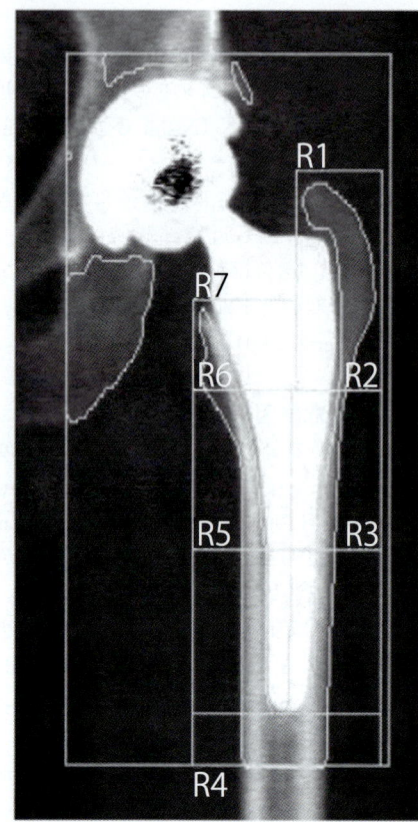

図6 単純X線像での応力遮蔽の評価

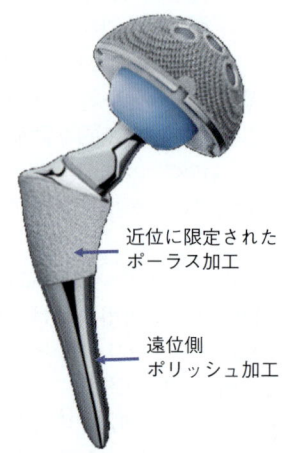

近位に限定された
ポーラス加工

遠位側
ポリッシュ加工

図7 近位固定型セメントレスチタン合金ステム

荷重伝達ができるようにポーラスコーティングの範囲を近位側の約1/3に留めることである．ステム遠位でのosseointegrationを防ぐためのポリッシュ加工やステム遠位の剛性を減らすためのスロット加工などの工夫がなされている（図7）．

また，ステムデザインの観点からは，近年ではショートステムの骨萎縮抑制効果が証明されている（Hochreiterら2020）．

一方，インプラント材料では剛性の低いチタン合金の方がコバルトクロム合金よりも骨萎縮は少ないとされ，より生体親和性が高いことからも，セメントレスインプラントの材料はチタン合金の方が好まれる傾向にある．

しかしながら，チタン合金でも皮質骨と比較すれば約6倍程度弾性率が高く，さらに剛性を減らすためステムボディをチタン合金とポリマーのコンポジットにしたものも臨床応用されており，DEXAにより骨萎縮抑制効果が証明されている（Glassmanら2001，Kärrholmら2002）．

そのほか，強力な骨吸収抑制作用を有するビスフォスフォネートは，THA後応力遮蔽によるステム周囲骨量減少を抑制する効果も期待され，DEXAで大腿骨近位内側領域を中心に骨密度減少の抑制効果が示されている（Wilkinsonら2001，Arabmotlaghら2006，Yamasakiら2007，Scottら2013）．

文献

Arabmotlagh M, Rittmeister M, Hennigs T. Alendronate prevents femoral periprosthetic bone loss following total hip arthroplasty: prospective randomized double-blind study. J Orthop Res. 2006; 24 : 1336-1341.

Anthony PP, Gie GA, Howie CR, et al. Localised endosteal bone lysis in relation to the femoral components of cemented total hip arthroplasties. J Bone Joint Surg Br. 1990; 72 : 971-979.

Bobyn JD, Mortimer ES, Glassman AH, et al. Producing and avoiding stress shielding. Laboratory and clinical observations of noncemented total hip arthroplasty. Clin Orthop Relat Res. 1992; 274 : 79-96.

Engh CA, Bobyn JD, Glassman AH. Porous-coated hip replacement. The factors governing bone ingrowth, stress shielding, and clinical results. J Bone Joint Surg Br. 1987; 69 : 45-55.

Engh CA, Bobyn JD. The influence of stem size and extent of porous coating on femoral bone resorption after primary cementless hip arthroplasty. Clin Orthop Relat Res. 1988; 231 : 7-28.

Engh CA, McGovern TF, Bobyn JD, et al. A quantitative evaluation of periprosthetic bone-remodeling after cementless total hip arthroplasty. J Bone Joint Surg Am. 1992; 74 : 1009-1020.

Engh CA, McGovern TF, Schmidt LM. Roentgenographic densitometry of bone adjacent to a femoral prosthesis. Clin Orthop Relat Res. 1993; 292 : 177-190.

Engh CA Jr, McAuley JP, Sychterz CJ, et al. The accuracy and reproducibility of radiographic assessment of stress-shielding. A postmortem analysis. J Bone Joint Surg Am. 2000; 82 : 1414-1420.

Glassman AH, Crowninshield RD, Schenck R, et al. A low stiffness composite biologically fixed prosthesis. Clin Orthop Relat Res. 2001; 393 : 128-136.

Gruen TA, McNeice GM, Amstutz HC. "Modes of failure" of cemented stem-type femoral components. A radiographic analysis of loosening. Clin Orthop Relat Res. 1979; 141 : 17-27.

Haddad FS, Garbuz DS, Masri BA, et al. Structural proximal femoral allografts for failed total hip replacements: a minimum review of five years. J Bone Joint Surg Br. 2000; 82 : 830-836.

Harris WH. The problem is osteolysis. Clin Orthop Relat Res. 1995; 311 : 46-53.

Hochreiter J, Mattiassich G, Ortmaier R, et al. Femoral bone remodeling after short-stem total hip arthroplasty: a prospective densitometric study. Int Orthop. 2020; 44: 753-759.

Kärrholm J, Anderberg C, Snorrason F, et al. Evaluation of a femoral stem with reduced stiffness. A randomized study with use of radiostereometry and bone densitometry. J Bone Joint Surg Am. 2002; 84 : 1651-1658.

Kilgus DJ, Shimaoka EE, Tipton JS, et al. Dual-energy X-ray absorptiometry measurement of bone mineral density around porous-coated cementless femoral implants. Methods and preliminary results. J Bone Joint Surg Br. 1993; 75 : 279-287.

Kim YH. Titanium and cobalt-chrome cementless femoral stems of identical shape produce equal results. Clin Orthop Relat Res. 2004; 427 : 148-156.

Kiratli BJ, Heiner JP, McBeath AA, et al. Determination of bone mineral density by dual x-ray absorptiometry in patients with uncemented total hip arthroplasty. J Orthop Res. 1992; 10 : 836-844.

Nishii T, Sugano N, Masuhara K, et al. Longitudinal evaluation of time related bone remodeling after cementless total hip arthroplasty. Clin Orthop Relat Res. 1997; 339 : 121-131.

Rahmy AI, Gosens T, Blake GM, et al. Periprosthetic bone remodelling of two types of uncemented femoral implant with proximal hydroxyapatite coating: a 3-year follow-up study addressing the influence of prosthesis design and preoperative bone density on periprosthetic bone loss. Osteoporos Int. 2004; 15 : 281-289.

Scott DF, Woltz JN, Smith RR. Effect of zoledronic acid on reducing femoral bone mineral density loss following total hip arthroplasty: preliminary results of a prospective randomized trial. J Arthroplasty. 2013; 28: 671-675.

Sumner DR, Turner TM, Urban RM, et al. Experimental studies of bone remodeling in total hip arthroplasty. Clin Orthop Relat Res. 1992; 276 : 83-90.

Sychterz CJ, Engh CA. The influence of clinical factors on periprosthetic bone remodeling. Clin Orthop Relat Res. 1996; 322 : 285-292.

Tanzer M, Kantor S, Rosenthall L, et al. Femoral remodeling after porous-coated total hip arthroplasty with and without hydroxyapatite-tricalcium phosphate coating: a prospective randomized trial. J Arthroplasty. 2001; 16 : 552-558.

Trevisan C, Ortolani S, Romano P, et al. Decreased periprosthetic bone loss in patients treated with clodronate: a 1-year randomized controlled study. Calcif Tissue Int. 2010; 86 : 436-446.

Wilkinson JM, Stockley I, Peel NF, et al. Effect of pamidronate in preventing local bone loss after total hip arthroplasty: a randomized, double-blind, controlled trial. J Bone Miner Res. 2001; 16 : 556-564.

Yamaguchi K, Masuhara K, Ohzono K, et al. Evaluation of periprosthetic bone-remodeling after cementless total hip arthroplasty. The influence of the extent of porous coating. J Bone Joint Surg Am. 2000; 82 : 1426-1431.

Yamasaki S, Masuhara K, Yamaguchi K, et al. Risedronate reduces postoperative bone resorption after cementless total hip arthroplasty. Osteoporos Int. 2007; 18 : 1009-1015.

4　寛骨臼コンポーネント周囲のリモデリング

　プレスフィットテクニックを用い固定されたセメントレスカップでは，カップ辺縁部で応力集中をきたす傾向があり（Widmer ら 2002），応力遮蔽による寛骨リモデリングを生じる．

　プレスフィット固定によるチタン合金製カップ周囲の骨密度変化を術後 2 年の CT により追跡した調査では，海綿骨領域で約 15 〜 50％の骨密度低下が認められ，特にカップの前方での骨密度低下が大きかった．

　皮質骨領域においてはカップの前方，後方では約 15 〜 20％の骨密度低下がみられたのに対し，カップ直上の骨皮質部では有意な低下は認められなかった（Mueller ら 2009）．

　荷重応力が骨密度低下のみられないカップの頭側の骨皮質部で主に伝達されていることが示されている．

文献

Mueller LA, Schmidt R, Ehrmann C, et al. Modes of periacetabular load transfer to cortical and cancellous bone after cemented versus uncemented total hip arthroplasty: a prospective study using computed tomography-assisted osteodensitometry. J Orthop Res. 2009; 27 : 176-182.

Widmer KH, Zurfluh B, Morscher EW. Load transfer and fixation mode of press-fit acetabular sockets. J Arthroplasty. 2002; 17 : 926-935.

9 章　摩耗とトライボロジー

1　トライボロジー

　トライボロジー（tribology）とは，"接触して相対運動する物体の表面に関する諸問題と実用についての科学と技術"と定義されている．

　摩擦，摩耗，潤滑のメカニズムなどを扱う学問領域で，トライボロジーの分野で得られた成果は，相対運動する部材を含む各種機械の機能，性能，信頼性，寿命の向上に多大に貢献している．

　加えて，人工股関節全置換術（THA）のインプラントにおいても関節摺動面で深いかかわりを持ちその性能向上に役立っている．実際THAにおいて，関節摺動面の摩擦トルクが大きければインプラントの固定に悪影響を及ぼし（Mai ら 1996），摺動面から生じた摩耗粉に対する生体反応によってインプラントの弛みが生じる（Harris 1995）．

　関節摺動面を低摩擦と低摩耗にすることがTHAの長期成功にとって重要とされ，昨今のTHAの高い成功率はトライボロジーからも説明できる．

　図1にトライボシステムのシェーマを示す．トライボシステムは相対運動する2つの物体，物体間の介在物質（潤滑剤），それらのおかれた環境の4つの要素によって構成される．しかしながら，構成要素が4つしかないにもかかわらず，各要素の性質が多様であることや，各要素間の相互作用が多岐にわたるため，いまだ統一的見解が得られていない奥深い学問分野である．

文献
Harris WH. The problem is osteolysis. Clin Orthop Relat Res. 1995; 311 : 46-53.
Mai MT, Schmalzried TP, Dorey FJ, et al. The contribution of frictional torque to loosening at the cement-bone interface in Tharies hip replacement. J Bone Joint Surg Am. 1996; 78 : 505-511.

1　摩擦，摩耗，潤滑

　摩擦（friction）は，接触して相対運動する2物体間において働く現象である．物体が相対的に静止している時に働く摩擦を静止摩擦，物体が相対的に運動している時の摩擦を動摩擦という．

　運動を妨げる方向に働き，摩擦により運動エネルギーは奪われ，大部分は熱エネルギーに変換され摺動表面の温度上昇などが生じる．

　摩耗（wear）は，摩擦に伴い摺動表面から物体が剥がされて徐々に失われる現象である．金属の腐食やポリエチレンの酸化は摩耗とはいわないが，結果としては耐摩耗性に悪影響を及ぼすことが知られている．

　一方，潤滑（lubrication）では物体に潤滑剤を供給することにより，摩擦が減少し制御が可能になる．また，摩耗などの表面損傷の発生を軽減することができる．

　潤滑の状態は，物質の表面粗さに対する潤滑膜の厚さ（λ比）で示され，境界潤滑（boundary lubrication），混合潤滑（mixed lubrication），流体潤滑（fluid film lubrication）に分類される（☞ p.147）．

　摩擦や摩耗を制御する手段として潤滑摩擦面材料を選択することや，摩擦面の表面粗さを軽減することなどがあげられる．

2　摩耗様式と摩耗機序

　摩耗に関連した運動には，すべり（sliding），回転（rolling），衝突（impact），振幅（oscillating）がある．これらの摩擦運動に伴い，凝着，研削，表面

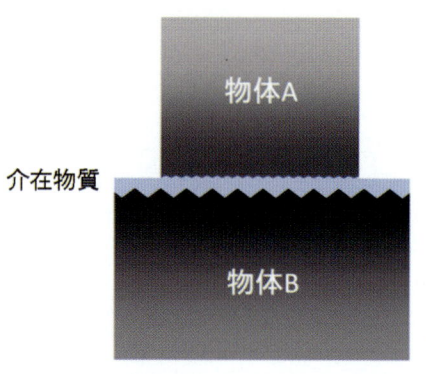

図1　トライボシステムのシェーマ

表1　摩耗様式（Tribology 2002，Wimmer ら 2006 より）

構造体		摩擦運動	摩耗様式	メカニズム				図2参照
				凝着	研削	表面疲労	摩擦化学反応	
個体／個体	潤滑＋	すべり 回転 衝突	―	―	―	●	○	a
個体／個体	潤滑－	すべり	すべり摩耗	●	○	○	●	b
		回転	回転摩耗	○	○	●	○	c
		振幅	擦過摩耗	●	○	●	●	d
			衝突摩耗	○		●	○	e
個体／粒子	潤滑－		衝突浸食		●	●	○	f
個体／個体 ＋粒子	潤滑－	すべり	3体研削	○	●	●	○	g
		回転	回転研削	○	●	●	○	h

●：主なメカニズム，○：補助メカニズム

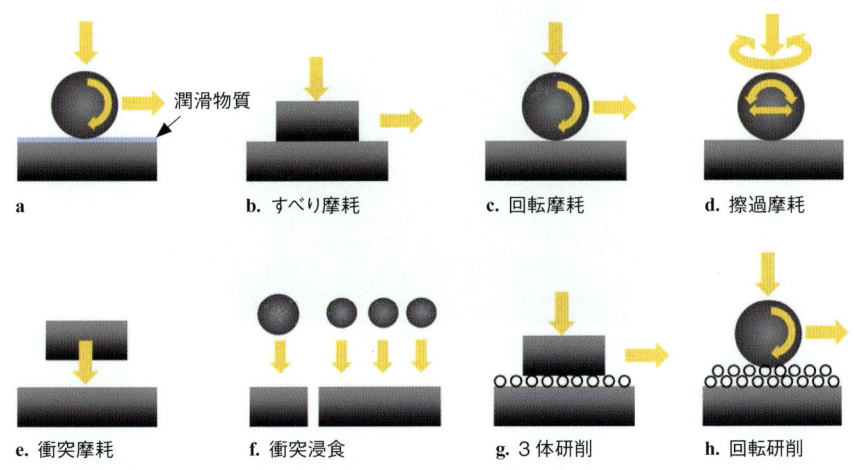

図2　各種摩耗様式

疲労，摩擦化学反応の 4 つの機序が組み合わさって摩耗が生じる（表1，図2）．

　以下に 4 つの摩耗機序について概説する．

①凝着摩耗（adhesive wear）（図3）

　摺動相手との間に荷重が加わると物体間で凝着が生じ，相対運動する際に引き剥がされる摩耗様式である．

　潤滑状態がよければ凝着摩耗は起こりにくく，すべりや振幅運動で主にみられる摩耗機序である．

　ポリエチレンライナーとメタルヘッドの組み合わせの摺動面で，ポリエチレンがメタルヘッドに凝着し，表面から引き剥がされて，小繊維性の摩耗粉を生じていることが知られている（McKellop ら 1995）．

②研削摩耗（abrasive wear）（図4）

　摺動表面にある硬い突起が，対側の摺動表面を削り取る摩耗様式である．

　ほぼすべての摘出した人工股関節インプラントの摺動面で，研削摩耗によると推測される溝や引っ掻き傷が認められており，研削摩耗は THA 摺動面の主な摩耗機序であるとされている（McKellop ら 1996）．

　摺動面からの摩耗粉やセメントの破片などによる摺動面への介在物（third body）によって認められる摩耗機序で，研削摩耗後に摺動面に生じた溝状の摩耗痕の辺縁によっても研削摩耗が助長される．

③表面疲労（surface fatigue）

　繰り返される摺動面への応力により疲労現象が生じ，小さなくぼみ，層状剥離，亀裂進展を生じる摩耗様式である．

　適合性が不良な人工膝関節では，ポリエチレンの降伏強度をこえる応力が発生する場合があるため重

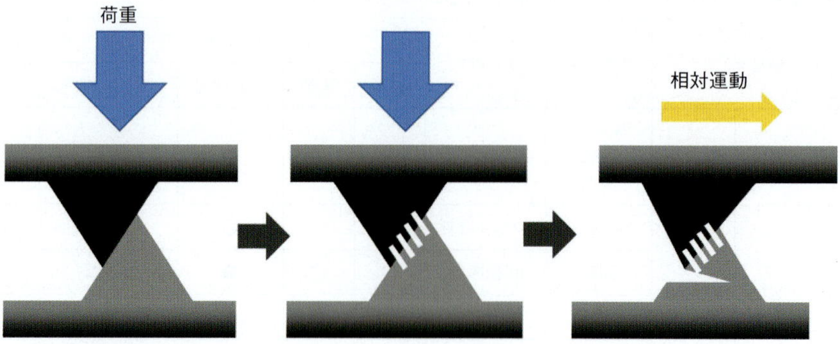

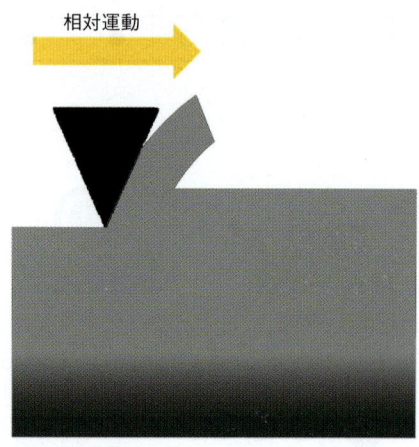

図3　凝着摩耗

図4　研削摩耗

要な摩耗機序であるが，THA のポリエチレンライナーの摩耗において表面疲労の寄与は少ないとされている（Magnissalis ら 1999）．

④摩擦化学反応（tribochemical reactions）

　摩擦による力学的負荷や温度上昇などにより，摺動表面の化学的性質が変化し，摺動表面に接する気体，液体，固体などとの界面で化学反応が促進される．それに伴い化学反応物質が産出される．

　メタルオンメタル摺動部において，潤滑液などと反応して金属表面に被膜などが形成され，耐摩耗性に有利に働くことが知られている（Wimmer ら 2003）．

文献

Magnissalis EA, Eliades G, Eliades T. Multitechnique characterization of articular surfaces of retrieved ultrahigh molecular weight polyethylene acetabular sockets. J Biomed Mater Res. 1999; 48 : 365-373.

McKellop HA, Campbell P, Park SH, et al. The origin of submicron polyethylene wear debris in total hip arthroplasty. Clin Orthop Relat Res. 1995; 311 : 3-20.

McKellop H, Park SH, Chiesa R, et al. In vivo wear of three types of metal on metal hip prostheses during two decades of use. Clin Orthop Relat Res. 1996; 329 : 128-140.

Tribology: Definition, terminology, testing. Moers, Germany. German society of tribology; GfT Arbeitsvlatt 7, 2002.

Wimmer MA, Sprecher C, Hauert R, et al. Tribochemical reaction on metal-on-metal hip joint bearings: a comparison between in-vitro and in-vivo results. Wear. 2003; 255 : 1007-1014.

Wimmer MA, Fischer A. Tribology (Callagham JJ, et al: The Adult Hip, 2nd ed). Lippincott Williams & Wilkins. 2006; 215-226.

3│人工股関節の摩耗形態

　THA では，前述のトライボシステムにおいて，骨頭とカップ（ライナー）で摺動面を構成し，生体内という環境下で，滑液や血液を介して摺動している．

　ball-and-socket 摺動面で，物体間の相対運動があらゆる方向に起こり，すべり運動を中心としてさまざまな摩耗様式，摩耗機序が複雑に組み合わさって

摩耗が生じている．

米国整形外科学会では人工関節の機能面からの摩耗の様式を4つに分類している（Schmalzriedら1999）．

Mode-1 は通常の意図された摺動面で発生する摩耗である．

Mode-2 は骨頭がポリエチレンライナーを穿通してカップ金属面と摺動する場合である．摺動面がマイクロセパレーションした際などに寛骨臼（カップ）コンポーネント辺縁と骨頭の接触による摩耗など，本来の摺動面と摺動面以外との間で生じる摩耗である．

Mode-3 は骨セメントの破片や摺動面などからの摩耗粉などに由来する third body が摺動面に入り込んで生じる摩耗で，Mode-1 の摩耗を加速させる．

Mode-4 はヘッドとネックのテーパー嵌合部や金属カップに嵌合されたポリエチレンの間で起こる backside wear，寛骨臼コンポーネント辺縁とネック間のインピンジメントなど，摺動面以外から生じる摩耗と定義されている．Mode-4 で生じた摩耗粉が摺動面に入り込むと Mode-3 の摩耗形態となり摺動面の摩耗を助長してしまうことが知られている．

文献

Schmalzried TP, Callaghan JJ. Wear in Total Hip and Knee Replacements. J Bone Joint Surg Am. 1999; 81 : 115-136.

4 | Mechanically assisted crevice corrosion

人工股関節摺動面以外の摩耗様式として mechanically assisted crevice corrosion がある．

現在のほとんどの人工股関節がテーパー嵌合によりモジュラー骨頭をステムに組み合わせて使用するが，嵌合が不十分であると骨頭－ステム間に周期的な微細運動（フレッティング）が生じ，体液が侵入する可能性がある．

通常ステムや骨頭に使用される合金の表面には不動態被膜が形成され腐食保護機能を有するが，水環境ではフレッティング摩耗により不動態被膜が破壊され，テーパーの隙間に腐食を生じ，局所環境変化（pH の低下と塩化物イオン濃度の増加）によりさらに腐食を加速させる（隙間腐食）．骨頭とステムの異なる合金の接触により生じる腐食（電解腐食）を生じることもある（Jacobs 2016）．

フレッティング摩耗と腐食に強い因果関係があるため，テーパー嵌合部の摩耗様式をフレッティング腐食と呼称される．

フレッティング腐食は，骨頭やステムの材料，テーパーのデザイン，テーパーの表面仕上げ加工，骨頭径，オフセットなどで影響を受ける可能性があり，インプラントの選択には注意を要するとともに，安定した嵌合には 4kN の衝撃力のインパクトが必要とされ（Rehmer ら 2012），体液や水分が付着しないようテーパー嵌合部をドライにした状態で嵌合させるなど適切な手技で行うことも重要である．

文献

Jacobs JJ. Corrosion at the Head-Neck Junction: Why Is This Happening Now? J Arthroplasty. 2016; 31: 1378-1380.

Rehmer A, Bishop NE, Morlock MM. Influence of assembly procedure and material combination on the strength of the taper connection at the head-neck junction of modular hip endoprostheses. Clin Biomech（Bristol, Avon）. 2012; 27: 77-83.

まとめ

THA の成功には摺動面の摩擦や摩耗の制御が必要である．トライボロジーは非常に重要な分野である．このため THA に携わる股関節外科医は，医学的な知識のみならず，工学的な知識も十分に備えた上でインプラントの選択および手術に臨む必要がある．

解明されていないことも多い分野であり，今後この分野が発展すれば長期耐用性のインプラントの開発につながることが期待できる．

2 摺動表面，クリアランス，潤滑

1 人工股関節の摺動表面

現在の人工股関節全置換術（THA）の摺動には大きく分けて hard on soft 摺動と hard on hard 摺動がある．

hard on soft 摺動はポリエチレンライナーに対して金属（metal on polyethylene: MoP）やセラミックの骨頭（ceramic on polyethylene: CoP）を組み合わせる．

hard on hard 摺動は金属と金属（metal on metal: MoM）または セラミックとセラミック（ceramic on ceramic: CoC）の組み合わせがある．

hard on soft 摺動面では低摩擦係数で耐摩耗性に優れた素材を選択することが摩擦と摩耗を制御する上で重要である．現在ではポリエチレンに放射線を照射させてクロスリンク（架橋，cross-link）を増やしたハイクロスリンクポリエチレンを使用する機会が多くなっている．

一方，hard on hard 摺動面では，摺動面クリアランスを制御して摺動面をよい潤滑状態（流体潤滑）にすることが，摩擦と摩耗の軽減に重要である．

それぞれの摺動面には利点と問題点があり（表1），患者背景などに応じた選択が必要である．

2 クリアランス

骨頭とカップ摺動面の直径の差を（直径）クリアランスといい，hard-on-hard 摺動面における摩擦，摩耗，潤滑にとって重要なパラメータである．赤道摺動の形態を呈すと，摺動面の摩擦トルクが上がり高摩耗となるので，極摺動の形態を呈した方が摩耗に関しては有利とされている（図1）．

表1 各種摺動面の利点と問題点

摺動面素材	利点	問題点
ハイクロスリンクポリエチレン	耐摩耗性（+） 比較的低コスト	摩耗粉に対する生体反応（骨溶解）
メタルオンメタル	耐摩耗性（++） 大径の骨頭が使いやすい	金属イオン上昇 adverse reactions to metal debris（ARMD）
セラミックオンセラミック	耐摩耗性（+++） 生体親和性	異音（squeaking） 破損，chipping

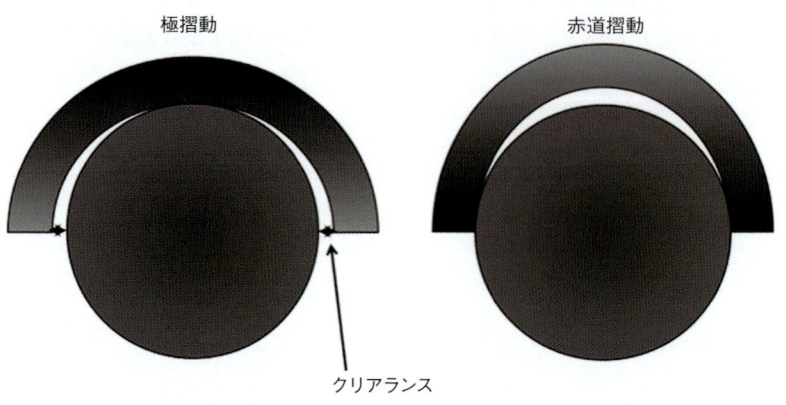

極摺動　　　　　赤道摺動

クリアランス

図1 摺動面クリアランスと極摺動と赤道摺動

3 | 潤　滑

　潤滑の目的は荷重を支えている2面間に潤滑剤を供給することにより，摩擦を減少させ，摩耗などの表面損傷の発生を防止または軽減することである．

　λ比は物体の表面粗さに対する潤滑膜の厚さを示したもので，潤滑の状態を表す指標の1つである．λ比の値により潤滑の形態は以下の3つに分類される（図2）．

　①境界潤滑（boundary lubrication）

　　$\lambda \leqq 1$

　物体間に潤滑剤は存在するが，接合面の凹凸に比べ十分な潤滑剤の厚みがない時に起こり，物体の接合面の凹凸が直接接触する状態．

　②混合潤滑（mixed lubrication）

　　$1 < \lambda \leqq 3$

　境界潤滑から流体潤滑への移行段階で，流体潤滑と境界潤滑が混在した状態．

　③流体潤滑（fluid film lubrication）

　　$3 \leqq \lambda$

接合面の凹凸よりも潤滑膜の厚みの方が厚い時に起こり，潤滑剤により相対運動する物体同士が完全に隔てられる状態．

　THA の摺動面材料間の潤滑状態と，その摩擦に及ぼす影響は Stribeck 曲線で説明される（図3）．Stribeck 曲線は前述の3つの層で描かれ，接合面が潤滑剤によって離される完全な流体潤滑が得られるまで，摩擦係数は低下し続ける．

　潤滑膜の厚さは潤滑液の特性，摺動面材料，摺動面の形状，表面精密加工仕上げなどに依存する．

4 | hard on soft 摺動面

　hard on soft 摺動面の主役は超高分子ポリエチレンで，初期の THA のインプラントとして採用され失敗に終わったテフロンとともに低摩擦材料である．このような摩擦係数の小さい高分子材料を自己潤滑材料とよぶ．

　hard on soft 摺動面は境界潤滑による摺動で，流体潤滑は認めない．抜去したハイクロスリンクポリ

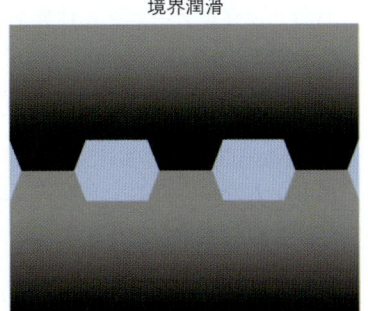 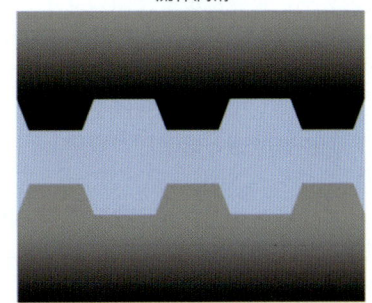

図2　境界潤滑と流体潤滑

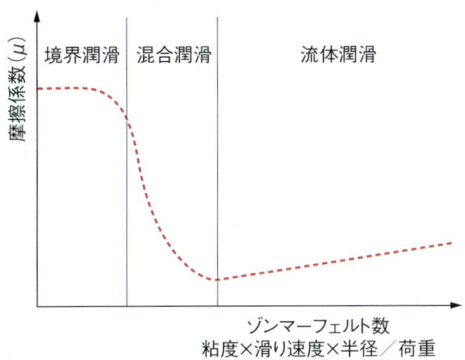

図3　摺動面の潤滑と Stribeck 曲線

エチレンの体内酸化を調査した結果，体内酸化は摺動面では認められておらずリム（rim）のみで認められており（Kurtz ら 2006），酸化物質を含む体液が摺動面に入り込んでいないことを裏づけている．

hard on soft 摺動面においては，ポリエチレンが骨頭に凝着して剥がされる凝着摩耗と，third body がポリエチレン内に嵌合して摺動した際に骨頭が傷つき，傷ついた骨頭によってポリエチレンが削り取られる研削摩耗が主な摩耗機序である（☞ p.143）．

THA におけるポリエチレン摩耗には，

$$V = K \times L \times X$$

（V; 摩耗量，K; 摩擦係数，L; 荷重，X; すべり距離）

という式が成り立ち（Archard 1953），上記パラメータのいずれかが大きくなっても摩耗に影響する．

hard on soft 摺動面の摩耗は bedding-in phase と steady-state phase の 2 相に分けられる．

bedding-in phase は術後 1 ～ 2 年までの期間とされ，ポリエチレンのクリープ変形と摩耗が認められ（Devane ら 1999，Bragdon ら 2007，Capello ら 2011），それ以降の steady-state phase ではポリエチレンの摩耗のみが認められる．

クリープ変形とは，荷重（応力）下で経時的に進行する変形と定義され，摩耗による物体の損失はない．X 線計測上クリープ変形による骨頭のライナー内移動は約 0.2mm 程度で，クリープ変形が完了した後は，摺動面のミクロレベルの凹凸が平滑となり，摺動面の"なじみ"がよくなり，接触圧を分散できることから，摺動面の低摩擦と低摩耗に貢献している（Shen ら 2011）．

Charnley によってポリエチレンが THA の摺動面に採用されて以降，THA は進歩を遂げたがポリエチレン摩耗粉による骨溶解とそれに伴う無菌性弛みは避けられず，THA の大きな問題であった（Harris 1995）．また，従来のポリエチレンの摺動面では骨頭径が大きいほどすべり距離が大きくなるため摩耗量が多くなり（前述の式参照），32mm 以上の骨頭は耐摩耗性の観点から敬遠される傾向にあった（Livermore ら 1990）．

ポリエチレンの耐摩耗性を向上させ，可動域や関節安定性に関して有利である大きい骨頭径を使用できるようにすることが課題であった．これに対し，耐摩耗性改善に対する主な手段として，骨頭材料を金属からセラミックにすること，ポリエチレンを放射線で架橋することなどが試みられてきた．

1. セラミック骨頭

セラミック骨頭は，表面を精密加工することにより，金属骨頭と比較し表面粗さが非常に小さい．また，その表面は窪みがあることによる凹側の粗さであり，突起による凸側の粗さが金属と比べ小さい．

したがって，セラミック骨頭を使用することで，摺動面が低摩擦トルクとなり，耐摩耗性の向上が期待できる．さらに，セラミック骨頭の硬さゆえ，third body に対して骨頭が傷つきにくく，研削摩耗を防止できる点も魅力である．実際，従来の架橋処理のされていないポリエチレンや滅菌レベルでクロスリンクしたポリエチレンでは，放射線学的摩耗計測において金属骨頭と比較した際にセラミック骨頭の優位性が証明されている（Kim ら 2005，Dahl ら 2012）．

しかしながら，後述するハイクロスリンクポリエチレンとの組み合わせではポリエチレンの耐摩耗性が優れているため，放射線学的摩耗計測において両者の差は認められない（Gaudiani ら 2018）．

2. クロスリンクポリエチレン

従来の超高分子ポリエチレンに放射線を照射してクロスリンクすることで耐摩耗性が向上することが報告され，10Mrad 程度の放射線照射量が摩耗量を減少させる最適な照射量であるとされた．

実験的に 10Mrad 程度でクロスリンクしたハイクロスリンクポリエチレンは従来のポリエチレンと比べ約 90% 摩耗量が減少することが証明されている（McKellop ら 1999，Ries ら 2001）．また，骨頭径を大きくしても摩耗量に影響しないことが示されている（Muratoglu ら 2001）．

しかしながら，クロスリンク時に発生するフリーラジカル除去のために，ポリエチレンを融点以下で熱処理（anneal）するとフリーラジカル残存する．経年的なポリエチレンの酸化に伴う劣化が懸念されている（Willie 2006）．また，ポリエチレンを再溶解（remelt）すると機械的強度が低下し（Kurtz ら 2002），実際に生体内での報告が散見され，カップのマルアライメントやリム部で 4.8 mm 未満の厚さになるライナーの使用に関しては注意が必要であるとされている（Ast ら 2014）．

第 1 世代のハイクロスリンクポリエチレンの 15 年以上経過した報告では，remelt されたポリエチレン，anneal されたポリエチレンの両者とも，臨床上計測した摩耗度が従来の超高分子ポリエチレンより低く，経年的な摩耗の増加も認められず，骨溶解の出現も低頻度であった（Feng ら 2018，Parilla ら 2024）．従来の超高分子ポリエチレンよりも摩耗に由来した再置換を低減させている（Hopper ら 2018）．

ポリエチレンを再融解せず機械的強度を保ったまフリーラジカルを除去する方法として，分割照射や，酸化防止剤であるビタミン E 添加などが採用された第 2 世代のハイクロスリンクポリエチレンが臨床導入されている．

約 10 年の経過で，分割照射したものもビタミン E 添加したポリエチレンも低摩耗であることが報告されている（Sax ら 2022, Collins ら 2023）．ポリエチレン酸化の臨床的意義は不明であるため，第 2 世代ハイクロスリンクポリエチレンの優位性が臨床的に証明できるには 20 年以上の時間が必要かもしれない．

第 1 世代のクロスリンクポリエチレンの摺動表面に高親水性ポリマーである 2-メタクリロイルオキシエチルホスホリルコリン（MPC ポリマー）処理をしたクロスリンクポリエチレンがある．

潤滑状態を向上させ流体潤滑により摩耗の低減が期待され，5 年の臨床経過でも，骨溶解を認めず低摩耗が報告され，他の第 1 世代のハイクロスリンクポリエチレンより低摩耗である可能性がある（Moro ら 2017）．ただ，生体内で MPC ポリマーが剥離してしまう懸念も報告されている（Hosoi ら 2020）．

文献

Archard JF. Contact and rubbing of flat surfaces. J Appl Phys. 1953; 24 : 981-988.

Ast MP, John TK, Labbisiere A, et al. Fractures of a single design of highly cross-linked polyethylene acetabular liners: an analysis of voluntary reports to the United States Food and Drug Administration. J Arthroplasty. 2014; 29: 1231-1235.

Collins AK, Sauder N, Nepple CM, et al. Minimum 7-year follow-up of vitamin E-diffused and highly cross-linked polyethylene liners in total hip arthroplasty: Findings from a prospective, international, multicenter study of 977 patients. J Arthroplasty. 2023; 38: 2373-2378.

Dahl J, Söderlund P, Nivbrant B, et al. Less wear with aluminium-oxide heads than cobalt-chrome heads with ultra high molecular weight cemented polyethylene cups: a ten-year follow-up with radiostereometry. Int Orthop. 2012; 36 : 485-490.

Devane PA, Horne JG. Assessment of polyethylene wear in total hip replacement. Clin Orthop Relat Res. 1999; 369 : 59-72.

Feng JE, Novikov D, Chen K, et al. Up to 18-year follow-up wear analysis of a first-generation highly cross-linked polyethylene in primary total hip arthroplasty. J Arthroplasty. 2018; 33: 3325-3328.

Gaudiani MA, White PB, Ghazi N, et al. Wear rates with large metal and ceramic heads on a second generation highly cross-linked polyethylene at mean 6-year follow-up. J Arthroplasty. 2018; 33: 590-594.

Harris WH. The problem is osteolysis. Clin Orthop Relat Res. 1995; 311 : 46-53.

Hopper RH Jr, Ho H, Sritulanondha S, et al. Otto Aufranc Award: Crosslinking reduces THA wear, osteolysis, and revision rates at 15-year followup compared with noncrosslinked polyethylene. Clin Orthop Relat Res. 2018; 476: 279-290.

Hosoi T, Hasegawa M, Tone S, et al. MPC-grafted highly cross-linked polyethylene liners retrieved from short-term total hip arthroplasty: Further evidences for the unsuitability of the MPC method. J Biomed Mater Res B Appl Biomater. 2020; 108: 2857-2867.

Kim YH. Comparison of polyethylene wear associated with cobalt-chromium and zirconia heads after total hip replacement. A prospective. randomized study. J Bone Joint Surg Am. 2005; 87 : 1769-1776.

Kurtz SM, Hozack WJ, Purtill JJ, et al. Significance of in vivo degradation for polyethylene in total hip arthroplasty. Clin Orthop Relat Res. 2006; 453 : 47-57.

Kurtz SM, Villarraga ML, Herr MP, et al. Thermomechanical behavior of virgin and highly crosslinked ultra-high molecular weight polyethylene used in total joint replacements. Biomaterials. 2002; 23 : 3681-3697.

Livermore J, Ilstrup D, Morrey B. Effect of femoral head size on wear of the polyethylene acetabular component. J Bone Joint Surg Am. 1990; 72 : 518-528.

McKellop H, Shen FW, Lu B, et al. Development of an extremely wear-resistant ultra high molecular weight polyethylene for total hip replacements. J Orthop Res. 1999; 17 : 157-167.

Moro T, Takatori Y, Tanaka S, et al. Clinical safety and wear resistance of the phospholipid polymer-grafted highly cross-linked polyethylene liner. J Orthop Res. 2017; 35: 2007-2016.

Muratoglu OK, Bragdon CR, O'Connor DO, et al. A novel method of cross-linking UHMWPE to improve wear. reduce oxidation. and retain mechanical properties. J Arthroplasty. 2001; 16 : 149-160.

Parilla FW, Youngman TR, Layon DR, et al. Excellent 20-year results of total hip arthroplasty with highly cross-linked polyethylene on cobalt-chromium femoral heads in patients ≤50 years. J Arthroplasty. 2024; 39: 409-415.

Ries MD, Scott ML, Jani S. Relationship between gravimetric wear and particle generation in hip simulators: conventional compared with cross-linked polyethylene. J Bone Joint Surg Am. 2001; 83 : 116-122.

Sax OC, Douglas SJ, Chen Z, et al. Low wear at 10-year follow-up of a second-generation highly cross-linked polyethylene in total hip arthroplasty. J Arthroplasty. 2022; 37: S592-S597.

Shen FW, Lu Z, McKellop HA. Wear versus thickness and other features of 5-Mrad crosslinked UHMWPE acetabular liners. Clin Orthop Relat Res. 2011; 469 : 395-404.

Willie BM, Bloebaum RD, Ashrafi S, et al.Oxidative degradation in highly cross-linked and conventional polyethylene after 2 years of real-time shelf aging. Biomaterials. 2006; 27 : 2275-2284.

---

5 | hard on hard 摺動面

1. メタルオンメタル (metal on metal: MoM) 摺動面

メタルオンメタル摺動面は，表面疲労や摩擦，化学反応などが主な摩耗機序とされる．

メタルオンメタルのような hard on hard 摺動面にとって，潤滑は摺動面の低摩擦と低摩耗を得るために最も重要であり，摺動面が乾燥状態であると摩擦と摩耗は非常に高くなる．ほとんどのメタルオンメタル摺動面では混合潤滑または流体潤滑が起こっているとされており，摩擦の軽減に貢献している．

摺動面材料の表面粗さを小さくすること，すなわちλ比を大きくすることがまず大切である．実験的には，クリアランスが小さい場合（Rieker ら 2005），摺動のすべり速度が速くなり，より潤滑液を摺動面に取り入れやすくなる．骨頭径が大きいと（Smith ら 2001），流体潤滑状態になりやすいことが示されている．骨頭径が大きい方が摩耗に有利なの

は，前述の hard on soft 摺動面とは逆の現象であり注意されたい．

しかしながら，実際の臨床においては，100 μm 以下の小さいクリアランスのメタルオンメタル摺動面の臨床成績は悪い（Langton ら 2011）．これはカップがプレスフィットされると約 100 μm 程度歪みを生じるとされ（Lin ら 2006），小さいクリアランスだと赤道摺動の形態を呈してしまうことになるためである．

したがって，現在メタルオンメタル摺動面はカップの変形分を加味した 150〜250 μm 程度の直径クリアランスが臨床的にはよいとされている．

メタルオンメタル摺動面の摩耗は running-in phase と steady-state phase の 2 相に分けられる．

running-in phase は術後 1〜2 年（シミュレーター上 1〜2×10^6 サイクル）までの期間で，比較的摩耗量が多く，それ以降の steady-state phase の摩耗量は非常に低値である（Sieber ら 1999）．running-in phase ではメタルオンメタル摺動面の表面の凹凸が自己研磨されているためである（Chan ら 1996, Goldsmith ら 2000）．

また，摺動面などから生じた金属摩耗粉や金属イオンに対する毒性や異物反応が問題視されており，これらは adverse reaction to metal debris（ARMD）とよばれている（Willert ら 2005, Langton ら 2010）．

小さいクリアランスのカップや，カップの実質の外転角度が大きくなり，辺縁摩耗が生じやすくなる sector angle（カップ内径の中心からカップ摺動面外縁を結んだ角度）の小さいカップなどの不良デザイン機種は 1 つの危険因子とされている．

さらに，CoCr 合金製の大骨頭を用いた THA で，テーパー嵌合部の腐食による ARMD を高頻度に認めることがわかり（Bolland ら 2011），メタルオンメタル摺動面の THA は行われなくなった．

現在ではメタルオンメタル摺動面は，一部の成績良好な表面置換型人工股関節にのみ採用されている．

2. セラミックオンセラミック（ceramic on ceramic：CoC）摺動面

セラミックオンセラミック摺動面は，表面疲労が主な摩耗機序とされており，現在使用されている摺動面の組み合わせのなかで最も摩耗量が少ないとされている（Boutin ら 1988, Clarke ら 2000）．

同じ hard on hard 摺動コンセプトのメタルオンメタルと比べ，セラミックは湿潤性に富んでいるため摺動面に均一な fluid film が形成されやすく，また研磨加工で表面粗さを金属よりはるかに小さくする

ことが可能である．

λ 比が高くなり，より流体潤滑になりやすいことで，摩擦と摩耗が低い摺動面が形成されている．また，硬い材料特性から third body が介在しても傷つきにくい点は摩耗にとって有利であり，摩耗粉の生体反応性がポリエチレンや金属よりも乏しいことも利点である．

一方，再置換時に採取したセラミックオンセラミック摺動面の関節周囲組織の観察では，*in vitro* でのシミュレーションで認められる摺動面からのナノサイズの摩耗粉に加え，二峰性にミクロンサイズの摩耗粉も認められている（Hatton ら 2002）．

このミクロンサイズの摩耗粉は，骨頭がライナー内でマイクロセパレーションした後，ライナーの辺縁に接触した際に辺縁荷重により生じると推察されている（Tipper ら 2002）．stripe wear と呼ばれ通常の摺動部分からの摩耗と区別されている．stripe wear は異音（squeaking）の発生要因となる可能性がある．

セラミックオンセラミックにおいて，米国整形外科学会での人工関節の機能面からの摩耗様式分類の Mode-1 による摩耗は非常に低値であるが，こういった Mode-2 による予期せぬ摩耗が起こることについても知っておく必要がある．

実際の臨床において，1 世代前のアルミナを使用した第 3 世代セラミックオンセラミックにおいても，骨溶解はほとんど認められず高い生存率が報告されている（Sugano ら 2012）が，破損（Poggie ら 2007, Koo ら 2008）squeaking（Schroder ら 2011）が課題であった．

アルミナにジルコニアを添加して破壊強度を向上させたセラミックが導入され，この第 4 世代セラミックオンセラミックの 10 年以上経過した成績も同様に 95％以上の高い生存率が報告されている（Alshammari ら 2023, Niu ら 2023）．

しかしながら，squeaking は依然として報告され，第 3 世代と比べ減少しているものの破損は生じており（Hallan ら 2020），破損や異音の問題は完全解決していない．

文献

Alshammari MO, de Petrillo G, Epure LM, et al. Outcomes of ceramic-on-ceramic bearing total hip arthroplasty: A minimum 10-year follow-up study. J Arthroplasty. 2023; 38: S146-S151.

Bolland BJ, Culliford DJ, Langton DJ, et al. High failure rates with a large-diameter hybrid metal-on-metal total hip replacement: clinical, radiological and retrieval analysis. J Bone Joint Surg Br. 2011; 93: 608-615.

Boutin P, Christel P, Dorlot JM, et al. The use of dense alumina-alumina ceramic combination in total hip replacement. J Biomed Mater Res.

1988; 22 : 1203-1232.

Chan FW, Bobyn JD, Medley JB, et al. Engineering issues and wear performance of metal on metal hip implants. Clin Orthop Relat Res. 1996; 333 : 96-107.

Clarke IC, Good V, Williams P, et al. Ultra-low wear rates for rigid-on-rigid bearings in total hip replacements. Proc Inst Mech Eng H. 2000; 214 : 331-347.

Goldsmith AA, Dowson D, Isaac GH, et al. A comparative joint simulator study of the wear of metal-on-metal and alternative material combinations in hip replacements. Proc Inst Mech Eng H. 2000; 214 : 39-47.

Hallan G, Fenstad AM, Furnes O. What is the frequency of fracture of ceramic components in THA? Results from the Norwegian arthroplasty register from 1997 to 2017. Clin Orthop Relat Res. 2020; 478: 1254-1261.

Hatton A, Nevelos JE, Nevelos AA, et al. Alumina-alumina artificial hip joints. Part I: a histological analysis and characterisation of wear debris by laser capture microdissection of tissues retrieved at revision. Biomaterials. 2002; 23 : 3429-3440.

Koo KH, Ha YC, Jung WH, et al. Isolated fracture of the ceramic head after third-generation alumina-on-alumina total hip arthroplasty. J Bone Joint Surg Am. 2008; 90 : 329-336.

Langton DJ, Jameson SS, Joyce TJ, et al. Early failure of metal-on-metal bearings in hip resurfacing and large-diameter total hip replacement: A consequence of excess wear. J Bone Joint Surg Br. 2010; 92 : 38-46.

Langton DJ, Jameson SS, Joyce TJ, et al. Accelerating failure rate of the ASR total hip replacement. J Bone Joint Surg Br. 2011; 93 : 1011-1016.

Lin ZM, Meakins S, Morlock MM, et al. Deformation of press-fitted

metallic resurfacing cups. Part 1: Experimental simulation. Proc Inst Mech Eng H. 2006; 220 : 299-309.

Niu E, Fu J, Li H, et al. Primary total hip arthroplasty with ceramic-on-ceramic articulations: Analysis of a single-center series of 1,083 hips at a minimum of 10-year follow-up. J Arthroplasty. 2023; 38: 1539-1544.

Poggie RA, Turgeon TR, Coutts RD. Failure analysis of a ceramic bearing acetabular component. J Bone Joint Surg Am. 2007; 89 : 367-375.

Rieker CB, Schön R, Konrad R, et al. Influence of the clearance on in-vitro tribology of large diameter metal-on-metal articulations pertaining to resurfacing hip implants. Orthop Clin North Am. 2005; 36 : 135-142.

Schroder D, Bornstein L, Bostrom MP, et al. Ceramic-on-ceramic total hip arthroplasty: incidence of instability and noise. Clin Orthop Relat Res. 2011; 469 : 437-442.

Sieber HP, Rieker CB, Köttig P. Analysis of 118 second-generation metal-on-metal retrieved hip implants. J Bone Joint Surg Br. 1999; 81 : 46-50.

Smith SL, Dowson D, Goldsmith AA. The effect of femoral head diameter upon lubrication and wear of metal-on-metal total hip replacements. Proc Inst Mech Eng H. 2001; 215 : 161-170.

Sugano N, Takao M, Sakai T, et al. Eleven- to 14-year follow-up results of cementless total hip arthroplasty using a third-generation alumina ceramic-on-ceramic bearing. J Arthroplasty. 2012; 27 : 736-741.

Tipper JL, Hatton A, Nevelos JE, et al. Alumina-alumina artificial hip joints. Part II: characterisation of the wear debris from in vitro hip joint simulations. Biomaterials. 2002; 23 : 3441-3448.

Willert HG, Buchhorn GH, Fayyazi A, et al. Metal-on-metal bearings and hypersensitivity in patients with artificial hip joints. A clinical and histomorphological study. J Bone Joint Surg Am. 2005; 87 : 28-36.

3 摩耗粉による生体反応

人工股関節全置換術は，時にインプラント周囲に慢性炎症や異物反応が生じ，それらが持続する場合がある．慢性炎症の原因は，感染症など特定できる場合もあれば不明な場合もある．

慢性炎症の組織学的特徴としては，活性化したマクロファージ，線維芽細胞，T細胞サブセット，その他自然免疫系の細胞があげられる．異物反応は，活性化されたマクロファージ，異物巨細胞，線維芽細胞などで構成され，多くの場合，特徴的な組織学的配置で分布している．

この反応は，通常，インプラントの生体材料から生成された微粒子（摩耗粉，wear debris または wear particle）の破片やその他の副産物に起因する．慢性炎症と異物反応の両方が，インプラントと周囲組織の結合に生物学的な悪影響を及ぼす．

摩耗粉は単球やマクロファージによって貪食され，摩耗粉量が多いと骨溶解（osteolysis）を伴う異物肉芽腫が形成される．骨溶解が広範囲に及ぶとインプラントの固定性が低下し，人工股関節の弛みを生じる（Goodman ら 2022，Gibon ら 2024）．

慢性的な炎症と異物反応を軽減する戦略により，インプラントの初期結合性と長期生存が向上し，患者の長期的な疼痛緩和と関節の機能改善が維持される．

文献

Gibon E, Takakubo Y, Zwingenberger S, et al. Friend or foe? Inflammation and the foreign body response to orthopedic biomaterials. J Biomed Mater Res A. 2024; 112: 1172-1187.

Goodman SB, Gibon E, Gallo J, et al. Macrophage polarization and the osteoimmunology of periprosthetic osteolysis. Curr Osteoporos Rep. 2022; 20: 43-52.

1 摩耗粉の発生

摺動面の素材として使われている vitamin E 添加（Rochcongar ら 2018）や 2-methacryloyloxyethyl phosphorylcholine（MCP）ポリマー加工（Moro ら 2017）を含む超高分子ポリエチレン（ultra-high molecular weight polyethylene: UHMWPE），コバルトクロム合金，ステンレス鋼，アルミナやジルコニアなどのセラミックスは，正常に機能していても摩耗し，粒子やイオンが生体に放出される（Goodman ら 2022）．

摺動面以外でもインピンジメント部位やヘッドネックジャンクション，寛骨臼スクリュー固定部，金属製ソケットとポリエチレンの境界面，セメント・インプラントの離開部でも摩耗粉が生じる．

摺動面以外で生じた金属（チタン合金，コバルトクロム合金，ステンレス鋼），骨セメント，ハイドロキシアパタイト由来の摩耗粉は摺動面にいたって摩耗粉の生成を加速させる．これを third body wear とよぶ（Wimmer ら 2006）．

文献

Goodman SB, Gibon E, Gallo J, et al. Macrophage polarization and the osteoimmunology of periprosthetic osteolysis. Curr Osteoporos Rep. 2022; 20: 43-52.

Moro T, Takatori Y, Tanaka S, et al. Clinical safety and wear resistance of the phospholipid polymer-grafted highly cross-linked polyethylene liner. J Orthop Res. 2017; 35: 2007-2016.

Rochcongar G, Buia G, Bourroux E, et al. Creep and wear in vitamin E-infused highly cross-linked polyethylene cups for total hip arthroplasty: A prospective randomized controlled trial. J Bone Joint Surg Am. 2018; 100: 107-114.

Wimmer MA, Fischer A. Tribology (Callaghan JJ, et al eds: The Adult Hip, volume 1, 2nd ed). Lippincott Williams & Wilkins. 2006; 215-226.

2 摩耗粉と生体反応

異物反応は，人工インプラントの組成や生成される摩耗粒，破片，イオンなどその他多くの特性によって異なる．生体材料由来の摩耗粉（産物）は，その大きさによって生体反応様式に違いが生じる（Kubo ら 1999）．

生体材料自身や摩耗粉（産物）は，"bulk"（固形物），"large"（粒子），"moderate"（細粒子），"small"（微粒子），"very small"（金属イオン／金属イオン複合体）に分類される（Goodman ら 2009，2022，Gibon ら 2024）（表1）．ポリエチレンを含むベアリングは特に活動性の高い患者において経時的に摩耗する傾向があり，数ナノミクロンから数ミクロンの小さな不規則な形状のポリエチレンが多数発生する．

"bulk" に分類されるものは，主としてインプラントそのものである．インプラントは周囲組織と接する．力学的に安定した条件下で，周囲組織に過度な炎症性反応が起こらなければ，インプラントは適合性が得られ安定して機能する．弛みのない骨セメントと骨の境界面，骨誘導を伴わない骨とインプラント境界面がこれに相当する．

表 1　インプラントとインプラント由来破損片，摩耗粒子の生体反応

大きさ	生成様式	局所動態	生体反応様式
固形物 "bulk" （肉眼視可レベル）	・製品（インプラント） ・破損	・関節機能 ・周囲細胞の基質 ・破損塊	・線維性被膜 ・骨組織の結合
粒子 "large" （10 ミクロン〜 数 10 ミクロン）	・微小破損 （microfracture）	・細胞外基質への埋入 ・摺動面への迷入	・肉芽腫形成と隔離 ・third body wear の発生
細粒子 "moderate" （サブミクロン〜 数ミクロン）	・摩耗 （wear）	・貪食細胞による取り 　込み ・細胞外基質への埋入	・無反応 ・異物肉芽腫反応 ・活性物質の付着に伴う 　炎症反応増強の可能性
微粒子 "small" （数ナノメーター）	・摩耗 （wear）	・細胞間液での浮遊 ・細胞外基質への埋入 ・細胞による取り 　込み（飲作用）	・無反応 ・異物肉芽腫反応 ・活性物質の付着に伴う炎 　症反応増強の可能性
金属イオン／ 金属イオン複合体 "very small" （サブナノメーター以下）	・腐食 （corrosion）	・イオン化 ・ハプテン形成	・遅延性アレルギー反応（IV 型） ・腎毒性？ ・胎児毒性？ ・発がん性？

（Goodman ら 2009，Gibon ら 2024 より改変）

　インプラントの破損で生じた断片や破砕片は線維性被膜に覆われれば臨床上問題にならない．しかし，破断部位が，破断部位同士あるいは骨などと接触や衝突を繰り返すと，さらに摩耗粉が生まれ異物肉芽腫反応が惹起される．

　10〜数 10 ミクロンのインプラント摩耗由来の粒子は "large" に分類される．これらの粒子はインプラント間の微小運動やインピンジメントによる摩耗に伴い発生する．摩耗粉粒子が大きくなるにつれて，単球やマクロファージが粒子を貪食することができなくなる．

　貪食可能な粒子の大きさは 10 〜 25 ミクロン程度とされる（Doorn ら 1996，Savio ら 1994）．貪食されない摩耗粉は，単球，マクロファージ，異物巨細胞によって周囲を取り囲まれ，線維性被膜により隔離される．摩耗粉の量が少なければ，次第に再生関節包組織の線維性基質のなかに埋入され，遷延性の炎症反応を惹起させることはない．

　しかし，"large" に分類される粒子が関節摺動面に入ると摩耗を助長する．骨セメント，金属，セラミックス，ハイドロキシアパタイト由来の摩耗粉は摺動面にいたると，摺動面素材として用いられている超高分子ポリエチレン，金属，セラミックスの摩耗を引き起こしたり，それ自身が砕片化されてより小さな摩耗粉となる（third body wear，Wimmer ら 2006）．特に超高分子ポリエチレンが摺動面に用いられている場合は摩耗が著しくなる．分子間の架橋割合をあげて力学的強度と耐摩耗性を高めた超高分子ポリエチレン（highly cross-linked UHMWPE）においても同様である．

　"moderate" に分類されるものは，サブミクロンから数ミクロンの摩耗粉が相当する．このサイズの粒子は主として単球やマクロファージに貪食され，"small" に分類される微粒子とともに最も刺激性があるとされる（Goodman ら 2019）．

　摩耗粉量が少ない場合，食細胞は貪食後にアポトーシスを生じ，やがて摩耗粉の多くは線維性組織に埋入されるため臨床上問題となることはない．一方，粒子が絶えず産生され，その数量が多くなるに従い，食細胞による貪食反応を端緒とした異物反応が持続して肉芽腫が形成され，骨溶解を引き起こす（Takagi 2001，Goodman ら 2022）．

　骨溶解を伴う肉芽腫組織 1g からは 1,010 個以上の超高分子ポリエチレン摩耗粉が検出される（Kobayashi ら 1997）．また骨溶解発生リスクは年間線摩耗量が 0.1mm をこえると有意に上昇し，発生

リスクの少ない年間線摩耗量の上限は 0.05mm とされる（Dambleton ら 2002）.

vitamin E 添加高クロスリンクポリエチレンや MCP ポリマー加工高クロスリンクポリエチレンでは，年間線摩耗量は 0.002 〜 0.015mm と報告されている（Rochcongar ら 2018, Moro ら 2017, D'Antonio ら 2012）.

"small" に分類される粒子も摩耗によって形成される．数ナノメーターの摩耗粒子は，細胞外基質内に存在したり，細胞間液を浮遊する．細胞の飲作用によって細胞内に取り込まれ生体反応を引き起こす（Goodman ら 2009）.

これらの粒子は，主に間質の線維性組織中の単球・マクロファージ系による異物反応および非特異的炎症反応を惹起する．インプラント生体界面の単球・マクロファージ，線維芽細胞，およびその他の細胞は，難消化性の摩耗粒子を貪食することによって活性化され，炎症性サイトカイン，ケモカイン，活性酸素，および破骨細胞の増殖と分化を刺激し，骨芽細胞系細胞を抑制するさまざまな因子を産生する.

その結果，局所の骨吸収（インプラント周囲骨溶解）が起こり，インプラントを支える骨組織が損なわれ，最終的には人工関節の弛緩を引き起こす（Goodman ら 2019）.

"very small" に分類されるものは，金属イオンやその複合体である．金属イオンは素材の摩耗や腐食によって形成される．金属イオンはハプテンとしてタンパクを主体とする生体構成分子と結合してIV型アレルギーに分類される遅延型過敏性を引き起こす.

インプラント由来のニッケル，コバルト，クロムイオンが金属アレルギーを引き起こす可能性があると考えられている．インプラント由来金属イオンの腎毒性，胎児毒性，発がん性も危惧されている（Konttinen ら 2005，Goodman ら 2009）.

文献

Dambleton JH, Manley MT, Edidin AA. A literature review of the association between wear rate and osteolysis in total hip arthroplasty. J Arthroplasty 2002; 17 : 649-661.

D'Antonio JA, Capello WN, Ramakrishnan R. Second-generation annealed highly cross-linked polyethylene exhibits low wear. Clin Orthop Relat Res. 2012; 470: 1696-1704.

Doorn PF, Campbell PA, Amstutz HC. Metal versus polyethylene wear particles in total hip replacements. A review. Clin Orthop Relat Res. 1996; 329 : 206-216.

Gibon E, Takakubo Y, Zwingenberger S, et al. Friend or foe? Inflammation and the foreign body response to orthopedic biomaterials. J Biomed Mater Res A. 2024; 112: 1172-1187.

Goodman SB, Barrena GB, Takagi M, et al. Biocompatibility of total hip replacement: A review. J Biomed Mater Res A. 2009; 91 : 894-902.

Goodman SB, Gallo J. Periprosthetic osteolysis: Mechanisms, prevention and treatment. J Clin Med. 2019; 8: 2091.

Goodman SB, Gibon E, Gallo J, et al. Macrophage polarization and the osteoimmunology of periprosthetic osteolysis. Curr Osteoporos Rep. 2022; 20: 43-52.

Kobayashi A, Freeman MAR, Bobfeld W, et al. Number of polyethylene particles and osteolysis in total joint replacements. J Bone Joint Surg Br. 1997; 79 : 844-848.

Konttinen YT, Zhao D, Takagi M, et al. The microenvironment around total hip replacement prostheses. Clin Orthop Relat Res. 2005; 430 : 28-38.

Kubo T, Sawada K, Hirakawa K, et al. Histiocyte reaction in rabbit femurs to UHMWPE, metal, and ceramic particles in different sizes. J Biomed Mater Res. 1999; 45 : 365-369.

Moro T, Takatori Y, Tanaka S, et al. Clinical safety and wear resistance of the phospholipid polymer-grafted highly cross-linked polyethylene liner. J Orthop Res. 2017; 35: 2007-2016.

Rochcongar G, Buia G, Bourroux E, et al. Creep and wear in vitamin E-infused highly cross-linked polyethylene cups for total hip arthroplasty: A prospective randomized controlled trial. J Bone Joint Surg Am. 2018; 100:107-114.

Savio JA, Overcamp LM, Black J. Size and shape of biomaterial wear debris. Clin Mater. 1994; 15 : 101-147.

Takagi M. Bone-implant interface biology. - Foreign body reaction and periprosthetic osteolysis in artificial hip joints. J Clin Exp Hematopathol. 2001; 41 : 81-87.

Wimmer MA, Fischer A. Tribology (Callaghan JJ, et al eds: The Adult Hip, volume 1, 2nd ed). Lippincott Williams & Wilkins. 2006; 215-226.

3 異物肉芽腫の病理組織像

"moderate" から "small" に分類されるナノメーター〜数ミクロンの超高分子ポリエチレン由来の摩耗粉が絶えず生成されるとマクロファージを主体とした異物貪食反応が繰り返され，細胞成分に富む異物肉芽腫が形成される（Kubo ら 1999, Konttinen ら 2005）.摩耗粉の取り込みの主たる役割を担うマクロファージの集簇をはじめ，単球，異物巨細胞，線維芽細胞，血管内皮細胞，さらに少数の T リンパ球，肥満細胞が観察される.

食細胞系に属する好中球の浸潤が少ないことが異物肉芽腫反応の特徴である．好中球の浸潤が目立つ場合は感染やその併存を疑う（Feldman ら 1995，Goodman ら 2019）.

細胞成分に富む肉芽腫のほか，肉芽腫形成に引きつづく生体反応の結果，線維化，器質化，血管新生，壊死像も観察される（Takagi 1996, 2001）.組織をホルマリン固定後，パラフィン包埋切片としてヘマトキシリン・エオジン染色を行って偏光顕微鏡や微分干渉顕微鏡で観察すると，超高分子ポリエチレン摩耗粉は屈折性を示し，球状，針状，剥片状などさまざまな形をとる（Guttmann ら 1993，Doorn ら 1996）（図 1a，図 1b）.

超高分子ポリエチレン摩耗粉粒子の多くがサブミ

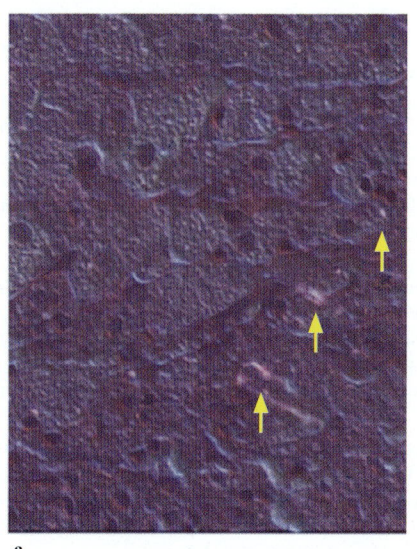
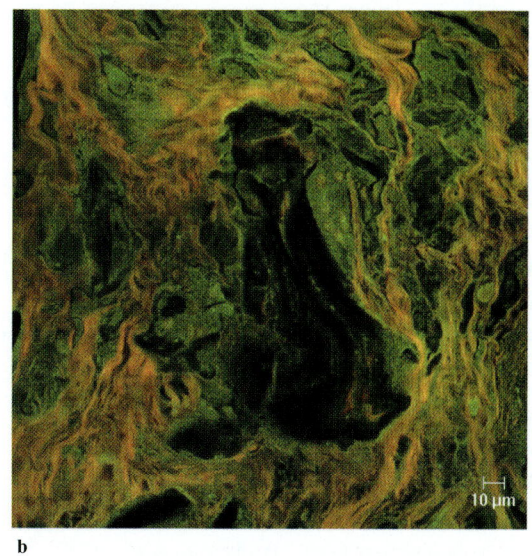

10 μm

a　　　　　　　　　　　　　　　b

図1　人工関節摩耗粒子に対する異物肉芽腫反応（高木 2011 より）

a: 超高分子ポリエチレン摩耗粉（矢印）主体の異物肉芽腫反応．マクロファージは胞体の輝度の高い細胞として観察される．粒子は種々の形状で胞体内やその近傍に観察される（微分干渉顕微鏡を用いた観察，強拡大）．b: 共焦点レーザー顕微鏡による異物肉芽腫反応の観察．種々のサイズの超高分子摩耗粉粒子とそれを取り囲むマクロファージ，異物巨細胞が観察される．緑：細胞成分．橙：細胞外基質成分．黒：超高分子ポリエチレン．

クロンサイズであることが走査電子顕微鏡による観察で明らかになっている（Shanbhag ら 1994）．一方，メチルメタクリレートを主成分とする骨セメントは組織標本の作製過程でキシレンによってその多くが溶出されてしまう．空隙の一部に硫酸バリウム成分が褐色の粒子としてその痕跡を留めることもある（Goldring ら 1986）．

金属摩耗粉主体の異物肉芽腫反応では，摩耗粉量が多いと組織は黒色や黒灰色を呈する（Linder ら 1983，Savio ら 1994）（図2）．メタルオンメタル摺動面の摩耗粉量は超高分子ポリエチレンが摺動面に用いられた場合と比較して 1/20 以下であるとされる（Amstutz ら 1996）．

一方，コバルトクロム合金摩耗粉は同じサイズのポリエチレン摩耗粉よりも組織の壊死を起こしやすい（Goodman 1994）．チタン合金でも摩耗粉量が多いと壊死を伴った組織反応が起こる（Agins ら 1988）．また金属摩耗粉を主体とする異物肉芽腫反応では細胞のアポトーシスが誘導されやすい（Stea ら 2000）．

コバルトクロム合金のメタルオンメタル摺動面を持つ大径骨頭の THA や表面置換型人工股関節の術後に偽腫瘍（pseudotumor）とよばれる病変がインプラント周囲に形成されることがある（Boardman ら 2006，Gruber ら 2007，Pandit ら 2008）．組織学

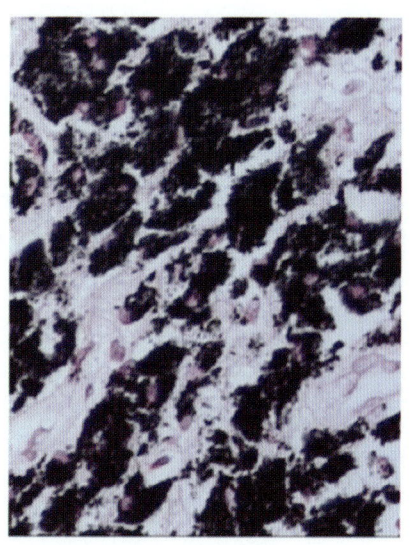

図2　チタン摩耗粉主体の貪食
黒色のチタン摩耗粉粒子がマクロファージの細胞内に取り込まれている．

的には血管周囲の著しいリンパ球浸潤を伴う肉芽腫反応を示す腫瘤部や再生関節包組織のほか，近傍に炎症性滑液包を認めることもある．

金属摩耗量が多い場合は，IL-1 や IL-3 によって，人工関節インプラントを取り囲む異物多核巨細胞と

局所マクロファージの融合が誘導される（Goodman
ら 2019，2022，Suljevic ら 2022）．摩耗粉の貪食は
マクロファージが中心で，細胞成分に富む肉芽腫が
形成される傾向にある．リンパ球浸潤，組織壊死，
器質化も観察される．

　疼痛が主訴で金属アレルギーを疑われて再置換
術を受けた症例では金属摩耗量は少なく，壊死組
織を伴ったリンパ球細胞浸潤が顕著に認められる．
金属イオンは，ハプテンとしての機能だけでなく
細胞毒性も有し，無菌性の血管周囲リンパ球集簇
病変（aseptic lymphocytic vasculitis-associated lesion：
ALVAL），金属破片に対する有害反応（adverse
reaction to metal debris：ARMD）を誘発する可能性
がある（Goodman ら 2022）．

　そして，これらのTリンパ球は金属過敏症，い
わゆる遅延型過敏症様反応，IV型アレルギー反応
と関連している（Hart ら 2009）．実際，金属イオン
は内部タンパク質と結合してハプテンとなり，局所
微小環境においてサイトカインやケモカインとと
もにT細胞に対する抗原提示能を有する（Hart ら
2009，Suljevic ら 2022）．

　Bリンパ球は，インプラントの無菌性弛みに関連
した組織でも活性化される．B細胞は先に述べたハ
プテンに対する抗体を産生し，過敏症に関連した
反応を媒介する可能性があるが（Hart ら 2009），B
細胞の役割については議論の余地がある（Hart ら
2009，Nich ら 2013）．

　このように，金属対金属摺動面を持つ人工関節周
囲組織の生体反応は多彩である．金属摩耗粉やイオ
ンの生体に対する影響のより詳細な検討が待たれ
る．

文献

Agins HJ, Alcock NW, Bansal M, et al. Metalic wear in failed titanium-alloy total hip replacement. A histological and quantitative analysis. J Bone Joint Surg Am. 1988; 70 : 347-356.

Amstutz HC, Campbell P, McKellop H, et al. Metal on metal total hip replacement. Clin Orthop Relat Res. 1996; 329 : 297-303.

Boardman DR, Middleton FR, Kavanagh TG. A benign psoas mass following metal-on-metal resurfacing of the hip. J Bone Joint Surg Br. 2006; 88 : 402-404.

Doorn PF, Campbell PA, Amstutz HC. Metal versus polyethylene wear particles in total hip replacements. A review. Clin Orthop Relat Res. 1996; 329 : 206-216.

Feldman DS, Lonner JH, Desai P, et al. The role of intraoperative frozen sections in revision total joint arthroplasty. J Bone Joint Surg Am. 1995; 77 : 1807-1813.

Goldring SR, Jasty M, Roelke MS, et al. Formation of a synovial-like membrane at the bone-cement interface. Its role in bone resorption and implant loosening after total hip replacement. Arthritis Rheum. 1986; 29 : 836-842.

Goodman SB. The effects of micromotion and particulate materials on tissue differentiation. Bone chamber studies in rabbits. Acta Orthop Scand. 1994; 65 : 1-43.

Goodman SB, Gallo J. Periprosthetic osteolysis: mechanisms, prevention and treatment. J Clin Med. 2019; 8: 2091.

Goodman SB, Gibon E, Gallo J, et al. Macrophage polarization and the osteoimmunology of periprosthetic osteolysis. Curr Osteoporos Rep. 2022; 20: 43-52.

Gruber FW, Böck A, Tratting S, et al. Cystic lesion of the groin due to metallosis: A rare long-term complication of metal-on-metal total hip arthroplasty. J Arthroplasty. 2007; 22 : 923-927.

Guttmann D, Schmalzried TP, Jasty M, et al. Light microscopic identification of submicron polyethylene wear debris. J Appl Biomater. 1993; 4 : 303-307.

Hart AJ, Skinner JA, Winship P, et al. Circulating levels of cobalt and chromium from metal-on-metal hip replacement are associated with CD8+ T-cell lymphopenia. J Bone Joint Surg Br. 2009; 91: 835-842.

Konttinen YT, Zhao D, Takagi M, et al. The microenvironment around total hip replacement prostheses. Clinical Orthop Relat Res. 2005; 430 : 28-38.

Kubo T, Sawada K, Hirakawa K, et al. Histiocyte reaction in rabbit femurs to UHMWPE, metal, and ceramic particles in different sizes. J Biomed Mater Res. 1999; 45 : 365-369.

Linder L, Lindberg L, Carlsson A. Aseptic loosening of hip prostheses. A histologic and enzyme histochemical study. Clin Orthop Relat Res. 1983; 175 : 93-104.

Nich C, Takakubo Y, Pajarinen J, et al. Macrophages-Key cells in the response to wear debris from joint replacements. J Biomed Mater Res A. 2013; 101: 3033-3045.

Pandit H, Glyn-Jones S, McLardy-Smith P, et al. Pseudotumors associated with metal-on-metal hip resurfacing. J Bone Joint Surg Br. 2008; 90 : 847-851.

Savio JA, Overcamp LM, Black J. Size and shape of biomaterial wear debris. Clinical Materials. 1994; 15 : 101-147.

Shanbhag AS, Jacobs JJ, Glant TT, et al. Composition and morphology of wear debris in failed uncemented total hip replacement. J Bone Joint Surg Br. 1994; 76 : 60-67.

Stea S, Visentin M, Granchi D, et al. Apotosis in peri-implant tissue. Biomaterials. 2000; 21 : 1393-1398.

Suljevic O, Fischerauer SF, Weinberg AM, et al. Immunological reaction to magnesium-based implants for orthopedic applications. What do we know so far? A systematic review on *in vivo* studies. Mater Today Bio. 2022; 15: 100315.

Takagi M. Neutral proteinases and their inhibitors in loose hip prostheses. Acta Orthop Scand Suppl. 1996; 271: 3-29.

Takagi M. Bone-implant interface biology. -Foreign body reaction and periprosthetic osteolysis in artificial hip joints. J Clin Exp Hematopathol. 2001; 41 : 81-87.

高木理彰. 人工股関節の摩耗(菅野伸彦, 久保俊一　編集：人工股関節全置換術). 金芳堂. 2011; 45.

4 　異物肉芽腫の分子病態と骨溶解

　異物反応には，人工関節，医療器具，生体材料の
体内埋め込み後の微小粒子に対する単球・マクロ
ファージ・線維芽細胞・異物巨細胞・破骨細胞の
さまざまな免疫関連細胞が関与している（Takagi ら
2001a，Goodman ら 2022，Lu ら 2022）．

　しかし，インプラント周囲組織における炎症型の
異物反応は，微生物による感染，外傷，痛風や偽痛

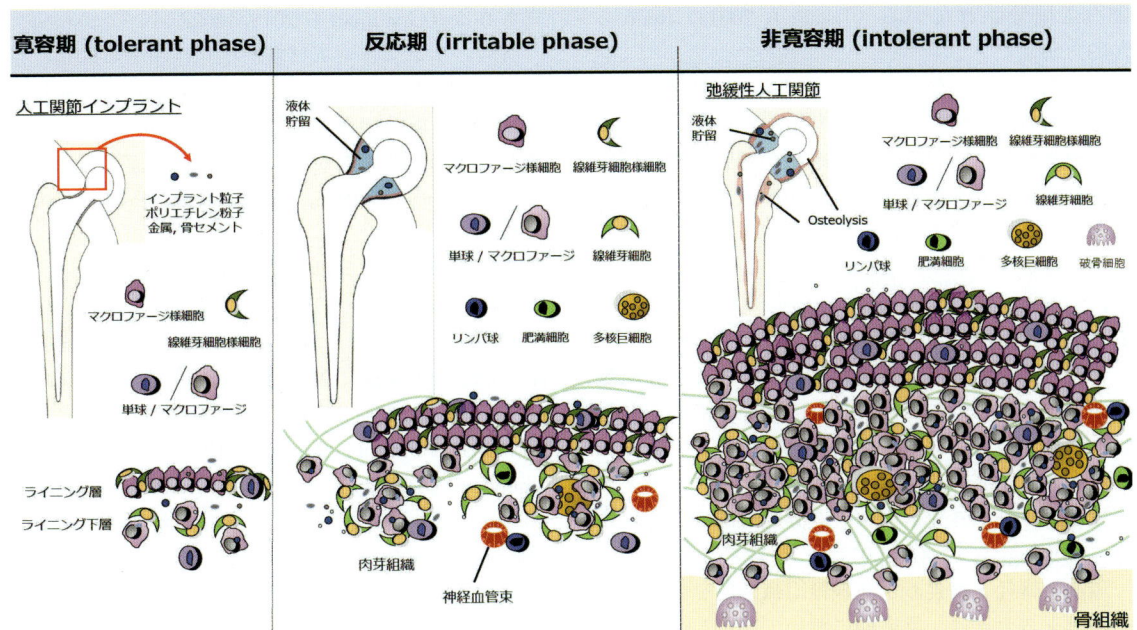

図3　人工股関節周囲のオステオライシス

インプラント周囲組織の異物反応 インプラント周囲組織における異物反応は，3つの段階，寛容期（tolerant phase），反応期（irritable phase），非寛容期（intolerant phase）に分けられる．これらの段階では，自然免疫細胞と非免疫細胞が多くのメディエーターを用いて重要な役割を果たす：サイトカイン［TNF（tumor necrosis factor）-α，IL（interleukin）-4，IL-6，IL-8，IL-13，IL-33，IFN（interferon）-γ，TGF（tumor growth factor）-β，iNOS（inducible nitric oxide synthase），miRNA，HIF（hypoxia inducible factor）］，ケモカイン［MIP（monocyte inflammatory protein, MIP）-1α，MCP（monocyte chemoattractant protein）-1］，RANKL（receptor activator of NF-κB ligand），OPG（osmo-regulated periplasmic glucans），MMP（matrix metalloprotease），カテプシンK，活性酸素，成長因子［M-CSF（macrophage colony-stimulating factor），G-CSF（granulocyte-colony stimulating factor）］，TLR（toll-like receptor），NLR（nucleotide-binding oligomerization domain（NOD）-like receptors）

（Gibon ら 2024 より）

風のような結晶による無菌粒子反応で観察される急性および慢性の炎症反応とは異なる．

インプラント周囲組織における異物反応は，寛容期（tolerant phase），反応期（irritable phase），非寛容期（intolerant phase）の3段階に分けられる．これらの段階では，自然免疫系細胞と非免疫細胞が重要な役割を果たす（図3）．

1. 寛容期（tolerant phase）

人工関節インプラントから発生する微小粒子（摩耗粉）や破片の生物学的反応と生体適合性は，特定の機能や用途，およびその適切な恒常性を維持するための防御反応を示す能力として定義される（Takagi ら 2001a，Goodman ら 2022，Lu ら 2022，Suljevic ら 2022）．

微小粒子や破片に反応する単球・マクロファージ系細胞によって，一連の事象が開始される．マクロファージ系細胞は，接触と貪食の後，少量の破片を処理することができる（Takagi 1996，Yang ら

2011）．摩耗粉や破片は最終的に，再生する被膜組織（仮性被膜）の裏打ち領域の線維性マトリックスに埋め込まれる．

顕著な異物肉芽腫は観察されない．その後，線維芽細胞を中心に仮性被膜形成が起こる（Takagi ら 2001b，Renò ら 2003）．

関節周囲では，程度の差はあれ，摩耗粉が継続的に産生される．再生した関節包の滑膜のマクロファージ様細胞は，寛容期には少量の摩耗を貪食消化しようとするが，消化しきれない．摩耗が増大すると，食細胞のアポトーシスが誘発され，細胞は死滅する．

摩耗粒子を含む細胞残屑は，血液または組織由来の単球・マクロファージによって異物として再び貪食されるが，そうでない場合は，摩耗粉や破片は再生関節包のサブライニング層で線維芽細胞によって産生される細胞外マトリックスに埋め込まれる．後者は，人工関節周囲組織に再形成された細胞外マトリックス中の線維芽細胞に見られるアポトーシスに

よって補強されている（Takagi ら 2001a, Renò ら 2003）.

この初期反応と防御反応が寛容期に有効でなくなると、再生関節包の周囲で肉芽腫形成が進行し、単球・マクロファージと線維芽細胞の細胞間相互作用と摩耗粒子に対する過剰な反応が増強され、これらの事象が長期化すると、局所的な宿主反応は反応期に移行する.

2. 反応期（irritable phase）

摩耗粉が過剰に産生されると、再生する被膜組織において異物反応が長期化し、肉芽腫の形成が顕著になる. この反応は被膜の結合組織のリモデリングを促進し、炎症性サイトカインやメディエーターが産生され、細胞外マトリックス分解酵素も活性化される（Takagi ら 1994, 2001a）.

過度の摩耗と貪食および線維組織形成を介した宿主防御システムは、反応期において競合し、人工関節周囲の骨溶解やインプラントの弛みにつながる可能性がある. 再生カプセル内の肉芽腫は、リンパ球や肥満細胞が散在する常在の単球やマクロファージのさらなる動員やその再生を誘導し、異物に対するマクロファージ優位の炎症を長引かせる（Takagi ら 2001a, Santavirta ら 1990, Solovieva ら 1996）.

このような現象は、急性および慢性の炎症反応では通常観察されない. さらに、活性化された線維芽細胞は、広範な線維性マトリックス（Takagi ら 2001a）を産生する.

この結果、インプラント由来の摩耗粉や破片は、線維芽細胞を含む高密度のコラーゲンネットワークからなる線維性組織膜によって、被膜化され包埋される. 線維性被膜の形成とマクロファージの反応が相まって、壊死した細胞成分や組織、摩耗粉の除去が試みられ、インプラント埋入後の組織適応が促進される（Takagi ら 2001a, Goodman ら 2019, Lu ら 2022）.

これらのマクロファージ優位なプロセスは、免疫反応または非免疫性反応によって促進される. 常在細胞または遊走細胞は、血管新生、コラーゲンの沈着、線維組織の形成を介して反応期に関与する（Takagi ら 2001a, Goodman ら 2019, Lu ら 2022）.

肉芽腫の深層は阻血と壊死が観察されるが、その原因の一部は、インプラント周囲環境における免疫細胞および非免疫細胞の過剰な細胞死である. 死細胞は、貪食細胞によるアポトーシス細胞の除去、すなわちエフェロサイトーシス（efferocytosis）によって除去される. 貪食細胞の排出が十分でないと、2次的な壊死が起こり、さらに局所的に壊死組織が形

成される（Goodman ら 2019, 2022）.

血液とインプラント材料が相互作用する際に、前項のいくつかのサイズの粒子が生成される. 摩耗粒子は、人工関節の周囲に血液ベースの一時的なマトリックスを形成しながら、生体材料表面に吸収される（Aspenberg ら 1996, Takagi 1996, Takei ら 2000, Anderson ら 2008）.

これらの粒子は、サイトカイン（腫瘍壊死因子；tumor necrosis factor, TNF-α, インターロイキン；interleukin, IL-1, インターフェロン；interferon, IFN-γ, 誘導性一酸化窒素合成酵素；inducible nitric oxide synthase, iNOS および 低酸素誘導因子；hypoxia inducible factor, HIF1α）、ケモカイン（monocyte chemoattractant protein, MCP-1, monocyte inflammatory protein, MIP-1α）、活性酸素種（reactive oxygen species：ROS）および成長因子の産生を誘導し、自然免疫系を活性化する（Anderson ら 2008）.

摩耗粉の産生が増加し肉芽腫性反応が増加すると、これらの炎症性メディエーターと摩耗粉を含む関節液が、インプラントと骨界面に侵入する. 関節液量が増加し関節に周期的な物理的負荷が加わると、関節液圧波が発生し直接的な骨吸収が起こる（Aspenberg ら 1996）.

インプラントの粒子が他の場所に運ばれ異物反応を引き起こすと、「粒子病」または「アクセス病」とよばれる（Schmalzried ら 1992, Manley ら 2002）. 摩耗量の閾値はインプラント周囲の溶骨性変化と関連しており、その後、インプラントの弛みにつながる可能性がある（Dumbleton ら 2002）.

3. 非寛容期（intolerant phase）

主に活性化されたマクロファージと線維芽細胞、リンパ球、血管内皮細胞から構成される肉芽腫局所の宿主防御機構内で生体反応がとどまらなかった場合、次の段階として、関節周囲肉芽腫における破骨細胞と多核巨細胞が誘導される（Schmalzried ら 1992, Aspenberg ら 1996, Goodman ら 2019）.

その過程における肥満細胞の活性化は、炎症性メディエーターの著しい局所産生と放出につながる（Solovieva ら 1996）. この反応は骨インプラント界面に、摩耗粒子や炎症性メディエーターを含む関節液が到達することにより起こる.

人工関節インプラント周囲の肥満細胞は、反応期と非寛容期の両方で異物反応の拡大を制御するために、脱顆粒を起こしヒスタミン、IL-3, IL-4 の放出を誘導する（Yang ら 2011, Sheikh ら 2015）.

慢性の炎症と肉芽腫形成、破骨細胞性骨吸収、インプラント周囲組織の脆弱な骨基質を伴う異物反

応は，破骨細胞数／basic multicellular units（BMU）を有意に活性化させ，インプラント周囲の骨吸収を増大させる．分泌型プロテイナーゼが過剰に活性化すると，インプラント宿主界面で弛みが生じる（Anderson ら 2008）．

酸性のインプラント周囲環境における自己活性化カテプシンKは，インプラント周囲液や組織に高濃度に見出されている（Anderson ら 2008, Goodman ら 2022）．細胞外マトリックス分解酵素は，インプラント宿主界面の固定を弱める原因となっている．滑膜様ライニング細胞の侵入と合わせたインプラント周囲の骨溶解は，インプラントを支える骨組織を弱体化させ最終的にインプラントの弛みを引き起こす（Goodman ら 2022）．

4. 異物反応における自然免疫系細胞と非免疫細胞の役割

人工関節周囲結合組織で観察される異物反応では，自然免疫系細胞，特に単球・マクロファージ系と，線維芽細胞，血管内皮細胞などの非免疫細胞が重要な役割を果たしている．

1）マクロファージと異物多核巨細胞

マクロファージの極性化は寛容期から始まり，局所の微小環境に依存する．一般に，M1 炎症性マクロファージは古典的に自然免疫反応において活性化されるのに対して，M2 抗炎症性マクロファージは活性化されると，創傷治癒と組織修復に関連する（Takagi ら 2017, Goodman ら 2019）．

Jämsen らは，IFN- γ と IL-4／IL-13 は，それぞれ局所および全身の異物反応によって活性化された Th1 と Th2 細胞によって産生される強力な免疫調節サイトカインであったと報告している（Jämsen ら 2014）．自然免疫系で活性化されたヘルパーT細胞，NK 細胞，肥満細胞は，自然免疫の初期活性化の際に IFN- γ や IL-4 を産生する．

T 細胞は，TNF- α，IL-1，IL-4，IL-6，IL-8 および IL-13 を含むサイトカインによって引き寄せられ，マクロファージの極性化に主要な役割を果たす（Goodman ら 2019, Suljevic ら 2022）．新生血管を伴う線維芽細胞の増殖は，生体材料の移植後 3 〜 5 日という短期間で肉芽腫の形成を開始すると報告されている（Anderson ら 2008, Goodman ら 2019）．

異物反応では，マクロファージがインプラント表面に侵入し，インプラント表面の酸化的損傷を媒介する（Sheikh ら 2015）．インプラント骨界面上の異物多核巨細胞の寿命と異物反応の組成は，インプラントのサイズ，表面形状と関連している．異物多核巨細胞は基本的にインプラント表面に留まるとさ

れる（Anderson ら 2008, Goodman ら 2019）．最も顕著な異物多核巨細胞は，単球・マクロファージ・破骨細胞系の骨吸収細胞である（Anderson ら 2008, Sheikh ら 2015）．

2）異物反応におけるパターン認識受容体

パターン認識受容体（pattern-recognition receptors：PRRs）は，インプラント周囲組織において重要な役割を果たしている（Hirayama ら 2011, Takagi ら 2017, Goodman ら 2019）．

代表的な PRRs として，Toll 様受容体（toll-like receptors：TLR）とヌクレオチド結合オリゴマー化ドメイン（NOD）様受容体〔nucleotide-binding oligomerization domain（NOD）-like receptors：NLR〕が報告されている．

TLR と NLR は，外因性の pathogen-associated molecular patterns（PAMPs）だけでなく，内因性分子や damage-associated molecular patterns（DAMPs）も認識し，異物反応を含む局所的な宿主反応を増強する．Naganuma らは，TLR1，TLR2，TLR5，TLR6，TLR9，および NLR とそれらの関連分子の顕著な免疫反応が，インプラント周囲異物肉芽腫の単球・マクロファージおよび隣接間質細胞において検出されたことを報告している（Takakubo ら 2014, Naganuma ら 2016, Takagi ら 2017）．

TLRs は，high mobility group box 1，heat-shock proteins，フィブロネクチン，ヒアルロン酸のような炎症に関連した内因性産物を感知する．NLR family pyrin domain containing 3（NLRP3）は，アデノシン三リン酸（adenosine tri-phosphate：ATP），活性酸素，傷害を受けた細胞から放出される尿酸によって活性化される．

これらの事象は，インプラント宿主界面における摩耗粒子の継続的な生成と相まって，慢性的なインプラント周囲の肉芽組織を助長し，永続化させる．炎症性メディエーターは，酸性・中性プロテアーゼとともに局所的な組織破壊を引き起こし，結合組織や血管の増殖を促進する．

文献

Anderson JM, Rodriguez A, Chang DT. Foreign body reaction to biomaterials. Semin Immunol. 2008; 20: 86-100.

Aspenberg P, Herbertsson P. Periprosthetic bone resorption. Particulate versus movement. J Bone Joint Surg. 1996; 78: 641-646.

Dumbleton JH, Manley MT, Edidin AA. A literature review of the association between wear rate and osteolysis in total hip arthroplasty. J Arthroplasty. 2002; 17: 649-661.

Gibon E, Takakubo Y, Zwingenberger S, et al. Friend or foe? Inflammation and the foreign body response to orthopedic biomaterials. J Biomed Mater Res A. 2024; 112: 1172-1187.

Goodman SB, Gallo J. Periprosthetic osteolysis: Mechanisms, prevention and treatment. J Clin Med. 2019; 8: 2091.

Goodman SB, Gibon E, Gallo J, et al. Macrophage polarization and the osteoimmunology of periprosthetic osteolysis. Curr Osteoporos Rep. 2022; 20: 43-52.

Hirayama T, Tamaki Y, Takakubo Y, et al. Toll-like receptors and their adaptors are regulated in macrophages after phagocytosis of lipopolysaccharide-coated titanium particles. J Orthop Res 2011; 29: 984-992.

Jämsen E, Kouri VP, Olkkonen J, et al. Characterization of macrophage polarizing cytokines in the aseptic loosening of total hip replacements. J Orthop Res. 2014; 32: 1241-1246.

Lu YC, Chang TK, Lin TC, et al. The potential role of herbal extract Wedelolactone for treating particle-induced osteolysis: an in vivo study. J Orthop Surg Res. 2022; 17: 335.

Manley MT, D'Antonio JA, Capello WN, et al. Osteolysis: a disease of access to fixation interfaces. Clin Orthop. 2002; 405: 129-137.

Naganuma Y, Takakubo Y, Hirayama T, et al. Lipoteichoic acid modulates inflammatory response in macrophages after phagocytosis of titanium particles through Toll-like receptor 2 cascade and inflammasomes. J Biomed Mater Res A. 2016 ;104: 435-444.

Renò F, Sabbatini M, Massè A, et al. Fibroblast apoptosis and caspase-8 activation in aseptic loosening. Biomaterials. 2003; 24: 3941-3946.

Santavirta S, Konttinen YT, Bergroth V, et al. Aggressive granulomatous lesions associated with hip arthroplasty. Immunopathological studies. J Bone Joint Surg Am. 1990; 72: 252-258.

Schmalzried TP, Jasty M, Harris WH. Periprosthetic bone loss in total hip arthroplasty. Polyethylene wear debris and the concept of the effective joint space. J Bone Joint Surg Am. 1992; 74: 849-863.

Sheikh Z, Brooks PJ, Barzilay O, et al. Macrophages, foreign body giant cells and their response to implantable biomaterials. Materials (Basel). 2015; 8: 5671-5701.

Solovieva SA, Ceponis A, Konttinen YT, et al. Mast cells in loosening of totally replaced hips. Clin Orthop Relat Res. 1996; (322): 158-165.

Suljevic O, Fischerauer SF, Weinberg AM, et al. Immunological reaction to magnesium-based implants for orthopedic applications. What do we know so far? A systematic review on in vivo studies. Mater Today Bio. 2022; 15: 100315.

Takagi M, Konttinen YT, Santavirta S, et al. Extracellular matrix metalloproteinases around loose total hip prostheses. Acta Orthop Scand. 1994; 65: 281-286.

Takagi M. Neutral proteinases and their inhibitors in the loosening of total hip prostheses. Acta Orthop Scand Suppl. 1996; 271: 3-29.

Takagi M. Bone-implant interface biology. Foreign body reaction

and periprosthetic osteolysis in artificial hip joints. J Clin Exp Haematopathol 2001a; 41: 81-87.

Takagi M, Santavirta S, Ida H, et al. High turnover periprosthetic bone remodeling and immature bone formation around loose cemented total hip joints. J Bone Miner Res. 2001b; 16: 79-68.

Takagi M, Takakubo Y, Pajarinen J, et al. Danger of frustrated sensors: Role of toll-like receptors and NOD-like receptors in aseptic and septic inflammations around total hip replacements. J Orthop Translat. 2017; 10: 68-85.

Takakubo Y, Barreto G, Konttinen YT, et al. Role of innate immune sensors, TLRs, and NALP3 in rheumatoid arthritis and osteoarthritis. J Long Term Eff Med Implants. 2014; 24: 243-251.

Takei I, Takagi M, Ida H, et al. High macrophage colony stimulating factor levels in synovial fluid of loose artificial hip joints. J Rheumatol. 2000; 27: 894-899.

Yang F, Wu W, Cao L, et al. Pathways of macrophage apoptosis within the interface membrane in aseptic loosening of prostheses. Biomaterials. 2011; 32: 9159-9167.

まとめ

　耐摩耗性の研究開発成果により，年間線摩耗量は飛躍的に低減されている．究極的には，摩耗粉量がごく微量もしくはまったく発生しなければ THA の弛みにいたるような異物肉芽腫反応が惹起されることもない．しかし現在のところ THA 摺動面に用いられる生体材料の組み合わせで摩耗粉形成を完全に防止することはできていない．超高齢社会のなかで，インプラントが生体内で機能する期間が長くなり，より長期の耐用性が求められている．人工関節手術を担当する外科医は，種々の摩耗粉に対する生体反応のみならず，インプラントの生体親和性に対する最低限の基本的な知識を持つことが望まれる．

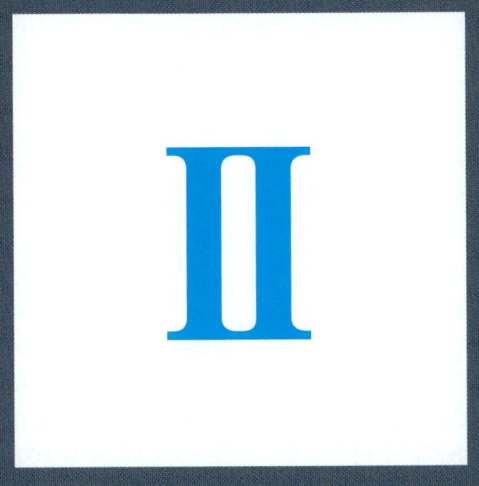

診断学

1 章	病歴と身体所見
2 章	画像診断
3 章	生理学的評価
4 章	血液・生化学検査, 関節液検査
5 章	病理学的検査
6 章	微生物学的検査
7 章	股関節鏡検査
8 章	アウトカム評価

病歴と身体所見

　股関節疾患の診断に単純 X 線検査や MRI などの各種検査が有用であることは間違いない．しかしながら，必要な検査を行い過度の検査を避けるためには，病歴や身体所見は必須の情報である．また，多くの股関節疾患の治療目的は，患者それぞれの ADL（日常生活活動・日常生活動作，activity of daily living）や QOL（生活の質，quality of life）の改善であるため，治療上も十分な問診が必須となる．

　したがって，今日においてもなお問診や視診，触診の意義は大きい．

A　病　歴

1　主訴と現病歴

　股関節疾患における主訴は，跛行や，股関節可動域制限であることもあるが，多くは疼痛である．疼痛の有無や局在に関して詳細に聴取することはきわめて重要であり，股関節疾患の診断ならびに他部位疾患との鑑別において，各種の徒手検査に比し同等以上の意義がある（Wright ら 2021）．

　なお，疼痛が主訴であっても，先天性疾患などの経過の長い疾患では，疼痛出現以前に股関節可動域制限や跛行などの形で発症していることがあり，発症時期の特定にはそれらの聴取も必要である．

1. 股関節疾患の疼痛発現部位

　股関節疾患による疼痛部位として最も多いのは股関節前面すなわち鼡径部である（Chamberlain 2021, Wright ら 2021）．

　鼡径部痛を有する頻度は，変形性股関節症（股関節症）などによる人工股関節全置換術（THA）待機患者での調査で 80％前後（Khan ら 2004, 川田ら 2006），femoro-acetabular impingement（FAI）でも 88％

などと報告されており（Clohisy ら 2009），いずれも最も高率である．

　鼡径部痛に次いで多い疼痛部位は殿部や大腿前面であるが，腰部，膝，下腿の痛みを訴える場合も少なくない（Matava ら 1999, Khan ら 2004, 川田ら 2006, Clohisy ら 2009）．

　膝や下腿の痛みは，股関節疾患の 10 〜 70％に認められ（Matava ら 1999, Khan ら 2004, 川田ら 2006, Clohisy ら 2009），一般整形外科医が股関節由来の疼痛として見過ごしやすく（Swezey ら 2003, Khan ら 2004），特に小児股関節疾患では診断の遅れにもつながるため注意を要する（Matava ら 1999, Georgiadis ら 2014）．

　成人において下肢痛を訴える場合は，膝疾患や腰椎疾患，坐骨神経痛などとの鑑別を要し，時に併存していることもあるため問題となる（Swezey 2003, Brown ら 2004）．

　股関節疾患において大腿や下腿の痛みを生じる機序としては，閉鎖神経，大腿神経，坐骨神経がいずれも股関節包に分布することから（Birnbaum ら 1997），これらの末梢神経を介した放散痛，関連痛が考えられる．その他，股関節拘縮や筋力低下，股関節変形による下肢アライメント変化，ならびにそれらに由来する跛行に関連した筋痛，筋疲労症状が，殿部や下肢の疼痛として生じる場合もある．

　新生児，乳児の化膿性股関節炎でみられるように，股関節痛が「足を動かさない」ことで表現される場合があり，仮性麻痺とよばれる．

2. 他部位疾患との鑑別

　股関節疾患と腰椎疾患を疼痛の部位から鑑別するのに最も有用なのは，鼡径部痛の有無である（Brown ら 2004, Khan ら 2004, Poulsen ら 2016, Wright ら 2021）．

　Khan ら（2004）は股関節症と腰部脊柱管狭窄症の疼痛部位を比較し，鼡径部痛が股関節症の診断において感度 84％，特異度 70％と最も高かったことを報告している．鼡径部痛の存在が股関節単純 X 線像における関節裂隙狭小化と有意に相関していた

とする報告もある（Bierma-Zeinstra ら 2002）．

鼡径部痛が股関節疾患と腰椎疾患の鑑別に有用である一因は，鼡径部周囲の皮膚知覚が，変性をきたしにくい上位腰椎の神経根支配領域であることと考えられる．ただし，変性をきたしやすい下位腰椎の椎間板障害においても鼡径部痛を生じる場合もあるので，鼡径部痛を主訴としていても腰椎疾患は否定できないことに留意する必要がある（Oikawa ら 2012）．

下位腰椎障害による腰痛の一部は内臓性の交感神経求心路を介して非分節性に主として L2 髄節に伝達されることから，鼡径部にも関連痛を生じるものと考えられる（Nakamura ら 1996）．

膝関節疾患との鑑別は身体所見から比較的容易であるが，問診では階段昇降時の疼痛発現が有用である．一般に股関節痛は昇段時，膝関節痛は降段時に強い．

股関節疾患および鑑別を要する疾患の疼痛発現部位を図1に示す．

前述のように，股関節内由来の疼痛は鼡径部に生じることが多いため（Khan ら 2004，川田ら 2006，Clohisy ら 2009，Chamberlain 2021，Wright ら 2021），特に鼡径部痛の原因となる他部位の疾患の知識は，鑑別診断上必要である．

整形外科疾患以外の疾患として，閉塞性動脈疾患（DeWolfe ら 1954）や生殖器疾患（Sheafor ら 1997）などがあげられる．

スポーツヘルニア（athletic pubalgia）も，恥骨骨炎や長内転筋挫傷とともに，鼡径部痛をきたすスポーツ障害として整形外科で診断や治療が行われるため，重要である（Tibor ら 2008, Kopscik ら 2023）．

3. 疼痛持続期間と発症様式

疼痛持続期間はいうまでもなく慢性疾患か急性疾患かによって異なる．

特に 3 か月以上持続する疼痛は成人においては股

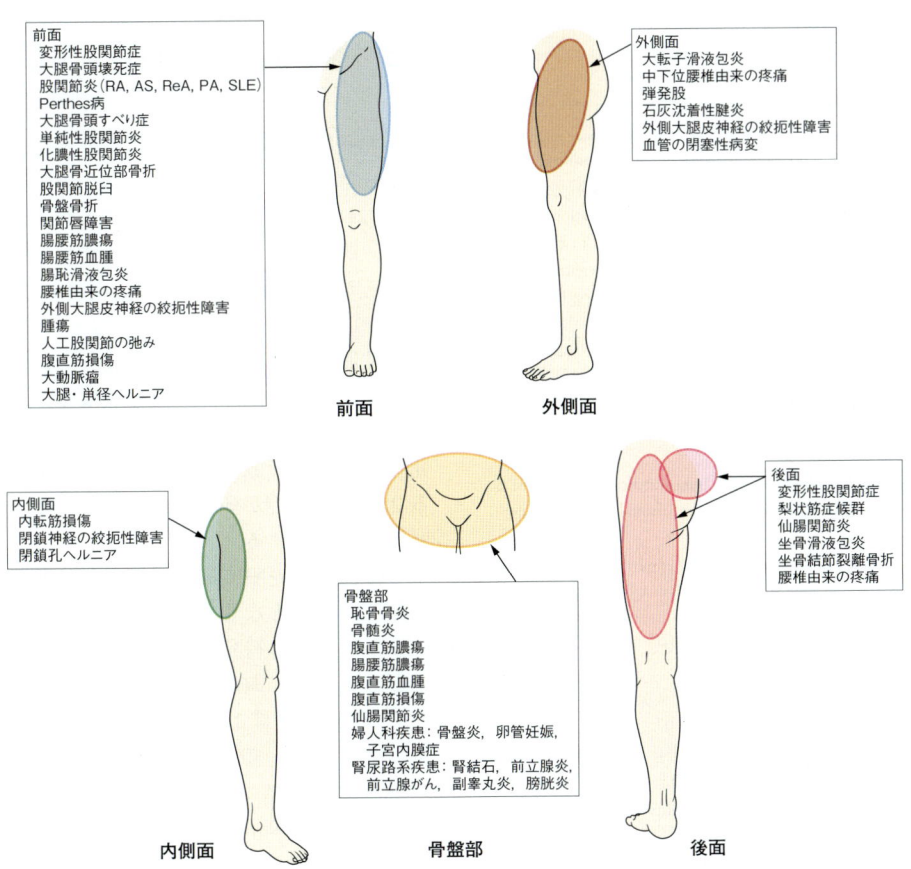

前面
変形性股関節症
大腿骨頭壊死症
股関節炎（RA, AS, ReA, PA, SLE）
Perthes病
大腿骨頭すべり症
単純性股関節炎
化膿性股関節炎
大腿骨近位部骨折
股関節脱臼
骨盤骨折
関節唇障害
腸腰筋膿瘍
腸腰筋血腫
腸恥滑液包炎
腰椎由来の疼痛
外側大腿皮神経の絞扼性障害
腫瘍
人工股関節の弛み
腹直筋損傷
大動脈瘤
大腿・鼡径ヘルニア

前面　　外側面

外側面
大転子滑液包炎
中下位腰椎由来の疼痛
弾発股
石灰沈着性腱炎
外側大腿皮神経の絞扼性障害
血管の閉塞性病変

内側面
内転筋損傷
閉鎖神経の絞扼性障害
閉鎖孔ヘルニア

骨盤部
恥骨骨炎
骨髄炎
腹直筋膿瘍
腸腰筋膿瘍
腹直筋血腫
腹直筋損傷
仙腸関節炎
婦人科疾患：骨盤炎，卵管妊娠，子宮内膜症
腎尿路系疾患：腎結石，前立腺炎，前立腺がん，副睾丸炎，膀胱炎

後面
変形性股関節症
梨状筋症候群
仙腸関節炎
坐骨滑液包炎
坐骨結節裂離骨折
腰椎由来の疼痛

内側面　　骨盤部　　後面

RA：関節リウマチ，AS：強直性脊椎炎，ReA：反応性関節炎，PA：乾癬性関節炎，SLE：全身性エリテマトーデス．

図1 股関節疾患とその鑑別疾患の疼痛発生部位
（苅田ら 2010 より）

関節症などの慢性の股関節疾患を示唆する（Bierma-Zeinstra ら 2002）.

急性発症の場合には脆弱性骨折を含む骨折や化膿性股関節炎など，急速な疼痛増悪の場合には急速破壊型股関節症，悪性腫瘍などを考慮する.

仙骨の脆弱性骨折は，慢性股関節疾患例における荷重伝達の変化に関連して併発することがあり（Linstrom ら 2009），Patrick テストなどの股関節痛誘発テストでも陽性となるため，股関節疾患の急性増悪と誤診されやすい．股関節症においては，座位での疼痛や持続的な自発痛は少ない（Bierma-Zeinstra ら 2002）.

疾患により好発年齢が異なることも診断の参考になる．わが国では寛骨臼形成不全症を基盤として発症する股関節症が多く，30 〜 40 歳台の若年での発症が多かったが（林ら 2001），近年の調査では脱臼度の高い股関節症は減少し，発症年齢も 50 歳台が最多となっている（Sato ら 2024）.

前股関節症，初期股関節症においても関節唇の変性や断裂を高頻度に伴うため（Klaue ら 1991），疼痛が軽度な早期においてもしばしば急性・一過性の股関節痛の増悪を認める.

文献

Bierma-Zeinstra SM, Oster JD, Bernsen RM, et al. Joint space narrowing and relationship with symptoms and signs in adults consulting for hip pain in primary care. J Rheumatol. 2002; 29 : 1713-1718.

Birnbaum K, Prescher A, Heßler S, et al. The sensory innervation of the hip joint - An anatomical study. Surg Radiol Anat. 1997; 19 : 371-375.

Brown MD, Gomez-Marin O, Brookfield KFW, et al. Differential diagnosis of hip disease versus spine disease. Clin Orthop Relat Res. 2004; 419 : 280-284.

Chamberlain R. Hip pain in adults: Evaluation and differential diagnosis. Am Fam Physician. 2021; 103 : 81-89.

Clohisy JC, Knaus ER, Hunt DM, et al. Clinical presentation of patients with symptomatic anterior hip impingement. Clin Orthop Relat Res. 2009; 467: 638-644.

DeWolfe VG, Lefevre FA, Humpries AW. Intermittent claudication of the hip and the syndrome of chronic aorto-iliac thrombosis. Circulation. 1954; 9 : 1-16.

Georgiadis AG, Zaltz I. Slipped capital femoral epiphysis: how to evaluate with a review and update of treatment. Pediatr Clin North Am. 2014; 61: 1119-1135.

林　靖人，村瀬鎮雄，勝又壮一，他. 股関節症の疫学. Hip Joint. 2001; 27 : 194-197.

苅田達郎，神野哲也，杉山　肇，他. 鑑別診断（久保俊一，杉山　肇　編集，変形性股関節症）. 南江堂. 2010; 91-107.

川田倫子，牛田享宏，池内昌彦，他. 股関節疾患における関連痛に関する臨床的検討. Pain Res. 2006; 21 : 127-132.

Khan AM, McLoughlin E, Giannakas K, et al. Hip osteoarthritis: where is the pain? Ann R Coll Surg Engl. 2004; 86 : 119-121.

Klaue K, Durnin CW, Ganz R. The acetabular rim syndrome. A clinical presentation of dysplasia of the hip. J Bone Joint Surg Br. 1991; 73 : 423-429.

Kopscik M, Kopscik M, Crisman JL, et al. Sports Hernias: A Comprehensive Review for Clinicians. Cureus. 2023; 15: e43283.

Linstrom NJ, Heiserman JE, Kortman KE, et al. Anatomical and biomechanical analyses of the unique and consistent locations of sacral insufficiency fractures. Spine. 2009; 34 : 309-315.

Matava MJ, Patton CM, Luhmann S, et al. Knee pain as the initial symptom of slipped capital femoral epiphysis: an analysis of initial presentation and treatment. J Pediatr Orthop. 1999; 19 : 455-460.

Nakamura S, Takahashi K, Takahashi Y, et al. The afferent pathways of discogenic low-back pain. Evaluation of L2 spinal nerve infiltration. J Bone Joint Surg Br. 1996; 78 : 606-612.

Oikawa Y, Ohtori S, Koshi T, et al. Lumbar disc degeneration induces persistent groin pain. Spine. 2012; 37 : 114-118.

Poulsen E, Overgaard S, Vestergaard JT, et al. Pain distribution in primary care patients with hip osteoarthritis. Fam Pract. 2016; 33: 601-606.

Sato T, Yamate S, Utsunomiya T, et al. Life course epidemiology of hip osteoarthritis in Japan: A multicenter, cross-sectional study. J Bone Joint Surg Am. 2024; 106: 966-975.

Sheafor DH, Holder LE, Thompson D, et al. Scrotal pathology as the cause for hip pain: Diagnostic findings on bone scintigraphy. Clin Nucl Med. 1997; 22 : 287-291.

Swezey RL. Overdiagnosed sciatica and stenosis, underdiagnosed hip arthritis. Orthopedics. 2003; 26 : 173-174.

Tibor LM, Sekiya JK. Differential diagnosis of pain around the hip joint. Arthroscopy. 2008; 24 : 1407-1421.

Wright AA, Ness BM, Donaldson M. Diagnostic accuracy of patient history in the diagnosis of hip-related pain: A systematic review. Arch Phys Med Rehabil. 2021; 102: 2454-2463. e1.

2 家族歴，既往歴，生活歴

小児股関節疾患においては，発育性股関節形成不全や一部の骨系統疾患のように，素因や遺伝の関与が知られている疾患が多い．成人股関節疾患においても，股関節症や関節リウマチでは類縁発症を認めることが多く，家族歴の聴取は重要である（Metcalfe ら 2019，Wright ら 2021）.

既往歴が診断に有用である成人の代表的股関節疾患としては，股関節症，特発性ならびに症候性の大腿骨頭壊死症があげられる．股関節症はわが国では発育性股関節形成不全，寛骨臼形成不全症に続発する 2 次性のものが多いので，これらの既往歴，家族歴は必ず聴取する.

その他の小児股関節疾患や股関節外傷も 2 次性股関節症の原因となりうる．ステロイド大量投与とアルコール多飲は特発性大腿骨頭壊死症の発症関連因子として重要である（Sato ら 2022）.

スポーツ歴は 1 次性股関節症や FAI のリスクファクターとして知られており，特に思春期のハイレベルな競技スポーツ歴は cam 変形の原因となる（Vingård ら 1995，Clohisy ら 2009，Fortier ら 2022）.過去の重労働も日本人の股関節症においてリスクファクターとされるが（Yoshimura ら 2000），海外も含めたシステマティックレビューでは男性でのみ関連が認められた（Sun ら 2019）.

股関節周辺は脆弱性骨折の好発部位であるため，特に高齢者においては軽微な外傷歴も聴取する必要がある．

持続的な自発痛（0点）は化膿性股関節炎や関節リウマチなどで炎症が強い場合にみられることがあるが，変性疾患では少ない．

文献

Clohisy JC, Knaus ER, Hunt DM, et al. Clinical presentation of patients with symptomatic anterior hip impingement. Clin Orthop Relat Res. 2009; 467 : 638-644.

Fortier LM, Popovsky D, Durci MM, et al. An updated review of femoroacetabular impingement syndrome. Orthop Rev (Pavia). 2022; 14: 37513.

Metcalfe D, Perry DC, Claireaux HA, et al. Does this patient have hip osteoarthritis?: The rational clinical examination systematic review. JAMA. 2019; 322: 2323-2333.

Sato R, Ando W, Fukushima W, et al. Epidemiological study of osteonecrosis of the femoral head using the national registry of designated intractable diseases in Japan. Mod Rheumatol. 2022; 32: 808-814.

Sun Y, Nold A, Glitsch U, et al. Hip osteoarthritis and physical workload: Influence of study quality on risk estimations-A meta-analysis of epidemiological findings. Int J Environ Res Public Health. 2019; 16: 322.

Vingård E, Sandmark H, Alfredsson L. Musculoskeletal disorders in former athletes. A cohort study in 114 track and field champions. Acta Orthop Scand. 1995; 66 : 289-291.

Wright AA, Ness BM, Donaldson M. Diagnostic accuracy of patient history in the diagnosis of hip-related pain: A systematic review. Arch Phys Med Rehabil. 2021; 102: 2454-2463. e1.

Yoshimura N, Sasaki S, Iwasaki K, et al. Occupational lifting is associated with hip osteoarthritis: a Japanese case-control study. J Rheumatol. 2000; 27 : 434-440.

文献

Offierski CM, MacNab I. Hip-spine syndrome. Spine. 1983; 8 : 316-321.

Smyth EH. Windswept deformity. J Bone Joint Surg Br. 1980; 62 : 166-167.

4 ｜ 治療上有用な問診事項

個々の患者の希望する ADL・QOL の内容や程度によって治療方法，特に手術の方法や要否が異なる場合があるため，職業や趣味，スポーツを聴取することは重要である．

治療における副作用や合併症予防の観点から特に確認しておくべき事項として，消化性潰瘍，虚血性心疾患，糖尿病，出血性・血栓性疾患などの既往歴ないしは併存症の有無や，喫煙歴などがあげられる．

3 ｜ 機能障害の評価

股関節疾患の重症度や治療効果を医療者側から評価するための方法として，わが国では日本整形外科学会股関節機能判定基準（☞ p.268）が頻用されてきた．

同判定基準では疼痛，可動域，歩行能力，ADL の 4 項目を評価するが，可動域以外の項目は問診でほぼ評価できる．

疼痛は，股関節症のような慢性疾患では病期の進行に伴い点数が低下することが多く，初期股関節症では動作開始時や長時間歩行後，階段昇段時などのみに疼痛を生じるが（30 点），進行期・末期股関節症になると平地歩行時痛（20 点）や自発痛（10 点）を生じるようになる．ただし，前・初期股関節症で歩行時痛が必ずしもなくても，自発痛，夜間痛をしばしば訴えることがある．

逆に末期股関節症でも高度拘縮を伴う場合は股関節痛は必ずしも高度ではなく，むしろ腰痛（hip-spine syndrome）（Offierski ら 1983）や膝痛（coxitis knee）（Smyth 1980）が主訴となることがある．

B　身体所見

視診，触診，各種疼痛誘発手技，関節可動域や脚長の計測，徒手筋力テストにより，疼痛の部位や疾患の重症度を評価する．

小児股関節の診察は各論の項に譲り，ここでは主に成人の股関節の診察について述べる．

1 ｜ 全身の視診と触診：姿勢異常，他関節変形，歩容異常

股関節疾患は腰椎アライメント異常との関連が深く（hip-spine syndrome）（Offierski ら 1983），立位での視診で確認できる（☞ p.95）．

矢状面の腰椎アライメント異常としては，腰椎前弯の増強は寛骨臼形成不全症による 2 次性股関節症で多くみられ（Yoshimoto ら 2005），特に股関節屈曲拘縮例や殿筋内脱臼例などで顕著に認められる．

逆に腰椎後弯に伴う骨盤後傾により，寛骨臼による大腿骨頭被覆が減少することで股関節症が惹起される場合もある．

股関節疾患による脚長差や内・外転拘縮は冠状面

におけるアライメント異常の原因となり，骨盤傾斜や側弯が認められる．

股関節の拘縮や脚短縮が，同側ないしは対側の内・外反膝変形と関連することも知られている（coxitis knee）（Smyth 1980）．また，一部の股関節症では全身性変形性関節症を伴う場合があり，肩関節可動域制限や手指関節変形の有無に留意する．

股関節疾患における歩容の異常，すなわち跛行の原因は主として疼痛，筋力低下，関節拘縮，および脚長差である．

1. 疼痛による歩容異常

荷重時痛回避のために患肢の接地時間が短くなる歩行を疼痛回避歩行（antalgic gait）といい，疼痛が強い時に認められる．

2. 筋力低下による姿勢・歩容異常

股関節疾患においては，疼痛や股関節の形態異常により，しばしば股関節周囲の筋力低下を生じる．

1895 年に Trendelenburg は発育性股関節形成不全症例を観察し，患側片脚立位をさせた時に，中殿筋機能不全があるために健側（遊脚側）骨盤が患側より下がる現象を報告した（Trendelenburg 1998）．これが外転筋不全を検出する Trendelenburg 徴候として定着した（Chamberlain 2021，Wong ら 2022）（図 2b）．

歩行時に同徴候を示す場合，Trendelenburg 歩行ないしは軟性墜下（または墜落）性歩行とよばれ，特に両側脱臼股などで両側とも顕著な Trendelenburg 徴候を示す場合には，あひる歩行（waddling gait）とよばれる．

一方，同様に股関節外転筋力の低下がある場合でも，患側片脚立位時に骨盤を体幹とともに患側に傾斜させることで代償性に立位バランスをとる場合があり，Duchenne 現象という（図 2c）．

骨盤傾斜が Trendelenburg 徴候陽性で，かつ代償性の患側への体幹傾斜が目立つ場合に Duchenne-Trendelenburg 現象と表現されることがあるが，Trendelenburg 自身の観察でも体幹は患肢立位時に患側に傾斜していたと記載されている．したがって，Trendelenburg 徴候と Duchenne 現象は一義的には骨盤傾斜の違いによって区別されるべきであろう（Westhoff ら 2006）．

Trendelenburg 徴候による股関節外転筋不全の検出精度をあげるための注意点として，体幹の立脚側への過度な偏位の制限や，30 秒程度の片脚立位保持（delayed Trendelenburg 徴候）があげられている（Hardcastle ら 1985，Chamberlain 2021）．

また，股関節外転筋不全がない健常人や，側弯症における肋骨骨盤間のインピンジメント，高度内反膝などにおいても Trendelenburg 徴候が偽陽性となりうることにも留意する必要がある（Hardcastle ら 1985，Vasudevan ら 1997）．

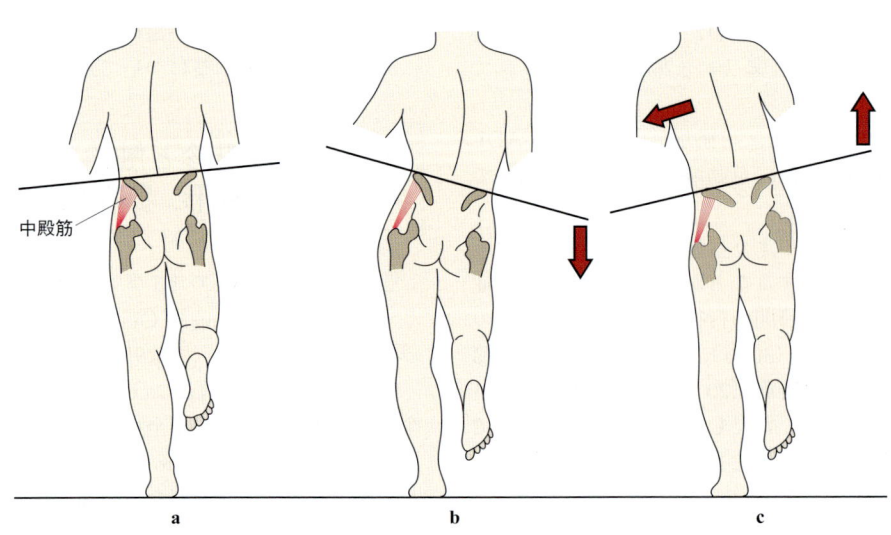

中殿筋

a b c

図 2 Trendelenburg 徴候と Duchenne 現象
a: 正常．片脚立位時に骨盤はおおむね水平に保たれ，体幹の傾斜も認めない．
b: 左 Trendelenburg 徴候陽性．健側（遊脚側，図では右）の骨盤が下がる．
c: 左 Duchenne 現象陽性．健側（遊脚側，図では右）の骨盤が上がり，体幹が患側に傾斜する．

3. 股関節拘縮および脚長差による歩容異常

　股関節拘縮の程度に応じて，歩幅の減少などの歩容異常を認める．脚長差による跛行を硬性墜下（墜落）性歩行というが，骨盤傾斜による見かけ上の脚長差によっても同様の跛行を認める．

文献

Chamberlain R. Hip pain in adults: Evaluation and differential diagnosis. Am Fam Physician. 2021; 103: 81-89.

Hardcastle P, Nade S. The significance of the Trendelenburg test. J Bone Joint Surg Br. 1985; 67 : 741-746.

Offierski CM, MacNab I. Hip-spine syndrome. Spine. 1983; 8 : 316-321.

Smyth EH. Windswept deformity. J Bone Joint Surg Br. 1980; 62-B : 166-167.

Trendelenburg F. Trendelenburg's test: 1895. Clin Orthop Relat Res. 1998; 355 : 3-7.

Vasudevan PN, Vaidyalingam KV, Nair PB. Can Trendelenburg's sign be positive if the hip is normal? J Bone Joint Surg Br. 1997; 79 : 462-466.

Westhoff B, Petermann A, Hirsch MA, et al. Computerized gait analysis in Legg Calvé Perthes disease--analysis of the frontal plane. Gait Posture. 2006; 24 : 196-202.

Wong SE, Cogan CJ, Zhang AL. Physical examination of the hip: assessment of femoroacetabular impingement, labral pathology, and microinstability. Curr Rev Musculoskelet Med. 2022; 15: 38-52.

Yoshimoto H, Sato S, Masuda T, et al. Spinopelvic alignment in patients with osteoarthrosis of the hip: a radiographic comparison to patients with low back pain. Spine. 2005; 30 : 1650-1657.

2 ｜ 局所の視診と触診

　慢性股関節疾患では，股関節周囲から大腿にかけて筋萎縮を認めることが多い．

　腰神経根の帯状疱疹のように，視診が股関節部痛の鑑別診断につながることがあるので，必ず皮膚も確認する．過去の手術歴や外傷歴がある場合には，創の位置や性状に注意する．併せて知覚障害の有無も検査できる．

　膝関節と異なり深部に位置する股関節では，関節水腫が肉眼的な腫脹として認められることはないが，大転子滑液包炎や腸恥滑液包炎，ガングリオンなどが時に視認ないしは触知される．

3 ｜ 圧　痛

　圧痛の存在は股関節疾患を疑う所見として，あるいは他疾患との鑑別の上できわめて重要である．

1. Scarpa 三角

　Scarpa 三角（大腿三角，図 3）は，上前腸骨棘と恥骨結節を 2 頂点とする逆三角形として触知され，大腿骨頭が同三角形内に位置する．

　同部の圧痛は股関節症をはじめとする股関節疾患の検出において感度と特異度が高く，単独ないしは他の所見と組み合わせて診断に用いられる（Bierma-Zeinstra ら 2002，Metcalfe ら 2019）．日本人に多い亜脱臼を伴う股関節症では，亜脱臼の程度に応じて通常より近位外側に圧痛部位も偏位するので，大転子の位置も参考に触診を行う（図 4）．

　また，スポーツヘルニアや恥骨骨炎などのスポーツ障害でも Scarpa 三角上に圧痛を認めるが，より内側の恥骨上枝や恥骨結合付近であり（Verrall ら

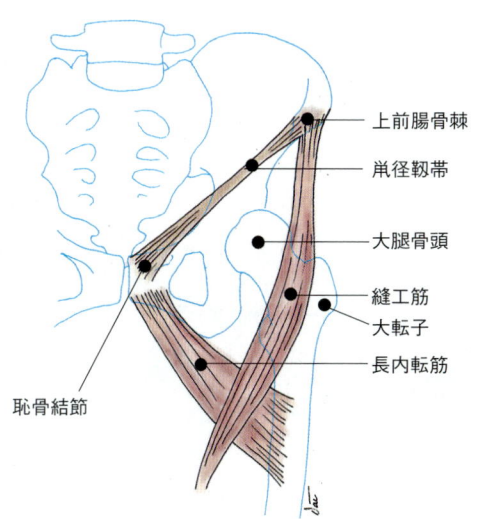

図 3　Scarpa 三角
鼡径靱帯，縫工筋，長内転筋の 3 辺からなるが，2 頂点（上前腸骨棘と恥骨結節）と大転子が触知しやすい．

上前腸骨棘
鼡径靱帯
大腿骨頭
縫工筋
大転子
長内転筋
恥骨結節

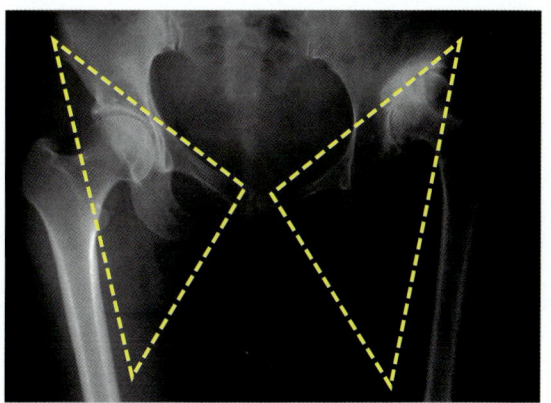

図 4　亜脱臼性股関節症における Scarpa 三角
右股関節は正常，左は亜脱臼性末期股関節症．Scarpa 三角内の股関節の位置に注意．

2005，Tibor ら 2008），股関節疾患における圧痛部位とやや異なる．

2. 大転子周囲

　大転子上の圧痛は弾発股や大転子滑液包炎で認められるのに対し（Chamberlain 2021），股関節症では少ない（Bierma-Zeinstra ら 2002）．

　股関節症では，大転子の近位，すなわち中殿筋や大腿筋膜張筋に圧痛を認めることがある（Bierma-Zeinstra ら 2002）．

3. 股関節後方

　股関節疾患では殿部の股関節後方部分に圧痛を認めることもあるが，坐骨神経の圧痛点と近いことから，腰椎疾患や梨状筋症候群などとの鑑別に留意する必要がある．

　仙腸関節痛と股関節痛との鑑別を要する場合もあるので，仙腸関節の圧痛の有無も確認する（Chamberlain 2021）．仙腸関節の圧痛が重要な所見となりうる股関節疾患としては，強直性脊椎炎に伴う股関節炎があげられる．

文献

Bierma-Zeinstra SM, Oster JD, Bernsen RM, et al. Joint space narrowing and relationship with symptoms and signs in adults consulting for hip pain in primary care. J Rheumatol. 2002; 29 : 1713-1718.

Chamberlain R. Hip pain in adults: Evaluation and differential diagnosis. Am Fam Physician. 2021; 103: 81-89.

Metcalfe D, Perry DC, Claireaux HA, et al. Does this patient have hip osteoarthritis?: The rational clinical examination systematic review. JAMA. 2019; 322: 2323-2333.

Tibor LM, Sekiya JK. Differential diagnosis of pain around the hip joint. Arthroscopy. 2008; 24 : 1407-1421.

Verrall GM, Slavotinek JP, Barnes PG, et al. Description of pain provocation tests used for the diagnosis of sports-related chronic groin pain: relationship of tests to defined clinical (pain and tenderness) and MRI (pubic bone marrow oedema) criteria. Scand J Med Sci Sports. 2005, 15 : 36-42.

4 ｜ 徒手検査

　各種の徒手検査が股関節痛の誘発手技として知られている．特に，股関節症を各種の股関節疾患，股関節周囲疾患や，腰椎疾患から鑑別するのに用いられる（Metcalfe ら 2019，Reiman ら 2020，Chamberlain 2021）．

1. Patrick テスト（図 5）

　股関節由来の疼痛再現手技として最も一般的で，flexion, abduction, external rotation からなることから FABER テストともいう（Chamberlain 2021, Wong ら 2022）．

　大腿骨頭による前方股関節包ないしは滑膜への刺激，大腿骨頚部と寛骨臼後縁とのインピンジメント（Klaue ら 1991）などが疼痛再現の機序と考えられる．

　膝屈曲位でのテストであるため坐骨神経痛は誘発されないことから，腰椎疾患との鑑別にも有用であるが，仙腸関節由来の疼痛でも陽性となるので注意を要する．股関節痛の場合は股関節前方ないしは外側に，仙腸関節痛の場合は後方に痛みが再現される場合が多い．

2. FAIR テスト（図 6）

　股関節屈曲位で，Patrick テストとは逆に内転・内旋を強制する手技でも股関節内由来の疼痛が誘発されることが多く，flexion, adduction, internal rotation からなることから FAIR（または FADIR）

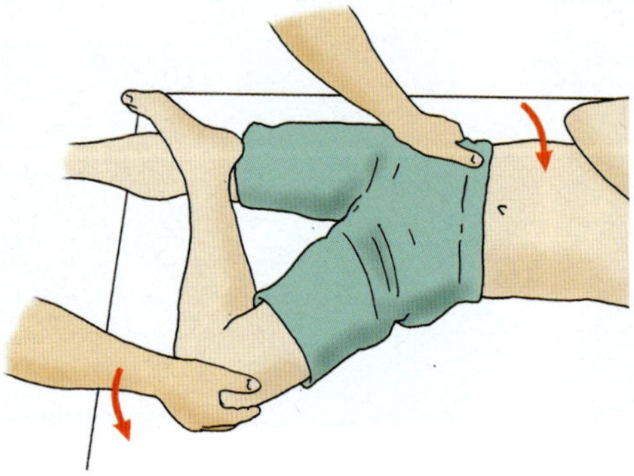

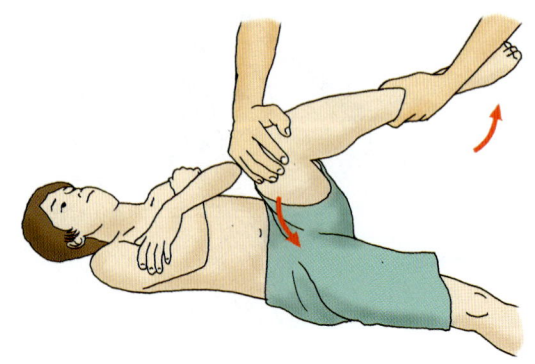

図 5　Patrick テスト（FABER テスト）
被検側股関節を屈曲・外転・外旋強制し，疼痛誘発の有無を調べる．

図 6　FAIR テスト
被検側股関節を屈曲・内転・内旋強制し，疼痛誘発の有無を調べる．

テストなどとよばれる（Fishman ら 2002，Purvis ら 2007，Chamberlain 2021，Wong ら 2022）．

　股関節前縁における FAI や前方関節唇障害の検出にも有用で，特に活動的な青壮年に見られる股関節疾患に対する感度が高いとされる（Klaue ら 1991，Purvis ら 2007，Troelsen ら 2009，Reiman ら 2020）．

　梨状筋症候群による坐骨神経痛を再現するための手技としても用いられ（Fishman 2002），本手技で坐骨神経痛を思わせる殿部痛ないしは下肢痛が誘発される場合に疑う．

3. ASLR テスト

　他動的な下肢伸展挙上（straight leg raising: SLR）は腰椎由来の坐骨神経痛誘発手技として有名であるが，自動運動として背臥位で SLR を行わせると荷重時と同等以上の圧力が大腿骨頭にかかることから，股関節痛を再現する簡便なテストとして用いられる（active SLR [ASLR] テスト）（Purvis ら 2007，Wong ら 2022）．

　抵抗下に ASLR を行わせる resisted SLR テスト（Stinchfield テスト）ではさらに鋭敏に疼痛を誘発できるが，骨盤不安定性による骨盤痛（Mens ら 1999）や大腿直筋付着部炎による筋痛なども誘発されやすくなり，股関節内に由来する疼痛に対する検出の特異度は下がる．

4. ログロールテスト（log roll test）

　背臥位，下肢伸展位で被検側下肢を他動的に内旋・外旋させる．陽性，すなわち疼痛が誘発されたり，対側に比し過度の外旋可動域が確認されたりする場合は，それぞれ股関節症や関節唇断裂などの関節内病変や，腸骨大腿靱帯や関節包などの弛緩性といった病態の可能性がある（Wong ら 2022）．

5. 抵抗下内転筋収縮テスト（resisted adductor contraction test）（図 7）

　股関節疾患としばしば鑑別を要する鼡径部痛として，スポーツ障害，すなわちスポーツヘルニアや恥骨骨炎，長内転筋挫傷などによるものが知られている（Tibor ら 2008）．

　これらの疾患においては，背臥位で患側ないしは両側の下肢を股関節屈曲 0° ないしは 45° 挙上位とし，さらに抵抗下に内転させた際に鼡径部痛が再現されることがあり，徒手検査として用いられる（Verrall ら 2005，Drew ら 2016）．

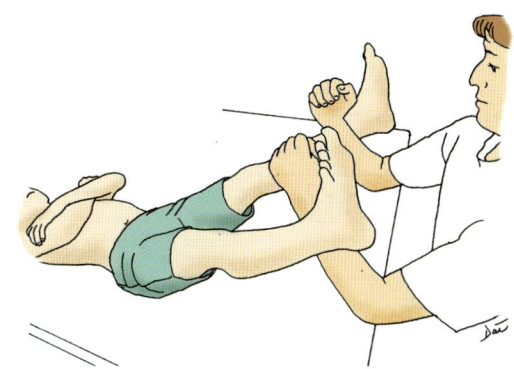

図 7　抵抗下内転筋収縮テスト
下肢挙上位で抵抗下に股関節を内転させ，鼡径部痛誘発の有無を調べる．

6. 下肢叩打テスト

　背臥位下肢伸展位ないしは他動的軽度挙上位で脱力させた状態で踵部を叩打する手技により介達痛が股関節周囲に生じる場合，筋の収縮や緊張に関係しない疼痛（骨折，人工股関節の弛みなど）が考えられる．

文献

Chamberlain R. Hip pain in adults: Evaluation and differential diagnosis. Am Fam Physician. 2021; 103: 81-89.

Drew MK, Palsson TS, Izumi M, et al. Resisted adduction in hip neutral is a superior provocation test to assess adductor longus pain: An experimental pain study. Scand J Med Sci Sports. 2016; 26: 967-974.

Fishman LM, Dombi GW, Michaelsen C, et al. Piriformis syndrome: Diagnosis, treatment, and outcome - a 10-year study. Arch Phys Med Rehabil. 2002; 83 : 295-301.

Klaue K, Durnin CW, Ganz R. The acetabular rim syndrome. A clinical presentation of dysplasia of the hip. J Bone Joint Surg Br. 1991; 73 : 423-429.

Mens JM, Vleeming A, Snijders CJ, et al. The active straight leg raising test and mobility of the pelvic joints. Eur Spine J. 1999; 8 : 468-473.

Metcalfe D, Perry DC, Claireaux HA, et al. Does this patient have hip osteoarthritis?: The rational clinical examination systematic review. JAMA. 2019; 322: 2323-2333.

Purvis SA, Leopold SS. History and Physical Exam (Callaghan JJ, et al eds: The Adult Hip 2nd ed). Lippincott Williams & Wilkins. 2007; 343-348.

Reiman MP, Agricola R, Kemp JL, et al. Consensus recommendations on the classification, definition and diagnostic criteria of hip-related pain in young and middle-aged active adults from the International Hip-related Pain Research Network, Zurich 2018. Br J Sports Med. 2020; 54: 631-641.

Tibor LM, Sekiya JK. Differential diagnosis of pain around the hip joint. Arthroscopy. 2008; 24 : 1407-1421.

Troelsen A, Mechlenburg I, Gelineck J, et al. What is the role of clinical tests and ultrasound in acetabular labral tear diagnostics? Acta Orthop. 2009; 80 : 314-318.

Verrall GM, Slavotinek JP, Barnes PG, et al. Description of pain provocation tests used for the diagnosis of sports-related chronic groin pain: relationship of tests to defined clinical (pain and tenderness) and

MRI (pubic bone marrow oedema) criteria. Scand J Med Sci Sports. 2005; 15 : 36-42.

Wong SE, Cogan CJ, Zhang AL. Physical examination of the hip: assessment of femoroacetabular impingement, labral pathology, and microinstability. Curr Rev Musculoskelet Med. 2022; 15: 38-52.

5 | 股関節可動域

1. 計測方法

　屈曲，伸展，内・外転，内・外旋の各方向について計測する（図8）．正常可動域は屈曲／伸展が125°/15°，外転／内転が45°/20°，外旋／内旋が45°/45°とされているが，個人差や年齢差がある（日本整形外科学会 2022）．

　計測の注意点として，屈曲，伸展においては骨盤の前・後傾が加わらないように，骨盤を固定する必要がある．骨盤の動きを触知するには，背臥位では腰部における下位腰椎の触診が実用的である（Elsonら 2008）．

　腰椎の高度前弯や Thomas テストなどから両股関節屈曲拘縮が疑われる場合は，下位腰椎を触診しながら骨盤が最も自然な位置となる股関節屈曲角度をもって屈曲拘縮角度とする．

　骨盤の中間位については普遍的な定義はないが，両上前腸骨棘と両恥骨結節よりなる平面（anterior pelvic plane）が背臥位で水平となる位置がおおむね中間位と考えられ，コンピュータ支援手術などでも用いられる（Rousseau ら 2009）．

　内・外転および内・外旋はそれぞれ股関節伸展位，90°屈曲位で計測されるが（日本整形外科学会 2022），屈曲角度により異なるので，目的に応じて標準肢位以外の屈曲角度での計測も追加する．内・外転計測時は骨盤の動きを排除するため，骨盤変形がないことを前提に，両上前腸骨棘を結ぶ線に対する垂線と，上前腸骨棘と膝蓋骨中心を結ぶ線との角度を計測する．

　股関節の屈曲拘縮を簡便に検出する方法として，Thomas テストが用いられる．両下肢伸展位での背臥位では，股関節の屈曲拘縮は腰椎の過前弯による代償で目立たないが，健側股関節を深屈曲位とすることで腰椎前弯が正常化し，患側股関節の屈曲拘縮が検出される（図9）．

2. 可動域計測の臨床的意義

　日本整形外科学会股関節機能判定基準においては屈曲，伸展，内・外転のみが評価対象となっているが，股関節疾患の診断において感度が高いのは外転と内・外旋の制限であり（Birrell ら 2001，Bierma-

Zeinstra ら 2002，Arokoski ら 2004），特に内旋制限は腰椎疾患との鑑別にも有用とされている（Brownら 2004）．

　これらの可動域制限は股関節症の画像上の進行度

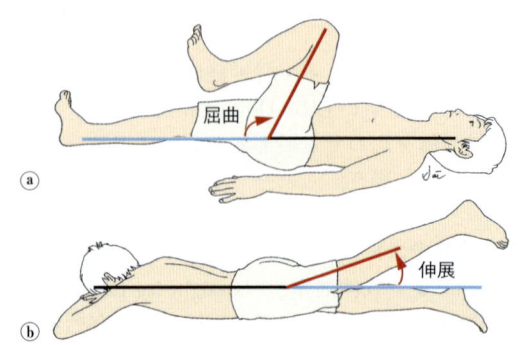

a. 屈曲・伸展
基本軸：体幹と平行な線，移動軸：大腿骨軸（大転子と大腿骨外側顆中心を結ぶ線）
計測肢位：屈曲は背臥位，伸展は腹臥位（屈曲拘縮がある場合は Thomas テストに準じて背臥位で）
注意点：骨盤を十分に固定し計測する．

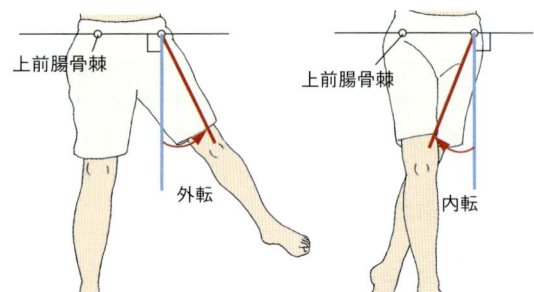

b. 外転・内転
基本軸：両上前腸骨棘を結ぶ線への垂線，移動軸：大腿骨軸（上前腸骨棘より膝蓋骨中心を結ぶ線）
計測肢位：背臥位，股関節伸展位
注意点：骨盤を固定し，内外旋中間位を保持する．内転は非計測側の股関節を屈曲させる．

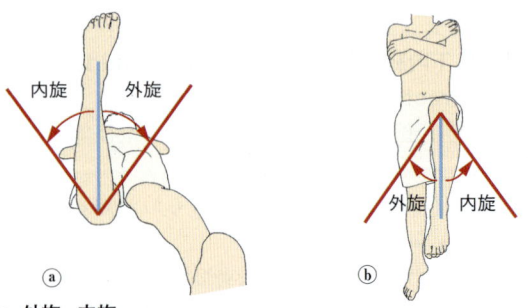

c. 外旋・内旋
基本軸：膝90°屈曲位で膝蓋骨中心を通り，骨盤冠状面に対して垂直な線（股関節屈曲0°の場合ⓐ）または両上前腸骨棘を結ぶ線への垂線に平行な線（股関節屈曲90°の場合ⓑ），移動軸：下腿軸
計測肢位：腹臥位股関節伸展位ⓐ，背臥位股関節90°屈曲位ⓑ，または背臥位や座位で下腿をベッド端から下垂させて計測する．

図8　股関節可動域の計測方法
基本軸（青線）と移動軸（赤線）とのなす角度を計測する．

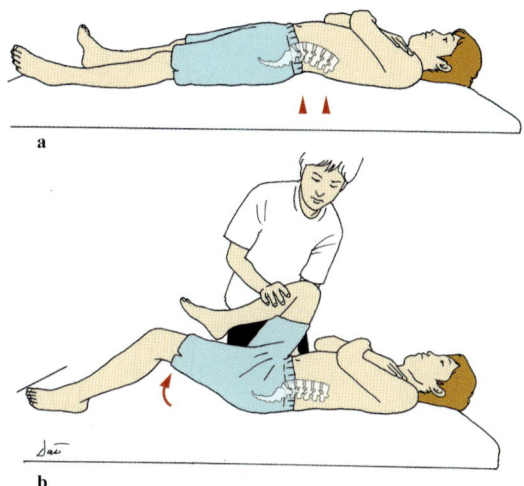

図9　Thomas テスト
a: 両下肢伸展位での仰臥位では，腰椎の過前弯（矢頭）による代償のため股関節の屈曲拘縮が目立たない．
b: 健側（図では右）の股関節を深屈曲位とすることで腰椎前弯が正常化し，患側（図では左）股関節の屈曲拘縮が検出される（矢印）．

とも相関する．早期股関節症においては，外転，屈曲における疼痛や可動域制限の短期の増悪が数年後の進行に関連するとも報告されている（Runhaar ら 2024）．また，個々の ADL によっても重要な運動は異なる（Arokoski ら 2004）．

　股関節屈曲に伴い外旋と外転が生じる現象を Drehmann 徴候といい，小児の大腿骨頭すべり症で特徴的である．

　可動域検査は小児の Perthes 病と単純性股関節炎の鑑別にも有用で，Perthes 病では外転制限が特徴的であるのに対し，単純性股関節炎では内転制限を呈することが多い．

　発育性股関節形成不全では開排（90°屈曲位での外転）の制限がみられることが多い．

文献

Arokoski MH, Haara M, Helminen HJ, et al. Physical function in men with and without hip osteoarthritis. Arch Phys Med Rehabil. 2004; 85 : 574-581.

Bierma-Zeinstra SM, Oster JD, Bernsen RM, et al. Joint space narrowing and relationship with symptoms and signs in adults consulting for hip pain in primary care. J Rheumatol. 2002; 29 : 1713-1718.

Birrell F, Croft P, Cooper C, et al. Predicting radiographic hip osteo-arthritis from range of movement. Rheumatology (Oxford). 2001; 40 : 506-512.

Brown MD, Gomez-Marin O, Brookfield KFW, et al. Differential diagnosis of hip disease versus spine disease. Clin Orthop Relat Res. 2004; 419 : 280-284.

Elson RA, Aspinall GR. Measurement of hip range of flexion-extension and straight-leg raising. Clin Orthop Relat Res. 2008; 466 : 281-286.

日本整形外科学会．関節可動域表示ならびに測定法改訂について（2022年4月改訂）．日整会誌．2022; 96: 75-86.

Runhaar J, Özbulut Ö, Kloppenburg M, et al. Two-year clinical follow-up enhances the diagnosis of early-stage hip osteoarthritis: data from check cohort. RMD Open. 2024; 10: e004208.

Rousseau MA, Lazennec JY, Boyer P, et al. Optimization of total hip arthroplasty implantation: is the anterior pelvic plane concept valid? J Arthroplasty. 2009; 24 : 22-26.

6　脚長差

　股関節疾患による脚短縮や脚長差（leg length discrepancy: LLD）の評価のために両下肢長を計測する．

　股関節疾患においては，骨性の変形による真の脚長差（true LLD）があり，さらに股関節拘縮や骨盤傾斜なども関与した見かけ上の脚長差（apparent LLD）がある（Garvin ら 1998）．

　真の脚長差を評価するために，上前腸骨棘と足関節内果間の距離（spina malleolar distance: SMD）がよく用いられるが，骨盤変形例では上前腸骨棘・内果の代わりに大転子・外果が用いられる（trochanter malleolar distance: TMD）（図 10）．

　一方，みかけ上の脚長差は，股関節拘縮や腰椎側弯による骨盤傾斜など種々の原因で生じ，股関節手術後にも残存することがあるため，併せて評価しておく意義がある．臍部と両足関節内果間の距離を計測する方法（Garvin ら 1998），立位で脚長差を感じ

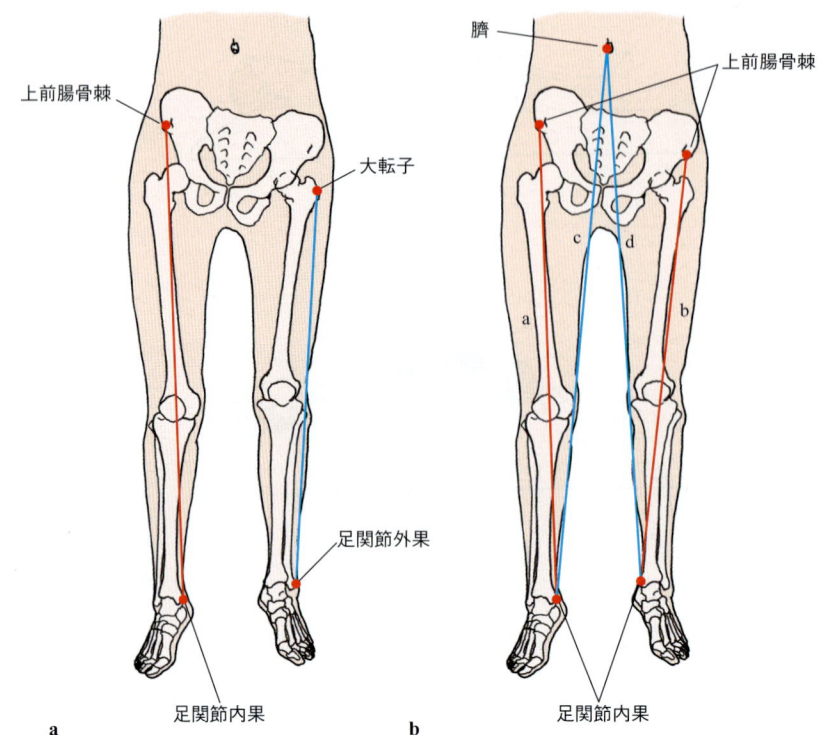

図 10　脚長の計測方法と脚長差
a:　SMD (spina malleolar distance)（赤線）と TMD (trochanter malleolar distance)（青線）.
b:　SMD を用いた真の脚長差(a-b)（赤線）と, 臍と足関節内果の距離を用いたみかけ上の脚長差(c-d)（青線）.

なくなるために必要な補高量を計測する方法（Koga
ら 2009）などがある.

文献
Garvin KL, McKillip TM. History and physical Examination. (Callaghan
　JJ, et al eds: The Adult Hip). Lippincott Williams & Wilkins. 1998;
　315-332.
Koga D, Jinno T, Okawa A, et al. The effect of preoperative lateral flexibility
　of the lumbar spine on perceived leg length discrepancy after total hip
　arthroplasty. J Med Dent Sci. 2009; 56 : 69-77.

7　大腿周径計測, 徒手筋力テスト（manual muscle testing: MMT）

　慢性股関節疾患では, 下肢に非活動性萎縮（disuse
atrophy）をきたし, 筋力は低下するが, 疾患により
低下する筋力が異なることが知られている（Loureiro
ら 2013, Bizzini ら 2023）.
　大腿周径は, 膝関節裂隙ないしは膝蓋骨上縁より
近位 5, 10, 15, 20cm などで計測し, 両側を比較する.
　筋力評価は徒手的に以下の 6 段階で評価する
MMT が一般的である（Hoppenfeld 1984）. 各段階

間の筋力を＋や−を付して表現する場合もある.

5　正常（Normal）：重力と十分な抵抗に抗して可
　　動域内を完全に動かせる
4　優（Good）：重力と中等度の抵抗に抗して可動
　　域内を完全に動かせる
3　良（Fair）：重力に抗して可動域内を完全に動か
　　せる
2　可（Poor）：重力を除くと可動域内を完全に動か
　　せる
1　不可（Trace）：筋の収縮は認められるが運動は
　　起こらない
0　ゼロ（Zero）：筋の収縮が認められない

　股関節の各運動について評価するが（図 11）, 外
転, 内・外旋では疼痛が誘発されやすく, 純粋な徒
手筋力評価が困難な場合があり, 疼痛を伴うことを
併記しておく必要がある.
　拘縮例においては自動運動域内における筋力を徒
手的に評価し, 可動域が消失した高度拘縮・強直例
では触診で筋収縮の有無をみる. 徒手筋力評価にお
いては, 携帯式筋力計（hand-held dynamometer）な

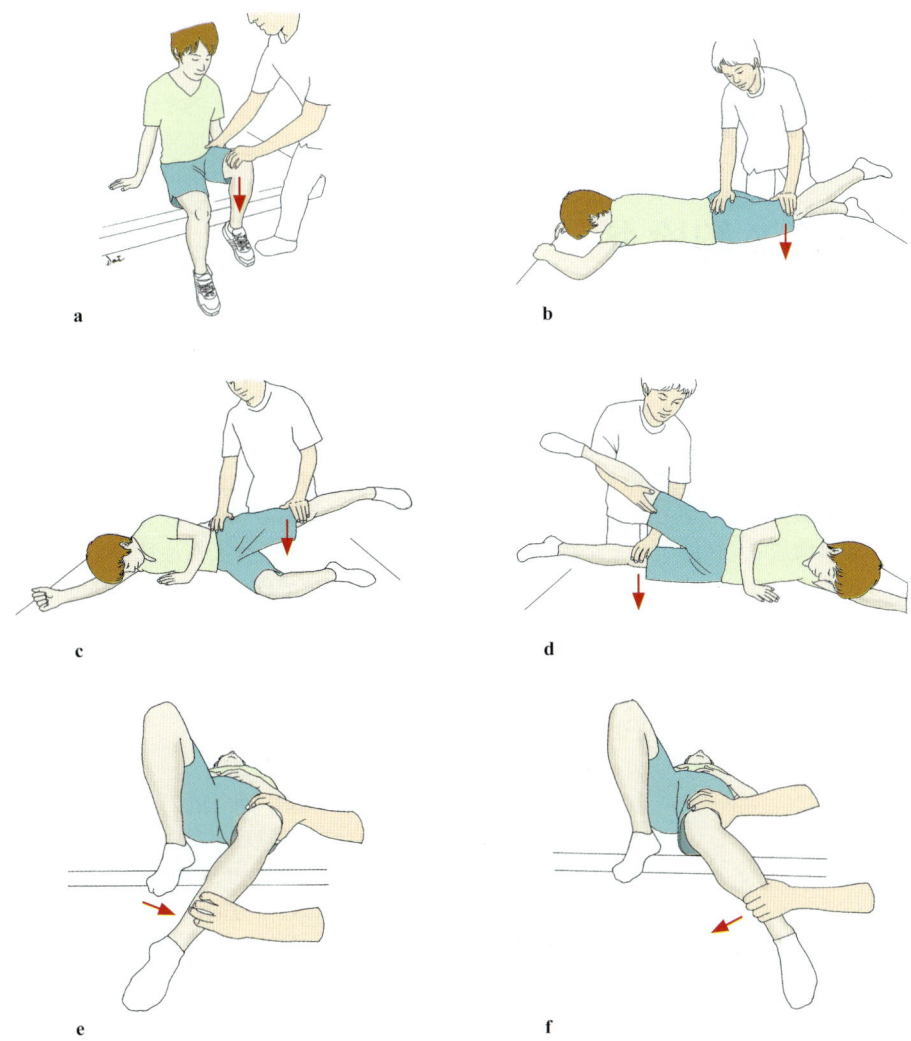

図 11　股関節周囲筋の徒手筋力テスト

股関節の個々の運動に対する，代表的な評価方法を示す．検者の加える力（矢印）や重力に抗する筋力の強さを評価する．作用筋についての詳細は，☞ p.39「靱帯，筋」．

a: 屈曲：大腰筋，腸骨筋など
b: 伸展：大殿筋など
c: 外転：中殿筋など
d: 内転：大内転筋など
e: 外旋：外閉鎖筋，内閉鎖筋，梨状筋，上双子筋，下双子筋，大殿筋など
f: 内旋：小殿筋，大腿筋膜張筋など

どの徒手筋力計を用いると，より詳細かつ客観的に評価できる（Krause ら 2007）．

文献

Bizzini M, Schaub G, Ferrari E, Monn S, et al. Hip muscle strength in male and female patients with femoroacetabular impingement syndrome: Comparison to healthy controls and athletes. Phys Ther Sport. 2023; 61: 142-148.

Hoppenfeld S, 野島元雄監訳. 図解　四肢と脊椎の診かた. 医歯薬出版. 1984; 157. (Physical Examination of the Spine and Extremities. Appleton-Century-Crofts. 1976)

Krause DA, Schlagel SJ, Stember BM, et al. Influence of lever arm and stabilization on measures of hip abduction and adduction torque obtained by hand-held dynamometry. Arch Phys Med Rehabil. 2007; 88 : 37-42.

Loureiro A, Mills PM, Barrett RS. Muscle weakness in hip osteoarthritis: a systematic review. Arthritis Care Res (Hoboken). 2013; 65: 340-352.

2章　画像診断

1　単純X線検査

　単純X線評価は，医療施設における撮影機器の高い普及率と撮影や読影の簡便性から，股関節症状を訴える患者に対し最初に行う最も基本的な撮像評価法である．

　症状に関与しうる病変や形態的特徴の検出には，適切な撮影肢位と撮影方向が大切である．骨部陰影の形態，濃度，骨梁構造の局所的・びまん性変化を見逃さないように読影する．

　診断が確定しなくても，異常が疑われる部位を同定することによりMRIやCTなどさらに詳細な画像診断を加え病態を明らかにすることが可能となる．また，内外転肢位で撮影することより動態を把握することができる．

1　撮影法

　撮影は両股関節正面像を基本とし，想定される疾患に応じ各種の側面像やfalse profile像などを追加する．

　症状が片側性あるいは両側性にかかわらず基本的に両側を撮像することにより，左右の正常像の比較が行え，無症候性であっても股関節形態異常を検出することができる（安藤 2009）．

1. 正面像
　臥位両股関節正面像では，恥骨結合上端から2～3cm近位を撮像中心とする．股関節の脱臼度の判定や人工股関節全置換術（THA）や人工骨頭置換術の術前計画を行えるように，腸骨上端から大腿骨近位部1/3まで含まれるように撮像する．

　両下肢は伸展・内外転中間位で膝蓋骨が正面を向くように下腿部を約10°～20°内旋し，骨盤は両側の上前腸骨棘が撮影台から同じ高さで水平性を保つことに注意する．

　正しく単純X線正面像が撮影されているかどうかについては，恥骨結合と仙骨中央線のずれや，閉鎖孔の形状の左右差の有無を確認し，不良な際は再度撮影を行う．代表的な解剖学的ランドマークを図1に示す．

　寛骨臼側や大腿骨側の骨切り術の適応や手術計画を検討する際には，股関節の最大外転・内転位での正面像を追加し，各回転肢位における関節裂隙の変化や大腿骨頭の求心性の変化を評価する．

　関節拘縮のある場合には外転や内転に伴い骨盤の傾斜や回旋をきたすため注意を要する．

　最大内転位では非検側下肢を軽度屈曲し，検側下肢の上を通るように交差させることが必要なため，撮影中心を検側股関節とし評価対象は検側股関節のみとする．

2. 側面像
1) 軸位（軸射）像（図2）
　仰臥位で，非検側下肢の股関節と膝関節を90°屈曲位で補助台にのせ，検側の骨盤外側に大腿骨頚部軸と平行になる方向にX線フィルムを固定し，X線を撮影台に対して平行に，そして大腿骨頚部軸の垂直方向に入射する．

　X線が大腿骨頚部軸に垂直に入射されるため大腿骨頚部の描出が良好であり，検側肢の屈曲が必要でないため大腿骨頚部骨折例や変形性股関節症（股関節症）における大腿骨側骨形態変化の評価に有用である．

　また，寛骨臼の接線方向の観察も行えるX線フィルムの固定角度やX線入射角の自由度が高いため，経過観察における撮影再現性は他の側面像に比し劣る．

2) Lauenstein I像（Lauenstein's I view）（図3）
　仰臥位で骨盤を45°斜位とし，大腿外側を撮影台に密着するように股関節と膝関節を軽度屈曲位とし，大腿骨頭を中心として垂直方向にX線を入射する．

　大腿骨骨幹部とX線フィルムが平行となるため，転子部から大腿骨近位部の骨折やTHAのステムの評価に有用である．大腿骨頚部は大転子に重なるため正確な評価が困難である．

3) Lauenstein II像（Lauenstein's II view）（図4）
　仰臥位で骨盤を正面に向け検側の股関節を90°屈

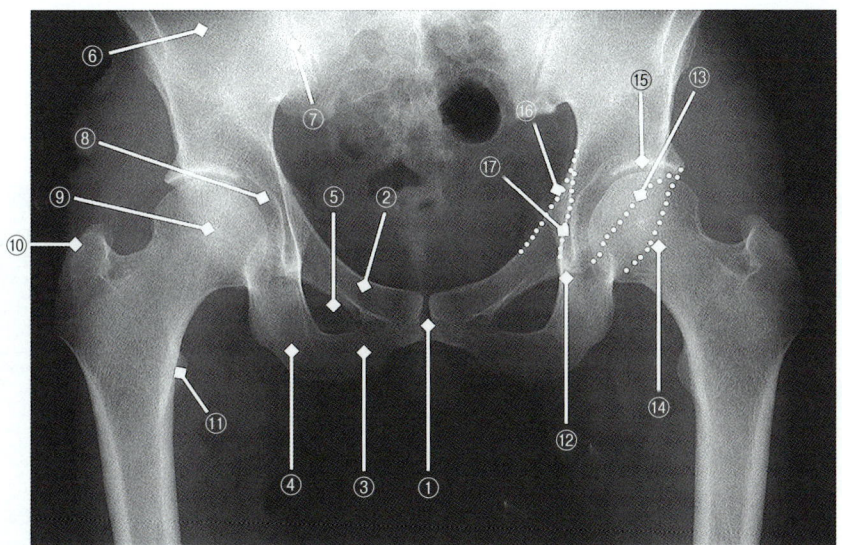

図1　股関節単純 X 線正面像の解剖（左側）とランドマーク（右側）

①恥骨結合（symphysis pubis），②恥骨上枝（superior pubic ramus），③恥骨下枝（inferior pubic ramus），④坐骨結節（ischial tuberosity），⑤閉鎖孔（obturator foramen），⑥腸骨翼（iliac wing），⑦仙腸関節（sacroiliac joint），⑧寛骨臼（acetabulum），⑨大腿骨頭（femoral head），⑩大 転 子（greater trochanter），⑪小 転 子（lesser trochanter），⑫涙 滴 像（teardrop），⑬寛 骨 臼 前 縁（anterior margin of acetabulum），⑭寛骨臼後縁（posterior margin of acetabulum），⑮寛骨臼荷重部（sourcil），⑯腸恥分界線（iliopectineal line），⑰腸坐骨線（ilioischial line）

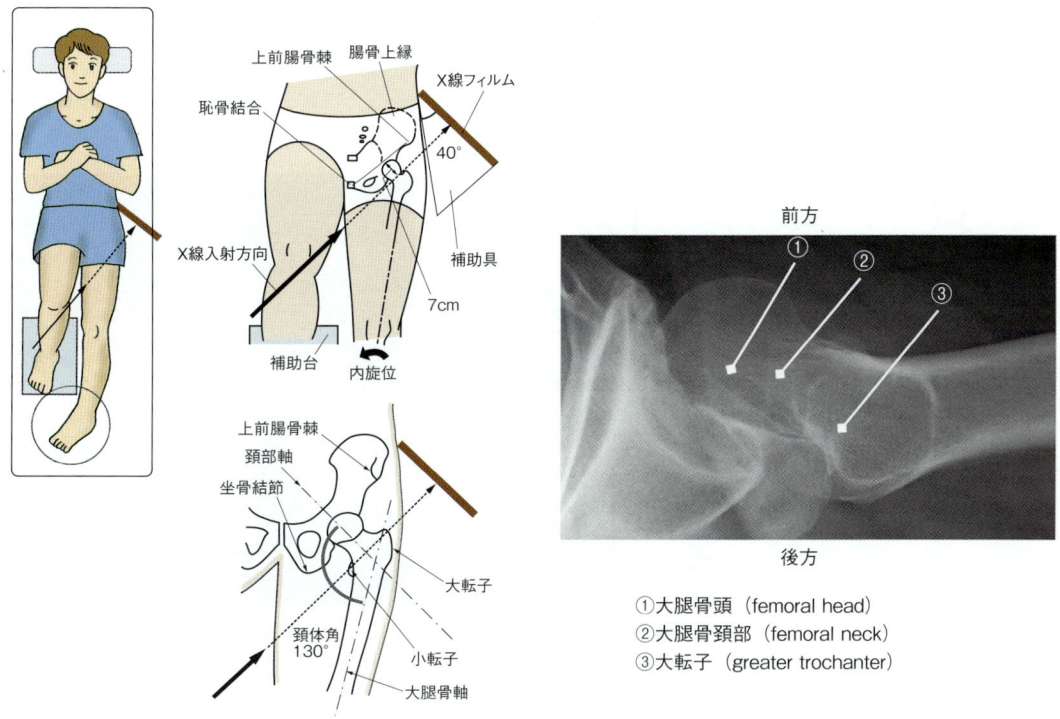

①大腿骨頭（femoral head）
②大腿骨頚部（femoral neck）
③大転子（greater trochanter）

図2　軸位像

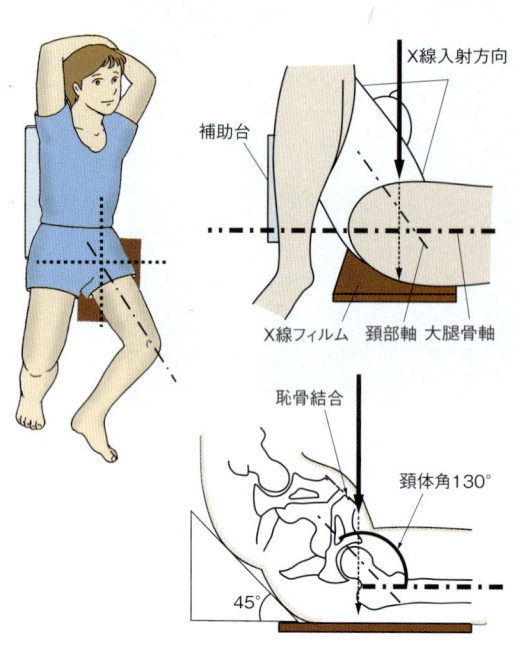

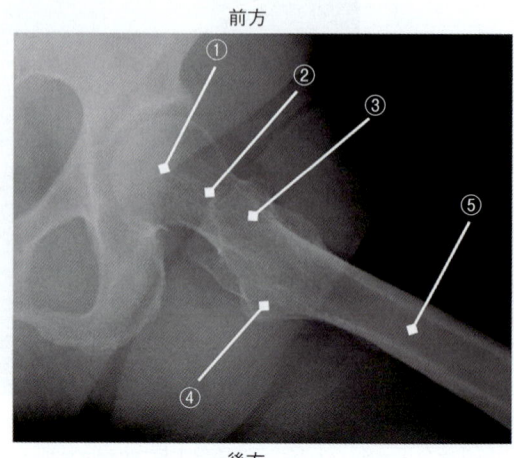

前方

後方

①大腿骨頭（femoral head）
②大腿骨頸部（femoral neck）
③大転子（greater trochanter）
④小転子（lesser trochanter）
⑤大腿骨幹部（femoral shaft）

図3　Lauenstein I 像

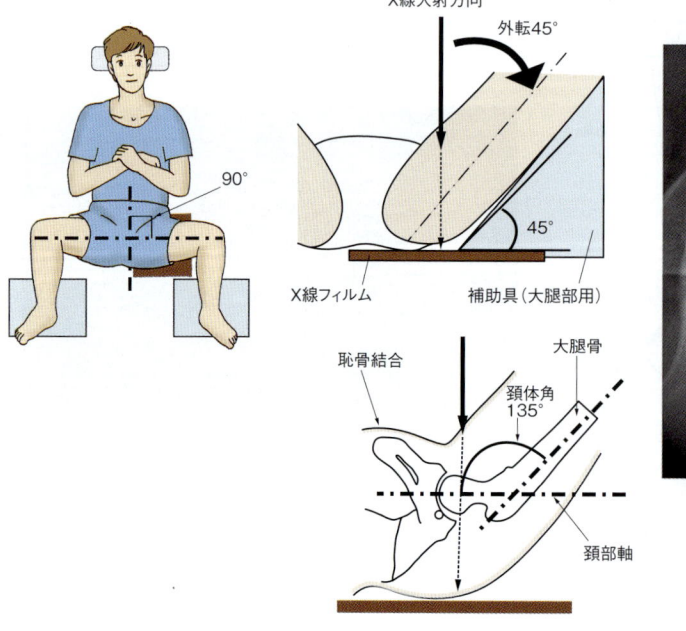

前方

後方

①大腿骨頭（femoral head）
②大腿骨頸部（femoral neck）
③大転子（greater trochanter）

図4　Lauenstein II 像

曲位から45°外転した肢位（180°より大腿骨頚体角135°を減じた角度）で，大腿骨頭を中心として垂直方向にX線を入射する．

大腿骨頭から頚部にかけて歪みの乏しい明瞭な側面像が得られるため，大腿骨頭壊死症における壊死範囲の判定やcrescent signを含む圧潰の有無の判定に有用である．

また，大腿骨頭すべり症，ペルテス病，大腿骨頚部骨折などの評価にも役立つ．関節拘縮や強い疼痛のため適切な肢位がとれない場合には適さない．

4) false profile 像（図5）

立位で骨盤を65°斜位とし，検側下肢の足軸はカセッテに平行にした状態で，大腿骨頭を中心としてカセッテに対し水平軸垂直方向にX線を入射する．

荷重位での大腿骨頭に対する寛骨臼前方被覆の評価に用いられ，前方被覆の定量指数として大腿骨頭中心を通る垂直軸と骨頭中心と寛骨臼前縁を結ぶ線とのなす角（VCA角）などが定量指数として提唱されている（Conrozierら1999）．

3. デジタルX線画像

従来のフィルム系X線像から，近年computed radiography（CR）やdigital radiography（DR）などのデジタル化画像への移行が急速に進みつつある．

1980年代前半から導入されたCRは，一般撮影装置を更新することなく，X線フィルムのかわりに支持体の上に輝尽性蛍光体が塗布されたイメージングプレート（IP）を放射線検出器として使用し，読み取り装置にてデジタル化された画像情報を記録する．

2000年以降，IPを使用せずに検出器で受け取ったX線から直接デジタル化された画像が取得されるflat panel detectorなどのDRが開発され臨床導入されている．

デジタル画像は，フィルム系X線画像に比し画像のダイナミックレンジが広いこと，X線利用効率が高いこと，画像作成が迅速であること，などの利点がある．また，医療施設全体にネットワーク的に整備されている医用画像管理システム（picture archiving and communication system: PACS）での管理・移送・画像解析などに適した記録媒体である．

デジタル画像の股関節画像診断における有用性の検討は乏しいが，デジタルX線画像を用いたTHAのコンピュータ術前計画では異なるインプラントの形状，サイズ，設置位置などを繰り返し簡便に検討することが可能で，計画精度の向上に有効である（Lequesneら2002）．

4. 放射線被曝

放射線被曝で懸念される問題として発がんと生殖腺被曝による遺伝的影響があげられる．しかしながら，通常の単純X線撮影では無視できる範囲である．

撮影条件や撮影機器によるが，著者の医療施設でのX線撮影での平均皮膚表面線量は，胸部正面

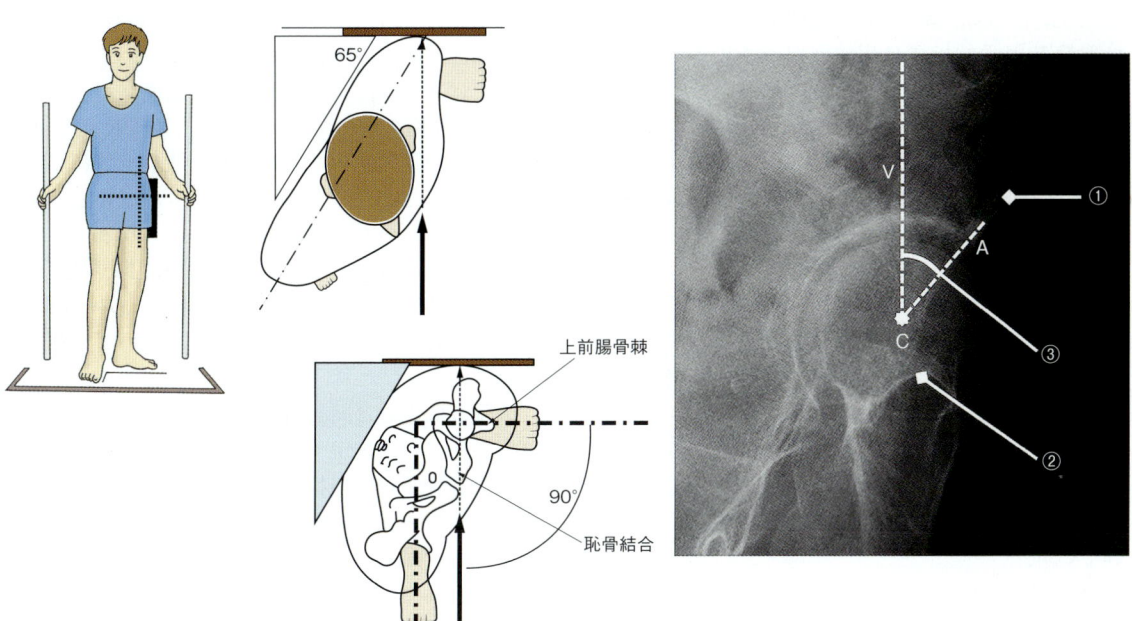

図5　false profile 像
①下前腸骨棘（anterior inferior iliac spine），②大転子（greater trochanter），③ VCA（vertical-center-anterior）角
V: 骨頭中心を通る垂直軸，C: 大腿骨頭中心．A: 寛骨臼前縁

像では 0.07 mGy に対し股関節正面像では 0.85 mGy と約 12 倍の線量となるものの，精巣や卵巣の一時的不妊となるそれぞれのしきい線量 150 mGy，650 〜 1,500 mGy と比較するとはるかに低線量である．

妊婦に対する単純 X 線撮影の胎児への影響も無視できる範囲であることが示されているが，社会的見地からも放射線被曝を最小限にとどめることを常に留意しなくてはならない．

特にわが国では股関節痛を訴える患者のなかで頻度の高い寛骨臼形成不全症は若・青年層の女性に多い．撮影は診断，評価に必要不可欠枚数に抑えることや，妊娠可能年齢女性では性腺防護に努めるなどの注意が必要である．

文献

安藤英二. 図解骨盤・股関節撮影法. オーム社. 2009.

Conrozier T, Bochu M, Gratacos J, et al. Evaluation of the 'Lequesne's false prôle' of the hip in patients with hip osteoarthritis. Osteoarthritis Cartilage. 1999; 7 : 295-300.

Lequesne M, Morvan G. Description of the potential of an arthrometer for standard and reduced radiographs suitable to measurement of angles and segments of hip, knee, foot and joint space widths. Joint Bone Spine. 2002; 69 : 282-292.

2 │ 代表的な X 線学的指標

1. 骨形態指数

寛骨臼形成不全症をはじめとする股関節の骨形態異常は 2 次性股関節症の主要な病因とされ（Jacobsen ら 2005，Jingushi ら 2010），簡便で計測精度の高い骨形態 X 線学的指標は病態把握や予後予測に重要である．

主な寛骨臼形成不全症の X 線学的指標では，CE （center-edge）角，Sharp 角，AHI（acetabular head index），ARO（acetabular roof obliquity）などが，femoroacetabular impingement では，α（alpha）角，head-neck offset ratio などが用いられている（図 6）.

Sharp 角や ARO は寛骨臼の骨形態を評価するのに対し，CE 角や AHI は大腿骨頭に対する寛骨臼の相対的な被覆程度を反映している（Jacobsen ら 2005）．なかでも，CE 角は寛骨臼側の関節軟骨や関節唇への負荷応力の指標となりうるとされ（Chegini ら 2009），自然経過での関節症進行リスクに関連する重要な X 線学的指標として広く用いられている．

股関節に症状のない健常例の CE 角，Sharp 角の分布に関して，股関節以外の疾患を有する患者，住民健診や尿路造影検査（urography）での X 線像を用いて解析した多くの疫学的調査がある（表 1）.

欧米人や韓国人に比し，男性・女性とも日本人の CE 角はおおむね 5°〜 10° 小さい平均値が示されている．また，男女間では，欧米では平均 CE 角の明らかな差はみられないのに対し，日本人では女性で小さい CE 角を示す傾向がみられている（藤井ら 1994，Inoue ら 2000）．Inoue ら（2000）は，フランス人の CE 角は男女間で有意な差が認められないが，日本人では女性で CE 角が有意に低値であったことを報告している．

CE 角を提唱した Wiberg（1939）は，寛骨臼形成不全症に対する CE 角の基準として，25°以上を正常，20°〜 25°を境界域（borderline），20°未満を異常とした．以後 CE 角 20°を寛骨臼形成不全症のカットオフ値として用いている報告例が多く（Delaunay ら 1997，Jacobsen ら 2005），わが国でも Nakamura ら（1989）は 19°より大きい CE 角の場合，寛骨臼形成不全症がないとして 1 次性股関節症の判定基準に用いている．

健常股関節者や住民検診での調査で，Sharp 角は平均 37°〜 41°（水野ら 1985，Nakamura ら 1989，藤井ら 1994，Jacobsen ら 2005），AHI は平均 88 〜 93% （Jacobsen ら 2005），ARO は平均 4°〜 7°（藤井ら 1994，Lequesne ら 2004），と報告されている．

寛骨臼形成不全症に対する基準として，Sharp 角で 45°以上（Nakamura ら 1989，Jacobsen ら 2005），AHI は 75 % 以下（Delaunay ら 1997，Jacobsen ら 2005），ARO は 10°〜 15°以上（Nakamura ら 1989，Delaunay ら 1997，Lequesne ら 2004）を用いている報告が多い．

寛骨臼形成不全症においてどの X 線学的指標が股関節症発症との関連性が高いかについては，横断研究ではあるが，デンマークの大規模コホート住民調査 3,859 例の解析で Sharp 角よりも CE 角や AHI が関節症の罹患リスクと高い関連性が示されている （Jacobsen ら 2005）．大腿骨頭に対する寛骨臼の相対的な被覆程度の方がより重要と考えられる．

CE 角，Sharp 角，ARO の計測の問題点として，大腿骨頭中心の同定の精度と再現性があげられる．また，寛骨臼外側点の判定が明瞭でないことがあげられる．

大腿骨頭中心は同心円テンプレートなどを骨頭輪郭部にあてはめ推定するが，寛骨臼形成不全症などでは大腿骨頭が楕円状形態を呈することも多く，寛骨臼に相対する関節面の骨頭輪郭部に円をあてはめると大腿骨頭中心が尾側に偏在する傾向となる．

寛骨臼外側点の判定についても寛骨臼前・後縁の重複や骨棘形成などにも影響される．Lequesne ら （2004）や Jacobsen ら（2005）の報告では "硬化した軟骨下骨の外側端" との表記にとどまり，寛骨臼

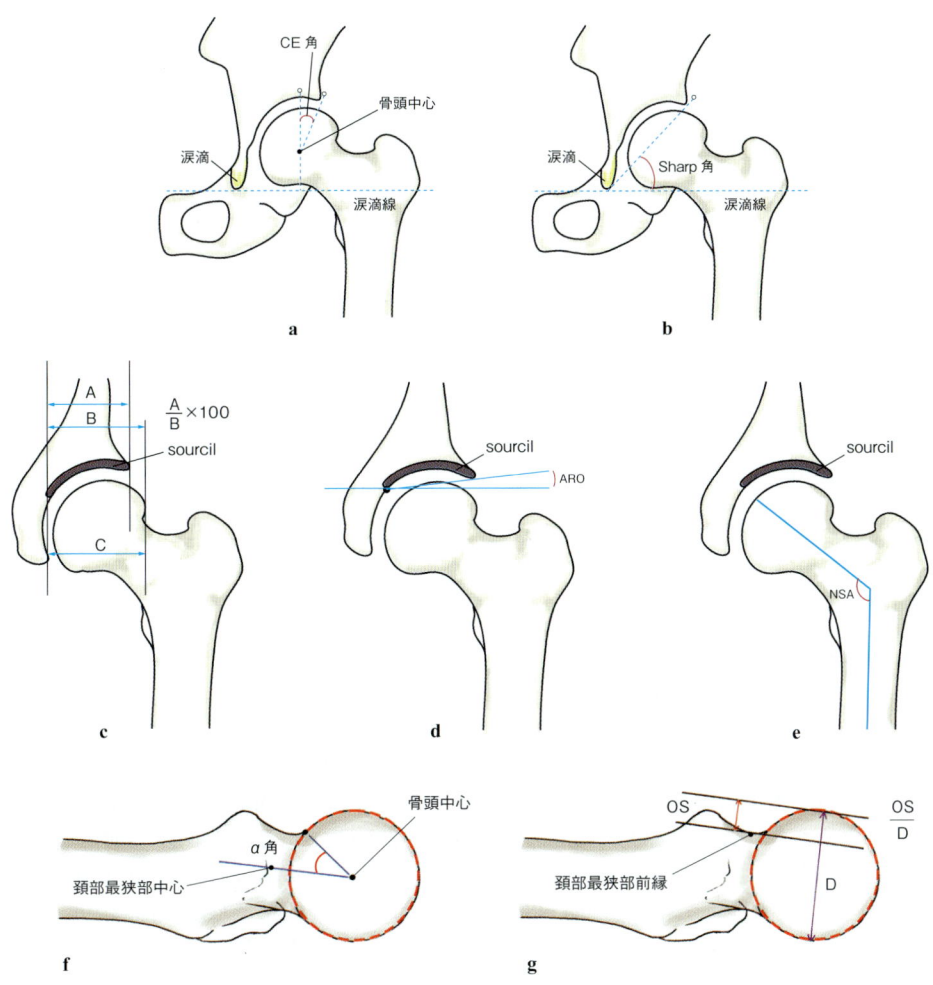

図6　X線画像での代表的な骨形態指標

a: CE(center-edge)角．b: Sharp 角．c: AHI(acetabular head index)．d: ARO(acetabular roof obliquity)．e: 頚体角（neck-shaft angle: NSA）．sourcil: 寛骨臼荷重部の骨硬化帯．f: α(alpha)角．大腿骨頚部側面像において，骨頭中心と頚部最狭部中心を結ぶ線と，前方の骨頭頚部移行部の曲率変化点と骨頭中心を結ぶ線とのなす角．g: head-neck offset ratio. 大腿骨頚部側面像において，頚部軸に平行な骨頭前縁を通る接線と頚部最狭部前縁を通る接線との距離(OS)の骨頭径(D)に対する比率(OS/D)．

外側の骨棘様の張り出しについてどの程度まで含めるか明らかにされていない．

　CE 角の同一検者内・検者間の再現性は，ICC（intraclass correlation coefficient）でそれぞれ 0.88 〜 0.98（Lequesne ら 2004，Chung ら 2010，Im ら 2010），0.70 〜 0.90（Lequesne ら 2004，Chung ら 2010）程度とされる．

　特に寛骨臼形成不全症では sourcil（寛骨臼荷重部の骨硬化帯）が外上方に傾斜した腸骨外側と連続する形態を示すことが多く，その外側点の同定自体が困難なことも多い（Jacobsen ら 2005）．

　false profile 像は，1961 年にフランスの Lequesne らにより股関節症や寛骨臼形成不全症の評価に提唱された荷重位での寛骨臼斜位撮像法である（Lequesne ら 1961）（図5）．前方荷重部関節裂隙の評価により，正面像では検出できない前方部の関節軟骨障害も評価しうる（Lequesne ら 1961，Conrozier ら 1997）．

　Lequesne らは初期関節症 58 関節中，関節裂隙狭小化は骨盤前後像では 62％の検出率であるのに対し，false profile 像では 91％と検出力が優れていることを示した（Lequesne ら 1998）．

　VCA（vertical-center-anterior）角が前方被覆のX線学的指標とされ，25°以下が寛骨臼前方領域の形成不全の基準とされる（Lequesne ら 1961，Delaunay ら 1997）．しかし，骨盤の回旋角度，検側・

表1　健常股関節 CE 角・Sharp 角（尿路造影・住民検診等における調査結果）

報告者（報告年）	国	サンプル数	対象	画像ソース	CE 角（°） 全体	男性	女性	Sharp 角（°） 全体	男性	女性
Inoue ら (2000)	フランス	401 例	尿路造影受検者	尿路造影写真		37.8	36.9			
Lequesne ら (2004)	フランス	223 例	股関節痛のない他疾患患者	骨盤正面像	32.3 ± 6.5					
Smith ら (1995)	英国	393 例	尿路造影受検者	尿路造影写真			38 ± 6.5			
Yoshimura ら (1998)	英国	1,498 例	尿路造影受検者	尿路造影写真		36	37			
Im ら (2010)	韓国	428 例	股関節症のない他疾患患者	骨盤正面像	37.9 ± 5.6	38.0 ± 5.4	37.8 ± 5.7			
Jacobsen ら (2005)	デンマーク	4,151 例	住民検診	骨盤正面像	R: 35.0 ± 7.3 L: 34.0 ± 7.4	R: 35.0 ± 7.4 L: 35.0 ± 7.8		R: 37.0 ± 3.5 L: 37.0 ± 3.5	R: 39.1 ± 3.7 L: 38.0 ± 3.8
Daysal ら (2007)	トルコ	118 例	股関節痛のない患者	腹部 X 線像	R: 37 ± 7.1 L: 35.8 ± 7.1					
水野ら (1985)	日本	105 関節	股関節症のない妊婦	骨盤正面像			27.2 ± 6.14			41.5 ± 3.18
Nakamura ら (1989)	日本	254 関節	股関節症のない他疾患患者	骨盤正面像	32.2 ± 6.4	32.3 ± 6.9	32.1 ± 6.0	38.0 ± 3.6	37.3 ± 3.7	38.6 ± 3.4
藤井ら (1994)	日本	754 例	股関節症のない他疾患患者	骨盤正面像		30.0 ± 6.2	27.8 ± 6.8		38.7 ± 3.3	41.5 ± 3.5
Yoshimura ら (1998)	日本	198 例	住民検診	骨盤正面像		31	31			
Inoue ら (2000)	日本	782 例	尿路造影受検者	尿路造影写真		35.1	32.8			

注1）R：右側，L：左側

非検側の足部位置に計測結果が影響されることや，CT から矢状断面再構成で計測される前方被覆度と必ずしも高い関連性が示されているわけではなく，その臨床的意義については自然経過との相関性などとの検討が必要である（Sakai ら 2009, Zingg ら 2009）.

近位大腿骨では頚体角（neck-shaft angle: NSA）が代表的な形態学的指標の1つであり（図6），正常の NSA は 125°〜135°の範囲であり，125°未満が内反（varus），140°をこえる場合外反（valgus）の形態とされる（Delaunay ら 1997, Lequesne ら 2002）.

寛骨臼形成不全症では外反股の頻度が高いとされ（Delaunay ら 1997），THA での大腿骨コンポーネントのデザインにも反映すべき特徴と考えられていた．しかし，寛骨臼形成不全症では大腿頚部前捻角は正常股に比し増大しており，CT から頚部に沿った再構成断面で前捻の影響を補正した NSA の計測では，正常股，寛骨臼形成不全症とも平均 125°程度と変わらない（Sugano ら 1998）.

正常の head-neck offset ratio は 0.21 ± 0.03 であり head-neck offset ratio が 0.14 未満や α 角 55°以上は cam type impingement を示唆する所見の1つである（Tannast ら 2007）.

2．関節裂隙

関節裂隙（joint space）の狭小化は，股関節症の海外の主要な基準である Kellgren and Lawrence grade（K/L grade）や米国リウマチ学会基準（ACR 基準），わが国の日本整形外科学会股関節機能判定基準

（JOA ヒップスコア）での診断や重症度の判定に用いられる最も重要な指標である.

関節裂隙幅は，大腿骨頭の頂部や寛骨臼外側端部－大腿骨頭関節面間などあらかじめ決められた部位で計測する方法（Reis ら 1999）もあるが，一般には寛骨臼荷重部（sourcil）と大腿骨頭関節面との間で最も短い距離（最小関節裂隙幅：minimal joint space）であらわされることが多い.

評価者が X 線フィルムやデジタル X 線像を物差しやデジタルルーラーを用い徒手的な操作で計測した関節裂隙幅の同一検者内・検者間の再現性は，ICC でそれぞれ 0.77 〜 0.92（Jacobsen ら 2004a, 2005, Lequesne ら 2004, Chung ら 2010, Im ら 2010），0.71 〜 0.78（Lequesne ら 2004, Chung ら 2010）程度である.

コンピュータソフトウエアによる関節裂隙幅自動解析では，同一検者内・検者間の再現性はそれぞれ 0.83 〜 0.99，0.87 〜 0.98（Conrozier ら 2009, Nishii ら 2012）であり，異なる評価者間での再現性向上に有効であるが，いまだ国内外で普及していない.

症状のみられない健常股関節の関節裂隙幅は，股関節疾患のない患者，住民健診，尿路造影検査における X 線像を用いて解析されている（表2）.

全般的に健常股関節の関節裂隙幅は男性で 3.3 〜 5.0mm，女性で 2.8 〜 4.7mm とされ，男性の方が女性より 0.1 〜 0.5mm 程度大きい平均値を示す傾向が認められている．関節裂隙幅は年齢（Lanyon ら 2003, Jacobsen ら 2004a）や身長（Goker ら 2003, Im ら 2010），寛骨臼形成不全症の指数（Smith ら

表2　健常股関節の関節裂隙間幅（尿路造影・住民検診等における調査結果）

報告者 （報告年）	国	サンプル数	対象	画像ソース	撮影位	平均関節裂隙幅（mm）		
						全体	男性	女性
Smith ら（1995）	英国	393 例	尿路造影受検者	尿路造影写真				3.02 ± 0.70
Yoshimura ら（1998）	英国	1,498 例	尿路造影受検者	尿路造影写真			3.3	2.8
Reis ら（1999）	フランス	171 例	股関節痛のない他疾患患者	骨盤正面像	不明	SM 3.88 ± 0.75 SI　4.33 ± 0.76 SL　4.74 ± 0.77	SM 3.99 ± 0.81 SI　4.49 ± 0.83 SL　4.96 ± 0.81	SM 3.81 ± 0.67 SI　4.21 ± 0.68 SL　4.57 ± 0.69
Inoue ら（2000）	フランス	401 例	尿路造影受検者	尿路造影写真			3.83	3.81
Lequesne ら（2004）	フランス	223 例	股関節痛のない他疾患患者	骨盤正面像	仰臥位	SM 3.61 ± 0.90 SI　4.19 ± 0.92 SL　4.82 ± 1.05	SM 3.81 ± 0.89 SI　4.42 ± 1.00 SL　5 ± 1.15	SM 3.45 ± 0.89 SI　4.01 ± 0.82 SL　4.69 ± 0.95
Goker ら（2003）	トルコ	118 例	股関節痛のない患者	腹部 X 線像	仰臥位		R: 3.78 ± 0.67 L: 3.77 ± 0.44	R: 3.43 ± 0.40 L: 3.48 ± 0.68
Im ら（2010）	韓国	428 例	股関節症のない他疾患患者	骨盤正面像	仰臥位	SM 4.69 ± 1.04 SL　4.88 ± 0.99	SM 4.76 ± 1.13 SL　5.03 ± 1.05	SM 4.64 ± 097 SL　4.76 ± 0.93
Jacobsen ら（2004a）	デンマーク	2,572 例	住民検診（股関節症は除く）	骨盤正面像	立位		3.75 ± 0.7	3.60 ± 0.7
Yoshimura ら（1998）	日本	198 例	住民検診	骨盤正面像	仰臥位		3.3	3.1
Inoue ら（2000）	日本	782 例	尿路造影受検者	尿路造影写真			3.74	3.52
Nishii ら（2012）	日本	150 例	股関節痛のない他疾患患者	骨盤正面像	仰臥位	SM 3.53 SI　3.81 SL　4.07	SM 3.75 SI　4.00 SL　4.19	SM 3.36 SI　3.66 SL　3.98

注1）SM：荷重部内上方領域，SI：荷重部上方領域，SL：荷重部外上方領域
注2）R：右側，L：左側

1995，Lequesne ら 2004，Daysal ら 2007，Im ら 2010）にも関連しうる．

　年齢との関連について，高年齢になるほど関節裂隙幅は低値を示す報告（Lanyon ら 2003，Jacobsen ら 2004a）が多い一方，関連性が認められないとする報告もみられる（Lequesne ら 2004）．身長と関節裂隙幅は正の相関が認められている（Jacobsen ら 2004a，Im ら 2010）．

　CE 角と関節裂隙幅は負の相関が認められ（Smith ら 1995，Daysal ら 2007，Im ら 2010），関節症変化のみられない寛骨臼形成不全症では，形成不全がない場合に比べ関節裂隙幅が大きくなる傾向が示されている（Lequesne ら 2004）．

　股関節症の判定に関節裂隙幅を用いる場合，2.0mm 以下（Jacobsen ら 2004b，Chung ら 2010）や2.5mm 以下（Lanyon ら 2003）の基準値を用いている報告がある．

　コペンハーゲンの大規模研究（3,807 例）では，2.0mm 以下の関節裂隙幅では股関節痛との高い関連性が認められ，関節裂隙幅 2.0mm 以下を股関節症の重要な指標としている．

　しかし，健常人男性と女性で平均的な関節裂隙幅が異なる傾向もみられることから，性別により異なる関節裂隙幅の基準値設定も診断精度を高めるには必要である．また，わが国の健常人の関節裂隙幅は平均的体格が異なる欧米人とは平均値で 0.5mm 程度の隔たりが認められることや，寛骨臼形成不全症を背景とする病態の頻度が高いことから，関節症に関する欧米での関節裂隙幅基準値のわが国における適応にはいろいろな要因の検討が必要である．

　尿路造影検査の単純 X 線像を用いた解析では，フランス人と日本人の関節裂隙幅を比較した臨床研究では，男女とも日本人で有意に関節裂隙幅が低値を示し，0.1 ～ 0.3mm の差が認められている（Inoue ら 2000）．

　評価者が同一股関節の単純 X 線像を徒手的な操作で複数回計測した場合の関節裂隙狭小化の検出精度は，SDD（small detectable difference）で 0.5mm 程度とされる（Ornetti ら 2009）．

　しかし，恥骨結合部と撮影中心とする標準的な骨盤正面像と臍部と撮影中心とした単純 X 線像での関節裂隙幅は 0.3mm 程度の差がみられるとする報告（Auleley ら 2001）もあり，X 線中心の異なる尿路造影や腹部 X 線像を用いた関節裂隙幅解析の信頼性については一定の注意が必要である．

　海外の関節裂隙の評価では，立位の単純 X 線像を用いている報告も多くみられる．臥位と立位の単純 X 線像で関節裂隙を比較した臨床研究では，正常股関節ではその差は明らかでないが，2.5mm 以下の狭小化した症例では立位 X 線像で有意に関節裂隙は狭いとされ，股関節症の評価には立位での単純 X 線像を推奨している（Conrozier ら 1997）．

　撮影法で述べたように，下肢は膝蓋骨が正面を向くように下腿部を約 10°～ 20°内旋位に設定することが一般的であるが，股関節の痛みや関節拘縮などで適切な下肢回旋や屈曲位での撮影が困難な場合が

ある.

大腿骨頸部は平均 15°〜20° 程度の前捻を有するため, 単純 X 線正面像では下肢が内旋位になると頸部は内反化し小転子の横幅が短縮するのに対し, 下肢が外旋位になると頸部は外反化し, 大腿骨小転子の横幅が増大する.

経時的な関節裂隙の変化を評価する際には小転子の横幅などを目安に下肢回旋程度を確認することが重要である. 内旋角度の変化が 10° 程度であれば, 関節裂隙幅は 0.03mm 程度しか変わらないとされる (Auleley ら 2001).

3. 骨梁構造

大腿骨や寛骨臼は, 力学的環境, 骨代謝回転, 年齢などを反映し特徴的な骨梁分布形態を呈する.

健常な大腿骨近位部単純 X 線正面像では, 主圧迫骨梁 (principal compressive group), 主引っぱり骨梁 (principal tensile group), 大転子部骨梁 (greater trochanter group), 副圧迫骨梁 (secondary compressive group), 副引っぱり骨梁 (secondary tensile group) の走行の異なる 5 つの骨梁群が認められ (図 7), 大腿骨近位部の局所的な応力分布を反映したものと考えられている.

Singh ら (1970) は, 骨粗鬆症の程度により各骨梁群の吸収の進行度が異なることから, 単純 X 線像での骨粗鬆症の 6 段階の分類 (index) を提唱し,

2 年後に 7 段階の分類に変更した (図 8). Singh の index と大腿骨力学強度との良好な関連性は認められている (Patel ら 2006).

しかし, 撮像条件や体格により骨梁のみえ方が異なることや骨量の定量的評価との関連性が乏しいことから (Koot ら 1996), 現在では骨粗鬆症の画像評価は dual-energy X-ray absorptiometry (DEXA) などの骨密度・骨量定量評価法が主流になっている.

ただし, 生理的な骨梁パターンを理解しておくことは, 骨力学強度の簡便な推定を可能とするとともに, 骨梁パターンの乱れや消失などの異常を認識することで, 力学環境の変化, 腫瘍性病変や溶解性反応などの病的変化の検出に有用である.

文献

Auleley GR, Duche A, Drape JL, et al. Measurement of joint space width in hip osteoarthritis: influence of joint positioning and radiographic procedure. Rheumatology (Oxford). 2001; 40 : 414-419.

Chegini S, Beck M, Ferguson SJ. The effects of impingement and dysplasia on stress distributions in the hip joint during sitting and walking: a finite element analysis. J Orthop Res. 2009; 27 : 195-201.

Chung CY, Park MS, Lee KM, et al. Hip osteoarthritis and risk factors in elderly Korean population. Osteoarthritis Cartilage. 2010; 18 : 312-316.

Conrozier T, Lequesne MG, Tron AM, et al. The effects of position on the radiographic joint space in osteoarthritis of the hip. Osteoarthritis Cartilage. 1997; 5 : 17-22.

Conrozier T, Brandt K, Piperno M, et al. Reproducibility and sensitivity to change of a new method of computer measurement of joint space

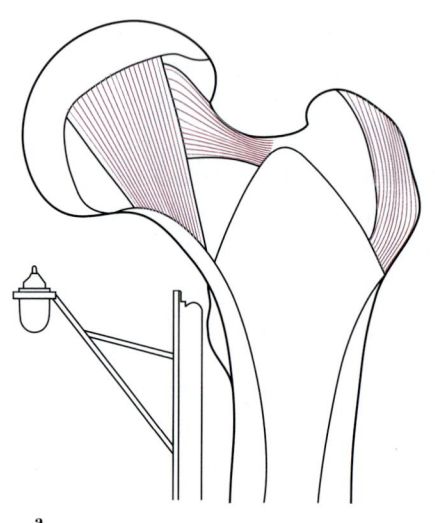
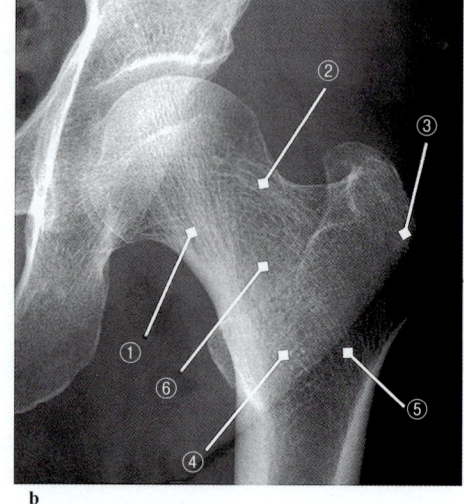

図 7　大腿骨近位部の骨梁群 (Harty 1991 より)
a: Ward's original picture による圧力と lamellae 構造の関係図.
b: ① principal compressive group.　② principal tensile group.　③ greater trochanter group.　④ secondary compressive group.　⑤ secondary tensile group.　⑥ ward's triangle.

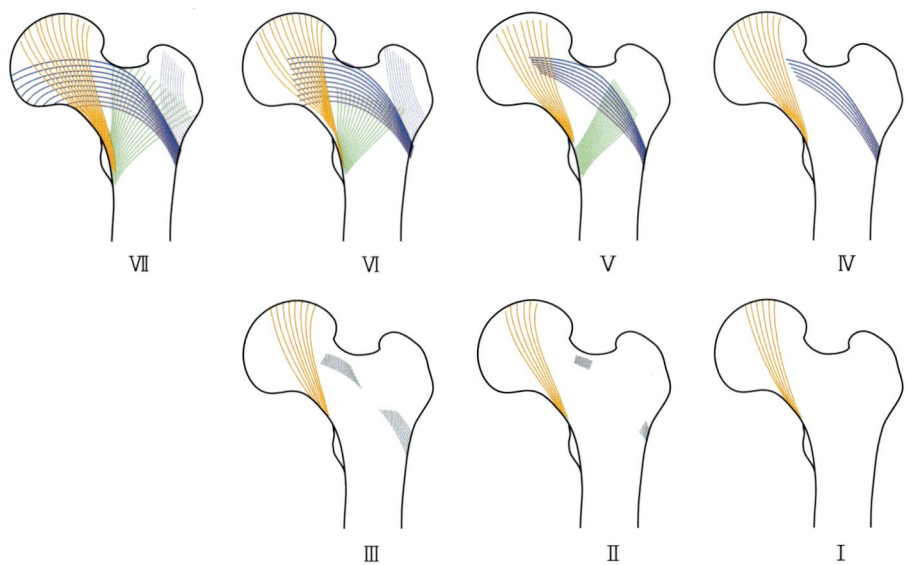

VII　　VI　　V　　IV

III　　II　　I

図8　Singh の index（Jergas 2008 より）
骨梁の残存パターンより，骨粗鬆症の程度を Grade Ⅰ（principal compressive trabeculare までの著明な消失）から Grade Ⅶ（すべての trabecular group が残存している）に分類している．

width in hip osteoarthritis. Performance of three radiographic views obtained at a 3-year interval. Osteoarthritis Cartilage. 2009; 17 : 864-870.

Daysal GA, Goker B, Gonen E, et al. The relationship between hip joint space width, center edge angle and acetabular depth. Osteoarthritis Cartilage. 2007; 15 : 1446-1451.

Delaunay S, Dussault RG, Kaplan PA, et al. Radiographic measurements of dysplastic adult hips. Skeletal Radiol. 1997; 26 : 75-81.

藤井玄二, 桜井　実, 船山完一, 他. 変形性股関節症X線計測日本人成人股関節の白蓋・骨頭指数. 整形外科. 1994; 45 : 773-780.

Goker B, Sancak A, Arac M, et al. The radiographic joint space width in clinically normal hips: effects of age, gender and physical parameters. Osteoarthritis Cartilage. 2003; 11 : 328-334.

Harty M. Anatomy (Steinberg ME ed: The Hip and Its Disorders). Saunders. 1991; 27-46.

Im GI, Kim JY. Radiological joint space width in the clinically normal hips of a Korean population. Osteoarthritis Cartilage. 2010; 18 : 61-64.

Inoue K, Wicart P, Kawasaki T, et al. Prevalence of hip osteoarthritis and acetabular dysplasia in French and Japanese adults. Rheumatology. 2000; 39 : 745-748.

Jacobsen S, Sonne-Holm S, Søballe K, et al. Factors influencing hip joint space in asymptomatic subjects. A survey of 4151 subjects of the Copenhagen City Heart Study: the Osteoarthritis Substudy. Osteoarthritis Cartilage. 2004a; 12 : 698-703.

Jacobsen S, Sonne-Holm S, Søballe K, et al. Radiographic case definitions and prevalence of osteoarthrosis of the hip: a survey of 4 151 subjects in the Osteoarthritis Substudy of the Copenhagen City Heart Study. Acta Orthop Scand. 2004b; 75 : 713-720.

Jacobsen S, Sonne-Holm S, Søballe K, et al. Hip dysplasia and osteoarthrosis: a survey of 4151 subjects from the Osteoarthrosis Substudy of the Copenhagen City Heart Study. Acta Orthop. 2005; 76 : 149-158.

Jergas M. Radiology of Osteoporosis (Gramp S ed: Radiology of Osteoporosis, 2nd revised ed). Springer. 2008; 77-103.

Jingushi S, Ohfuji S, Sofue M, et al. Multiinstitutional epidemiological study regarding osteoarthritis of the hip in Japan. J Orthop Sci. 2010; 15 : 626-631.

Koot VC, Kesselaer SM, Clevers GJ, et al. Evaluation of the Singh index for measuring osteoporosis. J Bone Joint Surg Br. 1996; 78 : 831-834.

Lanyon P, Muir K, Doherty S, et al. Age and sex differences in hip joint space among asymptomatic subjects without structural change: implications for epidemiologic studies. Arthritis Rheum. 2003; 48 : 1041-1046.

Lequesne M, sèze S de. Le faux profil du basin. Nouvelle incidence radiographique pour l'étude de la hanche. Son utilité dans les dysplasies et les différentes coxopathies. Rev Rhum. 1961; 28 : 643-652.

Lequesne M, Morvan G. Description of the potential of an arthrometer for standard and reduced radiographs suitable to measurement of angles and segments of hip, knee, foot and joint space widths. Joint Bone Spine. 2002; 69 : 282-292.

Lequesne M, Malghem J, Dion E. The normal hip joint space: variations in width, shape, and architecture on 223 pelvic radiographs. Ann Rheum Dis. 2004; 63 : 1145-1151.

Lequesne MG, Laredo JD. The faux profil (oblique view) of the hip in the standing position. Contribution to the evaluation of osteoarthritis of the adult hip. Ann Rheum Dis. 1998; 57 : 676-681.

水野正昇, 岩田　久, 朝井哲二, 他. 成人女性股関節単純X線像の計測とその検討. Hip Joint, 1985; 11 : 105-109.

Nakamura S, Ninomiya S, Nakamura T. Primary osteoarthritis of the hip joint in Japan. Clin Orthop Relat Res. 1989; 241 : 190-196.

Nishii T, Shiomi T, Sakai T, et al. Computational measurement of joint space width and structural parameters in normal hips. Arch Orthop Trauma Surg. 2012; 132 : 591-598.

Ornetti P, Brandt K, Hellio-Le Graverand MP, et al. OARSI-OMERACT definition of relevant radiological progression in hip/knee osteoarthritis. Osteoarthritis Cartilage. 2009; 17 : 856-863.

Patel SH, Murphy KP. Fractures of the proximal femur: correlates of radiological evidence of osteoporosis. Skeletal Radiol. 2006; 35 : 202-211.

Reis P, Nahal-Said R, Ravaud P, et al. Are radiological joint space widths of normal hips asymmetrical? Ann Rheum Dis. 1999; 58 : 246-249.

Sakai T, Nishii T, Sugamoto K, et al. Is vertical-center-anterior angle equivalent to anterior coverage of the hip? Clin Orthop Relat Res. 2009; 467 : 2865-2871.

Singh M, Nagrath AR, Maini PS. Changes in trabecular pattern of the upper end of the femur as an index of osteoporosis. J Bone Joint Surg Am. 1970; 52 : 457-467.

Smith RW, Egger P, Coggon D, et al. Osteoarthritis of the hip joint and acetabular dysplasia in women. Ann Rheum Dis. 1995; 54 : 179-181.

Sugano N, Noble PC, Kamaric E, et al. The morphology of the femur in developmental dysplasia of the hip. J Bone Joint Surg Br. 1998; 80 : 711-719.

Tannast M, Siebenrock KA, Anderson SE. Femoroacetabular impingement: radiographic diagnosis--what the radiologist should know. AJR Am J Roentgenol. 2007; 188: 1540-1552.

Wiberg G. Studies on dysplastic acetabula and congenital subluxation of the hip joint: with special reference to the complication of osteoarthritis. Acta Chir Scand Suppl. 1939; 83 : 1-130.

Yoshimura N, Campbell L, Hashimoto T, et al. Acetabular dysplasia and hip osteoarthritis in Britain and Japan. Br J Rheumatol. 1998; 37 : 1193-1197.

Zingg PO, Werner CM, Sukthankar A, et al. The anterior center edge angle in Lequesne's false profile view: interrater correlation, dependence on pelvic tilt and correlation to anterior acetabular coverage in the sagital plane. A cadaver study. Arch Orthop Trauma Surg. 2009; 129 : 787-791.

3 | X 線学的診断

読影に関し，最初から症状のある側や関節裂隙などの局所的領域に注視するのではく，骨盤から両側大腿近位部まで全体像を俯瞰して骨形態，軟部陰影，骨濃淡分布，左右差などの異常がみられないかをまず観察することが誤診や見落としを防ぐために重要である．

骨濃淡分布や骨梁構造の異常は腫瘍性病変や骨代謝異常の検出に重要な所見であるが，体型や撮像条件にも強く影響されるため軟部陰影全体の濃淡度や左右差を確認して異常性の判断を行わなければならない．

以前の単純X線像と比較して関節裂隙の狭小化の進行性がみうけられても，単純X線の撮影中心設定や骨盤の回旋・前後傾の変化で関節裂隙幅は変化しうる（Auleleyら2001）．単純X線の撮影中心や骨盤の左右や前後における傾斜の有無も確認しなくてはならない（図9）．

また，過去の手術歴や感染などの病歴を把握しておくことは，幼少時から存在する遺残性骨形態異常などを過大評価しないためにも重要である．

単純X線像全体を確認した後は，症状に関連する局所的部位をさらに詳細に観察し，想定されうる疾患に応じた各種方向の単純X線像とあわせて診断をすすめていく．

確定診断にいたらなくても症状に関連する異常所見を検出することは，MRI，CT，血液学的検査などの必要な検査を選択していくうえで重要である．

1. 骨濃淡分布・骨梁分布異常

骨形態的には寛骨臼形成不全症や骨折像など明らかな変化がみられなくても，骨濃淡分布や骨梁分布の異常は原発性・転移性骨腫瘍などの病変の可能性を示唆する重要な所見である．

転移性骨腫瘍では，境界が明瞭な溶解性病変である場合，境界が不明瞭でびまん性の硬化性変化や骨濃度低下領域が混在する場合がある．乳がん，肺がん，腎がんの転移の頻度が高い（図10）．前立腺がん，乳がん，カルチノイドなどは造骨性変化を，腎がんや甲状腺がんは溶骨性変化をきたしやすい．

多発性骨髄腫や悪性リンパ腫でも，溶解性病変や海綿骨部のびらん像が多発性に認められるが，骨膜反応や皮質骨への浸食は早期で認められることは稀である．

原発性悪性腫瘍では骨肉腫についで頻度の高い軟骨肉腫は腸骨の発生頻度が約30％と最も高く，石灰化や不整な硬化像が混在する透亮像が求められる（Huvos 1979）．

一般的には進行性の遅い骨腫瘍は病変の境界が明瞭で辺縁硬化像を伴うことが多いのに対し，進行性の速い腫瘍は辺縁が不規則な骨透亮像や骨破壊像などが認められる．

骨Paget病は骨盤の罹患頻度が最も高く，初期は骨吸収の活動性が高く進行とともに骨形成の活動が相対的に高くなる．診断を受ける時期には骨形成が亢進している場合が多く，単純X線像では骨梁の粗糙化，太い海綿骨の出現，皮質骨の肥厚など硬化像と溶解像が混在した像がみられる（図11）．

局所的な骨濃度や骨梁構造の変化をきたす疾患では股関節症に伴う骨硬化像や骨嚢胞の頻度がもっと高い．原発性・転移性骨腫瘍では大腿骨近位部などの骨梁の不鮮明化だけの所見を呈し，浸食像など明らかな形態的変化が認められないことがある．

大腿骨頭内の帯状骨硬化帯は，特発性大腿骨頭壊死症における特徴的な所見としてわが国の厚生労働省特発性大腿骨頭壊死症研究班の診断基準の1つとして広く知られている．しかし，股関節症での大腿骨頭内の骨嚢胞や色素性絨毛結節性滑膜炎の骨浸食に伴う周囲骨硬化性反応も類似した単純X線像を呈することがあり，鑑別にはMRIなどが必要である（図12）．

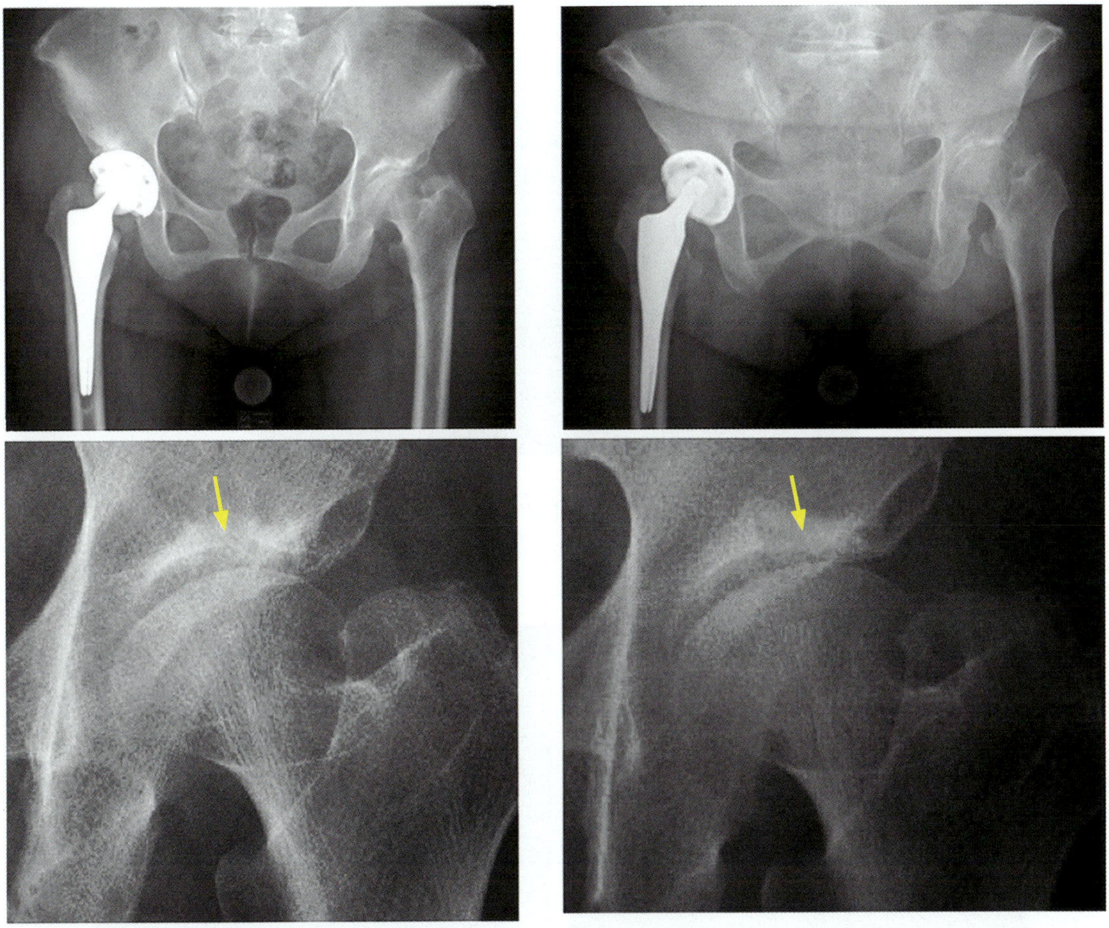

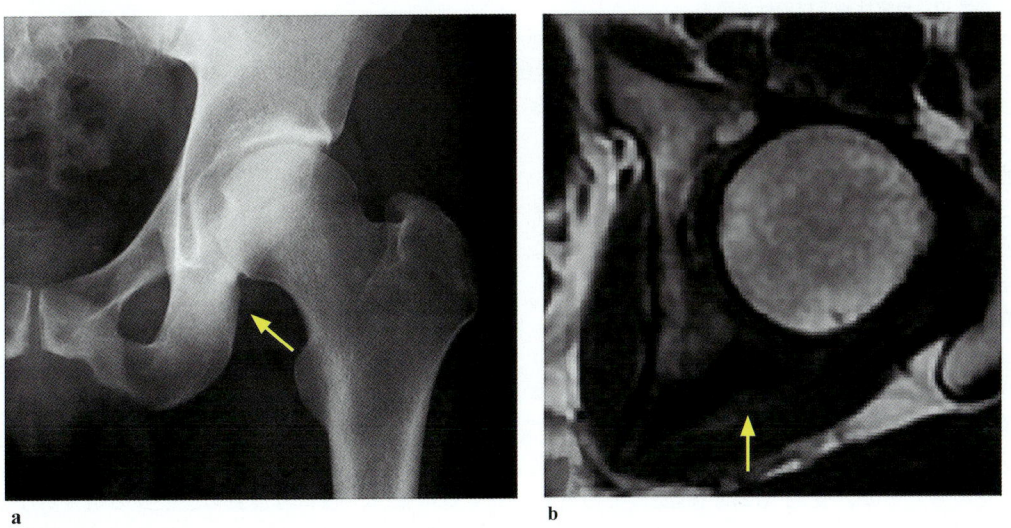

a　　　　　　　　　　　　　　　　　　　　　　　　　　b

図 9　骨盤傾斜の単純 X 線評価に与える影響

59 歳，女性．初回単純 X 線像撮像時（a）に比べ，1 年後腰椎疾患により骨盤後傾が進行（b）したために，関節裂隙の狭小化（矢印）が進行したようにみられる．

a　　　　　　　　　　　　　　　　　　　　　　　　　b

図 10　肺がんの左骨盤転移性骨腫瘍

51 歳，男性．単純 X 線像では左坐骨に境界不明瞭な硬化像を認め（a：矢印），MRI では寛骨臼後方に皮質骨を侵食する信号異常領域が広がっている（b：矢印）．

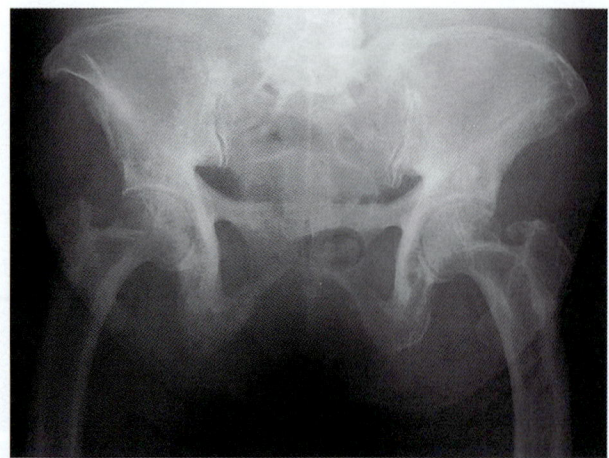

図11　骨 Paget 病
71歳，女性．腸骨から恥坐骨にかけて硬化像と溶解像が混在した像がみられる．

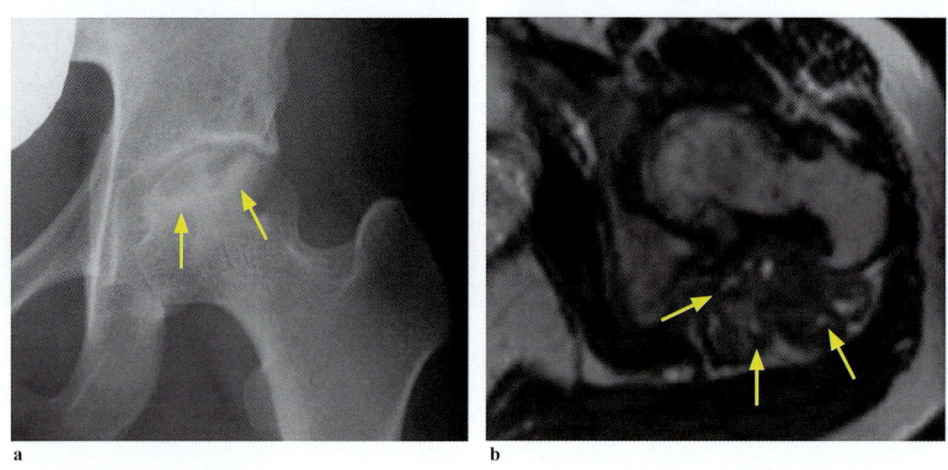

a　　　　　　　　　　　　　　　　　　　　　　　b

図12　色素性絨毛結節性滑膜炎
42歳，女性．単純X線像では，大腿骨頭の浸食像があり，大腿骨頭壊死症に類似した帯状骨硬化帯（a：矢印）が認められたが，T2強調MR画像（横断像）では腫瘍性病変（b：矢印）が関節内後方に広がっている．

　一過性大腿骨頭萎縮症では急性期に大腿骨頭から頚部にかけて一様に骨濃度の低下と骨梁構造の不鮮明化が認められる．一般には，疼痛の回復とともに自然経過で骨萎縮像が回復することが多い．

　化膿性股関節炎では，初期には関節裂隙の拡大，寛骨臼や大腿骨の骨萎縮像がみられ，その後は関節裂隙の狭小化が生じ急速に骨破壊をきたすのが特徴的な経過である（図13）．

　骨盤や大腿骨の海綿骨内に緻密骨からなる硬化性領域が認められるが，骨島（bone island）であることが多い（図14）．骨島は無症候性であり，骨シンチグラフィーでは集積を認めず，増大傾向などは一般にきたさない（Greenspan 1995）．

herniation pit（図15）は単純X線両股関節正面像あるいは頚部側面像において骨頭頚部移行部から頚部前外側に生じる円形で硬化像に囲まれた骨透亮像であり（Tannastら2007，Kimら2011），cam type impingement を示唆する所見の1つとされているが，無症候性ではアルファ角と関連がないという報告もある（Leeら2015）．

2．形態学的異常

　骨の輪郭，特に骨皮質の連続性の明らかな途絶像は骨折がまず疑われるが，前後像での骨陰影の重なりや本来の輪郭形態が急激に変化する部位では判別が難しいこともある．

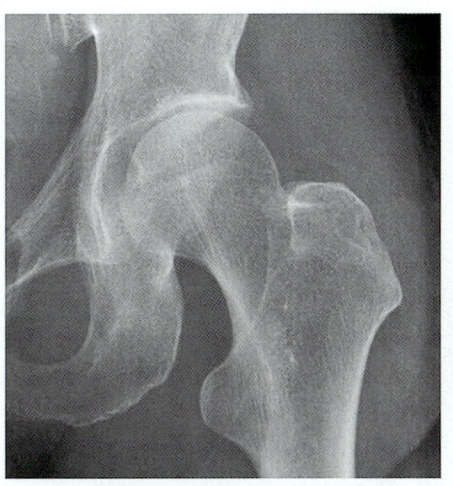 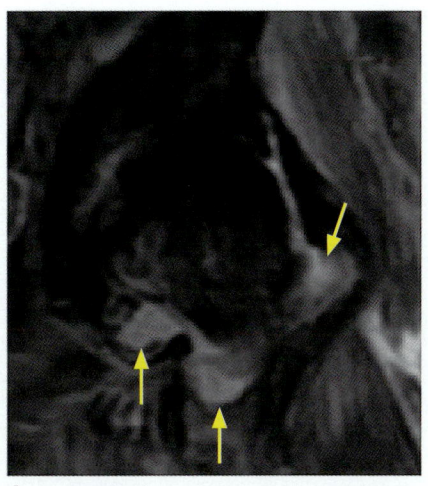

a　　　　　　　　　　　　b

図 13　左化膿性股関節炎
61 歳，男性．a: 単純 X 線像では，関節裂隙の狭小化と，大腿骨頭から頚部にかけて骨梁の不鮮明化
を認める．b: 脂肪抑制 MR 画像では股関節に大量の貯留液（矢印）がみられる．

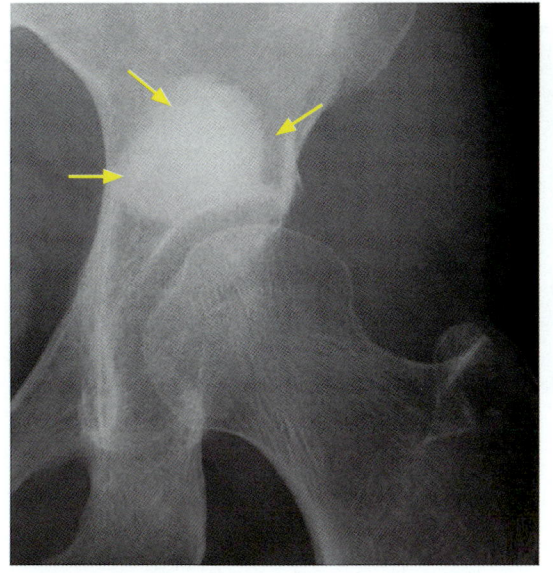

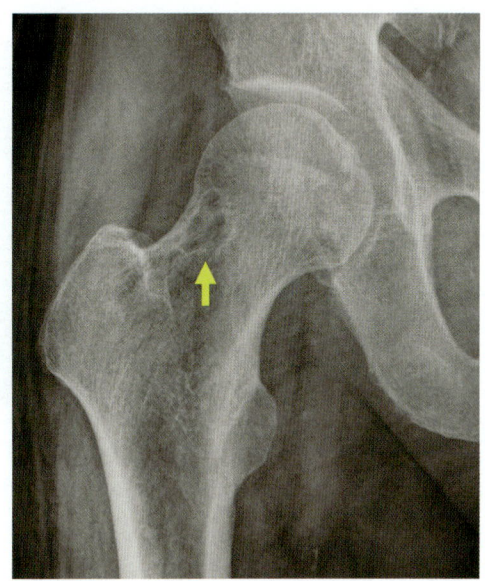

図 14　骨島 (bone island)
66 歳，女性．骨盤に硬化性領域（矢印）が認められる．

図 15　herniation pit
骨頭頚部移行部から頚部前外側に生じる円形で硬化
像に囲まれた骨透亮像（矢印）が認められる．

　圧痛の有無の確認はいうまでもなく，左右像を注
意深く比較しなくてはならない．骨質や骨強度の低
下する高齢者で軽微な外傷または非外傷性に発生す
る大腿骨頚部骨折や恥坐骨部骨折などは，骨折に伴
う骨皮質の変化や転位が乏しいことが多く，発生初
期の X 線像では診断は容易ではない．
　大腿骨軟骨下骨折は大腿骨頭壊死症での圧潰初

期や骨脆弱性を有する高齢者などで認められるが，
大腿骨頭荷重部が寛骨臼との重なる正面像よりも
Lauenstein 像で明瞭に描出されやすい（図 16）．
　関節裂隙の狭小化，寛骨臼や大腿骨頭下部の骨棘
形成，寛骨臼底部の骨増殖，関節面近傍の骨硬化と
骨囊胞の混在は，股関節症で高頻度に認められる単
純 X 線像である．

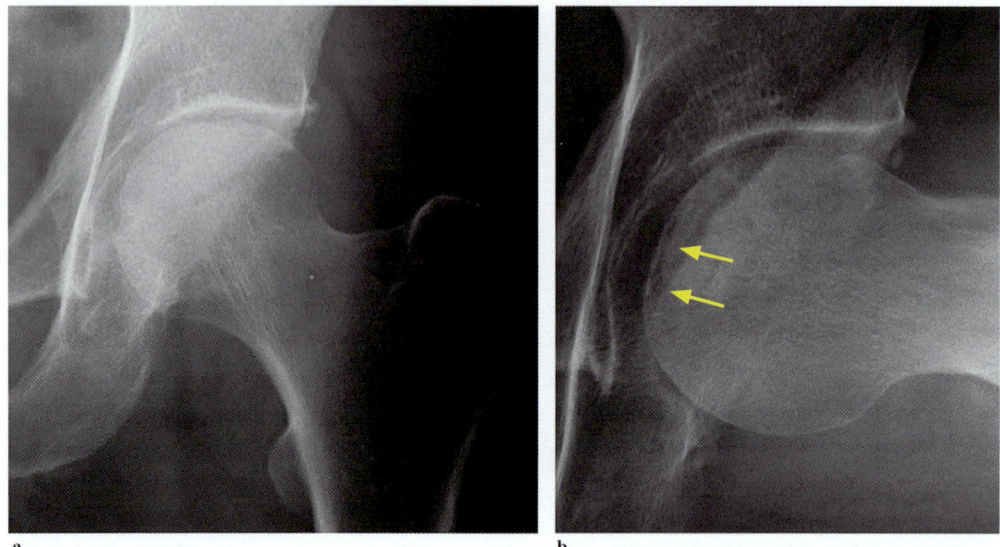

図 16　特発性大腿骨頭壊死症
65歳，男性．圧潰発生初期で認められる大腿骨頭軟骨下骨折（crescent sign）は正面像（a）より Lauenstein 像で確認されやすい（b：矢印）．

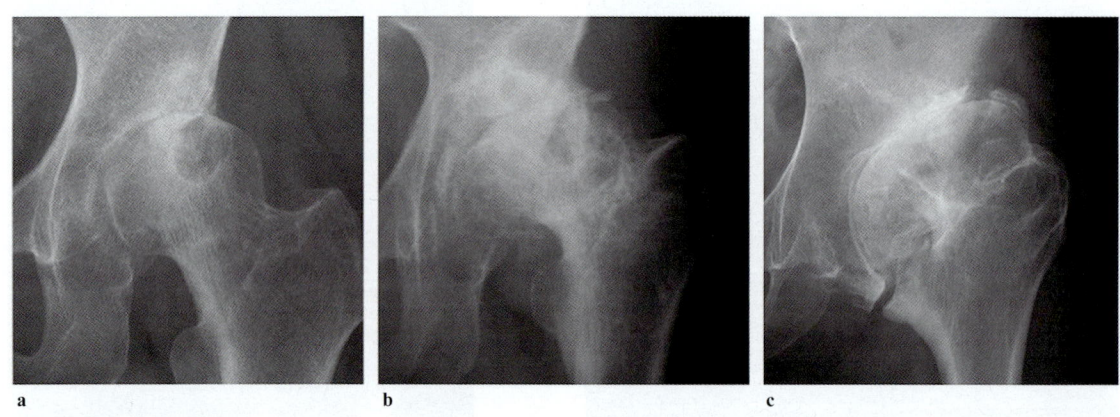

図 17　変形性股関節症における Bombelli の分類
a: atrophic type.　b: normotrophic type.　c: hypertrophic type.

　寛骨臼形成不全症では，上外側での関節裂隙の狭小化が進行しやすいのに対し，1次性股関節症や関節リウマチではほぼ均一に狭小化が進むことが多いとされる．

　股関節症に対する骨棘形成や骨硬化像は骨増殖性活動の強さを示す所見であるが，股関節症の進行度とは必ずしも一致しない．症例により骨増殖性変化の程度は異なることが多い．

　Bombelli は，寛骨臼や大腿骨頭の骨棘形成が旺盛で大腿骨頭が肥大化する hypertrophic type，寛骨臼や大腿骨頭の限局性に骨棘形成がみられる normotrophic type，骨棘形成に乏しく大腿骨頭の陥没や縮小化がみられる atrophic type の 3 つの型に分類している（図 17）（Bombelli 1983，Saito ら 1987）．atrophic type は高齢女性や寛骨臼形成不全症で頻度が高く，セメント使用 THA の成績不良要因になりうるとされる（Saito ら 1987，Conrozier ら 2004）．

　大腿骨頚部における短縮・骨棘形成・骨肥厚は，発育性股関節形成不全，幼少時期に罹患した Perthes 病の遺残変形，成人後に罹患した股関節症に伴う骨増殖性反応にみられることが多い．

　遺伝性多発性外骨腫は，前腕骨遠位や膝関節周囲

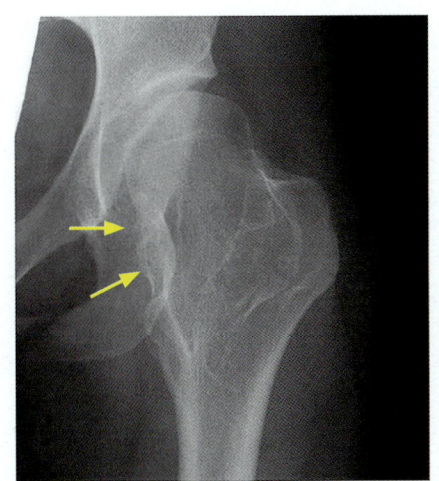

図18　遺伝性多発性外骨腫
20歳，女性．大腿骨頚部の骨増殖(矢印)と寛骨臼
形成不全がみられる．

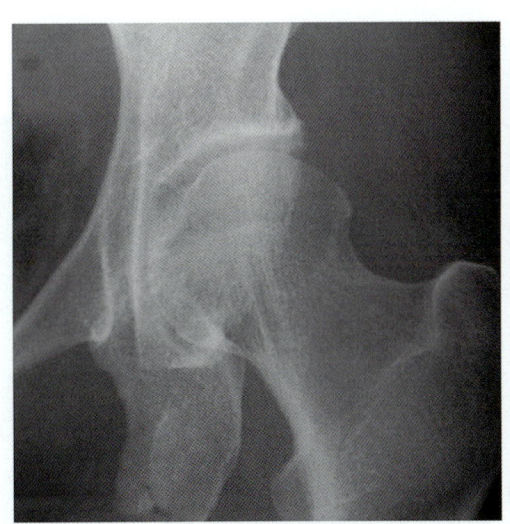

a

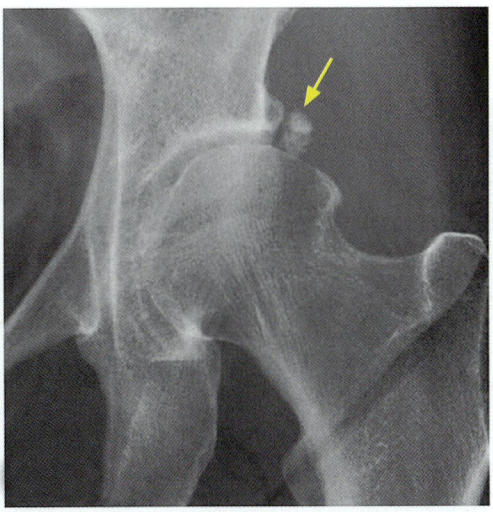

b

図19　寛骨臼縁の遊離骨片の形成
54歳，女性．a: 初診時，b: 初診後4年時単純X線像では，関節裂隙の狭小化と非外傷性の寛骨臼縁部の骨片遊離化
を認めた(矢印)．

骨に発生することが多いが，大腿骨近位部での罹患
もみられ大腿骨頚部径の増大と骨増殖，頚部外反
変形に加え寛骨臼形成不全を認めることが多い（図
18）．

　寛骨臼縁にみられる遊離骨片は，2次骨化中心の
遺残である正常変異（os acetabuli）として認められ
るほか，関節唇の石灰化や寛骨臼形成不全症の関節
症進行とともに寛骨臼縁が分離し形成されることが

ある（Klaue ら 1991）（図 19）．

　結晶性関節炎では複数の石灰化像が，関節内に
認められる．カルシウムハイドロキシアパタイト
（calcium hydroxyapatite: CHA）やピロリン酸カル
シウム二水和物（calcium pyrophosphate dehydrate:
CPPD）の結晶が多い．

　痛風性結晶の沈着は稀である．

　大腿骨頚部周囲に散在する石灰化像は，滑膜骨軟

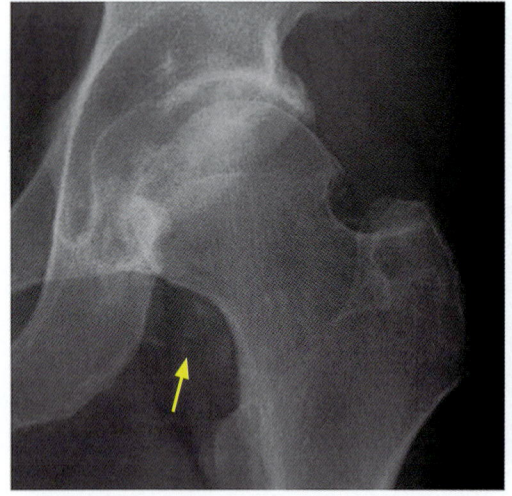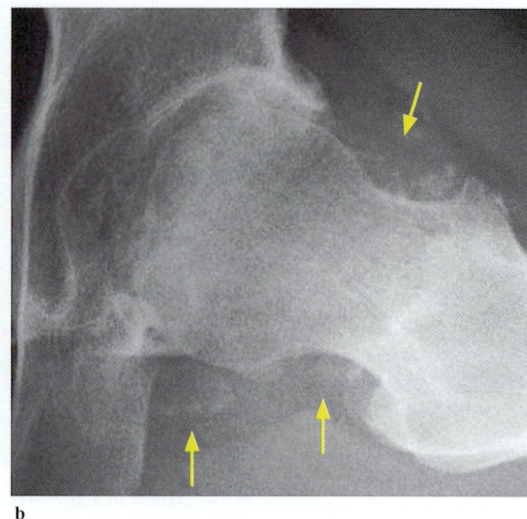

図20 滑膜骨軟骨腫症（synovial osteochondromatosis）
58歳，男性．a: 単純X線正面像．b: 側面像．大腿骨頸部周囲に多数の散在する石灰化像を認める（矢印）．

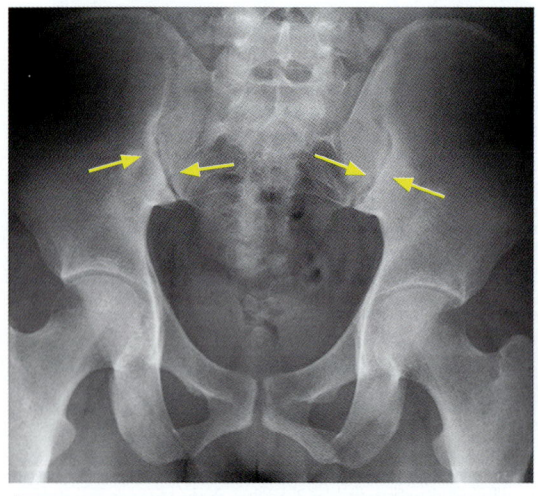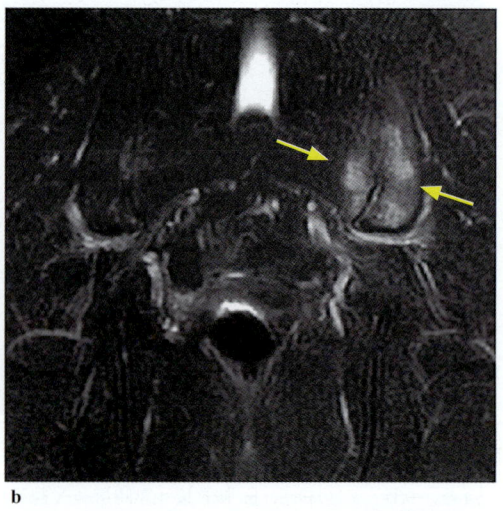

図21 仙腸関節炎（脊椎関節炎に伴う仙腸関節の変化）
23歳，男性．a: 単純X線像では仙腸関節の腸骨・仙骨側とも硬化性変化が認められる（矢印）．b: 脂肪抑制MR画像（冠状断像）でも同部に高信号領域が広がっている（矢印）．

骨腫症（synovial osteochondromatosis）などで認められ（図20），進行例では頸部のびらん性変化や関節裂隙狭小化などがみられる．

仙腸関節の変化像は強直性脊椎炎などの脊椎関節炎（spondyloarthropathy）のほか変形性関節症に関連して出現することがあり，殿部痛など股関節周囲部の症状に関連する鑑別疾患として念頭に置く必要がある（図21）．

強直性脊椎炎・乾癬性関節炎・炎症性腸疾患関節炎は，両側性で対称性の仙腸関節の変化像が認められることが多く，硬化像と両側性の癒合像がみられたり，びらん性変化が進展すると関節が開大する．

強直性脊椎炎では股関節周囲の小転子や坐骨結節部の靱帯や腱の付着部にenthesopathyの所見がみられるが，股関節の関節裂隙の狭小化や骨性強直などはかなり進行した時期に認められる．

仙腸関節の単なる増殖性疾患である変形性関節症や硬化性腸骨骨炎では，硬化像は主に腸骨側にみられ，びらん像などは認められない．

pistol grip deformity（図 22）は，単純 X 線両股関節正面像において，骨頭頚部後部の外側縁が平坦化し，骨頭と頚部間の offset が減少する変形であり，cam type impingement を示唆する所見の 1 つである（Tannast ら 2007）．

cross-over sign（図 23）は単純 X 線両股関節正面像において，寛骨臼前壁縁（AW）と後壁縁（PW）が交差する所見であり，寛骨臼の retroversion や pincer type のインピンジメントを示唆する所見の 1 つである（Tannast ら 2007）．

文献

Auleley GR, Duche A, Drape JL, et al. Measurement of joint space width in hip osteoarthritis: influence of joint positioning and radiographic procedure. Rheumatology (Oxford). 2001; 40 : 414-419.

Bombelli R. Osteoarthritis of the hip: classification and pathogenesis: the role of osteotomy as a consequent therapy. 2nd ed. Springer-Verlag, 1983; 89-108.

Conrozier T, Merle-Vincent F, Mathieu P, et al. Epidemiological, clinical, biological and radiological differences between atrophic and hypertrophic patterns of hip osteoarthritis: a case-control study. Clin Exp Rheumatol. 2004; 22 : 403-408.

Greenspan A. Bone island (enostosis): current concept--a review. Skeletal Radiol. 1995; 24 : 111-115.

Huvos AG. Bone Tumors. Diagnosis, treatment and prognosis. Saunders. 1979; 210-213.

Kim JA, Park JS, Jin W, et al. Herniation pits in the femoral neck: a radiographic indicator of femoroacetabular impingement? Skeletal Radiol. 2011; 40: 167-172.

Klaue K, Durnin CW, Ganz R. The acetabular rim syndrome. A clinical presentation of dysplasia of the hip. J Bone Joint Surg Br. 1991; 73 : 423-429.

Lee E, Choi JA. Associations between alpha angle and herniation pit on MRI revisited in 185 asymptomatic hip joints. Korean J Radiol. 2015; 16: 1319-1325.

Saito M, Saito S, Ohzono K, et al. The osteoblastic response to osteoarthritis of the hip. Its influence on the long-term results of arthroplasty. J Bone Joint Surg Br. 1987; 69 : 746-751.

Tannast M, Siebenrock KA, Anderson SE. Femoroacetabular impingement: radiographic diagnosis--what the radiologist should know. AJR Am J Roentgenol. 2007; 188: 1540-1552.

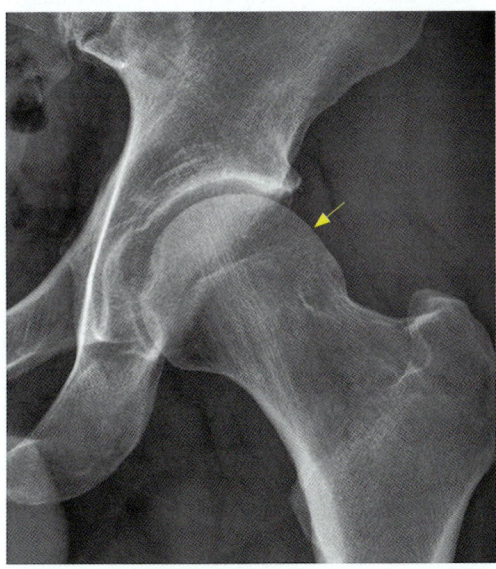

図 22 Pistol grip deformity
大腿骨頭頚部移行部外側の骨性隆起．

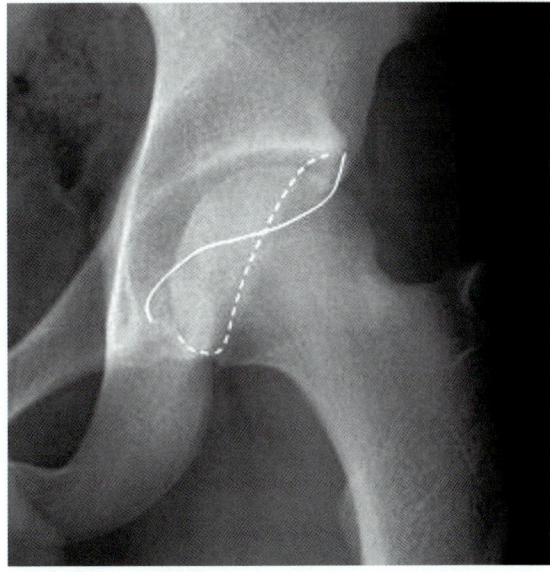

図 23 Cross-over sign
実線は寛骨臼前壁の外側縁を，点線は寛骨臼後壁を示す．

2 MRI

MRI（magnetic resonance imaging）では，T1 強調画像，T2 強調画像などのいろいろなパルスシークエンス（pulse sequence）を用いることによって，骨，軟骨，滑膜，関節液などの各種関節構成体から骨折，挫傷，浮腫，腫瘍などの病変まで多様な信号コントラストで描出することができる．

単純 X 線像や CT では判定困難な骨・軟部組織の形態評価や異常像の検出を行うことが可能で，病変の診断や進行の評価に役立つ．

冠状断面，矢状断面，水平断面，斜方向断面など空間内の任意の断面における画像を取得することが可能であり，3 次元的な組織形態，病変の位置や広がりの評価にも有用性が高い．

一方，X 線を用いた画像診断と比較して MRI が劣る点として以下の 3 点があげられる．

① 3 テスラ以上の高磁場 MRI 機器の導入や新しいパルスシークエンスの開発により改善がみられるものの，空間解像度，特に撮像断面に垂直方向の解像度（スライス厚）に制限があり，約 1mm 以下の小さな病態，病変などの評価が困難である．

股関節は膝関節と比較した場合，体幹の深部に位置し，MRI 信号取得に適した専用コイルが乏しいため，高い解像度を有する MR 画像が得られにくい．

② 撮像時間が長く，制止状態の維持が困難な患者などではモーションアーチファクト（motion artifact）の影響を受ける可能性がある．

③ 金属インプラントに隣接した領域は金属アーチファクト（metal artifact）により正確な判断が不可能である．

したがって，評価部位，想定される病変，患者の状態に応じ，単純 X 線像や CT など他画像診断法と組み合わせながら MRI を活用することが重要である．

1 | MRI の基礎知識

1. MRI で得られる画像コントラスト

股関節および股関節周囲の異常像や病変を明瞭に描出するためには，各関節構成体や病変に応じた高い画像コントラスト（濃淡値のバリエーション）が得られる撮像条件を設定することが大切である．

臨床診断で用いられる MRI は生体内に豊富に存在するプロトン（^{1}H）を対象にラジオ波（RF）パルス照射と磁場環境の操作によって得られる核磁気共鳴信号を画像化したものである．

RF 照射後，各組織は固有の縦磁化緩和時間（T1）と横磁化緩和時間（T2）に従いもとの平衡状態に戻る（緩和現象，図 1）．各組織から得られる MRI 信号強度は，T1 と T2 およびプロトン密度の 3 つの要素に強い影響を受ける．

たとえば，液体では長い T1（1,500 〜 2,000ms）と長い T2（700 〜 1,200ms），脂肪を基本とした組織では短い T1（100 〜 150ms）を持つ．

撮影シークエンスでの各 RF 照射をする間隔である繰り返し時間（repetition time: TR）と共鳴信号を獲得するエコー時間（echo time: TE）を調整することにより，各組織の T1 や T2 の差が強調された T1 強調画像（T1 weighted image: T1WI）や T2 強調画像（T2 weighted image: T2WI），T1 と T2 のどちらも強調されずにプロトン密度の差が強調されたプロトン密度強調画像（proton density weighted image: PDWI）を得ることができる（表 1）．

一般に挫傷，浮腫，嚢胞などの多くの病変は T2 が長く高信号に描出されることが多い．T2 強調画像は T2 の変化に関連する病態描出能に優れる重要な撮像法であるが，撮像時間が長いことと骨内高信号変化が見分けにくい欠点がある．

撮影時間は TR に比例するため，一般にスピンエコー法による T2 強調画像の撮影時間は長くなる．この欠点を補うために，スピンエコー法でラジオ波の照射の一定時間後に行っている反転パルスを省略したグラディエントエコー法は高速撮影が可能であり，T2* 強調画像などの T2 強調系画像を得る際に用いられることが多い．スピンエコー法よりも短い TR と TE を用い，TE やフリップ角を調整することにより画像コントラストを変化させることができる（表 2）．

フリップ角というのは，最初にラジオ波を照射しプロトンを励起する際に，スピンエコー法で用いられる 90° パルスにかわり，グラディエントエコー法では小さなフリップ角のパルスを照射する．スピンエコー法の T2 強調画像とは，磁場の不均一の影響などから T2 信号減衰が早く，異なる T2 強調画像が得られるため，グラディエントエコー法の T2 強調画像は T2* 強調画像（T2* weighted image: T2*WI）とよばれることが多い．

また，T2 強調画像では骨内の脂肪髄の高信号と

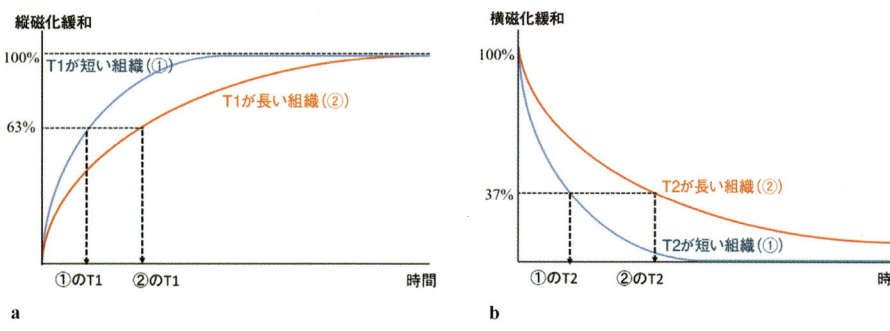

a　　　　　　　　　　　　　　　　　　　　　　　**b**

図1　RF照射後のT1・T2緩和曲線
a: RF照射後のT1緩和曲線．T1時間は，当初の値の約63%に回復するのに要する時間である．
b: RF照射後のT2緩和曲線．T2時間は，当初の値の約37%まで減衰するのに要する時間である．

表1　スピンエコー（SE）法におけるTRとTEの設定

TR	TE	
	短時間（40 ms 以下）	長時間（75 ms 以上）
短時間（750ms 以下）	T1強調画像	
長時間（1,500ms 以上）	PD強調画像	T2強調画像

PD : proton density

表2　グラディエントエコー法におけるTR，TE，フリップ角の設定

フリップ角	TE	
	短時間（15 ms 以下）	長時間（30 ms 以上）
小角度（40°以下）	PD強調画像	T2*強調画像
大角度（50°以上）	T1強調画像	

PD : proton density

表3　各正常組織のMRI信号強度の特徴

	T1強調画像	T2強調画像	T2*強調画像	脂肪抑制画像
皮質骨	低	低	低	低
脂肪髄	高	中間	中間	低
滑液	低	高	高	極高
関節軟骨	中間	中間	高	高
関節唇	低	低	低	低
靱帯	低	低	低	低
筋肉	中間	中間	中間	中間

コントラストが得られにくいことがあるため，脂肪抑制画像を用いることにより，骨内の脂肪髄からの信号を抑制し高信号である病変部のコントラストを高めることができる（表3）．

スピンエコー法では1回のラジオ波照射で1回のデータ収集しかできなかったものを，N回のデータを取得する（N: エコートレイン数）ことにより撮像時間を1/Nに短縮できる高速スピンエコー法（fast spin echo: FSE，またはturbo spin echo: TSE）が導入されている．

一般的にはT2強調系画像では，高速スピンエコー法かグラディエントエコー法が用いられている．高

速スピンエコー法では，磁化移動効果のため相対的に脂肪成分がより高信号となることや，エコートレイン数を大きくすると画像のボケや空間分解能の低下をきたしやすいことは知っておくべきである．

2．MRI 造影剤の効果

MRI 造影剤は腫瘍性病変の検出や鑑別診断の目的などに用いられるほか，関節唇損傷や関節軟骨変性の診断などに用いられる．

骨・関節評価に対してはガドリニウム製剤である Gd-DTPA（gadolinium diethylenetriaminepentaacetic acid）や Gd-DOTA（gadolinium tetraazacyclododecane tetraacetic acid）が用いられ，強い T1 短縮効果を有する．関節液や浸透した組織の T1 を短縮させることにより，T1 強調画像では信号強度を上昇させる．

注意すべきガドリニウムの副作用として，腎性全身性線維症（nephrogenic systemic fibrosis: NSF）がある．皮膚など多臓器に線維化をきたす重症性の高い合併症で，皮膚の硬化，突っ張り，上下肢の関節硬直，発熱，急性腎不全，貧血や血小板減少などを引き起こす．腎不全患者では 3 ～ 5%の頻度で発症するとされ，腎機能障害患者でのガドリニウム製剤の使用には特に十分な注意が必要である．

3．3 次元（3D）撮影像

2 次元（2D）撮影像では撮影断面ごとにスライス断面内のプロトンを励起し画像情報を取得するマルチスライス撮影を行うが，一定以上のスライス厚の設定が必要なことやスライス間に撮影を行わない gap を要するなどの制限がある．3 次元撮影像はボリューム全体を励起した後，スラブを選択するための傾斜磁場を付加することで，連続した薄いスライスごとの画像データを取得することができる．

撮影時間は長くなるため，一般のスピンエコー法でなくグラディエントエコー法や高速スピンエコー法（FSE，TSE など）で 3 次元撮影像は行われる．信号雑音比（signal to noise ratio: SNR）はスラブ数の平方根に比例するため画質が向上する．

股関節では関節軟骨などの薄い組織を，雑音の少ない良好な画質を有する高解像度画像（連続した薄いスライス画像）で評価したい時などに用いられる．

3 次元に等方性（isotropic）の高解像度撮像を行えば，後処理で斜方向など任意の断面での画質の高い再構成像の生成が可能で，後で述べるクロストークアーチファクトのない画像を得ることができる（図 2）．

4．高磁場 MRI の有用性

従来の静磁場強度 1.5 テスラ以下の MRI 機器に加え，3 テスラの高磁場 MRI 機器の臨床導入がすすめられている．静磁場強度の上昇により，画像の信号雑音比（SNR）は向上し，各組織が明瞭に描出される高い解像度を有する画像を得ることが可能となる．

3 テスラ MRI では 1.5 テスラ MRI に比し理論上は SNR が 2 倍向上するが，実際には体動や血流，MRI 機器からの雑音が上昇し 2 倍までは改善しない．

股関節領域では 3 テスラ MRI による関節唇や関節軟骨障害の検出精度が 1.5 テスラ MRI より向上することが示されている（Sundberg ら 2006）．

一方，高磁場化により，静磁場の不均一性による画像の歪み，生体に吸収される熱量（specific absorption rate: SAR）の上昇による熱傷のリスク，

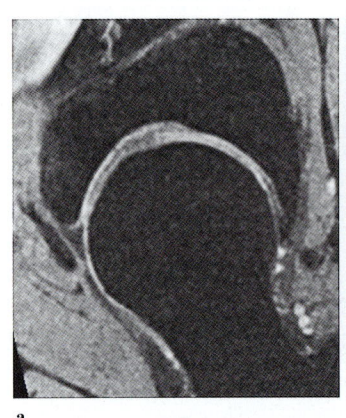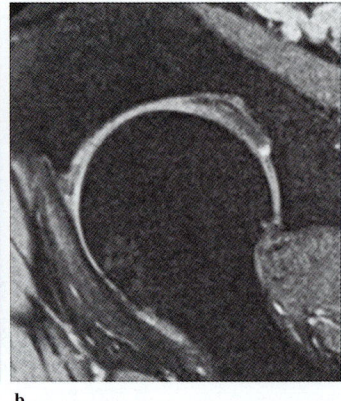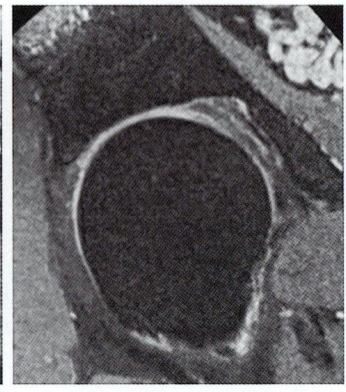

a   b   c

図 2 寛骨臼に対する等方性（isotropic）高解像度 3 次元（3D）放射状 MRI
寛骨臼に対する 30°ごとの放射状 MRI（a, b, c）．

めまいなどの磁場酔いを起こすリスクなど不利益な点も指摘されている.

また，静磁場強度の上昇により，各組織のT1は延長しT2は短縮するため（Goldら2004），TR，TEなど同じ撮影条件を用いると，従来の1.5テスラとは異なる組織の信号コントラストが得られる可能性についても認識が必要である.

5. アーチファクトとその対策

1) 化学シフトアーチファクト (chemical shift artifact)

脂肪の磁気共鳴周波数は水に比べてわずかに低いため，画像上脂肪の描出が低傾斜磁場側に変位するアーチファクトが生じる.

MRI撮像時の設定により画像の横方向，縦方向のどちらかが周波数エンコード方向，他方が位相エンコード方向になる. 化学シフトアーチファクトは周波数エンコード方向に認められる.

たとえば，大腿骨頭軟骨－軟骨下骨－骨髄脂肪境界部で骨髄信号が欠落したり，骨髄信号が軟骨側に拡大する.

この変位はMRI信号受信時の周波数帯域幅（バンド幅）に反比例するため，対策としてはバンド幅の拡大，脂肪抑制法の使用などがあげられる（Kijowski 2010）. ただし，バンド幅を2倍にすると画像のノイズ（雑音）は1.4倍に悪化することのデメリットも考慮しなくてはならない.

2) モーションアーチファクト (motion artifact)

患者の体動により画像のブレやゴーストがみられる現象で，主に位相エンコード方向に現れる. 被験者への注意喚起以外に，鎮痛薬や鎮静薬の使用も考慮する.

3) クロストークアーチファクト (cross talk artifact)

スライス間隔を小さくしたり，スライスが重なりあう場合に，撮像画面が互いに干渉しあい画像コントラストが低下する現象であり，股関節では寛骨臼開口面に垂直な放射状断面を2次元マルチスライス撮像した際に垂直軸部に低信号帯が認められることがある（図3）.

連続撮像されるスライスが重なりあわないようにすることが対策の原則であるが，寛骨臼の放射状断面撮像（放射状MRI）ではスライスの重複は避けられず，アーチファクトによる低信号部領域の評価は改めて異なる断面方向での撮像の追加が必要である.

4) 金属アーチファクト (metal artifact)

人工股関節全置換術（THA）や骨接合術などの後に，金属が存在すると静磁場の歪みを生じ，MRI

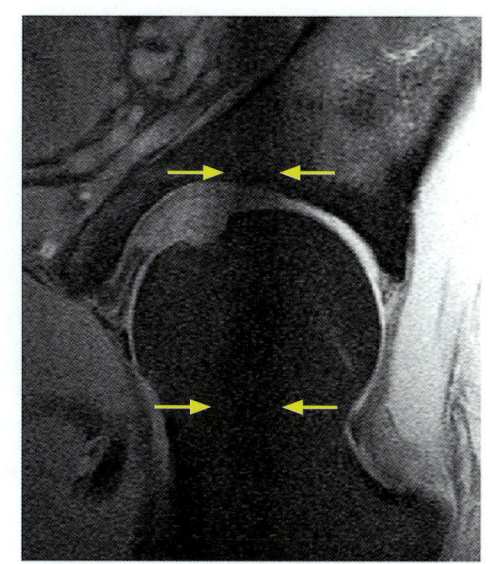

図3　寛骨臼に対する2次元放射状MRI
2次元マルチスライス撮像時にみられるクロストークアーチファクト（矢印）がみられる.

信号の正確な情報が得られず局所的に歪みや無信号や高信号に描出される領域が生じる. 特に強磁性体である鉄やコバルトクロムでは磁場の歪みが大きくアーチファクトの影響も強く出現する（図4）.

インプラントなど方向により長さが異なる金属はその長軸方向を周波数エンコード方向になるように撮像ポジションをとること，MRI信号受信時のバンド幅を広げること，ボクセルサイズを小さくすること，高速スピンエコー法を用いること，などで影響を軽減できる. また，脂肪抑制法を使用する際は化学シフト選択法（chemical shift selective fat suppression）ではなく磁場の不均一性の影響を受けにくいSTIR法（short tau inversion recovery）を用いるなどの対策は，金属アーチファクトの軽減に有効とされる（Kolindら2004，Harrisら2006，Leeら2007）.

最近では，高度に金属アーチファクトを除去する撮像シークエンスの開発も進められている（Chenら2011，Sacherら2023）.

5) 部分体積アーチファクト (partial volume artifact)

1つのボクセル内に異なる組織成分が含まれる時にそのボクセルから得られる信号強度は個々の組織からの信号の総和になり，たとえば骨（低信号）と脂肪髄（高信号）を等量分含む境界部に位置するボクセルは中程度の信号強度となり輪郭は不鮮明となる.

また，造影MRIでは軟骨表面に位置するボクセ

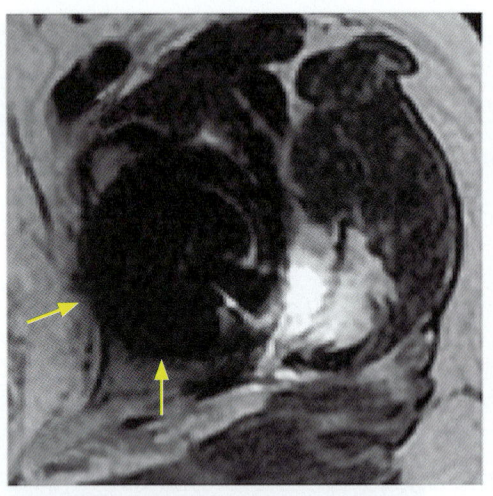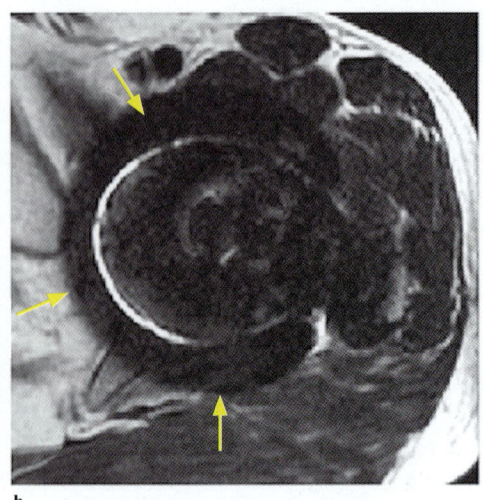

a   b

図4　人工関節周囲の金属アーチファクト
T2強調MR画像（水平断像）．チタン製カップとセラミック骨頭摺動面(a)に比べて，コバルトクロム製カップ
と骨頭の摺動面(b)のアーチファクト（矢印）は高度である．

ルできわめて高い信号強度を有する関節液が一部含まれるとそのボクセルは高信号となり，軟骨とみなされなくなる．

　部分体積アーチファクトを軽減させるためには，十分に薄いスライス厚と断面内高解像撮像を設定すること，大腿骨頭や寛骨臼などの球形状の構造に対し放射状断面のように輪郭面に垂直な撮影断面で撮影すること，などが必要である．

6．MRIの安全性

　撮影前に，強磁性体や金属を保持していないかどうかのチェックは慎重に行う必要がある．

　MRI検査が禁忌または撮影できるかの確認が必要な属性部品としては，ペースメーカーや除細動器などの体内電子部品，脳動脈クリップ，マスカラなどの化粧用品，ニトログリセリン真皮浸透絆創膏，入れ墨，補聴器などである．

　妊婦のMRI検査は，胎児への安全性が確立していない．特に妊娠初期の3か月間は細胞分裂への物理作用の影響が高く自然流産の比率が高くなるとされるため，MRIの必要性とインフォームドコンセントの重要性は再確認されなくてはならない．

　THAでは，MRIによるインプラントの弛みやラジオ波による金属部の温度上昇の懸念があるが，母床骨に強く固定されているかぎりは安全であるとされる．1.0テスラMRIでの基礎的研究であるが，大腿骨インプラントへの有意な吸引力や温度上昇は認められていない（Kumarら2006）．

文献

Chen CA, Chen W, Goodman SB, et al. New MR imaging methods for metallic implants in the knee: artifact correction and clinical impact. J Magn Reson Imaging. 2011 ; 33 : 1121-1127.

Gold GE, Han E, Stainsby J,et al. Musculoskeletal MRI at 3.0 T: relaxation times and image contrast. AJR Am J Roentgenol. 2004; 183 : 343-351.

Harris CA, White LM. Metal artifact reduction in musculoskeletal magnetic resonance imaging. Orthop Clin North Am. 2006; 37 : 349-359.

Kijowski R. Clinical cartilage imaging of the knee and hip joints. AJR Am J Roentgenol. 2010 ; 195 : 618-628.

Kolind SH, MacKay AL, Munk PL, et al. Quantitative evaluation of metal artifact reduction techniques. J Magn Reson Imaging. 2004; 20 : 487-495.

Kumar R, Lerski RA, Gandy S, et al. Safety of orthopedic implants in magnetic resonance imaging: an experimental verification. J Orthop Res. 2006; 24 : 1799-1802.

Lee MJ, Kim S, Lee SA, et al. Overcoming artifacts from metallic orthopedic implants at high-field-strength MR imaging and multi-detector CT. Radiographics. 2007; 27 : 791-803.

Sacher SE, Koff MF, Tan ET, et al. The role of advanced metal artifact reduction MRI in the diagnosis of periprosthetic joint infection. Skeletal Radiol. 2023 Oct 24. doi: 10.1007/s00256-023-04483-5. Online ahead of print.

Sundberg TP, Toomayan GA, Major NM. Evaluation of the acetabular labrum at 3.0-T MR imaging compared with 1.5-T MR arthrography: preliminary experience. Radiology. 2006; 238 : 706-711.

2 ｜ MRIの撮像と読影

　一般的な腫瘍性病変などの疾患スクリーニングや両側性の発生頻度が高い大腿骨頭壊死症の診断では，骨盤上端から大腿骨小転子レベルまで含めた両股関節の冠状断面，水平断面，あるいは大腿骨頸部

軸に沿った斜冠状（oblique-sagittal）断面の MRI を撮像する.

撮像シークエンスは T1 強調画像と T2 強調画像（または T2* 強調画像）で，時間的に可能ならば脂肪抑制画像も加えることにより病変の検出精度を高めることができる.

両股関節冠状断面の撮像範囲（FOV: field of view）は両股関節を含めるために 35 cm 程度必要であり，断面内 matrix 数を 512 × 512 とすると 1 ピクセル（画素）あたり約 0.7 mm の解像度となる.

関節軟骨など薄い組織の評価には適さないが，骨盤や大腿骨の骨折，挫傷，浮腫，腫瘍性病変，関節液貯留，嚢胞形成，滑膜性病変などの異常所見の評価を対側と比較してすすめることができる.

1. 線状異常像

骨折線は T1 強調画像，T2 強調画像とも低信号の線状陰影で示される.

単純 X 線像では骨折線が明らかでない大腿骨頚部骨折や恥坐骨骨折なども，周囲に骨髄や軟部の浮腫性反応を伴う線状低信号により明瞭に描出することができる（図 5）.

脆弱性，疲労性の大腿骨頭軟骨下骨折は関節面近傍に不規則に蛇行する低信号帯を呈するのが特徴的とされ（Yamamoto ら 1999a），T1 強調画像では骨折線と周囲の骨浮腫像との識別が困難なこともあるが，T2 強調像では隣接する骨髄脂肪や骨浮腫の高信号領域に対し骨折による低信号線状陰影は認識されやすい（図 6）.

大腿骨頭内の T1 強調画像における帯状低信号像

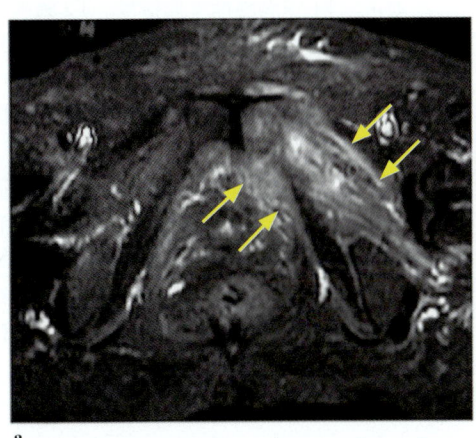
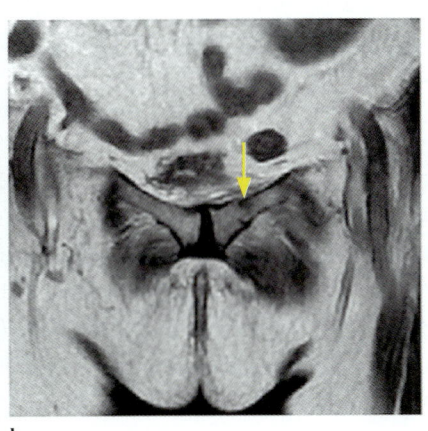

図 5　恥骨骨折の MRI
84 歳，女性. a: 脂肪抑制 MR 画像（水平断像）の恥骨周囲軟部組織に広がる浮腫像（矢印）. b: T1 強調 MR 画像（冠状断像）で恥骨骨折（矢印）を示唆する線状の低信号像が認められる.

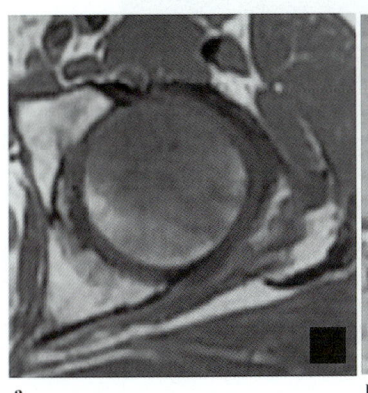
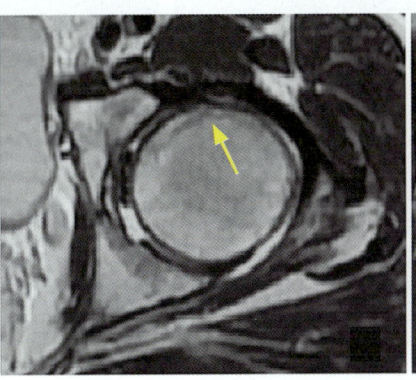
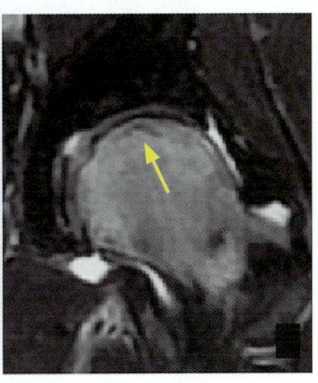

図 6　大腿骨頭軟骨下骨折の MRI
41 歳，男性. a: T1 強調画像（水平断像）. b: T2 強調画像（水平断像）. c: 脂肪抑制 MR 画像（冠状断像）. 関節面近傍に線状の不規則に蛇行する低信号帯（矢印）が認められる.

（バンド像）は特発性や外傷性の大腿骨頭壊死症の特徴的な所見であり，壊死領域と正常領域の境界部での修復反応や新生骨形成部の病理像を反映したものとされる．T2強調画像では低信号帯とその末梢側に伴走する高信号帯（ダブルラインサイン，double line sign）がみられることもある．

大腿骨頭の圧潰が発生していない時期では壊死領域部は組織学的に無反応性の壊死の状態であり，死にいたった脂肪細胞の形態はそのまま維持されているため，正常骨髄と同様の高信号を呈する．

圧潰が出現するとband像周囲から転子部まで広がる骨髄浮腫像（T1強調画像で低信号，脂肪抑制画像やT2強調画像で高信号を呈する）が認められる（図7）．骨折と異なり壊死領域での骨髄浮腫様変化は乏しい．

単純X線像で進行した圧潰像が認められる時期になると，壊死領域はT1・T2強調画像とも低信号を呈するようになり（Sakaiら2000），変形性股関節症（股関節症）などとの鑑別における診断的意義は乏しくなる．

2．塊状異常像

腫瘍性病変では良性か悪性か，原発性か転移性病変かの鑑別が重要である．

MRIで特徴的な像を呈する腫瘍もあるがMRIにおける特異的所見がない場合も多い．軟部腫瘍ではT2強調画像で不均一な信号像を呈したり，5cm以上の大きな腫瘤像では悪性が疑われる所見であり注意を要する．

骨腫瘍で股関節部に遭遇する頻度の高い疾患として，骨嚢腫（bone cyst）はT2強調画像で液性成分を反映した均一な高信号を呈する．

嚢胞内に出血がみられる動脈瘤様骨嚢腫（aneurysmal bone cyst）では血球成分と血漿成分が分離するfluid-fluid levelがみられる（図8）．出血をきたしヘモジデリンの沈着が起こると低信号領域が混在する．

軟骨芽細胞腫（chondroblastoma）は若年者の大腿骨大転子など骨端部に認められ，単純X線では比較的明瞭な透亮像，MRIではT1強調画像で低信号から等信号，T2強調画像では低信号から高信号まで混在する不均一な像を呈する．

転移性骨腫瘍は脊椎や肋骨とともに骨盤部での発生頻度が高く，肺がん，乳がん，多発性骨髄腫による場合が多い．初診時原発不明で骨盤部腫瘍が検出され原発巣の検索を進めることも少なくない．

通常，T1強調画像で低信号，T2強調像で等信号から高信号，脂肪抑制画像では高信号を呈するが（☞p.185，図10），血流が豊富な腎がんなどの転移性腫瘍ではT1強調画像で等信号から軽度高信号を呈することもある．

関節内腫瘍では滑膜骨軟骨腫症（synovial osteochondromatosis）（図9）や色素性絨毛結節性滑膜炎（pigmented villonodular synovitis: PVS）などの頻度が高く，PVSでは腫瘍は多結節性でヘモジデリンの沈着によりT2強調画像で低信号を示す特徴的な像を呈する（☞p.186，図12）．

鑑別に注意を要するのが滑膜肉腫（synovial sarcoma）

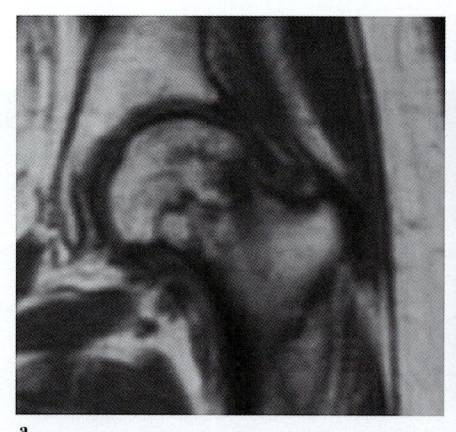
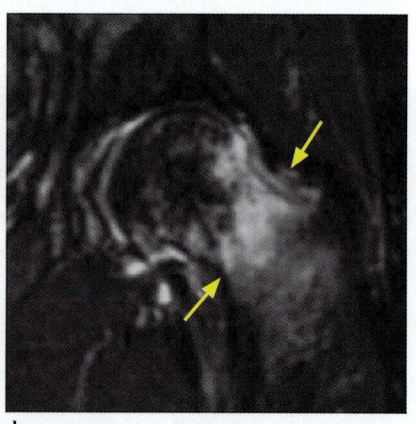

図7　特発性大腿骨頭壊死症の圧潰後浮腫像
59歳，女性．a: T1強調画像（冠状断像）．大腿骨頚部に広がる低信号領域が認められる．b: 脂肪抑制MR画像（冠状断像）．aの低信号領域の部分は高信号領域として描出されている．骨髄浮腫（矢印）は，壊死領域より遠位に広がり，壊死領域内には認められない．

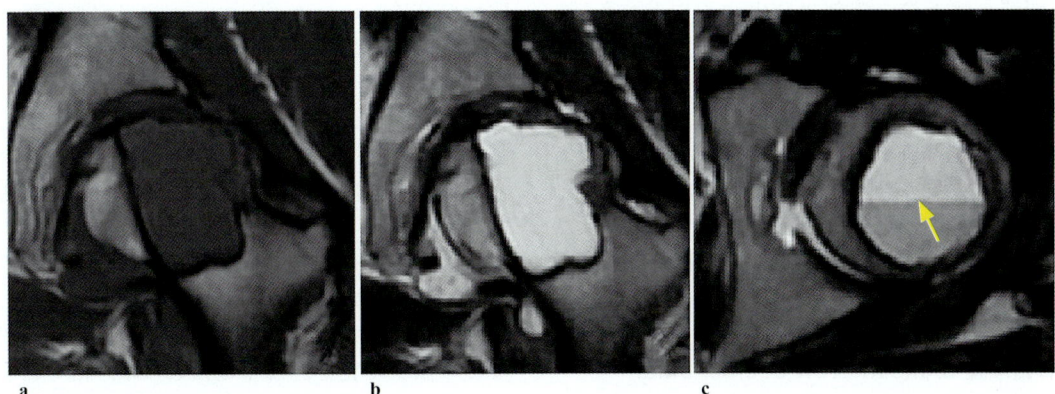

図8　動脈瘤様骨嚢腫

32歳，男性．a: T1強調画像（冠状断像）で左大腿骨頭に境界明瞭な低信号領域がみられる．b: T2強調画像（冠状断像）．aの低信号領域の部分は高信号領域として認められている．c: T2強調画像（水平断像）．fluid-fluid level（矢印）が認められる．出血後血球成分が下方に血漿成分が上方に分離した場合にみられる．

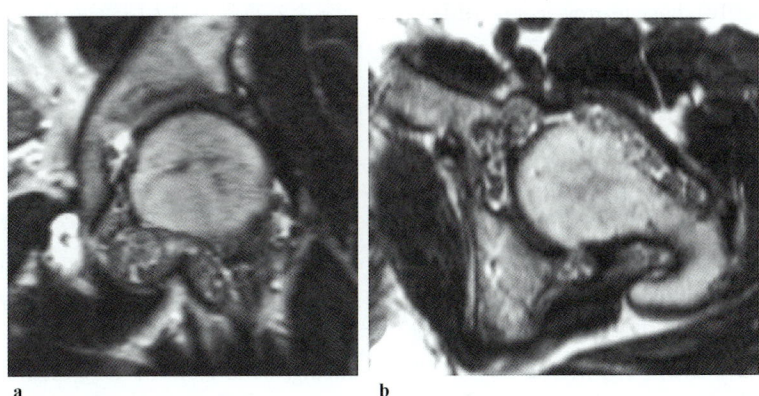

図9　滑膜骨軟骨腫症

32歳，男性．a: T2強調画像（冠状断像）．左大腿骨頭下方に接する滑膜に腫瘤性病変が認められる．b: T2強調画像（水平断像）．左大腿骨頭前方に接する滑膜に腫瘤性病変が認められる．

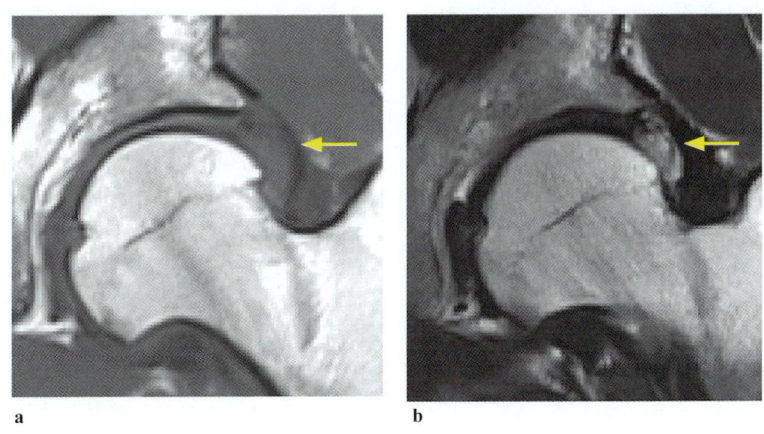

図10　関節唇周囲に発生したガングリオン（矢印）

23歳，男性．a: T1強調画像（冠状断像）．b: T2強調画像（冠状断像）．

で，関節の腱近傍の深部に発生することが多い．T1 強調画像では低信号から等信号，T2 強調画像では不規則な高信号を示す境界明瞭な腫瘤像を示す．

ガングリオンや嚢胞は関節近傍に T1 強調画像で低信号，T2 強調画像で均一な高信号の境界明瞭な腫瘤像として認められ（図 10），MRI で診断は比較的容易である．関節唇断裂部に近接した部位にこれらの像がみられることも多い．関節唇断裂がはっきりしない際には診断に役立つ．

3. 骨髄浮腫（bone marrow edema: BME）

MRI で，骨髄に比較的広い範囲にびまん性に広がる T1 強調画像で低信号，T2 強調画像・脂肪抑制画像で高信号を示す変化は，骨髄内の浮腫性変化を反映している．

bone marrow edema（BME）（Iida ら 2000，Ito ら 2006）に加えて，bone marrow edema-like lesion（BMELs）（Zhao ら 2010），bone marrow lesion（BMLs）（Hunter ら 2006）などとも称されている．

骨髄浮腫は骨折，挫傷，一過性大腿骨頭萎縮症，骨頭軟骨下骨折（図 6），圧潰のみられる大腿骨頭壊死症（図 7），急速破壊型股関節症などいろいろな病態の急性期で認められ，強いレベルの疼痛と関連していることが多い（Iida ら 2000，Sugano ら 2001，Ito ら 2006）．

膝関節でも，骨髄浮腫は変形性関節症の疼痛や関節軟骨障害の重症度と高い相関性を示し，関節症進行予後予測因子になりうる重要な指標とされている（Hunter ら 2006，Zhao ら 2010）．

病理像については，一過性大腿骨頭萎縮症に相当すると考えられる bone marrow edema syndrome の生検標本で，信号変化のある部位では骨髄浮腫と考えられる細胞外液性成分が増加することが明らかにされている（Yamamoto ら 1999b）．

加えて，脂肪細胞や骨髄細胞の壊死像もみられたとの報告もあるが（Hofmann ら 1993），術前に骨髄浮腫を示し人工膝関節手術時に採取された脛骨近位部では，正常な骨髄・骨梁組織像の占める割合が高く骨髄壊死像や線維性組織は小範囲であったとされる（Zanetti ら 2000）．

股関節症の末期例の手術時に採取された大腿骨頭を用いて，術前 MRI での骨髄浮腫を①ガドリニウム造影 MRI で均一な高信号領域として造影される edema-like pattern，②ガドリニウム造影 MRI で不均一な高信号領域として造影される necrosis-like pattern に分類して検討した報告がある．

edema-like pattern 相当部では細胞間液性成分の増多や脂肪細胞の腫大などの骨髄浮腫組織像との相関性が高く，necrosis-like pattern 相当部では線維性組織像や骨髄壊死像との相関性が高かった（Leydet-Quilici ら 2010）．

異なる病理像であっても MRI では BME として評価されており，各疾患での BME 意義を明確にするためには病態を反映した BME の分類が必要と考えられる．

4. 微細構造の評価

関節唇の断裂や関節軟骨の亀裂・菲薄化・欠損などの微少変化を評価するためには，信号雑音比（SNR）の良好な画質を維持しながら高い空間解像度を有する MR 画像の取得が必要となる．

撮像は骨盤・腹部用コイルや表面コイルを用いて信号受信効率を向上させ，FOV 12〜20cm 程度，断面解像度 0.5mm/ 画素以下の高い解像度の画像を取得する（Petersilge 2001）．

また，寛骨臼や大腿骨頭の形状に応じた撮影断面方向の設定や，造影剤の使用，高解像で関節軟骨評価に適する画像コントラストが得られる画像シークエンスの使用などにより，診断精度を高めることができる．

1）関節唇

関節唇障害は，交通事故やスポーツによる外傷，寛骨臼形成不全症，股関節の深屈曲時での寛骨臼辺縁部と大腿骨頚部のインピンジメントを病態とする大腿骨寛骨臼インピンジメント（femoroacetabular impingement: FAI）などに起因するが，明らかな原因が特定されないこともある（Petersilge 2001，Leunig ら 2004）．

寛骨臼形成不全症，FAI とも寛骨臼前上方部を中心に前方から上方領域での関節唇損傷の発生頻度が高いため（Kubo ら 2000，Leunig ら 2004），冠状断面や矢状断面などの直行断面だけでなく，寛骨臼中心軸のまわりを放射状断面で撮像し，寛骨臼全周性に評価することが推奨されている（Kubo ら 1999，2000）．

撮影シークエンスでは，T2 強調画像またはプロトン密度強調画像が関節唇に対して周囲関節液や骨の良好なコントラストが得られ，形状評価や断裂・剥離などの障害評価には有用である（Abe ら 2000，Horii ら 2000）．

しかし，膝関節の半月板評価などと比較すると，股関節部の信号受信効率が劣る．また，寛骨臼軟骨，関節唇，大腿骨頭軟骨が広い範囲で密着するため関節液とのコントラストは膝に比較して不良である．

より診断精度を高める方法として，直接的および間接的 MR 関節造影の有用性が指摘されている．

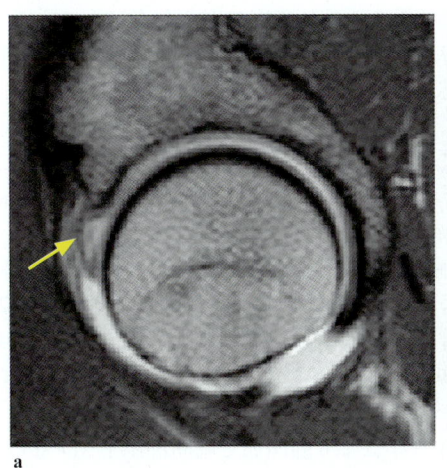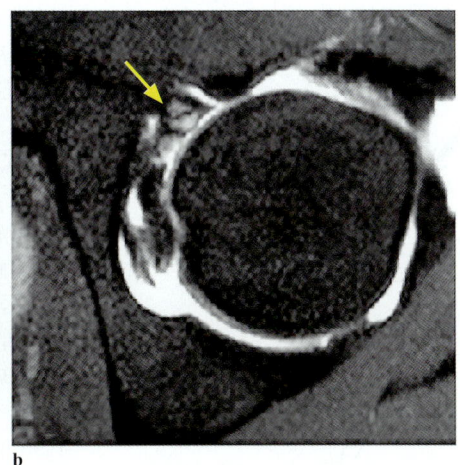

a　　　　　　　　　　　　　　b

図 11　関節唇損傷の直接的 MR 関節造影
32 歳，男性．a：T1 強調画像（矢状断像）．b：脂肪抑制画像（水平断像）．関節唇内に高信号異常領域が認められる（矢印）．

直接的 MR 関節造影法（direct MR arthrography）では，造影剤の関節内注入により物理的に関節唇周囲液体量を増加させるとともに，造影剤による T1 短縮効果により T1 強調画像やプロトン密度強調画像で関節唇断裂部を高信号領域として鮮明に描出することが可能である（図 11）（Ziegert ら 2009）．

間接的 MR 関節造影法（indirect MR arthrography）は，経静脈的に造影剤を投与することにより，20 〜 30 分後に関節内に漏出した造影剤により関節液や断裂部の造影効果が得られる（Zlatkin ら 2010）．関節内液体量増加効果は得られないが，X 線透視下に直接股関節穿刺をする必要性がなく侵襲性を軽減できるメリットがある．

直接的 MR 関節造影法（Czerny ら 1996），間接的 MR 関節造影法（Nishii ら 1996，Zlatkin ら 2010）とも単純 MRI に比較し，関節唇損傷の診断精度向上効果が示されている．

関節唇の形態評価では，健常股関節例では一般には断面像で三角形状の低信号領域として示され，前方から後方部にかけてサイズは増大傾向を示す（Abe ら 2000，Petersilge 2001）．

年齢の上昇とともに，無症状関節でも不整な形状や描出不良例，内部に高信号領域の介在例などの頻度が高くなる傾向がみられる（Abe ら 2000）．関節症の進行していない寛骨臼形成不全症例では正常例に比し，幅・厚みとも肥大した形態を有することが示されている（図 12）（Kubo ら 2000，Leunig ら 2004）．

断裂像は単純 MRI，MR 関節造影法とも低信号の関節唇内または骨界面での線状または円形状の中等度から高信号の領域として描出される．しかし，

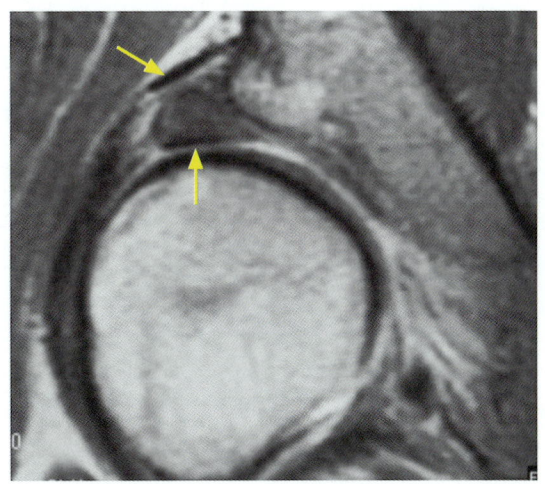

図 12　寛骨臼形成不全症における関節唇
24 歳，女性．間接的 MR 関節造影（冠状断像）．幅・厚みとも肥大した形態が認められている（矢印）．

生理的な構造としてみられる関節唇と骨の間の浅い溝（groove）や関節軟骨外側部への関節唇の張り出しを関節唇断裂と誤診断しないように注意が必要である（Petersilge 2001）．

MR 関節造影法による変性も含めた関節唇障害に対する定性的評価法では，関節唇内信号強度上昇，断裂，剥離，形状変化などを考慮した分類（図 13）が広く用いられている（Czerny ら 1999）．関節鏡所見や手術所見と比較した関節唇損傷の診断精度については単純 MRI，MR 関節造影法ともおおむね90％以上の良好な結果が報告されている（表 4）．

2）関節軟骨

非外傷性疾患のなかで頻度の高い股関節症におい

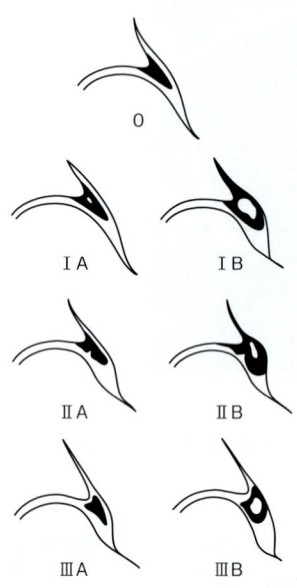

Stage 0:　　 Normal labrum
Stage IA:　 Increased signal intensity that did not extend to the labral margin
Stage IB:　 IA + thickened and deformed shape
Stage IIA:　Extension of contrast material into the labrum
Stage IIB:　IIA + thickened and deformed shape
Stage IIIA: Detached from the acetabulum, triangular shape
Stage IIIB: IIIA but thickened and deformed shape
＊Stage II and III: labral tear

図 13　股関節 MR 関節造影法での関節唇障害の分類
（Czerny ら 1999）

て，関節軟骨の変性，障害の程度を直接的に評価することは，病態の局在進行度の評価，保存・手術療法の適応，治療法の効果判定に有用性が高い．

しかし，寛骨臼と大腿骨頭の関節軟骨は屍体標本の計測では 1 ～ 2.4mm（Shepherd ら 1999）とされ，菲薄化，欠損などの評価には撮像断面上約 0.5mm 以下の解像度が必要である．通常のスピンエコー T1 強調画像による軟骨の厚み計測では，屍体寛骨臼の実計測値との比較において寛骨臼側と大腿骨頭側の軟骨間の分離評価が不十分であったため相関係数が 0.29 と高い精度を得られなかった（Hodler ら 1992）．

1990 年代半ばより膝関節で脂肪抑制下 3D SPGR（spoiled gradient echo）や 3D FLASH（fast low angleshot）などの高解像度の脂肪抑制下 3D グラジエントエコー系 T1 強調シークエンスが導入された．これにより，関節軟骨と周囲組織との高い画像コントラストと関節軟骨の厚みと体積に関する高い計測精度が得られるようになった（Peterfy ら 1994，Recht ら 1996）．

股関節でも，脂肪抑制下 3D SPGR 法や FLASH 法などを用いて，スライス断面内 0.5mm 程度，スライス厚 1 ～ 1.5mm 程度の高い解像度で撮影することにより，関節軟骨を高信号に，関節液，寛骨臼，大腿骨は低信号になる高いコントラストを有する画像が得られる（図 14）．

同撮像法を用いた臨床例の関節軟骨厚計測では，

表 4　MRI による関節唇評価法

報告者（報告年）	対象	症例数	撮影法	撮影断面方向	結果
Czerny ら（1996）	有痛性股関節	57 関節	直接的 MR arthrography	冠状／矢状斜断面	手術所見と比較し，関節唇障害診断の sensitivity 90 ％，accuracy 91 ％と良好であった．
Nishii ら（1996）	寛骨臼形成不全症など	19 例	間接的 MR arthrography	冠状断面	関節鏡・手術所見に比し，関節唇断裂全例（9 例）の陽性診断と 2 例の偽陽性診断を認めた．
Abe ら（2000）	健常例	71 関節	単純 MRI	放射状断面	健常例の関節唇形状は triangular/round／irregular／非描出をそれぞれ 80％/13％/7％/1％に認められた．
Kubo ら（2000）	寛骨臼形成不全症	60 関節	単純 MRI	放射状断面	関節唇は正常股に比し肥大傾向があり，寛骨臼後上方部でサイズが増大する．
Keeney ら（2004）	関節唇損傷疑い例	102 関節	直接的 MR arthrography	冠状／矢状斜断面	関節鏡所見に対する，関節唇障害診断は sensitivity 71％，specificity 44％であった．
Chan ら（2005）	関節唇損傷疑い例	30 例	直接的 MR arthrography	放射状断面	関節鏡所見に対する，関節唇障害診断は sensitivity 100％，specificity 94％であった．
Mintz ら（2005）	関節鏡施行例	92 例	単純 MRI	冠状／矢状／横断面	関節鏡所見で関節唇断裂診断 88 例中，MRI での accuracy は 94 ～ 95 ％であった．
Zlatkin ら（2010）	FAI	14 例	間接的 MR arthrography	冠状／矢状／横断面	関節鏡所見に比し，関節唇断裂全例（13 例）の陽性診断と 1 例の偽陽性診断を認めた．

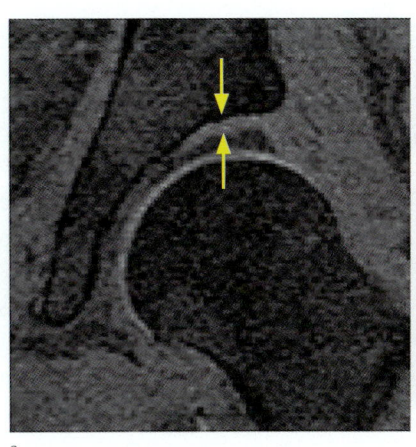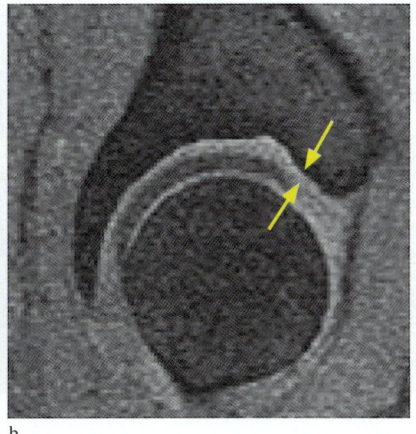

a　　　　　　　　　　　　　　　　　　　b

図 14　MRI による関節軟骨の描出

脂肪抑制下 3D SPGR 冠状断像（a）と矢状断像（b）．下肢持続牽引下に撮影した，寛骨臼側の関
節軟骨（矢印）と大腿骨頭側の関節軟骨は牽引をかけることにより分離されている．関節軟骨は
高信号領域に，関節液，寛骨臼，大腿骨頭は低信号領域に描出されている．

表 5　股関節における MRI による関節軟骨の厚み評価

報告者（報告年）	対象	撮影シークエンス*	断面解像度 スライス厚	結果
McGibbon ら（2003）	摘出大腿骨頭	3D SPGR	0.31 mm 1 mm	摘出標本大腿骨頭関節軟骨：1.60 ± 0.45 mm
Nishii ら #（2004）	寛骨臼形成不全症	FS 3D fast SPGR	0.625 mm 1.5 mm	正常寛骨臼関節軟骨：1.3 ± 0.15 mm 寛骨臼形成不全症の寛骨臼関節軟骨：1.7 ± 0.31 mm
Zhai ら（2005）	ボランティア	FS 3d gradient echo	0.39 mm 1.5 mm	50 〜 79 歳の地域住民調査．大腿骨頭関節軟骨厚・体積は，BMI や大腿骨頭サイズに相関
Naish ら（2006）	ボランティア	FS 3D gradient echo	0.78 mm 1.6 mm	正常股関節の関節軟骨（寛骨臼＋大腿骨頭）：2.1 〜 2.5 mm
Mechlenburg ら #（2007）	寛骨臼形成不全症	FS 3D FLASH	0.86 mm 1.5 mm	寛骨臼形成不全症 寛骨臼側：1.15 〜 1.46 mm，大腿骨頭側：1.18 〜 1.78 mm
Mechlenburg ら #（2010）	寛骨臼形成不全症	FS 3D FLASH	0.86 mm 1.5 mm	寛骨臼骨切り術前後の変化：術前／ 2.5 年後：寛骨臼側 1.40/1.35 mm，大腿骨頭側 1.38/1.38 mm

* FS: fat-suppressed（脂肪抑制下）
\# 下肢牽引下 MRI 撮影

摘出標本と類似した約 1 〜 1.5mm の軟骨厚の結果
が得られている（表 5）．また，単純 X 線の関節裂
隙幅と MRI での大腿骨頭の関節軟骨厚との高い相
関性も示されている（Zhai ら 2005）．
　一方，MR 関節造影法での関節軟骨評価における
有用性は関節唇評価ほど明らかに示されていない
（Zlatkin ら 2010）．造影効果によりきわめて高い信
号強度を有する関節液による部分体積アーチファク
トなどが影響しているかもしれない．
　股関節の関節軟骨評価が膝関節と比較して困難な
理由の 1 つは，適合性の高い球関節であるため，荷
重部を中心に寛骨臼と大腿骨頭の関節軟骨表面が
広範囲に接し，画像上識別が困難であることであ
る．寛骨臼，大腿骨頭の関節軟骨を分離し厚み分

布の信頼ある計測には，撮像中，患肢に 10 〜 15kg
の持続牽引力を負荷し，両軟骨を分離させ撮像を
行う方法が考案されている（Nishii ら 2001, 2004,
Mechlenburg ら 2007, 2010）（図 14）．
　関節軟骨の形態をさらに高い精度で評価する撮
像法として，厚み方向の解像度を 0.5mm 程度以下
に高めた 3 次元等方性（isotropic）MRI が膝関節軟
骨や半月板評価で試みられている（Gold ら 2009,
Ristow ら 2010）．股関節領域でも，高解像度 3 次元
等方性 MRI を撮像することで，画質精度を劣化さ
せることなく寛骨臼開口面に垂直な軸まわりに連続
放射状断面を再構成でき，クロストークアーチファ
クトもないため，寛骨臼全周および寛骨臼底部周囲
の評価も可能である（図 2）．

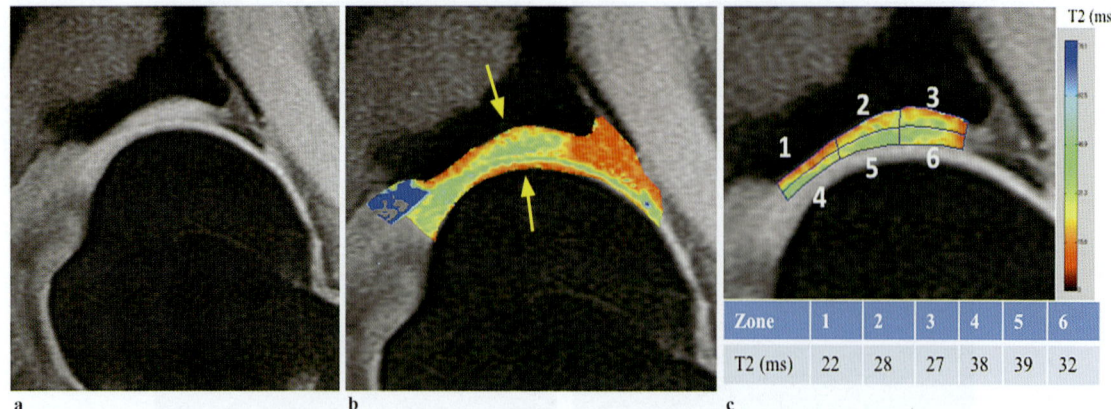

Zone	1	2	3	4	5	6
T2 (ms)	22	28	27	38	39	32

図15　寛骨臼形成不全症に対するT2マッピング法（冠状断像）
原画像（a: 脂肪抑制プロトン強調画像）に，T2値に応じた関節軟骨部のカラーマッピング像を重畳する（b）．関節軟骨の各領域のT2値の定量評価が可能である（c）．

変形性関節症の初期軟骨障害の病態では，関節軟骨厚減少などの非可逆的な形態的変化が発生する前に，膨化や細線維化（fibrillation）などの関節表面の異常の認められることが関節鏡検査などで指摘されている．

関節軟骨内の含有水分量や主要細胞外基質成分であるⅡ型コラーゲンやプロテオグリカンの量的・構造的変化を反映しているものと考えられる．したがって，MRIによる関節軟骨厚などの形態的評価だけでは，そのような早期質的変性を評価することは困難である（Nishiiら2005）．

2000年ごろより早期軟骨変性・障害変化の定量的評価を目的として，膝関節で軟骨内水分，細胞外基質成分を鋭敏に反映するいくつかのMRI計測法の導入が進められてきた．

dGEMRIC（delayed gadolinium enhanced magnetic resonance imaging for cartilage）法では通常使用の2倍量のガドリニウムを経静脈的に投与し，30〜90分後に反転回復（inversion recovery: IR）法などで関節軟骨のT1緩和時間の計測を行う．主に軟骨のプロテオグリカン量との相関性が高いとされる（Bursteinら2001）．

軟骨T2マッピング法は，マルチエコースピンエコー（multi-echo spin-echo）法により関節軟骨のT2緩和時間を計測する方法で，軟骨内の水分含有量やⅡ型コラーゲンの配行性との相関性が高いとされる（Mosherら2000）．

T1rhoマッピング法は，spin-lock techniqueを用いて軟骨のスピン−格子緩和時間を計測する方法で，主に軟骨のプロテオグリカン量との相関性が高いと

される（Liら2007）．

dGEMRIC法やT2マッピング法を用いての寛骨臼形成不全症やFAIにおける関節軟骨障害や早期関節症進展評価の臨床研究が進められている（図15）（Kimら2003，Watanabeら2007，Nishiiら2008，Pollardら2010，Samaanら2018，Shojiら2021）．

文献

Abe I, Harada Y, Oinuma K, et al. Acetabular labrum: abnormal findings at MR imaging in asymptomatic hips. Radiology. 2000; 216 : 576-581.

Burstein D, Velyvis J, Scott KT, et al. Protocol issues for delayed Gd (DTPA) (2-)-enhanced MRI (dGEMRIC) for clinical evaluation of articular cartilage. Magn Reson Med. 2001; 45 : 36-41.

Chan YS, Lien LC, Hsu HL, et al. Evaluating hip labral tears using magnetic resonance arthrography: a prospective study comparing hip arthroscopy and magnetic resonance arthrography diagnosis. Arthroscopy. 2005; 21 : 1250.

Czerny C, Hofmann S, Neuhold A, et al. Lesions of the acetabular labrum: accuracy of MR imaging and MR arthrography in detection and staging. Radiology. 1996; 200 : 225-230.

Czerny C, Hofmann S, Urban M, et al. MR arthrography of the adult acetabular capsular-labral complex: correlation with surgery and anatomy. AJR Am J Roentgenol. 1999; 173 : 345-349.

Gold GE, Chen CA, Koo S, et al. Recent advances in MRI of articular cartilage. AJR Am J Roentgenol. 2009; 193 : 628-638.

Hodler J, Trudell D, Pathria MN, et al. Width of the articular cartilage of the hip: quantification by using fat-suppression spin-echo MR imaging in cadavers. AJR Am J Roentgenol. 1992; 159 : 351-355.

Hofmann S, Engel A, Neuhold A, et al. Bone-marrow oedema syndrome and transient osteoporosis of the hip. An MRI-controlled study of treatment by core decompression. J Bone Joint Surg Br. 1993; 75 : 210-216.

Horii M, Kubo T, Hirasawa Y. Radial MRI of the hip with moderate osteoarthritis. J Bone Joint Surg Br. 2000; 82 : 364-368.

Hunter DJ, Zhang Y, Niu J, et al. Increase in bone marrow lesions associated with cartilage loss: a longitudinal magnetic resonance imaging study of knee osteoarthritis. Arthritis Rheum. 2006; 54 : 1529-1535.

Iida S, Harada Y, Shimizu K, et al. Correlation between bone marrow edema and collapse of the femoral head in steroid-induced osteonecrosis. AJR Am J Roentgenol. 2000; 174 : 735-743.

Ito H, Matsuno T, Minami A. Relationship between bone marrow edema and development of symptoms in patients with osteonecrosis of the femoral head. AJR Am J Roentgenol. 2006; 186 : 1761-1770.

Keeney JA, Peelle MW, Jackson J, et al. Magnetic resonance arthrography versus arthroscopy in the evaluation of articular hip pathology. Clin Orthop Relat Res. 2004 ; 429 : 163-169.

Kim YJ, Jaramillo D, Millis MB, et al. Assessment of early osteoarthritis in hip dysplasia with delayed gadolinium-enhanced magnetic resonance imaging of cartilage. J Bone Joint Surg Am. 2003; 85 : 1987-1992.

Kubo T, Horii M, Harada Y, et al. Radial-sequence magnetic resonance imaging in evaluation of acetabular labrum. J Orthop Sci. 1999; 4 : 328-332.

Kubo T, Horii M, Yamaguchi J, et al. Acetabular labrum in hip dysplasia evaluated by radial magnetic resonance imaging. J Rheumatol. 2000; 27 : 1955-1960.

Leunig M, Podeszwa D, Beck M, et al. Magnetic resonance arthrography of labral disorders in hips with dysplasia and impingement. Clin Orthop Relat Res. 2004; 418 : 74-80.

Leydet-Quilici H, Le Corroller T, Bouvier C, et al. Advanced hip osteoarthritis: magnetic resonance imaging aspects and histopathology correlations. Osteoarthritis Cartilage. 2010; 18 : 1429-1435.

Li X, Benjamin Ma C, Link TM, et al. In vivo T(1rho) and T(2) mapping of articular cartilage in osteoarthritis of the knee using 3T MRI. Osteoarthritis Cartilage. 2007; 15 : 789-797.

McGibbon CA, Bencardino J, Yeh ED, et al. Accuracy of cartilage and subchondral bone spatial thickness distribution from MRI. J Magn Reson Imaging. 2003; 17 : 703-715.

Mechlenburg I, Nyengaard JR, Gelineck J, et al Cartilage thickness in the hip joint measured by MRI and stereology--a methodological study. Osteoarthritis Cartilage. 2007; 15 : 366-371.

Mechlenburg I, Nyengaard JR, Gelineck J, et al. Cartilage thickness in the hip measured by MRI and stereology before and after periacetabular osteotomy. Clin Orthop Relat Res. 2010; 468 : 1884-1890.

Mintz DN, Hooper T, Connell D, et al. Magnetic resonance imaging of the hip: detection of labral and chondral abnormalities using noncontrast imaging. Arthroscopy. 2005; 21 : 385-393.

Mosher TJ, Dardzinski BJ, Smith MB. Human articular cartilage: influence of aging and early symptomatic degeneration on the spatial variation of T2--preliminary findings at 3T. Radiology. 2000; 214 : 259-266.

Naish JH, Xanthopoulos E, Hutchinson CE, et al. MR measurement of articular cartilage thickness distribution in the hip. Osteoarthritis Cartilage. 2006; 14 : 967-973.

Nishii T, Nakanishi K, Sugano N, et al. Acetabular labral tears: contrast-enhanced MR imaging under continuous leg traction. Skeletal Radiol. 1996; 25 : 349-356.

Nishii T, Sugano N, Sato Y, et al. Articular cartilage abnormalities in dysplastic hips without joint space narrowing. Clin Orthop Relat Res. 2001; 383 : 183-190.

Nishii T, Sugano N, Tanaka H, et al. Three-dimensional distribution of acetabular cartilage thickness in patients with hip dysplasia: a fully automated computational analysis of MR imaging. Osteoarthritis Cartilage. 2004; 12 : 650-657.

Nishii T, Tanaka H, Nakanishi K, et al. Fat-suppressed 3D spoiled gradient-echo MRI and MDCT arthrography of articular cartilage in patients with hip dysplasia. AJR Am J Roentgenol. 2005; 185 : 379-385.

Nishii T, Tanaka H, Sugano N, et al. Evaluation of cartilage matrix disorders by T2 relaxation time in patients with hip dysplasia. Osteoarthritis Cartilage. 2008; 16 : 227-233.

Peterfy CG, Majumdar S, Lang P, et al. MR imaging of the arthritic knee: improved discrimination of cartilage, synovium, and effusion with pulsed saturation transfer and fat-suppressed T1-weighted sequences. Radiology. 1994; 191 : 413-419.

Petersilge CA. MR arthrography for evaluation of the acetabular labrum. Skeletal Radiol. 2001 ; 30 : 423-430.

Pollard TC, McNally EG, Wilson DC, et al. Localized cartilage assessment with three-dimensional dGEMRIC in asymptomatic hips with normal morphology and cam deformity. J Bone Joint Surg Am. 2010; 92 : 2557-2569.

Recht MP, Piraino DW, Paletta GA, et al. Accuracy of fat-suppressed three-dimensional spoiled gradient-echo FLASH MR imaging in the detection of patellofemoral articular cartilage abnormalities. Radiology. 1996 ; 198 : 209-212.

Ristow O, Stehling C, Krug R, et al. Isotropic 3-dimensional fast spin echo imaging versus standard 2-dimensional imaging at 3.0 T of the knee: artificial cartilage and meniscal lesions in a porcine model. J Comput Assist Tomogr. 2010; 34 : 260-269.

Sakai T, Sugano N, Nishii T, et al. MR findings of necrotic lesions and the extralesional area of osteonecrosis of the femoral head. Skeletal Radiol. 2000; 29 : 133-141.

Samaan MA, Pedoia V, Zhang AL, et al. A novel mr-based method for detection of cartilage delamination in femoroacetabular impingement patients. J Orthop Res. 2018; 36: 971-978.

Shepherd DE, Seedhom BB. Thickness of human articular cartilage in joints of the lower limb. Ann Rheum Dis. 1999; 58 : 27-34.

Shoji T, Saka H, Inoue T, et al. Preoperative T2 mapping MRI of articular cartilage values predicts postoperative osteoarthritis progression following rotational acetabular osteotomy. Bone Joint J. 2021; 103-B: 1472-1478.

Sugano N, Ohzono K, Nishii T, et al. Early MRI findings of rapidly destructive coxopathy. Magn Reson Imaging. 2001; 19 : 47-50.

Watanabe A, Boesch C, Siebenrock K, et al. T2 mapping of hip articular cartilage in healthy volunteers at 3T: a study of topographic variation. J Magn Reson Imaging. 2007 ; 26 : 165-171.

Yamamoto T, Bullough PG. Subchondral insufficiency fracture of the femoral head: a differential diagnosis in acute onset of coxarthrosis in the elderly. Arthritis Rheum. 1999a; 42 : 2719-2723.

Yamamoto T, Kubo T, Hirasawa Y, et al. A clinicopathologic study of transient osteoporosis of the hip. Skeletal Radiol. 1999b; 28 : 621-627.

Zanetti M, Bruder E, Romero J, et al. Bone marrow edema pattern in osteoarthritic knees:correlation between MR imaging and histologic findings. Radiology. 2000 ; 215 : 835-840.

Zhai G, Cicuttini F, Srikanth V, et al. Factors associated with hip cartilage volume measured by magnetic resonance imaging: the Tasmanian Older Adult Cohort Study. Arthritis Rheum. 2005; 52 : 1069-1076.

Zhao J, Li X, Bolbos RI, et al. Longitudinal assessment of bone marrow edema-like lesions and cartilage degeneration in osteoarthritis using 3T MR T1rho quantification. Skeletal Radiol. 2010; 39 : 523-531.

Ziegert AJ, Blankenbaker DG, De Smet AA, et al. Comparison of standard hip MR arthrographic imaging planes and sequences for detection of arthroscopically proven labral tear. AJR Am J Roentgenol. 2009; 192 : 1397-1400.

Zlatkin MB, Pevsner D, Sanders TG, et al. Acetabular labral tears and cartilage lesions of the hip: indirect MR arthrographic correlation with arthroscopy--a preliminary study. AJR Am J Roentgenol. 2010; 194 : 709-714.

3 CT

単純 X 線像は基本的に被写体を 2 次元化した透視画像である．側面像，斜位像など他方向画像情報を組み合わせても，病変の有無の判定や病巣の局在の評価には限界がある．また，寛骨臼形成不全症や大腿骨寛骨臼インピンジメント（femoroacetabular impingement: FAI）の 3 次元的形態解析も困難である．

1970 年代，CT（computed tomography）の開発により，体軸に垂直な横断像で軟部組織と良好なコントラストをつけて骨病変の形状，広がり，局在性などの評価が可能となり，診断精度が劇的に向上した．

1990 年代に連続回転する X 線源のなかに撮影テーブルを一定速度で動かしつづけながら撮影を行うヘリカル CT が開発され，短時間で 3 次元画像データの収集が可能となり，骨病変・骨形態の 3 次元的評価が実用化された．

1990 年代後半に臨床導入された多列検出器型 CT（multidetector-row CT: MDCT）ではスライス断面内のみならずスライス厚み方向にも 1mm 以下の高空間分解能を有する 3 次元画像が短時間で撮影できるようになり，より正確で詳細な評価が可能となった．

関節造影と組み合わせることで，関節軟骨や関節唇などの微細軟部組織構造の高い診断精度も得られている．

MRI などの他画像診断法と比較した CT の利点としては，骨病変や骨形態の画像コントラストがよいこと，高い空間解像度による優れた 3 次元描出能があること，などがあげられる．

一方，欠点としては，軟部組織の画像コントラストが非造影画像では得られにくいこと，人工関節などの金属アーチファクトが画像上広範囲に広がること，X 線被曝量が多いこと，などが指摘されている．

1 CT の基礎知識

1. 多列検出器型 CT（MDCT）の構造

CT では，X 線管から照射され被写体を通過した X 線は，体軸（Z 軸）に垂直な撮像面（XY 平面）内に多数配置された検出器で収集される．

MDCT 導入以前は Z 軸方向の検出器は 1 列だけであった（single detector-row CT: SDCT）．1998 年より導入された MDCT では Z 軸方向に 4 列以上の検出器が備えられ，SDCT と比べて同じスキャン時間で Z 軸方向により高い分解能を有する画像や，同じスライス幅の画像をより短時間で撮影することが可能となった（図 1）．

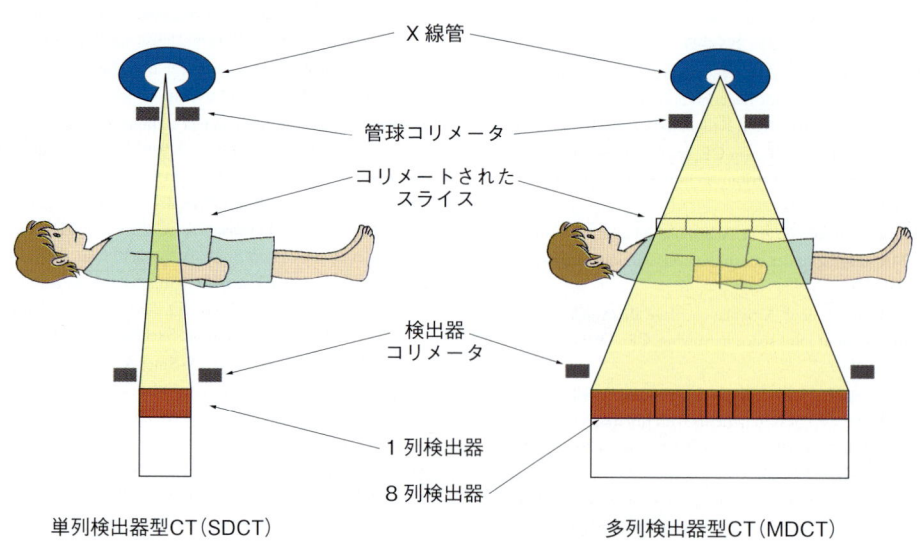

X 線管

管球コリメータ

コリメートされたスライス

検出器コリメータ

1 列検出器

8 列検出器

単列検出器型 CT（SDCT）　　多列検出器型 CT（MDCT）

図 1 単列検出器型 CT（SDCT）と多列検出器型 CT（MDCT）の機構の比較
コリメータ：X 線ビームの照射野の形状を作成し，スライス幅の決定や被曝量の低減を目的とする．
（MDCT の基本　パワーテキスト　CT の基礎からデュアルソース・320 列 CT まで．メディカル・サイエンス・インターナショナルより）

その後16スライス，32スライス，64スライス，256スライスMDCTが開発され，多検出器化に拍車がかかっている．

撮影スライス幅は検出器の最小エレメント幅以上の厚みを選択することができ，たとえば16スライスCTで検出器最小エレメント幅0.5mmのMDCTでは，管球1回転で0.5mm厚×16スライス（計8mm長）の撮像もできれば2mm厚×16スライス（計32mm長）の撮像も行うことができる．

現在の主要メーカーの16スライス以降のMDCTの最小エレメント幅は0.5～0.75mm程度であり，体軸方向の空間分解能が大きく向上した結果，横断面，体軸方向とも1mm以下の3次元等方向性（isotropic）高解像度撮影が可能となっている．撮像した画像データから，ほとんど画質劣化することなく任意の方向の再構成像（MPR: multiple planar reconstruction）が作成できる．

2．CT値の定義

CT値は各ボクセル内組織のX線吸収の程度を水の吸収値をもとに標準化したもので，

$$\text{CT 値（単位 hounsfield unit：HU）} = K\frac{(\mu_m - \mu_w)}{\mu_w}$$

μ_m：各ボクセルの吸収係数
μ_w：水の吸収係数
$K=1{,}000$

で計算される．

水，空気のCT値はそれぞれ0HU，－1,000HUである．骨や筋肉など水よりX線吸収の高い組織は正のCT値，肺や脂肪組織など水よりX線吸収の低い組織は負のCT値となる（表1）．

グレースケールで表示されるCT画像では高いCT値を有する組織は白く，低いCT値を有する組織は黒く表示される．グレースケールのコントラストは表示中心CT値のウインドウレベル（WL）と表示域幅値のウインドウ幅（WW）で調整され，骨領域評価にはWL 400，WW 1,500，軟部領域評価にはWL 30，WW 350程度の設定が適している（福永ら 2010）．

表1　主な組織のCT値

組織	CT 値（HU）
骨・石灰化	80 ～ 1,000
凝血組織	60 ～ 80
軟部組織	28 ～ 60
水	0
脂肪	－ 100
空気	－ 1,000

3．画質に影響を及ぼす撮像パラメーター

撮像時の管電圧と管電流，撮影ピッチ，スライス幅などは画質への影響が大きい．

管電圧はX線管球の陽極・陰極間の電位差で発生するX線の性質を決定するもので，一般に100～140 kVp程度が撮像に用いられている（Itoら 2009）．管電圧を高くすると画像ノイズは低減するが，各組織のコントラストは低下し被曝量も増大する．

管電流はX線管球に発生するX線量に関係し，通常は"管電流（mA）と照射時間（s）の積"（mAs）であらわされる．mAsを大きくすれば画質は向上するが，やはり被曝量は増大する．

ヘリカルCTではテーブルがガントリ内を移動するためX線管球が患者回りにらせん状に回転しながらデータを収集することになる．ピッチは管球が1回転する間のテーブルの送り幅とX線ビーム幅の比：I/W（I：テーブルの送り幅，W：X線ビーム幅）で定義されている．

ピッチを1以上にすると被曝線量は低減するが，画像のX-Y断面内の空間分解能は低下する．スライス幅を薄くすれば小病変の抽出や詳細な形態評価の精度は向上するが，画像のノイズやコントラスト分解能は低下する．

CTでは撮像で得られたraw dataから種々の設置による画像再構成アルゴリズムを用いて横断像が再構成されるが，最初にスライス幅はできるだけ薄く撮像しておくといろいろなスライス幅の画像が再構成できる利便性がある．

冠状・斜断面などのMPR（multiple planar reconstruction）画像や3次元再構成像を作成する際は，横断像の再構成間隔をスライス幅より小さくしオーバーラップして再構成することにより，画質や形状精度の向上が図られる．

4．金属アーチファクト

人工関節のインプラントやプレート，スクリューなど体内に金属物が埋入されている場合，金属アーチファクトを軽減する手法が必要になる．

X線吸収度の高い金属を通過したX線ビームは，X線の強度が小さくかつ高エネルギー成分の比率が高くなり（ビームハードニング），線状アーチファクトの原因となる．

撮影断面内の金属の容積が大きいほどアーチファクトは増強するため，太い大腿骨インプラントや径の大きい金属骨頭ではアーチファクトも増強しやすい．同じ金属容積であれば，チタン合金の方がステンレスやコバルト合金よりアーチファクトは少ない

（図2）．

対策として以下の方法があげられる（Mahnken
ら 2003，Mitsuhashi ら 2004，Lee ら 2007）．

①高い管電圧や高い mAs（管電流 と照射時間の積）
で撮像する．ただし，被曝量は増大する．

②なるべく薄いスライス幅で撮像し，厚いスライス
幅の画像を再構成する（図2）．

③横断面とは異なる方向の MRP 画像で評価する．

④金属アーチファクト軽減ソフトウエアや CT 装
置に組み込まれている extended CT scale（インプ
ラント金属 CT 値に相当する 30,000 ～ 40,000HU
程度の高い window level に設定する）などを利用
する．

5．放射線被曝

CT 撮像では放射線被曝量について常に配慮が必
要である．被曝量の算定方法として，

- 照射線量（単位 C/kg）：X 線光子により空気中
に発生する電離物質量

- 吸収線量（単位 Gray: Gy）：被写体に負荷され
るエネルギー量

- 実効線量（単位 Sievert: Sv）：部位により不均一
な被曝リスクを全身性被曝に換算した指標

が用いられているが，被験者の被曝を検討する際に
は吸収線量と実効線量が重要となる．国際的な吸収
線量の評価法として

- CTDI$_{vol}$（CT dose index）：単位体積あたりの平
均吸収線量．CT における代表的な指標

- DLP（dose length product）：撮影範囲全体の線
量（CDTI$_{vol}$ × Scan 長）

が主に用いられ（日本放射線公衆安全学会 2007），
近年の CT では撮像時の線量レポートで報告される
ことが多い．

実効線量は臓器による放射線感受性が反映され，
個々の臓器の線量に臓器別の重みづけを加えて求め
られる．

股関節領域の実効線量は CT の機種，撮像条件，
線量測定方法より影響を受けるが，臨床使用され
る 16 スライス MDCT で 3mSv 程度（Yoshikawa
1992），64 スライス MDCT で 10 mSv 程度（Koyama
ら 2010）である．

64 スライス MDCT で他の領域と比較すると，頭
部領域（1mSv 程度）より高値であるが胸部領域
（15mSv 程度）や腹部領域（15mSv 程度）より低値
である（Koyama ら 2010）．

digital radiography（DR）での一般 X 線撮影の胸
部（0.03 mSv 程度）や股関節（0.9 mSv 程度）の約
10 倍以上である．被曝量は，mAs（管電流 (mA) と
照射時間 (s) の積）や管電圧が大きくなるほど増大
するほか，小児は放射性感受性がより高く被曝リス
クが増大することにも注意が必要である．

放射線被曝による皮膚障害，白内障，不妊などの
確定的影響のある健康障害はしきい線量をこえた場
合に，線量の増加とともに発生率が急激に増大する．
臨床で使用される CT の被曝線量についてはしきい
線量よりはるかに少なく，健康障害が発生する可能
性はまず皆無である．

がんや染色体異常など，低い線量も含め放射線に

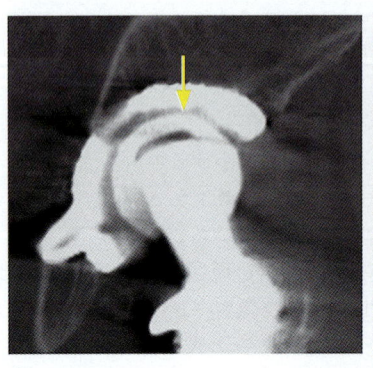 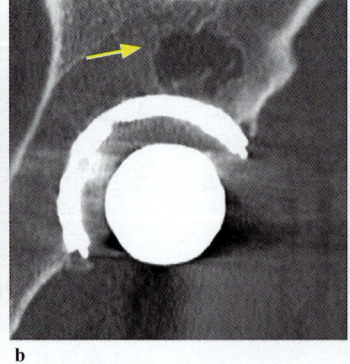 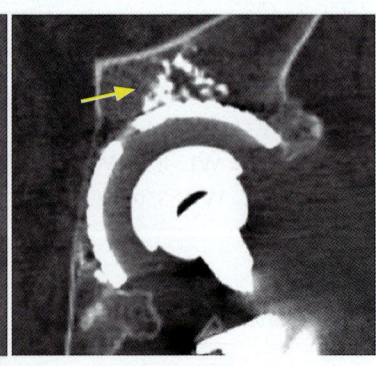

a　　　　　　　　　　　　　b　　　　　　　　　　　　　c

図2 高管電流と薄いスライス幅で撮像された人工股関節の冠状断再構成像

MDCT を用い，撮像条件は 120 kVp，280 mAs，0.6mm スライス厚である．

a: コバルトクロム合金カップ－セラミック骨頭摺動面，ポリエチレンライナーの明らかな摩耗（矢印）がみられる．

b: チタン合金カップ－コバルトクロム骨頭摺動面，寛骨臼に骨嚢胞（矢印）がみられる．

c: チタン合金カップ－セラミック骨頭摺動面，移植された人工骨（矢印）が描出されている．

金属アーチファクトの影響は a が最も強く，c が最も軽度である．

起因する影響が発生する確率が線量の増加とともに上昇する確率的影響については，自然発生率と差があるのかどうかなど，いまだ議論の分かれるところである．

　医療被曝の線量限度は設けられていないが，わが国で頻度の高い寛骨臼形成不全症では両側性罹患や妊娠可能年齢女性も多い．CT撮像はどの程度の被曝性があるのかを常に認識しその必要性を十分に検討すること，必要な画質を確保しながら被曝を最少化できるように撮影法を工夫することなどが重要である．

文献

福永浩太朗, 大川元臣. CTでみる整形外科臨床パサージュ 3運動器画像診断マスターガイド. 中山書店. 2010; 16-26.

Ito H, Matsuno T, Hirayama T, et al. Three-dimensional computed tomography analysis of non-osteoarthritic adult acetabular dysplasia. Skeletal Radiol. 2009; 38 : 131-139.

Koyama S, Aoyama T, Oda N, et al. Radiation dose evaluation in tomosynthesis and C-arm cone-beam CT examinations with an anthropomorphic phantom. Med Phys. 2010; 37 : 4298-4306.

Lee MJ, Kim S, Lee SA, et al. Overcoming artifacts from metallic orthopedic implants at high-field-strength MR imaging and multi-detector CT. Radiographics. 2007; 27 : 791-803.

Mahnken AH, Raupach R, Wildberger JE, et al. A new algorithm for metal artifact reduction in computed tomography: in vitro and in vivo evaluation after total hip replacement.Invest Radiol. 2003; 38 : 769-775.

Mitsuhashi S, Harada Y, Yanagawa N, et al. Automatic measurement of polyethylene modification in metal-backed artificial hip joints using three-dimensional CT. J Orthop Sci. 2004; 9 : 10-15.

日本放射線公衆安全学会. 医療被ばく説明マニュアル. 日本放射線技師会出版会. 2007.

Yoshikawa H. Late adverse reactions to nonionic contrast media. Radiology. 1992; 183 : 737-740.

2 | CTの読影

1. 骨折評価

　交通外傷や転落などの高エネルギー外傷による骨盤骨折や股関節の骨折・脱臼に対し，骨折の範囲，骨片転位の状況，大腿骨頭の脱臼の状態などの3次元的描出にCT評価は優れている．各方向の単純X線像とともに現在では必須の検査である．

　MDCTにより体幹部から両下肢まで1～5mm程度のスライス厚で一度に撮影することにより，骨盤部だけでなく脊椎，両大腿・下腿骨，腹部臓器などの多発性外傷を総合的に評価することができる（図3）．

　造影CTを組み合わせることで，大血管損傷の有無や骨折部との位置関係なども評価でき，骨折手術時の整復や手術アプローチの検討に役立つ．

　骨盤，股関節部では，MDCTの横断像で仙腸関節周囲，腸骨，寛骨臼，恥・坐骨，大腿骨頭などの骨折の有無と転位の程度，寛骨臼内遊離骨片の有無，仙腸関節や恥骨結合の離開などを評価し，腸骨骨折に伴う骨盤内後腹膜血腫の程度なども注意して観察

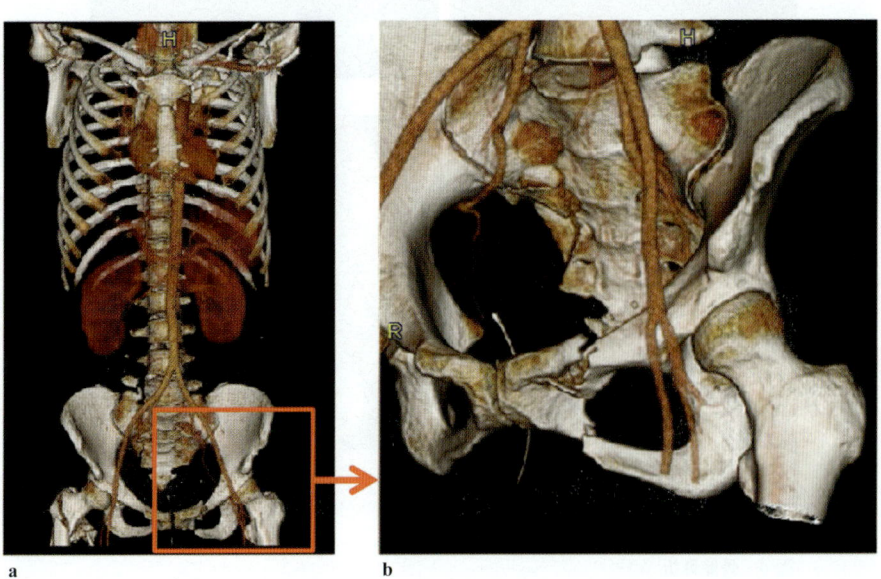

図3　造影MDCTによる全身多発外傷評価
a: 1mm厚の再構成横断像から再構成された全身3次元再構成像.
b: a の左骨盤部の拡大図. 左恥骨骨折と大血管が立体的に明瞭に把握できる.

する.

MDCT から 3 次元再構成像を作成することにより，寛骨臼前柱・後柱の連続性や骨折部の転位の程度，遊離骨片の位置関係などの理解は容易となり，手術適応の決定や手術法の選択に有用である（図4）.

単純 X 線像では骨折の有無が明らかでない大腿骨頸部・転子部骨折，恥・坐骨の骨折，大腿骨頭や寛骨臼の軟骨下骨折なども高解像度で撮像された MDCT の MPR（multiplanar reformation）像で骨梁連続性の途絶などとして検出することができる.

MRI は骨折に伴う浮腫像が明瞭に描出され骨内異常検出には優れるが，骨折線自体の描出能や，静止状態の継続が困難な高齢者などでの利便性は CT の方が優れている（図5）.

2. 腫瘍性病変

CT による骨内外の腫瘍性病変のスクリーニングや診断では MRI に比較して，骨皮質の病変や骨硬化，石灰化，骨化を示す病変に対して有用性が高い

（図6）.

また，高い空間解像度での描出能から手術計画や治療効果評価での腫瘍性病変の部位，広がりの程度，骨の侵食性などを精度高く評価することに優れる.

骨転移は，脊椎や肋骨とともに骨盤や大腿骨において頻度が高い. 転移性骨腫瘍に対して CT では，侵食・破壊の部位や程度を特定し圧潰や骨折のリスク評価できる. 手術療法や放射線治療の適応に有用である.

また，CT ガイド下に骨生検を施行すると侵襲を最小限にして正確に病変組織を採取することができる.

3. 骨形状評価

寛骨臼形成不全症の診断と重症度評価では，単純 X 線像では CE 角や Sharp 角が一般的に用いられている. これに対し CT を用いた 3 次元骨形状評価から寛骨臼外縁の形成異常だけでなく寛骨臼，大腿骨とも正常股とは異なる特徴的な形態を呈しているこ

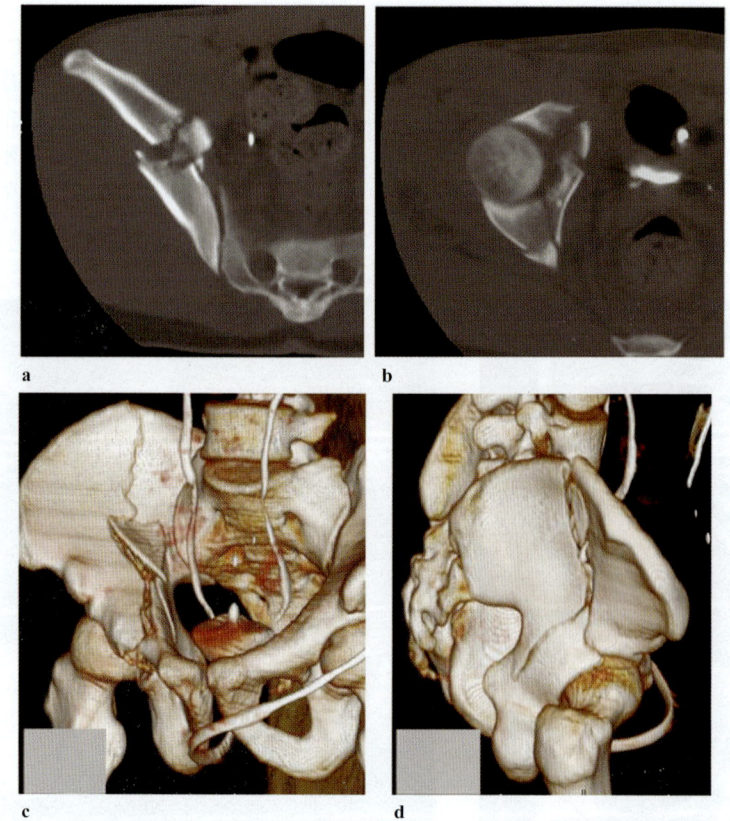

a b c d

図4　骨盤骨折
72歳，男性. a: 通常の CT 像. 腸骨の骨折がみられる. b: 寛骨臼にも骨折が認められる. c: 3 次元再構成像. 右腸骨から寛骨臼までの骨折形態が明瞭に把握できる. d: 側方から 3 次元再構成像. 骨片の転位の状態がよくわかる.

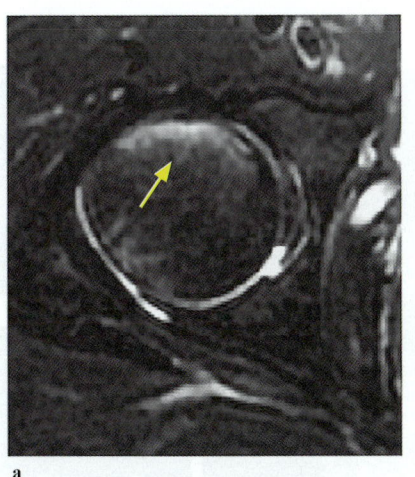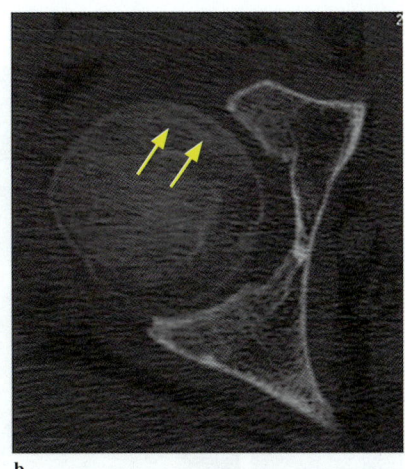

a   b

図5　大腿骨頭軟骨下骨折
41歳，男性．a: 脂肪抑制MR画像（水平断像）．前方部に高信号の異常像（矢印）が認められる．b: MDCT．aで認められた異常像の部分に骨折線が描出されている（矢印）．

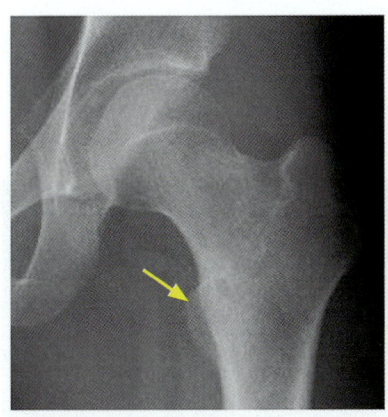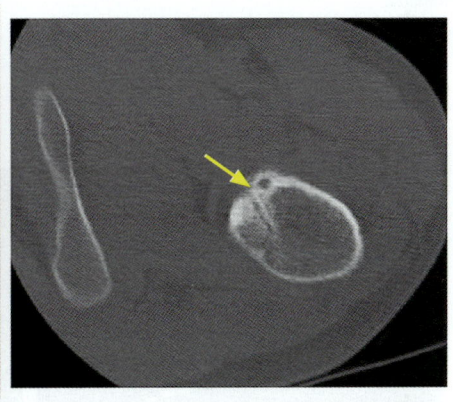

a   b

図6　大腿骨近位部の類骨骨腫
22歳，男性．a: 単純X線像で小転子内側に骨皮質の肥厚（矢印）を認める．b: CTで周囲の骨硬化を伴う円形の透亮像（nidus）（矢印）がみられる．

とが明らかとなっている（Murphyら1990，Itoら2009，）（図7，図8）．

　CTによる寛骨臼の簡便な骨形態指数としてAASA, PASA, AcetAV角などが用いられており（図9），正常股関節の平均AASA, PASAはそれぞれ約63°～67°，102°～105°と報告されている（Andaら1986，Tallrothら2006）．一方，寛骨臼形成不全症の平均AASA, PASAはそれぞれ約35°～46°，80°～87°と全般的に大腿骨頭に対する寛骨臼前方・後方部の被覆度が正常股より低値を示す．寛骨臼前方の低形成が強い場合，寛骨臼後方の低形成が強い場合などのばらつきがみられる（Murphyら1990，Itoら2009）．

　大腿骨近位部の3次元骨形状をCTからの再構成

像を用いて解析した検討では，Crowe分類（Croweら1979）による大腿骨頭の脱臼度増強とともに大腿骨頭の扁平度の増大，オフセットや頚部長の短縮傾向が認められ，大腿骨前捻は脱臼度にかかわらず寛骨臼形成不全症例では増大する傾向が示されている（図8，表2）（Nobleら2003a，Argensonら2005）．

　CTを用いた人工股関節の3次元術前計画では，コンピュータ上で機種，形状，サイズの適切な選択に加え，寛骨臼コンポーネントと大腿骨コンポーネントの適合性評価を行うことができる．わが国で頻度が高い寛骨臼形成不全症による股関節症ではその有用性は高い（Nobleら2003b）．

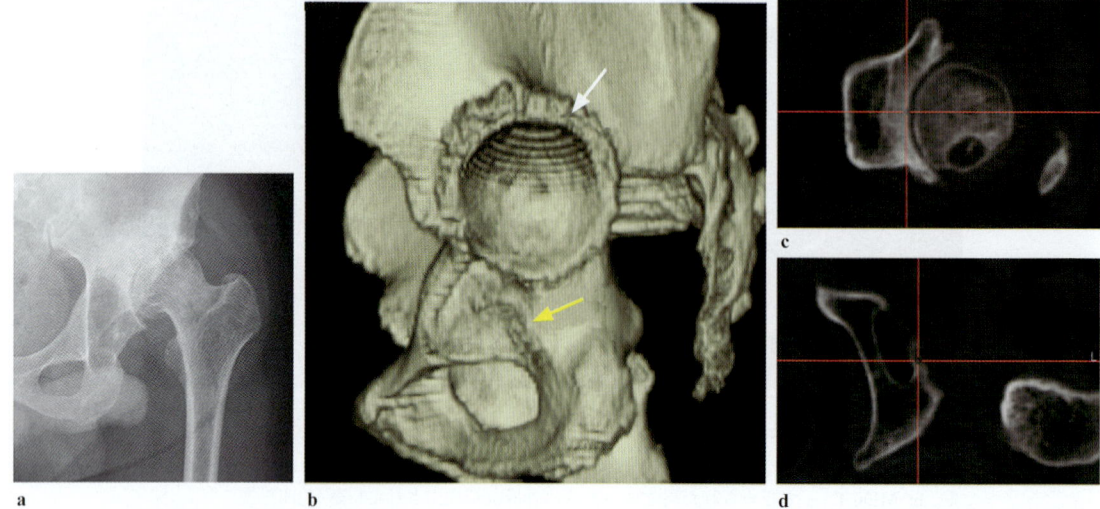

図7　脱臼性股関節症

58歳，男性．a: 単純X線像で脱臼性股関節症が認められる．b: 3次元骨盤再構成像を外下方から観察すると2次寛骨臼（白矢印）と前下方の原寛骨臼（黄矢印）との位置関係が把握しやすい．c: CT横断像．2次寛骨臼レベル．d: CT横断像．原寛骨臼レベル．

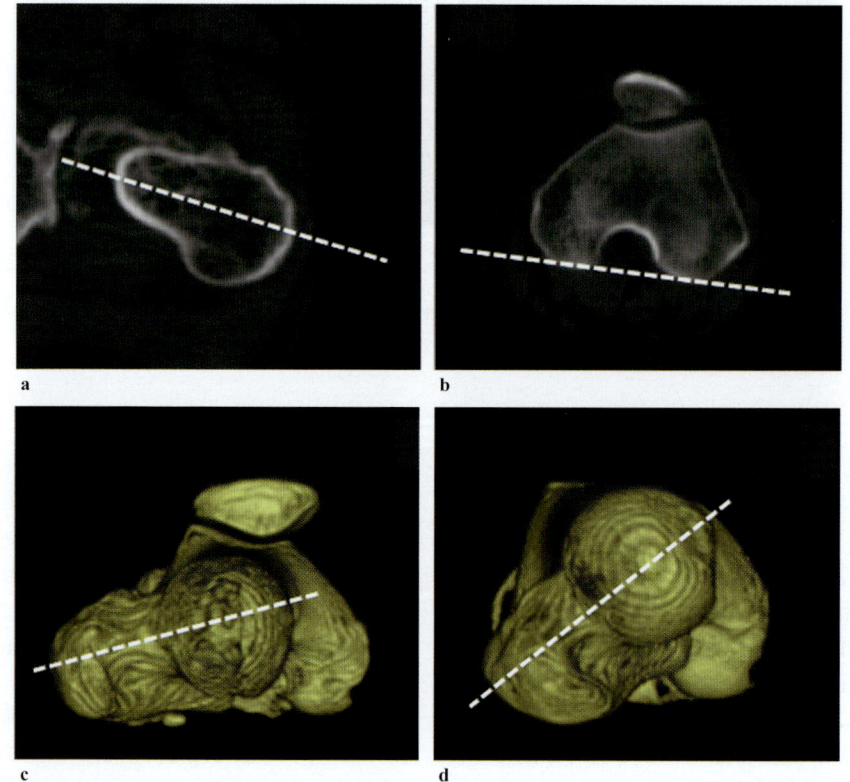

図8　大腿骨前捻の評価

a, b: CTでの大腿骨前捻の計測．同一肢位で撮影された大腿骨頚部（a）と大腿骨顆部（b）の基準線（白線）のなす角度から算出する．c, d: 大腿骨3次元像を頭側からみた図．1枚の像で前捻角が計測できる．cとdで前捻角が異なることが容易に把握できる．

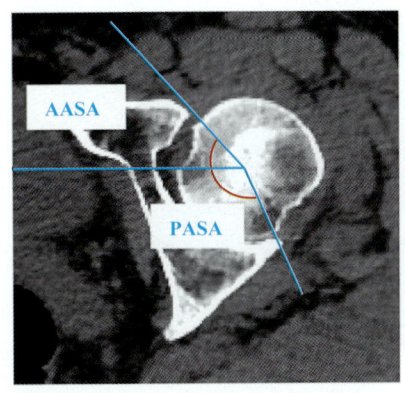
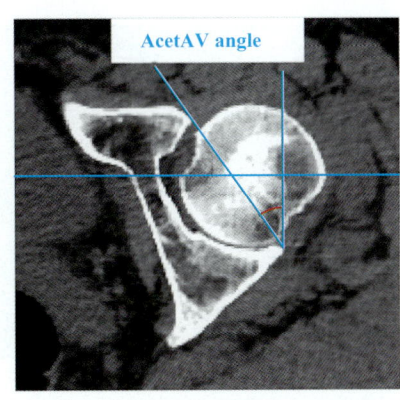

図9　大腿骨頭の中央 CT 像での寛骨臼形態指標
AASA (anterior acetabular sector angle)：両側大腿骨頭中心を結んだ線と寛骨臼前縁のなす角.
PASA (posterior acetabular sector angle)：両側大腿骨頭中心を結んだ線と寛骨臼後縁のなす角.
AcetAV (acetabular anteversion) angle：　寛骨臼前縁，後縁を結んだ線と両側大腿骨頭中心を結ぶ線の垂直な線とのなす角.

表2　日本人女性（18 〜 82 歳）の CT による大腿骨形状計測

Parameters	Control (53 関節)	Crowe I (68 関節)	Crowe II/III (71 関節)	Crowe IV (15 関節)
Femoral head asphericity (%)	1.7 ± 1.1	2.0 ± 1.0	4.2 ± 2.4*	4.6 ± 2.4*
Medial head offset (mm)	38.7 ± 4.7	36.5 ± 4.9	35.6 ± 5.1*	34.6 ± 3.4
Neck length (mm)	47.7 ± 4.8	46.6 ± 5.0	44.8 ± 6.3*	40.8 ± 5.3*
Neck-shaft angle (degrees)	124.3 ± 6.8	126.2 ± 8.3	123.9 ± 11.6	120.0 ± 8.1
Anteversion (degrees)	35.6 ± 13.7	45.4 ± 13.6*	38.3 ± 18.4	47.0 ± 8.3
Canal diameter at the Isthmus (mm)	10.8 ± 2.3	9.8 ± 1.4*	10.4 ± 1.8	10.2 ± 1.9
Cortical Index	0.49 ± 0.09	0.49 ± 0.06	0.44 ± 0.08	0.47 ± 0.08
Canal Flare Index	3.4 ± 0.6	3.3 ± 0.5	3.3 ± 0.6	2.7 ± 0.5*

* Significantly different from the control femora ($p<0.005$)
（Noble ら 2003a より）

4. 関節唇と関節軟骨の評価

　CT の単純撮像では軟部組織や関節液の画像コントラストは乏しく関節唇や関節軟骨の評価は困難である.

　関節造影後の CT では関節内に注入された造影剤と高いコントラストで描出される陰影像として関節唇と関節軟骨の形態の異常がよく把握できる. 造影剤の流入により断裂や亀裂の評価が可能である. 寛骨臼形成不全症や FAI では寛骨臼前上方部を中心に寛骨臼の前方から上方領域での関節唇や関節軟骨障害の頻度が高い（Kubo ら 1999, 2000, Noguchi ら 1999, Leunig ら 2004）.

　MDCT により体軸方向に薄いスライス幅で撮像することにより，冠状断面や矢状断面などの MPR（multiplanar reformation）像を用いて 3 次元的な評価をすることができる. 屍体股関節での関節造影 MRI と関節造影後 CT を用いた寛骨臼と大腿骨頭の関節軟骨評価では，関節造影 MRI の矢状・横断

面の約 50％の関節軟骨領域で厚み評価不能であったが，関節造影後 CT では 0 〜 6％の領域以外は軟骨厚み評価が可能であった（Wyler ら 2009）.

　CT スライス断面内・スライス厚み 0.5 〜 0.8 mm 程度の 3 次元等方向性（isotropic）高解像度撮像を行えば，寛骨臼開口面に垂直な軸や大腿骨頚部軸まわりに良好な画質を維持しながら連続放射状断面を再構成できる. 局所的な関節唇断裂，関節軟骨菲薄化，FAI に関連する大腿骨頭形態異常などの正確な診断が可能になるとともに重症度評価にも役立つ（Nishii ら 2007）（図 10）.

文献

Anda S, Svenningsen S, Dale LG, et al. The acetabular sector angle of the adult hip determined by computed tomography. Acta Radiol Diagn (Stockh). 1986; 27 : 443-447.

Argenson JN, Ryembault E, Flecher X, et al. Three-dimensional anatomy of the hip in osteoarthritis after developmental dysplasia. J Bone Joint Surg Br. 2005; 87 : 1192-1196.

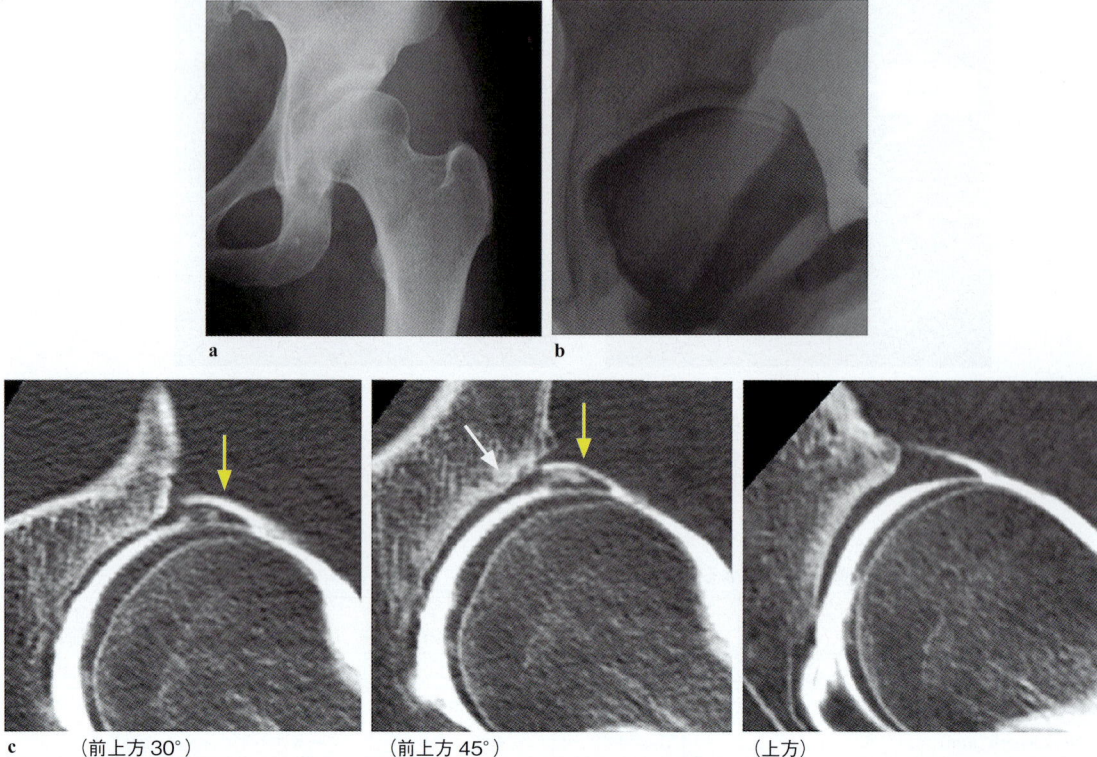

c （前上方 30°） （前上方 45°） （上方）

図 10 関節唇断裂

34歳，女性．a: 単純 X 線像で軽度の寛骨臼形成不全が認められる．b: 股関節造影では関節唇断裂や関節軟骨菲薄化はみられない．c: 関節造影後 MDCT（0.5mm の 3 次元等方向性撮像）の寛骨臼開口面に沿った前上方 30° と 45° の再構成像では関節唇の断裂（黄矢印）が前上方 45° では軟骨下骨の硬化像（白矢印）が認められる．上方では関節唇には異常は認められない．

Crowe JF, Mani VJ, Ranawat CS. Total hip replacement in congenital dislocation and dysplasia of the hip. J Bone Joint Surg Am. 1979; 61 : 15-23.

Ito H, Matsuno T, Hirayama T, et al. Three-dimensional computed tomography analysis of non-osteoarthritic adult acetabular dysplasia. Skeletal Radiol. 2009; 38 : 131-139.

Kubo T, Horii M, Harada Y, et al. Radial-sequence magnetic resonance imaging in evaluation of acetabular labrum. J Orthop Sci. 1999; 4 : 328-332.

Kubo T, Horii M, Yamaguchi J, et al. Acetabular labrum in hip dysplasia evaluated by radial magnetic resonance imaging. J Rheumatol. 2000 ; 27 : 1955-1960.

Leunig M, Podeszwa D, Beck M, et al. Magnetic resonance arthrography of labral disorders in hips with dysplasia and impingement. Clin Orthop Relat Res. 2004; 418 : 74-80.

Murphy SB, Kijewski PK, Millis MB, et al. Acetabular dysplasia in the adolescent and young adult. Clin Orthop Relat Res. 1990; 261 : 214-223.

Nishii T, Tanaka H, Sugano N, et al. Disorders of acetabular labrum and articular cartilage in hip dysplasia: evaluation using isotropic high-resolutional CT arthrography with sequential radial reformation.

Osteoarthritis Cartilage. 2007; 15 : 251-257.

Noble PC, Kamaric E, Sugano N, et al. Three-dimensional shape of the dysplastic femur: implications for THR. Clin Orthop Relat Res. 2003a; 417 : 27-40.

Noble PC, Sugano N, Johnston JD, et al. Computer simulation: how can it help the surgeon optimize implant position? Clin Orthop Relat Res. 2003b; 417 : 242-252.

Noguchi Y, Miura H, Takasugi S, et al. Cartilage and labrum degeneration in the dysplastic hip generally originates in the anterosuperior weight-bearing area: an arthroscopic observation. Arthroscopy. 1999 ; 15 : 496-506.

Tallroth K, Lepistö J. Computed tomography measurement of acetabular dimensions: normal values for correction of dysplasia. Acta Orthop. 2006; 77 : 598-602.

Wyler A, Bousson V, Bergot C, et al. Comparison of MR-arthrography and CT-arthrography in hyaline cartilage-thickness measurement in radiographically normal cadaver hips with anatomy as gold standard. Osteoarthritis Cartilage. 2009; 17 : 19-25.

4　関節造影検査

関節造影（arthrography）ではX線透過性の低い造影剤を関節内に注入することにより，単純X線像では描出されなかった関節軟骨や関節唇の形態，関節軟骨の菲薄化や欠損，関節唇の断裂，関節内の軟部腫瘍性病変の存在などの評価を，比較的簡便に行うことができる．

しかし，造影剤注入の侵襲性や放射線被曝などがあることから，関節軟骨，関節唇，腫瘍性病変などの検索には近年MRIが主に用いられる．また，従来関節造影で評価されていた発育性股関節形成不全の関節唇内反や関節安定性なども，超音波診断やMRIによって低侵襲性に評価することが可能になっている．

現在では，撮像時静止位保持が困難な乳幼児の場合，高解像度で3次元的関節内評価に優れる関節造影後CTを行う場合，MRIや超音波評価が設備的または禁忌などで利用できない場合，などにその適応は限定されている．

1　造影手技

①X線透視台上で被験者は仰臥位とし，小児や成人では股関節を伸展・内外転中間位とするが，内外旋中間位とした時に大腿骨前捻が大きく大転子が背側に位置する時は10°〜20°程度の内旋位とする．

乳幼児では長内転筋下より刺入するため，開排位とする．清潔操作には十分な注意を払い，消毒後，穿刺位置が中心になるように穴あき滅菌四角布で被覆する．

②小児や成人では，透視下に21Gのカテラン針を，前方刺入法では縫工筋走行ラインと大腿動脈走行ライン間で形成される三角形の領域から刺入し，骨頚部中央から内側に到着するようにする．

外側刺入法では大転子先端レベル前方から大腿骨頚部をめざして刺入する（図1）．

著者らは，針刺入位置や造影剤注入時の拡散が透視で確認しやすく，操作手の被曝が少ない外側刺入法を主に使用し，股関節外側の体厚が大きい時は前方刺入法を用いている．

③関節包を通過し針先端が大腿骨頚部にあたる感触を確かめながら透視下に造影剤をゆっくり注入する．大腿骨頚部から関節荷重部や内側部に造影剤が広がるのを確認する（図1）．

感染が疑われる時は，造影剤を注入する前に貯留する関節液を吸引し，性状の観察と細菌学的検査に提出する．

成人股関節では約10〜15mlの造影剤を注入する．寛骨臼荷重部には当初造影剤の拡散が乏しい例も多いが，下肢牽引や屈伸をくりかえすことにより造影剤が拡散し，寛骨臼と大腿骨頭の関節軟骨面輪郭を描出することができる．

股関節中間位，内外転位，内外旋位，牽引下の正面像，Lauenstein像，false profile像に準じた骨盤斜位像を撮影するとともに，各肢位での可動に伴う大腿骨頭の動的安定性や関節唇部への造影剤流入などを評価する．

2　造影剤と副作用

関節造影には水溶性ヨード造影剤が主に用いられ，イオトロラン（商品名：イソビスト）が代表的な造影剤である．

軽度の副作用には悪心，搔痒感，じんま疹，熱感などがあり，1〜5％にみられる．重大な副作用にはショック・アナフィラキシー反応（0.04％），急性腎不全（1〜2％以下），意識消失（0.02％以下）などがある（Katayamaら1990）．

副作用の出現時期に関して，CT検査での静脈的非イオン性造影剤投与の調査では，投与後30分以内の発生（3.8％）よりも投与後30分から2日以内の遅発性発生（8.0％）の方が頻度が高い（Yoshikawa 1992）．

検査に先立ち，被験者には造影剤によって生じうる副作用の種類と危険度，感染の可能性とともに副作用発現時期についても説明し，検査後の注意深い経過観察を喚起しておくことが重要である．

ヨード造影剤の使用禁忌は，ヨードまたはヨード造影剤に過敏症の既往のある患者および重篤な甲状腺疾患のある患者である．原則禁忌は，気管支喘息，重篤な心障害，肝障害，腎障害，急性膵炎，マクログロブリン血症，多発性骨髄腫，褐色細胞腫，テタニーのある患者とされ，事前問診によりリスク評価を行う．

リスクのある場合の対策として，ショックやアナフィラキシー反応に対してはステロイドや抗ヒスタミン薬の前投薬，腎不全に対しては検査前後の水分

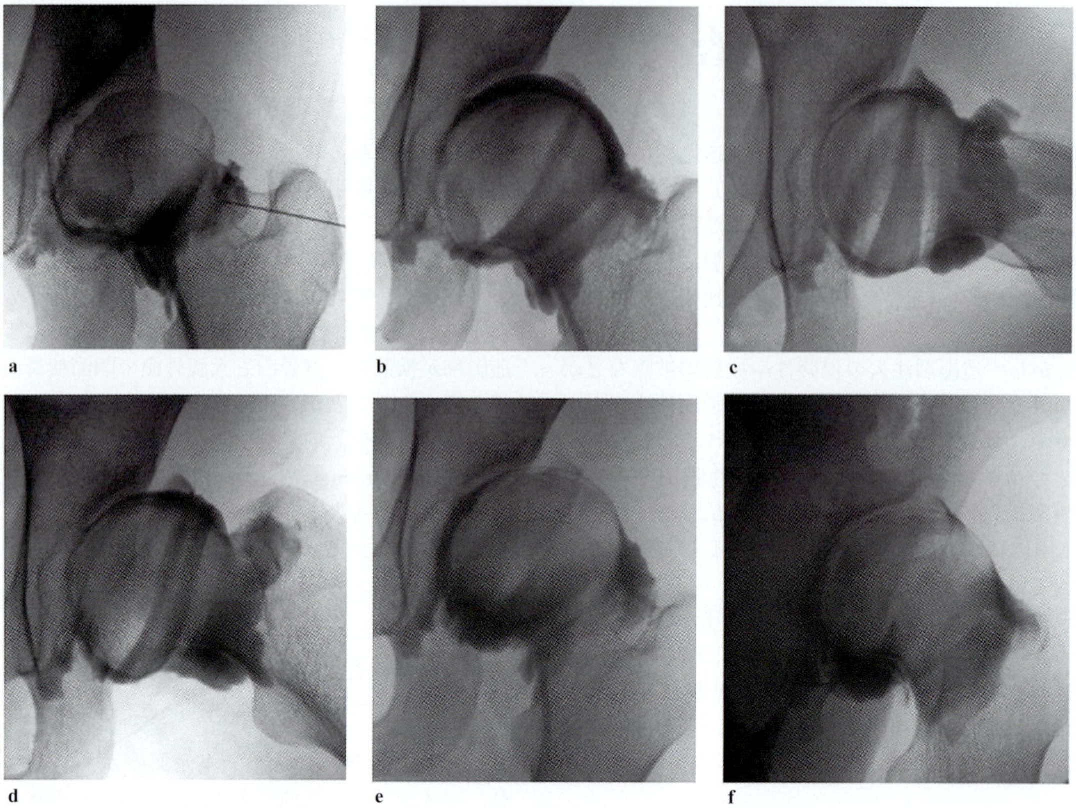

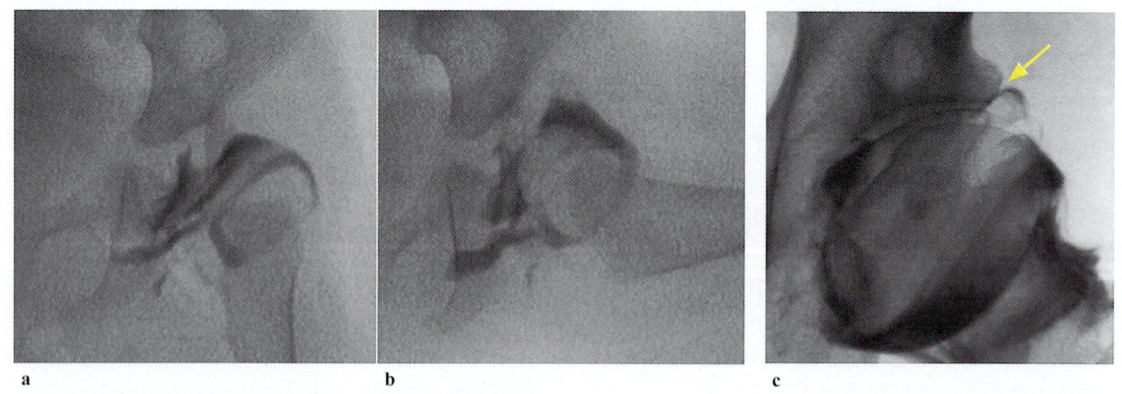

図 1　各肢位での関節造影 X 線像
a: 造影剤注入時．b: 注入後下肢牽引時．c: Lauenstein 像．d: 外転位．e: 内転位．f: false profile 像に準じた骨盤斜位像．

図 2　乳児と成人の股関節造影像
a: 発育性股関節形成不全（生後 10 か月，女児）の正面像．b: a の開排位．c: 初期股関節症（32 歳，女性）の関節唇断裂像（矢印）．

補給や投与量の減量などがあげられる．

文献

Katayama H, Yamaguchi K, Kozuka T, et al. Adverse reactions to ionic and nonionic contrast media. A report from the Japanese Committee on the Safety of Contrast Media. Radiology. 1990; 175 : 621-628.

Yoshikawa H. Late adverse reactions to nonionic contrast media. Radiology. 1992; 183 : 737-740.

3 ｜ 関節造影検査による評価

　乳幼児の発育性股関節形成不全では，造影効果により未骨化の軟骨性骨端部と寛骨臼軟骨の輪郭が描出され，脱臼の状態，整復される肢位，安定が得られる肢位などの評価を行う（図 2）．脱臼の整復阻

害因子としての，関節唇の肥厚や内反，円靱帯の異常も評価可能である．

小児期の Perthes 病では，修復過程における大腿骨頭の軟骨形態評価と寛骨臼に対する適合性評価が重要である．

成人股関節では寛骨臼形成不全症や変形性股関節症における，関節唇の形態や断裂（図2），軟骨の菲薄化や欠損などの評価を行う．

しかし，前・初期関節症などの早期病態では，関節唇や寛骨臼の関節軟骨の変化は前方や前上方を中心に局所的に出現しやすいとされる（Noguchi ら1999，Kubo ら2000，Leunig ら2004）．斜位を含め各方向からの関節造影像で評価しても，局在する異常像の検出力は限定されるため，詳細な評価には関節造影後高解像度 CT 撮像が有用である（☞ p.214，図10）．

関節内腫瘍性病変では，滑膜骨軟骨腫症や色素性絨毛結節性滑膜炎がその病変のサイズ，病変数に応じた造影欠損像として描出される．

関節造影像が MRI や造影後 CT に比較して優れる点の1つに，動態撮影により関節適合性や関節唇形態・断裂部の変化を簡便に評価できることがある．最大外転位，中間位，最大内転位の股関節正面像で，寛骨臼と大腿骨頭の間の関節液貯留程度を比較することで，骨切り術後の関節軟骨面の適合性改善の予測などに活用される（図3）．

文献

Kubo T, Horii M, Yamaguchi J, et al. Acetabular labrum in hip dysplasia evaluated by radial magnetic resonance imaging. J Rheumatol. 2000; 27 : 1955-1960.

Leunig M, Podeszwa D, Beck M, et al. Magnetic resonance arthrography of labral disorders in hips with dysplasia and impingement. Clin Orthop Relat Res. 2004; 418 : 74-80.

Noguchi Y, Miura H, Takasugi S, et al. Cartilage and labrum degeneration in the dysplastic hip generally originates in the anterosuperior weight-bearing area: an arthroscopic observation. Arthroscopy. 1999; 15 : 496-506.

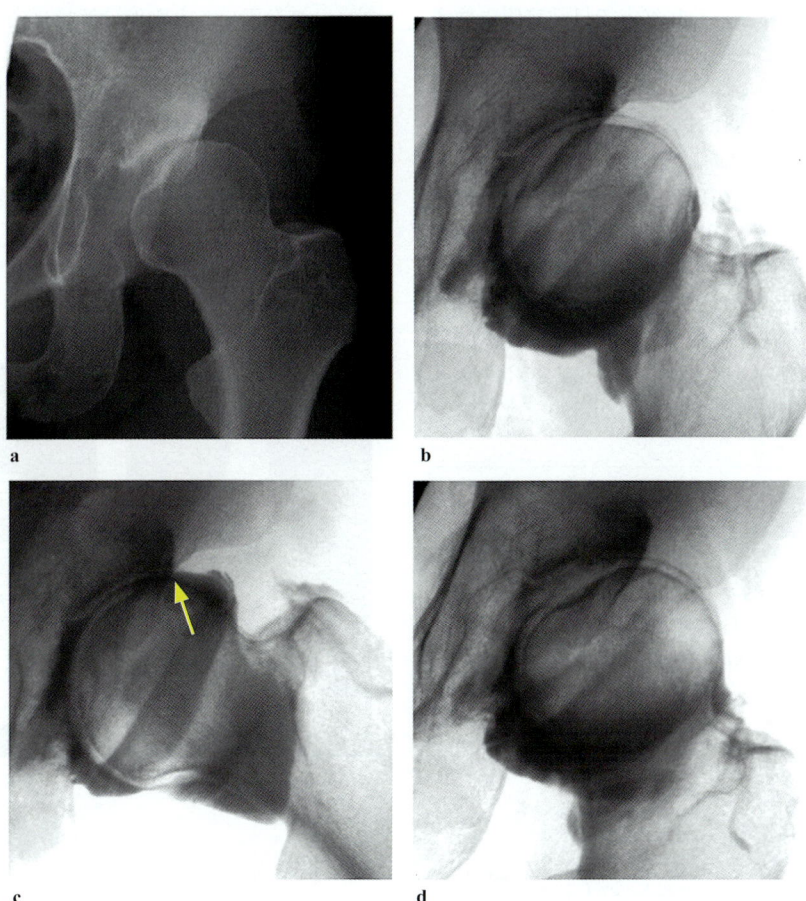

図3　関節造影検査での動態撮影
47歳，女性．a: 進行期股関節症の単純 X 線像．b: 関節造影正面像股関節中間位．c: 最大外転位．d. 最大内転位．外転位では寛骨臼と大腿骨頭の間に関節液貯留（矢印）がみられるが，内転位では関節液貯留はみられず関節面の適合性は良好と考えられる．

5   超音波検査

従来，股関節領域の超音波画像は他の画像診断法に比し画質精度や評価再現性が劣り，大腿骨頭輪郭が単純X線像で評価できない乳幼児の発育性股関節形成不全の評価などに活用は限定されていた．

しかし，近年の超音波診断機器の進歩に伴う画像精度の向上により，成人股関節の関節液貯留，関節唇損傷，滑膜炎，ガングリオンなど関節内外の信頼性ある病変評価が可能となりつつある．

超音波検査（ultrasound examination）は，①被曝がない，②人工関節などの体内金属による周囲組織評価への影響がない，③乳幼児や精神障害など一定時間静止状態を保つことが困難な患者にも検査可能である，④関節を可動させたダイナミックな状態で撮像ができ，動きや筋収縮に伴う骨・軟性組織の安定性や変形が評価できる，⑤MRIやCTなどの規格の大きい機器と異なり，診察室内で日常診療中検査が可能である，など多くの利点を有する．

一方，①プローブで探索できる限定した領域の評価にとどまる，②大腿骨内や寛骨臼内など骨に被覆されている凹側領域の評価が困難である，③検査者間の評価再現性のばらつきが大きい，などの欠点がある．

超音波検査は評価できる領域や病変が限定されることを認識し，診断においては原則的に単純X線像，MRI，CTなどの補助検査と位置づけ，簡便なスクリーニング，病変の経過モニタリング，ダイナミックな病態評価など利点を重視した活用が望まれる．

1 │ 超音波検査の基礎知識

1. 超音波検査の仕組み

超音波検査では，人の可聴域（20～2MHz）をこえる音波を用いて体内の臓器や組織の構造あるいは性状を評価する．また，血行動態なども把握できる．周波数プローブ（探触子）を体表面にあて超音波を送信すると，超音波は媒体を通過する間に媒体組成により異なる程度で減衰する．

* 減衰量［dB］＝
〔減衰係数〕×〔周波数〕×〔深さ〕

減衰係数（dB/cm/MHz）は水（0.002），血液（0.2），脂肪（0.6）などでは小さく減衰量も低くなるのに対し，筋肉（2.3），骨（13.0）は大きいため減衰量は高くなる．音波は高周波ほど減衰量が大きくなる．媒体ごとに音の伝わりにくさ（音響インピーダンス）が異なり，異なる音響インピーダンスの媒体の間で一部の超音波は反射し，反射しなかった部分は透過する．超音波が反射されて戻ってくる時間からその反射体との距離を計算し画像を構成する．

2. プローブの種類

超音波機器には，周波数，走査方式，形状が異なる数種類のプローブが用意されている．

股関節領域ではコンベックス走査型とリニア走査型のプローブが主に用いられ（図1），その他心臓領域で用いられるセクタ走査型などがある．

中心周波数では，3.5MHz，6.0MHz，7.5MHz，12MHzなどの種類がある．一般的に高い周波数のプローブを用いると画像分解能は向上するが，体の深部の感度は低下する．

中心周波数が3.5MHz，6.0MHz，7.5MHzのプローブのそれぞれのフォーカス深度は，約6～8cm，4～6cm，2～4cmであり，たとえば表層から2～3cmの筋組織，血管などを評価するなら7.5MHzの高周波数の超音波での評価が適するが，体表から5～7cm以上の深部の画像感度は悪化し

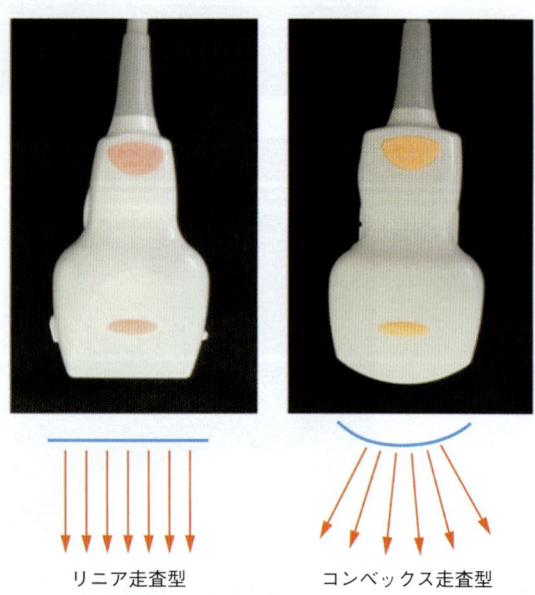

リニア走査型 　　　 コンベックス走査型

図1　股関節領域に使用されるプローブの走査方式
リニア走査型は表層から浅い部分の描出範囲が広いのに対し，コンベックス走査型は深部の描出範囲が広い．

評価できなくなる.

各個人の脂肪や筋組織の厚みにもよるが, 乳幼児や小児であれば 7.5 〜 12 MHz, 成人で股関節前面から探索するなら 6.0 〜 7.5 MHz, 後方から探索するなら 3.5 〜 6.0 MHz のプローブが適している.

3. カラードップラー

ドップラー効果を用いて血流の方向や流量に関する情報を断層超音波像に重ね合わせて色表示する. 通常プローブに対して近づく血流を赤系統, 遠ざかる血流を青系統で表示する.

血管性腫瘍性病変の鑑別, 血管に隣接した腫瘍性病変の識別とそれらの位置関係把握などに有用である (図 2).

2 | 検査法

乳幼児股関節では, 発育性股関節形成不全の診断には側臥位で大転子の側方からプローブを走査する Graf 法が広く用いられている.

成人股関節では前面より大腿骨頚部軸に沿ってプローブを走査し, 大腿骨頚部から大腿骨頭, 寛骨臼の前面部を描出する (図 3).

各骨形態の識別が困難な時は, 股関節を屈伸・内外旋下に撮像すると寛骨臼や大腿骨頭などの位置関係を把握しやすい.

外側では大転子を中心に体軸方向および体部横断方向にプローブを走査すると, 大転子滑液包, 中小殿筋, 腸脛靱帯などが観察される.

後方は体部横断方向にプローブを走査すれば, 大殿筋や外旋筋群の描出が可能であるが, 関節包や関節内の評価は深部に位置するため困難である.

3 | 超音波検査による評価

発育性股関節形成不全, 大腿骨頭すべり症, Perthes 病, 単純性股関節炎, 化膿性股関節炎, など乳幼児や小児期の股関節疾患のほか, 成人股関節では, 股関節周囲の腫瘍性病変, 滑液包炎, 筋損傷, 血腫, 感染性関節炎, 関節唇断裂, 大腿骨頭軟骨下骨折などにも検査の適応がある.

1. 発育性股関節形成不全

（developmental dysplasia of the hip: DDH）

側方走査による超音波画像から Graf の分類 (Graf 1984) による脱臼の評価が広く用いられている (図 4).

Graf 法では, 両股関節とも右股関節を正面からみた像として表示している. 大腿骨頭に対する寛骨臼被覆, 関節唇の形態, 大腿骨頭の上方移動などを評価・計測する (White ら 2010) (図 5).

リーメンビューゲル装具や下肢牽引治療による整復状態の経過観察を行う際には, 仰臥位で股関節の前面から両股関節を同時に走査し脱臼を判定する鈴木法 (前方法) が有用である (図 6).

2. 関節軟骨, 関節唇

関節軟骨は超音波では均質な媒体であり, 透過性が高いため一様な低エコー帯として描出され, その直下の軟骨下骨の輪郭が線状高エコー像として観察される (図 3).

関節唇は密な膠原線維で構築されているため超音

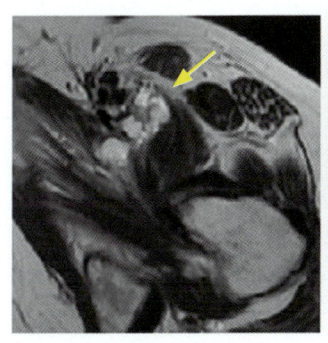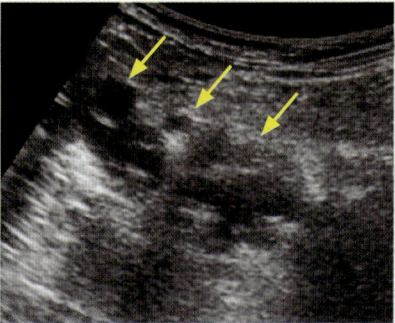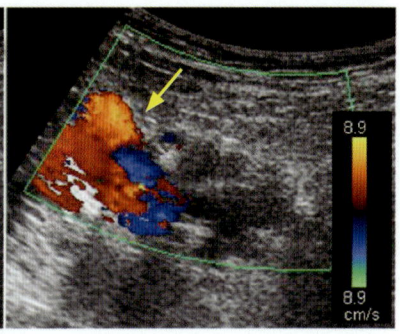

a　　　　　　　　　　　b　　　　　　　　　　　c

図 2　股関節周囲の囊胞病変
63 歳, 女性. a: 大腿動静脈に近接した囊胞病変(矢印). b: 体軸垂直断面での超音波像で, 複数の低エコー領域を認める(矢印). c: カラードップラー像で, 血管(矢印)との識別が容易である. プローブに対して近づく血流は赤で, 遠ざかる血流は青で表示される.

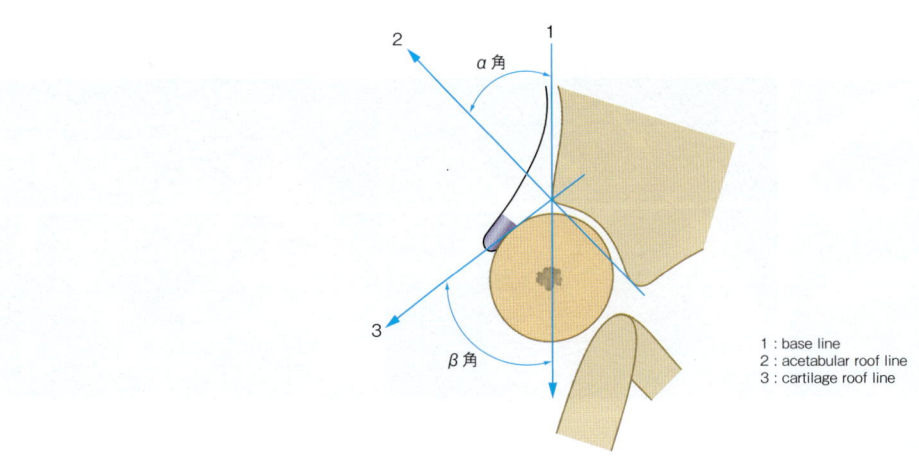

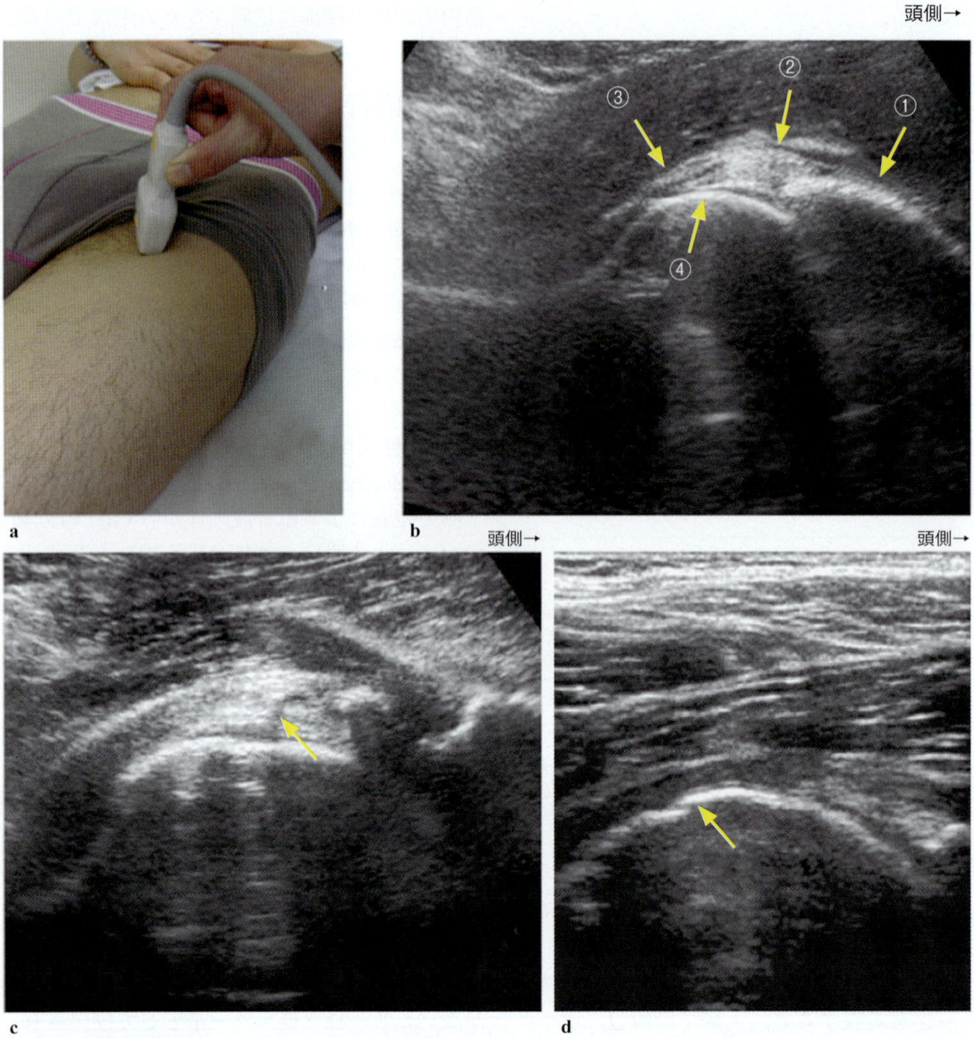
頭側→
①
②
③
④
a
b
c
d

図 3　成人股関節の超音波像

49 歳，男性．a: 股関節前面から大腿骨頚部軸に沿った撮像．b: 正常像．①寛骨臼前縁，②関節唇，③関節包，④大腿骨頭軟骨下骨．c: 関節唇断裂例(矢印)．d: 大腿骨頭壊死症の軟骨下骨骨折(矢印)．(a, b: 6 MHz プローブ，c: 7.5MHz プローブを使用)

1
2
3
α 角
β 角
1 : base line
2 : acetabular roof line
3 : cartilage roof line

図 4　Graf の分類

Graf 法では，両股関節とも右股関節を正面からみた像として表示している．

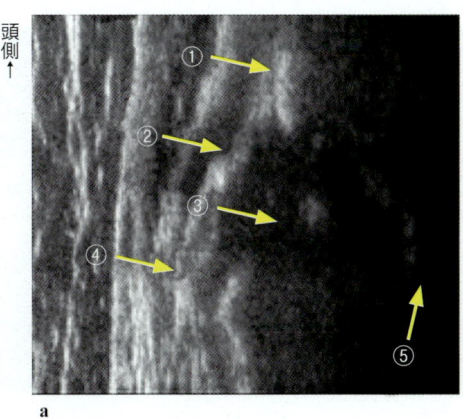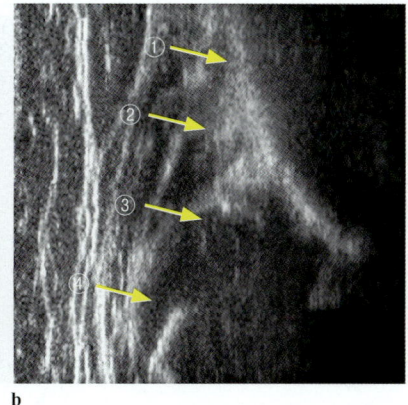

図5　乳児の超音波像（Graf 法）
4か月，女児．a: 正常例．b: 発育性股関節形成不全例．①腸骨外壁，②関節唇，③大腿骨頭，④大転子，⑤寛骨臼の底部．

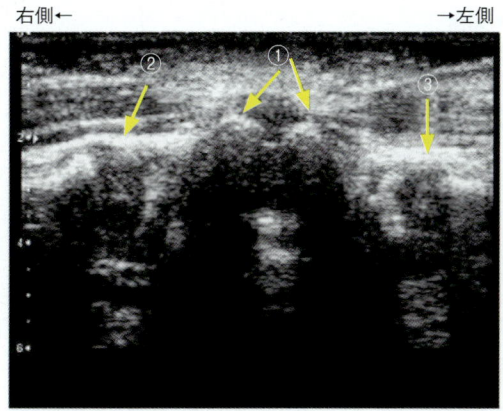

図6　乳児の超音波像（前方法）
6か月，女児．①恥骨，②右大腿骨頭，③左大腿骨頭．

波の反射度が高く高エコー像として描出される．関節唇の断裂は高エコー領域内の線状低エコー像として認められ，関節の動きに伴い断裂が開大すれば診断はより容易になる．MR関節造影法評価と比較した，超音波診断の良好な関節唇断裂の診断精度が報告されている（Troelsenら 2009）．

3．腫瘍性病変

腫瘍内部が液体成分のみの時は均一な無エコー像として描出され，腫瘍後方部のエコーは増強される（図7）．充実性の腫瘍や滑膜増生部は内部が高エコー像として描出される．

4．大腿骨頭軟骨下骨折

大腿骨頭の軟骨下骨は線状高エコー像として描出

されるため，軟骨下骨での骨折や大腿骨頭壊死症の圧潰部は骨面の凸凹やずれとして描出される（図3）．

5．人工関節周囲反応

金属アーチファクトの影響を受けないため，MRIやCTでは評価困難な人工股関節摺動面周囲の組織反応を検索することができる．ポリエチレン摩耗粉への反応性病変は，辺縁不整な囊胞様低エコー領域内に滑膜増生部の高エコー領域が混在する像などとして認められる．

金属対金属摺動面を使用した人工股関節では，偽腫瘍（pseudotumor）やARMD（abnormal reactions to metal debris）などと称される摺動面周囲液体貯留や囊胞病変が報告されている．超音波像では，摺動面周囲に広がる低エコー領域や周囲を比較的厚い高

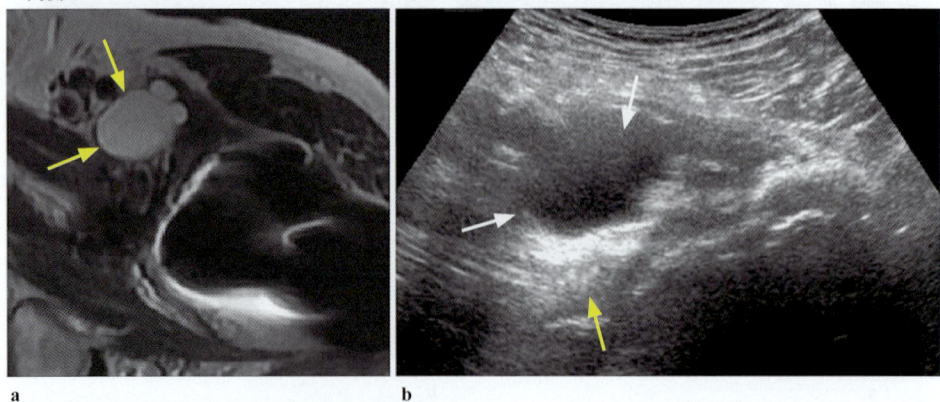

←内側

a　　　　　　　　　　b

図7　変形性股関節に伴う股関節前方部の囊胞
78歳，男性．a: T2強調MR画像（水平断面）では股関節前方に囊胞性病変（矢印）と認める．b: 超音波像（体軸垂直断面）では，均一な無エコー領域（白矢印）と後方のエコー増強部（黄矢印）が特徴的である．

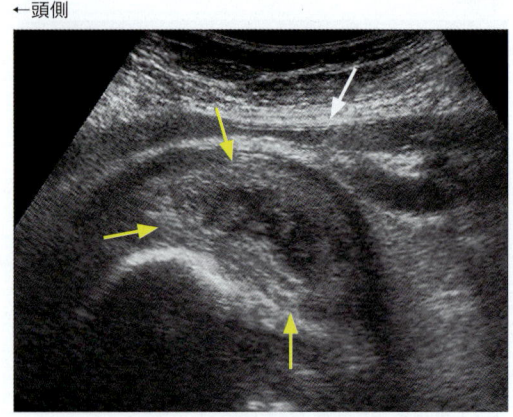

←頭側

図8　人工股関節周囲の偽腫瘍
59歳，女性．人工股関節全置換術後に発生した股関節前方内側部の偽腫瘍（pseudotumor）（黄矢印）．白矢印は大腿動静脈を示す．

エコーの被膜で囲まれた異常像として描出される（図8）（Nishiiら2012）．

6．下肢静脈血栓症
Ⅶ編4章5．静脈血栓塞栓症（☞ p.987）

文献 ─────
Graf R. Classification of hip joint dysplasia by means of sonography. Arch Orthop Trauma Surg. 1984; 102 : 248-255.

Nishii T, Sakai T, Takao M, et al. Ultrasound screening of periarticular soft tissue abnormality around metal-on-metal bearings. J Arthroplasty. 2012; 27 : 895-900.

Troelsen A, Mechlenburg I, Gelineck J, et al. What is the role of clinical tests and ultrasound in acetabular labral tear diagnostics? Acta Orthop. 2009; 80 : 314-318.

White KK, Sucato DJ, Agrawal S, et al. Ultrasonographic findings in hips with a positive Ortolani sign and their relationship to Pavlik harness failure. J Bone Joint Surg Am. 2010; 92 : 113-120.

6　シンチグラフィー

シンチグラフィー（scintigraphy）は，臓器や病変の詳細な形態的評価を主目的とする単純X線検査やCTとは対照的に，代謝，血流，炎症などの機能・代謝関連評価に主眼をおいた検査である．

主要な画像診断法と比較した画像解像度は劣り，異常像の疾患特異性は低いなどの制限はあるが，機能・代謝異常の検出感度が高く，局所だけでなく全身のスクリーニングができるなどの利点を有する．

また，同時に撮影されたCT画像と重ね合わせることにより，これまでのシンチグラフィーの欠点であった機能的異常領域の正確な解剖学的位置の特定が容易となるSPECT-CTも導入され，利便性は向上している（Mummeら2005）．

文献 ─────
Mumme T, Reinartz P, Alfer J, et al. Diagnostic values of positron emission tomography versus triple-phase bone scan in hip arthroplasty loosening. Arch Orthop Trauma Surg. 2005; 125 : 322-329.

1　シンチグラフィーの基礎知識

1. シンチグラフィーの仕組み

脳，心筋，甲状腺，骨などの臓器や組織に親和性の高い化合物を放射性同位元素（ラジオアイソトープ：RI）で標識し，放射線医薬品として投与する．放出されたガンマ線をカメラで撮像することにより体内の分布を画像化，数値化する．

たとえば ^{99m}Tc-MDP（methylene diphosphonate）では，テクネチウム（^{99m}Tc）が放射線同位元素，MDPが臓器に親和性の高い化合物である．

同位元素には軌道電子捕獲や核異性体転移により単一の光子（ガンマ線）を放出する単光子放射線核種（single photon emitter）と β + 壊変により180°方向に2本の消滅ガンマ線を放出する陽電子放射線核種（positron emitter）がある（表1）．

単光子放出核種から放出されるガンマ線をシンチレーションカメラで主に横断断層面のRI分布を測定する検査はSPECT（single photon emission computed tomography）とよばれる．半減期は6時間〜3日と比較的長いため医薬品の管理や検査そのものが行いやすいが，空間分解能や定量性に制限がある．

陽電子放射線核種はPET（positron emission tomography）に用いられ，反対方向に放出される高いエネルギーを有する2本のガンマ線を一対の検出器で測定することにより空間分解能や定量性に優れた測定が行える．しかし，半減期が短いため生成できるサイクロトロンが病院内か近隣の施設に装備されていることが必要となる．陽電子放射線核種のなかでも，^{11}C と ^{18}F は半減期が比較的長く，多様な標識合成法の適用が可能なことから臨床使用に適している．

表1　放射性同位元素の半減期・放射線エネルギー

標識製剤	半減期	放射線のエネルギー
単光子放射線核種		
^{99m}Tc（テクネチウム）	6 時間	0.140 MeV
^{67}Ga（ガリウム）	3.3 日	0.0933, 0.185, 0.300, 0.394 MeV
^{111}In（インジウム）	3 日	0.171, 0.245 MeV
^{201}Tl（タリウム）	3 日	0.167, 0.135 MeV
陽電子放射性核種		
^{11}C（炭素）	20 分	0.511 MeV
^{13}N（窒素）	10 分	0.511 MeV
^{15}O（酸素）	2 分	0.511 MeV
^{18}F（フッ素）	110 分	0.511 MeV

2. 副作用と被曝

検査に用いられる放射性医薬品量は微量でありアレルギー反応などの副作用の発生は稀である．腎不全やヨード過敏症の患者にも使用可能である．

被曝線量は全身で 2.4 〜 8.0mGy，最大の被曝臓器，組織で 12 〜 19mGy 程度である．妊娠女性には原則禁忌である．

授乳中の患者は，テクネチウムシンチグラフィーは検査当日，ガリウムシンチグラフィーでは3週間，FDG-PETでは24時間，検査後の授乳は禁止とする．

2　テクネチウムシンチグラフィー

1. 撮影法

骨に親和性の高い化合物をテクネチウムで標識した ^{99m}Tc-MDP（methylene diphosphonate）や ^{99m}Tc-HMDP（hydroxymethylene diphosphonate）が用いられ，静脈注射後2〜4時間後に撮像する．投与後2

〜3時間で投与量の50％は代謝され，尿路系から排出される．

投与された骨親和性標識化合物は全身の骨に均一に集積されるのではなく，骨代謝活動性や血流量を反映した分布を示す．

^{99m}Tc-MDPと^{99m}Tc-HMDPはビスフォスフォン酸構造を有するため骨表面のハイロドキシアパタイトのリン酸カルシウムと結合する．骨に結合したビスフォスフォン酸は骨吸収により溶出されないかぎり残存するが，テクネチウムはビスフォスフォン酸から分離し尿路系から体外に排出される．

骨腫瘍など病変部の骨形成が亢進している部位での取り込みが増加するほか，病巣の血流や骨ミネラル代謝の亢進する領域，力学的負荷の増大部でも集積が増大する（Lavenderら 1979）．

一方，腎がんの骨転移などでの強い骨溶解や放射線照射後の骨ミネラル代謝が低い領域では集積が減少する．

2. 正常像

成人健常者では，ほとんどの全身骨が明瞭に描出されるが，頭蓋底，肩甲骨下角，胸骨接合部，肩関節，下位胸椎から腰椎，腸骨稜などは生理的に集積の増加が認められる（図1）．

小児期では，顔面骨，頭蓋骨縫合線，長管骨骨端部での集積が著明となる．高齢者では全体的に骨への集積は低下し軟部組織に取り込まれる割合が高く

なるため画像のコントラストは低下する．

3. 転移性骨腫瘍

骨転移の診断におけるテクネチウムシンチグラフィーは転移早期から高い検出精度で全身検索ができる．骨転移の頻度の高い悪性腫瘍の術前検索，化学療法の治療効果判定，治療後のフォローアップなどに有用性はきわめて高い．

悪性腫瘍では前立腺がん，乳がん，肺がん，腎がんなどが骨転移の頻度が高く，骨盤，脊椎，四肢骨，肋骨などの赤色髄を有する部位への転移が多くみられる（図2）．

前立腺がん，胃がん，乳がんなどでみられる全身性びまん性の骨転移症例では，ほぼ全身にわたり骨の集積が増強するため逆に正常像と見間違うことがあるが，軟部組織の取り込みが相対的に低下するため，腎臓や膀胱などの泌尿器系臓器の描出がみられないことに注意する（super bone scan: 体幹骨の骨髄分布に一致したびまん性・対称性の異常集積亢進像）（図3）．

一般的に肺がんや前立腺がんなどでは転移部の骨形成活動は強く，集積は増加する．頻度は少ないものの腎細胞がんや甲状腺がんで骨形成よりも溶骨性変化の強い場合，逆に集積が低下することがある．

4. 原発性骨腫瘍

骨肉腫，軟骨肉腫，Ewing肉腫など多くの原発性

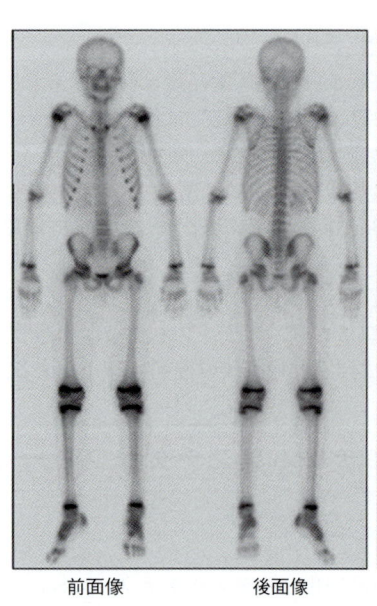
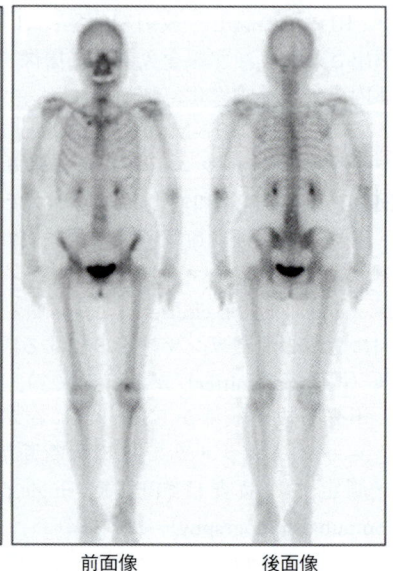

前面像　後面像　　前面像　後面像　　前面像　後面像

a　　　　　　　　b　　　　　　　　c

図1　テクネチウムシンチグラフィー正常像
a: 小児（11歳）．b: 成人（29歳）．c: 高齢者（70歳）．

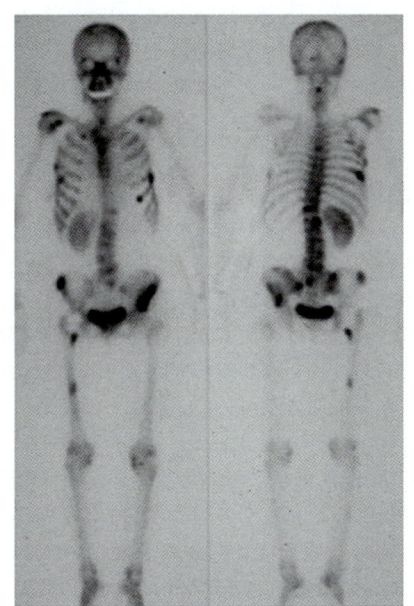

前面像　　　　　後面像

図2　多発性骨転移

63歳，女性．肋骨，脊椎，腸骨，右大腿骨に集積の増加がみられる．

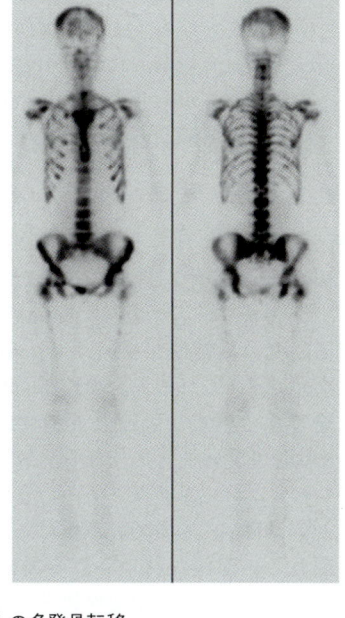

図3　胃がんの多発骨転移

49歳，男性．頸椎，胸椎，腰椎，仙骨，腸骨，右上腕骨，両大腿骨の集積増加が認められる．脊椎や骨盤，四肢骨への集積増強に比して，軟部組織の集積が乏しく腎臓，膀胱の取り込みが確認されない（super bone scan）．

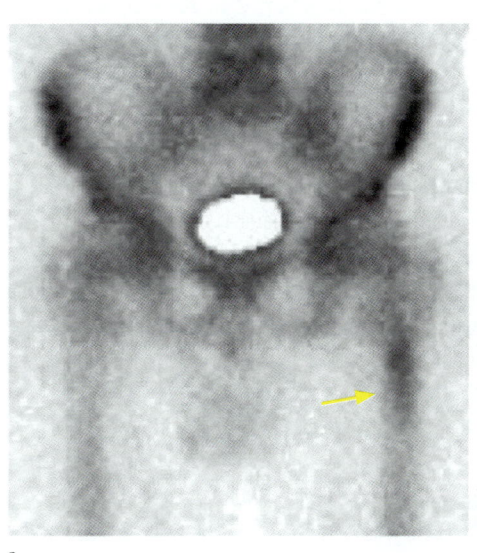

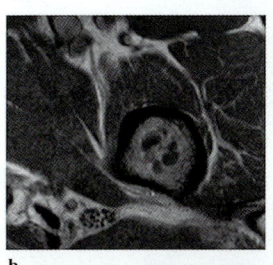

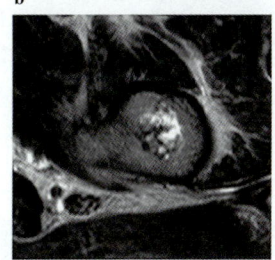

図4　大腿骨内軟骨腫

52歳，男性．

a: テクネチウムシンチグラフィー．左大腿骨頭に集積の増加（矢印）がみられる．

b: a の部分の T1 強調 MR 画像．

c: a の部分の T2 強調 MR 画像．

悪性骨腫瘍で異常集積像が示される．

　悪性骨腫瘍のなかでも頻度の高い骨肉腫は大腿骨遠位部や脛骨近位部が好発部位であるが，大腿骨近位部骨幹端にも発生がみられる．

　多発性骨髄腫は単純X線像での頭蓋骨の打ち抜き像（punched-out appearance）などが特徴的であるが，骨盤部の罹患などでは主に骨溶解変化をきたすため，明らかな集積像は示さない．

　骨盤，股関節周囲での頻度の高い良性骨腫瘍では，巨細胞腫，類骨骨腫，軟骨芽細胞腫，（多発性）外骨腫などがあげられる．集積増加程度は一般的に悪性骨腫瘍に比べ強くはないが，線維性骨異形成，内軟骨腫（図4），類骨骨腫などでは高度の集積が認められることもあり，集積の程度で良性と悪性の鑑別をすることは困難である．

　ただし，多発性外骨腫で急速に集積増加傾向を認

める際は，悪性化の可能性があり，MRI などの他検査や骨生検が必要となる．また，腫瘍病変部周囲の正常骨領域でも血流量増加により中等度程度の集積増強がみられることがあり，テクネチウムシンチグラフィーによる病巣範囲の判定には注意が必要である．

5. 骨　折

　テクネチウムシンチグラフィーによる骨折の感度は高く，発生後 24 時間以内に集積が増加し，3 〜 4 週間は高度の集積像が持続する．単純 X 線で明らかな骨折が認められる場合の診断的意義は乏しいが，単純 X 線で判定が困難な大腿骨頚部不全骨折，大腿骨軟骨下脆弱性骨折，仙骨脆弱性骨折などで，テクネチウムシンチグラフィーの有用性は高い（Blake ら 2004，Davies ら 2004）（図 5）．

　骨折の疑わしい部位が特定される場合，MRI の方が詳細な骨折部位の同定や他疾患との鑑別などに有効性が高いが，腰部疾患と間違われることの多い

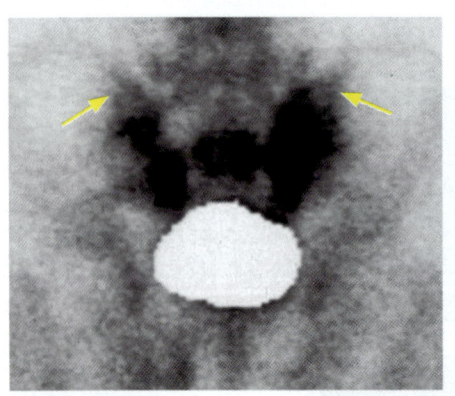

図 5　仙骨脆弱性骨折
82 歳，女性．両仙骨翼と仙骨体部に骨折が及んだ時に出現する "H sign"（矢印）は仙骨脆弱性骨折の特徴的な集積像である．

仙骨部の病変，腰椎で病変部位の特定が難しい場合，広い領域での異常病変のスクリーニングなどにはテクネチウムシンチグラフィーの方が有用である（Blake ら 2004）．

6. 大腿骨頭壊死症

　ステロイド使用歴やアルコール多飲習慣などを背景とする特発性大腿骨頭壊死症，股関節脱臼骨折や大腿骨頚部骨折後の外傷性大腿骨頭壊死症では，大腿骨頭の壊死部への血流が途絶されるため壊死部の集積低下とそれを取り囲む周囲のリング状の集積増強によるいわゆる "cold in hot" 像を呈することが多い（図 6）．

　"cold in hot" 像は，厚生労働省特発性大腿骨頭壊死症研究班の診断基準の 1 つとしても用いられ，特発性大腿骨頭壊死症に対する感度は 70%，特異度は 96% と報告されている（Sugano ら 1999）．

　しかし，大腿骨頭の圧壊が進行した病期 Stage 3 や Stage 4 では壊死領域の破壊が進み，修復反応に伴う血管新生が旺盛となる．関節症変化の進展もあわせ壊死領域の集積が増加することが多い．

　特発性大腿骨頭壊死症では股関節以外に膝関節や肩関節など多関節に骨壊死を約 20 〜 50% に合併することが報告されている．テクネチウムシンチグラフィーによる全身骨のスクリーニングは多発性の骨壊死の検出に有効である（Sakai ら 2001, 2002）．

7. 変形性股関節症

　変形性股関節症（股関節症）では関節軟骨の変性とともに軟骨下骨の骨硬化がみられ，寛骨臼辺縁・臼底部および骨頭下部から頚部に骨増殖・吸収の多様な変化をきたすことが多く，テクネチウムシンチグラフィーでも活動性に一致して集積増加が認めら

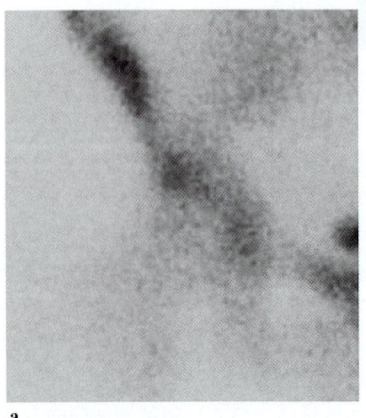
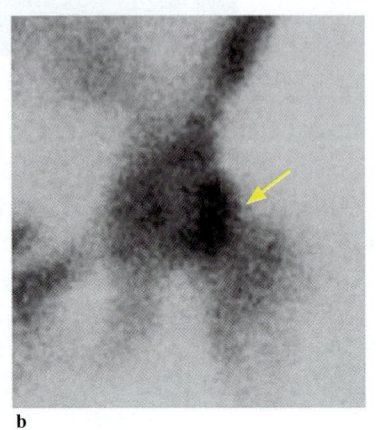

a　　　　　　　　　　b

図 6　大腿骨頭壊死症
35 歳，男性．正常側(a)に比し，患側の左大腿骨頭(b)では特異的な "cold in hot" 像（矢印）がみられる．

れることが多い.

寛骨臼形成不全症による初期股関節症では荷重部外方の局所的集積がみられることが多く，関節症進行とともに関節全体への集積増加が及ぶ．初期に関節の広範囲に集積増加が強くみられる症例では，関節症の進行が速い傾向が認められている（Nakamuraら 2003）.

8. 炎　症

骨や関節における感染や炎症の場合，早期からテクネチウムシンチグラフィーでの集積増加を認める．蜂窩織炎などの軟部組織に限定された感染と骨組織の感染との鑑別には，3 相骨シンチグラフィーが有効とされる（Palestro ら 1997）.

標識化合物投与直後の第 1 相の撮像（血流相）では局所の直接的な血流量が，数分後の第 2 相（プール像）では漏出・拡散する血行動態からみた組織活動性が，第 3 相（骨シンチ像）では局所骨代謝活動性が反映されており，異なる病態を画像化することができる（表2）.

血流相では軟部組織，骨組織の感染はともに集積増強を認める．プール像と骨シンチ像では骨の感染は集積が骨に限局する傾向を示すのに対し，軟部組織の感染は集積が減弱するかびまん性に集積が広がる傾向が認められ鑑別に役立つ.

骨折，腫瘍性病変，関節症などに伴う非感染性疾患でも集積増強などがみられるため，同部に感染が存在するかどうかの診断特異度は低い．他のガリウムシンチグラフィーや組織・培養検査など検索もあわせての診断が必要となる.

9. 代謝性疾患

全身性の骨代謝への影響が強い原発性・続発性副甲状腺機能亢進症，骨 Paget 病，骨軟化症では，骨代謝の活動性に応じた集積増加を認める.

異常骨代謝領域の全身的評価や経時的な集積変動による治療効果判定などに有効性がある.

表2　3 相骨シンチグラフィーでの骨・関節・軟部組織感染の集積の変化

感染部	血流相 （数秒以内） （第 1 相）	プール像 （数分後） （第 2 相）	骨シンチ像 （2 ～ 4 時間後） （第 3 相）
骨髄炎	増加	限局性増加	高度集積増加
関節炎	増加	びまん性増加	軽度集積増加
軟部組織感染	増加	限局性増加	集積減弱

10. 異所性骨化

骨折，脱臼，人工股関節全置換術（THA），脊髄損傷，脳損傷，四肢麻痺などとともに生じる異所性骨化（heterotopic ossification）に対して，テクネチウムシンチグラフィーは早期診断や骨化活動性評価に有効である（Tibone ら 1978，Freed ら 1982）（図 7）.

3 相テクネチウムシンチグラフィーを活用することで，異所性骨化発生後の周囲軟部組織の血流や骨形成活動性を評価することができる．ビスフォスフォネート製剤の適応時期や効果判定が行えるとともに，骨形成成熟時期を把握することができ，摘出術などの手術療法の適否を判定する時に有用となる.

11. THA 後評価

インプラントが存在している部分は集積欠損像として示されるが，インプラント周囲の集積状況からインプラントの固定性を判定できる．また，応力遮蔽（図 8），摩耗粉による骨溶解，移植骨のリモデリング，骨折，感染などさまざまな病態や合併症の評価も行うことができる.

SPECT 像を CT 画像と重ね合わせた SPECT-CT 検査法の導入により，インプラント周囲集積増強部の正確な位置把握が可能となり，シンチグラフィー異常部位を CT による病変部の形態的評価と照合しながら診断を進めることが容易となっている（Mumme ら 2005）.

THA 後の経過良好例では，手術による影響で術後増加していた集積は 1 年以下に低下している．インプラントの固定法や機種により，小転子や大転子部などのステム近位部およびステム先端部の集積の増加が 1 年以降も継続する（Utz ら 1986，Kim ら 1997，Maniar ら 1997）．手術後 1 年以内のステム近位部の集積増強は，DEXA（dual-energy X-ray absorptiometry）検査による骨密度の低下量との相関性が認められ，応力遮蔽による力学的環境の指標になりうることが示唆されている（Kröger ら 1997）.

一方，インプラントの弛みがある場合でもステム近位部などに局所的な集積増加が認められるため（Rushton ら 1982），術後早期ではテクネチウムシンチグラフィーの異常集積が応力遮蔽による生理的な反応か，インプラントの弛みによるものかの鑑別は限定され，単純 X 線像でのインプラント移動性の確認が必要である（Temmerman ら 2006）.

インプラント周囲の感染は，症状，局所所見，単純 X 線像，生化学的検査だけでは，非感染性弛みとの鑑別に難渋する場合も多い．テクネチウムシンチグラフィーでは非感染性弛みや摩耗粉に伴う骨溶

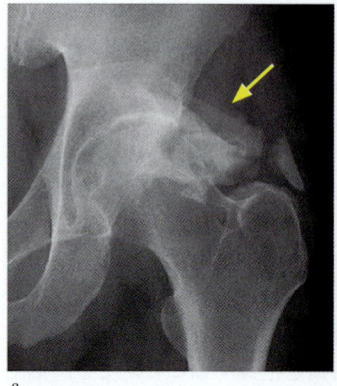
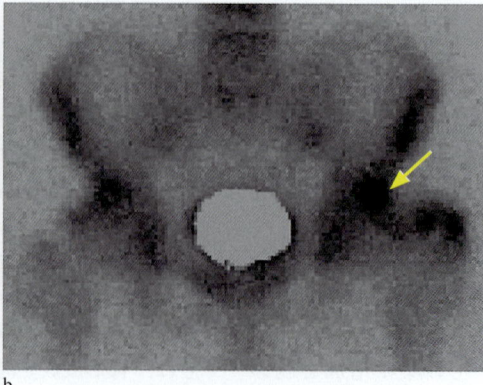

a   b

図7　異所性骨化

45歳，男性．

a: 異所性骨化(矢印)が認められる．

b: テクネチウムシンチグラフィーでは，aでみられた骨化形成が旺盛にみられる部分に強い集積(矢印)を認める．

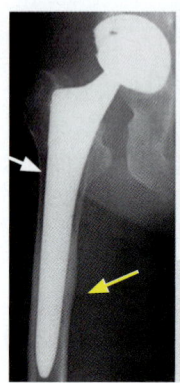
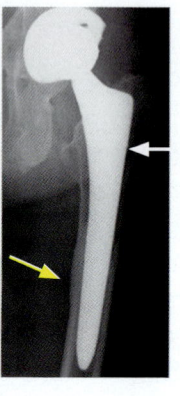
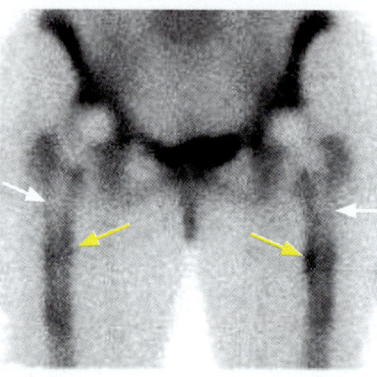

a   b

図8　人工股関節全置換術後の変化

73歳，女性．

a: 両側THA後(術後2年)とステム遠位部骨肥厚(cortical hypertrophy)(黄矢印)と近位部応力遮蔽による骨萎縮(白矢印)を認める．

b: テクネチウムシンチグラフィーでステム遠位部の集積亢進(黄矢印)と近位部の相対的な集積低下(白矢印)を認める．

解に対しても異常像が示されるため，単独では感染診断の特異度は高くない．

　ガリウムシンチグラフィーとの併用で，特異性が高くなる．すなわち評価を行いガリウムシンチグラフィーの集積増強がみられない場合を非感染性弛みと判定することができる(Rushtonら1982)(図9)．ただし，特異度は上昇するが，感度は逆に低下することを示す報告もみられる(Gómez-Luzuriagaら1988，Kraemerら1993)．

　3相骨シンチグラフィーを用いた術前評価で，血流相，プール像，骨シンチ像の3相とも集積増強を異常像と判定した場合，感染に対する感度，特異度とも90%程度の良好な診断精度が報告されている(Nagoyaら2008)．

文献

Blake SP, Connors AM.Sacral insufficiency fracture. Br J Radiol. 2004; 77 : 891-896.

Davies M, Cassar-Pullicino VN, Darby AJ.Subchondral insufficiency fractures of the femoral head. Eur Radiol. 2004; 14 : 201-207.

Freed JH, Hahn H, Menter R, et al. The use of the three-phase bone scan in the early diagnosis of heterotopic ossification (HO) and in the evaluation of Didronel therapy. Paraplegia. 1982; 20 : 208-216.

Gómez-Luzuriaga MA, Galán V, Villar JM.Scintigraphy with Tc, Ga and In in painful total hip prostheses. Int Orthop. 1988; 12 : 163-167.

Kim HS, Suh JS, Han CD, et al. Sequential Tc-99m MDP bone scans after cementless total hip arthroplasty in asymptomatic patients. Clin Nucl Med. 1997; 22 : 6-12.

Kraemer WJ, Saplys R, Waddell JP, et al. Bone scan, gallium scan, and hip aspiration in the diagnosis of infected total hip arthroplasty. J Arthroplasty. 1993 ;8:611-616.

Kröger H, Vanninen E, Overmyer M, et al. Periprosthetic bone loss and regional bone turnover in uncemented total hip arthroplasty: a prospective study using high resolution single photon emission tomography and dual-energy X-ray absorptiometry. J Bone Miner Res. 1997; 12 : 487-492.

Lavender JP, Khan RA, Hughes SP. Blood flow and tracer uptake in normal and abnormal canine bone: comparisons with Sr-85 microspheres, Kr-81m, and Tc-99m MDP. J Nucl Med. 1979; 20 : 413-418.

Maniar RN, Todd RC, Robinson S, et al. Uptake of 99mTc-MDP after uncemented hip arthroplasty: a quantitative analysis of findings around the femoral component in asymptomatic patients. J Bone Joint Surg Br. 1997; 79 : 123-128.

Mumme T, Reinartz P, Alfer J, et al. Diagnostic values of positron emission tomography versus triple-phase bone scan in hip arthroplasty loosening. Arch Orthop Trauma Surg. 2005; 125 : 322-329.

Nagoya S, Kaya M, Sasaki M, et al. Diagnosis of peri-prosthetic infection at the hip using triple-phase bone scintigraphy. J Bone Joint Surg Br. 2008; 90 : 140-144.

Nakamura N, Sugano N, Nishii T, et al. Scintigraphic image patterns in dysplastic coxarthrosis: evaluation with reference to radiographic findings in 210 hips. Acta Orthop Scand. 2003; 74 : 159-164.

Palestro CJ, Torres MA. Radionuclide imaging in orthopedic infections.

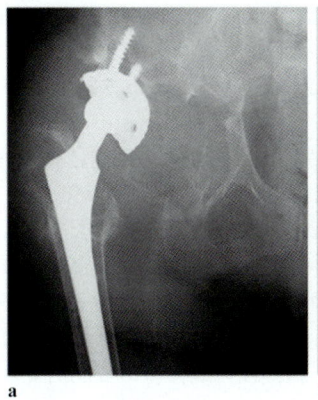 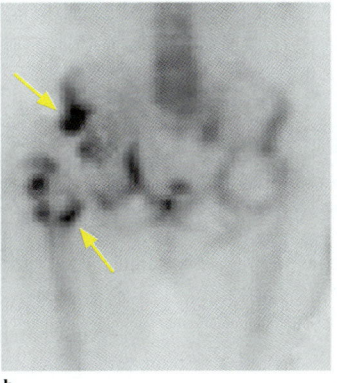 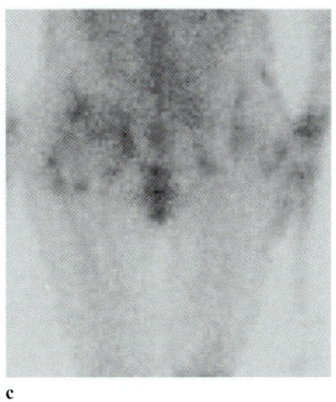

a　　　　　　　　　　　b　　　　　　　　　　　c

図9　THA 後慢性拡張性血腫（chronic expanding hematoma）
75 歳, 女性. a: 単純 X 線像ではインプラント周囲の高度の骨欠損がみられる. b: テクネチウムシンチグラフィーでもカップとステム近位部周囲に集積の増加（矢印）が認められる. c: ガリウムシンチグラフィーでは同部の集積は軽度であり, 感染は否定的である.

Semin Nucl Med. 1997; 27 : 334-345.

Rushton N, Coakley AJ, Tudor J, et al. The value of technetium and gallium scanning in assessing pain after total hip replacement. J Bone Joint Surg Br. 1982; 64 : 313-318.

Sakai T, Sugano N, Nishii T, et al. Bone scintigraphy for osteonecrosis of the knee in patients with non-traumatic osteonecrosis of the femoral head: comparison with magnetic resonance imaging. Ann Rheum Dis. 2001; 60 : 14-20.

Sakai T, Sugano N, Nishii T, et al. Bone scintigraphy screening for osteonecrosis of the shoulder in patients with non-traumatic osteonecrosis of the femoral head.　Skeletal Radiol. 2002; 31 : 650-655.

Sugano N, Kubo T, Takaoka K, et al. Diagnostic criteria for non-traumatic osteonecrosis of the femoral head. A multicentre study. J Bone Joint Surg Br. 1999; 81 : 590-595.

Temmerman OP, Raijmakers PG, Berkhof J, et al. Diagnostic accuracy and interobserver variability of plain radiography, subtraction arthrography, nuclear arthrography, and bone scintigraphy in the assessment of aseptic femoral component loosening. Arch Orthop Trauma Surg. 2006; 126 : 316-323.

Tibone J, Sakimura I, Nickel VL, et al. Heterotopic ossification around the hip in spinal cord-injured patients. A long-term follow-up study. J Bone Joint Surg Am. 1978; 60 : 769-775.

Utz JA, Lull RJ, Galvin EG. Asymptomatic total hip prosthesis: natural history determined using Tc-99m MDP bone scans. Radiology. 1986; 161 : 509-512.

3 ガリウムシンチグラフィー

1. 撮影法

クエン酸ガリウム静脈注射後 2 〜 3 日後に撮像する. ガリウム（^{67}Ga）は血中に存在するトランスフェリンと結合することにより, 腫瘍細胞のトランフェリン受容体と結合する. また, ガリウムは感染などの炎症性病巣部にも集積する.

投与後 24 時間までに投与量の 20 〜 30％は腎臓から排出され, 約 10％は腸管に排泄されるため, 腹部を評価対象にする時は撮像前日に下剤を服用するか撮像前に浣腸を行う.

2. 正常像

正常例で集積がみられる部位として, 頭頚部では鼻腔粘膜, 涙腺, 唾液腺などが, 胸部では胸骨, 胸椎, 肺門部などが, 腹部では肝臓, 腰椎, 仙骨などがあげられる.

多数回の輸血後やヘモクロマトーシスでトランスフェリンが鉄で飽和されていると, 肝臓への集積が低下する. 撮像前の浣腸が不十分だと, 腸管への集積が認められる.

3. 悪性腫瘍

腫瘍性病変のなかでも, 悪性リンパ腫における全身の病変部位の同定, 病期判定, 治療効果判定などで有用性が高い.

4. 炎症性病変

間質性肺炎, サルコイドーシス, 結核などのスクリーニング, 活動性評価に有用である. 人工関節インプラント周囲の感染では強い集積増強がみられるため, インプラントの非感染性弛みや摩耗粉による骨溶解像との鑑別に有用性が認められている（Rushton ら 1982）.

しかし, もともとガリウムシンチグラフィーは周囲軟部組織と対比した病変部の集積増強程度がテクネチウムシンチグラフィーなどと比較すると劣っており, 集積増強の判定が不明瞭になる例もある.

SPECT-CT による断面像での集積効果を判定す

るることは，位置把握が容易になるだけでなく，周囲組織との集積増強判定がより明瞭化される（図10）．

文献
Rushton N, Coakley AJ, Tudor J, et al. The value of technetium and gallium scanning in assessing pain after total hip replacement. J Bone Joint Surg Br. 1982; 64 : 313-318.

4 | 肺シンチグラフィー

骨接合術，骨切り術，THAなどの股関節部の手術療法の重篤な合併症である肺塞栓症では，肺シンチグラフィーが主要な診断法の1つである．

肺還流機能は^{99m}Tc-macroagregated albumin（^{99m}Tc-MAA）の静脈投与による肺血流シンチグラフィー，換気機能は^{133}Xenonの吸入による肺換気シンチグラフィーを用いて評価される．

典型的な肺塞栓症では還流機能は低下するが，換気機能は維持される．血流・換気シンチグラフィーとも集積の欠損像が認められた時は（matched defect），肺炎や喘息，慢性拘束性障害が疑われる．

血流シンチグラフィーのみ集積の欠損像がみられる時（mismatched defect）は，肺塞栓症が疑われる（図11）．しかし，肺塞栓の既往のある症例では集積の欠損像が残存するため，以前の肺シンチグラフィーがない場合，肺塞栓症の新鮮例かどうかは正確には判定できない．

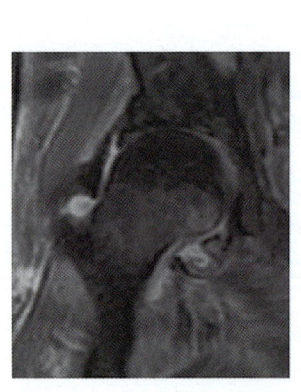
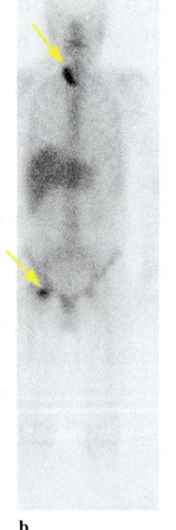
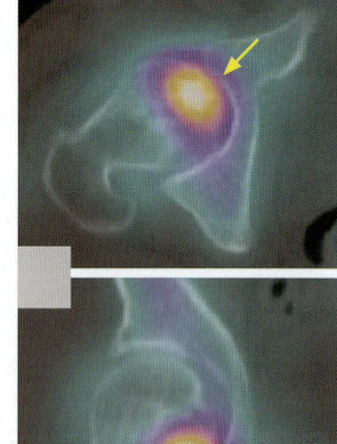

図10 化膿性股関節炎
61歳，男性．
a: 脂肪抑制MR画像で右股関節に関節液の貯留と骨髄浮腫像がみられる．
b: ガリウムシンチグラフィーでは甲状腺と右股関節に集積の増強が認められる（矢印）．甲状腺にも化膿性の炎症が確認された．
c: ガリウムシンチグラフィーのSPECT-CT．大腿骨頭内の集積増強（矢印）が明瞭でその局在の3次元的同定も容易である．

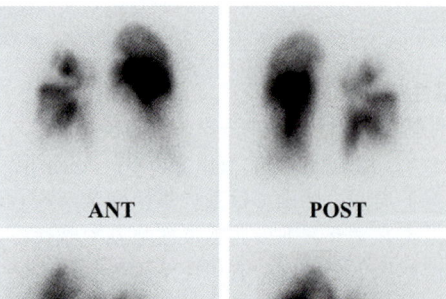
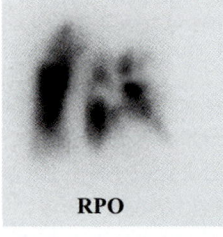
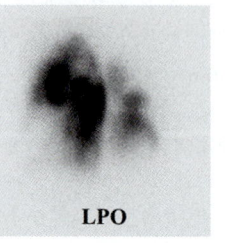
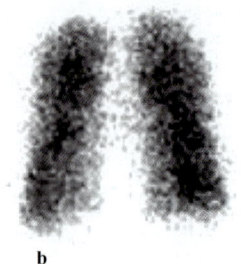

ANT　POST
RPO　LPO
a

b

図11 肺塞栓症の血流・換気シンチグラフィー
73歳，男性．
a: 肺血流シンチグラフィーでは，右肺上・中葉，左肺上葉中心に多数の血流欠損像がみられる．
b: 肺換気シンチグラフィーでは集積に明らかな異常がみられない．mismatched defectである．RPO : right posterior oblique．LPO : left posterior oblique．

7 PET

1 PET の基礎知識

単純 X 線検査や computed tomography（CT）などは主に形態を把握するための画像診断であるのに対し，positron emission tomography（PET）は細胞レベルでの生理学的機能を定量的にとらえる，いわゆる機能的画像診断法である．

何らかの陽電子放射性核種（☞ p.223，表 1）が生体内において陽電子を放出し，周囲の電子と結合し消滅する際に生じる電磁波（光子）を検出するというのが PET の基本原理である．半減期が短いためその使用には放射性薬剤を短時間で製造する自動合成装置（サイクロトロン）が必要となる．

一般的に汎用される陽電子放射性同位元素は ^{18}F（フッ素 -18）である．^{18}F でブドウ糖の類似体を標識した ^{18}F-fluorodeoxyglucose（FDG）をトレーサーとした FDG-PET は局所における糖代謝の活性を画像としてとらえ，さらに集積度を定量評価することが可能である．骨代謝活性をターゲットとするフッ化ナトリウム（fluoride）を化合物として用いた ^{18}F-fluoride PET は整形外科領域での有用性が期待される（Grant ら 2008）．^{15}O を核種とした ^{15}O-CO PET は赤血球に集積するため生体内の局所血流を直接的に反映し，dynamic study による大腿骨頭における血流の正確な定量評価などに応用される（Kubo ら 2001，Nakamura ら 2005，Grant ら 2008）．

このように，PET は使用するトレーサーの種類により検出する生理機能が異なり，それぞれの特徴を認識する必要がある．

文献

Grant FD, Fahey FH, Packard AB, et al. Skeletal PET with 18F-fluoride: applying new technology to an old tracer. J Nucl Med. 2008; 49 : 68-78.

Kubo T, Kimori K, Nakamura F, et al. Blood flow and blood volume in the femoral heads of healthy adults according to age: measurement with positron emission tomography (PET). Ann Nucl Med. 2001; 15 : 231-235.

Nakamura F, Fujioka M, Takahashi KA, et al. Evaluation of the hemodynamics of the femoral head compared with the ilium, femoral neck and femoral intertrochanteric region in healthy adults: measurement with positron emission tomography (PET). Ann Nucl Med. 2005; 19 : 549-555.

2 ^{18}F-fluorodeoxyglucose（FDG）PET

1. 骨軟部腫瘍

現在 ^{18}F-FDG PET は早期胃がんを除くすべての悪性腫瘍に保険適応となっており，悪性骨軟部腫瘍においても最も有用な画像診断の 1 つである．

多くの悪性腫瘍ではグルコーストランスポーター活性およびヘキソキナーゼ活性が亢進し，また脱リン酸化酵素活性がきわめて低いため FDG は高集積を示す．特に転移性骨腫瘍や全身性多発悪性骨腫瘍では全身撮像により多発する腫瘍を確認することができる（図 1）．

また，standardized uptake value（SUV）を用いた定量的評価による骨軟部腫瘍の悪性度判定，予後予測，治療効果判定など臨床上必要とされる情報が多く得られる（Peterson 2007）．

注意点としては悪性腫瘍でも分化度の高い腫瘍や分裂・増殖能の低い腫瘍は高集積とならない場合があること，空間分解能の限界があり，腫瘍サイズが小さい場合は集積を過小評価する可能性があること，などがあげられる．

2. 骨髄炎

急性炎症や感染巣などの局所において炎症性細胞が活性化された場合，ブドウ糖消費量は著しく上昇し，PET の高集積像として確認される．

現在保険適応は得られていないが骨髄炎における ^{18}F-FDG PET の診断能は優れており，Wang ら（2011）のメタアナリシスによると ^{18}F-FDG PET による骨髄炎の診断では，感度 92％，特異度 92％であり，テクネチウムシンチグラフィーにおける感度 83％，特異度 45％と比較していずれも優れている．

慢性骨髄炎においてもテクネチウムシンチグラフィーやガリウムシンチグラフィー，白血球シンチグラフィー，MRI など他の画像診断と比較し最も高い感度，特異度を示す（Termaat ら 2005）（図 2）．

3. 関節リウマチ

^{18}F-FDG PET は悪性腫瘍や感染のほかさまざまな炎症性疾患の診断に応用することができる．

滑膜増殖に伴う炎症反応を主体とする関節リウマ

チの評価として^{18}F-FDG PET の応用が盛んに研究されている（Beckers ら 2004）．全身撮像で同時に複数の関節について評価できることが PET の利点の1つである．

SUV を用いた定量評価は病勢の把握に有用

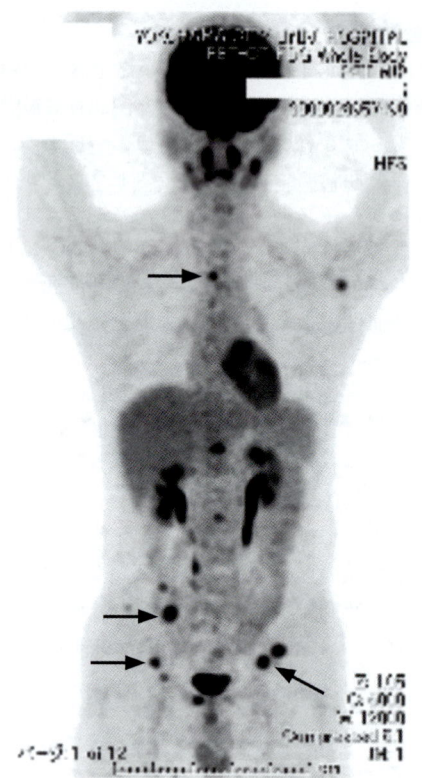

図1 多発性血管内皮腫における^{18}F-FDG PET 画像

33歳，男性．骨盤部を中心に体幹部に多発する高集積像が確認される．

（Kubota ら 2009）で，生物学的製剤の効果判定など臨床的有用性も期待される（Okamura ら 2012）．

4．人工関節の弛みと周囲感染

人工関節の弛みには機械的な弛みを原因とする無菌性弛みと，細菌感染を伴う感染性弛みに分けられる．

単純X線像においては両者ともインプラント周囲の透亮像や骨溶解像，インプラントの沈下，移動などが確認されるが，無菌性弛みと感染性弛みの鑑別は困難である．感染性弛みと無菌性弛みで大きく異なる点は，細菌感染に伴うインプラント周囲組織，すなわち骨－インプラント境界における骨組織，骨髄，滑膜や関節包などにおける急性炎症反応と，それに伴う局所血流の増加があげられる．

^{18}F-FDG PET がこのような急性炎症反応に伴う代謝亢進をとらえる上で有利な点の1つは，正常な骨髄組織での集積をほとんど認めない点である．^{18}F-FDG PET を用いた人工関節周囲感染（PJI）の診断に関しての研究は他の核医学画像診断に比べ近年最も積極的に行われているものの1つである（Zhuang ら 2001，Chacko ら 2002，Manthey ら 2002，Stumpe ら 2004，Reinartz ら 2005, 2009，Delank ら 2006，Chryssikos ら 2008，Gemmel ら 2012，Kumar ら 2016，Kiran ら 2019）．

^{18}F-FDG PET による人工関節周囲感染の代表的な所見を図3に示す．健側の股関節周囲および近位大腿骨にはほとんど集積を認めないが，左人工関節周囲に強い集積像が確認できる．

Zhuang ら（2001）は下肢人工関節74インプラント（人工股関節または人工膝関節）に対して^{18}F-FDG PET を施行し，感染の診断において感度

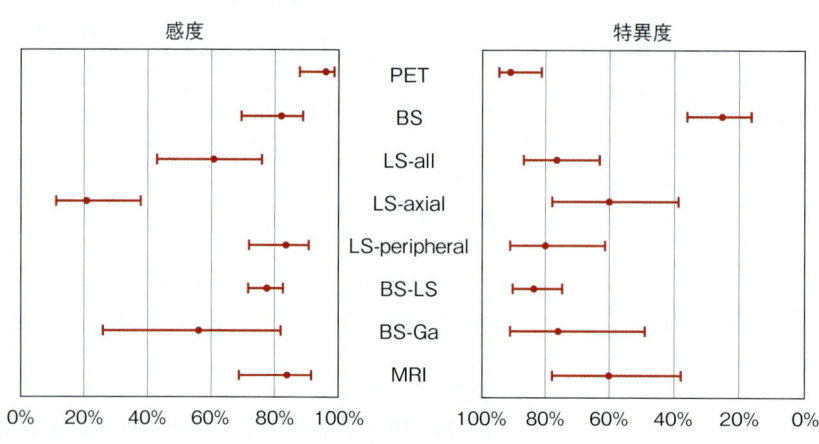

図2 慢性骨髄炎における PET と各種核医学画像検査の感度と特異度

（Termaat ら 2005）

PET : positron emission tomography, BS : bone scintigraphy, LS : leukocyte scintigraphy, BS-LS : bone and leukocyte scintigraphy, BS-Ga : bone and gallium scintigraphy, MRI : magnetic resonance imaging. （bone scintigraphy はテクネチウムによる scintigraphy を指す）

90.5％，特異度 81.1％を示し，特に人工股関節においてより高い特異度を示すと報告している．

　表 1 に PET を人工関節周囲感染の診断に応用した主な研究における感度と特異度を示す．感染の診断における特異度はおおむね良好であるが，PET 集積像の明確な定義が確立していないことが課題である．

　^{18}F-FDG による無菌性および感染性弛みの鑑別に関して明確な集積パターンを定義した研究は少なく（Chacko ら 2002，Reinartz ら 2005），両者の鑑別の可能性についても一定の見解は得られていない（Stumpe ら 2004，Delank ら 2006，Chryssikos ら 2008）．^{18}F-fluoride PET による無菌性および感染性弛みの鑑別では比較的明瞭な集積パターン分類（小林ら 2010ab，Kobayashi ら 2011）による良好な感度，特異度が報告されている（図 4）．

　Hua らによるシステマティックレビューとメタ解析では THA 後 PJI の PET および PET/CT による診断について 26 論文よりデータを抽出し，累積感度 89％，累積特異度 86％，AUC94％と報告されている（Hua ら 2023）．

文献

Beckers C, Ribbens C, André B, et al. Assessment of disease activity in rheumatoid arthritis with (18)F-FDG PET. J Nucl Med. 2004; 45 : 956-964.

Chacko TK, Zhuang H, Stevenson K, et al. The importance of the location of fluorodeoxyglucose uptake in periprosthetic infection in painful hip prostheses. Nucl Med Commun. 2002; 23 : 851-855.

Chryssikos T, Parvizi J, Ghanem E, et al. FDG-PET imaging can diagnose periprosthetic infection of the hip. Clin Orthop Relat Res. 2008; 466 : 1338-1342.

Delank KS, Schmidt M, Michael JW, et al. The implications of 18F-FDG PET for the diagnosis of endoprosthetic loosening and infection in hip and knee arthroplasty: results from a prospective, blinded study. BMC Musculoskelet Disord. 2006; 7 : 20.

Gemmel F, Van den Wyngaert H, Love C, et al. Prosthetic joint infections: radionuclide state-of-the-art imaging. Eur J Nucl Med Mol Imaging. 2012; 39 : 892-909.

Hua H, Liu J. Diagnostic accuracy of positron emission tomography/computerized tomography for periprosthetic joint infection of hip: systematic review and meta-analysis. J Orthop Surg Res. 2023; 18: 640.

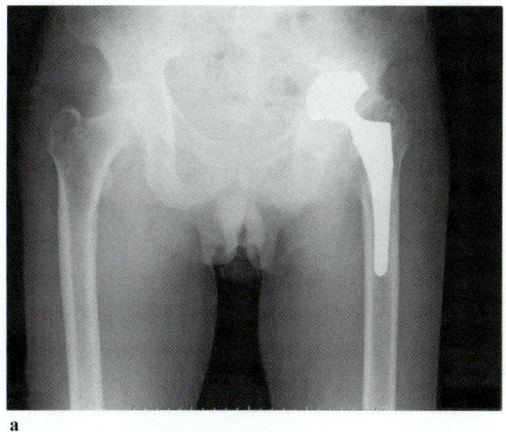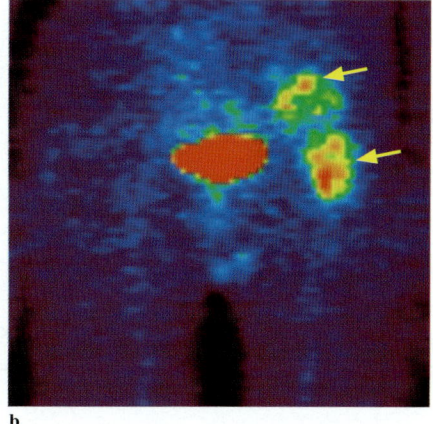

a　　　　　　　　　　　　　　　　　　　　b

図 3　左人工股関節周囲感染例
70 歳，男性．a: 単純 X 線像．b: ^{18}F-FDG PET 画像．左寛骨臼コンポーネントおよび大腿コンポーネント周囲に高集積像を認める（矢印）．

表 1　^{18}F-FDG PET による人工関節周囲感染の感度と特異度

報告者	報告年	N（インプラント数）	インプラント	感度（％）	特異度（％）
Zhuang ら	2001	74	THA/TKA	90/91*	89/72*
Stumpe ら	2004	35	THA	33/22**	81/85**
Reinartz ら	2005	92	THA	94	95
Chryssikos ら	2008	92	THA	85	93
Kumar ら	2016	42	THA	94	92
Kiran ら	2019	130	THA	95	38

*THA と TKA のそれぞれの感度と特異度　**2 名の読影者のよるそれぞれの感度と特異度

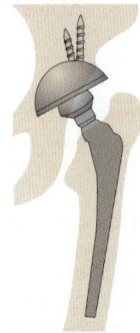

Type 1
No uptake

Type 2
Minor uptake

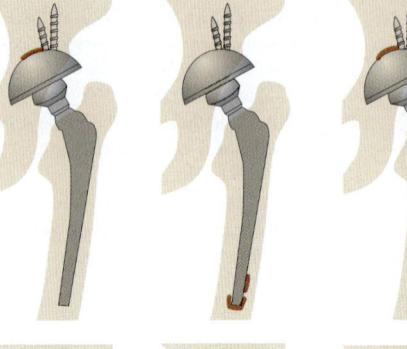

Type 3
Major uptake

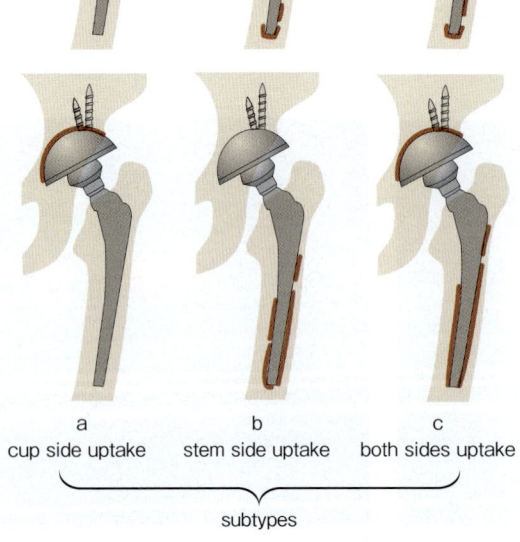

a
cup side uptake

b
stem side uptake

c
both sides uptake

subtypes

図4　人工股関節全置換術後の ^{18}F-fluoride PET 集積タイプ分類（Kobayashi ら 2011）
Type 1 は有意な集積なし，Type 2 は minor uptake，Type 3 は major uptake とし，Type 1 が弛みなし，Type 2 は無菌性弛み，Type 3 は感染性弛みと関連性がみられる．

Kiran M, Donnelly TD, Armstrong C, et al. Diagnostic utility of fluorodeoxyglucose positron emission tomography in prosthetic joint infection based on MSIS criteria. Bone Joint J. 2019; 101-B: 910-914.

小林直実, 稲葉　裕, 崔　賢民, 他. 18F-fluoride PETを用いたインプラント感染の診断. 整・災外. 2010a; 53 : 491-495.

小林直実, 稲葉　裕, 崔　賢民, 他. 股関節疾患に対する18F-fluoride PETによる画像評価. Hip Joint. 2010b; 36 : 14-18.

Kobayashi N, Inaba Y, Choe H, et al. Use of F-18 fluoride PET to differentiate septic from aseptic loosening in total hip arthroplasty patients. Clin Nucl Med. 2011; 36 : e156-161.

Kubota K, Ito K, Morooka M, et al. Whole-body FDG-PET/CT on rheumatoid arthritis of large joints. Ann Nucl Med. 2009; 23 : 783-791.

Kumar R, Kumar R, Kumar V, et al. Potential clinical implication of（18）F-FDG PET/CT in diagnosis of periprosthetic infection and its comparison with（18）F-Fluoride PET/CT. J Med Imaging Radiat Oncol. 2016; 60: 315-322.

Manthey N, Reinhard P, Moog F, et al. The use of [18F]fluorodeoxyglucose positron emission tomography to differentiate between synovitis, loosening and infection of hip and knee prostheses. Nucl Med Commun. 2002; 23 : 645-653.

Okamura K, Yonemoto Y, Arisaka Y, et al. The assessment of biologic treatment in patients with rheumatoid arthritis using FDG-PET/CT. Rheumatology (Oxford). 2012; 51 : 1484-1491.

Peterson JJ. F-18 FDG-PET for detection of osseous metastatic disease and staging, restaging, and monitoring response to therapy of musculoskeletal tumors. Semin Musculoskelet Radiol. 2007; 11 : 246-260.

Reinartz P, Mumme T, Hermanns B, et al. Radionuclide imaging of the painful hip arthroplasty: positron-emission tomography versus triple-phase bone scanning. J Bone Joint Surg Br. 2005; 87 : 465-470.

Reinartz P. FDG-PET in patients with painful hip and knee arthroplasty: technical breakthrough or just more of the same. Q J Nucl Med Mol Imaging. 2009; 53 : 41-50.

Stumpe KD, Notzli HP, Zanetti M, et al. FDG PET for differentiation of infection and aseptic loosening in total hip replacements: comparison with conventional radiography and three-phase bone scintigraphy. Radiology. 2004; 231 : 333-341.

Termaat MF, Raijmakers PG, Scholten HJ, et al. The accuracy of diagnostic imaging for the assessment of chronic osteomyelitis: a systematic review and meta-analysis. J Bone Joint Surg Am. 2005; 87 : 2464-2471.

Wang GL, Zhao K, Liu ZF, et al. A meta-analysis of fluorodeoxyglucose-positron emission tomography versus scintigraphy in the evaluation of suspected osteomyelitis. Nucl Med Commun. 2011; 32 : 1134-1142.

Zhuang H, Duarte PS, Pourdehnad M, et al. The promising role of 18F-FDG PET in detecting infected lower limb prosthesis implants. J Nucl Med. 2001; 42 : 44-48.

3 | ^{18}F- fluoride PET

1. 骨腫瘍, 転移性骨腫瘍

　前述した ^{18}F-FDG PET が糖代謝の活性を反映するのに対し, ^{18}F-fluoride PET は骨代謝に特異的な機能的画像診断である.

　PET 技術の向上に伴い, bone imaging agent としての有用性は再認識されている（Grant ら 2008, Czernin ら 2010）. 最も研究が盛んに行われている領域は ^{18}F-FDG PET と同様に腫瘍の診断, 特に骨腫瘍, 転移性骨腫瘍の分野である.

　図5 に脛骨骨肉腫における ^{18}F-FDG および ^{18}F-fluoride PET の所見を示す. 病変の局在や範囲などは ^{18}F-fluoride PET でより明瞭に描出されていることがわかる.

　図6 は骨盤部軟骨肉腫の ^{18}F-FDG および ^{18}F-fluoride PET で, ^{18}F-fluoride PET においてより明瞭に病変部が描出され, 腫瘍は大腿骨近位部まで進展していることが確認できる.

　CT との融合により, さらに局所の骨形態との位置関係が明瞭に描出される PET/CT（図7）では腫瘍の進展範囲を3次元的に把握することが可能である. 前向き研究においても ^{18}F-fluoride PET はテクネチウムシンチグラフィーや ^{18}F-FDG PET と比較して優れた診断能を有すると報告されている（Iagaru ら 2012）.

2. 不顕性骨折, 脆弱性骨折

　大腿骨頚部における不顕性骨折や大腿骨頭軟骨下脆弱性骨折などは単純X線像での骨折線の確認が困難な場合があり, CT, MRI, テクネチウムシンチグラフィーなどが確定診断に有用であるとされている.

　これに対し, 骨折に伴う局所の微細な骨代謝亢進状態を直接とらえることができる画像診断として ^{18}F-fluoride PET の有用性が示されている（Li ら 2005, Dua ら 2011）.

　図8 に大腿骨頭軟骨下脆弱性骨折の典型的な画像所見を示す. 大腿骨頭の全体から転子部, 転子下に

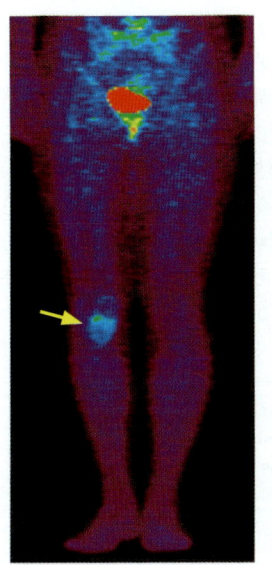
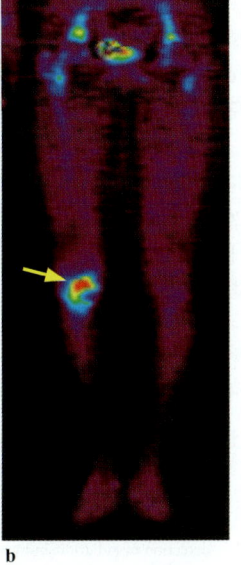

図5　右脛骨骨肉腫における ^{18}F-FDG と ^{18}F-fluoride PET
37歳, 女性. ^{18}F-FDG PET（a）と ^{18}F-fluoride PET（b）の両者で集積像を認めるが, 18F-fuoride PET で病変はより明瞭に描出される.

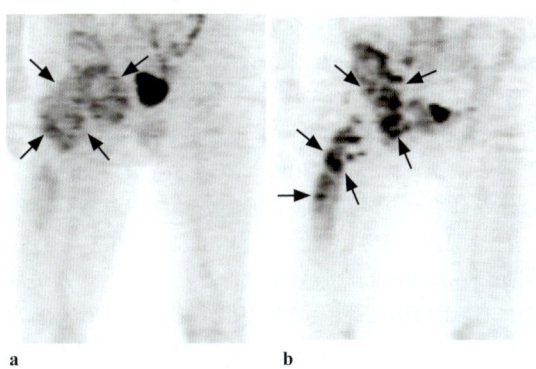

図6　骨盤部軟骨肉腫における ^{18}F-FDG と ^{18}F-fluoride PET
85歳, 女性. a: ^{18}F-FDG PET. 右股関節周囲にびまん性に高集積域を認める. b: ^{18}F-fluoride PET. 集積像はより明瞭に右骨盤から大腿骨近位部まで確認される.

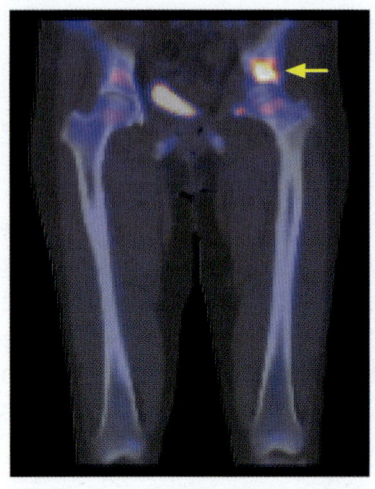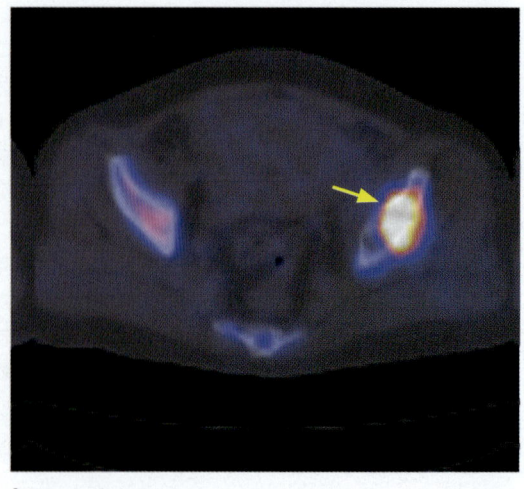

　a　　　　　　　　　　　　　b

図7　左骨盤部骨肉腫における ^{18}F-fluoride PET/CT
47歳，女性．骨盤内における高集積域の解剖学的部位が確認できる．

及ぶ非常に強い集積像が認められる．単純X線像では明らかな骨折線は確認されず，MRI の T1 強調画像での低信号，T2 強調画像での高信号域が確認され，骨頭内の骨髄浮腫を反映するものである．このように骨髄浮腫を強く認める病態において一般に ^{18}F-fluoride PET では強い集積像を認める．

3．変形性股関節症

　寛骨臼形成不全症に伴う力学的ストレスが局所の骨代謝亢進を生じさせている可能性があり，実際に動物実験でも力学的ストレスと骨芽細胞活性の関連について報告されている（Kido ら 2009）．

　変形性関節症の進行と軟骨下骨における骨代謝の関連についてはこれまでにも述べられており（Lajeunesse ら 2003），骨代謝に特異的な ^{18}F-fluoride PET が変形性股関節症（股関節症），特に前～初期の股関節症の診断に有用である．

　図9に初期股関節症における ^{18}F-fluoride PET の所見を示す．単純X線像で両側股関節の軽度骨棘形成と軟骨下骨の骨硬化像を認めるものの関節裂隙は保たれており，初期股関節症と診断される．症状は右股関節痛を強く認め，^{18}F-fluoride PET で右股関節のみに局所的な強い集積像を認めた．約6か月後に右股関節関節裂隙の狭小化が確認された．

　動物実験でもラットを用いた変形性関節症モデルにおいて ^{18}F-fluoride PET による早期診断の有用性について報告されており（Umemoto ら 2010），特に早期診断や病期進行の予測などの臨床的意義が期待される．

4．大腿骨頭壊死症

　^{18}F-fluoride は基本的に 99mTc-MDP と同様の体内動態を示すため，従来のテクネチウムシンチグラフィーと同様に大腿骨頭壊死症に対して有用と考えられる．Dasa ら（2008）は ^{18}F-fluoride PET を大腿骨頭壊死症の診断に用いその有用性を報告している．

　図10に特発性大腿骨頭壊死症における ^{18}F-fluoride PET の所見を示す．従来のテクネチウムシンチグラフィーにおけるいわゆる cold in hot と類似した特徴的なリング状の集積像が認められる．内部の低集積域は壊死領域を，その周囲の高集積像は壊死境界部の修復反応層を反映しているものと推察される．

　また，病期の進行と集積度との関連があり，一般に大腿骨頭の圧潰を生じると高集積となる（小林ら 2010ab，2011）．単純X線像では判定が困難な微小な圧潰をより早期よりとらえることができる可能性があり今後の研究が待たれる．

文献

Czernin J, Satyamurthy N, Schiepers C. Molecular mechanisms of bone 18F-NaF deposition. J Nucl Med. 2010; 51 : 1826-1829.

Dasa V, Adbel-Nabi H, Anders MJ, et al. F-18 fluoride positron emission tomography of the hip for osteonecrosis. Clin Orthop Relat Res. 2008; 466 : 1081-1086.

Dua SG, Purandare NC, Shah S, et al. F-18 fluoride PET/CT in the detection of radiation-induced pelvic insufficiency fractures. Clin Nucl Med. 2011; 36 : e146-149.

Grant FD, Fahey FH, Packard AB, et al. Skeletal PET with 18F-fluoride: applying new technology to an old tracer. J Nucl Med. 2008; 49 : 68-78.

Iagaru A, Mittra E, Dick DW, et al. Prospective evaluation of (99m)Tc

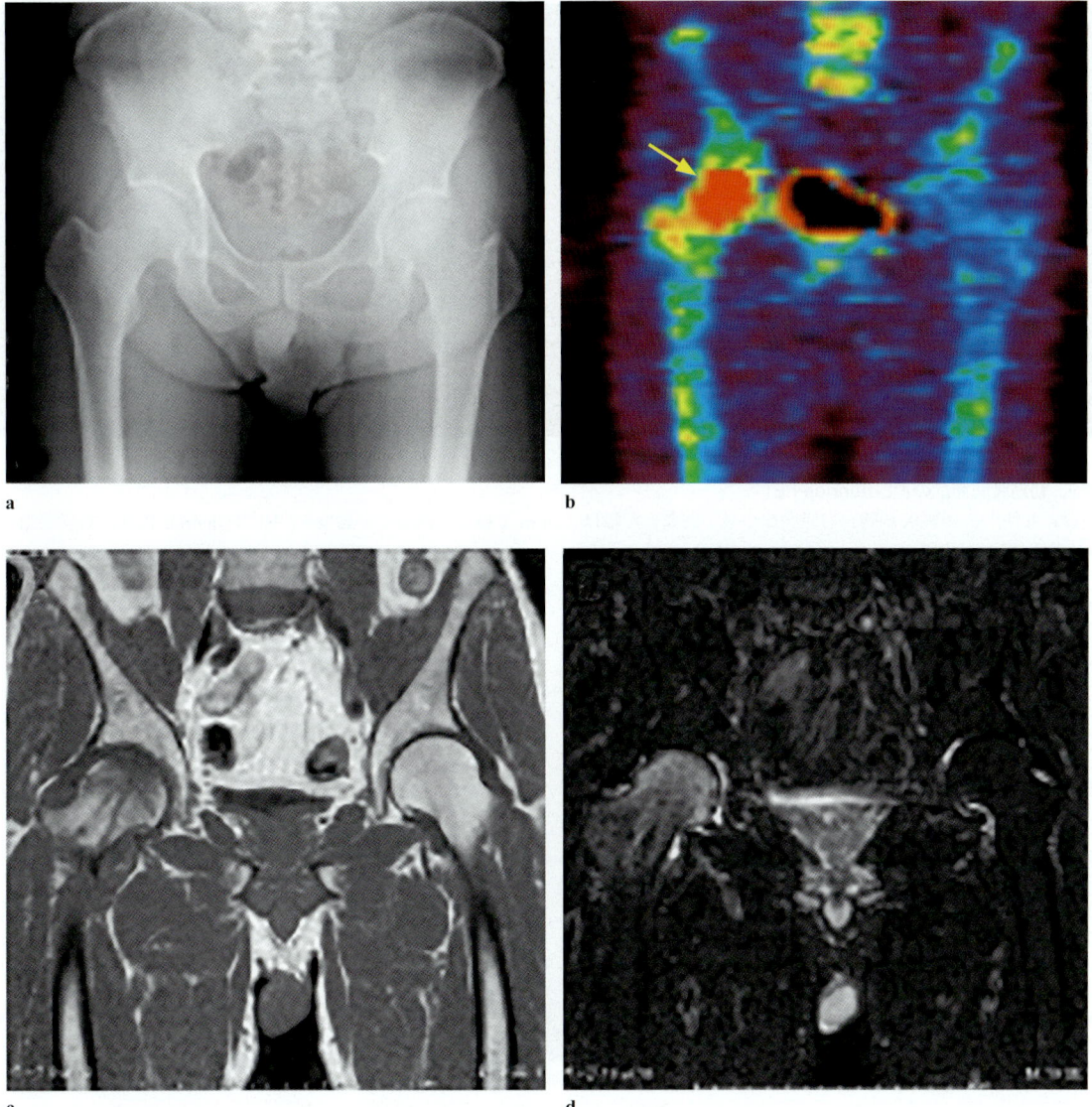

図 8　右大腿骨頭軟骨下脆弱性骨折

51 歳，男性．a: 単純 X 線像．関節裂隙の狭小化は認めず，大腿骨頭の圧潰像も認めない．b: ^{18}F-fluoride PET．右大腿骨頭全体と転子部に及ぶ高集積像（矢印）を認める．c: T1 強調 MR 画像．右大腿骨頭荷重部を中心とする低信号域を認める．d: 脂肪抑制 MR 画像．右大腿骨全体に及ぶ高信号域を認める．

MDP scintigraphy, (18)F NaF PET/CT, and (18)F FDG PET/CT for detection of skeletal metastases. Mol Imaging Biol. 2012; 14 : 252-259.

Kido S, Kuriwaka-Kido R, Imamura T, et al. Mechanical stress induces Interleukin-11 expression to stimulate osteoblast differentiation. Bone. 2009; 45 : 1125-1132.

小林直実, 稲葉　裕, 崔　賢民, 他. 18F-fluoride PET を用いたインプラント感染の診断. 整・災外. 2010a; 53 : 491-495.

小林直実, 稲葉　裕, 崔　賢民, 他. 股関節疾患に対する 18F-fluoride PET による画像評価. Hip Joint. 2010b; 36 : 14-18.

小林直実, 稲葉　裕, 齋藤知行. 18F-fluoride PET による股関節疾患の画像診断. MB Orthop. 2011; 24 : 67-72.

Lajeunesse D, Reboul P. Subchondral bone in osteoarthritis: a biologic link with articular cartilage leading to abnormal remodeling. Curr Opin Rheumatol. 2003; 15 : 628-623.

Li J, Miller MA, Hutchins GD, et al. Imaging bone microdamage in vivo with positron emission tomography. Bone. 2005; 37 : 819-824.

Umemoto Y, Oka T, Inoue T, et al. Imaging of a rat osteoarthritis model using (18)F-fluoride positron emission tomography. Ann Nucl Med. 2010; 24 : 663-669.

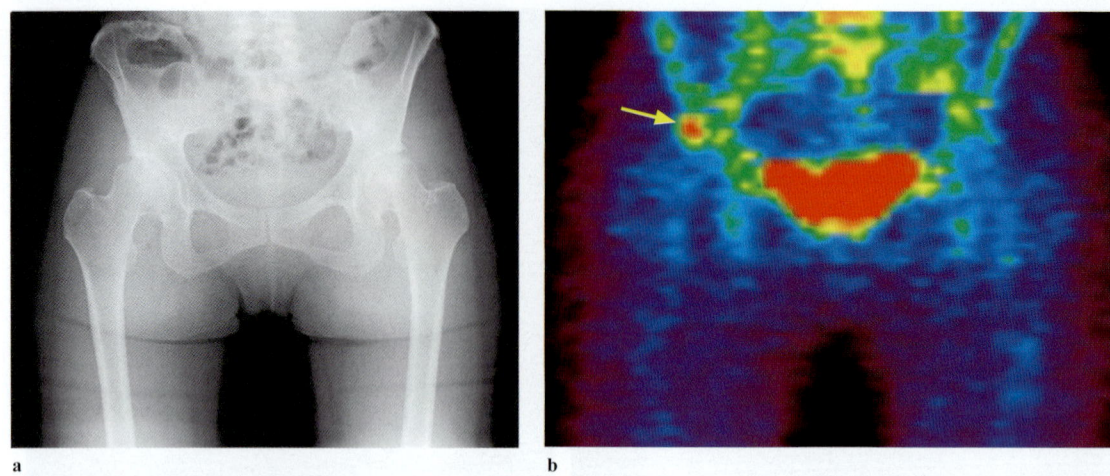

a   b

図9 初期股関節症の ¹⁸F-fluoride PET

51歳，女性．a: 単純X線像．右股関節の最小関節裂隙幅は3.2mmで軽度の狭小化を認める．b: ¹⁸F-fluoride PET．右股関節に高集積を認める（矢印）．

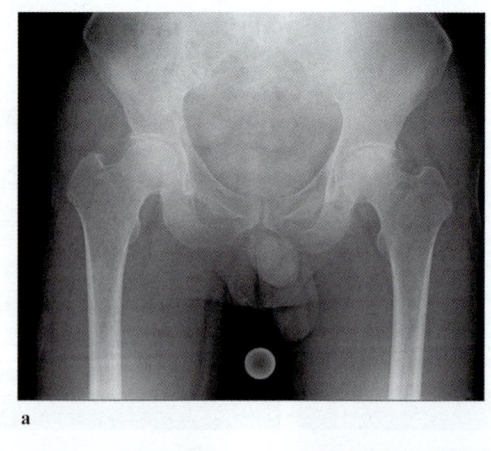

a

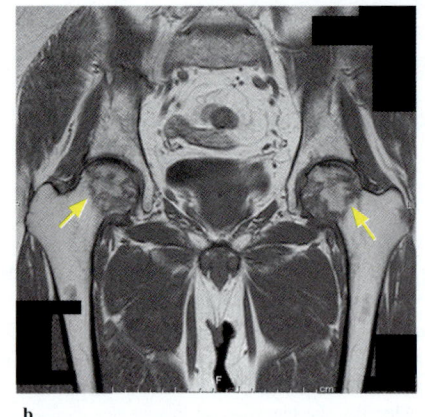

b

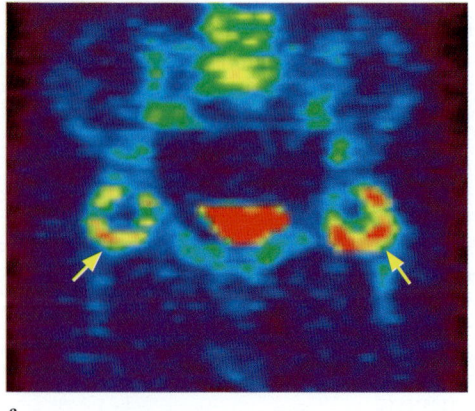

c

図10 特発性大腿骨頭壊死症の ¹⁸F-fluoride PET

48歳，男性．a: 単純X線像．両側に Type C2, Stage 3A の大腿骨頭壊死症を認める．b: T1強調MR画像において大腿骨頭壊死症に特徴的なバンド像（矢印）を認める．c: ¹⁸F-fluoride PET．両側にリング状の高集積（リングサイン）を認める．

3章 生理学的評価

股関節疾患における生理学的評価としては，筋電図や歩行分析がある．

筋電図は，筋力低下がある患者や運動神経障害が疑われる患者に対し，それが神経原性変化であるか，筋原性変化であるかの鑑別に有用である（園生 2009）．

歩行分析は，変形性股関節症（股関節症）患者の病状の評価法として有用であり，股関節手術前後の歩行速度，患肢立脚時間，屈曲・伸展角度など計測値の比較は手術効果の客観的な評価の1つとして役立つ．

文献
園生雅弘. 針筋電図　針筋電図検査の臨床応用. 臨床脳波. 2009; 51: 431-440.

1 筋電図

筋電図は，筋線維が興奮する際に発生する活動電位を記録するものであり，運動単位ごとの電位や干渉パターンを観察して神経原性変化と，筋原性変化を鑑別する目的で行われる（園生 2009）．

ボツリヌス療法では標的筋の筋電図評価を行うことにより，原因筋の確認に有用である（藤井ら 2011）．ほかにもアスリートの股関節周囲筋の筋力と膝関節前十字靱帯損傷の関係が示されている（Patrek ら 2011）．

近年では，大腿骨寛骨臼インピンジメント（FAIS）において，歩行中と階段昇降において中殿筋とハムストリングの筋力が低下していることが示されており（Spiker ら 2022），疾患単位での筋活動性の評価が徐々に増えている．

1. 運動単位

運動単位は筋の随意収縮の機能単位で，1個の前角細胞とその軸索によって支配される筋線維群からなる．

神経原性変化では，変性した軸索の分だけ運動単

位数が減少する．一方，変性を免れた軸索が，発芽（sprouting）によって脱神経筋線維を再支配するため，神経支配比（運動単位1個あたりの筋線維密度）は増大する．

筋原性変化では，運動単位数は正常であるが，筋線維が変性し筋線維の密度の減少をきたすため，神経支配比は減少する（図1）．

運動単位の状態

1 運動単位

a 正常

b 神経原性変化

変性　再支配
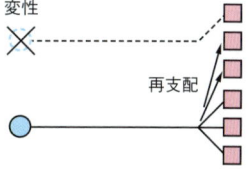

c 筋原性変化

変性
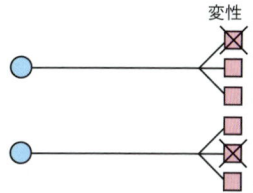

図1　**運動単位の状態**
a: 正常な運動単位の状態．b: 神経原性変化における運動単位．運動単位数の減少と，再支配による神経支配比の増大をきたす．c: 筋原性変化における運動単位．運動単位数は正常であるが，筋線維の密度の減少をきたすため，神経支配比は減少する．

2. 正常筋電図

　安静時には電気的活動は観察されない．随意的な弱収縮時には，単純な形をした運動単位ごとの電位が観察される．

　随意収縮時に複数の運動単位活動電位が重合して生じる電気的筋活動を干渉波とよぶ（興津 2009）．

　強収縮時は，多くの運動単位が重なり合って干渉し，個々の波形が鑑別できなくなる（谷 2005）（図2）．

　なお，検査においては，実際に筋の収縮力をモニターすることは容易ではないため，被検筋の収縮力を体感しながら検査を進めていく（赤星 2008）．

3. 神経原性変化

　運動単位数は減少し，神経支配比は増大する．その結果，随意収縮時の電位は高振幅となり，強収縮時でも干渉は悪くなる．

　安静時において，除神経性過敏により線維自発電位，陽性鋭波などの自発活動を生じるが，これら変化は神経障害後2〜3週間経過してから出現する（谷 2005）（図3）．

　末梢神経障害，神経叢障害，神経根障害などの下位ニューロン障害がこれに相当する．

4. 筋原性変化

　筋線維の密度が減少するため神経支配比は減少するが，運動単位数は変わらない．その結果，随意収縮のうち弱収縮時の電位は振幅が小さく，持続時間が短くなるが，強収縮時の干渉は正常となる（谷 2005）（図4）．

　進行性筋ジストロフィー（Duchenne型，肢帯型，顔面肩甲型など），筋緊張性ジストロフィー，先天性ミオパチー，筋炎，甲状腺中毒性ミオパチーなどの代謝性ミオパチーでこれらの所見がみられる．

文献 ―――

赤星和人. 針筋電図検査における運動単位電位とその動員. 臨脳波. 2008; 50 : 662-668.

藤井智恵子, 正門由久. 知っておきたいボツリヌス療法. 治療のコツと未来への展望　治療モニターは必要か　筋電図・電気刺激・超音波. Mod Physician. 2011; 31 : 854-856.

興津太郎. 筋電図検査における干渉波解析　定性的解析と定量的解析およびその限界. Jpn J Rehabil Med. 2009; 46 : 649-658.

Patrek MF, Kernozek TW, Willson JD, et al. Hip-abductor fatigue and single-leg landing mechanics in women athletes. J Athl Train. 2011; 46: 31-42.

Spiker AM, Kraszewski AP, Maak TG, Nwachukwu BU, et al. Dynamic assessment of femoroacetabular impingement syndrome hips. Arthroscopy. 2022; 38: 404-416. e3.

園生雅弘, 針筋電図　針筋電図検査の臨床応用. 臨脳波. 2009; 51 : 431-440.

谷　俊一. 整形外科医のための電気生理学的検査入門. 整形外科. 2005; 56 : 201-208.

2 | 歩行分析

　歩行分析は，歩行周期や速度，下肢の関節角度などを，歩行時の床反力（床にかかる力）と下肢の関節位置を同期させて計測する．

　関節位置の測定は，各々の関節運動の中心をあらわす位置に小型軽量のマーカーを設置し，光学的3次元位置測定システムを用いて行う．

　変形性股関節症においては，股関節の変形，拘縮，疼痛などにより，歩行速度が減少する．歩行周期では患肢立脚時間が短縮し，最大屈曲・伸展角度の減少などもみられる．

　股関節手術後の経過をみると，疼痛の軽減とともに歩行速度，歩幅，歩調の改善がみられ，股関節手術の客観的な術後評価の1つとして歩行分析が有用である（Bermanら 1991）．

　歩行異常は視診などでも判断可能であるが，歩行分析では客観的に評価することができる．

1. 歩行周期

　歩行周期には，両脚支持期と単脚支持期があり，片脚についてみると立脚期と遊脚期の2つに分けられる．

　立脚期は足部が接地している期間で，一歩行周期の約60%を占める（Murrayら 1964）．

　踵から接地する初期接地，足底が接地していく荷重応答期，下肢が静止した足部の上を前進する立脚中期，踵が離地する立脚終期，爪先が離地する前遊脚期の5相に分けられる（Perry 1992）．

　遊脚期は足部が歩行面から離れている期間で，一歩行周期の約40%を占める（Murrayら 1964）．

　股関節および膝関節を屈曲させることにより足部を持ち上げ前進させる遊脚初期，股関節の屈曲を強め下肢を前進させる遊脚中期，膝関節を伸展させ下肢前進を完成させる遊脚終期の3相に分けられる（Perry 1992）．

　歩行周期は「重複歩」とも呼ばれ（Murrayら 1964），両下肢間の距離である歩幅（ステップ）の2回分に相当する．

2. 歩行速度

　歩行速度の主要な決定因子は，重複歩の距離と反復の度合いである（Murrayら 1964）．反復の度合いは，重複歩数ではなく単位時間あたりの歩数（歩行率）が使用され，この歩行率を一般的にケイデンス（cadence）と呼ぶ．

　歩行速度と重複歩の距離やケイデンスとの関係は，

安静時

弱収縮時

強収縮時

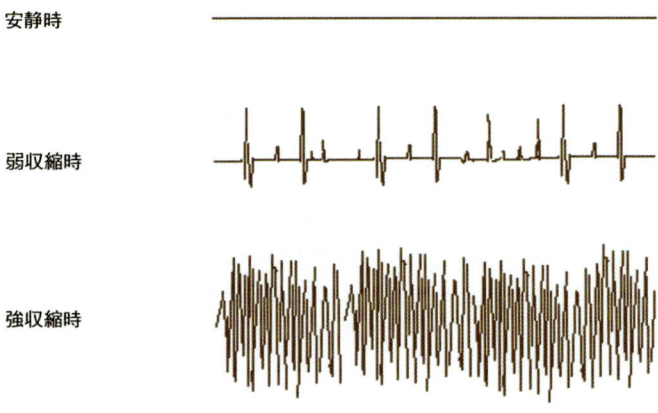

図2　正常の筋電図所見
安静時には電気的活動は観察されない．弱収縮時は運動単位の電位が観察される．強収縮時は干渉により，個々の波形が鑑別できなくなる．

線維自発電位

陽性鋭波

収縮時

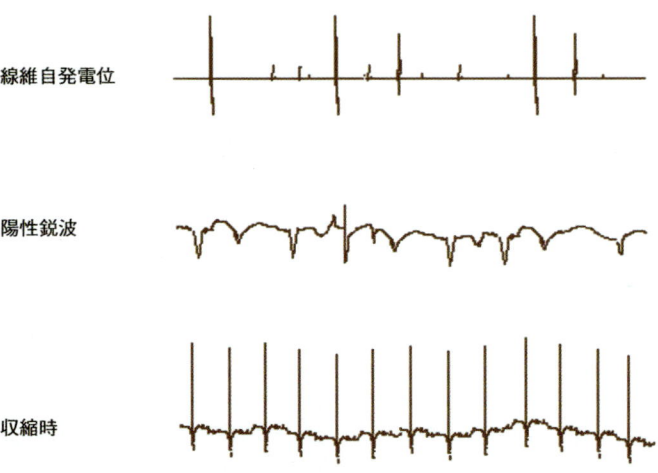

図3　神経原性変化における筋電図所見
安静時において，線維自発電位，陽性鋭波などの自発活動がみられる．収縮時では干渉が悪くなる．

弱収縮時

強収縮時

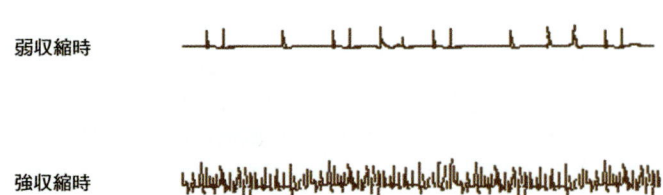

図4　筋原性変化における筋電図所見
随意収縮のうち弱収縮時の電位は振幅が小さく，持続時間が短いが，強収縮時の干渉は正常である．

歩行速度 ＝ 重複歩の距離 × 0.5 ケイデンス
であらわされる．

健常人の重複歩の距離は平均 1.41 m（男性平均：
1.46 m，女性平均：1.28 m）であり，男性が 14％程
度長い．11 歳までは成長とともに延長し，11 歳以
降の変化はわずかとされている．

一方，健常人のケイデンスは平均 113 steps/min
（男性平均：111 steps/min，女性平均 117 steps/min）
であり，女性の方が単位時間当たりの歩数は多いと
されている．

小児期から年齢とともにケイデンスは減少すると
されている（Beck ら 1981，Perry 2010）．

3．下肢関節角度

関節角度は 3 次元の関節の位置情報を，専用のコ
ンピュータプログラムにて運動データに変換して求
める．

歩行周期中の股関節，膝関節，足関節の各関節の
角度を算出表示させる方法は，個々の関節運動の大
きさとタイミングを評価するためによく用いられる．

1）股関節（図 5a）

正常の歩行における股関節は，屈曲から伸展まで
一相性に動き，反対側の着床時に最大伸展となる．

一般的に，股関節症患者の患側股関節の最大屈曲
角，最大伸展角は小さくなることが多い．

不十分な股関節の伸展は，体重負荷時の不安定性
を引き起こし，進行を妨げる．その原因は股関節の
屈曲拘縮のほか，腸脛靱帯の拘縮，股関節の疼痛な
どがある．

一方，不十分な股関節の屈曲は，遊脚初期から初
期接地までの相に影響し，歩幅が延びず歩行速度の
減少を引き起こす．

2）膝関節（図 5b）

遊脚終期に膝関節は伸展し，立脚期への準備に入
る．伸展位のままで初期接地するが，この瞬間に床
反力が膝関節軸より前方を通るため，伸展位で安定
する．

荷重応答期には衝撃を吸収するため，膝関節は軽
度屈曲する．この時床反力が膝関節軸より後方に移
動するため，屈曲に有利に働くことになる．

立脚中期では荷重負荷を安定させるため，膝関節
は再び伸展位となり立脚終期までつづく．

その後，遊脚初期に下肢前進のために足部を持ち
上げることが必要となる．膝関節が 60°屈曲すると
足部を持ち上げる力が増大する．

膝関節の屈曲に関して，遊脚初期に大腿二頭筋短
頭・縫工筋・薄筋の活動強度が最大になり，ハムス
トリングスは遊脚中期に活動を始め，遊脚終期に最

大となる．

3）足関節および足部（図 5c）

足関節は，初期設置から底屈を始め，立脚期の間
は背屈するが，立脚終期では急速な底屈を示す．遊
脚期の間は背屈が保たれる．

立脚期における足関節および足部の動きは 3 つの
rocker に分けられる（Perry 1974）．踵接地から足底
接地までを heel rocker，足底接地から踵離地までを
ankle rocker，踵離地から爪先離地までを toe rocker
とよぶ．

麻痺などにより足関節背屈力が弱い場合は，足関
節背屈筋群の遠心性収縮で調整しながら足底を接地
していく heel rocker で異常を呈する．

4．床反力

床反力は，被験者が歩行路に設置された床反力計
の上を歩くことにより測定される（Elftman 1968）．
変形性股関節症における床反力の変化は，疼痛，歩
行能力に高い相関を示すことが報告されている（東
倉 1974）．

床反力のデータは，推進力と制動力による前後剪
断力，内向きと外向きによる側方剪断力，そして垂
直床反力に分けられる．

1）前後剪断力（図 6a）

前後剪断力は推進力と制動力に関与する．荷重応
答期に制動力がピークに，立脚後期に推進力がピー
クに達する．

接床時の垂直床反力および前後剪断力における制
動力が減少している場合は，歩行時に十分な踏み込
みが行われていないことを意味する．

また，離床時の垂直床反力および前後剪断力にお
ける推進力が減少している場合は，歩行時に十分な
蹴り出しが行われていないことを意味する．

2）側方剪断力（図 6b）

側方剪断力は，他の分力と比べて小さい．内側方
向には荷重応答期に最大となり，外側方向には立脚
終期に最大となる．

3）垂直床反力（図 6c）

垂直床反力は，正常歩行において立脚中期開始時
および立脚後期にピークとなる二峰性を示す．

前者は身体重量を受けることに反応するもので，
後者は踵離地から爪先離地までの回転運動の際，重
心の前下方への移動を示すものである．

田中（1997）は変形性股関節症に対する人工股関
節全置換術後の予後不良例などにおいて，二峰性が
消失すると報告している．

また，一般的に患側下肢では健側下肢に比べて垂
直床反力が減少する．

文献

Beck RJ, Andriacchi TP, Kuo KN, et al. Changes in the gait patterns of growing children. J Bone Joint Surg Am. 1981; 63: 1452-1457.

Berman AT, Quinn RH, Zarro VJ. Quantitative gait analysis in unilateral and bilateral total hip replacements. Arch Phys Med Rehabil. 1991; 72 : 190-194.

Elftman H. Force plate studies (Klopsteg PE, Wilson PD eds: Human Limbs and Their Substitutes). Hafner. 1968; 451-454.

東倉　萃. 変形性股関節症における歩行の動態学的研究. 日整会誌. 1974; 48 : 1-11.

Murray MP, Drought AB, Kory RC, et al. Walking patterns of normal men. J Bone Joint Surg Am. 1964; 46 : 335-360.

Perry J. Kinesiology of lower extremity bracing. Clin Orthop Relat Res. 1974; 102 : 18-31.

Perry J. Gaitanalysis: normal and pathological function. CA, Slack. 1992.

Perry J. Gait analysis: normal and pathological function. 2nd ed. Slack. 2010.

田中義孝. 骨関節疾患の歩行障害. 歩行障害の診断・評価入門. 医歯薬出版. 1997; 253-266.

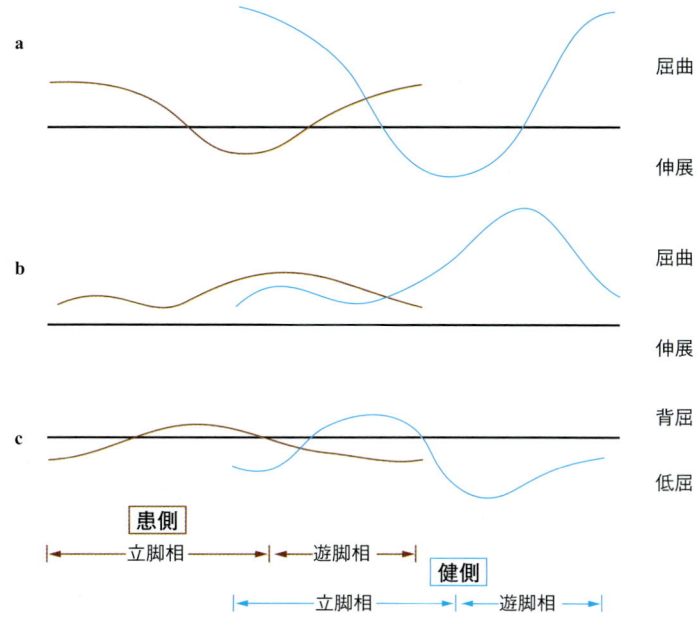

図5　変形性股関節患者の下肢関節角度と歩行周期
a: 股関節. b: 膝関節. c: 足関節.

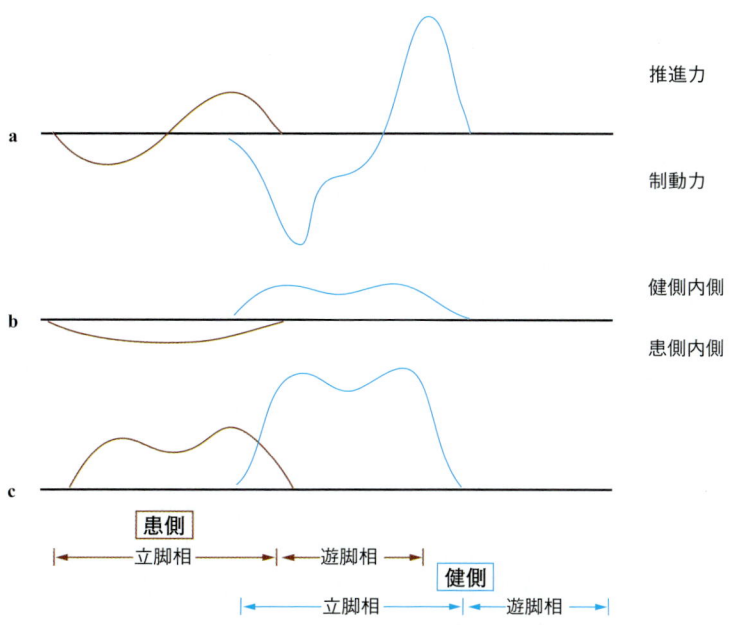

図6　床反力と歩行周期
a: 前後剪断力　荷重応答期に制動力がピークに，立脚後期に推進力がピークに達する.
b: 側方剪断力　荷重応答期に内側方向，立脚終期に外側方向に最大となる.
c: 垂直床反力　立脚中期開始時および立脚後期にピークとなる二峰性を示す.

4章 血液・生化学検査, 関節液検査

血液・生化学検査は，関節リウマチやその関連疾患などの補助診断として有用であり，痛風など特殊な疾患では決め手となる．

関節液検査は，偽痛風や感染などの診断に重要であり，関節液中の結晶検出や，細菌学的検査により，確定診断が可能なことがある．また，変形性股関節症（股関節症）では，血液あるいは関節液中の関節マーカーの有用性が報告されている．

1 血液・生化学検査

股関節疾患においては，血液・生化学検査単独で診断がつくものは少なく，関節リウマチやその関連疾患などの補助診断として用いられる．

1. 炎症性疾患

炎症性疾患における一般的な血液検査項目として，赤血球，白血球，血小板，C反応性タンパク質（CRP），ハプトグロビン，シアル酸，プロカルシトニン，尿酸，筋原性酵素などがある．

赤血球は関節リウマチやその類縁疾患で，低下することがあるが，その多くが正球性低色素性貧血である．一方，白血球，CRP，プロカルシトニンは増加することが知られている．

白血球は感染性疾患で，好中球増加を伴う白血球増加や，好中球の核左方移動を認める．また，活動性の高いリウマチ性疾患（全身型・多関節型の若年性特発性関節炎，成人Still病など）では，多核白血球の増加がみられる．

血小板は，関節リウマチで上昇することがあるが，全身性エリテマトーデス（SLE）では抗血小板抗体による高度の血小板減少を生じる．

CRPは肝細胞が炎症性サイトカインに反応して放出される．近年では細菌感染症に特異度の高い炎症マーカーとして，甲状腺から分泌されるカルシトニンの前駆物質であるプロカルシトニンも検査する．

ただし，外傷性整形外科手術後の細菌感染診断に

おいてCRPとプロカルシトニンの感度には差がないと報告されている（Villainら2020）．

痛風発作ではCRPとともに尿酸値が上昇するが，股関節では急性炎症を生じることは少ない．多発性筋炎，皮膚筋炎などの筋疾患で血清クレアチニンフォスフォキナーゼ（CPK）やアルドラーゼなどの上昇が認められる．

関節リウマチが疑われる場合にはリウマチ因子（RF）の検出が行われ，免疫グロブリンG（IgG）のFc部分を認識する自己抗体で，IgG，IgA，IgM，IgEクラスのものが存在する．

感度が高い一方で特異度は低く，他のリウマチ性疾患，ウイルス感染，慢性炎症性疾患などでも陽性となることから，陽性であっても直ちに関節リウマチと診断はできない．

現在では関節リウマチの滑膜に抗原として存在する環状シトルリン化ペプチド（CCP）を認識するために抗CCP抗体を検査することが一般的である．

抗CCP抗体は感度・特異度ともに高い自己抗体であり，発症早期から陽性を示す．

赤沈値は，グロブリンやフィブリノーゲンの増加により促進されるため，炎症の活動性の評価ができる．特に関節リウマチではその重症度の評価に有用であり，簡便な検査であるため古くから広く用いられている．

他にも関節リウマチやその類縁疾患の鑑別に抗核抗体や血清補体価（CH50）も利用される．関節リウマチ患者は抗核抗体検査で陽性となる場合があり，この検査は若年型の関節リウマチの予後診断に重要である．

CRP値と赤血球沈降速度は活動性関節リウマチで上昇することが多く，これらの急性期反応物質は新しい分類基準の一部となっている．また，疾患活動性や薬剤に対する反応を追跡するためにも使用されることがある（Wasserman 2011）．

2. 代謝・内分泌疾患

代表疾患として骨粗鬆症があげられ，各種骨代謝マーカーが測定される．骨形成機能の指標として血

清オステオカルシン（OC），骨型アルカリホスファターゼ（BAP），Ⅰ型プロコラーゲン-N-プロペプチド（P1NP）などがある．

骨吸収機能の指標として尿中ピリジノリン（PYD），尿中デオキシピリジノリン（DPD），血清・尿中Ⅰ型コラーゲン架橋N-テロペプチド（NTX），血清・血漿・尿中Ⅰ型コラーゲン架橋C-テロペプチド（CTX），骨型酒石酸抵抗性酸ホスファターゼ-5b（TRACP-5b）などがある．

テリパラチドによる治療効果の評価やビスホスホネート薬の長期投与時のチェックでは骨形成マーカーを測定することも進められている．

OCは骨代謝におけるビタミンK不足の有無の判断に利用できる．TRACP-5bは日内変動が少なく腎機能の影響がない（骨粗鬆症の予防と治療ガイドライン2015）．

骨吸収マーカーは悪性腫瘍の転移・閉経後骨粗鬆症などで上昇する．代謝性骨疾患では他にも血清Ca，血清P，血清アルカリホスファターゼ（ALP），甲状腺ホルモン，成長ホルモン，インスリン様成長因子Ⅰ型（IGF-Ⅰ），エストロゲン，アンドロゲン，副腎皮質ホルモン，ACTH，副甲状腺ホルモン，1-25（OH）2-ビタミンDを評価する必要がある．

3．腫瘍性疾患

原発性悪性骨腫瘍や悪性腫瘍の骨転移では，血清ALPや血清尿酸脱水素酵素（LDH）値が高値となる．またCRPやWBCの上昇といった炎症反応が認められることもある．

4．関節マーカー

関節マーカーは，関節の破壊や修復に伴って，体液中に検出される関節構成体に由来する分子やその合成分解に関与する酵素，サイトカインなどの総称であり，血液中に存在する関節マーカーを測定する手法が臨床応用可能となってきている（Mobasheriら2023）．

軟骨基質を形成するⅡ型コラーゲン，プロテオグリカンなどの代謝産物や，マイナータンパクであるCOMP，YKL-40（cartilage glycoprotein 39）などが軟骨代謝を反映するマーカー（軟骨マーカー）である．これらのマーカーは単に関節症の病期と相関するのみならず，その進行を予知できることが報告されている．

また，滑膜の炎症を反映する関節炎マーカーには，matrix metalloproteinase（MMP），tissue inhibitor of metalloproteinase（TIMP），ヒアルロン酸などがある．罹患関節の関節液が採取困難な股関節において，

血液・生化学検査での関節マーカーは有用であると考えられ，病勢を評価する方法として期待されている．

1）COMP

thrombospondin gene familyに属する非コラーゲン性糖タンパクで，軟骨細胞外基質の主要な構成成分の1つである（Tsengら2009）．

軟骨代謝を反映するマーカーであり，血清COMPレベルの変化率が股関節症発症のリスク因子であると報告されている（Conrozierら1998，Schettら2009）．

2）YKL-40

主に関節軟骨や肝臓で発現・分泌されるタンパクであるが，早期RA患者の関節破壊の進行に関連していることが知られ（Johansenら2001），CRPと正の相関を示すという報告がある（Conrozierら2000）．

変形性関節症患者の軟骨では正常軟骨よりも多く発現することが明らかになっている（Liら2021）．

3）MMP

MMPはタンパク分解酵素の一群で，その活性中心には亜鉛イオンが含まれる．

現在までに23種類が報告されており，なかでもMMP-3は関節リウマチで疾患活動性の評価や関節破壊の予後予測に有用であるが，疾患特異性は低い．

4）TIMP

TIMP-1からTIMP-4までの4種類がある．MMPと複合体を形成することにより，MMPを特異的に阻害する内因性タンパクで，関節裂隙が狭小化する速度が速い場合，TIMP-1の濃度が減少しているという報告がある（Chevalierら2001）．

5）ヒアルロン酸

血中のHAは炎症性滑膜組織から過剰産生されたものや，軟骨マトリックス分解によって遊離したHAに由来すると考えられており，関節裂隙が狭小化すると高値となる報告がある（伊達ら2007）．

6）Wnt signaling antagonists

Wnt signaling antagonistsにはFrizzled関連タンパク質（FRP）とDkk-1がある．ベースラインのFRP血清レベルが高いほど，変形性股関節症の発症リスクが低下するが，進行との関連はない．

血清Dkk-1値は股関節症の発症とは関連しないが，高値であるほど進行リスクが低下する（Laneら2007）．

7）vascular cell adhesion molecule 1（VCAM-1）

変形性股関節症において人工関節置換術移行に関するリスクに関連する（Schettら2009）．

8) alpha-2 HS-glycoprotein (AHSG)

9) bone morphogenetic proteins(BMP-2, 4, 7)

変形性関節症の血清 BMP-2 値と BMP-4 値は非疾患群に比べて高く，AHSG 値は低い（Albilia ら 2013）．

文献

Albilia JB, Tenenbaum HC, Clokie CM, et al. Serum levels of BMP-2, 4, 7 and AHSG in patients with degenerative joint disease requiring total arthroplasty of the hip and temporomandibular joints. J Orthop Res. 2013; 31: 44-52.

Chevalier X, Conrozier T, Gehrmann M, et al. Tissue inhibitor of metalloprotease-1（TIMP-1）serum level may predict progression of hip osteoarthritis. Osteoarthritis Cartilage. 2001; 9: 300-307.

Conrozier T, Saxne T, Fan CS, et al. Serum concentrations of cartilage oligomeric matrix protein and bone sialoprotein in hip osteoarthritis: a one year prospective study. Ann Rheum Dis. 1998; 57: 527-532.

Conrozier T, Carlier MC, Mathieu P, et al. Serum levels of YKL-40 and C reactive protein in patients with hip osteoarthritis and healthy subjects: a cross sectional study. Ann Rheum Dis. 2000; 59: 828-831.

伊達秀樹，山田治基，金治有彦，他. 変形性膝関節症における血清中の関節マーカーの有用性─血清cartilage oligomeric matrix protein（COMP）値とヒアルロン酸（HA）値について. 臨整外. 2007; 42: 23-28.

Johansen JS, Kirwan JR, Price PA, et al. Serum YKL-40 concentrations in patients with early rheumatoid arthritis: relation to joint destruction. Scand J Rheumatol. 2001; 30: 297-304.

骨粗鬆症の予防と治療ガイドライン作成委員会　編集. 骨粗鬆症の予防と治療ガイドライン2015年版. ライフサイエンス出版. 2015.

Lane NE, Nevitt MC, Lui LY, et al; Study of osteoporotic fractures research group. Wnt signaling antagonists are potential prognostic biomarkers for the progression of radiographic hip osteoarthritis in elderly Caucasian women. Arthritis Rheum. 2007; 56: 3319-3325.

Li G, Zhang M, Huang Y, et al. The relationship between abnormal core binding factor-β expression in human cartilage and osteoarthritis. BMC Musculoskelet Disord. 2021; 22: 174.

Mobasheri A, Thudium CS, Bay-Jensen AC, et al. Biomarkers for osteoarthritis: Current status and future prospects. Best Pract Res Clin Rheumatol. 2023; 37: 101852.

Schett G, Kiechl S, Bonora E, et al. Vascular cell adhesion molecule 1 as a predictor of severe osteoarthritis of the hip and knee joints. Arthritis Rheum. 2009; 60: 2381-2389.

Tseng S, Reddi AH, Di Cesare PE. Cartilage Oligomeric Matrix Protein（COMP）: A biomarker of arthritis. Biomark Insights. 2009; 4: 33-44.

Villain C, Chenevier-Gobeaux C, Cohen-Bittan J, et al. Procalcitonin and C-reactive protein for bacterial infection diagnosis in elderly patients after traumatic orthopedic surgery. J Gerontol A Biol Sci Med Sci. 2020; 75: 2008-2014.

Wasserman AM. Diagnosis and management of rheumatoid arthritis. Am Fam Physician. 2011; 84: 1245-1252.

2 関節液検査

正常の股関節では関節液の貯留はわずかであり，穿刺しても採取されないことが多い．

病的な状態で貯留した関節液が採取されれば, 量, 色調，透明度，粘稠性などをまず確認し，必要に応じて糖，結晶，細胞成分の測定や，細菌学的検査を行う．

通常関節液は，無色ないしは淡黄色透明である．性状は含まれているヒアルロン酸により粘稠で，滴下すると 3 〜 5 cm 程度の糸を引く．

1. 性状

変形性股関節症では黄色透明で，時に軟骨の摩耗細片がみられる．関節リウマチでは，色調は黄色あるいは黄緑色で，粘稠度は低く，活動性の高い時には混濁する．

色素性絨毛結節性滑膜炎（PVS）では褐色調の性状を示す．

痛風では，黄色から白色を呈し，混濁の程度はさまざまで，粘稠度は低下していることが多い．偽痛風では痛風と同様に，粘稠度は低下しており，色調は黄色で軽度混濁していることが多い．

外傷では，受傷直後は血性であることが多いが，慢性になるとほかの非炎症性疾患と同様に黄色透明になることが多い．血友病性関節症でも，大量の血腫が吸引される．

化膿性関節炎では，関節腔内での膿汁の貯留を認める．

2. 顕微鏡検査

顕微鏡検査では，関節リウマチなどの炎症性疾患では白血球数の増加を認め，化膿性関節炎ではその増加は顕著である．

結晶の同定には偏光顕微鏡が有用である．痛風において観察される尿酸ナトリウム（monosodium urate）の結晶は，負の複屈折性をもち，その平面的な形態は針状である．

偽痛風では，ピロリン酸カルシウム二水和物（calcium pyrophosphate dihydrate: CPPD）の結晶が観察されるが，正の複屈折性を持ち，その平面的な形態は長方形，菱形，棒状である．

3. 微生物学的検査

化膿性関節炎が疑われる場合，細菌培養検査は，その診断および治療方針の決定にきわめて重要である．一般細菌だけでなく，結核菌，嫌気性菌，真菌の培養も必要になることがある．

しかし，細菌感染であっても培養で陰性となることも多く，陰性でも化膿性関節炎を完全に否定できるものではない．

4. 滑膜プロテオソームバイオマーカー

関節液（synovial joint fluid: SF）の主要成分は血

漿由来のタンパク質であり，血漿成分とタンパク質の組成において多くの類似点がある．

構造タンパク質のほかにも潤滑剤分子・シグナル伝達物質・タンパク分解酵素・結合タンパク質といったさまざまな物質が存在する（表1）（Hui ら2012）．

関節の炎症により，タンパク質含有量や濃度は増加するため，関節症や関節リウマチ，外傷性関節炎の患者では正常よりも高く，滑膜の構造的および機能的変化が起こっていることが示されている．

IL-1 β，IL-6，IL-8，TNF-α などのサイトカイン濃度は，急速破壊型股関節症（RDC）では変形性股関節症よりも高値を示す．また，変形性股関節症の末期では，初期よりも高いサイトカインレベルを示す．

3mm 以上の圧潰をきたした大腿骨頭壊死症ではIL-6 および TNF-α レベルが圧潰 3mm 未満よりも高い．RDC，末期股関節症，関節リウマチ，末期の大腿骨頭壊死症を比較すると，RDC は他よりも有意に高い IL-8 値を示す（Abe ら 2014）．

ペルテス病（LCPD）では，罹患側の股関節液中の IL-6 値が上昇する（Kamiya ら 2015）．

文献

Abe H, Sakai T, Ando W, et al. Synovial joint fluid cytokine levels in hip disease. Rheumatology(Oxford). 2014; 53: 165-172.

Hui AY, McCarty WJ, Masuda K, et al. A systems biology approach to synovial joint lubrication in health, injury, and disease. Wiley Interdiscip Rev Syst Biol Med. 2012; 4: 15-37.

Kamiya N, Yamaguchi R, Adapala NS, et al. Legg-Calvé-Perthes disease produces chronic hip synovitis and elevation of interleukin-6 in the synovial fluid. J Bone Miner Res. 2015; 30: 1009-1013.

表1　滑膜プロテオソームバイオマーカー（Hui ら 2012）

①潤滑剤分子	滑膜由来因子	ヒアルロン酸，PRG4 SZP，ルブリシン
②シグナル伝達物質	炎症誘発性サイトカイン	IL-1 α，IL-1 β，IL-2，IL-6，IL-8，IL-18，TNF-α
	抗炎症性サイトカイン	IL-4，IL-10，IL-13
	成長因子	TGF-β，IGF-I
	インターフェロンγ	
	GM-CSF	
	PGE2	
	NO	
	PTHrP	
③分解酵素	潜在性酵素原	ADAMTS-4
	タンパク分解酵素	MMP-1，MMP-3
	タンパク分解酵素の阻害タンパク	TIMP-1，TIMP-2
④結合タンパク質	滑液の主なタンパク質	アルブミン
	TNF-R	
	軟骨保護作用	IL-1 recepter agonist，IL-2R，IL-18BP
⑤構造タンパク質	CP II，CT XI，CT XII，sGAG，ARGS アグリカン，cartilage oligomeric matrix protein (COMP)	

5章 病理学的検査

非腫瘍性の股関節疾患では，診断確定のために病理組織検査を必要とする場合はあまり多くない．しかしながら，疾患の基本的病理像を知っておくことは，正確な患者の病態の把握のみならず治療法選択においても有用である．

そして，正確な病理診断のためには，適切な標本選択と標本作製が重要だが，これには整形外科医，病理医との間での密なコミュニケーションも必要である．

ここでは，病理組織学的検査を行う際の基本的事項と，代表的な腫瘍を除く股関節疾患の特徴的病理像を概説する．

1 標本作製における基本事項

1. 標本提出の際の注意点

骨検体を提出する時，多くの場合，骨標本は断片化しており，既存の解剖学的形態をなしていないことが多い．したがって，標本提出の際は，個々の断片化した標本に，正しく採取部位を記載して提出する．

また，大きなサイズの骨片を提出する場合は，解剖学的ランドマークを参考としながら，目的とする検索部位を明示する．

この際，必要に応じて標本の写真を撮影しておくことが重要である．

標本提出にあたっては，できる限り詳細な病歴と画像所見，そして臨床的に何が問題なのか（病理診断で何を知りたいのか）もあわせて記載しておく．

2. 標本の切りだし

提出された検体を薄い切片（3～5mm）にすることで，内部の観察が可能となり，さらに標本の適切な固定も可能となる．

大きな検体は各種のカッティングマシンで切断する（図 1）．切断後は，骨表面を水でよく洗浄することが重要で，これにより切断操作によって生じた骨粉や組織の細片を骨髄の間隙から取り除くことが

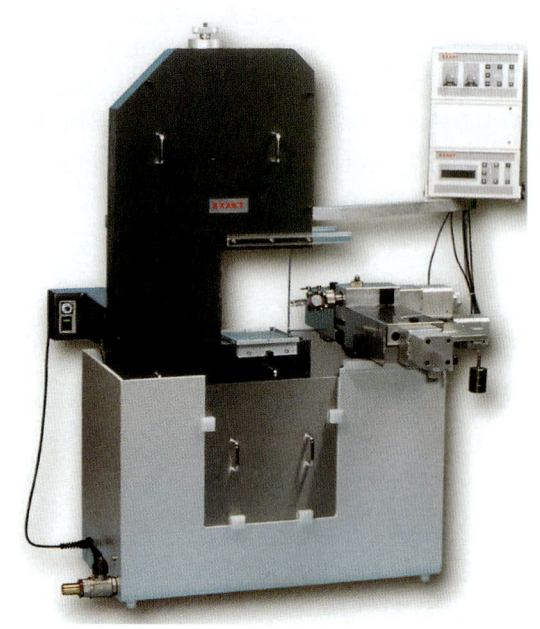

図1 カッティングマシン
電動ノコは，大きな検体を切断するのに使われる．切断後は，骨表面を水でよく洗浄することが重要で，これにより切断操作によって生じた骨粉や組織の細片を骨髄の間隙から取り除くことができ，顕微鏡下でのアーチファクトを避けることができる．

でき，顕微鏡下での組織標本上のアーチファクトを避けることができる．

小さな標本に関しては，脱灰操作をした後，切りだすことも可能である．

また，切断面の肉眼的検査は補助的鑑別診断にも重要である．たとえば，大腿骨頭の正常骨組織は通常は半透明の黄色を呈するが，大腿骨頭壊死症では，黄白色の部位があれば補助診断となる（図 2）．

3. 標本の X 線検査

必要に応じて，低電圧 X 線（軟 X 線）による撮影を行う（図 3）．その際，画質は，検体の厚みにより左右されることに注意が必要で，切片が薄ければ薄いほど詳細なイメージが得られる．

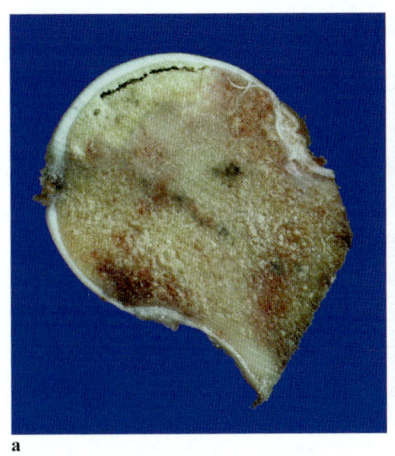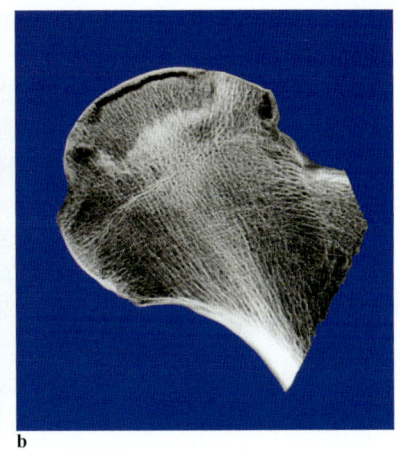

図2　大腿骨頭壊死症の肉眼像と低電圧 X 線（軟 X 線）像

a: 大腿骨頭壊死症の割面の肉眼像．肉眼的には，黄白色をした壊死領域が関節面下部に認められ，補助診断となる．b: 同一切片（5mm 厚）で得られた大腿骨頭壊死症の低電圧 X 線（軟 X 線）像．添加骨形成や圧潰像が鮮明に描出されている．

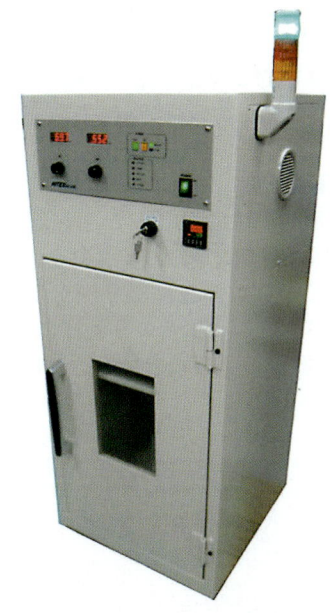

図3　低電圧 X 線（軟 X 線）撮影装置
ドア内に標本を入れ撮影する．

骨組織では，一般的には 3 〜 5mm 程度の厚みが望ましい（図2）．

4．標本作製

　正確な病理診断のためには，最大限の情報を含む適切な標本の作製が基本となる．そのためには，適切な組織標本の選択と，その組織片の正しい処理方法が重要である．

　まず，固定液の十分な浸透を図るために提出された組織の厚みは 3 〜 4mm をこえないサイズにするべきである．固定液の成分の一部は，処理中に消費されてしまうので，常に新鮮な液を使用するべきである．

　また，手術室から送られてくる検体は固定液に十分に浸されていないことがあるので，注意を要する．

　不適切な固定のまま放置すると，標本に不可逆的な組織分解が起こり，病理組織標本としての価値を失うことになる．

　一般的に固定液の量は，標本の少なくとも 10 倍はあるべきである．固定液として，ほとんどの場合はホルマリンが使用される．ホルマリン固定を最低でも 12 時間以内に行うことは，良好な固定を得るためには非常に大切である．

　脱灰処置が必要であれば，通常は，5％の硝酸による脱灰操作を行う．これは，時間と組織の保存面からも適している．この際，標本の約 10 〜 20 倍量が必要である．

　さらに，骨からカルシウムが除かれる時に，溶液中の酸が中和されるので頻繁に液を交換することが必要で，1 日に 2 回程度は，液を交換する．組織への酸の浸透のために攪拌器の使用も有効である．

　脱灰終了後は，必要であれば水酸化ナトリウムにより中和を行い，その後，ヘマトキシリンーエオジン（HE）染色を行う．

　その際，より鮮明な観察を行うために流水下で組織の洗浄を少なくとも 12 時間行うことが重要である．必要以上に脱灰してしまったり，酸の除去が不十分であれば良好な染色結果は得られない．

　長時間にわたる過度の脱灰は，好酸性の増加につ

ながり，顕微鏡検査で有用な情報が得られなくなるため，注意を要する．

一般的には，骨標本においては，前述の脱灰操作を行うことになるが，脱灰標本では，石灰化の量と質を評価することは不可能となり，また，免疫組織化学的検索にも適さない．

時間は要するが，メチルメタクリレート内へ骨を包埋すれば，薄い骨組織標本を脱灰処理なしで得られる．組織のよりよい保存においても大きな利点がある．

エチレンジアミン４酢酸（EDTA）で脱灰を行えば，免疫組織学的検査を行う際に有用である．

5. 染色法

ほとんどの場合は，HE（ヘマトキシリン・エオジン）染色を行う．必要に応じて，整形外科関係では，以下の染色法も使用される．

- ・コラーゲン：エラスティカ・ファン・ギーソン染色，アザン染色，マッソントリクローム染色
- ・プロテオグリカン：サフラニンO染色，アルシアンブルー染色，トルイジンブルー染色
- ・骨芽細胞と破骨細胞：アルカリホスファターゼと酒石酸耐性酸性ホスファターゼ染色
- ・無機成分：未脱灰組織を使用し，ハイドロキシアパタイトのカルシウム成分を赤色に染色するアリザリンレッドS染色，カルシウム塩（炭酸塩，シュウ酸塩など）に加えてリン酸塩成分を黒染するフォン-コッサ染色

6. 免疫組織化学的検査

比較的使用頻度の高いマーカーを以下に示す．

1) ビメンチン（間葉系細胞），サイトケラチン（上皮細胞），デスミン（筋），グリア線維酸性タンパク質（グリア細胞），ニューロフィラメントタンパク質（ほとんどの神経細胞）
2) 特異的上皮マーカー：上皮膜抗原
3) 筋マーカー：デスミン，アクチン，平滑筋アクチン
4) 血管マーカー：第VIII因子，cluster of differentiation（CD）31，CD34
5) 神経マーカー：S100タンパク質

7. 整形外科領域での凍結標本の役割

術中迅速診断に用いる凍結切片は，腫瘍の診断のみならず切除縁の決定に重要な材料である．

一般的には，非腫瘍性疾患の場合は，術中迅速診断は稀であるが，凍結切片により，腫瘍，炎症，壊死組織のいずれかを見分けることができる．

---

2 │ 代表的疾患の特徴的病理所見

1. 変形性股関節症

基本的病態は，関節軟骨が菲薄化，消失することにより生じる病理的変化であり，全身の関節のいずれにも発生しうる．

病理所見として，関節軟骨は，菲薄化，細線維化（fibrillation）が認められ，軟骨基質の染色性が不均一となる．関節軟骨の菲薄化が進行すると，最終的には消失し，軟骨下骨が露出する．骨硬化が進行すると象牙質化（eburnation）を呈する（図4）．

露出した軟骨下骨は，骨梁構造が密となり，逆に骨梁間の脂肪髄の占める割合が乏しくなる．露出した軟骨下骨は大理石表面の如く硬化する．また，病期が進行すると再生反応の1つとして，線維軟骨がその表面に形成されてくる（cartilage tuft）．

さらに，骨嚢胞も形成され，内部には粘液状の内容物を含んでいる．周囲を囲む嚢胞壁は硬化していることが多い．

滑膜には2次的な炎症を認め，絨毛状に増殖し，リンパ球や形質細胞の浸潤がみられる．

2. 大腿骨頭壊死症

大腿骨頭壊死症の病理組織学定義は，「同一切片上で正常な骨と骨髄に隣接して骨梁と骨髄の壊死領域があり，その間に修復反応を伴う領域が認められるもの．部分的な骨梁内の細胞核の消失（empty lacunae）は壊死とは判定しない」とされている．

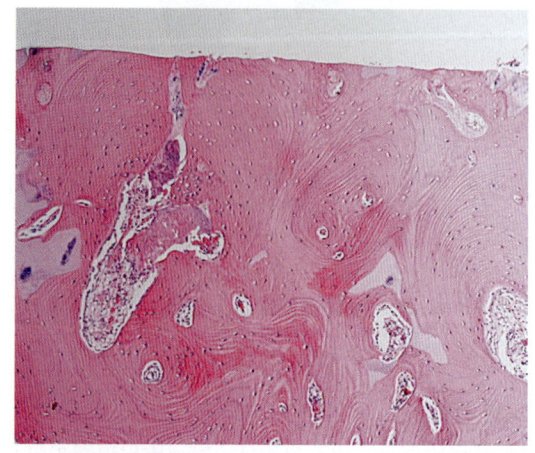

図4　変形性股関節症の組織像
変形性股関節症においては，軟骨下骨が露出し，同部での荷重の継続によって硬化が進行し，象牙質化（eburnation）を呈する．露出した軟骨下骨は，骨梁構造が密となり，逆に骨梁間の脂肪髄の占める割合が乏しくなっている．HE染色×40.

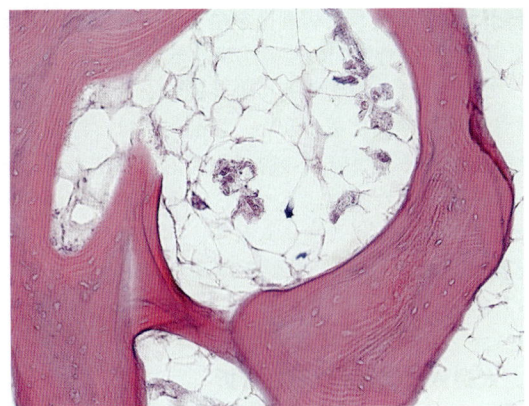

図5　大腿骨頭壊死症の組織像
大腿骨頭壊死症における壊死領域では，骨梁の骨細胞は消失して骨小腔が空胞化（empty lacunae）し，周囲骨髄の造血細胞や脂肪細胞の核を消失している．HE染色×100.

病理所見としては，壊死層，修復反応層，健常層の3層構造が最も特徴的である．

壊死領域の骨梁では骨細胞は消失して骨小腔が空胞化（empty lacunae）し，あわせて骨髄でも造血細胞，脂肪細胞の核が消失する（図5）．一部の骨髄腔には壊死組織の破砕片（debris）がみられることがある．

壊死層の周囲には修復反応を認め，健常部よりの再血行化，肉芽組織の進入，さらには添加骨形成がみられる（漸次置換：creeping substitution）．修復層のさらに外側部は健常層へと移行する．壊死領域の辺縁から新生血管を伴った結合織が入り修復が行われる．

単純X線像で認められる大腿骨頭軟骨下骨折線（crescent sign）は，病理組織学的には軟骨下骨の骨折とその間にできたスペースを反映している．

3. 急速破壊型股関節症

病態は，簡潔にいえば骨破壊が骨形成をはるかに凌駕した状態と考えられる．

高齢者の骨粗鬆化した大腿骨頭軟骨下骨に炎症性骨頭浮腫を呈し，基盤にある極端な骨粗鬆化と修復能の低下，加えて骨吸収の亢進など特殊な条件下において，急速な破壊パターンを呈したものと考えられる．

肉眼的には，大腿骨頭は強く破壊され消失することもある．関節軟骨は荷重部において消失し，硬化した骨梁が露出している．関節腔内には，破壊脱落した骨軟骨片を認めることがある．関節包は肥厚し滑膜の増生も著明である．

病理学的には，大腿骨頭は肥厚した骨梁とその間隙を埋める肉芽組織，骨軟骨の破壊片よりなり，破

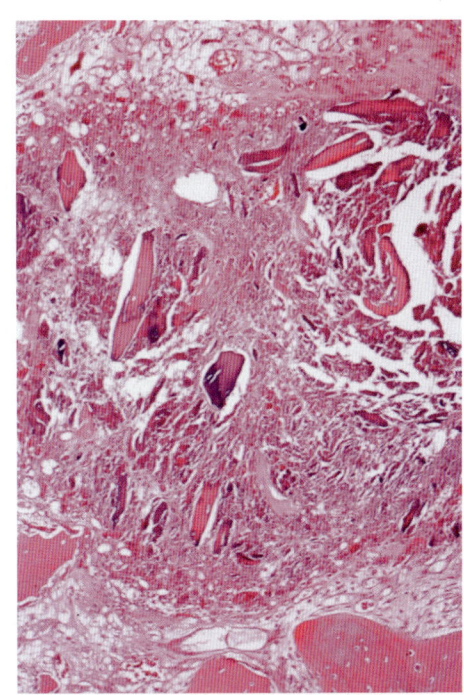

図6　急速破壊型股関節症の組織像
急速破壊型股関節症に特徴的な病理所見である．骨髄内の骨軟骨破壊産物を中心に含む肉芽腫性病変．破壊が急速なため，通常の破骨細胞による吸収では対応できないことを示している．HE染色×100.

壊による小壊死巣が散在している．

本症の特徴的な病理像として，骨髄内における骨軟骨破壊産物をその中心に含む肉芽腫性病変が報告されている（図6）．これは，骨軟骨破壊があまりに急速であるため，通常の破骨細胞などによる処理が追いつかないことを示している．

滑膜内には，破壊された関節軟骨片や骨小片が取り込まれていることが多い．

本症の初期にみられる，急速な関節裂隙の狭小化についての病態は不明である．これまで報告された病理像からは，大腿骨頭全体に及ぶ軟骨溶解の所見は認められていない．

また，破砕された関節軟骨片を骨髄内に多く認めていることから，軟骨溶解が先行したという組織学的証拠は今のところ見出せていない．

4. 一過性大腿骨頭萎縮症

病態として，種々の説が提唱されている．一過性の阻血，閉鎖神経の圧迫，骨折，Sudeck骨萎縮の一種などがあるが，真の病態はいまだ不明である．本疾患と軟骨下脆弱性骨折の関連を示唆する報告もある．

病理像としては，本疾患に特異的な所見は乏しく，

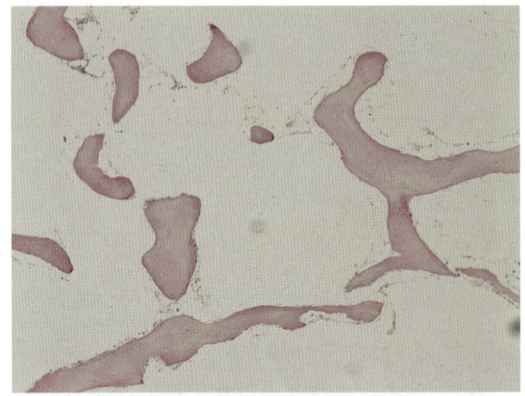

図7　一過性大腿骨頭萎縮症の組織像
骨梁は菲薄化し，骨梁間の連続性が絶たれている．HE 染色．

骨髄浮腫を反映した病理像を呈する．骨梁に関しては，菲薄化し，骨梁間の連続性が絶たれている（図7）．

　一般的には，骨梁周囲に骨芽細胞を多く認めるが破骨細胞の増加は認めない．骨髄内には，浮腫，慢性細胞浸潤そして軽度の線維組織形成を認め，一部には，部分的な出血，うっ血，そして小血管の侵入を伴う．骨壊死像は認められず，病理学的にも大腿骨頭壊死症とはまったく異なった病態とされている．

5．大腿骨頭軟骨下脆弱性骨折

　最も特徴的な所見は，大腿骨頭軟骨下の骨折線とそれに沿って形成された旺盛な仮骨や肉芽組織である（図8）．

　骨折した既存の骨梁の周囲には仮骨形成を伴っており，その周囲の骨髄組織には，血管に富んだ肉芽組織を認める．

　なお，骨折部周囲には骨折に伴う骨梁と骨髄組織の小さな壊死病変は必ず認められる．この所見のみで，大腿骨頭壊死症と病理診断を誤らないことが大切である．

6．感染症

　整形外科領域のさまざまな感染の診断に病理組織検査は有用であり，米国の Musculoskeletal Infection Society（MSIS）が提唱する人工関節周囲感染診断基準（Parvizi ら 2011）のうちの1項目としても採用されている．

　図9 は人工関節周囲感染の病理組織像であるが，多数の分葉状核を有する好中球（矢印）が確認できる．

　凍結切片を用いた迅速病理診断は，検体採取から数十分で結果を確認することができる迅速性に優れ

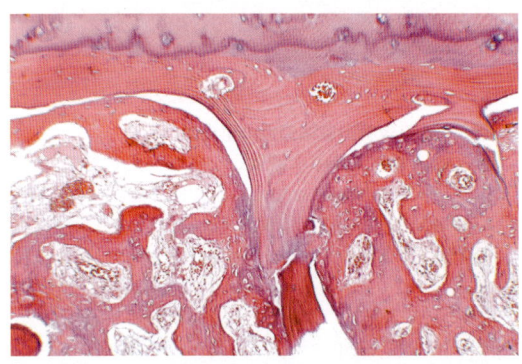

a

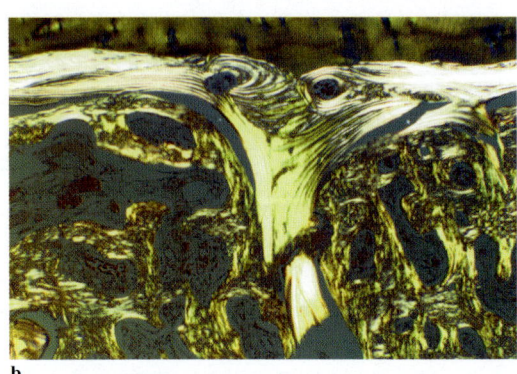

b

図8　大腿骨頭軟骨下脆弱性骨折の組織像
a: 骨折を起こした軟骨下骨梁の周囲には，仮骨形成が認められ，骨髄組織内にも仮骨および肉芽組織の形成を認める．関節軟骨直下の骨梁および骨髄組織は生存しており，骨壊死は認めない．HE 染色．b: 偏光顕微鏡所見．骨折した既存の骨梁とその周囲に形成された仮骨の違いが，偏光顕微鏡を用いることでより明確にわかる．既存の骨梁は，層状構造が明瞭で明るくみえる．

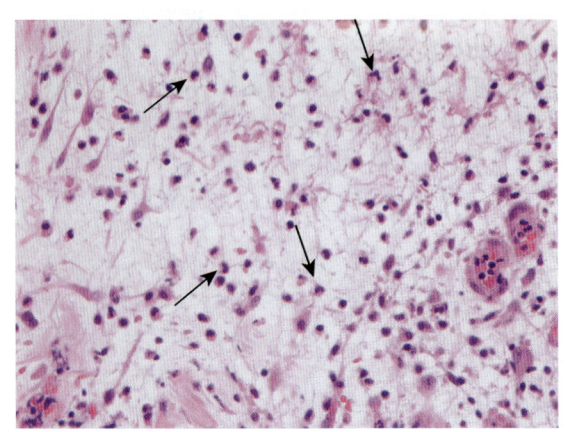

図9　人工関節周囲感染の病理組織像
分葉状核を有する好中球（矢印）がみられる．HE 染色×400．

た方法であり，手術中に感染の確定診断を行う必要がある際には有力な方法である．

病理組織診断における感染に伴う急性炎症反応の指標としては好中球浸潤の有無について評価することが基本で，人工関節周囲感染の診断に関する報告では Mirra ら（1976, 1982）によるものが代表的であるが，報告により診断基準と感度，特異度は異なる．

診断基準では，1強拡大視野あたりの好中球数が5個以上の視野が5視野以上存在すれば急性炎症反応所見として感染と診断する基準（Mirra ら 1982, Feldman ら 1995）や，好中球数が1強拡大視野あたり10個以上の視野が5視野以上で感染とする基準（Lonner ら 1996, Banit ら 2002）などがあり，表1に示すようにそれぞれ感度，特異度が異なる．

しかし，メタアナリシスによればこれらの診断基準の違いには有意な差はないという報告も認める（Tsaras ら 2012）．病理診断の実際では採取した組織における挫滅の状態などにより好中球の判別が困難な場合もあり，検体の採取においては注意が必要である．

サンプリングの際には組織の挫滅が最小限になるよう留意し，鋭利な尖刃などを用いて検体を採取して提出する．また，検体の採取部位は異なる数箇所の部位より採取することが望ましい．

文献

Banit DM, Kaufer H, Hartford JM. Intraoperative frozen section analysis in revision total joint arthroplasty. Clin Orthop Relat Res. 2002; 401 : 230-238.

Feldman DS, Lonner JH, Desai P, et al. The role of intraoperative frozen sections in revision total joint arthroplasty. J Bone Joint Surg Am. 1995; 77 : 1807-1813.

Lonner JH, Desai P, Dicesare PE, et al. The reliability of analysis of intraoperative frozen sections for identifying active infection during revision hip or knee arthroplasty. J Bone Joint Surg Am. 1996; 78 : 1553-1558.

Mirra JM, Amstutz HC, Matos M, et al. The pathology of the joint tissues and its clinical relevance in prosthesis failure. Clin Orthop Relat Res. 1976; 117 : 221-240.

Mirra JM, Marder RA, Amstutz HC. The pathology of failed total joint arthroplasty. Clin Orthop Relat Res. 1982; 170 : 175-183.

Parvizi J, Zmistowski B, Berbari EF. et al. New definition for periprosthetic joint infection: from the Workgroup of the Musculoskeletal Infection Society. Clin Orthop Relat Res. 2011; 469 : 2992-2994.

Tsaras G, Maduka-Ezeh A, Inwards CY, et al. Utility of intraoperative frozen section histopathology in the diagnosis of periprosthetic joint infection: a systematic review and meta-analysis. J Bone Joint Surg Am. 2012; 94 : 1700-1711.

表1　感染人工関節における病理組織学的評価

報告者（発表年）	診断基準	感度（%）	特異度（%）
Mirra ら（1982）	好中球 5 個以上／HPF, 5 視野以上	81	N/A
Feldman ら（1995）	好中球 5 個以上／HPF, 5 視野以上	100	96
Lonner ら（1996）	好中球 10 個以上／HPF, 5 視野以上	84	99
Banit ら（2002）	好中球 10 個以上／HPF, 5 視野以上	67	93

HPF: high power field（強拡大視野），N/A: not available

6章 微生物学的検査

感染症の原因微生物を同定することは，診断を行うのみでなく，有効な治療薬の選択のために重要である．

微生物学的検査の基本は培養による菌の検出および同定である．検体に対する微生物学的検査は検体の ① 採取，② 輸送（保管），③ 検査実施の 3 つの過程を経て施行され，いずれの過程に不備があっても正しい結果は得られない．

①と②は検体が検査室に運び込まれる以前の過程であるが，臨床医がかかわる部分はこの①と②の過程であり，正しい知識のもとに適切な検体の採取および輸送（保管）が行われない場合，病原微生物の検出が不可能であったり，検査結果に誤りが生じる可能性がある．

①では常在菌の混入を避け，病原体を含む検体を確実に採取することが要求され，②では検体中の微生物の増減を防いだ状態を維持することが要求される．

休日に検体が採取された場合は，検体中に含まれる微生物に適した環境条件での保管が必要である（表1，表2）．

表1 各種検体の採取と保存方法

材料	採取容器	採取量	保存方法	備考
血液	血液培養ビン	5〜10ml	孵卵器 (35〜37℃)	培地の 1/5〜1/10 量を 2 本のビンに接種．冷蔵保存は不可．*Mycobacterium* などの特殊菌は検査できない．
穿刺液	嫌気性菌検査専用容器※が望ましい．	5〜10ml （それ以下でも可）	冷蔵庫 (4℃)	可能な限り多く採取する．
膿，分泌液	嫌気性菌検査専用容器が望ましい．	1〜10ml （それ以下でも可）	冷蔵庫 (4℃)	乾燥を防ぐ．なるべく創深部より採取する．*Neisseria gonorrhoeae* を検査する場合には保存せず直ちに提出する．
髄液	滅菌試験管	1〜10ml （それ以下でも可）	孵卵器 (35〜37℃)	*Neisseria meningitidis* は低温では死滅しやすい．夜間は血液培養ビンに入れておいてもよい．

※嫌気性菌検査専用容器：スピッツ内部を培地と二酸化炭素で満たした容器，嫌気性菌を疑った場合に使用するが，本容器がない場合は滅菌スピッツ内をなるべく検体で満たし，酸素の占める割合を少なくする．

表2 検体採取と保存方法の注意点

採取容器，採取量	検体の種類や目的とする菌により採取容器，採取量を考慮する．基本的に採取容器は頑強で空気漏れがなく，検査しやすいものを用いて，検体量はできるだけ多く採取する．
抗菌薬投与中の患者	抗菌薬は少なくとも 24 時間以上（2 週間以上が好ましい）中止してから採取する．中止できない場合は，抗菌薬の血中濃度が最も低レベルにある時期（次回抗菌薬投与直前）に行う．
消毒方法	消毒後，消毒薬が十分に殺菌効果を示してから採取を行い常在菌の混入を避ける．採取部位の消毒に用いた消毒薬を混入させない．
乾燥	乾燥すると多くの微生物は死滅するため乾燥を避ける．微量検体は直接培地に接種する．綿棒などは輸送培地の入った試験管に入れる．
嫌気性菌	閉鎖病巣，悪臭を伴う材料の場合，嫌気性菌の存在を疑う．嫌気性菌の保存に適した専用容器に採取する．これがない場合は検体容器をなるべく材料で満たして死腔を極力少なくし，直ちに検査室へ届ける．
保存方法	室温放置は厳禁である．放置していると検体は培地の役目をし，複数菌混在例では発育の遅い原因菌の検出が困難になる．
他施設への輸送	検体を適切な輸送培地に採取し，冷蔵して輸送する．乾燥を避ける．

③については，検査室にて施行される．施行される検査は採取される検体の種類（血液，尿，喀痰，膿など）や，本来無菌であるはずの検体（関節液など）かもともとが菌を含む検体（喀痰など）かにより異なるが，大まかな流れを図 1 に示す．

関節液などは本来無菌であるはずの検体であり，菌が同定された場合はそれが原因菌である可能性が高い．

一方，喀痰などはもともと菌を含む検体であり，常在菌と原因菌を区別する必要がある．

整形外科領域で提出されることの多い術中採取組織などの無菌材料に対する検査方法の流れを，原因菌となることの多い黄色ブドウ球菌を例にして図 2 に示す．

ターゲットとする菌の種類により検査方法は異なるため，検体を提出する際に，医師は疑わしい原因微生物が存在する場合や稀な微生物が疑われる場合には，検査室に情報を伝えるべきである．

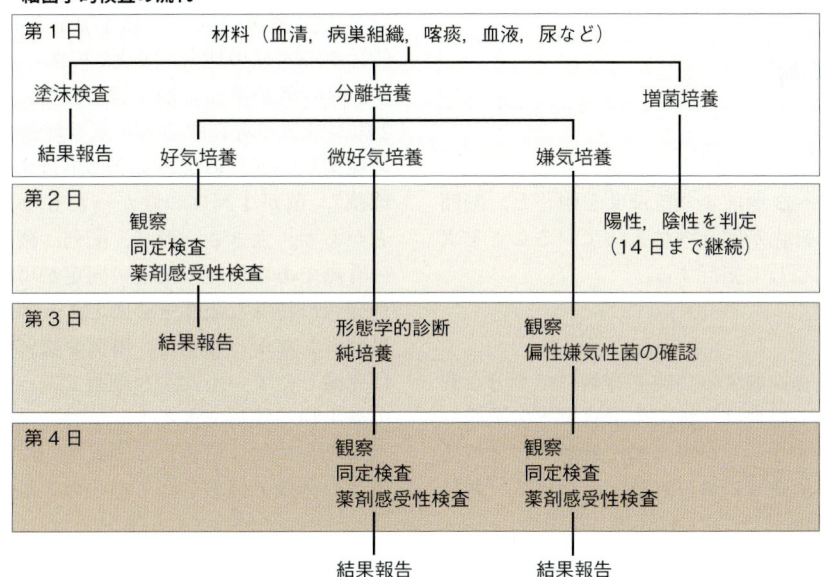

図 1　基本的な病原微生物の検査法

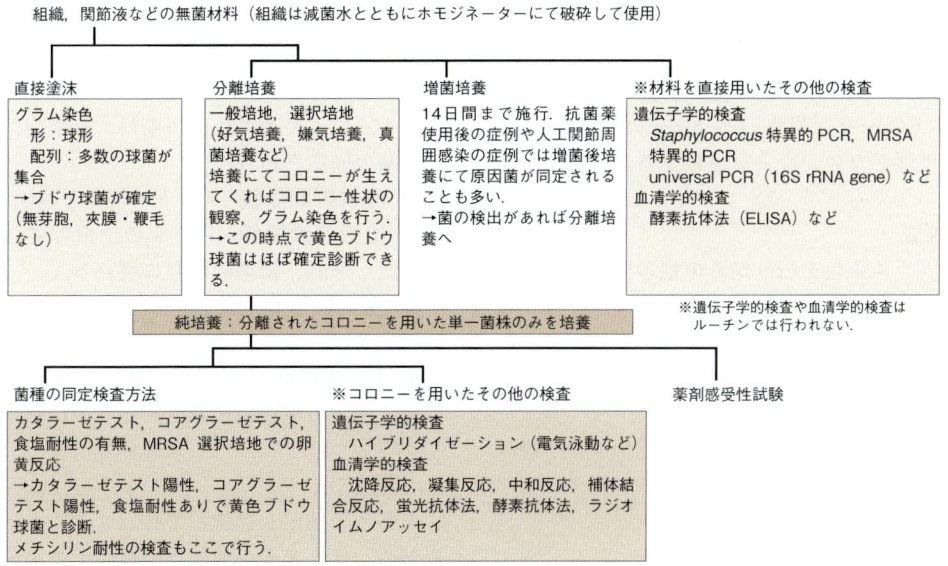

図 2　黄色ブドウ球菌同定の流れ

これらの情報により適切な選択培地や生化学的検査を用いることができ，より迅速で確実な菌の同定が可能となる．

各検体は病原体を含んでいる可能性があるため，バイオハザードを避けるための十分な注意が必要である．

手術中に得られる検体は患者体液に触れた手で採取容器に触れることが多いため，採取容器の上から袋をかぶせるなどの工夫も必要である．

微生物学的治療の基本は予防であり，医師本人がキャリアーとならないように十分注意する必要がある．

1 検査手順

1. 採取法

検体採取の2〜3週前より抗菌薬を中止し，関節穿刺では確実に針先が関節内に入っていることをX線透視などで確認して施行する．

2. 検体量

検体は十分量を採取する．関節穿刺にて十分な関節液が得られない場合は，滅菌生理食塩水で洗浄し洗浄液を検体とする．その際，局所麻酔薬には抗菌作用があるため，皮膚にのみ麻酔薬を用いる（勝呂ら 2010）．

3. 検体数

検体は複数の採取が可能であれば，3検体以上を採取する（Spangehl ら 1997）．

4. 検体の肉眼的観察

色調，混濁，臭気，膿瘍部分の有無，血液混入の有無，量，ドルーゼ（菌塊，1〜5mm の硫黄色顆粒）の有無，乾燥がないかなどを点検する．

5. 塗沫検査

通常，グラム染色を行うがその他の染色方法が併用される場合もある．菌量が多ければ塗沫検査から特定の菌種が推定できる場合もある．

6. 培養検査

検体の種類により培養法や培地を選択する．嫌気培養は原則としては常在菌の混入する材料では省略され，無菌材料に対して施行する．

文献

Spangehl MJ, Younger ASE, Masri BA, et al. Diagnosis of infection following total hip arthroplasty. J Bone Joint Surg Am. 1997; 79 : 1578-1588.

勝呂　徹，里見和彦. 骨・関節術後感染対策ハンドブック，第1版. 南江堂. 2010; 33.

2 形態学的同定方法

微生物検査に提出された検体はまず塗沫標本が作製され，顕微鏡を用いた直接的な観察による形態学的診断が行われる．

多くの細菌の大きさは 1 μm 前後で，形は基本的にボール状の球菌，棒状の桿菌，らせん菌がある．

1個の菌が単独で散らばっている場合も多いが，2個がペアで存在するもの（双球菌など）や，多数の球菌がブドウの房のように集合するもの（ブドウ球菌），菌が1列につながったもの（連鎖球菌）などがあり，大きさ，形状，配列，鞭毛・芽胞・夾膜の有無である程度の菌種の同定が可能である．

発育に特殊な条件を必要とする菌が通常の培地では発育しなかった場合，淋菌や嫌気性菌など輸送中に死滅しやすい不安定な細菌であった場合，顕微鏡で微生物が確認できても，培養ではなにも検出できない場合には，染色による直接的な観察が，原因病原体の特徴や種類を知る唯一の手掛かりとなる．

1. 観察方法

1）**光学顕微鏡**：細菌を観察するために最も一般的に使用される．細菌は1,000倍で，組織などは10〜400倍で観察する．光学顕微鏡の拡大率の限界は1,000倍で，1 μm の細菌は 1mm に拡大して観察することができる．

しかし，それだけでは菌種を見分けるのに十分ではなく，いくつかの色素（染料）を用いた染色を行い細菌の同定を行う．

2）**暗視野顕微鏡**：チンダル現象を利用した方法．

3）**位相差顕微鏡**：屈折率の位相のずれを利用した方法．形態，構造の観察に優れる．

4）**蛍光顕微鏡**：蛍光色素を標識してUVランプで観察する．

5）**電子顕微鏡**：電子線の透過性を利用した方法でウイルスの微細構造などをみるのに利用する．

2. 染色方法

未染色の細菌を顕微鏡で確認することは困難であるため，ほとんどの検体は観察の前に染色が施行される．

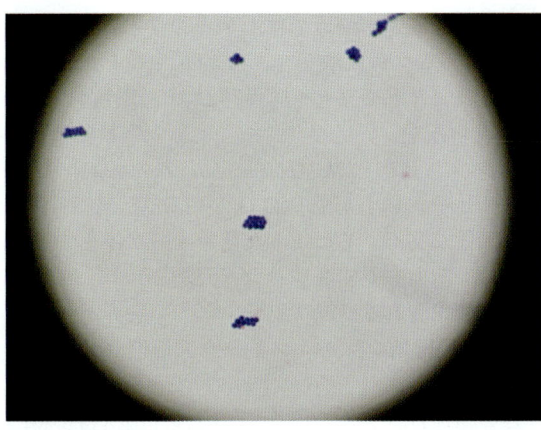

図3　グラム染色（黄色ブドウ球菌）
黄色ブドウ球菌のグラム染色像を示す．房状に集合した球形菌がグラム染色にて青紫色に染色される．

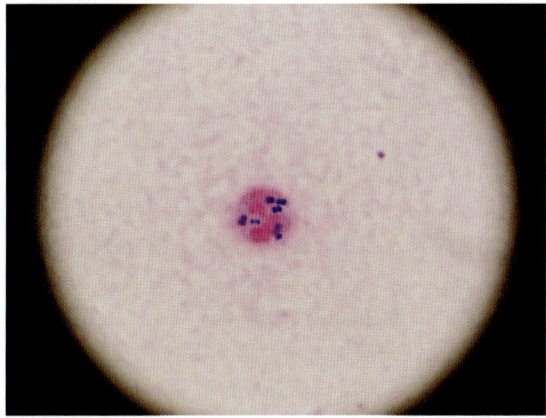

図4　グラム染色（貪食像）
好中球による黄色ブドウ球菌の貪食の像を示す．

1）**グラム染色**：最も一般的な染色方法で，クリスタル紫を用いた染色法である（図3，図4）．ほとんどの細菌は細菌細胞壁の構成成分によってグラム陽性（青紫色）とグラム陰性（赤橙色）の2つに分類される．

グラム陽性菌とグラム陰性菌では抗菌薬に対する感受性が異なるため，グラム染色は治療薬の選択上重要であるが，観察には 1ml あたり 10^4 個以上の菌数が必要である．

2）**抗酸性染色**：チール・ニールゼン（Ziel-Neelsen）染色法ともいう（図5）．この染色法は，細胞壁にワックス成分を有する細菌を観察するのに用いられ，抗酸菌とよばれる細菌が赤く染まる．

これら抗酸菌のなかで，臨床的に最も重要な細菌が結核菌（*Mycobacterium tuberculosis*）であり，抗酸菌感染症の疑いのある患者の検体の場合，抗酸性染色を行う．

3）**墨汁染色**：スライドグラス上で遠心して濃縮した髄液1滴と墨汁1滴を混ぜてカバースライドをのせて観察する．髄液中の *Cryptococcus neoformans* の検出に有用である．

4）**水酸化カリウム処理**：水酸化カリウム（KOH）によって真菌を除く細胞や細菌を溶解し，真菌の有無が観察できる．

5）**鞭毛染色法**：鞭毛が染色され，通常顕微鏡では観察できない鞭毛の位置や数が観察できる．

6）**芽胞染色法**：クロストリジウムなどで芽胞の有無とその位置が観察できる．

7）**莢膜染色法**：莢膜の有無が観察できる．

8）**異染小体染色法**：ジフテリア菌の持つ異染小体を染めて観察できる．

3　培養と同定方法

培養は目的とする菌の特徴を理解したうえで，培地の条件を選択して行う．

培養で検出された細菌の菌種同定は，形態学的同定方法（染色後，顕微鏡を用いた直接的な観察および分離培養されたコロニーの性状の観察）と生化学的同定方法により行われる．

同定された菌を純粋培養し，薬剤感受性試験が行われる．

培養は細菌や真菌感染症に対するルーチンの検査として行われ，寄生虫や原虫では行われない（小栗 2011）．

1. 培地の条件

大多数の菌の培養に使用する培地は血液寒天培地でよいが，一部の病原体（結核菌など）は増殖に時間を要する場合や，培養が困難な場合があり，以下

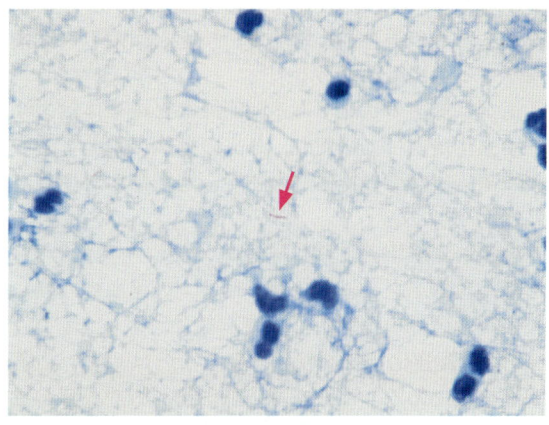

図5　抗酸性（Ziel-Neelsen）染色像
結核菌の抗酸性染色像（矢印）を示す．

のような要素に留意する.

1) 栄養素：臨床的に重要な細菌の多くは従属栄養生物であり，これらの細菌の増殖に必要な栄養素は自分では合成できない有機物質（ビタミンなど）である.

2) 酸素：細菌は酸素の有無による増殖性によって，偏性嫌気性菌（酸素がなくても生存や増殖が可能だが，酸素があると死滅する可能性がある菌. ディフィシル菌やウェルシュ菌など），偏性好気性菌（生存や増殖に酸素を必要とする菌. 緑膿菌や結核菌など），通性嫌気性菌（酸素の有無にかかわらず生存や増殖が可能な菌. 腸内細菌群など）に分けられる.

3) 水分：細菌は全重量の 70 ～ 80％を水分が占めているため，水分は細菌の生存に必須であるが，どの程度の乾燥で死ぬかは菌によって異なる.

特殊な方法で菌を乾燥させれば（凍結乾燥法など），菌の生命活動は停止し，水分の再供給で生命活動が再開することが知られており，菌の長期保存法として用いられている.

4) 温度：30 ～ 40℃で発育する菌が多いが，10℃以下でも増殖する菌や，80℃以上でも生存できる菌も知られている.

バチルス属やクロストリジウム属などの芽胞形成菌は中温菌であるが，100℃，20 分間の加熱にも耐える.

5) 浸透圧：細菌の細胞壁は浸透圧に耐える構造を持つが，極端に高い浸透圧下では，菌内の水分が菌外へ放出され，原形質分離を起こして菌は死滅する.

ただし，3％食塩水や 10％食塩水中でも腸炎ビブリオや黄色ブドウ球菌は生存する.

6) pH：細菌は pH7 前後の中性を維持しており，極端な pH 下では生存できない.

2. 分離培養と同定

採取した検体内に存在する細菌を非選択的に増殖させるための栄養強化培地と，特別な細菌のみを増殖させる選択培地がある.

通常は無菌の状態である関節液などの検体はまず栄養強化培地にて培養し，多くの種類の細菌を含む糞便や喀痰などの検体は最初から選択培地が使用される.

適切に分離培養された細菌は，コロニーの大きさ，形状，色調，グラム染色性，培地上の溶血性，臭いなどから菌種の推測が可能である.

1) 栄養強化培地：最も一般的なのはヒツジ血液寒天培地である. 血液や酵母抽出物，脳や心臓の抽出物を添加して栄養価を高めた培地で，栄養要求性の高い細菌を増殖させるために使用される.

ヒツジ血液寒天培地ではタンパク質と塩化ナトリウム，5％ヒツジ血液を含んでおり，ヒトから分離されるほとんどのグラム陽性菌および陰性菌の増殖が可能である.

インフルエンザ菌（*Haemophilus influenzae*）や淋菌（*Neisseria gonorrhoeae*）はほかの細菌と比べて栄養要求性が高く，そのような菌をターゲットとした場合は，溶血した赤血球を含んだチョコレート培地などが使用される.

2) 選択培地：マッコンキー寒天培地が最も一般的である.

この培地はほとんどのグラム陰性桿菌（特に腸内細菌群）を選択的に増殖し，グラム陽性菌とヘモフィルス属やナイセリア属などのグラム陰性菌の増殖は抑制される.

サイヤー・マーチン寒天培地（数種類の抗菌薬を含んだチョコレート寒天培地）は淋菌の選択培養に，ヘクトエン寒天培地はサルモネラ菌や赤痢菌の選択培養に使用される.

3. 生化学的同定方法

生化学的同定検査を行う際は，単一のコロニーから純培養した 1 種類の細菌に対して種々の酵素試験などを施行していく.

単独酵素試験法は単一の酵素を測定する検査法であり，迅速性が高く，解釈も容易であるが，20 項目以上の性状を一度に検査できるキットも市販されている.

単独酵素試験には以下のようなものがある.

1) カタラーゼテスト：グラム陽性菌の分類のための基本的な検査であり，ブドウ球菌はカタラーゼ陽性であるが，連鎖球菌や腸球菌はカタラーゼ陰性である.

カタラーゼとは過酸化水素水を水と酸素分子に分解する酵素で，カタラーゼ陽性の微生物は過酸化水素水を含む溶液に混入すると気泡を発生する.

2) オキシダーゼテスト：グラム陰性菌のいくつかのグループを分類可能であり，たとえば緑膿菌はオキシダーゼテスト陽性である.

オキシダーゼテスト陽性の菌ではチトクロームオキシダーゼという酵素によって，暗色の酸化物質がみられる.

3) ウレアーゼテスト：腸内細菌やヘリコバクター・ピロリ（*Helicobacter Pylori*）を同定するのに用いる.

ウレアーゼとは尿素をアンモニアと二酸化炭素に分解する酵素で，寒天培地中の pH 指示薬がアンモニア産生によって暗くなると陽性である.

4) コアグラーゼテスト：黄色ブドウ球菌

（*Staphylococcus aureus*：コアグラーゼ陽性）とコアグラーゼ陰性ブドウ球菌（*Coagulase-negative Staphylococci*：CNS）の鑑別に用いられる．

コアグラーゼは，コアグラーゼ陽性菌と血漿の凝集を引き起こす酵素である．

4．薬剤感受性検査

直接法と間接法があり，血液や髄液などで診断に迅速性を要する検体では直接法が行われるが，通常は間接法で行われる．

1）直接法：検体または検体より培養された菌を直接，感受性検査用培地に接種する方法で，材料中の菌数が多く，形態学的に1種類の菌が疑われた場合に行われる．

迅速な検査が可能であるが，直接法による実施後に，再度間接法も実施する必要がある．

2）間接法：検体を平板培地で分離培養して得られた純培養菌に対して行うため，直接法と比べると迅速性が劣る．

微量液体希釈法とディスク拡散法の2種類の方法がある．

微量液体希釈法は，同定した原因菌を各種濃度の抗菌薬を含む培地に接種する方法で，自動システムが用いられることが多い．

ディスク拡散法は微量液体希釈法の自動システムによって検査が不可能な，一般的でない抗菌薬の感受性を知りたい時に施行される．

培養24時間後の細菌の増殖を確認し，細菌の増殖を抑制するのに必要な最小抗菌薬濃度（最小発育阻止濃度 minimal inhibitory concentration：MIC）を決定する．

最小殺菌濃度 minimal bactericidal concentration（MBC）は細菌を100％殺菌するのに必要な最小薬剤濃度のことでMICとは区別して考える．

文献
小栗豊子. 微生物学検査ハンドブック，第4版. 三輪書店. 2011; 2-311.

4 免疫学的微生物同定法

抗原抗体反応の特性を利用して，患者の感染に対する免疫反応を血清学的に検査し，患者体液中に存在する原因微生物の抗原あるいは抗体を証明する方法である．

微生物の分離が困難あるいは不可能な場合や，感染症の既往を調べる必要がある場合に有用である．

感染組織などを切片にして直接酵素抗体法

にかけて行う酵素免疫測定法（enzyme-linked immunosorbent assay: ELISA）やイムノクロマト法などが主流である（Harvey ら 2008，小栗 2011）．

1．微生物抗原の検出

既知の抗血清を用いて，特定の微生物の抗原を検出する．

夾膜膨化試験による肺炎球菌・インフルエンザ菌・髄膜炎菌の同定や，スライド凝集テストによるサルモネラ菌や赤痢菌などの同定が可能である．

2．血清抗体の検出

微生物の抗原に対する患者の血清中の抗体を検出することで，現在もしくは過去における特異的な病原菌への感染を証明する．

補体結合反応や直接凝集法，直接赤血球凝集法などがある．

3．血清抗原または抗体を検出するその他の試験

1）ラテックス凝集反応：抗体を被覆したラテックスビーズに抗原が付着すると凝集し，肉眼で観察できるようになる．

A群β溶血連鎖球菌の同定などに用いられる．

2）酵素免疫測定法 (ELISA)：目的の抗原特異的抗体をプラスチックの容器（マイクロウェル）の壁に付着させ，患者血清と抗原抗体反応を起こさせる．

酵素標識抗体をさらに加え，患者血清内の抗原に結合させる．酵素が容器内へ加えられた基質に反応し発色を起こすことで診断が可能となる．

発色の強度が結合した抗原の量に比例する．炎症性サイトカインの定量などにも用いられる．

3）蛍光抗体法：組織中の抗原を色素標識抗体で反応させて診断を行う．

4）イムノクロマト法：検体を濾紙上で拡散させて分離し，抗原抗体反応を行わせる．イムノクロマト法はインフルエンザやCOVID-19の迅速診断キット（15分程度）として実用化されている．

文献
Harvey PA, Champe PC, Fisher BD. 山口惠三、松本哲也　監訳. イラストレイテッド微生物学, 第2版. 丸善. 2008; 64-74.
小栗豊子. 微生物学検査ハンドブック, 第4版. 三輪書店. 2011; 2-311.

5 分子生物学的同定方法

微生物には，培養が困難な菌種や，分離培養後も菌種の同定が困難なものが多数存在する．分子生物

学的同定方法は，そのような微生物の同定に有用であり，古典的には，微生物に特異的な核酸（DNAまたはRNA）の塩基配列を解析する方法が用いられてきた．

塩基配列を解析する方法は，対象となる微生物の核酸の特定領域の塩基配列を増幅・同定する．ポリメラーゼ連鎖反応（polymerase chain reaction: PCR）などの遺伝子増幅技術や培養で得られたコロニーの特異的な遺伝子配列を解析する方法で菌種の同定を行う．

わが国では以前より，結核菌やメチシリン耐性黄色ブドウ球菌（methicillin-resistant *Staphylococcus aureus*: MRSA）の迅速同定方法として保険適応がされていたが，現在では血流感染（血液培養陽性のみ），呼吸器感染，髄膜炎・脳炎への迅速診断が保険適用されている（日本臨床検査医学会）．

近年では，COVID-19感染においても，分子生物学的な診断方法が一般的に用いられており，微生物学的検査に欠かせない検査法となっている（国立感染症研究所）．

遺伝子増幅法の高速化，塩基配列解析方法の改善，マイクロアレイ技術の応用，全自動遺伝子診断装置とキットの開発などにより，多種類の原因菌および多項目の薬剤耐性を同時に検査する方法が実用化している．

1．PCR法

遺伝子増幅法の1つである．

PCRは，熱変性による2本鎖DNAの1本鎖DNAへの分離，アニーリングによる分離したDNAとプライマーとの水素結合による部分的2本鎖の形成，伸長反応によるDNA合成，からなる遺伝子増幅方法であり，特定のDNAを指数関数的に増幅する．

2．ハイブリダイゼーション

特定の遺伝子の配列を検出したり，目的のDNA断片を増幅したりするために使用する方法で，主に2つの対応するDNA鎖（通常は一方が標的DNAでもう一方がプローブ）が結合する現象を指す．

3．マイクロアレイ法

マイクロアレイ法では複数の遺伝子や核酸が配置されたチップを用いる．

感染検体内のDNAをプローブで標識し，チップ上に無数に並べられた相補的な遺伝子と特異的にハイブリダイゼーションすることで，菌種の同定や薬剤耐性遺伝子，微生物や宿主の反応などを同時に解析する技術である．

4．次世代シーケンサー（next generation sequencer: NGS）

シーケンサーはDNAやRNAの塩基配列を解析する装置である．

NGSによる解析では，高効率的な遺伝子配列技術を用いて検体から細菌の遺伝子情報を同定する．

遺伝子の全配列を同定することで，特定の部分塩基配列の比較だけでは難しかった細菌の種類の同定や系統，遺伝子配列の相同性の解析，薬剤耐性遺伝子の同定感染経路の推定などが可能である．

5．マトリックス支援レーザー脱離イオン化飛行時間型質量分析法（matrix-assisted laser desorption ionization time of flight mass spectrometry : MALDI-TOF MS）

微生物のタンパク質を質量分析装置により解析する方法であり，ゲノム解析とは異なるアプローチでありながら，DNAの塩基配列解析と高い相関が見られる点が特徴で，迅速に微生物の同定と識別を行う手法である．

文献
日本臨床検査医学会 新規保険収載検査項目の解説一覧（2024年1月19日閲覧）（https://www.jslm.org/books/journal/h&w.html）
国立感染症研究所 病原体検出マニュアル（2024年1月19日閲覧）（https://www.niid.go.jp/niid/ja/labo-manual.html#others）

まとめ

微生物学的検査の検査手順，形態学的同定方法，培養と同定方法，免疫学的微生物同定方法，分子生物学的同定方法について述べた．

股関節外科領域では，臨床的に感染と診断されても，菌の検出や同定が困難な症例にしばしば遭遇する．菌の同定率を向上させるためには検体取法や採取検体の保存法の工夫や適切な菌の同定方法の選択が重要である．

7章 股関節鏡検査

股関節鏡（hip arthroscopy）の歴史は古く，1931年にBurmanが屍体に対して行ったのが最初であり（Burman 1931），臨床例は，1939年にわが国の高木によって初めて報告されている．

しかし，その後しばらく報告がなく，1980年前後に再び股関節鏡の有用性や手術手技の工夫などが報告されるようになった（Gross 1977, Shifrinら1980, Holgerssonら1981）．わが国では扇谷ら（1983）や井手ら（1985）の報告があり，この時期が股関節鏡の本格的なはじまりといえる．

1986年には，Suzukiら（1986）が，関節唇断裂の鏡視所見について初めて報告しており，1990年代に入ると股関節の鏡視のみでなく鏡視下手術として，関節唇部分切除や関節遊離体摘出そして変形性股関節症（股関節症）に対するデブリドマン（débridement）などが行われるようになった（Ideら1991，Villar 1991）．

深く，狭い球状の関節に対する股関節鏡手術は，技術的に難しく，手術内容は診断的な内容にとどまるものが主であった（Dorfmannら1988，杉山ら2004）．

21世紀に入り，水中での使用と出血への対応が可能な電気凝固メスの開発によって，鮮明な視野のもとで確実な手術操作が可能となった．

Ganzらによって大腿骨寛骨臼インピンジメント（femoroacetabular impingement: FAI）の基礎となる概念が提唱され（Ganzら2003），関節唇損傷が，変性や外傷だけでなく，FAIでも起こりうることが明らかになり，関節唇損傷の治療が注目されるようになった．

その後，アンカー縫合インプラントの開発などにより，関節唇損傷の治療がデブリドマンから修復へとシフトすることとなった（Kellyら2005）．寛骨臼形成不全症や関節包弛緩でも関節唇損傷は多くみられ，関節鏡視下縫合が試みられている．

FAIのcam病変に対する骨軟骨形成術が可能となるインスツルメントも開発され，FAIに対してはsurgical dislocationよりも股関節鏡を用いた治療が増えてきている．

また，股関節鏡は，関節内外のさまざまな病変に対して応用され，大腿骨頭靱帯断裂（Byrdら2004），中殿筋断裂（Voosら2007），deep gluteal syndrome（Martinら2011），下前腸骨棘周囲の病変（Kaya 2018）などの診断や治療に用いられている．

股関節鏡手術としての適応や手技は，III編 治療学4章 手術療法の股関節鏡手術（☞ p.384）を参照されたい．

文献

Burman MS. Arthroscopy or the direct visualization of the joint. J. Bone Joint Surg Am. 1931; 13 : 669-695.

Byrd JWT, Jones KS. Traumatic rupture of the ligamentum teres as a source of hip pain. Arthroscopy. 2004; 20 : 385-391.

Dorfmann H, Boyer T, Henry P, et al. A simple approach to hip arthroscopy. Arthroscopy. 1988; 4 : 141-142.

Ganz R, Parvizi J, Beck M, et al. Femoroacetabular impingement: a cause for osteoarthritis of the hip. Clin Orthop Relat Res. 2003; 417: 112-120.

Gross RH. Arthroscopy in hip disorders in children. Orthop Rev. 1977; 6 : 43-49.

Holgersson S, Brattstrom H, Mogensen B, et al. Arthroscopy of the hip in juvenile chronic arthritis. J Pediatr Orthop. 1981; 1 : 273-278.

Ide T, et al. Arthroscopic surgery of the hip joint. Arthroscopy. 1991; 7 : 204-211.

井手隆俊, 赤松功也, 中島育昌. 急速破壊型股関節症の股関節鏡ならびに手術所見. 中部整災誌. 1985; 28 : 1592-1594.

Kaya M. Impact of extra-articular pathologies on groin pain: An arthroscopic evaluation. PLoS One. 2018; 13 : e0191091.

Kelly BT, Weiland DE, Schenker ML, et al. Arthroscopic labral repair in the hip: surgical technique and review of the literature. Arthroscopy. 2005; 21: 1496-1504.

Martin HD, Shears SA, Johnson JC, et al. The endoscopic treatment of sciatic nerve entrapment/deep gluteal syndrome. Arthroscopy. 2011; 27: 172-181.

扇谷浩文, 黒木良克, 斎藤 進, 他. 股関節における関節鏡の経験. Hip Joint. 1983; 9 : 151-154.

Shifrin LZ, Reis ND. Arthroscopy of a dislocated hip replacement. A case report. Clin Orthop Relat Res. 1980; 146 : 213-214.

Suzuki S, Awaya G, Okada Y, et al. Arthroscopic diagnosis of ruptured acetabular labrum. Acta Orthop Scand. 1986; 57 : 513-515.

杉山 肇, 浜田良機, 山本泰宏. 股関節鏡下手術. 関節外科. 2004; 23 : 216-222.

高木憲次. 関節鏡. 日整会誌. 1939; 14 : 359-384.

Villar RN. Arthroscopic debridement of the hip: A minimally invasive approach to osteoarthritis. J Bone Joint Surg Br. 1991; 73 : 170-171.

Voos JE, Rudzki JR, Shindle MK, et al. Arthroscopic anatomy and surgical techniques for peritrochanteric space disorders in the hip. Arthroscopy. 2007; 23: 1246. e1-5.

1 適 応

股関節鏡検査としての有用性は，股関節痛および股関節周囲痛を有する患者に対し，X線，CT，MRIで異常がとらえられない股関節病変を観察できることである．

MRIによる股関節唇損傷の診断精度は向上しているが，軟骨損傷の診断はMRIでは容易ではない．これに対し，股関節鏡は関節軟骨の観察に非常に有用である．

特発性大腿骨頭壊死症では，Stage 4の関節症変化のあるものには適応がないが，Stage 3で圧潰部関節軟骨の亀裂などの評価や，骨移植などの再生治療法の適応の決定に有用である．

大腿骨頭靱帯断裂の診断も股関節鏡のよい適応である．その際，靱帯再建術も試みられているが，デブリドマンのみで十分な除痛効果が得られるとされる（de SAら 2014）．

化膿性股関節炎は，放置すれば軟骨溶解や敗血症にいたる疾患であるため，早期の正確な診断と緊急の関節切開排膿を要する．関節外に感染が波及する前であれば，股関節鏡を併用したドレナージは，関節切開と同等の治癒率を示している（El-Sayed 2008）．

遊離体は，骨・軟骨・滑膜由来の小片で，股関節内で可動性があり，軋音や引っ掛かりなどの機械的症状を引き起こす．遊離体の位置と構成はさまざまであるため，局所所見，CT，MRIなどでの診断は困難である．

また，多数の小さな遊離体は，滑膜軟骨腫症が考えられる．1次性滑膜軟骨腫症は，関節滑膜の増殖性疾患であり，頻度の高い2次性滑膜軟骨腫症は外傷に続発する．

股関節鏡は，遊離体を直接観察し，同時に低侵襲で治療できる有効なツールとなっている．

遊離体は滑膜に付着していることが多く，除去するために大型のグラスパー，シェーバー，胸腔チューブが使用される．股関節の内側と後面にアクセスするには，追加のポータルが必要になることもある．

文献

de SA D, Phillips M, Philippon MJ, et al. Ligamentum teres injuries of the hip: a systematic review examining surgical indications, treatment, options and outcomes. Arthroscopy. 2014; 30: 1634-1641.

El-Sayed AM. Treatment of early septic arthritis of the hip in children: comparison of results of open arthrotomy versus arthroscopic drainage. J Child Orthop. 2008; 2: 229-237.

2 股関節鏡の手技

1. 麻酔と体位

全身麻酔あるいは腰椎麻酔の下に手術を行うが，両下肢に牽引を加えるため麻酔は両下肢に効かせる必要がある．体位は仰臥位（Ideら 1991，Byrd 2005）と側臥位（Glickら 1987，McCarthyら 1995）が用いられ，最近ではほとんど仰臥位である．

牽引手術台を用いて，股関節は10°屈曲，10°～20°外転，内外旋は中間位とする手技が代表的であるが，内外転を中間位，内外旋を軽度内旋位で行う方法などもある（図1）．

穿刺を行う前の患肢の牽引力について赤松らは20～40kgが必要であったとしているが（赤松ら 1994），Byrdらは過牽引による合併症を避けるために25～50lb（11～23kg）にとどめるべきと報告している（Byrd 2001）．

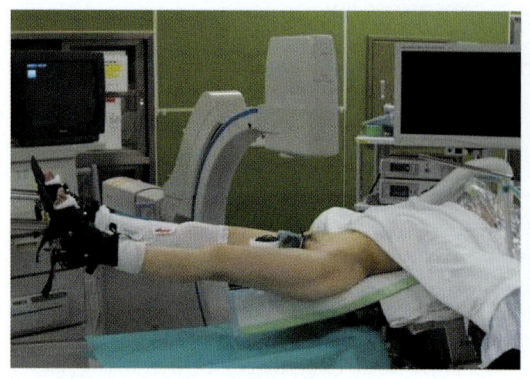
a

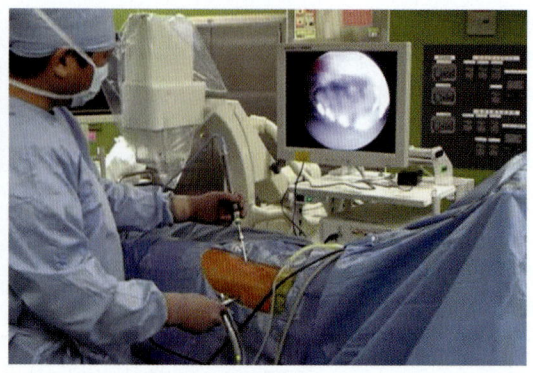
b

図1　牽引手術台を用いた股関節鏡の体位
a: 仰臥位で，股関節は10°屈曲，10°～20°外転して，20～40kgで牽引する．b: 手術外観．

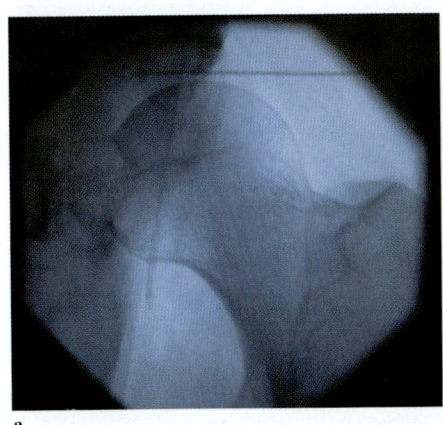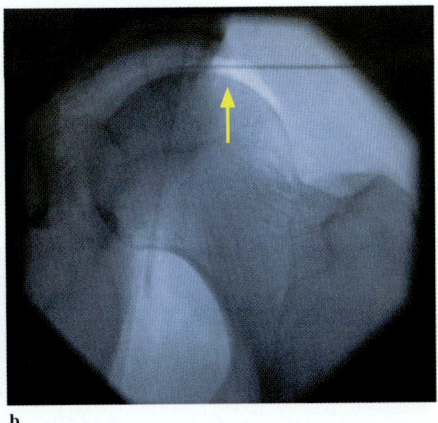

図2　X線透視装置

a: X線透視装置を用い，関節列隙が1cm程度開いているのを確認して関節を穿刺する．
b: 陰圧が解除され関節内に空気（矢印）が入ったところ．

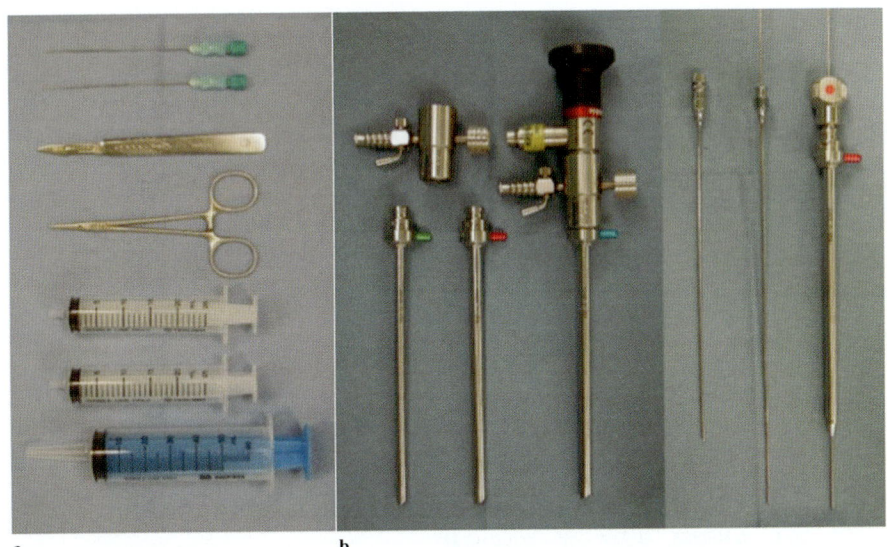

図3　股関節鏡システム

a: ポータル作製の基本セット（21G スパイナル針や洗浄用カテーテルチップ）
b: 股関節鏡システム（Smith & Nephew 社製）

　この違いは，赤松らは高度の拘縮を伴う変形性股関節症も治療対象としていたことに起因していると考えられる．基本的には股関節症末期や高度拘縮例に股関節鏡は禁忌である（Byrd 2006，Philippon ら 2013）．

　後述するように，関節内にカテラン針や脊椎針が刺入され，関節内の陰圧が解除されれば牽引は容易になる（図2）．

　手術中は，牽引力は，関節内の処置が可能な1cm程度の関節裂隙が確保できる最低限にとどめ，必要以上の力で長時間牽引しないように注意する．

2. 関節鏡システム

　使用する関節鏡本体は，膝関節あるいは肩関節で使用するものと同様である．はじめは直視鏡を使用することにより股関節内のオリエンテーションをつける．

　関節内のオリエンテーションがついたところで30°あるいは70°の斜視鏡を用いるとより広い範囲が鏡視可能であり，関節全体を観察することができる．

　外套管は，外径5mm程度のものを用い，長さは通常の膝関節鏡よりも2cmほど短くする．アダプターを脱着するシステムを使用すると手術が容易である．

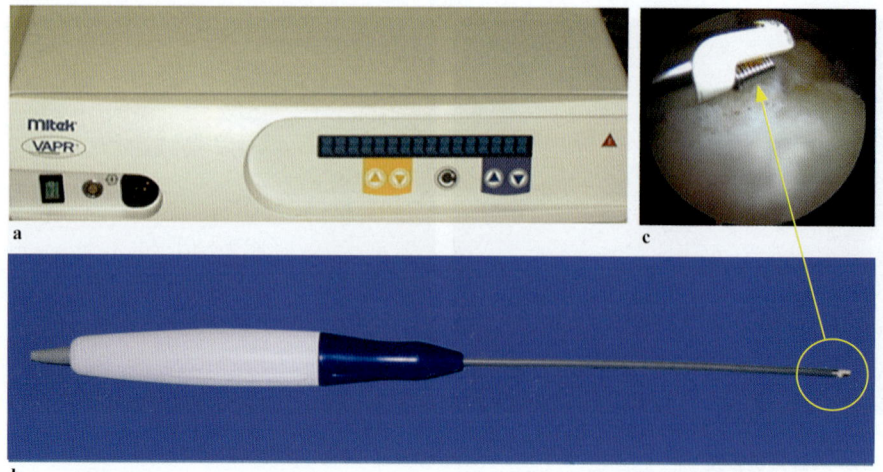

図4　電気凝固メス

a: 電気凝固システム本体（Mitek 社製 VAPR システム）．b: ハンドピース．c: プローブの先端．

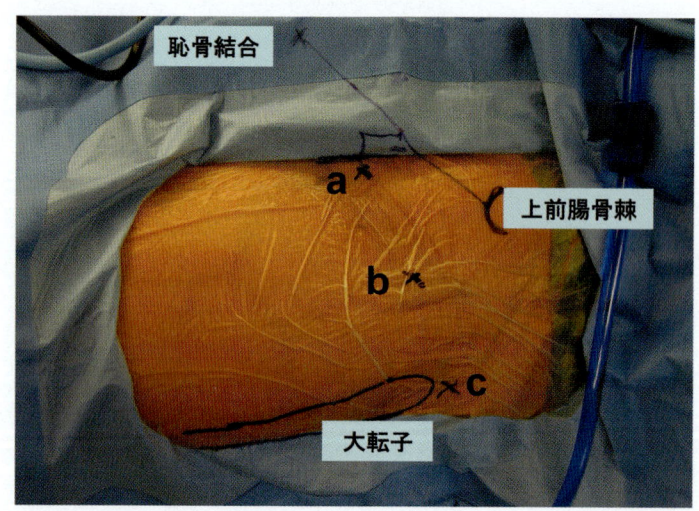

図5　左股関節，使用するポータルの位置

a: 前方ポータル．b: 前外側ポータル．c: 外側ポータル．

股関節鏡手術では，手術器具の出し入れにこのシステムが有用で，井手が開発した渡辺式 21 号 CLM 4.0 型を使用したシステム（Ide ら 1991），あるいは Smith & Nephew 社製の股関節鏡システム（図3），Stryker 社製のシステムがわが国では使用可能である．

手術器具としては，外套管を通過するような先の小さな鉗子類が有用であり，電動シェーバーも必須である．

十分な視野を確保するためには，滑膜切除や止血操作が必要であり，出血を抑え鮮明な視野のもとで手術を行うために電気凝固メス（図4）（Mitek 社製 VAPR システム，Smith & Nephew 社製バルカンシステムなど）を用いる．

3．ポータルの作製

股関節鏡の手技としては，1991 年にわが国で報告された井手の 3 方向同時進入法（3 ポータル法）があり（図5）（Ide ら 1991），多くの鏡視下手術に適応がある．

特に前方ポータルは股関節の広い範囲が鏡視可能である．前方ポータルの刺入点は，上前腸骨棘と恥骨を結ぶ線の中点より 1cm 末梢かつ 1cm 外側を目安とする．

大腿動脈を触知して，これを内側に避けて刺入する．外側ポータルの刺入位置は，大転子より 1cm 中枢とし，前外側ポータルは，前方ポータルと外側ポータルを結ぶ線の直線の中点を目安とする．

欧米では，大転子をはさんだ前外側（anterolateral），

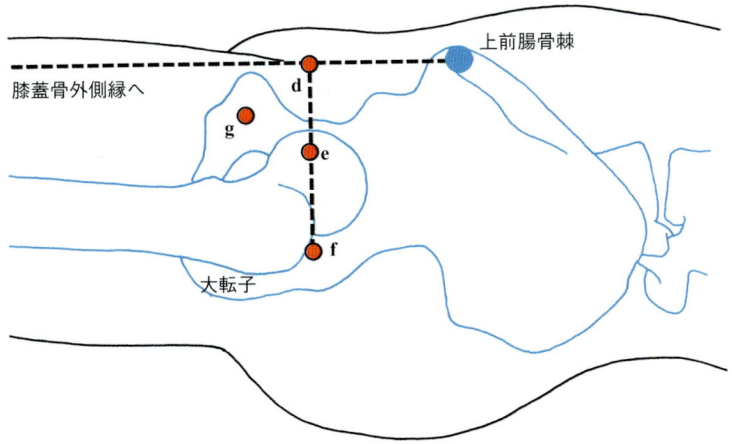

図6　欧米で用いられているポータルの位置（Byrd）

left hip：anterior portal（d）, anterolateral portal（e）, posterolataral portal（f）,
midanterolateral portal（g）

後外側（posterolateral）の2ポータルが一般的であっ
たが（Dorfmannら1988, Frichら1989），前方（accesory
anterolateral）のポータル（井手のいう前方ポータル
よりやや外側）（Frichら1989）やmid-anterolateral
portalなど，さまざまな進入法が用いられている（図
6）（McCarthyら1995）．

　ポータルの作製順序は，関節包に比較的余裕が
ある外側ポータルやanterolateral portalをまず作成
し，鏡視を行いながら前方ポータルあるいはmid-
anterolateral portalを作製する方が軟骨の損傷の可能
性が少なく安全である．

　穿刺は，21Gか22Gのカテラン針か，ガイドワ
イヤーを通すことができる17Gの脊椎針を刺入し
て関節腔を確認したのち，関節軟骨を損傷しないよ
う注意しながら外套管を挿入する．

　この時，刺入点と刺入方向はX線透視を使用し
て確認するが，不慣れな場合でX線透視に頼りす
ぎるとオリエンテーションに混乱が生じる．股関節
を3次元的にイメージしながら慎重に刺入してい
く．

4. 鏡視部位と鏡視所見

　外側ポータルから直視鏡を挿入すると寛骨臼の関
節軟骨と寛骨臼窩が確認できる．

　鏡筒を手前に引くと大腿骨頭が視認でき，さらに
手前に引くと関節唇を大腿骨頭の対側に観察でき
る．

　斜視鏡にかえて関節内を鏡視していくと，寛骨臼
窩のより末梢部，大腿骨頭靱帯，大腿骨頭の辺縁部，
寛骨臼辺縁の後上方部・前上方部など，広い範囲が

鏡視できる．

　正常な股関節では，大腿骨頭の関節軟骨は白色を
呈し，表面は平滑でゆで卵の殻をむいたような性状
である．

　関節唇は，寛骨臼の関節軟骨と連続して同じく白
色で半月状を呈しており，表面は関節軟骨に比べや
や粗像である（図7）．

　関節唇断裂は，前上方に多いため，斜視鏡で前方
の関節唇を見上げるようにするとよく観察できる
（図8）．

　前方・前外側ポータルを作製して鏡視すると，外
側ポータルから観察しにくい外側ポータルの周囲，
より前方の滑膜や関節唇，寛骨臼窩の前下方部分な
どが鏡視可能である．

　寛骨臼窩には，わずかな脂肪組織と滑膜がみられ
る．また，大腿骨頭靱帯はやや扁平化して大腿骨頭
から涙滴部に向けて連続している．断裂がある場合
は，大腿骨頭靱帯では肥大化して寛骨臼窩の下方に
みられる（図9）．

5. 合併症とその予防

　合併症として多いのが，灌流液による股関節周囲
の浮腫と水腫である．

　予防として，生理食塩水ではなく，アルスロマチッ
ク（乳酸リンゲル液が主成分）を灌流液として使用
することにより，組織の腫れを減少させることが可
能である（杉山ら2004）．

　牽引台のポストによる陰部の圧迫による陰部の腫
れや疼痛，陰部神経麻痺などにも注意が必要である．

　これらの障害を避けるために，牽引は間欠的に行

う（連続1時間以上の牽引は避ける）ことが必要で、クッション性の高い素材で覆われたポストを使用するなどして陰部の保護を行う。

特殊な摩擦の強いマットを患者と牽引台の間に敷くことで、ポストを使用せず牽引できるポストレスシステムも普及し始めており、従来のポストを用いた牽引に比べて低い合併症率が報告されている（Parkes ら 2023）。

文献

赤松功也, 井手隆俊. カラーアトラス股関節鏡―診断と治療. 金原出版, 1994.

Byrd JW. Hip arthroscopy. The supine position. Clin Sports Med. 2001; 20: 703-731.

Byrd JWT. Operative Hip Arthroscopy. Springer Science + Business Media Inc. 2005.

Byrd JW. Hip arthroscopy. J Am Acad Orthop Surg. 2006; 14: 433-444.

Dorfmann H, Boyer T, Henry P, et al. A simple approach to hip arthroscopy. Arthroscopy. 1988; 4 : 141-142.

Frich LH, Lauritzen J, Juhl M. Arthroscopy in diagnosis and treatment of hip disorders. Orthopedics. 1989; 12 : 389-192.

Glick JM, Sampson TG, Gordon RB, et al. Hip arthroscopy by the lateral approach. Arthroscopy. 1987; 3 : 4-12.

Ide T, Akamatsu N, Nakajima I, et al. Arthroscopic surgery of the hip joint. Arthroscopy. 1991; 7 : 204-211.

McCarthy JC. Hip arthroscopy; Application and technique. J Am Acad Orthop Surg. 1995; 3 : 115-122.

Parkes CW, Featherall J, McGrale CT, et al. Association of postless distraction in hip arthroscopy with decreased postoperative groin numbness. Am J Sports Med. 2023; 51: 3447-3453.

Philippon MJ, Briggs KK, Carlisle JC, Patterson DC. Joint space predicts THA after hip arthroscopy in patients 50 years and older. Clin Orthop Relat Res. 2013; 471: 2492-2496.

杉山 肇, 浜田良機, 山本泰宏. 股関節鏡視下手術. 関節外科. 2004; 23 : 216-222.

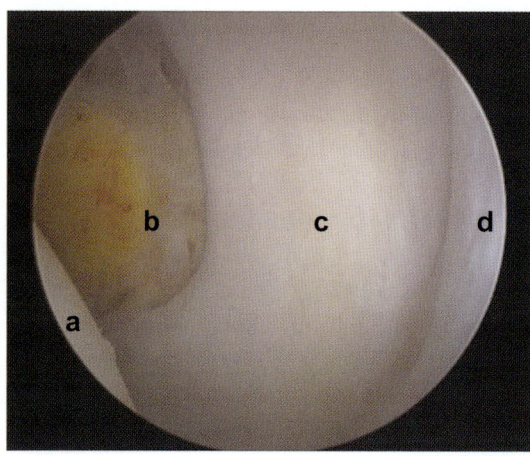

図7 外側ポータルからの鏡視所見
大腿骨頭(a). 寛骨臼窩(b). 寛骨臼軟骨(c). 関節唇(d).

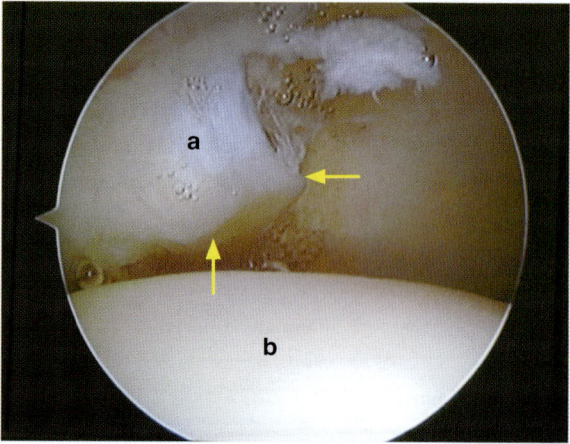

図8 外側ポータルより観察した関節唇異常像
関節唇(a)は断裂して関節内に陥頓している(矢印). 画面下は大腿骨頭(b).

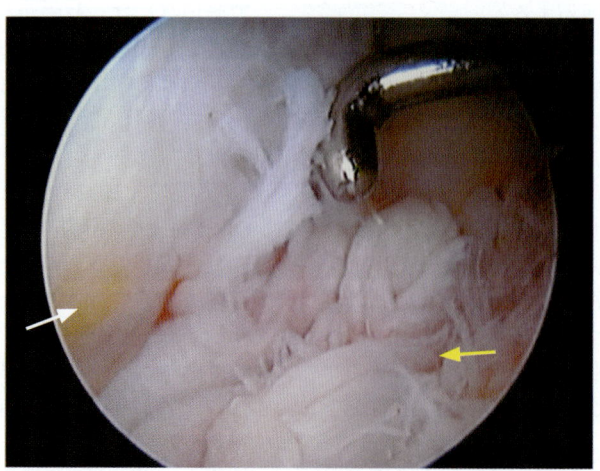

図9 前方ポータルより観察した大腿骨頭靱帯
寛骨臼窩に断裂して断端が肥厚している大腿骨頭靱帯が認められる(黄矢印). 画面左には寛骨臼窩にある脂肪組織(白矢印).

8章　アウトカム評価

臨床評価基準（アウトカム評価）

　股関節の機能，疼痛，歩行能力や日常生活動作の具合などのアウトカムを評価する指標が臨床評価基準である．

　疾患の重症度や治療前後での治療効果判定などを比較する目安となっている．臨床評価基準には，医療者側が評価する評価基準と受益者である患者自身が自己評価する健康関連QOL尺度の2種類がある．

　いずれも数多くのものが存在し，疼痛，歩行能力，日常生活動作，可動域などの項目を有しているが，国際的に統一されたものはない．

　股関節疾患においては，医療者側が評価する臨床評価基準として，わが国では，日本整形外科学会股関節機能判定基準（JOA ヒップスコア）（井村1995）が最も一般的であり，国際的には Harris ヒップスコア（Harris 1969）が最も普及している．

　患者立脚型アウトカム指標である健康関連QOL尺度には，包括的尺度として MOS Short-Form 36-Item Health Survey（SF-36，Ware ら 1992）などがあり，股関節疾患特異的尺度として Western Ontario and MacMaster Universities Osteoarthritis Index（WOMAC，Bellamy ら 1988）や Oxford ヒップスコア（OHS，Dawson ら 1996）などがある．

　2012 年から，日本整形外科学会股関節疾患評価質問表（Japanese Orthopaedic Association Hip Disease Evaluation Questionnaire: JHEQ）（Matsumoto ら 2012）が使用可能となっている．

文献

Bellamy N, Buchanan WW, Goldsmith CH, et al. Validation study of WOMAC: a health status instrument for measuring clinically important patient relevant outcomes to antirheumatic drug therapy in patients with osteoarthritis of the hip or knee. J Rheumatol. 1988; 15 : 1833-1840.

Dawson J, Fitzpatrick R, Carr A, et al. Questionnaire on the perceptions of patients about total hip replacement. J Bone Joint Surg Br. 1996; 78 : 185-190.

Harris WH. Traumatic arthritis of the hip after dislocation and acetabular fractures: treatment by mold arthroplasty. An end-result study using a new method of result evaluation. J bone Joint Surg Am. 1969; 51 : 737-755.

井村慎一. 日本整形外科学会股関節機能判定基準. 日整会誌. 1995; 69 : 860-867.

Matsumoto T, Kaneuji A, Hiejima Y, et al. Japanese Orthopaedic Association Hip Disease Evaluation Questionnaire (JHEQ): a patient-based evaluation tool for hip-joint disease. The Subcommittee on Hip Disease Evaluation of the Clinical Outcome Committee of the Japanese Orthopaedic Association. J Orthop Sci. 2012; 17 : 25-38.

Ware JE Jr. Sherbourne CD: The MOS 36-item short-form health survey (SF-36). I. Conceptual framework and item selection. Med Care. 1992; 30 : 473-483.

1 ｜ 医療者側評価による臨床評価基準

1. 背　景

　臨床評価基準は，その疾患の重症度や治療前後での治療効果の判定などを数値化して評価することにより，その患者の臨床的な状態を示す客観的な指標として用いられてきた．

　一般的な股関節の臨床評価基準は，主に「疼痛」，「関節機能」，「歩行能力」および「日常生活動作」など評価項目が点数化され，その合計点数によって優・良・可・不可などといった段階づけがなされるようになっている．

　これまで数多くの評価基準が世界中で考案され用いられてきた（表 1）．1950 〜 1970 年頃までだけでも，約 20 種類のものが報告されている．

2. 代表的な臨床評価基準

　わが国でつくられた臨床評価基準で，現在最も用いられているのは，日本整形外科学会股関節機能判定基準（表 2）である．一方，国際的に最も普及している基準としては Harris ヒップスコア（表 3）がある．

1）日本整形外科学会股関節機能判定基準（JOA ヒップスコア, 表 2）

　わが国で最も用いられている臨床評価基準である．現行の JOA ヒップスコアは，1971 年に作成された旧 JOA ヒップスコアをもとに 1995 年に改正された．

表1 股関節疾患における主要な臨床評価基準

- AAOS hip & knee score (Johanson ら 2004)
- Charnley hip score (Charnley ら 1972)
- Harris hip score (Harris 1969)
- Hospital for special surgery hip score (HSS) (Wilson ら 1972)
- Iowa hip score (Larson 1963)
- JOA hip score (井村 1995)
- Mayo clinical hip score (Kavanagh ら 1985)
- Merle D'Aubigné-Postel hip score (d'Aubigne ら 1954)

表2 日本整形外科学会股関節機能判定基準 (JOA ヒップスコア)

疼痛			可動域				歩行能力		日常生活動作				
	右	左			右	左				容易	困難	不可
股関節に関する愁訴がまったくない.	40	40	屈 曲				長距離歩行,速歩が可能,歩容は正常.	20	腰かけ	4	2	0
			伸 展									
不定愁訴（違和感,疲労感）があるが,痛みはない.	35	35	外 転				長距離歩行,速歩は可能であるが,軽度の跛行を伴うことがある.	18	立ち仕事（家事を含む）注1)	4	2	0
			内 転									
歩行時痛みはない（ただし歩行開始時あるいは長距離歩行後疼痛を伴うことがある）.	30	30	点	屈 曲			杖なしで,約30分または2km歩行可能である.跛行がある.日常の屋外活動にほとんど支障がない.	15	しゃがみこみ・立ち上がり 注2)	4	2	0
自発痛はない.歩行時疼痛はあるが,短時間の休息で消退する.	20	20	数注)	外 転			杖なしで,10～15分程度,あるいは約500m歩行可能であるが,それ以上の場合1本杖が必要である.跛行がある.	10	階段の昇り降り 注3)	4	2	0
自発痛はときどきある.歩行時疼痛があるが,休息により軽快する.	10	10	注）関節角度を10°刻みとし,屈曲には1点,外転には2点与える.ただし屈曲120°以上はすべて12点,外転30°以上はすべて8点とする.屈曲拘縮のある場合にはこれを引き,可動域で評価する.				屋内活動はできるが,屋外活動は困難である.屋外では2本杖を必要とする.	5	車,バスなどの乗り降り	4	2	0
持続的に自発痛または夜間痛がある.	0	0					ほとんど歩行不能.	0	注1）持続時間約30分.休息を要する場合困難とする.5分くらいしかできない場合,不能とする.			
具体的表現							具体的表現		注2）支持が必要な場合,困難とする. 注3）手すりを要する場合は困難とする.			

病名：　　　治療法：　　　手術日：　　年　　月　　日　　表記方法：

カテゴリー：　A：片側　B：両側　C：多関節罹患

$$\frac{右,左}{両側の機能} \cdots \frac{疼痛+可動域}{歩行能力+日常生活動作}$$

総合評価 | 右 | 左 |

疼痛（40点），可動域（20点），歩行能力（20点），日常生活動作（20点）の4項目から構成され，100点が満点となっている．Charnley（1972）によって提案された片側罹患，両側罹患，多関節罹患などのカテゴリー分類が採用されている．

比較的簡便で覚えやすく，バランスのとれた評価基準である．

2) Harris ヒップスコア (表3)

もともとは，外傷後の股関節機能の評価基準として1969年発表されたが，現在は，股関節疾患全般の評価基準として国際的に普及し使用されている基準である．

疼痛（44点），機能（47点），変形（4点），可動域（5点）から構成されている．

疼痛は6段階に分かれており，跛行，歩行支持，歩行距離などの歩行能力（33点）と，階段昇降，靴・靴下履き，座位，公共の乗り物利用などのADL（14点）からなっている．

JOAヒップスコアにはない項目として変形があり，4通りの変形パターンがすべてない場合が4点とされている．また，可動域は満点が5点と，JOAヒップスコアに比べ全体に占めるウエイトが小さく，その計算方法も少し複雑となっている．

3) Merle d'Aubigne-Postel ヒップスコア (表4)

1954年に Merle d'Aubigne と Postel が報告した歴史的な評価基準である．

疼痛（6点），可動域（6点），歩行能力（6点）の3項目で構成されたシンプルな内容で，18点が

表3　Harris ヒップスコア

PAIN
- ☐ None or ignores it (44)
- ☐ Slight, occasional, no compromise in activities (40)
- ☐ Mild pain, no effect on average activities, rarely moderate pain with unusual activity; may take aspirin (30)
- ☐ Moderate Pain, tolerable but makes concession to pain: some limitation of ordinary activity or work: may require occasional pain medication stronger than aspirin (20)
- ☐ Marked pain, serious limitation of activities (10)
- ☐ Totally disabled, crippled, pain in bed, bedridden (0)

LIMP
- ☐ None (11)　☐ Moderate (5)
- ☐ Slight (8)　☐ Severe (0)

SUPPORT
- ☐ None (11)　　　　　☐ Two canes (2)
- ☐ Cane for long walks (7)　☐ Two crutches (0)
- ☐ Cane most of the time (5)　☐ Not able to walk (0)
- ☐ One crutch (3)

DISTANCE WALKED
- ☐ Unlimited (11)　　☐ Indoors only (2)
- ☐ Six blocks (8)　　☐ Bed and chair (0)
- ☐ Two or three blocks (5)

STAIRS
- ☐ Normally without using a railing (4)
- ☐ Normally using a railing (2)
- ☐ In any manner (1)
- ☐ Unable to do stairs (0)

PUT ON SHOES AND SOCKS
- ☐ With ease (4)　☐ With difficulty (2)　☐ Unable (0)

SITTING
- ☐ Comfortably in ordinary chair for one hour (5)
- ☐ On a high chair for 30 minutes (3)
- ☐ Unable to sit comfortably in any chair (0)

Enter public transportation (1): ☐ Yes ☐ No

Flexion contracture: ─────────── (degrees)

Leg length diecrepancy: ─────── (cm)

ABSENCE OF DEFORMITY (All Yes = 4; Less Than 4 = 0)
Less than 30° fixed flexion contracture:　☐ Yes ☐ No
Less than 10° fixed abduction:　☐ Yes ☐ No
Less than 10° fixed internal rotation in extension:　☐ Yes ☐ No
Limb length discrepancy less than 3.2 cm:　☐ Yes ☐ No

RANGE OF MOTION SCALE (*Normal)
Total degree measurements, then check range to obtain score
Flexion (*140°): ─────── External Rotation (*40°): ───────
Abduction (*40°): ─────── Internal Rotation (*40°): ───────
Adduction (*40°): ───────

RANGE OF MOTION SCALE:
211°-300° (5)　　61°-100° (2)
161°-210° (4)　　31°-60° (1)
101°-160° (3)　　0°-30° (0)

Range of Motion Score: ───────

Total Harris Hip Score: ───────

Readmission to Hospital: ☐ Yes ☐ No
Date of Readmission: ──── / ──── / ────
Inplant Removal Date: ──── / ──── / ────

Comments: ─────────────────────────────────
─────────────────────────────────

Investigator Signature: ─────────────────────── Date: ──── / ──── / ──── (mm/dd/yy)

満点である．

　疼痛と歩行能力の合計点数と可動域の程度で股関節機能の5段階評価（very good, good, medium, fair, poor）が，治療前後のスコアの点差を計算することで股関節機能改善度の4段階評価（very great improvement, great improvement, fair improvement, failuer）が可能である．

3. 臨床評価基準の再現性と信頼性

　臨床評価における重要な問題として，検者内あるいは検者間での再現性のばらつきがあげられる．

　これらの評価基準は，身体所見とインタビュー，アンケートなどから得られた情報をもとに，医療者側が評価する形式をとっている．

　このため，治療後の評価を行う場合には，検者が実際に治療に携わった医師自身であると，より自身の治療に好意的な結果になりやすくなり，バイアス

が生じる．また，評価への習熟の具合によっても結果に差が出てくる．

　これら数多くある臨床評価基準は，特に統一された見解をもとに作成されているわけではない．したがって，評価基準の違いによってもばらつきが生じることを認識する必要がある．

　通常は，どの基準も「疼痛」が評価項目として最も重要視されており，「可動域」と「関節機能」，「日常生活動作」の項目を携えているため，同一患者を異なる評価基準によって評価しても，同程度の結果を示す場合もある．

　同一検者で評価したJOAヒップスコアとHarrisヒップスコアは，強い相関関係を示したという報告がある（藤沢ら2001）．一方で，それぞれの評価の仕方や割りあてた点数，評価項目の種類と数，総合評価の段階づけの基準（優・良・可・不可など）が異なるため，用いる基準により，結果がよくなった

表4 Merle d'Aubigné-Postel ヒップスコア

Method of grading functional value of hip

Pain	Mobility	Ability to walk
0 Pain is intense and permanent.	Ankylosis with bad position of the hip.	None.
1 Pain is severe even at night.	No movement: pain or slight deformity.	Only with crutches.
2 Pain is severe when walking: prevents any activity.	Flexion under 40 and degrees.	Only with canes.
3 Pain is tolerable with limited activity.	Flexion between 40 and (60) degrees.	With one cane, less than one hour: very difficult without a cane.
4 Pain is mild when walking: it disappears with rest.	Flexion between 60 and 80 degrees: patient can reach his foot.	A long time with a cane: short time without cane and with limp.
5 Pain is mild and inconstant: normal activity.	Flexion between 80 and 90 degrees: abduction of at least 15 degrees.	Without cane but with slight limp.
6 No pain.	Flexion of more than 90 degrees: abduction to 30 degrees.	Normal

Functional grading of the hip

Pain	Ability to walk	Mobility normal or nearly normal	
6	6	Very good	P + W = 11 or 12
6	5	Walk without cane, with no pain and no limp.	
5	6	Walk without cane, with no pain but with slight limp.	
		Walk without cane, with no limp but with slight pain when starting.	
		Good	P + W = 10
5	5	Walk without cane, with slight pain and slight limp.	
4	6	Walk without cane, with pain but no limp.	
6	4	Walk without cane, without pain: a cane used to go outdoors.	
		Medium	P + W = 9
5	4	Slight pain: a cane is used outdoors.	
4	5	Pain after walking some minutes: no cane is used but there is a slight limp.	
6	3	No pain: a cane is used all the time.	
		Fair	P + W = 8
5	3	Slight pain: a cane is used all the time.	
4	4	Pain after walking: a cane is used outdoors.	
		Poor	P + W = 7 or less
		Mobility Reduced	
		If the mobility is reduced to 4, the result is classed one grade lower.	
		If the mobility is reduced to 3 or less, the result is classed two grades lower.	

Method of the evaluation of improvement brought about by operation in affections of the hip (relative result)

	Preoperative grading	Postoperative grading	Difference	Improvement
Pain	3	5	$2 \times 2 = 4$	
Mobility	2	5	$3 = 3$ } = 9	
Ability to walk	3	4	$1 \times 2 = 2$	
	Very great improvement = 12 or more			
	Great improvement = 7 to 11			
	Fair improvement = 3 to 7			
	Failure = less than 3			

り悪くなったりすることがありうる.

　人工股関節全置換術 (THA) の術後成績を, Charnley ヒップスコア (Charnley 1972) と Harris ヒップスコアの両方で調査し比較したところ, Harris ヒップスコアは疼痛スコアと歩行スコアにおいて Charnley ヒップスコアより有意に低い結果であったという報告がある (Ritter ら 1990).

　また, 13 の異なる股関節スコアリングシステムを用いて, THA の長期成績を評価し比較したところ, 各スコアの総合成績の間には 76％の症例で 1 段階の隔たり (excellent と good の違い, または

good と fair の違い) があり, 残りの 24％はさらに大きく隔たっていたという報告もある (Bryant ら 1993).

　このような評価の再現性のばらつきを少なくするためには, 実際の治療に携わっていないよく洗練された観測者を検者とし, 検者間でのばらつきが少ない評価基準を用いることが, 本来なら理想的であるといえる.

　臨床評価基準がどの程度有用で信頼性があるか, 検者間での再現性はどうかなどを検証する研究が, 欧米では行われており, Harris ヒップスコアは高

い妥当性と信頼性が報告されている（Mahomed ら 2001，Söderman ら 2001，Hoeksma ら 2003）．　わが国で開発された JOA ヒップスコアに関しては，Harris ヒップスコアとの強い相関は報告されているが（藤沢ら 2001），その臨床評価基準としての有用性を検証した質の高いエビデンスは今のところ存在していない．　今後，国際的に統一された評価基準の出現が待たれる．

文献

Bryant MJ, Kernohan WG, Nixon JR, et al. A statistical analysis of hip scores. J Bone Joint Surg Br. 1993; 75 : 705-709.

Charnley J. The long-term results of low-friction arthroplasty of the hip performed as a primary intervention. J Bone Joint Surg Br. 1972; 54: 61-76.

d'Aubigné RM, Postel M. Functional results of hip arthroplasty with acrylic prosthesis. J Bone Joint Surg Am. 1954; 36 : 451-475.

藤沢基之，内藤正俊，浅山　勲．股関節判定基準の相違．JOA hip score と Harris hip score の比較．整形外科．2001; 52 : 628-633.

井村慎一．日本整形外科学会股関節機能判定基準．日整会誌．1995; 69 : 860-867.

Harris WH. Traumatic arthritis of the hip after dislocation and acetabular fractures: treatment by mold arthroplasty. An end-result study using a new method of result evaluation. J bone Joint Surg Am. 1969; 51 : 737-755.

Hoeksma HL, Van Den Ende CH, Ronday HK, et al. Comparison of the responsiveness of the Harris Hip Score with generic measures for hip function in osteoarthritis of the hip. Ann Rheum Dis. 2003; 62 : 935-938.

Johanson NA, Liang MH, Daltroy L, et al. American Academy of Orthopaedic Surgeons lower limb outcomes assessment instruments. Reliability, validity, and sensitivity to change. J Bone Joint Surg Am. 2004; 86 : 902-909.

Kavanagh BF, Fitzgerald RH Jr. Clinical and roentgenographic assessment of the total hip arthroplasty: a new hip score. Clin Orthop Relat Res. 1985; 193 : 133-140.

Larson CB. Rating scale for hip disabilities. Clin Orthop Relat Res. 1963; 31 : 85-93.

Mahomed NN, Arndt DC, McGrory BJ, et al. The Harris hip score: comparison of patient self-report with surgeon assessment. J Arthroplasty. 2001; 16 : 575-580.

Ritter MA, Fechtman RW, Keating EM, et al. The use of a hip score for evaluation of the results of total hip arthroplasty. J Arthroplasty. 1990; 5 : 187-189.

Söderman P, Malchau H. Is the Harris hip score system useful to study the outcome of total hip replacement? Clin Orthop Relat Res. 2001; 384 : 189-197.

Wilson PD Jr, Amstutz HC, Czerniecki A, et al. Total hip replacement with fixation by acrylic cement : a preliminary study of 100 consecutive McKee-Farrar prosthetic replacements. J Bone Joint Surg Am. 1972; 54 : 207-236.

2　患者自己評価による健康関連 QOL 尺度

1.　背　景

　これまで，疾患における臨床評価は，医療者側が評価することが多かった．股関節疾患においては，その代表的評価基準が前述の Harris ヒップスコアや JOA ヒップスコアである．

　このような医療者側による評価法の問題として，医療者の主観が入り，検者内および検者間で誤差が生じることや，評価結果が患者の実感とかけ離れてしまうことがある．

　これに対して，疾患の改善もさることながら，患者自体の日常生活の質が重要であるとの考えから，受益者である患者自身が自己評価する健康関連 QOL 尺度が，1980 年代より研究されてきた．

　この認識の広まりとともに，種々の健康関連 QOL 尺度が開発作成され，臨床研究に用いられている．ただし，わが国においては，諸外国に比べ，臨床評価として健康関連 QOL 尺度が使用される機会はいまだ少ないのが現状である．

2.　分　類

　健康関連 QOL 尺度は，大まかに分けて，疾患にかかわらず全身健康状態を評価する包括的尺度と，疾患別に評価する疾患特異的尺度とに分類される．

　包括的尺度は異なった疾患間でも健康状態を比較検討することができる特徴があるのに対し，疾患特異的尺度は疾患特有の健康状態をより評価しやすい特徴がある．

　両尺度はどちらが優れているというものではなく，むしろ両尺度を同時に使用することが勧められている（Hawker ら 1995）．

3.　特徴と性質

　健康関連 QOL 尺度は質問項目に答える自己評価法であることから，海外で作成された健康関連 QOL 尺度を日本で使用する場合には日本語版が必要となる．

　健康関連 QOL 尺度は国際的に比較可能な尺度であることが望ましく，その点では外国語尺度の日本語版は国際的な比較研究ができる利点があるが，その尺度が作成された文化圏と日本文化との違いや生活様式の違いを考慮する必要がある（鈴鴨ら 2007，Uesugi ら 2009）．

　単純に和訳して使用しても間違った解釈をされてしまうこともありうる．一方で，わが国で作成した日本語尺度は日本文化や生活様式を考慮できるが，逆に国際比較ができない弱点があり，一長一短がある．

　いずれの場合も作成後にはその尺度の日本における信頼性および妥当性を検証する必要がある．

4. わが国における健康関連 QOL 尺度

これまで，わが国において健康関連 QOL は医療評価としてそれほど重要視されてこなかったが，近年，健康関連 QOL 尺度を用いた股関節疾患評価の研究報告は，徐々に増加傾向にある．

2012 年より，わが国において作成された股関節疾患特異的尺度である日本整形外科学会股関節疾患評価質問表（JHEQ）が使用可能となり，健康関連 QOL 尺度の重要性が広く認知されたことがその理由として挙げられる（Fukui ら 2015）．

5. 代表的な健康関連 QOL 尺度

国際的には，股関節疾患における健康関連 QOL 尺度として種々の尺度が使用されている（表 5）．

包括的尺度は他疾患でも使用されている．これらの健康関連 QOL 尺度は尺度としての信頼性および妥当性が検討され，尺度間での比較検討も行われている．

なかでも WOMAC と SF-36 は国際的頻用度が高く，信頼性も高い（Beaton ら 2003，Veenhof ら 2006）．

1）SF-36 (MOS Short-Form 36-Item Health Survey)

米国で作成され，国際的に広く用いられている包括的健康関連 QOL 尺度である．日本語版が存在する．

16 歳以上を対象としており，身体機能や身体の痛みなどの 8 つの下位尺度で構成され，合計 36 の質問項目がある．

下位尺度以外に，健康全般についての 1 年間の変化を尋ねる 1 項目がある．総合点数は 0 〜 100 点に換算され，高点数であるほど QOL がよい状態であることを示す．

各国の国民標準値が設定されており，同疾患や他疾患間のみならず，国民標準値とも比較検討し，健康状態を評価することができる．国際的に信頼性および妥当性が検証されている．

日本においても国民標準値が出されており，また，日本専用のウエブサイト（URL: https://www.sf-36.jp/）があることから，使用しやすい環境にある．ただし，わが国における股関節疾患の健康関連 QOL 評価法としての妥当性や信頼性については，今後の検証が必要である．

SF-36 日本語版はオンラインで入手することができるが，使用するには，使用許可またはコマーシャルライセンスの取得が必要である．

2）WOMAC (Western Ontario and McMaster Universi-ties Osteoarthritis Index)

1982 年に作成され，国際的に広く用いられている股関節および膝関節症の疾患特異的健康関連 QOL 尺度である．その後何度かの修正が加えられている．

3 つの領域で計 24 の質問項目からなる．回答に時間を要することは返答率を低下させる原因となることから，24 という設問数の少なさは WOMAC の優れている一面といえる（Salaffi ら 2005）．

WOMAC 公式サイト（URL: https://www.womac.com）より日本語版を入手することが可能である．著作権は開発者の Bellamy が保有しており，使用に際しては，ウエブサイトもしくは直接連絡により，開発者の許可を得る必要がある．

3）Oxford ヒップスコア（表 6）

主に THA 施行患者の臨床評価基準として 1996 年に発表された疾患特異的健康関連 QOL 尺度である．

12 種類の日常生活動作に関する質問の回答を，それぞれ 5 つの選択肢の中から患者自身が選び，それを点数化して評価する．

それぞれの質問に対し正常機能の場合が 1 点，著しい機能損失を 5 点となるため，股関節機能が正常の場合は合計 12 点，最も著しい機能損失の場合は合計 60 点となる．

可動域の計測や跛行の有無，脚長の評価など，専

表 5 股関節疾患における主要な健康関連 QOL 尺度

	正式名称	略称
包括的尺度	MOS Short-Form 36-Item Health Survey (Ware ら 1992)	SF-36
	Nottingham Health Profile (Hunt ら 1985)	NHP
	Sickness Impact Profile (Bergner ら 1981)	SIP
疾患特異的尺度	Lequesne index of severity for osteoarthritis of the hip (Lequesne ら 1987) もしくは Algofunctional indices for the hip osteoarthritis	Lequesne index
	Oxford hip score (Dawson ら 1996)	OHS
	Western Ontario and MacMaster Universities Osteoarthritis Index (Bellamy ら 1988)	WOMAC
	Japanese Orthopaedic Association Hip Disease Evaluation Questionnaire（Matsumoto ら 2012）	JHEQ
	Forgotten joint score-12（Behrend ら 2012）	FJS-12

表6　Oxford ヒップスコア

Item	Scoring categories
During the past four weeks	
1) How would you describe the pain you usually had from your hip?	1 None 2 Very mild 3 Mild 4 Moderate 5 Severe
2) Have you had any trouble with washing and drying yourself (all over) because of your hip?	1 No trouble at all 2 Very little trouble 3 Moderate trouble 4 Extreme difficulty 5 Impossible to do
3) Have you had any trouble getting in and out of a car or using public transportation because of your hip?	1 No trouble at all 2 Very little trouble 3 Moderate trouble 4 Extreme difficulty 5 Impossible to do
4) Have you been able to put on a pair of socks, stockings or tights?	1 Yes, easily 2 With little difficulty 3 With moderate difficulty 4 With extreme difficulty 5 No, impossible
5) Could you do the household shopping on your own?	1 Yes, easily 2 With little difficulty 3 With moderate difficulty 4 With extreme difficulty 5 No, impossible
6) For how long have you been able to walk before the pain in your hip becomes severe? (with or without a stick)	1 No pain for 30 minutes 2 16 to 30 minutes 3 5 to 15 minutes 4 Around the house only 5 Not at all
7) Have you been able to climb a flight of stairs?	1 Yes, easily 2 With little difficulty 3 With moderate difficulty 4 With extreme difficulty 5 No, impossible
8) After a meal (sat at a table), how painful has it been for you to stand up from a chair because of your hip?	1 Not at all painful 2 Slightly painful 3 Moderately painful 4 Very painful 5 Unbearable
9) Have you been limping when walking because of your hip?	1 Rarely/never 2 Sometimes or just at first 3 Often, not just at first 4 Most of the time 5 All of the time
10) Have you had any sudden, severe pain − "shooting" "stabbing" or "spasms" − from your affected hip?	1 No days 2 Only 1 or 2 days 3 Some days 4 Most days 5 Every day
11) How much has pain from your hip interfered with your usual work, including housework?	1 Not at all 2 A little bit 3 Moderately 4 Greatly 5 Totally
12) Have you been troubled by pain from your hip in bed at night?	1 No nights 2 Only 1 or 2 nights 3 Some nights 4 Most nights 5 Every night

表7　日本整形外科学会股関節疾患評価質問表（JHEQ）

① 股関節の状態に不満がありますか？
全く不満である状態を右端，完全に満足している状態を左端としたとき，どこにあたりますか．下の直線上に × をつけてご回答ください。

完全に満足している　　　　　　　　　　　　　　　　　　　　　　　全く不満である
|————————————————————————————————————|

② 股関節の痛みの強さはどの程度ですか？
想像可能な最大の痛みを右端，痛みなしを左端としたとき，どこにあたりますか．右側の股関節と左側の股関節それぞれについて，下の直線上に × をつけてご回答ください．

＜右側の股関節について＞
全く痛みなし　　　　　　　　　　　　　　　　　　　　　　　　　　　最大の痛み
|————————————————————————————————————|

＜左側の股関節について＞
全く痛みなし　　　　　　　　　　　　　　　　　　　　　　　　　　　最大の痛み
|————————————————————————————————————|

次に，以下のそれぞれの質問について，一番当てはまるものに☑を付けてください。

		とてもそう思う	そう思う	どちらともいえない	そう思わない	全くそう思わない
1. 安静にしていても股関節が痛くて苦痛である	右側	☐	☐	☐	☐	☐
	左側	☐	☐	☐	☐	☐
2. 椅子に座っているときに股関節に痛みがある	右側	☐	☐	☐	☐	☐
	左側	☐	☐	☐	☐	☐
3. 動き出すときに股関節に痛みがある	右側	☐	☐	☐	☐	☐
	左側	☐	☐	☐	☐	☐
4. 痛みがあるため股関節が動かしづらいことがある	右側	☐	☐	☐	☐	☐
	左側	☐	☐	☐	☐	☐
5. 股関節の痛みのため力が入りにくいことがある	右側	☐	☐	☐	☐	☐
	左側	☐	☐	☐	☐	☐
6. 股関節の痛みのためよく眠れない日がある	右側	☐	☐	☐	☐	☐
	左側	☐	☐	☐	☐	☐
7. 階段を上り下りすることが困難である		☐	☐	☐	☐	☐
8. 床や畳から立ち上がることが困難である		☐	☐	☐	☐	☐
9. しゃがみこむことが困難である		☐	☐	☐	☐	☐
10. 和式トイレの使用が困難である		☐	☐	☐	☐	☐
11. 浴槽の出入りが困難である		☐	☐	☐	☐	☐
12. 足の爪きりが困難である	右側	☐	☐	☐	☐	☐
	左側	☐	☐	☐	☐	☐
13. 靴下をはくことが困難である	右側	☐	☐	☐	☐	☐
	左側	☐	☐	☐	☐	☐
14. 股関節の病気のために、イライラしたり、神経質になることがある		☐	☐	☐	☐	☐
15. 股関節の病気のために、気分がふさいで外出を控えるようになった		☐	☐	☐	☐	☐
16. 股関節の病気のために、生活に不安を感じることがある		☐	☐	☐	☐	☐
17. 股関節の病気のために、健康に不満がある		☐	☐	☐	☐	☐
18. 自分の健康状態に股関節は深く関与していると感じる		☐	☐	☐	☐	☐
19. 股関節の病気のためにいろいろなことに意欲的に取り組むことが困難である		☐	☐	☐	☐	☐
20. 股関節の病気のために地域の行事や近所づきあいがうまくいかないことがある		☐	☐	☐	☐	☐

門的な知識が必要な項目が完全に省かれている.

　専門的な目からみれば多少問題がある場合でも，患者自身の不都合がなく満足度が高ければ結果がよくなり，専門的な目からみてまったく問題がない場合でも，患者自身が不都合を感じていれば結果が悪くなるという性格を持つ.

　公有となっており無料で使用可能である.

4) 日本整形外科学会股関節疾患評価質問表，Japanese Orthopaedic Association Hip Disease Evaluation Questionnaire (JHEQ) (表7)

日本整形外科学会により作成され，2012年より使用可能となった.

　痛み，動作，メンタルの3因子で構成され，各7項目，計21項目からなる. 痛みのvisual analogue scale (VAS) 方式1項目以外の質問項目は5つの選択肢の中から選択する. 評価点数は最低0点，最高84点となる.

　弱点としては国際比較をできないことであるが，日本の文化および生活様式を加味する利点は大きい.

　公有となっており無料で使用可能である.

5) FJS-12 (Forgotten Joint Score-12)

　THAおよびTKA（人工膝関節全置換術）術後の患者立脚型アウトカム指標として2012年に報告され（Behrendら2012），現在、国際的に広く使用されている.

　日常生活のなかで人工関節が挿入されていることをどれほど意識するかを評価基準としている. 日常生活12項目の質問を5段階リッカート尺度（never-almost never-seldom-sometimes-mostly）による回答形式で行い，合計点数を0から100までの点数に変換する. 高点数ほど人工関節を意識しないことを示す.

　近年のTHAやTKAの術後結果は総じて良好であることから，他の患者立脚型評価基準では「良好な状態」と「極めて良好な状態」の違いを区別することができない問題（天井効果）があったが，FJS-12ではこの違いを区別評価することができる.

　言語的に検証された多種の言語の翻訳版があり，日本語版もある. 学術的な研究には無料で使用することができるが，使用同意書，完全な質問票および採点マニュアルを入手するには，開発者への連絡が必要である（URL: http://www.forgotten-joint-score.info/）.

文献

Beaton DE, Schemitsch E. Measures of health-related quality of life and physical function. Clin Orthop Relat Res. 2003; 413 : 90-105.

Behrend H, Giesinger K, Giesinger JM, et al. The "forgotten joint" as the ultimate goal in joint arthroplasty: validation of a new patient-reported outcome measure. J Arthroplasty. 2012; 27: 430-436.

Bellamy N, Buchanan WW, Goldsmith CH, et al. Validation study of WOMAC: a health status instrument for measuring clinically important patient relevant outcomes to antirheumatic drug therapy in patients with osteoarthritis of the hip or knee. J Rheumatol. 1988; 15 : 1833-1840.

Bergner M, Bobbitt RA, Carter WB, et al. The Sickness Impact Profile: development and final revision of a health status measure. Med Care. 1981; 19 : 787-805.

Dawson J, Fitzpatrick R, Carr A, et al. Questionnaire on the perceptions of patients about total hip replacement. J Bone Joint Surg Br. 1996; 78 :185-190.

Fukui K, Kaneuji A, Sugimori T, et al. Clinical assessment after total hip arthroplasty using the Japanese Orthopaedic Association Hip-Disease Evaluation Questionnaire. J Orthop. 2015; 12(Suppl 1): 31-36.

Hawker G, Melfi C, Paul J, et al. Comparison of a generic (SF-36) and a disease specific (WOMAC) (Western Ontario and McMaster Universities Osteoarthritis Index) instrument in the measurement of outcomes after knee replacement surgery. J Rheumatol. 1995; 22 : 1193-1196.

Hunt SM, McEwen J, McKenna SP. Measuring health status: a new tool for clinicians and epidemiologists. J R Coll Gen Pract. 1985; 35 : 185-188.

Lequesne MG, Mery C, Samson M, et al. Indexes of severity for osteoarthritis of the hip and knee. Validation--value in comparison with other assessment tests. Scand J Rheumatology. 1987; 65 : 85-89.

Matsumoto T, Kaneuji A, Hiejima Y, et al. Japanese Orthopaedic Association Hip Disease Evaluation Questionnaire (JHEQ): a patient-based evaluation tool for hip-joint disease. The Subcommittee on Hip Disease Evaluation of the Clinical Outcome Committee of the Japanese Orthopaedic Association. J Orthop Sci. 2012; 17 : 25-38.

Salaffi F, Carotti M, Grassi W. Health-related quality of life in patients with hip or knee osteoarthritis: comparison of generic and disease-specific instruments. Clin Rheumatol. 2005; 24 : 29-37.

鈴鴨よしみ, 熊野宏昭. QOL測定理論（池上直己, 他編：臨床のためのQOL評価ハンドブック）. 医学書院. 2007; 8-13.

Uesugi Y, Makimoto K, Fujita K, et al. Validity and responsiveness of the Oxford hip score in a prospective study with Japanese total hip arthroplasty patients. J Orthop Sci. 2009; 14 : 35-39.

Veenhof C, Bijilsma JW, Ende CH, et al. Psychometric evaluation of osteoarthritis questionnaires:a systematic review of the literature. Arthritis Rheum. 2006; 55 : 480-492.

Ware JE Jr, Sherbourne CD. The MOS 36-item short-form health survey (SF-36). I. Conceptual framework and item selection. Med Care. 1992; 30 : 473-483.

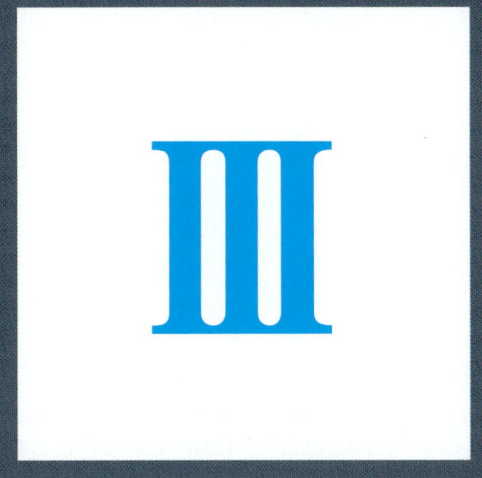

治療学

1 章 ——————————— 薬物療法

2 章 ——————————— 運動療法

3 章 ——————————— 装具療法とギプス療法

4 章 ——————————— 手術療法

1章 薬物療法

変形性関節症（osteoarthritis：OA）や関節リウマチ（rheumatoid arthritis: RA）に対する薬物療法は一般的に広く行われている保存療法の１つである．

薬物療法については，エビデンスをもとに効果と安全性を加味して策定された診療ガイドラインにより推奨が示されている．

欧米では変形性関節症に対する複数のガイドラインが作成され，わが国でも変形性股関節症（股関節症）のガイドラインが策定されている（McAlindonら 2021，Kolasinski ら 2020，日本整形外科学会診療ガイドライン委員会 2024）．

RA に対する薬物療法については全身的病勢に対する評価のもとで行われている（Fraenkel ら 2021）．

文献

Fraenkel L, Bathon JM, England BR, et al. 2021 American College of Rheumatology Guideline for the Treatment of Rheumatoid Arthritis. Arthritis Care Res (Hoboken). 2021; 73: 924-939.

Kolasinski SL, Neogi T, Hochberg MC, et al. 2019 American College of Rheumatology/Arthritis Foundation Guideline for the Management of Osteoarthritis of the Hand, Hip, and Knee. Arthritis Rheumatol. 2020; 72: 220-233.

McAlindon TE, Bannuru RR, Sullivan MC, et al. OARSI guidelines for the non-surgical management of knee, hip, and polyarticular osteoarthritis. Osteoarthr Cartil Open. 2021; 4: 100232.

日本整形外科学会診療ガイドライン委員会. 変形性股関節症診療ガイドライン策定委員会. 変形性股関節症診療ガイドライン2024（改訂第3版）. 南江堂. 2024; 76-84.

1 薬物療法の目標

股関節症の薬物療法は，疼痛の緩和，関節機能の維持あるいは改善，身体機能の改善を目標としている．

薬物療法は，症状の緩和を目的とした symptom modifying OA drugs（SMOADs）と，病勢の進行を抑制あるいは修飾することを目的とした 疾患修飾薬（disease-modifying OA drugs: DMOADs）に分類される．

米 国 の Amrican College Rheumatology（ACR）は SMOADs の指針を示しており（Kolasinski ら 2020），非ステロイド性抗炎症症薬（non-steroidal anti-inflammatory drugs: NSAIDs），シクロオキシゲナーゼ（cyclooxygenase: COX）-2 阻害薬を変形性関節症に対する薬物療法の第１選択薬として推奨している．

除痛効果のエビデンスの高い治療として副腎皮質ステロイドの関節内注射も推奨している．その他，アセトアミノフェン，弱オピオイドやデュロキセチンも推奨されている．現時点で臨床応用されている DMOADs は存在しない．

多血小板血漿（platelet rich plasma：PRP）療法や幹細胞療法の疼痛軽減効果の報告もあるが，現時点では有用性を示すエビデンスは乏しい．

SMOADs をはじめとする保存療法を継続しても，治療に抵抗し，機能や ADL の低下が進行した場合には手術療法も考慮していくことが適切である．

文献

Kolasinski SL, Neogi T, Hochberg MC, et al. 2019 American College of Rheumatology/ArthritisFoundation Guideline for the Management of Osteoarthritis of the Hand, Hip, and Knee. Arthritis Rheumatol. 2020; 72: 220-233.

2 ガイドライン

欧米や日本で複数の変形性関節症に関するガイドラインが示されている．

1）国際関節症学会 (Osteoarthritis Research Society International：OARSI)

2019 年に公表された OARSI のガイドラインでは GRADE 法によって抽出した論文を評価し, 15 名（疫学，外傷学，基礎リウマチ学，リハビリテーション学，臨床リウマチ学，免疫薬理学，整形外科学，理学療法士，家庭医）の投票で 75％以上の合意基準で推奨度を決定している．

股関節症に対する薬物療法で推奨度 Level 1A は，併存疾患がない場合には非選択的 NSAIDs，胃腸障害が併存する場合には COX2 阻害薬である．

心血管障害あるいはフレイルが併存する場合にはリスク軽減目的にプロトンポンプ阻害薬（ proton

pump inhibitor：PPI）を併用して NSAIDs を最少量で短期のみ使用することとしている．

OARSI ガイドラインは膝および股関節の変形性関節症を対象としている（McAlindon ら 2021）．

2）米国リウマチ学会／関節炎財団 (American College of Rheumatology: ACR/Arthritis Foundation: AF)

2019 年に公表された ACR/AF のガイドラインでは，GRADE 法によって抽出した論文を評価し，15 名（リウマチ医，内科医，産業医，患者代表）の投票で 70％以上の合意基準で推奨度を決定している．

薬物療法としては NSAIDs の経口薬，関節内ステロイド注射が強く推奨されている．条件つき推奨ではアセトアミノフェン，デュロキセチン，弱オピオイドがあげられている．一方で，幹細胞注射，PRP 注射，ヒアルロン酸注射，コンドロイチンは強く推奨しないとしている（Kolasinski ら 2020）．

3）日本整形外科学会

日本整形外科学会が策定した変形性股関節症診療ガイドラインは 2024 年に第 3 版が上梓された．

GRADE 法によって論文を評価し，益と害のバランスも考慮して 14 名の整形外科医の投票により，70％以上の合意率を得て，推奨度が決定されている．

短期的な疼痛の緩和と機能の改善が目的の場合は，内服薬物療法としてアセトアミノフェン，NSAIDs，弱オピオイド，デュロキセチンをあげている．ただし，いずれも推奨の強さは副作用の面も考慮した上で弱い推奨（提案）としている．漫然とした長期投与には注意を促している．

ステロイドやヒアルロン酸の関節内注射についても短期的な疼痛緩和と機能の改善には有効であるが，感染を含めた合併症への注意点もあるため，弱い推奨としている．

サプリメントについては推奨はなしとしており，PRP 療法について現時点では十分なエビデンスが乏しく，推奨は示されていない（日本整形外科学会診療ガイドライン委員会 2024）．

文献

Kolasinski SL, Neogi T, Hochberg MC, et al. 2019 American College of Rheumatology/Arthritis Foundation Guideline for the Management of Osteoarthritis of the Hand, Hip, and Knee. Arthritis Rheumatol. 2020; 72: 220-233.

McAlindon TE, Bannuru RR, Sullivan MC, et al. OARSI guidelines for the non-surgical management of knee, hip, and polyarticular osteoarthritis. Osteoarthr Cartil Open. 2021; 4: 100232.

日本整形外科学会診療ガイドライン委員会, 変形性股関節症診療ガイドライン策定委員会, 変形性股関節症診療ガイドライン2024（改訂第3版）. 南江堂. 2024; 76-84.

3 ｜アセトアミノフェン

アセトアミノフェン（acetaminophen=N-acetyl-p-aminophenol: APAP）は，1873 年に米国の Morse によって合成され，1877 年にドイツの von Mering により初めて臨床応用され（Bertolini ら 2006），以後，一般的な鎮痛薬として使用されてきた．

薬理作用について，Anderson（2008）は，アセトアミノフェンが肝で脱アセチル化され，大部分が脳内に，一部が脊髄に移行し，脂肪酸アミドヒドロラーゼ依存性にアラキドン酸と結合することで，強力な鎮痛作用を有する N- アシルフェノールアミンが合成されるとしている．

アセトアミノフェン内服 12 週間後の評価で変形性関節症の疼痛緩和が得られたとする質の高いエビデンス論文がある（Prior ら 2014, Strand ら 2017）．

アセトアミノフェンは低用量では NSAIDs と比較して鎮痛効果は乏しいが，わが国では 2011 年に厚生労働省が「変形性関節症による疼痛」の効能・効果の追加および「1 回投与量を 300 〜 1,000 mg，1 日最大投与量を 4,000 mg まで」とする最大用量の承認を行った．

アセトアミノフェンの合併症について RCT 2 論文のメタ解析を行った結果，アセトアミノフェン 12.4％（501 例中 62 例）に対してプラセボ 9.6％（512 例中 49 例）であり，危険率は 1.34（0.83, 2.17）と有意ではなかった（Prior ら 2014, Reed ら 2018）．しかし，肝機能障害に関しては，アセトアミノフェン 4.6％（501 例中 23 例）に対してプラセボ 0.4％（512 例中 2 例）であり，危険率は 9.35（2.55, 34.33）と有意差があった（Prior ら 2014, Reed ら 2018）．

アセトアミノフェンの使用は NSAIDs の副作用である消化器障害や腎機能障害のリスクは低いが，高用量になると肝機能障害が発生するリスクもあり，長期的な使用には注意を要する．

OARSI のガイドラインでは肝機能障害の発生リスクもあり，第 1 選択であったものが 2019 年には低い推奨度へと変更になっている（McAlindon ら 2021）．内服を継続する場合には血液検査による確認も必要である．

文献

Anderson BJ. Paracetamol (Acetaminophen): mechanisms of action. Paediatr Anaesth. 2008; 18 : 915-921.

Bertolini A, Ferrari A, Ottani A, et al. Paracetamol: new vistas of an old drug. CNS Drug Rev. 2006; 12 : 250-275.

McAlindon TE, Bannuru RR, Sullivan MC, et al. OARSI guidelines for the non-surgical management of knee, hip, and polyarticular osteoarthritis. Osteoarthr Cartil Open. 2021; 4: 100232.

Prior MJ, Harrison DD, Frustaci ME, et al. A randomized, double-blind, placebo-controlled 12 week trial of acetaminophen extended release for the treatment of signs and symptoms of osteoarthritis. Curr Med Res Opin. 2014; 30: 2377-2387.

Reed K, Collaku A, Moreria S. Efficacy and safety of twice daily sustained-release paracetamol formulation for osteoarthritis pain of the knee or hip: a randomized, double-blind, placebo-controlled, twelve-week study. Curr Med Res Opin. 2018; 34: 689-699.

Strand V, Bergman M, Singh JA, et al. Low-dose SoluMatrix diclofenac in patients with osteoarthritis pain: impact on quality of life in a controlled trial. Clin Rheumatol. 2017; 36: 1357-1367.

4 非ステロイド性抗炎症薬（NSAIDs）

NSAIDs の歴史は古く，紀元前に Hippocrates が，鎮痛効果を有するサリシンを含んだセイヨウシロヤナギの樹皮を発熱や関節リウマチの治療に用いたことから始まる．

1897 年，Felix Hoffmann は，アセチルサリチル酸の合成に成功し，1899 年に Heinrich Dreser がアスピリンと命名し，ドイツのバイエル社が発売したことで世界的に広まった．

薬理作用は，COX によるアラキドン酸からプロスタグランジン（prostaglandin: PG）への酵素変換を阻害することで，抗炎症効果と鎮痛作用を発揮する．

COX には，COX-1 と COX-2 の 2 つのアイソザイムがある．

COX-1 は胃粘膜や血小板など多くの細胞で常に発現しており，生体保護に働く PG を合成する．COX-1 阻害作用は PG 合成を抑制し，胃粘膜障害を惹起する．

一方，COX-2 は炎症関連細胞などで発現が増加し，主に炎症に関する PG を合成する．COX-2 は胃粘膜などの細胞に影響が少ないため，COX-2 選択的阻害薬が開発された．

NSAIDs の内服により，短期間での疼痛緩和に有用であるという質の高いエビデンスがある（Lee ら 2017）．また，治療開始後の約 3 か月時点での評価においても，疼痛の緩和に有用とする質の高いエビデンスが複数ある（Prior ら 2014，da Costa ら 2021）．

身体機能に関しても改善を認めた質の高い論文が複数ある（Strand ら 2017，DeLemos ら 2011）．

以上から，NSAIDs 内服は，変形性股関節症の疼痛緩和，身体機能改善に有用であると考えられる．

日本整形外科学会の変形性股関節症診療ガイドラインでは，NSAIDs の合併症に関してメタ解析を行った結果，プラセボと比較して合併症の頻度は統計学的に有意差を認めなかったが，消化器症状に関しては，NSAIDs で有意に合併症が多く（Strand ら 2017），有害事象が生じうるため（Prior ら 2014），長期投与については注意を促している．

漫然とした NSAIDs の使用は避けなければならないが，やむをえない場合には，血液検査による確認やほかの保存療法を併用しながら NSAIDs の減量あるいは中止，手術療法への移行も考慮する必要がある（日本整形外科学会診療ガイドライン委員会 2024）．

文献

da Costa BR, Pereira TV, Saadat P, et al. Effectiveness and safety of non-steroidal anti-inflammatory drugs and opioid treatment for knee and hip osteoarthritis: network meta-analysis. BMJ. 2021; 375: n2321.

DeLemos BP, Xiang J, Benson C, et al. Tramadol hydrochloride extended-release once-daily in the treatment of osteoarthritis of the knee and/or hip: a double-blind, randomized, dose-ranging trial. Am J Ther. 2011; 18: 216-226.

Lee M, Yoo J, Kim JG, et al. A Randomized, multicenter, phase III trial to evaluate the efficacy and safety of polmacoxib compared with celecoxib and placebo for patients with osteoarthritis. Clin Orthop Surg. 2017; 9: 439-457.

日本整形外科学会診療ガイドライン委員会. 変形性股関節症診療ガイドライン策定委員会. 変形性股関節症診療ガイドライン2024（改訂第3版）. 南江堂. 2024; 76-78.

Prior MJ, Harrison DD, Frustaci ME, et al. A randomized, double-blind, placebo-controlled 12 week trial of acetaminophen extended release for the treatment of signs and symptoms of osteoarthritis. Curr Med Res Opin. 2014; 30: 2377-2387.

Strand V, Bergman M, Singh JA, et al. Low-dose SoluMatrix diclofenac in patients with osteoarthritis pain: impact on quality of life in a controlled trial. Clin Rheumatol. 2017; 36: 1357-1367.

5 オピオイド

オピオイド（opioid）は，「opium（アヘン）類縁物質」という意味であり，アヘンが結合するオピオイド受容体に結合する物質から名づけられたが，現在では内因性，外因性によらず，オピオイド受容体に結合して効果をあらわす化合物の総称となっている．

オピオイドと特異的に結合する受容体には，μ，κ，δ がある．これらのオピオイド受容体は，すべてグアノシン三リン酸（GTP）結合タンパク質（G タンパク質）と結合した 7 回膜貫通型受容体で，細胞膜貫通領域における受容体間の相同性は非常に高い．

オピオイド受容体が活性化されると，さまざまな細胞内情報伝達系が影響を受け，神経伝達物質の遊離や神経細胞体の興奮性が低下して神経細胞の活動が抑制される．

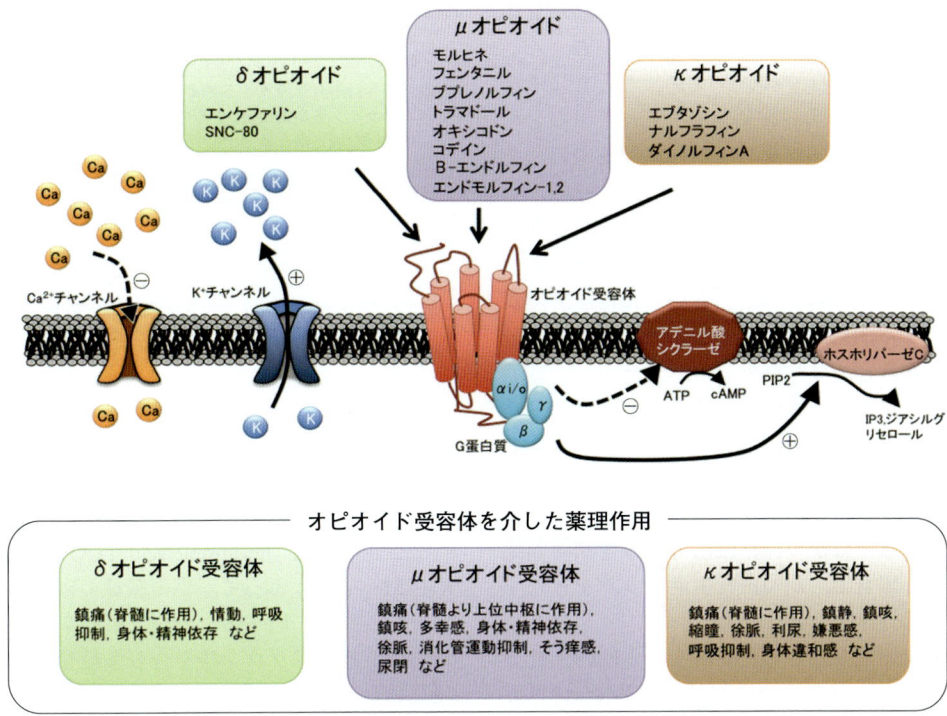

図1　各種オピオイドと薬理作用

　オピオイドによる鎮痛作用は，主にμオピオイド受容体を介して発現する．

　鎮痛作用機序として，脊髄における痛覚伝達の抑制，視床と大脳皮質知覚領域の脳内痛覚情報伝導経路の興奮を制御することによる上行性痛覚情報伝達の抑制，および延髄−脊髄下行性ノルアドレナリンおよびセロトニン神経からなる下行性抑制系の賦活化，などがあげられる（図1）．

　わが国で股関節症に対して，使用が許可されているオピオイドは，ブプレノルフィン貼付剤（ノルスパン®テープ）とトラマドール塩酸塩・アセトアミノフェン配合製剤（トラムセット®配合錠）である．

　ブプレノルフィンはμオピオイド受容体の partial agonist および κオピオイド受容体の antagonist としての作用がある．このほか，オピオイド受容体と構造類似性のある opioid receptor-like 1（ORL1）受容体や，内因性のリガンドとして脳から発見された nociceptin の agonist 作用が報告されている（Hou ら 2004）．

　モルヒネと類似する作用を示し，モルヒネの25〜50倍の効力があるが，partial agonist のため天井効果がある．

　ブプレノルフィンは，オピオイド受容体に対して高い親和性と脂溶性を持つため受容体からの解離が

ゆるやかで，長時間の作用（約6〜9時間）を示す．

　トラマドール塩酸塩は，鎮痛作用にかかわる μオピオイド受容体の partial agonist として作用するだけでなく，セロトニンとノルアドレナリンの再取り込みを阻害することで下行性疼痛抑制系を賦活し，鎮痛効果を発揮する．

　トラマドールの代謝物であるモノ-O-脱メチル体は，μオピオイド受容体に対して未変化体よりも高い親和性があるため，トラマドールの鎮痛作用の一部に寄与すると考えられている．

　フェンタニル貼付剤（デュロテップ®MTパッチ）は，他のオピオイド鎮痛薬が一定期間投与され，忍容性が確認された患者で，かつオピオイド鎮痛薬の継続的な投与を必要とするがん性疼痛および慢性疼痛の管理にのみ使用することとされている．

　フェンタニルは，フェニルピペリジンの合成オピオイドで，μオピオイド受容体に対する選択性が高く，完全作動薬として作用する．フェンタニルの鎮痛効果は，モルヒネと類似しており，その鎮痛作用はモルヒネの約50〜100倍である．

　フェンタニルは，ほとんど肝臓で代謝され，半減期は約4時間である．脂溶性が高く，血液脳関門を速やかに移行する．

　わが国では，オピオイドは非がん性疼痛に対する

新たな選択肢として注目されており，患者の QOL 向上に貢献できる薬剤として期待されている．

ブプレノルフィンは，ペンタゾシンとともに向精神薬の１つであり，フェンタニルやモルヒネなどの医療用麻薬とともに，麻薬および向精神薬取締法で規制されている．

ブプレノルフィンやフェンタニルを使用する際には，「承認された適応症治療に精通した医師によってのみ処方・使用されるべき」といった留意事項があり，使用する医師には適正使用講習（e-learning）の実施などが義務づけられている．

トラマドールは処方箋医薬品であり，麻薬および向精神薬取締法による規制はなく，講習の実施は必要ないが，他のオピオイドと同様，副作用には十分注意して使用する必要がある．

オピオイドは，ほかの保存療法で十分な鎮痛効果が得られない場合で，かつ日常生活に支障をきたす股関節症の慢性疼痛に適応がある．

慢性疼痛の原因となる器質的病変，心理的・社会的要因，依存リスクを含めた包括的な診断を行い，オピオイド使用の適否を慎重に判断することが必要である．

トラマドールは，変形性関節症の疼痛の緩和，身体機能改善に有効であると考えられるが，その効果は NSAIDs の方が高かったという報告がある（Osani ら 2021）．

トラマドールの副作用の内容では，悪心，めまい，便秘が多く報告されている（Osani ら 2021）．重篤な副作用は少ないものの，使用にあたっては副作用に対する注意が必要である．

デュロキセチンは投与初期よりプラセボと比較して鎮痛効果を認めたとの報告はあるが，安全性については不明である（Yue ら 2019）．

欧米のガイドラインではオピオイドやデュロキセチンの推奨度は NSAIDs と並んで高いものとなっている（Kolasinski ら 2020，McAlindon ら 2021）．

日本整形外科学会の変形性股関節症診療ガイドラインでは副作用に注意を要することから弱い推奨に留まっている（日本整形外科学会診療ガイドライン委員会 2024）．

文献

Hou Y, Tan Y, Belcheva MM, et al. Differential effects of gestational buprenorphine, naloxone, and methadone on mesolimbic mu opioid and ORL1 receptor G protein coupling. Brain Res Dev Brain Res. 2004; 151 : 149-157.

Kolasinski SL, Neogi T, Hochberg MC, et al. 2019 American College of Rheumatology/Arthritis Foundation Guideline for the Management of Osteoarthritis of the Hand, Hip, and Knee. Arthritis Rheumatol. 2020; 72: 220-233.

McAlindon TE, Bannuru RR, Sullivan MC, et al. OARSI guidelines for the non-surgical management of knee, hip, and polyarticular osteoarthritis. Osteoarthr Cartil Open. 2021; 4: 100232.

日本整形外科学会診療ガイドライン委員会，変形性股関節症診療ガイドライン策定委員会．変形性股関節症診療ガイドライン2024（改訂第3版）．南江堂．2024; 76-78.

Osani MC, Lohmander LS, Bannuru RR. Is there any role for opioids in the management of knee and hip osteoarthritis? A systematic review and meta-analysis. Arthritis Care Res (Hoboken). 2021; 73: 1413-1424.

Yue L, Luo S, Wang Y, et al. Clinical meaningfulness of duloxetine's effect in Chinese patients with chronic pain due to osteoarthritis: post hoc analyses of a phase 3 randomized trial. Open Access Rheumatol. 2019; 11: 67-76.

6 ヒアルロン酸の関節内投与

ヒアルロン酸（hyaluronic acid: HA）は，1934 年に Karl Meyer らによって，牛の眼球の硝子体から初めて分離された．硝子体において網膜を眼球壁に固定している物質がウロン酸を含む多糖類であることが発見され，hyaloid（硝子体）＋ ironic acid（ウロン酸）から hyaluronic acid と命名された．

国際命名法で hyaluronan ともよばれている．

HA は関節軟骨の主な構成成分であるとともに，関節液中にも含まれる．関節軟骨内では，アグリカンと HA が結合し，アグリゲートを形成する．HA は CD44 や receptor for hyaluronate-mediated motility（RHAMM）などの受容体を介して軟骨細胞と結合し，軟骨代謝に影響を与える（Ghosh ら 2002，Julovi ら 2011）．

正常関節液中の HA は分子量約 500 万の巨大分子で，力学的には，関節液に粘弾性を与え液体潤滑膜を形成する．

この膜形成によりヒトの関節軟骨は 0.008 ときわめて低い摩擦係数となっている．特異的な立体構造から，遅い運動では粘性体として，早い運動では弾性体として機能する．

これらの性質により関節内に投与された HA は，変形性関節症における関節液粘弾性の低下を回復する visocosupplement の役割を担う（Hamburger ら 2003）．

変形性関節症における軟骨基質の破壊には，軟骨細胞から産生されるマトリックスメタロプロテアーゼ（MMPs）やアグリカナーゼ（ADAMTS-4, -5）が重要である．

HA は，これらの分解酵素の産生および軟骨細胞のアポトーシスを抑制する（Lisignoli ら 2001，Tanaka ら 2006，Yatabe ら 2009）ことで，変形性関節症の進行を制御できる可能性がある．動物モデル

でも変形性関節症の進行を制御する効果が確認されている（Díaz-Gallego ら 2005）．

わが国では，1987 年から変形性関節症に対する HA の膝関節内投与が可能となった．2010 年 12 月から分子量 90 万と 190 万の HA 製剤に加えて，分子量 600 万のゲル状高分子 HA 製剤が使用可能となっている．

いずれも良好な除痛効果と関節機能の改善が得られるが，用法と用量が異なる．

90 万あるいは 190 万の HA 製剤は，25mg を 1 週間ごとに連続 5 回の関節内投与後，症状により投与回数を適宜増減する．

600 万の HA は，HA 架橋処理ポリマーとして 14.4mg および HA 架橋処理ポリマービニルスルホン架橋体として 1.6mg を 1 週間ごとに連続 3 回投与を 1 クールとし，原則 1 クール投与することとなっている（Conrozier ら 2005）．

国内では股関節に対してヒアルロン酸単一製剤には保険適応がなく，ジクロフェナクを共有結合させたヒアルロン酸製剤にのみ保険適応がある．

変形性股関節症診療ガイドライン（改訂第 3 版）では，ヒアルロン酸関節内注入の有用性の評価として，鎮痛効果，機能改善効果，合併症リスクをアウトカムとした RCT を採択しメタ解析を行っている．

メタ解析の評価項目は，鎮痛効果：疼痛 VAS（4論文，うち 1 論文で 2 種類の薬剤を評価），機能改善効果：Lequesne index（3 論文），合併症リスク：有害事象発現率（4 論文）であった．

鎮痛効果に関するメタ解析の結果，有効 3 論文（Tikiz ら 2005，Qvistgaard ら 2006，Migliore ら 2009），無効 1 論文（Richette ら 2009）と非一貫性があったが，SMD-1.66，95％ CI-2.39，-0.93 と有効性が示された．

機能改善に関するメタ解析の結果，有効 1 論文（Tikiz ら 2005），無効 2 論文（Qvistgaard ら 2006，Migliore ら 2009）と非一貫性があったが，SMD -3.44，95％ CI-5.77，-1.12 と有効性が示された．

合併症に関しては 4 論文（Migliore ら 2009，Richette ら 2009，Atchia ら 2011，Brander ら 2019）ともプラセボと比較し有害事象発現率に有意差はなかったが，メタ解析ではオッズ比 1.90（1.04，3.46）であった．いずれの RCT も重篤な合併症はなく，一時的な局所疼痛などすべて軽微なものであった．

ジクロフェナクを共有結合させたヒアルロン酸製剤の有効性と合併症を評価した RCT が 1 論文あり，NRS がベースラインより 0.81 低下（95％ CI-1.48 ～ -0.13）したが，6.5％でアラフィラキシー反応が生じたとしている（Kubo ら 2022）．

股関節症に対するヒアルロン酸関節内注入は疼痛改善，機能改善に有効であり，単剤の合併症リスクはあっても軽微なものであるが，ジクロフェナクを共有結合させた製剤ではアラフィラキシーの発生が報告されており慎重に適応を決定する必要がある．

変形性股関節症診療ガイドライン（改訂第 3 版）での推奨度は弱い推奨とされている．

欧米のガイドラインでは，ヒアルロン酸の関節内注射は推奨しないか併存疾患の影響により NSAIDs が使用できない場合に条件付きでの推奨に留まっている．

文献

Atchia I, Kane D, Reed MR, et al. Efficacy of a single ultrasound-guided injection for the treatment of hip osteoarthritis. Ann Rheum Dis. 2011; 70: 110-116.

Brander V, Skrepnik N, Petrella RJ, et al. Evaluating the use of intra-articular injections as a treatment for painful hip osteoarthritis: a randomized, double-blind, multicenter, parallel-group study comparing a single 6-mL injection of hylan G-F 20 with saline. Osteoarthritis Cartilage. 2019; 27: 59-70.

Conrozier T, Vignon E. Is there evidence to support the inclusion of viscosupplementation in the treatment paradigm for patients with hip osteoarthritis? Clin Exp Rheumatol. 2005; 23 : 711-716.

Díaz-Gallego L, Prieto JG, Coronel P, et al. Apoptosis and nitric oxide in an experimental model of osteoarthritis in rabbit after hyaluronic acid treatment. J Orthop Res. 2005; 23 : 1370-1376.

Ghosh P, Guidolin D. Potential mechanism of action of intra-articular hyaluronan therapy in osteoarthritis: are the effects molecular weight dependent? Semin Arthritis Rheum. 2002; 32 : 10-37.

Hamburger MI, Lakhanpal S, Mooar PA, et al. Intra-articular hyaluronans: a review of product-specific safety profiles. Semin Arthritis Rheum. 2003; 32 : 296-309.

Julovi SM, Ito H, Nishitani K, et al. Hyaluronan inhibits matrix metalloproteinase-13 in human arthritic chondrocytes via CD44 and P38. J Orthop Res. 2011; 29 : 258-264.

Kubo T, Kumai T, Ikegami H, et al. Diclofenac-hyaluronate conjugate (diclofenac etalhyaluronate) intra-articular injection for hip, ankle, shoulder, and elbow osteoarthritis: a randomized controlled trial. BMC Musculoskelet Disord. 2022; 23: 371.

Lisignoli G, Grassi F, Zini N, et al. Anti-Fas-induced apoptosis in chondrocytes reduced by hyaluronan: evidence for CD44 and CD54 (intercellular adhesion molecule 1) invovement. Arthritis Rheum. 2001; 44 : 1800-1807.

Migliore A, Massafra U, Bizzi E, et al. Comparative, double-blind, controlled study of intra-articular hyaluronic acid (Hyalubrix) injections versus local anesthetic in osteoarthritis of the hip. Arthritis Res Ther. 2009; 11: R183.

Qvistgaard E, Christensen R, Torp-Pedersen S, et al. Intra-articular treatment of hip osteoarthritis: a randomized trial of hyaluronic acid, corticosteroid, and isotonic saline. Osteoarthritis Cartilage. 2006; 14 : 163-170.

Richette P, Ravaud P, Conrozier T, et al. Effect of hyaluronic acid in symptomatic hip osteoarthritis: a multicenter, randomized, placebo-controlled trial. Arthritis Rheum. 2009; 60: 824-830.

Tanaka M, Masuko-Hongo K, Kato T, et al. Suppressive effects of hyaluronan on MMP-1 and RANTES production from chondrocytes. Rheumatol Int. 2006; 26 : 185-190.

Tikiz C, Unlü Z, Sener A, et al. Comparison of the efficacy of lower and higher molecular weight viscosupplementation in the treatment of hip osteoarthritis. Clin Rheumatol. 2005; 24: 244-250.

Yatabe T, Mochizuki S, Takizawa M, et al. Hyaluronan inhibits expression of ADAMTS4 (aggrecanase-1) in human osteoarthritic chondrocytes. Ann Rheum Dis. 2009; 68 : 1051-1058.

7 | ステロイドの関節内投与

1951 年，Hollander らはステロイドの関節内投与が，全身的な副作用が少なく，優れた鎮痛効果と抗炎症効果があることを報告した（Hollander ら 1951）．

その後，変形性膝関節症に対する局所治療法としてステロイドが使用されてきた．3 か月に 1 回関節内投与し，2 年間の追跡調査を行った結果，関節裂隙の狭小化は進行しなかったが（Raynauld ら 2003），長期投与による軟骨変性が危惧されてきた（Creamer 1999, Papacrhistou ら 1997, Qvistgaard ら 2006）．

関節内投与が可能なステロイドには，エステル化合物で長時間の作用を持つトリアムシノロンアセトニド，リン酸ベタメタゾンナトリウム，酢酸コルチゾン，リン酸デキサメタゾンナトリウムなどがある．

トリアムシロノンアセトニドは，メチルプレドニゾロンやベタメタゾンと比べて注射後 3 週の除痛効果が高いとされている．

ステロイドの注射製剤には脂溶性と水溶性があり，脂溶性ステロイドは，微小結晶の懸濁注射であり，長期間の薬理効果を期待する場合に選択される．しかし，微小結晶により結晶性関節炎をきたすこともある．

変形性関節症に対するメチルプレドニゾロンの薬理作用としては，マクロファージ，リンパ球，脂肪細胞を減少させ，線維芽細胞やコラーゲンの量を増加させることが示されている（Habib ら 2010）．

軟骨細胞ではアグリカンの合成を抑制する作用や，滑膜細胞では HA 合成を抑制する作用があることが報告されている（山田 2003）．リドカインなどの局所麻酔薬はステロイドと併用することで軟骨細胞への毒性が増強する可能性も示されている．

変形性股関節症診療ガイドライン（改訂第 3 版）ではステロイド関節内注入の有用性の評価として，鎮痛効果，合併症リスクをアウトカムとした RCT を採択しメタ解析を行っている．メタ解析の評価項目は鎮痛効果：疼痛 VAS（4 論文），合併症リスク：有害事象発現率（3 論文）であった．

鎮痛効果に関するメタ解析の結果，4 論文（Qvistgaard ら 2006, Atchia ら 2011, Lambert ら 2007, Paskins ら 2018）とも 1 か月時点で有意に VAS が低下しており，SMD-1.65，95 ％ CI-3.21，-1.59 と有効性が示された．

しかし，長期的な有効性，股関節症の進行抑制や QOL 向上に関する効果を示した研究はなく，その影響は不明である．

安全性についても，人工股関節全置換術（THA）術前のステロイド関節内注射群と非注射群の比較において注射群で有意に術後感染が多いとする研究（Kaspar ら 2005）や，THA 術前 2 か月以内のステロイド関節内注射は深部感染の発生リスクとなるとした研究もあり（Mclntosh ら 2006），ステロイド関節内注入は感染リスクを考慮して慎重に行うべきである．

合併症のリスクも考慮してガイドラインでの推奨度は弱い推奨とされている．

文献

Atchia I, Kane D, Reed MR, et al. Efficacy of a single ultrasound-guided injection for the treatment of hip osteoarthritis. Ann Rheum Dis. 2011; 70: 110-116.

Creamer P. Intra-articular corticosteroid treatment in osteoarthritis. Curr Opin Rheumatol. 1999; 11: 417-421.

Habib GS, Saliba W, Nashashibi M. Local effects of intra-articular corticosteroids. Clin Rheumatol. 2010; 29 : 347-356.

Hollander JL, Brown EM Jr, Jessar RA, et al. Hydrocortisone and cortisone injected into arthritic joints; comparative effects of and use of hydrocortisone as a local antiarthritic agent. J Am Med Assoc. 1951; 147: 1629-1635.

Kaspar S, de V de Beer J. Infection in hip arthroplasty after previous injection of steroid. J Bone Joint Surg Br. 2005; 87: 454-457.

Lambert RG, Hutchings EJ, Grace MG, et al. Steroid injection for osteoarthritis of the hip: a randomized, double-blind, placebo-controlled trial. Arthritis Rheum. 2007; 56: 2278-2287.

Mclntosh AL, Hanssen AD, Wenger DE, et al. Recent intraarticular steroid injection may increase infection rates in primary THA. Clin Orthop Relat Res. 2006; 451: 50-54.

Papacrhistou G, Anagnostou S, Katsorhis T. The effect of intraarticular hydrocortisone injection on the articular cartilage of rabbits. Acta Orthop Scand Suppl. 1997; 275 : 132-134.

Paskins Z, Hughes G, Myers H, et al. A randomised controlled trial of the clinical and cost-effectiveness of ultrasound-guided intra-articular corticosteroid and local anaesthetic injections: the hip injection trial (HIT) protocol. BMC Musculoskelet Disord. 2018; 19: 218.

Qvistgaard E, Christensen R, Torp-Pedersen S, et al. Intra-articular treatment of hip osteoarthritis: a randomized trial of hyaluronic acid, corticosteroid, and isotonic saline. Osteoarthritis Cartilage. 2006; 14: 163-170.

Raynauld JP, Buckland-Wright C, Ward R, et al. Safety and efficacy of long-term intraarticular steroid injections in osteoarthritis of the knee: a randomized, double-blind, placebo-controlled trial. Arthritis Rheum. 2003; 48: 370-377.

山田治基. 変形性関節症に対する関節内投与療法の基礎. 臨床リウマチ. 2003; 15: 63-69.

8 ｜サプリメント

　サプリメントは，dietary supplements に由来し，栄養補助食品あるいは健康補助食品と定義され，制度上は医薬品ではなく食品に分類される．

　病気の予防や改善といった効果効能を表示して食品を販売することは薬事法によって規制されている．しかし，一定の科学的根拠が得られた場合には保険機能食品制度により，栄養機能食品あるいは特定保健用食品として扱われる．

　変形性関節症に対して用いられるサプリメントには，グルコサミン，コンドロイチン，アボカド大豆不鹸化物などがある．

　各種サプリメントの下肢変形性関節症（膝，股）に対する盲検比較試験は多数行われているが，ほとんどは変形性膝関節症が対象であり，股関節に特定した報告は少ない．

　各種サプリメントが変形性股関節症の疼痛緩和に有効であったとする質の高い報告が複数ある（Percope de Andrade ら 2015，Singh ら 2015，Zhu ら 2018a，2018b，Simental-Mendía ら 2019，Aghamohammadi ら 2020）．

　一方，プラセボ群と投与群に有意差を認めなかったとする報告も複数あり（Rozendaal ら 2008，Wandel ら 2010，Van Vijven ら 2012，Wu ら 2013，Runhaar ら 2017），一定の見解は得られていない．

　いずれのサプリメントも 5 年以上の中長期の報告はされていない．したがって長期的な有用性については不明である．

　身体機能に関しては，サプリメント群がプラセボ群に対して優れた効果はなかったという報告が複数ある（Rozendaal ら 2008，Runhaar ら 2017）．一方，グルコサミン投与群はプラセボ群よりもこわばりが改善したという報告も複数ある（Zhu ら 2018a，2018b）．

　進行予防に関しては，自然経過に影響を与えなかったとする報告（Rozendaal ら 2008，Wandel ら 2010，Percope de Andrade ら 2015）と，X 線学的病期の進行を遅らせる効果が示されたとする報告（Maheu ら 2014）があり，一定の見解は得られていない．

　安全性に関しては，重篤な有害事象のリスクは低いと報告されている（Singh ら 2015，Simental-Mendía ら 2019）．

　サプリメント内服については，副作用のリスクは低いものの，鎮痛および身体機能改善，関節症の予防効果について一定のエビデンスがないため，変形

性股関節症診療ガイドライン（改訂第 3 版）では推奨なしとしている．

　高分子量コンドロイチンは低吸収性であり，軟骨細胞へほとんど到達しないことが示されている（Adebowale ら 2000）．

　グルコサミンやコンドロイチンの経口摂取による関節への直接的な薬理作用や，変形性関節症に対する長期的な有効性や病期の進行予防効果は明らかではない．サプリメントの効果に対して，今後も科学的検証を重ねていく必要がある．

1．グルコサミン

　グルコサミン（glucosamine）は，軟骨の構成成分であるムコ多糖類の一種で，化学名は 2-amino-2-deoxyglucose である．

　2001 年の Lancet 誌にグルコサミンが変形性膝関節症に対して，疼痛の改善効果だけでなく，X 線像で関節裂隙狭小化を予防し，関節軟骨保護作用を持つと掲載され，変形性関節症に使用されるようになった（Reginster ら 2001）．

　薬理作用として，グルコサミンは線維芽細胞のグリコサミノグリカンとコラーゲンの産生を促進させ（Vidal ら 1978, 1980），ムコ多糖体へ効率的に導入される．これらの作用は，N-アセチルグルコサミンやグルクロン酸では効果がなかったことから，グルコサミンの特異的作用であることが明らかとなった（Karzel ら 1971）．

　グルコサミンを添加した軟骨細胞ではペルレカン，アグリカン，ストロメライシンの発現が増加すること，MMP-1 および MMP-2 の発現が用量依存性に低下することから，グルコサミンが軟骨細胞内で遺伝子の転写にも影響することが明らかとなった（Jimenez ら 1997）．

　動物実験では，ラット関節炎モデルに高量（300mg/kg）のグルコサミンを経口投与すると，滑膜増殖・軟骨破壊・炎症性細胞の浸潤が抑制された（Hua ら 2005）．

　変形性関節症動物モデルでは，軟骨細胞外基質のグルコサミノグリカンの合成が増加することで軟骨代謝が亢進し（Lippiello ら 2000），変形性関節症に治療効果があった（Setnikar ら 1991）．その治療効果はインドメタシンより低かったが，毒性はほとんどなかった（Moriga ら 1980）．

　ヒトに対してグルコサミンを経口投与すると，軟骨代謝マーカーである尿中 2 型コラーゲン架橋 C-テロペプチド（Type 2 collagen C-terminal telopeptide: CTX-II）が上昇すること（Christgau ら 2004），滑膜での HA の産生を増加させること（McCarty 1998）

が報告されている.

2. コンドロイチン

コンドロイチン(コンドロイチン硫酸:chondroitin sulfate)は,関節軟骨細胞外基質の構成成分で,グルコサミノグリカンの1つである.

D-グルクロン酸とN-アセチル-D-ガラクトサミンの反復する糖鎖に硫酸が結合した構造を持ち,アグリカンを生成する.アグリカンはHAに結合し,吸水性高分子を生成することで軟骨の物理的柔軟性に重要な役割をはたす.

加齢とともにアグリカン中のコンドロイチンは減少し,変形性関節症軟骨のコンドロイチンは正常に比べ短い(Friesら2003).

薬理作用として,コンドロイチンは白血球における抗炎症作用や軟骨細胞で基質代謝の亢進作用がある(Karzelら1971).ヒト変形性関節症の軟骨細胞ではインターロイキン(interleukin: IL)-1の産生およびMMPsの活性化などの異化作用を改善する(Mathieu 2002).

文献

Adebowale AO, Cox DS, Liang Z, et al. Analysis of glucosamine and chondroitin sulfate content in marketed products and the Caco-2 permeability of chondroitin sulfate raw materials. JANA. 2000; 3: 37-44.

Aghamohammadi D, Dolatkhah N, Barkhtiari F, et al. Nutraceutical supplements in management of pain and disability in osteoarthritis: a systematic review and meta-analysis of randomized clinical trials. Sci Rep. 2020; 10: 20892.

Christgau S, Henrotin Y, Tankó LB, et al. Osteoarthritic patients with high cartilage turnover show increased responsiveness to the cartilage protecting effects of glucosamine sulphate. Clin Exp Rheumatol. 2004; 22: 36-42.

Fries JF, Bruce B. Rates of serious gastrointestinal events from low dose use of acetylsalicylic acid, acetaminophen, and ibuprofen in patients with osteoarthritis and rheumatoid arthritis. J Rheumatol. 2003; 30: 2226-2233.

Hua J, Suguro S, Hirano S, et al. Preventive actions of a high dose of glucosamine on adjuvant arthritis in rats. Inflamm Res. 2005; 54: 127-132.

Jimenez S, Dodge G. The effects of glucosamine sulfate on human chondrocyte gene expression. Osteoarthritis Cartilage. 1997; 5: 72.

Karzel K, Domenjoz R. Effects of hexosamine derivatives and uronic acid derivatives on glycosaminoglycane metabolism of fibroblast cultures. Pharmacology. 1971; 5: 337-345.

Lippiello L, Woodward J, Karpman R, et al. In vivo chondroprotection and metabolic synergy of glucosamine and chondroitin sulfate. Clin Orthop Relat Res. 2000; 381: 229-240.

Maheu E, Cadet C, Marty M, et al. Randomised, controlled trial of avocado-soybean unsaponifiable (Piascledine) effect on structure modification in hip osteoarthritis: the ERADIAS study. Ann Rheum Dis. 2014; 73: 376-384.

Mathieu P. A new mechanism of action of chondroitin sulfates ACS4-ACS6 in osteoarthritic cartilage. Presse Med. 2002; 31: 1383-1385.

McCarty MF. Enhanced synovial production of hyaluronic acid may explain rapid clinical response to high-dose glucosamine in osteoarthritis. Med Hypotheses. 1998; 50: 507-510.

Moriga M, Aono M, Murakami M, et al. The activity of N-acetylglucosamine kinase in rat gastric mucosa. Gastroenterol Jpn. 1980; 15: 7-13.

Percope de Andrade MA, Campos TV, Abreu-E-Silva GM. Supplementary methods in the nonsurgical treatment of osteoarthritis. Arthroscopy. 2015; 31: 785-792.

Reginster JY, Deroisy R, Rovati LC, et al. Long-term effects of glucosamine sulphate on osteoarthritis progression: a randomised, placebo-controlled clinical trial. Lancet. 2001; 357: 251-256.

Rozendaal RM, Koes BW, van Osch GJ, et al. Effect of glucosamine sulfate on hip osteoarthritis: a randomized trial. Ann Intern Med. 2008; 148: 268-277.

Runhaar J, Rozendaal RM, van Middelkoop M, et al. Subgroup analyses of the effectiveness of oral glucosamine for knee and hip osteoarthritis: a systematic review and individual patient data meta-analysis from the OA trial bank. Ann Rheum Dis. 2017; 76: 1862-1869.

Setnikar I, Cereda R, Pacini MA, et al. Antireactive properties of glucosamine sulfate. Arzneimittelforschung. 1991; 41: 157-161.

Simental-Mendía M, Sánchez-García A, Acosta-Olivo CA, et al. Efficacy and safety of avocado-soybean unsaponifiables for the treatment of hip and knee osteoarthritis: A systematic review and meta-analysis of randomized placebo-controlled trials. Int J Rheum Dis. 2019; 22: 1607-1615.

Singh JA, Noorbaloochi S, MacDonald R, et al. Chondroitin for osteoarthritis. Cochrane Database Syst Rev. 2015; 1: CD005614.

Van Vijven JP, Luijsterburg PA, Verhagen AP, et al. Symptomatic and chondroprotective treatment with collagen derivatives in osteoarthritis: a systematic review. Osteoarthritis Cartilage. 2012; 20: 809-821.

Vidal y Plana RR, Bizzarri D, et al. Articular cartilage pharmacology: I. In vitro studies on glucosamine and non steroidal antiinflammatory drugs. Pharmacol Res Commun. 1978; 10: 557-569.

Vidal y Plana RR, Karzel K. Glucosamine: its value for the metabolism of articular cartilage. 1. Biochemistry of proteoglycans, studies on in-vitro cultures of embryonal mouse fibroblasts and bone germs. Fortschr Med. 1980; 17: 98: 557-562.

Wandel S, Jüni P, Tendal B, et al. Effects of glucosamine, chondroitin, or placebo in patients with osteoarthritis of hip or knee: network meta-analysis. BMJ. 2010; 341: c4675.

Wu D, Huang Y, Gu Y, et al. Efficacies of different preparations of glucosamine for the treatment of osteoarthritis: a meta-analysis of randomised, double-blind, placebo-controlled trials. Int J Clin Pract. 2013; 67: 585-594.

Zhu X, Wu D, Sang L, et al. Comparative effectiveness of glucosamine, chondroitin, acetaminophen or celecoxib for the treatment of knee and/or hip osteoarthritis: a network meta-analysis. Clin Exp Rheumatol. 2018a; 36: 595-602.

Zhu X, Sang L, Wu D, et al. Effectiveness and safety of glucosamine and chondroitin for the treatment of osteoarthritis: a meta-analysis of randomized controlled trials. J Orthop Surg Res. 2018b; 13: 170.

9 | Biologic 療法

1. 多血小板血漿(platelet rich plasma:PRP)療法

多血小板血漿療法は,自己血液中より血小板を豊富に含んだ血漿成分を抽出し,損傷した組織に投与することでサイトカインや成長因子が誘導され組織修復を促進するとされている.

変形性股関節症に対するPRP療法の有効性につ

いて検討した RCT がある．ヒアルロン酸の関節内注射と比較して疼痛の軽減効果が有意に高く，施行後 1 年にわたって効果が持続する報告している（Dallari ら 2016）．

一方，変形性股関節症に対する PRP とヒアルロン酸の有効性を比較した 4 つの RCT 計 340 関節を対象としたシステマティックレビューでは，1，6，12 か月のいずれの時点でも VAS 値において PRP とヒアルロン酸とに有意差はなかったとする報告もある（Medina-Porqueres ら 2021）．

その報告では，PRP は変形性股関節症患者の痛みの改善に有効な方法ではあるが，ヒアルロン酸や他の保存療法に対する優位性は不明であると結論づけられている．

また，変形性股関節症に対する PRP とヒアルロン酸の有効性を比較した 5 つの RCT 計 374 関節を対象としたシステマティックレビューでも，6，12 か月で VAS，WOMAC とも改善したものの，ヒアルロン酸との差はなく，現時点では PRP の使用を推奨しないと結論づけている（Berney ら 2021）．

PRP 療法の安全性については，ヒアルロン酸と同等であるとの報告もある（Ye ら 2018，Medina-Porqueres ら 2021）．

autologous protein solution（APS）療法は PRP をさらに遠心分離・加工することで有効成分を高濃度に抽出したものである．現時点では，APS 療法の効果と安全性については判断するに値する研究は認められていない．

PRP 療法はヒアルロン酸関節内注射と同等の疼痛緩和効果と安全性が期待できるものの，いずれの報告も短期的な結果であるため有用性を結論づけるエビデンスに乏しい．

現時点では，わが国においては保険適応はなく，変形性関節症に対する長期的な有効性や病期の進行予防効果は明らかではない．

高額な治療費を要することもあり，他の治療法に対する優位性を示すためのさらなる検討が必要である．

2. 間葉系幹細胞（mesenchymal stem cell：MSC）療法

間葉系幹細胞療法は自己修正能と多分化能を有する体性幹細胞であり，MSC の持つ免疫調整能により炎症性疾患に対する有効性が注目されている．

変形性関節症動物モデルに自家骨髄 MSC 浮遊液の関節内投与によって，組織修復に対する有効性が報告され（Murphy ら 2003），MSC を関節内投与する手法が広まった．

自家組織としては，採取のしやすさ，低侵襲性から脂肪が主に用いられている．

膝関節症を対象にした臨床研究の報告はあるが，股関節症を対象にした臨床研究は少ないのが現状ではある．膝関節症においては，脂肪細胞由来の MSC を投与後，1 〜 2 年における VAS，KOOS の低下を認めたと報告されている（Jo ら 2017）．

これらの報告も PRP 療法と同様に，現時点では短期的な結果であるため有用性を結論づけるエビデンスに乏しい．同じくわが国では保険適応はないため，他の治療法に対する優位性を示すためのさらなる検討が必要である．

文献

Berney M, McCarroll P, Glynn L, et al. Platelet-rich plasma injections for hip osteoarthritis: a review of the evidence. Ir J Med Sci. 2021; 190: 1021-1025.

Dallari D, Stagni C, Rani N, et al. Ultrasound-guided injection of platelet-rich plasma and hyaluronic acid, separately and in combination, for hip osteoarthritis: A randomized controlled study. Am J Sports Med. 2016; 44: 664-671.

Jo CH, Chai JW, Jeong EC, et al. Intra-articular injection of mesenchymal stem cells for the treatment of osteoarthritis of the knee: A 2-year follow-up study. Am J Sports Med. 2017; 45: 2774-2783.

Medina-Porqueres I, Ortega-Castillo M, Muriel-Garcia A. Effectiveness of platelet-rich plasma in the management of hip osteoarthritis: a systematic review and meta-analysis. Clin Rheumatol. 2021; 40: 53-64.

Murphy JM, Fink DJ, Hunziker EB, et al. Stem cell therapy in a caprine model of osteoarthritis. Arthritis Rheum. 2003; 48: 3464-3474.

Ye Y, Zhou X, Mao S, et al. Platelet rich plasma versus hyaluronic acid in patients with hip osteoarthritis: A meta-analysis of randomized controlled trials. Int J Surg. 2018; 53: 279-287.

10 疾患修飾薬（DMOADs）

変形性関節症の進行を抑制，あるいは修飾できる DMOADs に対していくつかの臨床試験が行われてきた．

しかし，有用性が明らかでないことや，副作用により臨床試験が中止されているため，現在のところ臨床応用されている DMOADs は存在しない．

変形性関節症の病態は軟骨，軟骨下骨，滑膜，関節周辺の筋肉，靱帯が複雑に関与している．MMPs や aggrecanase の阻害薬，その上流分子の阻害薬，軟骨細胞制御薬（肥大化抑制，アポトーシス抑制），骨代謝調節薬，抗炎症薬，血管新生阻害薬，インテグリンやメカノリセプター制御薬などがターゲットとなる（Wieland ら 2005）．

MMP-13 は軟骨破壊に重要な役割があるため，MMPs inhibitor の動物モデルに対する治療実験や臨床試験が行われたが，筋骨格系の副作用のため臨

床試験の早期で中止された．MMPs inhibitor が非特異的に MMPs を抑制したため，全身に広く分布し，さまざまな細胞外基質の代謝に重要な MMP-1 を阻害したことが原因と考えられている（速水 2007）．

このため，MMP-13 を特異的に抑制できる small molecule inhibitor が開発され臨床試験が行われたが，治療効果は明確ではなかった．

変形性関節症の病態における軟骨下骨の重要性から骨吸収抑制剤のビスフォスフォネートが候補とされた．ラット変形性関節症モデルにアレンドロネート（30 μg/kg/week あるいは 240 μg/kg/week）を投与し，軟骨変性および軟骨下骨の骨量低下が抑制された（Hayami ら 2004）．

また，局所のカルシウム濃度の低下を介して MMPs の活性化を抑制する作用や，滑膜における抗炎症作用，血管内皮細胞に対する血管新生抑制作用が報告されている．

米国では，ほかの骨吸収抑制剤であるカテプシン K 阻害薬やエルシトニン製剤が DMOADs として期待されており，ヒトでの有効性について検討が待たれる．

文献 ───

速水　正. 変形性関節症の病態からみた薬物療法の可能性. メジカルビュー社. 2007; 26 : 74-87.

Hayami T, Pickarski M, Wesolowski GA, et al. The role of subchondral bone remodeling in osteoarthritis: reduction of cartilage degeneration and prevention of osteophyte formation by alendronate in the rat anterior cruciate ligament transection model. Arthritis Rheum. 2004; 50 : 1193-1206.

Wieland HA, Michaelis M, Kirschbaum BJ. Osteoarthritis - an untreatable disease? Nat Rev Drug Discov. 2005; 4 : 331-344.

2章 運動療法

　人口の高齢化に伴い，股関節疾患患者数が増加しており，保存療法の重要性が再認識されている.

　運動療法（therapeutic exercise）は変形性股関節症（股関節症）をはじめとする股関節疾患の保存療法の根幹をなしており，各病期および術前・術後で適切な内容とすべきである.

　股関節疾患に対する運動療法の科学的な根拠に関しては，わが国では変形性股関節症診療ガイドライン（日本整形外科学会診療ガイドライン委員会 2008, 2016, 2024）に，国際的には国際関節症学会（Osteoarthritis Research Society International: OARSI）のガイドライン（Zhang ら 2007, 2008, Bannuru ら 2019），英国国立医療技術評価機構（National Institute for Health and Clinical Excellence: NICE）のガイドライン（Conaghan ら 2008），米国リウマチ協会（American College of Rheumatology: ACR）のガイドライン（Kolasinski ら 2020）などに記載されている.

　運動療法は物理療法とともに理学療法を構成し，リハビリテーション医学・医療における重要な治療法（訓練）である（久保 2022）. 運動療法の種類には表1のごとくのものがある.

表1　運動療法の種類

・関節可動域訓練，ストレッチング
・筋力増強訓練
・持久力訓練（有酸素運動）
・協調性訓練
・バランス訓練
・座位・立位訓練
・基本動作訓練
・歩行訓練
・治療体操

　なお，股関節におけるリハビリテーション医学・医療の活用については，第Ⅷ編 知悉便覧 12 章を参照されたい.

　股関節症に対する運動療法として，継続的な関節可動域訓練，筋力増強訓練，持久力訓練（有酸素運動）が推奨されており，症状を有する患者では水中での運動療法が有効である.

　筋力増強訓練，ストレッチ，関節可動域訓練，水中歩行を組み合わせた6〜12週間の運動療法によって，疼痛，QOL が改善するが，その効果は経時的に減弱するため，継続性が大切である（van Baar ら 2001）.

　長期（5 年）にわたるランダム化比較試験では，自宅での訓練を継続し，活発な身体活動を維持することによって，疼痛，身体機能が改善することが示されている（Pisters ら 2010a）.

　運動療法を生活の一部に組み込むためにオペラント行動原理，自己制御原理，ブースター効果を得るための追加の訓練を盛り込んだ "behavioral graded activity（BGA）program" などによって，5 年後の人工股関節全置換術（THA）の手術件数を有意に減らすことができたとする報告がある（Pisters ら 2010b）.

　関節リウマチにおいても疾患の活動性やX線学的な関節破壊に影響を及ぼすことなく，運動療法によって筋力増強が可能であるとするランダム化比較試験がある（de Jong ら 2009）.

文献

Bannuru RR, Osani MC, Vaysbrot EE, et al. OARSI guidelines for the non-surgical management of knee, hip, and polyarticular osteoarthritis. Osteoarthritis Cartilage. 2019; 27: 1578-1589.

Conaghan PG, Dickson J, Grant RL, et al. Care and management of osteoarthritis in adults: summary of NICE guidance. BMJ. 2008; 336 : 502-503.

de Jong Z, Munneke M, Kroon HM, et al. Long-term follow-up of a high-intensity exercise program in patients with rheumatoid arthritis. Clin Rheumatol. 2009; 28 : 663-671.

Kolasinski SL, Neogi T, Hochberg MC, et al. 2019 American College of Rheumatology / Arthritis Foundation Guideline for the management of osteoarthritis of the hand, hip, and knee. Arthritis Care Res（Hoboken）. 2020; 72: 149-162.

久保俊一. リハビリテーション医学・医療総論(日本リハビリテーション医学教育推進機構, 日本リハビリテーション医学会　監修：リハビリテーション医学・医療コアテキスト 第2版). 医学書院. 2022. 3-22.

日本整形外科学会診療ガイドライン委員会　変形性股関節症ガイドライン策定委員会. 変形性股関節症治療ガイドライン. 南江堂.

2008; 77-90.

日本整形外科学会診療ガイドライン委員会　変形性股関節症ガイドライン策定委員会. 変形性股関節症診療ガイドライン2016. 南江堂. 2016; 103-106.

日本整形外科学会診療ガイドライン委員会　変形性股関節症診療ガイドライン策定委員会. 変形性股関節症診療ガイドライン2024（改訂第3版）. 医学書院. 2024; 71-72.

Pisters MF, Veenhof C, Schellevis FG, et al. Exercise adherence improving long-term patient outcome in patients with osteoarthritis of the hip and/or knee. Arthritis Care Res. 2010a; 62 : 1087-1094.

Pisters MF, Veenhof C, Schellevis FG, et al. Long-term effectiveness of exercise therapy in patients with osteoarthritis of the hip or knee: a randomized controlled trial comparing two different physical therapy interventions. Osteoarthritis Cartilage. 2010b; 18 : 1019-1026.

van Barr ME, Dekker J, Oostendorf RA, et al. Effectiveness of exercise in patients with osteoarthritis of hip and knee: nine months' follow up. Ann Rheum Dis. 2001; 60 : 1123-1130.

Zhang W, Moskowitz RW, Nuki G, et al. OARSI recommendations for the management of hip and knee osteoarthritis. Part I: Critical appraisal of existing treatment guidelines and systematic review of current research evidence. Osteoarthritis Cartilage. 2007; 15 : 981-1000.

Zhang W, Moskowitz RW, Nuki G, et al. OARSI recommendations for the management of hip and knee osteoarthritis. Part II: OARSI evidence-based, expert consensus guidelines. Osteoarthritis Cartilage. 2008; 16 : 137-162.

---

1 関節可動域訓練, ストレッチング

関節拘縮が生じると荷重面が限定され，関節液に

よる潤滑機構が障害されることから，滑膜炎を生じやすく変形性股関節症の増悪因子となりうる（三谷 2010）.

また，股関節内圧の上昇は，夜間痛，歩行開始時や歩行時の疼痛と有意に相関している（Robertssonら 1995）. 関節拘縮の治療は疼痛の改善のために重要である.

関節可動域訓練が筋力増強訓練よりも疼痛，機能，可動域改善に関して有効であり，効果の持続が29週間みられたとするランダム化比較試験がある（Hoeksma ら 2004）.

変形性股関節症では腸腰筋，内転筋，ハムストリングスなどの拘縮が生じやすく，ストレッチング（図1）によって THA 待機患者の股関節外転角度が有意に改善したという報告がある（Leivseth ら 1989）.

関節リウマチでは股関節屈曲拘縮が出現しやすいため，1日に2回程度腹臥位をとり，自重による股関節伸展方向へのストレッチングを行う.

関節水腫が存在する際に過度の関節可動域訓練を行うと，関節弛緩が生じる危険性があり注意を要する. 炎症症状が鎮静化している時期に積極的な訓練を行う.

股関節周囲筋の肉離れや骨盤の筋付着部での裂離骨折などのスポーツ障害の予防，再発予防としてストレッチングは重要である.

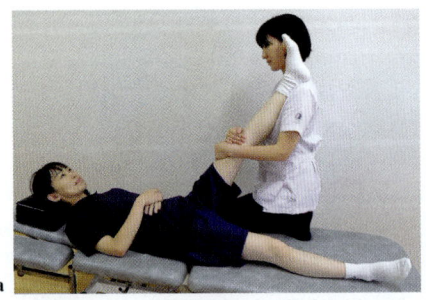
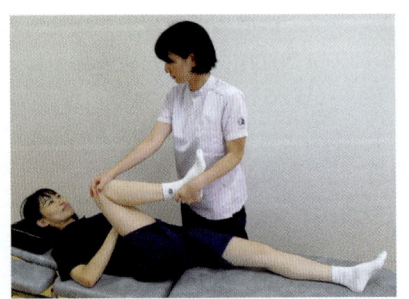
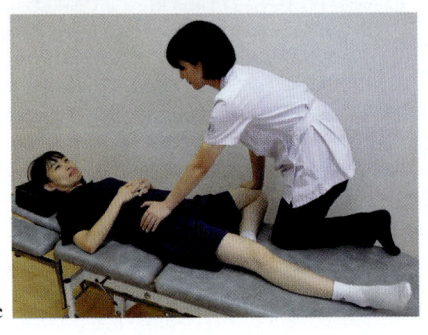
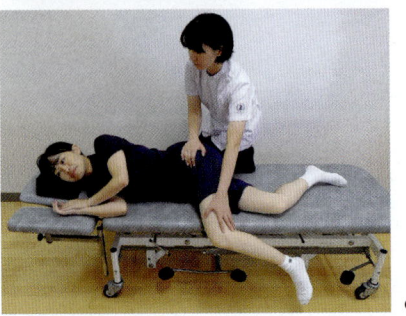

図1　股関節周囲筋のストレッチング
a：ハムストリング. b：腸腰筋（左）. c：内転筋と内旋筋. d：大腿筋膜張筋.

ストレッチングは目的とする筋群に突っ張りを感じる程度で 20 ～ 30 秒間行う．大転子部の腸脛靭帯による弾発股に対しては腸脛靭帯のストレッチングを行う．

変形性股関節症において，骨盤前傾を呈する場合には股関節屈筋群の伸展性が低下していることが多い．一方，骨盤後傾を呈する場合には股関節伸筋群の伸展性が低下していることが多く，大腿筋膜張筋，大腿直筋，ハムストリングスなどの二関節筋の筋緊張が亢進している傾向にある（加藤 2008）．

このような状況でストレッチングや関節可動域訓練を試みても，防御性収縮などによる疼痛が出現し訓練の障害となる．筋緊張を軽減するためにローラー，スリング，ボールなどを利用することは有効とされている．

文献

Hoeksma HL, Dekker J, Ronday HK, et al. Comparison of manual therapy and exercise therapy in osteoarthritis of the hip: a randomized clinical trial. Arthritis Rhum. 2004; 51 : 722-729.

加藤　浩. 多関節運動連鎖からみた骨関節疾患の筋機能（井原英俊, 他　編集：多関節運動連鎖からみた変形性股関節症の保存療法）. 全日本病院出版. 2008; 26-47.

Leivseth G, Torsetensson J, Reikerås O. Effect of passive muscle stretching in osteoarthritis of the hip. Clin Sci. 1989; 76 : 113-117.

三谷　茂. 保存療法（久保俊一, 杉山　肇　編集：変形性股関節症　基本とUP TO DATE）. 南江堂. 2010; 114-121.

Robertsson O, Wingstrand H, Önnerfält R. Intracapsular pressure and pain in coxarthrosis. J Arthroplasty. 1995; 10 : 632-635.

2　筋力増強訓練，持久力訓練（有酸素運動）

股関節周囲筋の訓練を中心に行うが，特に Trendelenburg 歩行の原因となる股関節外転筋の訓練を重点的に行う．

また，股関節の安定性に関与している大腿四頭筋や大殿筋，姿勢維持に重要な腹筋の訓練も実施する．

筋力増強訓練の種類には筋の収縮様式により等尺性訓練，セラバンドなどの負荷を利用した等張性訓練，サイベックスなどの機器を使用した等運動性訓練がある．

また，運動連鎖の概念に基づき，足部が固定されない状態での開放運動連鎖（open kinetic chain: OKC）エクササイズと，足部が固定された状態での閉鎖運動連鎖（closed kinetic chain: CKC）エクササイズに分類される（加藤 2008）（図 2）．

SLR（straight leg raising）や座位での膝伸展運動は OKC エクササイズであり，スクワットは CKC エクササイズに相当する．

CKC エクササイズでは主動作筋だけでなく拮抗筋も協調して筋収縮が生じるため，関節面への負荷が均一化し，安全性の高い効果的な訓練となる．

大橋ら（2003）は，股関節症患者 270 名（412 関節）に対して，運動療法（スクワット，踏み台昇降，片脚起立，腹筋運動）を行い 1 年以上継続した 110 名のうち，65.4％に効果がみられたとしている．

前股関節症と初期股関節症に比べて進行期・末期股関節症患者では効果が劣っており，股関節外転筋力の増加と疼痛の改善が期待できる．

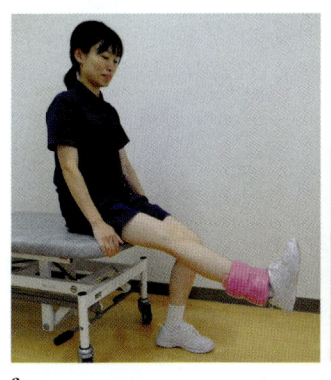
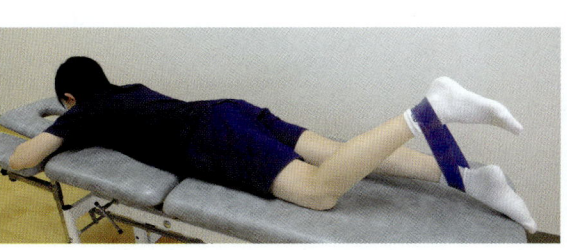
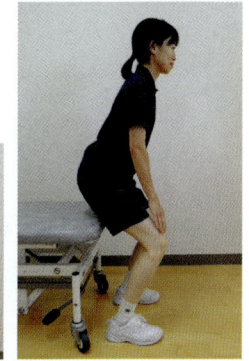

a　　　　　　　　　　　b　　　　　　　　　　　　　　　　　　　　　　　　　c

図 2　開放運動連鎖（open kinetic chain）と閉鎖運動連鎖（closed kinetic chain）
a: 開放運動連鎖（OKC）：重錘を用いたレッグエクステンション．
b: 開放運動連鎖（OKC）：ラバーバンドによる抵抗を加えたレッグカール．
c: 閉鎖運動連鎖（CKC）：両脚スクワット．

Tak ら（2005）は，8 週間のフィットネス機器を使用した運動療法とホームエクササイズが疼痛と股関節機能を改善することを報告した．

Foley ら（2003）は，下肢関節症患者（股 51 関節，膝 126 関節）において，6 週間のジムでの訓練と水中訓練を比較し，前者では大腿四頭筋筋力，歩行速度，自己満足度が改善し，後者では大腿四頭筋筋力，歩行距離，QOL が改善したとしている．

複数のガイドラインにおいて，持久力訓練〔有酸素運動（ウォーキング，サイクリング，水泳など）〕と筋力増強訓練が推奨されており，疼痛と機能の改善が期待できるが，運動強度と実施期間についての推奨は明確にされていない（Bichsel ら 2022）．

文献

Bichsel D, Liechti FD, Schlapbach JM, et al. Cross-sectional analysis of recommendations for the treatment of hip and knee osteoarthritis in clinical guidelines. Ach Phys Med Rehabil. 2022; 103: 559-569. e5.

Foley A, Halbert J, Hewitt T, et al. Does hydrotherapy improve strength and physical function in patients with osteoarthritis- a randomized controlled trial comparing a gym based and a hydrotherapy based strengthening programme. Ann Rheum Dis. 2003; 62: 1162-1167.

加藤　浩. 多関節運動連鎖からみた骨関節疾患の筋機能（井原英俊, 他　編集：多関節運動連鎖からみた変形性股関節症の保存療法）. 全日本病院出版. 2008; 26-47.

大橋弘嗣, 松下直史, 小池達也, 他. 変形性股関節症に対する運動療法の中期成績. Hip Joint. 2003; 29: 663-669.

Tak E, Staats P, van Hespen A, et al. The effects of an exercise program for older adults with osteoarthritis of the hip. J Rheumatol. 2005; 32: 1106-1113.

3 ｜ 水中運動

水中では浮力によって免荷効果が得られる．水深が胸の高さ（体幹の上 1/3）の場合には股関節部の免荷率は 58％となり，体幹中央部では 49％，臍（体幹の下 1/3）では 40％となり（園田 2004）（図 3），免荷効果を得ながら歩行訓練ができる．

水の抵抗により下肢筋の活動量が増大し，筋力増強効果も得られる．

高齢の下肢変形性関節症患者（股 161 関節，膝 256 関節）において 1 年間の水中運動を行ったところ，疼痛と身体機能の改善や医療経済学的な効果が得られたとしている（Cochrane ら 2005）．

また，1 年間の水中訓練によって身体機能と疼痛のほかに階段昇降テストの結果と股関節可動域が改善したという報告もある（Lin ら 2004）．

水中では相対エネルギー消費量が陸上に比べて大きい．時速 4km の陸上歩行では安静時代謝の 4 倍の代謝量（4METs）であるが，臍の高さの水深で歩行を行えば 6.5 倍の代謝量（6.5METs）となり，大きな訓練効果が期待できる（渡部 2003）．

文献

Cochrane T, Davey RC, Matthes Edwards SM. Randomised controlled trial of the cost-effectiveness of water-based therapy for lower limb osteoarthritis. Health Technol Assess. 2005; 9: 1-114.

Lin SY, Davey RC, Cochrane T. Community rehabilitation for older adults with osteoarthritis of the lower limb: a controlled clinical trial. Clin Rehabil. 2004; 18: 92-101.

園田　茂. 水治療（千野真一　編集：現代リハビリテーション医学, 第2版）. 金原出版. 2004; 251-256.

渡部一郎. 水治療（千野真一　編集：現代リハビリテーション医学, 第2版）. 金原出版. 2003; 812-815.

4 ｜ 太極拳

骨粗鬆症や転倒予防などの運動療法として注目されている太極拳（図 4）は，閉鎖運動連鎖運動を取り入れた緩徐な全身運動であり，変形性股関節症の治療においても用いられている．

太極拳の際の足底圧分布の解析では，通常の歩行と比較して第 1 中足骨頭，母趾への荷重が増加し，足への衝撃が低下するという（Mao ら 2006）．

また，足底圧中心の移動量と下肢筋活動電位には正の相関があり，活動する筋の数も増加することが

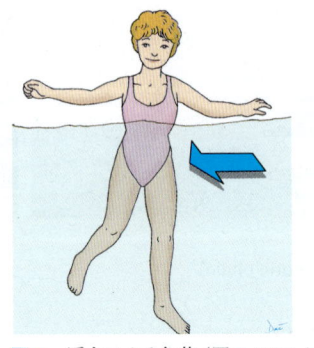

図3　浮力による免荷（園田 2004 より）

免荷の効果（免荷率）

	股関節
首まで	91％
胸まで（体幹の上 1/3；手は上げる）	58％
体幹中央	49％
臍まで（体幹の下 1/3）	40％
股	23％

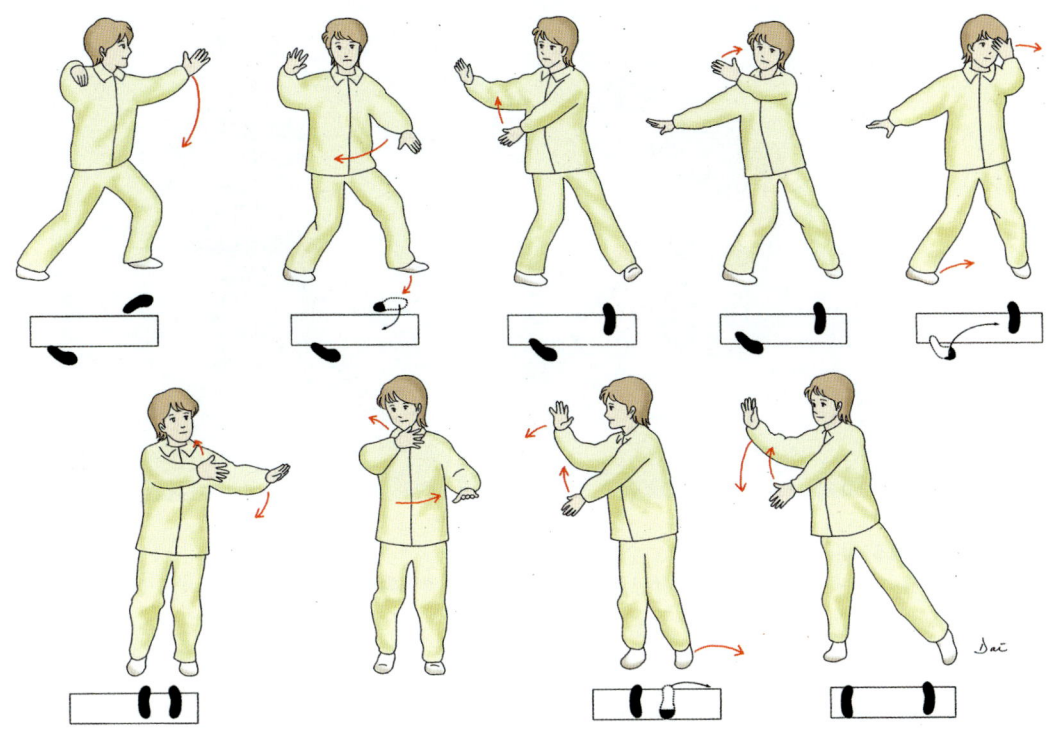

図4 太極拳24式から雲手（ユンシォウ）
太極拳の入門用として行われており24の動作から構成されている.
「雲手」は"ユンシォウ"あるいは"ユンショウ"と発音されている.

知られている（Nakamura ら 2001）.

太極拳では効率的に下肢筋力訓練が施行でき，中国の伝統的な武術でもあるため，継続性が期待できる.

下肢関節症患者におけるランダム化比較試験によると，12週間の水中訓練または太極拳は，通常の陸上訓練と比較して，疼痛およびSF-12におけるphysical component summary scoreを有意に改善している（Fransen ら 2007）.

最近のOARSIガイドラインではmind-body exerciseとしてヨガとともに太極拳が推奨（"conditional" recommendation）されている（Bannuru ら 2019）.

文献

Bannuru RR, Osani MC, Vaysbrot EE, et al. OARSI guidelines for the non-surgical management of knee, hip, and polyarticular osteoarthritis. Osteoarthritis Cartilage. 2019; 27: 1578-1589.

Fransen M, Nairn L, Winstanley J, et al. Physical activity for osteoarthritis management: a randomized controlled clinical trial evaluating hydrotherapy or Tai Chi classes. Arthritis Rheum. 2007; 57: 407-414.

Mao DW, Li JX, Hong Y. Plantar pressure distribution during Tai Chi exercise. Arch Phys Med Rehabil. 2006; 87: 814-820.

Nakamura H, Tsuchida T, Mano Y. The assessment of posture control in the elderly using the displacement of the center of pressure after forward platform translation. J Electromyogr Kinesiol. 2001; 11: 395-403.

5 ボール体操

エクササイズボールを使用し，筋力増強訓練やストレッチのみならず，閉鎖運動連鎖による神経系と運動器の調整協調運動が行える（別府ら 2007）（図5）.ダンスの要素を取り入れている点が特徴であり，訓練に対するアドヒアランスの改善が期待できる.

文献

別府諸兄, 太藻ゆみこ. 変形性股関節症に対する運動療法の実際：エクササイズボールを使用したボール体操（糸満盛憲, 他 編集：私のすすめる運動器疾患保存療法実践マニュアル）. 全日本病院出版会. 2007; 144-151.

6 持続的他動運動（CPM）

持続的他動運動（continuous passive motion: CPM）は，一定の速度で膝関節や股関節の他動屈伸運動が

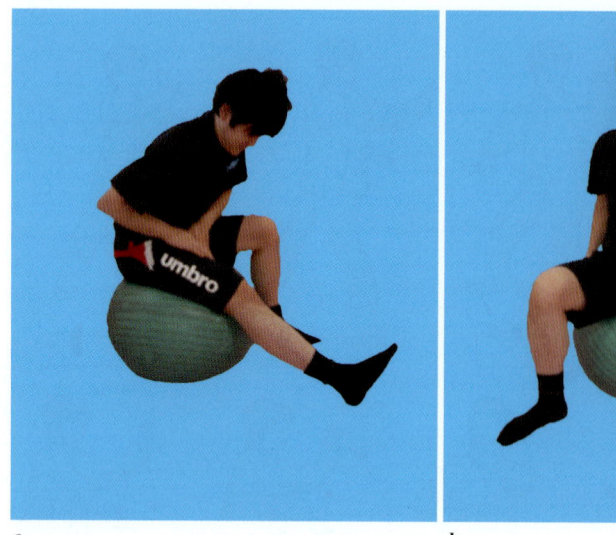

図5 ボール体操
a: ストレッチング(右ハムストリング). b: ダイナミック運動(腕を前後に動かしながらの上下運動).

可能である（図6）．寛骨臼や大腿骨の骨切り術後の関節可動域改善を目的とする．

また，持続的他動運動によって損傷を受けた関節軟骨の修復が改善するというSalterら（1980）の基礎研究に基づき，寛骨臼骨折術後（Cateriniら2000）などの関節症予防を目的として使用されたことがある．

変形性股関節症（Kellegren-Lawrence Grade 2 〜 4）に対してCPMを12週間（1日1.2 〜 7.6時間）使用した研究では，疼痛と歩行速度が有意に改善したとする報告がある（Simkinら1999）．しかしながら，通常の理学療法に比べて可動域や患者満足度を上げず，コストのみ上昇するというメタアナリシスが出ている（Jiaら2024）．

文献

Caterini R, Farsetti P, Potenza V, et al. Immediate passive mobilization of the hip after internal fixation of acetabular fractures. Chir Organi Mov. 2000; 85 : 243-249.

Jia Z, Zhang Y, Zhang W, et al. Efficacy and safety of continuous passive motion and physical therapy in recovery from knee arthroplasty: a systematic review and meta-analysis. J Orthop Surg Res. 2024; 19: 68.

Salter RB, Simmonds DF, Malcolm BW, et al. The biological effect of continuous passive motion on th healing of full-thickness defects in articular cartilage. An experimental investigation in the rabbit. J Bone Joint Surg Am. 1980: 62 : 1232-1251.

Simkin PA, de Lateur BJ, Alquist AD, et al. Continuous passive motion for osteoarthritis of the hip: a pilot study. J Rheumatol. 1999; 26 : 1987-1991.

7　THA後のリハビリテーション治療

THAの術前と術後の運動療法を主体としたリハビリテーション治療を行うことによって，短期的な筋力，関節可動域，歩行能力の改善を有意に向上できることが知られている（Gilbeyら2003，Sashikaら1996，Wangら2002）．

リハビリテーション治療の内容としては，水中運動，自転車エルゴメーター，機器を使用した抵抗運動（筋力増強訓練）などが一般的に用いられている．

自宅での訓練としてはウォーキング，ストレッチ，筋力増強訓練などが一般的である．

周術期のリハビリテーションプログラムが理学療法士の適切な指導のもとに実施された場合，術後6

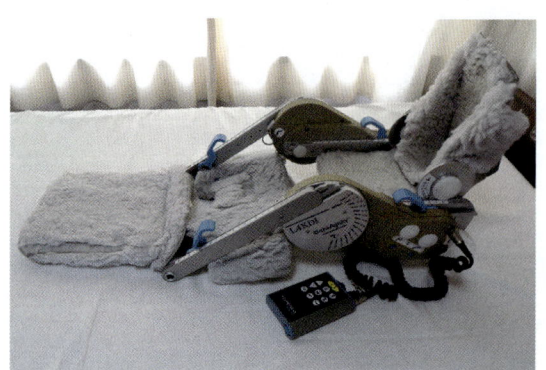

図6　持続的他動運動（CPM）
一定速度での膝関節や股関節の他動屈伸運動が行える．

か月の歩行速度と歩行距離が有意に改善したとする
ランダム化比較試験がある（Wang ら 2002）.

　訓練をホームエクササイズとして行うか施設で
行うべきかに関して行われたランダム化比較試験
では，QOL，身体機能，歩行能力において有意差
を認めなかったとする報告があり（Galea ら 2008，
Austin ら 2017），適切な指導下に訓練が行われる場
合，必ずしも外来でのリハビリテーション治療は必
要ないと思われる.

　THA 術後の機能回復に関するシステマティック
レビューとメタアナリシスによれば，WOMAC や
SF-36 などによって評価される自覚的な身体機能の
改善，歩行解析などで評価される身体機能の改善，
加速度計などを利用した日常生活の活動性評価の回
復には，術後 6 〜 8 か月を要している．そして，そ
の回復度は，年齢をマッチさせた対照群の 80％程
度であったとされている（Vissers ら 2001）.

　THA 術後 8 か月以降の機能回復に言及した報告
は少なく，長期にわたる機能回復の推移については
不明である.

　術後 3 〜 6 か月に有意な機能回復が得られること
が知られており（Vissers ら 2001），この期間に集中
的な運動療法を行うことは有効であると考えられ
る.

　変形性股関節症診療ガイドライン 2024 では，
THA 術前の通院リハビリテーション治療は術後の
疼痛・機能改善，入院期間の短縮に有益であり推奨
されている.

　THA 術後の通院リハビリテーション治療に関し
ては，術後の疼痛・機能改善に有益である可能性が
あり，実施時期としては「入院中」または「術後 3
〜 5 か月」の効果が示されている.

文献

Austin MS, Urbani BT, Fleischman AN, et al. Formal physical therapy after total hip arthroplasty is not required: A randomized controlled trial. J Bone Joint Surg Am. 2017; 99 : 648-655.

Galea MP, Levinger P, Lythgo N, et al. A targeted home- and center-based exercise program for people after total hip replacement: a randomized clinical trial. Arch Phys Med Rehabil. 2008; 89 : 1442-1447.

Gilbey HJ, Ackland TR, Wang AW, et al. Exercise improves early functional recovery after total hip arthroplasty. Clin Orthop Relat Res. 2003; 408 : 193-200.

日本整形外科学会診療ガイドライン委員会　変形性股関節症診療ガイドライン策定委員会　編集. 変形性股関節症診療ガイドライン2024（改訂第3版）. 医学書院. 2024; 128-131.

Sashika H, Matsuba Y, Watanabe Y. Home program of physical therapy: effect on disabilities of patients with total hip arthroplasty. Arch Phys Med Rehabil. 1996; 77 : 273-277.

Vissers MM, Bussmann JB, Verhaar JA, et al. Recovery of physical functioning after total hip arthroplasty: systematic review and meta-analysis of the literature. Phys Ther. 2001; 91 : 615-629.

Wang AW, Gilbey HJ, Ackland TR. Perioperative exercise programs improve early return of ambulatory function after total hip arthroplasty: a randomized, controlled trial. Am J Phys Med Rehabil. 2002; 81 : 801-806.

8　大腿骨近位部骨折の リハビリテーション治療

1. 転倒予防と骨折予防

　高齢者に対する運動療法を中心としたリハビリ
テーション治療により転倒のリスクが減少すること
が知られている.

　米国で行われた 7 つの研究のメタアナリシスで
は，持久力訓練，柔軟訓練，バランス訓練，太極拳
（動的バランス訓練），抵抗運動（筋力増強訓練）な
どにより転倒率は 0.90（95％ CI 0.81 〜 0.99）に減
少している.

　特にバランス訓練施行群での転倒率は 0.83（95％
CI 0.70 〜 0.98）であり，有効であったとしている.

　しかし，どの訓練においても医療処置や入院が必
要となった転倒に対して統計学的には有効性を見出
せなかったとしている（Province ら 1995）.

　62 の研究のシステマティックレビューでは，専
門家による在宅での個別訓練（筋力増強訓練，バラ
ンス訓練）によって転倒の相対危険度（RR）が 0.80
（95％ CI 0.66 〜 0.98）になり，太極拳では RR が 0.51
（95％ CI 0.36 〜 0.73）であった.

　これらは転倒予防に有効であるとしているが，転
倒による外傷の予防に有効であるかについては明ら
かにされていない（Gillespie ら 2003）.

　高齢者に対する運動療法は転倒予防効果があるこ
とが明らかであり，運動療法から最大限の効果を得
るために，今後は運動の種類，頻度，期間，運動強
度などについての研究が必要である.

2. 術直後のリハビリテーション治療

　大腿骨近位部骨折術後は不動による合併症（廃用
症候群）を防止するために翌日から座位訓練を開始
し，早期離床，起立・歩行能力の獲得を目指すこと
が推奨されている.

　運動療法の内容に関するシステマティックレビュー
では，通常と異なる運動療法（集中的な訓練，トレッ
ドミルを使用した歩行訓練，大腿四頭筋への電気刺
激を併用した訓練など）が術後成績を改善するとい
う十分なエビデンスは得られていない（Handoll ら
2004）.

　しかし，通常の運動療法と特に大腿四頭筋強化訓
練を追加した介入群のランダム化比較試験では，6

週後の下肢筋力が介入群で有意に優れており，16週後にも維持されていた．また介入群では歩行能力，QOL も改善していた（Mitchell ら 2001）．

トレッドミルを使用した歩行訓練と通常の歩行訓練を比較したランダム化比較試験では，トレッドミル群で退院時の歩行能力，筋力，移動能力が優れていたが，入院期間に差を認めなかった（Baker ら 1991）．

大腿骨頚部／転子部骨折診療ガイドライン 2021（改訂第 3 版）では，入院中の多職種連携によるリハビリテーション治療を行うことが提案されている．

多職種による呼吸リハビリテーションや口腔ケアを含めた栄養管理などが重要であり，通常の介入に比べ ADL をより向上させ，医療費を抑制することができた（Olsen ら 2009）．

3．退院後のリハビリテーション治療

退院後の在宅での運動療法（筋力増強訓練，歩行訓練など），作業療法，などのリハビリテーション治療が身体機能や QOL の維持と向上に有効であると考えられている．

しかし，骨折治療後の長期的な機能的予後改善策には注意が十分注がれていないのが現状である．

身体機能や QOL の維持と改善のために継続的なリハビリテーション治療を行うことは重要であるが，医療費，施設，マンパワーの確保など問題点が多く存在しているため，効率的な訓練内容と期間の目安が必要である．

理学療法士の家庭訪問による自宅での訓練を 1 か月行った介入群と対照群のランダム化比較試験では，介入群で大腿四頭筋の筋力増加（53％）と歩行速度の改善（15％）を認めた（Sherrington ら 1997）．

自宅退院後に 5 回の理学療法士の訪問リハビリテーションを行った群と施設での訓練を 1 か月継続した群を比較したところ，前者で歩行能力が有意に優れていた（Kuisma 2002）．

わが国でも，自宅での訓練（ストレッチ，筋力増強訓練，歩行訓練）を 12 か月実施した介入群のうち，1 週間に 3 日以上実施できた高頻度実施群では，対照群と比較して歩行能力と ADL が良好であった（石橋ら 2005）．

これらの報告は，適切な指導下に行われる自宅での訓練の有効性を示している．

術後の訓練期間に関しては，術後 6 か月の外来リハビリテーション治療によって歩行能力と QOL

が有意に改善したとする報告がある（Binder ら 2004）．

大腿骨転子部骨折術後では，術後 3 か月で術前の歩行レベルに回復するのは半数以下であり，術後 3 〜 6 か月で関節可動域，疼痛，筋力が回復したとしている（Walheim ら 1990）．

SF-36 と Cummings hip scale（Cummings ら 1988）を用いて大腿骨近位部骨折術後の回復を調査した研究では，術後 6 か月までに回復が得られたとしている（Peteson ら 2002）．

大腿骨頚部／転子部骨折診療ガイドライン 2021 でも急性期施設退院後のリハビリテーション治療を継続することを提案しており，その期間は 3 〜 6 か月必要であるとしている．

文献

Baker PA, Evans OM, Lee C. Treadmill gait retraining following fractured neck-of-femur. Arch Phys Med Rehabil. 1991; 72 : 649-652.

Binder EF, Brown M, Sibacore DR, et al. Effects of extended outpatient rehabilitation after hip fracture: a randomized control trial. JAMA. 2004; 292 : 873-846.

Cummings SR, Phillips SL, Wheat ME, et al. Recovery after hip fracture. the role of social supports. J Am Geriatr Soc. 1988; 36 : 801-880.

Gillespie LD, Gillespie WJ, Robertson MC, et al. Intervention for preventing falls in elderly people. Cochrane Database Syst Rev. 2003; CD000340.

Handoll HH, Sherrington C, Parker MJ. Mobilisation strategies after hip fracture surgery in adults. Cochrane Database Syst Rev. 2004; CD001704.

石橋英明，山本清三．大腿骨頚部骨折後の機能予後における自己運動メニューによる介入効果の検討．臨スポ医. 2005; 22 : 705-713.

Kuisma R. A randomized, controlled comparison of home versus institutional rehabilitation of patients with hip fracture. Clin Rehabil. 2002; 16 : 553-561.

Mitchell SL, Stott DJ, Martin BJ, et al. Randomized controlled trial of quadriceps training after proximal femoral fracture. Clin Rehabil. 2001; 15 : 282-290.

日本整形外科学会診療ガイドライン委員会，大腿骨頚部／転子部骨折診療ガイドライン策定委員会　編集．大腿骨頚部／転子部骨折診療ガイドライン2021（改訂第3版）．医学書院. 2021; 143-147.

Olsen LE, Hansson E, Ekman I, et al. A cost-effectiveness study of a patient-centred integrated care pathway. J Adv Nurs. 2009; 65: 1626-1635.

Peterson MG, Allegrante JP, Cornell CN, et al. Measuring recovery after a hip fracture using the SF-36 and Cummings scales. Osteoporosis Int. 2002; 13 : 296-302.

Province MA, Hadley EC, Hornbrook MC, et al. The effects of exercise on falls in elderly patients. A preplanned meta-analysis of the FICSIT Trials. Frailty and Injuries: Cooperative Studies of International Intervention Techniques. JAMA. 1995; 273 : 1341-1347.

Sherrington C, Lord SR. Home exercise to improve strength and walking velocity after hip fracture: a randomized controlled trial. Arch Phys Med Rehabil. 1997; 78 : 208-212.

Walheim G, Barrios C, Stark A, et al. Postoperative improvement of walking capacity in patients with trochanteric hip fracture: a prospective analysis 3 and 6 months after surgery. J Orthop Trauma. 1990; 4 : 137-143.

3章 装具療法とギプス療法

A　装具療法

　股関節疾患において装具療法を行う目的は，股関節の免荷と関節の安定性の確保であり，疼痛と歩行能力の改善が得られる．また，小児股関節疾患においては脱臼整復位保持や，組織修復完成までの関節保護を目的として使用され，保存療法の主要な部分を占めている．

　適切な装具療法を用いながら運動療法を行うといっそうの治療効果が期待できる．

　大腿骨頚部骨折の予防に関するシステマティックレビュー（Koike ら 2009, Santesso ら 2014）では，ヒッププロテクターは在宅において大腿骨近位部骨折の予防効果がないが，介護施設においてそのリスクを減少させる可能性がある．

文献

Santesso N, Carrasco-Labra A, Bringnardello-Petersen R. Hip protectors for preventing hip fractures in older people. Cochrane Database Syst Rev. 2014: (3): CD001255.

Koike T, Orito Y, Toyoda H, et al. External hip protectors are effective for the elderly with higher-than-average risk factors for hip fractures. Osteoporosis Int. 2009; 20: 1613-1620.

1　歩行補助具

　杖や松葉杖の使用によって股関節痛を軽減できる．通常，杖は健側上肢で使用する．その理由を図1に示す．

　体重 50 kg の患者が重心線から 40 cm のところで杖を持ち，反対側の股関節が重心線から 10 cm のところに位置している場合，杖に 12.5 kg の負荷を加えることで安定した肢位が得られる．

　この時股関節への負荷は，殿筋群の負担が減少しているため，37.5 kg となる（浅田ら 1998）．杖を健側に持って歩行することにより，患側の外転筋力は 31％減少し，股関節にかかる合力が減少する

（McGibbon ら 1997）．

　しかし，健側股関節の外転モーメントが 28％増加するとの報告もあり（Ajemian ら 2004），両側罹患例では注意が必要である．

　両側罹患例ではフレームや車輪付き歩行器の使用が推奨される．荷物を持つ際には患側の殿筋群の負担を減らすため，患側の手で持つべきである．

　歩行補助具（図2）の使用に関するランダム化比較試験は存在しないが，専門家によるコンセンサスが得られている（Zhang ら 2008）．

文献

Ajemian S, Thon D, Clare P, et al. Cane-assisted gait biomechanics and electromyography after total hip arthroplasty. Arch Phys Med Rehabil. 2004; 85 : 1966-1971.

浅田莞爾, 西村典久. バイオメカニクス(寺内和雄, 片山　治　監修： 股関節の痛み). 南江堂. 1998; 300-307.

McGibbon CA, Krebs DE, Man RW. In vivo hip pressures during cane and load-carrying gait. Arthritis Care Res. 1997; 10 : 300-307.

Zhang W, Moskowitz RW, Nuki G, et al. OARSI recommendations for the management of hip and knee osteoarthritis, Part II: OARSI evidence-based, expert consensus guidelines. Osteoarthritis Cartilage. 2008; 16 : 137-162.

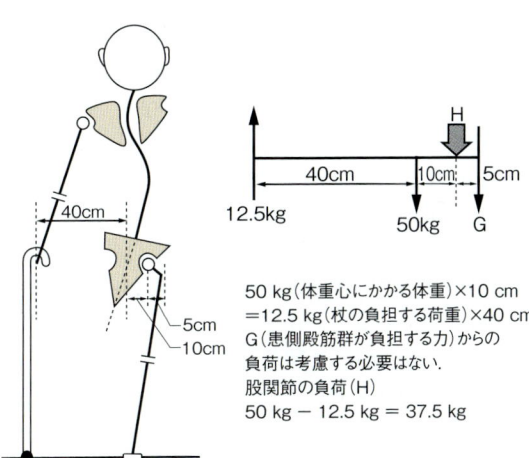

50 kg(体重心にかかる体重)×10 cm
=12.5 kg(杖の負担する荷重)×40 cm
G(患側殿筋群が負担する力)からの
負荷は考慮する必要はない．
股関節の負荷(H)
50 kg − 12.5 kg = 37.5 kg

図1　杖の効果
体重 50 kg の患者が重心線から 40 cm のところで杖を持ち，反対側の股関節と重心線の距離が 10 cm であった場合，股関節への免荷は 37.5 kg である．

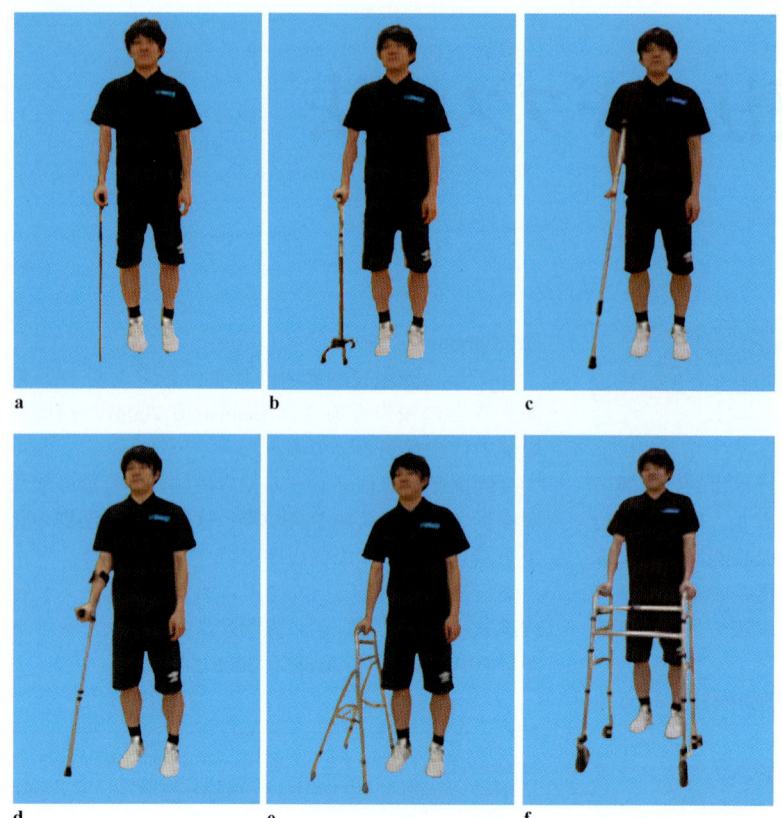

図2　杖の種類（左側が患側）
a: Ｔ字杖，b: ４脚杖，c: 松葉杖，d: ロフストランドクラッチ，e: 歩行器型杖，f: 歩行器

2 靴の指導，補高用足底板

　変形性股関節症（股関節症）の治療としての靴や足底板に関する研究は少なく，ランダム化比較試験も存在していないため，治療効果についてのエビデンスレベルが低いのが現状である（Riskowski ら 2011）．

　国際関節症学会（Osteoarthritis Research Society International: OARSI）（Zhang ら 2008），米国リウマチ学会（American College of Rheumatology: ACR）（Kolasinski ら 2020）は靴に関する適切な指導を行うことを推奨している．

　よい靴の選び方のポイントとして，①靴の踵の部分が足の踵をしっかりと包み込むこと，②適度な硬さを持っていること，③足の甲の部分まで覆っていること，④蹴り出しを補助できるように靴底が適度な硬さと弾力性を有していること，⑤足指の関節の部分で曲がること，⑥足指が動かせるだけのゆとりがあること，などがあげられる（田中 2004）．

　補高のための足底板は，脚長差（2 cm 以上）がある場合の補正に用いられる．股関節症患者で補高による脚長差の補正を行うと患側への荷重負荷を増加することなく快適歩行速度を増加させる効果が報告されている（脇田ら 2014）．関節リウマチ患者においては，脚長の補正は関節保護の観点からも重要である．腰椎が構造的短縮下肢に向かって側屈できない場合には，補高は禁忌である（中島 2007）．

　上野（1994）によれば，関節面の不適合性のある患者において，補高により骨盤傾斜をつくり出し関節適合性を改善できる可能性があるとしている．股関節外転位で適合性が改善される場合には，健側に補高を行うことによって大腿骨内反骨切り術と同じ効果を期待できる．また，股関節内転位で適合性が改善される場合には患側に補高を行い，大腿骨外反骨切り術と同じ効果を期待できる．

文献

Kolasinski SL, Neogi T, Hochberg MC, et al. 2019 American College of Rheumatology/Arthritis Foundation guideline for the management of osteoarthritis of the hand, hip, and knee. Arthritis Care Res (Hoboken). 2020; 72: 149-162.

中島育昌. 変形性股関節症に対する装具療法（糸満盛憲，他編集：私のすすめる運動器疾患保存療法実践マニュアル）. 全日本病院出版会. 2007; 137-143.

Riskowski J, Dufour AB, Hannan M. Arthritis, foot pain & shoe wear: current musculoskeletal research on feet. Curr Opin Rheumatol. 2011; 23 : 148-155.

田中尚喜. 履き物の選び方と使い方は（杉岡洋一　監修：変形性股関節症の運動・生活ガイド. 第3版）. 日本医事新報社. 2004; 25-27.

上野良三. 股関節症の治療. 整形外科. 1994; 45：363-369.

脇田正徳, 森公彦, 有馬泰昭, 他. 変形性股関節症患者の脚長差に対する補高適用の有効性. 運動器リハビリテーション. 2014；25：56-62.

Zhang W, Moskowitz RW, Nuki G, et al. OARSI recommendations for the management of hip and knee osteoarthritis, Part II: OARSI evidence-based, expert consensus guidelines. Osteoarthritis Cartilage. 2008; 16：137-162.

3 ｜ 股関節装具

発育性股関節形成不全や Perthes 病などの小児疾患では, 装具療法が治療の主体をなしている.

成人においては, 股関節装具は人工股関節全置換術（THA）後や人工骨頭置換術後の脱臼予防に使用することが多いが, 股関節症などの保存療法として, 疼痛軽減, 機能改善を目的に使用されることもある.

生体力学的な理論に基づき, 種々の装具が開発され, 骨盤帯のない装具も選択可能であり, 保存療法のオプションとして位置づけられる.

最近では, 股関節鏡視下手術による関節唇修復術や骨形成術（osteoplasty）術後に, 修復部にストレスがかからないように関節可動域制限を設けた装具が使用されている.

2008 年, 2019 年の OARSI ガイドラインでは股関節症に対する装具療法については記載がない. 今後のランダム化比較試験が待たれるところである.

1. 股関節症に用いられる装具

股関節装具によって荷重の軽減, 関節不安定性の改善が期待できるため, 手術時期を先に延ばしたい場合や, 合併症などによって手術ができない患者での疼痛と機能改善の目的で用いられる.

装具には, 大腿骨の大転子部を圧迫し大腿骨頭の求心性を高めるサポータータイプの簡便なものから, 骨盤帯と大腿部を金属フレームで連結した硬性装具までさまざまな種類がある.

骨盤帯と大腿部の間の股継ぎ手で股関節の屈曲・伸展, 内転・外転を制御し, 脱臼防止, 可動域制限, 免荷などを目的として装着する.

1) 和歌山医大式股関節用 S 字型装具

上好らは（1987）, 大転子部をペロッテで圧迫することにより, 歩行時の大腿骨頭の外上方へのすべりを防止し, 外転レバーアームの短縮と股関節の安定性を改善する装具を開発した（図 3）.

装具を処方し 10 年以上経過観察のできた 42 名の患者（病期はさまざま）で, 症状の緩和（71%）と X 線学的な関節症進行予防効果（69%）が得られたことを報告している.

2) WISH 型装具

Sato ら（2008）は, 和歌山医大式股関節用 S 字型装具を軽量化（約 0.9 kg）した WISH 型装具（図 4）を作製し, 14 名の患者での臨床成績（平均経過観察期間 15.8 か月）を報告している.

歩行時の即時性の高い除痛効果が全例に得られ, 71.4% の患者で鎮痛薬の使用量が減少した. 同装具を装着した 40 名のうち 33 名（82.5%）で 1 年後の JOA スコアが改善していた（佐藤ら 2014）.

3) 変形 ischial ramal containment（IRC）装具

中島ら（1996）によって開発された装具で, 義肢ソケットの理論に基づいた坐骨・大腿骨顆部支持式免荷装具である（図 5）.

股関節の内転防止作用による大腿骨頭の亜脱臼が防止され, 坐骨支持と筋への圧迫によって免荷効果

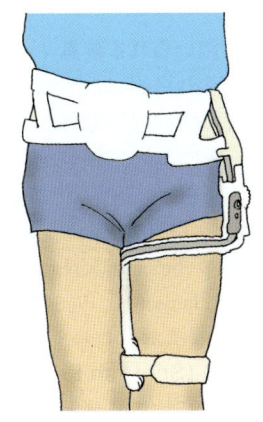

図 3　和歌山医大式股関節用 S 字型装具

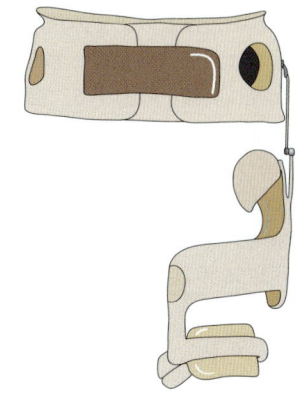

図 4　WISH 型装具

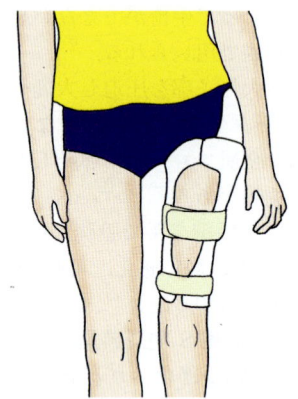

図5 変形 IRC 装具

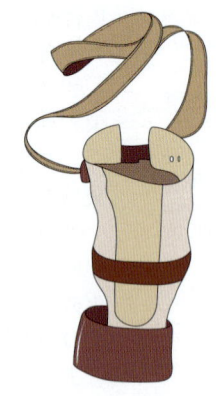

図6 HJMR 装具

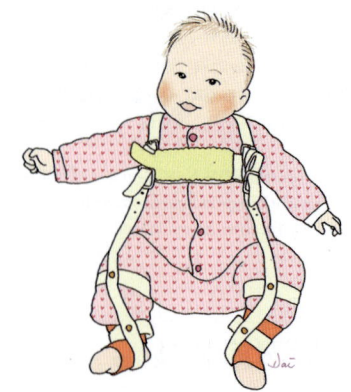

図7 Pavlik 装具
90°以上の屈曲位に保つ.

が得られることを報告している.

4) hip joint moment reduction (HJMR) 装具

HJMR 装具は Shiba ら（1998）によって開発された装具で，坐骨・大腿骨顆部支持によって股関節外転モーメントを減少させる効果がある（図6）.

6名の健常者における筋電図での評価では，立脚期の股関節外転筋活動が装具の使用によって 32.6% 減少したとしている.

2. 発育性股関節形成不全に用いられる装具

1) Pavlik 装具（リーメンビューゲル装具）

チェコスロバキア（現在のチェコ共和国）の Pavlik が考案した装具である（図7）. この装具によって股関節の伸展のみを制限し，患肢の運動を利用して自然整復を図る（Pavlik 1957）.

患児の肩から足底につるしたバンドで股関節を 90°以上の屈曲位に保持することによって，下肢伸展力が外転力に変わり，股関節の内転拘縮を改善するとともに脱臼が整復される. 脱臼は装着後1週間以内（多くは3～4日以内）に整復されることが多い（整復率は約 75%）（松野ら 2008）.

整復が確認された後はそのままの角度で1か月間保持し，その後徐々に屈曲角度をゆるめていく. 合計4か月間装着した後に装具を除去する（藤井ら 2004）.

Wada ら（2013）のわが国での多施設研究では，生後 3.5～4.8 か月に本法を開始し，整復率は 80.2～81.9% であったとしている.

2) von Rosen スプリント

von Rosen が 1956 年以来，下肢を外転させるアルミ製のスプリント（図8）を用いて脱臼の整復を行った（Rosen 1956, 1962）.

スプリント装着開始後は入浴中も装着したままとし，4～8週間継続する. その後は運動を許可し，

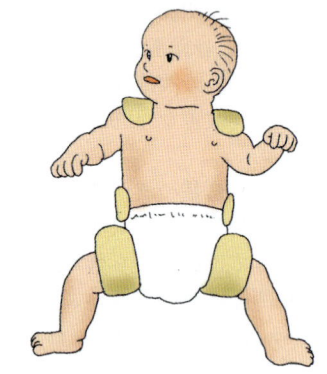

図8 von Rosen スプリント

3か月末にスプリントを除去するとしている（佐々木 1978）.

von Rosen スプリントと Pavlik 装具を比較した英国での研究では，von Rosen スプリントによる治療群の成績が超音波による評価で有意に良好であり，ギプスや手術の追加治療が不要であったとしている（Wilkinson ら 2002）.

3. Perthes 病に用いられる装具

Perthes 病の治療の目的は，大腿骨頭の変形を最小限にとどめ，将来的な股関節症の発症を防ぐことであり，Perthes 病において装具療法は重要な部分を占めている.

1) broomstick plaster 法

1929 年に Parker が broomstick plaster 法（図9）による治療を行った（Harrison ら 1966）. 以来 containment の概念に準じた治療法が行われている（☞ p.492）.

2) Atlanta 装具（Scottish Rite 装具）

Atlanta 装具は 1974 年に米国 Atlanta の Scottish Rite Hospital で外来治療用の歩行装具として開発さ

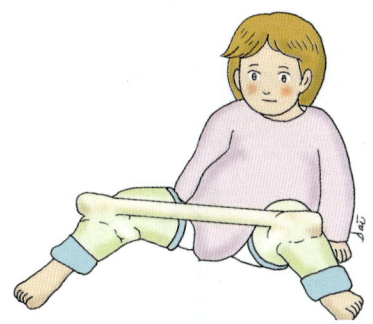

図 9　broomstick plaster 法

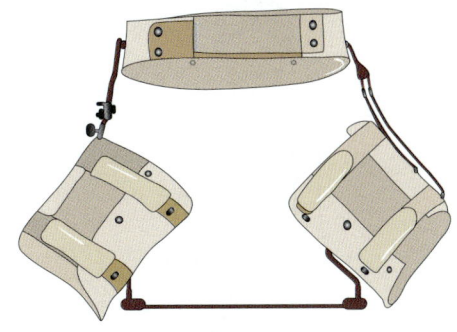

図 10　Atlanta 装具

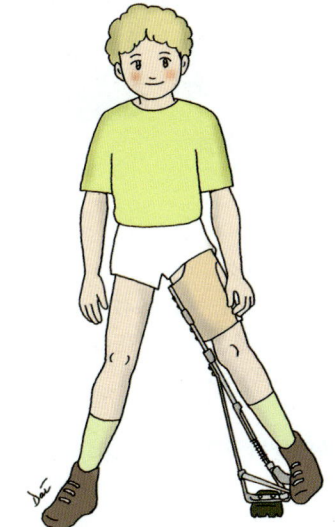

図 11　Tachdjian 装具

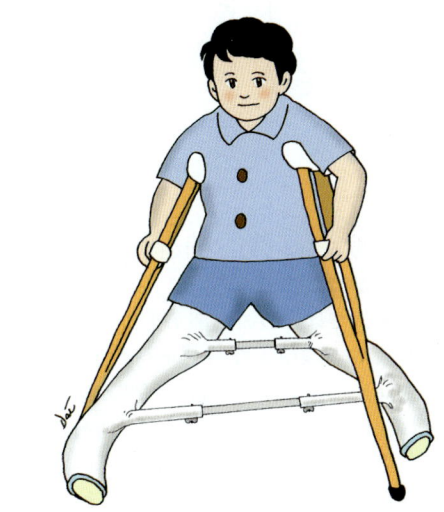

図 12　modified A-cast

れた．両下肢を外転位に保持し，荷重を許可した装具である（図 10）．

　股関節外転位での荷重装具であるが，学童期以前の活動性が低い患児に使用される．

　亀ヶ谷ら（1995）によれば，45 名 48 関節において，Catterall 分類 Ⅱ 型では Catterall 評価の good と fair が 75％であり，Tachdjian 装具の成績（50％）より良好であったが，Catterall 分類Ⅳ型には適応がないとしている．装具装着中にも筋力増強と可動域改善を目的とした運動療法（Perthes 体操）を推奨している．

3）Tachdjian 装具（trilateral socket hip abduction 装具）

　Tachdjian 装具は免荷と containment を目的とした装具であり（Tachdjian ら 1968），股関節は外転・軽度内旋位に保持される（図 11）．

　三浦ら（1993）は，Tachdjian 装具で治療した 35 名 39 関節（平均装着期間 1 年 8 か月）の成績は，

Catterall 評価の good が 36％，fair が 28％であったのに対し，対照群（放置群）ではそれぞれ 10％，38％であったと報告している．

4）modified A-cast

　田村ら（1991）は，Petrie 法（Petrie ら 1971）を改良した modified A-cast 法を考案した（図 12）．

　本装具は両大腿ギプスをクロスバー（取り外し可能）で連結し，松葉杖での歩行ができるようにしたものである．クロスバーを取り外すと股関節の可動域訓練が可能になる．

　田村（1993）の長期観察例（治療開始から 10 年以上経過し，骨成熟期に達した症例）43 名の治療成績は，Stulberg の Class Ⅰ が 60.5％，Class Ⅱ が 32.6％，Class Ⅲ が 5％，Class Ⅳ が 2％であったとしている．

5）SPOC 装具（Shiga Pediatric Orthopedic Center 装具）

　SPOC 装具は笠原ら（1986）によって考案された

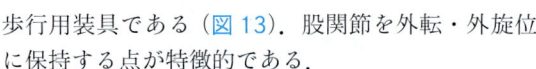

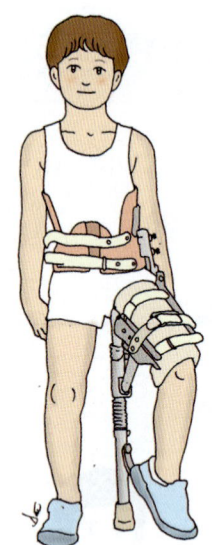

図 13　SPOC 装具

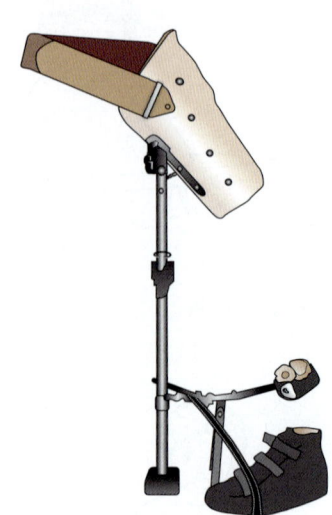

図 14　new pogo-stick 装具

歩行用装具である（図 13）．股関節を外転・外旋位に保持する点が特徴的である．

　股関節外旋位では患肢の踵部が重心線に近く，下肢はより生理的な肢位となって歩行が容易となる．渥美ら（1986）による血管造影の研究から，股関節を外旋位に保持することは大腿骨頭の血行に関して有利に働くとされている．

　柏木ら（1999）は，SPOC 装具による治療を受け，骨成熟年齢まで観察できた 52 名について調査し，Stulberg 分類の spherical congruency となった関節は，5 〜 6 歳発症例で 83%，6 〜 7 歳発症例で 63%，9 歳以上の発症例で 47%であったと報告している．

6）pogo-stick 装具

　NPS（new pogo-stick）装具（図 14）は金らが 1992 年から使用している（Kim ら 2006）．従来の pogo-stick 装具に改良を加えた片側式歩行装具である．

　立位，座位ともに外転位が保持でき，荷重時は坐骨支持免荷が可能である．関節軟骨の栄養上，股関節の可動性を保ちながら，症例に応じて外転角度が調節できる．良好な外転角度の決定には単純 X 線像と超音波断層像を用いている．

　NPS 装具を 46 名 47 関節に用いた保存療法の成績は 83%が良好であり，9 歳以上の年長児では良好例が 63%であったとしている（岡ら 2019）．

7）その他わが国で用いられている装具

　西尾式外転装具（窪田ら 2000），Batchelor 装具（藤井ら 1980），Toronto 装具（Bobechko ら 1968）などがある．

8）Snyder スリング

　簡便な免荷療法の 1 つで 1947 年に Snyder によって報告されたが（図 15），現在は Perthes 病の保存療法に用いられていない．

4．大腿骨頚部骨折予防のためのヒッププロテクター

　ヒッププロテクター（図 16）の有効性に関するシステマティックレビューによって，老人ホームでの大腿骨頚部骨折の予防に効果があることが証明されている．

　14 のランダム化比較試験の解析から，高齢者施設入居者での相対リスクは 0.77（95 % CI 0.62 〜 0.97）と有効であった．特にナーシングホームでのヒッププロテクターの有効性は高く，大腿骨頚部骨折のオッズ比は 0.40（95 % CI 0.25 〜 0.61）であった（Sawka ら 2007）．一方，一般の在宅高齢者では大腿骨頚部骨折の有意な減少は認められなかった（Parker ら 2006）．

　わが国では，転倒歴があるか虚弱高齢者において，ヒッププロテクターは大腿骨近位部骨折の発生リスクを減少させたが，使用のコンプライアンスは 79.7%であった（Koike ら 2009）．

文献

渥美　敬, 黒木良克, 斎藤　進, 他. ペルテス病の選択的動脈造影所見. 関節外科. 1986; 5 : 763-775.

Bobechko WP, McLaurin CA, Motloch WM. Toronto orthosis for Legg-Perthes disease. Artif Limbs. 1968; 12 : 36-41.

藤井英夫, 稲松　登, 岩本守右, 他．Abduction Braceを中心としたペルテス病の治療. 整形外科MOOK. 1980; 14 : 147-163.

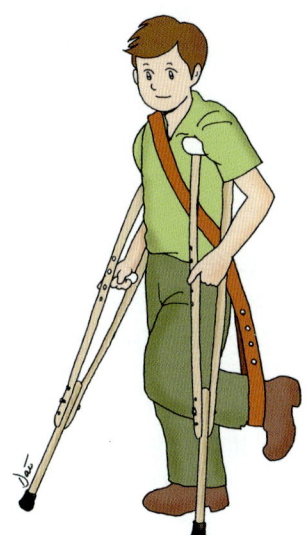

図 15　Snyder スリング

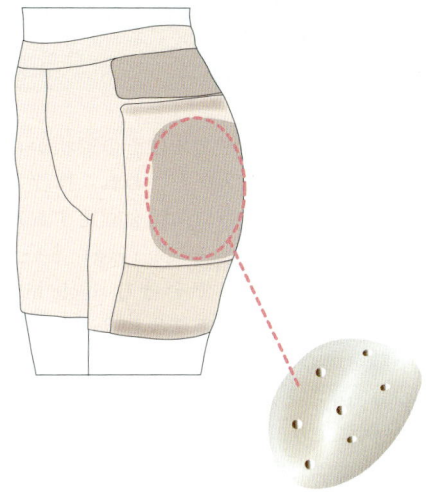

図 16　ヒッププロテクター
転倒時に大転子を保護するためのパッド式プロテクターが下着の大転子部に装着されている.

藤井敏男. 先天性股関節脱臼（新生児〜生後6か月）（二ノ宮節夫, 他編集：今日の整形外科治療指針, 第5版）. 医学書院. 2004; 713-714.

Harrison MH, Menon MP. Legg-Calvé-Perthes disease: the value of roentgenographic measurement in clinical practice with special reference to the broomstick plaster method. J Bone Joint Surg Am. 1966; 48 : 1301-1318.

亀ヶ谷真琴, 篠原裕治, 小泉　渉, 他. ペルテス病に対する外転・荷重装具であるAtlanta braceの成績. 日小整会誌. 1995; 5 : 147-152.

笠原吉孝, 瀬戸洋一, 大浦好一郎. ペルテス病のSPOC装具療法と骨頭修復. 関節外科. 1986; 5 : 777-788.

柏木直也, 鈴木茂夫, 瀬戸洋一, 他. SPOC装具によるペルテス病の治療：予後に影響を与える因子について. 臨整外. 1999; 34 : 1075-1080.

Kim W, Hosokawa M, Tsuchida Y, et al. Outcomes of new pogo-stick brace for Legg-Calve-Perthes' diease. J Ped Orthop B. 2006; 15 : 98-103.

Koike T, Orito Y, Toyoda H, et al. External hip protectors are effective for the elderly with higher-than-average risk factors for hip fractures. Osteoporosis Int. 2009; 20 : 1613-1620.

窪田秀明, 野口康男, 中島康晴, 他. ペルテス病に対する西尾式装具治療の成績. 日小整会誌. 2000; 9 : 15-18.

松野丈夫. 発育性股関節形成不全（国分正一, 鳥巣岳彦　監修：標準整形外科学, 第10版）. 医学書院. 2008; 512-520.

三浦幸雄, 今給黎篤弘, 池田治彦, 他. ペルテス病に対するTachdjian装具療法. 整外MOOK 増刊2-B. 1993; 41-48.

中島育昌, 田中　聡, 赤松功也. 変形性股関節症に対する装具療法. Hip Joint. 1996; 22 : 347-351.

岡　佳伸, 金　郁哲, 日下部虎夫, 他. ペルテス病に対するnew pogo-stick装具療法の適応と限界. Hip Joint. 2019; 45: 17-21.

Parker MJ, Gillespie WJ, Gillespie LD. Effectiveness of hip protectors for preventing hip fractures in elderly people: systematic review. BMJ. 2006; 332 : 571-574.

Pavlik A. Method of functional therapy with strap braces as a principle of conservative therapy of congenital dislocation of the hip in infants. (article in German) Z Orthop Ihle Grenzgeb. 1957; 89 : 341-352.

Petrie JG, Bitenc I. The abduction weight-bearing treatment in Legg-Perthes'disease. J Bone Joint Surg Br. 1971; 53 : 54-62.

Rosen S von. Early diagnosis and treatment of congenital dislocation of the hip joint. Acta Orthop Scand. 1956; 26 : 136-155.

Rosen S von. Diagnosis and treatment of congenital dislocation of the hip joint in the new-born. J Bone Joint Surg Br. 1962; 44 : 284-291.

佐々木信男. 先天股脱またはその準備状態に対する治療と予後成績（赤林惇三　編集：先天性股関節脱臼に関する10章）. 南江堂. 1978; 155-176.

Sato T, Yamaji T, Inose H, et al. Effect of a modified S-form hip brace, WISH type, for patients with painful osteoarthritis of the hip: a role in daily walking as a hip muscle exercise. Rheumatol Int. 2008; 28 : 419-428.

佐藤貴久, 小林敏彦, 割田敏朗, 他. 変形性股関節症におけるWISH型股関節用S字型装具の効果　ADL, QOL, 歩行能力について. Hip Joint. 2014；40：79-85.

Sawka AM, Boulos P, Beattie K, et al. Hip protector decrease hip fracture risk in elderly nursing home residents: a Bayesian meta-analysis. J Clin Epidemiol. 2007; 60 : 336-344.

Shiba N, Tagawa Y, Nakamura Y, et al. Biomechanical effect and clinical application of the hip joint moment reduction brace. Clin Orthop Rel Res. 1998; 351 : 149-157.

Snyder CH. A sling for use in Legg-Perthes disease. J Bone Joint Surg Am. 1947; 29 : 524-526.

Tachdjian MO, Jouett LD. Trilateral socket hip abduction orthosis for the treatment of Legg-Perthes disease. J Bone Joint Surg Am. 1968; 50 : 1272-1273.

田村　清. ペルテス病（伊藤鉄夫　編集：股関節外科学, 第4版）. 金芳堂. 1991; 255-294.

田村　清. Modified A-castによるペルテス病の治療. 整外MOOK 増刊2-B. 1993; 53-57.

上好昭孝, 壇上茂人, 江川弘光. 変形性股関節症の保存療法－和医大式股関節用S字型装具を中心とした治療体系－. Hip Joint. 1987; 13 : 35-40.

Wada I, Sakuma E, Otsuka T, et al. The Pavlik harness in the treatment of developementally dislocated hips: results of Japanese multicentar studies in 1994 and 2008. J Ortop Sci. 2013; 18: 749-753.

Wilkinson AG, Sherlock DA, Murray GD. The efficacy of the Pavlik harness, the Craig splint and the von Rosen splint in the management of neonatal dysplasia of the hip: a comparative study. J Bone Joint Surg Br. 2002; 84 : 716-719.

B ギプス療法

体幹と四肢を固定するギプスはその形状からスパイカキャスト（穂状ギプス）といわれ，体幹と下肢を含むギプスにより股関節や大腿を固定する方法は股関節スパイカキャスト（hip spica cast）という．

一側下肢の下腿以下までを含む single hip spica cast，両下肢の下腿以下までを含む double hip spica cast，両下肢を含むが一側が膝近位までの one and a half hip spica cast などがある（図 1）．

疾患や症例により，固定の範囲（足関節の固定の有無や健側固定の有無など）および各関節の固定角度は異なる．

1 適 応

1. 小 児
大腿骨骨幹部骨折などの治療，発育性股関節形成不全の治療，骨盤骨切り術後の外固定，大腿骨骨切り術後の外固定，など．

2. 成 人
股関節・大腿骨骨折に対する保存療法ないしは手術療法後の外固定，股関節固定術や一部の人工股関節全置換術（THA）などにおける術後の外固定，人工股関節を含む股関節の脱臼整復術後の外固定，など．

2 手 技

人工股関節脱臼の徒手整復後など，患者が立位保持可能な場合は立位でのギプス巻きが可能である．立位保持ができない場合や手術直後の場合は，臥位で行う．

臥位で行う場合は，頭部から肩甲骨にかけてと仙骨部を台にのせ，体幹部が浮くようにする必要があり，骨盤台が小さいタイプの牽引手術台などが有用である．

2 人の助手がそれぞれ一側下肢を保持し，術者は両下肢の間に入る（図 2）．

まず，ストッキネットをあて，その上から下巻きを巻く．乳頭付近から始め，殿部を経由して両下肢まで巻いていく．この際，殿部にくまなく下巻きがあたっているかを目視で確認することが重要である．

腹部には，ギプス内でも深呼吸が可能になるよう患者の身体に応じた大きさのクッションをおき，下巻きも十分な厚みを持たせて巻く．

褥瘡形成が懸念される部位にはクッション材を貼る（ストッキネットと下巻きの間，もしくは下巻き

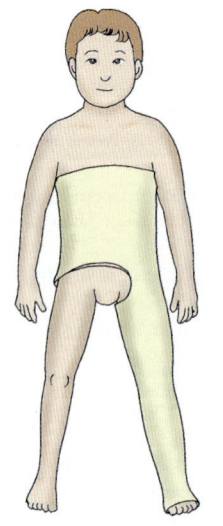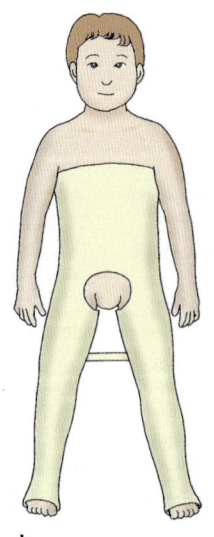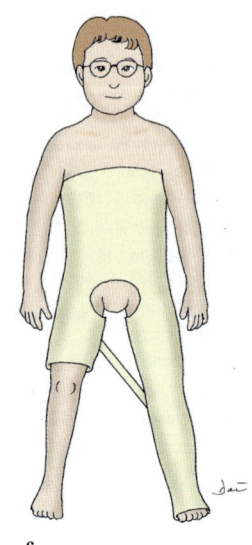

図 1 股関節スパイカキャスト
a: single hip spica cast．b: double hip spica cast．c: one and a half hip spica cast．b と c では，強度を上げるために両下肢の間を棒で連結している．

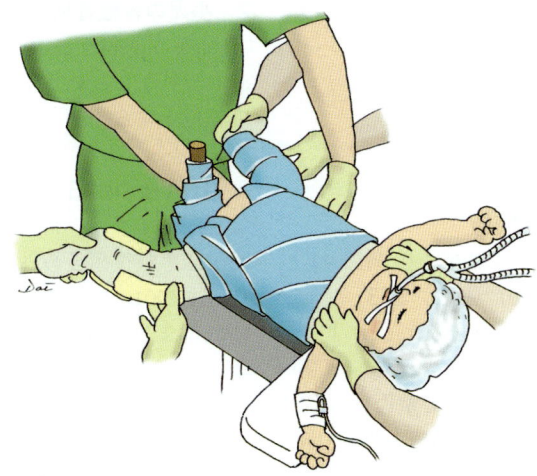

図2　股関節スパイカキャストの巻き方（Lorenz 肢位）
発育性股関節形成不全整復術後の Lorenz 肢位でのギプス．

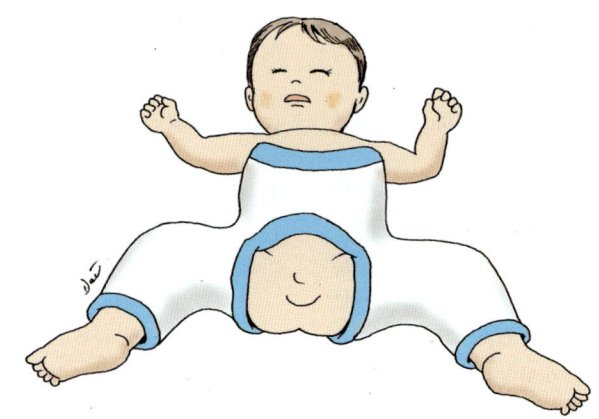

図3　double hip spica cast の一例（Lorenz 肢位）
発育性股関節形成不全整復術後の Lorenz 肢位での股関節スパイカキャスト．

とギプスの間）．仙骨部や陰部の両側，踵部のほか，膝関節周囲などに貼ることが多い．

　次にギプスを巻く．下巻きと同様に，殿部がくまなくギプスで覆われていることを目視で確認する．体幹と下肢の連結部である鼠径部から殿部にかけては特にしっかり巻く．

　ギプス巻きの間，術者および下肢を把持した助手は，股関節，膝関節，足関節の固定角度が変化しないよう注意する．特に股関節の屈曲が減じることのないように把持する．

　仙骨を支える台は小さいため，ギプス巻きの間に身体が一方に傾いてしまう可能性がある．患側の保持は，骨折や脱臼後の整復が保たれていることに注意を払う必要があるため，健側を保持している助手がこの点に注意し，身体の位置をコントロールすることが必要である．

　また，両下肢を保持することにより，しばしば身体全体が頭側へ移動してしまうことがあるので，肩関節を押さえる助手もいることが望ましい．

　ギプス巻きが終了したら，先ほどおいたクッションを除去して，肋骨および腹部とギプスの間に十分なゆとりがあるかを確認し，必要に応じてギプスを切除する．

　年長児においては，ギプスをより強固にするために，両下肢を棒で連結してギプスで固定する．この棒が陰部に近いとケアが困難になるので，なるべく

遠位に設置する．最後に，ギプスの縁をテープで覆う（図3）．

3 | 適応例

1. 発育性股関節形成不全整復術後

1）Lorenz 肢位（Lorenz の第1肢位；股関節90°屈曲，90°外転位）（Lorenz 1920）（図2，図3）

徒手整復や頭上牽引（overhead traction）法による整復後などに用いられてきた．もともとは外転（開排）90°の肢位であるが，個々の症例で整復位の安定性によって調整されることが多い．過度の外転（開排）は大腿骨頭壊死症発生の危険性があるため注意を要する．Salter ら（1969）は frog position とも呼んでいる．

2）Lange 肢位（Lorenz の第2肢位；股関節内旋・外転位）（Lange 1931，Lorenz 1920）（☞ p.442，小児広範囲展開法）

小児広範囲展開法などの観血的整復術の手術後に用いられる．

3）"human" position（股関節90°屈曲，軽度外転位）（Salter ら 1969）（図4）

Salter ら（1969）は徒手整復による非観血的整復後に Lorenz 肢位，すなわち frog position で固定を行った場合，大腿骨頭壊死症の発生率が高かったことから，Lorenz 肢位は frog，つまり「カエル」にとって快適な肢位であり「人間」には有害であると考え，「人間」にとって快適な "human" position へ固定肢位を変更した．そしてその結果，大腿骨頭壊死症の発生率が下がったことを報告した．

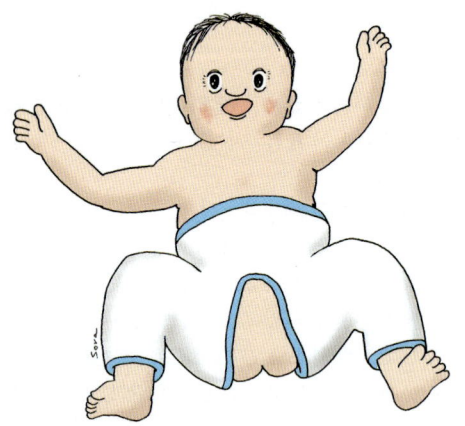

図4 double hip spica cast の一例（"human" position）
発育性股関節形成不全整復術後の "human" position での股関節スパイカキャスト．

2. 小児の骨盤骨切り術後

single hip spica cast または one and a half hip spica cast とすることが多い（図1）．股関節は軽度屈曲・外転位とする．

3. THA 後の脱臼の予防と治療

脱臼ハイリスク群に対する THA 後の脱臼予防や脱臼徒手整復術後の外固定に用いられることがある（Berry 2001，Sierra ら 2007）．軽度屈曲・外転位で膝近位までの half single hip spica cast とすることが多い．

4 | 合併症

1. 皮膚障害

陰部周辺は排泄物による汚染により皮膚障害の発生が多い場所であり，保清が重要である．

ギプス装着後に痛みの訴えが続く場合には，仙骨部や踵部などの褥瘡形成の可能性を考える．

二分脊椎症などの麻痺性疾患患者では，知覚麻痺により褥瘡形成の危険性が高いことを念頭に置く．

2. 呼吸器合併症

ギプスが胸郭にいたるため，呼吸が浅くなる傾向がある．

ギプス装着前には理学療法士による胸郭のストレッチ，モビライゼーションなどとともに深呼吸の訓練を行う．ギプス装着後も深呼吸を促すことで，呼吸器合併症の予防に努める．

ギプスの胸腹部前面部分を開窓しておくことも重要である．

文献

Berry DJ. Unstable total hip arthroplasty: detailed overview. Instr Course Lect. 2001; 50 : 265-274.

Lange M. Zur Frage der Femurkopfverunstaltung nach unblutig eingerenkten angeborenen Huftluxationen. Rofo. 1931; 44 : 227-234.

Lorenz A. Die sogenannte angeborene Huftluxation. Enke Verlag. 1920.

Salter RB, Kostuik J, Dallas S. Avascular necrosis of the femoral head as a complication of treatment for congenital dislocation of the hip in young children: a clinical and experimental investigation. Can J Surg. 1969; 12 : 44-61.

Sierra RJ, Cabanela ME. The neuromuscular hip (Callaghan JJ, et al eds: The Adult Hip, 2nd ed). Lippincott Williams & Wilkins. 2007; 500-513.

4章 手術療法

1 骨切り術 ▶ A 大腿骨骨切り術

❶ 大腿骨楔状内反骨切り術

大腿骨楔状内反骨切り術（femoral wedge varus osteotomy）は，Pauwels（1950）が外反股を呈する亜脱臼例に対して施行して以来，主として変形性股関節症（股関節症）のうち前・初期股関節症の治療に用いられ，その良好な長期成績が報告されている（大根田ら 1991，Iwase ら 1996，三枝 ら 1999，Nishiyama ら 2012）．

本術式では，10 ～ 20 年の関節温存が期待できる．外反股が存在する場合は，関節面の適合性を改善し，荷重域を拡大する目的で，本法の適応になるものと考えられる．

生体力学的には，外転筋力の方向が水平化することで，関節合力が内方に向き，実質的な荷重面が増大する（☞ p.63，バイオメカニクスの項）．また，外転筋のレバーアームが長くなることで，必要な外転筋力が低下し，関節合力も減少する．さらに脚短縮で筋緊張を低下させる効果もある．

本術式は外反股で球形骨頭を有する症例に限られるため，大腿骨弯曲内反骨切り（CVO）の普及により，成人症例に対しての適応は少ない．小児では求心性の獲得を目指して行われることが多い．

文献

Iwase T, Hasegawa Y, Kawamoto K, et al. Twenty years' followup of intertrochanteric osteotomy for treatment of the dysplastic hip. Clin Orthop Relat Res. 1996; 331 : 245-255.

Nishiyama T, Saegusa Y, Fujishiro T, et al. Long-term results of intertrochanteric varus osteotomy for the dysplastic hip. Hip Int. 2012; 22 : 628-632.

大根田　豊，川手健次，木村哲司. 初期変形性股関節症に対する内反骨切り術. 整・災外. 1991; 34 : 1289-1293.

Pauwels F. Uber eine kausale Behandlung der Coxa valga luxans. Z Orthop. 1950; 79 : 305-315.

三枝康宏，水野耕作. 変形性股関節症に対する大腿骨転子間内反骨切り術の成績. Hip Joint. 1999; 25 : 206-209.

1 手術適応

外反股を呈する股関節症で，単純X線像で大腿骨頭変形，関節裂隙の狭小化や嚢胞形成がなく，機能撮影における外転位で関節適合性が改善し，大腿骨頭の求心位が得られるものがよい（図 1）．年齢は10 ～ 40 歳台でよい適応がある．関節造影を行い，外転位で大腿骨頭内下方の造影剤の貯留が消失することを確認しておく．

前捻角が大きい時には内旋位の単純X線像を撮影し，減捻を考慮する．寛骨臼形成不全の程度は軽度のものがよく，CE 角が 15° 以上あれば内反骨切り術単独で，CE 角が 0° ～ 15° の場合は，寛骨臼形成術を併用することによって良好な結果が得られる．

CE 角が 0° 未満あるいは Sharp 角が 55° 以上あるような場合は寛骨臼形成術を併用しても対処困難である．Chiari 骨盤骨切り術などの併用では術後の脚短縮が大きくなる．

2 術前計画

股関節単純X線正面像を，中間位から 10° ずつ外転させながら撮影し，最大外転まで行う．このなかで関節適合性の改善する骨切り角度を決定するが，通常，20° 程度であることが多い．場合により 15° および 25° で行うこともある．

外転角度を大きくすればするほど求心位となるが，あまり角度を大きくとると大転子高位と脚長差を生じるため，25° 以上の骨切りが必要となる時は，寛骨臼形成術を併用することによって，内反角度を少なくしたほうがよい．

骨切り角度が決まれば，小転子中央を通り大腿骨軸に垂直な線を引き，その線と大腿骨外側縁との交点から，決定した骨切り角度になるよう内上方に向かって第2の線を引く．この2本の線によって切除される楔状骨片の高さを計測し，術中の骨切りの指標とする（図 2）．

減捻が必要な場合は，骨切りを行う角度の外転位で内旋位のX線撮影を行い，減捻角度を決定する．

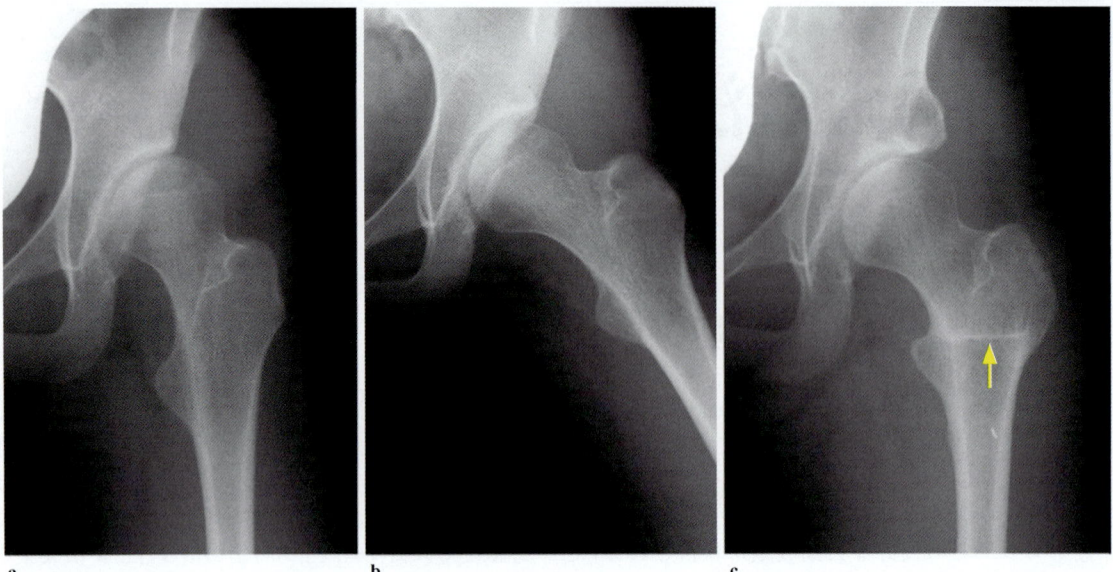

a   b   c

図1 寛骨臼形成術を併用した大腿骨楔状内反骨切り術
16歳, 女性. a: 単純X線正面像. 中間位で亜脱臼があり, 外反股を呈す. CE角は0°で頚体角は145°である. b: 外転位で関節適合性が改善し, 大腿骨頭の求心位が得られている. c: 術後には, Shenton線の乱れもなくなり, 求心位が得られている. 矢印は骨切り線.

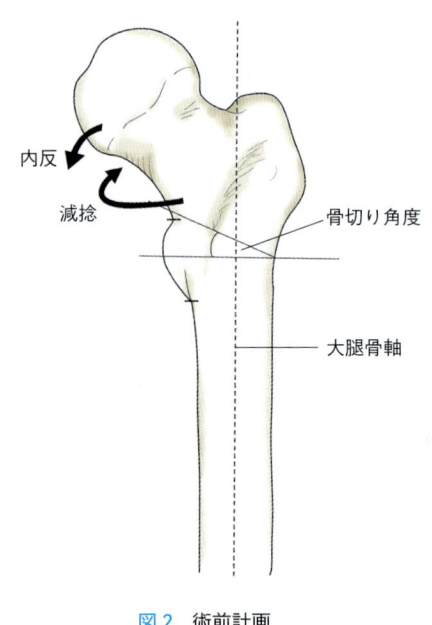

図2 術前計画

3 | 手術手技

体位は側臥位または仰臥位でX線透視装置を設置する. 大転子先端直上より大腿骨軸に沿って約15cmの縦切開を加え, 同一切開線上で大腿筋膜を切開する (図3). 大転子部を十分に展開し外側広筋の起始部を露出する. ここで, 外側広筋を粗線から前方に向かって剥離し, 大転子起始部は一時的に切離する. 次いで殿筋粗面より大殿筋腱付着部を鋭的に切離し, 骨膜下に剥離する. そこで, 前方の外側広筋と後方の大殿筋の間にレトラクターを挿入すると容易に転子間部が展開される (図4). 下肢を内旋し小転子を確認しておく.

骨切り後の大腿骨軸の指標として大転子より大腿外側にノミを用いて薄く縦方向のマークをつけておく. 減捻操作が必要になる場合には, この線上の骨切り部の中枢と末梢側に2本のKirschner鋼線 (K-wire) を平行に刺入し, 減捻角度の指標とする.

次いで, 下肢を内旋し, 小転子中央部で大腿骨軸と直交するように遠位の骨切り線をマークし, 術前計画で設定した骨切りの高さの部分だけ中枢から近位の骨切り線をマークする (図5). 角度計を用いて骨切り角度が正確であることを確認しておく.

骨切りに先立ち, 骨切り部の固定に用いるAOアングルブレードプレートのブレード部分, ないしはブレード挿入のためのノミを挿入しておく必要がある. まず, X線透視下にK-wireをブレード刺入部やや前方より大腿骨軸に対して骨切り角度の分上方に向けて骨頭方向に刺入する. 方向が問題なければ, トリプルドリルガイドでドリル孔を作製し, プレート用ノミを予定した深さまで挿入する.

その際, AOアングルブレードプレートのブレード幅は, 日本人にとってはやや大きいので大腿骨頚

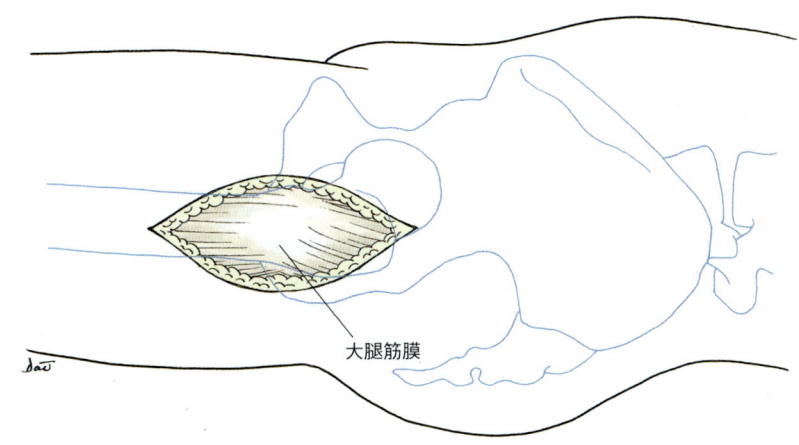

図3　皮膚切開
大転子先端直上を起点とし，大腿骨軸に沿うように約15cmの縦切開をおく．大腿筋膜も同一切開線上で切開する．外側広筋の起始部を露出させるため，大転子部は十分に展開する．

大腿筋膜

外側広筋

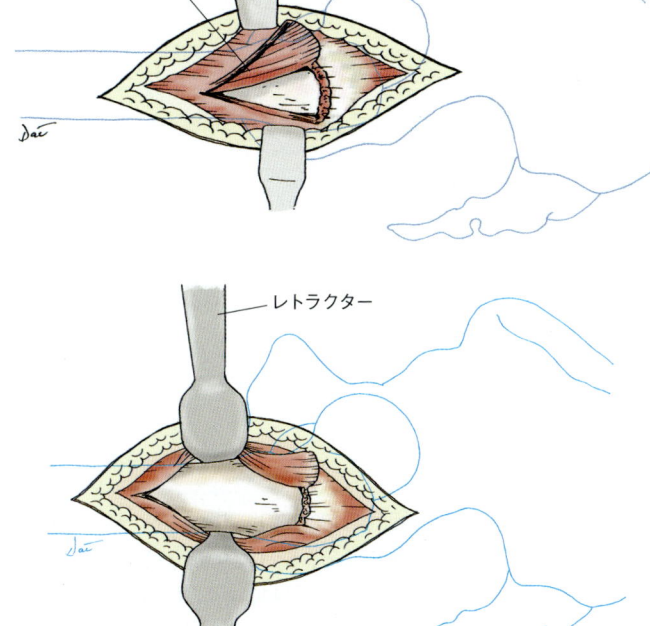

レトラクター

図4　外側広筋の切開と剥離
外側広筋の起始部を一時的に切離し，粗線から前方に向かって剥離を行う．大殿筋腱の大腿骨付着部を殿筋粗面から鋭的に切離し骨膜下に剥離する．この作業が終了すると前方の外側広筋と後方の大殿筋の間にレトラクターを挿入できるようになり，容易に転子間部が展開される．

部の皮質を破らないように注意する必要がある．このため，ブレードの方向は前額面に対して平行に挿入することは困難で，やや前捻方向に刺入せざるを得ない．内反角度の決定には前捻角を考慮する必要がある．

　ノミを挿入したまま，あるいはプレートのブレード部分を一部挿入した状態で骨切りを行う．骨切り予定線のマークにしたがい，中枢側よりボーンソー

で骨切りするが，90°のアングルブレードプレートを用いる場合は挿入したノミと平行になるようにする．

　第1の骨切りが終了するとブレードを挿入し，プレートが大腿骨軸と平行となるように近位骨片を外転し骨切り面が平行になるように遠位骨片に対して第2の骨切りを行い楔状の骨片を取り出す．その後，大腿骨軸につけたマークを合わせて回旋変形がない

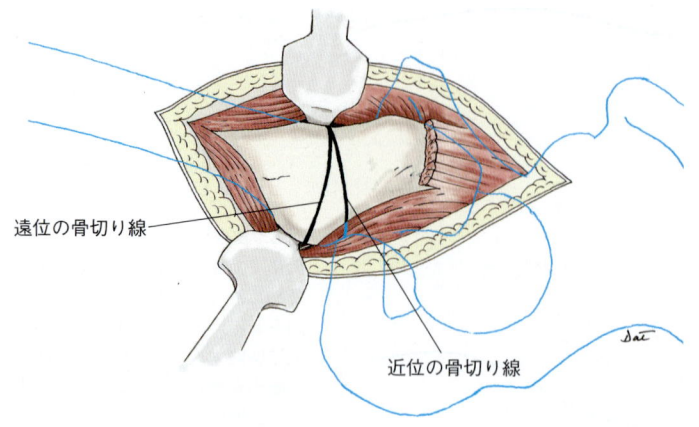

遠位の骨切り線

近位の骨切り線

図5 骨切り線の決定
下肢を内旋させてから遠位の骨切り線をマーク
する．大腿骨軸と小転子中央部で直交するよう
におく．骨切りの高さを確認しそれに合うよう
に近位の骨切り線をマークする．この骨切り線
に沿って骨切りを行い，楔状の骨片を取り出
す．

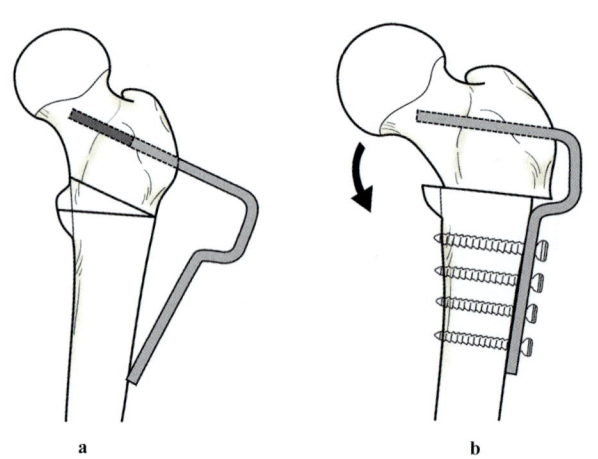

a   b

図6 90°のアングルブレードプレートによる固定
a: 近位骨切り面が大腿骨軸に垂直な遠位骨切り面と
　予定の内反角度をなすように計画する．ブレード
　は近位骨切り面と平行になるように挿入する．
b: プレート固定．

ことを確認しつつ末梢骨片をやや内方移動させて固
定する（図6）．

　寛骨臼形成術を併用する場合は，閉創後，仰臥位
として Smith-Petersen 進入法の皮膚切開の上行枝を
用い展開する．寛骨臼形成術の要領は詳述しないが，
Lance-神中法で行い，大腿骨骨切りで得られた楔
状骨片を移植すれば，腸骨からの骨採取が不要であ
る．

4 後療法

　術後は軽度外転位，回旋中間位で，下肢を枕で軽
度挙上し，骨切り面に圧迫力を加えるため内転筋の
等尺性訓練を行わせる．1週で車イスを許可し，可
動域および筋力訓練も早期より開始する．3週経過

後より積極的に筋力増強訓練を行うが，外転に関し
ては少し遅らせる．6週より部分荷重を開始するが，
年齢，筋力，X線所見により適宜変更していく．

　最低3か月は何らかの支持が必要で，全荷重は3
～4か月で可能であるが，6か月程度は杖をつくよ
うに指導する．

文献

榎本　寛, 進藤裕幸. 大腿骨楔状内反骨切り術のコツ（久保俊一　編
　　集：股関節外科の要点と盲点）. 文光堂. 2005; 191-193.
西山隆之, 黒坂昌弘. 楔状内反骨切り術（OS NOW Instruction 13　股
　　関節の骨切り術 股関節温存手術のポイントとコツ）. メジカル
　　ビュー社. 2010; 78-87.

5 症 例（図7）

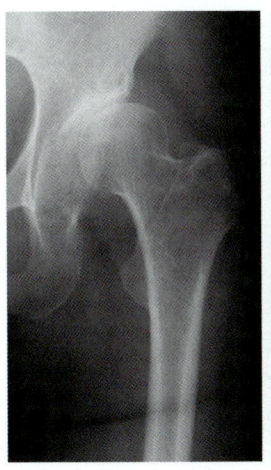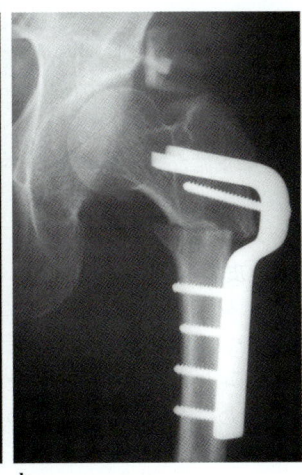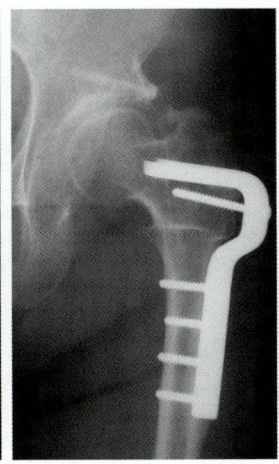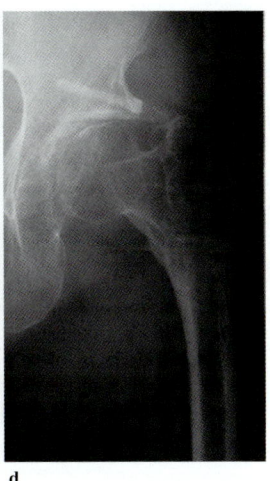

a   b   c   d

図7 大腿骨楔状内反骨切り術
50歳，女性．a: 単純X線正面像．寛骨臼形成不全症による初期股関節症が認められる．b: 90°のアングルブレードプレートによる内反骨切り術を行った直後，寛骨臼形成術を併用している．c: 術後2年．よい股関節の適合性が得られている．d: 術後16年．関節裂隙の狭小化がみられる．

2 大腿骨転子間弯曲内反骨切り術

　大腿骨内反骨切り術は大腿骨頭を内反させることにより，求心位を改善させ，関節合力を下げる効果を有する．

　わが国では主に寛骨臼形成不全症による変形性股関節症（股関節症）の前・初期股関節症に対する標準的な術式として広く用いられてきた．

　骨盤側の骨切り術（寛骨臼移動術や寛骨臼回転骨切り術）の普及により，股関節症に対する適応は相対的に減少していると考えられるが，本術式は大腿骨頭外側を荷重部に移動させる効果を有するため，大腿骨頭壊死症で外側の健常部を有する例やPerthes病に対しては重要な術式である．

　1969年に西尾は転子間稜で弯曲に骨切りすることによって大腿骨頭を内反させる，大腿骨転子間弯曲内反骨切り術（femoral transtrochanteric curved varus osteotomy）を考案した（西尾ら1971）（図1）．

　従来のPauwelsによる楔状内反骨切り術に比べ，①下肢短縮や大転子高位を生じにくく，②大腿骨軸の変位が少ない，③海綿骨同士の接触で良好な骨癒合が得られるなどの特徴を有する（Asanoら2018）．

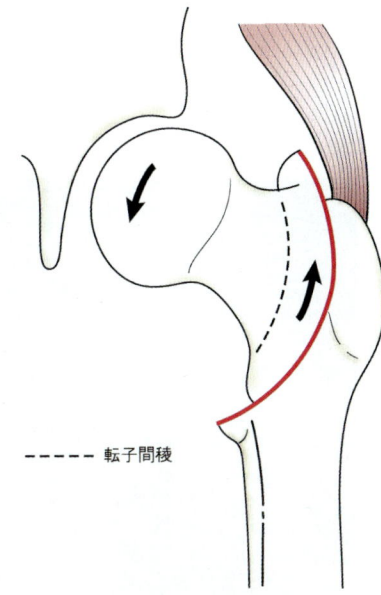

- - - - - 転子間稜

図1 転子間弯曲内反骨切り術

文献
Asano T, Takahashi D, Shimizu T, et al. A mathematical model for

predicting postoperative leg shortening after curved intertrochanteric varus osteotomy for osteonecrosis of the femoral head. PLoS One. 2018; 13: e0208818.

西尾篤人, 松岡洋一. 大腿骨転子部内反骨切り術の一つの工夫. 整外と災外. 1971; 20：381-386.

1 | 手術適応

1. 変形性股関節症

前股関節症から初期股関節症で CE 角 10°～15° 程度までの比較的軽い寛骨臼形成不全症が適応となる．強い大腿骨頭の変形がなく，単純 X 線外転位像で関節適合性が良好なものがよい．

寛骨臼形成不全症以外でも，骨化障害や離断性骨軟骨炎様の所見を有する大腿骨頭そのものの病変を持つ股関節症は本術式の適応である（図2）．

2. 大腿骨頭壊死症

大腿骨頭外側に健常部が残存し，最大外転位で寛骨臼荷重部に対する健常部占拠率が 34% 以上得られる例がよい適応である（図3）．

病期の適応は Stage 3B までとしている．いずれの場合も 50 歳台までを年齢的な適応の目安とする（Osawa ら 2020，関 2021）．

文献

Osawa Y, Seki T, Okura T, et al. Curved intertrochanteric varus osteotomy vs total hip arthroplasty for osteonecrosis of the femoral head in patients under 50 years old. J Arthroplasty. 2020; 35: 1600-1605.

関 泰輔. 大腿骨転子間弯曲内反骨切り術の適応と臨床成績. 関節外科. 2021; 40: 1283-1290.

2 | 手術方法

1. 手術体位

体位は患側を上にした完全側臥位で行う．X 線透過性のある側臥位固定器を使用している．

術中 X 線透視を行うため，C アームを逆 U 字にして正確な股関節正面像が得られることを術前に確認する．

2. 皮膚切開

大転子近位端から遠位に向かう約 20cm の縦切開を行い，筋膜も同一線上にて切開する．

固定には後述するプレートシステムを使用しているため，遠位の皮切は長めの方が後の操作がやりやすい．

3. 転子部後面の展開

股関節を内旋し，小転子を触知してエレバトリウムなどを用いて骨膜下に露出する．

すぐ近位の大腿方形筋の下層には大腿骨頭の栄養血管が存在するので，骨膜下に慎重に行う必要がある．

転子間稜に沿って，大転子先端から小転子までの骨切り線となる部分を全長にわたり骨膜下に展開する（図4）．

4. 骨切りガイド設置

弯曲骨切り専用の骨切りガイドを転子間稜の外側にあて，近位は大転子の近位端に，遠位は小転子の中央やや遠位を目安とする．

この際，転子間稜から 5 mm 程度離してあてるこ

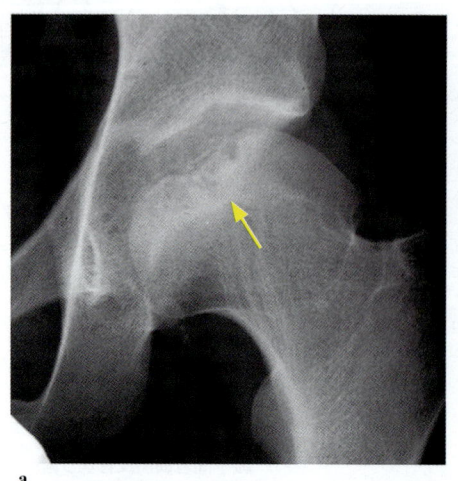
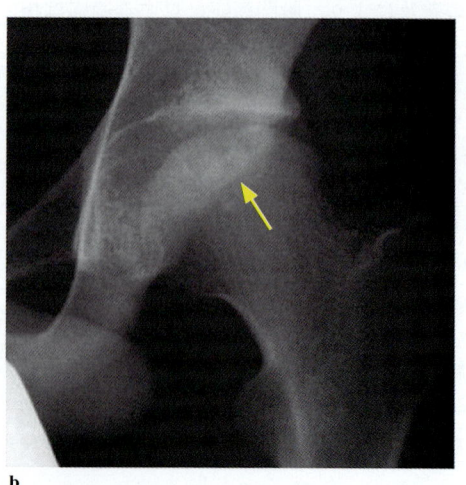

a   b

図2 寛骨臼形成不全症以外の大腿骨弯曲内反骨切り術適応症例
a: 大腿骨頭荷重部の骨化障害（矢印）．b: 離断性骨軟骨炎様の変化（矢印）．

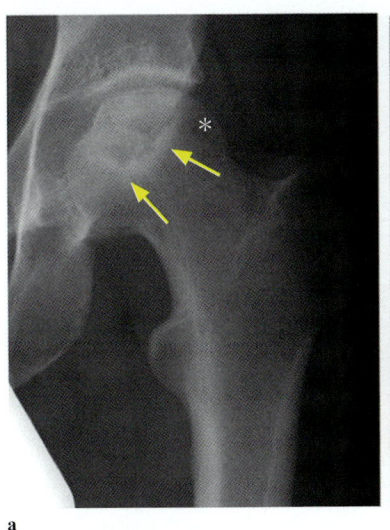 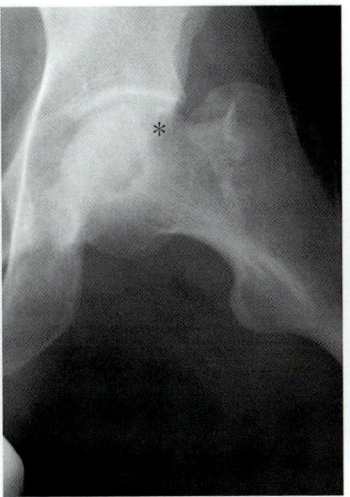 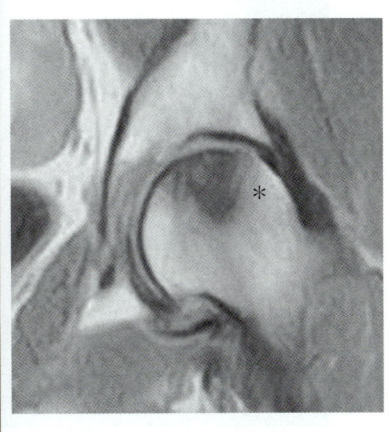

a　　　　　　　　　　　　　　b　　　　　　　　　　　　　c

図3　大腿骨頭壊死症
a: 大腿骨頭に帯状骨化像（矢印）が認められ，その外側に健常部（＊）が残存している．
b: 最大外転位で寛骨臼荷重部に対する健常部（＊）占拠率が広く得られている．
c: MRI でも外側の健常部（＊）が確認される．

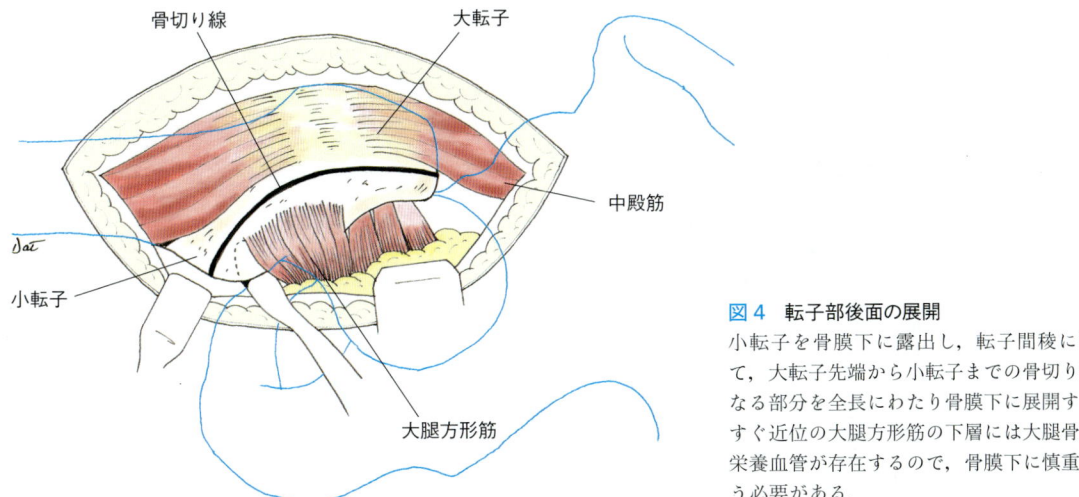

骨切り線　　　　　大転子

中殿筋

小転子

大腿方形筋

図4　転子部後面の展開
小転子を骨膜下に露出し，転子間稜に沿って，大転子先端から小転子までの骨切り線となる部分を全長にわたり骨膜下に展開する．すぐ近位の大腿方形筋の下層には大腿骨頭の栄養血管が存在するので，骨膜下に慎重に行う必要がある．

とが重要である．2本のスクリューで固定する．
　X 線透視で，転子間稜との距離，大転子の厚みなどを確認し，必要に応じて微調整を行う（図 5a）．膝関節を 90°屈曲し，X 線の入射方向と下腿の向きを平行にすると正確な正面像を得られる．

5．骨切り

　大転子（遠位骨片）に 2mm の Kirschner 鋼線（K-wire）を膝関節 90°屈曲位で下腿に平行に立て，骨切りの方向の目安とする（図 5b）．
　中殿筋の大転子付着部を一部剥離し，ボーンソー

にて大転子先端からガイドのカーブに沿って弯曲に骨切りを進める．
　この際，K-wire とボーンソーの刃が常に平行になるように留意する（図 6）．

6．骨片の移動

　術前計画で求めた内反角度の目安の距離を両骨片にノミなどを用いてマーキングする．内旋して近位骨片の小転子部に単鋭鉤をかけて手前（後方）に引くと骨切り部の間隙が広がる．
　前方の関節包の付着部や大転子への関節包付着部

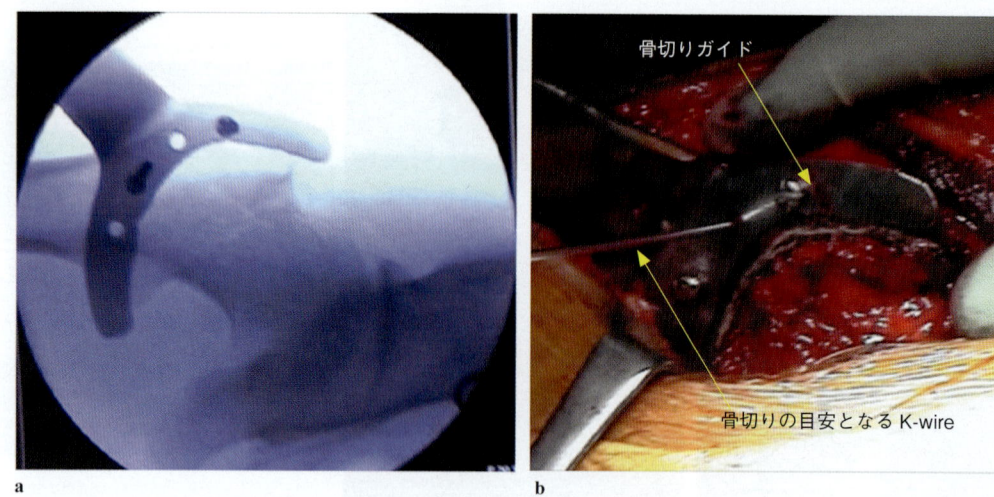

図5　骨切りガイド設置
a: 術中X線透視画像．専用の骨切りガイドを転子間稜にあて，近位は大転子の近位端に，遠位は小転子の中央やや遠位を目安とする．2本のスクリューで固定し，イメージ下に転子間稜との距離，大転子の厚みなどを確認する．b: 大転子（遠位骨片）に2mmのK-wireを下腿に平行に立て，骨切りの方向の目安とする．

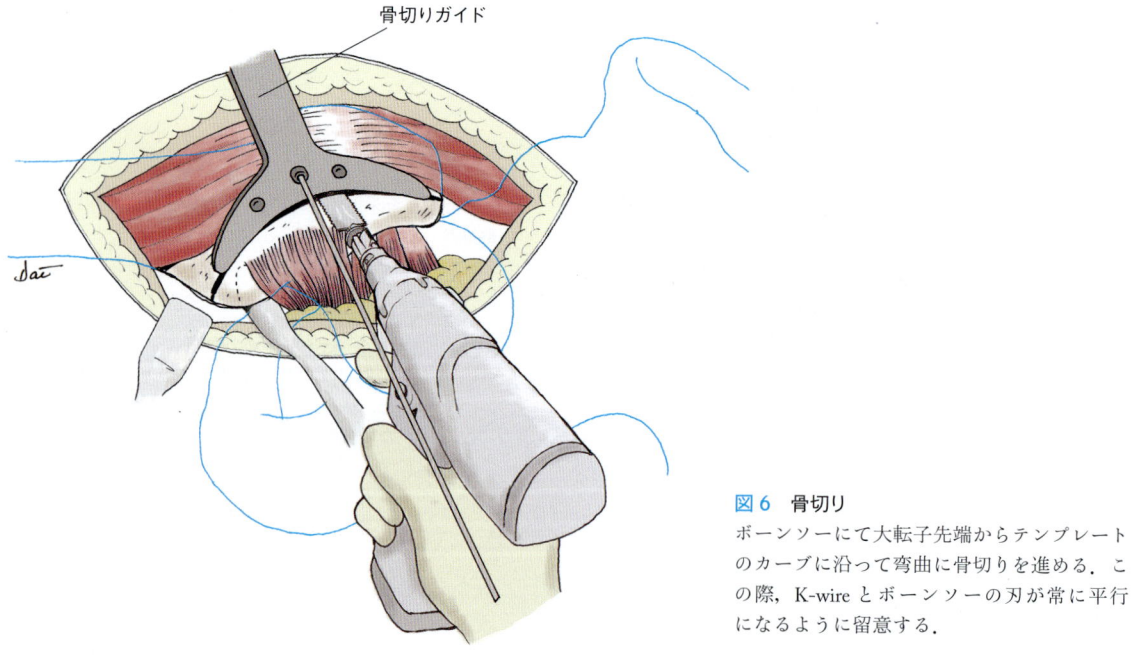

図6　骨切り
ボーンソーにて大転子先端からテンプレートのカーブに沿って弯曲に骨切りを進める．この際，K-wireとボーンソーの刃が常に平行になるように留意する．

を切離し，さらに小転子につく腸腰筋腱を切離することによって骨片の移動が容易となる．
　両骨片につけたマーキングが一致するまで単鋭鉤で近位骨片を内反方向に移動させ，下肢の内旋をゆるめ，骨片を密着させる（図7）（髙橋 2023）．

文献
髙橋大介.大腿骨転子間弯曲内反骨切り術（新OS NEXUS 専攻医が経験すべき手術No.8 股関節の再建手術）.メジカルビュー社.2023；31-37.

3 ｜ 固　定

　仮固定し，X線透視下に確認する．頸体角を測定し，目的の内反が得られているか否か，ピンの角

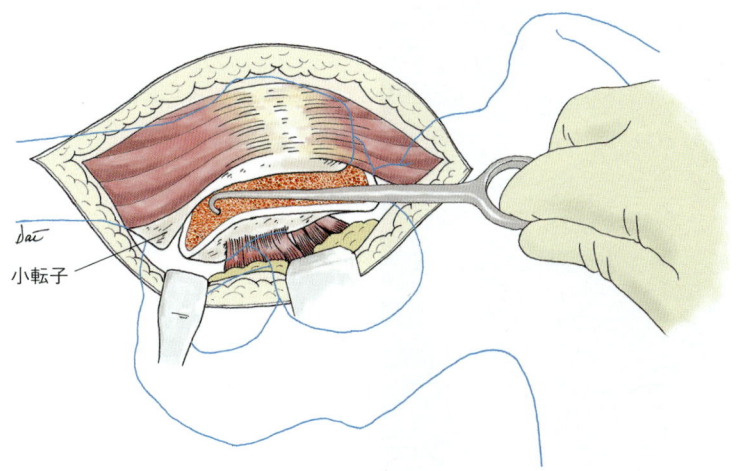

小転子

図7 骨片の移動
単鋭鉤で近位骨片を内反方向に移動させ，内反位とする．

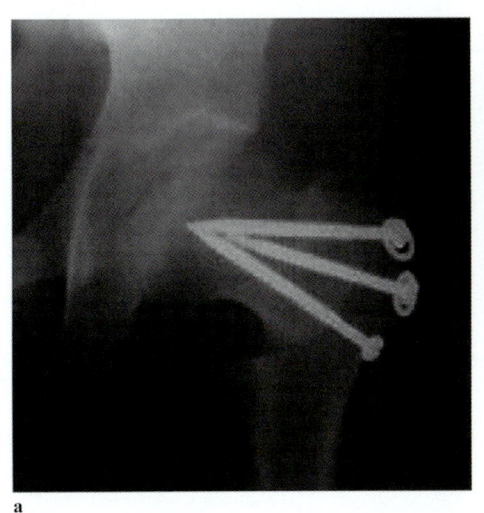

a

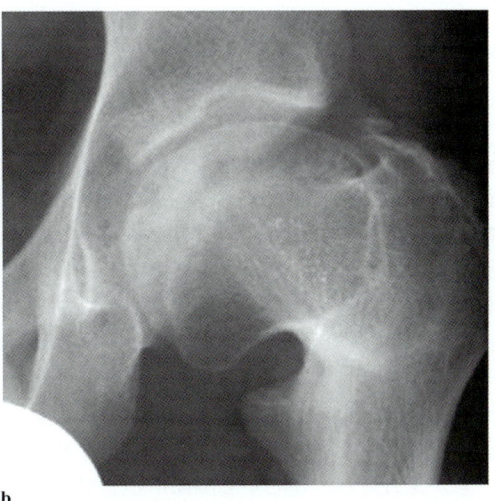

b

図8 大腿骨頭荷重部の骨化障害例に対する大腿骨転子間弯曲内反骨切り術
24歳，男性(図2aと同じ症例)．a: 転子間弯曲内反骨切り術施行．b: 術後8年(32歳時)．病変部は修復され，関節症の進行はない．

度，長さ，位置を確認する．

　近位側をスクリューでまず固定し，骨片の回旋防止とする．つづいてプレートスクリューシステムを用いて，遠位側を強固に固定する．

　通常，頸体角は110°程度になるため，角度の調整できるシステムが勧められる．

　洗浄および皮膚縫合：創内を十分に洗浄し，ドレーンを創内に留置し，各創縫合にて手術終了とする．

　後療法：術後2日目にドレーンを抜去し，車イス移乗可とする．プーリーによる自動可動域訓練も同時に開始する．

　術後5週で部分荷重を開始し，術後8週で片松葉にて退院を目安とする (Ayabe ら 2024)．

文献
Ayabe Y, Motomura G, Ikemura S, et al. Joint-preserving effect and patient-reported outcomes of transtrochanteric curved varus osteotomy for osteonecrosis of the femoral head. J Orthop Sci. 2024 Apr 2:S0949-2658(24)00055-1. doi: 10.1016/j.jos.2024.03.010. Online ahead of print.

4 | 症 例 (図8, 図9)

文献
山本卓明, 岩本幸英. 大腿骨転子部弯曲内反骨切り術のコツ(久保俊一 編集：股関節外科の要点と盲点). 文光堂. 2005; 194-197.

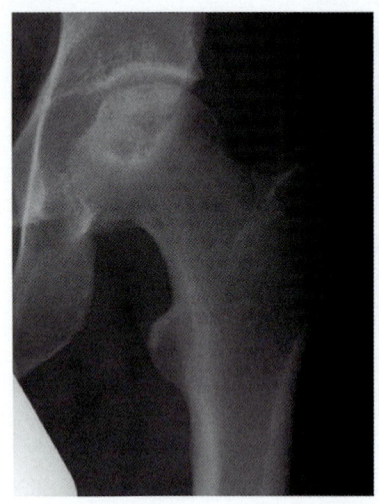
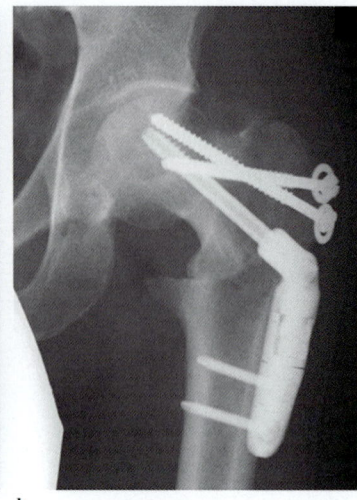

a   b

図9 大腿骨頭壊死症に対する大腿骨転子間弯曲内反骨切り術

48歳，男性．アルコール関連大腿骨頭壊死症（図3と同一症例）．

a: 大腿骨頭外側に健常部の残存がある．

b: 術後．約25°の内反骨切り術を行った．

---

❸ 大腿骨楔状外反骨切り術

Pauwels（1968）により報告された大腿骨楔状外反骨切り術（femoral wedge valgus osteotomy）は変形性股関節症（股関節症）で，内側の骨棘形成がある扁平な大腿骨頭で，関節適合性が不良であるが，股関節内転位で適合性が良好となる症例が適応となる．

生体力学的には，内側の骨棘形成がある扁平骨頭では，外反骨切り術により内側の骨棘を含む部分が荷重を受けるようになると荷重面が拡大し実質的な大腿骨頭径が大きくなり，本来の大腿骨頭よりもレバーアームが延長され，重心から関節中心までのレバーアームが減少する．

外転筋が外反した大腿骨頭によって外方に押し出されると，外転筋力の方向が水平化し，外転筋のレバーアームは延長され，関節合力のベクトルが内方に向きつつ減少する効果も得られるとしている．

本術式では，大腿骨頭を外反させることによって，荷重部をより内側に移動させ，骨棘も含めた新たな大腿骨頭荷重面と寛骨臼内側関節面との関節適合性をもたらす（図1）．

手術後の膝アライメント異常を防ぐため，骨切り部で遠位骨片の側方移動が必要である．また，内転筋皮下腱切り術，腸腰筋腱切り術などの併用により筋緊張の軽減も図られる．内転拘縮が強い場合，手術後は内転拘縮が軽減し，見かけ上の脚短縮が改善するため，歩容が改善する．

わが国では進行期から末期の股関節症に対する手術として広く行われ，良好な成績が報告されている（Iwaseら1996，Kawate ら2004，Ohsawaら2006）．

文献

Iwase T, Hasegawa Y, Kawamoto K, et al. Twenty years' followup of intertrochanteric osteotomy for treatment of the dysplastic hip. Clin Orthop Relat Res. 1996; 331 : 245-255.

Kawate K, Tanaka Y, Ohmura T, et al. Twenty-five years followup of patients who had valgus osteotomy for arthritic hips. Clin Orthop Relat Res. 2004; 426 : 151-158.

Ohsawa S, Ueno R. Middle-term results of simultaneous bilateral femoral osteotomies for advanced bilateral coxarthritis. J Orthop Sci. 2006; 11 : 485-490.

Pauwels F. Der Platz der Osteotomie in der Chirurgischen Behandlung der Coxathrose. Triangle. 1968; 8 : 196-210.

1 │ 手術適応

動態撮影を行って適応を検討する．内転位で荷重部関節面の適合性が改善される場合（関節裂隙がほぼ平行か外側が広くなる場合）で，寛骨臼荷重部の骨硬化像の幅が60°以上，大腿骨頭の半径が40mm以下の関節がよい適応となる（図2）．

臨床的には，60°程度の屈曲，20°程度の内転が可能であること，非手術側で片脚立位が可能であること，などが必要である．年齢的には50歳までが目安である．

2 │ 術前計画

骨盤傾斜の有無，脚長差の状態，対側の股関節の

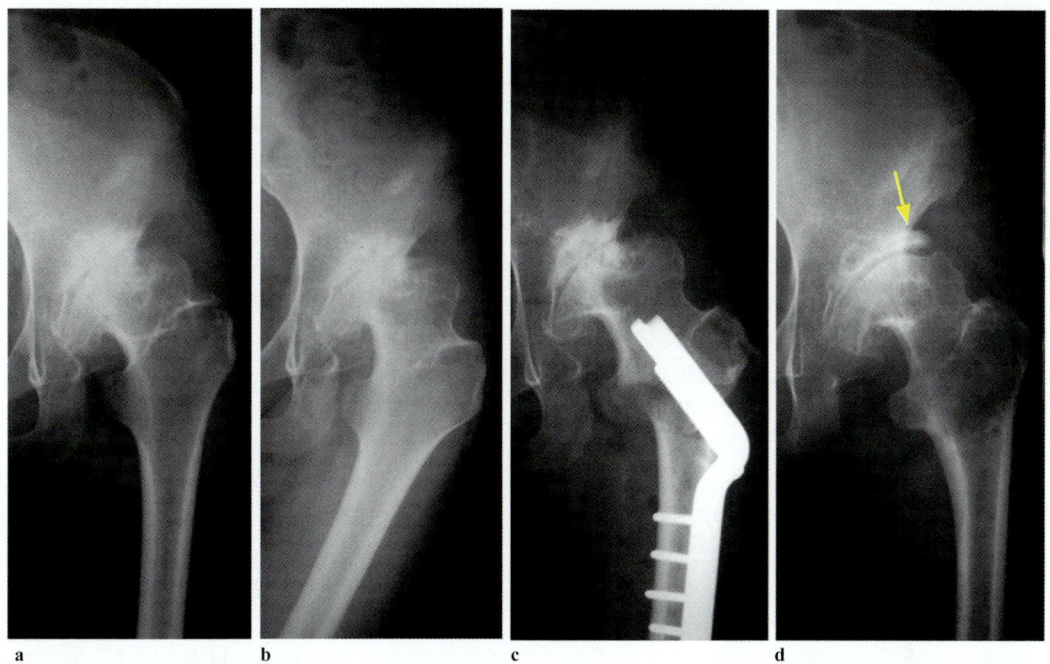

図1　大腿骨外反骨切り術 (Pauwels)
48歳，女性．a: 末期の股関節症がみられる．b: 内転位で荷重部関節面の関節適合性が改善する．c: 術直後．d: 術後2年には寛骨臼外側縁の骨棘(roof osteophyte)(矢印)の成長がみられ，関節裂隙の開大が認められる．

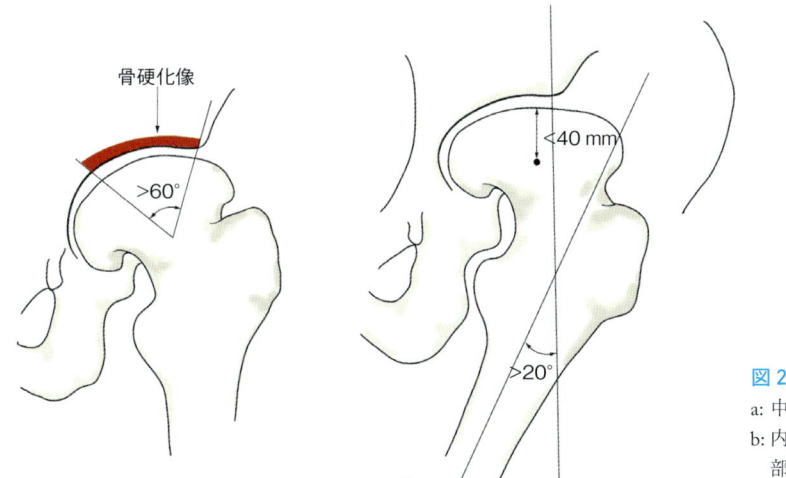

図2　手術適応
a: 中間位．
b: 内転位．内転位の単純X線像で荷重部の関節裂隙が開大する場合に適応となる．

状態を考慮した上で，大腿骨頭中心にX線管球の焦点をおき，内・外転中間位で軽度内旋位の前後像，最大外転位，最大内転位の単純X線像を撮影する．

　適合性が最もよく改善される角度が必要な外反角度である（図2）．中枢骨切り面の外側端が大転子の下端を通り，末梢骨切り面が大腿骨軸に垂直になるように骨切り面を決定する．

　術後下肢が延長しすぎる場合には末梢骨切り面の中枢端から短縮骨切り術を行い，脚長を調整する．

内転拘縮を有する場合も適応がある．

　このような場合の外反度は肢位矯正に必要な外反度と適合性を改善するための外反度を加えたものとなる．

　外旋拘縮を有する際には，大腿骨軸を内旋肢位に矯正すること，術後の生理的X脚増強を防止すること，そのために相対的な大腿骨軸の側方移動を行うこと，などを術前に考慮しておく．

3 手術手技

最初に背臥位で下肢を外転し内転筋皮下腱切り術を行う．次に完全側臥位とし，X線透視装置を設置する．皮膚切開と展開は大腿骨内反骨切り術とほぼ同様である（☞ p.309，図3）．

大腿筋膜を皮膚切開の方向に切開し，外側広筋付着部を大転子下端からL字型もしくはT字型に切開し，転子間および転子下部を骨膜下に剥離する．

示指を大腿骨頚部内側に挿入し，緊張した腸腰筋腱を触知する．示指と小転子の間に彎曲した鋏をいれ，腸腰筋腱を切離する．

大腿骨頚部内側ならびに転子間部の背側にレトラクターを挿入し，転子間ならびに転子下部を展開する（☞ p.309，図4）．

骨切りに先立ち，骨切り部の固定に用いるAOアングルブレードプレートのブレード部分を挿入しておく．計画した外反角度や用いるプレートにより，ブレードの挿入方向を調整する．

大腿骨軸に垂直にブレードを挿入する場合は，プレート部分と大腿骨軸とのなす角度を外反角度に一致させる（図3）．

大腿骨頚部前捻が高度である場合は，大腿骨頚部に平行にブレードを挿入すると，伸展骨切りとなり，予定の外反角度が得られない．したがって，ブレードはできるだけ冠状面に平行に挿入する．

骨切り術用角度計を大腿骨の前面に置き，予定の外反角度で骨切り面を設定する．遠位骨切り面は小転子の高さで大腿骨軸に直交するようにする．近位骨切り面の外側端は外側広筋結節付近となるが，術後の骨折予防のため，ブレード刺入部より15mm以上遠位となるように留意する（図3）．

ボーンソーで近位の骨切り面から骨切りを行い，つづいて下肢を内転し，大腿骨軸に垂直に遠位の骨切りを行う．回旋中間位でプレート固定を行う．

骨切り部に間隙が残らないよう，圧迫を加えたうえで，スクリューでプレートを固定する．

4 後療法

術後2日目から半座位を許可するが，長時間の半座位は屈曲拘縮の原因となるので注意が必要である．体位変換や創の処置の際は下肢の内転を禁止し，患肢を軽度外転位で保持することが重要である．

術後48時間で起立，3点歩行訓練を開始する．患肢の荷重は10kg程度を目安とする．関節裂隙が部分的に消失している例では，原則として術後6か月間は杖2本，さらに6か月は杖1本を使用する．

単純X線像で，関節裂隙の均等な拡大，関節面の明瞭化，骨構造の正常化などが得られるまで部分的な免荷歩行を継続する．

文献
糸満盛憲. 外反骨切り術(糸満盛憲　編集：最新整形外科学大系　骨盤・股関節16). 中山書店. 2006; 159-161.

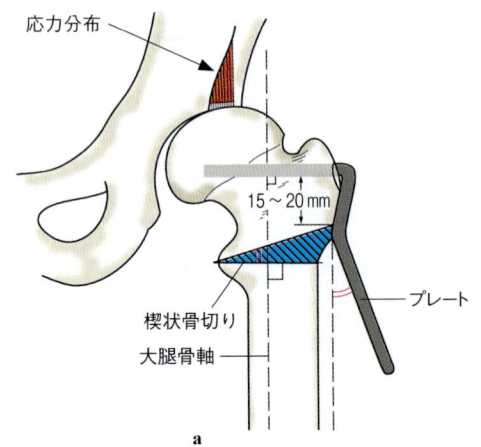
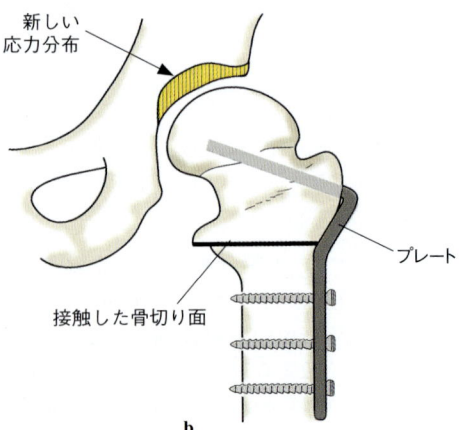

図3　骨切り線の決定とアングルブレードプレートによる固定
a: ブレードを大腿骨軸に垂直に挿入する場合，外反角度はプレートと大腿骨軸とがなす角度に一致する．ブレード刺入部と近位骨切り面の外側端との間は15mm以上になるようにする．b: 圧迫固定後．寛骨臼荷重部の応力分布は外反骨切りにより分散する．

4 大腿骨外反伸展骨切り術

Bombelli の大腿骨外反伸展骨切り術（femoral valgusextension osteotomy）は，Pauwels の外反骨切り術とは異なるコンセプトを持つ手術法である．

Pauwels の外反骨切り術は単純 X 線前後像をもとに 2 次元平面で骨切りされ，変形性股関節症（股関節症）の hinge abduction を解消して，関節のリモデリングを期待する手術である（Pauwels 1968, 1976）．

それに対して Bombelli は，関節適合性は術直後に必ずしも必要がなく，むしろ強度の外反に伸展を加えることにより 3 次元立体的に外前方に逸脱しつつある大腿骨頭の前方部分を寛骨臼内に整復すると，術後に良好なリモデリングが期待できると考えた（Bombelli 1976）．

これまでに外反伸展骨切り術の良好な成績は多数報告されている（Maistrelli ら 1990, Gotoh ら 1997, D'Souza ら 1998, Kubo ら 2000, Morita ら 2000, Toyama ら 2000, Kawate ら 2004）．

文献

Bomebelli R. Osteoarthritis of the Hip, 2nd edition. Springer-Verlag. 1983.

D'Souza SR, Sadiq S, New AMR, et al. Proximal femoral osteotomy as the primary operation for young adults who have osteoarthritis of the hip. J Bone Joint Surg Am. 1998; 80 : 1428-1438.

Gotoh E, Inao S, Okamoto T, et al. Valgus-extension osteotomy for advanced osteoarthritis in dysplastic hips. Results at 12 to 18 years. J Bone Joint Surg Br. 1997; 79 : 609-615.

Kawate K, Tanaka Y, Ohmura T, et al. Twenty-five years followup of patients who had valgus ostetomy for arthritic hips. Clin Orthop Relat Res. 2004; 426 : 151-158.

Kubo T, Fujioka M, Yamazoe S, et al. Bombelli's valgus-extension osteotomy for osteoarthritis due to acetabular dysplasia: results at 10 to 14 years. J Orthop Sci. 2000; 5 : 457-462.

Maistrelli GL, Gerundini M, Fusco U, et al. Valgus-extension osteotomy for osteoarthritis of the hip. Indications and long-term results. J Bone Joint Surg Br. 1990; 72 : 653-657.

Morita S, Yamamoto H, Hasegawa S, et al. Long-term results of valgus-extension femoral osteotomy for advanced osteoarthritis of the hip. J Bone Joint Surg Br. 2000; 82 : 824-829.

Pauwels F. The place of osteotomy in the operative management of osteoarthritis of the hip. Triangle. 1968; 8 : 196-210.

Pauwels F. Biomechanics of the Normal and Diseased Hip. Springer-Verlag. 1976; 129-271.

Toyama H. Endo N. Sofue M, et al. Relief from pain after Bombelli'svalgus-extension osteotomy, and effectiveness of the combined shelf operation. J Orthop Sci. 2000; 5 : 114-123.

1 手術適応

大腿骨外反伸展骨切り術は，変形の高度な寛骨臼形成不全症に起因する亜脱臼性の進行期・末期股関節症が適応である．

大腿骨頭内側の骨棘（capital drop）が大きく形成されている場合が有用である．術前の可動域は屈伸で 60° 以上が望ましく，手術室での術前麻酔下では hinge adduction（側臥位での強制内転位で，外側関節裂隙が開大する）を呈する場合に術後良好な成績が期待できる．

萎縮型の股関節症の場合，大腿骨頭が球形の場合，荷重部に軟骨が残存する場合などは適応がない．

術前計画での作図上，骨切り術後の acetabular head index（AHI）が 60% 未満であり，かつ寛骨臼外側縁の骨棘（roof osteophyte）の形成がよくない例などでは，Chiari 骨盤骨切り術の併用が必要な場合もある（Itoman ら 1992）．

先天性内反股，Perthes 病後の内反扁平股，骨端異形性症による内反扁平股，大腿骨頚部骨折後の偽関節などにも適応がある．

糸満（2005）は大腿骨外反屈曲骨切り術を考案している．この術式は外反に屈曲操作を加えることで，外側および前方の関節裂隙が開大し，関節包による牽引効果で骨棘の形成が促進して，自然治癒を助長させることを期待している．

また，小児では，先天性あるいは後天性の変形（Ploeger ら 2021, Miller ら 2022），ペルテス病（Catterall 2004），化膿性関節炎（El-Rosasy ら 2014）に対して報告があり，股関節痛，脚長差，跛行，活動性の低下，股関節可動域制限，特に外転制限などが改善し，将来の早期変形性股関節症の発生リスクを最小限に抑えることが期待できる．

先天性脊椎骨端異形成症（spondyloepiphyseal dysplasia congenita: SEDC）（Bayhan ら 2019）に対しては，さらに脊柱骨盤の矢状面アライメントが改善される．

固定器具については，ブレードプレートの他にイリザロフ創外固定の報告がある（Marimuthu ら 2011, Umer ら 2018）．ただし，固定器具の長期使用，膝関節の拘縮，ピンサイト感染症などは軽微ではあるが限界として知られている（Marimuthu ら 2011）．

文献

Bayhan IA, Abousamra O, Rogers KJ, et al. Valgus hip osteotomy in children with spondyloepiphyseal dysplasia congenita: Midterm results. J Pediatr Orthop. 2019; 39 : 282-288.

Catterall A. The place of valgus extension femoral osteotomy in the late management of children with Perthes' disease. Ortop Traumatol

Rehabil. 2004; 6: 764-769.

El-Rosasy MA, Ayoub MA. Midterm results of Ilizarov hip reconstruction for late sequelae of childhood septic arthritis. Strategies Trauma Limb Reconstr. 2014; 9: 149-155.

Itoman M, Yamamoto M, Yonemoto K, et al. Histological examination of surface repair tissue after successful osteotomy for osteoarthritis of the hip joint. Int Orthop. 1992; 16 : 118-121.

糸満盛憲. 大腿骨外反伸展・外反屈曲骨切り術のコツ（久保俊一 編集：股関節外科の要点と盲点）. 文光堂. 2005; 201-205.

Marimuthu K, Joshi N, Sharma CS, et al. Ilizarov hip reconstruction in skeletally mature young patients with chronic unstable hip joints. Arch Orthop Trauma Surg. 2011; 131: 1631-1637.

Miller KE, Mosca VS, Blumberg TJ. Intertrochanteric osteotomies in children and adolescents: principles of proximal femoral deformity correction. J Am Acad Orthop Surg. 2022; 30: 1165-1175.

Ploeger MM, Gathen M, Struwe C, et al. Proximal femoral osteotomies in the adolescence: indications and treatment strategies. Z Orthop Unfall. 2021; 159: 153-163.

Umer M, Quadri TA, Rashid RH. Ilizarov hip reconstruction osteotomy - A review. Int J Surg. 2018; 54 (Pt B): 351-355.

2 | 手術方法

Bombelli の手術では以下の5つの操作を行うことが特徴とされる（図1）（Bombelli 1983）.

①30°以上の外反：capital drop と寛骨臼二重底（double floor, いわゆる Bombelli の curtain osteophyte）を支点にして外側関節裂隙を開大し, 大腿骨頭の回転中心を内方に移動することによって体重のてこ長を短縮する.

②15°以上の伸展：外前方に逸脱しつつある大腿骨頭が, 外反によりさらに寛骨臼から押し出されてしまうため, この部分を寛骨臼内に整復する.

③大転子外方移動：外転筋のてこ長を延長する.

④遠位骨片の外方移動：外反膝の発生を防止する.

⑤腸腰筋腱の解離と骨切り部における短縮：関節圧を減少してリモデリングを助ける.

1. 作図，体位，術前確認

術前計画として, 予定する骨切り術の作図を行う（図1）.

体位は仰臥位あるいは側臥位とする. ただし, 仰臥位では牽引台が必要である.

術前麻酔下に X 線透視を用いて内反・屈曲位で hinge adduction による関節裂隙の開大度を確認する.

2. 皮膚切開と展開

皮膚切開には Watson-Jones 進入法を用いる. 外側広筋結節直下で外側広筋の筋膜を L 字状あるいは T 字状に切開し, 剥離子で転子間の骨切り部を露出する.

周囲の軟部組織を残したまま, 平ノミで大転子を一部骨の連続性を残しながら骨切りし, 内固定材料の打ち込み位置を確保する.

3. ノミ，プレートの打ち込み

大腿骨頚部の前捻に沿って, 予定された角度と深さ, さらに伸展骨切り角度を考慮しながら, 大転子骨切り面からノミを大腿骨頭内に打ち込む.

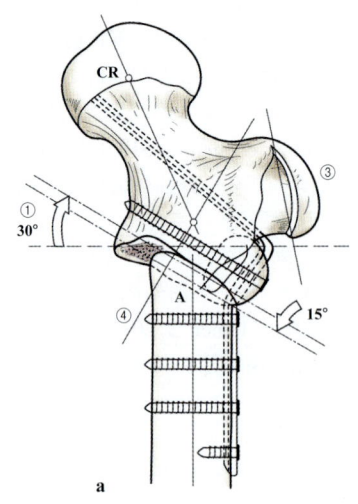
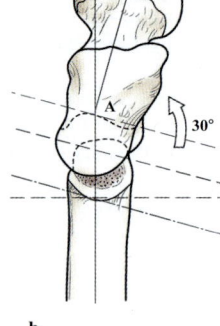

図1　外反伸展骨切り術（Bombelli）
a: 前後方向．b: 側面．
① 30°以上の外反, ② 15°以上の伸展, ③大転子部の外方移動, ④遠位骨片の外方移動.
CR: 大腿骨頭回転中心．A: 頚部軸中心線と骨幹部中心線の交点.

　予定の外反が30°で，130°アングルブレードプレートを使用する場合，ノミを遠位骨片から80°開いた角度で刺入する．

　15°の屈曲を加えるのであれば，そのままノミを前方へ15°回転させる．大腿骨頭内に打ち込まれたノミの長さを確認し，さらに10〜15mm長いブレード長の130°アングルブレードプレートを用意する．

　ノミを抜去した後，プレートを滑り込ませて入れ替える．プレートが予定通り刺入されたら，近位骨片をスクリューで固定する．

4. 骨切り線の決定，骨切り（図2，図3）

　小転子の頂点レベルに第1の水平骨切り線を付ける．予定された外反角度の角度計をあてて，第1の骨切りおよび楔状骨片を切除するための第2の骨切りを行う．

　その際の楔状骨片と，そこから平行に切り取った骨片を保存しておく．小転子に付着する腸腰筋を切離する．また，股関節を内転させた際に，内側のエッジが寛骨臼下縁に接触するようであれば，その部位を切除する．

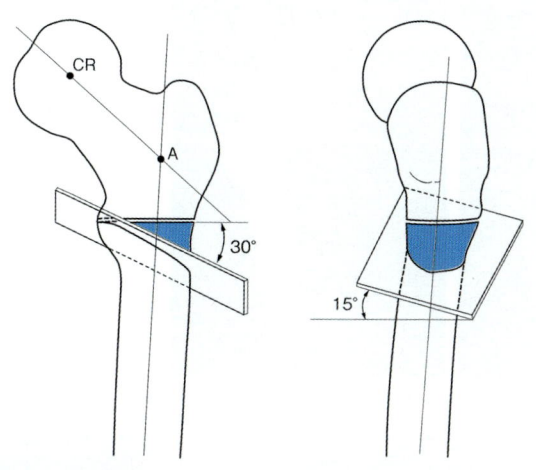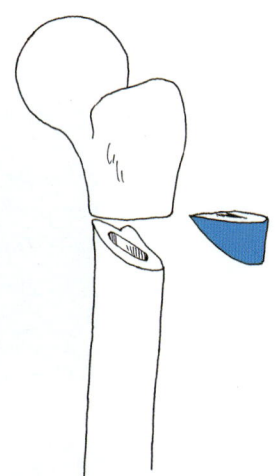

図2　骨切り線の決定
CR: 大腿骨頭回転中心．A: 頸部軸中心線と骨幹部中心線の交点．

図3　骨片の切り取り

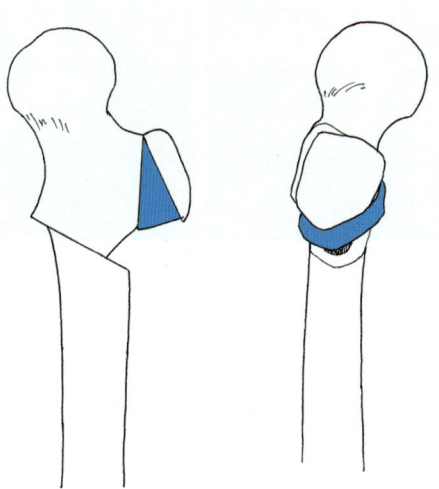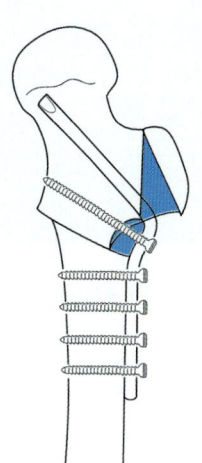

図4　大転子の外方移動とプレート固定

5. 整復，固定，大転子の外方移動 (図4)

遠位骨片の大腿骨骨幹部を外方にスライドさせ，骨切り部を整復し，鉗子を用いてプレートを大腿骨に固定した後，スクリューで固定する．

スクリュー固定は，最も近位のスライディングコンプレッションホールから行う．

骨切りした大転子部分には，切除した楔状骨片を挿入して固定する．大転子は外方に移動することになる．移動した大腿骨外側の空隙には，平行に切り取った骨片を堅く打ち込む．

十分に洗浄した後，プレートを外側広筋の筋膜で被い，ドレーンを設置して創を閉鎖する（高平ら 2010）．

文献 ────
Bombelli R. Osteoarthritis of the Hip. 2nd ed, Springer-Verlag. 1983.
高平尚伸, 糸満盛憲. 外反骨切り術（OS NOW Instruction 13 股関節の骨切り術 股関節温存手術のポイントとコツ）. メジカルビュー社. 2010; 54-64.

3 症 例 (図5)

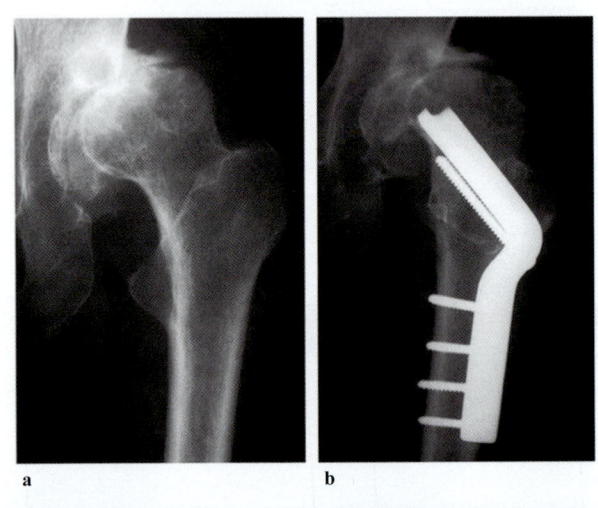

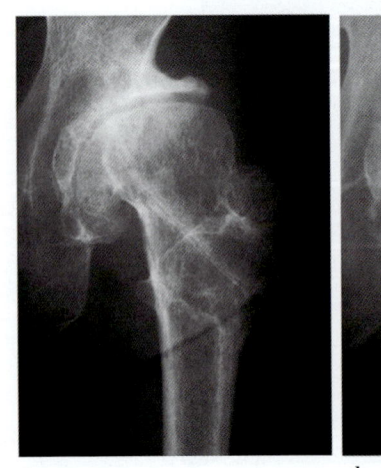 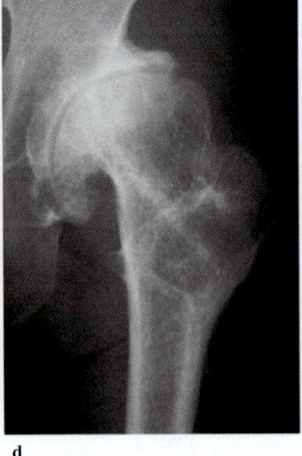 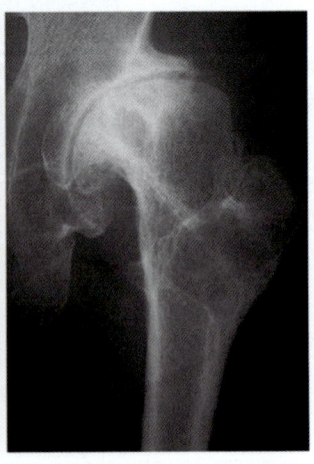

図5　大腿骨外反伸展骨切り術
50 歳，女性．a: 術前単純 X 線正面像．高度の変形があり，roof osteophyte の形成がよい．b: 術後 1 年．外側の関節裂隙の開大が認められる．c: 術後 5 年．roof osteophyte の形成が促され，関節裂隙がさらに開大している．d: 術後 10 年．e: 術後 20 年．良好なリモデリングが維持されている．

⑤ 大腿骨転子部外反骨切り術

大腿骨外反骨切り術（外反骨切り術）は大腿骨頭を外反させることによって，荷重部をより大腿骨頭内側に移動させ，内側の骨棘も含めた新たな大腿骨頭荷重面と寛骨臼内側関節面との適合性を持たせることを目的とする．

大腿骨転子部外反骨切り術（femoral transtrochanteric valgus osteotomy）は杉岡らによって 1984 年に報告された方法で，骨切りを転子部で行うことによって，正確な外反角度と骨癒合を得ることができ，さらに楔状骨片を大転子切骨面に挟むことによって外転筋の力点を外側に移動させる利点を持つ（図 1）（杉岡ら 1984）．

寛骨臼形成不全の強い例では主に Spitzy 法による寛骨臼形成術を併用する．おおむね，acetabular head index（AHI）が 60％以下では併用した方がよい（Mori ら 2013）.

文献
Mori R, Yasunaga Y, Yamasaki T, et al. Ten year results of transtrochanteric valgus osteotomy with or without the shelf procedure. Int Orthop. 2013; 37: 599-604.
杉岡洋一, 香月一郎, 吉田光男, 他. Transtrochanteric valgus osteotomy. 中部整災誌. 1984; 27：1506-1509.

1 ｜ 手術適応

変形性股関節症（股関節症）のうち，寛骨臼移動術や寛骨臼回転骨切り術の適応とならない進行期〜末期股関節症で，骨棘や大腿骨頭内側の骨棘（capital drop）形成の旺盛な肥大型（hypertrophic type）の股関節症が適応となる（原 2013）.

手術時年齢がおおむね 50 歳までが適応であり，片側罹患もしくは反対側が安定な荷重肢であることが望ましい．

hinge abduction や内転拘縮をきたしている例がよい適応ではあるが，術前の屈曲−伸展可動域が 60°以上保たれていることが必要である（中島ら 2012）.

文献
原　俊彦. 杉岡式転子部外反骨切り術（糸満盛憲　編集：股関節骨切り術のすべて）. メジカルビュー社. 2013；136-147.
中島康晴, 岩本幸英. 骨盤・股関節の手術　大腿骨転子部外反骨切り術（杉岡式）（整形外科手術イラストレイテッド）. 中山書店. 2012；99-1042.

2 ｜ 手術方法

1. 手術体位
体位は患側を上にした完全側臥位で行う．

2. 皮膚切開
大転子近位端から遠位に向かう約 20cm の縦切開を行い，筋膜も同一線上にて切開する．

固定に使用するスクリューは大腿骨に対して強斜位に入れることが多い．そのため，遠位の皮切は長めの方が後の操作がやりやすい（図 2）.

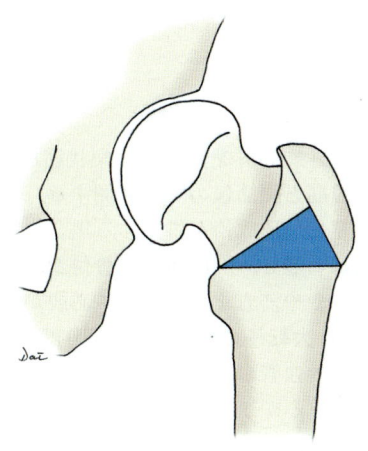
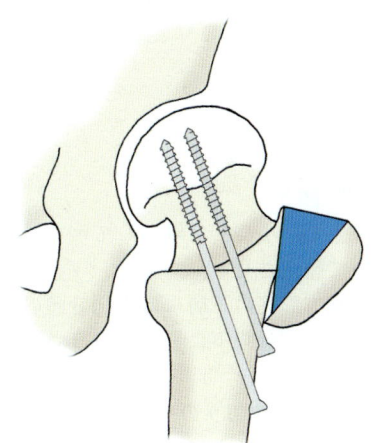

図 1　大腿骨転子部外反骨切り術

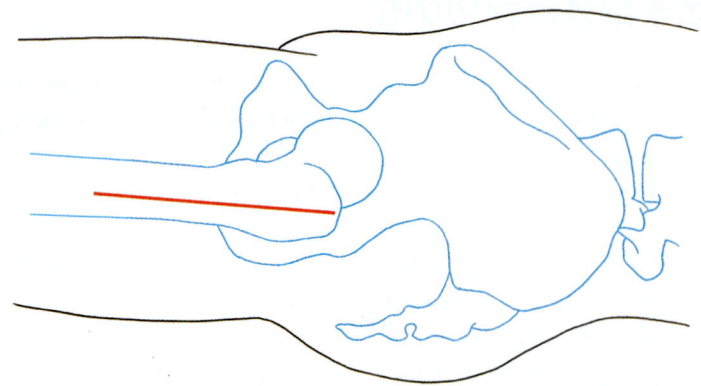

図2 皮膚切開

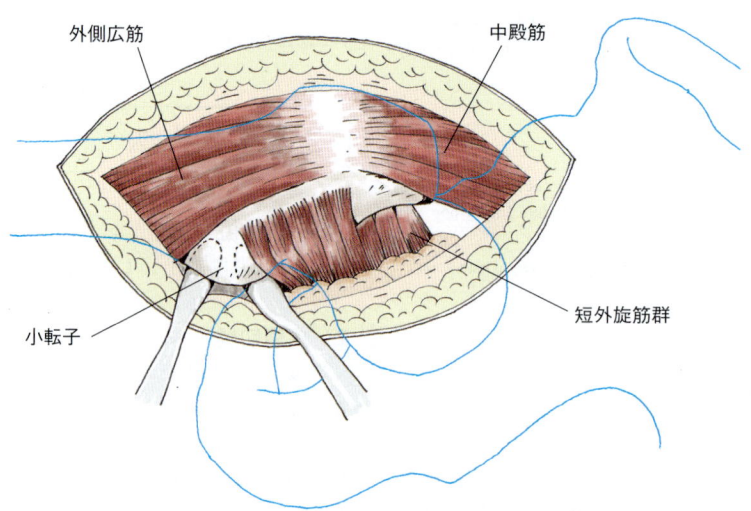

図3 後方の展開
小転子を触知してエレバトリウムなどを用いて露出させる．すぐ近位の大腿方形筋の下層には大腿骨頭の栄養血管が存在するので，骨膜下に慎重に行う必要がある．またこの部は楔状骨切りの頂点にあたるので，小転子の基部まで露出すると後の処置がやりやすくなる．

3. 展　開

1) 後方の展開（図3）

下肢を内旋位とし，小転子を触知してエレバトリウムなどを用いて露出させる．

すぐ近位の大腿方形筋の下層には大腿骨頭の栄養血管が存在するので，骨膜下に慎重に行う必要がある．

また，この部は楔状骨切りの頂点にあたるので，小転子の基部まで露出すると後の処置がやりやすくなる．

短外旋筋群を露出し，梨状筋などを切離して中・小殿筋と関節包の間を展開する．

寛骨臼形成術を併用する場合には少なくとも梨状筋は切離し，関節包の腸骨付着部で大腿骨頭の直上からやや前方まで展開する必要がある．

2) 大転子の骨切りと骨切り部の展開

栄養血管の通る転子間稜に気をつけながら，大転子の厚みが1〜1.5cm程度になるようにマーキングを行う．

大腿骨から外側広筋を剥離し，外側広筋−大転子

－中・小殿筋の連続性を保ったまま，ボーンソーにて骨切りする（図4）．

その後，エレバトリウムなどを用いて大転子を前方に移動させ，その骨切り面を露出する．

再度，内旋位とし，後方の骨切り線となる転子間稜外側を剥離子を用いて露出し，先に展開した小転子につなげる．

4. 骨切り線のマーキング（図5）

転子間稜の外側に小転子基部を頂点とする楔状の骨切り線を描く．

通常は5°刻みの三角形のテンプレートを使用し，ノミでマーキングを行っているが，Kirschner鋼線（K-wire）と角度計を用いてマーキングしてもよい．

外反角度は術前の最大内転角度＋5°を目安としている．

下肢を内外旋中間位に戻し，大転子骨切り面を露出する．

大腿骨軸に垂直に転子間に描いた骨切り線を平行に延長し，マーキングする．また，骨切り後の骨片の回旋方向を確実にする目的で縦にも薄くノミでマーキングする．

5. 転子間骨切り（図6）

骨切りは内旋位で行う．小転子近位にエレバトリウムを挿入し，栄養血管を含む大腿方形筋をよけながら骨切り部を露出する．

描いた骨切り線に沿って，ボーンソーを用いて骨切りを行う．大腿骨頚部内側の骨皮質をわずかに残し，最後はノミを用いて骨切りを完了する．

得られた楔状の骨片は後の大転子固定の際に用いる．

6. 骨切り部の固定（図7）

下肢を外転させ，骨片につけた回旋のマーキングを合わせながら，徒手的に骨切り面を合わせる．

整復位を保持したまま，大腿骨より最低2本のSteinmannピンを刺入し，仮固定とする．

通常，ピンおよびスクリューの刺入方向はかなりの強斜位にしなければ大腿骨頭内には入らない．そのため，遠位の展開は広めにしておくべきである．

また，大腿骨前捻の強い例が多いため，2本のうち1本はかなりの後方から打ち込むイメージで行うようにする．

2方向の単純X線像，もしくはX線透視下に外反の程度，関節適合性，ピンの骨頭内での位置と長さなどを確認する．

Steinmannピンを抜き，大骨螺子で固定を行う．通常は2本の大骨螺子で固定する．

大骨螺子を締めすぎると，大骨螺子の近位や2本の大骨螺子間に縦割れを生じることがある．ワッシャーを用いて分散させることや，強く締めすぎないなどの注意を要する．

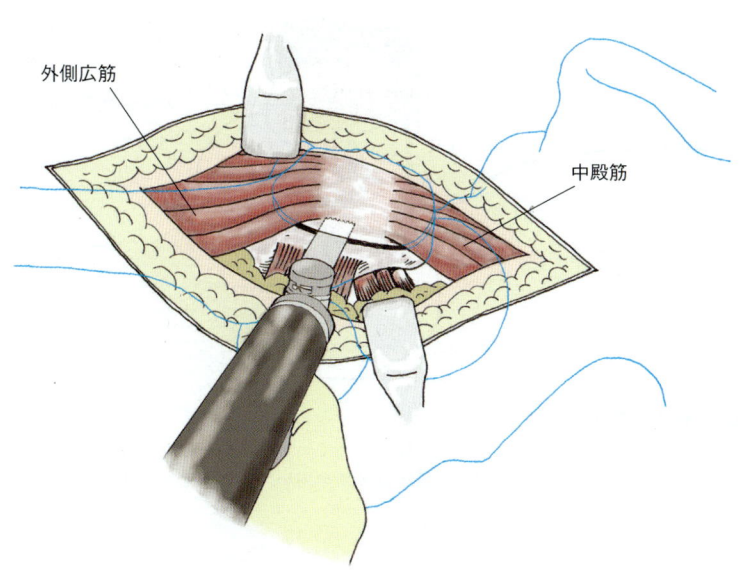

図4　大転子の骨切りと骨切り部の展開
栄養血管に近い転子間稜に気をつけながら，大転子の厚みが1～1.5cm程度になるようにマーキングを行う．大腿骨から外側広筋を剥離し，外側広筋－大転子－中・小殿筋の連続性を保ったまま，ボーンソーにて骨切りする．

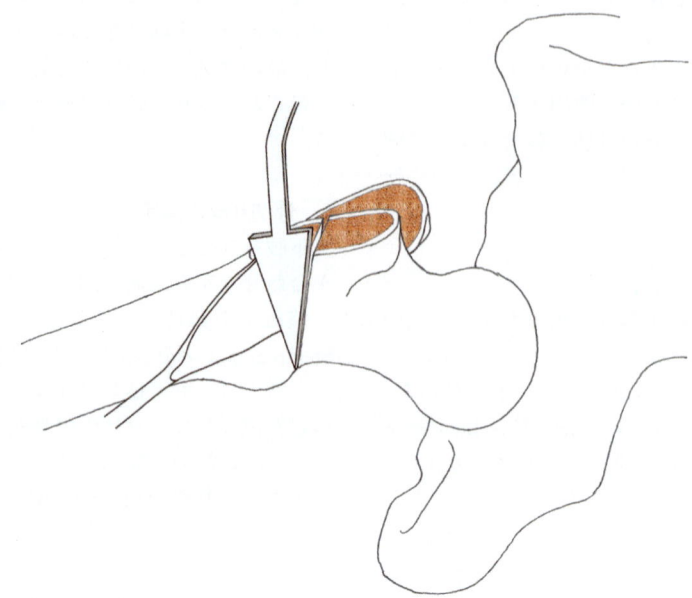

図5 転子間骨切り線のマーキング
転子間稜の外側に小転子基部を頂点とする楔状の骨切り線を描く．通常は5°刻みの3
角形のテンプレートを使用し，ノミでマーキングを行っている．

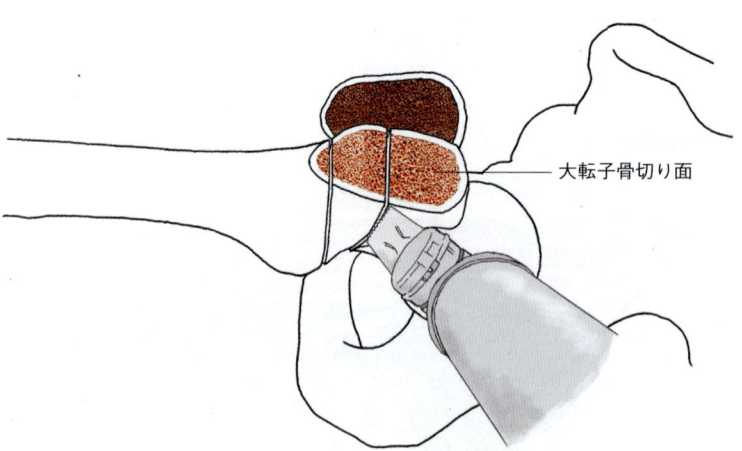

大転子骨切り面

図6 転子間骨切り
骨切りは内旋位で行う．描いた骨切り線に沿って，ボーンソーを用いて骨切りを行う．
頚部内側の骨皮質をわずかに残し，最後はノミを用いて骨切りを完了する．

7. 大転子の締結による固定（図 8）

　前方に移動させた大転子を，楔状骨片を間にはさんだ状態で整復し，金属性の締結ワイヤーで固定する．

　大転子を外方化することで外転筋作用点を外側に移動させることを目的とする．

8. 寛骨臼形成術を追加する場合

　中・小殿筋を大きく前方により，関節包の展開を前方に進める．

　関節包の腸骨への付着部，やや前方において関節包上に沿わせるように平ノミで移植用の溝を作製する．

　腸骨より 3cm 四方の半層骨を採取し，その皮質骨部分が関節包側にくるように移植骨を打ち込み，寛骨臼を形成する．

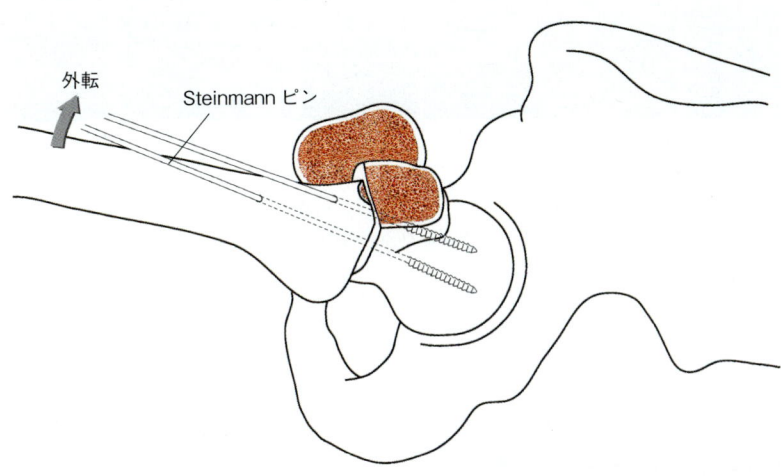

図 7　骨切り部の固定
下肢を外転させ，骨片につけた回旋のマーキングに注意をしながら，徒手的に骨切り面を合わせる．整復位を保持したまま，大腿骨より最低 2 本の Steinmann ピンを刺入し，仮固定とする．

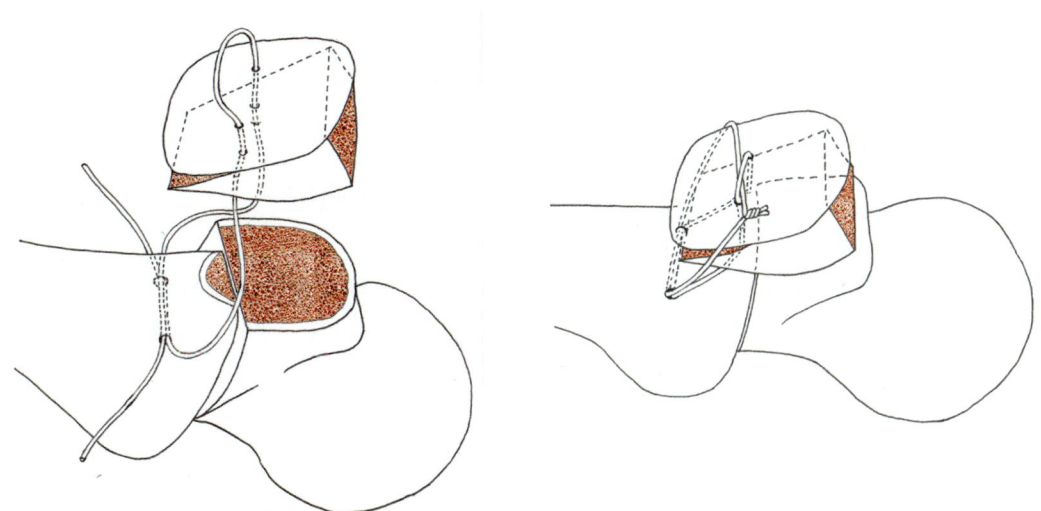

図 8　大転子の締結と固定
前方に移動させた大転子を，楔状骨片を間にはさんだ状態で整復し，金属性の締結ワイヤーで固定する．

3 症例（図9）

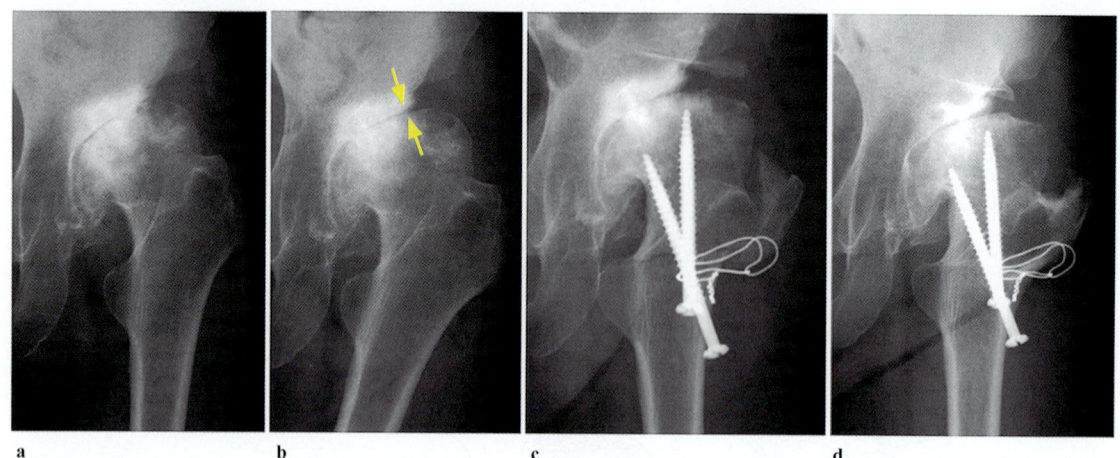

図9 大腿骨転子部外反骨切り術
44歳．女性．a: 左側の進行期股関節症．寛骨臼形成不全症があり，荷重部は一部関節裂隙が消失．b: 内側では capital drop の形成が旺盛で，内転位により外側関節裂隙の開大が確認される（矢印）．c: 25°の外反骨切りに寛骨臼形成術を併用した．d: 術後7年で関節裂隙の開大が保たれており，疼痛もない．

⑥ 大腿骨頭回転骨切り術

杉岡が大腿骨頭壊死症に対する治療法として考案した大腿骨頭回転骨切り術（rotational osteotomy of the femoral head）（図1）は，1978年に英文報告されて以来，40年以上が経った（Sugioka 1978）．

多くの報告により，本術式が有効な関節温存術であることは実証されている．

ただ，杉岡が，「本手術は熟練した股関節外科医が行うべきである」と技術的な難易度という観点も含めて注意を喚起したように，やや難易度の高い手術であることも事実である．

本手術における注意すべきポイントは，大きく分けると，①「術前」：的確な適応，②「術中」：正確かつ慎重な手術手技，③「術後」：適切な後療法，の3つと考えられる．

そして，手術中において最も重要なことは，大腿方形筋下層にある大腿骨頭栄養血管を温存することである．

そのために必要な操作として以下の5項目は，特に注意を要する．

・小転子中枢側の十分な露出（図2）
・外閉鎖筋の完全な切離（図3）
・関節包の完全な輪状切開（図4）
・術前予測に沿った正確な骨切り（図5）
・回転不足の時の処置（図6）

文献

Sugioka Y. Transtrochanteric anterior rotational osteotomy of the femoral head in the treatment of osteonecrosis affecting the hip; a new osteotomy operation. Clin Orthop Relat Res. 1978; 130 : 191-201.

1 手術適応

1）単純X線像の股関節正面像と Lauenstein 像（屈曲90°，外転45°）を用いて，壊死範囲を正確に把握する．

壊死範囲の同定にあたっては，帯状硬化像，MRIのバンド像を参考にする．これらが不明な場合は，造影MRIを用いて，正確に壊死範囲を決定する．

2）壊死部が前方に位置する場合は，後方に残っている健常部を荷重部に移動させる前方回転，壊死部が中央から後方に位置する場合は，前方の健常部

前方回転　　　　　　後方回転

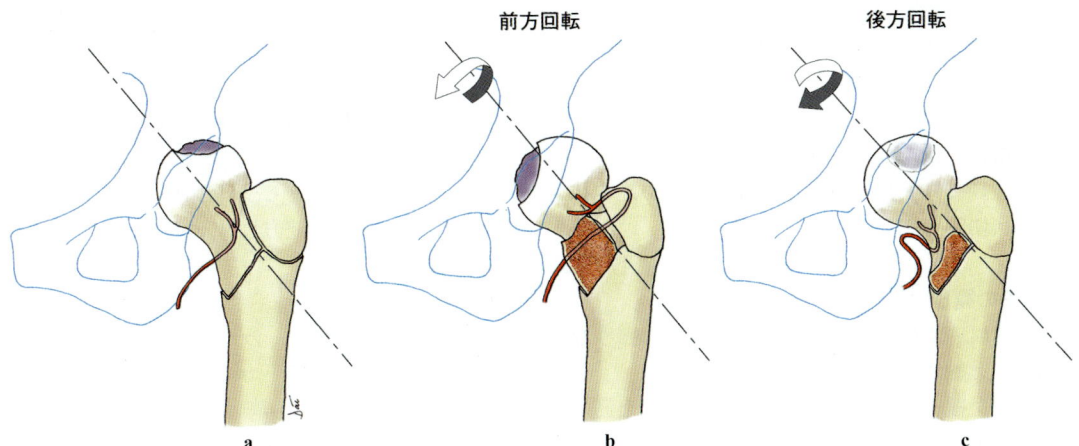

図1　大腿骨頭回転骨切り術
a: 荷重部に圧潰がある．b: 前方回転で後方の健常部が荷重部に移動する．c: 後方回転で前方の健常部が荷重部に移動する．

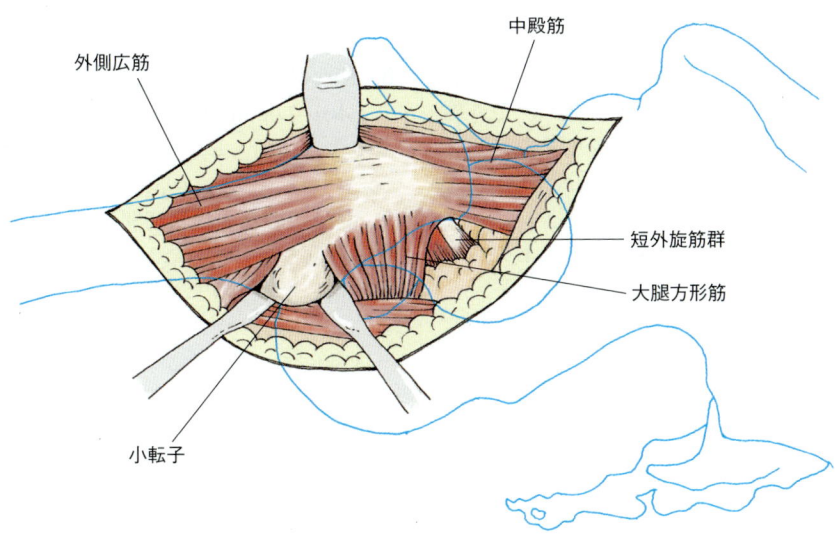

外側広筋　　　　　中殿筋

短外旋筋群

大腿方形筋

小転子

図2　小転子，特に中枢側の十分な露出（左股関節を後方から見ている）
骨膜下に小転子を露出する．特に小転子の中枢側を十分に露出する．

を荷重部に移動させる後方回転を選択する．

　前方回転と後方回転では内反を得るための骨切り線が異なるため，術前に十分に適応を検討しておく．

　3）前方回転は 90°まで，後方回転では 140°程度までの回転が可能である．

　いずれの場合も，寛骨臼荷重部に対する術後健常部占拠率が 34％以上確保できるように作図し，必要に応じて内反角度を決定する（Miyanishi ら 2000）．

　4）稀に，大腿方形筋欠損例があるので，術前MRI にて同筋の存在を必ず確認しておく．

文献

Miyanishi K, Noguchi Y, Yamamoto T, et al. Prediction of the outcome of transtrochanteric rotational osteotomy for osteonecrosis based on the postoperative intact ratio. J Bone Joint Surg Br. 2000; 82 : 512-516.

2 ｜体位および手術法

1. 手術体位

　完全側臥位で行う．内旋が必要な時は Mayo 架台に足背部をのせ，外旋が必要な際は清潔な大シーツを膝内側に使用する．

また，患肢を伸展および内転（骨切り後の固定の際に必要）できるよう，シーツの下に枕などは一切置かない．

2．皮膚切開

上前腸骨棘より大転子遠位を通り小転子の高さに終わる弓状切開を用いる．

3．小転子の露出

患肢を伸展内旋位とし，転子間稜を指でたどりながら小転子を触知する．

小転子上を覆っている大腿方形筋の末梢部を筋走行に沿って縦切開し，ラスパトリウムで骨膜下に小転子を露出する．

この際，特に小転子の中枢側を十分に露出する．これは，第2の骨切り時に十分な視野を得て栄養血管の損傷を防ぐために必須である（図2）．

4．短外旋筋群の切離

短外旋筋上を走行する血管は結紮切離し，短外旋筋群（梨状筋，双子筋，内閉鎖筋）を転子間稜から1〜1.5cm離して転子間稜と平行にメスで切離し，後方関節包を展開する．

また，小殿筋と関節包との間を剥離しておく．

5．前方関節包の展開

中殿筋と大腿筋膜張筋の間を剥離し，関節包前方を展開し，後方から剥離しておいた部分につなげる．

また，患肢を外旋屈曲位として大腿直筋と関節包の間を剥離する．

6．大転子の骨切り（大転子スライディング）

小殿筋と関節包の間に後方からエレバトリウムを挿入し，これを目標とし，外側広筋結節直下で外側広筋をつけたまま，前方にスライドさせるように大転子の骨切りを行う．

7．外閉鎖筋の切離

脂肪組織と関節包後下方の間にある固有の筋膜を持つ外閉鎖筋を慎重に切離する．筋鉤で脂肪組織を遠位に軽く押さえるようにしながら，エレバトリウムですくい上げて完全に切離する（図3）．

後方の脂肪組織の近位から指を挿入し，大腿直筋との間で剥離しておいた部位より挿入したエレバトリウムの先を触知し，関節包を全周性に剥離する．

8．Kirschner鋼線（K-wire）の刺入

2本の2.0mmのK-wireを大腿骨頚部軸に垂直となるように刺入し，単純X線像で確認する．

9．関節包の全周輪状切開

関節唇を触知し，これよりやや末梢で，関節軟骨を損傷しないように注意しながら輪状切開を開始する．

内旋位で，後下方から関節包鉗子を関節包をつかみながら挿入し，これに沿って切開を進める（図4）．

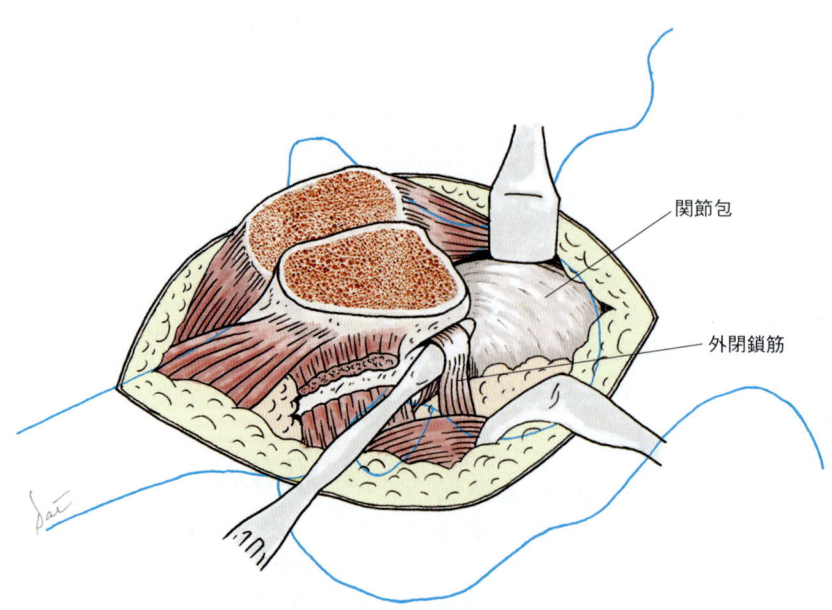

図3 大転子の骨切りと外閉鎖筋の完全切離（左股）
脂肪組織と関節包後下方の間にある固有の筋膜を持つ外閉鎖筋を切離する．

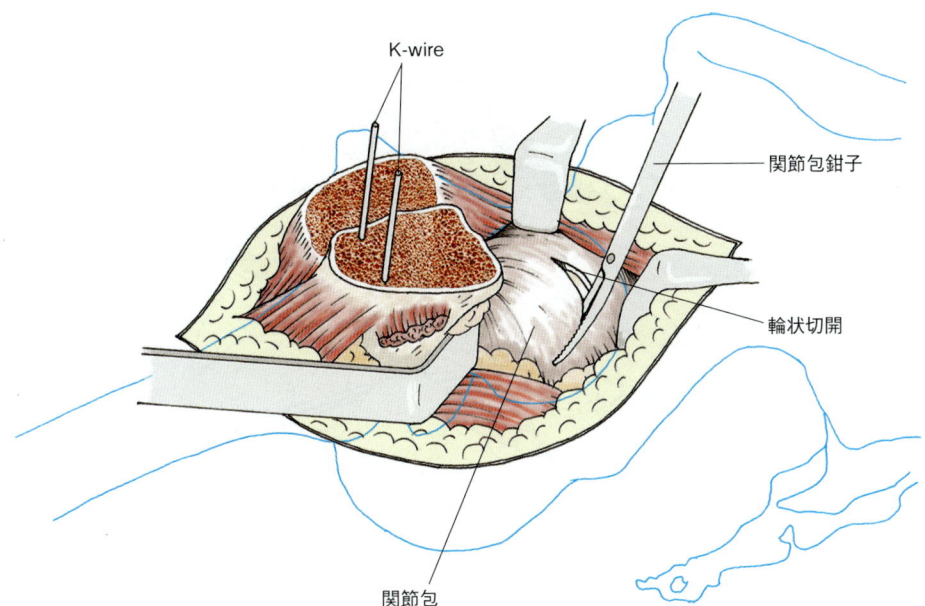

K-wire

関節包鉗子

輪状切開

関節包

図 4　関節包の輪状切開 (左股)
内旋位で，後下方から関節包鉗子を関節包をつかみながら挿入し，これに沿って切開を進める．

紺子の先端まで切開を進めたら，その鉗子をはずさないようにしてゆっくり下肢を外旋位とし，その先端へ向けて前方より切開を進める．

後方に比べ前方の関節包はかなり厚いので注意する．

10.　大腿骨頭の観察

関節軟骨表面のしわ形成や不整などを観察し，壊死領域を確認する．

不明な場合は，22G 注射針を関節軟骨面より刺入して出血の有無を確認する．回転方向と必要な回転角度を最終確認する．

11.　骨切り線の決定と骨切り

K-wire を刺入後撮影した単純 X 線像と術前の作図をあわせて，意図した内反を得るために必要な骨切り線を決定する．

第 1 の骨切り線は，栄養血管の損傷を防ぐため転子間稜から 1cm 以上離す．

大転子直上の骨切りラインも 2 本の K-wire のなす角度を参考にして決定する (図 5)．

この際，末梢骨片に十分な厚みがあることと大転子接合部の面積が十分に確保できることを考慮する．

また，第 1 と第 2 の骨切りのなす角は鈍角となるようにする．

12.　中枢骨片の回転

中枢骨片に後方から転子間稜に入らないように注意し Steinmann ピンを刺入する．

転子間稜のくぼみに刺入すると血管損傷の危険があるので注意する．後方回転の場合は前方から刺入する．

これと平行に末梢骨片にも 20mm の K-wire を刺入する（回転角度の指標）．

骨切り部を開大し，両骨片にまたがって付着している外側広筋，腸腰筋を主に前方から切離する (図 6)．

十分に回転できない場合は，関節包の切り残し，残存した外閉鎖筋，中枢骨片へ付着する腸腰筋腱が考えられる．また，関節包が回転に従って襟巻き状に締まるような場合は関節包の縦切開を追加する．

これらの操作中，前方回転の場合は栄養血管を含む脂肪組織が頸部上方に移動していることを念頭におき，常にこれを損傷しないよう注意する．

また，後方回転の場合は脂肪組織が後下方に移動するため，骨片間で挟まれないよう注意する．

最も重要なのは，術中を通じて大腿骨頭の栄養血管を保護することである．回転により血行障害をきたす場合もあるので，術中は中枢骨片からの出血を確認しながら回転角度を調節する．

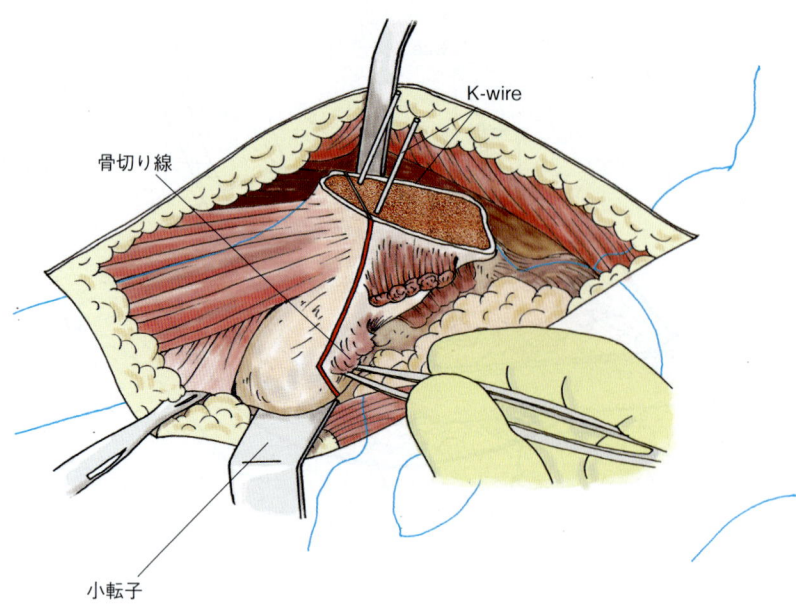

図5 術前予測に沿った正確な骨切り面の決定（左股）

第1の骨切り線は，栄養血管の損傷を防ぐため転子間稜から1cm以上離す．第1と第2の骨切りの
なす角は鈍角となるようにする．末梢骨片に十分な厚みがあることと大転子接合部の面積が十分に
確保できることを考慮する．

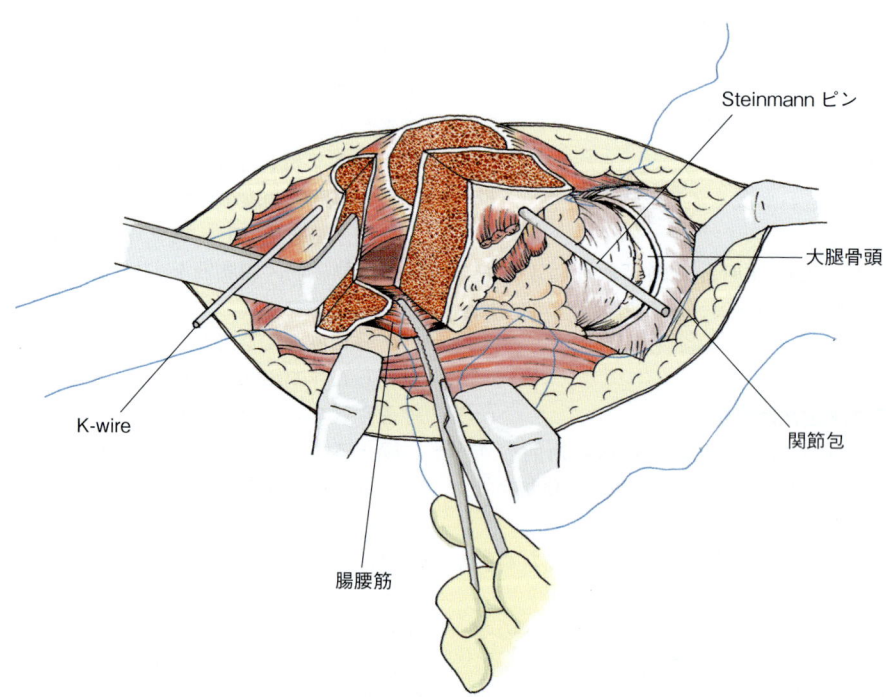

図6 実際の回転および回転不足の時の処置（左股）

骨切り部を開大し，中枢骨片に付着している腸腰筋を切離する．

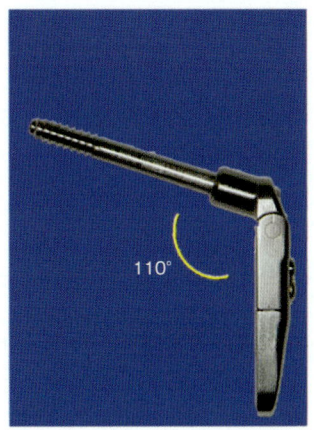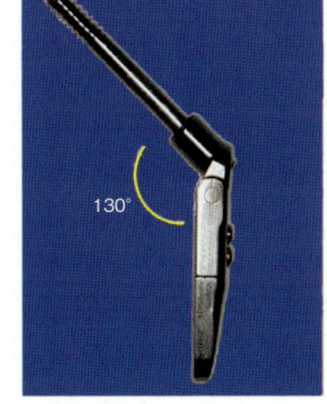

110°　　　130°

図7　K-MAX AA ヒップスクリュー
頚体角が，110°〜130°まで可変式である．

13. 骨片の固定

　軽度屈曲，内転して大腿骨軸に沿って末梢骨片を押し上げるようにすると骨切り面が密着しやすい．

　骨片間に隙間がないことを前方後方の両方から十分に確認し，さらに骨切り面の内下方が密着していることにも注意する．密着しないと外反位になり健常部占拠率が低下してしまう．

　現在著者らは，固定には K-MAX AA ヒップスクリュー（JMM 社）と大骨螺子 2 本を用いている（図7）．固定の際には帯状硬化部を貫通させると固定性が増す．

　その他の固定材料として，Hop System Sugioka Version（ナカシマメディカル）や F system（瑞穂医科工業）などが有用である．

　ただし，通常の大腿骨頚部骨折に用いるスライディングヒップスクリューの如く太いラグスクリューを大腿骨頭内に刺入することは，大腿骨頭内の髄内血流障害をきたす可能性が高いので行わない．

14. 大転子の固定

　大転子はφ 1mm 程度の軟鋼線で固定している．

15. 閉　創

　ドレーンを留置し，各層を縫合して手術を終了する．

3　後療法

　本手術は，回転により既存の骨梁構造が劇的に変わるため，通常の大腿骨頚部骨折に対する骨接合術後と同様の早期荷重は避けるべきである．

　部分荷重は内固定材料にもよるが，通常は 5 週程度から始め，全荷重は術後半年程度からとしている．

　以下が標準的な後療法である．

　1）栄養血管の緊張を軽減するため前方回転では屈曲 30° 程度を 3 週間は保ち，逆に後方回転では伸展位とする．前方回転時は外旋傾向が出現しやすいため腓骨神経麻痺に注意する．

　2）術後 3 日で車椅子移乗を許可する．

　3）術後 5 週より，1/3 荷重，以後 1 週ごとに 1/2 荷重，2/3 荷重とする．

　4）以後徐々に荷重を増やし，12 週以降に骨癒合の状況に応じて 1 本杖歩行とするが，術後 6 か月間は杖を使用する．

　5）抜釘は骨梁の再構築が完了するまで行わず，約 2 年を目安としている．

4　術後合併症とその対策

1. 大腿骨頭栄養血管の損傷

　術後 5 週で骨シンチグラフィーを行う．この際，大腿骨頭が cold であった場合は，術中あるいは術後に栄養血管が損傷された可能性が高い．

　その場合，骨切り面の骨癒合は得られるが，術後 6 〜 12 か月で大腿骨頭が圧潰し，人工股関節全置換術（THA）に移行せざるを得ない場合が多い．

　また，これまでに，わずかではあるが大腿方形筋欠損例が報告されており，その際には血行動態に破格が存在する場合もあるので術前に MRI を用いて必ず大腿方形筋の有無をチェックしておく．

　大腿方形筋欠損が認められた場合は，CT angiography あるいは MR angiography を行い，大腿方形筋

欠損部の脂肪組織内に大腿骨頭栄養血管（内側大腿回旋動脈）が存在することを確認する．これが認められない場合は，本手術の適応はない．

2．内反の進行

術後は週に1度の割合で単純X線検査を実施し，内反角度の増強の有無をチェックする．万一，増強が認められる場合は，荷重時期を遅らせる．

3．感染症（関節内に及ぶ）

ステロイドを使用している場合が多く，関節内にまで及ぶ感染症が起こった場合は治療にきわめて難渋する．

特に，骨壊死部には経静脈投与の抗菌薬は到達しにくく，同部が感染の病巣になる場合もある．大腿骨頭切除やTHAを行わざるを得ない場合もあり，予防が重要である．

5 ｜ 症　例（図8）

文献
藤岡幹浩, 久保俊一. 大腿骨頭回転骨切り術のコツ（久保俊一　編集：股関節外科の要点と盲点）. 文光堂. 2005; 206-213.

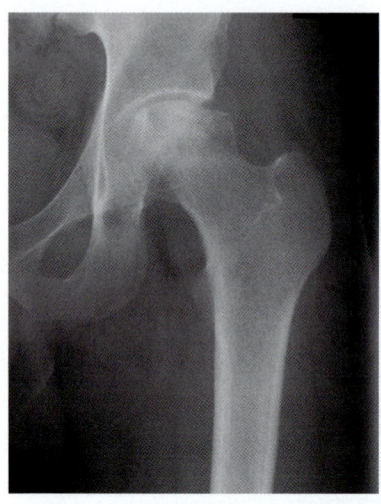
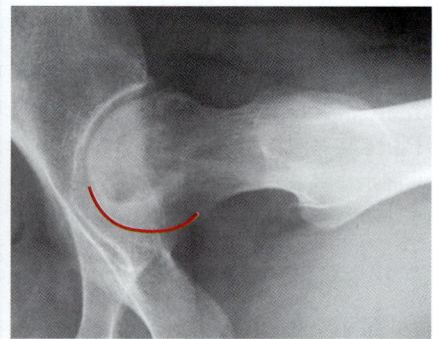
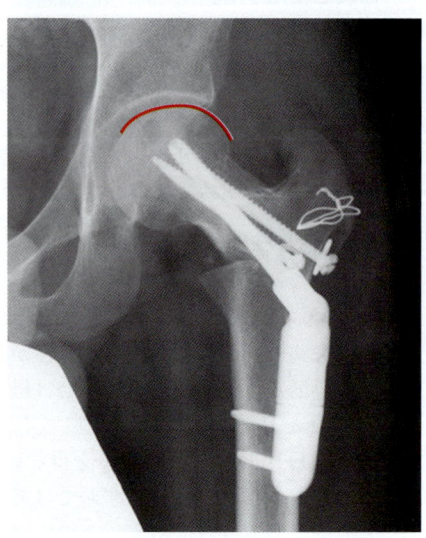

図8　大腿骨頭前方回転骨切り術
27歳．男性．アルコール関連大腿骨頭壊死症．a: 単純X線正面像．Stage 3B，Type C2．b: 単純X線側面Lauenstein像．後方に健常部が残存している（赤線）．c: 術後単純X線正面像．内反10°加えた90°前方回転骨切り術を行った．術後健常部（赤線）が荷重部に移動している．

7 大腿骨頭すべり症に対する 3 次元骨切り術

A Imhäuser 法

　Imhäuser の大腿骨 3 次元転子間骨切り術（Imhäuser three-dimensional osteotomy）は骨端のすべりによって生じた変形を 3 次元的に矯正する方法である（Imhäuser 1956, 1987）.

　骨端と大腿骨軸のアライメントを矯正するため，転子間で屈曲，外反骨切りを行い，遠位骨片を内旋してプレート固定する（図 1）.

　後方傾斜角（posterior tilting angle: PTA, posterior sloping angle: PSA）を正確に測定し，骨切り角度を決定する.

　屈曲角度は，残存する PTA として許容される 30°を目安に決定する. 少なくとも測定された PTA から 30°を引いた屈曲角度は必要である. 外反角度は PTA が 40°以下では 20°，40°より大きい場合は 30°とする.

　外反骨切りを加えるのは，転子間での屈曲骨切りが頚体角の低下をきたし，内反股になるのを補正するためと，骨端線を水平化し，再びすべらないように力学的に強くするためである.

　内旋角度は，術前の外旋拘縮の程度によって決定する. 図 2 に示すように術前股関節内旋－10°，外旋 70°であれば，術後内外旋が 30°ずつになるように 40°内旋する.

　本法は転子間での骨切りであるため大腿骨頭の栄養血管から骨切り部が離れており，大腿骨頭壊死症

を起こす危険性がない.

　一方，脚短縮と転子部の変形が生じること，他の矯正骨切りに比べてやや軟骨溶解の発生が多いことなどが問題点である.

文献

Imhäuser G. Zur Pathogenese und Therapie der jugendlichen Hüftkopflösung. Z Orhop Ihre Grenzgeb. 1956; 88 : 3-41.

Imhäuser G. Pubertäre Hufterkrankungen (Orthopäde in Praxis und Klinik VII). Thieme. 1987; 115-163.

1 手術適応

　PTA が 30°以上の場合が適応である. Imhäuser は，PTA が 30°未満の場合は将来変形性関節症をきたす可能性が少ないことから，PTA 30°を許容角としている.

　PTA が 30°未満の軽度すべりに対しては現位置鋼線固定（in situ pinning）を行う.

　30°以上の症例では，まず疼痛などの股関節の症状が軽減するまで牽引を行う.

　すなわち，骨端が線維性もしくは骨性に癒合し，不安定型が安定型になった後に 3 次元骨切り術を施行する（図 3）.

　ただし，長期間の牽引は骨萎縮を生じ，手術時に強固な固定が得られない可能性や，術後の大腿骨顆上骨折の恐れがあることから，牽引は 3 ～ 4 週までとしている.

　安定性が得られない場合は，骨端の固定術も行う.

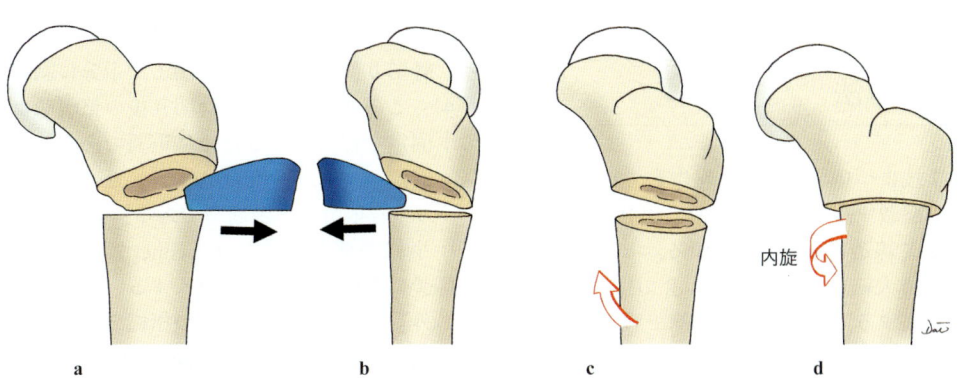

図 1　Imhäuser 法のにおける骨切り
PTA50°の左大腿骨頭すべり症に対して外反 30°，屈曲 20°の骨切りを加えた立体図.
a: 前方から. b: 側方から. c: 前方から骨片を取り除いている. d: 内旋を加えて骨切り面を合わせている.

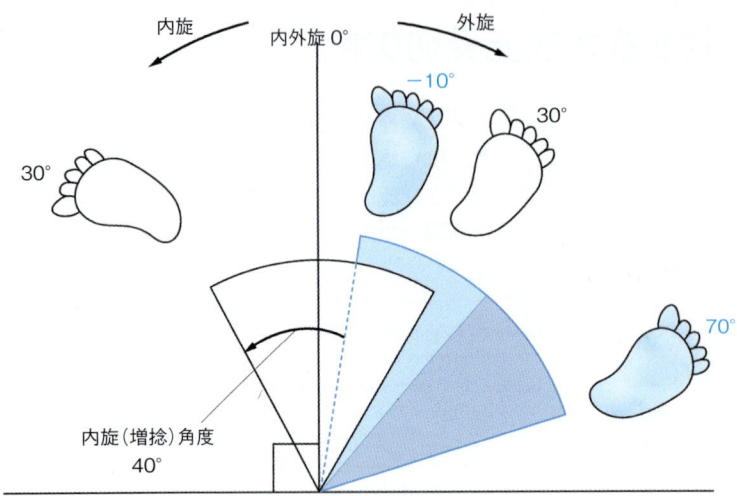

図2　内旋角度の決定（左下肢を足底からみた図）
青；術前；内旋－10°～外旋70°，
黒；術後；内外旋30°になるように内旋
角度を決定する．

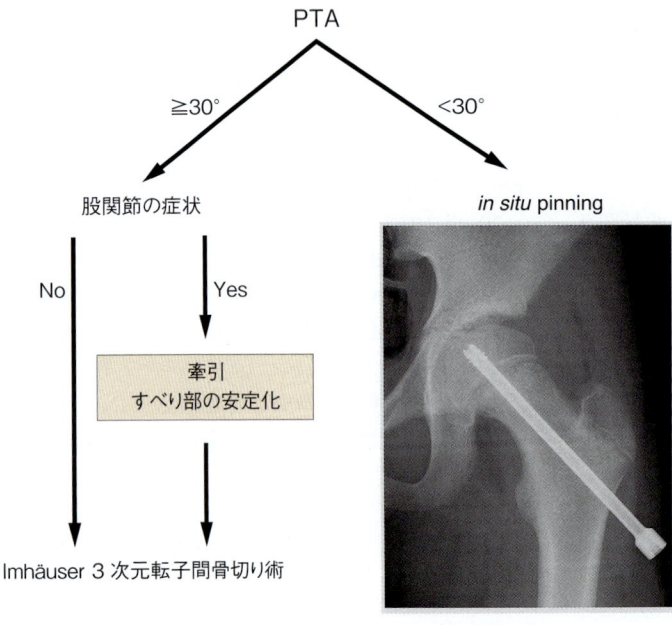

図3　大腿骨頭すべり症に対するImhäuser法の適応

2　手術方法

　実際の手技については以前に報告しているが，以下に要点を記載する（小田ら 2001，遠藤ら 2009）．

　仰臥位でX線透視装置を使用する．

　大腿外側で大転子より10～15cmの切開を加え，側方から進入する．ほとんどの症例で股関節が外旋拘縮しており，皮膚切開は少し後方になる．

　筋膜を切開し，大転子と外側広筋を露出する．外側広筋の起始部をT字かL字に切離し，プレート挿入部と骨切り部を展開する．

　骨切り部は骨膜下に内側まで十分に剥離する（図4）．この剥離の操作は骨切り後の整復およびプレート固定を容易にするために重要である．

　固定インプラントはAOアングルブレードプレート90°若年用などが適当である．

　小転子部を基準にKirschner鋼線（K-wire）を大腿骨に垂直かつ水平に刺入する（図5①）．

　外反のための骨切り線の指標として，①に対して計画した外反角度でK-wireを刺入する（図5②）．

　次に骨切り部より2cm近位で，ブレード刺入用にもう1本K-wireを刺入する（図5③）．

　②と③のK-wireがX線透視で平行となっている

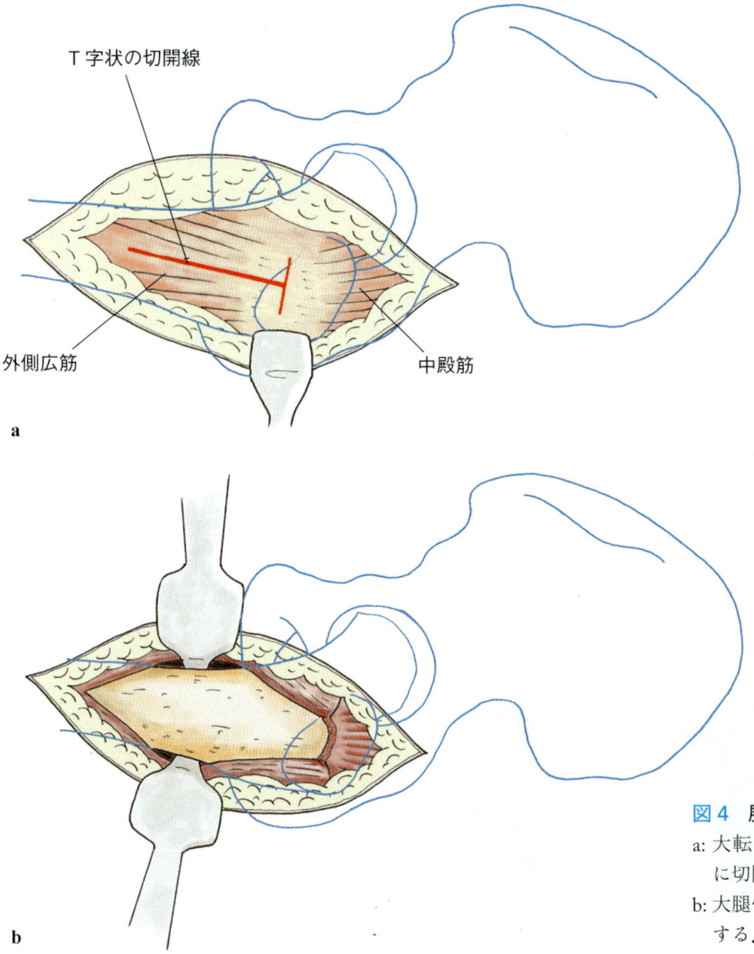

T字状の切開線
外側広筋
中殿筋
a
b

図4　展　開

a: 大転子と外側広筋を露出し，外側広筋をT字に切開する．

b: 大腿骨を内旋させて，小転子内側まで十分剥離する．

④
③
②
①
⑤
a
b
c

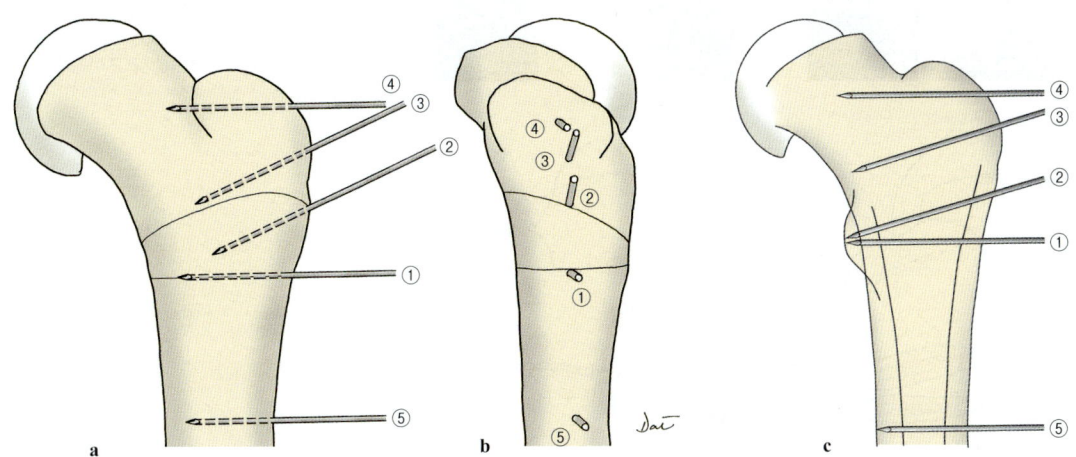

図5　矯正角度の指標

a: 左大腿骨近位部を前方からみた図．b: 側方からみた図．c: 単純X線正面像の模式図．

①：基準となるK-wire(遠位骨切り部)．②：外反の指標となるK-wire(近位骨切り部)．③：アングルプレートのブレードの指標となるK-wire．④：内旋角度の指標となるK-wire(近位部)．⑤：内旋角度の指標となるK-wire(遠位部)．(①と②のなす角が外反角度)

ことを確認する．また，③の K-wire が側面像で逸脱していないかも X 線透視で確認する．屈曲角度は角度計を用いて，②と③のレベルで大腿骨軸に垂直な面に対して予定角度を mark する（図 5b, 図 6）．

ブレード用骨ノミと同じ幅の平ノミをブレード刺入部から 1cm ほど K-wire に沿って刺入し，入り口を作製する．

ブレードの刃の水平面が屈曲予定の骨切り面に平行になるように刺入しないと，予定屈曲角度に誤差が生じる．

次にブレード用骨ノミを使用予定のアングルプレートのブレード長さまで刺入する．

内旋角度の指標とするために，ブレード用骨ノミの近位（図 5 ④）とプレートの設置位置より遠位（図 5 ⑤）に大腿骨軸に垂直かつ水平に刺入しておく．

K-wire とブレード用骨ノミを指標として小転子部で骨切りを行う．

水平骨切りを行った後，外反と屈曲のための骨切

りを行い，楔状骨片を取り出す．骨切り後にブレード用骨ノミを抜去し，ブレードプレートを打ち込む．

骨ノミを抜去した際にブレードの刺入部がわからなくなることがあるので注意を要する．

プレートを把持しながら近位骨片をコントロールし，回旋確認用の K-wire を目安にして，予定した角度だけ内旋する（図 7）．プレートを遠位骨片に骨鉗子を用いて仮固定する．

骨切り部の接触が少ない場合は，切除した骨片を間隙に移植し，骨切り部に圧迫が加わるようスクリューで固定する．

固定状況を確認した後，外側広筋，筋膜を縫合し，皮下と皮膚縫合を行う．

術中十分な固定性が獲得できなかった場合は牽引を行い，安静を保つようにする．

術後の疼痛が改善したら座位を許可し，股関節の可動域訓練を開始する．6 週間は 2 本松葉杖での免荷歩行を行い，骨癒合を確認しながら荷重を増やし

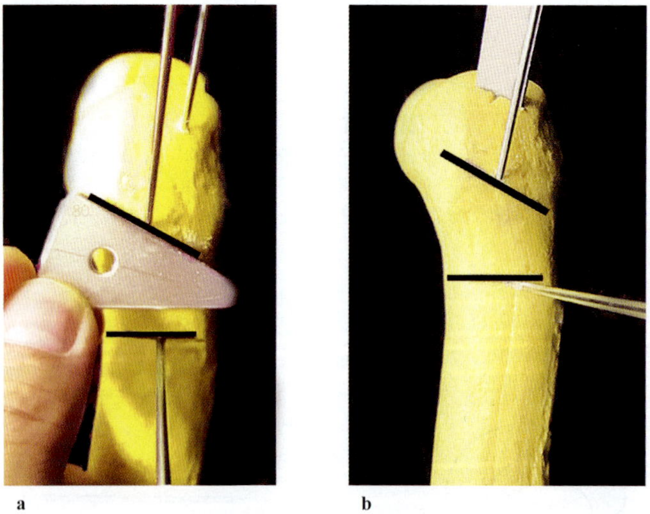

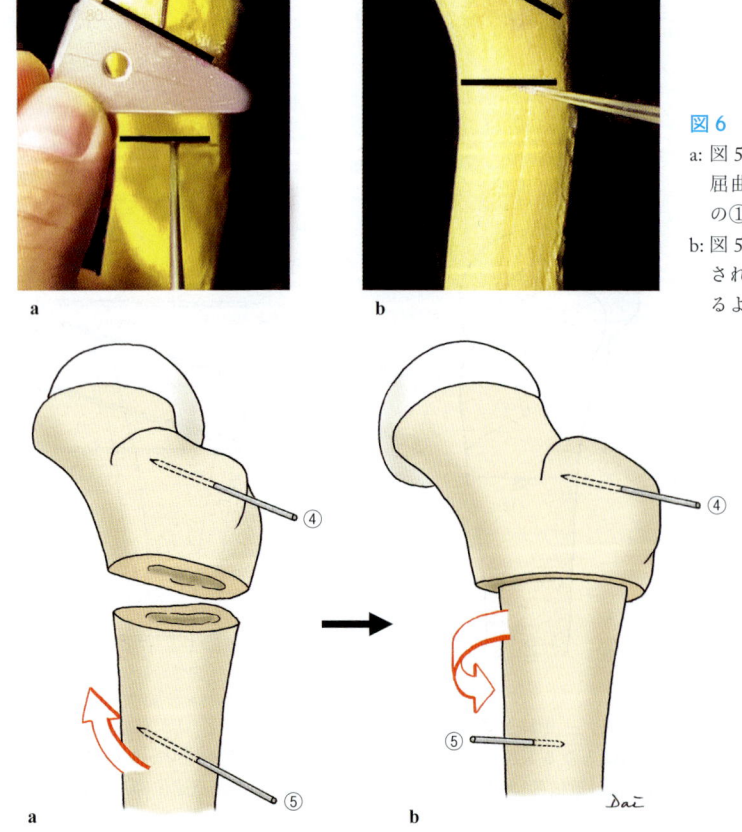

図 6　屈曲骨切りのマーク
a: 図 5 の②の K-wire のレベルで角度計を用いて屈曲角度をマークする．遠位の K-wire は図 5 の①に，近位の K-wire は図 5 の③に相当する．
b: 図 5 の③のレベルでブレード用の骨ノミが刺入されている．骨ノミは屈曲骨切り線と平行になるようにする．

図 7　遠位骨片の内旋
左股関節を前方からみた図．
a: 内旋前．
b: 内旋後．④，⑤は図 5 の K-wire の位置と同様．

ていく．

　通常 3 ～ 6 か月間は松葉杖を使用し，骨端線の閉鎖が確認されるまでスポーツ活動は禁止する．

文献
遠藤裕介, 三谷　茂. 大腿骨頭すべり症に対するImhäuser法（藤井敏男　編集：小児整形外科の要点と盲点）. 文光堂. 2009; 154-155.
小田　浤, 赤澤啓史. 大腿骨頭すべり症のImhäuser三次元骨切り術. 新OS Now. 2001; 11 : 43-48.

3 ｜ 症　例（図 8）

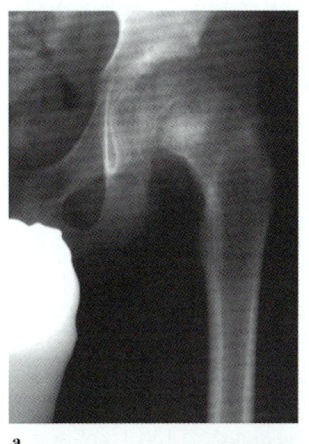

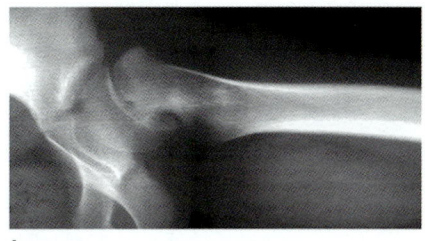

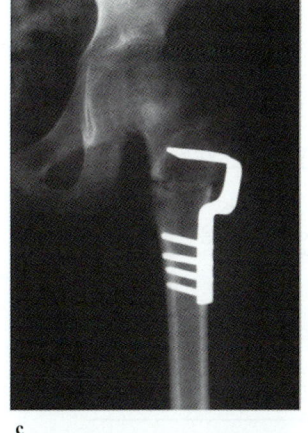

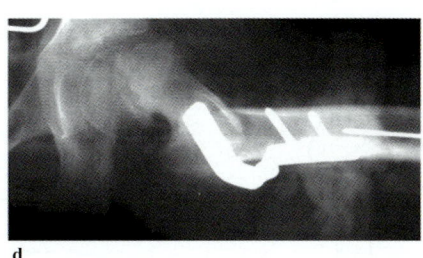

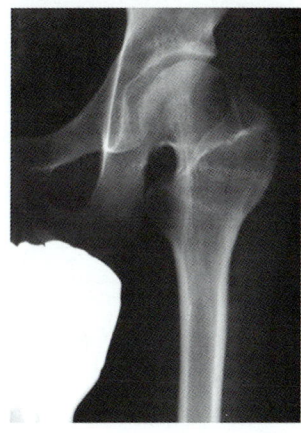

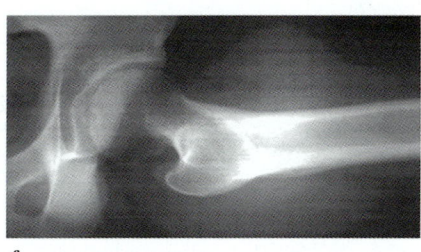

図 8　Imhäuser3 次元転子間骨切り術
11 歳，男児．左大腿骨頭すべり症．
a: 術前左股関節単純 X 線正面像．
b: 術前側面像．PTA65°．
c: 術後左股関節単純 X 線正面像．
d: 術後側面像．外反 30°，屈曲 40°，増捻 30°の矯正骨切りを行った．
e: 術後 7 年左股関節単純 X 線正面像．
f: 術後 7 年側面像．大腿骨近位部の変形は矯正されている．

B | Southwick 法

　1967 年に Southwick（1967）によって報告された 3 次元転子間骨切り術（Southwick three-dimensional osteotomy）である．

　骨端のすべりによって生じた大腿骨頭の内反・伸展変形を転子間で楔状に骨切りを行い，遠位骨片を内旋させることによって 3 次元的に矯正する骨切りである．

　Imhäuser 法では，矯正後も後方傾斜角（posterior tilting angle: PTA）が 30°以内の残存を許容するのに対し，Southwick 法では変形をすべて矯正することを目標としている．

　術前計画では単純 X 線正面像において健側と患側の head-shaft angle（骨端核の両端を結ぶ線の垂線と大腿骨近位骨幹部の長軸とのなす角：HSA）を測定し，その差を外反角度とする．

　両側例に関しては正常を 145°とし，これとの差を用いる．開排位側面像においては PTA を用いる．開排位側面像での差を屈曲角度とする．

　図 1 では PTA が 60°の症例を示している．健常側と比較して正面像で HSA の差が 25°，側面像で差が 50°であり，外反 25°，屈曲 50°の骨切り角度となる．

　回旋に関しては，近位骨片に対して遠位骨片を膝蓋骨が正面を向くまで内旋させる．Southwick はさまざまな角度のテンプレートを作製し骨切りのガイドとしている（図 2）．

　本法は転子間での骨切りであるため大腿骨頭の栄養血管から骨切り部が離れており，医原性に大腿骨頭壊死を起こす危険性がない．

　一方，脚短縮と転子部の変形が生じ，約 10％に軟骨溶解が生じるとされている．

文献
Southwick WO. Osteotomy through the lesser trochanter for slipped capital femoral epiphysis. J Bone Joint Surg Am. 1967; 49 : 807-835.

1 | 手術適応

　PTA が 30°以上の症例が適応である．60°をこえ

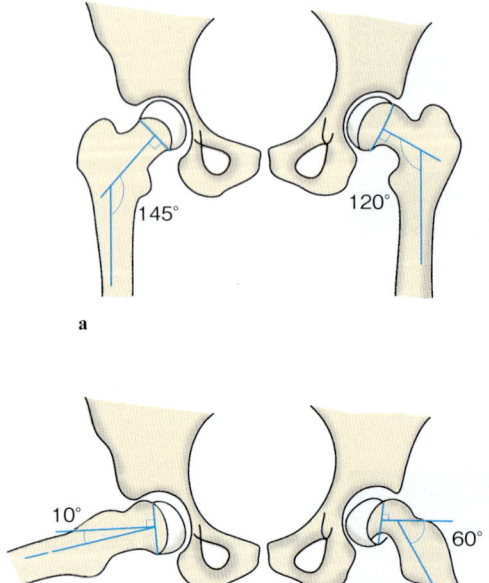

図 1　骨切り角度の決定
a: head-shaft angle は健側 145°，患側 120°なので，外反角度は 25°となる．b: posterior tilting angle は健側 10°，患側 60°なので，屈曲角度は 50°となる．

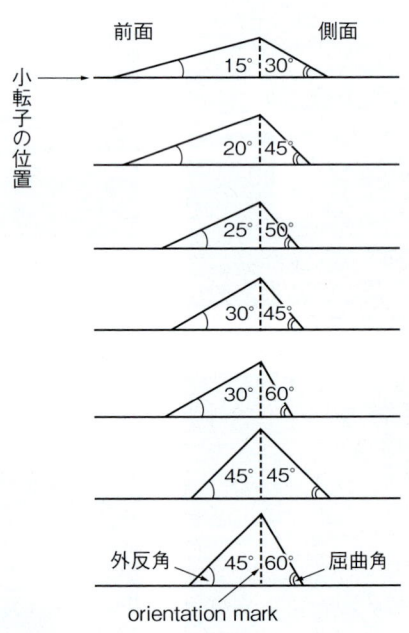

図 2　骨切りのテンプレート
orientation mark（破線部）で折り曲げて骨にあてる．各種のテンプレートが用意されている．図 1 の症例の場合，外反角 25°，屈曲角 50°のテンプレートを選択する．

る高度すべりには対応できない.

　また，不安定型では介達牽引を行い，疼痛などの股関節の症状が軽減し，関節可動域がある程度改善してから手術を行う.骨萎縮を防ぐため，牽引は3～4週までとする.

2 手術方法

　仰臥位でX線透視を使用する.

　大腿外側で大転子より10～15cmの切開を加え，側方から進入する.筋膜を切開し，大転子と外側広筋を露出する.

　外側広筋の起始部をT字かL字に切離し，プレート設置部と骨切り部の大腿骨を展開する.骨切り部は内側の骨膜まで十分に剥離する.

　この操作は骨切り後の整復およびプレート固定を容易にするために重要である.小転子および腸腰筋を露出し，腸腰筋腱は停止部で切離する.

　大腿骨の前面と側面の境界に線を引く(orientation mark).小転子部で大腿骨軸に垂直に印をつける.大腿骨前方に計画した外反角度で目印をつける(図3a).

　次に大腿骨側方に計画した屈曲角度で印をつける(図3b).

　orientation markの線上でプレートがあたる位置よ

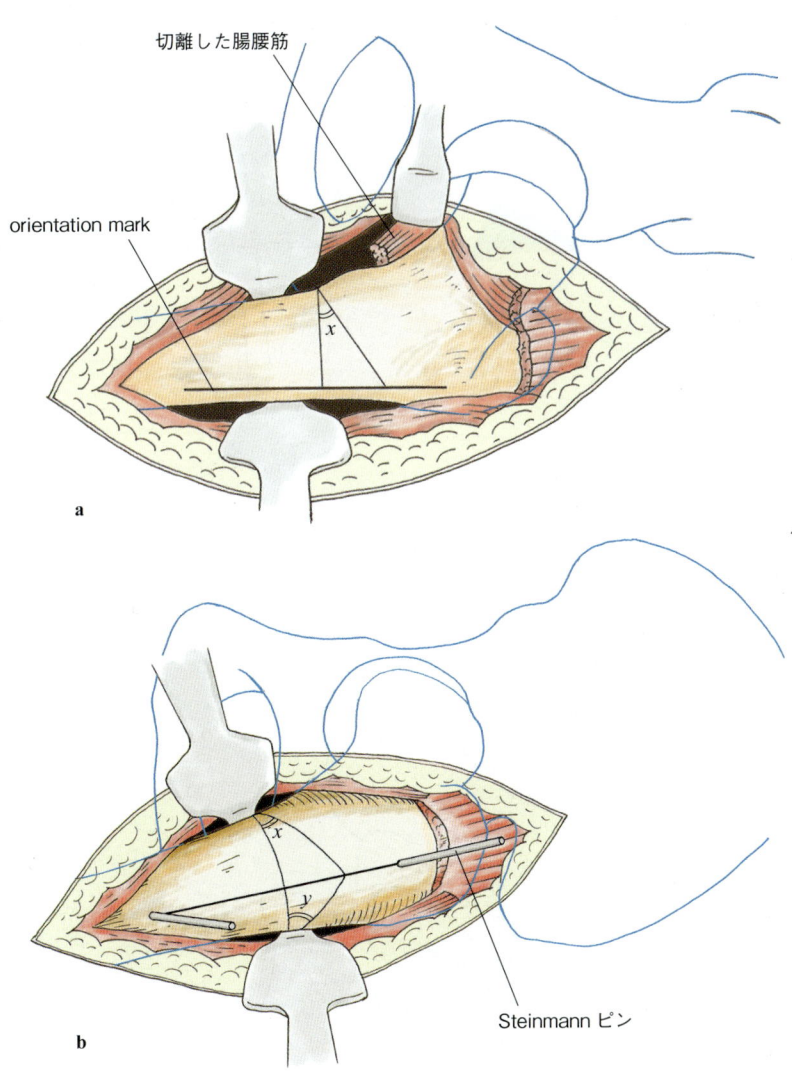

図3　骨切りのデザイン
a: 25°外反する場合，orientation markを基準に大腿骨前面に25°の印をつける(x=25°).
b: 50°屈曲する場合，orientation markを基準に大腿骨側面に50°の印をつける(y=50°).

り遠位に大腿骨に垂直かつ水平に Steinmann ピンを刺入する.

　次いで 2 本目の Steinmann ピンを骨切り部より 2cm 近位で計画した外転，屈曲になるように刺入する（図 3b）.

　正確に骨切りするため，薄刃のノミもしくはボーンソーで骨切りを行う．楔状に骨切りを行い，伸展内反変形を矯正する（図 4）.

　外旋した遠位骨片を膝蓋骨が正面に向くまで内旋し，しっかり把持する．orientation mark は遠位骨片の内旋によって前方にずれる（図 5）.

　AO アングルブレードプレートなどを使用し，骨切り部に圧迫が加わるようスクリューで固定する

（図 6）.

　プレート固定については Imhäuser 法と同様である．外側広筋，筋膜を縫合し，皮下と皮膚縫合を行う.

　術後は　股関節スパイカキャストを行うこともあるが，術中に十分な固定性を獲得するようにして，なるべく外固定を行わないようにする.

　術後の疼痛が改善したら座位を許可し，股関節の可動域訓練を開始する．6 週間は 2 本松葉杖での免荷歩行を行い，骨癒合を確認しながら荷重を増やしていく.

　通常 3 〜 6 か月間は松葉杖を使用し，骨端線の閉鎖が確認されるまでスポーツ活動は禁止する.

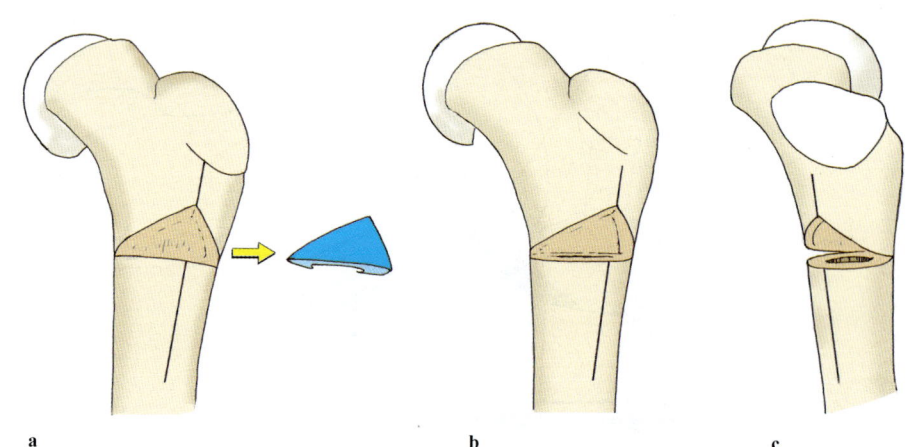

図4　骨切り後
a: 骨切り部．b: 前方から．c: 側方から．

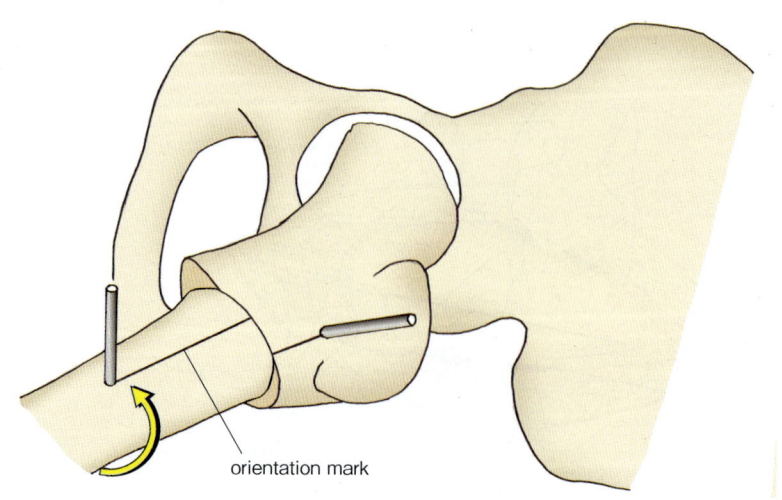

図5　遠位骨片の内旋
orientation mark が前方にずれている．

3 症 例（図6）

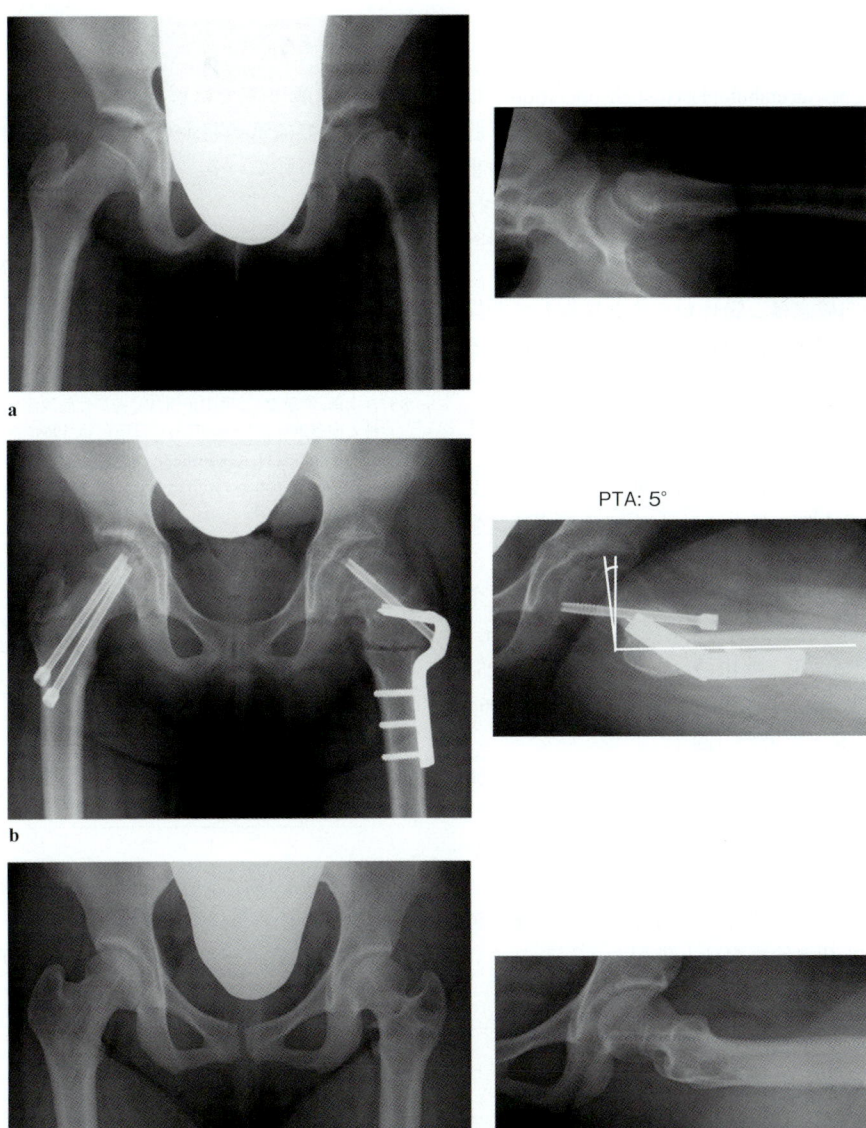

図6　Southwich 3 次元転子間骨切り術

11 歳，女児．左大腿骨頭すべり症．a: 術前股関節単純 X 線正面像（左），側面像（右）．HSA は右 115°，左 135°で，PTA は左 60°であった．b: 術後，外反 20°，屈曲 45°，内旋 10°の矯正骨切りと骨端内固定術を行った．PTA は 5°となった．c: 術後 6 年．大腿骨近位部の変形は矯正されている．

1　骨切り術 ▶　B　骨盤骨切り術

❶ 寛骨臼形成術

　寛骨臼形成術（acetabuloplasty, shelf operation）は寛骨臼形成不全症（acetabular dysplasia）を有する股関節に対して新寛骨臼を形成することにより，荷重面積を拡大し単位面積あたりの荷重量を減少させ，かつ力学的に安定した関節へと改善することを目的としている．

　本法の基本的概念は，腸骨から骨を採取して関節包の外側の寛骨臼縁に移植して大腿骨頭を被覆する方法であり，Konig（1891）の報告を嚆矢とするが，その成績は必ずしも良好ではなく，種々の方法が開発され，現在にいたっている．

　新寛骨臼の形成において，腸骨外板よりフラップを作製し移植骨を打ち込む方法と移植骨を直接寛骨臼縁に移植する方法に大別できる．

　これらの方法のうち，わが国で用いられている主な手術法は Spitzy 法（1929），Spitzy 変法（Nishimatsu ら 2002，Oe ら 2023），神中-Lance 法（Lance 1925，神中 1935），屋根形成術（tectoplasty）（水野ら 1964，Saito ら 1986）などである（図 1）．

　寛骨臼形成術では，形成される寛骨臼と大腿骨頭軟骨の間には線維性関節包が介在し，大腿骨頭の位置は変わらないが，寛骨臼形成不全症に対するほかの骨盤骨切り術に比して，低侵襲である．

　初期の報告では，本法は，発育性股関節形成不全の治療において観血的整復術と併用して行われていたが，10 歳以下では移植骨の吸収が生じることから，現在では思春期から成人の寛骨臼形成不全症に対して行われている．

文献
神中正一. 股関節外科(1). 実地医家と臨床. 1935; 12 : 595-603.

Konig F. Osteoplastische Behandlung der kongenitalen Huftgelenkluxation. Verh Deutsch Ges Chir. 1891; 20 : 75.

Lance PM. Constitution d'une butee osteoplastique doms les luxations et subluxations de la hanche. Press Med. 1925; 33 : 945-948.

水野祥太郎, 増原健二, 平山正樹, 他. 変形性股関節症に対する筋解離術と臼蓋形成術(tectoplasty). 日整会誌. 1964; 38 : 534.

Nishimatsu H, Iida H, Kawanabe K, et al. The modified Spitzy shelf operation for patients with dysplasia of the hip. J Bone Joint Surg Br. 2002; 84 : 647-652.

Oe K, Iida H, Otsuki Y, et al. The modified Spitzy shelf acetabuloplasty for the dysplastic hip: A retrospective study of 144 hips. Bone Jt Open. 2023; 4 : 932-941.

Saito S, Takaoka K, Ono K. Tectoplasty for painful dislocation or subluxation of the hip. J Bone Joint Surg Br. 1986; 68 : 55-60.

Spitzy H. Prophylaktische Aufgaben des Orthopaeden im Kindesalter. Wien Klin Wochenschr. 1929; 29 : 978-980.

1 ┃ 手術適応

　日常生活動作において漸増する股関節の疼痛を有することが必要条件である．

　年齢的には 10 ～ 25 歳程度の若年者が最もよい適

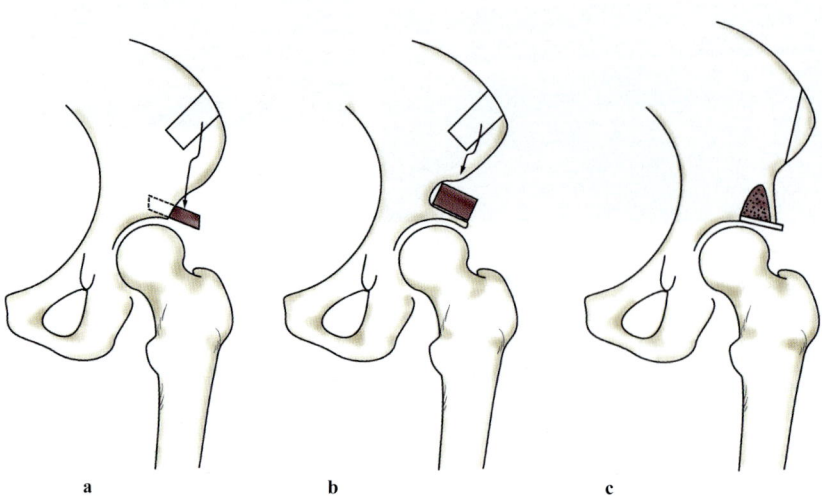

図 1　寛骨臼形成術
a: Spitzy 法．b: 神中-Lance 法．c: 屋根形成術（tectoplasty）．

応である．高齢者，特に 40 歳以上では寛骨臼の骨が硬いためフラップを反転する際，骨折を生じやすいためよい適応ではない．

X 線学的には大腿骨頭変形が少なく，CE 角が 10°〜15° 程度の前股関節症や初期の変形性股関節症（股関節症）がよい適応である．

前股関節症や初期股関節症でも CE 角が 5° 未満の形成不全が強い例では適応はなく，進行期股関節症以降の例にも単独手術としての適応はない（松野1994）．

ただし，進行期股関節症に対して，大腿骨外反骨切り術と併用されることがある（神宮司ら 1998，Mori ら 2013）．

文献 ────

神宮司誠也, 杉岡洋一, 佛淵孝夫, 他. 進行期及び末期変形性股関節症に対する Transtrochanteric Valgus Osteotomy の術後X線学的評価―白蓋被覆との関連性について―. Hip Joint. 1998; 24 : 70-74.

松野丈夫. 白蓋形成不全(二ノ宮節夫, 玉井和哉　編集：整形外科手術4). 中山書店. 1994; 43-52.

Mori R, Yasunaga Y, Yamasaki T, et al. Ten year results of transtrochanteric valgus osteotomy with or without the shelf procedure. Int Orthop. 2013; 37: 599-604.

2 手術法

Spitzy 法に準じた手術法を概説する．

1. 体 位

仰臥位で手術側の殿部－腰部に小枕を置いて，手術側を約 30° 挙上する．

術中に骨移植の高位および大腿骨頭の被覆状態を X 線透視できるように準備しておく．

2. 皮膚切開

Smith-Petersen 進入法による前方進入が基本であるが，術後瘢痕が出現しやすく，斜切開進入法も可能である（図 2）．

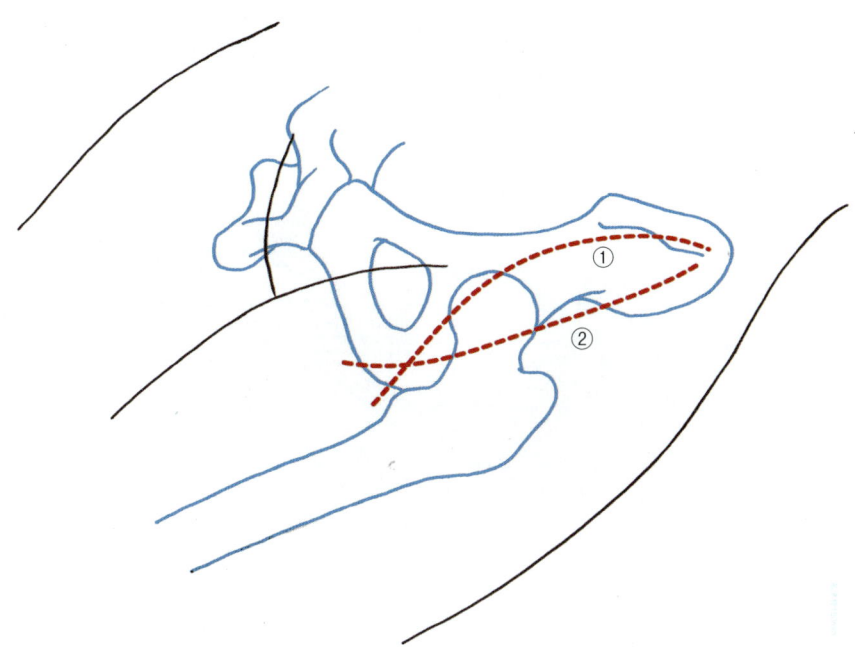

図 2　皮膚切開
① Smith-Petersen 進入法．②斜切開進入法．

3．展　開

　縫工筋と大腿筋膜張筋の筋間から進入し，大腿外側皮神経を同定し保護する．

　次に殿筋群を腸骨翼より骨膜下に剥離する．関節包周囲では血管が豊富なため，電気メスで丁寧に止血しながら寛骨臼縁周辺部を展開する（図3）.

　カテラン針で関節裂隙を確認後，大腿直筋の反回頭を切離する．

　通常，大腿直筋反回頭は寛骨臼縁に沿っているが，亜脱臼がある場合は大腿骨頭により押しあげられて寛骨臼縁から外側に移動しているので注意を要する．

　関節包が肥厚している症例では，肥厚部分を適宜薄くする操作を行う．

4．骨移植

　X線透視で関節裂隙と適切な骨移植の高位を確認した後，エアトームを用いて骨移植のための骨溝を寛骨臼に作製する（図4）.

　骨溝の深さは約1.5cm，幅は形成不全の程度に応じて決定する．腸骨翼より半層の移植骨を採取し，骨溝へしっかり打ち込んで固定されるように挿入部分をリウエルで楔状に調整する．

　移植骨の皮質骨側を下方にして打ち込んだ後，X線透視で骨移植の高位と方向，大腿骨頭への被覆度を確認する．

　被覆度は，CE角35°前後を目標とする．移植骨の上方には海綿骨を移植して，フィブリノーゲン製剤を塗布する（図5）.

　最後に股関節を他動的に動かし固定性を確認する．

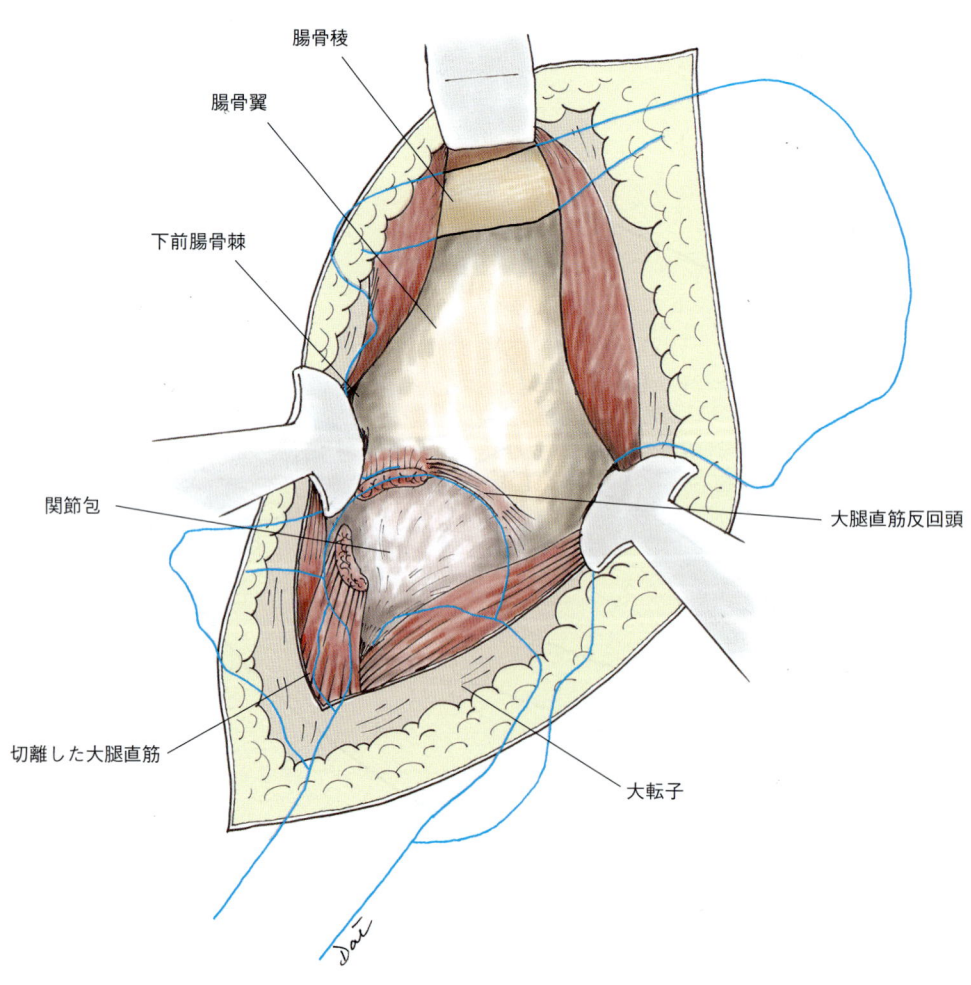

腸骨稜

腸骨翼

下前腸骨棘

関節包

切離した大腿直筋

大腿直筋反回頭

大転子

図3　寛骨臼縁周辺の展開
下前腸骨棘から寛骨臼上縁を十分に展開する．

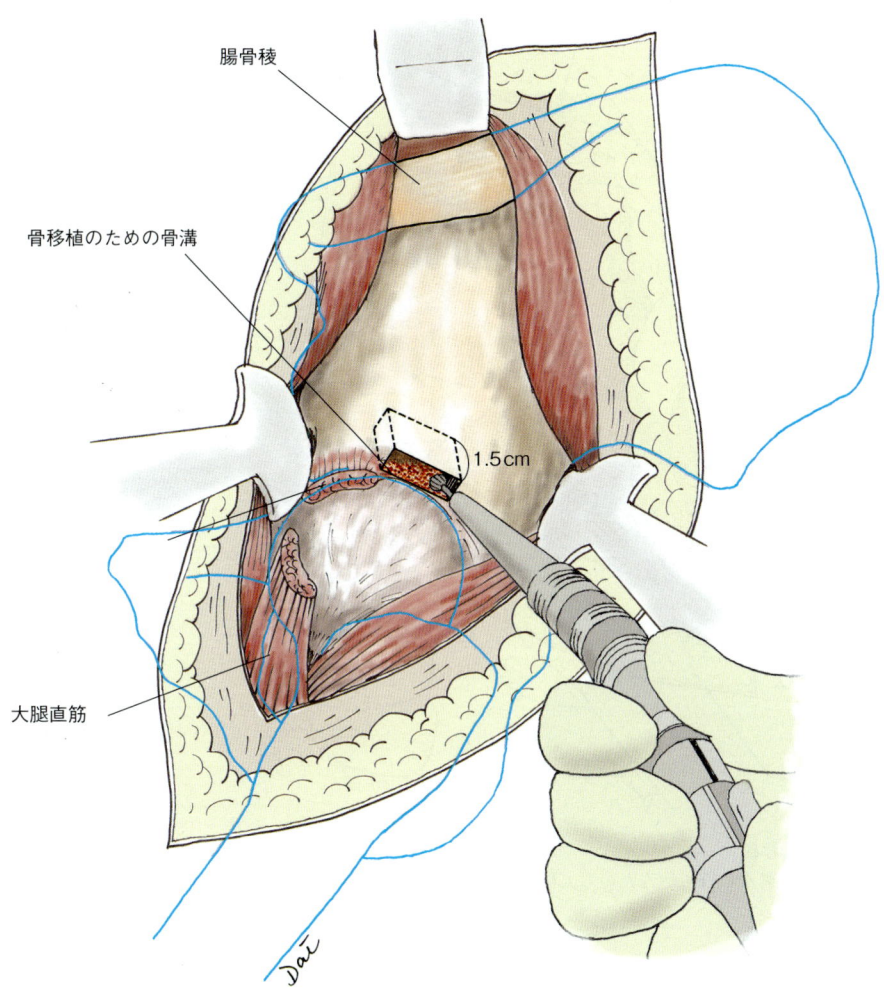

腸骨稜

骨移植のための骨溝

1.5cm

大腿直筋

図4　寛骨臼縁の骨溝作製
骨溝の高さは，関節包に接する部位である．エアトームはやや上方へ向けて骨溝を作製する．

5. 閉　創

　殿筋群を腸骨稜に Kirschner 鋼線（K-wire）で作製した孔に縫着して，皮膚を縫合する．

　手術時間は約 60 分，術中出血量は 200ml 前後である．

6. 進行期股関節症に対する大腿骨外反骨切り術との併用

　最初に大腿骨の骨切り術を行って，本法を行う．acetabular head index（AHI）が 70% 未満の場合に本法の適応がある（図6）．

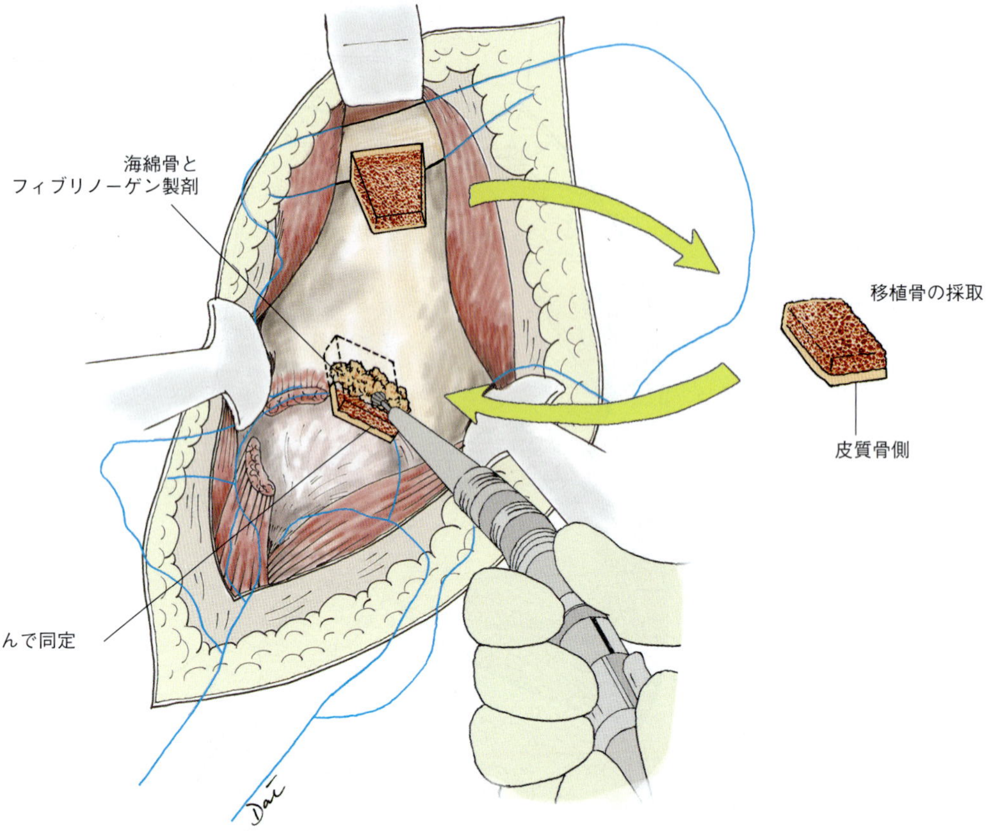

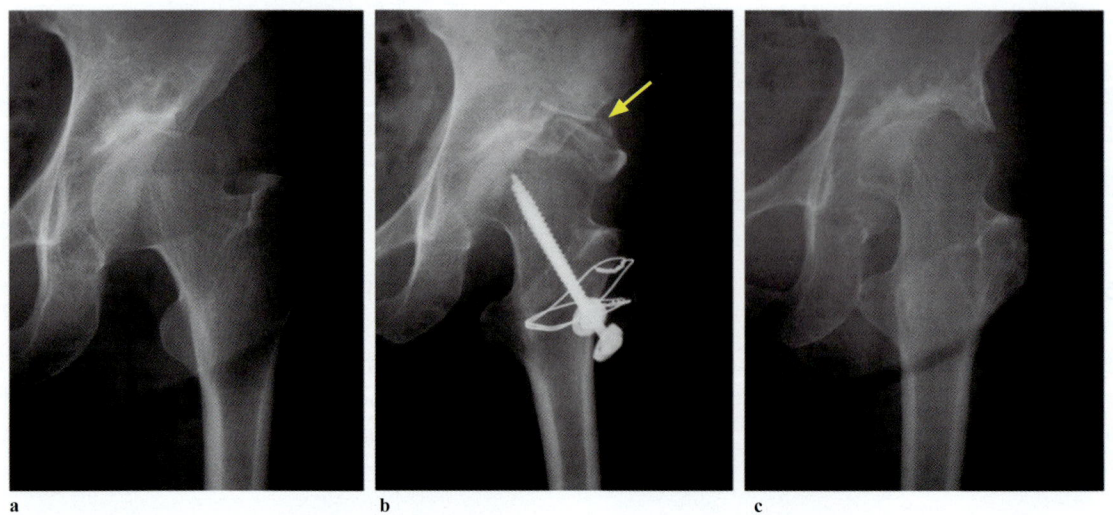

図5　骨移植
移植骨を骨溝に打ち込んだのち，移植骨上に海綿骨を移植し，フィブリノーゲン製剤を塗布する．

海綿骨と
フィブリノーゲン製剤

移植骨の採取

皮質骨側

骨溝に打ち込んで同定

a　　　　b　　　　c

図6　大腿骨転子部外反骨切り術と併用された寛骨臼形成術
50歳，女性．a: 単純X線像，進行期股関節症．b: 術後3か月，大腿骨転子部外反骨切り術に寛骨臼形成術(矢印)が併用されている．c: 術後10年，寛骨臼側の被覆は良好である．

2 Chiari 骨盤骨切り術

　寛骨臼形成不全症に対する骨盤骨切り術（pelvic osteotomy）には種々の手術法があり，Chiari 骨盤骨切り術（Chiari pelvic osteotomy）は骨性寛骨臼の形成による荷重分布の分散と大腿骨頭の内方化による大腿骨頭荷重の減少を意図した方法である．

　1955 年に Chiari がその手術方法と臨床成績を報告した．

　当初は主として前股関節症と初期の変形性股関節症（股関節症）に対して行われていたが，やがて進行期股関節症にも適応されるようになってきた．

　変形に応じて大腿骨外反骨切り術などと併用して行われることもある．

　本法の生体力学的意義は，①寛骨臼上縁で骨切りを行い近位骨片で大腿骨頭上方を覆って寛骨臼荷重部の面積を増やすこと，②遠位骨片を内方へ移動させることによって大腿骨頭の内方化を図り大腿骨頭にかかる荷重を減少させること，③骨切りを内側に向かって切りあげることによって結果的に脚短縮となり患肢への負担が減少すること，などである（図1）．

　わが国での長期成績をみてみると，病期が進行期に移行した時をエンドポイントとした時の生存率は 10 年で 88.2 %，20 年で 72.2 %（Ohashi ら 2000），JOA ヒップスコアの疼痛点数が 20 点以下になった時をエンドポイントとすると 20 年で 86.3%，30 年で 65.6%であった（Kurishima ら 2024）．

　人工股関節全置換術（THA）をエンドポイントとすると 15 年の生存率が 82%という報告（Nakata ら 2001）や，30 年の生存率が 85.9%（Ito ら 2011），73.5%（Kurishima ら 2024）という報告がある（図2）．

　このように良好な長期成績が報告されているが，本法のみで寛骨臼形成不全症から股関節症への進行を完全に予防することはできない．

　本法は THA には若すぎる症例に対して関節温存が図れる手術として位置づけられる．THA への移行の時期も考慮した上で適応を決めていく必要がある．

文献

Chiari K. Ergebniß mit Beckenosteotomie als Pfannendachplastik. Z Orthop. 1955; 87 : 14-26.

Ito H, Tanino H, Yamanaka Y, et al. The Chiari pelvic osteotomy for patients with dysplastic hips and poor joint congruency: long-term follow-up. J Bone Joint Surg Br. 2011; 93 : 726-731.

Kurishima H, Chiba D, Baba K, et al. Long-term results of Chiari pelvic osteotomy on the preservation of hip function with mean follow-up of more than 30 years and its prognostic factors. J Orthop Sci. 2024; 29: 990-994.

Nakata K, Masuhara K, Sugano N, et al. Dome (modified Chiari) pelvic osteotomy: 10- to 18-year followup study. Clin Orthop Relat Res. 2001; 389 : 102-112.

Ohashi H, Hirohashi K, Yamano Y. Factors influencing the outcome of Chiari pelvic osteotomy: a long-term follow-up. J Bone Joint Surg Br. 2000; 82 : 517-525.

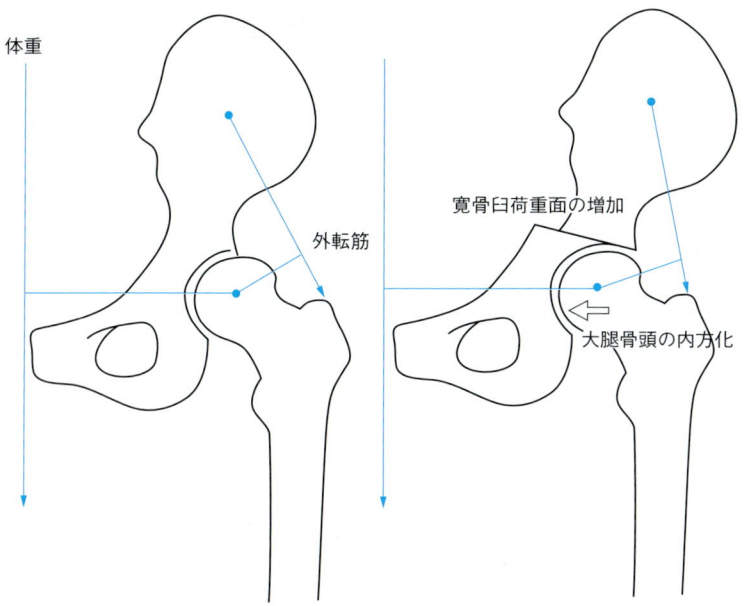

体重

外転筋

寛骨臼荷重面の増加

大腿骨頭の内方化

図1　Chiari 骨盤骨切り術の生体力学的意義
寛骨臼荷重面が増加するとともに大腿骨頭が内方化することによって大腿骨頭にかかる荷重が減少する．

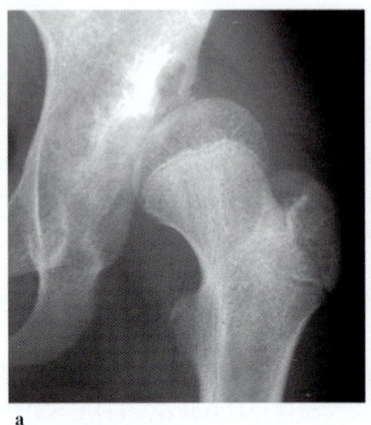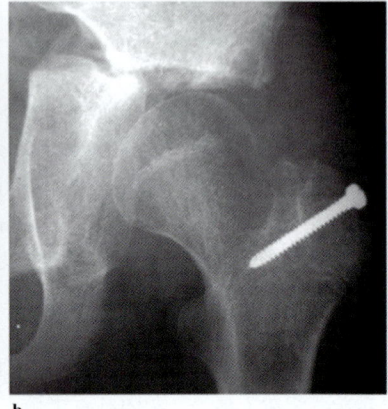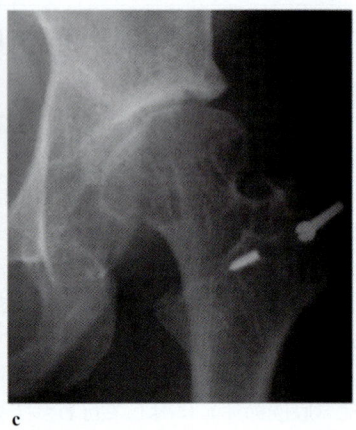

a　　　　　　　　　　　　　b　　　　　　　　　　　　　c

図 2　長期経過例の単純 X 線像
10 歳，女児．a: 術前股関節単純 X 線正面像．脱臼性股関節症を認める．b: Chiari 骨盤骨切り術後．c: 術後 33 年．前股関節症であり，病期の進行を認めない．

1 手術適応

　最もよい適応は一般的に骨切り術が適応となる 40 歳台までの寛骨臼形成不全症である．

　前股関節症に比べ関節裂隙の狭小化がみられる初期になると術後に関節症変化が進行する速度が速くなる（Ohashi ら 2000）．ただし，THA を回避する目的で進行期の症例に行われることもある．

　大腿骨頭の形状は球形のものがよいが，角状（扁平状）に変形した大腿骨頭でも適応となる．

　CE 角は 0°以上の Crowe Group Ⅰ が望ましく，正常骨頭長の 50%以上近位に脱臼している Crowe Group Ⅱ 以上の高度脱臼例は腸骨が薄くなるために本法での対応は困難である．

　経腟分娩による出産の希望があり骨盤変形を避けたい場合，短期間での退院や社会復帰を希望する場合，免荷期間がとれない場合などでは適応は難しい．

文献
Ohashi H, Hirohashi K, Yamano Y. Factors influencing the outcome of Chiari pelvic osteotomy: a long-term follow-up. J Bone Joint Surg Br. 2000; 82 : 517-525.

2 手術方法

1．体　位
　Chiari 原法は患者を仰臥位にして前方進入で行う．
　著者らは骨盤骨切りの形を大腿骨頭の形に近い

ドーム状に行うため，また，視野を広くして手術をしやすくするために，側臥位での大転子切離の外側進入を用いている．

　骨盤の保持は術中の患側股関節単純 X 線前後像透視の邪魔にならないようパッドの位置を調節する．

2．皮膚切開から大転子切離
　皮膚切開は大転子を中心とした後方凸のゆるやかな弧状の外側縦切開である．

　骨切り部が寛骨臼上縁，つまりほぼ大転子頂部であることを意識して近位方向に短くなりすぎないように注意する．

　大腿筋膜は同様に縦切する．大転子の前方および後方で中・小殿筋と関節包の間を確認してエレバトリウムを挿入する．

　大転子切離は大転子のやや末梢からエレバトリウムの方向に向かって行うが，深く切り込んで関節包内に切り込まないように十分注意する．

　関節包は骨切り後に大腿骨頭と近位骨片骨切り面の間に介在して大腿骨頭の関節軟骨を保護する役割があるので，その温存には十分注意する．

3．関節包と腸骨外壁の露出
　大転子を近位方向に引きながら中・小殿筋を関節包から剥離する．

　腸骨外壁の関節包付着部に達したら，電気メスで骨膜を横切し，そこからラスパトリウムを用いて中・小殿筋を骨膜下に腸骨外壁から剥離する．

　この剥離は近位へは関節包付着部からおよそ 1cm まで，前方へは下前腸骨棘から腸恥隆起まで，後方

へは大坐骨切痕前縁まで行う．

　前方の関節包は大腿直筋の反回頭（reflected head）起始部に覆われわかりづらい．反回頭をラスパトリウムで腸骨外壁から剥離し，メスで関節包からそぎ取る．

　後方では大坐骨切痕頂部には上殿動静脈が存在するので，この方向にラスパトリウムが向かわないように注意する．

　ここで，3〜4本のSteinmannピンもしくは2.0mmのKirschner鋼線（K-wire）を腸骨に刺入し，中・小殿筋を近位方向に寄せておく（図3）．

　次に大坐骨切痕から骨盤内側にガーゼを詰め込み，寛骨内面から骨盤内組織を剥離し，骨切りの際の損傷を予防する．

4. 骨切りレベルと骨切り角度の決定

　この時点で関節包，腸骨外壁が十分に露出でき，骨切りの準備が整っている．

　助手に患肢を牽引させ，関節包にカテラン針を刺して荷重部の関節裂隙を確認する．

　次に骨切りレベルと骨切り角度を確認するために，2.0mm K-wireを骨性寛骨臼外側縁から5mm程度の高さで骨切り線が仙腸関節にかからない程度に切りあげる角度（水平線から10°〜15°が目安）に刺入する．

　X線透視で骨切りレベルと骨切り角度が適当であるかを確認する．骨切り線が関節内に入らないように注意する．

　低すぎるレベルの骨切り術では，術後に大腿骨頭上方での圧が高まり早期に関節症変化が進行することがある（図4）．

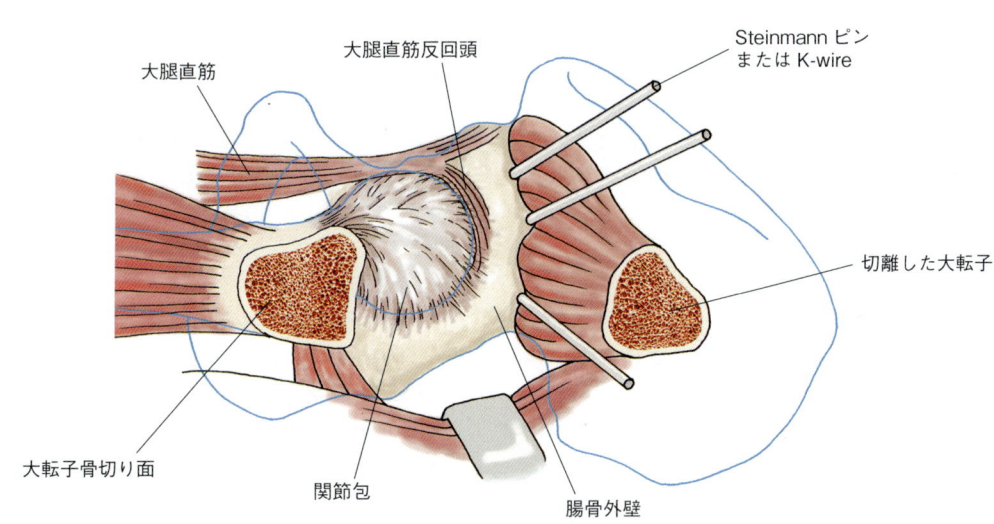

図3　関節包と腸骨外壁の露出

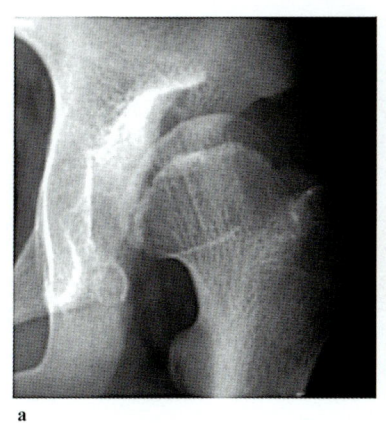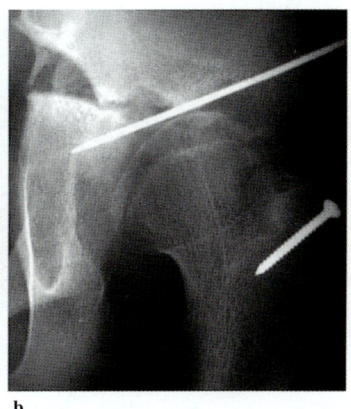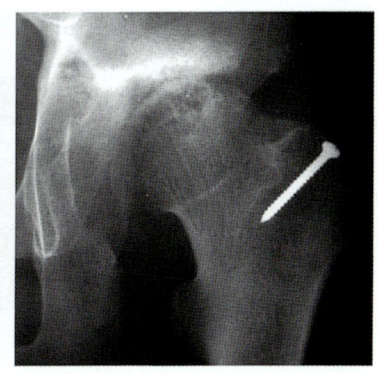

図4　低すぎる骨切りレベル
13歳，女性．a: 股関節単純X線正面像，前股関節症．b: Chiari骨盤骨切り術術後．骨切りレベルが低すぎ，関節内での骨切りとなっている．c: 術後1年．大腿骨頭にはすでに関節症変化が進んでいる．

5．骨盤の骨切り

骨切りは刃の長い気動式ボーンソーで行うと，骨盤内部の軟部組織の損傷が避けられるので安全である．

まず，腸骨外板の骨切りを行う．ガイド用 K-wire に沿って骨切りを行い，ここから前方へは骨頭の輪郭に沿ってドーム状に下前腸骨棘下まで切る．次に後方へは水平に骨切りを行う（図 5）．

ボーンソーは両手でしっかりと把持し，刃の傾きが一定になるようにする．骨盤の内板の骨切りは後方から行うが，その際は大坐骨切痕から骨盤内側に詰めたガーゼを介して自在鉤で軟部組織をできるだけ内側によけておく．

骨切りは刃先を内板にあてた状態からボーンソーを起動し，内板を押し切っていきながら少しずつ横にずらして切っていくと，切り残しなく骨切りができる．

骨切りの最後の部分は下前腸骨棘下の寛骨臼前縁上部であるが，裏側を先端が鈍な Hohmann 鉤で保護しながら切る．

骨切りが完了したかどうかは幅 1cm の骨ノミを骨切り部に挿入して，骨切り部が動けば骨切りは完了である．

6．骨切り部の移動と固定

助手に患肢を牽引してもらうと骨切り部が開くので，ここに幅 1cm の骨ノミを縦向きにしてつっかえ棒とする．

2.4mm の K-wire 2 本を経皮的にやや前方の腸骨から骨切り部の内側に，K-wire 先端が骨切り部から突出する程度まで刺入しておく．

K-wire が関節内に入らない方向であることを確認する．

骨切り部に入れた骨ノミを抜去し，股関節を外転外旋し，大腿骨を押して末梢骨片を内側に移動させる．

X 線透視で CE 角，acetabular head index（AHI）などの指標が目標に達していることを確認し，刺入してあった 2 本の K-wire により末梢骨片を固定する．

骨切りレベルは寛骨臼縁から 5mm 以内が適当であるが，低くなりすぎないように厳重に注意する．

骨切り部の移動量は X 線透視でみえる骨切り長さの 40 ～ 60％が適当であり，移動後の CE 角は 30° ～ 60° を目標とする（図 6）．

7．大転子の固定

大転子は 1 ～ 2cm 末梢に移動させ，AO 海綿骨スクリュー 2 本（ワッシャー付き）で固定する．

スクリューヘッドは術後疼痛の原因になることがあるので，できるだけ突出しないようにしておく（図 7）．

8．後療法

術後 2 週間はベッド上安静，その後は免荷で車椅子移動を開始する．

4 週で K-wire を抜去し，部分荷重を開始する．術後 3 ～ 6 か月間は松葉杖や杖を使用する．杖なし

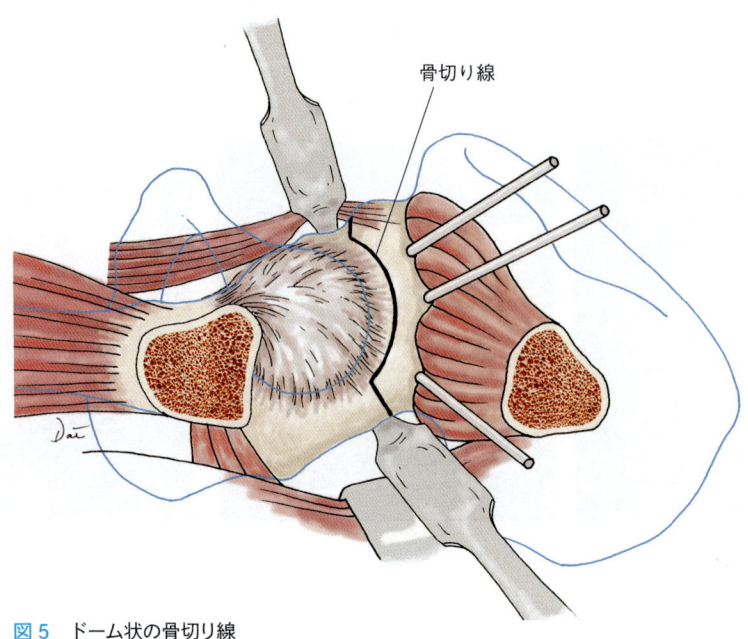

図 5　ドーム状の骨切り線

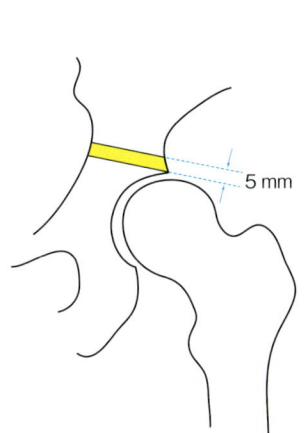

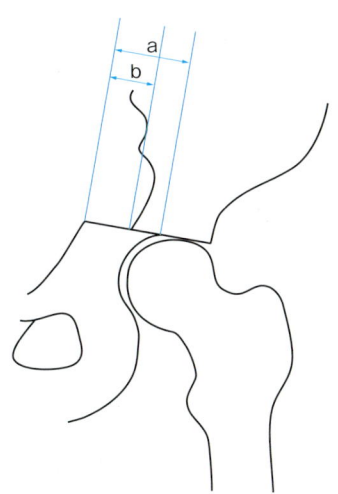

proper: 寛骨臼縁から 5mm 以内
high: 寛骨臼縁から 5mm 以上
low: 関節内

$$移動量 = \frac{b}{a} \times 100$$

図6　Chiari 骨盤骨切り術における骨切りレベルと移動量

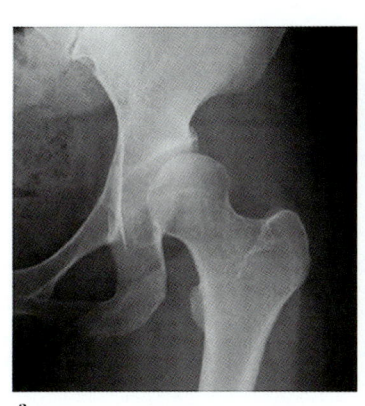

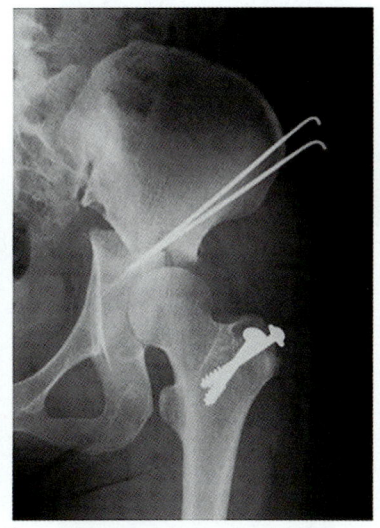

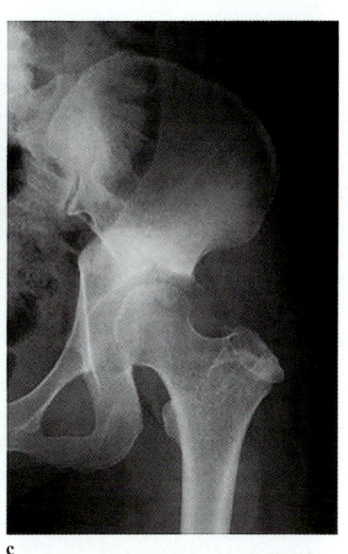

図7　スクリュー抜釘を要した例
29歳，女性．a: 股関節単純 X 線正面像．初期股関節症．b: Chiari 骨盤骨切り術術後．c: 術後 1 年．大転子部に疼痛が生じたためスクリューの抜釘を行った．

での歩行は 6 か月以降とする．

　本法の生体力学的弱点は外転筋のレバーアームが短縮し，外転筋の走行が垂直化することによって外転筋の筋力が落ちることである（大橋ら 1989）．

　したがって，骨癒合が完成すれば股関節周囲筋の筋力強化を行い，股関節を安定化させることが股関節症の進行を予防するために重要である（大橋ら 1997，廣橋ら 2007）．

文献 ────────────────
廣橋賢次, 大橋弘嗣, 大久保　衞, 他. 変形性股関節症に対する運動療法の意義. 関節外科. 2007; 26: 45-54.
大橋弘嗣, 神原俊和, 原　好延, 他. Chiari骨盤骨切り術と内反骨切り術の力学的解析. 中部整災誌. 1989; 32: 867-869.
大橋弘嗣, 北野利夫, 山野慶樹, 他. Chiari骨盤骨切り術の長期成績と股周囲筋筋力. Hip Joint. 1997; 23: 65-68.

3 ｜合併症

　術中合併症としては骨盤内の血管損傷や坐骨神経損傷がある．

　寛骨内板を骨切りする際，ボーンソーの刃を内板

に押しつけながら少しずつ横にずらして切ってい
き，必要以上に刃が深く入らないように注意する．

また，前方や後方では Hohmann 鉤や自在鉤で内側
の軟部組織を十分に保護して骨切りを行う．

術後合併症として骨切り部の偽関節があるが，概
して骨癒合は良好であり偽関節は起こりにくい．

また，本法は術後の安静期間が長いので，深部静
脈血栓症や肺血栓塞栓症のリスクがある．

症候性静脈血栓塞栓症予防ガイドラインでは，骨
盤骨切り術や 1 週間以上の長期臥床がリスク因子と

されており，予防としては理学的予防法や薬物予防
法を行うことが推奨される（日本整形外科学会診療
ガイドライン委員会 2017）．

文献
日本整形外科学会診療ガイドライン委員会／日本整形外科学会症候
性静脈血栓塞栓症予防ガイドライン策定委員会. 症候性静脈血
栓塞栓症予防ガイドライン2017. 南江堂. 2017; 15-16.

4 症 例（図8，図9）

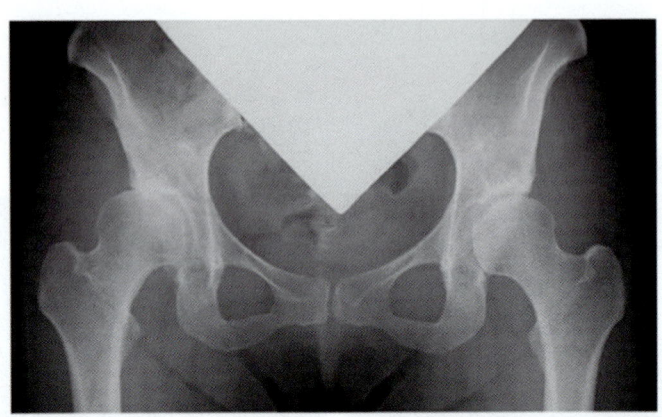

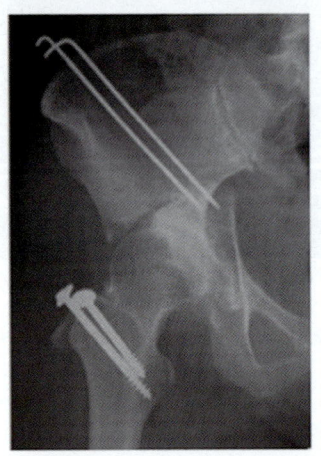

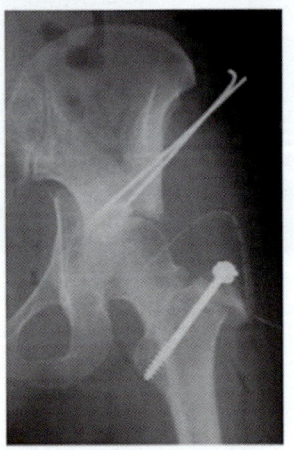

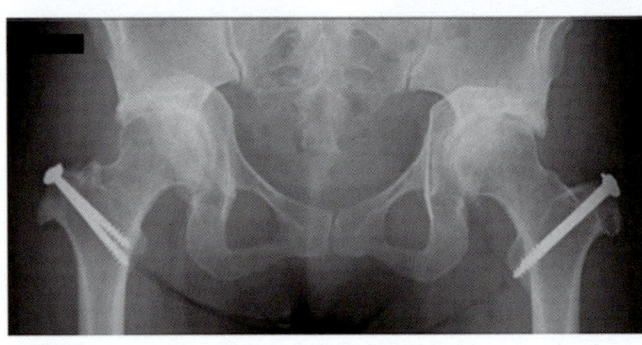

図8 両側手術例
39 歳，女性．
a: 両股関節単純 X 線正面像．右初期股関節
症，左前股関節症．
b: 両股関節ともに Chiari 骨盤骨切り術が行
われた．大転子を軽度引き下げ，外方化す
ることで外転筋のレバーアームを少しでも
長くするようにしている．
c: 術後 5 年で良好なリモデリングを認める．

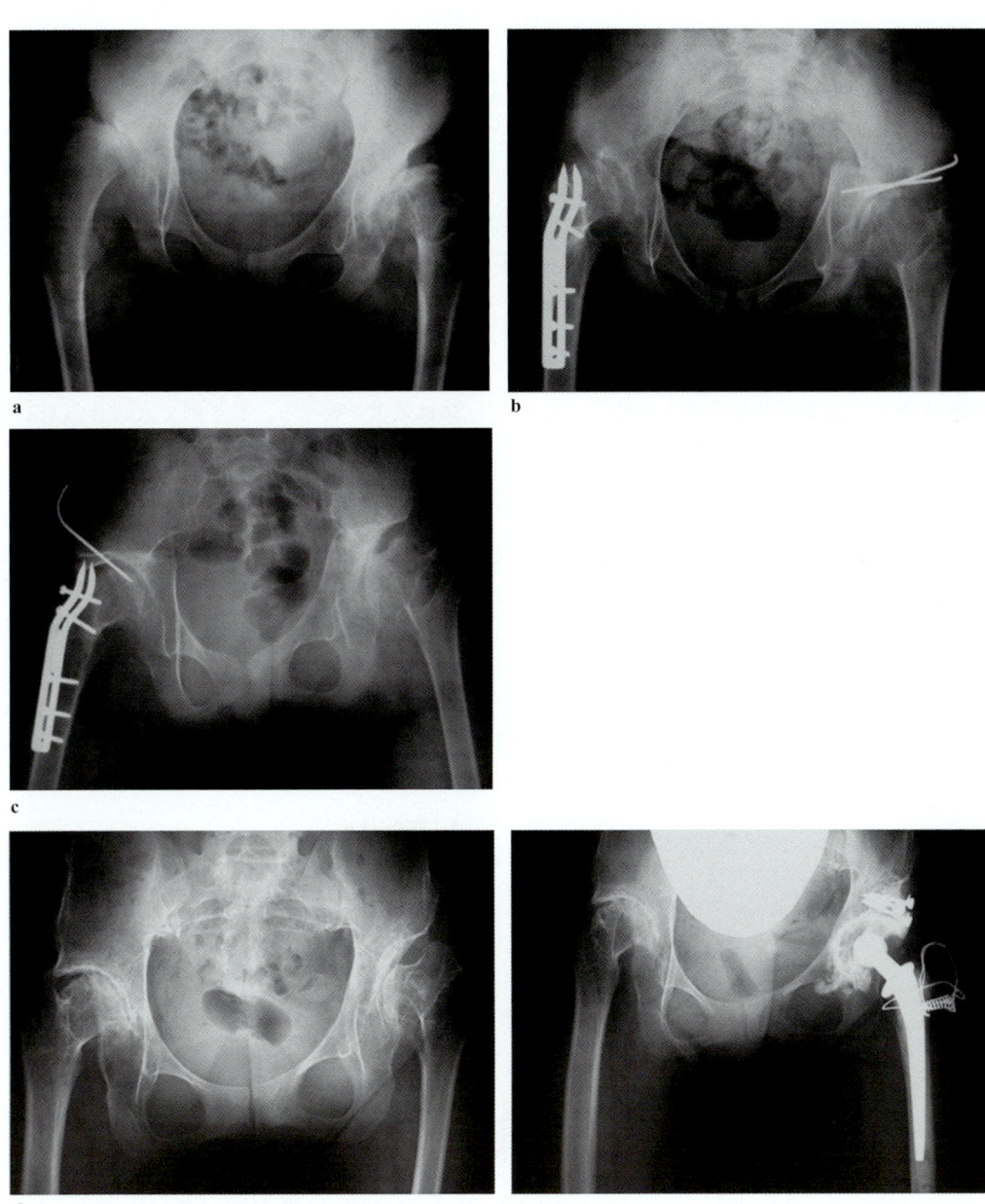

図9　Chiari 骨盤骨切り術後の人工股関節全置換術例

12歳，女児．

a: 両股関節単純 X 線正面像．両脱臼性股関節症．

b: 左 Chiari 骨盤骨切り術後．右は大腿骨骨切り術が施行されている．

c: 右 Chiari 骨盤骨切り術後．

d: 36歳時，経過とともに変形の進行を認めた．

e: 38歳，術後26年で左人工股関節全置換術にいたった．

❸ 寛骨臼移動術

寛骨臼移動術（transposition osteotomy of the acetabulum: TOA）は形成不全のある寛骨臼を球状に掘り出して回転移動することにより大腿骨頭の被覆を改善し，関節症の進行を防止しようとする手術法である（図1）．

1956年に西尾により報告された（西尾 1956）．

TOAの特徴は，大転子を骨切り反転してアプローチすること，および骨切り部への塊状の骨移植による大腿骨頭の引き下げをしないことである（Nakashima ら 2022，山手ら 2023）．

大転子骨切りによるアプローチは寛骨臼骨切り部の展開が大きく，より正確な骨切りが可能である．また骨切り部に骨移植をしない点も採骨が不要で骨癒合にも有利である．

文献
Nakashima Y, Ishibashi S, Kitamura K, et al. 20-year hip survivorship and patient-reported outcome measures after transpositional osteotomy of the acetabulum for dysplastic hips. Bone Joint J. 2022; 104-B: 767-774.
西尾篤人. 先天性股関節脱臼に対する髖臼移動による観血的整復術. 日整会誌. 1956; 30：483.
山手智志, 濱井　敏, 原　大介, 他. 人工関節置換術以外の手術療法 変形性股関節症に対する関節温存術. 関節外科. 2023；42：86-96.

1 ｜ 手術適応

変形性股関節症（股関節症）のうち明らかな寛骨臼形成不全症を伴い，病期が比較的早期である症例が望ましい．

強い大腿骨頭変形がなく，外転位単純X線像で関節適合性が良好なものがよい適応となる．

年齢は50歳台までを目安としている．

適応病期は前股関節症および初期股関節症である．進行期股関節症では術後成績が安定せず，適応には慎重を要する．若年例で大腿骨頭変形がなく，外転位で関節裂隙が開大して適合性が改善する例に限って適応となる．

Perthes病様変化のある扁平骨頭や三角形の骨頭などの大腿骨頭変形例では，外転位で適合性がかえって悪化する症例が存在する．そのような場合，外反骨切り術を併用することで良好な適合性を保つことが可能であれば本法の適応となる．

2 ｜ 手術方法

1. 手術体位
体位は完全側臥位で行う．

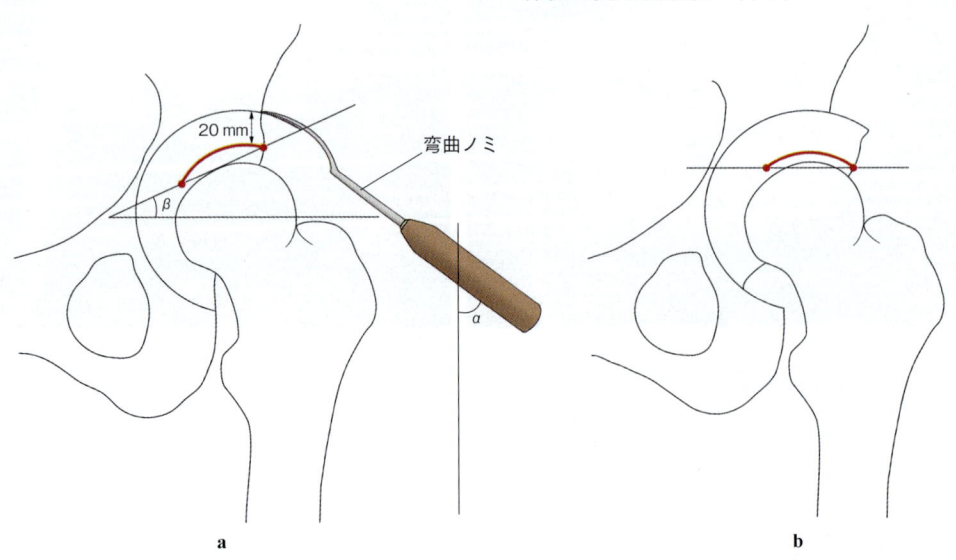

図1　寛骨臼移動術のシェーマ
寛骨臼を弯曲ノミによって球状に掘り出し，回転移動することにより骨頭の被覆を改善する術式である．
a: 骨切り線は関節裂隙から20mm頭側を通り，腸骨内板に接するような円弧を設定する．この円弧に沿うようにノミを腸骨外板に合わせ，ノミの柄と体幹の平行線のなす角度αを設定し，術中のノミの打ち込み角度とする．回転角度は寛骨臼荷重部傾斜角（β）を目安とする．b: 移動骨片をβ分回転させ，寛骨臼荷重部を水平にする．

2．皮膚切開

　上前腸骨棘より1横指頭側から大転子遠位端の2〜3横指後方へいたる後上方凸の弓状切開を行う（図2）．

3．展　開

1）筋膜の露出

　前方は上前腸骨棘，遠位方向は大転子より1横指遠位まで，後方は大転子より2〜3横指まで展開する．

2）筋膜のY字状切開

　大転子近位端を中心に遠位方向へ4〜5cm程度，前方は上前腸骨棘まで，後方は3〜4cm程度筋膜を切開し，大殿筋は鈍的に分ける．

3）前方の展開

　大転子から上前腸骨棘まで中殿筋〜大腿筋膜張筋間を剥離し，関節包の前方を展開する．

4）後方の展開

　短外旋筋群を切離・翻転して後方の関節包および寛骨臼を展開する．すぐ後方に坐骨神経が走行するので十分に注意する．

5）大転子の骨切りと寛骨臼骨切り部の展開

　大転子の外側広筋結節直下で外側広筋を切離し，ボーンソーまたはノミを用いて厚みが1〜1.5cm程度になるように骨切りを行う．

　骨切りした大転子を頭側に引き上げながら中・小殿筋と関節包の間を剥離し，腸骨外壁の骨切り部を露出する．そして幅の広い専用のレトラクターを用いて外転筋群を頭側へよける（図3）．

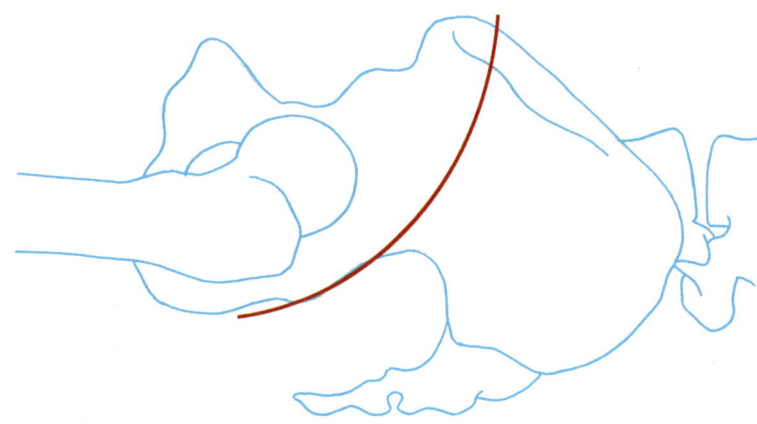

図2　皮膚切開
上前腸骨棘より1横指頭側から大転子遠位端の2〜3横指後方へいたる後上方凸の弓状切開．

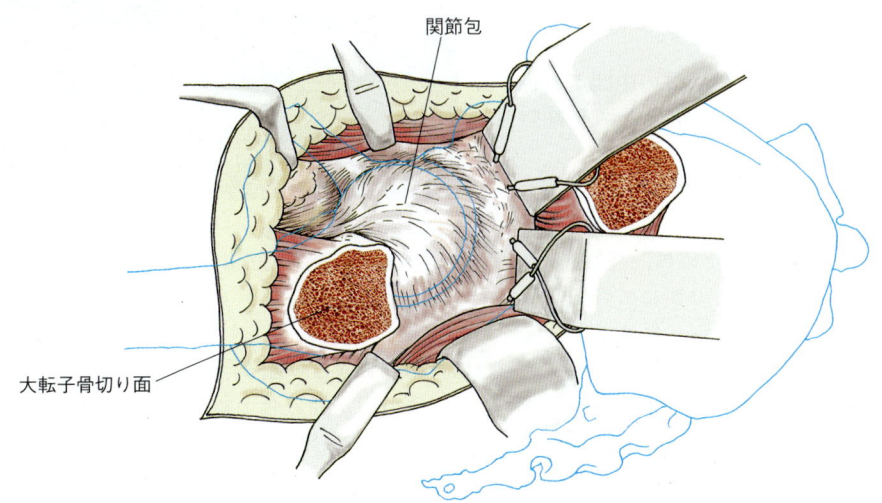

関節包

大転子骨切り面

図3　骨切り部の展開
大転子を骨切りして翻転し，専用のレトラクターで頭側によける．関節包と腸骨外板が広く展開されている．

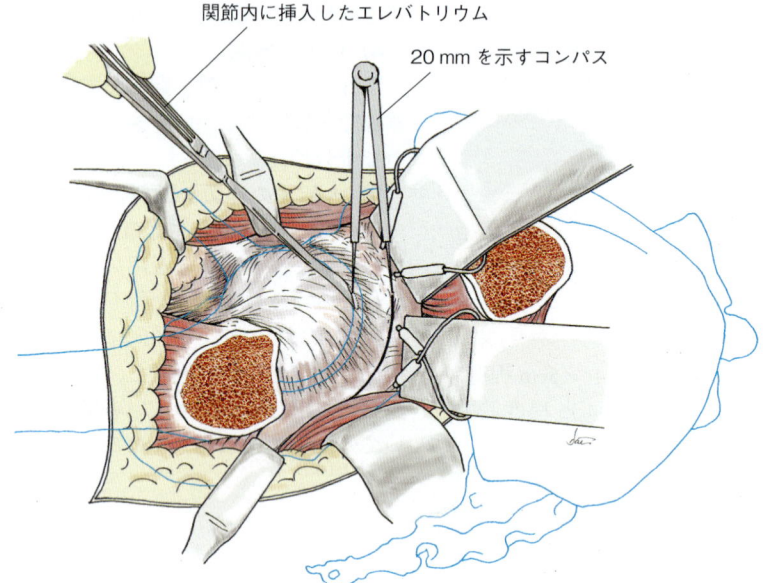

図4　骨切り線の決定
関節裂隙に細いエレバトリウムを挿入し，その部から20mmの近位の腸骨外板にマーキングした．通常は関節包の付着部上縁程度に一致する．

4．骨切りの準備（図4）

　骨切り線を描く際には，まず関節包を一部切開し，小エレバトリウムを関節内に挿入して関節面から20mm頭側の位置にマーキングすることから開始する．

　この作業によって移動骨片の厚みを常に一定に保つことができる．関節包は関節面よりかなり近位まで付着している．

　関節直上20mmの部位に弯曲ノミを術前の作図で求めた角度で打ち込み，単純X線像でノミの高さ，打ち込み角度を確認する（図5）．

　後方では骨性寛骨臼縁と大坐骨切痕の中間点を通り，坐骨の無名溝に終結する円弧状の骨切り線をマーキングする．

5．骨切り（図6，図7）

　ノミによる腸骨の骨折を防ぐために，径2mmのKirschner鋼線（K-wire）またはドリルにて骨切りラインに10か所ほど穴を開けてから，平ノミで骨皮質を骨切りする．

　その後，弯曲ノミを上記角度で打ち込み，骨切りを行う．弯曲ノミは術前の計画にしたがい，曲率35〜45mmのなかから選択するが，女性であれば40mm，男性であれば45mmを使用することが多い．

　関節包とノミの距離を一定にするように心がけると，関節面に切り込むことなく，関節をくるむよう

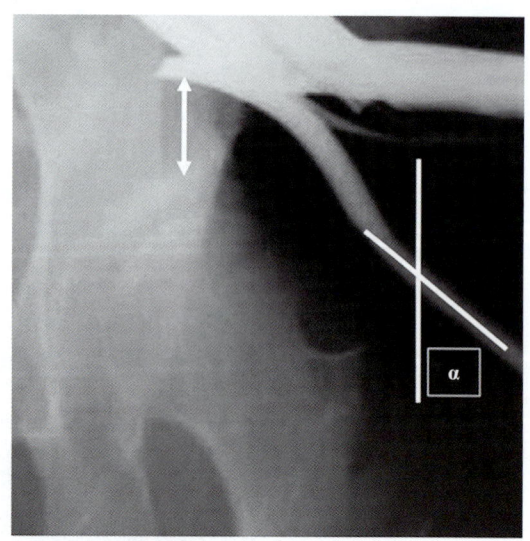

図5　術中単純X線像
弯曲ノミ刺入の高さ（矢印）と角度（α）を確認する．

に骨切りできる（図6）．

　ノミの刃が通る骨の幅は前方で硬くて薄く（2cm程度），後方は比較的軟らかく厚い（4cm程度）．

　ノミが内板を切った際には骨切り音が変化するので，その変化を感じ取りながら行うと，深くノミが入ることなく安全に行うことができる．

　恥骨の骨切り（図7）は，ブラインドになるため，

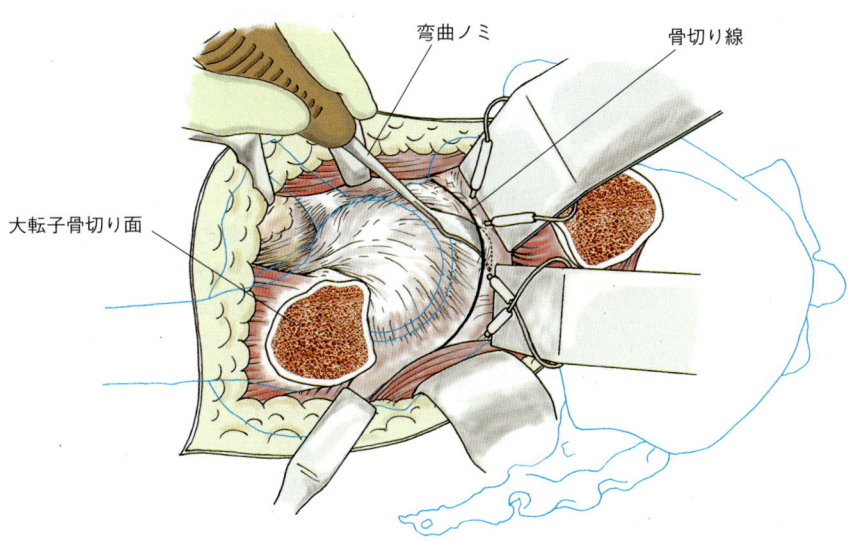

図6　腸骨と坐骨の骨切り
弯曲ノミを一定の角度で打ち込む．関節包とノミの距離を一定にするように心がける．

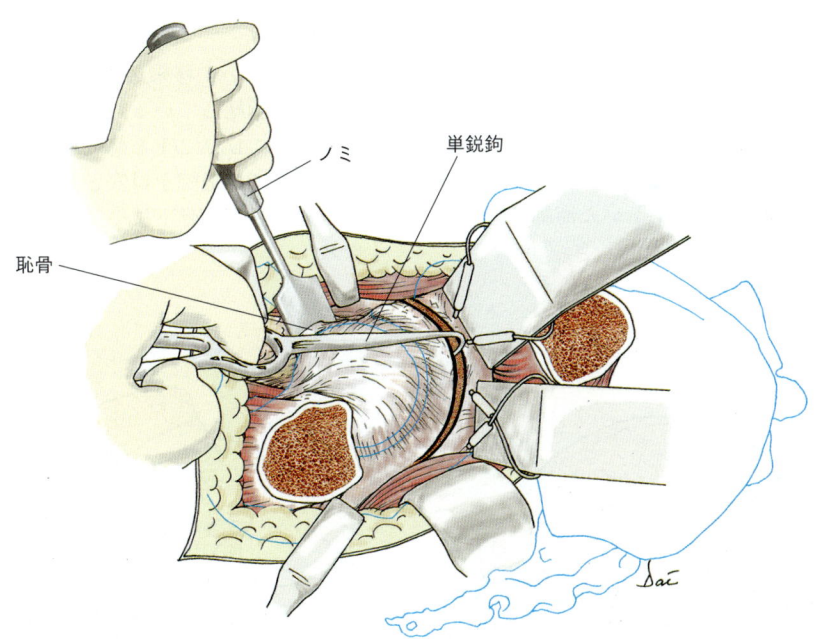

図7　恥骨の骨切り
大腿直筋と関節包の間からノミを挿入し，腸恥隆起部のやや外側から骨切りする．助手に単鋭鉤などで移動骨片を遠位方向に引き下げながら行うと恥骨が切り終えたことがわかりやすい．

オリエンテーションを十分につける必要がある．

股関節を屈曲することによって大腿直筋を弛め，関節包との間を鈍的に剥離して恥骨の基部に到達する．指で腸恥隆起部を触知し，そのやや外側で幅15〜30mmの平ノミを用いて骨切りする．

この際，助手に単鋭鉤などで移動骨片を遠位方向に引き下げさせておく．骨切りが完了した際に抵抗がなくなるため目安となる．

6. 骨片の移動と固定

単鋭鉤で骨片を可及的に翻転し，移動の妨げになるような部分があれば，切除して骨切りを仕上げる．

骨切りは行えているのに，十分な可動性が得られない場合には，内板を裏打ちしている硬い軟部組織や後方関節包を注意しながら切開すると動きがよくなることが多い．

移動の目安となるK-wireを骨片にたてる．また相対する腸骨にもマーキングし，前方への移動の目安とする．

K-wireを目安に作図にしたがって，単鋭鉤で外側へ回転するように移動する．通常は前方被覆が悪いので前方へも1cm程度回転させて移動している．

単純X線像で寛骨臼荷重部の水平化，大腿骨頭の内方化，関節裂隙の拡大などを評価して，最終的には3本の皮質骨スクリューで固定する．

骨切り部の接触はほとんどの場合良好で骨移植は不要であるが，一部に2〜3mm程度の間隙がある場合は，骨切りの際に採取しておいた海綿骨のチップを埋める．

7. 大転子の固定

十分な創洗浄の後，大転子を2本の鋼線でもとの位置に固定し，筋膜，皮下，皮膚を縫合する．

糸をかけておいた外閉鎖筋は中殿筋付着部に縫着する．

8. 大転子非切離の寛骨臼移動術

外転筋への侵襲を低減する目的で，大転子を切骨せず，かつ腸骨陵から中小殿筋を剥離しない寛骨臼移動術も行っている．

中小殿筋の前後より骨切りする方法で，坐骨から骨切り線の頂点までは従来法と同様に骨切りを進め，前方では骨切り線を後方につなげるように描き，骨切りする（図8）．

通常の弯曲ノミでも可能であるが，中小殿筋が邪魔になる場合にはスプーン状のノミが役立つ．

中小殿筋をいかに愛護的によけるかが重要で，メイヨー台等に下肢を載せることで股関節外転位とすると外転筋が弛み，さらに伸展・内旋位にすると腸骨骨切り部の上後方の視野を確保しやすくなる（Nakashimaら2022，中島2023）．

9. 後療法

術翌日に車いす移乗を許可し，術後2週から1/3部分荷重を開始している．

1週ごとに1/2，2/3と荷重を増やし，術後5週で片松葉歩行での退院を目安としている．

急ぎ過ぎると恥骨下枝や後壁の骨折のリスクが高くなる．

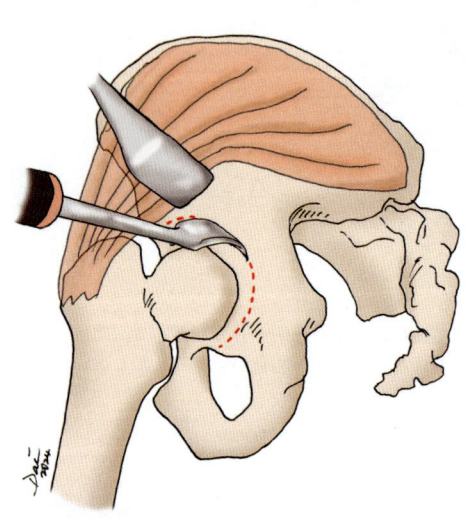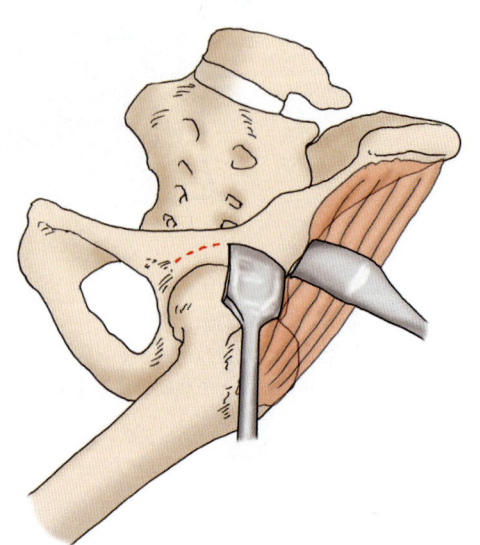

図8 大転子非切離の寛骨臼移動術

文献
Nakashima Y, Hara D, Ohishi M, et al. Abductor recovery after muscle-sparing periacetabular osteotomy using a lateral approach. J Hip Preserv Surg. 2022; 9: 259-264.
中島康晴. 外転筋侵襲を低減した大転子非切離の寛骨臼移動術(新OS NEXUS 専攻医が経験すべき手術No. 8 股関節の再建手術). メジカルビュー社. 2023；2-9.

3 | 症　例（図9）

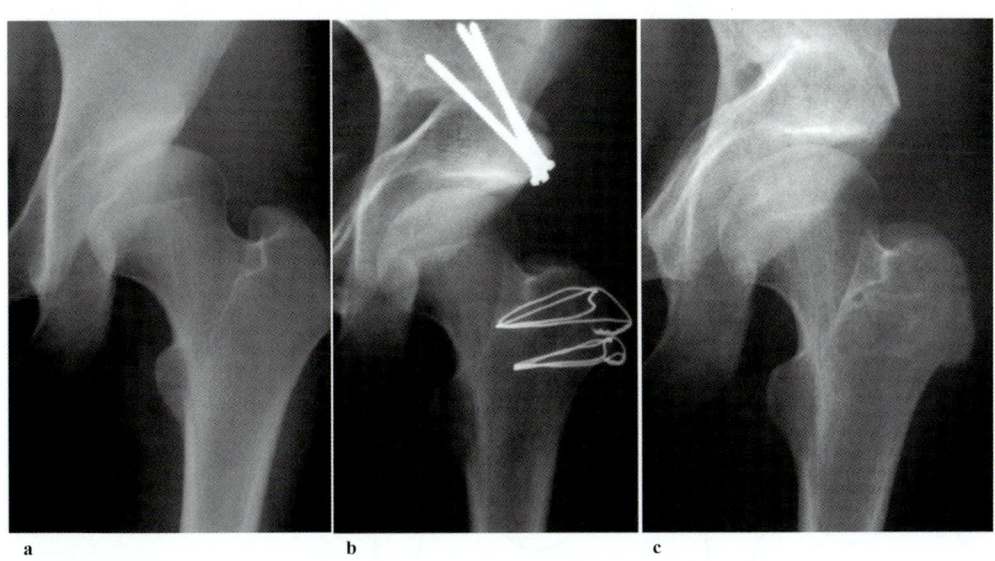

図9　寛骨臼移動術
16歳，女性．a: 単純X線像，前股関節症．b: 術直後，c: 術後10年，関節症の進行を認めず，日本整形外科学会股関節機能判定基準(JOAヒップスコア)は100点である．

4 寛骨臼回転骨切り術

　寛骨臼回転骨切り術（rotational acetabular osteotomy: RAO）は寛骨臼形成不全症に起因する2次性の変形性股関節症（股関節症）の症状の緩和ならびに病期進行の防止の目的で，わが国で現在最も行われている関節温存手術である（Ninomiyaら1984, 日本整形外科学会診療ガイドライン委員会2016）．

　寛骨臼形成不全症においては，持続する寛骨臼外側部への荷重負荷のために関節唇ならびに関節軟骨の変性を生じるとともに，大腿骨頭の外上方への移動，すなわち関節不安定性が惹起される．

　関節不安定性が生じた股関節では，関節軟骨の変性はさらに高度となり病期は進行する．

　RAOでは，寛骨臼を関節包外で球形にくり抜き，関節軟骨面とともに前側方へ回転させる．大腿骨頭被覆と関節安定性が得られるとともに，脱臼傾向にある大腿骨頭の位置を回復させる手術法である．

　1956年に西尾により報告された寛骨臼移動術と基本的な概念は同じである（西尾ら1956）．

　寛骨臼形成不全症に対する手術法である寛骨臼形成術やChiari骨盤骨切り術との最大の相違点は，関節軟骨で骨頭を被覆できることである．

文献
日本整形外科学会診療ガイドライン委員会　編集. 変形性股関節症診療ガイドライン. 南江堂. 2016; 123-126.
西尾篤人, 新宮彦助. 先天性股関節脱臼に対する骨卑臼移動による観血的整復術. 日整会誌. 1956; 30 : 482-484.
Ninomiya S, Tagawa H. Rotational acetabular osteotomy for the dysplastic hip. J Bone Joint Surg Am. 1984; 66 : 430-436.

1 | 手術適応

　最もよい適応は前股関節症と初期股関節症である．

　二ノ宮の寛骨臼形成不全の分類（図1）（二ノ宮

Ⅰ型 mild acetabular dysplasia

Ⅱ型 severe acetabular dysplasia

Ⅲ型 femoral head deformity

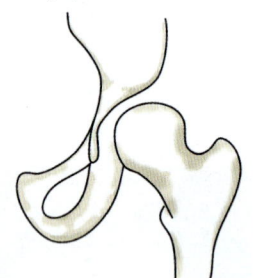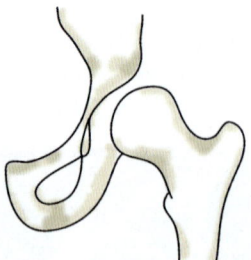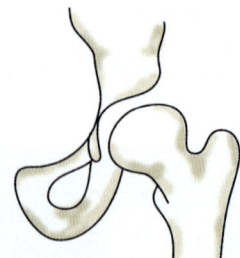

CE angle ＞ － 10°

CE angle ≦ － 10°

Ⅳ型 highly incongruent hip

Ⅴ型 progressive or end stage

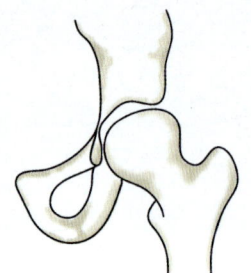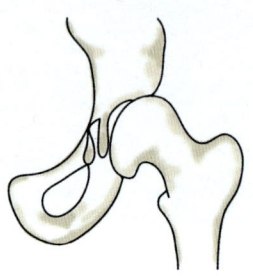

図 1 二ノ宮の寛骨臼形成不全の分類（二ノ宮 1987）
寛骨臼回転骨切り術は形態分類Ⅰ型とⅡ型が最もよい適応である.

1987）によれば，大腿骨頭の変形がなく適合性が良好で，CE 角も -10°をこえる軽度形成不全のⅠ型が最もよい適応である.

CE 角が -10°以下で亜脱臼を認めるが，大腿骨頭の変形がほとんどないⅡ型も，求心性の改善に手技上の工夫を要するが，よい適応である.

CE 角 -40°以下，寛骨臼荷重部傾斜角 60°以上の高度な寛骨臼形成不全症には適応はない.

適応年齢はY軟骨の閉鎖する 12 ～ 13 歳から 50 歳台である.

本法は関節軟骨の移動を伴う手術であり，荷重変化に対応できるだけの関節軟骨の適応能が必要であることから，年齢が高くなるほど慎重に適応を決定すべきである（Yasunaga ら 2003）.

RAO の術後成績を決定する重要な因子として，術後の関節適合性があげられる（図 2）（Yasunaga ら 2004）. 術前の外転位X線像で大腿骨頭の内方化が得られ，関節適合性が改善されることがポイントである（図 3）.

進行期股関節症に対しては，単純 X 線正面像で最小関節裂隙幅が少なくとも 2mm 以上存在しているもので，外転位で最小関節裂隙幅の拡大と関節適合性の改善が認められる比較的若年者に限定すべきである（Yasunaga ら 2006）.

前・初期股関節症に対する RAO の術後 20 年以上の長期成績は良好である（Hasegawa ら 2014, Kaneuji ら 2015, Yasunaga ら 2024）.

文献

Hasegawa Y, Iwase T, Kitamura S, et al. Eccentric rotational acetabular osteotomy for acetabular dysplasia and osteoarthritis. Follow-up at a mean duration of twenty years. J Bone Joint Surg Am. 2014; 96: 1975-1982.

Kaneuji A, Sugimori T, Ichiseki T, et al. Rotational acetabular osteotomy for osteoarthritis with acetabular dysplasia. J Bone Joint Surg Am. 2015; 97: 726-732.

二ノ宮節夫. 変形性股関節症に対する寛骨臼回転骨切り術－長期成績と最近の知見. 整・災外. 1987; 30 : 1219-1227.

Yasunaga Y, Takahashi K, Ochi M, et al. Rotational acetabular osteotomy in patients older than 46 years of age: comparison with younger patients. J Bone Joint Surg Am. 2003; 85 : 266-272.

Yasunaga Y, Ochi M, Shimogaki K, et al. Rotational acetabular osteotomy for hip dysplasia: 61 hips followed for 8-15 years. Acta Orthop Scand.

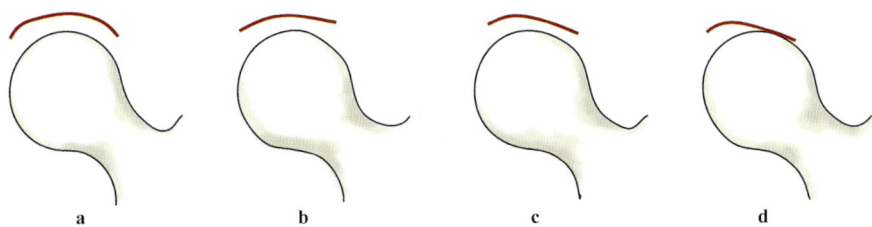

図2 術前の関節適合性
a: Excellent. 寛骨臼と大腿骨頭の関節面が平行で，関節裂隙も保たれている．b: Good. 寛骨臼と大腿骨頭の関節面が平行ではないが，関節裂隙は保たれている．c: Fair. 関節裂隙の部分的な狭小化あり．d: Poor. 関節裂隙の部分的な消失あり．

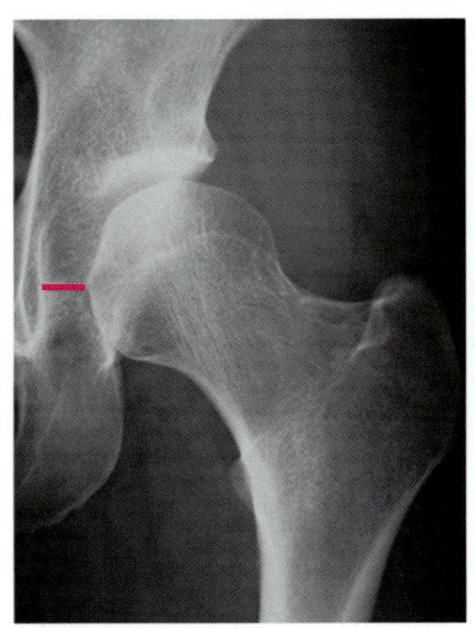
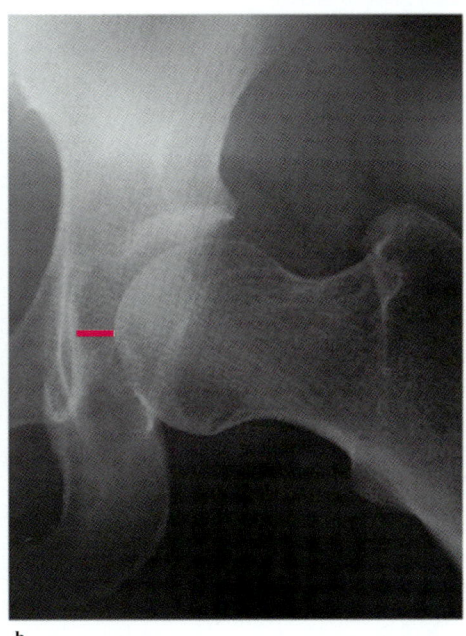

a b

図3 術前の関節適合性の評価
a: 股関節単純X線正面像中間位．
b: 外転位．大腿骨頭内側縁と寛骨臼底との距離（赤線）が中間位より外転位で短く，寛骨臼回転骨切り術による大腿骨頭の被覆の改善と大腿骨頭の内方化が期待できる．

2004; 75 : 10-15.

Yasunaga Y, Terayama H, Tanaka R, et al. Rotational acetabular osteotomy for advanced osteoarthritis secondary to dysplasia of the hip. J Bone Joint Surg Am. 2006; 88 : 1915-1919.

Yasunaga Y, Oshima S, Shoji T, et al. A 30-year follow-up study of rotational acetabular osteotomy for pre- and early- stage osteoarthritis secondary to dysplasia of the hip. Bone Joint J. 2024; 106-B(5 Supple B): 25-31.

2 | 手術法

　二ノ宮の方法（二ノ宮 1990）に準じているが，腸骨から坐骨においては外側皮質骨の骨切りに平ノミではなく，エアトームを用いる．

1. 体 位
　完全側臥位として術中X線透視にて大腿骨頭の被覆を確認するため，両側の涙滴が透視できることが

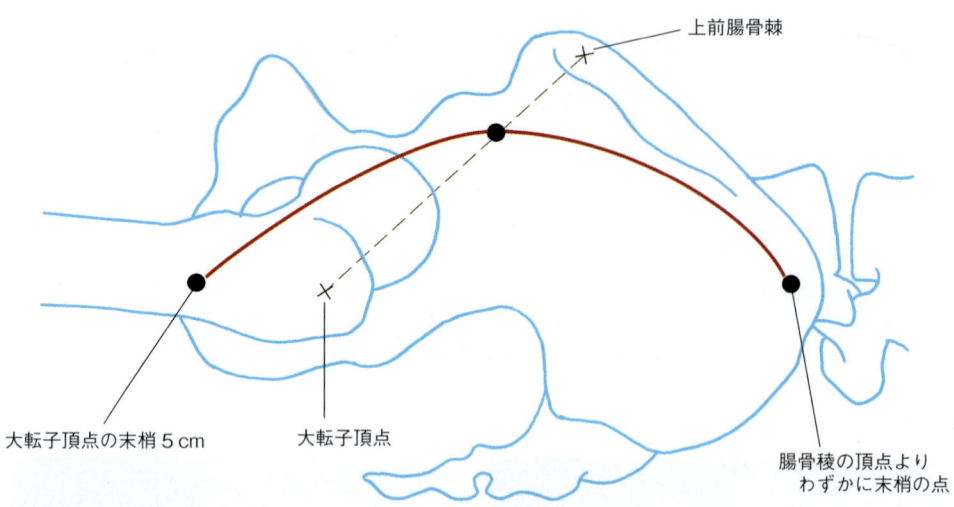

図4 皮膚切開
腸骨稜の頂点よりわずかに末梢の点，上前腸骨棘と大転子頂点を結ぶ線のやや上前腸骨棘よりの点，大
転子頂点の末梢5cmの点の3点を通る弓状切開．

必要であり，恥骨部にX線を透過しない側臥位保持器を置かないように注意が必要である．

2. 皮膚切開

腸骨稜の頂点よりわずかに末梢の点，上前腸骨棘と大転子頂点を結ぶ線のやや上前腸骨棘よりの点，大転子頂点の末梢5cmの点の3点を通る弓状切開を加える（図4）．

後方アプローチが可能な範囲まで皮下脂肪層を剥離する．

3. 展　開

1）前方アプローチ

外側大腿皮神経を温存して縫工筋と大腿筋膜張筋の筋間を剥離し，大腿直筋に達する．

殿筋群を腸骨稜，腸骨翼から骨膜下に剥離するが，中枢側は殿筋結節まで，関節部ではできるだけ後方まで剥離しておく．

大腿直筋の起始部を切離し，末梢へ翻転する．腸骨筋の関節包前方からの剥離では，下前腸骨棘部で骨膜下に電気メスで腸骨筋を剥離後，示指で腸骨筋を末梢に剥離すると容易である．

ここで，股関節を屈曲外旋位とし，腸腰筋腱を内側に圧排して腸恥隆起を確認し，骨膜下に恥骨を剥離する．

腸恥隆起部の骨膜を電気メスで十字に切開後，骨膜剥離子で腸恥隆起の上下を剥離し，Hohmann鉤が腸恥隆起の上下に挿入できることを確認する（図5）．

2）後方アプローチ

大殿筋と中殿筋の筋間部を分け，短外旋筋群を切離後，後方へ翻転する．

坐骨基部の無名溝と大坐骨切痕を確認し，後壁を骨膜下に剥離する．

4. 骨切り

1）骨切りラインの決定

カテラン針で前方関節裂隙を確認し，関節裂隙の約1.5横指中枢部，すなわち，下前腸骨棘のやや中枢部が腸骨の骨切りラインの基準点となる．

慣れるまでは単純X線像で確認すべきである．この点から臼蓋縁に沿って後方へ骨切りラインをマーキングする．

後方では無名溝の末梢と大坐骨切痕にHohmann鉤をかける．後方の骨切りラインは無名溝の高さでほぼ水平となる．

大坐骨切痕部では切痕と関節裂隙の中間よりやや切痕よりのラインとなり，前方からのラインとつながる（図6）．

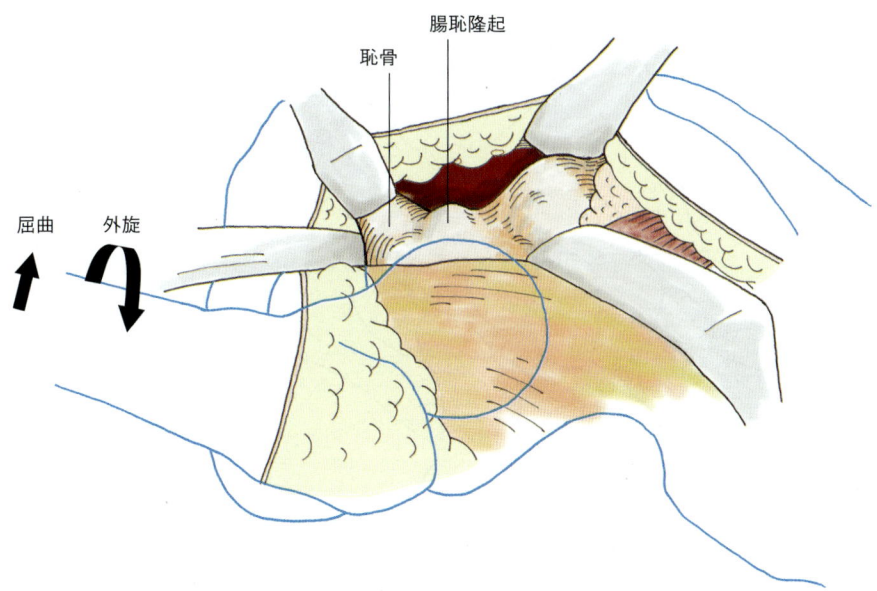

図5　腸恥隆起の展開
股関節を屈曲外旋位とし，腸腰筋腱を内側によけて腸恥隆起を確認する．

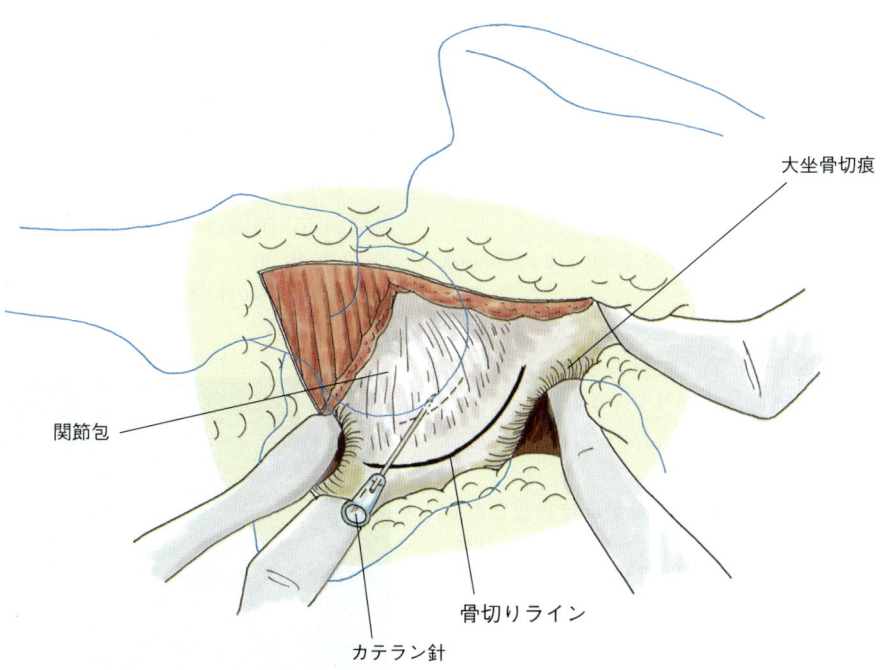

図6　後方の展開と骨切りライン
坐骨基部の遠位と大坐骨切痕に Hohmann 鉤をかけ後方を展開する．後方の骨切りラインは大坐
骨切痕部では切痕と関節裂隙（図では針を挿入）の中間よりやや切痕よりのラインとなる．

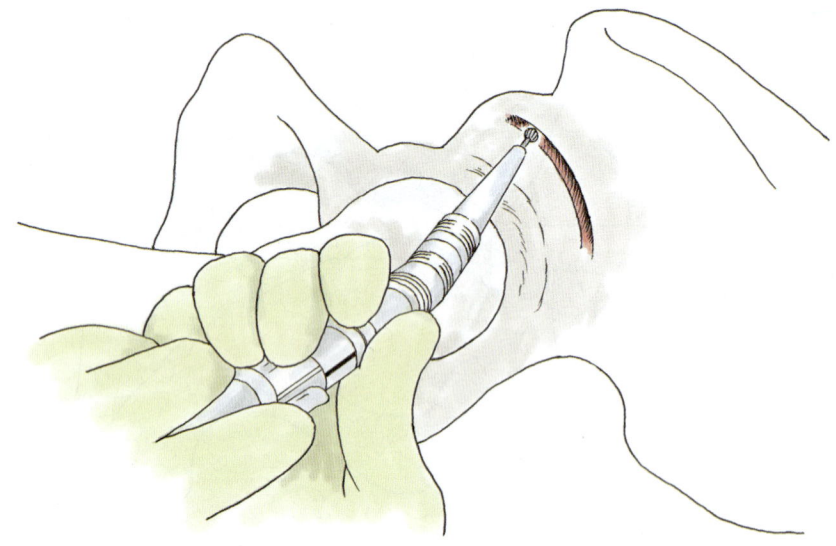

図 7　エアトームによる腸骨外側皮質の削除
弯曲ノミによる骨切りに先立ち，直径 4 mm のエアトームで腸骨・坐骨の外側皮質を骨切りラインに沿って削除する．

2）骨切りの詳細

直径 4mm のエアトームで腸骨・坐骨の外側皮質のみを骨切りラインに沿って削除する（図7）．

この手術操作によって，田川の弯曲ノミによる海綿骨の骨切りが容易となり，特に腸骨部では内側骨皮質への弯曲ノミの到達が感知でき，不必要なノミの骨盤内への刺入が防止できる．

田川の弯曲ノミは曲率半径 45mm と 50mm の 2 種類あるが，関節内への穿孔を避けるために 50mm の弱弯のノミの使用が安全である．

Hohmann 鉤を腸恥隆起の上下に挿入し，腸恥隆起部で恥骨を骨切りする．

腸骨前方の骨切りでは弯曲ノミの柄を約 30°後方へ倒してノミを内側骨皮質まで打ち込む．

弯曲ノミを抜く際には骨切りラインに沿ってノミを振りながら抜く．上下方向に振って抜こうとすると腸骨骨折を生じる．

大坐骨切痕部では弯曲ノミの刃がほぼ垂直となる方向でノミを刺入する．

後壁ではノミの柄がほぼ垂直となるように，無名溝ではノミの柄をやや後方へ倒してノミを刺入する．

5. 骨片の回転

恥骨骨切り部に単鈍鉤を，腸骨前方部の骨切り部で骨片にエレバトリウムをかけて，助手に股関節の屈曲・外旋位をとらせると，寛骨臼の内側骨皮質が確認できるほど骨片が回転する．

大腿骨頭の内方化のためには母床の後壁内側骨皮質の切除，さらに必要に応じて恥骨部の骨切除を行う．

6. 回転骨片の固定

恥骨骨切り部と坐骨骨切り部を接触させながら骨片を前側方へ回転し，前方に生じる骨欠損部に腸骨から採取した 3 × 4 × 0.5cm 大の片側に皮質のついた骨片を挿入して，Kirschner 鋼線（K-wire）で仮固定する．

ここで単純 X 線撮影を行い，CE 角，寛骨臼荷重部傾斜角，関節適合性，大腿骨頭位の改善を確認する．CE 角 30°，寛骨臼荷重部傾斜角 0°を基本的な大腿骨頭被覆の目安としている（図 8）．

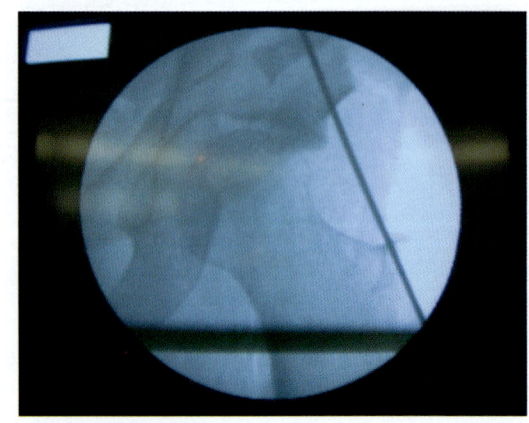

図 8　術中 X 線透視像
回転骨片と移植骨を K-wire で仮固定した後に大腿骨頭被覆，関節適合性および大腿骨頭位の改善を確認する．

固定は直径 6.5mm のポリ L 乳酸（PLLA）製海綿骨用スクリュー 2 本を使用している（図 9）．

7. 閉　創

殿筋群を腸骨稜に K-wire で作製した孔に縫着する．大腿直筋と短外旋筋群を縫着し皮膚を縫合する．

手術時間は約 120 分，術中出血量は 400ml 前後である．

文献
二ノ宮節夫. 寛骨臼回転骨切り術のこつ. 整・災外. 1990; 28 : 1549-1555.

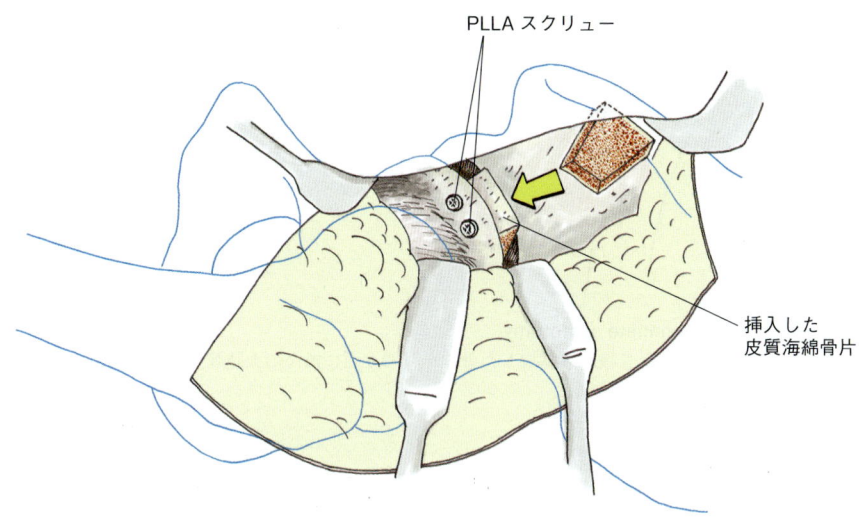

PLLA スクリュー

挿入した
皮質海綿骨片

図 9　腸骨移植と回転骨片の固定
腸骨から採取した骨片を骨切り部に挿入し（矢印），PLLA スクリューで回転骨片を固定する．

---

5 Ganz periacetabular osteotomy, curved periacetabular osteotomy

1988 年にベルン大学の Ganz により寛骨臼形成不全症に対する骨盤周辺の多角骨切り術が報告された．

この手術は骨片の可動性，骨片への血流，股関節周辺筋への侵襲などの面で優れた方法である．

彼がこの手法に辿り着くまでには先人達のさまざまな試みがある．

1955 年 Chiari は寛骨臼形成不全症に対して関節包直上で骨盤を骨切りし，股関節を内方移動させ関節包を介して大腿骨頭被覆を改善させる medial displacement osteotomy を開発した．この方法は大腿骨頭の被覆改善だけでなく，股関節の回転中心の内方移動により力学的負荷軽減を図る手術である．いわゆる，骨盤を直線状に骨切りする innominate osteotomy（寛骨骨切り術）の源流といえる．

1961 年 Salter は，Chiari と同様の骨切りを行い腸骨からの移植骨片を骨切り部に挟むことで関節面の向きを変えて大腿骨頭の被覆を改善する single innominate osteotomy を報告した（図 1）．当初彼はこの方法の適応は成人までとしたが，恥骨結合の弾性がある幼少児に適応は限られるようになった．また，股関節の外側偏位が生じるという欠点もあった．

1977 年 に Sutherland と Greenfield が 報告した double innominate osteotomy は Salter の骨切り術に恥骨の骨切りを追加した手技であった．しかし関節面を含む骨片の移動性の向上には限界があった（Sutherland ら 1977）．

1965 年 LeCoeur，1973 年 Steel は腸骨，恥骨，坐骨を骨切りする triple innominate osteotomy を報告し，寛骨臼を含む骨片を遊離させることで可動性の向上を図ったが，付着する靱帯などの影響で骨片の移動には限界があった（Steel 1973，Leunig ら 2001）（図 2）．

1981 年 Tönnis は，寛骨臼により近い位置で骨切りを行う triple innominate osteotomy の報告をした

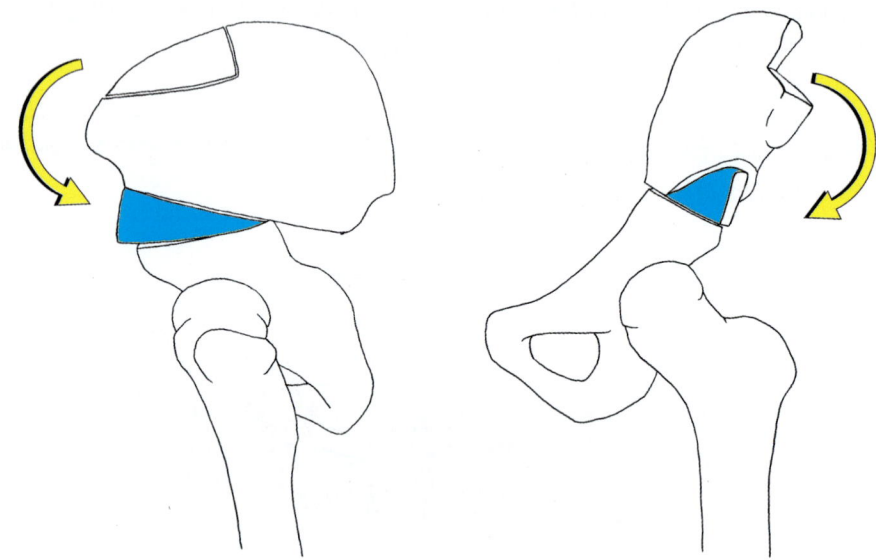

図 1　Salter single innominate osteotomy
腸骨を直線状に骨切りし，腸骨稜から採取した骨片を骨切り面に挟んで大腿骨頭の被覆を改善させる．

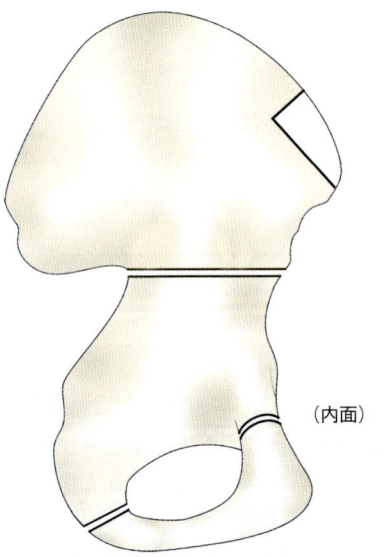

（内面）

図 2　Steel triple innominate osteotomy
坐骨結節遠位部での骨切り．寛骨臼を含む骨片に仙骨結節靱帯・仙棘靱帯が付着しており，骨片の可動性に影響する．

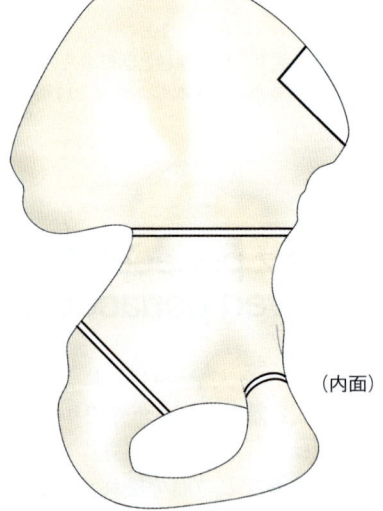

（内面）

図 3　Tönnis triple innominate osteotomy
Steel の骨切りに比べてより寛骨臼に近い位での骨切りが行われ，骨片可動性が高まる．

（図 3）．仙結節靱帯，仙棘靱帯を坐骨枝に残すため骨盤の安定性に有利であり，骨片の可動性も向上する方法とされた（Tönnis ら 1981）．

しかし，骨片の移動量が大きいと坐骨と骨片間に空隙ができ骨盤輪が破綻することになる．そのため術後に骨盤を安定化させるギプス固定などの工夫が必要であった．

そこで，Ganz は腸骨から坐骨にいたる後柱（posterior column）を残すことにより，骨盤輪を崩すことなく骨切りした骨片の可動性を改善させる多角骨切り術（polygonally shaped juxta-articular osteotomy, periacetabular osteotomy）を考案した（Ganz ら 1988，Leunig ら 2001）（図 4）．

寛骨臼への血流は骨盤外側からの血流が主で上殿

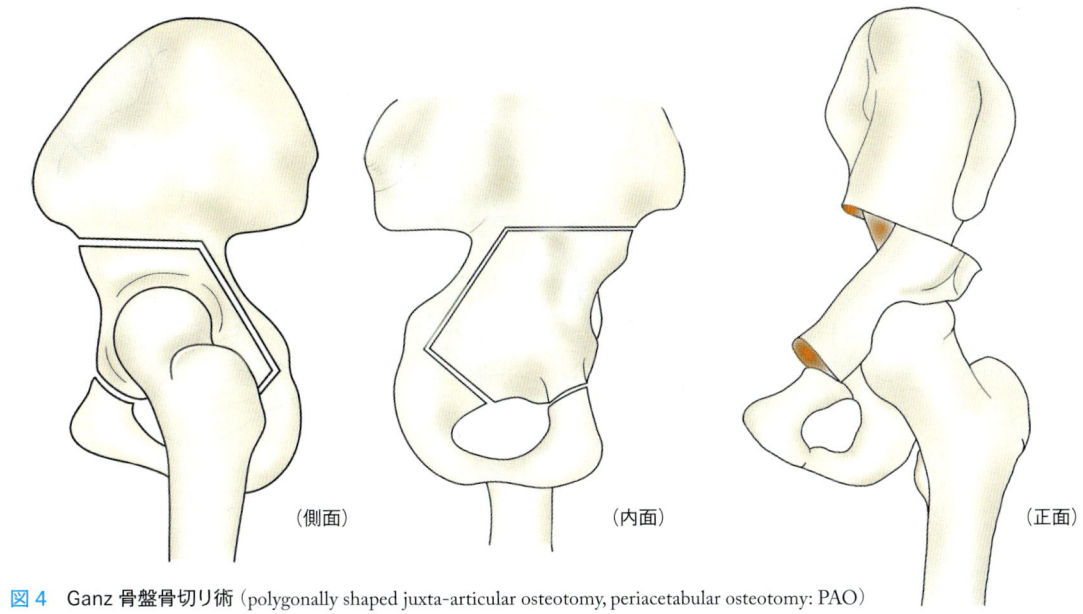

（側面）　　　　　　（内面）　　　　　　（正面）

図 4　Ganz 骨盤骨切り術（polygonally shaped juxta-articular osteotomy, periacetabular osteotomy: PAO）
多角に骨切りすることで後柱を残し，骨盤の安定性を高めている．

動脈，下殿動脈，閉鎖動脈からなるが，この手法は
骨盤内側からの進入法を採用しているため骨切りし
た骨片への血流を温存できる点でも優れている．

　また，外転筋群への侵襲も少なく，腸骨稜からの
移植骨の採取も必要としない．

　この多角骨切り術の骨切りラインを弓状に変更し
たのが curved periacetabular osteotomy（CPO）であ
る（図 5，図 6）．

　多角から弓状に骨切りラインを変更することで
骨片間の接触面積の向上を図った（内藤ら 1998,
Teratani ら 2011）．現在では球状に骨切りする工夫
がなされている．

　一方，1956 年西尾らは，寛骨臼を含む骨片を骨
盤から quadrilateral surface（QLS）を含めて球状に
骨切りし骨頭の被覆を改善させる髀臼移動（寛骨臼
移動術）を発表した．

　田川は専用の弯曲ノミを開発し QLS を含めず球
状に骨切りする手技を寛骨臼回転骨切り術として
報告した（田川 1974，二ノ宮ら 1984，Ninomiya ら
1984）．

　それぞれの術式は骨切りラインやアプローチの変
遷を経て，様々な手技の寛骨臼移動術や寛骨臼回転
骨切り術が行われている．

　CPO は結果的に西尾の球状骨切り術と骨切り
ラインがほぼ同じであり，相違点はアプローチに
ある．ほぼ同年代に生まれた Salter を源流とする
innominate osteotomy の流れと，日本で開発された

寛骨臼を含む骨片を球状に骨切りする流れが合流し
たとも解釈できる．

文献

Chiari K. Ergebnisse mit den Beckenosteotomie als Pfannendachplastik. Z Orthop Ihre Grenzgeb. 1955; 87 : 14-16.

Ganz R, Klaue K, Vinh TS, et al. A new periacetabular osteotomy for the treatment of hip dysplasias. Technique and preliminary results. Clin Orthop Relat Res. 1988; 232 : 26-36.

Leunig M, Siebenrock KA, Ganz R. Rationale of periacetabular osteotomy and background work. Instr Course Lect. 2001; 50 : 229-238.

内藤正俊, 有水　淳, 井上敏生, 他, 殿筋群を剥離しない新しい寛骨臼回転骨切り術　骨盤内側からのperiacetabular osteotomy. 整外と災外. 1998; 47 : 181-183.

二ノ宮節夫, 中村利孝, 鴨川盛秀, 他. 前～初期股関節症の進展経過と進展防止のための寛骨臼回転骨切り術の適応範囲. 日整会誌. 1984; 58 : 779-792.

Ninomiya S, Tagawa H. Rotational acetabular osteotomy for the dysplastic hip. J Bone Joint Surg Am. 1984; 66 : 430-436.

西尾　篤, 新宮彦助. 先天性股関節脱臼に対する髀臼移動による観血的整復術. 日整会誌. 1956; 30 : 482-484.

Salter RB. Innominate osteotomy in the treatment of congenital dislocation and subluxation of the hip by Robert B Salter. J Bone Joint Surg Br. 1961; 43 : 518.

Steel HH. Triple osteotomy of the innominate bone. J Bone Joint Surg Am. 1973; 55 : 343-350.

Sutherland DH, Greenfield R. Double innominate osteotomy. J Bone Joint Surg Am. 1977; 59 : 1082-1091.

田川　宏. 白蓋回転による股関節形成術の成績. 関東整災誌. 1974; 5 : 409.

Teratani T, Naito M, Kiyoma T, et al. Periacetabular osteotomy in patients fifty years of age or older: surgical technique. J Bone Joint Surg Am. 93 Suppl. 2011; 1 : 30-39.

Tönnis D, Behrens K, Tscharani F. A modified technique of the triple pelvic osteotomy: early results. J Pediatr Orthop. 1981; 1 : 241-249.

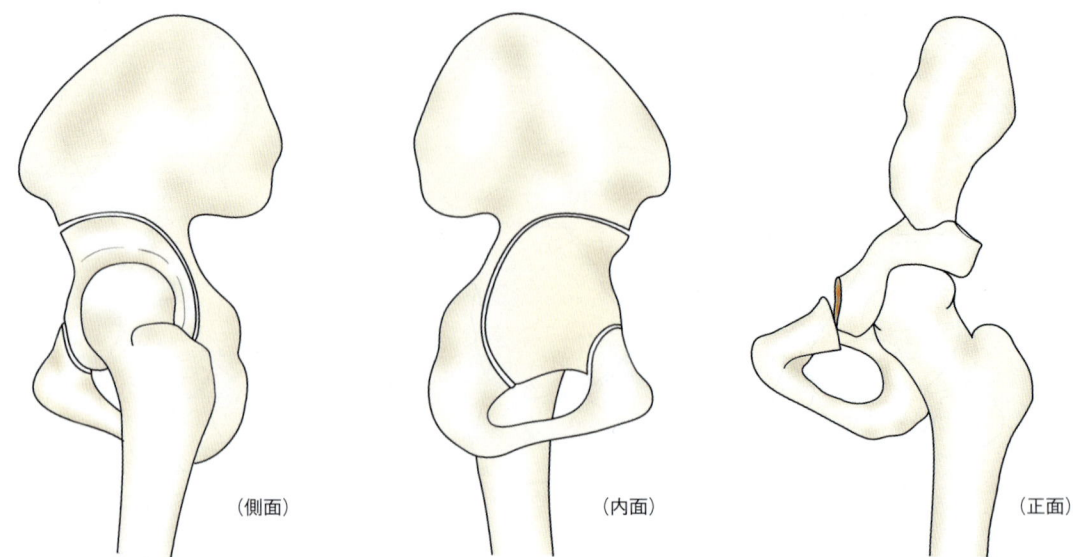

図5 curved periacetabular osteotomy (CPO)
Ganz periacetabular osteotomy の多角骨切りを弓状に変化させている．骨切り面は球状になるよう工夫もされている．

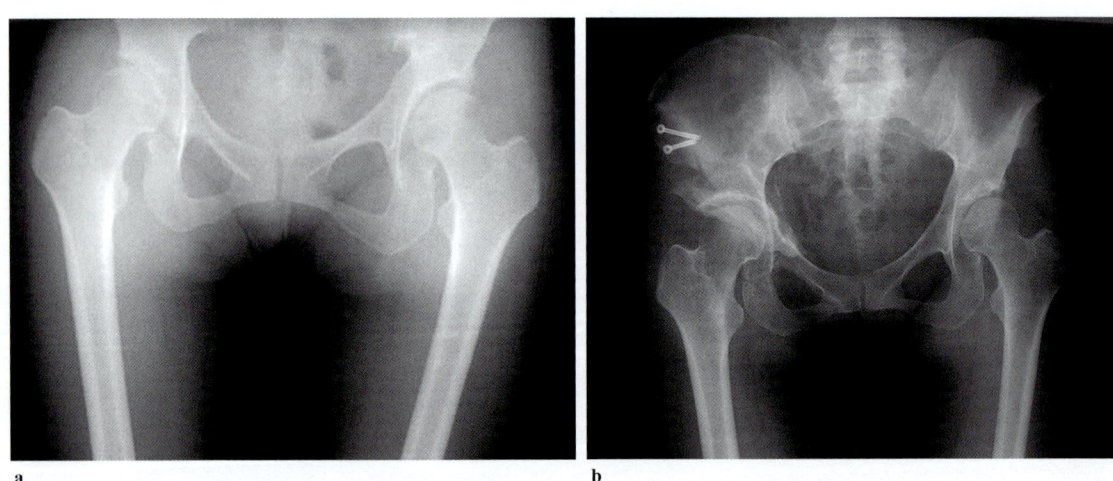

a　　　　b

図6 curved periacetabular osteotomy (CPO)
40歳，女性．a: 両股関節単純X線正面像．術前．b: 術後．上前腸骨棘の固定は4.0mm中空スクリュー，回転骨片の固定は吸収性スクリューを使用．荷重部傾斜面の水平化と十分な大腿骨頭被覆と内方化が得られている．

1 | 手術適応

適応は，Y軟骨閉鎖後の青年期以降の成人を対象とする．年齢の上限は一概に決定できないが，50歳台を目安とする．

前股関節症や初期の変形性股関節症（股関節症）がよい適応であるが，進行期股関節症でも，術後に十分な大腿骨頭被覆，荷重部傾斜面の水平化，大腿

骨頭の内方化が得られれば良好な成績が得られるとの報告もある（秋吉ら 2006）．

禁忌は，高位亜脱臼による2次性寛骨臼形成不全症例，完全脱臼症例，末期股関節症例，関節適合性不良症例である（Leunig ら 2001）．

文献
秋吉祐一郎, 内藤正俊, 舌間崇士, 他. 進行期股関節症に対するCurved Periacetabular Osteotomyの成績と工夫. Hip Joint. 2006; 32 : 38-41.

Leunig M, Siebenrock KA, Ganz R. Rationale of periacetabular osteotomy and background work. Instr Course Lect. 2001; 50 : 229-238.

2 手術方法

手術の流れは Ganz periacetabular osteotomy（PAO）に準じ，CPO との違いを含めて記載した．

1. 体 位

PAO，CPO ともに modified Smith-Petersen 進入法を用いるため仰臥位で行う．

術中に骨切り位置と大腿骨頭の被覆状態を X 線透視で確認できる手術台を選択する．

2. 皮膚切開

腸骨稜上から始まり，上前腸骨棘を横切って大腿筋膜張筋へといたる弓状切開を用いる（modified Smith-Petersen 進入法）（図 7）．

PAO は 15cm 程度の皮膚切開を用いる．

CPO では上前腸骨棘から遠位 7cm 程度の皮切が用いられるが，最近ではさらに小皮切が試みられている．

3. 展 開

上前腸骨棘は縫工筋と鼠径靱帯の付着部を温存した状態で骨切りし内側によせる．このことにより外側大腿皮神経を保護する（図 8）．

股関節を屈曲させ腸骨筋の緊張を弛めて股関節前方に展開を進める．PAO では下前腸骨棘を同定して大腿直筋を付着部から切離し，関節包を露出させるが，CPO では切離しない．

下前腸骨棘の外下方には寛骨臼を養う上殿動脈からの血流孔があるため損傷に注意する．

股関節を屈曲・内転位にして腸腰筋腱の緊張を弛め，腸恥隆起を同定する．腸恥隆起内側にスパイクレトラクターを挿入して腸腰筋腱を内側によせ視野を確保する．

遠位に展開を進め，腸恥隆起と関節包の遠位で外閉鎖筋を同定し，関節包と外閉鎖筋間にレトラクターを挿入して坐骨骨切り部への操作を容易にしておく．

この段階で股関節の前方の展開が完了している．PAO では近位の骨切りに際して骨盤外側で大坐骨切痕方向にレトラクターを挿入してボーンソーを用いた骨切り時の軟部損傷を防ぐとされているが，CPO ではノミでの骨切りでありこの処置は行わない．

また，PAO では，quadrilateral surface の骨膜下にレトラクターを挿入して大坐骨切痕と坐骨棘部に設置し展開を確保するとともに骨切り時の位置確認に使用する．CPO ではこの展開の際に 3cm 幅の Chiari 鉤を使用する（図 9a）．

4. 骨切り
1）第 1 ステップ

関節包の遠位部と外閉鎖筋の間から坐骨へ，30°の角度，15mm 幅で二叉の刃を持つ専用のノミ（図

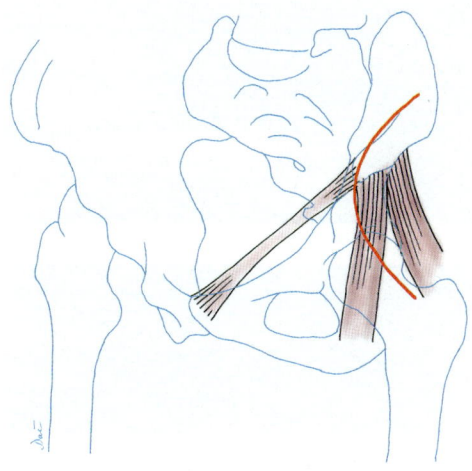

図7 皮膚切開
PAO, CPO ともに modified Smith-Petersen 進入法を使用．CPO では外側大腿皮神経への侵襲をより軽減する目的で，皮膚切開後に大腿筋膜張筋の筋膜を縦割して大腿筋膜張筋を外側によせて展開を進めて腸骨稜外側に達する．

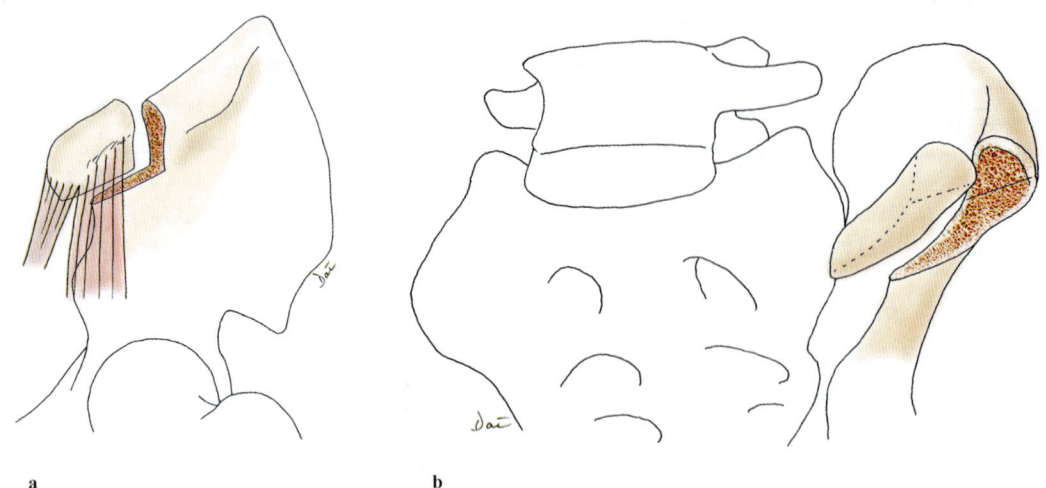

a

b

図8 上前腸骨棘の骨切り
縫工筋と鼡径靱帯が付着している状態で上前腸骨棘を骨切りして骨片ごと内側に避けることにより外側大腿皮神経損傷を防ぐ．
a: PAO では 2cm × 2cm の大きさで上前腸骨棘をブロック状に骨切りする．
b: CPO では上前腸骨棘から近位へ 3.5cm の長さで腸骨外板を残すように腸骨外側から内側方向に斜めに楔状の骨切りを行う．

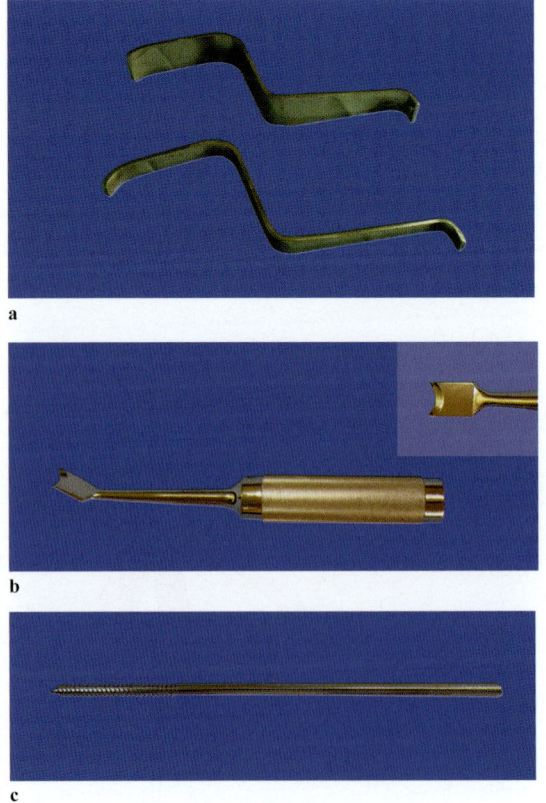

a

b

c

図9 Chiari 鈎，坐骨骨切リノミ，Shanz スクリュー
a: 3cm 幅の Chiari 鈎（上）と Chiari 鈎（下）．Chiari 鈎は坐骨へ挿入する．3cm 幅の Chiari 鈎は，坐骨切痕に挿入した Chiari 鈎より遠位で後柱後縁に沿った位置に設置して展開を確保する．b: 二叉の刃を持つ坐骨骨切り用ノミ．PAO，CPO ともに同様のノミを使用．c: Shanz スクリュー．Ｔ字ハンドルを装着して骨片のコントロールに使用する．

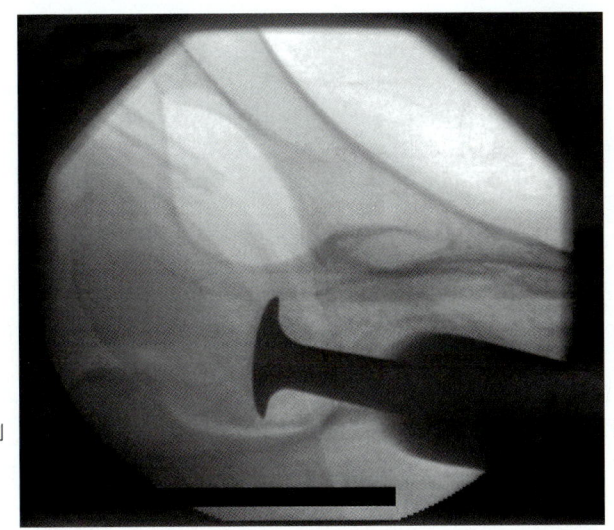

尾側　　　　　　　　　　　　　　　　　　　　　　　頭側

図10　坐骨の骨切り
二叉の刃を持つ専用ノミを透視下に坐骨前方へ挿入する際に軟部の引っ掛かりが生じ挿入困
難なことが多い．はじめに Cobb ラスパトリウムを挿入して位置を決定するとその操作が容易
になる．また坐骨神経障害防止にもなる．坐骨の骨切りは内側方向と外側方向に分けて行う．

9b）を挿入して坐骨に達する（CPO では弯曲ノミ
を用いることがある）．

専用ノミの柄を垂直に立て，X 線透視を使用して
無名溝（infracotyloid groove）に達して約 20mm の
深さまで骨切りする（図10）．この時坐骨は完全に
は骨切りしない．

このレベルでは坐骨神経が坐骨外側皮質骨近くを
通るので，ノミの先端の位置に十分に注意する必要
がある．

2）第2ステップ

恥骨の骨切りに移る．恥骨枝の近位と遠位からリ
トラクターを挿入して，閉鎖神経と閉鎖動脈を保護
しておく．

PAO では直ノミを使用して前外側から後内側へ
かつ遠位外側から近位内側へ斜めに骨切りを行い骨
片の可動性確保と関節内骨切りを防ぐ．

一方，CPO では，弯曲ノミを使用して腸恥隆起
内側から骨盤水平線に対して 30°の角度をつけて外
側方向へ骨切りし，骨切り面の球状化を図るととも
に骨片内方化の妨げにならないよう工夫している．

3）第3ステップ

PAO では先に骨切りした上前腸骨棘部の下
縁から大坐骨切痕方向へ骨切りを開始し腸恥線
（iliopectineal line）の 1cm 前方までボーンソーを用
いて骨切りする（図11a）．

外転筋群を損傷しないように骨盤外側にリトラク
ターを挿入する必要がある．

4）第4ステップ

第3ステップで骨切りした腸恥線の前方 1cm の
位置から 120°の角度をつけて坐骨棘方向に直ノミ
を使用して骨切りを行う．

骨切りの深さは腸恥線から 4cm までとされてい
る．大坐骨切痕に切り込まないよう注意が必要であ
る．後柱を 1cm 程度残す．

関節内骨切りを避けるため quadrilateral surface に
対して 30°程度角度をつける．この骨切りの操作前
に下前腸骨棘に 5mm の Shanz スクリュー（図 9c）
を関節面に平行に挿入して，骨切りの際に骨片をコ
ントロールする．

CPO では，PAO の第3・第4ステップの骨切り
が直線状ではなく円弧状になる．

下前腸骨棘近位部から大坐骨切痕の 1 横指前方の
腸恥線上の点を通り quadrilateral surface へと円弧状
骨切りラインを作製する．

下前腸骨棘上基部と弓状線部の骨切り高位は透視
で確認する．骨切りラインの最後方点は大坐骨切痕
の前方 15mm 以内にする．

近位の弯曲骨切りラインと遠位弯曲骨切りライン
を最後方に位置するポイントを中心に対称形にデ
ザインし，関節内骨切りを避けるため quadrilateral
surface の後縁より 1 横指の位置で骨切りライン最
後方点より遠位に 2.5cm 以上の骨切りラインとする
（図 11b）．

骨切りに先立ち弓状線部より下前腸骨棘上基部ま

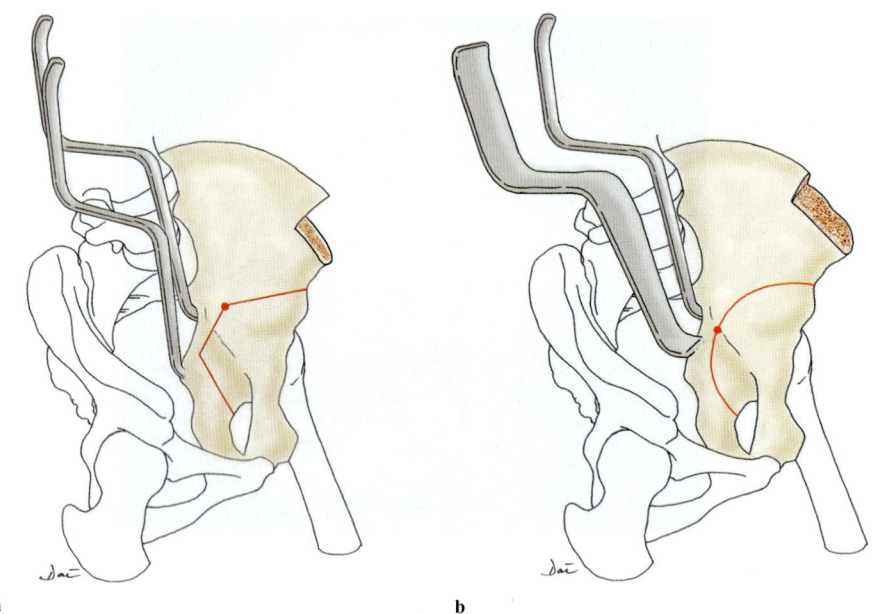

a　　　　　　　　　　　　　　　　　　　　b

図 11　Ganz periacetabular osteotomy（PAO）の骨切りライン，CPO の骨切りライン

a: PAO の骨切りライン．上前腸骨棘骨切り部直下から患者に対してほぼ垂直方向で大坐骨切痕に向けて腸恥線の 1cm 手前まで骨切りを行う．この骨切り線に対して 120°の角度をつけて坐骨棘方向へ骨切りを行う．骨切りは quadrilateral surface に対して 30°傾け，深さは腸恥線から少なくとも 4cm とする．

b: CPO の骨切りライン．下前腸骨棘上基部から大坐骨切痕より 1 横指前方の腸恥線上を通り，quadrilateral surface では後柱を 1 横指残す円弧状の骨切りラインとし，腸恥線から下前腸骨棘上基部までの骨溝をエアトームで作製する．弯曲ノミで骨切り面をつなげながら慎重に球状骨切りを行う．quadrilateral surface 部は視野が限られるため透視の向きを変えるなど十分に位置を確認して骨切りを行う必要がある．

でエアトームで骨溝を作製する．

　quadrilateral surface 部の骨切りは透視正面像ならびに斜位像をみながら田川式ノミの刃を前方に 40°倒した専用弯曲ノミで骨切りを行う．骨切りは弯曲ノミを少しずつずらしながら，骨切り面が球状になるよう配慮する．

5）第 5 ステップ

　quadrilateral surface の骨切り線と第 1 ステップで行った坐骨の骨切り線をつなげるために，controlled fracture とよばれる手法を使う．

　先に挿入した Shanz スクリューをテコとし，骨片間に挿入したラミナスプレッダーを開くことにより残存した骨の連続性を取り除く手技である．

　これによって骨片は骨盤から遊離することになる．肉眼的に目的の被覆が得られていると考えられる位置に骨片を回転させ，Kirschner 鋼線（K-wire）で仮止めを行う．

　CPO では骨片間の曲率が同じであるため，被覆の改善を行った後も骨片間の適合がよい．

　単純 X 線撮影を行い，大腿骨頭の被覆の状態，寛骨臼荷重部傾斜角（acetabular roof angle），内方化の状態，Shenton 線の状態，クロスオーバーサインの有無を確認する．

　過矯正にならないよう注意する．また，股関節を屈曲内旋位として大腿骨寛骨臼インピンジメント（FAI）のないことを確認する．

5．固　定

　PAO は 2 ～ 3 本の 4.5mm の皮質骨スクリューを用いて骨接合を行う．上前腸骨棘から骨片への刺入と下前腸骨棘から腸骨への固定である．

　CPO では寛骨臼を含む骨片の固定に 2 ～ 3 本のポリ L 乳酸吸収性スクリューを使用する（図 6）．

6 小児の骨盤骨切り術

発育性股関節形成不全加療後に残存した寛骨臼形成不全症は思春期以降に変形性股関節症（股関節症）を発症することが少なくない.

したがって，小児期に形成不全を矯正する補正治療が最も効果的であることはよく知られている（Barrett ら 1986）.

いくつかの手術療法が考案されており，Staheli（1991）はこれを① capsular arthroplasty，② redirectional osteotomy，③ periarticular osteotomy の 3 種のカテゴリーに分類している（図 1）.

このうち，代表的な術式は Salter 骨盤骨切り術に代表される redirectional osteotomy あるいは periarticular osteotomy の 1 つである Pemberton 骨切り術である.

Salter 骨盤骨切り術（Salter pelvic osteomy）は Salter が 1961 年に発表した術式であるが，本法はほかの方法に比べて手技が比較的容易で，適応さえ

誤らなければおおむね良好な成績が得られる.

実際，Salter らは術後 40 年以上の追跡調査（調査時平均年齢 45.8 歳）から，31％の症例に人工股関節全置換術が行われていたが，その他の症例の Harris ヒップスコアは平均 88 点と良好であったと述べている（Thomas ら 2007）.

こうした特徴から，現在では本骨切り術は小児期の骨盤骨切り術として内外で最も普及している術式となっている.

本法は Perthes 病に対する 1 次治療術式として行われることもあるが（Thompson 2011），わが国では発育性股関節形成不全加療後に残存した寛骨臼形成不全症に対する補正治療の標準的術式といっても過言ではない.

発育性股関節形成不全における最も特徴的な病態は寛骨臼全体の形成異常であり，正常股に比べて寛骨臼がより前外側に向き，これは寛骨臼前外

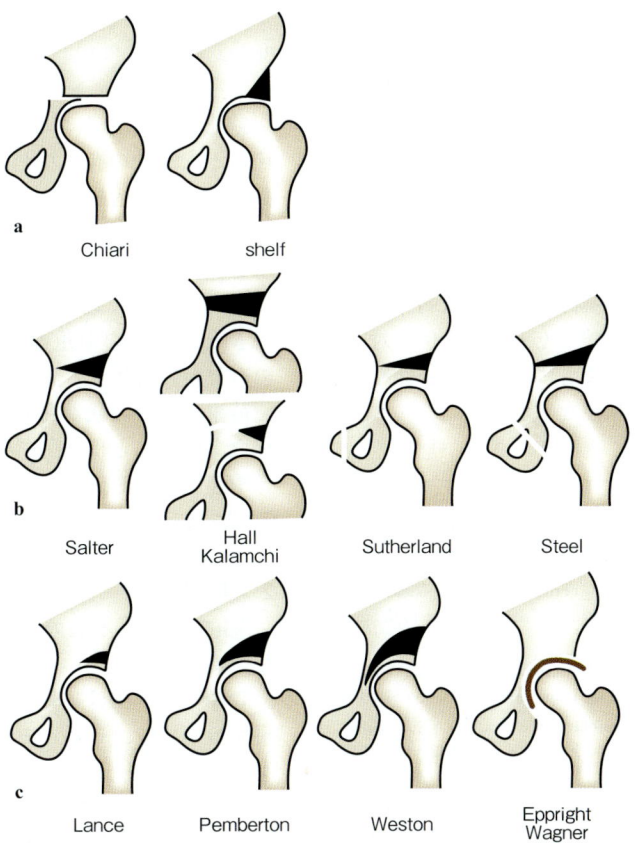

図 1　寛骨臼形成不全症に対する各種矯正術式（Staheli 1991 より）
a: capsular arthroplasty. b: redirectional osteotomy. c: periarticular osteotomy

側の欠損と捉えることもできる（Salter 1961, 1966, Pemberton 1965, Salter ら 1974）.

　Salter 骨盤骨切り術の特徴は, 恥骨結合を軸に寛骨臼を含めた腸骨遠位, 恥骨および坐骨を一塊として前外側および下方に回転し, 寛骨臼の形態あるいは容積を変化させずに大腿骨頭被覆と股関節の求心性を獲得できる点にある.

　こうして求心性を獲得した股関節は安定化し, 寛骨臼荷重面の増加とあいまって生体力学的安定化が得られ, その後の良好な股関節発育が期待できる.

　しかしながら, 著しい大腿骨頭変形例, 大腿骨頚部前捻の強い場合, 求心性を阻害する介在物がみられる場合, 大腿骨頭軟骨が肥厚していわゆるみかけの亜脱臼を呈する場合などでは, 本法単独では求心性や大腿骨頭被覆の改善を図ることはできず, むしろ手術によって亜脱臼がより強くなることがある.

　関節内介在物がある場合は, 介在物の切除が必要となる.

　Pemberton 骨盤骨切り術（Pemberton pelvic osteotomy）（Pemberton 1965）では, 寛骨臼に沿って Y 軟骨部まで骨切りを行い, Y 軟骨部を軸として寛骨臼の方向と形態を変え, 大腿骨頭の被覆や寛骨臼荷重面の増加, 生体力学的正常化が図られることによって, 股関節に求心性と安定性がもたらされる.

　Pemberton 骨盤骨切り術は寛骨臼の方向を変えるだけでなく, 寛骨臼の形態をも変えることとなり, 寛骨臼容積に変化が生ずる.

　そのために Salter 骨盤骨切り術では対応が難しい重度寛骨臼形成不全症や, 6 歳以降の年長児にも対応可能である.

　また, 麻痺性股関節亜脱臼症例に特徴的な大腿骨頭径に対して寛骨臼径が著しく大きい症例に対しても, 寛骨臼形態が変わることによって適合性や求心性が得られるといった利点を有する.

文献

Barrett WP, Staheli LT, Chew DE. The effectiveness of the Salter innominate osteotomy in the treatment of congenital dislocation of the hip. J Bone Joint Surg Am. 1986; 68 : 79-87.

Pemberton PA. Pericapsular osteotomy of the ilium for treatment of congenital subluxation and dislocation of the hip. J Bone Joint Surg Am. 1965; 47 : 65-86.

Salter RB. Innominate osteotomy in the treatment of congenital dislocation and subluxation of the hip. J Bone Joint Surg Br. 1961; 43 : 518-538.

Salter RB. Role of innominate osteotomy in the treatment of congenital dislocation and subluxation of the hip in the older child. J Bone Joint Surg Am. 1966; 48 : 1413-1439.

Salter RB, Dubos JP. The first fifteen year's personal experience with innominate osteotomy in the treatment of congenital dislocation and subluxation of the hip. Clin Orthop Relat Res. 1974; 98 : 72-103.

Staheli LT. Surgical management of acetabular dysplasia. Clin Orthop Relat Res. 1991; 264 : 111-121.

Thomas SR, Wedge JH, Salter RB. Outcome of forty-five years after open reduction and innominate osteotomy for late-presenting DDH. J Bone Joint Surg Am. 2007; 89 : 2341-2350.

Thompson GH. Salter osteotomy in Legg-Calvé-Perthes disease. J Pediatr Orthop. 2011; 31 : 192-197.

A　Salter 骨盤骨切り術

1　手術適応

1. 疾患あるいは病態

　最も多いのは脱臼整復後に残存した遺残性亜脱臼（residual subluxation）や寛骨臼形成不全症に対する補正手術として行われる場合である.

　歩行開始期以降に診断された発育性股関節形成不全例では 1 期的に観血的整復術と併せて行われることもある.

　遺残性亜脱臼例で, 整復後数年経過しても亜脱臼が改善しないものや, 単純 X 線計測上, 寛骨臼角 30°以上, CE 角 5°以下の症例が適応となることが多い.

　適応決定に際しては, Trendelenburg 歩行や股関節の不安定性の有無などの理学所見, X 線所見を的確に評価するとともに, MRI あるいは関節造影で, 大腿骨頭や大腿骨頚部の変形, 関節内介在物の有無, 求心性の回復の程度などを確認する必要がある.

　なお, 適応に迷うものに対しては, T2 強調冠状断 MR 画像での荷重部寛骨臼軟骨内の高信号領域の有無が参考になる.

　荷重部寛骨臼軟骨内に高信号領域が広がっている場合, ほとんどは股関節発育が不良であり, 形成不全や亜脱臼が改善しない（Wakabayashi ら 2011）（図 2, 図 3）.

2. 年　齢

　Salter 自身は本法の適応年齢を 1.5 ～ 6 歳と述べている.

　しかし, 本法は恥骨結合を軸に寛骨臼の方向を変更する術式で, 年齢とともに恥骨結合の柔軟性が低下し寛骨臼の十分な移動が困難となり術後成績もよくない（Salter ら 1974, 香川 1975）.

　本法の至適年齢は 4 ～ 5 歳と考えられる.

　本法による寛骨臼骨片の移動は外側で 10°～ 15°, 前方が 20°～ 25°程度が限界であることから（藤井

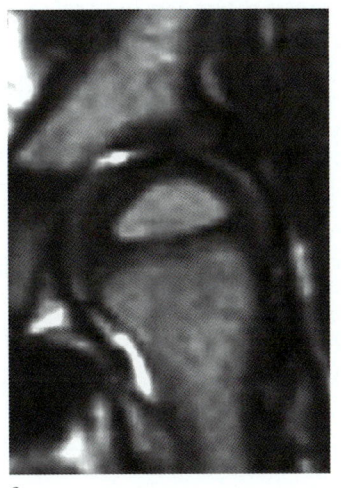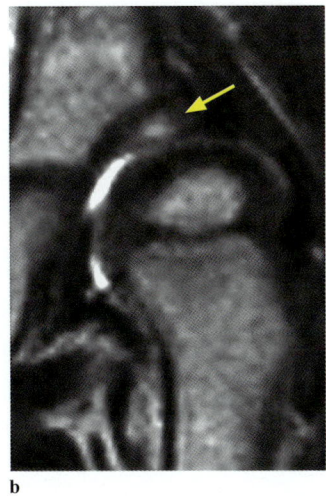

a b

図2　T2強調冠状断MR画像における荷重部寛骨臼軟骨内の高信号領域の有無
a: 荷重部寛骨臼軟骨内に高信号領域のないもの．b: 荷重部寛骨臼軟骨内に高信号領域(矢印)のあるもの．(Wakabayashi 2011 より)

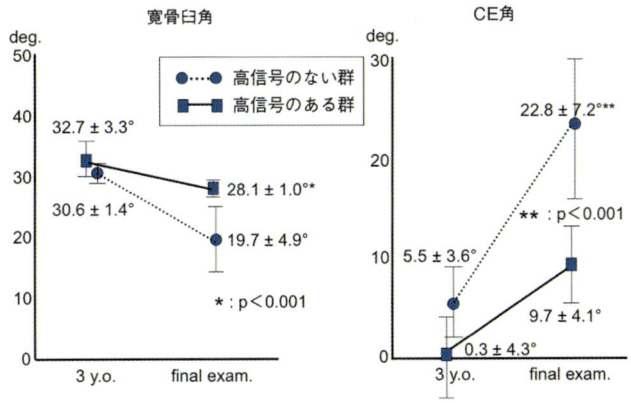

図3　T2強調冠状断MR画像での荷重部寛骨臼軟骨内の高信号領域の有無と寛骨臼の発育
荷重部寛骨臼軟骨内に高信号領域が広がっている場合，ほとんどは股関節発育が不良で寛骨臼形成不全や亜脱臼が改善しない．(Wakabayashi 2011 より)

2007)，6歳以降例や高度な寛骨臼形成不全症では Pemberton 骨盤骨切り術の方がよい適応と考えられる．

文献
藤井敏男．先天性股関節脱臼の遺残性亜脱臼に対する補正手術骨盤骨切り術(Salter法)(日本小児整形外科学会教育研修会　編集：小児整形外科手術テクニック)．メジカルビュー．2007; 36-49.
香川弘太郎．先天股脱に対する骨盤骨切り術　Salter手術．日整会誌．1975; 49 : 507-520.
Salter RB, Dubos JP. The first fifteen year's personal experience with innominate osteotomy in the treatment of congenital dislocation and subluxation of the hip. Clin Orthop Relat Res. 1974; 98: 72-103.

Wakabayashi K, Wada I, Horiuchi O, et al. MRI findings in residual hip dysplasia. J Pediatr Orthop. 2011; 31 : 381-387.

2 ｜ 手術方法

　以下に標準的な手術手技を記す．著者らの行っている手技は多少相違があるので，最後にその違いについても述べる．

1. 体位，消毒など

術側の腰部から殿部に枕を入れ骨盤を挙上する．この際，対側骨盤部に骨盤固定器をあて，骨盤の安定化を図る．骨盤，腹部，術側下肢まで消毒を行い，ドレープで術側骨盤部を覆う．

なお，内転筋腱切離を行う場合は起始部まで消毒野を広げておく．下肢は足袋にて覆う．

2. 皮膚切開

皮膚切開は上前腸骨棘の約2横指近位，外側から始まり，上前腸骨棘の1横指遠位を通り，股関節前面まで達する斜切開で進入する（図4）．

3. 展開

皮下を展開し，上前腸骨棘の遠位内側で外側大腿皮神経を同定しテープで保護する．

次いで，縫工筋と大腿筋膜張筋の筋間にある脂肪組織を目印として表層の筋膜を切開し両筋を内外側に分ける．これによりその深部にある下前腸骨棘と大腿直筋直頭が確認できる．

下前腸骨棘の遠位を展開する際には出血しやすいのでしっかり止血を行う．先ほどの縫工筋と大腿筋膜張筋間の進入部で切開した筋膜をさらに近位へと切開し，外腹斜筋をよけて腸骨稜を展開しておく．

縫工筋は上前腸骨棘軟骨の一部をつけて内側に剥離する．

次に，腸骨稜の骨端部を腸骨中央から上前腸骨棘まで縦切し，骨膜を腸骨内板および外板から剥離する．

腸骨外板側の剥離は，遠位では寛骨臼縁付近，深部はドーム状の大坐骨切痕まで行う．

切痕の手前に骨膜から腸骨への太い栄養血管があらわれるので，十分止血したあと腸骨の血管入口部にボーンワックスを塗布し止血する．

骨膜剥離は腸骨の中枢側1/3を残す程度まで進める．外板からの剥離が完了したら，剥離部にガーゼをつめて止血し，内板側の骨膜剥離に移る．

切痕部まで剥離をするが，こちらの骨膜剥離は容易である．外板側同様，栄養血管が切痕付近にあるので注意する．

大腰筋腱切離を行う場合は，この後，剥離した骨膜の内側で腸骨筋筋膜を切開し腸骨筋を分けてゆく．

深部に大腿神経があらわれるが，さらにその深部に大腰筋があらわれるので，大腿神経に注意して大腰筋腱を同定しこれを切離する（図5）．

切痕部の剥離は大中の剥離鉗子や直角鉗子を使用して丁寧に行う．

切痕の内外側が連続するようにしっかり剥離するが，剥離が不完全であると，骨切りに際して坐骨神経や動脈の損傷をきたす可能性があるので注意を要する．

4. 骨切り

骨切りには原則 Gigli 線鋸を使用する．Gigli 線鋸を大坐骨切痕に通すのはなかなか厄介である．

Salter 筋鉤を切痕の内外側から挿入して先端を重ね，切痕とレトラクター間から Gigli 線鋸を通す方

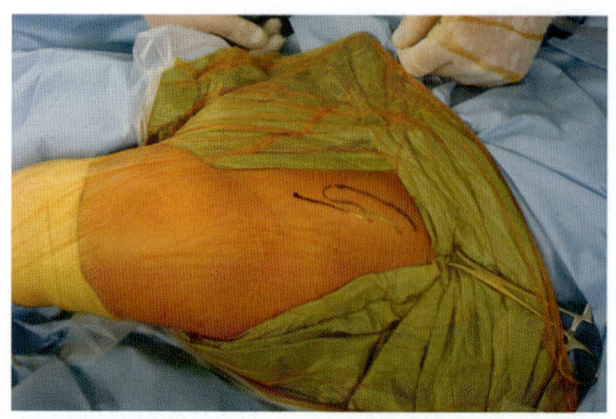

図4　皮膚切開
骨盤，腹部，術側下肢まで消毒を行い，ドレープにて術側骨盤部を覆う．皮切は上前腸骨棘の約2横指近位，外側から始まり，上前腸骨棘の1横指遠位を通り，股関節前面まで達する斜切開にて進入する．

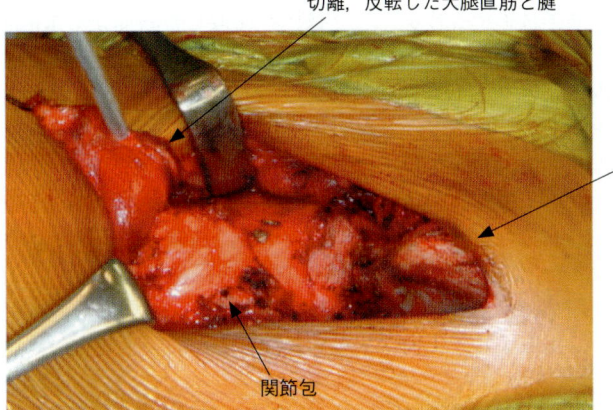

切離，反転した大腿直筋と腱

骨膜を剥離した腸骨

関節包

a

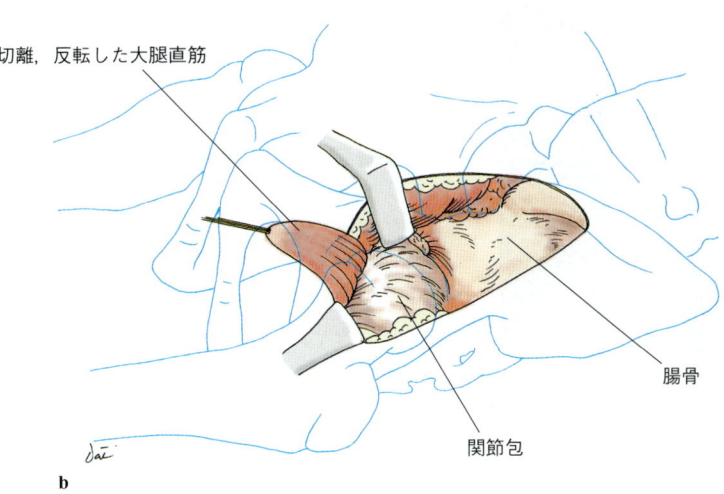

切離，反転した大腿直筋

腸骨

関節包

b

図5 腸骨内板と腸骨外板からの骨膜の剥離，関節包の展開と大坐骨切痕部の展開シェーマ

腸骨稜の骨端部を腸骨中央から上前腸骨棘まで縦切し，骨膜を腸骨内板および外板から剥離する．腸骨外板側の剥離は，遠位では寛骨臼縁付近，深部はドーム状の大坐骨切痕まで行い，中枢側1/3を残す程度まで進める．外板からの剥離が完了したら，剥離部にガーゼをつめて止血し，内板側の骨膜剥離に移る．内板，外板側とも，栄養血管が切痕部付近にあるので注意する．

大坐骨切痕部の剥離は大中の剥離鉗子や直角鉗子を使用して丁寧に行う．切痕の内外側が連続するようにしっかり剥離するが，剥離が不完全であると，骨切りに際して坐骨神経や血管の損傷をきたす可能性がある．なお，aでは脱臼整復を合併したことから，大腿直筋腱を切離，反転し関節包を露出させている．

法（藤井2007），鉗子先端にループ状にしたテフロンテープを数mm出して挟み，これを切痕に通して反対側から引き出した後，テープにGigli線鋸を結んで通す方法（香川1975）などがある．

骨切りは大坐骨切痕から下前腸骨棘の近位にかけて，腸骨に直角に行う．骨切りに先立って，骨切り部の近位および遠位を骨鉗子にて把持しておく．

骨切りが完了したら遠位骨片を前方，外方，下方に移動させる．術者は鉗子を前外下方に引っ張りながら骨片の移動を行う．

この際，いわゆる術側下肢に対してSalter maneuverを行うと骨片の移動が容易となる．Salter maneuverとは，プロレスリングの技である「4の字固め」のような肢位で，膝を屈曲させて足部を対側

下肢の上に乗せ，膝を下に押さえる手技をいう（図6）．

　なお，近位骨片が動かぬよう，助手は近位骨片を挟んだ鉗子を把持して固定する．骨片の移動が不十分な時は，切痕部の遠位骨片に内外側からレトラクターを掛けて，遠位骨片を押し出す．

　これによって遠位骨片の後方端（切痕部）が近位骨片の骨切り断面の前外側によりいっそう移動する．

5. 固　定

　固定用の移植骨片を近位腸骨から採取する．上前腸骨棘を含めた全層の楔状骨片を採取し，軟骨を切除した後，開大した骨切り部に挿入する．

　骨片を採取した断面から Kirschner 鋼線（K-wire）数本で移植骨片および骨切り部を固定する（図7a）．なお，しっかりした固定を行う上では，鋼線の先端は Y 軟骨を貫通させるとよい．

　最後に単純 X 線像あるいは X 線透視にて，骨片の移動状況や K-wire の位置を確認する（図7b）．

　この場合，術側の閉鎖孔が小さくみえるのは良好な遠位骨片の移動が起こっている証左である（図8）．

　骨切り部にドレーンを入れ，縦切した骨端部，剥離した縫工筋，筋膜を縫合し，皮膚縫合する．

6. 後療法

　術後は股関節を軽度屈曲，外転，内旋位として6週間の股関節スパイカキャスト（hip spica cast）固定を行う．

　その後は可動域訓練や立位歩行訓練に移行する．

●著者らの手技との違い

　1）腸骨から骨膜を剥離する際，骨盤の変形を予防すべく腸骨稜骨端部は縦切せず，内外骨膜は骨端部のすぐ直下で腸骨内外板から剥離している．

　2）移植骨片の採取も骨盤の変形予防のため行っていない．その代替として，骨切り部には三角形のハイドロキシアパタイトを挿入している（図7a）．

　3）ピンの脱落が少なく，骨片の良好な固定性を得る目的で中央数 cm にわたってスレッドのある宮坂ピンを固定に使用していたが（図7a），近年宮坂ピンが製造中止されたため，現在は K-wire で固定

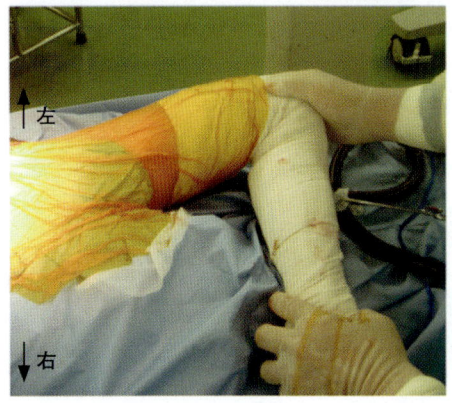

図6　Salter maneuver
術側の膝を屈曲させて足部を対側下肢の上に乗せ，膝を下に押さえる手技をいう．これによって，骨片の開大，移動が容易となる．骨切り術と併せて脱臼整復を行う場合は関節包を切開するため本手技は施行できない．

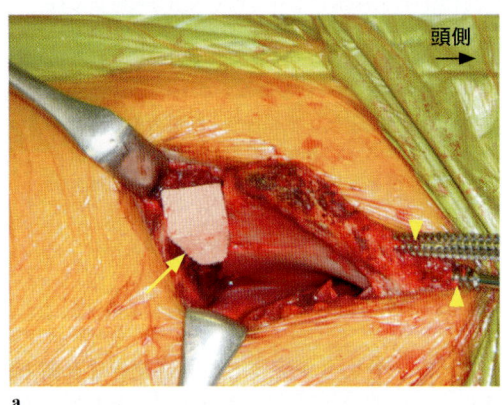 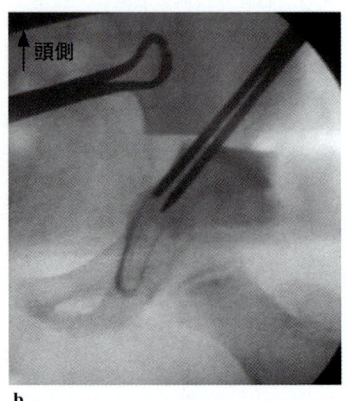

a　　　　　　　　　　　　　　　　　　　　b

図7　遠位骨片の移動と K-wire による固定
a: 骨切りが完了したら遠位骨片を前方，外方，下方に移動させる．開大した骨切り部に移植骨片を挿入したのち，K-wire 数本で移植骨片および骨切り部を固定する．鋼線の先端は Y 軟骨を貫通させる．著者らは移植骨片の代用として三角形のハイドロキシアパタイト（矢印）を使用している．また，固定には宮坂ピンを（矢頭）2 本使用している（現在は K-wire）．b: 単純 X 線像あるいは X 線透視により骨片の移動状況や固定器具の位置を確認する．

している．

文献
藤井敏男. 先天性股関節脱臼の遺残性亜脱臼に対する補正手術骨盤
　　骨切り術（Salter法）（日本小児整形外科学会教育研修会　編集：
　　小児整形外科手術テクニック）. メジカルビュー. 2007; 36-49.
香川弘太郎. 先天股脱に対する骨盤骨切り術　Salter手術. 日整会誌.
　　1975; 49 : 507-520.

3 ｜ 症　例 （図 8）

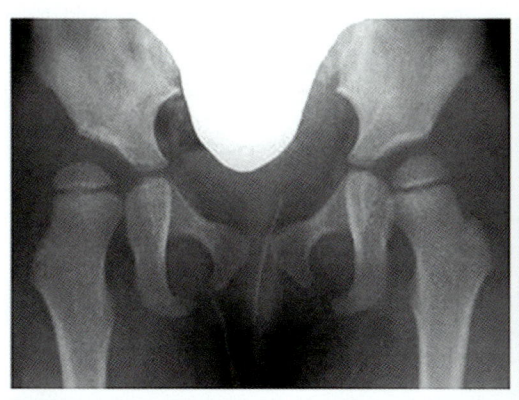

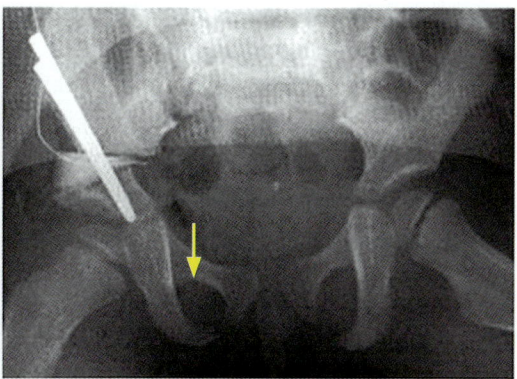

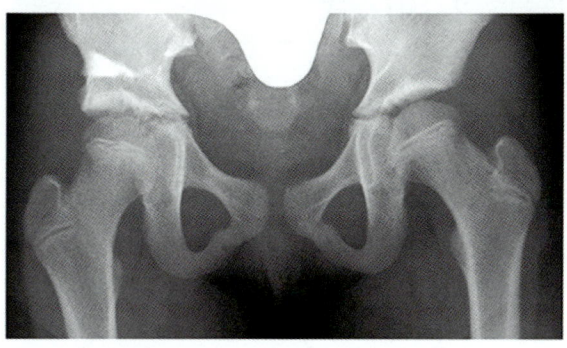

図 8　Salter 骨盤骨切り術
4 歳，女児．a: 右股関節には亜脱臼と寛骨臼形成不全を認め，Shenton 線の途絶がみられる．b: Salter 骨盤骨切り直後の
単純 X 線像で術側の閉鎖孔（矢印）が小さくみえる．良好な遠位骨片の移動が得られている目安となる．c: 術後 6 年．良
好な大腿骨頭の被覆と股関節の安定性が得られている．

B ｜ Pemberton 骨盤骨切り術

1965 年に Pemberton が報告した術式で，発育性
股関節形成不全や Perthes 病などに用いられる手術
である．

内固定材が不要な点が Salter 骨盤骨切り術（Salter
1961）との相違点の 1 つである．

Pemberton は，本術式が対象とする股関節脱臼や
亜脱臼では，大腿骨頭に対して寛骨臼が相対的に大
きいことが多いため，Salter 骨盤骨切り術のように
寛骨臼全体を回旋させるよりは，寛骨臼の上部が大
腿骨頭をくるむように変化させるほうがより安定し
た関節を形成できると考えた．

また，寛骨臼直上の関節包付着部から後方の Y
軟骨まで関節包付着部に沿った骨切りを行うこと
で，骨折を生じさせずに骨片を下方および外方にし
ならせて移動させ，大腿骨頭を包み込むことが可能
であるとした（Pemberton 1965）．

文献
Pemberton PA. Pericapsular osteotomy of the ilium for treatment of
　　congenital subluxation and dislocation of the hip. J Bone Joint Surg
　　Am. 1965; 47 : 65-86.
Salter RB. Innominate osteotomy in the treatment of congenital dislocation
　　and subluxation of the hip. J Bone Joint Surg Br. 1961; 43 : 518-539.

1 | 適 応

Pemberton は保存的治療で整復不能であった発育性股関節形成不全や，寛骨臼と大腿骨頭の大きさに不均衡があり適合性が不良である例が対象で，年齢的には1歳以降，もしくは歩行開始後以降から，Y軟骨の可塑性が残存している年齢まで（12〜14歳ごろ）としている（Pemberton 1965）．

また，発育性股関節形成不全に対し，本法単独または本法と観血的整復術を施行し平均5年間経過観察した結果を報告し，7歳以下では良好な成績が得られたと述べている（Pemberton 1965）．

適応年齢については，本法を他の術式と併用で行い7歳以上の症例でも良好な成績が得られたという報告もある（Vedantam ら 1998，Wada ら 2003）．

Wu らは1歳6か月から3歳の発育性股関節形成不全に対し本法と観血的整復術の合併手術を行い，手術により大腿骨頭の下方への移動が大きい症例ほど術後に大腿骨頭壊死症が認められる確率が高いことを報告した（Wu ら 2010）．

わが国では発育性股関節形成不全に対しては Salter 骨盤骨切り術が行われることが多い．

重症の Perthes 病に対して大腿骨内反骨切り術と併用して施行されたり，Down 症や麻痺性股関節脱臼に行われたりすることがある（Woolf ら 2003，Wen ら 2020）．

文献
Pemberton PA. Pericapsular osteotomy of the ilium for treatment of congenital subluxation and dislocation of the hip. J Bone Joint Surg Am. 1965; 47 : 65-86.

Vedantam R, Capelli AM, Schoenecker PL. Pemberton osteotomy for the treatment of developmental dysplasia of the hip in older children. J Pediatr Orthop. 1998; 18 : 254-8.

Wada A, Fujii T, Takamura K, et al. Pemberton osteotomy for developmental dysplasia of the hip in older children. J Pediatr Orthop. 2003; 23 : 508-13.

Wen J, Liu H, Xiao S, et al. Mid-term clinical result of femoral varus osteotomy combined with Pemberton osteotomy in treating spastic hip subluxation. J Pediatr Orthop B. 2020; 29: 523-529.

Woolf SK, Gross RH. Posterior acetabular wall deficiency in Down syndrome. J Pediatr Orthop. 2003; 23 : 708-713.

Wu KW, Wang TM, Huang SC, et al. Analysis of osteonecrosis following Pemberton acetabuloplasty in developmental dysplasia of the hip: long-term results. J Bone Joint Surg Am. 2010; 92 : 2083-2094.

2 | 術 式

仰臥位で，Smith-Petersen 進入法で行う．

下前腸骨棘直上から後方の Y 軟骨まで，関節包付着部と平行に弯曲状の骨切りを行う（図1）．

腸骨外板側と内板側それぞれから骨切りを後方へ

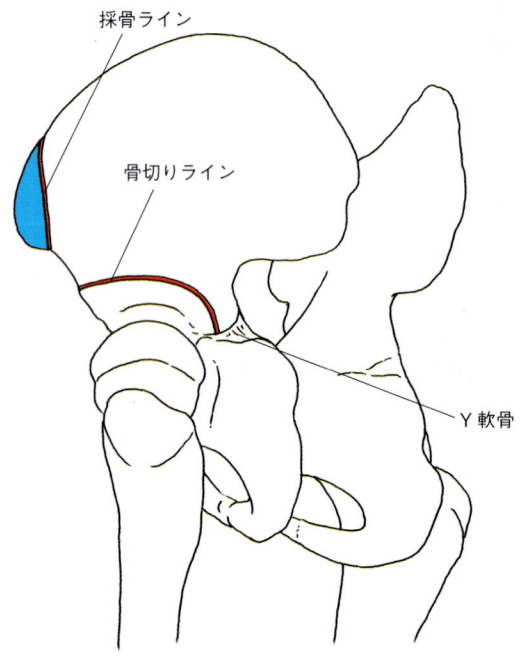
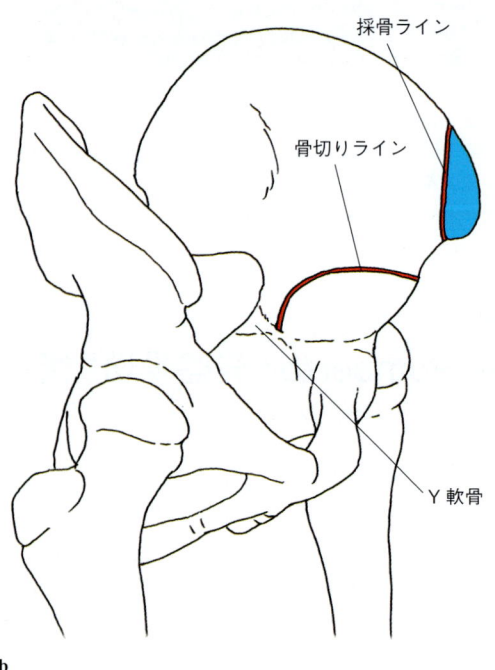

a   b

図1 **Pemberton 骨盤骨切り術における骨切りライン**
a: 外側からみた図．下前腸骨棘直上から後方の Y 軟骨まで，関節包付着部と平行に弯曲状の骨切りを行う．
b: 内側からみた図．腸骨翼前方から上前腸骨棘を含め採骨を行う．

進める．後方では坐骨切痕に切り込まないように注意し，坐骨切痕の前縁と寛骨臼の後方との中央部分に到達するように骨切りを進めるとよい．

遠位骨片を引き下げて，腸骨翼前方から上前腸骨棘を含めて採取した移植骨を挿入する（図2）（Pemberton 1965）．

なお，Pemberton 骨盤骨切り術と同じく腸骨の

不全骨切りを行う術式に Dega 骨盤骨切り術がある（Dega 1974，Grudziak ら 2001）．

本法は，腸骨外板側から内板側へと向けてノミを入れて骨切りを行う．

外板側からみた骨切りラインが下前腸骨棘直上から弯曲状に後方へ向かうことは Pemberton 骨盤骨切り術と同様であるが，骨切りを坐骨切痕の 1〜1.5cm 前方までとし，Y 軟骨にいたらない点が違いである．

Pemberton 骨盤骨切り術では，骨切りが Y 軟骨にいたること，および Y 軟骨がヒンジとなって骨片が移動することが，Y 軟骨の早期閉鎖につながる可能性を示唆した報告がある（Plaster ら 1991）．

それに対し Dega 骨盤骨切り術では，骨片の移動の支点（ヒンジ部）が Y 軟骨に限局せず Y 軟骨を損傷する危険性が Pemberton 骨盤骨切り術よりも少ない可能性が考えられる（Grudziak ら 2001）．

文献
Dega W. Transiliac osteotomy in the treatment of congenital hip dysplasia. Chir Narzadow Ruchu Ortop Pol. 1974; 39 : 601-613.

Grudziak JS, Ward WT. Dega osteotomy for the treatment of congenital dysplasia of the hip. J Bone Joint Surg Am. 2001; 83 : 845-854.

Pemberton PA. Pericapsular osteotomy of the ilium for treatment of congenital subluxation and dislocation of the hip. J Bone Joint Surg Am. 1965; 47 : 65-86.

Plaster RL, Schoenecker PL, Capelli AM. Premature closure of the triradiate cartilage: a potential complication of pericapsular acetabuloplasty. J Pediatr Orthop. 1991; 11 : 676-678.

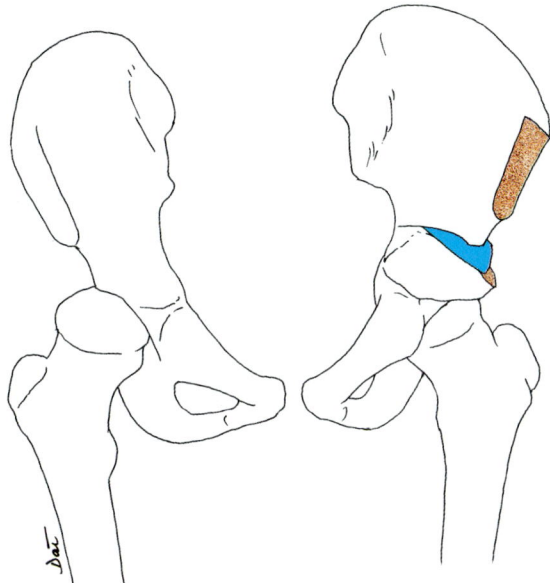

図2　骨片の移動・移植骨の挿入
遠位骨片を引き下げて，腸骨翼前方から上前腸骨棘を含めて採取した移植骨を挿入する．

3 ｜ 症　例（図3）

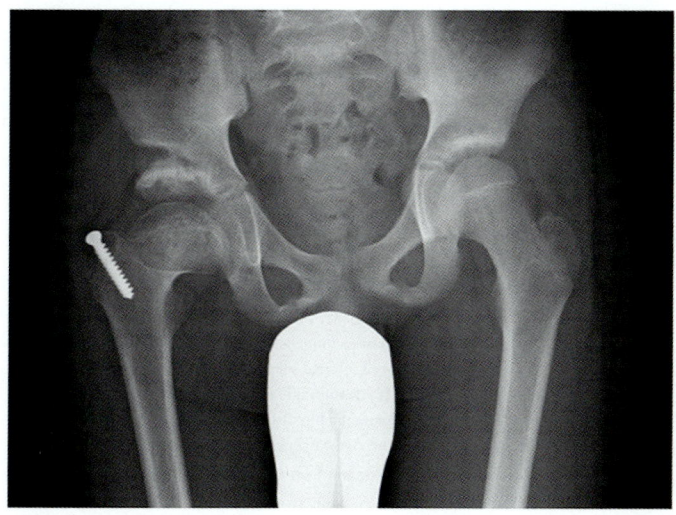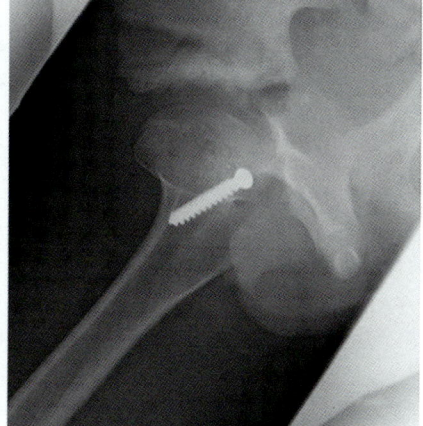

a　　　　　　　　　　　　　　　　　　　　　b

図3　右発育性股関節形成不全に対する Pemberton 骨盤骨切り術
11歳，男児．a: 両股関節単純 X 線正面像．b: 右股関節 Lauenstein 像．Pemberton 骨盤骨切り術と大転子高位を予防するためのスクリュー挿入術を施行した．

2 股関節鏡手術

股関節鏡手術（arthroscopic surgery of the hip）の臨床応用は，1939年にわが国の高木が報告したのが最初である．その後1980年代になって鏡視下手術の報告も散見されるようになった．1980年にVakilifらは，人工股関節全置換術（THA）におけるセメント破片の鏡視下摘出例について報告している．

わが国では井手ら（1985）の急速破壊型股関節症に対する滑膜切除術の報告や，Ueoら（1990）による関節唇断裂に対する鏡視下部分切除術，Okadaら（1989）による滑膜骨軟骨腫症に対する腫瘍摘出術の報告などがある．すなわち，1980年代が股関節鏡視下手術の始まりといえる．

1990年代に入ると，鏡視のみでなく鏡視下手術として，関節唇部分切除，関節遊離体摘出，変形性股関節症（股関節症）に対するデブリドマン（debridement）などが行われるようになった（Ideら1991，Villar 1991，Glick 1993）．

そして，21世紀になり，水中での使用が可能な電気凝固メスの開発によって，出血の少ない鮮明な視野のなかで確実な手術操作が可能となった．

また，Ganzらによって大腿骨寛骨臼インピンジメント（femoroacetabular impingement: FAI）の基礎となる概念が提唱され（Ganzら2003），関節唇損傷が，変性や外傷だけでなく，FAIでも起こりうることが明らかになった．

関節唇損傷治療に対する関心が高まり，関節唇アンカー縫合インプラントの開発などにより，関節唇損傷の治療がデブリドマンから修復へとシフトした（Kellyら2005）．

その後，関節唇損傷が多く認められる寛骨臼形成不全症や関節包弛緩でも，関節鏡視下縫合が試みられてきている．

FAIのcam病変に対する骨軟骨形成術が可能となるインスツルメント開発により，FAI治療では，surgical dislocationよりも股関節鏡手術の方が多く行われるようになっている．

FAIでは，関節軟骨損傷を合併することがある．特にcam病変では寛骨臼軟骨の損傷が多い．

一方，急性外傷で起こる関節軟骨損傷は大腿骨頭側に多い．これらは難治性で，膝の同様の病変に対して行われているmicrofracture，フィブリン糊，自家骨軟骨移植，他家骨軟骨移植，組織工学的に作製したスカフォールドを用いた自己軟骨細胞移植，などが用いられるようになっている（Akhtar

ら2024）．

大腿骨頭靱帯断裂も診断の難しい股関節病変で，変性断裂や大腿骨頭窩剥離骨折などがあり，股関節鏡で診断および治療が行える（Kashiwagiら2001，Byrdら2004）．

靱帯再建術も試みられているが，デブリドマンのみで十分な除痛効果がえられるとされている（de SAら2014）．

関節内遊離体摘出や化膿性股関節炎にも股関節鏡手術は有用である．

また，股関節鏡を用いた手術は，関節外の病変に対して応用され 中殿筋断裂（Voosら2007），deep gluteal syndrome（Martinら2011），下前腸骨棘周囲の病変（Hetsroniら2012），腸腰筋の弾発（Ilizaliturriら2009）などさまざまな病態の診断や治療に用いられている．

文献

Altenberg AR. Acetabular lateral tears: a cause of hip pain and degenerative arthritis.South Med J. 1977; 70 : 174-175.

Byrd JWT, Jones KS. Traumatic rupture of the ligamentum teres as a source of hip pain. Arthroscopy. 2004; 20 : 385-391.

de SA D, Phillips M, Philippon MJ, et al. Ligamentum teres injuries of the hip: a systematic review examining surgical indications, treatment, options and outcomes. Arthroscopy. 2014; 30: 1634-1641.

Dorfman H, Boyer T, Henry P, et al. A simple approach to hip arthroscopy. Arthroscopy. 1988; 4 : 141-142.

Ganz R, Parvizi J, Beck M, et al. Femoroacetabular impingement: a cause for osteoarthritis of the hip. Clin Orthop Relat Res. 2003; 417: 112-120.

Glick JM. Hip arthroscopy. Lateral approach (Parisien JS ed: Therapeutic Arthroscopy). Raven Press. 1993; 22.1-22.10.

Hetsroni I, Larson CM, Dela Torre K, et al. Anterior inferior iliac spine deformity as an extra-articular source for hip impingement: a series of 10 patients treated with arthroscopic decompression. Arthroscopy. 2012; 28: 1644-1653.

井手隆俊, 赤松功也, 中島育昌. 急速破壊型股関節症の股関節鏡ならびに手術所見. 中部整災誌. 1985; 28 : 1592-1594.

Ide T, Akamatsu N, Nakajima I. Arthroscopic surgery of the hip joint. Arthroscopy. 1991; 7 : 204-211.

Ilizaliturri VM Jr, Chaidez C, Villegas P, et al. Prospective randomized study of 2 different techniques for endoscopic iliopsoas tendon release in the treatment of internal snapping hip syndrome. Arthroscopy. 2009; 25: 159-163.Kashiwagi N, Suzuki S, Seto Y. Arthroscopic treatment for traumatic hip dislocation with avulsion fracture of the ligamentum teres. Arthroscopy. 2001; 17: 67-69.

Johnson LC. Diagnostic and Surgical Arthroscopy. CV Mosby. 1981; 405-411.

Kashiwagi N, Suzuki S, Seto Y. Arthroscopic treatment for traumatic hip dislocation with avulsion fracture of the ligamentum teres. Arthroscopy. 2001; 17: 67-69.

Kelly BT, Weiland DE, Schenker ML, et al. Arthroscopic labral repair in the hip: surgical technique and review of the literature. Arthroscopy. 2005; 21: 1496-1504.

Martin HD, Shears SA, Johnson JC, et al. The endoscopic treatment of sciatic nerve entrapment/deep gluteal syndrome. Arthroscopy. 2011; 27: 172-181.

Okada Y, Awaya G, Ikeda T, et al. Arthroscopic surgery for synovial chondromatosis of the hip. J Bone Joint Surg Br. 1989; 71 : 198-199.

Phillippon MJ, Schenker ML. Arthroscopy for the treatment of femoroacetabular impingemet in the athlete. Clin Sports Med. 2006; 25 : 299-308.

Sampson TG. Arthroscopic treatment of femoroacetabular impingement. Technique in Orthopaedics. 2005; 20 : 56-62.

高木憲次. 関節鏡. 日整会誌. 1939; 14 : 359-384.

Ueo T, Suzuki S, Iwasaki R, et al. Rupture of the labra acetabularis as a cause of hip pain detected arthroscopically, and partial limbectomy for successful pain releif. Arthroscopy. 1990; 6 : 48-51.

Vakilif S, Warren RF. Entrapped foreign body within the acetabular cup in THR. Clinical Orthop Relat Res. 1980; 150 : 159-162.

Villar RN. Arthroscopic debridement of the hip: A minimally invasive approach to osteoarthritis. J Bone Joint Surg Br. 1991; 73 : 170-171.

Voos JE, Rudzki JR, Shindle MK, et al. Arthroscopic anatomy and surgical techniques for peritrochanteric space disorders in the hip. Arthroscopy. 2007; 23: 1246. e1-5.

1 ┃ 適　応

関節鏡手術の適応となる疾患は，主に関節内病変である股関節唇損傷と FAI である．

pincer 病変の関節唇は変性断裂が多く，cam 病変は，寛骨臼軟骨の剥離損傷が多い．

関節唇縫合はデブリドマンよりも成績が良いという報告もあるが（Larson ら 2012），変性関節唇は縫合しても疼痛残存する傾向にあり，一律に縫合がいいとは言えない（Haddad ら 2014）．

腸脛靱帯を用いた関節唇再建術で，競技復帰が高いとの報告もあるが，短期成績しかなく，関節裂隙 2mm 以上狭小例は人工関節手術を要している（Geyer ら 2013）．

関節軟骨損傷に対しては，各種の手技や材料を使用して治療が試みられている．

85% に寛骨臼 wave sign が見られた FAI で microfracture とフィブリン糊で修復した second look で wave sign が 15％まで低下していたとの報告もあるが（Arriaza ら 2020），症例数も少なく，他の縫合術や間葉系幹細胞を使用した治療などの報告も含めて有効性を示すエビデンスレベルが低い（Itha ら 2024）．

一方，microfrature 後に I/III 型コラーゲンを移植する autologous matrix-induced chondrogenesis （AMIC）で，短期の自記式スコアの改善と再手術率低下を示す結果が示されている（Mahatme ら 2024）．

cam 病変の切除において，再手術の最大の要因は不十分な病変切除で，術中に適切な方向からの X 線透視と病変部位の同定が重要である（Ross ら 2014）．

関節遊離体は股関節鏡手術のよい適応であるが，滑膜骨軟骨腫症の完全摘出は難しく，関節包切開に工夫を要する（Liu ら 2020）．

遊離体を完全に切除し，再発防止にも surgical dislocation が有用との報告もある（Fang ら 2021）．

色素性絨毛結節性滑膜炎に対する滑膜切除術も良好な中期成績が報告されている（Nazal ら 2020，Tang ら 2022）．しかし，後方にまで広範に病変が広がる場合には関節鏡で切除しきれず，open surgery も検討すべきである．

急性期の化膿性股関節炎で関節外に感染が広がっていない時期には関節鏡ドレナージが適応される．

変形性股関節症に対する股関節鏡を用いたデブリドマンは，低侵襲で一時的に疼痛などの改善はみられるが（Villar ら 1991），進行例には人工関節全置換術を要する確率が高く（Kemp ら 2015），積極的には勧められていない．

股関節鏡手術は，寛骨臼形成不全症に対して単独では適応がなく，寛骨臼回転骨切り術〔（rotational acetabular osteotomy（RAO）や periacetabular osteotomy（PAO）〕を検討すべきである．

寛骨臼後捻例に対する臼縁切除は，寛骨臼の後方欠損による不安定性を悪化させるため適応すべきでない．

関節内病変を治療するための骨盤または大腿骨骨切り術の補助として使用されることがある．しかしながら，PAO における関節鏡手術併用の有無で割り振ったランダム比較試験で，関節鏡手術の臨床効果は認められなかった（Beaulé ら 2024）．

文献

Arriaza CR, Sampson TG, Olivos Meza A, et al. Findings on repaired full-thickness acetabular articular cartilage defects during revision hip arthroscopy allowing a second look. J Hip Preserv Surg. 2020; 7: 122-129.

Beaulé PE, Verhaegen JCF, Clohisy JC, et al. The Otto Aufranc Award: Does Hip Arthroscopy at the Time of Periacetabular Osteotomy Improve the Clinical Outcome for the Treatment of Hip Dysplasia? A Multicenter Randomized Clinical Trial. J Arthroplasty. 2024 May（in press）

Domb BG, Gui C, Lodhia P. How much arthritis is too much for hip arthroscopy: a systematic review. Arthroscopy. 2015; 31: 520-529.

Fang S, Li H, Wang Y, et al. Surgical hip dislocation for treatment of synovial chondromatosis of the hip. Int Orthop. 2021; 45: 2819-2824.

Geyer MR, Philippon MJ, Fagrelius TS, et al. Acetabular labral reconstruction with an iliotibial band autograft: outcome and survivorship analysis at minimum 3-year follow-up. Am J Sports Med. 2013; 41: 1750-1756.

Haddad B, Konan S, Haddad FS. Debridement versus re-attachment of acetabular labral tears: A review of the literature and quantitative analysis. Bone Joint J. 2014 Jan;96-B(1):24-30.

Itha R, Vaishya R, Vaish A, et al. Management of chondral and osteochondral lesions of the hip : A comprehensive review. Orthopadie (Heidelb). 2024; 53: 23-38.

Kemp JL, MacDonald D, Collins NJ, et al. Hip arthroscopy in the setting of hip osteoarthritis: systematic review of outcomes and progression to hip arthroplasty. Clin Orthop Relat Res. 2015; 473: 1055-1073.

Larson CM, Giveans MR, Stone RM. Arthroscopic debridement versus refixation of the acetabular labrum associated with femoroacetabular impingement: mean 3.5-year follow-up. Am J Sports Med. 2012; 40: 1015-1021.

Liu Y, Li J, Ma N, et al. Arthroscopic treatment of synovial chondromatosis of hip joint. J Orthop Surg Res. 2020; 15: 405.

Mahatme RJ, Lee MS, Fong S, et al. Autologous Matrix-Induced Chondrogenesis for the Treatment of Hip Acetabular Chondral Lesions Demonstrates Improved Outcomes: A Systematic Review. Arthroscopy. 2024 May (in press)

Nazal MR, Parsa A, Gibbs JS, et al. Mid-Term Results of Arthroscopic Synovectomy for Pigmented Villonodular Synovitis of the Hip. Arthroscopy. 2020; 36: 1587-1598.

Ross JR, Bedi A, Stone RM, et al. Intraoperative fluoroscopic imaging to treat cam deformities: correlation with 3-dimensional computed tomography. Am J Sports Med. 2014; 42: 1370-1376.

Tang HC, Sadakah M, Wirries N, et al. Outcomes of arthroscopic management for pigmented villonodular synovitis of the hip. Arch Orthop Trauma Surg. 2022; 142: 2811-2818.

Villar RN. Arthroscopic debridement of the hip: A minimally invasive approach to osteoarthritis. J Bone Joint Surg Br. 1991; 73: 170-171.

2 | 基本手技

1. 麻酔と体位

　全身麻酔あるいは腰椎麻酔で手術は可能であるが，鏡視下手術になると手術時間が長くなることが多く，患者の負担を考えると全身麻酔が望ましい．

　体位は仰臥位で，牽引手術台を用いて，股関節は10°屈曲，10°外転，内外旋は中間位として行う方法が代表的である．

　内外転を中間位で軽度内旋させて行う方法などもある．

　患肢の牽引は関節裂隙が1cm程度開いているのをX線透視で確認しながら行い，過度な牽引にならないように注意する．

　牽引力について，赤松らは関節穿刺をする時点では20〜40kgが必要であったとしているが（赤松ら1994），Byrdらは過牽引による合併症を避けるために25〜50lb（11〜23kg）にとどめるべきと報告している（Byrdら2001）．

　いずれにせよ，術中の各手順において必要最低限の牽引力であることを適宜確認することが大切である（☞ p.262）．

2. 使用する関節鏡

　使用する関節鏡本体は，膝関節あるいは肩関節で使用するものと同様である．まず，直視鏡で鏡視を開始し，関節内のオリエンテーションを行ってから30°あるいは70°の斜視鏡を用いて手術を行う．

　外套管は，スペースが狭いため，直径4.5mm程度のものを最初に用い，アダプターを脱着することにより長さを調節できるシステムが有用である（☞ p.262）．

　必要に応じてより太い外套管を用いるが，関節唇縫合などでは，直径8mm程度のプラスティック製のカニューレを使用することもある．

　また，手術器具によっては，外套管を通過できないか，あるいは短くて外套管を使用できないことがある．その際には，半円筒形の金属性ハーフパイプを用いると器具の出し入れが容易となる．

　股関節鏡手術では，1度作製したポータルを，できるだけ維持することが必要であり，外套管を挿入したままで，これを通して手術器具を出し入れすることが重要となる．

　井手が開発した渡辺式21号CLM 4.0型を使用したシステムは，この考え方から作製されたものであり，現在では，Smith & Nephew社，Stryker社の股関節鏡システムなどがある．

　使用する手術器具としては，ヘルニア鉗子など外套管を通過するような先が小さく長い鉗子類が有用で，電気凝固メス（Mitek社VAPRシステム，Smith & Nephew社WEREWOLFシステムなど）と電動シェーバー（CONMED社リンバテック・シェーバーシステムなど）は必需品である．

3. ポータルの作製

　ポータルの種類は，前方，前外側，外側ポータルを使う井手の3方向同時進入法（3ポータル法）（Ideら1991），anterior, anterolateral, posterolateral の3ポータルを使うByrdら（2001）の進入法が代表的な進入法である（☞ p.264，図5，p.265，図6）．

　穿刺は，透視下に21Gのカテラン針や，ガイドワイヤーを通すことができる17Gの脊椎針を用いて行う．

　穿刺の際に，関節内の陰圧が解除され空気が流入していく様子を透視で確認することで，確実に関節腔内に穿刺できていることを確認する．

　続いてガイドワイヤーに沿って金属カニューレを関節内に刺入するが，この時に関節軟骨を損傷しないように注意する．

　ポータルの作製順序としては，関節包に比較的余裕のある外側ポータルや anterolateral portal を始め

に作製し，鏡視を行いながらその他のポータルを作製すると簡便である．

文献
Byrd JW. Hip arthroscopy. The supine position. Clin Sports Med. 2001; 20: 703-731.
Ide T, Akamatsu N, Nakajima I, et al. Arthroscopic surgery of the hip joint. Arthroscopy. 1991; 7 : 204-211.

3　実際の手術方法と適応疾患

1. 鏡視下関節唇部分切除・縫合術

（関節唇断裂，FAI）

部分切除術：断裂した関節唇を電気凝固メスやシェーバーなどで部分的に切除するもので（図 1），比較的安定した成績が期待できる（Santori ら 2000）．

しかし，関節唇縫合により関節唇の機能が，ある程度は回復させられる可能性が示され（Utsunomiya ら 2020），また，部分切除術は，関節唇縫合術に比べて長期成績が劣ることが報告された．

現在，その適応は少なくなっている（Kucharik ら 2022）．

縫合術：断裂した関節唇を寛骨臼縁にスーチャーアンカーを用いて縫合する（Murphy ら 2006）（図 2）．

縫合が困難なほどに変性が進んだ関節唇断裂に対しては，腸脛靱帯を用いて関節唇を再建するなどの方法が報告されている（Kim ら 2024）．

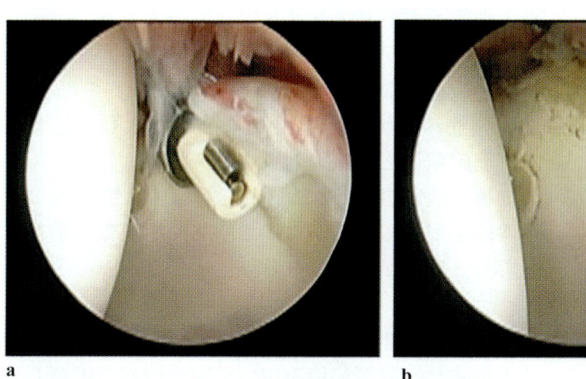

a

b

図1　鏡視下関節唇部分切除術
a: 電気凝固メスによる断裂した関節唇と炎症性滑膜の切除．
b: 切除後の寛骨臼縁．

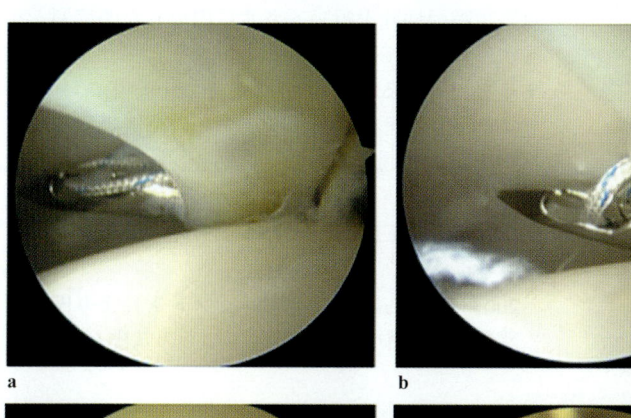

a

b

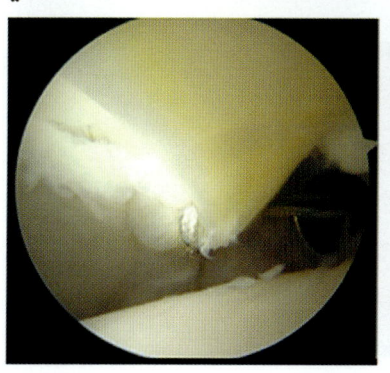

c

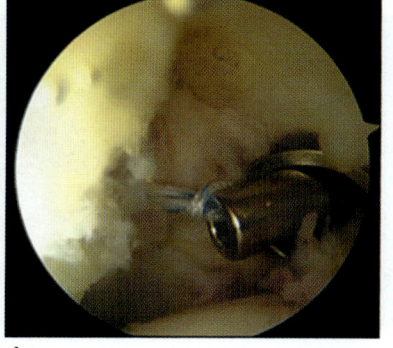

d

図2　鏡視下関節唇縫合術
a: ペネトレーターで関節唇に縫合糸をかける．
b: 縫合糸を関節唇の外側に引き出す．
c: 関節唇を寛骨臼縁の外へ引き上げる．
d: ノットプッシャーで縫合する．

また，関節軟骨に大きな損傷を認めた場合は microfracture を併用することも有用である（Crawford ら 2006）．

一方，欧米に比べて寛骨臼形成不全症の有病率の多いわが国においては，寛骨臼の被覆が不十分なことにより生じたと考えられる関節唇断裂も多く，このような場合には，①関節唇縫合が根本的な治療になり得るのかどうか，②股関節鏡手術による侵襲が寛骨臼形成不全症の自然経過を早めることにならないか，を十分に吟味して治療法を選択する必要がある．

現在のところ境界型より重症な寛骨臼形成不全症に伴う関節唇断裂への鏡視下手術単独での治療は，エビデンスに乏しい．

2. 鏡視下関節遊離体摘出術

（滑膜骨軟骨腫症，離断性骨軟骨炎，関節内異物）

股関節鏡を用いた関節遊離体摘出術は，周囲の軟部組織への侵襲が少なく術後の可動域や筋力に与える影響も少ないきわめて有用な術式である（図 3）．

滑膜骨軟骨腫症では，腫瘤を完全に摘出するのは困難であり，関節を展開して行う方法との優劣が議論されている．

股関節鏡手術は技術的に難しいこともあるうえ，本疾患では特に広い範囲へのアプローチが必要であり，遊離体の大きさや場所によっては軟骨の損傷の可能性があるため慎重な操作が必要である．

3. 滑膜切除術（急速破壊型股関節症，関節リウマチ，化膿性股関節炎，股関節症，FAI）（図 4）

多くの股関節疾患の疼痛の原因と考えられる滑膜炎に対する股関節鏡を用いた滑膜切除術は，疼痛と可動域の改善が期待できる．

なかでも，化膿性股関節炎で急性期にはよい適応である．

関節リウマチでは，一時的な疼痛改善には有効で

あるが，股関節症の発症を防ぐのは難しいようである．

4. 股関節症に対する関節内デブリドマン（débridement），授動術

人工股関節の長期成績が向上したことに加え，股関節症の進行例に対する股関節鏡手術の成績は良好ではない可能性があり（Andronic ら 2022），股関節症に対する適応は，相対的に少なくなっている．

一方，さまざまな理由で人工股関節を行えない変形性股関節症においては，関節内デブリドマン・関節授動術は選択肢の 1 つである．

関節授動術（杉山ら 2008）（図 5）：股関節症に対する関節内デブリドマン（関節内の滑膜切除や大腿骨頭と関節包の間の癒着剥離）に加え，骨棘の切除や大腿骨頭のトリミングを行う方法である．

拘縮の改善が可能で進行期・末期股関節症の不良肢位の股関節などにも適応がある．

腸腰筋の切腱術を鏡視下に行うことも可能であり，筋解離術と同様の効果が期待できる．

拘縮の改善のほか，この方法により，股関節の荷重環境を変えることが可能で，関節症変化の進行を遅らせる効果が期待できる．

5. 発育性股関節形成不全に対する整復術

本術式は，股関節鏡を用いて寛骨臼底の肥厚した線維組織の切除を行い，さらに内反した関節唇を短冊状に切開して翻転することにより大腿骨頭を整復するものである（図 6）．

1 歳前後の保存療法に抵抗する発育性股関節形成不全例がよい適応である（小松ら 2001）．

6. 大腿骨寛骨臼インピンジメント（FAI）に対する手術

2003 年に Ganz がインピンジメントにより関節唇や関節軟骨が損傷する病態（FAI）の基礎を報告し，

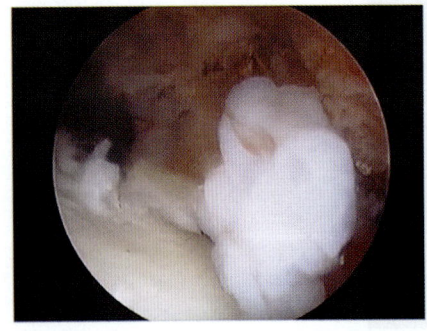
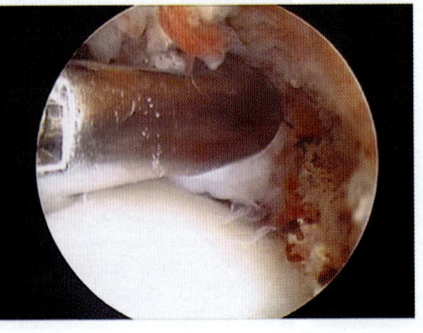

図 3　滑膜骨軟骨腫症
a: 遊離した骨軟骨腫.
b: 鉗子により軟骨腫を切除する.

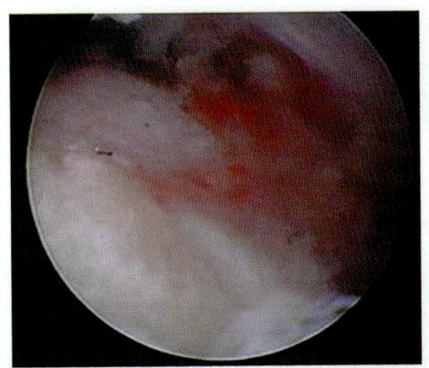

図4 鏡視下滑膜切除術
電気凝固メスによる滑膜切除(a→b).
先端が可動性の電気凝固メス(バルカンシステム, Smith & Nephew社)(c)は, 寛骨臼窩などの狭い部分の滑膜切除にきわめて有用.

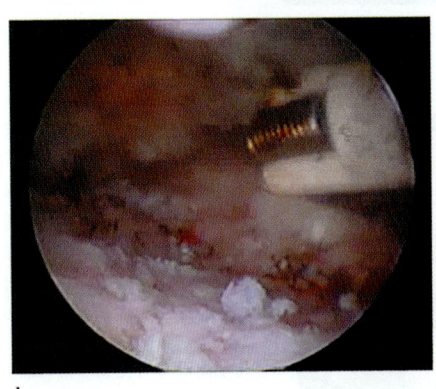

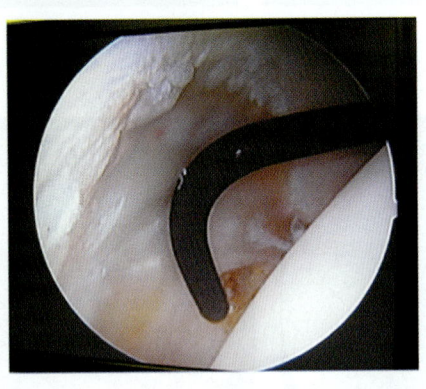

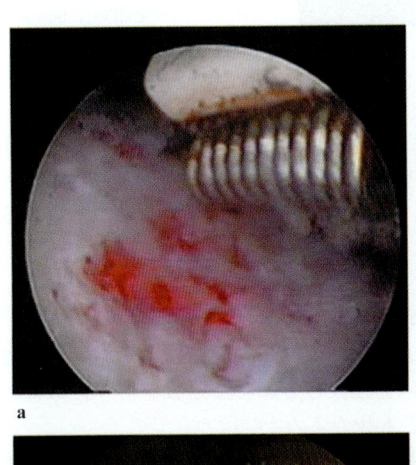

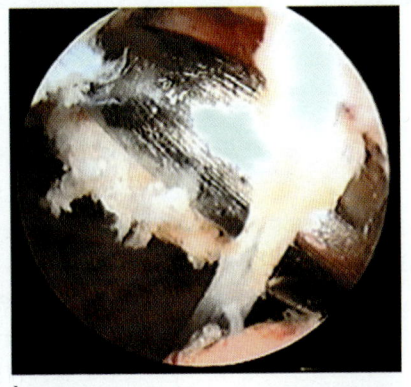

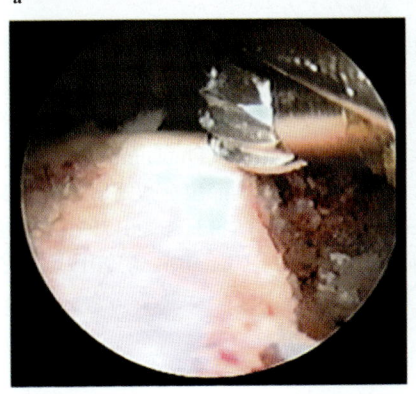

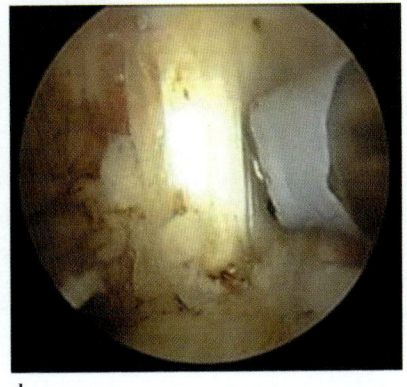

図5 鏡視下関節授動術
a: 電気凝固メスによる滑膜切除.
b: 鋭匙鉗子を用いた骨棘の切除.
c: 電動シェーバーによる骨表面の段差のトリミング.
d: 電気凝固メスによる腸腰筋腱の切離.

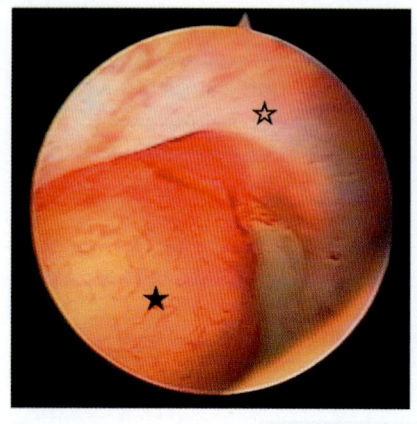 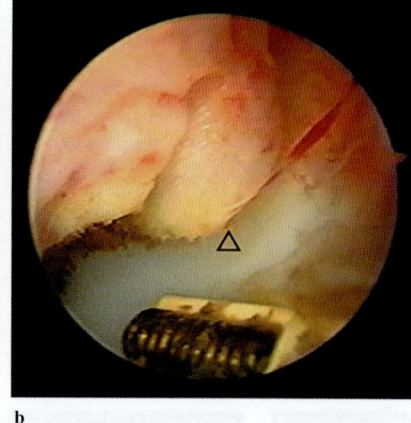

図6　発育性股関節形成不全に対する鏡視下整復術

a: 大腿骨頭靱帯を切除すると関節内に，反転した関節唇（☆）と寛骨臼底のプルヴィナール（pulvinar）（★）が認められる．
b: 電気凝固メスでこれらを切除すると関節軟骨（△）が現れる．

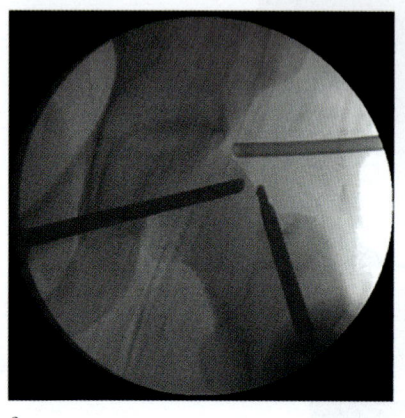 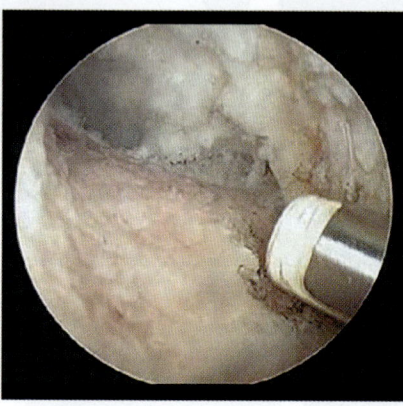

図7　FAI に対する bump の切除

a: X線透視下に前方ポータルから鏡視する．外側ポータルより還流液を注入しながら関節鏡の先を末梢にずらし，非牽引の状態として頚部を観察する．
b: 股関節をさらに屈曲位とし軽度外旋すると関節包が弛みワーキングスペースが拡大する．電気凝固メス，電動シェーバーを用いて bump の切除を行う．

これらが変形性股関節症のリスクになることが報告されている（Husen ら 2023）．

　この FAI に対する手術として，股関節鏡を用いた関節唇縫合（Kelly ら 2005）や cam 病変の切除（Sampson 2005）が報告され，その後，世界的に行われるようになった．

　骨切除の方法は，FAI のタイプにより異なる．寛骨臼の過剰被覆や後捻によって起こる pincer type に対しては寛骨臼縁の切除などが，大腿骨頭から頚部への移行部で骨隆起をみる cam type に対しては cam 病変の切除などが行われ，mixed type では，その双方が行われる（図7）．

　FAI に対する股関節鏡手術は中長期成績も報告が増えてきており，有効な治療法と考えられる（Lee ら 2023）．

　一方，手術時年齢が高い場合や関節症が進行した場合には術後成績は悪いとされており（Tiao ら 2024），手術の適応には慎重な判断が求められる．

　また，FAI に対する鏡視下手術がどの程度，変形性股関節症の進行を予防できるかについてのエビデンスはまだ多くはなく，今後の課題である（Ramkumar ら 2024）．

7. 関節包のマネージメント

　股関節鏡手術を行う際に，関節包に切開を加えることは，視野を確保して適切な処置を行うために必要になることも少なくない．

　一方で，関節包は，股関節の安定性に大きな役割を担っており，不適切な関節包の処置は術後成績を悪化させ，症例によっては股関節脱臼が生じる可能性があり，注意が必要である（Duplantier ら 2016）．

　このため，切開を加えた関節包を強固に縫縮する方法や（Menge ら 2016，Uchida ら 2017），関節包切開を最低限にする方法（Chambers ら 2019）などさまざまな工夫が報告されている．

文献 ────────

Andronic O, Claydon-Mueller LS, Cubberley R, et al. Inconclusive and contradictory evidence for outcomes after hip arthroscopy in patients with femoroacetabular impingement and osteoarthritis of Tönnis grade 2 or greater: A systematic review. Arthroscopy. 2022; 38: 2307-2318. e1.

Chambers CC, Monroe EJ, Flores SE, et al. Periportal capsulotomy: Technique and outcomes for a limited capsulotomy during hip arthroscopy. Arthroscopy. 2019; 35: 1120-1127.

Crawford K, Philippon MJ, Sekiya JK, et al. Microfracture of the hip in athletes. Clin Sports Med. 2006; 25: 327-335, x.

Duplantier NL, McCulloch PC, Nho SJ, et al. Hip dislocation or subluxation after hip arthroscopy: A systematic review. Arthroscopy. 2016; 32: 1428-1434.

Husen M, Leland DP, Melugin HP, et al. Progression of osteoarthritis at long-term follow-up in patients treated for symptomatic femoroacetabular impingement with hip arthroscopy compared with nonsurgically treated patients. Am J Sports Med. 2023; 51: 2986-2995.

Kelly BT, Weiland DE, Schenker ML, et al. Arthroscopic labral repair in the hip: surgical technique and review of the literature. Arthroscopy. 2005; 21: 1496-1504.

Kim DN, Fong S, Park N, et al. Mid- to long-term outcomes in patients after hip arthroscopy with labral reconstruction: A systematic review. Orthop J Sports Med. 2024; 12: 23259671241232306.

小松　猛, 北野利夫, 酒井俊幸, 他. 先天性股関節脱臼に対する関節鏡視下整復術. 関節鏡. 2001; 26 : 33-37.

Kucharik MP, Abraham PF, Nazal MR, et al. Arthroscopic acetabular labral repair versus labral debridement: Long-term survivorship and functional outcomes. Orthop J Sports Med. 2022; 10: 23259671221109012.

Lee MS, Nam-Woo Kim D, Moran J, et al. Patients undergoing primary hip arthroscopy report favorable outcomes at minimum 10 year follow-up: A systematic review. Arthroscopy. 2023; 39: 459-475.

Menge TJ, Chahla J, Soares E, et al. The Quebec City Slider: A technique for capsular closure and plication in hip arthroscopy. Arthrosc Tech. 2016; 5: e971-e974.

Murphy KP, Ross AE, Javernick A, et al. Repair of the adult acetabular labrum. Arthroscopy. 2006; 22 : 567. e1-3.

Ramkumar PN, Olsen RJ, Shaikh HJF, et al. Modern hip arthroscopy for FAIS may delay the natural history of osteoarthritis in 25% of patients: A 12-year follow-up analysis. Am J Sports Med. 2024; 52: 1137-1143.

Santori N, Villar RN. Acetabular labral tears: result of arthroscopic partial limbectomy. Arthroscopy. 2000; 16 : 11-15.

Sampson TG. Arthroscopic treatment of femoroacetabular impingement. Technique in Orthopaedics. 2005; 20 : 56-62.

杉山　肇, 堀内忠一, 中村祐敬, 他. 股関節鏡による股関節症の治療. 整・災外. 2008; 51 : 435-441.

Tiao J, Ranson W, Ren R, et al. Assessment of risk factors and rate of conversion to total hip arthroplasty within 2 years after hip arthroscopy utilizing a large database of commercially insured patients in the United States. Orthop J Sports Med. 2024; 12: 23259671231217494.

Uchida S, Pascual-Garrido C, Ohnishi Y, et al. Arthroscopic shoelace capsular closure technique in the hip using ultratape. Arthrosc Tech. 2017; 6: e157-e161.

Utsunomiya H, Storaci HW, Rosenberg SI, et al. The hip suction seal, part II: The effect of rim trimming, chondrolabral junction separation, and labral repair/refixation on hip distractive stability. Am J Sports Med. 2020; 48: 2733-2739.

---

4 ｜ 合併症とその予防

　合併症として, 灌流液による股関節周囲の浮腫と水腫がまずあげられる.

　灌流液は生理食塩水ではなく, アルスロマチック灌流液を使用することにより組織の腫れが著しく少なくなる.

　また, 過度な牽引による陰部神経麻痺や陰部の皮膚トラブルにも注意すべきである. ワーキングスペースを確保できる最低限の力で, 間欠的（連続1時間以上の牽引は避ける）に行う必要がある.

　特殊な摩擦の強いマットを患者と牽引台の間に敷くことで, ポストを使用せず牽引できるポストレスシステムも普及している.

3 骨移植術，細胞治療

1 血管柄付き骨移植術

　大腿骨頭壊死症に対する遊離骨移植術（bone graft）は，これまでに自家皮質骨釘移植術（Phemister 1949, Bonfiglio ら 1958），自家海綿骨移植術（Wagner ら 1978），支持骨柱移植術（山本 1981）などが試みられた．

　しかしながら，移植片により圧潰を防ぐだけの力学的強度を有した支柱や壊死骨の修復は得られず，大腿骨頭圧潰の予防効果に乏しかった．

　これに対し，血行を伴った living bone を移植することで壊死領域における骨修復をうながし，また移植骨が壊死領域の軟骨下骨に対する支柱として機能することを目的に，血管柄付き骨移植（vascularized bone graft）が考案された（藤巻 1982, 茂手木 1985, 糸満ら 1995）．

　移植骨には腸骨や腓骨が用いられている．

　腸骨の場合には，有茎血管柄付き骨移植（糸満ら 1995）として大腿骨頚部前方を開窓して挿入される．腓骨の場合には，大腿骨の外側皮質を開窓して挿入される．いずれも，壊死部の掻爬後に健常部との境界をこえるように移植される．

　本法の術後成績には報告により差があり，Ficat and Arlet 分類にて Stage 3 までの症例で術後に不変あるいは改善したのは 60 ～ 94% と報告されている（Zhao ら 2006, Yoo ら 2008, Baksi ら 2009）．

　しかし，合併症の報告も多数あり，慎重な適応が要求される．

　腸骨移植の合併症に関するシステマティックレビューでは合併症の発生率が 19% とする報告があり，外側大腿皮神経損傷，皮膚切開部の知覚障害，骨採取部の慢性疼痛などが含まれる（Dimitriou ら 2011）．

　また，骨採取部に関する合併症のうち重大なものが 2.4 ～ 8.6%，軽度なものが 10 ～ 20.6% とされている（Dimitriou ら 2011）．

　腓骨移植に関する合併症として，母趾のかぎ爪変形，腓骨神経麻痺，感染などの報告がある．

　移植部の合併症として大腿骨転子下骨折，異所性骨化には注意を要する（Gaskill ら 2009）．

　本術式の術後成績および合併症に関しては「特発性大腿骨頭壊死症診療ガイドライン 2019」に基づ

いて記載している．

文献

Baksi DP, Pal AK, Baksi DD. Long-term results of decompression and muscle-pedicle bone grafting for osteonecrosis of the femoral head. Int Orthop. 2009; 33: 41-47.

Bonfiglio M, Bardenstein MB. Treatment by bone grafting of aseptic necrosis of the femoral head and non-umion of the femoral neck. J Bone Joint Surg Am. 1958; 40 : 1329-1346.

Dimitriou R, Mataliotakis GI, Angoules AG, et al. Complications following autologous bone graft harvesting from the iliac crest and using the RIA: a systematic review. Injury. 2011; 42 Suppl 2: S3-15.

藤巻有久. 大腿骨頭無腐性壊死に対する血管柄付骨移植の応用. 整・災外. 1982; 25 : 1500.

Gaskill TR, Urbaniak JR, Aldridge JM 3rd. Free vascularized fibular transfer for femoral head osteonecrosis: donor and graft site morbidity. J Bone Joint Surg Am. 2009; 91: 1861-1867.

糸満盛憲, 山本　真. 大腿骨頭壊死：骨移植術（田中清介, 杉岡洋一 編集：臨床整形外科手術全書　成人股関節）. 金原出版. 1995; 12 : 5-23.

茂手木三男. 大腿骨頭壊死に対する浅腸骨回旋動静脈付骨移植術の経験. 別冊整形外科. 1985; 8 : 202-207.

日本整形外科学会診療ガイドライン委員会／特発性大腿骨頭壊死症診療ガイドライン策定委員会. 特発性大腿骨頭壊死症診療ガイドライン2019. 南江堂. 2019; 67-69.

Phemister DB. Treatment of the necrotic head of the femur in adults. J Bone Joint Surg Am. 1949; 31 : 55-66.

Wagner AH. Atiologie, Pathogenese, Klinik und Therapie der ideopatische Huftkopfnekrose. Verh Dtsch Orthop Ges. 1978; 54 : 224-235.

山本　真. 大腿骨頭壊死症に対する支持骨柱移植術. Hip Joint. 1981; 7 : 171-176.

Yoo MC, Kim KI, Hahn CS, et al. Long-term followup of vascularized fibular grafting for femoral head necrosis. Clin Orthop Relat Res. 2008; 466: 1133-1140.

Zhao D, Xu D, Wang W, et al. Iliac graft vascularization for femoral head osteonecrosis. Clin Orthop Relat Res. 2006; 442: 171-179.

1 手術適応

　大腿骨頭の圧潰をきたしていない Stage 2 までの大腿骨頭壊死症がよい適応である．壊死領域が荷重部に限局している Type C-1 までの症例が望ましい．

　また，移植骨への血行が良好に保たれていることが前提となる．50 歳未満で骨や血管の状態が良好であることが大切である（熊沢ら 2001, Nagoya ら 2004, 川手 2005）．

文献

川手健次. 遊離血管柄付き腓骨移植術のコツ（久保俊一　編集：股関節外科の要点と盲点）. 文光堂. 2005; 218-221.

熊沢やすし, 原田征行, 藤　哲, 他. 大腿骨頭壊死症に対する血管柄付腸骨移植. MB Orthop. 2001; 14 : 40-46.

Nagoya S, Nagao M, Takada J, et al. Predictive factors for vascularized iliac bone graft for non-traumatic osteonecrosis of the femoral head. J Orthop Sci. 2004; 9 : 566-570.

2 体 位

　仰臥位あるいは半側臥位とし, 手術側の殿部を クッションなどで挙上しておく.

　腓骨移植の場合には最初に血管柄付き腓骨の採取 が必要なため, まず側臥位あるいは半側臥位として, 腓骨採取の後に仰臥位とする (川手2005).

文献
川手健次. 遊離血管柄付き腓骨移植術のコツ (久保俊一　編集 : 股関 節外科の要点と盲点). 文光堂. 2005; 218-221.

3 手術法

1. 血管柄付き腸骨移植術

　用いる血管柄として深腸骨回旋動・静脈 (糸満ら 1995) と浅腸骨回旋動・静脈 (茂手木1985) がある.

　ここでは深腸骨回旋動・静脈を用いた手術法につ いて述べる (熊沢ら2001, 名越2005).

　あらかじめ, 深腸骨回旋動脈の走行を把握するた めに, Doppler聴診器を用いて走行部位を確認する. 通常この動脈は大腿動脈より分枝し, 鼠径靱帯近傍 を通り腸骨稜にいたる.

　Smith-Petersen進入法に準じて皮膚切開を加える が, 前方腸骨稜のやや遠位で腸骨稜に沿う切開を加 え, 鼠径靱帯のレベルで大腿動脈を触知する部位を 通って遠位にいたる切開とする (図1).

　続いて, 縫工筋および大腿筋膜張筋との間より進 入し, 外側大腿皮神経を損傷しないように内側によ け展開を行う.

　中殿筋を外側によけ深層の大腿直筋を同定し, 下 前腸骨棘の起始部にて大腿直筋を切離・反転してお く.

　腸骨外板の採骨部位まで腸骨稜から殿筋付着部を 切離し, 腸骨外板から殿筋群を鈍的に剥離する.

　前方関節包を十分に展開し, 外側大腿回旋動脈の 結紮を行い, 関節包にT状の切開を加え, 関節内の 大腿骨頭の下部から大腿骨頚部前面まで展開する.

　次に骨移植の準備に移り, 大腿骨頚部基部前面か ら軟骨下骨直下にいたる骨移植のための骨溝 (約 1.5cm幅, 5cm長) をエアトームを用いて作製する.

　この際に, 骨溝の中枢端は大腿骨頭前外側の軟骨 下骨にいたるようにすることが重要である.

　血管柄付き腸骨の採取には, まず深腸骨回旋動・ 静脈を大腿動・静脈の分岐から同定し, 腸骨翼に向 かう血管の走行を確認する.

　途中の分枝を結紮しながら血管の剥離を鈍的に慎 重に進め, 血管の進入する部位の腸骨稜から全層で 約5cm長の移植骨を採取する (図2).

　血管柄を損傷しないように移植骨を腸腰筋や縫工 筋の深層をくぐらせて股関節前面まで移動させる.

　この時に血管柄の長さに十分な余裕のないことが 多く, 大腿動・静脈分岐から骨移植部までの距離が 最短となるように血管柄のルートを決める.

　血管柄に注意しながら移植骨を骨溝内に滑り込ま すように挿入し, 軟骨下骨直下まで十分に挿入され

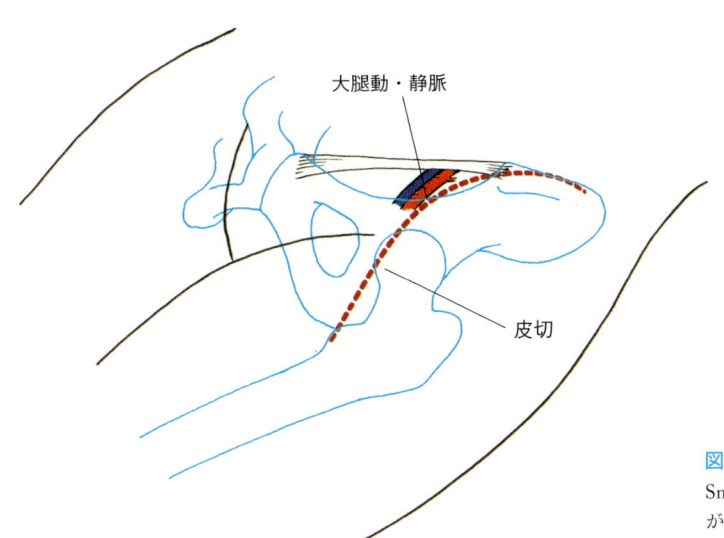

大腿動・静脈

皮切

図1　血管柄付き腸骨移植術の皮膚切開
Smith-Petersen進入法に準じた皮膚切開を加える が, 鼠径靱帯レベルでは大腿動脈を触知する部位 を通るようにする.

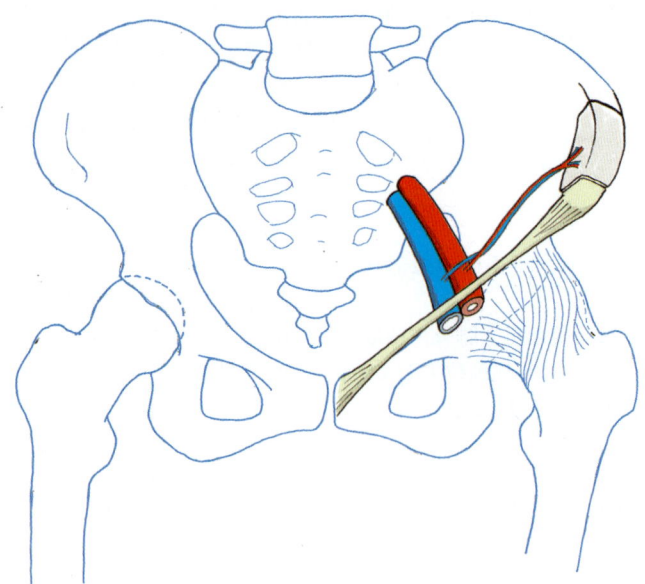

図2　深腸骨回旋動静脈の展開
大腿動・静脈や深腸骨回旋動・静脈を損傷せぬように慎重に栄養血管の剥離を行う.

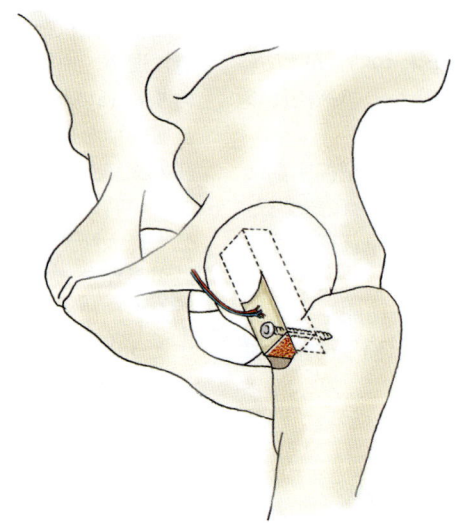

図3　血管柄付き腸骨の大腿骨頭への移植
大腿骨頚部から転子部前面に作製した骨溝を通じて，血管柄が緊張しないように移植骨を挿入する．骨溝は中枢端が軟骨下骨に達するように作製し，移植骨を軟骨直下までしっかり挿入する.

たことを単純X線透視下に確認する.

移植骨の遠位に遊離骨移植を追加したり，移植骨片を吸収性スクリューなどで固定する（図3）.

閉創にはまず関節包を可及的に縫合し，腸骨部では外側大腿皮神経に注意しながら中殿筋と外腹斜筋を縫合する.

2. 血管柄付き腓骨移植

遊離血管柄付き骨移植であり，本法の実施にあたってはマイクロサージャリーの手技を要する（Phemister 1949，藤巻 1982，Urbaniak ら 1995，川手 2005）.

腓骨の採取にはあらかじめ腓骨動・静脈の血管造影や Doppler 聴診器による皮下穿通枝の位置確認を

行っておく．

　通常約 10cm 長の腓骨が必要であり，皮下穿通枝の分岐部より遠位の腓骨を採取し，併せてモニタリング用皮弁を採取しておくと術後の移植骨の血行評価に有用である．

　下肢を駆血下に，下腿後方より腓骨を展開して皮下穿通枝や腓骨を同定し，採取部位を確認する．採取する腓骨の骨切りを行い，腓骨への血管束を後脛骨動・静脈の分岐部まで剥離する．

　駆血を解除して，腓骨やモニタリング用皮弁への血流が保たれていることを確認した後に，血管束を切断する．

　レシピエント側の血管として外側大腿回旋動・静脈を展開すべく，鼠径部前面に弓状切開を加え，大腿直筋を切離反転させて，吻合可能な血管束を同定しておく．

　つづいて，大腿外側に大転子下縁より縦切開を加えて大腿骨外側を展開し，大腿骨外側より大腿骨頭前外側に向けて腓骨を移植するための骨孔を作製する．スライディングヒップスクリューシステムなど大腿骨近位部骨折治療用の器具が有用である．

　この際に骨孔の大きさは腓骨径よりもやや大きくなるように，また，大腿骨外側でより大径になるように工夫する．

　血管柄が圧迫されないように注意しながら腓骨を移植するが，腓骨先端が軟骨下骨に接触するまで挿入できるように腓骨のトリミングを行いながら移植し，腓骨基部をスクリューにて固定する．

　次に血管吻合に移り，腓骨の血管柄を外側広筋の下を通して外側大腿回旋動・静脈と吻合する．

文献

藤巻有久. 大腿骨頭無腐性壊死に対する血管柄付き骨移植の応用. 整・災外. 1982; 25 : 1500.

糸満盛憲, 山本　真. 大腿骨頭壊死：骨移植術(田中清介, 杉岡洋一　編集：臨床整形外科手術全書　成人股関節). 金原出版. 1995; 12 : 5-23.

川手健次. 遊離血管柄付き腓骨移植術のコツ(久保俊一　編集：股関節外科の要点と盲点). 文光堂. 2005; 218-221.

熊沢やすし, 原田征行, 藤　哲, 他. 大腿骨頭壊死症に対する血管柄付腸骨移植. MB Orthop. 2001; 14 : 40-46.

茂手木三男. 大腿骨頭壊死に対する浅腸骨回旋静脈付骨移植術の経験. 別冊整形外科. 1985; 8 : 202-207.

名越　智. 大腿骨頭壊死症に対する深腸骨回旋動静脈を有茎とした血管柄付き腸骨移植術のコツ(久保俊一　編集：股関節外科の要点と盲点). 文光堂. 2005; 214-217.

Phemister DB. Treatment of the necrotic head of the femur in adults. J Bone Joint Surg Am. 1949; 31 : 55-66.

Urbaniak JR, Coogan PG, Gunneson EB, et al. Treatment of osteonecrosis of the femoral head with free vascularized fibular grafting. J Bone Joint Surg Am. 1995; 77 : 681-694.

4 ｜ 後療法

　術後早期より車椅子移乗は許可するが，部分荷重は術後 3 か月より許可する．移植骨への血流の評価のため，術後 2 週目にテクネチウムシンチグラフィーを行う．

　以後は単純 X 線検査や CT での骨壊死部の評価を行いながら荷重の増量時期を検討する．

　腸骨あるいは腓骨の血管柄付き骨移植では，いずれも術後に血流の評価が必須であるが，特に腓骨を用いる場合には吻合血管に対する抗血栓療法が必要となる．

　術後 1 週間は股関節軽度屈曲位でベッド上安静を保ち，抗血栓療法を行う．

　また，移植後を採取した腓骨には下腿に約 2 週間のギプスシーネ固定を行い，槌趾変形の予防のために母趾背屈運動を十分に行っておく．

2 ｜ 細胞治療

　近年，骨再生あるいは血管再生に有用な細胞を骨壊死領域に移植する細胞治療が報告され，骨壊死自体の修復を促す手法として注目されている．

　大腿骨頭壊死症（ONFH）に対する core decompression（CD）は骨壊死領域に向けて大腿骨外側より骨穿孔を行い壊死領域の減圧を図る低侵襲の治療法とされている．

　CD の短期成績については，術前病期 Ficat stage 1 の症例では骨頭圧潰の予防効果が高いとする報告が多いが，壊死領域の大きさも加味した比較研究は少なく，臨床成績は一定していない（Maziéres ら 1997，Lavernia ら 2000，Hsu ら 2011）．

　CD のみでは治療成績が不十分であることから，CD に併用する術式として細胞治療や成長因子を用いた治療方法が試みられている．

　細胞治療に用いられる細胞源としては骨髄単核球細胞（BMMNC）の報告が最多で，間葉系幹細胞（BMMSC）や多血小板血漿（PRP）を用いた報告もある（表 1）．

　成長因子については海外で BMP-2，BMP-7 の骨移植術との併用，わが国で FGF-2 の CD との併用などが試みられているが，いまだ前臨床段階である（表 2）．

　骨髄由来細胞や成長因子を併用した CD の臨床成

表1 細胞治療の手術方法，用いられる細胞

著者（年）	手術方法	用いられる細胞／細胞数／容積
Hernigou ら（2009）	CD/BMMNC	BMMNC/9×10^8/50 ml
Wang ら（2010）	CD/BMMNC	BMMNC/15.5×10^8/44 ml
Yamasaki ら（2010）	CD/BMMNC/HA	BMMNC/10×10^8/40 ml
Gangji ら（2011）	CD/BMMNC	BMMNC/19×10^8/50 ml
Zhao ら（2012）	CD/Cultured BMMSC	Cultured BMMSC/2×10^6/2 ml
Martin ら（2013）	CD/BMMNC,PRP	BMMNC，PRP/−，−/12 ml，12 ml
Ma ら（2014）	CD/BMBC	BMBC/3×10^9/1ml

表2 成長因子の手術方法，用いられる成長因子

著者（年）	手術方法	成長因子（用量）
Lieberman ら（2004）	CD/Allo-NVFG/ rhBMP-2	rhBMP-2（50 mg）
Seyler ら（2008）	CD/NVBG/ rhBMP-7	rhBMP-7（3.5 mg）
Papanagiotou ら（2014）	CD/FBG/ rhBMP-7	rhBMP-7（3.5 mg）
Kuroda ら（2016）	CD/ rhFGF-2	rhFGF-2（800 μg）

CD = core decompression；BMMNC = bone marrow mononuclear cell；HA = hydroxyapatite；BMMSC = bone marrow mesenchymal stem cell；PRP = plate rich plasma；BMBC = bone marrow buffy coat；NVFG = non-vascularized fibular graft；rhBMP = recombinant human bone morphogenetic protein；NVBG = non-vascularized bone graft；FBG = fibular bone graft；rhFGF = recombinant human fibroblast growth factor

績は単独法の成績よりも改善が期待されるが，Ficat stage 3 以降の症例に対しては依然として成績不良である（Calori ら 2014）．

術前の Ficat stage 1，壊死領域の大きさが 15％未満，かつ壊死領域が骨頭内側に限局する症例では良好な短期成績が期待されるが，長期成績についてはいまだ不明である（Steinberg ら 1999，Yoon ら 2001）．

1 細胞治療の臨床成績

Hernigou ら（2009）は，ONFH で骨頭圧潰前（Stage 2 まで）の症例 534 例（関連因子：ステロイド 19％，鎌状赤血球症 31％，特発性 28％）に対して，CD に BMMNC 移植を併用し，平均 13 年経過例の成績では，単純 X 線評価で 70％が骨頭圧潰を来さなかったと報告している．

Wang ら（2010）は，Stage 2 までの症例 50 例（関連因子：ステロイド 50％，アルコール 38％，特発性 12％）に対して，同様に BMMNC 移植を行い，平均27 か月の経過観察で 78％が骨頭圧潰を来さず，良好な成績であったとしている．

Yamasaki ら（2010）は CD に BMMNC および hydroxyapatite（HA）を移植した群と CD に HA のみを移植した群を比較し，細胞移植を用いた群での骨頭圧潰率が低いことを報告している．

Gangji ら（2011）は CD に BMMNC を行った群と CD のみを行った群の比較において，前者の骨頭圧潰率の方が低かったとしている．

Zhao ら（2012）は，転子下から採取した BMMNC を 2 週間培養し，CD で採取した移植骨と併用して壊死部に移植すると，CD と骨移植のみを行った群よりも病期の進行が少なく，臨床スコアが改善し，MRI での壊死領域が縮小したと報告している．

Martin ら（2013）は，Stage 2 までの症例 77 例のうち，BMMNC と多血小板血漿（PRP）を移植し，評価できた 73 例（関連因子：ステロイド 70％，アルコール 16％，特発性 14％）において，術後 17 か月の観察期間に 16 例（21.9％）でステージの進行を認め，THA を要したとしている．

以上の臨床成績については「特発性大腿骨頭壊死

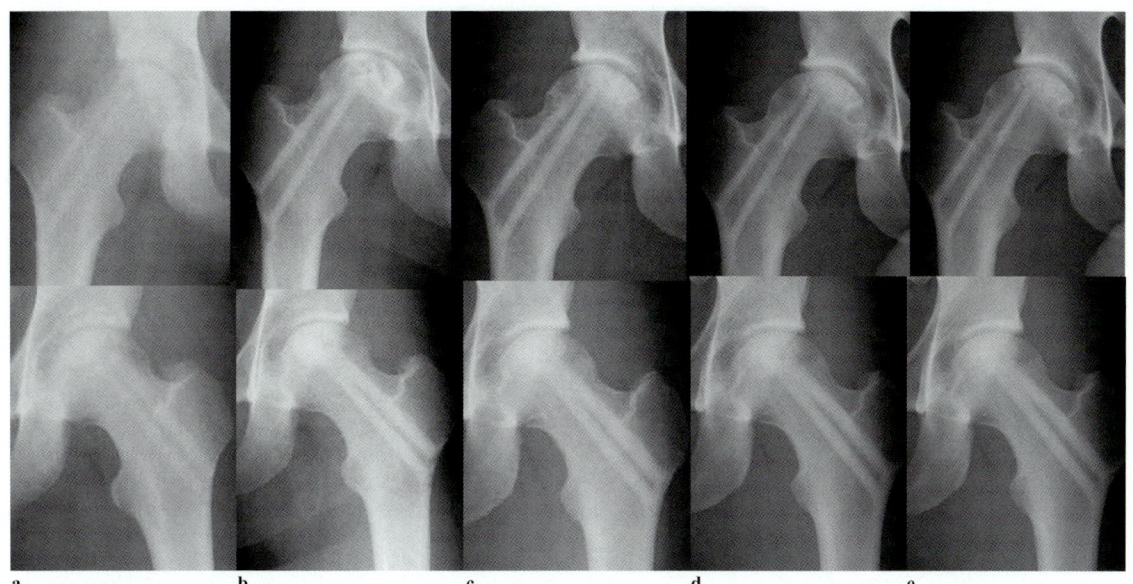

図4 BMMNC 移植
18歳. 男性. ステロイド関連 ONFH
術前壊死体積率：右大腿骨頭 24%，左大腿骨頭 20%．
a：術直後，b：術後 2 年，c：術後 9 年，d：術後 11 年，e：術後 13 年．
上段：右大腿骨頭，下段：左大腿骨頭. 経時的に壊死領域の縮小が認められる.

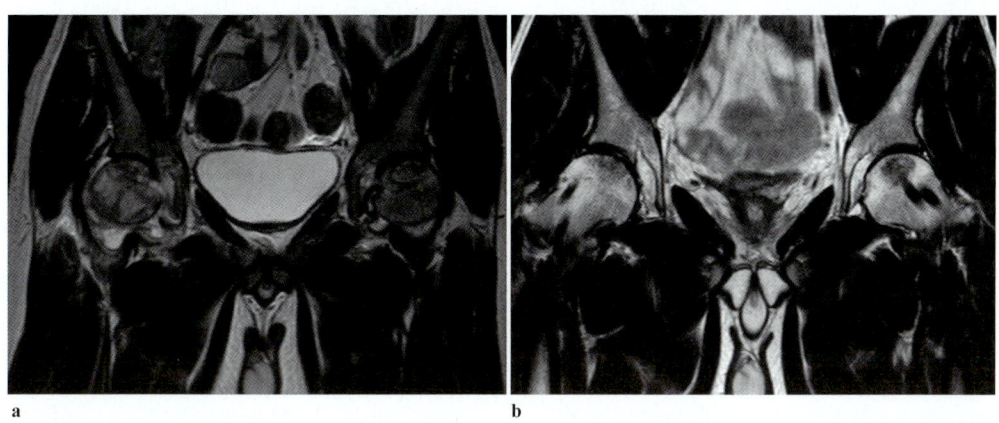

図5 同症例における MRI 変化
a：術前，b：術後 10 年．
両大腿骨頭ともに壊死領域の縮小が認められる.

症診療ガイドライン 2019」に基づいて記載している。

これらの報告より，ONFH に対する骨髄細胞を用いた治療は骨壊死領域の縮小に有効性を示し，骨頭圧潰の予防効果を有すると考えられるが（図4，図5），今後は細胞の投与量および質の最適化，あるいは細胞の役割を明確にするなどの研究が必要である（Lau ら 2014，Papakostidis ら 2015）．

現在，わが国において細胞治療の実用化および普及を目指し，自家濃縮骨髄液を用いた骨頭圧潰抑制効果に関する臨床研究が進められており，手技の確立および臨床応用への進展が待たれている（図6）．

文献

Calori GM, Mazza E, Colombo M, et al. Treatment of AVN using the induction chamber technique and a biological-based approach: indications and clinical results. Injury. 2014; 45: 369-373.

Gangji V, De Maertelaer V, Hauzeur JP. Autologous bone marrow cell implantation in the treatment of non-traumatic osteonecrosis of the

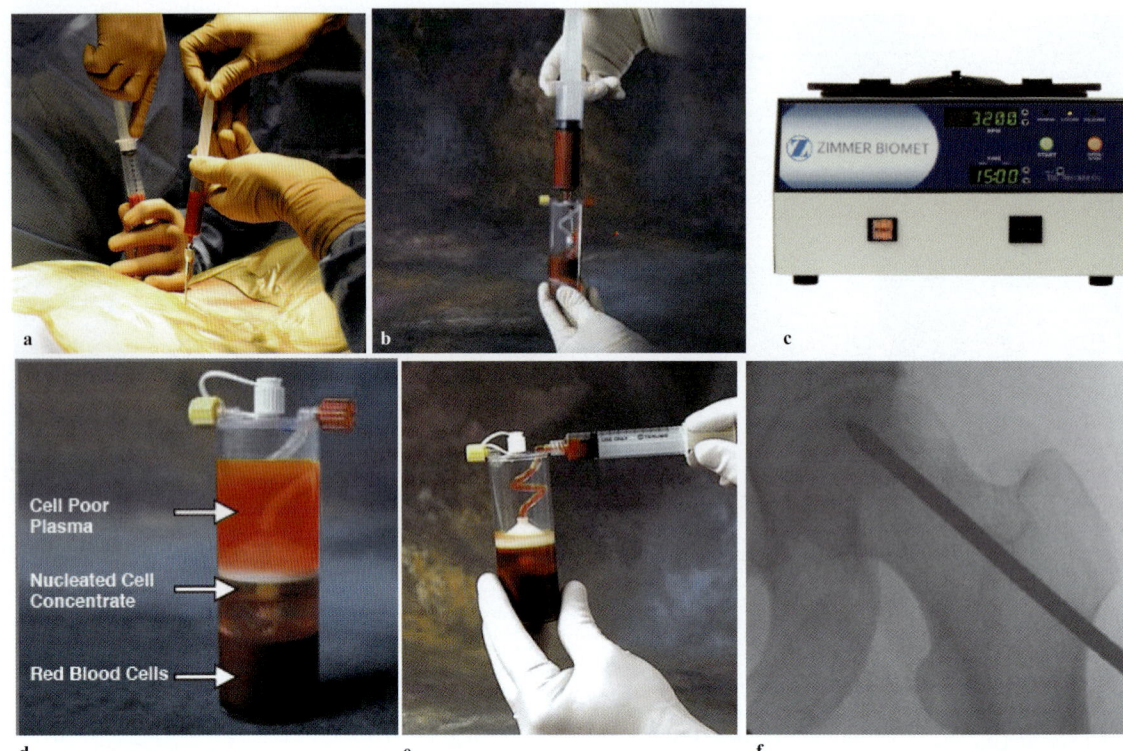

図6　自家濃縮骨髄液移植

a: 腸骨より骨髄液採取，b: 遠心分離装置（骨髄液分離用シリンジ），c: 遠心分離装置（本体），d: 分離された骨髄液（中間層が濃縮骨髄液），e: 濃縮骨髄液を抽出，f: 骨穿刺機器を用いて濃縮骨髄液を骨壊死領域に注入．

femoral head: Five year follow-up of a prospective controlled study. Bone. 2011; 49: 1005-1009.

Hernigou P, Poignard A, Zilber S, et al. Cell therapy of hip osteonecrosis with autologous bone marrow grafting. Indian J Orthop. 2009; 43: 40-45.

Hsu JE, Wihbey T, Shah RP, et al. Prophylactic decompression and bone grafting for small asymptomatic osteonecrosis of the femoral head. Hip Int. 2011; 21: 672-677.

Kuroda Y, Asada R, So K, et al. A pilot study of regenerative therapy using controlled release of recombinant human fibroblast growth factor for patients with pre-collapse osteonecrosis of the femoral head. Int Orthop. 2016; 40: 1747-1754.

Lau RL, Perruccio AV, Evans HM, et al. Stem cell therapy for the treatment of early stage avascular necrosis of the femoral head: a systematic review. BMC Musculoskelet Disord. 2014; 15: 156.

Lavernia CJ, Sierra RJ. Core decompression in atraumatic osteonecrosis of the hip. J Arthroplasty. 2000; 15: 171-178.

Lieberman JR, Conduah A, Urist MR. Treatment of osteonecrosis of the femoral head with core decompression and human bone morphogenetic protein. Clin Orthop Relat Res. 2004; 429: 139-145.

Ma Y, Wang T, Liao J, et al. Efficacy of autologous bone marrow buffy coat grafting combined with core decompression in patients with avascular necrosis of femoral head: a prospective double-blinded, ramdomized, controlled study. Stem cell Res Ther. 2014; 5: 115.

Martin JR, Houdek MT, Sierra RJ. Use of concentrated bone marrow aspirate and platelet rich plasma during minimally invasive decompression of the femoral head in the treatment of osteonecrosis. Croat Med J. 2013; 54: 219-224.

Mazières B, Marin F, Chiron P, et al. Influence of the volume of

osteonecrosis on the outcome of core decompression of the femoral head. Ann Rheum Dis. 1997; 56: 747-750.

日本整形外科学会診療ガイドライン委員会／特発性大腿骨頭壊死症診療ガイドライン策定委員会. 特発性大腿骨頭壊死症診療ガイドライン2019. 骨移植術, 細胞治療. 南江堂. 2019.

Papakostidis C, Tosounidis TH, Jones E, et al. The role of "cell therapy" in osteonecrosis of the femoral head. Acta Orthop. 2015; 29: 1-7.

Papanagiotou M, Malizos KN, Vlychou M, et al. Autologous (non-vascularised) fibular grafting with recombinant bone morphogenetic protein-7 for the treatment of femoral head osteonecrosis: preliminary report. Bone Joint J. 2014; 96-B: 31-35.

Seyler TM, Marker DR, Ulrich SD, et al. Nonvascularized bone grafting defers joint arthroplasty in hip osteonecrosis. Clin Orthop Relat Res. 2008; 466: 1125-1132.

Steinberg ME, Bands RE, Parry S, et al. Does lesion size affect the outcome in avascular necrosis? Clin Orthop Relat Res. 1999; 367: 262-271.

Wang BL, Sun W, Shi ZC, et al. Treatment of nontraumatic osteonecrosis of the femoral head with the implantation of core decompression and concentrated autologous bone marrow containing mononuclear cells. Arch Orthop Trauma Surg. 2010; 130: 859-865.

Yamasaki T, Yasunaga Y, Ishikawa M, et al. Bone-marrow-derived mononuclear cells with a porous hydroxyapatite scaffold for the treatment of osteonecrosis of the femoral head: a preliminary study. J Bone Joint Surg Br. 2010; 92: 337-341.

Yoon TR, Song EK, Rowe SM, et al. Failure after core decompression in osteonecrosis of the femoral head. Int Orthop. 2001; 24: 316-318.

Zhao D, Cui D, Wang B, et al. Treatment of early stage osteonecrosis of the femoral head with autologous implantation of bone marrow-derived and cultured mesenchymal stem cells. Bone. 2012; 50: 325-330.

4　股関節固定術

1　歴　史

　股関節における関節固定術（arthrodesis）は，1884年にドイツのHeusnerが，陳旧性の発育性股関節形成不全に対し施行したのが最初の報告とされる．

　本術式は，以前は，結核性股関節炎の治療法として多用された．

　関節内の炎症病巣の治療であるため，関節内部を固定しようとする関節内固定術のほかに，関節から離れた部位で腸骨と大腿骨（Albee 1929），あるいは坐骨と大腿骨（Trumble 1932, Brittain 1941）を固定しようとする関節外固定術も採用された．

　そのほか，近接位での関節外固定術（Hibbs 1926, Ghormley 1931, Wilson 1933），関節内と関節外の混合法（Chandler 1933, Henderson 1933）など，多種多様の固定術式が考案された（図1：片山1971）．

　また，大腿骨頭や大腿骨頚部の骨欠損が高度な症例に対処する方法として，AbottとFischer（1931）の術式，Bosworth（1942）の術式なども報告された．

　これらの方法は通常は内固定材を使用せず，長期のギプス固定により骨癒合を得ようとしたものであったため，患者の苦痛が大きく，結果として骨癒合が得られず偽関節となる症例も多かった．

　1939年，Farkasは，小児結核性股関節炎の治癒を妨げるのは，保存的治療，関節固定術のいずれにおいても，周囲筋の緊張により関節が安静を保てないためであるとした．

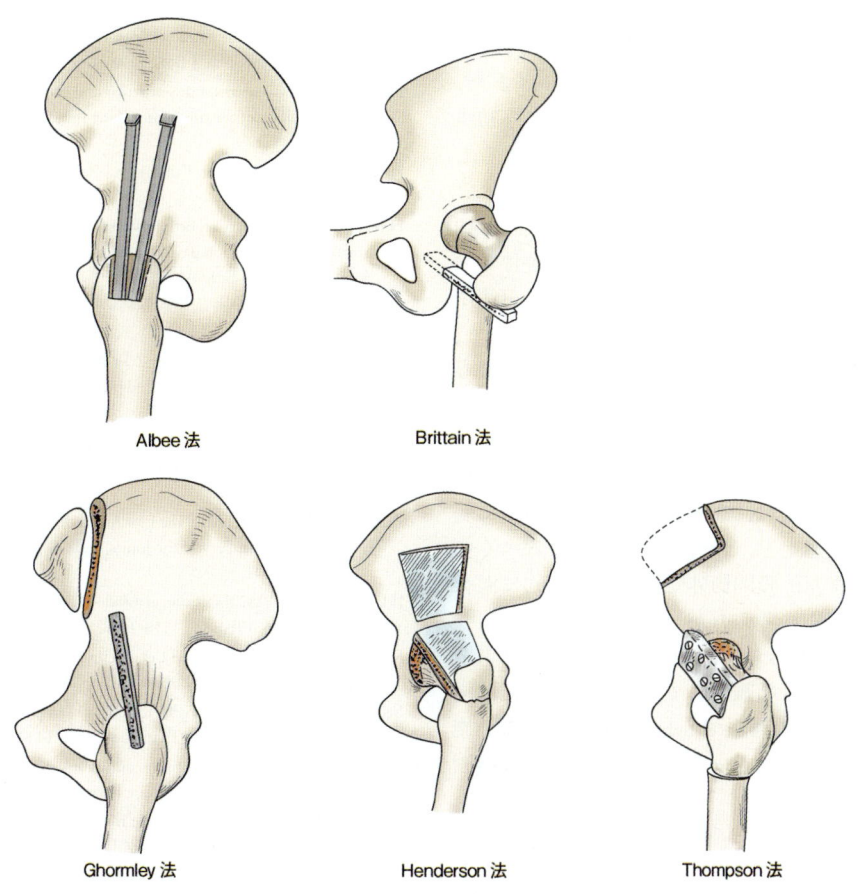

Albee 法　　　Brittain 法

Ghormley 法　　　Henderson 法　　　Thompson 法

図1　各種の歴史的な関節固定術（片山1971より）

彼は大腿骨の転子下骨切り術を行い，骨片を十分に転位させることで周囲筋の緊張を取り除き，股関節を開くことなく関節を治癒に導くという考えを示した．

この Farkas による，骨切りが股関節に安静を与えるという考え方は，多くの股関節固定術に導入された．

Thompson（1956）は，下肢の長いレバーアームをもって股関節に加えられる負担が，転子下骨切りを加えることで大きく軽減し，固定部の骨癒合率を向上させると述べ，その術式は結核性股関節炎以外の病態にも応用された（Thompson 1956, Price ら 1980）．

固定部の骨癒合率向上のためのもう1つの工夫は骨移植であり，1954年，Davis は，大腿筋膜張筋起始部，中・小殿筋前方線維などが付着した腸骨前方部を筋肉柄付き骨片として固定部前面に移植する方法を報告した．

結核性股関節炎の減少に伴い，股関節固定術の適応は，種々の病態を原因とする若年の重度2次性股関節症や大腿骨頭壊死症などが主体となった．

術式としては，転子下骨切りを併用せず，強固な内固定材料を使用する関節内固定術が発展した．

Watson-Jones ら（1956）は関節固定部を強固に内固定しようとした初期の報告者であり，また，Charnley（1955）は，大腿骨頭を骨盤内側に移動するとともに圧迫スクリュー固定を組み合わせることで成功率向上を目指した．

1974年，Schneider は，寛骨臼上方での骨盤骨切りにより大腿骨頭を内方化するとともに，腸骨と大腿骨を連結する長大なコブラヘッドプレートを使用して強固な固定を行う術式を導入した．

この方法は，今日までに報告されたなかでも最も強固な固定性を有する方法の1つであり，通常，術後の外固定を必要としない．

その後，人工股関節全置換術（THA）の発展に伴い，股関節固定術は，患者が将来的に THA に変換されることを想定し，骨盤や大腿骨になるべく変形を生じず，また，股関節外転機構を可及的に温存しながら行うという考え方が一般的となった．

1994年，Murrell らは，Schneider の術式では重要視されず大転子から切離されていた股関節外転機構に着目し，大転子切離法で Schneider の固定術を施行した後，大転子をプレートの上から原位置に再固定する方法を報告した．

このほか，骨形態や外転機構を可及的に温存しつつ，強固な固定性を獲得しようとする術式として，スライディングヒップスクリューと海綿骨スクリューの組み合わせ（Pagnano ら 1996），股関節前面からのプレート固定（Matta ら 1997），前面と外側面のダブルプレート固定（Beaulé ら 2002），創外固定器を応用した股関節固定術（Endo ら 1999, Scher ら 2001）などが報告されている．

文献

Abott LC, Fischer FJ. Arthrodesis of hip: with special reference to a method of securing ankylosis in massive destruction of the joint. Surg Gynecol Obstet. 1931; 52 : 863-871.

Albee FH. Extraarticular arthrodesis of the hip for tuberculosis. Ann Surg. 1929; 89 : 404-426.

Beaulé PE, Matta JM, Mast JW. Hip arthrodesis: Current indications and techniques. J Am Acad Orthop Surg. 2002; 10 : 249-258.

Bosworth DM. Femoro-ischial transplantation. J Bone Joint Surg Am. 1942; 24 : 38-46.

Brittain HA. Ischiofemoral arthrodesis. Br J Surg. 1941; 29 : 93-104.

Chandler FA. Hip-fusion operation. J Bone Joint Surg Am. 1933; 15 : 947-952.

Charnley J. Stabilisation of the hip by central dislocation. In Proceedings of the British Orthopaedic Association, May 1955. J Bone Joint Surg Br. 1955; 37 : 514. (abstract)

Davis JB. The muscle pedicle bone graft in hip fusion. J Bone Joint Surg Am. 1954; 36 : 790-799.

Endo N, Takahashi HE, Toyama H, et al. Arthrodesis of the hip joint using an external fixator. J Orthop Sci. 1999; 4 : 342-346.

Farkas A. A new operative treatment of tuberculosis coxitis in children. J Bone Joint Surg Am. 1939; 21 : 323-333.

Ghormley RK. Use of the anterior superior spine and crest of ilium in surgery of the hip joint. J Bone Joint Surg Am. 1931; 13 : 784-798.

Henderson MS. Combined intra-articular and extra-articular arthrodesis for tuberculosis of the hip joint. J Bone Joint Surg Am. 1933; 15 : 51-57.

Heusner. Resektion in einem Fall von angeborener Hüftluxation. Centralbl Chir. 1884; 45 : 755.

Hibbs RA. A preliminary report of twenty cases of hip joint tuberculosis treated by an operation devised to eliminate motion by fusing the joint. J Bone Joint Surg Am. 1926; 8 : 522-533.

片山良亮. 関節固定術(片山整形外科学, 7巻股関節部, 改訂7版). 中外医学社. 1971; 294-314.

Matta JM, Siebenrock KA, Gautier E, et al. Hip fusion through an anterior approach with the use of a ventral plate. Clin Orthop Relat Res. 1997; 337 : 129-139.

Murrell GA, Fitch RD. Hip fusion in young adults, using a medial displacement osteotomy and cobra plate. Clin Orthop Relat Res. 1994; 300 : 147-154.

Pagnano MW, Cabanela ME. The hip: Arthrodesis (Morrey BF, ed: Reconstructive Surgery of the Joints, 2nd ed). Churchill Livingstone. 1996; 1333-1341.

Price CT, Lovell WW. Thompson arthrodesis of the hip in children. J Bone Joint Surg Am. 1980; 62 : 1118-1123.

Scher DM, Jeong GK, Grant AD, et al. Hip arthrodesis in adolescents using external fixation. J Pediatr Orthop. 2001; 21 : 194-197.

Schneider R. Hip arthrodesis with the cobra head plate and pelvic osteotomy. Reconstr Surg Traumatol. 1974; 14 : 1-37.

Thompson FR. Combined hip fusion and subtrochanteric osteotomy allowing early ambulation. J Bone Joint Surg Am. 1956; 38 : 13-22.

Trumble HC. A method of fixation of the hip joint by means of an extraarticular bone graft. Aust NZ J Surg. 1932; 1 : 413-420.

Watson-Jones R, Robinson WC. Arthrodesis of the osteoarthritic hip joint. J Bone Joint Surg Br. 1956; 38 : 353-377.

Wilson JC. Operative fixation of tuberculous hips in children: end-result study of thirty-three patients from the orthopaedic department of the Childrens' Hospital. J Bone Joint Surg Am. 1933; 15 : 22-47.

2 | 手術適応

　若年患者のさまざまな病態を基盤とした末期股関節症で，骨切り術，筋解離術，THA などの適応とならない場合，関節固定術の適応が検討される．

　関節機能には無痛性，可動性，支持性の 3 つが重要とされるが，本術式の目的は可動性を犠牲にして確実な無痛性と支持性を獲得することにある．

　したがって，術前機能として，疼痛が強く，支持性が失われて跛行や不良肢位拘縮が高度となっているような場合には，本法により大きな機能改善を期待できる．

　一方，適応外となるのは，活動性の股関節感染症のほか，当該股関節以外の運動器障害が著しい場合である．

　とりわけ，股関節固定によりその機能の代償を求められる腰椎，同側膝関節，反対側股関節に障害を有する場合は適応外となる．

　いいかえれば，最良の適応は，若年の単関節障害で，ほかの身体機能が股関節の可動性を十分代償し，術後の高い歩行能力，労働能力を期待できる場合となる．

　やや特殊な適応として Fucs ら（2014）は脳性麻痺患者の股関節障害への応用を報告しているが，その場合でもやはりよい適応は反対側股関節と脊椎の状態がよく若く歩行可能な症例であるとしている．

文献
Fucs PM, et al. Hip fusion as hip salvage procedure in cerebral palsy. J Pediatr Orthop. 2014; 34 Suppl 1: S32-35.

3 | 手術手技

1. 固定肢位

　一般的な固定肢位は，軽度屈曲位，内・外転と内・外旋は中間位あたりであるが，その詳細は報告者により異なる．

　屈曲角：報告者により 10°〜 40° のばらつきがあるが，20°〜 30° とするものが多い．立位職のものでは少なめ，座位職のものでは多めとする意見，正座を多用するわが国の女性では多めとする意見などがある．

　内・外転角：7° 内転から 10° 外転までのばらつきがある．前額面上の機能的肢位では，骨盤の水平性を考慮すると中間位から軽度内転位となる．

　トイレ動作や性生活といった ADL を考えると軽度外転が必要とする意見，脚長差を考慮して短縮が強い下肢ではやや外転を強めるという意見などもあるが，長期的な腰椎や膝関節への影響を考慮すると外転位での固定には慎重さが求められる．

　内・外旋角：報告者により 0°から 15°まで外旋角度に関してばらつきがある．内旋位とならぬよう注意しつつ中間位〜わずかな外旋とする報告が多い．

2. 手術手技

1) 骨盤骨切りとコブラプレートによる股関節固定術（Murrell ら 1994；図 2）

　患者を仰臥位とし両下肢ともに自由に操作できるようドレーピングを行う．

　大腿外側の縦皮切で進入し大転子を中小殿筋とともに切離して上方へ翻転する．腸骨外側面を展開し上方関節包を切開する．

　寛骨臼上縁で骨盤を横断的に骨切りし，骨頭上部を 5 mm 厚で切除する．

　荷重部に残存する関節軟骨や硬化した骨を除去した後，大腿骨頭と骨切りした遠位骨盤を骨切り面と同じくらいの幅で内側移動する．

　両側の上前腸骨棘に Steinmann ピンを垂直に刺入して骨盤と下肢のアライメント調整の基準とする．屈曲角度の確認には，反対側股関節を十分に屈曲する Thomas 手技を用いて行う．

　9 穴コブラプレートの弯曲を合わせて外側面に当て，まず腸骨側を固定する．

　次いで，末梢側で AO テンショナーを用い，結合部に圧迫を加えつつ大腿骨側をスクリュー固定する．

　最後に大転子骨片をプレートの上から原位置へ整復し，プレート孔を通してスクリュー固定する．

　Murrell らは術後の外固定は行わず，手術 2 〜 3 日目から部分荷重歩行を開始して平均 7.6 日目で退院とし，手術を行った 8 例全例で骨癒合に成功したと報告している．

2) 前方アプローチと腹側プレートによる股関節固定術（Matta ら 1997；図 3）

　仰臥位で拡大 Smith-Petersen 法で進入する．

　腸骨稜から大腿筋膜張筋を剥離し外側に，腹筋群と腸骨筋を内側によせて，腸骨窩から仙腸関節までを展開する．縫工筋，大腿直筋の直頭と反回頭を切離する．

　股関節包と転子間から転子下の前面を展開したの

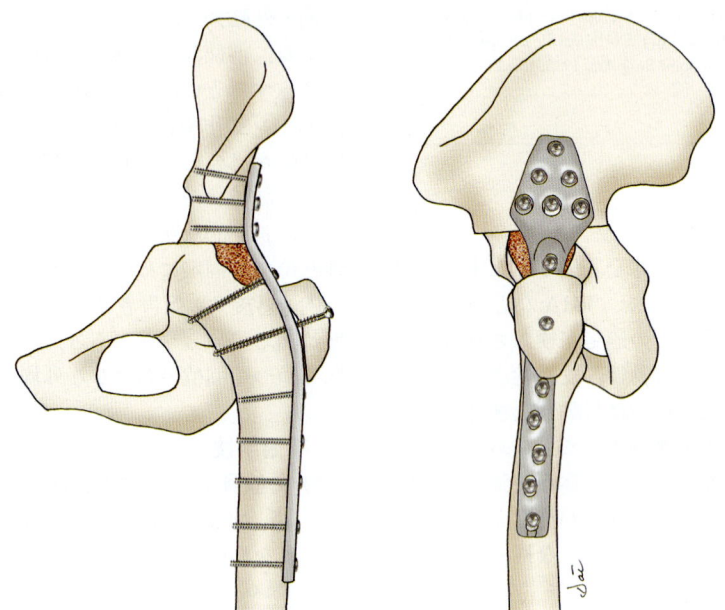

図2　大転子切離，骨盤骨切り，コブラプレートを用いた股関節固定術
（Murrell 1994 より）

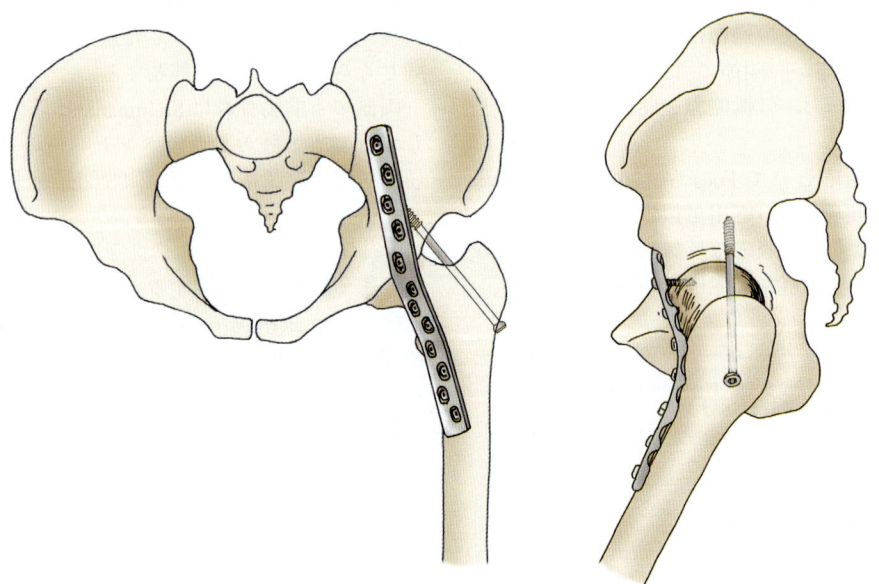

図3　前方進入と腹側プレートによる股関節固定術（Matta 1997 より）

ち，前方関節包を切除する．関節内操作では，スプレッダーや牽引手術台を利用して関節を開大し，残存関節軟骨，線維組織，骨棘などを切除して大腿骨頭と寛骨臼を密着させる．

　肢位を確認後，まず，6.5 mm 海綿骨スクリューを大転子外側から寛骨臼上部へ挿入し，大腿骨頭の内方化と圧迫を行う．

　次に，12 〜 14 穴のブロードコンプレッションプレートを形状に合わせてベンディングして適合させる．

　プレート中枢端は仙腸関節のすぐそばに位置し，末梢の転子下部では骨軸より少々斜めに沿う形になる．

　骨盤側をスクリュー固定した後，末梢側で圧迫器を使用しつつ，残りのスクリュー固定を行う．必要に応じ，腸骨から自家骨移植を行う．

　術後の外固定は行わず，第 2 〜 3 日目から 10 〜 15kg までの制限荷重歩行を開始し，7 〜 10 日で退院とする．

　Matta ら（1997）は，この方法で 12 症例中 10 例（83％）に骨癒合を得たと報告している．

　前方からのプレート固定については，初回固定術の 11 例中 5 例（45％），固定に失敗した症例の再手術では 5 例全例で偽関節となったとする成績不良の報告（Brien ら 1994）もあり，その適応と手術手技

には十分な注意が必要と思われる．

3）創外固定器を使用した股関節固定術
　（Endo ら 1999；図 4）

　仰臥位で拡大 Smith-Petersen 法による前方展開で行う．

　大腿筋膜張筋と中殿筋を腸骨稜から外側へ剥離し，縫工筋と大腿直筋を切離して関節包を展開する．必要に応じて大腿骨頭を脱臼させ，関節内の残存軟骨と線維組織を完全に除去する．

　肢位を確認し，直径 4 mm の threaded wire 2 〜 3 本を大腿骨近位部外側から大腿骨頭，腸骨へと刺入し内固定を行う．

　大腿骨頚部外側縁で寛骨臼直上部から大転子内側にかけて骨移植の母床を作製し，反対側腸骨稜から 4 〜 6 cm × 2 〜 3 cm 大の骨片を採取して移植する（伊賀 2001）．大腿骨頭，寛骨臼間隙に海綿骨チップを充填する．

　こののち創外固定を行うが，骨盤側では腸骨稜から 3 本のピンを髄内の十分な深さまで，大腿側では転子下の前外側から 3 本のピンを内側骨皮質を貫通するまで刺入してそれぞれを連結する．

　術後は 2 本杖での部分荷重歩行を 7 日目に開始する．創外固定を装着したまま患者を外来で管理し，通常，3 〜 5 か月で創外固定を除去する．

　Endo らはこの方法を行った 9 例全例で骨癒合に

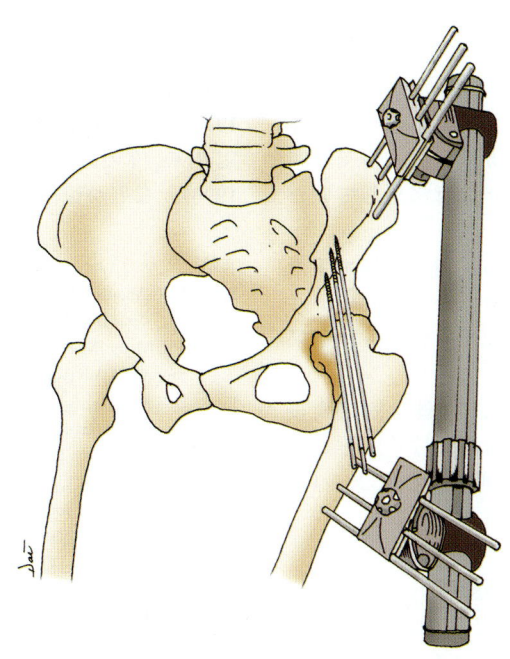

図4　創外固定器を用いた股関節固定術（Endo ら 1999 より）

成功したと報告している.

文献

Brien WW, Golz RJ, Kuschner SH, et al. Hip joint arthrodesis utilizing anterior compression plate fixation. J Arthroplasty.1994; 9 : 171-176.

Endo N, Takahashi HE, Toyama H, et al. Arthrodesis of the hip joint using an external fixator. J Orthop Sci. 1999; 4 : 342-346.

伊賀敏朗, 祖父江牟婁人, 遠藤直人. 股関節固定術. 新OS Now. メジカルレビュー社. 2001; 11 : 200-205.

Matta JM, Siebenrock KA, Gautier E, et al. Hip fusion through an anterior approach with the use of a ventral plate. Clin Orthop Relat Res. 1997; 337 : 129-139.

Murrell GA, Fitch RD. Hip fusion in young adults, using a medial displacement osteotomy and cobra plate. Clin Orthop Relat Res. 1994; 300 : 147-154.

4 | 手術成績と合併症

1. 全体的身体機能と患者の満足度

多数の股関節固定患者（28～53例）の経過を長期（平均26～38年）に観察した結果では, いずれも満足のいく成績が報告されている（Sponseller ら 1984, Callaghan ら 1985, Sofue ら 1989）.

固定術後の患者では, いずれも当該股関節痛は消失し, 良好な支持性と歩行能力を獲得して通常の日常生活や社会生活を営み, 活動度の高い症例では重労働やスポーツ活動も可能となっている.

Sponseller ら （1984）は, 35歳以下（平均14歳）で固定術を受けた53例の術後20年以上（平均38年）の調査において, 38例（72％）は自分の全般的活動性が同世代の平均的なレベルにあると考えていたと報告している.

患者自身の全般的満足度では, 78％が手術に満足, 11％が不満足, 11％がどちらともいえない, であり, 後2者に含まれる22％の症例も, 全員, 種々の問題が生じ始めるまでの平均26年間は満足していたと回答した.

女性は男性より（87％対70％）, 18歳未満で手術を受けたものはそれ以上の年齢で受けたものより（80％対60％）, それぞれ満足度が高いという結果であった.

53例中50例は結婚しており, 43例は固定術後に子どもを設けていた. 性生活における困難さをsevere と表現したものは女性1例のみで, 32％（男性24％, 女性38％）は moderate としていた.

2. 長期成績における他関節への影響

片側股関節が可動性を失う固定術では, 隣接する他関節への長期的な影響が危惧される.

固定術後平均26～38年の調査では, 腰痛は57～65％, 同側膝関節痛は30～57％, 反対側股関節痛は13～32％の症例で認められていた（Sponseller ら 1984, Callaghan ら 1985, Sofue ら 1989）.

このような長期成績は, 患者選択, 手術手技と固定肢位, 脚長差, などにより大きく影響を受ける（Beaulé ら 2002）.

Callaghan ら （1985）は, やや外転位に固定された症例では, 中間位あるいはやや内転位に固定された症例と比較して, より高率に同側の膝関節痛や腰痛を合併していたことから, 外転位での固定は避けることが望ましいと述べている.

3. 術後合併症

股関節固定術は難易度の高い, 侵襲の大きい手術であり, 股関節手術に伴う一般的合併症, すなわち, 出血, 感染, 神経障害, 血栓塞栓症などに対しては, 通常以上に十分な注意を払う必要がある（Stover ら 2004）.

本術式に特有の合併症として, まず, 固定部における偽関節がある.

早期の固定術式による成績では, 15～30％という高い偽関節率が報告された（Murrell ら 1994）.

しかしながら, より進歩した術式による報告では, 偽関節率は0％（Murrell ら 1994, Endo ら 1999, Scher ら 2001）から20％までの報告（Matta ら 1997, Benaroch ら 1996, Schoenecker ら 1997, Schafroth ら 2010）が多く, 大きく改善されている.

術式特有の他の合併症としては, 再手術を要する固定肢位不良（Liechti 1978, Schoenecker ら 1997）, 術後の大腿骨骨折（Gardinger ら 1962, Barmada ら 1976, Mullaji ら 1991, Schoenecker 1997）, 骨成熟が未熟な症例における経年的な固定内転角の増加（Fulkerson ら 1984, Benaroch ら 1996）, などが報告されており, 注意が必要である.

文献

Barmada R, Abraham E, Ray RD. Hip fusion utilizing the cobra head plate. J Bone Joint Surg Am. 1976; 58 : 541-544.

Beaulé PE, Matta JM, Mast JW. Hip arthrodesis: Current indications and techniques. J Am Acad Orthop Surg. 2002; 10 : 249-258.

Benaroch TE, Richards BS, Haideri N, et al. Intermediate follow-up of a simple method of hip arthrodesis in adolescent patients. J Pediatr Orthop. 1996; 16 : 30-36.

Callaghan JJ, Brand RA, Pedersen DR.Hip arthrodesis. A long-term follow-up. J Bone Joint Surg Am. 1985; 67 : 1328-1335.

Endo N, Takahashi HE, Toyama H, et al. Arthrodesis of the hip joint using an external fixator. J Orthop Sci. 1999; 4 : 342-346.

Fulkerson JP. Hip afthrodesis. Clin Orthop Relat Res. 1984; 182 : 309-310.

Gardinger TB. Nail and graft arthrodesis of the hip. J Bone Joint Surg Br. 1962 ; 44 : 588-594.

Liechti R. Hip arthrodesis and associated problems (Casey PA ed.).

Springer-Verlag. 1978.

Matta JM, Siebenrock KA, Gautier E, et al. Hip fusion through an anterior approach with the use of a ventral plate. Clin Orthop Relat Res. 1997; 337 : 129-139.

Mullaji AB, Todd RC. Late ipsilateral trochanteric fractures in patients with long-standing fusion of the hip. Injury. 1991; 22 : 233-235.

Murrell GA, Fitch RD. Hip fusion in young adults, using a medial displacement osteotomy and cobra plate. Clin Orthop Relat Res. 1994; 300 : 147-154.

Schafroth MU, Blokzijl RJ, Haverkamp D, et al. The long-term fate of the hip arthrodesis: does it remain a valid procedure for selected cases in the 21st century? Int Orthop. 2010; 34 : 805-810.

Scher DM, Jeong GK, Grant AD, et al. Hip arthrodesis in adolescents using external fixation. J Pediatr Orthop. 2001; 21 : 194-197.

Schoenecker PL, Johnson LO, Martin RA, et al. Intra-articular hip arthrodesis without subtrochanteric osteotomy in adolescents: Technique and short-term follow-up. Am J Orthop. 1997; 26 : 257-264.

Sofue M, Kono S, Kawaji W, et al. Long term results of arthrodesis for severe osteoarthritis of the hip in young adults. Int Orthop. 1989; 13 : 129-133.

Sponseller PD, McBeath AA, Perpich M. Hip arthrodesis in young patients. A long-term follow-up study. J Bone Joint Surg Am. 1984; 66 : 853-859.

Stover MD, Beaulé PE, Matta JM, et al. Hip arthrodesis: A procedure for the new millennium? Clin Orthop Relat Res. 2004; 418 : 126-133.

5　固定股関節から人工股関節への変換

股関節固定術の適応や患者の生涯にわたる機能成績を考える場合，将来的な THA の施行は想定しておく必要がある．

固定術から THA への転換の適応は，一般的には，長期経過後の腰痛や膝関節痛の悪化が判定基準となるが，一部には，固定術後の有痛性偽関節や不良肢位での固定といった，想定外の経過における相対的適応も含まれる（Stover ら 2004）．

通常，人工股関節への変換により，術前の腰痛や膝関節痛は改善され，特に腰痛の改善率は高い（Hardinge ら 1986，Kilgus ら 1990，Hamadouche ら 2001）．

脚長差や股関節可動性も大きく改善されることにより患者の満足度は高い．術後の歩容の良否，歩行補助具の要否などは，術前の外転筋群を中心とした，股関節の支持性に寄与する筋群の温存状態に大きく左右される．

半数以上の患者では術後の歩行に杖を要し，また，外転機構の回復には通常の THA と比較して，より

長期の経過とより徹底したリハビリテーションプログラムが必要とされる（Beaule ら 2002）．

Joshi ら（2002）による，固定股関節に THA を施行した 208 関節の術後平均 9.2 年の調査では，全体機能で 83%，股関節可動域で 79% が，いずれも good から excellent の評価であった．

THA におけるインプラントの生存率も 10 年で 96.1%，26 年で 72.8% と優れたものであったが，術後合併症として神経障害が 7% と高率に認められたことには注意が必要であるとしている．

近年のシステマティックレビューでは，股関節の固定状態から人工股関節への変換後の機能としては，Harris ヒップスコアは平均で 22 ～ 42 ポイントの改善，下肢長差は平均 21mm 改善，最終の股関節可動域の平均は屈曲 89°，外転 32°，内転 25°，外旋 29°，内旋 25° であり，一方，術後合併症率の平均としては，感染は 3 ～ 5.3%，脱臼は 2 ～ 2.6%，神経合併症は 3 ～ 4.7%，インプラントの弛みが 5 ～ 6.2%，異所性化骨が 14% などの記載が認められる（Jauregui ら 2017，Daliri ら 2024）．

手術の適応決定と実施に際しては，固定股関節に対する THA の施行には高い専門的技術が必要であること，通常の THA よりも合併症率が高いこと，術後の歩行には杖を要する可能性が高いこと，などを十分に理解した上で慎重に行うことが重要である．

文献

Beaulé PE, Matta JM, Mast JW. Hip arthrodesis: Current indications and techniques. J Am Acad Orthop Surg. 2002; 10 : 249-258.

Daliri M, Moallem SMH, Sadeghi M, et al. Clinical outcomes and complications following hip fusion conversion to total hip arthroplasty: a systematic review and meta-analysis. J Arthroplasty. 2024; 39: 261-268. e36.

Hamadouche M, Kerboull L, Meunier A, et al. Total hip arthroplasty for the treatment of ankylosed hips: A five to twenty-one-year follow-up. J Bone Joint Surg Am. 2001; 83 : 992-998.

Hardinge K, Murphy JC, Frenyo S. Conversion of hip fusion to Charnley low-friction arthroplasty. Clin Orthop Relat Res. 1986; 211 : 173-179.

Jauregui JJ, Kim JK, Shield WP 3rd, et al. Hip fusion takedown to a total hip arthroplasty – is it worth it? A systematic review. Int Orthop. 2017; 41: 1535-1542.

Joshi AB, Markovic L, Hardinge K, et al. Conversion of a fused hip to total hip arthroplasty. J Bone Joint Surg Am. 2002; 84 : 1335-1341.

Kilgus DJ, Amstutz HC, Wolgin MA, et al. Joint replacement for ankylosed hips. J Bone Joint Surg Am. 1990; 72 : 45-54.

Stover MD, Beaulé PE, Matta JM, et al. Hip arthrodesis: a procedure for the new millennium? Clin Orthop Relat Res. 2004; 418 : 126-133.

5 股関節周囲の筋解離術

股関節周囲の筋解離術（muscle release operation）は，当該股関節の関節障害に対し，除痛や関節破壊の防止・改善を目的として行われる場合と，神経疾患に基づく下肢または全身の筋緊張亢進に対する筋緊張緩和治療として行われる場合に大別される．

本項では前者を中心に解説する．

1 歴 史

股関節疾患に対する筋解離術は，1922年にBrandesがくる病性内反股に大転子切離を行ったのが嚆矢とされている．

1955年，Vossは，Brandesが行った大転子切離に大腿筋膜と内転筋群の切離を追加した方法をDie temporäre Hängehüfteとして発表し，1956年には同様の論文を報告した（Voss 1955，1956）（図1）．

これにより，筋解離術が広く世に知られるにいたった．その後，Vossの術式の変法として，Imhäuser（1958），Küntscher（1962）らは大腿直筋切離を，Voigt（1958）は関節包切離を，Nyakas（1960）は閉鎖神経切断を追加する術式を報告している．これらはいずれもVoss同様に股関節外転筋群を中心とした筋解離術であった．

これに対し，O'Malleyは，1959年に外転筋群を温存し，前方アプローチにより大腿直筋の直頭，Y状靱帯を含む関節包前内側，腸腰筋の小転子付着部，そして緊張が強い場合には大腿筋膜前方部分を切離し，その後内転筋起始部の皮下切腱を加えるという新しい筋解離術を発表した（図1）．

わが国における変形性股関節症（股関節症）に対する筋解離術の報告も，当初は，外側筋群の解離術によるものであった（水野ら1964，伊丹ら1969，東海1970）．

そして，次第にO'Malleyの方法に準じた外側筋群を温存する術式の報告が中心となった（井沢ら1969，桐田ら1972，高田1977）．

近年は，人工股関節全置換術（THA）や各種骨切り術の進歩，治療成績に対する社会的な要求の高まりなどを反映して，通常の股関節症治療として筋解離術が行われることは減少しつつある．

1980年以降に手術が行われた症例について徳永ら（1995），杉山ら（2002）の報告が，1990年以降の症例について斎藤ら（2003）の報告がある．

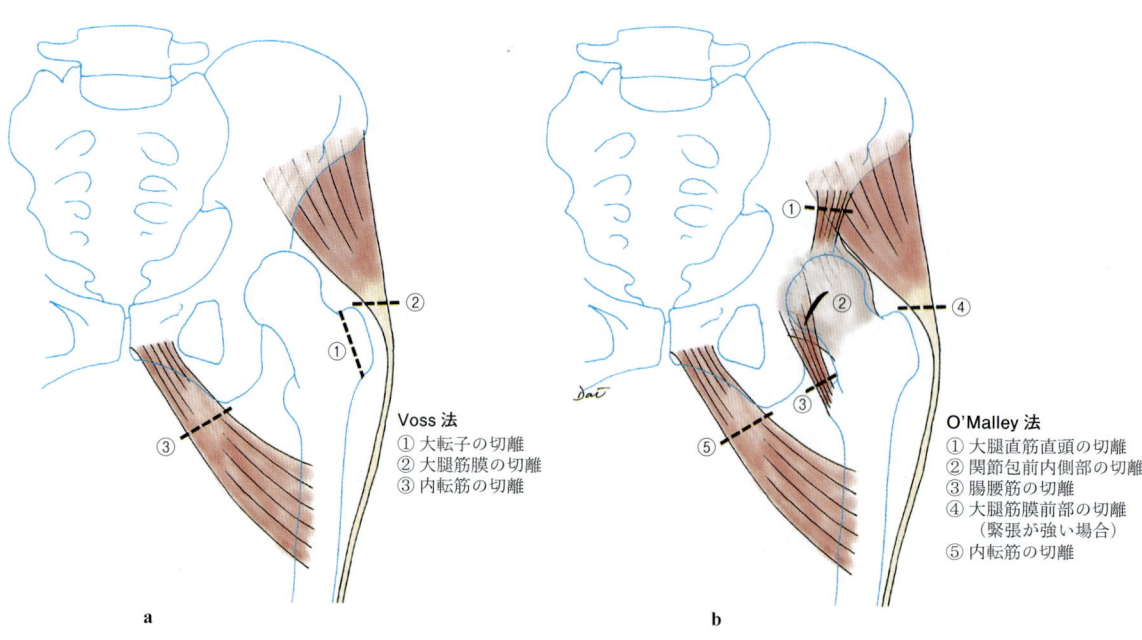

Voss 法
① 大転子の切離
② 大腿筋膜の切離
③ 内転筋の切離

O'Malley 法
① 大腿直筋直頭の切離
② 関節包前内側部の切離
③ 腸腰筋の切離
④ 大腿筋膜前部の切離
　（緊張が強い場合）
⑤ 内転筋の切離

a　　　　　　　　　　b

図1　筋解離術
Voss 法（a）と O'Malley 法（b）

そのほか，特殊症例や手術後の経過不良例に対し本法を応用した症例報告が散見される（林ら 2005，岩永ら 2009，横山ら 2011）．

文献 ———

Brandes M. Zur Behandlung der Coxa vara. Verh Dtsch Orthop Ges. 1922; 17 : 266-269.

林　大輝，勝又壮一，林　靖人，他．骨切り術後に変形性股関節症が進行し筋解離術を施行した1例．神奈川整災誌．2005; 18 : 45-48.

Imhäuser G. Die intrapelvinen Vorragungen des Hüftpfannenbodens (Spezielle Orthopädie). Georg Thieme Verlag Stuttgart. 1958; 1103-1119,

伊丹康人，東海敏夫．変形性股関節症に対する筋切離術の実際．手術．1969; 23 : 679-685.

岩永淳一，扇谷浩文，小原　周，他．股関節軟骨壊死症の3症例．Hip Joint. 2009; 35 : 742-746.

井沢淑郎，亀下喜久男，福沢玄英，他．変形性股関節症に対するO'Malley式筋解離術の成績の検討．整形外科．1969; 20 : 1025-1032.

桐田良人，宮崎和躬，渡辺秀男，他．変形性股関節症に対するオマリー式筋解離術の成績．臨整外．1972; 7 : 707-717.

Küntscher G. Die Behandlung der Coxarthrose nach Voss. Langenbecks Arch klin Chir. 1962; 301 : 383-397.

水野祥太郎，増原建二，平山正樹，他．変形性股関節症に対する筋解離術と臼蓋形成術(Tegmoplasty). 日整会誌．1964; 38 : 534-536.

Nyakas A. Zur operativen Behandlung der Arthrosis deformans des Hüftgelenks. Zbl Chir. 1960; 85 : 362-367.

O'Malley AG. Osteoarthritis of the hip (Correspondence and Preliminary Comunications). J Bone Joint Surg Br. 1959; 41 : 888-889.

斎藤　充，田中孝昭，大谷卓也，他．当科におけるオマリー筋解離術の術式とその術後成績．Hip Joint. 2003; 29 : 98-101.

杉山　肇，中島育昌，山本泰宏，他．当科におけるオマリー変法筋解離術の成績．Hip Joint. 2002; 28 : 228-231.

高田一彦．変形性股関節症に対する筋解離術の臨床的研究．日整会誌．1977; 51 : 181-193.

東海敏夫．変形性股関節症にたいする筋切離術の臨床的研究．日整会誌．1970; 44 : 25-45.

徳永三郎，本田　恵，宍戸　博，他．変形性股関節症に対するO'Malley変法の検討．1995; 46 : 690-695.

Voigt H. Operative Behandlung der arthrotischen Häftschmerzen mit Trochanterabmeißelung kombiniert mit partieller Bänder-und Kapselresektion sowie Adduktorentenotomie. Arch Orthop Unfal Chir. 1958; 50 : 73-84.

Voss C. Die temporäre Hängehüfte. Verh Dtsch Orthop Ges. 1955; 43 : 351-353.

Voss C. Koxarthrose-Die"temporäre Hängehüfte". Münn Med Wschr. 1956; 28 : 954-956.

横山　正，内山善康，海老原吾郎，他．若年者骨頭陥没骨折に行った大腿骨頭後方回転骨切り術後の変形性股関節症にオマリー筋解離術を行った1例．関東整災誌．2011; 42 : 34-39.

2 ｜ 手術効果の発現機序

Voss（1955, 1956）は，変形性股関節症においては疼痛に対する股関節周囲筋の反射的筋緊張が持続し，強い圧迫力のために修復や再生がほとんど不可能となり，関節は破壊，変形へ向かって一方的に進行するとした．

そして，筋解離術により関節は新しい環境を取り戻し，関節軟骨は再生して治癒に向かうのであり，本術式は生物学的生命力に対して行う「関節再生術」であると述べている．

一方，O'Malley は，Voss が腸腰筋を切離しなかったのは不思議であり，最も重要なのは腸腰筋とY状靱帯の切離であるとした（O'Malley 1959）．

彼は，麻痺性あるいは発育性股関節形成不全において骨頭を脱臼へと導くのは，外転と伸展，屈曲と内転における筋力のアンバランスであり，特に腸腰筋や内転筋の短縮や緊張が問題であるとした．

そして，発育性股関節形成不全治療後の関節症発現にはこれらの筋の持続的な異常が影響しているため，これを解離することで関節症に対処しうると考えた（O'Malley 1963）．

伊丹は，股関節包への知覚神経と周囲筋への運動神経の解剖学的関係から，疼痛反射と筋肉攣縮が形成する疼痛連鎖を遮断することが関節圧迫力を解除する方法であるとしている．

経骨髄静脈造影で，著しく障害されていた大腿骨頭からの静脈還流が筋解離術後には大きく改善されたことから，大腿骨頭における血液循環改善の可能性を示している．

加えて，術後の大腿骨頭の動きの改善，姿勢変化による関節合力の減少などを，効果発現機序としてあげている（伊丹ら 1977，高田 1977）．

文献 ———

伊丹康人，高田一彦．変形性股関節症に対する筋解離術．手術．1977; 31 : 1201-1208.

O'Malley AG. Osteoarthritis of the hip (Correspondence and Preliminary Comunications). J Bone Joint Surg Br. 1959; 41 : 888-889.

O'Malley AG. The influence of the flexor and the adductor muscles on the hip joint. Clin Orthop Relat Res. 1963; 31 : 73-84.

高田一彦．変形性股関節症に対する筋解離術の臨床的研究．日整会誌．1977; 51 : 181-193.

Voss C. Die temporäre Hängehüfte. Verh Dtsch Orthop. Ges. 1955; 43 : 351-353.

Voss C. Koxarthrose-Die"temporäre Hängehüfte". Münn. Med. Wschr. 1956; 28 : 954-956.

3 ｜ 手術適応

Voss は，炎症性疾患，外傷後，寛骨臼形成不全症，Perthes 病後，内反股，大腿骨頭壊死症，結核性股関節炎，カップ関節形成術や人工骨頭置換術の失敗例，など非常に広範な適応を提唱した．また，両側性の症例にも適応があると述べた．（Voss 1955, 1956）．

一方，O'Malley は，筋解離術は全年齢に適応し

得るとしつつも，前述の効果発現機序の考え方から，初期の股関節症に最もよい適応があるとしている（O'Malley 1959, 1963）．

わが国では，疼痛，筋緊張，関節破壊という悪循環を形成している場合はすべて適応となりうると考えられた時期があり，初期から末期までのあらゆる病期で，筋解離術の適応があるとされた（高田1977）．

しかしながら，近年は確実な治療効果が求められる社会的背景もあり，従来よりも厳しい適応条件が提唱されている．

すなわち，臨床的には疼痛が強く自発痛や夜間痛を呈し，また，X線学的には末期股関節症で，骨棘も含めて広範な接触面が形成されているものの，対向面の破壊が強く輪郭が不明瞭となっているような場合に適応を考慮すべきである（大谷2006）．

特殊な病態への応用として，化膿性股関節炎後の股関節症（乗松ら1987），特発性股関節軟骨溶解症（岩永ら2009），骨切り術後の経過不良例（林ら2005，横山ら2011）などの報告がある．

また，骨切り術や寛骨臼形成術（棚形成術）と併用することで手術効果を高めようとする報告もされている（大川ら2007，廣瀬ら2012，中島ら2013）．

文献
林　大輝，勝又壮一，林　靖人，他．骨切り術後に変形性股関節症が進行し筋解離術を施行した1例．神奈川整災誌．2005；18：45-48.

廣瀬士朗，大塚博巳，森島達観，他．進行期，末期股関節症に対する外反骨切り・臼蓋形成術の長期成績：7〜25年経過例．Hip Joint. 2012；38：85-88.

岩永淳一，扇谷浩文，小原　周，他．股関節軟骨壊死症の3症例．Hip Joint. 2009；35：742-746.

中島　拓，佐藤哲也，井田英雄，他．ペルテス病に対して手術療法を行った1症例．東北整災誌．2013；56：80-83.

乗松尋道，知念　弘，呉屋　勲，他．化膿性股関節炎による思春期股関節症に対する筋解離術の経験．整外と災外．1987；35：1298-1301.

大川孝浩，熊谷　優，久米慎一郎，他．Chiari外反手術に併用するハムストリング切離術．骨・関節・靱帯．2007；20：427-434.

O'Malley AG. Correspondence and Preliminary Communications. Osteoarthritis of the Hip. J Bone Joint Surg Br. 1959；41：888-889.

O'Malley AG. The influence of the flexor and the adductor muscles on the hip joint. Clin Orthop Relat Res. 1963；31：73-84.

大谷卓也．変形性股関節症に対する筋解離術－X線学的効果と手術適応の考え方－．MB Orthop. 2006；19：54-59.

高田一彦．変形性股関節症に対する筋解離術の臨床的研究．日整会誌．1977；51：181-193.

Voss C. Die temporäre Hängehüfte. Verh Dtsch Orthop. Ges. 1955；43：351-353.

Voss C. Koxarthrose-Die"temporäre Hängehüfte". Münn. Med. Wschr. 1956；28：954-956.

横山　正，内山善康，海老原吾郎，他．若年者骨頭陥没骨折に行った大腿骨頭後方回転骨切り術後の変形性股関節症にオマリー筋解離術を行った1例．関東整災誌．2011；42：34-39.

4　手術手技と後療法

O'Malley（1959）は前方からの進入と切離すべき組織を述べているが術式の詳細は記載していない．

伊丹（1977）はその変法として，前方からの大腿直筋と腸腰筋の切離に内転筋皮下切腱を加える術式の詳細を記載している．

以下は著者が慣用する方法を記載する．

患者を仰臥位とし患側の下肢全体をドレーピングする．

上前腸骨棘の2〜3cm下方から6〜8cmの縦の皮膚切開を加える．外側大腿皮神経に留意しつつ縫工筋，大腿筋膜張筋間に大腿直筋を同定して中枢へ追い，直頭，反回頭を含めて切離する．

切離筋を末梢側へ翻転すると，その下層に股関節の膨隆を触れるので，関節包から腸腰筋を内側へ剥離しながらよけ，下内方へ展開を進める．

股関節を開排位とすると小転子にいたるので，腸腰筋付着部を同定し，直視下に完全切離する．

時に腸骨筋の前方線維（平野ら2010）が小転子の下方に終止しているので十分触診し，緊張が強い場合はこれも切離する．

次いで靱帯を含む関節包の前面から内側を大きく横切開して関節内を観察し，増殖滑膜，遊離体，運動を阻害する骨棘などがあれば切除する．荷重分散に寄与している roof osteophyte や capital drop などの骨棘は切除しない．

股関節の緊張が緩和し，寛骨臼と大腿骨頭の間にエレバトリウムを挿入しつつ下肢を牽引すると大腿骨頭が十分に引き下がることを確認後に閉創する．

次に下肢を他動外転すると緊張する内転筋腱を触れるので，外転が20°以上可能となるまで順次皮下切腱する．

術後は2〜3kgで患側下肢の介達牽引を行う．古典的な後療法では2〜3週間のベッド上安静の後に免荷歩行を開始し，5〜6週から部分荷重歩行，2か月程度の入院とし，約半年間は1本杖を使用するとしている（桐田ら1972，伊丹1977）．

その後の報告では1か月程度の入院とする後療法が試みられているが，今後その成績が評価される（飯田ら2009，大谷ら2011）．

文献
平野和宏，木下一雄，大谷卓也．ヒト屍体を用いた腸骨筋の機能解剖学的検討．Hip Joint. 2010；36-Suppl：189-190.

飯田　哲，品田良之，鐘司朋子，他．進行期・末期変形性股関節症に対するオマリー筋解離術の術後成績．Hip Joint. 2009；35：840-843.

伊丹康人，高田一彦．変形性股関節症に対する筋解離術．手術．1977；

31：1201-1208.

桐田良人, 宮崎和躬, 渡辺秀男, 他. 変形性股関節症に対するオマリー式筋解離術の成績. 臨整外. 1972; 7：707-717.

O'Malley AG. Correspondence and Preliminary Communications. Osteoarthritis of the Hip. J Bone Joint Surg Br. 1959; 41：888-889.

大谷卓也, 丸毛啓史. 若年者(40歳未満)の進行期・末期股関節症に対する筋解離術. 関節外科. 2011; 30：1045-1050.

5 | 手術成績

1. 疼痛の改善

最も期待すべき効果で, 強い歩行時痛や安静時痛は改善を得やすい. 一方, 長距離歩行時の鈍痛のみを訴えるような症例では改善を期待しにくい.

過去の報告では69〜100%の症例で疼痛改善が得られている (井沢ら1969, 桐田ら1972, 渡部ら1994, 藤井ら2003, 斎藤2003, 飯田ら2009).

2. 可動性の改善

拘縮を解除する手術でありながら, 術後の可動域改善率は25〜40%と低い値が報告されてきた (井沢ら1969, 桐田ら1972, 名倉1986).

早期には外転可動域の改善, 屈曲拘縮の解除を得るものの, 10年以上の長期経過で可動域は再び徐々に低下すると報告されている (藤井ら2003).

3. 歩行能力の改善

疼痛とともに歩行も改善し, 49〜70%の症例で歩行能力改善が報告されている (宮崎1979, 高田1977).

4. JOA スコアと THA 回避

JOA スコアは術前約50点が疼痛点を中心に改善し, 術後5〜10年で75〜80点となり, 以後は徐々に低下し術後20年で約70点となると報告されている (勝又1997, 藤井2003).

疼痛が再発し THA となった時点を終点とした生存率は術後10年で約90%, 20年で約70%と報告されている (藤井ら2003).

5. X 線学的成績

良好な X 線学的改善例を図2 に示す. このよう

な改善は末期股関節症で, 骨棘も含めて広範な接触面が形成され形態的にも適合しているが, 関節裂隙が消失して対向面の輪郭が不明瞭となっているような症例で認められやすい.

改善後は安定した長期成績を期待できるとされている (大谷ら2004, 2006). 手術効果の発現機序の項で引用した, Voss による「関節再生」という言葉を彷彿とさせる所見といえる.

斎藤ら (2003), 大谷ら (2004) は異なる症例群で類似の X 線学的検討を行っている. 短期 (斎藤ら:術後平均5年) と長期 (大谷ら:術後平均20年) のいずれにおいても, 初期と進行期の股関節症では多くの症例で関節症の進行を認めていたのに対し, 末期群では X 線学的な維持または改善が得られていた.

手術効果の発現機序に関する考察の項で引用した O'Malley が提言した初期の股関節症への効果は少ないと考えられる.

文献

藤井克之, 大谷卓也. 変形性股関節症に対するオマリー変法筋解離術の長期成績. 臨整外. 2003; 38：1287-1293.

飯田　哲, 品田良之, 鐘司朋子, 他. 進行期・末期変形性股関節症に対するオマリー筋解離術の術後成績. Hip Joint. 2009; 35：840-843.

井沢淑郎, 亀下喜久男, 福沢玄英, 他. 変形性股関節症に対する O'Malley式筋解離術の成績の検討. 整形外科. 1969; 20：1025-1032.

勝又壮一, 村瀬鎮雄, 林　靖人, 他. 変形性股関節症に対するオマリー筋解離術の成績. 10年以上経過例. Hip Joint. 1997; 23：144-148.

桐田良人, 宮崎和躬, 渡辺秀男, 他. 変形性股関節症に対するオマリー式筋解離術の成績. 臨整外. 1972; 7：707-717.

宮崎和躬. 変形性股関節症に対するO'malley式筋解離術の成績. 整形外科MOOK. 金原出版. 1979; 7：161-173.

名倉直良. 変形性股関節症に対する筋解離術の長期治療成績. 慈恵医大誌. 1986; 101：1021-1038.

大谷卓也, 林　靖人, 斎藤　充, 他. 変形性股関節症に対する筋解離術の長期成績－初期・進行期例と末期例の比較検討－. 臨整外. 2004; 39：775-780.

大谷卓也. 変形性股関節症に対する筋解離術－X線学的効果と手術適応の考え方－. MB Orthop. 2006; 19：54-59.

斎藤　充, 田中孝昭, 大谷卓也, 他. 当科におけるオマリー筋解離術の術式とその術後成績. Hip Joint. 2003; 29：98-101.

高田一彦. 変形性股関節症に対する筋解離術の臨床的研究. 日整会誌. 1977; 51：181-193.

渡部　亘, 佐藤光三, 斎藤晴樹, 他. 変形性股関節症に対する筋解離術の術後成績に関与する因子の検討. 日関外誌. 1994; 13：263-270.

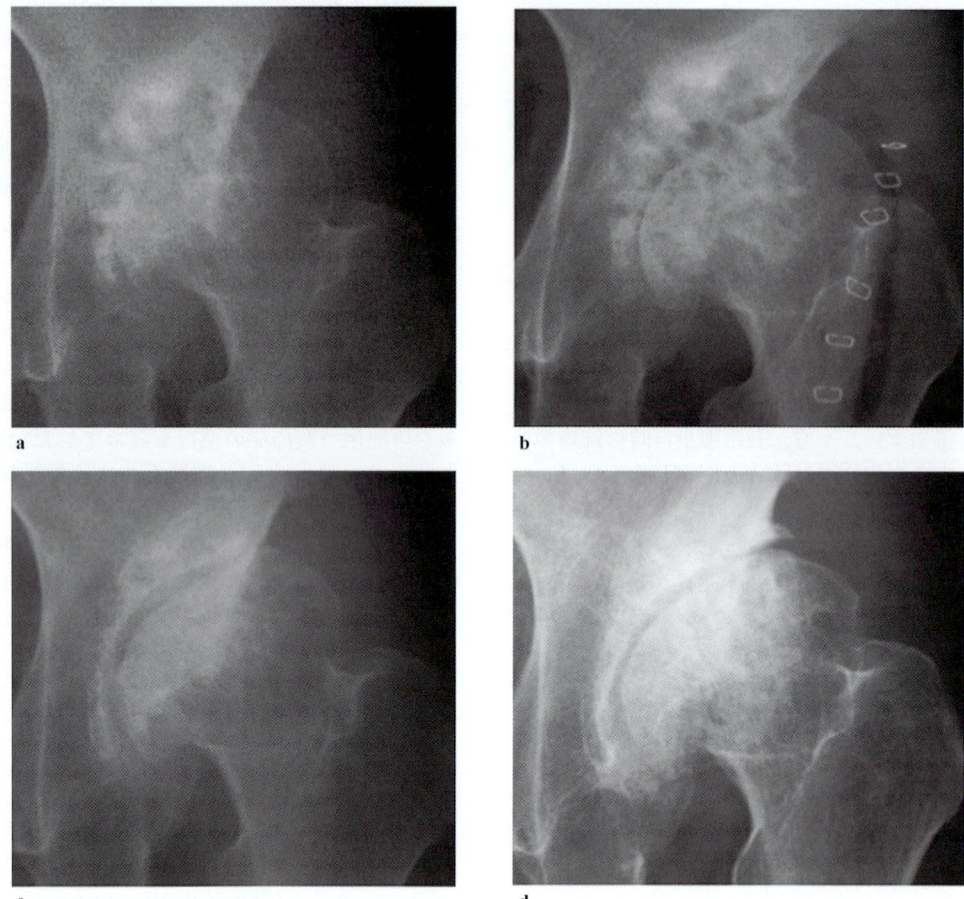

図2 筋解離術後の関節修復像

47歳，女性．a: 末期股関節症．b: 術直後，関節面の変化がみられる．c: 術後10か月，関節裂隙が開大している．d: 術後7年，関節面のリモデリングが認められる．

6　股関節切除術

股関節における関節切除術（arthrectomy），あるいは切除関節形成術（resection arthroplasty）は，当初は結核性股関節炎や化膿性股関節炎の治療法として行われた．

その後，関節破壊が進行した変形性股関節症（股関節症）や関節リウマチの治療としても用いられたが，人工股関節全置換術（THA）の普及後は，そのほとんどは感染した THA あるいは人工骨頭置換術に対する治療法として行われている．

1　歴　史

股関節の切除関節形成術は，1817 年に Smaltz により，また，1821 年に White により，いずれも小児の結核性股関節炎の治療として行われたのが最初である．

White は，1849 年に化膿性股関節炎の治療法として報告している．1861 年には Fock が重度の股関節症に対してこの術式を応用したとされる（Steinberg ら 1999）．

今日，この治療法の代名詞のごとくよばれている Girdlestone は，1928 年に本術式を結核性股関節炎の治療法として記載し，次いで 1943 年に化膿性股関節炎の治療法として報告し本術式を広く世に知らしめた．

Girdlestone は，感染を良好に鎮静化できたとしたが，患者の術後機能については報告しなかった．

1950 年，Taylor は，93 例（多くは股関節症と強直性脊椎炎で感染性疾患は 2 例のみ）に対し前方進入で大腿骨頭から大腿骨頚部と寛骨臼辺縁を切除する "pseudarthrosis of the hip joint" で治療を行い，その機能成績を報告した．

93 例中 83 例が good の成績であり，本術式は強直性脊椎炎と 60 歳以上の高齢の重度股関節症において最も信頼できる治療法であると述べた．

その後，THA の普及に伴い，切除関節形成術は THA または人工骨頭置換術の深部感染症例に対するインプラント抜去術としてその成績が報告された（Bourne ら 1984，McElwaine ら 1984，Kantor ら 1986，Marchetti ら 1987，Grauer ら 1989）．

また，THA 後の非感染性の経過不良例に対しても，本法が応用されその治療成績が報告された（Harris ら 1982，Grauer ら 1989，Scalvi ら 1995）．

文献

Bourne RB, Hunter GA, Rorabeck CH, et al. A six-year follow-up of infected total hip replacements managed by Girdlestone's arthroplasty. J Bone Joint Surg Br. 1984; 66 : 340-343.

Girdlestone GR. Arthrodesis and other operations for tuberculosis of the hip (Milford H, ed: The Robert Jones Birthday Volume) Oxford University Press. 1928; 347.

Grauer JD, Amstutz HC, O'Carroll PF, et al. Resection arthroplasty of the hip. J Bone Joint Surg Am. 1989; 71 : 669-678.

Harris WH, White RE Jr. Resection arthroplasty for nonseptic failure of total hip arthroplasty. Clin Orthop Relat Res. 1982; 171 : 62-67.

Kantor GS, Osterkamp JA, Dorr LD, et al. Resection arthroplasty following infected total hip replacement arthroplasty. J Arthroplasty. 1986; 1 : 83-89.

Marchetti PG, Toni A, Baldini N, et al. Clinical evaluation of 104 hip resection arthroplasties after removal of a total hip prosthesis. J Arthroplasty. 1987; 2 : 37-41.

McElwaine JP, Colville J. Excision arthroplasty for infected total hip replacements. J Bone Joint Surg Br. 1984; 66 : 168-171.

Scalvi A, Campacci A, Marcer M, et al. Girdlestone arthroplasty for loosening of the total hip prosthesis: evaluation and results. Chir Organi Mov. 1995; 80 : 279-285.

Steinberg ME, Garino JP. Resection arthroplasty (Steinberg ME, Garino JP, eds: Revision Total Hip Arthroplasty). Lippincott Williams & Wilkins. 1999; 517-525.

Taylor RG. Pseudarthrosis of the hip joint. J Bone Joint Surg Br. 1950; 32 : 161-165.

2　手術適応

現在，切除関節形成術が股関節疾患の 1 次的治療法として用いられることは稀であるが，THA や骨切り術などが適応とならない一部の特殊な状況において考慮される．

図 1 は 12 歳の Down 症男子に発症した高度の不安定型大腿骨頭すべり症である．内固定後に MRSA 感染症と大腿骨頭壊死症を合併したため，切除関節形成術を行った．

このように，感染性疾患に対し大腿骨頭切除が必要な症例で，年齢的に THA の適応外である場合，適応年齢であっても局所的，全身的状況から感染再燃のリスクが大きく THA の適応外となる場合，などは切除関節形成術の適応が検討される．

THA あるいは人工骨頭置換術後の深部感染では，感染の鎮静化のためにしばしばインプラントの抜去が必要となる．感染を鎮静化できれば，通常，1 期的あるいは 2 期的に再建術が行われる．

しかし，原因菌の抗生物質に対する耐性，局所の骨軟部組織の状態，そして全身的な免疫機能などか

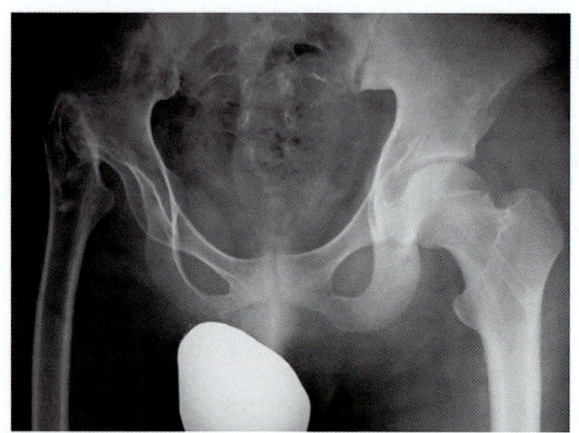

図1　切除関節形成術
手術時12歳のDown症の男児．高度の不安定型大腿骨頭すべり症に対し内固定を行った．その後MRSA感染と大腿骨頭壊死症を合併した．切除関節形成術を施行して3年後の単純X線像．歩行時痛や，大きなADL制限はなく，走行も可能である．

ら，再建による感染再燃のリスクが高いと判断される場合は，切除関節形成術の適応となる．

また，運動機能低下のために，再建術のリスクに見合うだけの機能改善が期待できないと判断される場合も本法の適応が考慮される．

さらに，THA後の非感染性の合併症として，有痛性の弛みと高度の骨不全状態が合併する場合（Harrisら1982, Scalviら1995），術後の反復性脱臼に高度の骨・軟部組織の不全状態が合併する場合（Sharmaら2005）などにも，切除関節形成術は考慮される．

文献 ─────────

Harris WH, White RE Jr. Resection arthroplasty for nonseptic failure of total hip arthroplasty. Clin Orthop Relat Res. 1982; 171 : 62-67.

Scalvi A, Campacci A, Marcer M, et al. Girdlestone arthroplasty for loosening of the total hip prosthesis: evaluation and results. Chir Organi Mov. 1995; 80 : 279-285.

Sharma H, De Leeuw J, Rowley DI. Girdlestone resection arthroplasty following failed surgical procedures. Int Orthop. 2005; 29 : 92-95.

3　手術手技

一般的に，股関節における大腿骨頭切除術やインプラント抜去術が行われる場合，これを「Girdlestone手術」とよぶことが多いが，これは習慣的に使用される総称であり，Girdlestoneが実際に記載した手技とは異なる．

1. Girdlestone の手術手技

（代表的とされる1943年の論文の主旨）

股関節周囲に広がる深部感染病巣に対し，十分なドレナージを確保してこれを維持することは，後方進入，前方進入のいずれでも困難である．1921年から独自の方法で結核性・化膿性股関節炎を治療し好成績をおさめてきた．

皮切は大転子上方の長い横皮切を用い，この直下の筋膜，大転子，殿筋群をすべて矩形に切除しつつ股関節外側面を広く展開する．

関節包を全切除し寛骨臼縁も切除したのち，大腿骨頚部と大腿骨頭を切除する．膿瘍が骨盤内に波及している場合は寛骨臼を周囲腸骨とともに切除する．

一方，股関節が強直している場合はその支持性を温存するために大腿骨頭は切除しない．

大腿骨頚部や小転子周囲から内側筋群に膿瘍が広がっている場合は，大腿内側の別の皮膚切開から恥骨筋と内転筋を切除して外側同様のドレナージを設ける必要がある．

2. 一般的に行われる切除関節形成術

古くから近年まで，一般的な切除関節形成術は，前述のGirdlestoneの手技を忠実に再現して行われるわけではなく，個々の症例の状況に応じ臨機応変に行われてきた．

皮膚切開と進入法は各術者の慣用のもの，あるいは，再手術では既存の進入路が用いられることが多く，また，大転子と殿筋群は，術後機能を考慮して

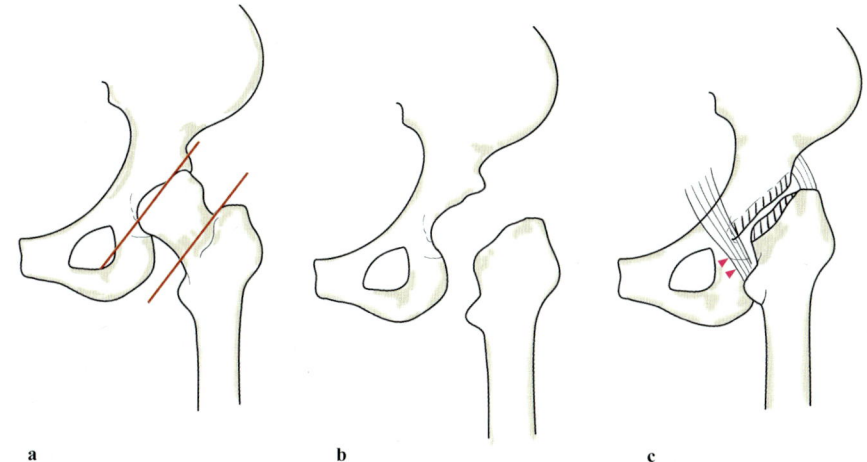

図2　切除関節形成術（Steinberg 1999 より）

a: 骨切除部位を赤線で示す．b: 骨切除により骨盤と中枢大腿骨に平行で平滑な面を作製する．c: 治癒後は偽関節が形成され，骨盤と大腿骨の関節面を厚い線維組織あるいは線維軟骨が被う．腸腰筋腱（矢頭），関節包と瘢痕組織が大腿骨の過剰な中枢側への転位を防止する．

可能な限り温存して行われる．

　THA が確立される以前は，重度の股関節症に対する関節形成術として本法が採用されることも稀ではなく，図2 に示すような概念で行われてきた．

　すなわち，大腿骨近位部を転子間線で切除し，寛骨臼側も大腿骨側に対して平行で平滑な対向面になるように骨の切除を行う．

　術後は 6 週間の直達牽引と 6 か月の坐骨支持免荷装具使用により，可能な限り下肢短縮を防止しながら，対向面の線維軟骨形成によるいわゆる「偽関節」の形成を目指した．

　大腿骨側および寛骨臼側に骨性隆起を残さないことは，互いのインピンジメントによる疼痛や機能障害を避けるために重要であるとされた．

　現在，切除関節形成術として多く行われるインプラント感染症例の抜去術においては，その手術が2期的再建までの一時的な関節形成術として行われるのか，再建を予定しない永続的関節形成術として行われるのかにより，考え方を区別する必要がある．

　再建を予定しない場合は，前述の古典的な関節形成術，すなわち，インピンジメントのない関節形成術を行う方が好成績につながりやすい．

　一方，再建を予定する場合は，インプラント設置のため残存する骨はできる限り温存される．

　どちらとも決定していない場合は，両者の中間を検討することとなるが，一般的には，寛骨臼側は骨温存し，大腿骨頚部は小転子近くまで切除する（Steinberg ら 1999）．

文献

Girdlestone GR. Acute pyogenic arthritis of the hip. An operation giving free access and effective drainage. Lancet. 1943; 1 : 419.

Girdlestone GR. Acute pyogenic arthritis of the hip. An operation giving free access and effective drainage [Reprinted]. Clin Ortho Relat Res. 1982; 170 : 3-7.

Steinberg ME, Garino JP. Resection arthroplasty (Steinberg ME, et al eds: Revision Total Hip Arthroplasty). Lippincott Williams & Wilkins. 1999; 517-525.

4 ｜ 手術成績

　切除関節形成術を行うことで感染は 90％以上鎮静化される．多くの（80 〜 100％）症例で十分な疼痛改善も得られるとされるが，感染人工関節の抜去後では高率に疼痛が残存したとする報告もある（Petty ら 1980）．

　手術側の下肢短縮は避けられず，3 〜 10cm 程度の下肢長差のために補高が必要となる．歩行能力については，ほとんどの例で何らかの杖を使用すれば歩行可能となる．条件のよい例では杖なし歩行も可能である（図1）．

　一方，歩行不能となる例も存在する．一般に，筋力や全体的身体能力の高い場合，歩行機能はよい．逆に，女性，高齢者，他関節障害の合併，などは不利な条件として働き，骨切除範囲が大きい場合も歩行機能は悪い．

　本術式に関連したより近年の報告では，38 股関節の関節切除術後成績の調査において，術後の合併

症率，死亡率，再手術率ともに非常に高く，とりわけ男性患者および術前に複数の全身合併症を有している場合はリスクが高まるため安易に適応すべきではないとしている（Malcolm ら 2015）．

また，前向きの多施設研究で 35 症例の術後平均 6 年における身体的，精神的状態を調査した報告では，本法施行後は身体的に一定の機能低下を余儀なくされるものの，精神的あるいは社会的なダメージは中等度程度にとどまっていたとしている（Wixted ら 2023）．

関節切除術後に人工股関節再建を行った場合の成績についても報告されている．関節切除後の再建 31 例の成績をマッチさせた 93 例の通常の弛みに対する revision THA 症例と比較した術後平均 9.3 年での調査では，関節切除術後の症例では再建後の下肢長差が有意に大きかったものの，存在する臼蓋側，大腿骨側の骨欠損に対する十分な再建を行うことで通常の再置換術症例と遜色ない臨床成績を獲得することが可能であったとしている（Garcia-Rey ら 2014）．

このように，切除関節形成術後の身体機能の評価に関しては，何を基準とするかで大きく異なってくる．

正常の股関節と比較すると，術後機能は大きく劣るという評価となる．一方，活動性の感染を有していた術前状態との比較では，感染が鎮静化して除痛が得られ，自力歩行を再獲得したと評価すれば高い満足度が得られることになる．

本法の実施に際しては，術前の状況と術後に目指すべき機能を，医師側，患者側双方があらかじめ十分に理解しておくことが非常に重要である（Bourne ら 1984，McElwaine ら 1984，Grauer ら 1989，Steinberg ら 1999）．

文献

Bourne RB, Hunter GA, Rorabeck CH, et al. A six-year follow-up of infected total hip replacements managed by Girdlestone's arthroplasty. J Bone Joint Surg Br. 1984; 66 : 340-343.

Garcia-Rey E, Cruz-Pardos A, Madero R. Clinical outcome following conversion of Girdlestone's resection arthroplasty to total hip replacement: a retrospective matched case-control study. Bone Joint J. 2014; 96-B: 1478-1484.

Grauer JD, Amstutz HC, O'Carroll PF, et al. Resection arthroplasty of the hip. J Bone Joint Surg Am. 1989; 71 : 669-678.

Malcolm TL, Gad BV, Elsharkawy KA, et al. Complication, survival, and reoperation rates following Girdlestone resection arthroplasty. J Arthroplasty. 2015; 30: 1183-1186.

McElwaine JP, Colville J. Excision arthroplasty for infected total hip replacements. J Bone Joint Surg Br. 1984; 66 : 168-171.

Petty W, Goldsmith S. Resection arthroplasty following infected total hip arthroplasty. J Bone Joint Surg Am. 1980; 62 : 889-896.

Steinberg ME, Garino JP. Resection arthroplasty (Steinberg ME, et al eds: Revision Total Hip Arthroplasty). Lippincott Williams & Wilkins. 1999; 517-525.

Wixted CM, Polascik BA, Cochrane NH, et al. A multicenter prospective investigation on patient physical and mental health after Girdlestone resection arthroplasty. J Arthroplasty. 2023; 38: 899-902.

7　牽引手術台

牽引手術台（traction table）は下肢骨折の治療において，牽引による靱帯性整復（ligament taxis）効果を用いた整復を得ながら骨折部の固定を行うために有用である．

また，近年では股関節に対する関節鏡視下手術においても股関節を開大させるために牽引手術台の使用が不可欠となっている．

1　構　造

牽引手術台は手術台に下肢牽引器具と，対抗する股間支柱の設置が可能な構造をしており，術式に応じて上肢や体幹を安定させるための器具が付属している（加畑 2005）（図 1）．

文献 ―――――
加畑多文. 牽引手術台の使い方のコツ（久保俊一　編集：股関節外科の要点と盲点）. 文光堂. 2005; 158-160.

2　適　応

大腿骨近位部骨折に対する骨接合術，大腿骨骨幹部骨折に対する髄内釘による骨接合術，大腿骨頭すべり症に対する現位置固定（in situ fixation），股関節鏡手術，一部の骨盤骨折に対する手術，人工股関節全置換術などに用いられる．

3　体位設定時のポイント

1. 手術台

手術台上で体位をとる際に，体が接する部分（仰臥位であれば背部や殿部）にクッションや低反撥材などを用いた除圧を十分に行っておく．

手術台によっては腰板を垂直に折り曲げて使用するものもあり，腰板や背板を動かす際には上肢台や体に取り付けたモニター類のコード・導尿管などの位置や殿部の位置に十分注意を払う．

2. 股間支柱

手術に必要な牽引力や牽引時間に応じて，支柱にもクッションや低反撥材などを用いた除圧を十分に行い，陰部皮膚障害や陰部神経障害を予防する必要がある（図 2）（France ら 1992，Flierl ら 2010）．

股間支柱や手術台に接触する陰部や殿部（仙骨部）の皮膚にフィルム材を貼用して皮膚の過緊張を防ぐことにより，皮膚障害の発生が低減される．

男性の場合には陰嚢や睾丸が恥骨と支柱の間に挟まらないように，女性の場合には導尿管が挟まらないように注意する．

3. 下肢牽引器

足部把持器により把持される足部や足関節部には十分な綿を巻いて除圧を図る（図 2）．

特にバンドにより締めつけられる足背部には皮膚障害が生じやすいので注意を要する．足部の把持状態が不十分な場合，包帯やテーピングなどを追加し

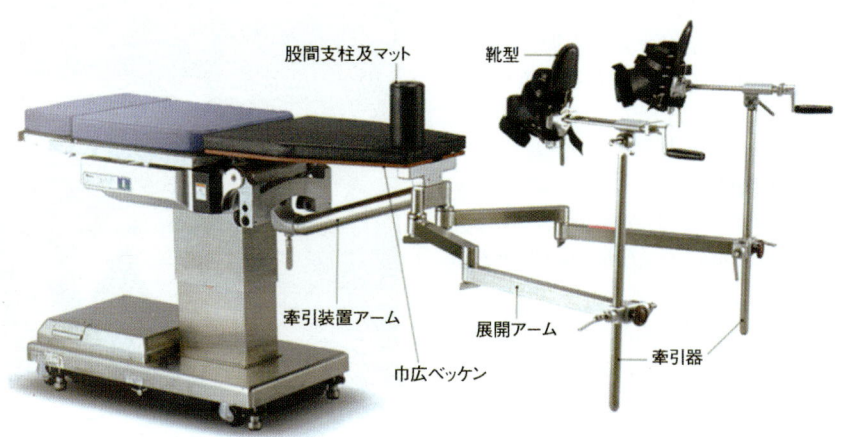

図 1　牽引用手術台（Mizuho 社）

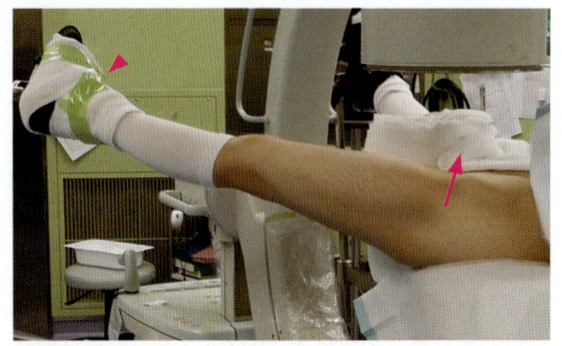

図2 股間支柱（矢印）および足部把持器（矢頭）での除圧

て補強することも検討する．

　下肢虚血性疾患などを有する症例では下肢の過牽引により血管損傷を惹起する可能性が報告されており（Kadzielski ら 2010, Wiltfong ら 2011），患者の既往症などを把握した上で慎重に牽引を行う．

4．上肢の固定

　健側の上肢は上肢台を用いて固定する．

　患側の上肢は離被架に前腕を吊り下げるように固定するか，抑制帯で体幹に固定することにより，手術時の操作やX線透視装置の使用の妨げになるのを防ぐことができる．

5．骨折治療時の肢位

　手術により肢位が異なり，大腿骨骨折に対する髄内釘型の内固定材料を用いる場合には患肢内転位，内外旋中間位を基準とし，骨折型に応じて内外転，内外旋を調節する．

　プレートやスクリューなどの内固定材料を用いる場合には患肢内外転中間〜外転位，内外旋中間位を基準として調節を行う．

　健側肢は術式に応じて砕石位，外転位，または閉脚（伸展）位などを選択する．

　術中に第3骨片の観血的整復を要する場合には過牽引下では整復操作が難しく，牽引力も調節しながら整復を図る．

6．股関節鏡手術時の肢位

　仰臥位と側臥位があるが，わが国では特殊な固定器具を必要としない仰臥位の方が一般的である（Byrd 2005）．

　仰臥位の場合には患肢を軽度屈曲・軽度外転位とし，最大内旋位（約35°）を基準とする（図3）．

　健側肢は軽度屈曲，25°外転位とし，肢間からX線透視装置が入るように設置する．あらかじめ術前に下肢牽引を試み，関節腔が開大するまでの牽引力

の目安を確認しておくことが過牽引の予防に繋がる．

　股関節鏡手術の場合，8〜10mmの関節開大を得るのに10〜20kgの牽引力が必要であり，長時間の牽引により陰部皮膚障害や陰部神経障害などの合併症の頻度が増加する．

　このため，1回の牽引時間を2時間以内に抑えることが肝要である．また，股間支柱が陰部の中央ではなく，牽引側の大腿近位内側寄りに負荷が加わるように体位を設定することも合併症の予防につながる．

7．人工股関節全置換術

　1985年にJudet らが牽引手術を用いた前方進入法による人工股関節全置換術を報告している（Judet ら 1985）．その後，前方進入で下肢の動きを術中に容易に変換できかつ固定もできるレッグポジショナーが導入され，特に大腿骨操作を行う際に，股関節を伸展でき術中操作が容易になっている．

　このレッグポジショナーは専用の手術台が必要となる（金治ら 2019）．

文献

Byrd JWT. The supine approach (Byrd JWT, ed: Operative Hip Arthroscopy). Springer. 2005; 145-169.

France MP, Aurori BF. Pudendal nerve palsy following fracture table traction. Clin Orthop Relat Res. 1992; 276 : 272-276.

Flierl MA, Stahel PF, Hak DJ, et al. Traction table-related complications in orthopaedic surgery. J Am Acad Orthop Surg. 2010; 18 : 668-675.

Judet J, Judet H. Anterior approach in total hip arthroplasty. Press Med. 1985; 14: 1031-1033.

Kadzielski J, Vrahas M. A vascular complication of trochanteric-entry femoral nailing on a fracture table. Am J Orthop. 2010; 39 : E64-66.

金治有彦, 大矢昭仁, 小川　亮, 他. 簡易ナビゲーションシステム, 下肢牽引手術台を併用した仰臥位前外側進入関節包靱帯温存人工股関節全置換術の手術手技. 別冊整形外科. 2019; 75: 153-156.

Wiltfong RE, Taylor BC, Steensen RN. Lower extremity bypass graft occlusion after intramedullary fixation of intertrochanteric hip fracture on a fracture table. Orthopedics. 2011; 34 : 395.

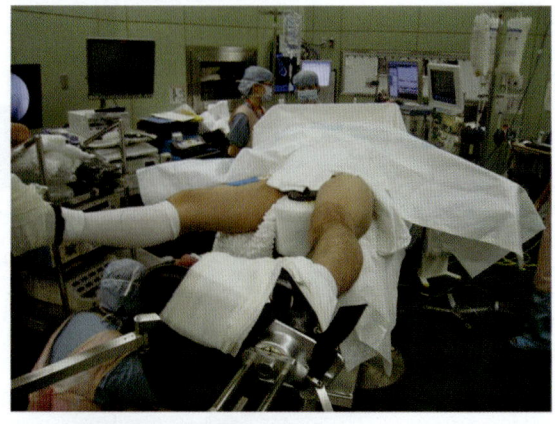

図3　股関節鏡手術時の体位
仰臥位として，まず健側肢を25°外転位にて軽度牽引を加え，つづいて患側肢を10°屈曲，10°外転位にて牽引を加える．

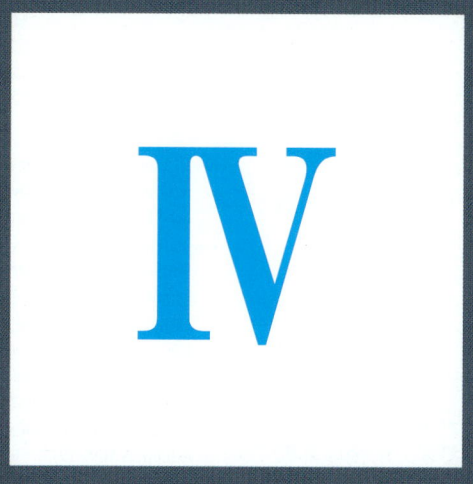

手術進入法

1 章 ———————————————— 前方進入法

2 章 ———————————————— 前外側進入法

3 章 ———————————————— 外側進入法

4 章 ———————————————— 後方・後外側進入法

5 章 ———————————————— 小児内側進入法

6 章 ———————————————— 小児広範囲展開法

1章 前方進入法

前方進入法（anterior approach）は後方進入で危惧される大腿骨頭栄養血管を損傷することなく関節内操作が可能な方法である（Guo ら 2010）.

ここでは前方進入法の代表的な方法である Smith-Petersen 進入法を述べる.

Smith-Petersen 進入法は浅層においては大腿筋膜張筋と縫工筋の間から，深層は大腿直筋と中殿筋の筋間から進入することから筋肉の切開，切離を一切行わずに股関節を展開することができ，術後の外転筋力の回復，温存に優れていると考えられる（Smith-Petersen 1949，西尾 1966，Keggi ら 1977，Moerenhout ら 2020，Hoppenfeld 1994，Jin ら 2023）.

1970 年代には人工股関節全置換術（THA）にも応用できることが示されるようになり（Keggi ら 1977），最小侵襲人工股関節全置換術（minimally invasive surgery for hip arthroplasty: MIS-THA）（Kennon ら 2003，Di Gioia III ら 2003，Goldstein ら 2003，Berger ら 2004，Krismer ら 2004，Rachbauer ら 2004，Moerenhout ら 2020，Rykov ら 2021，Reichert ら 2018，Alecci ら 2011，Bergin ら 2011）や骨切り術（Naito ら 2014，Ganz ら 2023），股関節鏡手術（Laude ら 2009，Skowronek ら 2017）にもこの進入法が用いられている.

文献

Alecci V, Valente M, Crucil M, et al. Comparison of primary total hip replacements performed with a direct anterior approach versus the standard lateral approach: perioperative findings. J Orthop Traumatol. 2011; 12 : 123-129.

Berger RA, Duwelius PJ. The two-incision minimally invasive total hip arthroplasty: technique and results. Orthop Clin North Am. 2004; 35 : 163-172.

Bergin PF, Doppelt JD, Kephart CJ, et al. Comparison of minimally invasive direct anterior versus posterior total hip arthroplasty based on inflammation and muscle damage markers. J Bone Joint Surg Am. 2011; 93 : 1392-1398.

Di Gioia III AM, Plakseqchuk AY, Levsion TJ, et al. Mini-incision technique for total hip arthroplasty with navigation. J Arthroplasty. 2003; 18 : 123-128.

Ganz R, Leunig M. Bernese periacetabular osteotomy (PAO): from its local inception to its worldwide adoption. J Orthop Traumatol. 2023; 24: 55.

Goldstein WM, Branson JJ, Berland KA, et al. Minimal incision total hip arthroplasty. J Bone Joint Surg Am. 2003; 85 : 33-38.

Guo JJ, Tang N, Yang HL, et al. Impact of surgical approach on postoperative heterotopic ossification and avascular necrosis in femoral head fractures: a systematic review. Int Orthop. 2010; 34 : 319-322.

Hoppenfeld S, deBoer P. The hip & acetabulum (Hoppenfeld S, et al eds: Surgical Exposures in Orthopaedics; The Anatomic Approach). JB Lippincott. 1994; 323-341.

Jin X, Chen G, Chen M, et al. Comparison of postoperative outcomes between bikini-incision via direct anterior approach and posterolateral approach in simultaneous bilateral total hip arthroplasty: a randomized controlled trial. Sci Rep. 2023; 13: 7023.

Keggi K, Light TR. Anterior approach to total hip arthroplasty. Scientific exhibit, AAOS. 1977.

Kennon RE, Keggi JM, Wetmore FS, et al. Total hip arthroplasty through a minimally invasive anterior surgical approach. J Bone Joint Surg Am. 2003. 85 : 39-48.

Krismer M, Nogler M, Rachbauer F. Minimally invasive approaches to the hip. Direct, anterior, single-incision approach (Hozack WJ, et al eds: Minimally Invasive Total Joint Arthroplasty). Springer. 2004; 47-53.

Laude F, Sariali E, Nogier A. Femoroacetabular impingement treatment using arthroscopy and anterior approach. Clin Orthop Relat Res. 2009; 467: 747-752.

Moerenhout K , Derome P, Laflamme GY, et al. Direct anterior versus posterior approach for total hip arthroplasty: a multicentre, prospective, randomized clinical trial. Can J Surg. 2020; 63: E412-E417.

Naito M, Nakamura Y. Curved periacetabular osteotomy for the treatment of dysplastic hips. Clin Orthop Surg. 2014; 6: 127-137.

西尾篤人. Smith-Peterson法（天児民和 改訂編集, 神中正一 著：整形外科手術書, 第9版）. 南山堂. 1966; 585-586.

Rachbauer F, Nogler M, Mayr E, et al. Minimally invasive single-incision anterior approach for total hip arthroplasty-early results (Hozack WJ, et al eds: Minimally Invasive Total Joint Arthroplasty). Springer. 2004; 54-59.

Reichert JC, von Rottkay E, Roth F, et al. A prospective randomized comparison of the minimally invasive direct anterior and the transgluteal approach for primary total hip arthroplasty. BMC Musculoskelet Disord. 2018; 19: 241.

Rykov K, Meys TWGM, Knobben BAS, et al. MRI assessment of muscle damage after the posterolateral versus direct anterior approach for THA (Polada Trial). A randomized controlled trial. J Arthroplasty. 2021; 36: 3248-3258. e1.

Skowronek P, Synder M, Polguj M, et al. Treatment of femoroacetabular impingement with a mini-open direct anterior approach. Indian J Orthop. 2017; 51: 677-680.

Smith-Petersen MN. Approach to and exposure of the hip joint for mold arthroplasty. J Bone Joint Surg Am. 1949; 31 : 40-46.

1 | Smith-Petersen 進入法

1917 年，Smith-Petersen によって，発育性股関節

形成不全の観血的整復術の進入法として紹介され，上前腸骨棘から腸骨稜に沿って後方へ切開を延長し骨膜下に殿筋群を剥離すると，股関節の上方の関節包と寛骨臼の展開が良好になると報告された（Meneghini ら 2006）．

縫工筋と大腿筋膜張筋，殿筋群と腸骨外壁の間から股関節直上の大腿直筋の起始部にいたる進入路であり，現在ではさまざまな股関節手術に応用されている．

1. 適　応

発育性股関節形成不全に対する観血的整復術，人工骨頭置換術，THA，股関節固定術，寛骨臼形成術，骨盤骨切り術，寛骨臼回転骨切り術，外傷性股関節脱臼に対する観血的整復術，寛骨臼骨折・腸骨骨折に対する骨接合術，滑膜切除術，腫瘍摘出術など，あらゆる股関節手術に適応がある．

2. 体　位

手術は仰臥位で行うため，骨盤の傾斜や脚長の確認が容易で，麻酔管理もしやすい．成人の場合は，牽引手術台でも一般の手術台でも可能である．

一般の手術台で行う場合は，術側の殿部に枕を入れ半側臥位で行うと手術がしやすいが，骨盤が傾くことを考慮する必要がある．

3. 皮膚切開

皮膚切開の中心は上前腸骨棘である．

Smith-Petersen の原法では，上前腸骨棘から大腿筋膜張筋の前縁に沿って大転子の下縁までと紹介さ

れているが（Meneghini ら 2006），大腿筋膜張筋は肢位によって動くので，下肢中間位で膝蓋骨の外側に向かう方向に延長する方がわかりやすい（西尾 1966）．

上前腸骨棘から後方へは腸骨稜に沿って延長する．通常の股関節手術の場合は，腸骨稜の後中 1/3 の境界部から腸骨稜の外縁に沿って上前腸骨棘にいたり，膝蓋骨外縁を結ぶ線を下行し，大転子基部の高さまで皮膚切開を行う（図 1）．

4. 進入法の実際

1）縫工筋と大腿筋膜張筋の間の筋膜を切開し，縫工筋を内前方に，大腿筋膜張筋を外後方による．

外側大腿皮神経は腸骨筋の前面を通り，鼡径靱帯の外側端部をくぐり，上前腸骨棘よりおよそ 2 〜 2.5 cm 遠位で縫工筋上を走行し大腿外側面の皮膚に達する（図 2）．

同神経をこの部位で損傷すると皮下の浅いところで神経腫を形成し，不快な症状を残すことになるので注意が必要である．

この神経を同定後に内方へよける．この付近には，外側大腿回旋動脈の上行枝もあるが，必要に応じて結紮する．

2）縫工筋，大腿筋膜張筋の間を展開し，大腿筋膜張筋の起始を腸骨より切離のうえ，中・小殿筋を外側によけると，大腿直筋および前方関節包が観察される（図 3）．

大腿直筋の起始部は反回頭が股関節前方から起こっているので，術式の必要に応じて大腿直筋を腱性部で切離，反転すると，前方関節包をさらに広く

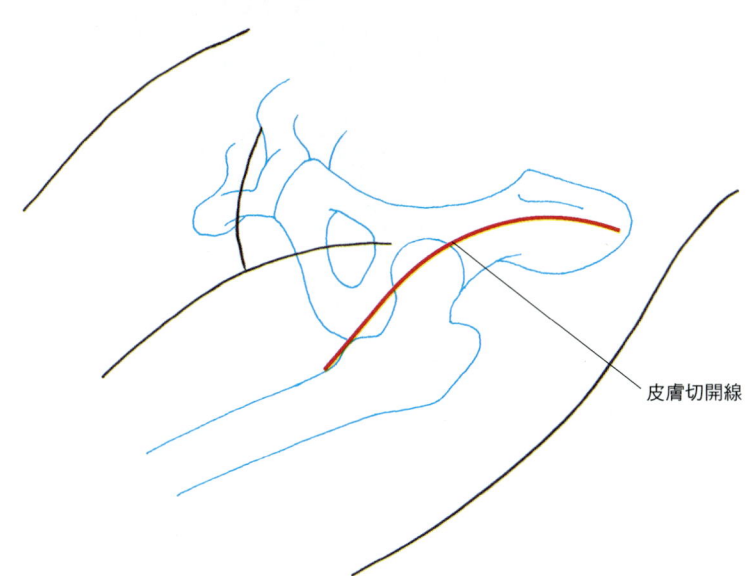

皮膚切開線

図1　Smith-Petersen 進入法の皮膚切開
皮膚切開の中心を上前腸骨棘とし，中枢側では腸骨稜に沿い，末梢側では膝蓋骨外側縁の方向に大転子基部の高さまで切開を行う．

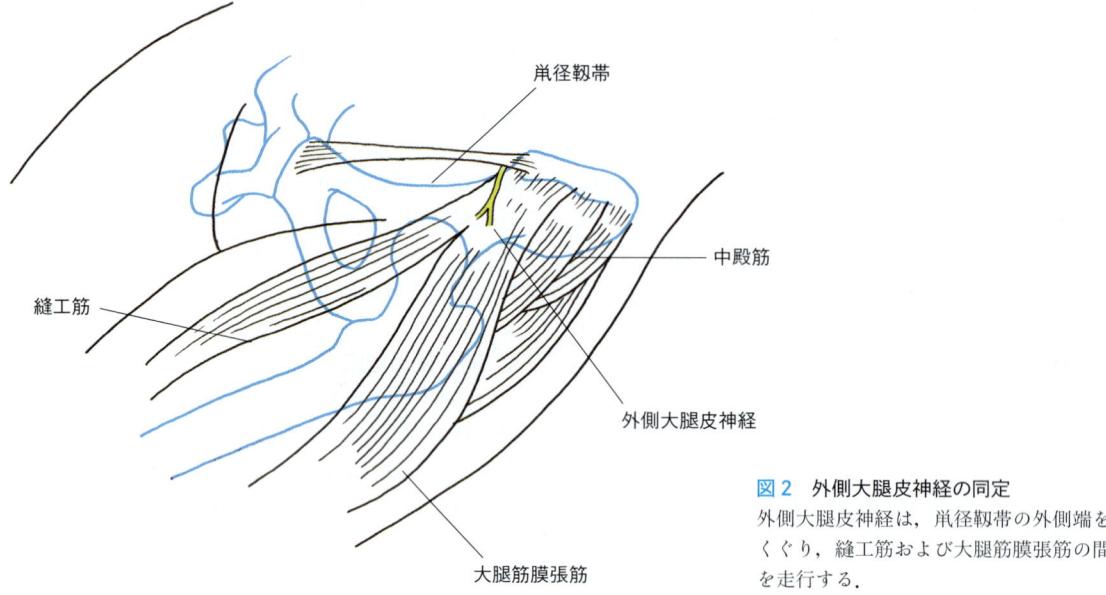

鼡径靱帯

中殿筋

縫工筋

外側大腿皮神経

大腿筋膜張筋

図2　外側大腿皮神経の同定

外側大腿皮神経は，鼡径靱帯の外側端を
くぐり，縫工筋および大腿筋膜張筋の間
を走行する.

展開できる（図4）.

　3）腸骨外壁や股関節外側を後方にさらに展開す
るためには，腸骨稜の 1 ～ 2 cm 遠位部で中殿筋を
その起始部から切離する.

　腸骨稜を乗りこえて横断する下腹神経の外側皮枝
（第 1 腰髄神経）の神経血管束の存在に注意し保護
する.

　中殿筋と大腿筋膜張筋は背側，遠位方向に避け，
さらに背側に向かって中・小殿筋を Cobb のラスパ
トリウムなどを用いて腸骨から剥離する.

　外側まで展開された関節包を，術式に応じて切開
ないしは切除する（図5）．大腿骨頭の脱臼が必要
な場合は，関節包を切開し，大腿骨頭靱帯を切離し
股関節を屈曲・外旋させて脱臼させる.

　4）大腿骨の手術を併用する場合には，皮膚切開
を延長し，大腿直筋と外側広筋の間ないしは外側広
筋の筋腹をわけて大腿骨を展開する（図6）.

　5）大腿筋膜張筋および中殿筋の付着した筋膜を
腸骨外壁に Kirschner 鋼線（K-wire）にて骨孔を作
製し縫着し，閉創する.

文献

Meneghini RM, Pagnano MW, Trousdale RT, et al. Muscle damage during
　　MIS total hip arthroplasty: Smith-Petersen versus posterior approach.
　　Clin Orthop Relat Res. 2006; 453 : 293-298.

西尾篤人. Smith-Peterson法（天児民和　改訂編集. 神中正一　著：整
　　形外科手術書, 第9版）. 南山堂. 1966; 585-586.

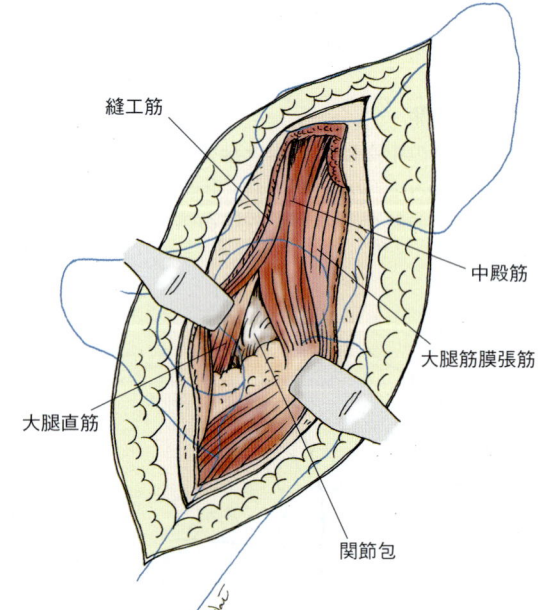

縫工筋

中殿筋

大腿筋膜張筋

大腿直筋

関節包

図3　股関節前面への展開

外側大腿皮神経を内側によけ，縫工筋，
大腿筋膜張筋の間を展開し，大腿筋膜張筋
の起始を腸骨より切離のうえ，中・小
殿筋とともに外側によけると，大腿直筋
および前方関節包が観察される.

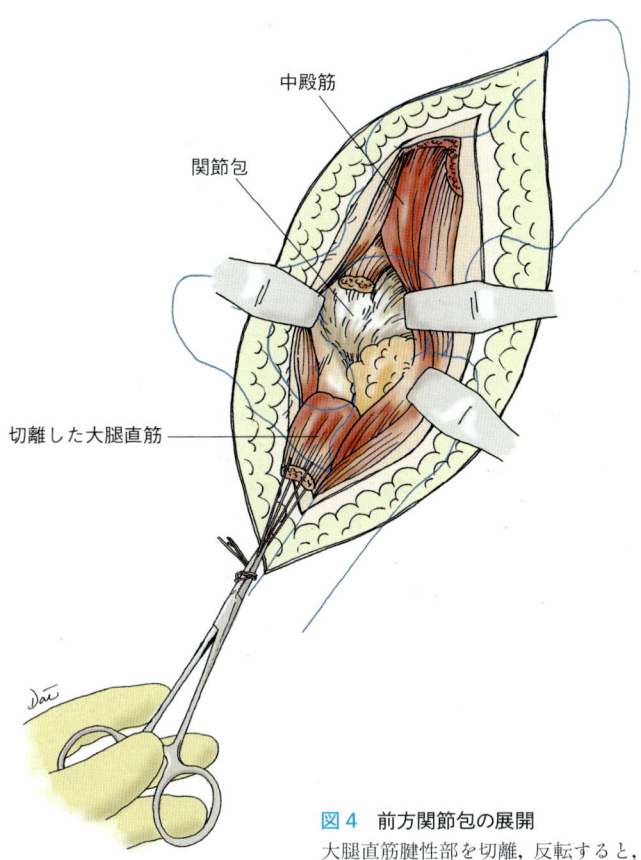

図4　前方関節包の展開
大腿直筋腱性部を切離，反転すると，前方関節包を展開できる．

中殿筋
関節包
切離した大腿直筋

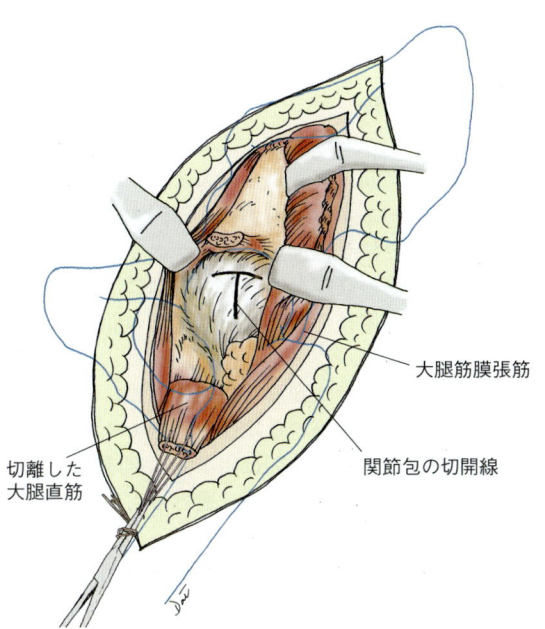

大腿筋膜張筋
関節包の切開線
切離した大腿直筋

図5　腸骨外壁と股関節外側の展開と関節包の切開
剥離した中・小殿筋および大腿筋膜張筋を外側（背側）へよけ，Cobbのラスパトリウムを用いて関節包上からも筋剥離を行う．関節包に切開を加えれば大腿骨頭から頚部にかけて観察できる．

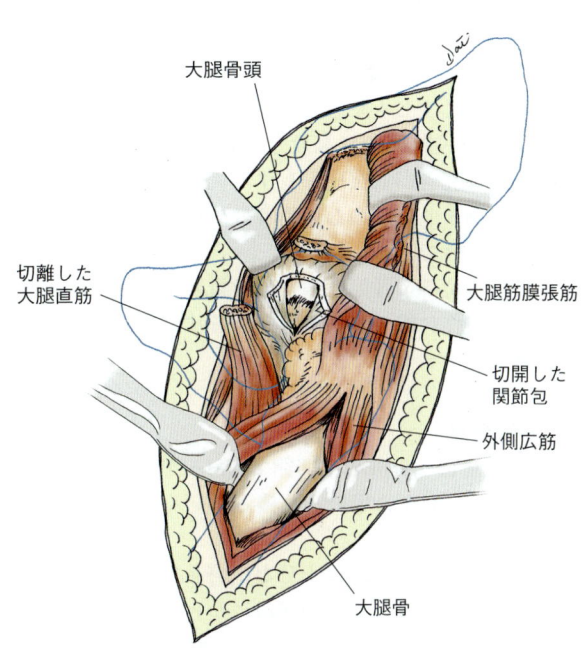

大腿骨頭
切離した大腿直筋
大腿筋膜張筋
切開した関節包
外側広筋
大腿骨

図6　大腿骨の展開
大腿骨の手術を併用する場合には，皮膚切開を遠位に延長して大腿直筋・外側広筋間ないしは外側広筋の筋膜を分けて展開する．

2 direct anterior approach

前方進入法は Smith-Petersen 進入法に代表されるが，MIS-THA が提唱されて以降，頻用されるようになった．

direct anterior approach（DAA）は，中・小殿筋，大腿筋膜張筋などの筋肉を腸骨から剥離することなく，筋間，神経間を通り関節包にいたる 1 つの小切開による前方進入法である．

純粋な internervous plane であり，筋肉の損傷や脱神経の可能性が少ないため，術後の回復に有利である．

ただし，小切開による手術は視野が悪いため，かえって筋肉などの軟部組織に対する損傷が大きくなる恐れがあることは念頭におくべきである．

DAA は大腿筋膜張筋と縫工筋との筋間より進入するため，縫工筋，大腿直筋を内側に，大腿筋膜張筋を外側による必要がある．

寛骨臼側の術野を確保するためには，縫工筋および大腿直筋の内側への移動と，大腿筋膜張筋と大腿骨の後方への移動が不可欠である．

また，大腿骨側の術野を確保するためには，大転子を十分に前方へ挙上する必要がある．

1．適応および禁忌

皮膚切開を加える上前腸骨棘から大腿筋膜張筋に沿う部位にはそれほど厚い脂肪層はないことが多く，肥満は必ずしも禁忌とはならない．

亜脱臼性股関節症で高度な関節拘縮を有する場合，高度な寛骨臼底突出を有する場合などは難易度が高い．あまり経験のない術者は，標準的な患者を対象とすべきである．

大腿骨近位部の腫瘍性病変や骨折がある例は，大腿骨側の操作に際して病変部を破砕する危険があるので避けるべきである．

2．手術器具

前方から 6 〜 8cm の小切開で THA を行うためには，通常の THA に用いる器機とはいくぶん異なる器具が必要となる．

寛骨臼を操作する際に十分な術野を得るための寛骨臼前縁，閉鎖孔，寛骨臼後縁にかける特殊なレトラクター，大腿骨を持ちあげるための特殊なエレベーターなどである．

寛骨臼側リーマー，寛骨臼側コンポーネントのホルダーなどは弯曲したシャフトを有するものがあれば便利であるが，通常の直のシャフトのものでも可能である．

ハンドルの弯曲した大腿骨ラスプは皮膚への侵襲や大転子部への干渉が少なく有用である．

3．体位と準備

患者は伸展機能付きの手術台に仰臥位とし，患側の骨盤の下に枕などを挿入して挙上することもあるが，通常は必要ない．下肢を内転挙上させて股関節後方まで広く清潔野を確保する方がよい．

手術野の消毒は患側だけでなく，剣状突起のレベルから両足先まで消毒し，陰部をドレープで覆い，骨盤の最も明瞭なランドマークである両側上前腸骨棘を露出する．

両下肢は，手術中に自由に動かせるように膝下までをストッキネットか足袋で包み，弾性包帯を巻いておく．

4．皮膚切開

上前腸骨棘の 1 横指遠位，1 横指外側に始まる約 6 〜 8cm の縦切開を加える（図 7）．

鼠径部に位置するこの部の皮膚は非常に伸縮性に富んでいるので，実際の手術操作には約 1.5 倍の長さの皮膚切開として機能する．また，この部の皮膚脂肪は多少肥満のある患者でもきわめて少ない．

皮膚切開をあまり内側に加えると外側大腿皮神経を損傷するおそれがあり，外側すぎると大腿骨骨髄腔の操作の際に皮膚を損傷しやすい．

5．進入法の実際

1）Smith-Petersen 進入法および DAA では，縫工筋と大腿筋膜張筋の筋間から進入する．しかし，この筋間のスペースから進入すると外側大腿皮神経の外側に向かう分枝を損傷する危険がある．

大腿筋膜張筋の筋膜を切開して内側に，大腿筋膜張筋の筋腹を外側にそれぞれ避け，その間から進入する方法をとる．

外側大腿皮神経は大腿筋膜張筋の筋膜に包まれて保護されるため，損傷の危険性を回避できる．

大腿筋膜張筋と筋膜の間は用手的に剥離できるので，筋腹を外側に筋膜を内側に避けると直下に大腿直筋を確認できる．

大転子レベルで，大腿直筋と関節包の間を内側から外側に走る外側大腿回旋動静脈があるので，止血して切離する．

2）関節包外側と小殿筋の間に先端の鈍なレトラクター（コブラ鉤）を挿入し，大転子の外側に大きな Hohmann 鉤を挿入して大腿筋膜張筋を外側に避ける．

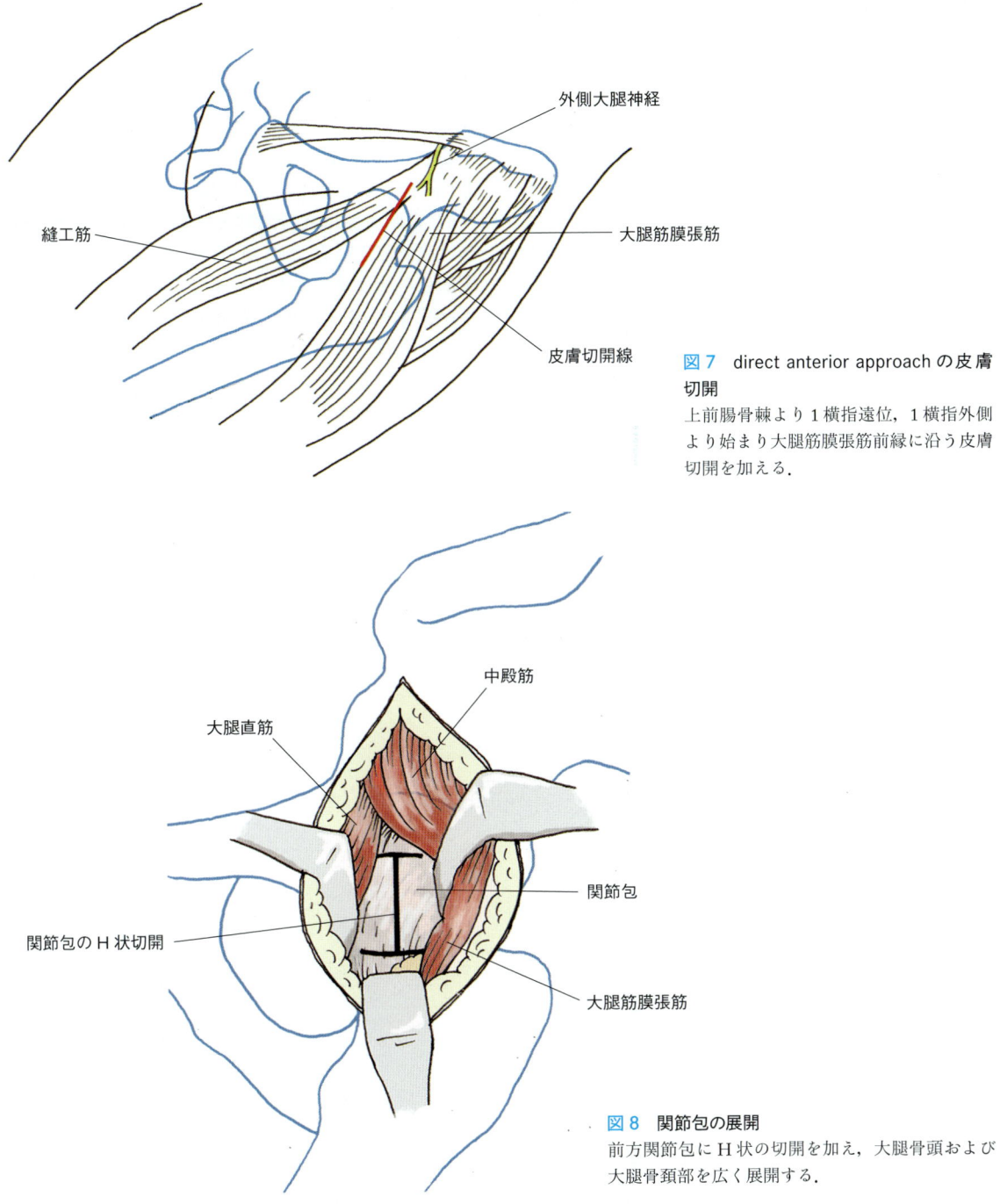

図7　direct anterior approach の皮膚切開
上前腸骨棘より1横指遠位，1横指外側より始まり大腿筋膜張筋前縁に沿う皮膚切開を加える．

図8　関節包の展開
前方関節包にH状の切開を加え，大腿骨頭および大腿骨頚部を広く展開する．

（図中のラベル）
外側大腿神経
縫工筋
大腿筋膜張筋
皮膚切開線
中殿筋
大腿直筋
関節包
関節包のH状切開
大腿筋膜張筋

　大腿直筋と関節包の間を鈍的に剥離して寛骨臼前縁に小さな Hohmann 鉤を，大腿骨頚部の内側で関節包上に2つ目のコブラ鉤を挿入すると，関節包前面を広く直視下におくことができる（図8）．
　関節包を切開し大腿骨頭と大腿骨頚部を露出した後，内・外側で関節外に挿入しておいたコブラ鉤を関節包内で大腿骨頚部の内・外側に移動し，関節包

と周囲の軟部組織を保護して大腿骨頚部全体を直視下におく．
　3）大腿骨頭を摘出するために，大腿骨頭直下と小転子近位の術前に計画したレベルで二重骨切りを行う．
　大腿骨頚部の骨片を摘出すると容易に大腿骨頭が摘出できる．寛骨臼形成不全が顕著である場合では

二重骨切りは必ずしも必要ではないが，大腿骨頭壊死症，外傷，関節リウマチなどで寛骨臼が十分に深い場合には二重骨切りをした方が，容易にしかも安全に大腿骨頭を取り出すことができる．

8cm の小切開であっても寛骨臼後縁と閉鎖孔にレトラクターをかけることで寛骨臼への操作が可能となり，両側上前腸骨棘を目安にして寛骨臼側コンポーネントを正しく設置することができる．

4）大腿骨を挙上するため，後方関節包を大腿骨から剥離する必要がある．

寛骨臼形成不全症に起因した股関節症では高度な外旋拘縮や大腿骨頚部の短縮を伴うことが多いため，梨状筋，内閉鎖筋などの大腿骨付着部からの切離を要することもある．

大腿骨頚部の骨切り部にレトラクターをかけて，患側を外旋・内転しながら反対側の膝の下に入れて"4"の字形にする．

大転子の下に専用の大腿骨エレバーターを挿入して大腿骨頚部の骨切り部を創外に引き出すことによって，大腿骨側のリーミング，ラスピングからステムの設置まで安全に行うことができる．

脚長の確認はトライアルヘッドを装着して整復し，両膝を立てて比較し，X線透視下にも確認する．

5）大腿骨頭壊死症，外傷性あるいは1次性の変形性股関節症など，脚長補正の必要のない場合には，関節包を修復することが可能であるが，寛骨臼形成不全症やPerthes病後の関節症では，大腿骨の引き下げを必要とするため関節包の修復は困難である．

創部へのドレーンの挿入を必要に応じて行い，大腿筋膜張筋の筋膜を修復し創を閉鎖する．

2章 前外側進入法

前外側進入法（anterolateral approach）は股関節を前側方から展開する手技であり，股関節の全貌を展開できる．

Waton-Jones 進入法として知られている．Watson-Jones 進入法は Smith-Petersen 進入法に比べて外転筋群を腸骨外板から剥離しないのが特徴である．

大腿骨転子部から骨幹部の展開は，外側広筋を剥離することによって容易に行うことができる．

1 Watson-Jones 進入法

Watson-Jones 進入法は股関節への代表的な前外側進入法である．最初は大腿骨頚部骨折に対する骨接合術のために 1936 年に Watson-Jones によって報告された．大腿筋膜張筋と中殿筋の間から股関節へ到達できる．

Smith-Petersen 前方進入法では転子部から遠位の展開が困難であるが，本進入法では皮膚切開を遠位へ延長し，外側広筋を剥離することによって大腿骨転子部から骨幹部までの前外側を容易に展開できる．

また，前方進入法によく合併する外側大腿皮神経障害も回避することができる．

欠点は，寛骨臼の内側から前柱の視野が得にくいこと，中殿筋と大腿筋膜張筋がともに上殿神経支配であるため，近位への展開に制限があること，大腿骨転子部から骨幹部の後方の展開が困難なこと，などである．

人工股関節全置換術（THA）に用いる場合の利点は，後方・後外側進入法と比較して筋腱温存が図れるため，術後の早期回復，股関節の安定化が期待できることである（Ponziani ら 2021，Robert ら 1984，Masonis ら 2002）．

1. 適 応

大腿骨近位部から股関節内操作まで可能であり前柱を含めた骨盤内に及ばない操作に適している．骨盤内にいたる操作には用いにくい．

大腿骨頚部骨折や大腿骨転子部・転子下骨折の骨接合術，大腿骨近位部骨切り術，股関節内遊離体や滑膜骨軟骨腫症などでの関節内デブリドマンおよび生検，大腿骨近位部の骨腫瘍，人工骨頭置換術，THA にも適応がある（Ponziani ら 2021，Jerosch ら 2006）．

2. 体 位

手術体位は仰臥位でも側臥位でも可能である．

骨接合術や骨切り術では，術中の X 線透視に便利な仰臥位，あるいは患側の殿部の下に枕をおいて少し高くした体位で行う．

THA の場合，寛骨臼側コンポーネントの設置と脚長差確認は仰臥位の方が側臥位に比べて正確に行える．

仰臥位の欠点は，大腿骨髄内へのリーミングを行う時に股関節を伸展・外旋・内転させることが容易でないことである．

仰臥位で行う場合，術中に股関節部で過伸展できる手術台が有用である．側臥位での手術の場合，手術台の下肢をのせる部分の後方の半分を外し，股関節を過伸展，外旋，内転させた時に患側下腿を入れる滅菌した袋を準備しておく．

3. 皮膚切開

皮膚切開は上前腸骨棘の後方の大腿筋膜張筋と中殿筋との間に加える．

皮膚切開がこの部分より前方になると，外側大腿皮神経損傷を合併しやすくなるとともに大腿骨への操作が難しくなり，後方になると寛骨臼の展開が困難になる．

皮膚切開部の確認には麻酔の導入前に股関節を内旋したまま屈曲，外転させるとよい．

上前腸骨棘から遠位後方にかけて収縮し緊張した大腿筋膜張筋を触れることができ，この後縁が前外側進入法の至適な部位である．

通常，上前腸骨棘の 2 〜 3cm の後方で，腸骨稜から 2 〜 3cm 遠位の部位から大転子を通って大腿骨骨幹部に沿うゆるい弧状の皮膚切開を行う（図 1）．

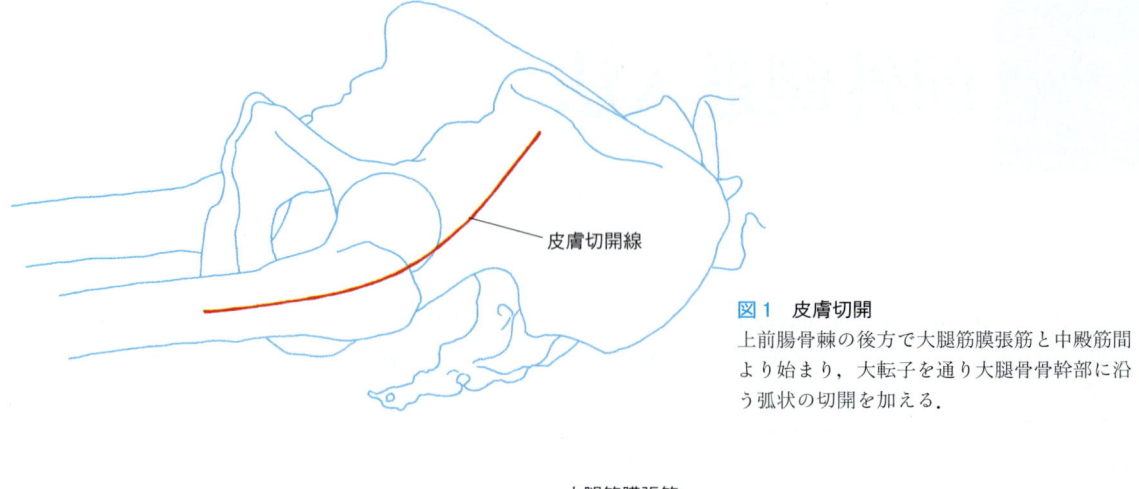

皮膚切開線

図1 皮膚切開
上前腸骨棘の後方で大腿筋膜張筋と中殿筋間
より始まり，大転子を通り大腿骨骨幹部に沿
う弧状の切開を加える．

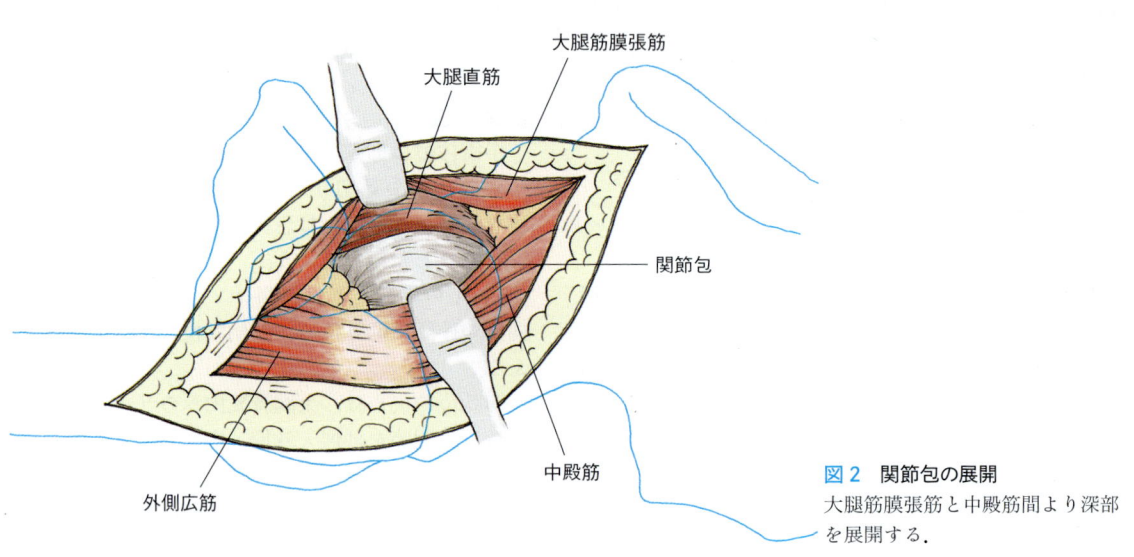

大腿筋膜張筋

大腿直筋

関節包

中殿筋

外側広筋

図2 関節包の展開
大腿筋膜張筋と中殿筋間より深部
を展開する．

4. 進入法の実際

　皮膚切開部の確認と同様に大腿筋膜を切開した
後，大腿筋膜張筋と中殿筋との間から進入する（図
2）．

　大腿筋膜張筋は殿部では大殿筋を包み込むように
して1つの筋膜になり，大腿外側で肥厚し強大な腸
脛靱帯を形成している．

　大腿筋膜張筋が筋膜へ移行する前の上前腸骨棘と
大転子の中央部付近において大腿筋膜張筋と中殿筋
との筋間が容易に同定できる（Dall 1986）．

　大腿筋膜張筋の筋線維は繊細で細く，一方，後方
にある中殿筋の筋線維は粗い．レトラクターで大腿
筋膜張筋を前方へ，中殿筋を後方へ避けて股関節へ
到達する．

　触診しながら股関節を動かすと大腿骨頭の位置が
確かめられるので，関節内操作が必要な関節温存手
術では関節軟骨を損傷しないように大腿骨頚部の部

位から関節包の切開を開始する．

　中殿筋の大転子付着部前縁の一部を切離するか，
Gigli 線鋸やノミで骨切りし，大転子を一部切離あ
るいは反転することで股関節の広い展開が得られる
（Brackett 1912）（図3，図4）．

　大腿骨転子部骨切り術などでは，遠位部の大腿外
側広筋を骨膜下に剥離するとプレート固定するため
の部位が展開できる．

　THA では，大腿骨頚部の骨切りを行い，大腿骨
頭を摘出する．内反股や大腿骨頚部が短い場合など
で大腿骨頭の摘出が困難な場合，大腿骨頭の直下と
その約1横指前後遠位で大腿骨頚部を二重骨切りす
ることで中殿筋のダメージを軽減する．

　まず，骨切りされた大腿骨頚部を摘出し，次に関
節内に残った大腿骨頭も摘出し，股関節を伸展・外
旋・内転させて大腿骨の操作を行う．

　寛骨臼側の操作では，まず寛骨臼縁へ2～3本の

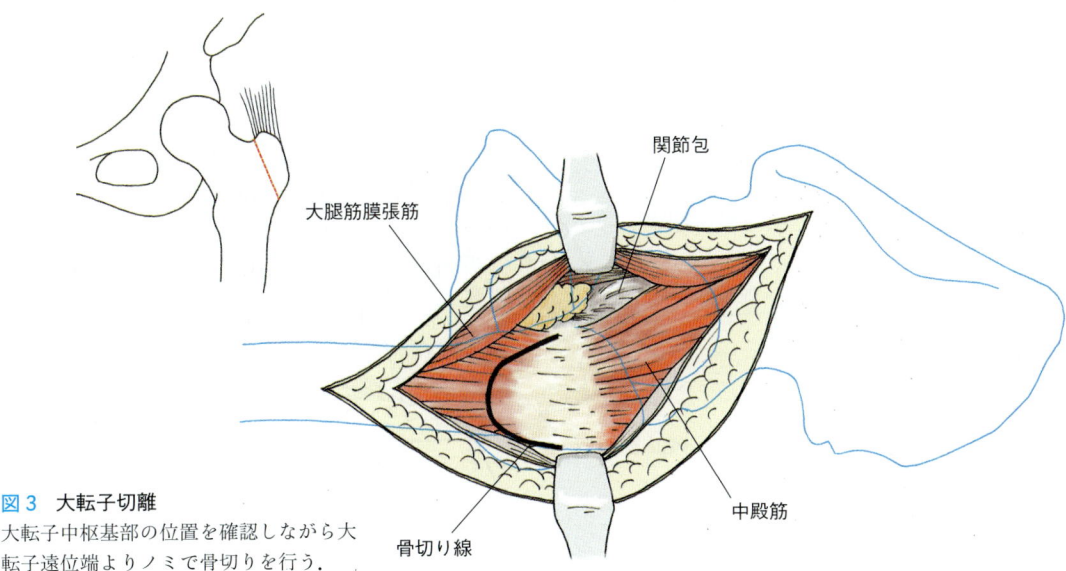

図3　大転子切離
大転子中枢基部の位置を確認しながら大転子遠位端よりノミで骨切りを行う.

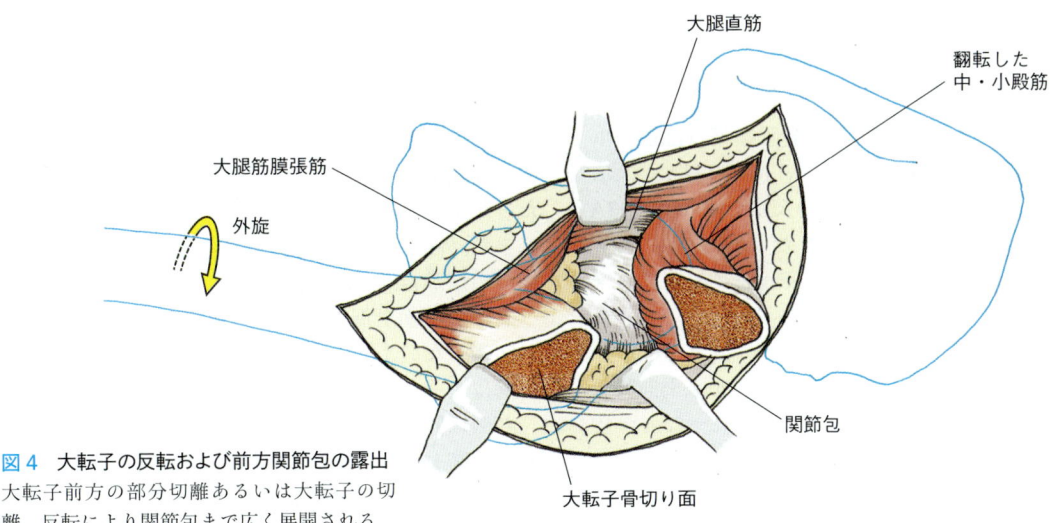

図4　大転子の反転および前方関節包の露出
大転子前方の部分切離あるいは大転子の切離, 反転により関節包まで広く展開される.

Hohmann 鉤をかけて寛骨臼を展開する（図5）.

　寛骨臼の後縁の Hohmann 鉤の設置では, 外旋しながら下肢を牽引し, 大腿骨頚部を後方に避けて Hohmann 鉤を寛骨臼に置く.

　Hohmann 鉤の設置では, 合併症を避けるために鋭利な先端を寛骨臼外から離れた部位へ挿入させてはならない. 関節包内か, 大腿直筋・腸骨筋と関節包の間の骨に刺入して設置する.

　Hohmann 鉤の先端を寛骨臼から離れた腹腔内の方向や内側へ不用意に挿入すると, 重篤な血管損傷や神経障害を起こす危険性がある.

文献

Brackett E. A study of the different approaches to the hip joint, with the special reference to the operations for curved trochanteric osteotomy and for arthrodesis. Boston Med Surg J. 1912; 166 : 235.

Dall D. Exposure of the hip by anterior osteotomy of the greater trochanter. A modified anterolateral approach. J Bone Joint Surg Br. 1986; 68 : 382-386.

Jerosch J, Theising C, Fadel ME. Antero-lateral minimal invasive (ALMI) approach for total hip arthroplasty technique and early results. Arch Orthop Trauma Surg. 2006; 126: 164-173.

Masonis JL, Bourne RB. Surgical approach, abductor function, and total hip arthroplasty dislocation. Clin Orthop Relat Res. 2002; 405 : 46-53.

Ponziani L, Di Caprio F, Tentoni F, et al. Anterior and antero-lateral mini-invasive approaches for primary total hip replacement. Acta Biomed. 2021; 92 : e2021014.

Robert JM, Fu FH, McClain EJ, et al. A comparison of the posterolateral and anterolateral approaches to total hip arthroplasty. Clin Orthop Relat Res. 1984; 187 : 205-210.

Watson-Jones R. Fracture of the neck of the femur. Br J Surg. 1936; 23 : 787-808.

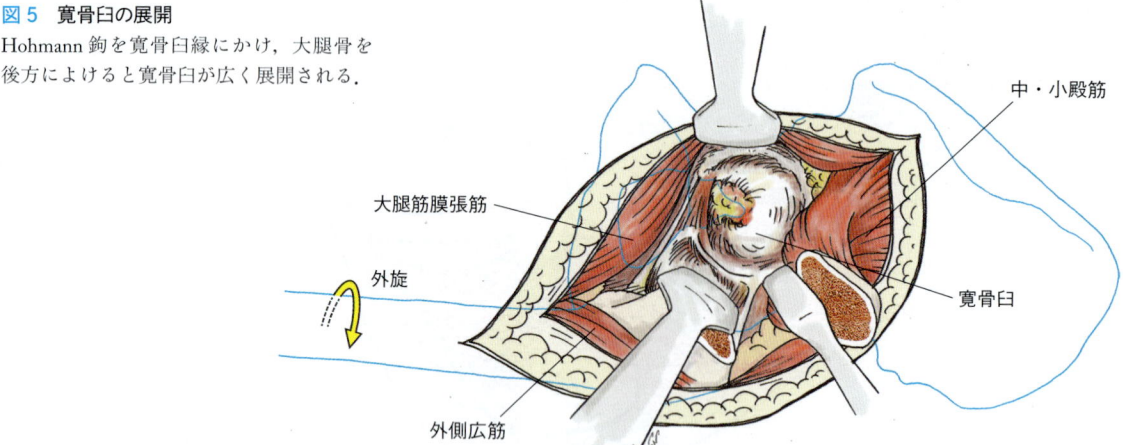

図5　寛骨臼の展開
Hohmann 鈎を寛骨臼縁にかけ，大腿骨を
後方によけると寛骨臼が広く展開される．

中・小殿筋

大腿筋膜張筋

外旋

寛骨臼

外側広筋

2 | anterolateral mini-incision approach

　近年，最小侵襲人工股関節全置換術（minimally invasive surgery for hip arthroplasty: MIS-THA）は広く普及してきており，前外側進入法でも MIS-THA が行われるようになってきた（Austin ら 2004，Bertin ら 2004，Müller ら 2011，Fakler ら 2022）．

1. 進入法の実際

　仰臥位または側臥位で，大転子中央から上前腸骨棘の約 1 横指末梢，背側に向かう約 5 ～ 8cm の皮膚切開を加える（図6）．

　皮下組織を切離し，筋膜表面を展開し用手的に筋線維を確認すると，筋膜上から大腿筋膜張筋の筋腹と中殿筋，大腿筋膜張筋との間が同定できる．

　大腿筋膜張筋の筋腹に切り込まないように，中殿筋と大腿筋膜張筋との間から約 1cm 中殿筋側で筋腹を皮膚切開にほぼ平行に切開する．

　大転子側の筋膜切開は大転子中央レベルより後方には及ばないように注意する．大転子側から，中殿筋と大腿筋膜張筋の筋間を鈍的に展開し，筋間に存在する上殿動・静脈分枝と上殿神経分枝を確認する．

　血管はより外側で筋間を貫くため，筋間の展開は必ず外側から内側に向かって行い，血管は電気凝固して切離する．神経は損傷しないように十分注意する．

　筋間を展開すると，前方の関節包に達する．関節包上に深筋膜が存在するので筋膜を切離し，関節包表面に達する．

　関節包表面と筋膜との間は血管が疎な組織なの

で，頚部内外側に関節包に沿ってエレバトリウムを鈍的に挿入後，Hohmann 鈎を入れ替え，寛骨臼内側にエレバトリウムを挿入して関節包と筋膜との間の線維を剪刀にて切離する．

　大腿神経の近傍を処理していること，血管が疎である部位であることから，電気メスより剪刀を用いた方が安全である．

　また，外側の切離は腸骨外壁に達するまで行うと，後の手技が容易となる．

　関節包表面を展開後，腸骨大腿靱帯（縦走線維）を切離しないよう，関節包を切開し，外側は大転子内壁に沿って腸骨大腿靱帯（横走線維）を切開する．

　内側は外側広筋を損傷しないように筋鈎で確実に外側広筋を保護し関節包の切開を行う．

　大腿骨頭は大腿骨頚部の骨切り後摘出する．骨切り部に Cobb のラスパトリウムを挿入して，付着する軟部組織を剥離しながら大腿骨頭を摘出する．

　大転子内面から骨から離れないようにかつ中殿筋を損傷しないようにして，梨状筋腱が確認できるまで関節包を剥離する．関節包付着部より大腿骨頭側で骨切りしているため，後方関節包を大腿骨頚部より剥離する．

　肢位は股関節内転外旋位として，必要に応じて骨切り部に単鋭鈎を挿入して大腿骨を前外側に引き出すようにすると後方関節包の剥離が容易である．

　寛骨臼の頭側，前方，後方に Hohmann 鈎をかけて寛骨臼を展開し，残存する関節唇を切除し，寛骨臼縁を全周性に展開する．

　寛骨臼後方にかける Hohmann 鈎で大腿骨を後方へ除けることが可能である．リーミングや寛骨臼側コンポーネントの設置が十分行えるようになる（金治 2023）．

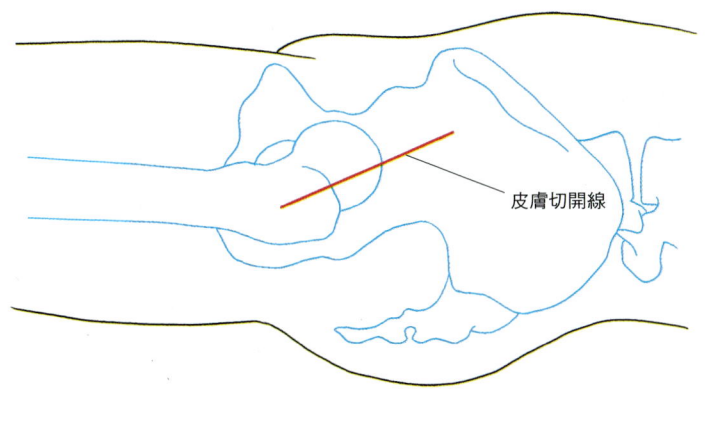

図6　皮膚切開
大転子中央やや前方より上前腸骨棘へ向かう皮膚切開を加える.

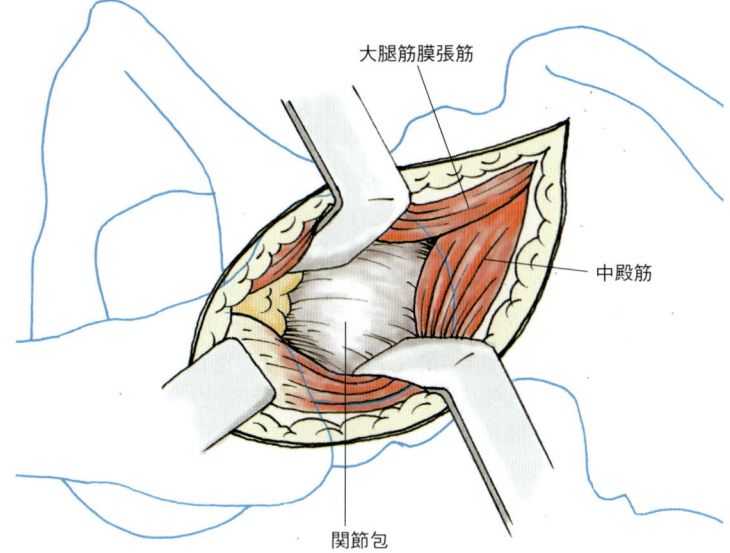

大腿筋膜張筋

中殿筋

関節包

図7　関節包の展開
大腿筋膜張筋および中殿筋間より展開し関節包を露出させる.

皮膚切開線

　大腿骨側の操作は, 肢位が非常に重要である.

　内・外転と内・外旋の中間位で, 大転子と中殿筋の間に Hohmann 鉤を挿入し, Hohmann 鉤を中殿筋筋線維方向に垂直にかけて中殿筋をよけることにより, 中殿筋の不要な損傷を避ける.

　仰臥位の場合は, 下肢のみを下降させベッドを頭側に傾けることで過伸展が容易となる.

　この状態で, リーマー, ラスプ, ステムの挿入を容易にするため, 股関節を可能な限り内転・外旋させる.

　インプラント挿入後股関節を整復して, 屈曲, 内転, 内旋で後方脱臼しないこと, 前方インピンジメントを生じないこと, 伸展, 内転, 外旋で前方脱臼しないことを確認する.

　股関節整復後は中殿筋と大腿筋膜張筋ともにあるべき位置に自然に戻るため, 筋肉そのものを縫合する必要はない.

文献

Austin M, Hozack WJ. Anterolateral mini-incision surgical technique (Hozack WJ, et al eds: Minimally Invasive Total Joint Arthroplasty). Springer. 2004; 67-71.

Berry DJ, von Knoch M, Schleck CD, et al. Effect of femoral head diameter and operative approach on risk of dislocation after primary total hip arthroplasty. J Bone Joint Surg Am. 2005; 87 : 2456-2463.

Bertin KC, Röttinger H. Anterolateral mini-incision hip replacement surgery: a modified Watson-Jones approach. Clin Orthop Relat Res. 2004; 429 : 248-245.

Fakler JKM, Rositzka M, Schopow N, et al. Factors associated with dislocation after bipolar hemiarthroplasty through an (antero-) lateral approach in elderly patients with a femoral neck fracture: a retrospective cohort study with a nested case-control subanalysis of radiographic parameters. Eur J Trauma Emerg Surg. 2022; 48: 3981-3987.

金治有彦. Anterolateral-supine（AL-S）approach（日本人工関節学会編集：人工股関節置換術）. 南江堂. 2023; 262-265.

Müller M, Tohtz S, Springer I, et al. Randomized controlled trial of abductor muscle damage in relation to the surgical approach for primary total hip replacement: minimally invasive anterolateral versus modified direct lateral approach. Arch Orthop Trauma Surg. 2011; 131 : 179.

3章 外側進入法

外側方から股関節に進入するためには，股関節を覆う外転筋（中・小殿筋）を何らかの方法でよける必要がある．

外転筋を大転子につけたまま大転子を骨切りして翻転する大転子切離外側進入法（transtrochanteric lateral approach），大転子を骨切りせず，あるいは一部のみの骨切りで外転筋～外側広筋を縦に割って関節に進入する direct lateral approach などがある．

1 大転子切離外側進入法

大転子に外転筋をつけて翻転するため，前方から後方まで股関節が大きく展開できる特徴を持つ．

1. 適 応

関節前後の展開が必要な骨盤骨切り術や大腿骨頭回転骨切り術に有用である（中島 2023）．

また，広範な骨欠損を有する THA 再置換術でも股関節を広く展開できる本法は有用である．

さらに，外転筋と外側広筋を大転子につけたまま前方にスライドする方法である大転子前方スライド法や，extended trochanteric osteotomy も大転子を切

離する進入法に含まれる．

2. 体 位

手術側を上とした完全側臥位で行う．

3. 皮膚切開～展開

原法は Ollier 法であり，U 字型の皮膚切開が基本であるが，縦切開でも前後の制限が多少あるものの可能である（図 1）．

THA の場合には上下に皮膚切開を延長できる縦切開がよい．

上前腸骨棘から大転子下方を通り，後方は小転子の高さに終わる切開を加える．皮膚切開と同じ線上で筋膜も切離し，中殿筋および外側広筋を露出する．

外側広筋は大転子への付着部で切離し，後方は転子間稜に切りこまないように，上方では大腿骨頚部に切りこまないようにボーンソーや幅広ノミで大転子を骨切りする（図 2a）．

中・小殿筋と大転子を一塊として上方に翻転しながら，筋肉と関節包の間を丁寧に剥離していく（図 2b）．

関節包の腸骨への付着部まで剥離を進めると関節包が全周にわたって広く露出される（図 2b）．

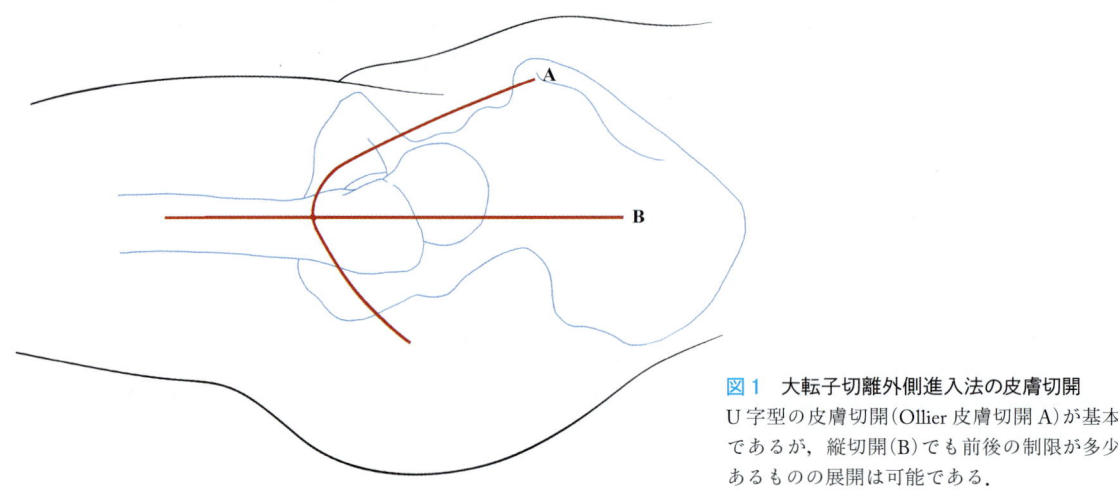

図1　大転子切離外側進入法の皮膚切開
U 字型の皮膚切開（Ollier 皮膚切開 A）が基本であるが，縦切開（B）でも前後の制限が多少あるものの展開は可能である．

図2 大転子切離による股関節の展開

a: ボーンソーや幅広ノミで大転子を骨切りする.

b: 中・小殿筋と大転子を一塊として上方に翻転しなが
ら，筋肉と関節包の間を丁寧に剥離していく．関節
包の腸骨への付着部まで剥離を進めると関節包が全
周にわたって広く露出される．

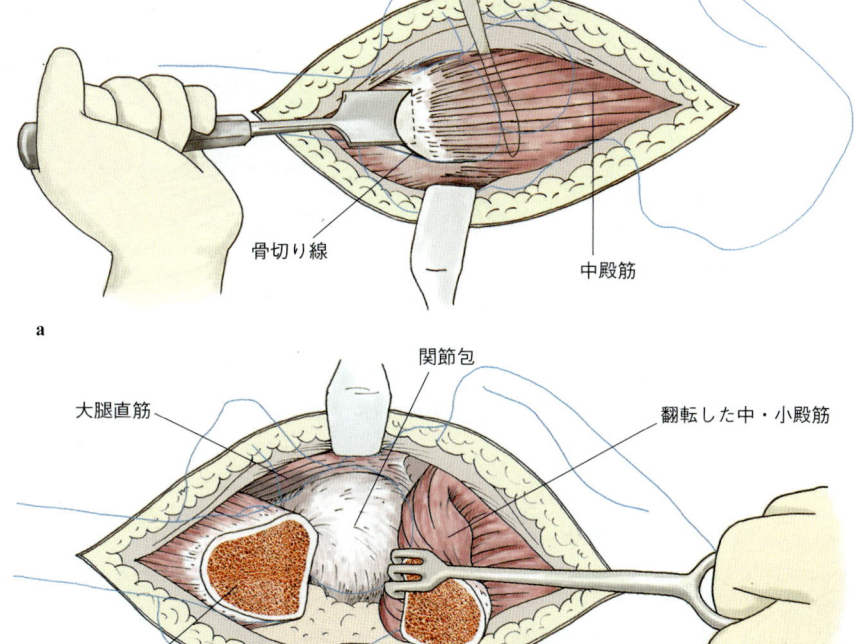

エレベトリウム

骨切り線

中殿筋

a

関節包

大腿直筋

翻転した中・小殿筋

大転子骨切り面

b

4. 大転子前方スライド法

　大転子切離法の問題点の1つに大転子の偽関節が
あげられる.

　その予防策として，外側広筋を切離せずに中殿筋，
大転子，外側広筋の連続性を持たせたまま，前方
にスライドする方法がある（図3）（本村 2023）．ま
た，弛みのない大腿骨ステムや髄内セメントの抜去
目的のアプローチとして大腿骨外側を広く開窓する
extended trochanteric osteotomy もこの大転子前方ス
ライド法の応用である（図4）（Wyles ら 2023）.

文献

中島康晴. 外転筋侵襲を低減した大転子非切離の寛骨臼移動術. 新
　　OS NEXUS 専攻医が経験すべき手術No. 8 股関節の再建手術. メ
　　ジカルビュー社. 2023; 2-9.

本村悟朗. 大腿骨頭回転骨切り術. 新OS NEXUS 専攻医が経験すべ
　　き手術No. 8 股関節の再建手術. メジカルビュー社. 2023; 48-58.

Wyles CC, Hannon CP, Viste A, et al. Extended trochanteric osteotomy
　　in revision total hip arthroplasty. JBJS Essent Surg Tech. 2023; 13:
　　e21.00003.

2 | direct lateral approach

　大転子切離外側進入法が大転子を骨切りし翻転す
るのに対し，direct lateral approach は中・小殿筋か
ら外側広筋を縦に割いて行う進入法である.

　展開の広さは大転子切離外側進入法に劣るが，術後
の筋力回復や大転子の問題は生じにくい利点がある.

　中・小殿筋〜外側広筋の割き方で，さらにいくつ
かの方法に分かれる.

1. 体　位：体位は仰臥位または側臥位で可能であ
るが，側臥位で行われることが多い.

2. 皮膚切開と展開：大転子を中心とした縦切開
を加え，筋膜も同一線上で切開する．中殿筋の後
方〜大転子〜外側広筋前方を目安に縦割するのは
Hardinge 法であり，やや前方によった位置で中殿筋
を分け，外側広筋は中央から後方よりで分けるのは
Bauer 法である（図5a）（Hardinge 1982，McGann

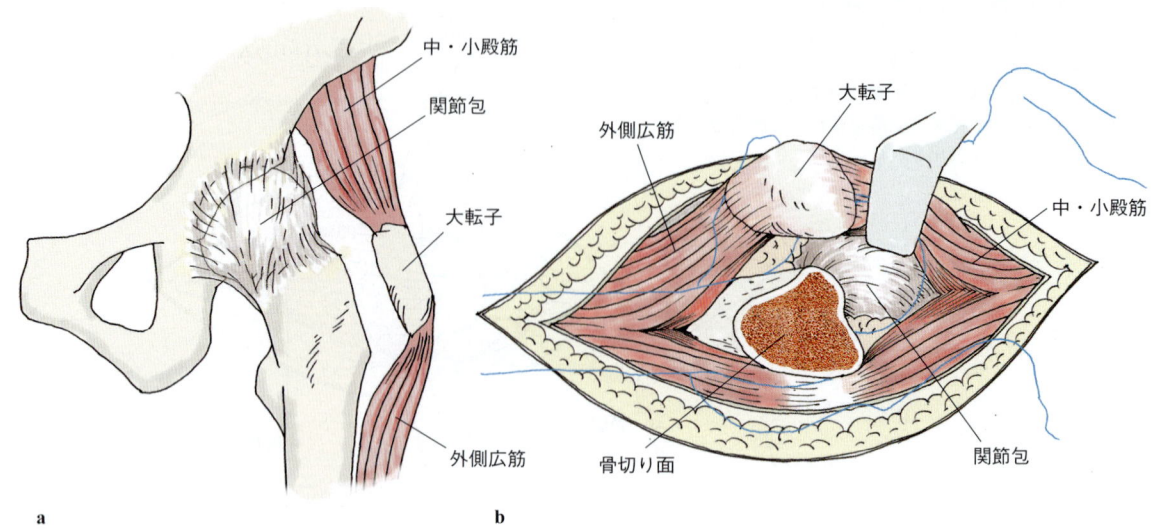

図3 大転子前方スライド法
a: 外側広筋を切離せずに中・小殿筋，大転子，外側広筋の連続性を持たせたまま骨切りする．
b: 前方にスライドさせる．

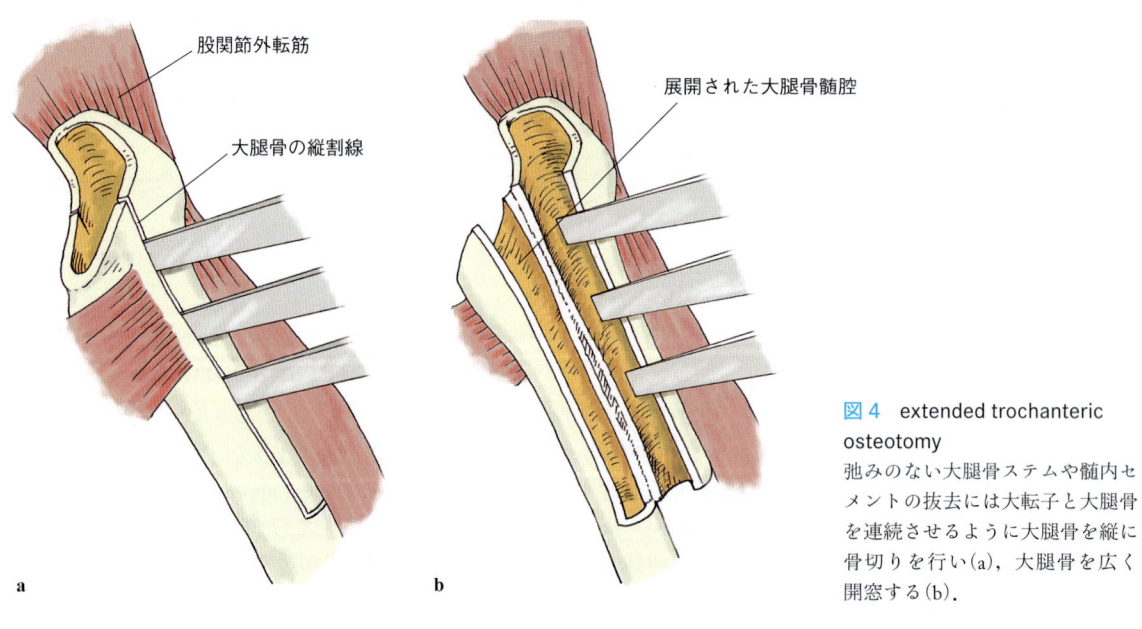

図4 extended trochanteric osteotomy
弛みのない大腿骨ステムや髄内セメントの抜去には大転子と大腿骨を連続させるように大腿骨を縦に骨切りを行い(a)，大腿骨を広く開窓する(b)．

1998)．

　上殿神経損傷を避けるため，中殿筋の近位への縦割は大転子頂部から5cm程度までを目安とする．

　中殿筋前方線維を避けると，その下層にやや走行が異なる小殿筋の線維が確認される．

　小殿筋の腱成分は大転子前方に付着しているため，小殿筋の付着部を切離し，その中央部分で筋線維を縦に割ると下層に存在する関節包にいたる（図5b，図5c）．

　この際，大転子側の小殿筋の腱成分を少し残して切離すると後の縫着に便利である．縫合の際は，大転子前方に穴を開けて，切離した中・小殿筋を縫着する．

　Dall は筋肉の修復を確実にするために，中・小殿筋がつく大転子部前方を骨切りし，前方に避けて展開する方法を報告している（図6）（Dall 1986）．筋修復を確実にする利点を有する．

3. 低侵襲人工股関節全置換術への応用

　THA において筋肉，腱などの軟部組織への侵襲

を低減することを目的とする.

　皮切は大転子の頂点から 2 〜 3 cm 遠位の点を中点とし，大腿骨軸から約30°後方に傾斜した，通常10cm 未満の皮切で進入する. 中殿筋の前方 1/4 をフラップ状に切離し，その下層の小殿筋も前方部分を大転子付着部で切離する（図7）.

　レトラクターを駆使して，関節包を展開し，H字状またはT字状に関節包を切開して，関節内にいたる.

文献

Dall D. Exposure of the hip by anterior osteotomy of the greater trochanter. A modified anterolateral approach. J Bone Joint Surg Br. 1986; 68 : 382-386.

Hardinge K. The direct lateral approach to the hip. J Bone Joint Surg Br. 1982; 64 :17-19.

McGann W. Surgical Approaches (Callaghan J, et al eds: The Adult Hip). Lippincott-Raven. 1998; 1 : 663-720.

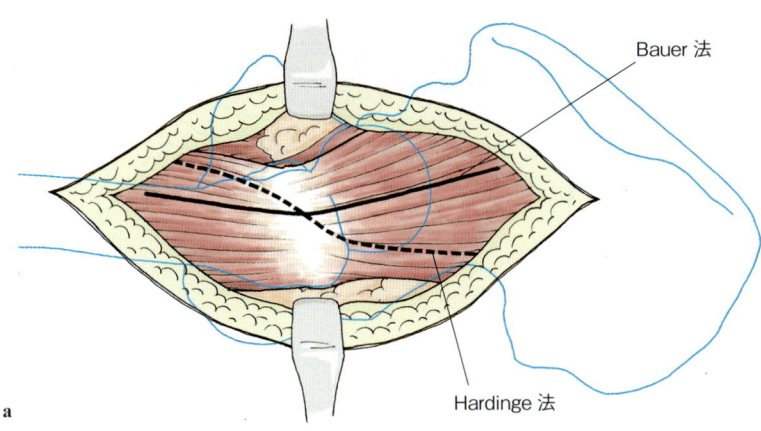

Bauer 法

Hardinge 法

a

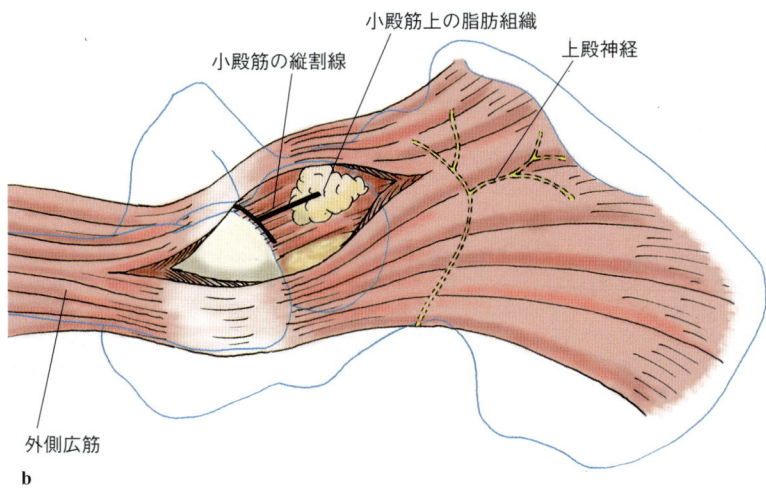

小殿筋上の脂肪組織

小殿筋の縦割線

上殿神経

外側広筋

b

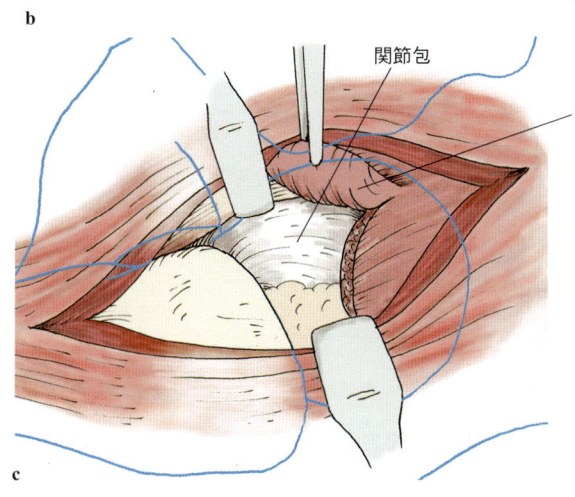

関節包

小殿筋

c

図 5　direct lateral approach

a: 中殿筋の後方〜大転子〜外側広筋前方を目安に縦割するのは Hardinge 法であり，やや前方によった位置で中殿筋を分け，外側広筋は後方よりで分けるのは Bauer 法である（点線：Hardinge 法，黒の実線：Bauer 法）.

b, c: 深部の展開：上殿神経損傷を避けるため，中殿筋の近位への縦割は，大転子頂部から5cm 程度までを目安とする. 小殿筋の腱成分は大転子前方に付着しているため，小殿筋の付着部を切離し，その中央部分で筋線維を縦に割くと下層に存在する関節包にいたる.

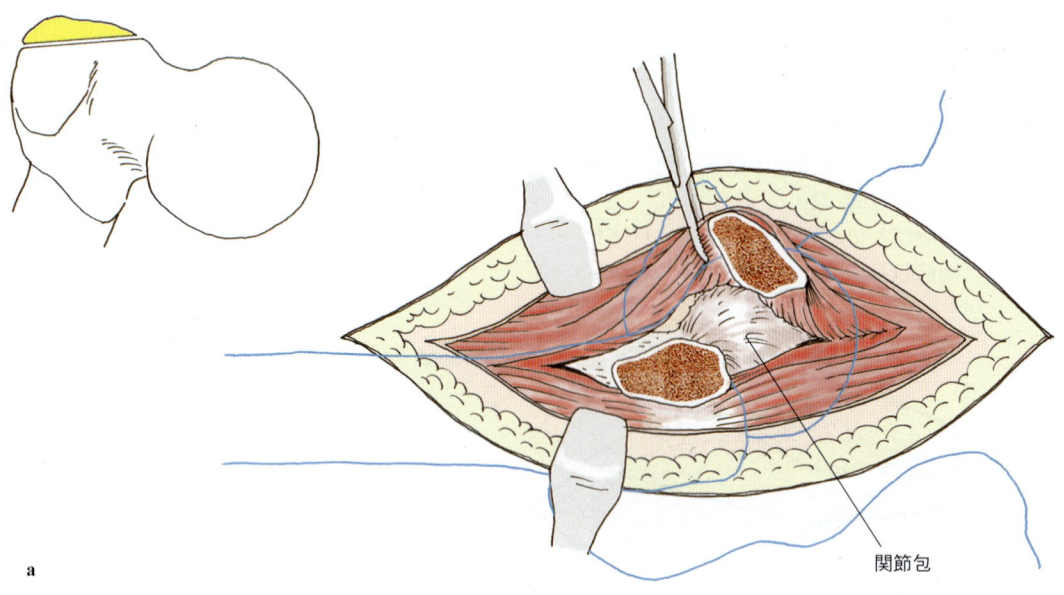

関節包

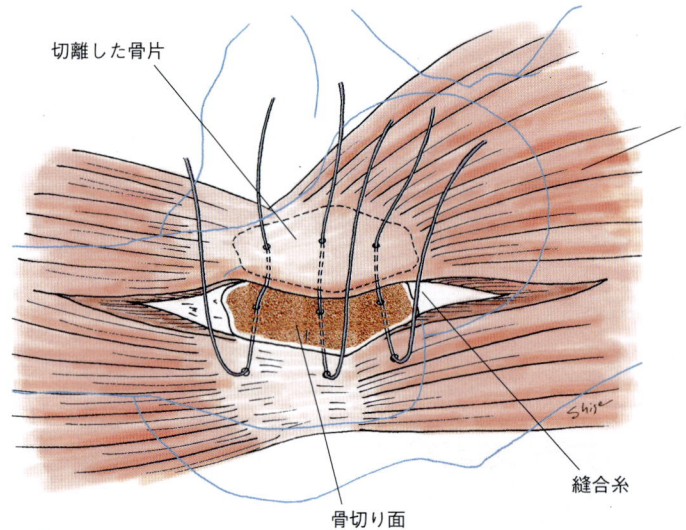

切離した骨片

中殿筋

縫合糸

骨切り面

b

図6　Dall 法

a: 筋肉の修復を確実にするために，中・小殿筋が
　つく大転子部前方を骨切りし，前方に避けて展
　開する方法である．
b: 修復に際しては骨切り部の小孔に縫合糸を通
　し，縫着する．

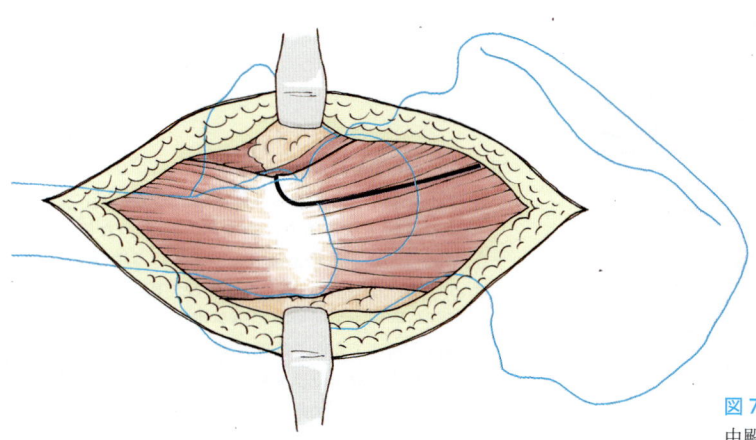

図7　direct lateral approach の低侵襲手術
中殿筋の前方 1/4 をフラップ状に切離する．

4章 後方・後外側進入法

後 方・後 外 側 進 入 法（posterior/posterolateral approach）とは，股関節後方から進入する方法で，人工股関節全置換術（THA）や人工骨頭置換術の進入法として広く用いられている．

後方進入法（posterior approach）は Moore らによって一般化され，Moore 進入法，southern approach ともよばれることも多い（Moore 1957）．

後方に曲がる皮切をより直線的にした Gibson に代表されるアプローチは後外側進入法（posterolateral approach）とよばれている（図1）．

後方・後外側進入では外転筋への侵襲が少ないことと THA においては大腿骨側の操作が容易であることが利点である．また関節後方要素，すなわち寛骨臼後壁，後方関節包，坐骨の展開に優れている．

欠点としては，寛骨臼前方の展開は大きな外転筋群のために不良であること，THA における寛骨臼側の展開は前方法に比較すると不良であること，短外旋筋群の切離が不可避であること，などがあげられる（高橋 2023）．

文献

Moore AT. The self-locking metal hip prosthesis. J Bone Joint Surg Am. 1957; 39 : 811-827.

高橋大介. Posterolateral approach（日本人工関節学会　編集：人工股関節置換術）. 南江堂, 2023；272-276.

1 適 応

THA や人工骨頭置換術の進入法として広く用いられている．

1. 体 位：手術側を上とした完全側臥位で行う．

2. 皮膚切開と展開：大転子のやや後方を中心とし，ゆるやかに前方凸にカーブした縦切開を加える．遠位半分は大腿骨軸に沿わせる．

筋膜も同様に切開にし，斜めに走る大殿筋を鈍的に割ると大転子から股関節後面に達する．下肢を内旋位に保持することで操作がやりやすくなる．

短外旋筋群の表面を覆う脂肪組織を剥ぐと，数本の血管があらわれるのでそれぞれ凝固処理する．

梨状筋，上下双子筋，内閉鎖筋からなる短外旋筋群を確認できる（図2a）．

短外旋筋の大転子付着部の腱性部分に糸をかけ，切離後後方に翻転しておけば坐骨神経の保護になり，後の再建にも役立つ．短外旋筋の切離によって後方の関節包は広く展開される（図2b）．

さらに大腿方形筋も切離すれば，頚部後方から小転子にいたる展開が可能となる．

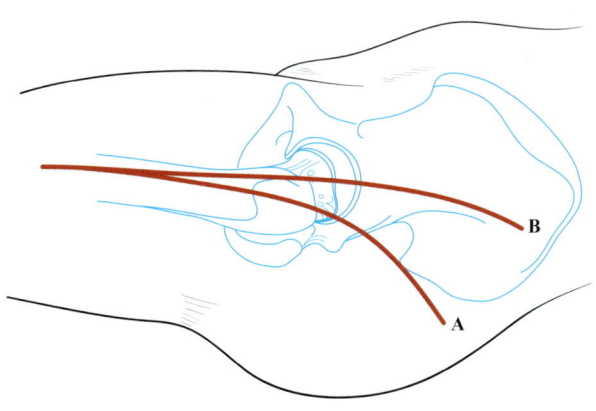

図1　後方・後外側進入法
A：後方進入法（Moore 進入法，southern approach）
B：後外側進入法（posterolateral approach）

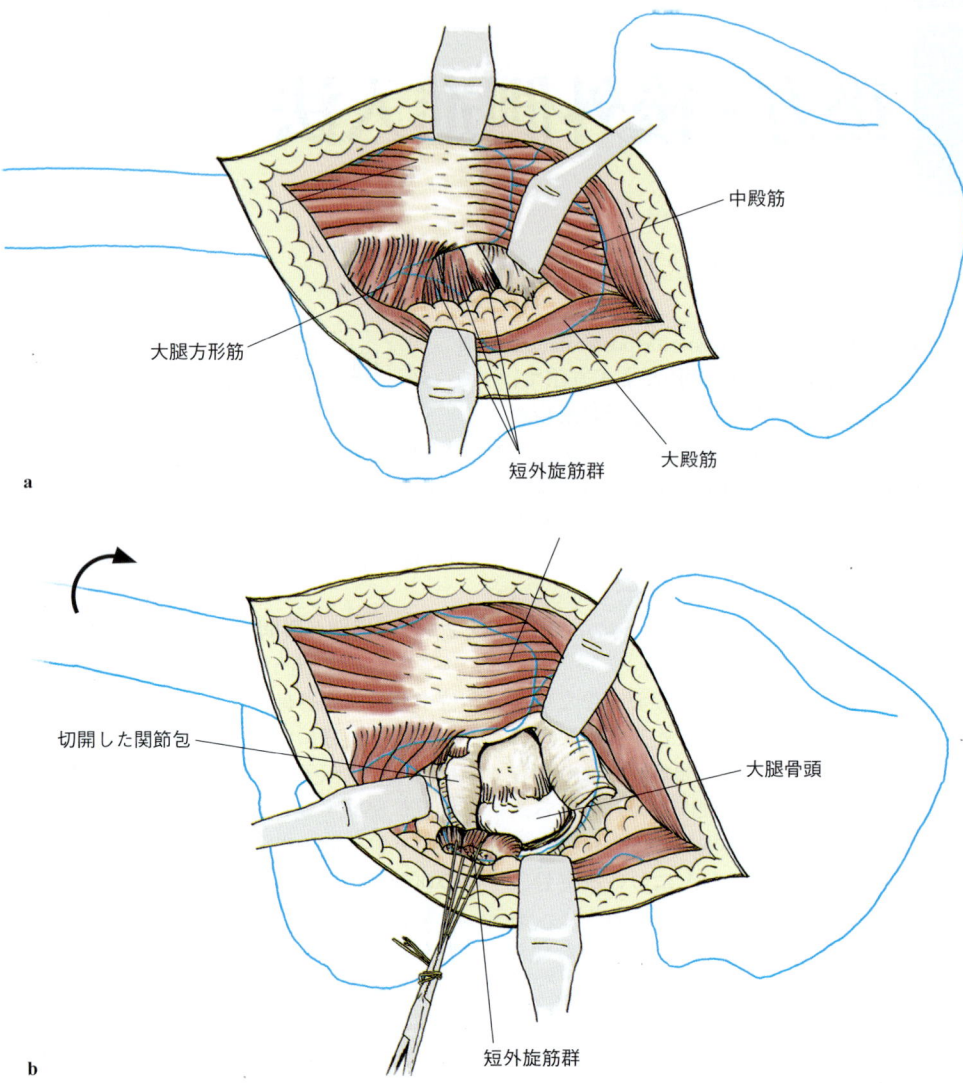

中殿筋

大腿方形筋

短外旋筋群

大殿筋

a

切開した関節包

大腿骨頭

短外旋筋群

b

図2　深部の展開

a: 短外旋筋群の表面を覆う脂肪組織を剥離すると梨状筋，上下双子筋，内閉鎖筋からなる短外旋筋群を確認
　 できる．その近位には中殿筋，下方には大腿方形筋が転子間稜を覆う．

b: 短外旋筋群を切離し，さらに関節包を切開すると大腿骨頭が確認される．

　後方・後外側進入では後方の軟部支持組織である短外旋筋群～関節包を切開する必要があるため，THA の場合には後方脱臼の頻度が高いと指摘されてきた．

　可及的に後方を再建する目的で，短外旋筋と関節包を一塊として切離し，インプラント設置後には短外旋筋と関節包を強固に大転子または中殿筋腱に縫着することが勧められる．

　この操作を行えば，後方進入であっても後方脱臼の頻度は低下する（高橋 2023）．

3．低侵襲人工股関節全置換術への応用：皮膚切開，大腿方形筋の切離，筋膜の切開を最小限にして侵襲を低減する試みがなされているものの，従来法と比べ大きな差がないという報告が多い．

　これは前方進入では筋間から関節にアプローチできるのに対し，後方進入の場合，短外旋筋群の切離なしでは関節の展開が困難であることに起因すると考えられる．

文献

高橋大介. Posterolateral approach（日本人工関節学会　編集：人工股
　　関節置換術）. 南江堂. 2023；272-276.

5章 小児内側進入法

発育性股関節形成不全に対する治療として，奇形性脱臼や脱臼発見遅延例を除いて通常まずリーメンビューゲル（Riemenbügel）法が行われる．

リーメンビューゲル法での整復不能例に対しては徒手整復やオーバーヘッドトラクション（overhead traction）法などが選択されることが多い．

保存療法で整復不能な場合や，整復は可能であるが求心性が不良あるいは著しく安定性を欠く場合には観血的整復術が適応となる．

かつて，発育性股関節形成不全に対して，前方あるいは側方進入により，関節唇や大腿骨頭靱帯など整復障害物を徹底的に切除して整復する方法が行われてきた．

しかしながら，満足できる成績は得られず，その後観血的整復術にも変遷がみられ，内側進入法（medial approach）が試みられるようになった．

Ludloff は 1908 年に長内転筋と薄筋の間から進入する観血的整復術を報告し，1913 年に長内転筋と恥骨筋の間から進入する術式を報告した．

その皮膚切開は大きく，関節唇，大腿骨頭靱帯，関節包の処置などは従来通りであったため，以降 50 年ほどは広く知られることはなかった．

1957 年に Chiari がその良好な成績を報告して以降，この方法は脚光を浴びるようになり，その後さまざまな追試や術式の工夫がなされている．

1967 年に Salzer らは長内転筋の前縁より大腿動静脈を外上方へ引き上げ，恥骨筋と腸腰筋の間から進入し，内側大腿回旋動脈を結紮せずに関節包に達する方法を報告している．

1971 年に Mau らは長内転筋と恥骨筋の間から進入し回旋動静脈を結紮，切離して短内転筋の裏側から関節包に達する方法を報告している．

Salzer らと Mau らは，乳幼児期の発育性股関節形成不全の整復障害因子は関節唇ではなく，関節包を含む前方の緊張であるとし，関節唇は温存した上で，関節包の開放が最も重要であると述べている．

その後，Karpb（1973），Ferguson（1973）などが Ludloff 進入法について報告している．

現在，内側進入法とよばれているものには 3 つの進入路がある．すなわち，長内転筋と薄筋の間より進入する Ludloff 進入法，長内転筋と恥骨筋の間を進入する Matel-Dufong 進入法，長内転筋の上縁より恥骨筋と腸腰筋の間を進入する Salzer 進入法である（図 1）．

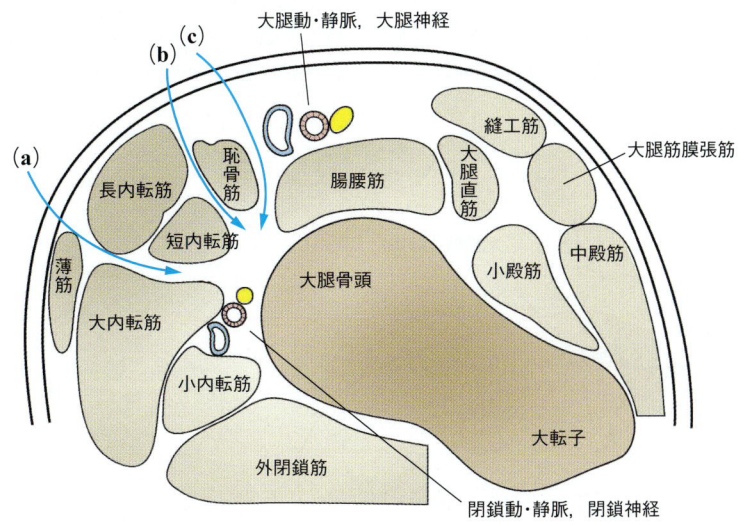

図 1　内側進入路
（a）Ludloff 進入法．（b）Matel-Dufoug 進入法．（c）Salzer 進入法．

Salzer 進入法の最大の利点は内側大腿回旋動脈を結紮せずに展開できることであり，本稿では，Salzer の術式に準じた内側進入法について記載する．

文献

Chiari K. Die operative Behandlung am Huftgelenk bei der angeborenen Huftgelenksverrenkung. Wien Med Wochenschr. 1957; 107 : 1020-1022.

Ferguson A. Primary open reduction of congenital dislocation of the hip using a median adductor approach. J Bone Joint Surg Am. 1973; 55 : 671-688.

Karpb M. Beitrag zur Operation Behandlung der Hüftluxation Z Orthop. 1973; 111 : 607-610.

Ludloff K. Zur blutigen Einrenkung der angeborenen Hüftluxation. Z Orthop. 1908; 22 : 272-276.

Ludloff K. The open reduction of the congenital hip dislocation by an anterior incision. Am J Orthop Surg. 1913; 10 : 438-454.

Mau H, Dorr W M, Henkel L, et al. Open reduction of congenital dislocation of the hip by Ludloff's method. J Bone Joint Surg Am. 1971; 53 : 1281-1288.

Salzer M, Zuchriegl H. Die Operationstechnik der offenen Huftgelenksreposition nach Ludloff. Z Orthop. 1967; 103 : 409-417.

1 手術適応

内側進入法による観血的整復術は，整復不能例，求心性不良例，奇形性脱臼，脱臼発見遅延例などで適応となる．適応年齢は 10 か月前後〜1 歳 6 か月とされている．

術前に 3 〜 4 週間の水平 2 段牽引法を行った後に機能的股関節造影法により手術適応を決定する．

造影所見として，関節包内下方の関節包狭部，大腿骨頭靱帯の肥厚，整復時の関節唇の形状などを観察する．

関節包狭部は腸腰筋，内下方の関節包，肥厚下垂した上方関節唇からなり，狭部形成の程度が強いと整復障害因子となる．

大腿骨頭靱帯の肥厚が強いと整復時の求心性障害因子となりうる．

造影検査時に徒手整復を行い整復操作の容易さと整復位の安定性を確認する．整復が困難な場合や安定性が不良な場合に観血的整復術を考慮する．

2 手術方法

1. 体　位

患児は仰臥位で股関節開排位とし，臍部から足部まで十分に消毒する．外陰部と肛門はドレープにて覆い，術中に殿部が触診できるようにする．

術者は患児の下方に立ち，助手は術者の頭側から開排位を左右より保持する．なお，皮膚切開から関節包展開までは極力整復位を保持する，

2. 皮膚切開

皮膚切開は恥骨の長内転筋起始部から長内転筋の上縁に沿って 3 〜 4cm 切開する（図 2）．

3. 展　開

長内転筋と恥骨筋を覆う 2 層の筋膜は小さいメスで小切開をつくり，粘膜剥離子を挿入し出血させないように横切する．

長内転筋と恥骨筋を末梢に，大腿動・静脈と大腿神経を中枢に引き保護する．

用指的に寛骨臼縁を確認し，同部よりまず中枢に向かって小曲ペアン鉗子などにより剥離を進める．

内側大腿回旋動・静脈は寛骨臼より 1 〜 1.5 横指外側に位置しているので，腸腰筋と関節包の間を剥離し腸腰筋を外側に引くことで動・静脈を結紮せずに関節前面が展開できる．

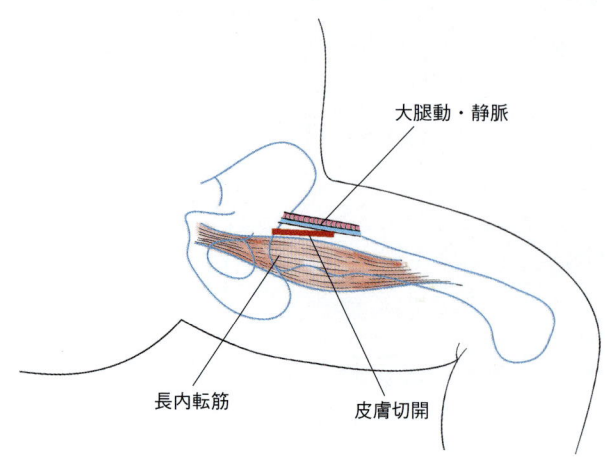

大腿動・静脈

長内転筋　　皮膚切開

図 2　皮膚切開
恥骨の長内転筋起始部から長内転筋の縁に沿って 3 〜 4cm 切開する．

関節包内下方は恥骨筋と癒着しているので丁寧に寛骨臼内側縁に沿って剥離する．

関節包周囲の癒着が残存すると術後の求心性が不良となるため，十分に剥離を行う必要がある．

4．腸腰筋切離

腸腰筋の緊張は整復阻害因子であり，また整復後の不安定性の重要な原因と考えられており，腸腰筋の腱様部分を周囲より剥離し切離する．

5．関節包の処置

大腿骨頭をいったん脱臼させ，寛骨臼縁を指で確認した後に関節包切開を行う．

切開は寛骨臼の中央よりやや上部で頚部軸に沿って切開し寛骨臼縁で末梢に切り込む．

この切り込みが浅いと大腿骨頭の沈み込みが足りなくなり，深すぎると大腿骨頭が末梢に落ち込む．

関節包の内下方は縫合糸で軽く引きながら5～7mm短冊状に切除する（図3）．この部分の関節包は瘢痕化しているので切除せずに切開だけにすると術後の再脱臼，大腿骨頭の外側偏位，拘縮の原因となるので必ず切除する．

整復後には関節包前面には大きな関節包の欠損を生ずることになるが，術後2週間程度で関節包は再生される．

整復後に関節包の縫合は行わない．

6．関節内処置

大腿骨頭靱帯は求心性の障害因子と考え原則として切除する．

まず，大腿骨頭の軟骨を傷つけないように大腿骨頭の付着部を切離し，切離部を鉗子で引っ張りながら大腿骨頭を外側による．

えぐるようにして一気に寛骨臼側の付着部を切除し，直ちに大腿骨頭を整復し，軽く圧迫しながら出血が止まるのを待つ．

関節内の洗浄を十分に行った後，寛骨臼内を注意深く観察する．

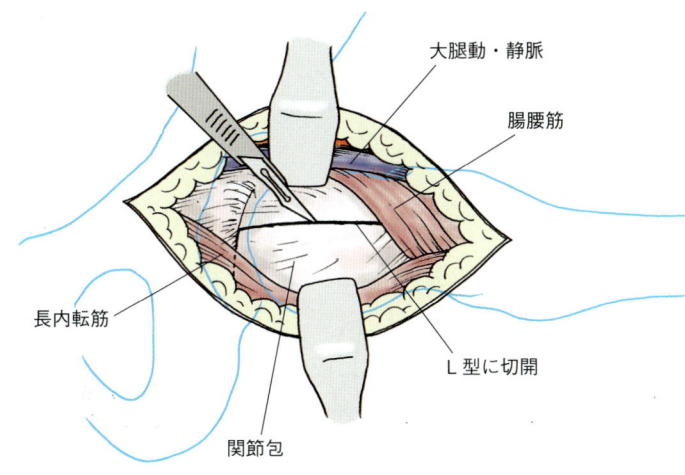

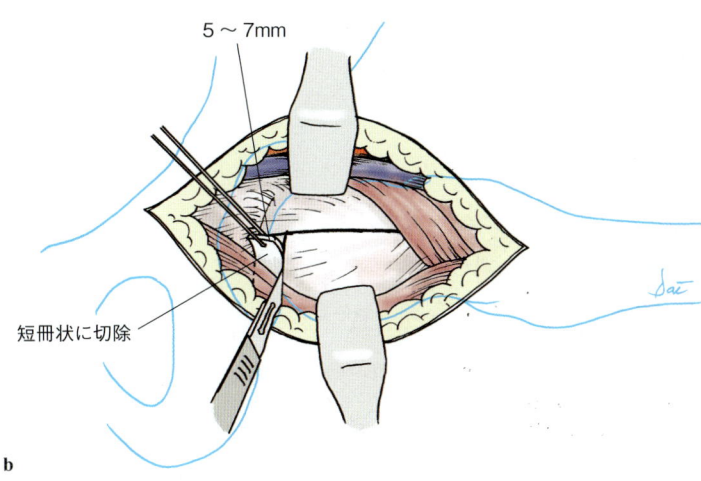

図3　関節包の処置
a: 関節包の切開．
b: 関節包内後方を短冊状に切除．

寛骨臼横靱帯を切離した後，内反した関節唇を粘膜剥離子で翻転して矯正する．関節唇の肥厚が強く翻転が困難な場合は関節唇に部分的な割を入れて矯正することもある．

関節唇の矯正操作に際しては，寛骨臼の軟骨を損傷しないように愛護的に行う．ごく稀に関節唇が内反し寛骨臼の底部を覆っているものがあるが，その場合は耳鼻科用リュウエルなどを用いて底部の関節唇のみ部分的切除を行う（図4）．

底部のやわらかい線維脂肪組織は必ずしも切離する必要はない．最終的に白色光沢のある寛骨臼軟骨面を確認しておくことが重要である．

7. 整　復

整復にあたっては大腿骨頭と寛骨臼の適合性，関節唇の状態，整復の安定性などをしっかりと確認す

る．

求心性の良否が判断しがたい場合，少量の造影剤を関節内に注入してX線透視下に確認することも有用である．

8. 術後の固定と後療法

術後は開排位でのギプス固定を行う．固定角度は股関節屈曲110°，開排55°を目安としている．

大腿骨頭と寛骨臼の適合性がよければ，できるだけ開排を減じた方がよい．

ギプスは術後2週間で除去し，その後は股関節開排装具（図5）を10週間装着する．

3 │ 症　例（図6）

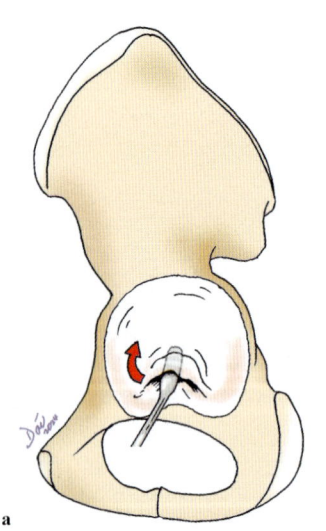
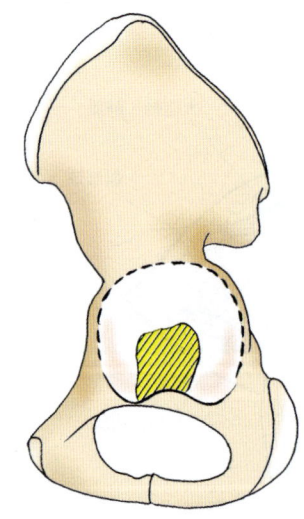

図4　関節唇の処置
a: 内反した関節唇を粘膜剥離子で翻転して矯正する．
b: 関節唇が内反し寛骨臼の底部を覆っているものは底部（斜線部）のみ部分的切除を行う．その際寛骨臼の軟骨を傷つけないように注意する．

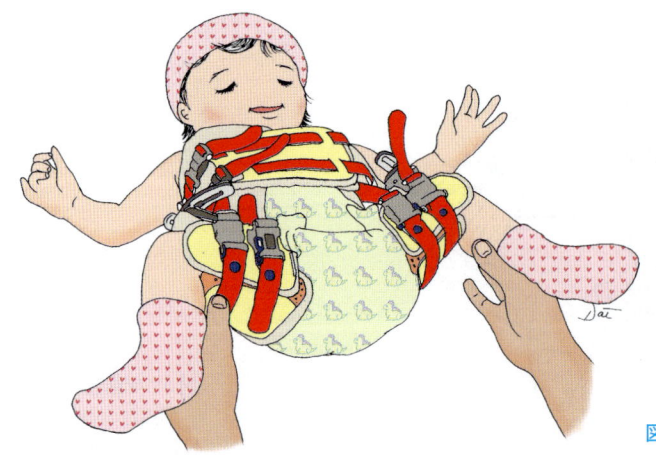

図5　股関節開排装具

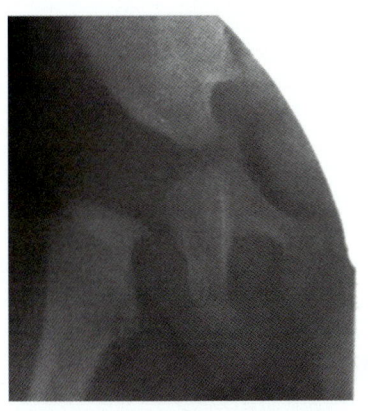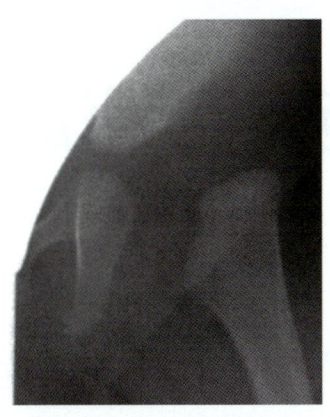

a

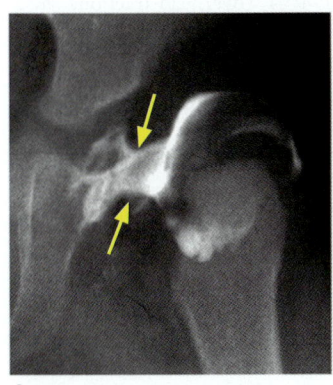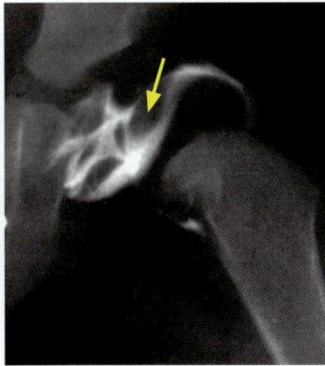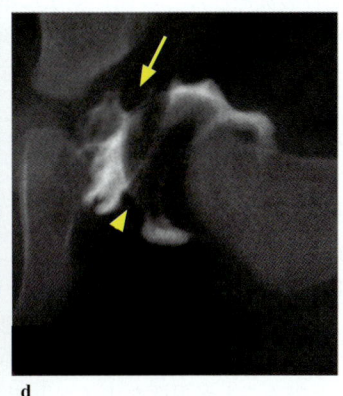

b   c   d

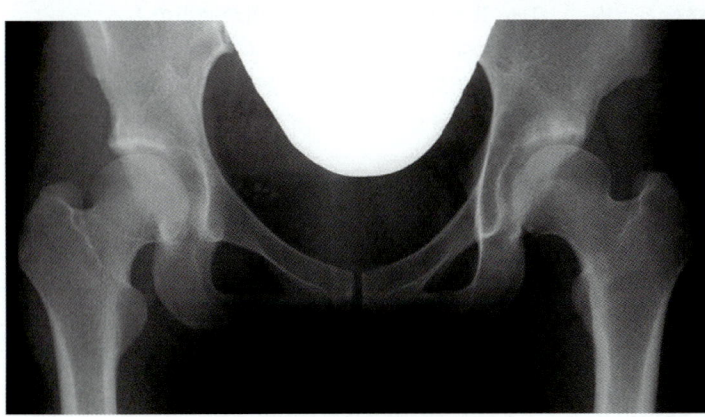

e

図6 左発育性股関節形成不全

生後11か月，女児.

a: 術前股関節単純X線正面像．リーメンビュー
　ゲル法を行ったが整復不能であった．

b: 関節造影像．関節狭部形成を認める(矢印)．

c: 内旋位での関節造影像．大腿骨頭靱帯の延
　長と肥厚(矢印)を認める．

d: 整復操作時の関節造影像．上方関節唇は肥
　厚内反し(矢印)，下方の関節包は逆Ｖ字
　型に折りたたまれている(矢頭)．大腿骨頭
　は寛骨臼の底部と接触していない．

e: 内側進入法による観血的整復後17年(18
　歳時)の股関節単純Ｘ線正面像．寛骨臼被
　覆，大腿骨頭の形態，求心性ともに良好で
　ある．

まとめ

　内側進入法での観血的整復術の利点は，低侵襲で
手技も容易であることと，小さな皮膚切開で整容性

がよいことにある．しかし，術後の遺残性亜脱臼が
残存する症例もあり，特に1歳6か月以上の年長例
では成績不良とされている．また，術後の骨頭変形
例が多いとの報告もあり，本進入法での脱臼整復は
近年あまり行われなくなってきている．

6章 小児広範囲展開法

広範囲展開法（extensive anterolateral approach）は，発育性股関節形成不全（developmental dysplasia of the hip: DDH）のなかで，リーメンビューゲル（Riemenbügel）装具療法などの保存療法に抵抗する難治例や，歩行開始後に発見された年長児例に対する手術法として，1973年に田辺らが開発した方法である．

股関節を広範囲に展開し関節包を全周にわたり切離することで，骨性の関節不適合を除くすべての整復障害因子に対応することができる．

本法は関節包全周切離を特徴とする．

Lorenz（1896）がいう reduction のための一手段であり，関節包外，関節包および関節包内すべての整復障害因子を解離し，術直後からの求心位（reposition）を得ることが重要なポイントである．

また，大腰筋腱停止部の大転子部への移行と，内旋外転位の Lange 肢位でのギプス固定もポイントである．

これらによって関節の安定性が高められ，術後も求心位が保持される．

Lange 肢位でのギプス固定は，内側進入法の術後に用いられる Lorenz 肢位に比較してより生理的な状態に近い．術後に股関節拘縮を生じたとしても立位歩行時に有利に働くと考えられる．

本法を施行し 15 歳以上に達した 169 股の X 線学的成績は，Severin 分類の Ⅰ群 103 股，Ⅱ群 33 股，Ⅲ群 27 股，Ⅳ群 6 股であり，良好とされる Severin Ⅰ，Ⅱ群の割合は 80.5％であった（赤澤ら 2010）．

文献
赤澤啓史, 青木　清, 遠藤裕介, 他. 先天性股関節脱臼に対する観血的整復—広範囲展開法（田辺法）—. 日小整会誌. 2010; 19 : 218-221.
Lorenz A. Cure of congenital luxation of the hip by bloodloss reduction and weighting. Trans Am Orthop Assoc. 1896; 9 : 254-273.
田辺剛造, 国定寛之, 三宅良昌, 他. 先天股脱—観血的整復の際の一つの試み—. 日整会誌. 1977; 51 : 503-511.

1 手術適応

DDH において頭上牽引（overhead traction）などの保存療法を行っても整復肢位で大腿骨頭が寛骨臼入口部に相対しない場合，すなわち Lorenz（1896）のいう「Reduktion（寛骨臼入口部に大腿骨頭が相対する状態になる）」が得られない場合，がよい適応である．

歩行開始後に診断された症例の場合，整復が得られていても，股関節造影において上方，前方，後方のいずれかの部位で関節唇が介在する場合は適応としている．

股関節造影分類では三宅の分類（1967）の介在型および閉鎖型，または Mitani らの分類（1997）の Type B および Type C の症例が適当である．

運動発達的には，つかまり立ちができるまで待機する．年齢的には 1〜3 歳がよい適応となる．本法単独では 5 歳までが限界（皆川ら 2009）である．

文献
Lorenz A. Cure of congenital luxation of the hip by bloodloss reduction and weighting. Trans Am Orthop Assoc. 1896; 9 : 254-273.
皆川　寛, 三谷　茂, 遠藤裕介, 他. DDH観血整復 3歳以上のいわゆる先天性股関節脱臼に対する観血的整復術の治療成績. 日小整会誌. 2009; 18 : 277-281.
Mitani S, Nakatsuka Y, Akazawa H, et al. Treatment of developmental dislocation of the hip in children after walking age. J Bone Joint Surg Br. 1997; 79 : 710-718.
三宅良昌. 先天股脱股関節造影の分類. 中部整災誌. 1967; 10 : 467-486.

2 体位

仰臥位とし，患側を手術台の端に寄せ，仙骨の下に薄い枕を設置し患側の殿部外側が少し浮いた状態とする．

骨盤が回旋していると術中の単純 X 線検査による確認の際に混乱をきたすので，骨盤が中間位となるように設定する．

患側の腸骨稜から殿部の外側が十分露出できるよ

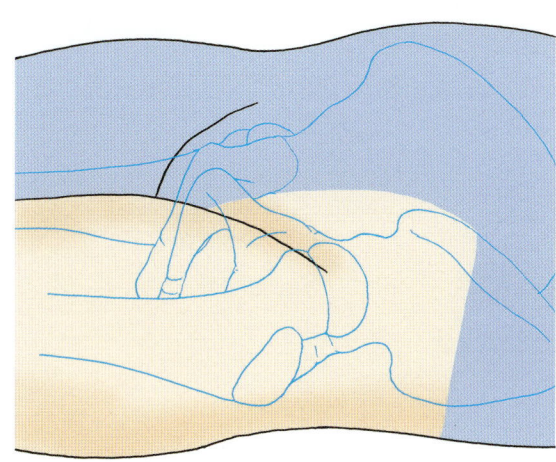

図1　ドレーピング
仙骨の下に枕を置き，殿部の外側まで清潔野とする．

うにし，患肢を自由に動かすことができるように足先までを清潔野とする（図1）．

3 │ 進入法

1. 皮膚切開

　上前腸骨棘から3cm末梢で縫工筋の外側から大転子外側端の遠位部に向けて頭側凸のゆるい弧状切開で進入する（図2）．

　出血対策と術後の疼痛緩和のためにエピネフリン含有0.5%塩酸リドカインを皮下注射しておく．

　皮膚切開の際に大腿筋膜張筋の直上は皮下脂肪が薄いため筋膜まで切開しないように注意する．

　外側から後方にかけては大腿筋膜までの脂肪が厚いので，皮下および脂肪層での止血をしっかり行い，筋膜まで露出する．

　筋膜の上の脂肪組織を剥離しておくと，後に筋膜を縫合しやすい（図3）．

4 │ 展　開

1. 大腿筋膜および大腿筋膜張筋切開

　皮膚切開と同じ高さで大腿筋膜を切開して大転子の後面を確認する．

　縫工筋と大腿筋膜張筋の間を進入していく際は，皮切の内側端に掛けた双鉤で遠位内側方向に引っ張るようにして，できるだけ末梢側で筋間を確認する．

　筋間から外側大腿皮神経を確認し，これを縫工筋とともに筋鉤にて内側へ引き，筋層の下に存在する大腿直筋が確認できるまで分離しておく．大腿筋膜張筋をエレバトリウムですくいあげ横切開する（図4）．

　この際に1度にすべての筋を処置しようとすると，その下の血管を損傷することがあるので数回に分けて横切する．

2. 前方の展開

　大腿筋膜張筋を横切した部に外側大腿回旋動脈の上行枝，横行枝，下行枝が現れるので，これを結紮もしくは焼灼凝固の後に切離する（図5）．

　前方および内側の関節包上をエレバトリウムなど

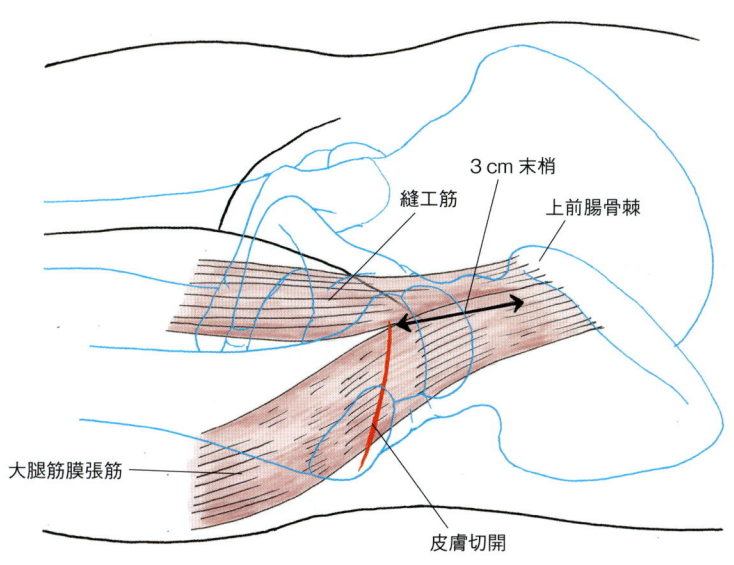

図2　皮膚切開
上前腸骨棘の3cm末梢で縫工筋の外側から大転子外側端の遠位部に向けて頭側凸のゆるい弧状切開を用いる．

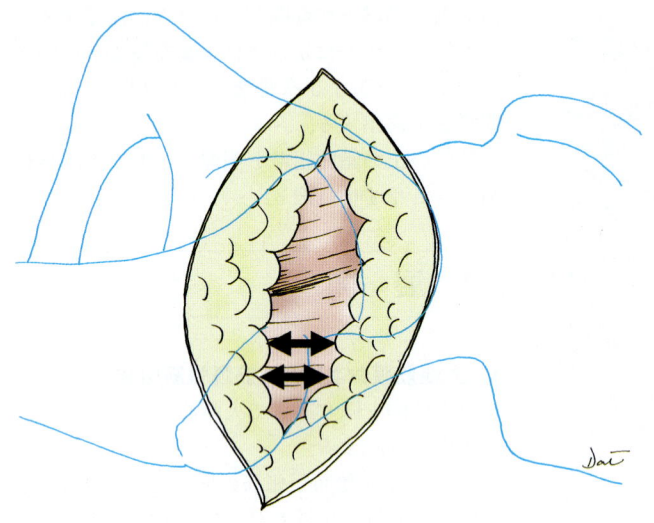

図 3　大腿筋膜展開
↔ のように1横指程度展開しておく.

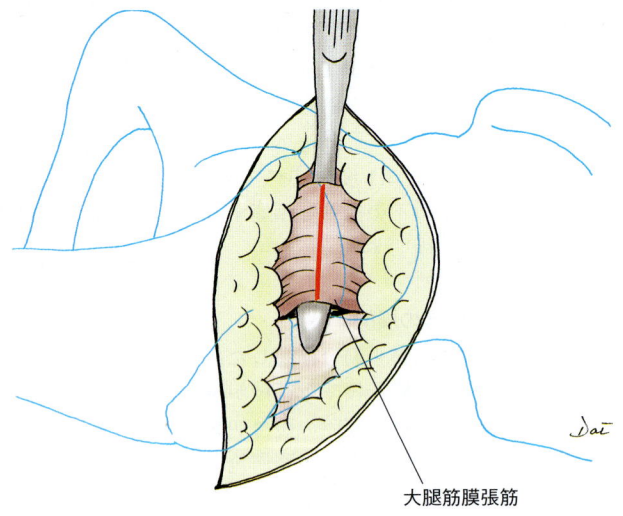

大腿筋膜張筋

図 4　大腿筋膜張筋切開
内側は外側大腿皮神経，外側は中殿筋を傷つけないように注意する.

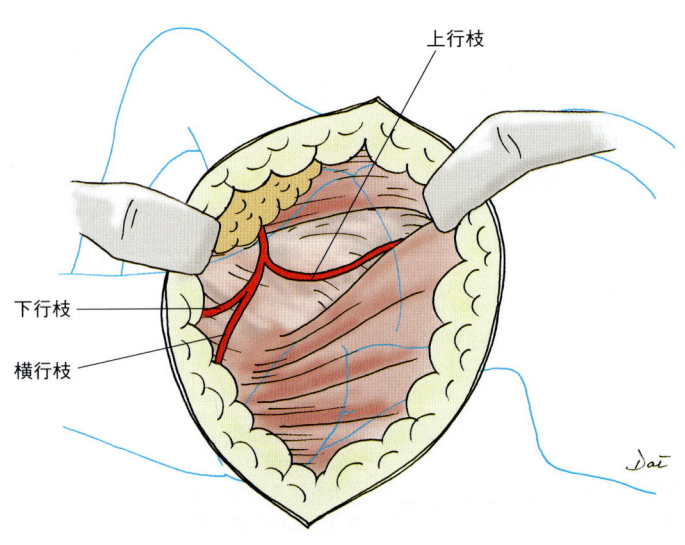

上行枝

下行枝

横行枝

図 5　外側大腿回旋動脈
必ず確認し焼灼凝固の後に切離する.

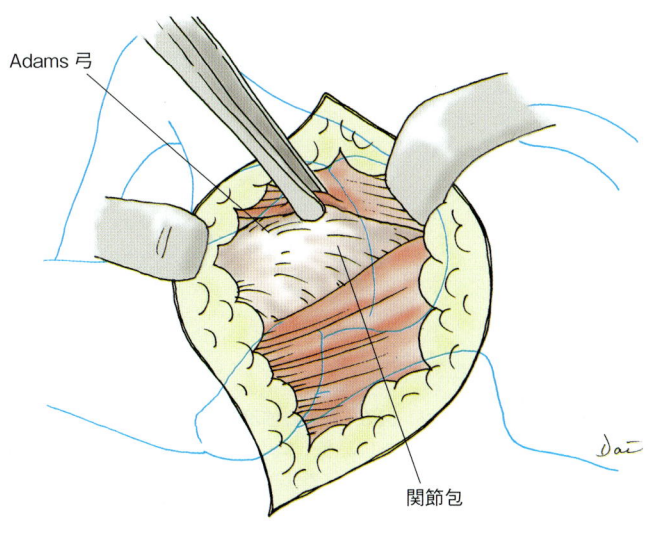

図6　前方の展開
大腿直筋起始部や腸骨筋停止部などの軟部組織を関節包直上で剥離しAdams弓の形態が関節包を通して確認できるまで展開する.

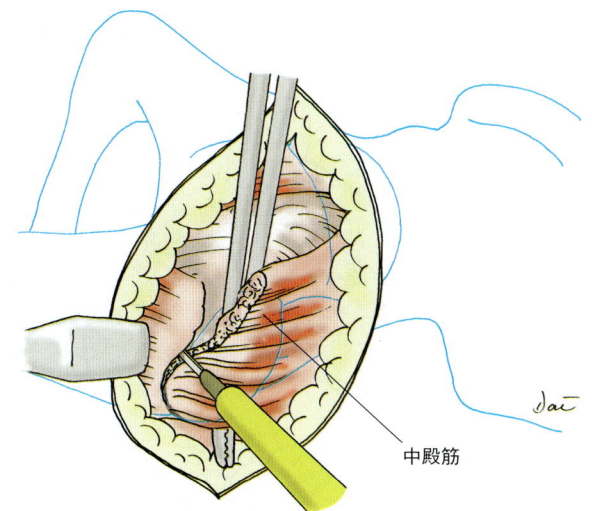

中殿筋

図7　中殿筋の切離
腱様部でハート型に切離.

により鈍的に剥離していく. この際に骨頭の脱臼方向を意識して剥離を行う必要がある.

　内側は大腿直筋の下方に潜りこむように剥離していき, Adams弓の形態が関節包を通して確認できるまで展開する. 後の関節包切開の際の出血を避けるためにも, この部位の展開は重要である（図6）.

3. 後方の展開

　中小殿筋を大転子停止部の白色腱様部で切離する（図7）.

　この部はハート型に停止しているので, 直線状に切離してはならない. 大転子の骨端部を損傷すると将来の変形の原因となるので注意する.

　助手に内旋位をとらせて梨状筋を同定し切離する. 下肢を牽引し内旋位としても大腿骨頭がすっと移動せず後上方に引っ張られる場合は, 短外旋筋群を頭側から切離していく.

　この際に双鈎で大転子を持ち上げるようにして直視下で切離する. 通常外閉鎖筋や大腿方形筋を切ることなく抵抗がなくなって大腿骨頭の移動が可能となる（図8）.

　必要以上の短外旋筋群の切離は術中整復時の安定性の低下や将来の巨大骨頭の原因となりうるので, 頭側から少しずつ切離していくことが重要である.

5 関節包の処置

　関節包の前・上・後上方を腸骨まで剥離展開する（図9）.

　やや前方の関節包に2号絹糸を2本掛けて大腿骨頭から関節包を持ち上げるようにし, 大腿骨頭の軟

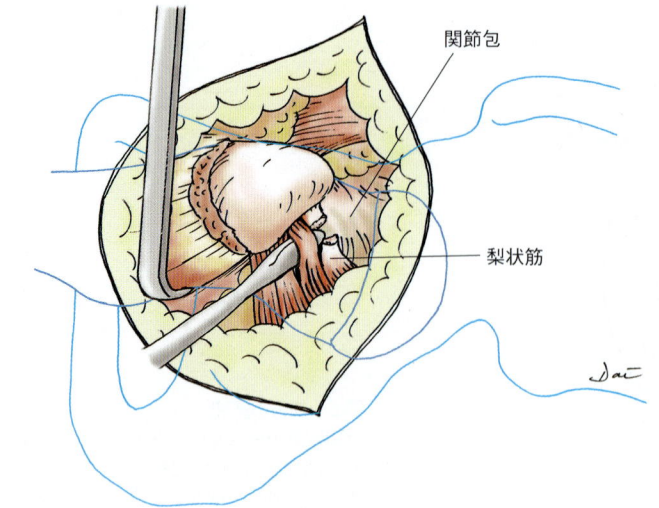

関節包

梨状筋

図 8　短外旋筋群の切離
抵抗がなくなって大腿骨頭の移動が可能となるまで，少しずつ切離していく（梨状筋は切離済みで，上双子筋を切離するところ）.

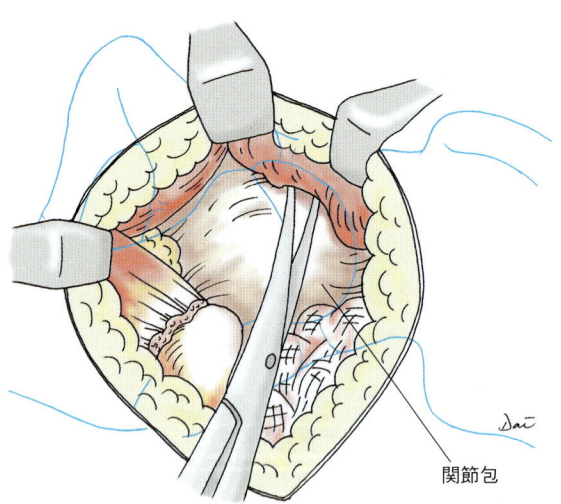

関節包

図 9　関節包の剥離
関節包越しに大腿骨近位部の形態が確認できるように関節包の前上後方を腸骨まで剥離展開する.

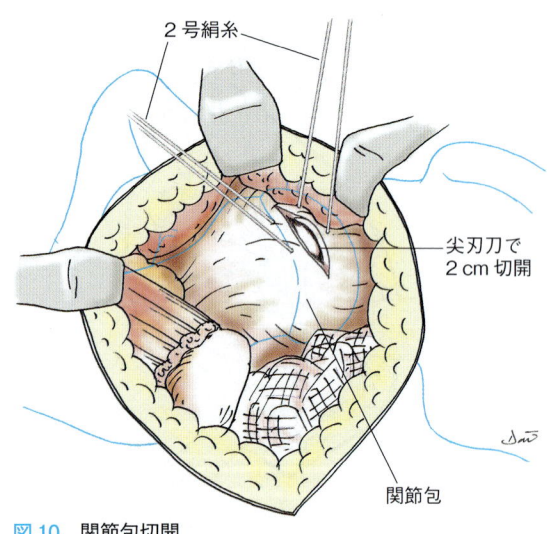

2号絹糸

尖刃刀で
2 cm 切開

関節包

図 10　関節包切開
関節包に糸を 2 本掛けて大腿骨頭から関節包を持ち上げるようにして，なるべく腸骨側で切開する.

骨や関節唇を損傷しないようにしてまず尖刃刀で 2cm ほどの切開を入れる（図 10）.

　関節唇の位置と方向を確認し，関節唇を損傷しないように注意しながらなるべく腸骨側で関節包を全周切開していく.

　関節包は血管に富んだ組織なので丁寧に止血しながら行う. 前・上・後上方は直視下に切開可能であるが，Adams 弓付近の後下方関節包を直視下におくことは困難である.

　しかもこの部分は前方は外側大腿回旋動脈が，また後方には内側大腿回旋動脈が上行してくるので，不用意に切開すると血管を損傷しやすい.

　したがって，関節包の内方からモスキート鉗子を

挿入してすくいあげるようにして注意深く少しずつ切開する. 後下方関節包の切開は大腰筋腱の切離後に行う方が安全な場合がある.

　関節包の余剰部分は大腿骨頭がすべて露出する程度まで思い切って切除する. 余剰部分が残った場合は大腿骨頭と寛骨臼の間に介在することがあり成績不良の一因となる.

　関節包を切開した後は大腿骨頭が空気に曝露される. 長時間の曝露は将来的な軟骨の変性につながる恐れがあるため，迅速な処置を心がける.

　寛骨臼の操作の間，生食ガーゼを大腿骨頭にかけて乾燥を防止する.

6　大腰筋腱の切離と関節内の処置

小転子部で腸腰筋腱を内方からモスキート鉗子ですくい，大腰筋腱を同定する．後の前方移行のために1号絹糸を最低2本できるだけ小転子に近い位置で大腰筋腱にかけて切離し，周囲組織から剥離しておく（図11）．

術直後からの求心位保持に大腰筋腱の前方移行が重要となるので，これに掛けた糸が抜けないように注意する必要がある．

大腿骨頭靱帯を切離し，ガーゼで圧迫止血する．寛骨臼底の線維脂肪組織（プルヴィナール，pulvinar）を小リュウエルで切除する（図12a）．

寛骨臼横靱帯を完全に切離し，関節唇を指やモスキート鉗子を用いて外反させると，通常十分な深さと広がりを持った寛骨臼となる（図12b）．

整復操作を行い，安定性をテストする．またガーゼを水溶性造影剤に浸して寛骨臼底に設置し術中X線撮影を行う．この際大腿骨頭がHilgenreiner線より下方に位置し，大腿骨頭と寛骨臼底の軟骨が接していることを確認する（図13）．

整復時の安定性が不良な場合や術中X線撮影で

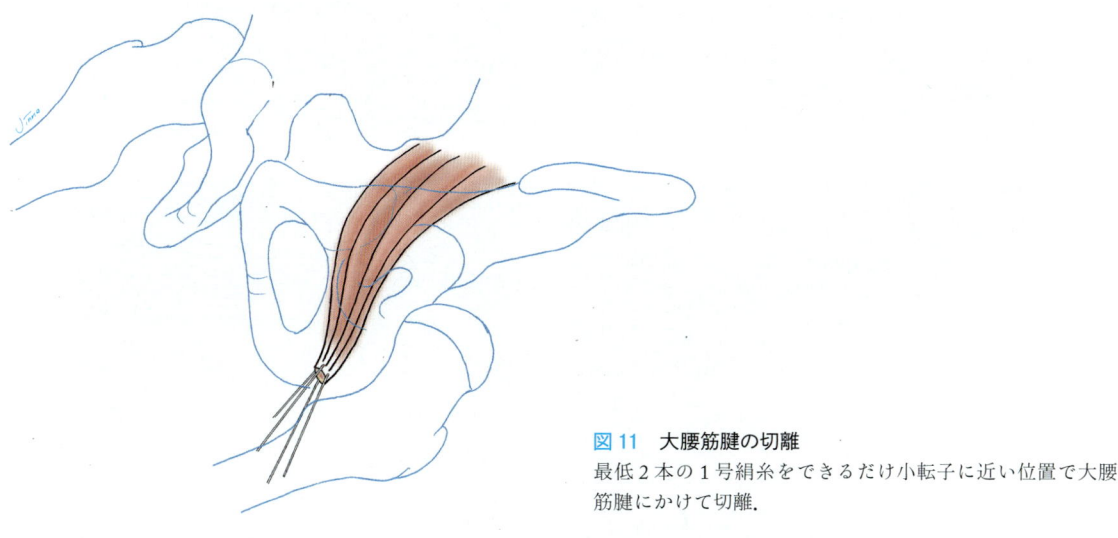

図11　大腰筋腱の切離
最低2本の1号絹糸をできるだけ小転子に近い位置で大腰筋腱にかけて切離．

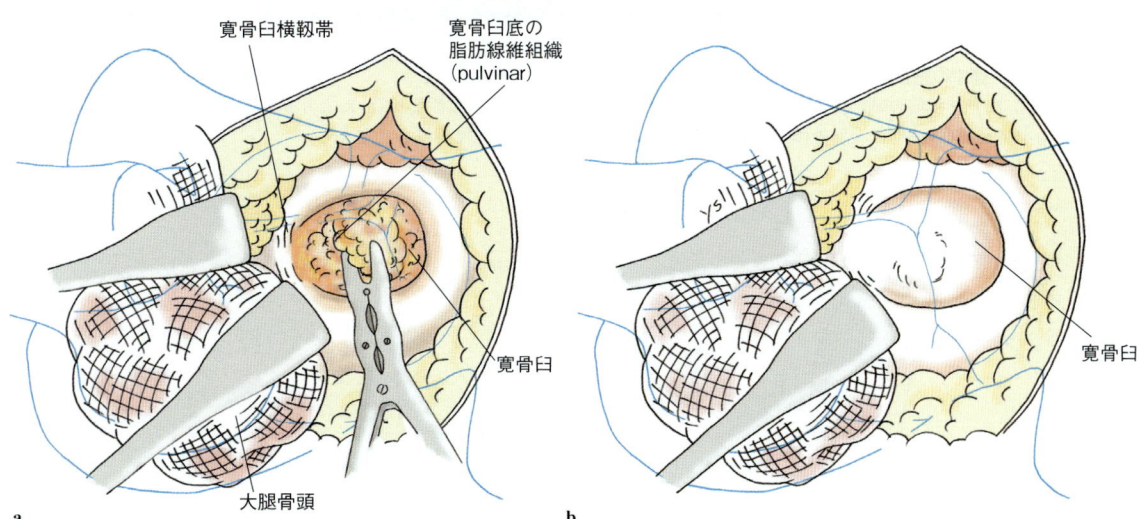

寛骨臼横靱帯　　　寛骨臼底の脂肪線維組織（pulvinar）

寛骨臼

大腿骨頭

a

寛骨臼

b

図12　寛骨臼底脂肪線維組織と寛骨臼横靱帯
a: 寛骨臼底の脂肪線維組織（pulvinar）を切除し，寛骨臼横靱帯を切離する．大腿骨頭を乾燥させないように，生食ガーゼで包んでおく．b: pulvinarを切除し，寛骨臼横靱帯を切離した後の寛骨臼．

求心位が得られていない場合は，まず関節包の余剰部分が介在していないか，ついで前方および後方の関節唇が介在していないかを確認する．

　関節唇を外反させることが困難な場合には部分切除を行う．上方の関節唇は完全に外反しなくとも，通常切除することはない（図14）．介在物が存在しないことが確認されても整復の安定性が不良な場合は骨切り術の併用を考慮する．

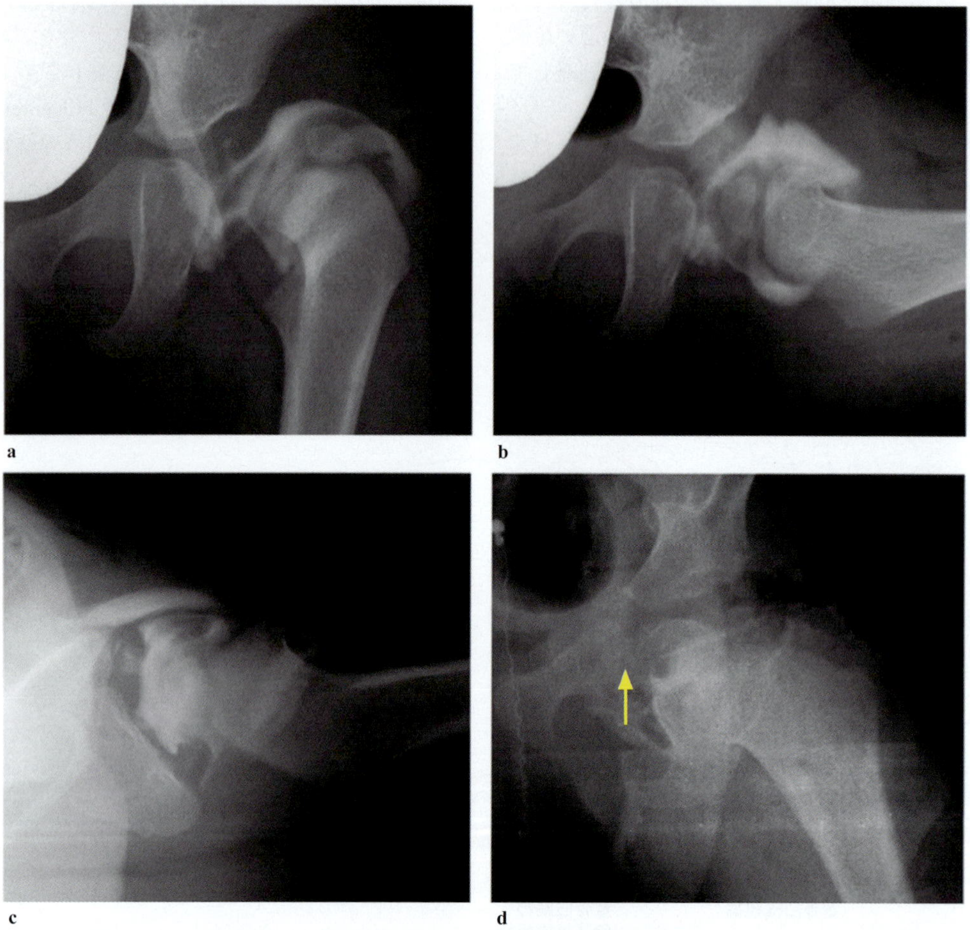

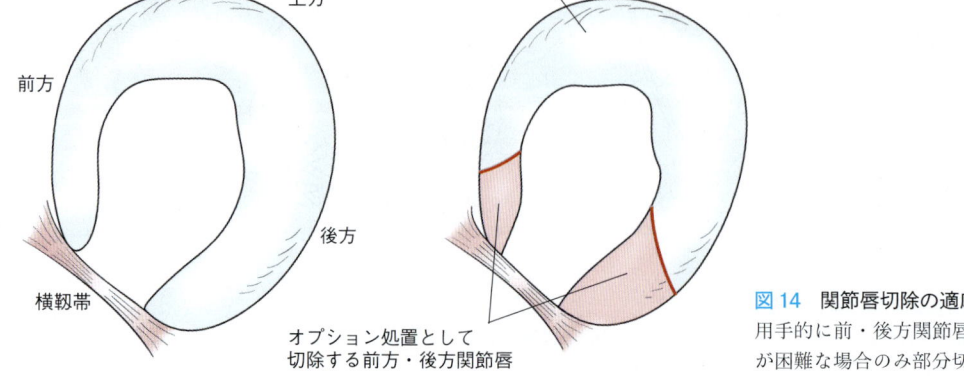

図13　術中の整復位の確認
2歳，女児．術前の関節造影により正面像（a），開排位像（b），軸位の側面像（c）により介在物が認められる．術中の造影像（d）では大腿骨頭が寛骨臼底に接しており（矢印），整復が得られている．

温存する部分

上方

前方

後方

横靱帯

オプション処置として
切除する前方・後方関節唇

図14　関節唇切除の適応
用手的に前・後方関節唇を外反させることが困難な場合のみ部分切除を行う．

7 │ 大腰筋腱の前方移行，閉創，術後固定

ガーゼを除去し洗浄の後に内旋外転位で整復位を保持し，大腰筋腱を中殿筋停止付近の軟骨に縫合する（図15）．

関節包の縫合は行わず，中殿筋と大腿筋膜張筋を縫合し，皮下・皮膚縫合を行う．

患側は Lange 肢位で足関節までギプス固定を6週間行うが，健側肢は固定しない（図16）．

ギプス固定に自信がない場合や，両側脱臼例の場合には反対側も同じ肢位で膝上まで巻いた方が固定は確実である．ギプス固定後に再度X線撮影を行い，整復位であることを確認する．

通常術後2週で手術創と整復位の確認のためにギプスの巻き替えを行う．

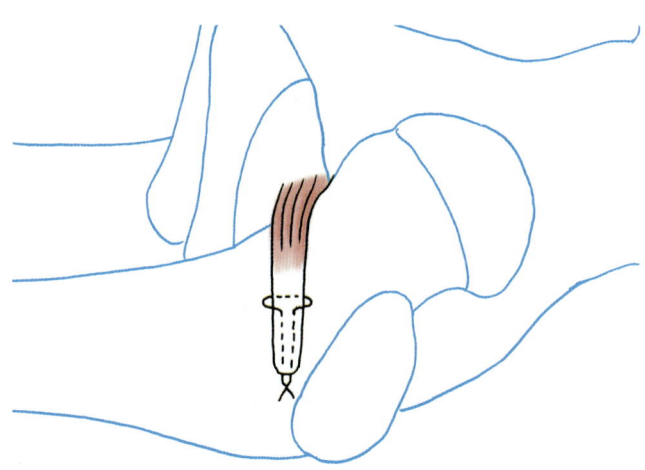

図15　大腰筋腱の移行
大腰筋腱を中殿筋停止付近の軟骨に縫合する．

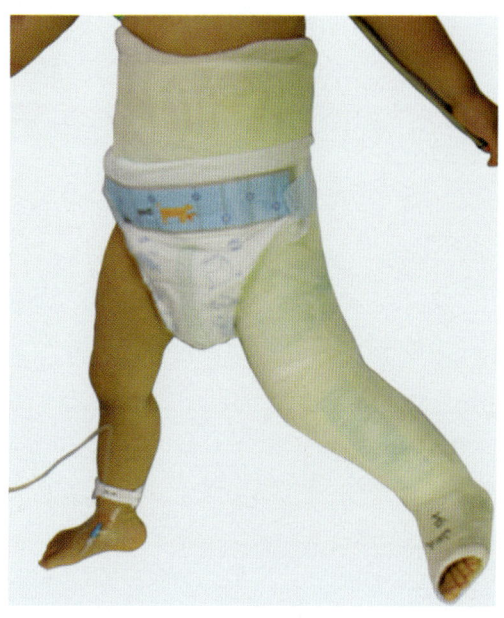

図16　Lange 肢位でのギプス固定

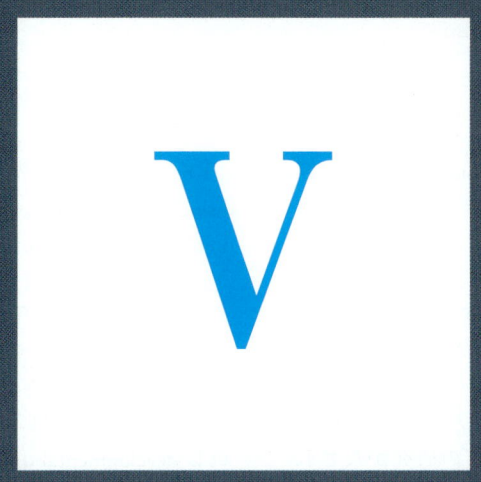

小児の股関節疾患

1 章 ——————— 発育性股関節形成不全〔先天性股関節脱臼〕

2 章 ——————————————————————— Perthes 病

3 章 ——————————————————— 大腿骨頭すべり症

4 章 ——————————————— 小児の大腿骨近位部骨折

5 章 ——————————————————————— 骨系統疾患

6 章 ——— 小児の感染性・炎症性疾患，小児のその他の疾患

1章 発育性股関節形成不全（先天性股関節脱臼）

発育性股関節形成不全（developmental dysplasia of the hip: DDH）は Hippocrates の時代から記載されている疾患である.

19世紀には整復治療が試みられるようになり，20世紀に入ると麻酔技術の革新や抗菌薬の使用により，全身麻酔下での徒手整復やさまざまな手術療法が考案された.

また，多様な装具が開発されるとともにその病態や整復メカニズムについても多くの研究がなされ，スクリーニング法と予防法について盛んに議論が行われた.

わが国でも19世紀末の最初の症例報告（小川1898）以後，発生頻度が高いことが徐々に明らかとなり，全国の整形外科学教室で精力的に治療と研究が行われた.

先人達の功績により，スクリーニング法，予防法および治療法が洗練されてきた. 今日その発生率は激減し，高齢化社会を迎えた今日では DDH はおろか小児整形外科疾患を診る機会のない整形外科医も増加してきている.

しかし，本疾患は依然として存在し，治療経験者の減少にも関連して，難治症例や歩行開始後の脱臼発見の増加も危惧されている.

初期治療によってその後の股関節機能が大きく左右される疾患であり，その診断法と治療法についての認識は普遍的に股関節外科医にとって最重要といっても過言ではない.

文献
小川三之助. 左股関節先天性脱臼二例. 日外会誌. 1898; 1 : 77-83.

1 定義と疾患概念

いわゆる発育性股関節形成不全とは生下時に関節包内で大腿骨頭が寛骨臼から逸脱した状態を示す.

必ずしも全症例が生直後より脱臼しているわけではなく，後述する後天的な要因からも脱臼を生じることが指摘されている.

Klisic（1989）は先天性股関節脱臼（congenital dislocation of the hip: CDH）という呼称から，developmental displacement of the hip という呼称の方がより適切であると指摘した.

英語圏では1980年代後半より後天的な要素も併せて寛骨臼形成不全症に発展する病態として認識され，寛骨臼形成不全や亜脱臼，完全脱臼を含めたすべての病態が DDH と総称されるようになった. しかし developmental dislocation of the hip としている英語論文も存在する（Wenger ら 2008）.

わが国では DDH は発育性股関節形成不全とされている. 従来は，先天性股関節脱臼（CDH）と称されてきた.

文献
Klisic PJ. Congenital dislocation of the hip - a misleading term: brief report. J Bone Joint Surg Br. 1989; 71 : 136.
Wenger DR, Mubrak SJ, Henderson PC, et al. Ligamentum teres maintenance and transfer as a stabilizer in open reduction for pediatric hip dislocation: surgical technique and early clinical results. J Child Orthop. 2008; 2 : 177-185.

2 疫 学

わが国での発生頻度は1970年頃までは全新生児の約1%と比較的高率であったが，DDH に対する予防活動運動が開始され，1980年代になると発生率が全国的に激減し現在では約0.3%まで減少した（Yamamuro ら 1984）.

1954〜2000年生まれの年代別調査でも同様に50年間で2〜3%の頻度から約1/10に減少していた（三谷ら 2005）.

著者らの調査においても1954〜2020年までの岡山県の DDH 患者数はさらに減少し少子化の影響が認められた（図 1）. 発生頻度は女児が男児の5倍程度多い（片岡ら 2008，薩摩ら 2008）とする報告や女児の割合が90%程度（三谷ら 2005）とする報告がある.

後天的な脱臼を示唆する疫学として秋冬での出生

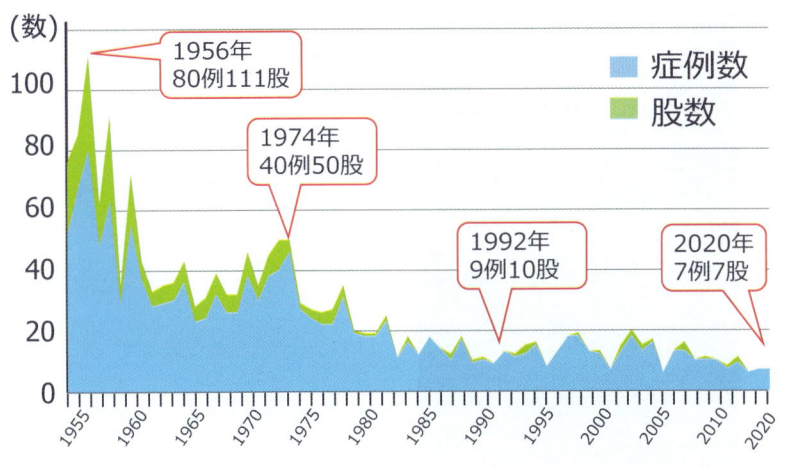

図1　岡山大学，旭川荘療育・医療センター，川崎医科大学でのDDH受診数の推移

児に多く（片岡ら 2008），swaddling とよばれる股関節と膝関節を伸展位で固定する育児法の習慣がある寒冷地では発生率が高いのに対し，はだか育児を習慣とする温暖な地域ではほとんど発生しないことが知られている．

両側脱臼例の発生は，脱臼予防などにより現在では比較的稀になり，過去に比べると発生頻度は激減している（薩摩ら 2008）．

わが国での 2011 年 4 月から 2013 年 3 月までの期間における DDH（完全脱臼のみ対象）のマルチセンター調査報告では，両側例は 4%，家族歴ありが27%，第 1 子が 56%，骨盤位が 15% に認められ，冬季の出生で発生率が高いとされている（Hattoriら 2017）．

文献

Hattori T, InabaY, Ichinohe S, et al. The epidemiology of developmental dysplasia of the hip in Japan: Findings from a nationwide multi-center survey. J Orthop Sci. 2017; 22: 121-126.

片岡浩之, 二見　徹, 太田英吾, 他. 滋賀県における先天性股関節脱臼発生の推移. 日小整会誌. 2008; 17 : 303-307.

三谷　茂, 浅海浩二. 難治性先天性股関節脱臼に対する治療戦略－広範囲展開法の位置づけ－. 関節外科, 2005; 24 : 36-43.

薩摩真一, 小林大介, 浜村清春. 先天性股関節脱臼の疫学調査. 日小整会誌. 2008; 17 : 298-302.

Yamamuro T, Ishida K. Recent advances in the prevention, early diagnosis, and treatment of congenital dislocation of the hip in Japan. Clin Orthop Relate Res. 1984; 184: 34-40.

3 病　因

Wilkinson（1985）は DDH の要因として遺伝的要因（genetic factors），出生前環境要因（prenatal environmental factors）および出生後環境要因（postnatal environmental factors）をあげている．

DDH の家族内発生は一卵性双生児での調査報告などがなされており，その遺伝的要因は古くから指摘されている．

DDH の治療歴や既往歴がなくとも DDH による変形性股関節症（股関節症）を同一家系内で認めることは珍しいことではない．すなわち，関節弛緩性や骨盤形態など潜在的に DDH になりやすい因子が存在し，家系内集積が高くなることが考えられる．コラーゲン Type XI を形成するトリマーの 1 つをコードしている COL11 A1 が関与しているとするノルウェーからの遺伝子調査報告がある（Jacobsenら 2023）．

また，胎生期に高度の股関節脱臼が存在し，真に「先天性」股関節脱臼といえる病態が胎児の剖検例で報告されている（Dunn 1969）．このような胎生期において股関節脱臼を生じている症例は全身の結合織形成異常を伴う先天性多発関節拘縮症，Ehlers-Danlos 症候群，Morquio 症候群，Larsen 症候群，二分脊椎などほかの先天性疾患を合併する脱臼（teratologic dislocation）である（図 2）．

出生前の早期に高度の脱臼や変形をきたしていると考えられている．

ほかに DDH を生じる因子として出生前環境因子と出生後環境因子が存在する．

出生前因子として頭位分娩よりも骨盤位分娩の出生児に多いことが知られている．骨盤位分娩に多い理由として，胎内の姿勢が頭位分娩に比べて膝伸展位となっている頻度が高いことが考えられる．

動物実験では膝伸展位で固定すると早期に股関節の脱臼を生じることが実証されており（Michelssonら 1972），ハムストリングの緊張の関与が指摘されている（Yamamuro ら 1977）．

初産婦では子宮の容積が不十分で羊水量が少ないため頭位への転換が起こりづらい．そのため骨盤位分娩が多くなり，初産児に頻度が高くなると推察さ

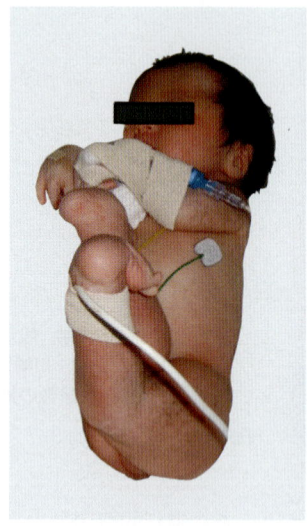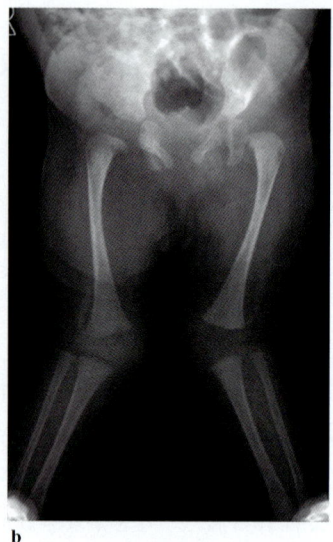

図2　先天性疾患を合併する脱臼
生後2か月，女児．
a: 先天性多発関節拘縮症の女児．両
　股関節と膝関節の脱臼を認めた．
b: 両下肢単純X線正面像．

れる．

　双生児だけではリスクにはならないが，双生児における骨盤位は特にリスクが高いとする報告がある（Ohら 2022）．

　出生後因子としては，膝関節伸展，股関節伸展位をとらせる育児法，児の下肢運動を阻害するような着衣やオムツの使用，児の抱き方などがある．

　わが国で予防活動が始まる以前の発生率が高かったことから，出生後の生育環境，すなわち後天的要因によるDDHが多かったことが示唆される．

　海外からも，米国の寒冷地で生活している子供に5歳までのDDH手術介入例が温暖な地域より有意に多い（Ferraroら 2024）こと，モンゴルでの伝統的なswaddling育児をした児としていない児の40例ずつのRCT比較調査でGraf分類1以外がswaddling育児に有意に脱臼が多かったことが報告されている（Ulziibatら 2021）．

文献

Dunn PM. Congenital dislocation of the hip: necropsy studies at birth. Proc R Soc Med. 1969; 62 : 1035-1037.

Ferraro SL, Chiu AK, Seibold BT, et al. A national database analysis: Does cold weather affect the surgical intervention rate for developmental dysplasia of the hip in children under five years? Cureus. 2024; 16: e57998.

Jacobsen KK, Børte S, Laborie LB, et al. *COL11A1* is associated with developmental dysplasia of the hip and secondary osteoarthritis in the HUNT study. Osteoarthr Cartil Open. 2023; 6: 100424.

Michelsson JE, Langenskiöld A. Dislocation or subluxation of the hip, regular sequels of immobilization of the knee in extension in young rabbits. J Bone Joint Surg Am. 1972; 54 : 1177-1186.

Oh EJ, Min JJ, Kwon SS, et al. Breech presentation in twins as a risk factor for developmental dysplasia of the hip. J Pediatr Orthop 2022; 42: 55-58.

Ulziibat M, Munkhuu B, Bataa AE, et al. Traditional Mongolian swaddling

and developmental dysplasia of the hip: a randomized controlled trial. BMC Pediatr 2021; 21: 450.

Wilkinson JA. Congenital Displacement of the Hip Joint. Springer-Verlag. 1985; 1-11.

Yamamuro T, Hama H, Takeda T, et al. Biomechanical and hormonal factors in the etiology of congenital dislocation of the hip joint. Internal Orthop. 1977; 1 : 231-236.

4　病　態

　新生児期では膝関節伸展位で股関節を屈曲位にすると関節適合性が失われ亜脱臼となり，程度の強いものでは大腿骨頭は関節包内で後方へ偏位して脱臼位となる．

　また，膝関節伸展位で股関節を伸展位にすると大腿骨頭は前方への脱臼位となる（Suzukiら 1993）．胎児期では，膝関節伸展，股関節屈曲肢位でハムストリングの働きにより脱臼傾向となり，新生児期の股関節伸展位で腸腰筋の働きによって脱臼が誘発される．

　乳幼児まで脱臼肢位が継続すると大腿骨頭は骨盤に対して後外側へと脱臼した状態となる．脱臼した股関節では形成不良が生じ，寛骨臼は急峻で浅くなる（Dunn 1969）（図3）．

　歩行開始後まで脱臼位がつづくと，大腿骨頭はさらに寛骨臼よりも後上方へと移動し，2次的な寛骨臼（neoacetabulum）を形成する．

　大腿骨の頚体角および前捻角は増大し，寛骨臼側では腸骨と大腿骨頭の間で関節包の線維性軟骨化生が生じる．

　脱臼状態からの整復にはLorenz（1896）の述べた

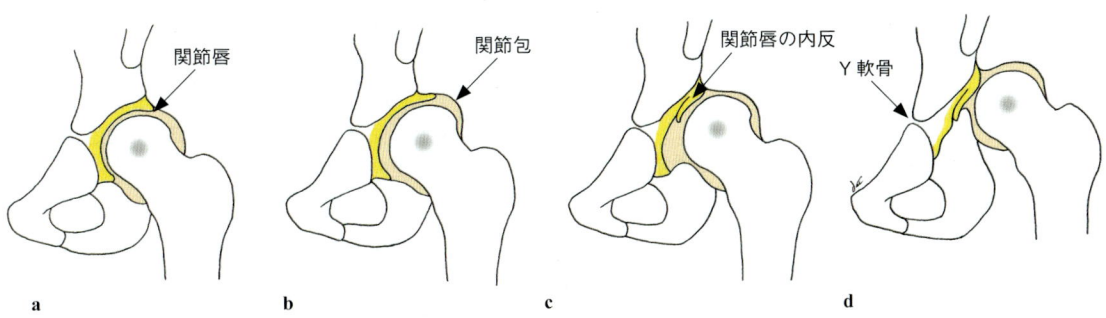

図3　発育性股関節形成不全の病態（Dunn 1969 より）

a: 正常.

b: Grade Ⅰ. 亜脱臼. 適合性が失われているが大腿骨頭は寛骨臼の軟骨と一部接している.

c: Grade Ⅱ. 脱臼. 大腿骨頭と寛骨臼の軟骨が接していない.

d: Grade Ⅲ. 高位脱臼. Grade Ⅱからさらに上方へ転位した状態.

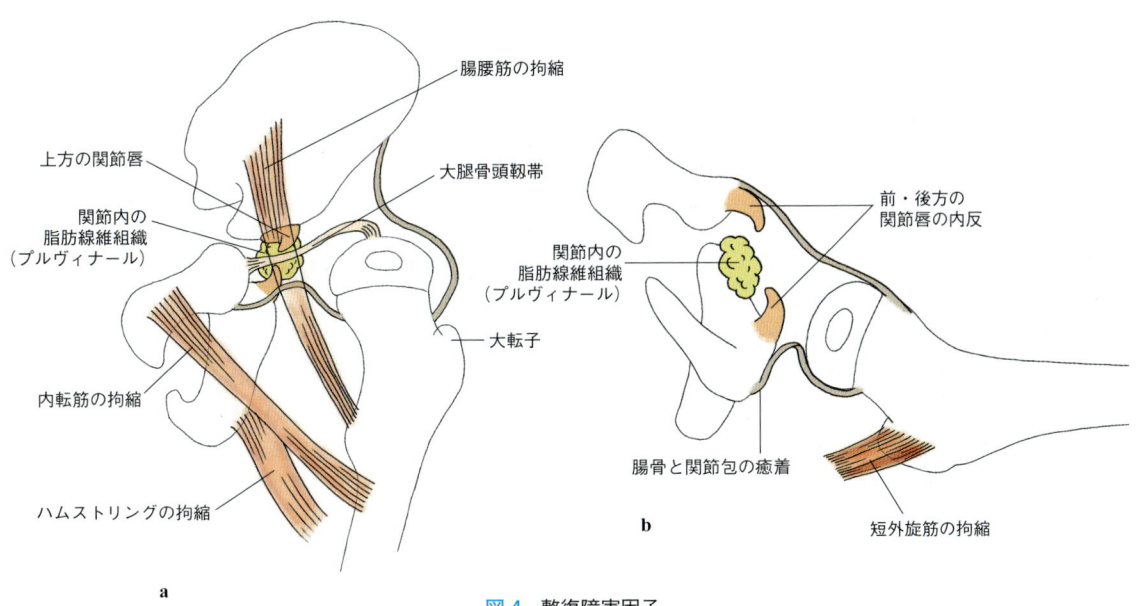

図4　整復障害因子

a: 正面からみた図. b: 開排位で側方（軸位方向）からみた図.

reduction と reposition の2段階の概念が存在する.

すなわち寛骨臼入口部に大腿骨頭が相対する状態となることが reduction であり，その次の段階として大腿骨頭が寛骨臼底部に入り接する状態を reposition と定義している.

この reduction と reposition を障害する因子として以下のものがあげられる（図4）.

関節包外因子として，内転筋群，大腿筋膜張筋，ハムストリング，腸腰筋，短外旋筋群などの拘縮（短縮と緊張），関節包後・上方と腸骨との癒着がある.関節包自体の因子としては整復時に生じる関節包のねじれと弛緩性がある.

関節包内因子としては寛骨臼横靱帯の緊張，内反して介在する関節唇，脂肪線維組織（プルヴィナール，pulvinar），大腿骨頭靱帯の肥厚と延長，寛骨臼と大腿骨頭の骨性の不適合があげられる.

これらの整復障害因子は複合して存在し，歩行開始後や保存的整復不成功例では重症化し整復をより困難にさせることが多い.

文献

Dunn PM. Congenital dislocation of the hip: necropsy studies at birth. Proc R Soc Med. 1969; 62 : 1035-1037.

Lorenz A. Cure of congenital luxation of the hip by bloodless reduction and weighting. Trans Am Orthop Assoc. 1896; 9 : 254-273.

Suzuki S, Yamamuro T. The mechanical cause of congenital dislocation of the hip joint. Dynamic ultrasound study of 5 cases. Acta Orthop Scand. 1993; 64 : 303-304.

山室隆夫. 先天性股関節脱臼の成立因子とその予防について. 日小整会誌. 2010; 19 : 203-211.

5 診 断

1. 問 診

妊娠や出産歴については第何子か，妊娠週数，分娩状況（通常分娩，骨盤位分娩，帝王切開など），生後の Apgar スコア（生後の仮死状態や黄疸の有無），出生時体重などについて聴取する．

家族歴では血縁者（特に姉妹や母親）の DDH 既往歴や股関節治療歴（骨切り術や人工股関節全置換術も含めて）の有無を確認をする．

これらの問診では DDH における危険因子である女児，第1子，秋冬出生，早産・低体重，骨盤位分娩，家族歴などを明確にする．

千葉県松戸市では松戸方式という検診方法を行っている（篠原 1983）．現在の検診項目は，性別（女児）1点，家族歴あり1点，分娩時胎位（骨盤位）1点，大腿皮膚溝の明らかな非対称1点，開排制限2点，click sign 3点とし，合計の点数が2点以上で，選択的に股関節単純X線撮影を行う．

2. 理学所見

開排制限は新生児よりも生後2〜3か月の乳児期に顕著になるため，乳児期に一般的なスクリーニングとして用いられている（図5）．

仰臥位にして股関節を屈曲し外転させる．その際に屈曲が少ないと開排制限が認められないため，90°以上屈曲して行うことが重要である．

関節弛緩性の強い乳児では制限が軽微な場合もあるので注意を要する．また DDH を伴わない開排制限は多くみられる．

開排角度を床に対する垂線と大腿骨軸との成す角として70°以内に制限されている場合を「開排制限あり」と定義する．

Allis サインとは臥位での膝屈曲位で膝の高さを見る方法であり片側脱臼例で陽性となる（図6）．ただし骨盤に傾きが存在すると正確な判定は困難であり，両側脱臼例の場合には陰性となる．

大腿部の皺（皮膚溝）は脱臼股では脚短縮により皺の数が多くなる．また，鼠径部に大きく深い皮膚溝が見られる．ただし非対称は健常児でもよくみられる（図7）．

クリックサインは脱臼状態から整復される時，もしくは正常な状態から脱臼する時に寛骨臼縁を大腿骨頭が乗りこえることで触知される．クリック音が聴取されることもある．

代表的な手技として Ortolani テスト（1951）と Barlow テスト（1962）がある．

Ortolani 法は，児を仰臥位とし，股関節と膝関節を90°屈曲させ，検者の両母指を両大腿内側に，その他の指を外側において膝を挟むようにして両手で把持し，開排しながら指先で大転子部を内方へ押す手技である．陽性であれば大腿骨頭が寛骨臼内へと整復されクリックを触知する．

一方，開排位から大腿骨の長軸方向へ力を加えながら開排を減じて内転していくと大腿骨頭は寛骨臼内から後方へ脱臼しクリックを触知する．

Barlow 法は基本的に Ortolani 法の操作と同じであるが，検者の母指を児の大腿部のより近位の小転子部にあてて股関節を内転・内旋させ大腿骨頭を外下方へと押す．後方の寛骨臼縁を乗りこえて脱臼しクリックを触知する．

この操作で脱臼し整復される状態を unstable hip, dislocatable hip と表現される．これらのテストは児が泣くと触知は困難であり熟練を要する．整復不可能症例では当然触知されない．むやみに行うことは

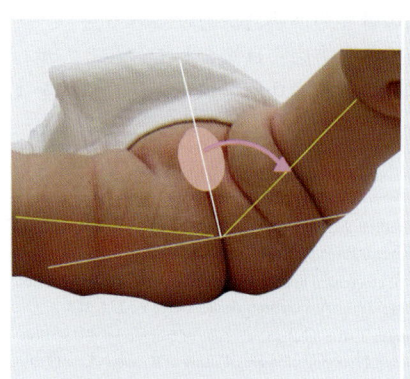

図5 開排制限と鼠径部の深い
皺溝（左側）

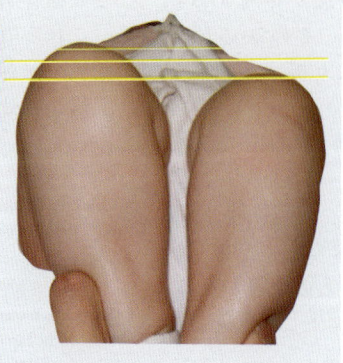

図6 Allis サイン
左側が脱臼側.

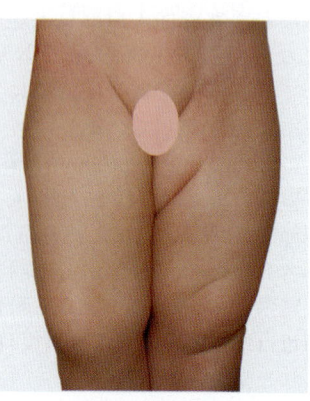

図7 大腿部の皺の非対称
左側が脱臼側.

暴力的な整復操作となり大腿骨頭への障害が懸念されるため慎むべきである．

クリックサインは新生児期に認められても乳児期には消失する症例が多くみられる．また，新生児期にはなかったが乳児期には認められる場合もあることが報告されている（Tanabe ら 1972）．

触診で坐骨結節と大転子の位置を確認すると，正常股関節では坐骨結節と大転子は背腹側，頭尾側方向とも同一面にあるが，脱臼がある場合は大転子の位置は頭側および背側に位置している（図8）．

歩行開始後に発見される場合には跛行がみられ歩行異常を指摘されることが多い．Trendelenburg 徴候は低年齢で脱臼度の低い症例では明らかな陽性とはならない場合もある．

両側脱臼の未治療年長児では代償性の腰椎過前弯と骨盤前傾による姿勢不良で発見される場合もある（図9）．

3. 単純 X 線像

最も一般的に診断に用いられている方法である．両股関節正面像を撮影するが，できうる限り骨盤の左右への傾斜のない正確な正面像が必要である．

骨盤の左右偏位に関しては，Tönnis（1976）の閉鎖孔の左右比を，骨盤前後傾斜は Ball and Kommenda の index（Ball ら 1968）を用いる．

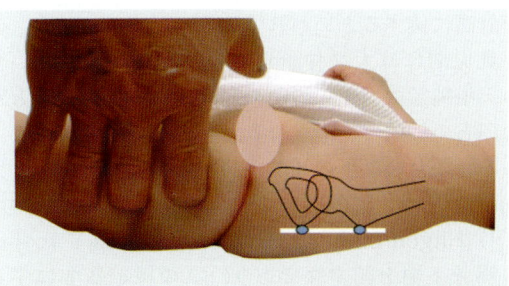

a

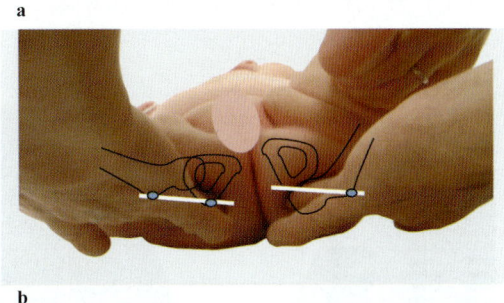

b

図8　触診による関節アライメントの確認
a: 正常股関節では坐骨結節と大転子は背腹側，頭尾側方向とも同一面にある．
b: 脱臼のある場合は大転子の位置は頭側および背側に位置する（左側が脱臼側）．

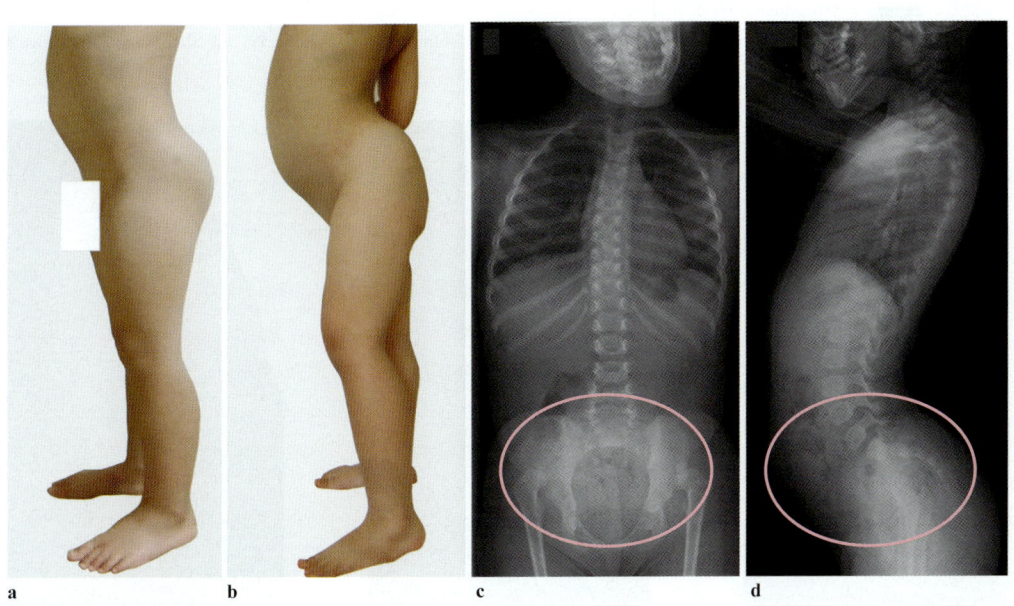

a　　　　b　　　　c　　　　d

図9　歩行開始後の所見
a: 正常（3歳，男児）．
b: 両側脱臼例（3歳，女児），腰椎の過前弯がみられる．
c: b の全脊椎・骨盤単純 X 線正面像．両股関節の脱臼がみられる（サークルの部分）．
d: b の全脊椎・骨盤単純 X 線側面像．両股関節が脱臼（サークルの部分）し，腰椎の前弯が増強している．

Tönnis の閉鎖孔の左右比で 0.56 〜 1.8 が，骨盤前後傾斜は Ball and Kommenda の index で 0.75 〜 1.0 が計測に値するといわれている．

乳児期には大腿骨頭骨端核が出現していないため，単純 X 線像上の脱臼の有無は大腿骨骨幹部と寛骨臼との位置で判断される．

診断のため以下の補助線が用いられる（図 10，図 11）．

1）Hilgenreiner 線（Y 軟骨線）：両側 Y 軟骨部の腸骨下端を結ぶ線であり，この線を基準にすると，非脱臼側に比べ脱臼側では大腿骨頭が高位に位置していることがわかりやすい．

2）Ombrédanne（Perkins）線：寛骨臼外側縁（寛骨臼嘴）より Hilgenreiner 線に垂直に引いた線であり，この線より大腿骨近位骨端部が完全に外側に位置していれば完全脱臼と診断する（図 12）．

石田ら（1978）は大腿骨近位骨幹端部を 4 等分し，その 3/4 以上がこの線より外側にあるものを亜脱臼，1/4 以上が内側にあり寛骨臼角が 30°以上の場合を寛骨臼形成不全と定義している．

3）Shenton 線：閉鎖孔と大腿骨頚部の内側縁を結ぶ曲線で，正常では連続して沿うようになるが，

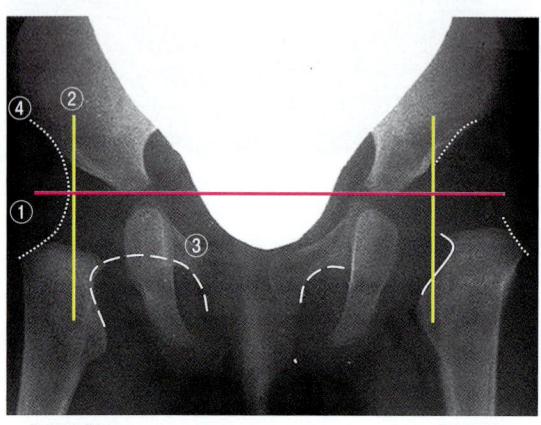

非脱臼側　　　　　　　　　　脱臼側

図 10　両股関節単純 X 線正面像
生後 3 か月，女児．① Hilgenreiner 線（Y 軟骨線），
② Ombrédanne（Perkins）線，③ Shenton 線，④ Calvé 線．

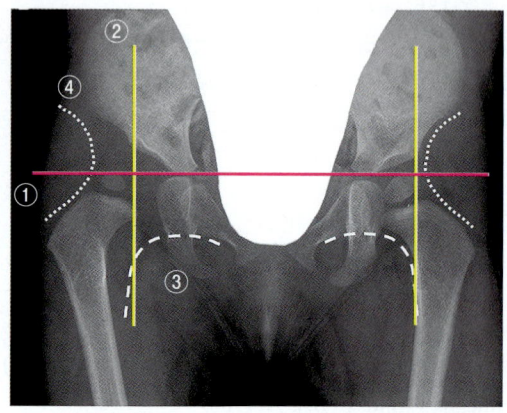

脱臼側　　　　　　　　　　非脱臼側

図 11　両股関節単純 X 線正面像
1 歳，女児．① Hilgenreiner 線（Y 軟骨線），
② Ombrédanne（Perkins）線，③ Shenton 線，④ Calvé 線．

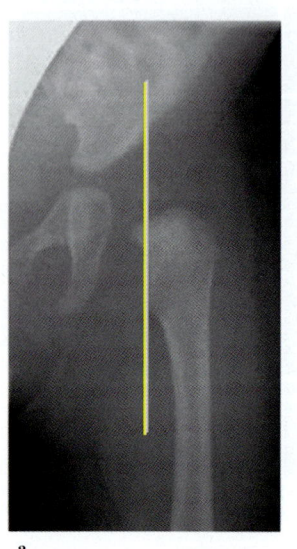
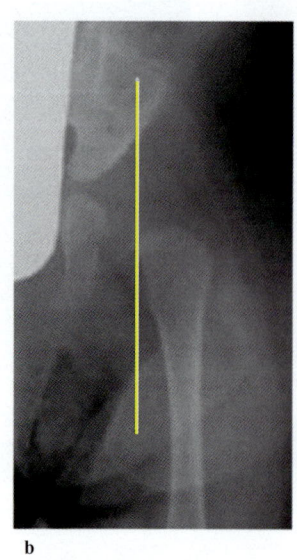
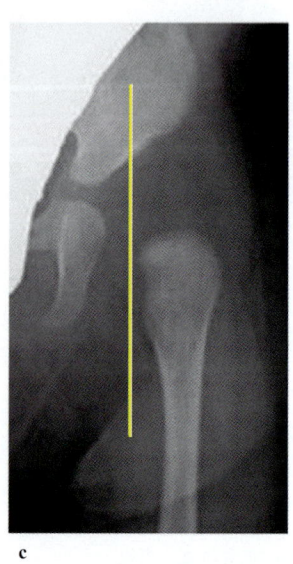

a　　　　　　　　　　b　　　　　　　　　　c

図 12　Ombrédanne 線（Perkins 線）を用いた脱臼度の判定
生後 3 か月，女児．a: 寛骨臼形成不全．近位骨幹端の 1/4 以上が線より内側にある．b: 亜脱臼位．近位骨幹端の 3/4 以上が線より外側にある．c. 脱臼位．近位骨幹端が線より完全に外側にある．

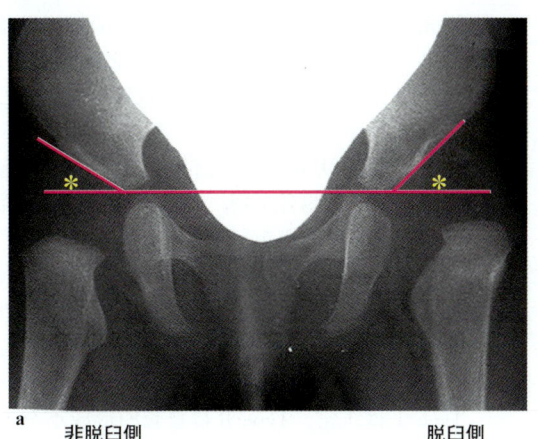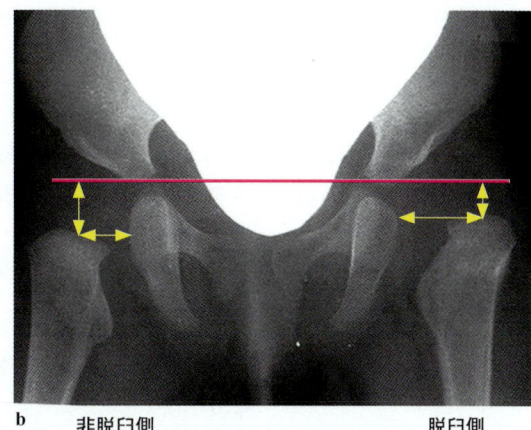

図13 寛骨臼角（a角），山室のa値とb値
生後3か月，女児．a: 寛骨臼形成不全の評価，＊：寛骨臼角．b: 脱臼度の評価．↕：a値，↔：b値．

脱臼している場合には不連続となる．

4）Calvé 線：腸骨外側縁と大腿骨頚部の外側縁を結ぶ曲線で正常では連続して沿うようになるが，脱臼している場合には不連続になる．

5）**寛骨臼角（a角）**：寛骨臼嘴と腸骨下端を結ぶ線と Hilgenreiner 線（Y軟骨線）とのなす角度を寛骨臼角と称する（図13）．乳児期における DDH の判定基準として 35° 以上などが用いられる．

6）**山室のa値，b値**：脱臼度の定量的評価に用いられる（Yamamuro ら 1975）．

a値は Hilgenreiner 線（Y軟骨線）から大腿骨近位骨幹端の上縁中央部までの距離，b値は坐骨外側縁から大腿骨近位骨幹端の上縁中央部までの距離を計測する．

a値が小さいほど，b値は大きいほど脱臼が高度であることを示す（図13）．

7）**Tönnis 分類（Tönnis 1982）**：治療前の重症度の評価法である．

Grade 1 は正常股関節であり，Grade 2 は大腿骨頭中心が Ombrédanne 線より外側にあるが寛骨臼縁より下にある亜脱臼股，Grade 3 は大腿骨頭中心が寛骨臼縁レベルに存在する脱臼股，Grade 4 は大腿骨頭中心がさらに寛骨臼縁より上方に存在する状態である（図14）．

骨頭核の出現の有無は関係しない IHDI（International Hip Dysplasia Institute）分類も用いられる．横線に Hilgenreiner's 線と縦線に Perkin's 線を引いた4分割と交点から下方外側に 45° 線を引き，大腿骨近位骨幹端部の中央点が内側下方に位置するものが Grade I，外側下方内側に位置するものが Grade II，外側下方外側に位置するものが Grade III，外側上方

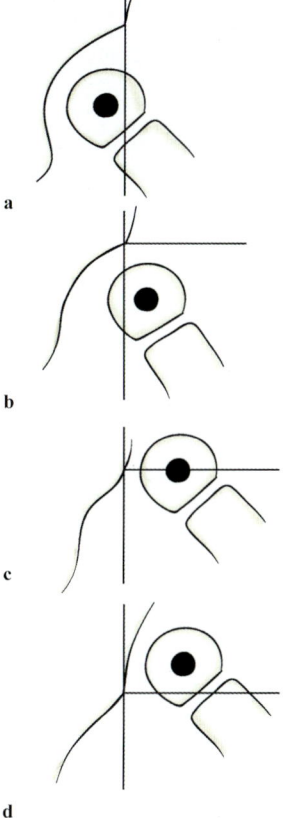

図14 Tönnis 分類
a: Grade 1．b: Grade 2．c: Grade 3．d: Grade 4．

に位置するものが Grade Ⅳ と分類され正常範囲～脱臼の程度が簡便に分類できる（図 15）．

4．超音波検査

　Graf（1980, 1984）による超音波検査での DDH スクリーニング法とその分類が確立され，現在では世界的に用いられている．

　超音波検査の利点として，特に軟骨成分が多い小児股関節において骨表面や軟部組織の描出に優れていること，動的な状態を捉えることができること，器材の持ち運びも可能で放射線被曝がないこと，などがあげられる．

　Graf 法は側臥位で股関節を伸展位にして施行され，腸骨外壁，腸骨下端，骨性寛骨臼嘴，関節唇を正確に描出して計測を行うことができる．

　骨性寛骨臼角（α角）により 5 型に分類される．生後 3 か月以前と以降でⅡa と b, c に分類され，軟骨性寛骨臼角（β角）とその形態からさらに 10 型に分類される（表 1，図 16）．

　Type Ⅰ は正常，Type Ⅱ は寛骨臼形成不全～亜脱臼，Type D は亜脱臼，Type Ⅲ は脱臼，Type Ⅳ は高位脱臼を示す（図 17）．

　Suzuki ら（1991）は仰臥位で股関節を開排位にした状態で検査を行う前方法を考案している．

　前方法では両側股関節の大腿骨頭と寛骨臼の位置関係を同時に観察できること，大腿骨頭の前後・外側方向への脱臼状態を把握できること，ギプスや装具装着下でも整復状態の確認ができることなどの利点がある．

　リーメンビューゲル（Riemenbügel: Rb）装具の装着時での脱臼の程度は 3 つに分類されている（Suzuki 1993）．

　Type A は大腿骨頭が後方にあるが寛骨臼の内壁に接している状態，Type B は大腿骨頭の中心が寛骨臼の後縁に接している状態，Type C は大腿骨頭中心が寛骨臼の後縁外に存在する状態と分類している（図 18）．

5．MRI

　放射線被曝の問題がなく骨・軟部組織の状態を左

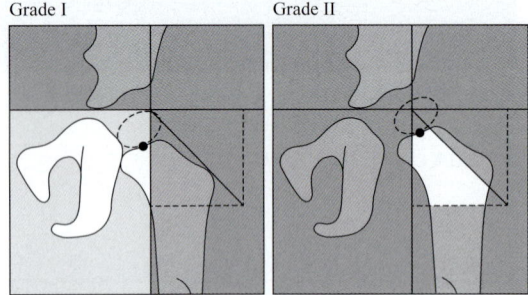
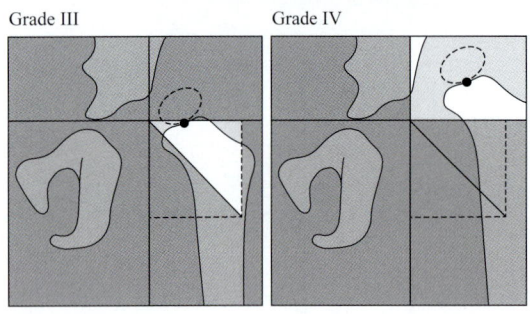

図 15　IHDI 分類
骨頭核の出現の有無は関係しない．横線：Hilgenreiner's 線，縦線：Perkin's 線で 4 分割し下方外側に 45° 線を引く．
Grade Ⅰ：内側下方，Grade Ⅱ：外側下方かつ内側，Grade Ⅲ：外側下方かつ外側，Grade Ⅳ：外側上方．
（Narayanan ら 2015）

表 1　Graf 分類

Type	骨性寛骨臼の形成被覆	骨性寛骨臼嘴の形	軟骨性寛骨臼の形と位置	α角（°）	β角（°）
Ⅰ　正常発達					
Ⅰa	十分	鋭角	幅が狭い三角形，広く大腿骨頭をおおう	≧ 60	< 55
Ⅰb	十分	やや丸みがかる	底辺の短い三角形，大腿骨頭をおおう	≧ 60	> 55
Ⅱa　未発達（生後 3 か月以前）				50 ～ 59	> 55
Ⅱa⁺：生理的範囲内	許容範囲	丸みをおびる	底辺の広い三角形，大腿骨頭をおおう		
Ⅱa⁻：生理的範囲外	不十分	丸みをおびる	底辺の広い三角形，大腿骨頭をおおう		
Ⅱb 骨化遅延（生後 3 か月以後）	不十分	丸みをおびる	底辺の広い三角形，大腿骨頭をおおう	50 ～ 59	> 55
Ⅱc 危険状態	相当不十分	丸みをおびる	底辺の広い三角形，大腿骨頭をおおう	43 ～ 49	< 77
D　非求心性	相当不十分	丸みから平坦	大腿骨頭が突き上げ，大腿骨頭をおおわない	43 ～ 49	> 77
Ⅲ　脱臼			大腿骨頭の内上方あり，軟骨膜が上方に向かう	< 43	> 77
Ⅲa	不良	平坦	寛骨臼軟骨にエコーなし		
Ⅲb	不良	平坦	寛骨臼軟骨にエコーあり		
Ⅳ　高位脱臼	不良	平坦	大腿骨頭の内下方で大腿骨頭と腸骨にはさまれる　軟骨膜が水平から大腿骨頭より下にたるむ	< 43	> 77

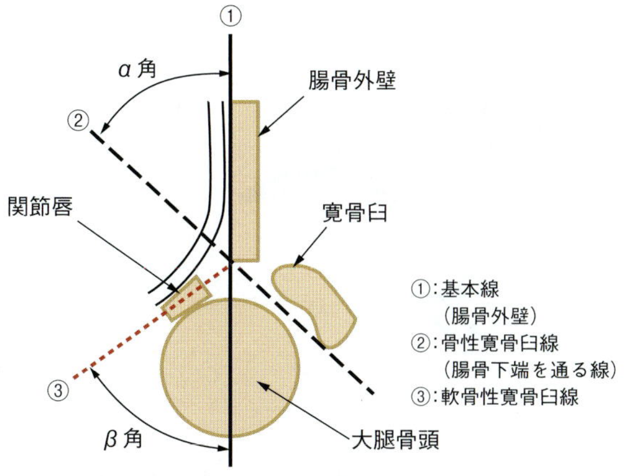

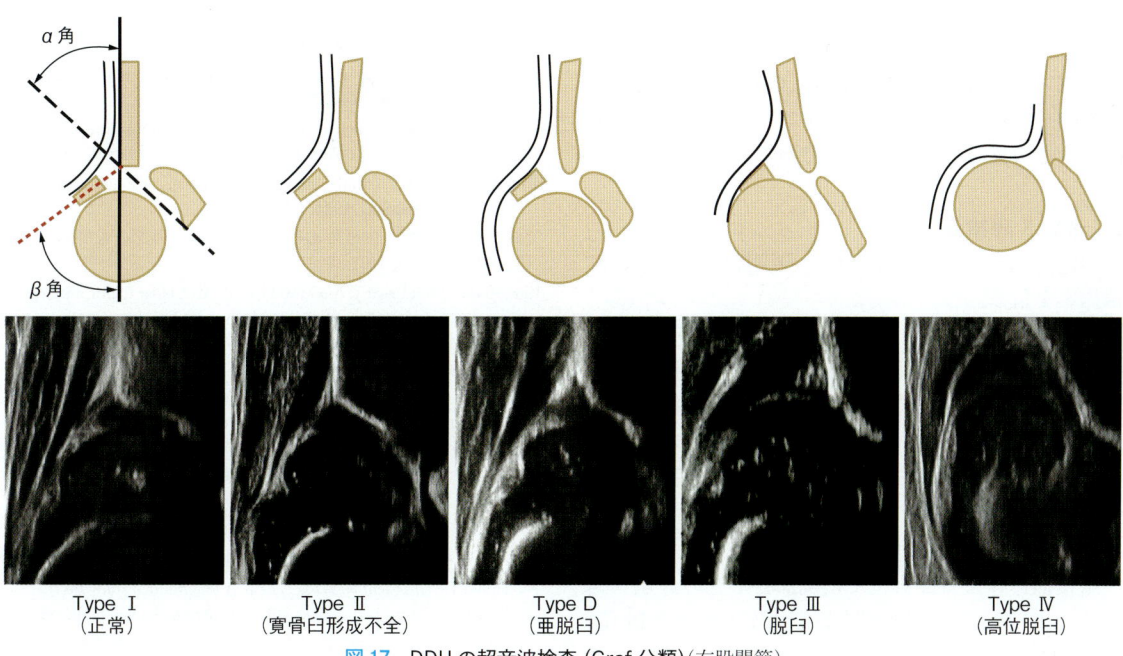

超音波像のシェーマ（右股関節）

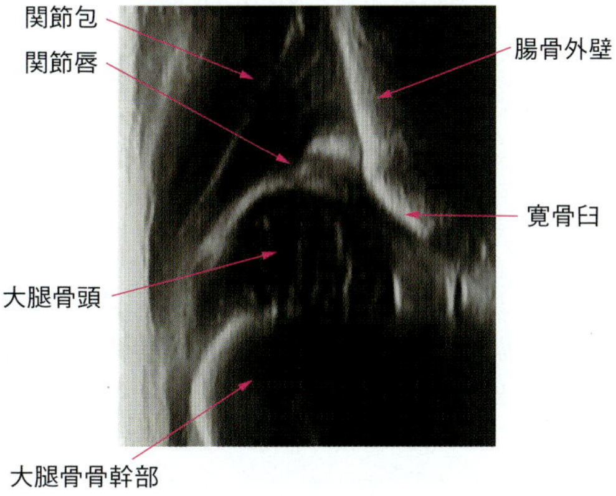

①α角
腸骨外壁
②
寛骨臼
関節唇
①：基本線
　（腸骨外壁）
②：骨性寛骨臼線
　（腸骨下端を通る線）
③
③：軟骨性寛骨臼線
β角
大腿骨頭

関節包
関節唇
腸骨外壁
寛骨臼
大腿骨頭
大腿骨骨幹部

脱臼の超音波像（右股関節）
生後3か月，女児.
（Ⅲa）

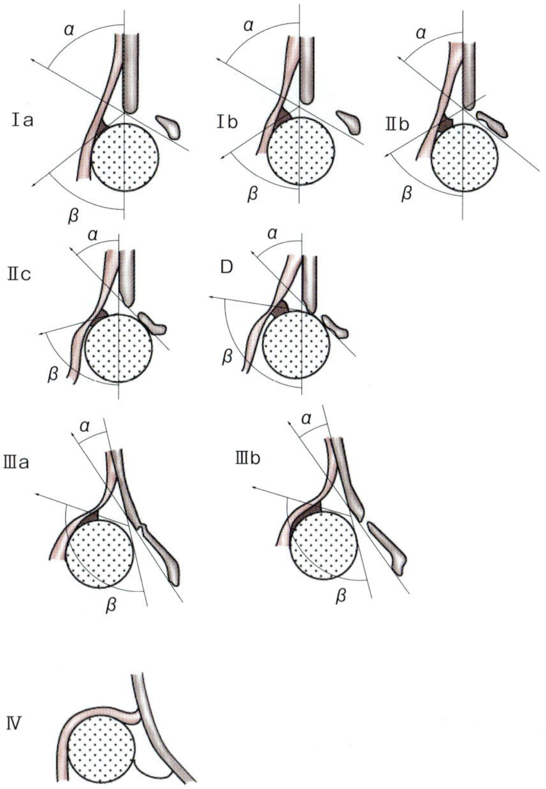

Ⅰa　Ⅰb　Ⅱb
Ⅱc　D
Ⅲa　Ⅲb
Ⅳ

Graf 分類（表1）のシェーマ

図16　DDH の超音波検査（Graf 分類）
Graf 法では，両股関節とも右股関節を正面からみた像として表示される．

α角
β角

| Type Ⅰ（正常） | Type Ⅱ（寛骨臼形成不全） | Type D（亜脱臼） | Type Ⅲ（脱臼） | Type Ⅳ（高位脱臼） |

図17　DDH の超音波検査（Graf 分類）（右股関節）

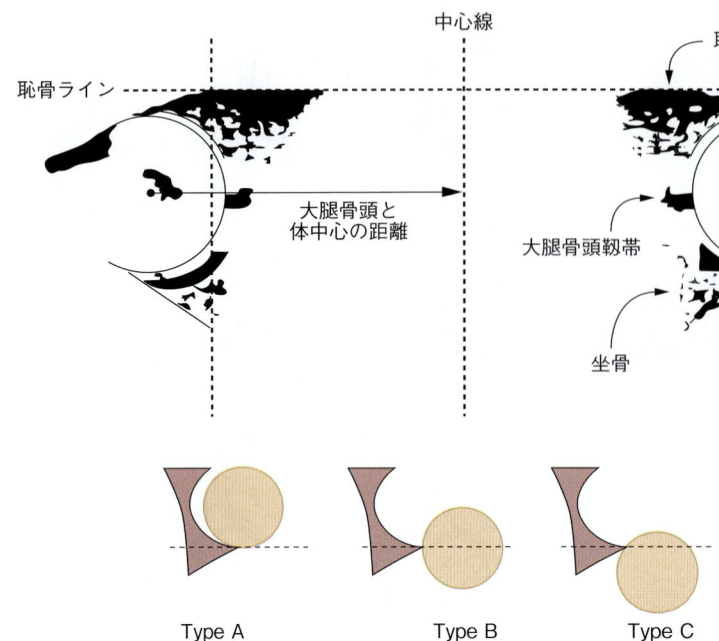

中心線

恥骨ライン

恥骨

大腿骨

大腿骨頭と
体中心の距離

大腿骨頭靱帯

坐骨

Type A　　　　Type B　　　　Type C

図 18　前方法による超音波検査のシェーマ
（Suzuki 分類）
Type A：大腿骨頭が後方にあるが寛骨臼の内
　　　　壁に接している.
Type B：大腿骨頭の中心が寛骨臼の後縁に接
　　　　している.
Type C：大腿骨頭中心が寛骨臼の後縁外に存
　　　　在する.

右同時に多方向で評価可能である. 脱臼側では関節唇の内反, 寛骨臼底部の脂肪線維組織の増殖が確認可能である（図 19）.

　術前の整復障害因子の確認（Aoki ら 1999）や寛骨臼形成の評価（若林ら 2008）にも有用とされている. また, 3 次元 MRI により関節唇の立体的な評価も可能になっている（阿部ら 2011）.

　脱臼治療後の予後予測としても MRI の有用性がわが国から多く報告されている（Takeuchi ら 2014, Shirai ら 2017, Kawamura ら 2021, Nakamura ら 2021）.

　欠点としては, 動態撮影は現在のところ不可能で, 比較的長時間の静止を必要とするため乳幼児には鎮静薬などの投与を要することである.

6. 造影 X 線検査

　通常, 全身麻酔下に造影剤を股関節内に注入し X 線撮影を行う.

　単純 X 線像では描出されない大腿骨頭の軟骨の輪郭, 関節唇の形態, 関節内介在物などの評価が可能である. また, 脱臼時と整復時の状態を把握できるので MRI が発達した現在でも有用である.

　股関節造影における関節唇の形態分類として, 山田ら（1963）は氏家の分類 6 型をさらに細分化して報告している（図 20）.

　整復操作による開排位での関節唇形態の分類（図 21）（三宅 1967）と側面での整復操作下での分類（図 22）（Mitani ら 1997）も報告されている. 2 方向か

らの画像により, 詳細な整復状態での評価が可能となり, 保存療法と手術療法のどちらを選択すべきかの判断基準となる（三谷ら 2000）.

文献

阿部亮子, 鎌田浩史, 三島　初, 他. 先天性股関節脱臼における関節唇の 3DMRI による評価. 日整会誌. 2011; 20 : 49-53.

Aoki K, Mitani S, Asaumi K, et al. Utility of MRI in detecting obstacles to reduction in developmental dysplasia of the hip: comparison with two-directional arthrography and correlation with intraoperative findings. J Orthop Sci. 1999; 4 : 255-263.

Ball F, Kommenda K. Sources of error in the roentgen evaluation of the hip in infancy. Ann Radiol (Paris). 1968; 11 : 298-303.

Barlow TG. Early diagnosis and treatment of dislocation of the hip. J Bone Joint Surg Br. 1962; 44 : 292-301.

Graf R. The diagnosis of congenital hip-joint dislocation by the ultrasonic Combound treatment. Arch Orhop Trauma Surg. 1980; 97 : 117-133.

Graf R. Classification of hip joint dysplasia by means of sonography. Arch Orhop Trauma Surg. 1984; 102 : 248-255.

石田勝正, 森下晋伍. 臼蓋角-OE 角図表による股関節の考察. 臨整外. 1978; 13 : 1018-1022.

Kawamura Y, Tetsunaga T, Akazawa H, et al. Acetabular depth, an early predictive factor of acetabular development: MRI in patients with developmental dysplasia of the hip after open reduction. J Pediatr Orthop B. 2021; 30: 509-514.

Mitani S, Nakatsuka Y, Akazawa H, et al. Treatment of developmental dislocation of the hip in children after walking age. J Bone Joint Surg Br. 1997; 79 : 710-718.

三谷　茂, 三宅　歩, 高木　徹, 他. −先天性股関節脱臼における Riemenbugel 不成功例に対する治療−二方向股関節造影からみた保存的整復の適応−. 整・災外. 2000; 43 : 1429-1437.

三宅良昌. 先天股脱股関節造影の分類. 中部整災誌. 1967; 10 : 467-486.

Nakamura T, Yamaguchi R, Wada A, et al. A longitudinal study for the prediction of the mature acetabular morphology using childhood magnetic resonance imaging. J Orthop Sci. 2021; 26: 644-649.

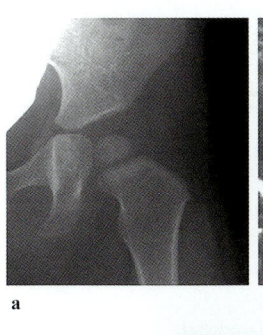
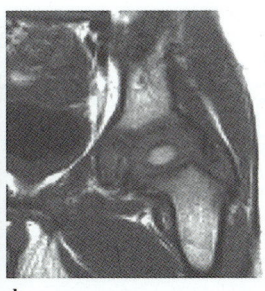
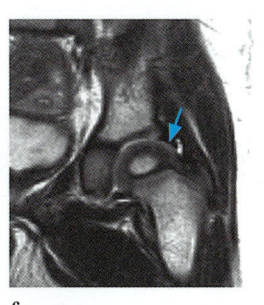

a　　　　　　　b　　　　　　　c

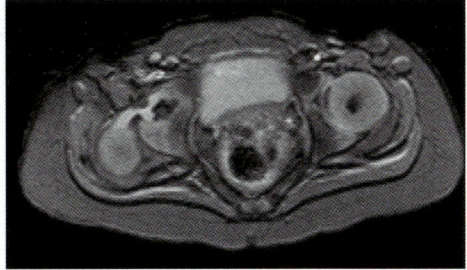

d

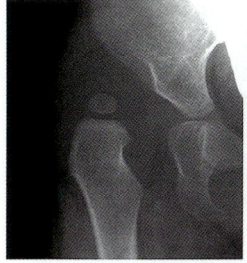
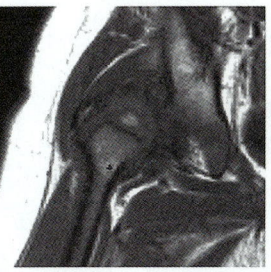
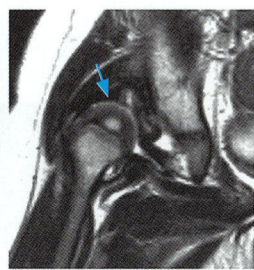

e　　　　　　　f　　　　　　　g

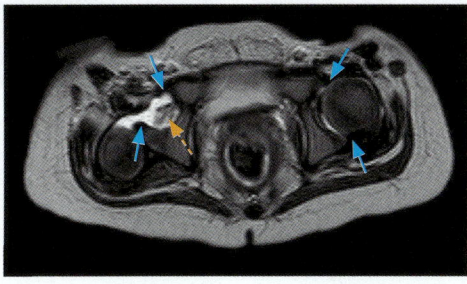

h

図 19　単純 X 線像と MRI
1 歳 2 か月，女児．
a: 健常側（左）単純 X 線像．
b: a の T1 強調 MR 像（冠状断）．
c: a の T2 強調 MR 像（冠状断）．
d: 両側の T1 強調画像（水平断）．
e: 患側（右）単純 X 線像．脱臼が認められる．
f: e の T1 強調 MR 像（冠状断）．
g: e の T2 強調 MR 像（冠状断）．患側の大腿骨頭は外上方に位置しており大腿骨と寛骨臼の間に内反した関節唇が介在している．
h: 両側の T2 強調画像（水平断）．水平断では，患側の大腿骨頭は後方に位置し，内反した関節唇と大腿骨頭靱帯が確認できる．
　　：関節唇，
　　：寛骨臼内の介在物

Narayanan U, Mulpuri K, Sankar WN, et al. Reliability of a new radiographic classification for developmental dysplasia of the hip. J Pediatr Orthop. 2015; 35: 478-484.

Ortolani M. Frühdiagnose und Freühbehandlung der angeborenen Hüftgelenkverrenkung. Kinderärzt Praxis. 1951; 19 : 404.

篠原寛休. 先天股脱の予防と検診, 治療. 整外MOOK. 金原出版. 1983; 25 : 112-127.

Shirai Y, Wakabayashi K, Wada I, et al. Magnetic resonance imaging evaluation of the labrum to predict acetabular development in developmental dysplasia of the hip: a STROBE compliant study.

Medicine (Baltimore). 2017; 96: e7013.

Suzuki S, Kasahara Y, Futami T, et al. Ultrasonography in congenital dislocation of the hip. J Bone Joint Surg Br. 1991; 73 : 879-883.

Suzuki S. Ultrasound and the Pavlik Harness in CDH. J Bone Joint Surg Br. 1993; 75 : 483-487.

Tanabe G, Kotakemori K, Miyake Y, et al. Early diagnosis of congenital dislocation of the hip. Acta Orthop Scand. 1972; 43 : 511-522.

Takeuchi R, Kamada H, Mishima H, et al. Evaluation of the cartilaginous acetabulum by magnetic resonance imaging in developmental dysplasia of the hip. J Pediatr Orthop B. 2014; 23: 237-243.

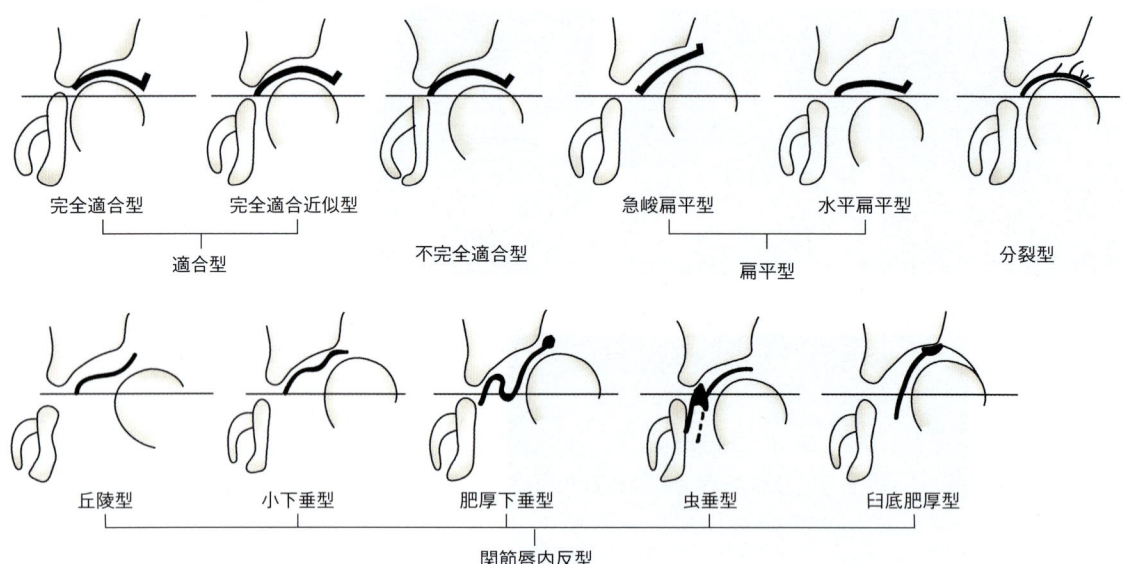

完全適合型　完全適合近似型　　　　　　　　急峻扁平型　水平扁平型　　　分裂型

適合型　　　　　　不完全適合型　　　　　　　　　扁平型

丘陵型　　　　小下垂型　　　　肥厚下垂型　　　　虫垂型　　　臼底肥厚型

関節唇内反型

図20　股関節造影の分類（山田分類）
適合型，不完全適合型，扁平型，分裂型，関節唇内反型に分かれる．関節唇内反型は関節唇の形態によりさらに5型に分類される．

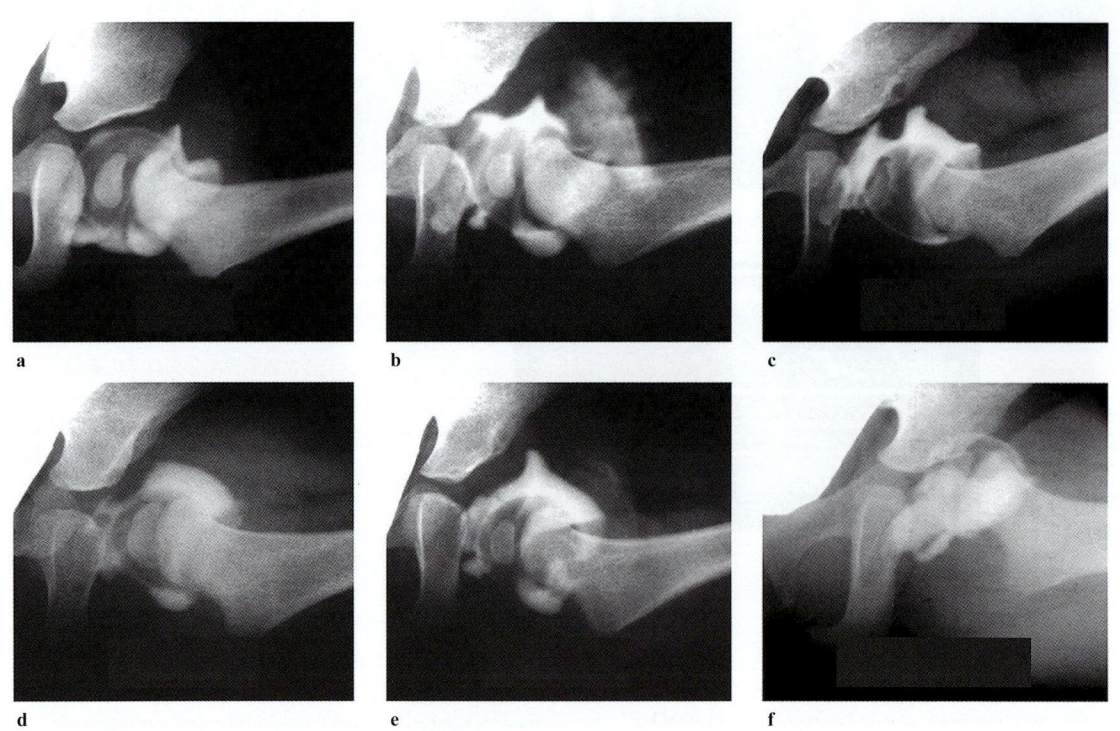

図21　整復操作時における関節唇の形態（左開排位正面像）（三宅分類）
1歳2か月，女児．整復操作時の開排位寛骨臼正面像における大腿骨頭の位置と関節唇の形態により6型に分類される．
a: 正常．b: 外反型．c: 中間型．d: 介在型．e: 閉鎖型．f: 整復不能．

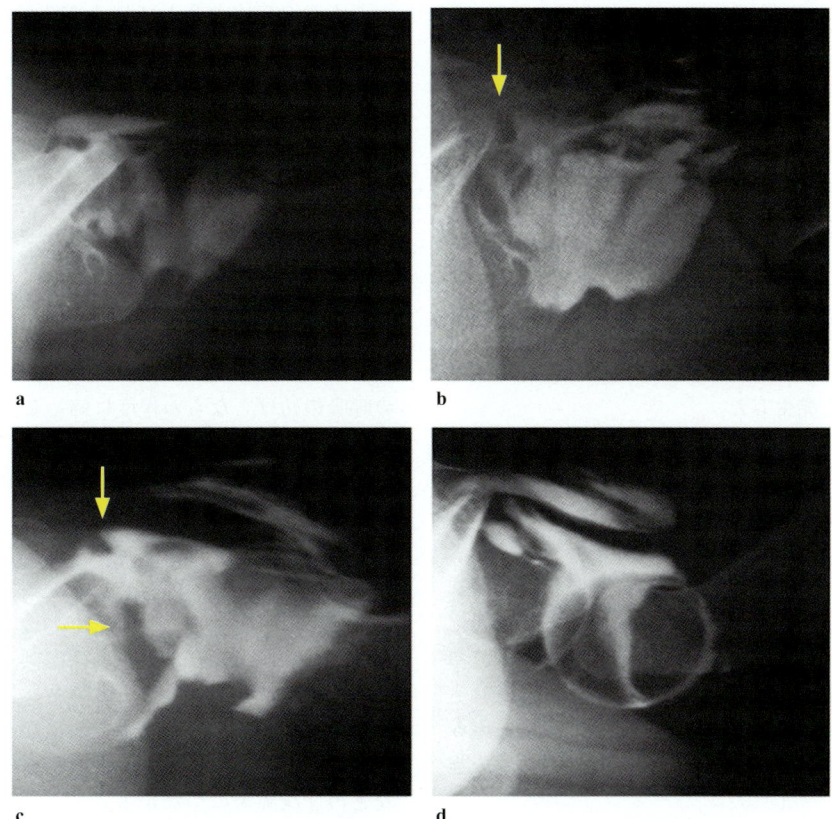

図 22　整復操作時における関節唇の形態〔左開排位側面像（軸位方向）〕（Mitani 分類）
1 歳 2 か月，女児．大腿骨頭と前方・後方関節唇の形態により 3 型に分類される．
a: Type A：前・後方関節唇とも介在しない．
b: Type B：前方関節唇が介在する（矢印）．
c: Type C：前・後方関節唇が介在する（矢印）．
d: 整復不能：大腿骨頭が前方に移動しない．

Tönnis D. Normal values of the hip joint for the evaluation of X-rays in children and adults. Clin Orthop Relat Res. 1976; 119 : 39-47.

Tönnis D. Congenital hip dislocation. Thieme-Stratton Inc 1982.

若林健二郎，和田郁雄，堀内　統，他．先天股脱遺残性亜脱臼における MRI所見と臼蓋発育の検討．日整会誌. 2008; 17 : 274-280.

山田勝久，小沢良造，山口　修，他：先天性股関節脱臼における股関節造影像の検討，第1報．股関節造影法，造影所見の分類およびその臨床的意義．日整会誌. 1963; 37 : 511-528.

Yamamuro T, Chene SH. A radiological study on the development of the hip joint in normal infants. J Jpn Orthop Assoc. 1975; 49 : 421-439.

6 ｜治　療

1. 歴史的変遷

　19 世紀に治療が行われるようになり，Jalade が 1828 年に，Humbert が 1835 年に非観血的整復を試みたとされる（上田 1973，Peltier 1993）．

　初めて整復に成功したのは Pravaz で，1847 年に年長児に対してきわめて長期間の牽引を行い，整復しえたと報告している．

　その後，両側脱臼例に対する 13 か月間の牽引治療による成功例などが報告されていたが（Brown 1885），長期間の加療を要することもあり普及しなかった．

　一方，麻酔と抗菌薬の発展により観血的整復が試みられるようになった．Poggi（1880）は左 DDH の 12 歳の女児に対する観血的整復術を報告している．

　Hoffa（1890）は整復障害の主因は股関節周辺軟部組織の短縮と寛骨臼の変形にあるとし，大腿骨頭を寛骨臼の高さにまで引き下げ，寛骨臼を切削拡大して整復した手術例を報告している．

　Lorenz は 1892 年に観血的整復術を報告している．Hoffa は後方進入路を利用したのに対し，Lorenz は上前腸骨棘より下方 6 〜 7cm の皮切による前方進

入路を利用した.

Ludloff は 1908 年に内側から股関節に進入する観血的整復術を発表し，現在でも施行されている.

Lorenz は手術に用いていた硝石灰により皮膚障害を経験したため，観血的整復術よりも非観血的整復術による整復を試みるようになり，1895 年に全身麻酔下の徒手整復・開排位ギプス固定を報告した（Lorenz 1895）.

以後半世紀にわたってわが国でも主流となった. Lorenz 法による徒手整復による開排位でのギプス固定は少なからず暴力的整復となったため，大腿骨頭壊死症が多く発生した.

1941 年に Severin はその長期成績を調査し，成績良好群にあたる Severin Ⅰ，Ⅱ群がわずかに 12.1% であり，解剖学的に正常股関節となる症例が少なく成績不良であると報告した.

Lorenz 法の問題点を改善すべくさまざまな装具が考案された. 牽引による初期治療も試みられた.

1957 年には Pavlik のリーメンビューゲル装具による治療成績が報告された. その高い整復率と Lorenz 法に比べた大腿骨頭壊死症の低い発生率が注目され，わが国でも鈴木により 1958 年に導入された.

以降は DDH に対する最も汎用性の高い保存的治療法として普及し現在にいたっている.

2. リーメンビューゲル (Riemenbügel: Rb) 法

（☞ p.300）

ギプスによる整復固定と異なり児の自動運動を大きく制限することがない機能的療法とされ（Pavlik 1957），整復率が高く大腿骨頭壊死症の発生が少ないことから広く普及している方法である（Mubarak ら 2003）.

リーメンビューゲル装具とよばれるあぶみ式の吊りバンド装具（Riemen: 革ひも，Bügel: あぶみの意）を使用するのでリーメンビューゲル法とよばれる.

Pavlik により開発された装具であり，Pavlik harness ともよばれる. 両肩から足底までのバンドがあり，前後のバンドを調節して股関節が屈曲 90° 以上になるように装着する.

胸ベルトの位置は乳頭の高さに位置するように肩バンドで調整し，指 2 本が体との間に入る程度で児の呼吸の妨げとならぬ程度に締める.

吊りバンド固定用下腿上方ベルトは膝の直下に，下腿下方のベルトは足関節内外果の直上となるように調整する（図 23）.

乳児の大腿部を外見上で 90° とすると，実際にはその角度に到達していないことが多く，100° 程度で X 線像上は 90° 屈曲となる（図 24）.

また，外側（後方）ベルトは内側（前方）ベルトよりややゆるめとする. 後方のバンドをきつく装着すると開排を強く強制することになり大腿骨頭の血流障害が生じやすく，また，軟骨障害や関節唇変形などの 2 次障害につながる.

装具の装着状態は必ず治療者が責任を持って確認する.

リーメンビューゲル法による整復のメカニズムは，下肢自動運動による内転筋の緊張緩和とされている（Pavlik 1957）.

24 時間連続の超音波による観察で睡眠時の筋緊張の低下と股関節屈曲位での下肢重量により整復が緩徐にではなく 2，3 分内に急激に生じることが報

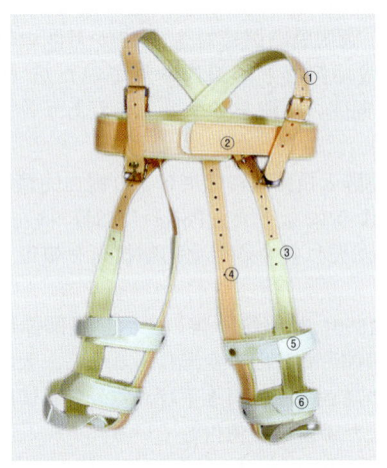

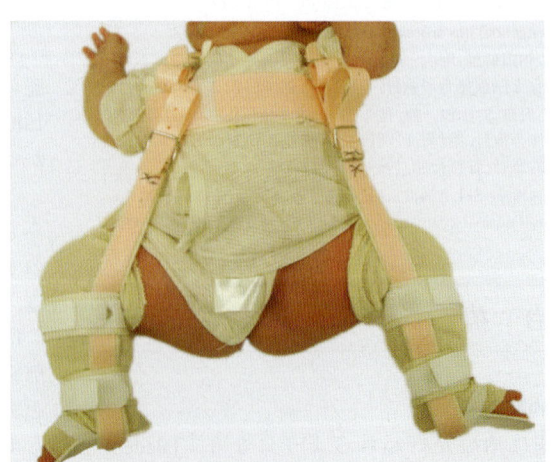

図 23　リーメンビューゲル装具 (Rb 装具)
①：肩バンド．②：胸ベルト．③：外側（後方）の吊りバンド．④：内側（前方）の吊りバンド
⑤，⑥：吊りバンド固定用ベルト

告されている（Suzuki 1994）.

　通常は装具をつけると児の機嫌は悪くなるが，当日の晩には泣きやんで睡眠に入り，数時間後には整復されていることが多い．時に両親が整復時の患児の泣き声を聴取していることがあるが，整復後に泣き続けることは少ない．

　整復されない場合には泣き続けるため，泣きやまない場合や腫脹を伴う場合などには，装着は不可と判断し装具を除去するべきである．

　整復されると開排制限は軽減するか消失する．装具をつけた状態で単純X線像を撮影し大腿骨頭または大腿骨中枢端がY軟骨部の方に向いていれば整復されていると考えてよい（Ramsey ら 1976）（図25）.

　一方，Y軟骨部の方向に向かっていない場合や大腿骨と寛骨臼が遠すぎたり，逆に近すぎる場合は整復されていない（図26）．超音波検査で前方法により整復状態の確認が可能である．

　整復後しばらくは患側下肢の自動運動が低下し，開排が過度となりやすい．大腿骨頭への血流障害が生じ大腿骨頭壊死症を生じる可能性があるため過開排にならないように注意する（図27）.

　整復の確認後はやや屈曲をゆるめ，定期的に整復位の確認と成長に合わせて下肢の自動運動を阻害しないようにバンドを調節する．日常生活では予防法と同様に開排位での抱っこを心掛け，仰臥位では向き癖の矯正をするように指導する．

　通常1週間以内で整復が得られる．わが国では

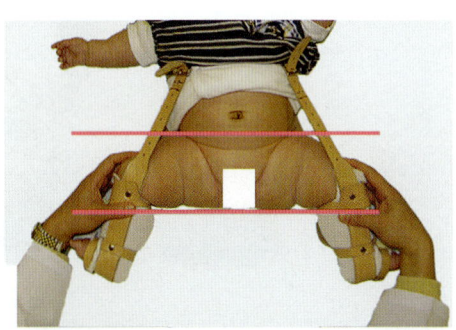
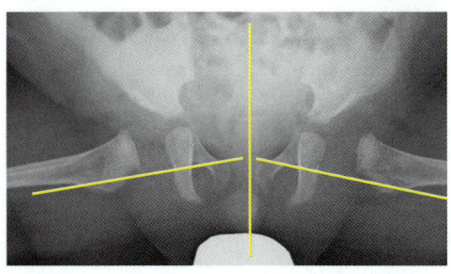
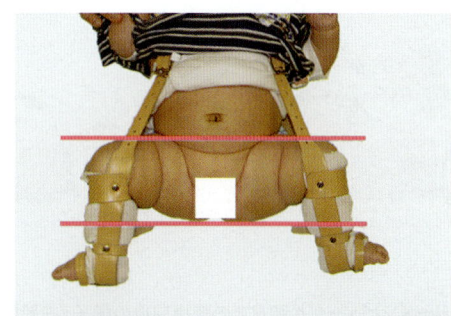
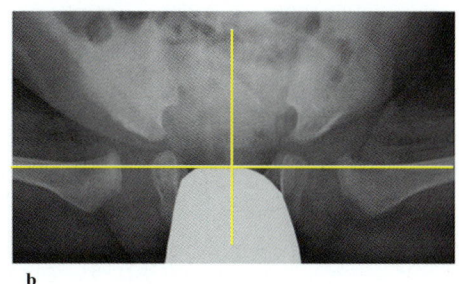

図24　リーメンビューゲル装具装着時の屈曲角度と単純X線像
生後3か月，女児．a: 屈曲不足．b: 至適屈曲．

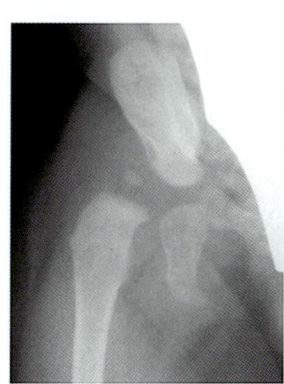
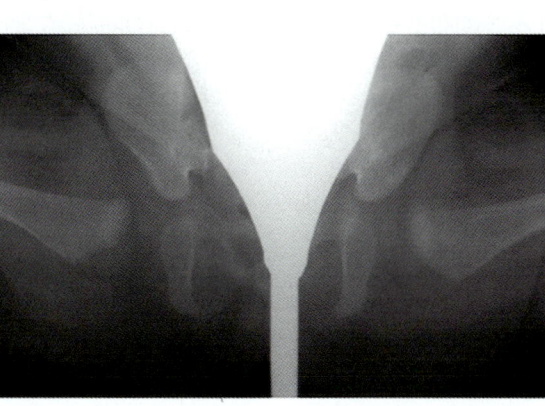

図25　リーメンビューゲル装具装着前後の単純X線像（右股関節）
生後3か月，女児．
a: 装着前．
b: 装着後1週，整復されている（大腿骨頚部がY軟骨に向かっており，健側と同様の位置関係にある）.

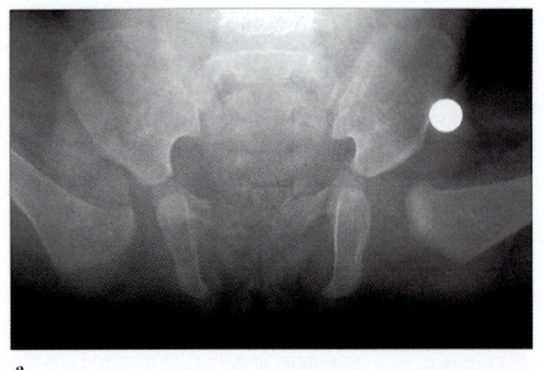
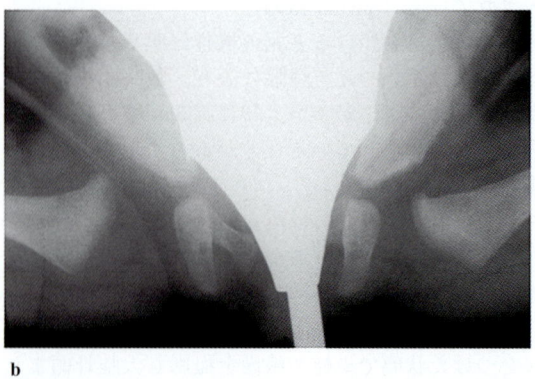

図 26　リーメンビューゲル装具装着後で整復不能例の単純 X 線像 (右股関節)

生後 3 か月，女児．a: 大腿骨頚部が Y 軟骨より尾側に向かっており，大腿骨が健側よりも坐骨に近いことに注意．b: 大腿骨頚部が腸骨に向かっており，大腿骨が健側よりも寛骨臼から遠いことに注意．

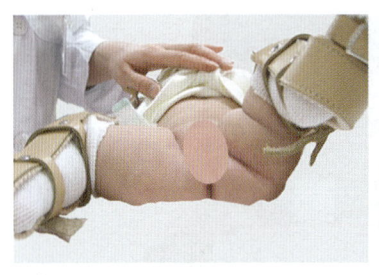
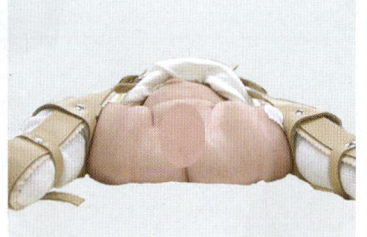
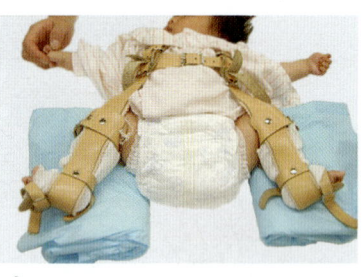

図 27　リーメンビューゲル装具での整復前後の様子 (左股関節)

生後 3 か月，女児．a: 整復前．b: 整復後．c: 整復後の過開排の予防．

8 割程度の整復率であると報告 (Fujioka ら 1995, Nakamura ら 2007, Kitoh ら 2009, Ohmori ら 2009) されており，2008 年における多施設研究の結果も整復率は 81.9% と報告されている (Wada ら 2013).

リーメンビューゲル装具の使用方法については施設や治療者によって違いがある．

小児整形外科専門医へのアンケート調査の結果では，完全脱臼では装着開始時期は生後 3 〜 6 か月程度で整復までの待機期間は 1 〜 2 週間以内，整復後の装着期間は 2 〜 4 か月間が平均的な使用方法であった (和田ら 2009).

治療開始を生後 3 か月まで待機する理由としては，クリックサイン陽性であっても生活指導のみで自然整復される症例が存在すること，新生児期の大腿骨頭は脆弱であり大腿骨頭の変形が生じやすいとする意見があること，などがあげられる (Segal ら 1999).

治療前の状態が高位脱臼症例 (Suzuki ら 1990) や開排制限の強い症例 (Kitoh ら 2009) では大腿骨頭壊死症を危惧して，装着前に 1 〜 2 週間の牽引を行ってからの使用やリーメンビューゲル装具を用いずに牽引のみでの加療を行うこともある．

6 か月程度までとする理由は，寝返りを開始する時期になると臥位と開排位が保てず整復が得られにくいことがあげられる．

リーメンビューゲル装具の除去後は一時的に大腿骨頭の外方化がみられる (図 28) が，これは関節弛緩性によるもので通常は経時的に改善されてくる (図 29) (Ohmori ら 2009).

求心位の改善が認められない場合には遺残性亜脱臼の状態と判断される．

高い整復率を誇る優れた治療法ではあるが，問題点は合併症として大腿骨頭壊死症 (いわゆる Perthes 病様変化) が存在することである．

発生率は報告者により違いがあるが 10% 前後と決して少ないとはいえない (Fujioka ら 1995, Nakamura ら 2007, Kitoh ら 2009, Ohmori ら 2009). リーメンビューゲル装着時期による大腿骨頭壊死症の発生率に関して，生後 31 〜 60 日内で装着した群での発生率が 13.6% であったのに対して，

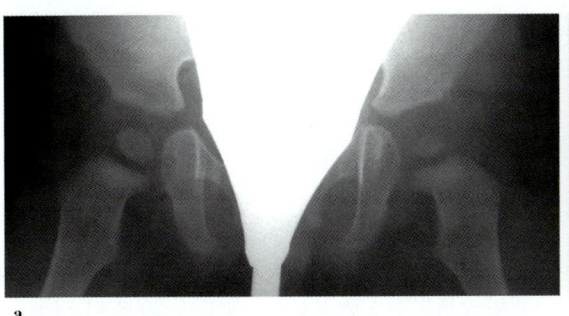 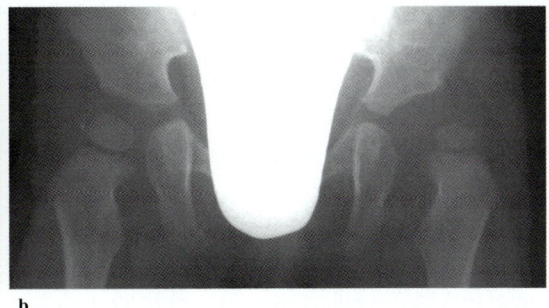

図 28　リーメンビューゲル装具除去後の大腿骨頭の外方化
生後 8 か月，女児．a: 装具除去時（左が患側）．b: 生後 13 か月．左大腿骨頭の外方化がみられる．

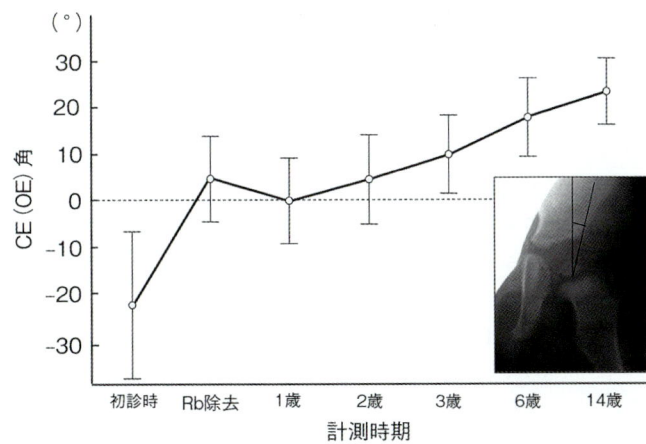

図 29　整復後の求心性の推移（Ohmori ら 2009 より）
Rb：リーメンビューゲル装具．CE 角：center-edge
角．OE 角：骨幹端上縁中央（O）と edge のなす角．

生後 91 〜 120 日で装着した群では 6.3％であったとする多施設研究の報告がある（Wada ら 2013）．

一方，Rb 治療を生後平均 31 日で開始した 142 例（装着期間平均 43 日）でも骨頭壊死の発生は認められなかったとする報告（渡邉 2019）もあり，いまだに議論は尽きない．

いずれにせよ，重度の大腿骨頭壊死症では不可逆性の著しい大腿骨頭変形，内反股，頸部短縮による大転子高位や脚長差，跛行，疼痛などが生じ，補正手術が必要となる．

リーメンビューゲル装具を装着して，2 週以内に整復されない場合には装具を除去する．

1 か月間の待機後に再度リーメンビューゲル装具の装着（再装着）をするか，他の方法を選択する．

再装着の成績は初回の整復率に比べて低く，整復までに長期を要することが報告されている．ただしクリックサインを認める場合には，これを認めない場合より再装着においても整復が得られやすい（村上ら 2011）．

骨成熟後まで経過観察できた牽引治療後例の骨頭変形に関して，初期治療から牽引整復を行った 26

例 27 股では変形症例はなかったが，リーメンビューゲル法で整復不能により牽引を行った 31 例 33 股では 2 股に遺残変形が認められ，2 股とも整復されないまま 6 週装具を継続されていた症例であった（米田ら 2023）．

リーメンビューゲル装具での整復に固執すると，関節唇の変形や関節拘縮などを生じ整復障害因子が複雑化する．

経験の少ない整形外科医が整復を確認できないまま長期間装着させている場合がある．そのような装着法は整復をさらに困難にするため注意を要する．

3．牽引法

牽引法は主にリーメンビューゲル法での整復不能例，初診が 7 か月以降の例を対象に施行される．また，高位脱臼例や開排制限が著明な症例では大腿骨頭壊死症の予防のため筋緊張や拘縮を除去する目的で，リーメンビューゲル装着前に施行される場合もある．

Craig ら（1955）が米国でオーバーヘッドトラクション（overhead traction）を開始し，Mau（1956）

がその方法をドイツへ紹介したのが原法とされる（図30）.

原法ではまず第1段階として両側下肢にラバースポンジで1〜2kgの重垂をかけ，股関節外転位で1週間牽引し，次いで第2段階として垂直に1週間牽引する.

第3段階では下肢を頭上へと1週間牽引し，最後の第4段階で徐々に開排位をとるようにしてLorenz第1肢位（股関節屈曲90°，外転90°）とし，整復へと誘導し整復の確認後にギプスなどで維持する（片山ら1962）.

牽引期間は患児年齢や脱臼の程度や治療者によっても差異がある.

Lorenz法と整復の原理は同じであっても緩徐な整復が得られるため，大腿骨頭壊死症の発生率の低下が期待できる.

石田は原法における膝伸展位では，ハムストリングが緊張し，整復を阻害するとして膝屈曲位での変法を1969年より施行し報告した（石田ら1976）（図30）.

頭側に脱臼している大腿骨頭が十分に引き下がるまで膝屈曲位で水平牽引を行うように改良されており，その期間には通常2〜6週を要する.

その後に膝屈曲位での垂直牽引を0.5週施行する.第3段階では屈曲110°程度から徐々に150°まで増加させる.

第4段階が最も重要な変更点で外転を次第に大きくするなかで，外転45°からは膝を屈曲して大腿からスピードトラックで牽引し3〜5日をかけて外転

90°へと増大させて整復へと導く.大転子部の下方への落ち込みを支えるように床との間にタオルを挿入する.

整復前後には下腿を動かして股関節の回旋運動を家族に施行させ，整復を単純X線像で確認後，ギプスまたはリーメンビューゲル装具で整復位を維持し，開排装具へと移行する.

石田らの変法により整復率は向上し大腿骨頭壊死症の発生率も低下した（服部ら2008，Kanekoら2013）.

超音波検査を併用した段階的な持続開排整復法（FACT-R）による治療を，平均4か月（11か月以下）の202例208股に行い，99%の整復率で再脱臼した症例はなく，平均9.1年（5〜16年）の経過観察で骨頭壊死は1例のみであったと報告されている（Fukiageら2015）.

オーバーヘッドトラクションでも，関節唇の著明な内反などの整復障害因子のある場合には限界があり，年長児ではreductionが得られても良好なrepositionは得られずに追加手術を要することが多い（山室ら1969，松田2003）.

OHT後の5〜6歳の時点で遺残形成不全股を64%に認め，41%に追加手術としてSalter骨盤骨切り術を行ったと報告されている（Kanekoら2013）.

オーバーヘッドトラクション後のギプス固定翌日と5週時におけるMRIの検討において，関節唇がリモデリングし求心位が改善するドッキング現象を認める場合はその後の臼蓋の形成が良好であったが，関節唇内反が遺残する場合は不良であったと報

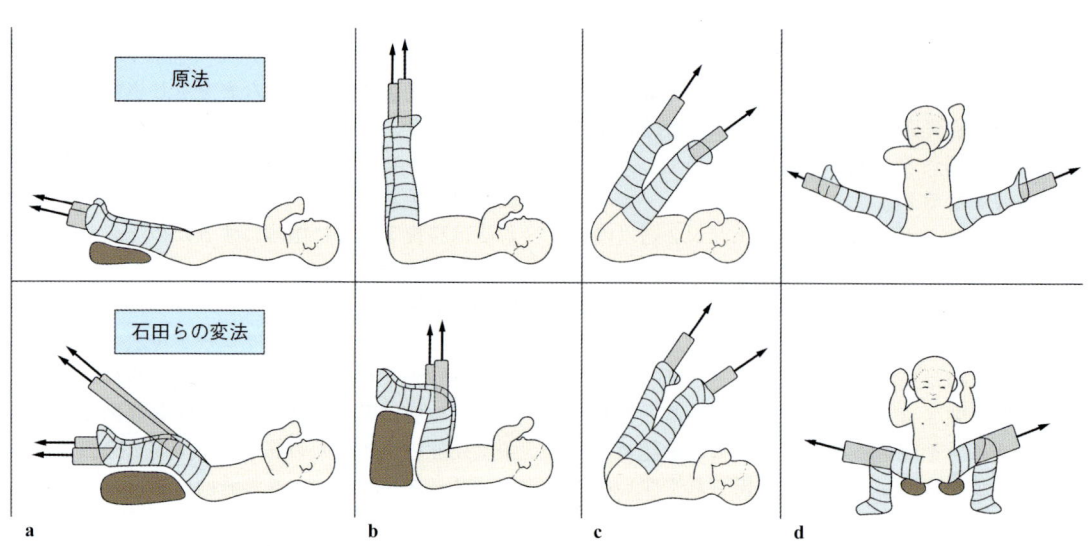

図30　オーバーヘッドトラクション (overhead traction) 法
a: 水平牽引(2〜6週), b: 垂直牽引(0.5週), c: オーバーヘッド牽引(1週), d: 外転牽引(1〜2週).

告されている（Kaneko ら 2021）.

年長児では牽引治療で保存的に整復を得られた後に追加手術が必要となることが多い（Rampal ら 2008，Fukiage ら 2015）.

整復後の長期成績において 3 歳以降で加療された場合には満足のいく結果が得られにくく，牽引整復による治療の限界が示されている（Wicart ら 2018）.

1 歳以上に適応する牽引法として鈴木が考案した開排位持続牽引整復法（flexion-abduction continue traction: FACT）がある（鈴木ら 1997）.

まず，水平牽引を股関節屈曲 30°，外転 30° で施行する．牽引を除去した状態で開排角度が 70° 程度まで改善すれば水平牽引下で臥位正面の単純 X 線撮影を行う.

山室の a 値が 8mm 以上で健側に近くなるまで水平牽引を持続する．その後股関節屈曲 100°，開排 70° での開排牽引に移行する（図 31）.

開排牽引により大腿骨頭が前方へ移動し寛骨臼と相対するようになることを超音波前方法で確認する.

その後 reposition を得るため牽引の重錘を数日間かけて減じる．この期間は持続的な牽引が必要であり，牽引の中断を避けるようにする.

整復位を保持できることを確認できればギプス固定を 1 歳前後では約 1 か月，年長児では 3 か月程度まで行う．ギプス除去後は開排装具を 2〜3 か月間装着し立位や歩行も自由に許可する.

この牽引法の特色としては直達牽引を用いることである．全身麻酔下に大腿骨遠位部の成長軟骨板より近位にオリーブ付き Ilizarov ワイヤーを内側より刺入し，Ilizarov リングに固定する．内転筋拘縮が強い症例には同時に筋切離を行う.

個々の牽引期間は異なるが平均 1 か月の牽引期間で整復率は 90% 以上と報告されている（太田 ら 2008）.

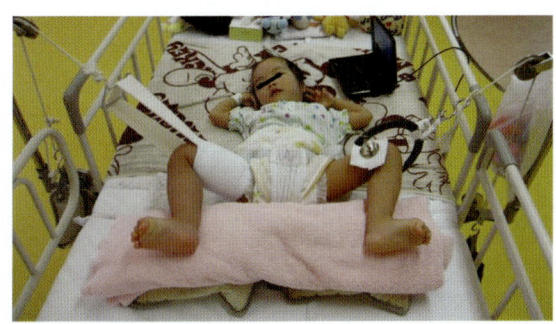

図 31　開排位持続牽引整復法

4. 徒手整復と開排位ギプス固定

前述の Lorenz（1895）の報告以降，わが国でも施行されてきた方法である.

現在では高率に大腿骨頭壊死症が発生することから，その適応は限定されている.

徒手整復とギプス固定の適応となるのは，整復時に十分に reduction が得られ安定性が高い場合のみである.

一般的には牽引法で関節包外整復障害因子を除去した後に，本法を施行することが多い.

これらの保存療法においても整復が得られない場合や，整復位が保持できない場合には手術療法が施行される.

現在では主に以下の方法がわが国では行われている．手術手技については別項で詳述する.

5. Ludloff 法（☞ p.437）

Ludloff により 1908 年に報告されて以来，欧米では現在でも主流とされる手術法である.

内側進入法による観血的整復術で関節包外整復障害因子には完全に対応できない欠点があるが，手術侵襲は比較的少なく，歩行開始前の症例にはわが国でも多施設で施行されている.

歩行開始後の症例では特に 2 歳以上の場合で追加手術が必要となることが多い（Ludloff 1913，Matsushita ら 1999，Okano ら 2009）.

6. 広範囲展開法（☞ p.442）

1974 年に田邉が Colonna 法をもとに手術法を考案し，その結果を報告した（田邉ら 1977）．軟部組織による整復障害因子を完全に除去することができるため骨性因子以外のすべてに対応可能な方法である.

歩行開始後の症例でも追加手術が必要となる頻度が低く，良好な追試結果の報告により普及している．現在，わが国では多くの施設が行っている観血的整復術となっている.

7. 治療後の評価法

1）治療後の代表的な X 線評価法として Severin 分類（1941）が用いられる.

両股関節単純 X 線正面像より CE 角を測定し，Group I では変形がなく CE 角が 25°（6〜13 歳までは 19°）以上を I a，20° 以上 25° 未満（6〜13 歳までは 15° 以上 19° 未満）を I b に分類する.

Group II は大腿骨頭，大腿骨頚部もしくは寛骨臼の軽度の変形があり，Group I と同様に CE 角 25°（6〜13 歳までは 19°）によって a，b とに分類する.

一般的に Group Ⅰ，Ⅱ群が成績良好群とされる．

Group Ⅲは亜脱臼のない寛骨臼形成不全で CE 角が 20°未満（6 〜 13 歳までは 15°）の場合である．Group Ⅳは亜脱臼股であり CE 角 0°によって a，b とに分類される．

Group Ⅴは寛骨臼よりも上方で新しい寛骨臼が形成されている場合であり，Group Ⅵは再脱臼と分類される（表 2）．

2）大腿骨頭壊死症の判定には乳児期での Salter の基準による判定（Salter ら 1969）と骨成長終了時の Kalamchi & MacEwen 分類（Kalamchi ら 1980）による判定が主に用いられている．

Salter の基準では整復後 1 年以降で次の項目，①大腿骨頭骨端核が未出現，②大腿骨頭骨端核が不整で成長障害を認める，③大腿骨頸部が拡大している，④X 線上大腿骨頭の分節化や濃厚化を認める，⑤骨成長終了後に大腿骨頭や大腿骨頸部の遺残変形を認める，においていずれかが確認されれば大腿骨頭壊死症と判定する．

Kalamchi & MacEwen 分類は最終時の大腿骨頭と大腿骨頸部の遺残変形を判定するもので，Group Ⅰは大腿骨頭核のみの障害，Group Ⅱは外側のみの成長軟骨板の障害，Group Ⅲは成長軟骨板中心部の障害，Group Ⅳは大腿骨頭骨端核および成長軟骨板の広範な障害と判定される．

重症度にも相関するが程度が軽い大腿骨頭壊死症では最終時の単純 X 線像のみでは判定困難な場合がある（図 32）．

8．経過不良例

1）遺残性亜脱臼

歩行を開始し時間が経過しても大腿骨頭の外方化が残存し，求心位の改善が認められない場合には遺残性亜脱臼の状態と判断される．

良好な股関節形態に成長せずに股関節症の原因となりうるために，注意深く経過を観察する必要がある．

遺残性亜脱臼の原因として関節弛緩性，関節不適合性，寛骨臼形成不全，大腿骨頭変形，関節内整復障害因子の存在，などがある．

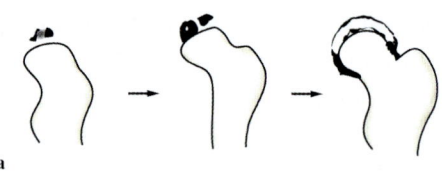

a

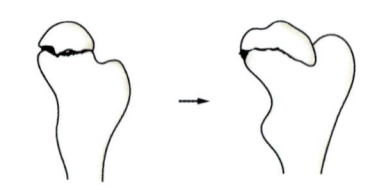

b

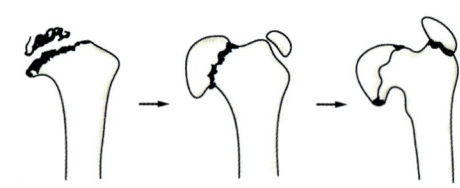

c

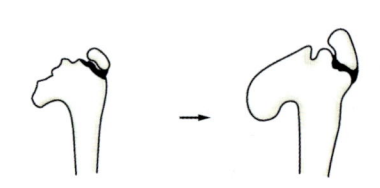

d

図 32　Kalamchi & MacEwen の分類
a: Group Ⅰ；changes confined to the ossific nucleus alone
b: Group Ⅱ；lateral physeal damage
c: Group Ⅲ；central physeal damage
d: Group Ⅳ；total damage to the head and physis

表 2　Severin 分類

		寛骨臼・大腿骨の形態	CE 角（6 〜 13 歳）	CE 角（14 歳〜）
Group Ⅰ	a)	正常	19°以上	25°以上
	b)		15°〜 19°未満	20°〜 25°未満
Group Ⅱ	a)	軽度の変形を認める	19°以上	25°以上
	b)		15°〜 19°未満	20°〜 25°未満
Group Ⅲ		亜脱臼のない寛骨臼形成不全	15°未満	20°未満
Group Ⅳ	a)	亜脱臼	0°以上	0°以上
	b)		0°未満	0°未満
Group Ⅴ		原寛骨臼の上方に 2 次性の寛骨臼を形成している		
Group Ⅵ		再脱臼		

原因は単独とは限らず複合的に病態に関与していることもある．

3〜5歳に達しても遺残性亜脱臼が改善しない場合には，MRIや関節造影検査で評価する．

関節内に介在物が存在せず寛骨臼形成不全を認める場合は骨盤骨切り術を施行する．幼児期では別項（☞p.376）で述べるSalter骨盤骨切り術が施行されることが多い．

関節内に介在物が存在する場合には，手術的に介在物を除去し求心位を獲得することが必要となる．寛骨臼形成不全を伴う場合は同時にもしくは経過を観察した後に骨盤骨切り術や大腿骨骨切り術を行う．

2）大腿骨頭壊死症

重度の大腿骨頭壊死症では，不可逆性の著明な大腿骨頭変形，内反股，大腿骨頚部短縮，大転子高位あるいは脚長差が生じる．寛骨臼形成不全を合併することが多い．

将来的に跛行や疼痛を生じるため補正手術が必要となるが（Minagawaら2009），解剖学的に正常となることはなく，大腿骨頭壊死症を生じさせないことが重要である．

文献

Brown B. "Double congenital displacement of the hip: Description of a case with treatment resulting in a cure," Boston Med Surg J. 1885; 62 : 541-546.

Craig WA, Risser JK, Kramer WG. Review of four hundred cases of congenital dyslplasia and dislocation of the hip. J Bone Joint Surg Am. 1955; 37 : 403-404.

Fujioka F, Terayama K, Sugimoto N, et al. Long-term results of congenital dislocation of the hip treated with the Pavlik harness. J Pediatr Orthop. 1995; 15 : 747-752.

Fukiage K, Futami T, Ogi Y, et al. Ultrasound-guided gradual reduction using flexion and abduction continuous traction for developmental dysplasia of the hip: a new method of treatment. Bone Joint J. 2015; 97-B: 405-411.

服部　義, 北小路隆彦, 鬼頭浩史. 難治性先天性股関節脱臼の治療－OHT法による保存的整復へのこだわり－. 日小整会誌. 2008; 17 : 313-318.

Hoffa A. Zur operative Behandlung der angeborenen Hüftgelenksverrenkungen, mit Krankenvorstellung. Verh Dtsch Ges Chir. 1890; 19 : 44-53.

石田勝正, 森下晋伍, 田中清介, 他. Overhead traction法の改良－Hamstringsの関与－. 整形外科. 1976; 27 : 710-714.

Kalamchi A, MacEwen GD. Avascular necrosis following treatment of congenital dislocation of the hip. J Bone Joint Surg Am. 1980; 62 : 876-888.

Kaneko H, Kitoh H, Mishima K, et al. Long-term outcome of gradual reduction using overhead traction for developmental dysplasia of the hip over 6 months of age. J Pediatr Orthop. 2013; 33 : 628-634.

Kaneko H, Kitoh H, Kitamura A, et al. Docking phenomenon and subsequent acetabular development after gradual reduction using overhead traction for developmental dysplasia of the hip over six months of age. J Child Orthop. 2021; 15 : 554-563.

片山良亮, 丸毛英二. Overhead tractionによる先天股脱の整復経験. 整形外科. 1962; 13 : 467-469.

Kitoh H, Kawasumi M, Ishiguro N. Predictive factors for unsuccessful treatment of developmental dysplasia of the hip by the Pavlik Harness. J Pediatr Orthop. 2009; 29 : 522-527.

Lorenz A. Operative therapie der angeborenen Hüftgelenksverrenkung. Zentral Chir. 1892; 19 : 633-639.

Lorenz A. über die unblentige Behamdling der amgeboreneu Hüftverrenkung mittels der funktionellen Belastungmothode Ceuntnalbl.f. Chir. 1895; 22 : 761.

Ludloff K. Zur blutigen Einrenkung der angeborenen Hüftluxation. Z Orthop. 1908; 22 : 272.

Ludloff K. The open reduction of the congenital hip dislocation by an anterior incision. Am J Orthop Surg. 1913; 10 : 438.

松田和実. 先天性股関節脱臼に対するoverhead traction法の効果－大腿骨頭の位置および関節唇形態の変化－. 岡山医誌. 2003; 115 : 101-108.

Matsushita T, Miyake Y, Akazawa H, et al. Open reduction for the long-term results of the wide exposure method and Ludloff's method. J Orthop Sci. 1999; 4 : 333-341.

Mau H. Techniken der amerikanischen Orthopädie Archiv fur Orthop. Arch Orthop Unfallchir. 1956; 48 : 288-292.

Minagawa H, Aiga A, Endo H, et al. Radiological and clinical results of rotational acetabular osteotomy combined with femoral intertrochanteric osteotomy for avascular necrosis following treatment for developmental dysplasia of the hip. Acta Medica Okayama. 2009; 63 : 169-175.

Mubarak SJ, Bialik V. Pavlik: the man and his method. J Pediatr Orthop. 2003; 23 : 342-346.

村上玲子, 西須　孝, 中村順一, 他. リーメンビューゲル再装着法の治療成績. 日小整会誌. 2011; 20 : 168-172.

Nakamura J, Kamegaya M, Saisu T, et al. Treatment for developmental dysplasia of the hip using the Pavlik harness. J Bone Joint Surg Br. 2007; 89 : 230-235.

Ohmori T, Endo H, Mitani S, et al. Radiographic prediction of the results of long-term treatment with the Pavlik harness for developmental dislocation of the hip. Acta Medica Okayama. 2009; 63 : 123-128.

Okano K, Yamada K, Takahashi K, et al. Long-term outcome of Ludloff's medial approach for open reduction of developmental dislocation of the hip in relation to the age at operation. Inter Orthop. 2009; 33 : 1391-1396.

太田英吾, 二見　徹, 片岡浩之, 他. 1歳以上の先天性股関節脱臼の保存的治療の検討. 日小整会誌. 2008; 17 : 69-73.

Paravaz Ch-G. Traité théorique et pratique des luxations cogénitales du femur. Guilbert et Dorier. 1847.

Pavlik A. Method of functional therapy with strap braces as a principle of conservative therapy of congenital dislocation of the hip in infants. Z Orthop Ihre Grenzgeb. 1957; 89 : 341-352.

Peltier LF. Orthopedics. -A history and iconography-. NORMAN publishing. 1993; 60-78.

Poggi A. Contributo alla cura cruenta della luzzazione congenital coxo-femorale unilaterale. Arch Ortop. 1880; 7 : 105.

Rampal V, Sabourin M, Erdeneshoo E, et al. Closed reduction with traction for developmental dysplasia of the hip in children aged between one and five years. J Bone Joint Surg Br. 2008; 90 : 858-863.

Ramsey PL, Lasser S, Macewen GD. Congenital dislocation of the hip. Use of the Pavlik harness in the child during the first six months of life. J Bone Joint Surg Am. 1976; 58 : 1000-1004.

Salter RB, Kostuik J, Dallas S. Acetabular necrosis of the femoral head as a complication of treatment for the congenital dislocation of the hip in young children: a clinical and experimental investigation. Can J Surg. 1969; 12 : 44-61.

Segal LS, Boal DK, Borthwick L, et al. Avascular necrosis after treatment of DDH: the protective influence of the ossific nucleus. J Pediatr Orthop. 1999; 19 : 177-184

Severin E. Contribution to knowledge of congenital dislocation of the hip: late results of closed reduction and arthrographic studies of recent cases. Acta Chir Scand. 1941; 84(Suppl 63)：1-142.

鈴木良平, 加幡一彦, 東　晃. いわゆるRiemenbügel (Pavlik)による乳児先天股脱の治療経験. 整形外科. 1961; 12：1148.

Suzuki S, Yamamuro T. Avascular necrosis in patients treated with the Pavlik harness for congenital dislocation of the hip. J Bone Joint Surg Am. 1990; 72：1048-1055.

Suzuki S. Reduction of CDH by the Pavlik harness. Spontanous reduction observed by ultrasound. J Bone Joint Surg Br. 1994; 76：460-462.

鈴木茂夫, 瀬戸洋一, 柏木直也, 他. 小児の下肢疾患, 先天性股関節脱臼に対する新しい治療法　開排位持続牽引整復法. 別冊整形外科. 1997; 32：35-39.

田邉剛造, 国défin, 三宅良昌, 他. 先天股脱－観血的整復の際の一つの試み－. 日整会誌. 1977; 51：503-511.

上田文男. 先天性股関節脱臼治療の歴史的展望. 愛知医大医会誌. 1973; 1：149-156.

和田郁雄, 堀内　統, 若林健二郎, 他. 我が国での先天股脱に対するリーメンビューゲル治療の現状. 日小整会誌. 2009; 18：272-275.

Wada I, Sakuma E, Otsuka T, et al. The Pavlik harness in the treatment of developmentally dislocated hips: results of Japanese multicenter studies in 1994 and 2008. J Orthop Sci. 2013; 18: 749-753.

渡邉研二. 発育性股関節形成不全の早期治療成績. 整形外科. 2019; 70: 843-849.

Wicart P, Seringe R, Glorion C, et al. Closed reduction in late-detected developmental dysplasia of the hip: indications, results and complications. J Child Orthop. 2018; 12: 317-322.

山室隆夫, 青野　寿, 山本　潔. Over head traction法による先天性股関節脱臼治療の適応と限界. 中部整災誌. 1969; 12：883-892.

米田　梓, 衣笠真紀, 薩摩眞一, 他. 牽引治療で整復が得られたDDH（脱臼例）のAVN発生について. 日小児整外会誌. 2023; 32: 57-60.

7 ｜ 股関節脱臼の予防

　出生前に行う予防法は確立していない. 胎内環境を良好にするためには, 腹帯などで締めつけて子宮を狭くしないことがある.

　妊婦体操などにより胎動を促進し骨盤位からの胎位転換を積極的に行うことで骨盤位分娩を防止することも重要である.

　出生後の予防の１つとして, 向き癖の是正があげられる.

　開排制限のある児には向き癖がみられることがよくある. たとえば右への向き癖がある場合には睡眠時には体幹が右へ傾くため, 左股関節が閉じた状態となり開排制限を生じる.

　一方向への向き癖のある児には, 向き癖のある側の背部にタオルを敷き, 反対側へ向くように授乳や添い寝をする. また, 光の射す方向や音のする方向を反対側にするなどの生活指導を行う.

　石田（1975）は出生後の予防として図33のような活動を行った. それまでに使用されてきた巻きオムツをやめて股間だけにあてるオムツに変更したことで, 生後24時間以内の触診によるクリックサインの発生頻度が1/10に減少した事実から, 出生直後からの脱臼予防が重要であると提言した.

　出生直後は子宮内で屈曲位となっていた下肢をいきなり伸ばさず, 無理な筋緊張のない自然な肢位（屈曲・外転位）とする.

　生後直後から児の下肢の自動運動を阻害しないオムツや衣類を装着する. 抱っこの際にはコアラ抱っことよばれる縦抱き（頚定までは片手で頭を支える）をするように心がける.

　以上のような育児方法によって脱臼が後天的に発生する因子を減少させることができることを啓発した.

　これらの予防活動により新生児期に生じる脱臼が減少し全国的に股関節脱臼の発生が激減したとされ

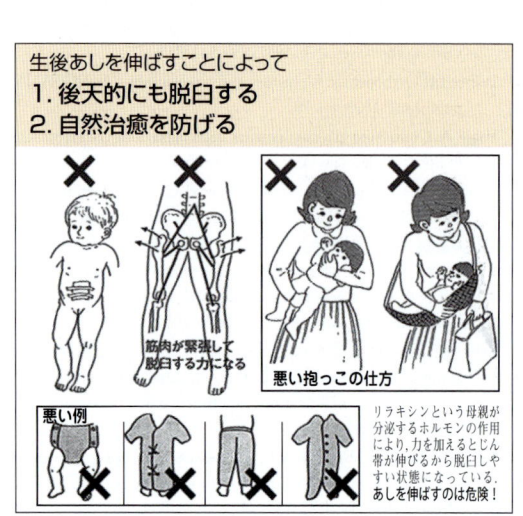

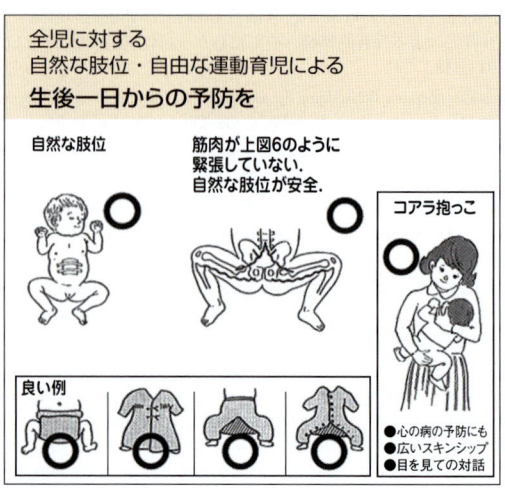

図 33　脱臼予防

る．

わが国の 12 施設における変形性股関節症患者 1,095 例 1,381 股の調査で，そのうち 2 次性変形股関節症と判断した 795 股（73.8％）について，脱臼予防活動が行われる前（1963 〜 1972 年生まれ）と予防活動後（1973 年以降生まれ）における脱臼の治療歴と変形性股関節症の重症度（X 線画像 Crowe 分類）を調査した．その結果，脱臼の治療歴および重症度の高い変形性股関節症（Crowe 分類 2 〜 4）は後者で有意に減っており，脱臼予防活動の有用性を証明している（Sato ら 2024）．

さらに，脱臼の減少に関して，出生前環境因子として妊婦に腹帯をさせ重労働を強いるようなことがなくなったこと，妊婦の体格が改善し妊婦体操なども推奨され子宮内環境もよくなったこと，などにより胎児の運動が妨げられなくなった要因があげられる．

出生後環境因子としてエアコンなど暖房器具の普及により，寒冷地でも軽装で下肢の自動運動を妨げることなく乳児を育児できる環境となったことも減少の一因となっている．

脱臼率の減少に伴い，育児指導が適切に行われなくなる可能性や，乳児検診での見逃しが危惧される．

日本小児整形外科学会および日本小児股関節研究会は，2013 年に作成したパンフレットを改正し，2014 年 6 月に「乳児股関節健診推奨項目」（図 34），2014 年 10 月に「整形外科医のための乳児股関節二次検診の手引き」（図 35），2018 年 1 月に「先天性股関節脱臼予防パンフレット」（図 36），2017 年 1 月に「先天性股関節脱臼予防と早期発見の手引き」（図 37a），2018 年 3 月に「乳児健康診査における股関節脱臼二次検診の手引き」（図 37b）をホームページに開示している．

日本整形外科学会で承認された「乳児股関節健診の推奨項目」を用いた 3 〜 4 か月健診では 10％ 前

後の例がスクリーニングされ，2 次検診のために一般整形外科医に紹介されることが想定されており，従来よりも 2 次検診紹介例が増えるため，整形外科医には 2 次検診の手引きを作成し周知を図っている．整形外科医で対応が難しい例は地域の基幹病院か乳児股関節脱臼を扱っている施設に紹介することになる．

日本整形外科学会公式サイトの会員専用ページにも「整形外科医のための乳児股関節二次検診の手引き」と「乳児股関節脱臼紹介可能施設」のリストが掲載されている．

文献

石田勝正. 先天股脱成立の予防−臨床的・実験的検索と予防の実践−. 整形外科. 1975; 26 : 467-474.

Sato T, Yamate S, Utsunomiya T, et al. Life course epidemiology of hip osteoarthritis in Japan: A multicenter, cross-sectional study. J Bone Joint Surg Am. 2024; 106: 966-975.

8 ｜ DDH 検診

日本小児整形外科学会マルチセンタースタディー委員会のアンケート調査で，2011 年 4 月から 2013 年 3 月にかけての 2 年間における未整復の初診 DDH（完全脱臼）は 1,295 例であり，そのうち 199 人（15.4％）が 1 歳以上，さらには 36 人（2.8％）が 3 歳以上で診断されていた（服部 2016）．

このことから健診体制の見直し・再構築が必要とされ，日本整形外科学会・日本小児整形外科学会から乳児股関節検診の手引き，また 2 次検診の紹介推奨の取り組みがなされている．

海外特に欧州では Graf 法の報告以降，超音波検査が普及している．

乳児期の超音波検査による全例スクリーニングは，メタ解析の結果で臨床所見のみのスクリーニン

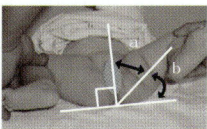
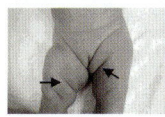
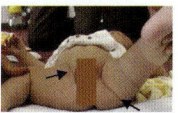

図 34　乳児股関節健診推奨項目（日本整形外科学会，日本小児整形外科学会 2014）

＜乳児股関節脱臼健診チェック項目と診断・治療の指針＞

日本小児整形外科学会、日本整形外科学会

・一次健診（主に小児科医が対応）のチェック項目と二次検診への紹介指針

① 開排制限	＋（右　度：左　度）	－
② 大腿・鼠径皮膚溝の非対称	＋（大腿部・鼠径部）	－
③ 家族歴	＋（関係：　　　　）	－
④ 女児	＋	－
⑤ 骨盤位分娩	＋	－

指針：　開排制限は股関節を90度屈曲して開き、開排70度以下（床から20度以上）の時に陽性とする。
　　　　特に向き癖の反対側の開排制限や左右差に注意する。
　　　　開排制限陽性の場合、あるいはその他の4項目中2項目以上が（＋）の場合は二次検診へ紹介する。

・二次検診（整形外科医が対応）のチェック項目と診断・治療の指針

1）**身体所見**：股関節開排制限、開排時のクリックサイン（骨頭が臼蓋を出入りする感触；無理に行うと骨頭
　　　　傷害の危険性があり繰り返しは避ける）、Allis サイン（脱臼側の下肢短縮のサイン：図1）など

2）**X線所見**（生後3か月以降）；

	良	不良
骨頭核の位置	図2の(a)の領域にある	上方や外方へ逸脱している
Shenton 線、Calvé 線（図3）	連続している	連続していない
白蓋角（α角）　（図4）	30度未満	30度以上
白蓋の形態	凹型で外側縁が角張っている	直線状あるいは下方凸型で外側縁が丸い～欠損している

注）正確な評価のため、骨盤の傾き（回旋）に注意して正しい正面像を撮影することが重要

診断、治療の指針：身体所見とX線（または超音波）検査所見を総合的に評価する。異常な身体所見を認める
　　　　場合や、X線所見で骨頭核の位置や Shenton 線、Calvé 線などが不良の場合は股関節脱臼や亜脱臼が疑われ、
　　　　治療が必要である。脱臼や亜脱臼は否定的であるが臼蓋角や臼蓋形態が不良の場合はX線の経過観察が必要で
　　　　ある。状況により乳幼児股関節脱臼紹介可能施設（三次施設）への紹介を検討する。

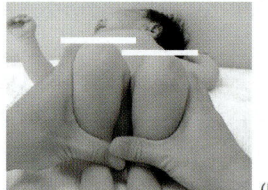

Allis サイン：両踵を床面につけ両膝の
高さの差をチェック（図1）

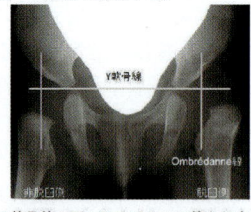

(a)：Y軟骨線の下、Ombrédanne 線より内側の領域
（骨頭核が出現していない場合は出現位置をイメージして評価する）（図2）

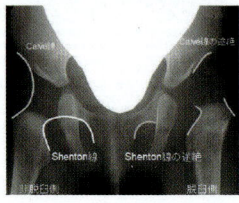

（図3）

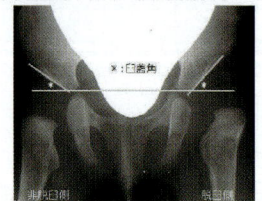

（図4）

図35　整形外科医のための乳児股関節二次検診の手引き

グと比較して早期発見率を増加させ手術加療を減少させていたと報告されている（Kuitunen ら 2022）.

わが国では 1986 年より乳児股関節エコーセミナーが開催されてきたが，エコー検査の普及率は 28％程度であった（服部 2016）. 一方，全例に1次検診で超音波検査を行っている地域では遅診断率がほぼゼロであることが報告されている（朝貝ら 2005，高橋ら 2012，星野 2021）.

この結果は小児整形外科医によるスクリーニングであり，出生数の多い地域では小児科医や一般整形外科医の協力がなければ不可能である.

乳児股関節検診に関して，愛媛県内の小児科 145 施設へのアンケート調査（回答率 57.2％）を行った結果，エコー検査の活用が 1.3％と低いこと，また乳児股関節検診の推奨項目の活用が 13.2％と低く 2 次検診の紹介先となる整形外科医が重要であることを報告している（佐野 2017）.

星野は海外とわが国の DDH 健診・検診の現状を調査検討し，超音波検査の普及と健診の複数化による遅診断例の根絶を提案している（星野 2022）.

—赤ちゃんが股関節脱臼にならないように注意しましょう—

＊生後の赤ちゃんの扱い方が大切です！

「先天性股関節脱臼（発育性股関節形成不全）」は脚の付け根の関節がはずれる病気です。

その発生はまれですが（1000人に1〜3人）、抱き方やおむつの当て方など、赤ちゃんの扱い方を注意することにより、発生をさらに減少させ、また、悪化を防止することができます。

以下の1)〜5)のうち、複数の項目があてはまる場合はとくに正しい扱い方を心がけ、必ず3〜4か月児の健診を受けるようにします。

1) 向き癖がある2) 女の子（男の子より多い） 3) 家族に股関節の悪い人がいる4) 逆子（骨盤位）で生まれた5) 寒い地域や冬期（11月〜3月）に生まれた（脚を伸ばした状態で衣服でくるんでしまうため）

いつも頭が同じ方ばかりいている「向き癖」は、向いている側の反対の脚がしばしば立ち膝姿勢となってしまい、これが股関節の脱臼を誘発することがあります。

赤ちゃんの脚は、両膝と股関節が十分曲がったM字型で、外側に開いてよく動かしている方が好ましいのが好ましく（図1）、立て膝姿勢をとったり、脚が内側に倒れた姿勢をとったりすると（図2）、股関節が徐々に脱臼してくることがあるとされています。

両脚がM字型に開かず伸ばすような姿勢も同様で、要注意とされています（図3）。

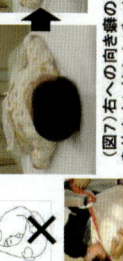

（図1）好ましい姿勢：両脚をM字型に曲げて開き、脚をよく動かしている

（図2）右への向き癖：左脚が立て膝、左脚が内側に倒れている

（図3）好ましいおむつ洋装：両脚をM字型に曲げる余地がある（外側から脚が伸びている）

（図4）コアラの姿勢とコアラ抱っこ：両脚が十分曲がったM字型をしている（注：首座るまでは必ず縦方向に支えておげましょう）

（図5）抱っこひもを利用したコアラ抱っこ

（図6）

—歩き始めるまで、次の点に注意しましょう—

＊「股関節脱臼予防と早期発見」アニメーション動画「赤ちゃんの病気、股関節脱臼」で閲覧できます。

仰向けで寝ている時は：M字型開脚を基本に自由な運動を

両膝と股関節を曲げて M字型に開脚した状態を基本として（図1）、自由に脚を動かせる環境をつくりましょう。両膝を外から絡めつけて脚が伸ばされるような、きついムツや洋服はさけましょう（図3）。

抱っこは：正面抱き「コアラ抱っこ」をしましょう

赤ちゃんを正面から抱くと、両膝と股関節が曲がってM字型開脚でお父さん（お父さん）の側にしがみつく形になります。この正しい抱き方は、あたかもコアラが木につかまった形であるため「コアラ抱っこ」とも呼ばれています（図4）。同様に、両膝と股関節がM字型に曲がって使える「正面抱きで使える「正面抱き用の抱っこひも」の使用も問題ありません（図5）。

横抱きのスリングは開脚の姿勢がとれず、また、両脚が伸ばされる危険もあるため、注意が必要です（図6）。

向き癖がある場合は：反対側の脚の姿勢に注意しましょう

向き癖方向と反対側の脚が立って膝姿勢にならず、外側に開脚するような環境を作ってあげるように注意しましょう。赤ちゃんには常に向き癖の反対側から話しかける、向き癖側の頭の下にバスタオルやマットを利用して少し持ち上げる（図7）などの方法が提唱されていますが、それぞれの赤ちゃんに合った方法を工夫してみましょう。

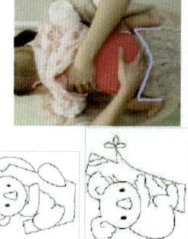
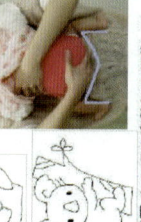
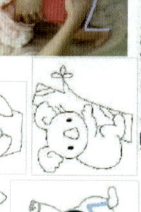
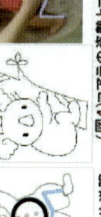
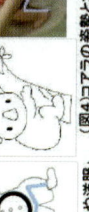
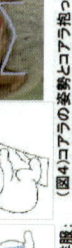
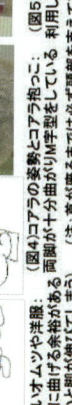

（図7）右への向き癖の場合、右側の頭〜身体を少し持ち上げて斜めにして、左脚が外側に倒れて開くように工夫する。

（日本整形外科学会、日本小児整形外科学会）

＊1か月と3〜4か月の健診でチェックを受け、異常や異常を疑われた場合は整形外科を受診するように、気になる点がある時はいつでも整形外科を受診下さい。

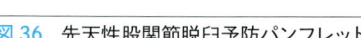

図36　先天性股関節脱臼予防パンフレット

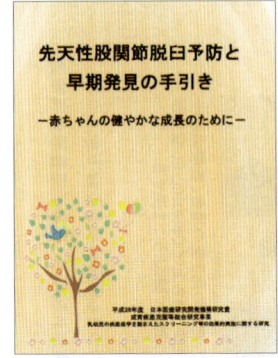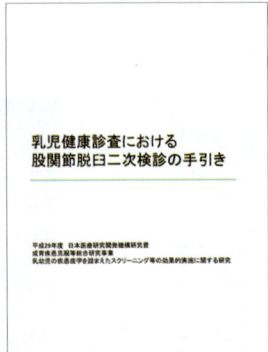

図37 股関節脱臼予防の手引き
a: 先天性股関節脱臼予防と早期発見の手引き.
b: 乳児健康診査における股関節脱臼二次検診の手引き（整形外科用）.
それぞれ，日本小児整形外科学会ホームページ：赤ちゃんの股関節脱臼—正しい知識と早期発見のために—（http://www.jpoa.org/8041/）より PDF をダウンロードできる.

日本小児整形外科学会の要望により，2024年から母子保健医療対策総合支援事業の一貫として，各自治体において，股関節1か月健診の問診票に股関節脱臼スクリーニングの項目が4か月健診と同様に含まれることになった．1か月健診は主に個別健診であるが，今後は整形外科医の連携によって遅発見例の減少が期待される.

文献

朝貝芳美, 渡辺泰央, 今給黎篤弘. 長野県下諏訪町における乳児先天股脱超音波検診の現状. 日小整会誌. 2005; 14: 40-43.

服部　義. 日本における発育性股関節形成不全（DDH）の過去と現在. 日整会誌. 2016; 90: 473-479.

星野弘太郎. 江津市乳児健診における全例股関節超音波スクリーニングの10年. 中部整災誌. 2021; 64: 33-34.

星野弘太郎. DDH健診・検診の歴史・方法・制度と遅診断. 関節外科. 2022; 41: 363-372.

Kuitunen I, Uimonen MM, Haapanen M, et al. Incidence of neonatal developmental dysplasia of the hip and late detection rates based on screening strategy. A systematic review and meta-analysis. JAMA Netw Open. 2022; 5: e2227638.

佐野敬介. 小児股関節疾患の診断・治療. MB Orthop. 2017; 30: 1-15.

高橋　牧, 畠山征也. 新潟市保健所の超音波による乳児股関節検診の現状. 日小整会誌. 2012; 21: 430-431.

2章 Perthes 病

1 疾患概念

　Perthes 病（Legg-Calvé-Perthes disease）は，骨成熟が完了するまでに発症する大腿骨近位骨端部の阻血性疾患である．

　骨端症の 1 つに分類されており，自然修復がみられる．

　1909 年に Waldenström は X 線像の特徴を最初に記述したが，その臨床経過の良好なことや瘻孔形成のないことから小児結核性股関節炎の軽症例と考えた．

　しかし，1910 年に米国の Legg，フランスの Calvé，ドイツの Perthes が，別々に結核とは異なる疾患として報告した．

　その後，1913 年に Perthes は大腿骨頭標本の組織学的所見から本症を若年性股関節変形性骨軟骨炎と名づけたが，Waldenström（1922）は炎症性疾患ではないことを指摘し，大腿骨頭および寛骨臼の最も特徴的な形態変化から，扁平股（coxa plana）とよんだ．

　現在では 1910 年の報告者の名前から Legg-Calvé-Perthes 病（LCPD），あるいは単に Perthes 病とよばれている．

文献

Calvé J. On a particular form of pseudo-coxalgia associated with a characteristic deformity of the upper end of the femur. 1910. Clin Orthop Relat Res. 2006; 451 : 14-16.

Legg AT. An obscure affection of the hip joint. 1910. Clin Orthop Relat Res. 2006; 451 : 11-13.

Perthes GC. Uber osteochondritis deformans juvenilis. Arch Klin Chir 1913; 101 : 779-807.

Perthes GC. Concerning arthritis deformans juvenilis. 1910. Clin Orthop Relat Res. 2006; 451 : 17-20.

Waldenström H. Der obere tuberkulose collumherd. Z Orthop Chir 1909; 24 : 487-512.

Waldenström H. The definite form of coxa plana. Acta Radiol. 1922; 1 : 384-394.

2 疫　学

　発症年齢は 2 ～ 14 歳頃であり，好発年齢は 4 ～ 7 歳でピークは 5 ～ 6 歳（Perry ら 2016）である．

　本症の疫学的発生率をみると，14 歳以下の白人 10 万人あたりの発生率は 5.7 人（Molloy ら 1966），南アフリカでの白人，有色人種および黒人における発生率は 10 万人あたり，それぞれ 10.8 人，1.7 人および 0.45 人であったと報告されている（Purry 1982）．

　わが国では，宮城県においては 14 歳以下の人口 10 万人あたり 4.3 人（田中ら 1981），和歌山県では 5.12 人との報告がある（岡安ら 2000）．

　男児に好発し，日本小児整形外科学会の多施設調査によれば男女比は 6.3：1 であった（Kim ら 2006）．

　片側例が多く，左右差はほとんどみられない．両側例も約 10％にみられるが，同時に発症することは稀で，数か月～ 1 年以上の間隔をもって発症する．

　英国とノルウェーからの報告によると，Perthes 病の発症数は減少傾向である（Perry ら 2012，Mullan ら 2017）．

文献

Kim W-C, Hiroshima K, Imaeda T. Multicenter study for Legg-Calvé-Perthes disease in Japan. J Orthop Sci. 2006; 11 : 333-341.

Molloy MK, MacMahon B. Incidence of Legg-Perthes disease. N Engl J Med. 1966; 275 : 988-990.

Mullan CJ, Thompson LJ, Cosgrove AP. The declining incidence of Legg-Calve-Perthes' disease in Northern Ireland: an epidemiological study. J Pediatr Orthop. 2017; 37: e178-e182.

岡安　勤, 岡本賢俊, 松崎交作, 他. ペルテス病の疫学. 和歌山県におけるPerthes病の発生頻度. 日小整会誌. 2000; 9 : 107-111.

Perry DC, Bruce CE, Pope D, et al. Legg-Calvé-Perthes disease in the UK: geographic and temporal trends in incidence reflecting differences in degree of deprivation in childhood. Arthritis Rheum. 2012; 64: 1673-1679.

Perry DC, Skellorn PJ, Bruce CE. The lognormal age of onset distribution in Perthes' disease: an analysis from a large well-defined cohort. Bone Joint J. 2016; 98-B: 710-714.

Purry NA. The incidence of Perthes' disease in three population groups in the Eastern Cape region of South Africa. J Bone Joint Surg Br. 1982;

64 : 286-288.

田中久重, 津久井俊行. 宮城県におけるペルテス病の発生頻度. 中部整災誌. 1981 ; 24 : 590-591.

3 病因・病態

本疾患は大腿骨頭壊死によるものであるが, その原因については多因子が関与していると考えられており (Kim 2011), いまだ結論にはいたっていない.

その理由として, 本疾患の多くがX線学的には受診時すでに血行再開後の修復像を呈しており, 血行障害が生じたと思われる時点にさかのぼっての検討が困難なためである.

小児の大腿骨頭の血行障害は脱臼や頚部骨折などの外傷や股関節手術, 発育性股関節形成不全の治療過程においても生じることがあるが, Perthes病ではそのような明確なきっかけがなく生じるところが1つの特徴である.

大腿骨頭への血管の梗塞回数についてもいまだ議論の余地がある. Kimら (2002) は豚を用いた実験を行い, 1回の梗塞により大腿骨頭の変形とPerthes病に類似した組織変化が得られたことを報告している.

一方, Inoueら (1976) は, Perthes病患者の大腿骨頭の組織学的検討を行い, 51%の症例で修復組織の壊死像がみられたことから, Perthes病が2回以上の梗塞に起因すると述べている.

また, Catterallら (1982) は, 初回の梗塞で壊死に陥った部分が吸収され力学的に脆弱化し圧潰を起こすと, その部分に局所的な血流障害, すなわち2回目の梗塞が生じるのではないかと述べている.

複数回の梗塞説については, 成人の特発性大腿骨頭壊死症で得られている臨床病態とは異なることもあり (Kuboら 1997, 上島 2010), 今後のさらなる検討が必要である.

血管閉塞の部位は, 外側骨端動脈が股関節包に入る部分であることが血管造影により示されている (Atsumiら 2000).

1. 凝固異常説

プロテインCとSの欠損やほかの凝固異常との関連を示す報告 (Glueckら 1996) もあるが, まだ確証は得られていない.

2. 大腿骨頭と大腿骨頚部の静脈還流異常説

大腿骨頭と大腿骨頚部の静脈還流異常がPerthes病において認められると指摘されている.

静脈の還流は通常, 内側大腿回旋静脈を通して行われるが, Perthes病では患側の大腿骨頚部の静脈圧が高く, 骨幹端において静脈うっ滞が起こり, 静脈の流れは骨幹部の静脈を通してより遠位から生じていることがわかっている (Iwasakiら 1982).

しかしながら, これらが疾患の原因なのか, 結果なのかは明らかではない.

3. 外傷説

Perthes病が活発な男児に多いことから, 日々繰り返される小さな外傷が脆弱な大腿骨頭に影響を及ぼした結果であるという外傷説が以前から提唱されている.

しかし, 軽度の外傷による直接的影響で股関節への血行が途絶することは考え難く, 外傷にさらに他の要因が加わって血行の途絶をきたすものと考えられる.

4. 炎症説

小児期において大腿骨頭の骨端核を栄養する動脈は関節包と大腿骨頚部との間の被膜のなかを走るという解剖学的特徴があるため, 炎症などにより関節内圧が亢進すると, 閉塞を起こしうると考えられた.

単純性股関節炎からPerthes病に移行する頻度が3〜6%であるという報告もある (Nachemsonら 1969, Landinら 1987).

しかしながら, 当時の報告は単純X線像での診断であり, Perthes病をはじめから含んでいた可能性もある.

5. その他の説

Perthes病は小柄な子供に多く, 約2年の骨年齢遅延があり, 異常な成長や発達に基づく素因や遺伝的影響があるという報告もある.

内分泌機能障害がPerthes病の原因とされた時期もあったが, これまでの研究では甲状腺機能低下やその他の内分泌機能異常と本症の関係は明らかでない.

都市部に比較的多く, 農村などでは少ないという環境説, 家族からの受動喫煙によるという報告, 低出生時体重児や多動あるいは注意欠陥多動性障害の傾向を持った子供に多いという報告もある. これらが直接的な原因となるかは不明である (Molloyら 1967, Mataら 2000, Perryら 2017).

〔病理〕

病理所見は, 初期に生じる壊死像に修復像が加わって複雑で多彩な像を呈する.

関節軟骨は肥厚しており，深層の軟骨細胞は一部変性して，軟骨内骨化が認められない．

軟骨下骨梁との間には空隙が形成され，大腿骨頭骨端核の骨梁には圧潰が，骨髄組織には壊死が観察され，初期には修復反応はみられない．

分節期に入ると，単純X線像で硬化した中央部には一部圧潰を伴う壊死部がみられ，その周囲には修復反応に伴って形成された結合組織があり，再骨化期にはその外側に新生した骨梁がみられる．

これらの所見は成人の大腿骨頭壊死症とほぼ同じで，偽関節や遷延癒合の所見に類似している．

単純X線像で大腿骨近位骨幹端部にみられる透亮像や嚢腫像の病理組織像は，骨梁の萎縮や骨髄の線維性変化である（田村 1991）．

文献

Atsumi T, Yamano K, Muraki M, et al. The blood supply of the lateral epiphyseal arteries in Perthes' disease. J Bone Joint Surg Br. 2000; 82 : 392-398.

Catterall A, Pringle J, Byers PD, et al. A review of the morphology of Perthes' disease. J Bone Joint Surg Br. 1982; 64 : 269-275.

Glueck CJ, Crawford A, Roy D, et al. Association of antithrombotic factor deficiencies and hypofibrinolysis with Legg-Perthes Disease. J Bone Joint Surg Am. 1996; 78 : 3-13.

Inoue A, Freeman MA, Vernon-Roberts B, et al. The pathogenesis of Perthes' disease. J Bone Joint Surg Br. 1976; 58 : 453-461.

Iwasaki K, Suzuki R, Okazaki T, et al. The haemodynamics of Perthes' disease: An intraosseous venographic study combined with measurement of the intramedullary pressure. Int Orthop. 1982; 6 : 141-148.

Kim HK, Su PH. Development of flattening and apparent fragmentation following ischemic necrosis of the capital femoral epiphysis in a piglet model. J Bone Joint Surg Am. 2002; 84 : 1329-1334.

Kim HK. Legg-Calve-Perthes disease: etiology, pathogenesis, and biology. J Pediatr Orthop. 2011; 31 : 141-146.

Kubo T, Yamazoe S, Sugano N, et al. Initial MRI findings of non-traumatic osteonecrosis of the femoral head in renal allograft recipients. Magn Reson Imaging. 1997; 15 : 1017-1023.

Landin LA, Danielsson LG, Wattsgård C. Transient synovitis of the hip. Its incidence, epidemiology and relation to Perthes'disease. J Bone Joint Surg Br. 1987; 69 : 238-242.

Mata SG, Aicua EA, Ovejero AH, et al. Legg-Calvé-Perthes disease and passive smoking. J Pediatr Orthop. 2000; 3 : 326-330.

Molloy MK, MacMahon B. Birth weight and Legg-Perthes Disease. J Bone Joint Surg Am. 1967; 49 : 498-506.

Nachemson A, Scheller S. A clinical and radiological follow-up study of transient synovitis of the hip. Acta Orthop Scand. 1969; 40 : 479-500.

Perry DC, Thomson C, Pope D, et al. A case control study to determine the association between Perthes' disease and the recalled use of tobacco during pregnancy, and biological markers of current tobacco smoke exposure. Bone Joint J. 2017; 99-B: 1102-1108.

田村　清. ペルテス病（伊藤鉄夫　編集. 股関節外科学，第4版）. 金芳堂. 1991; 255-297.

上島圭一郎，藤岡幹浩，久保俊一. MRI診断（久保俊一，菅野伸彦　編集：特発性大腿骨頭壊死症）. 金芳堂. 2010; 54-60.

4 診 断

1. 症状と理学的所見

Perthes病の臨床症状の主なものは疼痛，跛行，関節可動域制限である．

わが国における多施設調査（金 2009）によると，疼痛を有した症例の割合は91.7%，跛行は96.0%であった．

疼痛の部位は股関節部だけでなく，膝関節（12.5%）や大腿部（12.5%）の場合もあり，膝関節疾患などと誤診されることも稀ではない．また，疼痛を自覚しない場合（8%）や歩行時痛のない場合（16.7%）もあることに注意が必要である．

これらの疼痛は通常徐々に発現し持続的である．運動により増悪し，安静により軽減する．急激に発症する場合や，早期に消失する場合もある．

本疾患では疼痛が消失しても跛行が持続することが多い．また，これらの症状が発現と消失を繰り返すこともある．

可動域制限はほとんどの症例で認められるが，初期には気づかれない場合もある．

屈曲と外転に加え内旋が強く制限されていることが多い．病期によっては制限が軽いものもある．

罹病期間が長くなると大腿部の筋萎縮が明らかとなり．1～2cm程度の大腿周径の左右差が認めることが多い．

大腿骨頭変形や大腿骨頚部短縮が生じるまで見過ごされると，脚長差やTrendelenburg徴候が生じる．

2. 血液・生化学検査，関節液検査

一般的には血液・生化学検査所見には特異的な異常所見はない．

しかし，内分泌異常，糖・脂質代謝異常，下垂体機能不全症，線溶系・凝固系異常を合併することもある．

発症初期には軟骨下骨骨折に伴い反応性の滑膜炎による関節水腫が生じる．股関節の穿刺で得られるのは2～5ml程度であり，関節液の性状において特異的な異常はない．

3. 病期分類

1) WaldenströmのX線学的病期分類
（Waldenström 1922）

1922年にWaldenströmは，それまでに経過観察した37例の経験から，X線学的に病期をevolutionary period，healing period，growing period，definite stageの4段階にわけた分類を提唱した．

evolutionary period はさらに initial stage と fragmentation stage の 2 段階に分けられている.

① evolutionary period（3～4年）

a) initial stage（6か月～1年）

骨端核に点状の脱灰像を伴う硬化像,扁平化,辺縁不整像などを認める.大腿骨頚部にも骨端線直下を中心に脱灰像をしばしば認める.軟骨の高さは保たれている.

b) fragmentation stage（2～3年）

骨端核は高度に扁平化し,分節化する.はじめは大きく3つに分節化し,その後多数の小さな顆粒状となる.骨萎縮像も認める.

② healing period（1～2年）

骨端核は再石灰化し,均一化する.

③ growing period

成長終了時までの期間であり,骨頭形態が定まっていく期間である.

④ definite stage

大腿骨頭と寛骨臼の最終形態.

Waldenström は,growing period の初期には大腿骨頭の形態が定まる場合が多いと述べている.

2) 各病期における組織像（Jonsäter 1953）

Jonsäter は,Waldenström の X 線学的な分類に基づいて34例を分類した上で,内径2mm の中空針で病変部を採取し,各病期における組織学的な検討を行った.

Waldenström 分類の healing period を reparation stage とし,growing period と definite stage をまとめて definite stage とするなど,名称などに若干の修正がなされている.

① initial stage

骨は全体としてやわらかく,骨壊死の所見を認める.Jonsäter は核の濃縮像や崩壊像,溶解像がみられた場合を骨壊死と定義している.

骨髄腔は壊死した骨髄や,核のない小骨片で満たされている.脂肪髄はほぼ消失している.

骨壊死の所見が軟骨の石灰化層にいたる部位では,軟骨内骨化により形成された骨の壊死,軟骨の配列の不整像,小さい骨端核などの所見がみられる.

新生骨は認められない.また出血もほとんどみられない.骨病変部に炎症所見はなく,白血球は認められない.

この時期の単純 X 線側面像上で,骨端核の前上部の軟骨下層に細い線状陰影（軟骨下骨折線）がみられることがある.Waldenström（1938）はこの所見について,壊死骨が吸収された部分が透亮像となりこのようにみえると述べている.Jonsäter はこの時期には骨吸収が起こらないとしてこの説を否定し

た.荷重負荷や筋肉の緊張により壊死骨が圧潰する一方で,軟骨下層の石灰化層でつくられた骨には壊死が及びにくい.この部分の骨は軟骨に接着した状態を保ち,弾力のある軟骨は圧が除去されるとともにもとの位置に戻り圧潰しないことから,両者の間に間隙ができることによりこの所見が得られると推察している.

Jonsäter は,修復像のないこの時期が Perthes 病の culminating point（極期）であると述べている.

② fragmentation stage

X 線学的な fragmentaion stage は,組織学的にはもはや Perthes 病の culminating point は過ぎており,修復期に移行している.

骨は全体的に initial stage よりも硬く,骨壊死像に加えて新生骨がみられることが特徴である.血管や細胞の豊富な修復組織が壊死骨内に侵入している像が認められ,出血像もみられる.

これらの組織の核は大きく,濃く,細胞間質の構造も均一化しており,これが成熟すると骨組織になることが予想される.正常骨髄もみられるようになる.

軟骨の変化は initial stage と同様に骨変化がいたる部位に限局しており,核の濃縮像や溶解像のほか,軟骨細胞配列の乱れなどの所見を認める.

炎症所見や感染の所見がないことは initial stage と同様である.この時期の X 線像上の硬化像は壊死骨を,透亮像は修復組織を反映していると考えられる.

③ reparation stage

X 線学的に修復期と捉えられるこの時期においては,組織学的にも修復反応が継続しており,fragmentation stage との違いは修復の程度の違いのみである.

骨は fragmentation stage よりもさらに硬くなる.壊死骨や新生骨が少なくなる一方で正常な骨および骨髄の所見が多く認められる.軟骨の変化はfragmentation stage と同様である.

④ definite stage

Jonsäter は,この stage については組織学的な検討を行っていないが,①～③までの stage の検討から,正常な骨であると予測している.

3) Tachdjian's Pediatric Orthopaedics（6th ed）におけるX線学的病期分類（Herring 2020）

① initial stage

滑膜炎,大腿骨頭靱帯の腫脹や関節軟骨の肥厚などによる大腿骨頭の外方化と,骨端核が成長停止によりやや小さくなることが,Perthes 病初期の単純 X 線所見の特徴である.

軟骨の肥大化も認められる．1/3の症例では，単純X線側面像で軟骨下骨に骨折線を認める．大腿骨頭は徐々に硬化像を呈する．骨幹端部にも囊胞や透亮像を認める．

骨端核に透亮像が現れるとinitial stageは終了となる．この病期の期間は平均6か月，最大14か月である．

② fragmentation stage

骨端核の透亮像が拡大するが，硬化像も残存する．中央が硬化像として残り，内側，外側との境界が明瞭となることが多い．重症例ではこの境界がない．

軟骨下骨に新生骨が現れるとfragmentation stageは終了となる．この病期の期間は平均8か月（2〜35か月）である．

③ reossification (healing) stage

軟骨下骨に新生骨があらわれるとこの病期の始まりである．再骨化は通常大腿骨頭の内外側から始まる．通常，最後まで骨化しないのは前方と大腿骨頭の中心である．

透亮像を呈する部分は徐々に線維性骨（woven bone）で置換され，リモデリングを経て骨梁となる．大腿骨頭全体の再骨化が完了したらこの病期は終了であり，平均51か月（2〜122か月）つづく．

④ residual stage

このstageでは大腿骨頭のdensityに変化はみられない．

しかし，大腿骨頭の形態は成長終了時まで変化をつづける．大腿骨頭の成長が停止していると，大転子の相対的な過成長による変形（大転子高位）が生じる．

4）本書におけるX線学的病期分類

病期を正しく把握することは，Perthes病の重症度を適切に判定するために必要であり，したがって治療法選択において重要である．

臨床においては，単純X線像で判定可能な病期分類が有用であるが，過去に用いられてきた分類では，病因として炎症説を採用している場合などに，「滑膜炎期」や「壊死期」といった，組織学的な所見に由来する名称が混在している場合があった（田村1991）．

これらの名称は，X線学的所見に基づいて病期を考える上では理解を複雑にする．また，initial stageについても分類によってその内容が異なっている．

前述のWaldenström分類では，骨端核自体に点状の脱灰像を伴う硬化像，扁平化，辺縁不整像など濃淡や形態の変化を認める時期としている．

一方，Tachdjian's Pediatric Orthopaedics (6th ed)（Herring 2020）による分類では，大腿骨頭の外方化や小さい骨端核という骨端核自体の変化がないかもしくはわずかな時期から，硬化像を呈する時期までをinitial stageに含んでいる．

単純X線像で骨端核自体の変化がほとんどみられない時期と硬化像を示す時期を一緒にすることは分類方法としては必ずしも適切ではないと考えられる．

そこで本書では単純X線所見より病期を以下のように取り扱うこととする（図1）．

①初期（initial stage）

骨端核のわずかな扁平化（Waldenström 1938），健側より小さい骨端核（Caffey 1968, Ferguson 1975），大腿骨頭の側方化（Waldenström 1938, Caffey 1968）などの所見がみられる．

また，骨端核前上部に細い線状陰影（軟骨下骨折線）を認めることがある（Waldenström 1938, Caffey 1968）．これは軟骨下骨が圧潰する際，その上層にある軟骨の石灰化層の骨化部分は軟骨とともに分離するためであると考えられる（Jonsäter 1953）．

単純X線像では正面像よりも側面像でよく確認できる．

②硬化期（sclerotic stage）

骨壊死が単純X線像で骨硬化像を示す時期である．

Waldenström分類のinitial stage，またTachdjian's Pediatric Orthopaedics (6th ed)のinitial stageにおける硬化像出現後の時期に相当する．

修復反応はまだ起きていないため，骨端核内に透亮像（すなわち分節化）はまだ認めない．

③分節期（fragmentation stage）

硬化像のなかに透亮像が出現してきた時点が分節期の始まりである．

組織学的には壊死骨が吸収され，その部分に修復組織が進入する時期である．壊死骨が硬化像，修復組織が透亮像を示し，単純X線像上骨端核が分節化したようにみえる．

④再骨化期（reossification stage）

修復組織を示す透亮像に新生骨があらわれてから，大腿骨頭全体が新生骨で置換されるまでの期間である．

X線学的に新生骨による修復が確認できるようになる．修復期（healing stage, reparation stage）ともよばれる．

再骨化期を通じて大腿骨頭の扁平化が進行する症例は，形態変化がないか球形度が回復する症例に比べ，この期間は長い（Herringら1993）．

⑤残余期（residual stage）

再骨化期が終了する期間である．すなわち大腿骨

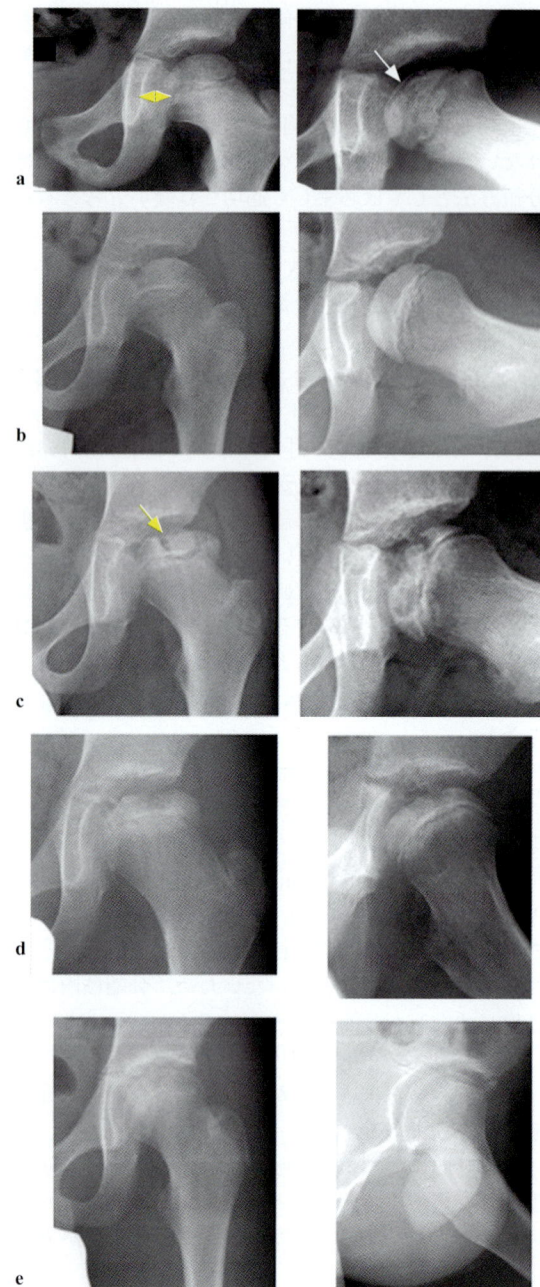

図1　単純X線像による病期分類（左：正面，右：側面）

a: 初期．内側関節裂隙の拡大（黄矢印）と軟骨下骨折線（白矢印）がみられる．

b: 硬化期．

c: 分節期．骨端核の中心に硬化像が残存する head within a head（矢印）がみられる．

d: 再骨化期．

e: 残余期．

頭全体が新生骨で置換されてから成長が終了するまでの期間である．

大腿骨頭の濃淡変化はもはや生じないが，大腿骨頭の形態や，時には寛骨臼の形態もリモデリングにより変化しうる．

大腿骨頭の成長が停止していると，大転子の相対的な過成長による変形（大転子高位）が生じる．

4. X線学的重症度分類

1) Catterall 分類 (1971)（図2）

1群：病変部は骨端の前方部のみに限定しているもので，軟骨下骨折線は認めないが，患側は骨端が小さく，時に中心部に軽度の不規則な陰影増強がみられる．頻度としては少ない．

2群：病変部は，Catterall の原著では「前方部をこえるもの」との記載のみであるが，一般的には骨端の前方から2/3程度にとどまる例を2群とすることが多い．

吸収最盛期でも内，外，後部骨端は1/3程度圧潰や壊死を免れている．

3群：病変部は広範囲に拡大しているが，圧潰を免れている部分が，内・外・後方に少し残存している．

病初期には骨端部全体に head within a head の所見がみられ，軟骨下骨折が広範に認められる．

4群：骨端部全体が壊死しているため，吸収最盛期には全骨端が消失する．

骨端全体の圧潰と骨端高の減少は免れず，大腿骨頭の扁平化につながるため予後不良である．

骨端に少しでも生存している部分があれば3群とする．

本分類は，検者間によるばらつきが大きいことや（Hardcastle ら 1980），単純X線像で壊死の範囲が確定するのに発症から6か月以上を要することなどから，実際の治療法決定においては有用とはいえない．

また，Catterall は head at risk sign として成長軟骨板の水平化，骨端外側のV字型骨透亮像（Gage sign），骨端外側の石灰化，大腿骨頭の外方化，骨幹端の嚢腫状変化をあげているが，大腿骨頭の外方化以外は予後との関連は少ないといわれている．

2) Salter-Thompson 分類 (1984)（図3）

この分類は，一般的に病初期に認められる軟骨下骨折線から壊死領域を推定するもので，骨端の壊死領域が1/2以下のものをA群（Catterall 1，2群），1/2以上のものをB群（Catterall 3，4群）として2つに分類している．

A群とB群を分ける重要な点は骨端の外側柱が保たれているかどうかである．

本分類はX線像上の分類基準を簡潔にし，骨端

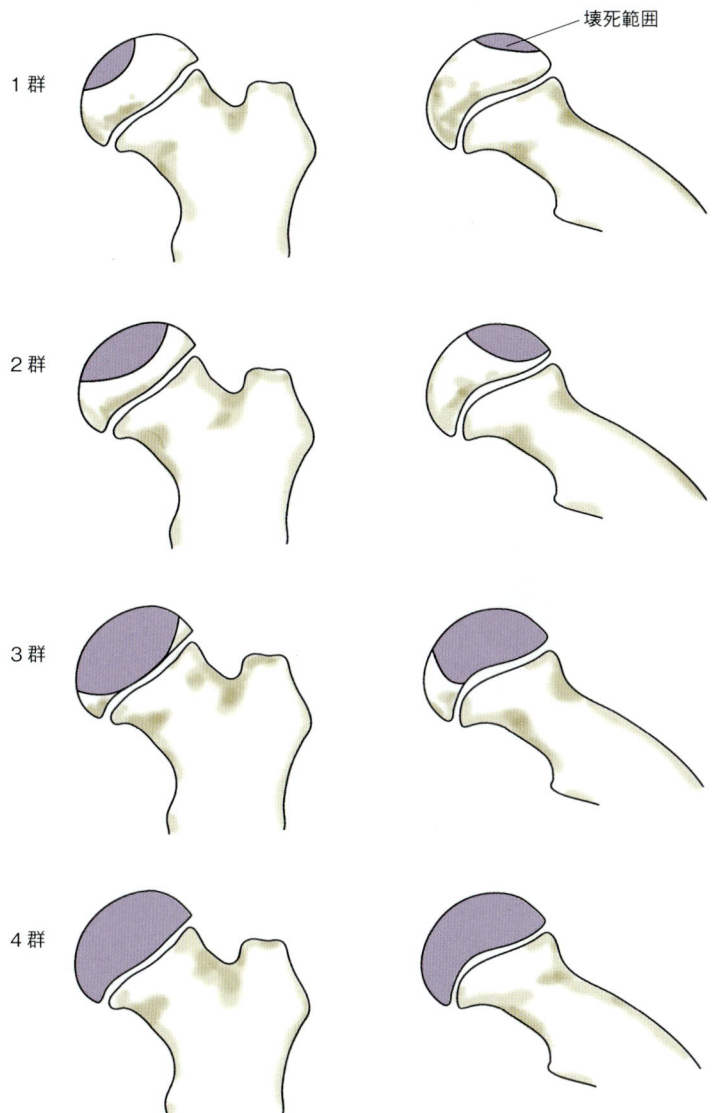

1群

2群

3群

4群

壊死範囲

図2　Catterall 分類(壊死領域の範囲)
（左：正面，右：側面）

の壊死範囲の早期診断を可能にした．

3）Herring 分類（1992）(図4)

大腿骨頭外側部の支持部（lateral pillar）の圧潰と治療成績が相関し，検者間のばらつきが小さいことからよく使われる分類である．

Herring らは，単純 X 線正面像で分節化した大腿骨頭骨端核の外側部分（外側部分の分節化が明らかでない場合は，骨端核の外側 1/4）を lateral pillar（LP）と定義し，分節期に LP の高さを健側と比較して分類を行った（Herring ら 1992）．

LP は大腿骨頭骨端核外側の 5 〜 30 ％を占める（Herring ら 2004a）．

LP が健側とほぼ同じ高さを A 群，50％未満の圧潰を B 群，50％以上の圧潰を C 群の 3 群に分類した．

その後，Herring ら（2004a）はこの分類に B/C border 群を加えた分類を提唱している．すなわち，B 群のなかで，LP は 50％をこえるが LP の幅が 2 〜 3mm，LP は 50％以上あるが骨化がほとんどみられない，LP は 50％であるが，中央部より圧潰しているものを B/C border 群とした．

そして，B/C border 群と C 群を予後不良としている（Herring ら 2004b）．

しかし，lateral pillar 分類も Catterall 分類と同様に分節期に判定するため，初診時には予後予測ができないこと，診断時期によっては圧潰が進行していること，など治療法選択の指標とはなりにくいことが難点である．

二見（2010）は定量的 lateral pillar 分類を提唱し，

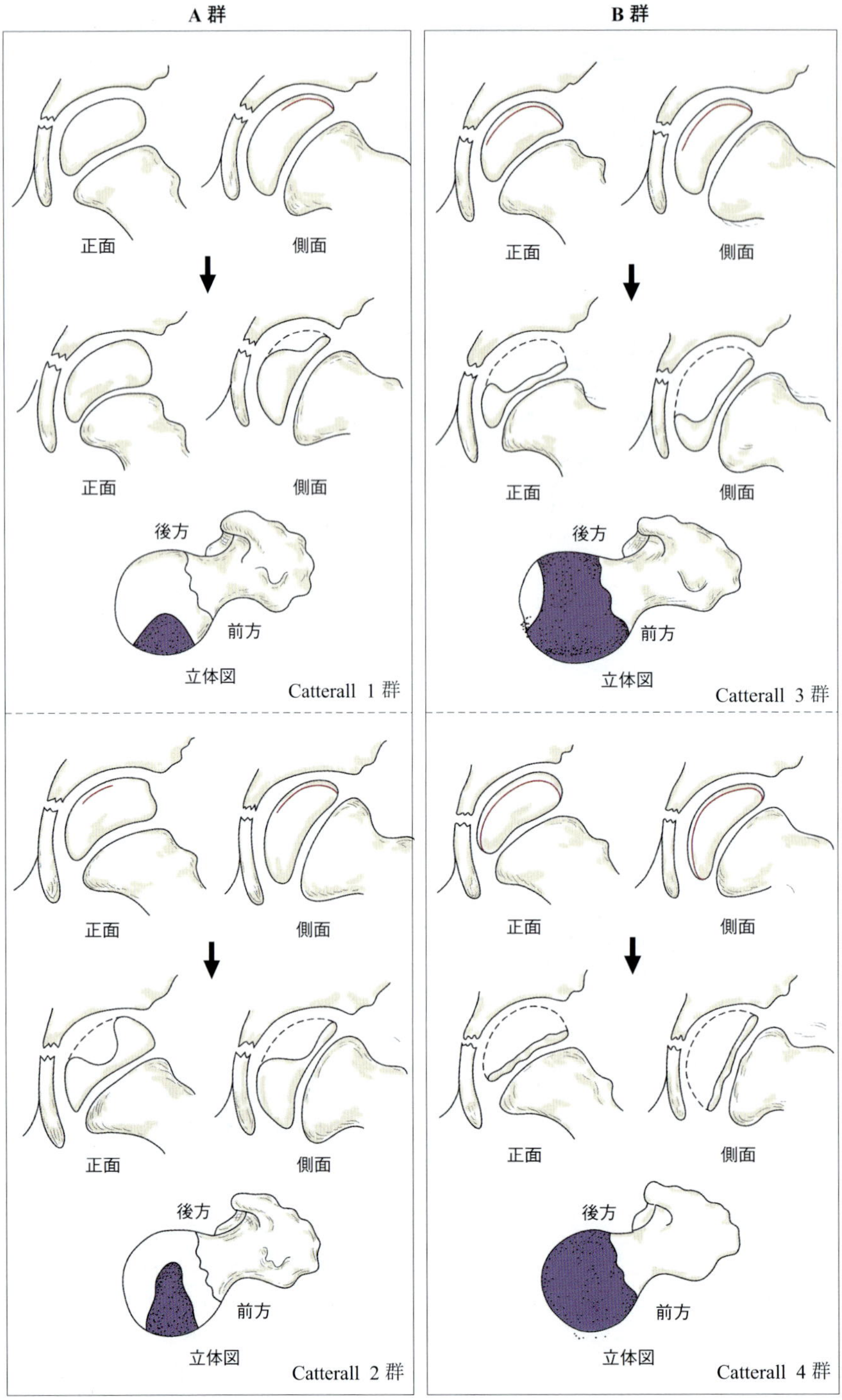

A 群　　　　　　　　　　B 群

正面　　側面　　正面　　側面

正面　　側面　　正面　　側面

後方　　　　　　　後方

前方　　　　　　　前方

立体図　Catterall 1 群　　立体図　Catterall 3 群

正面　　側面　　正面　　側面

正面　　側面　　正面　　側面

後方　　　　　　　後方

前方　　　　　　　前方

立体図　Catterall 2 群　　立体図　Catterall 4 群

図3　Salter-Thompson 分類
（Salter ら 1984 より）
軟骨下骨折線から壊死領域が
骨端の半分以下を A 群，半
分以上を B 群としている．

予後予測や経過中の治療法見直しに有用であるとしている．

4）赤澤分類（2000）（図5）

lateral pillar だけでは十分には予後と相関しないこと，前後像だけでは病変部を十分に把握できていないことから，側面像の posterior pillar（PP）の圧潰

も考慮する必要がある．

健側との比較で，PP の高さが健側と変わらないものを A 群，PP の圧潰が 50％未満を B 群，PP の圧潰が 50％以上を C 群として 3 群に分類した．

Sugimoto ら（2004）は，Herring の lateral pillar 分類と赤澤の posterior pillar 分類の A，B，C を 0，

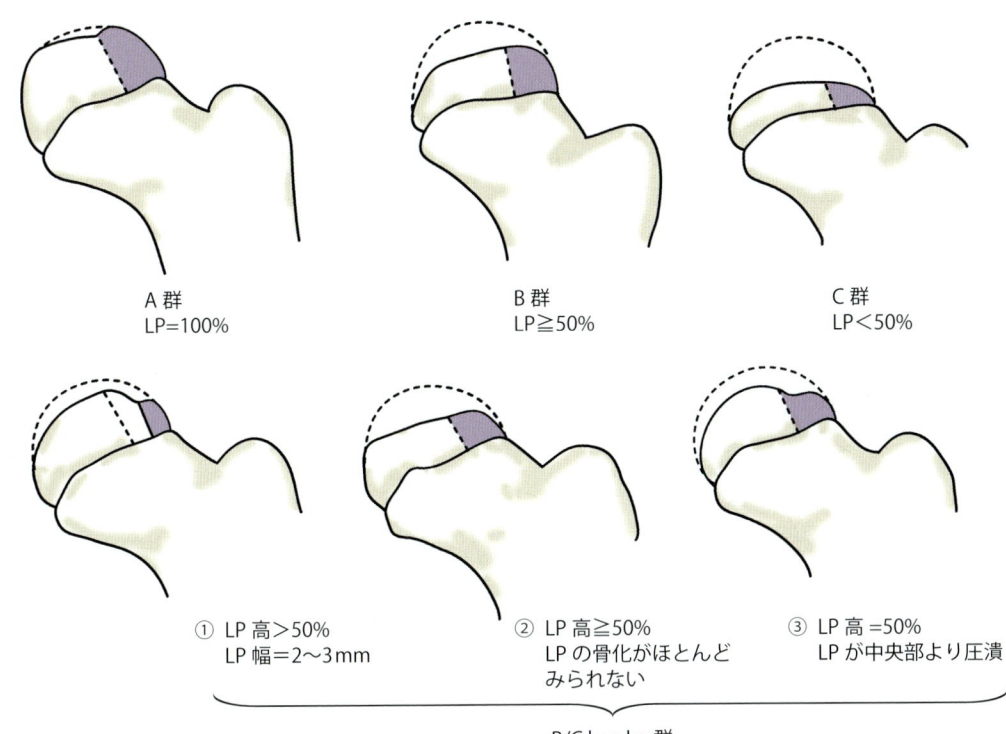

A 群
LP＝100%

B 群
LP≧50%

C 群
LP＜50%

① LP 高＞50%
LP 幅＝2〜3mm

② LP 高≧50%
LP の骨化がほとんど
みられない

③ LP 高 ＝50%
LP が中央部より圧潰

B/C border 群

図 4　Herring の lateral pillar（LP）分類
LP（骨端核外側 5 〜 30%の範囲）の高さを分節期に判定する.

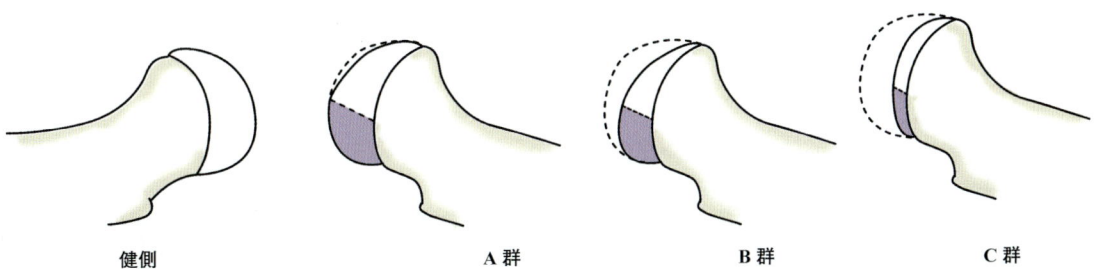

健側　　　　　　　　　　　A 群　　　　　　　　　　B 群　　　　　　　　　C 群

図 5　赤澤の posterior pillar（PP）分類
側面側における骨端後側 1/3 の posterior pillar（PP）の高さで分類. A 群は PP が 100%, B 群は PP が 50%以上, C 群は 50%
未満としている.

1，2 点，発症年齢が 9 歳未満を 0 点，9 歳以上を 1 点と定義し，それらを組み合わせた combined pillar score が予後予測に有用であると報告している.

5．X 線学的治療成績判定

Perthes 病の治療成績を X 線学的に評価し比較するための客観的方法として，Heyman ら（1950）は epiphyseal quotient, head-neck quotient, comprehensive quotient などを基準にすることを提唱した.

しかし，この方法は指数化するのに計算が複雑であった.

Mose（1980）は再骨化中や治癒期の大腿骨頭球形度として，16 歳以上に達した年齢での X 線前後像および側面像で，大腿骨頭が円周に一致するものは normal, 2mm 未満の歪みを示すものを spherical, 前後像または側面像で 2mm 以上の歪みのあるものを irregular（flattening）とした. 2mm 未満が good, 2mm は fair, 2mm をこえる歪みのあるものを poor として評価している.

Edgren（1965）は Perthes 病の遺残変形である大転子高位を数量的に示す指標として articulo-trochanteric distance（ATD）を提唱した. Perthes 病

の遺残変形の１つである巨大骨頭（coxa magna）については radius quotient（RQ）で示されることもある．

Perthes 病の X 線学的総合評価では Stulberg 分類（1981）（図6）が簡便で一般によく用いられており，本分類で Class Ⅲ～Ⅴは変形性股関節症に進展する可能性が高い．

6．MRI による診断と病期

早期診断に MRI は有用である．大腿骨頭荷重部の軟骨下骨圧潰部は，T1 強調画像，T2 強調画像ともに低信号となるため，単純 X 線像よりも早期に診断できる（図7）．

Perthes 病は片側例が多く，通常両側同時に発症しないため，大腿骨頭の信号強度に左右差を少しでも認める場合には，本疾患を疑うことが重要である．

7．MRI からみた重症度

発症6か月以内の早期 MR 画像での重症度判定に関して，Hosokawa ら（1999）は成長軟骨板の起伏に着目し，健側の起伏と比較してその程度が大きいほど予後が不良であったと報告している．

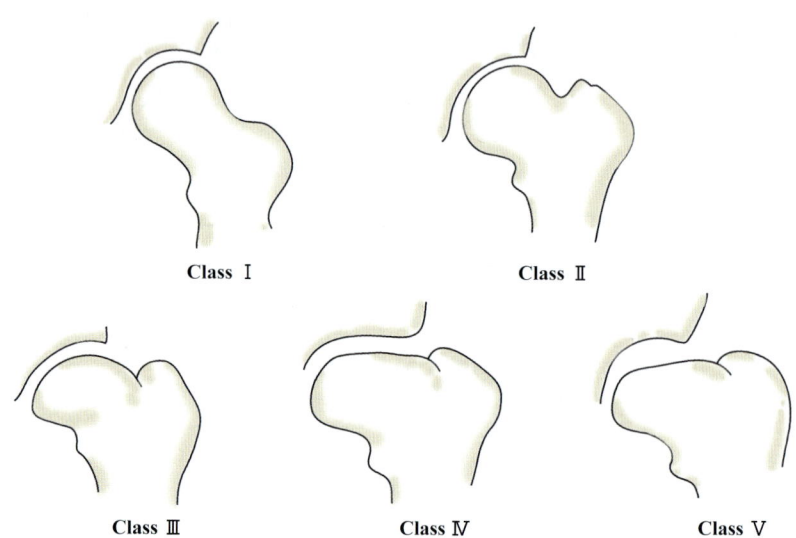

Class Ⅰ　　Class Ⅱ

Class Ⅲ　　Class Ⅳ　　Class Ⅴ

図6　Stulberg 分類
X 線学的な治療評価法でⅠ～Ⅴの５つの Class（群）に分類されている．
Class Ⅰ：正常．Class Ⅱ：大腿骨頭は球形であるが，巨大骨頭（coxa magna）と大腿骨頚部の短縮が認められる．Class Ⅲ：茸（mushroom）様の球形でない大腿骨頭で，寛骨臼も急峻である．Class Ⅳ：大腿骨頭は巨大で，関節面は扁平であり，寛骨臼の関節面はそれに対応した形をとる．Class Ⅴ：扁平な大腿骨頭とほぼ正常な寛骨臼のため適合性は不良である．Class Ⅲ～Ⅴの予後は不良である．

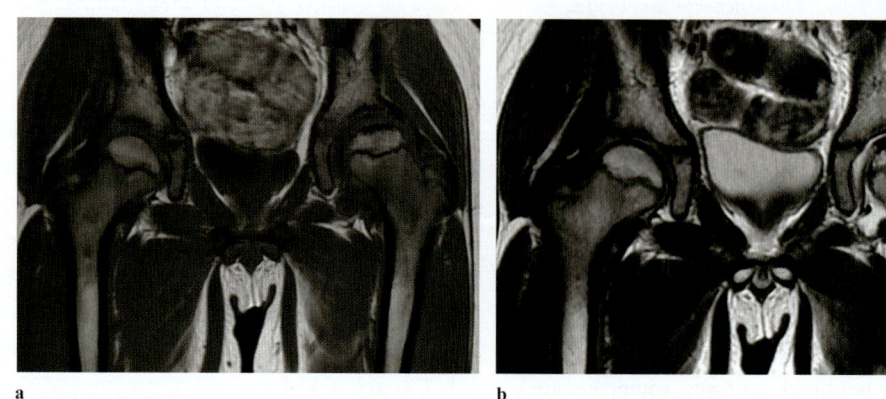

a　　　　　　　　　　　　　　b

図7　MRI
7歳　男児．a：T1 強調 MR 画像．左大腿骨頭に低信号域を認める．b：T2 強調 MR 画像．a と同部位に低信号域が認められ，関節水腫も確認できる．

また，Tsuchida ら（2005）の報告では，早期 MR 画像から計測した epiphyseal quotient（MR-EQ）値が 75％以上ならどの症例もすべて Stulberg 分類 ClassⅠ，Ⅱとなり，予後良好であることが明らかになった．

8. Perfusion MRI

近年 Perthes 病に対する画像診断，評価として Perfusion MRI を用いた報告が散見される（Lamer ら 2002，Kim ら 2014，2016，Sankar ら 2014，Chong ら 2021）．Kim らは，初期に行った Perfusion MRI での所見から，分節期中期の壊死範囲が予測できると報告している（Kim ら 2014）．

9. 超音波検査

超音波では関節水腫や滑膜炎，骨頭の扁平化などを認める（図 8）．

10. 股関節造影

股関節造影によって，硬化期には軟骨性に大腿骨頭が肥大し健側よりも骨端の幅が大きくなることや，荷重部の大腿骨頭上外側部が早期に扁平化を示すことなどがわかっている（田村 1991）．

Perthes 病後の離断性骨軟骨炎など，軟骨成分の多い大腿骨頭の形態を正確に知ることができる．

また，動態撮影により股関節の外転位や内旋位での関節適合性および hinge abduction の有無を正確に評価できるという利点もある（図 9）．

11. 鑑別診断

1）小児期に股関節部の疼痛と跛行をきたす疾患

単純性股関節炎，化膿性股関節炎，リウマチ熱，溶連菌感染後の反応性股関節炎，若年性特発性関節炎，多発性骨端異形成症などがある．

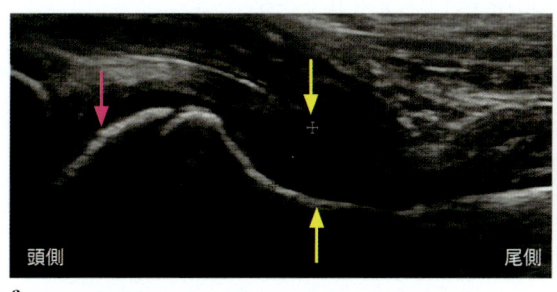
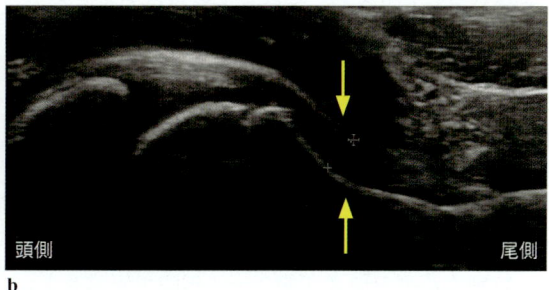

図 8　超音波像
7 歳，男児．超音波像による関節包と大腿骨頚部との幅（矢印間）を計測．
a: 患側 10.1mm，b: 健側 5.5mm であり，関節水腫と診断できる．患側大腿骨頭の扁平化を認める（赤矢印）．

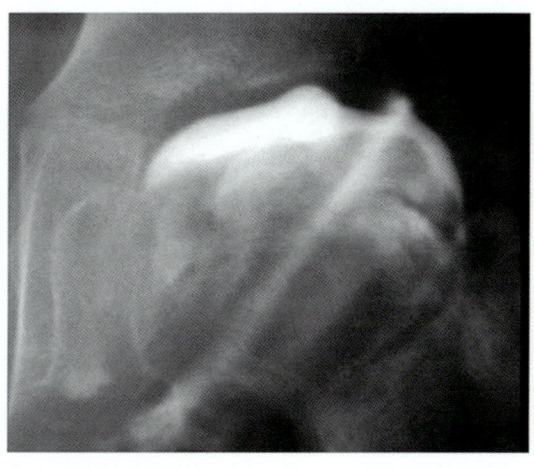
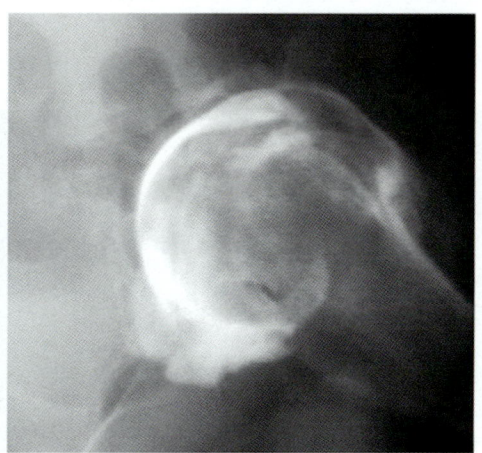

図 9　関節造影検査
13 歳，男性．a: 正面像．b: 側面像．
大腿骨頭の扁平化と変形が生じており，股関節の適合性不良を認める．

2）大腿骨頭の阻血性壊死をきたす疾患

Gaucher 病，鎌状赤血球症，地中海貧血症，白血病，リンパ腫，特発性血小板減少性紫斑病，血友病などがある．

3）骨端核の分節や硬化をきたす疾患

分節する疾患としては先天性甲状腺機能低下症，硬化像を呈するものとしては稀に大腿骨頭の類骨骨腫がある．

4）dysplasia epiphysealis capitis femoris（DECF，Meyer's dysplasia）（図 10）

dysplasia epiphysealis capitis femoris（DECF）は，1960 年に Pedersen が Perthes 病とは異なる病態として初めて報告した．

1964 年に Meyer は，Perthes 病とされる症例において，発症時年齢 4〜5 歳以下の若年例で，単純 X 線像も臨床経過も典型的な Perthes 病とは異なる例があること，それらは Perthes 病全体の 10% を占めていることを報告した．

現在では Meyer 病（Meyer's disease），Meyer's dysplasia とよばれることも多い．これまでの報告をまとめると，Perthes 病の 4〜10% が DECF であると考えられる（Pedersen 1960，Meyer 1964，Rowe ら 2005）．

本疾患では骨端核が 2 歳ごろまで認められない骨化遅延と，出現した骨端核が顆粒状陰影を呈することが特徴である．

また，骨端核全体の硬化像がみられないこと，病初期から単純 X 線所見の改善傾向が認められること，特別な治療を要さず約 2〜4 年間で正常化し，ほとんどまたはまったく変形を残さないことなどが Perthes 病との相違点である（Meyer 1964，Rowe ら 2005）．

症状はあっても軽度である（Rowe ら 2005）．

Perthes 病と比較し両側例が多く，DECF および Perthes 病の家族歴がある症例の割合が高い（Meyer 1964，Rowe ら 2005）．

DECF と Perthes 病とはまったく異なる別の疾患ではなく，骨端部への血流障害という共通した病態があり，障害の程度が異なると考えられている．

大腿骨頭骨端部への血流に関して調べた Trueta（1957）の報告によると，4 歳までは骨端核への血行路は内側・外側骨端動脈および骨幹端からと豊富であるが，4 歳から 8 歳まではほぼ外側骨端動脈からだけとなり血流が減少するとされている．

4 歳ごろまでの期間に血流障害が生じた場合，急速に成長している骨端部の成長障害が生じうるが，完全な血流途絶とはならないため障害の程度は比較的軽度であると考えられる．

このような病態により DECF が惹起されると推察される．4 歳以降，外側骨端動脈からの血行しかない状況では血流の完全な途絶とそれによる壊死が起こる可能性が高く，この時期では Perthes 病が生じやすいと考えられている．

文献

赤澤啓史, 三宅良昌, 永澤　大, 他. 片側Perthes病における posterior pillar の検討. 日小整会誌. 2000; 9 : 212-215.

Caffey J. The early roentgenographic changes in essential coxa plana: their significance in pathogenesis. Am J Roentgenol Radium Ther Nucl Med. 1968;103 : 620-634.

Catterall A. The natural history of Perthes'disease. J Bone Joint Surg Br. 1971; 53 : 37-53.

Chong DY, Schrader T, Laine JC, et al. Reliability and validity of visual estimation of femoral head hypoperfusion on perfusion MRI in Legg-Calve-Perthes disease. J Pediatr Orthop. 2021; 41: e780-e786.

Edgren W. Coxa plana. A clinical and radiological investigation with particular reference to the importance of the metaphyseal changes for the final shape of the proximal part of the femur. Acta Orthop Scand

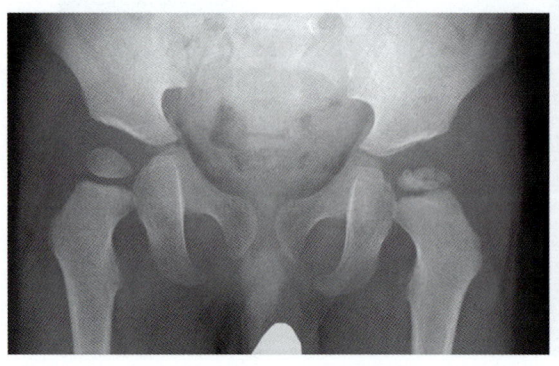
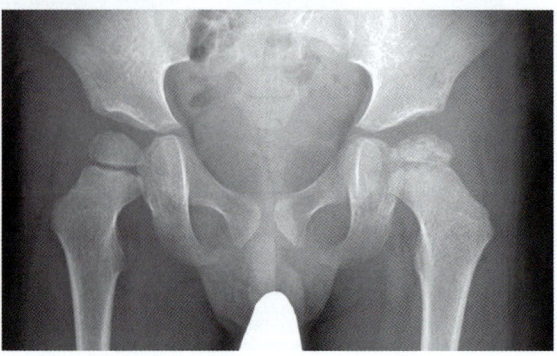

a　　　　　　　　　　　　　　　　b

図 10　dysplasia epiphysealis capitis femoris（Meyer 病）
2 歳 5 か月，男児．a: 単純 X 線像．左大腿骨頭骨端核に不整像を認める．b: 3 歳 9 か月時の単純 X 線像．骨端核の不整像は残存しているが自然修復傾向がみられ，骨端核の圧潰も認められない．

Suppl. 1965; 84 : 1-129.

Ferguson AB Jr. The pathology of Legg-Perthes disease and its comparison with aseptic necrosis. Clin Orthop Relat Res. 1975; 106 : 7-18.

二見　徹. Perthes病における定量的lateral pillar分類. 日整会誌. 2010; 84 : 1034-1039.

Hardcastle PH, Ross R, Hamalainen M, et al. Catterall grouping of Perthes' disease. An assessment of observer error and prognosis using the Catterall classification. J Bone Joint Surg Br. 1980; 62 : 428-431.

Herring JA, Neustadt JB, Wi11iams JJ, et al. The lateral pillar classification of Legg-Calvé-Perthes disease. J Pediatr Orthop. 1992; 12 : 143-150.

Herring JA, Williams JJ, Neustadt JN, et al. Evolution of femoral head deformity during the healing phase of Legg-Calvé-Perthes disease. J Pediatr Orthop. 1993; 13 : 41-45.

Herring JA, Kim HT, Browne R. Legg-Calvé-Perthes disease, Part I: Classification of radiographs with use of the modified lateral pillar and Stulberg classifications. J Bone Joint Surg Am. 2004a; 86 : 2103-2120.

Herring JA, Kim HT, Browne R. Legg-Calvé-Perthes disease, Part II: Prospective multicenter study of the effect of treatment on outcome. J Bone Joint Surg Am. 2004b; 86 : 2121-2134.

Herring JA. Legg-Calvé-Perthes disease (Tachdjian's Pediatric Orthopaedics, 6th ed). Elsevier. 2020; 543-544.

Heyman CH, Herndon CH. Legg-Perthes diesease; a method for the measurement of the roentgenographic result. J Bone Joint Surg Am. 1950; 32 : 767-778.

Hosokawa M, Kim WC, Kubo T, et al. Preliminary report on usefulness of magnetic resonance imaging for outcome prediction in early-stage Legg-Calvé Perthes disease. J Pediatr Orthop B. 1999; 8 : 161-164.

Jonsäter S. Coxa plana: A histo-pathologic and arthrographic study. Acta Orthop Scand Suppl. 1953; 12 : 5-98.

金　郁喆. 日本におけるペルテス病の多施設調査報告. 日小整会誌. 2009; 18 : 163-172.

Kim HK, Wiesman KD, Kulkarni V, et al. Perfusion MRI in early stage of Legg-Calvé-Perthes disease to predict lateral pillar involvement: A preliminary study. J Bone Joint Surg Am. 2014; 96 : 1152-1160.

Kim HK, Burgess J, Thoveson A, et al. Assessment of femoral head revascularization in early-stage Legg-Calvé-Perthes disease using serial perfusion MRI. J Bone Joint Surg Am. 2016; 98 : 1897-1904.

Lamer S, Dorgeret S, Khairouni A, et al. Femoral head vascularisation in Legg-Calvé-Perthes disease: comparison of dynamic gadolinium-enhanced subtraction MRI with bone scintigraphy. Pediatr Radiol. 2002; 32 : 580-585.

Meyer J. Dysplasia epiphysealis capitis femoris. a clinical-radiological syndrome and its relationship to Legg-Calvé-Perthes disease. Acta Orthop Scand. 1964; 34 : 183-197.

Mose K. Methods of measuring in Legg-Calvé-Perthes disease with special regard to the prognosis. Clin Orthop Relat Res. 1980; 150 : 103-109.

Pedersen EK. Dysplasia epiphysealis capitis femoris. J Bone Joint Surg Br. 1960; 42 : 663.

Rowe SM, Chung JY, Moon ES, et al. Dysplasia epiphysealis capitis femoris: Meyer dysplasia. J Pediatr Orthop. 2005; 25 : 18-21.

Salter RB, Thompson GH. Legg-Calvé-Perthes Disease. The prognostic significance of the subchondral fracture and a two-group classification of the femoral head involvement. J Bone Joint Surg Am. 1984; 66 : 479-489.

Sankar WN, Thomas S, Castañeda P, et al. Feasibility and safety of perfusion MRI for Legg-Calvé-Perthes disease. J Pediatr Orthop. 2014; 34 : 679-682.

Stulberg SD, Cooperman DR, Wallensten R. The natural history of Legg-Calvé-Perthes disease. J Bone Joint Surg Am. 1981; 63 : 1095-1108.

Sugimoto Y, Akazawa H, Miyake Y. A new scoring system for Perthes' disease based on combined lateral and posterior pillar classifications. J Bone Joint Surg Br. 2004; 86 : 887-891.

田村　清. ペルテス病(伊藤鉄夫　編集：股関節外科学, 第4版). 金芳

堂. 1991; 255-297.

Trueta J. The normal vascular anatomy of the human femoral head during growth. J Bone Joint Surg Br. 1957; 39 : 358-394.

Tsuchida Y, Kim WC, Takahashi KA, et al. Usefulness of epiphyseal quotient measurement on MR Images for outcome prediction in patients with early-stage Legg-Calvé-Perthes disease. J Pediatr Orthop B. 2005; 14 : 16-23.

Waldenström H. The definite form of coxa plana. Acta Radiol. 1922; 1 : 384-394.

Waldenström H. The first stages of coxa plana. J Bone Joint Surg. 1938; 20 : 559-566.

5 ｜ 治　療

1.　治療法の変遷

　広範な壊死をきたした大腿骨頭は脆弱なため，1950年代半ばまでは，長期間の安静臥床が行われてきた.

　しかし，長期臥床では精神的諸問題，下肢成長の遅延，下肢の筋萎縮，膝関節の弛緩など種々の合併症が生じた.

　そのため，修復期間を短縮する目的で1950年代に入り種々の手術療法が試みられてきた.

　その結果として，修復期間の短縮には効果がなく，むしろ骨端付近への手術的侵襲が大腿骨頭変形を助長したため，手術療法にも反省が加えられてきた.

　保存療法として，患肢を免荷しながら歩行を可能とするSnyder slingを用いた治療法も同時期に行われていた. しかし，Snyder slingでは股関節は内転位をとりやすく，屈曲により阻血が生じている大腿骨頭前方部が強い圧迫を受けるため大腿骨頭変形が残存する例が多く，現在では用いられていない.

　Harrisonら（1966）は大腿骨頭が寛骨臼のなかに包み込まれるならば，型のなかに入れたゼリーのように，寛骨臼と同じ形になると述べた.

　Petrieら（1971）は，股関節を強く外転することで寛骨臼による大腿骨頭の被覆を増しながら荷重を許可する方法を提唱した.

　これ以降大腿骨頭を包み込むcontainment理論に基づく治療法が広まった.

　A-castやA-braceなどの両側とも外転させる治療法，Batchelor装具で外転免荷させる治療法などが普及した. また，両股関節の外転で全荷重歩行がより容易であるAtlanta装具も使用され始めた.

　免荷よりも股関節内圧を下げ大腿骨頭の血行を阻害しないとの考えで，股関節屈曲，外転，外旋各30°での坐骨支持免荷ギプスや装具も用いられた（Imhäuser 1970，笠原 1983）.

　通学・通院が可能な種々の片側外転装具も作製さ

れて広く使用されてきたが，装具装着下の外転位の保持や完全免荷の確実性には課題が残る．

2. 現在の治療法

Perthes病は，大腿骨頭の骨端部が壊死し，その壊死が自然修復していく疾患である．

壊死した骨端部が脆弱な時期に圧壊が生じれば骨頭変形が生じ，そのタイミングで適切な治療がなされなければ変形が残存する．

大腿骨頭の変形が生じると，51％の症例が50歳までに有痛性の変形性股関節症を発症するとされている（Weinstein 2000）．

そのため，治療は，①大腿骨頭の変形を生じさせないこと，②変形が生じてしまったらそれを球形に修復し維持すること，③変形が修復不能な段階にあれば，その変形による関節症性変化が生じないようにすること，に大きく分かれる．

それぞれの段階でどのような治療を行うかは，発症年齢，壊死範囲，診断時期により異なる．

Perthes病の治療の中心は①，②に対する治療であり，そのために重要な要素は免荷とcontainmentである．

球形の大腿骨頭に修復させるためには，力学的強度の弱い壊死の生じた大腿骨頭を寛骨臼のなかに包み込み，寛骨臼を鋳型にして大腿骨頭の球形を保つというPetrieら（1971）のcontainment療法が適しているといわれている（図11）．

しかし，至適なcontainmentが得られる肢位に関しては，大腿骨頭変形の有無，あるいは壊死範囲の広さによって異なるため，一致した見解はない．

渥美ら（1986）は選択的動脈造影所見をもとに大腿骨頭への血流という観点から外転・内旋位では大腿骨頭への血流阻害が生じる懸念があると指摘している．

containment療法の前提条件として良好な股関節可動性と炎症症状の寛解がまず必要である．発症初期には関節水腫があり，股関節可動域が制限されていることが多い．入院により下肢牽引や愛護的な自・他動可動域訓練を行い，できるだけ早く可動域を回復させることが重要である．外転制限はhinge abductionや内転筋群の攣縮が原因となっている場合もあり，長内転筋の腱切り術が行われることもある．

containmentを得る方法は保存治療，手術治療のいずれでもよいが，発症年齢が高いほど，また壊死範囲が広いほど重症であるため手術を要する可能性が高い．

Herringらは8歳未満のLP分類Bは保存・手術のいずれの方法でも良好な成績が得られるが，8歳以上のLP分類B，BCでは手術治療の成績がよく，またLP分類Cはいずれの年齢でも，どちらの治療でも成績不良と報告している（Herringら2004）．

手術方法に関しては大腿骨内反骨切り術やSalter骨盤骨切り術が主流であるが，より重症例では両者の併用も行われる．

前述の保存・手術療法など種々のcontainment療法の治療成績をみても，予後良好といわれるStulberg分類ClassⅠ，Ⅱが得られる割合は70〜80％が上限である．

保存・手術療法のいずれの治療でも成績不良な症例が約30％存在する．

大腿骨頭の圧潰と変形が著しい場合には，症例に

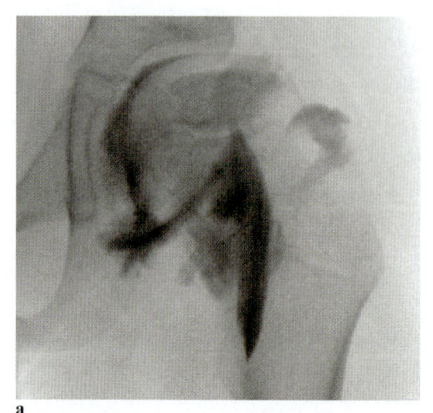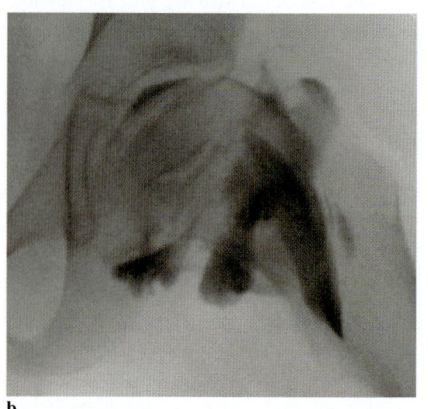

a　　　　b

図11　寛骨臼による大腿骨頭の被覆（containment）
7歳，男児．関節造影像．a: 中間位．b: 外転位．

応じて大腿骨頭回転骨切り術, Chiari骨盤骨切り術, 棚形成術, 大腿骨外反骨切り術も選択肢となる.

また, 年長発症の重症例に対して, containmentではなく, 非壊死領域を荷重部に移動させる手術（大腿骨頭回転骨切り術, 大腿骨内反回転骨切り術, 大腿骨屈曲内反骨切り術）による良好な成績も報告されている（Atsumiら2002, Nakashimaら2011, Nakamuraら2015, Nakamuraら2023）.

また, 従来のcontainment治療とはやや異なるが, 楕円骨頭の中央をくりぬき大腿骨頭をreshapeすることで骨頭のsphericityとcontainmentを獲得する術式としてfemoral head reduction osteotomyが報告されている（Siebenrockら2015, Massèら2024）.

各症例の発症年齢, 病期, 壊死範囲などを考慮し, その重症度に応じて, containmentにとらわれず治療法を検討することが重要である.

現在用いられている治療法を概説する.

1）保存的 containment 療法
①入院による免荷・外転療法

過去に行われていた入院安静とは異なり, 多くは外転位を十分とりながらの免荷療法である. 全国にある医療型入所児施設（旧肢体不自由児施設）を中心に行われている. 平均1年以上の入院生活が必要であるが, 安定して良好な成績が得られる（赤澤ら1999, 髙橋ら2009）.

年長例や壊死範囲が広範囲で圧潰が進んでいる症例であっても修復が期待できる.

②装具療法（☞ p.300）

通学や通院が可能な保存療法として外来装具療法があり, 多種多様なものがある.

有効な外転角度を確実に保持するには両側外転装具や両側外転ギプス（A-cast, Petrie-cast）が優れている.

しかし, 両側外転免荷装具は装着時の移動や日常生活が困難であり, 特殊な移動用車いすの使用など施設入所を必要とする.

歩行可能なAatlanta装具に代表される両側荷重外転装具は, 荷重時に必要な外転角度が得られず, 経過中にlateral pillarが圧潰していくことが多い.

片側外転免荷装具（西尾式装具, SPOC装具など）は股関節外転角度を保つのに体幹を固定する必要があるが, 松葉杖などの補助具がなくても歩行でき, 家庭や学校で装着したまま簡単な介助で生活できる利点がある.

Tachdjian装具は装着が容易で移動もできる片側外転部分荷重装具と考えられるが, 荷重時に十分な外転が確保されているとはいえない.

荷重時外転免荷が確保でき, 体幹と股関節を固定しないpogo-stickやnew-pogo-stick装具は着脱が簡便で関節軟骨の栄養の観点から移動時の股関節可動性を許している利点がある（金ら2000）.

しかし, これらの通院可能な外来装具療法では誤った装具装着や自宅で装具をはずしてしまうなどの問題点が多いため, 本人の自覚と学校や保護者との十分な連係が必要である.

2）その他の保存的療法
①運動療法

運動療法は股関節の拘縮を和らげ, 関節の可動域を保つこと, 関節軟骨の栄養の観点から重要である. 保存療法の一助としている施設が多い.

ただし, 運動療法単独の治療では, 股関節の関節可動域や筋力は比較的保たれるが, X線学的な大腿骨頭の形態は無治療例と差がないとする報告もある（Brechら2006）.

②物理療法

朝貝ら（1997）は近赤外線をPerthes病に初めて適応し, 近赤外線を内転筋に照射すると, 早期に攣縮がとれ可動域改善につながると報告している. また, 下肢の血流増加により, lateral pillar形成が促進される可能性があると述べている.

3）手術的 containment 療法

骨切り術は, 当初大腿骨頭血流の改善を図るために行われていた. 今では骨切り術はcontainmentを確実に獲得する方法として認識されている.

装具に対するコンプライアンスが不良でcontainment保持が困難な場合, 分節期が遷延し修復が遅れている場合, 9歳以上の発症で中等度以上の壊死範囲の場合であれば手術療法を第1選択とすることが多い.

ほかにも長期の治療が困難な場合や家庭環境の状況によっても, 手術が優先される場合がある.

手術療法の利点の1つは治療期間の短縮である. 装具治療が最低1年～1年6か月間を要するのに比べ, 手術治療は骨切り部が癒合すれば, 外転装具を装着することなく, 学校生活への比較的早期復帰が可能となる.

また, containmentが確実に獲得できるため, 医師も患児も外転位保持を気にすることなく治療できる.

しかし, Perthes病では骨切り部の癒合後も大腿骨頭の修復が十分に得られるまでには時間を要するため, その間は免荷も含めた慎重な経過観察が必要である.

手術侵襲, 術後の股関節可動域の制限あるいは脚長差の出現は手術療法の不利な点である.

手術的containment療法は, 大腿骨内反骨切り術

か骨盤骨切り術，またはその両方を，症例の重症度に合わせて行う．

①大腿骨内反骨切り術

大腿骨内反骨切り術は，単純X線正面像で大腿骨頭が寛骨臼外縁よりも内方に位置するように行う．

Perthes病ではもともと大転子高位をきたしやすいが，本術式によりさらに大転子高位を助長し，脚長差やTrendelenburg歩行を引き起こすという問題点がある．ただし，同一皮切から大転子の成長軟骨板の成長抑制術を行うこともできる．

②骨盤骨切り術

Salterは大腿骨内反骨切り術の問題点を解決するために，Perthes病にも骨盤骨切り術を適応した．

骨盤骨切り術の利点は，大腿骨頭の前面がよりよく覆われ，大腿骨頸部の短縮がないこと，脚長差が増加しないこと（実際には下肢が1cmほど長くなる），Trendelenburg歩行が改善されることである．

Salter骨盤骨切り術の適応とならない年長例にはtriple骨盤骨切り術が行われる．

4）その他の手術療法

①非壊死領域・再骨化域を荷重部に移動させる術式

大腿骨頭回転骨切り術，大腿骨内反回転骨切り術，大腿骨屈曲内反骨切り術などがある（Atsumiら2002，Nakashimaら2011，Nakamuraら2015，2023）．

非壊死領域や再骨化した領域を荷重部に，壊死領域を非荷重部に移動させることで圧潰を防ぎながら壊死領域の修復を計ることができる．

従来のcontainmentの概念では救済できなかった症例に対しても有効な治療法となりうるが，特に大腿骨頭回転骨切り術の難易度は高い（Hotokebuchiら1997，武村ら2006，Nakashimaら2011）．

②残存する変形に対する手術療法

大腿骨頭が変形し，その修復が治療によって期待できない段階にある場合，楕円形の大腿骨頭による相対的な寛骨臼形成不全症，femoroacetabular impingement（FAI），関節の不適合などが生じうる．

Salvage的手術として，surgical dislocationを行って大腿骨頭から頸部をreshapeする手術（Novaisら2023），大腿骨外反骨切り術（Choiら2011），棚形成術，Chiari骨盤骨切り術などのほか，先述したfemoral head reduction osteotomy（Siebenrockら2015，Massèら2024）が治療の選択肢となる．

股関節鏡手術の発展に伴い，FAIに対しては股関節鏡も治療の選択肢となることが期待される．

大腿骨内反骨切り術後などに残存した大転子高位に対しては，大転子下降術も選択肢となる．

3．年齢からみた治療法の選択

1）4歳未満の発症：骨端の壊死範囲に関係なく，4歳以下の低年齢発症例ではcontainment療法を行わないで，経過観察のみでよいとするsupervised neglect法がある．

成績不良例が少なからず存在する報告があるので，注意が必要である（Fabryら2003）．

Herring分類のC群や大腿骨頭の外方化が進行する症例では外転免荷や手術を考慮する．

2）4〜8歳の発症：壊死範囲や圧潰の程度に応じて，患者家族とよく相談して治療法を選択する．手術療法を選択する場合，この年齢層ではSalter骨盤骨切り術について良好な成績の報告がある（Kimら2006）．

3）9歳以降発症：修復能が低年齢児と比較して不十分であることなどから予後不良とされ，手術療法が選択される場合が多い．

しかし，内転筋腱切り術などで十分な外転位が得られ，大腿骨頭の変形した前外側部が寛骨臼内に完全に包み込まれた場合には，保存療法においてもリモデリングが期待できる場合もある．

特に10歳以上はcontainment療法では良好な予後が期待できないことが多い．各症例の壊死範囲や病期に応じて，containment治療以外も積極的に考慮し治療方針を立てる．

文献

赤澤啓史，三宅良昌，永澤大，他．ペルテス病に対する長期入院免荷療法の成績．日小整会誌．1999; 9 : 148-151.

朝吉芳美，上野竜一，間中晶和，他．小児の下肢疾患，Perthes病に対する近赤外線光線の治療成績．別冊整形外科．1997; 32 : 72-76.

渥美敬，黒木良克，斉藤進，他．ペルテス病の選択的動脈造影所見．関節外科．1986; 5 : 79-91.

Atsumi T, Yoshiwara S. Rotational open wedge osteotomy in a patient aged older than 7 years with Perthes' disease-a preliminary report. Arch Orthop Trauma Surg. 2002; 122 : 346-349.

Brech GC, Guarnieiro R. Evaluation of physiotherapy in the treatment of Legg-Calvé-Perthes disease. Clinics (Sao Paulo). 2006; 61 : 521-528.

Choi IH, Yoo WJ, Cho TJ, et al. The role of valgus osteotomy in LCPD. J Pediatr Orthop. 2011; 31 : 217-222.

Fabry K, Fabry G, Moens P. Legg-Calvé-Perthes disease in patients under 5 years of age does not always result in a good outcome.Personal experience and meta-analysis of the literature. J Pediatr Orthop B. 2003; 12 : 222-227.

Harrison MH, Menon MP. Legg-Calvé-Perthes disease. The Value of roentgenographic measurement in clinical practice with special reference to the Broom Stick plaster method. J Bone Joint Surg Am. 1966; 48 : 1301-1318.

Herring JA, Kim HT, Browne R. Legg-Calve-Perthes disease. Part II: Prospective multicenter study of the effect of treatment on outcome. J Bone Joint Surg Am. 2004; 86: 2121-2134.

Hotokebuchi T, Kubota H, Mohtai M, et al. Transtrochanteric rotational osteotomy for Legg-Calvé-Perthes disease. J Orthop Sci. 1997;2 : 396-404.

Imhäuser G. Behandlung der Perthesschen Erkrankung mit Fixierung in

Entlastungsstellung. Z Orthop Ihre Grenzgeb. 1970; 107 : 553.

笠原吉孝. 股関節外転・外旋位を用いたPerthes病装具《SPOC装具》. 別冊整形外科. 1983; 4 : 137-146.

金　郁喆, 細川元男, 土田雄一, 他. ペルテス病における外転免荷装具（NPS装具）の治療成績とその限界. 日小整会誌. 2000; 9 : 85-88.

Kim W-C, Hiroshima K, Imaeda T. Multicenter study for Legg-Calev-Perthes disease in Japan. J Orthop Sci. 2006; 11 : 333-341.

Massè A, Giachino M, Audisio A, et al. Ganz femoral head reduction associated with coverage and containment procedures improve radiological and functional outcomes in Perthes' disease. Bone Joint J. 2024; 106-B (5 Supple B): 40-46.

Nakamura N, Inaba Y, Machida J, et al. Rotational open-wedge osteotomy improves treatment outcomes for patients older than eight years with Legg-Calve-Perthes disease in the modified lateral pillar B/C border or C group. Int Orthop. 2015; 39: 1359-1364.

Nakamura T, Wada A, Yamaguchi R, et al. Does flexion varus osteotomy improve radiographic findings compared with patients treated in a brace for late-onset Legg-Calvé-Perthes disease? Clin Orthop Relat Res. 2023; 481: 808-819.

Nakashima Y, Kubota H, Yamamoto T, et al. Transtrochanteric rotational osteotomy for late-onset Legg-Calve-Perthes disease. J Pediatr Orthop. 2011; 2 Suppl: S223-228.

Novais EN, Ferraro SL, Justo PG, et al. Treatment of symptomatic residual deformity in Legg-Calvé-Perthes disease: Mid-term outcomes and predictors of failure after surgical hip dislocation with femoral-head reshaping and relative neck lengthening. J Bone Joint Surg Am. 2023; 105: 1481-1488.

Petrie JG, Bitenc I. The abduction weight-bearing treatment in Legg-Perthes' disease. J Bone Joint Surg Br. 1971; 53 : 54-62.

Siebenrock KA, Anwander H, Zurmühle CA, et al. Head reduction osteotomy with additional containment surgery improves sphericity and containment and reduces pain in Legg-Calvé-Perthes disease. Clin Orthop Relat Res. 2015; 473:1274-1283.

高橋祐子, 落合達宏, 須田英明. ペルテス病に対する入院による装具療法の治療成績. 日小整会誌. 2009; 18 : 337-341.

武村　康, 渥美　敬, 柁原俊久. 広範囲壊死域を有するペルテス病に対する内反回転骨切り術の術後経過. 日小整会誌. 2006; 15 : 84-88.

Weinstein SL. Long-term follow-up of pediatric orthopaedic conditions. Natural history and outcomes of treatment. J Bone Joint Surg Am. 2000; 82 : 980-990.

3章 大腿骨頭すべり症

1 疾患概念

　大腿骨頭すべり症（slipped capital femoral epiphysis）の報告は，Wilson らによると 1572 年に Paré が大腿骨近位骨端の離解について述べたことが最初である．

　論文としては 3 世紀遅れて 1898 年に Sprengel が軽微な外傷で大腿骨近位骨端の離解が生じることを報告したものが最初とされる（Wilson ら 1965）．

　わが国においては 1930 年の「所謂青年性股内彎症（coxa vara adolescentium）ニ就テ」が最初の症例報告である（阿部 1930）．その後，青年性内反股，骨端線離解，大腿骨上端骨端辷り症などのさまざまな名称が用いられた．

　1969 年に「大腿骨頭辷り症」と題して報告がなされた（廣畑 1969）．1974 年の日本整形外科学会の総合討議セッションでも大腿骨頭辷り症の名称が用いられ，以後統一されるようになった．

　1994 年発刊の整形外科用語集第 4 版で「大腿骨頭すべり症」と記載され，現在にいたっている．

　大腿骨頭すべり症は思春期前から思春期にかけての growth spurt の時期に大腿骨近位の成長軟骨板（epiphyseal plate）の相対的な力学的強度が低下し，同部での連結が破綻し生じるものである．

　成長軟骨板は X 線学的には骨端線（epiphyseal line）とよばれ，X 線像では骨端が骨幹端に対して後内側に転位する．

　すなわち大腿骨頭が後方にすべる疾患と認識されている．近年 3D-CT 画像の解析から，骨端の後方および下方への移動量は少なく，むしろ回旋転位の要素が多いことがわかってきている（Novais ら 2021）．

　慢性の経過をとり，骨端と骨幹端が接したまま傾いていく場合と，軽微な外傷により急性に骨端と骨幹端が離解し転位を生じる場合がある．

　性別では男児に多く，体型では肥満児が多い．2 次性徴の発現遅延が認められやすく，初潮後の女児には生じないことから何らかの内分泌系の異常が考えられているが確定されていない．

文献

阿部謙渉. 所謂青年性内彎症（coxa vara adolesce-ntium）ニ就テ. 日整会誌. 1930; 5：299-321.

廣畑和志. 大腿骨頭辷り症. 臨整外. 1969; 4：959-967.

Novais EN, Hosseinzadeh S, Emami SA, et al. What is the association among epiphyseal rotation, translation, and the morphology of the epiphysis and metaphysis in slipped capital femoral epiphysis? Clin Orthop Relat Res. 2021; 479: 935-944.

Wilson PD, Jacobs B, Schecter L. Slipped capital femoral epiphysis. An end-result study. J Bone Joint Surg Am.1965; 47：1125-1145.

2 疫学

　大腿骨頭すべり症の発生率は好発年齢層の人口 10 万人あたり 0.2 〜 11 人と報告されている．

　世界的な多施設調査の結果では民族により発生率に差があり，Caucasians に対する相対的な発生頻度は Pacific Islanders 4.5 倍，African Ansestry 2.2 倍，Native Americans と Hispanics 1.1 倍，Indonesian-Malay peoples（日本人が含まれる）0.5 倍とされている（Loder 1996）．

　ただし，これは肥満児の割合の影響も考えられ，民族差のみを正確に反映しているものではないと推察される．

　日本では比較的稀な疾患とされてきた．1970 年代に Ninomiya が東日本地区における本症の疫学について調査しているが，その結果は 10 〜 14 歳の男児人口 10 万人あたり 1 年間に 0.3 〜 0.5 人の発生率であり，女児では 0.05 〜 0.08 人，全体では 0.2 〜 0.3 人の発生率と報告している（Ninomiya ら 1976）．

　日本小児整形外科学会が全国調査を企画し，1997 〜 1999 年の 3 年間の調査結果について報告している（Noguchi ら 2002）．それによると 10 〜 14 歳の男児人口 10 万人あたり 1 年間に 2.22 人の発生率で，女児では 0.76 人，全体では 1.51 人であった．

　2002 〜 2005 年の 3 年間における岡山県の疫学調査では好発年齢 10 万人あたり 1 年間に 4.10 人，特に男児のみでは 6.70 人であった（三谷ら 2008）．こ

れらの値は全国調査よりも症例の漏れが少なく，より現状をあらわしているものと考える．

2006年の報告によると米国での発生率は好発年齢10万人あたり1年間に10.8人，男児は13.4人，女児は8.1人と報告されている（Lehmannら2006）．男女比は米国では1.5対1であるが，日本では3対1と男児の割合が高くなっている．

発症年齢は多岐にわたるが，好発年齢は男児10〜15歳，女児9〜13歳である．日本における平均発症年齢は男児11歳10か月，女児11歳5か月である．

季節別には春夏の発症が多い傾向にあり，運動強度との関係が示唆されている．わが国では新学期の始まる4，5月に多い傾向にある（Noguchiら2002）．一方，季節変動はないとの報告もあり，明らかではない．

体型的には半数以上が肥満児とされ，米国では80％以上が高度の肥満であったとの報告がある（Manoffら2005）．

わが国では男児患者の51.4％，女児患者の37.4％に肥満傾向を認めている（Noguchiら2002）．

罹患側については，両側例の割合が14〜80％との報告がある．長期間の詳細な経過観察によると，63％と半数以上が両側例との報告がある（Jerreら1996）．

両側例では初診時から両側罹患しているのは約半数で，それ以外は片側の発症後18か月以内に反対側が発症するとされる（Loderら2006）．後に両側罹患となる症例は比較的若年発症例に多い．

文献

Jerre R, Billing L, Hansson G, et al. Bilaterality in slipped capital femoral epiphysis: importance of a reliable radiographic method. J Pediatr Orthop B. 1996; 5 : 80-84.

Lehmann CL, Aronsson RR, Loder RT, et al. The epidemiology of slipped capital femoral epiphysis: an update. J Pediatr Orthop. 2006; 26 : 286-290.

Loder RT. The demographics of slipped capital femoral epiphysis: An international multicenter study. Clin Orthop Relat Res. 1996; 322 : 8-27.

Loder RT, Starnes T, Dikos G, et al. Demographic predictors of severity of stable slipped capital femoral epiphyses. J Bone Joint Surg Am. 2006; 88 : 97-105.

Manoff EM, Banffy MB, Winell JJ. Relationship between Body Mass Index and slipped capital femoral epiphysis. J Pediatr Orthop. 2005; 25 : 744-746.

三谷 茂, 遠藤裕介, 浅海浩二, 他. 岡山県における大腿骨頭すべり症の疫学調査. 整・災外. 2008; 49 : 841-847.

Ninomiya S, Nagasaka Y, Tagawa H. Slipped capital femoral epiphysis; a study of 68 cases in the eastern half area of Japan. Clin Orthop Relat Res. 1976; 119 : 172-176.

Noguchi Y, Sakamaki T. The Multicenter Study Committee of the Japanese Paediatric Orthopaedic Association. Epidemiology and demographics of slipped capital femoral epiphysis in Japan: a multicenter study by the Japanese Paediatric Orthopaedic Association. J Orthop Sci. 2002; 7 : 610-617.

3　病因・病態

1. 病因

大腿骨近位骨端は長軸方向への成長に関与しているが，骨端と骨幹端の結合を保つ役割も担っている．

成長軟骨板は4層構造を呈しており，骨端側から静止細胞層，増殖細胞層，肥大細胞層，石灰化層とよばれる．細胞密度の疎な肥大細胞層の力学的強度が最も弱い．実際の病理組織検索においてもすべりは肥大細胞層で生じていることが確認されている（Ponsetiら1956，Mickelsonら1977）．

実験的にも，肥大細胞層と骨幹端部の間か肥大細胞層と増殖細胞層の間ですべりが生じることが証明されている（Okaら1979）．

大腿骨頭すべり症は思春期前が好発年齢である．解剖学的には6〜13歳では成長軟骨板での力学的強度に関係するperichondrial complexが菲薄化することが知られている（Chungら1976）．

X線学的には骨端線の正面像での傾斜角は年齢に伴って増大していくが，9〜12歳頃に急速に増加し成長軟骨板に加わる剪断力が増大すること（Mirkopulosら1988）もあり，この時期には成長軟骨板での連結が破綻しやすい条件がそろっている．

成長軟骨板の力学的強度が同部に加わる剪断力に耐えきれない場合に結合力が低下し，同部が弛んだ状態となる．この連結の弛みが大腿骨頭すべり症の本質的な変化である（Ponsetiら1956）．

弛んだ状態の後に連結が破綻し，骨端のすべりが生じる．これは力学的強度の低下した成長軟骨板に正常な剪断力が加わる場合と，成長軟骨板の強度は正常であるが，異常に大きな剪断力が加わる場合の2種類が存在する．骨端の安定性に関して骨端線の傾斜による物理的な影響以外に，epiphyseal extension（Maranhoら2019）や骨端隆起および骨幹端窩の形態（Hosseinzadehら2020）も関与しており，すべりの進行に影響している．

成長軟骨板の強度に内分泌学的な異常が影響を与えるとの報告は多数存在する．

Harris（1950）はラットの実験から，成長ホルモンを投与すると成長軟骨板の肥大細胞層の幅は増大しその強度は低下し，エストロゲン投与では成長軟骨板は狭小化しその強度が増強することを報告した．このことから成長ホルモンと性ホルモンの不均

衡が大腿骨頭すべり症の発症に関与しているとの仮説をたてた.

Oka ら（1979）はテストステロンについて, 少量ではエストロゲンとは違って骨成長を促すが, 大量になるとエストロゲン同様に骨成長を抑制することを報告した.

実際の症例で内分泌異常の存在を証明することは困難であるが（Brenckel ら 1989）, growth spurt の時期の男子に多く初潮開始後の女子には発生しない事実があることから, 成長ホルモンと性ホルモンの関与が考えられる（Aronsson ら 2006）.

その他の内分泌学的な異常としては, 副甲状腺機能亢進症（Qadan ら 2003）, 副甲状腺機能低下症（Jingushi ら 1997）や甲状腺機能低下症（Loder ら 1995）との関連も報告されている.

何らかの内分泌異常を呈する割合が大腿骨頭すべり症では 5% であり, 本症を認めない児の 6 倍多い（Loder ら 1995）.

また大腿骨頭への放射線照射の既往（Loder ら 1998）や腎性骨異栄養症（Loder ら 1997）によっても成長軟骨板の強度が低下することが報告されている.

成長軟骨板への剪断力は体重と比例しており, 肥満児では剪断力は増大する. 前述のごとく, 大腿骨頭すべり症の多くが肥満傾向にある.

成長軟骨板への剪断力は解剖学的な形態により影響される. 大腿骨前捻が減少していくと成長軟骨板の傾きは増大し, 同部にかかる剪断力は増加する. また, 頚体角が減少しても同様に剪断力は増加する.

大腿骨頭すべり症では健常児に比べて前捻と頚体角は減少することが報告されており（Kordelle ら 2001）, 健常児より大きな剪断力がかかっている.

以上述べてきたように, 病因は 1 つではなく多数存在しており, これらが複雑に関与して大腿骨頭すべり症が発症すると考えられている.

2. 病型

骨端部の弛みからの進行形式の違いにより, Imhäuser（1986）は大腿骨頭すべり症を慢性型と急性型の 2 種類に分類した.

図 1 に示すように, 成長軟骨板に加わる剪断力により骨端部が骨幹端部と接したまま後方へ傾いていき（tilting）, 中等度以上傾くと骨端部がすべるように移動するのを慢性型とした（図 2）.

骨端部が骨幹端部から離開（separation）し, 骨端部がほとんど傾いていない状態から急激に後内方へ移動するものを急性型（acute slip）とした（図 3）.

また, 慢性型で経過していて, 途中で急性型のすべりを生じる場合もあると報告した.

慢性型と急性型に関する定義や解釈はさまざまで, 2001 年の AAOS Instructional Course Lectures では発症後の期間により分類されており, 3 週間以内のものを急性型, それ以上症状が寛解と増悪を繰り返しながら持続しているものを慢性型としている.

同時期に発行されていた Campbell Operative Orthopaedics では, 急性型を発症後 2 週間以内で突然増悪するとし, 慢性型を発症後 2 週間以上で徐々に進行するもの, 軽微な症状が 1 か月以上続いていて突然激しい症状が出現するものを acute on chronic 型としている.

このように病型分類には混乱があるが, Imhäuser の分類とほぼ同様の意味を持つ, physeal stability を用いることが多くなっている（Loder ら 1993）.

すべりが生じた骨端部と骨幹端部での結合が安定

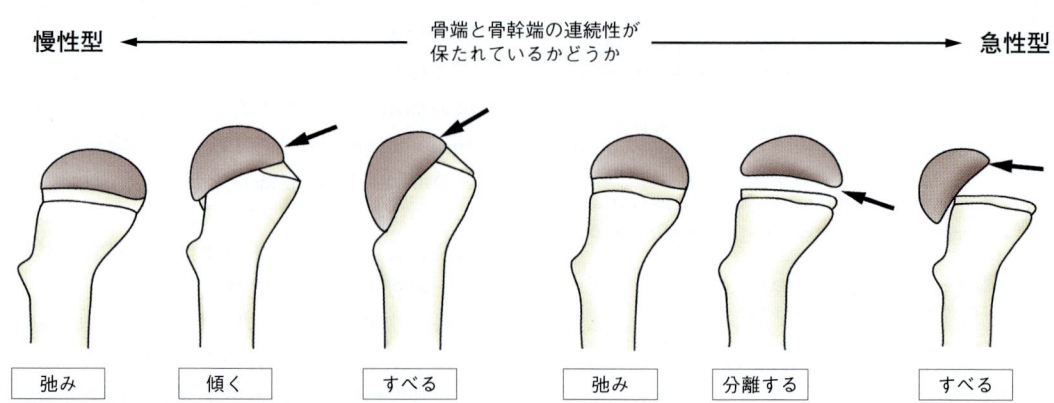

図1　Imhäuser による病型の概念
左大腿骨近位部を内側からみた図.

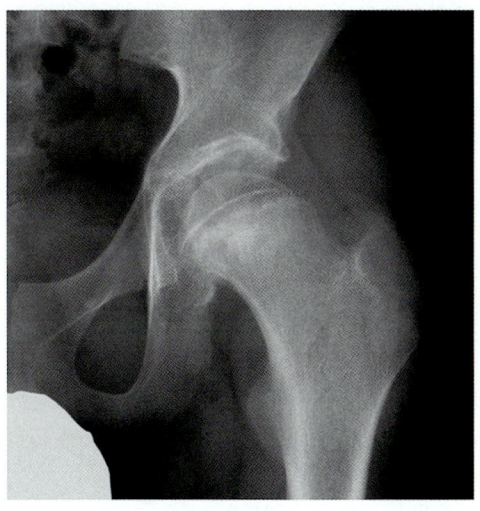
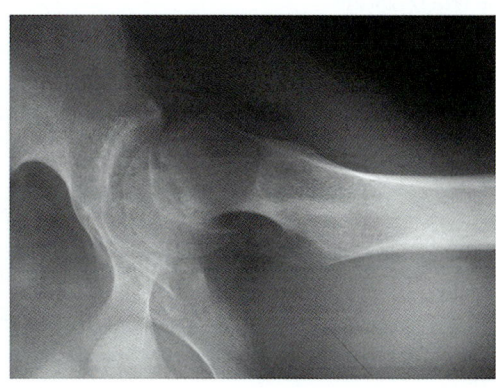

a　　　　　　　　　　　　　　　　　　b

図2　慢性型の大腿骨頭すべり症
12歳，男児．a: 単純X線正面像．b: 単純X線側面像．骨端と骨幹端が連続している．

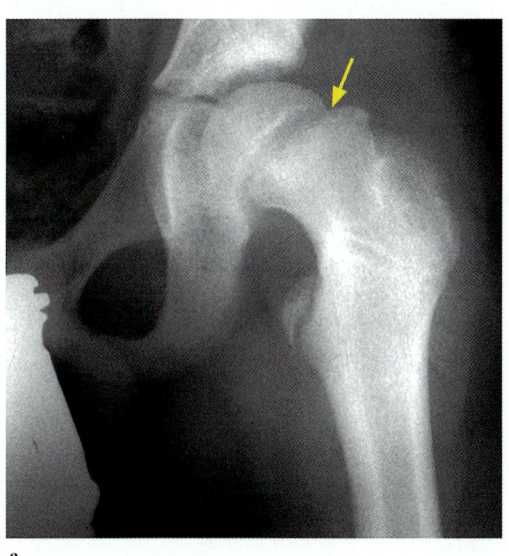
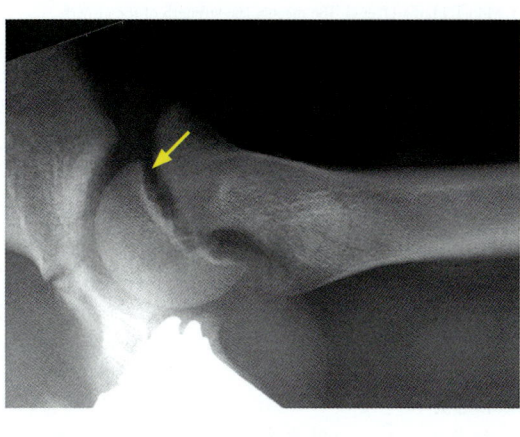

a　　　　　　　　　　　　　　　　　　b

図3　急性型の大腿骨頭すべり症
12歳，男児．a: 単純X線正面像．b: 単純X線側面像．骨端と骨幹端が分離（矢印）している．

しており，杖の使用の有無にかかわらず歩行可能なものは stable タイプとし，同部が不安定で歩行不能なものは unstable タイプとするものである．

　定義が明快であり，予後とも密接に関連しており有用な分類である．本項ではこの分類で記載する．

文献

Aronsson DD, Loder RT, Breur GJ, et al. Slipped capital femoral epiphysis: current concepts. J Am Acad Orthop Surg. 2006; 14 : 666-679.

Brenkel IJ, Dias JJ, Davies TG, et al. Hormone status in patients with slipped capital femoral epiphysis. J Bone Joint Surg Br. 1989; 71 : 33-38.

Chung SMK, Batterman SC, Brighton CT. Shear strength of the human femoral capital epiphyseal plate. J Bone Joint Surg Am. 1976; 58 : 94-103.

Harris WR. The endocrine basis for slipping of the upper femoral epiphysis. J Bone Joint Surg Br. 1950; 32 : 5-11.

Hosseinzadeh S, Kiapour AM, Maranho DA, et al. The metaphyseal fossa surrounding the epiphyseal tubercle is larger in hips with moderate and severe slipped capital femoral epiphysis than normal hips. J Child Orthop. 2020; 14 : 184-189.

Imhäuser G. Spontane Epipyhsendislokation am koxalen Femurende. Orthopäde in Praxis und Klinik, VII, George Thieme. 1986; 115-148.

Jingushi S, Hara T, Sugioka Y. Deficiency of a parathyroid hormone fragment containing the midportion and 1,25-dihydroxyvitamin D in serum of patients with slipped capital femoral epiphysis. J Pediatr Orthop. 1997; 17 : 216-219.

Kordelle J, Millis M, Jolesz FA, et al. Three-dimensional analysis of the proximal femur in patients with slipped capital femoral epiphysis based on computed tomography. J Pediatr Orthop. 2001; 21: 179-182.

Loder RT, Richards BS, Shapiro PS, et al. Acute slipped capital femoral epiphysis: the importance of physeal stability. J Bone Joint Surg Am. 1993; 7 : 1134-1140.

Loder RT, Wittenberg B, DeSilva G. Slipped capital femoral epiphysis associated with endocrine disorders. J Pediatr Orthop. 1995; 15 : 349-356.

Loder RT, Hensinger RN. Slipped capital femoral epiphysis associated with renal failure osteodystrophy. J Pediatr Orthop. 1997; 17 : 205-211.

Loder RT, Hensinger RN, Alburger PD, et al. Slipped capital femoral epiphysis associated with radiation therapy. J Pediatr Orthop. 1998; 18 : 630-636.

Maranho DA, Ferrer MG, Kim YJ, et al. Predicting risk of contralateral slip in unilateral slipped capital femoral epiphysis: Posterior epiphyseal tilt increases and superior epiphyseal extension reduces risk. J Bone Joint Surg Am. 2019; 101: 209-217.

Mickelson MR, Ponseti IV, Cooper RR, et al. The ultrastructure of the growth plate in slipped capital femoral epiphysis. J Bone Joint Surg Am. 1977; 59 : 1076-1081.

Mirkopulos N, Weiner DS, Askew M. The evolving slope of the proximal femoral growth plate relationship to slipped capital femoral epiphysis. J Pediatr Orthop. 1988; 8 :268-273.

Oka M, Miki T, Hama H, et al. The mechanical strength of the growth plate under the influence of sex hormones. Clin Orthop Relat Res. 1979; 145 : 264-272.

Ponseti IV, McClintock R. The pathology of slipping of the upper femoral epiphysis. J Bone Joint Surg Am. 1956; 38 : 71-83.

Qadan L, Al-Quaimi M, Ahmad A. Slipped capital femoral epiphysis associated with primary hyperparathyroidism and severe hypercalcemia. Clin Pediatr (Phila). 2003; 42 : 439-441.

4　診　断

1．臨床症状

大腿骨頭すべり症は見逃されることが多く，誤診率が高い疾患である．

その原因として，幼児期から思春期にかけての股関節疾患を有する患者の訴えの特徴が共通していること，痛みの部位においても股関節に限定されないこと，また，はっきりした誘因がないことなどがあげられる．

初診時に診断がつかない例が 2/3 を占めるとの報告もある（石井 1989）．したがって，本疾患を念頭におき診療にあたることが重要である．

ポイントとしては，初診時に所見がなくとも時期をおいてもう 1 度診察すること，必ず股関節 2 方向 X 線撮影を行うことの 2 点があげられる．

大腿骨頭すべり症の主訴としては，股関節痛，大腿部痛，膝痛および跛行が多い．

本症の約半数が股関節痛を訴えず，また跛行を呈

するものの痛みは訴えない例が 8% 存在するため注意を要する（Cowell 1966）．

症状は多彩であるが，詳細に観察すると全例に股関節可動域制限を伴っている．本症では骨端が後方に位置するため，内旋制限や外旋拘縮が生じる．

症状に関しては，病型と発症時期により次の 3 つに分けて考えると理解しやすい．

1）stable タイプ：発症早期

すべりを生じた骨端部と骨幹端部での結合力の低下のため，荷重時に股関節から大腿，膝にかけての疼痛や違和感を生じる．

このため立脚期が短くなり，疼痛回避歩行を呈する．すべりの程度によるが，股関節内旋制限と屈曲制限を生じる．

股関節の伸展は制限されない．明らかな外傷の既往がなく生じることが多い．

2）stable タイプ：亜急性から慢性期

すべりの程度が増大し関節の適合性が損なわれてくると，発症早期の症状に加えて多彩な症状を呈するようになる．

すべりが進行すると骨幹端部と寛骨臼が接触する面積が軽度の屈曲でも多くなる（Rab 1999）．すべりにより bump となった骨幹端部のリモデリングが得られない場合は，同部での関節不適合による疼痛が軽度の屈曲でも生じるようになる（図 4a）．

リモデリングが生じても，それが不十分で大腿骨頚部に対する大腿骨頭のふくらみ（off-set）が少ない場合には寛骨臼と大腿骨の間で cam 型の大腿骨寛骨臼インピンジメント（femoro-acetabular impingement: FAI）を生じるようになる（Leunig ら 2000）（図 4b）．

荷重時以外にも股関節屈曲や内旋の際に FAI により疼痛を生じるようになり，これを避けるため特徴的な肢位をとるようになる．

股関節は屈曲，外転，内旋が制限される．特に股関節を屈曲していくと下肢が外旋および外転していく Drehmann 徴候は有名である．

骨端の移動が重度となり下肢の短縮が著明となると中殿筋機能不全となり，Trendelenburg 徴候が陽性となる．

3）unstable タイプ：急性発症時

尻餅をつく程度の転倒や振り返り動作などの軽微な外傷を契機として，骨端が離開し激烈な痛みが生じ，歩行困難となる．

股関節可動域は全方向に疼痛のため制限を認めるが，特に伸展が不能となることから，stable タイプとは鑑別が可能となる．

詳細に病歴を聴取すると前述の stable タイプ（発

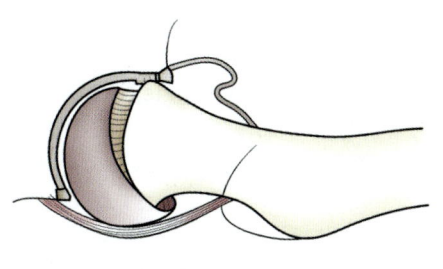

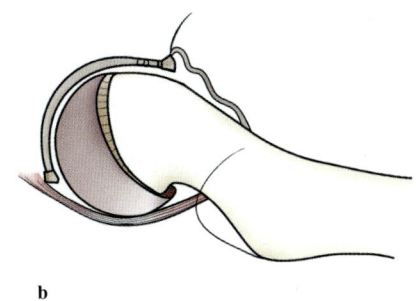

a　　　　　　　　　　　　　　　　　　　b

図4　すべり部による関節障害
左大腿骨頭を内側からみた図.
a: リモデリングが生じない場合は関節不適合による障害が生じる.
b: リモデリングが生じたものの不十分で, 大腿骨頭の off-set が少ない場合は cam 型の FAI による障害が生じる.

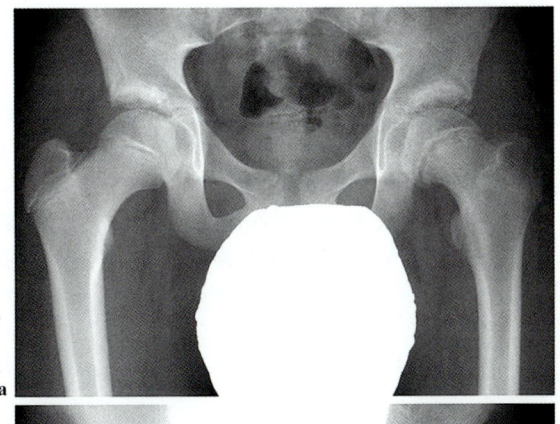

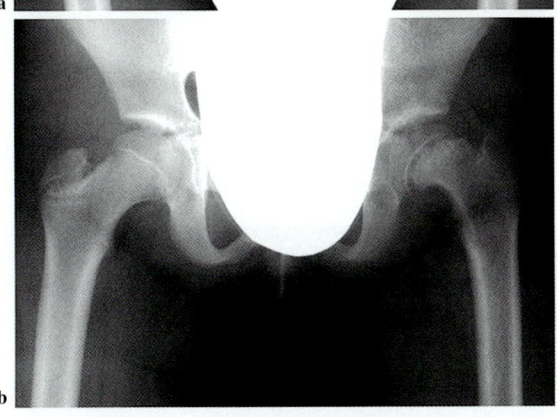

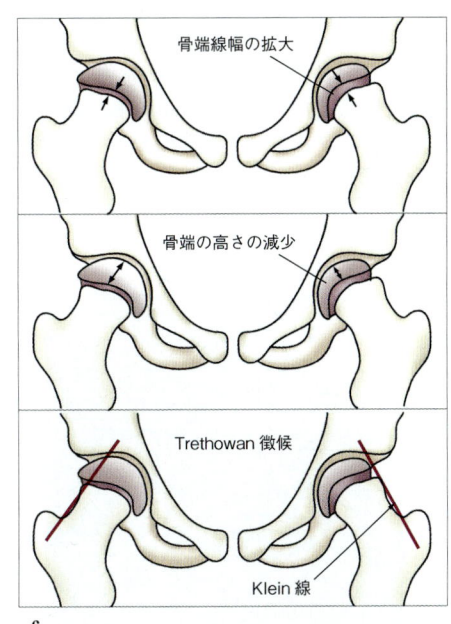

図5　大腿骨頭すべり症における X 線学的特徴
a: 左大腿骨頭に軽度のすべりを認める.
b: 左大腿骨頭に重度のすべりを認める.
c: b のシェーマ. 骨端線の幅が拡大し, 骨端の高さが減少している. また骨端が Klein 線より内側に位置する Trethowan 徴候がみられる.

症早期）の症状が以前から存在することが多く, この場合は acute on chronic 型とされる.

外傷による大腿骨近位骨端線損傷（Delbet-Colonna 分類 I 型）との鑑別が時に問題となる. これは高エネルギー損傷であることから鑑別可能であるが, 病歴や体型, 年齢などから総合的に判断する必要がある.

2. 単純 X 線検査

大腿骨頭すべり症の診断と重症度の評価の際には

正確な大腿骨の正面像と側面像が必要となる.

　股関節正面像を撮影する際には患側股関節は外旋位をとることが多く，内外旋中間位での撮影が困難な場合がある．この場合は腹臥位として，健側股関節を持ち上げて患側大腿骨が中間位となるように撮影する.

　側面像を撮影する際は 90° 屈曲，45° 外転し下腿を水平に保ち撮影する．この場合にも，屈曲および外転が困難な場合がある．疼痛のため撮影が困難な場合は無理をしてはいけない.

　病型別には stable タイプでは骨端が骨幹端と接したまま傾いていることが多く（図 2），unstable タイプでは骨端が骨幹端から離開していることが多い（図 3）.

　股関節正面像では，骨端線の幅が拡大しており，また不規則な波状を呈する．すべりが生じる前の弛みの段階でもこの所見が認められることがあり，preslip と称される.

　骨端が後方にすべるとともに，骨端の高さが減少する．また内側に移動する場合もある.

　骨端が大腿骨頚部外側縁の延長線（Klein 線）よりも内側に位置する Trethowan 徴候（図 5）や，側面像で骨端の後方部分が寛骨臼から大きくはみ出す Capner 徴候が認められる（図 6）.

　重症度の判定に関して以下の 2 つの指標が用いられる.

1) head-shaft angle（HSA）（図 6a）

　股関節正面像で骨端の大腿骨骨幹部に対する傾きの角度をいう（Southwick 1967）．健側との差を内方へのすべりの程度と判定する．両側例の場合は，正常値（145°）との差を用いる.

2) posterior tilting angle（PTA）（図 6b）

　股関節側面像で骨端の大腿骨骨幹部に対する傾きの角度をいう（Imhäuser 1986）．posterior sloping angle（PSA）ともよばれる．後方への骨端のすべりの程度が重症度の判定に用いられる．PTA が 30° 未満を軽症，60° 以上を重症，その間を中等症とする報告が多い.

3. その他の画像診断

　CT の進歩により短時間で高解像度の撮像が可能となった．撮像肢位の影響を受けずに立体的で正確な情報がえられるため，3 次元 CT 像による評価が主流となりつつある（図 7）．骨端の骨幹端に対する後方移動量や下方移動量，さらに回旋転位の角度についても正確に評価することが可能となっている.

　MRI は他の股関節疾患との鑑別に有効である.

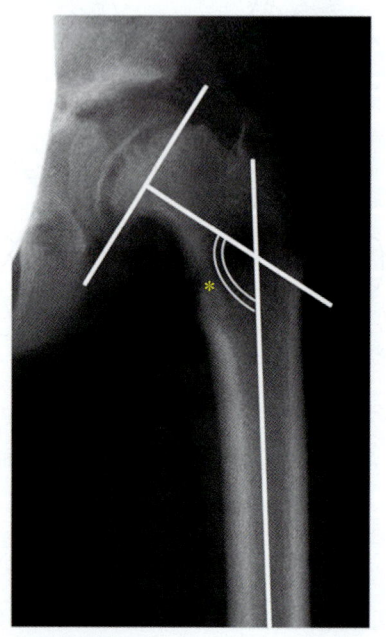

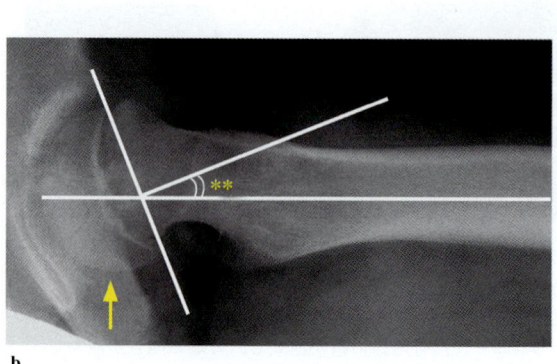

図 6　大腿骨頭すべり症の重症度判定
a: 股関節正面像で骨端の大腿骨骨幹部に対する傾き（HSA: *）.
b: 股関節側面像で骨端の大腿骨骨幹部に対する傾き（PTA: **）.
矢印は骨端の後方部分が寛骨臼から大きくはみ出す Capner 徴候を示している.

また，経過中の合併症の検索に使用される．大腿骨頭壊死症が合併しても早期には骨端の輝度変化は認められないことが多く注意を要する．perfusion MRIを用いて大腿骨頭の血流評価を行うことが可能となった．

テクネチウムシンチグラフィーや血管造影も合併症，特に大腿骨頭壊死症の検索に使用されることがある．

4．臨床検査

病因の項で述べたように，内分泌異常に伴って大腿骨頭すべり症が発症する場合がある．本症後に基礎疾患が判明する場合もあるため，小児科医と連携のうえ内分泌疾患の検索は行う必要がある．

文献

Cowell HR. The significance of early diagnosis and treatment of slipping of the capital femoral epiphysis. Clin Orthop Relat Res. 1966; 48 : 89-94.

Imhäuser G. Spontane Epipyhsendislokation am koxalen Femurende. Orthopäde in Praxis und Klinik, VII. George Thieme. 1986; 115-148.

石井良章. 大腿骨頭辷り症の病態. 関節外科. 1989; 8 : 1611-1616.

Leunig M, Casillas MM, Hamlet M, et al. Slipped capital femoral epiphysis: early mechanical damage to the acetabular cartilage by a prominent femoral epiphysis. Acta Orthop Scand. 2000; 71 : 370-375.

Novais EN, Hosseinzadeh S, Emami SA, et al. What is the association among epiphyseal rotation, translation, and the morphology of the epiphysis and metaphysis in slipped capital femoral epiphysis? Clin Orthop Relat Res. 2021; 479: 935-944.

Rab GT. The geometry of slipped capital femoral epiphysis: implications for movement, impingement, and corrective osteotomy. J Pediatr Orthop. 1999; 19 : 419-424.

Southwick WO. Osteotomy through the lesser trochanter for slipped capital femoral epiphysis. J Bone Joint Surg Am. 1967; 49 : 807-835.

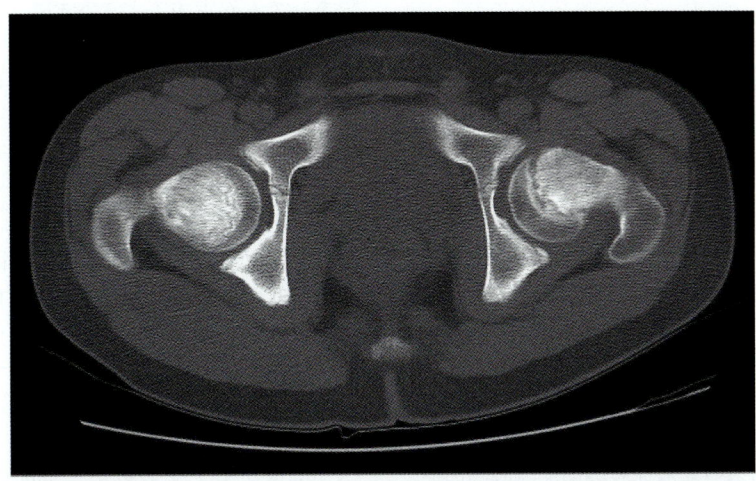

a

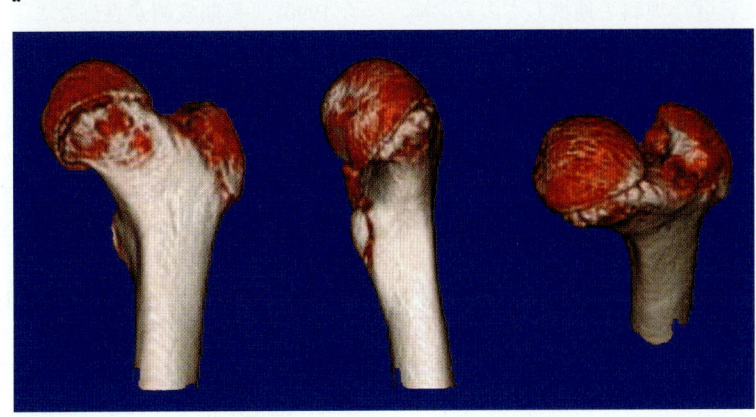

b

図7　大腿骨頭すべり症の3次元CT画像
a: 通常のCT像．左大腿骨頭のすべりが認められる．
b: 3次元再構成画像(左から正面，内側，ななめ上方)．すべりの状態がよく把握できる．

5 治療

1. 治療法の変遷

以前はすべり部を安定化させる目的でギプス固定が行われていた.

高率に大腿骨頭壊死症と軟骨溶解が発生すること, およびギプス除去後の再すべりも認められたため, 現在では行われていない (Meier ら 1992).

また, unstable タイプで発症後数週間以上経過した症例に対して, 徒手整復術や観血的整復術が施行されていたが, いずれも高率に大腿骨頭壊死症と軟骨溶解が発生することが報告されている (Wilson ら 1965).

現在では発症後早期を除いて徒手整復術の適応はなく, また観血的整復術単独で施行されることは少ない.

2. 現在の治療法

治療の目的はすべり部を安定化させ, 関節適合性を改善し, 股関節の機能を長期間にわたり維持することにある.

本疾患が疑わしい場合は, 比較的安静とし厳重な経過観察を行う必要がある. 発症早期には軽微なすべりのため診断が確定できない場合もあるため, 2〜4週後に再度判定を行う必要がある.

診断が確定した場合には, 一般的な注意事項に加えて, ①本疾患は進行性であり緊急性を要する疾患であること, ②すべり部分の完全な転位の整復が治療の目的ではないこと, ③合併症として大腿骨頭壊死症, 軟骨溶解, 将来の変形性股関節症 (股関節症) などが生じうること, ④小児科と連携して内分泌疾患の検査や肥満の治療が必要な場合もあること, を患児ならびに保護者に説明の上同意を得る必要がある.

同意が得られたら可及的早期に入院して, 手術療法を行う. 治療の方法としては, 矯正せずにすべり部を安定化させる in situ pinning と, 変形を矯正する方法に大きく分けることができる.

病型と重症度により治療法は異なってくる. 現在では EBM の観点から, 特別な事情がない限り保存療法が選択されることはない.

3. 徒手整復術および整復後の内固定術

本症における暴力的な整復は大腿骨頭壊死症の原因となりうるため行ってはならない.

すなわち, stable タイプにおける徒手整復, 1週間以上経過した unstable タイプに対する徒手整復,

多数回の操作による徒手整復などは暴力的な整復に含まれる.

愛護的な徒手整復の成績は, unstable タイプそれ自体の成績が不良なこと (Loder ら 1993) から考えると, むしろ良好と考えられる報告もある (Casey ら 1972).

骨端部が不安定なままの状態は栄養血管の攣縮による血行途絶が生じるとの報告 (Maeda ら 2001) もあり, 緊急処置の対象となり得る (Kalogrianitis ら 2007).

実際の方法は, 全身麻酔下に下肢を軽く牽引し, 内旋を加えるだけである程度の整復が得られる場合が多い. 牽引手術台に患児を載せる際に意図せぬ整復が得られることがある.

軽度屈曲および外転を加えていく場合もあるが, 整復操作を試みる際は, 1回のみの操作とする. 転位を正常まで整復することを目的とせず, 矯正不足であっても安定するところまでとし, 内固定術を行う (図8).

無理に矯正すると, 解剖学的には正常となっても血行の問題が生じる. 高エネルギー損傷の大腿骨近位骨端線損傷との治療の違いはここにある.

4. 手術療法

1) in situ pinning (現位置鋼線固定)

すべり部を安定化させることを目的として, スクリューもしくはピンによる固定を行う. すべりの程度が軽度で関節の適合性が損なわれていないものはよい適応となる.

中等度〜重度のすべりであっても, 固定術後にすべり部にリモデリングが生じることがあり (Jones ら 1990), 長期成績が良好なこと (Carney ら 1991) から, stable タイプでは重症度にかかわらず第1選択とされる場合が多い.

固定の際にスクリューを用いる場合は, 1本のみの挿入が推奨される (Aronsson 2006). 1本での固定は2本使用の77%の固定力があること (Kibiloski ら 1994), 大腿骨頸部前方から骨端に向かって2本挿入すると大腿骨頸部からスクリューが逸脱するリスクが高まること, などがその理由である (Aronson ら 1992). しかし, 骨端隆起および骨幹端窩の形態から骨端の不安定性が危惧される場合は2本のスクリュー固定が推奨される (Novais ら 2021).

スクリューが後方で大腿骨頸部から逸脱した場合は, 大腿骨頭壊死症の原因となりうる. また, スクリュー先端が関節内に逸脱した場合は, 軟骨溶解の原因となりうる (Ingram ら 1982). 大腿骨頭には blind zone とよばれる二方向では確認できない部分

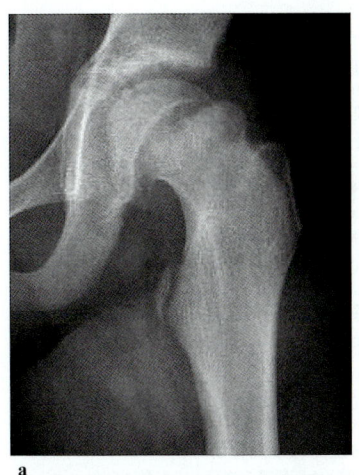
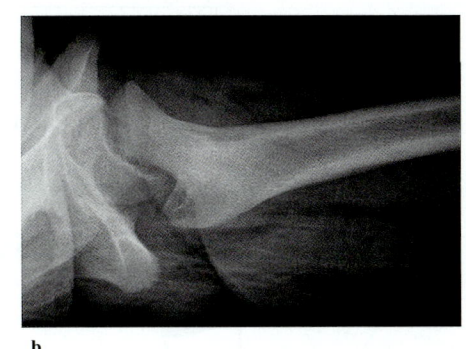
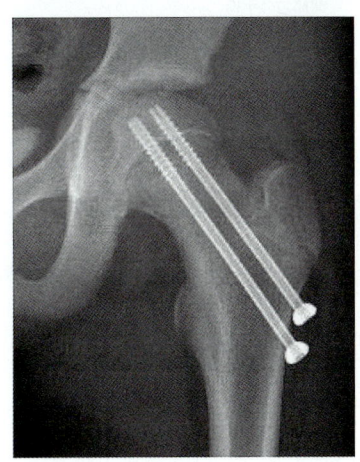
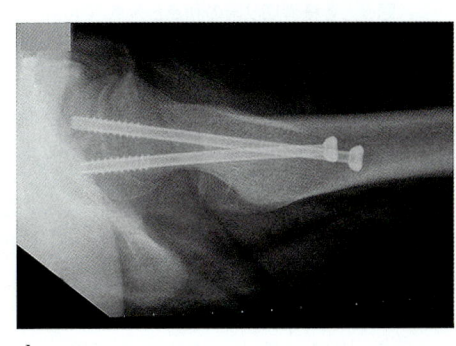

図8　unstable タイプに対する徒手整復後の内固定術
13歳，男性．a: 初診時単純 X 線正面像．b: 軸位による単純 X 線側面像．c: 整復内固定後単純 X 線正面像．軽く牽引し，内旋した状態で内固定術を施行．d: 整復内固定後の軸位による側面像．

があり（Orr ら 1989），スクリューを少し短く挿入する工夫が必要となる．

　すべりの程度が軽度で年少児の場合は，内固定による将来の脚長差を予防するためにカニュレーテッドスクリューのネジ山が短く骨端線を固定しない手技を選択する場合がある．

　固定後のすべりの進行が認められる場合があり，適応は限定されるべきである．

　すなわち，unstable タイプの場合，すべりの程度が重度の場合，年長児の場合では，ネジ山の長いカニュレーテッドスクリューを用いて骨端線を固定する．

　すべり位内固定術後にリモデリングが不十分で関節適合性が不良な場合には，後に変形矯正術を行う場合がある．すべりが重度でリモデリングが期待で

きない場合には，変形矯正術を最初から併用する場合もある．

2）変形矯正術（図 9）

　大腿骨頭すべり症の変形は X 線学的に骨端線を中心に生じており，この部に近い部分で矯正するほど，解剖学的に正常な状態に近づけることができる（Crawford 1984）．

　逆に，大腿骨頭壊死症などの合併症の発生率は増加する，病型や重症度，術者の技量などにより適切な手術を選択することが重要である．

①大腿骨頭下頚部骨切り術

　骨幹部近位端を楔状に切除し，すべりを生じている骨端を矯正する方法である．重度のすべりに対しても解剖学的に正常に近い状態とすることが可能となる．

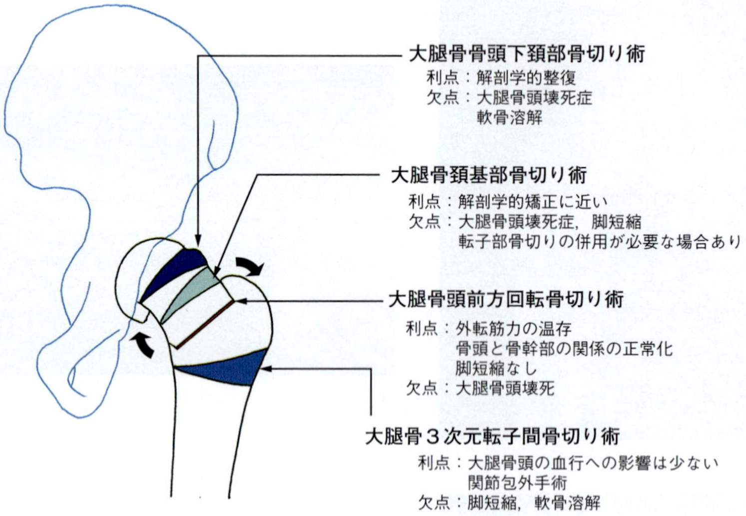

大腿骨骨頭下頚部骨切り術
利点：解剖学的整復
欠点：大腿骨頭壊死症
　　　軟骨溶解

大腿骨頚基部骨切り術
利点：解剖学的矯正に近い
欠点：大腿骨頭壊死症，脚短縮
　　　転子部骨切りの併用が必要な場合あり

大腿骨頭前方回転骨切り術
利点：外転筋力の温存
　　　骨頭と骨幹部の関係の正常化
　　　脚短縮なし
欠点：大腿骨頭壊死

大腿骨3次元転子間骨切り術
利点：大腿骨頭の血行への影響は少ない
　　　関節包外手術
欠点：脚短縮，軟骨溶解

図 9　各種骨切り術の利点と欠点（Crowford 1984 を改変）

一方，大腿骨頭壊死症の発生率が高く，変形性股関節症も早期に発症しやすいこと（Dunn ら 1978，Velasco ら 1998）が問題点である．

注意深く栄養血管を保護し，成長軟骨板を切除すると合併症の発生を減らすことが可能となったとの報告（Fish 1994，北ら 1993）もあるが，手技に依存する方法ともいえる．FAI の観点から本術式が用いられた報告では，良好な成績であったとされている（Slongo ら 2010）．

②大腿骨頚基部骨切り術

すべり部から少し離れた頚基部で屈曲外反骨切りを行う方法である．関節包内で骨切りする方法（Kramer ら 1976）と関節包外で骨切りする方法（Barmada ら 1978）が報告されている．

骨頭下頚部骨切り術に比べて矯正力は劣り，中等度までのすべりが適応となる．医原性の大腿骨頭壊死症が生じうることおよび適応が狭いことからあまり普及しておらず，矯正力の優れている骨頭下頚部骨切り術か，安全性の高い転子間骨切り術が選択される傾向にある．

③大腿骨頭前方回転骨切り術

Sugioka（1978）により報告された方法で，後方傾斜角が 45° 以上の中等度および重度のすべりが適応となる．

骨端を本来の位置に移動させることが可能であり，優れた方法である．しかし，手技の習熟度に依存する方法であるため成績が安定しておらず，大腿骨頭すべり症に対する方法としてはあまり普及していない．

④大腿骨 3 次元転子間骨切り術

すべり部から離れた転子部で骨切りを行う方法である．すべりの方向や程度に応じて単純屈曲骨切り，屈曲外反骨切り，およびこれに内旋を加えた 3 次元骨切り術が報告されている（図 10）．

単純屈曲骨切り術は中等度までのすべりが適応となり，手技は簡便である（石井ら 1993）．中等度から重度のすべりに対しては 3 次元骨切り術が行われることが多い．

Southwick（1967）は骨切りの矯正角度について，屈曲は PTA，外反は健側との HSA の差とし遠位骨片に軽度の内旋を加えるとしている．

Imhäuser（1986）は後方へのすべりについて許容角を 30° と設定しており，屈曲は PTA から 30° を減じたもの，外反は一律に 30°，内旋は術前の内外旋の中心が中間位となるように設定している．

転子間骨切り術は脚短縮や骨切り部での変形を生じること，他の方法に比べて軟骨溶解が多いことが問題とされる．医原性の大腿骨頭壊死症が生じることはないため（Kartenbender ら 2000，Coppola ら 2008），安全で比較的手技が簡便な方法と認識されている．

⑤大腿骨頚部骨軟骨形成術

大腿骨頭すべり症後の大腿骨頚部前面と寛骨臼との間に衝突（インピンジメント）が生じ，痛みを訴えた症例に対する骨隆起の切除形成術は古くから報告がある（Smith-Petersen 1936）．

大腿骨頭すべり症における FAI の概念が確立され（Leunig ら 2000），すべりの程度によって股関

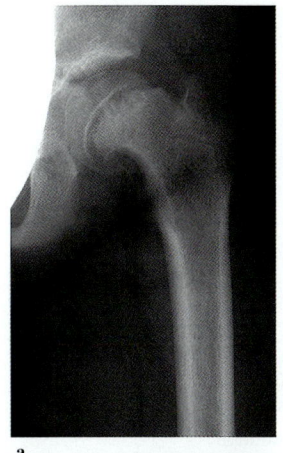
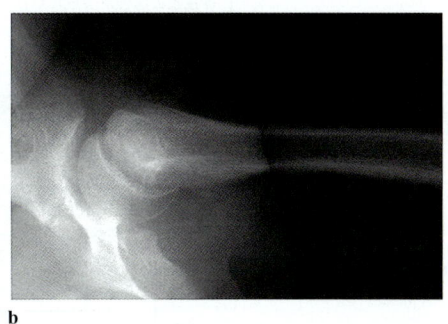
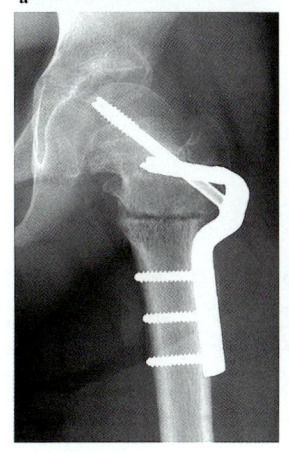
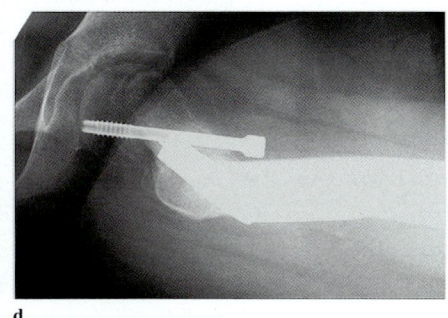

図10 unstable タイプに対する転子間
　　　骨切り術
10 歳, 女児.
a: 術前単純 X 線正面像.
b: 側面像.
c, d: キャニュレーテッドスクリューで骨
端線を固定し, Imhäuser の大腿骨 3 次元
転子間骨切り術を行った.

節可動域に制限が生じることが明らかとなっている (Mamisch ら 2009). 大腿骨頭すべり症における FAI に対しても大腿骨頚部に対する骨軟骨形成術が施行されている (Beck ら 2004, Lavigne ら 2004). 外科的脱臼 (surgical dislocation) を行うため侵襲が大きいことが危惧されるが, 合併症も少なく良好な成績が報告されている (Shin ら 2009).

近年, 鏡視下での骨軟骨形成術が行われるようになり, より低侵襲で安定した成績が得られるようになってきている (Saito ら 2021).

5. 治療法の選択

病型と重症度により手術方法は異なってくる. すべり部の安定性を得ることを第 1 目的とし, 関節適合性を維持もしくは獲得することを第 2 の目的として手術方法を選択する.

フローチャートに選択方法を示す (図 11).

1) stable タイプ：軽症から中等症

歩行可能ですべりの程度が小さく関節適合性が損なわれていない場合は, 可及的早期に入院の上手術療法を行う.

治療の目的はすべりの進行を予防することが主となる. 手術は全身麻酔下に牽引手術台を用いて, キャニュレーテッドスクリュー 1 本を用いて *in situ* pinning を行う.

術後は疼痛に応じて早期から可動域改善訓練を開始する. スポーツ活動については, 術後 6 週程度から再開させている.

軽症であっても術後に FAI による関節症変化を生じることがあり (三谷ら 2008), 長期間にわたり経過観察は必要となる.

2) stable タイプ：中等症から重症

歩行可能ですべりの程度が大きいが, 関節適合性が損なわれていない場合は軽症と同様に治療を行う.

FAI による変化を生じる可能性があり, 厳重な経過観察と症状が出現した場合の対策を説明しておく.

関節適合性が損なわれている場合は, これが改善するように転子間部で矯正骨切り術を行う. 骨端の安定性に不安がある場合はキャニュレーテッドスクリュー 1 本による骨端線固定術を併用する.

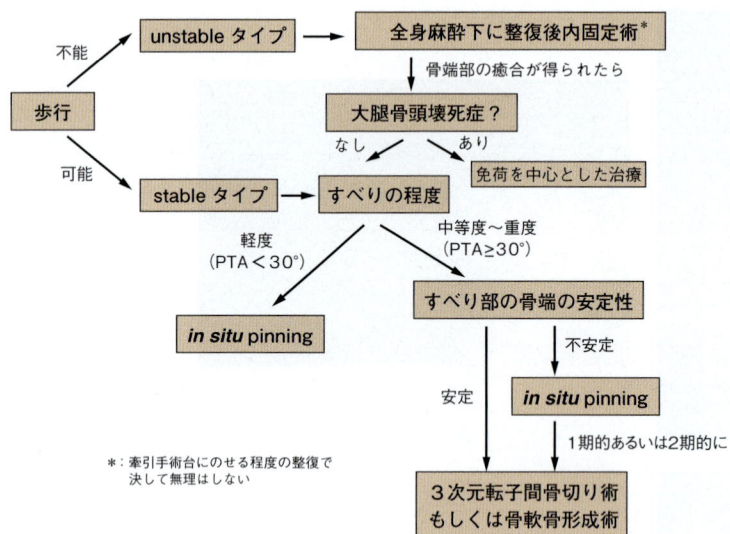

図11 治療のフローチャート

矯正角度については前述の Imhäuser（1986）の 3 次元骨切り術を参考に決定する（図 10）.

術後は持続的他動運動（CPM）などを用いて早期に可動域改善訓練を開始するが，荷重については骨癒合の状態をみながら慎重に判断する.

通常 6 週程度の免荷，3 か月間の杖歩行を推奨している. 再すべりを生じることがあり，X 線学的に骨端線が閉鎖するまではスポーツ活動を制限する必要がある.

同様に FAI による関節症変化を生じることがあり，長期間にわたり経過観察が必要となる.

3) unstable タイプ

緊急の治療が必要となる. 全身麻酔下に下肢を軽く牽引し内旋を加える程度での整復を試みる.

それ以上の整復操作は加えず，矯正不足であっても安定するところまでとし，キャニュレーテッドスクリュー 1〜2 本による骨端線固定術を行う（図 8）.

早期手術の時期を逸した場合は無理をせずにすべり位で内固定術を行い，骨端が骨性に癒合するのを待った上で，後日矯正骨切り術を計画する.

術後は局所の血腫や炎症が沈静化する 3 週程度は安静を保つ必要がある. その後可動域改善訓練を開始する.

通常 6〜12 週程度の免荷を行い，荷重は骨癒合の状態をみながら慎重に判断する. 荷重開始にあたっては，MRI やテクネチウムシンチグラフィーにより大腿骨頭壊死症の有無について検索する.

大腿骨頭壊死症を認めない場合は，病型が stable タイプに移行したものとして，前述のごとく治療を行う.

大腿骨頭壊死症を認めた場合は，厳重な免荷を行う. 成人とは違いリモデリングが期待できるため，十分に説明の上で治療を継続する.

いずれの場合も unstable タイプは成績不良となりやすく，長期間にわたり経過観察は必要である.

6. 反対側の処置

片側性の大腿骨頭すべり症の場合，反対側への処置が問題となる. 本症は両側例の割合が多く，以前は多くの症例で予防的内固定術を行われていた.

これに対し，大腿骨頭壊死症や軟骨溶解の合併症の報告がなされるようになり，危険性を伴うことが認識されてきたため（Greenough ら 1985），予防的内固定術は従来に比べ減少している.

しかしながら，本症がいったん発症した場合，特に unstable タイプでは，治療に時間がかかり，また成績は安定しているとはいえず，予防的内固定術は否定されるものではないといえる（Seller ら 2001）.

特に重度の肥満児や内分泌学的な異常を伴っている場合，骨端の形態から不安定性が危惧される場合や，すでに preslip の所見が認められる場合には，反対側の予防的内固定術は積極的に選択すべきである.

7. 合併症
1) 大腿骨頭壊死症

大腿骨頭への血流障害により生じる. 病型，重症度，治療方法，治療時期などの影響を受け，特に

unstable タイプでは大腿骨頭壊死症の発生が高率に認められる.

　骨端が不安定なままの状態は栄養血管の攣縮による血行途絶が生じやすい（Maeda ら 2001）.暴力的な矯正を行うと,解剖学的には正常となっても血行の問題が生じてくる.観血的整復術や大腿骨骨頭下骨切り術の場合は直接的な血管の損傷も起こりうる.

　発症後 24 時間以降 7 日未満の時期は "unsafe window" と称され,この時期の手術は大腿骨頭壊死の発生率が高く,注意を要する（Kalogrianitis ら 2007,Kohno ら 2017）.本合併症に対する治療は免荷が主体となる（図 12）.

2）軟骨溶解

　関節可動域制限と股関節痛を認め,X 線学的には関節裂隙が狭小化し,重症例では関節強直にいたる.

　原因は明らかでないが,病型では unstable タイプ,ギプス固定単独での治療,骨切り術後のギプス固定,固定ピンの関節内への穿孔などの場合に多いとされる.

　治療は免荷と積極的な関節可動域訓練である（図13）.

3）変形性股関節症

　一般にすべりの程度が軽度でリモデリングが得られた場合の予後は良好とされる.

　長期成績の検討では,年齢とともに股関節症変化が増加している（Carney ら 1991）.すべりの程度が重度の場合には,すべり部のリモデリングが得られないことから,関節不適合性のために股関節症変化

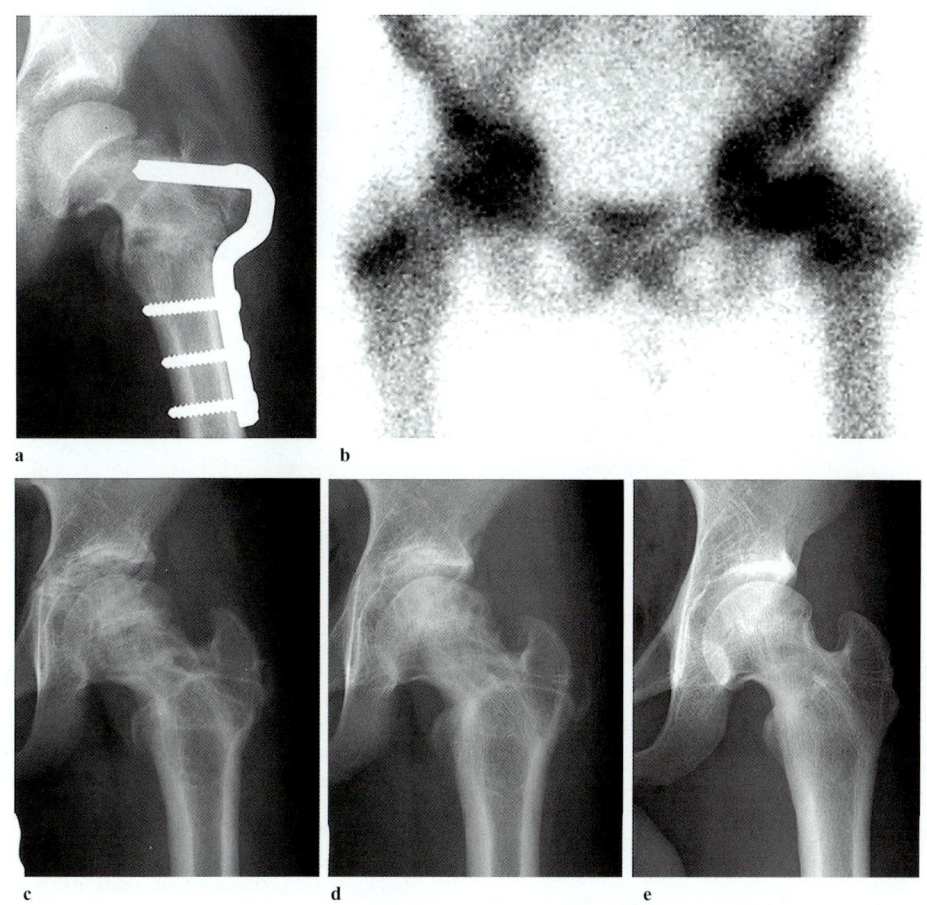

図 12　unstable タイプに対する 3 次元転子間骨切り術後の大腿骨頭壊死症
12歳,男児（図 3 と同一症例）.a: 骨切り術後 2 か月での単純 X 線正面像.骨端部の色調に注意.b: 同時期のテクネチウムシンチグラフィー.骨端部に uptake を認めない.c: 術後 7 か月.関節面の陥没が明らかにみられる.d: 術後 2 年.リモデリングが完成し,荷重を許可した.e: 術後 6 年.変形は軽度で関節面の適合性は良好である.

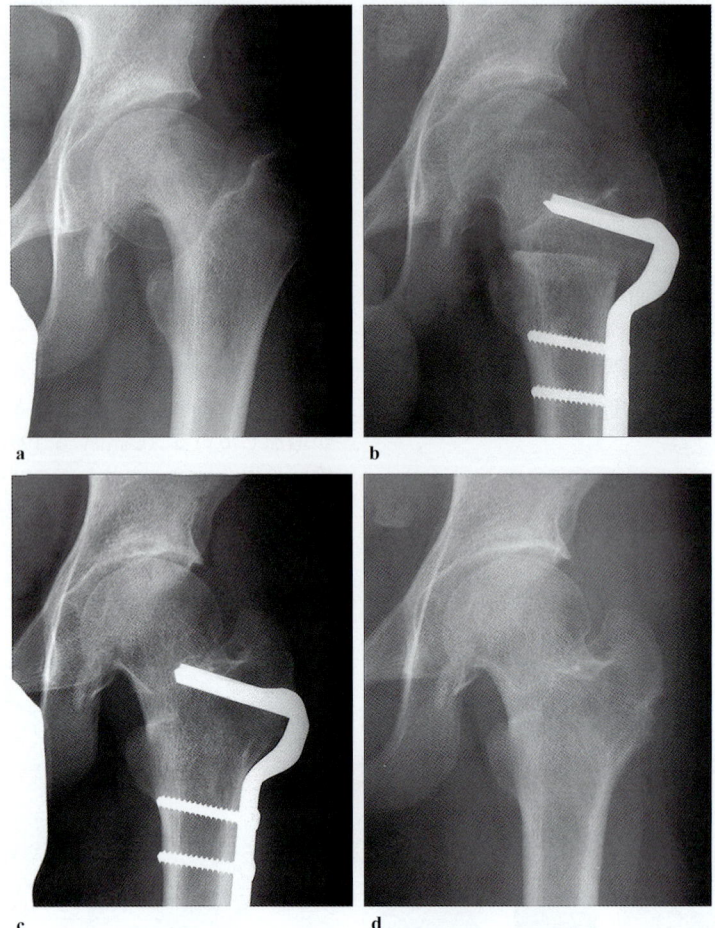

図 13　unstable タイプに対する 3 次元転子間骨切り術後の軟骨溶解

12 歳，男児.

a: 術前の単純 X 線正面像. unstable タイプに対して 114 日間の牽引を施行した.

b: 骨切り術後 1 か月. 関節裂隙が狭小化している.

c: 骨切り術後 1 年. 関節裂隙が部分的に消失している.

d: 骨切り術後 2 年. 関節裂隙の回復がみられる.

が生じる. 軽症から中等度においてリモデリングが得られても，大腿骨頭の off-set が少ないと，寛骨臼縁と接触し股関節症変化が生じる.

　Jones ら（1990）は，十分にリモデリングが生じ正常に近い Type A，すべり部が平坦になるまでリモデリングした Type B，すべり部が凸状でリモデリングが生じなかった Type C の 3 型に分類している.

　Type B は cam 型の FAI を生じるため，Type C は関節不適合性と FAI のため，将来的には股関節症変化をきたしうる. これらの場合は長期にわたる厳重な経過観察を行い，適切な時期に治療を行うことが重要となる.

文献

Aronson DD, Carlson WE. Slipped capital femoral epiphysis. A prospective study of fixation with a single screw. J Bone Joint Surg Am. 1992; 74 : 810-819.

Aronson DD. Loder RT. Breur GJ. et al. Slipped capital femoral epiphysis: current concepts. J Am Acad Orthop Surg. 2006; 14 : 666-679.

Barmada R, Bruch RF, Gimbel JS, et al. Base of the neck extracapsular osteotomy for correction of deformity in slipped capital femoral epiphysis. Clin Orthop Relat Res. 1978; 132 : 98-101.

Beck M, Leunig M, Parvizi J, et al. Anterior femoroacetabular impingement. Clin Orthop Relat Res. 2004; 418 : 67-73.

Carney BT, Weinstein SL, Noble J. Long-term follow-up of slipped capital femoral epiphysis. J Bone Joint Surg Am. 1991; 73 : 667-674.

Casey BH, Hamilton HW, Bobechko WP. Reduction of acutely slipped upper femoral epiphysis. J Bone Joint Surg Br. 1972; 54 : 607-614.

Coppola C, Sadile F, Lotito FM, et al. Southwick osteotomy in stable slipped capital femoral epiphysis. A long-term outcome study. Acta

Orthop Traumatol Turc. 2008; 42 : 358-364.

Crawford AH. Osteotomies in the treatment of slipped capital femoral epiphysis. Instr Course Lect. 1984; 33 : 327-349.

Dunn DM, Angel JC. Replacement of the femoral head by open operation in severe adolescent slipping of the upper femoral epiphysis. J Bone Joint Surg Br. 1978; 60 : 394-403.

Fish JB. Cuneiform osteotomy of the femoral neck in the treatment of slipped capital femoral epiphysis. A follow-up note. J Bone Joint Surg Am. 1994; 76 : 46-59.

Greenough CG, Bromage JD, Jackson AM. Pinning of the slipped upper femoral epiphysis--a trouble-free procedure? J Pediatr Orthop. 1985; 5 : 657-660.

Imhäuser G. Spontane Epipyhsendislokation am koxalen Femurende. Orthopäde in Praxis und Klinik, VII. George Thieme. 1986; 115-148.

Ingram AJ, Clarke MS, Clarke CS Jr, et al. Chondrolysis complicating slipped capital femoral epiphysis. Clin Orthop Relat Res. 1982; 165 : 99-109.

石井良章, 星 亨. 大腿骨頭すべり症に対する転子間単純屈曲骨切り術. Hip Joint. 1993; 19 : 62-66.

Jones JR, Paterson DC, Hillier TM. Remodelling after pinning for slipped capital femoral epiphysis. J Bone Joint Surg Br. 1990; 72 : 568-573.

Kalogrianitis S, Tan CK, Kemp GJ, et al. Does unstable slipped capital femoral epiphysis require urgent stabilization? J Pediatr Orthop B. 2007; 16 : 6-9.

Kartenbender K, Cordier W, Katthagen BD. Long-term follow-up study after corrective Imhäuser osteotomy for severe slipped capital femoral epiphysis. J Pediatr Orthop. 2000; 20 : 749-756.

Kibiloski LJ, Doane RM, Karol LA, et al. Biomechanical analysis of single-versus double-screw fixation in slipped capital femoral epiphysis at physiological load levels. J Pediatr Orthop. 1994; 14 : 627-630.

北 純, 前田慎吾, 相沢利武, 他. 骨頭下頚部骨切り術による中・高度大腿骨頭すべり症の治療. Hip Joint 1993; 19 : 97-103.

Kohno Y, Nakashima Y, Kitano T, et al. Is the timing of surgery associated with avascular necrosis after unstable slipped capital femoral epiphysis? A multicenter study. J Orthop Sci. 2017; 22 : 112-115.

Kramer WG, Craig WA, Noel S. Compensating osteotomy at the base of the femoral neck for slipped capital femoral epiphysis. J Bone Joint Surg Am. 1976; 58 : 796-800.

Lavigne M, Parvizi J, Beck M, et al. Anterior femoroacetabular impingement. Clin Orthop Relat Res. 2004; 418 : 61-66.

Leunig M, Casillas MM, Hamlet M, et al. Slipped capital femoral epiphysis: early mechanical damage to the acetabular cartilage by a prominent femoral epiphysis. Acta Orthop Scand. 2000; 71 : 370-375.

Loder RT, Richards BS, Shapiro PS, et al. Acute slipped capital femoral epiphysis: the importance of physeal stability. J Bone Joint Surg Am. 1993; 75 : 1134-1140.

Maeda S, Kita A, Funayama K, et al. Vascular supply to slipped capital femoral epiphysis. J Pediatr Orthop. 2001; 21 : 664-667.

Mamisch TC, Kim YJ, Richolt JA, et al. Femoral morphology due to impingement influences the range of motion in slipped capital femoral epiphysis. Clin Orthop Relat Res. 2009; 467 : 692-698.

Meier MC, Meyer LC, Ferguson RL. Treatment of slipped capital femoral epiphysis with a spica cast. J Bone Joint Surg Am. 1992; 74 : 1522-1529.

三谷 茂, 遠藤裕介, 門田康孝, 他. 大腿骨頭すべり症に対するin situ pinning後の大腿骨頭の位置. 整・災外. 2008; 51 : 83-89.

Novais EN, Hosseinzadeh S, Emami SA, et al. What is the association among epiphyseal rotation, translation, and the morphology of the epiphysis and metaphysis in slipped capital femoral epiphysis? Clin Orthop Relat Res. 2021; 479: 935-944.

Orr TR, Bollinger BA, Strecker WB. Blind zone determination of the femoral head. J Pediatr Orthop. 1989; 9 : 417-421.

Saito M, Kuroda Y, Sunil Kumar KH, et al. Outcomes after arthroscopic osteochondroplasty for femoroacetabular impingement secondary to slipped capital femoral epiphysis: A systematic review. Arthroscopy. 2021; 37: 1973-1982.

Seller K, Raab P, Wild A, et al. Risk-benefit analysis of prophylactic pinning in slipped capital femoral epiphysis. J Pediatr Orthop B. 2001; 10 : 192-196.

Shin SJ, Kwak HS, Cho TJ, et al. Application of Ganz surgical hip dislocation approach in pediatric hip diseases. Clin Orthop Surg. 2009; 1 : 132-137.

Slongo T, Kakaty D, Krause F, et al. Treatment of slipped capital femoral epiphysis with a modified Dunn procedure. J Bone Joint Surg Am. 2010; 92 : 2898-2908.

Smith-Petersen MN. Treatment of malum coxae senilis, old slipped uppercapital femoral epiphysis, intrapelvic protrusion of the acetabulum, and coxae plana by means of acetabuloplasty. J Bone Joint Surg Am. 1936; 18 : 869-880.

Southwick WO. Osteotomy through the lesser trochanter for slipped capital femoral epiphysis. J Bone Joint Surg Am. 1967; 49 : 807-835.

Sugioka Y. Transtrochanteric anterior rotational osteotomy of the femoral head in the treatment of osteonecrosis affecting the hip: a new osteotomy operation. Clin Orthop Relat Res. 1978; 130 : 191-201.

Velasco R, Schai PA, Exner GU. Slipped capital femoral epiphysis: a long-term follow-up study after open reduction of the femoral head combined with subcapital wedge resection. J Pediatr Orthop B. 1998; 7 : 43-52.

Wilson PD, Jacobs B, Schecter L. Slipped capital femoral epiphysis. An end-result study. J Bone Joint Surg Am.1965; 47 : 1125-1145.

まとめ

　大腿骨頭すべり症は近年増加の傾向にあり，股関節症の原因疾患としての重要度が増している．早期に診断を行い，すべりの程度が軽症の間に治療することが予後を決定する大切な因子である．

　このためには，学校医や家庭医との連携は不可欠であり，日頃から整形外科医による啓発活動を行っていく必要がある．

4章　小児の大腿骨近位部骨折

　小児の大腿骨近位部は高齢者の同部位より強度が高く，骨折の発生が少ないので，整形外科医が本骨折を経験することは少ない．

　しかし，整復と内固定が十分に行われないと偽関節や内反股などの変形癒合が生じる．

　また，小児期の大腿骨近位骨端部は限られた血行路により栄養されている解剖学的な特殊性から，大腿骨頭壊死症や骨端線早期閉鎖，それに起因する患肢の成長障害を発生することが多い．

　治療は成長期の修復や自家矯正能に期待して保存的な治療を選択するのが基本であるが，上記の合併症は股関節ならびに患肢全体の予後を大きく左右するので，安易に高齢者の骨折の知識で治療方針を決定してはならない．

　小児期大腿骨近位部骨折（fracture of proximal femur in children）の特徴と注意点をよく知って，観血的整復術と内固定を行うべき時期には正しくこれを行い，骨癒合を図ると同時に大腿骨頭壊死症を防止し，成長障害や成長に伴う2次的変形を防止することが大切である．

1　疫　学

　大腿骨近位部骨折は小児骨折の1%以下と少ない（Peterson 1972，Beaty 2006）．

　Delbet-Colonna 分類（Delbet 1909）Type Ⅰ の大腿骨近位骨端部損傷は全骨端線損傷中の2.1%できわめて少ないが，小児大腿骨近位部骨折中でも10%以下と少ない（Ratliff 1962，Peterson 1972，Canale ら 1977）．

　Type Ⅱは小児大腿骨近位部骨折中の40〜50%を占め，Type Ⅲは25〜35%，Type Ⅳは6〜15%である．

　大転子の剝離骨折はきわめて稀とされている．合併症としての大腿骨頭壊死症の発生は20〜50%と高率である（Ratliff 1962，坂巻 1999）．

文献

Beaty JH. Fractures of the hip in children. Orthop Clin North Am. 2006; 37 : 223-232.

Canale ST, Bourland WK. Fracture of the neck and intertrochantric region of the femur in children. J Bone Joint Surg Am. 1977; 59 : 431-443.

Delbet MP. Fractures du col de femur. Bull Mem Soc Chir. 1909; 35 : 387-389.

Peterson CA. Analysis of the incidence of injuries to the epiphyseal growth plate. J Trauma. 1972; 12 : 275-281.

Ratliff AHC. Fracture of the neck of the femur in children. J Bone Joint Surg Br. 1962; 44 : 528-542.

坂巻豊教. 特集小児骨折の治療－大腿骨頚部骨折. 整・災外. 1999; 42 : 35-40.

2　病因・病態・分類

　大腿骨頭中央から転子部の間に生じる大腿骨頚部・転子部骨折と大転子の剝離骨折がある．

　Delbet-Colonna（以下 D-C）分類（図1）（Delbet 1909，Colonna 1929）は，骨端線と大転子，小転子に対する骨折線の走行部位から分類しており，タイプにより病態，合併症の頻度，治療法が異なるので，これに従って考えるとわかりやすい．

　しかし Type Ⅰ の transepiphyseal fracture は骨端線損傷であり，病態がほかの3つの type と大きく異なるので，分けて考えたほうがよい．

　また，大腿骨近位部は新生児期，乳児期，幼児期と発育の時期によって骨端部の形態が異なり，骨端線の位置，骨化の進展も異なる（図2）（Ogden 1984, 2000）．

　この発育期の変化に伴って骨端部への血管系の分布も変化する（図3，図4）（Ogden 1974，北 1991）ので，重篤な合併症である大腿骨頭壊死症の病態も大きく異なる．

1.　大腿骨近位部の解剖
1) 大腿骨近位の形態変化（図2）
　新生児期の大腿骨近位部は，大腿骨頭，大腿骨頚部，大転子が軟骨性であり，これらが骨端部を形成している．

　骨端核は生じておらず，骨端線は内側の一部のみ

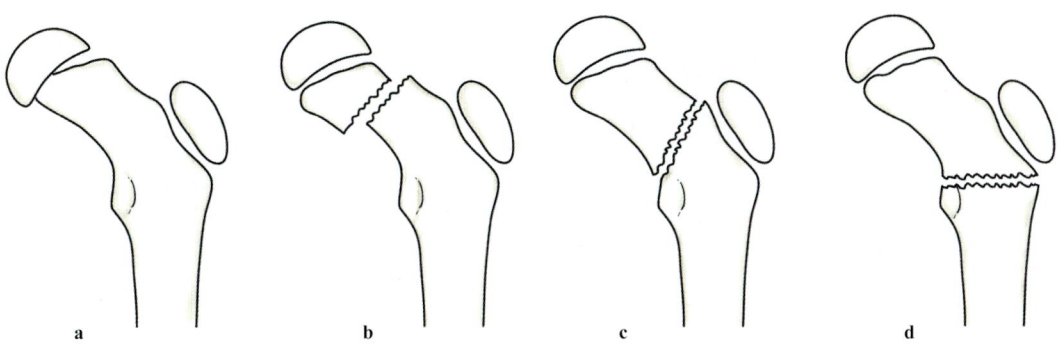

図1　小児大腿骨頚部・転子部骨折の Delbet-Colonna (D-C) 分類（北 2000 より）

a: Type Ⅰ transepiphyseal fracture．b: Type Ⅱ transcervical fracture．c: Type Ⅲ cervicotrochanteric fracture．d: Type Ⅳ trochanteric fracture．

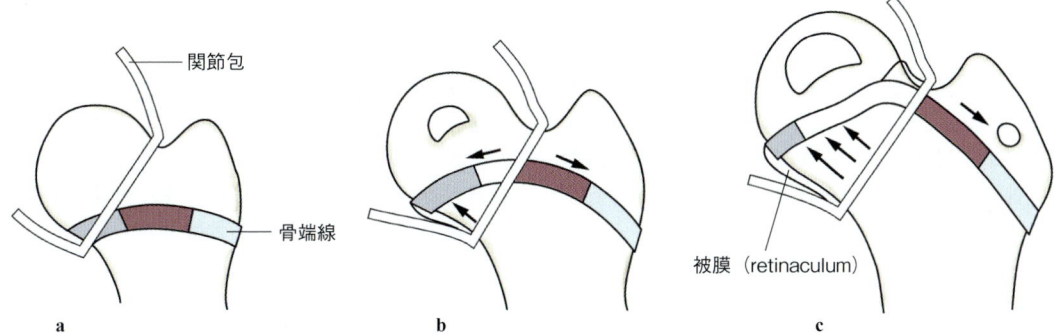

図2　大腿骨頚部の発育と関節包付着部の位置（北 1991 より）

a: 生下時．b: 生後 7 か月．c: 3 歳

骨端線は中央部分の成長が最も早く，その結果，図のように頚部が長く伸び，骨端線と骨幹端部は関節包に取り込まれていく．

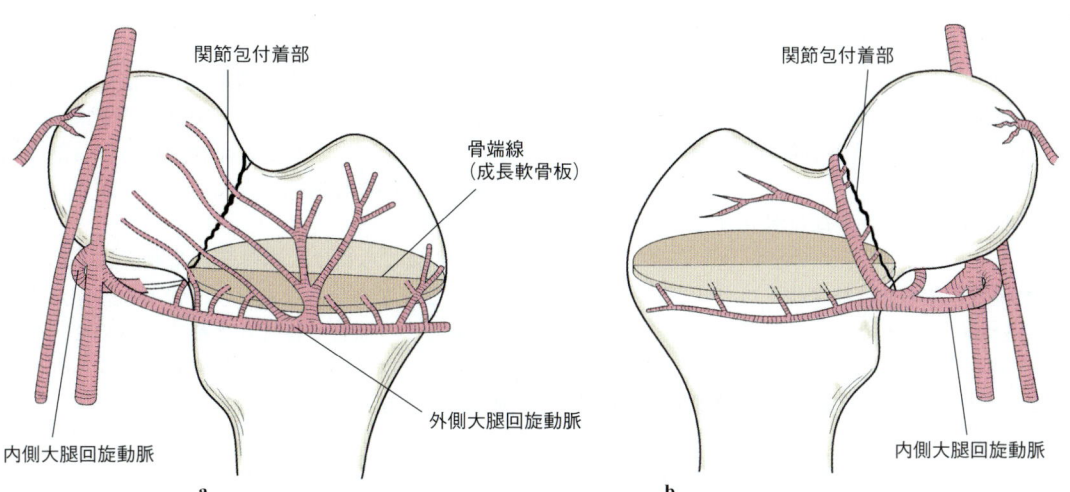

図3　新生児期の大腿骨頭の血管分布，骨端線（成長軟骨板），関節包付着部（北 1991 より）

a: 前面．b: 後面．

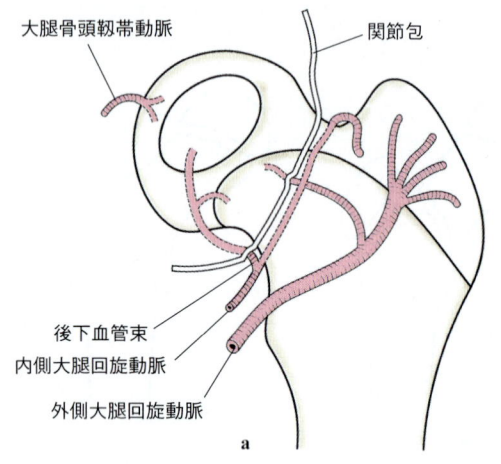 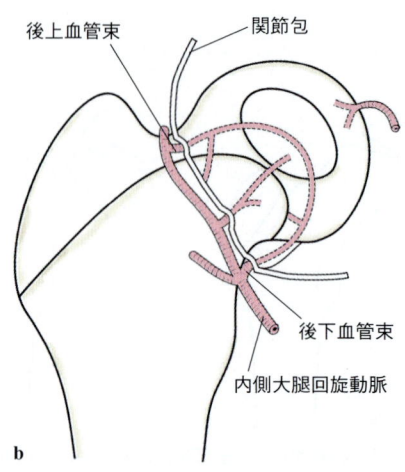

図4　生後4か月～4歳の大腿骨頭の血管分布（北 1991 より）
a: 前面．b: 後面．
3歳時には4つの血管束が関節包の下を通って骨頭に入る．後方で内側大腿回旋動脈から分岐する血管群は骨端部，骨幹端ともに分布する．大腿骨頭の血流は，主として内側大腿回旋動脈から分岐する後上・後下血管束である．

が関節内に存在して大部分は関節包外の転子部に存在する（Ogden 2000）．

このため生後4か月ごろまでの骨端線損傷は近位骨片（骨端骨）が大転子を含み，骨折線はほとんど関節包外にある（図2）（Ogden 1984）．

生後3～4か月ごろに骨端核が大腿骨頭の中央に形成され，その後頚部が長く伸びて3～4歳ごろまでに成人の大腿骨近位部に近い形態になる．

大腿骨頚部の形成に際しては骨端線の成長速度が中央部，内側部，外側部の順に早く，中央部の頭尾方向の成長により頚部が伸びていく．

この頚部の伸長に伴い，骨端線と骨幹端はその内側部から順に関節包内に取り込まれ，3～4歳ごろには関節包付着部の位置も成人に近くなる．

4～7歳では骨端部は頚部の後外側と大腿骨頭を形成し，その大部分を骨端核が占める．骨端核は骨端線（成長軟骨板）により骨幹端部と隔てられている．

思春期を過ぎると骨端線は骨化する（骨端線閉鎖）．

2）大腿骨近位の血行路変化

生後5～6か月までは軟骨性骨端部と骨端線の前方部分の栄養は，骨端線のレベルでその前方を外側に向かって走行する外側大腿回旋動脈によっている．

後方部分の栄養は大腿骨頭の前内側から後外側に向かって走行する内側大腿回旋動脈によっている．

内側大腿回旋動脈の分枝が頚部後方を上行し，転子窩にいたって後上血管束（postero-superior retinacular vessels）となり，軟骨性骨端部に入って

これを栄養する（図3）（Ogden 1974，北 1991）．

生後4か月になると軟骨性骨端部に骨端核が出現し，頚部が頭尾方向に伸びるが，外側大腿回旋動脈は骨端線のように頭側に移動せず，骨端部と骨端線から離れて遠位に移動して骨幹端から転子部のみを栄養するようになる．

この時骨端核の主血行路は後上血管束から移行した骨内の外側骨端動脈（lateral epiphyseal artery）である．

3歳ごろまでに内側大腿回旋動脈は成人と同様に後下血管束（postero-inferior retinacular vessels）を分枝し，これが下骨幹端動脈（inferior metaphyseal artery）となって，軟骨性骨端部，骨端線，骨幹端部の各内側を栄養する．

円靱帯からは大腿骨頭靱帯動脈（ligamentum teres artery）が大腿骨頭内に入り，内側骨端動脈（medial epiphyseal artery）として大腿骨頭靱帯付着部の軟骨に分布し，稀に骨端核に分枝を送る（図4）（Ogden 1974，北 1991）．

3～6歳ごろには大腿骨頭靱帯動脈は骨端核の血管とほとんど吻合しなくなり，後下血管束から骨端核を栄養する血管もほとんど消失するので，骨端核の栄養血管は次第に後上血管束に由来する外側骨端動脈のみとなる．

このため，一般にこの時期は骨端部の阻血性骨障害が発生しやすいといわれている．

一方，Lauritzen（1974）は10歳ごろまでは症例により後下血管束の分枝が骨端核に栄養を送っていることを示しており，骨端核の血管分布は個々で異なることを知っておく必要がある．

7〜12歳の前思春期には骨端核は骨端線により骨幹端と隔絶されているが，大腿骨頭靱帯からの血管は残存しており（内側骨端動脈），骨端核内の血管と吻合する．

思春期では骨端核の血管系と骨幹端部の血管系が吻合し，成人の大腿骨頭の血管分布と同じになる．

> 大腿骨頭の栄養血管には統一した名称はない．名称の扱い方については，巻頭の「本書の記載について」の「血管系の表記」の部分で説明しているので参照して欲しい．

2．分類

1）大腿骨頚部・転子部骨折

D-C分類（図1）（Delbet 1909）が一般的に用いられている．Delbetにより最初に記載され，Colonnaがこの分類に基づいて6例を記載した．

骨端線，大転子，小転子に対する骨折線の走行部位により分類されているが，タイプにより病態，合併症の頻度，治療法が異なり，これに従って考えると治療方針が考えやすい．

Type I（transepiphyseal fracture）：骨端線損傷であるが，前述したように3歳前では骨端線の走行部位が時期により大きく異なるので，D-C分類で示されるType Iの骨折は，3歳以降の骨端線損傷においてよくあてはまる．

骨端線損傷のタイプは新生児期から乳児期はほとんどがSalter-Harris（S-H）分類（☞ p.1139）I型で，骨端部の骨片は大腿骨頭，大腿骨頚部，大転子からなり，骨折線は骨端線に一致する（図5a）．

Ogden（1984）の実験では，成長軟骨板の分離は肥大層と石灰化層の間で生じていたが，静止層の細胞圧潰はみられず，多くの軟骨柱の頭尾方向の裂離と離解が静止層と骨端骨まで及んでいた．これが骨端線早期閉鎖の原因と考えられると述べられている．

幼児期には骨端部の軟骨が頚部後外側を中心に残っておりS-H III型の損傷が生じる（図5b）．4歳以降では頚部後外側の骨端部が少なくなり，大腿骨の形態も成人に近くなってIまたはII型を生じる（図5c）．

Type II（transcervical fracture）：はいわゆる大腿骨頚部の骨折で，大腿骨頭への移行部で最も細い部分で折れることが多い．

Type III（cervicotrochanteric fracture）：は大腿骨頚部の基部での骨折である．

Type IV（trochanteric fracture）：転子間骨折である．

2）大転子剥離骨折（Chotel 2004）

Type I：殿筋群の強力な収縮によるもの

Type II：大腿骨頚部骨折に伴うもの

Type III：外傷性股関節脱臼に伴うもの

3．発生年齢および受傷機転と転位

小児大腿骨近位部骨折の85〜90％は強い外力で発生している（Canaleら1977，Swiontkowskiら1986）．

一方，スポーツによる疲労骨折，骨代謝性疾患，骨系統疾患，若年性特発性関節炎，化膿性股関節炎，骨腫瘍において病的な骨折が軽微な外傷により生じることがある．

1）大腿骨頚部・転子部骨折

D-C分類Type Iの骨端線損傷では発症年齢が2歳以下と5〜10歳の2群に分かれている．受傷機転としては，分娩の緊急娩出時に足位，骨盤位で股関節過伸展・外転位で回旋を加えながら下肢を牽引するためと考えられている（Ratliff 1962，Peterson 1972）．

また，新生児期，乳児期，幼児期では家庭内の事故，暴力が原因のことが多い．幼児期から学童期の

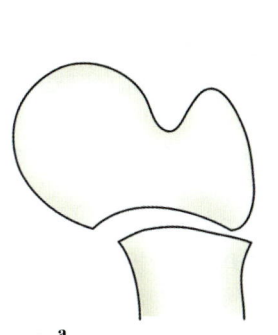
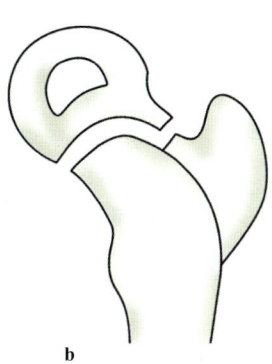
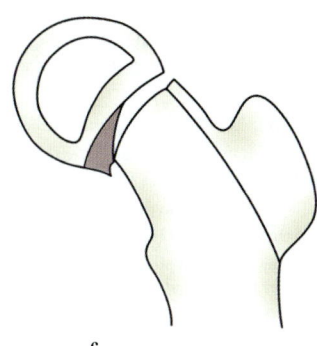

図5　発育時期による骨端線損傷型の相違（北 2000より改変）
a：乳児期まではSalter-Harris（S-H）分類I型の頻度が高い．b：幼児期はS-H分類III型の頻度が高い．c：学童期以後はS-H分類I型またはII型の頻度が高い．

D-C 分類 Type Ⅰ～Ⅳでは遊具での事故，交通事故，学校内事故が多く，学童期以降ではスポーツ外傷も原因になる．

外傷性股関節脱臼で骨端部が寛骨臼内に残ることがある．

転位の方向は，骨端線損傷では受傷時に骨幹端前方の軟骨膜が破れ，後方軟骨膜は連続性を残していることが多く，骨折部の前方が開き骨端部が後方にすべるように転位する．

また，骨幹端部は外旋，外転して大腿骨頭の外側に転位する（Ogden 2000）．3 歳以降の D-C 分類 Type Ⅱ～Ⅲの骨折では Weitbrechit 支帯が大腿骨頭の骨片に付着していることが多いので（北ら 2005），成人の大腿骨頚部骨折における Garden 分類 Stage Ⅲと同様な転位を示す．

3 歳以降の D-C 分類 Type Ⅰ，S-H Ⅱ型の骨端線損傷では Weitbrechit 支帯が骨幹端部骨片（Thurston-Holland sign）に連続している可能性があり，この場合も Garden 分類 Stage Ⅲと同様の転位を示すと考えられる．

2）大転子剥離骨折

3 歳以降の発生が多い．Type Ⅰは殿筋群の強力な収縮により発生すると考えられており，Type Ⅱは大腿骨頚部骨折に伴うもので，いずれも大転子は頭側に転位する．Type Ⅲは外傷性股関節脱臼時に，大転子が寛骨臼後縁に衝突して前方に転位するものである．

文献

Canale ST, Bourland WK. Fracture of the neck and intertrochantric region of the femur in children. J Bone Joint Surg Am. 1977; 59 : 431-443.

Colonna PC. Fracture of the neck of the femur in children. Am J Surg. 1929; 6 : 793-797.

Chotel F. Avulsion fractures of the greater trochanter in children: two cases, review of the literature and proposition for a classification, Revue de chirurgie orthopedique. 2004; 90 : 274-279.

Delbet MP. Fractures du col de femur. Bull Mem Soc Chir. 1909; 35 : 387-389.

北　純. 発育期股関節の血行（林　浩一郎　編集：図説整形外科診断治療講座18, 先天性股関節脱臼・臼蓋形成不全）. メジカルビュー社. 1991; 16-25.

北　純. 骨端線損傷の診断と治療. Orthopaedics. 2000; 12 : 59-65.

北　純, 前田慎吾, 大出武彦, 他. 小児大腿骨頚部骨折における大腿骨頭壊死発生とその修復. 整・災外. 2005; 48 : 1099-1108.

Lauritzen J. The arterial supply to the femoral head in children. Acta Orthop Scand. 1974; 45 : 724-736.

Ogden J. Changing patterns of proximal femoral vascularity. J Bone Joint Surg Am. 1974; 56 : 941-950.

Ogden J. Proximal femoral epiphysiolysis in the neonate. J Pediatric Orthop. 1984; 4 : 285-292.

Ogden J. Skeletal injury in the child, 3rd ed. Springer, New York. 2000; 831-883.

Peterson CA. Analysis of the incidence of injuries to the epiphyseal growth plate. J Trauma. 1972; 12 : 275-281.

Ratliff AHC. Fracture of the neck of the femur in children. J Bone Joint Surg Br. 1962; 44 : 528-542.

Swiontkowski MF, Winquist RA. Displaced hip fractures in children and adolescents. J Trauma. 1986; 26 : 384~388.

3　診　断

1. 幼若期の骨端線損傷

分娩時の損傷では股関節屈曲，内転または外転位，外旋位を呈し，腫脹，運動時啼泣，逃避性不動（仮性麻痺）により股関節の損傷が疑われる（Blasier 1996，Ogden 2000）．

単純 X 線像では生後 4 か月まで骨端核が出現しないので診断が難しい．骨幹端部が外旋して頭側に転位していると，発育性股関節形成不全（DDH）と誤る可能性があり，日本人の女児で寛骨臼形成不全を伴う時は，より注意が必要である．

一般に幼若者では関節包が丈夫で外傷性脱臼を生じにくいが，脱臼の有無を診断することは重要で，単純 X 線の正面像と側面像（軸射像）での寛骨臼，骨端核，骨幹端部の相互の位置や骨端線の幅を左右比較することにより評価する．

超音波検査，MRI，関節造影検査が有用で，関節造影検査は全身麻酔下に行い，化膿性股関節炎の鑑別のため穿刺液の細菌学的検査を必ず実施する．

骨折発生頻度の少ない 3 歳以下で受傷機転の不明確な骨折を診療した時は，被虐待児症候群（batterd child syndrome: BCS）を疑う．

分娩時，新生児期，乳児期の骨端線損傷では運動時痛は数日で消失し，8～14 日後には単純 X 線像で仮骨形成を認め，可動性がなくなるので診断を急ぐ必要がある．

2. 3 歳以降の大腿骨近位部骨折

多くの症例では強力な外力による受傷機転があり，股関節屈曲・内転・外旋肢位，局所の腫脹と不動，自・他動運動に伴う強い疼痛，患肢短縮，などから本骨折を疑う．

脱臼骨折で大腿骨頭が寛骨臼から脱臼していると股関節は屈曲，内転，内旋を呈する．

多発外傷の一部として発生すると，全身管理や他の臓器の処置が優先され，本骨折に気づかず適切な初期治療の機会を逃す可能性がある（下村 2012）．

軽微な転倒や転落など受傷時の外力が大きくなく転位が少ない場合や疲労骨折では，上記の症状がわずかで見逃しやすい．

少なくとも下肢に荷重できない時は必ずいずれか

に異常があると考えるべきで，歩けない，立てない，足をつけないなどの訴えや，尖足位歩行も痛みに準じて評価する．

大腿や膝に痛みを訴え，股関節に痛みを訴えないこともあり（Colonna 1929），股関節以外の症状を訴える症例でも必ず股関節を診察し，単純X線撮影と必要に応じてMRIによる診断を行うべきである．

年長児で比較的軽微な外力により受傷した場合，くる病などの骨代謝性疾患，骨系統疾患，若年性特発性関節炎，化膿性股関節炎，骨腫瘍，骨腫瘍類似疾患を念頭におく必要がある．

単純X線正面像と軸射像で，骨折線の有無，骨梁の乱れ，寛骨臼・骨端核・骨幹端部の相互位置，骨端線の幅，などを左右比較しながら転位の方向や程度を評価する．

超音波像，MR画像，関節造影像も有用で，特に転位の少ない骨折や不顕性骨折ではMR画像が有効である．

鑑別診断として，幼若期には発育性股関節形成不全，明らかな先天性の要因のある股関節脱臼・亜脱臼，先天性または後天性内反股，骨系統疾患があげられる．

小児期全体を通しては化膿性股関節炎，結核性股関節炎，単純性股関節炎，血友病性関節炎，強直性脊椎炎などがあげられる．

文献

Blasier RD. Fractures and traumatic dislocations of the hip in children, 5th ed . Lippincott. 1996; 913-939.

Colonna PC. Fracture of the neck of the femur in children. Am J Surg. 1929; 6 : 793-797.

Ogden J. Skeletal Injury in the Child, 3rd ed. Springer. 2000; 831-883.

下村　哲. 小児大腿骨頚部骨折. 整・災外. 2012; 55 : 601-607.

4 ｜治　療

重篤な合併症である大腿骨頭壊死症，偽関節，変形癒合を防ぐことが目標で，緊急に整復と内固定を行うことも多い．

1．幼若期の骨端線損傷

2歳までの新生児，乳幼児例では大腿骨頭壊死症の発生が少なく，変形に対する自家矯正も期待できるので，観血的整復術は不要とされ，2週間の垂直牽引の後，4～6週の外転装具使用を勧める意見がある（Ogden 2000）．

Beaty（2006）は徒手により愛護的に牽引，外転，

内旋を加えて，安定した整復が得られたらギプス固定を行い，不安定な時はKirschner鋼線（K-wire）固定を勧めている．K-wire固定は骨端線をこえて骨端骨に刺入することを勧めている．

内固定の際は，骨端部と骨端骨が小さいので固定材料が正確に骨片内に入るように注意し，かつ関節内穿孔と頚部後方の骨頭栄養血管の損傷を避けなければならない．

内固定を行わない時は頻回にX線撮影を行い，再転位の発見に努めることを勧めている．

骨癒合後は大腿骨頭壊死症の診断が可能となる4～12か月後まで免荷を行う．

2．3歳以降の大腿骨頚部・転子部骨折

D-C分類 Type I：骨折転位が少なく骨折部が安定していても，のちに転位が増大することが多いのでK-wireを骨端線をこえて骨端に刺入することが勧められる．

骨折転位が大きい時は前述の徒手整復とK-wire固定が第1選択である．変形癒合，遷延癒合，偽関節，内反股などの続発合併症を防ぐためにはできる限り解剖学的な整復を得るようにする（Beaty 2006）．解剖学的な整復が得られなければ，安定した内固定も難しい．

徒手整復は大腿骨頭すべり症に準じて，大腿骨頭壊死症を防ぐ目的できわめて愛護的に行う．全身麻酔下に牽引手術台を用いて行うが，麻酔と同時に急激に整復が生じることがあるので，麻酔開始時から患肢全体を徒手的に保持しておく．

X線透視下に軽い牽引を加え，これで良好な整復が得られなければ，緩徐に牽引を強めながら内旋・屈曲・外転操作をゆっくりと行う．十分な整復が得られなくても整復操作は1回にとどめ，決して暴力的な操作を行ってはいけない（北ら 1995）．

徒手整復が成功しなければWatson-JonesまたはSmith-Petersenの進入法により観血的整復術を行う．

10歳以下にはギプス固定を行うとする意見もあるが（Beaty 2006），固定性がよく，聞き分けのよい場合であれば約3週の介達牽引でもよい．

D-C分類 Type II，III：同じく徒手整復と内固定が第1選択で，変形癒合，遷延癒合，偽関節，内反股などの続発合併症を防ぐためにはでき得る限り解剖学的な整復を得るようにする．

徒手整復が成功しない時はWatson-Jones進入法により観血的整復と内固定術を行う．内固定は転子下外側から大腿骨頭内側の骨幹端部にチタン製スクリューを刺入する．必要に応じてK-wireも使用する．

Type Ⅱで安定した内固定が得難い時は，内固定による骨端線早期閉鎖の発生は少ないので，重篤な合併症予防のため，骨端骨にスクリューやK-wireを刺入してもよい（Beaty 2006）．Daiら（2020）は若年者では，内固定材料は骨端線をこえない方がよいと述べている．

脱臼を合併している時は大腿骨頭に最も到達しやすい進入法を選び，観血的整復を行う．少しでも骨片に連続している軟部組織の温存を図る．

D-C分類Type Ⅳ：一般に骨癒合がよく，合併症も少ない．10歳以下であれば2〜3週の牽引後に6〜8週のギプス固定を行ってよい成績が得られている．

転位が高度であれば全身麻酔下に徒手整復を行ってギプス固定を行う．

10歳以上では自家矯正能が少なくなるので，転位が高度であれば徒手整復または観血的整復と内固定術を行う．多発外傷では全身的な処置の妨げとならないように，内固定や創外固定を行う．

固定材料はスライディングヒップスクリュー，リコンストラクションプレート，キャニュレイティッドスクリューなどを使用する．

3. 大転子剥離骨折

観血的整復固定術を行う．変形癒合を避け，股関節の外転筋機構を再建する．固定法は引き寄せ締結法（tension band wiring）を行うことが多い．

文献

Beaty JH. Fractures of the hip in children. Orthop Clin North Am. 2006; 37 : 223-232.

北 純, 前田慎吾, 大出武彦. 大腿骨頭すべり症における徒手整復術・骨頭下頚部骨切り術の適応と手技. 整・災外. 1995; 38 : 631-638.

Ogden J. Skeletal injury in the child, 3rd ed. Springer. 2000; 831-883.

Dai ZZ, Zhang ZQ, Ding J, et al. Analysis of risk factors for complications after femoral neck fracture in pediatric patients. J Orthop Surg Res. 2020; 19; 15: 58.

5 | 合併症

1. 全身的合併症

30％の症例では腹部・骨盤内臓器や頭部損傷などの大きな外傷を合併しているといわれている．

前述のごとく，全身管理や他の臓器の処置が優先され，本骨折に気づかず，適切な初期治療の機会を逃す可能性がある．

2. 局所合併症

1) 大腿骨頭壊死症

原因は大腿骨頭の血行障害であり，大腿骨頭が圧潰を生じると若年で変形性股関節症にいたる可能性がある．骨端線早期閉鎖，下肢短縮の原因ともなって重要な後遺症の原因となる．

①阻血の原因

大腿骨頭の栄養血管，なかでも上被膜下動脈（superior retinacular artery）の断裂，閉塞，攣縮，屈曲，引き伸ばしによる血行障害が原因と考えられている．

大腿骨頭壊死症の発生は転位の大きい場合に多く，治療法にあまり関係しないとの記載が多いが（Beaty 2006），転位が少なくとも壊死が発生することはあり，個々に壊死の発生に注意する必要がある（北ら 2005）．

整復達成度についてはよい整復が得られた方が壊死の発生が少ないとされている（Morsy 2001）．

受傷から内固定までの期間が壊死の発生に関係するか否かについては，24時間以内（Chengら 1999, Flynnら 2002）または36時間以内（Pforringerら 1980）の整復と内固定によりよい結果が得られたとの報告がある．

骨折の不安定性は血管の攣縮，引き伸ばし，血栓の形成を引き起こし，血流低下が生じると考えられる．骨と骨髄は血流量の低下に応じて変化が生じ，壊死が発生する．

関節内血腫が大腿骨頭の栄養血管の血行に影響するとの意見（Chengら 1999）と，影響しないとの意見がある（Papeら 1999）．

②対策と治療

前述のように骨と骨髄には血流量の低下に応じて変化が生じており，早期に血流量が回復すれば組織修復が期待できるが，回復が遅れればそれに応じた範囲に壊死が発生する．

転位が少なくとも壊死は生じうるので，壊死の発生を小範囲にとどめ，可能な限りの修復を得るためには，可及的早期に観血的整復も含めた愛護的な整復と安定した内固定を行って大腿骨頭栄養血管の血行路を温存することが大切である．

Beaty（2006）をはじめとして，閉鎖的な整復と内固定の直後には関節穿刺または小関節切開による血腫除去を考慮すべきとする意見が多い．

整復と骨接合術後に著者が行った血管造影の所見では，大腿骨頭壊死症を生じたType Ⅱ，Ⅲの9例中8例で下被膜下動脈（inferior retinacular artery）が描出されており，この血管はWeitbrecht支帯のなかにあって血腫が存在しても圧迫から守られている可能性がある（北ら 2005）．

Ratliff（1962，1974，1978）は小児大腿骨頚部骨折に発生する大腿骨頭壊死症を単純X線像の骨硬

化像から診断し，壊死の範囲により 3 type に分類した（図 6）．

骨壊死の生じた大腿骨頭では免荷中の，受傷後 6 か月までの単純 X 線像で，骨端部と骨幹端部の骨硬化像，骨端線の狭小化と一部閉鎖を認める（北ら 2005）．

硬化像は壊死骨梁の遺残を反映しており，骨端線狭小化や消失は成長軟骨板の壊死や変性の結果と考えられる．また，骨吸収像は免荷に反応して変化しうるだけの viability を維持している組織と考えられる（北ら 2005）．

MRI は内固定金属の影響により，有意義な画像が得られないこともあるが，可能であれば造影剤を使用した T1 強調，脂肪抑制画像の冠状断像と矢状断像で判定する（図 7）．

テクネシウムシンチグラフィーも有用であり，時に骨生検も行われる（図 8，図 9）．

壊死領域の修復に関与する血行路は下被膜下動脈（inferior retinacular artery）の血行路，下殿動脈（inferior gluteal artery）から上被膜下動脈（superior retinacular artery）にいたる血行路が重要である．

本来の大腿骨頚部後方の枝から上被膜下動脈にいたる血行路も残存することがある．

下被膜下動脈が修復の主体となる時は修復組織が成長軟骨板を吸収した後に骨端骨の修復が行われるので，修復は遅くなるが，大腿骨頭全体の修復が可能である．

下殿動脈から上被膜下動脈にいたる血行路は大腿骨頭の修復に重要なので，観血的修復術や大腿骨頭圧潰例に対する大腿骨頭回転骨切り術に際してはこの血行路を損傷しないように注意が必要である（図 10）．

骨端線閉鎖前の大腿骨頚部骨折による大腿骨頭壊死の組織修復には 1 〜 2 年の免荷が必要であるが，その後，徐々に荷重を増やすことにより，球形で適合性のよい荷重に耐えうる大腿骨頭を得ることができる．

受傷時に大腿骨頭の運命が決まっているのではなく，圧潰を生じるか否かは受傷後の治療方針によるといっても過言ではない（北ら 2005）．

大腿骨頭の圧潰が生じたり壊死の修復が頓挫した時は，壊死の存在部位や範囲に応じて大腿骨頭回転骨切り術（中島ら 1999），大腿骨外反・内反骨切り術，血管柄付き骨移植などが選択される．

2）内反股
①原因
整復時の内反転位の遺残，再転位，遷延治癒または偽関節，骨端線早期閉鎖による成長障害などが原因としてあげられる．

②対策と治療
徒手整復時は再転位を防ぐ目的で内固定術を行い，ギプス固定のみに頼らない．8 歳以上で 110° 以下の内反股では大腿骨外反骨切り術の適応がある．

3）偽関節
①原因
整復不良や内固定力が不十分な時に生じる．小児では骨格が小さく，骨端線を避けて内固定を行うと固定力が弱くなる．

②対策と治療
偽関節が生じると内反股，大腿骨頭壊死症，骨端

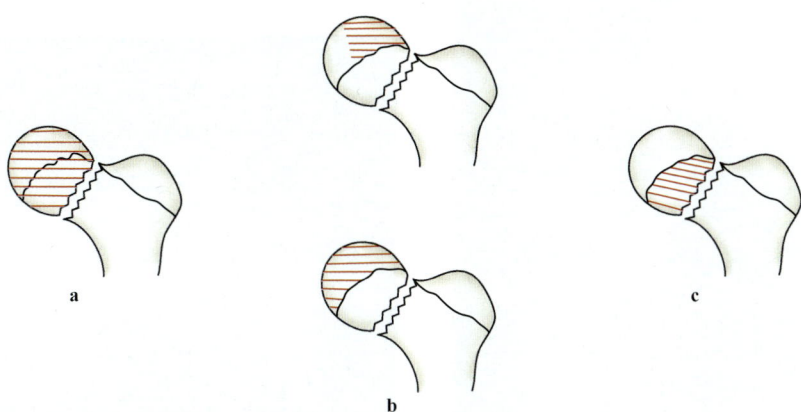

図6　小児大腿骨頚部骨折に合併する大腿骨頭壊死症の分類（Ratliff）
a: Type Ⅰ．b: Type Ⅱ．c: Type Ⅲ
Ratliff は壊死の範囲から Type Ⅰ 〜 Type Ⅲ に分類した．3 歳以降の症例にあてはまる．
D-C 分類 Type Ⅰ では Ratliff 分類 Type Ⅰ，Ⅲの壊死は起こらない．赤い部分が壊死．

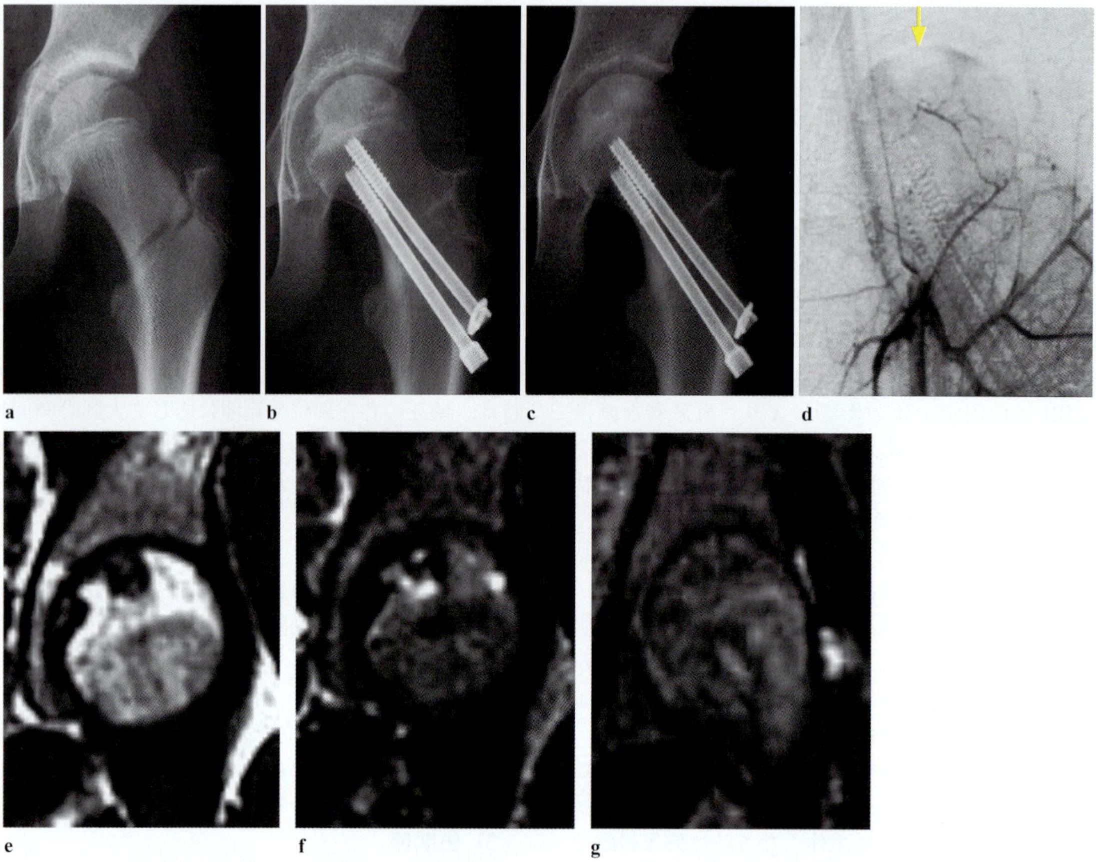

a b c d

e f g

図 7　小児大腿骨近位部骨折の血行障害
13 歳，男性．a: 受傷時単純 X 線像．D-C Type Ⅲ の骨折が認められる．b: 術後 6 か月．c: 術後 1 年．d: 術後 1 年の動脈造影像．矢印：濃染像の欠損．e: 術後 1 年 3 か月．T1 強調 MR 画像．動脈造影の欠損部と一致して低信号領域が認められる．f: T2 強調 MR 画像．g: 造影剤を使用した脂肪抑制画像．e で認める低信号領域には造影効果を認めない．

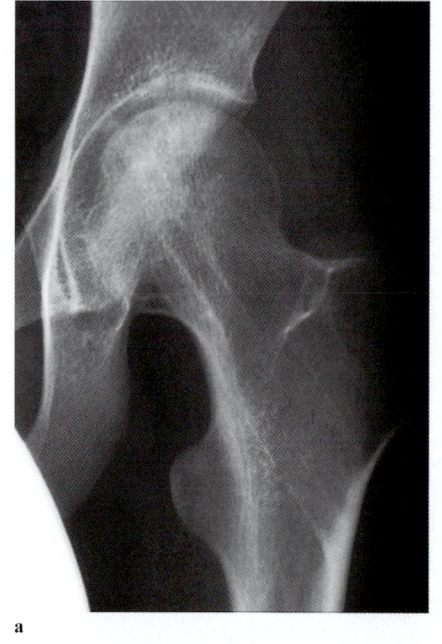

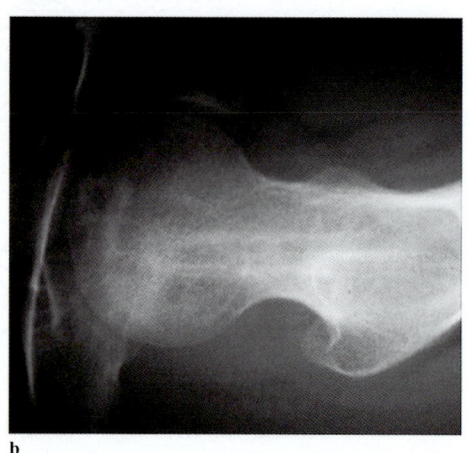

a b

図 8　小児大腿骨近位部骨折後の大腿骨頭壊死症
a: 単純 X 線正面像（術後 2 年）．b: 単純 X 線側面像．骨端部に硬化像を認める．

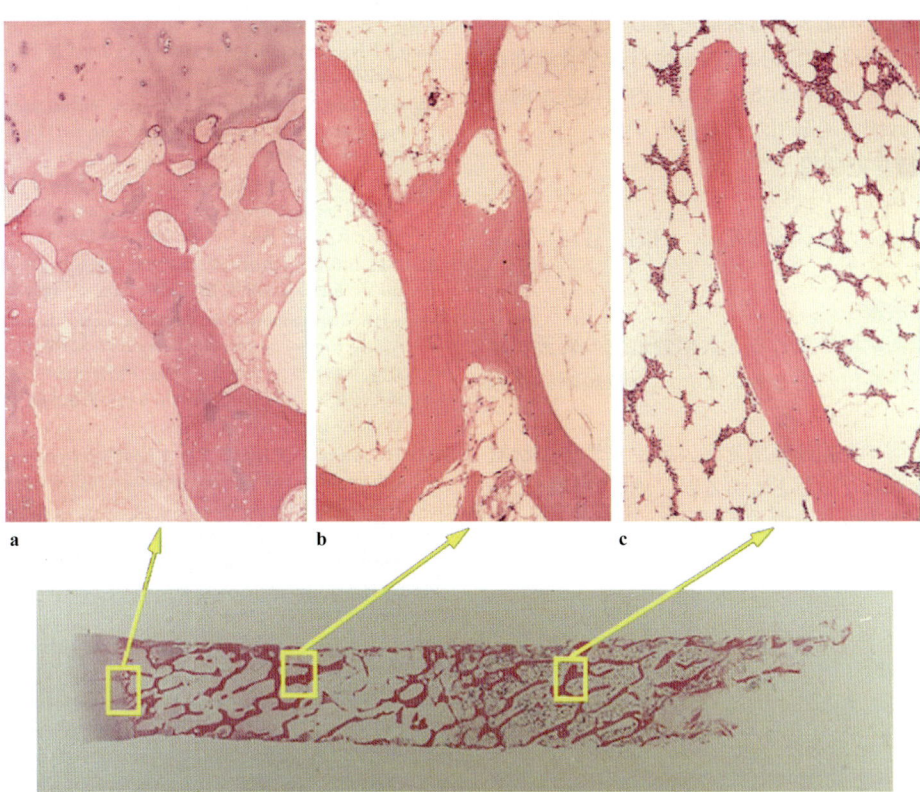

図9　大腿骨頭骨生検組織像
図8と同一症例．a: 関節軟骨直下．骨梁と骨髄の壊死像が認められる．b: 骨端部中央．骨梁の壊死像が観察される．c: 骨幹端部．壊死の所見はみられない．

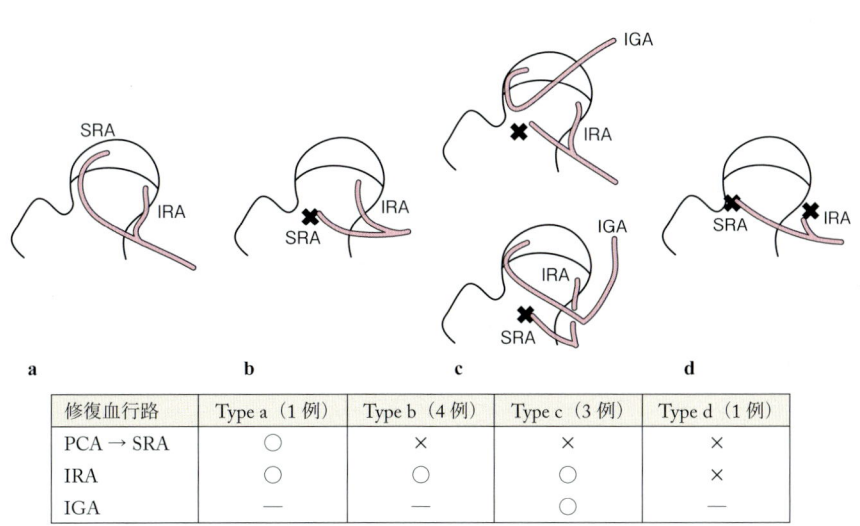

修復血行路	Type a（1例）	Type b（4例）	Type c（3例）	Type d（1例）
PCA → SRA	○	×	×	×
IRA	○	○	○	×
IGA	—	—	○	—

図10　動脈造影像における修復血行路の分類（左大腿骨頭を後面からみた図）
壊死が生じた大腿骨頭に対する修復血行にはいくつかのタイプが存在する．
Type a: PCA から SRA にいたる血行路と IRA がともに温存される．
Type b: SRA の血行路が途絶し，IRA のみが温存される．
Type c: PCA は途絶するが IGA から SRA にいたる血行路が存在し，IRA も温存される．
Type d: 動脈造影で残存血行路を認めない．
PCA: 後頚動脈（posterior column artery）．　SRA: 上被膜下動脈（superior retinacular artery）．　IRA: 下被膜下動脈（inferior retinacular artery）．　IGA: 下殿動脈（inferior gluteal artery）．

線早期閉鎖などの重大な合併症を生じやすい.

確実な固定を得るためには内固定材料を骨端部に刺入することも必要である.また,内固定力が弱いときはギプス固定や牽引などを併用する.

4）骨端線早期閉鎖

①原因

骨端線損傷,大腿骨頭壊死症,内固定材料による損傷があげられる.

②対策と治療

骨端線早期閉鎖が生じると大腿骨近位の変形が起こり,大転子高位が生じる.また,下肢短縮の原因にもなる.

骨端線損傷や大腿骨頭壊死症の発生は外傷の状況により避けられないこともあるが,内固定材料については必要最小限の使用を心がける.

5）軟骨溶解

①原因

内固定材料の関節内穿孔が考えられている.

②対策と治療

内固定材料の刺入は,大腿骨頭関節面からできれば 5mm 尾側までにとどめる.

文献

Beaty JH. Fractures of the hip in children. Orthop Clin North Am. 2006; 37 : 223-232.

Cheng JC, Tang N. Decompression and stable internal fixation of femoral neck fracture in children can affect the outcome. J Paediatric Orthop. 1999; 19 : 338-343.

Flynn Jm, Wong Kl, Yeg GL, et al. Displaced fractures of the hip in children: management by early operation and immobilization in a hip spica cast. J Bone Joint Surg Br. 2002; 84 : 108-112.

北 純, 山田則一, 大出武彦. 小児大腿骨頚部骨折における大腿骨頭壊死発生とその修復. 整・災外. 2005; 48 : 1099-1108.

Morsy HA. Complications of fracture of the neck of the femur in children. A lomg-term follow-up study. Injury. 2001; 32 : 45-51.

中島康晴, 神宮司誠也, 杉岡洋一. 小児大腿骨頚部骨折後の大腿骨頭壊死に対する大腿骨頭回転骨切り術の術後成績. 整・災外. 1999; 42 : 1133-1138.

Pape HC, Krettek C, Friedrich A, et al. Long-term outcome in children with fractures of the proximal femur after high-energy trauma. J Trauma. 1999; 46 : 58-64.

Pforringer W, Rosemeyer B. Fractures of the hip in children and adolescents. Acta Orthop Scand. 1980; 51 : 91-108.

Ratliff AH. Fractures of the neck of the femur in children. J Bone Joint Surg Br. 1962; 44 : 528-542.

Ratliff AH. Fractures of the neck of the femur in children. Orthop Clin North Am. 1974; 5 : 903-924.

Ratliff AH. Fractures of the neck of the femur in children (Lioyd-Roberts, Ratliff: Hip Disorders in Children). Butterworth & Co LTD. 1978; 165-199.

5章 骨系統疾患

1 疾患概念

骨系統疾患（bone dysplasia / skeletal dysplasia）とは，軟骨や骨における発生あるいは成長の異常により骨格の形態や構造に系統的な異常をきたす疾患（安井2001，Spranger ら 2018）である．

一般に「骨系統疾患の国際分類」として知られている International Skeletal Dysplasia Society による分類（芳賀ら 2007a，Superti-Furga ら 2007）は，原文では "genetic skeletal disorders" の分類であり，skeletal dysplasias（狭義の骨系統疾患），metabolic bone disorders（代謝性骨疾患），dysostoses（異骨症），skeletal malformation and/or reduction syndromes（骨格系形成不全および／または欠損を示す症候群）を含んでいる．

国際分類に含まれる疾患は改訂ごとに増えており，最新の国際分類では 771 の疾患が 41 のグループに分類されている（Unger ら 2023）．

骨系統疾患の症状は疾患により多彩であり，なかでも比較的頻度の高い症状は，低身長，骨脆弱性による骨折や疼痛，四肢の関節痛，脊柱変形である（芳賀 2007b）．

股関節は下肢の大関節として，多くの骨系統疾患で疼痛などの症状につながる病変を示す（芳賀 2011）．

文献

芳賀信彦，廣島和夫，津村　弘，他．骨系統疾患の国際分類（2006）の和訳．日整会誌．2007a; 81 : 260-271.

芳賀信彦．診断の進め方（日本整形外科学会小児整形外科委員会編：骨系統疾患マニュアル）．南江堂．2007b; 2-5.

芳賀信彦．鑑別に注意を要する股関節および周辺部の痛み（菊地臣一編集：股関節の痛み）．南江堂．2011; 81-85.

Spranger JW, Brill PW, Hall C, et al. Bone dysplasias: an atlas of genetic disorders of skeletal development. 4th ed. Oxford University Press. 2018.

Superti-Furga A, Unger S, and the ISDS Nosology Group. International nosology and classification of genetic skeletal disorders - 2006 revision. Am J Med Genet A. 2007; 143: 1-18.

Unger S, Ferreira CR, Mortier GR, et al. Nosology of genetic skeletal disorders: 2023 revision. Am J Med Genet A. 2023; 191A: 1164-1209.

安井夏生．遺伝子診断に基づく骨系統疾患国際分類．日整会誌．2001; 75 : 3-17.

2 疫　学

骨系統疾患の頻度は，疾患により異なる．

日本整形外科学会の骨系統疾患登録では，登録数の多い順に骨形成不全症，軟骨無形成症，多発性軟骨性外骨腫症である（表1）．

骨形成不全症の頻度は出生 1 万あたり 1 程度，軟骨無形成症は出生 1 万あたり 0.5 ～ 1.5，とされている（Chen 2006）．

表1　日本整形外科学会・骨系統疾患登録症例数

疾患名	症例数
骨形成不全症	1,094
軟骨無形成症	1,087
多発性軟骨性外骨腫症	610
多発性骨端異形成症	220
内軟骨腫症	209
低リン血症性くる病	199
先天性脊椎骨端異形成症	164
線維性骨異形成症	132
骨幹端異形成症	129
軟骨低形成症	120

1990 ～ 2019 年の累計総登録数 9,436 例中の上位 10 疾患を示す．

文献

Chen H. Atlas of Genetic Diagnosis and Counseling. Human Press. 2006.

3 骨端・骨幹端異形成を示す疾患

1. 病態と診断

骨系統疾患には，長管骨の骨端・骨幹端異形成を示す多くの疾患が含まれる．

骨端異形成を主に示す疾患には，多発性骨端異形成症（multiple epiphyseal dysplasia）（図1），先天性脊椎骨端異形成症（spondyloepiphyseal dysplasia congenita）（図2），遅発性脊椎骨端異形成症（spondyloepiphyseal dysplasia tarda）（図3）などがある．

骨幹端異形成（metaphyseal dysplasia）を主に示す疾患には，軟骨無形成症（achondroplasia）（図4），骨幹端異形成症（metaphyseal dysplasia），脊椎骨幹端異形成症（spondylometaphyseal dysplasia）（図5）などがある．

骨端・骨幹端両方の異形成を示す疾患には，偽性軟骨無形成症（pseudoachondroplasia），脊椎骨端骨幹端異形成症（spondyloepimetaphyseal dysplasia）（図6）などがある（中島ら 2009）．

成長期の長管骨では，軟骨内骨化が関節部の軟骨

下骨の形態形成や長管骨の長軸成長に大きく関与しており，これらの疾患では軟骨内骨化の異常として，骨端部，骨幹端部の変形を示す（芳賀 2007）．

このため，股関節痛，関節可動域制限，跛行などの症状につながることがあり，また全身的には低身長を示すことが多い．これらの疾患では，遺伝子の変異によりコラーゲンなど関節軟骨の構造維持に必要なタンパクや成長軟骨の異常を生じる（表2）．

骨端異形成は，小児期の単純X線像では大腿骨頭骨端核の出現遅延，扁平化，辺縁不整などの形態異常として観察され（図1，図2a，図2b，図6），両側 Perthes 病との鑑別が必要になることがある

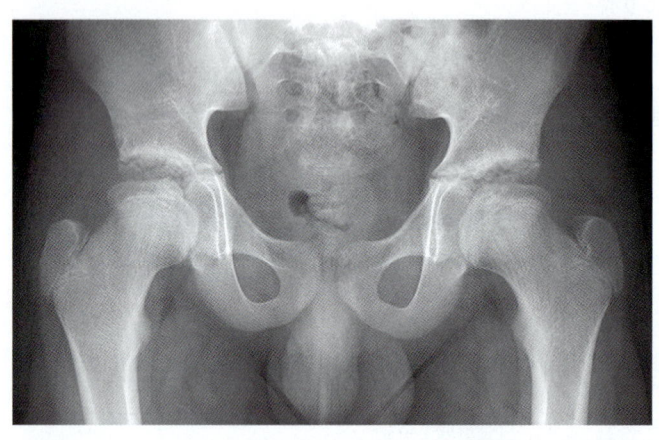

図1　多発性骨端異形成症
11歳，男児．骨端部の扁平化，関節面の不整がある．

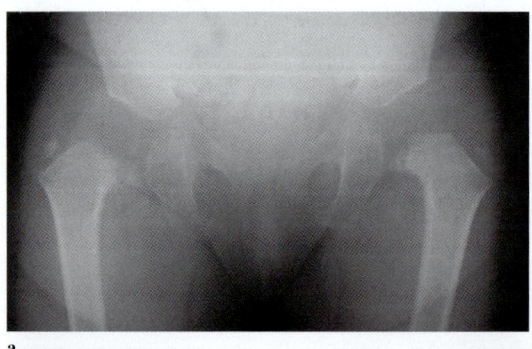

a

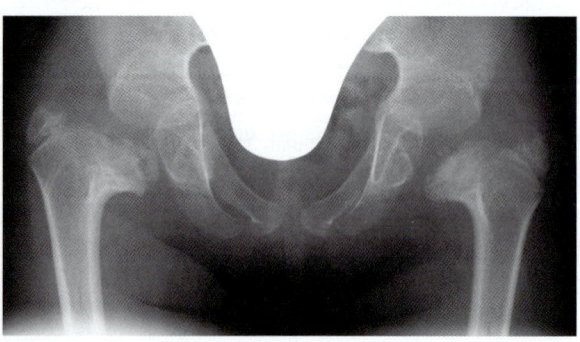

b

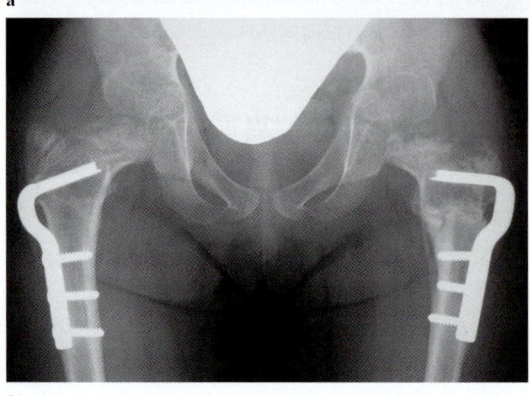

c

図2　先天性脊椎骨端異形成症
4歳，女児．
a: 骨端核はほとんど出現していない．
b: 9歳時，骨端核には分節化，変形があり，内反股を伴う．
c: 11歳時，両大腿骨外反骨切り術後．

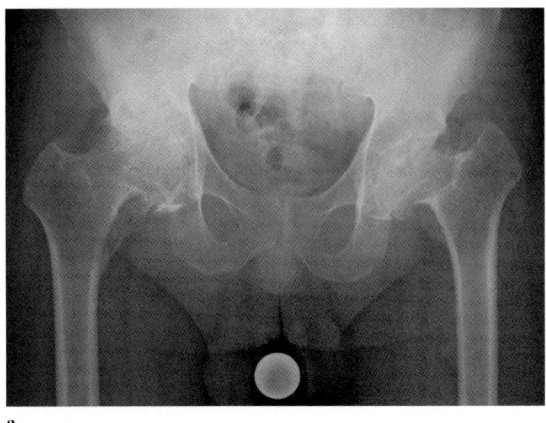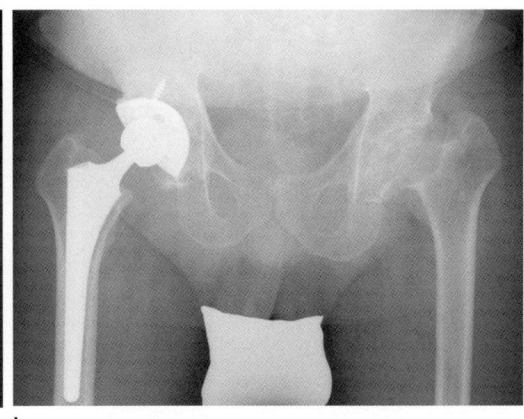

a

b

図3 遅発性脊椎骨端異形成症
43歳，男性．a: 両側の2次性股関節症を示す．b: 右側の人工股関節全置換術後．（伊藤英也先生提供）

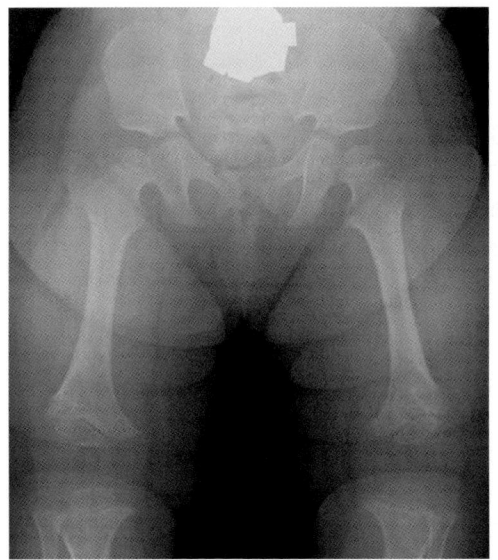

図4 軟骨無形成症
2歳10か月，女児．骨幹端部の盃状変形は，大腿骨遠位と比べ近位では目立たない．骨盤には，水平な寛骨臼，坐骨切痕の短縮，方形の腸骨（elephant ear appearanceと表現される）といった所見を認める．

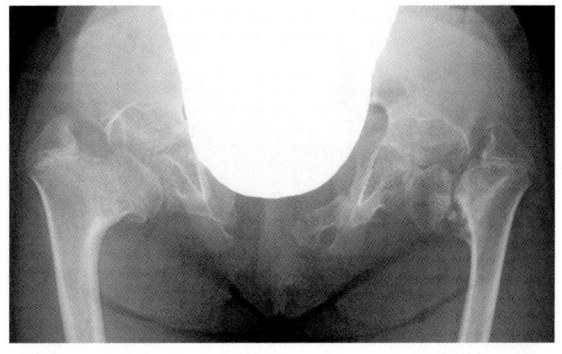

a

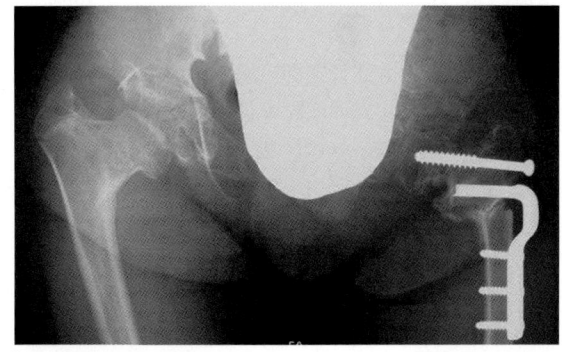

b

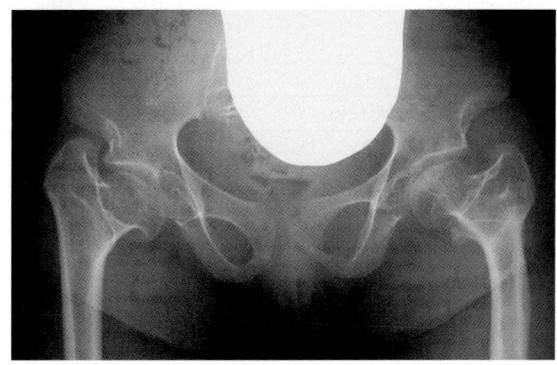

c

図5 脊椎骨幹端異形成症 Kozlowski 型 (→)
13歳，女性．
a: 右は骨端線が早期閉鎖しているが，左は内反股が進行している．
b: 左大腿骨の外反骨切り術と骨端線のスクリュー固定を行った．
c: 術後6年（19歳時）の状態．

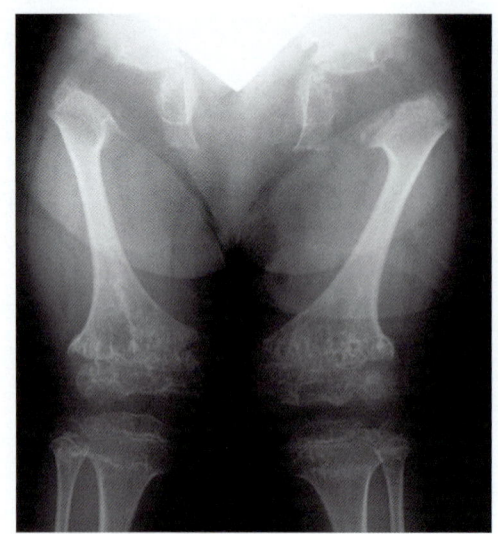

図6　脊椎骨端骨幹端異形成症 Strudwick 型
9歳，女児．骨端核の出現遅延，骨幹端の不整および内反股がある．骨端・骨幹端異形成は膝関節でも顕著である．

（Crossan ら 1983）．

　成人では大腿骨頭の変形，寛骨臼の変形，股関節適合性の不良，関節裂隙の狭小化など 2 次性の変形性股関節症（股関節症）の所見（図 3a）を示す（Treble ら 1990）．

　骨幹端異形成は，小児期の単純 X 線像では骨端線の不整，杯状変形（cupping）などとして観察され（図4，図5a，図6），徐々に変形が進行し，成人では内反股や大腿骨頚部短縮を示す．

　先天性脊椎骨端異形成症では骨端異形成が主体であるが，著しい内反股を伴うことがある（図2b）．

　実際の診断に際しては，長管骨の骨端，骨幹端異形成の状態だけでなく，臨床所見，特に低身長のタイプ，関節拘縮の有無，骨盤・脊椎・短管骨の X 線所見などを総合的に判断する必要がある．

2．治療と予防

　小児期の骨端異形成による骨端核の変化に対する効果的な治療法はなく，荷重や運動の制限が変形の進行や将来の股関節症の予防につながるか否かは明らかでない．

　内反股に対しては外反骨切り術が選択されることがある（図 2b，図 2c，図 5）．骨系統疾患を含む内反股では 10 歳までに十分な矯正を行えば良好な結果が得られるとの報告がある（Carroll ら 1997）．

　一方，疾患による違いを検討した報告では，先天性脊椎骨端異形成症などの骨端核の出現遅延や分節化を示す疾患では内反股の再発は多くはないが股関節痛や可動域制限が残り，大腿骨頭が正常な疾患のうち脊椎骨幹端異形成症では骨端線の不安定性があり再発率が高いため手術時期を遅らせて骨端線も固定するのが望ましく，骨幹端異形成症や鎖骨頭蓋異形成症では骨端線が正常で再発がないとされている（Trigui ら 2008）．

　成人で股関節症に進展した場合，症状によっては若年であっても人工股関節全置換術（THA）が選択される（図3）．

　骨系統疾患では股関節のサイズが小さく，変形も伴うため，通常のサイズは適合しないことが多く，カスタムメイドの人工関節なども考慮される．短期の臨床成績は良好であるが，再置換率が高いと報告されている（Guenther ら 2015）．

表2　骨端・骨幹端異形成を示す骨系統疾患の関連遺伝子

疾患名		遺伝子	タンパク
多発性骨端異形成症		*COMP*	cartilage oligomelic matrix protein
		COL9	Type 9 collagen
		MATN3	matrillin 3
		SLC26A2	SLC26A2 sulfate transporter
		CANT1	calcium-activated nucleotidase 1
先天性脊椎骨端異形成症		*COL2A1*	Type 2 collagen
遅発性脊椎骨端異形成症（X 連鎖）		*TRAPPC2*	tracking protein particle complex, subunit 2
軟骨無形成症		*FGFR3*	fibroblast growth factor receptor 3
骨幹端異形成症	（Schmid 型）	*COL10A1*	Type 10 collagen
	（Jansen 型）	*PTHR1*	PTH/PTHrP receptor 1
	（McKusick 型）	*RMRP*	RNA component of RNAse H
脊椎骨幹端異形成症（Kozlowski 型）		*TRPV4*	transient receptor potential cation channel, subfamily V, member 4
偽性軟骨無形成症		*COMP*	cartilage oligomelic matrix protein
脊椎骨端骨幹端異形成症（Strudwick 型）		*COL2A1*	Type 2 collagen

文献

Carroll K, Coleman S, Stevens PM. Coxa vara: surgical outcomes of valgus osteotomies. J Pediatr Orthop. 1997; 17 : 220-224.

Crossan JF Wynne-Davies R, Fulford GE. Bilateral failure of the capital femoral epiphysis: bilateral Perthes disease, multiple epiphyseal dysplasia, pseudoachondroplasia, and spondyloepiphyseal dysplasia congenital and tarda. J Pediatr Orthop. 1983; 3 : 297-301.

Guenther D, Kendoff D, Omar M, et al. Total hip arthroplasty in patients with skeletal dysplasia. J Arthroplasty. 2015; 30: 1574-1576.

芳賀信彦. X線診断（日本整形外科学会小児整形外科委員会　編集：骨系統疾患マニュアル, 第2版）. 南江堂. 2007; 6-9.

中島康晴, 三浦裕正, 福士純一, 他. 骨系統疾患の股関節病変とその治療. 日整会誌. 2009; 83 : 797-802.

Treble NJ, Jensen FO, Bankier A, et al. Development of the hip in multiple epiphyseal dysplasia. J Bone Joint Surg Br. 1990; 72 : 1061-1064.

Trigui M, Pannier S, Finidori G, et al. Coxa vara in chondrodysplasia: prognosis study of 35 hips in 19 children. J Pediatr Orthop. 2008; 28 : 599-606.

4　骨脆弱性を示す疾患

　骨脆弱性を示す骨系統疾患は多く，骨形成不全症を代表とする全身の骨密度が低下する疾患，大理石骨病を代表とする全身の骨密度が高い疾患，遺伝性くる病のような骨石灰化障害を示す疾患，多骨性線維性骨異形成症のような骨強度を低下させるような骨腫瘍が多発する疾患が含まれる．

　これらのなかでいくつかの疾患を取り上げる．

1．骨形成不全症

　骨形成不全症（osteogenesis imperfecta）の多くはⅠ型コラーゲンの遺伝子変異により生じ，重症度の幅が広い疾患である．膜内骨化が障害されるため長管骨の骨幹部が細く，小児期には骨折を繰り返す．

　股関節の変化は小児期には目立たないが，重症例では加齢とともに大腿骨頚部の内反（Aarabi ら 2006），寛骨臼底突出症を生じてくる（Violas ら 2002）（図 7）．

　これらの変形に対する適切な治療法はないが，ビスフォスフォネート製剤やデノスマブ（抗 RANKL 抗体）製剤の投与により骨密度が股関節を含めて増加することが知られており（Shapiro ら 2010, Majdoub ら 2023），変形の発生や進行を予防する効果が期待される．

　軽症例では一過性大腿骨頭萎縮症の報告があり，股関節痛を生じる（Karagkevrekis ら 1998）（図 8）．

2．大理石骨病

　大理石骨病（marble bone disease, osteopetrosis）は

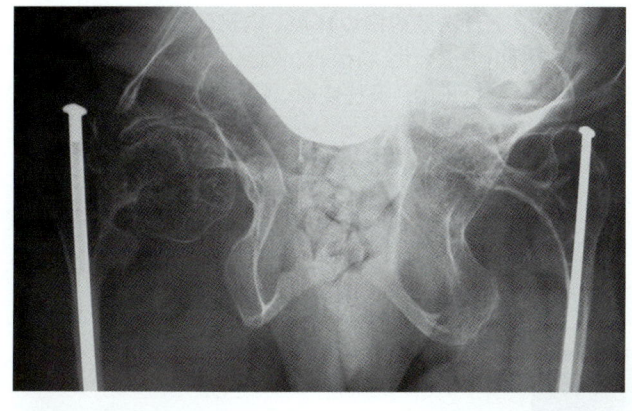

図 7　骨形成不全症
15 歳，女性．大腿骨頚部は細く内反し，重度の寛骨臼底突出症も認める．繰り返す大腿骨骨折に対し髄内釘手術が行われている．

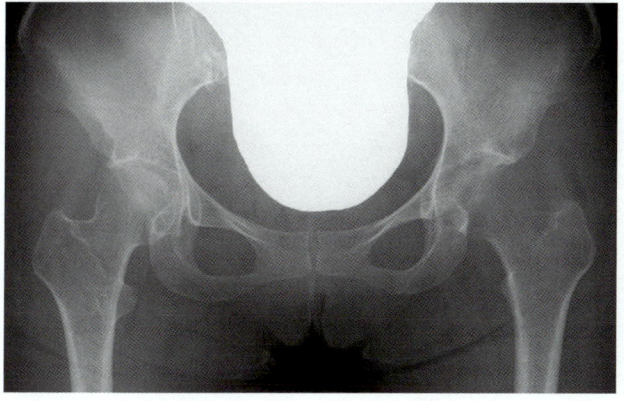

図 8　骨形成不全症
41 歳，女性．妊娠を契機に股関節痛で発症した一過性大腿骨頭萎縮症（左側）で，骨頭下骨折を生じた．

破骨細胞の機能不全により全身の骨硬化を示す疾患で，明らかな外傷を伴わずに骨折を生じることがある．

骨折は大腿骨頚部骨折など股関節周囲に多い（Waguespack ら 2007）．骨硬化のため手術治療は困難であり，また骨癒合も不良で内反股となることもある（図 9）．

股関節症の合併もあるが，そのメカニズムは明らかでない．大理石骨病に合併するとされる大腿骨頭壊死症や，硬化した大腿骨が荷重時に生じるストレスを吸収できず股関節の関節軟骨に通常以上の負荷を与えることが変形性関節症を引き起こすと考えられる．

治療法として THA の報告があるが，骨の硬化や髄腔の狭小化のため再手術や大腿骨骨折の合併が多い（Siljander ら 2021）．

3. 多骨性線維性骨異形成症

多骨性線維性骨異形成症（polyostotic fibrous dysplasia）は線維性骨異形成症という腫瘍類似疾患が全身の骨に多発する疾患で，これに思春期早発症，皮膚色素沈着を伴うものを McCune-Albright 症候群とよぶ．

遺伝性はなく，guanine nucleotide-binding protein, alpha-stimulating activity subunit 1 をコードする *GNAS* 遺伝子の体細胞モザイクが報告されている．

線維性骨異形成症は X 線上すりガラス様陰影を示す．大腿骨近位部に病変があると徐々に重度の内反股を生じ，羊飼いの杖状変形（shepherd's crook deformity）とよばれ，治療は困難となる（図 10）（Gorgolini ら 2022）．

文献

Aarabi M, Rauch F, Hamdy RC, et al. High prevalence of coxa vara in patients with severe osteogenesis imperfecta. J Pediatr Orthop. 2006; 26 : 24-28.

Gorgolini G, Caterini A, Nicotra L, et al. Surgical treatment of femoral deformities in polyostotic fibrous dysplasia and McCune-Albright syndrome: A literature review. World J Orthop. 2022; 13: 329-338.

Karagkevrekis CB, Ainscow DA. Transient osteoporosis of the hip associated with osteogenesis imperfecta. J Bone Joint Surg Br. 1998; 80 : 54-55.

Majdoub F, Ferjani HL, Nessib DB, et al. Denosumab use in osteogenesis imperfecta: an update on therapeutic approaches. Ann Pediatr Endocrinol Metab. 2023; 28: 98-106.

Shapiro JR, Thompson CB, Wu Y, et al. Bone mineral density and fracture rate in response to intravenous and oral bisphosphonates in adult osteogenesis imperfecta. Calcif Tissue Int. 2010; 87 : 120-129.

Siljander MP, Trousdale RT, Perry KI, et al. Total hip arthroplasty in patients with osteopetrosis. J Arthroplasty. 2021; 36 : 1367-1372.

Violas P, Fassier F, Hamdy R, et al. Acetabular protrusion in osteogenesis imperfecta. J Pediatr Orthop. 2002; 22 : 622-625.

Waguespack SG, Hui SL, Dimeglio LA, et al. Autosomal dominant osteopetrosis: clinical severity and natural history of 94 subjects with a chloride channel 7 gene mutation. J Clin Endocrinol Metab. 2007; 92 : 771-778.

5 ｜その他の骨系統疾患

1. Larsen 症候群

Larsen 症候群は多発性の先天性関節脱臼を示す骨系統疾患の代表である．

多発性関節脱臼のほか，内反足などの足部変形，踵骨の二重骨化，特徴的な顔貌（皿状の平坦な顔貌），へら状の母指，脊柱変形（特に頚椎の後弯変形）を示し，filamin B をコードする *FLNB* 遺伝子の変異により生じる．

股関節は先天性の両側脱臼が多く，観血的治療を必要とすることが多い（図 11）．

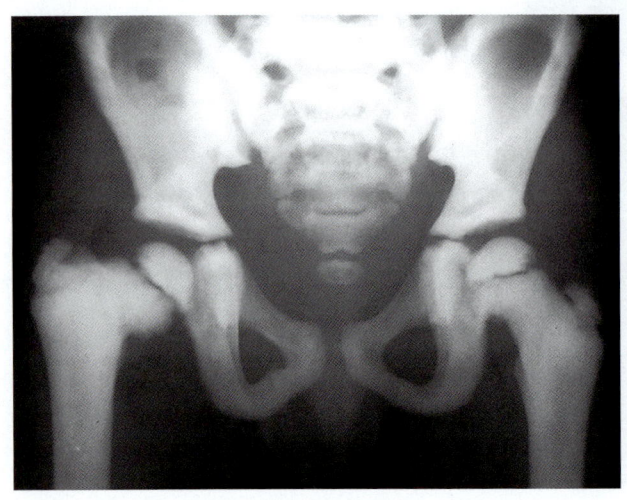

図 9　大理石骨病
6 歳，男児．右大腿骨頚部は骨折後に内反位になった．

Robin ら（2023）は股関節脱臼に対する観血的整復後の変形性関節症に対し THA を行った経験を報告している．

2. 多発性軟骨性外骨腫症

多発性軟骨性外骨腫症（multiple cartilaginous exostoses）は，長管骨の骨幹端部など成長軟骨が骨化に関与する部位に外骨腫（骨軟骨腫）が多発する常染色体優性の遺伝性疾患で，*EXT1* と *EXT2* の遺伝子の変異が報告されている．

股関節では大腿骨頚部が太く，外反股を示す（図12）．寛骨臼形成不全や求心性の不良を示すことも

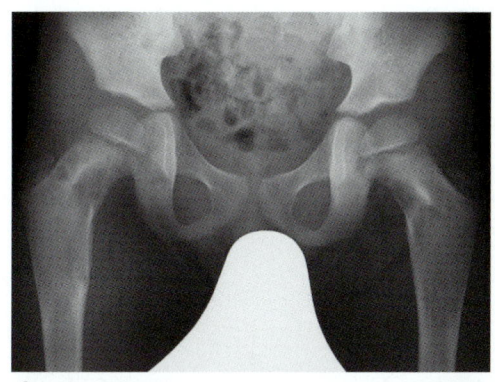

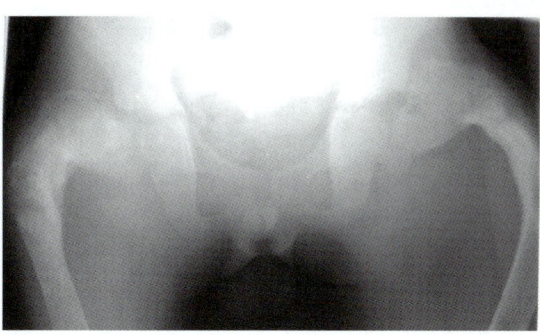

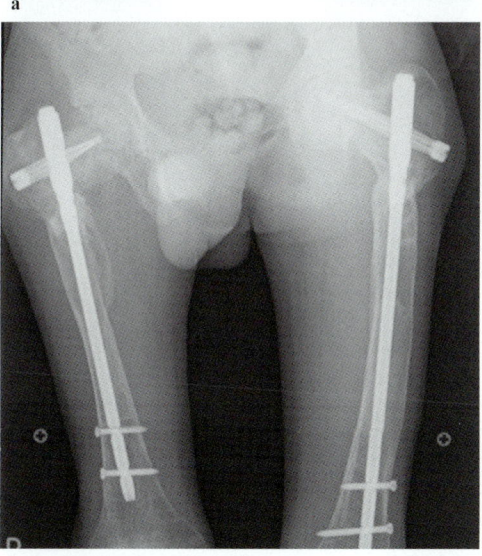

図 10　多骨性線維性骨異形成症
5歳，男児.
a: 両側大腿骨近位部に線維性骨異形成症に特徴的な「すりガラス様陰影」を認める.
b: 11歳時，著しい内反股（羊飼いの杖状変形）がみられる.
c: 15歳時，内反股に対する矯正骨切り術が行われている.

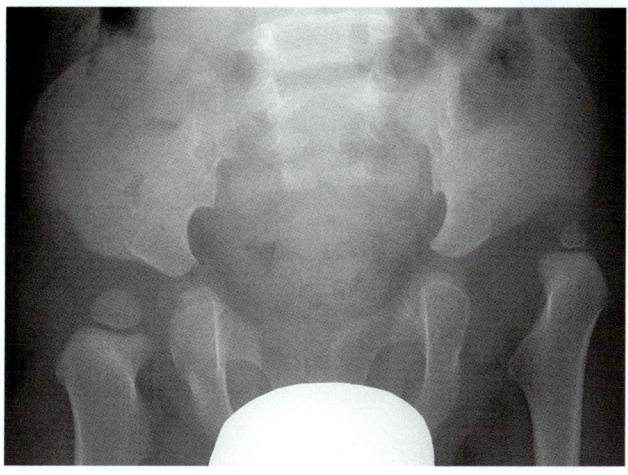

図 11　Larsen 症候群
1歳5か月，男児. 左発育性股関節形成不全のほか，両側膝関節脱臼，両側内反足，両側橈骨頭脱臼を合併していた. 股関節脱臼に対して観血整復術を行い，5歳時に大腿骨骨切り術を追加した.

あり，2次性の股関節症にいたる．寛骨臼形成不全に対して骨切り術が行われることがある（Lee ら 2021）．

3．進行性骨化性線維異形成症

進行性骨化性線維異形成症（fibrodysplasia ossificans progressiva）は，全身に進行性の異所性骨化が認められる疾患で，BMP Type Ⅰ receptor をコードする *ACVR1* 遺伝子の変異により生じる．

足の母趾の変形短縮を伴うという特徴がある．異所性骨化は小児期より筋肉，筋膜，靱帯などに生じ，関節の可動域は減少しやがて強直にいたる（Haga ら 2020）．

股関節では大腿骨頚部が太く短いことがあり，股関節をまたぐ軟部組織の骨化により関節強直にいたる（図 13）．外傷や手術は異所性骨化を誘発するので避ける必要がある．

選択的レチノイン酸受容体γアゴニストであるパロバロテンが異所性骨化を抑制することが報告され（Pignolo ら 2023），一部の国で使用が承認されている．

文献

Haga N, Nakashima Y, Kitoh H, et al. Fibrodysplasia ossificans progressiva: Review and research activities in Japan. Pediatr Int. 2020; 62: 3-13.

Lee DH, Paley D. Reconstruction of the hip in multiple hereditary exostoses. Children (Basel). 2021; 8: 490.

Pignolo RJ, Hsiao EC, Al Mukaddam M, et al. Reduction of new heterotopic ossification (HO) in the open-label, phase 3 MOVE trial of palovarotene for fibrodysplasia ossificans progressiva (FOP). J Bone Miner Res. 2023; 38: 381-394.

Robin JX, Huebschmann N, Villa JC, et al. Staged bilateral total hip arthroplasty in a patient with Larsen syndrome. Arthroplast Today. 2023: 21: 101147.

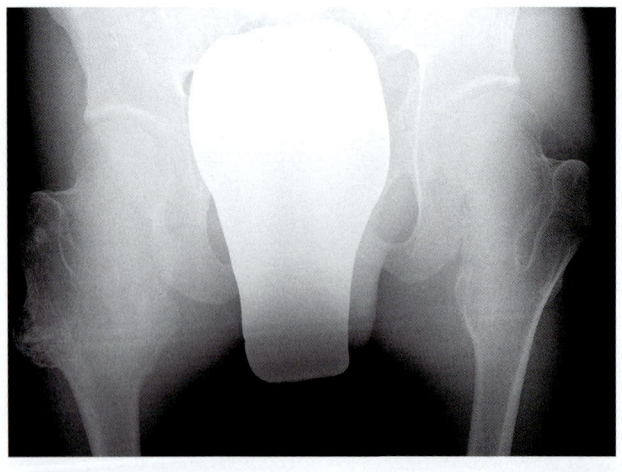

図 12　多発性軟骨性外骨腫症
21 歳，男性．大腿骨頚部から転子部に外骨腫が多発し横径が拡大し，外反股を示す．

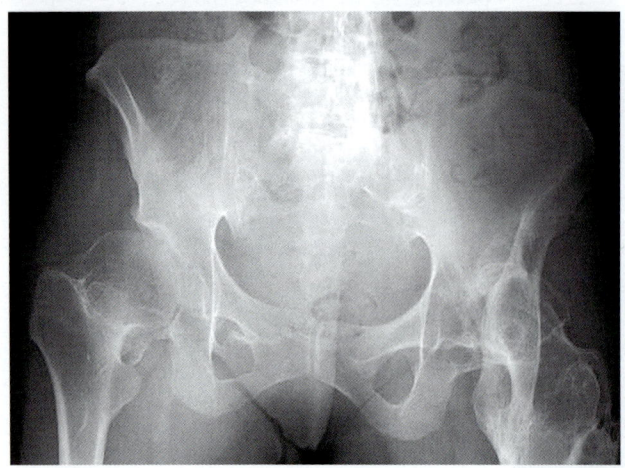

図 13　進行性骨化性線維異形成症
34 歳，女性．大腿骨頚部は太く短い．左股関節は異所性骨化により強直している．

6章 小児の感染性・炎症性疾患 小児のその他の疾患

1 小児の化膿性股関節炎

1 定義または疾患概念

細菌感染による股関節炎を化膿性股関節炎（septic arthritis of the hip）とよぶ.

2 疫　学

発生率に関しては15歳以下の小児が1年間に本症に罹患する頻度はおよそ1/20,000という南アフリカにおける報告があるが（Nunn ら2007），わが国における報告は現在までに見当たらない.

小児の化膿性関節炎全般に関しては，生後1か月〜5歳以下に多く（70%），股関節が最多（41%）であったと報告されている（Jackson ら1982）.

文献

Jackson MA, Nelson JD. Etiology and medical management of acute suppurative bone and joint infections in pediatric patients. J Pediatr Orthop. 1982; 2 : 313-323.

Nunn TR, Cheung WY, Rollinson PD. A prospective study of pyogenic sepsis of the hip in childhood. J Bone Joint Surg Br. 2007; 89 : 100-106.

3 病因・病態

開放性の外傷や医原性（注射針による関節内汚染など）を除外した化膿性関節炎の病態については，血行性に関節内へ細菌が侵入すると考えられている.

感染経路としては，①滑膜へ直接細菌が到達して関節内へ波及，②関節内の骨端部に感染が生じて関節内へ波及，③関節に隣接する骨幹端部に感染が生じて関節内へ波及の3つの経路が考えられる（McCarthy ら2004）.

生後12〜18か月までは，大腿骨近位部において骨幹端部の血管は成長軟骨板を貫いて骨端部と連絡していることがあるため，骨端部からの感染経路が生じ得るが（Dormans ら1994），それ以上の年齢においては関節と直接隣接する骨幹端部からの経路が多いと考えられている.

このような化膿性股関節炎の1次病巣となり得る血行性骨髄炎の病因については，歯磨き程度の日常生活動作でも25%の確率で起こるとされる一過性菌血症（Everett ら1977）に骨幹端部の外傷が加わると生じ得るとする報告がある（Morrissy ら1989, Whalen ら1988）.

原因菌については数多くの報告があり，黄色ブドウ球菌が最も頻度が高いと一般に考えられているが，米国における調査では，3歳以下の化膿性関節炎では *Kingella kingae* の感染が最も多かったとする報告もある（Lundy ら1998）.

スイスにおいても *Kingella kingae* が高率に検出されたとする報告があるが（Ceroni ら2010），わが国においてはそのような報告はない．この菌の検出には特殊な検査が必要なため，培養陰性の関節炎と判定されている可能性がある.

文献

Ceroni D, Cherkaoui A, Ferey S, et al. Kingella kingae osteoarticular infections in young children: clinical features and contribution of a new specific real-time PCR assay to the diagnosis. J Pediatr Orthop. 2010; 30 : 301-304.

Dormans JP, Drummond DS. Pediatric hematogenous osteomyelitis: New trends in presentation, diagnosis, and treatment. J Am Acad Orthop Surg. 1994; 2 : 333-341.

Everett ED, Hirschmann JV. Transient bacteremia and endocarditis prophylaxis. A review. Medicine (Baltimore). 1977; 56 : 61-77.

Lundy DW, Kehl DK. Increasing prevalence of Kingella kingae in osteoarticular infections in young children. J Pediatr Orthop. 1998; 18 : 262-267.

McCarthy JJ, Dormans JP, Kozin SH, et al. Musculoskeletal infections in children: basic treatment principles and recent advancements. J Bone Joint Surg Am. 2004; 86 : 850-863.

Morrissy RT, Haynes DW. Acute hematogenous osteomyelitis: a model with trauma as an etiology. J Pediatr Orthop. 1989; 9 : 447-456.

Whalen JL, Fitzgerald RH Jr, Morrissy RT. A histological study of acute hematogenous osteomyelitis following physeal injuries in rabbits. J Bone Joint Surg Am. 1988; 70 : 1383-1392.

4 診　断

先に記述したとおり本症の定義は明確であるが，定まった診断基準はない．

原因菌が同定できないにもかかわらず，臨床経過から細菌感染と考えられる症例が 30 ～ 50％と高率に存在すること（和田ら 2007，Nunn ら 2007，若林ら 2007，Ceroni ら 2010），小児期に高頻度に発症し原因不明だが自然治癒する単純性股関節炎と症状が類似すること，などが本症の診断を困難なものとしている．

1. 身体所見

全身症状として，発熱や機嫌が悪いなどがみられる．局所症状としては，股関節周囲の発赤，腫脹，熱感を認めることもあるが，病早期では必ずしも明らかではない．

特徴的な所見は，患側の下肢を動かさない（仮性麻痺），患側の下肢を他動的に動かすと激しく啼泣する，おむつ替えを嫌がるなどの症状である．

低出生体重児や NICU に入院中の新生児や乳児に多く，股関節以外の化膿性関節炎も併発していることがあるため，股関節以外の大関節（肩・肘・手・膝・足）も診察を行う．

2. 血液・生化学検査

血液検査では，白血球数増加，好中球の左方移動，CRP 陽性，赤沈の亢進などの炎症反応の上昇を認める．

3. 単純 X 線

軟部組織の腫脹や関節液貯留による大腿骨頭の外方化を認める．外方化の著しい症例では股関節脱臼を認める（図1）．

4. MRI

関節液の貯留，周囲軟部組織の炎症所見を認める（図2）．骨髄炎や骨壊死の有無を確認するためには造影を行う．

5. 超音波検査

健側と比較して関節液の貯留や軟部組織の腫脹を認める．

6. 関節液検査

化膿性股関節炎が疑われた場合には関節穿刺を行い，関節液を採取するが，乳幼児では鎮静処置が必要である（図3）．

関節液はまず性状を観察し，膿性であれば化膿性股関節炎である可能性が高い．関節液の白血球数，好中球分画の測定は診断に有用である．細菌培養検査で原因菌の同定を行うが，検査結果を得るまでに時間を要することが多い．

Kinugasa ら（2020）は，関節液中の糖が 40mg/dl 未満であれば化膿性股関節炎を疑うべきと報告している．関節液中の IL-6 や好中球エラスターゼの計測，PCR（polymerase chain reaction）検査による細菌の DNA の同定などが試みられている．

7. 化膿性股関節炎診断の実際と単純性股関節炎との鑑別診断

Del Beccaro ら（1992）は 38 例の化膿性股関節炎と 94 例の単純性股関節炎の患者を比較検討し，初期の体温が前者では平均 38.1℃，後者では 37.2℃，血沈が前者では平均 44 mm/hr，後者では 19 mm/

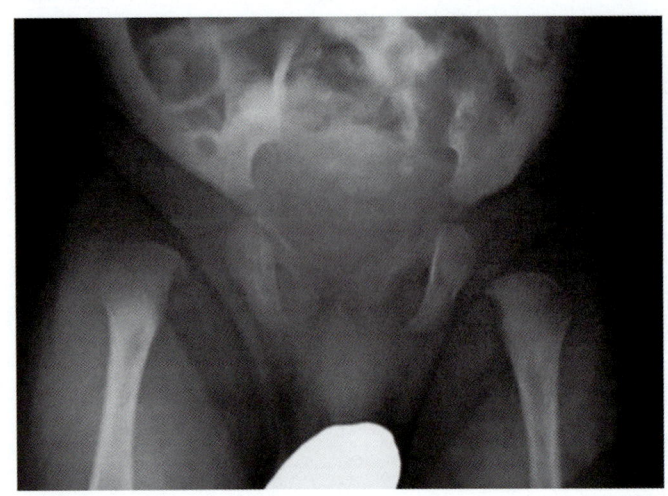

図1　右化膿性股関節炎
1 か月，男児．X 線学的に右股関節の外方化が著明で，ほぼ脱臼位となっている．

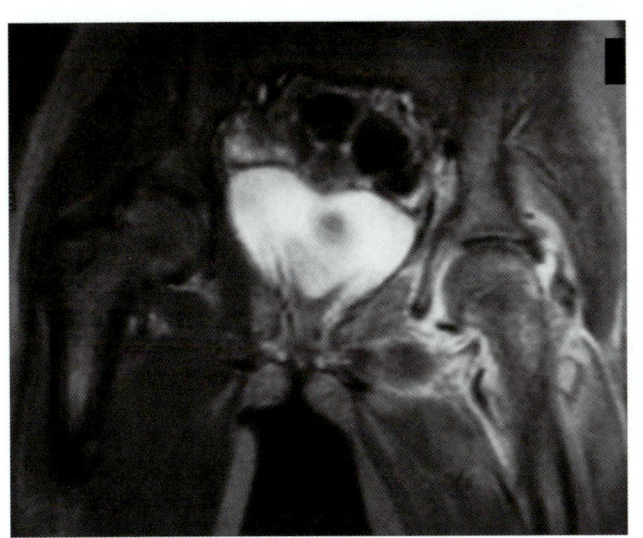

図 2　左化膿性股関節炎
9 歳，女児．T2 強調 MR 画像で左股関節に関節液貯留を認め，周囲軟部組織は高信号となり炎症所見が強い．

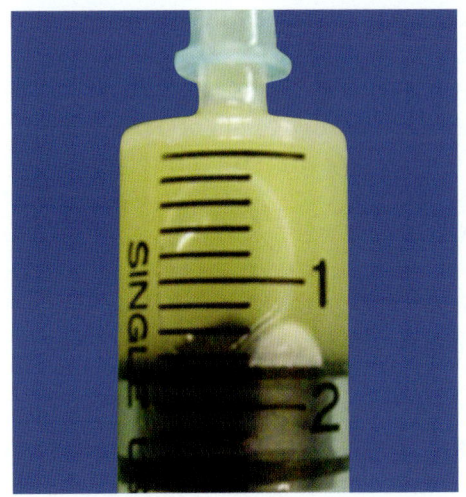

図 3　化膿性股関節炎の関節液
混濁した膿性の関節液が穿刺される．

hr，血中白血球数が前者では平均 13,200 /mm^3，後者では 11,200 /mm^3 で，体温 37.5℃ 以上または血沈 20 mm/hr 以上という条件で対象を絞れば化膿性股関節炎の 97％ をカバーできるとし，この条件にあてはまる患者には関節穿刺をすべきであると述べている．

Kocher ら（1999）は化膿性股関節炎を true septic arthritis と presumed septic arthritis に分け，関節液培養陽性または関節液中の白血球数が 50,000 /mm^3 以上で血液培養陽性を true septic arthritis，関節液中の白血球数が 50,000 /mm^3 以上だが関節液・血液培養がともに陰性を presumed septic arthritis と定義している．

単純性股関節炎を含めた計 282 例（化膿性股関節炎 82 例）の患者の臨床データから化膿性股関節の診断に有用な因子を分析した結果では，発熱があったか，患肢で荷重できたか，血沈が 40 mm 以上であったか，血中白血球数が 12,000/ mm^3 を超えていたか，の 4 つの因子が有用であった．

化膿性股関節炎が統計学的に推測される可能性はこの 4 つのうち 1 つもあてはまらなければ 0.2％，1 つあてはまれば 3.0％，2 つあてはまれば 40％，3 つあてはまれば 93.1％，4 つ全部あてはまれば 99.6％ であると報告した．その後の追試も行いこの事実が正しいことを検証している（Kocher ら 2004）．

その後 Caird ら（2006）は，化膿性股関節炎が疑われ関節穿刺が行われた 48 例について，CRP を解析因子に加えて診断に有用な因子を分析した．その結果，診断に最も有用なのは，38.5℃ 以上の発熱と CRP > 2.0 mg/dl であると述べている．

しかしながら，これらの因子を参考にしても診断率は低いので，慎重な経過観察が必要との報告もある（Sultan ら 2010）．

Uzoigwe（2014）は Kocher ら（1999），Caird ら（2006），Sultan ら（2010）を含む 6 編の報告をレビューし，その結果が必ずしも一致しないことを指摘し，その原因をサンプルサイズと化膿性股関節炎症例の少なさと報告している．

文献

Caird MS, Flynn JM, Leung YL, et al. Factors distinguishing septic arthritis from transient synovitis of the hip in children. A prospective study. J Bone Joint Surg Am. 2006; 88 : 1251-1257.

Ceroni D, Cherkaoui A, Ferey S, et al. Kingella kingae osteoarticular infections in young children: clinical features and contribution of a new specific real-time PCR assay to the diagnosis. J Pediatr Orthop. 2010; 30 : 301-304.

Del Beccaro MA, Champoux AN, Bockers T, et al. Septic arthritis versus transient synovitis of the hip: the value of screening laboratory tests. Ann Emerg Med. 1992; 21 : 1418-1422.

Kinugasa M, Kobayashi D, Satsuma S, et al. The predictive value of synovial glucose level in septic arthritis. J Pediatr Orthop B. 2020; 29 : 292-296.

Kocher MS, Zurakowski D, Kasser JR. Differentiating between septic arthritis and transient synovitis of the hip in children: an evidence-based clinical prediction algorithm. J Bone Joint Surg Am. 1999; 81 : 1662-1670.

Kocher MS, Mandiga R, Zurakowski D, et al. Validation of a clinical prediction rule for the differentiation between septic arthritis and transient synovitis of the hip in children. J Bone Joint Surg Am. 2004; 86 : 1629-1635.

Nunn TR, Cheung WY, Rollinson PD. A prospective study of pyogenic sepsis of the hip in childhood. J Bone Joint Surg Br. 2007; 89 : 100-106.

Sultan J, Hughes PJ. Septic arthritis or transient synovitis of the hip in children: the value of clinical prediction algorithms. J Bone Joint Surg Br. 2010; 92 : 1289-1293.

Uzoigwe CE. Another look: is there a flaw to current hip septic arthritis diagnostic algorithms? Clin Orthop Relat Res. 2014; 472: 1645-1651.

和田晃房, 藤井敏男, 高村和幸, 他. 小児化膿性股関節炎の初期治療と遺残変形に対する治療. 日小整会誌. 2007; 16 : 276-279.

若林健二郎, 和田郁雄, 堀内 統, 他. 小児化膿性股関節炎の発症背景因子と治療成績の検討. 日小整会誌. 2007; 16 : 271-275.

5 | 治 療

感染を速やかに鎮静化させることが治療の原則であり、早期診断に基づきできるだけ早く治療を開始することが重要である。

特に乳幼児では、治療開始が遅れると重大な後遺障害が生じる可能性が高い。

1. 保存療法

抗菌薬の投与のみによる保存療法はあまり推奨されない。

新生児でなければ関節切開は必ずしも必要でないという意見もあるが（Pääkkönen ら 2010）、この報告では経過観察期間を 1 年以上としており、大腿骨近位の成長障害を判定するには不十分と考えられる。

小児の化膿性肩関節炎に関する長期経過では、10年以上経過してから判明する後遺障害も少なくないと報告されている（Saisu ら 2007）。わが国においても、保存的治療は長期成績が悪いことが報告されている（片田ら 1975, 土肥ら 1994）。

2. 手術療法
1）関節切開

化膿性股関節炎の診断が確定すれば、できる限り早期の関節切開による排膿と洗浄が望ましい。

十分な洗浄を行った後にドレーンを留置する。切開排膿術後に 7 ～ 10 日間の持続灌流を行う方法も

報告されている（高村ら 2004）。
2）関節鏡視下手術

手術治療については、従来直視下の関節切開が行われてきたが、1993 年以降関節鏡視下手術の報告が散見される（Chung ら 1993, Kim ら 2003, EI-Sayed 2008, 及川ら 2011）。

3. 抗菌薬の種類と投与期間

原因菌が判明するまでの抗菌薬の選択について、米国整形外科学会の報告では、新生児に対してはオキサリンまたはセフォタキシムに加えハイリスク児ではゲンタマイシンを追加、3 歳までの乳幼児にはセフォタキシムまたはセフトリアキソンに加え *Kingella kingae* に対してペニシリン G を追加、3歳以降ではオキサシリンが第 1 選択とされている（McCarthy ら 2004）。

これはあくまで推奨なので選択時には感染症専門医に相談すべきであるとも述べられている。

Pediatric Infectious Diseases Society（PIDS）と米国感染症学会が作成した 2023 年版のガイドライン（Woods ら 2024）によると、原因菌が判明するまでの抗菌薬の選択について、黄色ブドウ球菌を念頭において選択すべきとされるが、地域によっては市中型メチシリン耐性黄色ブドウ球菌を考慮すべきとされている。

また新生児や就学前の児の場合には、*Kingella kingae* への対応も追加すべきとされている。

わが国においては、メチシリン耐性黄色ブドウ球菌（MRSA）の感染が多く、MRSA を原因菌とする場合には治療成績が非常に悪いので多剤耐性菌を念頭においた抗菌薬の選択が重要であると報告されている（和田ら 2007, 森田ら 2008）。

原因菌、薬剤感受性の結果が得られた後は、最も最小発育阻止濃度（MIC）が小さく抗菌スペクトラムの狭い抗菌薬を選択し、血液検査による炎症所見が改善するまで静脈内投与を行う。

抗菌薬の投与期間は、静脈内投与とその後の経口投与をあわせて約 6 週程度が目安となるが、骨破壊を伴う骨髄炎を併発している場合には 8 ～ 12 週程度の投与が必要となり、骨髄炎を伴わない年少児では 3 ～ 4 週程度でよい場合もある（McCarthy ら 2004）。

Woods らのガイドラインでは（Woods ら 2024）、骨髄炎を伴わず、速やかに CRP の正常化が得られる場合で、黄色ブドウ球菌など本疾患の原因菌として一般的な菌が原因の場合には、抗菌薬投与期間は静脈内投与と経口投与を合わせて 10 ～ 14 日間でよいが、抗菌薬への反応が乏しい場合や CRP の正常

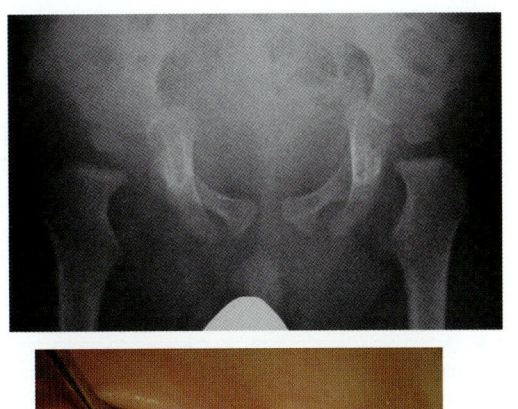
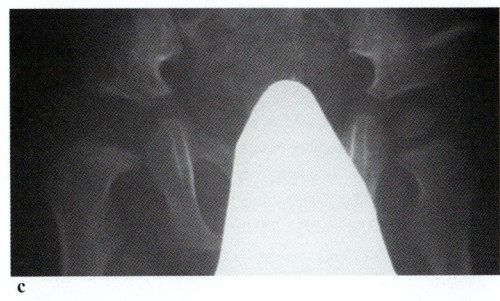
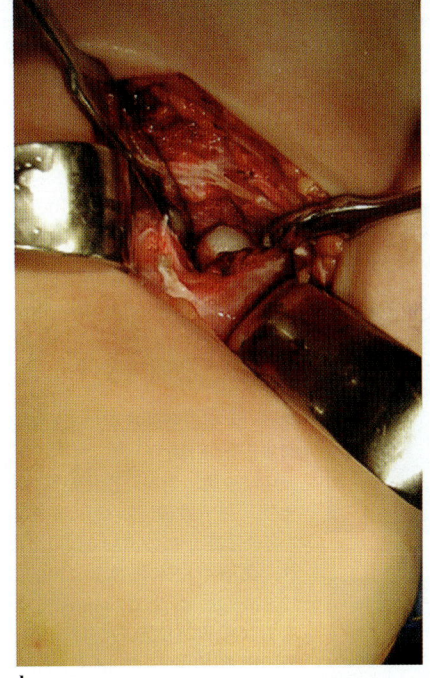
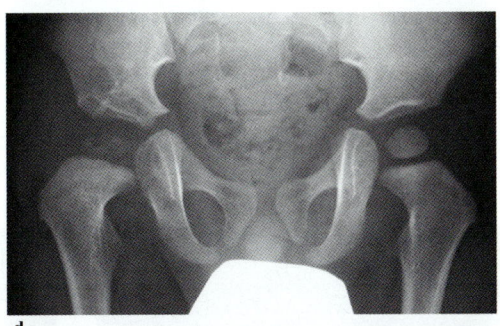
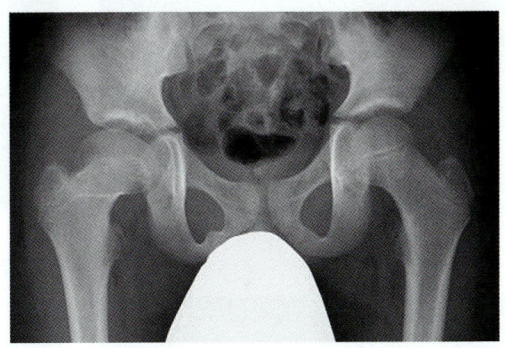

図 4　化膿性股関節炎後の大腿骨頭壊死症

1 歳 9 か月，男児．右化膿性股関節炎後．発熱と右下肢の腫脹を主訴に発症後第 6 病日に紹介初診．38.5℃の発熱がみられ，血液中白血球数 16,700/mm^3，CRP 9.7 mg/dl，血沈 116mm/hr であった．

a: 初診時単純 X 線正面像．右大腿骨頭の外方化がみられた．

b: 術中写真（前方アプローチ）．Hüter 路から進入し大腿直筋を内側へよけ関節包を切開した．

c: 術後 5 か月単純 X 線正面像．X 線経過はここまで良好であったが術後 5 か月になり骨端部に骨吸収像がみられた．

d: 術後 9 か月単純 X 線正面像．その後徐々に骨端部の再骨化がみられた．

e: 術後 8 年(9 歳)時の単純 X 線正面像．大腿骨頭は再生したが楕円の形態となった．

化が得られない場合は，21 〜 28 日間が望ましいと述べられている．

文献

Chung WK, Slater GL, Bates EH. Treatment of Arthritis of the Hip by Arthroscopic Lavage. J Pediatr Orthop. 1993; 13 : 444-446.

土肥大右，安永裕司，生田義和，他．小児化膿性股関節炎の検討．日小整会誌．1994; 4 : 17-21.

EI-Sayed AM. Treatment of eary septic arthritis of the hip in children: comparison of results of open arthrotomy versus arthroscopic drainage. J Child Orthop. 2008; 2 : 229-237.

片田重彦，村上宝久，熊谷　進．最近の乳幼児化膿性股関節炎について．臨整外．1975; 10 : 1035-1044.

Kim SJ, Choi NH, Ko SH, et al. Arthroscopic Treatment of Septi Arthritis of Hip. Clin Orthop. 2003; 407 : 211-214.

McCarthy JJ, Dormans JP, Kozin SH, et al. Musculoskeletal infections in children: basic treatment principles and recent advancements. J Bone Joint Surg Am. 2004; 86 : 850-863.

森田光明，中村博亮，北野利夫，他．小児化膿性股関節炎の治療経験．日小整会誌．2008; 17 : 46-49.

及川泰宏，西須　孝，瀬川裕子，他．小児化膿性股関節炎の治療成績

（直視下から鏡視下へ）. 日小整会誌. 2011; 20 : 441-445.

Pääkkönen M, Kallio MJ, Peltola H, et al. Pediatric septic hip with or without arthrotomy: retrospective analysis of 62 consecutive nonneonatal culture-positive cases. J Pediatr Orthop B. 2010; 19 : 264-269.

Saisu T, Kawashima A, Kamegaya M, et al. Humeral shortening and inferior subluxation as sequelae of septic arthritis of the shoulder in neonates and infants. J Bone Joint Surg Am. 2007; 89 : 1784-1793.

高村和幸, 藤井敏男. 化膿性関節炎. 小児. 乳児化膿性股関節炎の治療戦略. 整形外科. 2004; 55 : 934-941.

和田晃房, 藤井敏男, 高村和幸, 他. 小児化膿性股関節炎の初期治療と遺残変形に対する治療. 日小整会誌. 2007; 16 : 276-279.

Woods CR, Bradley JS, Chatterjee A, et al. Clinical Practice Guideline by the Pediatric Infectious Diseases Society (PIDS) and the Infectious Diseases Society of America (IDSA): 2023 Guideline on Diagnosis and Management of Acute Bacterial Arthritis in Pediatrics. J Pediatric Infect Dis Soc. 2024; 13: 1-59.

6　合併症・後遺症

化膿性股関節炎が適切に治療されなかった場合, 大腿骨頭壊死症（図4, 図5）, 大腿骨近位成長障害, 股関節脱臼などの重篤な後遺障害が残り, これに対する治療は困難をきわめる（片田ら1975, Choiら1990）.

文献

Choi IH, Pizzutillo PD, Bowen JR, et al. Sequelae and reconstruction after septic arthritis of the hip in infants. J Bone Joint Surg Am. 1990; 72 : 1150-1165.

片田重彦, 村上宝久, 熊谷　進. 最近の乳幼児化膿性股関節炎について. 臨整外. 1975; 10 : 1035-1044.

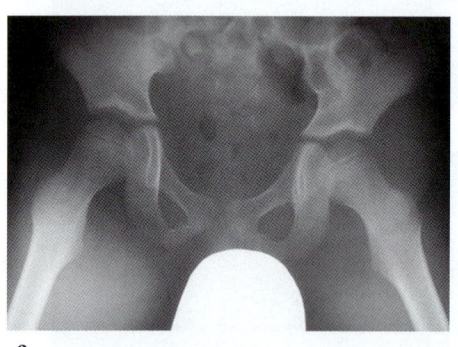
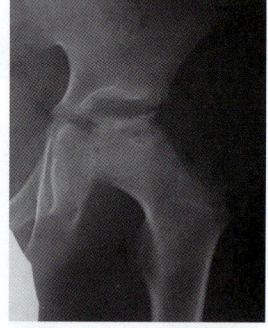
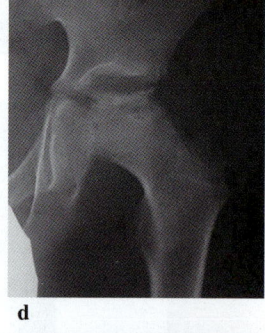
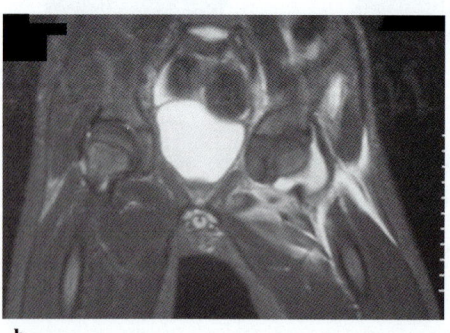
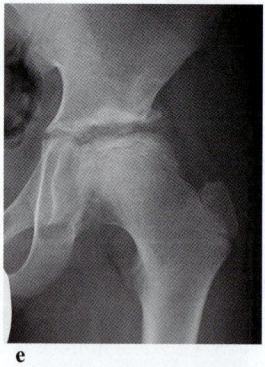
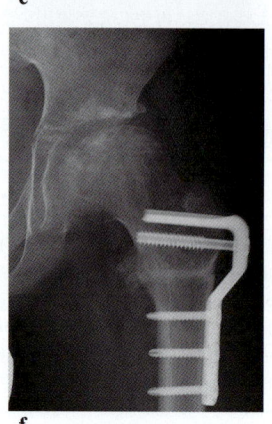
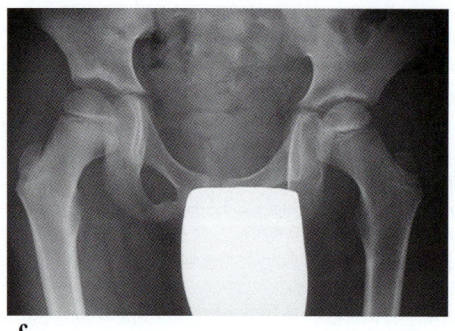

図5　大腿骨頭壊死症による遺残変形に対する骨切り術

発症時6歳, 男児. 左化膿性股関節炎. 発熱, 左下肢痛, 歩行困難を主訴に第7病日に紹介初診. 38.8℃の発熱がみられ, 血液中白血球数14,200/mm³, CRP 12.5 mg/dl, 血沈127mm/hrであった. 直ちに鏡視下関節内洗浄, 汚染組織郭清, 滑膜切除術（central compartmentに限局）を行った.

a. 初診時単純X線正面像. 激しい疼痛のためこの肢位から動かすことはできなかった. ほかに明らかな異常所見は認めなかった.
b: 初診時MRI所見（脂肪抑制画像）. 左股関節の関節液増加に加え周囲の筋間に液体が貯留する所見を認めた.
c: 術後2か月単純X線正面像. 廃用性骨萎縮が大腿骨頭を除いた部位にみられた. 大腿骨頭壊死症の所見と考えられた,
d: 術後1年単純X線正面像. その後徐々に骨端部の圧潰がみられた.
e: 術後5年（11歳）時の単純X線正面像. 大腿骨頭荷重面の扁平化がみられた. また運動時痛を訴えるようになった. 大腿骨頭前方に形態の保たれた部分が存在したので大腿骨転子部伸展骨切り術を予定した.
f: 大腿骨転子部伸展骨切り術後2か月の単純X線正面. なお楕円形ではあるが荷重部の適合性は改善した.

2 単純性股関節炎

1 定義または疾患概念

　小児の股関節に一過性にみられる関節炎を単純性股関節炎（coxitis simplex）とよぶ.

　observation hip, acute transient synovitis of the hip など, さまざまなよび名があるが, まったくの同義語ではないという解釈もある（小林 1992）. 1892年の Lovett と Morse のレポートが最初の報告とされる（Lovett ら 1892）.

文献

小林大介, 細見新次郎, 金原宏之, 他. いわゆる observation hip について－その初期像及び追跡調査－. 臨整外. 1992; 27 : 131-137.

Lovett R, Morse J. A transient or ephemeral form of hip-disease, with a report of cases. Boston Med Surg J. 1892; 127 : 161.

2 疫学

　発症率の高い疾患で, 1〜13 歳までの小児が 1 年間に本症を発症する確率は 0.2%, 1 人の小児がこの年齢層で本症に罹患する確率は 3%, 本症の既往のある小児が 1 年間に本症を再発する確率は 4% と報告されている（Landin ら 1987）.

　男児においては女児の 2〜3 倍の発生率で, 発症年齢は 10 歳以下, 特に 3, 4 歳以上に多く, 平均年齢はおよそ 6 歳と海外では報告されている（Vijlbrief ら 1992, Benoit ら 2024）.

　2010 年に施行された関東地方 1 都 2 県の調査でも, 男児においては女児の 2〜3 倍の発生率で, 発症年齢は 2〜10 歳に多く, 平均 6.3 歳であった（赤木ら 2010）.

　月別発生率は, スウェーデンにおける調査では 10 月に多く 2 月に少なく（Landin ら 1987）, わが国における調査でも 2 月に少ない傾向がみられた（日下部ら 1997, 赤木ら 2010）.

文献

赤木龍一郎, 西須 孝, 中村順一, 他. 近県 3 施設における単純性股関節炎の疫学的検討. 日小整会誌. 2010; 19 : 293-297.

Benoit J, Khalifi SE, Saoudi C, et al. Transient synovitis of the hip: Development and validation of a new diagnostic algorithm. Acta Paediatr. 2024; 113: 1396-1403.

日下部 浩, 坂巻豊教, 下村哲史. 単純性股関節炎. 別冊整形外科. 1997; 32 : 92-94.

Landin LA, Danielsson LG, Wattsgard C. Transient synovitis of the hip:

Its incidence, epidemiology and relation to Perthes' disease. J Bone Joint Surg Br. 1987; 69 : 238-242.

Vijlbrief AS, Bruijnzeels MA, van der Wouden JC, et al. Incidence and management of transient synovitis of the hip: A study in Dutch general practice. Br J Gen Pract. 1992; 42 : 426-428.

3 病因・病態

　本症の病因はわかっていない. 以前は Perthes 病との関連も論じられたが（Landin ら 1987）, 現在その関連については否定的である（日下部ら 1997）.

　一方, ウイルス説は現在も有力である. エンテロウイルス属などの血中抗体価の上昇が報告されているが, 対照群においても血中抗体価が高値を示す場合があるため, 本症との関連は明らかになっていない（Blockey ら 1968, Hardinge 1970）.

　Leibowitz ら（1985）は, 本症においては対照群と比べ, 血中インターフェロンが高値であること, 78% の患者で血中単核球が抗ウイルス状態になっていることを報告した. また, Tolat ら（1993）は, 血中インターフェロンに加え関節液中のインターフェロンも高値であったと報告した.

　このようにウイルス説を支持する間接的証拠はあるが, 原因ウイルスはいまだ同定されていない. 赤木ら（2010）は, わが国においてはエコーウイルスやコクサッキーウイルスなどのエンテロ属が原因となることが多い無菌性髄膜炎が, 本症と類似した年間罹患患者数の推移を示したことに注目し, 無菌性髄膜炎と共通の病原体ではないかと推察している.

　ほかにアレルギー説, 外傷説, 細菌感染説などさまざまな病因が考えられているが, 推測の域を出ない.

文献

赤木龍一郎, 西須 孝, 中村順一, 他. 近県 3 施設における単純性股関節炎の疫学的検討. 日小整会誌. 2010; 19 : 293-297.

Blockey NJ, Porter BB. Transient synovitis of hip. A virological investigation. Br Med J. 1968; 4 : 557-558.

Hardinge K. The etiology of transient synovitis of the hip in childhood. J Bone Joint Surg Br. 1970; 52 : 100-107.

日下部 浩, 坂巻豊教, 下村哲史. 単純性股関節炎. 別冊整形外科. 1997; 32 : 92-94.

Landin LA, Danielsson LG, Wattsgard C. Transient synovitis of the hip: Its incidence, epidemiology and relation to Perthes' disease. J Bone Joint Surg Br. 1987; 69 : 238-242.

Leibowitz E, Levin S, Torten J, et al. Interferon system in acute transient synovitis. Arch Dis Child. 1985; 60 : 959-962.

Tolat V, Carty H, Klenerman L, et al. Evidence for a viral aetiology of transient synovitis of the hip. J Bone Joint Surg Br. 1993; 75 : 973-974.

4 診 断

本症の診断基準はない．股関節痛と関節液の増加がみられ，他の疾患が除外できれば本症と診断する．

問診，診察から本症が疑われたら，画像診断を行い，他の疾患との鑑別診断のため，必要に応じて血液検査を行う．

血液検査の結果，化膿性関節炎が否定できなければ関節穿刺を行う．

臨床症状は関節液増加に起因するもので，通常，股関節屈曲・外旋位をとり，痛みのため歩行困難となることが多い．

上気道炎が先行することが多く（小林ら 1992），微熱がみられることもあるが，診断の参考にはならない．

画像診断は，まず股関節単純 X 線正面像と側面像で可能な限り他疾患との鑑別を行う．

しかし，化膿性股関節炎，結核性股関節炎，若年性特発性関節炎，Perthes 病，大腿骨頭すべり症，特発性軟骨溶解症など，単純 X 線像では鑑別困難な疾患が数多くある（図 1）．

次に超音波検査で関節液の増加がみられるかどうか確認する．

特に就学前の幼児においては，一定時間の静止を必要とする MRI の撮像は容易でないため，超音波検査が診断の主役となる．

診断に超音波検査が有用であることについては数多くの報告があり（Miralles ら 1989，Hill ら 1990，McGoldrick ら 1990，Terjesen ら 1991），早期 Perthes 病との鑑別にも有用とする報告がある（Futami ら 1991，Robben ら 1998）．

超音波検査による関節液の定量には ultrasonographic joint space（UJS）の測定を行う（図 3，図 4）．

関節液の増加がみられ，発熱がなければ，少なくとも治療について緊急性はないので，単純性股関節炎の疑いとして経過観察を行う．症状消失まで経過を追うことによってさまざまな疾患と鑑別できる．

発熱があれば，化膿性股関節炎との鑑別が必要となるため，血液検査を行う．Del Beccaro ら（1992）は，体温が 37.5℃以上で，血沈が 20mm/hr 以上であれば，関節穿刺を行うべきであると報告している．

一方，Caird ら（2006）は前向き調査の結果から，体温が 38.5℃以上で，CRP が 2.0mg/dl 以上であれば，化膿性股関節炎の可能性が高いと述べている．

発熱のため抗菌薬の投与をすでに受けている患者においては，臨床症状と検査結果がマスクされ，診断が困難になっていることが少なくない．化膿性股関節炎が疑わしい場合には，関節穿刺を行ったほうがよい．

Benoit ら（2024）は，1 歳以上で 10 日間以内の跛行を呈する場合，本疾患を他の疾患と鑑別する方法として，発症年齢 3 〜 10 歳，発熱の有無，局所の炎症の有無，起床時に急性発症する跛行の 4 項目を用いた新しいアルゴリズムを報告している．

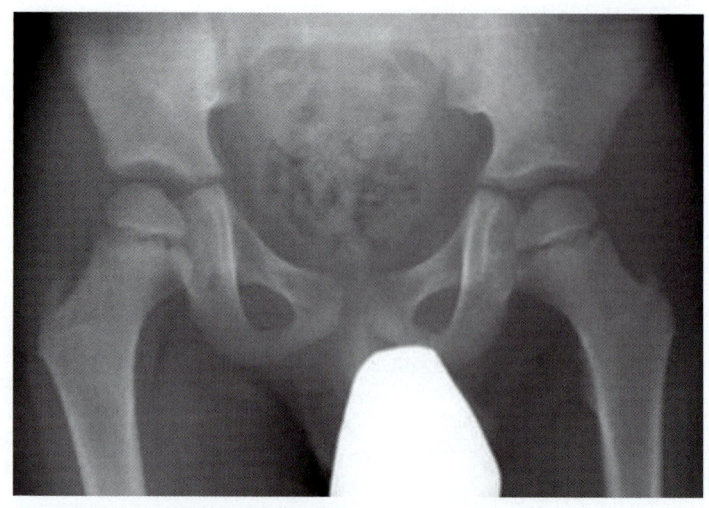

図 1　左単純性股関節炎の単純 X 線像
5 歳 3 か月，男児．単純 X 線像では明らかな異常所見は認めない．

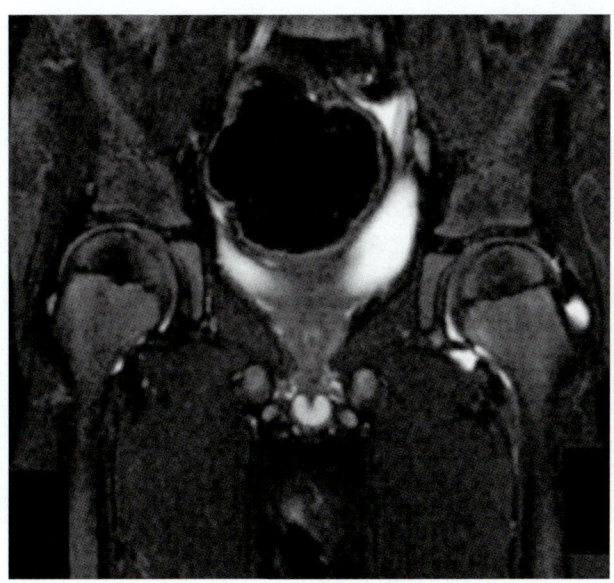

図2　左単純性股関節炎のT2強調MR画像
図1と同一症例．5歳3か月，男児．左股関節に関節液貯留を認めるが，周囲軟部組織の炎症所見は認めない．

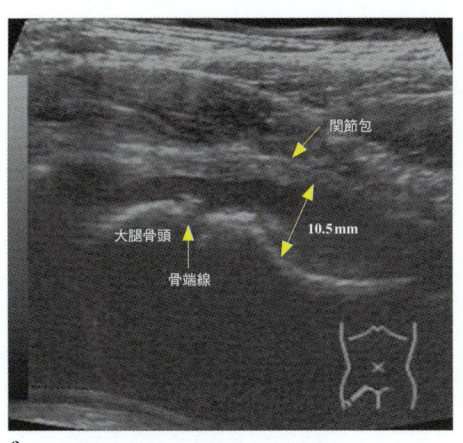 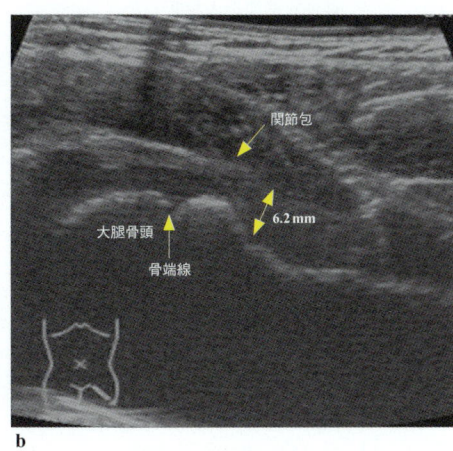

a   b

図3　右単純性股関節炎の超音波像
a: 6歳1か月，女児．右股関節では ultrasonic joint space 10.5mm と開大し，関節腫脹を認める．
b: 左股関節の ultrasonic joint space が 6.2mm である．

文献

Benoit J, Khalifi SE, Saoudi C, et al. Transient synovitis of the hip: Development and validation of a new diagnostic algorithm. Acta Paediatr. 2024; 113: 1396-1403.

Caird MS, Flynn JM, Leung YL, et al. Factors distinguishing septic arthritis from transient synovitis of the hip in children. A prospective study. J Bone Joint Surg Am. 2006; 88 :1251-1257.

Del Beccaro MA, Champoux AN, Bockers T, et al. Septic arthritis versus transient synovitis of the hip: the value of screening laboratory tests. Ann Emerg Med. 1992; 21 : 1418-1422.

Futami T, Kasahara Y, Suzuki S, et al. Ultrasonography in transient synovitis and early Perthes' disease. J Bone Joint Surg Br. 1991; 73 : 635-639.

Hill SA, MacLarnon JC, Nag D. Ultrasound-guided aspiration for transient synovitis of the hip. J Bone Joint Surg Br. 1990; 72 : 852-853.

小林大介，細見新次郎，金原宏之，他．いわゆる observation hip について ―その初期像及び追跡調査―．臨整外．1992; 27 : 131-137.

McGoldrick F, Bourke T, Blake N, et al. Accuracy of sonography in transient synovitis. J Pediatr Orthop. 1990; 10 : 501-503.

Miralles M, Gonzalez G, Pulpeiro JR, et al. Sonography of the painful hip in children: 500 consecutive cases. AJR Am J Roentgenol. 1989; 152 : 579-582.

Robben SG, Meradji M, Diepstraten AF, et al. US of the painful hip in childhood: diagnostic value of cartilage thickening and muscle atrophy in the detection of Perthes disease. Radiology. 1998; 208 : 35-42.

Terjesen T, Osthus P. Ultrasound in the diagnosis and follow-up of transient synovitis of the hip. J Pediatr Orthop. 1991; 11 : 608-613.

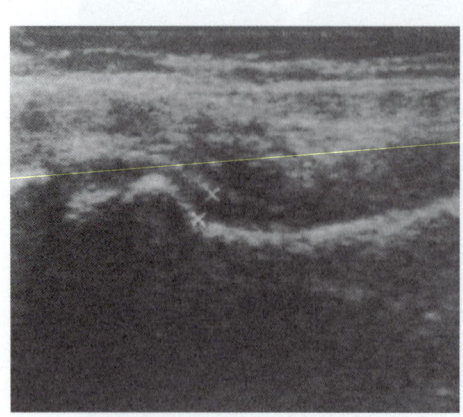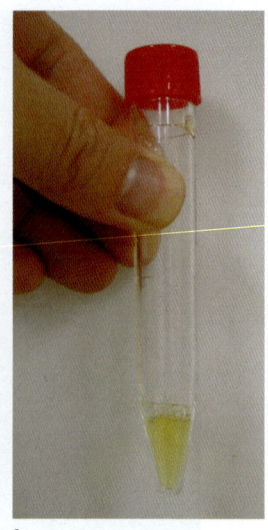

a　　　　　　　　　　　　　　　　　　　　b

図4　単純性股関節炎の超音波像と関節液

a: 4歳7か月，男児．超音波所見．×と×の間が ultrasound joint space（UJS）であり，5.4 mm 認められる．健側は 3.2mm であった．

b: 採取した関節液．感冒症状と 38.8℃の発熱があったため，関節穿刺を行った．黄色透明の関節液が 1cc 吸引された．細菌培養は陰性だった．その後の経過から単純性股関節炎と診断した．

5　治　療

　自然治癒が見込まれるので，特別な治療を要さない．

　疼痛のため患児の安静はおのずと保持される．難治例では，他疾患との鑑別診断の目的も兼ねて，入院の上患肢の介達牽引を行ってもよい．

　関節液の貯留は2週間以内に73%の患者で改善すると報告されている（Miralles ら 1989）．

　ほとんどの症例で1〜2か月以内に自然治癒するが，2〜4割の患者で再発がみられたことが報告されている（小林ら 1992，日下部ら 1997）．再発は1度ならず数回繰り返すこともある．

　X線経過上，大腿骨頭の肥大が生じる例が少なくない．1年以上の経過観察で 2mm 以上の大腿骨頭の肥大が 32%の患者でみられたという報告（Kallio 1988）や，平均4年以上の経過観察で 2mm 以上の大腿骨頭肥大が 7%に認められたという報告がある（小林ら 1992）．

　大腿骨頭の肥大によって臨床上問題が生じたとする報告はない．

文献

Kallio PE. Coxa magna following transient synovitis of the hip. Clin Orthop Relat Res. 1988; 228 : 49-56.

日下部　浩，坂巻豊教，下村哲史. 単純性股関節炎. 別冊整形外科. 1997; 32 : 92-94.

小林大介，細見新次郎，金原宏之，他. いわゆる observation hip について－その初期像及び追跡調査－. 臨整外, 1992; 27 : 131-137.

Miralles M, Gonzalez G, Pulpeiro JR, et al. Sonography of the painful hip in children: 500 consecutive cases. AJR Am J Roentgenol. 1989; 152 : 579-582.

6　予　防

　現在予防法はないが，ウイルス説が正しければ将来的には予防できる可能性もある．

3　若年性特発性関節炎

1　定義・疾患概念

若年性特発性関節炎（juvenile idiopathic arthritis: JIA）は，「16歳未満に発症し，6週間以上持続する原因不明の関節炎」と定義される疾患の総称である（Pettyら 2004）．

International League of Associations for Rheumatology（ILAR）の分類（表1）では，JIAは，① 全身型関節炎（systemic arthritis），② 少関節炎（oligoarthritis），③ リウマトイド因子（RF）陰性多関節炎（polyarthritis, rheumatoid factor negative），④ リウマトイド因子陽性多関節炎（polyarthritis, rheumatoid factor positive），⑤ 乾癬関連関節炎（psoriatic arthritis），⑥付着部炎関連関節炎（enthesitis related arthritis），⑦分類不能関節炎（undifferentiated arthritis）の7病型に分類される．

大別すると全身型（①），関節型（②③④），症候性関節炎（⑤⑥），その他（⑦）に分けられる（Pettyら 2004，横田ら 2007）．

全身型関節炎，少関節炎，RF陰性多関節炎，RF陽性多関節炎の4病型が，従来使われていた若年性関節リウマチ（juvenile rheumatoid arthritis: JRA）に相当する．

文献

Petty RE, Southwood TR, Manners P, et al. International league of associations for rheumatology classification of juvenile idiopathic arthritis: second revision, Edmonton, 2001. J Rheumatol. 2004; 31 : 390-392.

横田俊平，森　雅亮，今川智之，他. 若年性特発性関節炎　初期診療の手引き（2007年）. 日本小児科学会雑誌. 2007; 111 : 1103-1112.

2　疫　学

若年性特発性関節炎全体の先進国における患者数は人口10万人あたり16～150人で，年間発症患者数は人口10万人あたり年間2～20人である（Ravelliら 2007，Prakkenら 2011）．

従来のJIAに関するわが国の現状は，発症患者数が小児人口10万人に対し年間0.83人であり（Fujikawaら 1997a），患者数は小児人口10万人に対し約8～10人である（横田 2001）．

男女比は全身型関節炎では性差はないが，多関節炎と少関節炎は女児に多い（Fujikawaら 1997b）．

JIAの各病型の割合は，全身型関節炎が41.7%，少関節炎が20.2%，RF陰性多関節炎が13.7%，RF陽性多関節炎が18.2%，乾癬関連関節炎が0%，付着部炎関連関節炎が1.6%である（武井 2010）．

JIAの股関節病変についての諸家の報告をまとめると，全身型，付着部炎，多関節型に多く，特に全身型では人工股関節置換術に至る症例が多い（Rostomら 2008，Batthishら 2011，Jacobsenら 1992，Packhamら 2002，Sorokinaら 2021）．

股関節の障害は可動域制限などがもたらす生活上の能力障害（disability）が大きいため，早期に発見し病状を進行させないことが非常に重要である．

文献

Batthish M, Feldman BM, Babyn PS, et al. Predictors of hip disease in the systemic arthritis subtype of juvenile idiopathic arthritis. J Rheumatol. 2011; 38 : 954-958.

Fujikawa S, Okuni M. A nationwide surveillance study of rheumatic diseases among Japanese children. Acta Paediatr Jpn. 1997a; 39 : 242-244.

Fujikawa S, Okuni M. Clinical analysis of 570 cases with juvenile rheumatoid arthritis: results of a nationwide retrospective survey in Japan. Acta Paediatr Jpn. 1997b; 39 : 245-249.

Jacobsen FS, Crawford AH, Broste S. Hip involvement in juvenile rheumatoid arthritis. J Pediatr Orthop. 1992; 12 : 45-53.

Packham JC, Hall MA. Long-term follow-up of 246 adults with juvenile idiopathic arthritis: Functional outcome. Rheumatology. 2002; 41 : 1428-1435.

Prakken B, Albani S, Martini A. Juvenile idiopathic arthritis. Lancet. 2011; 377 : 2138-2149.

Ravelli A, Martini A. Juvenile idiopathic arthritis. Lancet. 2007; 369 : 767-778.

Rostom S, Amine B, Bensabbah R, et al. Hip involvement in juvenile idiopathic arthritis. Clin Rheumatol. 2008; 27 : 791-794.

Sorokina LS, Avrusin IS, Raupov RK, et al. Hip involvement in juvenile idiopathic arthritis: A roadmap from arthritis to total hip arthroplasty or how can we prevent hip damage? Front Pediatr. 2021; 9: 747779.

武井修治. 膠原病の研究結果と考案. 法制化後の小児慢性特定疾患治療研究事業の登録・管理・評価・情報提供に関する研究　平成19年度～平成21年度総合研究報告書. 厚生労働科学研究費補助金　子ども家庭総合研究事業. 2010; 159-160.

横田俊平. 若年性関節リウマチの実態調査とQOL向上の医療・行政政策立案. 平成12年度研究報告書. 厚生科学研究（子ども家庭総合研究事業）. 2001; 7 : 597-763.

3　病因・病態

原因はいまだ不明であるが免疫システムの異常が関与しているとする報告が多い．

全身型ではIL-6とIL-1の阻害薬の効果が実証さ

れていることから，これらが病態にかかわっている
と考えられている（Prakken ら 2011）.

文献

Prakken B, Albani S, Martini A. Juvenile idiopathic arthritis. Lancet. 2011;
　　377 : 2138-2149.

4　分類基準（表1）

1. 全身型関節炎

　2週間以上つづく発熱（うち，少なくとも3日以
上の弛張熱を含む）の先行または存在に加えて，①
一過性の紅斑，②全身のリンパ節腫脹，③肝腫また
は脾腫，④漿膜炎のいずれかを伴う関節炎である
（Petty ら 2004）.

　成人では成人発症の Still 病に相当する．初期に
は関節症状を欠くことが多く，診断に難渋する症
例が多い．白血球や血小板の増加，CRP や赤沈な
ど炎症マーカーの亢進，血清フェリチン値の増加，
貧血などがみられる（Fujikawa ら 1997b，Ravelli ら
2007）.

　RF や抗核抗体はほとんどの症例で陰性である
（Fujikawa ら 1997b）．細菌感染症，ウイルス感染症，
結核，悪性腫瘍，他の膠原病，自己炎症疾患との鑑
別が重要で血清フェリチン値の増加や発疹を参考に
する．

　5 〜 8％の症例で致死的な経過となり得るマクロ
ファージ活性化症候群へ移行するため，疾患活動
期には注意深い経過観察が必要である（Ravelli ら
2007，横田ら 2007）.

2. 少関節炎

　発症後6か月以内の関節炎数が1〜4関節までの
ものと定義され，さらに全経過を通して関節炎が4
関節までである持続型と，発症後6か月以降，4関
節をこえて関節炎がみられる進展型の2群に分けら
れる（Petty ら 2004）.

　女児，6歳以前発症，大関節の左右非対称性の
罹患が多い（Ravelli ら 2007，Prakken ら 2011）．股
関節炎は少ない（Fujikawa ら 1997b，横田ら 2007，
Jacobsen ら 1992）.

　朝のこわばりはしばしばみられ，関節を動かすこ
との多い日中には症状は軽減する．罹患関節には肥
厚した滑膜と関節液貯留による腫脹と熱感，圧痛，
運動時痛，可動域制限がある．通常発赤はない．

　臨床症状や検査所見に乏しい症例が多く長期にわ
たって診断がつかない例も多い．

　重篤な合併症としてぶどう膜炎があり約30％の
症例が罹患する（Ravelli ら 2007），無症状で進行し
発見が遅れると失明の原因となるので，早期に眼科
医へコンサルトすることが重要である．

表1　分類基準（International League of Associations for Rheumatology）

全身型関節炎	1. 2週間以上つづく発熱（3日以上の弛張熱を含む）の先行または存在 2. ①一過性の紅斑，②全身のリンパ節腫脹，③肝腫または脾腫，④漿膜炎 1に加え2の1項目以上を伴うもの
少関節炎	発症後6か月以内の関節炎数が1〜4関節までのもの
RF 陽性多関節炎	発症後6か月以内の関節炎数が5関節以上のもの RF 陽性
RF 陰性多関節炎	発症後6か月以内の関節炎数が5関節以上のもの RF 陰性
乾癬関連関節炎	1. 乾癬を伴った関節炎 または 2. ①指関節炎，②爪の陥凹または爪甲離床症，③第1度近親（1〜2親等） の乾癬の家族歴，のうち2項目以上を満たす関節炎
付着部炎関連関節炎	1. 関節炎と付着部炎の両方を伴った症例 または 2. 関節炎または付着部炎に加えて，①仙腸関節の圧痛または炎症性の腰仙 部の疼痛の存在または既往，②HLA-B27陽性，③第1度近親（1〜2親等） に強直性脊椎炎，付着部炎関連関節炎，炎症性腸疾患を伴った仙腸関節 炎，Reiter 症候群，前部ぶどう膜炎のいずれかの家族歴，④急性（症候 性）の前部ぶどう膜炎，⑤6歳以上で関節炎を発症した男児，のうち少 なくとも2項目以上を満たす例
分類不能関節炎	他の診断基準を満たさない，または2つ以上の診断基準を満たす症例

鑑別診断は乾癬性関節炎と化膿性関節炎であるが、乾癬性関節炎では小関節が侵されることが多いこと、化膿性関節炎では発熱や炎症反応の亢進がみられること、などが鑑別のポイントである。

3. 多関節炎

発症後6か月以内の関節炎数が5関節以上のものと定義される。下肢の大関節のほか手足の小関節、頸椎、顎関節にも生じる。

発症後6か月以内に3か月以上間隔をあけて2回以上 RF が陽性であれば RF 陽性多関節炎、RF が陰性であれば RF 陰性多関節炎である（Petty ら 2004）。

RF 陽性多関節炎は成人の RF 陽性慢性関節リウマチに類似し、抗 CCP 抗体陽性となる JIA はほとんどがこの病型である（van Rossum ら 2003）。

RF 陰性多関節炎のなかには、成人発症の RF 陰性型慢性関節リウマチに類似している群と少関節炎に類似する群がある（Prakken ら 2011）。

4. 乾癬関連関節炎

乾癬を伴った関節炎、もしくは、①指関節炎、②爪の陥凹または爪甲離床症、③第1度近親（1～2親等）の乾癬の家族歴、このうち少なくとも2項目以上を伴う関節炎である（Petty ら 2004）。

5. 付着部炎関連関節炎

関節炎と付着部炎の両方を伴った場合か、関節炎または付着部炎に加えて、①仙腸関節の圧痛または炎症性の腰仙部の疼痛の存在または既往、②HLA-B27 陽性、③第1度近親（1～2親等）に強直性脊椎炎、付着部炎関連関節炎、炎症性腸疾患を伴った仙腸関節炎、Reiter 症候群、前部ぶどう膜炎のいずれかが存在、④急性（症候性）の前部ぶどう膜炎、⑤6歳以上で関節炎を発症した男児、のうち少なくとも2項目以上を満たす場合である（Petty ら 2004）。

ほとんどの患者で HLA-B27 が陽性で、30～40％の患者で仙腸関節炎を生じる（Prakken ら 2011）。

6. 分類不能関節炎

1～5までの分類基準を満たさない、または2つ以上の分類基準を満たすものである（Petty ら 2004）。

少関節炎、RF 陰性多関節炎、乾癬関連関節炎、分類不能関節炎のうち、抗核抗体が陽性の症例は共通して類似した病態を呈するという報告もある

（Ravelli ら 2011）。

Martini（2003）は、左右非対称性の関節炎、発症年齢、男女比、抗核抗体検査、ぶどう膜炎の合併などから同一の病態と考えられる群は、少関節炎、RF 陰性多関節炎、乾癬関連関節炎の3病型に分けられていると述べ、罹患関節数と乾癬の有無は分類基準項目として適切ではないと提唱している。

文献

Fujikawa S, Okuni M. A nationwide surveillance study of rheumatic diseases among Japanese children. Acta Paediatr Jpn. 1997a; 39 : 242-244.

Fujikawa S, Okuni M. Clinical analysis of 570 cases with juvenile rheumatoid arthritis: results of a nationwide retrospective survey in Japan. Acta Paediatr Jpn. 1997b; 39 : 245-249.

Jacobsen FS, Crawford AH, Broste S. Hip involvement in juvenile rheumatoid arthritis. J Pediatr Orthop. 1992; 12 : 45-53.

Martini A. Are the number of joints involved or the presence of psoriasis still useful tools to identify homogeneous disease entities in juvenile idiopathic arthritis? J Rheumatol. 2003; 30 : 1900-1903.

Petty RE, Southwood TR, Manners P, et al. International league of associations for rheumatology classification of juvenile idiopathic arthritis: second revision, Edmonton, 2001. J Rheumatol. 2004; 31 : 390-392.

Prakken B, Albani S, Martini A. Juvenile idiopathic arthritis. Lancet. 2011; 377 : 2138-2149.

Ravelli A, Martini A. Juvenile idiopathic arthritis. Lancet. 2007; 369 : 767-778.

Ravelli A, Varnier GC, Oliveira S, et al. Antinuclear antibody-positive patients should be grouped as a separate category in the classification of juvenile idiopathic arthritis. Arthritis Rheum. 2011; 63 : 267-275.

van Rossum M, van Soesbergen R, de Kort S, et al. Anti-cyclic citrullinated peptide (anti-CCP) antibodies in children with juvenile idiopathic arthritis. J Rheumatol. 2003; 30 : 825-828.

横田俊平, 森 雅亮, 今川智之, 他. 若年性特発性関節炎 初期診療の手引き（2007年）. 日本小児科学会雑誌. 2007; 111 : 1103-1112.

5 | 診　断

若年性特発性関節炎の診断、経過観察においては単純 X 線（図 1）、超音波、MRI（図 2）を使い分ける（Magni-Manzoni ら 2009、Tarsia ら 2024）。

初期の単純 X 線像では関節周囲の軟部組織腫脹、骨萎縮、関節裂隙の増大などがみられる。

病期が進むと関節裂隙の狭小化、骨へのびらん（erosion）のほか、亜脱臼、寛骨臼底突出症（protrusio acetabuli）、強直、大腿骨頭壊死症などを単純 X 線で認めることがある。

骨の成長は炎症に伴い2次的に過成長が生じることもあれば、廃用によって遅れることもある。

しかし、単純 X 線は、被曝リスク、軟骨が多い成長期における評価の難しさ、発症早期の関節評価に適さないことから、使用を限定するような報告がある。

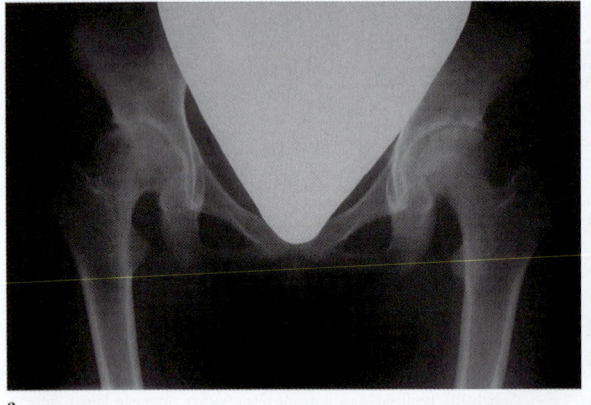

a

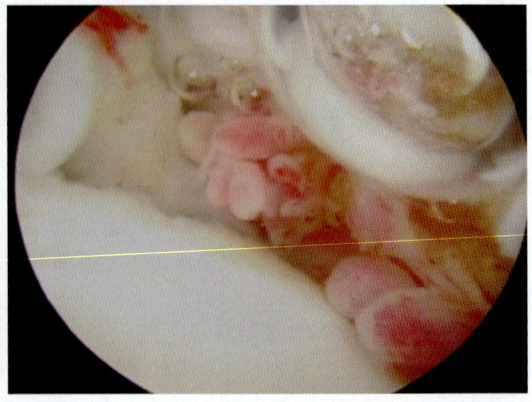

b

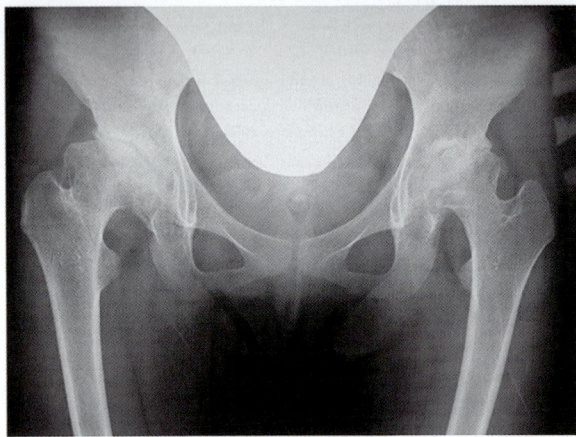

c

図1　RF 陽性多関節炎

10 歳，女児．股関節痛が出現し近医受診するも診断がつかず，13 歳時当科初診し JIA と診断された．

a: 当科初診時単純 X 線像（13 歳）．

b: 鏡視下滑膜切除術術中関節内所見（13 歳）．滑膜の増殖が認められる．

c: 最終経過観察時単純 X 線像（20 歳）．

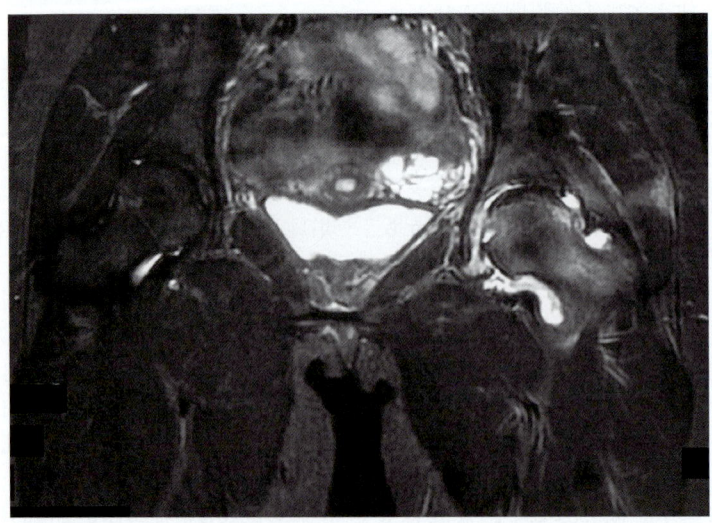

図2　少関節炎

14 歳，女性．脂肪抑制 MR 画像（冠状断像）．左股関節に関節液の貯留を認める．

Marteau ら（2018）は，股関節の X 線は付着部炎でのみ推奨とし，多関節炎では定期的な撮影は推奨せず，症状があって撮影するとしても 1 方向にすべきだと述べている．

超音波は，subclinical なものも含めて滑膜炎の有無を外来で簡便に確認できる点が有用である．

Fedrizzi ら（1997）は単純 X 線検査に比較し超音波検査ではより鋭敏に股関節の変化を捉えられると述べ，Friedman ら（2002）は股関節炎の所見がある例では超音波で大腿骨頚部と関節包間の距離が大きいと報告している．

文献

Fedrizzi MS, Ronchezel MV, Hilario MO, et al. Ultrasonography in the early diagnosis of hip joint involvement in juvenile rheumatoid arthritis. J Rheumatol. 1997; 24 : 1820-1825.

Friedman S, Gruber MA. Ultrasonography of the hip in the evaluation of children with seronegative juvenile rheumatoid arthritis. J Rheumatol. 2002; 29 : 629-632.

Magni-Manzoni S, Epis O, Ravelli A, et al. Comparison of clinical versus ultrasound-determined synovitis in juvenile idiopathic arthritis. Arthritis Rheum. 2009; 61 : 1497-1504.

Marteau P, Adamsbaum C, Rossi-Semerano L, et al. Conventional radiography in juvenile idiopathic arthritis: Joint recommendations from the French societies for rheumatology, radiology and paediatric rheumatology. Eur Radiol. 2018; 28: 3963-3976.

Tarsia M, Avramovic MZ, Gazikalovic A, et al. A clinical perspective on imaging in juvenile idiopathic arthritis. Pediatr Radiol. 2024; 54: 490-504.

6 治　療

1. 薬物療法

全身型では，まずは即効的な抗炎症作用をもつステロイドを使用することが多い．

ステロイド使用は変形性股関節症（Sorokina ら 2021）のほか，成長障害，大腿骨頭壊死症，骨粗鬆症のリスクとなるため，炎症の鎮静後に速やかな減量を行う．

減量困難な場合は生物学的製剤を併用する．ステロイドも生物学的製剤も炎症を阻害することから，感染症による炎症も抑制することに注意する．

関節型では関節炎を鎮静させ関節破壊を抑制する治療を行う．まず，非ステロイド性抗炎症薬を使用する．これにより一部の症例では鎮痛効果が得られるだけでなく関節炎も改善することがある．

しかし，通常十分な関節炎の鎮静，および炎症マーカーの鎮静化は得られないことが多いので，次にメトトレキサート（MTX）を使用する．

投与量は欧米では 10 ～ 20mg/m^2/ 週であるが，わが国では最高10mg/m^2/ 週が認可されている（Mori ら 2009）．小児は成人と比較し MTX の腎排泄が速いため成人より多い投与量が必要である．

薬剤性間質性肺炎などの MTX による重篤な副作用の発生は，小児ではきわめて稀である（武井 2011，横田ら 2007）が，葉酸製剤を併用することもある．

MTX 開始後 3 か月を経過しても十分な治療効果が得られない場合は生物学的製剤の導入を検討する．

2. 手術療法

薬物療法の効果が不十分である症例には滑膜切除術の適応があり，直視下ないしは鏡視下（図 1b）に行われる．

Carl ら（2007）は 65 関節に対し直視下の滑膜切除術（open synovectomy）を行い平均 50 か月の経過観察で 85％に良好な成績が得られたと報告している．

Kitsoulis ら（2006）は多関節炎の 20 関節に対する THA の成績を報告し，手術時年齢は平均 15.8 歳で，平均 9.2 年の経過観察で全例が痛みなく機能面でも十分な回復が得られたと述べている．

しかし，THA しか治療が残されないような状況を少なくすることが治療の目標であることはいうまでもない．

文献

Carl HD, Schraml A, Swoboda B, et al. Synovectomy of the hip in patients with juvenile rheumatoid arthritis. J Bone Joint Surg Am. 2007; 89 : 1986-1992.

Kitsoulis PB, Stafilas KS, Siamopoulou A, et al. Total hip arthroplasty in children with juvenile chronic arthritis: long-term results. J Pediatr Orthop. 2006; 26 : 8-12.

Mori M, Naruto T, Imagawa T, et al. Methotrexate for the treatment of juvenile idiopathic arthritis: process to approval for JIA indication in Japan. Mod Rheumatol. 2009;19 : 1-11.

Sorokina LS, Avrusin IS, Raupov RK, et al. Hip involvement in juvenile idiopathic arthritis: A roadmap from arthritis to total hip arthroplasty or how can we prevent hip damage? Front Pediatr. 2021; 9: 747779.

武井修治. 子どものリウマチ―若年性特発性関節炎（JIA）：その診断と最新治療. 日本医事新報. 2011; 4542 : 78-85.

横田俊平，森　雅亮，今川智之, 他. 若年性特発性関節炎　初期診療の手引き（2007年）. 日小児科学会雑誌. 2007; 111 : 1103-1112.

7 予　後

寛解にいたる症例は，全身型関節炎は約半数，少関節炎は約40％，多関節炎は 20 ～ 50％である

（Fujikawa ら 1997，Sherry 2000）.

　全身型のうち多関節炎病変に加えて股関節炎のある症例では予後不良であるという報告がある（Modestoら 2001）.

　少関節炎ではおおむね予後良好だが発症年齢が6歳以上の症例は6歳未満の症例に比較すると不良であり，多関節炎では年齢と予後は関係がなく，全身型では6歳未満で予後が不良であるという報告もある（Jacobsen ら 1992）.

文献 ─────────────

Fujikawa S, Okuni M. Clinical analysis of 570 cases with juvenile rheumatoid arthritis: results of a nationwide retrospective survey in Japan. Acta Paediar Jpn. 1997; 39 : 245-249.

Jacobsen FS, Crawford AH, Broste S. Hip involvement in juvenile rheumatoid arthritis. J Pediatr Orthop. 1992; 12 : 45-53.

Modesto C, Woo P, García-Consuegra J, et al. Systemic onset juvenile chronic arthritis, polyarticular pattern and hip involvement as markers for a bad prognosis. Clin Exp Rheumatol. 2001; 19 : 211-217.

Sherry DD. What's new in the diagnosis and treatment of juvenile rheumatoid arthritis. J Pediatr Orthop. 2000; 20 : 419-420.

8 │股関節炎の予防

　小児期の股関節痛の原因としてJIAを念頭におくことがまず重要である．そして，早期発見早期治療を行い，関節破壊の進行を食い止めなくてはならない.

4 | 特発性股関節軟骨溶解症

1 | 定義・疾患概念

特発性股関節軟骨溶解症（idiopathic chondrolysis of the hip）は股関節の関節軟骨破壊が進行性に生じる疾患である．

原因は不明である．進行すると関節拘縮や強直をきたす．1971 年に Jones によって初めて報告された．

文献 ─────
Jones BS. Adolescent chondrolysis of the hip joint. S Afr Med J. 1971; 45 : 196-202.

2 | 疫　学

思春期の女子に多く，過去の報告をまとめると男女比は約 1 : 7 である（Wenger ら 1975，Duncan ら 1979，Bleck 1983，Hughes 1985，Daluga ら 1989，Rowe ら 1996，Johnson ら 2003）．

8 歳から 17 歳の発症が多いが（Wenger ら 1975，Bleck 1983, Johnson ら 2003），3 歳例の報告もある（del Couz García ら 1999）．過去の報告から黒人に多い印象はあるが，そのほかの人種での報告もみられる（Hughes 1985）．

両側例は 6 〜 7 人に 1 人程度である（Duncan ら 1979，Bleck 1983，Daluga ら 1989，del Couz García ら 1999，Johnson ら 2003）．

文献 ─────
Bleck EE. Idiopathic chondrolysis of the hip. J Bone Joint Surg Am. 1983; 65 : 1266-1275.

Daluga DJ, Millar EA. Idiopathic chondrolysis of the hip. J Pediatr Orthop. 1989; 9 : 405-411.

del Couz García A, Fernández PL, González MP, et al. Idiopathic chondrolysis of the hip: long-term evolution. J Pediatr Orthop. 1999; 19 : 449-454.

Duncan JW, Nasca R, Schrantz J. Idiopathic chondrolysis of the hip. J Bone Joint Surg Am. 1979; 61 : 1024-1028.

Hughes AW. Idiopathic chondrolysis of the hip: a case report and review of the literature. Ann Rheum Dis. 1985; 44 : 268-272.

Johnson K, Haigh SF, Ehtisham S, et al. Childhood idiopathic chondrolysis of the hip: MRI features. Pediatr Radiol. 2003; 33 : 194-199.

Rowe LJ, Ho EK. Idiopathic chondrolysis of the hip. Skeletal Radiol. 1996; 25 : 178-82.

Wenger DR, Mickelson MR, Ponseti IV. Idiopathic chondrolysis of the hip. Report of two cases. J Bone Joint Surg Am. 1975; 57 : 268-271.

3 | 病因・病態

原因は不明である．軽微な外傷の関与を指摘する報告もある（del Couz García ら 1999）．緩徐に増悪する痛みとそれに伴う跛行で発症する．

進行性の関節軟骨破壊が生じ，関節拘縮，強直にいたる例も少なくない．

股関節屈曲，外転，外旋位で拘縮するという報告（Wenger ら 1975）があるが，外転位ではなく内転位で拘縮するという報告もある（Duncan ら 1979，Bleck 1983）．

発熱はみられず，血液検査および関節液や滑膜の培養検査でも異常は認めない（Wenger ら 1975，Bleck 1983，Hughes 1985，Johnson ら 2003）．

肉眼的には，軟骨の菲薄化，分節化，消失などがみられ（図 3）（Duncan ら 1979，Bleck 1983），組織学的には，滑膜に非特異的な炎症がみられるとする報告が多く（Jones 1971，Wenger ら 1975，Duncan ら 1979，Hughes 1985，del Couz García ら 1999），軟骨にはけば立ちや軟骨細胞の肥大化がみられるという報告がある（Duncan ら 1979）．

文献 ─────
Bleck EE. Idiopathic chondrolysis of the hip. J Bone Joint Surg Am. 1983; 65 : 1266-1275.

del Couz García A, Fernández PL, González MP, et al. Idiopathic chondrolysis of the hip: long-term evolution. J Pediatr Orthop. 1999; 19 : 449-454.

Duncan JW, Nasca R, Schrantz J. Idiopathic chondrolysis of the hip. J Bone Joint Surg Am. 1979; 61 : 1024-1028.

Hughes AW. Idiopathic chondrolysis of the hip: a case report and review of the literature. Ann Rheum Dis. 1985; 44 : 268-272.

Johnson K, Haigh SF, Ehtisham S, et al. Childhood idiopathic chondrolysis of the hip: MRI features. Pediatr Radiol. 2003; 33 : 194-199.

Jones BS. Adolescent chondrolysis of the hip joint. S Afr Med J. 1971; 45 : 196-202.

Wenger DR, Mickelson MR, Ponseti IV. Idiopathic chondrolysis of the hip. Report of two cases. J Bone Joint Surg Am. 1975; 57 : 268-271.

4 | 診　断

思春期ごろの発症，疼痛と跛行，進行性の関節可動域制限（図 2），単純 X 線像上での関節裂隙の狭小化（図 1, 図 2）などが診断の手がかりであるが，他の疾患を除外することが大切である（Duncan ら

1979，Bleck 1983，Hughes 1985）．

疼痛は患側下肢に生じるが，必ずしも股関節とは限らず大腿部や膝に生じることもある（Hughes 1985，Daluga ら 1989）．

鑑別診断としてあげられるのは，外傷，大腿骨頭軟骨下脆弱性骨折，大腿骨頭すべり症，化膿性股関節炎，単純性股関節炎，結核性股関節炎，Perthes 病，特発性寛骨臼底突出症，滑膜骨軟骨腫症，色素性絨毛結節性滑膜炎，腫瘍性疾患，若年性特発性関節炎，進行性偽性リウマチ様骨異形成症，複合性局所疼痛症候群など多岐にわたる．

若年性特発性関節炎との鑑別が最も難しい．化膿性股関節炎が否定できない時は関節穿刺を行うべきである．

結核性股関節炎は，緩徐に発症し徐々に関節破壊にいたるという経緯が本疾患と類似している点で鑑別が必要である．

本疾患と診断されるまで平均 6.4 か月を要したとする報告がある（del Couz García ら 1999）．Bleck は，診断のための生検は軟骨溶解を悪化させる可能性があるので推奨しないと述べている（Bleck 1983）．

1. 単純 X 線像

関節裂隙狭小化（図 1），大腿骨頭および寛骨臼の骨萎縮（図 2），軟骨下骨線の不整像，大腿骨近位骨端線の早期閉鎖，大転子の骨端線の早期閉鎖，寛骨臼底突出症，大腿骨頭外側の過成長（lateral buttress）などがみられ，大腿骨頭の球形度が維持されることも特徴である（図 2）（Wenger ら 1975，Duncan ら 1979，Bleck 1983，Hughes 1985，Johnson ら 2003）．

大腿骨頚部の横径について拡大するという報告（Rowe ら 1996）と，縮小するという報告（del Couz García ら 1999）がある．

関節裂隙については，3mm 未満に狭小化した場合を軟骨溶解の所見としている報告がある（del Couz García ら 1999）．

2. MRI

軟骨欠損，骨髄浮腫，骨のリモデリング像がみられる（Johnson ら 2003）．軟骨欠損は大腿骨の荷重部から始まり，徐々に辺縁，および寛骨臼側へと広がる．

いずれの所見も寛骨臼側よりも大腿骨側で強い．また，股関節周囲筋の萎縮が認められる．関節液の貯留は認めてもわずかであり，病状の進行に伴い増加することもない．

造影 MRI 上で滑膜が造影されないことが，化膿性股関節炎および若年性特発性関節炎を除外する上で重要な所見である．

文献

Bleck EE. Idiopathic chondrolysis of the hip. J Bone Joint Surg Am. 1983; 65 : 1266-1275.

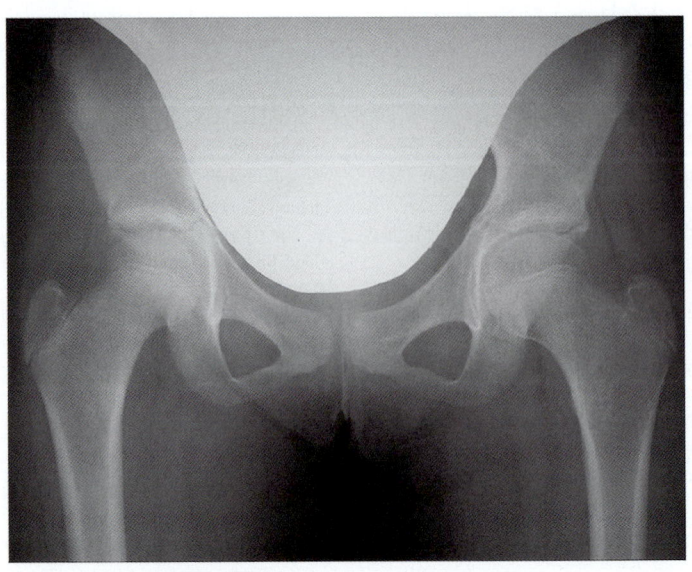

図 1　両股関節単純 X 線正面像
11 歳，女児．左特発性股関節軟骨溶解症発症時の単純 X 線正面像．左股関節に関節裂隙の狭小化を認める．

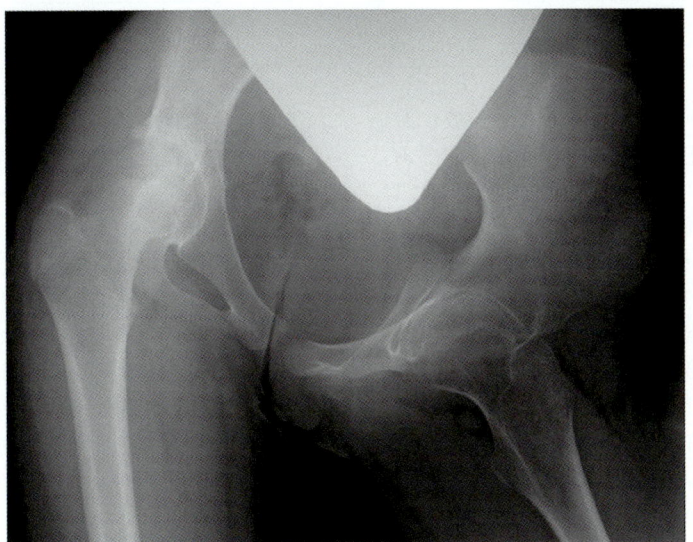

図2　両股関節単純 X 線正面像（図1と同一症例，発症5か月後）
関節裂隙の狭小化が進行し，左股関節の外転・外旋拘縮と骨盤傾斜を認める.

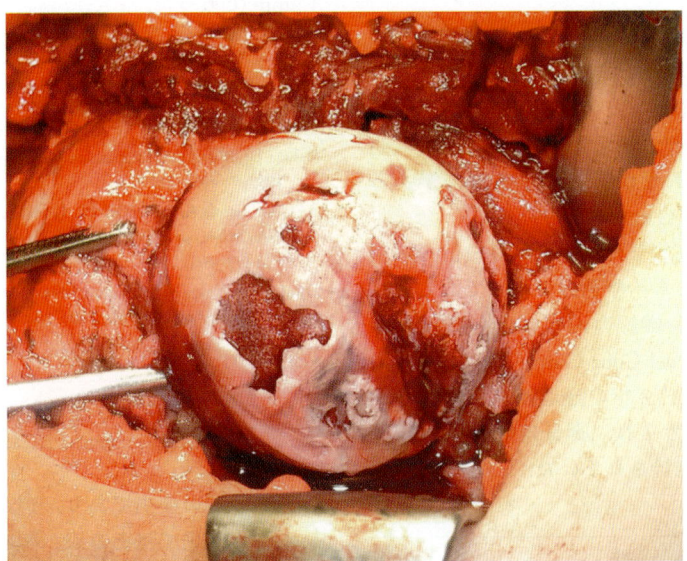

図3　大腿骨頭の肉眼所見（図1と同一症例，発症7か月後）
関節軟骨は菲薄化し，軟骨下骨から浮き上がるように分離し，軟骨下骨は一部露出している.

Daluga DJ, Millar EA. Idiopathic chondrolysis of the hip. J Pediatr Orthop. 1989; 9 : 405-411.

del Couz García A, Fernández PL, González MP, et al. Idiopathic chondrolysis of the hip: long-term evolution. J Pediatr Orthop. 1999; 19 : 449-454.

Duncan JW, Nasca R, Schrantz J. Idiopathic chondrolysis of the hip. J Bone Joint Surg Am. 1979; 61 : 1024-1028.

Hughes AW. Idiopathic chondrolysis of the hip: a case report and review of the literature. Ann Rheum Dis. 1985; 44 : 268-272.

Johnson K, Haigh SF, Ehtisham S, et al. Childhood idiopathic chondrolysis of the hip: MRI features. Pediatr Radiol. 2003; 33 : 194-199.

Rowe LJ, Ho EK. Idiopathic chondrolysis of the hip. Skeletal Radiol. 1996; 25 : 178-82.

Wenger DR, Mickelson MR, Ponseti IV. Idiopathic chondrolysis of the hip. Report of two cases. J Bone Joint Surg Am. 1975; 57 : 268-271.

5 治療

基本的には保存療法の対象であり，治療において最も重要なのは関節可動域の維持と免荷である（Bleck 1983，Daluga ら 1989）．初期治療としては，鎮痛薬投与，関節可動域訓練，免荷を行う．

Bleck（1983）は，水泳や自転車など，荷重のかからない運動は推奨すると述べている．しかし，それらの治療では痛みや関節可動域が改善せず，関節拘縮，強直となる症例も多い．

Duncan ら（1979）の報告では，関節可動域訓練，免荷，鎮痛薬投与が有効であった症例は 1/3 であり，残りの 2/3 のうちのほとんどが関節固定術もしくは強直までのギプス固定を必要とした．

関節固定の方法としては，手術を回避できる点と，将来的に人工股関節全置換術を行う必要性が高いと考えられるという点で，手術による関節固定術よりもギプス固定が望ましいと述べている（Duncan ら 1979）．

関節拘縮に対して関節包切開，腸腰筋腱切離，内転筋切離が行われる場合もあるが（図 3），それらの手術の成績が良好であったのは術後早期のみであり，長期的には手術群と非手術群で治療成績に明らかな違いは認められなかったとする報告がある（Bleck 1983，del Couz García ら 1999）．

関節拘縮，強直が完成した状態で，良肢位への大腿骨骨切りを行うことも治療選択の 1 つである．

また，大腿骨近位骨端線の障害に伴い脚短縮が生じることがある．del Couz García ら（1999）の 12 関節に対する平均 13.2 年の経過観察では，平均 3.25cm の脚長差が認められ，脚長差が大きい症例に対して脚延長術が施行されていた．

文献

Appleyard DV, Schiller JR, Eberson CP, et al. Idiopathic chondrolysis treated with etanercept. Orthopedics. 2009; 32: 214.

Bleck EE. Idiopathic chondrolysis of the hip. J Bone Joint Surg Am. 1983; 65 : 1266-1275.

Daluga DJ, Millar EA. Idiopathic chondrolysis of the hip. J Pediatr Orthop. 1989; 9 : 405-411.

del Couz García A, Fernández PL, González MP, et al. Idiopathic chondrolysis of the hip: long-term evolution. J Pediatr Orthop. 1999; 19 : 449-454.

Duncan JW, Nasca R, Schrantz J. Idiopathic chondrolysis of the hip. J Bone Joint Surg Am. 1979; 61 : 1024-1028.

6 予後

Bleck（1983）の報告では，9 例 11 関節に対する平均 6.2 年の経過観察で，7 関節において症状が軽度の痛みや可動域制限のみにとどまっていた．

Daluga ら（1989）の 14 例 16 関節に対する平均 7 年の経過観察では，3 関節で関節固定術が必要であったが，5 関節では関節可動域が完全に改善，8 関節では部分的に改善していた．

Duncan ら（1979）の 9 関節に対する 1 〜 6 年の経過観察では，4 関節で関節裂隙の拡大が認められ罹患前の 2/3 の関節可動域が獲得された．4 関節は強直となったものの，強直にいたった症例では痛みが消失していた．

このように予後は報告によってさまざまである．単純 X 線像上の関節裂隙幅について del Couz García ら（1999）の報告では，平均 13.2 年の経過観察で健側が平均 4.6mm であったのに対し，患側は平均 1.2mm であった．

文献

Bleck EE. Idiopathic chondrolysis of the hip. J Bone Joint Surg Am. 1983; 65 : 1266-1275.

Daluga DJ, Millar EA. Idiopathic chondrolysis of the hip. J Pediatr Orthop. 1989; 9 : 405-411.

del Couz García A, Fernández PL, González MP, et al. Idiopathic chondrolysis of the hip: long-term evolution. J Pediatr Orthop. 1999; 19 : 449-454.

Duncan JW, Nasca R, Schrantz J. Idiopathic chondrolysis of the hip. J Bone Joint Surg Am. 1979; 61 : 1024-1028.

7 予防

原因不明の疾患であり，現在のところ予防策はない．稀な疾患ではあるが，関節破壊が進行性であることから早期診断と早期治療が重要である．

思春期ごろの特に女児が下肢痛，跛行，股関節可動域制限を訴える際は念頭におくべきである．

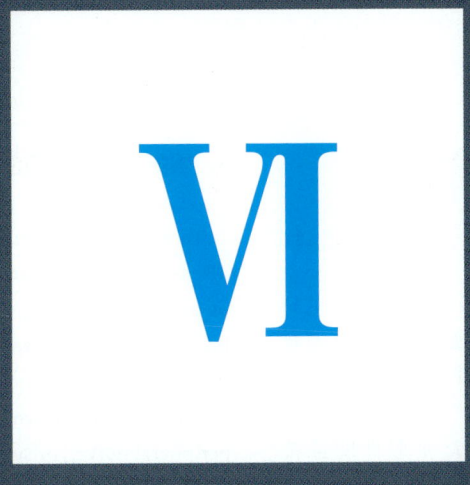

成人の股関節疾患

1章	変形性股関節症
2章	特発性大腿骨頭壊死症
3章	症候性（2次性）大腿骨頭壊死症
4章	外傷性疾患
5章	炎症性疾患
6章	腫瘍性疾患
7章	代謝性疾患
8章	感染性疾患
9章	神経障害性疾患
10章	その他の疾患

1章 変形性股関節症

A 疾患概念と定義

　整形外科領域で定義や診断基準が定まっていない疾患は少なからずあり，変形性股関節症（osteoarthritis of the hip，股関節症）もその1つである．

　股関節症は，股関節に生じた変形性関節症（osteoarthritis: OA）である．

　変形性関節症自体にも，症状，関節機能障害および関節構造の変化を包括した世界共通のゴールドスタンダードといえる定義はまだ定まっていない．

　変形性関節症は，英語で"osteoarthritis"または"osteoarthrosis"と記載されることが一般的である．

　「骨関節」をあらわす"osteoarth-"に加えて，「炎症」をあらわす接尾辞である"-itis"や，「現象」「病気」などをあらわす接尾辞である"-osis"が結合したものである．

　教科書，ガイドライン，学会誌などにおいて，変形性関節症は，"osteoarthritis"と表現されることが多い．しかしながら，それらの書物では，しばしば非炎症性疾患として定義づけられており，"-itis"を接尾辞として有しているにもかかわらず，炎症性疾患とは区別されている．

1 国際的な疾患概念と定義

　国際変形性関節症学会（Osteoarthritis Research Society International: OARSI），米国リウマチ学会（American College of Rheumatology: ACR），米国整形外科学会（American Academy of Orthopaedic Surgeons: AAOS），代表的な教科書や医学辞書では，変形性関節症の定義または疾患概念をそれぞれ以下のように記載している．

1. 国際変形性関節症研究学会（OARSI）の記載
（Lane ら 2011）

　There was consensus that OA is usually a progressive disease of synovial joints that represents failed repair of joint damage that results from stresses that may be initiated by an abnormality in any of the synovial joint tissues, including articular cartilage, subchondral bone, ligaments, menisci (when present), peri-articular muscles, peripheral nerves, or synovium.

　This ultimately results in the breakdown of cartilage and bone, leading to symptoms of pain, stiffness and functional disability.

　Abnormal intra-articular stress and failure of repair may arise as a result of biomechanical, biochemical and/or genetic factors.

　This process may be localized to a single joint, a few joints, or generalized, and the factors that initiate OA likely vary depending on the joint site.

　変形性関節症は，関節軟骨や軟骨下骨，靱帯，半月，関節周囲筋，末梢神経，滑膜などを含む滑膜関節組織のどの部位の異常によっても引き起こされるさまざまなストレスの結果生じた関節の損傷が，治りきらないままの状態になっている進行性の滑膜性関節の疾患である．

　これは，つまるところ関節軟骨や骨の破壊となり，疼痛やこわばり，機能障害などという症状を引き起こす．

　異常な関節内のストレスや不全治癒状態は，力学的な因子，あるいは生化学的な因子や，遺伝的な因子によって引き起こされるのかもしれない．

　この過程は単関節に生じる場合もあれば，複数の関節，あるいは全身の関節に生じる場合もあるが，変形性関節症を引き起こすきっかけとなる要因は，関節の部位によって異なる．

文献
Lane NE, Brandt K, Hawker G, et al. OARSI-FDA initiative: defining the disease state of osteoarthritis. Osteoarthritis Cartilage. 2011; 19 : 478-482.

2. 米国リウマチ学会（ACR）の記載

（Altman ら 1986）

OA is defined as a heterogeneous group of conditions that leads to joint signs and symptoms which are associated with defective integrity of articular cartilage, in addition to related changes in the underlying bone at the joint margins.

変形性関節症は，関節軟骨の統合性の欠損と関節周辺の軟骨下骨の変化に関連した関節症状にいたる多様な状態を含む疾患群である．

文献

Altman R, Asch E, Bloch D, et al. Development of criteria for the classification and reporting of osteoarthritis. Classification of osteoarthritis of the knee. Diagnostic and Therapeutic Criteria Committee of the American Rheumatism Association. Arthritis Rheum. 1986; 29 : 1039-1049.

3. 米国整形外科学会（AAOS）出版の成書の記載

（Kuettner ら 1995）

OA diseases are a result of both mechanical and biologic events that destabilize the normal coupling of degradation and synthesis of articular cartilage chondrocytes and extracellular matrix, and subchondral bone.

Although they may be initiated by multiple factors, including genetic, developmental, metabolic, and traumatic, OA diseases involve all of the tissues of the diarthrodial joint.

Ultimately, OA diseases are manifested by morphologic, biochemical, molecular, and biomechanical changes of both cells and matrix which lead to a softening, fibrillation, ulceration, loss of articular cartilage, sclerosis and eburnation of subchondral bone, osteophyte, and subchondral cysts.

When clinically evident, OA diseases are characterized by joint pain, tenderness, limitation of movement, crepitus, occasional effusion, and variable degrees of inflammation without systemic effects.

変形性関節症は，関節軟骨細胞，細胞外基質および軟骨下骨の産生と分解の正常なバランスをゆるがす力学的および生物学的な事象の結果生じる疾患である．

遺伝性，発育性，代謝性，外傷性を含む種々の因子によって誘発されるが，可動関節のすべての組織に変化を生じさせる．

最終的には，軟骨細胞および軟骨基質に，形態学的，生化学的，分子生物学的，生体力学的な変化をもたらす．

そして，関節軟骨の軟化，細線維化，潰瘍形成，軟骨の減少，軟骨下骨の硬化および象牙化，骨棘や骨嚢胞の形成などといった変化をきたす．

臨床症状としては，疼痛や圧痛，可動域制限，轢音，関節水腫および全身に及ばないさまざまな程度の炎症を引き起こす．

文献

Kuettner KE, Goldberg VM. Introduction (Kuettner KE, Goldberg VM, eds: Osteoarthritic disorders). American Academy of Orthopaedic Surgeons. 1995; 21-25.

4. 教科書の記載1（Bullough 2010）

Osteoarthritis is a functional disorder of joints characterized by altered joint anatomy, especially by the loss of articular cartilage and the formation of osteophytes. Unlike many other forms of arthritis, it is essentially noninflammatory.

変形性関節症は，関節の解剖の変化，特に関節軟骨の消失と骨棘の形成によって特徴づけられる関節の機能障害である．他の種々の関節炎と異なり，本質的には非炎症性である．

文献

Bullough PG. Orthopaedic pathology, 5th ed. Mosby. 2010; 254.

5. 教科書の記載2（Rosenberg 2010）

Osteoarthritis is considered to be an intrinsic disease of articular cartilage in which biochemical and metabolic alteration result in its breakdown. It is characterized by the progressive erosion of articular cartilage.

変形性関節症は，軟骨の生化学的かつ代謝性の変性により破壊をきたす関節軟骨固有の疾患であると考えられる．それは，進行性の軟骨のびらんに特徴づけられる．

文献

Rosenberg AE. Robbins and Cotran Pathologic Basis of Disease, 8th ed. Elsevier. 2010; 1235.

6. 医学辞書の記載

（Dorland's illustrated medical dictionary 2012）

A noninflammatory degenerative joint disease seen mainly in older persons, characterized by degeneration of the articular cartilage, hypertrophy of bone at the margins, and changes in the synovial membrane.

変形性関節症は，主に高齢者に認められる非炎症性の関節変性疾患であり，関節軟骨の変性，関節辺

縁部の骨増殖, 滑膜の変化によって特徴づけられる.

文献
Dorland's illustrated medical dictionary, 32th ed. Saunders. 2012; 1344.

7. 米国疾病予防管理センター (Centers for Disease Control and Prevention: CDC) の記載

Osteoarthritis (OA) is the most common form of arthritis. Some people call it degenerative joint disease or "wear and tear" arthritis. It occurs most frequently in the hands, hips, and knees.

With OA, the cartilage within a joint begins to break down and the underlying bone begins to change.

These changes usually develop slowly and get worse over time.

OA can cause pain, stiffness, and swelling. In some cases it also causes reduced function and disability; some people are no longer able to do daily tasks or work.

変形性関節症 (OA) は関節炎の最も一般的な形態である. これを変性関節疾患または磨耗性関節炎と称することもある.

手, 股関節, 膝関節に最も頻繁に発生する.

OA では, 関節内の軟骨が徐々に破壊され, 軟骨下骨が変化し始める. これらの変化は通常ゆっくりと進行し, 時間の経過とともに悪化する.

OA は痛み, こわばり, 腫れを引き起こすことががある. 場合によっては機能低下や障害を引き起こし, 日常生活や仕事ができなくなることもある.

文献
Centers for Disease Control and Prevention. Arthritis, June 12, 2023
（https://archive.cdc.gov/www_cdc_gov/arthritis/types/osteoarthritis.htm）

2 本書における疾患概念と定義

1. の項目であげた変形性関節症に関する記載の共通点としては,

・力学的, 生物学的, 時に遺伝的な要因により生じる疾患であること.
・軟骨細胞および軟骨基質の変性が病理組織学的に認められること.
・関節軟骨の変性および関節組織の変性および変形（骨の増殖性変化など）をきたすこと.
・非炎症性疾患であること.

などがあげられる.

したがって, 変形性関節症の定義または疾患概念

として上記の要因, 病理, 病態の項目は必須であり, これに「股関節に生じる」という接頭語をつけたものが, 股関節症の定義として適切であると考えられる.

以上より, 本書では, 股関節症を以下のように定義することとする.

「股関節に対する力学的あるいは生物学的な原因によって関節軟骨の変性が惹起され, 引きつづき関節周囲の骨変化および 2 次性の滑膜炎を生じて股関節の変形が徐々に進行するに伴い, 疼痛, 圧痛, 可動域制限, 関節水腫などの症状を生じる非炎症性疾患」

Coxarthrosis, also known as hip osteoarthritis, is defined as a non-inflammatory disease of the hip characterized by the degeneration of articular cartilage due to mechanical or biological causes. This degeneration leads to cartilage wear, bone changes, and secondary synovitis. As the deformation of the hip joint progresses, symptoms such as pain, tenderness, restricted range of motion, and joint effusion occur.

B 分 類

股関節の関節症性変化を引き起こす原因としては種々のものがあげられる（表 1）. 一般的には, その原因の有無により 1 次性股関節症と 2 次性股関節症に大別される.

文献
加畑多文, 杉谷 肇, 久保俊一. 変形性股関節症の分類と診断基準（久保俊一, 杉山 肇 編集：変形性股関節症 基本とUP TO DATE）. 南江堂. 2010; 3.

1 1次性股関節症

股関節の関節症性変化を誘発したと考えられる原因が特定できない股関節症である.

人種により, 1 次性の頻度に差があることが報告されており, 欧米では, 多くの症例が 1 次性であるといわれてきた（Hoaglund ら 1995）.

わが国では 2 次性が多く 1 次性股関節症はきわめて稀とされてきたが（司馬ら 1985, Nakamura ら 1989）, 増加傾向にあるとする報告もある（菅野ら 2003）.

表1　股関節症の原因

A. 1次性股関節症
B. 2次性股関節症
　1）小児期の疾患
　　ⅰ. 発育性股関節形成不全（先天性股関節脱臼）
　　ⅱ. 寛骨臼形成不全症
　　ⅲ. Perthes 病
　　ⅳ. 大腿骨頭すべり症
　2）大腿骨頭壊死症
　　ⅰ. 特発性大腿骨頭壊死症
　　ⅱ. 症候性（2次性）大腿骨頭壊死症
　3）炎症性疾患
　　ⅰ. 関節リウマチ
　　ⅱ. 若年性特発性関節炎
　　ⅲ. 血清反応陰性脊椎関節炎
　4）外傷
　　ⅰ. 大腿骨頭骨折，大腿骨頭軟骨下脆弱性骨折
　　ⅱ. 寛骨臼骨折
　　ⅲ. 股関節脱臼
　5）内分泌・代謝性疾患
　　ⅰ. 末端肥大症
　　ⅱ. 副甲状腺機能亢進症
　　ⅲ. ヘモクロマトーシス
　　ⅳ. 偽痛風
　6）感染症
　　ⅰ. 化膿性股関節炎
　　ⅱ. 結核性股関節炎
　7）関節唇障害（femoroacetabular impingement: FAI を含む）
　8）急速破壊型股関節症
　9）神経障害性関節症
　10）骨系統疾患
　11）特殊な疾患・病態
　　ⅰ. 血友病
　　ⅱ. アミロイド関節症
　12）腫瘍性疾患・腫瘍類似性疾患
　　ⅰ. 滑膜性軟骨腫症
　　ⅱ. 色素性絨毛結節性滑膜炎

（加畑ら 2010 より）

また，大腿骨寛骨臼インピンジメント（femoroacetabular impingement: FAI）が股関節の関節症性変化を誘発する原因の1つであることが報告され，従来まで1次性股関節症と考えられてきたもののなかに，FAI が原因で発生したものが含まれている可能性がある（Ganz ら 2008）.

文献

Ganz R, Leunig M, Leunig-Ganz K, Harris WH. The etiology of osteoarthritis of the hip: an integrated mechanical concept. Clin Orthop Relat Res. 2008; 466 : 264-272.

Hoaglund FT, Oishi CS, Gialamas GG. Extreme variations in racial rates of total hip arthroplasty for primary coxarthrosis: a population-based study in San Francisco. Ann Rheum Dis. 1995; 54 : 107-110.

Nakamura S, Ninomiya S, Nakamura T. Primary osteoarthritis of the hip joint in Japan. Clin Orthop Relat Res. 1989; 241 : 190-196.

司馬良一, 広畑和志, Hoaglund FT. 日本人と白人の変形性股関節症の発生頻度の比較. 日本リウマチ・関節外会誌. 1985; 4 : 253-261.

菅野大己, 春藤基之, 堤　正樹. 高齢者発症変形性股関節症例の検討. Hip Joint. 2003; 29 : 85-88.

2　2次性股関節症

股関節の関節症性変化を誘発したと考えられる原因が特定できる股関節症である.

外傷や炎症性疾患，内分泌・代謝性疾患，小児股関節疾患，先天性疾患など多くの原因があげられるが（表1），わが国においては，発育性股関節形成不全や寛骨臼形成不全症に起因する股関節症が大半を占めていると考えられている（林ら 2001）.

関節リウマチなどの炎症性疾患後の股関節症や感染後の股関節症などは，原疾患が沈静化し後遺障害の状態となってからのものを指す.

文献

林　靖人, 村瀬鎮雄, 勝又壮一. 股関節症の疫学. Hip Joint. 2001; 27 : 194-197.

C　疫　学

1　疫学調査で使用される診断基準

股関節症の疫学調査を行う上では，何らかの診断基準が必要である.

現在までに疫学調査で使用された診断基準は，ほとんどが X 線学的なものであり，Kellgren and Lawrence grade（K/L grade），Croft grade，最小関節裂隙幅（minimal joint space: MJS）などが使用される.

このように X 線学的な基準により診断されたものは，症状のないものも多く含まれており，"X 線学的な"（radiographic）股関節症と考えるべきである.

これに対して，股関節痛や股関節可動域制限などの症状を有するものの頻度を調査した場合は，症候を有する（symptomatic）股関節症について調査していることになるが，疫学調査が大規模になるほど，症候性の股関節症の調査は困難となり，X 線学的な手法を用いた調査が主体となる.

そのほかに，self assessment questionnaire を用いた調査があり，これは質問票による自覚症状に基づく調査である.

2　有病率，発症年齢

1. X 線学的股関節症（表2）

疫学調査のなかで最も報告が多い. ただし X 線

表2 わが国と諸外国におけるX線学的股関節症の有病率

国名（報告者）	診断基準	対象数（M/F）	年齢（歳）	有病率（%）
日本（吉村ら 1994）	Croft Grade 3 以上	198 （99/99）	60〜79	1.0%（男性 0，女性 2.0）
	JOA criteria 0 or 1	198 （99/99））	60〜79	3.5%（男性 1.0，女性 6.1）
日本（Inoue ら 2000）	K/L Grade 3 以上	782 （414/368）	20〜79	2.4%（男性 1.4，女性 3.5）
日本（斎藤ら 2000）	JOA criteria 3 以上	1,601 （931/670）	14〜97	4.3%（男性 2.0，女性 7.5）
中国（Nevitt ら 2002）	MJS and/or 骨棘	1,492 （614/878）	60〜89	1.0%（男性 1.1，女性 0.9）
韓国（Chung ら 2010）	MJS ≦ 2 mm	674 （288/386）	65〜99	2.1%
	MJS ≦ 2.5 mm	674 （288/386）	65〜99	13.1%
英国（Croft ら 1990）	Croft Grade 3 以上	1,315 （1,315/0）	60〜75	11%（男性のみ）
英国（Yoshimura ら 1998）	Croft Grade 3 以上	1,498 （1,303/195）	60〜79	10.1%（男性 11.0，女性 4.8）
フランス（Inoue ら 2000）	K/L Grade 3 以上	401 （283/118）	20〜79	4.7%（男性 5.7，女性 2.5）
オランダ（Reijman ら 2004）	K/L Grade 2 以上	3,585 （1,499/2,086）	55 歳以上	7.0%（男性 7.8，女性 6.4）
米国（Nevitt ら 2002）	K/L Grade 2 以上	4,855 （0/4,855）	65〜89	7.2%（女性のみ）
	K/L Grade 3 以上	4,855 （0/4,855）	65〜89	4.7%（女性のみ）
米国（Jordan ら 2009）	K/L Grade 2 以上	2,637	45 歳以上	27.6%（男性 25.4，女性 29.5）
	K/L Grade 3 以上	2,637	45 歳以上	2.5%（男性 2.6，女性 2.5）

MJS=Minimal Joint Space; K/L Grade; Kellgren and Lawrence Grade; Croft Grade=Croft's modification of Kellgren and Lawrence grading system;
JOA=Japanese Orthopaedic Association.

学的股関節症の頻度は，用いた診断基準により結果が異なる．たとえば，K/L Grade を用いて調査した結果と，Croft Grade を用いて調査した結果では異なる可能性が大きい．

わが国における股関節症に関する疫学調査は，現在までに報告されたものは5つであり，そのうち3つは住民検診での単純X線像による疫学調査（吉村ら 1994，Yoshimura ら 1998，Iidaka ら 2016，Hasegawa ら 2021）で，残りの2つは静脈性腎盂造影X線像による調査（Inoue ら 2000，斎藤ら 2000）である．

最初の住民検診による調査（吉村ら 1994，Yoshimura ら 1998）の対象は，骨粗鬆症予防の目的で設定されたコホート集団のうち60〜70歳台の198名（男性99名，女性99名）で，両股関節正面X線像を用いて調査がなされた．

用いられたX線学的な診断基準は，日本整形外科学会（JOA）股関節症病期分類（進行期以上）とCroft Grade（Grade 3 以上）で，JOA股関節症病期分類を用いた場合の有病率は全体で 3.5%（男性1.0%，女性6.1%）であり，Croft Grade を用いた場合は 1.0%（男性0%，女性2.0%）であった．

東京都板橋区，和歌山県日高川町，和歌山県太地町において，23〜94歳（平均年齢70.2歳）の2,975名（男性1,043名，女性1,932名）の両股関節正面X線像を用いて疫学調査が行われている（Iidaka ら2016）．

K/L Grade 2 以上のX線学的股関節症は，全体で 15.7%（男性18.2%，女性14.3%）であり，K/L Grade 3 以上のX線学的股関節症は，全体で2.1%（男

性1.3%，女性2.5%）であった．

また，K/L Grade 2 以上で，疼痛を有する症候性股関節症は全体で 0.75%（男性0.29%，女性0.99%）であった．

三重県大台町（旧宮川村）において，50歳以上の427例（男性148例，女性279例）の両股関節正面X線像を用いて疫学調査がなされている（Hasegawa ら 2021）．K/L Grade 2 以上の股関節症は，全体で 4.0%であった．

静脈性腎盂造影を行った20〜79歳の782例（男性414例，女性368例）の調査（Inoue ら 2000）では，K/L Grade 3 以上の股関節症は全体で 2.4%（男性1.4%，女性で3.5%）であった．

もう1つの14〜97歳までの1,601例（男性931例，女性670例）を対象とした調査（斎藤ら 2000）では，JOA股関節症病期分類（前股関節症以上）を用いた場合の有病率は4.3%（男性2.0%，女性7.5%）であった．

諸外国ではX線学的股関節症の有病率に関する大規模な疫学調査が行われている．

Croft ら（1990）により報告された British study は，1982〜1987年に British hospital で静脈性尿路造影を受けた60〜75歳の1,315名の男性を対象とした研究で，Croft Grade 3 以上の股関節症は 11.0%，Grade 4 以上は2.6%であった．

Reijman ら（2004）に報告された Rotterdam study もヨーロッパの大規模研究の1つであり，55歳以上の3,585名（男性1,499名，女性2,086名）を対象とした前向きコホート研究である．

調査項目は，K/L Grade, Croft Grade, MJS であり，

K/L Grade 2 以上の股関節症は 7.0％，Croft Grade 3 以上は 33.9％，MJS が 2.5mm 以下のものは 7.5％であった．

　米国における調査では，1986 ～ 1988 年に米国の 4 都市で施行された大規模疫学調査である Study of Osteoporotic Fractures（SOF）（Nevitt ら 1995）があり，65 ～ 89 歳の女性 4,855 名の X 線診断による股関節症の有病率は K/L Grade 2 以上の股関節症は 7.2％，Grade 3 以上は 4.7％であった．

　また，Jordan ら（2009）により報告された 2,637 名の調査では，K/L Grade 2 以上の股関節症は 27.6％，Grade 3 以上は 2.5％であった．

　アジアでの調査では，Nevitt ら（2002）により報告された The Beijing Osteoarthritis Study があり，60 ～ 89 歳の中国人における X 線学的股関節症は 1.0％（男性 1.1％，女性 0.9％）であった．

　また，Chung ら（2010）による韓国での調査では，MJS が 2mm 以下の股関節症は 2.1％，2.5mm 以下のものは 13.1％であった．

　わが国と海外の有病率を同一の診断基準を用いて比較した疫学研究は 2 つである（Yoshimura ら 1998，Inoue ら 2000）．

　1 つは Croft Grade を用いて英国との比較を行った研究（Yoshimura ら 1998）で，60 ～ 70 歳台の日本人 198 名（男性 99 名，女性 99 名）と英国人 1,498 名（男性 1,303 名，女性 195 名）を比較し，Croft Grade 3 以上の股関節症は，日本人で 1.0％（男性 0％，女性 2.0％），英国人で 10.1％（男性 11.0％，女性 4.8％）で，英国人の方が多かった．

　K/L Grade を用いてわが国とフランスの有病率を比較したもう 1 つの疫学研究（Inoue ら 2000）では，1992 ～ 1993 年に静脈性腎盂造影を行った 20 ～ 79 歳の日本人 782 名（男性 414 名，女性 368 名）とフランス人 401 名（男性 283 名，女性 118 名）を比較し，K/L Grade 3 以上の股関節症は日本人で 2.4％（男性 1.4％，女性 3.5％），フランス人 4.7％（男性 5.7％，女性 2.5％）であり，フランス人で多かった．

　いずれの研究においても，わが国での有病率は，欧米の有病率と比較して低い結果であったが，同一の診断基準を用いて調査した研究が少ないため，今後のさらなる調査が必要である．

2．症候を有する股関節症（表 3）

　症候を有する股関節症の有病率に関しては，わが国では大規模な疫学調査は行われていない．

　諸外国ではいくつかの研究で行われているが，医師の診察による股関節症状の有無を調査した研究（Nevitt ら 2002，Salaffi ら 2005，Andrianakos ら 2006，Quintana ら 2008，Roux ら 2008，Guillemin ら 2011）と，質問票による股関節痛，股関節症状の有無を調査した研究（Croft ら 1990，Picavet ら 2003，Costa ら 2004，Jacobsen ら 2004，Grotle ら 2008，Jordan ら 2009，Tukker ら 2009）がある．

　質問票による調査では，股関節痛に股関節由来ではない殿部痛などが含まれてしまう可能性や，質問の内容によっても調査結果が変わってしまうなどの問題点もあり，調査結果にはばらつきがみられる．

　大規模調査で医師の診察を行って診断を行っている研究は少ないが，Andrianakos ら（2006）によるギリシャでの調査では，16 人のリウマチ医が自宅を訪問して診察を行い，症状のあるものには単純 X 線検査を行っている．

　また，Roux ら（2008）によるフランスでの調査は，家庭医（general practitioner）かリウマチ医が診察を

表 3　症候を有する股関節症の有病率

国名（報告者）	診断基準	対象数（M/F）	年齢（歳）	有病率（%）
イタリア（Salaffi ら 2005）	Symptomatic	2,155（1,004/1,151）	18 ～ 91	1.6%
ギリシャ（Andrianakos ら 2006）	Symptomatic	8,740（4,471/4,269）	19 ～ 99	0.9%（男性 0.3，女性 1.5）
スペイン（Quintana ら 2008）	Symptomatic	7,577（3,313/4,264）	60 ～ 89	7.4%（男性 6.7，女性 8.0）
フランス（Roux ら 2008）	Symptomatic	1,380	40 ～ 75	5.0%
フランス（Guillemin ら 2011）	Symptomatic	27,632	40 ～ 75	N/A（男性 1.9，女性 2.5）
中国（Nevitt ら 2002）	Symptomatic	1,492（614/878）	60 ～ 89	0.07%（男性 0，女性 0.1）
英国（Croft ら 1990）	Self-reported	759（759/0）	60 ～ 75	28.6%（男性のみ）
デンマーク（Jacobsen ら 2004）	Self-reported	2,344（892/1,452）	22 ～ 93	28.3%（男性 24.4，女性 30.6）
ポルトガル（Costa ら 2004）	Self-reported	1,238（451/787）	18 歳以上	5.5%（男性 2.2，女性 7.4）
ノルウェー（Grotle ら 2008）	Self-reported	3,266（1,470/1,796）	24 ～ 76	5.5%（男性 4.6，女性 6.2）
オランダ（Picavet ら 2003）	Self-reported	7,818（3,940/3,878）	25 歳以上	6.7%（男性 3.9，女性 9.6）
オランダ（Tukker ら 2009）	Self-reported	3,664（1,640/2,024）	25 歳以上	9.7%（男性 6.5，女性 12.3）
米国（Jordan ら 2009）	Self-reported	2,997	45 歳以上	36.2%（男性 31.8，女性 39.5）
	Self-report＋X線OA	2,637	45 歳以上	9.7%（男性 8.3，女性 11.1）

MJS=Minimal Joint Space; K/L Grade; Kellgren and Lawrence Grade; Croft Grade=Croft's modification of Kellgren and Lawrence grading system;
JOA=Japanese Orthopaedic Association; N/A=not available; OA=osteoarthritis

行い，単純X線検査，血液検査も施行して診断を行っている．

Quintana ら（2008）によるスペインの調査では，質問票で症状のあるものを整形外科医が診察している．

このように大規模な調査においても診察，単純X線検査などを行って有病率を調査したものは少数であるが，症候を有する股関節症の有病率を知るうえでは貴重な結果である．

質問票と診察の結果の違いについては，Jordan ら（2009）による米国での研究では，45 歳以上の 2,997名のうち質問票で股関節痛があると回答したものは 36.2％であったが，そのうち単純X線検査で股関節症を認めたものを症候を有する股関節症とすると 9.7％であった．

3. 診断基準による違い

X線学的股関節症の有病率に関する疫学調査では，使用された診断基準により調査結果が異なるため，どのようなX線学的診断基準を用いるべきかが問題となる．

諸外国の疫学研究では，どの診断基準が再現性に優れているか，予後予測に有用であるかなどの検討が行われている．

調査では，検者間誤差，検者内誤差を用いた再現性や，股関節痛などの症状との関連性，股関節症進行や人工股関節全置換術（THA）の予測因子としての有用性について検討されている．

代表的な調査結果として，British study（Croft ら 1990）では，MJS（≦ 1.5mm），骨硬化幅（≧ 6.5mm），Croft Grade（≧ Grade 4）が股関節痛（症状）と関連し，そのなかでも MJS（≦ 1.5mm）がほかのパラメーターと最も強く関係した．

また，検者間・検者内再現性も MJS で良好であったことより考えると MJS が最もよい指標であると結論づけている．

さらに，Rotterdam study（Reijman ら 2004）では，症状との関連は K/L Grade と MJS で高く，THA の最もよい予測因子となるのは K/L Grade であったため，K/L Grade が最もよい指標と述べている．検者間再現性は K/L Grade と MJS が同程度で，従来の報告と同等であった．

Osteoarthritis Substudy of Copenhagen City Heart Study（Jacobsen ら 2004）では，MJS（≦ 2.0mm）が最も股関節痛に関連したパラメーターであった．

Croft Grade や K/L Grade などの grading は男性で高くなり，女性で低くなる傾向があり，男性を過大評価，女性を過小評価する可能性があった．

また，Croft Grade は男性の尿路造影X線像をもとに作成しているため，男性に多い骨棘，骨嚢胞，骨硬化像などの所見に基づいているが，女性では合わない可能性があり，MJS（≦ 2.0mm）が最もよい指標であり，今後はこの指標を使用していくと結論づけた．

わが国の JOA 股関節症病期分類は，関節裂隙，骨構造の変化，寛骨臼および骨頭の変化の 3 項目における評価である．

2 項目以上の評価と，関節裂隙のみの評価では，わずかな変動があるだけで大きな差異はみられず，臨床症状とある程度の関連性を有すると報告されている（上野 1971）．

4. 発症年齢

股関節症の発症年齢に関する研究は少ない．

諸外国では 1 次性股関節症が多いのに対して，わが国では寛骨臼形成不全症を基盤とする 2 次性股関節症が多いため，発症年齢についても諸外国とは異なるはずである．

1978 〜 1999 年に受診した股関節症患者 5,618 例における調査（林ら 2001）では，股関節痛を初めて自覚した年齢は平均 37 歳であり，そのうち発育性股関節形成不全の既往のあったものは平均 30 歳で，なかったものは平均 43 歳であった．

また，1992 〜 1994 年に股関節症の病名で初診または再診した 700 人の患者における調査（小林ら 1994）では，股関節痛の初発年齢は，（亜）脱臼性股関節症で平均 48 歳，1 次性股関節症で平均 59 歳であった．

1990 〜 1994 年に泌尿器科と産婦人科で静脈性腎盂造影を行った 1,601 例の調査（斎藤ら 2000）では，X線学的に股関節症と診断した 69 例のうち股関節痛を認めた症例は 18 例で，平均年齢は 50 歳であった．

これらの研究では，対象となった患者のうち発育性股関節形成不全の既往のある症例が多く含まれる研究では疼痛発症年齢は低く，（亜）脱臼性股関節症と 1 次性股関節症では発症年齢に約 10 歳の差がある．

2016 年に報告された 2,975 名を対象とした大規模集団ベースコホート（男性 1,043 名，平均年齢 71.0歳，女性 1,932 名，平均年齢 69.8 歳）における調査（Iidaka ら 2016）では股関節痛を認めた年齢層は男性で 50 歳台より，女性で 50 歳未満より認められた．

以上の研究結果をまとめると，わが国における股関節症の発症年齢はおおむね 40 〜 50 歳で，発育性股関節形成不全の既往のあるものは 30 歳前後と考えられる．

文献

Andrianakos AA, Kontelis LK, Karamitsos DG, et al. Prevalence of symptomatic knee, hand, and hip osteoarthritis in Greece. The ESORDIG study. J Rheumatol. 2006; 33 : 2507-2513.

Chung CY, Park MS, Lee KM, et al. Hip osteoarthritis and risk factors in elderly Korean population. Osteoarthritis Cartilage. 2010; 18 : 312-316.

Costa L, Gal D, Barros H. Prevalência auto-declarada de doenças reumáticas numa população urbana. Acta Rheumatol Port. 2004; 29 : 169-174.

Croft P, Cooper C, Wickham C, et al. Defining osteoarthritis of the hip for epidemiologic studies. Am J Epidemiol. 1990;132 : 514-522.

Grotle M, Hagen KB, Natvig B, et al. Prevalence and burden of osteoarthritis: results from a population survey in Norway. J Rheumatol. 2008; 35 : 677-684.

Guillemin F, Rat AC, Mazieres B, et al. Prevalence of symptomatic hip and knee osteoarthritis: a two-phase population-based survey. Osteoarthritis Cartilage. 2011; 19 : 1314-1322.

Hasegawa M, Morikawa M, Seaman M, et al. Population-based prevalence of femoroacetabular impingement in Japan. Mod Rheumatol. 2021; 31 : 899-903.

林　靖人, 村瀬鎮雄, 勝又壮一, 他. 股関節症の疫学. Hip Joint. 2001; 27 : 194-197.

Iidaka T, Muraki S, Akune T, et al. Prevalence of radiographic hip osteoarthritis and its association with hip pain in Japanese men and women: the ROAD study. Osteoarthritis Cartilage. 2016; 24: 117-123.

Inoue K, Wicart P, Kawasaki J, et al. Prevalence of hip osteoarthritis and acetabular dysplasia in French and Japanese adults. Rheumatology. 2000; 39 : 745-748.

Jacobsen S, Sonne-Holm S, Søballe K, et al. Radiographic case definitions and prevalence of osteoarthritis of the hip. A survey of 4151 subjects in the Osteoarthritis Substudy of the Copenhagen City Heart Study. Acta Orthop Scand. 2004; 75 : 713-720.

Jordan JM, Helmick CG, Renner JB, et al. Prevalence of hip symptoms and radiographic and symptomatic hip osteoarthritis in African Americans and Caucasians: The Johnston County Osteoarthritis Project. J Rheumatol. 2009; 36 : 809-815.

小林千益, 寺山和雄, 丸山正昭, 他. 一次性股関節症の自然経過. 整形外科. 1994; 45 : 814-818.

Nevitt MC, lane NE, Scott JC, et al. Radiographic osteoarthritis of the hip and bone mineral density. The Study of Osteoporotic Fractures Research Group. Arthritis Rheum. 1995; 38 : 907-916.

Nevitt MC, Xu L, Zhang Y, et al. Very low prevalence of hip osteoarthritis among Chinese elderly in Beijing, China, compared with whites in the United States. The Beijing osteoarthritis study. Arthritis Rheum. 2002; 46 : 1773-1779.

Picavet HS, Hazes JM. Prevalence of self reported musculoskeletal diseases is high. Ann Rheum Dis. 2003; 62 : 644-650.

Quintana JM, Arostegui I, Escobar A, et al. Prevalence of knee and hip osteoarthritis and the appropriateness of joint replacement in an older population. Arch Intern Med. 2008; 168 : 1576-1584.

Reijman M, Hazes JM, Pols HA, et al. Validity and reliability of three definitions of hip osteoarthritis: cross sectional and longitudinal approach. Ann Rheum Dis. 2004; 63 : 1427-1433.

Roux CH, Saraux A, Mazieres B, et al. Screening for hip and knee osteoarthritis in the general population: predictive value of a questionnaire and prevalence estimates. Ann Rheum Dis. 2008; 67 : 1406-1411.

斎藤　昭, 菊地臣一. 変形性股関節症の疫学　1,601例の病院受診者に対する調査. 臨整外. 2000; 35 : 47-51.

Salaffi F, Carotti M, Stancati A, et al. Health-related quality of life in older adults with symptomatic hip and knee osteoarthritis: a comparison with matched healthy control. Aging Clin Exp Res. 2005; 17 : 255-263.

Tukker A, Visscher TLS, Picavet HSJ. Overweight and health problems of the lower extremities: osteoarthritis, pain and disability. Public Health Nutr. 2009; 12 : 359-368.

上野良三. 変形性股関節症に対する各種治療法の比較検討. 3. X線像からの評価. 日整会誌. 1971; 45 : 826-828.

Yoshimura N, Campbell L, Hashimoto T, et al. Acetabular dysplasia and hip osteoarthritis in Britain and Japan. Br J Rheumatol. 1998; 37 : 1193-1197.

吉村典子, 森岡聖次, 笠松隆洋, 他. 地域住民の股関節間隙値の性, 年齢別分布. 日骨形態計測会誌. 1994; 4 : 107-112.

3 股関節症発症の危険因子

1. 肥 満

　肥満は欧米人においては股関節症発症の危険因子となることが報告されており, BMI（body mass index）が25以上で股関節症発症の危険が高く, BMI依存的に発症リスクを上げることがわかっている（Lievenseら2002）.

　肥満と股関節症発症との関係に関するシステマティックレビューでは, 肥満のオッズ比は約2である（Lievenseら2002）.

　しかし, 日本人における研究では明確な関係は見出されていない（Yoshimuraら2000）.

2. 職 業

　職業では, 重量物を持つ職業（1日25kg以上を持ちあげる職業）は股関節症発症の危険因子となることが, 日本でも欧米でも報告されている.

　欧米人におけるシステマティックレビューでは, 重労働の股関節症発症におけるオッズ比は約3と報告されている（Lievenseら2001）.

　Franklinら（2010）は, THAを受けた股関節症と職種の関係について調査した結果, 男性では農夫でオッズ比が3.6と最も高かったが, 女性では職種による差は認めなかった.

　日本人での研究では, 就業開始年齢が若いほど股関節症発症の危険が高かった（Yoshimuraら2000）.

3. スポーツ

　スポーツは欧米人においては股関節症発症の危険因子となることが報告されている（Lievenseら2003）.

　欧米人におけるスポーツと股関節症発症との関係に関するシステマティックレビューでは, スポーツ一般のオッズ比は約2である（Lievenseら2003）.

　しかし, 日本人における研究では明確な関係は見出されなかった（Chitnavisら1997）.

4. 喫 煙

喫煙者は非喫煙者に比べて股関節症の発症が少なかったという報告がある．Järvholm ら（2005）の報告では，喫煙者に対する非喫煙者の相対危険は 1.37 であった．

しかし，喫煙と股関節症の発症には有意な関連性は少ないとの報告もあった（Jacobsen 2006, Juhakoski ら 2009）．

5. 寛骨臼形成不全

寛骨臼形成不全は股関節症発症の危険因子である．

Reijman ら（2005）により報告された Rotterdam Study では，55 歳以上の 835 名を平均 6.6 年間観察した結果，寛骨臼形成不全と X 線学的股関節症の発生に相関を認めた．

Jacobsen ら（2005）により報告された The Osteoarthrosis Substudy of the Copenhagen City Heart Study では，3,859 名（男性 1,429 名，女性 2,430 名）の X 線検査を行い，X 線学的股関節症と寛骨臼形成不全の関係について調査した結果，両者の間には相関を認めた．

また，center-edgeangle（CE）角と関節裂隙の狭小化にも相関があった．

6. 発育性股関節形成不全の既往

発育性股関節形成不全で治療を受けた 58 例では，65％は Severin 分類 I〜II，35％はIII〜IVであり，整復 40 年後には 21％が THA を受けていた（Albinana ら 2004）．

発育性股関節形成不全 48 股を平均 35 年間追跡したわが国の研究では，最終観察時に前股関節症 36 股（75％），初期股関節症 6 股（13％），進行期股関節症 5 股（10％），末期股関節症 1 股（2％）となっていた（中塚 1995）．

7. 遺伝的素因

股関節症の発症には遺伝的要因が関与していることが明らかにされている．

配偶者と同胞での発症について調査した研究では，同胞発症での遺伝度は 27％で，オッズ比は 1.86（95% CI: 0.93〜3.69）であったが，変形性膝関節症よりも同胞発症は少なかった（Chitnavis ら 1997）．

現在，日本人において股関節症発症との関連が報告されている遺伝子は，カルモジュリン 1（CaM）タンパクの遺伝子（CALM1）での遺伝子多型（TT 多型）とアスポリンの D14 アレルである．

これらをともに有する患者では，股関節症発症の

リスクが著しく高かったが（Mototani ら 2005），英国の研究では CALM1，アスポリンは股関節症発症のリスクとはならないという報告があり（Mustsfa ら 2005, Loughlin ら 2006），人種による違いが考えられる．

2000 年代後半より，ゲノムワイド関連解析（genome-wide association study: GWAS）が日本（Nakajima ら 2010）や世界（Zengini ら 2018, Tachmazidou ら 2019, Boer ら 2021）で変形性関節症における疾患感受性遺伝子の同定の主要な解析法となった．

2019 年に UK バイオバンクグループは，大規模な英国人集団（変形性関節症 77,052 例と対象症例 378,169 例）で，変形性関節症の GWAS を用いたケースコントロール相関解析を行った．

変形性関節症に関係するさまざまな表現型と部位や手術との相関を調査し，変形性関節症に関連する 64 の疾患感受性遺伝子領域（遺伝子座）を同定し，そのうち 52 か所は新規であったと報告している．それらのうち，股関節症と相関を示すものが 15 か所あり，膝関節症と相関を示すものが 7 か所，股関節症および膝関節症と相関を示すものが 6 か所で，24 か所はどの関節部位においても相関を認めた（Tachmazidou ら 2019）．

文献

Albinana J, Dolan LA, Spratt KF, et al. Acetabular dysplasia after treatment for developmental dysplasia of the hip. Implications for secondary procedures. J Bone Joint Surg Br. 2004; 66 : 676-686.

Boer CG, Hatzikotoulas K, Southam L, et al. Deciphering osteoarthritis genetics across 826,690 individuals from 9 populations. Cell. 2021; 184: 4784-4818. e17.

Chitnavis J, Sinsheimer JS, Clipsham K, et al. Genetic influences in end-stage osteoarthritis. Sibling risks of hip and knee replacement for idiopathic osteoarthritis. J Bone Joint Surg Br. 1997; 79 : 660-664.

Franklin J, Ingvarsson T, Englund M, et al. Association between occupation and knee and hip replacement due to osteoarthritis: a case-control study. Arthritis Res Ther. 2010; 12 : R102.

Jacobsen S, Sonne-Holm S, Søballe K, et al. Hip dysplasia and osteoarthritis. A survey of 4151 subjects in the Osteoarthritis Substudy of the Copenhagen City Heart Study. Acta Orthop. 2005; 76 : 149-158.

Jacobsen S. Adult hip dysplasia and osteoarthritis. Studies in radiology and clinical epidemiology. Acta Orthop Suppl. 2006; 77 : 1-37.

Järvholm B, Lewold S, Malchau H, et al. Age, body weight, smoking habits and the risk of severe osteoarthritis in the hip and knee in men. Eur J Epidemiol. 2005; 20 : 537-542.

Juhakoski R, Heliövaara M, Impivaara O, et al. Risk factors for the development of hip osteoarthritis: a population-based prospective study. Rheumatology (Oxford). 2009; 48 : 83-87.

Lievense AM, Bierma-Zeinstra S, Verhangen A, et al. Influence of work on the development of osteoarthritis of the hip: a systematic review. J Rheumatol. 2001; 28 : 2520-2528.

Lievense AM, Bierma-Zeinstra S, Verhangen A, et al. Influence of obesity on the development of osteoarthritis of the hip: a systematic review. Rheumatology (Oxford). 2002; 41 : 1155-1162.

Lievense AM, Bierma-Zeinstra S, Verhangen A, et al. Influence of sporting activities on the development of osteoarthritis of the hip: a systematic review. Arthritis Rheum. 2003; 49 : 228-236.

Loughlin J, Sinsheimer JS, Carr A, et al. The CALM1 core promoter polymorphism is not associated with hip osteoarthritis in a United Kingdom Caucasian population. Osteoarthritis Cartilage. 2006; 14 : 295-298.

Mototani H, Mabuchi A, Saito S, et al. A functional single nucleotide polymorphism in the core promoter region of CALM1 is associated with hip osteoarthritis in Japanese. Hum Mol Genet. 2005; 14 : 1009-1017.

Mustafa Z, Dowling B, Chapman K, et al. Investigating the aspartic acid (D) repeat of asporin as a risk factor for osteoarthritis in s UK Caucasian population. Arthritis Rheum. 2005; 52 : 3502-3506.

Nakajima M, Takahashi A, Kou I, et al. New sequence variants in HLA class II/III region associated with susceptibility to knee osteoarthritis identified by genome-wide association study. PLoS One. 2010; 5: e9723.

中塚洋一, 赤沢啓史, 三谷　茂. 30歳代の先天性股関節脱臼後の変股症の検討. Hip Joint. 1995; 21 : 156-161.

Reijman M, Hazes JM, Pols HA, et al. Acetabular dysplasia predicts incident osteoarthritis of the hip. The Rotterdam Study. Arthritis Rheum. 2005; 52 : 787-793.

Tachmazidou I, Hatzikotoulas K, Southam L, et al. Identification of new therapeutic targets for osteoarthritis through genome-wide analyses of UK Biobank data. Nat Genet. 2019; 51: 230-236.

Yoshimura N, Sasaki S, Iwasaki K, et al. Occupational lifting is associated with hip osteoarthritis: a Japanese case-control study. J Rheumatol. 2000; 27 : 434-440.

Zengini E, Hatzikotoulas K, Tachmazidou I, et al. Genome-wide analyses using UK Biobank data provide insights into the genetic architecture of osteoarthritis. Nat Genet. 2018; 50: 549-558.

4 ｜ わが国の股関節症の特徴

わが国の股関節症は, 寛骨臼形成不全症を基盤とする2次性股関節症が多い. Jingushi ら (2010) によ

る15施設の多施設研究の結果では, 股関節症485例の病因は寛骨臼形成不全症によるものが81％で最多であり, 次が1次性で9％であった.

本研究での患者の平均年齢は58歳で, 初診時年齢は50歳台が最多（27％）で, 次が60歳台（23％）であった.

この結果より, わが国の股関節症患者は寛骨臼形成不全症を基盤とするものが大多数のため, 諸外国に比べて比較的若年であることがわかる.

また, この報告では約半数（56％）が両側罹患であり, 小児期に股関節脱臼の保存療法を受けたものが24％, 手術治療を受けたものが4％であった.

文献

Jingushi S, Ohfuji S, Sofue M, et al. Multiinstitutional epidemiological study regarding osteoarthritis of the hip in Japan. J Orthop Sci. 2010; 15 : 626-631.

D　病　態

Ⅰ　1次性股関節症

先行する明らかな疾患がないものを1次性股関節症という（図1）.

従来, 欧米ではほとんどが1次性とされてきたが, 1次性と診断された症例を詳細に検討すると軽度の寛骨臼形成不全症や大腿骨頭すべり症などが関与し

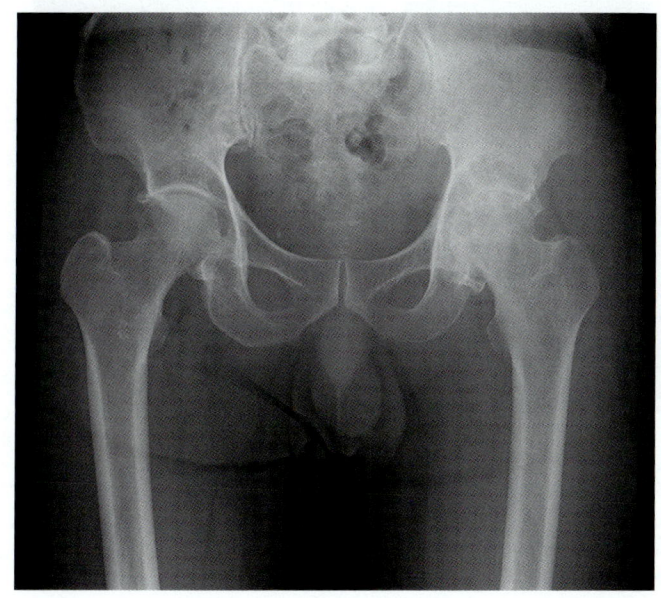

図1　1次性股関節症
61歳, 男性. 単純X線像. 左股関節の関節裂隙消失, 骨棘形成消失, 骨硬化を認める. 両股関節とも寛骨臼形成不全を認めず, 1次性股関節症と考えられる.

ていたとの報告がある（Harris 1986）．

ほかには，寛骨臼の深さの異常，内反股，大腿骨頚部の前捻低下，寛骨臼の前捻低下なども要因としてあげられている（Tönnis ら 1999）（図 2）．

これらの病態は，FAI が股関節症の原因の一部とする報告により，改めて注目されている（Ganz ら 2008）．

現時点で 1 次性股関節症とは，診断時に明らかな原因が見出せなかったことに基づく除外診断により診断される疾患である．今後，股関節症に関連した種々の病態が解明されるに従い，1 次性股関節症の概念は変わっていく可能性がある．

わが国においては 1 次性股関節症が増加傾向にあるとする報告は散見されるものの（小林ら 1994，

菅野ら 2003），寛骨臼形成不全症による 2 次性股関節症が最多である（Nakamura ら 1989，Jingushi ら 2010）．

したがって，寛骨臼形成不全がないことが 1 次性股関節症の条件となる．しかしながら，その判定には注意が必要であり，特に関節症性変化が進行してからは，判断が困難な場合がある（図 3）．

1 次性股関節症に手指関節などの変形性関節症を伴う全身性変形性関節症の概念については後述する．

文献

Ganz R, Leunig M, Leunig-Ganz K, et al. The etiology of osteoarthritis of the hip: an integrated mechanical concept. Clin Orthop Relat Res.

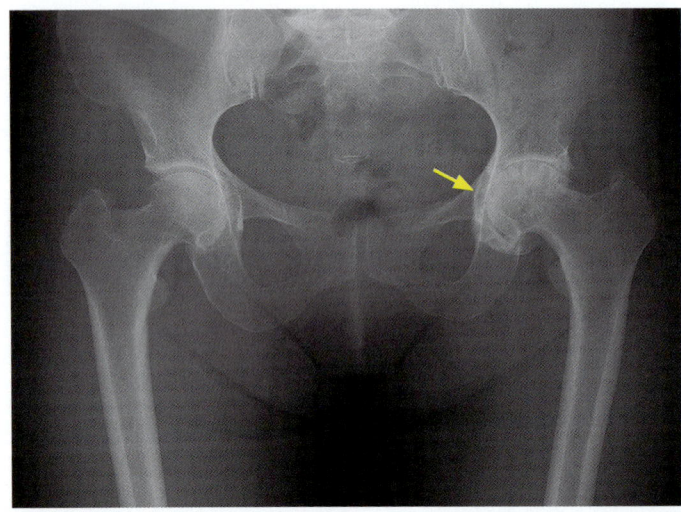

図 2　内反股を伴う股関節症
66 歳，女性．単純 X 線像．両大腿骨とも頚体角は約 113° であり，内反股である．軽度の寛骨臼底突出症も伴っている（矢印）．

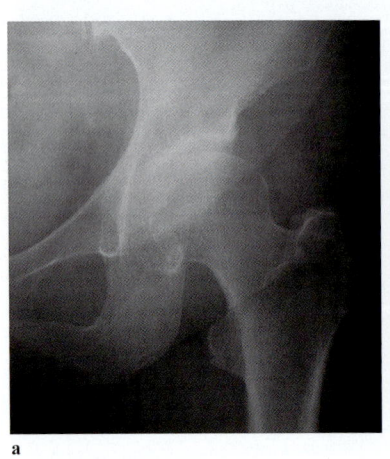
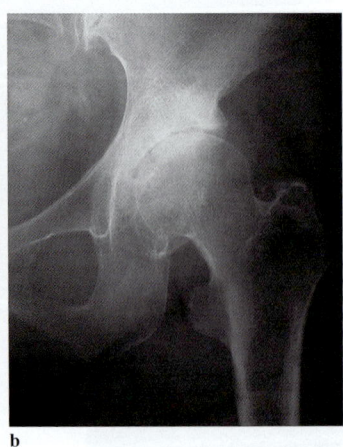
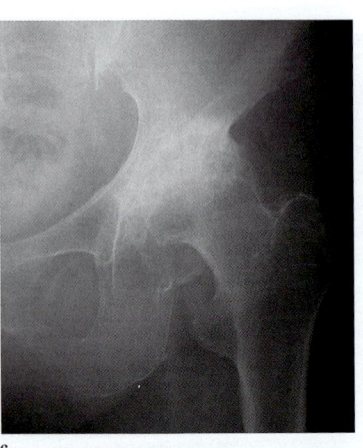

a   b   c

図 3　寛骨臼形成不全症に起因する股関節症
a: 67 歳時；初期股関節症．CE 角 13° で寛骨臼形成不全が明らかである．
b: 74 歳時；進行期股関節症．
c: 76 歳時；末期股関節症，寛骨臼形成不全の存在が判別しにくく，1 次性股関節症のようにみえる．
　病期が進行すると，判定が困難なことがしばしばある．

2008; 466 : 264-272.

Harris WH. Etiology of osteoarthritis of the hip. Clin Orthop Relat Res. 1986; 213 : 20-33.

Jingushi S, Ohfuji S, Sofue M, et al. Multiinstitutional epidemiological study regarding ostearthritis of the in Japan. J Orthop Sci. 2010; 15 : 626-631.

小林千益, 寺山和雄, 丸山正昭, 他. 変形性股関節症. 一次性股関節症の自然経過. 整形外科. 1994; 45 : 814-818.

Nakamura S, Ninomiya S, Nakamura T. Primary osteoarthritis of the hip joint in Japan. Clin Orthop Relat Res 1989; 241 : 190-196.

菅野大己, 春藤基之, 堤　正樹, 他. 高齢者発症変形性股関節症例の検討. Hip Joint. 2003; 29 : 85-88.

Tönnis D, Heinecke A. Acetabular and femoral anteversion: relationship with osteoarthritis of the hip. J Bone Joint Surg Am. 1999; 81 : 1747-1770.

II　2次性股関節症

2次性股関節症の原因疾患は表1（☞ p.555）のごとくである.

わが国で最も多い原因である寛骨臼形成不全症については後述する. また, 前述のように, 従来1次性と考えられていた股関節症の一部はFAIが原因といわれているが（Ganz ら 2008）, 2次性股関節症の原因として以前より知られていた疾患のなかでも, 大腿骨頭すべり症のようにFAIを生じやすい疾患がある（Kamegaya ら 2011）.

大腿骨頭すべり症はわが国で増加傾向でもあり（Noguchi ら 2002）, 今後の2次性股関節症の診断や治療に際しても留意すべき疾患と考えられる.

文献

Ganz R, Leunig M, Leunig-Ganz K, et al. The etiology of osteoarthritis of the hip: an integrated mechanical concept. Clin Orthop Relat Res. 2008; 466 : 264-272.

Kamegaya M, Saisu T, Nakamura J, et al. Drehmann sign and femoro-acetabular impingement in SCFE. J Pediatr Orthop. 2011; 31 : 853-857.

Noguchi Y, Sakamaki T. Multicenter Study Committee of the Japanese Pediatric Orthopaedic Association. Epidemiology and demographics of slipped capital femoral epiphysis in Japan: a multicenter study by the Japanese Paediatric Orthopaedic Association. J Orthop Sci. 2002; 7 : 610-617.

1　寛骨臼形成不全症の定義と診断基準

寛骨臼形成不全症の診断は主として冠状面における寛骨臼の低形成の有無により判断されることが多いが, 統一された定義はない.

また, 冠状面のみならず矢状面における形成異常や（Ito ら 2009, Fujii ら 2010）, 骨盤全体の形態異常も指摘されている（久米田ら 1986, Fujii ら 2011）.

1. 海外における寛骨臼形成不全症の概念

わが国では寛骨臼形成不全症が股関節症の主因, ないしは前股関節症としてその一部と捉えられているのに対し, 1次性の股関節症が多い欧米においては, 股関節症に対する寛骨臼形成不全症の位置づけが日本とは異なる.

すなわち, 寛骨臼形成不全症が股関節症の危険因子であるかどうかの検討がなされてきた. 寛骨臼形成不全症と股関節症との間の因果関係に否定的な報告も散見され（Croft ら 1991, Lau ら 1995, Lane ら 1997, Yoshimura ら 1998, Inoue ら 2000, Johnsen ら 2009）, 2004年のシステマティックレビューでも特に軽度の寛骨臼形成不全症と股関節症との間の因果関係は限定的と結論されている（Lievense ら 2004）.

一方, 欧米人においても寛骨臼形成不全症は股関節症発生の危険因子であることを示している大規模研究もある（Lane ら 2000, Jacobsen ら 2005, Reijman ら 2005）.

結論が一定しない背景として, 1つには各研究で用いられた寛骨臼形成不全症の定義が一様ではないという問題がある.

CE角 < 25°, acetabular depth（AD） < 9mm などの単純X線正面像の指標が定義として頻用されているが（Lau ら 1995, Lane ら 2000, Reijman ら 2005）（図4）, CE角 < 20°を寛骨臼形成不全症とするものもあり（Jacobsen ら 2005）, 逆に症例数確保のために30°未満としている場合もある（Lane ら 2000）〔なお, 提唱者のWiberg（1939）は20°未満を寛骨臼形成不全症としている〕.

これは, 一般母集団では欧米人は日本人よりCE角が大きい（寛骨臼形成不全症が少ない）ことも関係していると思われる（Yoshimura ら 1998, Inoue ら 2000）.

関節症はK/L分類, Croft分類や最小関節裂隙幅で定義している研究が多いが, 横断研究においては, すでに股関節症が進行している場合における寛骨臼形成不全の有無の判断も必ずしも容易ではない（図3）.

加えて, 寛骨臼外側縁の決め方の困難さなど, X線計測の不正確さや測定誤差の問題も存在する（☞ p.178, 単純X線検査の項）.

特に, CE角については, 寛骨臼外側縁のみならず, 変形骨頭などにおける大腿骨頭中心決定の困難さも影響し, Sharp角など寛骨臼側単独の指標よりさらに計測再現性で劣ることが考えられる（Takatori

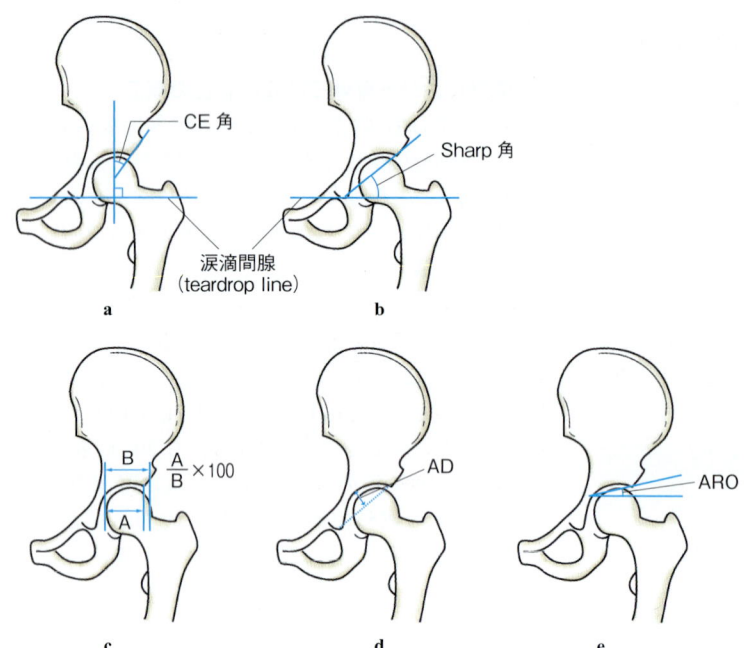

図4　寛骨臼形成不全症の診断に用いられるX線学的指標
a: CE 角.
b: Sharp 角.
c: acetabular head index（A/B × 100）.
d: acetabular depth（AD）.
e: acetabular roof obliquity（ARO）.

ら 2010）.

また，多くの研究では上外側型のみならず求心型や内側型の股関節症（後述）も調査対象に含まれている．

前述のように 1 次性股関節症の概念は確立したものとはいえないが，仮に寛骨臼形成不全症による 2 次性股関節症が存在し，別の疾患として 1 次性股関節症も存在するとすれば，対象とする母集団におけるそれぞれの比率次第で，結果が一致しないのは当然であろう．

なお，これらの研究でも，Shenton 線の 5mm 以上の不連続性を認めるような例は亜脱臼として寛骨臼形成不全症とは区別される場合がある（Jacobsen ら 2005）.

2．わが国における寛骨臼形成不全症の概念

わが国では寛骨臼形成不全症が股関節症の主因とされていることから（Nakamura ら 1989, Jingushi ら 2010），寛骨臼形成不全症が将来股関節症をきたしうる状態，すなわち前股関節症として，股関節症の一部にも位置づけられている．

寛骨臼形成不全症の程度は股関節症の進行度とも相関する（Jingushi ら 2011）．わが国では判定基準として，単純 X 線正面像での CE 角＜ 20°，Sharp 角＞ 45°，AHI ＜ 75％，寛骨臼傾斜角（acetabular roof obliquity: ARO）＞ 15°などが用いられている．

日本人成人の正常股関節における測定値の例として CE ＝ 32.2 ± 6.4, Sharp ＝ 38.0 ± 3.6, ARO ＝ 4.4

± 5.1 の報告があるが（Nakamura ら 1989），仮にこれらの標準偏差× 2 をもとにカットオフ値を設定するとおおむね妥当と考えられる．

ただし，正常股関節においても女性は男性より形成不全傾向にあることから（藤井ら 1994, Inoue ら 2000），男女別の基準値が必要になる可能性がある．

文献

Croft P, Cooper C, Wickham C, et al. Osteoarthritis of the hip and acetabular dysplasia. Ann Rheum Dis. 1991; 50 : 308-310.

Fujii M, Nakashima Y, Yamamoto T, et al. Acetabular retroversion in developmental dysplasia of the hip. J Bone Joint Surg Am. 2010; 92 : 895-903.

Fujii M, Nakashima Y, Sato T, et al. Pelvic deformity influences acetabular version and coverage in hip dysplasia. Clin Orthop Relat Res. 2011; 469 : 1735-1742.

藤井玄二, 桜井　実, 船山完一, 他. 日本人成人股関節の臼蓋・骨頭指数. 整形外科. 1994; 45 : 773-780.

Inoue K, Wicart P, Kawasaki T, et al. Prevalence of hip osteoarthritis and acetabular dysplasia in french and japanese adults. Rheumatology (Oxford). 2000; 39 : 745-748.

Ito H, Matsuno T, Hirayama T, et al. Three-dimensional computed tomography analysis of non-osteoarthritic adult acetabular dysplasia. Skeletal Radiol. 2009; 38 : 131-139.

Jacobsen S, Sonne-Holm S, Søballe K, et al. Hip dysplasia and osteoarthrosis: a survey of 4151 subjects from the Osteoarthrosis Substudy of the Copenhagen City Heart Study. Acta Orthop. 2005; 76 : 149-158.

Jingushi S, Ohfuji S, Sofue M, et al. Multiinstitutional epidemiological study regarding osteoarthritis of the hip in Japan. J Orthop Sci. 2010; 15 : 626-631.

Jingushi S, Ohfuji S, Sofue M, et al. Osteoarthritis hip joints in Japan: involvement of acetabular dysplasia. J Orthop Sci. 2011; 16 : 156-164.

Johnsen K, Goll R, Reikerås O. Acetabular dysplasia as an aetiological factor in development of hip osteoarthritis. Int Orthop. 2009; 33 : 653-657.

久米田秀光, 船山完一, 宮城島　純. 成人臼蓋不全股の骨盤形態の特徴 Inward Wing CT像について. 臨整外. 1986; 21 : 67-75.

Lane NE, Nevitt MC, Cooper C, et al. Acetabular dysplasia and osteoarthritis of the hip in elderly white women. Ann Rheum Dis. 1997; 56 : 627-630.

Lane NE, Lin P, Christiansen L, et al. Association of mild acetabular dysplasia with an increased risk of incident hip osteoarthritis in elderly white women: the study of osteoporotic fractures. Arthritis Rheum 2000; 43 : 400-404.

Lau EM, Lin F, Lam D, et al. Hip osteoarthritis and dysplasia in Chinese men. Ann Rheum Dis. 1995; 54 : 965-969.

Lievense AM, Bierma-Zeinstra SM, Verhagen AP, et al. Influence of hip dysplasia on the development of osteoarthritis of the hip. Ann Rheum Dis. 2004; 63 : 621-626.

Nakamura S, Ninomiya S, Nakamura T. Primary osteoarthritis of the hip joint in Japan. Clin Orthop Relat Res. 1989; 241 : 190-196.

Reijman M, Hazes JM, Pols HA, et al. Acetabular dysplasia predicts incident osteoarthritis of the hip: the Rotterdam study. 1: Arthritis Rheum. 2005; 52 : 787-793.

Takatori Y, Ito K, Sofue M, et al. Analysis of interobserver reliability for radiographic staging of coxarthrosis and indexes of acetabular dysplasia: a preliminary study. J Orthop Sci. 2010; 15 : 14-19.

Wiberg G. Studies on dysplastic acetabula and congenital subluxation of the hip joint: With special reference to the complication of osteoarthritis. Acta Chir Scand Suppl. 1939; 83 : 1-130.

Yoshimura N, Campbell L, Hashimoto T, et al. Acetabular dysplasia and hip osteoarthritis in Britain and Japan. Br J Rheumatol. 1998; 37 : 1193-1197.

2 ｜ 寛骨臼形成不全症の骨形態

単純X線正面像で定義された寛骨臼形成不全症例の股関節をCT像で詳細に検討することで, 単純X線像では捉えられない骨形態の3次元的特徴が明らかにされている.

1. 寛骨臼と骨盤の骨形態

単純X線正面像による冠状面での寛骨臼形成不全 (外方の形成不全) の評価には各種指標が頻用されているが, 矢状面 (前方および後方) の評価を単純X線像で行うには, 特殊な骨盤入口撮影や (Azumaら 1991), false profile 像などが必要となる (☞ p.177).

一方, CT像では水平面における寛骨臼の前方および後方の形成不全を評価しやすい.

CT像による検討によれば, 成人の寛骨臼形成不全症例の寛骨臼は正常股関節に比し前方, 後方ともに低形成で大腿骨頭の被覆率が小さいが, 寛骨臼前捻角は対照群に比し必ずしも大きいとはされておらず, 平均すれば20°前後とする報告が多い (Murphyら 1990, Anda ら 1991, Kim ら 1999, Jacobsen ら 2005, Ito ら 2009, Akiyama ら 2012).

ただし, 症例により形成不全の部位は異なる (Murphy ら 1990, Anda ら 1991).

また, 日本人を対象にした報告でも, 前捻角26°〜28°程度の前方の低形成が強い例や, 14°〜15°程度の後方の低形成が強い例の存在も指摘されており, 寛骨臼形成不全症例では正常股関節に比して寛骨臼前捻角の分布が広い (Ito ら 2009, Fujii ら 2010).

寛骨臼形成不全症における骨盤全体の形態については日本人を対象としたCT像による検討があり, 両上前腸骨棘間距離が短く, 水平断面での腸骨翼と矢状面とのなす角度が小さい.

すなわち, 腸骨翼が内旋しているような骨盤全体に及ぶ形態異常があることが指摘されている (久保田ら 1986, Fujii ら 2011) (図5).

また, 腸骨翼の内旋が寛骨臼の前捻や大腿骨頭被覆不全と相関していることも見出されている (Fujii

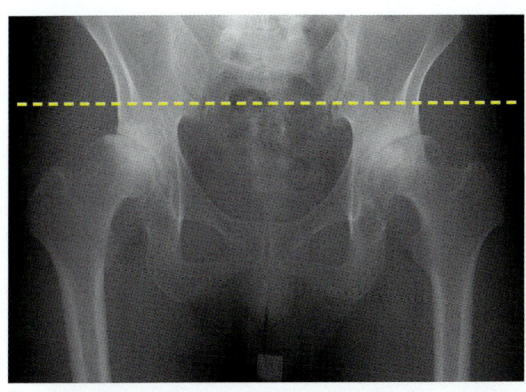
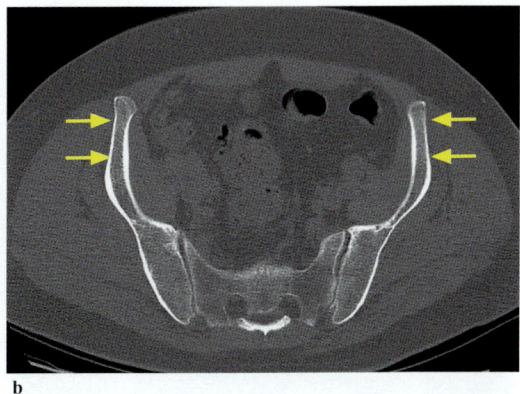

図5　寛骨臼形成不全症の単純X線像とCT像
48歳, 男性. a: 単純X線像で両側寛骨臼形成不全症による末期股関節症がみられる. b: CT像 (aの点線部分スライス) で腸骨翼の内旋 (矢印) を認める.

ら 2011）．

寛骨臼形成不全症は両側に認められる場合が多く，特に治療歴のない例においては左右の形成不全の程度には相関があるとされる（Okano ら 2008）．

2．大腿骨の骨形態

寛骨臼形成不全症における近位大腿骨形態については，日本人を対象とした CT 像による検討が多い．

それらの報告で共通している寛骨臼形成不全症の特徴として，対照群に比して大腿骨頚部が短いこと，大腿骨頚部前捻角が大きいこと（正常例より 6°～10°）があげられる（Sugano ら 1998，Kaneuji ら 2000，Noble ら 2003，Argenson ら 2005，Jacobsen ら 2005，Akiyama ら 2012）．

前捻角の増大には頚部自体よりむしろ小転子以遠における回旋異常が寄与していることが知られている（Sugano ら 1998，Noble ら 2003）．

寛骨臼形成不全症では大腿骨頚部前捻角が大きいが，そのばらつきも大きい（Argenson ら 2005，Akiyama ら 2012）．

寛骨臼形成不全症の特徴の 1 つとして外反股があげられる（Delaunay ら 1997）．しかしながら，これは，前捻角の増大により単純 X 線正面像に投影される頚体角が大きくなることが理由である．

頚部平面における頚体角は正常例に比し大きくはなく，正常例も形成不全症も平均約 125° であったと報告されている（Noble ら 2003）（図 6）．

一方，European/White Caucasian では寛骨臼形成不全症において頚体角が大きかったという報告もあり，人種の違いなどにより大腿骨形態やその特徴が異なる可能性がある（Innmann ら 2019）．

脱臼度との関係では，頚部短縮は高位脱臼であるほど顕著であるが，前捻角の増大は脱臼度と必ずしも相関しない（Sugano ら 1998，Noble ら 2003）．

発育性形成不全においては cam 変形（α 角＞55°）が認められる際に病態診断や治療方針の決定に注意を要するが，疼痛のある形成不全股 94 例 100 関節を調べた報告では 40.0％に，curved periacetabular osteotomy（CPO）を受けた患者の術前単純 X 線像を調べた報告では 10.4％（164 例中 17 例）に cam 変形が認められた（Ida ら 2014，Anderson ら 2016）．しかし，骨切り術を行った寛骨臼形成不全症の術前 CT 画像による 3 次元評価で，α 角は全例 50° 未満で，骨のインピンジメントまでの可動域は正常コントロールより大きかった（Nakahara ら 2014）．

大腿骨頚部前捻角と寛骨臼前方開角との関係については，両者の和の大小と股関節安定性との関係が検討されてきた．

古くは，新生児で両者の和が大きいと股関節脱臼を生じるとの説が検証され（McKibbin 1970），THA でもインプラント設置において両者の和を"combined anteversion"として考えることが重要とされている（Widmer ら 2004）．

寛骨臼形成不全症や股関節症において両者を同時に検討している報告は少ないが，寛骨臼形成不全症においては頚部前捻角が大きいほど寛骨臼前方被覆度が小さく，寛骨臼前方開角も大きいとされる（Jacobsen ら 2005，Akiyama ら 2012）．

しかし，詳細な解析では，寛骨臼形成不全症の前方開角は正常よりも小さく，大腿骨前捻との相関は低い（Nakahara ら 2014）．1 次性股関節症例でも相関は明らかではない（Reikeras ら 1982，Anda ら 1991）．

大腿骨の髄腔形状については，寛骨臼形成不全症では正常例に比し髄腔が狭いこと，近位から峡部にかけての形状が正常例に比し円筒形に近く直線的であることが特徴で（Crowe ら 1979，Sugano ら 1998），これらの程度は脱臼度と相関していたと報

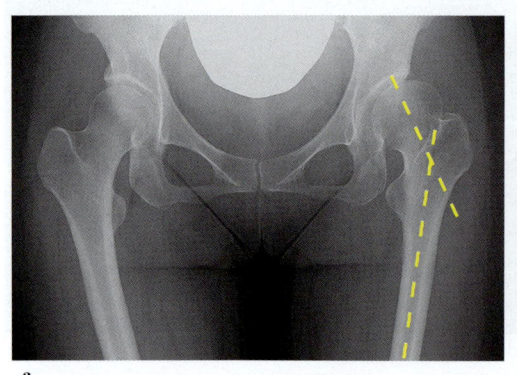
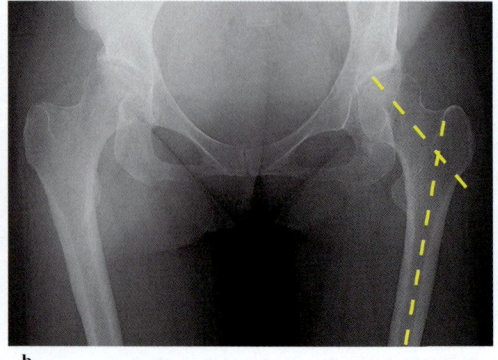

図 6　寛骨臼形成不全症における大腿骨頚部の前捻増大
a: 中間位では頚体角が大きく，外反股のようにみえる．b: 内旋位では頚体角は約 125° でおおむね正常である．

告されている（Noble ら 2003）.

文献

Akiyama M, Nakashima Y, Fujii M, et al. Femoral anteversion is correlated with acetabular version and coverage in Asian women with anterior and global deficient subgroups of hip dysplasia: a CT study. Skeletal Radiol. 2012; 41 : 1411-1418.

Anda S, Terjesen T, Kvistad KA, et al. Acetabular angles and femoral anteversion in dysplastic hips in adults: CT investigation. J Comput Assist Tomogr. 1991; 15 : 115-120.

Anderson LA, Erickson JA, Swann RP, et al. J Arthroplasty. 2016; 31 (9 Suppl): 259-263.

Argenson JN, Ryembault E, Flecher X, et al. Three-dimensional anatomy of the hip in osteoarthritis after developmental dysplasia. J Bone Joint Surg Br. 2005; 87 : 1192-1196.

Azuma H, Taneda H, Igarashi H. Evaluation of acetabular coverage: three-dimensional CT imaging and modified pelvic inlet view. J Pediatr Orthop. 1991; 11 : 765-769.

Crowe JF, Mani VJ, Ranawat CS. Total hip replacement in congenital dislocation and dysplasia of the hip. J Bone Joint Surg Am. 1979; 61 : 15-23.

Delaunay S, Dussault RG, Kaplan PA, et al. Radiographic measurements of dysplastic adult hips. Skeletal Radiol. 1997; 26 : 75-81.

Fujii M, Nakashima Y, Yamamoto T, et al. Acetabular retroversion in developmental dysplasia of the hip. J Bone Joint Surg Am. 2010; 92 : 895-903.

Fujii M, Nakashima Y, Sato T, et al. Pelvic deformity influences acetabular version and coverage in hip dysplasia. Clin Orthop Relat Res. 2011; 469 : 1735-1742.

Ida T, Nakamura Y, Hagio T, et al. Prevalence and characteristics of cam-type femoroacetabular deformity in 100 hips with symptomatic acetabular dysplasia: a case control study. J Orthop Surg Res. 2014: 9: 93.

Innmann MM, Hasberg S, Waldstein W, et al. Are there clinically relevant anatomical differences of the proximal femur in patients with mild dysplastic and primary hip osteoarthritis? A CT-based matched-pairs cohort study. Clin Radiol. 2019; 74: 896. e17-896. e22.

Ito H, Matsuno T, Hirayama T, et al. Three-dimensional computed tomography analysis of non-osteoarthritic adult acetabular dysplasia. Skeletal Radiol. 2009; 38 : 131-139.

Jacobsen S, Rømer L, Søballe K. Degeneration in dysplastic hips. A computer tomography study. Skeletal Radiol. 2005; 34 : 778-784.

Kaneuji A, Matsumoto T, Nishino M, et al. Three-dimensional morphological analysis of the proximal femoral canal, using computer-aided design system, in Japanese patients with osteoarthrosis of the hip. J Orthop Sci. 2000; 5 : 361-368.

Kim SS, Frick SL, Wenger DR. Anteversion of the acetabulum in developmental dysplasia of the hip: analysis with computed tomography. J Pediatr Orthop. 1999 ; 19 : 438-442.

久米田秀光, 船山完一, 宮城島　純. 成人臼蓋不全股の骨盤形態の特徴 Inward Wing CT像について. 臨整外. 1986; 21 : 67-75.

McKibbin B. Anatomical factors in the stability of the hip joint in the newborn. J Bone Joint Surg Br. 1970; 52 : 148-159.

Murphy SB, Kijewski PK, Millis MB, et al. Acetabular dysplasia in the adolescent and young adult. Clin Orthop Relat Res. 1990; 261 : 214-223.

Nakahara I, Takao M, Sakai T, et al. Three-dimensional morphology and bony range of movement in hip joints in patients with hip dysplasia. Bone Joint J. 2014; 96-B: 580-589.

Noble PC, Kamaric E, Sugano N, et al. Three-dimensional shape of the dysplastic femur: implications for THR. Clin Orthop Relat Res. 2003; 417 : 27-40.

Okano K, Takaki M, Okazaki N, et al. Bilateral incidence and severity of acetabular dysplasia of the hip. J Orthop Sci. 2008; 13 : 401-404.

Reikeras O, Bjerkreim I, Kolbenstvedt A. Anteversion of the acetabulum in patients with idiopathic increased anteversion of the femoral neck. Acta Orthop Scand. 1982; 53 : 847-852.

Sugano N, Noble PC, Kamaric E, et al. The morphology of the femur in developmental dysplasia of the hip. J Bone Joint Surg Br. 1998; 80: 711-719.

Widmer KH, Zurfluh B. Compliant positioning of total hip components for optimal range of motion. J Orthop Res. 2004; 22 : 815-821.

3　寛骨臼形成不全症の生体力学的解析

　寛骨臼形成不全症における疼痛や関節症性変化の発生機序については，生体力学的な解析を中心に種々の側面から検討されている．

1. 大腿骨頭の骨性被覆

　Pauwels は力学的観点から股関節症における骨変化を体系的に説明した（Pauwels 1976）.

　すなわち，変形性関節症は，関節にかかる応力と骨，軟骨の負荷に対する耐性との間に生理的状態下で存在している平衡が保たれなくなることで発生する.

　荷重量が同じでも，亜脱臼ないしは寛骨臼形成不全により荷重面積が減少することで平衡は破綻し，特に寛骨臼縁において応力集中が生じる.

　単純 X 線像で認められる寛骨臼荷重部における三角形状の骨硬化の範囲は，荷重面積から計算される理論的な応力集中の程度と実によく一致するが，寛骨臼の形成不全が強くなれば骨硬化反応の拡大のみでは対応しきれない（図 7）.

　寛骨臼外側縁においては応力のみならず応力勾配も大きくなり，CE 角 20°を境に応力勾配が変化する（Pompe ら 2003）. また，接触応力勾配は実際の寛骨臼形成不全症における臨床スコアと相関している（Pompe ら 2003）.

　骨性の被覆の程度と臨床症状との関係については，CE 角（斎藤ら 2000），3D-CT を用いた大腿骨頭被覆面積（Ito ら 2009）において，相関することが明らかにされている.

2. 関節の不安定性

　寛骨臼形成不全症においては骨性の大腿骨頭被覆不全があり，冠状面における寛骨臼荷重面の傾斜が強くなるにつれ大腿骨頭を外上方に亜脱臼させるような力が生じる.

　すなわち，正常股関節における関節合力の方向は鉛直に対して 16°であることから（Pauwels 1976），寛骨臼荷重面の水平面からの傾斜が 16°（Bombelli

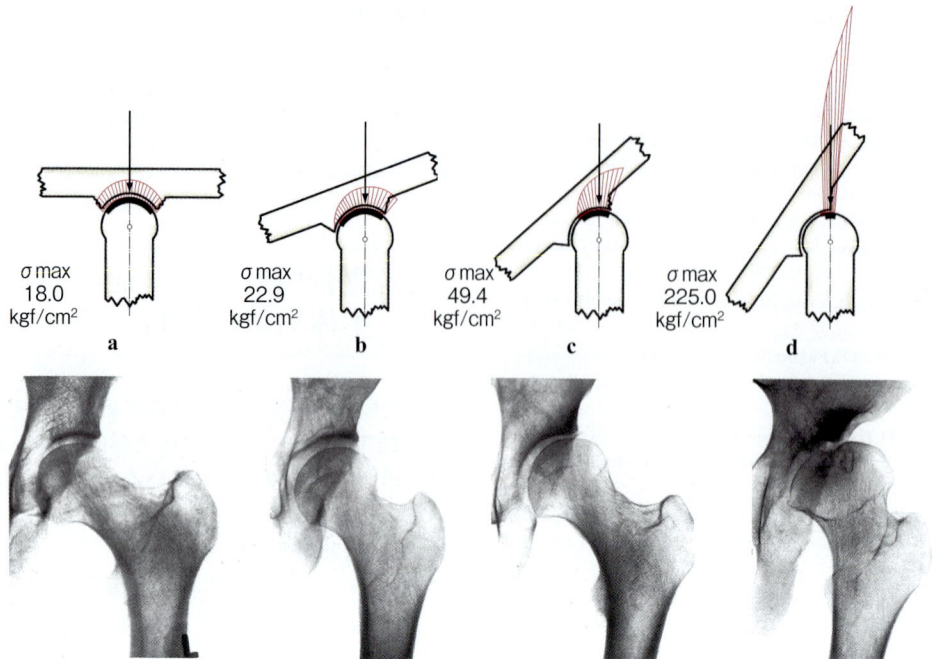

σ max
18.0
kgf/cm²

a

σ max
22.9
kgf/cm²

b

σ max
49.4
kgf/cm²

c

σ max
225.0
kgf/cm²

d

図7　寛骨臼形成不全症と荷重分布（Pauwels による）
a: 正常，b: 軽度寛骨臼形成不全症，c: 中等度寛骨臼形成不全症，d: 高度寛骨臼形成不全症．形成不全が
高度化するに従い，荷重分布が変化するとともに，σ max（最大応力）が増大する．単純 X 線像における寛
骨臼骨硬化の形状は荷重分布をよく反映している.（Pauwels 1976 より）

によれば 15.43°）をこえると大腿骨頭に対して上外
側方向への分力が生じ，荷重面がさらに急峻になる
に従いその分力が大きくなる（Bombelli 1983）（図
8）.

上外側方向への力は関節包で制動されるものの，
大腿骨頭の不安定性が惹起されると考えられる.

わずかな不安定性を検出するのは通常の画像検査
では困難であるが，MRI を用いた 3D 解析では，肢
位による股関節中心のわずかな移動が，CE 角が低
値であるほど大きいことが示されている（Akiyama
ら 2011）.

また，加速度計による歩行時の関節不安定性評価
でも，不安定性の程度が CE 角に代表される骨性の
形成不全の程度と相関することが報告されている
（Maeyama ら 2008）.

3.　関節唇の障害

寛骨臼形成不全症においては，骨性の大腿骨頭被
覆不全を代償するかのように関節唇の幅が増大して
いることが，関節造影や MRI により確認されてい
る（Kubo ら 2000）.

前述のように寛骨臼形成不全症において大腿骨
頭に加わる外上方への力は関節包で制動されるが
（Bombelli 1983），関節唇も荷重負荷に曝される（図

9）.

正常股関節では，関節唇にかかる荷重は，関節に
加わる全荷重の 1 〜 2％に過ぎないのに対し，寛骨
臼形成不全症では 4 〜 11％になることが有限要素
解析で示されている（Henak ら 2011）.

また，股関節症に対し人工股関節全置換術（THA）
を施行した際に採取した関節唇を病理学的に確認す
ると，関節唇内側で有意に変性が生じていたという
報告もあり（佐藤ら 2021），股関節症では，骨頭か
らの物理的ストレスで関節唇の変性が内側から生じ
ると推察される.

実際に寛骨臼形成不全症における関節唇損傷は病
初期から認められる一般的な所見であり，形成不
全の程度と関節唇損傷の程度が相関し，損傷部位
は関節唇の前上方から上方に多い（Klaue ら 1991，
Noguchi ら 1999，Kubo ら 2000，Nishii ら 2007，
Fujii ら 2016）.

関節唇には知覚神経終末が存在し，特に前方と上
方に多いとされていることから（Kim ら 1995，植
木ら 2005，Kapetanakis ら 2017），寛骨臼形成不全
症においてしばしば経験する一過性の強い疼痛の原
因として関節唇損傷が関与している可能性は十分に
考えられる.

一方，寛骨臼形成不全のない股関節においては，

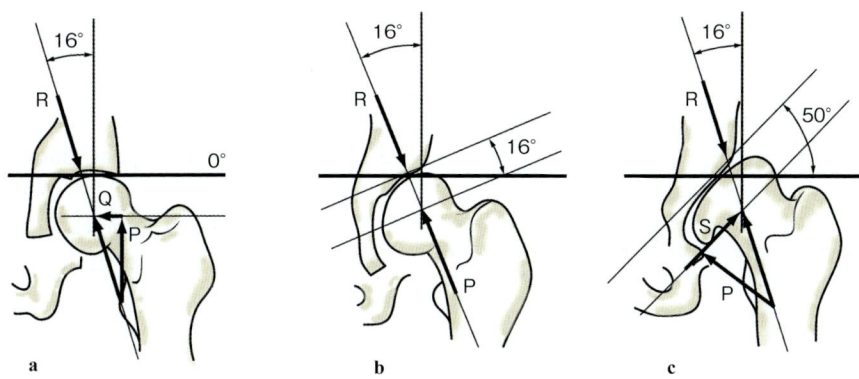

図8　正常股関節および寛骨臼形成不全症における股関節荷重のバイオメカニクス（Bombelli による）
a: 正常股関節では，荷重時に大腿骨頭を寛骨臼に圧迫する分力 Q が作用する．R: 股関節合力，P:R に拮抗する反力の垂直方向分力．
b: 寛骨臼荷重面の傾斜が 16°の時に Q は消失し，P と R の大きさは等しくなる（point of reversal）．
c: 寛骨臼の傾斜が 16°よりさらに急峻になると，大腿骨頭を外上方に押し出す分力 S が発生し，P は次第に小さくなる．なお，疼痛を生じている股関節の場合は，重心の偏位により R の鉛直に対する角度が小さくなるため，16°より小さな角度で point of reversal に達する．
（伊藤ら 1991）

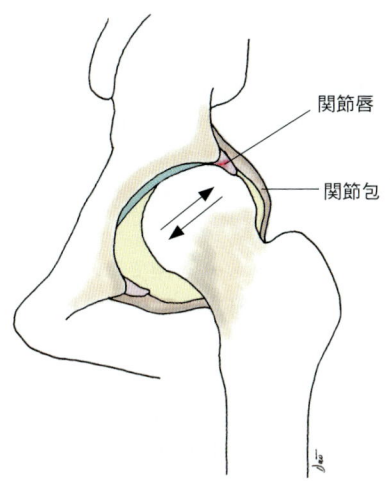

図9　寛骨臼形成不全症における関節唇断裂の病態
大腿骨頭の外上方への不安定性による関節唇への過大な負荷が関節唇断裂の原因となりうる．（Klaue ら 1991 より）

関節唇損傷が股関節症の発症や進行の原因となるかは不明である（Abe ら 2000）．

　寛骨臼形成不全症における関節唇損傷が，遅延相軟骨造影 MRI による関節軟骨変性の程度と相関することから，関節症進行との関連も示唆されている（Jessel ら 2009）．

　寛骨臼形成不全の関節唇損傷は FAI と位置および損傷部位が異なり，損傷メカニズムが異なる（Tamura ら 2013）．

　損傷関節唇の石灰化の存在が関節軟骨変性の程度，疼痛と関連するという報告もあり，関節唇の障害と関節症の病態との関連が示唆される．

文献

Abe I, Harada Y. Oinuma K, et al. Acetabular labrum: abnormal findings at MR imaging in asymptomatic hips. Radiology. 2000; 216: 576-581.

Akiyama K, Sakai T, Koyanagi J, et al. Evaluation of translation in the normal and dysplastic hip using three-dimensional magnetic resonance imaging and voxel-based registration. Osteoarthritis Cartilage. 2011; 19 : 700-710.

Bombelli R. Osteoarthritis of the hip. Classification and pathogenesis. The role of osteotomy as a consequent therapy, 2nd ed. Springer-Verlag. 1983.

Fujii M, Nakashima Y, Noguchi Y, et al. Factors associated with severity of intra-articular lesions in patients with severe hip dysplasia. Arthroscopy. 2016; 32: 1581-1589.

Henak CR, Ellis BJ, Harris MD, et al. Role of the acetabular labrum in load support across the hip joint. J Biomech. 2011; 44 : 2201-2206.

Ito H, Matsuno T, Hirayama T, et al. Three-dimensional computed tomography analysis of non-osteoarthritic adult acetabular dysplasia. Skeletal Radiol. 2009; 38 : 131-139.

伊藤鉄夫，山本　潔．変形性股関節症（伊藤鉄夫　編集：股関節外科学，改訂4版）．金芳堂．1991; 343.

Jessel RH, Zurakowski D, Zilkens C, et al. Radiographic and patient factors associated with pre-radiographic osteoarthritis in hip dysplasia. J Bone Joint Surg Am. 2009; 91 : 1120-1129.

Kapetanakis S, Dermon A, Gkantsinikoudis N, et al. Acetabular labrum of hip joint in osteoarthritis: A qualitative original study and short review of the literature. J Orthop Surg (Hong Kong). 2017; 25: 2309499017734444.

Kim YT, Azuma H. The nerve endings of the acetabular labrum. Clin Orthop Relat Res.1995; 320 : 176-181.

Klaue K, Durnin CW, Ganz R. The acetabular rim syndrome. A clinical presentation of dysplasia of the hip. J Bone Joint Surg Br. 1991; 73 : 423-429.

Kubo T, Horii M, Yamaguchi J, et al. Acetabular labrum in hip dysplasia evaluated by radial magnetic resonance imaging. J Rheumatol. 2000;

27 : 1955-1960.

Maeyama A, Naito M, Moriyama S, et al. Evaluation of dynamic instability of the dysplastic hip with use of triaxial accelerometry. J Bone Joint Surg Am. 2008; 90 : 85-92.

Nishii T, Tanaka H, Sugano N, et al. Disorders of acetabular labrum and articular cartilage in hip dysplasia: evaluation using isotropic high-resolutional CT arthrography with sequential radial reformation. Osteoarthritis Cartilage. 2007; 15: 251-257.

Noguchi Y, Miura H, Takasugi S, et al. Cartilage and labrum degeneration in the dysplastic hip generally originates in the anterosuperior weight-bearing area: an arthroscopic observation. Arthroscopy. 1999; 15 : 496-506.

Pauwels F. Biomechanics of the normal and diseased hip. Springer-Verlag. 1976.

Pompe B, Daniel M, Sochor M, et al. Gradient of contact stress in normal and dysplastic human hips. Med Eng Phys. 2003; 25 : 379-385.

斎藤　昭, 菊地臣一. 変形性股関節症の疫学 1,601例の病院受診者に対する調査. 臨整外. 2000; 35 : 47-51.

佐藤嘉洋, 鉄永智紀, 河村涌志, 他. 股関節唇のSafranin O染色性の局在と影響を与える因子. Hip Joint. 2021; 47: 737-739.

Tamura S, Nishii T, Takao M, et al. Differences in the locations and modes of labral tearing between dysplastic hips and those with femoroacetabular impingement. Bone Joint J. 2013; 95-B: 1320-1325.

植木里紀, 重松正森, 佛淵孝夫. 早期荷重を行っているTAO症例における歩行解析. Hip Joint. 2005; 31: 306-309.

---

4 │ 大腿骨頭の移動形態と生物学的反応による分類

前述の原因別分類（1次性，2次性）や進行度分類のほかに，形態および生物学的反応による分類がBombelliにより提唱され（Bombelli 1983），多くの研究者が時に一部改変して用いている．

いずれもX線所見に基づいた分類である．

1. 大腿骨頭の移動形態による分類

関節裂隙狭小化の部位ないしは大腿骨頭の移動方向により，上外側型（superolateral）（図5，図10，図13），求心型（concentric）（図3），内側型（medial）（図10，図11），下内側型（inferomedial）に分けられる．

上外側型が最も多く（Ledinghamら1992），寛骨臼形成不全症による股関節症でも通常上外側型となるが（図5，図10），求心型の場合もある（図3）．

上外側型は大腿骨頭の前方移動を伴うことが多いのに対し，内側型では後方移動が多い（Bombelli 1983，Haywardら1988）．

求心型は上内側型（superomedial）ないしはaxialと表現される場合もある．

内側型は内反股や全身性変形性関節症との関連が検討されているが，Heberden結節やBouchard結節との関連を調べた報告では，関連あり（McGoldrickら1989）とするものがある一方で，関連なしとするものもある（Ledinghamら1992）．内側型は進行

例で寛骨臼底突出症（protrusio acetabuli）の型をとることがある（図11）．

下内側型は稀とされている．

2. 生物学的反応（biological reaction）による分類

骨の増殖性変化の程度により，萎縮型（atrophic），中間型（normotrophicまたはintermediate），肥大型（hypertrophic）に分けられる（Bombelli 1983，Maistrelliら1990）．

萎縮型股関節症では骨棘形成に乏しい．中間型および肥大型股関節症では寛骨臼と大腿骨頭に骨棘が形成されるが，特に肥大型では巨大骨頭（coxa magna）を呈する．

分子生物学的な解析を行った研究では，肥大型において，AP-1ファミリーやCXLC8などの発現が上昇しており，骨棘形成を生じているという報告がある（Yangら2024）．

本分類は，術後の骨リモデリングが重要な役割を果たす進行期や末期の股関節症に対する骨切り術の適応判断に有用である．

すなわち，萎縮型股関節症は大腿骨外反伸展骨切り術の禁忌とされ，中間型および肥大型股関節症で成績がよい（Bombelli 1983，Maistrelliら1990）．

THAにおいても，萎縮型股関節症における高率のセメントカップの弛みが報告されている（Saitoら1987）．

前述の形態分類との関係では，上外側型は肥大型に，内側型は萎縮型になりやすい（Nakamuraら1997）．

萎縮型股関節症は高齢発症の関節症に多く，股関節や他関節の軟骨石灰化と関連するとされる（Ledinghamら1992，Ishidouら2017）．

文献

Bombelli R. Osteoarthritis of the hip. Classification and pathogenesis. The role of osteotomy as a consequent therapy, 2nd ed. Springer-Verlag. 1983.

Hayward I, Björkengren AG, Pathria MN, et al. Patterns of femoral head migration in osteoarthritis of the hip: a reappraisal with CT and pathologic correlation. Radiology. 1988; 166 : 857-860.

Ishidou Y, Matsuyama K, Sakuma D, et al. Osteoarthritis of the hip joint in elderly patients is most commonly atrophic, with low parameters of acetabular dysplasia and possible involvement of osteoporosis. Arch Osteoporos. 2017; 12: 30.

Ledingham J, Dawson S, Preston B, et al. Radiographic patterns and associations of osteoarthritis of the hip. Ann Rheum Dis. 1992; 51 : 1111-1116.

Maistrelli GL, Gerundini M, Fusco U, et al. Valgus-extension osteotomy for osteoarthritis of the hip. Indications and long-term results. J Bone Joint Surg Br. 1990; 72 : 653-657.

McGoldrick F, O'Brien TM. Osteoarthritis of the hip and Heberden's nodes. Ann Rheum Dis. 1989; 48 : 53-55.

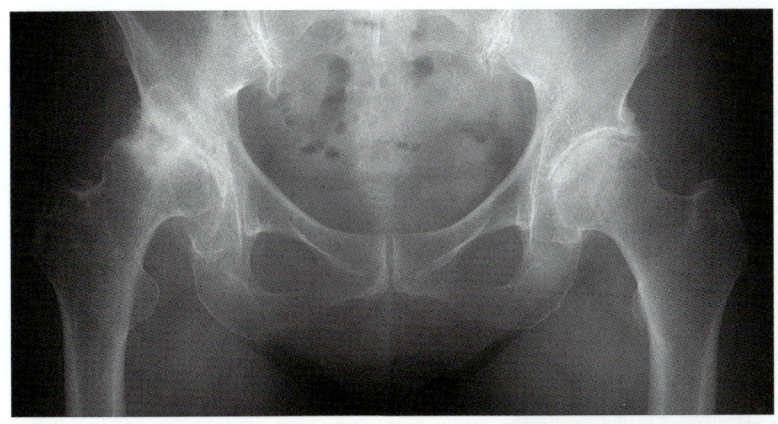

a

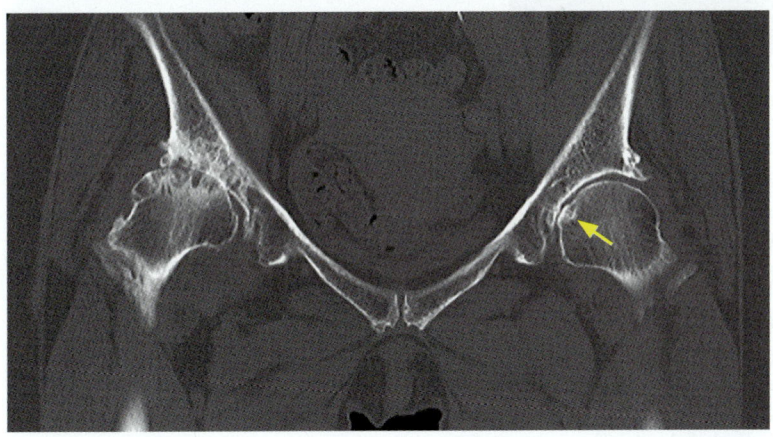

b

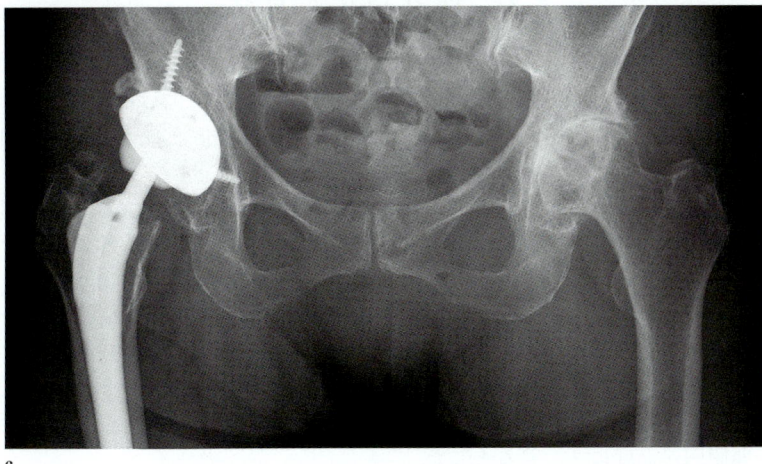

c

図10　上外側型・内側型股関節症
78歳，女性．
a: 単純X線像．上外側型の右股関節症．
b: CT．multi planar reconstruction（MPR）像．右の関節症性変化は明らかであるが，左股関節も内側に部分的な関節症性変化を認める（矢印）．
c: 4年後．左股関節の内側型股関節症性変化が進行している．

Nakamura S, Takatori Y, Morimoto S, et al. Early radiological changes and biological reaction of primary osteoarthrosis in the hip. J Orthop Sci. 1997; 2 : 210-214.

Saito M, Saito S, Ohzono K, et al. The osteoblastic response to osteoarthritis of the hip. Its influence on the long-term results of arthroplasty. J Bone Joint Surg Br. 1987; 69 : 746-751.

Yang Y, Koga H, Nakagawa Y, et al. Characteristics of the synovial microenvironment and synovial mesenchymal stem cells with hip osteoarthritis of different bone morphologies. Arthritis Res Ther. 2024; 26: 17.

5 | 脱臼度による分類

　亜脱臼性股関節症における重症度を評価する目的で，大腿骨頭の近位への移動度，すなわち脱臼度による分類が用いられる．

　代表的なものとして，定性的に dysplasia, low dislocation, high dislocation の3段階に分類した

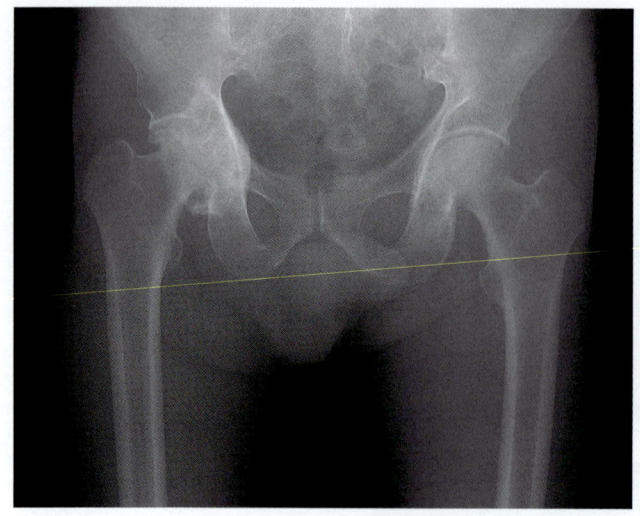

図11　内側型股関節症（寛骨臼底突出症）
79歳，男性．単純Ｘ線像．右大腿骨頭の内方移動と
寛骨臼底突出症を認める．

Hartofilakidis ら（1996）によるものや，より定量的に4段階に分類した Crowe ら（1979）によるもの（図12）がある．

Crowe らの分類は，大腿骨頭の直径を基準として，その何％程度高位に脱臼しているかにより分類したもので，最も軽症の Group Ⅰ は 50％未満の脱臼（大腿骨頭径の 1/2 未満の上方移動），最も重症の Group Ⅳ は 100％以上の脱臼（大腿骨頭1つ分以上の上方移動）を指す．

大腿骨頭に変形があるため本来の大腿骨頭径の計測が困難な場合でも，分類が容易であるという利点がある．

すなわち，通常大腿骨頭の直径は骨盤高（単純Ｘ線正面像における，両腸骨上縁を結ぶ線と両坐骨下縁を結ぶ線との距離）の 1/5 程度であること，変形骨頭例においても確認しやすい大腿骨頭と大腿骨頚部の内側の接合部が，脱臼のない正常股関節ではほぼ涙滴間線上に位置すること，を利用し，涙滴間線から骨頭頚部接合部までの距離を骨盤高で除した値で脱臼度を定量的に評価できる．

日本人の股関節症の大腿骨形態を正常例とともに Crowe 分類別に比較した報告では，亜脱臼が高度になるに従い，大腿骨頚部の短縮，大腿骨頭の非球形化，大腿骨骨髄腔形状の円筒化，大腿骨骨皮質の菲薄化などが高度になるが，頚体角は亜脱臼度に関係なく増大しないこと，大腿骨頚部の前捻は Group Ⅰ でも Group Ⅳ と同等に増大していることなどが見出されている（Noble ら 2003）．

文献

Crowe JF, Mani VJ, Ranawat CS. Total hip replacement in congenital dislocation and dysplasia of the hip. J Bone Joint Surg Am. 1979; 61 : 15-23.

Hartofilakidis G, Stamos K, Karachalios T, et al. Congenital hip disease in adults. Classification of acetabular deficiencies and operative treatment with acetabuloplasty combined with total hip arthroplasty. J Bone Joint Surg Am. 1996; 78 : 683-692.

Noble PC, Kamaric E, Sugano N, et al. Three-dimensional shape of the dysplastic femur: implications for THR. Clin Orthop Relat Res. 2003; 417 : 27-40.

6 ｜ 象牙質化と骨棘

過度の力学的負荷で関節軟骨は摩耗・消失する．露出した大腿骨頭の軟骨下骨は硬化し，肉眼的には光沢を帯び，象牙質化（eburnation）と称される（図13）．

一方，大腿骨頭の過負荷部位に隣接する低負荷部位においては水平方向に骨増殖を生じ，特に内側では大きな骨棘となる（capital drop）（図13，図14）．

Pauwels（1976）は capital drop の増大が亜脱臼の進行とも関連するとしたが，Bombelli（1983）は大腿骨頭が外上方に亜脱臼する際に大腿骨頭内下方に生じる過度の「吸引力」によって capital drop が生じるとした．

また，円靱帯や関節包滑膜が大腿骨頭の外上方移動に伴い引っ張られ，それらの骨への付着部において生じる張力刺激が骨化生をきたし骨棘が生じるという機序もあるとして，roof osteophyte や fovea osteophyte などをあげた（図14）．

これらの骨棘名称は今日よく用いられている．ただし，骨棘形成機序についてのこれらの理論は科学的に証明されたものではなく，異論もある（Maquet 1985）．

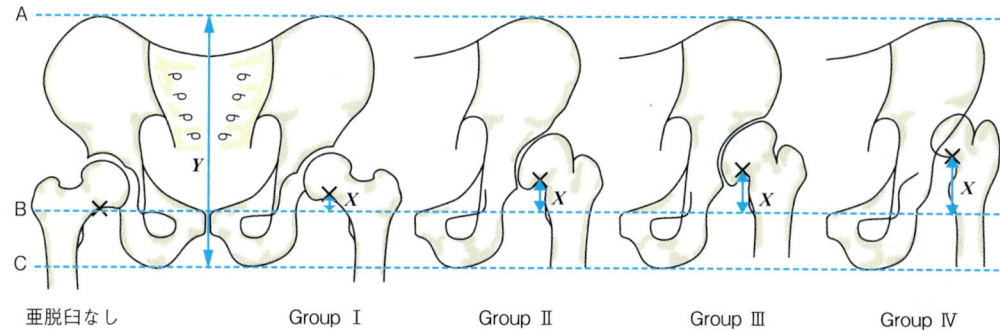

	脱臼度（＝ X ÷ Y/5 × 100）
Group Ⅰ	50％未満
Group Ⅱ	50〜75％
Group Ⅲ	75〜100％
Group Ⅳ	100％を超える

X：大腿骨頭と頚部の接合部（×）と涙滴間線（B）との距離
Y：骨盤高〔両腸骨上縁を結ぶ線（A）と両坐骨下縁を結ぶ線（C）との距離〕

図 12　Crowe らによる亜脱臼度分類（Crowe ら 1979）

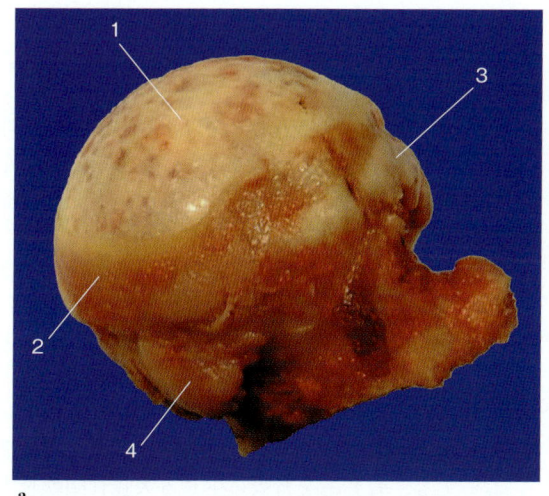

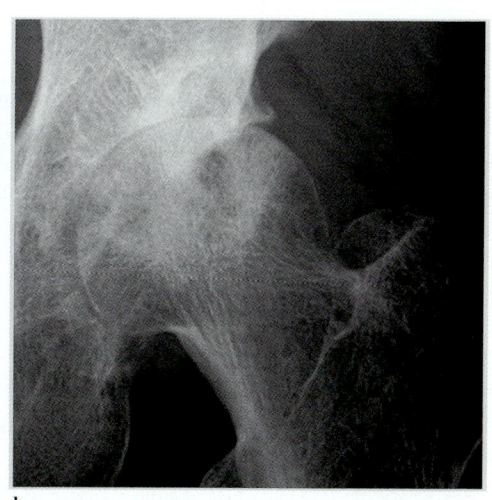

図 13　変形性股関節症における摘出大腿骨頭の肉眼像と X 線像
63 歳，女性．a: 1. 硬化した軟骨下骨（象牙質化），2. 変性軟骨，3. 骨棘（superior cervical osteophyte），4. 骨棘（capital drop）．
b: 単純 X 線像．上外側型の末期股関節症が認められる．

文献

Bombelli R. Osteoarthritis of the hip. Classification and pathogenesis. The role of osteotomy as a consequent therapy, 2nd ed. Springer-Verlag. 1983.

Maquet PGJ. Biomechanics of the hip. Springer-Verlag. 1985.

Pauwels F. Biomechanics of the normal and diseased hip. Springer-Verlag. 1976.

7 ｜ 軟部組織の変化

　進行した股関節症においては，股関節周囲筋や大腿四頭筋が萎縮し，筋力低下や歩行障害の原因とな

る．

　CT や MRI を用いた検討では，大殿筋下部線維，中殿筋，梨状筋などの筋萎縮が明らかであるが，大腿筋膜張筋や大殿筋上部線維などの浅層筋の萎縮は比較的少ない（Grimaldi ら 2009ab）．

　筋力低下には，断面積の減少のみならず脂肪浸潤などの質的変化も寄与する（Rasch ら 2007）．

　股関節症の進行に伴う骨の形態変化によって骨性の股関節可動域制限を生じるが，慢性の経過により軟部組織の可動性や伸展性の低下も加わり関節拘縮をきたすと考えられる．

　股関節症においてはほぼすべての運動方向で可動

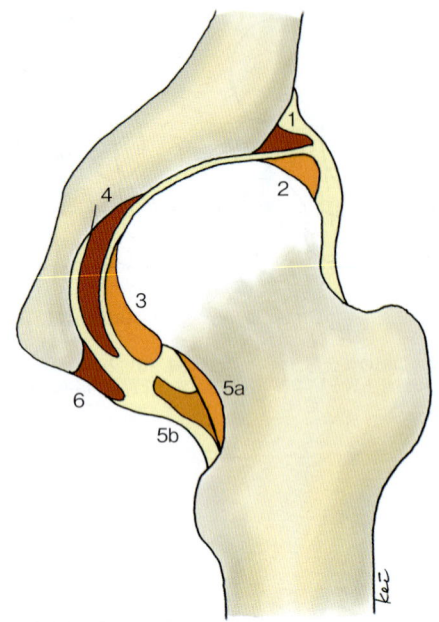

図14 変形性股関節症における骨棘

1: roof osteophyte, 2: superior cervical osteophyte, 3: capital drop (fovea osteophyte, cuplike osteophyte, inferior marginal osteophyte), 4: curtain osteophyte, 5a: inferior cervical osteophyte, 5b: elephant's trunk, 6: floor osteophyte. (Bombelli 1983 より)

域制限を認めるが，特に外転と内・外旋において特徴的であり，X線学的ならびに臨床的な股関節症の進行度とも相関する（Birrell ら 2001，Arokoski ら 2004）．

高度拘縮股関節では典型的には屈曲・内転・外旋拘縮となる．

文献

Arokoski MH, Haara M, Helminen HJ, et al. Physical function in men with and without hip osteoarthritis. Arch Phys Med Rehabil. 2004; 85 : 574-581.

Birrell F, Croft P, Cooper C, et al. PCR Hip Study Group. Predicting radiographic hip osteoarthritis from range of movement. Rheumatology (Oxford). 2001; 40 : 506-512.

Grimaldi A, Richardson C, Durbridge G, et al. The association between degenerative hip joint pathology and size of the gluteus maximus and tensor fascia lata muscles. Man Ther. 2009a; 14 : 611-617.

Grimaldi A, Richardson C, Stanton W, et al. The association between degenerative hip joint pathology and size of the gluteus medius, gluteus minimus and piriformis muscles. Man Ther. 2009b; 14 : 605-610.

Rasch A, Byström AH, Dalen N, et al. Reduced muscle radiological density, cross-sectional area, and strength of major hip and knee muscles in 22 patients with hip osteoarthritis. Acta Orthop. 2007; 78 : 505-510.

8 骨粗鬆症と軟骨下骨

変形性関節症と骨粗鬆症はいずれも頻度の高い代表的な退行性疾患であるが，両者は古くから相反する病態といわれてきた．

すなわち，股関節症の骨密度は股関節，股関節以外ともに対照群より高値であったとする大規模研究があり（Nevitt ら 1995），股関節症では大腿骨近位部骨折の発生が少ないとの報告もこの考えを支持してきた（Arden ら 1999）．

しかしながら，股関節以外の骨密度と股関節症との関連はなかったとする報告もあり（Antoniades ら 2000），わが国の大規模コホート研究ROAD study（山村・漁村部のベースライン調査を受けた1,690名）でも，大腿骨頚部骨粗鬆症の発生と，ベースラインにおける股関節症の発生には有意な関連がみられなかったことからも（飯高ら 2018），股関節症と骨粗鬆症との関連については結論づけることはできない．

一方，関節の軟骨下骨に注目すると，軟骨下骨の硬度の不均一性により軟骨に生じる剪断応力が変形性関節症を発生させるといった機序が古くから提唱されている（Radin ら 1986）．

近年でも，変形性関節症では軟骨下骨の体積は増加するが，軟骨下骨の代謝は高回転であるため石灰化レベルは低下し，骨自体の骨密度は低下するとされている（Burr 2004）．

変形性膝関節症に対する骨吸収抑制剤の効果はすでに報告されているが（Spector ら 2005），股関節においても，骨萎縮を背景に生じる大腿骨頭軟骨下骨脆弱性骨折と急速破壊型股関節症との関係を示唆する報告もあり（Yamamoto ら 2000），ビスフォスフォネート製剤が股関節症の進行予防に有効である可能性が示されている（Nishii ら 2013，Kawai ら 2022）．

血中骨吸収マーカー高値と股関節症の発症との関連性についても報告されており，米国の多施設コホート骨粗鬆症性骨折研究（SOF）の縦断研究では，股関節症を発症しなかった群に対して，発症群では骨吸収マーカーである血中NTXは平均10％高く，血中NTX高値群における股関節症発症のオッズ比は1.38であったとの報告がある（Kelman ら 2006）．

骨粗鬆症の代表的骨吸収マーカーであるNTXの高値が，股関節症の発症に関与する可能性がある．

文献

Antoniades L, MacGregor AJ, Matson M, et al. A cotwin control study of the relationship between hip osteoarthritis and bone mineral density.

Arthritis Rheum. 2000; 43 : 1450-1455.

Arden NK, Nevitt MC, Lane NE, et al. Osteoarthritis and risk of falls, rates of bone loss, and osteoporotic fractures. Study of Osteoporotic Fractures Research Group. Arthritis Rheum. 1999; 42 : 1378-1385.

Burr DB. Anatomy and physiology of the mineralized tissues: role in the pathogenesis of osteoarthrosis. Osteoarthritis Cartilage. 2004; 12 : S20-30.

飯高世子, 吉村典子. 変形性股関節症と大腿骨頸部骨粗鬆症の相互関係の解明 10年間の地域追跡コホートより. 日骨粗鬆症会誌. 2018; 4: 387-390.

Kawai T, Nishitani K, Okuzu Y, et al. Bisphosphonate use is associated with a decreased joint narrowing rate in the non-arthritic hip. Bone Joint Res. 2022; 11: 826-834.

Kelman A, Lui L, Yao W, et al. Association of higher levels of serum cartilage oligomeric matrix protein and N-telopeptide crosslinks with the development of radiographic hip osteoarthritis in elderly women. Arthritis Rheum. 2006; 54: 236-243.

Nevitt MC, Lane NE, Scott JC, et al. Radiographic osteoarthritis of the hip and bone mineral density. The Study of Osteoporotic Fractures Research Group. Arthritis Rheum. 1995; 38 : 907-916.

Nishii T, Tamura S, Shiomi T, et al. Alendronate treatment for hip osteoarthritis: prospective randomized 2-year trial. Clin Rheumatol. 2013; 32: 1759-1766.

Radin EL, Rose RM. Role of subchondral bone in the initiation and progression of cartilage damage. Clin Orthop Relat Res. 1986; 213 : 34-40.

Spector TD, Conaghan PG, Buckland-Wright JC, et al. Effect of risedronate on joint structure and symptoms of knee osteoarthritis: results of the BRISK randomized, controlled trial [ISRCTN01928173]. Arthritis Res Ther. 2005; 7 : 625-633.

Yamamoto T, Bullough PG. The role of subchondral insufficiency fracture in rapid destruction of the hip joint: a preliminary report. Arthritis Rheum. 2000 ; 43 : 2423-2427.

9 ｜ 全身性変形性関節症

　股関節症の発症には力学的要因と生物学的（遺伝的）要因が関与するが, 1次性股関節症が形態的異常のない股関節に生じる関節症とすれば, 後者が重要であることが推察される.

　非荷重関節の変形性関節症も生物学的要因の関与が大きいと考えられるが, 1次性股関節症のうち, 手指関節などにも変形性関節症を合併するものを全身性変形性関節症（generalized osteoarthritis: GOA）とよぶことがある（図15）.

　これは, 1次性全身性変形性関節症として1952年に Kellgren らが提唱した概念に由来する（Kellgren ら 1952）.

　以来, その疫学や病態について検討されてきたが（Croft ら 1992, Nelson ら 2014, Gullo ら 2019）, 変形性膝関節症や股関節症の患者で Heberden 結節合併率が必ずしも高くないことから, 全身性変形性関節症の疾患概念に懐疑的な報告もある（Yazici ら 1975）.

　全身性変形性関節症は股関節症より変形性膝関節症に多く認められるとする報告があるが（Ledingham ら 1992, Kraus ら 2007）, 年齢や性別の影響（全身性変形性関節症は高齢, 女性に多い）を排除すれば, 変形性膝関節症と股関節症との間に明らかな差は認められなかったとする報告もある（Günther ら 1998）.

　ただし, 罹患関節分布は人種によっても大きく異なることが結果の相違に関与している可能性もある（Nelson ら 2011）.

　全身性変形性関節症は単一の疾患ではない可能性もあり, 現在なおその病態は明らかにはなっていない（Kraus ら 2007）.

文献

Croft P, Cooper C, Wickham C, et al. Is the hip involved in generalized osteoarthritis? Br J Rheumatol. 1992; 31 : 325-328.

Gullo TR, Golightly YM, Cleveland RJ, et al. Defining multiple joint osteoarthritis, its frequency and impact in a community-based cohort. Semin Arthritis Rheum. 2019; 48: 950-957.

Günther KP, Stürmer T, Sauerland S, et al. Prevalence of generalised osteoarthritis in patients with advanced hip and knee osteoarthritis: the Ulm Osteoarthritis Study. Ann Rheum Dis. 1998; 57 : 717-723.

Kellgren JH, Moore R. Generalized osteoarthritis and Heberden's nodes. Br Med J. 1952; 1 : 181-187.

Kraus VB, Jordan JM, Doherty M, et al. The Genetics of Generalized Osteoarthritis (GOGO) study: study design and evaluation of osteoarthritis phenotypes. Osteoarthritis Cartilage. 2007; 15 : 120-127.

Ledingham J, Dawson S, Preston B, et al. Radiographic patterns and associations of osteoarthritis of the hip. Ann Rheum Dis. 1992; 51 : 1111-1116.

Nelson AE, Renner JB, Schwartz TA, et al. Differences in multijoint radiographic osteoarthritis phenotypes among African Americans and Caucasians: the Johnston County Osteoarthritis project. Arthritis Rheum. 2011; 63 : 3843-3852.

Nelson AE, Smith MW, Golightly YM, et al. "Generalized osteoarthritis": a systematic review. Semin Arthritis Rheum. 2014; 43: 713-720.

Yazici H, Saville PD, Salvati EA, et al. Primary osteoarthrosis of the knee or hip. Prevalence of Heberden nodes in relation to age and sex. JAMA. 1975; 231 : 1256-1260.

E　診　断

1 ｜ 診断基準と病期分類

　股関節症の診断基準に関しては, いくつかの報告がある.

　症状を有する股関節症の診断基準としては, 米国リウマチ学会の基準があげられる（Altman ら 1991）.

　股関節痛があり, かつ①赤沈（ESR）＜ 20mm/

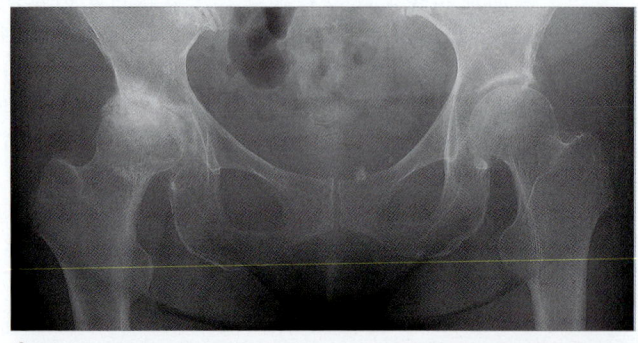

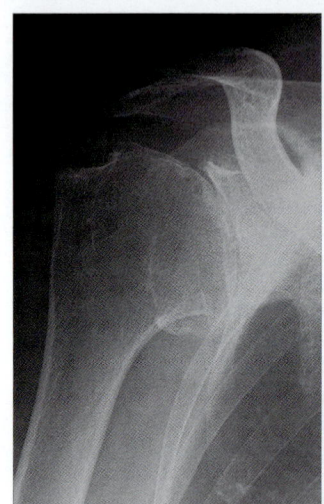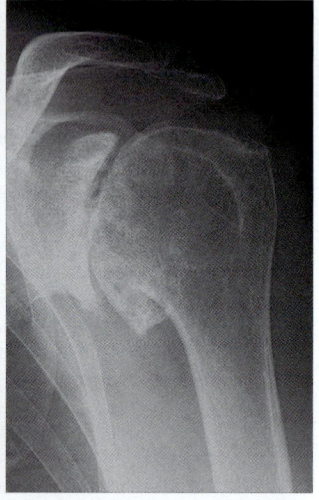

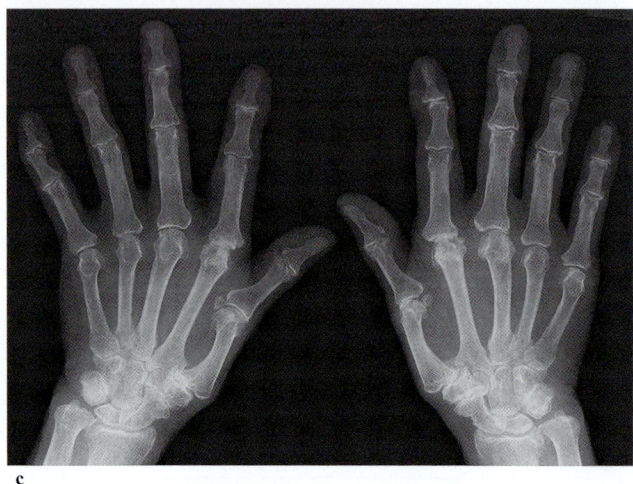

図15　全身性変形性関節症
83歳，女性．単純X線像．右股関節(a)，両肩関節
(b)，両手の中手指節(MP)関節や遠位指節間(DIP)
関節(c)などに関節症性変化を認める．

hr，②大腿骨頭あるいは寛骨臼の骨棘形成，③関節
裂隙の狭小化，の3項目のうち2項目以上が該当す
るものを股関節症とするというもので，この基準の
感度は89%，特異度は91%と報告されている（表4）．
　関節リウマチなどの他の疾患と股関節症との鑑別
に有用な基準である．臨床所見に加え画像所見と検
査所見が組み込んであり，より臨床的な場で用いら

れる基準である．
　一方，大規模な疫学調査などでは，Kellgren and
Lawrence分類（K/L分類；表5）やCroftのK/L分
類改変分類（Croft分類；表6）などといったX線
病期分類（Kellgrenら1957，Croftら1990）による
基準，関節裂隙の狭小化（最小関節裂隙幅）・骨棘
形成像などといった疾患のX線学的特徴による基

表4　American College of Rheumatology criteria

Hip pain
　and
At least 2 of the following 3 features
　ESR < 20 mm/hr
　Radiographic femoral or acetabular osteophytes
　Radiographic joint space narrowing
　　(superior, axial, and/or medial)

表5　The Kellgren & Lawrence grading system

Grade 0 (No OA)
Grade 1 (Doubtful)
　Possible narrowing of joint space medially and possible
　osteophytes around the femoral head; or osteophytes alone
Grade 2 (Mild)
　Definite narrowing of joint space inferiorly, definite
　osteophytes, and slight sclerosis
Grade 3 (Moderate)
　Marked narrowing of joint space, definite osteophytes,
　some sclerosis and cyst formation, and deformity of the
　femoral head and acetabulum
Grade 4 (Severe)
　Gross loss of joint space with sclerosis and cysts, marked
　deformity of femoral head and acetabulum and large
　osteophytes

表6　Croft's modification of Kellgren & Lawrence grading
　　system (Croft Grade)

Grade 0
　No changes of osteoarthritis
Grade 1
　Osteophytosis only
Grade 2
　Joint space narrowing only
Grade 3
　Two of osteophytosis, joint space narrowing, subchondral
　sclerosis, and cyst formation
Grade 4
　Three of osteophytosis, joint space narrowing, subchondral
　sclerosis, and cyst formation
Grade 5
　As in Grade 4, but with deformity of the femoral head

準が用いられてきている．

　K/L 分類では，正常例を含めて 5 期に分類され，Grade 2 以上を股関節症と診断する場合が多い．大量のデータ処理が必要である疫学研究では，症状や機能障害の有無を問わない X 線像だけの基準が簡便で有用である．

　しかしながら，同様の画像所見を示す疾患群での鑑別には不向きな基準である．

　近年，いくつかのガイドラインで独自の診断基準が用いられるようになった（Young ら 2020）．それらは症状や可動域，年齢などから診断するという簡便なものである．画像評価をまったく伴わないため，プライマリケアにおいて股関節症患者をスクリーニングするのに有用な指標であるといえる．

　実際のところ，すべての研究の目的に合致する唯一の診断基準を作成することは困難であり，それゆえ世界的にコンセンサスの得られた股関節症の診断基準は存在していない．研究目的によって複数の診断基準が存在すべきであろう．

　わが国において最も用いられている病期分類は，日本整形外科学会股関節症病期分類の X 線像評価（上野 1971）である（表7）．

　前股関節症，初期股関節症，進行期股関節症，末期股関節症の 4 段階からなっている（図16）．

　特徴的なのは，将来的に関節症性変化をきたし得る可能性のある前状態，すなわち寛骨臼形成不全，大腿骨頭の変形，大腿骨頚部の短縮，前捻増強，大転子高位などの変形を有する状態が，前股関節症として定義されていることである．

　発育性股関節形成不全，寛骨臼形成不全症に伴った 2 次性の股関節症が多いわが国特有の概念といえる．

　初期股関節症以降は，画像上関節症性変化を有している状態であり，他の病期分類と類似している．

・**前股関節症**（図16a）
　寛骨臼形成不全や大腿骨頭変形などの先天的・後天的変形を有するが，関節裂隙は正常な状

表7　日本整形外科学会股関節症病期分類

判定／項目	関節裂隙	骨構造の変化	寛骨臼・骨頭の変化
4	ほぼ正常	ほとんどなし	形態ほぼ正常
3 （前股関節症）	関節面の不適合軽度 狭小化なし	骨梁配列の変化がありうる	先天性，後天性の形態変化あり
2 （初期）	関節面の不適合あり 部分的な狭小化	寛骨臼の骨硬化	軽度の骨棘形成
1 （進行期）	関節面の不適合あり 部分的な軟骨下骨質の接触	寛骨臼の骨硬化，寛骨臼あるいは骨頭の骨嚢胞	骨棘形成あり，臼底の増殖性変化
0 （末期）	関節面の不適合あり 荷重部関節裂隙の広範な消失	広汎な骨硬化，巨大な骨嚢胞	著明な骨棘形成や臼底の二重像，寛骨臼の破壊

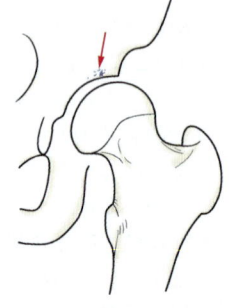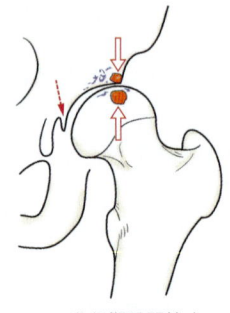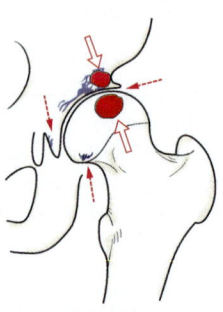

a. 前股関節症　　　　　b. 初期股関節症　　　　　c. 進行期股関節症　　　　　d. 末期股関節症

（赤矢印：骨硬化像，赤点線矢印：骨棘形成，赤白抜き矢印：骨囊胞形成）

図16　日本整形外科学会股関節症病期分類

態.
- **初期股関節症**（図16b）
  関節裂隙のわずかな狭小化，関節面の不適合，荷重部の骨硬化像などがみられる状態.
- **進行期股関節症**（図16c）
  関節裂隙の明らかな狭小化，関節面の不適合，大腿骨頭・寛骨臼辺縁部の骨棘形成，大腿骨頭の骨硬化像，囊胞形成がみられる状態.
- **末期股関節症**（図16d）
  関節裂隙の広範な消失，広範な骨硬化，骨囊胞，著明な骨棘形成，寛骨臼底部の二重像などがみられる状態.

これらの病期分類は，疾患の画像的な進行度を示したものであるため，患者の症状，年齢，活動性などとともに治療方針を決定する最も重要な因子の1つである.

特に，骨切り術などの関節温存手術を選択する場合は，術式により適応となる病期が異なり，治療成績に大きく影響するため，病期の正確な把握が重要となる.

文献

Altman R, Alarcon G, Appelrouth D, et al. The American College of Rheumatology criteria for the classification and reporting of osteoarthritis of the hip. Arthritis Rheum. 1991; 34 : 505-514.

Croft P, Cooper C, Wickham C, et al. Defining osteoarthritis of the hip for epidemiologic studies. Am J Epidemiol. 1990; 132 : 514-522.

Kellgren JH, Lawrence JS. Radiological assessment of osteoarthrosis. Ann Rheum Dis. 1957; 16 : 494-502.

上野良三. 変形性股関節症に対する各種治療法の比較検討. 3. X線像からの評価. 日整会誌. 1971; 45 : 826-828.

Young JJ, Skou ST, Koes BW, et al. Proportion of patients with hip osteoarthritis in primary care identified by differing clinical criteria: a cross-sectional study of 4699 patients. Osteoarthr Cartil Open. 2020; 2: 100111.

2 臨床症状，身体所見

股関節症に伴った臨床症状は，主に疼痛，跛行，可動域制限である．それらに関連した身体所見を見落とさないことが重要である.

詳細は，Ⅱ編1章（☞ p.165）を参照.

1. 疼　痛

股関節症の主訴のなかで最も頻度が高い．部位としては鼡径部が一般的だが，殿部や大腿前面部，膝周囲部に認めることも多い.

初期症状としては，歩行時や荷重時，動作開始時に認められる鼡径部の異和感，歩行後に認められる鈍痛などであり，安静時には症状を認めないことが多い.

進行するにしたがって，疼痛の程度，頻度，持続時間が増加する.

高度に進行し，著しい拘縮や関節面の骨硬化が進んだものでは，疼痛が軽度となることがある.

鼡径靱帯の下縁，長内転筋外側縁，縫工筋内側縁に囲まれたScarpa三角の中央に圧痛を認めるが，高位亜脱臼股関節症の場合は，Scarpa三角の中央よりやや上外方に圧痛部が変位する（図17）.

Patrick（FABER）テストやFADIRテストなどといった手技によって疼痛が誘発される.

2. 跛　行

疼痛，筋力低下，脚長差，変形，関節拘縮などが存在すると，跛行を呈するようになる．疼痛が強い場合は，荷重時の疼痛を回避しようとして患肢の接地時間が短くなる.

罹病期間が長くなると殿筋の筋力低下をきたしてくるため，片脚立位時に健側の骨盤が下がる現象

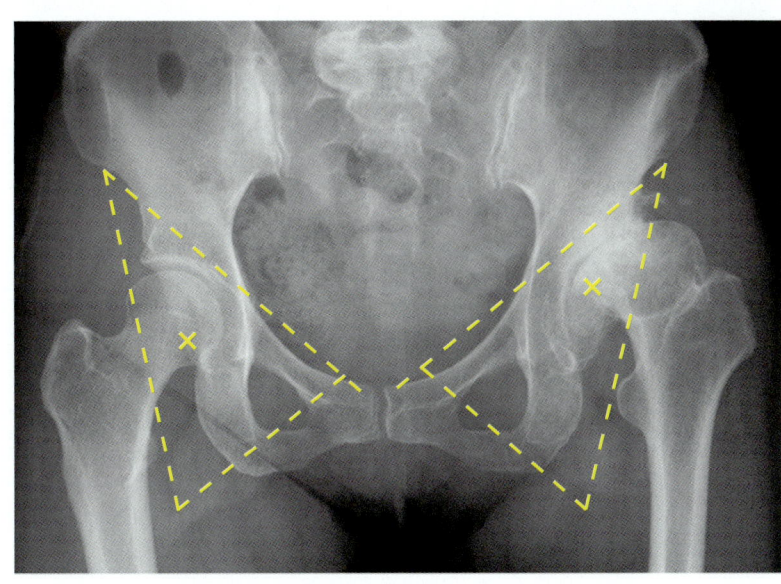

図 17　Scarpa 三角
高位亜脱臼股関節症の場合は，Scarpa
三角（点線で囲まれた三角形の部分）の
中央よりやや上外方に圧痛部（×印）が
変位する．

（Trendelenburg 徴候）が認められる．

　脚長差は，関節症の進行に伴った股関節中心の上
方変位，骨頭の扁平化，関節裂隙の狭小化，屈曲拘
縮，内転拘縮や外転拘縮に伴った骨盤の側方傾斜な
どにより生じる．

3．可動域制限

　画像における関節症性変化の進行度と可動域制
限の程度は相関するといわれている（Arokoski ら
2004）．

　内旋，外転の制限から始まり，進行していくにし
たがい，徐々に屈曲，伸展が制限されてくる．

　進行例では，屈曲・内転・外旋拘縮となる場合が
多く，日常生活動作では，足の爪切り，靴下の着脱，
和式トイレの使用などに支障が認められるようにな
る．

　骨切り術では，術前の可動域が治療成績に影響を
与えることがあり，画像所見とともに術前評価項目
としてきわめて重要である．

　また，股関節症の有無を知るための最も診断精度
の高い可動域制限は内旋制限であり，脊椎疾患と
の鑑別にも，内旋制限の有無がよい指標になると
いわれている（Birrell ら 2001，Bierma-Zeinstra ら
2002）．

文献

Arokoski MH, Haara M, Helminen HJ, et al. Physical function in men
　with and without hip osteoarthritis. Arch Phys Med Rehabil. 2004; 85
　: 574-581.
Bierma-Zeinstra SM, Oster JD, Bernsen RM, et al. Joint space narrowing
　and relationship with symptoms and signs in adults consulting for hip
pain in primary care. J Rheumatol. 2002; 29 : 1713-1718.
Birrell F, Croft P, Cooper C, et al. Predicting radiographic hip osteoarthritis
　from range of movement. Rheumatology (Oxford). 2001; 40 : 506-
　512.

3　画像診断

　股関節症の画像診断として有用なものには，主に
単純 X 線検査，X 線機能撮影，CT，MRI などがある．

　画像検査の流れとしては，まず単純 X 線撮影を
行い，それらを十分に吟味した上で，補足の画像検
査を追加する．

1．単純 X 線検査

　原則として，両股関節正面像と左右の側面像の 2
方向を撮影し，①関節裂隙の状態，②大腿骨頭と寛
骨臼の位置関係，③寛骨臼変形，大腿骨頭変形，骨
棘形成の有無，④骨構造の変化（骨硬化像，骨嚢胞）
などに着目する．

　関節裂隙の狭小化は，股関節痛との関連が強いと
いわれている（Lane ら 2004）．

　日本人の正常股関節における関節裂隙幅は男性で
5.3 ± 1.0mm，女性で 4.9 ± 0.8mm 程度と報告され
ており（藤井ら 1994），反対側と比較しながら狭小
化の有無を評価する．

　寛骨臼形成不全症は，股関節症発症のリスク
ファクターであり，CE 角，Sharp 角（図 18），
acetabular head index（AHI）などの測定が重要であ
る（図 19）．

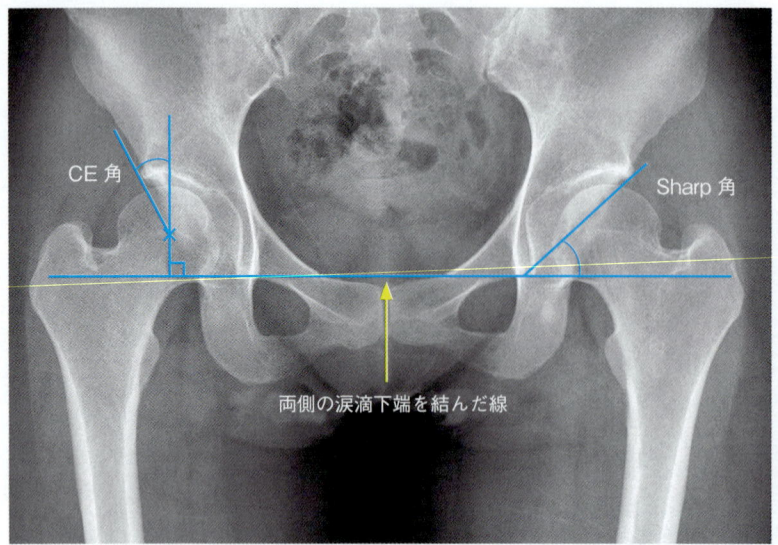

図18 CE角，Sharp角
単純X線像．center-edge（CE）角：左
右の涙滴下端を結んだ線を基準とし，
骨頭中心と寛骨臼嘴を結んだ線と，骨
頭中心を通り涙滴下端線に垂直な線と
のなす角度．Sharp角：左右の涙滴下
端を結んだ線と涙滴下端と寛骨臼嘴を
結んだ線とのなす角．

両側の涙滴下端を結んだ線

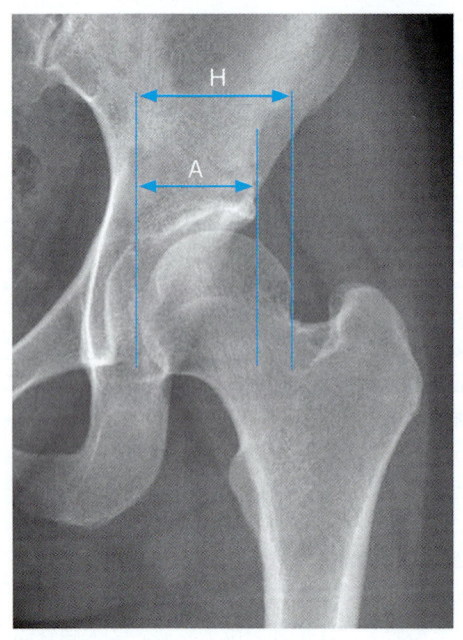

図19 acetabular head index（AHI）
大腿骨頭内側端から寛骨臼外側端までの距離（A）
を大腿骨頭横径（H）で除した値（A／H×100）．

日本人の正常例のCE角の平均値は男性30°〜
32°，女性27°〜34°，Sharp角の平均値は男性35°
〜39°，女性34°〜42°，AHIの平均値は男性82〜
88％，女性80〜89％と報告されており（表8，三
浦1971，水野ら1985，藤井ら1994，中村1994，吉
村ら1994，Yoshimuraら1998，Inoueら2000）．

性別や年齢により若干の違いはあるが，おおむね
CE角20°以下，Sharp角が45°以上，AHIが75％
未満のものは寛骨臼形成不全症と判断される．

矢状面での寛骨臼形成不全症の診断には，
Lequesne骨盤斜位撮影（図20）で得られるfalse
profile像（Lequesne 1961）が有用である（図21）．

寛骨臼の前方被覆の程度と矢状面での適合性の評
価が可能である．多くの寛骨臼形成不全症例では，
前外側での被覆が不十分であることや，関節裂隙狭
小化，骨嚢胞形成などは寛骨臼前方部から生じるこ
とが多いことなどから，従来の正面像で観察されに
くい早期の変化を検出できる（Chosaら1997）．

このfalse profile像で，骨頭中心から引いた垂線
と，骨頭中心から寛骨臼前縁に引いた線とのなす角
がVCA角とよばれ，前方のCE角にあたる．基準
値はCE角とほぼ同じで，20°未満が寛骨臼形成不
全症と診断される．

2．X線機能撮影

骨切り術に際しては，術前にアライメントを変化
させた場合の関節の適合性をシミュレーションし，
骨切り角度や骨の移動量を決定する必要がある．

そのため，股関節を内・外転，内・外旋，屈伸な
どさせた状態で撮影を行う（図22）．

一般に，外転位で求心性と適合性が改善する場合
は，大腿骨内反骨切り術や寛骨臼回転骨切り術の適
応が検討される．

内転位での適合性が改善，あるいは関節裂隙の開
大が認められる場合は，大腿骨外反骨切り術，内旋
位で求心性と適合性が改善する場合は，大腿骨減捻
骨切り術の適応が検討される．

3．CT

単純X線像では得られない水平横断像が観察で

表8　CE角，Sharp角，AHIの報告値

報告者（年）	CE角（男）	CE角（女）	Sharp角（男）	Sharp角（女）	AHI（男）	AHI（女）
三浦（1971）			35.9〜38.0	34.5〜37.9	81.5〜87.9	84.1〜88.5
水野ら（1985）		27.2 ± 6.1		41.5 ± 3.2		
藤井ら（1994）	30.0 ± 0.2	27.8 ± 6.8	38.7 ± 3.3	41.5 ± 3.5	82.1 ± 6.2	80.6 ± 6.7
中村（1994）	31.4 ± 6.4	29.9 ± 6.9	38.0 ± 3.7	40.1 ± 3.8		
吉村ら（1994）	60歳台 右30.0 ± 5.5 左31.3 ± 5.9 70歳台 右30.4 ± 6.9 左32.0 ± 6.8	60歳台 右30.4 ± 6.9 左30.8 ± 8.4 70歳台 右31.5 ± 8.1 左33.5 ± 7.6			60歳台 右83.3 ± 5.7 左83.8 ± 6.2 70歳台 右83.4 ± 6.2 左84.7 ± 6.7	60歳台 右85.9 ± 12.1 左85.7 ± 8.6 70歳台 右85.7 ± 7.9 左87.3 ± 7.3
Yoshimuraら（1998）	日本人 平均31 イギリス人 平均36	日本人 平均31 イギリス人 平均37				
Inoueら（2000）	日本人 平均35.1 フランス人 平均37.8	日本人 平均32.8 フランス人 平均36.9				

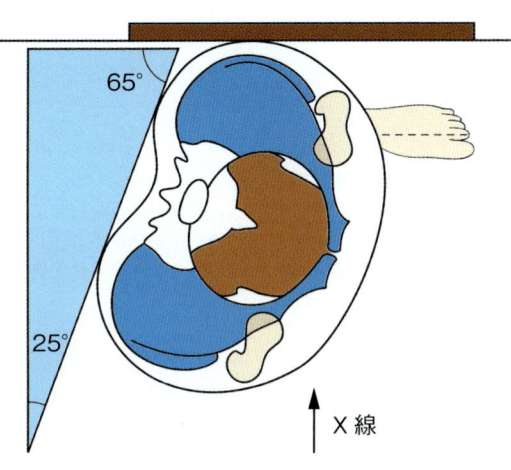

図20　Lequesne骨盤斜位撮影
立位で，X線カセッテを背にしてX線入射方向に対し25°身体を開いた状態で撮影する．

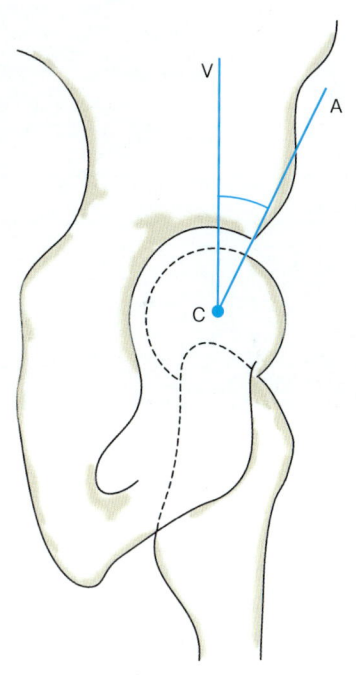

図21　false profile像とVCA角（左）
false profile像での骨頭中心を通る垂線（VC）と，寛骨臼前嘴と大腿骨頭中心を結んだ線（AC）とのなす角度がVCA角とよばれる．

きる．また，撮影で得られたデータを再構築することによってMPR（multiplanar reconstruction）像や3次元像の作製が可能である．

これらにより，寛骨臼の形態，寛骨臼と骨頭の3次元的位置関係，大腿骨頚部前捻角，股関節周囲筋の萎縮などが正確に把握でき，骨棘や骨嚢胞の位置および大きさを確認できる（図23）．

近年では，種々のコンピュータソフトウェアを用いることで，骨形態だけでなく股関節周囲筋の筋肉量や変性の程度も評価可能となった．

また，人工股関節全置換術や骨切り術においてCT-DICOMデータを用いた手術の3D術前計画およびシミュレーションが行われている．

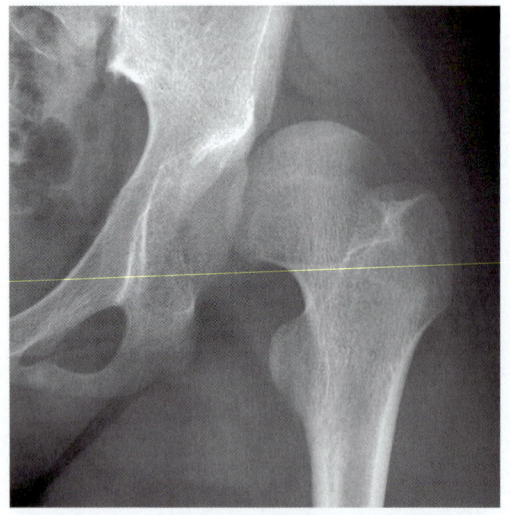

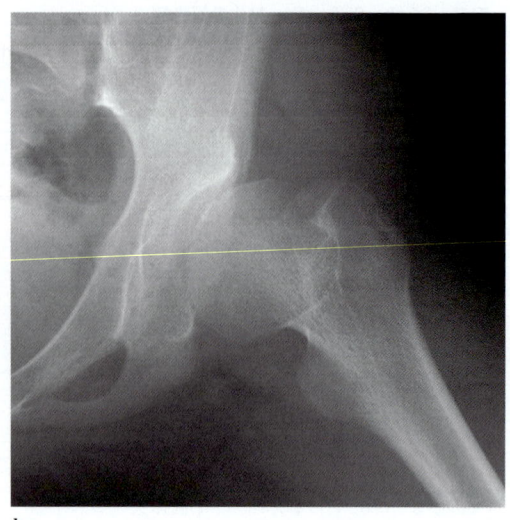

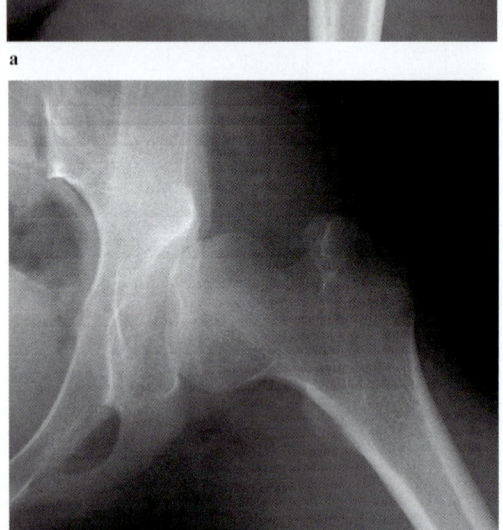

図22 動態撮影（機能撮影）像
a: 左股関節単純X線中間位像．大腿骨頭は亜脱臼している．
b: 左股関節単純X線外転位像．亜脱臼が整復されている．
c: 左股関節単純X線外転・内旋位像．より求心性と適合性が
　　よくなっている．

4. MRI

　MRI は，軟部組織や軟骨，滑膜組織，海綿骨内部の変化などが評価できるため，病態の把握や鑑別診断にも有用である．

　X線を用いた検査では，変化を描出できない骨髄浮腫や関節水腫，関節唇の変化，股関節周囲軟部組織の変化なども明瞭に描出される（図24）．

　特に脂肪抑制画像は，微細な変化でも明瞭に検出できる．また，軟骨変性の評価にも有用であり，T2 マッピング撮像により，早期の軟骨変性の診断や変性度の定量化が可能になっている（Nishii ら2010）．

5. 超音波検査

　超音波検査では，股関節内の液体貯留や滑膜増生，関節唇損傷の有無などを評価することが可能で

ある．

　特に，股関節内の液体貯留と滑膜増生に関しては検出精度が高い（Clausen ら 2020）．放射線被曝なしで動的な評価が可能なことや手軽に何回でも行えることが大きな利点である．

　ただし，関節の全体像や関節裂隙の狭小化，骨嚢胞形成などといったことを直接評価することはできない．

6. 関節鏡検査

　関節軟骨や関節唇の状態を観察することが主な検査目的となる．

　寛骨臼と骨頭の軟骨変性の程度，部位や範囲を診断することが可能である．画像では評価が難しい軽微な変性も観察することができるため早期の変形性股関節症の診断にも有用である（Santori ら 1999）．

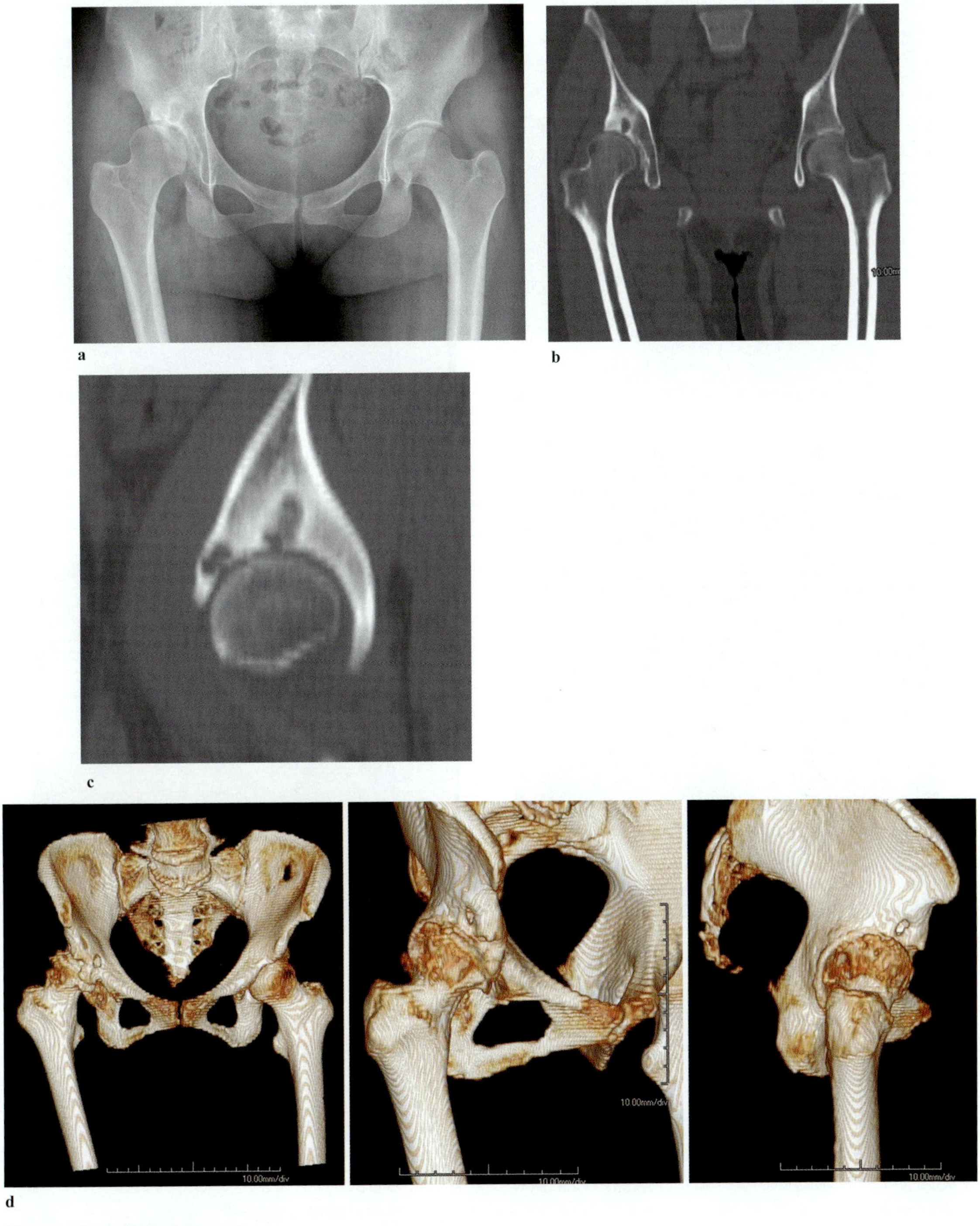

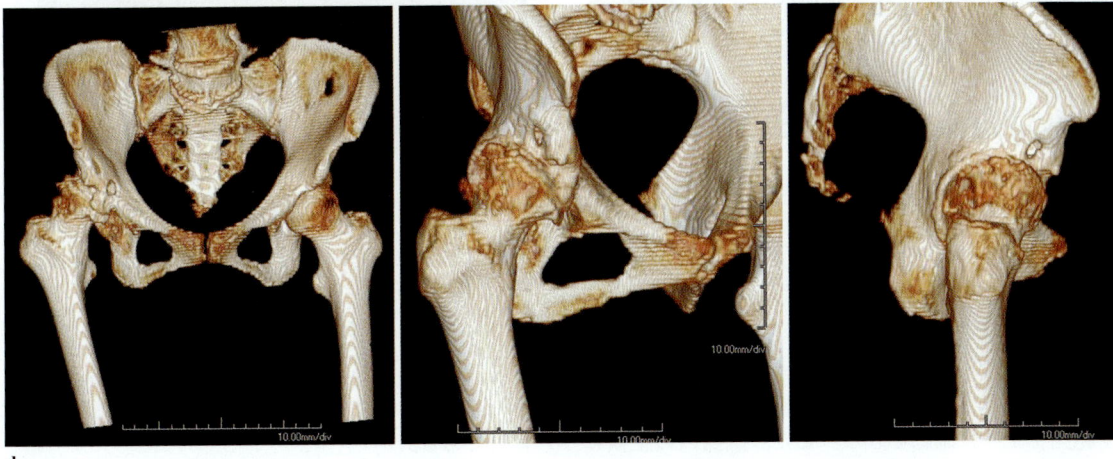

a

b

c

d

図 23　右進行期股関節症の CT

32 歳，女性．a: 単純 X 線正面像．b: CT．multiplanar reconstruction（MPR）冠状断像．c: CT（MPR 矢状断）像．単純 X 線像では
わかりにくい情報（骨嚢胞の 3 次元的な位置や大きさ，関節裂隙の狭小化部位，骨棘の形成状態）が確認できる．d: 3 次元 CT.
3 次元像により，亜脱臼や寛骨臼被覆の状態が 360°の方向から観察可能となる．

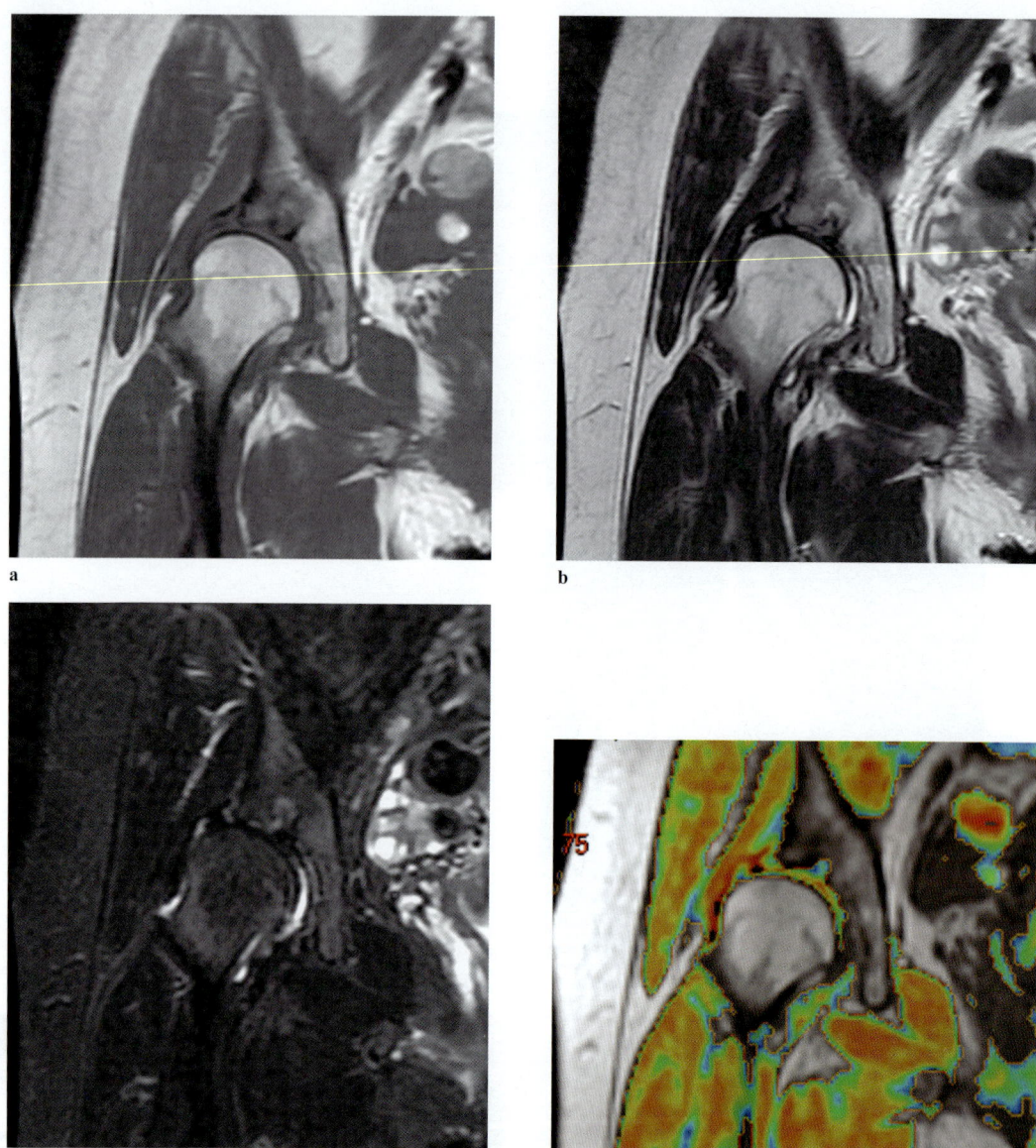

図24 右進行性股関節症の MRI

図 23 と同一症例.

a: T1 強調画像, b: T2 強調画像. 寛骨臼荷重部の骨嚢胞の状態や, 海綿骨内部の信号変化が確認できる. c: 脂肪抑制画像. 関節水腫の存在が明瞭に検出できる. d: T2 マッピング像. 荷重部の軟骨変性が確認できる.

関節唇の障害に対しても変性や断裂の程度, 部位や範囲を正確に確認できる. また, 関節内の生検にも有用である.

ただし, 検査に大きな侵襲を伴うため, 通常は治療と組み合わせて行われる場合がほとんどである. 検査のみの目的で施行する場合は限定的である.

7. 血液・生化学検査

末梢血, 尿, 関節液などを調べることは, 診断の補助・確定につながるとともに, 全身状態の把握に有用である.

股関節症の病勢を反映する検査法として, 臨床上活用されているものは現時点では存在しない. 今後の知見の集積が望まれる.

文献

Chosa E, Tajima N, Nagatsuru Y. Evaluation of acetabular coverage of the femoral head with anteroposterior and false profile radiographs of hip joint. J Orthop Sci. 1997; 2 : 378-390.

Clausen S, Kjær S, Fredberg U, et al. Ultrasound imaging in patients with hip pain and suspected hip osteoarthritis: an inter- rater and intra-rater reliability study. BMJ Open. 2020; 10: e038643.

藤井玄二, 桜井　実, 船山完一, 他. 日本人成人股関節の臼蓋・骨頭指数. 整形外科. 1994; 45 : 773-780.

Inoue K,Wicart P, Kawasaki T, et al. Prevalence of hip osteoarthritis and acetabular dysplasia in french and japanese adults. Rheumatology. 2000; 39 : 745-748.

Lane NE, Nevitt MC, Hochberg MC, et al. Progression of radiographic hip osteoarthritis over eight years in a community sample of elderly white women. Arthritis Rheum. 2004; 50 : 1477-1486.

Lequesne M, de Seze. Le profil du basin. Nouvelle incidence radiographique pour l'etude de la hanche. Son utilitdans les dysplasies et les fifferentes coxopathies. Rev Rhum Mal Osteoartic. 1961; 28 : 643-652.

三浦利治. 成人の正常股関節X線像における経年的変化に関する研究. 日整会誌. 1971; 45 : 703-714.

水野正昇, 岩田　久, 浅井哲二, 他. 成人股関節単純X線像の計測とその検討. Hip Joint. 1985; 11 : 105-109.

中村　茂. 日本人股関節の臼蓋・骨頭指数−400股の計測値. 整形外科. 1994; 45 : 769-772.

Nishii T, Shiomi T, Tanaka H, et al. Loaded cartilage T2 mapping in patients with hip dysplasia. Radiology. 2010; 256 : 955-965.

Santori N, Villar RN. Arthroscopic findings in the initial stages of hip osteoarthritis. Orthopedics. 1999; 22: 405-409.

吉村典子, 森岡聖次, 笠森隆洋, 他. 地域住民の股関節裂隙値の性, 年齢分布. 日骨形態計測会誌. 1994; 4 : 107-112.

Yoshimura N, Cambell L, Hashimoto T, et al. Acetabular dysplasia and hip osteoarthritis in Britain and Japan. Br J Rheumatol. 1998; 37 : 1193-1197.

F　治療方針の立て方

1　治療の目標と方針

股関節症の治療目標は, 症状の緩和と関節症の進行抑制である. 前・初期股関節症では後者の比重が高く, 病期が進行するに従い前者の比重が高くなる（図25）.

保存療法にも手術療法にも, 症状緩和目的のみのものと関節症進行抑制効果も併せ持つものがあり, 目的に応じて選択する必要がある.

症状緩和, 特に痛みの除去は必須の治療目標であり, その意味で対症療法は重要であるが, 慢性進行性疾患である股関節症においては股関節症の進行抑制の視点も忘れてはならず, 漫然と対症療法を継続すべきではない.

手術療法においては, 確実な除痛が期待できるTHAは有用で強力な手段であるが, 耐用性の観点から若年者には安易に選択すべきではない.

一方, 関節温存を目指すあまりに, 関節可動域制限などの症状の緩和が十分に得られないということも避けなければならない.

個々の患者のニーズも考慮し, ADLやQOLを短期的および長期的にも維持ないしは改善するという視点で治療計画を立案する必要がある.

2　治療の流れ

基本的にすべての症例に対してまずは保存療法が適応となるが, 保存療法の効果が不十分な場合, すなわち症状の緩和が十分に得られない場合や関節症の進行を認める場合, あるいは股関節症の進行リスクが高いと思われる場合には, 手術を考慮する（図26）.

わが国における股関節症進行の予測因子としては, 寛骨臼形成不全症の存在, 萎縮型の股関節症, 股関節痛の存在, などがあげられている.

一方, 欧米では, 高齢, 肥満, 股関節痛の存在,

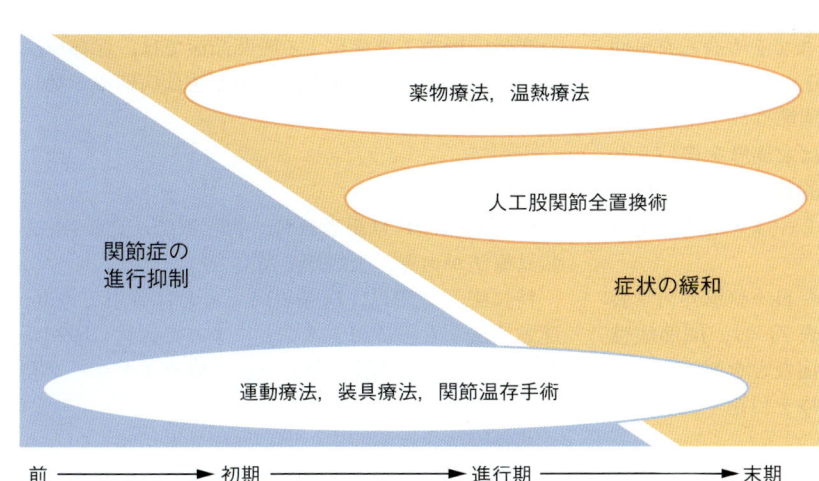

図25　股関節症の病期による治療目標と治療法の例

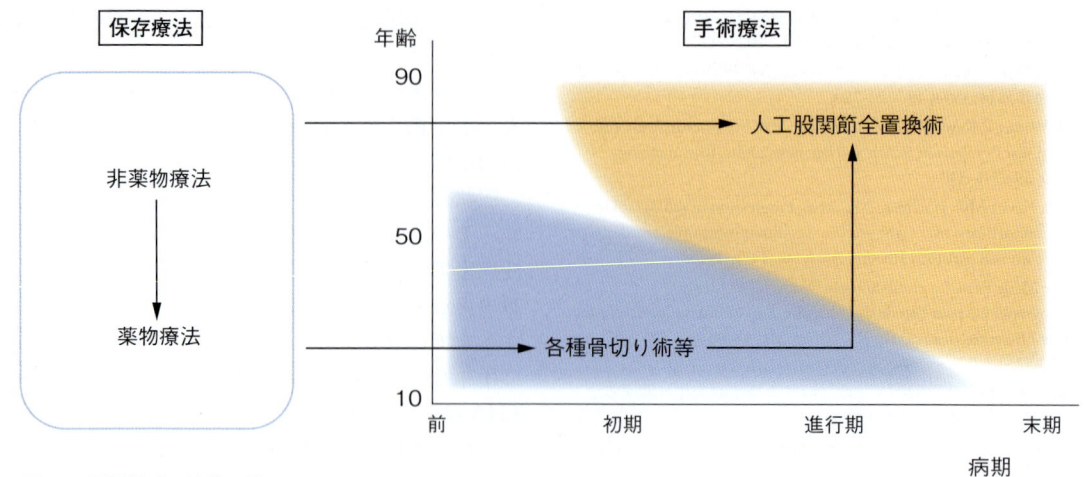

図26　股関節症の治療の流れ

股関節屈曲制限，併存疾患の存在，関節症性変化の存在（Kellgren & Lawrence grade ≧ 2），萎縮型の股関節症，大腿骨頭の上方または上外方への移動，軟骨下骨の骨硬化などといった多岐にわたる因子が予測因子としてあげられている（日本整形外科学会診療ガイドライン委員会 2024）．

手術適応の場合，まずは関節症の進行抑制効果も併せ持つ関節温存手術（主として骨切り術）の適応が検討され，その適応がなければ関節非温存手術（≒ THA）が行われる．

非ステロイド性抗炎症薬（non-steroidal anti-inflammatory drugs: NSAIDs）から疾患修飾性抗リウマチ薬（disease- modifying antirheumatic drugs: DMARDs）や生物学的製剤へのパラダイムシフトが起きた関節リウマチや，近年新薬が次々と登場する骨粗鬆症と異なり，股関節症に対する薬物療法として用いられてきたのは対症療法薬（symptom modifying OA drugs: SMOADs）のみである．

現在でも疾患修飾薬（disease-modifying OA drugs: DMOADs）はなく，発症の予防までをも含んだ早期治療は実現できていない（Oo 2022）．

わが国の股関節症は発育性股関節形成不全による2次性股関節症が多く，しばしば家族歴を伴い，女性に圧倒的に多いといった疫学的特徴があり，変形性関節症のなかでも早期治療がしやすい可能性がある．

また，わが国で汎用されてきた日本整形外科学会股関節症病期分類（☞ p.577，表 7）は，関節症性変化の出現前の寛骨臼形成不全症などを前股関節症として含んでいる点で，早期治療を目指す立場にも合致している．

文献

日本整形外科学会診療ガイドライン委員会. 変形性股関節症ガイドライン策定委員会. 編集：変形性股関節症診療ガイドライン改訂第3版, 南江堂. 2024；25-26.

Oo WM. Prospects of disease-modifying osteoarthritis drugs. Clin Geriatr Med. 2022; 38: 397-432.

3 治療法選択の留意点

明らかな原因のない1次性股関節症においては，保存療法は2次性股関節症と共通する部分が多いが，手術療法は通常 THA と関節鏡視下手術である．

何らかの原因疾患がある2次性股関節症の場合は，原因疾患の病態に応じた治療法選択が必要となる．

ここでは主としてわが国に多い寛骨臼形成不全症による股関節症に対する治療の留意点について述べる．その他の2次性股関節症については各原因疾患の章を参照されたい．

寛骨臼形成不全症による股関節症では，保存療法は全病期に適応があるが，手術療法は病期や年齢により適応術式が異なる．

1. 保存療法

非薬物療法には患者教育，物理療法，運動療法，装具療法があり，全病期を通じて行われる．

特に患者教育は，病識の向上などに有用であり，運動療法などを併用することによって症状の緩和が期待できる（日本整形外科学会診療ガイドライン委員会 2024）．

薬物療法には関節症の進行抑制効果が明らかなものはなく，現時点では対症療法であり，副作用に注

意しながら選択的に行う.

1）非薬物療法

寛骨臼形成不全症による2次性股関節症に限らず，股関節症の病態として股関節にかかる応力の増大があると考えられる.

患者教育や患者指導としては，体重コントロール，杖使用（健側に持たせる）や荷物の持ち方（患側に持たせる），過度の運動や疼痛誘発動作を控えるような指導，洋式生活の推奨などがあげられる.

自主運動療法の指導も含まれる.

これらが股関節症の進行抑制に有効であったことを示すエビデンスはほとんどないが，股関節症の病態や進行のリスクファクターを考えれば有効性は期待できる. 患者教育や患者指導は，すべての症例でまず初めに行われるべき方法である（Kolasinskiら2020，Whittakerら2021）.

物理療法としては温熱療法，超音波療法，マニュアルセラピーなどがある. エビデンスは少ないが（Kolasinskiら2020），短期的な症状緩和には有効であることが知られている.

運動療法は，主として股関節周囲筋の筋力増強訓練と，ストレッチングを含む関節可動域訓練がある.

特に，股関節外転筋力を強化することは，寛骨臼形成不全症において寛骨臼前外側縁に集中する応力を分散させ求心性を高める意義があり，症状の緩和ならびに関節症の進行抑制に有効と考えられる.

筋力増強訓練は術後の早期回復の観点からも意義があるため，手術適応例にも行われる. 種々の前向き研究で，治療的運動療法は，症候性股関節症患者の疼痛を軽減し，身体機能を改善できることが示されている（Fransenら2014）.

2）薬物療法

股関節症に対して現時点で効果の明らかなDMOADsは存在しない.

ただし，変形性関節症の発症における軟骨下骨の重要性から，ビスフォスフォネート製剤などの骨粗鬆症薬がDMOADsとして有効である可能性がある（Backer-LePainら2012）. しかしながらわが国においては保険適用がなく，骨粗鬆症合併例では投与を考慮されてもよい.

SMOADsとしては，NSAIDsやアセトアミノフェン，弱オピオイドであるトラマドール，セロトニン・ノルアドレナリン再取り込み阻害薬であるデュロキセチンの内服や，ステロイドやヒアルロン酸製剤の関節内注入などがあり，短期的な症状緩和と機能の改善に有効である（Kolasinskiら2020，日本整形外科学会診療ガイドライン委員会2024）.

内服薬に関しては，いずれも股関節症の進行抑制効果は期待できないことや，NSAIDs内服における胃腸障害や腎機能障害，アセトアミノフェンの肝機能障害，弱オピオイドの悪心，めまい，便秘などといった特有の副作用にも留意する必要があることから，漫然と継続しないよう注意すべきである.

注射薬に関しては，ステロイドやヒアルロン酸製剤が海外では広く用いられているが，わが国においては，ヒアルロン酸単一製剤には保険適用がなく，ジクロフェナクを共有結合させたヒアルロン酸製剤にのみ保険適用がある.

いずれの製剤も，長期的な有効性，股関節症の進行抑制やQOL向上に関する効果を示した研究はなく，その影響は不明である（日本整形外科学会診療ガイドライン委員会2024）.

2．手術療法

原則として，関節温存手術の適応の有無をまず考慮し，適応がなければ関節非温存手術を選択する.

関節温存手術は主として骨切り術である. 関節鏡視下手術も検討される. 特殊な術式として，筋解離術があるが今日では非一般的である.

関節非温存手術にはTHA以外に関節固定術も含まれるが，可動性を失う短所や長期的な隣接関節障害の問題から，現在ではTHAが何らかの理由で選択しえないような若年男性の単関節罹患例に例外的に行われるのみである.

THAは初回手術術式としてだけでなく，過去の関節温存手術や関節固定術の後のサルベージ手術としても行われる.

X線学的病期は必ずしも臨床症状と平行しないため，手術の適応決定の絶対的指標とはならないが，術式選択の指標としては患者の年齢とともに重要である（図26）.

これに，関節可動域（高度拘縮例は骨切り術の非適応）や，反対側罹患や隣接関節障害の有無などを加味して適応のある術式を検討する. また，患者背景（職業，趣味，出産などの将来計画）を考慮する.

関節温存手術のうち，特に骨切り術においては，50〜60歳が適応上限とされる場合が多い.

THAは60歳台以降での標準術式といえるが，近年の人工関節の耐用性向上や，早期社会復帰のニーズなどから，若年者でも行われるようになっている.

1）前・初期股関節症に対する手術療法

前・初期股関節症では疼痛や関節機能障害などの症状は高度ではない場合も多いことから，症状の緩和にも増して関節症の進行抑制が重要な目的となる.

骨盤側手術としては寛骨臼移動術・回転骨切り術，

periacetabular osteotomy，寛骨臼形成術（棚形成術），Chiari 骨盤骨切り術があり，いずれも大腿骨頭の被覆改善を意図して行われる．

大腿骨側手術である大腿骨内反（および減捻）骨切り術では，股関節応力分布の正常化とともに，亜脱臼の是正による関節適合性の改善も期待できる．

扁平骨頭で荷重面が急峻な例では，大腿骨頭の荷重面の水平化によって関節応力集中を改善する目的で大腿骨外反骨切り術が行われることもある．

寛骨臼形成不全の程度，大腿骨頭形状，外転・内転位での適合性などを考慮し術式を選択するが，寛骨臼形成不全症では骨盤側と大腿骨側双方の形態異常を伴うことが多いことから，両者の合併手術も行われる．

その他，外転筋のレバーアームを延長させることで股関節応力分布を改善し関節を安定化させる大転子移行術があり，各種骨切り術に併せて行われることがある．

初期股関節症でも，疼痛が強く保存療法に抵抗性の高齢者例では，THA が適応となりうる．

2）進行期・末期股関節症に対する手術療法

進行期・末期股関節症においても，関節温存手術の適応となる場合の手術目的は症状の緩和と関節症進行抑制であり，関節機能回復に加え X 線学的病期の改善も期待できる．

ただし，長期的には再悪化する場合も少なくないため，関節症進行抑制の目的は，しばしば THA までの期間延長（time saving）とも換言される．

time saving により，単に THA 適応年齢までの待機のみではなく，その間の THA の材料や術式などの進歩も期待できる．

関節温存手術では，少なくとも 10 年間は良好な関節機能が維持されるべきである．そのためには厳格で適切な適応選択と手術手技が必須である．

一方，関節非温存手術である THA では確実かつ劇的な症状緩和（特に除痛）が得られる．

大腿骨外反骨切り術は，おおむね 50 歳未満の片側罹患例で，内転位 X 線撮影で荷重部関節裂隙が開大する場合がよい適応である．

拘縮が高度でないこと，萎縮型股関節症ではないことなどの条件も満たす必要がある．

寛骨臼の形成不全が強い場合は Chiari 骨盤骨切り術ないしは寛骨臼形成術（棚形成術）が同時に施行される．Chiari 骨盤骨切り術や寛骨臼回転骨切り術は，進行期股関節症の一部に対して単独でも行われる．

THA に比した骨切り術の短所として，脚長補正に限界があること，長期の後療法が必要で社会復帰

が遅いこと，両側罹患例で両側 1 期的手術ができないことなどがあげられる．

また，THA までの time saving の観点からは，THA に支障をきたすような変形を残さないようにする必要がある．

関節温存手術が適応とならない場合や，早期の社会復帰を優先する場合などにおいては THA が選択される．特に高齢者では第 1 選択となり，現在行われる手術の大半は THA と思われる．

文献

Baker-LePain JC, Lane NE. Role of bone architecture and anatomy in osteoarthritis. Bone. 2012; 51 : 197-203.

Fransen M, McConnell S, Hernandez-Molina G, et al. Exercise for osteoarthritis of the hip. Cochrane Database Syst Rev. 2014; (4): CD007912.

Kolasinski SL, Neogi T, Hochberg MC, et al. 2019 American College of Rheumatology/Arthritis Foundation Guideline for the Management of Osteoarthritis of the Hand, Hip, and Knee. Arthritis Rheumatol. 2020; 72: 220-233.

日本整形外科学会診療ガイドライン委員会，変形性股関節症診療ガイドライン策定委員会　編集：変形性股関節症診療ガイドライン，改定第3版．南江堂．2024；76-83.

Whittaker JL, Truong LK, Dhiman K, et al. Osteoarthritis year in review 2020: rehabilitation and outcomes. Osteoarthritis Cartilage. 2021; 29: 190-207.

G 保存療法

股関節症に対する保存療法は，生活指導や運動療法などの非薬物療法と NSAIDs をはじめとする薬物療法に大別される（表 9）．

保存治療に求められるのは，①疼痛や歩行機能などの臨床症状の改善（symptom modification），②軟骨障害や X 線上関節症変化の進行の防止（disease or structure modification）などである．

各国のガイドラインやエビデンスレベルの高い臨床研究では，多くの保存治療法に対しおおむね高い推奨度と症状改善に対する良好な効果が示されているが，薬物療法も含め関節症進行の防止効果が明らかにされた治療法は乏しい．

また，年齢，活動性，症状，X 線像上の関節症進行度，関節軟骨障害，滑膜炎などの状態にそれぞれの治療法の有効性や安全性は影響されるが，各保存治療法がどのような症例に治療効果が高く適応が考えられるかの十分な検討はなされていない．

ガイドラインなどで有効性の高いとされる保存治療法を施行しても症例によっては効果があがらないだけでなく，漫然と継続している間に関節症の悪化

や消化管障害などの合併症を発生する可能性もある．

　治療に携わる医師は手術療法のみならず各保存療法にも精通し，総合的な治療体系のなかで症例に応じ適切な保存療法を選択し，治療効果の継続的な評価のもとに適宜治療法の変更や手術療法への移行なども検討することが重要である．

表9　股関節症に対する主な保存療法

非薬物療法
- 患者教育・指導
- 体重コントロール
- 杖使用指導
- コルセット・ブレース・補高の使用
- 運動療法
　　（筋力増強訓練，関節可動域練習，水治療法など）
- 温熱療法
- 電気刺激療法
　　（Transcutaneous electrical nerve stimulation: TENS など）

薬物療法
- アセトアミノフェン
- NSAIDs（非ステロイド性抗炎症剤）
- デュロキセチン（セロトニン・ノルアドレナリン再取り込み阻害薬）
- オピオイド
- 抗サイトカイン療法
- 関節内注入（ステロイド・ヒアルロン酸）
- サプリメント
　　（グルコサミン・コンドロイチン・アボカド大豆不鹸化物など）

1 | 各国のガイドライン・提唱

　股関節や膝関節の変形性関節症に対する診療ガイドラインや提唱が，EULAR（The European League Against Rheumatism）（Fernandes ら 2013），AAOS（American Academy of Orthopaedic Surgeons 2023），ACR（American College of Rheumatology, Kolasinski ら 2020），OARSI（Zhang ら 2008, Bannuru ら 2019），日本整形外科学会など世界の主要学術団体から発表されている．

　わが国の変形性股関節症診療ガイドライン第3版（2024 年）では，日常生活の指導や家庭での運動などの患者教育，筋力増強訓練やストレッチ，水中歩行などの運動療法，NSAIDs などの薬物療法，ヒアルロン酸・ステロイドの関節内注入はどれも短期的な疼痛緩和や機能回復に有用性が認められるが，長期的な関節症進行予防効果は明らかでないとしている（表 10）．

　16 人の専門家による 1945 〜 2006 年までの各国のガイドラインのシステマティックレビューと推奨判断から作成された OARSI recommendation（2008 年）は，各治療効果のエビデンスレベルのみならず疼痛緩和効果度（effect size）や推奨度（SOR）が示され治療法間の比較が行いやすい利点がある（表 11）．

　OARSI recommendation（2019 年）では，膝関節・股関節・多関節の変形性関節症に対する保存的治療

表10　変形性股関節症診療ガイドライン第3版における保存療法の推奨
（日本整形外科診療ガイドライン委員会，変形性股関節症ガイドライン策定委員会　編集 2024 年）

治療法	内容	推奨レベル	エビデンスの強さ
患者教育	病態説明，生活指導など	2：実施することを提案する	C：効果の推定値に対する確信は限定的
運動療法	可動域訓練，筋力強化など	2：実施することを提案する	C：効果の推定値に対する確信は限定的
物理療法	マニュアルセラピー 温熱療法 超音波療法	2：実施することを提案する	C：効果の推定値に対する確信は限定的
歩行補助具・装具	杖・歩行器 股関節装具	2：実施することを提案する	C：効果の推定値に対する確信は限定的
内服薬物療法	アセトアミノフェン NSAIDs 弱オピオイド SNRI	2：実施することを提案する （短期的な疼痛緩和と機能改善）	B：効果の推定値に対する中等度の確信
サプリメント	コンドロイチン グルコサミン アボカド大豆不鹸化物 ヒアルロン酸	3：推奨を提示できない	D：効果の推定値がほとんど確信できない
関節内注入	ステロイド ヒアルロン酸	2：実施することを提案する	C：効果の推定値に対する確信は限定的

表 11　股関節症に対する保存療法の推奨：OARSI recommendation（Zhang ら 2008）

治療法	LoE*	ES (pain)**	SOR (%)#	説　明
非薬物療法				
患者教育	Ia	0.06	96	治療目的，生活様式の変更，訓練，体重コントロール，免荷法などの教育
運動療法	IV	0.25-0.52	85	エアロビクス，筋力増強訓練，可動域訓練，水中訓練など
肥満患者に対する体重減少	IV	0.13	96	
歩行時支持具の使用	IV		90	対側に杖の使用
温熱療法	Ia	0.69	64	
経皮的電気的神経刺激法（TENS）	Ia		58	短期的な疼痛緩和に有効
薬物療法				
アセトアミノフェン	IV	0.21	92	中程度の疼痛の治療にまず使用する経口鎮痛剤として有効
非ステロイド性抗炎症剤	Ia	0.32	93	有症状例には有効最低量で使用すべきだが，長期使用は避けること 消化管障害のリスクの高い患者には，COX-2 選択阻害薬の使用か，プロトンポンプインヒビター剤やミソプロストールの併用を行う
ステロイド関節内注入	Ib	0.72	78	特に強い痛みがあり経口鎮痛剤の効果の乏しい患者に使用してもよい
ヒアルロン酸関節内注入	Ia	0.32	64	ヒアルロン酸関節内注射は効果がありうる．効果は遅発性だが，より長期に持続する特徴がある
グルコサミン／コンドロイチン				股関節でのエビデンスは得られておらず推奨記載なし
Diacerein（抗サイトカイン療法）	Ib		41	関節症進行防止効果（structure modifying effect）を有する可能性がある
オピオイド	Ia-IV		82	ほかの薬物療法が効果のない難治性疼痛に対し使用

* LoE（level of evidence）Ia：RCT のメタアナリシス，Ib：RCT，IIa：コントロール臨床研究，IIb：非実験的記述的研究，III：観察研究（case-control study），IV：専門家の意見
** ES（effect size）コントロール群と治療群間の標準化した平均値の差．ES=0.2 small，ES=0.5 moderate，ES>0.8 large
# SOR（strength of recommendation）効果，安全性，費用効果性のエビデンスを考慮した専門家の意見から算出された推奨度

に関する RCT 論文から PICO が一致した 407 論文からシステマティックレビューとメタアナリシスのデータ解析が行われ，6 人のコアメンバーと 13 人の専門家の投票結果から作成された推奨が提示されている．

対象として，合併症のない患者，胃腸障害のある患者，心血管系の合併症のある患者，虚弱体質の患者，広範な痛みもしくはうつ状態の患者に関してそれぞれ推奨が示されている．

直接的なエビデンスはないため Level 1A での推奨項目はないが，陸上での運動プログラムや患者教育は，すべての患者に対して保存治療の中核と位置づけられている．

また，心身運動である太極拳やヨガは変形性膝関節症で有用であるため変形性股関節症でも Level 1B として推奨されている．

広範な痛みもしくはうつ状態の患者に関しては杖などの歩行補助具も推奨されている．代表的な各ガイドライン（表12）とわが国のガイドライン（表

13）を示す．

文献

American Academy of Orthopaedic Surgeons Management of Osteoarthritis of the Hip Evidence-Based Clinical Practice Guideline. 2023.（2024年6月21日閲覧）（https://www.aaos.org/quality/quality-programs/lower-extremity-programs/osteoarthritis-of-the-hip/）

Bannuru RR, Osani MC, Vaysbrot EE, et al. OARSI guidelines for the non-surgical management of knee, hip, and polyarticular osteoarthritis. Osteoarthritis Cartilage. 2019; 27: 1578-1589.

Fernandes L, Hagen KB, Bijlsma JW, et al. EULAR recommendations for the non-pharmacological core management of hip and knee osteoarthritis. Ann Rheum Dis. 2013; 72: 1125-1135.

Kolasinski SL, Neogi T, Hochberg MC, et al. 2019 American College of Rheumatology/Arthritis Foundation Guideline for the Management of Osteoarthritis of the Hand, Hip, and Knee. Arthritis Care Res (Hoboken). 2020; 72: 149-162.

日本整形外科学会診療ガイドライン委員会, 変形性股関節症ガイドライン策定委員会　編集. 変形性股関節症診療ガイドライン 改訂第2版. 南江堂. 2016.

日本整形外科学会診療ガイドライン委員会, 変形性股関節症診療ガイドライン策定委員会　編集. 変形性股関節症診療ガイドライン2024 改訂第3版. 南江堂. 2024.

表12　各ガイドラインの保存的治療における推奨

各ガイドライン				
ガイドライン名	EULAR	OARSI	AAOS	ACR
年　　度	2013	2019	2023	2019
対　　象	Hip & knee	Hip	Hip	Hand, Hip & knee
治療内容	推奨度			
患者教育	Ⅰa〜Ⅰb	Ⅰ	記載なし	St recom
体重管理	Ⅲ	Ⅱ	2：Limited	St recom
運動療法	Ⅰa	ⅠB	3：Moderate	St recom
物理療法	記載なし	記載なし	記載なし	Cn against
薬物療法（NSAIDs）	記載なし	ⅠB	4：Strong	St recom
歩行補助具（杖など）	Ⅲ	記載なし	記載なし	St recom
サプリメント（グルコサミン）	記載なし	記載なし	記載なし	St against
関節内注入 ・ステロイド ・ヒアルロン酸	記載なし	記載なし	3：Moderate 4：Strong	St recom St against

EULAR, OARSI; Ia, b から順に推奨
AAOS; 1：Consensus, 2：Limited, 3：Moderate, 4：Strong
ACR; St recom ＝ Strong recommendded, Cn recom ＝conditionary recommended, Cn against＝ conditionary recommended against, St against＝ Strong recommended against

表13　わが国の変形性股関節症診療ガイドライン

（日本整形外科診療ガイドライン委員会，変形性股関節症ガイドライン策定委員会　編集 2024 年）

変形性股関節症診療ガイドライン	2016	2024
・患者教育	Grade A；強く推奨する	推奨度2；実施することを提案する
・運動療法	Grade B；推奨する	推奨度2；実施することを提案する
・物理療法	Grade C；考慮してもよい	推奨度2；実施することを提案する
・歩行補助具（杖・歩行器） ・股関節装具	Grade B；推奨する Grade I；効果不明	推奨度2；実施することを提案する
・内服薬物療法	NSAIDs アセトアミノフェン　　Grade B；推奨する 弱オピオイド	NSAIDs アセトアミノフェン　推奨度2；実施する 弱オピオイド　　　　　ことを提案する SNRI
・サプリメント内服	Grade I；効果不明	推奨度3；推奨を提示できない
・関節内注入 （ステロイド、ヒアルロン酸）	Grade C；考慮してもよい	推奨度2；実施することを提案する

Recommendations for the medical management of osteoarthritis of the hip and knee: 2000 update. American College of Rheumatology Subcommittee on Osteoarthritis Guidelines. Arthritis Rheum. 2000; 43：1905-1915.

Zhang W, Moskowitz RW, Nuki G, et al. OARSI recommendations for the management of hip and knee osteoarthritis, Part II: OARSI evidence-based, expert consensus guidelines. Osteoarthritis Cartilage. 2008; 16：137-162.

2　非薬物療法

1．体重コントロール

歩行時股関節には体重の2〜3倍の負荷がかかっているとされ，肥満は股関節への直接的な力学的負荷の増大につながり，BMI 高値を正常範囲内にコントロールした際の関節症発生頻度は 26％程度減少すると推定されている（Felson ら 1998）.

肥満は股関節周囲筋力の低下，炎症性サイトカインの産生亢進，関節軟骨や骨代謝の機能低下にも関連し（Hulens ら 2001，Eaton 2004，Richette ら

2011），股関節や膝関節の変形性関節症の重要な発症リスク要因となる．

BMI が 25 以上や 28 以上の過体重・肥満者では，股関節症の罹患リスクが 2 倍程度に上昇するとされる（Lievense ら 2002）．

BMI と X 線学的および臨床症状を有する股関節症との関連を示すシステマティックレビューが存在する（Jiang ら 2011）．

BMI 高値は THA の感染や脱臼，静脈血栓塞栓症などの合併症リスクを増大することも考慮すると（Beksaç ら 2006，Lübbeke ら 2007），寛骨臼形成不全などの骨形態異常の影響性が高いわが国においても，体重コントロールは関節症進行予防や手術後合併症予防のため重要である．

変形性膝関節症を有する肥満患者での体重減少の膝関節症状と歩行機能改善に対する有効性はいくつかのランダム化比較試験（randomized controlled trial: RCT）で明らかとなっているが，股関節症患者での RCT などの質の高いエビデンスは依然として得られていない．

そのため，近年のガイドラインではダイエットによる体重管理教育を強く推奨していないものもあるが，通常の健康管理面から BMI 30kg/m^2 をこえる場合には体重管理を要するとされている（Bannuru ら 2019）．

疼痛や機能障害のために日常活動性の低下した変形性股関節症患者の体重コントロールは容易でないと推察される．適切な摂取カロリーを算定した食事療法や下肢負荷を軽減するような水治療法は股関節症状を有しても実行可能な体重コントロール法である．

食事療法などが無効な肥満症に対し胃バイパス術や胃バンディング術などの肥満手術は体重減少に有効性の高い手術療法とされる．

股関節症を有する肥満患者に対する肥満手術により，30 〜 40kg の体重減少とともに股関節痛などの症状改善効果が示されている（Gill ら 2011）．

体重管理と患者教育を行った群では患者教育のみの群に比べて疼痛の改善には有意差はなかったものの，介入 6 か月時評価で有意に活動の質の改善を認めたとする RCT 報告がある（Olsen ら 2022）．

体重管理など患者教育単独での疼痛改善エビデンスを示す報告はなく，患者教育に関しては，わが国のガイドラインでは 2016 年版の Grade A から 2024 年版では推奨度 2 に変更されている．

2．歩行支持具の使用

片側性に強い股関節症状を有する患者では，歩行時に罹患股関節の対側に杖や松葉杖を使用することにより，生体力学解析では罹患股関節の高い負荷軽減効果が示されている．

前額面でみた立位時の骨盤の力学バランスの解析では，杖を使用しない場合に比較し，杖に 20 ポンド（約 9kg）または 33 ポンド（15kg）の支持力を負荷することにより罹患股関節の負荷力はそれぞれ 40%，70% 軽減される（Blount 1956）．

歩行解析により 27 例の片側進行期股関節症の患者群において，1 本杖の使用により杖なしの状態と比較して，患側の最大外転モーメントが平均 25% 減少し健側の床反力の増大を認め，有意な体幹の側方動揺性の低下と VAS の改善を認めたとの報告がある（Tazawa ら 2022）．

臨床例でエビデンスレベルの高い RCT などにより杖使用の疼痛軽減や関節症進展防止の臨床効果は実証されていないものの，代表的なガイドラインでの支持具使用の推奨度は高い（Zhang ら 2008，Kolasinski ら 2020，NICE 2022）．

片側末期変形性股関節症の患者における補高の使用により，健側の床反力が増大し患側への荷重負荷を増加させることなく歩行速度を増加させる効果が得られたとする報告がある（脇田ら 2014）．

わが国からの股関節装具（WISH 型，☞ p.299，図 4）による疼痛軽減や筋力補助効果が報告（佐藤ら 2014，Sato ら 2019）されており，海外からも中等度以上の進行した股関節症にも有効性があるとする報告（Steingrebe ら 2022）がある．

わが国のガイドラインでは，2016 年版は Grade B とされていたが，その後に高いエビデンスを示す報告がなされていないため，2024 年版では推奨度 2 に変更されている．

3．温熱療法

温熱療法には，表在性に加温するホットパック，皮膚から 2 〜 3cm を中心に加温する超短波・極超短波療法，関節包や靱帯などの深部まで加温される超音波，全身性に加温する温泉浴，などがある．

股関節周囲組織の温度上昇により，痛覚閾値の上昇，疼痛・筋攣縮の抑制，骨格筋の弛緩，血流量増加などの効果が推定され，疼痛の軽減効果や関節可動域の改善効果が見込まれる．

温熱療法の有効性に関する比較臨床試験の報告は乏しい．変形性腰椎症，変形性膝関節症，股関節症の患者に対する 3 週間の温泉浴を行った RCT では，通常の保存療法群に比べて 6 か月後の全般的な疼痛スコアと機能スコアの改善や NSAIDs 使用量の減少が有意に認められている（Nguyen ら 1997）．

ただし，疼痛軽減効果に関しては，変形性腰椎症や変形性膝関節症例での改善効果が大きく，股関節症患者にかぎれば通常の保存療法群に対して有意な差は認められていなかった．

治療効果のエビデンスを示す報告はなく海外のガイドラインでは触れられていない．わが国のガイドラインでは，2016年版はGrade C，その後もエビデンスを示す報告がないため，2024年版も推奨度2にとどまっている．

4．運動療法

わが国で頻度の高い寛骨臼形成不全症や（亜）脱臼性股関節症では，大転子高位や大腿骨前捻異常により関節症進行以前より外転筋を中心とする筋力不全や低緊張による跛行などの歩行機能異常を呈する場合がある．

また，股関節症の進行とともに炎症性反応や修復反応が生じる．疼痛や関節拘縮のため機能障害が悪化し，さらなる疼痛や炎症が増す．

運動療法の主な目的は，関節拘縮の改善や防止であり周囲筋力増強により機能障害の改善を図ることである．

主要な運動療法はストレッチングを含む関節可動域訓練と筋力増強訓練である．

関節可動域訓練はいったん関節拘縮が進行すると大きな改善は一般に困難であるため関節拘縮が軽度の時期より継続的に行うことが望ましい．

一定の拘縮がみられる時はすぐに他動的に可動域拡大を図るのではなく，まず自動可動域訓練から始め，段階的に他動可動域訓練の負荷を強めて可動域の拡大を進めていく．

疼痛の悪化をきたしにくく効率的である．

また，運動療法単独で行うよりも，温熱療法や薬物療法を併用し，疼痛や反射的な筋攣縮をなるべく抑制しておくと可動域拡大が図りやすい．

筋力増強訓練では股関節周囲の主要支持筋である中殿筋，大殿筋，大腿四頭筋，ハムストリングの訓練が重要である．

種々の具体的な筋力訓練法が用いられているが，関節運動の有無により等尺性運動と等張性運動に大別される（図27）．

等尺性運動は関節を可動させないため疼痛を引き起こしにくい．疼痛や拘縮の程度が強い場合に適している．

等張性運動は関節拘縮が強くない例では筋力増強に効果的とされる．

股関節症に伴う機能障害が股関節のみならず隣接する多関節の運動連鎖障害を伴いやすい．

運動下肢の末端が固定されているかどうかで，運動療法を開放運動連鎖訓練（open kinetic chain exercise: OKC）と閉鎖運動連鎖訓練（closed kinetic chain exercise: CKC）に分類することができる．

OKCでは股関節の近位部の体節が固定され遠位部の体節が動く単関節の運動であるのに対し，CKCでは遠位部の体節が固定され近位部の体節が動き膝関節や腰部など複数の関節が協調する動作と

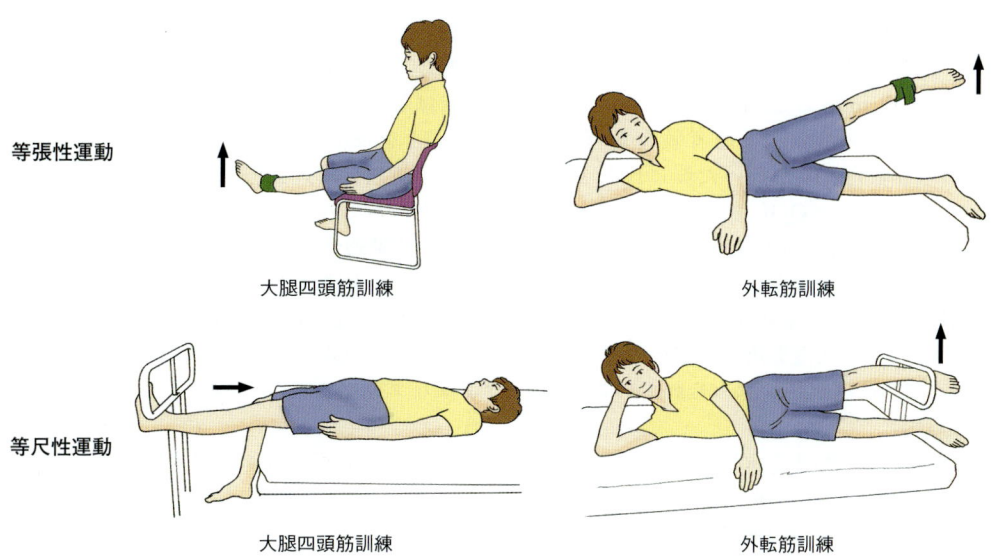

図27　大腿四頭筋・外転筋に対する等張性・等尺性運動訓練
等張性運動では，重量やゴムバンドの負荷に抗する筋収縮により関節を可動させ，等尺性運動では支柱などに足をかけ，関節非可動下に筋長を変えずに筋収縮訓練を行う．（石井ら1998より）

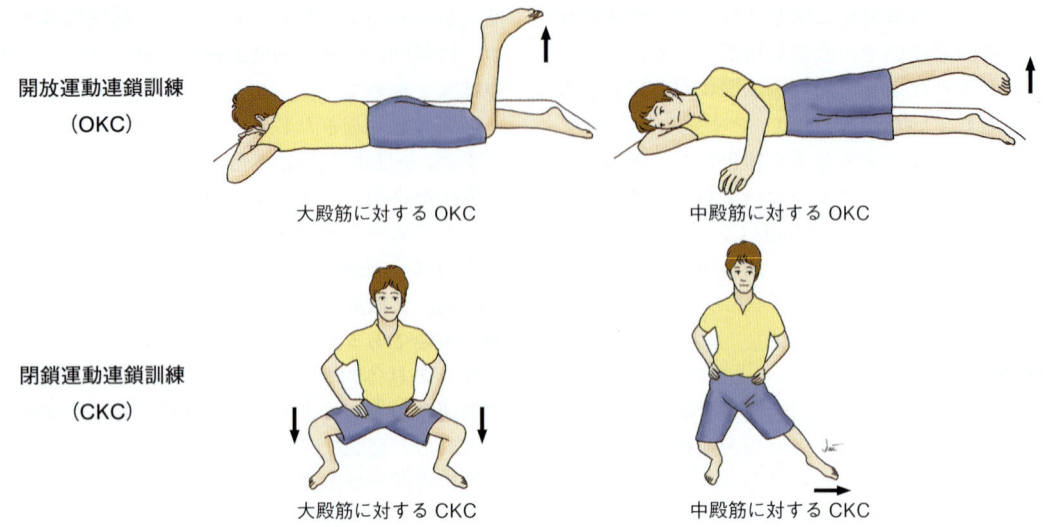

開放運動連鎖訓練
（OKC）

大殿筋に対するOKC　　　　　　　中殿筋に対するOKC

閉鎖運動連鎖訓練
（CKC）

大殿筋に対するCKC　　　　　　　中殿筋に対するCKC

図28　開放運動連鎖訓練（OKC）と閉鎖運動連鎖訓練（CKC）

なる（図28）．

　日常生活動作の多くは多関節運動である．CKC
において主動作筋，拮抗筋，周辺固定筋が協調して
収縮する運動は，より生理的で日常生活動作に反映
されやすい訓練となる．

　水治療法は，浮力により罹患関節の免荷効果を得
ながら，水の抵抗下に効果的な筋力増強訓練を行う
ことができる．

　免荷効果や水温による保温的効果による疼痛軽減
効果もあり，症状の強い股関節症にも適応しやすい
訓練法である．

　股関節症に対する運動療法はいくつかのRCTを
含む臨床研究を通じて有効性が示されているが，特
に水治療法で良好な治療効果が示されている（Lin
ら2004，Stener-Victorinら2004）．

　股関節症に対し水治療法と患者教育を行った
RCTでは，患者教育のみを行った群に比し3〜6
か月後まで疼痛，機能，QOLスコアの改善が認め
られている（Stener-Victorinら2004）．

　水治療法以外にも，8週間のフィットネス機器を
用いた運動療法と在宅訓練を施行した臨床研究で，
コントロール群に対して運動療法終了後の機能改善
と3か月後までの疼痛改善が認められている（Tak
ら2005）．

　ただし，股関節症に対する水治療法以外の運動療
法のRCTのメタアナリシス研究では，軽度の疼痛
軽減効果は認められたものの機能回復効果は明らか
でなかった（Fransenら2010）．

　わが国では，スクワット，踏み台昇降，腹筋運動，
片脚起立の運動療法を1年間継続した臨床研究にお
いて，65.4％の症例で効果が認められている．ただ
し，前・初期関節症に比し進行期・末期股関節症で
は効果が劣っていた（大橋ら2003）．

　わが国で自宅で簡便にできる運動療法としてジグ
リング（広松ら2014）が報告されている（図29）．

　50歳以下の進行期・末期股関節症30例37股で
ジグリングを含んだ保存療法（患者教育と筋力訓練）
を行い，平均3年6か月の追跡期間で関節裂隙が開
大した症例が6股（16.2％），JOAスコアの改善を
14股（37.8％）に認めた（三谷ら2014）．

　また，いずれも症例数の少ない報告ではあるが，ジグリングによるX線病期の改善と疼痛改善が報告されている（Teramotoら2020，Yoshizukaら2021）．ただし，いずれも高いエビデンスを示すものではない．

　THAをend pointとした6年間での股関節温存率が，患者教育と運動療法を行った群で41％，教育プログラムのみの群では25％であったとするRCT研究の中期報告がある（Svegeら2015）．

　治療効果を維持するためには運動療法の継続が重要なため（van Baarら2001），患者が強い負担を感じず，成果を確認しながら興味をもって続けられるようなプログラムや体制づくりも必要な課題である．

　近年ではデジタルデータを用いた自己管理プログラムの有用性も報告されている（Dahlbergら2020）．

　わが国のガイドラインでは，2016年版はGrade Bとされていたが，その後エビデンスを示す報告がほとんどなく，過去の論文とのメタ解析の結果で疼痛

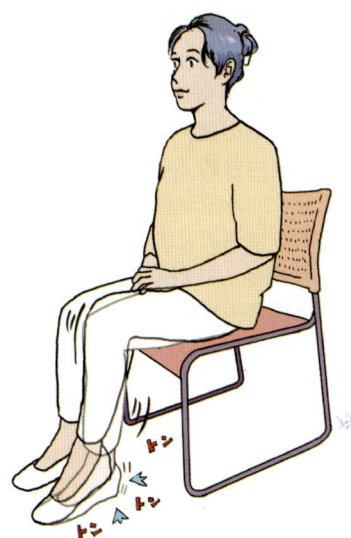

図29　ジグリング運動

改善の有意差はなく身体機能改善に有意差は認めており，2024年版では推奨度2に変更されている．

文献

Bannuru RR, Osani MC, Vaysbrot EE, et al. OARSI guidelines for the non-surgical management of knee, hip, and polyarticular osteoarthritis. Osteoarthritis Cartilage. 2019; 27: 1578-1589.

Beksaç B, González Della Valle A, Salvati EA. Thromboembolic disease after total hip arthroplasty: who is at risk? Clin Orthop Relat Res. 2006; 453 : 211-224.

Blount WP. Don't throw away the cane. J Bone Joint Surg Am. 1956; 38 : 695-708.

Dahlberg LE, Dell'Isola A, Lohmander LS, et al. Improving osteoarthritis care by digital means - Effects of a digital self-management program after 24- or 48-weeks of treatment. PLoS One. 2020; 15: e0229783.

Eaton CB. Obesity as a risk factor for osteoarthritis: mechanical versus metabolic. Med Health R I. 2004; 87 : 201-204.

Felson DT, Zhang Y. An update on the epidemiology of knee and hip osteoarthritis with a view to prevention. Arthritis Rheum. 1998; 41 : 1343-1355.

Fransen M, McConnell S, Hernandez-Molina G, et al. Does land-based exercise reduce pain and disability associated with hip osteoarthritis? A meta-analysis of randomized controlled trials. Osteoarthritis Cartilage. 2010; 18 : 613-620.

Gill RS, Al-Adra DP, Shi X, et al. The benefits of bariatric surgery in obese patients with hip and knee osteoarthritis: a systematic review. Obes Rev. 2011; 12 : 1083-1089.

広松聖夫, 井上明生, 木下　斎, 他. 変形性股関節症に対する新しい理学療法─貧乏ゆすり（ジグリング）について─. Hip Joint. 2014; 40: 70-78.

Hulens M, Vansant G, Lysens R, et al. Study of differences in peripheral muscle strength of lean versus obese women: an allometric approach. Int J Obes Relat Metab Disord. 2001; 25 : 676-681.

石井良章, 松野丈夫, 坂巻豊教　編集. 股関節の外科. 医学書院. 1998.

Jiang L, Rong J, Wang Y, et al. The relationship between body mass index and hip osteoarthritis: A systematic review and meta-analysis. Joint Bone Spine. 2011; 78: 150-155.

Kolasinski SL, Neogi T, Hochberg MC, et al. 2019 American college of rheumatology/arthritis foundation guideline for the management of osteoarthritis of the hand, hip, and knee. Arthritis Care Res (Hoboken). 2020; 72: 149-162.

Lievense AM, Bierma-Zeinstra SM, Verhagen AP, et al. Influence of obesity on the development of osteoarthritis of the hip: a systematic review. Rheumatology (Oxford). 2002; 41 : 1155-1162.

Lin SY, Davey RC, Cochrane T. Community rehabilitation for older adults with osteoarthritis of the lower limb: a controlled clinical trial. Clin Rehabil. 2004; 18 : 92-101.

Lübbeke A, Stern R, Garavaglia G, et al. Differences in outcomes of obese women and men undergoing primary total hip arthroplasty. Arthritis Rheum. 2007; 57 : 327-334.

三谷　茂, 黒田崇之, 梅原憲史, 他. 50歳以下の進行期・末期股関節症に対する保存療法. Hip Joint. 2014; 40: 63-69.

Nguyen M, Revel M, Dougados M. Prolonged effects of 3 week therapy in a spa resort on lumbar spine, knee and hip osteoarthritis: follow-up after 6 months. A randomized controlled trial. Br J Rheumatol. 1997; 36 : 77-81.

NICE guideline. Osteoarthritis in over 16s: diagnosis and management. 2022（2024年6月21日閲覧）(https://www.nice.org.uk/guidance/ng226)

Olsen AL, Magnussen LH, Skjaerven LH, et al. Basic body awareness therapy versus standard care in hip osteoarthritis. A randomized controlled trial. Physiother Res Int. 2022; 27: e1930.

大橋弘嗣, 他. 変形性股関節症に対する運動療法の中期成績. Hip Joint 2003; 29 : 663-669.

Richette P, Poitou C, Garnero P, et al. Benefits of massive weight loss on symptoms, systemic inflammation and cartilage turnover in obese patients with knee osteoarthritis. Ann Rheum Dis. 2011; 70 : 139-144.

佐藤貴久, 小林敏彦, 割田敏朗, 他. 変形性股関節症におけるWISH型股関節用S字型装具の効果. Hip Joint. 2014; 40: 79-85.

Sato E, Yamaji T, Watanabe H. Effects of the WISH-type S-form hip brace on muscle strength in patients with osteoarthritis of the hip: A short-term longitudinal study. Prog Rehabil Med. 2019; 4: 20190015.

Steingrebe H, Stetter BJ, Sell S, et al. Effects of hip bracing on gait biomechanics, pain and function in subjects with mild to moderate hip osteoarthritis. Front Bioeng Biotechnol. 2022; 10: 888775.

Stener-Victorin E, Kruse-Smidje C, Jung K, et al. Comparison between electro-acupuncture and hydrotherapy, both in combination with patient education and patient education alone, on the symptomatic treatment of osteoarthritis of the hip. Clin J Pain. 2004; 20 : 179-185.

Svege I, Nordsletten L, Fernandes L, et al. Exercise therapy may postpone total hip replacement surgery in patients with hip osteoarthritis: a long-term follow-up of a randomised trial. Ann Rheum Dis. 2015; 74: 164-169.

Tak E, Staats P, Van Hespen A. The effects of an exercise program for older adults with osteoarthritis of the hip. J Rheumatol. 2005; 32 : 1106-1113.

Tazawa M, Arii H, Ibe Y, et al. Effects of walking with a cane on frontal plane hip joint loading in patients with late-stage unilateral hip osteoarthritis. Arch Rehabil Res Clin Transl. 2022; 4: 100209.

Teramoto Y, Fukushima K, Koyama T, et al. Impact of jiggling exercise as conservative treatment for hip osteoarthritis: A report of two cases. Case Rep Orthop. 2020; 2020: 2804193.

van Baar ME, Dekker J, Oostendorp RA, et al. Effectiveness of exercise in patients with osteoarthritis of hip or knee: nine months' follow up. Ann Rheum Dis. 2001; 60 : 1123-1130.

脇田正徳, 森公彦, 有馬泰昭, 他. 変形性股関節症患者の脚長差に対する補高適用の有効性. 運動器リハビリテーション.2014; 25: 56-62.

Yoshizuka H, Sato T, Murakami J, et al. Short-term changes in radiographic joint space width after jiggling exercise as conservative treatment for hip osteoarthritis: A retrospective case series of nine patients. PLoS

One. 2021; 16: e0253643.

Zhang W, Moskowitz RW, Nuki G, et al. OARSI recommendations for the management of hip and knee osteoarthritis, Part II: OARSI evidence-based, expert consensus guidelines. Osteoarthritis Cartilage. 2008; 16 : 137-162.

3 | 薬物療法

1. 非ステロイド性抗炎症薬（NSAIDs）

NSAIDs はアラキドン酸カスケードにあるシクロオキシゲナーゼ（cyclooxygenase: COX）の活性を抑制し，ヒスタミンなどの炎症性ケミカルメディエーターの作用増強を阻害し，抗炎症・鎮痛作用を発揮する．

COX には作用の異なる COX-1 と COX-2 の 2 つのサブタイプがある（図 30）．

COX-1 は主に胃粘膜保護や腎血流量の増加などの生理的機能の維持に働き，COX-2 は主に炎症に関与する PGI2 や PGE2 の産生亢進に作用する．

COX-1 より COX-2 の阻害に強く作用する薬剤であれば，COX-1 の作用に関連する生理機能阻害による胃粘膜障害や腎機能障害などの副作用発生が少なく，強力な鎮痛・抗炎症作用が得られることが期待される．

化学構造により分類された主な NSAIDs のうち，メロキシカム，セレコキシブ，エトドラクなどは選択的に COX-2 阻害性の強い薬剤である．

また，ロキソプロフェンナトリウム，インドメタシン，ジクロフェナクナトリウムやエトドラクは血中半減期が 1 ～ 3 時間と作用時間が短く自覚症状に合わせて患者が服用量を調整しやすいのに対し，ピロキシカムやメロキシカムは血中半減期が 28 ～ 50 時間程度と作用時間が長く 1 日 1 回投与で服薬コンプライアンスが高くなり血中濃度も安定する利点がある．

一般的に，股関節症で疼痛のため一定時間以上の歩行や作業が制限されるようなレベルでは胃腸障害などの合併症リスクの低い COX-2 選択的阻害薬やプロピオン酸系薬剤を選択する．

立ち上がりや屋内移動でも強い痛みのため日常生活の制限が強いレベルでは強い鎮痛効果を有するアリール酢酸系薬剤の選択をする．

胃腸障害，腎機能・肝機能障害などの合併疾患，脳梗塞後の抗血栓薬の使用など合併疾患に対する薬剤投与状況も把握する．

薬剤服用に関するアドヒアランス，罹病期間からの薬剤使用歴なども考慮し，薬剤の選択，外用・経口・坐剤などの投与方法や 1 日の服用回数を調整することが重要である．

消化管障害の既往などのハイリスク患者には COX-2 選択的阻害薬，プロピオン酸系，坐剤の使用やプロスタグランジン製剤であるミソプロストールや高用量のヒスタミン H2 受容体拮抗薬，プロトンポンプインヒビター剤の併用が推奨される．

腎障害患者に対しては安全性が比較的高いアリール酢酸系のスリンダクや短半減期の NSAIDs の使用，NSAIDs の使用量を減らすことなどが望ましい（金子ら 2009）．

アセトアミノフェンは胃腸障害や腎障害，血小板障害などの副作用リスクは低いことが特徴だが鎮痛効果も比較的弱いため，日常生活動作に支障をきたすレベルの股関節症での治療効果は期待しにくい．

また，変形性膝関節症や股関節症に対するアセトアミノフェン使用群と NSAIDs の使用群の間で効果と安全性を比較したメタアナリシスでも，両群間に有害事象発生に関する有意差は認められていなかった（Lee ら 2004）．

267 人の変形性股関節症または膝関節症に対してアセトアミノフェン徐放性 1,300mg を 12 週間 1 日 3 回投与とプラセボを比較した RCT では，変形性

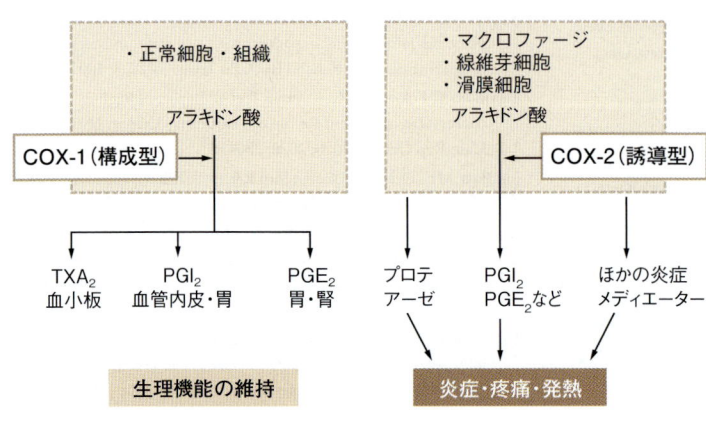

図 30　アラキドン酸カスケードと COX-1，COX-2 の作用機序（近藤 1999 より）

関節症の症状が緩和され，プラセボと比較して有害事象の発生率も同程度であった（Prior 2014）．

一方，同論文ではプラセボと比較して肝機能合併症の発生率は高く報告されている．

わが国のガイドラインでは，2016年版はメタ解析の結果でNSAIDsとアセトアミノフェンの疼痛緩和効果に有意差はなくGrade Bとされていたが，2024年版では合併症のメタ解析の結果でプラセボ群に対して肝機能障害が有意に多く，推奨度2とされている．

変形性膝関節症や股関節症に対するアセトアミノフェンより優れたNSAIDsの鎮痛効果はいくつかのメタアナリシスなどでも明らかである（Leeら2004，Zhangら2004）．

305人のNSAIDsおよび／またはアセトアミノフェンによる慢性治療を受けていた股関節または膝の変形性関節症患者に対するジクロフェナク35mg1日3回（TID），1日2回投与，プラセボを比較したRCTでは，股関節または膝の変形性関節症患者のHRQoL，痛み，こわばり，および身体機能を大幅に改善したと報告されている（Strandら2017）．

NSAIDsは即効性のある強い鎮痛効果を有し，オピオイド系鎮痛薬のような比較的短期間で多様な副作用がみられる頻度も低いため，日常診療で非常に使用しやすい薬剤である．

しかし，疾患修飾薬としての効果は示されておらず，逆にNSAIDsの使用により股関節症の進行リスクが増大したとする報告（Reijmanら2005）や消化器症状の合併症が有意に多いとする報告がある（Strandら2017）．

各ガイドラインでも，鎮痛効果のある最低量で短期における使用を推奨している（Bannuruら2019，Kolasinskiら2020，NICE 2022）．

わが国のガイドラインでは，2016年版はGrade Bとされていたが，2024年版では合併症のメタ解析の結果でプラセボ群に対して消化器症状が有意に多く，推奨度2とされている．

胃腸障害や腎障害などの副作用発生リスクを認識し，症状の持続する股関節症に対して鎮痛効果を目的としてNSAIDsを漫然と投与継続せずに，非薬物学的療法との併用・変更や骨切り術や人工関節置換術などの手術療法の適応も検討することが重要である．

オピオイドには，弱オピオイドである非麻薬性のトラマドール，および強オピオイドである麻薬性のフェンタニル貼付剤がある．

変形性膝関節症と股関節症の患者600例に対するRCT研究において，トラマドールを1日投与量で100mg，200mg，300mg群とプラセボ群との比較の結果，200mgと300mg投与群にはプラセボ群に対して有意な疼痛スコアの改善を認めた（DeLemosら2011）．

一方，弱オピオイドは依存性や呼吸抑制は弱いとされているが，便秘などの消化器症状や悪心などの中枢神経症状などの有害事象もある（DeLemosら2011，Osaniら2021）．

変形性膝関節症と股関節症の患者9,283例におけるRCTのシステマティックレビューとメタアナリシスで，オピオイドは，2，4，8，12週での痛みに対してわずかな効果を示し，身体機能についても同様の効果であり，一方で強オピオイドは，弱／中オピオイドよりも一貫して有効性が低く全体的に安全性が低かったと報告されている（Osaniら2021）．

依存性や退薬症候（不安，不眠など）に十分な注意が必要であり，慎重な適応で投薬する必要がある．

わが国のガイドラインでは，2016年版はGrade Bとされていたが，悪心・めまい・嘔吐の合併症のレビュー報告（Osaniら2021）もあり，2024年版ではメタ解析の結果でプラセボ群に対して合併症状が有意に多く，推奨度2とされている．

デュロキセチンは，セロトニン・ノルアドレナリン再取り込み阻害薬（SNRI）である．抗うつ薬であるが，わが国でも慢性腰痛症から適応症として投薬可能になっている．

投与初期よりプラセボと比較して鎮痛効果を認めたとのRCT報告があるが，安全性については不明である（Yueら2019）．

わが国のガイドラインでは，2024年度に新しく検討を行ったが変形性股関節症における報告が少ないためメタ解析にはいたらず，推奨度2とされた．

2. グルコサミン／コンドロイチン硫酸

グルコサミンやコンドロイチン硫酸は関節軟骨基質の主要成分の1つであるプロテオグリカンの構成要素である．

従来より小規模臨床研究などで関節痛の改善効果が示され，わが国でもサプリメントとして広く用いられている．

大規模RCTやRCTのメタアナリシスではグルコサミンやコンドロイチン硫酸の変形性膝関節症におけるsymptom modifying therapyとしての疼痛や機能の改善効果，また，structure modifying therapyとしてのX線関節裂隙狭小化や人工関節置換手術の回避効果については，肯定的から否定的な見解までさまざまな報告がみられる（Zhangら2008，2010）．

服用による胃腸障害などの副作用発生頻度は低く，海外の主要ガイドラインではその使用を否定はしないものの，アセトアミノフェンや NSAIDs に比べ消極的な推奨にとどまるものが多い（Bannuru ら 2019, Kolasinski ら 2020）．

股関節症例 222 例でのグルコサミン投与 2 年間の RCT 研究では，全体症例および関節症進行度に応じた症例ごとに解析を行った結果，コントロール群に比し疼痛・機能スコアの変化，X 線像上の関節裂隙狭小化進行性とも有意な差はみられなかったと報告されている（Rozendaal ら 2008, 2009）．

変形性膝関節および股関節症患者に対して経口グルコサミンの効果を評価した RCT 論文のメタアナリシスにおいて，経口グルコサミンは短期（3 か月）および長期（24 か月）の追調査で痛みや機能に関してプラセボに対する優位性はなかった（Runhaar ら 2017）．

オーストラリアの一般医における 2005 〜 2010 年までと 2010 〜 2016 年までの股関節症に対する治療傾向の調査結果においてもグルコサミンは大きく減少していた（Bennell ら 2021）．

コンドロイチン投与 4,962 例とプラセボ，NSAIDs などのアクティブコントロール，グルコサミンなどの他のサプリメント投与を行った変形性関節症患者 4,148 例を比較した RCT レビューの結果，コンドロイチン（単独またはグルコサミンと組み合わせ）が短期間ではプラセボより痛みを改善し重篤な有害事象のリスクが低かったとする報告がある（Singh ら 2015）．

副作用は少ないとする報告は多いが，依然として股関節症例においてその有効性と安全性を評価したエビデンスレベルの高い臨床研究は乏しい．

股関節症に対するグルコサミンやコンドロイチンの symptom / structure modifying therapy としての臨床的有効性はいまだ明らかにされていない．

わが国のガイドラインでは，2016 年版はプラセボと有意差がないとする報告があり一定の見解がなく Grade I とされていた．その後に有用性を示すエビデンスの高い論文はないため 2024 年版でも「推奨度 3：推奨を提示できない」とされている．

3．関節内注入（ステロイドとヒアルロン酸）

ステロイドは強い消炎鎮痛作用を有し，変形性膝関節症例におけるステロイド剤の関節内注入はシステマティックレビューなどで約 2 〜 3 週間の強い疼痛軽減効果が得られることが示されている（Bellamy ら 2006）．

股関節症においても，ステロイドと局所麻酔薬の

それぞれの関節内注入後の 3 週・12 週の治療効果を比較した RCT でステロイド使用群に有意な疼痛と機能障害の改善効果が示されている（Kullenberg ら 2004）．

股関節症 52 例をステロイド関節内注入群と局所麻酔薬関節内注入群に分け，単回投与を行った RCT 研究において，ステロイド群で投与後 2 か月時点の疼痛，機能が有意に改善したと報告されている（Lambert ら 2007）．

透視下に関節内にステロイドを注入した股関節症 100 例において施行後 6 〜 8 週時の Oxford ヒップスコアは施行前より有意に改善していた（Subedi ら 2015）．

超音波使用下での関節内注射における合併症は局所麻酔薬と RCT 研究で比較し差異はないと報告されている（Paskins ら 2019）．股関節内への透視などを併用した関節内注射の効果を指示するエビデンスがあり，各ガイドラインでも推奨度は高い（Bannuru ら 2019, Kolasinski ら 2020）．

ただし，ステロイド関節内注射後の THA 感染を危惧する報告もある（Kaspar ら 2005, McIntosh ら 2006）．ステロイド関節内注射は短期に限り漫然と頻回に行うことは控えるべきである．

わが国のガイドラインでは，2016 年版は短期的には疼痛緩和，機能改善に有用であるが長期の病気進行予防は不明であり Grade C とされていた．

新規論文を加えたメタ解析の結果では，プラセボに対して有意な疼痛改善を認め合併症に関しては有意差を認めなかったが感染リスクが危惧されるため，2024 年版でも推奨度 2 とされている．

ヒアルロン酸は関節軟骨や滑膜，関節液中に含まれる多糖体の一種であり，関節注入により関節内潤滑作用と軟骨の保護作用，抗炎症作用や軟骨同化促進など多様な生理活性が示唆されている．

変形性膝関節症に対し週 1 回のヒアルロン酸関節内注入を 3 回以上施行した症例の RCT のメタアナリシスでは，注射後 2 〜 3 か月でプラセボ使用群に比し軽度ながらも疼痛軽減効果がみられたが，臨床試験間での成績のばらつきも大きいことが指摘されている（Lo ら 2003）．

股関節症に対しヒアルロン酸，ステロイド，生理食塩水の関節注射をそれぞれ 2 週間ごとに 3 回を行った RCT では，注射後 4 週間までの疼痛・機能障害の改善傾向をヒアルロン酸とステロイド使用群それぞれに認めたが，3 か月後には 3 群間で有意差はなかった（Qvistgaard ら 2006）．

分子量の異なる複数の関節内注入用ヒアルロン酸が市販されており治療効果が異なる可能性もあ

るが，股関節症例への Ostenil（分子量 12.-1.4X106 Da）と Synvisc（分子量 17X106 Da）の 1 週間ごとに 3 回関節注射を行った RCT では，6 か月にわたり疼痛スコアや QOL スコアの改善が維持されたが，両薬剤間で効果の差はみられなかった（Tikiz ら 2005）．

K/L Grade 3 の股関節症 50 例を対象として 27 例に中分子量ヒアルロン酸，23 例に超高分子量ヒアルロン酸を注入し比較した RCT の結果，1，3，6，12 か月後の Lequesne index，VAS，WOMAC score はいずれの時点においても施行前より改善していたが群間での有意差はなかった（Clementi ら 2018）．

K/L Grade 2 と 3 の股関節症 357 例のうち 182 例にヒアルロン酸 175 例には生理食塩液を注入し，26 週後の WOMAC score PTGA を比較した RCT 研究の結果，ヒアルロン酸の有意性は示されなかった（Brander ら 2019）．

近年での RCT ではヒアルロン酸の有意性を示すエビデンスが乏しく各ガイドラインでの推奨は消極的である（AAOS 2017，ACR 2019）．

わが国のガイドラインでは，2016 年版は短期的には疼痛緩和，機能改善に有用であるが長期の病気進行予防は不明であり Grade C とされており，2024 年版でも推奨度 2 とされている．

ジクロフェナクエタルヒアルロン酸ナトリウムはわが国で開発された注射薬で，2021 年に承認され使用されるようになった．

わが国での治験 RCT 報告では，股関節症に対して関節注射を行った 44 例はプラセボ 42 例に対して有意な疼痛改善効果が報告されている（Kubo ら 2022）．

しかしながら，市販後にショック・アナフィラキシー注意喚起を促すブルーレターが厚生労働省から出されており今後の臨床成績の報告が待たれる．

ステロイドやヒアルロン酸の関節内注入は NSAIDs による改善効果が不十分な場合に，検討されうる薬物学的治療法である．

なお，股関節内に確実に注入するためには X 線透視や超音波の使用が有用である．

PRP（platelet rich plasma：多血小板血漿）療法は，自己血液中より血小板を豊富に含んだ血漿成分を抽出し，損傷した組織に投与することでサイトカインや成長因子が誘導され組織修復を促進するとされている．

PRP とヒアルロン酸の有効性を比較した 4 つの RCT 計 340 関節を対象としたシステマティックレビューでは，安全性については同等で，1，6，12 か月のいずれの時点でも VAS 値の改善はあるが

PRP とヒアルロン酸で有意差はなく，他の保存療法に対する優位性は不明である（Medina-Porqueres ら 2021）．

各 RCT 論文での PRP の成分内容や投与間隔なども含めて差異があり，今後の統一された規格でのまとまった報告が待たれる．

ガイドライン第 3 版では新たに Clinical Question として追加されたが，根拠を検討する論文がいまだ少ないため Future Research Question に変更された．

文献

Bannuru RR, Osani MC, Vaysbrot EE, et al. OARSI guidelines for the non-surgical management of knee, hip, and polyarticular osteoarthritis. Osteoarthritis Cartilage. 2019; 27: 1578-1589.

Bellamy N, Campbell J, Robinson V, et al. Intraarticular corticosteroid for treatment of osteoarthritis of the knee. Cochrane Database Syst Rev. 2006; 2 : CD005328.

Bennell KL, Bayram C, Harrison C, et al. Trends in management of hip and knee osteoarthritis in general practice in Australia over an 11-year window: a nationwide cross-sectional survey. Lancet Reg Health - West Pac. 2021; 12: 100187.

Brander V, Skrepnik N, Petrella RJ, et al. Evaluating the use of intra-articular injections as a treatment for painful hip osteoarthritis: a randomized, double-blind, multicenter, parallel-group study comparing a single 6-mL injection of hylan G-F 20 with saline. Osteoarthritis Cartilage. 2019; 27: 59-70.

Clementi D, D'Ambrosi R, Bertocco P, et al. Efficacy of a single intra-articular injection of ultra-high molecular weight hyaluronic acid for hip osteoarthritis: a randomized controlled study. Eur J Orthop Surg Traumatol. 2018; 28: 915-922.

DeLemos BP, Xiang J, Benson C, et al. Tramadol hydrochloride extended-release once-daily in the treatment of osteoarthritis of the knee and/or hip: a double-blind, randomized, dose-ranging trial. Am J Ther. 2011; 18: 216-226.

金子開知，川合眞一．NSAIDsの選び方．臨牀と研究．2009; 86 : 607-612.

Kaspar S, de V de Beer J, et al. Infection in hip arthroplasty after previous injection of steroid. J Bone Joint Surg Br. 2005; 87: 454-457.

近藤啓文．非ステロイド性抗炎症薬1)作用機序，種類，特徴．日医雑誌. 1999; 122 : 22-24.

Kolasinski SL, Neogi T, Hochberg MC, et al. 2019 American college of rheumatology/arthritis foundation guideline for the management of osteoarthritis of the hand, hip, and knee. Arthritis Care Res (Hoboken). 2020; 72: 149-162.

Kubo T, Kumai T , Ikegami H, et al. Diclofenac–hyaluronate conjugate (diclofenac etalhyaluronate) intra-articular injection for hip, ankle, shoulder, and elbow osteoarthritis: a randomized controlled trial. BMC Musculoskeletal Disorders. 2022; 23: 371.

Kullenberg B, Runesson R, Tuvhag R, et al. Intraarticular corticosteroid injection: pain relief in osteoarthritis of the hip? J Rheumatol. 2004; 31 : 2265-2268.

Lambert RG, Hutchings EJ, Grace MG, et al. Steroid injection for osteoarthritis of the hip: a randomized, double-blind, placebo-controlled trial. Arthritis Rheum. 2007; 56: 2278-2287.

Lee C, Straus WL, Balshaw R, et al. A comparison of the efficacy and safety of nonsteroidal antiinflammatory agents versus acetaminophen in the treatment of osteoarthritis: a meta-analysis. Arthritis Rheum. 2004; 51 : 746-754.

Lo GH, LaValley M, McAlindon T, et al. Intra-articular hyaluronic acid in treatment of knee osteoarthritis: a meta-analysis. JAMA. 2003; 290 : 3115-3121.

McIntosh AL, Hanssen AD, Wenger DE, et al. Recent intraarticular steroid injection may increase infection rates in primary THA. Clin Orthop Relat Res. 2006; 451: 50-54.

Medina-Porqueres I, Ortega-Castillo M, Muriel-Garcia A. Effectiveness of platelet-rich plasma in the management of hip osteoarthritis: a systematic review and meta-analysis. Clin Rheumatol. 2021; 40: 53-64.

NICE guideline. Osteoarthritis in over 16s: diagnosis and management. 2022（2024年6月21日閲覧）(https://www.nice.org.uk/guidance/ng226)

Osani MC, Lohmander LS, Bannuru RR. Is there any role for opioids in the management of knee and hip osteoarthritis? A systematic review and meta-analysis. Arthritis Care Res (Hoboken). 2021; 73: 1413-1424.

Paskins Z, Bromley B, Lewis M, et al. Clinical effectiveness of ultrasound-guided intra-articular corticosteroid and local anaesthetic injections for hip osteoarthritis: a Randomised Controlled Trial (HIT).Arthritis Rheum. 2019; 71: 4890-1.

Prior MJ, Harrison DD, Frustaci ME. A randomized, double-blind, placebo- controlled 12 week trial of acetaminophen extended release for the treatment of signs and symptoms of osteoarthritis. Curr Med Res Opin. 2014; 30: 2377-2387.

Qvistgaard E, Christensen R, Torp-Pedersen S, et al. Intra-articular treatment of hip osteoarthritis: a randomized trial of hyaluronic acid, corticosteroid, and isotonic saline. Osteoarthritis Cartilage. 2006; 14 : 163-170.

Reijman M, Bierma-Zeinstra SM, Pols HA, et al. Is there an association between the use of different types of nonsteroidal antiinflammatory drugs and radiologic progression of osteoarthritis? The Rotterdam Study. Arthritis Rheum. 2005; 52 : 3137-3142.

Rozendaal RM, Koes BW, van Osch GJ, et al. Effect of glucosamine sulfate on hip osteoarthritis: a randomized trial. Ann Intern Med. 2008; 148 : 268-277.

Rozendaal RM, Uitterlinden EJ, van Osch GJ, et al. Effect of glucosamine sulphate on joint space narrowing, pain and function in patients with hip osteoarthritis; subgroup analyses of a randomized controlled trial. Osteoarthritis Cartilage. 2009; 17 : 427-432.

Runhaar J, Rozendaal RM, van Middelkoop M, et al. Subgroup analyses of the effectiveness of oral glucosamine for knee and hip osteoarthritis: a systematic review and individual patient data meta-analysis from the OA trial bank. Ann Rheum Dis. 2017; 76: 1862-1869.

Singh JA, Noorbaloochi S, MacDonald R, et al. Chondroitin for osteoarthritis. Cochrane Database Syst Rev. 2015; 1(1): CD005614.

Strand V, Bergman M, Singh JA, et al. Low-dose SoluMatrix diclofenac in patients with osteoarthritis pain: impact on quality of life in a controlled trial. Clin Rheumatol. 2017; 36: 1357-1367.

Subedi N, Chew NS, Chandramohan M, et al. Effectiveness of fluoroscopy-guided intra-articular steroid injection for hip osteoarthritis. Clin Radiol. 2015; 70: 1276-1280.

Tikiz C, Unlü Z, Sener A, et al. Comparison of the efficacy of lower and higher molecular weight viscosupplementation in the treatment of hip osteoarthritis. Clin Rheumatol. 2005; 24 : 244-250.

Yue L, Luo S, Wang Y, et al. Clinical meaningfulness of duloxetine's effect in Chinese patients with chronic pain due to osteoarthritis: post hoc analyses of a phase 3 randomized trial. Open Access Rheumatol. 2019; 21; 11: 67-76.

Zhang W, Jones A, Doherty M. Does paracetamol (acetaminophen) reduce the pain of osteoarthritis? A meta-analysis of randomised controlled trials. Ann Rheum Dis. 2004; 63 : 901-907.

Zhang W, Moskowitz RW, Nuki G, et al. OARSI recommendations for the management of hip and knee osteoarthritis, Part II: OARSI evidence-based, expert consensus guidelines. Osteoarthritis Cartilage. 2008; 16 : 137-162.

Zhang W, Nuki G, Moskowitz RW, et al. OARSI recommendations for the management of hip and knee osteoarthritis: part III: Changes in evidence following systematic cumulative update of research published through January 2009. Osteoarthritis Cartilage. 2010; 18 : 476-499.

H 手術療法

　股関節症に対して，保存療法の効果が不十分な場合，すなわち症状の緩和が十分に得られない場合や関節症の進行を認める場合，あるいは関節症の進行リスクが高いと思われる場合には，手術療法の適応となる（表14）（☞ p.585，F. 治療方針の立て方）．

　ここでは，明らかな原因のない1次性股関節症と，わが国で最も多い寛骨臼形成不全症による2次性股関節症の手術療法における術式選択の考え方について述べる．

　その他の2次性股関節症に対する手術療法や各術式の詳細については，各原因疾患や各術式の章を参照されたい．

1 1次性股関節症に対する手術療法

　1次性股関節症においては，定義上，寛骨臼形成不全などの形態的異常を伴わない．したがって，形態異常を是正して関節の荷重環境を変更する各種骨切り術は，通常適応とはならない．

　また，1次性股関節症では，加齢や肥満，過度の股関節の負荷による軟骨の退行変性が原因であるため，多くは中高齢者である．

　したがって，保存療法に抵抗性の進行期・末期股関節症で手術適応の場合には，THAが行われる．

　若年者で1次性股関節症と考えられる場合に，THA以外で検討される術式として，筋解離術や関節鏡視下関節デブリドマンなどの関節温存手術や，単関節罹患であれば関節固定術がある．

　ただし，若年者で1次性股関節症が疑われるような場合には，真に1次性であるかを十分に検討する必要があり，その点では，診断目的を兼ねた関節鏡視下手術が有用である．

　また，これまで1次性股関節症と考えられていたものの一部は，FAIが原因とする考えが注目されている．FAIの手術療法は，p.837を参照されたい．

2 ｜ 2次性股関節症に対する手術療法

病期に応じた術式選択の概略は F. 治療方針の立て方で述べてある．ここでは，関節温存手術と関節非温存手術の選択や，各術式の選択の考え方について変形性股関節症ガイドライン改訂第3版（変形性股関節症診療ガイドライン策定委員会 2024）も引用して述べる．

1. 関節温存手術か非温存手術か

手術療法は，関節温存手術と関節非温存手術の2つに大別される（表14）．

両者の選択にあたっては，医学的には主として年齢と病期が考慮される．骨切り術に代表される関節温存手術の目的は症状緩和と関節症進行抑制であり，THA までの time saving も目的となる場合がある．

THA に代表される関節非温存手術の目的は症状緩和である（☞ p.585，図25）．

骨切り術などの関節温存手術後の股関節に THA を行うことは可能であるが（Fukui ら 2015b，Komiyama ら 2021），逆は不可能である．したがって，特に青・壮年期においては，原則としてまずは関節温存手術の適応を検討し，その適応がなければ THA を考慮する．

一方，関節温存手術の適応がある場合でも，多くは THA を行うことが可能であり，両術式の適応には重なりがある（図31）．

前述のように，両者の選択における重要な因子は年齢と病期であり，青・壮年期で前・初期股関節症

表14　股関節症に対する手術療法
関節温存手術
骨盤側の骨切り術
・寛骨臼移動術，寛骨臼回転骨切り術，periacetabular osteotomy
・Chiari 骨盤骨切り術
・寛骨臼形成術（棚形成術）
大腿骨側の骨切り術
・大腿骨内反骨切り術
・大腿骨外反骨切り術
・大転子移動術
軟部組織に対する手術
・関節鏡視下関節デブリドマン
・筋解離術
関節非温存手術
・人工股関節全置換術（THA）
・関節固定術
・切除関節形成術

であれば骨切り術が，それ以降の進行期・末期股関節症であれば THA が特に異論なく選択される．

中年期においても，前・初期股関節症であれば20年以上の良好な成績が報告されている（Kaneuji ら 2015，Nakashima ら 2022）．

患者立脚型アウトカムをエンドポイントとした場合，年齢が高いことは独立した負の因子ではないとする報告（Nakashima ら 2022）もあり，待機的な THA という選択肢も念頭に置きながら骨切り術の適応を考慮できる（変形性股関節症診療ガイドライン策定委員会 2024）．

初期股関節症であっても，高齢者で保存療法に抵抗性であれば THA が適応となる．

おおむね40歳台までの進行期・末期股関節症で

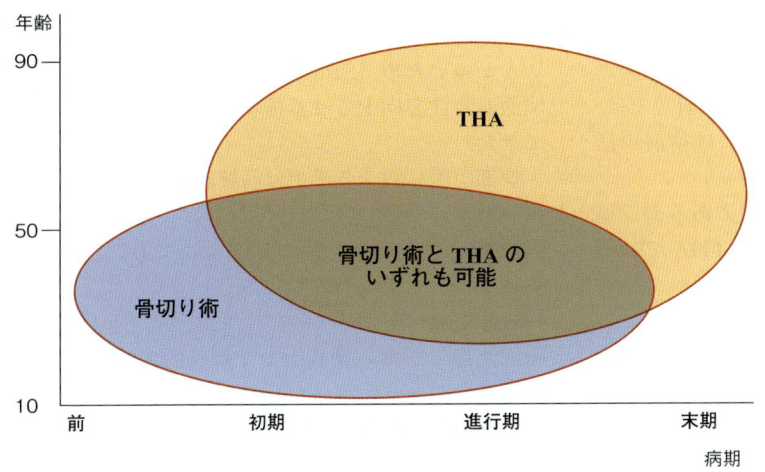

図31　股関節症に対する関節温存手術（骨切り術）と関節非温存手術（THA）の適応

表15 股関節症に対する骨切り術とTHA

	骨切り術	THA
目的	症状緩和と関節症進行抑制 THAまでのtime saving	症状緩和
適応年齢	小児～50歳台前後	成人～上限なし
適応病期	全病期	初期以降
可動域改善効果	－～＋	＋
脚長の補正可能量	小	大
両側1期的手術	困難	可
入院期間・社会復帰 までの期間	長期間	短期間
医療費（材料費）	低	高
再手術の術式	骨切り術，関節鏡視下手術，THA	人工股関節再置換術
術後脱臼	なし	あり

は，両者が適応となりうる（Itoら2011，Ohsawara 2017，Hamaiら2018）．多面的考慮が必要である（表15）．

骨切り術とTHAの両者が適応となりうる場合を対象に両者の術後成績を直接比較した研究は少ない．

40歳以上の寛骨臼形成不全症に行われたperiacetabular osteotomy（PAO）とTHAの術後平均4年時におけるQOLスコアを比較した研究では，PAOも良好な結果を示したもののTHAの方が勝っていた．40歳以上においてはPAOは厳選して行うべきと結論されている（Garbuzら2008）．

一方，40歳から60歳の寛骨臼形成不全症に行われたPAOとTHAにおいて，患者背景と術前病期で傾向スコアマッチングを行い，術後平均4年時における患者立脚型アウトカムを比較した研究では，初期股関節症であればPAOの方が満足度は高く，進行期股関節症であればTHAの方が疼痛は軽く満足度は高かった（Haradaら2023）．

PAOとTHAにおいて，傾向スコアマッチングを行い，スポーツを含む活動性を比較した研究では，PAOとTHAともに，術後の活動性には術前の活動性が影響している．

術後の改善の程度はおおむね同等であるが，術後のスポーツ参加率はPAOが高く，THAでは無意識に活動を控えている可能性が示唆されている（Haraら2018）．

また，青・壮年期で活動性の高い早期の股関節症では，PAOの方がTHAに比し費用対効果が高いとする報告もある（Sharifiら2008）．

PAOの術後high impactスポーツを含む活動性

の向上（Haraら2017，Curleyら2023，Leopoldら2024）は，関節症進行の独立した負の因子ではないことが報告されている（Haraら2017）．

THAの材質の改善などにより青・壮年期に対するTHAも良好な長期成績が得られるとする報告もみられるようになったが（Roedelら2021，Zitschら2024），摺動面選択における新たな課題も生じている（Rajaeeら2012，Lealら2024）．

骨切り術とTHAの両者の適応があるような場合，個々の患者の背景を勘案し，前述のような種々の視点に今後追加される新たなエビデンスも踏まえたインフォームドコンセントの上で，術式を選択する必要がある．

2．関節温存手術

関節温存手術は，骨に対する手術と軟部組織に対する手術に大別され，骨に対する手術には骨盤側の骨切り術と大腿骨側の骨切り術がある（表14）．

わが国の股関節症は寛骨臼形成不全症に起因することが多いため（Satoら2024），骨頭被覆を改善し，関節適合性を向上させる種々の矯正手術が用いられてきた．

軟部組織に対する手術は筋解離術や関節鏡視下手術がある．筋解離術は今日行われることは少ないが，関節鏡視下手術は，特にFAIによる股関節症に対する手術として行われている．

軟部組織に対する手術は寛骨臼形成不全症による股関節症に対する術式として標準的とはいえない．該当の各章を参照されたい．

1）骨盤側の骨切り術

寛骨臼移動術（TOA）・寛骨臼回転骨切り術

（RAO），Chiari 骨盤骨切り術（Chiari 1974），寛骨臼形成術（棚形成術）の 3 つが代表的であるが，それぞれ特徴がある（表 16，図 32）．

RAO（Ninomiya ら 1984）は寛骨臼の周囲で骨切りし，寛骨臼を外方に回転移動することで寛骨臼の形成不全を是正する手術で，先駆的術式である寛骨臼移動術（西尾 1956）や，欧米で一般的な Bernese's PAO（Ganz ら 1988）などとともに acetabular reorientation osteotomy とも総称される．

わが国で偏心性寛骨臼回転骨切り術（eccentric rotational acetabular osteotomy: ERAO）（Hasegawa ら 2002，2015），curved periacetabular osteotomy（CPO）（Naito ら 2005，2014），spherical periacetabular osteotomy（SPO）（Kaneuji ら 2021，Hara ら 2022）なども開発されており，それぞれの進入法，展開，骨切り線はさまざまである．

これらの手術は，新たに拡大される寛骨臼荷重部で硝子軟骨により大腿骨頭が被覆されるという点が生理的であり，Chiari 骨盤骨切り術や寛骨臼形成術と異なる点である．

表 16　股関節症に対する骨盤側の骨切り術

	寛骨臼移動術・寛骨臼回転骨切り術	Chiari 骨盤骨切り術	寛骨臼形成術
新たな寛骨臼荷重面	硝子軟骨	関節包を介して骨性に被覆 （関節包は軟骨化生）	
骨性の骨頭被覆改善効果	大	大	移植骨片の形状・大きさに依存
大腿骨頭の内方化	なし〜あり	あり	なし
手術侵襲	大 （腸骨，恥骨，坐骨を骨切り）	中 （腸骨を骨切り）	小 （骨盤輪構造は保たれる）
適応病期	前・初期股関節症	すべての病期	前・初期股関節症 （進行期・末期股関節症： 大腿骨骨切り術との合併手術）
適応する大腿骨頭の形態	球形	球形〜非球形	

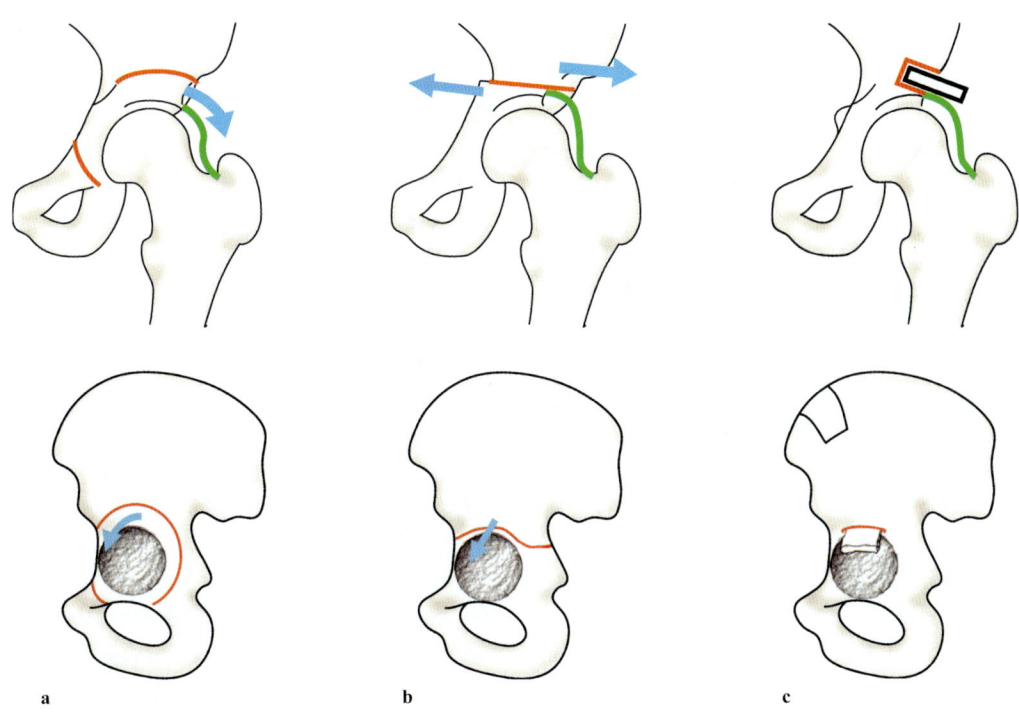

図 32　股関節症に対する骨盤側骨切り術
a: 寛骨臼移動術・寛骨臼回転骨切り術．b: Chiari 骨盤骨切り術．c: 寛骨臼形成術（Spitzy 法）．
骨切り線（赤）と骨片移動方向（青矢印）を示す．緑は上外方関節包．

寛骨臼の回転後の関節適合性が重要であるため，術前の外転位での適合性が良好である必要があり，したがって，変形のない球形骨頭を呈する前・初期股関節症がよい適応である（Yasunaga ら 2012）．

腸骨，恥骨，坐骨をいずれも骨切りすることから，3 者のうちでは最も手術侵襲は大きいが，前・初期股関節症に対しては長期においても安定した術後成績が数多く報告されている（Yasunaga ら 2024）．

近年重視されている患者立脚型アウトカムにおいても，満足度は 84 〜 94%（Boje ら 2019，Wasko ら 2019）と良好な術後成績が報告されており，術前病期が影響因子であることが報告されている（Harada T ら 2022）．

寛骨臼形成不全症は関節内病変を伴う病態（Fujii ら 2021）であり，損傷した関節唇に対する関節唇部分切除・修復，大腿骨・寛骨臼形態を改善させる骨軟骨形成術，軟骨病変に対する microfracture などの関節内処置を骨切り術に加えることが議論されている（Ricciardi ら 2016，Goronzy ら 2017，Thanacharoenpanich ら 2018）が，さらなる症状緩和および病期進行の予防につながるかは結論がいまだ出ていない．

変形性股関節症診療ガイドライン改訂第 3 版（変形性股関節症診療ガイドライン策定委員会 2024）では，将来的により質の高いエビデンスの確立が期待される内容として，future research question に設定されている．

borderline dysplasia は，正常な寛骨臼被覆と病的な寛骨臼形成不全の境界域にある状態と定義され，骨盤正面単純 X 線像にて計測される lateral center-edge angle が 20°〜 25°あるいは 18°〜 25°という基準が用いられることが多い．

手術療法として，寛骨臼被覆を改善させる骨切り術（Nepple ら 2023，Leopold ら 2024），損傷した関節唇や寛骨臼・大腿骨形態を改善させる関節鏡下手術（Fukui ら 2015a，Hatakeyama ら 2018，Hwang ら 2020，Maldonado ら 2021）が行われており，短期的には症状緩和，ADL 改善に効果があることが報告されている．

ただし，いずれの手術も保存療法に比べて優位性を示したエビデンスがない点や，短期間で再手術が必要となる場合がある点に留意する必要がある（変形性股関節症診療ガイドライン策定委員会 2024）．

Chiari 骨盤骨切り術と寛骨臼形成術は，いずれも骨性に被覆されていない大腿骨頭部分を関節包（および関節唇）を介して移動ないしは移植した腸骨で骨性に被覆する手術である．

介在する関節包は軟骨化生し寛骨臼軟骨の役割を果たすと考えられる（Hiranuma ら 1992）．

腸骨骨切り部で骨盤輪の連続性が絶たれる Chiari 骨盤骨切り術（Willemsen ら 2022）に対し，寛骨臼形成術では骨盤輪構造は保たれるため，骨への侵襲は寛骨臼形成術の方が小さい．ただし，股関節にかかる合力減少を意図した大腿骨頭内方化は寛骨臼形成術ではあまり期待できない．

また，寛骨臼形成術における大腿骨頭被覆は，移植骨片の形状により制限があるのに対し，Chiari 骨盤骨切り術では，大転子切離進入を用い，腸骨を大腿骨頭形状に合わせてドーム状に骨切りすることで，広く，かつ適合性よく被覆できる．

したがって，扁平巨大骨頭例などでは Chiari 骨盤骨切り術の方が大腿骨頭の被覆改善効果が高い．Chiari 骨盤骨切り術と寛骨臼形成術では，RAO と異なり既存の寛骨臼荷重部の位置はほぼ変わらないことから，変形骨頭例でも適応があり（Ito ら 2011），進行期・末期股関節症に対しても用いられる．

進行期・末期股関節症に対しては，大腿骨骨切り術との合併手術が多いが，Chiari 骨盤骨切り術は単独でも行われる．

2）大腿骨側の骨切り術

関節適合性を改善させる術式として，大腿骨内反骨切り術と大腿骨外反骨切り術が代表的である．

関節適合性は変化させずに股関節合力を正常化する手技として，大転子移行術がある（図 33）．

主に前・初期股関節症で，単純 X 線外転位像で亜脱臼が是正され関節適合性が改善する場合には，大腿骨内反骨切り術が適応となる．

内反により求心性が高まり，寛骨臼荷重部に集中する股関節合力が正常化する．大腿骨の過前捻がある場合は減捻を加えるとさらに求心性改善に効果的である．

楔状内反骨切り術で避けられない大転子高位や脚短縮の欠点は，弯曲内反骨切り術では少ない．寛骨臼移動・寛骨臼回転骨切り術の普及に伴って，成人股関節症におけるその適応は減少した．

大腿骨頭内側の骨棘（capital drop，☞ p.573，図13，図14）が発達しているような進行期・末期股関節症例では，内転で同部が支点となり単純 X 線内転位像で荷重部の関節裂隙が開大する．

このような場合，大腿骨外反骨切り術の適応がある（Ohsawa 2017）．大腿骨頭形態や可動域に応じて，伸展や屈曲が加えられる．大腿骨頭被覆が不良な場合は，寛骨臼形成術（Mori ら 2013）や Chiari 骨盤骨切り術が併せて行われる．

また，扁平骨頭があり疼痛を伴う外転制限があるような初期股関節症の場合でも，骨頭荷重面の水平

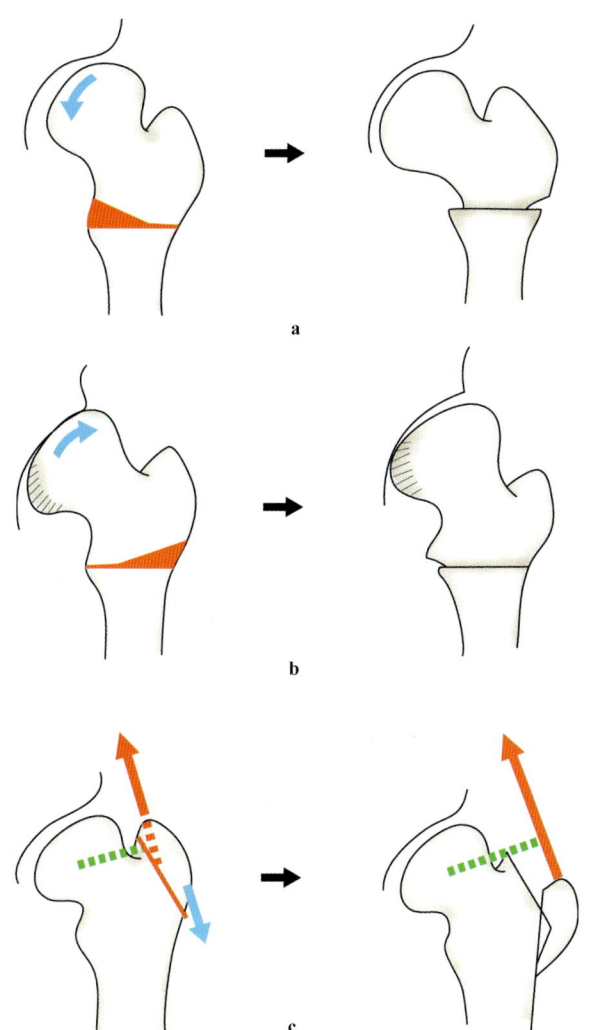

図33　股関節症に対する大腿骨側骨切り術

a: 大腿骨内反骨切り術．楔状に骨切除し（赤色部分），近位骨片を内反することで（青矢印），関節適合性と求心性が改善する．

b: 大腿骨外反骨切り術．楔状に骨切除し（赤色部分），近位骨片を外反することで（青矢印），大腿骨頭内側の骨棘（斜線部分）が支点となり，荷重部の関節裂隙が開大する．

c: 大転子移行術．大転子を骨切りし（赤線），大転子を遠位外方に移行し（青矢印），外転筋（赤矢印）のレバーアーム（緑点線）を延長させることで，股関節合力を減少させるとともに大腿骨頭を安定化させる．

化により関節適合性を改善させ，外転制限を改善する目的で行われることがある．

　大転子移行術では，大転子を外方，前方あるいは遠位に移行し，外転筋のレバーアームを延長することで股関節合力を減少させるとともに大腿骨頭の安定化が図れる．

　Perthes病様変形などで見られる大転子高位例に施行される．単独で行われることは少ないが，各種骨切り術に併せて行われることがある．

3. 関節非温存手術

　関節非温存手術にはTHA，関節固定術，切除関節形成術が含まれる（表14）．

　関節固定術は，隣接関節に異常がない若年の片側末期股関節症によい適応があるとされてきた．しかしながら，可動性を失うことによるADL制限や，長期的に隣接関節障害を生じやすいことから，若年

者や活動性の高い症例に対してもTHAの良好な長期成績が報告されるようになった現在では（Roedelら2021，Harada Sら2022，Zitschら2024），その適応は少ない．

　切除関節形成術も関節非温存手術に含めることができるが，股関節症に対する一般的な術式ではない．

　寛骨臼を掘削してバイポーラー型人工骨頭を用いる人工骨頭置換術は，THAに比し寛骨臼の骨温存が得られることなどから1980〜1990年代にわが国でも股関節症に用いられた（Torisuら2003）．

　しかしながら，疼痛残存や骨溶解などにより再置換率も高く，THAに比し総じて成績は不良であり（Pellegriniら2006），今日では股関節症には推奨されない．

　以上より，関節非温存手術は現実的にはほぼTHAを意味し，THAは股関節症に対する代表的な手術である．

THA は初回手術術式としてだけでなく，股関節症に対して行われた関節温存手術や関節固定術の後のサルベージ手術としても行われる（Fukui ら 2015b，Celiktas ら 2017，Komiyama ら 2021，Mimendia ら 2024）．

THA の年齢適応の上限は特にないが，若年者の場合は将来再置換術が必要となる可能性を十分に考慮し，術後は検診を継続する必要がある．

術直後から荷重制限は不要で早期社会復帰が可能である．両側とも THA 適応の場合には，全身状態が良好であれば両側 1 期的 THA も選択肢となり，機能的予後もよい（Yoshii ら 2009，Kirschbaum ら 2023）．

文献

Boje J, Caspersen CK, Jakobsen SS, et al. Are changes in pain associated with changes in quality of life and hip function 2 years after periacetabular osteotomy? A follow-up study of 321 patients. J Hip Preserv Surg. 2019; 6: 69-76.

Celiktas M, Kose O, Turan A, et al. Conversion of hip fusion to total hip arthroplasty: clinical, radiological outcomes and complications in 40 hips. Arch Orthop Trauma Surg. 2017; 137: 119-127.

Chiari K. Medial displacement osteotomy of the pelvis. Clin Orthop Relat Res. 1974; 98: 55-71.

Curley AJ, Padmanabhan S, Chishti Z, et al. Periacetabular osteotomy in athletes with symptomatic hip dysplasia allows for participation in low-, moderate-, and high-impact sports, with greater than 70% return to sport for competitive athletes: A systematic review. Arthroscopy. 2023; 39: 868-880.

Fujii M, Nakashima Y, Kitamura K, et al. Preoperative rather than postoperative intra-articular cartilage degeneration affects long-term survivorship of periacetabular osteotomy. Arthroscopy. 2021; 37: 2112-2122.

Fukui K, Briggs KK, Trindade CA, et al. Outcomes after labral repair in patients with femoroacetabular impingement and borderline dysplasia. Arthroscopy. 2015a; 31: 2371-2379.

Fukui K, Kaneuji A, Sugimori T, et al. Does rotational acetabular osteotomy affect subsequent total hip arthroplasty? Arch Orthop Trauma Surg. 2015b; 135: 407-415.

Ganz R, Klaue K, Vinh TS, et al. A new periacetabular osteotomy for the treatment of hip dysplasias. Technique and preliminary results. Clin Orthop Relat Res. 1988; 232: 26-36.

Garbuz DS, Awwad MA, Duncan CP. Periacetabular osteotomy and total hip arthroplasty in patients older than 40 years. J Arthroplasty. 2008; 23 : 960-963.

Goronzy J, Franken L, Hartmann A, et al. What are the results of surgical treatment of hip dysplasia with concomitant cam deformity? Clin Orthop Relat Res. 2017; 475: 1128-1137.

Hamai S, Kohno Y, Hara D, et al. Minimum 10-year clinical outcomes after periacetabular osteotomy for advanced osteoarthritis due to hip dysplasia. Orthopedics. 2018; 41: 300-305.

Hara D, Hamai S, Fukushi JI, et al. Does participation in sports affect osteoarthritic progression after periacetabular osteotomy? Am J Sports Med. 2017; 45: 2468-2475.

Hara D, Hamai S, Komiyama K, et al. Sports participation in patients after total hip arthroplasty vs periacetabular osteotomy: A propensity score-matched Asian cohort study. J Arthroplasty. 2018; 33: 423-430.

Hara T, Kaneuji A, Sonoda K, et al. Spherical periacetabular osteotomy. JBJS Essent Surg Tech. 2022; 12: e21.00048.

Harada S, Hamai S, Shiomoto K, et al. Wear analysis of the first-generation cross-linked polyethylene at minimum 10 years follow-up after THA: no significant effect of sports participation. J Artif Organs. 2022a; 25: 140-147.

Harada T, Hamai S, Shiomoto K, et al. Analysis of factors that influence patient satisfaction after periacetabular osteotomy: An Asian cohort study. Orthopedics. 2022b; 45: 297-303.

Harada T, Hamai S, Shiomoto K, et al. A propensity score-matched comparison of patient satisfaction following periacetabular osteotomy or total hip arthroplasty for developmental dysplasia of the hip in an Asian cohort. Hip Int. 2023; 33: 743-751.

Hasegawa Y, Iwase T, Kitamura S, et al. Eccentric rotational acetabular osteotomy for acetabular dysplasia: follow-up of one hundred and thirty-two hips for five to ten years. J Bone Joint Surg Am. 2002; 84: 404-410.

Hasegawa Y. Surgical techniques of eccentric rotational acetabular osteotomy. JBJS Essent Surg Tech. 2015; 5: e18.

Hatakeyama A, Utsunomiya H, Nishikino S, et al. Predictors of poor clinical outcome after arthroscopic labral preservation, capsular plication, and cam osteoplasty in the setting of borderline hip dysplasia. Am J Sports Med. 2018; 46: 135-143.

変形性股関節症診療ガイドライン策定委員会. 関節温存術. 変形性股関節症診療ガイドライン, 改訂第3版. 南江堂. 2024; 85-105.

Hiranuma S, Higuchi F, Inoue A, et al. Changes in the interposed capsule after Chiari osteotomy: an experimental study on rabbits with acetabular dysplasia. J Bone Joint Surg Br. 1992; 74 : 463-467.

Hwang DS, Kang C, Lee JK, et al. The utility of hip arthroscopy for patients with painful borderline hip dysplasia. J Orthop Surg (Hong Kong). 2020; 28: 2309499020923162.

Ito H, Tanino H, Yamanaka Y, et al. The Chiari pelvic osteotomy for patients with dysplastic hips and poor joint congruency: long-term follow-up. J Bone Joint Surg Br. 2011; 93 : 726-731.

Kaneuji A, Sugimori T, Ichiseki T, et al. Rotational acetabular osteotomy for osteoarthritis with acetabular dysplasia: Conversion rate to total hip arthroplasty within twenty years and osteoarthritis progression after a minimum of twenty years. J Bone Joint Surg Am. 2015; 97: 726-732.

Kaneuji A, Hara T, Takahashi E, et al. A novel minimally invasive spherical periacetabular osteotomy: Pelvic ring preservation and patient-specific osteotomy by preoperative 3-dimensional templating. J Bone Joint Surg Am. 2021; 103: 1724-1733.

Kirschbaum S, Hube R, Perka C, et al. Bilateral simultaneous hip arthroplasty shows comparable early outcome and complication rate as staged bilateral hip arthroplasty for patients scored ASA 1-3 if performed by a high-volume surgeon. Int Orthop. 2023; 47: 2571-2578.

Komiyama K, Hamai S, Motomura G, et al. Total hip arthroplasty after periacetabular osteotomy versus primary total hip arthroplasty: a propensity-matched cohort study. Arch Orthop Trauma Surg. 2021; 141: 1411-1417.

Leal J, Holland CT, Cochrane NH, et al. The relationship between pseudotumours and infected complications in patients who have undergone metal-on-metal total hip arthroplasty. Bone Joint J. 2024; 106-B: 555-564.

Leopold VJ, Szarek A, Hipfl C, et al. Outcomes and return-to-sports rates in patients with borderline hip dysplasia after periacetabular osteotomy: A case series with 5-year follow-up. Am J Sports Med. 2024; 52: 383-389.

Maldonado DR, Diulus SC, Annin S, et al. Borderline dysplastic female patients with painful internal snapping improve clinical outcomes at minimum 2-year follow-up following hip arthroscopy with femoroplasty, labral repair, iliopsoas fractional lengthening, and capsular plication: A propensity-matched controlled comparison. Arthroscopy. 2021; 37: 2473-2484.

Mimendia I, Barro V, Sierra M, et al. Fused hip conversion to total hip arthroplasty with the direct anterior approach: surgical technique on a regular surgical table under fluoroscopic guidance. Int Orthop. 2024; 48: 1165-1170.

Mori R, Yasunaga Y, Yamasaki T, et al. Ten year results of transtrochanteric valgus osteotomy with or without the shelf procedure. Int Orthop. 2013; 37: 599-604.

Naito M, Shiramizu K, Akiyoshi Y, et al. Curved periacetabular osteotomy for treatment of dysplastic hip. Clin Orthop Relat Res. 2005; 433: 129-135.

Naito M, Nakamura Y. Curved periacetabular osteotomy for the treatment of dysplastic hips. Clin Orthop Surg. 2014; 6: 127-137.

Nakashima Y, Ishibashi S, Kitamura K, et al. 20-year hip survivorship and patient-reported outcome measures after transpositional osteotomy of the acetabulum for dysplastic hips. Bone Joint J. 2022; 104-B: 767-774.

Nepple JJ, Parilla FW, Pashos GE, et al. Outcomes of periacetabular osteotomy for borderline acetabular dysplasia. J Bone Joint Surg Am. 2023; 105: 137-144.

Ninomiya S, Tagawa H. Rotational acetabular osteotomy for the dysplastic hip. J Bone Joint Surg Am. 1984; 66: 430-436.

西尾篤人, 新宮彦助. 先天性股関節脱臼に対する髀臼移動による観血的整復術. 日本整形外科学会雑誌. 1956；30 482-484.

Ohsawa S. Long-term results of valgus osteotomy for terminal-stage osteoarthritis of the hip. Arch Orthop Trauma Surg. 2017; 137: 19-26.

Pellegrini VD Jr, Heiges BA, Bixler B, et al. Minimum ten-year results of primary bipolar hip arthroplasty for degenerative arthritis of the hip. J Bone Joint Surg Am. 2006; 88 : 1817-1825.

Rajaee SS, Trofa D, Matzkin E, et al. National trends in primary total hip arthroplasty in extremely young patients: a focus on bearing surface usage. J Arthroplasty. 2012; 27 : 1870-1878.

Ricciardi BF, Mayer SW, Fields KG, et al. Patient characteristics and early functional outcomes of combined arthroscopic labral refixation and periacetabular osteotomy for symptomatic acetabular dysplasia. Am J Sports Med. 2016; 44: 2518-2525.

Roedel GG, Kildow BJ, Sveom DS, et al. Total hip arthroplasty using highly cross-linked polyethylene in patients aged 50 years and younger: minimum 15-year follow-up. Bone Joint J. 2021; 103-B (7 Supple B): 78-83.

Sato T, Yamate S, Utsunomiya T, et al. Life course epidemiology of hip osteoarthritis in Japan: A multicenter, cross-sectional study. J Bone Joint Surg Am. 2024; 106: 966-975.

Sharifi E, Sharifi H, Morshed S, et al. Cost-effectiveness analysis of periacetabular osteotomy. J Bone Joint Surg Am. 2008; 90 : 1447-1456.

Thanacharoenpanich S, Boyle MJ, Murphy RF, et al. Periacetabular osteotomy for developmental hip dysplasia with labral tears: is arthrotomy or arthroscopy required? J Hip Preserv Surg. 2018; 5: 23-33.

Torisu T, Kaku N, Tumura H, et al. 3M integral bipolar cup system for dysplastic osteoarthritis. Clinical and radiographic review with five- to seven-year follow-up. J Bone Joint Surg Br. 2003; 85 : 822-825.

Wasko MK, Yanik EL, Pascual-Garrido C, et al. Psychometric properties of patient-reported outcome measures for periacetabular osteotomy. J Bone Joint Surg Am. 2019; 101: e21.

Willemsen K, Niemeyer MJS, Harlianto NI, et al. Good long-term outcomes of the hip Chiari osteotomy in adolescents and adults with hip dysplasia: a systematic review. Acta Orthop. 2022; 93: 296-302.

Yasunaga Y, Yamasaki T, Ochi M. Patient selection criteria for periacetabular osteotomy or rotational acetabular osteotomy. Clin Orthop Relat Res. 2012; 470 : 3342-3354.

Yasunaga Y, Oshima S, Shoji T, et al. A 30-year follow-up study of rotational acetabular osteotomy for pre- and early-stage osteoarthritis secondary to dysplasia of the hip. Bone Joint J. 2024; 106-B (5 Supple B):25-31.

Yoshii T, Jinno T, Morita S, et al. Postoperative hip motion and functional recovery after simultaneous bilateral total hip arthroplasty for bilateral osteoarthritis. J Orthop Sci. 2009; 14 : 161-166.

Zitsch BP, Cahoy KM, Urban ND, et al. Highly cross-linked polyethylene in patients 50 years of age and younger: A 20-year follow-up analysis. J Arthroplasty. 2024; 39: S145-S152.

Ⅰ　予　防

　股関節症は，高齢になるほど有病率が高い，高齢化社会に伴い患者数のさらなる増加が想定されるため，予防の必要性が認識されている．

　予防には3つの段階がある．1つは健常者が疾病になるのを予防する1次予防（primary prevention），2つ目は初期もしくは無症候性の患者（X線学的関節症で無症状の患者）をスクリーニングして疾病の発症を予防する2次予防（secondary prevention），3つ目はすでに疾病のある患者の障害の進行を予防する3次予防（tertiary prevention）である．

　具体的には，まず疾患発生の危険因子を把握して，これらの危険因子を有するような対象に予防方法を教育することが重要である．また，すでに疾患を有する患者に対しては，今後の進行を予防する目的での教育が大切である（Felson 1998）．

　股関節症は，高齢の女性に多く発症する．特に閉経後の女性に多く，女性ホルモンの影響も示唆されている．また遺伝的な病因も考えられるため，股関節症の家族歴を有するものは，発症のリスクが高い．

　そのほか，肥満，重労働作業者，外傷の既往を有するものなどは股関節症発症の危険が高いと考えられ，予防のため特に労働環境などへの早期からの介入が望ましい（Harris ら 2015）．

　股関節症の予防では，現在までに明らかに有効とされているものは少ないが，以下の項目に関する検討が行われている．

文献
Felson DT. Preventing knee and hip osteoarthritis. Bull Rheum Dis. 1998; 47 : 1-4.

Harris EC, Coggon D. HIP osteoarthritis and work. Best Pract Res Clin Rheumatol. 2015; 29: 462-482.

1 ｜ 運動療法

　運動療法（therapeutic exercise）の変形性関節症に対する予防効果に関する研究は，変形性膝関節症に対するものが多い．陸上運動（land-based exercise），

水中運動（aquatic exercise），エアロビクス運動（aerobic exercise），予防リハビリテーション（prehabilitation）などについての研究がある．陸上運動では，筋力訓練，関節可動域訓練，太極拳プログラムなどが含まれている．

2次予防については，外傷後関節症に対する neuromuscular prehabilitation の報告がある（Tenforde ら 2012）．通常の neuromuscular rehabilitation が外傷後の神経・筋バランスを整える目的で行われるのに対して，neuromuscular prehabilitation は外傷後に変形性関節症へ進展するのを予防する目的で施行されるものである．

実際には，前十字靱帯損傷や半月板損傷後に変形性膝関節症へ進展するのを予防する目的で，適切な筋肉の筋力強化を行ったり，荷重バランスを整えるような歩行訓練を行う報告がみられる．股関節症に対しての報告はまだみあたらない．

3次予防では，症状のある股関節症に対する研究がある．

陸上運動の効果に関する無作為研究のメタアナリシスでは，症状のある股関節症の疼痛を軽減させたという研究（van Baar ら 1998）と身体機能を向上させたという研究（Fransen ら 2007）があるものの，多くは疼痛軽減や身体機能向上における効果は有意ではなかった．

研究によって運動プログラムの量に差があり，10クラス未満のものから18クラス以上のものまで幅が広かった．また，通常の運動プログラムを用いて調査した研究以外に太極拳プログラムを用いたものなど運動プログラムの内容も異なっていた（Fransen ら 2010）．

水中運動の効果に関するシステマティックレビューでは，水中運動は股関節症の疼痛軽減に有効であったが，その効果は小さく，短期的であった（Bartels ら 2007）．

エアロビクス運動は歩行プログラムが中心となり，筋力増強訓練とともに股関節症や変形性膝関節症の患者の疼痛軽減と身体機能改善に効果的であることが報告されている．

エアロビクス運動と筋力強化訓練は同時に行われることも多いため，どちらの効果がより有効であるかの判断は難しく，両者の間には差がないとの結果が多い（Semanik ら 2012）．

エアロビクス運動では，体重減量効果や，心血管機能やうつ状態の改善などによる相乗効果も報告されている（Ettinger ら 1997，Penninx ら 2002，Paans ら 2009）．

変形性股関節症患者におけるノルディックウォーキングは，筋力トレーニングや在宅運動よりも12か月時点の SF-36 における日常役割機能や活力が有意に高かったとの報告がある（Bieler ら 2017）．

股関節症を有するサイクリング可能な患者に対して，30分の教育と30分のサイクリングを6週間継続した結果，Oxford スコア，sit to stand 時間，EQ5D-5L Utility と VAS，荷重時 VAS スコアおよび HOOS function，TUG test が介入前より有意に改善したとの報告がある（Wainwright ら 2020）．

わが国のガイドラインでも，運動療法はエビデンスの強さとしては高くはないが，短・中期的な身体機能の改善には有用であり提案するとしている（日本整形外科学会診療ガイドライン委員会 2024）．

運動療法に関する研究は小規模なものが多く，研究によって運動プログラムの種類や量に差があるため，今後，さらなるエビデンスの構築が必要である．

文献

Bartels EM, Lund H, Hagen KB, et al. Aquatic exercise for the treatment of knee and hip osteoarthritis. Cochrane Database Syst Rev. 2007; CD005523.

Bieler T, Siersma V, Magnusson SP, et al. In hip osteoarthritis, Nordic Walking is superior to strength training and home-based exercise for improving function. Scand J Med Sci Sports. 2017; 27: 873-886.

Ettinger WH Jr, Burns R, Messier SP, et al. A randomized trial comparing aerobic exercise and resistance exercise with a health education program in older adults with knee osteoarthritis. The Fitness Arthritis and Seniors Trial (FAST). JAMA. 1997; 277 : 25-31.

Fransen M, Nairn L, Winstanley J, et al. The physical activity for osteoarthritis management (PAFORM) study. A randomized controlled clinical trial evaluating hydrotherapy and Tai Chi classes. Arthritis Rheum. 2007; 57 : 407-414.

Fransen M, McConnell S, Hernandez-Molina G, et al. Does land-based exercise reduce pain and disability associated with hip osteoarthritis? A meta-analysis of randomized controlled trials. Osteoarthritis Cartilage. 2010; 18 : 613-620.

日本整形外科学会診療ガイドライン委員会，変形性股関節症診療ガイドライン策定委員会　編集．変形性股関節症診療ガイドライン2024 改訂第3版. 南江堂. 2024.

Paans N, van den Akker-Scheek I, van den Meer K, et al. The effects of exercise and weight loss in overweight patients with hip osteoarthritis: design of a prospective cohort study. BMC Muskuloskelet Disord. 2009; 10 : 24.

Penninx BW, Rejeski WJ, Pandya J, et al. Exercise and depressive symptoms: A comparison of aerobic and resistance exercise effects on emotional and physical function in older persons with high and low depressive symptomatology. J Gerontol B Psychol Sci Soc Sci. 2002; 57 : 124-132.

Semanik PA, Chang RW, Dunlop DD. Aerobic activity in prevention and symptom control of osteoarthritis. PM R. 2012; 4(5 Suppl): S37-S44.

Tenforde AS, Shull PB, Fredericson M. Neuromuscular prehabilitation to prevent osteoarthritis after a traumatic joint injury. PM R. 2012; 4(5 Suppl) : S141-S144.

van Baar ME, Dekker J, Oostendorp RA, et al. The effectiveness of exercise therapy in patients with osteoarthritis of the hip and knee: a randomized clinical trial. J Rheumatol. 1998; 25 : 2432-2439.

Wainwright TW, Burgess LC, Immins T, et al. A cycling and education intervention for the treatment of hip osteoarthritis: A quality improvement replication programme. SAGE Open Med. 2020；8: 2050312120946522.

2 ｜減　量

　肥満は変形性膝関節症発症の強い危険因子であるが，股関節症では変形性膝関節症に比べて影響は弱いとされる．

　しかしながら，14論文でのシステマティックレビューとメタアナリシスにおいて，BMIの増加が股関節症の手術リスクには関連しないものの，X線画像および臨床症状の増悪と関連していたとする報告がある（Jiangら2011）．

　股関節症に対する1次予防として，減量（weight loss）は股関節症の発症を約25%減少させると報告されている（Felsonら2007）．Karlsonらの研究では，THAにいたる危険因子として肥満が強く関係し，減量によりTHAを要するような股関節症が減らせる可能性があると報告している（Karlsonら2003）．

　脂肪組織より分泌されるレプチン（leptin）やアディポネクチン（adiponectin）と変形性関節症発生の関係も報告されている（Dumondら2003，Chenら2006）．

　中年層354名平均56歳を調査し，119名のメタボリックシンドローム群と非メタボ群を比較したが，股関節症発症との関連は認めなかったとする報告もある（Walterら2020）．

　3次予防としては，減量が股関節症の疼痛軽減に効果的であるというRCT研究でのエビデンスはないものの，推奨している股関節症のガイドラインは多い（Limら2022）．

　減量により症状改善が得られることは臨床で経験されることであり，今後その効果は明らかにすべきである．

文献

Chen TH, Chen L, Hsieh MS, et al.: Evidence for a protective role for adiponectin in osteoarthritis. Biochim Biophys Acta. 2006; 1762 : 711-718.

Dumond H, Presle N, Terlain B, et al. Evidence for a key role of leptin in osteoarthritis. Arthritis Rheum 2003; 48: 3118-3129.

Felson DT, Zhang Y. An update on the epidemiology of knee and hip osteoarthritis with a view to prevention. Arthritis Rheum. 2007; 41 : 1343-1355.

Jiang L, Rong J, Wang Y, et al. The relationship between body mass index and hip osteoarthritis: A systematic review and meta-analysis. Joint Bone Spine. 2011; 78: 150-155.

Karlson EW, Mandl LA, Aweh GN, et al. Total hip replacement due to osteoarthritis: the importance of age, obesity, and other modifiable risk factors. Am J Med. 2003; 114 : 93-98.

Lim Y, Wong J, Hussain SM, et al. Recommendations for weight management in osteoarthritis: A systematic review of clinical practice guidelines. Osteoarthritis and Cartilage Open. 2022; 4: 100298.

Walter SS, Wintermeyer E, Klinger C, et al. Association between metabolic syndrome and hip osteoarthritis in middle-aged men and women from the general population. PLoS One. 2020；10: e0230185.

3 ｜グルコサミン

　変形性関節症に対するグルコサミン（glucosamine sulfate）の効果については結論は出ていない（Towheedら2005）とされていたが，近年での報告では否定的なものもあり各ガイドラインでは消極的な推奨が多くなっている．

　グルコサミンの効果に関する研究は，変形性膝関節症の3次予防としての効果に関するものが大多数であり，股関節症に対する効果を検証した報告は少ない．

　股関節症患者222例に対する前向き無作為研究の結果では，グルコサミン1,500mgの2年間の経口投与はプラセボ群と比較して股関節症の進行予防や症状の改善に効果はなかった（Rozendaalら2008, 2009）．

　股関節症または変形性膝関節症の患者に対して経口グルコサミンの効果を評価したRCTを対象としたメタアナリシスでは，経口グルコサミンは，短期（3か月）および長期（24か月）の追跡調査で，鎮痛効果や機能改善に関してプラセボに対する有意な差を認めなかった（Runhaarら2017）．

文献

Rozendaal RM, Koes BW, van Osch GJ, et al. Effect of glucosamine sulfate on hip osteoarthritis. Ann Intern Med. 2008; 148 : 268-277.

Rozendaal RM, Uitterlinden EJ, van Osch GJ, et al. Effect of glucosamine sulfate on joint space narrowing, pain and function in patients with hip osteoarthritis: subgroup analyses of a randomized control trial. Osteoarthritis Cartilage. 2009; 17 : 427-432.

Runhaar J, Rozendaal RM, van Middelkoop M, et al. Subgroup analyses of the effectiveness of oral glucosamine for knee and hip osteoarthritis: a systematic review and individual patient data meta-analysis from the OA trial bank. Ann Rheum Dis. 2017; 76: 1862-1869.

Towheed TE, Maxwell L, Anastassiades TP, et al. Glucosamine therapy for treating osteoarthritis. Cochrane Database Syst Rev. 2005: CD002946.

4 ｜ネギ類の食品

　摂取食品と変形性関節症発生の関連についての研究は，個人の食習慣の違いなどにより詳細な検討が難しく，大規模な研究も少ない．

　年齢，性別，生活習慣，遺伝的な影響を排除して，

できるだけ摂取食品の影響を調査する目的で 1,086 組の健康な女性の双子を対象として施行された大規模な調査（Williams ら 2010）では，野菜と果物の摂取が股関節症発生のリスクを低下させていた．

また，野菜，果物の種類に関しては，ニンニク，玉ネギ，長ネギ，エシャロットなどのネギ類の食品の摂取が X 線学的股関節症の発生を低下させており，1 次予防として期待される．これは，ネギ類に含まれる二硫化アリル（ジアリルジスルフィド：diallyl disulfide）が用量依存性に matrix metalloproteinase（MMP）の発現を抑制するためと考えられている．

しかしながら，近年の研究報告はなされていないためエビデンスはない．

文献

Williams FM, Skinner J, Spector TD, et al. Dietary garlic and hip osteoarthritis: evidence of a protective effect and putative mechanism of action. BMC Muskuloskelet Disord. 2010; 11 : 280.

5 │ アボカド大豆不鹸化物

アボカドと大豆の植物性油の抽出物から作られたサプリメントでアボカド大豆不鹸化物（avocado/soybean unsaponifiables: ASU）がある．

代謝作用，抗異化作用と抗炎症作用によって軟骨細胞に影響を与え，コラーゲン新生や IL-1 β induced コラギナーゼの発生および活性を抑制するとされる（Ernst 2003）．

臨床研究として，症候性の変形性股関節症 189 例とプラセボ 210 例を比較した RCT 研究において，アボカド大豆不鹸化物の投与群はプラセボと比較して 3 年間で最小関節裂隙が進行した割合が少なく，変形性股関節症における X 線学的進行を遅らせる効果が示唆された（Maheu ら 2014）．

一方，変形性膝関節症と股関節症患者 588 例の RCT システマティックレビューとメタアナリシスで，アボカド大豆不鹸化物は，症候性変形性膝関節症に対しては疼痛の軽減と Lequesne index の改善を示したが，変形性股関節症では疼痛の軽減と Lequesne index の改善を認めなかったとする報告もある（Simental-Mendía ら 2019）．

アボカド大豆不鹸化物による有害事象は少ないとされるが，その予防的効果について高いエビデンスはない．

文献

Ernst E. Avocado-soybean unsaponifiables (ASU) for osteoarthritis－A systematic review. Clin Rheumatol. 2003; 22: 285-288.

Maheu E, Cadet C, Marty M, et al. Randomised, controlled trial of avocado-soybean unsaponifiable (Piascledine) effect on structure modification in hip osteoarthritis: the ERADIAS study. Ann Rheum Dis. 2014; 73: 376-84.

Simental-Mendía M, Sánchez-García A, Acosta-Olivo CA, et al. Efficacy and safety of avocado-soybean unsaponifiables for the treatment of hip and knee osteoarthritis: A systematic review and meta-analysis of randomized placebo-controlled trials. Int J Rheum Dis. 2019; 22: 1607-1615.

6 │ エストロゲン補充療法

変形性関節症の有病率が高齢の女性で高く，特に閉経後に急速に高くなることより，エストロゲンの影響が考えられてきた．

変形性関節症の発生におけるエストロゲンの影響に関する研究では，動物実験の結果と人における臨床研究の結果に違いがみられる（Felson ら 1998）．

動物実験では，エストロゲンが破骨細胞を抑制することにより，骨量増加とともに骨棘形成など変形性関節症に促進的に働くという結果が得られているのに対し，疫学研究ではエストロゲン補充療法（estrogen replacement therapy）を行っている女性で変形性関節症が少ないという逆の結果が得られている．

エストロゲン補充療法と股関節症発生の関連について調査した大規模な疫学研究（Nevitt ら 1996）では，65 歳以上の 4,366 名の白人女性のうちエストロゲン補充療法を行っていた女性で，有意に X 線学的股関節症の発生率が少なかった．

また，補充療法を 10 年以上行っていた女性では，さらに X 線学的股関節症の発生が少なく，用量依存的な効果も示唆された．その後に各種のエストロゲン関連製剤が開発され，基礎実験や膝関節症での臨床研究はなされているが，股関節症での臨床調査は新規にはなされておらず予防効果は不明である（Xiao ら 2016）．

今後，エストロゲン補充療法の予防効果を検証するためには前向きな無作為研究が望まれる．

文献

Felson DT, Nevitt MC. The effect of estrogen on osteoarthritis. Curr Opinion Rheumatol. 1998; 10 : 269-272.

Nevitt MC, Cummings SR, Lane NE, et al. Association of estrogen replacement therapy with risk of osteoarthritis of the hip in elderly white women. Arch Intern Med. 1996; 156 : 2073-2080.

Xiao YP, Tian FM, Dai MW, et al. Are estrogen-related drugs new alternatives for the management of osteoarthritis? Arthritis Res Ther. 2016; 18: 151.

2章 特発性大腿骨頭壊死症

A 疾患概念，定義，分類および組織学的特徴

1 疾患概念の歴史的変遷

特発性大腿骨頭壊死症（osteonecrosis of the femoral head: ONFH）は大腿骨頭が阻血性壊死に陥って破壊され，最大の荷重関節である股関節の機能が失われる難治性疾患である．古くは紀元前3500年のヌビア人の労働者がすでに大腿骨頭壊死症に罹患していたことが知られている．

疾患概念のこれまでの歴史的変遷を振り返ってみると，James Russell が1794年に骨壊死について，1つの骨疾患として necrosis を最初に病理学的に記述した（The classic 1978）．この時代の骨壊死はほぼ septic necrosis で，最初に aseptic necrosis との区別を記載したのは，Axhausen である（Axhausen 1912）．しかし，骨壊死の原因についての記載はなかった．

彼の壊死骨の吸収と骨新生の観察は，後に Phemister が参考にして，骨壊死の再生に関する病理所見を"creeping substitution"と名づけて記載した（Phemister 1930）．当時は，aseptic とはいえ，血栓や塞栓が証明されていないので，外傷以外の今日の特発性骨壊死の原因は特定されないままであった．一方で，非外傷性の大腿骨頭における aseptic necrosis の症例報告が Freund により報告された（Freund 1936）．

1946年には，Venable らが筋弁を用いた骨壊死の治療を報告した（Venable ら 1946）．1949年に初めて"avascular necrosis"という言葉が，外傷性大腿骨頭壊死症に使われた（Compere 1949）．

1950年代になると鎌状赤血球症に起因するもの（Moseley ら 1953）や潜函病に伴うもの（Ronald 1953）など，外傷以外を原因とする症例の報告も徐々に増加した．

そして，病理学的な特徴から無血管性壊死（avascular necrosis）という概念が報告され（Claffey

ら 1960），1960年代前半にはステロイド投与後の大腿骨頭壊死症がトピックスになった（Ruhlin 1962, Boksenbaum ら 1963, Sutton ら 1963）．

1967年には"非外傷性（non-traumatic aseptic necrosis）"という分類が発表された（Jeremy 1967）．

1970年代には腎移植後に高頻度に発生する合併症として腎移植後大腿骨頭壊死症が大きく取り上げられた（Briggs ら 1972, Diethelm ら 1976）．

その後，阻血性壊死（ischemic necrosis）（Hungerford ら 1978），骨梗塞（bone infarction）（Saito ら 1988）などとも称され，阻血を起こす病因と病態があると考えられてきた．

文献

Axhausen G. Ueber einfache, aseptische Knochen und Knorpelnekrose, Chondritis dissecans und Arthritis deformans. Arch. f. klin. Chir. 1912.

Boksenbaum M, Mendelsen CG. Aseptic necrosis of the femoral head associated with steroid therapy. JAMA. 1963; 184 : 262-265.

Briggs WA, Hampers CL, Merrill JP, et al. Aseptic necrosis in the femur after renal transplantation. Ann Surg. 1972; 175 : 282-289.

Claffey TJ. Avascular necrosis of the femoral head. An anatomical study. J Bone Joint Surg Br. 1960; 41 : 802-809.

Compere EL. Avascular necrosis of large segmental fracture fragments of the long bones. J Bone Joint Surg Am. 1949; 31: 47-54.

Diethelm AG, Sterling WA, Hartley MW, et al. Retrospective analysis of 100 consecutive patients undergoing related living donor renal transplantation. Ann Surg. 1976; 183 : 502-510.

Freund E. Bilateral aseptic necrosis of the femoral head: Ann Surg. 1936; 104 : 100-106.

Hungerford DS, Zizic TM. Alcoholism associated ischemic necrosis of the femoral head. Early diagnosis and treatment. Clin Orthop Relat Res. 1978; 130 : 144-153.

Jeremy R. Non-traumatic aseptic necrosis of the femoral head. Med J Aust. 1967; 1 : 323-326.

Moseley JE, Manly JB. Aseptic necrosis of bone in sickle-cell disease: Radiology. 1953; 60 : 656-665.

Phemister DB. Repair of bone in the presence of aseptic necrosis resulting from fractures, transplantations, and vascular obstruction. J Bone Joint Surg Am. 1930; 12: 769-787.

Ronald J. Aseptic necrosis of bone in caisson disease. Lancet. 1953; 265 : 855-856.

Ruhlin CW. Aseptic necrosis of femoral heads associated with steroid therapy. J Maine Med Assoc. 1962; 53 : 280-281.

Saito S, Ohzono K, Ono K. Minimal osteonecrosis as a segmental infarct within the femoral head. Clin Orthop Relat Res. 1988; 231 : 35-50.

Sutton RD, Benedel TG, Edwards GA. Aseptic bone necrosis and corticosteroid therapy. Arch Intern Med. 1963; 112 : 594-602.

The classic. An essay on necrosis. Section 1. General remarks, and description of appearances. Clin Orthop Relat Res. 1978; 130: 5-7.

Venable CS, Stuck WG. Muscle-flap transplant for the relief of painful monarticular arthritis (aseptic necrosis) of the hip. Ann Surg. 1946; 123 : 641-654.

2 | 現在の定義

　本疾患は，厚生省（現厚生労働省）特発性大腿骨頭壊死症調査研究班（厚労省研究班）による昭和61年度報告書において，「大腿骨頭の無菌性，阻血性の壊死をきたす疾患であって，大腿骨頭の陥没変形から2次性の股関節症にいたる疾患を大腿骨頭壊死症（avascular necrosis of the femoral head: ANF）」と定義された（特発性大腿骨頭壊死症調査研究班1987）．

　1993年にONFHについて議論する国際学会であるAssociation Research Circulation Osseous（ARCO）において「Bone is an organ that consists of mineralized and nonmineralized tissue. Bone necrosis is a disease which causes death of bone and is called OSTEONECROSIS」という定義が提案され，骨壊死（osteonecrosis）という用語が定着した．骨壊死の発生部位が大腿骨頭であれば，大腿骨頭壊死症（osteonecrosis of the femoral head）とよばれることになった（Gardeniers 1993）．

　厚労省研究班による平成13年度（2001年）の研究報告書において「非外傷性に大腿骨頭の無菌性，阻血性の壊死をきたし，大腿骨頭の圧潰変形が生じると，2次性の股関節症にいたる疾患を特発性大腿骨頭壊死症（idiopathic osteonecrosis of the femoral head: ION）とよぶ」と改めて定義された（厚労省研究班　診断基準・治療指針策定ワーキンググループ 2002）．

　しかし，この英語表記はわが国で用いられるのみ

であり，国際的に用いられている用語に合わせるため，平成28年度（2016年度）第2回研究班班会議において，"osteonecrosis of the femoral head: ONFH" の英語表記およびその略称が用いられることになった．

文献

Gardeniers JWM. ARCO committee on terminology and staging; Report on the committee-meeting at Santiago de Compostela. ARCO News Letter. 1993; 5 : 79-82.

厚労省研究班．診断基準・治療指針策定ワーキンググループ．特発性大腿骨頭壊死症の定義．特発性大腿骨頭壊死症調査研究分科会平成13年度研究報告書. 2002; 132.

特発性大腿骨頭壊死症調査研究班昭和61年度研究報告書. 1987; 331-336.

3 | 世界に誇るべき研究組織としての厚労省研究班

　わが国において，昭和40年代中頃までは整形外科医のなかでもONFHに対する認識は低いものであった．

　昭和48年（1973年）の第46回日本整形外科学会学術総会で「大腿骨頭特発性壊死」がシンポジウムのテーマとして取り上げられ，病態や診断について関心が集まるようになった．

　そして昭和50年（1975年）に厚生省（当時）の難病研究班として「特発性非感染性骨壊死調査研究班」が発足した．これが現在の「厚生労働科学研究費補助金　難治性疾患克服研究事業　特発性大腿骨頭壊死症調査研究班（厚労省研究班）」へ受け継がれ，10名の歴代班長のもとに実に48年間（令和5年度時点）にわたって連綿と研究が継続されている（表1）．

　厚労省研究班は疫学調査，病態解明，診断法や治療法の確立などの分野で，常に最新の研究成果を発

表1　厚生労働科学研究費補助金　難治性疾患克服研究事業　特発性大腿骨頭壊死症調査研究班　歴代班長

年度	班長	所属
昭和50年度〜55年度	西尾　篤人	九州大学　整形外科
昭和56年度〜58年度	松野　誠夫	北海道大学　整形外科
昭和59年度〜63年度	小野　啓郎	大阪大学　整形外科
平成元年度〜5年度	杉岡　洋一	九州大学　整形外科
平成6年度〜10年度	二ノ宮節夫	埼玉医科大学　整形外科
平成11年度〜15年度	高岡　邦夫	信州大学・大阪市立大学　整形外科
平成16年度〜20年度	久保　俊一	京都府立医科大学　整形外科
平成21年度〜25年度	岩本　幸英	九州大学　整形外科
平成26年度〜令和4年度	菅野　伸彦	大阪大学　運動器医工学治療学
令和5年度〜現在	坂井　孝司	山口大学　整形外科

信し続けており，世界的に貢献している．

令和元（2019）年には，厚労省研究班と日本整形外科学会を中心に『特発性大腿骨頭壊死症診療ガイドライン2019』が策定され，さらにその概略を英文化すること（Andoら2021）で国際的に発信している．

文献

Ando W, Sakai T, Fukushima W, et al. Japanese Orthopaedic Association 2019 Guidelines for osteonecrosis of the femoral head. J Orthop Sci. 2021; 26: 46-68.

厚労省研究班．診断基準・治療指針策定ワーキンググループ．特発性大腿骨頭壊死症の定義．特発性大腿骨頭壊死症調査研究分科会平成13年度研究報告書．2002; 132.

日本整形外科学会・厚生労働省指定難病特発性大腿骨頭壊死症研究班　監修：特発性大腿骨頭壊死症診療ガイドライン2019. 南江堂. 2019.

4 分　類

大腿骨頭壊死症のうち，骨壊死を生じる基礎疾患が明らかなものは症候性（2次性）大腿骨頭壊死症に分類される．

基礎疾患としては外傷（大腿骨頚部骨折や股関節脱臼など），放射線照射，塞栓症（潜水病や潜函病などの減圧症，鎌状赤血球症，真性多血症，Gaucher病など）などがあげられる．

これに対して，骨壊死を生じる原因が明らかでないものを特発性大腿骨頭壊死症とよぶ．

疫学調査より，ステロイド全身投与，習慣性飲酒が骨壊死発生に関連することが明らかとなった．そのため，これらの因子がある場合「ステロイド性（steroid-induced）」や「アルコール性（alcohol-induced）」と表記されていた．

表2　ステロイド関連特発性大腿骨頭壊死症（Yoonら2019a）

1) 3か月以内に累積2gをこえるプレドニゾロン投与，または，同等力価の糖質コルチコイド投与歴
2) 糖質コルチコイド投与から2年以内に特発性大腿骨頭壊死症と診断
3) 糖質コルチコイド以外の他の危険因子がない

表3　アルコール関連特発性大腿骨頭壊死症（Yoonら2019b）

1) あらゆる種類のアルコール飲料のアルコール量400mL/週（もしくは320g/週）をこえるアルコール摂取を6か月以上継続している
2) この用量のアルコール摂取から1年以内に特発性大腿骨頭壊死症と診断
3) アルコール摂取歴以外の他の危険因子がない

しかし，ステロイド全身投与や習慣性飲酒は，骨壊死発生の関連因子ではあるがまだ直接の原因とは断定できていない．よって，「ステロイド関連」「アルコール関連」とするのが妥当であり，ステロイド関連特発性大腿骨頭壊死症（steroid-associated ONFH），アルコール関連特発性大腿骨頭壊死症（alcohol-associated ONFH）とよばれることになった．

ステロイド関連およびアルコール関連ONFHに関する臨床研究を標準化するため，国際学会であるARCOにおいてこれらが定義された（Yoonら2019a，2019b）（表2，表3）．

文献

Yoon BH, Jones LC, Chen CH, et al. Etiologic classification criteria of ARCO on femoral head osteonecrosis Part 1: Glucocorticoid-associated osteonecrosis. J Arthroplasty. 2019a; 34: 163-168. e1.

Yoon BH, Jones LC, Chen CH, et al. Etiologic classification criteria of ARCO on femoral head osteonecrosis Part 2: Alcohol-associated osteonecrosis. J Arthroplasty. 2019b; 34: 169-174. e1.

5 組織学的特徴

大腿骨頭はその多くの部分が軟骨に覆われており，側副血行路が少ないため，阻血が起こりやすい構造となっている（Claffey 1960）．

ONFHは初期においては大腿骨頭内の骨組織のみの壊死であり，関節軟骨は組織学的には正常である．大腿骨頭の圧潰が進行するに伴って関節軟骨は徐々に変性する．

一般的にX線学的に関節症性変化が出現するまでは関節軟骨の変性は少ないとされているが，T2 mapping MR画像を用いた研究ではこれまで考えられていた以上に早期から関節軟骨に変性が生じているという意見もある（Yamamotoら2011）．

組織所見では壊死領域，修復組織，健常部の3層構造が特徴的である．

壊死領域では骨髄壊死と骨梁壊死が確認できる．骨髄壊死は骨髄細胞が壊死している状態であり，骨梁壊死は骨小腔内に存在する骨細胞の核が広範に消失している状態（empty lacunae of the osteocyte）である．通常は骨梁壊死領域の骨髄腔には骨髄壊死を伴っており，この2つが同時に存在することが重要である．

修復組織には線維性修復組織が多く存在する領域と浮腫像を呈する領域が認められる．また，修復組織には壊死骨梁の周囲を新生骨が取り巻く添加骨形成が認められる．

文献
Claffey TJ. Avascular necrosis of the femoral head. An anatomical study. J Bone Joint Surg Br. 1960; 41 : 802-809.

Yamamoto S, Watanabe A, Nakamura J, et al. Quantitative T2 mapping of femoral head cartilage in systemic lupus erythematosus patients with noncollapsed osteonecrosis of the femoral head associated with corticosteroid therapy. J Magn Reson Imaging. 2011; 34 : 1151-1158.

B 疫 学

厚労省研究班の大きな業績の1つが疫学調査である．疫学像を国レベルで調査した報告は海外にはない．空間的，時間的に世界に類を見ない規模で現在も疫学研究が続けられている．

わが国における ONFH の疫学調査として厚労省研究班の班員施設により毎年行われている定点モニタリング，および全国規模の疫学調査として10年ごとに調査分析されている全国疫学調査がある．

また，ONFH は指定難病であり，難病受給申請のために患者自身が地方自治体に申請する臨床調査個人票が厚生労働省によりデータベース化されているので，これを用いた疫学調査も行われている．

全国疫学調査によると，2014年1年間の全国における ONFH 受療患者数は約 23,100 人，年間有病率は人口 10 万人あたり 18.2 人（0.0182％），年間新患数は全国で約 2,100 人と推計されている（Fukushima 2018）．

年間有病率は人口 10 万人あたり 18.2 人（0.0182％）人口 10 万人あたりの年間有病率は 1994 年が 5.9 人（青木ら 1996），2004 年が 8.9 人（Fukushima ら 2010）で，2014 年までの 20 年間で 3 倍以上となり，経年的に増加し続けていることが明らかとなっている．

一方，年間新患数を同じ定義で算出した場合，1994 年が 1,500 人，2004 年が 2,200 人，2014 年が 2,100 人であることから，過去 10 年では新患患者は増えていなかった．

男女比については，男：女＝ 1.33 ～ 1.45：1 と報告されており，わが国においては男性の方が女性より多い．確定診断時の年齢分布は，2004 年においては，男性で 40 歳台，女性で 30 歳台にそのピークを認めたが（図 1a）（Fukushima ら 2010），2014 年では男性は 40 歳台のピークは変わらないものの，女性は 30 歳台と 60 歳台にピークを認めていた（図 1b）（Fukushima 2018）．また，この男女比，年代の分布については，臨床調査個人票データベースでも同じような傾向であった（Sato ら 2022）．

関連因子について，2004 年では全体で「ステロイド関連」54％，「アルコール関連」34％であった．性別でみると，「ステロイド関連」の割合は男性は 38％と女性の 77％に比べ少なく，その一方で「アルコール関連」の割合は男性が 51％，女性で 7％と男性に多かった（Fukushima ら 2010）．

2004 ～ 2013 年までの臨床調査個人票データベースによると，「ステロイド関連」の割合が女性で 50％と男性の 29％より高く，一方，「アルコール関連」の割合は女性で 9％に対し男性で 47％と高かった（Ando ら 2022）．

このように，性別が ONFH の発生に大きな影響

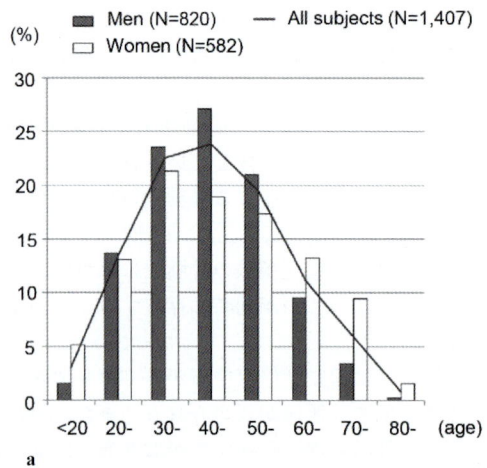

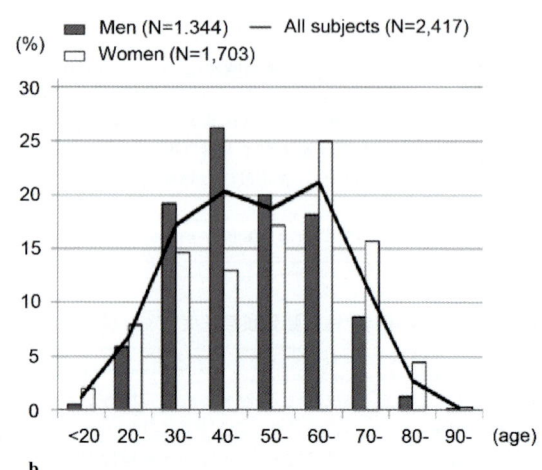

図 1 確定診断時年齢の分布（Fukushima 2018 より）
a: 2004 年，b: 2014 年．

を与えることを示しており，全身ステロイド投与は主に女性患者に関連しているが，男性患者では習慣的なアルコール摂取が関連している．

　ステロイド全身投与の対象となった原疾患は1997 〜 2011 年の定点モニタリングのデータベースによると，SLE が男女とも最多で男性で9%，女性で34%である．

　男性では，続いてネフローゼ症候群（8.1%），血液悪性疾患（8.1%），気管支喘息（7.5%）と続く．女性で気管支喘息（6.1%），多発性筋炎・皮膚筋炎（5.7%），血小板減少性紫斑病（5.5%）と続いている（Takahashi ら 2015）（表 4）．

文献

青木利恵, 大野良之, 玉腰暁子, 他. 特発性大腿骨頭壊死症の全国疫学調査成績. 厚生省特定疾患難病の疫学調査研究班平成7年度研究報告業績集. 1996; 67-71.

Ando W, Takao M, Tani T, et al. Geographical distribution of the associated factors of osteonecrosis of the femoral head, using the designated intractable disease database in Japan. Mod Rheumatol. 2022; 32: 1006-1012.

Fukushima W, Fujioka M, Kubo T, et al. Nationwide epidemiologic survey of idiopathic osteonecrosis of the femoral head. Clin Orthop Relat Res. 2010; 468 : 2715-2724.

Fukushima W. Descriptive and analytic epidemiology of idiopathic osteonecrosis of the femoral head in Japan (Washio M, et al eds. Epidemiological studies of specified rare and intractable disease). Springer. 2018; 33-45.

Sato R, Ando W, Fukushima W, et al. Epidemiological study of

osteonecrosis of the femoral head using the national registry of designated intractable diseases in Japan. Mod Rheumatol. 2022; 32: 808-814.

Takahashi S, Fukushima W, Yamamoto T, et al. Temporal trends in characteristics of newly diagnosed nontraumatic osteonecrosis of the femoral head from 1997 to 2011: A hospital-based sentinel monitoring system in Japan. J Epidemiol. 2015; 25: 437-444.

1 ｜ステロイド全身投与との関連

　ステロイド投与と ONFH の関連については，厚労省研究班から SLE 患者および腎移植患者を対象とした多施設共同症例・対照研究が報告されている（廣田ら 1996, 1999）．

　SLE 確定診断後，あるいは腎移植後 1 年間のステロイド総投与量，最高投与量，1 日平均投与量，およびパルス療法について検討した結果，両研究ともに 1 日平均投与量が ONFH 発生との最も強い関連を認めた．

　SLE 患者ではプレドニゾロン換算で 1 日平均投与量 16.6mg をこえるとオッズ比が 3.4 倍になることが報告されている（田中ら 2004）．腎移植患者では 1 日平均投与量が 20.4mg をこえるとオッズ比は 5.0 倍であった．

　SLE あるいは腎移植後の拒絶反応に対して，ある一定量をこえるステロイドの全身投与を行うことは，ONFH のリスクを増大させると考えられる．

　一方，免疫抑制剤の進歩に伴い移植後に使用されるステロイドの投与量は漸減している．腎移植症例に対する MRI によるスクリーニングでは，移植後短期間に投与されるステロイド総投与量のわずかな差異によって，ONFH の発生率が著明に低下することが明らかになっている（Shibatani ら 2008）．

　また，免疫抑制剤であるバシリキシマブ導入以降の 2003 年から 2012 年に腎移植を受けた 110 人の発生率 0% は，1986 年から 2003 年の間に腎移植を受けた 232 人の ONFH 発生率 3.4% と比べ有意に低下しており，ステロイド投与量も減少していた（Takao ら 2020）．これらの結果は背景にある免疫反応をより抑えて骨壊死発生を防いだとも考えられ，ステロイド投与量の減少が主因でないかもしれない．

　Sakaguchi ら（2010）の多施設共同症例・対照研究では，ステロイド全身投与歴の有無にかかわらず，すべての ONFH 患者を症例とすることにより，「ステロイド非投与」に対する「投与」の影響を検討した．多変量解析の結果，経口ステロイド投与歴を有する者の ONFH 発生のオッズ比は投与歴がない者と比べて 20.3 倍であることが判明した．

表4　ステロイド全身投与の対象となった疾患

（Takahashi ら 2015 より）

疾患名	男（n = 810）	女（n = 820）
全身性エリテマトーデス	73（9.0）	275（34）
関節リウマチ	13（1.6）	11（1.3）
多発性筋炎・皮膚筋炎	31（3.8）	47（5.7）
混合性結合組織病	7（0.9）	31（3.8）
Sjögren 症候群	6（0.7）	23（2.8）
その他の膠原病	45（5.6）	48（5.9）
ネフローゼ症候群	66（8.1）	34（4.1）
腎炎	39（4.8）	29（3.5）
腎移植	16（2.0）	15（1.8）
その他の臓器移植	4（0.5）	4（0.5）
血液悪性疾患	66（8.1）	39（4.8）
血小板減少性紫斑病	33（4.1）	45（5.5）
再生不良性貧血	12（1.5）	8（1.0）
炎症性腸疾患	50（6.7）	20（2.4）
肝炎	13（1.6）	16（2.0）
気管支喘息	61（7.5）	50（6.1）
肺疾患	26（3.2）	20（2.4）
皮膚疾患	38（4.7）	22（2.7）
眼疾患	39（4.8）	21（2.6）
耳疾患	37（4.6）	15（1.8）
顔面神経麻痺	11（1.4）	8（1.0）
その他	151（19）	86（10）
不明	6	3

n（%）

これは，「経口ステロイド投与歴なし」に比べて「投与歴あり」ではONFHの発生リスクが約20倍であることを示している．

2020年に生じたCoronavirus disease 2019（COVID-19）の流行により，重症度が中等症以上ではステロイド投与による治療が行われた．ステロイド治療後のMRIにおいて26例中1例（3.8%）にONFHが発生していた．ステロイド投与量がそれほど多くないにもかかわらずONFHの発生を認め，サイトカインストームに伴う全身血管障害や多臓器障害が寄与する可能性が示唆された（Takashimaら2024）．

文献

廣田良夫, 竹下節子, 杉岡洋一, 他. ステロイドの種々投与法と特発性大腿骨頭壊死症との関連―SLE患者における症例・対照研究. 厚生省特発性大腿骨頭壊死症調査研究班平成7年度研究報告書. 1996; 17-22.

廣田良夫, 佛淵孝夫, 竹下節子, 他. ステロイド性大腿骨頭壊死症の発生要因―腎移植患者における症例・対照研究. 厚生省特定疾患骨・関節系疾患調査研究班平成10年度研究報告書. 1999; 169-174.

Sakaguchi M, Tanaka T, Fukushima W, et al. Impact of oral corticosteroid use for idiopathic osteonecrosis of the femoral head: a nationwide multicenter case-control study in Japan. J Orthop Sci. 2010; 15 : 185-191.

Shibatani M, Fujioka M, Arai Y, et al. Degree of corticosteroid treatment within the first 2 months of renal transplantation has a strong influence on the incidence of osteonecrosis of the femoral head. Acta Orthop. 2008; 79 : 631-636.

Takao M, Abe H, Sakai T, et al. Transitional changes in the incidence of hip osteonecrosis among renal transplant recipients. J Orthop Sci. 2020; 25: 466-471.

Takashima K, Iwasa M, Ando W, et al. MRI screening for osteonecrosis of the femoral head after COVID-19. Mod Rheumatol. 2024; 34: 813-819.

田中 隆, 廣田良夫. 大腿骨頭壊死症の基礎と臨床　最近の知見. 大腿骨頭壊死症の疫学. 関節外科. 2004; 23 : 1265-1268.

2 | 習慣性飲酒との関連

飲酒とONFHの関連を明らかにするために，ステロイド全身投与歴を有さないONFHを対象とした症例・対照研究が報告されている（Matsuoら1988，Hirotaら1993，Shibataら1996，Sakata2003）．

現在の飲酒量との関連を評価するために，週あたりエタノール摂取量を非飲酒者，＜400ml/週，≧400ml/週の3つのレベルで比較すると，400ml/週以上の摂取でオッズ比は約11倍であり，飲酒によるONFHのリスク上昇を認めている．また，Hirotaら（1993）の研究では有意な量反応関係を示している．

積算飲酒量との関連を評価するために，飲酒歴な

し，＜4,000 drink-years〔エタノール(ml)/週×飲酒年数〕，4,000〜9,999 drink-years，≧10,000 drink-yearsの4つのレベルで比較すると，4,000 drink-years以上で約10倍，10,000 drink-years以上で約13倍のオッズ比上昇を認め，量反応関係も有意であった．現在の飲酒量，および積算飲酒量のいずれもがONFHのリスクを増大させていることから，飲酒はONFH発生に対して即時効果と累積効果の両者を有していると考えられる．

週あたりエタノール摂取量を400ml（日本酒換算で毎日2合）以下，そして4,000 drink-years（日本酒毎日2合を10年間）以下に抑えることは，ONFHの予防における重要なポイントである．

一方，飲酒歴や飲酒量は患者の自己申告に基づく情報であり，その信頼性は保証されていない．画像および組織診断によりONFHの関連因子を客観的に決定することは困難である．

大量飲酒をスクリーニングする血液検査項目の1つである血清γ-グルタミルトランスフェラーゼ（γ-GTP）が，ONFH患者の関連因子が習慣性飲酒であることを客観的に示すのに有用であるという報告もある（Hamadaら2020）．血液検査所見を参考にした禁酒指導が，片側性のアルコール関連ONFH患者の対側大腿骨頭のその後の骨壊死を防ぐのに役立つ可能性がある．

文献

Hamada H, Ando W, Takao M, et al. Gamma-glutamyl transferase: A useful marker of habitual drinking in cases of alcohol-associated osteonecrosis of the femoral head. Alcohol Alcohol. 2021; 56: 175-180.

Hirota Y, Hirohata T, Fukuda K, et al. Association of alcohol intake, cigarette smoking, and occupational status with the risk of idiopathic osteonecrosis of the femoral head. Am J Epidemiol. 1993; 137 : 530-538.

Matsuo K, Hirohata T, Sugioka Y, et al. Influence of alcohol intake, cigarette smoking, and occupational status on idiopathic osteonecrosis of the femoral head. Clin Orthop Relat Res. 1988; 115-123.

Sakata R. A case-control study of association between life-style, alcohol dehydrogenase 2 and aldehyde dehydrogenase 2 genotype and idiopathic osteonecrosis of the femoral head. Kurume Med J. 2003: 50 : 121-130.

Shibata A, Fukuda A, Inoue A, et al. Flushing pattern and idiopathic avascular necrosis of the femoral head. J Epidemiol. 1996; 6 : 37-43.

3 | 喫煙との関連

疫学的研究においては，飲酒と同様に喫煙とONFH発生の間に正の相関が報告されている．

Hirotaら（1993）の研究では1日20本以上の喫煙で約2.5倍のオッズ比の上昇を認め，量反応関係も

有意であった.

　男性においては1日あたり20本以上の喫煙ではONFHの発生との間に有意かつ中等度の相関が示された（Taniら2022）.

　Matsuoら（1998）の研究では，1日20本未満の喫煙でも同様のリスク上昇を認めている. 喫煙の累積効果をみるため，pack-years（1パック20本として，パック数×喫煙年数）をもとに比較を行うと，10 pack-years以上で喫煙歴なしと比べて約6.5倍のオッズ比の上昇があるとしている.

　メカニズムとしては循環障害が最も有力であるが，喫煙による血中コルチゾールの上昇に関する報告もある.

文献

Hirota Y, Hirohata T, Fukuda K, et al. Association of alcohol intake, cigarette smoking, and occupational status with the risk of idiopathic osteonecrosis of the femoral head. Am J Epidemiol. 1993; 137 : 530-538.

Matsuo K, Hirohata T, Sugioka Y, et al. Influence of alcohol intake, cigarette smoking, and occupational status on idiopathic osteonecrosis of the femoral head. Clin Orthop Relat Res. 1988; 115-123.

Tani T, Ando W, Fukushima W, et al. Geographic distribution of the incidence of osteonecrosis of the femoral head in Japan and its relation to smoking prevalence. Mod Rheumatol. 2022; 32: 186-192.

4　骨壊死発生リスク因子と発生メカニズム

　いまだに，ONFHの阻血から壊死にいたる明確な原因と病態は不明であるが，2019年のARCO骨壊死病因論（Hinesら2021）に免疫異常と喫煙などのリスク因子を追記した本書での「骨壊死の病因と発生機序」を図2に示す.

　過去にはステロイド治療を受けていないSLE患者にもONFHが発生したことが報告された（Duboisら1960，Siemsenら1962，Velayosら1966，Leventhalら1974）.

　一方，脊髄損傷患者にステロイド大量投与を行っても投与後6か月までのMRI検査でONFH発生しておらず，ステロイド大量投与は安全であると報告されている（Wingら1998）.

　これらにより，ONFHの発生には，ステロイド投与そのものではなく，投与背景となる膠原病や臓器移植拒絶反応などの免疫異常状態の関与が考えられる.

　免疫異常によりサイトカインストームが生じ，血管内皮障害や凝固能亢進により血管内凝固，血性の形成が生じえる.

　ステロイドとアルコールは，間葉系幹細胞の脂肪細胞への分化を促進する. また，細胞内脂質合成の増加を通じて脂肪細胞の肥大を起こし，骨髄脂肪細

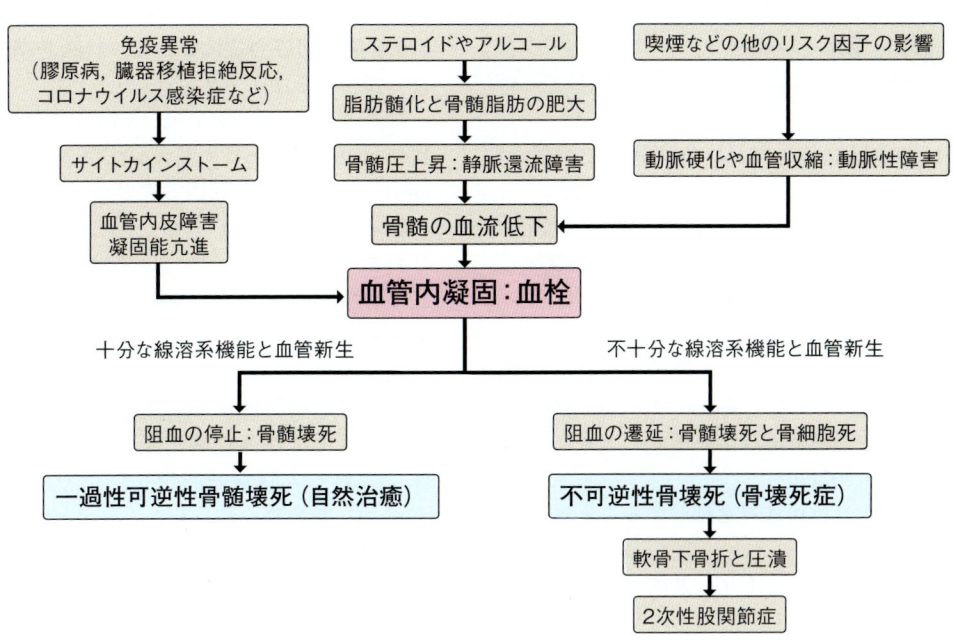

図2　骨壊死の病因と発生機序

胞の数と体積の増加は，大腿骨近位部の骨髄圧上昇を引き起こす．

これにより静脈洞が圧迫され，静脈還流障害で血流低下しているところに，凝固能亢進状態などで血管内凝固が起こり，動脈血流が遮断され，大腿骨頭阻血が発生する．

十分な線溶系機能と血管新生が起これば，一過性可逆性骨髄壊死にとどまり，修復されてしまうが，線溶系機能や血管新生が不十分であれば，阻血は遷延し，骨細胞も死にいたり，不可逆性の骨壊死が発生する．

その後は，大きな壊死部の荷重により軟骨下骨骨折が起こり，大腿骨頭は圧潰していく．圧潰による大腿骨頭の変形は，2次性股関節症へと進展する．

文献

Dubois EL, Cozen L. Avascular (aseptic) bone necrosis associated with systemic lupus erythematosus. JAMA. 1960; 174: 966-971.

Hines JT, Jo WL, Cui Q, et al. Osteonecrosis of the femoral head: an updated review of ARCO on pathogenesis, staging and treatment. J Korean Med Sci. 2021; 36: e177.

Siemsen JK, Brook J, Meister L. Lupus erythematosus and avascular bone necrosis: a clinical study of three cases and review of the literature. Arthritis Rheum. 1962; 5: 492-501.

Velayos EE, Leidholt JD, Smyth CJ, et al. Arthropathy associated with steroid therapy. Ann Intern Med. 1966; 64: 759-771.

Leventhal GH, Dorfman HD. Aseptic necrosis of bone in systemic lupus erythematosus. Semin Arthritis Rheum. 1974; 4: 73-93.

Wing PC, Nance P, Connell DG, et al. Risk of avascular necrosis following short term megadose methylprednisolone treatment. Spinal Cord. 1998; 36: 633-636.

C 診 断

ONFH の診断においては，まず問診で情報を収集することが大切である．

ステロイド全身投与歴，習慣性飲酒歴，喫煙歴は ONFH の発生に関連するので，問診にて確認する．

なお，習慣性飲酒歴については，患者が過少に申告することも多く，血清 γ-グルタミルトランスフェラーゼ（γ-GTP）値の上昇がアルコール関連 ONFH の有用なマーカーであるので，血液検査で脂質代謝異常や血液凝固線溶系機能とともに確認する（Hamada ら 2021）．

また，特異的な画像所見を理解することは重要である．

これらの情報をもととして，診断は合理的な診断基準を用いてなされなければならない．

単に ONFH であるかどうかの判断だけではなく，

今後の経過すなわち予後を予測して，個々の症例に応じた効果的な治療方針を決定することは臨床診断においてさらに重要である．

予後予測および治療方針の決定のためには壊死領域の位置と大きさ，そして大腿骨頭の圧潰と股関節症変化の程度の判定が重要である．

壊死領域の位置と大きさは病型分類で，圧潰と関節症性変化の程度は病期分類で判定する．

診断に際して臨床症状の経過や画像所見をよく理解するためには，まず病型分類と病期分類を十分に把握しておく必要がある．

1. 診断基準，病型分類，病期分類，2. 問診，3. 臨床症状　①疼痛　②理学所見，4. 画像所見　①単純 X 線像　② MRI　③骨シンチグラフィー　④ CT，5. 組織診断の順で解説する．

文献

Hamada H, Ando W, Takao M, et al. Gamma-glutamyl transferase: A useful marker of habitual drinking in cases of alcohol-associated osteonecrosis of the femoral head. Alcohol Alcohol. 2021; 56 :175-180.

1 | 診断基準，病型分類，病期分類

1. 診断基準 (表 5)

ONFH の診断基準・病型分類，病期分類が 2001 年改訂版として発表された（Sugano ら 2002）．

その後，単純 X 線像の所見のあらわれない Stage 1 において MRI のみで診断可能とするため，令和 4 年度第 2 回班会議において，診断基準が改正された（安藤ら 2023）（表 5）．

診断基準の項目のうち，X 線所見として，1) 大腿骨頭の圧潰または大腿骨頭軟骨下骨折像（crescent sign）と 2) 大腿骨頭内の帯状硬化像の形成があげられる．

ただし，1) と 2) については関節裂隙が狭小化していないことと寛骨臼側には異常所見がないことを要する．

検査所見として，3) 骨シンチグラフィーにおける大腿骨頭の cold in hot 像，4) 骨生検標本における修復反応を伴う骨壊死像，5) MRI の T1 強調画像における大腿骨頭内帯状低信号像（バンド像，band 像）があげられる．

1) から 5) の 5 項目のうち 2 項目以上を満たせば ONFH と診断する．

腫瘍および腫瘍類似疾患，骨端異形成症は診断基準を満たすことがあるが除外を要する．また，外傷

表 5　2022 年度改訂　特発性大腿骨頭壊死症診断基準（厚生労働省指定難病特発性大腿骨頭壊死症調査研究班）

X線所見（股関節単純 X 線像の正面像及び側面像で判断）
1. 骨頭圧潰あるいは crescent sign（骨頭軟骨下骨折線像） 2. 骨頭内の帯状硬化像の形成 　1. 2. については Stage 4 を除いて 　（1）関節裂隙が狭小化していないこと， 　（2）寛骨臼には異常所見がないこと， を要する．

検査所見
3. 骨シンチグラフィー：骨頭の cold in hot 像 4. MRI：骨頭内帯状低信号域（T1 強調画像でのいずれかの断面で骨髄組織の正常信号域を関節面から関節面に連続して分界する像） 5. 骨生検標本での骨壊死像（連続した切片標本内に骨及び骨髄組織の壊死が存在し，健常域との界面に線維性組織や添加骨形成などの修復反応を認める像）

判定
上記項目のうち，2 つ以上を満たせば確定診断とする．ただし，反対側が確定診断されている場合や自己免疫疾患，臓器移植等にてステロイド投与歴があり，かつ MRI 診断項目を満たす Stage 1 に限り，確定診断とする．

除外診断
腫瘍及び腫瘍類似疾患，骨端異形成症は診断基準を満たすことがあるが，除外を要する．なお，外傷（大腿骨頚部骨折，外傷性股関節脱臼），大腿骨頭すべり症，骨盤部放射線照射，減圧症などに合併する大腿骨頭壊死，及び小児に発生するペルテス病は除外する．

表 6　特発性大腿骨頭壊死症の病型（Type）分類

Type A：
壊死領域が寛骨臼荷重面の内側 1/3 未満にとどまるもの，または壊死領域が非荷重部のみに存在するもの

Type B：
壊死領域が寛骨臼荷重面の内側 1/3 以上 2/3 未満の範囲に存在するもの Type B-1：壊死領域が臼蓋荷重面の内側 1/3 以上 1/2 未満の範囲に存在するもの Type B-2：壊死領域が臼蓋荷重面の内側 1/2 以上 2/3 未満の範囲に存在するもの

Type C：
壊死領域が寛骨臼荷重面の内側 2/3 以上におよぶもの 　Type C-1：壊死領域の外側端が寛骨臼縁内にあるもの 　Type C-2：壊死領域の外側端が寛骨臼縁をこえるもの

注 1）X 線 /MRI の両方またはいずれかで判定する．
注 2）X 線は股関節正面像で判定する．
注 3）MRI は T1 強調像の冠状断骨頭中央撮像面で判定する．
注 4）寛骨臼荷重面の算定方法
　　　寛骨臼縁と涙痕下縁を結ぶ線の垂直 2 等分線が寛骨臼と交差した点から外側を寛骨臼荷重面とする．

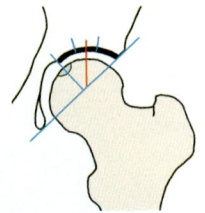 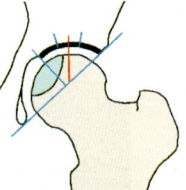 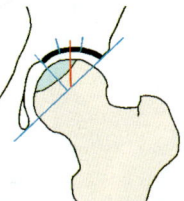 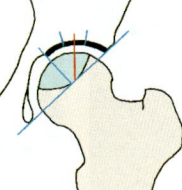 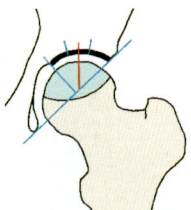

| Type A | Type B-1 | Type B-2 | Type C-1 | Type C-2 |

図 3　JIC 病型分類（2022 年版）

（大腿骨頚部骨折，外傷性股関節脱臼），大腿骨頭すべり症，骨盤部放射線照射，減圧症などに合併する大腿骨頭壊死，および小児に発生するペルテス病も除外する．

　この診断基準による診断の感度と特異度はそれぞれ 91％，99％である（Sugano ら 1999）．

2．重症度分類―病型分類―（表 6，図 3）

　ONFH の病型分類，病期分類も 2001 年改訂版として発表された（Sugano ら 2002）．

　その後，ARCO から提唱された国際基準（Yoon ら 2020）にも対応できるようにするため，令和 4 年度第 2 回班会議において，病型分類が改正された

（安藤ら 2023）（表 6，図 3）．

　Type A は壊死領域が寛骨臼荷重面の内側 1/3 未満にとどまるもの，あるいは壊死領域が非荷重部のみに存在するものである．

　Type B は壊死領域が寛骨臼荷重面の内側 1/3 以上 2/3 未満の範囲に存在するものであり，壊死領域が臼蓋荷重面の内側 1/3 以上 1/2 未満の範囲に存在する Type B-1 と，内側 1/2 以上 2/3 未満の範囲に存在する Type B-2 に分類されている．

　Type C は壊死領域が寛骨臼荷重面の内側 2/3 以上に及ぶものであり，壊死領域の外側端が寛骨臼外側縁内にある Type C-1 と壊死領域の外側端が寛骨臼外側縁をこえる Type C-2 に分類されている．

そのため，ARCO Type 1 は Type A と Type B-1 に，ARCO Type 2 は Type B-2 と Type C-1 に，ARCO Type 3 は Type C-2 に相当する．

単純 X 線像と MRI の両方またはいずれかでも判定することができる．単純 X 線像は股関節正面像で判定し，MRI は T1 強調像の冠状断大腿骨頭中央撮像面で判定する．

寛骨臼荷重面の算定方法としては寛骨臼外側縁と涙滴下縁を結ぶ線の垂直 2 等分線が寛骨臼と交差した点から外側を寛骨臼荷重面とする．

3. 重症度分類—病期（Stage）分類（表 7, 図 4）

Stage 1 は X 線像の特異的異常所見はないが，MRI，骨シンチグラフィー，または病理組織像で特異的異常所見がある時期．

Stage 2 は X 線像で帯状硬化像があるが大腿骨頭の圧潰（collapse）がない時期．

Stage 3 は大腿骨頭の圧潰があるが，関節裂隙は保たれている時期（大腿骨頭および寛骨臼の軽度な骨棘形成はあってもよい）であり，Stage 3A は圧潰

表 7　特発性大腿骨頭壊死症の病期（Stage）分類

Stage 1：
X 線像の特異的異常所見はないが，MRI，骨シンチグラフィー，または病理組織像で特異的異常所見がある時期
Stage 2：
X 線像で帯状硬化像があるが，骨頭の圧潰（collapse）がない時期
Stage 3：
大腿骨頭の圧潰があるが，関節裂隙は保たれている時期（骨頭および寛骨臼の軽度な骨棘形成はあってもよい） 　Stage 3A：圧潰が 3 mm 未満の時期 　Stage 3B：圧潰が 3 mm 以上の時期
Stage 4：
明らかな関節症性変化が出現する時期

注 1）骨頭の正面と側面の 2 方向 X 線像で評価する（正面像では骨頭圧潰が明らかでなくても側面像で圧潰が明らかであれば側面像所見を採用して病期を判定すること）

注 2）側面像は股関節屈曲 90°・外転 45°・内外旋中間位で正面から撮影する（杉岡法）

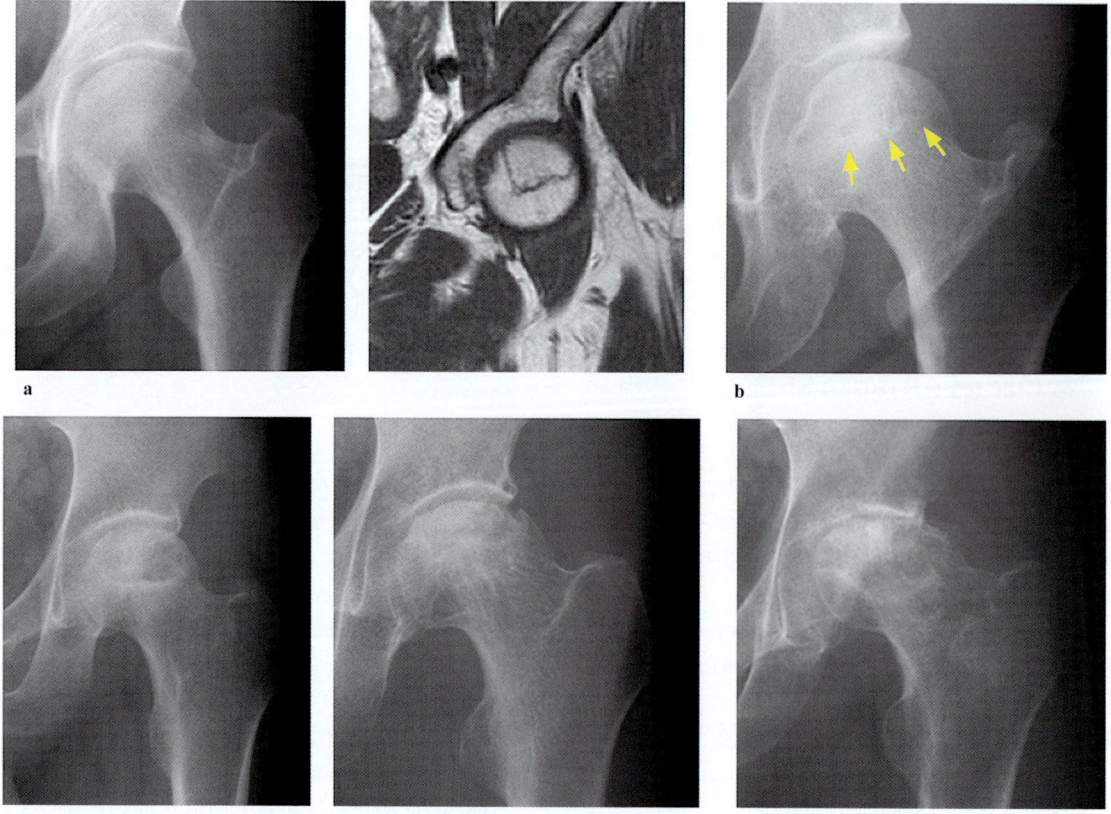

図 4　病期分類

a: Stage 1　単純 X 線像（左）で異常は確認できないが，T1 強調 MR 画像（右）で明瞭なバンド像を認める．b: Stage 2　大腿骨頭内に帯状硬化像（矢印）を認める．c: Stage 3A．d: Stage 3B．e: Stage 4．

が 3mm 未満の時期，Stage 3B は圧潰が 3mm 以上の時期である．

　Stage 4 は明らかな関節症性変化が出現する時期である．

　これらは，大腿骨頭の正面と側面の 2 方向X線像で評価する．正面像で大腿骨頭圧潰が明らかでなくても側面像で圧潰が明らかであれば側面像所見を採用して病期を判定する．側面像は股関節屈曲 90°・外転 45°・内外旋中間位で正面から撮影する．

　国際基準としての病期分類は 2019 年に ARCO が病期分類を改訂した．Stage 0 が削除され，JIC 病期分類に非常に近い分類となったが，JIC 分類との差異は，Stage Ⅲ で初期（ⅢA）と後期（ⅢB）に分けられる基準において，骨頭圧潰の深さが JIC 分類の基準では 3mm であったのが 2mm と規定された（Yoon ら 2020）．

　臨床調査個人票の結果では，確定診断時の病型分類で Type C-2 の割合は男女とも過半数をこえ，Type C-1 が 26 〜 27％ と続いている．Type A および B の頻度は少ない．また，確定診断時の病期分類は Stage 3 が多い（Ando ら 2022）（表 8）．

表 8　特発性大腿骨頭壊死症の確定診断時の病型・病期分類

病型分類	男	女
Type A	5.2%	5.9%
Type B	9.3%	11.7%
Type C-1	26.1%	27.1%
Type C-2	59.4%	55.2%
病期分類		
Stage 1	13.3%	15.3%
Stage 2	25.3%	21.8%
Stage 3A + 3B	41.3%	37.3%
Stage 4	20.1%	25.6%

（Ando ら 2022 より）

　問診上最も重要なことはステロイドの全身投与歴，飲酒量，喫煙歴の聴取である．

　ステロイドについては投与期間や最大投与量，パルス療法などの有無なども記録しておく．ステロイド投与を行った基礎疾患に関する情報も重要である．

　アルコールの量に関しては日本酒換算で 1 日 2 合以上，ビールで換算すると，1 週間で 350cc 缶 24 本以上を 6 か月以上継続して飲酒していると ARCO が提唱するアルコール関連 ONFH の基準を満たす．

　症候性大腿骨頭壊死症の鑑別診断のためには，股関節の外傷歴や職業歴，そして既往歴の聴取が大切である．職業歴としては潜水作業への従事経験について，そして既往歴としては血液疾患や放射線照射について問診を行う．

　ステロイド関連 ONFH の場合は多発性骨壊死を生じる頻度が高いため，肩や膝，足関節などの痛みがあるかどうかも問診しておく．

文献 ─────────────

Ando W, Takao M, Tani T, et al. Geographical distribution of the associated factors of osteonecrosis of the femoral head, using the designated intractable disease database in Japan. Mod Rheumatol. 2022; 32: 808-814.

安藤　渉, 菅野伸彦. 特発性大腿骨頭壊死症Stage 1の診断における附則案, 病型分類, 及び, ステロイド関連・アルコール関連特発性大腿骨頭壊死症の定義についての討議. 特発性大腿骨頭壊死症の医療水準及び患者のQOL向上に資する大規模多施設研究　令和2-4年度総合研究報告書. 2023；216-218.

福島若葉, 廣田良夫, 藤岡幹浩, 他. 特発性大腿骨頭壊死症の全国疫学調査－最終結果－. 厚生労働科学研究費補助金　難治性疾患克服研究事業　特発性大腿骨頭壊死症の予防と治療の標準化を目的とした総合研究, 平成16 〜 18年度　総合研究報告書. 2007; 7-12.

Sugano N, Kubo T, Takaoka K, et al. Diagnostic criteria for non-traumatic osteonecrosis of the femoral head. A multicentre study. J Bone Joint Surg Br. 1999; 81: 590-595.

Sugano N, Atsumi T, Ohzono K, et al. The 2001 revised criteria for diagnosis, classification, and staging of idiopathic osteonecrosis of the femoral head. J Orthop Sci. 2002; 7 : 601-605.

Yoon BH, Mont MA, Koo KH, et al. The 2019 revised version of association research circulation osseous staging system of osteonecrosis of the femoral head. J Arthroplasty. 2020; 35: 933-940.

2 ｜ 問　診

　前述のように ONFH のなかで女性ではステロイド全身投与歴があるものは 50％，男性では習慣性飲酒歴があるものは 47％ である（Ando ら 2022）．

　また，喫煙も大きく関連している．したがって，

文献 ─────────────

Ando W, Takao M, Tani T, et al. Geographical distribution of the associated factors of osteonecrosis of the femoral head, using the designated intractable disease database in Japan. Mod Rheumatol. Mod Rheumatol. 2022; 32: 1006-1012.

3 ｜ 臨床症状

1. 疼　痛

　ONFH において，「発生」と「発症」を明確に区別して理解しておくことは重要である．

　何らかの原因で ONFH が「発生」するが，MRI や骨シンチグラフィーで異常像が確認されただけの時期（Stage 1），および X線像で帯状硬化像があるが大腿骨頭の圧潰はない時期（Stage 2）には疼痛は

ない.

その後, 大腿骨頭の圧潰が生じて, Stage 3A に進行すると疼痛を自覚するようになる. これが ONFH の「発症」である.

ONFH の発生から発症までの間には数か月から数年の時間差がある.

壊死範囲が大きく, 骨頭が圧潰すると QOL は低下する (Uesugi ら 2018). ONFH における骨頭圧潰量と QOL には有意な相関を認め, 骨頭圧潰量 1mm が, QOL の有意な変化を認める境界である (Iwasa ら 2023).

ONFH の発症初期では荷重時痛が特徴的である. 特に誘因なく発症することが多いが, スポーツや長距離歩行, 軽度の外傷などを契機とすることもある.

急性期の疼痛は数週間で軽快することがあるが, 壊死が修復されたわけではなく再度疼痛が増強した際には大腿骨頭の圧潰が進行している可能性がある.

壊死領域は大腿骨頭の前上方を中心として存在することが多く, 股関節を内旋, 外旋あるいは屈曲, 伸展すると壊死領域が寛骨臼内に出入りする. そのため, 大腿骨頭圧潰が進行すると股関節の運動に伴って疼痛や引っ掛かり感が増え, 運動時痛が増強してくる.

さらに圧潰が進むと, 軟骨変性が進み, 安静時痛を訴えるようになることもある.

2. 理学所見

関節可動域は Stage 1, 2 では制限されず, Stage 3A, 3B でも制限は少ない.

Stage 3B 以前においては疼痛に対する逃避性可動域制限がほとんどである. 関節水腫が著明であると, 運動時痛および可動域制限が出現しやすい. 一般的に股関節疾患でみられる屈曲, 外転, 外旋時の股関節痛 (Patrick テスト) は陽性となる.

Stage 4 になると関節症性変化による可動域制限が出現する.

本症に特異的な理学所見はないが, 疼痛のわりに可動域制限が少ないことは特徴といえる.

文献

Iwasa M, Ando W, Uemura K, et al. Is there an association between femoral head collapse and acetabular coverage in patients with osteonecrosis? Clin Orthop Relat Res. 2023; 481: 51-59.

Uesugi Y, Sakai T, Seki T, et al. Quality of life of patients with osteonecrosis of the femoral head: a multicentre study. Int Orthop. 2018; 42: 1517-1525.

4 | 画像所見

1. 単純 X 線像

骨壊死が発生した初期の段階では単純 X 線像で異常を認めない (Stage 1).

修復反応が進むと, 壊死領域を取り囲むように大腿骨頭内に末梢凸の帯状硬化像が観察される (Stage 2).

帯状硬化像は壊死骨梁に対する添加骨形成によって修復されて肥厚した骨梁を捉えたものであり ONFH に特異的な所見であるが, 初期段階では認められないのである. 大腿骨頭の圧潰を生じると, 関節面の不整像や扁平化, 大腿骨頭軟骨下骨折線 (crescent sign) を認めるようになる (Stage 3) (図 5).

圧潰が進行して病期が進むと関節症性変化がみられるが (Stage 4), 関節軟骨の変性は少ないため比較的長期間にわたって関節裂隙が保たれることが特徴である.

壊死領域の把握のためには単純 X 線股関節正面像と側面像が必要である. 小さな圧潰の場合は通常の正面像では正常に見えても, 側面像や屈曲位正面像で異常を検出することが多い.

側面像は股関節を 90°屈曲し, その位置から 45°外転して内外旋を中間位とした肢位で A-P 像を撮影する (Lauenstein II 像, 杉岡法) (図 6).

これは真の大腿骨頭側面像が得られるため壊死領域の局在や関節面の圧潰が判断しやすい.

また, 大腿骨頭の前上方に壊死領域が存在することが多いため, 股関節屈曲 30°および 45°で正面像を撮影することにより壊死領域の接線方向の画像が得られて圧潰の評価がより正確となることがある (図 7).

2. MRI

MRI は単純 X 線像では変化がみられない時期 (Stage 1) に異常像を明確に描出することができるため, 早期診断や予後判定に欠かせない画像診断法である.

臨床におけるステロイド関連 ONFH のスクリーニングでは, T1 強調像と STIR (short tau inversion recovery) などによる脂肪抑制画像の冠状断像が有用である.

約半数が両側発症であり, 原則として両側の股関節を撮像することが望ましい.

1) 初期異常像

MRI における初期異常像は, T1 強調像において正常骨髄組織の信号内に末梢凸の帯状低信号域を

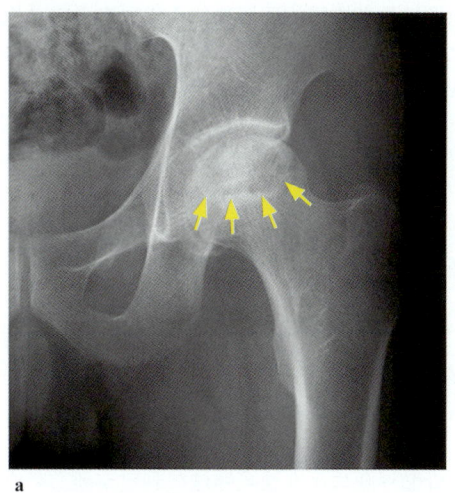
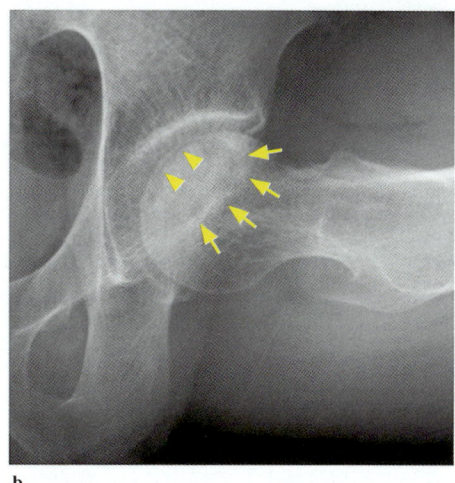

図5　ONFH の単純 X 線像

34歳，男性．アルコール関連 ONFH．a: 股関節正面像で大腿骨頭に帯状硬化像（矢印）と圧潰を認める．b: Lauenstein
II 像では大腿骨頭の前方に帯状硬化像が認められる（矢印）．また，軟骨下骨の骨折を示す crescent sign が確認できる
（矢頭）．

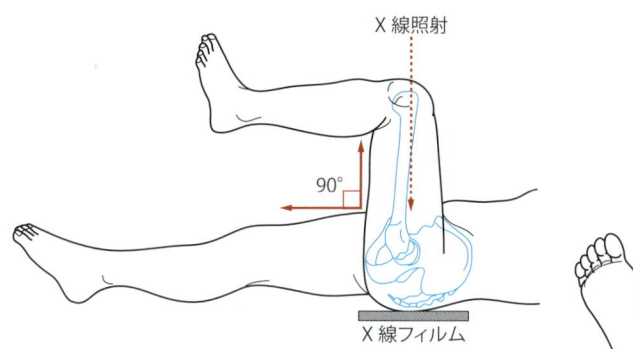

図6　Lauenstein II 像の撮影肢位

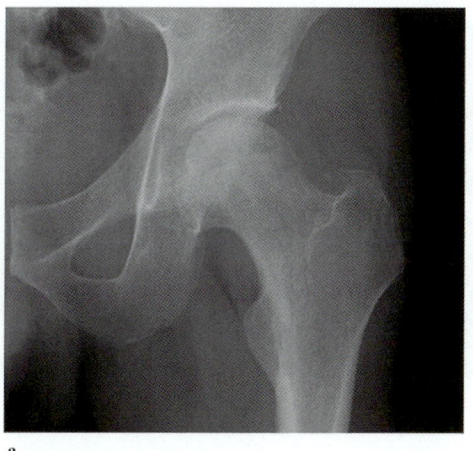
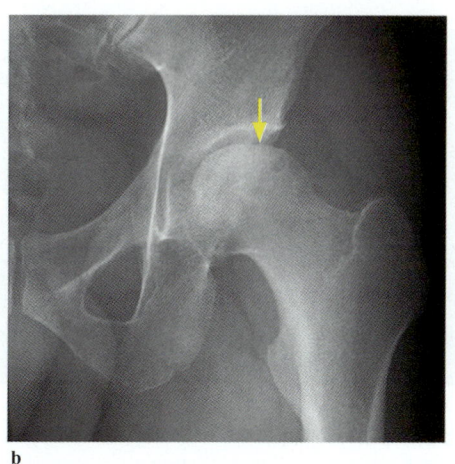

図7　股関節屈曲位での単純 X 線像

a: 股関節伸展位での単純 X 線像．b: 股関節屈曲 30° での股関節正面像．大腿骨頭の圧潰（矢印）がより明瞭に確認できる．

示すいわゆるバンド像である.

阻血性変化によって骨壊死が発生すると，その周囲に修復組織を伴った反応性界面が出現する．この壊死領域と健常部の境界の細胞性修復反応あるいは血管を豊富に含む肉芽組織や線維性修復反応を捉えたものがバンド像である.

バンド像の中枢側が壊死領域であり，末梢側は正常組織である（久保ら 1997，Kubo ら 2000）．この壊死領域，修復組織，健常部の 3 層構造は診断的特異性が高く，バンド像は ONFH に特異的な所見であることが証明されている（Kubo ら 1997，Fujioka ら 2001，Sugano ら 2002）.

バンド像は T2 強調画像では撮像条件によって帯状低信号域ないし高信号域として描出され，脂肪抑制画像では明瞭な帯状高信号域として描出される（図 8）.

骨切り術の適応を評価するため壊死領域の局在を詳細に評価する時は大腿骨頚部軸に平行なスライスや垂直なスライス（図 9），そして放射状 MRI が有効である.

2）骨髄浮腫像

ONFH の経過観察中に，壊死領域より末梢側の大腿骨頭から大腿骨頚部にいたる広い範囲に骨髄浮腫を認めることがある.

骨髄浮腫は MRI が導入されてから明らかになった病態であり，T1 強調画像でびまん性の低信号像，T2 強調画像および脂肪抑制画像でびまん性の高信号像として観察される（Wilson ら 1988，Hayes ら 1993，Vande Berg ら 1993）（図 10）.

このような信号異常を示す部位では水成分が増加しており，骨髄内での浮腫を反映している．骨髄浮腫像は骨の機械的圧潰に伴う出血などの 2 次的な変化を捉えたものであり，軽減や消退がみられる可逆性の変化である（Fujioka ら 2001）.

壊死領域の拡大ではないので壊死領域の判定に際して注意が必要である.

Stage 1 および 2 では明瞭なバンド像が観察され，壊死領域の判定は容易であるが，Stage 3 以降で骨髄浮腫を認める時期にはバンド像は不明瞭となることが多い.

最初に MRI を撮像した時点ですでに骨髄浮腫が存在した場合は，ONFH であるかの診断に加えて壊死領域の判定にも十分注意する必要がある.

3）造影 MRI

骨髄浮腫により壊死領域の判定が難しい時は造影 MRI が有用である．造影 MRI は T1 強調画像のガドリニウム造影画像や脂肪抑制 T1 強調画像のガドリニウム造影画像を用いる.

透過性の高い血管が多い修復組織や骨髄浮腫領域などでは造影剤が血管外に漏出することで造影効果を認めるが，壊死領域は血行がないため造影されず，壊死領域の境界を判別することができる（図 11）.

3．骨シンチグラフィー

壊死領域では阻血状態を反映して集積が低下する．壊死領域と健常部の境界の修復組織では取り込みが亢進するため，cold な壊死領域を hot な修復組織が取り囲んだ cold in hot 像を呈する（図 12）.

cold in hot 像は ONFH に特異的な所見である．広範な圧潰を生じ関節症性変化が著明になる病期（Stage 4）には，股関節全体が hot 像を呈するようになり，cold in hot 像を示さなくなる.

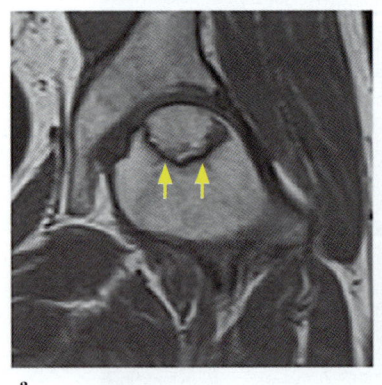
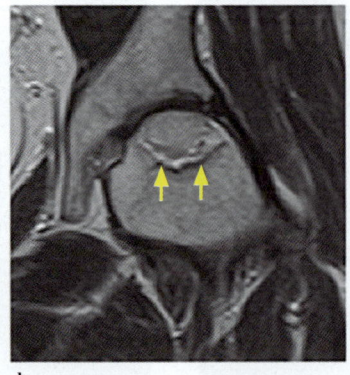
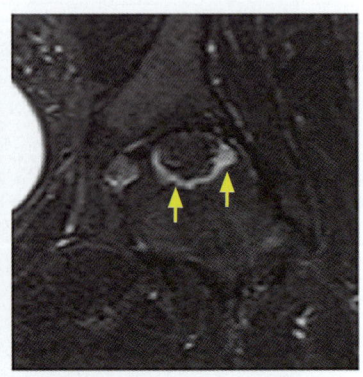

図 8　圧潰前の ONFH の MRI
a: T1 強調画像．大腿骨頭内に低信号に描出される末梢凸のバンド像（矢印）を認める.
b: T2 強調画像．高信号域バンド像の一部に低信号域がみられる．これは chemical shift artifact により生じている.
c: 脂肪抑制画像．バンド像は明瞭な高信号域として確認できる.

前方

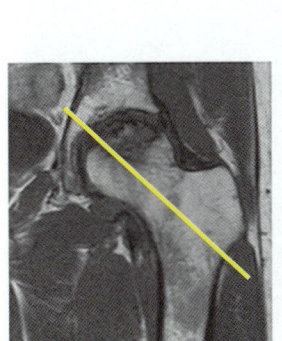
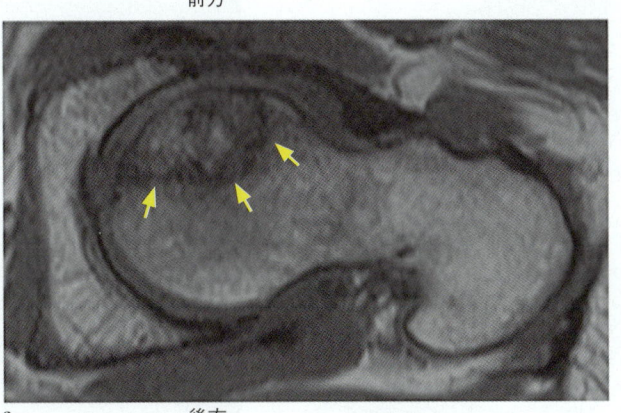

a

後方

頭側

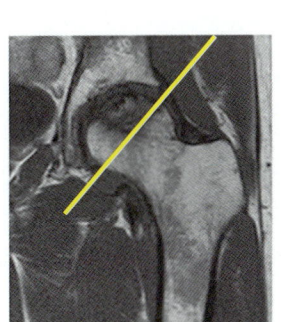

後方

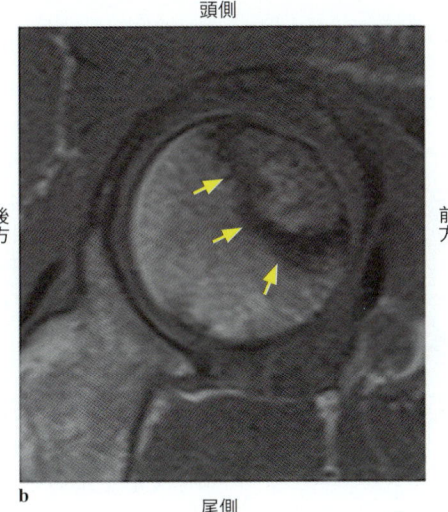

前方

b

尾側

図 9　特殊な MRI の撮像法
a: 大腿骨頚部軸に平行なスライス（大腿骨頭中央部）．
b: 大腿骨頚部軸に垂直なスライス（大腿骨頭中央部）．
バンド像（矢印）で囲まれた壊死領域の局在が明らかになり，大腿骨頭回転骨切り術の術前計画に有用である．

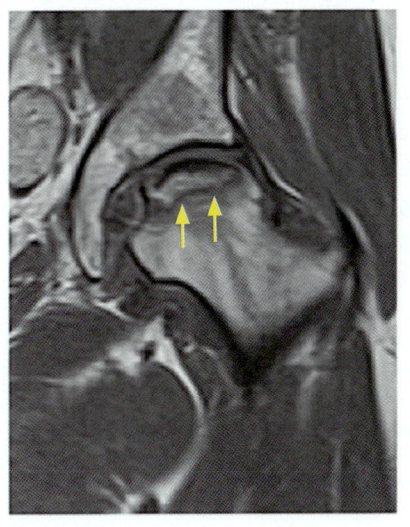
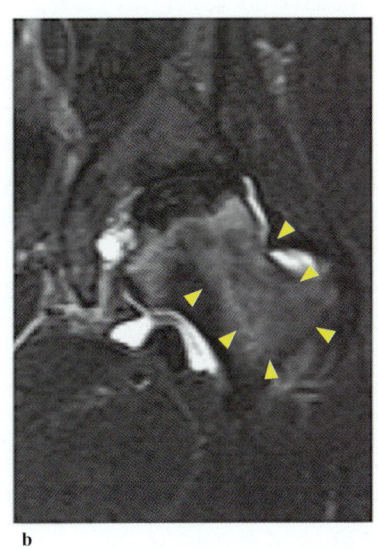

a

b

図 10　圧潰後の ONFH の MRI
a: T1 強調画像．大腿骨頭内に低信号に描出される末梢凸のバンド像（矢印）を認める．
b: 脂肪抑制画像．バンド像の末梢にびまん性の高信号域として骨髄浮腫が観察できる（矢頭）．また，関節水腫を呈している．

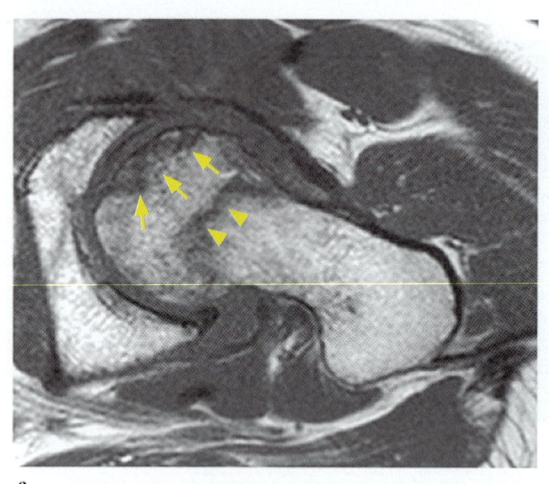 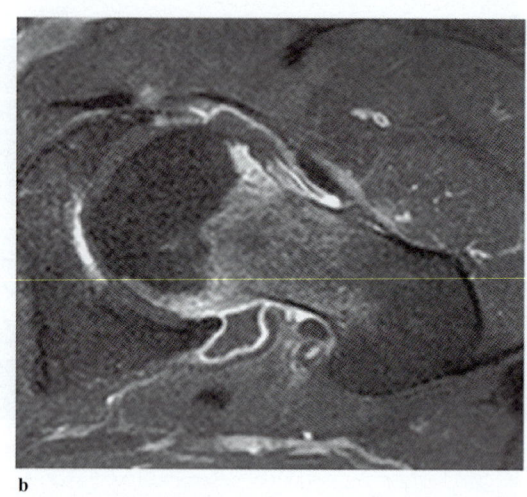

図11 造影 MRI による壊死領域の判定
a: 大腿骨頚部軸に平行なスライスにおける T1 強調画像. 大腿骨頭前方に不規則な低信号像(矢印)を認めるが, 大腿骨頚部にも低信号像(矢頭)があり, 壊死範囲の判定が難しい. b: ガドリニウム造影脂肪抑制画像. 大腿骨頭は前方から後方にかけて造影されず, 壊死領域は広範囲であることがわかる.

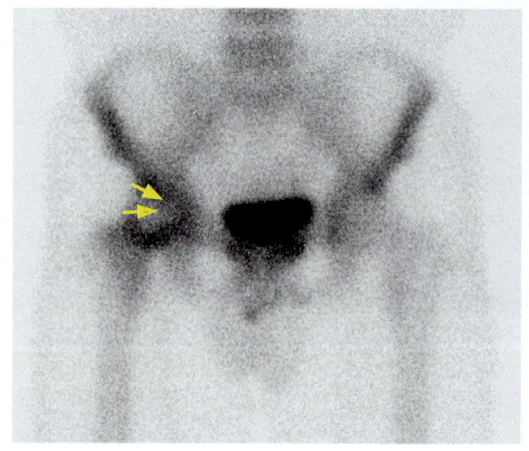

図12 ONFH の骨シンチグラフィー
右大腿骨頭では cold な壊死領域を hot な修復部が取り囲む, 特徴的な cold in hot 像(矢印)を呈している.

また, 壊死領域の遠位側に骨髄浮腫を生じている時期には同部に hot 像が認められる. MRI に比較して解像度が低いため, 壊死領域の詳細な評価は困難で病型分類には用いられていない. しかし, 骨シンチグラフィーでは, ペースメーカーや脳動脈クリップを有する MRI 施行不可の例にも行うことができるという利点がある. また, 全身の骨関節を1度に観察できるため, 多発性骨壊死症の検索に有用である.

骨シンチグラフィーは大腿骨頭回転骨切り術などの骨切り術後に, 大腿骨頭の血流を評価するためにも用いられている(図13). 術後3〜4週の骨シンチグラフィーで大腿骨頭内の集積が低下している場合は, 血流不全を捉えている可能性が高く予後と相関すると報告されている(Nakai ら 2000).

4. CT

診断的価値は少ないが, 術前評価として壊死領域の局在の判定と圧潰の進行の判定に有用である(図14). CT を用いることで, 骨盤の矢状断像での解剖学的指標(Pelvic Incidence: PI)や寛骨臼荷重部被覆を評価できる.

Iwasa らは, 寛骨臼の矢状断での被覆率は圧潰とはほとんど関係がなく, 冠状断像での被覆率が圧潰と弱い関連があるものの, 臨床的にはあまり重要ではないことを明らかにした(Iwasa ら 2023).

膝関節部を同時に撮影することにより, 大腿骨の前捻角を計測できる. 大腿骨頭回転骨切り術を行う場合には, 前捻角や大腿骨頚部の形状によって前・後捻や内・外反に大きな影響が出ることもあるので, CT における3次元再構築画像を参考として回転および内・外反角度の正確なプランニングを行うことが重要である.

文献

Fujioka M, Kubo T, Nakamura F, et al. Initial changes of non-traumatic osteonecrosis of femoral head in fat suppression images: bone marrow edema was not found before the appearance of band patterns. Magn Reson Imaging. 2001; 19 : 985-991.

Hayes CW, Conway WF, Daniel WW. MR imaging of bone marrow edema pattern: transient osteoporosis, transient bone marrow edema

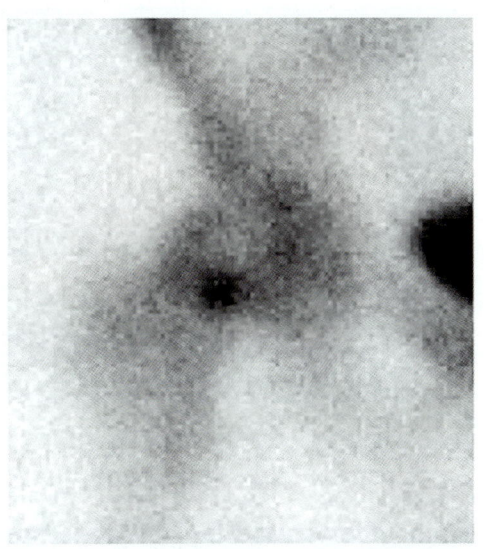 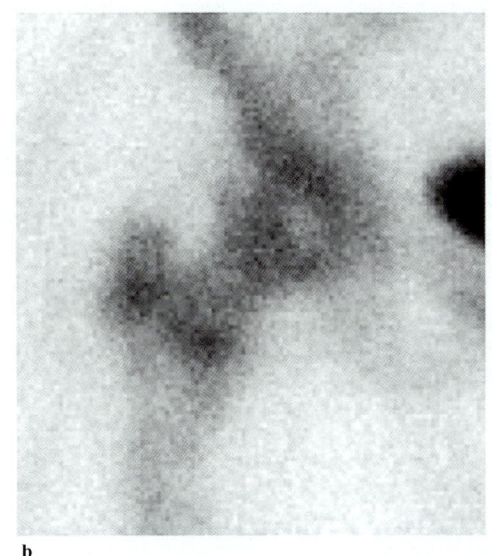

a　　　　　　　　　　　　　　　　　　b

図13　大腿骨頭回転骨切り術前後の骨シンチグラフィー

33歳，男性．a: 術前．右大腿骨頭は cold in hot 像を呈している．b: 右大腿骨頭前方回転骨切り術後4週．右大腿骨頭の cold in hot 像の領域は内側に移動している．また，回転骨片は全体的に hot であり，血流が保たれていることがわかる．

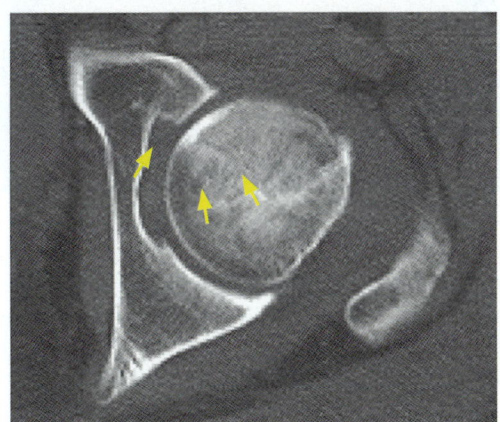

図14　ONFH の CT 像

大腿骨頭前方に帯状硬化像に囲まれた壊死領域（矢印）が存在し，圧潰していることがわかる．大腿骨頭回転骨切り術や人工股関節全置換術を行う際には，大腿骨頚部や寛骨臼の形状も入念に検討する．

syndrome, or osteonecrosis. Radiographics. 1993;13 : 1001-1011.

Iwasa M, Ando W, Uemura K, et al. Is there an association between femoral head collapse and acetabular coverage in patients with osteonecrosis? Clin Orthop Relat Res. 2023; 481: 51-59.

久保俊一，山本卓明，居石克夫. 基礎と臨床の接点—特発性大腿骨頭壊死症のMR画像と組織像．整形外科. 1997; 48 : 761-768.

Kubo T, Yamazoe S, Sugano N, et al. Initial MRI findings of non-traumatic osteonecrosis of the femoral head in renal allograft recipients. Magn Reson Imaging. 1997; 15 : 1017-1023.

Kubo T, Yamamoto T, Inoue S, et al. Histological findings of bone marrow edema pattern on MRI in osteonecrosis of the femoral head. J Orthop

Sci. 2000; 5 : 520-523.

Nakai T, Masuhara K, Nakase T, et al. Scintigraphic assessment of the rotated femoral head after transtrochanteric rotational osteotomy for osteonecrosis. J Bone Joint Surg Am. 2000; 82 : 1421-1425.

Sugano N, Atsumi T, Ohzono K, et al. The 2001 revised criteria for diagnosis, classification, and staging of idiopathic osteonecrosis of the femoral head. J Orthop Sci. 2002; 7 : 601-605.

Vande Berg BE, Malghem JJ, Labaisse MA, et al. MR imaging of avascular necrosis and transient marrow edema of the femoral head. Radiographics. 1993; 13 : 501-520.

Wilson AJ, Murphy WA, Hardy DC, et al. Transient osteoporosis: transient bone marrow edema?. Radiology. 1988; 167 : 757-760.

5 ｜ 組織診断

1. 骨生検

骨生検（core biopsy）では，X線透視下に大腿骨転子部外側から大腿骨頭荷重部へ向けて専用の器具を刺入し，関節軟骨を含めて一塊として骨組織を採取する（図15）．

典型例では，近位から関節軟骨に引き続き壊死領域を認め，遠位に向けて修復組織や健常部が判別できる（図16）．

2. 大腿骨頭標本

人工股関節全置換術（THA）や人工骨頭置換術の際に切除した大腿骨頭については，まず前後と内

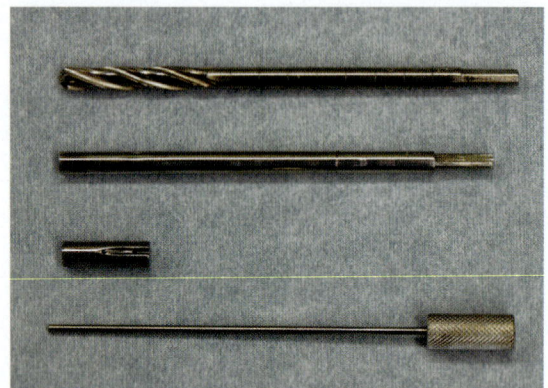

図 15　東北大式骨生検セット

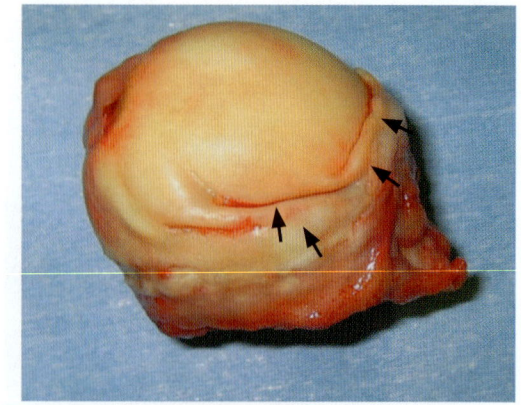

図 17　ONFH の大腿骨頭摘出標本
大腿骨頭の関節軟骨は保たれているが，大腿骨頭荷重部は圧潰している．関節軟骨は特徴的な皺襞形成（矢印）を呈している．

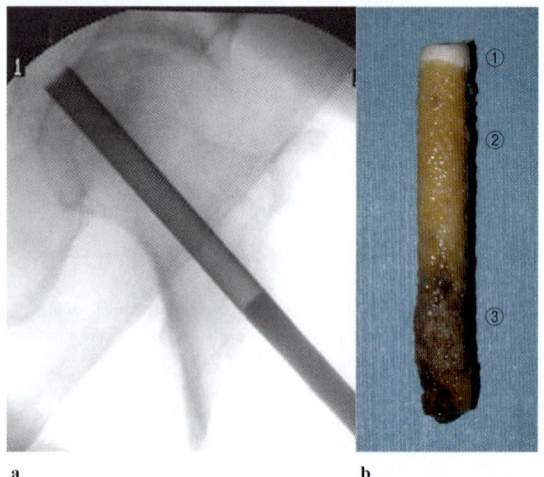

a　　　　　　　　　　　　　　　　b

図 16　骨生検（坂井 2010 より）
a: 術中 X 線透視像．
b: 骨生検で採取した骨組織．
①大腿骨頭軟骨．②壊死領域．③健常部．

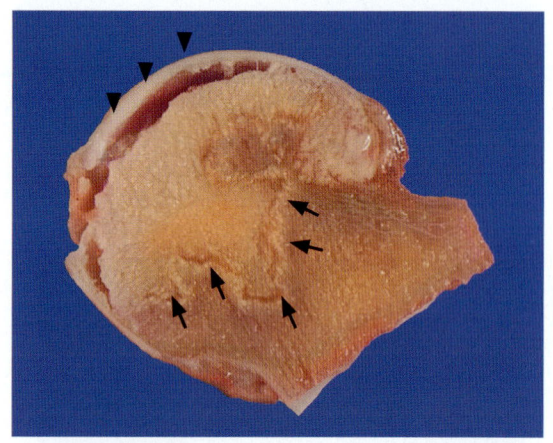

図 18　摘出大腿骨頭の冠状割面像
荷重部に軟骨下骨の骨折線（矢頭）がみられ，関節軟骨はその下層に軟骨下骨を薄くつけた状態で剥離している．これが単純 X 線像でみられる軟骨下骨骨折線（crescent sign）である．壊死部周辺は添加骨形成により骨梁が肥厚している（矢印）．その内部の骨髄は脂肪変性により黄白色となっている．

外の方向を確認し，大腿骨頭の関節軟骨面における損傷程度（皺襞形成，軟骨の色調変化や剥離状態，軟骨下骨の露出など）を観察しておく（図 17）．

　次に通常冠状断面でスライスし，壊死領域（necrotic zone），修復組織（reparative interface zone），健常部（normal zone）の 3 層構造を確認する．単純 X 線像での骨頭軟骨下骨折線（crescent sign）となる軟骨下骨の骨折を確認できる例もある（図 18）．冠状断面で大骨頭標本とすると，各領域と組織所見との関係が対比しやすい（図 19）．

　組織所見では壊死領域，修復組織，健常部の 3 層構造が特徴的である．

　壊死領域には好酸性デブリスが広く存在しており，骨髄壊死（marrow necrosis）と骨梁壊死（trabecular

necrosis）が確認できる．骨髄壊死は骨髄細胞が壊死している状態であり，脂肪細胞（adipocyte）の細胞溶解（cytolysis），核崩壊（karyorrhexis），核溶解（karyolysis），核消失（loss of nuclei）などが存在する．骨梁壊死は骨小腔内に存在する骨細胞の核が広範に消失している状態（entirely empty lacunae of the osteocyte）である（図 20）．

　修復組織では壊死骨梁の周囲を新生骨が取り巻く添加骨形成（appositional bone formation）が認められる（図 21）．

　通常は骨梁壊死のある領域では骨髄壊死を伴っておりこの 2 つが同時に存在することが重要である．周囲に骨髄壊死を伴わない骨梁の empty lacunae については，組織切片作製時に物理的に骨細胞の核が

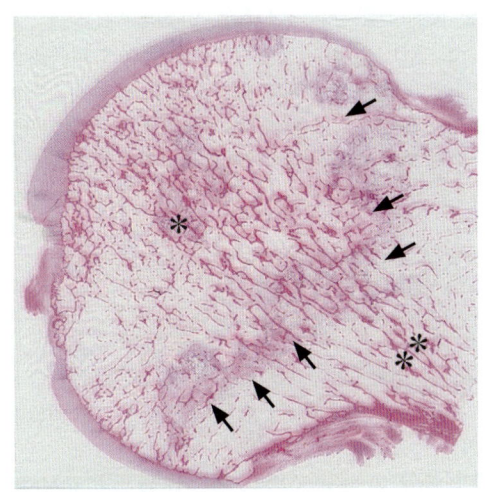

図 19　大腿骨頭全体の組織標本 (HE 染色)
壊死領域(＊)と健常部(＊＊)の間にある修復組織(矢印)は単純 X 線像における帯状硬化像，MRI におけるバンド像に一致する．

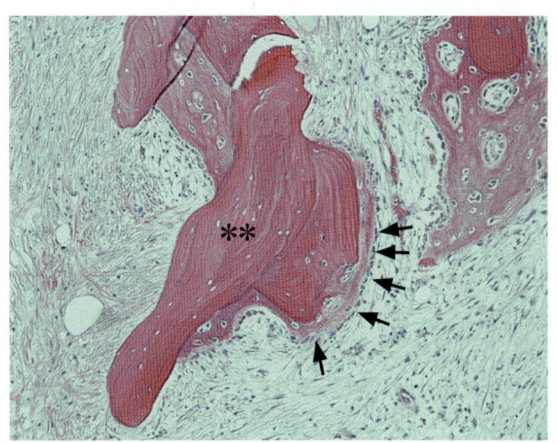

図 21　修復組織の組織像 (HE 染色)
壊死骨梁(＊＊)を取り囲むように添加骨形成(矢印)がみられる．

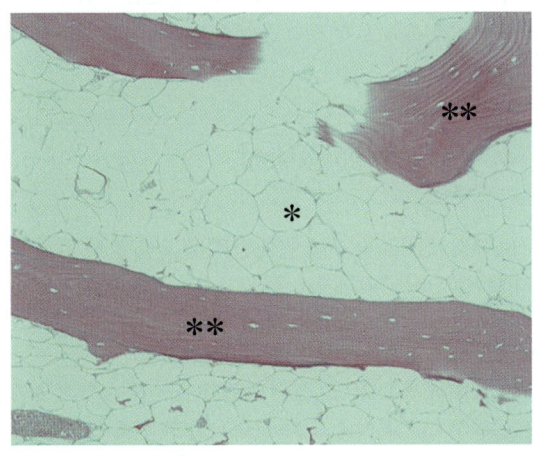

図 20　壊死領域の組織像 (HE 染色)
骨髄腔(＊)は骨髄細胞が消失し，脂肪変性を呈している．骨梁(＊＊)内の骨細胞の核が広範囲に消失しており(empty lacunae)骨梁壊死の所見である．

脱落した可能性があり注意を要する．
　修復組織では線維性修復組織が多く存在する領域と浮腫像を呈する領域が認められる．

文献
坂井孝司. 骨生検－組織像の読み方のコツ－(久保俊一，菅野伸彦編集：特発性大腿骨頭壊死症). 金芳堂. 2010; 68-73.

D　鑑別診断

　日常診療における画像検査の手段が単純 X 線像のみであった時代と比較すると，MRI が普及した現代においては典型的なバンド像が認められれば ONFH の診断は比較的容易である．
　しかし，単純 X 線像のみで判断すると鑑別が紛らわしい疾患も存在するため，鑑別すべき疾患をよく理解しておくことは大切である．
　また，圧潰が発生して MRI で骨髄浮腫像を呈するようになった病期の ONFH と，同じく骨髄浮腫像を認めることのあるその他の疾患との鑑別診断は重要である．
　ONFH では必ずバンド像を伴って骨髄浮腫が認められることが，他の骨髄浮腫を呈する疾患を鑑別する際のポイントである．
　ONFH と鑑別診断を要する疾患としては下記があげられる．
　1) 腫瘍および腫瘍類似疾患
　　① 原発性骨腫瘍
　　② 転移性骨腫瘍
　　③ 滑膜由来腫瘍性疾患（滑膜骨軟骨腫症，色素性絨毛結節性滑膜炎など）
　2) 骨端異形成症
　3) 変形性股関節症
　4) 骨・関節感染症
　　① 化膿性股関節炎
　　② 結核性股関節炎

③ 骨髄炎
5）外傷
　　① 疲労骨折
　　② 不顕性骨折
　　③ 大腿骨頭軟骨下脆弱性骨折
6）一過性大腿骨頭萎縮症

　厚労省研究班による診断基準では「腫瘍，腫瘍類似疾患および骨端異形成症は除く」とされている．これらは単純X線像のみで判断すると疑陽性として診断基準を満たすことがあるため除外項目としてあげられている．これらの疾患はMRIや骨シンチグラフィーを併用することによって鑑別できる．
　以下に各疾患における鑑別点を述べる．

1　腫瘍および腫瘍類似疾患

　腫瘍については各種画像所見を十分に検討して鑑別する．血中のアルカリフォスファターゼ値やカルシウム値，腫瘍マーカーなどの血液・生化学所見も参考になる．
　MRIで腫瘍周囲に骨髄浮腫を認めることもあるが，腫瘍自体も描出されるので鑑別は比較的容易である．
　色素性絨毛結節性滑膜炎は初期には荷重時痛が主体で，単純X線像で大腿骨頭に嚢胞様陰影を認めることがあり，ONFHと似た所見を呈することがある．

2　骨端異形成症

　大腿骨頭を含む骨端部に病変を認める骨系統疾患として，多発性骨端異形成症（multiple epiphyseal dysplasia: MED），脊椎骨端異形成症（spondyloepiphyseal dysplasia: SED）などがあり，大腿骨頭に種々の程度の骨化障害を生じる．
　骨化障害が高度の場合は低身長やその他の特徴的な全身所見を伴っており，診断は比較的容易である．
　しかし，骨化障害が軽度の場合は全身所見に乏しく，単純X線像で大腿骨頭の変形や硬化像を呈するのみでONFHと類似の所見を認める場合がある．大腿骨頭内の硬化像がMRIにおけるバンド像と紛らわしいこともあるので注意が必要である．
　ONFHとの鑑別点としては，骨化障害に伴う関節軟骨の肥厚のため単純X線像における関節裂隙の開大が認められることである．関節軟骨の肥厚の評価は，関節造影を行うとさらに確実になる．
　また，MRIにおいてもT2強調画像や脂肪抑制画像で未骨化軟骨や骨嚢胞などが確認できることも診断の一助となる．この他に頭部，脊椎，他の四肢関節の単純X線像での検索や家系内発生の調査が重要である．

3　変形性股関節症

　2次性股関節症の1つの原因にONFHが含まれているが，他の原因による股関節症との鑑別は必要である．
　股関節症の単純X線像で，骨嚢胞がONFHの帯状硬化像と誤って診断されることは比較的多い．MRIを併用してもONFHの画像所見を十分に理解していない場合は間違った判断がなされることがある．
　骨シンチグラフィーでは増殖性変化に一致して関節面付近がhotとなることが多いが，cold in hot像は呈さない．

4　骨・関節感染症

　化膿性股関節炎や結核性股関節炎ではMRIで関節液貯留や滑膜の腫脹が認められるが，初期には大腿骨頭内の信号強度は正常であることから鑑別は比較的容易である．
　白血球数やCRPなどの血液検査結果も参考となる．ただし，進行して骨髄炎を合併するとMRIで骨髄浮腫像を認めるため注意が必要である．
　結核性股関節炎の初期の単純X線所見は骨萎縮であり，一過性大腿骨頭萎縮症と類似することがある．早い段階から関節裂隙が狭小化することと炎症反応，特に赤沈値が著明に亢進する点が鑑別点である．

5　外　傷

　骨折線はT1強調MR画像で低信号に，脂肪抑制MR画像で高信号になり，ONFHのバンド像と紛らわしい像を呈することがある．
　骨髄浮腫は骨折でも観察され，骨梁の破壊に起因する骨髄内出血が骨髄浮腫として描出される（Pistolesiら1991，Feydyら1998）．そのため，骨髄浮腫を呈する病期のONFHとの鑑別が必要となる．

大腿骨頭軟骨下脆弱性骨折（subchondral insufficiency fracture of the femoral head: SIF）（図 22）は 1996 年に報告された疾患概念である（Bangil ら 1996，Yamamoto ら 1999）．

高齢の女性に多く，ほとんどの症例で骨粗鬆症を基礎疾患とするが，稀には若年者に発生することがある．発症時には疼痛の程度に比し単純 X 線像における所見に乏しい．

大腿骨頭内に MRI で骨髄浮腫像を認め，関節軟骨下に T1 強調画像で不規則な低信号域を呈するため ONFH のバンド像との鑑別が必要である．

ONFH のバンド像は通常末梢側に凸であるが，大腿骨頭軟骨下脆弱性骨折の場合は低信号域が関節軟骨面に近接し，中枢側に向かって凸ないし関節面に平行の形態をとることが多い．

また，造影 MRI を撮像すれば ONFH ではバンド像より中枢側は造影されないが，大腿骨頭軟骨下脆弱性骨折では造影されることも鑑別点となる．

文献

Bangil M, Soubrier M, Dubost JJ, et al. Subchondral insufficiency fracture of the femoral head. Rev Rhum Engl Ed. 1996; 63 : 859-861.

Feydy A, Drape J, Beret, et al. Longitudinal stress fractures of the tibia: comparative study of CT and MR imaging. Eur Radiol. 1998; 8 : 598-602.

Pistolesi GF, Caudana R, D'Attoma N, et al. Case report 686. Stress fracture at distal end of femur simulating "periosteal desmoid". Skeletal Radiol. 1991; 20 : 454-457.

Yamamoto T, Bullough PG. Subchondral insufficiency fracture of the femoral head: a differential diagnosis in acute onset of coxarthrosis in the elderly. Arthritis Rheum. 1999; 42 : 2719-2723.

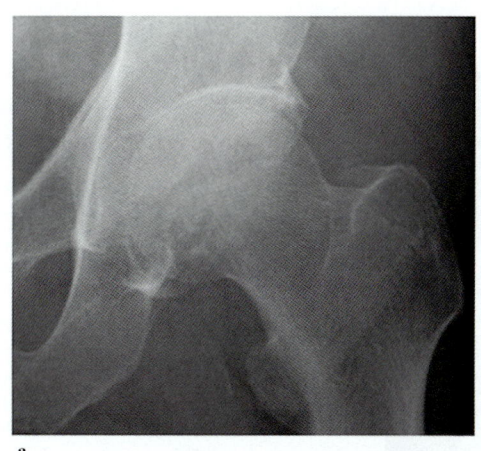

a

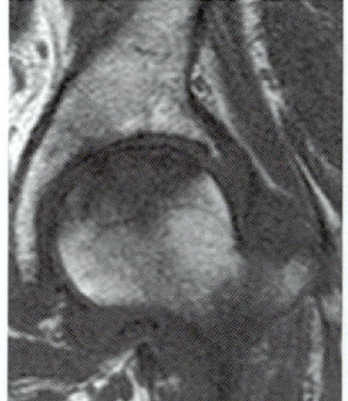

b

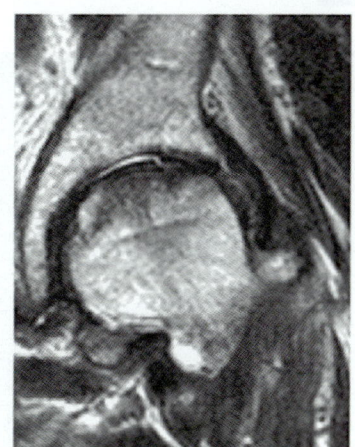

c

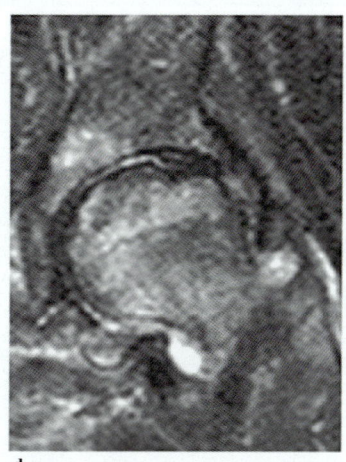

d

図 22　大腿骨頭軟骨下脆弱性骨折
85 歳，男性．a: 単純 X 線像．関節裂隙が狭小化し，大腿骨頭荷重部が圧潰している．b: T1 強調 MR 画像．大腿骨頭近位部は低信号を呈しているが，バンド像は認められない．c: T2 強調 MR 画像．大腿骨頭近位部は不規則な低信号域を呈している．d: 脂肪抑制画像．大腿骨頭から頚部にかけて広範囲に骨髄浮腫を呈している．

6 一過性大腿骨頭萎縮症

一過性大腿骨頭萎縮症（transient osteoporosis of the hip: TOH）（図23）は1959年のCurtissらによって初めて報告された．本症はONFHと同じくその病因と病態が十分には解明されていない．

MRIで大腿骨頭から大腿骨頚部にかけての広い範囲に明らかな骨髄浮腫像を呈するなど画像所見でONFHと類似していることから鑑別しにくい場合がある．

一過性大腿骨頭萎縮症の治療は基本的に対症療法でよい（Schapiraら1989，Hayesら1993）．大腿骨頭の圧潰を生じやすいONFHとは関節機能の予後が大きく異なるため，できるだけ早期に鑑別を行い正しい治療方針を決定することが重要である．

鑑別点としては下記の点があげられる．

一過性大腿骨頭骨萎縮症では単純X線像で大腿骨頭のやや外側よりから大腿骨頚部にかけて骨萎縮像を認め，大腿骨頭の輪郭の不明瞭化が特徴である．稀に寛骨臼側にも骨萎縮が観察される．

関節症性変化はなく，関節裂隙は最後まで正常に保たれる．ONFHのように帯状硬化像を観察することはない．大腿骨頭の圧潰もほとんど発生しないが，骨萎縮が高度の場合は大腿骨頚部や大腿骨頭内の病的骨折や，それに引き続く圧潰を生じることはありうる．

ONFHの骨髄浮腫はバンド像の末梢側のみに大腿骨頭の圧潰に伴ってみられるが，一過性大腿骨頭萎縮症ではほとんどの場合大腿骨頭全体に認められる．

また，ONFHでは骨髄浮腫に先行してバンド像を認めるが，一過性大腿骨頭萎縮症では全経過を通じて典型的なバンド像を認めることがないことは重要な鑑別点である．

一過性大腿骨頭萎縮症では関節液の貯留を認めることも多い．

骨シンチグラフィーでONFHではcold in hot像を認めることが多いが，一過性大腿骨頭萎縮症ではびまん性の著明なhot像を呈することが多い．

文献

Curtiss PH Jr, Kincaid WE. Transitory demineralization of the hip in pregnancy. A report of three cases. J Bone Joint Surg Am. 1959; 41 : 1327-1333.

Hayes CW, Conway WF, Daniel WW. MR imaging of bone marrow edema pattern: transient osteoporosis, transient bone marrow edema syndrome, or osteonecrosis. Radiographics. 1993;13 : 1001-1011.

Schapira D, Israel O, Goldsher D, et al. Transient osteoporosis of the hip: case report and review of the literature. Isr J Med Sci. 1989; 25 : 709-712.

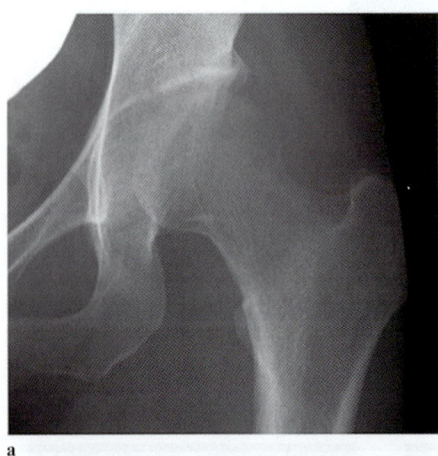

a

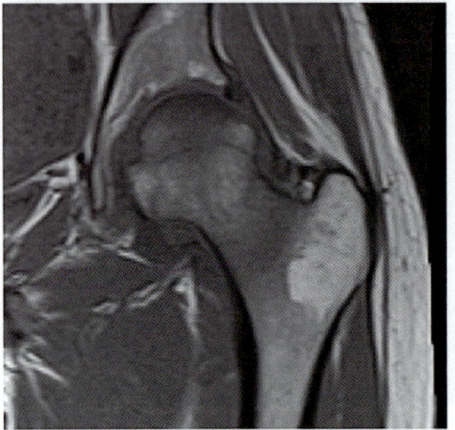

b

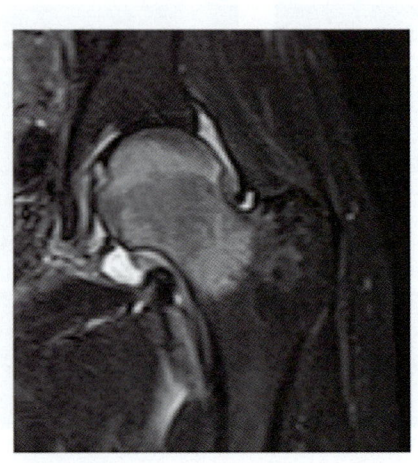

c

図23 一過性大腿骨頭萎縮症
39歳，女性．a: 単純X線像．左大腿骨頭に骨萎縮像を認める．b: T1強調MR画像．大腿骨頭が全体的に低信号であるが，帯状低信号域（バンド像）はみられない．c: 脂肪抑制MR画像．大腿骨頚部までびまん性に骨髄浮腫を呈している．

E　臨床病態と自然経過

ONFH の臨床病態と自然経過をよく理解しておくことは，本疾患を正しく診断するために必要であるのに加えて，適切な治療方針を決定するためにも重要である．

自然経過を知ることによって予後が判定でき，効果的な治療のタイミングを選択することができる．

これまでに明らかとなっていることは下記のごとくである．

①骨壊死が生じた（発生）だけでは無症状であって，大腿骨頭の圧潰が生じた時に症状が出現（発症）する．

②発生と発症との間には時間差がある．

③壊死領域は経時的に拡大せず，再発もほとんどない．

④壊死領域の局在と大きさによって予後が左右され，圧潰が進行すれば股関節症へ進行するが，壊死領域が非荷重部に存在する場合は自然修復が期待できる．

臨床病態と自然経過を理解すれば，関節温存手術の目的と適応が明らかになる．

すなわち，大腿骨頭の圧潰が軽度な時期に治療を行う必要があること，荷重部に存在する壊死領域は骨切り術によって非荷重部に移動させる必要があること，関節温存手術の術式は壊死領域の局在と大きさによって選択するべきであること，などである．

1　発生と発症の違い

SLE などの膠原病や臓器移植など，ステロイド全身投与を行った症例に対するスクリーニングで臨床症状のない ONFH を検出することができる．

また，ONFH では両側発生頻度は 50 〜 70 ％とされており，片側の股関節痛に対する画像検査で反対側にも無症候性の大腿骨頭壊死症が見つかることがよくある．いわゆるサイレントヒップである．

病期分類では Stage 1 ないし 2 に相当するのであるが，この病期では疼痛などの臨床症状は認められない．発生しただけでは無症状である．

臨床症状は大腿骨頭に圧潰が生じた時に出現する（Kubo ら 1997）．この時点が ONFH の発症である．荷重などの物理的要因によって壊死領域に圧潰が生じ，破綻をきたした時に初めて疼痛を自覚する．

病期は Stage 3A となる．X 線学的には明らかな

圧潰が検出できなくても，それは圧潰が生じていないのではなく，圧潰の程度が小さいか，撮影した単純 X 線像では圧潰部が接線方向に写っていなかっただけと考えるべきである．

実際，通常の X 線写真正面像や側面像では圧潰がなくても，股関節屈曲位の正面像で大腿骨頭前上方を検索すれば圧潰が認められることは多い（図 7）．この時期に MRI を撮ると骨髄浮腫像が観察される．

文献

Kubo T, Yamazoe S, Sugano N, et al. Initial MRI findings of non-traumatic osteonecrosis of the femoral head in renal allograft recipients. Magn Reson Imaging. 1997; 1017-1023.

2　発生と発症の時期

腎移植後に発生する ONFH では，移植後 16 週以内にバンド像が検出され，最短のものは移植後 6 週で描出される（Kubo 1997，Fujioka ら 2001）．

動物を用いた実験的研究や大腿骨頚部骨折を対象とした外傷性大腿骨頭壊死症の臨床的研究では，骨壊死発生からバンド像出現までの期間は約 4 週間とされている（Sugano ら 1996，Nakamura ら 1997）．

この期間を勘案すれば，ONFH はステロイド投与後 12 週以内に，最短では 2 週以内に発生していることになる．また，高磁場 MRI を用いた動物実験ではステロイド投与後 1 〜 5 日目というごく早期から大腿骨頭内の血流が低下していることも明らかになっている（林ら 2013）．

ONFH は急性の阻血性変化で成立する疾患であるといえる．この事実は予防を考えるうえで重要な点である．

腎移植に伴う ONFH の場合，圧潰が起こり，痛みが生じて発症する時期は移植後 6 か月から 2 年後が多い（Kubo ら 1997）．また，SLE に伴うものでは，発生から発症まで 1 年から 4 年以上かかるものが多いことが明らかになっている．

ONFH の発生と発症を明確に区別し，両者の間には時間差があることを認識することが重要である．

なお，ステロイド投与後に ONFH が発生するかどうかの判断は，投与後数か月以内に MRI により可能であり，遅発性に発生することはないといってよい．

文献

Fujioka M, Kubo T, Nakamura F, et al. Initial changes of non-traumatic osteonecrosis of femoral head in fat suppression images: bone marrow edema was not found before the appearance of band patterns. Magn Reson Imaging. 2001; 19 : 985-991.

林 成樹, 藤岡幹浩, 池上 徹, 他. Dynamic contrast-enhanced MRIを用いたステロイド性家兎骨壊死モデルの血行動態の評価. 厚生労働科学研究費補助金 難治性疾患克服研究事業 特発性大腿骨頭壊死症の診断・治療・予防法の開発を目的とした全国学際的研究. 平成24年度総括・分担研究報告書. 2013; 141-147.

Kubo T, Yamazoe S, Sugano N, et al. Initial MRI findings of non-traumatic osteonecrosis of the femoral head in renal allograft recipients. Magn Reson Imaging. 1997; 1017-1023.

Nakamura T, Matsumoto T, Nishino M, et al. Early magnetic resonance imaging and histologic findings in a model of femoral head necrosis. Clin Orthop Relat Res. 1997; 334 : 68-72.

Sugano N, Masuhara K, Nakamura N, et al. MRI of early osteonecrosis of the femoral head after transcervical fracture. J Bone Joint Surg Br. 1996; 78 : 253-257.

3 | 壊死範囲の拡大と再発

免疫疾患やステロイドなどのリスクへの曝露が持続する症例では，それに伴い再発や壊死領域の拡大があるのかどうかは治療方針を決定するうえで大切である．

腎移植や SLE ではステロイド投与は ONFH の発生後も長期間継続されることが多いが，それでも経時的にバンド像は末梢側へ拡大しない（Kubo ら1997）．

骨壊死病変はいったん発生して部位が確定したあとはステロイド投与下であっても拡大することはない．

逆に，頻度は少ないが修復反応によって縮小する例はある（Cheng ら2004，Takao ら2006）（図24）．壊死範囲が小さい，あるいは非荷重部に存在

する場合は，大腿骨頭圧潰などの機械的刺激がなければ骨硬化を中心とした修復反応が促進される．

この場合は痛みなどの症状は出現せず壊死は発生したが発症しない症例となる．また，大腿骨頭回転骨切り術を行い，壊死領域を荷重部から非荷重部へと移動させると壊死領域の修復がみられることも報告されている（Atsumi ら2009）．

経過観察中に壊死領域より末梢の広い範囲に骨髄浮腫（T1 強調像でびまん性の低信号域，T2 強調像でびまん性の高信号域）を認めることがある．この骨髄浮腫は骨の圧潰に伴う出血などの2次的な変化を捉えたものであり，軽減や消退がみられる可逆性の変化である（Fujioka ら2001）．

壊死領域の拡大ではないので壊死領域の判定に際して注意が必要である．診断の際に骨髄浮腫が存在する場合は，壊死領域の判定に十分注意する必要がある．

再発については病理組織学的検討や MRI の調査から 0.3 ～ 1% 前後の低い再発率が報告されている（Yamamoto ら1999，Kim ら2003）．また，片側罹患のステロイド関連 ONFH 患者の非罹患側を対象とした MRI による追跡研究では，全46 例中アルコール関連 ONFH が16 例あり，このなかの1例（6.2%）で反対側に新たに発生した．この16 例はONFH と診断されてからも，アルコール摂取の生活様式は変わっていなかった（Sugano ら1997）．

以上の事実は治療方針を決定するうえで参考となる．壊死領域が拡大しないことから，骨頭温存手術の適応は発生初期の壊死領域の位置と大きさをもとにして決定してよいことがわかる．

骨髄浮腫が出現してもそれに惑わされず，初期の

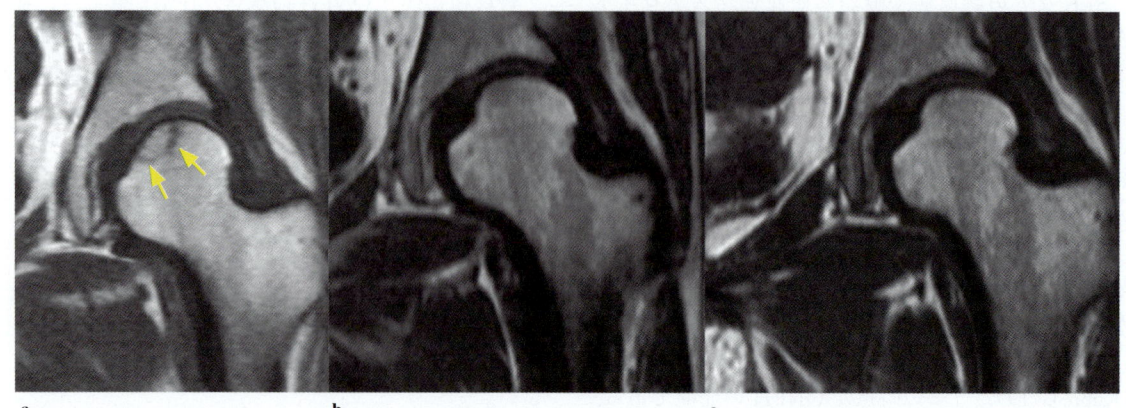

a b c

図24 壊死領域の縮小例
42 歳，女性．ステロイド関連 ONFH．a: T1 強調 MR 画像．左大腿骨頭にバンド像を認める（矢印）（Type B）．b: 6 か月後．バンド像が不明瞭化している．c: 10 か月後．壊死領域がほぼ消失している．

画像所見に基づいて術式を決定すればよい．また，骨頭温存手術の術後に壊死領域が拡大して，そのために大腿骨頭が再圧潰する可能性もないといえる．

また，ステロイドを継続しても再発率が低いということから，1度ONFHが発生した後に原疾患のコントロールに必要なステロイドの減量や中止を行う意義は少ないと考えられる．

一方，アルコール関連の片側例は，アルコール摂取を継続することで健側にも発生する可能性はあり，その予防のためには，飲酒の生活習慣について指導するのがよい．

文献 ─────

Atsumi T, Kajiwara T, Tamaoki S, et al. Respherical contour with medial collapsed femoral head necrosis after high-degree posterior rotational osteotomy in young patients with extensive necrosis. Orthop Clin North Am. 2009; 267-274.

Cheng EY, Thongtrangen I, Laorr A, et al. Spontaneous resolution of osteonecrosis of the femoral head. J Bone Joint Surg Am. 2004; 86 : 2594-2599.

Fujioka M, Kubo T, Nakamura F, et al. Initial changes of non-traumatic osteonecrosis of femoral head in fat suppression images: bone marrow edema was not found before the appearance of band patterns. Magn Reson Imaging. 2001; 19 : 985-991.

Kim YM, Rhyu KH, Lee SH, et al. Can osteonecrosis of the femoral head be recurrent? Clin Orthop Relat Res. 2003; 406 : 123-128.

Kubo T, Yamazoe S, Sugano N, et al. Initial MRI findings of non-traumatic osteonecrosis of the femoral head in renal allograft recipients. Magn Reson Imaging. 1997; 1017-1023.

Sugano N, Nishii T, Shibuya T, et al. Contralateral hip in patients with unilateral nontraumatic osteonecrosis of the femoral head. Clin Orthop Relat Res. 1997; 85-90.

Takao M, Sugano N, Nishii T, et al. Longitudinal quantitative evaluation of lesion size change in femoral head osteonecrosis using three-dimensional magnetic resonance imaging and image registration. J Orthop Res. 2006; 24 : 1231-1239.

Yamamoto T, DiCarlo EF, Bullough PG. The prevalence and clinicopathological appearance of extension of osteonecrosis in the femoral head. J Bone Joint Surg Br. 1999; 81 : 328-332.

4　壊死範囲の局在と大きさの予後への関連

寛骨臼荷重部に対して壊死領域が大きい時に大腿骨頭の圧潰は発生しやすく，また，その程度も経時的に進行しやすい（Nishii ら 2002, Min ら 2008）．

したがって病型分類によって予後予測が可能である．厚労省研究班による調査では，病型分類と予後との関連に関して，手術なしでStage 2までにとどまっていたのは，Type A では100%，Type B で89%，Type C-1 が16%，Type C-2 が6%であった．

また，10年以上手術を必要としていなかった症例は Type C-1 で6%であり，Type C-2 では0.7%で

あった（大園ら 2006）．

多施設観察研究において，ONFH 268人の自然経過を調査したところ，12, 24, 36か月の圧潰率は，それぞれ Type A で 0%, 0%, 0%，Type B で 0%, 2.0%, 10.8%，Type C-1 で 25.5%, 40.8%, 48.5%，Type C-2 で 57.4%, 70.3%, 76.7% であった．また片側性，両側性とも同様の圧潰率であった（Asada ら 2021）．

これらが示すように，Type A と Type B は比較的頻度が少ないが圧潰は進行しにくく保存療法で対処しやすいのに対し，Type C，特に C-2 は頻度が高く圧潰も高率に進行し手術療法が必要となることが多いといえる．

一方，いったん圧潰が生じて臨床症状が発現しても必ずしも圧潰が進行するとは限らない．特に Type A や Type B など壊死領域が大腿骨頭内側に限局している場合は経過とともに圧潰が停止する例が多いことが報告されている（Nishii ら 2002）．

壊死範囲の分類についてさまざまな分類法がある．どの分類が予後予測に有効であるかを検討したところ，圧潰をエンドポイントとした時に，ほかの分類と比べ，JIC 病型分類は Type A, Type B が Type C-1, C-2 と比べ明確に生存率が分かれていた（Takashima ら 2018）．JIC 病型分類は関節面荷重部における壊死局在に基づいた評価であるので，圧潰リスク評価も正確である．また，分類が簡便なので，ほかの分類より実用的である．

文献 ─────

Asada R, Abe H, Hamada H, et al. Femoral head collapse rate among Japanese patients with pre-collapse osteonecrosis of the femoral head. J Int Med Res. 2021; 49: 3000605211023336.

Min BW, Song KS, Cho CH, et al. Untreated asymptomatic hips in patients with osteonecrosis of the femoral head. Clin Orthop Relat Res. 2008; 466 : 1087-1092.

Nishii T, Sugano N, Ohzono K, et al. Progression and cessation of collapse in osteonecrosis of the femoral head. Clin Orthop Relat Res. 2002; 400 : 149-157.

大園健二, 坂井孝司, 西原俊作, 他. 特発性大腿骨頭壊死症の病期・病型分類と予後. 厚生労働科学研究費補助金難治性疾患克服研究事業　特発性大腿骨頭壊死症の予防と治療の標準化を目的とした総合研究. 平成17年度総括・分担研究報告書. 2006; 121-122.

Takashima K, Sakai T, Hamada H, et al. Which classification system is most useful for classifying osteonecrosis of the femoral head? Clin Orthop Relat Res. 2018; 476: 1240-1249.

F 治療方針

診断が確定すれば，治療方針を決定する必要がある．大腿骨頭荷重部に占める壊死部の割合で病型（Type）分類が，X線学的所見により病期（Stage）分類が策定されており，治療方針の決定に有用である（表9）．また，ステロイド関連が約半数を占めるONFHは内科的合併症を有している患者が多く，全身状態の評価は注意を要する．さらには年齢，性別，職業，精神状態や性格，社会的・経済的背景など各種の臨床情報を考慮して治療方針を決定する．

表9 病期および病型に基づいた治療方針

		Type			
		A	B	C-1	C-2
Stage	1	1	1	1	1
	2	1	1	1	1
	3A	-	2	2, 3, (4, 5)	3, 4, 5
	3B	-	2	2, 3, (4, 5)	3, 4, 5
	4	-	5	5	5

1: 定期的な経過観察（保存療法）
2: 大腿骨内反骨切り術，各種骨移植術
3: 大腿骨頭回転骨切り術，各種骨移植術
4: 人工骨頭挿入術
5: 人工股関節全置換術

G 保存療法

ONFHに対する保存治療の目的として，大腿骨頭圧潰後の疼痛緩和と大腿骨頭の圧潰進行の抑制があげられる．

しかしながら，これまでのところわが国において保存治療に関しての十分な症例数や長期の経過観察年数のある報告はなく，システマティックレビューやRCTなどのエビデンスの強い研究はない．

保存療法では圧潰の進行を十分に防止することはできないため，圧潰進行が危惧される病型では大腿骨頭温存のための手術療法の時機を逸しないように注意しながら保存療法を行うことが重要である．

手術適応があれば圧潰が少ない時期に適切な骨切り術を行えば長期に関節機能を温存できることに留意すべきである．

1 薬物療法

疼痛に対する基本的治療として，薬物療法で疼痛の緩和を図る．ただし，あくまで対症療法であるので，強力な疼痛緩和によって手術療法への移行時期を誤らないように注意すべきである．

ビスフォスフォネート製剤投与が圧潰を防止する，あるいは圧潰時期を遅延させるという報告があるが（Laiら2005，Nishiiら2006），アレンドロネートやゾレドロネートの投与を調査したRCTの論文からは有意な効果はないという報告もあり（Chenら2012，Leeら2015）ビスフォスフォネート製剤の投与による長期的な骨頭圧潰の抑制効果は不明である．

文献

Chen CH, Chang JK, Lai KA, et al : Alendronate in the prevention of collapse of the femoral head in nontraumatic osteonecrosis: a two-year multicenter, prospective, randomized, double-blind, placebo-controlled study. Arthritis Rheum. 2012; 64: 1572-1578.

Lai KA, Shen WJ, Yang CY, et al. The use of alendronate to prevent early collapse of the femoral head in patients with nontraumatic osteonecrosis. A randomized clinical study. J Bone Joint Surg Am. 2005; 87：2155-2159.

Lee YK, Ha YC, Cho YJ, et al. Dose zoledronate prevent femoral head collapse from osteonecrosis？A prospective, randomized, open-label, multicenter study. J Bone Joint Surg Am. 2015; 97: 1142-1148.

Nishii T, Sugano N, Miki H, et al. Does alendronate prevent collapse in osteonecrosis of the femoral head? Clin Orthop Relat Res. 2006; 443 : 273-279.

2 生活指導

体重コントロール，長距離歩行の制限，重量物の運搬禁止などの生活指導を行う．

肥満があれば減量を行うための食事療法を指導する．立位作業においては踏み台を使用する，立つ代わりに高めの椅子に腰掛ける，などの日常生活上の工夫を説明する．

3 免 荷

杖による免荷は，症状を緩和して大腿骨頭の圧潰の進行を遅らせることを目的とするが，広範な壊死領域を有する症例に対して，免荷療法の長期的な病期進行の予防効果は確認されていない．

症状がない場合には保存療法としての免荷に臨床的な有効性の証拠はない．すでに圧潰を生じている

場合には，圧潰の進行を遅らせる効果は期待できる．

4　理学療法

　関節症性変化が進むまで可動域は比較的保たれるため，積極的な運動療法は必要ない場合が多く，疼痛が強い時期にはリハビリテーション治療より安静を指示すべきである．

H　手術療法

　症状があり圧潰の進行が予想される時は速やかに手術適応を決定する．

　高齢者，壊死範囲が大きい場合，そして関節症性変化が進んだ症例では人工骨頭置換術や人工股関節全置換術（THA）が適応となる．

　一方，関節温存手術として，本症に対する骨切り術を発案し，術後成績を検証してきたわが国においては，関節温存を目指す各種骨切り術について適応があれば積極的に行うことに異論はない．

　欧米では荷重面の移動を行わない関節温存手術として core decompression がされてきたが，臨床成績が一定せず，わが国ではほとんど行われなくなった．

　近年，core decompression と細胞治療や成長因子を組み合わせた治療法が注目され研究されている．

1　関節温存手術

　関節温存手術は 2 つに大別できる．

　1）荷重面の移動を行わない方法：core decompression や血管柄付き骨移植術が代表的である．この方法では関節面に圧潰がある場合には関節適合性は改善できない．

　2）壊死領域を非荷重部に移し，荷重部に健常域を移動させる方法：大腿骨転子間弯曲内反骨切り術や大腿骨頭回転骨切り術が代表的である．圧潰部を移動させることによって関節適合性を改善できる．

1.　骨穿孔術（core decompression）

　MRI が一般的な検査法となる以前は，Stage 1 の大腿骨頭壊死症の診断はほとんど不可能であった．また，Stage 2 や Stage 3A でも圧潰の少ない時期には X 線像だけで診断を確定させるのは困難なことが多かった．

　疼痛はあるが X 線像では診断がつかないような場合には，診断と治療を兼ねて core decompression が用いられた（Hungerford ら 1978）．

　欧米では ONFH の病因は骨髄内圧の上昇であるという考えがある．Ficat（1985）は ONFH の病態生理はコンパートメント症候群と類似したものであって，core decompression の効果は筋のコンパートメント症候群における筋膜切開に似たものであると述べている．

　大腿骨頭に骨孔をあけることで骨髄圧が低下し，除痛とともに血流改善が見込まれるというのが core decompression の理論である（Hungerford ら 1985，Warner ら 1987）．

　しかし，単純 X 線像で異常が認められる以前に骨髄内圧の上昇によって疼痛が発生するという考え方は，ステロイド関連 ONFH の MRI による経過観察の結果（Kubo ら 1997）と明らかに矛盾している．

　core decompression は早期の病変に対して現在でも欧米では有効な治療法とされることが多い（Marker ら 2008）．小径の multiple drilling がより効果的とする報告もある（Mont ら 2004，Song ら 2007）．その一方で自然経過を変えるほどの効果はないとする報告もあり（Lausten ら 1990，Learmonth ら 1990，Koo ら 1995，Markel ら 1996），一定したコンセンサスは得られていない．

　core decompression は単に骨孔のみを作製するものと，そこに海綿骨を移植する方法があるが，両者の成績には大きな差がなく，同様の治療法としてまとめて扱われることが多い．

　core decompression によって最終的な大腿骨頭の圧潰を防ぐことはできないため，わが国では治療法としてよりも診断法として位置づけられた（Saito ら 1988）．MRI が普及した現在では，特殊な症例で鑑別診断のための骨生検として行われる以外にほとんど適応はない．

　近年は後に述べる再生治療との併用で成績の改善が期待されており研究が進んでいる．

2.　骨移植術

　骨移植術には壊死領域を掻爬して血管柄のない自家骨や同種骨を充填する方法と，血管柄のついた腸骨や腓骨を移植する方法がある．

　血管柄付き骨移植術には血管を切離せずに骨片を移動させる有茎血管柄付き骨移植術（腸骨や大転子など）と，血管を切離して骨移植した後に顕微鏡下に血管を縫合する遊離血管柄付き骨移植術（腓骨）

がある．

一般に血管柄のない骨移植術の成績は不良とされている．

血管柄付き骨移植術の長所は血行を保った移植骨によって，壊死領域に血行再開を促進できることである．また，支持骨柱として壊死領域を力学的に補強できることももう１つの長所である．

一方，短所としては，骨切り術とは異なって壊死領域は荷重部から移動しないことがあげられる．

大腿骨頭に圧潰変形をきたすと関節軟骨には皺襞形成が生じる．圧潰によってすでに障害された関節軟骨が，骨移植術によって荷重に耐えうるようになるかどうかは論議のあるところである．

実際，血管柄付き腸骨移植術の場合は術前に圧潰がない，あるいは軽度であればある程度の成績が期待できるが，術前から圧潰が存在する場合や壊死領域が広範囲である場合は適応ではないとする報告が多い（Hasegawa ら 1997，Ishizaka ら 1997，Nagoya ら 2004）．

血管柄付き腓骨移植術でも術前から圧潰が見られる場合や壊死範囲が広い場合は成績はよくないとする報告が多いが（Sotereanos ら 1997），適応を選べばよい成績が得られるとするものも散見される（Yoo ら 2008）．

血管柄付き骨移植の成績については統一した見解にいたっていないのが現状である．

3．大腿骨転子間内反骨切り術（図 25）

Stage 3A および 3B の Type B や Type C-1 の一部では，大腿骨頭荷重部外側に残存する健常部を荷重部に移動させる内反骨切り術が適応となる．

大腿骨転子間弯曲内反骨切り術（curved intertrochanteric varus osteotomy: CVO）は転子部で大転子から小転子にかけて弯曲した骨切りを行い，内反させて大腿骨頭外側に存在する健常部で荷重を支持させる術式である．

1971 年に西尾らによって報告された術式であり，脚短縮や大転子高位，大転子外方化の程度が少なく，骨切り部の接触面積が大きいため骨癒合不全などの合併症も少ないとされている（Sakano ら 2004）．

比較的手術侵襲が少なく成績も良好である．十分な手術手技を習得するにはやや時間がかかるが，さらに高度の技術を要する大腿骨頭回転骨切り術と比較すると容易ともいえる．

そのため適応があれば関節温存手術の第 1 選択とされることが多い．

4．大腿骨頭回転骨切り術（図 26）

ONFH 治療の原則は，壊死部への荷重刺激を避けることによって修復反応を促進することと，圧潰によって亜脱臼位となった大腿骨頭を求心位に戻して関節安定性を得ることである．

大腿骨頭回転骨切り術はこれらの 2 つの原則を同時に満たす方法として 1978 年に杉岡によって報告された（Sugioka 1978）．

大腿骨頚部軸を回転軸として大腿骨頭を前方あるいは後方に回転させることで壊死部を荷重部から外し，健常部を新しい荷重部とする方法である．同時に大腿骨頭を内反させることにより，寛骨臼荷重部に対する健常部の占める割合をさらに増やし，求心

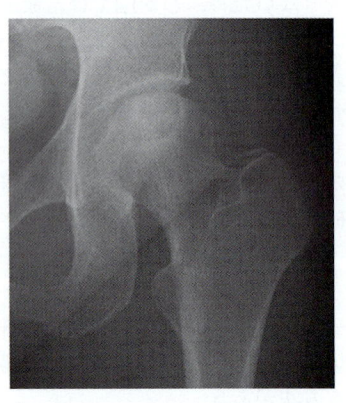
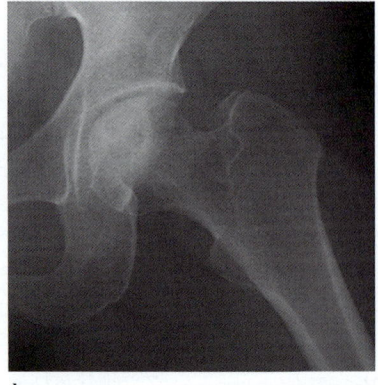
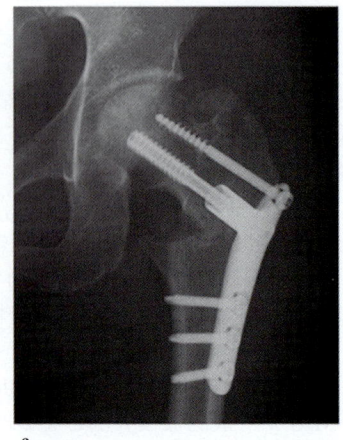

図 25　大腿骨転子間弯曲内反骨切り術
49 歳，女性．a: 単純 X 線正面像．Type C-1 の大腿骨頭壊死症である．b: 外転位での動態撮影で，荷重部健常領域が 1/3 以上になることを確認する．c: 術後の単純 X 線像．壊死領域が内側に移動し，荷重部の健常部占拠率が増大している．

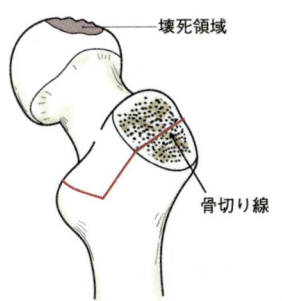
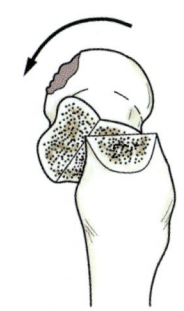

壊死領域

骨切り線

図26　大腿骨頭前方回転骨切り術
31歳，男性．
a: 術式の模式図．
b: 術後：壊死領域が内側に移動している．
c: 術後6年：関節症性変化は認めず，臨床経過は
　良好である．

a

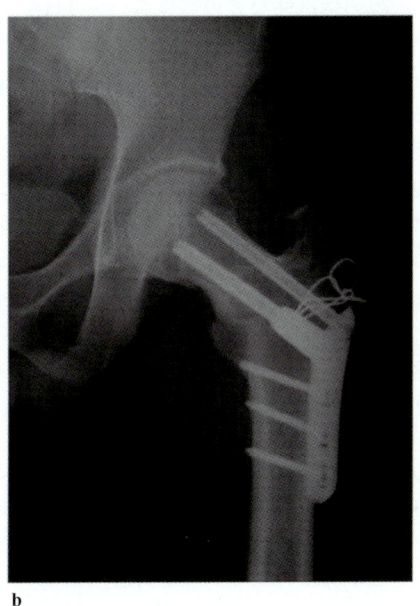

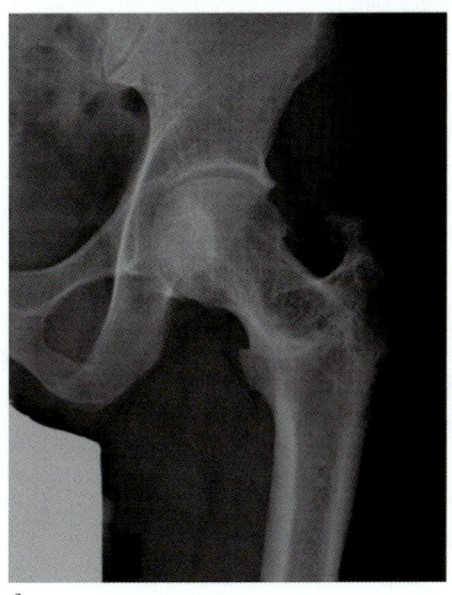

b

c

位も獲得することができる．

　回転によって大腿骨頚部の骨梁構造が大きく変わ
るため，大腿骨頚部骨折に対する骨接合術とは全く
異なり，慎重な後療法を行って骨梁のリモデリング
を待つ必要がある．

文献

Ficat RP. Idiopathic bone necrosis of the femoral head. Early diagnosis and treatment. J Bone Joint Surg Br. 1985; 67 : 3-9.

Hasegawa Y, Iwata H, Torii S, et al. Vascularized pedicle bone-grafting for nontraumatic avascular necrosis of the femoral head. A 5- to 11-year follow-up. Arch Orthop Trauma Surg. 1997; 116 : 251-258.

Hungerford DS, Zizic TM. Alcoholism associated ischemic necrosis of the femoral head. Early diagnosis and treatment. Clin Orthop Relat Res. 1978; 130 : 144-153.

Hungerford DS, Lenox DW. The importance of increased intraosseous pressure in the development of osteonecrosis of the femoral head: implications for treatment. Orthop Clin North Am. 1985;16 : 635-654.

Ishizaka M, Sofue M, Dohmae Y, et al. Vascularized iliac bone graft for avascular necrosis of the femoral head. Clin Orthop Relat Res. 1997; 337 : 140-148.

Koo KH, Kim R, Ko GH, et al. Preventing collapse in early osteonecrosis of the femoral head. A randomised clinical trial of core decompression. J Bone Joint Surg Br. 1995; 77 : 870-874.

Kubo T, Yamazoe S, Sugano N, et al. Initial MRI findings of non-traumatic osteonecrosis of the femoral head in renal allograft recipients. Magn Reson Imaging. 1997; 1017-1023.

Lausten GS, Mathiesen B. Core decompression for femoral head necrosis. Prospective study of 28 patients. Acta Orthop Scand. 1990; 1 : 507-511.

Learmonth ID, Maloon S, Dall G, et al. Core decompression for early atraumatic osteonecrosis of the femoral head. J Bone Joint Surg Br. 1990; 72 : 387-390.

Markel DC, Miskovsky S, Scolco TP, et al. Core decompression for osteonecrosis of the femoral head. Clin Orthop Relat Res. 1996; 323 : 226-233.

Marker DR, Seyler TM, Ulrich SD, et al. Do modern techniques improve core decompression outcomes for hip osteonecrosis? Clin Orthop Relat Res. 2008; 466 : 1093-1103.

Mont MA, Ragland PS, Parvizi J. Core decompression of the femoral head for osteonecrosis using percutaneous multiple small-diameter drilling. Clin Orthop Relat Res. 2004; 429 : 131-138.

Nagoya S, Nagao M, Takada J, et al. Predictive factors for vascularized iliac bone graft for nontraumatic osteonecrosis of the femoral head. J Orthop Sci. 2004; 9: 566-570.

西尾篤人，杉岡洋一．大腿骨転子部骨切り術の一つの工夫．整・災害．1971; 20：77-82.

Sakano S, Hasegawa Y, Torii Y, et al. Curved intertrochanteric varus osteotomy for osteonecrosis of the femoral head. J Bone Joint Surg Br. 2004; 86 : 359-365.

Saito S, Ohzono K, Ono K. Joint-preserving operations for idiopathic avascular necrosis of the femoral head. Results of core decompression, grafting and osteotomy. J Bone Joint Surg Br. 1988; 70 : 78-84.

Song WS, Yoo JJ, Kim YM, et al. Results of multiple drilling compared with those of conventional methods of core decompression. Clin Orthop Relat Res. 2007; 454 : 139-146.

Sotereanos DG, Plakseychuk AY, Rubash HE. Free vascularized fibula grafting for the treatment of osteonecrosis of the femoral head. Clin Orthop Relat Res. 1997; 344 : 243-256.

Sugioka Y. Transtrochanteric anterior rotational osteotomy of the femoral head in the treatment of osteonecrosis affecting the hip: a new osteotomy operation. Clin Orthop Relat Res. 1978; 191-201.

Warner JJ, Philip JH, Brodsky GL, et al. Studies of nontraumatic osteonecrosis. The role of core decompression in the treatment of nontraumatic osteonecrosis of the femoral head. Clin Orthop Relat Res. 1987; 225 : 104-127.

Yoo MC, Kim KI, Hahn CS, et al. Long-term followup of vascularized fibular grafting for femoral head necrosis. Clin Orthop Relat Res. 2008; 466 : 1133-1140.

---

2 | 人工骨頭置換術，人工股関節全置換術，表面置換型人工股関節全置換術

病期が進んでいる時や壊死領域が広範な場合，あるいは年齢が 60 歳以上の症例などでは，人工骨頭置換術や THA，表面置換型人工股関節などが適応となる．

ONFH の症例は若年で活動性が高いことが多く，

人工骨頭置換術や THA を行うと脱臼，ポリエチレンの摩耗，弛みなどのリスクは大きくなる．しかし，耐摩耗性を改良した材料や耐久性を向上させるデザインも開発されているので，長期成績や長所・短所に留意して手術法を選択するべきである（第Ⅶ編参照）．

1．バイポーラー型人工骨頭置換術（図 27）

人工骨頭置換術は，出血量，手術時間，手技の容易さ，脱臼抵抗性などの点において THA より優れているが，寛骨臼側の関節軟骨と摺動するため鼠径部痛（groin pain）や中心性移動（central migration）を生じやすいリスクがある．

バイポーラー型人工骨頭置換術では THA に比べてネックがポリエチレンインサートと衝突しやすい構造であるので，ポリエチレン摩耗粉による骨溶解を誘発しやすいとされている（Nishii ら 1995）．

これらの問題はネックを細くすることや高度架橋ポリエチレンの導入により改良されているが，若年者に対しては THA の成績が優れているという報告もある（Lee ら 2004，Moriya ら 2012）．

2．人工股関節全置換術（図 28）

THA は病期の進行した症例や高齢者には良い適応があるが，若年で活動性の高い症例の手術適応については十分に考慮すべきである．

また，ONFH に対する THA では股関節症に対する THA よりも術後脱臼のリスクが高いとされて

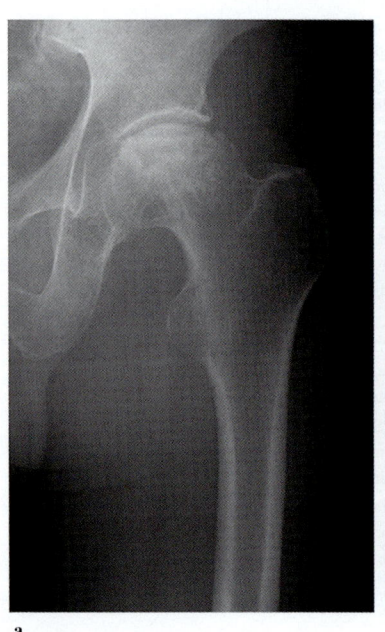
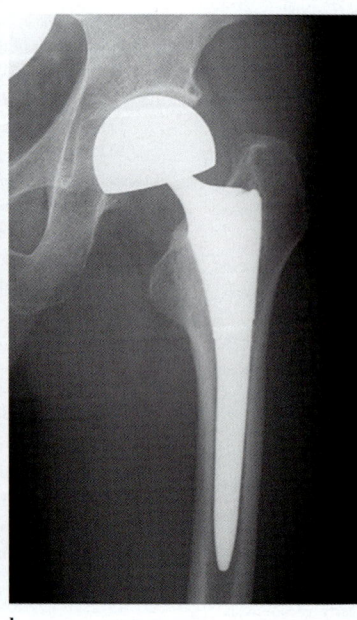

図 27　バイポーラー型人工骨頭置換術
57 歳，男性．ステロイド関連 ONFH．
a: 術前の股関節単純 X 線正面像．
b: 術後の股関節単純 X 線正面像．
バイポーラー型人工骨頭置換術（Synergy Select Ⅱ，Smith & Nephew 社）が行われている．

a　　　　　b

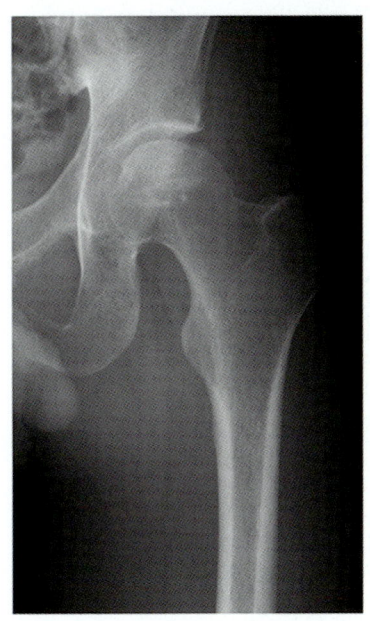

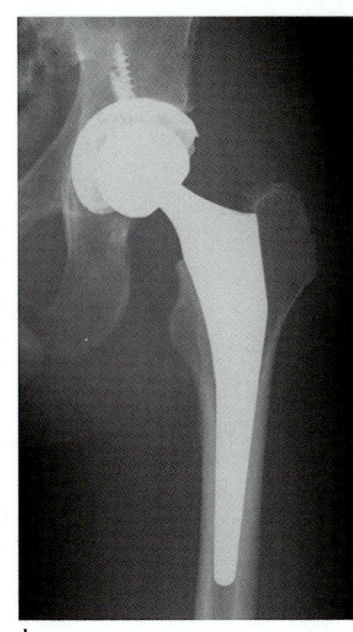

図 28　人工股関節全置換術
35 歳，男性．アルコール関連
ONFH．
a: 術前の股関節単純 X 線正面像．
b: 術後の股関節単純 X 線正面像．
THA（Accolade，Stryker 社）が行わ
れている．

いる．

　厚労省研究班による多施設共同研究では，脱臼率
は THA（5.2%）がバイポーラー型人工骨頭（0.9%）
よりも有意に高いが，表面置換型では 0% となると
されており，脱臼のリスク因子は手術時年齢（40
歳以下もしくは 62 歳以上），後方アプローチ，小さ
い骨頭径であった（Kobayashi ら 2018）．

3. 表面置換型人工股関節

　表面置換型人工股関節は，高い脱臼抵抗性，低摩
耗，骨温存という利点があるが，術前の壊死体積や
報告施設により術後成績にはばらつきがあり，厳密
な手術適応と正確な手術手技が必要である．

文献

Kobayashi S, Kubo T, Iwamoto Y, et al. Nationwide multicenter follow-up cohort study of hip arthroplasties performed for osteonecrosis of the femoral head. Int Orthop. 2018; 42: 1661-1668.

Lee SB, Sugano N, Nakata K, et al. Comparison between bipolar hemiarthroplasty and THA for osteonecrosis of the femoral head. Clin Orthop Relat Res. 2004; 424 : 161-165.

Moriya M, Uchiyama K, Takahira N, et al. Evaluation of bipolar hemiarthroplasty for the treatment of steroid-induced osteonecrosis of the femoral head. Int Orthop. 2012; 36 : 2041-2047.

Nishii T, Sugano N, Masuhara K, et al. Bipolar cup design may lead to osteolysis around the uncemented femoral component. Clin Orthop Relat Res. 1995; 112-120.

3　再生医療

　core decompression のみでは治療成績が不十分で
あることから，core decompression に併用する術式
として細胞治療や成長因子を用いた治療方法が海外
を中心に行われ，骨頭圧潰前の症例に対して良好な
成績が報告された．

　細胞治療としては骨髄単核球細胞（bone marrow
mononuclear cell: BMMNC）移植が最も多く研究さ
れている．

　Hernigou ら（2009）は，骨頭圧潰前である stage
2 までの症例 534 例に対して，core decompression に
BMMNC 移植を併用し，平均 13 年の経過観察の結
果を報告した．Harris ヒップスコアは術前 70 点か
ら術後 13 年で 80 点に改善し，壊死部の体積が減
少した．単純 X 線評価で 70% に骨頭圧潰を生じず，
THA へ移行したのが 17.6% であった．

　他の研究においても，THA へ移行したのが
12 〜 22 % で あ っ た（Wang ら 2010，Gangji ら
2011）．Yamasaki ら（2010）は core decompression に
BMMNC と HA（hydroxyapatite）移植を併用した
群と core decompression に HA のみを移植した群を
比較し，細胞移植を行った群での骨頭圧潰率が低い
ことを報告している．

　他の細胞治療として，間葉系幹細胞培養移植
（bone marrow mesenchymal stem cell: BMMSC）（Zhao
ら 2012），多血小板血漿（plate rich plasma: PRP）

（Martin ら 2013），濃縮自家骨髄移植（concentrated autologous bone marrow aspirate transplantation: CABMAT）を用いた研究もある．

Tomaru ら（2019）　は，core decompression に CABMAT を併用した 69 例 109 関節の平均 12 年の結果について，THA へ移行したのが Stage 1 で 25％，Stage 2 で 10％，Stage 3 で 50％，Stage 4 で 100％であり，圧潰前である Stage 1, 2 においては併せて 14％であったとしている．

成長因子については海外で BMP-2（Lieberman ら 2004），BMP-7（Seyler ら 2008，Martinot ら 2020）の骨移植術との併用を用いた研究が行われている．

core decompression 単独の 24 関節と，core decompression に骨髄移植と BMP-7 を併用した 24 関節，および core decompression に骨髄移植のみを併用した 43 関節の平均 64 か月の経過において，全体としての術後 2 年の生存率が 64.4％，術後 10 年の生存率が 59.8％で，前者は後者 2 群に比べ有意に生存率が低く，骨髄移植および／または BMP 注入により core decompression の成績を改善することが示されている（Martinot ら 2020）．

わが国においては，Kuroda らは，圧潰前の Type C-1, Type C-2 の ONFH に対し，大腿骨頭壊死部に rhFGF-2 を含んだハイドロキシゲルを経皮的投与した治験について報告した．2 年の経過観察において，rhFGF-2 投与により自然経過と比べ放射線学的評価において有意に関節温存期間が長く，臨床成績も良好であった（Kuroda ら 2021）．

以上のように，細胞治療は主に骨頭圧潰前の症例に対して行われており，細胞治療の有無で 2 群間比較を行った研究では細胞治療を行った症例のほうが骨穿孔術のみを行った症例よりも骨頭圧潰率が低く，良好な成績が報告されている．

成長因子については，今後その有効性の検証が待たれる．

文献

Gangji V, De Maertelaer V, Hauzeur JP. Autologous bone marrow cell implantation in the treatment of non-traumatic osteonecrosis of the femoral head: Five year follow-up of a prospective controlled study. Bone. 2011; 49: 1005-1009.

Hernigou P, Poignard A, Zilber S, et al. Cell therapy of hip osteonecrosis with autologous bone marrow grafting. Indian J Orthop. 2009; 43: 40-45.

Kuroda Y, Tanaka T, Miyagawa T, et al. Recombinant human FGF-2 for the treatment of early-stage osteonecrosis of the femoral head: TRION, a single-arm, multicenter, Phase II trial. Regen Med. 2021; 16: 535-548.

Lieberman JR, Conduah A, Urist MR : Treatment of osteonecrosis of the femoral head with core decompression and human bone morphogenetic protein. Clin Orthop Relat Res. 2004; 429: 139-145.

Martin JR, Houdek MT, Sierra RJ : Use of concentrated bone marrow aspirate and platelet rich plasma during minimally invasive decompression of the femoral head in the treatment of osteonecrosis. Croat Med J. 2013; 54: 219-224.

Martinot P, Dartus J, Leclerc JT, et al. Hip survival after plain decompression alone versus bone morphogenetic protein and/or bone marrow reinjection with core decompression for avascular osteonecrosis of the femoral head: a retrospective case control study in ninety two patients. Int Orthop. 2020; 44: 2275-2282.

Seyler TM, Marker DR, Ulrich SD, et al : Nonvascularized bone grafting defers joint arthroplasty in hip osteonecrosis. Clin Orthop Relat Res. 2008; 466: 1125-1132.

Tomaru Y, Yoshioka T, Sugaya H, et al. Ten-year results of concentrated autologous bone marrow aspirate transplantation for osteonecrosis of the femoral head: a retrospective study. BMC Musculoskelet Disord. 2019; 20: 410.

Wang BL, Sun W, Shi ZC, et al. Treatment of nontraumatic osteonecrosis of the femoral head with the implantation of core decompression and concentrated autologous bone marrow containing mononuclear cells. Arch Orthop Trauma Surg. 2010; 130: 859-865.

Yamasaki T, Yasunaga Y, Ishikawa M, et al. Bone-marrow-derived mononuclear cells with a porous hydroxyapatite scaffold for the treatment of osteonecrosis of the femoral head: a preliminary study. J Bone Joint Surg Br. 2010; 92: 337-341.

Zhao D, Cui D, Wang B, et al. Treatment of early stage osteonecrosis of the femoral head with autologous implantation of bone marrow-derived and cultured mesenchymal stem cells. Bone. 2012; 50: 325-330.

I　予　防

1 ｜ ステロイド関連大腿骨頭壊死症に対する予防法開発

ONFH の半数以上はステロイド全身投与に関連しているという事実から，ステロイド関連 ONFH に対する信頼性の高い予防法を開発することは重要な課題である．

ONFH は急性の阻血性変化によって発生するため，予防の対策が取れる時期はステロイド投与前後のごく限られた時間だけである．

疫学，病態の研究結果からステロイド関連 ONFH に対する予防戦略はステロイド投与前の患者個人における薬剤感受性の評価と，ステロイド投与前後の薬物・物理療法の 2 つに大別される．

ステロイドが投与される前に患者個人の薬物感受性を評価し，ハイリスク患者が同定できれば，ステロイド投与量の個別化を行うこと（tailor-made medicine）が可能になる．ステロイドの個体感受性の違いからくる相対的過剰投与を回避することが骨壊死発生の予防につながると期待できる．

また，原疾患へのステロイドの治療効果を損なわ

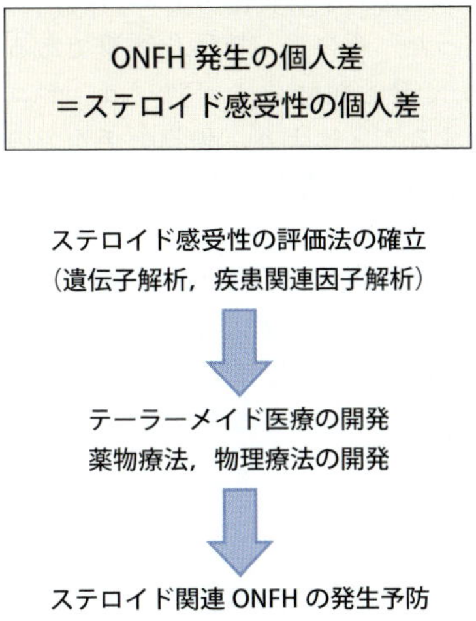

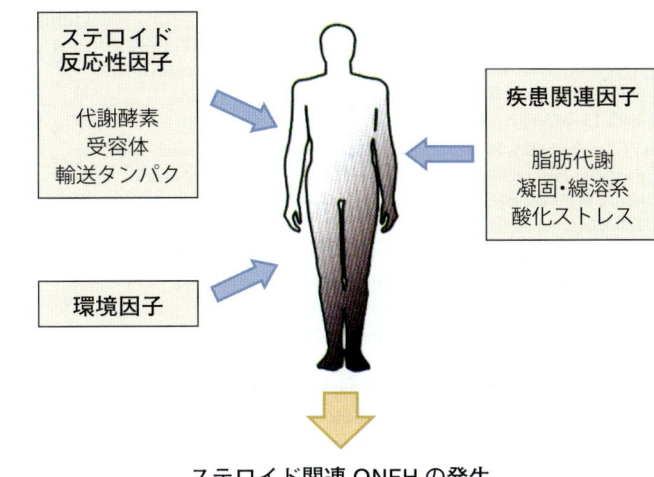

図29　ステロイド関連ONFHの予防法の開発

図30　ステロイド関連ONFHの発生に関する背景因子

ない薬物療法や物理療法を併用することで，骨壊死の発生率を低減することができれば，新たな予防法の確立に大きく寄与することになる（図29）．

2 遺伝子解析によるステロイド感受性評価

　臓器移植後などに免疫抑制の目的で投与されるステロイドの投与プロトコールが同じであるにもかかわらず，ステロイド関連ONFHが発生する患者としない患者が存在する．

　この事実はステロイドに対する薬剤反応性や疾患関連因子に個体差が存在することを示している．このような個体差は遺伝子多型と関係があると考えられている（図30）．

　疾患関連遺伝子の同定法にはポジショナルクローニング法や候補遺伝子解析法などがある．

　遺伝子多型のなかでも，出現頻度の高さやマーカーとしての利用のしやすいのが，一塩基多型（single nucleotide polymorphism: SNP）である．ステロイド感受性と個体差との関連について候補遺伝子解析法による疾患関連遺伝子の検索が進んでいる．

　厚労省研究班ではONFHの病因遺伝子の解明に向けて，全ゲノムレベルでの症例・対照相関解析が始まっている．

1．ステロイド反応関連因子

　ステロイド反応関連因子としてステロイドの主な薬物代謝酵素である cytochrome P450（CYP450），

ステロイドなどの基質を細胞内から細胞外へ排出する輸送タンパクである P-glycoprotein（P-gp）（Asano ら 2003）やグルココルチコイド受容体（glucocorticoid receptor: GR）（Tamura ら 2007）の SNP が ONFH の発生率に影響していることが判明している．

2．疾患関連因子

　疾患関連因子については，凝固・線溶系関連として動脈硬化疾患や血栓性疾患の危険因子となる plasminogen activator inhibitor 1（PAI-1）（Asano ら 2004），脂質代謝関連として，冠動脈疾患と関連があるとされる Apo B（Hirata ら 2007a）の SNP がステロイド関連ONFHと関連を持っている．

3．脂質代謝関連

　lipoprotein (a)〔Lp (a)〕は動脈硬化惹起性と血栓惹起性を併せ持つリポタンパクとして注目されている．Lp (a) の表現型とステロイド関連ONFHに関連があることが報告されている（Hirata ら 2007b）．

4．薬物代謝酵素活性とステロイド感受性

　CYP450 の活性は個人差が大きく，同一量のステロイドを投与された症例であっても酵素活性の低い場合にステロイド関連ONFHが生じやすい可能性がある．

　ステロイド投与前に CYP3A4 活性を測定して，活性の高さに応じてステロイド投与量の調節を行うことで，過剰な薬理作用の発現を防ぐことも予防法の１つとして期待されている（Kaneshiro ら 2006）．

文献

Asano T, Takahashi KA, Fujioka M, et al. ABCB1 C3435T and G2677T/
A polymorphism decreased the risk for steroid-induced osteonecrosis
of the femoral head after kidney transplantation. Pharmacogenetics.
2003; 13 : 675-682.

Asano T, Takahashi KA, Fujioka M, et al. Relationship between postrenal
transplant osteonecrosis of the femoral head and gene polymorphisms
related to the coagulation and fibrinolytic systems in Japanese subjects.
Transplantation. 2004; 77 : 220-225.

Hirata T, Fujioka M, Takahashi KA, et al. ApoB C7623T polymorphism
predicts risk for steroid-induced osteonecrosis of the femoral head
after renal transplantation. J Orthop Sci. 2007a; 12 : 199-206.

Hirata T, Fujioka M, Takahashi KA, et al. Low molecular weight phenotype
of Apo(a) is a risk factor of corticosteroid-induced osteonecrosis of the
femoral head after renal transplant. J Rheumatol. 2007b; 34 : 516-522.

Kaneshiro Y, Oda Y, Iwakiri K, et al. Low hepatic cytochrome P450
3A activity is a risk for corticosteroid-induced osteonecrosis. Clin
Pharmacol Ther. 2006; 80 : 396-402.

Tamura K, Nakajima S, Hirota Y, et al. Genetic association of a
polymorphism of the cAMP-responsive element binding protein-
binding protein with steroid-induced osteonecrosis after kidney
transplantation. J Bone Miner Metab. 2007; 25 : 320-325.

3 薬物療法によるステロイド関連大腿骨頭壊死症の予防

ONFH の病因としてステロイドによる脂質代謝異常や血液凝固異常, 酸化ストレスなどが関与している可能性が示され, これらを抑制することで骨壊死発生の予防につなげようとする検討が進められている.

厚労省研究班でも複数の薬剤を投与して ONFH の発生抑制効果を検討する多施設共同症例・対照研究が行われており, 今後の結果が待たれる.

1. 高脂血症治療薬

スタチンは動物モデルでの骨壊死発生頻度抑制効果が示されている (Motomura ら 2004). スタチンの脂質代謝異常改善作用や抗酸化作用が注目されており, 予防薬としての今後の発展が期待されている.

2. 抗凝固薬

SLE 患者を対象とした臨床研究では抗凝固薬の使用により骨壊死発生頻度の減少傾向が認められている (Nagasawa ら 2006).

3. ビタミン E

ステロイド投与後早期に骨内に酸化ストレスが生じ, 続いて骨壊死が発生することが報告され

(Ichiseki ら 2005), 病因として酸化ストレス説が注目されるようになった. その後, 抗酸化物質であるビタミン E のなかで最も抗酸化力が強い α-トコフェロールを投与することにより, 動物モデルでのステロイド関連 ONFH の発生抑制効果が示されている (Kuribayashi ら 2010).

ビタミン E はすでに臨床で広く使用されており, 予防薬の1つとして期待されている. また, 疫学研究で食事からのビタミン E 摂取量が多い者は ONFH 発生の可能性が低くなることが報告されている (福島ら 2013).

文献

福島若葉, 高橋真治, 廣田良夫, 他. 特発性大腿骨頭壊死症の発生関連
要因に関する多施設共同症例・対象研究. 厚生労働科学研究費
補助金 難治性疾患克服研究事業 特発性大腿骨頭壊死症の診
断・治療・予防法の開発を目的とした全国学際的研究. 平成24
年度総括・分担研究報告書. 2013; 71-77.

Ichiseki T, Kaneuji A, Katsuda S, et al. DNA oxidation injury in bone early
after steroid administration is involved in the pathogenesis of steroid-
induced osteonecrosis. Rheumatology (Oxford). 2005; 44 : 456-460.

Kuribayashi M, Fujioka M, Takahashi KA, et al. Vitamin E prevents
steroid-induced osteonecrosis in rabbits. Acta Orthop. 2010; 81 : 154-
160.

Motomura G, Yamamoto T, Miyanishi K, et al. Combined effects of an
anticoagulant and a lipid-lowering agent on the prevention of steroid-
induced osteonecrosis in rabbits. Arthritis Rheum. 2004; 50 : 3387-
3391.

Nagasawa K, Tada Y, Koarada S, et al. Prevention of steroid-induced
osteonecrosis of femoral head in systemic lupus erythematosus by anti-
coagulant. Lupus. 2006; 15 : 354-357.

4 物理刺激による特発性大腿骨頭壊死症の予防

電磁場刺激は細胞内 DNA 合成や細胞増殖を促進させることや, 血管新生作用や血管拡張作用を持つことが知られている. 電磁場刺激は臨床でも骨癒合や骨新生を促進する治療装置としても利用されている.

動物モデルを用いた実験的研究では, 電磁場刺激によりステロイド投与後の骨壊死発生率を低下させることが確認されている (Ishida ら 2008).

文献

Ishida M, Fujioka M, Takahashi KA, et al. Electromagnetic fields: a novel
prophylaxis for steroid-induced osteonecrosis. Clin Orthop Relat Res.
2008; 466 : 1068-1073.

3章 症候性（2次性）大腿骨頭壊死症

症候性（2次性）大腿骨頭壊死症［syndromic (secondary) osteonecrosis of the femoral head］とは，大腿骨頭が阻血に陥る外傷や基礎疾患が存在し，それらの原因と骨壊死発生に明らかな因果関係がある大腿骨頭壊死症をいう．

大腿骨頭の血流に関与するのは内側大腿回旋動脈の分枝である上被膜下動脈ならびに下被膜下動脈と，閉鎖動脈の分枝である寛骨臼枝から分かれる大腿骨頭靱帯動脈である．

大腿骨頭靱帯動脈からの血流は小児期以降には消退し，成人の大腿骨頭は側副血行路がほかの部位よりも少ないため，阻血が起こりやすい構造を持っている．

股関節脱臼や大腿骨頚部骨折などの外傷により大腿骨頭への血流が遮断されると大腿骨頭壊死症が生じる．また，血液疾患による微小血栓や減圧症による気泡塞栓によっても大腿骨頭の血行障害が起こり，大腿骨頭壊死症が生じる．

ステロイド投与やアルコール多飲などは大腿骨頭壊死症を発生させる機序が明確ではないため，症候性（2次性）ではなく非外傷性大腿骨頭壊死症に分類されている．

欧米においてもステロイドの全身投与に関係したものや，アルコールの多飲歴があるものはステロイド関連 steroid-associated やアルコール関連 alcohol-associated とよばれ，ステロイドの投与やアルコールの摂取が脂質代謝異常や血液凝固能の亢進などを誘因しながら，未解明のほかの要因と重なり発生すると考えられている．

わが国では特発性ではない大腿骨頭壊死症は慣習的に症候性大腿骨頭壊死症とよばれてきた．これは原因疾患に続発する2次性の大腿骨頭壊死症の意味合いが大きいため，本項では症候性（2次性）と併記する．

1 分類

症候性（2次性）大腿骨頭壊死症の原因や基礎疾患としては次のものがあげられる．

1. 外傷性
   1) 外傷性股関節脱臼（traumatic hip dislocation）
   2) 大腿骨頚部骨折（femoral neck fracture）
   3) 大腿骨頭すべり症（slipped capital femoral epiphysis）
2. 塞栓性
   1) 減圧症（dysbarism, decompression sickness）
      潜函病（caisson disease）
      潜水病（diver's disease）
   2) 血液疾患
      鎌状赤血球症（sickle cell disease）
      真性多血症（polycythemia vera）
   3) Gaucher 病（Gaucher's disease）
3. その他
   1) 放射線照射（radiation induced）

1. 外傷性

症候性（2次性）大腿骨頭壊死症のなかで最も頻度が高い．大腿骨頭栄養血管の損傷や障害が外傷によって生じる．

1) 外傷性股関節脱臼

外傷性股関節脱臼に伴い栄養血管の断裂や圧迫が生じ，血流の途絶により大腿骨頭壊死症が発生する（図1）．

股関節後方脱臼後の大腿骨頭壊死症の発生率は6～40％と報告によりばらつきが大きいが，外傷の重症度や合併骨折の有無，整復までの時間によって発生率が異なる（Rodriguez-Merchan 2000）．

後方脱臼の際には断裂した関節包や股関節周囲筋群によって，大腿骨頚部被膜下動脈（retinacular artery）が絞扼されたり圧迫されたりしてその先にある骨端動脈（epiphyseal artery）の血行が途絶し，阻血性骨壊死が発生すると考えられている（図2）．

したがって，外傷性股関節脱臼後は早期の脱臼整復が大腿骨頭壊死症の発生を防ぐ上で重要である．受傷後12時間以内に脱臼が整復された場合は大腿骨頭壊死症の発生率は18％であるのに対し，12時間以降に整復された場合は57％の発生率であった

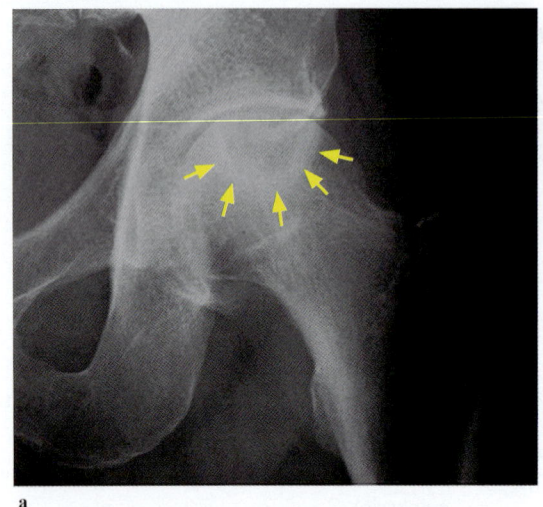
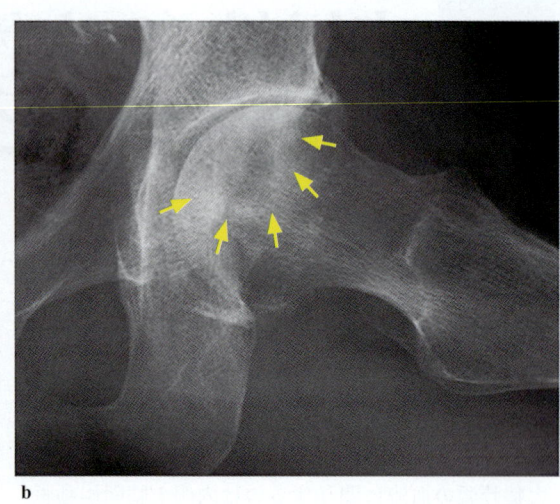

図1　股関節後方脱臼後の外傷性大腿骨頭壊死症

63歳，男性．股関節後方脱臼を生じ，徒手整復を受けた．受傷後2年で股関節痛が生じた．a：単純X線正面像．大腿骨頭内に帯状硬化像（矢印）を認め，大腿骨頭は圧潰している．b：単純X線側面像．大腿骨頭前方に帯状硬化像（矢印）を認める．

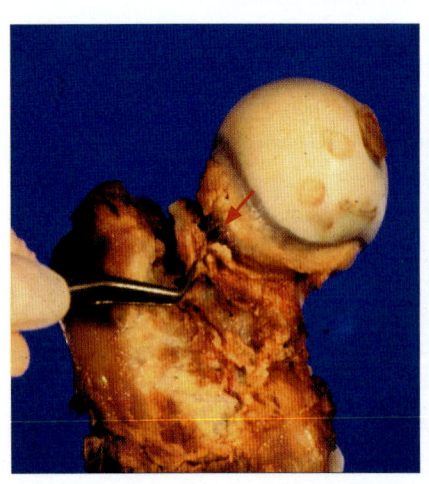
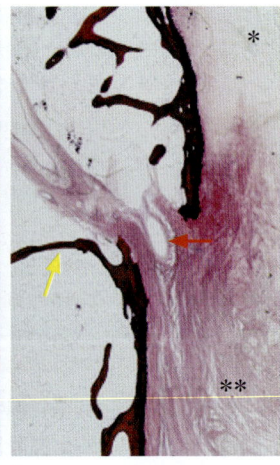
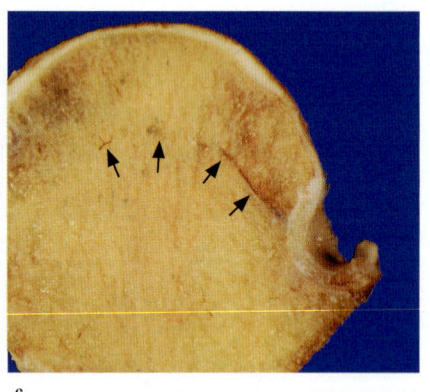

図2　上被膜下動脈と外側骨端動脈

a：左大腿近位部を後面からみた図．上被膜下動脈は大腿骨頚部の後面で関節包を反転すると，後外側に血管束（矢印）として確認できる．b：左大腿骨頭の前額断における組織像．関節軟骨の遠位で関節下骨の孔から外側骨端動脈（赤矢印）が進入する．黄矢印：epiphyseal scar，＊：関節軟骨，＊＊：被膜（retinaculum）　c：左大腿骨頭の前額断像．上被膜下動脈の先にある外側骨端動脈は epiphyseal scar より近位側で大腿骨頭の外方から内方に走行する（矢印）．　　　　　　　　　　　（北　純先生提供）

と報告されている（Brav 1962）．

　骨折を伴わない前方脱臼や閉鎖孔脱臼では大腿骨頚部被膜下動脈の損傷頻度は低く，大腿骨頭壊死症の頻度も少ない．

2）大腿骨頚部骨折

　大腿骨頚部骨折では，骨折部に大腿骨頚部被膜下動脈が走行しているため骨折による血管損傷が生じやすい．

　また，関節内血腫による圧迫や，骨折の転位によ

る2次的な血管の絞扼や圧迫によっても血行障害が生じる．そのため，非転位型の骨折でも大腿骨壊死症は発生するが，転位型の骨折のほうが大腿骨壊死症の発生頻度は高い．

　臨床における画像診断法が単純X線像のみであった時代には，骨折の治癒後に遅発性に大腿骨頭の部分的な圧潰が生じるとの認識から late segmental collapse とよばれた（図3）．

　現在は，late segmental collapse を生じさせる大腿

骨頭壊死症の存在は，MRI によって圧潰が生じる前から診断が可能である（Sugano ら 1996）．

　late segmental collapse は形態学的概念であって大腿骨頭壊死症の X 線所見の 1 つと考えるとよい．外傷により荷重部に広範囲の壊死が生じると，荷重負荷により遅発的に late segmental collapse が惹起される（久保ら 1982）．

　MRI で判定した大腿骨頚部骨折後の大腿骨頭壊死症の頻度は，非転位型で 0 〜 21%，転位型で 44 〜 57%であり，X 線学的に圧潰が確認された late segmental collapse の頻度は，非転位型で 0 〜 7%，転位型で 25 〜 41%である（日本整形外科学会診療ガイドライン委員会 2021）．

　大腿骨転子部骨折の場合は，骨折線は大腿骨頭栄養血管の走行よりも遠位部に位置するため，大腿骨頭壊死症の発生率は約 1%と報告され，稀である（日本整形外科学会診療ガイドライン委員会 2021）．

3）大腿骨頭すべり症

　大腿骨頭すべり症では，骨端部の転位に伴う血流障害によって大腿骨頭壊死症が発生する．

　すべりの機転（急性，慢性）およびすべりの程度により外側骨端動脈の障害の程度は異なり，急性型，不安定型，高度のすべりにおいて大腿骨頭壊死症の発生率が高くなる．

　不安定型に対して整復を行った症例の 38%に大腿骨頭壊死症を生じたとの報告がある（Lubicky 1996）．不安定型のすべり症に対する徒手整復には注意が必要である．

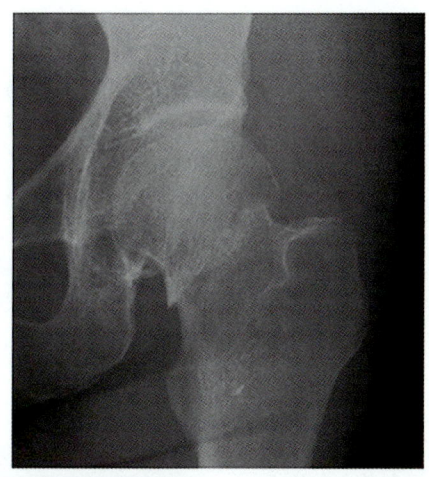

a

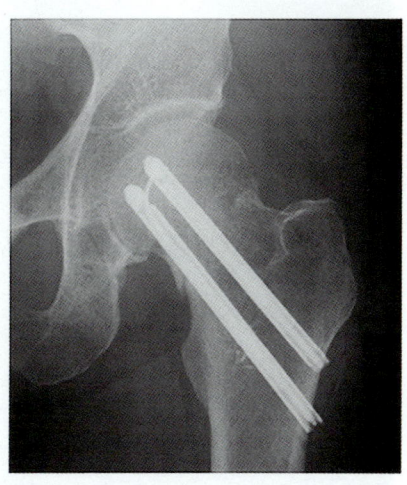

b

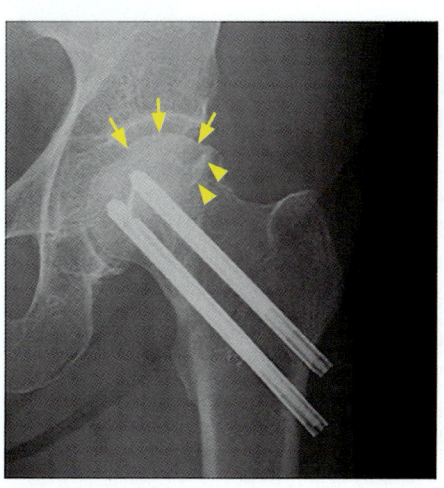

c

図 3　大腿骨頚部骨折後の外傷性大腿骨頭壊死症
78 歳，女性．a: 受傷時の単純 X 線像．大腿骨頚部骨折を認める．b: 術後の単純 X 線像．観血的骨接合術が行われている．c: 受傷後 3 年で股関節痛を自覚した．骨折部の骨癒合は得られているが，大腿骨頭内に帯状硬化像（矢頭）と圧潰（late segmental collapse，矢印）が認められる．

2．塞栓性

塞栓による大腿骨頭内の循環障害を基盤として大腿骨頭壊死症が発生する場合をいう．

1）減圧症

高圧下における労働（潜函内あるいは深海）から解放される際に，急激な減圧が行われると多臓器に障害が生じる．古くから潜函病（caisson disease）あるいは潜水病（diver's disease）と呼称されているが，両者は本質的に同一の病態である．

また，与圧された航空機内で急激な減圧が生じた時や，戦闘機等で急速上昇を行った時にも同様の病態が生じうる．

潜函とは土木・建築の基礎工事で使われる，コンクリートなどでつくられた筐体である．ケーソンともよばれ，水中あるいは地下水面下に構造物を建築する際に用いられる．

内部から底面の土砂を掘削し，自重を利用して沈下させて所定の支持地盤に据え付ける．圧縮空気を作業室に送って掘削底面の水圧以上の高圧にすることにより，水の侵入を防いで乾いた状態での作業が可能となる．

高圧環境下では血液や脂肪組織は高い濃度の気体を溶解して保持している．減圧症における骨壊死の病因は，急激な減圧によって血管内に発生した気泡と凝集能の亢進した血小板による塞栓であると考えられている．

血管内の気泡は主に窒素から形成される．これに加えて骨髄内脂肪組織に発生した気泡による骨髄内圧上昇も骨壊死の発生に関与していると考えられている．

減圧症による大腿骨頭壊死症は，曝露された減圧回数が多いほど，減圧の程度が大きいほど，あるいは患者が肥満しているほど発生頻度が高いとされている．

わが国における潜水夫の調査では，被検者の55％に骨壊死症が認められ，21％が大腿骨近位部に病変を有していたと報告されている（Miyanishi ら2006）．潜水の経験年数が長いものほど，潜水深度が深いものほど骨壊死症の有病率が高い．

また，骨壊死発生例では血液中の plasminogen activator inhibitor（PAI）-1 の濃度が非発生例に対して有意に高値であることが判明しており，血液凝固能の異常が骨壊死の発生に関連している可能性がある．

2）血液疾患

各種血液疾患による赤血球や血小板などの凝集亢進，およびこれらに起因する血液の粘稠度の増加を主因として骨壊死が発生する．

①鎌状赤血球症

鎌状赤血球症は遺伝性の血液疾患で，わが国での発生頻度は低いが，アフリカやヨーロッパでは比較的よくみられる．鎌状赤血球症では赤血球内のヘモグロビンに異常があり，酸素欠乏状態で赤血球が鎌状に変形する．

鎌状に変化した赤血球が血液の粘稠度を増加させ，骨内の毛細血管内で血栓を生じて大腿骨頭壊死症が発生すると考えられている（図 4）．

鎌状赤血球症の合併症のなかで大腿骨頭壊死症は比較的多いため，注意を払う必要がある．欧米の多施設研究では鎌状赤血球症患者のうち 9.8％に大腿骨頭壊死症が認められ，50％以上が両側性であるとされている．鎌状赤血球症に合併する大腿骨頭壊死症は比較的若年で発生することが多い（Barrington ら 2007）．

鎌状赤血球症による大腿骨頭壊死症に対して手術療法が選択される場合には，感染，血腫，出血など周術期の合併症の率が高いため，注意が必要である．鎌状赤血球症に対する人工股関節全置換術の術後成績は不良であるという報告が多い．

②真性多血症

赤血球を産生する組織が特発性に増殖し，赤血球が過剰につくられ末梢血中に増加する．血小板や白血球などの産生も亢進するため血液の粘稠度が増加

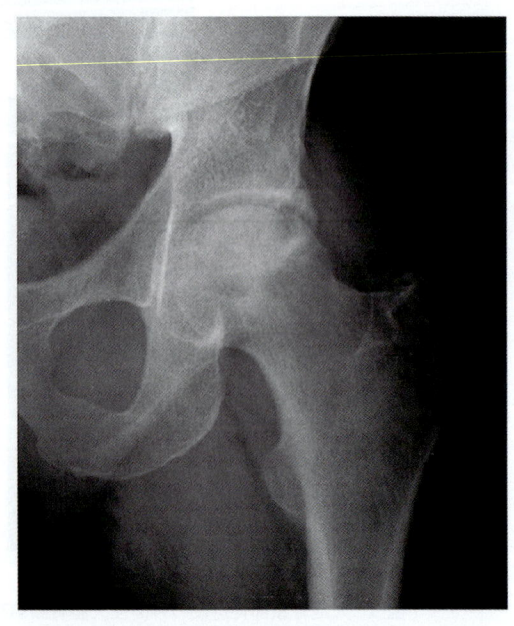

図 4　鎌状赤血球症に合併した大腿骨頭壊死症
45 歳，男性．骨硬化像と骨透亮像が入り混じった特徴的な像がみられ，圧潰が生じている．（Philippe Hernigou 教授提供）

し，血栓による大腿骨頭壊死症が生じやすくなる．

3）Gaucher 病

遺伝性の糖脂質代謝異常症の1つであるグルコセレブロシダーゼの欠損によりグルコセレブロシド（糖脂質）が網内系細胞に蓄積して Gaucher 細胞とよばれる特有な巨細胞を形成する．肝脾腫は代表的な病変である．

骨髄は Gaucher 細胞の浸潤によっておきかえられ，骨の変形や骨硬化，病的骨折などの多彩な骨障害を生じる．また，慢性的な大腿骨頭の阻血により大腿骨頭壊死症が発生する．Gaucher 病の登録調査によると Gaucher 病のほとんどの患者が骨障害を合併する（Wenstrup ら 2002）．わが国では頻度は少ない．

3．その他

1）放射線照射

骨盤内臓器の悪性腫瘍，特に子宮頚がんに対する放射線治療後に大腿骨頭壊死症を合併することがある．

寛骨臼側の骨壊死や大腿骨頚部骨折を伴う場合もあり，高度の股関節の破壊が惹起されやすい．

放射線治療の線量に依存して直接的な細胞障害が生じるためであり，特に造血骨髄組織は感受性が高い．また，放射線照射により骨髄の線維化や小動脈の閉塞性内膜炎が生じて骨内循環も障害される．

放射線治療後，数年以上経過して発症する場合も少なからず存在するため，既往歴の聴取に注意が必要である．

文献

Barrington JW, Lachiewicz PF. Systemic disease resulting in hip pathology (Callaghan JJ, et al eds: The Adult Hip, 2nd ed). Lippincott Williams & Wilkins. 2007; 449-463.

Brav EA. Traumatic dislocation of the hip. J Bone Joint Surg Am. 1962; 44 : 1115-1134.

久保俊一，榊田喜三郎，今井　亮，他. 大腿骨頚部内側骨折における骨癒合と骨頭変化について. Hip Joint. 1982; 8 : 88-94.

Lubicky JP. Chondrolysis and avascular necrosis: complications of slipped capital femoral epiphysis. J Pediatr Orthop B. 1996; 5 : 162-167.

Miyanishi K, Kamo Y, Ihara H, et al. Risk factors for dysbaric osteonecrosis. Rheumatology (Oxford). 2006; 45 : 855-858.

日本整形外科学会診療ガイドライン委員会. 大腿骨頚部／転子部骨折診療ガイドライン策定委員会. 大腿骨頚部・転子部骨折診療ガイドライン2021（改訂第3版）. 南江堂. 2021.

Rodriguez-Merchan EC. Osteonecrosis of the femoral head after traumatic hip dislocation in the adult. Clin Orthop Relat Res. 2000; 68-77.

Sugano N, Masuhara K, Nakamura N, et al. MRI of early osteonecrosis of the femoral head after transcervical fracture. J Bone Joint Surg Br. 1996; 78 : 253-257.

Wenstrup RJ, Roca-Espiau M, Weinreb NJ, et al. Skeletal aspects of Gaucher disease: a review. Br J Radiol. 2002; 75 Suppl 1 : A2-12.

2　病理所見

壊死領域には骨梁の壊死を示す empty lacunae と骨髄の壊死が認められる．健常部との境界領域には肉芽組織，線維組織あるいは添加骨形成が認められる．

特発性大腿骨頭壊死症の病理所見と同様の所見が主であるが，基礎疾患によっては脂肪塞栓や血栓塞栓などが証明される．

3　特徴的症状

局所的には発症時に股関節部痛を自覚することが多いが，殿部や膝の疼痛で初発することも少なくない．

また，それぞれの基礎疾患に基づく全身的あるいは局所的な症状が存在しうる．

大腿骨頚部骨折に対する骨接合術後の late segmental collapse では術後1～2年経過した後に臨床症状が明らかになることが多い．注意深い術後の経過観察が必要である．

股関節脱臼後の外傷性大腿骨頭壊死症でも整復後1～2年のうちに症状が出現することが多い．

減圧症による骨壊死症の好発部位は大腿骨頭，上腕骨頭，大腿骨遠位端，脛骨近位端などである．

潜水病における浮上から2時間以内に発生する四肢関節の疼痛であるベンズ（bends）は代表的な臨床症状である．強い関節痛により患部を屈曲（bend）するためこのような名称がつけられている．

4　診　断

診断は特発性大腿骨頭壊死症に準じる．問診では症候性（2次性）大腿骨頭壊死症に関連のある外傷や疾患の既往歴，職業歴，潜水歴を聞き逃さないこと，基礎疾患に伴う所見を見逃さないこと，などが重要である．

画像所見は特発性大腿骨頭壊死症と同様である．外傷性の場合，内固定材料が存在するため画像診断が困難になる場合がある．特に MRI では金属製の内固定材料のアーチファクトが問題となる．術前から内固定材料の挿入位置や材料の種類などに留意する必要がある．

5 治療

原則として保存療法が第1選択であり，いずれの疾患においても，大腿骨頭の修復が期待できる場合は求心性を保つ保存療法が適応される．

成人例では，壊死領域の大きさと位置，病期，年齢などを念頭に置きながら特発性大腿骨頭壊死症と同様の治療方針がとられる．

大腿骨頚部骨折後の大腿骨頭壊死症に対する関節温存手術に関しては，骨折部で後方転位などの変形癒合が生じていることがある．骨切り術などの時には，この形態異常に注意が必要である．

大腿骨頭回転骨切り術の適応に関しては，大腿骨頚部骨折後の大腿骨頭壊死症では壊死領域が大腿骨頭の後方寄りで健常領域は前方に残存していることが多いため，後方回転骨切り術の選択頻度が高くなる．

6 予防

外傷の初期治療を含め大腿骨頭壊死症の合併を念頭においた基礎疾患への対処では，その発生を未然に防ぐという点が重要である．

外傷性股関節脱臼において大腿骨頚部被膜下動脈が長時間にわたって絞扼されると不可逆性の阻血性変化が発生するため，早期の脱臼整復が望ましい．

大腿骨頭すべり症では強引な整復により大腿骨頭壊死症発生の頻度が高くなるため，愛護的な操作が必要である．

減圧症においてベンズの発生は不適切な減圧法の指標であり，ベンズを発生しないような潜水法の指導が望まれる．ベンズの経験回数と大腿骨頭壊死症の発生率には有意な相関が認められている．

潜水後14時間以内に航空機に搭乗することで減圧症が発生しやすく，スキューバダイビングの後に航空機に搭乗する際には24時間以上あけることが推奨されている．

わが国では西伊豆でスキューバダイビングを楽しんだあと，箱根をこえて帰宅する際に発症するケースが多く報告されている．これらの危険因子を啓発することも減圧症発生の予防につながると考えられる．

4章　外傷性疾患

1　大腿骨頚部骨折，大腿骨転子部骨折

I　疫　学

　大腿骨頚部骨折（femoral neck fracture）と大腿骨転子部骨折（trochanteric fracture）は非常に発生数が多い（Bucholz ら 2009，Stevens ら 2013）．

　日本においても高齢化率の上昇とともに，骨粗鬆症に伴う脆弱性骨折の代表的な疾患である本骨折は年々増加し（総務省 2017），ある試算では大腿骨近位部骨折の年間発生数は，2020 年以降は年間約 20万人以上，2030 年には約 29 万人，2042 年には約 32 万人に達するとされている（大腿骨頚部／転子部骨折診療ガイドライン 2021）．

文献
Bucholz RW, Heckman JD, Court-Brown CM, et al. Rockwood and Green's fractures in adults. 7th ed., Lippincott, Williams and Wilkins. 2009.
日本整形外科学会診療ガイドライン委員会 大腿骨頚部/転子部骨折診療ガイドライン策定委員会. 大腿骨頚部/転子部骨折診療ガイドライン2021, 改訂第3版. 南江堂. 2021.
総務省. 国勢調査（年齢不詳をあん分した人口）及び人口推計. 2017.
Stevens JA, Rudd RA. The impact of decreasing U.S. hip fracture rates on future hip fracture estimates. Osteoporos Int. 2013; 24: 2725-2728.

II　分　類

1　大腿骨頚部・転子部・頚基部骨折の定義

　わが国では，従来，大腿骨頚部骨折と大腿骨転子部骨折をそれぞれ大腿骨頚部内側骨折，大腿骨頚部外側骨折と呼称し，両者を合わせて大腿骨頚部骨折と総称してきた．

　しかし，解剖学的名称に基づけばそれぞれ頚部，転子部とするのが妥当であり，国際的にも femoral neck fracture, femoral trochanteric fracture とよばれることから，わが国でもそれぞれ大腿骨頚部骨折，大腿骨転子部骨折と呼称するようになっている（日本整形外科学会診療ガイドライン委員会 2011）．

　大腿骨頭下（subcapital）骨折は頚部骨折に含まれる．大腿骨転子間（intertrochanteric）骨折，大腿骨転子貫通（pertrochanteric）骨折は大腿骨転子部骨折とほぼ同義であり，厳密な使い分けはない．

　大腿骨転子部骨折のうち，大腿骨頚部と大腿骨骨幹部の連続性が保たれた大転子や小転子の単独骨折は，頻度が少なく手術適応とならないことも多いことから，本章では対象外とする．

　大腿骨頚部骨折と大腿骨転子部骨折は滑膜性関節包によって境界され，前者は関節包内骨折，後者は関節包外骨折である（図 1）．

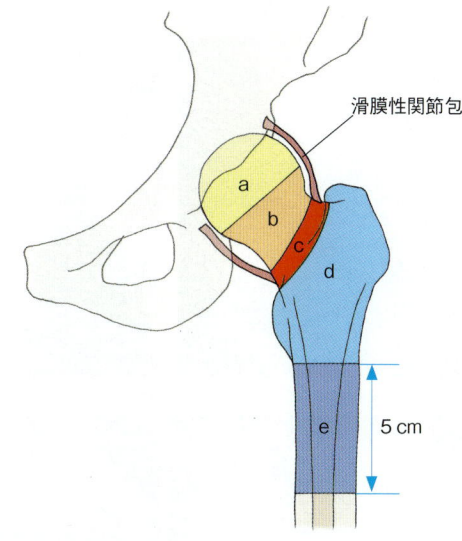

図 1　大腿骨近位部骨折の分類
a: 大腿骨頭骨折（head fracture）
b: 大腿骨頚部骨折（neck fracture）
c: 大腿骨頚基部骨折（basicervical fracture, basal fracture of the femoral neck）
d: 大腿骨転子部骨折（trochanteric fracture）および転子間骨折（intertrochanteric fracture）
e: 大腿骨転子下骨折（subtrochanteric fracture）

　両者は血行動態的にも生体力学的にも異なることから，臨床的アウトカム（骨癒合率，骨壊死率）や選択すべき治療方法が異なる．

　両者の中間的部位に生じる頚基部骨折（femoral basicervical fracture，basal fracture of the femoral neck）は旧ガイドライン（日本整形外科学会診療ガイドライン委員会 2011）では骨折線が滑膜性関節包内外にわたるものと定義されたが，2021 年度に改訂された第 3 版では明確な記載が省かれたため，現状ではいずれにも分類しがたいものが頚基部骨折と呼称されている（日本整形外科学会診療ガイドライン委員会 2021）．

　頚基部骨折は通常の転子部骨折に比べ骨頭骨片が回旋転位しやすく，骨頭骨片に含まれる頚部の形状や残存量などに応じて頚部骨折ないし転子部骨折として治療法が検討されている（久留ら 2016）．

　なお，大腿骨頚部・頚基部・転子部骨折は，大腿骨頭骨折や大腿骨転子下骨折とともに大腿骨近位部骨折と総称されることがある．

　大腿骨頭骨折と大腿骨転子下骨折は主として交通事故など高エネルギー外傷により生じるものであり，本章では主として高齢者に低エネルギー外傷の結果として生じる大腿骨頚部・頚基部・転子部骨折を扱う．

　大腿骨頭骨折，大腿骨頚部疲労骨折，および大腿骨頭軟骨下脆弱性骨折については他項で述べる（☞ p.672，691，841）．

文献 ───────
久留隆史，加納利哉，大本武児，他. 大腿骨頚基部骨折の分類と診断. 骨折. 2016；38：1043-1049.
日本整形外科学会診療ガイドライン委員会. 大腿骨頚部／転子部骨折診療ガイドライン策定委員会. 大腿骨頚部／転子部骨折診療ガイドライン，改訂第2版. 南江堂. 2011.
日本整形外科学会診療ガイドライン委員会. 大腿骨頚部/転子部骨折診療ガイドライン策定委員会. 大腿骨頚部/転子部骨折診療ガイドライン2021，改訂第3版. 南江堂. 2021.

2 ｜ 大腿骨頚部骨折の分類

　大腿骨頚部骨折は骨折型や患者の実年齢・身体的年齢などを考慮し，骨接合術ないし人工物置換術が行われる場合が多いが，予後予測の観点から術式を選択するうえで重要になるのが，骨折型の分類である．

　従来から用いられてきた分類法として股関節正面像における 1 次圧迫骨梁線の角度やずれによって 4 型に分類した Garden 分類がある（図 2）（Garden 1961）．

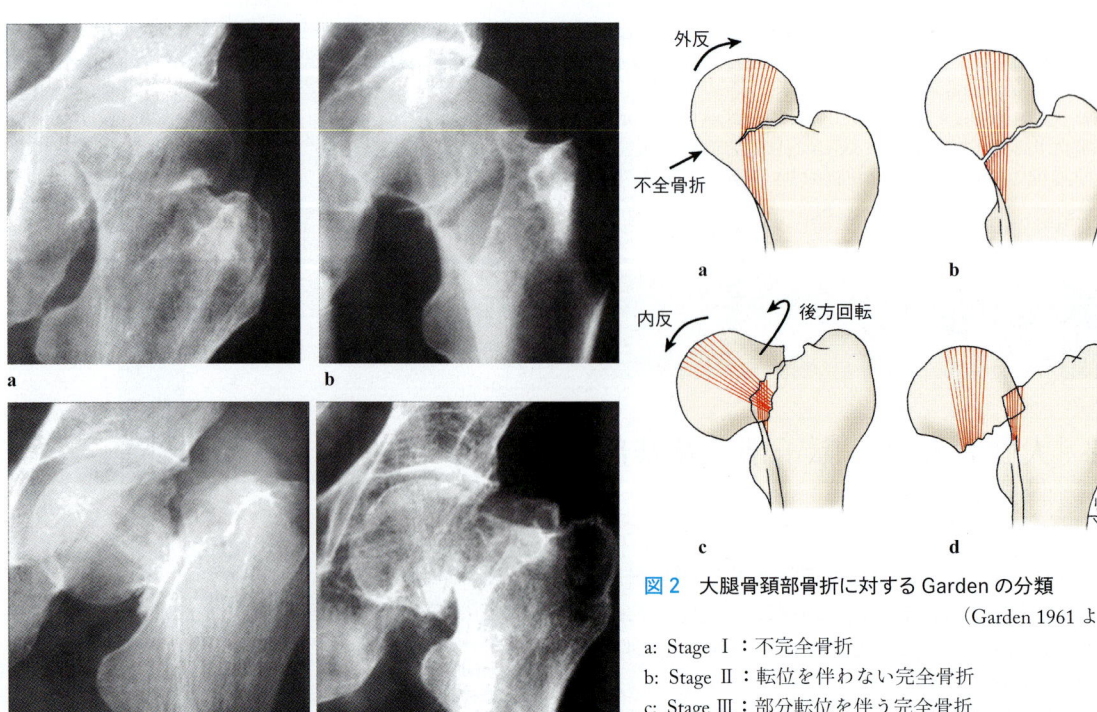

図 2　大腿骨頚部骨折に対する Garden の分類
（Garden 1961 より）

a: Stage Ⅰ：不完全骨折
b: Stage Ⅱ：転位を伴わない完全骨折
c: Stage Ⅲ：部分転位を伴う完全骨折
d: Stage Ⅳ：完全転位を伴う完全骨折

Stage 1は骨頭下での不全骨折で, 骨頭は外反嵌入, 頚部下方の皮質骨は若木骨折で, 骨梁線は外反する.

Stage 2は骨頭下での完全骨折で転位は少なく, 頚部下方は完全骨折で骨頭骨片に内外反転位はなく, 骨梁線に不整はない.

Stage 3は骨頭下での完全骨折であるが, 頚部後方支帯である Weitbrecht 靱帯が残存するため骨頭骨片の内反転位に伴い骨梁線の内側への傾きを認める.

Stage 4は骨頭下での完全骨折であり, 頚部後方支帯である Weitbrecht 靱帯も破綻するため, 骨頭は回旋転位を生じ, 骨梁線は平行となる.

Garden 分類は, 内側骨皮質や頚部後方支帯の連続性の有無をレントゲン正面像から読み解くことにより骨折部の安定性を評価する方法であり, 骨接合を行う場合の予後に相関するとされてきた.

一方, 分類の検者間一致率が低いこと, 分類不能な骨折型が存在すること, 側面像における転位が評価できないことなどの問題が指摘され, 現在では Simplified Garden 分類として Stage 1, 2を非転位型, Stage 3, 4を転位型として分類する方法が, 検者間一致率も良好で予後予測の面で有効とされている (Van Embden ら 2012).

その他の分類としては, Pauwels 分類 (Pauwels 1976) や, AO 分類 (Müller ら 1990) などがある.

Pauwels 分類 (図3) は単純 X 線正面像での骨折線の水平に対する角度による分類であり, 角度が増加するにつれて骨折部の剪断力が大きくなり, 転位しやすいとされる. しかしながら, Pauwels 分類

は骨癒合の成否とはあまり相関しない (Parker ら 1998).

AO 分類 (図4) は検者内および検者間での一致率が低く, 治療法選択においてはあまり用いられない (Blundell ら 1998).

文献

Blundell CM, Parker MJ, Pryor GA, et al. Assessment of the AO classification of intracapsular fractures of the proximal femur. J Bone Joint Surg Br. 1998; 80 : 679-683.

Garden RS. Low-angle fixation in fractures of the femoral neck. J Bone Joint Surg Br. 1961; 43-B : 647-663.

Müller ME, Nazarian S, Koch P, et al. The Comprehensive Classification of Fractures of Long Bones. Springer Verlag. 1990.

Parker MJ, Dynan Y. Is Pauwels classification still valid? Injury. 1998; 29 : 521-523.

Pauwels F. Biomechanics of the Normal and Diseased Hip. Springer. 1976; 83.

Van Embden D, Rhemrev SJ, Genelin F, et al. The reliability of a simplified Garden classification for intracapsular hip fractures. Orthop Traumatol Surg Res. 2012; 98 : 405-408.

3 ｜ 大腿骨転子部骨折の分類

大腿骨転子部骨折の現在頻用されている分類は Evans 分類 (Evans 1949), Jensen 分類 (Jensen 1980) および AO 分類 (Müller ら 1990) である.

Evans 分類 (図5) (Evans 1949) は大腿骨転子部骨折の治療が主に保存療法 (牽引療法) で行われていた時代に作成された分類であり, 内側骨皮質での骨性支持の回復が治療の成否に重要とされた.

現在でも手術の際に整復操作の目安として用いら

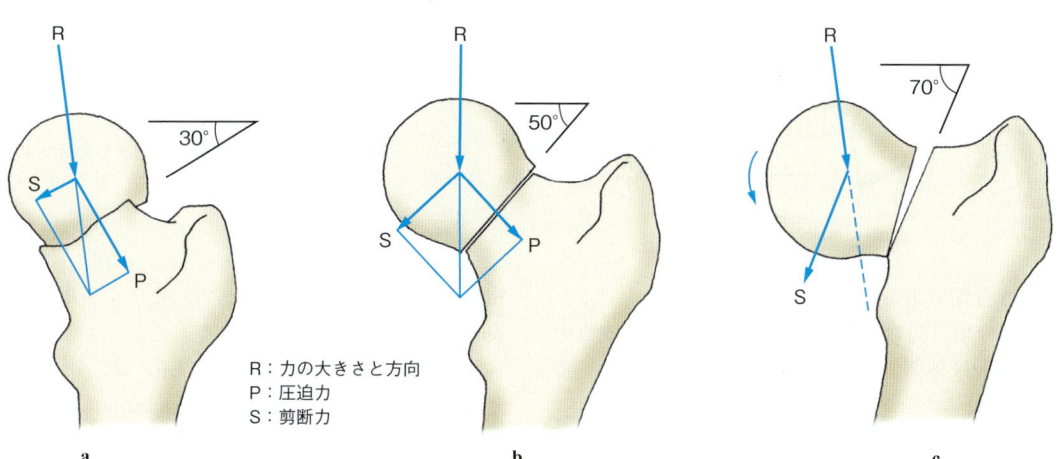

R：力の大きさと方向
P：圧迫力
S：剪断力

図3　Pauwels による大腿骨頚部骨折の分類
a: Type Ⅰ：骨折線が水平線に対して約30°.
b: Type Ⅱ：骨折線が水平線に対して約50°.
c: Type Ⅲ：骨折線が水平線に対して約70°. 骨折線が垂直に近くなると前剪力が大きくなり, 偽関節を形成しやすい.

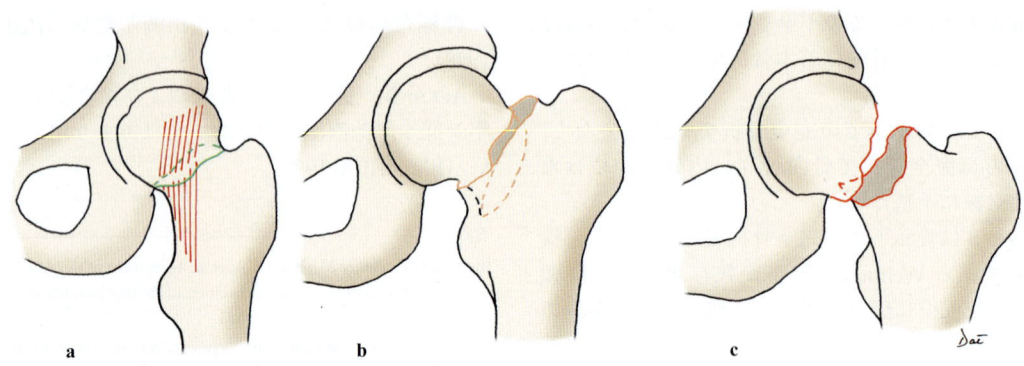

図4 大腿骨頚部骨折に対する AO 分類（Müller ら 1990 より）
大腿骨近位部の大分類が 31，頚部骨折の小分類が B である．
a: 31-B1：大腿骨頚部・大腿骨頭下骨折，転位はないか，軽度の外反のみ．
b: 31-B2：大腿骨頚部貫通骨折．
c: 31-B3：大腿骨頭下骨折，転位あり，嵌入なし．

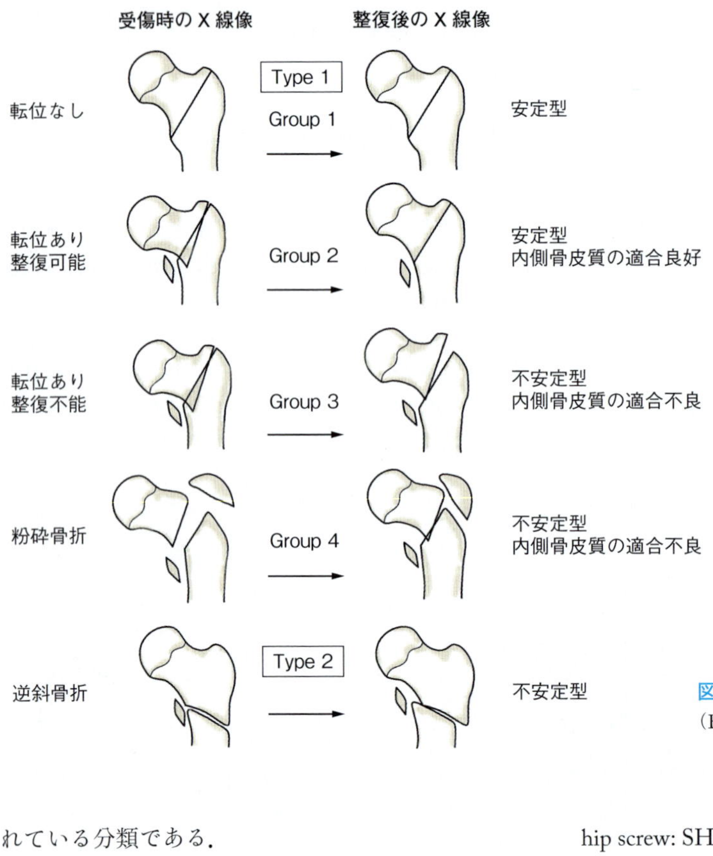

受傷時の X 線像　　　　　　整復後の X 線像

転位なし	Type 1 Group 1 →	安定型
転位あり 整復可能	Group 2 →	安定型 内側骨皮質の適合良好
転位あり 整復不能	Group 3 →	不安定型 内側骨皮質の適合不良
粉砕骨折	Group 4 →	不安定型 内側骨皮質の適合不良
逆斜骨折	Type 2 →	不安定型

図5 大腿骨転子部骨折に対する Evans の分類
（Evans 1949 より）

れている分類である．

Jensen 分類（図6）（Jensen 1980）は内側骨皮質の骨性支持と後外側支持機構の重要性に基づいている分類である．

観血的整復と内固定術が前提となっており，後外側支持機構としての大転子骨片の整復と固定が必要かどうかの判断を行う分類として用いられる．必要な際には，外側支持プレートやつば付きプレートを持つスライディングヒップスクリュー（sliding hip screw: SHS）かショートフェモラルネイル（short femoral nail: SFN）を使用する．

AO 分類（図7）（Müller ら 1990）は，初版は 1996 年に発表され（Fracture and dislocation compendium 1996），2007 年に初回の改訂が実施されている（Marsh ら 2007）．

大腿骨内側皮質骨および外側皮質骨の支持性の有無により 3 グループに分類し（A1：内外側ともに支持性あり，A2：内側支持性破綻，A3：外側支持

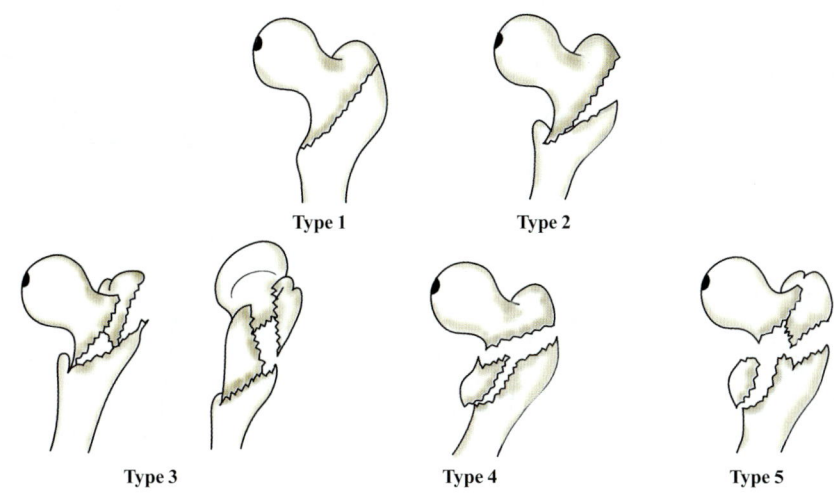

図 6　大腿骨転子部骨折に対する Jensen の分類 (Jensen 1980 より)

a: Type 1：転位のない 2 骨片骨折．
b: Type 2：転位した 2 骨片骨折．
c: Type 3：大転子部分の骨片が転位しているため，後外側の支持を失った 3 骨片骨折．
d: Type 4：小転子部分または，アダムス弓部分の骨片が転位しているため，内側の支持を失った 3 骨片骨折．
e: Type 5：内側と外側の支持をともに失った 4 骨片骨折．Type 3 ＋ Type 4．

性破綻），そこからさらに骨折の範囲や粉砕の有無などにより 3 つのサブグループに分類される．

　術前評価や内固定法の検討材料として広く用いられてきたが，2018 年に 2 度目の改訂が実施され，従来の A1 および A2 の内容に変更が加えられた（Meinberg ら 2018）．

　主な変更の内容としては，大転子単独骨折が分類に加えられたこと，外側壁の破綻が A2 の条件に加えられたこと，などである．

　外側壁は，単純 X 線正面像において無名結節から遠位 3cm の外側骨皮質を始点とし 135°で骨折線までの直線距離で評価する．20.5mm 以下の場合，dynamic hip screw での fixation failure の要因になるとされており，外側壁破綻と定義される．

　この改訂により A2.1 が分類表から消失したが，大転子後外側部の骨折線により外側壁が部分的に破綻したものを新たな sub Type A2.1 として提唱する意見もある（Song ら 2020）．

CT 分類

　近年，大腿骨転子部骨折の術前および術後評価や骨折型の分類に 3DCT が用いられるようになり，従来の単純 X 線では評価が困難であった骨折型や骨片の存在が成績に与える影響についての知見が得られてきている．

　わが国において現在広く用いられている分類法として 3DCT 画像を用いた中野分類がある（中野 2006）．

　主骨折線が大転子近位から小転子に走行するものを Type I，主骨折線が小転子から横ないし大転子遠位方向に走行するものを Type II とする．

　Type I は骨片の数により 2 part，3 part，4 part に分類され，2 part は骨片の位置や大きさによりさらに 4 通りに，3 part は小転子部がどの骨片に含まれるか（骨頭，大転子，骨幹部，単独骨折）によりさらに 4 通りに分類される．

　Type II および TypeI の小転子を含む後内側部に骨性支持の破綻を伴うものを不安定型としている．

文献

Evans EM. The treatment of trochanteric fractures of the femur. J Bone Joint Surg Br. 1949; 31 : 190-203.

Fracture and dislocation compendium. Orthopaedic Trauma Association Committee for Coding and Classification. J Orthop Trauma. 1996; 10 Suppl 1: v-ix, 1-154.

Jensen JS. Classification of trochanteric fractures. Acta Orthop Scand. 1980; 51 : 803-810.

Marsh JL, Slongo TF, Agel J, et al. Fracture and dislocation classification compendium-2007: Orthopaedic Trauma Association classification, database and outcomes committee. J Orthop Trauma. 2007; 21 (10 Suppl): S1-133.

Meinberg EG, Agel J, Roberts CS, Karam MD, et al. Fracture and Dislocation Classification Compendium-2018. J Orthop Trauma. 2018: 32 Suppl 1: S1-S170.

Müller ME, Nazarian S, Koch P, et al. The Comprehensive Classification of Fractures of Long Bones. Springer Verlag. 1990.

中野哲雄. 高齢者大腿骨転子部骨折の理解と3D-CT分類の提案. MB Orthop. 2006; 19: 39-45.

日本整形外科学会診療ガイドライン委員会. 大腿骨頚部/転子部骨折診療ガイドライン策定委員会. 大腿骨頚部/転子部骨折診療ガイ

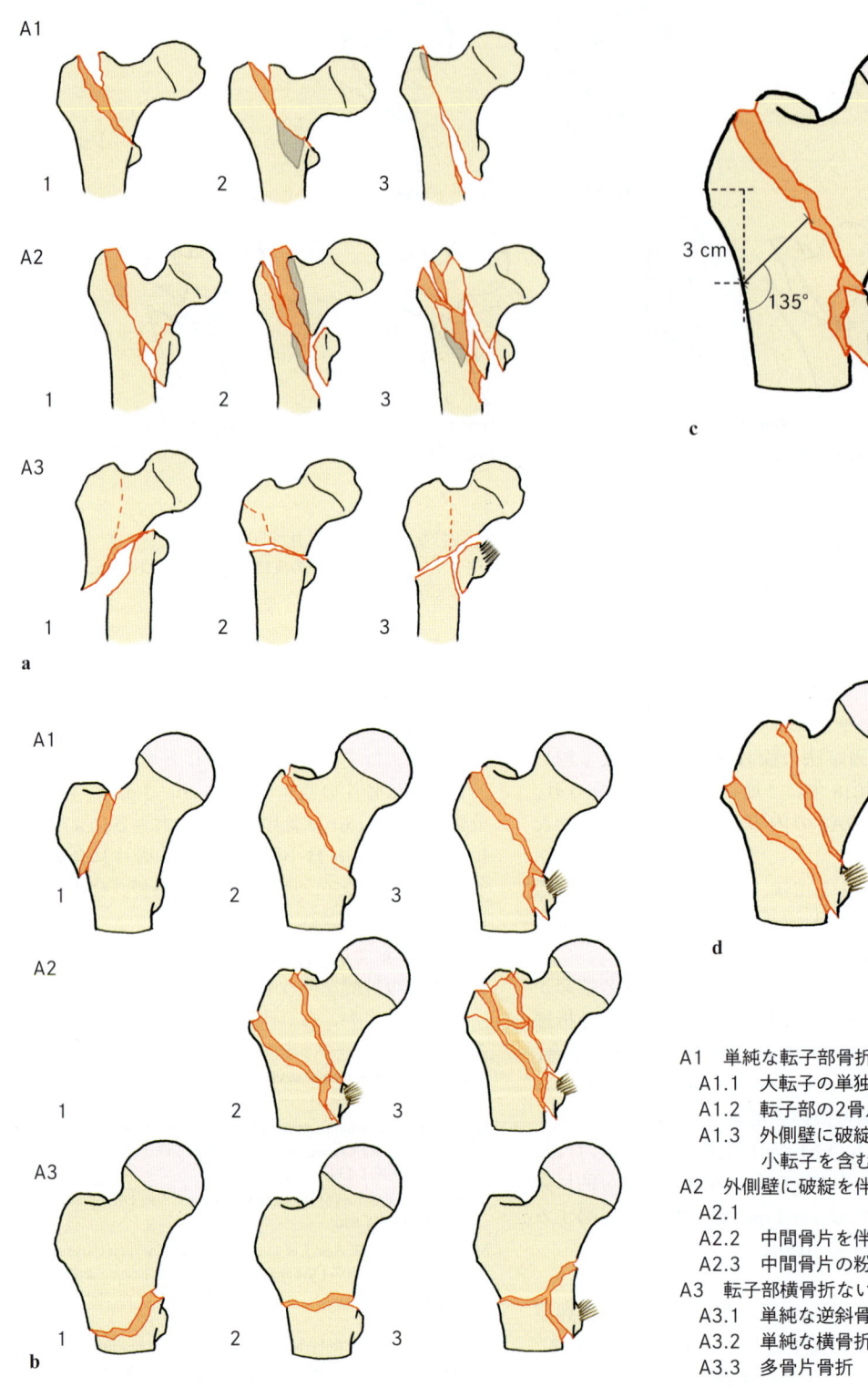

A1　単純な転子部骨折
　　A1.1　大転子の単独骨折
　　A1.2　転子部の2骨片骨折
　　A1.3　外側壁に破綻のない
　　　　　小転子を含む転子部骨折
A2　外側壁に破綻を伴う骨折
　　A2.1
　　A2.2　中間骨片を伴う
　　A2.3　中間骨片の粉砕を伴う
A3　転子部横骨折ないし逆斜骨折
　　A3.1　単純な逆斜骨折
　　A3.2　単純な横骨折
　　A3.3　多骨片骨折

図7　大腿骨転子部骨折に対する AO 分類
a: 2007 年の分類（Marsh ら 2007）．
b: 2018 年の分類（Meinberg ら 2018）．
c: 外側壁の評価法．
d: 空欄となった AO 分類 31A2.1 の代替案．後外側壁の破綻例（Song ら 2020）．

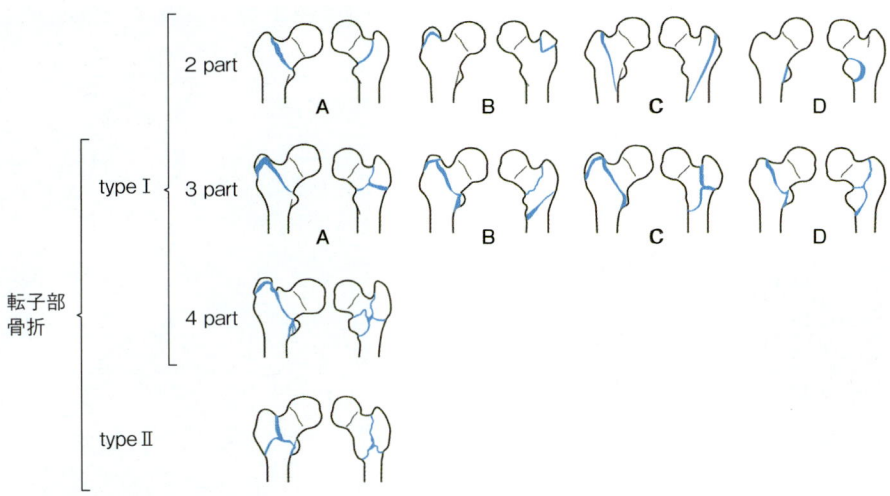

図 8　中野の転子部骨折 3D-CT 分類
日本整形外科学会診療ガイドライン委員会．大腿骨頚部 / 転子部骨折診療ガイドライン策定委員
会：大腿骨頚部 / 転子部骨折診療ガイドライン 2021（改訂第 3 版），p.14，2021，南江堂より許諾
を得て転載．

ドライン2021，改訂第3版．南江堂．2021．
Song H, Chen SY, Chang SM. What should be filled in the blank of
　　31A2.1 in AO/OTA-2018 classification. Injury. 2020; 51: 1408-1409.

Ⅲ　診　断

1 ｜ 受傷機転

高齢者では転倒するなど低エネルギー外傷によっ
て発生することが原因のほとんどである．また高齢
者では，受傷機転がはっきりしないこともある．

一方，青壮年者の大腿骨近位部骨折は，主として
交通外傷やスポーツ外傷などの高エネルギー外傷で
生じることが多い．

2 ｜ 身体所見

転位が大きな大腿骨近位部骨折であれば，脚短縮
が著明であることが多い．

しかし，転位が小さい場合には，若干の疼痛のみ
で下肢自動挙上が可能であったり，時には歩行可能
なこともある．痛みがさほど強くなくても，緩徐に
大腿骨を内旋することで疼痛の悪化があるかどうか
診察する必要がある．

また，股関節周囲の圧痛点をしっかり確認するこ
とが必要で，通常 Scarpa 三角の部位に認める．高
齢者では恥骨骨折も脆弱性骨折として発症し，大腿
骨近位部骨折と同様の疼痛を訴えるため，恥骨上の
圧痛も確認するべきである．

また，大腿骨転子部骨折は関節包外骨折であるた
め，関節包内骨折である大腿骨頚部骨折に比較して
腫脹が明瞭で，皮下出血などもみられる．

3 ｜ 画像所見

1．単純 X 線像

基本は両股関節正面像と患側の軸位による側面像
である．疼痛のため患側股関節が外旋していること
が多いが，正確な正面像，側面像（股関節中間位）
を撮影することを心がける．

側面像は図 9 のごとく X 線の入射方向を水平に
することで股関節を屈曲せずに撮影できる．

2．単純 X 線像で骨折の判断が難しい場合

臨床的に大腿骨近位部骨折を疑われるにもかかわ
らず，単純 X 線像では骨折線がはっきりしない場
合もある．

MRI で早期に診断することができる．骨折部位
は T1 強調画像で低信号，T2 強調画像または脂肪
抑制画像で高信号として描出される（図 10）．また，
CT やテクネチウムシンチグラフィーも有用なこと
がある．

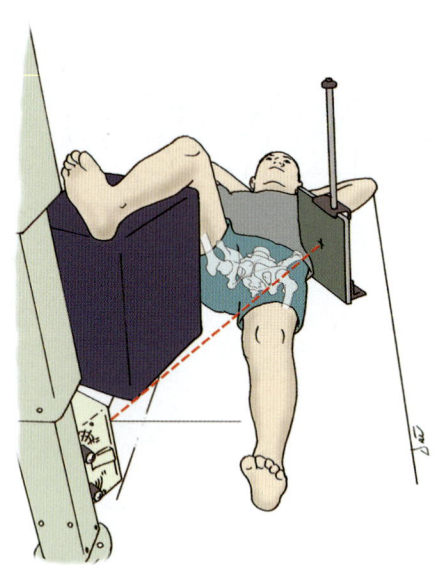

図 9　単純 X 線側面像（軸位）
股関節側面像は股関節内・外旋中間位で軸位による側面像を
撮影する．

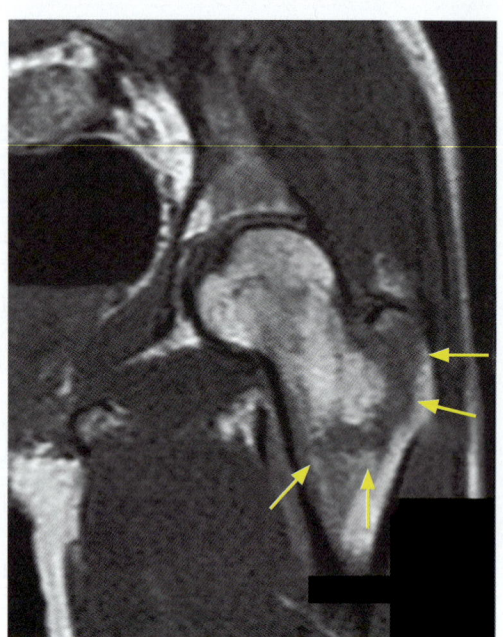

図 10　大腿骨転子部骨折の MRI
骨折部は T1 強調 MR 画像で低信号領域として描出され
ている．

IV　治　療

1 ┃ 大腿骨頚部骨折

1. 保存療法と手術療法の選択

　大腿骨頚部は骨癒合が得られにくい部位である．
理由として，解剖学的に特殊な形状をしているため
筋力や荷重により骨折線に剪断力が作用し骨折部の
転位をきたしやすいこと，骨折した大腿骨頭側の近
位骨片の血流は著しく減少するか途絶するために骨
形成能は遠位骨片にしか期待できないこと（Tronzo
1984），骨膜が存在しない関節内骨折であるため仮
骨を形成しない 1 次性骨癒合が求められること，な
どがあげられる．

　これらをふまえ，保存療法，骨接合術，人工骨頭
置換術（HA）または人工股関節全置換術（THA）
を選択する．

　非転位型骨折では，保存療法で骨癒合が得られる
ことがあるが，保存療法の経過中に転位し，最終的
に偽関節を呈すことも多い．したがって，全身状
態が手術に耐えうるのなら手術療法が勧められる
（Conn ら 2004，Handoll ら 2008）．

　高齢者では非転位型で安定している大腿骨頚部骨
折に対しては骨接合術が，転位型で不安定である場
合には HA または THA が選択されることが多い．

　一方，青壮年者には転位型でも骨接合術を選択す
ることが一般的である．

2. 骨接合術

　主な適応は，若年者の転位型と非転位型，および
高齢者の非転位型骨折である．

　非転位型への骨接合術の成績は安定しており，骨
癒合率は 85 ～ 100％（久保ら 1982，Levi 1999，野々
宮ら 2001）である．術後の大腿骨頭壊死症の発生
率は 0 ～ 21％（久保ら 1982，Chiu ら 1996，越智
ら 2000a）である．

　青壮年者には転位型でも骨接合術が推奨されてい
るが，転位型の骨癒合率は 60 ～ 96％，大腿骨頭壊
死症の発生は 22 ～ 57％といわれており注意が必要
である．ただし，安易に HA または THA を選択す
べきではなく，全身状態や合併症，既往症などを鑑
みた上で術式を選択する．

1) 整復法

　実際に骨接合を行う際，最も重要なことは，いか
に良好な整復位を獲得するかである．Garden のア
ライメントインデックスが指標として有用であり，
単純 X 線正面像で 160°，側面像で 180°の正常値を

目標とする．

　正面，側面とも整復後に155°～180°の範囲内の場合には骨癒合率が高く，大腿骨頭壊死症発生率が低いとされている（Garden 1961）（図11）．正確な正面と側面のX線像を得るために，実際の手術では牽引手術台を使用することが勧められる．

　非転位型骨折では，正面像では骨頭骨片の外反嵌入，側面像では後捻転位を認めることが多い．外反嵌入，ないし後捻転位した骨頭骨片をどの程度整復するかについては議論がある．解剖学的整復を行った場合に骨折部にgapが生じ，骨性contactが失われ固定性の低下が懸念されるといった問題も指摘されており，今後の検討課題である．

　転位型骨折の整復は，さまざまな方法がある．まず，Weitbrecht支帯（☞p.42）の損傷がなければ，X線透視で確認しながら内・外旋と内・外転の中間位でゆっくり牽引を加えていくことで，特別な整復操作なしにほとんどの症例で整復位が得られる．

　これで整復が得られない時には，最も一般的に知られているWhitman整復法を用いる（Whitman 1902）（図12）．牽引手術台上で，患肢を長軸方向に牽引し外転，その後内旋することで関節包を絞り上げる効果で骨折部を整復していく．

　また，McElvenny整復法は，20°外旋・外転しながら強く牽引を行い，大転子部を押し込みながら股関節を内旋し骨性安定性を得るものである（McElvenny

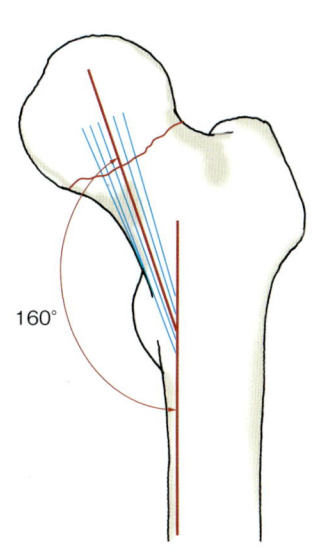
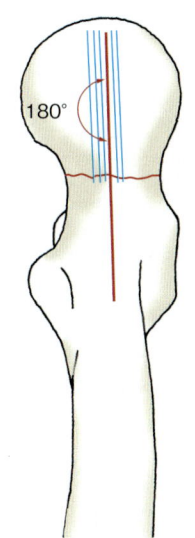

160°
180°

図11　Garden のアライメントインデックス
（Garden 1961 より）
大腿骨頚部骨折での整復位の目安．正面像での大腿骨頭の内側骨梁と大腿骨骨幹部内側骨皮質のなす角は160°，側面像で大腿骨頭中心部の骨梁と大腿骨頚部の中央線のなす角は180°が正常である．

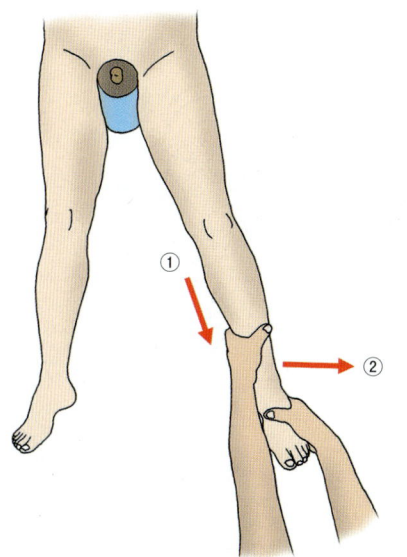
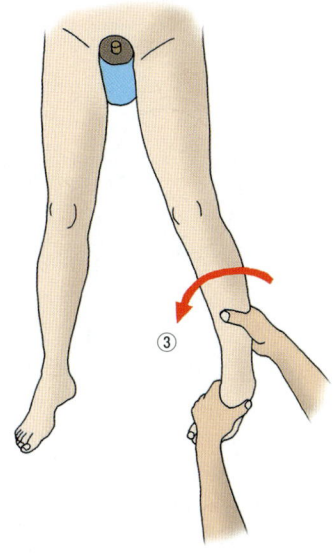

①
②
③

図12　Whitman 整復法
（Whitman 1902）
①下肢を長軸方向に牽引，
②外転，
③内旋．

1957)（図13）．McElvenny は，anatomical では整復位が維持できないので骨性に安定性が得られる overreduction を目指すとしている（図14）．

転位型頚部骨折で，受傷後数日以上経過している場合や若年者の高エネルギー外傷の場合には，時に閉鎖性整復が困難な場合がある．

特に若年者頚部骨折で閉鎖性に良好な整復位が得られない場合は，観血的整復を行う．Watson-Jones 進入法で関節内を展開し，骨折部を直接的に整復する．

2）内固定方法

内固定方法としては，過去には複数の Kirschner 鋼線を刺入する方法が用いられたが，今日ではキャニュレイティッドスクリュー（cannulated screw）も

しくは Hansson ピンなどのフックピン（hook pin）を大転子下から平行に刺入する方法，SHS を用いる方法などが推奨されている（図15）．

3 本のキャニュレイティッドスクリュー刺入手術を述べる（図16）．

牽引手術台上で整復位を得てからドレーピングを行う．小転子レベル外側に約 3〜5 cm の皮膚切開を加え，大腿筋膜と外側広筋筋膜を切開して，大腿骨転子下から小転子レベルの骨皮質を展開する．

X 線透視下に 3 本のガイドピンを平行に骨頭下まで刺入する．1 本は頚部内側骨皮質に接することでピンが骨頭軟骨下骨，転子下外側皮質と合わせて 3 点で固定されるように刺入する．残り 2 本のガイドもそれぞれ後壁と前壁で 3 点固定を得るように刺入

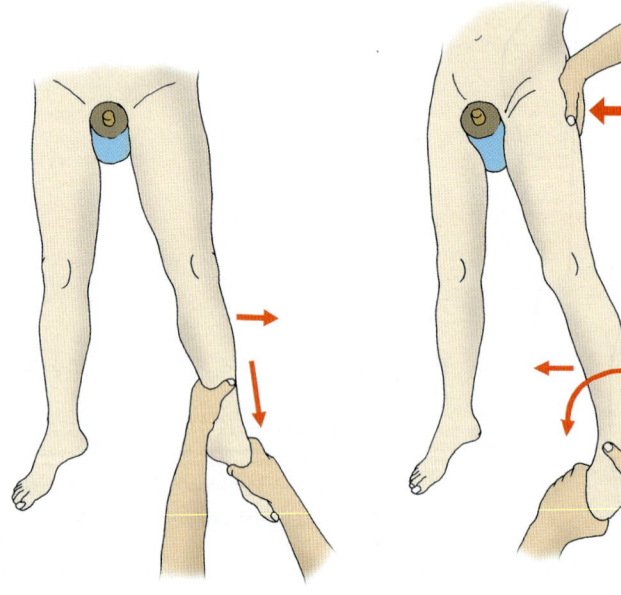

a

b

図 13　McElvenny 整復法（McElvenny 1957）
a: 20° 外旋・外転して牽引,
b: 大転子を押し込みながら股関節を内旋し骨性安定を得る.

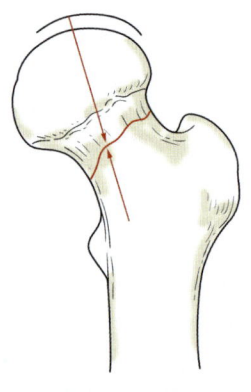

anatomical reduction

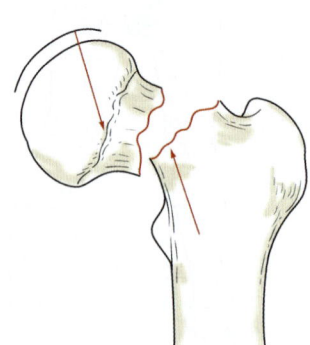

underreduction

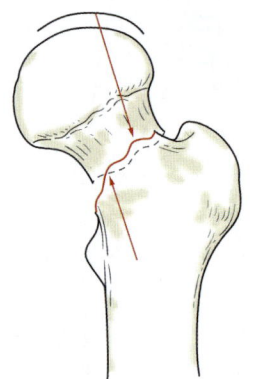

overreduction

図 14　McElvenny の整復概念（McElvenny 1957）
anatomical, underreduction では整復位が維持できないので，overreduction を目指して整復する.

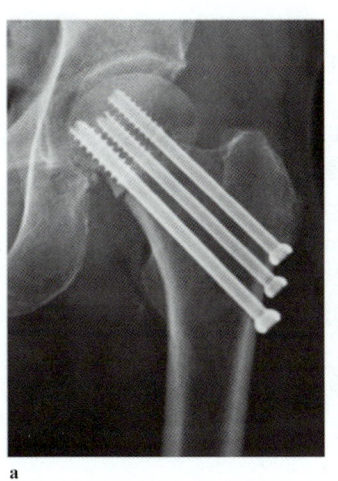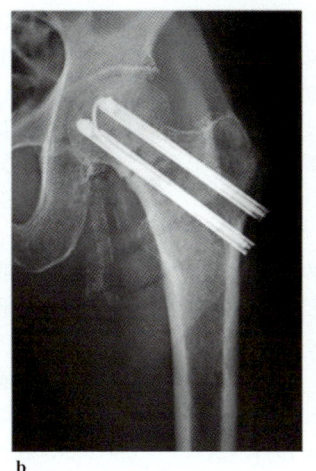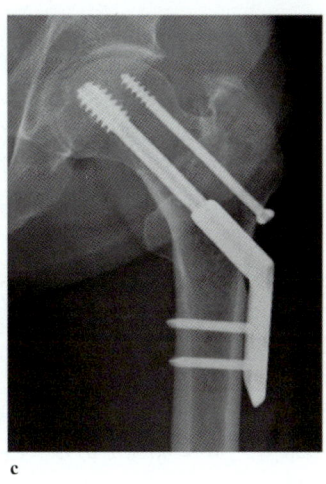

a　　　　　　　　　　　　b　　　　　　　　　　　　c

図 15　大腿骨頚部骨折に対する内固定方法
a: キャニュレイティッドスクリュー．b: フックピン（Hansson ピン）．c: スライディングヒップスクリュー（SHS）．

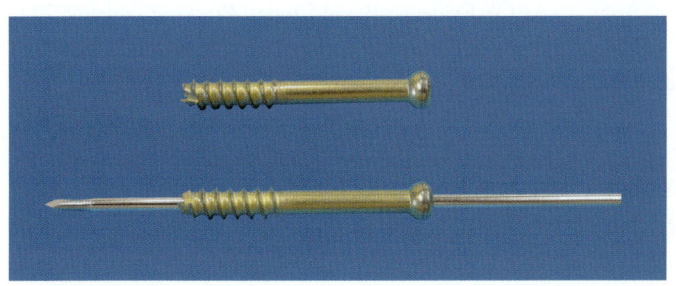

a

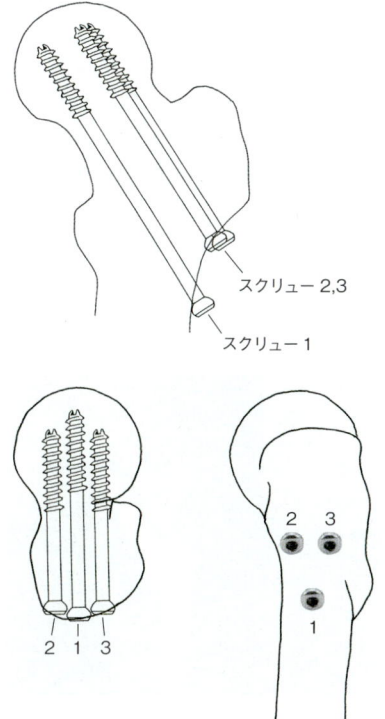

スクリュー 2,3

スクリュー 1

2　1　3

2　3

1

b

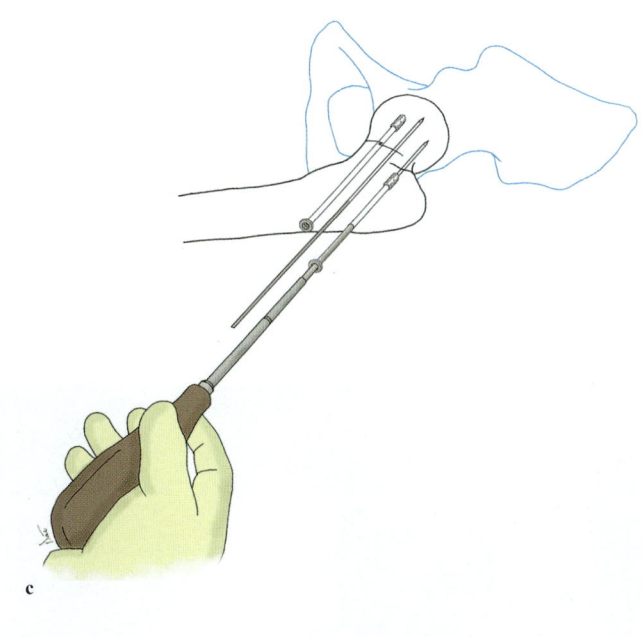

c

図 16　大腿骨頚部骨折に対するキャニュレイティッドスクリューによる骨接合術
a: キャニュレイティッドスクリュー．
b: 刺入位置．
c: ガイドピンに沿ってスクリューを挿入する．

する.

骨折部の固定性において特に重要なのは遠位下方と近位後方のスクリューである.遠位下方のスクリューは残存するcalcar部の皮質骨を支点に骨頭の内反を支え,近位後方のスクリューは頚部後方の皮質骨を支点に骨頭の後捻を支える(図17).

このガイドピンに沿ってキャニュレイティッドスクリューを大腿骨頭軟骨下5mm程度の深さまで挿入する.最後に牽引を弛めて骨折部を圧着してガイドピンを抜去する.

3) 術後局所合併症

骨接合術後の偽関節発生率は非転位型で0～15%,転位型で4～40%である(Levi 1999,野々宮ら2001).

MRIで判断した術後の大腿骨頭壊死症発生率は非転位型で4～21%,転位型で46～57%である(Chiuら1996,越智ら2000b).術後の大腿骨頭壊死症でX線検査により明らかな圧潰が確認できる場合,late segmental collapseとよばれる.この頻度は非転位型で0～8%,転位型で26～41%である(久保ら1982,越智ら2000b,Connら2004).

4) 再手術

骨癒合が得られなかった場合に,再手術が必要となる.大腿骨頭壊死症の合併がない若年者であれば大腿近位での外反骨切り術により骨折部の剪断力を減少させ,圧迫力を増加させることで骨癒合を期待する(Pauwels 1976).

遷延骨癒合ないし偽関節に対する大腿骨転子部ないし転子下での外反骨切り術では80～100%の癒合率が報告されており,サルベージ手術として有効な方法である(Wuら1999,Hartfordら2005,Kalraら2001).

late segmental collapseが発生して大腿骨頭の圧潰がある若年者では,関節温存を優先して大腿骨頭回転骨切り術や大腿骨内反骨切り術を考慮する.

高齢者では,術後早期からの荷重歩行が必要であり,HAやTHAが第1選択となる.

3. HAまたはTHA

1) 術式の選択

大腿骨頚部骨折に対する人工物置換の適応は,高齢者,late segmental collapse・偽関節・病的骨折,変形性股関節症・関節リウマチの合併,などである.年齢や活動性に応じてHAないしTHAを選択する.

従来,高齢者の大腿骨頚部骨折に対してはHAが選択されることが多かったが,THAの適応が増加している.

術後疼痛が少なく,機能スコアが良好で,再手術率が低く,医療費も少なく,かつ周術期死亡率に差がないことなどが報告され,わが国の2021年のガイドラインではHAが推奨されているが,米国のAAOS Evidence-Based Clinical Practice Guideline 2021では,適切に選択された不安定型大腿骨頚部骨折患者の場合,合併症が増加するリスクはあるものの,HAよりもTHAのほうが,機能的に利点がある可能性があるとしている.

英国のNICE guideline 2023では,受傷前に杖のみを使用して屋外で自立歩行が可能で,手術が適さない状態や併存疾患がなく,2年以上にわたって自立した日常生活ができると予想される患者には,HAではなくTHAを考慮すべきであるとされている.

ただ,人工股関節置換術は人工骨頭に比べ手術侵襲が大きくなることや,術後脱臼率が高いとの報告もあり(Edelsteinら2023),その適応については手技の習熟度や術者の経験,施設ごとのマンパワーなども考慮する必要がある.

2) 手術手技

大腿骨頚部骨折に対する人工物置換術は,インプ

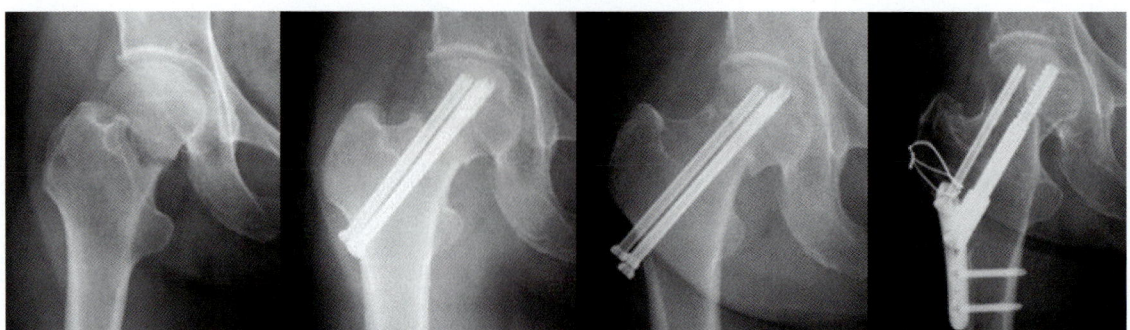

図17 遷延癒合に対する杉岡式外反骨切り術症例
術前(左)から術後1年経過時(右)まで.

ラントデザインや固定方法，そして手術アプローチなど，手技の選択肢はきわめて多彩である．

　認知機能の低下と骨脆弱性を有する高齢者の人工物置換術において，警戒すべき合併症は，術後脱臼，術中骨折，ステムの初期固定性不良による術後早期の沈下や弛みなど多岐にわたる（Moerman ら 2018）．

　脱臼予防に重要な要素として，アプローチでは軟部組織温存による関節の安定性の維持，ステム側では高齢者の脆弱な骨母床に過度の負担がない良好な初期固定が求められる．

　高齢者大腿骨頚部骨折に対する人工物置換術においては，セメントステムのほうが術中骨折，術後骨折，術後の弛みが少なく，そのほかの合併症や術後死亡率で差がないとされており，セメントステムの使用を推奨するガイドラインが多い（AAOS 2021，日本整形外科学会診療ガイドライン委員会 2021，NICE 2023）．

　米国では，人工骨頭ではセメントレスステムのほうがインプラント周囲骨折率が高いが，THA では差がないとの報告もあり，骨質の見極めと適切な手技が THA では行われていることがインプラント周囲骨折率に差がない要因とされている（Huddleston ら 2021）．

　ただし，不適切なセメント手技に伴う早期の弛みや，セメントプラグの移動による多量のセメント注入，術中の急激な循環動態の変化や突然死などの報告もあり，十分な指導と経験のもとで使用する必要がある（厚生労働省 2005）．

3）術後局所合併症

　HA または THA の術後合併症として，脱臼，インプラント周囲骨折，感染などがあげられる．

　THA の脱臼発生率は 2 ～ 13 ％といわれており（Jalovaara ら 1991，Keene ら 1993，Enocson ら 2008），前方・前側方進入に比較して後側方進入の場合に頻度が高い．特に後方軟部組織修復が行われなかった場合に発生しやすい（Enocson ら 2008）．

　インプラント周囲骨折率は 1 ～ 7％，術後感染は 1.6 ～ 7.3％とされている（大腿骨頚部／転子部骨折診療ガイドライン 2021）．その治療（図 18）は非常に困難であるため再転倒などには十分注意するように指導するとともに，骨粗鬆症の治療を行う．

　一方で，セメントレスステム挿入時に予防的ケーブル締結で術後ステム周囲骨折やそれによる再手術を防止できる可能性が報告されている（Iwasa ら 2024）．

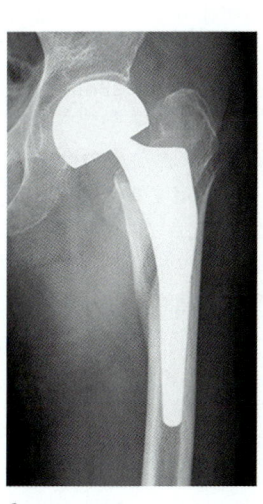
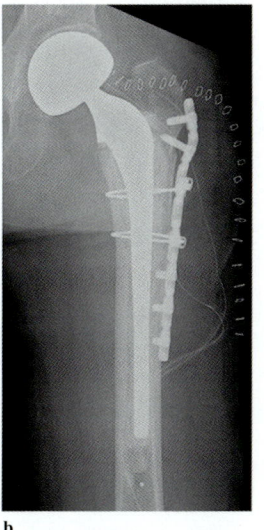

a　　　　　　　　　　　　b

図18　大腿骨頚部骨折治療後のインプラント周囲骨折の治療
82 歳，女性．
a: HA 後のインプラント周囲骨折．
b: インプラント抜去後プレートによる骨接合を行い，セメント使用の人工骨頭再置換術を行った．

文献

American Academy of Orthopaedic Surgeons (AAOS). Management of Hip Fractures in Older Adults: Evidence Based Clinical Practice Guideline. 2021.（2024年5月13日閲覧）(https://www.aaos.org/hipfxcpg)

Chiu FY, Lo WH, Yu CT, et al. Percutaneous pinning in undisplaced subcapital femoral neck fractures. Injury. 1996; 27 : 53-55.

Conn KS, Parker MJ. Undisplaced intracapsular hip fractures: results of internal fixation in 375 patients. Clin Orthop Relat Res. 2004; 421 : 249-254.

Edelstein AI, Dillingham TR, McGinley EL, et al. Hemiarthroplasty versus total hip arthroplasty for femoral neck fracture in elderly patients: Twelve-month risk of revision and dislocation in an instrumental variable analysis of medicare data. J Bone Joint Surg Am. 2023; 105: 1695-1702.

Enocson A, Tidermark J, Tornkvist H, et al. Dislocation of hemiarthroplasty after femoral neck fracture: better outcome after the anterolateral approach in a prospective cohort study on 739 consecutive hips. Acta Orthop. 2008; 79 : 211-217.

Garden RS. Low-angle fixation in fractures of the femoral neck. J Bone Joint Surg Br. 1961; 43 : 647-663.

Handoll HH, Parker MJ. Conservative versus operative treatment for hip fractures in adults. Cochrane Database Syst Rev. 2008;(3): CD000337.

Hartford JM, Patel A, Powell J. Intertrochanteric osteotomy using a dynamic hip screw for femoral neck nonunion. J Orthop Trauma. 2005; 19: 329-333.

Huddleston JI 3rd, De A, Jaffri H, et al. Cementless fixation is associated with increased risk of early and all-time revision after hemiarthroplasty but not after THA for femoral neck fracture: Results from the American Joint Replacement Registry. Clin Orthop Relat Res. 2021; 479: 2194-2202.

Iwasa M, Ando W, Takashima K, et al. Effects of cerclage cabling on preventing periprosthetic femoral fractures when using cementless stems for unstable femoral neck fractures. J Arthroplasty. 2024: S0883-5403(24)00440-6. Online ahead of print.

Jalovaara P, Virkkunen H. Quality of life after primary hemiarthroplasty for femoral neck fracture. 6-year follow-up of 185 patients. Acta Orthop Scand. 1991; 62 : 208-217.

Kalra M, Anand S. Valgus intertrochanteric osteotomy for neglected femoral neck fractures in young adults. Int Orthop. 2001; 25 : 363-366.

Keene GS, Parker MJ. Hemiarthroplasty of the hip-the anterior or posterior approach? A comparison of surgical approaches. Injury 1993; 24 : 611-613.

厚生労働省. 骨セメント使用時における重篤な健康被害について. 医薬品・医療機器等安全性情報 No.216, 2005.

久保俊一, 榊田喜三郎, 今井 亮, 他. 大腿骨頸部内側骨折における骨癒合と骨頭変化について. Hip Joint. 1982; 8 : 88-94.

Levi N. Dynamic hip screw versus 3 parallel screws in the treatment of garden 1+2 and garden 3+4 cervical hip fractures. Panminerva Med. 1999; 41 : 233-237.

McElvenny RT. The immediate treatment of intracapsular hip fractures. Clin Orthop Relat Res. 1957; 10 : 289-323.

Moerman S, Mathijssen NMC, Tuinebreijer WE, et al. Hemiarthroplasty and total hip arthroplasty in 30,830 patients with hip fractures: data from the Dutch arthroplasty register on revision and risk factors for revision. Acta Orthop. 2018; 89 : 509-514.

National Institute for Health and Care Excellence (NICE). Hip fracture: management (CG124) 2023. (https://www.nice.org.uk/guidance/cg124)

日本整形外科学会診療ガイドライン委員会, 大腿骨頸部／転子部骨折診療ガイドライン策定委員会. 大腿骨頸部／転子部骨折診療ガイドライン, 改訂第3版. 南江堂. 2021.

野々宮廣章, 高橋 惇, 片岡公一. 大腿骨頸部内側骨折に対するハンソンピンシステムによる治療経験. 骨折. 2001; 23 : 389-393.

越智龍弥, 中野哲雄, 阿部靖之, 他. 大腿骨頸部内側骨折に対するCHS固定法の治療成績. 整外と災害. 2000a; 49 : 737-740.

越智龍弥, 中野哲雄, 阿部靖之, 他. 大腿骨頸部内側骨折Garden stage Ⅲ：骨接合術か人工骨頭置換術か. 別冊整形外科. 2000b; 96-99.

Pauwels F. Biomechanics of the Normal and Diseased Hip. Springer. 1976.

Tronzo RG. Fractures of the hip in adults (Trouzo RG ed: Surgery of the Hip Joint Volume II). Springer-Verlag. 1984; 163-338.

Whitman R. A new method of treatment for fractures of the neck of the femur, together with remarks on coax vara. Ann Surg. 1902; 36 : 746-761.

Wu CC, Shih CH, Chen WJ, et al. Treatment of femoral neck nonunions with a sliding compression screw: comparison with and without subtrochanteric valgus osteotomy. J Trauma. 1999; 46: 312-317.

---

2 | 大腿骨転子部骨折

1. 保存療法と手術療法の選択

大腿骨転子部骨折は，力学的に内反モーメントが強く生じる部位での骨折であるため，保存療法では転位させないように骨癒合を得ることは非常に難しい.

関節外骨折であり周囲に骨膜が存在することや，海綿骨が豊富な部位での骨折であり骨折部の血行が非常に良いことから骨癒合は得られやすい.

保存療法における死亡率，全身合併症率，癒合不全率は手術療法と変わらないとの報告も存在する（Handoll ら 2008）.

しかし，転子部は外転筋や腸腰筋など周囲の強大な筋の付着部でありそれらに牽引され変形治癒する

可能性が高い. 入院期間の短縮や費用面からも手術療法が推奨されている（大腿骨頸部／転子部骨折診療ガイドライン 2021）.

2. 手術療法

1）整復

大腿骨転子部骨折の整復は，頸体角，前捻角を健側と同様に保ちつつ，内側骨皮質の骨性コンタクトを獲得すること（図19），後外側での支持を得ること，が重要である（図20）.

骨折部の整復の状態は手術成績を左右する要因の1つである. 手術では基本的に解剖学的整復を目標とするが，生田分類の sub type P や，宇都宮分類の髄内型などのように，術前に骨頭を含む近位骨片が遠位骨片の髄腔に嵌入しているタイプでは，術後骨頭骨片がスライディングし整復位の損失をきたしやすいとされている（生田2002，福田2015）.

このような骨折型に対し，近位骨頭骨片の前内側部をあえて遠位骨片の皮質より軽度前方へ移動させる手技（髄外整復）を用いて，前内側部での骨性支持を獲得し，術後のスライディングを防ぐ方法が行われている（Chang ら 2015）（図21）.

2）内固定法

大腿骨転子部骨折に対する内固定材料は，髄内釘（short femoral nail）と SHS（sliding hip screw）に大別され，両者間において術後成績に大きな差はないとされてきた（Shen ら 2013，Zhu ら 2017）.

しかし，術後の整復位の損失やカットアウト，固定の破綻など，骨折部の固定性に関する合併症が不安定型骨折においては髄内釘でより少ないとする報告が増えてきている（Zehir ら 2015，Li ら 2017）.

①スライディングヒップスクリュー (sliding hip screw: SHS)（図22）

SHS は，大腿骨頭に挿入する大きな径のラグスクリューと，ラグスクリューを固定するチューブプレートからなる構造を有している.

チューブプレート内をラグスクリューがスライドすることで，近位骨片と遠位骨片との間に圧迫力がかかる構造となっている.

また，オプションとしてつば付き SHS や大転子固定プレートなどの後外側支持機構を追加できるものでは，後外側での支持が不安定な骨折型にも対応できる.

SHS は骨片間に圧迫力がかかることが特徴であるが，主骨片同士の骨性コンタクトが得られていない場合は過度のスライディングをきたしやすく変形治癒やカットアウトを引き起こしやすい（図23）.

SHS では，内固定材料挿入の前に整復操作が適

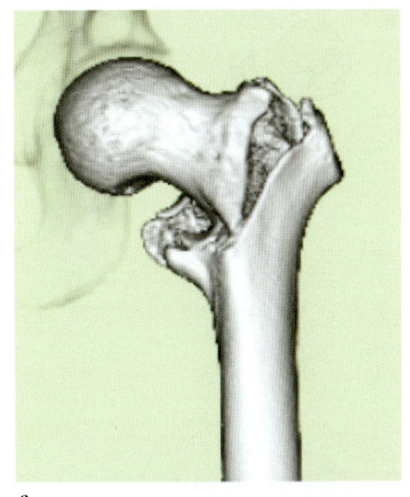
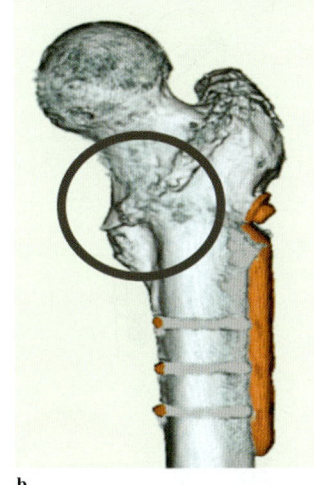

図19 大腿骨転子部骨折における内側骨皮質の骨性コンタクト
a: 術前. 内反嵌入し主骨片同士に骨性コンタクトがない.
b: SHS による術後. 主骨片同士がかみ合い, 内側骨皮質の骨性コンタクトを得ている.

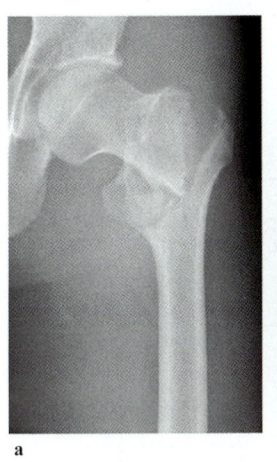
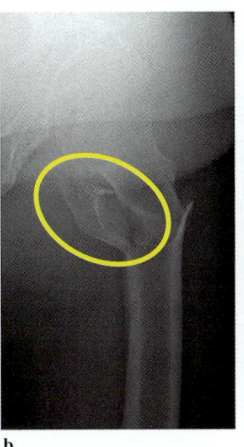
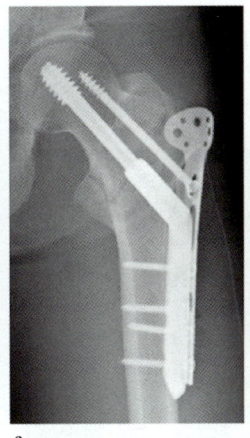
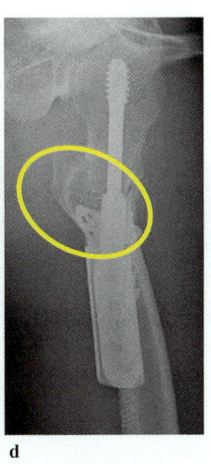

図20 大転子固定プレートを併用したスライディングヒップスクリュー (SHS)
29歳, 男性. a: 受傷時単純 X 線正面像. b: 受傷時単純 X 線側面像. 大転子を含む後外側骨片の転位(サークル)がみられる. c: 術後単純 X 線正面像. d: 術後単純 X 線側面像, 大転子固定プレートを併用した SHS により後外側骨片の支持(サークル)が得られている.

切に行われるべきであり, 非観血的に良好な整復位が得られる安定型骨折がよい適応である (図24).

②ショートフェモラルネイル (short femoral nail: SFN) (図25)

SFN は髄腔内に挿入する髄内釘部分と大腿骨頭部を支持するラグスクリュー部分とで構成されている.

SHS に比し, 生体での体重支持中心である大腿骨骨幹部により近い部位に設置できる内固定材料であるため, SHS よりも力学的に有利である (図26).

また, 髄内釘部分が後外側における支持機能を果たすため, 後外側支持のない不安定型骨折もよい適応である (図27, 図28).

術中合併症として, 髄内釘が骨折部から挿入されることによる骨折部の離開や, 髄腔における髄内釘のジャミング (引っかかり), 骨幹部骨折などが知られており, 注意を要する (佐藤ら1994, Parkerら2005).

3) 術後局所合併症

術後再手術を要する合併症のなかで最も多いものはラグスクリューのカットアウトで, SHS で1.0～2.9 %, SFN で1.6～5.3 %である (Parker ら2005, 2006, 大腿骨頚部/転子部骨折診療ガイドライン2021).

カットアウトを防ぐには, ラグスクリューはシャフトの位置を正面像で大腿骨頭中心もしくはそれより遠位に, 側面像で骨頭幅の中 1/3 に刺入すること

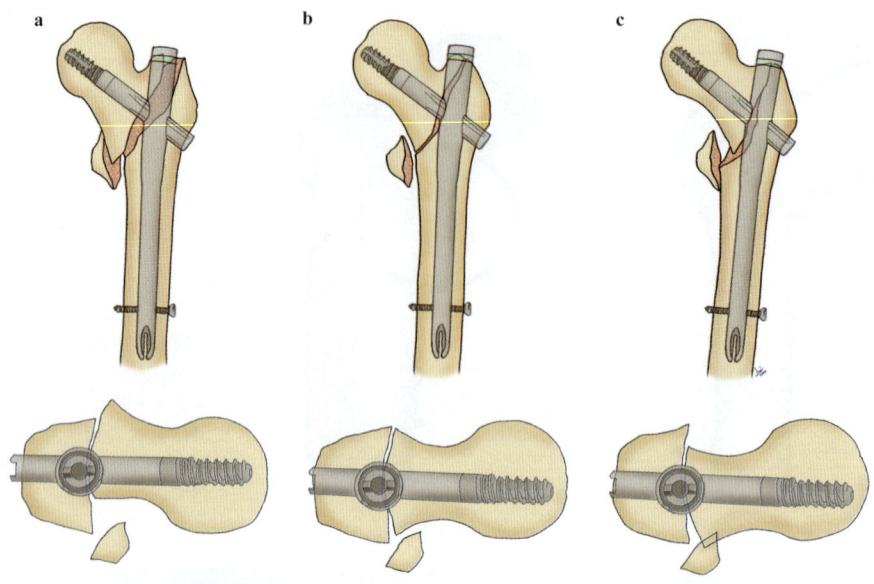

図21 大腿骨転子部骨折の整復
a: 髄内整復. b: 解剖学的整復. c: 髄外整復.

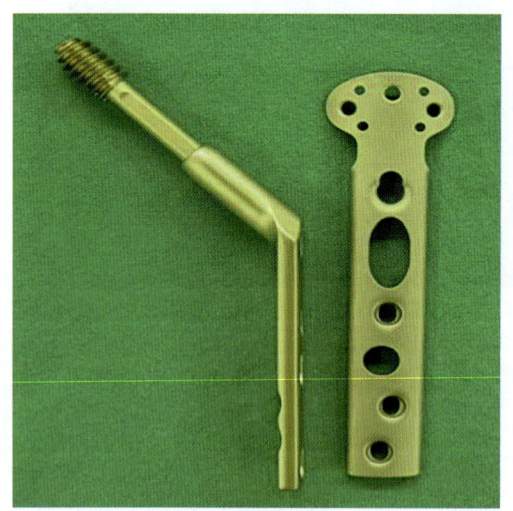

図22 スライディングヒップスクリュー
　　　（sliding hip screw：SHS）（Synthes 社）
SHS ではラグスクリューをチューブプレートにスライドさせながら挿入する構造になっている（左）. 右は大転子固定プレート.

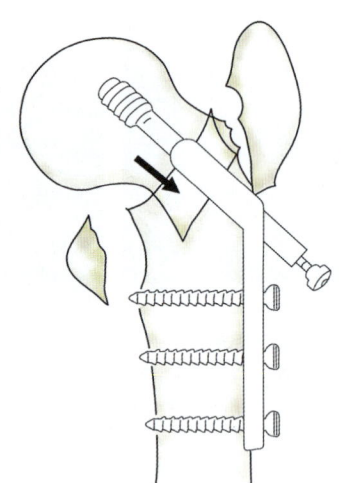

図23 骨折部のスライディング
SHS では, 骨性コンタクトが得られていない場合, 過度のスライディングによる変形治癒やカットアウトが生じやすい.

が勧められている.

　また, 挿入深度の目安として tip-apex distance（TAD）を 25mm 未満にするように設置することが勧められている（図29）（Baumgaertner ら 1997）.

　一方で, 遠位骨片が前方にずれたままの整復不良（髄内型）は, TAD 20mm 以上とともに独立したカットアウトのリスク因子で（Inui ら 2024）, 解剖学的整復または髄外型整復が, ガイドラインで推奨する

TAD 25mm 未満とともに重要な手術手技である.

　転子部骨折の術後偽関節発生率は 0.5 〜 2.9％であり, SHS と SFN の間に明確な頻度の差はなく, 手術時の正確な整復操作と内固定材料の適切な設置位置が, 早期骨癒合につながり合併症発生率を低減させる.

　また, 生体親和性の照明されたポリマー母材であるポリエーテルエーテルケトン（PEEK）を炭素繊

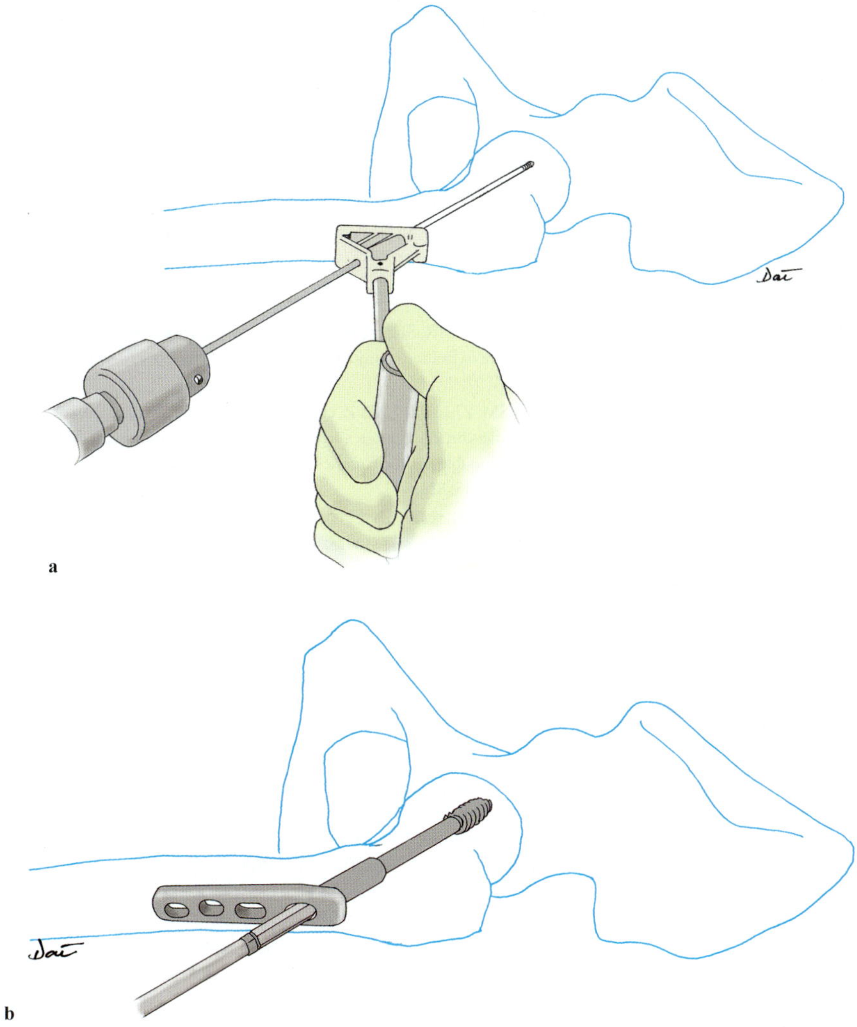

a

b

図 24　スライディングヒップス
クリューの術式
a: 骨折を整復した後に，アング
　ルガイドを用いてガイドピン
　を大腿骨頭頂部へ進める．
b: ラグスクリューを大腿骨頭内
　に進め，チューブプレート
　を大腿骨軸に合わせて固定す
　る．

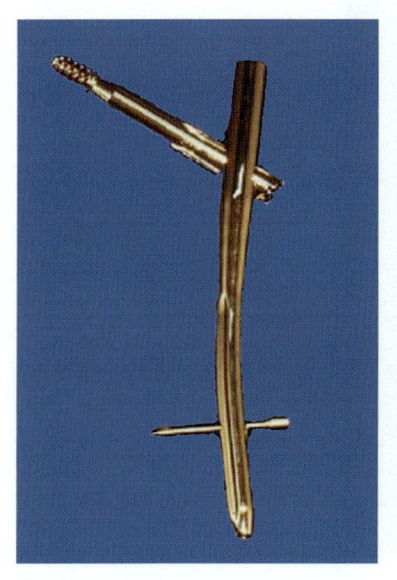

a

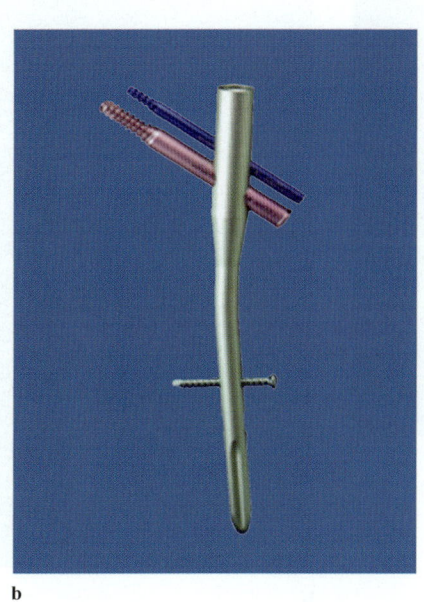

b

図 25　ショートフェモラルネイル
（short femoral nail：SFN）（DePuy
Synthes 社）
a: ラグスクリューが 1 本のタイプ
　の SFN.
b: ラグスクリューが 2 本のタイプ
　の SFN.

維で強化した複合材料（炭素繊維複合材）が金属に代わるインプラント材料として期待されているが，わが国で初めて本材料を使用した骨接合材料として，炭素繊維複合材製 SFN が 2023 年より使用可能となっている（図 30）．

本材料のメリットとして，金属材料と比べ耐疲労特性に優れていることと X 線透過性のため単純 X 線や CT 検査において骨折部位の視認性がよいことがあげられ（Takashima ら 2021），臨床でも優れた骨接合機能が証明されている（図 31）（Takashima ら 2020）．

剛性の違いなど含め従来のチタン合金製 SFN との材料の違いにより今後どのような臨床的優位性を示していくか期待されるところである．

文献

Baumgaertner MR, Solberg BD. Awareness of tip-apex distance reduces failure of fixation of trochanteric fractures of the hip. J Bone Joint Surg Br. 1997; 79 : 969-971.

Chang SM, Zhang YQ, Ma Z, et al. Fracture reduction with positive medial cortical support: a key element in stability reconstruction for the unstable pertrochanteric hip fractures. Arch Orthop Trauma Surg. 2015; 135: 811-818.

福田文雄. 大腿骨転子部骨折における術後安定性を得るための整復法. 骨折. 2015；37：247-251.

Handoll HH, Parker MJ. Conservative versus operative treatment for hip fractures in adults. Cochrane Database Syst Rev. 2008; CD000337.

生田拓也. 大腿骨転子部骨折における骨折型分類について. 骨折. 2002；24：158-162.

Inui T, Watanabe Y, Suzuki T, et al. Anterior malreduction is associated with lag screw cutout after internal fixation of intertrochanteric fractures. Clin Orthop Relat Res. 2024; 482: 536-545.

Li AB, Zhang WJ, Wang J, et al. Intramedullary and extramedullary fixations for the treatment of unstable femoral intertrochanteric fractures: a meta-analysis of prospective randomized controlled trials. Int Orthop 2017; 41: 403-413.

日本整形外科学会診療ガイドライン委員会 大腿骨頚部／転子部骨折診療ガイドライン策定委員会. 大腿骨頚部／転子部骨折診療ガイドライン2021, 改訂第3版. 南江堂. 2021.

Parker MJ, Handoll HH. Gammer and other cephalocondylic

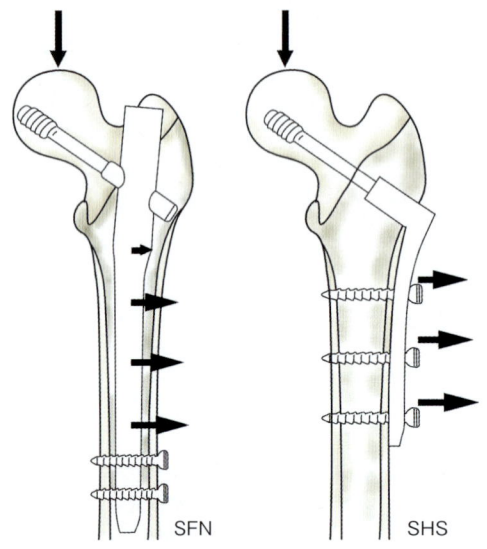

図 26 内固定具による支持機能
SFN では，レバーアームが短く髄内釘部分が支持機能を果たすため，SHS より力学的に有利である．

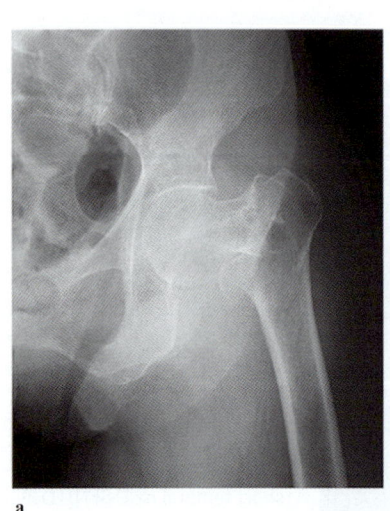

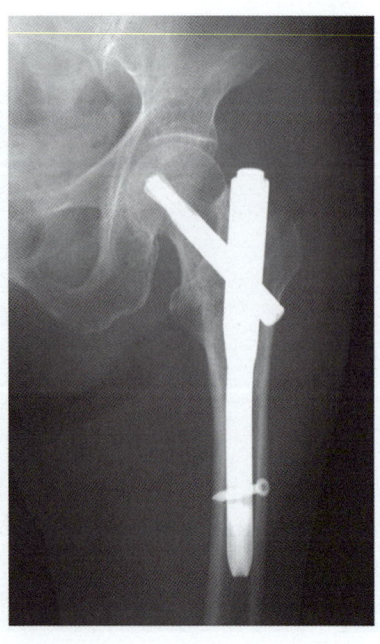

図 27 大腿骨転子部骨折に対するショートフェモラルネイル（SFN）による骨接合術
82 歳，女性.
a: 単純 X 線像で大腿骨転子部骨折が認められる．
b: SFN による骨接合術で安定性が得られている．

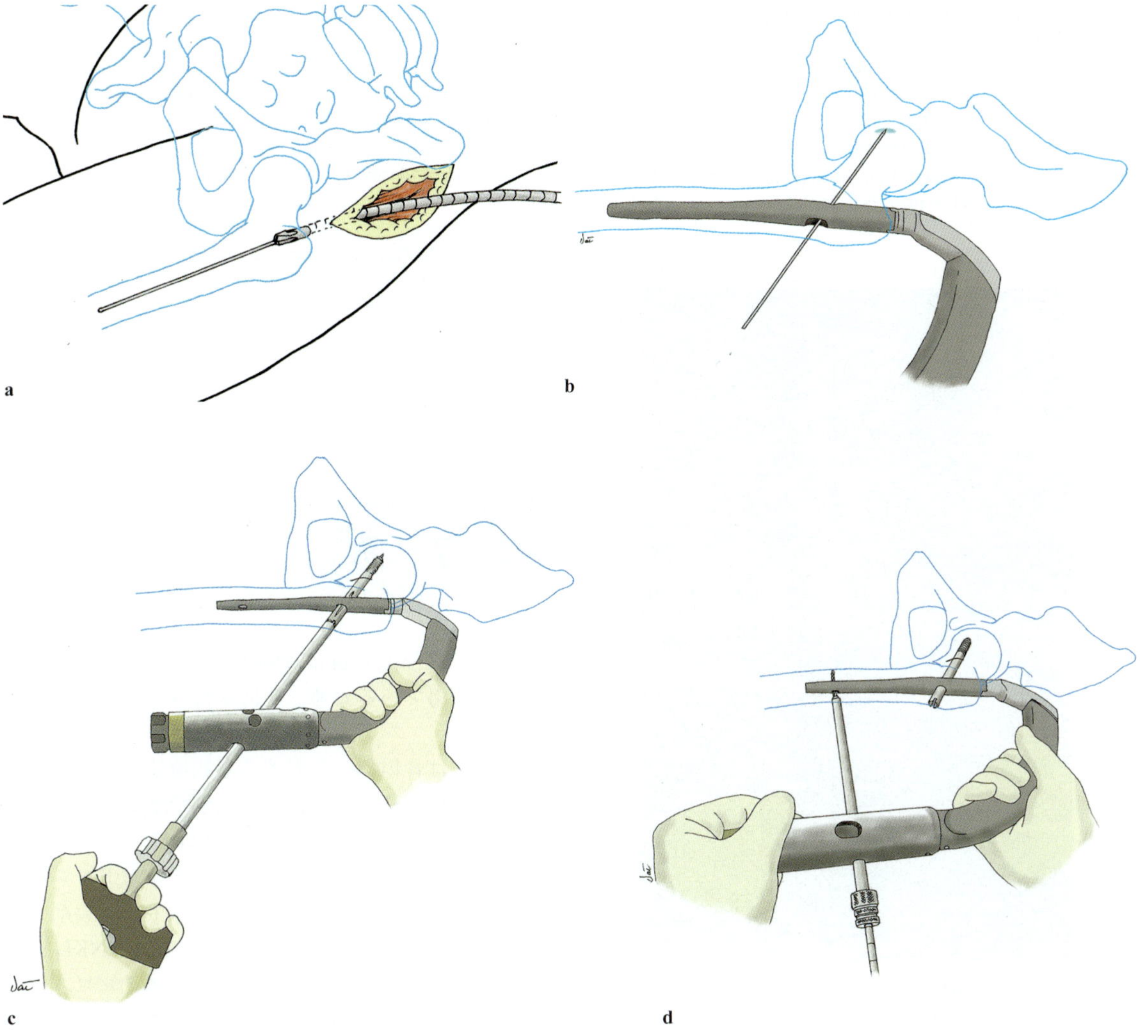

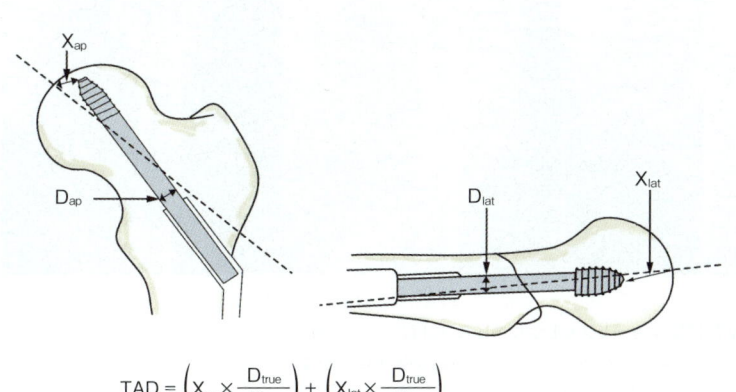

a   b

c   d

図 28　ショートフェモラルネイルの術式
a: ガイドピンを大腿骨の髄腔内に進め, リーマーでネイルの刺入部を開窓する.
b: ラグスクリューが正面像で大腿骨頭中心もしくはそれより遠位に刺入できるようにガイドピンを進める.
c: 器具を用いて適切な長さのラグスクリューを挿入する. ラグスクリューを引き寄せることで骨折部に圧迫をかけられる.
d: 遠位に横止めスクリューを挿入する.

X_{ap}

D_{ap}

D_{lat} X_{lat}

図 29　tip-apex distance (TAD) 算出方法
(Baumgaertner ら 1997)
TAD < 25mm とすることが推奨されている.
X_{ap}：X 線正面像における骨頭頂点からラグスクリュー先端までの距離
X_{lat}：X 線側面像における骨頭頂点からラグスクリュー先端までの距離
D_{true}：ラグスクリューの真の直径
D_{ap}：X 線正面像におけるラグスクリュー直径
D_{lat}：X 線側面像におけるラグスクリュー直径

$$TAD = \left(X_{ap} \times \frac{D_{true}}{D_{ap}} \right) + \left(X_{lat} \times \frac{D_{true}}{D_{lat}} \right)$$

intramedullary nails versus extramedullary implants for extracapsular hip fractures in adults. Cochrane Database Syst Rev. 2005; CD000093.

Parker MJ, Handoll HH. Intramedullary nails for extracapsular hip fractures in adults. Cochrane Database Syst Rev. 2006; CD004961.

佐藤克巳, 小島忠士, 小松哲郎. 大腿骨転子部骨折に対するAsiatic Gamma Nailingの成績. 骨折. 1994; 16 : 419-423.

Shen L, Zhang Y, Shen Y, et al. Antirotation proximal femoral nail versus dynamic hip screw for intertrochanteric fractures: a meta-analysis of

randomized controlled studies. Orthop Traumatol Surg Res. 2013; 99: 377-383.

Takashima K, Nakahara I, Uemura K, et al. Clinical outcomes of proximal femoral fractures treated with a novel carbon fiber-reinforced polyetheretherketone intramedullary nail. Injury. 2020; 51: 678-682.

Takashima K, Nakahara I, Hamada H, et al. A carbon fiber-reinforced polyetheretherketone intramedullary nail improves fracture site visibility on postoperative radiographic images. Injury. 2021; 52: 2225-2232.

Zehir S, Zehir R, Zehir S, et al. Proximal femoral nail antirotation against dynamic hip screw for unstable trochanteric fractures; a prospective randomized comparison. Eur J Trauma Emerg Surg. 2015; 41: 393-400.

Zhu Q, Xu X, Yang X, et al. Intramedullary nails versus sliding hip screws for AO/OTA 31-A2 trochanteric fractures in adults: A meta-analysis. Int J Surg. 2017; 43: 67-74.

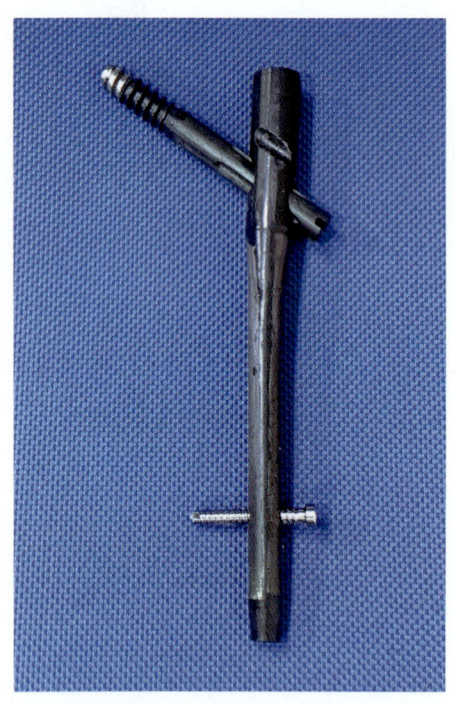

図30 炭素繊維複合材製ショートフェモラルネイル (SFN) (ビー・アイ・テック社)

Ⅴ 予 防

　大腿骨近位部骨折は高齢者の ADL を著しく低下させる外傷であるため，予防を行うことが重要である．

　予防法は骨粗鬆症に対する薬物療法と，転倒予防目的の運動療法や装具療法に大別できる．

　薬物療法については，経口薬はビスフォスフォネート製剤であるアレンドロン酸とリセドロン酸の 2 剤，注射薬としてビスフォスフォネート製剤であるゾレドロン酸，テリパラチド，抗 RANKL 抗体であるデノスマブ，およびヒト化抗スクレロスチンモノクローナル抗体であるロモソズマブの 4 剤が有

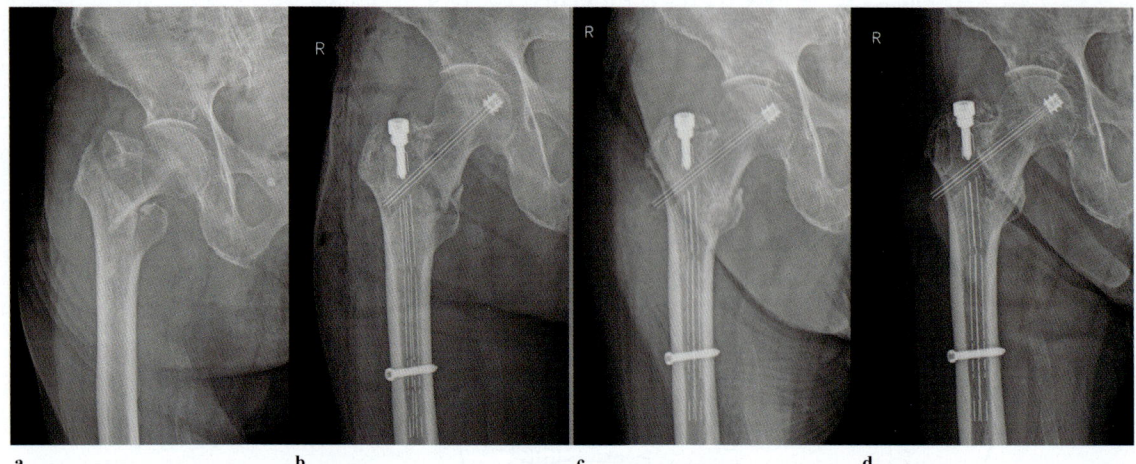

a   b   c   d

図31 大腿骨転子部骨折に対する炭素繊維複合材製ショートフェモラルネイル (SFN) による骨接合術
91歳，女性．a: 単純 X 線像で大腿骨転子部骨折が認められる．b: 術直後，炭素繊維複合材製 SFN による骨接合術で骨折部のギャップはあるが安定性が得られている．c: 術後 1.5 か月，単純 X 線にて内側を中心に骨形成がみられる．d: 術後 6 か月，単純 X 線にて骨癒合が得られリモデリングされている．

効とされている（大腿骨頚部／転子部骨折診療ガイドライン 2021）．

このような薬物的治療が特に重要になるのが，初回骨折後に続発する 2 次骨折の予防である．

大腿骨近位部骨折は初回骨折から 1 年以内に反対側の骨折を起こすリスクが骨折既往のない群に比べ 2 〜 3 倍以上（Hagino ら 2012），5 年以内では約 17 倍ともいわれており（Johnel ら 2004），適切な薬物的治療による 2 次骨折予防の介入が重要である．

ただし，従来のわが国における 2 次骨折予防目的の治療開始率や継続率は非常に低く，受傷から 1 年経過時に適切な薬物治療が実施されていたのはわずか 7％であったとの報告もある（Hagino ら 2012）．

このような現状に対し，2022 年度診療報酬改定において，一定の算定基準はあるものの，2 次骨折予防のための薬物治療の開始とその継続に対し一定の加算が算定できるようになり，その臨床的および医療経済的効果に注目が集まっている．

運動療法や装具療法についても大腿骨近位部骨折の予防効果が検証されている．運動療法は転倒率を低下させ，転倒予防に有効である．ただし，大腿骨近位部骨折リスクの減少効果についてはまだ証明されていない（Gillespie ら 2003）．

また，ヒッププロテクターは介護施設の高齢者の大腿骨近位部骨折を減少させたと報告されている．しかし，在宅高齢者に対しての有効性は証明されていない（Gillespie ら 2010）．

さらに，転倒歴のある患者への住環境改善，向精神薬の漸減は転倒防止に有効であることが報告されている（Gillespie ら 2003）．

骨粗鬆症患者や骨折の既往のある患者には，薬物療法や運動療法を用いて包括的に大腿骨近位部骨折の予防策を講じていく必要がある．

文献

Gillespie LD, Gillespie WJ, Robertson MC, et al. Interventions for preventing falls in elderly people. Cochrane Database Syst Rev. 2003; CD000340.

Gillespie WJ, Gillespie LD, Parker MJ. Hip protectors for preventing hip fractures in older people. Cochrane Database Syst Rev. 2010; CD001255.

Hagino H, Sawaguchi T, Endo N, et al. The risk of a second hip fracture in patients after their first hip fracture. Calcif Tissue Int. 2012; 90: 14-21.

Johnell O, Kanis JA, Odén A, et al. Fracture risk following an osteoporotic fracture. Osteoporosis Int. 2004; 15: 175-179.

日本整形外科学会診療ガイドライン委員会 大腿骨頚部／転子部骨折 診療ガイドライン策定委員会. 大腿骨頚部／転子部骨折診療ガイドライン2021, 改訂第3版, 改訂第3版. 2021.

VI　その他

大腿骨近位部骨折に対する多職種連携と早期手術の有用性

2014 年度調査時の本邦における大腿骨近位部骨折の術前待機期間は平均で 4.5 日，平均入院期間は 36.8 日であり，これらは欧米と比較して非常に長かった（Hagino ら 2017）．

欧米では整形外科や内科，老年科およびその他多職種の医療スタッフの共働（orthogeriatric co-management）により，手術待機時間の短縮，短い在院日数，周術期合併症率と死亡率の低下，再入院率の低下，医療コストの大幅な削減などにつながるとの報告が多くみられる（Adunsky ら 2005，Fisher ら 2006，Friedman ら 2008，Kates ら 2010）．

わが国でも 2022 年度診療報酬改定において，一定の施設基準はあるものの多職種連携により受傷から 48 時間以内の早期手術を行った場合の加算が算定可能になったのをきっかけに，欧米型の多職種連携や早期手術に対する機運が高まってきている．

文献

Adunsky A, Arad M, Levi R, et al. Five-year experience with the 'Sheba' model of comprehensive orthogeriatric care for elderly hip fracture patients. Disabil Rehabil. 2005; 27: 1123-1127.

Fisher AA, Davis MW, Rubenach SE, et al. Outcomes for older patients with hip fractures: the impact of orthopedic and geriatric medicine cocare. J Orthop Trauma. 2006; 20: 172-178; discussion 179-180.

Friedman SM, Mendelson DA, Kates SL, et al. Geriatric co-management of proximal femur fractures: total quality management and protocol-driven care result in better outcomes for a frail patient population. J Am Geriatr Soc. 2008; 56: 1349-1356.

Hagino H, Endo N, Harada A, et al. Survey of hip fractures in Japan: Recent trends in prevalence and treatment. J Orthop Sci. 2017; 22: 909-914.

Kates SL, Blake D, Bingham KW, et al. Comparison of an organized geriatric fracture program to United States government data. Geriatr Orthop Surg Rehabil. 2010; 1: 15-21.

2　股関節脱臼，大腿骨頭骨折

股関節は，寛骨臼と大腿骨頭からなる深い球関節（臼状関節）である．関節内で大腿骨頭靱帯が大腿骨頭窩に結合し，寛骨臼縁には関節唇と寛骨臼横靱帯が付着している．その外側を関節包が包み込み，さらに腸骨大腿靱帯，恥骨大腿靱帯，坐骨大腿靱帯が補強し非常に安定した関節を形成している（図1，2）．

このため股関節脱臼（dislocation of the hip），股関節脱臼骨折（dislocation fracutre of the hip），大腿骨頭骨折（femoral head fracture）の大半は，若年者の交通事故，転落外傷といった高エネルギー外傷により発生することが多い．

関節軟骨や周囲の軟部組織に強大な外力がかかるため，経過の中で変形性股関節症（股関節症）や大腿骨頭壊死症の発生が問題となる．また，他部位の骨折や内臓器損傷の合併も多い．

1　分類と受傷機転

寛骨臼に対する大腿骨頭の脱臼方向によって，前方脱臼と後方脱臼に大別される（図3）．

中心性脱臼は寛骨臼骨折に伴う大腿骨頭の内側への偏位であり，真の脱臼ではない．

脱臼形態は受傷時に働いた外力の方向と，股関節の肢位に影響をうける．後方脱臼が9割程度を占め，前方脱臼の割合は少ない．前方脱臼はさらに閉鎖孔脱臼，恥骨脱臼，腸骨脱臼の3種類に分類される．

典型的な受傷形態は交通事故による，ダッシュボード損傷（dashboard injury）である．股関節，膝関節屈曲位で膝を強打し，大腿骨の軸方向に加わった外力により後方脱臼を生じる．股関節外旋，外転位で外力が加わった場合には前方脱臼となる．

股関節脱臼に伴い，およそ10％に大腿骨頭骨折あるいは寛骨臼骨折を合併する．

股関節脱臼の分類には後方脱臼と合併骨折の分類である Thompson & Epstein 分類（Thompson ら1951）（表1，図4）と，合併骨折と関節の安定性を評価し4つの Grade に分類した Stewart & Milford

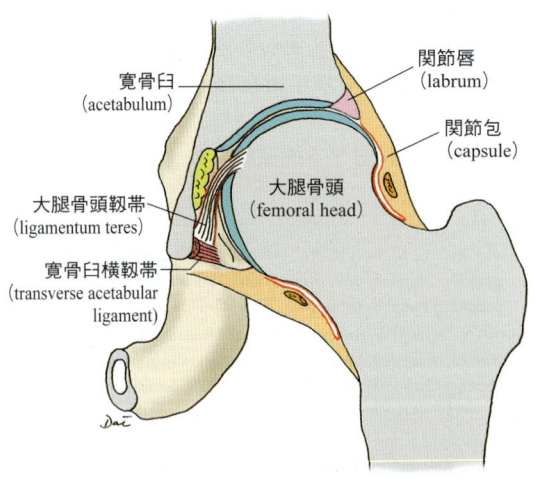

関節唇
(labrum)

関節包
(capsule)

寛骨臼
(acetabulum)

大腿骨頭
(femoral head)

大腿骨頭靱帯
(ligamentum teres)

寛骨臼横靱帯
(transverse acetabular ligament)

図1　股関節の構造（断面図）

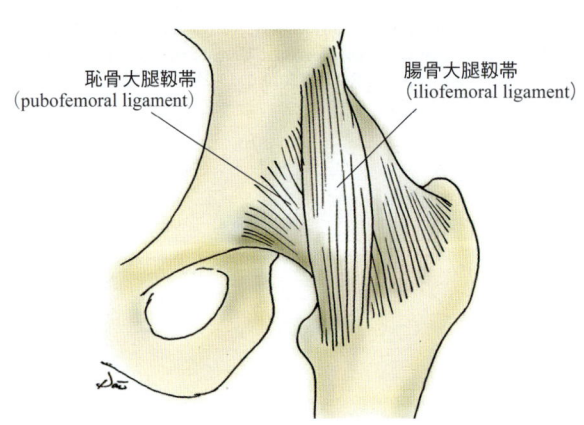

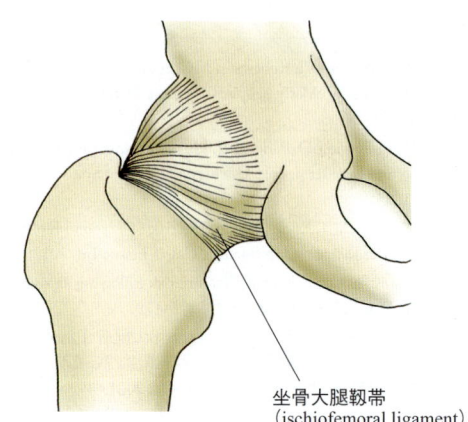

恥骨大腿靱帯
(pubofemoral ligament)

腸骨大腿靱帯
(iliofemoral ligament)

坐骨大腿靱帯
(ischiofemoral ligament)

a

b

図2　股関節周囲の靱帯
a: 前面，b: 後面．

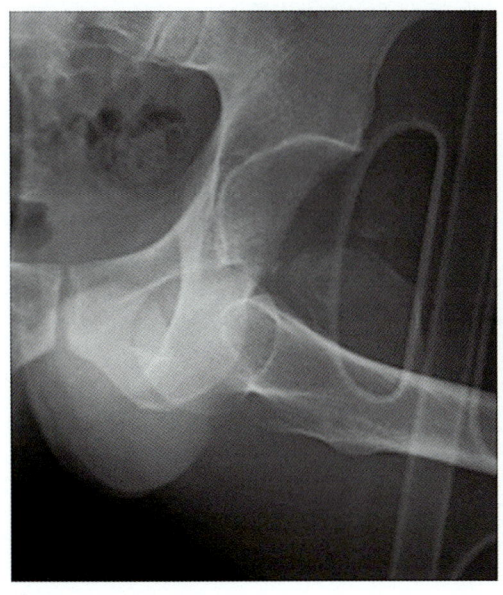
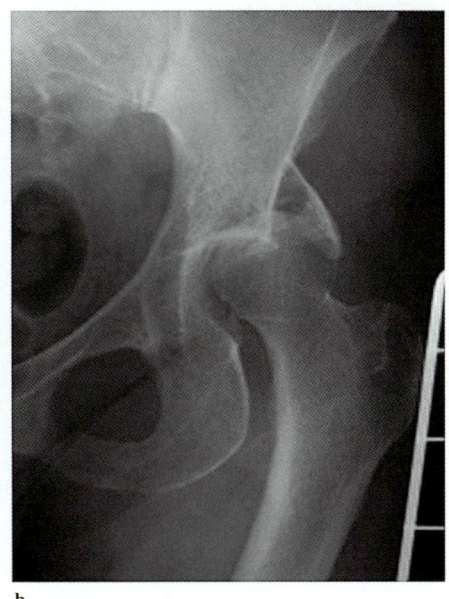

図 3　脱臼方向による分類
a: 38 歳，男性．股関節前方（閉鎖孔）脱臼．b: 57 歳，女性．股関節後方脱臼（脱臼骨折）．

表 1　Thompson & Epstein 分類

Type Ⅰ	単純脱臼あるいは小骨片を有するもの
Type Ⅱ	単一の大きな後壁骨片を有するもの
Type Ⅲ	大骨片の有無によらず，寛骨臼縁の粉砕骨折を合併したもの
Type Ⅳ	寛骨臼縁および底部の骨折を合併するもの
Type Ⅴ	大腿骨頭骨折を合併したもの

表 2　Stewart & Milford 分類（中心性脱臼を除く後方脱臼）

Grade Ⅰ	骨折を伴わない単純脱臼あるいは，問題にならない大きさの骨片を伴うもの
Grade Ⅱ	1 つ以上の大きな寛骨臼縁の骨片を伴うが十分な寛骨臼が維持され，整復後に関節の安定性が得られたもの
Grade Ⅲ	粉砕骨折により寛骨臼縁が破壊され，著しい関節の不安定性を生じたもの
Grade Ⅳ	大腿骨頭骨折あるいは大腿骨頚部骨折を伴うもの

分類（Stewart ら 1954）（表 2）がある．

前方脱臼の分類には Epstein 分類（Epstein 1973）（表 3）がある．

大腿骨頭骨折の分類は Pipkin 分類（Pipkin 1957）が最も頻用されている（表 4，図 5）．Brumback 分類（Brumback 1987）は前方脱臼や中心性脱臼を含め，包括的に 5 つの type に分類したものである（表 5，図 6）．

Type Ⅰ
骨折がない
または
小骨折

Type Ⅱ
後方寛骨臼縁の
大骨折 1 つ

Type Ⅲ
寛骨臼縁の粉砕骨
折．大骨片があっ
てもよい

Type Ⅳ
寛骨臼縁と底部の骨折

Type Ⅴ
大腿骨頭の骨折を合併

図 4　股関節後方脱臼骨折の Thompson & Epstein 分類

文献

Brumback RJ. Fractures of the femoral head. Hip. 1987; 181-206.

Epstein HC. Traumatic dislocations of the hip. Clin Orthop Relat Res. 1973; 92 : 116-142.

Pipkin G. Treatment of grade Ⅳ fracture-dislocation of the hip. J Bone Joint Surg Am. 1957; 39 : 1027-1042.

Stewart MJ, Milford LW. Fracture-dislocation of the hip; an end-result study. J Bone Joint Surg Am. 1954; 36 : 315-342.

Thompson VP, Epstein HC. Traumatic dislocation of the hip; a survey of two hundred and four cases covering a period of twenty-one years. J Bone Joint Surg Am. 1951; 33 : 746-778.

表3 Epstein 分類（股関節前方脱臼）

A	恥骨脱臼（上方脱臼）
1	骨折を合併しない単純骨折
2	大腿骨骨折を合併したもの
3	寛骨臼骨折を合併したもの
B	閉鎖孔脱臼（下方脱臼）
1	骨折を合併しない単純骨折
2	大腿骨頭骨折を合併したもの
3	寛骨臼骨折を合併したもの

表4 Pipkin 分類

Type I	大腿骨頭窩よりも尾側の骨折を伴うもの
Type II	大腿骨頭窩よりも頭側の骨折を伴うもの
Type III	Type I あるいは Type II に大腿骨頸部骨折を伴うもの
Type IV	Type I あるいは Type II に寛骨臼縁の骨折を伴うもの

表5 Brumback 分類

Type I	非荷重部の大腿骨頭骨折を伴った後方脱臼
A	骨折がないか寛骨臼縁の小さな骨片を伴うが安定したもの
B	寛骨臼骨折を伴い不安定なもの
Type II	荷重部の大腿骨頭骨折を伴った後方脱臼
A	骨折がないか寛骨臼縁の小さな骨片を伴うが安定したもの
B	寛骨臼骨折を伴い不安定なもの
Type III	大腿骨頸部骨折を伴った股関節脱臼
A	大腿骨頭骨折は伴わない
B	大腿骨頭骨折を伴うもの
Type IV	大腿骨頭骨折を伴った前方脱臼
A	圧痕型（荷重部の圧壊を伴うもの）
B	軟骨剪断型（荷重部骨軟骨の剪断骨折を伴うもの）
Type V	大腿骨頭骨折を伴った中心性脱臼

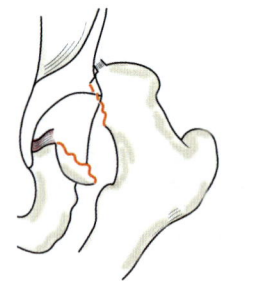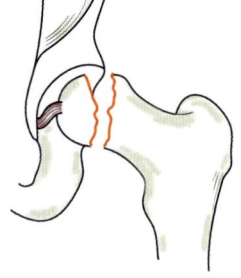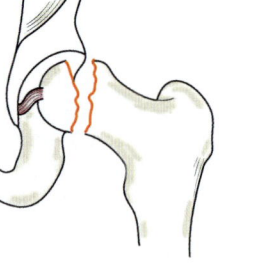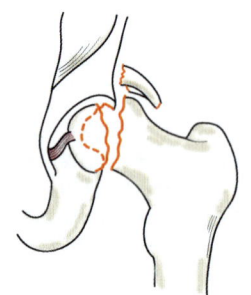

Type I	Type II	Type III	Type IV

図5 大腿骨頭骨折の Pipkin 分類

2 診 断

脱臼に伴い患者は強い疼痛を訴え，股関節の自動運動は困難である．受傷形態の把握や，視診による患肢の観察が，脱臼方向を知る手助けとなる．

後方脱臼では通常，患側下肢は短縮し，股関節は軽度屈曲・内転・内旋位をとる（図7）．一方，前方脱臼では股関節は軽度屈曲・外旋・外転位となる．

高エネルギー外傷が多いため，他部位の合併損傷の有無や神経症状の合併などがないか，詳細な診察が必要である．

股関節 X 線正面像で脱臼および合併骨折の有無を確認する．脱臼方向の判断には健側と比較した大腿骨頭の大きさ，小転子の形態の所見が参考となる（図3）．

後方脱臼では大腿骨頭は健側に比較して小さく，内旋位の脱臼肢位を反映して小転子が小さくみえることが多い．一方，前方脱臼では大腿骨頭は健側に比較して大きく，外旋位の脱臼肢位を反映して小転子が大きくみえる．

3 治 療

股関節脱臼の治療は，初期治療（脱臼の整復）と大腿骨頭骨折や寛骨臼骨折などの合併損傷への治療を含んだ最終治療の2段階に分けられる．

1. 初期治療（脱臼の整復）

脱臼整復までの時間が2次性大腿骨頭壊死症の発生頻度に影響するため，可及的早期に整復し，股関

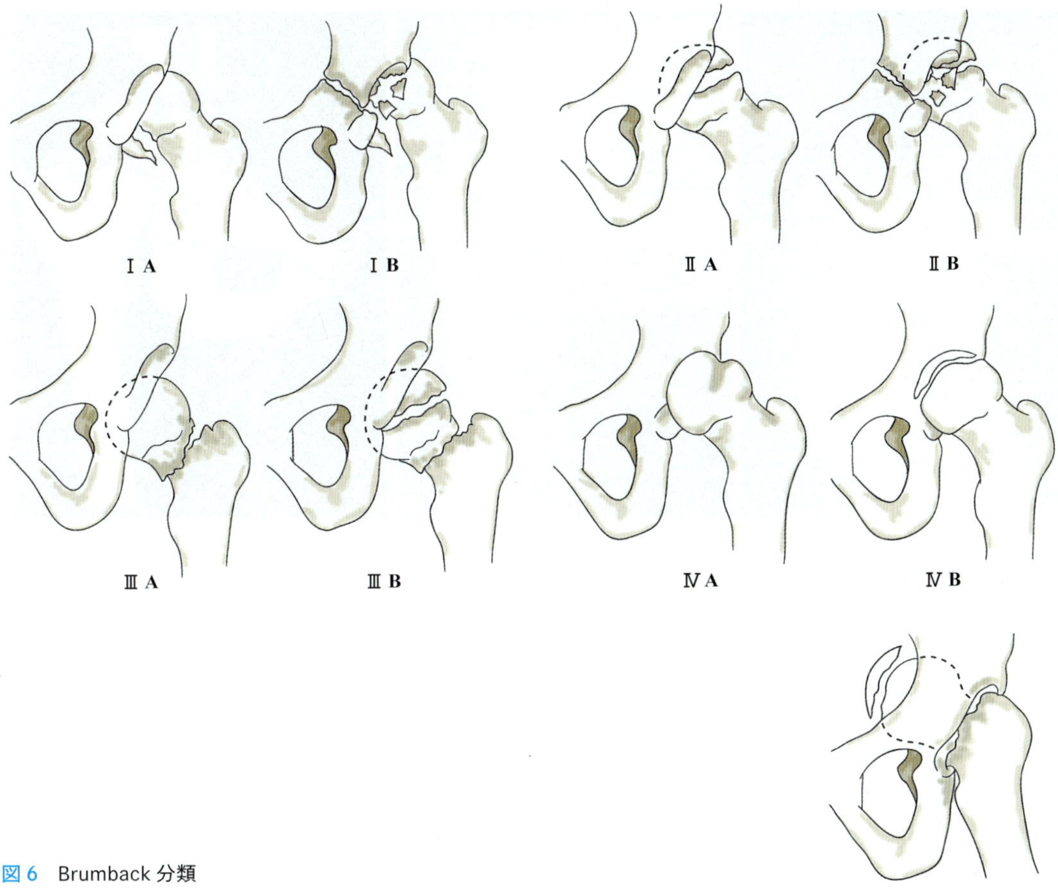

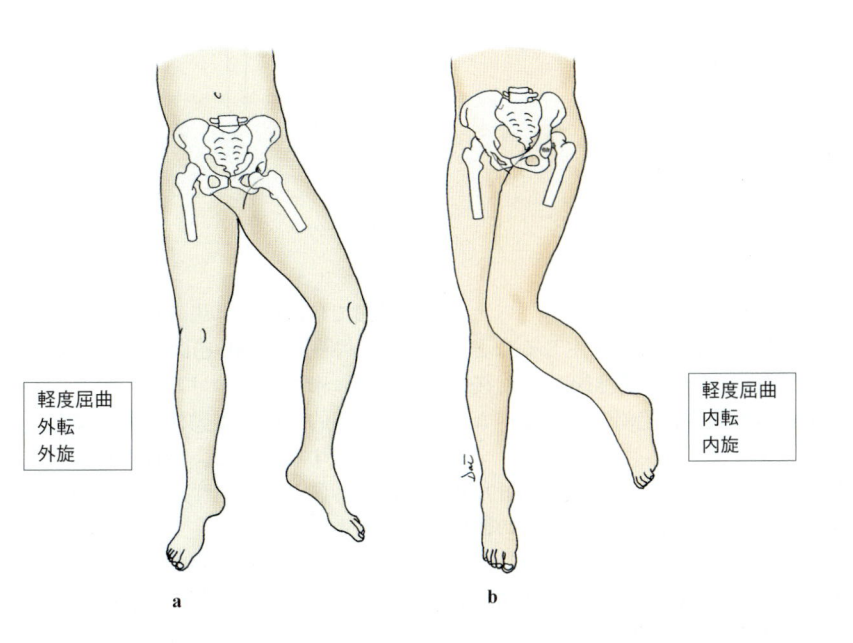

図6　Brumback 分類
股関節脱臼骨折と大腿骨頭骨折を包括している.

ⅠA　ⅠB　ⅡA　ⅡB
ⅢA　ⅢB　ⅣA　ⅣB
Ⅴ

軽度屈曲
外転
外旋

軽度屈曲
内転
内旋

a　b

図7　脱臼肢位
a: 前方脱臼.　b: 後方脱臼.

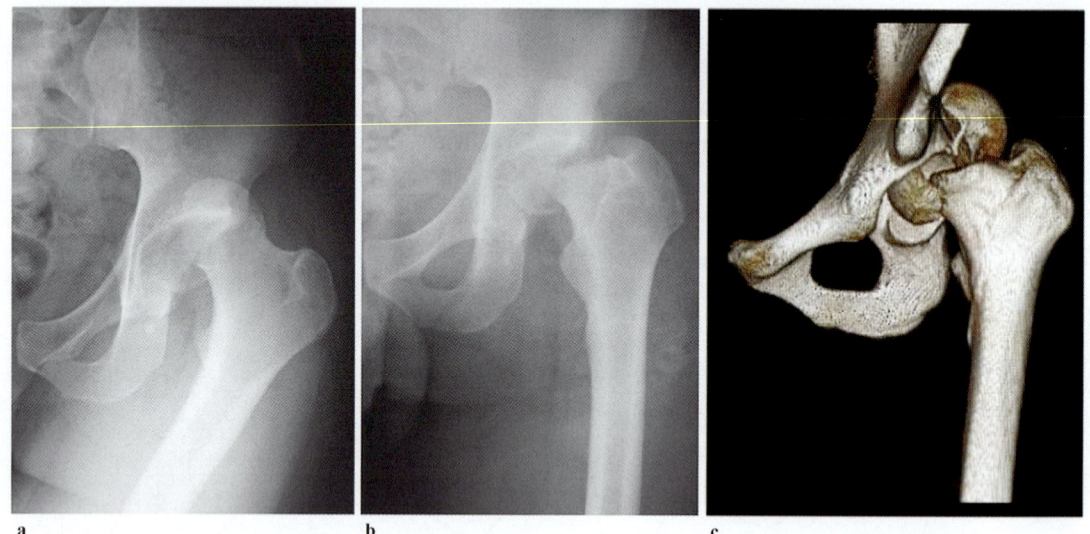

図8 脱臼整復時の骨折の合併
28歳，男性．a: Pipkin Type Ⅱの大腿骨頭骨折を伴う後方脱臼．b: 整復時に大腿骨頚部骨折を合併し，Pipkin Type Ⅲとなる．
c: 3次元CT．

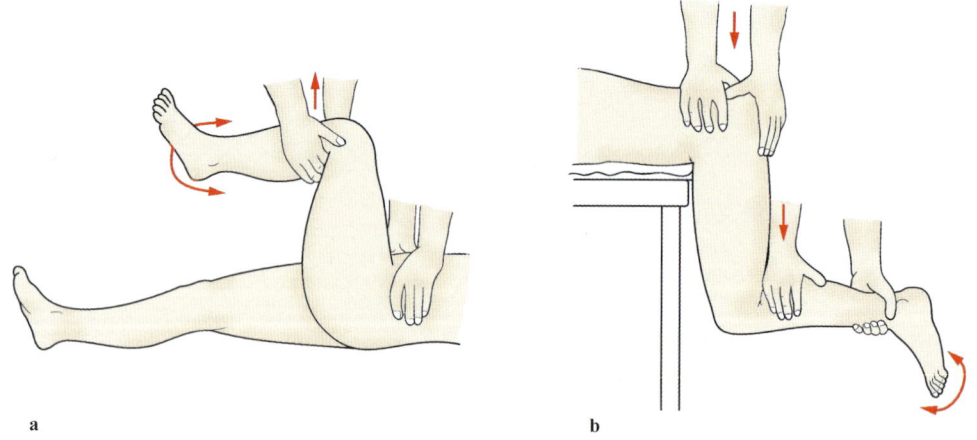

図9 脱臼整復手技
a: Allis法，b: Stimson法．

節の求心性を得ることが必要である．

　整復操作時に医原性に新たな骨折を生じることも
あり（図8），徒手整復は十分な筋弛緩を得た後に
愛護的に施行し，粗雑な操作は絶対に避けるべきで
ある．

　整復困難な場合は関節包や関節唇，関節内骨片な
どの整復阻害因子が存在するため，麻酔下での観血
的整復を考慮すべきである．

　代表的な整復方法には Allis法（Allis 1896）と
Stimson法（Stimson 1883）の2つがある．

1）Allis法（図9a）

　仰臥位で助手に上前腸骨棘部を保持させる．後方

脱臼では，術者は患者の膝窩部を両手で持ち，股関
節，膝関節を90°屈曲位の状態で緩徐に大腿骨の軸
方向に牽引力をかける．

　愛護的に内外旋動作を加えながら，ゆっくりと内
転位にすることで，整復が得られる．助手が大転子
部を外側から圧迫することで整復の手助けになるこ
ともある．

　前方脱臼では，股関節を軽度屈曲しながら緩徐に
大腿骨の軸方向に牽引力をかける．ゆっくりと内
転，内旋位として整復位を得る．助手が大腿内側か
ら外側へ圧迫することで整復の手助けになる場合が
ある．

2）Stimson法（図9b）

下肢にかかる重力を利用した手技である．

腹臥位で下肢をベッドの端から股関節，膝関節を90°屈曲位として下ろした状態とする．助手は腸骨稜部を保持し，術者は患者の下腿近位を保持し，大腿骨の軸方向に牽引力をかけることで整復を得る．

患者を腹臥位とする必要があるため，多発外傷患者などでは困難である．

整復が得られた後，股関節を他動的に動かし関節の安定性を評価する．また，単純X線像で股関節の求心位が得られているか，関節内骨片や合併損傷がないかをチェックする．必要であればCT撮影を追加する．

2．保存療法

整復後に手術療法を行うかどうかは，合併損傷の有無，関節の安定性により決定される．

骨折を伴わず，安定した股関節脱臼では疼痛が軽快するまで，ベッド上での安静や牽引などの保存療法を行う．

3．手術療法

1）大腿骨頭骨折

解剖学的整復が得られ，関節内遊離骨片がなく，股関節の安定性が得られている場合以外は手術療法の適応である．

治療方針の選択にあたっては，骨片の大きさだけで判断せず，ストレステストで安定性を確認する必要がある（Foulkら2010）．

Pipkin TypeⅠの小さな骨片は摘出術が，大きなものでは骨接合術が行われる．非荷重部の比較的小さな骨片は，摘出しても長期的な成績に影響しないという報告がある（Giannoudisら2009）．

TypeⅡとⅣでは観血的骨接合術が施行されることが多い．

Type Ⅲでは，大腿骨頚部と大腿骨頭の骨接合術を施行するが，高率に大腿骨頭壊死症が発生し長期成績は必ずしもよくない．このため年齢を考慮しながら，初期から人工股関節全置換術（THA）が選択される場合もある．

大腿骨頭の骨片は多くの場合，前下方に位置しており，Smith-Petersen進入法（Smith-Petersen 1949）（☞p.418）や，Watson-Jones進入法（Watson-Jones 1936）（☞p.425）などの前方進入法で視野が得られる．

Type Ⅳでは，後壁骨折の整復のためKocher-Langenbeck進入法（Judetら1964）（☞p.684）が選択されることが多いが，大腿骨頭への血流障害を避け，寛骨臼後壁と大腿骨頭の両方に到達するのにはtrochanteric flip osteotomy（TFO）（☞p.685）を用いた外科的脱臼術が有用である（Ganzら2001，Solbergら2009）．大腿骨頭全体の良好な展開が得ることができ，大きな骨頭骨片に対しても正確な整復固定が可能となる．

股関節鏡を用いた股関節内の遊離体の摘出や，軟部組織損傷に対する治療も報告されている（Mullisら2006）．

2）寛骨臼骨折

股関節脱臼に合併する寛骨臼骨折は主に後壁骨折である．後壁の大きさの20～40％を超える骨片を有する場合は，股関節は不安定となり，手術療法を要する（Foulkら2010）．

詳細は，寛骨臼骨折の項にゆずる．

文献

Allis OH. An Inquiry into the Difficulties Encountered in the Reduction of Dislocation of the Hip. Dornan Printer. 1896.

Foulk DM, Mullis BH. Hip dislocation: evaluation and management. J Am Acad Orthop Surg. 2010; 18 : 199-209.

Ganz R, Gill TJ, Gautier E, et al. Surgical dislocation of the adult hip a technique with full access to the femoral head and acetabulum without the risk of avascular necrosis. J Bone Joint Surg Br. 2001; 83 : 1119-1124.

Giannoudis PV, Kontakis G, Christoforakis Z, et al: Management, complications and clinical results of femoral head fractures. Injury. 2009; 40 : 1245-1251.

Judet R, Judet J, Letournel E. Fractures of the Acetabulum: Classification and surgical approaches for open reduction. preliminary report. J Bone Joint Surg Am. 1964; 46 : 1615-1646.

Mullis BH, Dahners LE. Hip arthroscopy to remove loose bodies after traumatic dislocation. J Orthop Trauma. 2006; 20 : 22-26.

Smith-Petersen MN. Approach to and exposure of the hip joint for mold arthroplasty. J Bone Joint Surg Am. 1949; 31 : 40-46.

Solberg BD, Moon CN, Franco DP. Use of a trochanteric flip osteotomy improves outcomes in Pipkin IV fractures. Clin Orthop Relat Res. 2009; 467 : 929-933.

Stimson LA. A Treatise on Fractures. H. C. Lea's Son, 1883.

Watson-Jones R. Fractures of the neck of the femur. Br J Surg. 1936; 23 : 787-808.

4 ｜ 成　績

成績は，整復までの時間と，合併損傷の程度と，後述の合併症が影響する．単純脱臼で早期に整復が得られたものでは合併症も少なく予後は比較的良好である．

システマティックレビューでは大腿骨頭骨折の成績はThompson & Epsteinの機能評価でexcellentとgoodを合わせて54.1％と報告されており，良好ではない症例も多い（Giannoudisら2009）．

大腿骨頚部骨折を伴うPipkin TypeⅢや，寛骨臼

縁の骨折を伴う Type IV では相対的に合併症が増加し成績が劣る．近年では，外科的脱臼法を用いた良好な成績が多数報告されるようになった（Khalifa ら 2021，Hosny ら 2022）．

大腿骨頭壊死症や外傷性股関節症の評価のためには，長期間の経過観察が必要である．

文献

Giannoudis PV, Kontakis G, Christoforakis Z, et al. Management, complications and clinical results of femoral head fractures. Injury. 2009; 40: 1245-1251.

Hosny H, Mousa S, Salama W. Management of femoral head fracture by Ganz surgical dislocation of the hip. J Orthop Traumatol. 2022; 23: 24.

Khalifa AA, Refai O, Farouk O, et al. Management of femoral head fractures through surgical hip dislocation (SHD): a demanding but safe technique. Arch Orthop Trauma Surg. 2021; 141: 1701-1710.

5 | 合併症

1. 外傷性大腿骨頭壊死症

後方脱臼に伴い，大腿骨頭荷重部の栄養血管である内側大腿回旋動脈（medial femoral circumflex artery）が損傷されると大腿骨頭の阻血が生じる．

脱臼に伴う大腿骨頭壊死症の発症頻度は数％〜15％程度と報告されており，受傷時に受けた損傷と整復までに要した時間に影響される．

受傷後6時間以内に整復されたものでは大腿骨頭壊死症の発生率が4％であったのに対して，6時間以上を要したものでは52％に発生したと報告されており（Hougaard ら 1987），その後のレビューでも12時間以上を要したものでは5.6倍になることが示された（Kellam ら 2016）．

可及的早期に脱臼を整復する必要がある．大腿骨頭壊死症は多くの症例で2年以内に発生すると報告されているため，長期的な経過観察が必要であるが（Brav 1962），MRI を用いれば骨壊死の有無は受傷後4週以降で判定できる．

壊死の範囲が小さければ，症状が出現せずに（発症せずに）治癒しうる．

壊死部が広範囲に及んでいる場合には，症状が進行するため，年齢や活動性，社会的状況などに応じて骨切り術や THA などが考慮される．

2. 外傷性股関節症

受傷時の関節軟骨のダメージが大きいと，経過とともに股関節症が出現する．股関節脱臼後に最も注意すべき長期的合併症の1つである．

Upadhyay ら（1983）は，14年間の単純脱臼の経過観察を行い，大腿骨頭壊死症による2次性の股関節症が8％に生じ，16％に外傷性股関節症を生じたと報告している．

大腿骨頭壊死症による2次性の股関節症を含めると，発生率は70％に上るという報告もある（Stewart ら 1954）．また，寛骨臼骨折を合併した症例では，88％に外傷性股関節症を生じたと報告されている（Upadhyay ら 1981）．

3. 坐骨神経麻痺

後方脱臼に伴い坐骨神経に損傷を受けることがある．断裂することは稀で，脱臼した骨頭や転位した骨片により牽引されることにより損傷する（図10）．

後方脱臼の10〜15％に合併すると報告されている（Stewart ら 1954）．総腓骨神経が障害される場合が多い．40〜50％の症例で麻痺が回復すると報告されているが（Foulk ら 2010），回復が認められない症例では下肢装具が必要となる．

4. 膝関節軟部組織損傷

脱臼と同側の膝関節に軟部組織損傷を合併する場合が多い．半月板損傷が22％に，骨挫傷が33％に，十字靱帯損傷が25％に，側副靱帯損傷が21％に合併していたと報告されている（Schmidt ら 2005）．

5. 反復性脱臼

骨折を合併した症例を除き，反復性脱臼は非常に稀である．軟部組織損傷（寛骨臼縁から剥離した関節唇や関節包の欠損など）が原因と考えられている（Nelson ら 1970，Rashleigh-Belcher ら 1986）．

文献

Brav EA. Traumatic dislocation of the hip. Army experience and results over a twelve-year period. J Bone Joint Surg Am. 1962; 44 : 1115-1134.

Foulk DM, Mullis BH. Hip dislocation: evaluation and management. J Am Acad Orthop Surg. 2010; 18 : 199-209.

Hougaard K, Thomsen PB. Coxarthrosis following traumatic posterior dislocation of the hip. J Bone Joint Surg Am. 1987; 69 : 679-683.

Kellam P, Ostrum RF. Systematic review and meta-analysis of avascular necrosis and posttraumatic arthritis after traumatic hip dislocation. J Orthop Trauma. 2016; 30: 10-16.

Nelson CL. Traumatic recurrent dislocation of hip. report of a case. J Bone Joint Surg Am. 1970; 52 : 128-130.

Rashleigh-Belcher HJ, Cannon SR. Recurrent dislocation of the hip with a"Bankart-type"lesion. J Bone Joint Surg Br. 1986; 68 : 398-399.

Schmidt GL, Sciulli R, Altman GT. Knee injury in patients experiencing a high-energy traumatic ipsilateral hip dislocation. J Bone Joint Surg Am. 2005; 87 : 1200-1204.

Stewart MJ, Milford LW. Fracture-dislocation of the hip; an end-result study. J Bone Joint Surg Am. 1954; 36 : 315-342.

Upadhyay SS, Moulton A. The long-term results of traumatic posterior

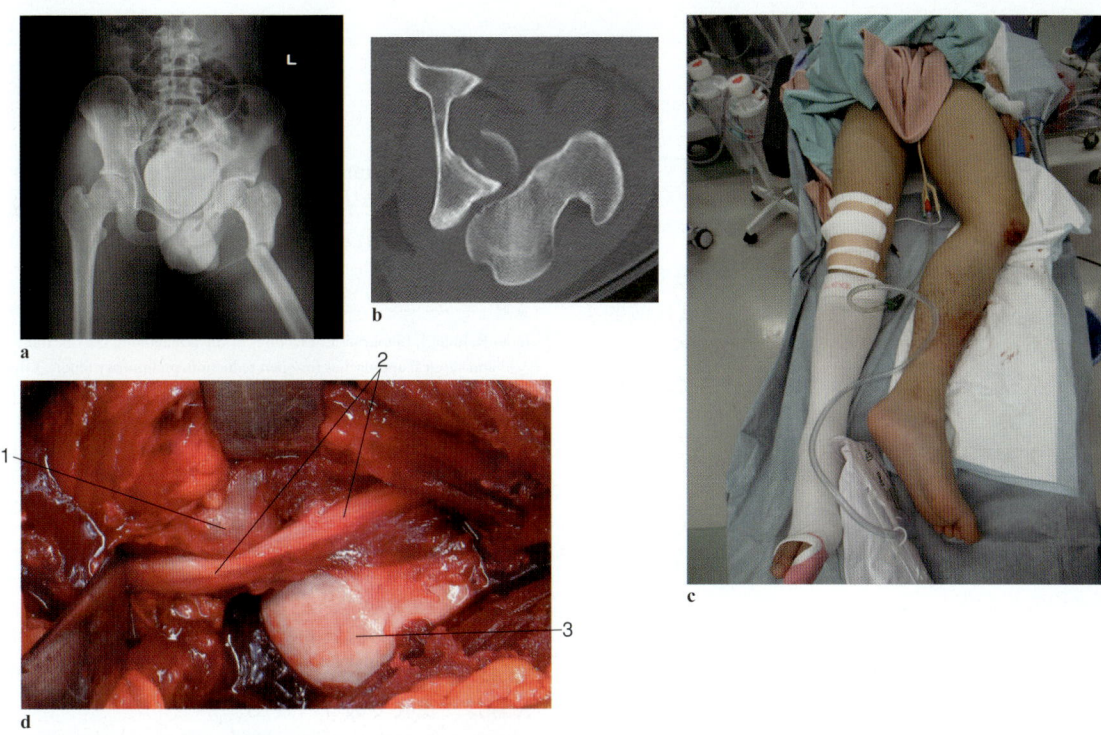

図10　17歳，男性．股関節後方脱臼に伴う坐骨神経障害

a：初診時単純 X 線正面像．股関節後方脱臼に大腿骨頭骨折（Pipkin TypeI）と大腿骨骨幹部骨折を合併．

b：初診時単純 CT．

c：受傷時の肢位．後方脱臼であるが，大腿骨骨幹部骨折を合併しているため患肢は外旋位をとっていた．

d：術中写真．股関節脱臼に対し，緊急で観血的整復を行った．右側臥位・後方アプローチで展開．坐骨神経が脱臼した骨頭にひっかかり強く牽引されていた．坐骨神経不全麻痺を認めたが，1週程度で回復した．
1- 小転子，2- 牽引された坐骨神経，3- 脱臼した大腿骨頭

dislocation of the hip. J Bone Joint Surg Br. 1981; 63 : 548-551.

Upadhyay SS, Moulton A, Srikrishnamurthy K. An analysis of the late effects of traumatic posterior dislocation of the hip without fractures. J Bone Joint Surg Br. 1983; 65 : 150-152.

3　寛骨臼骨折

1　解剖と分類

寛骨臼は解剖学的に複雑な構造をしており，寛骨臼骨折（acetabular fracture）の発生頻度は比較的少ないものの，治療が困難な骨折の1つである．

交通事故など高エネルギー外傷に伴って，若年者に発生することが多いが，転倒など低エネルギー外傷による高齢者の受傷も増加している（Laird ら2005）．

膝または大転子に加わった強い外力が大腿骨頭から寛骨臼に作用し，その力の大きさと方向によって種々の骨折が生じる．

寛骨臼は腸骨，恥骨，坐骨に取り囲まれた構造をしており，Judet ら（1964）はこれらを含めた外科的寛骨臼（surgical acetabulum）という概念を提唱した．

外科的寛骨臼は逆Y字構造をしており，腸骨稜から寛骨臼前方を通り恥骨にいたる前柱と，寛骨臼後方から坐骨棘にいたる後柱の2つの柱で構成されている（two column concept）（図1）．

約60°の角度をなす2つの柱は寛骨臼上部で連結され，この部分を sciatic buttress とよぶ．この前柱と後柱に前壁と後壁を加えた4つが寛骨臼の基本構成要素である．

寛骨臼骨折の分類には，外科的寛骨臼の概念をもとにした Judet & Letournel 分類が広く用いられている（図2）．この分類では，基本構成要素の骨折に寛骨臼の横骨折を加えた5種類の基本骨折（elementary fracture）と，基本骨折のうち少なくとも2つの骨折を含む5種類の複合骨折（associated fracture）の計10型がある．

文献

Judet R, Judet J, Letournel E. Fractures of the acetabulum: classification and surgical approaches for open reduction. preliminary report. J Bone Joint Surg Am. 1964; 46 : 1615-1646.

Laird A, Keating JF. Acetabular fractures: a 16-year prospective epidemiological study. J Bone Joint Surg Br. 2005; 87 : 969-973.

2　診　断

寛骨臼骨折の診断には，骨盤正面X線像に加えて，両45°斜位像の閉鎖孔斜位像と腸骨斜位像の3つのX線像が重要である（図3）．

3方向の画像から解剖学的ランドマークの破綻の有無を確認し，骨折型を判断する．たとえば，後柱骨折では iliopectineal line は正常で，ilio-ischial line，寛骨臼後縁，後柱後縁のラインに破綻がみられる．

両柱骨折では，寛骨臼骨片が内側に偏位し，閉鎖孔斜位像で腸骨骨片が spur sign としてみられる（Johnson 2005）．

3次元CTを含めたCT像では，より立体的に詳細な骨折型の判断が可能である（図4）．X線像単独では判断が困難な，骨片の大きさ，関節内骨片の有無，脱臼に伴う関節面の陥没骨折（marginal impaction），大腿骨頭骨折の有無などの精査に非常に有用である（図5）．

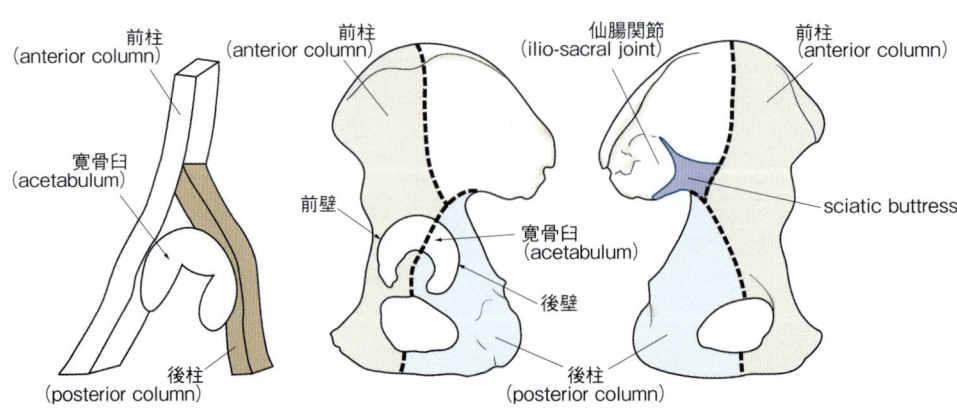

図1　外科的寛骨臼と two column concept

基本骨折（elementary fracture）

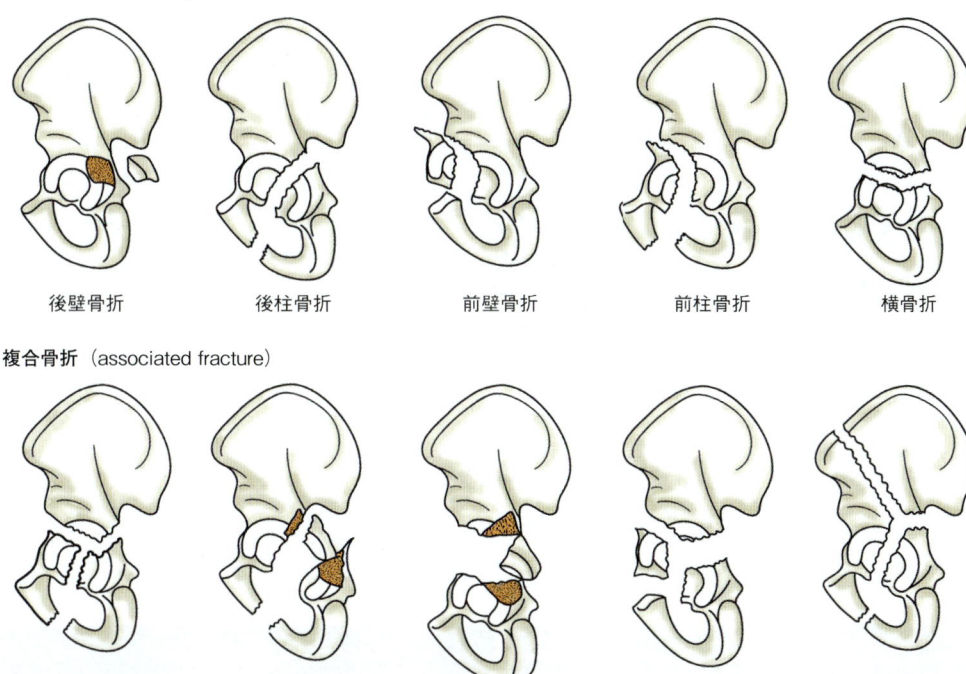

後壁骨折　　　後柱骨折　　　前壁骨折　　　前柱骨折　　　横骨折

複合骨折（associated fracture）

T字状骨折　　後柱＋後壁骨折　横＋後壁骨折　前方＋後方半横骨折　両柱骨折

図2　Judet & Letournel 分類

文献 ─────

Johnson TS. The Spur Sign. Radiology. 2005; 235 : 1023-1024.

3 ｜ 治　療

1. 保存療法

　転位がないか牽引により良好な整復位が得られるものでは，保存療法を選択する．

　転位のない骨折では，2週間程度の介達牽引の後に，疼痛に応じて部分荷重を開始する．転位のある骨折では，大腿骨顆部あるいは下腿に鋼線を刺入して直達牽引を4〜6週程度行い，その後疼痛に応じて部分荷重を開始する．

　転位の少ない症例では良好な成績が報告されているが，関節面に3mm以上の転位が残存したものでは成績は不良であり，手術療法を考慮する（Roweら1961，Mattaら1986）．

2. 手術療法

　寛骨臼骨折は股関節の関節内骨折であるため，長期的には股関節症をきたす可能性がある．その進行予防のためには，関節面，特に荷重部関節面の解剖学的な再建が必要である．

　良好な臨床成績のためには整復の質を高めることが重要であり，特に関節面のstep-offの残存はgapに比べて影響が大きいことが報告されている（Verbeekら2018）．

　手術を行うにあたり考慮する点は，全身状態，骨折型（Judet & Letournel 分類）と進入法，骨片の転位の程度，関節面陥没骨折や大腿骨頭骨折などの合併の有無，術者および助手の手術習熟度，患者の骨質（骨粗鬆症の有無），開放創の有無と部位，などである．

　寛骨臼は解剖学的に複雑な形状をしており，関節面は直視下に整復することができない．内固定ができる骨の部位も限られており，手術には入念な術前計画と十分な知識，経験，技術が必要である．

　手術時期としては，骨折部の出血が落ち着き全身状態が安定した時期が望ましいが，できるだけ早期に行う必要がある．受傷から3週間程度で骨折部周囲には仮骨が形成され，整復が困難となる．

　基本骨折では15日以内，複合骨折では5日以内に手術を行った場合，anatomical reduction を得られやすいという報告がある（Madhuら2006）．

a b c

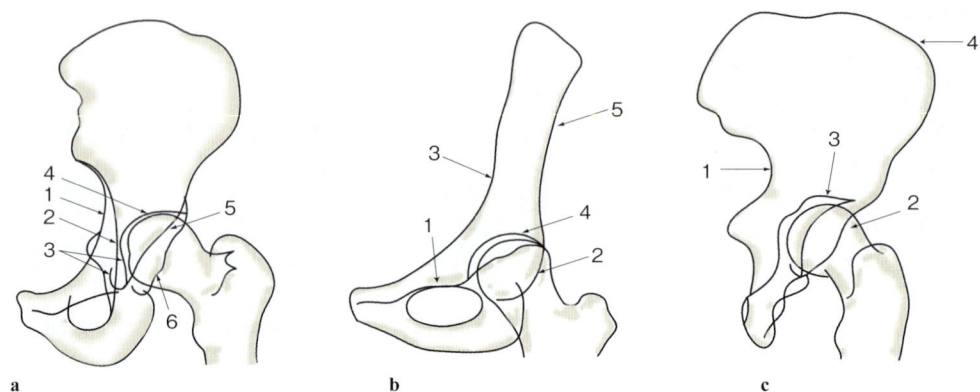

図 3 X 線像における解剖学的ランドマーク

a: 骨盤正面像. 1 iliopectineal line, 2 ilioischial line, 3 涙滴(teardrop), 4 寛骨臼荷重部, 5 寛骨臼前縁, 6 寛骨臼後縁.
b: 閉鎖孔斜位像. 1 閉鎖孔, 2 寛骨臼後縁, 3 前柱前縁, 4 関節面, 5 腸骨翼.
c: 腸骨斜位像. 1 後柱後縁, 2 寛骨臼前縁, 3 関節面, 4 腸骨翼.

a b c d e

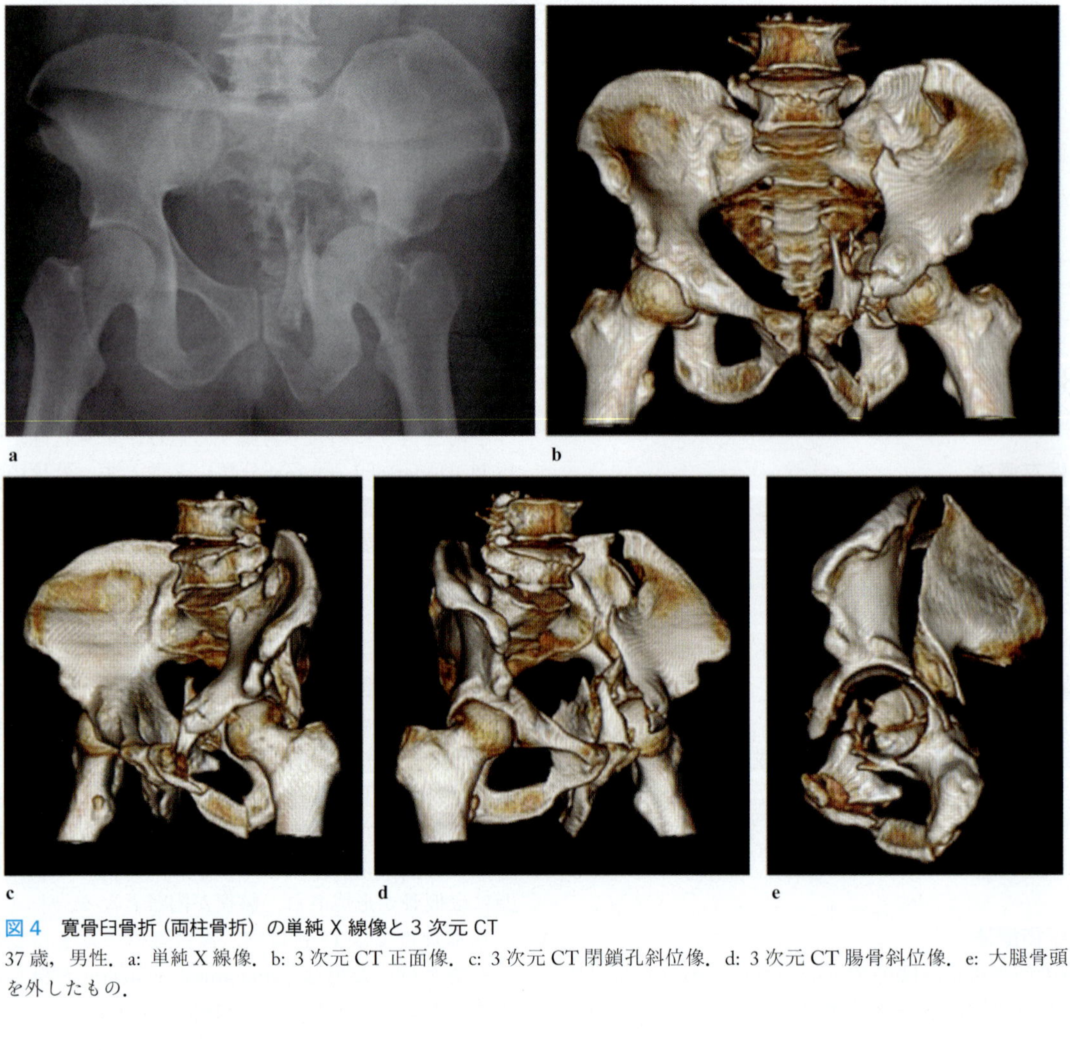

図 4 寛骨臼骨折（両柱骨折）の単純 X 線像と 3 次元 CT

37 歳, 男性. a: 単純 X 線像. b: 3 次元 CT 正面像. c: 3 次元 CT 閉鎖孔斜位像. d: 3 次元 CT 腸骨斜位像. e: 大腿骨頭を外したもの.

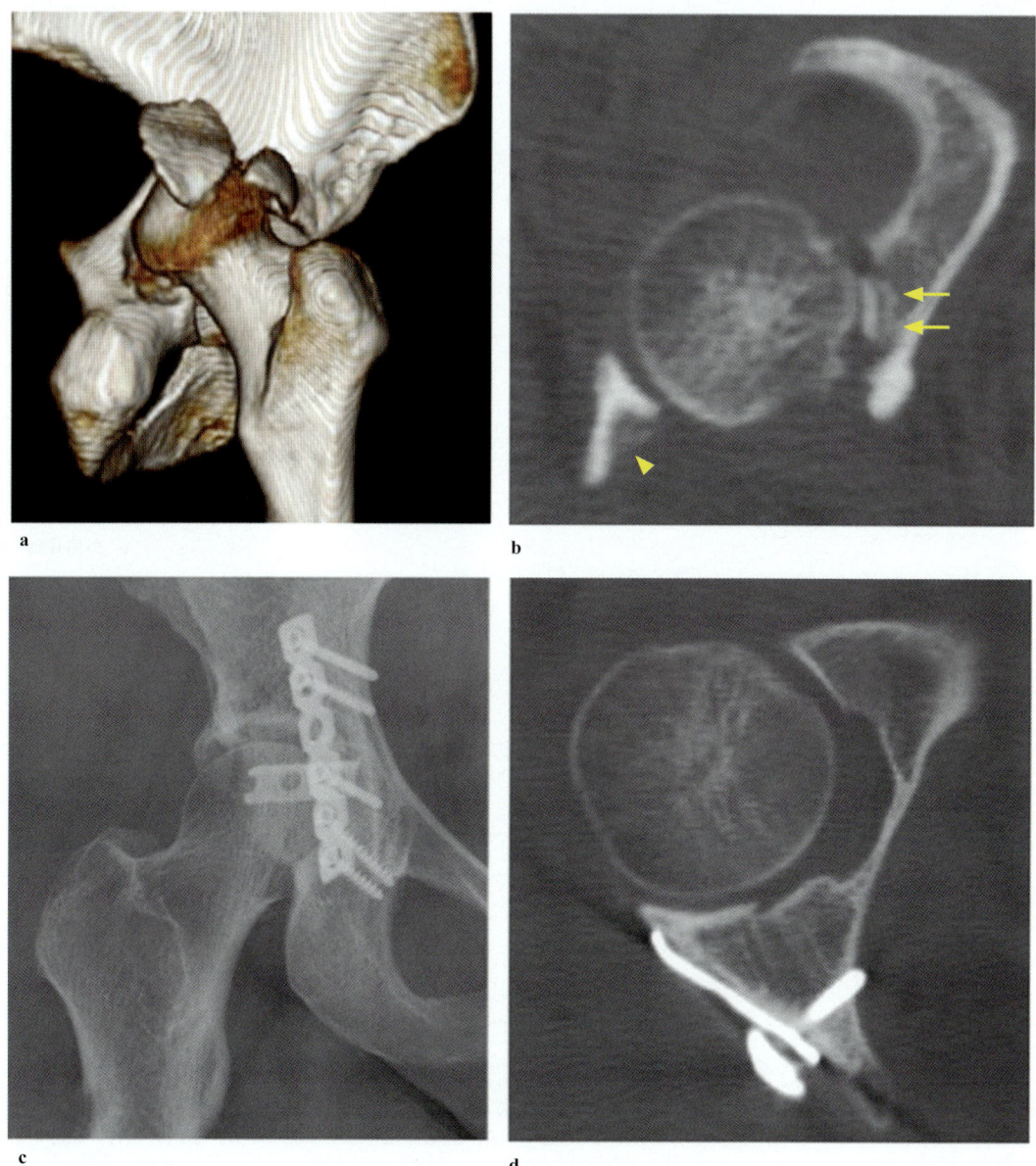

a　b
c　d

図5　股関節後方脱臼骨折

57歳，女性．a: 3次元CT，右寛骨臼後面．b: 関節面の陥没骨折(矢印)と大きく転位した後壁骨片(矢頭)が認められる．
c: spring plate による骨接合術を行った．d: CT．股関節の適合性が回復している．

1）手術進入法

　すべての骨折型に対応できる単独の進入法はなく，それぞれの骨折型に合わせて適切な進入法を選択し，場合によっては複数の進入法を併用する必要がある．

　代表的な進入法には ilioinguinal 進入法，Kocher-Langenbeck 進入法がある．

　① ilioinguinal 進入法（Letournel ら 1981）（図6）

　　前柱，前壁骨折を含む骨折型が適応となる．

腸骨稜から恥骨結合までの広い範囲の展開が可能である．

　皮膚切開を横切る各構成体の間から，整復固定を行う．各骨片を直視下に整復することは難しく，X線透視を用いて解剖学的ランドマークの整復具合を確認しながら手術を進めていく．

　まず，腸腰筋を内側によけ腸骨稜から仙腸関節までを展開する（第1開窓部）．

　次に，腸腰筋を外側に大腿動静脈を内側に

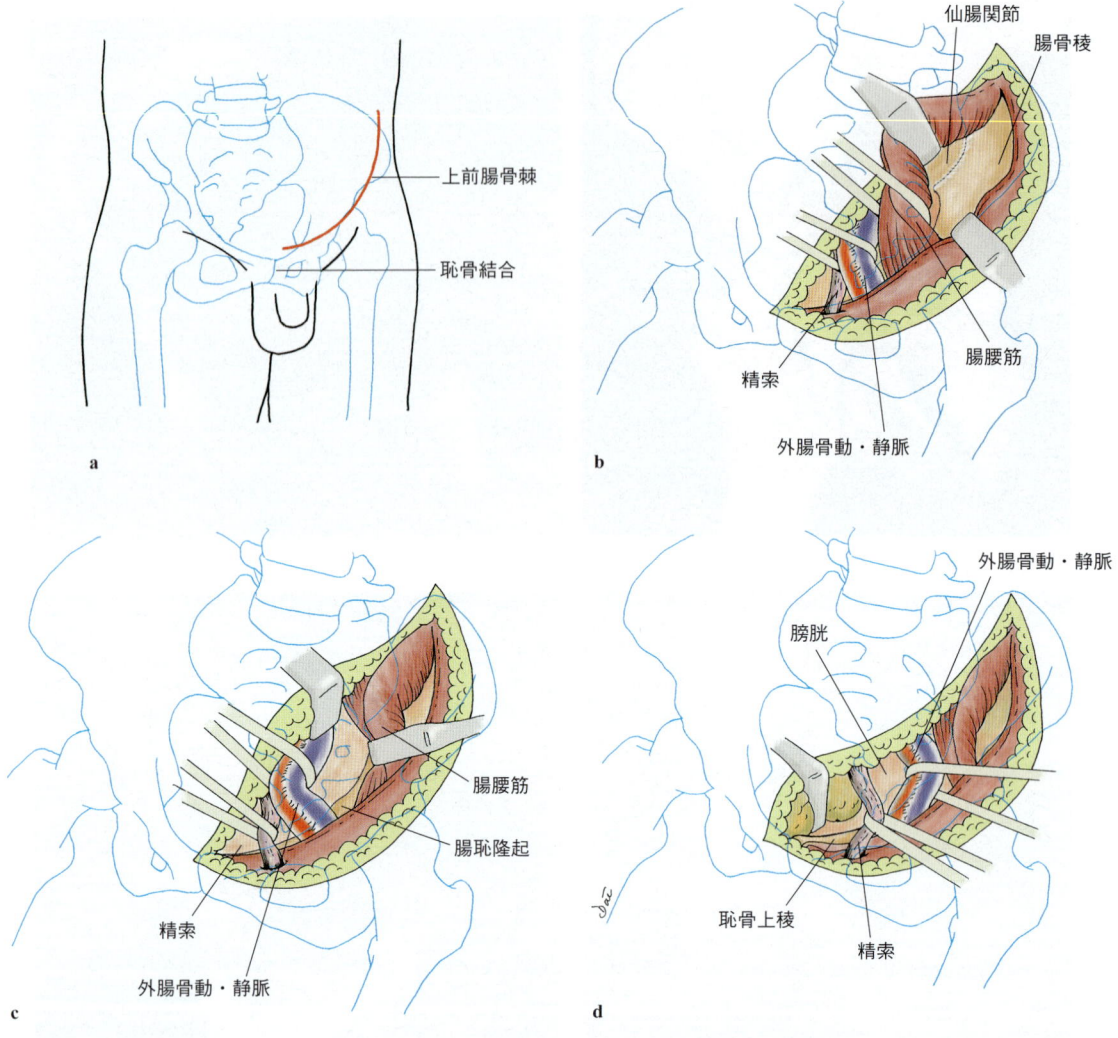

図6 ilioinguinal 進入法
a: 腸骨翼後方から恥骨結合約2横指上方まで皮膚切開を加える.
b: 腸腰筋上方の first window から腸骨翼, 仙腸関節, 弓状線上方が展開可能である.
c: 腸腰筋と大腿動・静脈, リンパ組織の間の second window から, 腸恥隆起付近が展開できる. 筋肉と血管の間隙から骨折部に到達する.
d: 大腿動・静脈, リンパ組織の内側の third window から恥骨上枝が触れる.

よけることで, 寛骨臼前壁から quadrilateral surface を展開する（第2開窓部）.

そして, 血管束を外側に, 精索（女性では円靱帯）を内側に避け, 腸恥隆起から恥骨上枝を触知する（第3開窓部）.

さらに, 精索を外側によけると恥骨結合部を操作することが可能である（第4開窓部）.

股関節を屈曲位に保つことで, 腸腰筋が弛緩し良好な視野を得ることができる. 上前腸骨棘の内側に外側大腿皮神経が走行している. 術中

の牽引あるいは損傷により, 術後大腿前面の知覚障害が残ることが多いので注意が必要である.

② Kocher-Langenbeck 進入法

（Judet ら 1964）（図7）

後柱, 後壁骨折を含む骨折型で用いられる. 側臥位と腹臥位を選択できる. 後柱成分の整復には腹臥位のほうが有利であるが, trochanteric flip osteotomy を併用する際には側臥位にする必要がある.

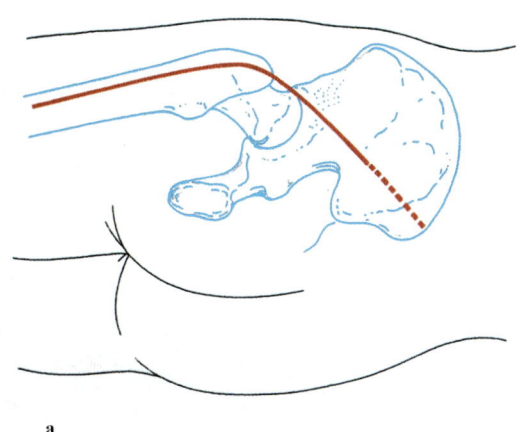

a

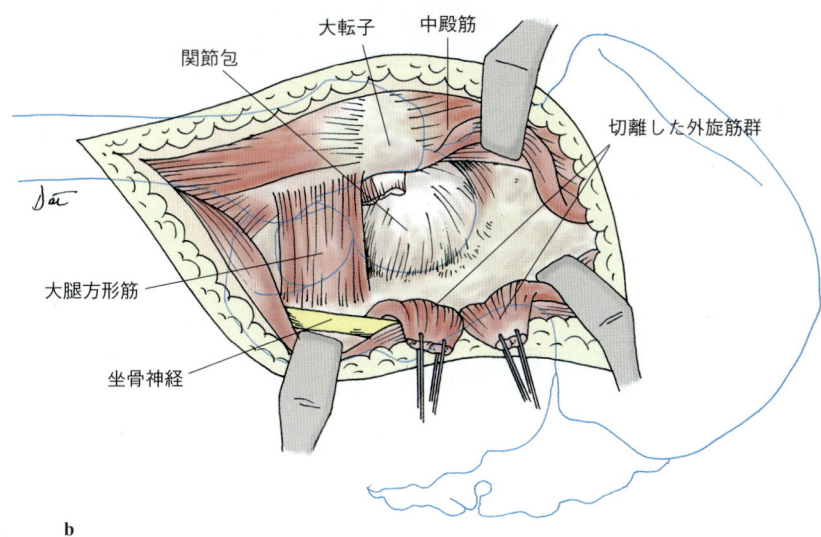

関節包　大転子　中殿筋

切離した外旋筋群

大腿方形筋

坐骨神経

b

図7　Kocher-Langenbeck 進入法
手術体位は腹臥位か側臥位とする.
a: 後上腸骨棘から大転子頂点を通り, 大腿骨軸に沿った皮膚切開を加える.
b: 外旋筋群を後方に翻転し, 後壁から後柱を展開する.

③ trochanteric flip osteotomy(Tannast ら 2010)
（図 8）この方法を併用することで寛骨臼上方まで展開が可能である.
④ modified Stoppa 進入法（Cole ら 1994）
　　前方アプローチの1つで, 内方に転位した quadrilateral surface と後柱を直視下に整復し, 外側へ押し出すように buttress 固定ができるという特徴がある. また, ilioinguinal 進入法より侵襲が小さいといわれており, 近年普及してきている（Meena ら 2017, Cimerman ら 2021）.

2）整復と固定
　　寛骨臼骨折の整復操作は狭い術野のなかで行うことが多く, ボール付きスパイク, 骨盤用整復鉗子, coaxial reduction forceps といった専用の整復鉗子が有用である.
　　また, ポイント付き骨鉗子による整復, 骨片に刺入したスクリューヘッドを利用した整復, 骨片に刺入したシャンツスクリューによる整復, などのテクニックにも精通しておく必要がある.
　　転子部に骨頭抜去器を挿入し, 外側に牽引をかけ

ることによって ligamentotaxis を利用して整復する
手技も有効である.

　固定に使用するスクリューは関節内に入らないよ
うに十分注意し，股関節を他動的に動かし誤挿入が
ないことを確認する．スクリューで直接固定する
ことが困難な小さな後壁骨片の固定には，1/3 円プ

レートを利用した spring plate が有用である（Mast
ら 1989）（図 9）.

　低侵襲な経皮的スクリュー固定の報告（Rommens
2007）もあるが，関節内や骨外への誤挿入には十分
に注意を払う必要がある.

　術後は，ドレーンを抜去した時点で持続的他動運

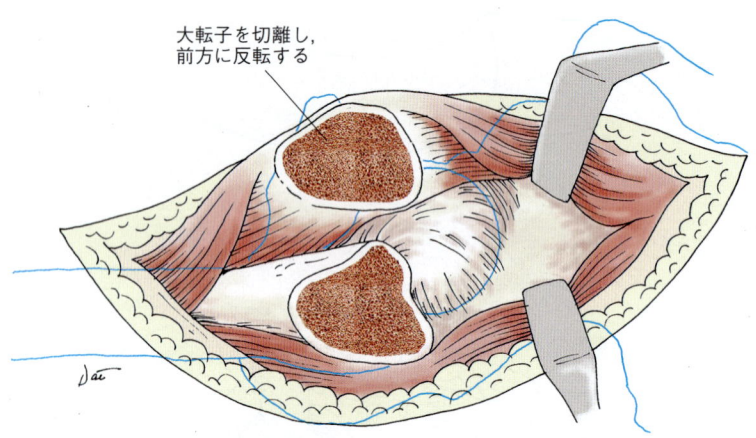

図 8　trochanteric flip osteotomy
中・小殿筋を外側広筋をつけた大転子を前方に翻転すると寛骨臼上縁から後柱
までの広い範囲が展開可能である.

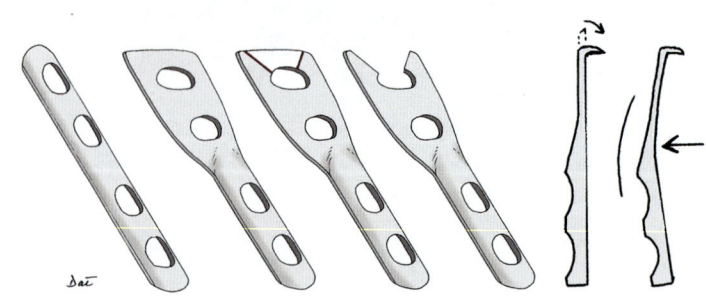

a

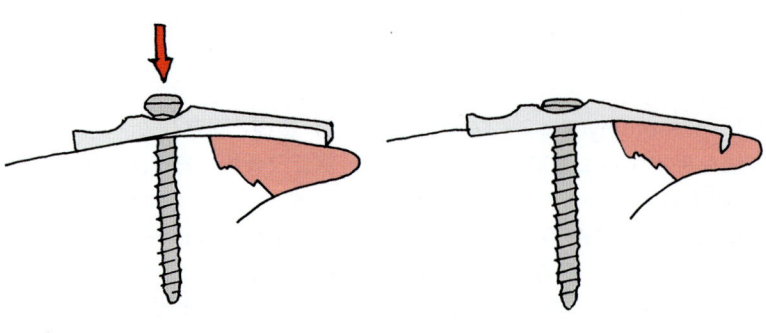

b

図 9　spring plate の使用
a: 1/3 円プレートの先をフック状にして小骨片を押さえる.
b: 後壁骨片に対する spring plate 使用（矢印）.

動（CPM）を開始し，股関節の可動域訓練を行う．術後 1 週で坐位保持と車椅子移乗を許可する．術後 4 〜 6 週から部分荷重を開始し，術後 10 〜 12 週で全荷重を許可する．

文献

Cimerman M, Kristan A, Jug M, et al. Fractures of the acetabulum: from yesterday to tomorrow. Int Orthop. 2021; 45: 1057-1064.

Judet R, Judet J, Letournel E. Fractures of the acetabulum: classification and surgical approaches for open reduction. preliminary report. J Bone Joint Surg Am. 1964; 46 : 1615-1646.

Letournel E, Judet R. Fractures of the Acetabulum. Springer-Verlag. 1981.

Madhu R, Kotnis R, Al-Mousawi A, et al. Outcome of surgery for reconstruction of fractures of the acetabulum. The time dependent effect of delay. J Bone Joint Surg Br. 2006; 88: 1197-1203.

Mast J, Jakob R, Ganz R. Tricks (Mast J. et al eds: Planning and Reduction Technique in Fracture Surgery. Springer. 1989; 228-250.

Matta JM, Mehne DK, Roffi R. Fractures of the acetabulum. Early results of a prospective study. Clin Orthop Relat Res. 1986; 205 : 241-250.

Meena S, Sharma PK, Mittal S, et al. Modified Stoppa approach versus ilioinguinal approach for anterior acetabular fractures; A systematic review and meta-analysis. Bull Emerg Trauma. 2017; 5: 6-12.

Rommens PM. Is there a role for percutaneous pelvic and acetabular reconstruction? Injury. 2007; 38 : 463-477.

Rowe CR, Lowell JD. Prognosis of fractures of the acetabulum. J Bone Joint Surg Am. 1961; 43 : 30-92.

Tannast M, Krüger A, Mack PW, et al. Surgical dislocation of the hip for the fixation of acetabular fractures. J Bone Joint Surg Br. 2010; 92 : 842-852.

Verbeek DO, van der List JP, Tissue CM, et al. Predictors for long-term hip survivorship following acetabular fracture surgery: importance of gap compared with step displacement. J Bone Joint Surg Am. 2018; 100: 922-929.

4 ｜ 成　績

Matta（2006）は，ilioinguinal 進入法で手術を行った 81 例の術後平均 3 年の成績を調査し，臨床的に 30 例（37 ％）が excellent，38 例（47 ％）が good，11 例（14％）が fair，2 例（2％）が bad であったと報告している．

Tannast ら（2012）は，手術を行った 816 例の成績を調査し，native hip の生存率は 79%（20 年）であり，前壁骨折で成績が悪かった（34%）と報告した．

Giannoudis ら（2005）は，3,670 症例の寛骨臼骨折の meta-analysis を行った．術後 5 年で 75 〜 80％の患者において良好な成績であり，前壁骨折と後柱骨折で成績が悪く，前柱骨折と横骨折でよかったと報告している．単純骨折に比べ，複合骨折では有意に成績が低下する．

文献

Giannoudis PV, Grotz MR, Papakostidis C, et al. Operative treatment of displaced fractures of the acetabulum. A meta-analysis. J Bone Joint Surg Br. 2005; 87: 2-9.

Matta JM. Operative treatment of acetabular fractures through the ilioinguinal approach: a 10-year perspective. J Orthop Trauma. 2006; 20 : S20-29.

Tannast M, Najibi S, Matta JM. Two to twenty-year survivorship of the hip in 810 patients with operatively treated acetabular fractures. J Bone Joint Surg Am. 2012; 94: 1559-1567.

5 ｜ 合併症

1．神経損傷

後方脱臼に伴う坐骨神経麻痺が多い．股関節脱臼の項（☞ p.678）を参照されたい．手術進入法や術中操作中の圧迫や牽引による大腿神経，上殿神経，大腿外側皮神経の損傷にも注意が必要である．

2．異所性骨化（☞ p.857）

異所性骨化（ectopic ossification）は手術侵襲に伴い発生し，後方進入法や拡大進入法を使用した場合に多く，ilioinguinal 進入法では発生は稀である．頭部外傷を合併した場合に発生頻度が高い．

予防には低用量の放射線照射や非ステロイド性抗炎症薬の使用が有効とされている（Ranganathan ら 2015）．治療として外科的切除が選択肢であるが，骨化の成熟後に高度の可動域制限例にのみ考慮すべきである．

3．外傷性変形性股関節症

変形性関節症の発生要因としては，受傷時に加わった関節軟骨への衝撃的な力学的ストレス，関節内骨片，関節面の平面不整などが考えられ，5 〜 15％に発生すると報告されている（Mayo 1994, Matta 1996）．

4．外傷性大腿骨頭壊死症

大腿骨頭壊死の発生要因として，脱臼時の内側大腿回旋動脈の損傷が考えられる．

また，後方進入法で手術を行う際には，大腿方形筋のなかを走行する内側大腿回旋動脈を損傷しないように十分注意する必要がある．

5．静脈血栓塞栓症

寛骨臼骨折は多発外傷を伴うことも多く，安静臥床や牽引などによる不動化，血腫による血管の物理的閉塞，外傷や輸血に伴う凝固能の亢進により血栓症の最高リスクに位置している．

術前からの予防が必要であるが，予防による出血リスクも増加するので考慮が必要である（Slobogean

ら 2009).

文献 ────

Matta JM. Fractures of the acetabulum: accuracy of reduction and clinical results in patients managed operatively within three weeks after the injury. J Bone Joint Surg Am. 1996; 78 : 1632-1645.

Mayo KA. Open reduction and internal fixation of fractures of the acetabulum. Results in 163 fractures. Clin Orthop Relat Res. 1994; 305 : 31-37.

Ranganathan K, Loder S, Agarwal S, et al. Heterotopic ossification: Basic-science principles and clinical correlates. J Bone Joint Surg Am. 2015; 97: 1101-1111.

Slobogean GP, Lefaivre KA, Nicolaou S, et al. A systematic review of thromboprophylaxis for pelvic and acetabular fractures. J Orthop Trauma. 2009; 23 : 379-384.

6 高齢者寛骨臼骨折

人口の高齢化に伴い，60歳以上の高齢者の寛骨臼骨折が増加している（Ferguson ら 2010）．高齢化の著しいわが国においてはその傾向はより顕著であるだろう．

高齢者では交通事故などの高エネルギー外力によるものだけでなく，骨脆弱性を背景として平地転倒などの低エネルギー外力でも受傷しうる（Park ら 2023）．

治療法としては，保存療法，経皮的スクリュー固定術，観血的骨接合術，人工股関節全置換術があり，患者の受傷前の活動度，骨折型，手術耐容性などに応じて決定すべきである（Villacres ら 2022）．

保存加療では，高齢者では長期臥床による合併症が増加しやすいことを考慮しなければならない．長期の牽引は避けることが望ましい．

経皮的スクリュー固定術は，転位は少ないが疼痛が強く体動困難な場合がよい適応となる．低侵襲な整復操作が可能であれば，転位のある症例にも考慮しうる（Gary ら 2011）．

観血的骨接合術の適応は，青壮年と同様に，転位の大きい症例や関節不安定性がある場合である．しかし，関節面の粉砕・陥没，骨頭損傷などの骨接合術の予後不良因子が存在する場合や，長時間の手術が避けられない場合は，人工股関節全置換術を考慮する（Butterwick ら 2015）．

急性期に行う場合は，骨接合を併用するかサポートリングを用いてカップ設置のための土台の安定性をえる必要がある．

これらの治療法の選択は，実臨床においては悩ましいことも多いと思われるが，患者背景と術者の技量・経験を踏まえ，症例ごとに慎重に検討する必要がある．

文献 ────

Butterwick D, Papp S, Gofton W, et al. Acetabular fractures in the elderly: evaluation and management. J Bone Joint Surg Am. 2015; 97: 758-768.

Ferguson TA, Patel R, Bhandari M, et al. Fractures of the acetabulum in patients aged 60 years and older: an epidemiological and radiological study. J Bone Joint Surg Br. 2010; 92: 250-257.

Gary JL, Lefaivre KA, Gerold F, et al. Survivorship of the native hip joint after percutaneous repair of acetabular fractures in the elderly. Injury. 2011; 42: 1144-1151.

Park KC, Oh CW, Kim JW, et al. Acetabular fractures in elderly. J Orthop Sci. 2023; 28: 376-379.

Villacres Mori B, Young JR, Lakra A, et al. Team approach: Management of geriatric acetabular fractures. JBJS Rev. 2022; 10(5).

4 　裂離骨折

1 　上前腸骨棘裂離骨折

　骨盤の裂離骨折（avulsion fracture）のうち最も頻度が高い．縫工筋および大腿筋膜張筋の起始部の裂離骨折であり，14 ～ 16 歳の男子に起こりやすい．

　原因としては大腿筋膜張筋や縫工筋の伸展位での過度の緊張，股関節の急激な屈曲伸展の反復運動があげられる（Chiou ら 2005）．

　スポーツ種目では，陸上，サッカー，野球の順に多い．頻度としては骨盤・股関節外傷の 1.4％を占める．

1. 症状と診断

　疾走中などに，突然股関節上部に激痛を生じ，走行不能となる．時として裂離音を感じることがある．

　診断は単純 X 線像により容易である（図 1）．前後像では裂離骨片が確認できず，斜位像でのみ診断可能な場合もある．

2. 治療方針

　通常骨片が薄く，原則として保存療法を選択する．変形癒合しても機能障害を起こすことがほとんどない．

　稀に骨片が大きい場合があり，この場合手術療法を選択する．

3. 保存療法

　ギプス固定は行わず，股関節軽度屈曲位での安静をとらせる．1 ～ 2 週で松葉杖歩行を許可し，4 ～ 6 週間は免荷とする．スポーツ復帰は 8 ～ 12 週で許可する．

4. 手術療法

　Kosanovic ら（2002）は，早期のスポーツ復帰を望む例や，骨片転位の大きい例では手術療法を推奨している．

　手術療法を行うことによりスポーツ復帰までの期間が保存療法に比べて短期間であったと報告している．Kautzner ら（2014），Cai ら（2020）も同様に，早期のスポーツ復帰を望む例や，骨片転位の大きい例では手術療法の有用性を報告している．

文献

Cai W, Xie Y, Su Y. Comparison of non-surgical and surgical treatment using absorbable screws in anterior-superior iliac spine avulsion fractures with over 1.5cm displacement. Orthop Traumatol Surg Res. 2020; 106: 1299-1304.

Chiou WF, Leu CC, Chou CS, et al. Avulsion fracture of the anterior superior iliac spine with an unusual surgical complication: meralgia paresthetica. Mid Taiwan J Med. 2005; 10 : 212-216.

Kautzner J, Trc T, Havlas V. Comparison of conservative against surgical

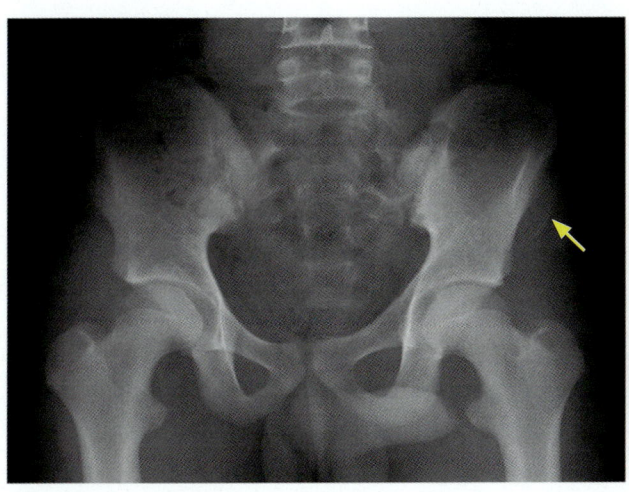
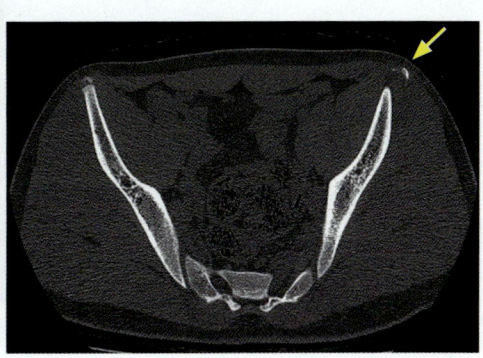

a　　　　　　　　　　　　　　　　　　　　b

図 1 　上前腸骨棘裂離骨折
14 歳，男性．ラグビーで走行中，左鼠径部に疼痛を生じ，起立困難となった．
a: 単純 X 線像，b: CT 像：左上前腸骨棘に転位を伴う裂離骨片を認める（矢印）．

treatment of anterior-superior iliac spine avulsion fractures in children and adolescents. Int Orthop. 2014; 38: 1495-1498.

Kosanovic M, Brilej D, Komadina R, et al. Operative treatment of avulsion fracture of the anterior superior iliac spine according to the tension band principle. Arch Orthop Trauma Surg. 2002; 122 : 421-423.

2　下前腸骨棘裂離骨折

骨盤裂離骨折のうち，上前腸骨棘についで多い．下前腸骨棘は大腿直筋の起始であるために，キック動作で生じやすく，スポーツに伴う場合が多い．

受傷スポーツ種目としてはサッカーで頻度が高く，13〜15歳の男性に多い．

1．症状と診断

ボールを蹴った時や跳躍動作の着地時に股関節部に激痛を感じ，走行不能になったり，転倒したりする．診断は単純X線像によるが，前後像では裂離骨片を確認できず斜位像で確認できることが多い．

2．治療方針

原則として保存療法を選択する．上前腸骨棘裂離骨折と同様，変形癒合しても機能障害を起こすことがほとんどない．

骨片が大きい場合，転位が著しい場合は手術療法を選択する．

3．保存療法

ギプス固定は行わず，股関節を軽度屈曲，膝を伸展位で安静をとらせる．1〜2週で松葉杖歩行を許可し，4〜6週間は免荷を行う．スポーツによる受傷の場合，その復帰は8〜12週で許可する．

4．手術療法

手術療法では，スクリュー固定や tension band wiring などを行う．渡邉ら（1989）は，手術治療例で歩行可能となるまでの期間は有意に短かったとしている．

また，Rajasekhar ら（2001）は，2cm 以上の転位や偽関節，異所性骨化を認めた例には手術治療を選択すべきと報告している．

文献

Rajasekhar C, Kumar KS, Bhamra MS. Avulsion fractures of the anterior inferior iliac spine: the case for surgical intervention. Int Orthop. 2001; 24: 364-365.

渡邉弘之，赤崎幸二，相良孝昭，他．下前腸骨棘裂離骨折の治療経験．整形外科と災害外科．2014; 63: 479-483.

3　坐骨結節裂離骨折

膝屈筋であるハムストリングの付着部の剥離骨折であり，比較的稀である．Berry らが 1912 年に初めて報告した．

受傷機転に関しては，ハムストリングの求心性収縮（疾走など）によるものと，遠心性収縮（キック，

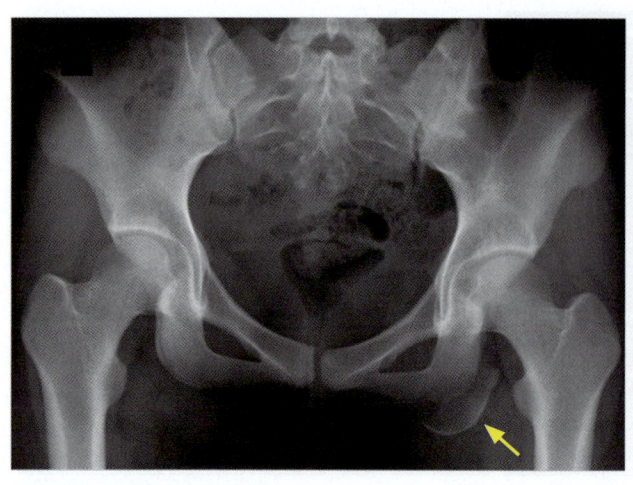
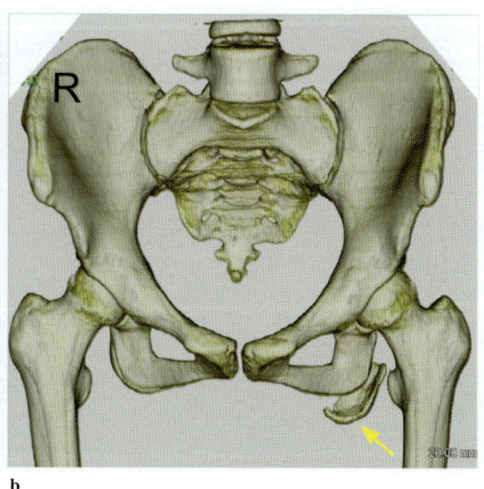

a　　　　　　　　　　　　　　　　　　　b

図2　坐骨結節裂離骨折
14歳，女性．陸上短距離走のスタート時に殿部に疼痛を認め，起立困難となった．
a: 単純X線像，b: CT像：左坐骨結節に裂離骨片を認める（矢印）．（小牧ら 2012 より）

ハンドル跳躍，スライディング）によるものがある．

1. 症状と診断

　疾走，スライディング時に殿部に激痛を生じ，疾走不能になる．坐骨部に圧痛や腫脹を認めることがある．

　坐骨神経を圧迫する場合には神経症状を伴うことがある（Miller ら 1987）．診断は単純 X 線撮影による（図 2）．

2. 治療方針

　原則として保存療法を選択する．稀に運動能力が低下する場合がある（Schlinsky ら 1972）．

　骨片が大きい場合や転位が著しい場合は手術療法を選択する．

3. 保存療法

　ギプス固定は行わず，松葉杖の使用による免荷と股関節軽度屈曲・膝屈曲位での安静をとらせる．1〜2 週で松葉杖歩行を許可し，4〜6 週間は免荷とする．スポーツによる受傷の場合，その復帰は 8〜12 週で許可する．

4. 手術療法

　骨片が大きい場合，スクリューなどにて強固な骨接合術を行い，翌日より松葉杖による免荷歩行を許可する．

　骨片が小さい場合や陳旧例では，骨片切除後ハムストリング起始部を坐骨に縫着するのがよい．後療法は保存療法に準じる．

文献

Berry JM. Fracture of the tuberosity of the ischium due to muscular action. JAMA. 1912; 59 : 1450.

小牧伸太郎, 新井祐志, 上島圭一郎, 他. 陸上短距離選手に生じた坐骨結節裂離骨折に対して観血的骨接合術を施行した1例. 日整会スポーツ誌. 2012; 32 : 84-88.

Miller A, Stedman GH, Beisaw NE, et al. Sciatica caused by an avulsion fracture of the ischial tuberosity. A case report. J Bone Joint Surg Am. 1987; 69 : 143-145.

Schlonsky J, Olix ML. Functional disability following avulsion fracture of the ischial epiphysis. Report of two cases. J Bone Joint Surg Am. 1972; 54 : 641-644.

5　疲労骨折

1　骨盤疲労骨折

　骨盤の疲労骨折（fatigue fracture, stress fracture）は比較的稀な疾患で，スポーツ選手に起こる疲労骨折の 1.6%である（Matheson ら 1987）．

　原因としては，スポーツ選手，特にマラソン選手などの長距離ランナーにおける繰り返しストレスで起こりやすい．スポーツ以外でも，ステロイド投与，骨軟化症，関節リウマチや肥満などに伴って起こることもある．発生頻度は男性より女性に多い．

1. 臨床症状

　発生部位は恥骨（Pavlov ら 1982），坐骨，仙骨（Newhouse ら 1992）である．骨折部位により股関節，大腿前面や腰仙部，殿部に疼痛を訴える．

2. 診断・鑑別診断

　単純 X 線像では症状発現後 2〜3 週までは特に異常を示さないが，経過とともに骨膜下の新生骨形成や骨硬化像を伴う骨折線が認められるようになる（図 1）．早期診断には MRI や骨シンチグラフィーが有効である．

　鑑別診断として，大腿骨頚部骨折や腰仙部痛を起こす疾患を鑑別する必要がある．また，骨腫瘍，感染症を除外しておくことも大切である．

3. 治療法

　安静で症状が軽減することが多い（Waters ら 1988）．

文献

Matheson GO, Clement DB, McKenzie DC, et al. Stress fractures in athletes. A study of 320 cases. Am J Sports Med. 1987; 15 : 46-58.

Newhouse KE, el-Khoury GY, Buckwalter JA. Occult sacral fractures in osteopenic patients. J Bone Joint Surg Am. 1992; 74 : 1472-1477.

Pavlov H, Nelson TL, Warren RF, et al. Stress fractures of the pubic ramus. A report of twelve cases. J Bone Joint Surg Am. 1982; 64 : 1020-1025.

Waters PM, Millis MB. Hip and pelvic injuries in the young athlete. Clin Sports Med. 1988; 7 : 513-526.

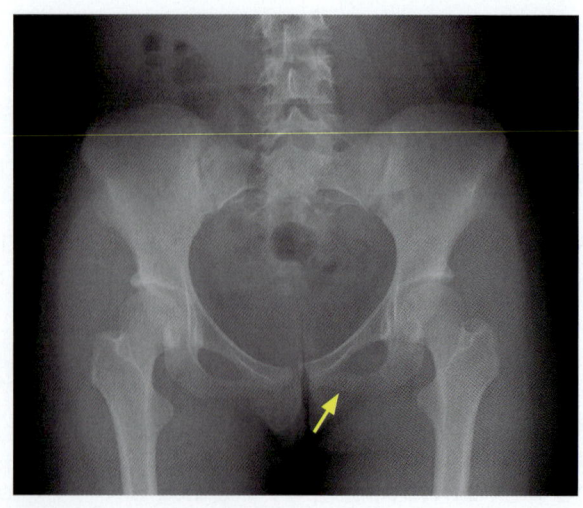

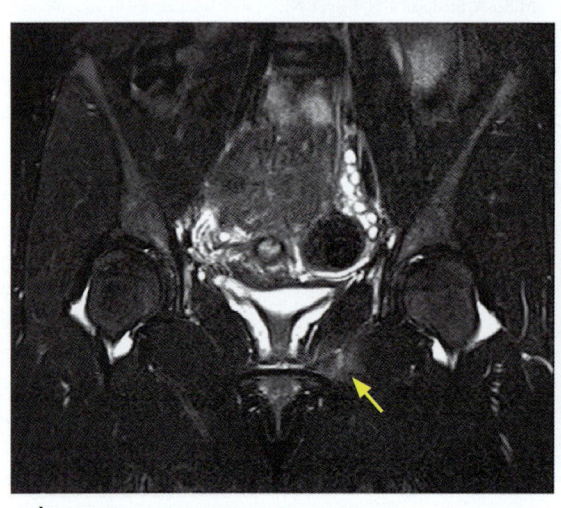

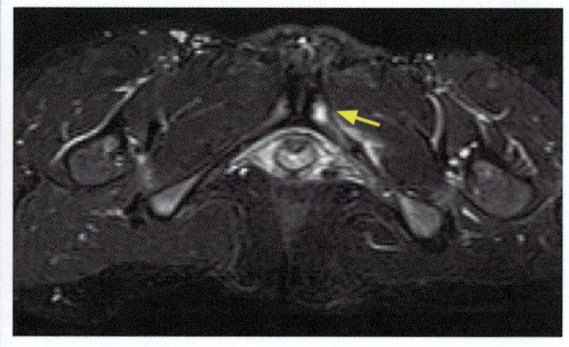

図1 恥骨疲労骨折
15歳，女性．テニス活動中に鼠径部痛を認めるようになった．
a: 単純X線像．疼痛発現後1か月，左恥骨下枝に骨折線（矢印）を認める．
b: 脂肪抑制MR画像．左恥骨骨髄内に高信号領域（矢印）を認める．左：冠状断像．右：水平断像．

2 | 大腿骨頚部疲労骨折

スポーツによる疲労骨折の約7％を占める（Mathesonら1987）．その原因としてはランニングが最も多く，次いでトライアスロン，エアロビック・ダンスである（Clementら1993）．

また，高齢者，関節リウマチ，ステロイド投与などによる骨粗鬆症を有するものにも生じる．

1. 臨床症状

大腿前面の疼痛が最も多く，股関節痛や鼠径部痛を訴えることもある．荷重時に疼痛は増強し，有痛性跛行を呈する．

また，患肢でジャンプすると股関節痛が再現するホップテスト（hop test）が診断に有用である．

2. 診断・鑑別診断

症状発現から2～4週間までは単純X線像に変化を認めないことが多い．早期診断にはMRIや骨シンチグラフィーが有効である（Tountas 1993）（図2）．

骨折の種類をDevasは2つの型に分類している（Devas 1965）．

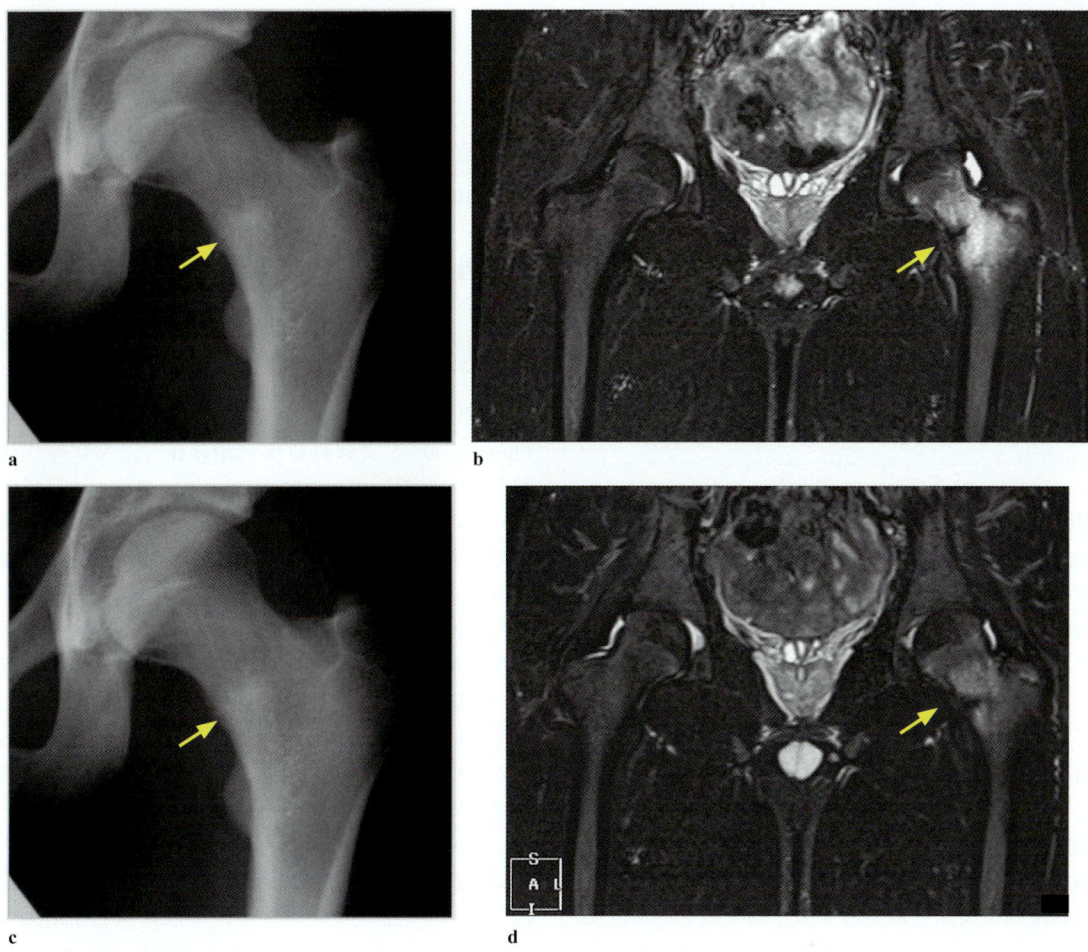

図2　大腿骨頚部疲労骨折

17歳，男性．野球の走行中に左股関節痛を生じ，徐々に疼痛が増強した．

a: 単純X線像：大腿骨頚部に線上の硬化性病変を認める（矢印）．

b: 脂肪抑制MR画像．左大腿骨頭から大腿骨頚部骨髄内に広範囲に高信号領域を認める（矢印）．

c: 2か月後．単純X線像：大腿骨頚部に硬化像を認める（矢印）．

d: 脂肪抑制MR画像．左股関節内と大腿骨頚部骨髄内の高信号領域は減少している（矢印）．

compression型：若年者に多く，大腿骨頚部の下部に淡い内仮骨を生じるもので転位の可能性は少ない．X線学的には類骨骨種との鑑別を要することがある．

transverse（distraction）型：骨粗鬆症を基盤としているものに多く，大腿骨頚部の上方に頚部軸に垂直な亀裂や透明像を生じるもので，放置すると転位の可能性が高い．

3. 治療法

compression型は転位の可能性が少なく，ベッド上安静，松葉杖免荷歩行，運動量の制限などの保存療法が行われる．

transverse型は転位の可能性が高いので，早期に内固定を考慮する（Tountas 1993）．保存療法を選択した場合は，転位に厳重な注意が必要である．

文献

Clement DB, Ammann W, Taunton JE, et al. Exercise-induced stress injuries to the femur. Int J Sports Med. 1993; 14 : 347-352.

Devas MB. Stress fractures of the femoral neck. J Bone Joint Surg Br. 1965; 47 : 728-738.

Matheson GO, Clement DB, McKenzie DC, et al. Stress fractures in athletes. A study of 320 cases. Am J Sports Med. 1987; 15 : 46-58.

Tountas AA. Insufficiency stress fractures of the femoral neck in elderly women. Clin Orthop Relat Res. 1993; 292 : 202-209.

6 スポーツ損傷

　股関節周囲におけるスポーツ損傷（sports injury）の頻度は比較的低い．

　骨盤，股関節は物理的な力に対して強い構造になっているが，成長期などには骨と筋肉など周囲組織の成長がアンバランスとなり，骨盤筋付着部の骨端軟骨は力学的弱点になる．

1 股関節周囲のスポーツ損傷

1. 疫　学

　股関節周囲でのスポーツ損傷として裂離骨折や疲労骨折があげられる．成長軟骨板の閉鎖していない成長期に好発する．

　すべてのスポーツ損傷のなかで股関節や骨盤に発生する割合は成人で5%前後であるのに対し，青少年では10〜24%と大きい（Scoppら2002）．

　股関節周囲の外傷や障害は青少年のスポーツにおいては決して稀ではない．

　股関節周囲，特に骨盤における裂離骨折は腸骨稜，上前腸骨棘，下前腸骨棘，坐骨結節に起こりうる．その頻度は下前腸骨棘が最も多く約半数を占め，次いで上前腸骨棘に起こり，次いで坐骨結節を含めると全体の90%を占める（Schuttら2015，Calderazziら2018，及川2021，竹内ら2023）．

　性別発生頻度では疲労骨折が女性に高いのに対して，裂離骨折は男性に高い．

2. 発生機序

　スポーツ損傷の発生機序を理解し，適切な診断および治療を行うためには，その解剖学的特徴を理解することが大切である．

　一般的に関節以外の筋腱付着部には骨端（apophysis）とよばれる部位が存在し，常に牽引力が働いている．

　骨端には成長軟骨板が存在し，成長終了までは脆弱であり，持続的または急激な牽引力で容易に裂離する．

　股関節周辺の主な筋腱付着部は骨盤の腸骨稜，上前腸骨棘，下前腸骨棘，恥骨結節，坐骨結節，大腿骨の大転子と小転子であり，それぞれ腹斜筋，縫工筋，大腿筋膜張筋，大腿直筋，薄筋，長短内転筋，ハムストリング，大内転筋，中殿筋と腸腰筋が付着している（図1）．

　これらの付着部には骨端が存在する．このうち上前腸骨棘と坐骨結節の骨端核は12〜15歳ごろに出現し，20〜25歳で閉鎖する．これに対し下前腸骨棘の骨端核は13〜15歳ごろに出現し，16〜18歳で閉鎖する（表1）．

　この成長軟骨板の閉鎖時期の相違によって，裂

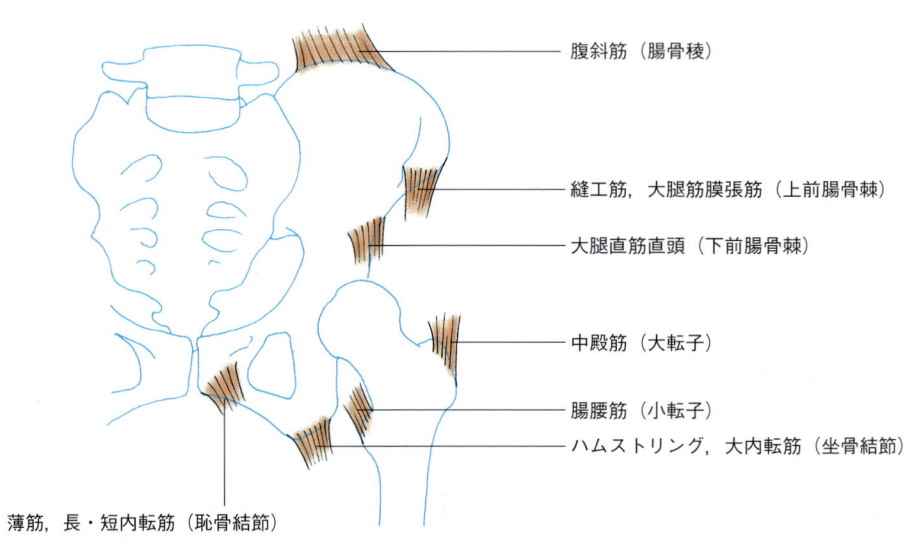

腹斜筋（腸骨稜）

縫工筋，大腿筋膜張筋（上前腸骨棘）

大腿直筋直頭（下前腸骨棘）

中殿筋（大転子）

腸腰筋（小転子）

ハムストリング，大内転筋（坐骨結節）

薄筋，長・短内転筋（恥骨結節）

図1　股関節周辺の主な筋肉とその付着部
（　）は付着部

表1　股関節周囲の主な骨端（辻原 ら 2007）

部位	骨端核出現時期（歳）	骨端線閉鎖時期（歳）	付着筋
腸骨稜	13 〜 15	21 〜 25	腹斜筋
上前腸骨棘	12 〜 15	20 〜 25	縫工筋，大腿筋膜張筋
下前腸骨棘	13 〜 15	16 〜 18	大腿直筋
恥骨結節	16	20	薄筋，長・短内転筋
坐骨結節	12 〜 15	20 〜 25	ハムストリング，大内転筋
大転子	2 〜 5	16 〜 18	中殿筋
小転子	8 〜 12	16 〜 18	腸腰筋

離骨折の発生頻度や好発年齢が影響される．発生年齢のピークは上前腸骨棘裂離骨折では 15 歳，下前腸骨棘の裂離骨折では 14 歳である（宮永 1994, Schuett ら 2015）．

一方，坐骨結節裂離骨折は上前腸骨棘と同様 15 歳にピークがあるが，発生する年齢層には幅がある．

受傷機序としては，上・下前腸骨棘裂離骨折の場合，股関節が伸展位で股関節屈筋群が持続的または急激かつ強力に収縮した時に発生する．

受傷しやすいスポーツ種目では，上前腸骨棘が陸上，サッカー，野球中のジャンプや全力疾走中に，下前腸骨棘がサッカー，ラグビーなどのボールを蹴る動作時に発生することが多い．上・下前腸骨棘裂離骨折は多くの場合，独立に発生するが，稀に同時発生例や両側発生例もある．

一方，坐骨結節は，ハムストリングと大内転筋の付着部である．股関節屈曲位，膝伸展位で，ハムストリングが急激かつ強力に収縮した時に発生する．スポーツ種目としては，陸上，サッカー，体操競技などがあげられる（及川 2021）．

もう 1 つは大内転筋によるもので股関節を急激に外転する動作で坐骨結節に牽引力が加わり発生する．チアリーダーや体操の開脚時に発生しやすい．

発生要因として未熟な技術，外気温などの周囲状況，疲労，ストレス，準備運動不足などがあり，これらの誘因が関連する筋肉の協同運動に失調をきたし，裂離骨折の発生につながるものと考えられている．

疲労骨折は，股関節周囲筋群の不均衡によって過度な負荷が繰り返されるために生じる．

大腿骨頚部の疲労骨折では特にランナーに発生することが多く，股関節周囲筋群，特に中殿筋の疲労によって大腿骨頚部にかかる応力の不均衡が原因とされている．

中殿筋が強い場合，頚部に圧縮力が，低下している場合は圧縮と引っ張りストレスを生じる．青少年

の場合，圧縮力が大きいことが多く，皮質の断裂は生じず，頚部下方に内仮骨が形成されるため転位が生じにくい．

形態異常である内反股なども内的要因の 1 つとなる．

不適切なトレーニング，靴や不備な路面上での練習などの環境要因もあげられる．新学期に入部し，急速な運動量の増加などが重要な因子となることが多い．

3. 臨床症状と診断

裂離骨折の場合はスポーツ中に突然，股関節痛，鼡径部痛，あるいは殿部痛が生じ，転倒または歩行不能になることが多い．ただし，損傷が軽度の場合には歩行が可能なこともあるため注意を要する．

患部に圧痛，腫脹，自発痛，運動時痛，股関節の可動域制限などを認め，坐骨結節裂離骨折の場合は時に座位をとることが困難になる．

上・下前腸骨棘の場合は股関節屈曲位で，他動的な伸展で疼痛が増強する．

逆に坐骨結節の場合は股関節伸展，膝関節屈曲位または内転位をとり，ハムストリングや大内転筋を他動的に伸展したり抵抗運動を行わせたりすると，坐骨結節部に激しい痛みを訴える．SLR テストが陽性となるため，腰椎疾患との鑑別を要することもある．

画像診断では単純 X 線検査，CT，MRI，テクネチウムシンチグラフィーなどを用いて行う．

裂離骨折の大きさや転位の程度の判定には CT が有用であり，骨折が明瞭でない場合，MRI やテクネチウムシンチグラフィーが役立つことがある．

鑑別診断として，肉ばなれ，鼡径部痛症候群，os-acetabuli，Perthes 病，大腿骨頭すべり症などがあげられる．

4. 治　療

保存療法がまず選択される.

保存療法は初期には安静臥床, 持続的なアイシングを行い, 裂離骨折の原因となった筋肉に牽引力がかからないような肢位を保つことが基本となる.

初期の安静臥床, その後1〜2週前後で他動による関節可動域訓練を中心としたリハビリテーション治療を開始する.

痛みに応じて松葉杖による免荷歩行を許可し, 徐々に自動運動も開始する. 単純X線像で仮骨形成を認めれば, 抵抗運動や荷重歩行を開始し, 3〜4週で通常の生活に復帰させる.

その後は骨癒合の進行を単純X線像で確認しながら, 4〜6週で軽いジョギングを許可し, 競技への完全復帰は2〜3か月を目途とする.

手術療法では, 骨片と転位が大きい場合に選択される. それぞれの治療については各項目で裂離骨折の項 (☞ p.689) に述べられている.

5. 予後と予防

多くの場合, 受傷前の競技レベルに復帰可能である. 競技復帰にあたり, 股関節や隣接関節の正常な可動域, 筋力, 敏捷性の回復を十分確認することが重要である.

裂離骨折では, 骨癒合が得られなくても競技復帰できたとの報告もあるが, 再発例もあることから十分な骨癒合が得られてからの競技復帰が望ましい.

また, これらの外傷の好発年齢におけるスポーツ選手をとりまく環境では, 患者本人のみならず家族や指導者が患者の競技復帰を急がせる傾向にある.

本症の発生機序を十分に理解させ, 予防に向けたストレッチングやウォーミングアップとクーリングダウンを十分に行うことが大切である.

文献

Calderazzi F, Nosenzo A, Galavotti C, et al. Apophyseal avulsion fractures of the pelvis. A review. Acta Biomed. 2018; 89: 470-476.

宮永　豊. 上・下前腸骨棘裂離骨折(林　浩一郎　編集: 新図説臨床整形外科講座　第14巻. スポーツ整形外科). メジカルビュー社. 1994; 131-133.

及川泰宏. 上前腸骨棘, 坐骨裂離骨折(福島健介　編集: 整形外科医のための股関節のスポーツ診療のすべて). 日本医事新報社. 2021; 235-248.

Schuett DJ, Bomar JD, Pennock AT. Pelvic apophyseal avulsion fractures: a retrospective review of 228 cases. J Pediatr Orthop. 2015; 35: 617-623.

Scopp JM, Moorman CT. Acute athletic trauma to the hip and pelvis. Orthop Clin North Am. 2002; 33 : 555-563.

竹内祐基, 飛鳥井　光, 山下大輔, 他. 単一施設における骨盤裂離骨折の疫学調査. 中部整災誌. 2023; 66: 765-766.

辻原隆是, 久保俊一. 骨盤剥離骨折(越智隆弘　総編集: 最新整形外科学体系23スポーツ傷害). 中山書店. 2007; 248-252.

2 鼡径部痛症候群 (groin pain syndrome)

1992年 Malycha は鼡径管後壁の脆弱化がスポーツ選手の慢性鼡径部痛の原因として, この部分を補強, 修復することで症状が改善したことを報告した. 1993年 Hackney はこの障害を通常の鼡径ヘルニアと区別してスポーツヘルニアと初めて命名した.

一般的には明らかな器質的疾患がなく, 運動時に鼡径部周辺にさまざまな痛みを起こす症候群とされている (仁賀 1996, 2007, 2008, Campanelli 2010, Morales-Conde ら 2010, Litwin ら 2011).

主にスポーツの現場において, アスリートの鼡径部痛に対する診断名として用いられるが, 明確な診断基準は現在のところ存在しない.

1. 疫　学

サッカー選手が約70%と圧倒的に多く, そのほかラグビー, アメリカンフットボール, 長距離走(駅伝), 野球などの選手に発生する (仁賀 ら 2008).

2. 病因・病態

以前は内鼡径管後壁にある横筋筋膜の脆弱化によって生じる, 鼡径ヘルニアの一種と考えられていた.

しかし, 現在では体幹から股関節周辺の筋力, 筋緊張のバランスが崩れた結果, 股関節は不安定となり鼡径部周辺に痛みを生じるのではないかと推察されていた (仁賀 2007, 仁賀 ら 2008).

近年, MRI の進歩によって鼡径部痛症候群と診断された患者において恥骨の浮腫や恥骨周囲の微細な損傷が診断できるようになり, 疼痛との関連が指摘されている (仁賀 ら 2018).

3. 診　断

ランニング, サイドステップ, キック, ジャンプ着地など, 腹圧が増加する動作時に股関節前面(大腿内側部, 内転筋腱付着部)や鼡径部周辺に疼痛が生じる.

鼡径部痛を認めた患者では, 本疾患を念頭において診断を進めることが重要である.

受傷機転, 症状, 局所所見, ストレステスト, 画像検査を通して鑑別すべき疾患を除外する必要がある.

1) 局所所見 (図2)

下肢伸展挙上(SLR)テストでハムストリングの拘縮を認める. 股関節の可動域検査では, 股関節周

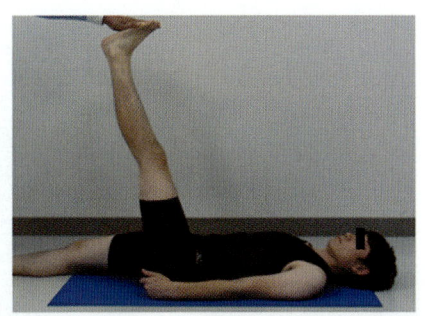

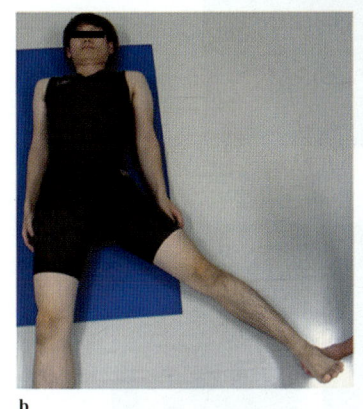
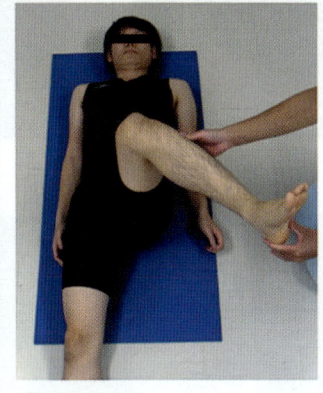
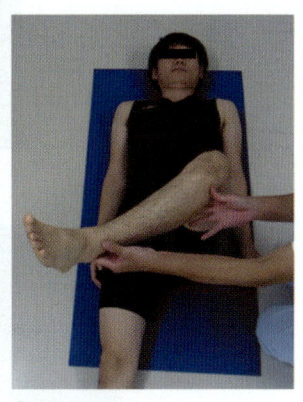

b　　　　　　　　　　c　　　　　　　　　　d

図 2　股関節周囲の可動域検査
a: 下肢伸展挙上テスト．b: 股関節外転．c: 股関節内旋．d: 股関節外旋．

囲の筋腱の拘縮（特に内転筋の拘縮）を認める．

浅鼡径輪部，内転筋，恥骨結合部，大腿直筋部に
圧痛を生じることもある．

2）ストレステスト（仁賀 2007，仁賀ら 2008）

①抵抗下の下肢伸展挙上（SLR）テストや仰臥位
と端座位での股関節内転動作で鼡径部痛が誘発さ
れることがある．

②抵抗下の股関節外転，外旋，伸展動作では疼痛
は誘発されない．

3）画像検査

単純 X 線像，CT 像では明らかな異常所見はみら
れない．

4）鑑別診断

骨折（下前腸骨棘裂離骨折，坐骨裂離骨折，大腿
骨頚部疲労骨折，恥骨下枝疲労骨折），大腿骨寛骨
臼インピンジメント，変形性股関節症，大腿骨頭壊
死症，腰椎椎間板ヘルニア，鼡径ヘルニア，腫瘍，
および感染（泌尿器，股関節，鼡径リンパ節，腸腰
筋）との鑑別が重要である．

4．治　療

リハビリテーション治療による保存療法が基本と

なる．股関節周囲の筋緊張，拘縮を緩和し，筋の柔
軟性を獲得しながらバランス良く筋力増強訓練を行
う．

1）股関節周囲筋のストレッチング

①股関節深層筋のストレッチング（図 3）：座位で
ゴムボールを足底部で転がしながら，股関節の内
外旋運動行う．これによって股関節深層筋は促通
される．

深層筋を促通することで浅層筋（大殿筋，中殿
筋）が弛緩する．腹臥位でも同様に下腿の回転運
動を行う．

②股関節後方の大殿筋とハムストリングのストレッ
チング（図 4）．

③股関節内旋筋と外旋筋のストレッチング（図 5）．

④開脚位での股関節周囲のストレッチング（図 6）．

⑤股関節前方の内転筋と腸腰筋のストレッチング
（図 7）．

2）股関節周囲筋・体幹筋の筋力増強訓練

①腹臥位となり，疼痛の誘発されない範囲で股関
節伸展から外転・外旋運動を行う（図 8a）．

股関節外転筋，外旋筋，伸展筋の筋力増強訓練
と，相反神経反射によって拮抗筋である内転筋

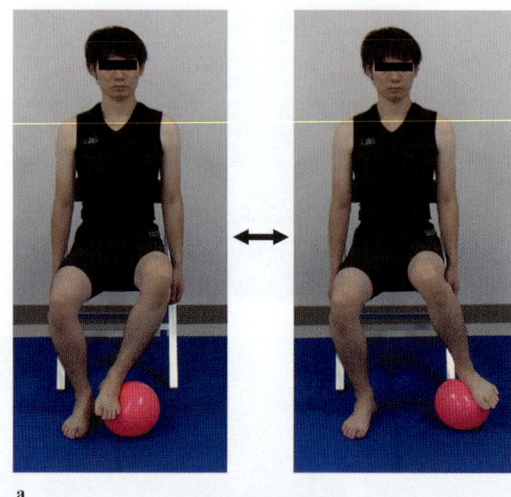

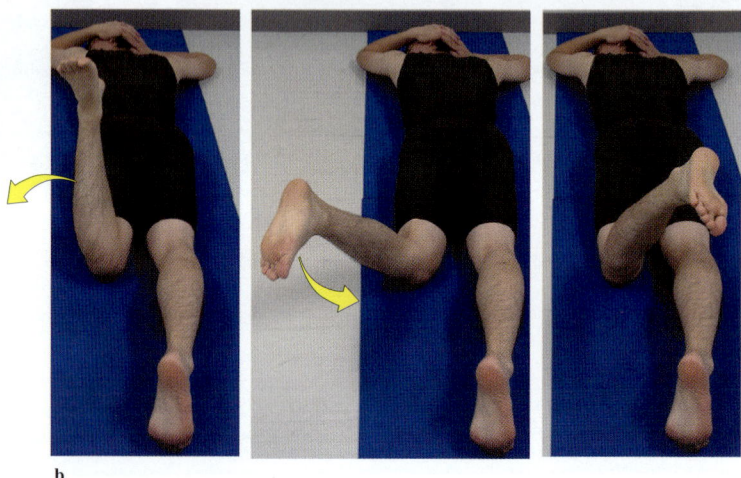

図3 股関節深層筋のストレッチング
a: 座位でゴムボールを足底部で転がしながら，股関節の内・外旋運動を行う．
b: 腹臥位で下腿の回転運動を行う．

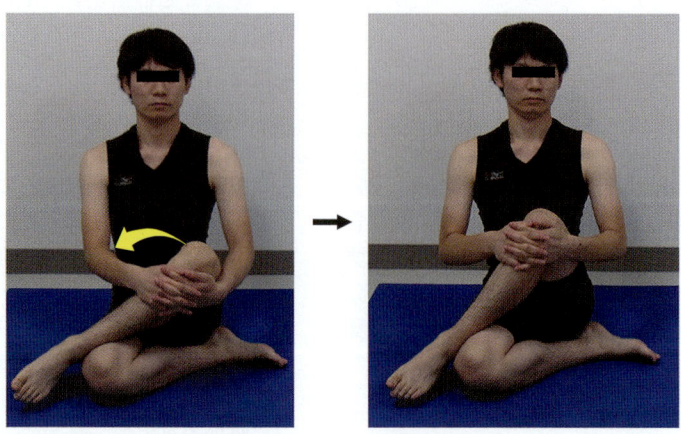

図4 股関節後方の大殿筋とハムストリングのストレッチング

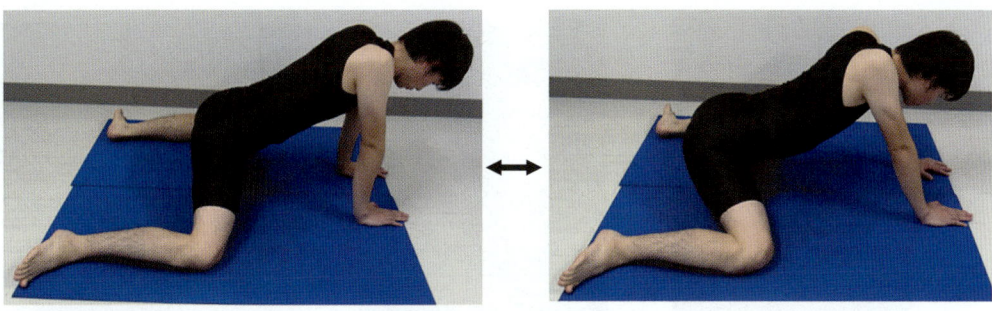

図5　股関節内旋筋と外旋筋のストレッチング

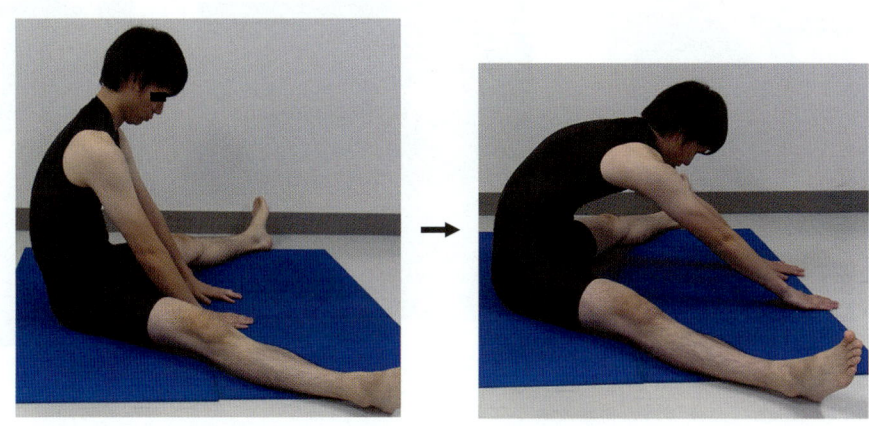

図6　開脚位での股関節周囲のストレッチング

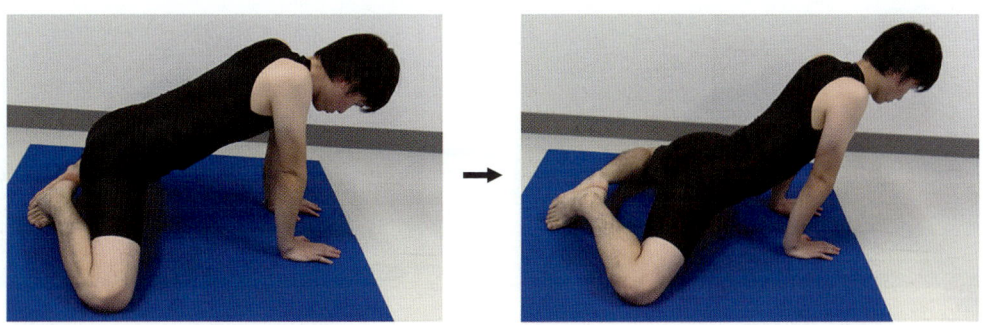

図7　股関節前方の内転筋と腸腰筋のストレッチング

の緊張を低下させる．側臥位でも同様に行う（図8b）．

②四つ這い姿勢でドローインを行い，腹横筋の筋力訓練を行う（図9）．

③体幹筋と股関節周囲筋の複合的な筋力訓練を行う（図10）．

④股関節内転筋と大殿筋の筋力訓練は疼痛の誘発

されない範囲で慎重に行う（図11）．

多くの場合，リハビリテーション治療で症状は改善されるが，一部の例では内鼠径輪の筋肉が脆弱となっている部分の修復術を要する場合もある．

5．競技復帰

股関節の可動域が改善し，外転・伸展筋力の改善

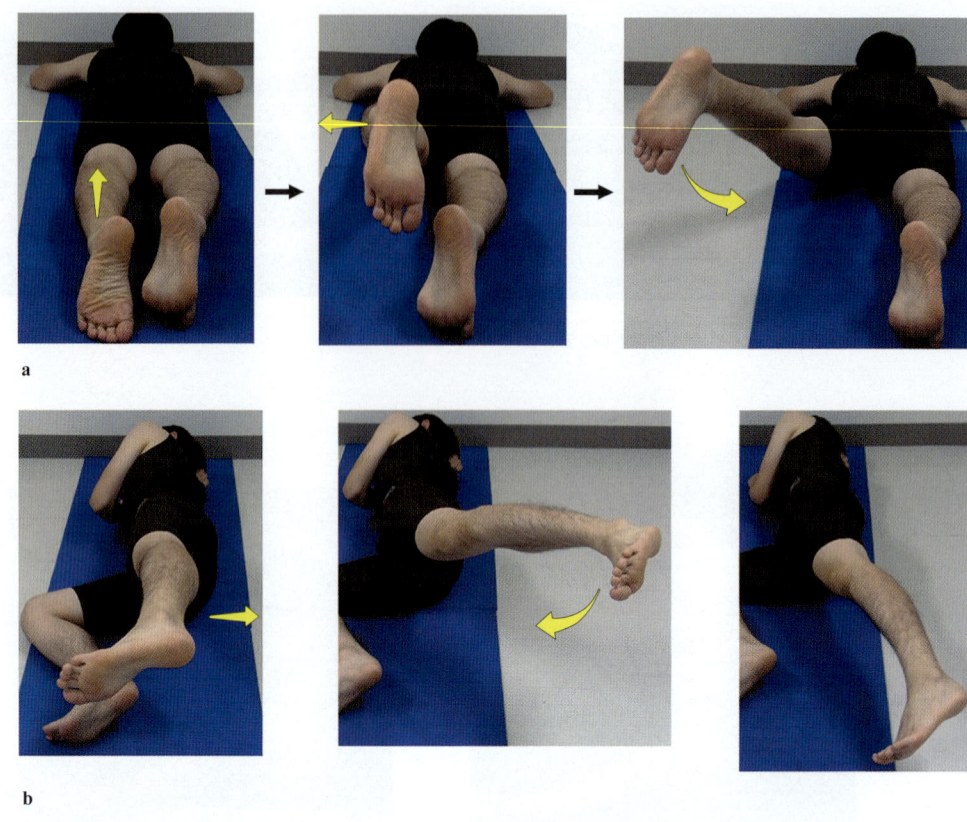

図8　股関節の伸展・外転・外旋運動
a: 腹臥位．b: 側臥位

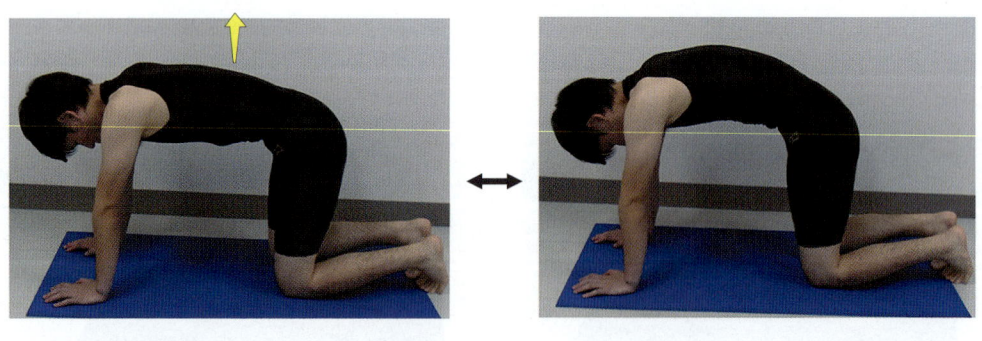

図9　腹横筋の筋力訓練
四つ這い姿勢でドローインを行う．

が得られればランニングやキックを開始する．2, 3
か月のリハビリテーションで多くの選手が復帰可能
である．

6. 予防法

　股関節，腹筋，および背筋を含めた体幹筋の柔軟
性と筋力をバランスよく獲得しておくことが大切で
ある．

文献

Campanelli G. Pubic inguinal pain syndrome: the so-called sports hernia. Hernia. 2010;14 : 1-4.

Hackney RG. The sports hernia: a cause of chronic groin pain. Br J Sports Med. 1993; 27 : 58-62.

Litwin DE, Sneider EB, McEnaney PM, et al. Athletic pubalgia (sports

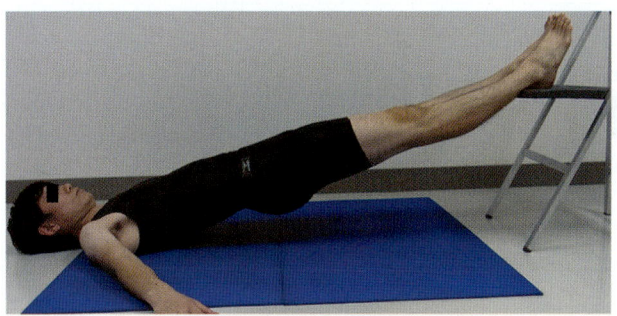

a

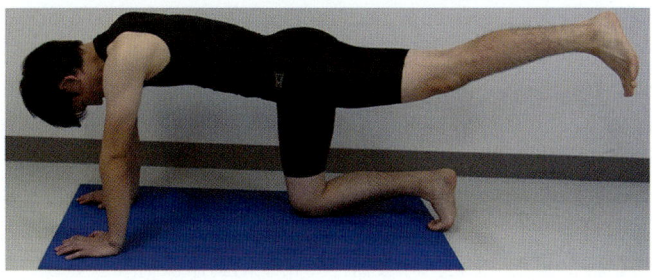

b

図10 体幹筋と股関節周囲筋の複合的な筋力訓練

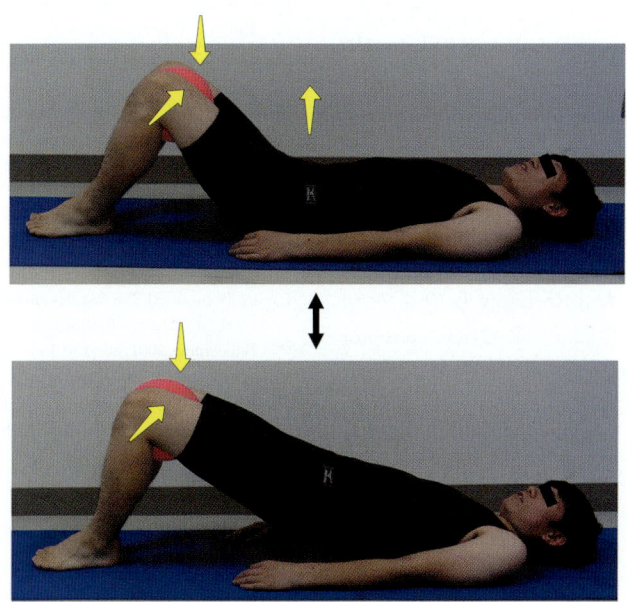

図11 股関節内転筋と大殿筋の筋力訓練

hernia). Clin Sports Med. 2011; 30 : 417-434.

Malycha P, Lovell G. Inguinal surgery in athletes with chronic groin pain: the"sportsman's"hernia. Aust NZJ Surg. 1992; 62 : 123-125.

Morales-Conde S, Socas M, Barranco A. Sportsmen hernia: what do we know? Hernia. 2010; 14 : 5-15.

仁賀定雄, 大和幸保. スポーツヘルニア. MB Orthopaedics. 1996; 9 : 43-52.

仁賀定雄.【種目別にみたスポーツ障害 競技復帰へのプログラムを中心に】サッカー 鼠径部痛症候群. 整形外科. 2007; 58 : 921-936.

仁賀定雄, 野崎信行. スポーツ障害とその予防・再発予防. 鼠径部痛症候群 発症メカニズムとその予防・再発予防. 臨スポーツ医. 2008; 25 : 236-245.

仁賀定雄, 魚水麻里. Groin painの診断と治療－主として股関節内病変を有しない例について－. MB Orthop. 2018; 31: 7-14.

5章 炎症性疾患

1 関節リウマチ

関節リウマチ（rheumatoid arthritis: RA）は全身性エリテマトーデス（systemic lupus erythematosus: SLE）や全身性硬化症（systemic sclerosis: SSc）と並ぶ代表的な膠原病の1つである.

膠原病とは結合組織に広範な炎症性病変をきたす急性または慢性疾患の総称であり（Klemperer ら 1984），RA は炎症の主体が関節滑膜である.

RA では多関節にわたる腫脹と疼痛が特徴であり，関節炎の寛解と再燃を繰り返す．また，呼吸器病変や血管炎などの関節外症状，他の自己免疫性疾患との合併も多い.

「rheumatism（リウマチ）」という言葉は，ギリシャ語の「rheum（流れ）」から発生した言葉であり，古来ヨーロッパでは関節を侵す疾患の総称として用いられていた.

RA の病態が初めて明確に記載されたのは 1800 年 Landré-Beauvais の論文（2001）であり，1858 年には Garrod（1876）が「rheumatoid arthritis」という疾患名を初めて提唱した．後にこれが学名となり，世界各国で RA に対する研究がすすめられた.

1998 年には Yasuda らおよび Lacey らのグループによって破骨細胞分化因子（RANKL：receptor activator of NF-κB ligand）が同定され，免疫系と骨代謝との間に関連因子が存在することが明らかとなった．これをきっかけに「骨免疫学 osteoimmunology」という新たな概念が確立し（Arron ら 2000），RA の病態解明や治療研究も大きく発展した.

わが国では元来 RA を「慢性関節リウマチ」という診断名でよび，慢性疾患としてとらえていた．しかし，1990 年代後半になり，「RA 発症早期から関節破壊が起こる」とする報告が次々と発表され，わが国でも RA の疾患概念が大きく変化した.

1999 年にメトトレキサート（MTX）が国内承認され，2003 年には生物学的製剤が承認された．発症早期からの強力な免疫抑制療法が積極的に施行され始め，「慢性」という言葉の必要性が薄れてきた.

また，学名である「Rheumatoid Arthritis」に「慢性」という語が含まれていないことも受け，2002 年の第 46 回日本リウマチ学会総会において，「関節リウマチ」を正式な診断名とする声明が発表された.

RA による関節炎は，持続すると軟骨変性や骨びらんなどをきたし，関節の機能障害をもたらす．股関節の罹患頻度は 10% 前後であり，RA の罹病期間が長い例，病勢のコントロールが不良な場合に股関節の罹患が多くなると報告されている.

股関節がいったん侵されると，起立や歩行など日常生活動作に制限を生じ，保存療法が無効な場合には手術治療を要する.

文献

Arron JR, Choi Y. Bone versus immune system. Nature. 2000; 408 : 535-536.

Garrod A. A Treatise on gout and rheumatic gout (rheumatoid arthritis), 3rd ed. Longmans, Green. 1876.

Klemperer P, Pollack AD, Baehr G. Landmark article May 23, 1942: Diffuse collagen disease. Acute disseminated lupus erythematosus and diffuse scleroderma. By Paul Klemperer, Abou D. Pollack and George Baehr. JAMA. 1984; 251 : 1593-1594.

Lacey DL, Timms E, Tan HL, et al. Osteoprotegerin ligand is a cytokine that regulates osteoclast differentiation and activation. Cell. 1998; 93 : 165-176.

Landré-Beauvais AJ. The first description of rheumatoid arthritis. Unabridged text of the doctoral dissertation presented in 1800. Joint Bone Spine. 2001; 68 : 130-143.

Yasuda H, Shima N, Nakagawa N, et al. Osteoclast differentiation factor is a ligand for osteoprotegerin/osteoclastogenesis-i3hibitory factor and is identical to TRANCE/RANKL. Proc Natl Acad Sci USA. 1998; 95 : 3597-3602.

1 疫　学

わが国における RA の患者数は 70 ～ 80 万人といわれているが，年間発症数や罹患している患者数などは正確には把握されていない.

2010 年の世界疾病負担研究によると一般的な有病率は 0.5 ～ 1% と報告されているが，人種差が指摘されており，特にアメリカンインディアを対象とした調査では 1.4 ～ 6.8% の有病率が報告されている（GBD 2010）.

男女比は 1：3 ～ 5 と女性に多く，発症年齢は 20

～ 70 歳台までの幅広い年齢層にわたるが，40 ～ 50 歳台にかけて発症のピークがみられる．ただし，RA の診断基準には大きな変遷もあったため，今後のデータアップデートが注目される．

文献
Global Burden of Disease, Injuries, and Risk Factor Study. GBD, 2010.

2 病　因

これまでの研究で，RA に関連する自己抗原が次々と発見されたが，どれが免疫異常をきたす原因であるかは不明確で，いまだに病因は明らかでない．

しかし，RA 発症においては，多発家系が存在し，一卵性双生児における発症の一致率が高いことなどから，遺伝的な背景が存在すると考えられている．

遺伝要因の主なものに，主要組織適合抗原であるヒト白血球抗原 HLA-DR 遺伝子が報告されている．HLA-DR 遺伝子のうち，DRB1 と DRB4 が RA 発症に関連を示すことがわかっており，これらが持つ共通配列（shared epitope）が何らかの病因抗原提示に関与すると考えられている．

HLA 以外にも，複数の疾患関連遺伝子が報告されており，1 番染色体上にある PTPN22 やサイトカインのシグナル伝達にかかわる STAT4，タンパクのシトルリン化を担う酵素である PADI4 遺伝子などがある（Ikari ら 2005）．

これら疾患関連遺伝子には民族差があることも報告されている．また，このような疾患関連遺伝子を持つ患者が，喫煙やウイルス感染といった環境因子に曝露されると，RA 発症率がさらに高くなるといわれている（Källberg ら 2010）．

そのほかにも RA 発症には性ホルモンとの関連性やアルコール摂取，肥満などとの関連性も指摘されている（Lahiri ら 2012）．

文献
Ikari K, Kuwahara M, Nakamura T, et al. Association between PADI4 and rheumatoid arthritis: a replication study. Arthritis Rheum. 2005; 52 : 3054-3057.
Källberg H, Ding B, Padyukov L, et al. EIRA Study Group.Smoking is a major preventable risk factor for rheumatoid arthritis: estimations of risks after various exposures to cigarette smoke. Ann Rheum Dis. 2010; 70 : 508-511.
Lahiri M, Morgan C, Symmons DP, et al. Modifiable risk factors for RA: prevention, better than cure? Rheumatology (Oxford). 2012; 51 : 499-512.

3 病　態

RA では罹患関節の滑膜組織が主病巣であり，滑膜は絨毛状に増殖する．滑膜組織内では滑膜マクロファージ様細胞や T 細胞，B 細胞などさまざまな炎症性細胞が浸潤し，活発な免疫応答が行われる．

このような滑膜組織の炎症性変化は関節炎が発現する数年前から成立しており，リウマトイド因子（RF）や抗シトルリン化ペプチド抗体（anti-cyclic citrullinated peptide antibody）なども症状が出現する前から陽性になる．

活性化された T 細胞は，CD69 などの細胞表面分子や IL（interleukin）-17 などのサイトカインを介してマクロファージや滑膜線維芽細胞を活性化し，TNF(tumor necrosis factor)- α 産生を誘導する．また，自己抗体産生，破骨細胞の分化や誘導などにも関与する．一方，B 細胞は T 細胞の扶助を受けて，RF，抗 CCP 抗体を活発に産生する．

B 細胞は抗原提示細胞として T 細胞をさらに活性化し，TNF- α 産生を誘導する．TNF- α は IL-1 や IL-6 などの抗炎症性サイトカインやケモカインの産生を誘導し，大量に産生された IL-6 は自己抗体産生，貧血，血小板増加，急性炎症タンパクの産生誘導，破骨細胞の活性化などに関与する．

骨びらんを形成する主役は破骨細胞であり，その分化と誘導に最も影響を与える重要な分子は RANKL である．

RANKL は IL-17 を産生する T 細胞（Th17 細胞）や滑膜線維芽細胞，骨芽細胞に発現する（Lacativa ら 2010）．IL-1 や TNF- α は滑膜線維芽細胞上の RANKL 発現を増加させ，破骨細胞の分化と誘導を促進する（図 1）．

RA では，「左右対称性の多関節炎」が一般的によく知られる症状であるが，初期から呈する例は稀であり，そこにいたるまでの経過も一様ではない．

多くの場合，発症は緩徐であり，付加的に罹患関節が増加していく．一部（10 ～ 15%）では急性の多関節炎での発症を認めることもある（Salvador ら 2003）．

疾患活動性のパターンにより，臨床経過は単周期型，多周期型，進行性と分類されるが（Masi 1983），寛解と増悪を繰り返しながら障害関節数が増加し，機能障害が徐々に蓄積していく多周期型が最も多い（約 70%）．

関節炎が持続し，関節を構成する骨や軟骨，関節周囲の靱帯や腱などに修復不能な損傷が累積すると，たとえ滑膜炎が消失しても機能障害は残存して

しまう.

股関節における関節障害も同様な病態で進行する.股関節は荷重関節であるため,いったん関節破壊が生じると進行が比較的早い.

RA における股関節罹患に最も影響を与える因子は RA 疾患活動性であるが,寛骨臼形成不全症や骨粗鬆症などの存在も関与する(當間 2008).

RA 股関節破壊の方向はまず内上方に向かい,次いで寛骨臼の balooning をきたし,最終的に寛骨臼底突出症(protrusio acetabuli)にいたる(図2).寛骨臼底突出症の骨欠損様式は AAOS 分類でいう Type Ⅱ(cavitary deficiency)であり,寛骨臼縁は比較的保たれているのが特徴である(図3).

文献

Lacativa PG, Farias ML. Osteoporosis and inflammation. Arq Bras Endocrinol Metabol. 2010; 54 : 123-132.

Masi AT. Articular patterns in the early course of rheumatoid arthritis. Am J Med. 1983: 75 : 16-26.

Salvador G, Gomez A, Vinas O, et al. Prevalence and clinical significance of anti-cyclic citrullinated peptide and antikeratin antibodies in palindromic rheumatism. An abortive form of rheumatoid arthritis? Rheumatology (Oxford). 2003; 42 : 972-975.

當間重人.関節リウマチ患者を対象とした多施設共同データベースの構築と疫学研究システムの確立に関する研究.厚生労働科学研究費補助金(免疫アレルギー疾患予防・治療研究事業)総括研究報告書. 2008.

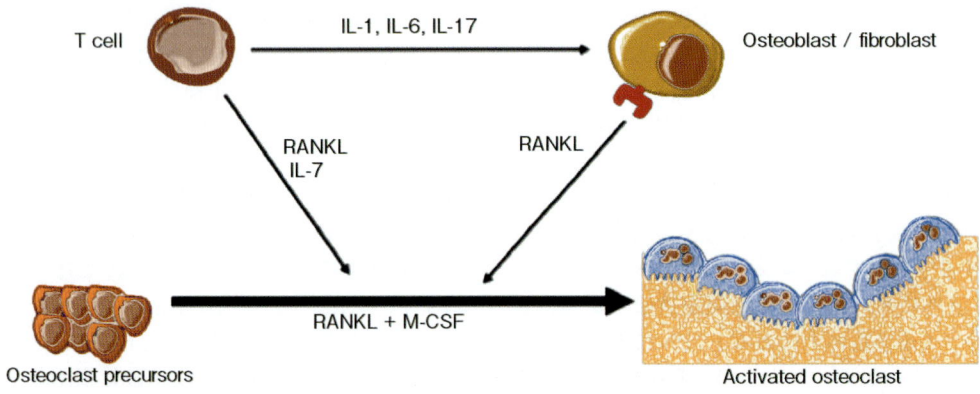

図1 RA における骨破壊の機序
IL : interleukin, RANKL : receptor activator of nuclear factor- κ B ligand, M-CSF: macrophage colony-stimulating factor.

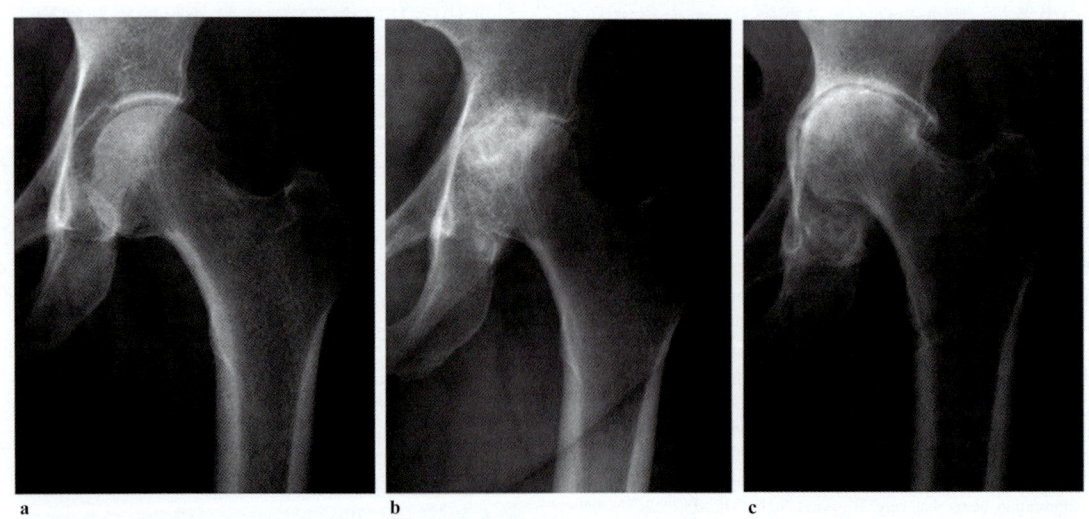

a　　　　　　　　　　　　b　　　　　　　　　　　　c

図2 RA による股関節障害の進行
61 歳,女性.a: RA 発症 3 年目(46 歳時).b: RA 発症 13 年目(56 歳時).関節裂隙は消失している.c: RA 発症 18 年目(61 歳時).大腿骨頭は内方化し,寛骨臼底突出症となっている.

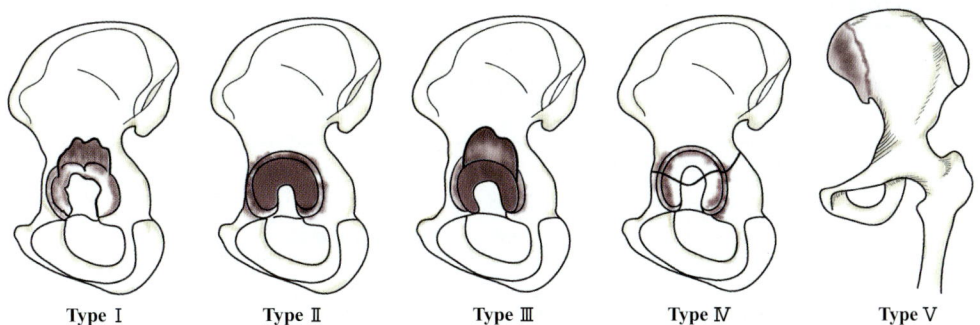

図3　AAOS 分類による寛骨臼欠損
Type Ⅰ：segmental deficiency, Type Ⅱ：cavitary deficiency, Type Ⅲ：combined deficiency, Type Ⅳ：pelvic deficiency, Type Ⅴ：arthrodesis.

4 ｜ 診　断

1. 臨床症状

RA の初期では単〜複数の関節に圧痛，運動時痛，安静時痛などの疼痛が出現する．局所の熱感を呈することもあるが，RA で発赤を伴うことは稀である．

初期の罹患関節としては膝関節や手周辺の関節が侵されやすく，股関節が RA 発症初期に侵されることは稀である（表1）．

そのほかの症状としては関節のこわばり感が起床時または安静後に出現する．朝のこわばりは変形性関節症や更年期障害でも認められることがあるため，持続時間が重視されており，1 時間以上続くこわばりは RA の診断基準の 1 つである．

また，腱鞘滑膜に炎症の主座があると周囲に浮腫性の腫脹が認められる．

RA が慢性的な経過をとった場合，罹患関節数が増加するだけでなく不可逆的な関節破壊を生じ，関節の不安定性や強直，腱の脱臼・過伸展・断裂などが起こる．

手部では，MP 関節の亜脱臼に伴う手指の尺側偏位が生じる．PIP 関節の不安定性によるスワンネック変形やボタン穴変形が特徴的であり，握力や手指の巧緻性の低下をきたす．

また，増殖した滑膜により手根管症候群や肘部管症候群がみられたり，手指伸筋腱断裂が生じたりする．

下肢の荷重関節は，いったん罹患すると障害が進行しやすく日常生活に制限をきたすことが多い．股関節では起立動作時や歩行時に疼痛が出現し，靴や靴下などの着脱困難を自覚する．

股関節は深部にあるため，体表から関節腫脹を判断することは困難であるが，そのほかの身体所見として股関節部の圧痛，運動時痛，可動域制限などを認める．

一方，罹患頻度の高い膝関節では，関節腫脹や圧痛部位，変形などを体表から観察できる．

足部においても RA の進行により，外反母趾，内反小趾，鉤爪趾（claw toe），ハンマー［状］足趾（hammer toe）などの変形を生じる．このような足部の変形は，足底部の有痛性胼胝の原因となり，歩行障害につながる．

また，RA での脊椎病変のほとんどは頚椎であり，特に注意すべき点は環軸椎関節の不安定性による後頚部痛，めまい，頚髄圧迫症状である．

RA では多彩な関節外症状も呈する（表2）．たとえば，全身倦怠感，発熱，体重減少などの全身症状をきたすことがある．免疫学的機序によって引き起こされる関節外症状として，血管炎，肺病変，リウマトイド結節，貧血などがある．

なかでも肺病変は頻度の高い関節外病変の 1 つであり，間質性肺炎，気道病変，胸膜病変に分類され

表1　RA の罹患関節頻度

	初発関節（%）	全経過	
		腫脹（%）	圧痛（%）
膝関節	26	33	38
手関節	22	66	55
足関節	18	40	38
手指	18		
MP 関節		82	51
PIP 関節		36	40
肩関節	11	−	21
肘関節	7	26	35
足趾関節	4	24	42
股関節	2	−	5
頚椎	1	−	−
顎関節	−	3	17

表2　関節外症状

全身症状	微熱，食思不振，倦怠感，体重減少，リンパ節腫脹
皮膚	リウマトイド結節，血管炎（皮膚腫瘍，紫斑，網状皮斑）
眼	Sjögren 症候群，上強膜炎，強膜炎
心血管	心膜炎・心筋炎，心嚢水貯留
肺	胸膜炎・胸水，間質性肺炎，細気管支炎，気管支拡張症
血液	慢性炎症性貧血，血小板増多，悪性リンパ腫，Felty 症候群
消化管	アミロイドーシス
神経	絞扼性神経障害（手根管症候群など），多発性単神経炎，筋炎
腎	アミロイドーシス，尿細管性アシドーシス，間質性腎炎
内分泌・代謝	骨粗鬆症，橋本病

表3　関節リウマチの分類基準（米国リウマチ学会，1987 年）

項目	定義
1. 朝のこわばり	朝のこわばりは少なくとも 1 時間以上持続すること．
2. 3 関節領域以上の関節炎	少なくとも 3 つの関節領域で，軟部組織の腫脹または関節液の貯留を医師が確認すること．判定すべき関節領域は左右の PIP 関節，MCP 関節，手関節，肘関節，膝関節，足関節，MTP 関節の 14 か所である．
3. 手の関節炎	手関節，MCP 関節または PIP 関節の，少なくとも 1 か所の関節領域に腫脹があること．
4. 対称性の関節炎	対称性に関節炎が同時に認められること．PIP，MCP，MTP 関節領域では完全に左右対称でなくてもよい．
5. リウマトイド結節	骨が突出した部分または関節周囲の伸側にみられる皮下結節を医師が確認すること．
6. 血清リウマトイド因子	いずれの方法でもよいが，正常対照群が 5％ 以下の陽性率を示す方法で異常値を示すこと．
7. X 線像の変化	手関節または指の X 線前後像で関節リウマチに典型的な変化を示すこと．すなわち，関節もしくはその周囲にびらんまたは限局性の骨萎縮が認められること（変形性関節症様の変化のみでは不十分）．

＊少なくとも 4 項目を満たす症例を RA とする．なお項目 1 ～ 4 までは少なくとも 6 週間持続していること．（Arnett ら 1988）

る．そのほか RA に続発して起こる病態として，アミロイドーシスによる腎障害や腸管運動障害，骨粗鬆症による骨脆弱性は重要である．

　抗リウマチ薬である MTX は薬剤性の間質性肺障害を引き起こす可能性があるため注意を要する．多くは MTX 開始後 2 年以内に発症し，急速に呼吸不全に陥る．

　MTX の肺障害の危険因子として，糖尿病，低アルブミン，高齢，喫煙，男性などがあげられている．血清マーカーとしてシアル化糖鎖抗原（KL-6）や肺サーファクタントプロテイン D（SP-D）は有用であり，胸部単純 X 線検査とともに定期的に確認するべきである．

2. 診断基準

　RA 疾患概念や治療体系の変化に伴い，従来の RA 診断基準（表3，表4）が大きく改訂された．

表4　早期 RA の診断基準（日本リウマチ学会，1994 年）

1. 3 関節以上の圧痛または他動運動痛
2. 2 関節以上の腫脹
3. 朝のこわばり
4. リウマトイド結節
5. 赤沈 20 mm 以上の高値または CRP 陽性
6. リウマトイド因子陽性

＊以上 6 項目中，3 項目以上を満たすものを早期 RA とし，該当する患者は詳細に経過を観察し，病態に応じて適切な治療を開始する必要がある．（山本 1994）

　現在は治療のゴールに「寛解」を視野に入れた診断基準が推奨され，なるべく早期に診断し，厳格な疾患活動性のコントロールを行うことが原則となっている．

　2010 年，米国リウマチ学会（American College of Rheuma-tology: ACR）と欧州リウマチ学会（The

European League Against Rheumatism: EULAR）が共同のワーキンググループを立ち上げて新たな分類基準を発表した（表5）.

　この基準の基本理念は，RA を可及的早期に診断し，最も治療効果の期待できる抗リウマチ薬である MTX を早期から投与することにより関節破壊を阻止しようというものである.

　この基準では，まず1つ以上の関節の腫脹のある患者を対象とし，ほかの疾患が否定され，単純X線像で骨びらんがあれば RA と診断する.

　X線学的変化がない症例は，①関節炎の数と大・小関節のパターン，②RF・抗 CCP 抗体の有無，③関節炎の持続期間，④急性炎症反応の有無から構成されるスコアを算出し，各項目の合計点が6点以上を RA と診断する.

　ACR/EULAR による基準は，早期 RA の診断にはかなり有用であるが，他疾患の偽陽性も含まれる可能性が高くなるため注意を要する．この新分類基準に対する日本人 RA の妥当性について日本リウマチ学会主導で検証された．その結果，感度73.5～76.3%，特異度70.7～71.4%，陽性尤度比2.6と良好な分類能が確認された（日本リウマチ学会新基準検証委員会 2021）.

　鑑別診断として，変形性関節症，他膠原病に伴う関節炎，血清反応陰性脊椎関節炎，結晶誘発性関節炎，感染性関節炎，リウマチ性多発筋痛症などがあ

表5　ACR/EULAR による RA の分類基準（2010 年）

1 関節以上の腫脹があり，RA 以外の疾患を鑑別 X線評価でびらんなどのリウマチの変化があれば，RA と診断する X線変化がない症例は，スコアを算出し，各項目の合計6点以上を RA とする		
A　関節病変（圧痛または腫脹関節数）		
中・大関節	1 個以下	0
中・大関節	2～10 個	1
小関節	1～3 個	2
小関節	4～10 個	3
1つ以上の小関節を含む関節	11 個以上	5
B　血清学的検査		
RF，抗 CCP 抗体 どちらかが低値陽性 どちらかが高値陽性	両方陰性 正常の3倍以下 正常の3倍以上	0 2 3
C　滑膜炎の期間 6 週未満 6 週以上		0 1
D　急性炎症反応 CRP と赤沈値がともに正常 CRP または赤沈値が異常		0 1

(Aletaha ら 2010, Funovits ら 2010)

る.

3.　画像検査

　単純X線（図4）では関節周囲の骨萎縮像，均一で骨棘を伴わない関節裂隙の狭小化，関節亜脱臼，骨びらん（erosion），骨洞（geode），ムチランス変形などの所見が認められる.

　単純X線を用いた RA 評価にはいくつかの分類がある．Steinbrocker ら（1949）の Stage 分類は RA の病期を分類するもので，最も破壊の強い関節を評価する（表6）.

　また，Larsen ら（1977）の Grade 分類は各関節をスタンダードフィルムと比較して分類する（図5，表7）.

　さらに，手部や足部の関節に限局した関節病変の評価には modified Sharp スコアがある．これは骨びらんと関節裂隙狭小化をスコア化し，その総点数を計算する評価法である.

　RA による股関節障害は多彩な型を示す．全般的な関節裂隙の狭小と骨萎縮を示す萎縮型（atrophic 型），寛骨臼底突出型，大腿骨頭壊死型（necrosis 型），寛骨臼破壊型（acetabular collapse 型）に分類される（内田ら 1978）.

　特に人工股関節全置換術（THA）で問題となる寛骨臼底突出型の定義は骨盤内縁と涙滴を結んだ Köhler 線より内側に寛骨臼底がある場合であり，寛骨臼突出度は Köhler 線からの突出距離（protrusion distance）による Sotelo-Garza 分類（Sotelo-Garza ら 1978）が用いられる（Grade 1：1～5mm，Grade 2：6～15mm，Grade 3：＞15mm）.

　MRI は滑膜炎，骨髄浮腫，骨びらん，関節水腫などを検出する感度の高い画像検査法である．炎症性滑膜は T1 強調画像で低信号，T2 強調画像で中等度高信号を呈し，造影剤による造影効果が高い.

　また，MRI における骨びらんは，皮質骨の破綻として観察され，単純X線像と比較して検出率が高い.

　超音波検査は非侵襲的で被曝もなく，リアルタイムに評価できる優れた画像検査法であり，RA の早期病変をとらえることが可能である.

　B モード法では骨表面の不整像（虫食い状の欠損），関節水腫，滑膜の肥厚などが観察できる．また，パワードップラー法では炎症性滑膜内の血管信号を描出することができる.

4.　臨床検査

　RA の診療で用いられるマーカーには診断に有用なものと疾患活動性の評価に有用なものがある.

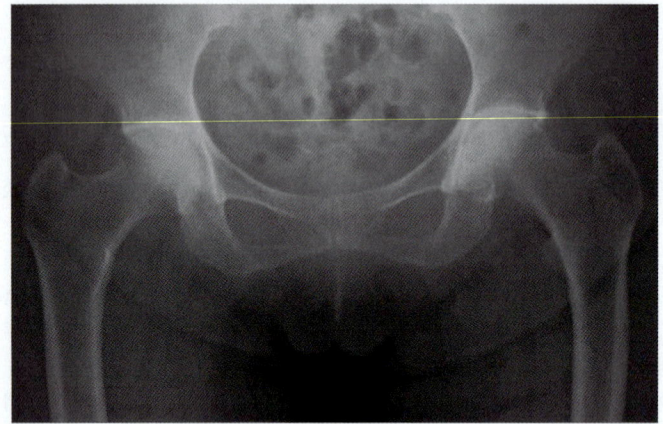

a

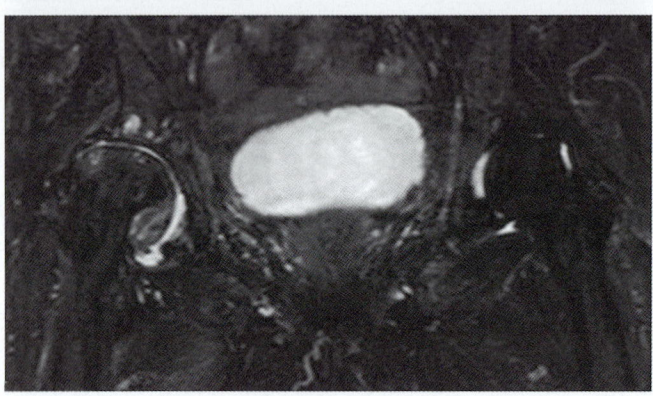

b

図 4　RA の単純 X 線像と MRI
68 歳, 女性.
a: 単純 X 線像. 関節裂隙の狭小化および骨びら
　んを認める.
b: 脂肪抑制 MR 画像. 関節液の貯留, 関節軟骨の
　菲薄化, 骨びらんを認める.

表 6　Steinbrocker の stage 分類

Stage 1（early）	X 線所見上骨破壊像はない X 線所見上骨粗鬆症はあってもよい
Stage 2（moderate）	軽度の骨破壊を伴う, または伴わない骨粗鬆症 軽度の軟骨破壊はあってもよい 関節運動は制限されてもよいが, 関節の変形はない 関節周囲の筋萎縮 結節および腱鞘炎などの関節外組織の病変はあってもよい
Stage 3（severe）	骨粗鬆症に加え, X 線所見での軟骨および骨の破壊 関節変形, 線維性または骨性強直を伴わない 強度の筋萎縮 結節および腱鞘炎のような関節外組織の病変はあってもよい
Stage 4（terminal）	線維性あるいは骨性強直 それ以外は Stage 3 の基準を満たす

　たとえばリウマチ因子（RF）や抗 CCP 抗体は診断には有用なマーカーであるが, 疾患活動性を鋭敏には反映しない.

　一方, 炎症性マーカーである C 反応性タンパク（CRP）や赤血球沈降速度（赤沈）は炎症の程度と強く相関する.

　CRP は肺炎球菌の C 多糖体と反応する急性期反応タンパクである. 炎症, 感染, 組織障害が起こると炎症性サイトカインを介して肝臓で産生される.

CRP は炎症が起こってから 3 時間以内に急速に産生され, 鋭敏に炎症状態を反映する.

　ただし, CRP は炎症範囲の大きさにも相関するため, 小関節の炎症では上昇しないこともあるほか, 低値だからといって, 関節破壊が進行しないわけでもない.

　RF は IgG の Fc 部分に対する自己抗体で, RA 患者の 60 ～ 80％に陽性であるが, 初期 RA の陽性率はこれより低い.

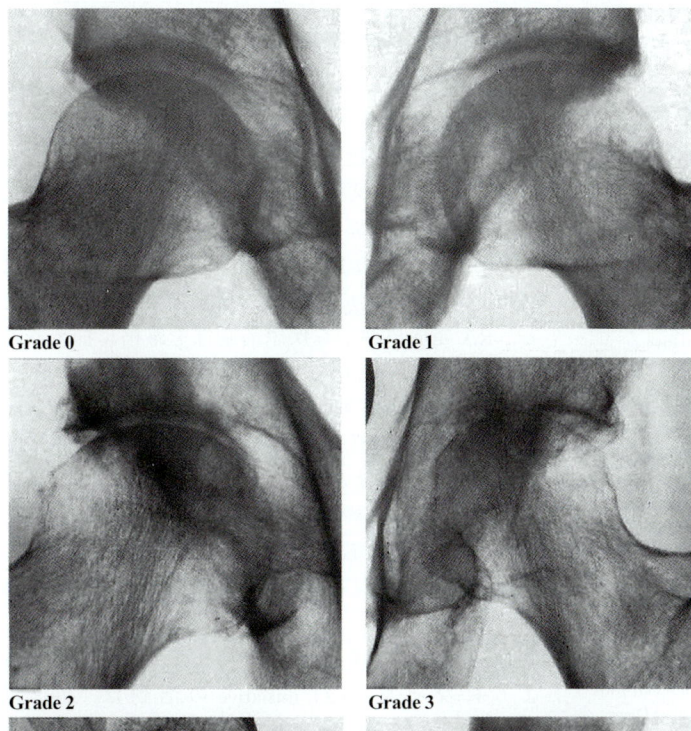

Grade 0　　　　　　　　　Grade 1

Grade 2　　　　　　　　　Grade 3

Grade 4　　　　　　　　　Grade 5

図5　Larsen grade 分類における股関節ス
タンダードフィルム
Grade 0：正常.
Grade 1：軽度の関節裂隙狭小化または傍関
　　　　　節性骨粗鬆症.
Grade 2：中等度の関節裂隙狭小化.
Grade 3：関節裂隙の狭小化または消失，お
　　　　　よび骨びらん.
Grade 4：関節裂隙の消失および骨びらん，
　　　　　軽度な変形.
Grade 5：関節裂隙の広範な消失と高度な変形.

表7　Larsen grade 分類

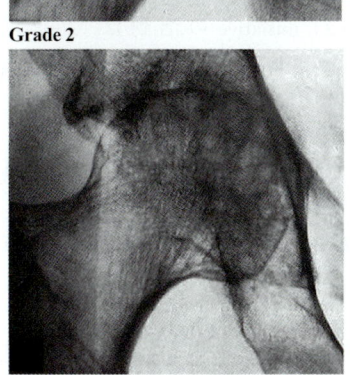

Grade 0	正常 変化はあっても関節炎とは関係ないもの
Grade 1	軽度の異常 関節周囲の軟部腫脹，関節周囲の骨粗鬆症，軽度の関節裂隙狭小化のうち1つ以上が存在する
Grade 2	初期変化 骨びらんと関節裂隙狭小化 骨びらんは非荷重関節では必須
Grade 3	中等度の破壊 骨びらんと関節裂隙狭小化 骨びらんは荷重関節では必須
Grade 4	高度の破壊 骨びらんと関節裂隙狭小化
Grade 5	ムチランス変形

　RA 以外でも SLE や SSc，C 型肝炎などの多くの
疾患で陽性になるほか，健常者でも5％以下の頻度
で陽性になる.

　RF はある程度 RA の疾患活動性を反映するが，
治療効果をみるために定期的に測定する意義はな
い.

　抗 CCP 抗体は RA に特異性の高い診断マーカー
であり，その特異度は90％以上である. 抗 CCP 抗
体は RA の32％で発症前から陽性であり（Berglin
ら 2006），陽性化から数年後に RA を発症すると報
告されている.

　また，抗 CCP 抗体値が高いと，単純 X 線像での
関節破壊の進行度も有意に高い.

　マトリックスメタロプロテアーゼ3（MMP-3）
は主として滑膜表層細胞から産生され，軟骨細胞外
基質の分解に関与する. MMP-3 は活動性の高い増

殖滑膜から多量に産生されるため，その血中濃度は滑膜病変の活動性を反映し，疾患活動性の評価や関節破壊の予後予測に有用である．

以上の検査は診断目的あるいは疾患活動性評価目的によって適応が異なり，保険診療上の制限もあるため事前に確認を要する．

文献

Aletaha D, Neogi T, Silman AJ, et al. 2010 Rheumatoid arthritis classification criteria: an American College of Rheumatology/European League Against Rheumatism collaborative initiative. Arthritis Rheum. 2010; 62 : 2565-2581.

Arnett FC, Edworthy SM, Bloch DA, et al. The American Rheumatism Association 1987 revised criteria for the classification of rheumatoid arthritis. Arthritis Rheum. 1988; 31 : 315-324.

Berglin E, Johansson T, Sundin U, et al. Radiological outcome in rheumatoid arthritis is predicted by presence of antibodies against cyclic citrullinated peptide before and at disease onset, and by IgA-RF at disease onset. Ann Rheum Dis. 2006; 65 : 453-458.

Funovits J, Aletaha D, Bykerk V, et al. The 2010 American College of Rheumatology/European League Against Rheumatism classification criteria for rheumatoid arthritis: methodological report phase I. Ann Rheum Dis. 2010; 69 : 1589-1595.

Larsen A, Dale K, Eek M. Radiographic evaluation of rheumatoid arthritis and related conditions by standard referece films. Acta Radiol Diagn. 1977; 18 : 481-491.

日本リウマチ学会. 新基準検証委員会報告書(2024年5月10日閲覧) https://www.ryumachi-jp.com/info/news110913.pdf

内田詔爾, 小坂弘道, 吉野槇一. 慢性関節リウマチ患者の股関節に対する観血的療法の検討. 整形外科. 1978; 29 : 737-744.

Sotelo-Garza A, Charnley J. The results of Charnley arthroplasty of hip performed for protrusio acetabuli. Clin Orthop Relat Res. 1978; 132 : 12-18.

Steinbrocker O, Traeger CH, Batterman RC. Therapeutic criteria in rheumatoid arthritis. J Am Med Assoc. 1949; 140 : 659-662.

山本純己. 日本リウマチ学会による早期慢性関節リウマチの診断基準−2：診断基準の作成. リウマチ. 1994; 34 : 1013.

---

5 治 療

RA 治療の原則は薬物療法であるが，従来は副作用の少ない薬物療法に始まり，効果不足に応じて強い薬剤に変えていくいわゆるピラミッド方式（Smyth 1972）が原則であった．

しかし，近年の RA 治療戦略では，骨関節破壊を防止し，長期的 QOL の改善を目指すことを目的とし，RA 発症早期から疾患活動性を厳格に抑えることが原則となっている．

RA における寛解には，3 つの寛解，つまり炎症と自他覚症状の消失を意味する「臨床的寛解」，関節破壊の進行がほとんど止まることを意味する「構造的寛解」，身体機能の維持を意味する「機能的寛解」が存在し，段階に応じた治療目標が立てられている．

「treat to target（T2T）」，すなわち「目標達成に向けた治療」という概念が RA 治療にも導入され，疾患活動性のタイトコントロールが重要視されるようになった．T2T initiative の活動は，2008 年オーストリアの Josef Smolen を中心とした Steering Committee の発足からスタートし，T2T リコメンデーションが策定された．

その後 2010 年 ACR と EULAR の RA 寛解委員会により新しい寛解基準が発表された（表 8）．これまでの寛解基準が客観的評価を主としていた一方で，今回の改訂で主観的評価が指標に加わった．

欧米からは RA 治療に関するガイドラインやリコメンデーションが数多く発表されているが，日本にそのまま適応させることはできない．日本の人口構成や医療提供体制を踏まえたわが国独自の治療ガイドラインは適宜アップデートされており，各薬剤の手引きについても発行されている．

現在最も頻用されている MTX において，わが国

表 8　ACR/EULAR による RA の寛解基準（2011 年）

臨床試験
Boolean に基づく定義（いかなる時でも以下を満たさなければならない） 　Swollen Joint Count（SJC），Tender Joint Count（TJC），Patient Global Asessment（PtGA），CRP（mg/dL）がすべて 1 以下
Index に基づく定義 　Simplified Disease Activity Index Score（SDAI）＝ SJC+TJC+EGA+PtGA+CRP ≦ 3.3 　（EGA; evaluator global assessment））

日常臨床
Boolean に基づく定義（いかなる時でも以下を満たさなければならない） 　SJC，TJC，PtGA がすべて 1 以下
Index に基づく定義 　Clinical Disease Activity Index Score（CDAI）＝ SJC+TJC+RGA+PtGA ≦ 2.8

表9　2012 ACR RA リコメンデーション

1	罹病期間	6か月未満：Early RA
		6か月以上：Established RA
2	予後不良因子	関節外症状（血管炎，リウマチ肺など）
		骨びらん
		身体機能制限（HAQ スコアなど）
		リウマトイド因子陽性
		抗 CCP 抗体陽性

では副作用の発現リスクに応じた初期投与の推奨量がある（日本リウマチ学会 2016）．副作用リスクの低い症例には 6 ～ 8mg/ 週を導入することが推奨されている．効果不十分と判断された場合は 2 ～ 4 週ごとに増量し，最大 16mg まで増量可能である．

MTX の副作用は重篤なものとして，間質性肺炎，骨髄抑制などがあり，その発生リスクは高齢，肝機能障害，肺合併症の存在と報告されている．特にわ

が国では高齢者の RA が多く，また欧米と比較してIP の発症頻度が高いと報告されている．

生物学的製剤は，臨床症状の著明な改善に加え，骨破壊の抑制や患者 QOL の改善効果が認められている．

JCR ガイドライン 2020 では，6 か月以内に治療目標（臨床的寛解あるいは低疾患活動性の維持）に達しない時には生物学的製剤あるいは JAK 阻害薬の使用を検討することとされている．

ただし，診断時から疾患活動性が高い，もしくは骨びらんが既に認められている場合は 6 か月まで待機せずに積極的なフェーズアップが望ましいとされている（図6）．

現在日本で保険承認されている生物学的製剤は 9 種類（バイオシミラーを加えると 12 種類）あるが（2023 年 4 月現在），それぞれで作用機序や投与方法，投与間隔が異なる（表 10）．

そのため，生物学的製剤を選択する際は，患者の

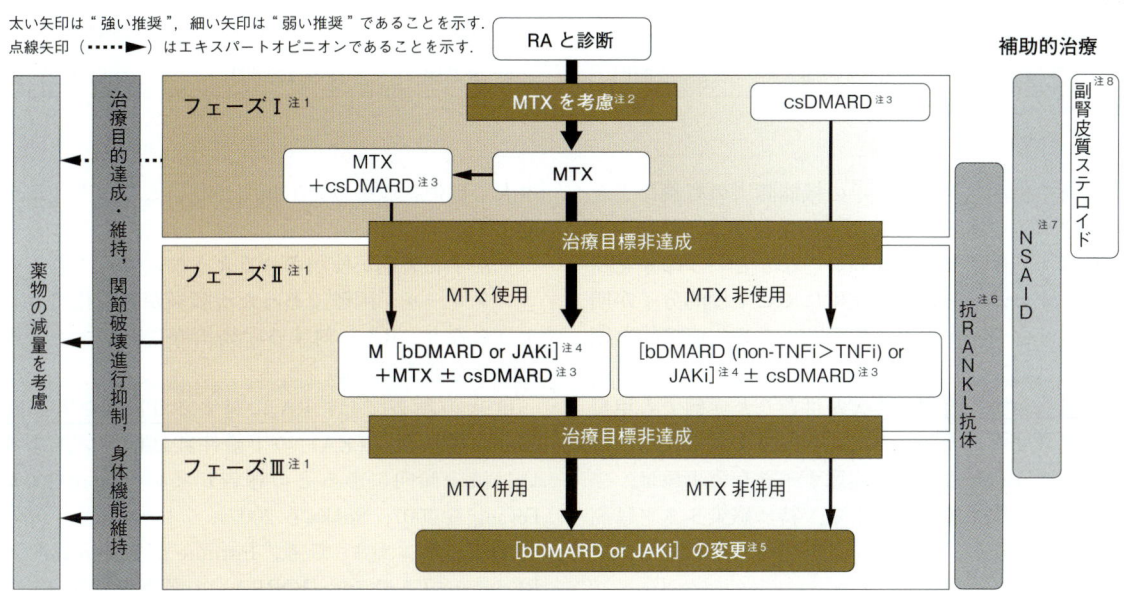

注1：原則として 6 か月以内に治療目的である「臨床的寛解もしくは低疾患活動性」が達成できない場合には，次のフェーズに進む．
　　　治療開始後 3 か月で改善がみられなければ治療を見直し，RF/ACPA 陽性（特に高力価陽性）や早期からの骨びらんを有する症例は関節破壊が進みやすいため，より積極的な治療を考慮する．
注2：禁忌事項のほかに，年齢，腎機能，肺合併症等を考慮して決定する．
注3：MTX 以外の csDMARD を指す．
注4：長期安全性，医療経済の観点から bDMARD を優先する．
注5：TNF 阻害薬が効果不十分な場合は，非 TNF 阻害薬への切り替えを優先する．
注6：疾患活動性が低下しても骨びらんの進行がある患者，特に RF/ACPA 陽性患者で使用を考慮する．
注7：疼痛緩和目的に必要最小量で短期間が望ましい．
注8：早期かつ csDMARD 使用 RA に必要最小量を投与し，可能な限り短期間(数か月以内)で漸減中止する．再燃時等で使用する場合も同様である．

図6　薬物治療アルゴリズム（関節リウマチ診療ガイドライン 2020 より）

表 10　生物学的製剤の比較

認可	2003 年	2005 年	2008 年	2008 年	2010 年	2011 年	2012 年	2018 年	2022 年
商品名	レミケード	エンブレル	アクテムラ	ヒュミラ	オレンシア	シンポニー	シムジア	ケブザラ	ナノゾラ
一般名	infliximab	etanercept	tocilizumab	adalimumab	abatacept	golimumab	certolizum-ab Pegol	sarilumab	ozoralizumab
タイプ	TNF阻害薬	TNF阻害薬	IL-6 シグナル遮断薬	TNF阻害薬	CD8/86 阻害薬	TNF阻害薬	TNF阻害薬	IL-6シグナル遮断薬	TNF阻害薬
標的分子	TNF α	TNF α / β	TNF α	IL-6	T 細胞	TNF α	TNF α	IL-6	TNF α
投与方法	点滴	皮下注	皮下注(点滴)	皮下注	皮下注(点滴)	皮下注	皮下注	皮下注	皮下注
投与頻度	4 〜 8 週ごと	1 〜 2 回 / 週	2週(4週)ごと	2 週ごと	1週(2〜4週)ごと	4 週ごと	2 〜 4 週ごと	2 週ごと	4 週ごと
効果発現	1 〜 2 週	2 〜 4 週	4 〜 8 週	2 〜 4 週	4 〜 8 週	4 週	1 〜 2 週	4 週間	—
半減期	8 〜 9.5 日	3 〜 4 日	12 〜 14 日	14 〜 15 日	10 日	12 〜 13 日	8 〜 10 日	2 〜 3 日	18 ± 8 日
MTX 併用	必須	推奨	推奨	推奨	推奨	推奨	推奨	推奨	推奨

表 11　JAK 阻害薬の比較

認可	2013 年	2017 年	2019 年	2020 年	2020 年
商品名	ゼルヤンツ	オルミエント	スマイラフ	リンボック	ジセリカ
一般名	トファシチニブ	バリシチニブ	ペフィシチニブ	ウパダシチニブ	フィルゴチニブ
阻害選択制	JAK1・3	JAK1・2	JAK1・2・3	JAK1	JAK1
投与方法	内服	内服	内服	内服	内服
投与頻度	2 回 / 日	1 回 / 日	1 回 / 日	1 回 / 日	1 回 / 日
主要代謝	肝代謝	腎排泄	肝代謝	肝代謝	腎排泄
半減期	2 〜 3 時間	6 〜 7 時間	4 〜 8 時間	8 〜 12 時間	6 時間

治療歴や生活スタイル，手の機能障害の有無などを検討すべきである．また，生物学製剤は“強い”あるいは“副作用リスクが高い”などという印象を持たれやすいが，その薬理作用において標的分子が明確かつオフターゲット効果がないため，直接的な細胞毒性は低い．

肝機能障害や腎機能障害が併存した症例でも用量調節が必要ないため，むしろ MTX よりも使用しやすいという意見もある．注意すべき有害事象は，アレルギー反応や感染症である．特に感染リスクは高齢，既存肺疾患，ステロイド剤の併用と報告されている．

JAK 阻害薬は標的分子に対する合成抗 RA 薬のことであり，現在 5 剤が RA に対して使用可能である（2023 年 7 月現在，表 11）．JAK とは炎症性サイトカインによる刺激から始まる細胞内シグナル伝達経路の 1 つである Janus kinase に由来し，RA の病態に強く関与することが知られている．

生物学的製剤と異なり，投与経路が内服であることは大きな特徴であるが，肝機能障害や腎機能障害の程度によって用量調節が必要であり，他剤との相互作用にも注意を要する．

副作用として感染症・肝機能障害が挙げられ，日本人では帯状疱疹の発生頻度が高いことにも注意を要する．

生物学的製剤が使用されるようになり，これまでコントロールが困難であった滑膜炎が鎮静化できるようになり，RA に対する手術治療においても変遷の時代を迎えている．

欧米の調査では，RA に対する THA や人工膝関節全置換術（TKA）の手術件数は横ばい，あるいは減少傾向にあるとの報告が多い（Ward 2004, Fevang ら 2007，Sokka ら 2007）．

わが国においても，Institute of Rheumatology, Rheumatoid Arthritis（IORRA）の調査では THA や TKA を含めた人工関節置換術の手術件数は，2002 年をピークに減少傾向にある（Momohara ら 2010）．

一方，手指や手関節，足趾変形に対する手術件数は増加している．これは RA の病勢が抑えられ，QOL 向上のニーズが変化してきていることが背景にあるといえる．

股関節が罹患すると日常生活動作の制限が出現し，薬物療法などの保存的治療に抵抗性の場合には，THA が適応となる．滑膜切除術，関節形成術，関節固定術はその効果を裏付けるエビデンスはない（表 12）（越智ら 2004）．

表12　関節リウマチの部位別術式の推奨度

	滑膜切除	人工関節置換術	関節固定術	関節形成術
股関節	C	A	C	C
膝関節	A	A	C	C
足関節	B	B	A	C
足趾関節	C	C	B	A
肩関節	B	B	C	C
肘関節	A	A	D	C
手関節	A	C	A	B
手指関節	B	A	A	B
手腱鞘	腱移行 A	腱移植 A		
頚椎	固定術 A			

A: 手術を行うよう強く勧められる
B: 手術を行うよう勧められる
C: 手術を行うよう勧めるだけの根拠が明確でない
D: 行わないよう勧められる

（越智ら 2004 より）

しかし，THA が適応となる RA 患者では，すでに多関節障害をきたしていることも多く，手術前には全身の関節機能や身体機能の評価が必要である．たとえば上肢の関節機能障害は，THA 後のリハビリテーションにも影響を与える可能性が高い．

また，同側の TKA も要する場合には，一般的には THA を先に行うことが多い．さらに頚椎病変を伴っていることもあるため，頚椎の可動域や環軸関節の不安定性を術前に確認しておく必要がある．

MTX，生物学的製剤，JAK 阻害薬における周術期の休薬対応については，JCR ガイドライン 2020 によると，まず MTX は周術期に休薬しないことを推奨している．MTX を継続しても術後感染症，創傷治癒遅延に影響しないことがわかっており，休薬による RA の再燃のリスクを予防することを優先する方が望ましいという見地である．

ただし，周術期における循環血液量の急激な変化を伴う場合は MTX 血中濃度にも影響を与える可能性があるため手術前後の休薬は考慮してもよい．

一方，生物学的製剤においては，手術部位感染症および創傷治癒遅延のリスクを高める可能性があることから周術期の休薬が推奨されている．

しかし，TNF 阻害薬以外の生物学的製剤に関してはほとんどエビデンスが得られていないのが現状である．同様に，JAK 阻害薬についても周術期休薬の是非に関するエビデンスはまだないため不明である．

各薬剤の休薬期間についても一定のコンセンサスは得られていない．各薬剤の半減期などを考慮して設定するのが一般的のようである．

RA に対する THA では，骨粗鬆症に伴う皮質骨の菲薄化や海綿骨梁の減少による不良な骨質，ストーブパイプ（stove-pipe）状の大腿骨髄腔，感染リスク，手術時年齢が比較的若いことなどから，再置換術のリスクが高い．

一方，インプラントの初期固定が強固であれば，変形性股関節症（股関節症）に対する THA と長期成績は変わらないとも報告され（Eskelinen ら 2006，Rud-Sorensen ら 2010），術前計画における個々の骨質や形状にあった機種の選択が重要となる．

一般的に RA の寛骨臼は，底部に骨欠損が生じていることが多く，骨移植を要する．インプラントの初期固定性を十分に得るため，骨欠損の大きさ（特に荷重部の segmental defect）や骨脆弱性の程度により，セメントレスカップを用いるかセメントカップを用いるか決定すべきである．サポートリングが必要となる場合もある．

寛骨臼側のリーミングの際には，深く削り過ぎないよう細心の注意を払う．また，リーミングを開始する際には寛骨臼最下端部を確認し，カップが高位設置にならないよう注意する．寛骨臼底部の cavitary defect 部には impaction bone graft を行い，カップの支持性を高めるとともに，移植骨のリモデリングの促進を図る（Mochida ら 2007）．

大腿骨ステムには，セメントを用いる場合と，近位もしくは遠位固定のセメントレスステムを用いる

場合がある．それらの中期成績はおおむね良好である（Lachiewicz 2008，Zwartele ら 2008）．

一般的には髄腔形状に影響されず，強固な初期固定性が得られるセメントステムが使用されることが多い．しかし，セメント使用では，術中血圧低下や再置換時のセメントの抜去が困難といった問題点もある．

セメントレスステムではこのようなセメントに起因した合併症は起こらない．ただし，近位固定型のセメントレスステムでは初期固定性に髄腔形状が大きく影響し，術中骨折の危険性も高い．また，遠位固定型のステムでは近位部の応力遮蔽が問題となる．

罹病期間の長い RA 患者においては，股関節周囲の筋力が低下し，術後脱臼をきたす危険性がある．そのため，カップの設置はできる限り正確な位置に挿入すべきであり，径の大きい骨頭の使用も脱臼予防の選択肢の１つである．

Schrama ら（2010）は RA では股関節症と比較して THA 後感染率が約 1.6 倍高いと報告している．RA 患者では長期的にステロイドを服用している例も多く，しばしば皮膚や結合組織の脆弱化がみられる．そのため創傷治癒遅延のリスクも高く，いわゆる手術部位感染（surgical site infection: SSI）には十分な注意を要する．

文献

Eskelinen A, Paavolainen P, Helenius I, et al. Total hip arthroplasty for rheumatoid arthritis in younger patients: 2,557 replacements in the Finnish Arthroplasty Register followed for 0-24 years. Acta Orthop. 2006: 77 : 853-865.

Fevang BT, Lie SA, Havelin LI, et al. Reduction in orthopedic surgery among patients with chronic inflammatory joint disease in Norway, 1994-2004. Arthritis Rheum. 2007; 57 : 529-532.

Lachiewicz PF. Cement fixation of the femoral component in older patients. Instr Course Lect. 2008; 57 : 261-265.

Mochida Y, Saito I, Saito T, et al. Clinical and radiological results of non-cement impaction bone-graft method of total hip arthroplasty for rheumatoid arthritis. Mod Rheumatol. 2007; 17 : 235-238.

Momohara S, Inoue E, Ikari K, et al. Decrease in orthopaedic operations, including total joint replacements, in patients with rheumatoid arthritis between 2001 and 2007: data from Japanese outpatients in a single institute-based large observational cohort (IORRA). Ann Rheum Dis. 2010; 69 : 312-313.

日本リウマチ学会JCR調査研究委員会, 関節リウマチ（RA）に対するTNF阻害療法施行ガイドライン（2010 年改訂版）. 2010.

日本リウマチ学会MTX診療ガイドライン策定小委員会. 関節リウマチ治療におけるメトトレキサート（MTX）診療ガイドライン. 羊土社. 2011.

日本リウマチ学会MTX 診療ガイドライン策定小委員会. 関節リウマチ治療におけるメトトレキサート（MTX）診療ガイドライン 2016年改訂版. 羊土社. 2016.

日本リウマチ学会. 関節リウマチ診療ガイドライン2020. 診断と治療社. 2021.

越智隆弘, 山本一彦, 龍　順之助. 関節リウマチの診療マニュアル（改訂版）. 診断マニュアルとEBMに基づく治療ガイドライン. 日本リウマチ財団発行. 2004.

Rud-Sorensen C, Pedersen AB, Johnsen SP, et al. Survival of primary total hip arthroplasty in rheumatoid arthritis patients. Acta Orthop. 2010; 81 : 60-65.

Schrama JC, Espehaug B, Hallan G, et al. Risk of revision for infection in primary total hip and knee arthroplasty in patients with rheumatoid arthritis compared with osteoarthritis: a prospective, population-based study on 108,786 hip and knee joint arthroplasties from the Norwegian Arthroplasty Register. Arthritis Care Res (Hoboken). 2010; 62 : 473-479.

Smyth CJ. Therapy of rheumatoid arthritis. A pyramidal plan. Postgrad Med. 1972; 51 : 31-39.

Sokka T, Kautiainen H, Hannonen P. Stable occurrence of knee and hip total joint replacement in Central Finland between 1986 and 2003: an indication of improved long-term outcomes of rheumatoid arthritis. Ann Rheum Dis. 2007; 66 : 341-344.

Ward MM. Decreases in rates of hospitalizations for manifestations of severe rheumatoid arthritis, 1983-2001. Arthritis Rheum. 2004; 50 : 1122-1131.

Zwartele R, Peters A, Brouwers J, et al. Long-term results of cementless primary total hip arthroplasty with a threaded cup and a tapered, rectangular titanium stem in rheumatoid arthritis and osteoarthritis. Int Orthop. 2008; 32 : 581-587.

まとめ

RA 治療体系の変遷により，RA の診断，治療目標，治療は大きく変化している．股関節領域における RA の治療戦略で最も重要なことは，股関節障害をきたす前に RA 疾患活動性を抑えることであり，T2T の理念に基づいた薬物療法が鍵となる．

しかし，いったん股関節障害が発生してしまうとその進行は早く，手術治療すなわち THA を要することが多い．その際，個々の全身状態，RA の病勢を把握し，総合的な関節機能および身体機能を評価して，手術のタイミングや機種の選択を検討すべきである．

2　血清反応陰性脊椎関節炎

関節炎を呈し，関節リウマチ（rheumatoid arthritis: RA）と鑑別が必要な疾患として，リウマトイド因子（rheumatoid factor: RF）陰性の血清反応陰性関節炎がある．

血清反応陰性の関節炎には多くの疾患が含まれ，代表的な疾患として血清反応陰性脊椎関節炎（seronegative spondyloarthritis: SNSA）がある（表1）．

SNSA は主に体軸関節を侵す慢性進行性のリウマチ性疾患群の総称である．SNSA は基本的に RF 陰性であるが，約10％に RF 陽性例も含まれるため，近年では単純に脊椎関節炎（spondyloarthritis: SpA）ともよばれる．

SNSA には，強直性脊椎炎（ankylosing spondylitis: AS），反応性関節炎，乾癬性関節炎，炎症性腸疾患に伴う関節炎が含まれる．AS や反応性関節炎は男性に多く，乾癬性関節炎，炎症性腸疾患に伴う関節炎では男女比は同等である．

また，AS では仙腸関節炎や脊椎炎が必発であるが，末梢関節炎の頻度は低く，反応性関節炎や乾癬性関節炎では末梢関節炎を呈する頻度が高い．

SNSA は，1990年に Amor の分類基準が報告され，後に European Spondyloarthropathy Study Group（ESSG）（Dougados ら 1991）による診断基準（表2）が発表された．後者は現在広く使われており，SNSA を定義するものである．

ASAS（Assessment of Spondyloarthritis Internatio-nal Society）は 2009年および 2011年に SNSA の早期診断を目指した新しい分類基準を発表した（図1，図2）（Rudwaleit ら 2009, 2011）．これは SNSA を大きく2つのグループ（軸性脊椎関節炎および末梢性脊椎関節炎）に分類している．

この分類基準を用いることで，感度は 79.5％，特異度は 83.3％となり，先行の基準と比較するとより早期に診断が可能となる（Rudwaleit ら 2011）．

文献

Amor BM, Dougados, Mijiyawa M. Criteria of the classification of spondylarthropathies. Rev Rhum Mal Osteoartic. 1990; 57 : 85-89.

Dougados M, van der Linden S, Juhlin R, et al. The european spondylarthropathy study group preliminary criteria for the classification of spondylarthropathy. Arthritis Rheum. 1991; 34 : 1218-1227.

Rudwaleit M, Landewé R, van der Heijde D, et al. The development of assessment of spondyloarthritis international society classification criteria for axial spondyloarthritis (part I): classification of paper patients by expert opinion including uncertainty appraisal. Ann Rheum Dis. 2009; 68 : 770-776.

Rudwaleit M, van der Heijde D, Landewé R, et al. The assessment of spondyloarthritis International society classification criteria for peripheral spondyloarthritis and for spondyloarthritis in general. Ann Rheum Dis. 2011; 70 : 25-31.

表1　血清反応陰性関節炎

1. 血清反応陰性脊椎関節炎（seronegative spondyloarthritis: SNSA） 強直性脊椎炎，反応性関節炎（Reiter 症候群），乾癬性関節炎，慢性炎症性腸疾患に伴う関節炎
2. 連鎖球菌感染後の反応性関節炎（PSRA）
3. 膠原病（SLE，Scleroderma，PM/DM，SjS など）
4. 高安動脈炎
5. 成人発症型 Still 病
6. RF 陰性 RA
7. リウマチ性多発筋痛症
8. 掌蹠膿疱症に伴う関節炎
9. 変形性関節症
10. 痛風，偽痛風
11. がん関連関節炎
12. 原因不明の良性・一過性関節炎

表2　ESSG による SNSA の診断基準

腰背部痛，もしくは非対称性の下肢関節炎が存在し，下記のうち1つ以上の項目が陽性のもの 　1. 家族歴 　2. 乾癬 　3. 炎症性腸疾患 　4. 殿部痛 　5. 付着部炎

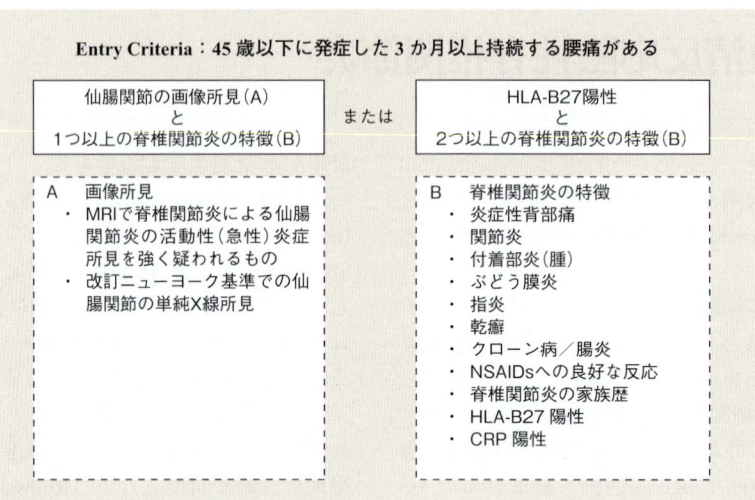

図1 軸性 (axial) 脊椎関節炎の分類基準

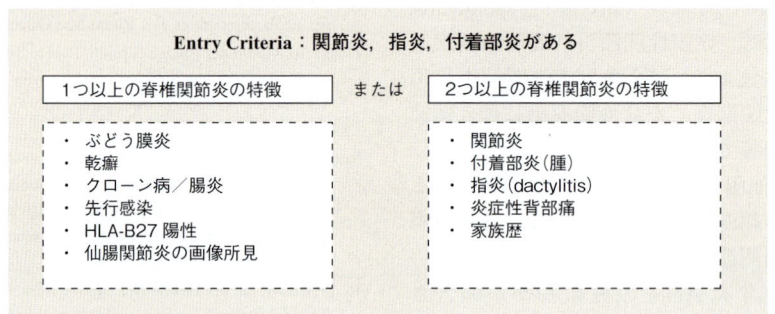

図2 末梢性 (peripheral) 脊椎関節炎の分類基準

1 | 疫 学

　海外の報告ではイヌイット2.5％，ドイツ1.9％，レバノン8％という有病率が報告され，国際的にはcommon diseaseとしてとらえられている（浦野2010）.

　わが国におけるSNSAの大規模な疫学調査はないが，1996年藤田ら（2010）による和歌山県の調査では0.2％の有病率で，その地区のRAの有病率と同等であったと報告している.

2 | 病因・病態

　SNSAの主な病態は筋，腱，靱帯の付着部炎である.このような炎症は，それに続く周囲構造の破壊，修復反応と骨増殖性変化をもたらし，関節や脊椎近傍に骨化性病変を形成させる.

　進行すると関節間や椎体間は骨化性病変で架橋され，強直にいたることが多い.病理学的には，病変部周囲における単核球の浸潤と破骨細胞の分化を伴う骨炎がみられる.

文献

藤田豊久, 井上康二, 小宮端弘, 他. わが国における脊椎関節炎の有病率. 日本脊椎関節炎学会誌. 2010; 2 : 47-52.

浦野房三. 脊椎関節炎 (日本リウマチ学会, 日本リウマチ財団　編集：リウマチ病学テキスト). 診断と治療社. 2010; 156-158.

3 診　断

1. 臨床症状

　広範囲な腰痛や多発性付着部炎は代表的な症状である．しかし発症初期の疼痛は散発的に出現することが多く，有意な所見としてとらえ難い．

　3か月以上続く腰痛では SNSA を疑い，手指・足趾の腫脹や下肢優位の関節炎，乾癬，腸炎，付着部炎などの有無を注意深く観察する．

2. 画像検査

　仙腸関節の単純 X 線像は SNSA 診断にきわめて重要であり，仙腸関節の不整像，骨硬化像，びらん形成，強直などがみられる．

　仙腸関節の全貌を評価するためには前後像だけではなく斜位像も撮影して読影すべきである．MRI により，高感度に仙腸関節炎を診断可能で，近年の分類基準にも取り入れられるようになった．

3. 臨床検査

　一般的に RF は陰性であることが多い．赤血球沈降速度（赤沈）や反応性タンパク（CRP）は異常高値を呈することもあるが，疾患活動性とは必ずしも相関しない．

4 治　療

　SNSA は RA と同様に慢性炎症性疾患ではあるが病態はまったく異なっており，メトトレキサート（MTX）のような疾患修飾性抗リウマチ薬（DMARDs）の効果はほとんどない．

　一方，非ステロイド性抗炎症薬（NSAIDs）は SNSA での有効性が高く，AS における EULAR recommendation でも処方すべき薬剤とされている．

　また，抗 TNF（tumor necrosis factor）製剤などの生物学的製剤の有効性も示されており，わが国においても AS や乾癬性関節症に対してはインフリキシマブとアダリムマブ，ウステキヌマブが承認されている．

A 強直性脊椎炎

　強直性脊椎炎（ankylosing spondylitis: AS）とは，四肢・体幹の多発性付着部炎をきたす SNSA の代表的疾患である．

　AS の病態が初めて報告されたのは 1695 年の Connor による詳細な解剖学的報告である．かつては RA の亜型ととらえられていたが，1900 年代前半に RA とは異なる病態の独立した疾患であることが確認され，1973 年には AS 発症とクラス I 型ヒト白血球抗原（HLA-B27）との関連性が見出された．

　AS は SNSA のなかでも軸性脊椎炎に属し，反応性関節炎，乾癬性関節炎，炎症性腸疾患関連関節炎などは末梢性脊椎関節炎に属する．

1 疫　学

　欧米諸国では AS は RA に次いで頻度の高い疾患であり，その有病率は 0.2 ～ 0.5％である．また，その 24 ～ 36％に股関節障害が発生すると報告されている（Vander ら 2010）．

　Wigley ら（1994）は，中国人の仙腸関節の単純 X 線所見を調査し，AS の有病率は 0.26％と報告しており，日本人の有病率もこれに近いと考えられていたが，2021 年に施行された全国調査では推定有病率 0.0026％と報告された（Matsubara ら 2021）．

　男女比は 3 ～ 5：1 と男性に多く，好発年齢は 10 歳台後半～ 20 歳台である．

文献

Matsubara Y, Nakamura Y, Tamura N, et al. A nationwide questionnaire survey on the prevalence of ankylosing spondylitis and non-radiographic axial spondyloarthritis in Japan. Mod Rheumatol. 2022; 32: 960-967.

Vander Cruyssen B, Muñoz-Gomariz E, Font P, et al. Hip involvement in ankylosing spondylitis: epidemiology and risk factors associated with hip replacement surgery. Rheumatology (Oxford). 2010; 49 : 73-81.

Wigley RD, Zhang NZ, Zeng QY, et al. Rheumatic diseases in China: ILAR-China study comparing the prevalence of rheumatic symptoms in northern and southern rural populations. J Rheumatol. 1994; 21 : 1484-1490.

2 病因・病態

　原因はいまだ明らかではない．しかし欧米の報告では AS を発症した 90％以上が HLA-B27 陽性であり，家族内発症も報告されていることから，何らか

の遺伝的要因の存在が指摘されている．

HLA-B27 の陽性率には地域差が認められており，わが国では SNSA 患者の 47％に HLA-B27 陽性を認めたとする報告がある（福田ら 1999）．

また，活動性の高い AS 患者の仙腸関節に TNF-α が存在すること，TNF-α が AS 疾患活動性と相関することなどが判明し，AS 患者に対する抗 TNF-製剤の有効性が報告されている．

AS では，腱や靱帯，関節包の付着部における炎症（enthesopathy）が主な病変であり，これが脊椎や仙腸関節をはじめとして，股関節や肩関節など近位関節周囲に起こる．

付着部炎が持続すると，同部位に骨化が起こり，新生骨（enthesophyte）が形成される．関節では軟骨下骨や線維軟骨が肉芽組織に置換され，関節の変性や骨性強直が惹起される．

文献
福田眞輔，三浪三千男，斎藤輝信，他．血清反応陰性脊椎関節炎の日本 AS 研究会第2回アンケート調査報告．日リウマチ・関節外会誌．1999; 18 : 167-176.

3 診 断

1. 臨床症状

四肢関節や体幹部の疼痛や可動域制限が主な症状であるが，発熱，全身倦怠感，体重減少などの全身症状もみられる．①脊椎症状が高度な軸性関節炎型，②四肢関節炎が顕著な末梢関節炎型，③両者が混在した混在型の3型に分類される．

脊椎などの軸性症状では腰背部痛，殿部痛，仙腸関節痛など体幹部の疼痛やこわばり感を訴える．特に腰背部痛は AS の先行症状といわれており，同一姿勢を保つと疼痛が増強し，動き出すと疼痛が軽減することが特徴である．

進行すると椎体の骨性強直が進み，可動性が失われる．多発性の付着部炎により，股関節や肩関節などの近位関節に疼痛や可動域制限を認める．また，膝蓋腱付着部，アキレス腱付着部，足底腱膜付着部，烏口突起，胸鎖関節などに疼痛が認められ，特に前2者では腫脹が顕著であることが多い．

AS の合併症としてはぶどう膜炎，間質性肺炎，大動脈弁閉鎖不全症，不整脈などがあり注意を要する．

2. 画像検査

単純 X 線像（図 3）では仙腸関節の病変を見極めることが重要である．初期には仙腸関節の関節裂隙は不明瞭となり，周囲に骨硬化像が見られるようになる．進行すると仙腸関節は骨性強直にいたる．また，MRI では仙腸関節周囲の炎症性変化を確認できる．

AS に特徴的な竹様脊柱（bamboo spine）は実際には稀な所見である．椎体は骨萎縮像が目立ち，椎間板の膨隆，椎間関節の硬化などを認める．

また，前縦靱帯付着部の炎症により Romanus 病変（椎体辺縁の骨びらんによる小さな欠損）や椎体の方形化（squaring）が起こる．付着部炎が持続すると前縦靱帯に沿った骨化（syndesmophytosis）が起こり，最終的には椎体の骨性強直にいたる．

股関節では，寛骨臼縁や大腿骨頚部の筋・腱付着部炎に伴う骨化性病変（enthesophyte）を認める．進行すると軟骨下骨の骨硬化と関節裂隙の狭小化を生じ，最終的には骨性強直にいたる．

3. 臨床検査

CRP や赤沈は上昇することが多いが，AS の疾患活動性を示すにはいたらない．RF は通常陰性である．matrix metalloproteinase-3 (MMP-3) は異常高値を示すことがあり，疾患活動性との相関が認められている．

前述のごとく，欧米における human leukocyte antigen (HLA)-B27 の陽性率は 90％以上と高いが，わが国においては約 47％と低く，必ずしも陽性にはならない（福田ら 1999）．

4. 診断基準

診断には改正ニューヨーク診断基準が用いられてきた（表 3）（van der Linden ら 1984）．このなかで仙腸関節の X 線所見（Sieper ら 2009）が最も重要であり，診断の「確定」か「疑い」もしくは「陰性」かが決定される．

「陰性」例のなかでも「ヨーロッパ脊椎関節炎研究グループ分類基準」を満たしていると未分化型脊椎関節炎と診断される．

わが国では，AS は厚生労働省の指定難病で，鑑別診断を除外した確実例（definite）が認定される（表 4）．新規申請の場合，最低，腰椎と仙腸関節の単純 X 線画像を提出する（仙腸関節の斜位像も撮影して確認することが望ましい）．撮影されていれば MR 画像も提出する．

鑑別診断としては，強直性脊椎炎以外の脊椎関節炎，RA，リウマチ性多発筋痛症，強直性脊椎骨増殖症，硬化性腸骨骨炎，変形性脊椎症・変形性仙腸関節症である（表 4）．

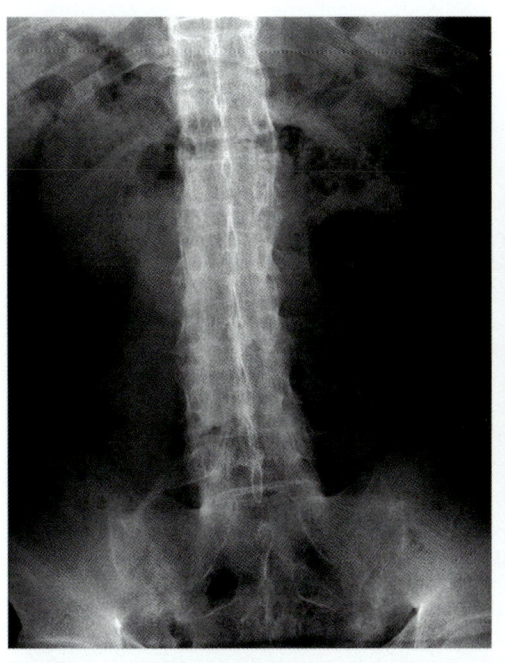
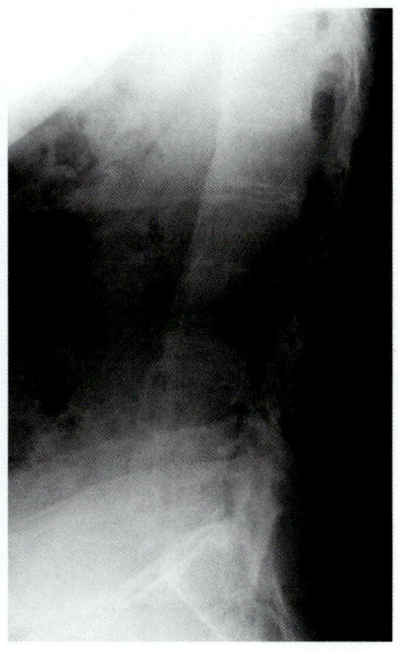

a

b

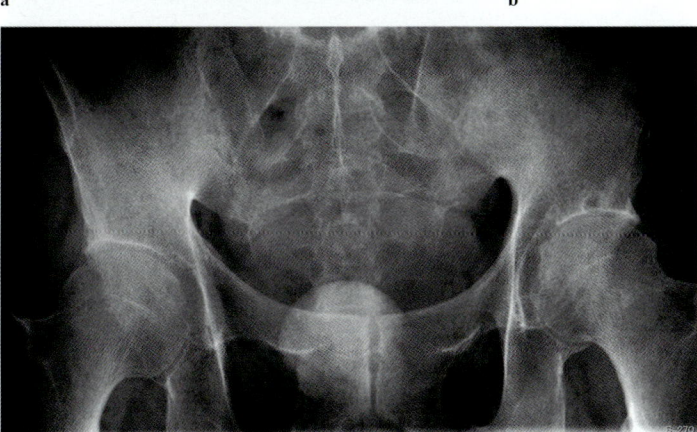

c

図3　強直性脊椎炎
65歳，男性．竹様脊柱（bamboo spine）を
認める．
a: 腰椎単純 X 線正面像．
b: 腰椎単純 X 線側面像．
c: 股関節単純 X 線正面像．両股関節は
関節裂隙が狭小化している．

AS の重症度判定には BASDAI（Bath Ankylosing Spondylitis Disease Activity Index）スコア（表5）と BASMI（Bath Ankylosing Spondylitis Metrology Index）スコア（表6）が用いられ，①BASDAI スコアが4以上かつ CRP が 1.5mg/dl 以上，②BASMI スコアが5以上，③脊椎 X 線上，連続する2椎間以上に強直（bamboo spine）が認められる，④薬物治療が無効の高度な破壊や変形を伴う末梢関節炎がある，⑤局所治療抵抗性・反復性もしくは視力障害を伴う急性前部ぶどう膜炎がある，の5つのうち，1つでも該当すれば重症例として支援の対象となる．

文献

福田眞輔，三浪三千男，斎藤輝信，他．血清反応陰性脊椎関節炎の日本AS研究会第2回アンケート調査報告．日リウマチ・関節外会誌．1999; 18 : 167-176.

Garrett S, Jenkinson T, Kennedy LG, et al. A new approach to defining disease status in ankylosing spondylitis: the bath ankylosing spondylitis disease activity index. J Rheumatol. 1994; 21 : 2286-2291.

Jenkinson TR, Mallorie PA, Whitelock HC, et al. Defining spinal mobility in ankylosing spondylitis (AS). The Bath AS Metrology Index. J Rheumatol. 1994; 21: 1694-1698.

Sieper J, Rudwaleit M, Baraliakos X, et al. The assessment of spondylo arthritis international society (ASAS) handbook: a guide to assess spondyloarthritis. Ann Rheum Dis. 2009; 68 Suppl 2 : ii1-44.

van der Linden S, Valkenburg HA, Cats A. Evaluation of diagnostic criteria for ankylosing spondylitis. A proposal for modification of the New York criteria. Arthritis Rheum. 1984; 27 : 361-368.

表3 強直性脊椎炎の改正ニューヨーク診断基準

A. 診断
　1. 臨床基準
　　　a）運動により改善し，安静によって改善しない 3 か月以上持続する腰痛
　　　b）矢状面，前額面両方における腰椎可動域制限
　　　c）同年代の健常者に比した胸郭拡張制限
　2. X 線学的基準
　　　両側の Grade 2 以上の仙腸関節炎，あるいは一側の Grade 3 〜 4 の仙腸関節炎
B. 診断の段階づけ
　1. 確定例：1 項目以上の臨床基準と X 線基準とを満たす場合
　2. 疑い例：
　　　a）X 線基準を満たさないが，臨床基準 3 項目を満たす場合
　　　b）X 線基準を満たすが，臨床基準が 1 つもみられない場合

＜ X 線基準の grade ＞
　Grade 0：正常
　Grade 1：疑わしい変化
　Grade 2：軽度の仙腸関節炎（関節裂隙の変化を伴わない限局的な骨侵食や硬化）
　Grade 3：中等度の仙腸関節炎（骨侵食，硬化，関節裂隙の拡大や狭小化，部分的な強直を伴う）
　Grade 4：完全な強直

表4 強直性脊椎炎（指定難病 271）の診断基準

＜診断基準＞
1. 臨床症状
　a）腰背部の疼痛，こわばり（3 か月以上持続．運動により改善し，安静により改善しない）
　b）腰椎可動域制限（Schober 試験で 5 cm 以下）
　c）胸郭拡張制限（第 4 肋骨レベルで最大呼気時と最大吸気時の胸囲の差が 2.5 cm 以下）
2. X 線所見（仙腸関節）
　両側の 2 度以上の仙腸関節炎，あるいは一側の 3 度以上の仙腸関節炎所見
　　　0 度：正常
　　　1 度：疑い（骨縁の不鮮明化）
　　　2 度：軽度（小さな限局性の骨のびらん，硬化，関節裂隙は正常）
　　　3 度：明らかな変化（骨びらん・硬化の進展と関節裂隙の拡大，狭小化または部分的な強直）
　　　4 度：関節裂隙全体の強直
＜診断のカテゴリー＞
　Definite
　　臨床症状の a)，b)，c) のうちの 1 項目以上＋ X 線所見（仙腸関節）
　Possible
　a）臨床症状 3 項目
　b）臨床症状なし＋ X 線所見（仙腸関節）
＜鑑別診断＞
・強直性脊椎炎以外の脊椎関節炎（乾癬性関節炎，反応性関節炎，炎症性腸疾患に伴う脊椎関節炎など）
・SAPHO 症候群・掌蹠膿疱症性骨関節炎
・関節リウマチ
・リウマチ性多発筋痛症
・強直性脊椎骨増殖症
・硬化性腸骨骨炎
・変形性脊椎症・変形性仙腸関節症

表5　BASDAI (Bath Ankylosing Spondylitis Disease Activity Index) スコア（Garrett ら 1994）

以下の a）～f）について VAS（10 cm スケール）により評価し，以下の計算式で算出した値
（0～10）とする．
BASDAI = 0.2（A+B+C+D+0.5（E+F））
　　a）疲労感の程度
　　b）頚部や背部～腰部または殿部の疼痛の程度
　　c）上記 b）以外の関節の疼痛・腫脹の程度
　　d）触れたり押したりした時に感じる疼痛の程度
　　e）朝のこわばりの程度
　　f）朝のこわばりの継続時間（0～120 分）

表6　BASMI (Bath Ankylosing Spondylitis Metrology Index) スコア（Jenkinson ら 1994）
下記 5 つの計測指標を実測値により点数化し，その合計点数にて脊椎・股関節の可動性と肢位を評価する．

	0点	1点	2点
A.　耳珠—壁距離	< 15 cm	15 ～ 30 cm	> 30 cm
B.　腰椎前屈	> 4 cm	2 ～ 4 cm	< 2 cm
C.　頚椎旋回	> 70°	20°～ 70°	< 20°
D.　腰椎側屈	> 10 cm	5 ～ 10 cm	< 5 cm
E.　内顆間距離	> 100 cm	70 ～ 100 cm	< 70 cm

4　治　療

　初期には NSAIDs などによる疼痛コントロールや運動療法が選択される．疼痛が高度な場合は，ステロイドや DMARDs（サラゾスルファピリジン，MTX など）を使用することもある．

　しかし，経口ステロイドや DMARDs の有効性を支持する十分なエビデンスはない．サラゾスルファピリジンのみ末梢関節炎の患者には有効であると報告されている．

　これらの治療効果が不十分な場合，生物学的製剤が選択される．現在日本では TNF 阻害薬，IL-17 阻害薬，JAK 阻害薬が使用可能となっている．

　現在はエビデンスの多い TNF 阻害薬から導入することが推奨されている（van der Heijde ら 2017，日本脊椎関節炎学会 2020）．

　AS に伴う脊椎の後弯変形に対して，脊椎変形を矯正する手術が試みられる．股関節障害においては AS 患者全体の 24 ～ 36％に発生し，人工股関節全置換術（THA）にいたる例は AS 患者の約 5％と報告されている（Vander ら 2010）．

　AS 患者に対する THA では，年齢層が若いことや術後の異所性骨化による再強直などが懸念されるが，これまでの報告では術後成績は良好である．

　AS 患者では骨質が脆弱なため，従来からセメント THA が多く使用されている．セメントレス THA の術後成績も良好ではあるが，良質な骨質を持つ AS 患者に制限される（Yang ら 2005，Vidyadhara ら 2007）．

　周術期の注意点として，長期罹患患者では，頚椎，胸椎，腰椎に重度の後弯変形を伴うことが多く，脊椎麻酔や気管内挿管が困難となる場合がある．また，術後の異所性骨化を予防するためにエチドロン酸ニナトリウム（ダイドロネル）の投与や局所放射線療法が有効である．

文献

日本脊椎関節炎学会／厚生労働科学研究費補助金（難治性疾患政策研究事業）．脊椎関節炎診療の手引き2020．診断と治療社．2020．

van der Heijde D, Ramiro S, Landewé R, et al. 2016 update of the ASAS-EULAR management recommendations for axial spondyloarthritis. Ann Rheum Dis. 2017; 76: 978-991.

Vander Cruyssen B, Muñoz-Gomariz E, Font P, et al. Hip involvement in ankylosing spondylitis: epidemiology and risk factors associated with hip replacement surgery. Rheumatology (Oxford). 2010; 49 : 73-81.

Vidyadhara S, Rao SK. Uncemented primary press-fit total hip arthroplasty: a 3 to 6 years of experience. J Orthop Surg (Hong Kong). 2007; 15 : 50-55.

Yang P, Wang CS, Wang KZ, et al. Selection of femoral prosthesis in total hip replacement for ankylosing spondylitis. Di Yi Jun Yi Da Xue Xue Bao. 2005; 25 : 1468-1473.

B 乾癬性関節炎

乾癬性関節炎（psoriatic arthritis: PsA）は皮膚の乾癬に関節炎を合併した疾患である．

皮膚乾癬を伴う関節炎は1818年にAlibertが初めて報告し，1976年にはWrightとMollが，"PsAは，乾癬に腫脹と疼痛を伴う関節炎を合併するものであり，一般にリウマトイド因子は陰性である"と定義している．

後にPsAは脊椎関節炎のサブタイプとして認識されるようになった．

病因は明らかにはされていないが，TNF-αやinterleukin（IL）-23などのサイトカインがPsAの病態に深く関与していることが報告され，TNF阻害薬の有効性も示されている（森田2011）．

文献
森田明理. 乾癬の新しい治療　抗TNF-α療法がもたらすインパクト. 日本臨床皮膚科医会雑誌. 2011; 28 : 474-476.

1 疫　学

好発年齢は25〜30歳で，皮疹先行型が多い．乾癬の発生頻度は欧米と比較して低く，0.05〜0.1％とされている．また，全皮膚乾癬患者の約1％にPsAが発生する（Kawadaら2003）．

世界的には性差はないとされているが，わが国では2：1で男性に多い（飯塚2008）．

文献
飯塚　一. 乾癬の病態とその治療指針, 乾癬治療. 光原社. 2008; 2-6.
Kawada A, Tezuka T, Nakamizo Y, et al. A survey of psoriasis patients in Japan from 1982 to 2001. J Dermatol Sci. 2003; 31 : 59-64.

2 病因・病態

病因は明らかではない．しかし，家族内発症が5％にみられることや一卵性双生児での発症一致率が60〜70％と高いことから何らかの遺伝的素因の関連性が指摘されている（飯塚2008）．

HLA class1領域（PSORS I）は代表的な乾癬疾患感受性遺伝子であり，HLA-B27はPsA発症と相関することが明らかとなっている（Pollockら2011）．

文献
飯塚　一. 乾癬の病態とその治療指針, 乾癬治療. 光原社. 2008; 2-6.
Pollock R, Chandran V, Barrett J, et al. Differential major histocompatibility complex class I chain-related A allele associations with skin and joint manifestations of psoriatic disease. Tissue Antigens. 2011; 77 : 554-561.

3 診　断

1. 臨床症状

皮膚症状として落屑を伴う浸潤性紅斑が全身に多発する．特に肘，膝，四肢の伸側などの擦過を受けやすい部位に好発する．

爪甲の変形も特徴的な所見である．

関節症状としては手指遠位指節間関節（DIP）や近位指節間関節（PIP）の関節周囲が腫脹し，後に指全体がソーセージ様に腫脹する指炎（dactylitis）が起こる．

関節炎が持続すると関節破壊による変形が生じる．関節炎の70％は非対称性の小関節炎であるが，頸椎，股関節，仙腸関節も侵される．腱・靱帯・関節包の付着部炎に伴う骨化性病変の形成も認められ，関節の可動域制限や骨性強直が引き起こされる．

一方，骨吸収変化の強い場合もあり，骨萎縮，関節裂隙の狭小化により，いわゆる変形性関節症様変化にいたる場合がある．

2. 画像検査

末梢関節において，関節裂隙の狭小化，関節変形，骨萎縮などがみられる．特に指節骨のpencil-in-cap形成，骨性強直，ムチランス様変形がみられることもある．

股関節の罹患は約7％にみられ，関節周囲の骨化（enthesophyte），骨萎縮，関節裂隙狭小化が認められる（図4）．

3. 臨床検査

赤沈の亢進やCRPの上昇が約半数にみられる．一般にRFやACPAは陰性である．脊椎炎や仙腸関節炎を伴う例ではHLA-B27が約60％で陽性となる．

4. 診断基準

診断にはCASPAR（classification criteria for psoriatic arthritis）分類基準（Taylorら2004）が用いられる（表7）．

明らかな皮膚病変としての乾癬を認める場合には診断は容易であるが，脊椎炎や関節炎が先行する場

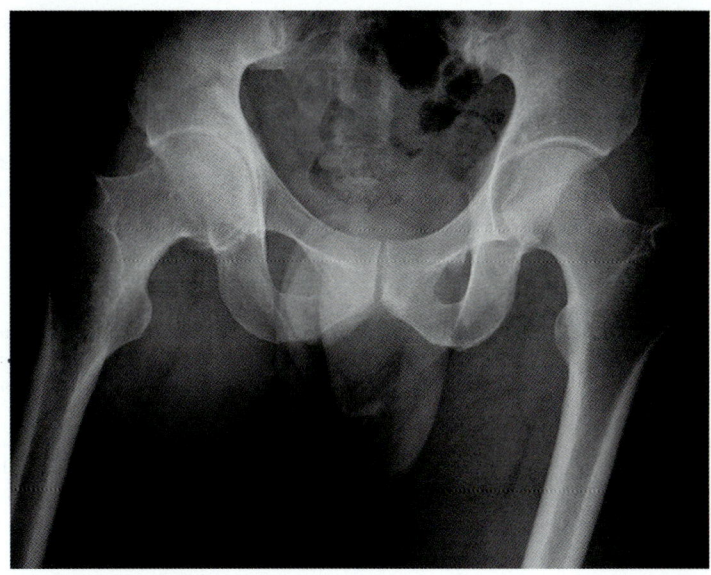

図4　乾癬性股関節炎
35歳，男性．右股関節痛があり，股関節には単純X線像で関節裂隙の狭小化が
みられる．

表7　CASPAR 分類基準

1. 乾癬（現在または既往歴）	
1ないし2親等の家族歴	2 or 1点
2. 典型的な乾癬性爪病変	1点
3. リウマトイド因子陰性	1点
4. 指炎（現在または既往歴）	
指全体の浮腫	1点
5. 手，足の単純X線所見	
関節近傍の新生骨形成（骨棘は除外）	1点

炎症性関節症状を有し，上記の項目で3点以上に該当する
ものを乾癬性関節炎とみなす．

合には診断が遅れやすい．

文献

Taylor WJ, Helliwell PS. Development of diagnostic criteria for psoriatic
　　arthritis: methods and process. Curr Rheumatol Rep. 2004; 6 : 299-
　　305.

4　治　療

　NSAIDs が治療薬として多く用いられる．皮疹に
対しては活性型ビタミンD軟膏が有効である．
　MTX，シクロスポリン，生物学的製剤による免
疫抑制療法の有効性も確認されている．2023年4
月現在，8剤の生物学的製剤が承認されている．
　破壊された股関節に対しては，THA が適応とな
る．

3　全身性エリテマトーデス

全身性エリテマトーデス（systemic lupus erythematosus: SLE）は全身性の自己免疫疾患である．lupus erythematosus とは，SLE に伴う発疹が，狼に噛まれた痕のような赤い紅斑であることから名づけられた．

歴史的には 1850 年に初めて SLE に関する記述がみられ，1872 年には SLE が全身性疾患であることが報告された．

関節炎のほか，顔面，頚部，上肢に紅斑性皮膚病変をきたす．また，大量に産生された免疫複合体が腎臓，心，肺，中枢神経などに沈着し，多臓器障害をきたす．病状は寛解と増悪を繰り返し，慢性の経過をたどる．

1　疫　学

SLE はわが国に 5 万人余りの患者が存在し，特定疾患に指定されている．男女比は 1：9 と女性に多く，好発年齢は 20 〜 40 歳である．

SLE の発症率は 0.01 〜 0.1％ であるが，近親者での発症率は 0.4 〜 5％，一卵性双生児の双方が発症する率は 25％ 前後と報告されている．人種では，黒人の発症率が高い．

2　病因・病態

病因はいまだに不明であるが，特定の遺伝的素因にウイルス感染，紫外線，薬物などの環境要因が加わることで発症すると考えられている．

HLA 抗原との関連においては，HLA-DRB1*1501 ハプロタイプや HLA-DRB1*0301 などとの関連が報告されている（Tsuchiya ら 2001, Tsao 2002）．また，近年のゲノムワイド関連解析によってさまざまな遺伝子との関連が見出されている．

SLE における免疫応答にはインターフェロン - α（INF- α）が深く関与していることが推測されている（Pascual ら 2003）．SLE 患者血清中には 40 〜 50％ において高濃度の INF- α 産生がみられ，90％ 以上の SLE 患者で INF 関連遺伝子の高発現がみられることが明らかになっている．

血中で形成された免疫複合体は，本来は肝臓や脾臓などで処理されるが，SLE ではその処理能力を

大きく上回るほど大量に産生されるために全身の組織に沈着する．皮膚では表皮と真皮の結合部，腎臓では腎糸球体に沈着し，組織障害を引き起こす．

文献

Pascual V, Banchereau J, Palucka AK. The central role of dendritic cells and interferon-alpha in SLE. Curr Opin Rheumatol. 2003; 15 : 548-556.

Tsao BP. An update on genetic studies of systemic lupus erythematosus. Curr Rheumatol Rep. 2002; 4 : 359-367.

Tsuchiya N, Kawasaki A, Tokunaga K, et al. Analysis of the association of HLA-DRB1, TNFalpha promoter and TNFR2 (TNFRSF1B) polymorphisms with SLE using transmission disequilibrium test. Genes Immun. 2001; 2 : 317-322.

3　診　断

1．臨床症状

全身症状としては，発熱，全身倦怠，易疲労感，体重減少などがみられる．皮膚や粘膜症状は SLE 活動期に一致してみられ，顔面の蝶形紅斑を特徴とし，耳介部，前胸部，四肢末梢部にもびまん性紅斑がみられる．このような発疹は日光過敏性を有し，紫外線により増悪する．

稀に発疹を伴わない無疹型 SLE も存在する．頭部の脱毛も好発し，口腔や鼻咽腔に潰瘍を形成することもある．

筋・関節症状は SLE 患者の 90％ にあらわれ，多発性関節炎や近位筋優位の筋炎を認める．しかし，関節リウマチ（rheumatoid arthritis: RA）のような骨破壊を伴うことは稀である（図 1）．

SLE の約 50％ 以上にループス腎炎が出現する．多彩な組織型を示すが，進行すれば腎不全にいたる．

心・血管系の症状としては，心外膜炎による心タンポナーデや胸膜炎による胸水貯留などがみられる．また，手指・足趾の Raynaud 現象も半数以上にみられる．

2．画像検査

本疾患に特徴的な画像所見は少ない．しかし稀に関節破壊を伴わない手指の変形をきたすことがあり，Jaccoud 変形とよばれる．

3．臨床検査

白血球減少，リンパ球減少，血小板減少を認める．一般的には C 反応性タンパク（CRP）は上昇しな

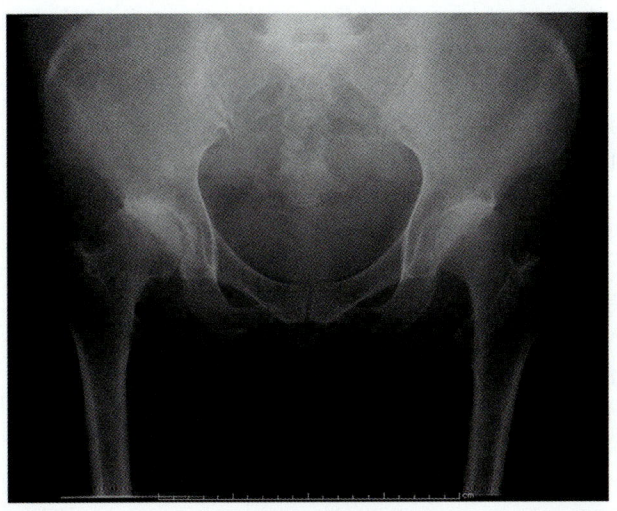

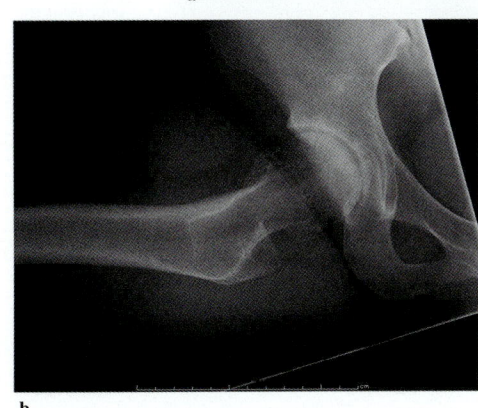
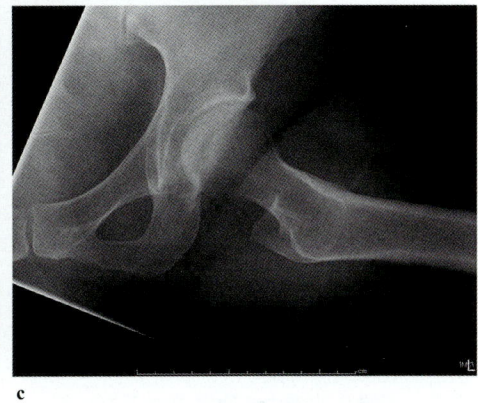

図1　SLE による股関節障害
38 歳，女性．両側股関節の関節裂隙狭小化を認める．
a: 両股関節単純 X 線正面像，b: 右股関節 Lauenstein 像，c: 左股関節 Lauenstein 像．

いが，関節炎，漿膜炎，血管炎などを合併した場合には CRP 上昇もみられる．

　IgG など免疫グロブリンの増加が顕著であり，抗核抗体（ANA）は 95％以上で陽性を示す．抗 2 本鎖 DNA 抗体（抗 dsDNA 抗体）は活動期の 80％以上で陽性となり，疾患活動性を反映する．

　また，活動期に一致して補体価（C3，C4，CH50）の低下がみられるため，これらも疾患活動性の評価に用いられる．

4. 診断基準

　SLE の診断には，2012 年 SLICC による分類基準（Petri ら 2012），および 2019 年 ACR/EULAR の新分類基準（Aringer ら 2019）を組み合わせて総合的に判断される．鑑別診断としては，SLE 以外の膠原病，発疹を伴う感染症，悪性腫瘍などがあげられる．

文献

Aringer M, Costenbader K, Daikh D, et al. 2019 European League Against Rheumatism/American College of Rheumatology classification criteria for systemic lupus erythematosus. Ann Rheum Dis. 2019; 78: 1151-1159.

Petri M, Orbai AM, Alarcón GS, et al. Derivation and validation of the Systemic Lupus International Collaborating Clinics classification criteria for systemic lupus erythematosus. Arthritis Rheum. 2012; 64: 2677-2686.

4 治　療

　SLE の治療は近年は国内でも大きな変遷があった．ミコフェノール酸モフェチル（MMF）やヒドロキシクロロキン（HCQ）の承認が得られ，また生物学的製剤であるブレオマイシンも承認された．

　薬物的治療は主に膠原病内科が行うため詳細な治療戦略は割愛するが，全身性エリテマトーデス診療

ガイドライン 2019（日本リウマチ学会 2019）が発刊されている.

SLE に伴う関節炎や筋痛に対しては，NSAIDs や少量ステロイドによる対症療法が行われる．欧米ではメトトレキサート（MTX）（7.5 ～ 25mg/ 週）の有用性が示されている．また，難治例の関節炎や重度の筋炎を併発した場合には大量ステロイド療法が適応となる.

SLE ではステロイド関連大腿骨頭壊死症のリスクが高い．若年発症が多いため，大腿骨頭壊死症の病期が進行する前に関節温存手術（大腿骨頭回転骨切り術，内反骨切り術，骨移植術など）を行うことも選択肢である.

人工骨頭置換術もしくは人工股関節全置換術は年齢や壊死範囲，股関節障害の程度や社会的背景などの総合的な評価の上で選択される.

免疫抑制療法により SLE 患者は易感染性宿主（compromised host）となっているため，周術期の感染予防に注意を要する．また長期的なステロイド療法により，若年であっても続発性骨粗鬆症を併発しているほか，創の治癒遅延が生じやすいため注意を要する.

文献
日本リウマチ学会. 全身性エリテマトーデス診療ガイドライン. 南山堂. 2019.

4 アミロイドーシス

アミロイドーシス（amyloidosis）は線維構造を持つ不溶性タンパクが諸臓器に沈着する疾患の総称である.

アミロイドとはクロス β 構造（線維構造の一種）を持つ重合したすべてのポリペプチドの総称であり，生化学的にはさまざまなタンパクが凝集して線維構造をとり，組織に沈着する物質のことをいう.

アミロイドーシスには，全身の諸臓器に沈着する全身性アミロイドーシスと，ある臓器に限局して沈着する限局性アミロイドーシスに大別される（アミロイドーシスに関する調査研究班 2010）.

また，種々のアミロイドタンパクに対応する臨床病型に分類される．特に透析に伴う透析アミロイドーシスでは，骨，滑膜に加え，筋・腱・関節包の付着部に β 2 ミクログロブリン（β 2-MG）が沈着し，嚢胞性関節障害，破壊性脊椎関節症，手根管症候群，弾発指などを引き起こす.

股関節においては大腿骨頚部に形成された骨嚢胞による病的骨折や，関節炎に伴う著しい関節破壊などが起こる．アミロイドーシス関節症は，そのほとんどは透析アミロイドーシスを原因としており，股関節，膝関節，肩関節，手関節に多い.

文献
アミロイドーシスに関する調査研究班. アミロイドーシス診療ガイドライン2010. 難治性疾患克服研究事業（厚生労働科学研究費補助金）. 2010.

1 疫　学

一般に，透析アミロイドーシスは透析歴 10 年以上の場合に多く発症する．手根管症候群での調査では，透析歴 8 年以降から徐々に発症頻度が増加し，透析歴 20 年の約 50％にはアミロイドーシスによる手根管症候群が発症する．多関節炎は透析歴 18 年以上では 70 ～ 100％にみられる（Laurent ら 1988）.

しかし，アミロイドーシスによる臓器障害は，症状が出現して初めて診断される症例がほとんどであり，実際にはもっと早期からアミロイドの沈着は起こっていると考えられている.

文献
Laurent G, Calemard E, Charra B. Dialysis related amyloidosis. Kidney Int Suppl. 1988; 24 : S32-34.

2 病因・病態

透析アミロイドーシスにおける β 2-MG は骨・関節に沈着しやすく，さまざまな骨・関節症状を呈する（Gejyo ら 1985）．沈着したアミロイド周囲では炎症性細胞の浸潤，滑膜組織の増殖が起こる．腎不全患者の血中に増加する β 2-MG は正常のおよそ 10 ～ 40 倍にまで増加する.

股関節における骨嚢胞の好発部位は主に関節包付

着部であり，増大すると囊胞部での病的骨折を生じる恐れがある．また，腎不全に起因する腎性骨異栄養症により骨の脆弱化が進行し，骨折のリスクが高まる．さらに，骨接合術後の偽関節リスクも高い（福西ら 2010）．

文献

福西成男, 吉矢晋一. 特集　維持透析患者の整形外科的疾患－手術の適応と非適応, 各論　股関節. 臨床透析. 2010; 26：661-667.

Gejyo F, Yamada T, Odani S, et al. A new form of amyloid protein associated with chronic hemodialysis was identified as beta 2-microglobulin. Biochem Biophys Res Commun. 1985; 129：701-706.

3 診　断

1. 臨床症状

前述のごとく，多関節炎，破壊性脊椎関節症，病的骨折，手根管症候群，弾発指などが代表的な合併症であり，関節痛，腰痛，絞扼性神経症状などが症状としてあらわれる．

関節痛は進行すると安静時痛が増強する特徴があり，透析中や夜間に著明となる．また，ほかのアミロイドーシスと同様に内臓組織にも β2-MG が沈着し，多彩な臓器障害を合併する．

2. 画像検査

単純 X 線像では軟骨下および傍関節性の骨囊胞やホタテ貝様陥凹（scalloping），骨萎縮像，関節裂隙の狭小化などがみられる．

通常は長期の経過をたどりながら進行していくが，症例によっては急速に関節破壊が進行する例も存在する（図1）．

3. 臨床検査

透析アミロイドーシスに特徴的な検査所見はない．しかし腎不全のほか多彩な全身合併症による異常所見がみられる．

4 治　療

無症状である場合には定期的な外来診療で経過観察が行われる．しかし，骨囊胞が大腿骨頚部の50%以上を占める場合には，病的骨折予防のために骨移植術などを施行することもある．

股関節破壊が高度な場合や転位型の大腿骨頚部骨折例では人工股関節全置換術が施行される．長期罹患患者では関節破壊の進行により，大きな骨欠損を生じている場合もあるため，十分な術前計画を必要とする．

高い死亡率，骨脆弱性，高い深部感染率，インプラントの早期の弛み，脱臼などの術後合併症の頻度が高く，術後成績は良好とはいえない．

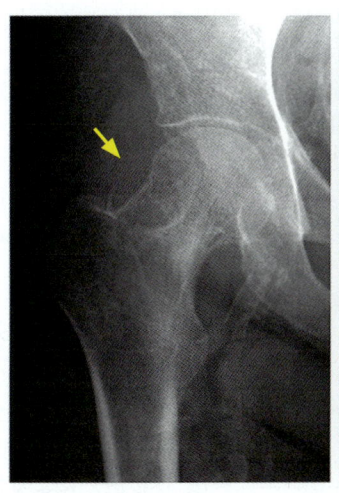 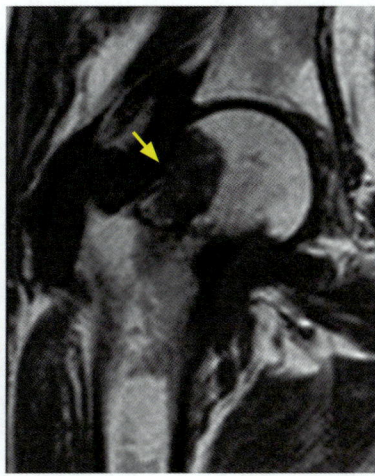 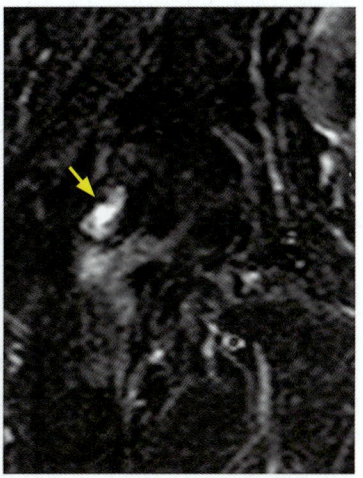

a　　　　　　　　　　b　　　　　　　　　　c

図1　アミロイドーシスによる股関節障害
67歳，女性．右関節痛．右大腿骨頭から大腿骨頚部にかけて巨大な骨囊胞（矢印）を認める．
a: 単純 X 線像．b: T1 強調 MR 画像（冠状断）．c: T2 強調 MR 画像（冠状断）．

6章 腫瘍性疾患

1 股関節周囲の腫瘍

　股関節周囲は，膝関節周囲などとともに，骨・軟部腫瘍（musculoskeletal tumor）の好発部位である．

　しかし一概に骨・軟部腫瘍といっても，原発性あるいは転移性腫瘍や腫瘍類似病変まで含めれば，実にさまざまな疾患がそのなかには含まれている．

　また，その治療方法は良性，悪性ではもちろん，原発性，転移性なのかによっても大きく異なってくる．特に原発性悪性腫瘍においては，患者の5年生存率を向上させるためには初期治療が非常に重要である．

　そのためにも，腫瘍の特徴や治療法を知っておくことは，腫瘍を診断し，患者へ治療の流れを説明するために重要なことである．

1 身体所見

　軟部腫瘍の場合，その大きさ（5cmより大きいものは，悪性の可能性が高い），深さ（悪性腫瘍は深在性にある場合が多く，その場合辺縁は不明瞭となりやすい），硬さなどの性状（脂肪のようにやわらかいか，内部に液体の貯留があり波動を触れるか），可動性（骨などとの癒着があるか），発赤や熱感（炎症を伴っているか）などを調べる．

　また，神経原性腫瘍の場合には，打診による放散痛を伴うことも多い．悪性軟部腫瘍の転移は，多くの場合血行性に肺に生じるが，時にリンパ節転移をきたす場合があり，所属リンパ節の触診もあわせて行う．

　骨腫瘍においても軟部腫瘍に準じた診察を行うが，荷重時痛の有無などは切迫骨折の診断に有用である．

　先にも述べたように，深在性（表層筋膜よりも深部）にあり5cmをこえるような腫瘍は，悪性の可能性が高いといわれている．しかし，悪性腫瘍の場合でも無論当初は5cm以下であり，小さいからといって簡単に悪性を否定はできない．

　皮下の小さな腫瘍を安易に切除され，後日悪性腫瘍と判明して専門施設を紹介される場合や，骨折を生じたため骨接合術を施行し，後日悪性骨腫瘍による病的骨折であったことが判明して患者説明に苦労することも散見されるので，注意が必要である．

2 画像検査

　単純X線検査，CT，MRI，テクネチウムシンチグラフィー，タリウムシンチグラフィー，18-Fluoro-deoxy-glucose positron emission tomography（FDG-PET）などが，腫瘍の局在の評価および診断のために用いられる．

　骨・軟部腫瘍でも，単純X線検査が基本である．軟部腫瘍の場合でも，静脈石などは血管腫の診断に有用であり，脂肪性腫瘍では，腫瘍による透過性の亢進を指摘できることがある．

　また，軟部組織での石灰化あるいは骨化は，滑膜肉腫，骨外性間葉性軟骨肉腫，骨外性骨肉腫などで認められやすく，診断の助けとなる．

　CTを用いれば，より微細な骨化や石灰化などについても評価が可能である．

　骨腫瘍では，単純X線像で骨透亮像や硬化像，骨皮質の破壊や膨隆，腫瘍内での骨化や石灰化，各種骨膜反応などの有無を調べる．

　特に，Codman三角，太陽光線状の骨膜異常像（sunray spicula），玉ねぎ様骨膜反応（onion-peel appearance）などの骨膜反応（図1）は，悪性骨腫瘍で認められることが多いが，玉ねぎ様骨膜反応は骨髄炎でも認められることがあるので，注意が必要である．

　MRIでは，腫瘍の局在や，周囲神経血管束との関係を把握することができる．脂肪抑制像で，骨内での腫瘍の進展をより明らかにすることが可能である．また，脂肪性腫瘍の診断を行うことも可能である．

　撮像方法はスピンエコー法（SE法）による撮像が一般的であり，通常悪性腫瘍はT1強調画像で低から等信号，T2強調画像で高信号を呈することが多い．

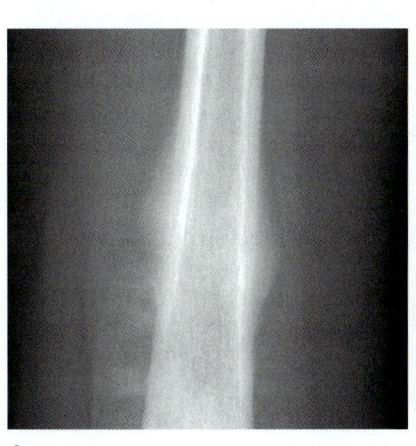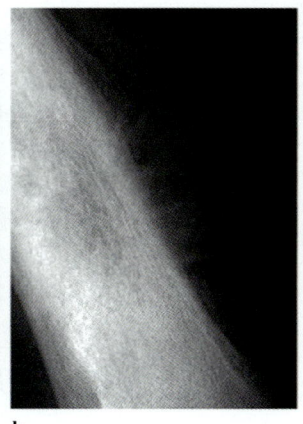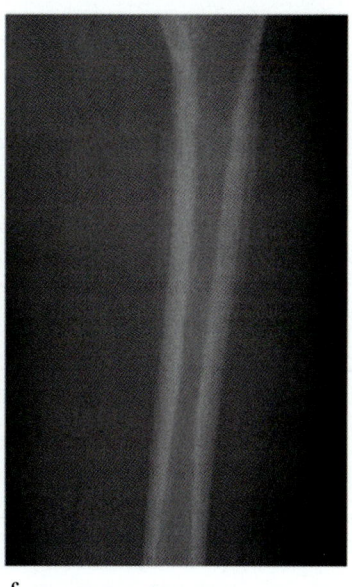

a　　　　　　　　　　　b　　　　　　　　　　　c

図1　単純X線像でみられる各種骨膜反応

a: Codman の三角(Codman triangle)．b: 太陽光線状の骨膜異常反応(sunray spicula)．c: 玉ねぎ様骨膜反応(onion-peel appearance)．玉ねぎ様骨膜反応は，骨髄炎の際に認められることもあるので，注意が必要である．

ガドリニウムを用いた造影MRIによるダイナミック像やタリウムシンチグラフィーで悪性度を推測することも可能である．

テクネチウムシンチグラフィーでほかの骨病変を検索することが可能であるが，転移性病変を含め，時としてテクネチウムシンチグラフィーでは集積しない骨病変があることを忘れてはならない．

たとえば，多発性骨髄腫や粘液型脂肪肉腫の骨転移は，通常テクネチウムシンチグラフィーでは集積しないことが多いため，その画像的検索にはMRIの施行が必要である．

また，近年ではFDG-PETなども悪性腫瘍の評価に用いられることが多くなっているが，腫瘍の局在を明らかにするためには，CTとのフュージョン画像（PET-CT）が特に有用である．

悪性を疑う場合には，胸部X線像，胸部CTによる肺転移巣の検索が必須である．

また，滑膜肉腫，明細胞肉腫，類上皮肉腫，横紋筋肉腫などでは，リンパ節転移の頻度が高いため，所属リンパ節のチェックも重要である．

さらに，蜂巣状軟部肉腫では脳転移，粘液型脂肪肉腫では骨転移なども生じやすいため，各疾患に応じて，肺転移以外の検索をあわせて行う必要がある．

3│その他の検査所見

血液・生化学検査では，原発性骨・軟部腫瘍に特異的なマーカーはないが，骨肉腫では alkaline phosphatase（ALP）が，Ewing肉腫ではCRPが上昇することが多い．

4│生検術

腫瘍のサイズが2cm程度以内のものであれば，切除生検術を行うこともあるが，通常生検術に際しては切開生検あるいは針生検を行う．

巨大な腫瘍の場合には，腫瘍内で変性や壊死している場所があるため，生検前の画像検査でどの部位から標本を採取するか綿密な計画を立てる必要がある．

切開生検では腫瘍の直上に小切開をおき，腫瘍による汚染を避けるため皮下を可能な限り剥離しないようにしながら，アプローチする．皮膚切開については，原則として四肢長軸方向におく（図2）．

これは，悪性腫瘍の場合では，後日の腫瘍広範切除の際に皮膚をバイオプシートラクトとともに切除するが，横皮切の場合では閉創時に皮膚を1期的に縫合することが困難になることも多く，皮膚移植や

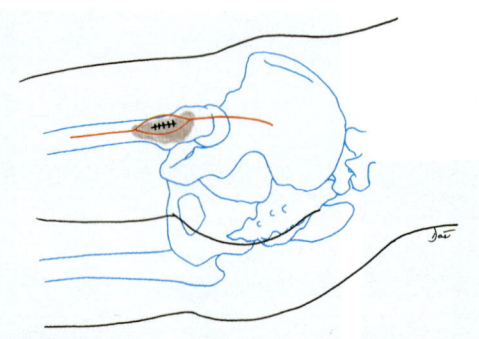

図2 切開生検時の進入路
後日の腫瘍広範切除術の皮膚切開(赤線)を想定し,切開生検時の進入路(黒線)を四肢長軸方向におかなくてはいけない.

皮弁術が必要になることがあるためである.

できれば,後日腫瘍切除術を担当する腫瘍専門医と相談して,切開生検時の進入路を決めておくことが望ましい.

また,巨大な腫瘍では,皮膚が腫瘍に強く圧迫されて皮下組織が菲薄化していることがある.あまりに菲薄化しているところに皮切をおくと,術後に創癒合不全により感染を生じることがあるので注意が必要である.

さらに,生検の経路は,筋間ではなく筋肉を貫くようにおかなくてはならない.筋間を通過した場合には,複数の筋が腫瘍で汚染されることになるため,広範切除術以上の切除縁で切除する場合には,切除しなければならない筋量が多くなってしまうためである.

採取する標本は,圧挫しないよう注意しながら摘出する.少量とはいえ,腫瘍の種類によっては腫瘍に切り込むことで思いがけず大量の出血を起こすことがあり,注意が必要である.

出血した場合には,圧迫止血を行う.可能な施設であれば,術中迅速標本を作製し腫瘍細胞がきちんと採取できているか確認しておく.

針生検では,ディスポーザブル・セミオート生検針(FineCore)(図3)を使った組織片採取が行われることが多い.

切開生検と比べ採取できる標本が少ないため,診断率は切開生検と比べてやや劣るが,周囲組織の汚

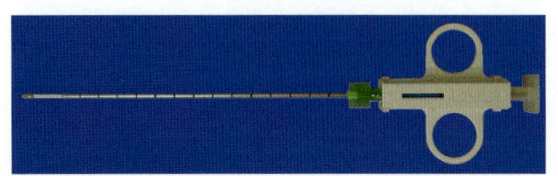

図3 FineCore 針

染が少ないため後日腫瘍とともに切除する健常組織が少なくなるメリットがある.また,外来で施行できるのも大きなメリットである.

切開生検同様に,生検前の画像検査でどの部位から標本を採取するか計画を立てる必要があるが,近年では,超音波ガイド下やCTガイド下に生検を行うことも多くなっている.

FineCoreは,針先の内筒がばねの力で2cmほど飛び出すことで腫瘍組織を切り取ってくるが,あまり針先を腫瘍深部まで挿入しすぎると,組織採取時に針先が腫瘍対側の正常組織内まで飛び出してしまう.対側の軟部組織を汚染することで再発の原因となってしまうことがあるため,注意が必要である.

5 切除縁

骨・軟部腫瘍の手術では,切除縁の概念が非常に重要である.特に四肢の悪性腫瘍の場合は,腹部などとは違い腫瘍を露出させることなく周囲の正常組織と腫瘍を一塊として切除することで,腫瘍の局所再発の可能性を減らすことが可能である.

日本整形外科学会の骨軟部腫瘍委員会による切除縁評価法(日本整形外科学会.骨・軟部腫瘍委員会2000)によれば,切除縁は①腫瘍内切除,②辺縁切除,③広範切除,④治癒的(広範)切除の4段階(図4)に分けられる.

①腫瘍内切除術は,腫瘍実質を露出させるように切除を行うことで,掻爬術がこれに相当する.

②辺縁切除術は,腫瘍の反応層を通過するように切除を行うことで,腫瘍に被膜をつけて切除した場合などがこれに相当する.

③広範切除術は,腫瘍の反応層よりもより外側で切除を行うことで,一部健常組織で腫瘍を取り囲むように切除を行う(図5)ことがこれに相当する.近年では,1cm腫瘍から離れている切除縁を inadequate margin,2cm 以上離れているものを adequate margin として区別することもある.

④治癒的(広範)切除術は,腫瘍反応層からの距離が,ホルマリン固定による収縮による影響を補正した値で5cm以上,あるいはそれに相当する厚さの健常組織をつけて切除を行う方法である.

厚いバリヤー(腸脛靱帯や関節包などの下部組織が透見できない白い光沢を有する機械的に強い数々の厚さの膜組織)を3cm,薄いバリヤー(血管外膜,神経上膜,固有筋膜などの下部組織が透見できるような薄さの膜組織)を2cmなどと換算するが,腫瘍との可動性の有無や腫瘍との間に正常組織を介し

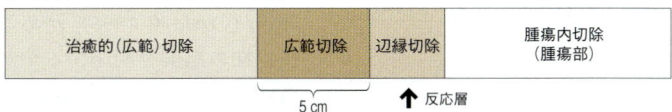

Ⅰ. 縦方向（barrierのない場合）の切除縁

Ⅱ. 横方向（barrierのある場合）の切除縁

A. 反応層が barrier に達していない

B. 反応層が barrier に達している

a）厚い barrier

b）薄い barrier

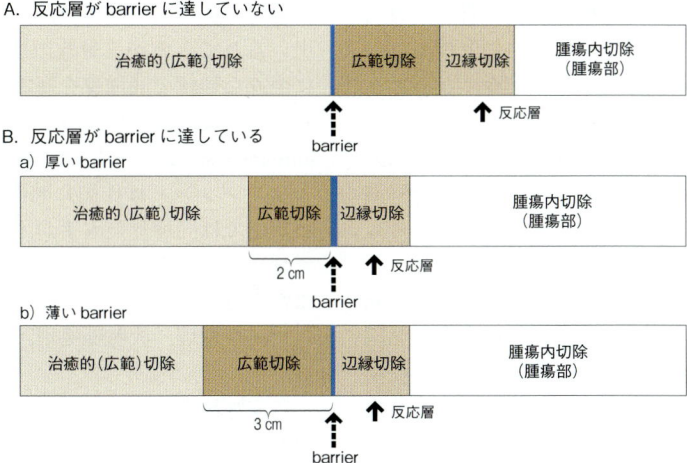

図4　日本整形外科学会　骨・軟部腫瘍委員会による切除縁評価方法
切除縁は，①腫瘍内切除，②辺縁切除，③広範切除，④治癒的（広範）切除の4段階に分けられ，さまざまな状態によって切除縁の評価は異なるので注意が必要である．

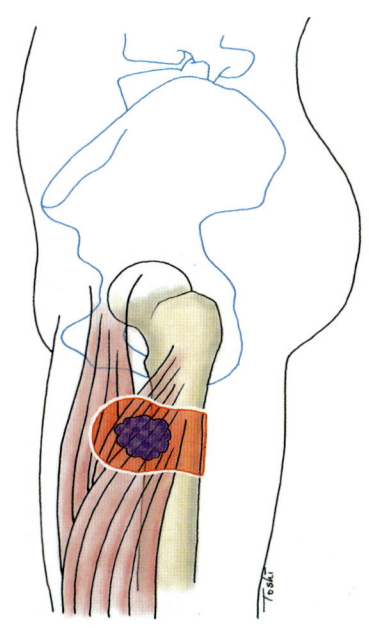

図5　腫瘍広範切除術の切除縁
悪性腫瘍では腫瘍の再発を防ぐため，腫瘍を正常組織（筋肉や骨）で取り囲むように骨病巣を取り除く広範切除縁（赤色の部分），あるいは治癒的切除縁で切除を行う．

た場合などでは，その換算の厚さは異なってくる（日本整形外科学会．骨・軟部腫瘍委員会 2000）．

腫瘍周囲の出血については，切除縁が出血巣内を通過する場合には，辺縁切除術の扱いとなるが，切除縁が出血巣外を通過する場合には，出血巣は考慮せずに本来の切除縁の概念に沿って切除縁の評価を行うことになる．

基本的には，良性腫瘍の場合では腫瘍は掻爬ないし辺縁切除術を行えばよいが，悪性腫瘍の場合には，腫瘍を取り残さないよう広範切除術以上の切除縁で切除を行う必要がある．しかし，神経・血管束を温存する場合や化学療法が奏効し靱帯や関節面などを温存する場合には，患者の了承を得て，悪性腫瘍でも一部辺縁切除縁を許容することがある．

切除縁の評価はやや複雑であり，切除縁によって腫瘍の再発率も異なってくるため，特に悪性骨軟部腫瘍の手術にあたっては，手術に習熟した腫瘍専門医との十分な打ち合わせが重要である．

文献

日本整形外科学会.骨・軟部腫瘍委員会編.整形外科・病理 悪性骨腫瘍取り扱い規約,第3版.金原出版.2000.

6 悪性骨腫瘍手術における部位別注意点

1. 寛骨臼

近年の集学的治療法の進歩や切除縁の概念の導入により，四肢の悪性骨腫瘍では積極的に患肢温存が図られ，良好な長期予後が得られるようになってきている．

一方，悪性骨盤腫瘍においては，その腫瘍が巨大になってから発見されることも多く，またその解剖学的特徴から，十分な切除縁を確保できない場合も多い．

国際患肢温存学会（international symposium on limb salvage: ISOLS）では，骨盤周囲の骨腫瘍を図6のように分類しているが，特に寛骨臼部を含む場合（ISOLS 分類で P2 領域を含む場合）では，術後合併症が高頻度に生じるため，患肢温存について多くの問題を残している領域である．

P2 領域を含む場合には，腫瘍専門整形外科医であってもあえて非再建術を選択する者もいる．

骨盤腫瘍手術時の大きな合併症としては，術後感染症があげられ，30％程度の頻度から，原発性骨盤悪性腫瘍に限れば約50％程度の頻度で生じる．

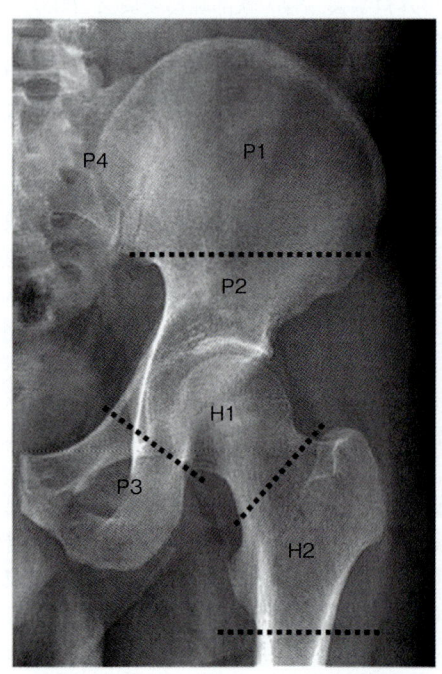

図 6　国際患肢温存学会（ISOLS）の骨盤部腫瘍分類
特に寛骨臼部（P2）領域の再建方法が問題となる．

また，感染の 75％は術後早期の感染であるとの報告（Ozaki ら 1996）があることからも，いかに術後早期の感染を制圧するかが重要である．また，皮膚切開部周囲の皮膚壊死も多い合併症の1つである．

再建方法には，同種骨，各種インプラントなどが用いられてきたが，骨盤の形状は複雑で，3次元的に至適な形状の同種骨を得ることは困難である．また，巨大な同種骨による慢性的な免疫反応（chronic immune response）の問題も指摘されている．

インプラントは作製に時間と費用が必要であり，わが国では同種骨の入手が困難であることから，自家骨や自家処理骨による再建も試みられている．自家骨の処理方法としては，オートクレーブ処理，パスツール処理，放射線処理，液体窒素処理などがある．

自家処理骨では，生物学的治癒（biological healing）が期待でき靱帯や腱などの軟部組織が再接着可能であること，ボーンストック（bone stock）として役立つこと，などが利点としてあげられる．自家処理骨については，術後早期の感染を制御することで，良好な短・中期成績を得たとする報告もあるが（山本ら 2006）（図7），長期成績についてはいまだ不明な点が多いのが現状である．

悪性骨盤腫瘍の手術では，手術時間の延長とともに感染率が上昇することが報告されている（Yoshida ら 2000）．そのため手術時間は極力短くするように心がける必要があり，再建までの手術時間があまりに長時間になるようであれば，2期的再建術を考慮する必要がある（図8）．

また，腫瘍搔爬部位に抗菌薬含有骨セメントなどによる補填を行うことで，術後早期の感染を制御する試みなどもある．

2. 大腿骨近位部

大腿骨近位部の原発性悪性骨腫瘍では，一般的に腫瘍の広範切除とともに腫瘍用人工骨頭による再建術が行われることが多い．

また，転移性悪性骨腫瘍においても，比較的長期間の予後が望める場合には，局所根治を目指してインプラントによる再建が行われることも増えてきている．

腫瘍用人工関節システムにはさまざまなタイプのものがあるが，これらのなかでも Kotz 下肢再建システムが用いられることが多い．これはウィーン大学の Kotz により，1979 年から開発が進められ，1982 年から臨床応用が開始されたシステムである（Ritschl ら 1992）．

a　b　c

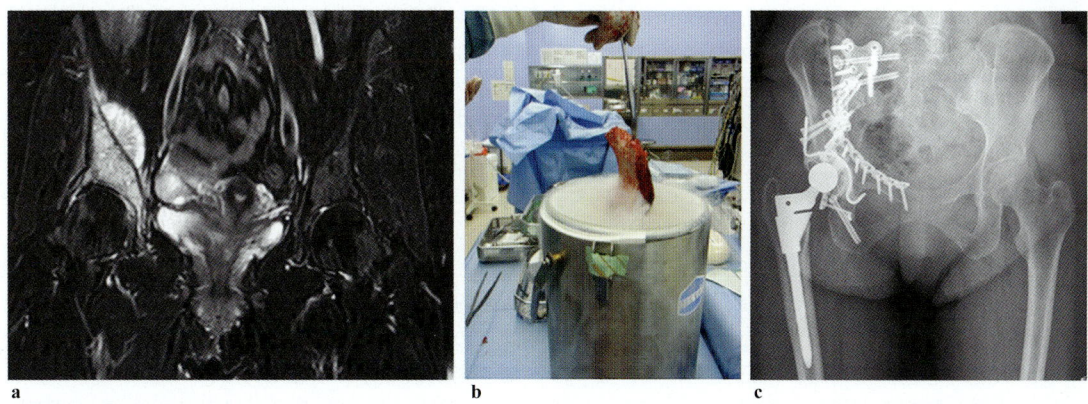

図 7　寛骨臼発生骨肉腫

41 歳，女性．a: 脂肪抑制 MR 画像．腫瘍は右寛骨臼部より発生し，股関節内まで進展していた(骨盤部腫瘍分類 P 123_H1)．b: 腫瘍は関節包外切除を行い，切除骨の液体窒素処理を行った．c: 単純 X 線像．骨盤は液体窒素処理骨，股関節部は人工股関節を用いて 1 期的再建を行った．

a

b

c　d　e

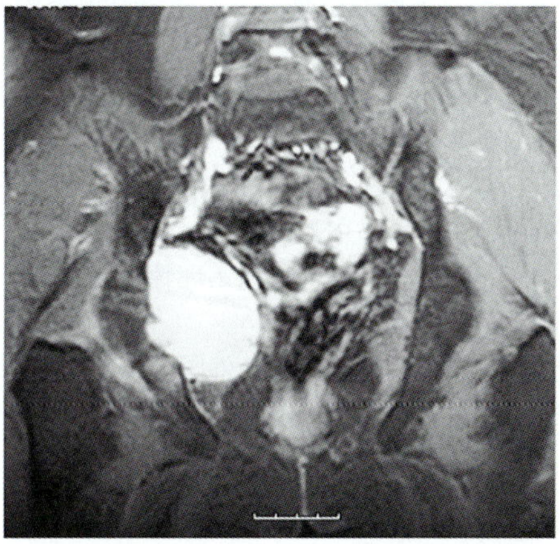

図 8　寛骨臼転移性骨腫瘍

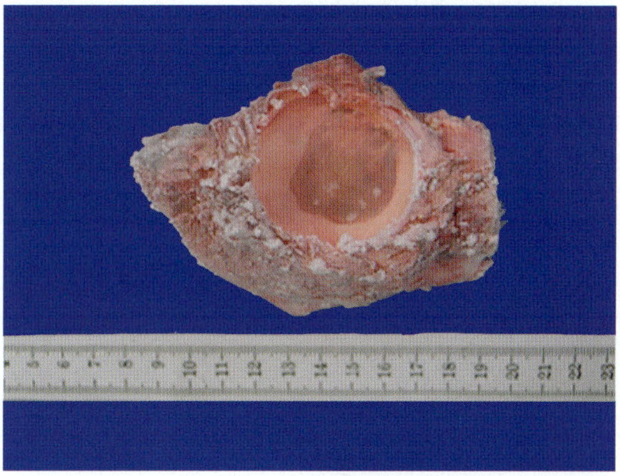

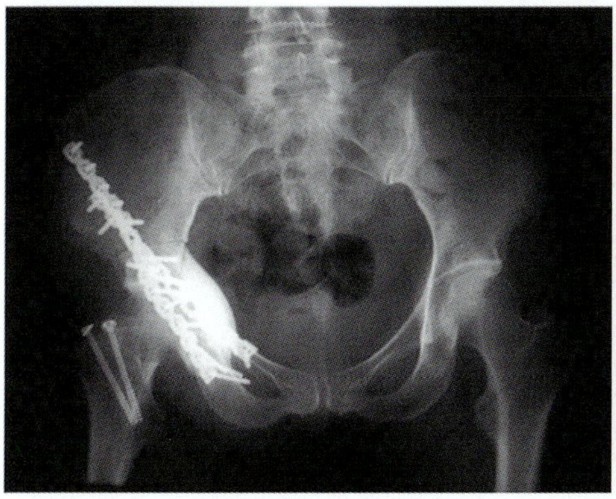

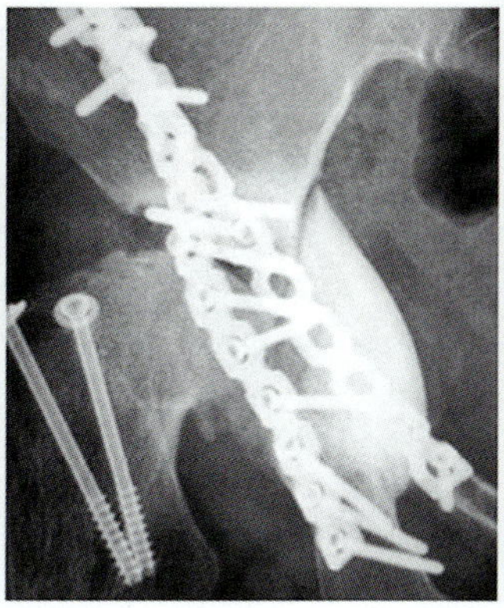

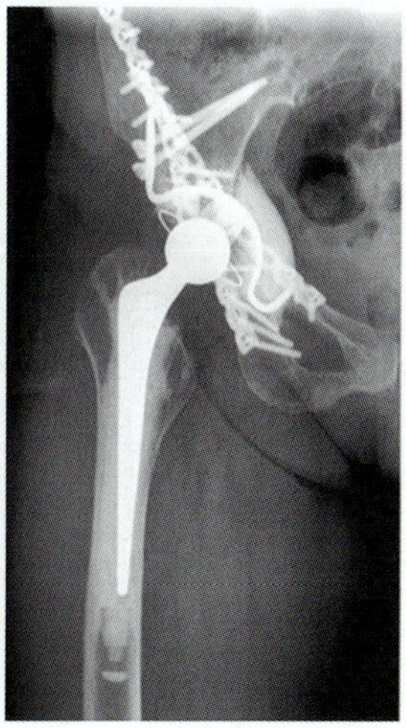

50 歳，女性．a: 脂肪抑制 MR 画像．腫瘍は右寛骨臼部より発生していた(P2)．b: 液体窒素処理した切除骨．c: 単純 X 線像(初回手術後)．溶骨性病変による骨欠損部は，抗がん剤および抗生剤含有骨セメントにて補填した．d: 単純 X 線像(初回手術後 3 年)．骨頭の圧潰を伴う関節症性変化を認めた．e: 単純 X 線像(再手術後)．KT プレートを用いた寛骨臼部の再建および人工股関節全置換術を施行した．

当初は Kotz modular femur and tibia reconstruction（KMFTR）system とよばれたが，数々の改良が行われ，1992 年からは，Howmedica modular reconstruction system（HMRS）として，日本国内でも多くの症例で用いられてきた．

このシステムでは術中の骨切除量に応じてインプラントの長さを調節できる利点がある．また，セメントレス固定にも対応している．

これらインプラントによる再建では，比較的良好な短中期の術後成績が報告されている．

しかし，大腿骨近位部の場合，関節機能に大きな役割を果たす筋や靱帯などの軟部組織がインプラントに生着することを期待できないため，中殿筋付着部のインプラントへの固定が問題となる．

具体的には，股関節外転機構の機能障害，腫瘍広範切除に伴う関節包や外旋筋群の切除，中殿筋障害などによる股関節脱臼が問題となる．

腫瘍切除の際に中殿筋まで切除しなければならないような場合には，人工靱帯や同種靱帯移植などによる外転機構の再建が行われることがある．しかし，初期固定は良好であっても，固定部の壊死や断裂のため，経過の途中で股関節外転機能不全が生じることもある．

中殿筋の固定方法には，中殿筋をプレートとスクリューで直接インプラントに固定する方法（図9a），中殿筋に大転子部の骨片を一部つけた状態で，骨片をプレートとスクリューでインプラントに固定する方法（図9b），中殿筋を腸脛靱帯など周囲の軟部組織に縫着する方法（図9c），中殿筋と外側広筋の連続性を保ったまま大転子部より剥離し，プレートとスクリューを用いてインプラントに固定する方法（図9d）などが報告されている．

a）の方法では，経過とともに固定部の組織の壊死が生じ中殿筋が遊離することで，中殿筋が作用しなくなる可能性がある．

b）の方法では，骨片が小さい場合には固定時に骨片を粉砕してしまう可能があり，大きすぎれば術後同部の突出感が出現してしまう．ほかの方法と比べて手術手技もやや煩雑である．

c）の方法では，生理的再建とはならず，腸脛靱帯と縫合した場合では，停止部がはるか遠方となってしまうことなどがある．

d）の方法は，中殿筋の付着部を生理的な位置に再建することができ，万が一，付着部の壊死で中殿筋がインプラントから遊離してしまった場合でも，外側広筋との連続性を保っていることで，外転筋力を維持できるといった利点がある．適応できる症例は限られるが，試みられてもよい方法である（山本ら 2000）．

患肢の再建にあたっては，インプラントによる再建以外にも，同種骨，各種自家処理骨など，さまざまな方法が用いられている．

同種骨は骨銀行の発達した諸外国では広く用いられているが，わが国では宗教的死生観のため入手することが困難であり，一般化されていないのが現状である．

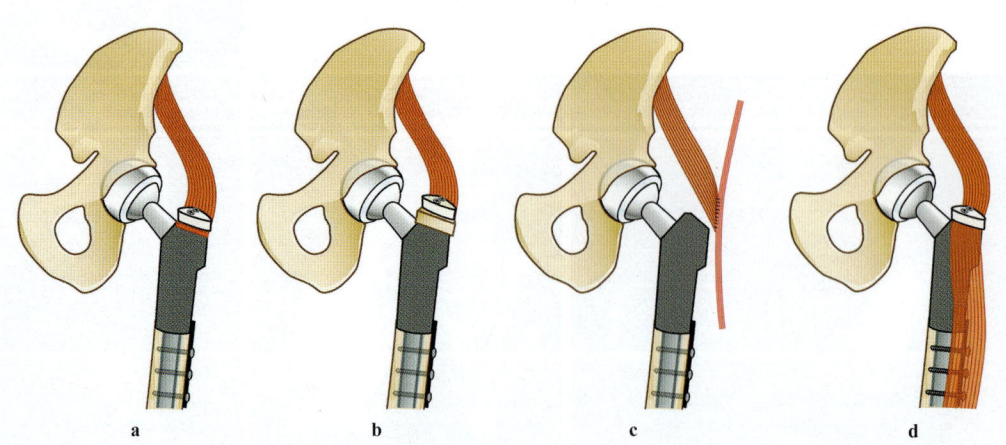

図9　中殿筋付着部の各種再建方法
a: 中殿筋をプレートとスクリューで直接インプラントに固定する方法
b: 中殿筋に大転子部の骨片を一部つけた状態で，骨片をプレートとスクリューでインプラントに固定する方法
c: 中殿筋を腸脛靱帯など周囲の軟部組織に縫着する方法
d: 中殿筋と外側広筋の連続性を保ったまま大転子部より剥離し，プレートとスクリューを用いてインプラントに固定する方法，などがある．

また，各種肝炎，後天性免疫不全症候群などの感染症が問題になることがある．

以上のことなどからわが国では，患者自身の罹患骨を再建に利用することが試みられており，オートクレーブ処理，パスツール処理，放射線処理，液体窒素処理などの方法が行われている．

自家処理骨では，関節面を含む処理では，当初関節軟骨基質は温存されるものの，軟骨細胞は死滅するため，経過とともに関節症性変化が生じることになる．

人工骨頭や人工関節と処理骨を組み合わせた複合移植（composite graft）による再建を当初より行うことも有用な方法である．関節面の処置を将来2期的に行うかどうかは，術前にあらかじめ患者と相談しておく必要がある．

自家処理骨では，骨切り部での骨癒合が問題となるが，液体窒素処理における有茎凍結法（pedicle freezing method）は骨切りを行わずに処理する方法である．股関節を脱臼させて，骨切りを行わずに罹患骨を処理する（Tsuchiya ら 2005）．

これは骨接合部での偽関節の問題を解決するとともに，早期のリハビリテーション治療を可能とする非常に有用な方法である．

文献

Ozaki T, Hillmann A, Bettin D, et al. High complication rates with pelvic allografts. Acta Orthop Scand. 1996; 67 : 333-338.

Ritschl P, Capanna R, Helwig U, et al. KMFTR (Kotz Modular Femur Tibia Reconstruction System) modular tumor endoprosthesis system for the lower extremity. Z Orthop Ihre Grenzgeb. 1992; 130 : 290-293.

Tsuchiya H, Wan SL, Sakayama K, et al. Reconstruction using an autograft containing tumour treated by liquid nitrogen. J Bone Joint Surg Br. 2005; 87 : 218-225.

山本憲男, 土屋弘行, 富田勝郎. Kotz下肢再建システム使用時の股関節外転筋力温存の工夫. 臨整外. 2000; 35 : 983-987.

山本憲男, 土屋弘行, 久門　弘, 他. 骨盤部悪性骨腫瘍に対する患肢温存手術. 液体窒素処理自家骨を用いた悪性骨腫瘍切除後再建とその成績. 整・災外. 2006; 49 : 249-254.

Yoshida Y, Osaka S, Mankin HJ. Hemipelvic allograft reconstruction after periacetabular bone tumor resection. J Orthop Sci. 2000; 5 : 198-204.

表1　股関節周囲に発生する主な腫瘍

I．原発性腫瘍		
骨腫瘍類似疾患	**良性骨腫瘍**	**悪性骨腫瘍**
単純性骨嚢腫	骨軟骨腫	骨肉腫
線維性骨異形成	類骨骨腫	ユーイング肉腫
好酸球性肉芽腫	骨巨細胞腫	軟骨肉腫
動脈瘤様骨嚢腫	軟骨芽細胞腫	骨悪性リンパ腫
		骨髄腫
軟部腫瘍類似疾患	**良性軟部腫瘍**	**悪性軟部腫瘍**
滑膜骨軟骨腫症	神経鞘腫	脂肪肉腫
色素性絨毛結節状滑膜炎	神経線維腫	滑膜肉腫
	脂肪腫	悪性線維性組織球腫
	血管腫	横紋筋肉腫
		平滑筋肉腫
		悪性神経鞘腫
II．転移性骨腫瘍		

2 骨腫瘍

A 良性骨腫瘍

1 骨軟骨腫

1. 疫学と疾患概念

骨軟骨腫（osteochondroma）（図 1）は，別名外骨腫（exostosis）とよばれる良性骨腫瘍のなかで最も多い腫瘍で，その 3/4 の症例は 20 歳までに病変を指摘される（日本整形外科学会骨軟部腫瘍委員会 2010）。

長管骨では骨幹端部に好発し，有茎性の場合では腱の牽引方向に発育している場合が多い。時に，広範な広基性病変を呈していることもある。

股関節周囲に生じた場合には，股関節の外反変形の原因となることがある。成長軟骨帯が，異所性に発生あるいは迷入して発生したとも考えられている

が，多発性のものでは，常染色体優性遺伝で家族内に発生し，*EXT1* 遺伝子と *EXT2* 遺伝子の変異がその原因と指摘されている（Jones ら 2011）。

単発性の場合は悪性化する可能性は 1% 以下で，多発性の場合は悪性化する可能性は 1 ～ 3% あるとされている（Khurana ら 2002）。全骨軟骨腫の約 15% で多発性に生じているとされる（Unni ら 1996）。

本疾患を認めた場合には単発性と思い込まず，家族歴の聴取と身体の他部位に骨性隆起を触知しないか確認する必要があり，多発症例の約 60% では家族歴があったとの報告がある（Legeaai-Mallet ら 1997）。

遺伝性多発性外骨腫における股関節は，大腿骨頚部内側に多くみられ，頚部外側にもみられるが，骨盤側にはみられない（Higuchi ら 2016）。外骨腫が寛骨臼とインピンジにより疼痛をきたすことがある。大腿骨は外反傾向であるが，寛骨臼形成不全症を合併することは少ない（Higuchi ら 2016）。

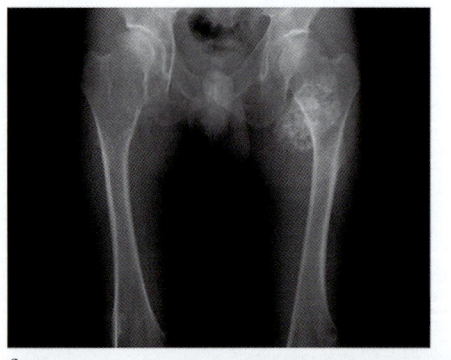

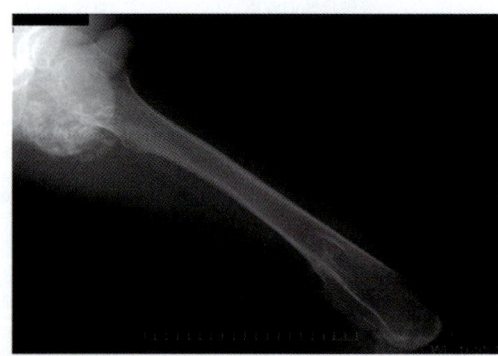

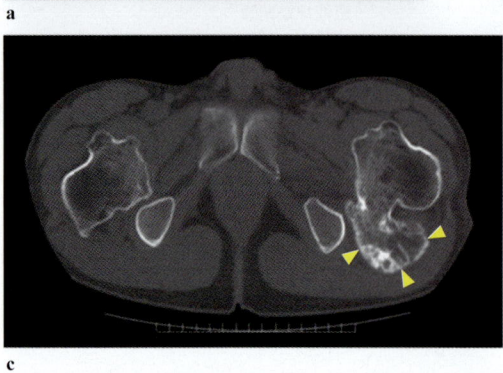

図1　**多発性骨軟骨腫症**（multiple osteochondromatosis）
38 歳，女性。a: 単純 X 線像（正面像）。b: 単純 X 線像（側面像）。両大腿骨に多発した隆起性骨病変を認める。c: CT。腫瘍は広基性や有茎性でカリフラワー状の形態（矢頭）を示すが，腫瘍内の骨髄は正常骨髄へきれいに移行している。

2．病　態

病理組織学的に先端部にある軟骨帽は，硝子軟骨より形成されており，核の異型性はない．深部では軟骨内骨化を生じ骨組織に移行している．

3．診　断

CT や MRI では，腫瘍内の骨髄と正常骨髄とがきれいに連続していることを確認することができ，診断に有用である．

MRI では，腫瘍の先端部に軟骨帽（cartilage cap）を認める．この軟骨帽の厚みは，個体の成長時期を反映し，成人になると薄く消失する傾向がある．

この軟骨帽が 2cm をこえる時は，悪性化を疑う必要があり，注意が必要である（Khurana ら 2002）．

4．治　療

軟骨帽の厚みが 2cm をこえている場合，重篤な骨や関節変形の原因となっている場合，痛みを伴っている場合，などが手術療法の適応となる．腫瘍の成長は軟骨帽を切除すれば止まるが，

疼痛や美容のことを考えると，可能であれば隆起部から腫瘍を切除する方が望ましい．手術では医原的な部分骨折や広範な切除の際の予想外の出血に注意が必要である．

文献

Higuchi C, Sugano N, Yoshida K, et al. Is hip dysplasia a common deformity in skeletally mature patients with hereditary multiple exostoses? J Orthop Sci. 2016; 21: 323-326.

Jones KB. Glycobiology and the growth plate: current concepts in multiple hereditary exostoses. J Pediatr Orthop. 2011; 31 : 577-86.

Khurana J, Abdul-Karim F, Bovée JVMG. Osteochondroma (Fletcher CDM, et al eds: Pathology and Genetics of Tumours of Soft Tissue and Bone. World Health Organization Classification of Tumours). IARC Press. 2002; 234-236.

Legeaai-Mallet L, Munnich A, Maroteaux P, et al. Incomplete penetrance and expressivity skewing in hereditary multiple exostoses. Hum Genet. 1997; 52 : 12-16.

日本整形外科学会骨軟部腫瘍委員会. 全国骨腫瘍登録一覧表　平成22年度. 国立がんセンター. 2010: 34-35.

Unni KK. Dahlin's Bone Tumors 5th ed. Lippincott-Raven. 1996; 11-23.

2 類骨骨腫

1．疫学と疾患概念

類骨骨腫（osteoid osteoma）（図 2）は，骨形成性の良性骨腫瘍で 10 歳台に多く，大半の症例は 20 歳台までに発症する．男性にやや多いとされている．

腫瘍の本体は，病巣中核（nidus）とよばれる境界明瞭な円形から卵円形の 1cm 以下の病変で，周囲の骨硬化は反応性に生じているにすぎない．

病変の大きさが 2cm をこえるものは，骨芽細胞腫（osteoblastoma）として別に扱われる（Klein ら2002）．

アスピリンを代表とした消炎鎮痛薬の著効する夜間痛が特徴的である．また，飲酒時の血管拡張により，疼痛が増悪するのも特徴的である（西本ら2007）．

病変が微小の時には，X 線像で腫瘍を指摘されないこともあり，原因不明の疼痛として数年にわたり放置されていることがある．

局所の腫脹，圧痛などの炎症症状を伴うことがあり，X 線像と合わせ骨髄炎との鑑別を要する場合がある．

2．病　態

病理組織学的に腫瘍は，赤色髄様の小結節を呈する．さまざまな程度に石灰化を伴う類骨と，毛細血管が豊富な線維性組織が混じり合って存在している．

類骨の表面には骨芽細胞が認められ，破骨細胞様の多核細胞も多数認められる．また，腫瘍と周囲の硬化性骨組織との境界は明瞭である．

腫瘍組織内のプロスタグランジン E2 の値が高値であることから，これが疼痛や局所炎症による骨硬化の原因になっているとする報告（Wold ら 1988）もある．

3．診　断

単純 X 線像で nidus は，直径数 mm から 1cm 弱の骨透亮像として認められ，その周囲には反応性の骨硬化像を認める．時に nidus 内に石灰化を認めることがある．

CT は，X 線像では指摘できない nidus を指摘できることがあり診断に有用である（Assoun ら1994）．

MRI で nidus は，T1 強調画像で低信号，T2 強調画像で高信号を呈し，ガドリニウムによる造影像で強く造影される．

またテクネチウムシンチグラフィーでは，腫瘍に一致した強い集積を認める．

4．治　療

nidus の切除術を行う．周囲の骨硬化部位は反応性に生じたものにすぎないので，そのまま放置しておけばよい．

nidus が観察しにくい場合も多く，術中イメージでは nidus の位置を十分に確認できないことがある

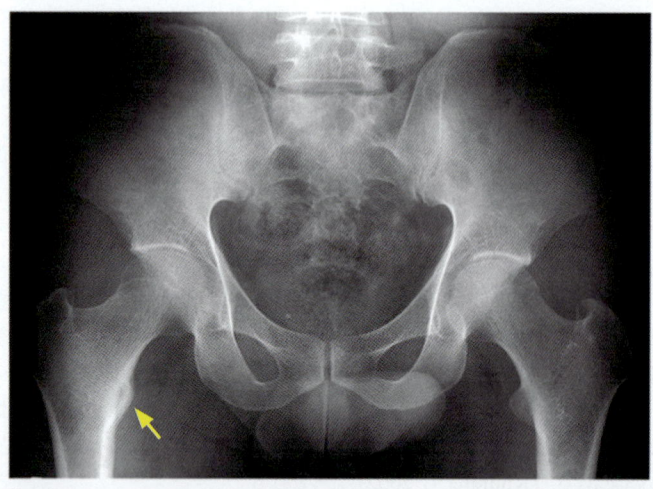

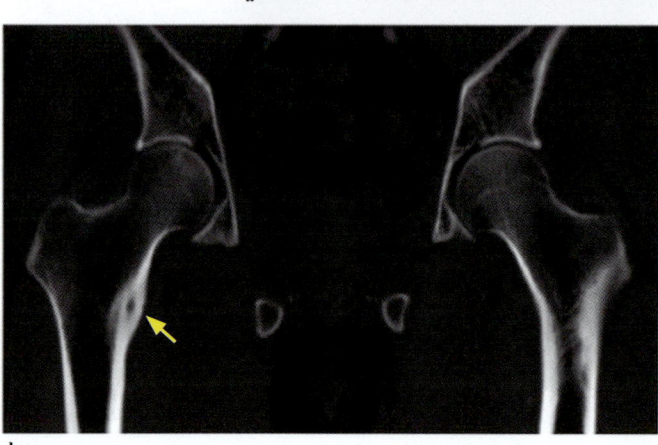

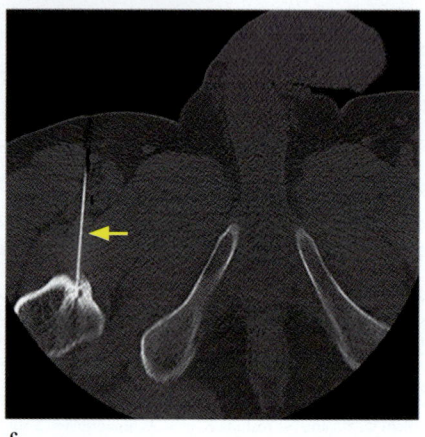

図2　類骨骨腫

19歳，男性．a: 単純 X 線像．右大腿骨小転子部に骨硬化性病変（矢印）を認める．b: CT multi planar reconstruction（CT MPR）像（冠状断）．右大腿骨小転子部に nidus（矢印）を認め，周囲には骨硬化を伴っている．c: CT．CT ガイド下ラジオ波焼灼術．Cool tip 針（矢印）を用いる．

ので，注意が必要である．

　ラジオ波を用いた焼灼術も多く報告されている（Rosenthal ら 1998）．電極針を冷却水で冷やしながら通電する Cool tip 針を用いて CT ガイド下で行えば，周囲の神経，血管などを確認しながら小侵襲で施行することができ，非常に有用な方法である．

文献

Assoun J, Richardi G, Railhac JJ, et al. Osteoid osteoma: MR imaging versus CT. Radiology. 1994; 191 : 217-223.

Klein MJ, Parisien MV. Schneider-Stock R. Osteoid osteoma (Fletcher CDM, et al eds: Pathology and Genetics of Tumours of Soft Tissue and Bone. World Health Organization Classification of Tumours). IARC Press. 2002; 260-261.

西本　裕, 大野貴敏. 類骨骨腫, 骨芽細胞腫（吉川秀樹　編：最新整形外科学体系20 骨・軟部腫瘍および関連疾患）. 中山書店. 2007;

201-205.

Rosenthal DI, Hornicek FJ, Wolfe MW, et al. Percutaneous radiofrequency coagulation of osteoid osteoma compared with operative treatment. J Bone Joint Surg Am. 1998; 80 : 815-821.

Wold LE, Pritchard DJ, Bergert J, et al. Prostaglandin synthesis by osteoid osteoma and osteoblastoma. Mod pathol. 1988; 1 : 129-131.

3 ｜骨巨細胞腫

1. 疫学と疾患概念

　骨巨細胞腫（giant cell tumor: GCT）（図 3）は，骨端線が閉鎖した 20 〜 40 歳に多く発生し，やや女性に多いとされている．

　良性の腫瘍ではあるが，稀に肺への遠隔転移巣を

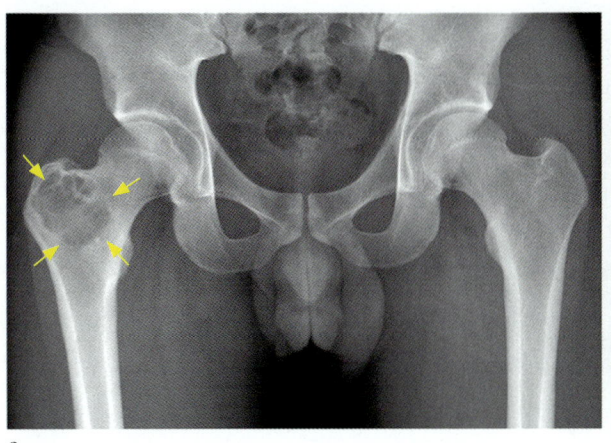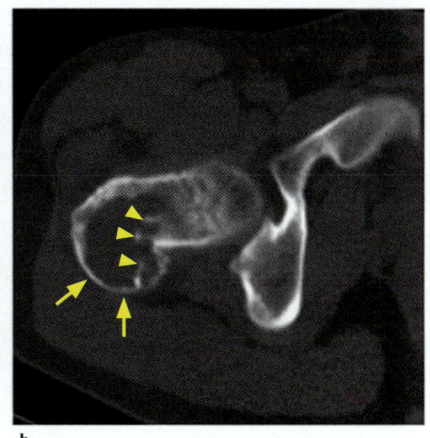

図3 骨巨細胞腫
20歳, 男性. a: 単純X線像. 右大腿骨大転子部に骨透過性病変(矢印)を認め, 内部には石鹸の泡状(soap bubble appearance)の構造を認める. b: CT. 菲薄化した骨皮質(矢印)と取り残された骨組織(矢頭)が明瞭である.

形成することがある.

病変は長管骨の骨幹端部に好発するが, 病変が骨端の軟骨下骨まで広がっていることも多い. また, 偏在性に発生するのも特徴である.

2. 病 態

病理組織学的には, 腫瘍は単角の間質細胞と多核の破骨細胞様細胞からなっている.

間質細胞には線維芽細胞や骨芽細胞に似た紡錘形間質細胞があり, 腫瘍の本体であるとの見解が一般的である. 多数認められる多核細胞は反応性に生じていると考えられている.

通常の巨細胞腫では, 細胞の異型性は認められないが分裂像は散見されてもよい. 約半数で, 反応性の骨あるいは類骨の形成が出現し, 時に骨肉腫との鑑別が問題になることがある.

3. 診 断

単純X線像上病変は骨透過性の病変で, 骨皮質は菲薄化し外側へ膨隆性に発育していることもある.

辺縁は比較的明瞭であるが, 周囲の骨硬化像などは伴わないのが一般的である. 骨膜反応なども通常はみられない(Szendröi 2004).

病変の内部には石鹸の泡状(soap bubble appearance)の隔壁構造を認めることがある. これは真に病変内部の隔壁構造を反映している場合もあるが, 骨皮質などの波状に取り残された構造が, 単純X線像で隔壁様の模様として認められる場合も多い.

単純X線像上の分類としては, Campanacci らの分類(1987)が用いられることが多い. このうちType 3 は骨皮質の穿孔や破壊があり, 軟部へ腫瘍が進展しているもので, 治療後の再発のリスクが高いとされている.

CT は菲薄化した骨皮質の評価に有用であり, 手術時の開窓部の決定などに役立つ. 内部の石灰化などは通常は認められない.

MRI では, 腫瘍は T1 強調画像で低信号, T2 強調画像で高信号を呈し, ガドリニウムによる造影像では強く造影される. 内部に出血や変性を伴っている場合には造影像も含めて不均一な信号強度を呈している.

変性を伴っていない場合には, テクネチウムシンチグラフィーやタリウムシンチグラフィーで腫瘍に一致して強い集積を認めるため, 悪性腫瘍との鑑別が必要となる.

4. 治 療

手術は, 病的骨折をきたし関節面の修復が困難である場合を除いて, 1期的に人工股関節全置換術(THA)が行われることはほとんどない.

通常は, 関節機能を温存するため, 腫瘍の徹底的な掻爬術と人工骨, 同種骨, 自家骨などによる充填術が行われることが多い.

骨セメントの重合熱により残存腫瘍組織を壊死させる目的で, 骨セメントを充填する方法は, 再発時に早期発見が容易であるメリットはあるが(Remedios ら 1997), 骨セメントは骨の母床とは同化せず, また関節軟骨近傍まで腫瘍が存在している場合には, 時に変形性関節症の原因となることがあ

るので注意が必要である.

　単純掻爬術の場合では，再発率は 30 ～ 40％と高率である（Goldengerg ら 1970，Campanacci ら 1975）.

　掻爬後に骨内壁の窪みに取り残された腫瘍細胞を死滅させるため，エアドリルによる壁内面の削り取り（Blackley ら 1999），フェノールを用いた化学的焼灼（McDonald ら 1986），液体窒素を用いた凍結処理（Malawer ら 1999）などの局所補助療法を行うことが一般的となっている.

　これらの処理により，以前の単純掻爬術と比べ再発率は低下している.

文献

Blackley HR, Wunder JS, Davis AM, et al. Treatment of giant-cell tumors of long bones with curettage and bone-grafting. J Bone Joint Surg Am. 1999; 81 : 811-820.

Campanacci M, Giunti A, Olmi R. Giant-cell tumours of bone: a study of 209 cases with long term follow up in 130. Ital J Orthop Traumatol. 1975; 1 : 249-277.

Campanacci M. Baldini N, Boriani S, et al. Giant-cell tumor of bone. J Bone Joint Surg Am. 1987; 59 : 106-114.

Goldengerg RK, Campbell CJ, Bonfiglio M. Giant cell tumor of bone: an analysis of two hundred and eighteen cases. J Bone Joint Surg Am. 1970; 52 : 619-664.

Malawer MM, Bickels J, Meller J, et al. Cryosurgery in the treatment of giant cell tumor: a long-term follow-up study. Clin Orthop. 1999; 359 : 176-188.

McDonald DJ, Sim FH, McLeod RA, et al. Giant cell tumor of bone. J Bone Joint Surg Am. 1986; 68 : 235-242.

Remedios D, Saiffudin A, Pringle J. Radiological and clinical recurrence of giant-cell tumor of bone after the use of cement. J Bone Joint Surg Br. 1997; 79 : 26-30.

Szendröi M. Giant-cell tumour of bone. J Bone Joint Surg Br. 2004; 86 : 5-12.

4 ｜ 軟骨芽細胞腫

1. 疫学と疾患概念

　軟骨芽細胞腫（chondroblastoma）（図 4）は，10歳台に好発する良性の骨腫瘍である（日本整形外科学会骨軟部腫瘍委員会 2010）.

　本疾患は骨端部に発生するが，骨端部に発生する骨腫瘍は珍しく特徴的である.

　青年から比較的若年成人で骨端部に骨腫瘍を認め

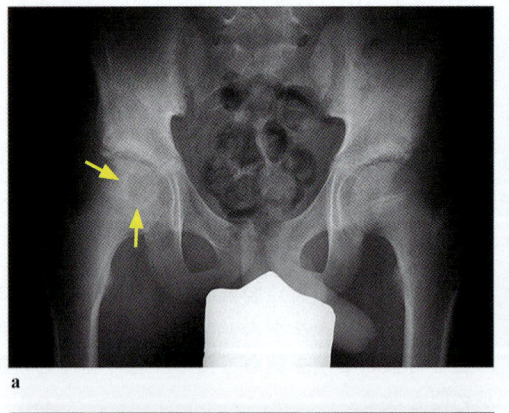
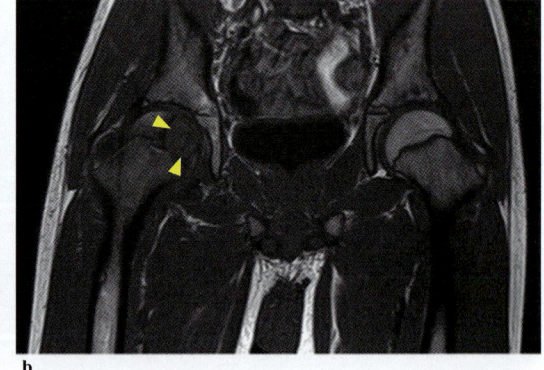
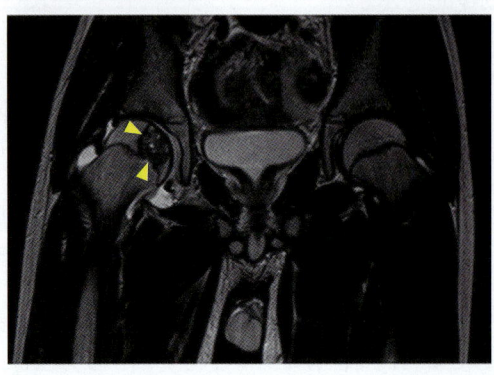
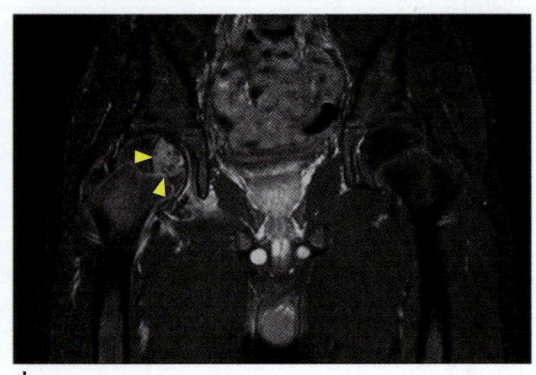

図 4　軟骨芽細胞腫
15 歳，男性．a: 単純 X 線像．右大腿骨頭内（骨端部）に骨透過性病変（矢印）を認める，b: T1 強調 MR 画像．c: T2 強調 MR 画像．d: ガドリニウム造影 MR 画像．腫瘍は T1 強調 MR 画像で等信号，T2 強調 MRI 像で高信号を呈し，ガドリニウム造影 MR 画像で濃染される．腫瘍の周囲には炎症がみられ，関節液の貯留が認められる.

た場合には，骨端線閉鎖前であれば軟骨芽細胞腫を，閉鎖後であれば骨巨細胞腫を鑑別にあげなくてはならない．

　無症状のこともあるが，局所の疼痛や熱感といった炎症症状を伴っていることも多く，腫瘍近傍の関節水腫や関節可動域制限を伴っていることもある．

2. 病　態

　病理組織学的に，軟骨芽細胞の密な増生と島状の軟骨基質の形成，破骨細胞型多核巨細胞の出現などが認められる．

　軟骨芽細胞の核は円形から卵円形で，くびれや切れ込みが認められるのが特徴である．軟骨芽細胞腫で認められる多核巨細胞は，巨細胞腫のものと比べ小型であることが多い．

　それぞれの細胞を区画するように石灰化があり，chicken-wire calcification とよばれる特徴的な所見である．

3. 診　断

　X 線像では，比較的境界明瞭な骨透亮像を呈し，周囲には淡い骨硬化像を認めることがある．骨皮質は菲薄化し，時に膨隆している．

　腫瘍の内部には，軟骨性腫瘍に特徴的な点状から斑状のまだらな石灰化を認める．腫瘍は骨端部より発生するが，腫瘍が大きくなり骨幹端部まで腫瘍が及んでいることも多い．

　MRI では，T1 強調画像で低から等信号，T2 強調画像で等から高信号を呈し，ガドリニウムによる造影像では内部が淡く造影される．単純 X 線像などで石灰化を示す部位は，T1 強調画像，T2 強調画像ともに低信号となる．

　腫瘍周囲の骨や軟部組織に T2 強調画像で高信号を示す炎症像を伴っていることが多い（Shinmura ら 2004）．嚢胞変性を伴っていれば，MRI で動脈瘤様骨嚢腫様の画像変化を示す．

4. 治　療

　骨巨細胞腫と同様に徹底した腫瘍の掻爬術と人工骨や自家骨を用いた充填術が行われる（Schuppers ら 1998）．エアドリルを用いた壁内面処理，フェノール処理，液体窒素を用いた凍結処理（van der Geest ら 2007）などの局所補助療法を行うのも同様である．

　再発は 10 ％強に生じるとされており（Suneja ら 2005），稀に肺に病変が出現することもあるが（Riddell ら 1973），生命予後は良好であるとされている．

文献

日本整形外科学会骨軟部腫瘍委員会. 全国骨腫瘍登録一覧表 平成22年度. 国立がんセンター. 2010: 34-35.

Riddell RJ, Louis CJ, Bromberger NA. Pulmonary metastases from chondroblastoma of the tibia. Report of a case. J Bone Joint Surg Br. 1973; 55 : 848-853.

Schuppers HA, van der Eijken JW. Chondroblastoma during the growing age. J Pediatr Orthop B. 1998; 7 : 293-297.

Shinmura K, Ishida T, Goto T, et al. Expression of cyclooxygenase-2 in chondroblastoma: immunohistochemical analysis with special emphasis on local inflammatory reaction. Virchows Arch. 2004; 444 : 28-35.

Suneja R, Grimer RJ, Belthur M, et al. Chondroblastoma of bone: long-term results and functional outcome after intralesional curettage. J Bone Joint Surg Br. 2005; 87 : 974-978.

van der Geest IC, van Noort MP, Schreuder HW, et al. The cryosurgical treatment of chondroblastoma of bone: long-term oncologic and functional results. J Surg Oncol. 2007; 96 : 230-234.

B　悪性骨腫瘍

1　骨肉腫

1. 疫学と疾患概念

　骨肉腫（osteosarcoma）（図5）は，腫瘍細胞が直接類骨あるいは骨を形成する悪性腫瘍で，骨原発性の悪性腫瘍としては最も頻度が高く，10 歳台に好発する腫瘍である．

　わが国では，年間人口 100 万人あたり 1 〜 2 人に発症しているとされている．

　欧米では，骨 Paget 病に続発して発生する骨肉腫も多く，60 歳台にも発症のピークがあるが，わが国では骨 Paget 病が少ないため，高齢者の骨肉腫の症例は少ない．

　骨肉腫には，良性腫瘍の長期経過例や放射線照射後から発生する 2 次性骨肉腫，特殊な形態をとる傍骨性骨肉腫（parosteal osteosarcoma）や骨表面高悪性度骨肉腫（high grade surface osteosarcoma）なども知られているが，本稿では，一般的な通常型骨肉腫（conventional osteosarcoma）について概説する．

　通常型骨肉腫は，その組織型により骨芽細胞型（osteoblastic type），軟骨芽細胞型（chondroblastic type），線維芽細胞型（fibroblastic type）に分類されている．発生割合は，骨芽細胞型 50 ％，軟骨芽細胞型 25 ％，繊維芽細胞型 25 ％とされている（Raymond ら 2002）．

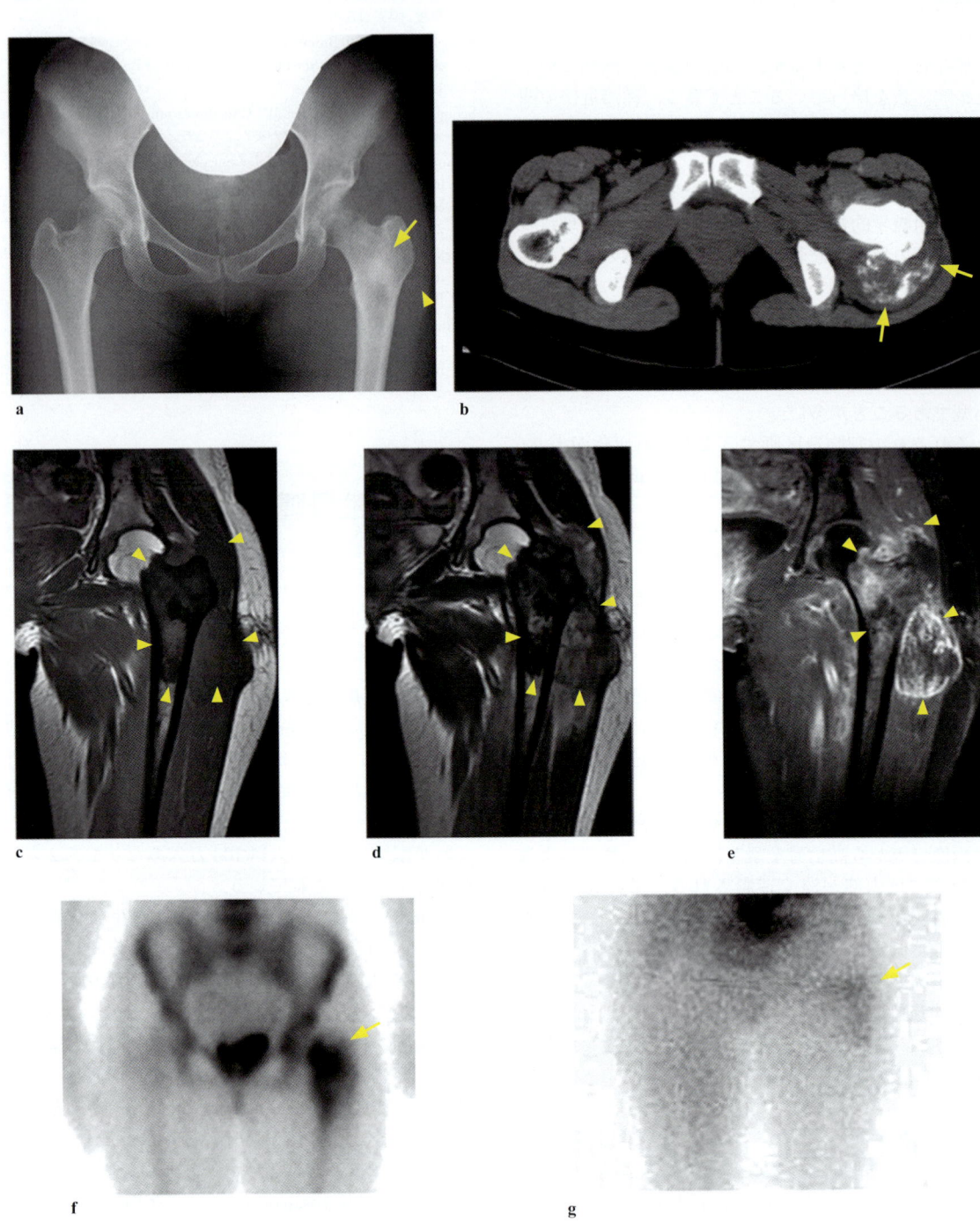

図 5　骨肉腫

29 歳，女性．a: 単純 X 線像．左大腿骨転子部骨髄内の骨硬化像(矢印)および周囲の軟部組織内に骨形成像(矢頭)を認める．b: 骨形成(矢印)は CT でより明瞭である．c: T1 強調 MR 画像．d: T2 強調 MR 画像．e: ガドリニウム造影 MR 画像．腫瘍は T1 強調画像で低信号，T2 強調画像で高信号を呈し，ガドリニウム造影画像で強く濃染される．骨形成の強い部位は，T1 強調画像，T2 強調画像でともに著しい低信号を示す．f: テクネチウムシンチグラフィー．g: タリウムシンチグラフィー．ともに腫瘍部へ集積を認める．

2. 病　態

病理組織学的には，腫瘍組織が直接的に未熟な骨や類骨を形成する腫瘍と定義されている．前述したように，その産生する細胞間物質の割合により，骨芽細胞型，軟骨芽細胞型，線維芽細胞型の3型に分類される．

肺がんや肝がんのようにその発生組織から命名されるものではないので，稀に骨外性骨肉腫などの例が報告されることもある．

また，一部でも，腫瘍組織によって直接骨や類骨が形成されていれば骨肉腫に分類されるので，腫瘍性軟骨が主体を占めるような症例でも軟骨肉腫には分類されず，軟骨芽細胞型（chondroblastic）骨肉腫として分類されるので注意が必要である．

病理組織学的な化学療法の効果判定は，残存する腫瘍細胞の割合で行われるが，残存腫瘍を認めないものを悪性骨腫瘍取り扱い規約（日本整形外科学会　骨・軟部腫瘍委員会 2000）では Grade 3，Rosen and Huvos 分類（Rosen ら 1982）では Grade IV と表現するので注意が必要である．

3. 診　断

X線像上，腫瘍は境界不明瞭な骨破壊像を呈する．骨破壊と骨形成の程度によって，溶骨型，硬化型，混合型などに分類されるが，混合型のX線像をとることが多い．

骨外に進展する腫瘍に骨膜が押し上げられることで，太陽光線状（sunray spicula），Codman の三角などとよばれる骨膜反応をみることも多い．

CT は，骨破壊や化学療法による反応性の硬化性変化を評価するのに適している．

MRI では，腫瘍は T1 強調画像で低信号，T2 強調画像で高信号を呈し，ガドリニウムによる造影画像では強く造影される．X線像などで骨硬化を示す部位は，T1 強調画像，T2 強調画像ともに低信号となる．

また，同一骨髄内にスキップ転移巣が存在することがあり，病変の広がりを把握するのに MRI は非常に有用である．

骨シンチグラフィーでは，腫瘍に一致して強い集積を認めることから，全身病変の有無のチェックに重要であるが，化学療法の効果判定に用いるのは一般的に困難である．

化学療法の効果判定には，腫瘍の生存能（viability）を反映するタリウムシンチグラフィーが用いられ，近年では FDG-PET なども用いられるようになっている．

血清アルカリフォスファターゼ（ALP）値は，初診時に約 60% の症例で上昇を認め，骨肉腫の病勢と相関することがあるため，治療効果の判定の参考にされる（土屋 1995）．

しかし，測定方法によっては，正常者でも幼～若年者では成人正常値の 1.5 ～ 2 倍（日本整形外科学会　骨・軟部腫瘍委員会 2000）あるいは思春期のピークでは 4 ～ 6 倍に達するという報告（小児基準値研究班 1997）もあるので，その解釈には注意が必要である．

4. 治　療

骨肉腫に対する化学療法が行われるようになった 40 年ほど前までは，骨肉腫に対しては患肢切断術が選択され，その5年生存率は 15% 程度に過ぎなかった．

しかし，骨肉腫に対する術前と術後の化学療法が一般化した現在では，多くの症例で患肢温存術が選択され，その5年生存率は 60 ～ 70% にまで改善している．

化学療法には，シスプラチン（CDDP），アドリアマイシン（ADM），イホスファミド（IFM），メトトレキサート（MTX）などが主に用いられる．わが国では多施設共同研究である NECO-95J プロトコール（Iwamoto ら 2009）（図 6）などが施行されている．

手術では，腫瘍の広範切除の後に，腫瘍用人工関節などを用いて再建されることが多いが，ほかの一般的な人工関節の成績と比べると，その成績はまだ十分とはいえない．

わが国では，生物学的再建を目指して，自家骨，延長仮骨，腫瘍自家処理骨（オートクレーブ処理，パスツール処理，放射線処理，液体窒素処理）などによる再建術も施行されている．

小児の場合には，回転形成術（rotation plasty）が選択されることもある．また，化学療法が奏効した例では，患肢機能温存のため切除縁をより縮小する試みもなされ，良好な成績も報告されている（Tsuchiya ら 1999）．

ただし，切除縁の設定に際しては，腫瘍専門の整形外科医が十分に注意を払う必要がある．

文献

小児基準値研究班　編. アルカリホスファターゼ（ALP）. 日本人小児の臨床検査基準値. 日本公衆衛生協会. 1997; 33-36.

Iwamoto Y, Tanaka K, Isu K, et al. Multiinstitutional phase II study of neoadjuvant chemotherapy for osteosarcoma (NECO study) in Japan: NECO-93J and NECO-95J. J Orthop Sci. 2009; 14 : 397-404.

日本整形外科学会　骨・軟部腫瘍委員会編集. 整形外科・病理 悪性骨腫瘍取り扱い規約, 第3版. 金原出版. 2000.

Raymond AK, Ayala AG, Knuutila S. Conventional osteosarcoma (Fletcher

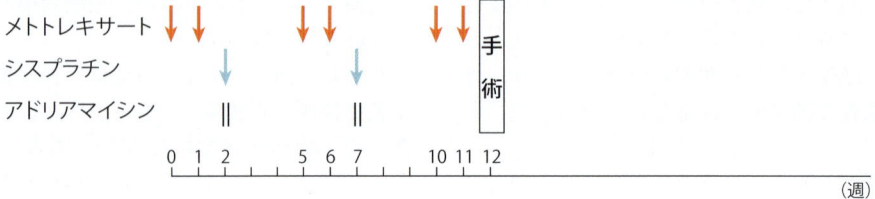

術　前

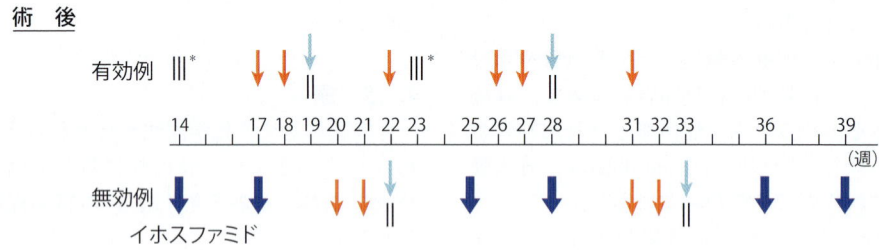

術　後

図6　NECO-95J プロトコール

メトトレキサート（8～12g/m²），シスプラチン（120mg/m²），アドリアマイシン（60mg/m²/48 時間），有効症例時のアドリアマイシン＊（90mg/m²/72 時間），イホスファミド（16g/m²/7 日）（Iwamoto 2009 より）．

CDM, et al eds. Pathology and Genetics of Tumours of Soft Tissue and Bone. World Health Organization Classification of Tumours). IARC Press. 2002; 264-270.

Rosen G, Caparros B, Huvos AG, et al. Preoperative chemotherapy for osteogenic sarcoma: Selection of postoperative adjuvant chemotherapy based on the response of the primary tumor to preoperative chemotherapy. Cancer. 1982; 49 : 1221-1230.

土屋弘行. 骨肉腫（富田勝郎　編：新図説臨床整形外科講座. 骨・軟部腫瘍および類似疾患）. メジカルビュー社. 1995: 196-204.

Tsuchiya H, Tomita K, Mori Y, et al. Marginal excision for osteosarcoma with caffeine assisted chemotherapy. Clin Orthop Relat Res 1999; 358 : 27-35.

2　Ewing 肉腫

1. 疫学と疾患概念

Ewing 肉腫（Ewing's sarcoma）（図 7）は，10 歳台までに多く発生する高悪性度の骨腫瘍で，男児にやや多く発生する（日本整形外科学会骨軟部腫瘍委員会 2010）．

以前は Ewing 肉腫と未熟神経外胚葉腫瘍（primitive neuroectodermal tumor: PNET）は，別の腫瘍として扱われてきたが，免疫組織学的検討や遺伝解析などから同一腫瘍と考えられるようになり，より神経外胚葉への分化を呈しているものが未熟神経外胚葉腫瘍であると考えられている．

2002 年の WHO 分類からは，Ewing's sarcoma/primitive neuroectodermal tumor（ES/PNET）と表記されるようになった（Ushigome ら 2002）．

多発性骨病変を伴っていることも多く，その治療には局所の手術療法のみならず，化学療法が重要である．特に Ewing 肉腫に代表される小円形細胞肉腫は，一般的に化学療法や放射線療法に対する感受性が高い．

局所の疼痛や熱感で気づかれることも少なくなく，血液・生化学所見，画像所見などと合わせて，骨髄炎との鑑別が問題になることがある．血液・生化学所見では，血沈の亢進，CRP や LDH の上昇が認められることが多い．白血球数の上昇，赤沈の亢進，LDH の上昇は予後を反映し，特に LDH は再発チェックに有用であるともいわれている（大塚ら 2007）．

2. 病　態

病理組織学的に腫瘍は，小円形性細胞からなり細胞質が乏しく核小体が目立たない円形核を有している．細胞質にはしばしばグリコーゲンが豊富で，胞体が明るく PAS 染色で陽性を示す．部位によっては腫瘍細胞が集簇し，ロゼットを形成する．

遺伝子では，11 番染色体 q24 の FLI1 遺伝子と 22 番遺伝子 q12 の EWS 遺伝子が相互転座 t（11;22）(q24;q12) により融合遺伝子を形成し，キメラ遺伝子 EWS-FLI1 遺伝子が特異的に生じている．

さまざまな遺伝子変異の亜型も報告されているが，これら遺伝子変異は，Ewing 肉腫ファミリー腫瘍（Ewing's sarcoma family of tumors）とよばれる，

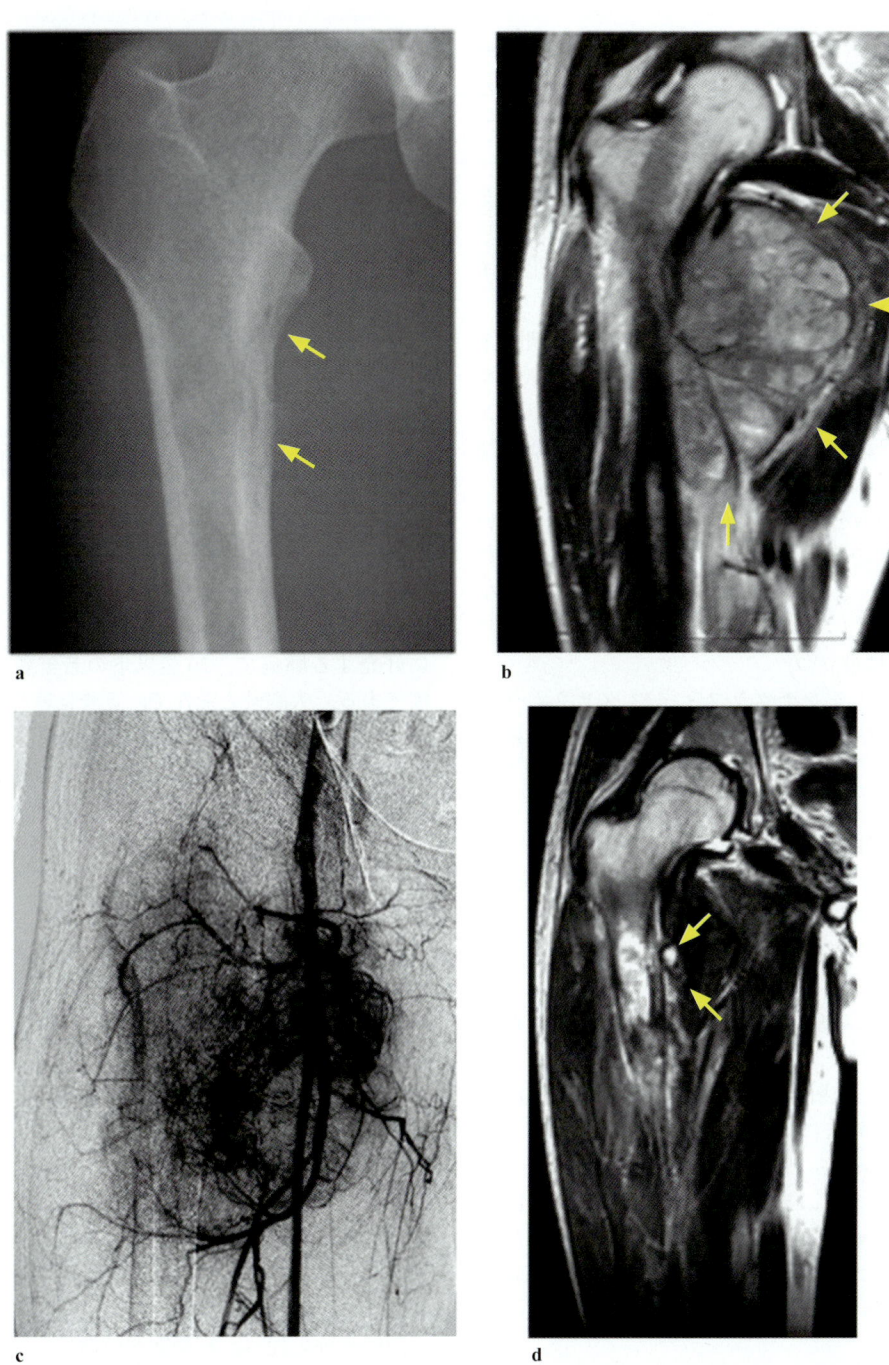

図7 Ewing 肉腫
27歳，男性．a: 単純X線像．右大腿骨転子下骨皮質に不整像（矢印）を認める．b: T2 強調 MR 画像
（化学療法前）．単純X線像での変化に比べ，巨大な骨外腫瘍（矢印）を認める．c: 血管造影像．強い
腫瘍濃染像を認める．d: T2 強調 MR 画像（化学療法後）．化学療法前と比べ，骨外腫瘍は著明に縮小
（矢印）している．

Ewing 肉腫，神経上皮腫，Askin 腫瘍などに特徴的であるとされている（Iwamoto ら 2007）．

3. 診　断

単純 X 線像上腫瘍は，骨幹部に存在し境界不明瞭な広範な溶骨性あるいは骨硬化性変化を呈するが，時に骨自体には微細な変化しか生じていないこともあり，注意が必要である．

玉ねぎ様骨膜反応（onion-peal appearance）とよばれる骨膜反応を伴っていることも多く，骨髄炎との鑑別が問題となる．CT は，微細な骨の変化を詳細に評価するのに有用である．

MRI では，ほかの悪性腫瘍同様に，T1 強調画像で低信号，T2 強調画像で高信号を呈し，ガドリニウムによる造影画像では強く造影される．単純 X 線像などで骨硬化を示す部位は，T1 強調画像，T2 強調画像ともに低信号となる．

腫瘍は骨髄内を浸潤しながら進展していることが多く，骨髄内の病変の広がりを把握するのに MRI は有用である．また，腫瘍は骨の変化と比べ巨大な軟部病変を形成していることが多く，骨外病変の把握にも MRI は役立つ．

テクネチウムシンチグラフィーやタリウムシンチグラフィーは，腫瘍に強く集積し全身病変の検索に有用である．FDG-PET なども用いられるようになっている．

治療効果判定には，タリウムシンチグラフィー，FDG-PET，造影 MRI などが有用である（Van der Woude ら 1998）．

4. 治　療

Ewing 肉腫は高悪性度の骨腫瘍で，化学療法が導入されるまではその予後はきわめて不良であったが，化学療法，放射線照射とそれに伴う手術療法などの集学的治療法により，その予後は 60%ほどまでに改善（Dunst ら 1991）されてきている．

施設によっては，末梢血幹細胞移植（peripheral blood stem cell transplantation: PBSCT）を用いた大量化学療法が試みられることもあるが（Burdach ら 1993），その効果には否定的な報告もある（Meyers ら 2001）．

文献

Burdach S, Jurgens H, Peters C, et al. Myeloabolative radiochemotherapy and hematopoietic stem-cell rescue in poor-prognosis Ewing's sarcoma. J Clin Oncol. 1993; 11 : 1482–1488.

Dunst J, Sauer R, Burgers JM, et al. Radiation therapy as local treatment in Ewing's sarcoma. Results of the cooperative Ewing's sarcoma Studies CESS 81 and CESS 86. Cancer. 1991; 67 : 2818-2825.

Iwamoto Y. Diagnosis and treatment of Ewing's sarcoma. Jpn J Clin Oncol. 2007; 37 : 79-89.

Meyers PA, Krailo MD, Ladanyi M, et al. High-dose melphalan, etoposide, total-body irradiation, and autologous stem-cell reconstitution as consolidation therapy for high-risk Ewing's sarcoma does not improve prognosis. J Clin Oncol. 2001; 19 : 2812–2820.

日本整形外科学会骨軟部腫瘍委員会．全国骨腫瘍登録一覧表　平成22年度．国立がんセンター．2010; 34-35, 42-43.

大塚隆信，多田豊曠．類骨骨腫，悪性骨腫瘍の化学療法（吉川秀樹　編集：最新整形外科学体系20 骨・軟部腫瘍および関連疾患）．中山書店．2007; 118-121.

Ushigome S, Machinami R, Sorensen PH. Ewing sarcoma/Primitive neuroectodermal tumour (PNET). (Fletcher CDM, et al eds: Pathology and Genetics of Tumours of Soft Tissue and Bone. World Health Organization Classification). IARC Press. 2002; 298-300.

Van der Woude HJ, Bloem JL, Hogendoorn PC. Preoperative evaluation and monitoring chemotherapy in patients with high-grade osteogenic and Ewing's sarcoma: review of current imaging modalities. Skeletal Radiol. 1998; 27 : 57–71.

3 ｜ 軟骨肉腫

1. 疫学と疾患概念

軟骨肉腫（chondrosarcoma）（図 8）は，中高年者に好発する腫瘍で，20 歳以下の若年者には稀な腫瘍である．大腿骨と並んで，寛骨は軟骨肉腫の好発部位である（日本整形外科学会骨軟部腫瘍委員会 2010）．

画像上，髄内に限局するような軟骨肉腫と内軟骨腫とでは鑑別が困難なことがあるが，安静時痛などの痛みを伴っている場合には，軟骨肉腫と診断する一助となる（Unni 1996）．

軟骨肉腫には，内軟骨腫や骨軟骨腫から発生する2 次性軟骨肉腫や，その亜型である淡明細胞型軟骨肉腫（clear-cell chondrosarcoma）あるいは脱分化型軟骨肉腫（dedifferentiated chondrosarcoma）などがあるが，ここでは通常型軟骨肉腫について述べる．

2. 病　態

病理組織学的に腫瘍は，軟骨細胞様の細胞が増殖し，多量の軟骨基質が存在している．腫瘍性に骨を形成することはないが，時に軟骨内に骨化像が認められることがある．

内軟骨腫と比べ，細胞密度の増加，核の腫大や大小不同が目立ち，核分裂像は悪性度が増すにしたがい増加する．

腫瘍細胞の骨梁間への浸潤や，Havers 管への浸潤が認められれば，悪性と診断される．

軟骨肉腫は，その悪性度に応じて Grade Ⅰ〜Ⅲまで組織学的に分類されるが，悪性度が高くなるにしたがいその予後は不良となる（Dorfman ら 1997）．

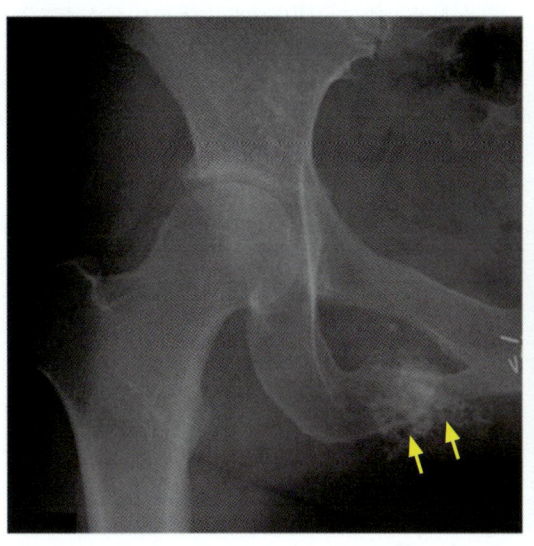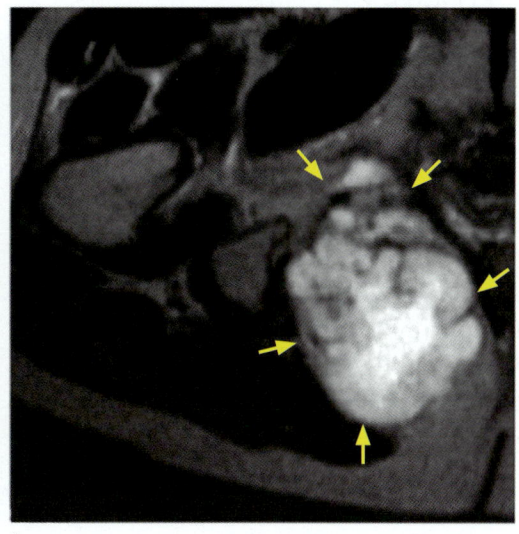

図 8　軟骨肉腫

42 歳，女性．a: 単純 X 線像．右恥骨下枝に特徴的な点状や斑状の石灰化像（矢印）が認められる．b: T2 強調 MR 画像（水平断像）．石灰化部は MRI で低信号強度を示すが，軟骨基質の豊富な部分は，T2 強調画像で著しい高信号強度を示す（矢印）．

3. 診　断

　単純 X 線像では，軟骨性腫瘍に特徴的なさまざまな程度の点状から斑状の石灰化像を認める．四肢長管骨の場合では，手指の短管骨と違い少しでも骨皮質内側の浸食像（endosteal erosion）を認めた場合には，強く悪性を疑う必要がある．

　CT は微細な石灰化の同定や，皮質内側の浸蝕像を詳細に検討するのに有用である．MRI で腫瘍は，軟骨成分の豊富な水分を反映して T2 強調画像で著明な高信号を呈する．しかし，石灰化を伴っている部分では，T1 強調画像，T2 強調画像ともに低信号となる．

　悪性度の低い軟骨肉腫では，腫瘍はガドリニウムによる造影像でほとんど造影されない．また，同様に悪性度が低いものは，テクネチウムシンチグラフィーやタリウムシンチグラフィーでも集積を認めないので，注意が必要である．

4. 治　療

　一般的に軟骨肉腫は化学療法や放射線療法が無効で，外科的切除とその後の再建術が治療の基本となる（越生ら 2007）．

　再建には，腫瘍用人工関節，自家骨，延長仮骨，腫瘍自家処理骨（オートクレーブ処理，パスツール処理，放射線処理，液体窒素処理）などが用いられ

るのは，ほかの悪性腫瘍同様である．

　必要な切除縁については，いまだ一定したコンセンサスは得られていない．Grade I の軟骨肉腫に対しては，掻爬術およびフェノールや液体窒素を用いた局所補助療法と骨移植でよいという報告も散見される（Veth ら 2005）．

　しかし，切除縁確保が困難な骨盤発生の軟骨肉腫では予後が他部位と比べ不良なことを考えると，現時点ではやはりある程度のマージンを取って腫瘍を切除する方が安全であるといえる．

　再発を生じた場合には，その 10％で組織学的悪性度の増悪が認められる（Bertoni ら 2002）．

文献

Bertoni F, Bacchini P, Hogendoorn PCW. Chondrosarcoma (Fletcher CDM, et al eds: Pathology and Genetics of Tumours of Soft Tissue and Bone. World Health Organization Classification of Tumours). IARC Press. 2002; 247-249.

Dorfman HD, Czerniak B. Bone Tumors. Mosby. 1997; 353-395.

越生　章. 通常型軟骨肉腫（吉川秀樹　編集: 最新整形外科学体系20 骨・軟部腫瘍および関連疾患）. 中山書店. 2007; 292-298.

日本整形外科学会骨軟部腫瘍委員会. 全国骨腫瘍登録一覧表　平成 22年度. 国立がんセンター. 2010; 34-35, 42-43.

Unni KK. Dahlin's Bone Tumors General Aspects and Data on 11,087 Cases. 5th ed, Lippincott-Raven. 1996; 71-108.

Veth R, Schreuder B, van Been H, et al. Cryosurgery in aggressive, benign and low-grade malignant bone tumors. Lancet Oncol. 2005; 6 : 25-34.

4 骨悪性リンパ腫

1. 疫学と疾患概念

骨発生の悪性リンパ腫（malignant lymphoma of bone）（図9）は，幅広い年齢で発症するが，特に青壮年者に好発する．わが国での発症頻度は，欧米と比べると低い．

悪性リンパ腫は，Reed-Stemberg 細胞の出現を特徴とする Hodgkin リンパ腫とそれ以外の non-Hodgkin リンパ腫とに大別されるが，骨原発性のリンパ腫は，ほとんどがびまん性大細胞型 B 細胞性（diffuse large B cell type）の non-Hodgkin リンパ腫である（Heyning ら 1999）．

骨原発性のリンパ腫は大腿骨，脊椎，骨盤などに多く発症する（日本整形外科学会骨軟部腫瘍委員会 2010）．骨悪性リンパ腫は，患部の疼痛で気づかれることも多い．

発症年齢から，当初転移性悪性骨腫瘍として精査を受けることも多いので，注意が必要である．血液・生化学検査で，可溶性 IL-2（interleukin-2）レセプター値の上昇を認めることがある．

2. 診 断

単純 X 線像では，虫食い状（moth-eaten）あるいは浸潤状（permeative）の境界不明瞭な骨透亮像を認めるが，稀に骨硬化像が主体の病変もある．

浸潤性に腫瘍が進展するため，単純 X 線像では骨の異常を指摘できない場合もあるので，原因不明の骨痛などの訴えのある時は，MRI の施行を考慮する必要がある．MRI は骨外病変も含め，病変の広がりを評価するのに非常に有用である．

テクネチウムシンチグラフィーは，腫瘍自体ではなく，骨の代謝や反応性変化が盛んなところに集積するため，骨梁間を浸潤性に発育するリンパ腫では，集積を認めない場合もある．

そのため一般的には，ガリウムシンチグラフィーが病期や治療の効果判定に用いられる．FDG-PET がより有用であるとする報告も増えてきている（Cheson 2011）．

3. 治 療

リンパ腫に対しては，その悪性度や病期に応じて，経過観察，抗がん剤による化学療法（Hodgkin リンパ腫に対する ABVD 療法や non-Hodgkin リンパ腫に対する CHOP 療法など），抗体療法，放射線療法，造血幹細胞移植（自家あるいは同種）などによる治療が行われる（Mey ら 2012）．

また，B 細胞型リンパ腫に対して，その膜表面に発現している CD20 を標的とした抗 CD20 抗体（リ

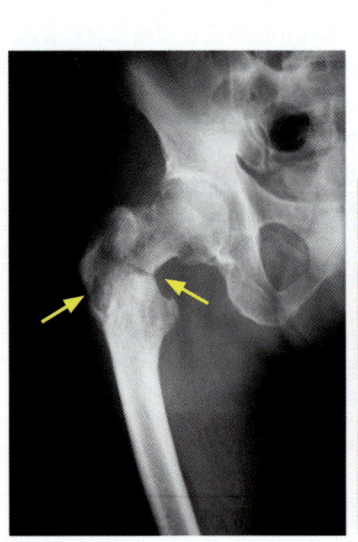
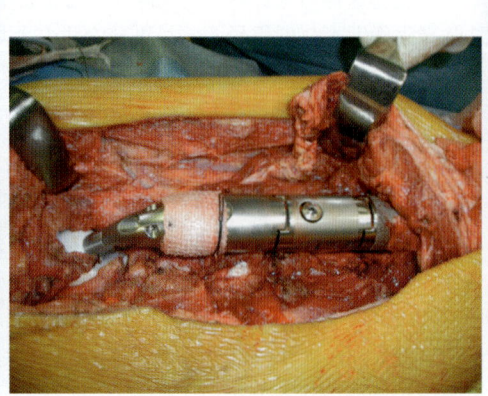
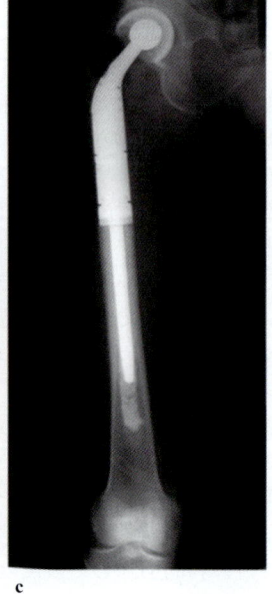

図9 悪性リンパ腫
62 歳，男性．a: 単純 X 線像．右大腿骨近位部に腫瘍巣があり病的骨折（矢印）を認める．b: 術中所見．中殿筋の付着部は Leeds-Keio 人工靱帯をステム周囲に巻きつけ，ここに中殿筋を縫着して再建した．c: 術後単純 X 線像．腫瘍を広範切除し，腫瘍用人工骨頭を用いて再建を行った．

ツキシマブ）療法が行われており，良好な治療成績
が得られている（Coiffier ら 1998）.

non-Hodgkin リンパ腫のなかで最も多いタイプ
とされるびまん性大細胞型 B 細胞性リンパ腫では，
国際予後因子（International Prognostic Index: IPI）
として，1. 年齢，2. 病期，3. 日常の活動性（Performance
Status: PS），4. リンパ節以外の病変の数，5. 血清
LDH の値があげられている（Korfel 2011）.

大腿骨の病的骨折時には予後を考慮した髄内釘や
プレートでの骨接合術が行われ，骨病変に対する局
所根治を目指した腫瘍切除および腫瘍用人工骨頭に
よる再建術も考慮される.

文献

Cheson BD. Role of functional imaging in the management of lymphoma. J Clin Oncol. 2011; 29 : 1844-1854.

Coiffier B, Haioun C, Ketterer N, et al. Rituximab (anti-CD20 monoclonal antibody) for the treatment of patients with relapsing or refractory aggressive lymphoma: a multicenter phase II study. Blood. 1998; 92 : 1927-1932.

Heyning FH, Hogendoorn PC, Kramer MH, et al. Primary non-Hodgkin's lymphoma of bone: a clinicopathological investigation of 60 cases. Leukemia. 1999 ; 13 : 2094-2098.

Korfel A. Prevention of central nervous system relapses in diffuse large B-cell lymphoma: which patients and how? Curr Opin Oncol. 2011; 23 : 436-440.

Mey U, Hitz F, Lohri A, et al. Diagnosis and treatment of diffuse large B-cell lymphoma. Swiss Med Wkly. 2012; 142 : w13511.

日本整形外科学会骨軟部腫瘍委員会. 全国骨腫瘍登録一覧表　平成22年度. 国立がんセンター. 2010; 42-43.

5 ｜転移性悪性骨腫瘍

1. 疫学と疾患概念

転移性骨腫瘍（metastatic bone tumor）（図 10, 図 11）とは，がんが骨に転移したもの（骨転移）で，どのがんでも起こりうる. 特に頻度の高いものには，乳がん，前立腺がん，肺がん，腎がん，甲状腺がんなどがある（Aaron 1998）.

原発巣に対する有効な治療方法が増え，がん患者の生命予後が延長するようになった半面，転移性骨病変を有するがん患者は増加しており，骨への転移による痛み，骨折，麻痺のために何らかの治療を要する場合が増加している.

がん性疼痛の原因のなかで最も多いものは，転移性骨腫瘍といわれている（Grond ら 1996）. 中高年以上の骨腫瘍患者をみた場合には，常に鑑別診断にあげる必要がある.

血液・生化学検査では，原疾患の腫瘍マーカー，骨代謝マーカー，血清カルシウム値の確認などが骨転移の診断に有用である.

転移した腫瘍がまだ小さく，周囲の骨を壊すことなく骨のなかにとどまっている場合には，痛みなどの症状はほとんどないが，腫瘍が大きくなり骨の破壊が進んでくると荷重時や運動時に痛みが出現するようになる.

荷重時の疼痛は，病的骨折を生じる可能性を示す徴候の 1 つである（Mirels 1989）. 骨の破壊は，がん細胞ではなく，がん細胞により活性化された破骨細胞により生じているとされている. そのメカニズムとしては，まずがん細胞が産生するサイトカインにより骨芽細胞が活性化し，骨芽細胞が産生した ligand for receptor activator of nuclear factor κ B（RANKL）が，破骨細胞上にある RANKL 受容体に結合することで，破骨細胞が成熟，活性化すると考えられている.

2. 診　断

単純 X 線像上転移性骨腫瘍は，硬化性，混合性，溶骨性などさまざまな像を呈する. 前立腺がん，乳がん，肺がんの一部では，硬化性病変を示すことが多い.

CT は，骨皮質の状態を評価するのに有用で，病的骨折を生じる可能性が高いか判断するのに役立つ. また，原発不明がんの場合には，原発巣の検索に胸・腹部の CT が重要である（Riccio ら 2007）.

PET-CT は原発不明がんの原発巣検索に CT や MRI よりも有用性が高いと報告されている（Kwee ら 2010）. MRI は初期の骨転移を評価するのに有用で，骨髄内の腫瘍の進展や骨外病変の確認にも有用なのは，ほかの骨腫瘍と同様である.

テクネチウムシンチグラフィー，タリウムシンチグラフィー，FDG-PET などは全身の転移巣の検索に有用であるが，テクネチウムシンチグラフィーは，腫瘍自体ではなく骨の代謝や反応性変化が盛んなところに集積するため，骨梁間を浸潤性に発育する病変では集積を認めないこともあり，注意が必要である.

3. 治　療

原発巣の治療が優先ではあるが，転移性骨病変による痛みや骨折は，患者の生活の質（quality of life: QOL）を大きく低下させてしまうため，原発巣の治療と並行して治療を行う必要がある. さまざまな方法があり，患者や家族の希望，患者の生命予後などを考慮して慎重に決定する.

1）薬物療法

大きな進歩の 1 つに，ビスフォスフォネート製剤の開発がある. ゾレンドロ酸などのビスフォスフォ

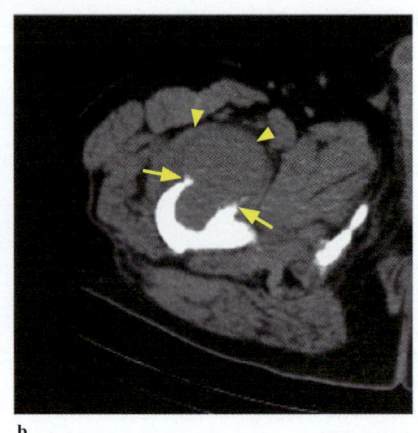

図10　右大腿骨転子部転移性骨腫瘍
73歳，男性．a: 単純X線像．右大腿骨転子部から転子下にかけて腎がんの転移を認める．溶骨性の病変(矢印)である．b: CT．前方の骨皮質は消失し(矢印)，腫瘍は骨外に腫瘤(矢頭)を形成している．病的骨折を生じる可能性が高い状態である．

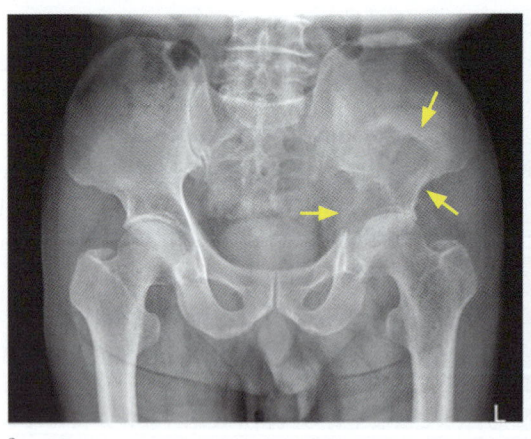
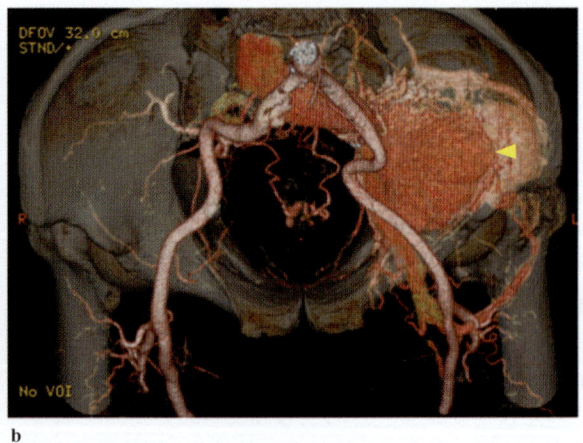

図11　左寛骨臼部転移性骨腫瘍 (metastatic bone tumor) の症例
68歳，女性．a: 単純X線像．左寛骨臼部に広範な骨透過性病変(矢印)を認める．大腸がんの転移である．b: CT(造影CT再構成像)．腫瘍(矢頭)と血管との関連を把握するのに大変有用である．

ネート製剤の注射薬を月1回程度点滴投与することで，がんによる骨関連事象（骨転移巣の形成や骨転移による骨の痛みなど）の出現を低下させることができる（Berenson 2005）．

ビスフォスフォネート製剤には，経口剤もあるが，骨関連事象出現低下を期待できる高いエビデンスのあるものは，注射薬である．

同等以上の効果が期待できる抗RANKL抗体薬であるデノスマブも使用されているが（Fizaziら2011），低カルシウム血症によると考えられる死亡例もあり，投薬に際しては低カルシウム血症への十分な対策を行う．

そのほか，痛みに対しては，WHOの推奨するがん性疼痛治療に対する3段階除痛ラダーに沿った鎮痛薬やオキシコドンなどの強オピオイドの投薬が行われる（Ventafriddaら1987）．オピオイドの徐放性

貼付剤も広く用いられている（Buga ら 2012）．

2）放射線療法

がんの種類によって効果はさまざまで，腎がんのように放射線抵抗性のものもある．除痛目的のために放射線を照射することも多い．

放射線照射は，外来に通院しながら施行することが可能である．放射線照射により，皮膚障害や内臓などの臓器障害が出現することがあり，照射の部位や回数については，放射線治療の専門医と十分に相談する．

3）手術療法

手術の方法は，患者の全身状態や予後などを原発巣の担当医と相談し，総合的に判断する必要がある．整形外科医からも予後予測を行う方法が報告（Katagiri ら 2005）されている．

一般的には，四肢の転移性骨腫瘍で病的骨折が生じた場合，患者の全身状態が悪く，予後も 1〜2 か月しか期待できないようであれば，創外固定器など応急的に骨折部の固定を行う．

一方，予後が 6 か月〜1 年程度と見込まれているのであれば，早期の在宅復帰を考え髄内釘やプレートで骨接合術を行う．その際，腫瘍部や骨髄内へ骨セメントを充填し，より局所の固定性を向上させることもある．

予後が 1〜2 年以上と長期間見込めるような患者では，局所根治を考え，腫瘍の十分な切除と腫瘍用人工関節を用いた再建術を行うことも多い（山本ら 2000）．

重要な点は，薬の服用や放射線の照射では，骨転移による痛みが楽になることはあっても，骨の強度が十分に回復することはないということである．痛みを取り除き，骨の強度を十分に回復することができるのは，手術療法であるということを十分に認識する必要がある．

文献

Aaron AD. Treatment of metastatic adenocarcinoma of the pelvis and the extremities. J Bone Joint Surg Am. 1998; 80 : 763-764.

Berenson JR. Recommendations for zoledronic acid treatment of patients with bone metastases. Oncologist. 2005; 10 : 52-62.

Buga S, Sarria JE. The management of pain in metastatic bone disease. Cancer Control. 2012; 19 : 154-166.

Fizazi K, Carducci M, Smith M, et al. Denosumab versus zoledronic acid for treatment of bone metastases in men with castration-resistant prostate cancer: a randomised, double-blind study. Lancet. 2011; 377 : 813-822.

Grond S, Zech D, Diefenbach C, et al. Assessment of cancer pain: a prospective evaluation in 2266 cancer patients referred to a pain service. Pain. 1996; 64: 107-114.

Katagiri H, Takahashi M, Wakai K, et al. Prognostic factors and a scoring system for patients with skeletal metastasis. J Bone Joint Surg Br. 2005; 87: 698-703.

Kwee TC, Basu S, Cheng G, et al. FDG PET/CT in carcinoma of unknown primary. Eur J Nucl Med Mol Imaging. 2010; 37: 635-644.

Mirels H. Metastatic disease in long bones. A proposed scoring system for diagnosing impending pathologic fractures. Clin Orthop Relat Res. 1989; 249 : 256-264.

Riccio AI, Wodajo FM, Malawer M. Metastatic carcinoma of the long bones. Am Fam Physician. 2007; 76 : 1489-1494.

Ventafridda V, Tamburini M, Caraceni A, et al. A validation study of the WHO method for cancer pain relief. Cancer. 1987; 59 : 850-856.

山本憲男，土屋弘行，富田勝郎．髄内釘使用による転移性大腿骨腫瘍の治療成績．整形外科．2000; 51 : 1506-1510.

C　骨腫瘍類似疾患

1　単発性骨嚢腫

1．疫学と疾患概念

単発性骨嚢腫（solitary bone cyst）（図 12）は，腫瘍類似疾患に分類される疾患で，真の骨腫瘍ではない．その発生原因にはさまざまな説が唱えられているが，現在では静脈環流異常説が有力である（Forest 1988）．

骨端線閉鎖以前の症例に多く，その 85% 以上は 20 歳以下であり，また男児に優位に発症する（Kalil ら 2002）．長管骨の骨幹端部に好発し，大腿骨の近位骨幹端も好発部位の 1 つである．

病的骨折による疼痛によって発見されることもあるが，無症候性に経過する症例も多く，たまたま撮影した単純 X 線像でみつかることも多い．

嚢腫が骨端線に接しているものを急性期（active phase），骨端線に接していないものを潜伏期（latent phase）とよび，急性期のものは手術後の再発の可能性が高い．

2．病　態

病理組織学的には，病変は腫瘍性に形成されたわけではないので，単発性骨嚢腫特有の細胞は存在しない．

嚢胞壁は，反応性に形成された数々の厚さの粘液腫様，肉芽様，あるいは線維性の結合組織よりなり，内腔面の一部が薄い中皮様細胞の層で覆われている場合もある．

骨折に対する反応として，線維性組織の増生，仮骨の形成，多核巨細胞の出現をみることもある．

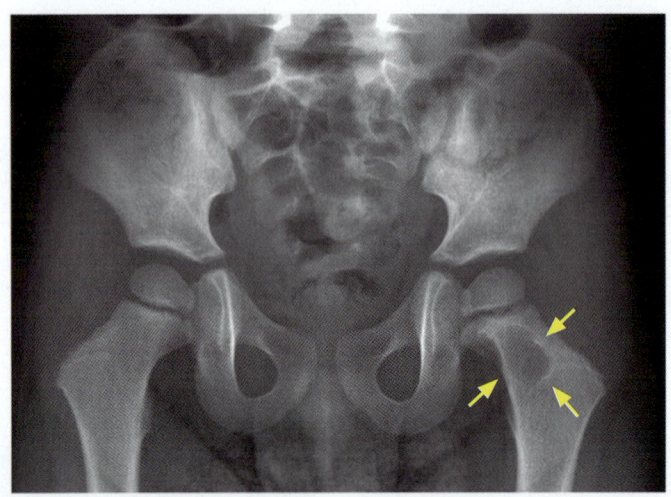

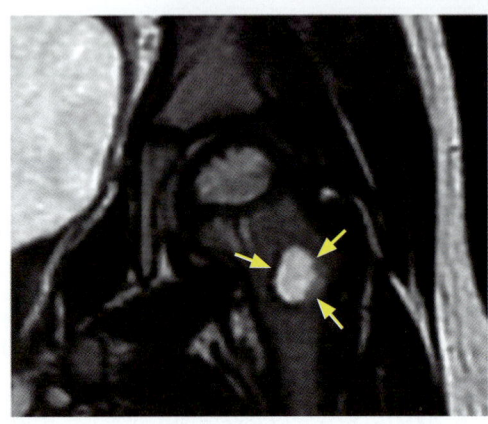

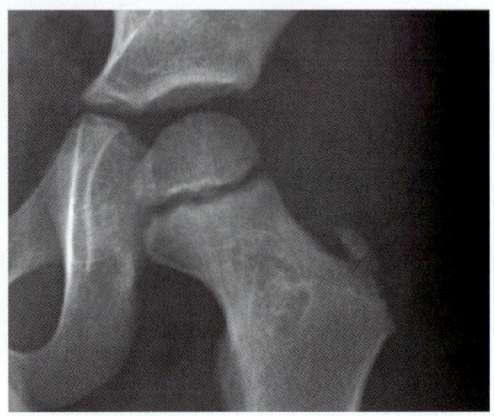

図 12　単発性骨嚢腫
5 歳，男児．a: 単純 X 線像．左大腿骨頚部から転子間にかけて周囲に骨硬化を伴った骨透過性病変を認める（矢印）．
b: T2 強調 MR 画像．病変は高信号を呈している（矢印）．c: 初診後 2 年の単純 X 線像．病変は自然軽快している．

3．診　断

　単純 X 線像上，腫瘍は骨内に限局する単房性あるいは多房性の病変として指摘される．病変部の骨皮質は菲薄化し，膨張性に発育していることも多いが，正常骨との境界は明瞭である．

　fallen fragment sign（小骨片が嚢腫内に落ち込んでいる像）は骨折を伴っている本症に特徴的とされているが（Struhl ら 1989），それほど高頻度でみられるものではない．

　骨折を伴っていない通常の単房性の病変では，MRI の T1 強調画像で低信号，T2 強調画像で高信号を示し，ガドリニウムによる造影画像で嚢腫壁が淡く造影されるのみであるが，時として嚢腫内に隔壁形成がみられ，多房性を呈することもある．

　また，骨折により嚢腫内に血液が混入していると，MRI などで液面形成（fluid-fluid level）を認めるため，

動脈瘤様骨嚢腫との鑑別が問題となる．

4．治　療

　その発生原因を考慮して減圧を図る方法が多い．すでに骨折を生じている場合には，骨折を契機とした減圧により病変が自然消退することもあるため（Ambacher ら 1999），通常の骨折の治療をしながら経過をみればよい．

　骨癒合後も病変の修復がうまくいかず再骨折の可能性が高い場合には，手術を考慮する．具体的には，開窓術，マルチプルドリリング，カニュレイテッドスクリューの留置（Tsuchiya ら 2002），掻爬および骨移植術などが施行される．

　自家骨や人工骨の充填を行うこともある．ステロイドの注入（Seaglietti ら 1979）を行うこともあるが，治療に数年を要し効果が認められない例もある

ため，現在ではあまり行われなくなっている．

　手術療法では，病変が骨端線に近い場合，穿孔術（drilling）や掻爬時で骨端線を傷めないよう術中 X 線透視などを用いて，慎重に実施する．

文献

Ambacher TA, Maurer F, Weise K. Spontaneous healing of a juvenile bone cyst of the tibia after pathological fracture. Unfallchirurg. 1999; 102: 972-974.

Forest M. Solitary bone cyst (Forest M, et al eds: Orthopedic Surgical Pathology: Diagnosis of Tumor and Psendotumoral Lesions of Bone and Joint). Churchill Livingstone. 1988; 519-529.

Kalil RK, Araujo ES. Simple bone cyst (Fletcher CDM, et al eds: Pathology and Genetics of Tumours of Soft Tissue and Bone. World Health Organization Classification of Tumours). IARC Press. 2002; 340.

Struhl S, Edelson C, Pritzker H, et al. Solitary (unicameral) bone cyst. The fallen fragment sign revisited. Skeletal Radiol. 1989; 18 : 261-265.

Seaglietti O, Marchetti PG, Bartolozzi P. The effects of methylprednisolone acetate in the treatment for simple bone cysts. J Bone Joint Surg Br. 1979; 61 : 200-204.

Tsuchiya H, Abdel-Wanis ME, Uehara K, et al. Cannulation of simple bone cysts. J Bone Joint Surg Br. 2002; 84 : 245-248.

2 　線維性骨異形成症

1. 疫学と疾患概念

　線維性骨異形成症（fibrous dysplasia）（図 13）は，骨形成障害による骨腫瘍類似疾患である．単骨性あるいは多骨性に生じ，特に片側半身に出現し皮膚の異常色素沈着（café-au-lait spot）と内分泌異常による性的早熟を伴うものは，Albright 症候群とよばれる．

　多骨性症例の約 3％が Albright 症候群を呈するとされる（Cohen ら 2002）．幼児から高齢者にまで広範にみられるが，その半数は 20 歳までに発症する．

　骨脆弱性による病的骨折を繰り返し，大腿骨近位部では，羊飼いの杖様変形（shepherd's crook deformity）とよばれる内反変形を生じる．

2. 病　態

　病理組織学的に腫瘍は，線維性結合組織とそれによって形成された線維性骨（woven bone）からなる．

　線維性骨はさまざまな形を呈し，一見するとアルファベットのような文字様形態をとるものも認められるため，alphabet soup appearance などと表現され

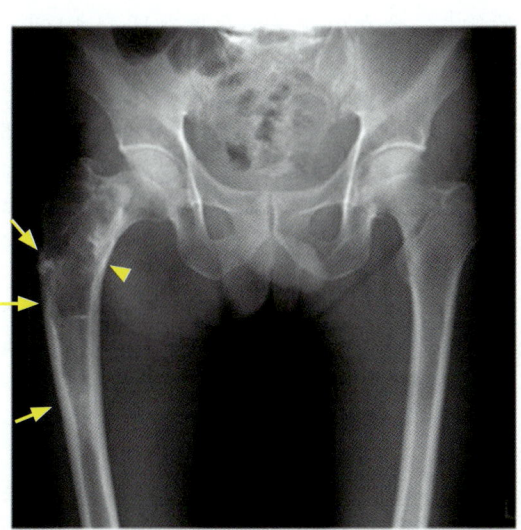

図 13　線維性骨異形成症

61 歳，男性．

a: 単純 X 線像．右大腿骨にすりガラス様陰影（矢印）を呈する腫瘍がみられる．右大腿近位部は，腫瘍のため内反股（矢頭）を呈し，羊飼いの杖変形（shepherd's crook deformity）を呈している．

b: T1 強調 MR 画像．腫瘍は線維性組織のため，低信号を呈している．

c: 脂肪抑制 MR 画像．変性のため一部に高信号領域（矢印）を認めることも多い．

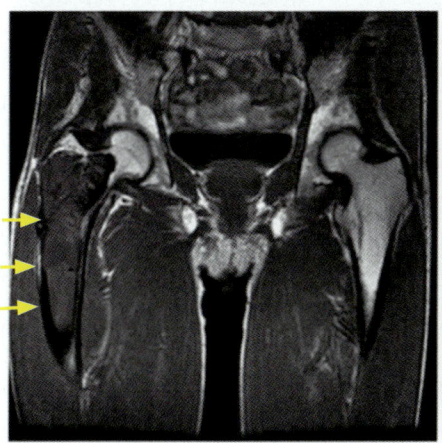

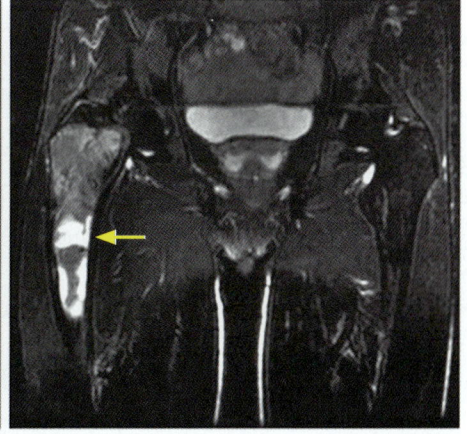

ることがある.

　線維性骨周囲には骨芽細胞の縁取りは認めず,骨線維性異形成症との鑑別に役立つ.

3. 診　断

　単純X線像上腫瘍は,中心性あるいは偏在性に骨幹端部から骨幹部にかけて広範に存在する.骨皮質の菲薄化,骨の膨隆による横径肥大,弯曲変形などが認められる.

　病変は骨透過性がやや亢進し,すりガラス様変化(ground glass appearance)を呈するのが特徴である.嚢腫状の変化や骨硬化を認めることもある.

　MRIは,髄内病変の把握や嚢腫状の変化の確認に有用である.

　テクネチウムシンチグラフィーでは,腫瘍に一致して強い集積を認める.これは全身病変の評価に有用で,また修復機転が生じていない非骨化性線維腫ではテクネチウムシンチグラフィーは集積しないため,両者の鑑別に有用であることがある.

4. 治　療

　従来は掻爬術と骨移植術が行われてきたが(Guilleら1998),小児例では再発や変形の増悪する症例が多く認められたため,高度な変形を生じていない場合には,現在は経過観察とするのが一般的である.

　成人に達すれば,病状の進行は停止することも多い(Ozakiら1996).小児でも高度変形があれば,矯正骨切り術や創外固定器を用いた変形矯正術が行われることもある(Tsuchiyaら2007).

　矯正術後も再骨折により変形の再発が生じるので,再変形予防のために強固な内固定材料を考慮する必要がある(Parekhら2004).

文献

Cohen MM Jr, Siegal GP. McCune-Albright syndrome (Fletcher CDM, et al eds: Pathology and Genetics of Tumours of Soft Tissue and Bone. World Health Organization Classification of Tumours). IARC Press. 2002; 357-359.

Guille JT, Kumar SJ, MacEwen GD. Fibrous dysplasia of the proximal part of the femur: Long-term results of curettage and bone-grafting and mechanical realignment. J Bone Joint Surg Am. 1998; 80 : 648-658.

Ozaki T, Sugihara M, Nakatsuka Y, et al. Polyostotic fibrous dysplasia. A long-term follow up of 8 patients. Int Orthop. 1996; 20 : 227-232.

Parekh SG, Donthineni-Rao R, Ricchetti E, et al. Fibrous dysplasia. J Am Acad Orthop Surg. 2004; 12 : 305-313.

Tsuchiya H, Morsy AF, Matsubara H, et al. Treatment of benign bone tumours using external fixation. J Bone Joint Surg Br. 2007; 89 : 1077-1083.

3 好酸球性肉芽腫

1. 疫学と疾患概念

　好酸球性肉芽腫(eosinophilic granuloma)(図14)は,組織球性細胞の増殖により骨の吸収と破壊が生じる疾患で,自然消退することから骨腫瘍類似疾患に分類される.

　Hand-Schüller-Christian病やLetterer-Siwe病とともに,その組織学的同一性から,1987年にはこれら3病態を合わせて,Langerhans cell histiocytosis(LCH)(Histiocyte society 1987)と総称されることとなった.しかし,3者の臨床的好発年齢,合併症,経過,予後などから,好酸球性肉芽腫は独立して取り扱った方がよい,とする考えもある(二階堂1992).

　好酸球性肉芽腫は,小児または青年期までに発症することが多く,約3/4の症例は20歳までに発症する(日本整形外科学会骨軟部腫瘍委員会2010).一般的に,全身の合併症を伴うHand-Schüller-Christian病やLetterer-Siwe病より発症年齢は高い.

　幼児や小児では,患肢の自動運動制限,跛行などで気づかれることが多い.局所に圧痛を認め,同部に熱感を認めることもある.

　血液・生化学所見では,血沈の亢進とCRPの上昇を認め,Ewing肉腫や骨髄炎との鑑別が問題になる.

　本疾患の最大の特徴は,症状や画像変化が自然消退することで,経過のなかで疼痛などが自然に軽快し自動運動や跛行の改善が認められる.

2. 病　態

　理学所見,血液・生化学所見,画像所見とも悪性骨腫瘍との鑑別に有用な所見が得られないことが多いため,生検術を行い組織診断を行う必要がある.

　病理組織学的に腫瘍は,組織球性細胞であるLangerhans細胞の密な増生を主体とし,リンパ球や好酸球もさまざまな割合で混在している.核は類円形でコーヒー豆様の切れ込みがあるのが特徴である.

　免疫染色ではS-100タンパクやcluster of differentiation 1a(CD1a)が陽性で,電顕像では細胞膜より生じるとされるBirbeck顆粒を認めるのが特徴である(Youngら2002).

3. 診　断

　画像上,さまざまな所見を呈し,骨髄炎,Ewing肉腫,リンパ腫,骨肉腫などの高悪性度の骨腫瘍と

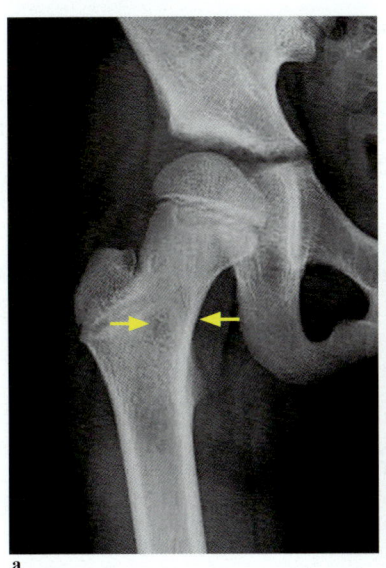
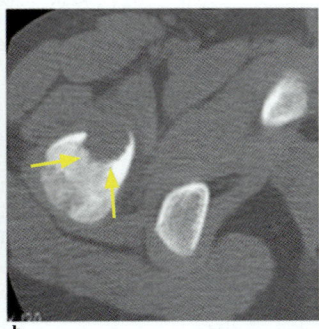
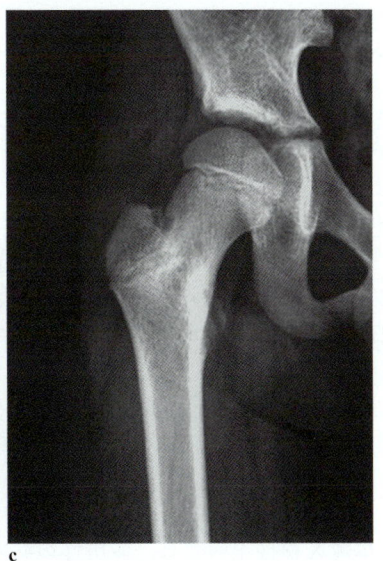

図 14　好酸球性肉芽腫
9 歳，女児．a：単純 X 線像．右大腿骨頸部から転子間部にかけて骨透過性病変を認める．b：CT．骨皮質は一部欠損（矢印）している．c：生検術施行後 6 か月の単純 X 線像．腫瘍部の修復が進んでいる．

の鑑別に難渋することも多い．

　単純 X 線像では，辺縁不明瞭な骨破壊性病変があり，骨皮質の破綻を認めることもある．玉ねぎ様骨膜反応（onion-peel appearance）などの骨膜反応も，高頻度で認められる．

　頭蓋骨の病変では抜き打ち像（punched-out lesion），脊椎の病変では椎体の扁平化（Calvé の扁平椎）なども認められる．

　MRI で腫瘍は，T1 強調画像で低信号，T2 強調画像で高信号を呈し，ガドリニウムによる造影像では強く造影される．テクネチウムシンチグラフィー，タリウムシンチグラフィー，PDG-PET でも悪性骨腫瘍同様の強い集積を認めるため，悪性腫瘍との鑑別には有用ではない（渡辺 2007）．

4. 治　療

　自然軽快が得られることから生検術後そのまま経過観察となることが多い．LCH の難治例では，掻爬術やステロイドの投与が行われることがある（Madrigal-Martínez-Pereda ら 2009）．

文献

Madrigal-Martínez-Pereda C, Guerrero-Rodríguez V, Guisado-Moya B, et al. Langerhans cell histiocytosis: literature review and descriptive analysis of oral manifestations. Med Oral Patol Oral Cir Bucal. 2009; 14 : 222-228.

日本整形外科学会骨軟部腫瘍委員会．全国骨腫瘍登録一覧表 平成22年度．国立がんセンター．2010: 36-37.

二階堂　孝．骨の好酸球性肉芽腫．町並陸生，他編．取扱い規約に沿った腫瘍鑑別診断アトラス 骨．文光堂．1992; 171-173.

The Writing Group of the Histiocyte Society. Histiocytosis syndrome in children. Lancet. 1987; 329: 208-209.

渡辺秀臣．好酸球性肉芽腫（吉川秀樹　編，最新整形外科学体系20 骨・軟部腫瘍および関連疾患）．中山書店．2007: 246-249.

Young BR, Unni KK. Langerhans cell histiocytosis (Fletcher CDM, et al eds: Pathology and Genetics of Tumours of Soft Tissue and Bone. World Health Organization Classification of Tumours). IARC Press. 2002; 345-346.

4 ｜ 動脈瘤様骨囊腫

1. 疫学と疾患概念

　動脈瘤様骨囊腫（aneurysmal bone cyst: ABC）（図15）は，血液を有する多房性の囊胞を形成する腫瘍類似疾患である．

　膨張性に発育することが多い．先行する病変がない 1 次性のものと，既存の骨巨細胞腫，線維性異形成，軟骨芽細胞腫，骨肉腫などの先行する病変が，出血や変性を起こし生じる 2 次性のものに分類される．

　動脈瘤様骨囊腫の 30％は 2 次性に生じるとされている（Cottalorda ら 2004）．病変は長管骨の骨幹端部に好発するが，拡大すると骨端部へ病変が及んでいる場合もある．また通常病変は偏在性に存在していることが多いが，病変が拡大すると中心性病変として指摘されることもある．

2．病 態

　病理組織学的には，病変には蜂巣状に増生する隔壁とその間隙には充満する血液や凝血塊が存在している．隔壁は血管増生の多い肉芽様ないし硝子化を伴う線維性結合組織よりなり，多数の多核巨細胞や類骨組織が認められる．

　さまざまな程度の炎症細胞の浸潤や出血，それに伴うヘモジデリンの沈着を認める．2次性に生じた可能性もあるので，切除された病変をすべて検索することが重要である．

　単発性骨嚢腫，骨巨細胞腫，血管拡張型骨肉腫などとの鑑別が問題となる（Rapp ら 2012）．

3．診 断

　単純 X 線像上病変は，多房性の病変として指摘され，骨皮質は膨隆し菲薄化している．内部には隔壁が目立ち，石鹼の泡状（soap bubble appearance）を呈する．

　Capanna ら（1985）は発育形態により，動脈瘤様骨嚢腫を 5 型に分類している．

　MRI は腫瘍の性質をよく反映し，内部血液の血球成分と血漿成分により多数の液面形成（fluid-fluid level）（図 15）が認められるのが特徴である．

　また，ガドリニウムによる造影 MRI では，病変内の隔壁や病変の周囲に造影効果を認め，単純 X 線像と合わせ診断に有用であるとされている（Mahnken ら 2003）．

4．治 療

　病巣の掻爬術および自家骨，同種骨，人工骨，あるいは骨セメントなどの充塡が行われることが多い（Mankin ら 2005）．

　しかし，若年者や単純な掻爬術だけでは再発率が高いため，骨巨細胞腫同様に，局所にフェノールや液体窒素（Schreuder ら 1997）などを用いた局所補助療法が行われる．また，硬化療法による優れた治療成績なども報告されている（Varshncy ら 2010）．

文献

Capanna R, Bettelli G, Biagini R, et al. Aneurysmal cysts of long bones. Ital J Orthop Traumatol. 1985; 11 : 409-417.

Cottalorda J, Kohler R, Sales de Gauzy J, et al. Epidemiology of aneurysmal bone cyst in children: A multicenter study and literature review. J Pediatr Orthop B. 2004; 13 : 389-394.

Mahnken AH, Nolte-Ernsting CC, Wildberger JE, et al. Aneurysmal bone cyst: Value of MRI imaging and conventional radiography. Eur Radiol. 2003; 13 : 1118-1124.

Mankin HJ, Hornicek FJ, Ortiz-Cruz E, et al. Aneurysmal bone cyst: a review of 150 patients. J Clin Oncol. 2005; 23 : 6756-6762.

Rapp TB, Ward JP, Alaia MJ. Aneurysmal bone cyst. Am Acad Orthop Surg. 2012; 20 : 233-241.

Schreuder HW, Veth RP, Pruszczynski M et al. Aneurysmal bone cysts treated by curettage, cryotherapy and bone grafting. J Bone Joint Surg Br. 1997; 79 : 20-25.

Varshncy MK, Rastogi S, Khan SA, et al. Is sclerotherapy better than intralesional excision for treating aneurysmal bone cysts? Clin Orthop Relat Res. 2010; 468 : 1649-1659.

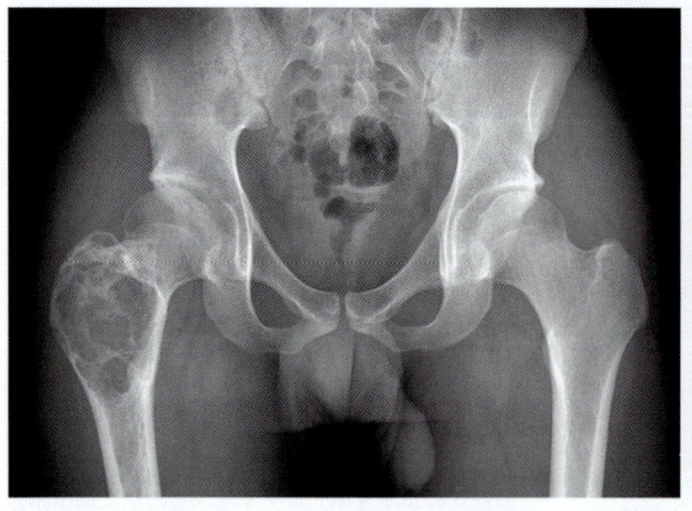
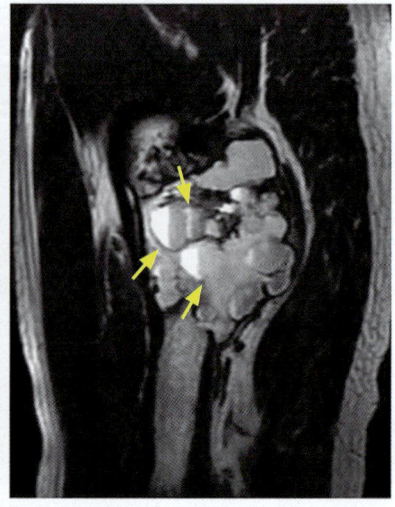

a　　　　　　　　　　　　　　　　　　　　　　　　　　　　　　b

図 15　動脈瘤様骨嚢腫
21 歳，女性．a: 単純 X 線像．右大腿骨転子部から転子下にかけて骨皮質の菲薄化と膨隆を認め，内部には隔壁様構造を認める．b: T2 強調 MR 画像．多数の液面形成（fluid-fluid level）を認める（矢印）．

3 軟部腫瘍

A 良性軟部腫瘍

1 脂肪腫

1. 疾患概念と疫学

　脂肪腫（lipoma）（図1）は，成熟した脂肪組織からなる良性腫瘍で，成人で最も一般的な軟部腫瘍である．

　すべての年齢層に発生するが，40 〜 60 歳の肥満した人に多い．小児の発生は稀である．

　通常単発性であるが，約5％に多発するといわれている．体幹，頚部，四肢近位部に好発する．主に皮下に発生することが多いが，時に筋間や筋内（筋肉内脂肪腫とよばれる）にも発生することがある．

2. 診　断

　皮下に存在した場合には，無痛性の可動性良好な軟らかい腫瘤として気づくことが多い．皮下発生は5cm 未満が多数を占める．深部発生は 5cm をこえ

るものが多い．

　発育は緩徐であり，境界は明瞭で可動性も良好である．大きくなると時に末梢神経を圧迫し痛みを生じることがある．

　単純X線では境界明瞭な透過性の亢進した像を示し，時に内部に石灰化をきたすこともある．CTでは皮下脂肪と同等で均一な低信号を示す．MRIではT1，T2強調画像ともに境界明瞭な高信号を呈し，脂肪抑制画像で均一に抑制される病変として描出される．

[病理組織検査]

　肉眼的には，境界明瞭で均一な黄色調の腫瘍である．組織学的には成熟した脂肪細胞が分葉化して増殖している．

3. 治　療

　典型的な脂肪腫であれば経過観察で問題はない．深部発生でサイズが 5cm をこえる時や，急速に増大する場合には診断を確定する意味でも切除を行う．

　脂肪腫で完全切除できれば再発はないが，筋肉内脂肪腫などでは，完全切除が困難であり約15％に

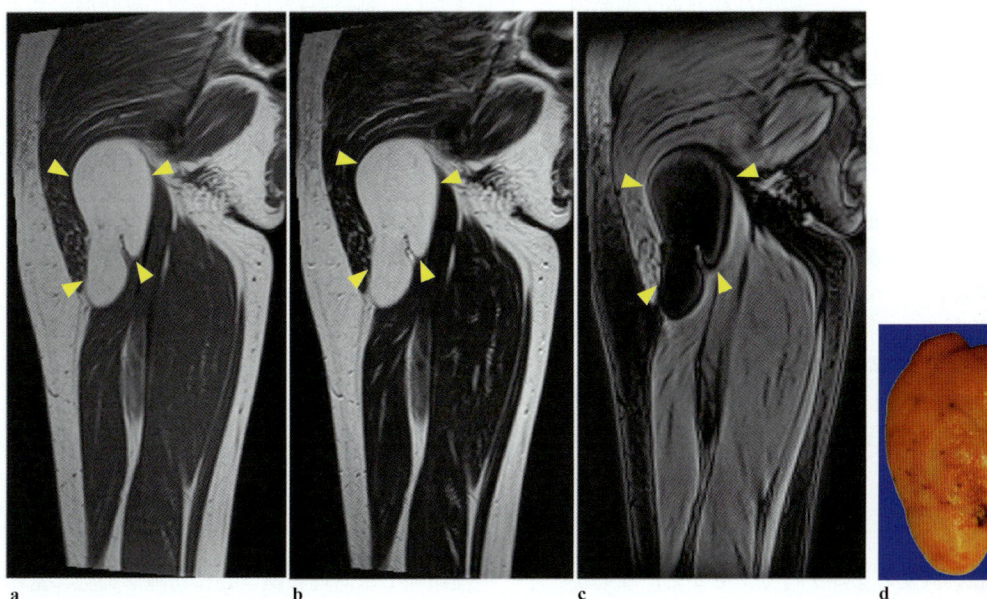

a　　　　　　　　b　　　　　　　　c　　　　　　　　d

図1　脂肪腫
54歳，女性．a: T1強調MR画像．腫瘍は境界明瞭で均一な高信号（矢頭）を呈している．b: T2強調MR画像．腫瘍は境界明瞭で均一な高信号（矢頭）を呈している．c: 脂肪抑制MR画像．腫瘍の部分は低信号（矢頭）である．d: 切除した脂肪腫の肉眼像．被膜を有し弾性軟で黄色調である．

再発するとされている.

2 │ 腱滑膜巨細胞腫

1. 疾患概念と疫学

色素性絨毛結節性滑膜炎と腱鞘巨細胞腫は，2013年の WHO 分類で同一の疾患として統一され，腱滑膜巨細胞腫（tenosynovial giant cell tumor）の疾患名となった.

臨床像として発生部位（関節の内外）と増殖形態（限局型がびまん型）で 4 つに分類される.

なかでも股関節に発生しやすいのが，関節内発生のびまん型腱滑膜巨細胞腫（tenosynovial giant cell tumor, diffuse）（図 2）である．一方，限局型は手指に多く発生し無痛性の腫瘤として発見される.

びまん型腱滑膜巨細胞腫は，滑膜細胞様単核細胞が破壊的に増殖する疾患である．すべての年齢層に発生するが，通常は 40 歳以下の若年成人で女性に発生しやすいとされている.

膝関節に好発し（75%），次いで股関節（15%），足関節，肘関節，肩関節などにも生じる．また関節外では膝周囲や大腿部，足部などに発生するのが一般的である.

2. 診 断

びまん型腱滑膜巨細胞腫では，疼痛，圧痛，腫脹，関節可動域制限が生じる．一般的に繰り返す関節内血腫を認めるのが特徴である.

単純 X 線では，関節周囲に辺縁不明瞭な腫瘤性陰影を認めることが多い．関節症性変化を認めることも多く，関節近傍の骨には囊胞形成をきたすこともある.

MRI では，関節内血腫によるヘモジデリン沈着を反映し，T1，T2 強調画像ともに低信号を示す.

[病理組織検査]

腫瘍は褐色調で，びまん性にシート状に広がって増殖成長する．類円形の組織球様細胞が主体を占め，多角巨細胞や炎症細胞も認められる．ヘモジデリンの沈着が滑膜細胞や貪食細胞，結合組織間に認められる.

3. 治 療

可及的に腫瘍病変の切除を行う．しかし，腫瘍がびまん性に浸潤性に増殖しており完全切除が困難であることも多い．したがって，再発率も高く，40〜60% 程度であるとの報告がある（Mastboom ら 2019）.

そのため，確定診断がついて日常生活に支障のない症状の場合は，経過観察が選択されることもある．関節破壊が高度な場合には，当初から人工股関節全置換術が行われることもある.

文献

Mastboom MJL, Palmerini E, Verspoor FGM, et al; TGCT Study Group; van de Sande MAJ.Mstboom MJL. Surgical outcomes of patients with diffuse-type tenosynovial giant-cell tumours: an international, retrospective, cohort study. Lancet Oncol. 2019; 20: 877-886.

3 │ 神経鞘腫，神経線維腫

1. 疾患概念と疫学

神経鞘腫（neurilemoma/ neurinoma/ schwannoma）（図 3），神経線維腫（neurofibroma）は，神経原性の良性軟部腫瘍である.

常染色体優性遺伝を示す神経線維腫症（neurofibromatosis）があり，多発末梢神経線維腫主体の Type 1（NF1）と，両側聴神経腫瘍を特徴とする Type 2（NF2）に分けられる．Type 1 は von Recklinghausen 病と称される.

神経鞘腫は Schwann 細胞の腫瘍性増殖で，太い神経由来であれば，両端が神経に連続する紡錘形の腫大として認められ，神経上膜からなる被膜を有する．神経線維腫とは異なり内部に軸索を含まない.

神経線維腫も Schwann 細胞から発生するが被膜を有さない．神経線維腫は局所型，蔓状型，びまん型の 3 型がある.

神経鞘腫および神経線維腫とも発生率は良性軟部腫瘍の約 5% を占める（Kransdorf 1995）．神経鞘腫は脊髄神経根や頚部の神経，交感神経，迷走神経，尺骨神経，腓骨神経に多く，20 〜 50 歳に好発し性差はない.

神経線維腫は，ほとんどが皮膚や皮下組織の表在性に発生し，20 〜 30 歳に好発し性差はない.

2. 診 断

神経鞘腫，神経線維腫のいずれも無痛性腫瘤として発生するが，腫瘤をたたくと罹患神経に沿って放散痛を認めることが多い（Tinel 様徴候）．神経根に発生した場合には，根性疼痛や脊髄（馬尾）圧迫症状を生じる.

神経鞘腫では病理組織学的に紡錘形細胞に富んだ Antoni A と，粘液腫状の間質が主体で細胞成分に乏しい Antoni B の成分が種々の割合で存在し，これに出血，石灰化，囊胞変性，線維化といった 2 次性変化が加わるため，MRI では非常に多彩な像を

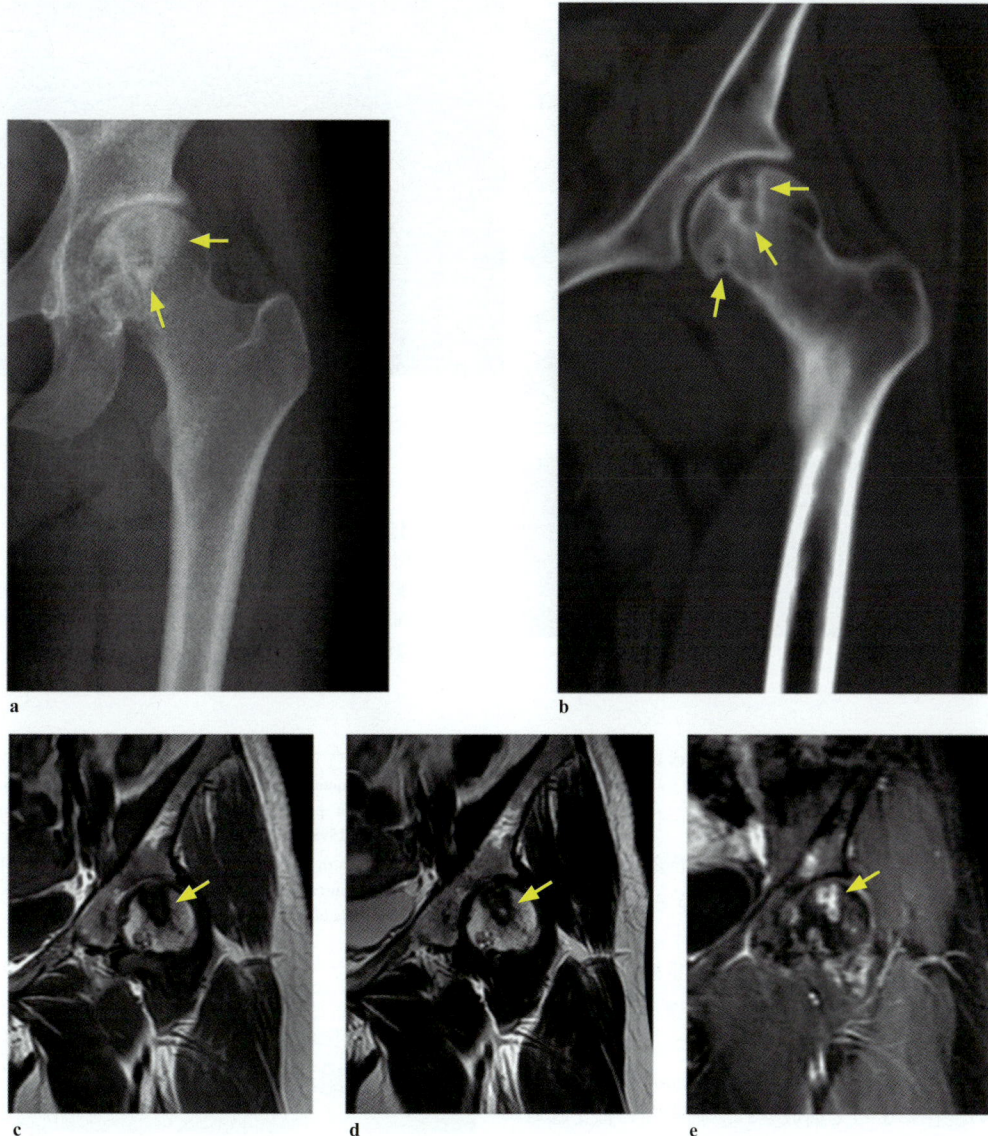

図 2　びまん型腱滑膜巨細胞腫
28歳，女性．a: 単純 X 線像．左大腿骨骨頭内に，骨硬化を伴う病変を認める（矢印）．股関節裂隙は狭小化している．b: CT multi planar reconstruction（MPR）像（冠状断像）．多発性の骨浸食病変と，その周囲の骨硬化像を認める（矢印）．c: T1 強調 MR 画像．ヘモジデリンの沈着している部位は低信号域である（矢印）．d: T2 強調 MR 画像．ヘモジデリンの沈着している部位は，T2 強調画像でも低信号を呈している（矢印）．e: ガドリニウム造影 MR 画像．腫瘍自体はガドリニウムでよく造影される（矢印）．

呈する．

　Antoni A は T1 強調画像で中程度，T2 強調画像でやや高い信号強度を示し，造影 MRI で比較的強い増強効果を呈する．

　Antoni B は CT で低吸収，T1 強調画像で低信号，T2 強調画像で高信号として描出され，増強効果は一般的に低いがその程度はさまざまである（Murphey ら 1999）．

　また神経鞘腫では，T2 強調画像で腫瘍の辺縁部が高信号，中心部が低信号の 2 層構造を示す target sign は特徴的である．

　神経線維腫では，MRI に特異的な所見はない．比較的腫瘍細胞や線維組織が密な部分は，T1 強調画像で中程度，T2 強調画像で中～高信号強度を示し，造影剤により強い増強効果を示す．

　粘液腫状の変化が強い部分は T1 強調画像で低信

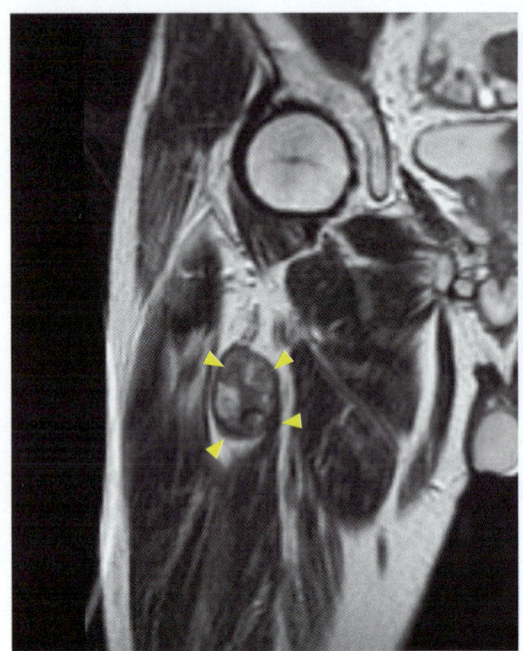

a

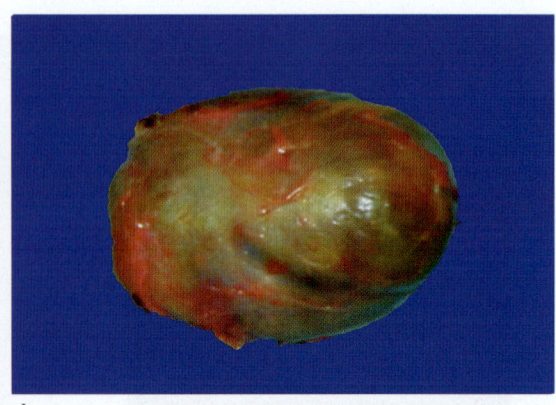

b

図3 神経鞘腫
57歳，男性．
a: T2 強調 MR 画像．腫瘍は卵円形（矢頭）で周囲には索状構造
　や脂肪組織（split-fat sign）が認められる．
b: 核出された神経鞘腫．

号，T2 強調画像で高信号強度の領域として認めら
れ，造影剤による増強効果は乏しい．

[病理組織検査]

　神経鞘腫は被膜を有し，充実性で変性像のない
Antoni A 型と浮腫状で粘液状である Antoni B 型の
2 つの組織像が混在して存在する．

　腫瘍細胞は小型の紡錘形細胞の増生からなり，多
数の腫瘍細胞の核が柵状に並ぶいわゆる「柵状配列」
「観兵状配列」が特徴的である．

　神経線維腫は被膜を有さず，Schwann 細胞と線維
芽細胞の混在によって構成され，細胞間にはまばら
に並ぶ膠原線維と粘液腫状基質が認められる．

3. 治　療

　神経鞘腫は被膜をていねいに切開し，腫瘍の発生
している神経束 1 本のみを切断する腫瘍核出術が原
則である．

　神経線維腫は，皮膚や皮下発生の場合は摘出術が
可能である．しかし，その他に部位に発生した場合
は，被膜を有さず罹患神経と癒着しており正常神経
束との境界が不明瞭なため，発生神経ごと腫瘍を切
除しなくてはならない．したがって，術後の神経脱
落症状を考慮して切除を行う必要がある．

　多発性神経線維腫症では，約 5% に悪性化（悪性
末梢神経鞘腫瘍）する可能性がある．

文献

Kransdorf MJ. Benign soft-tissue tumors in a large referral population:
　distribution of specific diagnoses by age, sex and location. Am J
　Roentgenol. 1995; 164 : 395-402.

Murphey MD, Smith WS, Smith SE, et al. From the archives of the AFIP.
　Imaging of musculoskeletal neurogenic tumors: radiologic-pathologic
　correlation. Radiographics. 1999;19 :1253-1280.

B　中間群軟部腫瘍

1 ┃ デスモイド型線維腫症

1. 疾患概念と疫学

　デスモイド型線維腫症（desmoid-type fibromatosis）
（図4）は，深在性に発生し，線維芽細胞性増殖を
きたす浸潤性の高い良性腫瘍である．

　発生部位により骨格筋やその筋腱膜から発生する
腹壁外デスモイド，腹壁の筋腱膜から発生する腹壁
デスモイド，腸間膜や後腹膜に発生する腹腔内デス
モイドの 3 型に分類される．本項では，骨格筋やそ
の筋腱膜から発生する腹壁外デスモイドについて述
べる．

　思春期から 40 歳までの女性に発生しやすい．そ
の好発部位は体幹や大腿部，頭頸部などであり骨格

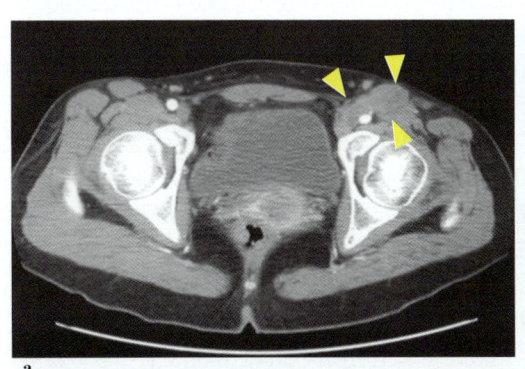
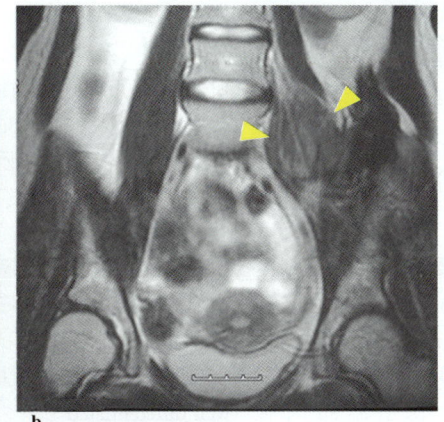
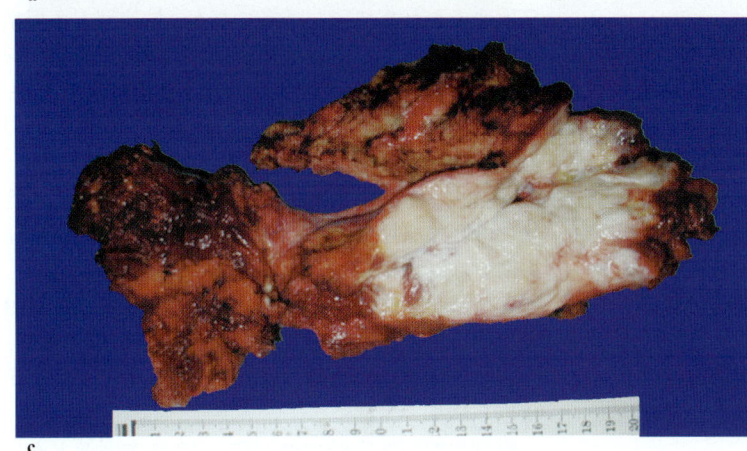

図4　デスモイド型線維腫症

34 歳，女性．

a: CT．左腸腰筋に筋肉と同等の濃度を
示す腫瘍を認める．

b: T2 強調 MR 画像．左腸筋に中〜やや
高信号の辺縁不明瞭な腫瘍を認める．

c: 切除したデスモイド．光沢のある白色
調の充実性腫瘍で，筋肉と境界不明瞭
である．

筋内，筋膜，腱膜などから発生し，周囲組織へ浸潤
しながら増生する．

2. 診　断

　辺縁が不明瞭な硬い腫瘤を触知するのみで，通常
疼痛はなく，あっても軽度である．稀に関節の可動
域制限や神経学的症状をきたすこともある．

　CT では筋肉とほぼ同等の濃度を示す腫瘤として
描出される．MRI では多彩な信号強度を呈するが，
いずれの撮像法でも低信号を示す部分を含むことが
特徴であり，他疾患との鑑別に有用な所見となる．

　MRI の低信号部分は血管や細胞成分の少ない膠
原線維の豊富な部分に相当し，造影による増強効果
に乏しい領域である．未熟な線維芽細胞が増生する
部分や粘液状部分は T2 強調画像で高信号を示す．

　増殖期は膠原線維に乏しく，幼若な線維芽細胞
が増生しているため，T2 強調画像で高信号を示し，
造影 MRI で強く描出される．退行期では膠原線維
に富むため T1，T2 強調画像ともに低信号を示す．

　鑑別診断としては結節性筋膜炎や線維肉腫があげ

られる．

[病理組織検査]

　肉眼的には光沢のある白色調で，充実性の腫瘍で
ある．組織学的には，コラーゲン線維を豊富に産生
する線維芽細胞様細胞が増殖している．核分裂像や
細胞異型は認めない．

3. 治　療

　原則的に良性腫瘍であり切除術が行われている．
しかし，筋肉への浸潤が高度であり，神経血管束を
巻き込む場合もあり，完全切除ができないことが多
い．

　したがって，再発率が高い腫瘍であり，治療に難
渋する腫瘍の 1 つである．消炎鎮痛薬による薬物療
法，低用量の抗がん薬による化学療法，ホルモン療
法，放射線療法なども試みられているが，確立した
治療法はない．

C　悪性軟部腫瘍

1 | 脂肪肉腫

1. 疾患概念と疫学

　脂肪肉腫（liposarcoma）は，悪性軟部腫瘍の中で最も発生頻度の高い腫瘍の 1 つである．

　組織学的に異型脂肪腫様腫瘍（atypical lipomatous tumor）／高分化型脂肪肉腫（well differentiated liposarcoma）（図 5），脱分化型脂肪肉腫（dedifferentiated liposarcoma）（図 6），粘液型脂肪肉腫（myxoid liposarcoma），多形型脂肪肉腫（pleomorphic liposarcoma），粘液性多形型脂肪肉腫（myxoid pleomorphic liposarcoma）の 5 つのタイプに分類される．中年〜高年の大腿部や後腹膜に好発する．

　異型脂肪腫様腫瘍と高分化型脂肪肉腫は，組織学的および遺伝子学的に同一とされており，局所再発は生じるが遠隔転移をきたさない中間群の腫瘍として位置づけられている．

　異型脂肪腫様腫瘍／高分化型脂肪肉腫は，全脂肪肉腫の 40 〜 45％を占め，脂肪肉腫のなかでは最も頻度の高い肉腫である．

　脱分化型脂肪肉腫は，高分化型脂肪肉腫から未分化多形肉腫や線維肉腫などの非脂肪性肉腫へ移行した部位がある，すなわち分化した成分と未分化成分が同一腫瘍内に存在する腫瘍である．

　異型脂肪腫様腫瘍／高分化型脂肪肉腫の約 10％に脱分化が生じるといわれており，中高年に好発し性差はない．粘液型脂肪肉腫は全脂肪肉腫の 20 〜 30％に発生し，異型脂肪腫様腫瘍／高分化型脂肪肉腫に次いで多い腫瘍である．

　30 〜 40 歳台に発生のピークがあり，性差はない．局所再発しやすく，組織の悪性度によっては 1/3 が遠隔転移をきたす．肺転移を介さず脊椎などの骨に転移をすることがある．

　多形型脂肪肉腫は，全脂肪肉腫の約 5％に発生し，性差はなく，50 歳以上に好発する稀な腫瘍である．

　粘液性多形型脂肪肉腫は，小児や若年者の縦隔に発生するきわめて稀な腫瘍である．粘液型と多形型が混在するような組織像を示し，高頻度に再発や転移（肺や骨）をきたす非常に予後不良な腫瘍である．

2. 診　断

　基本的に脂肪を主とする腫瘍であることから弾性軟であり無痛性である．発育は緩徐であり，深部発生例では巨大化してから気づくことも多い．

　異型脂肪腫様腫瘍／高分化型脂肪肉腫では，MRI で T1，T2 強調画像ともに中〜高信号を呈するが，脂肪腫とは異なり内部に隔壁構造や不均一な構造が認められる．

　脱分化型脂肪肉腫では，T1，T2 強調画像ともに中〜高信号の異型脂肪腫様腫瘍／高分化型脂肪肉腫の部分と，不均一な脱分化した部分が認められるのが特徴的である．

　粘液型脂肪肉腫では，粘液成分を反映して T1 強

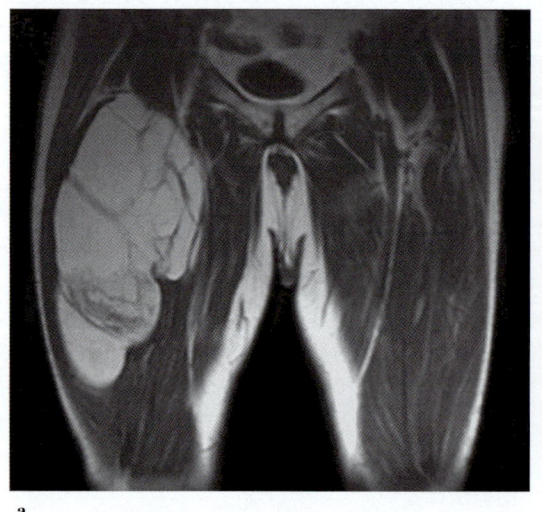
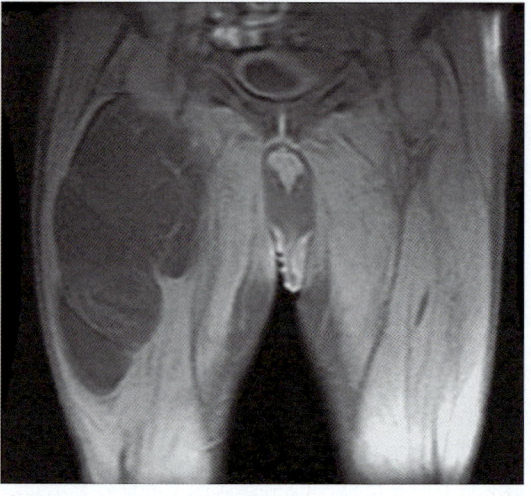

a　　　　　　　　　　　　　　　　　　　　　　　　b

図 5　異型脂肪腫様腫瘍／高分化型脂肪肉腫
68 歳，男性．a: T1 強調 MR 画像．右大腿部の腫瘍は皮下脂肪と同等の信号強度を呈しているが，脂肪腫と比べて内部には隔壁構造が目立つ．b: 脂肪抑制 MR 画像．腫瘍は全体的に低信号を呈している．

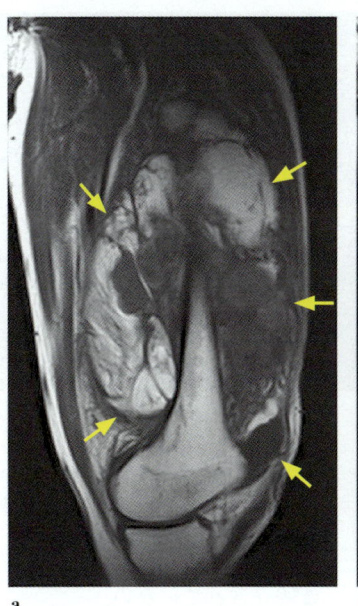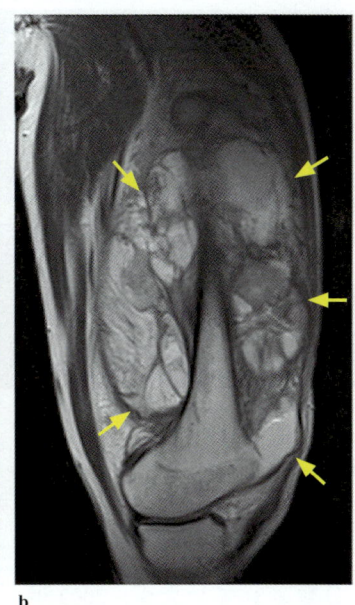

a   b

図6 脱分化型脂肪肉腫
72歳，男性．a: T1強調MR画像（冠状断像）．左大腿部の腫瘍は低信号と高信号が混在した不均一な像（矢印）を呈している．b: T2強調MR画像（冠状断像）．中〜高信号の不均一な像（矢印）を呈している．

調画像で低信号，T2強調画像で高信号を呈し，しばしば造影剤による増強効果を認める．

遺伝子診断として，異型脂肪腫様腫瘍／高分化型脂肪肉腫ではMDM2遺伝子やCDK4遺伝子の検出を行うことで脂肪腫との鑑別が可能であり，粘液型脂肪肉腫では90%の症例で染色体相互転座 t（12; 16）（q13; p11）による FUS-CHOP（DDIT3）融合遺伝子が検出される．

[病理組織検査]

異型脂肪腫様腫瘍／高分化型脂肪肉腫は，成熟した脂肪細胞からなり，脂肪腫との鑑別が困難なことがある．murine double minute 2（MDM2）遺伝子やcyclin-dependent kinase 4（CDK4）遺伝子の増幅が脂肪腫との鑑別に有用である．

脱分化型では，異型脂肪腫様腫瘍／高分化型脂肪肉腫から非脂肪性肉腫へ脱分化した組織像が特徴的である．高悪性度の非脂肪性肉腫，すなわち未分化多形肉腫や線維肉腫の組織像を認めることが多い．

その他，粘液型，多形型，粘液性多形型はそれぞれに特徴的な所見を示す．

3. 治 療

基本的には手術的に十分な切除縁を確保した広範切除術を行う．しかしながら，異型脂肪腫様腫瘍／高分化型脂肪肉腫は中間群の腫瘍であることから，実際には辺縁切除を行っている施設も多い．

粘液型脂肪肉腫は放射線感受性が高いとされているため，発生部位により十分な切除縁が確保できなかった場合には，切除後に放射線治療を行うこともある．また，高悪性度の脂肪肉腫に対してはドキソルビシンやイホスファミドなどを用いた化学療法を行うこともある．

4. 予 後

異型脂肪腫様腫瘍／高分化型脂肪肉腫は脱分化をきたさない限り転移することはなく，完全切除により再発もなく予後は良好である．

脱分化型脂肪肉腫は約40%が局所再発し，15〜20%に遠隔転移を認め，5年生存率は約30%とされる．

粘液型脂肪肉腫は，悪性度の高いものや円形細胞が5%以上に認められるものは予後が悪いが，通常の粘液型は5年生存率が75〜90%と比較的予後がよい．

多形型や粘液性多形型は予後不良である．

2 │ 粘液線維肉腫

1. 疾患概念と疫学

粘液線維肉腫（myxofibrosarcoma）（図7）は，以前，悪性線維性組織球腫（malignant fibrous histiocytoma:

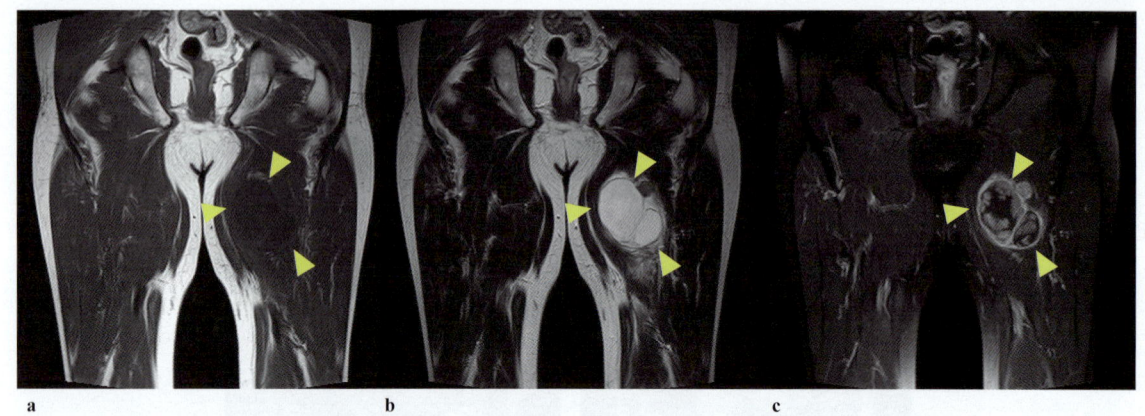

図7　粘液線維肉腫
50歳，男性．a：T1強調MR画像．境界不明瞭で低信号（矢頭）を呈している．b：T2強調MR画像．境界不明瞭で高信号を呈し，周囲に浮腫像（矢頭）認める．c：T1強調脂肪抑制ガドリニウム造影MR画像．不均一に造影効果（矢頭）を認める．

MFH）の粘液型に分類されていたが，2002年WHO分類では線維芽細胞および筋線維芽細胞腫瘍に分類されている．

すべての年齢に発生するが，40～50歳台の男性（男：女＝2：1）に好発する．

2. 診　断

約半数が鼠径部周囲に生じ，多くは皮下に発生する．通常，無痛性の腫瘤として触知される．周囲組織への浸潤が強く，時に炎症症状をきたし局所熱感を伴うことがある．

MRIで特異的な像はなく，通常はT1強調像で筋肉と等信号から低信号，T2強調像で高信号を示すことが多い．ガドリニウム造影で強い増強効果を認める．

最終的には病理組織検査を行うことで確定診断にいたる．その際，画像検査の結果をふまえて，組織を採取する部位を決定することも大切である．

[病理組織検査]

豊富な粘液性間質を背景に，異型紡錘細胞が疎に増殖する．腫瘍細胞の細胞質は好酸性で細胞境界は不明瞭であり，しばしば多核腫瘍巨細胞が混在する．

腫瘍の悪性度が高くなると粘液状基質は減少し，細胞密度や核異型・多形性が増し，MFH様と表される未分化多形肉腫の形態を示す．

3. 治　療

基本的には外科的な広範切除術が行われる．過去の報告では術後の再発率が50～60％に達したとの報告もあり，初回手術が非常に重要となる

ガドリニウム造影MRIや脂肪抑制像が術前計画に役立つ．化学療法や放射線治療の有効性に関して

は確立されていない．

4. 予　後

5年生存率は約60～70％である．低悪性度では発育が遅く，局所再発は多いが転移は少ない．しかし，術前予測より広範囲に腫瘍が浸潤していることも多く，再発率は50％と高い．

再発を繰り返すにしたがって悪性度が増すと肺転移をきたし予後不良となる．

---

3 ｜ 平滑筋肉腫

1. 疾患概念と疫学

平滑筋肉腫（leiomyosarcoma）（図8）は平滑筋由来の悪性腫瘍で，軟部肉腫の10％前後に発生する比較的発生頻度の高い肉腫の1つである．

40歳以上の中高年者に好発する．好発部位は後腹膜が最も多く，次いで四肢深部組織（特に大腿部），皮膚発生が多い．後腹膜発生は女性に多いが，他の部位での発生に性差はない．

2. 診　断

通常，無痛性で弾性硬の腫瘤として触知される．MRIでは，T1強調画像で低信号を主体とし，T2強調画像で高信号を主体とする不均一な像を示し，ガドリニウム造影で増強効果を認める．

タリウムシンチグラフィーでは，早期相から強い集積を示し，後期相でも集積の持続が認められる．PETでも強い集積を認める．

また，電子顕微鏡による暗斑をもつ筋フィラメントの証明も有用である．

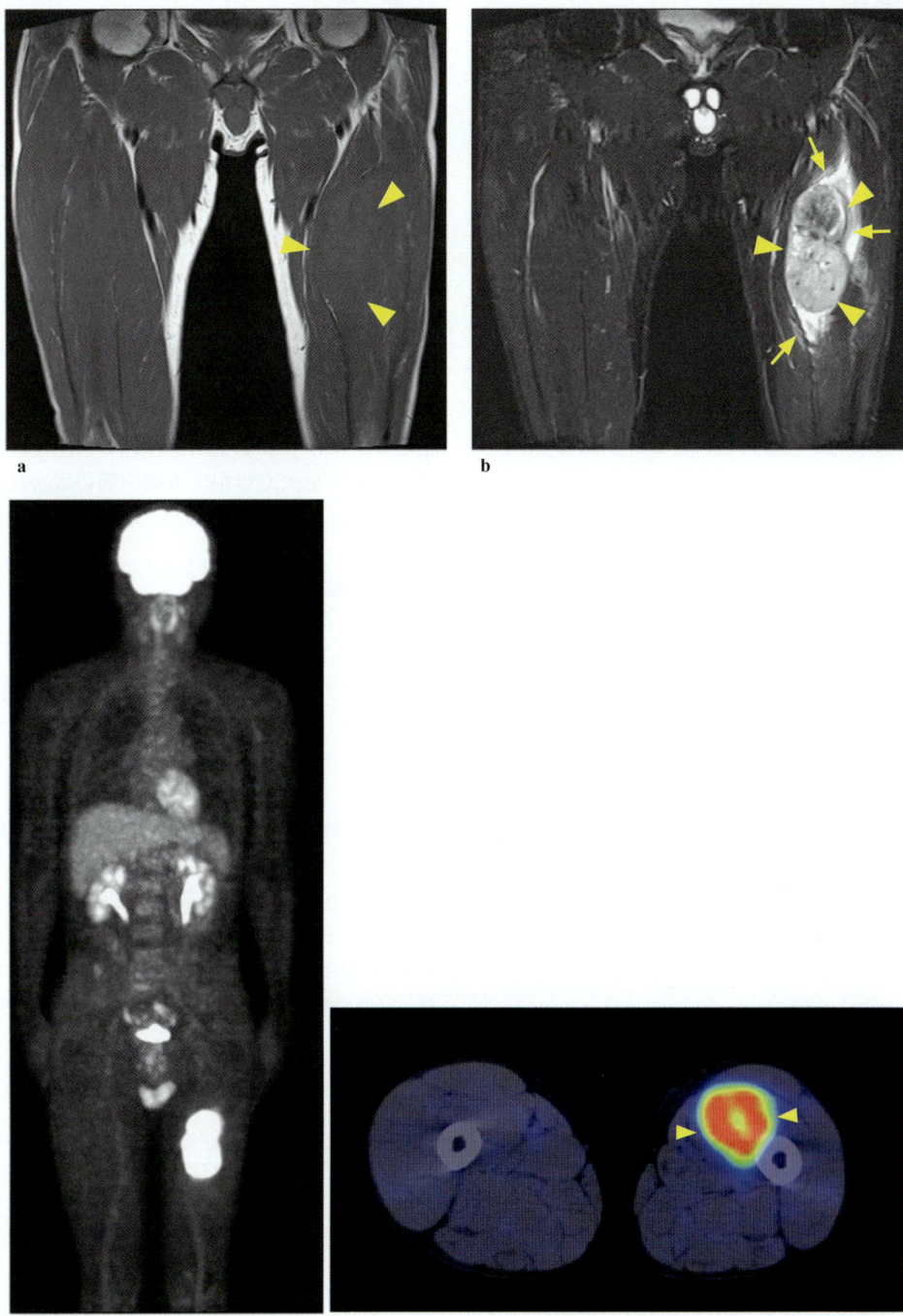

図 8　平滑筋肉腫

55 歳，男性．a: T1 強調 MR 画像．腫瘍(矢頭)全体的に低信号を呈している．b: T2 強調 MR 画像．低〜高信号の不均一な像(矢頭)を呈している．周囲の組織に浮腫像(矢印)が認められる．c: PET．d: PET-CT．腫瘍に一致して強い集積像(矢頭)を認める．

[病理組織検査]

平滑筋肉腫は，基本的に紡錘形細胞が束状に増殖し互いに錯走している．腫瘍細胞は葉巻状の核と好酸性に富む細長い細胞質を有している．免疫組織化学染色では，筋原性マーカーであるデスミンや筋アクチン，α平滑筋アクチンが陽性となる．

3. 治療

基本的には広範切除術を行う．これまで化学療法の効果については不明であったが，少しずつその有効性が報告されてきている．

しかし，あくまでも広範切除を行うことが必要であり，発生部位によって十分な切除縁が確保できない場合には放射線療法も行われることがある．

4. 予後

四肢発生の平滑筋肉腫では，5年生存率が73.4%と報告（Gootee ら 2020）されている．局所再発は8%に認められ，肺を主とする転移は45%にみられたと報告（Farshid ら 2002）されている．腫瘍の大きさと深さが予後と相関するといわれている．

文献

Gootee J, Sioda N, Aurit S, Curtin C, Silberstein P. Soft tissue leiomyosarcoma. Important prognostic factors in leiomyosarcoma survival: a National Cancer Database (NCDB) analysis. Clin Transl Oncol. 2020; 22: 860-869.

Farshid G, Pradhan M, Goldblum J, et al. Leiomyosarcoma of somatic soft tissues: a tumor of vascular origin with multivariate analysis of outcome in 42 cases. Am J Surg Pathol. 2002; 26 : 14-24.

4 | 滑膜肉腫

1. 疾患概念と疫学

滑膜肉腫（synovial sarcoma）（図9）は組織起源の不明な腫瘍である．2020年のWHO分類でも分化不明腫瘍（tumors of uncertain differentiation）に分類されている．

関節周囲に発生し，組織像が一見滑膜細胞に類似していることからこの名がつけられた．滑膜肉腫は軟部肉腫の約5〜10%に発生する比較的発生頻度の高い肉腫の1つである．

高齢者の発生は稀で，好発年齢は15〜40歳である．男性にやや多く発生する．

四肢の大関節近傍，特に膝関節付近に多く，稀に頭頸部，腹壁，後腹膜などの軟部にもみられる．近年では軟部以外の肺，腎などの臓器発生も報告されている．

2. 診断

単なる腫瘤として触知するだけの場合もあれば，疼痛を伴った腫瘤として受診することもある．しばしば腫瘍の増大が緩徐で2〜4年かけて大きくなることもある．

単純X線やCTで腫瘍内に石灰化を認めることがある．MRIでは，T1強調画像で筋肉と同程度の低信号，T2強調画像で高信号を示し，ガドリニウム造影で強く増強効果を認める．石灰化の部位はいずれの撮像法でも低信号を示す．

タリウムシンチグラフィーでは，早期相から強い集積を示し，後期相でも集積の持続が認められる．

最終的には病理組織検査で，紡錘形ないし円形細胞のなかにみられる上皮様腺腔の検出が決め手になるが，それを欠く単相性滑膜肉腫の場合は診断が困難なため，融合遺伝子 SYT-SSX の検出が有用である．

[病理組織検査]

組織学的には単相性（monophasic）と2相性（biphasic）に分類される．単相性滑膜肉腫では紡錘形腫瘍細胞がシート状に増生する．2相性滑膜肉腫は，腫瘍組織に類似した裂隙ないし管腔を形成する上皮様成分と線維肉腫様の紡錘形細胞成分からなる．

免疫組織化学染色では約90%の例で上皮様細胞にサイトケラチンが陽性となる．分子生物学的に滑膜肉腫の90%以上にX染色体と18番染色体の一部の相互転座 t（X; 18）（p11.2; q11.2）を認める．18番染色体由来の SYT 遺伝子とX染色体由来の SSX 遺伝子が融合した融合遺伝子 SYT-SSX が検出される．

3. 治療

基本的には広範切除術を行う．腫瘍のサイズが5cmをこえる場合は予後不良となることが予想されるため，ドキソルビシンやイホスファミドなどを用いた化学療法を行う．また術前あるいは術後に放射線療法が行われることがある．

4. 予後

5年生存率は56〜76%と報告（Goldblum ら 2020）されている．肺転移はもちろん，骨転移，リンパ節転移も多い．年齢が25歳よりも若く，腫瘍のサイズが5cm以下では比較的予後が良好である．

文献

Goldblum JR, Folpe AL, Weiss SW. Enzinger and Weiss's soft tissue tumors, 7th ed. Elsevier. 2020; 1200-1218.

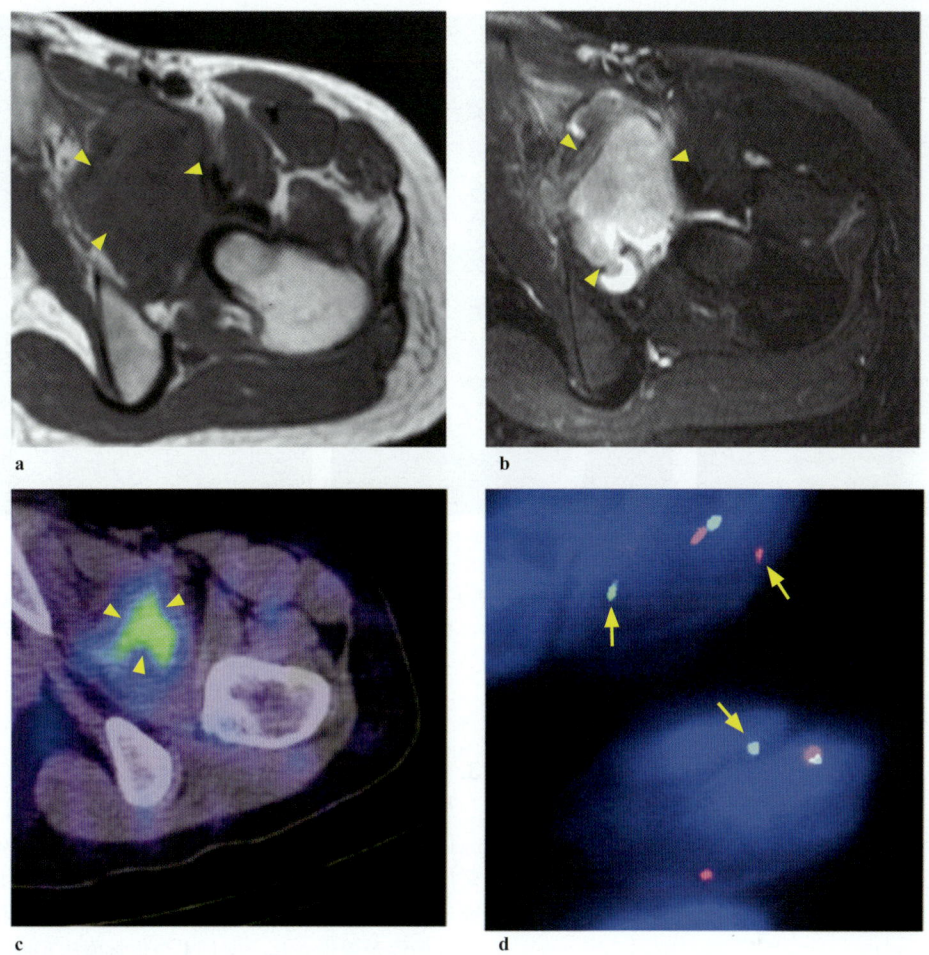

図9　滑膜肉腫
34歳，女性．a: T1 強調 MR 画像（水平断像）．左股関節近傍に低信号を呈する腫瘍（矢頭）が認められる．
b: ガドリニウム造影（脂肪抑制）画像．腫瘍はガドリニウムでよく造影される（矢頭）．c: PET-CT. 腫瘍部に集積（矢頭）を認める．d: 免疫組織染色（FISH）法による遺伝子転座の解析．SYT 遺伝子の split（矢印）を認める．

5 ｜ 未分化多形肉腫

1. 疾患概念と疫学

　悪性線維性組織球腫（malignant fibrous histiocytoma: MFH）は，1970 年代に組織球を起源とする腫瘍として分類されて以来，悪性軟部腫瘍のなかで最も発生頻度の高い腫瘍とされてきた．

　2002 年に発表された新 WHO 分類では，MFH の組織起源や分化が明らかでないことから，「so-called fibrohistiocytic tumor」の分類のなかの，「undifferentiated high grade pleomorphic sarcoma」として分類されている．2013 年の WHO 分類では未分化肉腫（undifferentiated/unclassified sarcomas）に分類され MFH という診断名は削除された．

　2020 年の WHO 分類では，分化不明腫瘍（tumors of uncertain differentiation）のなかに分類され，そのサブタイプとして紡錘形細胞・多形性細胞・円形細胞があり，なかでも最多の多形性細胞腫瘍が未分化多形肉腫（undifferentiated pleomorphic sarcoma: UPS）（図 10）である．

　UPS の軟部肉腫における割合は約 20％程度と言われているが，実際のところは不明である．肉腫における免疫組織学的あるいは遺伝学的な理解が進むにつれて，その割合は低下していくことが予想される．50 ～ 70 歳の中高年者の下肢に好発する．

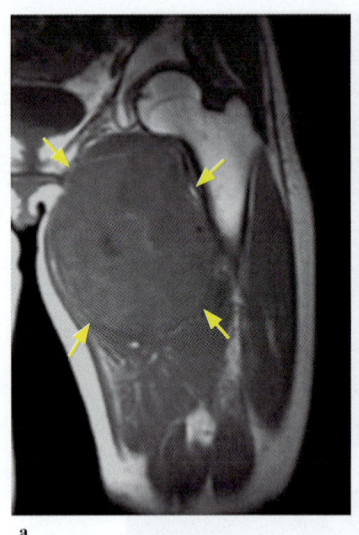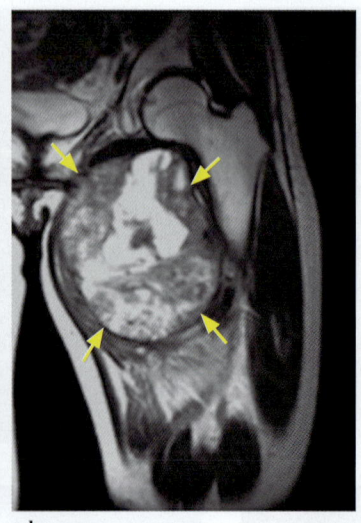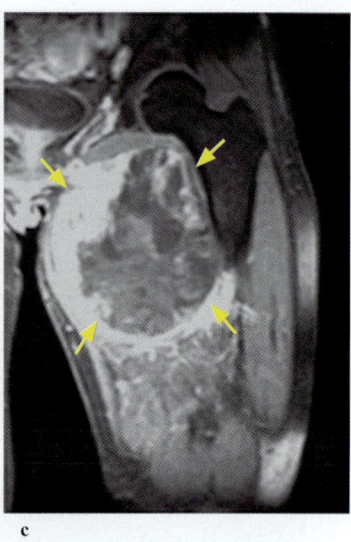

図10　未分化多形肉腫

59歳，女性．a: T1強調MR画像．b: T2強調MR画像．c: ガドリニウム造影（脂肪抑制）画像．左大腿部の腫瘍はT1強調画像で低から等信号（矢印），T2強調画像で高信号（矢印）を呈し，ガドリニウムで強く造影（矢印）される．腫瘍の内部の変性により，各撮像条件で不均一な信号強度を呈している．

2. 診　断

　通常，皮下や筋肉内の弾性硬の腫瘤として触知され，しばしば急激に大きくなる場合があり，その時は疼痛も生じる傾向がある．周囲組織への浸潤が強く，時に炎症症状をきたし局所熱感を伴うことがある．

　画像上，特徴的な所見を呈さない．通常はT1強調画像で筋に近い低信号，T2強調画像で高信号を示すことが多いが，出血，壊死，囊胞形成など多彩な組織像を反映して，内部信号は不均一となる．ガドリニウム造影で強く増強効果を認める．

　タリウムシンチグラフィーでは，早期相から強い集積を示し，後期相でも集積の持続が認められる．

　最終的には病理組織検査を行うことで確定診断にいたる．その際，画像検査の結果をふまえて，組織を採取する部位を決定することも大切である．

[病理組織検査]

　組織型は多彩であり，不整な核を有する異型細胞が種々の程度に多型細胞を混じて密に増生し，しばしば壊死や出血を伴う．細胞の配列パターンとしては花むしろ状（storiform pattern）が特徴的であるが，シート状や特定の配列を示さないものなどさまざまである．

3. 治　療

　基本的には外科的な広範切除術が行われる．

　化学療法の有効性に関してはこれまで一定の見解が得られていなかったが，わが国でも多施設共同研究によるドキソルビシンとイホスファミドを併用した有効性が報告され，少しずつ化学療法が標準的な治療になりつつある．

　しかし，UPSは高齢者に発症するため，化学療法を施行できない症例や完遂できない症例もあり，しっかりとした切除縁を確保した広範切除が必要である．

　放射線療法は十分な切除縁が確保できた場合には必要ないが，広範切除が確保できなかった場合には術後放射線療法も行うことがあるが，その効果に関しては不明である．

　進行例に対してはドキソルビシンの単剤，エリブリン，トラベクテジン，パゾパニブなどの全身投与が行われる．

4. 予　後

　一般的には不良であり，5年生存率は50〜60%である．

7章 代謝性疾患

1 骨粗鬆症

骨粗鬆症（osteoporosis）は股関節周囲では主に大腿骨近位部骨折との関連が強い．また，大腿骨頭軟骨下脆弱性骨折や急速破壊型股関節症との関連も報告されており，骨粗鬆症について理解を深めることは重要である．

骨粗鬆症は，加齢や閉経に伴う女性ホルモンの減少により，破骨細胞が活性化され「骨密度」が減少し，骨折リスクが高まる疾患と考えられてきた．

1993年，世界保健機構（WHO）が，「骨粗鬆症とは骨量の減少と微細構造（構造学的な骨質）の劣化によって骨の脆弱性が悪化し，骨折の危険性が高まった全身性疾患」と定義して以来，骨折リスクを評価する方法として骨密度測定が普及した（Consensus development conference 1993）．

しかし，その後，骨折リスクの上昇は，骨密度の低下や微細構造の劣化のみでは説明できないとする疫学研究が相次いで報告され，骨密度以外の骨強度因子として，構造学的骨質以外の骨質規定因子の存在が米国衛生研究所（NIH）から提唱され，骨粗鬆症のあらたな定義としてわが国の骨粗鬆症の予防と治療のガイドラインにも採用されている．

NIH定義によれば，「骨粗鬆症は，骨強度の低下を特徴とし，骨折リスクが増大しやすくなる骨格疾患：A skeletal disorder characterized by compromised bone strength predisposing to an increased risk of fracture」とされている（NIH 2001）．

骨強度は骨密度と骨質の2要素からなり，骨密度は骨強度のほぼ70％であり，残りの30％が「骨質」ということになる．

骨質は，骨の素材としての質である材質特性と，その素材をもとにつくりあげられた構造特性（微細構造）により規定される．骨を構成しているのは石灰化した骨基質であり，ナノレベルでの基質の性状の変化は，骨強度を規定する最小単位である．

これらの骨質因子の良否は，骨の新陳代謝機構である骨リモデリングや，細胞機能によって制御されている．すなわち，骨質を改善し骨強度を高めるためには，骨リモデリングを適正に制御するだけではなく，骨芽細胞機能の改善，そして細胞外基質周囲の環境（酸化ストレス，カルボニルストレスや糖化のレベル）を整えることが必要となる（NIH 2001, Saitoら2010）．

文献

Consensus development conference: diagnosis, prophylaxis, and treatment of osteoporosis. Am J Med. 1993; 94 : 646-650.

NIH Consensus Development Panel on Osteoporosis Prevention, Diagnosis, and Therapy. Osteoporosis prevention, diagnosis, and therapy. JAMA. 2001; 285 : 785-795.

Saito M, Marumo K. Collagen cross-links as a determinant of bone quality: a possible explanation for bone fragility in aging, osteoporosis, and diabetes mellitus. Osteoporos Int. 2010; 21 : 195-214.

1 疫　学

1. 有病率

骨粗鬆症の有病率については，大規模住民コホート研究において，日本骨代謝学会の骨粗鬆症の診断基準を用いて推定した腰椎および大腿骨頚部の骨粗鬆症の有病率（40歳以上）が報告されている（Yoshimuraら2022）．

これによると，一般住民の40歳以上の骨粗鬆症の有病率は，腰椎（L2-4）で男性3.4％，女性19.2％，大腿骨頚部で男性12.4％，女性26.5％であった．

骨粗鬆症の有病率から患者数を推定すると，腰椎で診断した患者数は約640万人（男性80万人，女性560万人），大腿骨頚部で診断した患者数は，1,070万人（男性260万人，女性810万人）となる．

骨粗鬆症の診断は測定部位に限定はなく，腰椎，大腿骨頚部，橈骨，中手骨などいずれかで低骨密度（若年平均値YAM値＜70％）であればよいとされている．そこで，腰椎もしくは大腿骨頚部のいずれかで骨粗鬆症と判断されたものを骨粗鬆症ありとすると，患者数は1,590万人（男性410万人，女性1,180万人）となる．

文献

Yoshimura N, Iidaka T, Horii C, et al. Trends in osteoporosis prevalence over a 10-year period in Japan: the ROAD study 2005-2015. J Bone Miner Metab. 2022; 40: 829-838.

2 病　態

骨粗鬆症は，骨密度の低下と骨質の劣化により骨強度が低下する疾患である（NIH 2001）．しかし，骨粗鬆症の患者集団は多様であり，骨密度の低下や骨質の劣化は一様ではない．

骨密度は，少年期から思春期にかけて高まり，いわゆる骨量頂値（peak bone mass）を迎えるが，成人期以降，加齢や閉経に伴い，破骨細胞による骨吸収が骨芽細胞による骨形成を上回り骨密度は低下する（Zaidi ら 2009）．

骨質は，骨の素材としての質である材質特性と，その素材をもとにつくり上げられた構造特性（微細構造）により規定されるが，骨の構造をつくり上げているのは石灰化した骨基質であることから，ナノレベルでの骨基質の性状の変化は骨強度を規定する最小単位ともいえる（Saito ら 2010）．

これらの骨質は骨の新陳代謝機構である骨リモデリングによって規定されるが，それ以外にも，骨基質を合成する細胞機能の良否や骨基質の周囲の環境（酸化や糖化のレベル），また，ビタミンＤやビタミンＫの充足状態により変化する．

骨強度は，骨密度と骨質により規定されるため，そのどちらかが低下しても骨強度は低下し，骨折リスクは高まる．また，骨密度の低下と骨質の劣化をあわせ持つと，骨折リスクは相乗的に高まる（Shiraki ら 2008a）（図 1）．

骨密度の低下は，破骨細胞による骨吸収の亢進が骨形成を上回るためであるが，同時に加齢に伴う骨芽細胞機能の低下も関与している．

その結果として，皮質骨では骨の菲薄化や骨髄側の海綿骨化が生じ，海綿骨では骨梁幅や骨梁数が減少する（Seeman ら 2006，Zebaze ら 2010）．

また，骨リモデリングの亢進によって骨基質のライフスパンが短縮し，2 次ミネラル化を十分に進行させることができないため単位体積あたりの石灰化度が低下する（Saito ら 2006a）．

骨吸収マーカーの高値を伴う原発性骨粗鬆症例の大腿骨頚部の海綿骨（Saito ら 2006a）および皮質骨（Saito ら 2006b）の骨生検の調査では，骨石灰化度の低下が示されている．

このように骨リモデリングの亢進による構造特性や石灰化度の低下は骨密度を低下させる因子となる．骨質を規定する因子のなかで，骨微細構造，骨

石灰化度は，骨リモデリングにより制御されている．

高い精度で骨折リスクを評価しようと，さまざまな画像解析法が考案され，微細構造や石灰化度の異常を非侵襲的に捉えることができるようになってきた．

CT による脊椎骨や大腿骨頚部の微細構造解析（Chiba ら 2021），CT 測定データをもとに有限要素解析により骨強度を評価する手法（Mawatari ら 2008），dual-energy X-ray absorptiometry（DEXA）法による大腿骨頚部骨密度のデータを用いた hip structure analysis（HSA）（Takada ら 2007），などが構造指標を用いた骨折強度評価法である．

しかし，これらは，X 線を用いた測定であることからカルシウムベースの指標である．骨リモデリングに依存するため，従来の DEXA 法より優れた骨強度予測能を持つが，骨密度測定の延長線上という位置づけになる（図 1）．

骨粗鬆症における骨質の異常は，骨リモデリングの亢進によって惹起される構造やミネラル化の問題だけではない．

骨の重量あたり約 20%，体積あたりでは 50% を占めるコラーゲンの異常は骨リモデリングの亢進とは関係しない機序で生じることが明らかにされている（Saito ら 2010）．

ヒトの皮質骨（四肢骨，腰椎，腸骨）におけるコラーゲンの加齢変化が示されている（Saito ら 2010）．コラーゲン含有量は，30 ～ 40 歳台をピークとして増加するが，壮年期以降減少していく．

また，加齢とともに隣り合うコラーゲンの分子間に，老化型の架橋（鉄筋をつなぎ止める梁の役割）がすべての部位で増加していく（Saito ら 2010）．

老化架橋の本体は，酸化や糖化といった加齢や生活習慣病に関係する要因によって誘導される終末糖化・酸化産物（advanced glycation end products: AGEs）であり，ペントシジンは AGEs の代表的な構造体である（Saito ら 2010）．

骨を鉄筋コンクリートに模式化すると，鉄筋に相当するコラーゲンへの AGEs の増加は，鉄筋に蓄積する錆びに相当する悪玉架橋®である．

AGEs の増加は，骨の微少骨折の原因となる骨強度を低下させる（Saito ら 2010，Tang ら 2010）．骨吸収マーカーの高値を伴う原発性骨粗鬆症例の大腿骨頚部の海綿骨（Saito ら 2006a）および皮質骨（Saito ら 2006b）の骨生検の調査では，骨コラーゲンに老化架橋の過剰な形成が認められている．

以前は，骨リモデリングの亢進によりコラーゲンのライフスパンも短縮し，未熟なコラーゲンが増加すると想定されていた．しかし，骨粗鬆症例の骨生

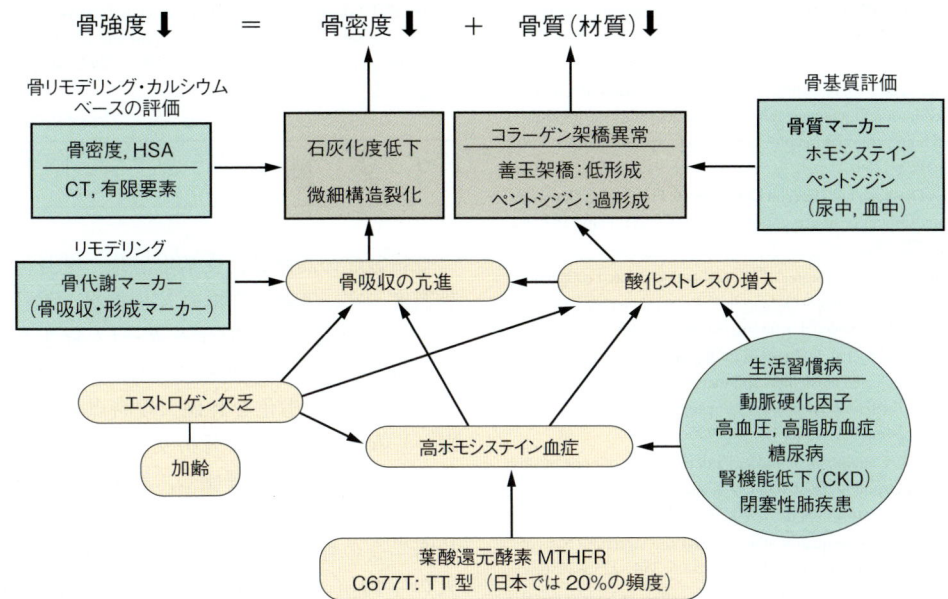

図1　骨強度の低下要因の多様性

骨質は，骨の素材としての質である材質特性と，その素材をもとにつくりあげられた構造特性(微細構造)により規定されるが，骨の構造をつくりあげているのは石灰化した骨基質であることから，ナノレベルでの基質の性状の変化は，骨強度を規定する最小単位ともいえる．エストロゲン欠乏，加齢，生活習慣病は，骨密度のみならず骨質(特に材質)に対しても悪影響をもたらす．骨質因子の良否は，骨の新陳代謝機構である骨リモデリング，細胞機能，基質周囲の環境(酸化ストレスや糖化のレベル)によって制御されている．すなわち，骨強度を評価する際には，カルシウムベースあるいは骨リモデリングに依存する解析のみならず，骨質の状態を骨質マーカーにより非侵襲的に評価することが必要である．

検の結果，老化架橋の過形成が明らかとなり，過剰に老化したコラーゲンで満たされていることが示されている（Saito ら 2006a, 2006b, 2010）．

こうしたコラーゲンの変化は，骨リモデリングの亢進では説明できない．さらに，コラーゲンの成熟とともに形成される生理的な酵素依存性架橋（善玉架橋®）にも異常が確認されている（Saito ら 2006a）．

酸化ストレスを高めコラーゲンに AGEs を誘導する因子は，加齢，閉経，生活習慣病（動脈硬化因子，血中ホモシステイン高値，糖尿病，腎機能低下）である（Saito ら 2010）（図1）．

特に血中ホモシステイン高値は 55 歳以降の男女に共通した骨折リスク因子であり，骨密度とは独立した危険因子である（McLean ら 2007, Shiraki ら 2008a）．高ホモシステイン血症は骨コラーゲンの架橋異常を誘導する強力な因子である（Saito ら 2006a, Saito ら 2010）．

骨コラーゲン中のペントシジン量と相関する尿中ペントシジン（Kida ら 2019）の高値が閉経後骨粗鬆症例の独立した骨折リスクマーカーとなることが示されている（Shiraki ら 2008b）．

骨密度や骨コラーゲン量は，壮年期以降，加齢とともに減少する（Saito ら 2010）．

また，加齢とともに，コラーゲンの AGEs を誘導する酸化ストレスは増加し，ビタミン D（Miyamoto ら 2023）およびビタミン K の不足も加わり，骨基質の材質特性は低下する．

独立した骨折リスクとされる年齢を説明する因子として，コラーゲンへの AGEs の蓄積を捉えることが重要であり，骨粗鬆症の予防と治療のガイドラインにもこうした病態が明記されている（Saito ら 2010）．

文献

Chiba K, Okazaki N, Isobe Y, et al. Precision of 3D registration analysis for longitudinal study of second-generation HR-pQCT. J Clin Densitom. 2021; 24: 319-329.

Kida Y, Saito M, Shinohara A, et al. Non-invasive skin autofluorescence blood and urine assays of the advanced glycation end product (AGE) pentosidine as an indirect indicator of AGE content in human bone. BMC Musculoskelet Disord. 2019; 20: 627.

Mawatari T, Miura H, Hamai S, et al. Vertebral strength changes in rheumatoid arthritis patients treated with alendronate as assessed by finite element analysis of clinical computed tomography scans: a prospective randomized clinical trial. Arthritis Rheum. 2008; 58: 3340-3349.

McLean RR, Hannan MT. B vitamins, homocysteine, and bone disease: epidemiology and pathophysiology. Curr Osteoporos Rep. 2007; 5 : 112-119.

Miyamoto H, Kawakami D, Hanafusa N, et al. Determination of a serum 25-hydroxyvitamin D reference ranges in Japanese adults using fully automated liquid chromatography-tandem mass spectrometry. J Nutr. 2023; 153:1253-1264.

NIH Consensus Development Panel on Osteoporosis Prevention, Diagnosis, and Therapy. Osteoporosis prevention, diagnosis, and therapy. JAMA. 2001; 285 : 785-795.

Saito M, Fujii K, Marumo K. Degree of mineralization-related collagen crosslinking in the femoral neck cancellous bone in cases of hip fracture and controls. Calcif Tissue Int. 2006a; 79 : 160-169.

Saito M, Fujii K, Soshi S, et al. Reductions in degree of mineralization and enzymatic collagen cross-links and increases in glycation induced pentosidine in the femoral neck cortex in cases of femoral neck fracture. Osteoporos Int. 2006b; 17 : 986-995.

Saito M, Marumo K. Collagen cross-links as a determinant of bone quality: a possible explanation for bone fragility in aging, osteoporosis, and diabetes mellitus. Osteoporos Int. 2010; 21 : 195-214.

Seeman E, Delmas PD. Bone quality--the material and structural basis of bone strength and fragility. N Engl J Med. 2006; 354 : 2250-2256.

Shiraki M, Urano T, Kuroda T, et al. The synergistic effect of bone mineral density and methylenetetrahydrofolate reductase (MTHFR) polymorphism (C677T) on fractures. J Bone Miner Metab. 2008a; 26 : 595-602.

Shiraki M, Kuroda T, Tanaka S, et al. Nonenzymatic collagen cross-links induced by glycoxidation (pentosidine) predicts vertebral fractures, J Bone Miner Metab. 2008b; 26 : 93-100.

Takada J, Beck TJ, Iba K, et al. Structural trends in the aging proximal femur in Japanese postmenopausal women. Bone. 2007; 41 : 97-102.

Tang SY, Vashishth D. Non-enzymatic glycation alters microdamage formation in human cancellous bone. Bone. 2010; 46 : 148-154.

Zaidi M, Turner CH, Canalis E, et al. Bone loss or lost bone: rational and recommendations for the diagnosis and treatment of early postmenopausal bone loss. Curr Osteoporos Rep. 2009; 7 : 118-126.

Zebaze RM, Ghasem-Zadeh A, Bohte A, et al. Intracortical remodelling and porosity in the distal radius and post-mortem femurs of women: a cross-sectional study. Lancet. 2010; 375 : 1729-1736.

3　診　断

　骨粗鬆症の診断は，①病歴聴取，②身体診察，③骨密度測定，④胸・腰椎のＸ線撮影，⑤骨代謝マーカー（骨形成・骨吸収マーカー）：骨リモデリングの評価，⑥骨質マーカー（ペントシジン，ホモシステイン）：骨質劣化を評価（現時点では保険適用はない）などを用いて，骨折リスクを評価して行う．

　①〜⑥を総合的に評価し，原発性骨粗鬆症か，続発性骨粗鬆症であるかを診断する．また，日本骨代謝学会の骨粗鬆症の診断基準（表1）は，若年成人の平均値（young adult mean: YAM）の70％であり，国際的な基準値である，Ｔスコアでの−2.5SDにほぼ一致する．また，「脆弱性骨折」を有する場合にはYAMの80％で診断するように規定されている．

　骨密度の判定において脆弱性骨折を有する場合には10％厳しく判定することになる．ここでいう脆弱性骨折とは，「低骨量を有していて」軽微な外力で発症した骨折であり，あくまでも骨粗鬆症性の骨折を指している．

　なお，この場合の「軽微な外力」とは，立った姿

表1　原発性骨粗鬆症の診断基準（2012年度改訂版）

低骨量をきたす骨粗鬆症以外の疾患または続発性骨粗鬆症を認めず，骨評価の結果が下記の条件を満たす場合，原発性骨粗鬆症と診断する．

Ⅰ．脆弱性骨折[注1]あり	
1．椎体骨折[注2]または大腿骨近位部骨折あり	
2．その他の脆弱性骨折[注3]があり，骨密度[注4]がYAMの80％未満	
Ⅱ．脆弱性骨折なし	
骨密度[注4]がYAMの70％以下または−2.5SD以下	

YAM：若年成人平均値（腰椎では20〜44歳，大腿骨近位部では20〜29歳）

注1　軽微な外力によって発生した非外傷性骨折．軽微な外力とは，立った姿勢からの転倒か，それ以下の外力をさす．

注2　形態椎体骨折のうち，2/3は無症候性であることに留意するとともに，鑑別診断の観点からも脊椎Ｘ線像を確認することが望ましい．

注3　その他の脆弱性骨折：軽微な外力によって発生した非外傷性骨折で，骨折部位は肋骨，骨盤（恥骨，坐骨，仙骨を含む），上腕骨近位部，橈骨遠位端，下腿骨．

注4　骨密度は原則として腰椎または大腿骨近位部骨密度とする．また，複数部位で測定した場合にはより低い％値またはSD値を採用することとする．腰椎においてはL1〜L4またはL2〜L4を基準値とする．ただし，高齢者において，脊椎変形などのために腰椎骨密度の測定が困難な場合には大腿骨近位部骨密度とする．大腿骨近位部骨密度には頸部またはtotal hip（total proximal femur）を用いる．これらの測定が困難な場合は橈骨，第2中手骨の骨密度とするが，この場合は％のみ使用する．日本人女性における骨密度のカットオフ値（☞ p.1123）．

付　記

骨量減少（骨減少）[low bone mass（osteopenia）]：骨密度が−2.5SDより大きく−1.0SD未満の場合を骨量減少とする．

（宗圓ら 2013 より）

勢からの転倒か，それ以下の外力を指す．近年，既存骨折を有することは独立した骨折のリスクとして捉えられているが，このことがわが国の診断基準にはすでに織り込まれていたことになる．

国際的に代表的な診断基準であるWHOの診断基準は，骨密度のみに基づく診断基準である．

この点から，わが国の診断基準は，骨強度を臨床的に把握するという点において，より実用的な診断基準であるといえる．骨密度は骨強度と規定する最大の臨床的指標であるが，そのほかの因子も無視できない．

なお，骨粗鬆症診断のための骨量判定において，脆弱性骨折の存在が加味される一方で，脆弱性骨折の存在のみでも，骨密度測定の結果いかんにかかわらず，骨粗鬆症として捉えるべきである．

また，骨質の低下は独立した骨折リスク要因であることから骨質マーカーも同時に評価することが望ましい．

1. 骨密度と骨質マーカーによる病型分類と骨折リスク評価

閉経後女性502名（長野コホート）の新規椎体骨折をエンドポイントにした縦断研究から，骨粗鬆症は骨密度と骨質の良否により，「3つのタイプ」に分けられることが示されている（Shirakiら2008a，Saitoら2010）．

①骨密度が若年平均値（YAM値）の70％以下の低骨密度型（骨密度YAM値＞80％の症例と比べて骨折リスク3.6倍），②骨密度は健常範囲内の骨質劣化型（同じく1.5倍），③そして両者をあわせ持つ低骨密度＋骨質劣化型（同じく7.2倍）である（図2）．

そして，骨質劣化型をみつけ出すサロゲートマーカーとして，「血中ホモシステイン高値」，「尿中ペントシジン高値（＞47pmol/mg Creatinine）」が有用である（Shirakiら2008a，2008b，Saitoら2010）．

こうした多様性を有する骨粗鬆症の症例に対しては，骨密度，骨質を同時に評価し，病態に応じたテーラーメイド治療を行う必要性がある（Saitoら2010，2015）．

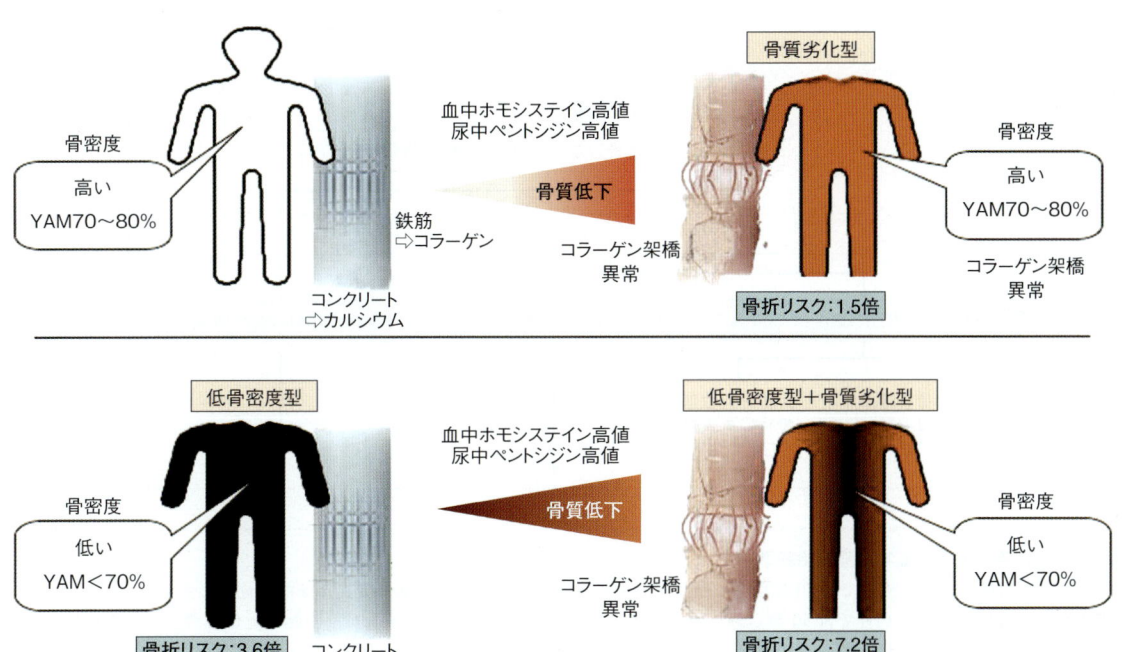

図2　骨密度と骨質（材質）による骨粗鬆症病型分類
骨粗鬆症における骨折リスク増大は3つのパターンに分けることができる．すなわち，骨密度が若年成人平均値（YAM値）の70％以上であっても，骨質劣化誘導因子である高ホモシステイン血症が存在すると，それだけで骨折リスクが上昇する「骨質劣化型」．ホモシステイン値が健常範囲内でも低骨密度により骨折リスクが高まる「骨密度低下型」．骨密度の低下と高ホモシステイン血症（13nmol/L）が合併している「骨密度低下＋骨質劣化型」である．骨質劣化型は尿中悪玉架橋®ペントシジンが高値である．尿中ペントシジン高値（＞47pmol/mg Cr）は，骨折リスクの33％を説明する強力な骨質マーカーである．YAM：骨密度若年平均値．（Shirakiら2008aより）

文献

Saito M, Marumo K. Collagen cross-links as a determinant of bone quality: a possible explanation for bone fragility in aging, osteoporosis, and diabetes mellitus. Osteoporos Int. 2010; 21 : 195-214.

Saito M, Marumo K. Effects of collagen crosslinking on bone material properties in health and disease. Calcif Tissue Int. 2015; 97: 242-261.

Shiraki M, Urano T, Kuroda T, et al. The synergistic effect of bone mineral density and Methylenetetrahydrofolate reductase (MTHFR) polymorphism (C677T) on fractures. J Bone Miner Metab. 2008a; 26 : 595-602.

Shiraki M, Kuroda T, Tanaka S, et al. Non-enzymatic collagen cross-links induced by glycoxidation (pentosidine) predicts vertebral fractures, J Bone Miner Metab. 2008b; 26 : 93-100.

宗圓　聡, 福永仁夫, 杉本利嗣, 他. 日本骨代謝学会, 日本骨粗鬆症学会合同原発性骨粗鬆症診断基準改訂検討委員会. 原発性骨粗鬆症の診断基準(2012年度改訂版). Osteoporosis Japan. 2013; 21 : 9-21.

4 治療

原発性骨粗鬆症の薬物治療開始基準が 2011 年に示されている（骨粗鬆症の予防と治療ガイドライン作成委員会 2011）（図 3）.

原発性骨粗鬆症の病態は, 骨吸収の亢進に伴う骨密度の低下および骨微細構造の劣化と考えられていたため, その治療にあたっては, 骨吸収抑制剤であるビスフォスフォネート製剤やエストロゲン受容体モジュレーター（selective estrogen receptor modulator: SERM）がアンカードラッグとして広く使用されている.

しかし, 先述したように, 骨粗鬆症に伴う骨折リスクの上昇は, 単に骨密度の低下では説明できない.

実際に, 「低骨密度型骨粗鬆症」および「低骨密度＋骨質劣化型骨粗鬆症例」に対してビスフォスフォネート製剤の投与を行い, その骨折防止効果を前向きに検証した研究がある.

骨質マーカーである血中ホモシステイン高値や尿中ペントシジン高値を示す骨質劣化型骨粗鬆症では, 骨吸収マーカーが低下し, 骨密度が上昇しても

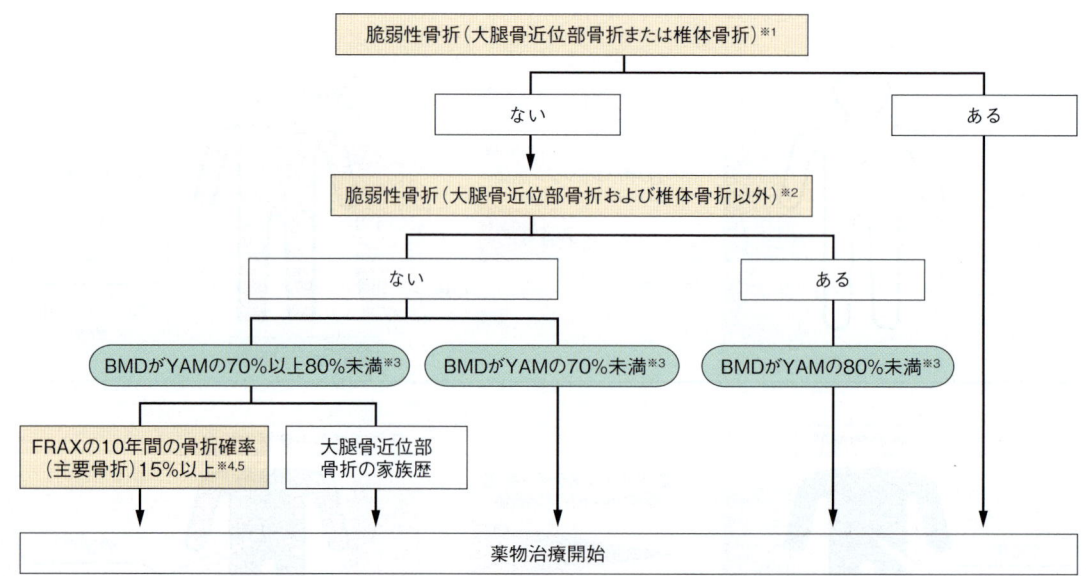

図 3　原発性骨粗鬆症の薬物治療開始基準
※ 1：女性では閉経以降, 男性では 50 歳以降に軽微な外力で生じた, 大腿骨近位部骨折または椎体骨折をさす.
※ 2：女性では閉経以降, 男性では 50 歳以降に軽微な外力で生じた, 前腕骨遠位端骨折, 上腕骨近位部骨折, 骨盤骨折, 下腿骨折または肋骨骨折をさす.
※ 3：測定部位によっては T スコアの併記が検討されている.
※ 4：75 歳未満で適用する. また, 50 歳台を中心とする世代においては, より低いカットオフ値を用いた場合でも, 現行の診断基準に基づいて薬物治療が推奨される集団を部分的にしかカバーしないなどの限界も明らかになっている.
※ 5：この薬物治療開始基準は原発性骨粗鬆症に関するものであるため, FRAX の項目のうち糖質コルチコイド, 関節リウマチ, 続発性骨粗鬆症にあてはまる者には適用されない. すなわち, これらの項目がすべて「なし」である症例に限って適用される.
　　FRAX : fracture risk assessment tool

（骨粗鬆症の予防と治療ガイドライン作成委員会 2011）

新規椎体骨折を生じるリスクが，骨質マーカー正常例に比べて 1.6 倍高いことが示されている（図4）（Shiraki ら 2011）.

骨粗鬆症治療薬が骨質に及ぼす影響を概説する．動物実験を中心とした前臨床試験の成績である（表2）.

1. 選択的エストロゲン受容体モジュレーター（SERMs）

SERM であるラロキシフェンは，骨吸収抑制剤に分類される.

後述するビスフォスフォネート製剤に比べれば，骨吸収抑制の程度や骨密度増加効果は弱いものの，その椎体骨折防止効果には差がないとする報告もあることから，骨質を改善する薬剤と考えられてきた（Recker ら 2007）.

骨質劣化型骨粗鬆症と同じ骨質異常を誘導した動物モデルに対するラロキシフェン投与により，骨コラーゲンの架橋異常が改善し骨強度が高まることが示されている（Saito ら 2010b）.

海綿骨は年間約 30% はリモデリングで新陳代謝される．同時にコラーゲンも未熟なコラーゲンとして生まれ変わる．この際，骨質劣化要因である酸化ストレスや，その原因となる血中ホモシステイン濃度が低下していれば架橋異常は生じない.

これまでにラロキシフェンは閉経後女性の血中のホモシステインを 8〜20% 程度減少させることや（Walsh ら 2000，De Leo ら 2001），抗酸化作用を有することが報告されている（Mann ら 2000）.

高ホモシステイン血症を誘導した卵巣摘出家兎に対して，ラロキシフェンを 4 か月間投与した検討では，骨密度，骨代謝マーカーに明らかな変化は認められなかったが，血中ホモシステイン濃度は約 40% 減少した.

大腿骨のコラーゲン架橋分析を行ったところ，ラロキシフェン投与により，酵素依存性の生理的な善玉架橋®の有意な増加と，AGEs の著しい減少（約60% 減少）が認められ，骨強度が高まることが示されている（Saito ら 2010b）（表2）.

この結果から，ラロキシフェンはホモシステイン代謝を改善し，コラーゲンの架橋形成を適正に制御することで，骨強度を改善すると考えられる.

また，同研究からラロキシフェンには，エストロゲン様作用を介して酵素依存性架橋の形成を高めることも明らかとなっている（Saito ら 2010b）．さらに，骨形成促進剤で治療した後の逐次療法としてビスフォスフォネート製剤，もしくは SERM 製剤としてラロキシフェンを使用した場合の骨強度，骨密度，骨質に関する研究も家兎卵巣摘出骨粗鬆症モデルを用いて報告されている（Kimura ら 2017）．骨形成促進剤テリパラチドで改善した骨密度と骨コラーゲン架橋は，ラロキシフェンで継続することによりコラーゲン架橋の状態は維持されるが，ビスフォス

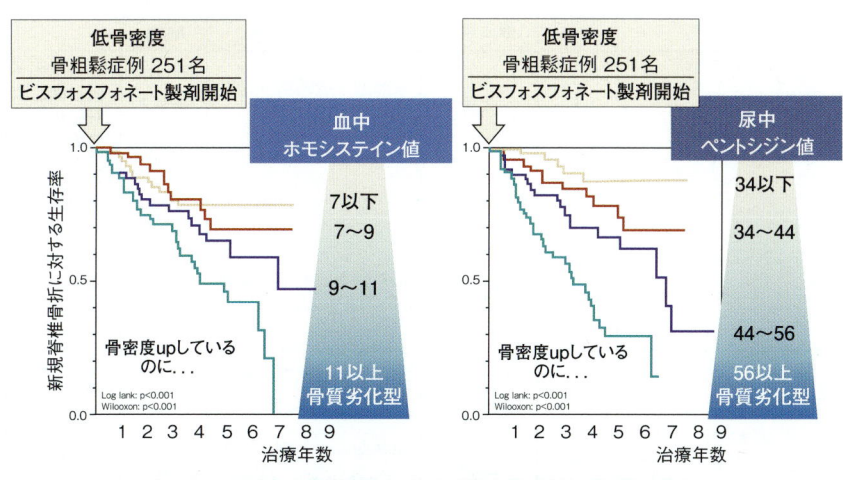

図4　ビスフォスフォネート治療抵抗例としての骨質マーカー事前測定の有用性
閉経後骨粗鬆症（低骨密度）に対するビスフォスフォネート製剤投与後の新規骨折の縦断的調査．骨代謝マーカーが改善し，骨密度が増加しても，治療開始時の骨質マーカー（血中ホモシステイン，尿中ペントシジン）が高値であるほど，骨折防止効果が得られにくい．（Shiraki ら 2011 より）

フォネートで継続すると次第に古いコラーゲンが蓄積しAGEsが増加することが示された.

　ラロキシフェンは，骨質の異常を強く有する病態で，著しい骨密度の低下を伴わない場合には骨質改善薬としてよい適応があると考える.

　一方，骨吸収の亢進により著しい骨密度の低下を生じている症例に対しては，次項に述べるビスフォスフォネート製剤のよい適応と考えられる（表2）.

2．ビスフォスフォネート製剤

　強力な骨吸収抑制効果を有する薬剤である．骨吸収が亢進し，微細構造が劣化した状態にある場合により効果的である.

　骨吸収の亢進を抑制することは骨リモデリングを抑制することになる．このため，骨構造の改善と同時に2次石灰化の時間が延長することにより石灰化度が上昇する．結果として，骨密度が上昇する（表2）.

　しかし，これまでの動物モデルに対するビスフォスフォネート製剤長期投与の検討から，骨コラーゲンに対する影響としては2つの側面を持つことが示されている（Saitoら2008）.

　1歳齢のビーグル犬に臨床用量の約2倍と5倍量のビスフォスフォネート製剤（インカドロネート）を3年間投与し，骨強度，骨石灰化度，コラーゲン架橋分析を行った検討では，骨リモデリングの抑制が長期間持続することにより，骨石灰化度，骨密度，骨量は著しく増加し，骨強度が高まることが確認された.

　また，コラーゲン架橋については，酵素依存性架橋の総数は変化させなかったものの，未熟型から成熟型の酵素依存性架橋への構造転換が進み，コラーゲンの成熟度は高まっていた.

　同時に，老化とともに蓄積するAGEsも増加し，微細損傷（マイクロダメージ）発生の説明因子となっていた.

　しかし，こうした負の側面は軽度であり，骨強度を低下させるものではなかった.

　以上のことから，臨床用量のビスフォスフォネート製剤投与は，長期間にわたる「過度」のリモデリング抑制に注意を払えば，骨強度に対するプラスの効果（骨量の増加，石灰化度の増加）が，マイナスの効果（悪玉AGEs架橋の増加，マイクロダメージの蓄積）を上回り，骨強度を高めると考えてよい.

　ビスフォスフォネート製剤は骨量を増やし，かつ石灰化度を高めるのと同時に成熟架橋を増加させることにより，骨強度を高め骨折リスクを低下させる薬剤と考えることができる.

表2　骨粗鬆症治療薬：骨密度・骨質への影響（日本骨粗鬆症学会 生活習慣病における骨折リスク評価委員会 2019）

	骨密度	骨質（構造特性）	骨質（材質特性）		主な作用
			酵素依存性架橋	AGEs	
ビスフォスフォネート薬	↑	改善	未熟型＋成熟型＝総数 ↓＋↑＝→	→〜↑	骨リモデリング抑制 微細構造改善 石灰化度上昇 架橋の成熟促進
抗RANKL抗体薬 デノスマブ	↑	改善	—	—	骨リモデリング抑制 微細構造改善 石灰化度上昇
SERM	↑	改善	未熟型＋成熟型＝総数 ↑＋↑＝↑	↓	骨リモデリング抑制 エストロゲン様作用 抗酸化作用 架橋パターン正常化
活性型ビタミンD₃薬 　アルファカルシドール	→	—	未熟型＋成熟型＝総数 ↑＋↑＝↑	—	骨芽細胞機能改善 酵素リジルオキシダーゼ 活性改善
エルデカルシドール	↑	改善	未熟型＋成熟型＝総数 ↑＋↑＝↑	↓	骨芽細胞機能改善 ミニモデリング
副甲状腺ホルモン薬 　遺伝子組換えテリパラチド（連日投与）	↑	改善	—	↓	骨形成促進＞骨吸収亢進
テリパラチド酢酸塩（週1回投与）	↑	改善	未熟型＋成熟型＝総数 ↑↑＋↑＝↑	↓	骨形成促進，骨吸収抑制
抗スクレロスチン抗体薬 ロモソズマブ	↑	改善	—	—	骨形成促進，骨吸収抑制 モデリング

（SERM：selective estrogen receptor modulator）

したがって，骨質低下を有する生活習慣病においても，骨吸収の亢進した低骨密度型の骨粗鬆に対してはビスフォスフォネート製剤の使用を考慮すべきである．なお，ビスフォスフォネート製剤のなかでもハイドロキシアパタイトに対する結合性の弱い薬剤は，結合性の強い薬剤に比べて骨コラーゲンへのAGEsの蓄積は有意に弱く微細損傷の誘導も誘導しないことが示されている（Mashiba ら 2017）．

また，ラロキシフェンとビスフォスフォネート製剤との併用に関して十分な安全性は確認できていないため，ビスフォスフォネート製剤を使用する低骨密度＋骨質劣化型骨粗鬆症に対しては，以下に述べるビタミン剤との併用を考慮すべきである．

3．活性型ビタミン D3

活性型ビタミン D3 は，酵素依存性架橋の形成にかかわるリジルオキシダーゼの活性を高めることが *in vitro* で示されている（Nagaoka ら 2008）．

こうした結果を反映するように，ラット卵巣摘出骨粗鬆症モデル，およびステロイド性骨粗鬆症モデルに対するビタミン D3 投与が，骨コラーゲン中の酵素依存性架橋の総数を増加させ，骨強度を高めている（Saito ら 2010a，Saito ら 2011a，Saito ら 2015）（表2）．

4．テリパラチド（human parathyroid hormone 1-34）

ヒト副甲状腺ホルモン（human parathyroid hormone 1-34）であるテリパラチドは骨形成促進剤である．骨芽細胞機能を高め新生骨基質を誘導する．

連日投与は少なからず骨吸収も増加するものの，骨形成がそれを上回ることで骨量が増加する（Miyauchi ら 2010）．週1回投与では骨吸収マーカーは低下する（Fujita ら 1999）．

サル卵巣摘出モデルに対するテリパラチド18か月投与の検討から，骨量，骨密度，骨微細構造のみならず善玉の酵素依存性架橋の数や組成比を改善することが明らかとなった（Saito ら 2011b）．

また，コラーゲンを新たに合成するため老化コラーゲンが減少する．実際に，老化コラーゲンの指標である AGEs 架橋ペントシジンの数は減少しており骨強度が改善することが示されている（Saito ら 2011b，Kimura ら 2017）（表2）．

以上のことから低骨密度と骨質劣化を伴うような症例で，ビスフォスフォネート製剤や SERM にビタミン剤との併用でも新規骨折が生じるような場合にはよい適応と考えている．

5．ロモソズマブ（romosozmab）

ロモソズマブは骨細胞から分泌される骨形成抑制因子であるスクレロスチンに対する抗体製剤である．骨リモデリングを維持しながら骨モデリングを別部位で添加し骨密度と骨質を改善する（Ominsky ら 2014）．さらに骨吸収は抑制するため，骨密度の増加効果は強く，新規の椎体骨折防止効果も治療開始1年で達成する（Cosman ら 2016）．投与開始1年以内における骨折抑制効果のエビデンスを有する薬剤は，2024年時点でロモソズマブのみである．著しい低骨密度や既存骨折のある骨折の危険性の高い骨粗鬆症に適応となる．しかし，投与期間は1年間である．このため休薬後は骨密度は急速に低下するため，骨吸収抑制剤などによる逐次療法が必要である．また，ロモソズマブ投与による心血管系イベント発生の注意から，血管系イベントから1年以内の症例では使用は控える必要があることが添付文書に明記されている．

文献

Cosman F, Crittenden DB, Adachi JD, et al. Romosozumab treatment in postmenopausal women with osteoporosis. N Engl J Med. 2016; 20375: 1532-1543.

De Leo V, la Marca A, Morgante G, et al. Randomized control study of the effects of raloxifene on serum lipids and homocysteine in older women. Am J Obstet Gynecol. 2001; 84 : 350-353.

Fujita T, Inoue T, Morii H, et al. Effect of an intermittent weekly dose of human parathyroid hormone (1-34) on osteoporosis: a randomized double-masked prospective study using three dose levels. Osteoporos Int. 1999; 9 : 296-306.

Kimura S, Saito M, Kida Y, et al., Effects of raloxifene and alendronate on non-enzymatic collagen cross-links and bone strength in ovariectomized rabbits in sequential treatments after daily human parathyroid hormone (1-34) administration. Osteoporos Int. 2017; 28: 1109-1119.

骨粗鬆症の予防と治療ガイドライン作成委員会　編集. 薬物治療開始基準（骨粗鬆症の予防と治療ガイドライン2011年版）. ライフサイエンス出版. 2011; 54-55.

Mann V, Huber C, Kogianni G, et al. The antioxidant effect of estrogen and Selective Estrogen Receptor Modulators in the inhibition of osteocyte apoptosis in vitro. Bone. 2000; 40 : 674-684.

Mashiba T, Saito M, Yamagami Y, et al. Effects of suppressed bone remodeling by minodronic acid and alendronate on bone mass, microdamage accumulation, collagen crosslinks and bone mechanical properties in the lumbar vertebra of ovariectomized cynomolgus monkeys. Bone. 2017; 97: 184-191.

Miyauchi A, Matsumoto T, Sugimoto T, et al. Effects of teriparatide on bone mineral density and bone turnover markers in Japanese subjects with osteoporosis at high risk of fracture in a 24-month clinical study: 12-Month, randomized, placebo-controlled, double-blind and 12-month open-label phases. Bone. 2010; 47 : 493-502.

Nagaoka H, Mochida Y, Atsawasuwan P, et al. 1,25(OH)2D3 regulates collagen quality in an osteoblastic cell culture system. Biochem Biophys Res Commun. 2008; 377 : 674-678.

日本骨粗鬆症学会 生活習慣病における骨折リスク評価委員会　編集. 生活習慣病骨折リスクに関する診療ガイド 2019年版. ライフザイエンス出版. 2019.

Ominsky MS, Niu QT, Li C, et al. Tissue-level mechanisms responsible for the increase in bone formation and bone volume by sclerostin antibody. J Bone Miner Res. 2014; 29: 1424-1430.

Recker RR, Kendler D, Recknor CP, et al. Comparative effects of raloxifene and alendronate on fracture outcomes in postmenopausal women with low bone mass. Bone. 2007; 40 : 843-851.

斎藤 充. ビタミンK2製剤の今日的意義と役割－骨質（コラーゲン代謝から）－. Pharma Medica. 2007; 25(Suppl); 35-46.

Saito M, Mori S, Mashiba T, et al. Collagen maturity, glycation induced-pentosidine, and mineralization are increased following 3-year treatment with incadronate in dogs. Osteoporos Int. 2008; 19 : 1343-1354.

Saito M, Shiraishi A, Ito M, et al. Comparison of effects of alfacalcidol and alendronate on mechanical properties and bone collagen cross-links of callus in the fracture repair rat model. Bone. 2010a; 46 : 1170-1179.

Saito M, Marumo K, Soshi S, et al. Raloxifene ameliorates detrimental enzymatic and nonenzymatic collagen cross-links and bone strength in rabbits with hyperhomocysteinemia. Osteoporos Int. 2010b; 21 : 655-666.

Saito M, Marumo K, Ushiku C, et al. Effects of alfacalcidol on mechanical properties and collagen cross-links of the femoral diaphysis in glucocorticoid-treated rats. Calcif Tissue Int, 2011a; 88 : 314-324.

Saito M, Marumo K, Kida Y, et al. Changes in the contents of enzymatic immature, mature, and non-enzymatic senescent cross-links of collagen after once-weekly treatment with human parathyroid hormone (1-34) for 18 months contribute to improvement of bone strength in ovariectomized monkeys. Osteoporos Int. 2011b; 22 : 2373-2383.

Saito M, Grynpas MD, Burr DB, et al. Treatment with eldecalcitol positively affects mineralization microdamage and collagen crosslinks in primate bone. Bone. 2015; 73: 8-15.

Shiraki M, Kuroda T, Shiraki Y. Urinary pentosidine and plasma homocysteine levels at baseline predict future fractures in osteoporosis patients under bisphosphonate treatment, J Bone Miner Metab. 2011; 29 : 62-70.

Walsh BW, Paul S, Wild RA, et al. The effects of hormone replacement therapy and raloxifene on C-reactive protein and homocysteine in healthy postmenopausal women: a randomized, controlled trial. J Clin Endocrinol Metab. 2000; 85 : 214-218.

まとめ

　骨粗鬆症には，骨リモデリングの亢進に起因する骨密度の低下，構造劣化，石灰化の低下，酸化ストレスや糖化の亢進，ビタミンDやビタミンKの不足などの要因が関係している．

　これらの要因が働いて，コラーゲンおよび非コラーゲンタンパクの異常が出現し骨の脆弱性が高まる疾患が骨粗鬆症である．

　骨リモデリングを表す骨代謝マーカー，構造学的な骨質を描出する画像解析，材質を評価する骨質マーカーは，多様な骨粗鬆症の骨折リスクを評価する上で重要な情報を提供する．

　骨密度の低値と，骨質の劣化をあわせ持つ場合には，骨折リスクは著しく高くなる（Saito ら 2010）．骨密度と骨質マーカーを同時に評価し，骨粗鬆症の型に見合った効果的な治療薬の選択を行う必要がある．

文献

Saito M, Marumo K. Collagen cross-links as a determinant of bone quality: a possible explanation for bone fragility in aging, osteoporosis, and diabetes mellitus. Osteoporos Int. 2010; 21 : 195-214.

2 骨軟化症

コラーゲン基質への石灰化障害により非石灰化基質である類骨が増加し，易骨折性が生じる疾患である．

骨端線閉鎖後に発症するのが骨軟化症とよばれている．これに対し，骨端線閉鎖前に発症し骨軟骨の変形が主症状となるのが，くる病である（Unuvarら2010，Thacherら2011）．

文献

Thacher TD, Clarke BL. Vitamin D insufficiency. Mayo Clin Proc. 2011; 86 : 50-60.

Unuvar T, Buyukgebiz A. Nutritional rickets and vitamin D deficiency in infants, children and adolescents. Pediatr Endocrinol Rev. 2010; 7 : 283-291.

1 病　態

石灰化障害の原因は，ビタミンD作用障害（ビタミンD欠乏）あるいは，リン利尿の亢進に伴う血清リンの減少（遺伝性低リン血症性骨軟化症，腫瘍性骨軟化症など）に大別される．

高齢者では，ビタミンDの潜在的不足によって骨密度の低下を伴う場合が存在する．したがって，骨粗鬆症の一般診療においても骨軟化症を念頭において治療薬の選択を行う必要がある．

また，胃切除，腸疾患，肝胆膵疾患，抗てんかん剤，慢性腎不全などもビタミンD作用不全の原因となることから問診で確認する（表1，図1）．

近年，腫瘍性骨軟化症（tumor-induced osteomalacia: TIO）と診断される症例が増加している（Minisolaら2023）．

これはTIOの病態に関与している線維芽細胞増殖因子23（FGF23）の血中濃度アッセイ系の進歩によるところが大きい．

FGF23の過剰は，腎臓でのリンの再吸収を抑制し，ビタミンDの活性化を障害するが，その後の研究から遺伝性骨軟化症やTIOを誘発する原因物質であることが明らかにされている（van der Restら2011）．

腫瘍随伴症候群の1つであるTIOは，成人に骨軟化症として発症することが多い．

FGF23は，TIO惹起腫瘍に高発現し，低リン血症を誘導する因子として同定されている（van der Restら2011）．

そのTIOの原因腫瘍としては，血管周囲細胞腫などの中胚葉系良性腫瘍があげられるが，逆にその診断に血清FGF23が用いられている．すなわち，成人発症の低リン血症性骨軟化症において血清FGF23が高値であれば画像検査を施行し，疑わしい腫瘍周囲の静脈のFGF23濃度上昇を確認できれば，原因腫瘍の確定に有用であることが報告されている（Takeuchiら2004）．

文献

Minisola S, Fukumoto S, Xia W, et al. Tumor-induced osteomalacia: A comprehensive review. Endocr Rev. 2023; 444: 323-353.

Takeuchi Y, Suzuki H, Ogura S, et al, Venous sampling for fibroblast growth factor-23 confirms preoperative diagnosis of tumor-induced osteomalacia. J Clin Endocrinol Metab. 2004; 89 : 3979-3982.

van der Rest C, Cavalier E, Kaux JF, et al. Tumor-induced osteomalacia: The tumor may stay hidden! Clin Biochem. 2011; 44 : 1264-1266,

2 診　断 （Fukumotoら2015）

確定診断は骨生検による類骨増加を証明する必要があるが，侵襲を伴うため臨床症状や臨床検査などにより総合的に判断することが多い．

一般外来においては，骨痛や下肢痛などを主訴に受診することが多い．

単純X線で脆弱性骨折や骨折部の石灰化障害であるlooser zone（偽骨折）の有無に注意を払う．好発部位として，肋骨，恥坐骨，大腿骨近位部内側（特に小転子近傍）があげられるが，ピンポイントでの圧痛部位の存在は診断の助けとなる．

進行すると膝関節，仙腸関節，足関節周囲にも脆弱性骨折を生じる．

診断に役立つ臨床検査所見として，ビタミンD欠乏症では低カルシウム（Ca）血症，低リン血症，血清アルカリフォスファターゼ（ALP）高値，血中副甲状腺ホルモン（PTH）高値，血中25位水酸化ビタミンD［25(OH)D］低値があげられる．

低リン血症性骨軟化症の場合は，低カルシウム血症やPTH高値を伴わず低リン血症，過リン酸尿がみられる．血中FGF23は高値である．腎尿細管からのリンの再吸収が低下しているため，尿細管リン再吸収率（％TRP）あるいは尿中リン排泄閾値（TmP/GFR）の低下がある．

表1 骨軟化症の原因疾患

後天性	
ビタミン D，Ca 欠乏	高齢者，栄養摂取不足，菜食主義
FGF23 関連	腫瘍性骨軟化症（tumor-induced osteomalacia: TIO）
薬剤性	抗痙攣剤
その他	腎不全
先天性	
ビタミン D 代謝異常	ビタミン D 依存症Ⅰ型（25-水酸化ビタミン D-1α水酸化酵素遺伝子異常）
	ビタミン D 依存症Ⅱ型（ビタミン D 受容体遺伝子異常）
尿細管機能障害	Fanconi 症候群の一部
	Dent 病（CLCN5 遺伝子異常）
FGF23 関連	常染色体優性低リン血症性骨軟化症（FGF23 遺伝子異常）
	（autosomal dominant hypophosphatemic osteomalacia: ADHR）
	X 染色体優性低リン血症性骨軟化症 (PHEX 遺伝子異常)
	（X-linked hypophosphatemic osteomalacia: XLH）
	線維性骨異形成症 /McCune Albright 症候群（GNAS1 遺伝子異常）
	（fibrous dysplasia: MAS）
その他	高カルシウム尿症を伴う遺伝性低リン血症性骨軟化症
	低アルカリフォスファターゼ症（アルカリフォスファターゼ遺伝子異常）

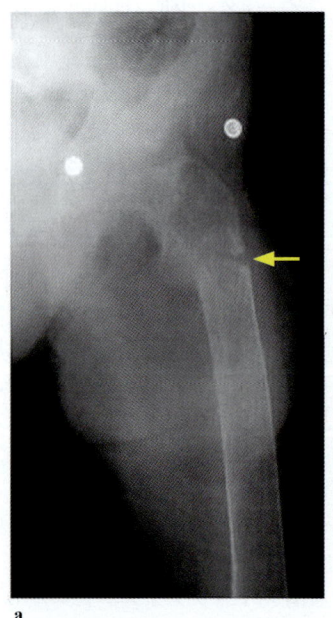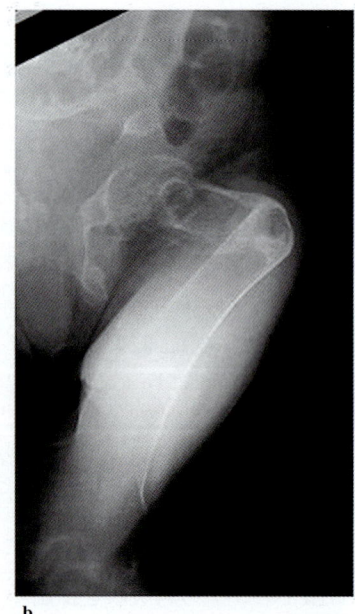

a b

図1 骨軟化症に伴う大腿骨転子下骨折
40 歳，女性．a: 大腿骨転子下に横骨折（矢印）を認める．b: 全身状態不良のた
め手術が行えず，保存療法が選択された．変形が残存した．

文献 ─────

Fukumoto S, Ozono K, Michigami T, et al. Pathogenesis and diagnostic criteria for rickets and osteomalacia —proposal by an expert panel supported by Ministry of Health Labour and Welfare Japan The Japanese Society for Bone and Mineral Research and The Japan Endocrine Society. Endocr J. 2015; 62: 665-671.

3 治　療

病因・病態を評価し，それに応じた治療法の選択を行う．

基本的には，活性型ビタミンＤやリン製剤を用いた治療となるが，最も注意すべき副作用は，高Ca血症である．

特に高齢者では，高Ca血症による難治性の腎障害を併発することがあるので注意を要する．

高Ca血症のモニタリングとして．血中Ca値（イオン化カルシウム値：10.2mg/dl以上：血中Ca値＋（4-血中アルブミン値），もしくは，尿中Ca/クレアチニン比＜0.3が確認された場合，薬剤を減量するか休薬する．

定期的に血中のCa値，ALP値，P値，尿中Ca/クレアチニン比を検査する．

ビタミンＤ不足は1日15分の日光曝露（両手のみでよい）や食事により防ぐことができる．高齢者の場合，同時に原発性骨粗鬆症による骨折リスクが上昇するため，骨粗鬆症の治療も必要である．

1. ビタミンＤ欠乏性骨軟化症

服薬指導の際に，Caサプリメントの併用などがないか確認する．

【処方例】

下記のいずれかを用いる．

1）アルファカルシドール（0.25, 0.5, 1.0 μg）のいずれか 0.5〜1.0 μg分1
2）カルシトリーオール（0.25 μg）2カプセル分2 血清ALP値の正常化とPTHの改善を指標として投与する．

2. 低リン血症性骨軟化症

【処方例】

下記の薬剤を症状に応じて適宜用いる．

1）活性型ビタミンＤの通常量投与（ビタミンＤ欠乏性骨軟化症参照）
2）中性リン 1〜3g（リン酸塩として）
血中Ca, リン，ALP値を指標にして適宜使用する．ALP値が上昇した場合は，リン投与量を増加する．また，PTH値の上昇が生じた場合は，リン過剰による2次性副甲状腺機能亢進を疑い，リンの減量もしくは活性型ビタミンＤの増量を行う．

3. 手術療法

成人発症の低リン血症性骨軟化症ではTIOである可能性が高い．

TIOが疑われた場合は，原因腫瘍の検索を行い，腫瘍切除を行うことが望ましいが，責任病巣であるかの判別は困難な場合もある．

良性腫瘍でもTIOは誘発される．くる病による下肢変形をきたしている場合には，成人後，足や膝関節などに痛みを生じることがある．高度の変形に対しては矯正骨切り，脚延長を行うこともある．

3　痛　風

痛風（gout）は，尿酸の過剰な産生または排泄異常により，高尿酸血症を起こし，その結果，関節内，関節周囲，皮下組織に尿酸結晶が沈着して蓄積し，結晶性滑膜炎を生じて激烈な疼痛を繰り返す疾患である．

急性の関節症状を繰り返しながら，関節が破壊されていく．一般に血中の尿酸濃度が 7.0mg/dl をこえる場合を高尿酸血症という．

1　疫　学

日本では成人男性における高尿酸血症の頻度は 20 ～ 25％，痛風の有病率は約1％と報告されている．

痛風の有病率については，2003 年に和歌山県の一地域において行われた住民調査による検討で，全体の有病率は 0.5％，男性における有病率は 1.1％と報告されている（川崎ら 2006）．

これらの痛風患者はすべて 30 歳以上の男性であり，30 歳以上の男性における有病率は 1.7％であった．男女比は 9：1 以上と圧倒的に男性に多い．これは女性ホルモンの働きで，血清尿酸値が女性では男性より低くなるからである．

高尿酸血症の有病率は痛風の 10 ～ 20 倍であり，わが国における 2 つの大規模な調査結果によれば，成人男性において，21.5％あるいは 26.2％と報告されている（冨田ら 2006，藤森ら 2006）．

繰り返す痛風性関節炎の頻度は血清尿酸値の高さと持続期間に依存するといわれている（Shoji ら 2004）．

文献

藤森　新，伊藤　洋，加藤敬三，他. わが国の高尿酸血症・痛風は増え続けていない. 痛風と核酸代謝. 2006; 30：13-20.

川崎　拓，七川歓次. 住民検診による痛風の疫学調査. 痛風と核酸代謝. 2006; 30：66.

Shoji A, Yamanaka H, Kamatani N. A retrospective study of the relationship between serum urate level and recurrent attacks of gouty arthritis; Evidence for reduction of recurrent gouty arthritis with antihyperuricemic therapy. Arthritis Rheum. 2004; 51：321-325.

冨田眞佐子，水野正一. 高尿酸血症は増加しているか？性差を中心に. 痛風と核酸代謝. 2006; 30：1-5.

2　病因・病態

体内の尿酸が増加する原因は，合成の増加と排泄の低下である．高尿酸血症の成因は，尿酸産生量の増加（尿酸産生過剰型），尿中尿酸排泄能の低下（尿酸排泄低下型）および両者の混在した混合型に大別される（Seegmiller ら 1961，中村ら 1977）．

痛風，高尿酸血症のほとんどは，原因のわからない特発性であり，遺伝的要因と環境要因の相互作用によるものが多いと考えられている．

一方，骨髄細胞の腫瘍性疾患，腎不全，サイアザイド系薬剤の使用など，明らかな原因があるものを，症候性高尿酸血症あるいは症候性痛風とよぶ．

病理所見としては，急性の関節炎発作時に，関節液，滑膜組織内に針状の尿酸塩結晶の沈着が観察される．関節炎の発作時には，これらの尿酸塩結晶が白血球内に認められる．

関節炎発作は尿酸を貪食した白血球が，過酸化水素などのフリーラジカル生成物質，炎症性のサイトカインなどを分泌するためと考えられている．関節炎発作が鎮静している時でも，関節液には尿酸塩結晶は存在している．

尿酸は細胞外液に移行できるので，過飽和による結晶沈着はどこにでも生じうる．関節液から関節軟骨に移行して，軟骨内部に結晶の塊が形成される．

結晶塊周囲の軟骨基質が溶解し，次第に拡大して骨基質も破壊，吸収され囊胞が形成される．尿酸塩結晶を貪食したマクロファージなどによる軟骨基質破壊性物質の産生，破骨細胞の誘導などが関与する可能性がある．

文献

中村　徹，内田三千彦，内野治人，他. 痛風の高尿酸血症の尿酸クリアランス法による検討. 尿酸. 1977; 1：45-61.

Seegmiller JE, Grayzel AI, Laster L, et al. Uric acid production in gout. J Clin Invest. 1961; 40：1304-1314.

3　診　断

特徴的な急性の単関節炎があり，高尿酸血症の存在が確認できれば，診断は比較的容易である．米国リウマチ学会の痛風診断基準がある（表 1）（Wallace ら 1977）．

表1 米国リウマチ学会の痛風診断基準

1.	関節液中に尿酸塩結晶が存在
2.	痛風結節中に尿酸塩結晶が存在することを化学的にあるいは偏光顕微鏡で証明
3.	以下の 11 項目のうち 6 項目以上を満たす

  a) 1 回以上の急性関節炎の既往
  b) 24 時間以内に炎症がピークに到達
  c) 単関節炎の発作
  d) 関節の発赤
  e) 第 1 MTP 関節の疼痛または腫脹
  f) 片側性の第 1 MTP 関節の発作
  g) 片側性の足根関節の発作
  h) 痛風結節の疑い
  i) 高尿酸血症
  j) X 線像の非対称性の関節腫脹
  k) 発作の完全な寛解

1 あるいは 2, もしくは 3 の 11 項目のうち 6 項目以上を満たせば痛風と診断できる. (Wallace1977 より)

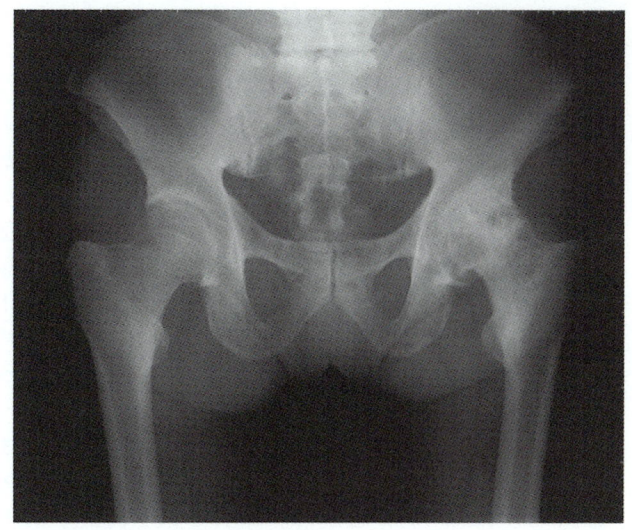

図1 股関節における痛風性股関節症
62 歳, 男性. 骨嚢胞の形成が顕著で, 左股関節の関節裂隙が狭小化して関節症が進行している.

これは, ①関節液中の尿酸塩結晶, あるいは②痛風結節中の尿酸塩結晶が証明される, もしくは③の 12 項目のうち 6 項目以上を満たせば痛風と診断できるものである.

この基準は感度 97.8%, 特異度 92.7%である. 関節液中の尿酸塩結晶の証明は, 関節液の採取が困難な部位での発作もあり, 痛風の診断には臨床症状も重要である.

関節炎症状は通常急性症状で発症するが, 発作を繰り返して慢性期になると, 股関節, 肩関節, 仙腸関節など非特異的な部位の関節炎が生じる.

血清の尿酸値と発作の頻度, 関節炎の程度などとの間には相関は少ないとされている. 急性発作期に血清尿酸値が低下していることもある. また, 高尿酸血症例でも, 痛風発作を生じない例も多数ある.

単純 X 線像 (図 1) としては, 骨の吸収と破壊が痛風性関節症の特徴である. 関節辺縁部での嚢胞様の骨吸収像が早期から出現する.

進行すると関節包内外, 靱帯付着部などに侵食像がみられる. 関節リウマチや変形性関節症などとは異なり, 痛風性関節症では関節軟骨は比較的よく保たれる.

関節破壊が進行すると, 関節安定性が消失し動揺関節になる. 足, 指など小関節以外は関節強直になることは少ない. 関節近傍の骨内に嚢胞が生じ, いわゆる, 打ち抜き像 (punched out lesion) を呈することがある.

文献

Wallace SL, Robinson H, Masi AT, et al. Preliminary criteria for the classification of the acute arthritis of primary gout. Arthritis Rheum. 1977; 20 : 895-900.

4 | 治 療

痛風の治療は急性関節炎の治療と高尿酸血症の治療に分かれる.

治療に関しては, 2018 年に出された高尿酸血症・痛風の治療ガイドライン (第 3 版) ならびに 2022 年に出された高尿酸血症・痛風の治療ガイドライン (第 3 版追補版) に治療指針が記載されている.

急性痛風関節炎は薬物治療の適応である. 薬物治療に用いられるのは, 非ステロイド系抗炎症薬 (NSAIDs), コルヒチン, グルココルチコイドである.

いずれもできるだけ早くに開始し, 症状が軽快したら速やかに中止する. 治療薬は, 臨床経過, 重症度, 薬歴, 合併症, 併用薬を考慮して選択する.

急性痛風関節炎に対して NSAIDs は十分量を投与する. コルヒチンは発症 12 時間以内に 1mg, その 1 時間後に 0.5mg を投与する.

経口グルココルチコイドはプレドニゾロン換算 20 ～ 30mg/ 日を目安とし, 3 ～ 5 日間投与する. グルココルチコイドは関節内投与, 筋肉内投与も可能である.

尿酸降下薬開始後に生じる急性痛風関節炎に対して，十分に説明し，予防対策を行う．

痛風の基礎病態である高尿酸血症は遺伝素因に不適切な生活習慣が加わって発症する生活習慣病の1つであり，治療原則は生活習慣の改善にある．そのためには，薬物療法の有無にかかわらず生活指導が重要である．

生活指導は，食事療法，飲酒制限，運動の推奨が基本となる．

食事療法としては，適正なエネルギーの摂取，プリン体・果糖の過剰摂取の回避，腎機能に応じた適切な飲水が勧められる．運動は肥満防止，メタボリックシンドロームの抑制に推奨され，特に適切な強度の有酸素運動が勧められる．

痛風関節炎を繰り返す患者や痛風結節を認める患者は薬物治療の適応となり，血清尿酸値を 6.0mg/dl 以下に維持するのが望ましい．

痛風関節炎をきたしていない無症候性高尿酸血症に対しての薬物治療は，尿路結石を含む腎障害や心血管病のリスクと考えられる高血圧，虚血性心疾患，糖尿病，メタボリックシンドロームなどの合併症を有する場合は血清尿酸値 8.0mg/dl 以上で考慮する．

合併症を有しない場合は血清尿酸値 9.0mg/dl 以上で考慮するという従来の基準を踏襲してもよいと考えられる（図2）．

現在，わが国で使用可能な尿酸降下薬にはプリン型キサンチン酸化還元酵素（XOR）阻害薬（アロプリノール），非プリン型 XOR 阻害薬（フェブキソスタット，トピロキソスタット），尿酸排泄促進薬（ベンズブロマロン，プロベネシド，ブコローム）がある．

最近，選択的尿酸再吸収阻害薬（SURI）としてドチヌラドが加わった．

従来は高尿酸血症の病型分類をもとに，原則として尿酸産生過剰型には尿酸生成抑制薬を，尿酸排泄低下型には尿酸排泄促進薬を使用することが推奨されていたが，近年，新たな尿酸排泄経路として消化管への排泄が注目されて新しい病型が加えられている．

また，尿酸生成抑制薬と尿酸排泄促進薬の併用療法の有用性や，尿酸排泄低下型にも尿酸生成抑制薬が有効であるという報告がなされている．

さらに，標的タンパクに対する選択性が高められた薬剤の開発によって，分類も変遷していることから，新たな臨床検討が期待される．

痛風結節など進行した場合には穿刺や切除術を行うことがある．関節症が出現することは稀であるが，進行した場合（図1）は手術療法を考慮する．

文献
日本痛風・核酸代謝学会ガイドライン改訂委員会　編集. 高尿酸血症・痛風の治療ガイドライン, 第3版. 診断と治療社. 2018.
日本痛風・核酸代謝学会ガイドライン改訂委員会　編集. 高尿酸血症・痛風の治療ガイドライン, 第3版［2022年追補版］. 診断と治療社. 2022.

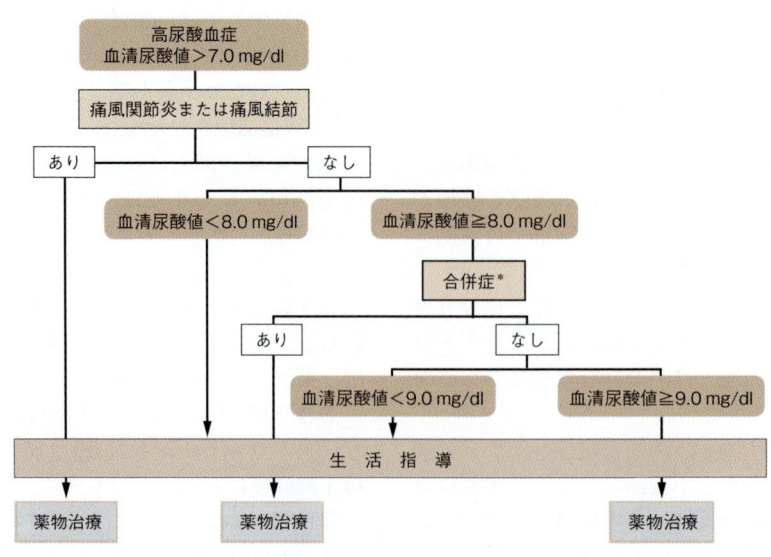

＊　腎障害，尿路結石，高血圧，虚血性心疾患，糖尿病，メタボリックシンドロームなど（腎障害と尿路結石以外は
　　血清尿酸値を低下させてイベント減少を検討した介入試験は未施行）

図2　高尿酸血症の治療指針

4　偽痛風（CPPD 結晶沈着症）

　偽痛風（pseudogout）は，軟骨，腱，靱帯，関節包，滑膜などの軟部組織にピロリン酸カルシウム 2 水和物（calcium pyrophosphate dihydrate: CPPD）の結晶が沈着し，急性の関節炎発作を発症する結晶性関節炎（crystalinduced arthritis）である．

1　疫　学

　発生頻度は成人の約 5％と推定され，65 ～ 80 歳の女性に多い．X 線検査による軟骨石灰化像の調査では，有病率は加齢に伴って増加し，80 歳台では 50％に認められるとされている．

　偽痛風による症状を訴える部位を Resnick ら（1981）は 85 例の症例で，膝関節 58 例（68.2％），股関節 15 例（17.6％）としている．

　一方，わが国では緒方（1985）が 50 例の報告で，膝関節 30 例（72.0％），股関節は 1 例（2.0％）としている．

文献
緒方正光. Calcium Pyrophosphate Crystal Deposition Disease の臨床的研究. 日整会誌. 1985; 59 : 819-834.
Resnick D, Niwayama G. Calcium pyrophosphate dehydrate (CPPD) Crystal Deposition Disease (Resnick D ed: Diagnosis of Bone and Joint Disorders). Saunders. 1981; 1520-1574.

6 型に分類している（表 1）．

　病因は，①遺伝型，②特発型，③代謝疾患型，④外傷，⑤手術後発症型に分類される．

　軟骨へ CPPD が沈着する機構は明らかにされていない．nucleotide triphosphate pyrophospho-hydrolase（NTPPH）の働きや，軟骨基質の異常が CPPD の沈着に関与していると考えられている．

　表 1 の F 型のように高度に関節破壊を生じる場合がある．宮下ら（2004）は股関節痛が出現してから約 1 か月という短期間に関節破壊が生じた例を報告している．

　また，CPPD 結晶沈着症における関節破壊の発生機序について石川（1997）は，多核白血球などによる結晶の貪食の結果, サイトカインが放出され急性・亜急性炎症が生じる．そして, 滑膜細胞を含む単核, 多核食細胞などによる結晶の貪食の結果, 酵素の放出や破壊細胞性の骨吸収が生じ慢性炎症と組織障害が起こり関節破壊の原因となるとしている．

文献
石川浩一郎. 偽痛風, CPPD 結晶沈着症, ピロリン酸カルシウム結晶沈着症. 関節外科. 1997; 16：383-393.
McCarty DJ. Calcium pyrophosphate crystal deposition disease. Pseudogout: Articular chondrocalcinosis (McCarty DJ ed: Arthritis and Allied Conditions, 9th ed). Lea & Febiger. 1979; 1276-1299.
宮下有紀子, 中藤善治郎, 菅原吉隆. 急速な股関節の破壊をきたした偽痛風の一例. 中部整災誌. 2004; 47：1137-1140.

2　病因・病態

　この CPPD 結晶沈着症は無症状のこともあれば，痛風様の急性発作症状や関節リウマチや変形性関節症に類似した症状を引き起こすことがある．McCarty（1979）は症状によって, 表に示すような

3　診　断

　急性または亜急性の関節炎発作を伴う偽痛風の症状を呈するものが約 25％にみられ，男性に多くその発作は 1 ～ 2 日のものから 1 か月に及ぶものもある．

表 1　McCarty による分類

A 型：偽痛風型—急性または亜急性で痛風発作様の症状を示す．膝関節に好発する
B 型：偽性関節リウマチ型—多関節の関節炎を伴い，慢性に経過する
C 型：偽性変形性関節症型—膝関節に多くみられる型で，変形性関節症との鑑別が困難である．過去に急性発作があったものを C 型としている
D 型：C 型と同様に偽性変形性関節症型に分類されるが過去に急性発作がなかったもの
E 型：無症候性型—この型が最も一般的であり，X 線所見上軟骨石灰化症を確認できるが，無症状なもの
F 型：偽性神経障害性関節症型— Charcot 関節に類似した高度の関節破壊を呈するもの

偽痛風発作時には血液検査上，赤沈値の亢進，CRP 上昇などの急性炎症を示す所見がみられる．関節液中の CPPD 結晶の同定は偽痛風発作時には可能である．

　診断に必要な単純 X 線検査は両膝，恥骨結合を含んだ両股関節，および手関節でまず行う．関節軟骨では骨表面に平行の石灰化，線維軟骨では辺縁不正な厚い石灰化として認められる．滑膜への沈着は多くの場合塊状となり滑膜骨軟骨腫症と類似する．

　確定診断には McCarty（1979）の診断基準が一般に用いられている（表 2）．

文献
McCarty DJ. Calcium pyrophosphate crystal deposition disease. Pseudogout: Articular chondrocalcinosis (McCarty DJ ed: Arthritis and Allied Conditions, 9th ed). Lea & Febiger. 1979; 1276-1299.

4 治　療

　急性発作時には NSAIDs の投与や関節穿刺および洗浄を行う．その後ステロイド（水溶性）などの注入を行う．

　疼痛が強く関節症性変化が著しい場合には人工股関節全置換術（THA）が適応となる．

　THA 後の CPPD 結晶の再発について，Crawford ら（1999）は再置換術をした 789 例中 13 例（1.6%）で人工関節周囲に CPPD 結晶を認めたと報告している．

文献
Crawford R, Puddle B, Hunt N, et al. Deposition of calcium pyrophosphate in tissue after revision arthroplasty of the hip. J Bone Joint Surg Br. 1999; 23: 552-554.

表 2　CPPD 結晶沈着症（偽痛風）診断基準（1979）

Ⅰ．生検，剖検，滑液採取などを行い，X 線回折試験や化学的分析などの確実な方法による CPPD 結晶の証明
Ⅱ．(a) 偏光顕微鏡を用いて，非あるいは弱い正の複屈折煙を示す単斜および，あるいは三斜晶系結晶の確認
　　(b) X 線像における典型的石灰化
Ⅲ．(a) 特に膝またはほかの大関節の急性関節炎
　　　　高尿酸血症との合併は関係がない
　　(b) 特に膝，股，手関節，手根，肘，肩および中手指節関節（MCP）などの慢性関節炎で，急性増悪を伴う
　　　　骨関節炎との鑑別に有用な下記の特徴がある
　　　　1. 骨関節炎では稀な罹患部位―手関節，MCP，肘，肩
　　　　2. X 線異常所見―橈骨手根あるいは膝蓋大腿骨関節裂隙の狭小，特に単独の場合
　　　　　（大腿骨を覆う wrapped around 膝蓋骨）
　　　　3. 軟骨下嚢胞の形成
　　　　4. 変性の程度―進行性で，軟骨下骨の圧潰（微小骨折），骨断裂，関節内遊離体形成を伴う
　　　　5. 骨棘形成―大きさは不定で，変わりやすい
　　　　6. 腱の石灰化，特にアキレス腱，三頭筋腱，閉鎖筋腱

以上の項目のなかで，ⅠまたはⅡ(a)＋(b)を definite，Ⅱ(a)またはⅡ(b)を probable，Ⅲ(a)または(b)を possible と診断する．

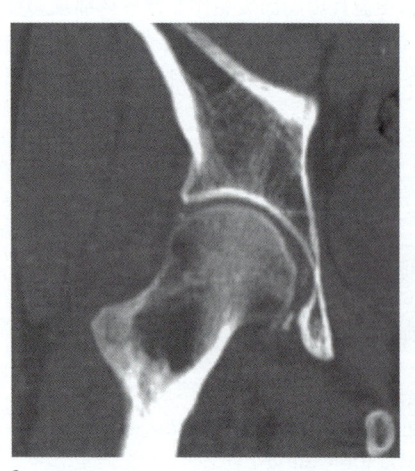

a

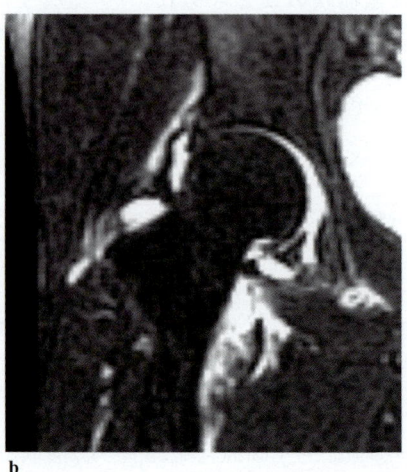

b

図 1　右股関節偽痛風
73 歳，女性．
a: CT．multi planer reconstruction（MPR）冠状断像．右股関節内に石灰化を認める．
b: T2 強調 MR 画像．右股関節内の関節液貯留と周囲軟部組織に広がる炎症所見を認める．

5 骨 Paget 病

骨 Paget 病（Paget disease of bone）は，1877 年に James Paget によって変形性骨炎として報告された疾患であり，40 歳以降の中年期に発症する骨の肥厚と変形を呈し，2 次的に神経障害や，悪性化して骨肉腫を生じる骨代謝疾患である（図 1）.

罹患骨の吸収とリモデリングが異常に亢進することが特徴である.

文献
Paget J. On a form of chronic inflammation of bones (osteitis deformans). Med Chir Trans. 1877; 60 : 37-64.

1 疫 学

発生率は調査人口の地理的分布と年齢の割合によって異なり，北欧を除いたヨーロッパ諸国，米国，オーストラリア，ニュージーランドでは，有病率が高く，0.1 ～ 5％と報告されている.

これに比較してわが国では 100 万人に 2.8 人と，格段に低い有病率である（Hashimoto ら 2006）. しかし，年齢が 55 歳以上となれば，その有病率が人口 10 万人あたり 0.41 人と上昇する.

わが国での男女比は 0.86:1 でやや女性に多く，1.2 ～ 1.8 の比で男性に多いという頻度の多い欧米諸国での報告と異なる（橋本ら 2007）.

文献
Hashimoto J, Ohno I, Nakatsuka K, et al. Prevalence and clinical features of Paget's disease of bone in Japan. J Bone Miner Metab. 2006; 24 : 186-190.
橋本　淳, 高田信二郎, 中塚喜義, 他. 日本骨粗鬆症学会骨Paget病の診断と治療ガイドライン委員会報告. わが国における骨パジェット病の有病率と臨床的特徴. Osteoporosis Jpn. 2007; 15 : 241-245.

2 病因・病態

骨 Paget 病の特徴的病態は，異常に亢進した骨吸収と，それにつづく旺盛な骨形成にある. 病因に関しては，遺伝疾患説（Haslam ら 1998）や slow virus infection 説（Sofaer ら 1983）など種々のものがあげられているが，いまだ不明である.

病理所見としては，多数の多核を有する破骨細胞による骨吸収に骨芽細胞の活性化による骨新生が続き，吸収窩には血管に富む線維組織による置換がみられる.

骨吸収と骨形成が不規則に繰り返されるが，骨芽細胞による基質の形成は正常の層状配列を呈さない線維性骨（woven bone）であり，X 線学的には特徴的なモザイクパターンを呈し，骨強度は低下している.

文献
Haslam SI, Van Hul W, Morales-Piga A, et al. Paget's disease of bone: evidence for a susceptibility locus on chromosome 18q and for genetic heterogeneity. J Bone Miner Res. 1998; 13 : 911-917.
Sofaer JA, Holloway SM, Emery AE. A family study of Paget's disease of bone. J Epidemiol Community Health. 1983; 37 : 226-231.

3 診 断

臨床症状としては骨の変形や弯曲があり，骨痛を呈することもあるが無症状であることが多い.

頭蓋底骨肥厚による 2 次的脳神経障害として難聴や三叉神経痛を生じたり，脊椎の骨変化により種々の神経根や脊髄症状をみることがある.

長管骨では大腿骨や脛骨が好発部位であり，稀に病的骨折を生じることもある.

骨 Paget 病では，片側もしくは両側の変形性股関節症（股関節症），軽度から重度の大腿骨頚部近位内反変形，大腿骨骨幹部の前外側弯曲などがみられることがある.

単純 X 線，テクネチウムシンチグラフィー，ガリウムシンチグラフィーなどによって診断される.

単純 X 線では，頭蓋の初期の骨吸収像は正常部との境界が明瞭で頭蓋限局性骨粗鬆症（osteoporosis circumscripta cranii）とよばれる. 混合期では硬化像と吸収像が入り混ざった綿花模様（cotton wool appearance）が特徴的であり，終期では著しい骨の肥厚や硬化像を示す.

テクネチウムやガリウムのシンチグラフィーでは，X 線像上でも変化がみられない時期にも異常集積像を示し，罹患部以外のスクリーニングに有用である.

また，病期の進行過程においてその活動性の指標として血清アルカリフォスファターゼ値が有用である.

その他，骨の代謝マーカーとして骨型アルカリ

フォスファターゼ（BAP），尿中Ⅰ型コラーゲン架橋 N-テロペプチド（NTX），尿中デオキシピリジノリン（DPD）なども診断の一助となる．悪性腫瘍との鑑別が必要と考えられる場合には，骨生検を行うこともある．

4 治療

骨痛，易骨折性，高アルカリフォスファターゼ血症などに対しては，骨代謝改善薬としてのカルシトニンやビスフォスフォネート製剤，そして睾丸腫瘍や高カルシウム血症の治療薬であるミスラマイシンなどが用いられる．

手術療法として股関節では人工股関節全置換術（THA）や大腿骨骨切り術などが施行される．

セメント使用 THA の治療成績については，Sochart ら（2000）は平均経過観察期間 10.4 年でTHA 98 例中 8 例（8.2％）に，Merkow ら（1984）は平均経過観察期間 5.2 年で THA 21 例中 2 例（9.5％）に再置換術を要したと報告している．他の報告でも再置換術の割合は約 8～15％程度である．

一方，セメントレス THA の治療成績については，Parvizi ら（2002）は平均経過観察期間 7 年で THA

19 例全例で再置換はなかったとしている．Wegrzynら（2010）は平均経過観察期間 6.6 年で THA 39 例中寛骨臼インプラントの弛みを 1 例で認めたが，再置換術はなかったとしている．Lusty ら（2007）は平均経過観察期間 6.7 年で THA 33 例中 3 例（9.0％）に再置換術を要したと報告している．

周術期の管理として，Wegrzyn ら（2010）は術前のビスフォスフォネート製剤により，術中の出血量の減少や術後のインプラントの弛みの防止が図れるとしており，周術期の疾患活動性のコントロールも重要であると考えられる．

文献

Lusty PJ, Walter WL, Walter WK, et al. Cementless hip arthroplasty in Paget's disease at medium-term follow-up (average of 6.7 years). J Arthroplasty. 2007; 22 : 692-696.

Merkow RL, Pellicci PM, Hely DP, et al. Total hip replacement for Paget's disease of the hip. J Bone Joint Surg Am. 1984; 66 : 752-755.

Parvizi J, Schall DM, Lewallen DG, et al. Outcome of uncemented hip arthroplasty components in patients with Paget's disease. Clin Orthop. 2002; 403 : 127-134.

Sochart DH, Porter ML. Charnley low-friction arthroplasty for Paget's disease of the hip. J arthroplasty. 2000; 15 : 210-219.

Wegrzyn J, Pibarot V, Chapurlat R, et al. Cementless total hip arthroplasty in Paget's disease of bone; a retrospective review. Int Orthop. 2010; 34 : 1103-1109.

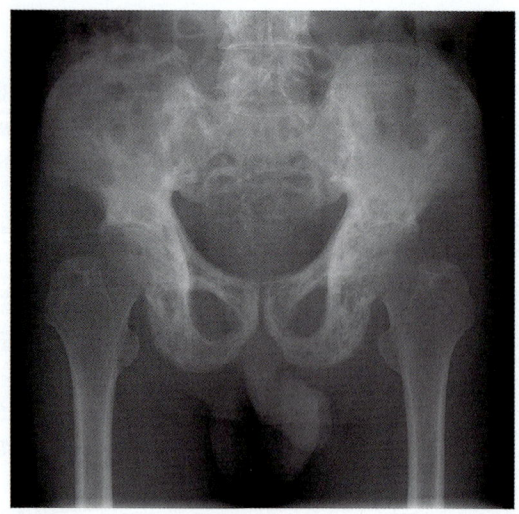

図1 骨 Paget 病
83 歳，男性．両股関節とも骨盤側に著しい骨硬化像と骨吸収像が入り混ざった綿花模様（cotton wool appearance）を認め，両側の股関節症が進行している．

6 先端巨大症

先端巨大症（acromegaly）は，主に下垂体に発生した良性腫瘍（成長ホルモン産生下垂体腺腫）から過剰に分泌される成長ホルモン（growth hormone: GH）によって起こる慢性の進行性疾患である．

顔貌の変化や手足の肥大，舌の肥大による睡眠時無呼吸症候群といった肥大症状のほか，高血糖状態や高血圧の原因ともなる．

疾患の頻度は毎年100万人当たり3〜4人と少なく，症状の発現から診断までに時間を要する例が多い．

先端巨大症の患者における変形性関節症のリスクは高く（Wassenaar ら 2009），原疾患の治療が適切になされている場合においても，変形性関節症により患者の QOL は長期にわたり障害される（Wassenaar ら 2010）．

文献

Wassenaar MJ, Biermasz NR, van Duinen N, et al. High prevalence of arthropathy, according to the definitions of radiological and clinical osteoarthritis, in patients with long-term cure of acromegaly: a case-control study. Ear J Endocrinol. 2009; 160 : 357-365.

Wassenaar MJ, Biermasz NR, Kloppenburg M, et al. Clinical osteoarthritis predicts physical and psychological QoL in acromegaly patients. Growth Horm IGF Res. 2010; 20 : 226-233.

1 疫　学

変形性関節症は15〜64%の患者に合併するといわれる（Kellgren ら 1952，Bluestone ら 1971，Detenbeck ら 1973）．全身の関節に関節症を発生する．股関節，膝関節，肩関節といった大関節に好発するとされている（Layton ら 1988）．

文献

Bluestone R, Bywaters EG, Hartog M, et al. Acromegalic arthropathy. Ann Rheum Dis. 1971; 30 : 243-258.

Detenbeck LC, Tressler HA, O'Duffy JD, et al. Peripheral joint manifestations of acromegaly. Clin Orthop Relat Res. 1973; 91 : 119-127.

Kellgren JH, Ball J, Tutton GK. The articular and other limb changes in acromegaly; a clinical and pathological stady of 25 cases. Q J Med. 1952; 21 : 405-424.

Layton MW, Fudman EJ, Barkan A, et al. Acromegalic arthropathy. Arthritis Rheum. 1988; 31: 1022-1027.

2 病因・病態

先端巨大症において過剰に産生された成長ホルモンは IGF-1（insulin-like growth factor 1）を介して関節軟骨の軟骨細胞を増殖させ，細胞外マトリックスの産生を促進する．

初期には軟骨層が肥大化し，関節裂隙が開大する．また，成長ホルモンと IGF-1 は靱帯や関節包といった関節を構成する軟部組織を肥大化させるため，関節が不安定になり徐々に関節の破壊が進行する．

軟骨下骨の代謝速度は亢進しており，経過とともに軟骨下骨に嚢胞が形成される．関節軟骨が摩耗するにつれ関節裂隙は狭小化して変形性関節症となる（Killinger ら 2010, 2012）．

椎体骨折の頻度が増加したという報告があるように（Bonadonna ら 2005），先端巨大症患者においては骨の脆弱化が起こる．

骨強度が低下する原因として，過剰分泌される成長ホルモンや IGF-1 の影響のほか，下垂体腺腫の圧迫により性腺刺激ホルモンの分泌低下が起こるため，性ホルモンの作用不足による骨量減少の影響がある．

しかし，一般的に用いられる dual-energy X-ray absorptiometry（DEXA）法で測定される骨密度では骨棘の出現や骨の増生により影響をうけるため，先端巨大症患者の骨折リスクを骨密度で判断することは難しい（Wassenaar ら 2011）．

〔病　理〕

病理所見としては，骨端の基底層の軟骨細胞が肥大，増殖し荷重などの負荷により正常な表層軟骨細胞との間に分離が生じ表層軟骨の変性が起こる．

文献

Bonadonna S, Mazziotti G, Nuzzo M, et al. Increased prevalence of radiological spinal deformities in active acromegaly: a cross-sectional study in postmenopausal women. J Bone Miner Res. 2005; 20 : 1837-1844.

Killinger Z, Payer J, Lazúrová I, et al. Arthropathy in acromegaly. Rheum Dis Clin North Am. 2010; 36 : 713-720.

Killinger Z, Kužma M, Sterančáková L, et al. Osteoarticular changes in acromegaly. Int J Endocrinol. 2012; 839282.

Wassenaar MJ, Biermasz NR, Hamdy NAT, et al. High prevalence of vertebral fractures despite normal bone mineral density in patients with long-term controlled acromegaly. Eur J Endocrinol. 2011; 164 : 475-483.

3 診　断

　先端巨大症の診断および治療は，厚生労働科学研究費補助金難治性疾患等政策研究事業.「間脳下垂体機能障害に関する調査研究」班. 間脳下垂体機能障害の診断と治療の手引き（平成 30 年度改訂）（日本内分泌学会 2019）が参考になる.

　稀な疾患であり，症状の発見から診断までかなりの時間を要することが多く，わが国でも平均 8 年以上を要している（斉藤 ら 1991）. 関節痛などの症状は，明らかな画像所見がみられるよりも早く起こることも多く，先端巨大症の診断確定時には 4 割の患者において関節症状がみられるとの報告もある（Tagliafico ら 2011）.

　単純 X 線像上の特徴は，軟骨層の肥大を反映した関節裂隙の開大と，骨増生に伴う骨棘形成がみられることである（Tagliafico ら 2011, Wassenaar ら 2011）.

　軟骨表面への石灰沈着が確認できることもある. 軟骨の破壊が進むと関節裂隙は狭小化するため，変形性股関節症（股関節症）と同様の単純 X 線像を呈する.

　そのほか先端巨大症における特徴的な所見として，手指末節骨の花キャベツ様変形や，足部単純 X 線側面像における足底軟部組織の肥厚（22mm 以上）がある.

1. 臨床症状

　主症候として，①手足の容積の増大，②先端巨大症様顔貌（眉弓部の膨隆，鼻・口唇の肥大，下顎の突出など），③巨大舌がある. また，副症候および参考所見として，①発汗過多，②頭痛，③視力・視野障害，④月経異常，⑤睡眠時無呼吸症候群，⑥耐糖能異常，⑦高血圧，⑧不正咬合，⑧変形性関節症，手根管症候群，⑩頭蓋骨および手足の単純 X 線の異常，などがある.

　関節の運動時痛，腫脹，関節水腫といった股関節症の症状が生じる. 関節包や靱帯の肥大に伴い関節の不安定性が生じるが，関節の変形が進むにつれ可動域制限が起こる.

　こうした関節病変の頻度は，罹病してからの期間が長いほど増加する傾向がある. 初期症状として関節痛を訴える患者もいる（Killinger ら 2012）.

2. 検査所見

　①成長ホルモン（GH）分泌の過剰：血中 GH 値がブドウ糖 75g 経口投与で正常域まで抑制されないこと，②血中 IGF-1（ソマトメジン C）の高値など，がある.

3. 単純 X 線

　四肢では足底部軟部組織の肥厚，手指末節骨の花キャベツ様肥大変形，種子骨の肥大がみられ，脊椎では椎体の肥大，胸椎の後弯，腰椎の前弯が顕著となり骨棘の形成が著しい.

　頭部では，下顎突出，前額洞拡大，後頭結節突出

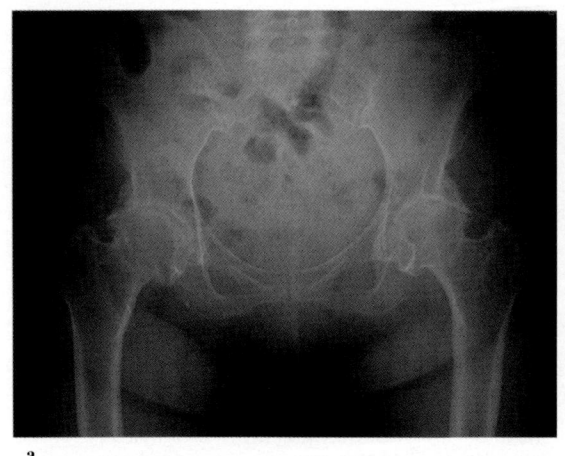
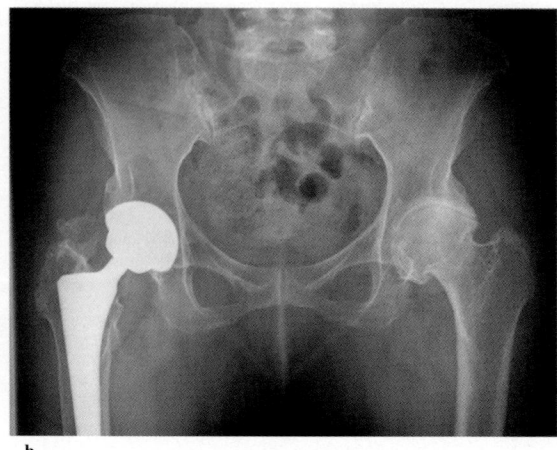

a　　　　　　　　　　　　　　　　b

図 1　先端巨大症による変形性股関節症
55 歳，女性. a: 単純 X 線像. 両股関節の関節裂隙は狭小化しており，骨棘の形成が著しい. b: 4 年後. 右股関節には人工股関節全置換術が施行されている. 左股関節は関節裂隙狭小化と骨棘形成が進行している.

が特徴的である.

　関節に特徴的な所見は, 明らかな骨棘形成など中等度の関節症性変化がみられるにもかかわらず, 関節軟骨の増殖, 肥厚のため関節裂隙は正常あるいはむしろ拡大していることである.

　しかしながら, 関節症の進行とともに関節裂隙も狭小化し特徴的な所見はみられにくくなる (Resnick 1981, Johanson ら 1983) (図 1). また, MRI または CT で下垂体腺腫の所見を認める.

文献

Johanson NA, Vigorita VJ, Goldman AB, et al. Acromegalic arthropathy of the hip. Clin Orthop Relat Res. 1983; 173 : 130-139.

Killinger Z, Kužma M, Sterančáková L, et al. Osteoarticular changes in acromegaly. Int J Endocrinol. 2012; 839282.

厚生労働科学研究費補助金難治性疾患等政策研究事業.「間脳下垂体機能障害に関する調査研究」班. 間脳下垂体機能障害の診断と治療の手引き (平成30年度改訂). 日内分泌会誌. 2019; 95 suppl: 1-60.

Resnick D. Pituitary disorder (Resnick D, et al eds: Diagnosis of Bone and Joint Disorders). WB Saunders. 1981; 1756-1784.

斉藤史郎, 横越　浩, 清水直寛. 間脳下垂体疾患長期予後調査報告. 日内分泌会誌. 1991; 67(Suppl 2) : 263-276.

Tagliafico A, Resmini E, Ferone D, et al. Musculoskeletal complications of acromegaly: what radiologists should know about early manifestations. Radiol Med. 2011; 116 : 781-792.

Wassenaar MJ, Biermasz NR, Bijsterbosch J, et al. Arthropathy in long-term cured acromegaly is characterised by osteophytes without joint space narrowing: a comparison with generalised osteoarthritis. Ann Rheum Dis. 2011; 70 : 320-325.

4 ｜ 治　療

　先端巨大症の治療の第 1 選択は, 経蝶形骨洞的下垂体腫瘍摘出術である.

　合併症などで手術の危険性が高い場合は, 薬物療法, 放射線療法を行う. 術前のソマトスタチン誘導体投与により腫瘍縮小が期待されることがある.

　手術後コントロール不良または手術により十分な腫瘍摘出ができない場合には薬物療法を行う. 単独の薬物療法でコントロールが不良の場合には併用療法についても検討する.

　手術後寛解にいたらず, 薬物療法により効果が不十分な場合で, 外科的切除が困難な部位に腫瘍が残存している場合, あるいは再発の場合で同様の条件を満たす場合には放射線療法を行う.

　放射線療法については定位的放射線治療 (ガンマナイフ, サイバーナイフなど) を第 1 選択とする. (間脳下垂体機能障害の診断と治療の手引き 2019).

　ソマトスタチンアナログなどによる薬物療法単独では成長ホルモンの分泌が異常な状態を完全に是正することはできない.

　薬物療法を長期に行い比較的成長ホルモンのレベルが低く保たれている患者においても, 股関節症変化が進むことが多い (Claessen ら 2012).

　股関節症が進行し, 疼痛などのため歩行困難や ADL の低下をきたした場合には, 人工股関節全置換術 (THA) の適応となる.

　手術に際しては, 骨強度の低下, 骨棘の存在, 骨の変形, 関節周囲組織の肥大による不安定性, などに留意する必要がある.

　先端巨大症に対する THA 施行後の評価については, 国内外の症例では良好な結果が報告されている. 一方で, 長期的には弛みが生じる率が高いとの報告もあり (Akkaya ら 2022), 注意を要する.

　糖尿病, 高血圧, 悪性腫瘍の発生 (主に大腸がん) などにより, 先端巨大症の患者は全体として一般人口より平均寿命が 10 ～ 15 年ほど短いといわれる.

文献

Akkaya M, Pignataro A, Sandiford N, et al. Clinical and functional outcome of total hip arthroplasty in patients with acromegaly: mean twelve year follow-up. Int Orthop. 2022; 46: 1741-1747.

Claessen KM, Ramautar SR, Pereira M, et al. Progression of acromegalic arthropathy despite long-term biochemical control: a prospective, radiological study. Eur J Endocrinol. 2012; 167 : 235-244.

厚生労働科学研究費補助金難治性疾患等政策研究事業.「間脳下垂体機能障害に関する調査研究」班. 間脳下垂体機能障害の診断と治療の手引き (平成30年度改訂). 日内分泌会誌. 2019; 95 suppl: 1-60.

7 | 血友病性関節症

血友病性関節症（hemophilic arthropathy）は，血液凝固因子の欠如により関節内に反復する出血が生じるために骨変化が起こり，関節の変形や拘縮が惹起され，関節が荒廃する疾患である．

血友病 A は凝固因子Ⅷ因子欠乏症，血友病 B はⅨ因子欠乏症と定義される．

1 | 疫　学

わが国での全血友病の出生頻度は男児出生 5,000 〜 10,000 人に 1 人で，血友病 B は血友病 A のおよそ 1/5 程度である．

特に幼児期，学童期に多く発症する．凝固因子活性が低いほど幼少期より発症する．

血友病性関節症で最も頻度の高いのは膝関節，肘関節，足関節であり，次に股関節，肩関節があげられる．しかし，平均 7 年以上の追跡調査では約60％の患者に 1 回以上の股関節内出血があったとする報告がある（Goodman ら 1987）．

文献
Goodman S, Gamble JG, Dilley M. Hip motion changes in hemophilia. J Pediatr Orthop. 1987; 7 : 664-666.

2 | 病因・病態

滑膜の血管からの出血は，関節内圧が滑膜の毛細血管の圧を上回るまで持続する．このため，滑膜や軟骨下骨には阻血性変化が生じる．軟骨下骨の阻血性変化は，囊腫様変化の原因となる．

関節内に貯留した血液は分解され，滑膜により吸収されるが，滑膜が吸収できる以上の鉄分が存在すると，滑膜細胞は死にいたりライソゾームが放出される．

ライソゾームは関節軟骨を破壊し，滑膜の炎症を増大させる．この結果，滑膜が増生して血管に富む状態となり，さらに出血しやすくなる．

滑膜の増生は，関節軟骨を侵食し変性させる．関節症が進行すると，滑膜は線維化し関節可動域の減少をきたす．

繰り返す出血により関節包の弛緩や骨端の血管の拡張が生じ，骨端の肥大化や骨の過成長が惹起される．骨粗鬆症や筋萎縮も出現する．

3 | 診　断

血友病 A，B ともに伴性劣性遺伝であり，男子に発症するため，出血性素因に関する家族歴の聴取が必要である．また，関節血腫をきたす疾患との鑑別が重要である．

1. 臨床症状
関節症は 3 期に分類される．
①急性期：出血直後には関節の疼痛や腫脹がみられる．発赤や熱感を伴うこともある．これらの症状は 2 〜 3 日で消失する．
②亜急性期（滑膜炎期）：1 度出血した関節では出血を繰り返す傾向があり，滑膜や関節包の肥厚を生じ，さらに小出血を繰り返す．
③慢性期：関節包の肥厚が進み関節可動域は減少し，周囲の筋萎縮をきたす．関節軟骨の破壊が進むと変形や線維性の強直にいたることもある．

2. 単純 X 線
初期には軟部の腫大のみを認めるが，その後骨端部の肥大や，骨萎縮と骨梁の粗大化がみられる．病変が進むと，関節裂隙の狭小化や骨囊胞形成もみられる．最終的に線維性の強直となる（図 1）．

成長期では大腿骨頭が扁平となり不規則に雲状に濃縮し，Perthes 病に似た変化があらわれる．早期に寛骨臼が破壊されることもある．寛骨臼底突出症，狭い大腿骨骨髄腔，外反股，大腿骨頚部前捻の増大などもみられる（Miles ら 2008）．

評価には DePalma の Grade 分類（表 1）（DePalma 1967）や Arnold and Hilgartner の Stage 分類（表 2）（Arnold ら 1977）が用いられる．

3. MRI
関節周囲の軟部組織の異常，滑膜の腫大，関節内血腫などの描出が可能で，初期の病変の診断に有用である．

4. 血液検査
血液凝固系検査では，出血時間，プロトロンビン時間は正常で，活性化部分トロンボプラスチン時間

表1　血友病性関節症の Grade 分類（DePalma 1967）

(1) Grade 1： 関節周囲軟部組織の陰影増強
(2) Grade 2： 骨端部の骨萎縮と過成長
(3) Grade 3： 1) 骨端部の変化
2) 関節裂隙狭小化
3) 軟骨下嚢胞形成
4) 骨棘形成
5) 関節裂隙の部分消失
(4) Grade 4： 関節裂隙の完全消失

表2　血友病性関節症（Arnold and Hilgartner）の Stage 分類（Arnold ら 1977）

(1) Stage Ⅰ： 骨病変はないが，軟部陰影の腫大はある．
(2) Stage Ⅱ： 局所の骨萎縮と骨端部の過成長．骨嚢腫や関節裂隙の狭小化はない．
(3) Stage Ⅲ： 軟骨下骨の骨嚢腫や骨の変形．関節裂隙は残存している．
(4) Stage Ⅳ： Stage Ⅲの状態が進行．関節裂隙の狭小化も出現．
(5) Stage Ⅴ： 線維性の関節強直．関節裂隙の消失．骨端部の著明な肥大．血友病性関節症の終末像．

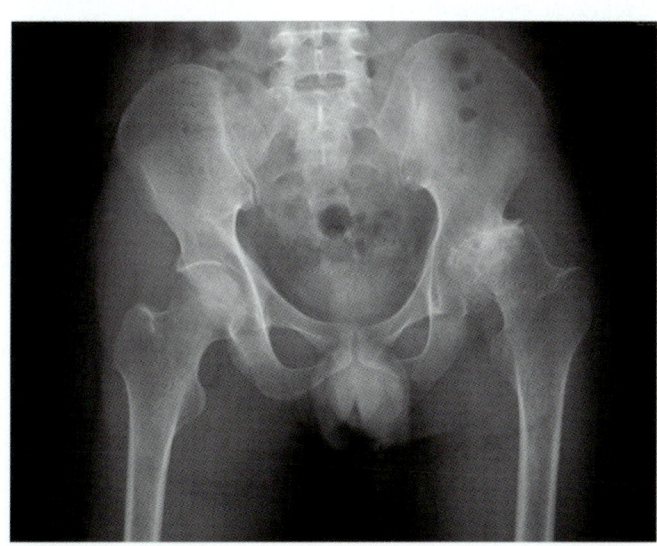

図1　血友病性関節症
43歳，男性．左股関節の関節裂隙は消失し，骨性強直に近い状態になっている．

（APTT）が延長する．凝固因子の活性により重症度が分類される．1%未満を重症，1〜5%を中等症，5%以上を軽症と分類する．

文献

Arnold WD, Hilgartner MW. Hemophilic arthropathy. Current concepts of pathogenesis and manage-ment. J Bone Joint Surg Am. 1977; 59 : 287-305.

DePalma AF. Hemophilic arthropathy. Clin Orthop Relat Res. 1967; 52 : 145-165.

Miles J, Rodríguez-erchán EC, Goddard NJ. The impact of haemophilia on the success of total hip arthroplasty. Haemophilia. 2008; 14 : 81-84.

4 治　療

　出血のコントロールと関節機能の保持，再建が主な目的となる．

　1) **急性期**：血液凝固因子補充療法が基本である．関節内出血に対しては補充療法に加え，安静，冷却，圧迫固定による止血が重要である．

荷重関節である股関節の場合，最低2週間は松葉杖を用いて免荷すべきである．明らかな関節内出血の場合には，関節穿刺や洗浄が行われる．

2）亜急性期：出血については急性期に準ずる．関節拘縮が生じやすいため，その予防には，関節可動域訓練や筋力増強訓練などの運動療法や装具療法を行う．

3）慢性期：関節症の変化が強くADL上支障をきたす場合には，人工股関節全置換術（THA）の適応となる．

THAでは，疼痛や関節内出血が抑えられることによりADLが向上し満足度は高い．しかしながら，周術期の異常出血，インプラントの固定性不良，大腿骨および寛骨臼の形態学的異常，関節拘縮，骨質低下などに注意する必要がある．

また，手術の際には，血液凝固因子補充による止血管理が重要である．

血液凝固因子補充療法については2013年に日本血栓止血学会学術標準化委員会血友病部会が『インヒビターのない血友病患者に対する止血治療ガイドライン』（藤井ら 2013），『インヒビター保有先天性血友病患者に対する止血治療ガイドライン』（酒井ら 2013）を作成している．

THAの成績に関しては，早期の弛みのリスクが高いとされる．その原因として，手術時年齢が若年であり活動性が高いこと，他の関節も障害されており股関節に過度のストレスがかかること，などがあげられる．

また，セメントTHAにおいては骨とセメントの境界における微小出血がインプラント固定性に影響を与え，早期の弛みに関連しているとされる（Nelson ら 1992）．セメントTHAと比較してセメントレスTHAの方が弛みの頻度が低く，成績がよいとの報告がある（Yoo ら 2009）．

深部感染発症リスクも高いと報告されており，ヒト免疫不全ウイルス（human immunodeficiency virus：HIV）陽性例に多いことが報告されている（Kelley ら 1995）．

また，Greene ら（1990）はCD4陽性細胞数が200/μl未満の場合には手術を避けるべきと報告している．

文献

藤井輝久, 天野景裕, 渥美達也, 他. インヒビターのない血友病患者に対する止血治療ガイドライン：2013年改訂版. 日血栓止血会誌. 2013; 24: 619-639.

Greene WB, DeGnore LT, White GC. Orthopaedic procedures and prognosis in hemophilic patients who are seropositive for human immunodeficiency virus. J Bone Joint Surg Am. 1990; 72 : 2-11.

Kelley SS, Lachiewicz PF, Gilbert MS, et al. Hip arthroplasty in hemophilic arthropathy. J Bone Joint Surg Am. 1995; 77 : 828-834.

Nelson IW, Sivamurugan S, Latham PD, et al. Total hip arthroplasty for hemophilic arthropathy. Clin Orthop Relat Res. 1992; 276 : 210-213.

酒井道生, 瀧　正志, 家子正裕, 他. インヒビター保有先天性血友病患者に対する止血治療ガイドライン：2013年改訂版. 日血栓止血会誌. 2013; 24: 640-658.

Yoo MC, Cho YJ, Kim KI, et al. The outcome of cementless total hip arthroplasty in haemophilic hip arthropathy. Haemophilia. 2009; 15 : 766-773.

8 ヘモクロマトーシス

ヘモクロマトーシス（hemochromatosis）は，体内の鉄が過剰となり，全身の臓器や組織に鉄分が沈着する疾患である．その成因の違いから，原発性のものと続発性のものとがある．

原発性ヘモクロマトーシスは，常染色体劣性遺伝によって先天的な消化管の鉄吸収の亢進や鉄処理の異常が生じ鉄の過剰蓄積がもたらされると考えられている．

病因遺伝子として，染色体第6番目にあるHFE遺伝子が同定され，多くの症例は282番目のアミノ酸の変異（C282Y）が原因であることがわかってきた（Allen ら 2008）．

続発性としては，頻回で大量の赤血球輸血に起因する輸血後鉄過剰症や，大量の飲酒などによる鉄の過剰摂取などによるものがある．

文献
Allen KJ, Gurrin LC, Constantine CC, et al. Iron-overload-related disease in HFE hereditary hemochromatosis. N Engl J Med. 2008; 358 : 221-230.

1 疫　学

原発性ヘモクロマトーシスは，月経，妊娠，出産などで鉄が失われやすい女性には少なく，男性が5〜10倍多いのが特徴である．

年齢的には，組織学的に鉄の沈着が認められても症状があらわれるまでには20〜40年を要するため，40〜60歳での発症が多いとされる．

わが国では，原発性ヘモクロマトーシスは非常に稀である（加藤ら 1991）．ヘモジュベリン，トランスフェリン受容体2，フェロポルチンI遺伝子などの異常を持つ家系の存在が明らかとなっているが，わが国における正確な患者数は明らかでない．

文献
加藤光朗, 岩田　久, 石黒直樹, 他. 多発性関節症をきたしたidiopathic hemochromatosisの1例. 関節外科. 1991; 10 : 79-84.

2 病因・病態

青銅様の皮膚の色素沈着，肝硬変，糖尿病の3つが，3主徴とされる．鉄の体内バランスは，腸管からの吸収により調節されている．

腸管におけるフェリチンの発現低下，トランスフェリン受容体発現へのフィードバック機構の欠如などがみられる．

ヘモクロマトーシスでは，鉄の大半がヘモジデリンとして沈着し，肝では正常の50倍，心臓では10倍程度の沈着をみる．機能異常がみられやすいのは，皮膚，肝臓，脾臓であるが，鉄の組織沈着は全身的に生じる．

約50％に関節障害が発生する（Hirsh ら 1976）．これに関しては，1964年のSchumacher以降，多くの報告がある．

関節症発症の機序について，Schumacher ら（1988）は軟骨細胞や滑膜細胞内に沈着した鉄が，そこで産生されるプロテオグリカンやコラーゲンを変化させることなどにより細胞障害を起こすとしている．

〔病　理〕

病理所見としては，関節組織に，多量のヘモジデリン沈着と，ピロリン酸カルシウムの沈着がみられる．ヘモジデリン沈着は滑膜組織の辺縁部と血管周囲に多い．電顕では，タイプA，B細胞とも，細胞内に鉄分を観察できる．

文献
Hirsh JH, Killien FC, Troupin RH. The arthropathy of hemochromatosis. Radiology. 1976; 118 : 591-596.
Suhumacher HR Jr. Hemochromatosis and arthritis. Arthritis Rheum. 1964; 7 : 41-50.
Schumacher HR, Straka PC, Krikker MA, et al. The arthropathy of hemochromatosis. Recent studies. Ann N Y Acad Sci. 1988; 526 : 224-233.

3 診　断

関節の障害は手指などの小関節を中心として多発性に生じる．ヘモジデリンの沈着が長期に持続すると，肩関節，膝関節，股関節などの大関節にも障害が発生する．症状は疼痛，腫脹，可動域制限である．罹患関節は対称性のことが多い．

血清中の鉄濃度が上昇し，トランスフェリンの鉄飽和度が増加する．肝生検で確定される．

滑膜組織へのヘモジデリン沈着は，本症に特異的なものではなく，色素性絨毛結節性滑膜炎，血友病

性関節症などでもみられる．しかし，これらの疾患では関節内出血による2次的なヘモジデリン沈着であるが，本症では関節内出血と関係なくヘモジデリン沈着がみられる．

単純X線像では，約50％の症例で全身の骨にびまん性の骨萎縮を生じる．関節周囲では軟骨下骨の変形，骨棘，骨嚢胞などがみられる．また20～60％の症例では関節軟骨内の石灰化（chondrocalcinosis）がみられる（Axfordら1991）．

文献

Axford JS, Bomford A, Revell P, et al. Hip arthropathy in genetic hemochromatosis. Radiographic and histologic features. Arthritis Rheum. 1991; 34 : 357-361.

4 治 療

関節症に対する治療のほかに，ヘモクロマトーシスに対する治療も必要である．

ヘモクロマトーシスに対する基本的治療は，臓器に沈着した鉄を除去することである．早期に診断し鉄を除去すれば予後は良好であるが，続発性のヘモクロマトーシスに対しては，原因となっている疾患の治療が必要である．

鉄の除去法には，瀉血（血液を大量に抜く）と鉄キレート薬（鉄排泄促進薬）投与の2つがある．

進行した股関節症には人工股関節全置換術も行われる．アミノ酸の変異であるC282Yがあると，早期に弛みを生じるという報告（Lunnら2005）があり，注意深い経過観察が必要である．

文献

Lunn JV, Gallagher PM, Hegarty S, et al. The role of hereditary hemochromatosis in aseptic loosening following primary total hip arthroplasty. J Orthop Res. 2005; 23 : 542-548.

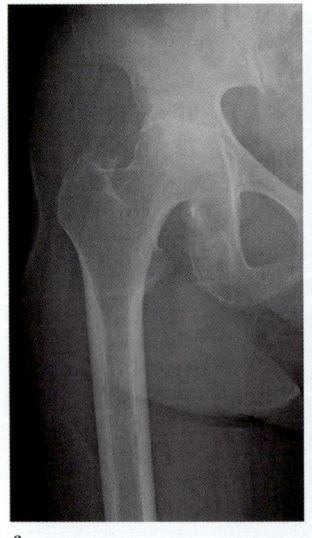
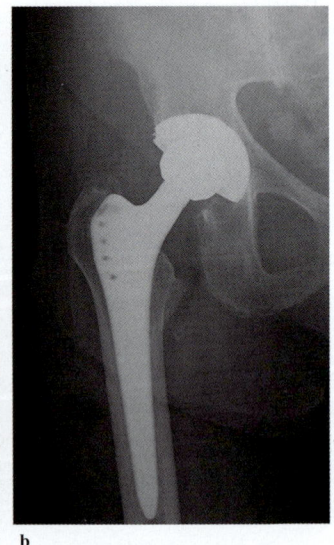

a   b

図1 ヘモクロマトーシスによる変形性股関節症
69歳，女性．a: 単純X線像．関節裂隙の消失，骨嚢胞形成を認める．b: 人工股関節全置換術後．術中，大腿骨頭と関節包内面に黒い色素の点状の沈着がみられた．

（岩城啓好先生提供）

8章 感染性疾患

　股関節に生じる感染性疾患（infectious diseases）は起因病原体により，細菌性，真菌性，ウイルス性，スピロヘータ性，マイコプラズマ性股関節炎に分類される（表1）．

　細菌性が最も多く，細菌性関節炎は淋菌性と非淋菌性股関節炎に分かれる（Garcia-De La Torre ら 2009）．

　淋菌性股関節炎は青壮年の健常者に多く，非淋菌性股関節炎は化膿性，結核性，嫌気性菌性関節炎などに分かれ，乳幼児や高齢者，易感染性宿主に生じることが多い．

　真菌性，スピロヘータ性，マイコプラズマ性股関節炎は稀な疾患であるが易感染性宿主に生じることがある．

文献
Garcia-De La Torre I, Nava-Zavala A. Gonococcal and nongonococcal arthritis. Rheum Dis Clin North Am. 2009; 35 : 63-73.

1 化膿性股関節炎

化膿性股関節炎（septic/pyogenic arthritis of the hip）

の感染経路には ①血行性，②周囲の軟部組織や骨からの波及，③直接侵入（開放骨折や手術，関節内注射など）がある．乳児や高齢者，糖尿病，ステロイド投与など免疫機能の低下した患者では，大半は先行感染巣からの血行性感染による関節炎である．

　本症は進行性で，関節破壊の速度は関節リウマチや結核性関節炎と比較しても急速である．早期発見，早期治療が重要である（Ravn ら 2023）．

1 疫　学

　いずれの年齢にも発生するが，乳児の発症が多い．成人では免疫機能が低下している場合や骨接合術などの術後に発生が多い．

　股関節の化膿性関節炎の発生頻度は膝関節に次いで多く（Swarup ら 2020），感染性関節炎全体の20〜40％を占める．

文献
Ravn C, Neyt J, Benito N, et al., Guideline for management of septic arthritis in native joints (SANJO). J Bone Jt Infect. 2023; 8: 29-37.
Swarup I, LaValva S, Shah R, et al. Septic arthritis of the hip in children: A critical analysis review. JBJS Rev. 2020; 8: e0103.

表1　感染性股関節炎の分類と起因病原体

	起因病原体	病原体の特徴	主な起因病原体名
細菌性	淋菌		*Neisseria gonorrhoeae*
	非淋菌	化膿菌	*Staphylococcus aureus* などのグラム陽性菌が多いがグラム陰性菌も原因菌となる．
		結核菌	*Mycobacterium tuberculosis*
		嫌気性菌	*Bacteroides fragilis* や *Propionibacterium acnes* などのグラム陰性桿菌が多い．
その他	真菌		*Candida* 属，*Sportrichum* 属，*Aspergillus* 属など
	ウイルス		Hepatitis B，C virus（HBV, HCV），rubella（風疹），mumps virus（流行性耳下腺炎）ヒト免疫不全ウイルス（HIV）など
	スピロヘータ	梅毒	*Treponema pallidum*
		Lyme病	*Borrelia burgdorferi*
	マイコプラズマ		*Mycoplasma* 属

2 ｜病　態

　新生，乳幼児など小児では長管骨骨幹端部で血管がループ状になっているため細菌が停留しやすく，骨髄炎が生じやすい（Samora ら 2013）．この時期の大腿骨近位骨幹端は関節内にあるため骨髄炎は股関節へと容易に波及し化膿性股関節炎となる．

　感染が生じると滑膜炎が発生し，関節腔内の大量の細菌と遊走した多形核白血球由来のタンパク分解酵素によって関節軟骨基質破壊が急速に進行する．

　また，股関節は関節包に包まれた狭い空間であるため，膿の貯留により関節内圧が上昇しやすい．したがって上昇した関節内圧，菌毒素，タンパク分解酵素により関節軟骨が破壊される．

　さらに，新生児・乳幼児期では関節内圧上昇と大腿骨頭変形により，病的な亜脱臼，脱臼が生じ（図1），高度の変形を遺残することもある（図2）（Samora ら 2013）．

　原因菌としては，黄色ブドウ球菌（*Staphylococcus aureus*）が最も多く，近年ではメチシリン耐性ブドウ球菌（*methicillin-resistant Staphylococcus*: MRS）も増加している．肺炎球菌（*Pneumococcus vaccine*）などのグラム陽性菌のほか，大腸菌（*Escherichia coli*）やインフルエンザ菌（*Haemophilus influenzae*）などのグラム陰性菌，*Propionibacterium acne* などの嫌気性菌も原因菌として報告されている．また近年では欧米で *Kingella kingae* が乳幼児化膿性股関節炎の病原微生物として報告されている（Swarup ら 2020）．

文献

Samora JB, Klingele K. Septic arthritis of the neonatal hip: acute management and late reconstruction. J Am Acad Orthop Surg. 2013; 21: 632-641.

Swarup I, LaValva S, Shah R, et al. Septic arthritis of the hip in children: A critical analysis review. JBJS Rev. 2020; 8: e0103.

3 ｜診　断

　臨床所見として，急性化膿性股関節炎は高熱および悪寒などで発症し，同時に股関節痛と運動制限が出現する．

　乳幼児期での特徴的な所見は，患肢を動かさず麻痺しているかのようにみえる仮性麻痺（pseudoparalysis）

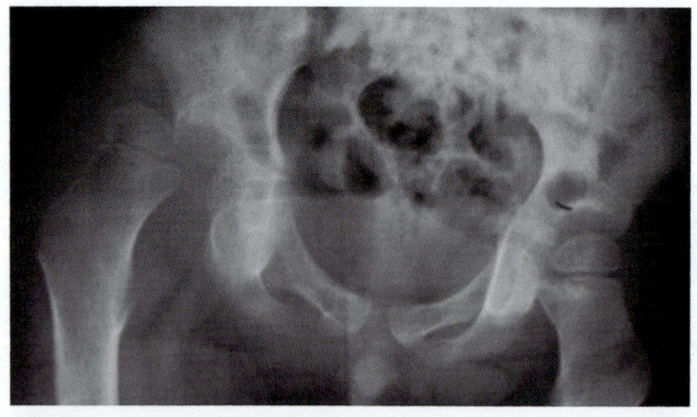

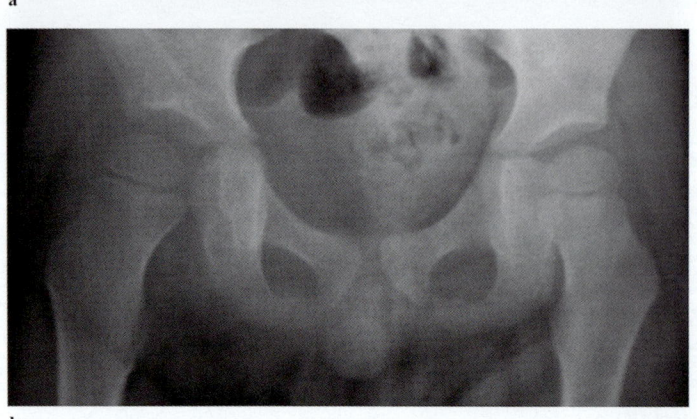

図1　小児化膿性股関節炎
9 歳，男児．
a: 初診時単純 X 線像で右股関節の脱臼を認める．
b: 整復後も右大腿骨頭の外方偏位を認める．

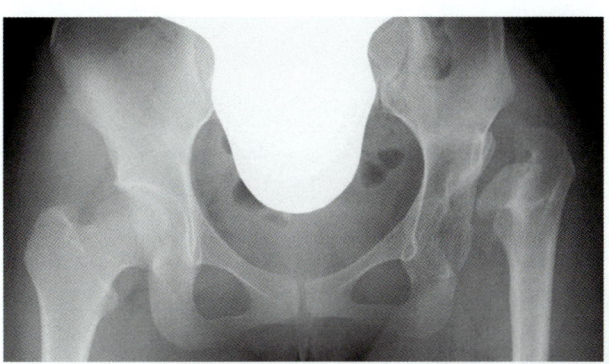

図2　乳幼児化膿性股関節炎後遺残変形
14歳，女性.
a: 単純X線で左大腿骨頭の変形と外方への亜脱臼を認める.
b: CTで左大腿骨頭の変形（2頂骨頭）と股関節荷重面の不適合を認める.

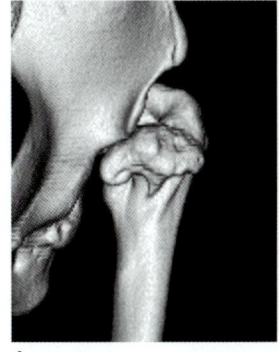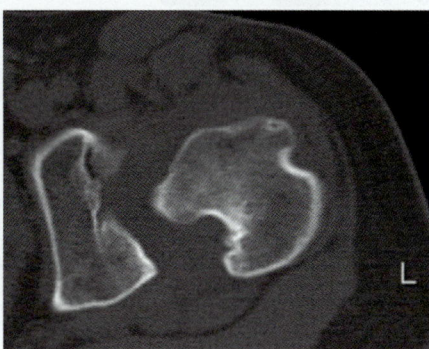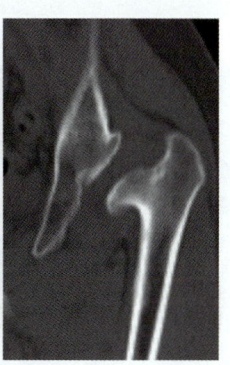

a

b

や，関節部を押したり，関節部の他動運動を行うと泣くことである.

　成人では疼痛を訴え跛行を認めるが，局所の発赤や熱感，腫脹などの所見が乏しいことが多い．股関節は疼痛のため屈曲・外旋位をとることが多い.

　血液・生化学所見としては白血球増多，CRP高値，赤沈亢進を示すことが多く（Kocherら1999，Cairdら2006），特にCRPの高値は本疾患を強く疑わせる所見である.

　単純X線所見では初期には骨変化はなく，関節裂隙が開大し次第に亜脱臼を認める（図1）．病状が進行すると大腿骨頭，大腿骨頚部に骨萎縮，骨溶解，消失像などの骨変化が認められるようになる（図3，図4）.

　超音波検査では関節内の液体貯留を認める．MRIでは関節液の貯留や滑膜の増生，骨髄の異常信号，周囲軟部組織への炎症の波及が認められる（図3）.

　関節穿刺は本疾患の診断を行う上で重要であり，穿刺した関節液に対してはグラム染色および細菌培養検査を行い，菌が同定された場合は細菌感染の診断となる．しかし，小児化膿性股関節炎における細菌培養検査の感度は30〜90%程度であり，細菌培養陰性例での本疾患の診断は，臨床所見，血液学的検査，画像所見より総合的に行われる.

　関節穿刺液では白血球数算定を行い白血球数が50,000/mm^3（μl）以上である場合は細菌感染を強く疑う（Ravnら2023）．手術療法を行う場合は術中採取組織に対してグラム染色，細菌培養検査，病理組織学的検査を行う．病理組織学的検査では組織内への多数の好中球浸潤を認めた場合に感染が強く疑われる.

　また，細菌性DNAをターゲットとした遺伝子診断が本疾患の原因菌同定に有用であると報告されている（Ceroniら2010，Choeら2013）.

文献

Caird MS, Flynn JM, Leung YL, et al. Factors distinguishing septic arthritis from transient synovitis of the hip in children. A prospective study. J Bone Joint Surg Am. 2006; 88 : 1251-1257.

Ceroni D, Cherkaoui A, Ferey S, et al. Kingella kingae osteoarticular infections in young children: clinical features and contribution of a new specific real-time PCR assay to the diagnosis. J Pediatr Orthop. 2010; 30 : 301-304.

Choe H, Inaba Y, Kobayashi N, et al. Use of real-time polymerase chain reaction for the diagnosis of infection and differentiation between gram-positive and gram-negative septic arthritis in children. J Pediatr Orthop. 2013; 33: e28-33.

Kocher MS, Zurakowski D, Kasser JR. Differentiating between septic arthritis and transient synovitis of the hip in children: an evidence-based clinical prediction algorithm. J Bone Joint Surg Am. 1999; 81 : 1662-1670.

Ravn C, Neyt J, Benito N, et al., Guideline for management of septic arthritis in native joints (SANJO). J Bone Jt Infect. 2023; 8: 29-37.

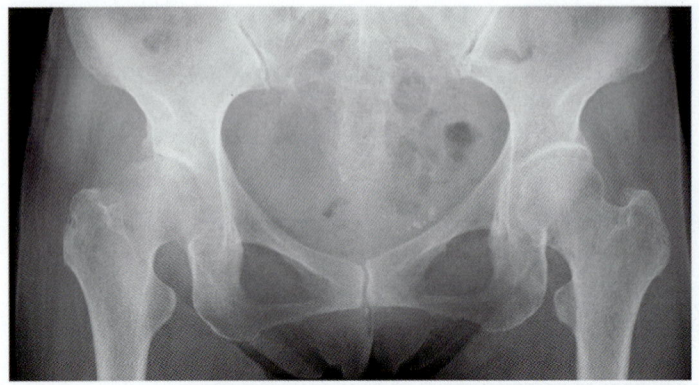

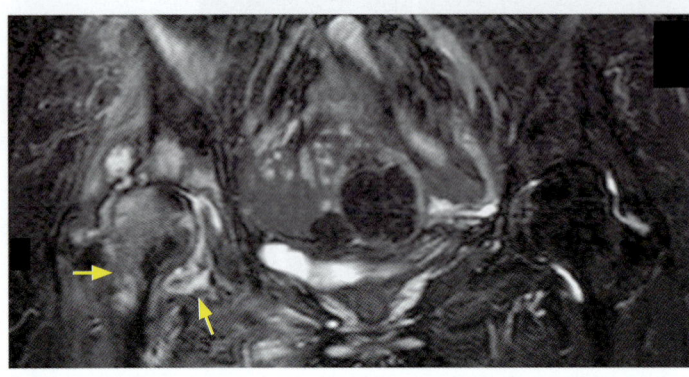

図3 急性化膿性股関節炎
70歳，女性．
a: 単純X線像で右大腿骨頭外側に骨吸収像を
認める．
b: T2強調MR画像で右股関節内および大腿骨
頭に高信号領域（矢印）を認める．

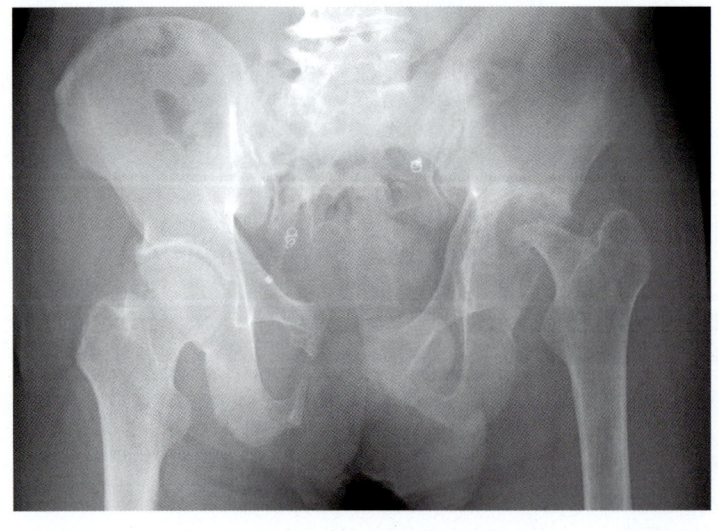

図4 外傷後化膿性股関節炎陳旧例
52歳，男性．単純X線像で左大腿骨頭の骨
溶解および変形を認める．また寛骨臼側にも
骨破壊を認める．

4 治 療

治療の目的は局所の細菌を十分に死滅させ，かつ，関節機能を損なわないことにある．本疾患では関節軟骨の破壊は急速であるため，早期診断と早期治療が重要である（Ravnら2023）．

小児期で化膿性股関節炎と診断した場合，ただちに切開・排膿を行い，術後にドレーンを留置し持続洗浄または持続吸引を行う．

成人では直視下または関節鏡視下に関節腔の洗浄および滑膜切除術を行う．

成人で関節破壊を伴う場合は人工股関節全置換術（THA）を行う．

抗菌薬投与は検体採取後より行い，血液学的検査で炎症反応の値をみながら，初回手術後3〜6週程度まで行う（Ravnら2023）．

抗菌薬は原因菌に有効なものを選択することが重要である．

化膿性股関節炎後の関節破壊や骨変形などの遺残変形に対しては，骨切り術やTHA，関節固定術が行われることがある．

成人化膿性股関節炎に骨髄炎を併発している場合，抗菌薬含有セメントスペーサーなどを用いた2期的なTHAが感染鎮静化および関節機能の再建に有用であると報告されている（Romanoら2011，Choeら2015）．

文献

Choe H, Inaba Y, Kobayashi N, et al. Clinical utility of antibiotic-loaded hydroxyapatite block for treatment of intractable periprosthetic joint infection and septic arthritis of the hip. Mod Rheumatol. 2015; 25: 937-942.

Forlin E, Milani C. Sequelae of septic arthritis of the hip in children: a new classification and a review of 41 hips. J Pediatr Orthop. 2008; 28: 524-528.

Ravn C, Neyt J, Benito N, et al., Guideline for management of septic arthritis in native joints (SANJO). J Bone Jt Infect. 2023; 8: 29-37.

Romano CL, Romano D, Meani E, et al. Two-stage revision surgery with preformed spacers and cementless implants for septic hip arthritis: a prospective, non-randomized cohort study. BMC Infect Dis. 2011; 11: 129.

2 淋菌性股関節炎

淋菌性関節炎（gonococcal arthritis）は，淋菌（*Neisseria gonorrhoeae*）による播種性の関節炎である．

淋菌性関節炎は膿性の関節液を認める化膿性疾患であるが，免疫異常に基づく全身性反応を示すことが多く，リウマチ性疾患と類似の症状を認めるため化膿性関節炎とは別に論じられることが多い（Garcia-De La Torreら2009）．

文献

Garcia-De La Torre I, Nava-Zavala A. Gonococcal and nongonococcal arthritis. Rheum Dis Clin North Am. 2009; 35: 63-73.

1 疫 学

淋菌による生殖器感染は男性に多いが，淋菌性関節炎は10〜30歳台の女性に多い（Bardin 2003）．

本疾患は抗菌薬の普及とともに減少し，近年では稀な疾患である．

文献

Bardin T. Gonococcal arthritis. Best Pract Res Clin Rheumatol. 2003; 17: 201-208.

2 病 態

淋菌性関節炎は生殖器の淋菌感染後1〜8週で発症する．多関節炎を生じるタイプと単関節炎のみのタイプがある．

多関節炎を生じるタイプでは膝・足・手関節などに多発する移動性の関節炎を示す．発熱，皮疹，腱鞘滑膜炎などを伴うことが多いが，症状が軽度の場合，見逃されることも多いため全身状態を注意深く観察する必要がある．漿液性の関節液を認める（Weberら1994）．

単関節炎のみのタイプでは膿性の関節液を示す．多関節炎を生じるタイプは反応性関節炎（reactive arthritis）との鑑別が必要である．単関節炎のみのタイプでは関節炎は膝関節に多く，股関節の罹患は比較的稀である．

文献

Weber M, Gerber H. Gonorrheal arthritis. Schweiz Rundsch Med Prax. 1994; 83: 46-48.

3 診 断

関節内より淋菌が検出されれば確定診断となるが，淋菌は培養が困難な細菌であり，菌の検出ができないことが多いため，関節液からの淋菌の検出率は25〜50％と報告されている．

そのため，本疾患が疑われた場合は，抗菌薬の投与前に血液，関節液，皮膚病変部，生殖器，咽頭，直腸などから検体を採取し細菌培養を行う必要がある（Garcia-De La Torreら2009）．

全身症状を呈するため，反応性関節炎やほかのリウマチ性疾患との鑑別が必要である．また，クラミジア，梅毒，HIV感染の有無についても留意する必要がある．

文献

Garcia-De La Torre I, Nava-Zavala A. Gonococcal and nongonococcal arthritis. Rheum Dis Clin North Am. 2009; 35: 63-73.

4 治療

ペニシリン系やセフェム系抗菌薬の投与を行うが，近年ではペニシリン系抗菌薬に耐性を持つ淋菌が増えており，抗菌薬の第1選択は第3世代セフェム系抗菌薬である．

細菌培養検査でペニシリン系抗菌薬に感受性があると判明した場合，アンピシリンやペニシリンを使用する．

関節液の貯留を認める場合は，穿刺によるドレナージを行う．関節液は漿液性であることが多いが，膿性の場合は，長期間の抗菌薬投与を要する場合がある．

3 結核性股関節炎

結核性股関節炎（tuberculous arthritis of the hip）は血行性に播種された結核菌により生じる．わが国における結核罹患率は全体としては減少しているが，高齢者でステロイドや生物学的製剤を使用している場合，結核を発病するリスクが高くなる．

結核を診断した場合感染症法に基づき，直ちに所轄の保健所に届け出る必要がある．

1 疫学

栄養状態や衛生状態の改善，感染症対策，治療薬の進歩などにより，日本における結核罹患率は減少している（山岸ら 2010）．2021年にはわが国の結核罹患率は人口10万対9.2となり，わが国は結核低蔓延国となった．

2011年に国内で新規登録された結核患者数は22,681人で，そのうち70歳以上の患者が半数以上を占め，高齢者の占める割合は近年増加傾向である．

また，東南アジア諸国などからの外国人労働者の増加に伴い，若年者の結核に占める外国籍患者が増加していることもあり，結核は過去の病気ではない．

骨・関節結核のなかでは結核性脊椎炎が最も多い．2022年に国内で新規登録された結核性脊椎炎以外の骨・関節結核患者は180人と報告されている（結核予防会 2022）．

股関節や膝関節などに単関節炎として発症することが多いが，血行性播種の程度によっては手・肘・足関節や手指の小関節に多発性の病変を生じる例も認められ，骨・関節結核患者のうち，約10%で複数の病変を認めるという報告もある（Griffith ら 2002）．

わが国における結核性股関節炎の頻度は明らかではないが，海外の文献においては骨・関節結核全体の15%を占めるという報告がある（Babhulkar ら 2002）．

文献

Babhulkar S, Pande S. Tuberculosis of the hip. Clin Orthop Relat Res. 2002; 398 : 93-99.

Griffith JF, Kumta SM, Leung PC, et al. Imaging of musculoskeletal tuberculosis: a new look at an old disease. Clin Orthop Relat Res. 2002; 398 : 32-39.

結核予防会．結核の統計．公益財団法人結核予防会. 2022.

山岸文雄, 四元秀毅. 医療者のための結核の知識, 第3版．医学書院. 2010.

2 結核の感染と発病

結核菌（*Mycobacterium tuberculosis*）は偏性好気性のグラム陽性菌で，検査時に染色を行った際，酸やアルコールを用いても脱色されない性質から，"抗酸菌（acid-fast bacilli）"とよばれる．

菌の増殖は大変遅く，分裂には約13～20時間を要するため，培養検査には時間がかかる（山岸ら 2010）．

結核の感染は主に，喀痰中に結核菌を排菌している患者が咳をした時の飛沫に含まれる結核菌がほかの人間の体内に侵入して成立する．

菌をおよそ2～3個含んだ1～2μm程度の大きさの空中浮遊物（飛沫核）は空気の流れに乗って運ばれ，肺の末梢まで到達する．そこで肺胞マクロファージに貪食されるが，結核菌はもともと細胞内寄生菌であるため，細胞内で増殖しやがて病巣を形成する．

結核菌自体は内毒素，外毒素を産生しないため，結核性病変に特徴的な空洞形成や乾酪壊死は，菌体に対して生体が起こす遅延型アレルギー反応の結果である．そのため結核の発病は，結核菌そのものの毒性ではなく結核菌と生体側因子との相互関係によって決定される．

また，結核菌感染は，必ずしもその後の発病を意味しないことを念頭に置く必要がある．結核の感染が成立した者の90%は，生体の免疫反応により菌の増殖が抑えられ，肺内に小さな治癒巣を残すのみとなった状態で一生発病しない．

結核菌に対して抵抗力の弱い状態にある者では，

結核感染に引きつづき感染巣が増大して発病する．これを1次結核とよび，感染の機会からおおよそ1年以内に発病した者がこれにあたり，感染者全体の約5%を占める．

残り95%では，体内で残存した結核菌が個体の抵抗力低下に伴って活性化し，発病するもので，これを2次結核とよび，初感染の後数年から数十年を経て発病する場合もある．

わが国で多い高齢者の骨・関節結核の大多数は，患者が以前結核罹患率の高かった時代に結核の感染をうけ，体内に残存していた菌が年月を経て再燃した際に血行性に播種されて発病すると考えられている（Malaviya 2003）．

結核の高蔓延国といわれる国々では，乳幼児期の化膿性股関節炎の原因菌として結核菌が検出されることもある．

文献
Malaviya A. Arthritis associated with tuberculosis. Best Pract Res Clin Rheumatol. 2003; 17 : 319-343.
山岸文雄, 四元秀毅. 医療者のための結核の知識. 第3版. 医学書院. 2010.

3　病　態

結核性関節炎の特徴は，緩徐な進行である．結核菌自体はコラゲナーゼを産生することはなく（Malaviya ら 2003），組織の破壊は結核菌に対する生体の免疫反応の結果として起こる．

一般的な化膿性関節炎と異なり局所の炎症所見を認めないことが多く，関節破壊も緩徐な経過で進行する．そのため，変形性関節症や関節リウマチとして扱われ診断が遅れることが多い．

血行性に播種された結核菌が関節に病変を生じる場合，骨端部に感染した結核菌が骨髄炎を形成したのちに関節内に波及する骨型と，滑膜に病変を生じたのちに関節内へ波及する滑膜型がある．

骨型において最初に骨端部に病変を形成した場合，周辺の骨硬化や骨膜反応を伴って病変部が徐々に増大する．軟骨下骨が破壊されるとその上部の関節軟骨は死滅するが，荷重部でこのような変化が起きると関節破壊が進むことになる．

一方，滑膜型では，まず滑膜炎による滑膜の肥厚，関節水腫が起こり，関節包の付着部付近に形成されたパンヌスとよばれる肉芽組織により，辺縁から徐々に関節の破壊が進行する．荷重部で常に関節軟骨同士が接しているような状況においては，パンヌスの侵入が妨げられるため，その部の軟骨が比較

的長期間保たれることが多い（Tuli 2002）．

関節炎が進行すると関節内は肉芽や乾酪壊死組織により満たされ，関節は腫脹する．膿瘍を形成することもあるが，冷膿瘍とよばれるように局所の熱感などの所見に乏しいことが多く，最終的には瘻孔を形成するにいたる．

文献
Malaviya AN, Kotwal PP. Arthritis associated with tuberculosis. Best Pract Res Clin Rheumatol. 2003; 17 : 319-343.
Tuli SM. General Principles of osteoarticular tuberculosis. Clin Orthop Relat Res. 2002; 398 : 11-19.

4　診　断

わが国では骨・関節結核を発症する患者は高齢化の傾向にあるが，結核既感染者の割合が少ない若年層でも発生を認め，肺結核の既往や肺野の画像所見を伴わない例も多く，結核の既往歴の有無では判断できない例が多い（武田ら 2012）．

HIV 感染，糖尿病，慢性腎不全などの基礎疾患がある場合や自己免疫疾患などに対するステロイド・生物学的製剤投与中の場合に，原因不明の股関節炎や関節破壊像をみたときには，本症を鑑別診断の1つとしなくてはならない．

なお，結核性股関節炎であることの確定診断は，画像や血液検査では得られないため，病巣から結核菌の存在を証明することが必要である．

1. 臨床症状

いわゆる肺結核でみられるような，微熱, 倦怠感, 体重減少などの全身症状をみることは少ない．初期の局所症状は，股関節周辺や膝に放散する軽度の疼痛と跛行のみであることが多い．

炎症が進行すると，関節内が肉芽組織や関節液で満たされるため，可動域が制限され，安静時下肢は屈曲，外転位をとることが多い．

炎症により股関節周囲の筋肉がスパズムを起こすこともあり，活動性の関節炎を起こしている場合は，ほぼ全方向の運動が制限され，強い他動時痛を伴うようになる（Babhulkar ら 2002）．

初期の関節症状は非定型的であり，進行が緩徐なため関節リウマチ，大腿骨頭壊死症，単純性股関節炎との鑑別が必要である．

2. 画像検査

単純 X 線像では，滑膜炎のみの初期では異常所見を認めることは少なく，関節液貯留に伴う関節裂

隙の開大や股関節周辺の濃度上昇のみである．骨病変に伴う骨萎縮像をみることもあるが，特異的な所見は認められない．

　進行すると，骨の打ち抜き像や骨増殖像，関節裂隙の狭小化がみられるようになる．さらに，関節の破壊，変形が進むと，大腿骨頭や寛骨臼の破壊に伴い亜脱臼位をとるようになり下肢は短縮する．

　古典的には Phemister の 3 徴（Phemister 1924, Griffith ら 2002）（関節付近の骨萎縮，関節辺縁の骨びらん像，進行性の関節裂隙狭小化）が結核に特徴的な所見といわれているが，関節裂隙の狭小化は結核性股関節炎においてはすでに進行した状態であることを意味するため，早期の診断には有用ではない（図 5）．

　CT では関節の構造を 3 次元的に捉えることができるため，関節破壊の状態や骨欠損の範囲，腐骨，膿瘍の広がりなどを確認するために有用である．膿瘍の範囲を確認するためには造影 CT を行うことが望ましい．

　MRI は初期の病像を捉えるのに最も適している．結核性関節炎において増生した滑膜は T2 強調画像で等信号〜低信号となることが多い（Abid ら 2024）．カドリニウム造影 T1 強調画像では滑膜はよく造影される．

　同様に滑膜増殖がみられる疾患として色素性絨毛結節性滑膜炎（pigmented villonodular synovitis: PVS）が鑑別にあがる．PVS でも増殖した滑膜は T2 強調画像で低信号となる．

　PVS では滑膜に著明なヘモジデリン沈着がみられる．ヘモジデリンに含まれる鉄により，組織の磁化率に影響されやすいグラディエントエコー法を用いると滑膜の低信号領域が拡大したようにみえる（blooming artifact）ことが PVS の特徴である（Murphey ら 2008）．

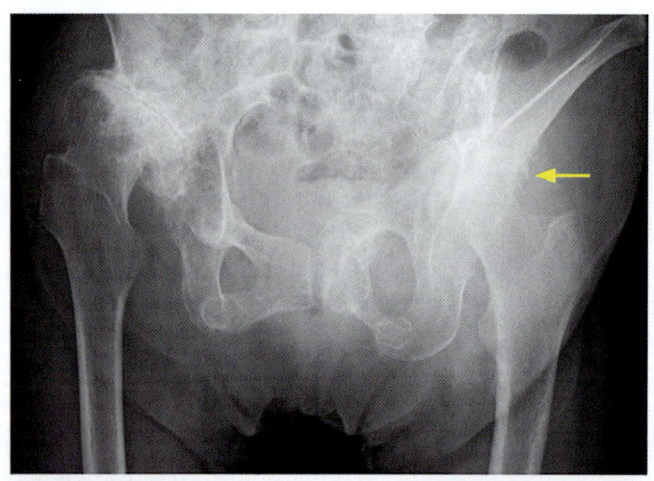

a

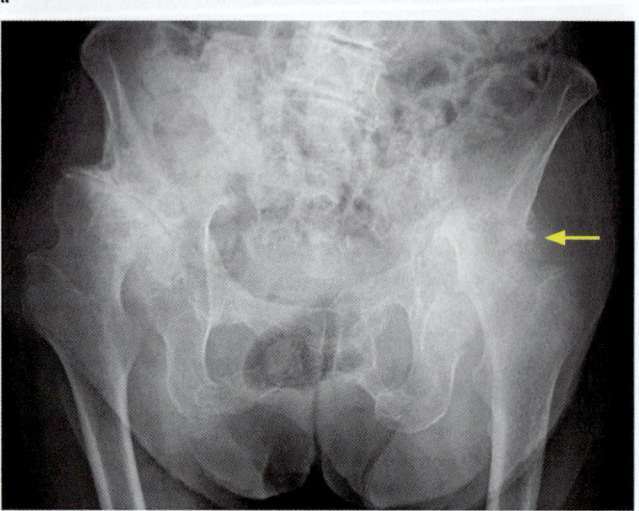

b

図 5　結核性股関節炎

72 歳，女性．

a: 初診時単純 X 線像で，左股関節の関節裂隙狭小化，骨萎縮，骨びらん像（Phemister の 3 徴）を認める（矢印）．

b: 1 か月後の単純 X 線像では，著明な関節破壊を認める（矢印）．

しかし，画像のみで両者を完全に鑑別することは困難であり，滑膜生検などを行う必要がある．

MRIでは滑膜病変だけでなく，骨，軟骨の病変や周囲の軟部組織への炎症の進展を評価するのにも有用である．すでに冷膿瘍から瘻孔形成にいたっている場合には，瘻孔の位置や経路を知ることもできる．

結核の感染により骨内や周囲組織に形成された膿瘍は，MRIにおいて，他の細菌による化膿性股関節炎の場合と比べて周囲との境界が鮮明であるとされる（Hongら 2001）（図6）．

3. 血液・生化学検査

比較的リンパ球優位の白血球上昇，ヘモグロビン値の低下，赤沈の亢進，CRP値の上昇などを認める．赤沈は軽～中程度の亢進が多く，100ml/hrをこすこ

とはほとんどない（武田ら 2012）．

ツベルクリン反応の陽性は過去の結核感染やBCG接種歴を示すもので，陽性や強陽性（発赤10mm以上で硬結，水疱，壊死を伴うもの）は必ずしも結核の発病を意味するものではない．したがって，関節炎症状が結核によるものかを判別するためには用いられない．

インターフェロンγ遊離試験（interferon-γ release assay, IGRA）は，対象者から採血した血液に含まれるTリンパ球を結核菌に特異的な抗原で刺激した際に放出されるインターフェロンγの量を測定するもので，過去のBCG接種歴に結果が左右されない（日本結核・非結核性抗酸菌症学会予防委員会2021）．

2024年現在はクォンティフェロン®TBゴールドプラス（QFT®-Plus）と，T-スポット®.TB（T-SPOT®）

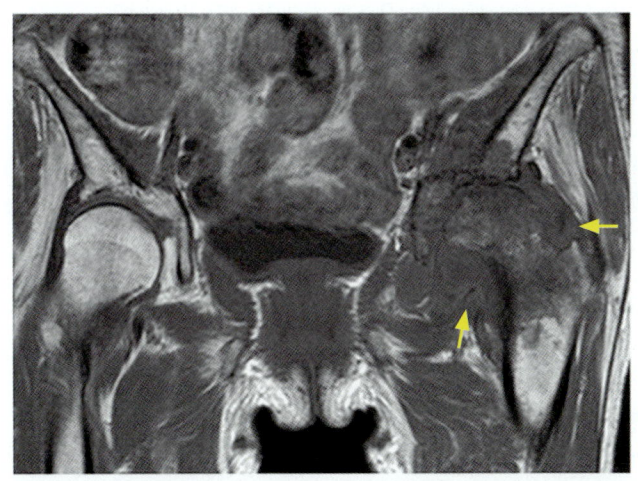

a

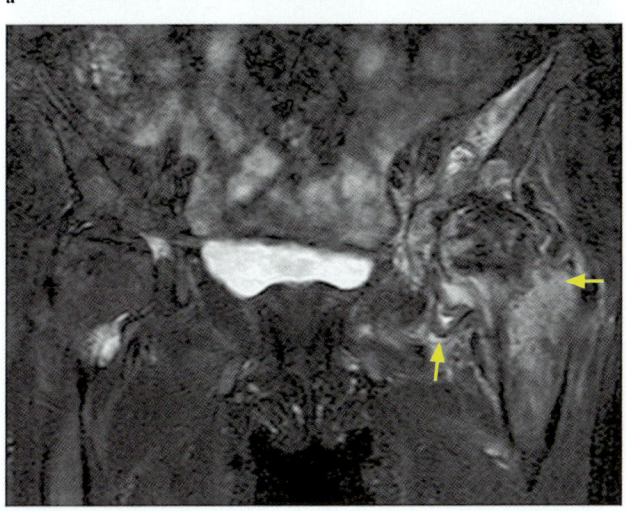

b

図6　結核性股関節炎のMRI
58歳，女性．
a: T1強調画像で寛骨臼，大腿骨頭は低信号を呈し，関節内に低信号の滑膜を認める（矢印）．
b: 脂肪抑制T2強調画像では寛骨臼，大腿骨頭は高信号を呈し（一部低信号），関節内には等～低信号の滑膜と高信号の関節内貯留液を認める（矢印）．

の2つの検査が利用可能である.

IGRA は特異度の高い検査で,陽性は「過去いずれかの時点で結核菌の感染を受けた」ことを意味する.しかし感染時期は特定できないので,陽性であっても現在の病態が結核菌によって引き起こされていることを直接意味しない(森ら 2012).

なお,QFT-3G 検査には特殊な採血管が必要なため,実施する際は事前に検査科などと相談しておく必要がある.

4.関節穿刺と滑膜生検

関節穿刺で得られる関節液の分析では,糖が減少していることのほかに特徴がみられない.関節液の塗抹鏡検の感度は 20 〜 40%と低く,診断にいたらないことが多い.また,稀にある非結核性抗酸菌による関節炎の場合,鏡検像では鑑別できない.培養検査の感度は 80%程度であるが,時間がかかるのが難点である(Hogan ら 2017).

結核の診断において PCR 反応を用いて検体に含まれる結核菌 DNA を検出する方法(TB-PCR)が用いられている.関節液の TB-PCR 検査は感度が高く,特に培養陽性例における PCR の感度は 100%と高い(Grochola ら 2008).

また,施設により異なるが,3 〜 5 日と短期間で結果が得られるのもその利点である.PCR 検査を提出する場合にも,必ず培養検査を同時に提出し,薬剤感受性検査を行うようにする.

近年,多剤耐性結核(multidrug-resistant tuberculosis: MDR-TB)や超多剤耐性結核(extensively drug-resistant tuberculosis: XDR-TB)とよばれる耐性菌が増加しており,その後の治療方針決定に重要なため,薬剤感受性の情報は必ず手に入れるようにする.

滑膜生検を行う際は,生検のみでなく治療的な滑膜切除やデブリドマンが行われる場合が多いが,その際に得られた滑膜などの組織を培養検査や PCR 検査に提出することも有用である.

検体組織の病理所見に,乾酪壊死や類上皮細胞の集簇を伴う肉芽腫といった結核に特徴的な所見があれば診断的であるが,真菌症やサルコイドーシスなどでも類似の所見がみられるため注意を要する.

5.確定診断後の手続き

PCR 検査や培養検査で結核性股関節炎であることの確定診断がついた場合,直ちに病院は所轄する保健所に届け出る必要がある(感染症法第 12 条 1 項).発生届の様式は,各都道府県や自治体のホームページからダウンロードすることができる.

結核性股関節炎であることの診断がついた場合,可能であれば感染症科や呼吸器科へのコンサルトの上,画像検査などにより肺結核など感染性の結核を合併していないことを確認すべきである.

もし,それらの合併が認められない場合,肺外の結核には感染性がないことが疫学的にも確かめられている(井上ら 2011)ため,当該患者を隔離する必要はない.

文献

Abid W, Ladeb MF, Chidambaranathan N, et al. Imaging of musculoskeletal tuberculosis. Skeletal Radiol. 2024; 97: 1-12.

Babhulkar S, Pande S. Tuberculosis of the hip. Clin Orthop Relat Res. 2002; 398 : 93-99.

Griffith JF, Kumta SM, Leung PC, et al. Imaging of musculoskeletal tuberculosis: a new look at an old disease. Clin Orthop Relat Res. 2002; 398 : 32-39.

Grochola LF, Habermann B, Mastrodomenico N, et al. Comparison of periprosthetic bone remodelling after implantation of anatomic and straight stem prostheses in total hip arthroplasty. Arch Orthop Trauma Surg. 2008; 128 : 383-392.

Hogan JI, Hurtado RM, Nelson SB. Mycobacterial musculoskeletal infections. Infect Dis Clin North Am. 2017; 31: 369-382.

Hong SH, Kim SM, Ahn JM, et al. Tuberculous versus pyogenic arthritis: MR imaging evaluation. Radiology. 2001; 218 : 848-853.

井上武夫, 子安春樹, 服部 悟. 肺外結核患者の疫学的意義. 結核. 2011; 86 : 493-498.

森 亨, 原田登之, 鈴木公典. 現場で役に立つクォンティフェロンTBゴールド使用の手引き―平成24年改訂版. 公益財団法人 結核予防会. 2012.

Murphey MD, Rhee JH, Lewis RB, et al. Pigmented villonodular synovitis: radiologic-pathologic correlation. Radiographics. 2008; 28 : 1493-1518.

日本結核・非結核性抗酸菌症学会予防委員会. インターフェロンγ遊離試験使用指針2021. Kekkaku. 2021; 96: 173-182.

Phemister DB. The effect of pressure on articular surfaces in pyogenic and tuberculous arthritides and its bearing on treatment. Ann Surg. 1924; 80 : 481-500.

武田健太郎, 福田健太郎, 笹崎義弘, 他. 骨・関節結核に対する治療戦略―脊椎カリエスを除く―. 整・災外. 2012; 55 : 765-771.

5 治療

骨・関節結核治療の基本は化学療法である.治療を成功させるためには,複数の薬剤を併用したプロトコールを用い,かつ患者が定められた期間それを確実に服用することが重要である.

内服期間は 6 か月以上の長期にわたるため,直接服薬確認療法とよばれる確実な内服治療を行うための患者支援戦略が用いられる.

化学療法のみで治癒を得られない場合,または関節の破壊が高度な場合においては手術療法が行われる.

1.　化学療法

骨・関節結核に対する化学療法は，肺結核に準じて行われる．耐性菌の出現を防ぎ，治療を確実に行うため，初回標準治療法は3剤あるい4剤の併用療法である．

厚生労働省の『「結核医療の基準」の一部改正について』（厚生労働省 2018）をもとにした初回標準治療のプロトコールを図7に示す．検出された菌に耐性がある場合や免疫不全を合併している場合は治療期間を延長することも考慮する．

肝障害，腎障害，薬剤に対するアレルギー，あるいは副作用により標準治療が行えない場合や，MDR-TB，XDR-TB などの耐性菌が検出されている場合の治療に関しては，専門家と相談しながら行う必要がある．

主な抗結核薬の副作用とその対処について示す．

① イソニアジド（isoniazid：INH ）：抗結核薬のなかで最も副作用が少なく服用しやすい．主な副作用としては肝機能障害と末梢神経障害があり，その頻度は高齢になるほど高くなる．ビタミンB6の代謝を拮抗するため，副作用の予防および治療にビタミンB6を内服させることがある．

② リファンピシン（rifampicin: RFP）：尿のほか胆汁，涙，汗にも排出されるため，尿，便，涙液，汗が橙赤色に着色することをあらかじめ患者に伝えておく．副作用として肝機能障害，胃腸障害，骨髄抑制およびアレルギー反応がある．

③ ピラジナミド（pyrazinamide：PZA）：肝機能障害と関節痛が主な副作用である．PZA 使用中は少なくとも隔週での肝機能検査が必要である．

関節痛は血中の尿酸増加により生じるが，多くは血中尿酸濃度の上昇を認めるのみで無症状である．PZA の投与を中止すれば症状は消退し尿酸値ももとに戻る．

④ ストレプトマイシン（streptomycin：SM）：主な副作用は第8脳神経障害である．現在使用されている硫酸ストレプトマイシンは主に平衡感覚を侵す．軽度の平衡感覚障害はめまいとして自覚され，進行すると歩行障害をきたすまでになる．

神経障害は不可逆性であるため，早期の発見が重要である．また，アミノグリコシド系抗菌薬であるため腎障害を起こすことも多いが，こちらは可逆性であるため，中止すれば回復することが多い．

⑤ エタンブトール（ethanbutol：EB）：主な副作用は視神経障害（視力低下，視野欠損）である．使用前から眼科医に相談し定期的に検査を受けることが必要である．視力低下に気づかずに投与をつづければ失明の恐れがある．

このなかで特に INH，RFP は現在の結核治療において重要な薬剤と位置づけられている．これら標準治療の 1st line drugs とされる薬剤がアレルギー等で使用できない場合の対応についても，結核治療の専門家にコンサルトが必要である（日本結核・非結核性抗酸菌症学会予防委員会 2022）．

2.　手術療法

局所療法としては，股関節の安静のため初期であっても入院とし，免荷とすることが望ましい．

腫脹や疼痛が強い場合には牽引が必要な場合もある．炎症や疼痛が軽減し，筋のスパズムがとれてきた段階になれば，関節の拘縮を予防するため可動域訓練を行う（Babhulkar ら 2002）．

骨破壊の少ない場合，手術的に関節洗浄や滑膜切除を行うことで，その後の骨破壊の進行を抑え，早期の感染鎮静化が得られることも多い．

近年関節鏡を用いた低侵襲な関節洗浄・滑膜切除が可能となっているが，病巣の部位や術者の熟練度によっては十分な病巣郭清が行えないこともある．

また，関節周囲の骨は感染によりもろくなっているため，拘縮のある関節に対して無理な肢位でデブリドマンを行おうとすると術中骨折を起こす恐れがあり，適応には注意を要する．

一般的には，いかなる外科的治療を行う場合も，1〜4週間の化学療法を先行させることが推奨される（Malaviya ら 2003）．

化学療法や病巣の郭清，関節洗浄などで感染が鎮静化しない場合，さらなる手術療法が必要となる．

関節切除術や関節固定術の適応となるが，骨破壊

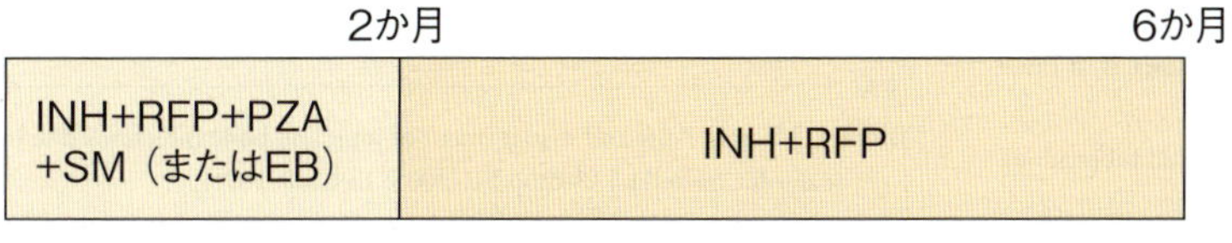

図7　肺結核の初回治療法（「結核医療の基準」の改訂―2018年）

原則として RFP，INH，PZA を用い，RFP ＋ INH ＋ PZA に SM（または EB）の4剤併用で初期強化期2か月間治療後，維持期は RFP ＋ INH を4か月継続し，計6か月の治療となる．

2か月	6か月
INH+RFP+PZA +SM（またはEB）	INH+RFP

が著明で大きな骨移植が必要な場合には，まず病巣の掻破を行い感染を鎮静化させたのちに2期的に固定術を行う（武田ら 2012）．

人工股関節全置換術（THA）に結核菌が感染している場合は，化学療法を開始したのちにインプラントを抜去し，病巣の切除と洗浄を行う必要がある．

結核性股関節炎あるいはインプラント感染後の2期的手術として THA を行うかどうかに関してはいまだ結論が出ていない．

感染の再燃を危惧し，慎重な意見が多い一方，十分な化学療法を併用していれば感染の再燃は少なく，関節固定術や関節切除術よりも良好な QOL が得られるとする意見もある（Sidhu ら 2009，Wang ら 2010，Kim ら 2001）．

3. 公費負担制度

結核にかかわる医療に関しては公費負担制度がある．抗結核薬や骨・関節結核に対する手術療法がその助成対象となり，費用の 95％ が都道府県により負担される（公費負担の範囲に関しては，たびたび改訂が行われるため，各医療機関を管轄する自治体や保健所に確認が必要である）．

公費負担を受けるためには，まず診療を行う医療機関自身が公費負担制度の指定医療機関である必要がある．公費負担のための書類は都道府県など自治体のホームページよりダウンロードできる．

その書類の必要事項を記入したうえで，患者が居住する地域を管轄する保健所長に提出し，定期的に開かれる結核診査協議会（診査会）での協議を経て公費負担が決定される．

公費負担制度は原則的に結核菌による疾患を対象とするため，結核性股関節炎であることの診断根拠（PCR 検査，培養検査，病理検査の結果など）を公費負担申請書に記載する必要がある．また，認定される公費負担の期間は最長 6 か月であるため，長期間の治療となる場合は再申請を行う必要がある．

文献

Babhulkar S, Pande S. Tuberculosis of the hip. Clin Orthop Relat Res. 2002; 398 : 93-99.

Kim YY, Ahn JY, Sung YB, et al. Long-term results of Charnley low-friction arthroplasty in tuberculosis of the hip. J Arthroplasty. 2001; 16(8 Suppl 1) : 106-110.

厚生労働省.「結核医療の基準」の一部改正について. 2018.

日本結核・非結核性抗酸菌症学会予防委員会. イソニコチン酸ヒドラジドが使用できない場合の結核治療について. Kekkaku. 2022; 97 : 125-127.

Malaviya AN, Kotwal PP. Arthritis associated with tuberculosis. Best Pract Res Clin Rheumatol. 2003;17 : 319-343.

Sidhu AS, Singh AP. Total hip replacement in active advanced tuberculous arthritis. J Bone Joint Surg Br. 2009; 91 : 1301-1304.

武田健太郎, 福田健太郎, 笹崎義弘, 他. 骨・関節結核に対する治療戦略－脊椎カリエスを除く－. 整・災外. 2012; 55 : 765-771.

Wang Y, Wang J, Xu Z, et al. Total hip arthroplasty for active tuberculosis of the hip. Int Orthop. 2010; 34 : 1111-1114.

4 嫌気性菌関節炎

嫌気性菌関節炎（anaerobic bacterial arthritis）は嫌気性菌を原因菌とする関節炎である．

Bacteroides fragilis や *Propionibacterium acnes*，*Fusobacterium* 属，*Peptococcus* 属，*Peptostreptococcus* 属などのグラム陰性桿菌が原因菌となることが多い（Brook 2002, 2008）．

嫌気性菌関節炎は稀であるが，嫌気性ポーターや培地，嫌気性菌同定用簡易キットなど診断技術の進歩のため近年その存在が確認される例が増加している．

文献

Brook I. Joint and bone infections due to anaerobic bacteria in children. Pediatr Rehabil. 2002; 5 : 11-19.

Brook I. Microbiology and management of joint and bone infections due to anaerobic bacteria. J Orthop Sci. 2008; 13 : 160-169.

1 病　態

嫌気性菌関節炎は術後感染創，咬創，腹腔内病変部，褥瘡部などから原因菌が血行性に関節内へ播種し，2次性に生じることが多い．

Propionibacterium acnes は人工関節置換術や人工骨頭置換術，あるいは外傷の後の原因菌として多く報告され，*Bacteroides fragilis* は遠隔部位からの感染（distant infection）が多い．*Fusobacterium* 属は口腔咽頭からの血行性感染によるものが多い（Brook 2008）．

嫌気性菌感染では，嫌気性菌単独の感染症は 1/3 程度であり，多くは好気性菌との混合感染であることに留意する．好気性菌と嫌気性菌の混合感染では抗菌薬の投与により好気性菌が死滅後，局所にて嫌気性菌が増殖し，持続する炎症の要因となることがある．

文献

Brook I. Microbiology and management of joint and bone infections due to anaerobic bacteria. J Orthop Sci. 2008; 13 : 160-169.

2 | 診　断

　嫌気性菌が局所から同定されれば確定診断となる．好気性菌との混合感染も多いことに注意する．

　嫌気性菌感染が疑われた場合，検体は嫌気性ポーターへ入れるか，検体採取容器の内腔をできる限り検体で満たす必要がある．

　嫌気性菌は抗菌薬に耐性を持つ菌種も多いため，菌の同定は感染の確定診断のみでなく，感受性のある抗菌薬の選択に重要である．

3 | 治　療

　洗浄とデブリドマンを行い抗菌薬の全身投与を行う．抗菌薬に耐性を持つ嫌気性菌が多く，適切な抗菌薬を選択することが重要である（Wüst ら 1991）．高圧酸素療法も有用である．

文献

Wüst J, Hardegger U. The sensitivity of anaerobic bacteria to chemotherapeutic agents (Zurich, 1991) Schweiz Rundsch Med Prax. 1991; 80 : 1474-1480.

5 | 真菌性関節炎

　真菌性関節炎（fungal arthritis）は真菌による関節炎である．地球上には 5 万種以上の真菌が生息しているといわれるが，そのうち人体に感染して病原性を持つものは 100 種程度であるといわれている．

　以前は真菌による筋骨格系の感染症は少なく，稀な病態といわれていた．しかし，近年さまざまな理由により免疫不全状態にある患者の数が増加しているのに伴い，報告数は増加している．

　特に，COVID-19 感染に伴う免疫不全状態に合併する深在性真菌感染症が注目されている（Mina ら 2022）．真菌感染に特徴的な所見は乏しく診断は困難であるが，特に，免疫不全状態を伴う化膿性関節炎や人工関節周囲感染の原因として鑑別する必要がある．

文献

Mina S, Yaakoub H, Annweiler C, et al. COVID-19 and Fungal infections: a double debacle. Microbes Infect. 2022; 24: 105039.

1 | 病　態

　関節穿刺に伴う皮膚に存在する真菌の関節内侵入，あるいは隣接する病巣からの波及により生じることもあるが，股関節に発症する真菌性関節炎の多くは血行性感染によるものである．

　真菌性関節炎の半数以上は膝に生じ，股関節に生じるものは 10% 程度である（Hansen ら 1995）．また，手術時に侵入した真菌が人工関節周囲感染の原因となることもある．

　原因となる真菌の種類で最も多いものは，人間の消化管に常在する *Candida* 属の真菌である *Candida albicans* である（Bariteau ら 2014）．

　抗がん剤，免疫抑制剤，自己免疫疾患に対する生物学的製剤，血液系の腫瘍，HIV 感染，糖尿病，肝硬変，腎不全，慢性肺疾患などは真菌による深部感染の危険因子とされる（Kao ら 1999）．

　また，広域抗菌薬の不適切な使用が真菌感染を招くことも指摘されている（Massou ら 2013）．まったくリスクを持たない患者においても，再手術を繰り返すうちに真菌感染を併発するものもある（Azzam ら 2009）．

文献

Azzam K, Parvizi J, Jungkind D, et al. Microbiological, clinical, and surgical features of fungal prosthetic joint infections: a multi-institutional experience. J Bone Joint Surg Am. 2009; 91 (Suppl 6) : 142-149.

Bariteau JT, Waryasz GR, McDonnell M, et al. Fungal osteomyelitis and septic arthritis. J Am Acad Orthop Surg. 2014; 22 : 390-401.

Hansen BL, Andersen K. Fungal arthritis: a review. Scand J Rheumatol. 1995; 24 : 248-250.

Kao AS, Brandt ME, Pruitt WR, et al. The epidemiology of candidemia in two United States cities: results of a population-based active surveillance. Clin Infect Dis. 1999; 29 : 1164-1170.

Massou S, Ahid S, Azendour H, et al. Systemic candidiasis in medical intensive care unit: Analysis of risk factors and the contribution of colonization index. Pathol Biol (paris). 2013; 61 : 108-112.

2 | 診　断

1. 臨床症状

　ほかの臓器にすでに深在性真菌症が存在し 2 次的に起こった感染でない限り，真菌性関節炎に特徴的な所見はない．

　関節の腫脹，熱感，疼痛といった炎症症状を呈するが，慢性に経過するものも多く，発症から診断までに時間を要する例が多い（Hansen ら 1995）．真菌による人工関節周囲感染においても，初回手術から平均 2 年以上経過してから診断されるという報告

（Azzam ら 2009）がある．

2．各種の検査

関節液の性状や細胞成分などから，一般的な細菌による化膿性関節炎と真菌によるものを鑑別することはきわめて困難である（Azzam ら 2009）．

一般的な塗抹標本や病理組織検査で行われるグラム染色では，真菌の菌体や胞子を検出することはできず，真菌用の染色方法を用いることが必要である（Lerch ら 2003）．

培養検査も真菌の検出を目的とする場合，専用の培地を要する．真菌は分裂が比較的緩徐なため，培養結果が確定するのには少なくとも4週間以上かかる（Azzam ら 2009）．

真菌性関節炎の多くの例では，黄色ブドウ球菌など一般的な化膿性関節炎の原因菌が同時に感染していることもあり，培養検査の結果の解釈に関しては注意が必要である．

病理組織検査により真菌性の関節炎を診断する場合，真菌の菌体はみつかりにくいため，常に複数の箇所から検体を採取するようにする．

真菌感染や抗酸菌感染など比較的稀な病態に対する培養検査はコストの問題もあるため，対象を限定して行うことが必要である（Wadey ら 2010）．

深在性真菌感染に対する血清診断として，β-D グルカン測定が広く用いられてきたが偽陽性が多く，アルブミン製剤やガンマグロブリン製剤の使用により高値となることもあるため，β-D グルカン高値のみで真菌感染を確定診断することは困難である．

Candida 属や *Aspergillus* 属，*Cryptococcus* 属などの真菌に関しては，その特異的抗原を検出するキットが商品化されており，感度・特異度ともに有用なレベルである．

しかし，結果とその解釈については，深在性真菌症治療に関する各種ガイドライン（掛屋 2023）を参照するとともに，感染症医にコンサルトすることが望ましい．

真菌の種類により抗真菌薬への耐性率が比較的高いものが存在するが，培養検査や血清抗原検査では菌種の同定まではできないため，遺伝子診断を要する場合もある．

画像診断における所見は非特異的で，関節周囲軟部組織の肥厚や関節の破壊像がみられる．人工関節周囲感染の場合はインプラント周囲の透亮像が確認されることが多い．シンチグラフィー（Lupetti ら 2002）や PET（Hot ら 2011）が使用されることもある．

文献

Azzam K, Parvizi J, Jungkind D, et al. Microbiological, clinical, and surgical features of fungal prosthetic joint infections: a multi-institutional experience. J Bone Joint Surg Am. 2009; 91 (Suppl 6) : 142-149.

Hansen BL, Andersen K. fungal arthritis: a review. Scand J Rheumatol. 1995; 24 : 248-250.

Hot A, Maunoury C, Poiree S, et al. Diagnostic contribution of positron emission tomography with [18F]fluorodeoxyglucose for invasive fungal infections. Clin Microbiol Infect. 2011; 17 : 409-417.

掛屋 弘. 希少深在性真菌症の診断・治療ガイドラインの概要. 日本医真菌学会雑誌. 2023; 64: 73-76.

Lerch K, Kalteis T, Schubert T, et al. Prosthetic joint infections with osteomyelitis due to Candida albicans. Mycoses. 2003; 46 : 462-466.

Lupetti A, Welling MM, Mazzi U, et al. Technetium-99m labelled fluconazole and antimicrobial peptides for imaging of Candida albicans and Aspergillus fumigatus infections. Eur J Nucl Med Mol Imaging. 2002; 29 : 674-679.

Wadey VM, Huddleston JI, Goodman SB, et al. Use and cost-effectiveness of intraoperative acid-fast bacilli and fungal cultures in assessing infection of joint arthroplasties. J Arthroplasty. 2010; 25 : 1231-1234.

3　治　療

一般の細菌による化膿性関節炎と同様に，抗真菌薬の投与と外科的デブリドマンが治療の中心である．細菌による人工関節周囲感染と同様に，全身状態がよい急性期（術後6週未満）の感染に対しては，Débridement, antibiotics, irrigation, and retention（DAIR）による治療も可能である．

しかし，その時期を過ぎた慢性感染については，多くの例で人工関節の抜去を必要とする（Nace ら 2019）．

治療に用いる抗真菌薬の選択については，培養や検体の鏡検所見によって得られた情報に基づくが，可能であれば専門家にコンサルトした上で決定することが望ましい．

たとえば *Candida* 属の真菌は種によって抗真菌薬の感受性が異なるため（日本医真菌学会 2013），経験的治療として開始した抗真菌薬が，その後の感受性検査の結果により変更されうる．

真菌による人工股関節周囲感染に対して，感染した人工股関節を抜去した後，FLCZ や AMB などの抗真菌薬入りのセメントビーズを留置して待機期間をおき，再置換を行い良好な経過を得た報告（Marra ら 2001，Bruce ら 2001）がある．

AMB は単独で骨セメント（PMMA）に配合した場合，PMMA と共有結合してしまうため，スペーサーやビーズから十分な量の薬剤が放出されないと言われる（Goss ら 2007）．FLCZ，VRCZ などの薬剤についてもその配合量については報告により異なっており，確立された配合量の基準はない（Nace

ら 2019）．

　Anagnostakos ら（2012）の，真菌による人工関節周囲感染に対する 2 期的手術を行った 7 例についての報告では，先行する細菌感染の頻度が多いことを踏まえ，バンコマイシンやゲンタマイシン含有のセメントスペーサーが用いられており，合併症のため再置換術が行えないものが 7 例中 2 例あったと報告されている．

　このように，真菌による人工関節感染を起こした患者には何らかの合併症が存在することが多く，深部真菌感染の治療に際しては合併症の対策が重要となる．

文献

Anagnostakos K, Kelm J, Schmitt E, et al. Fungal periprosthetic hip and knee joint infections clinical experience with a 2-stage treatment protocol. J Arthroplasty. 2012; 27 : 293-298.

Bruce AS, Kerry RM, Norman P, et al. Fluconazole-impregnated beads in the management of fungal infection of prosthetic joints. J Bone Joint Surg Br. 2001; 83 : 183-184.

Goss B, Lutton C, Weinrauch P, et al. Elution and mechanical properties of antifungal bone cement. J Arthroplasty. 2007; 22 : 902-908.

Marra F, Robbins GM, Masri B a, et al. Amphotericin B-loaded bone cement to treat osteomyelitis caused by Candida albicans. Can J Surg. 2001; 44 : 383-386.

Nace J, Siddiqi A, Talmo CT, et al. Diagnosis and Management of Fungal Periprosthetic Joint Infections. J Am Acad Orthop Surg. 2019; 27: e804-e818.

日本医真菌学会. 侵襲性カンジダ症の診断・治療ガイドライン作成委員会編. 侵襲性カンジダ症の診断・治療ガイドライン2013.

6　ウイルス性関節炎

　ウイルス性関節炎（viral arthritis）は急性に発症し，症状は一過性で機能障害を残すことなく治癒し，多関節罹患であることが多い．Ⅲ型アレルギーの機序で感冒後に皮疹，関節炎が起こることもある．

　多くのウイルス感染の症状として関節痛や関節炎を生じることが知られており，B 型肝炎ウイルス（HBV），C 型肝炎ウイルス（HCV），風疹ウイルス，ヒト免疫不全ウイルス（HIV），パルボウイルス，アルファウイルス，フラビウイルス，ウイルス性関節炎によるものなどがある（Tiwari ら 2024）．

文献

Tiwari V. Bergman MJ, Viral arthritis, Treasure Island (FL): StatPearls Publishing. 2024.

1　疫　学

　HBV による感染の場合，関節症状が 45 〜 60％に生じ，関節炎は 3 〜 5％に生じると報告されている．

　Tingle ら（1986）は風疹患者 44 例中 14 例で関節炎が出現し，14 例で関節炎のない関節痛が出現し，これら 28 例中，股関節に生じたのは 5 例のみであったと報告している．また Berman ら（1988）は 106 名の HIV 感染者のうち，35％で関節痛を認め，12％で関節炎を認めたと報告している．

　COVID-19 感染後にも関節炎は生じることが報告されており，Taha ら（2021）は 100 名の COVID-19 患者中 37 例で反応性に関節炎が生じたと報告している．

文献

Berman A, Espinoza LR, Diaz JD, et al. Rheumatic manifestations of human immunodeficiency virus infection. Am J Med. 1988; 85 : 59-64.

Taha SI, Samaan SF, Ibrahim RA, et al. Post-COVID-19 arthritis: is it hyperinflammation or autoimmunity? Eur Cytokine Netw. 2021; 32: 83-88.

Tingle AJ, Allen M, Petty RE, et al. Rubella-associated arthritis. I. Comparative study of joint manifestations associated with natural rubella infection and RA 27/3 rubella immunisation. Ann Rheum Dis. 1986; 45 : 110-114.

2　病　態

　ウイルス性関節炎はウイルス感染で関節症状を認めるものを総称するが，ウイルスそのものが関節滑膜に炎症を引き起こしているのか，ウイルスと抗体との免疫複合体が関節炎に関与しているのかはいまだに明らかではなく，後者は反応性関節炎とも呼ばれる（Barth ら 1999）．ワクチン接種後に関節症状を生じることもある．

　一般的には関節液からウイルスが検出されない場合が多い．関節液や滑膜のウイルス性関節炎に特徴的な所見はないとされている．

文献

Barth WF, Segal K. Reactive arthritis (Reiter's syndrome). Am Fam Physician. 1999; 60: 499-503, 507.

3 | 診　断

臨床症状や病歴，流行などを参考に疑わしいウイルスを推定し，血清学的検査や滑膜組織の電子顕微鏡検査で確定診断を行う．

4 | 治　療

原因疾患の早期同定と，感染症の早期治療が重要である．関節炎に関しては，多くが一過性であり，関節破壊をきたすことは稀なため，対症療法が主体である．COVID-19 感染後の関節炎では，NSAIDsやステロイド，メソトレキサート製剤，TNF-α阻害薬などさまざまな治療が行われているが，治療方法はまだ確立されていない（Migliorini ら 2023）．

文献

Migliorini F, Bell A, Vaishya R, et al. Reactive arthritis following COVID-19 current evidence, diagnosis, and management strategies. J Orthop Surg Res. 2023; 18: 205.

7　梅毒性関節炎

梅毒性関節炎（syphilitic arthritis）は，梅毒に伴う関節炎である．梅毒はスピロヘータの1種 *Treponema pallidum* により引き起こされる感染症で，早期の硬性下疳とよばれる皮疹のほか，さまざまな症状を呈する．

全身に広がる病原体が病期により多臓器にわたり多様な症状や病変を呈するため，ほかの疾患と誤診されることも多く "the great imitator" とよばれる．

梅毒は感染症法に定める5類感染症であり，診断した医師に7日以内の届け出が義務づけられている．2011年頃まで年間の報告数は600〜700人程度で推移していたが，その後報告数は増加し，2022年には年間10,000例以上の新規感染例が報告されている．

患者の年齢層としては，男性は20歳台から50歳台まで幅広く分布するのに対し，女性は20歳台にそのピークがある．

近年は HIV 感染者の増加に伴い，梅毒合併 HIV 感染者が増加している．HIV 感染合併例においては免疫系の異常が存在するため，診断のための検査結果や病状が通常と大きく異なる場合があり，診断に難渋することがある．

1 | 病　態

梅毒の原因であるトレポネーマは初期の梅毒患者の皮膚病変に多数存在している．皮膚病変由来の感染性の体液が，主に性交渉時に目にみえない程度の傷などから侵入し感染する．

感染後3週間程度の潜伏期を経て臨床症状が出現する（Brown ら 2003，French 2007）．

1．第1期梅毒（〜3週）：主に感染部位の病変で，口唇や陰部周辺の無痛性の硬結である硬性下疳，またその周囲に存在するリンパ節の腫脹や硬結をみる．

2．第2期梅毒（3〜12週）：感染巣周囲で増殖したトレポネーマが血行性に全身に播種され，バラ疹とよばれる全身対称性の皮疹，発熱，倦怠感，リンパ腺症，粘膜疹，扁平コンジローマ，梅毒性脱毛，髄膜炎，頭痛などが起こる．

この時期の皮膚病変は梅毒にきわめて特徴的なものであり，確定診断が最も容易である．

第2期から回復すると，数年〜数十年つづく潜伏期に入る．トレポネーマが感染した状態が持続するが，症状はなく，感染力もほぼないと考えられている．

3．第3期梅毒：トレポネーマの感染が長年続いた結果として，第3期梅毒の症状が現れる．第3期梅毒には，大きく分けて次の3種類がある．

1）ゴム腫：全身に出現する肉芽腫性病変．皮膚や内臓，骨などほとんど全身のいたるところに出現しうる．

抗菌薬による治療が発達した現在ではみることは稀であるが，HIV による AIDS 合併患者での報告が散見される．

2）心血管系梅毒：大動脈の動脈瘤，および大動脈弁逆流を生じる．また，冠動脈に炎症を起こすと冠動脈の狭窄を引き起こす．このような所見は，初感染から15〜30年経てみられるといわれている．

3）神経梅毒：中枢神経系に侵入したトレポネーマにより引き起こされる．髄膜血管型神経梅毒は慢性の髄膜炎で，頭痛や倦怠感を引き起こす．また，脳内の血管が侵されるため，脳梗塞や脳出血を引き起こす．

進行麻痺は手足の脱力と，認知症様の症状を伴う．

脊髄癆では，脊髄後索や神経根が侵されるため，手足の激痛や感覚障害が生じる．

筋骨格系の症状としては，2期梅毒における滑膜炎による単・多関節炎（Aderinto ら 2008）および，3期梅毒の脊髄癆に伴う Charcot 関節（Viens ら 2010）による関節痛がある．

なお，Charcot 関節の名は，Jean-Marie Charcot が 1868 年に脊髄癆の患者に起こる神経病性関節症を報告したことに由来する（Charcot 1868）．

文献

Aderinto J, Knight D, Keating JF. Early syphilis: a cause of mono-arthritis of the knee. Anna R Coll Surg Engl. 2008; 90 : W1-3.

Brown DL, Frank JE. Diagnosis and management of syphilis. Am Fam Physician. 2003; 68 : 283-290.

Charcot J. Sur quelques arthropathies qui paraissent dépendre d'une lésion du cerveau ou de la moelle épinière. Arch Physiol Norm Pathol. 1868; 1 : 161-178.

French P. Syphilis. BMJ. 2007; 334 : 143-147.

Viens NA, Watters TS, Vinson EN, et al. Case report: Neuropathic arthropathy of the hip as a sequela of undiagnosed tertiary syphilis. Clin Orthop Relat Res. 2010; 468 : 3126-3131.

2 ｜ 診　断

病原体そのものの分離や検出は困難である．初期には，1期梅毒の皮疹（下疳）からの浸出液を暗視野顕微鏡で検鏡，またパーカーインク染色を行って梅毒トレポネーマの存在を確認できることがある．

この時期にはまだ血清反応が陽性にでないこともあり，積極的に病変からのトレポネーマの検出を試みる価値がある．

血清抗体検査には非特異的抗体である梅毒脂質抗体（カルジオリピン抗体）検査と，梅毒特異的検査である抗 *Treponema pallidum*（TP）抗体検査がある（Ramchandani ら 2023）．

梅毒脂質抗体は感染後2週ほどで上昇し，梅毒感染のスクリーニング検査として施行される．しかし，カルジオリピンに対する抗体はほかの原因によっても産生されるため偽陽性が多く，陽性時には抗 TP 抗体検査による確認を行う必要がある．

また，梅毒脂質抗体価は治療効果をよく反映するため，その定量的検査は治療効果の判定に用いられることがある．

梅毒脂質抗体の定性検査は rapid plasma reagin（RPR）法で行われるが，抗体が過剰にある場合には逆に反応が低く出るため，結果の（＋）（＋＋）などで抗体価を判定することはできず，定量検査を実施する必要がある．

抗 TP 抗体は感染後 4 ～ 12 週にかけて上昇し，治療後も比較的長期間にわたり抗体価が維持される．感染から陽性化までに時間を要するため，初期の診断やスクリーニングには向かない．

検査にはさまざまな方法（TPHA，EIA，CLIA など）があり，感染初期における陽性化の時期は検査法により異なる．

抗 TP 抗体の陽性は治癒後も長期間にわたり続くため，手術時の感染症検査などで陽性となる例も多い．しかし，抗 TP 抗体陽性は必ずしも感染力のある梅毒トレポネーマを保有していることを意味しないということに留意すべきである．

治療後の梅毒患者の血液には感染性はなく，標準予防策以上の対応は必要ない．活動性の梅毒患者の皮疹からの浸出液には多くの梅毒トレポネーマが含まれており，最も感染力が強い．

1期から2期にかけての特徴的な皮疹が出現する時期以外の診断に関しては，血清抗体検査の結果と臨床症状から総合的に判断する必要がある．

3期梅毒の脊髄癆による Charcot 関節については，原因の1つとして未診断や未治療の梅毒の存在を念頭に置く必要がある（Viens ら 2010）．

文献

Ramchandani MS, Cannon CA, Marra CM. Syphilis: A modern resurgence. Infect Dis Clin North Am. 2023; 37: 195-222.

Viens NA, Watters TS, Vinson EN, et al. Case report: Neuropathic arthropathy of the hip as a sequela of undiagnosed tertiary syphilis. Clin Orthop Relat Res. 2010; 468 : 3126-3131.

3 ｜ 治　療

治療の第1選択はアモキシシリン1回 500mg 1日3回4週間投与（第1選択 A）あるいは，持続性ペニシリン筋注製剤のベンジルペニシリンベンザチン水和物（ステルイズ®）1回殿部筋注（第1選択 B）である．

第1選択 B では後期梅毒（感染から1年以上経過している）の場合1週ごとに計3回筋注となる．

内服の場合は初期に，筋注の場合は投与数時間後にヤーリッシュ・ヘルクスハイマー反応とよばれる発熱・倦怠感・悪寒などの症状がみられることがあるため，あらかじめ患者に説明しておく必要がある．

また，アモキシシリン内服では投与8日目ころに皮疹（薬疹）の発生をみることがある．これらの副反応はいずれも女性に多いことに留意する（日本性感染症学会 2018）．

ペニシリンアレルギーのある患者においてはテト

ラサイクリン系薬剤やエリスロマイシンが用いられる.

決められた用量の内服を行った場合，治療は奏効し症状も改善することがほとんどである．2期梅毒の関節炎症状は，適切な治療により改善しうる.

治療後は梅毒脂質抗体の定量検査を定期的（4週ごと）に実施，自動化法ではおおむね1/2に，2倍系列希釈法（抗体価がn倍表記）では1/4（例：64倍→16倍）に低減していれば，治癒と判定する.

梅毒患者の治療にあたっては，AIDS，B型肝炎，C型肝炎などに関しての検査を同時に行うことも重要である．また，性交渉のパートナーが特定できれば，パートナーの治療も同時に行うことが，ピンポン感染による感染の遷延化ならびに感染の拡大の予防につながる.

脊髄癆に伴う股関節のCharcot関節に対する人工股関節全置換術（THA）に関しては，報告例が少ないこともあるが，現在でもその評価は一定しない.

脊髄障害のある患者に対するTHAは術後の脱臼率が高いが機能的予後を改善する可能性がある（Chalmersら 2018）.

繰り返す脱臼に対しては，拘束型の人工股関節を用いることで制御可能であったという報告もあるため（Kitamuraら 2023），症例ごとに使用機種やアプローチについて検討する必要がある.

文献

日本性感染症学会. 梅毒診療ガイド 第2版. 2018.

Chalmers BP, Tibbo ME, Trousdale RT, et al. Primary total hip arthroplasty for Charcot arthropathy is associated with high complications but improved clinical outcomes. J Arthroplasty. 2018; 33: 2912-2918.

Kitamura T, Hayashi S, Matsumoto T, et al. Pseudarthrosis of pelvic fracture with Charcot arthropathy successfully treated with constrained total hip arthroplasty. Cureus. 2023; 15: e48295.

8 Lyme病性関節炎

Lyme病（Lyme disease）はLyme病ボレリアの感染により生じる感染症である．野外に住む野鼠や小鳥が病原体を保有しており，それらを吸血したマダニに野外で刺咬されることにより感染する.

特徴的な症状である遊走性紅斑のほか，発熱，疲労感，頭痛，筋肉痛，関節痛などをきたす（橋塚ら 2001）．抗菌薬治療で改善するが，関節炎から関節の破壊にいたる例も少数ながら存在する.

文献

橋塚喜夫, 飯塚 一. ライム病の臨床と診断－自験78例の検討－. 旭川医大研フォーラム. 2001; 2：22-28.

1 疫 学

欧米では国や地域によっては年間数万人の患者発生があり，野外活動に伴って感染することから社会問題となっている.

わが国でも関東以北の山間部や北海道にはLyme病ボレリアを媒介するマダニが分布しており，そのうちLyme病ボレリアを保有するものの割合は少なくない.

国内ではライム病患者の発生数は毎年10例程度の発生報告がある（国立感染症研究所 2011）.

Lyme病ボレリアには，日本やヨーロッパなどに多く分布する *B. burgdorferi sensu lato*（広義の *B. burgdorferi*）である *B. garinii* や *B. afzelii* と，北米に多く分布する *B. burgdorferi sensu stricto* がある.

文献

国立感染症研究所. ライム病2006～2010年. 病原微生物検出情報. 2011; 32：216-217.

2 病 態

マダニの吸血に伴い侵入したボレリアは体内で増殖するが，その際に特殊な表面抗原を提示して，たくみに免疫機構から逃れて全身に播種される.

関節内やその周辺に存在するボレリアに対する免疫反応として炎症性サイトカインが産生され，それにより関節痛や関節炎が生じるといわれている.

実際にボレリアの存在下で軟骨細胞を培養すると，軟骨細胞から matrix metalloproteinase（MMPs）が誘導される（Huら 2001）．しかし，病巣におけるボレリアの存在のみが関節炎を起こすのかどうかは明らかではなく，北米では適切な抗菌薬投与後でも関節痛が持続する患者が10%程度存在する.

PCR検出限界以下レベルでのボレリアの持続感染が原因という説（Steereら 2004）や，ボレリアにより自己の何らかの抗原に対する免疫反応が誘導されるためという説（Steereら 2004，Madoff 2012）があるが，結論は出ていない.

文献

Hu LT, Eskildsen MA, Masgala C, et al. Host metalloproteinases in Lyme arthritis. Arthritis Rheum. 2001; 44 : 1401-1410.

Madoff LC. Infectious arthritis (Longo GL, et al eds: Harrison's Internal Medicine, 18th ed). McGraw-Hill Medical. 2012; 2842-2848.

Steere AC, Glickstein L. Elucidation of Lyme arthritis. Nat Rev Immunol. 2004; 4 : 143-152.

3 ｜ 診　断

1. 臨床症状

　Lyme 病の病期により，下記のような症状を呈する．

　感染初期（Stage Ⅰ）：マダニ刺咬部を中心とする特徴的な遊走性紅斑を呈することが多いが，マダニ刺咬歴や遊走性紅斑がはっきりしない場合もある．

　随伴症状として，筋肉痛，関節痛，頭痛，発熱，悪寒，倦怠感などのインフルエンザ様症状が伴う．項部痛が出現する場合，髄膜炎の症状に似る．

　紅斑の出現期間は数日から数週間といわれ，形状は環状紅斑または均一性紅斑がほとんどである．

　播種期（Stage Ⅱ）：体内循環を介して病原体が全身性に拡散する．これに伴い，皮膚症状，神経症状，心膜炎，不整脈および伝導障害，眼症状，関節炎，筋肉炎など多彩な症状がみられる．

　慢性期（Stage Ⅲ）：感染から数か月ないし数年を要する．播種期の症状に加えて，重度の皮膚症状，関節炎などをきたすといわれる．

　わが国では，慢性期に移行したとみられる症例は現在のところ報告されていない．症状としては，慢性萎縮性肢端皮膚炎，慢性関節炎，慢性脳脊髄炎などがあげられる．

　Lyme 病では種によって主な症状が異なり，北米に多い *B. burgdorferi sensu stricto* では関節炎などの関節症状の割合が多く，北米では未治療の患者では約 6 割に何らかの関節症状をきたすといわれる（Nardelli ら 2008）．

　わが国の報告例における検討（国立感染症研究所 2011）では，遊走性紅斑（73%）が最多で，筋肉痛（29%），関節痛もしくは関節炎（27%），発熱（24%），神経根炎や顔面神経麻痺などの神経症状（22%）があるとされている．わが国では，Stage Ⅱ 以降の症状を呈するものは少なく，関節痛や関節炎の持続も少ない（橋本ら 2001）．

　欧米では小児の膝関節炎や股関節炎の鑑別診断の1 つに Lyme 病をあげることが多い．しかし，Lyme 病による関節炎の病像は多彩で，化膿性股関節炎に似た経過をたどるものもあれば，若年性特発性関節炎との鑑別が問題になる場合もある（Smith ら 2011）．

2. 各種の検査

　マダニ刺咬歴や，マダニ生息地（本州中部以北の山間地や北海道）での野外活動歴が診断の手がかりとなる．最近では，海外での罹患例も時折報告され，海外におけるアウトドアレジャーへの参加歴などが参考になる．

　特徴的な遊走性紅斑があれば本症を疑うことができるが，必ずしもこれを伴わない場合もある．関節炎の段階では単純 X 線像に特徴のある所見はなく，MRI では関節液の貯留を伴う関節の腫脹，関節裂隙の開大，滑膜炎がみられる（Amini ら 2007）．

　慢性期に関節症性変化がみられるが進行は緩徐であり，画像所見は非特異的である．

　小児においては一般的な細菌による化膿性股関節炎との鑑別が問題になるが，症状や診察時の所見，関節液の細胞数，分画，血液検査における CRP 値などによる鑑別は困難である（Milewski ら 2011, Willis ら 2003）．

　また，マダニ刺咬歴が明らかになる症例は少なく（Willis ら 2003, Bachman ら 1998），一般の細菌による化膿性股関節炎として初期対応がなされる場合も多い．

　診断確定は臨床症状，病歴，血清学的診断を組み合わせて行う．血清学的診断は CDC（Centers for Disease control and Prevention）の推奨に基づき ELISA 法をまず行い，その陽性例と疑陽性例についてウエスタンブロット法で確認を行う（Centers for Disease Control and Prevention 1995）．

　わが国では国立感染症研究所など少数の機関でのみ検査が可能である．検査を依頼する際，感染が予想されるボレリアの種により診断用抗原を選択する必要があるため，感染経路や予想される感染場所（国内，海外）を連絡する必要がある．

　細菌学的検査としては，Lyme 病ボレリアの分離培養には BSK-Ⅱ培地が用いられており，紅斑部からの皮膚生検で分離が可能である．血液，関節液，滑膜からの分離培養は困難であるとされる．

文献

Amini B, Geller MD, Mathew M, et al. MRI features of Lyme arthritis of the hips. Pediatr Radiol. 2007; 37 : 1163-1165.

Bachman DT, Srivastava G. Emergency department presentations of Lyme disease in children. Pediatr Emerg Care. 1998; 14 : 356-361.

Centers for Disease Control and Prevention. Recommendations for Test Performance and Interpretation from the Second National Conference on Serologic Diagnosis of Lyme Disease. MMWR Morb Mortal Wkly Rep. 1995; 44 : 590-591.

橋本喜夫, 飯塚　一. ライム病の臨床と診断－自験78例の検討－. 旭川医大研フォーラム. 2001; 2 : 22-28.

国立感染症研究所. ライム病2006 ～ 2010年. 病原微生物検出情報. 2011; 32 : 216-217.

Milewski MD, Cruz AI, Miller CP, et al. Lyme arthritis in children presenting with joint effusions. J Bone Joint Surg Am. 2011; 93 : 252-260.

Nardelli DT, Callister SM, Schell RF. Lyme arthritis: current concepts and a change in paradigm. Clin Vaccine Immunol. 2008; 15 : 21-34.

Smith BG, Cruz AI Jr, Milewski MD, et al. Lyme disease and the orthopaedic implications of Lyme arthritis. J Am Acad Orthop Surg. 2011; 19 : 91-100.

Willis AA, Widmann RF, Flynn JM, et al. Lyme arthritis presenting as acute septic arthritis in children. J Pediatr Orthop. 2003; 23 : 114-118.

4 治療

成人ではドキシサイクリン，アモキシシリンの28日間内服が推奨される．

8歳未満の小児例ではテトラサイクリン系の副作用を考慮し，アモキシシリン，セフロキシムアキセチル（オラセフ）の内服を28日間行う．8歳以上の小児においてはドキシサイクリンの使用も可能である．

髄膜炎や神経症状を伴うものに関しては，セフトリアキソン静脈内投与を14日間行う（Wormserら2006）．

初回治療の抗菌薬投与に反応しないもののうち，症状の改善がみられるものに関しては，引き続き28日間の経口抗菌薬投与を行う．

反応がないものに関しては，改めて他の病原体による関節炎の可能性を検索しつつ，抗菌薬の静脈内投与を行う．しかし，抗菌薬投与後に関節炎症状が軽減するまでに時間がかかる場合もあり，NSAIDsなどの投与を行いながら経過観察を行うこともある（Smithら2011）．

頻度は少ないものの，適切な抗菌薬治療によっても関節炎が改善しない治療難渋例が存在する．

治療抵抗性のLyme病性関節炎は，「2週間の経静脈的抗菌薬投与を1クールあるいは4週間の経口抗菌薬投与2クールを終え，2か月を経ても関節炎が改善しないもので，かつ関節液のPCR検査によりLyme病ボレリアが検出されないもの」と定義されている．

Lyme病ボレリアの感染により惹起された自己免疫反応の関与が示唆されており，HLA-DR2やHLA-DR4といった特定のHLA型のある場合や，*B. burgdorferi*の表面抗原であるOspAと結合しやすいHLA-DRB分子を持つ場合にこのような治療抵抗性の関節炎が起こりやすいことが知られている．

また，治療抵抗性のLyme病性関節炎の患者の関節液中の炎症性サイトカインレベルは，Lyme病ボレリアのDNAがまったく検出されない時点においても高値が持続しており（Shinら2007），このことも何らかの自己免疫反応の関与を示しているといえる．

これら治療抵抗性のLyme病性関節炎で関節炎症状が遷延するものに対しては，リウマチや膠原病に対して用いられるDMARDs（disease-modifying antirheumatic drugs）の使用や，滑膜切除術が考慮される（Ortizら2023）．

文献

Ortiz CD, Barsi J. Differentiating between septic arthritis and lyme arthritis in the pediatric population: Current concept review. JPOSNA. 2023; 5(3).

Shin JJ, Glickstein LJ, Steere AC. High levels of inflammatory chemokines and cytokines in joint fluid and synovial tissue throughout the course of antibiotic-refractory lyme arthritis. Arthritis Rheum. 2007; 56 : 1325-1335.

Smith BG, Cruz J, Milewski MD, et al. Lyme disease and the orthopaedic implications of Lyme arthritis. J Am Acad Orthop Surg. 2011; 19 : 91-100.

Wormser GP, Dattwyler RJ, Shapiro ED, et al. The clinical assessment, treatment, and prevention of lyme disease, human granulocytic anaplasmosis, and babesiosis: clinical practice guidelines by the Infectious Diseases Society of America. Clin Infect Dis. 2006; 43 : 1089-1134.

5 予後

小児患者の95％は，1クールの経口抗菌薬投与で治癒する．残りの5％の患者においても，関節炎の症状は時間とともに改善していくことがほとんどである．

成人においては関節炎が遷延する例の割合が若干高まるようであるが，わが国で主にみられる*B. garinii*や*B. afzelii*により慢性的な症状がみられることはほとんどない．

近年，抗菌薬治療後に遷延する関節炎などを"post-Lyme disease syndrome"と位置付け，線維筋痛症や慢性疲労症候群との関連が研究されている．

9章 神経障害性疾患

1 神経病性関節症（Charcot 関節）

神経病性関節症（neuropathic arthropathy）とは，各種神経疾患に伴う神経障害に起因して生じる慢性進行性の関節症である．

フランスの神経学者 Charcot が脊髄癆患者の関節障害について中枢神経病変と関節症との明らかな因果関係を初めて詳細に記載したことから Charcot 関節（Charcot joint）とよばれる（Gupta 1993）．

関節は神経の障害により疼痛および固有感覚が欠如し，そのため関節の防御反応が失われる．その結果，関節には大きな力学的ストレスが加わることになり，関節が次第に破壊されていく．

そして，腫脹や熱感が認められるようになり，関節破壊が進むと，不安定性と変形が生じる．疼痛がないか軽度なため，患者の訴えは少なく，しばしば関節破壊が高度となって医療機関を受診する．

侵される関節は足関節，足部，膝関節，股関節などの荷重関節に多い．上肢の関節も侵されることがあり，脊椎の椎間関節も罹患しうる．

本症では，原因となる神経疾患の違いにより好発部位が異なるという特徴がある．脊髄癆では股関節・膝関節・足関節・脊椎に，脊髄空洞症では上肢の関節・頚椎に，糖尿病性神経症では主として足部の関節に好発する．

脊髄髄膜瘤や先天性無痛覚症では下肢の荷重関節が罹患することがほとんどである．

悪性貧血，ステロイド投与に伴う神経障害などがあげられる．また，先天性無痛覚症でも同様の関節症を生じる．

脊髄癆，脊髄空洞症，糖尿病性神経症が3大原因とされていたが，近年では梅毒の減少に伴って糖尿病に基づく神経病性関節症が最も多い．

神経疾患により疼痛に対する防御知覚が低下しているため，関節支持組織が常に弛緩した状態となり慢性的な関節不安定性をきたす．

このような環境下では，日常生活の動作が関節に対する過度な荷重負荷となり，関節破壊が進行していく．

Johnson（1967）は臨床的に神経障害下で関節内骨折が生じ，それが急速な関節破壊につながることを示している．

〔病　理〕

病理所見としては，罹患関節の関節包は線維性に肥厚し，関節内は結合組織の癒着や多量の関節液貯留をみる．関節滑膜は絨毛状に増殖し，その深層部には石灰化を伴う軟骨化成が認められる．

また，滑膜内に軟骨や骨の小片を認める場合があり，本症に特徴的な所見とされる．関節表面の軟骨は消失して線維組織で覆われ，関節辺縁には骨棘形成がみられる．露出した軟骨下骨は硬く象牙質様となる．

文献
Gupta R. A short history of neuropathic arthropathy. Clin Orthop Relat Res. 1993; 296 : 43-49.

文献
Johnson JTH. Neuropathic fractures and joint injuries: Pathogenesis and rationale of prevention and treatment. J Bone Joint Surg Am. 1967; 49 : 1-30.

1 病因・病態

中枢性および末梢性の神経障害では，ともに本症の原因となる．中枢神経障害には，梅毒による脊髄癆，脊髄空洞症，脊髄髄膜瘤，多発性硬化症，脊髄損傷，先天性血管奇形，Charcot-Marie-Tooth 病などがある．末梢神経障害では，糖尿病，アルコール中毒，アミロイドーシスによる神経障害，らい病，

2 診　断

単純X線像でほかの関節疾患では考えられないような著明な破壊性関節変化があれば本症の可能性がある（図1）．

また，関節の破壊像に比較して疼痛が少なく，原因となる基礎的神経疾患の既往歴や臨床症状が合併

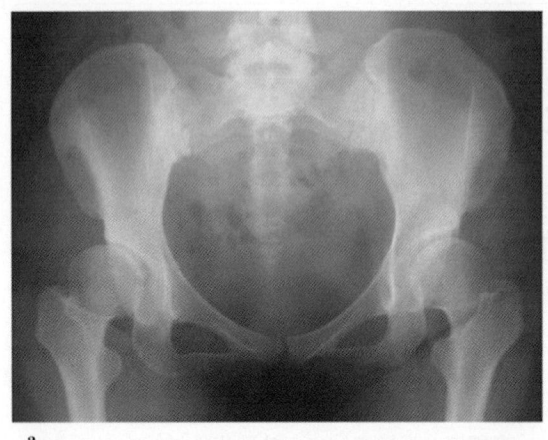
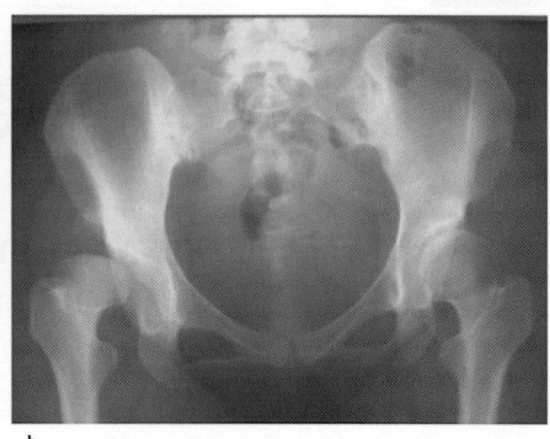
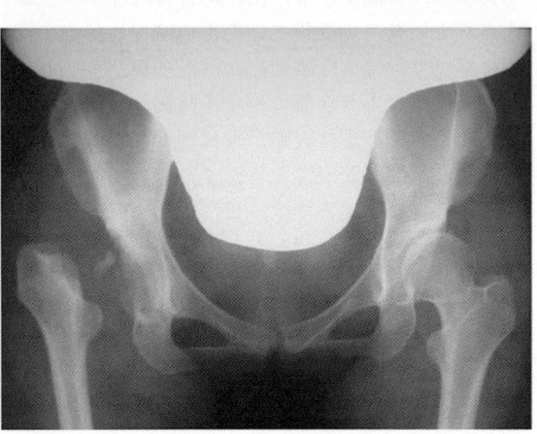

図1 脊髄癆による神経病性関節症
50歳,男性.a: 初診時.b: 1年後.c: 2年後.
初診時に,右股関節に軽度の関節裂隙狭小化を認めるのみである(a)が,急速に大腿骨頭の変形が進行し(b),2年後には大腿骨頭が消失し,著明な関節破壊が認められる.

すれば本症が強く疑われる.

1. 臨床症状

関節は腫大し,外観上強い変形や異常な動揺性を認めるものの,神経疾患のため関節痛はないかあっても軽度であることが特徴である.

股関節病変は軽度の疼痛や跛行で発症することが多いが,関節破壊が進行すれば関節可動時に異常音が生じたり,股関節の破壊に伴う脚短縮や亜脱臼による著明な跛行がみられる.

2. 単純X線

本症の初期の単純X線像は,関節裂隙狭小化や硬化像,辺縁部の骨棘形成などが認められるのみである.次第に寛骨臼と大腿骨頭の骨破壊が進むと,大腿骨頭の亜脱臼や脱臼が生じるようになる.大腿

骨頭の破壊が著しく進行すると,股関節の支持性と安定性の低下は単純X線でも明らかとなる.

3. 神経学的検査

深部知覚の障害,末梢の感覚障害が特徴で,特に痛覚の鈍麻や消失が特徴的である.

3 治療

治療の原則は発症予防と初期症状の早期発見である.原因となる神経障害の治療が重要であり,関節に関しては負荷や外傷を極力避けることを指導する.

また,関節の軽い腫脹,熱感,不安定性,変形などの早期症状がみられたら杖による免荷など,罹患

関節の保護に努める.

　Johnson（1967）は股関節破壊の予防や進行防止には坐骨支持の免荷装具が有効としている. また, 股関節の腫脹や疼痛を有する場合には関節内の病巣切除が有効であるが, その際には関節内遊離体や増殖した滑膜のみの切除にとどめ, 骨性や線維性の増殖部は股関節の安定性に役立つので, 切除せずに残すように勧めている.

　一般的に股関節では破壊性変化が著明であっても病期が進んでしまえば関節の支持性や機能はある程度保たれることが多いため保存療法が勧められている.

　骨癒合が完成すれば支持性が得られるが, 移植骨が吸収されやすく骨癒合は遷延しやすい.

　進行例に対する人工股関節全置換術では, 良好な経過という報告もある一方で, 早期の脱臼やコンポーネントの弛み, ステム下での骨折を生じやすい点など, 問題が多いとされる（Sprenger ら 1982, Baldini ら 1985, Robb ら 1988, Gualtieri ら 1991, Chalmers ら 2018）.

　術後感染などの合併症も多いので, 適応にはきわめて慎重であるべきである.

文献

Baldini N, Sudanese A, Toni A. Total prosthetic replacement in tabetic arthropathy of the hip joint. Ital J Orthop Traumatol. 1985; 11 : 193-197.

Chalmers BP, Tibbo ME, Trousdale RT, et al. Primary total hip arthroplasty for Charcot arthropathy is associated with high complications but improved clinical outcomes. J Arthroplasty. 2018; 33: 2912-2918.

Gualtieri G, Sudanese A, Toni A, et al. Loosening of a hip prosthesis in a patient affected with tabetic disease. Chir Organi Mov. 1991; 76 : 83-85.

Johnson JTH. Neuropathic fractures and joint injuries: Pathogenesis and rationale of prevention and treatment. J Bone Joint Surg Am. 1967; 49 : 1-30.

Robb JE, Rymaszewski LA, Reeves BF, et al. Total hip replacement in a Charcot joint: brief report. J Bone Joint Surg Br. 1988; 70 : 489.

Sprenger TR, Foley CJ. Hip replacement in a Charcot joint: a case report and historical review. Clin Orthop Relat Res. 1982; 165 : 191-194.

2　梨状筋症候群

梨状筋症候群（piriformis syndrome）に関する報告は，1928年にYeomanによる仙腸関節炎と坐骨神経痛に関するものが最初だとされている．

Freibergは1937年に梨状筋が関与する坐骨神経痛の身体所見を報告している．1938年Beatonらは240例の梨状筋の解剖学的破格を調べType A～Fの分類を行い，坐骨神経痛との関連を見出している（図1）．

Robinson（1947）は，特徴的な所見とともに梨状筋症候群という用語を提唱している．Paceら（1976）は後にPace signといわれる診断的特徴を提唱した．

坐骨神経痛の原因には，腰椎椎間板ヘルニアを含む腰仙椎疾患，腫瘍，大坐骨切痕部周辺の腫瘤性病変，転子部滑液包炎，子宮内膜症，動脈瘤，動静脈奇形，外傷，絞扼性神経障害（entrapment neuropathy），神経原性などがある．

梨状筋症候群は，梨状筋による坐骨神経近位部の圧迫が原因とされており，絞扼性神経障害の1つである．梨状筋症候群の診断にあたっては，確立された診断基準がないため他疾患の除外診断が必須である．

文献

Beaton LE, Anson BJ. The sciatic nerve and the piriformis muscle: their interrelation a possible cause of coccygodynia. J Bone Joint Surg Am. 1938; 20 : 686-688.

Freiberg AH. Sciatic pain and its relief by operations on muscle and fascia. Arch Surg. 1937; 34 : 337-350.

Pace JB, Nagle D. Piriform syndrome. Western J Med. 1976; 124 : 435-439.

Robinson DR. Piriformis syndrome in relation to sciatic pain. Am J Surg. 1947; 73 : 355-358.

Yeoman W. The relation of arthritis of the sacroiliac joint to sciatica. Lancet. 1928; 2 : 1119-1122.

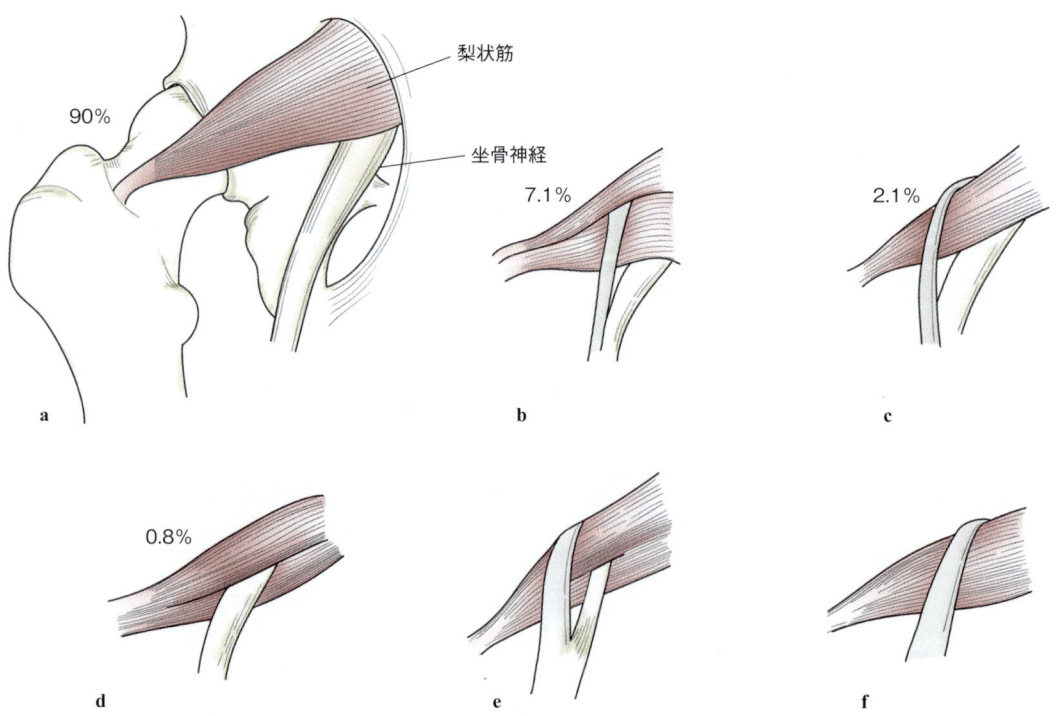

図1　梨状筋周囲における坐骨神経走行の破格（Beaton ら 1938）
a: 坐骨神経が枝分かれなく梨状筋前方を走行．
b: 枝分かれした坐骨神経が筋腹を貫いて走行．
c: 枝分かれした坐骨神経が梨状筋の後方を走行．
d: 坐骨神経が枝分かれなく梨状筋を貫いて走行．
e: 坐骨神経が枝分かれして梨状筋後方と筋腹を貫いて走行（仮説）．
f: 坐骨神経が枝分かれなく梨状筋の後方を走行（仮説）．

1 ｜疫　学

Yoshimoto ら（2009）は坐骨神経痛を有する 61 症例の MRI 所見を検討し，腰椎レベルで神経根の圧迫を認めない症例が 10 例（16.4%）あり，3 例が梨状筋症候群であったとした．

確立した診断基準がなく正確な頻度は不明だが，坐骨神経痛症例の 6 ～ 8% 以下が梨状筋症候群であるとの指摘もある（Halpin ら 2009）．

文献

Halpin RJ, Ganju A. Piriformis syndrome: a real pain in the buttock? Neurosurgery. 2009; 65 : A197-202.

Yoshimoto M, Kawaguchi S, Takebayashi T, et al. Diagnostic features of sciatica without lumbar nerve root compression. J Spinal Disord Tech. 2009; 22 : 328-333.

2 ｜病因・病態

梨状筋は錐体状の筋であり，その形から洋梨にたとえられた．piriformis とはラテン語で「洋梨形 pear shaped」という意味である．

梨状筋は仙椎前方，上後腸骨棘付近，仙腸関節包を起始とし，坐骨切痕を通り大転子上方にいたる筋肉である．しばしば内閉鎖筋と双子筋と混じり合う．

股関節伸展位では外旋筋として働くが，屈曲位では外転筋として働く．90°以上の屈曲位では内転・内旋筋として働くといわれている．神経支配は L5，S1，S2 である．

通常，坐骨神経は梨状筋を貫かずに遠位を通るが 15 ～ 30% の症例で破格が存在するといわれている（Pokorny ら 2006）．最も多い破格は Beaton's Type b で，分かれた神経の一方は梨状筋を貫通し，もう一方は梨状筋の下を通るタイプであるといわれている（図 1）．

解剖学的位置関係と同症候群の関係についても指摘されているが，解剖学的破格は稀ではなく病的な意義がないとする説もある（Benzon ら 2003，Smoll 2010）．

梨状筋が坐骨神経を圧迫する機序として，梨状筋の肥大，外傷による筋の線維化，梨状筋と坐骨神経の解剖学的破格，腰椎の過剰な前弯，下殿動脈の動脈瘤，脳性麻痺，人工股関節全置換術（THA）後のオフセットの増加，過度の運動，骨化性筋炎，下位腰椎の神経根症（radiculopathy）による梨状筋の攣縮などがあげられている．

文献

Beaton LE, Anson BJ. The sciatic nerve and the piriformis muscle: their interrelation a possible cause of coccygodynia. J Bone Joint Surg Am. 1938; 20 : 686-688.

Benzon HT, Katz JA, Benzon HA, et al. Piriformis syndrome: anatomic considerations, a new injection technique, and a review of the literature. Anesthesiology. 2003; 98 : 1442-1448.

Pokorny D, Jahoda D, Veigl D, et al. Topographic variations of the relationship of the sciatic nerve and the piriformis muscle and its relevance to palsy after total hip arthroplasty. Surg Radiol Anat. 2006; 28 : 88-91.

Smoll NR. Variations of the piriformis and sciatic nerve with clinical consequence: a review. Clin Anat. 2010; 23 : 8-17.

3 ｜診　断

殿部の痛み，大腿から膝の後面にかけての痺れや違和感，下肢の疲れ，活動時の症状の増悪などを主訴とする．

椎間板や腰椎椎間関節障害による L5, S1 の神経根由来の腰痛と同様の症状を示すため診断に苦慮することが多い．下肢伸展位挙上テスト（straight leg rising test: SLR）で陽性のこともある．

仙骨に沿って圧痛を訴えることがあり，時に梨状筋の攣縮が触知できるといわれている．坐位困難を訴えたり，仰臥位で患肢が外旋位をとることもある．

いくつかの誘発テストがあるが，厳密な評価基準がないために，感度や特異度は評価者によって異なる．

1. Freiberg 手技

股関節伸展位で内旋を強制する．梨状筋がストレッチされて坐骨神経痛が誘発される（図 2）．

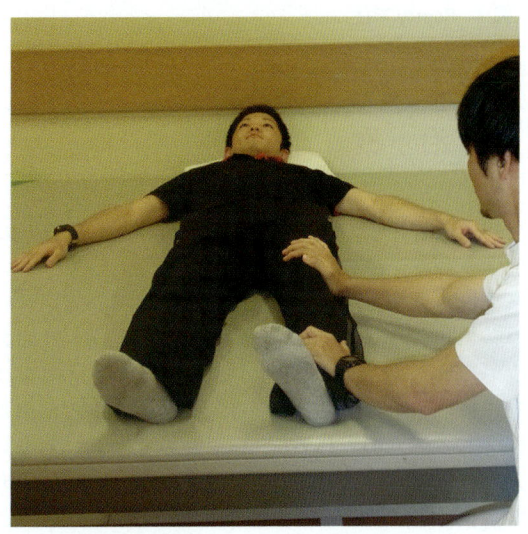

図 2　Freiberg 手技

2. Pace テスト

坐位で股関節外転位をさせ疼痛を誘発する（図3）.

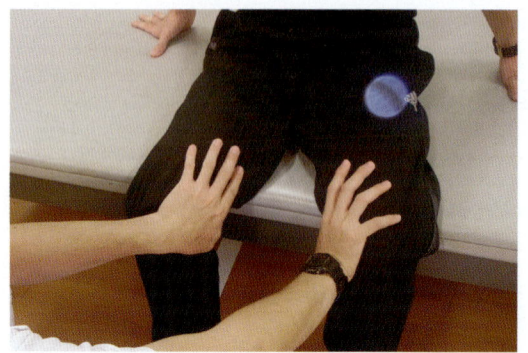

図3　Pace テスト

3. Beatty 手技

患肢を上にした側臥位にして，股関節屈曲位で膝をテーブルの上に休ませる．膝をテーブルから浮かせて保持させることで坐骨神経痛を誘発する（図4）.

最終的には，臨床症状，誘発テスト，他疾患の除外診断を行い総合的に診断することになる.

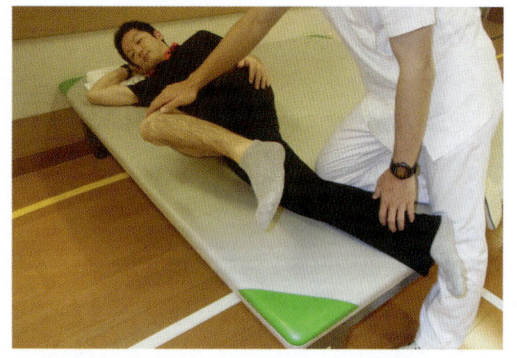

図4　Beatty 手技

4　治　療

初期治療としては消炎鎮痛薬の投与，超音波療法，理学療法などがある.

梨状筋のストレッチは坐位で患肢足関節部を対側の膝に組んで上半身を前傾させる．もしくは仰臥位で患肢の膝を曲げ対側の膝外側に患肢足部を移し，両手を使って患側大腿を対側に倒すようにする（Hughes ら 1992）（図5）.いずれの方法も自宅で行えるため頻回に，痛みのない範囲で 20～30秒程度持続させる.

局所麻酔薬とステロイドの局所注射は最も一般的

な治療法である.

Benzon ら（2003）は梨状筋部への局注により数時間～3か月程度の効果を報告している．Filler ら（2005）は 15.7%の症例で効果なく，25.4%の症例で 2週間以内に再発し，14.9%の症例で 8か月以上の効果があったと報告している．効果には即効性があるものの持続期間には限界がある.

また，ボツリヌス毒素（botulinum toxin）の局注についての報告も散見される．Fishman ら（2004）は 27例中 24例が 5割以上の効果を感じたと報告している.

局所に適切に薬剤を注射するために筋電図，X線透視，超音波ガイド，CT/MRI ガイドを使用する工夫も行われている（Benzon ら 2003，Fishman ら 2004，Filler ら 2005，Peng ら 2008）．また，坐骨神経を同定するために神経刺激装置も使用されている.

保存療法に抵抗する場合は手術療法が検討される.

手術は側臥位で行い，大転子付着部で梨状筋腱の切離を行い，大坐骨切痕方向へ展開を進め，坐骨神経の同定と解剖学的破格の存在を確認しつつ除圧を行う.

Benson ら（1999）は外傷後梨状筋症候群 15例について，最低 2年の経過観察を行い 11例が excellent,4例が good であったと報告している．Filler ら（2005）

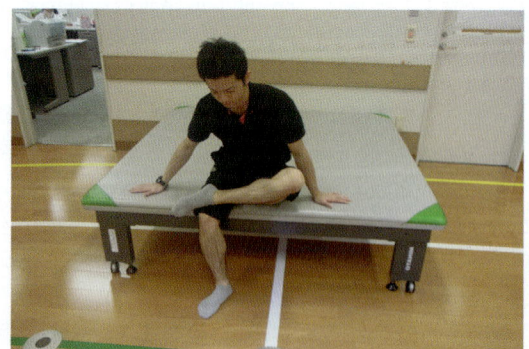

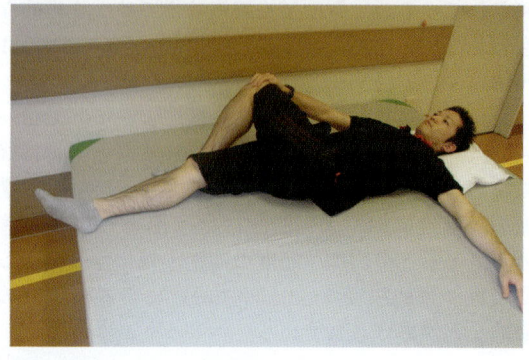

図5　梨状筋ストレッチ訓練

は 64 症例に対して同様の手術を行い 82% が excellent
または good である一方，2% が増悪したと報告して
いる．

　破格を伴う梨状筋症候群に対する手術例での成績
不良も報告されており，手術は慎重に適応を決定す
る必要がある（Spinner 2001）．

文献 ——————————————————

Benson ER, Schutzer SF. Posttraumatic piriformis syndrome: diagnosis and
　results of operative treatment. J Bone Joint Surg Am. 1999; 81 : 941-
　949.

Benzon HT, Katz JA, Benzon HA, et al. Piriformis syndrome: anatomic
　considerations, a new injection technique, and a review of the
　literature. Anesthesiology. 2003; 98 : 1442-1448.

Filler AG, Haynes J, Jordan SE, et al. Sciatica of nondisc origin and
　piriformis syndrome: diagnosis by magnetic resonance neurography
　and interventional magnetic resonance imaging with outcome study of
　resulting treatment. J Neurosurg Spine. 2005; 2 : 99-115.

Fishman LM, Konnoth C, Rozner B. Botulinum neurotoxin type B and
　physical therapy in the treatment of piriformis syndrome: a dose-
　finding study. Am J Phys Med Rehabil. 2004; 83 : 42-50.

Hughes SS, Goldstein MN, Hicks DG, et al. Extrapelvic compression of
　the sciatic nerve. An unusual cause of pain about the hip: report of five
　cases. J Bone Joint Surg Am. 1992; 74 : 1553-1559.

Peng PW, Tumber PS. Ultrasound-guided interventional procedures for
　patients with chronic pelvic pain - a description of techniques and
　review of literature. Pain physician. 2008; 11 : 215-224.

Spinner RJ, Thomas NM, Kline DG. Failure of surgical decompression for
　a presumed case of piriformis syndrome. Case report. J Neurosurg.
　2001; 94 : 652-654.

5 ｜ 予　防

　殿部の鈍的外傷による梨状筋症候群の原因は，出
血による血腫と筋の線維化といわれている．

　殿部の鈍的外傷後は，安静，冷却，圧迫などを行
い炎症を速やかに鎮静化させることは重要である．
数日後からは温熱療法などを行うとともにストレッ
チ訓練を行い，線維化した梨状筋による坐骨神経の
絞扼性神経障害を予防する．

　また，THA を施行する場合，過剰なオフセット
の増加に注意する．

3 外側大腿皮神経障害

腰神経叢の L2, 3 から分岐する外側大腿皮神経の神経障害である外側大腿皮神経障害（disorder of the lateral femoral cutaneous nerve）は，解剖学的走行の特徴により絞扼性神経障害の一つとして発症することが多い．

大腿外側部にしびれ感を伴う疼痛をきたし，異常感覚性大腿痛症（meralgia paresthetica）とよばれることもある．

1 疫 学

発症率は年間 10 万人あたり 32.6 人であり，中年および高齢者に多い傾向がある．片側例に加え両側例のこともある（Scholz ら 2023）．糖尿病患者，肥満との関連が示唆されている（Parisi ら 2011）．

文献
Parisi TJ, Mandrekar J, Dyck PJ, et al. Meralgia paresthetica: relation to obesity, advanced age, and diabetes mellitus. Neurology. 2011; 77 : 1538-1542.
Scholz C, Hohenhaus M, Pedro MT, et al. Meralgia paresthetica: Relevance, diagnosis, and treatment. Dtsch Arztebl Int. 2023; 120: 655-661.

2 病因・病態

外側大腿皮神経は腹膜の直下で腸骨筋の表面を腸骨稜に平行に下前内側に走り，上前腸骨棘の内側に達すると，股関節伸展時で約 90°の角度で下方に曲がり，大腿に出る．大腿からは分岐して大腿筋膜を貫き，皮下に分布するが，時には骨盤内で分岐することもある．

屈曲部がトンネルを形成しており，トンネルの浅部表層は鼠径靱帯の外側端であり，深部基底は上前腸骨棘の骨面である．骨面は縫工筋の起始の内側端であり，腸骨筋の起始の上前端にあたる．

本神経には解剖学的な破格が報告されており（de Ridder ら 1999），上述のような走行は 7 割程度である（図 1）．外側大腿皮神経は骨盤内では長軸方向への可動性があるが，大腿に出てからは可動性が少ない．

したがって，股関節の伸展によってこのトンネル内では末梢方向に牽引され，機械的摩擦や圧迫を生じやすく絞扼性神経障害が発生すると考えられる．

外部や内部からの圧迫や直接損傷などが外側大腿皮神経障害の原因となるが，明らかな原因のない特発性のものも存在する．

1. 外部からの圧迫：手術時の腹臥位，きついベルトの着用，打撲外傷などがある．
2. 内部からの圧迫や牽引：腫瘍，肥満，妊娠，腹水，炎症などが考えられる．
3. 直接損傷：腸骨稜からの採骨などの手術，注射，切創などがあげられる．

文献
de Ridder VA, de Lange S, Popta JV. Anatomical variations of the lateral femoral cutaneous nerve and the consequences for surgery. J Orthop Trauma. 1999; 13 : 207-211.

3 診 断

異常感覚性大腿痛症をきたす．

自覚的にはしびれ感や不快感を覚え，症状が高度な場合は灼熱感を伴う疼痛を訴える．運動後，直接の圧迫，大腿伸展位などで症状は増強し，安静により軽快する．

他覚的には大腿外側の領域に知覚低下を認める．絞扼部位にあたる鼠径部や上前腸骨棘に Tinel 様徴候を認める．

同部の神経ブロックで症状が軽快すれば診断は確定する．補助診断として電気生理学的検査と超音波検査が有用である（Suh ら 2013）．

膝関節部への放散痛や大転子周囲の痛みなどを訴えるため，膝関節と股関節の疾患と鑑別を要する．

文献
Suh DH, Kim DH, Park JW, et al. Sonographic and electrophysiologic findings in patients with meralgia paresthetica. Clin Neurophysiol. 2013; 124: 1460-1464.

4 治 療

股関節の伸展位をできるだけ避けるよう生活指導を行う．衣服などによる圧迫が考えられる時はその使用を禁止する．

保存療法として，温熱療法，薬物療法，神経ブロックなどが有効である（Patijin ら 2011）．有効なブロック部位は解剖学的破格により異なる．

保存療法に抵抗する場合は，大腿外側皮神経の絞扼除去術や神経剥離術などの手術療法を行う．神経切除術が神経剥離術より成績がよかったという報告がある（de Ruiter ら 2012）．

文献

de Ruiter GC, Wurzer JA, Kloet A. Decision making in the surgical treatment of meralgia paresthetica: neurolysis versus neurectomy. Acta Neurochir. 2012; 154 : 1765-1772.

Patijin J, Mekhail N, Hayek S, et al. Meralgia paresthetica. Pain Pract. 2011; 11 : 302-308.

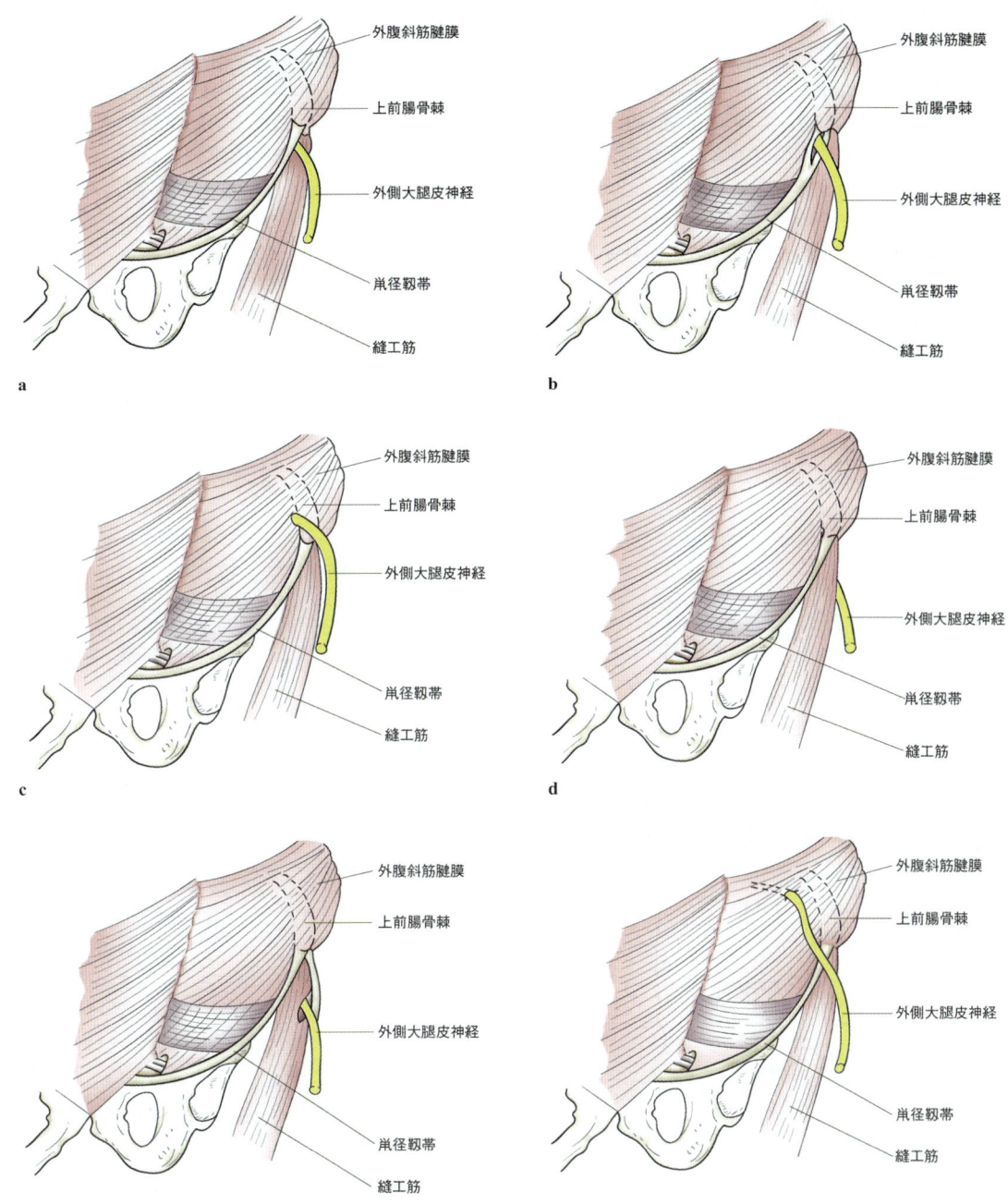

図1 外側大腿皮神経の走行のバリエーション（de Ridder ら 1999 より）

a: 鼡径靱帯と縫工筋の間を走行する（68%）．

b: 鼡径靱帯を貫く（10%）．

c, d: 上前腸骨棘の直上や直下を走行する（8%）． e: 縫工筋を貫く（3%）．

f: 腸骨稜に沿って下降する（6%）．欠損している（他の神経から分岐するものを含む）（5%）．

4　閉鎖神経障害

閉鎖神経が圧迫されて生じる障害である．

1　病因・病態

閉鎖神経障害（disorder of the oburator nerve）の原因となる閉鎖神経は L2，3，4 の神経根に由来し，腰筋の内縁から出て，内腸骨動脈および輸尿管の外側を通り，閉鎖孔の上部で閉鎖管を通って大腿の内側にいたる．

閉鎖管内で前枝と後枝に分かれる．後枝から出る運動枝は外閉鎖筋および大内転筋を支配し，前枝からの運動枝は，長・短内転筋および薄筋を支配する．前枝よりの感覚枝は股関節および大腿中央部内側の小皮膚領域を支配する（図 1）．

骨盤内手術後の神経障害として最も多い（Cardosi ら 2002）．他に血腫や腫瘍での圧迫で生じることがある．

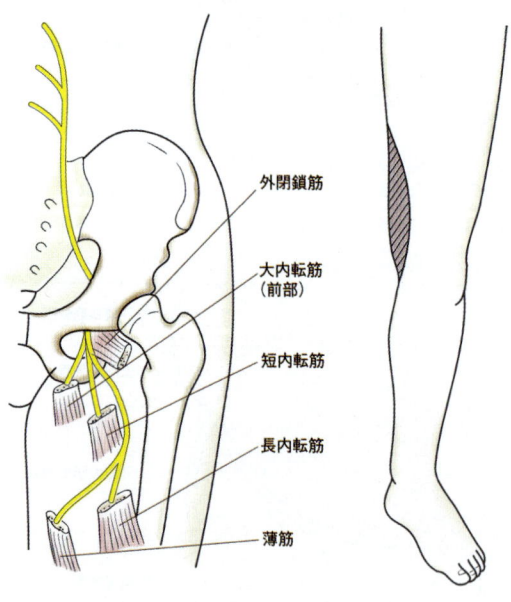

図 1　閉鎖神経の筋および皮膚支配
　　　（Hollinshead 1969 より改変）

2　診　断

股関節前面，鼠径部，大腿近位内側部の痛みを訴える．時に股関節痛を訴えることもある（Tipton 2008）．大腿の外旋および内転が障害され，下肢の交差が困難となる．また，大腿末梢内側部にも感覚異常が生じるが，あまり障害はない．

筋電図検査で閉鎖神経支配筋に脱神経所見を認め，L2 ～ L4 支配の傍脊柱筋が正常であれば，診断が確定する．

文献

Cardosi RJ, Cox CS, Hoffman MS, et al. Postoperative neuropathies after major pelvic surgery. Obstet Gynecol. 2002; 100 : 240-244.

Hollinshead WH. Anatomy for surgeons: the back and limbs. Harper & Row. 1969; 643.

Tipton JS. Obturator neuropathy. Curr Rev Musculoskelet Med. 2008; 1 : 234-237.

3　治　療

保存療法を主とする．時に神経剥離，神経縫合を要する．

10章 その他の疾患

1 弾発股

弾発股（snapping hip, coxa saltans）とは，股関節動作時に異常音あるいは弾発現象が生じる疾患である．有痛性のこともあるが，痛みを伴わないこともある．

弾発股は，原因によって，①外側型（external type），②内側型（internal type），③関節内型（intra-articular type）に分類される（Allen ら 1995）．

外側型は弾発現象が股関節の外側に生じていることを観察することで比較的容易に診断できる．外側型と内側型は，多くの場合弾発現象を誘発できるが，内側型と関節内型との鑑別は困難なことがある（Flanum ら 2007）．

内側型と関節内型を鑑別するためには MRI などの検査が必要となる．

文献

Allen WC, Cope R. Coxa saltans: the snapping hip revisited. J Am Acad Orthop Surg. 1995; 3 : 303-308.

Flanum ME, Keene JS, Blankenbaker DG, et al. Arthroscopic treatment of the painful "internal" snapping hip: results of a new endoscopic technique and imaging protocol. Am J Sports Med. 2007; 35 : 770-779.

1 外側型弾発股

1. 病因・病態

外側型（external type）は最も頻度の高い弾発股である．1913 年の Binnie らの報告が最初とされている．外側型は腸脛靱帯後方や大殿筋前方線維の肥厚部が股関節の屈伸に伴って大転子を乗り越える際に弾発現象を生じる（図 1）．

腸脛靱帯には前方から大腿筋膜張筋が，後方から大殿筋が付着しており，股関節動作時に腸脛靱帯は緊張下におかれる．滑液包炎などのわずかな解剖学的な変化でも発症しうる（Allen ら 1995）．

人工股関節全置換術後に大転子が側方化することによる発症も報告されている（Larsen ら 1988）．また，幼少期の殿部への注射が原因の殿筋拘縮症の可能性も念頭におく必要がある（日本整形外科学会 筋拘縮症委員会 1985）．

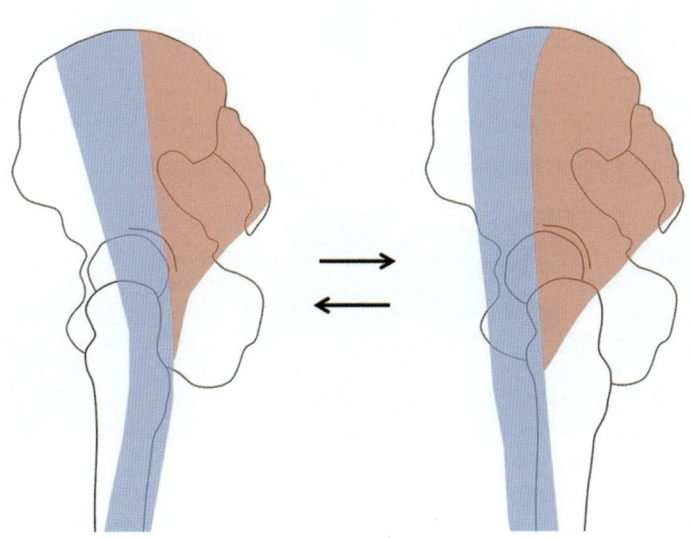

図 1　外側型弾発股
腸脛靱帯（青）や大殿筋（赤）前方線維肥厚部が大転子を乗りこえる際に弾発現象を引き起こす．

2. 診　断

　股関節屈伸時に大転子部に弾発現象が生じる．痛みや音を伴う場合と伴わない場合がある．股関節が脱臼したように感じる場合もある．

　側臥位で，大転子部に手をあてながら股関節を屈伸させて弾発現象を手で感じ取る．Ober テストで大腿筋膜張筋，腸脛靱帯の緊張を確認する（図 2）．患者を立位とし，本人に弾発を誘発してもらい大転子部に検者が手をあてて診断することもできる．診断は比較的容易である．

3. 治　療

1）保存療法

　弾発現象が出現して間もない時期はまずは安静と弾発現象を避ける指導を行う．

　日常的に弾発現象が発症する場合は，運動量を制限し，ストレッチなどを指導しながら，必要に応じて消炎鎮痛薬の投与，ステロイドの局所注射などを行う．

　多くの弾発股は保存療法で改善するとされている（Jacobson ら 1990）．

2）手術療法

　保存療法で改善しない場合は，手術療法を検討する．大転子滑液包の除去と腸脛靱帯の Z plasty（Brignall ら 1991）（図 3a），大転子上で腸脛靱帯を step cut する方法（White ら 2004）（図 3b），大転子上で腸脛靱帯を楕円状に切除する方法（ellipsoid shaped segment excision）（Zoltan ら 1986）（図 3c），腸脛靱帯後方を切除する方法（Larsen ら 1986），などがある．

　手術効果を術中に再現するために局所麻酔下での手術も試みられている（Brignall ら 1991）が，緊張組織の切離を十分に行えないリスクもある．

文献

Allen WC, Cope R. Coxa saltans. the snapping hip revisited. J Am Acad Orthop Surg. 1995; 3 : 303-308.

Binnie JF. V-Snapping Hip (Hanche a Ressort; Schnellende Hufte). Ann Surg. 1913; 58 : 59-66.

Brignall CG, Stainsby GD. The snapping hip. Treatment by Z-plasty. J Bone Joint Surg Br. 1991; 73 : 253-254.

Jacobson T, Allen WC. Surgical correction of the snapping iliopsoas tendon. Am J Sports Med. 1990; 18 : 470-474.

Larsen E, Johansen J. Snapping hip. Acta Orthop Scand. 1986; 57 : 168-170.

Larsen E, Gebuhr P. Snapping hip after total hip replacement. A report of four cases. J Bone Joint Surg Am. 1988; 70 : 919-920.

日本整形外科学会 筋拘縮症委員会. 日本整形外科学会筋拘縮症委員会報告―筋拘縮症の診断と治療―. 日整会誌. 1985; 59: 223-253.

White RA, Hughes MS, Burd T, et al. A new operative approach in the correction of external coxa saltans: the snapping hip. Am J Sports Med. 2004; 32 : 1504-1508.

Zoltan DJ, Clancy WG Jr, Kneene JS. A new operative approach to snapping hip and refractory trochanteric bursitis in athletes. Am J Sports Med. 1986; 14 : 201-204.

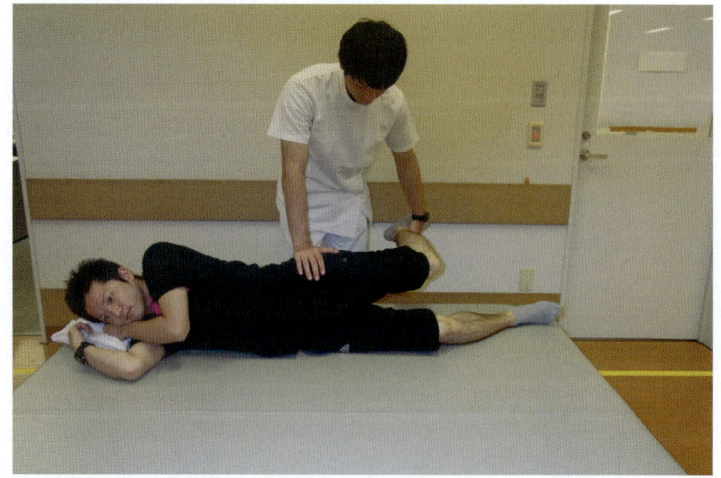

図 2　Ober テスト
患側を上にした側臥位で，反対側の股関節と膝関節を軽度屈曲位とする．検者は被検者の後方に立ち片手で腸骨を支え，もう一方の手で被検者の屈曲した膝を支える．この際，股関節は伸展位としておく．膝下の支えをゆるめていった際に患側膝が台に着くまで内転したら陰性であり，途中で止まったら陽性とする．

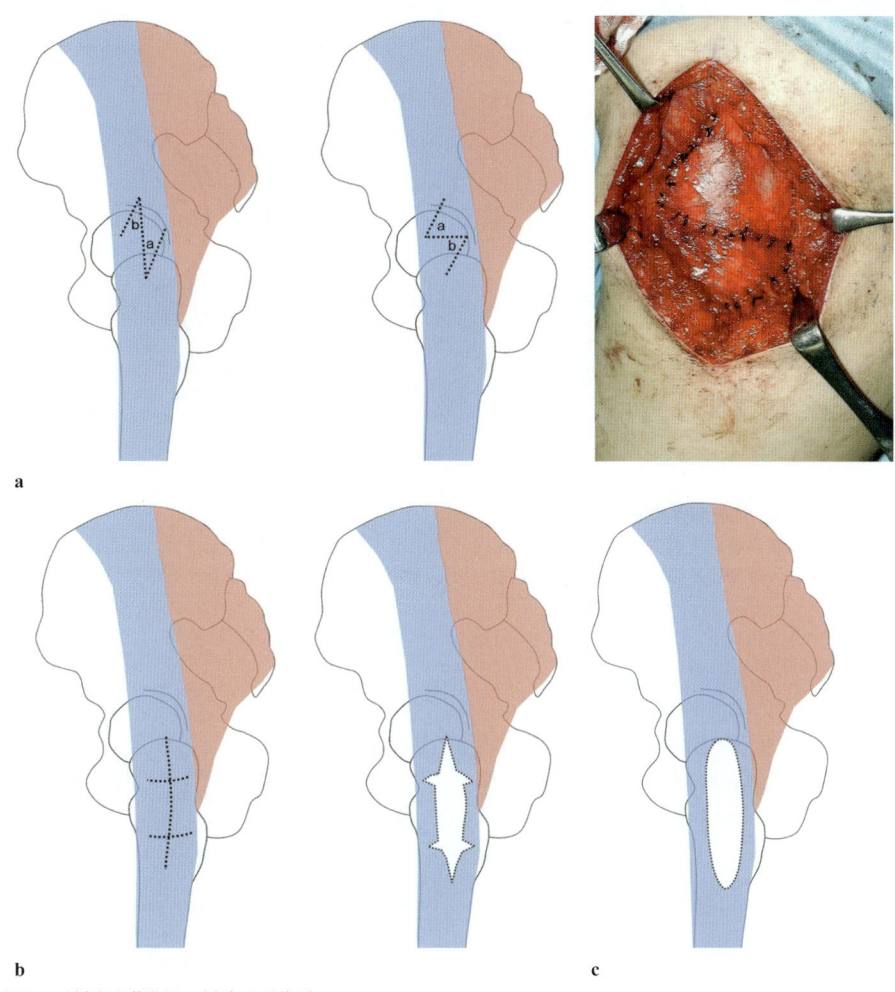

a

b　　　　　　　　　　　　　　　　　　　　　　　　**c**

図3　外側型弾発股に対する手術法
a: Z plasty.　b: step cut.　c: ellipsoid shaped segment excision.

2 ｜ 内側型弾発股

1. 病因・病態

　内側型（internal type）は 1951 年のアルゼンチンからの 3 例報告が初報である（Nunziata ら 1951）. 原因は腸腰筋腱が腸恥隆起を乗り越えることが原因とされ，腸腰筋腱の延長術で改善したとされる.

　原因についてはその後さまざまな報告がされ，腸腰筋腱の大腿骨頭前面での異常滑走（Schaberg ら 1984），関節包の肥厚，腱滑膜炎（Micheli ら 1983），小転子の骨性隆起（Schaberg ら 1984，Allen ら 1995），関節不安定性（Bellabarba ら 1998）などがあげられている（図4）. スポーツで深屈曲を繰り返すことが誘引となるとも指摘されている（Howse 1972，Wahl ら 2004）.

2. 診　断

　股関節屈伸時に股関節前方部分に弾発現象を訴える. 弾発現象が生じる股関節の肢位があり，随意的に誘発できる場合もある.

　仰臥位として股関節前面で腸腰筋腱の走行に沿って指をあて，股関節を屈伸，屈曲外転，伸展内転させることにより弾発現象を誘発させる.

　立位で患者自身が誘発する弾発現象を触知して診断することもある.

　単純 X 線は，著しい解剖学的異常がない限り有用とはいえない. MRI，CT も同様であるが，関節内型弾発股との鑑別には MRI が有用な場合もある（Allen ら 1995，Gruen ら 2002）.

　弾発現象の確認に動的検査の有用性が指摘されている（Wahl ら 2004）. 超音波診断や腸腰筋腱滑液包造影（iliopsoas bursography）は有用とされ，患者

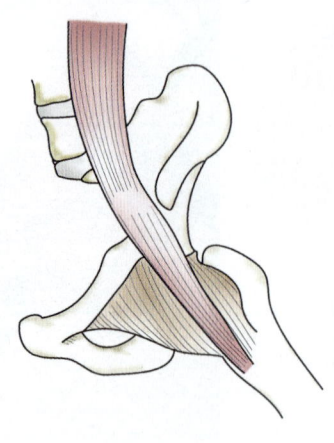 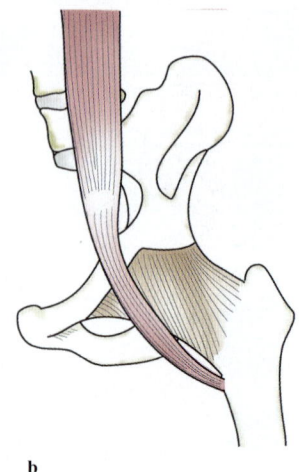

a   b

図4　内側型弾発股

腸腰筋腱が大腿骨頭前方や腸恥隆起を乗りこえて弾発現象を引き起こす．屈曲時に大腿骨頭外側に位置する腸腰筋腱(a)が，伸展する際に内側に移動する(b)．

に弾発現象を誘発してもらい腸腰筋腱が外側から内側に急に移動する際に弾発が誘発されることを確認する（Harper ら 1987，Jacobson ら 1990，Wahl ら 2004）．

3. 治　療

1）保存療法

運動選手などで発症した場合，まずは運動を休ませることが大切である．特に 90°以上の深屈曲運動の制限を行う．

そのほか，消炎鎮痛薬の処方や腸腰筋腱のストレッチを行う．

超音波ガイド下に局所麻酔とステロイドを腸腰筋腱鞘と滑液包へ局注することで診断的治療を行うこともあるが，保存療法で効果がないことも多い（Allen ら 1995，Wahl ら 2004）．

2）手術療法

手術療法は，数か月間の保存的療法に効果がない場合に検討される．

腸腰筋腱の腱様部の Z 延長術や step cut 術（Schaberg ら 1984，Jacobson ら 1990，Taylor ら 1995），腸腰筋付着部の解離術，小転子部外骨腫の切除術，などの報告がある．

腸腰筋腱の腱様部への進入法には modified anterior approach（Schaberg ら 1984），medial approach（Taylor ら 1995），ilioinguinal approach（Gruen ら 2002）などが用いられる．鏡視下腸腰筋腱切離の試みも報告されている（Byrd 2006，Flanum ら 2007）．

文献

Allen WC, Cope R. Coxa saltans: the snapping hip revisited. J Am Acad Orthop Surg. 1995; 3 : 303-308.

Bellabarba C, Sheinkop MB, Kuo KN. Idiopathic hip instability. An unrecognized cause of coxa saltans in the adult. Clin Orthop Relat Res. 1998; 355 : 261-271.

Byrd JW. Evaluation and management of the snapping iliopsoas tendon. Instr Course Lect. 2006; 55 : 347-355.

Flanum ME, Keene JS, Blankenbaker DG. Arthroscopic treatment of the painful "internal" snapping hip: results of a new endoscopic technique and imaging protocol. Am J Sports Med. 2007; 35 : 770-779.

Gruen GS, Scioscia TN, Lowenstein JE. The surgical treatment of internal snapping hip. Am J Sports Med. 2002; 30 : 607-613.

Harper MC, Schaberg JE, Allen WC. Primary iliopsoas bursography in the diagnosis of disorders of the hip. Clin Orthop Relat Res. 1987; 221 : 238-241.

Howse AJ. Orthopaedists aid ballet. Clin Orthop Relat Res. 1972; 89 : 52-63.

Jacobson T, Allen WC. Surgical correction of the snapping iliopsoas tendon. Am J Sports Med. 1990; 18 : 470-474.

Micheli LJ. Overuse injuries in children's sports: the growth factor. Orthop Clin North Am. 1983; 14 : 337-360.

Nunziata A, Blumenfeld I. Cadeva a resorte: a proposito de una variedad. Prenza Med Argentine. 1951; 38 : 1997-2001.

Schaberg JE, Harper MC, Allen WC. The snapping hip syndrome. Am J Sports Med. 1984; 12 : 361-365.

Taylor GR, Clarke NM. Surgical release of the "snapping iliopsoas tendon". J Bone Joint Surg Br. 1995; 77 : 881-883.

Wahl CJ, Warren RF, Adler RS, et al. Internal coxa saltans (snapping hip) as a result of overtraining: a report of 3 cases in professional athletes with a review of causes and the role of ultrasound in early diagnosis and management. Am J Sports Med. 2004; 32 : 1302-1309.

3 ｜ 関節内型弾発股

1. 病因・病態

　関節内型（intra-articular type）の原因は，関節唇損傷，大腿骨頭靱帯断裂，骨折片，滑膜骨軟骨腫症，関節遊離体などがあり，多くの場合手術療法が必要となる．

　クリック（click）やひっかかり（catching）として記載される症状には，原因により不規則に出現する場合と規則正しく生じる場合がある．

2. 診　断

　関節内型弾発股は弾発現象というよりクリック，ひっかかり，あるいは痛みが主な症状となる．

　単純 X 線が基本であり，関節造影，CT，MRI で関節内の病変を検索する．病変が小さい場合は診断に苦慮することもある．診断と治療を兼ねる関節鏡は有用と考えられる．

3. 治　療

　保存療法は困難であり，根治的には手術療法が行われる．鏡視下の関節唇修復術や遊離体摘出術などが報告されている．

　鏡視下手術に限界がある場合は，外科的脱臼（surgical dislocation）などの手法を使い関節内の観察と処置を行う（図 5）．

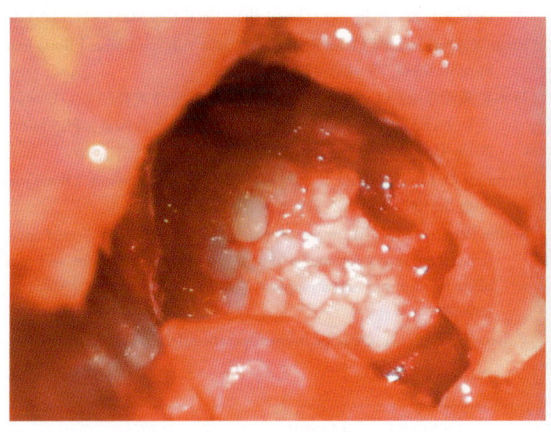
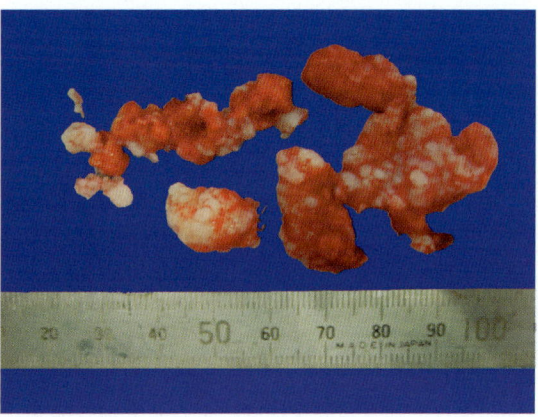

a　　　　　　　　　　　　　　　　　　　　　b

図5　関節内型弾発股（滑膜骨軟骨腫症）
a: surgical dislocation により寛骨臼の底部を露出させると，多数の米粒状の腫瘤が認められる．
b: 摘出した米粒状腫瘤．

2 大腿骨寛骨臼インピンジメント（FAI）

わが国における変形性股関節症（股関節症）の多くは寛骨臼形成不全症を背景とした関節不安定性に起因する2次性股関節症であるが，欧米などでは明らかな股関節形態に異常なく生じる1次性股関節症が主体とされてきた．

2000年代以降，1次性股関節症とされた関節症のなかに寛骨臼側と大腿骨側とのインピンジメント（impingement）に起因する大腿骨寛骨臼インピンジメント（femoroacetabular impingement: FAI）という病態の関与が提唱されるようになった（Ganzら2003）．

FAIでは大腿骨頭あるいは寛骨臼の骨形態変化などをもとに，股関節の屈曲や回旋動作時に大腿骨頭から大腿骨頚部への移行部（大腿骨頭頚部移行部）と寛骨臼縁が繰り返し衝突することにより関節軟骨あるいは関節唇に損傷をきたすとしている．

股関節のインピンジメントは新しい概念ではなく，1913年には大腿骨頭すべり後の大腿骨頭変形に対する骨切除が報告され（Velpiusら1913），また，寛骨臼底突出症（protrusio acetabuli），大腿骨頭すべり症，扁平股（coxa plana）に対する大腿骨頭頚部移行部の楔状骨切除が報告されている（Smith-Petersen 1936）．

Klaueらは大腿骨頚部骨折後に生じた大腿骨頭頚部移行部の変形により股関節にインピンジメントが生じうることを提唱し（Klaueら1991），以後インピンジメントに関する報告がつづいた．

寛骨臼の後方開き（acetabular retroversion）に起因した股関節痛についても報告され（Reynoldsら1999），FAIは関節唇損傷の原因となるだけでなく，関節症進行の前駆病変となりうることが示唆されるようになり（Ganzら2001），2003年に体系的に示された（Ganzら2003）．

当初は欧米を中心に注目されていたが，次第にわが国においてもFAIは注目されるようになった．しかしながら，当初はその定義および診断の基準とする理学所見，画像所見に関して統一化がされておらず，診断医によって判断が異なるという問題があった（福島ら2014）．

加えて，前述のようにわが国は寛骨臼形成不全症の頻度が非常に高いことから，FAIの安易な診断に基づく治療介入が潜在的な股関節の不安定性を惹起，助長する恐れがあることも懸念された．

この状況に対し，2015年日本股関節学会が主導して，寛骨臼形成不全の多い股関節骨形態を踏まえたわが国独自のFAIの診断指針（日本股関節学会FAIワーキンググループ2015）が作成され，わが国におけるFAIの診断の標準化が図られている．

文献
福島健介，高平尚伸，内山勝文，他．大腿骨寛骨臼インピンジメント（femoroacetabular impingement）の定義と診断の基準－最近の論文の傾向から－．Hip Joint. 2014; 40: 4-8.

Ganz R, Gill TJ, Gautier E, et al. Surgical dislocation of the adult hip a technique with full access to the femoral head and acetabulum without the risk of avascular necrosis. J Bone Joint Surg Br. 2001; 83: 1119-1124.

Ganz R, Parvizi J, Beck M, et al. Femoroacetbular impingement: a cause for osteoarthritis of the hip. Clin Orthop Relat Res. 2003; 417:112-120.

Klaue K, Durnin CW, Ganz R. The acetabular rim syndrome. J Bone Joint Surg Br. 1991; 73: 423-429.

日本股関節学会FAIワーキンググループ．大腿骨寛骨臼インピンジメント（FAI）の診断について（日本股関節学会指針）．Hip Joint. 2015; 41: 1-6.

Reynolds D, Lucas J, Klaue K. Retroverted of the acetabulum. J Bone Joint Surg Br. 1999; 81: 281-288.

Smith-Petersen MN. Treatment of malum coxae senilis, old slipped upper femoral epiphysis, intrapelvic protrusion of the acetabulum, and coax plana by means of acetabuloplasty. J Bone Joint Surg Am. 1936; 18: 869-880.

Vulpius O, Stöffel A. Orthopädische Operationslehre. F. Enke. 1913.

1 病因・病態

FAIは大腿骨頭側の形態異常を主体とするcam impingement（cam type），寛骨臼側の形態異常を主体とするpincer impingement（pincer type），および両者を合併したmixed cam and pincer impingement（combined type）に大別される（Tannastら2007）（図1）．

元来，FAIは股関節内病変の素因となる形態異常であり，初期には無症候性であることが多い．経過とともに症候性となりうる．

cam typeは大腿骨頭から大腿骨頚部の移行部（大腿骨頭頚部移行部）に生じた非球形の大腿骨頭の骨性隆起（bump）により生じる．

寛骨臼縁の関節面に接触して部分的に軟骨剥離（delamination）などが起こり関節軟骨が損傷される．また，関節唇は2次的に関節軟骨との移行部において損傷される．

pincer typeは寛骨臼前壁の過度の被覆によって生じ，まず，頚部との接触により初期に関節唇が損傷され，やがて寛骨臼に軟骨損傷をきたす．

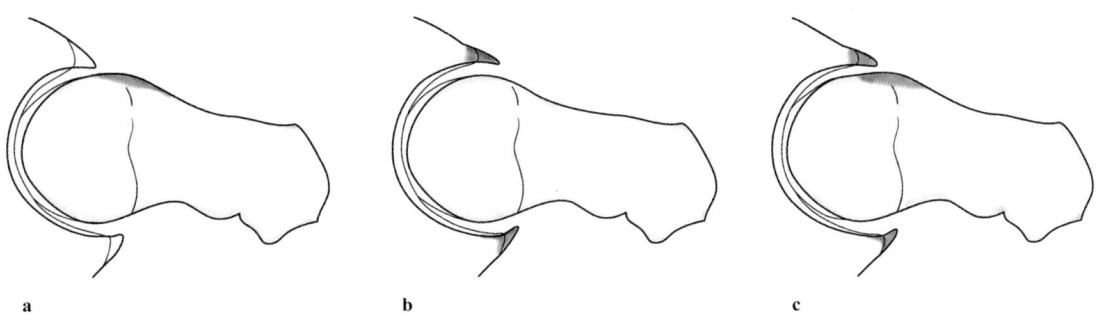

図1　FAI の分類
a: cam impingement，b: pincer impingement，c: mixed cam and pincer impingement

表1　日本股関節学会 FAI 診断指針

画像所見	・pincer type のインピンジメントを示唆する所見 　① CE 角 40° 以上 　② CE 角 30° 以上かつ acetabular roof obliquity 0° 以下 　③ CE 角 25° 以上かつ cross-over sign 陽性 　※正確な X 線画像による所見を要する．特に cross-over sign は偽陽性が生じやすいことから，③の場合においては CT あるいは MRI で寛骨臼の retroversion の存在を確認することを推奨する． ・cam type のインピンジメントを示唆する所見 　CE 角 25° 以上 　主項目：α 角（55° 以上） 　副項目：head-neck offset ratio（0.14 未満），pistol grip 変形，herniation pit 　（主項目を含む 2 項目以上の所見を要する） 　※ X 線，CT，MRI のいずれによる評価も可
身体所見	・前方インピンジメントテスト陽性（股関節屈曲および内旋位での疼痛の誘発を評価） ・股関節屈曲内旋角度の低下（股関節 90° 屈曲位にて内旋角度の健側との差を比較） 　最も陽性率が高く頻用される所見は前方インピンジメントテストである．Patrick テスト（FABER テスト）（股関節屈曲，外転・外旋位での疼痛の誘発を評価）も参考所見として用いられるが，他の股関節疾患や仙腸関節疾患でも高率に認められる．また，上記の身体所見も他の股関節疾患で陽性となりうることに留意する必要がある．
診断の目安	上記の画像所見を満たし，臨床症状（股関節痛）を有する症例を臨床的に FAI と診断する．
除外項目	以下の疾患のなかには 2 次性に大腿骨—寛骨臼間のインピンジメントをきたしうるものもあるが，それらについては本診断基準をそのまま適用することはできない． ・既知の股関節疾患 炎症性疾患（関節リウマチ，強直性脊椎炎，反応性関節炎，SLE など），石灰沈着症，異常骨化，骨腫瘍，痛風性関節炎，ヘモクロマトーシス，大腿骨頭壊死症，股関節周囲骨折の既往，感染や内固定材料に起因した関節軟骨損傷，明らかな関節症性変化を有する変形性股関節症（股関節症），小児期より発生した股関節疾患（発育性股関節形成不全，大腿骨頭すべり症，Perthes 病，骨端異形成症など），股関節周囲の関節外疾患 ・股関節手術の既往

　また，関節唇を含む寛骨臼縁の石灰化や骨棘の増大によりインピンジメントをきたしやすくなり，病変が進行する（Byrd ら 2009）．

　臨床症状として徐々に発症する運動時の鼡径部痛が特徴であるが，明らかな外傷の既往などがない場合が多い．

　cam type では若年のスポーツ愛好家など活動的な男性に多く，pincer type は中年女性に比較的多いといわれている．鈍痛で間欠的に生じ，激しい運動により悪化することが多い（Tannast ら 2007）．

文献

Byrd JW, Jones KS. Arthroscopic management of femoroacetabular impingement. Inst Course Lect. 2009; 58 : 231-239.

Tannast M, Siebenrock KA, Anderson SE. Femoroacetabular impingement:
radiographic diagnosis-- what the radiologist should know. AJR Am J
Roentgenol. 2007; 188 : 1540-1552.

2 診 断

診断に関しては，日本股関節学会 FAI 診断指針がある（表1）．

1. 病歴と理学所見

病歴については発症機転，発症期間，疼痛部位，症状の誘発される肢位や動作，などの情報を聴取し，職業，スポーツ歴，外傷を含めた股関節疾患の既往，などの患者背景も把握しておく必要がある．

前方インピンジメントテストは股関節を屈曲・内転・内旋時に鼡径部への疼痛を誘発させる検査法であり（図2），FAI において最も陽性率が高く頻用される．

また，股関節を屈曲・外転・外旋時に疼痛を誘発させる Patrick テスト（FABER テスト）も用いられる．しかしながら，いずれも他の股関節疾患や仙腸関節疾患でも陽性になることが多く，FAI に特異的な検査法とはいえない．

関節内にリドカイン塩酸塩（キシロカイン）を注入して疼痛の軽減効果をみるキシロカインテストも関節内病変の診断に有用である．

2. 画像検査
1）単純 X 線

寛骨臼側の形態異常を示す所見には cross-over sign，posterior wall sign（Reynolds ら 1999）などがあり，大腿骨頭側の形態異常を示す所見には pistol grip 変形，bump 形成，herniation pit などがあげられる（Leunig ら 2005）．

特に寛骨臼側の診断には正確な正面像を撮影する必要があり，Siebenrock らの standardized criteria に準じて撮影することにより診断精度が向上する（Siebenrock ら 2003ab）（表2）．

① cross-over sign

寛骨臼前壁の外側縁が後壁の外側縁と交差する所見であり，寛骨臼の後方開きを示している（図3）．

② posterior wall sign

寛骨臼後壁の外側縁が大腿骨頭中心よりも内側にある所見であり，寛骨臼の後方開きを示している（図4）．

③ pistol grip 変形

骨頭頚部移行部の外側縁が平坦化し，大腿骨頭と大腿骨頚部間のオフセットが減少する変形である（図5）．

④ bump

大腿骨頭頚部移行部の側面像において前方に生じる骨性隆起である（図6）．

⑤ herniation pit

大腿骨頭頚部移行部から頚部の前外側に生じる小卵円形で硬化像で囲まれた骨透亮像である（図7）．

表2　Siebenrock standardized criteria（Siebenrock ら 2003ab）

1）Tube-to-film distance is 120 cm

2）The central beam is detected to the midpoint between the pubic symphysis and a horizontal line connecting both ASIS

3）The distance between the pubic symphysis and sacrococcygeal joint is 25 to 40 mm for men and 40 to 55 mm for women

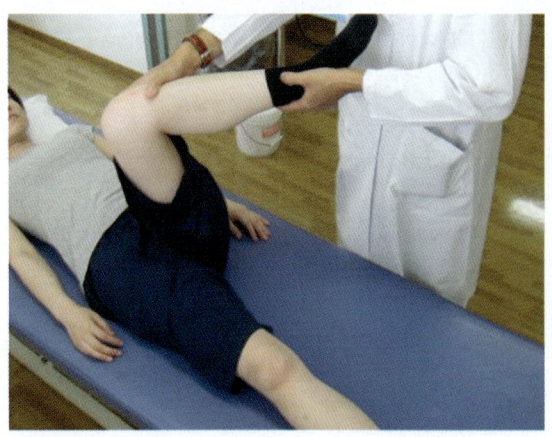

図2　前方インピンジメントテスト
股関節を屈曲，内転，内旋させる誘発テストである．

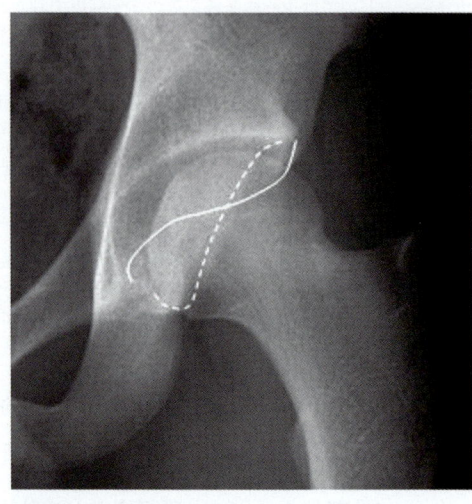

図3　cross-over sign
実線は寛骨臼前壁の外側縁を，点線は寛骨臼後壁を示す．

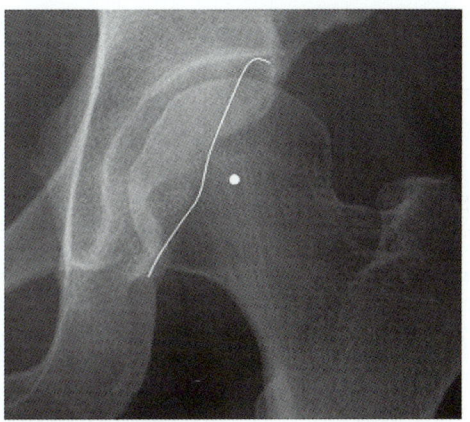

図4 posterior wall sign
後壁の外側縁が大腿骨頭中心よりも内側に位置する．

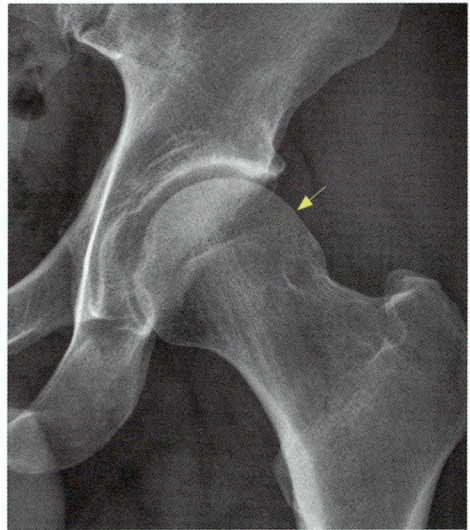

図5 pistol grip 変形
大腿骨頭頚部移行部外側の骨性隆起．

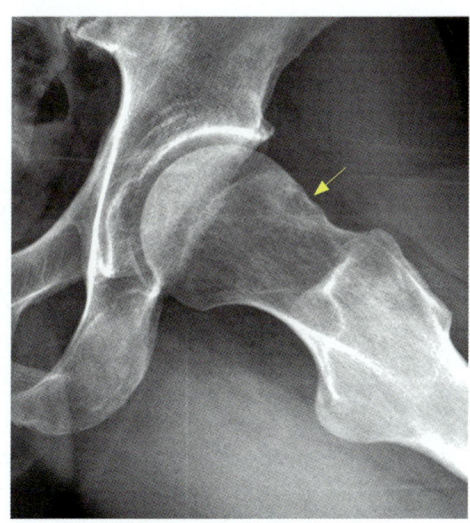

図6 bump（骨性隆起）
単純 X 線側面像により，大腿骨頭頚部移行部に骨性隆起を
認める．

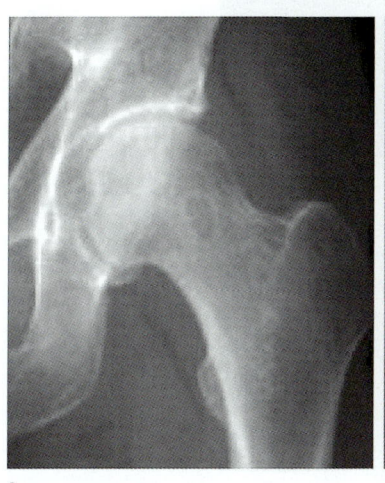

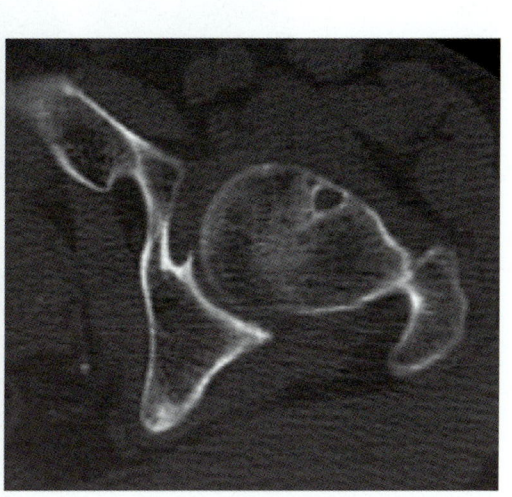

a　　　　　　　　　　　　　　　　b

図7 herniation pit
a: 単純 X 線像，b: CT．CT の oblique axial 像により herniation pit を評価しやすい．

⑥α angle

大腿骨頭の側面像において，大腿骨頭中心と前方の大腿骨頭頚部移行部を結ぶ線と頚部軸とのなす角であらわされる（図8）（Notzli ら 2002）．

2) CT

CTにおいても単純X線像と同様に大腿骨頭と寛骨臼の形態異常を把握することが可能であり，oblique axial view では bump，α angle，大腿骨頭頚部移行部の異常を評価しやすい．

特に3次元CTは bump の有無や局在などの評価に有用である（図9）．

3) MRI

関節唇損傷や関節軟骨損傷など関節内病変の評価に用いられる．寛骨臼縁を15°〜30°間隔で全周性に撮影する放射状MRIは関節唇損傷の検出に有用である（Kubo ら 1999, 2000, Horii ら 2000）．関節内に造影剤を注入することにより関節唇病変などを描出しやすい MR arthrography が有用とする報告もあるが，わが国では造影剤の関節内注入は保険適用外であり一般的には行えないのが現状である．

文献

Horii M, Kubo T, Hirasawa Y. Radial MRI of the hip with moderate osteoarthritis. J Bone Joint Surg Br. 2000; 82 : 364-368.

Kubo T, Horii M, Harada Y, et al. Radial-sequence magnetic resonance imaging in evaluation of acetabular labrum. J Orthop Sci. 1999; 4 : 328-332.

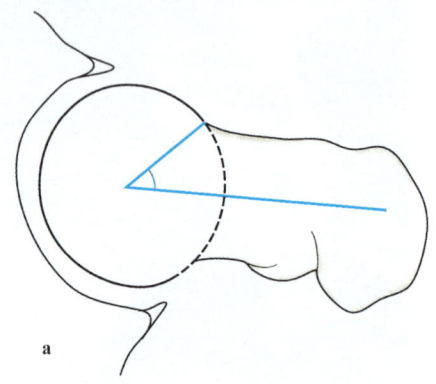
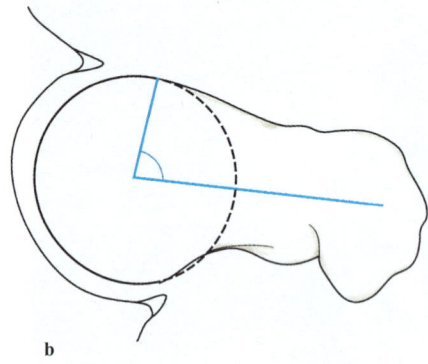

図8 α angle
a: 正常，b: cam type FAI. 単純X線側面像において，大腿骨頭の曲率が変化する大腿骨頭頚部移行部前方部と大腿骨頭の中心を結ぶ線と頚部軸とのなす角を計測する．

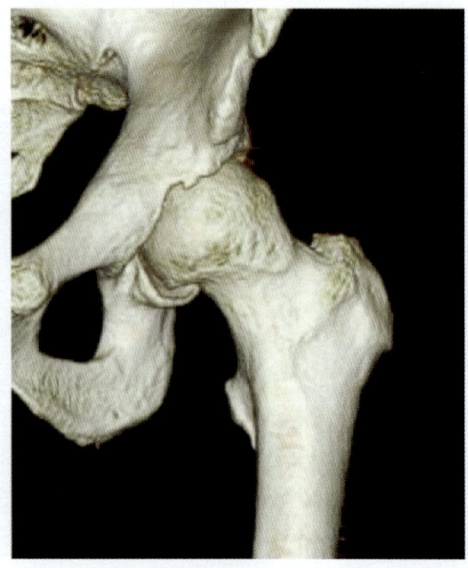

図9 combined type FAI の 3DCT
bump の形態の正確な評価には3次元CTが重要である．

Kubo T, Horii M, Yamaguchi J, et al. Radial magnetic resonance imaging and pathological findings of acetabular labrum in dysplastic hips. Pathophysiology. 2000; 7 : 171-175.

Leunig M, Beck M, Kalhol M, et al. Fibrocystic changes at anterior femoral neck: prevalence in hips with femoroacetabular impingement. Radiology. 2005; 236 : 237-246.

Notzli HP, Wyss TF, Stoecklin CH, et al. The contour of the femoral head-neck junction as a predictor for the risk of anterior impingement. J Bone Joint Surg Br. 2002; 84 : 556-560.

Reynolds D, Lucas J, Klaue K. Retroverted of the acetabulum. J Bone Joint Surg Br. 1999; 81 : 281-288.

Siebenrock KA, Kalbermatten DF, Ganz R. Effect of pelvic tilt on acetabular retroversion: a study of pelves from cadavers. Clin Orthop Relat Res. 2003a; 407 : 241-248.

Siebenrock KA, Shoeniger R, Ganz R. Anterior femoro-acetabular impingement due to acetabular retroversion. Treatment with periacetabular osteotomy. J Bone Joint Surg Am. 2003b; 85 : 278-286.

3 ｜ 治　療

1．保存療法

　FAI に対する保存療法は運動療法が一般的であり，姿勢の矯正，体幹筋力の強化，股関節周囲筋の強化，動作パターンの修正，柔軟性と可動性の改善により，疼痛の軽減を図る（Aoyama ら 2019，Terrell ら 2021）．

　股関節内注射療法は実質的な疼痛緩和が得られやすく，注射による症状改善のないことは手術成績の否定的予測因子となり得る（Lynch ら 2016）．保存療法が奏効せず持続的な股関節症状を有する場合には手術療法を検討する．

2．手術療法

　手術療法の目的は，損傷された関節唇や関節軟骨，滑膜炎に対する処置，骨頭頚部移行部に生じた bump の切除，寛骨臼縁突出に対する骨軟骨形成，などである．

　アプローチ法として股関節鏡手術，surgical dislocation，小切開前方アプローチに関節鏡を併用

する方法があげられる．近年，より低侵襲で早期の疼痛改善や術後合併症の低減に有効として股関節鏡手術の手術件数が世界的に増加しており，良好な中短期成績が報告されている（Kylin ら 2021，Holleyman ら 2023）．

　一方，良好な手術成績を得るための適応は非常に重要である．

　手術後不良因子としては，性別（女性），年齢（45歳以上），経過期間（8 か月以上），肥満，変形性関節症の存在，関節裂隙の狭小化（2mm 未満）などとされている（Sogbein ら 2019）．

　また，わが国に多い寛骨臼形成不全症の存在は重要な手術成績不良因子であり（Parvizi ら 2009），手術によって潜在する関節不安定性を増悪させる可能性もある．False profile 像や股関節動態撮影の追加など，術前の慎重な検討が必要である．

文献

Aoyama M, Ohnishi Y, Utsunomiya H, et al. A prospective, randomized, controlled trial comparing conservative treatment with trunk stabilization exercise to standard hip muscle exercise for treating femoroacetabular impingement: a pilot study. Clin J Sport Med. 2019;29:267-275.

Holleyman R, Sohatee MA, Lyman S, et al. Hip arthroscopy for femoroacetabular impingement is associated with significant improvement in early patient reported outcomes: analysis of 4963 cases from the UK non-arthroplasty registry (NAHR) dataset. Knee Surg Sports Traumatol Arthrosc. 2023; 31: 58-67.

Kylin C, Maldonado DR, Go CC, et al. Mid- to long-term outcomes of hip arthroscopy: a systematic review. Arthroscopy. 2021; 37: 1011-1025.

Lynch TS, Steinhaus ME, Popkin CA, et al. Outcomes after diagnostic hip injection. Arthroscopy. 2016; 32: 1702-1711.

Parvizi J, Bican O, Bender B, et al. Arthroscopy for labral tears in patients with developmental dysplasia of the hip: a cautionary note. J Arthroplasty. 2009; 24 (6 Suppl) : 110-113.

Sogbein OA, Shah A, Kay J, et al. Predictors of outcomes after hip arthroscopic surgery for femoroacetabular impingement: a systematic review. Orthop J Sports Med. 2019; 7: 2325967119848982.

Terrell SL, Olson GE, Lynch J. Therapeutic exercise approaches to nonoperative and postoperative management of femoroacetabular impingement syndrome. J Athl Train. 2021; 56: 31-45.

3　急速破壊型股関節症

急速破壊型股関節症（rapidly destructive coxarthropathy: RDC）は 1970 年に，Postel ら（1970）によって広く提唱された疾患概念である．

明らかな誘因がなく，股関節の破壊が急速に進行する疾患の総称であり，関節破壊が進行して初めて診断が可能となる．そのため，早期診断は難しい面がある．

主として高齢女性の片側股関節に発症し，発症時にはほぼ正常であった股関節が 6 〜 12 か月の短期間に急速に破壊をきたす疾患群であり（図 1），その原因は不明である．

文献

Postel M, Kerboull M. Total prosthetic replacement in rapidly destructive arthrosis of the hip joint. Clin Orthop Relat Res. 1970; 72 : 138-144.

1　疫　学

主に 60 歳以上の高齢女性に好発する．Postel ら（1970）の報告によれば平均年齢は 68 歳で，女性が約 80 〜 90％である．片側性がほとんどであるが，両側性も 10％程度に認められる．

文献

Postel M, Kerboull M. Total prosthetic replacement in rapidly destructive arthrosis of the hip joint. Clin Orthop Relat Res. 1970; 72 : 138-144.

2　病因・病態

原因疾患として，大腿骨頭壊死症や関節リウマチの特殊型，結晶沈着，偽痛風，特発性軟骨溶解，軟骨下骨折などとする説があるが，真の病因は不明である．

本症の病態は，骨破壊が骨形成をはるかに凌駕した状態と考えられる．骨破壊が進行する過程では，プロスタグランジン，MMP-2, 3, interleukin-1 β などが過剰に発現することにより骨吸収能が亢進しているとの報告がある（Komiya ら 1992）．

また，骨脆弱性に基づいた大腿骨頭軟骨下脆弱性骨折が引き金となり，発症するのではないかという説もある（Yamamoto ら 2000）．高齢者の骨粗鬆化した大腿骨頭に，骨折やそれに伴う小骨壊死巣が生じ，修復能の低下，加えて骨吸収の亢進など特殊な条件が相まって，急速な破壊パターンを呈したものと推測される．

[病　理]

肉眼的には，大腿骨頭の破壊は著しい．関節軟骨は，特に荷重部において消失し，骨梁が露出している．関節腔内には，脱落した骨軟骨片が認められる．

関節包は肥厚し，滑膜の増生が著明である．滑膜内には，軟骨や骨の小破砕片が取り込まれている．

組織学的には，大腿骨頭表面には，骨梁とその間隙を埋める肉芽組織，骨軟骨の破壊片を認め，破壊によって発生した小壊死巣も散在している．

本症に特徴的な病理組織像として，骨髄内における骨軟骨破壊片を中心に有する肉芽腫性病変が報告されている（Mitrovic ら 1992）（図 1d）．これは，骨軟骨の破壊が急速であるため，通常の破骨細胞などによる吸収が追いつかず，そのまま組織内に残存したことを示している．

本症で初期にみられる急速な関節裂隙の狭小化の病態は不明であるが，これまで報告された病理像では，大腿骨頭全域に及ぶ軟骨溶解の所見は認められていない．

また，骨髄内や滑膜内には破砕された関節軟骨片を多く認めることから（図 1e），軟骨溶解が先行したという病理組織学的証拠は，現在までのところ報告されていない（Yamamoto ら 2000）．

文献

Komiya S, Inoue A, Sasaguri Y, et al. Rapidly destructive arthropathy of the hip. studies on bone resorptive factors in joint fluid with a theory of pathogenesis. Clin Orthop Relat Res. 1992; 284 : 273-282.

Mitrovic DR, Riera H. Synovial, articular cartilage and bone changes in rapidly destructive arthropathy (osteoarthritis) of the hip. Rheumatol Int. 1992; 12 : 17-22.

Yamamoto T, Bullough PG. The role of subchondral insufficiency fracture in rapid destruction of the hip joint: a preliminary study. Arthritis Rheum. 2000; 43 : 2423-2427.

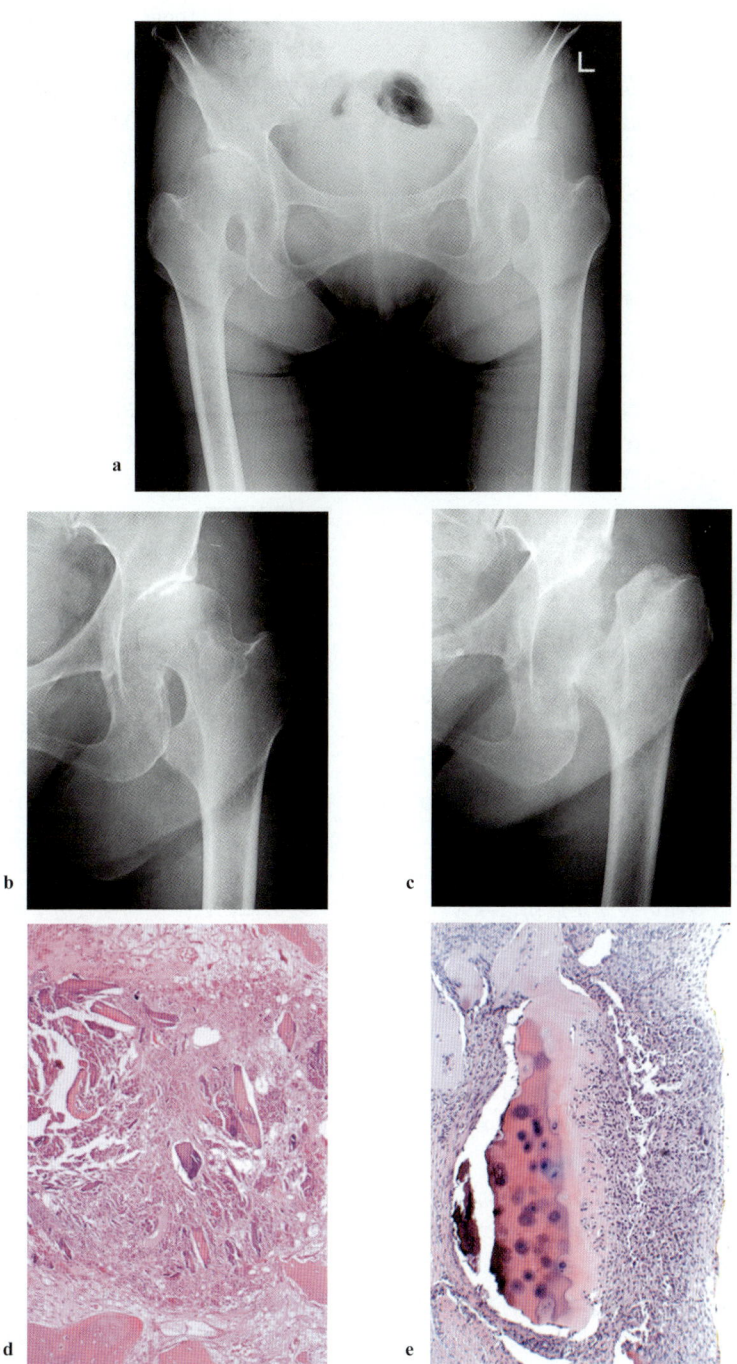

図1　急速破壊型股関節症

75歳，女性．

a: 発症直後の単純X線像では，寛骨臼形成不全があり，骨盤はやや後傾しているが，そのほかに明らかな異常を認めない．

b: 発症後2週．大腿骨頭頂部において，関節裂隙の狭小化が進行している．

c: 発症後3か月．大腿骨頭は，大腿骨頚部までほぼ完全に消失し，寛骨臼の骨破壊も進行している．

d: 骨軟骨の小破壊片をその中心に含んだ肉芽腫性病変が骨髄内に認められる．急速破壊型股関節症に特徴的な病理組織所見である．

e: 滑膜は肥厚しており，炎症細胞の浸潤を認め，さらに関節軟骨の破砕片が取り込まれている．

3 | 診　断

1. 臨床症状

　臨床的特徴として，高齢女性に多いこと，明らかな基礎疾患がないこと，正常股関節に発生すること，片側性が多いこと，などがあげられる．

　発症時は，一般的に強い股関節痛を訴えるが，それに反して単純X線では大きな変化を認めない場合が多い．股関節可動域は，通常の末期の変形性股関節症（股関節症）に比較すると比較的保たれている場合がある．

　その後，数か月の経過で症状は増悪し，安静時痛も伴う．運動痛は特に強く，歩行も障害され，ADLの障害が著しい．血液・生化学検査では，通常は異常を認めないが，軽度のCRPの上昇（1.0前後）を伴うこともある．

2. 単純X線

　発症時には，骨粗鬆化，あるいは軽度の寛骨臼形成不全以外に著変を認めない場合が多い．この時点で，本症の確定診断を下すことは困難であるが，MRIが有用との報告がある（Suganoら2001）．

　その後，経過とともに関節裂隙の狭小化，大腿骨頭破壊が進行し，1年以内の経過で大腿骨頭の2/3から1/2が消失する（図1c）．

　一般的には，関節裂隙の急速な消失から始まるとされているが，大腿骨頭の破壊が最初にみられる場合もある．破壊された大腿骨頭は寛骨臼を破壊あるいは拡大させながら寛骨臼内にとどまるものと，寛骨臼縁破壊を合併して亜脱臼位を呈する場合がある．

　関節腔の内下方には破壊された大腿骨頭破砕片の滞積像を認める．また，骨盤後傾などのアライメント異常を認めることが多い．

　通常の股関節症と異なる点は，荷重部に軽度の硬化像を伴うことはあるが，骨棘形成などの増殖性変化をほとんど認めない点である．

　これは，骨吸収の速度が速いため，骨棘形成などの骨形成が追いつかないことを示している．

3. MRI

　MRIで特徴的な所見として確立されたものはないが，発症後早期では大腿骨頭軟骨下の小領域を中心にT1強調画像で低信号，T2強調画像で高信号の骨髄浮腫（bone marrow edema）像が認められるという報告（Suganoら2001），軟骨下骨折を示すT1強調画像でのバンド像を認めたという報告がある（Yamamotoら2000）．

　本症を疑った場合は，MRIによる精査を行い，注意深く経過を追う必要がある．

4. 診断基準

　明確な診断基準はない．結果として，発症から6～12か月以内に股関節破壊が進んだ場合に本症と診断されることが多い．

　大腿骨頭壊死症や関節リウマチにおける急速な大腿骨頭破壊例とは区別されるべきである．

5. 鑑別疾患

　まず重要なのは，神経病性関節症と感染症である．神経病性関節症とは，本症では疼痛がきわめて強いこと，他の神経学的異常がないこと，糖尿病や梅毒など基礎疾患がないことなどにより鑑別可能である．

　感染症とは，発熱の有無，各種血液検査（白血球，血沈，CRPなど），関節液の培養などにより鑑別可能であるが，疑わしい場合には，術中に，改めて周辺組織の培養，組織学的検索を行うことが重要である．

　その他には，偽痛風なども鑑別すべきである．

文献

Sugano N, Ohzono K, Nishii T, et al. Early MRI findings of rapidly destructive coxopathy. Mag Res Imaging. 2001; 19：47-50.

Yamamoto T, Bullough PG. The role of subchondral insufficiency fracture in rapid destruction of the hip joint: a preliminary study. Arthritis Rheum. 2000; 43：2423-2427.

4 | 治　療

　比較的高齢者に発生し，大腿骨頭および寛骨臼側ともに破壊が進んでいくことなどにより，人工股関節全置換術が選択されることが多い．

4 大腿骨頭軟骨下脆弱性骨折

大腿骨頭軟骨下脆弱性骨折（subchondral insufficiency fracture of the femoral head）は骨粗鬆症などによる骨の脆弱性を基盤として，大腿骨頭の軟骨直下に発生する骨折のことで，1996 年に提唱された比較的新しい疾患概念である（Bangil ら 1996）．

高齢者での大腿骨近位部骨折としては，大腿骨頚部骨折や大腿骨転子部骨折が主であるが，大腿骨頭軟骨下における骨折の発生にも留意する必要がある．

軟骨下骨折が進行した場合は，大腿骨頭壊死症でみられる骨頭圧潰ときわめて類似した画像所見を呈するので，大腿骨頭壊死症との鑑別には注意を要する．

大腿骨頭壊死症と診断され，人工股関節全置換術（THA）にいたった症例のうち，約 5 〜 10％は本骨折であったという報告もある（Yamamoto ら 1999）．

文献
Bangil M, Soubrier M, Dubost JJ, et al. Subchondral insufficiency fracture of the femoral head. Rev Rhum. 1996; 63 : 859-861.
Yamamoto T, Bullough PG. Subchondral insufficiency fracture of the femoral head. a differential diagnosis in acute onset of coxarthrosis in the elderly. Arthritis Rheum. 1999; 42 : 2719-2723.

1 疫　学

骨粗鬆症を有する 65 歳以上の高齢女性に多く発生する傾向がある．そのほか，腎移植後での発生（Ikemura ら 2005）や，稀ではあるが若年者（Yamamoto ら 2007）での発生も報告されている．

本骨折は，いったん圧潰が生じると，大腿骨頭の破壊が急速に進行することがあり，急速破壊型股関節症と類似の経過をたどる．両疾患の臨床像は類似しており，本骨折は急速破壊型股関節症の病因の 1 つとしても重要であると考えられている（Yamamoto ら 2000）．

文献
Ikemura S, Yamamoto T, Nakashima Y, et al. Bilateral subchondral insufficiency fracture of the femoral head after renal transplantation. Arthritis Rheum. 2005; 52 : 1293-1296.
Yamamoto T, Bullough PG. The role of subchondral insufficiency fracture in rapid destruction of the hip joint. Arthritis Rheum. 2000; 43 : 2423-2427.
Yamamoto T, Nakashima Y, Shuto T, et al. Subchondral insufficiency fracture of the femoral head in younger adults. Skeletal Radiol. 2007;
36 : S38-42.

2 病因・病態

骨粗鬆症などに伴う骨の脆弱性に起因すると考えられており，脊椎にみられる椎体圧迫骨折と同様の病態である．軽微な外傷を契機として発生することも多いが，明らかな外傷がなく発生する場合もある．

大腿骨頭の軟骨直下に骨折が発生する力学的特性については不明である．大腿骨頭が上方凸であるという形態学的特殊性から，大腿骨頭軟骨直下にストレスが加わりやすいとする考え方がある．

［病　理］

最も特徴的な所見は，大腿骨頭軟骨下の骨折線とそれに沿って形成された旺盛な仮骨や肉芽組織である（図1）．また，骨折部周囲には骨折に伴う骨梁と骨髄の小壊死巣が必ず認められる．

この小壊死巣の所見のみに基づき，大腿骨頭壊死症の病理診断をしないように注意が必要である．

3 診　断

1. 臨床症状

骨粗鬆症を有する高齢女性に比較的急性に発症する（Bangil ら 1996，Yamamoto ら 1999）．股関節を捻った，前屈みになった，重いものをもって長歩きをしたなどの軽微な外傷を契機に発症することが多いが，まったく先行する誘因がない場合もある．

発症時は，強い股関節周囲痛を訴えることが多く，歩行は困難となる．しかしながら，この痛みの度合いに比較して単純 X 線像では明らかな異常を認めないことが多い．

痛みは，発症後 2 〜 3 か月で軽快するものから，大腿骨頭の圧潰が進行し，増悪するものまでさまざまな場合がある．

可動域については，疼痛のため，制限される．特に，屈曲や内旋の制限が特徴的である．

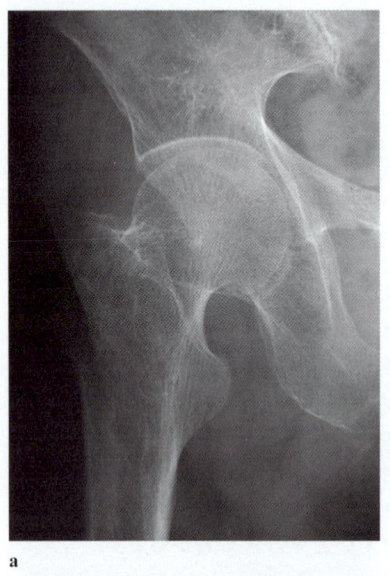

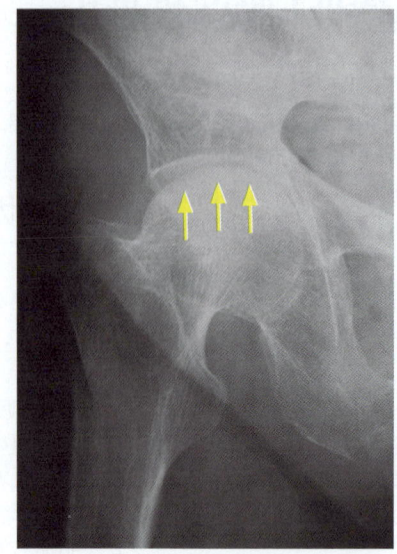

a

b

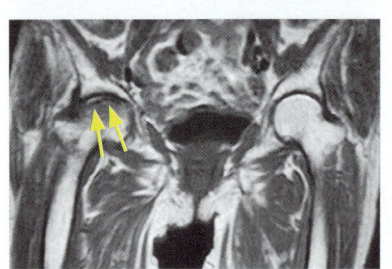

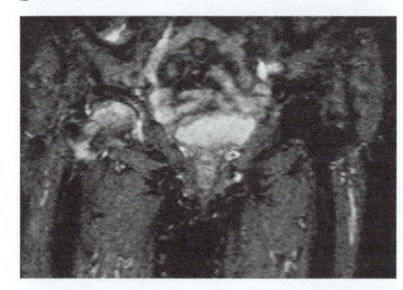

c

d

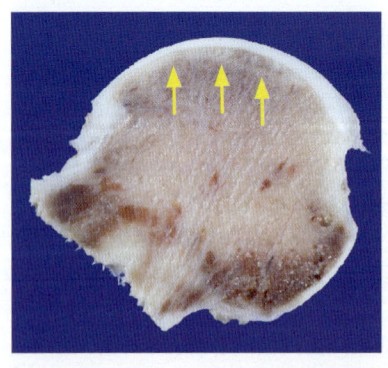

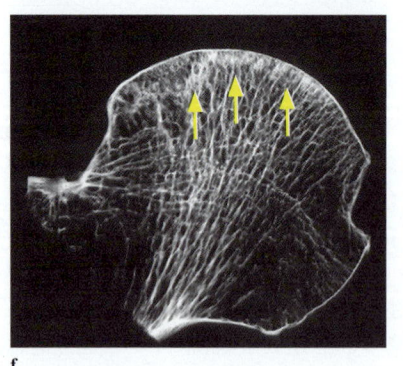

e

f

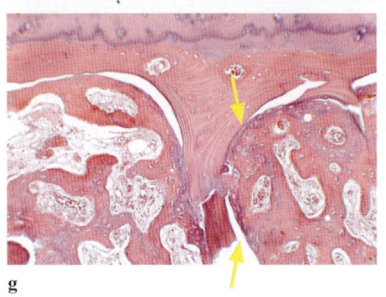

g

図 1　大腿骨頭軟骨下脆弱性骨折

68 歳，女性．

a: 発症直後の単純 X 線像．明らかな異常を認めない．

b: 発症後 4 か月．大腿骨頭の外側から頂部にかけて骨硬化像が認められる（矢印）．

c,d: 発症後 4 週の MRI．T1 強調画像で低信号（c），T2 強調画像で高信号（d）の骨髄浮腫 を認める．T1 強調画像で大腿骨頭軟骨下に中枢側凸の 低信号のバンド像を認める（矢印）．

e: 摘出大腿骨頭の割断像．単純 X 線像で硬化像を認めた部位に一致して，白色の線状域を認める（矢印）．同部位が骨折部である．

f: e の軟 X 線像．軟骨下骨折とその修復像である線状の骨硬化像を認める（矢印）．

g: 病理組織像．骨折した骨梁に対する旺盛な仮骨形成（矢印）や，その周囲に肉芽組織の形成を認める．骨梁および骨髄組織には壊死を認めない．

2. 画像診断

1）単純 X 線

発症直後は所見に乏しく，骨量減少以外には明らかな異常を認めないことが多い（図1, 図2）．圧潰の進行のない症例では，2〜3か月で大腿骨頭軟骨下に仮骨形成による硬化像が出現する（図1）．

しかしながら，早いものでは発症後2〜3週で大腿骨頭外側を中心に圧潰変形をきたすことがある（図2）．骨折部は，大腿骨頭荷重部の不整像や，大腿骨頭の軟骨下骨折線（crescent sign）として認められる．

圧潰が進行すると，急速な関節裂隙の狭小化を伴いながら，あたかも急速破壊型股関節症のごとき像を呈する場合もある（図2）．

大腿骨頭壊死症に特徴的な帯状硬化像は，本骨折ではあまり認められない．軟骨下骨折を示す軟骨下骨折線はしばしば認められるので鑑別に注意を要する．

2）MRI

特徴的所見は，大腿骨頭内に T1 強調画像でびまん性の低信号，T2 強調画像で高信号を示す骨髄浮腫パターンである．

これに加えて，T1 強調画像で周囲の低信号よりもさらに低信号を示す不規則なバンド像を認める（図1c）．このバンド像は骨折線とそれに伴う修復反応を示している．

大腿骨頭壊死症においても同様のバンド像を認めることが多く，鑑別が困難なことがある．

鑑別のポイントとしては，脆弱性骨折におけるバンド像は不規則で，蛇行しており，中枢側に凸の形態をとることが多い（Ikemura ら 2010）．

3）テクネチウムシンチグラフィー

テクネチウムシンチグラフィーでは，大腿骨頭内にびまん性に取り込みの増加を認める．

3. 合併症

脊椎圧迫骨折や，大腿骨内側顆部での軟骨下骨折発生例の報告がある（Yamamoto ら 2000ab）．

4. 大腿骨頭壊死症との鑑別

本症は，大腿骨頭に圧潰をきたすため，大腿骨頭壊死症との鑑別が重要である．単純 X 線像の軟骨下骨折線は，脆弱性骨折，骨壊死の両疾患で認められるため鑑別の参考にならない．

また，大腿骨頭壊死症に特徴的といわれている大腿骨頭内の帯状硬化像も，脆弱性骨折においても発症後数か月して出現することがあるため注意を要する．単純 X 線像では，圧潰が進行すると鑑別が困難な場合が多い．

主な鑑別点は以下のごとくである（表1）．まず，臨床的背景が鑑別の参考になる．脆弱性骨折は高齢女性に多く，骨粗鬆症や肥満傾向を有する場合が多いのに対し，大腿骨頭壊死症の場合は，20〜40歳台に好発し，ステロイド服用歴やアルコール多飲歴を有する場合が多い．

両側発生例は，脆弱性骨折の場合は稀であるが，大腿骨頭壊死症では約50〜70％に認められる．

次に，MRI も鑑別に有用である．大腿骨頭壊死症においても MRI の T1 強調画像でのバンド像は特徴的な所見であるが，その形態が鑑別の参考になる．

脆弱性骨折におけるバンド像は，骨折線を反映しているため，不規則で蛇行しており中枢側に凸で軟骨面に平行な形態をとることが多い（図1c）．

一方，大腿骨頭壊死症のバンド像は壊死層の周囲に形成された修復反応層を反映している．そのため，末梢側に凸の形態をとることが多く，比較的滑らかな線を示すことが多い．

また，造影 MRI を行った場合，大腿骨頭壊死症ではバンド像よりも中枢部は壊死に陥っているため造影されないが，脆弱性骨折の場合は早期であれば造影されうる．

最終的には病理像が鑑別のポイントになる．脆弱性骨折に最も特徴的な所見は，大腿骨頭の軟骨下骨折線とそれに沿って形成された旺盛な仮骨や肉芽組織である（図1g）．大腿骨頭壊死症に特徴的な壊死層，修復反応層，健常層といった層状構造は認めない．

文献

Bangil M, Soubrier M, Dubost JJ, et al. Subchondral insufficiency fracture of the femoral head. Rev Rhum Engl Ed. 1996; 63 : 859-861.

Ikemura S, Yamamoto T, Motomura G, et al. MRI evaluation of collapsed femoral heads in patients 60 years old or older: Differentiation of subchondral insufficiency fracture from osteonecrosis of the femoral head. AJR Am J Roentgenol. 2010; 195 : W63-W68.

Yamamoto T, Bullough PG. Subchondral insufficiency fracture of the femoral head. A differential diagnosis in acute onset of coxarthrosis in the elderly. Arthritis Rheum. 1999; 42 : 2719-2723.

Yamamoto T, Bullough PG. The role of subchondral insufficiency fracture in rapid destruction of the hip joint. Arthritis Rheum. 2000a; 43 : 2423-2427.

Yamamoto T, Bullough PG. Subchondral insufficiency fracture of the femoral head and medial femoral condyle. Skeletal Radiol. 2000b; 29 : 40-44.

4 ｜治　療

発症早期には明らかな圧潰をきたしておらず，この時期においては，安静，免荷，牽引などによる保

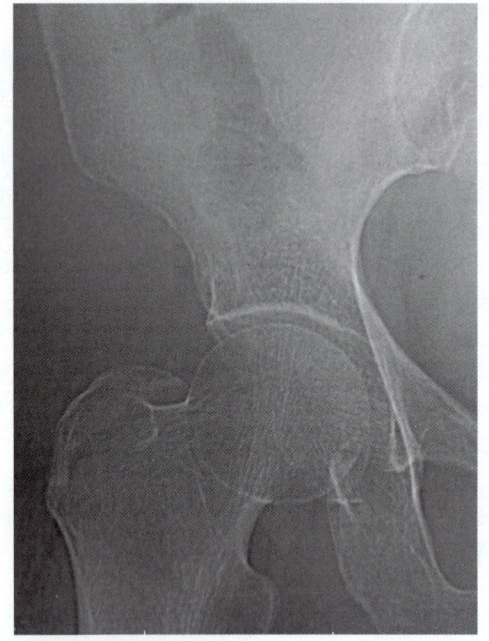

a

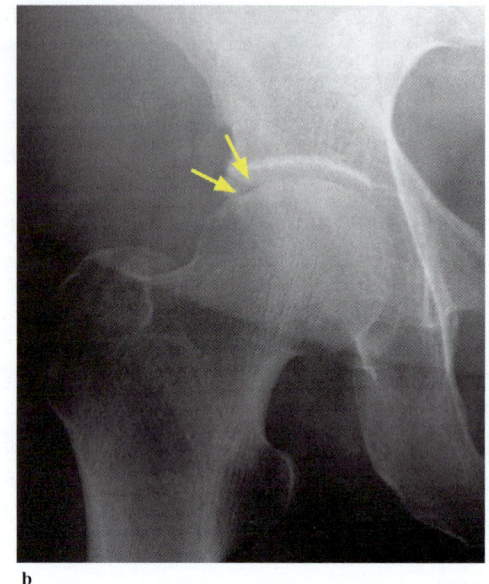

b

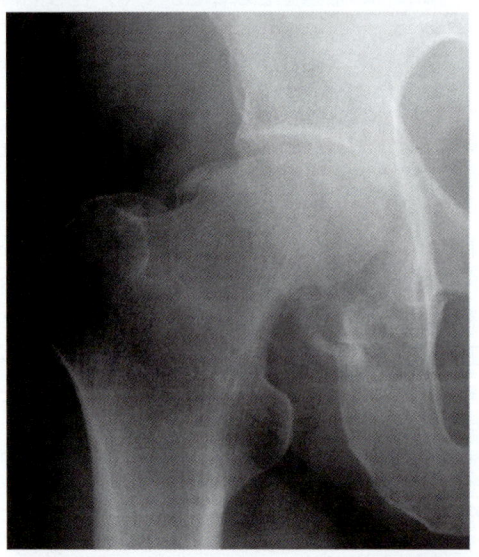

c

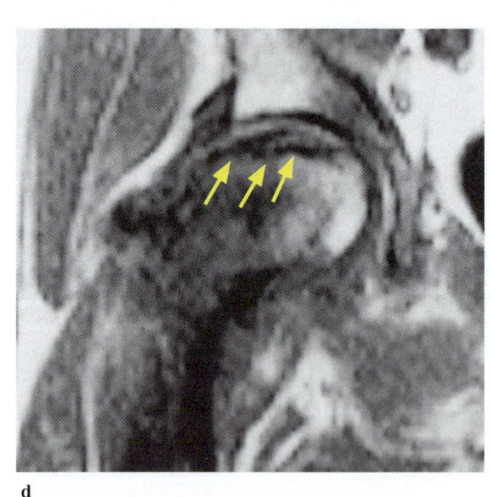

d

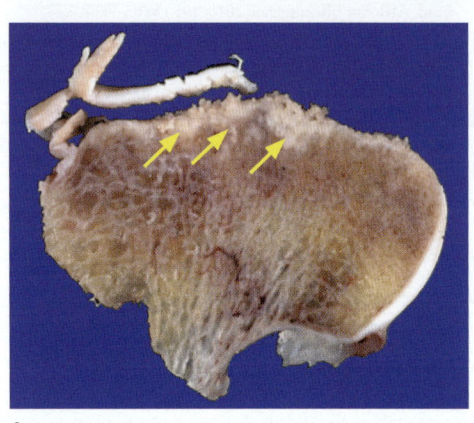

e

図2　大腿骨頭軟骨下脆弱性骨折（急速破壊例）

59歳，女性．

a: 発症直後の単純X線像．著変を認めない．

b: 発症後2週．大腿骨頭の上外側部にわずかに圧潰変形が認められる（矢印）．

c: 発症後5週．骨頭が急速に破壊をきたしており，内側の関節裂隙の狭小化を伴っている．

d: 発症後4週のMRI．T1強調画像で大腿骨頭軟骨下に2本の中枢側に凸の不規則な低信号のバンド像（矢印）を認める．

e: 摘出大腿骨頭の割断像．軟骨下骨折線を認め，その周囲に仮骨や肉芽組織からなる白色調の組織（矢印）を認める．

表 1　軟骨下脆弱性骨折と大腿骨頭壊死症の鑑別点

	軟骨下脆弱性骨折	大腿骨頭壊死症
年　齢	高齢	20 〜 40 歳台
性　別	女性に多い	ほぼ同じ
既往歴	骨粗鬆症	ステロイドやアルコール
両側発生	稀	50 〜 70％
MRI のバンド像の形態	不規則、途絶 中枢に凸	滑らか，全周性 末梢に凸
MRI のバンド像の病態	骨折線	修復反応
造影 MRI バンド像より中枢部	造影されることが多い	造影されない

存療法を行う.

圧潰変形が進行し，症状が強くなれば手術療法の適応となる．高齢者が多いため THA が選択されることが多い．若年者で発生した例では，大腿骨頭回転骨切り術で良好な成績が報告されている（Yamamoto ら 2010）.

文献

Yamamoto T, Iwasaki K, Iwamoto Y. Transtrochanteric rotational osteotomy for a subchondral insufficiency fracture of the femoral head in young adults. Clin Orthop Relat Res. 2010; 468 : 3181-3185.

5　予　後

当初の報告では，安静，免荷，牽引などの保存的療法により症状は改善している（Bangil ら 1996, Rafii ら 1997）．しかしながら，圧潰が進行して手術療法が必要となる症例もある.

現時点では，本骨折の予後を予測する方法は確立されていないが，MRI における T1 強調画像の band 像の長さと荷重部に対する割合が予後に関与するという報告がされている（Iwasaki ら 2012）.

文献

Bangil M, Soubrier M, Dubost JJ, et al. Subchondral insufficiency fracture of the femoral head. Rev Rhum Engl Ed. 1996; 63 : 859-861.

Iwasaki K, Yamamoto T, Motomura G, et al. Prognostic factors associated with a subchondral insufficiency fracture of the femoral head. Br J Radiol. 2012; 85 : 214-218.

Rafii M, Mitnick H, Klug J, et al. Insufficiency fracture of the femoral head: MR Imaging in three patients. AJR Am J Roentgenol. 1997; 168 : 159-163.

5　一過性大腿骨頭萎縮症

　一過性大腿骨頭萎縮症（transient osteoporosis of the hip）は，1959 年に，Curtiss と Kincaid により報告された，主に中年男性や妊娠女性に好発する原因不明の疾患である（Curtiss ら 1959）．単純 X 線像にて，大腿骨頭から大腿骨頚部にかけて骨萎縮像を認め，MRI ではびまん性の T1 強調画像で低信号，T2 強調画像で高信号の骨髄浮腫像（bone marrow edema pattern）を示す．症状は一過性といわれており，おおむね 6〜8 か月で自然治癒する．

文献

Curtiss PH Jr, Kincaid WE. Transitory demineralization of the hip in pregnancy. J Bone Joint Surg Am. 1959; 41 : 1327-1333.

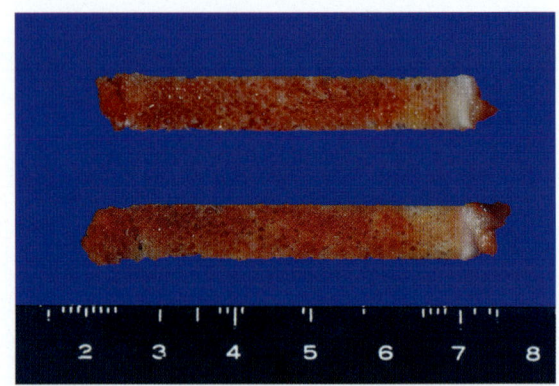

図1　一過性大腿骨頭骨萎縮症の肉眼像
core biopsy で得られた組織．病変部は肉眼的に赤色を呈している．

1　病因・病態

　病態としては，種々の説が提唱されている．一過性の阻血，閉鎖神経の圧迫，骨折，Sudeck 骨萎縮の一種などがあるが，真の病態はいまだ不明である．本疾患と大腿骨頭軟骨下脆弱性骨折の関連を示唆する報告もある（Miyanish ら 2001）．

［病　理］

　肉眼的には病変部は赤色を呈している（図1）．組織学的には特異的な所見に乏しく，骨髄浮腫を反映した病理像を呈する（図2）．骨梁に関しては，非薄化し，骨梁間の連続性が絶たれている．骨梁周囲に骨芽細胞を多く認めるが破骨細胞の増加は認めない．

　骨髄内には，浮腫，慢性細胞浸潤そして軽度の線

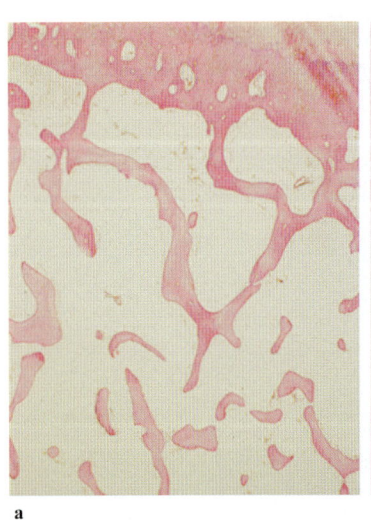
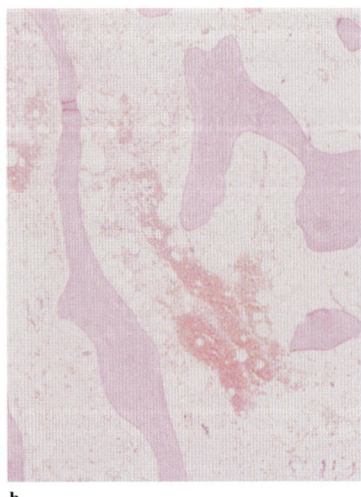
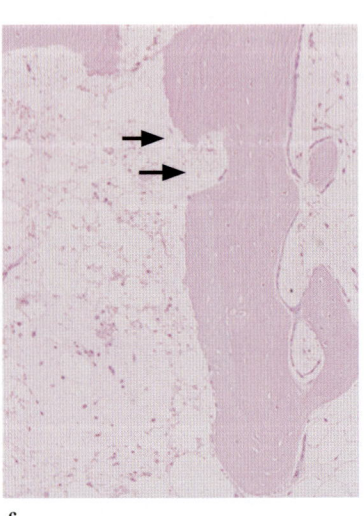

a　　　　　　　　　　　　b　　　　　　　　　　　　c

図2　一過性大腿骨頭萎縮症の病理組織像
a: 骨梁は非薄化し，骨梁間の連続性が絶たれている．
b: 一部の骨髄内には，部分的な出血，うっ血，そして小血管の浸入を伴っている．
c: 骨梁周囲には骨芽細胞を多数認める．一部には骨吸収を伴っているが(矢印)破骨細胞の増加は認めない．
　骨髄内には，浮腫，慢性炎症細胞浸潤そして軽度の線維組織形成を認める．

維組織形成を認め，一部には，部分的な出血，うっ血，そして小血管の浸入を伴う．骨壊死像はまったく認められない．

病理学的にも大腿骨頭壊死症とはまったく異なる病態である（Yamamoto ら 1999）．

文献 ─────────────

Miyanishi K, Yamamoto T, Nakashima Y, et al. Subchondral changes in transient osteoporosis of the hip. Skeletal Radiol. 2001; 30 : 255-261.

Yamamoto T, Kubo T, Hirasawa Y, et al. A clinicopathologic study of transient osteoporosis of the hip. Skeletal Radiol. 1999; 28 : 621-627.

2 ｜診　断

本症には，明確な診断基準はないので，臨床的背景，画像所見などを総合して診断する．

1．臨床症状

中年男性や妊娠女性に好発するとされている．片側発生が大多数で，特に大きな誘因がなく股関節痛が出現し，歩行障害を訴える．

血液・生化学的にはほとんど異常を示さないことが多い．

また，膝，肩，足関節などほかの関節にも発生する（transient migratory osteoporosis）症例も報告されている（Lakhanpal ら 1987）．稀ではあるが，大腿骨頭内での再発例も認められる（Ikemura ら 2008）．

2．画像所見

単純 X 線が特徴的で，大腿骨頭から大腿骨頚部にかけての骨萎縮を認めるが，関節裂隙の狭小化などは伴わない（図 3a）．

発症初期には骨萎縮像がはっきりしない場合でも，2～3 か月して骨萎縮像が出現することがある．常に反対側と比較することが重要である．

また MRI の所見も特徴的で，大腿骨頭から大腿骨頚部にかけて，びまん性の骨髄浮腫像を認める（図 3b, c）．単純 X 線像では骨萎縮を認めず，MRI での骨髄浮腫像のみを認める場合は，bone marrow edema syndrome と呼ぶ場合もある．

大腿骨頭壊死症との鑑別は重要で，本症では，大腿骨頭壊死症で認められる，ステロイド投与やアルコール多飲の既往がないこと，大腿骨頭壊死症の診断基準にある MRI におけるバンド像を認めないこと，などが参考となる．

文献 ─────────────

Ikemura S, Yamamoto T, Jingushi S, et al. Recurrent transient osteoporosis of the hip. Eur J Radiol Extra. 2008; 66 : 65-69.

Lakhanpal S, Ginsburg WW, Luthra HS, et al. Transient regional osteoporosis: a study of 56 cases and review of the literature. Ann Intern Med. 1987；106 : 444-450.

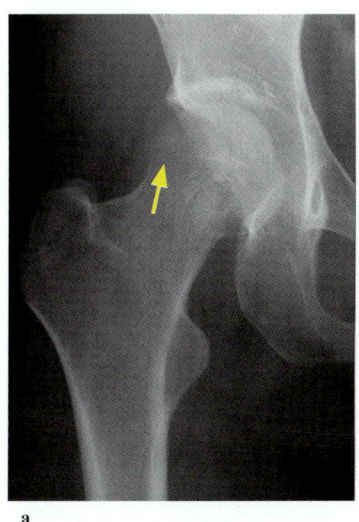 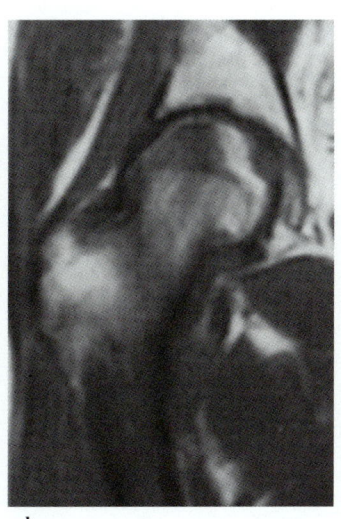 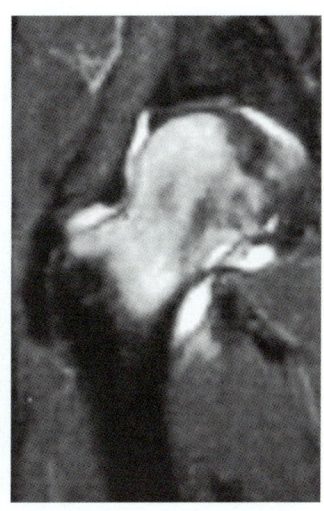

a　　　　　　　　　　　　　b　　　　　　　　　　　　　c

図 3　一過性大腿骨頭骨萎縮症
36 歳，女性．妊娠後期．誘因なく右股関節痛出現．
a: 単純 X 線像で大腿骨頭外側～頚部にかけて骨萎縮を認める（矢印）．
b: T1 強調 MR 画像ではびまん性の低信号領域が大腿骨頭から大腿骨頚部にかけて認められる．
c: T2 強調 MR 画像では b の低信号領域の部分は高信号領域に描出されており，骨髄浮腫（bone marrow edema）像を示している．

3 | 治　療

　ほとんどの症例は，6〜8か月で自然治癒すると
されているが，稀に大腿骨頚部骨折をきたした症例
も報告されている（Brodell ら 1989）．したがって，
疼痛が強く，単純 X 線像上骨萎縮の強い時期は，
松葉杖による免荷や安静が推奨される．定期的に単
純 X 線検査を実施し，痛みの程度と骨萎縮の程度
に応じて，徐々に荷重を増やしていく．

文献 ─────────────────────

Brodell JD, Burns JE, Heiple KG. Transient osteoporosis of the hip of
　　pregnancy. Two cases complicated by pathological fracture. J Bone
　　Joint Surg Am. 1989; 71 : 1252-1257.

regional migratory osteoporosis

　1967 年 に 報 告 さ れ た 病 態 で あ る（Duncan ら
1967）．先に述べた一過性大腿骨頭萎縮症と同様の
症状が，主に下肢の多関節に移動性にみられるもの
をいう．

migratory osteolysis of the lower extremities, transient
regional osteoporosis, transient painful osteoporosis of
the lower extremities などとも呼ばれているが，その
病態は同一と考えられている．

　原因は不明である．発生部位としては，股関節，
膝関節，足関節，足部が多い．初発関節で最多なの
が股関節（46％），次が膝関節（35％）で，一方，
続発関節としては，膝関節（36％），足関節（28％），
股関節（18％）との報告がある（Cahir ら 2008）．

　初発から続発までの期間は 1 年以内（67％）で，
平均は約 6 か月とされている．

　臨床症状は，罹患した部位の痛み，可動域制限，
腫脹などが主である．画像所見では，単純 X 線で
は骨萎縮像を認め，MRI では，T1 強調画像で低信号，
T2 強調画像で高信号の骨髄浮腫像を呈する．

　テクネチウムシンチグラフィーでは，びまん性の
高度集積を呈する．半年から 1 年で自然治癒する点
も一過性大腿骨頭萎縮症と同様である．

文献 ─────────────────────

Cahir JG, Tom AP. Regional migratory osteoporosis. Eur J Radiol. 2008; 67
　　: 2-10.
Duncan H, Frame B, Frost HM, et al. Migratory osteolysis of lower
　　extremities. Ann Intern Med. 1967; 66 : 1165-1173.

6 | 恥骨骨炎（恥骨結合炎）

恥骨骨炎（osteitis pubis）は恥骨結合部の非感染性炎症性疾患であり，通常数週間から数か月で症状は軽快する．外傷後，骨盤内手術後，分娩後に生じることが多い．

また，使いすぎ症候群（overuse syndrome）の1つとしてスポーツ選手に生じることがあり，特にサッカー，ラグビー，アメリカンフットボール，アイスホッケーなどのスポーツに多い（Batt ら 1995）．

スポーツの場合は，内転筋の牽引力が関係していると考えられている．女性は男性に比べ発生頻度が2～4倍高い．

1 | 診　断

1．臨床症状

恥骨周囲や下腹部の灼けるような疼痛，階段昇降時や咳をした時の不快感があり，恥骨結合部に圧痛がある．外転制限，跛行を呈し，血液検査では赤沈の亢進が認められる．

2．単純 X 線（図 1）

単純 X 線像は初期は正常で，3～4週後に恥骨結合部の骨萎縮，辺縁の不整，骨吸収，びらんが生じ，反応性の骨硬化像がみられることもある．早期の診断には MRI が有用である．単純 X 線像は恥骨の骨髄炎と類似しており鑑別が困難な場合もある．

2 | 治　療

安静，抗炎症薬の内服などが行われ，スポーツ選手では4～6週間のスポーツを制限する（Gamble ら 1986）．症状が持続すれば，ステロイドの局所投与や恥骨結合の固定術などが考慮される（Grace ら 1989）．

文献

Batt ME, McShane JM, Dillingham MF. Osteitis pubis in collegiate football players. Med Sci Sports Exerc. 1995; 27 : 629-633.

Gamble JG, Simmons SC, Freedman M. The symphysis pubis. Anatomic and pathologic considerations. Clin Orthop Relat Res. 1986; 203 : 261-272.

Grace JN, Sim FH, Shives TC, et al. Wedge resection of the symphysis pubis for the treatment of osteitis pubis. J Bone Joint Surg Am. 1989; 71 : 358-364.

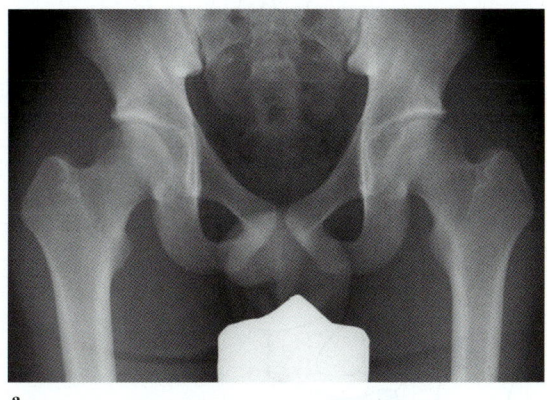
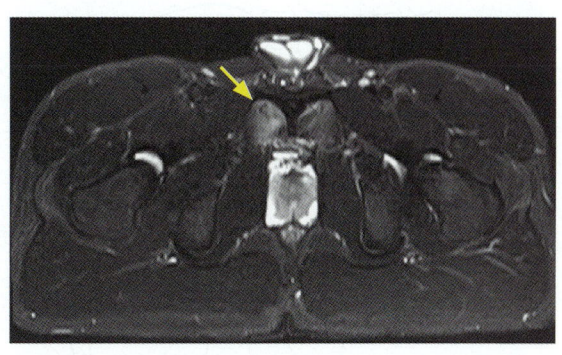

a　　　　　　　　　　　　b

図 1　恥骨骨炎
16 歳，男性．野球で走行中に次第に右鼡径部痛を生じるようになった．
a: 両股関節単純 X 線正面像．明らかな異常は認められない．b: 脂肪抑制 MR 画像．右恥骨骨髄内に高信号領域を認める（矢印）．

7 滑液包炎

股関節周囲には複数の滑液包（bursae）があり（図1），種々の機械的ストレス，外傷，股関節疾患などにより滑液包炎（bursitis）が生じる．

重要なものには腸恥滑液包炎と大転子滑液包炎がある．

1 病因・病態

股関節周囲の滑液包には，股関節前方に存在する腸恥滑液包や，大殿筋や中殿筋の大腿骨付着部に存在する大転子滑液包などがある（Lang 1979）（図1）．

特に腸恥滑液包は人体最大の滑液包であり，前方は腸腰筋，後方は腸恥隆起と股関節，外側は腸骨大腿靱帯，内側は恥骨大腿靱帯で囲まれる．また，腸恥滑液包の14％に股関節との交通を認める（Chandler 1934）．

腸恥滑液包炎は腸腰筋による反復刺激や股関節内圧が高まる疾患（変形性関節症，関節リウマチ，透析アミロイドーシスなど）で発症するといわれている（斎藤ら 2005）．

関節液貯留により股関節内圧が上昇し，股関節と滑液包との間に交通部が形成され，その交通部から関節液が滑液包内に流入しチェックバルブ様機構によって次第に腸恥滑液包の拡大や滑液包炎を起こすと考えられている．

そのほか，人工股関節全置換術後の発生例の報告もあり，手術により挿入されたインプラントやスクリューによる機械的刺激により炎症が引き起こされる場合もある．

文献

Chandler SB. The iliopsoas bursa in man. Anat Rec. 1934; 58 : 235-240.

Lang J, Wachsmuth. 山田致知, 津山直一　監訳. ランツ臨床解剖学. 医学書院. 1979; 138 (Parktische Anatomie, Bein und Statik. Springer-Verlag. 1972).

斎藤兄治, 吉田幹生, 西村陽三, 他. 変形性股関節症に合併した腸恥滑液包炎の1例. 東北整災外会誌. 2005; 49 : 71-74.

2 診　断

鼠径部や大転子部の腫瘤や圧痛を認める．また，腸恥滑液包炎では増大した滑液包による周囲組織の圧迫障害を呈することがあり，大腿静脈圧迫による下肢浮腫や大腿神経障害などがある（斎藤ら 2005）．

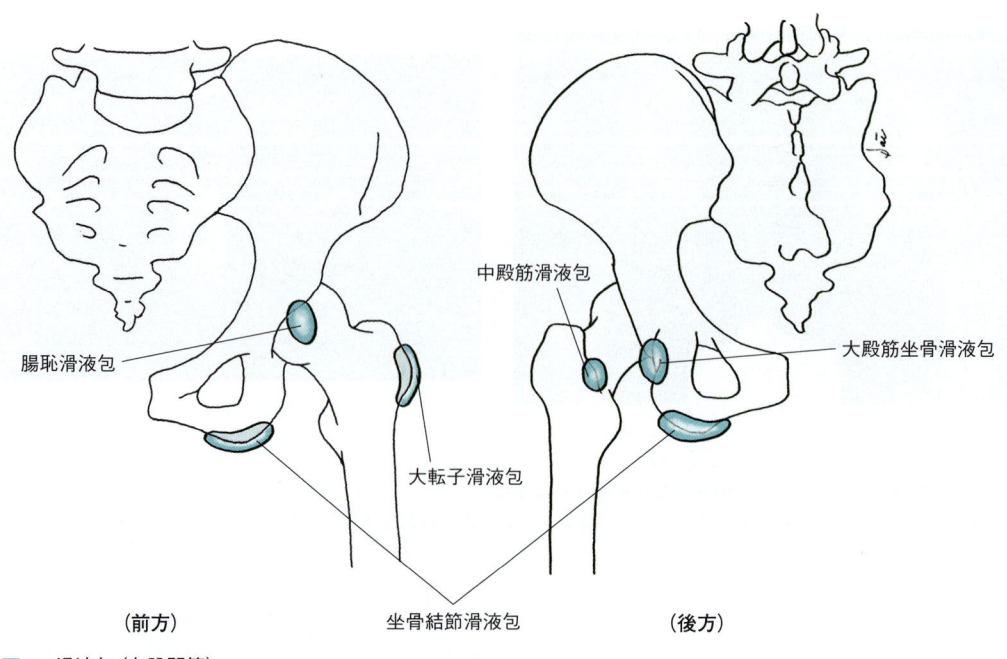

（前方）　　　　　　　坐骨結節滑液包　　　　　（後方）

腸恥滑液包　　中殿筋滑液包　　大殿筋坐骨滑液包　　大転子滑液包

図1　滑液包（左股関節）

滑液包炎に特異的な検査所見はないが，炎症性変化が強い場合には感染の有無を鑑別しなくてはならない．

単純X線像で特異的な所見はないが，超音波検査やMRIによる診断の感度は高い（図2）．関節との交通がある場合には関節造影により，滑液包への造影剤流出や滑液包の形状を観察することが可能である．

文献 ───────────────

斎藤兄治, 吉田幹生, 西村陽三, 他. 変形性股関節症に合併した腸恥滑液包炎の1例. 東北整災外会誌. 2005; 49 : 71-74.

3 治療

局所の安静やNSAIDs投与などの保存療法や滑液包穿刺排液などが施行される．

保存療法に抵抗する場合や，腫瘤による周囲神経血管の圧迫症状を呈する場合には手術的に切除する（志賀ら 2009）．

また，ワイヤーやスクリューなどによる機械的刺激が原因の場合には異物除去により症状が改善する可能性がある（久保田ら 2005）．

文献 ───────────────

久保田徹也, 永山盛隆, 金谷文則, 他. 変形性股関節症に合併した腸恥滑液包炎の1例. 整外と災外. 2005; 54 : 455-459.

志賀俊樹, 城戸優充, 久保田迅是. 変形性股関節症に合併した腸恥滑液包炎の3例. Hip Joint. 2009; 35 : 849-852.

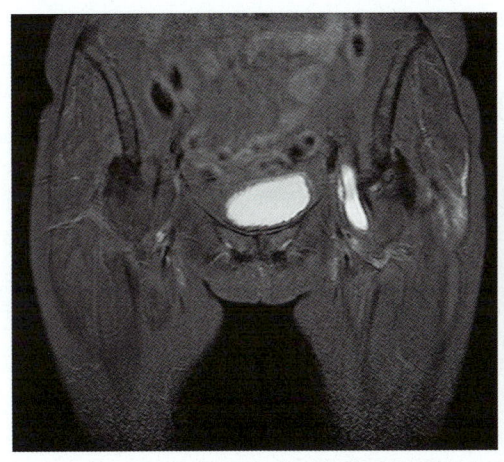
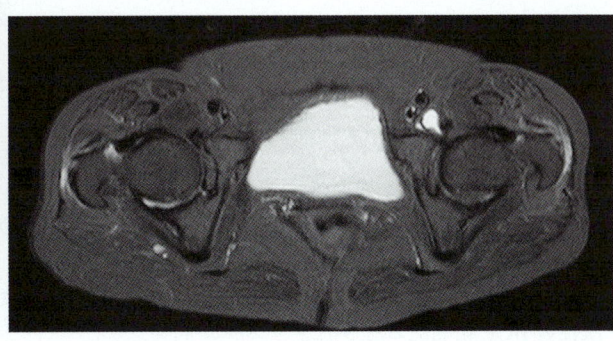

a　　　　　　　　　　　　　　b

図2　滑液包炎
67歳，女性．左股関節痛．MRIで左股関節前方に腫大した滑液包を認める．
a: T2強調MR画像（冠状断）．
b: T2強調MR画像（水平断）．

8　石灰性腱炎

ハイドロキシアパタイトなどの塩基性リン酸カルシウム（basic calcium phosphate: BCP）結晶が関節周囲組織に沈着し，関節炎を引き起こす病態を石灰性腱炎（calcific tendinitis）とよぶ．肩関節に最も多くみられるが，股関節，膝関節，肘関節にもみられる（末松ら 1994）．

国内での有病率は明らかではないが，中国人を対象にした調査では 1.8 ～ 2.7％であり，女性に多く，加齢とともに増加する傾向であった（Zhang ら 2006）．

文献
末松典明, 菅原　修, 片山　耕. 有痛性の石灰沈着性関節周囲炎（肩を除く）20例の検討. 中部整災誌. 1994; 37 : 1163-1169.
Zhang Y, Terkeltaub R, Nevitt M, et al. Lower prevalence of chondrocalcinosis in Chinese subjects in Beijing than in white subjects in the United States: the Beijing Osteoarthritis Study. Arthritis Rheum. 2006; 54 : 3508-3512.

1　病因・病態

BCP 結晶沈着による異所性石灰化の機序は不明であるが，カルシウム・リン積（Ca × P）が異常高値の場合に異所性石灰化が起こると考えられている．慢性腎不全患者ではミネラルの代謝異常により，2 次性の BCP 結晶沈着をきたすリスクが高い．

2　診　断

石灰性腱炎の多くは無症状で自然消退するが，時に急性炎症を起こす．多くが片側性で，急性期には熱感，安静時痛，腫脹，可動域制限がみられる．股関節などの荷重関節の場合は疼痛性跛行を生じる．

急性炎症期には白血球数増多，C 反応性タンパク（CRP）上昇などの炎症性変化を認めることがあり，化膿性関節炎との鑑別を要する．

単純 X 線像で，関節周囲に類円形，雲状，斑点状の石灰化像が認められる．股関節の場合は，寛骨臼縁や大転子，小転子周囲に石灰化がみられることが多い（図 1）．

3　治　療

治療としては局所の安静や非ステロイド性抗炎症薬（NSAIDs）投与など対症療法が中心となる．ステロイドの局所投与が著効する場合もある（菅谷ら 2011）．関節鏡視下に関節内の洗浄や石灰化物の穿刺が適応されることがある（吉田 ら 2011）．

文献
菅谷　久, 田中利和, 落合直之, 他. 石灰沈着を伴って股関節周囲痛が生じた4症例. 関東整災外会誌. 2011; 42 : 29-33.
吉田雅人, 後藤英之, 大塚隆信, 他. 石灰沈着性腱板炎に対する鏡視下手術の治療成績. 中部整災誌. 2011; 54 : 995-996.

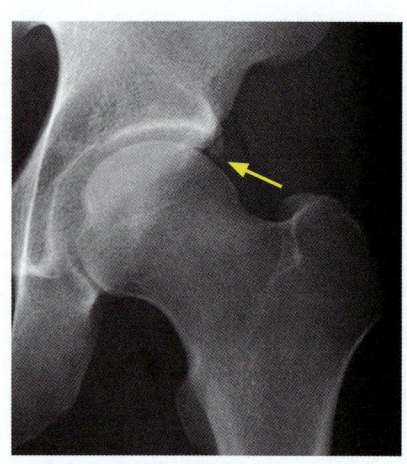
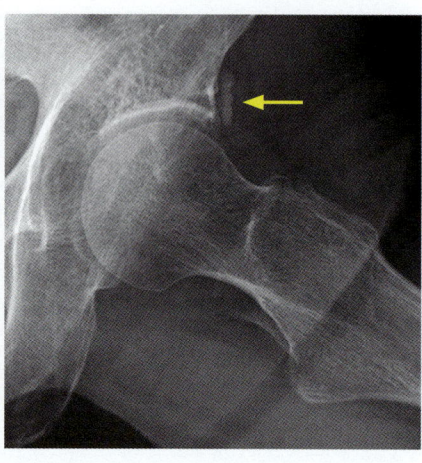

図1　股関節石灰性腱炎
47 歳，女性．左股関節痛．寛骨臼縁近くに石灰化像（矢印）を認める．
a: 股関節単純 X 線正面像，
b: 単純 X 線側面像．

9 　硬化性腸骨骨炎

硬化性腸骨骨炎（osteitis condensans ilii）は，仙腸関節の腸骨内下方部分に限局性骨硬化をきたす疾患で，1928 年 Barsony により報告された．

有病率は 0.9 ～ 2.5％とされ，若年女性の経産婦に多い．

テクネチウムシンチグラフィーでは病変部への集積像がみられ，補助診断として有用である．

鑑別診断として強直性脊椎炎など脊椎関節炎がある．血液・生化学検査では炎症所見などの特異的な所見はない．

1 病因・病態

原因は不明であるが，分娩や外傷などに伴う仙腸関節部の機械的ストレスや栄養血管障害に起因する炎症性変化ではないかと考えられている（藤田ら 1993，Mitra 2010）．症状なく経過する例も多いが，腰部痛や運動後の疼痛を訴えることもあり，慢性腰痛のなかで 1 ～ 2.5％の原因と報告されている（Egbuchiem ら 2023）．

2 診断

単純 X 線で仙腸関節の腸骨側に明瞭な骨硬化を認めるが，骨破壊や関節裂隙の狭小化などはない．

3 治療

治療は保存治療として非ステロイド性抗炎症薬（NSAIDs）内服や運動療法が有効である．注射や手術療法の報告もあるが確立された侵襲的治療法はない．

文献

Barsony T. Ostitis condensans ilii, ein bischer nicht beschriebenes, Krankheitsbild. Forster Roentgenstr. 1928; 37 : 663-669.

Egbuchiem H, Onyechi N, Okwori OF, et al. Osteitis condensans Ilii: An uncommon cause of back pain masquerading as an inflammatory spondyloarthropathy. Cureus. 2023;15: e38935.

藤田典往, 山本吉藏, 豊島良太. 男性に発症した腸骨硬化性骨炎の1例. 中四整外会誌. 1993; 5 : 195-199.

Mitra R. Osteitis condensans ilii. Rheumatol Int. 2010; 30 : 293-296.

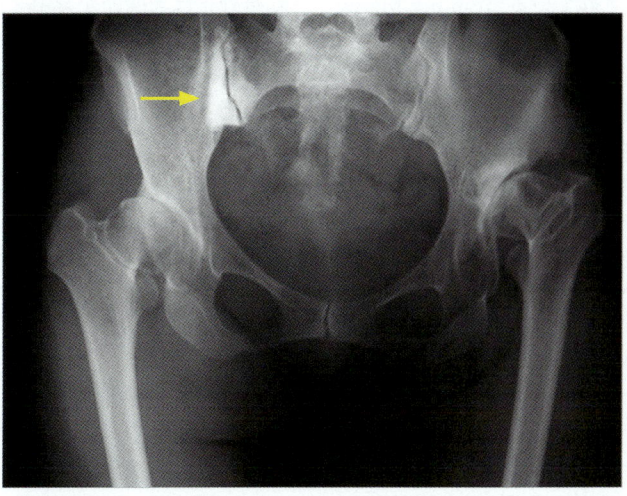

図1　硬化性腸骨骨炎
43 歳，女性．骨盤単純 X 線正面像で仙腸関節を中心とした右腸骨の骨硬化像（矢印）を認める．両側変形性股関節症を認める．

10 びまん性特発性骨増殖症

びまん性特発性骨増殖症（diffuse idiopathic skeletal hyperostosis: DISH）は，脊椎や四肢関節周辺の靱帯や腱の付着部に著明な骨化を認めることを特徴とし，腰背部の疼痛やこわばり，潜行性の運動制限が現れる疾患である．

脊柱靱帯が骨化することは古くから知られていたが，1950年Forestierらが脊柱の前縦靱帯の骨化を中心とする脊柱靱帯骨化により脊椎強直をきたす疾患を1つの疾患概念であるとし，強直性脊椎肥厚症（ankylosing spinal hyperostosis: ASH）と名づけて報告した．

後に1976年Resnickらが，脊椎だけでなく四肢の関節周囲にも靱帯の骨化をきたす全身性疾患を提唱し，これをDISHと命名した．

文献

Forestier J, Rotes-Querol J. Senile ankylosing hyperostosis of the spine. Ann Rheum Dis. 1950; 9 : 321-330.

Resnick D, Niwayama G. Radiographic and pathologic features of spinal involvement in diffuse idiopathic skeletal hyperostosis (DISH). Radiology. 1976; 119 : 559-568.

1 疫　学

DISHに対する大規模な疫学調査はないが，有病率は5.5～17.0％と報告されている（van der Merweら2012）．40歳以上の男性に多く発症し，加齢に伴って有病率が高くなる．

遺伝的要因として後縦靱帯骨化症に関連するCOL61，線維芽細胞や軟骨細胞の増殖に関連する代謝性因子（IGF-1，成長因子など），骨リモデリングに関連する因子（RUNX2，ILIIなど）などの報告がある（Maderら2013，Sethiら2023）．

DISHの罹患率は高いと考えられているが，実際には病態に対する認識がまだ低く，しばしばDISHとは診断されずに治療されているケースが多いとされる．

文献

Mader R, Verlaan JJ, Buskila D. Diffuse idiopathic skeletal hyperostosis: clinical features and pathogenic mechanisms. Nat Rev Rheumatol. 2013; 9: 741-750.

Sethi A, Ruby JG, Veras MA, et al. Genetics implicates overactive osteogenesis in the development of diffuse idiopathic skeletal hyperostosis. Nat Commun. 2023; 14: 2644.

van der Merwe AE, Maat GJ, Watt I. Diffuse idiopathic skeletal hyperostosis: diagnosis in a palaeopathological context. Homo. 2012; 63 : 202-215.

2 病因・病態

DISHの主な病態は，筋，腱，靱帯の付着部炎であり，強直性脊椎炎などの脊椎関節炎と類似する．このような付着部炎では周囲構造の破壊，修復反応，骨増殖性変化が生じ，関節や脊椎近傍には骨化性病変が形成される．進行すると関節や椎体間は強直する．脊椎関節炎と異なる点としては，仙腸関節炎や関節破壊は起こらないという点である．

糖尿病などのメタボリックシンドロームにDISHの有病率が高く，代謝異常との関連性が指摘されている．

3 診　断

1. 臨床症状

DISHでは主に脊椎の前縦靱帯に骨化現象が生じるため，多くの患者で腰痛を認め，頚部に病変が存在すると嚥下障害をきたす場合がある．関節周囲の靱帯骨化は大関節から中・小関節まで全身性に起こり，徐々に関節可動域が制限される．しかし，関節炎をきたすことは稀で，骨化病巣のインピンジメントにより疼痛が誘発される．

国内外での報告によると，DISHに対する手術療法の多くは，頚椎や股関節周囲の骨化性病巣の切除であり，嚥下障害や股関節可動域制限はDISHにおける重要な症状といえる．

2. 画像所見

脊椎の単純X線像では主に前縦靱帯に一致した骨化性病変を認め，DISHの約10％には後縦靱帯骨化症も認める．また四肢関節周囲の靱帯付着部にも骨化性病変を認める（図1）．

股関節においては関節包に沿った骨化が寛骨臼縁から徐々に進展する．また，小転子の腸腰筋腱付着部や大転子周囲の中殿筋付着部にも骨化を認める．寛骨臼縁周囲の骨化性病巣は大腿骨頭を取り囲むように広がり，最終的には関節可動域が制限される．

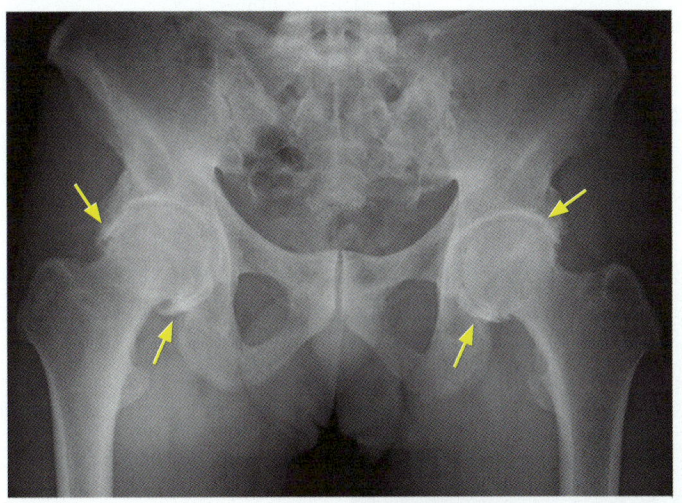

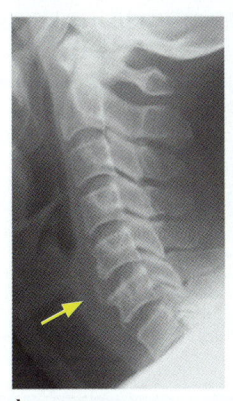
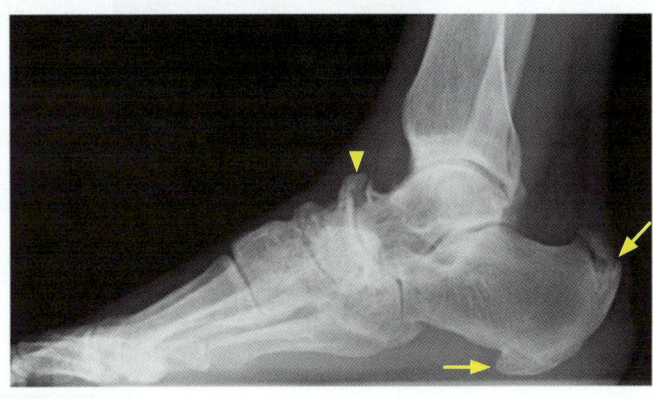

図 1　DISH に伴う骨化性病変

52 歳，男性．a: 股関節単純 X 線正面像．寛骨臼縁から骨頭を取り巻くような骨化性病変（矢印）を認める．b: 頚椎単純 X 線側面像．前縦靱帯の骨化（矢印）を認める．c: 足関節単純 X 線側面像．アキレス腱や足底腱膜の付着部に骨化性病変（矢印）を認める．また，距舟関節周囲にも骨化性病変（矢頭）を認める．

一方で罹患関節の関節裂隙は保たれており，関節症性変化はみられない．

3. 血液・生化学所見

　DISH に特異的な検査所見はない．したがって赤沈や CRP などの炎症所見は認めず，RF や抗 CCP 抗体，HLA-B27 は陰性である．

4｜診断基準

　現在主に 4 つの診断基準が提唱されているが，Rogers と Waldron が主に用いられていることが多い（Rogers ら 2001）（表 1）．しかし，その後にも複数の診断基準が報告されており，一致した見解は得られていない．

文献

Rogers J, Waldron T. DISH and the Monastic way of life. Int J Osteoarchaeol. 2001; 11 : 357-365.

表 1　DISH の診断基準

Rigid Criteria　以下の 3 つにあてはまれば DISH と診断する．
1. 3 椎体以上の骨増殖性変化がある．
2. 胸椎椎体右側前方の骨増殖性変化がある．
3. 脊椎以外の靱帯骨化性病変がある．
Minor Criteria　以下は診断への参考所見
1. 椎体間は保たれ，椎間関節の変性はない．

5 治療

DISH の進行を抑制する有効な薬物治療は確立されていない．保存的治療が原則であり，疼痛に対しては非ステロイド性抗炎症薬（NSAIDs）の投与や理学療法が効果的である．

しかし，股関節の著しい可動域制限や疼痛に対しては骨化性病変の切除術あるいは人工関節置換術が選択されることがある（図2）．ただし，長期成績は明らかにはされておらず，再発の可能性もある．

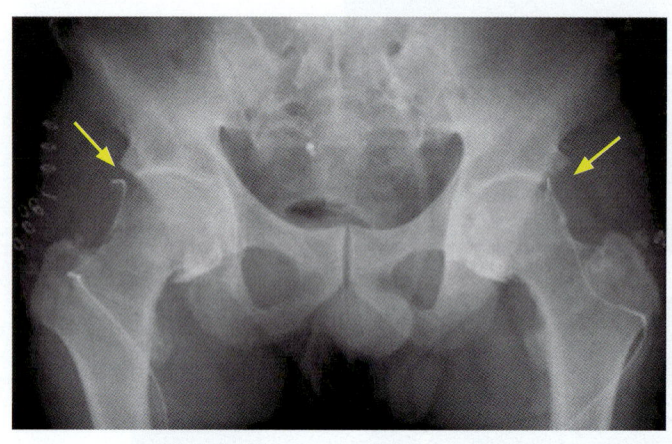

図2　両側股関節に対し，骨化性病変切除術を施行した例
図1a が術前の単純X線像．術後単純X線正面像では，両側寛骨臼縁の骨化性病変は切除されている（矢印）．

11　寛骨臼底突出症（Otto 骨盤）

寛骨臼底突出症（protrusio acetabuli, Otto 骨盤）は，寛骨臼の底部が骨盤腔内に突出した状態の総称である（Otto 1824）．1次性の寛骨臼底突出症は中年女性に発生することが多く，しばしば両側性である．

反復性の機械的ストレスに対する関節周囲のリモデリング能が低下していることが要因と考えられている．

2次性の寛骨臼低突出症は関節リウマチ，股関節中心性脱臼骨折，強直性脊椎炎，Marfan 症候群，骨軟化症などに続発する．経過とともに関節裂隙の狭小化が進行し，疼痛や可動域制限を生じる．

ADL に制限が出現した場合には人工股関節全置換術が適応となるが，その際には骨移植を要する．

文献

Otto AW. Saltene Biobachtungen zur Anatomie: Physiologie und Pathologie Gehorig, 2nd ed. Rucker. 1824; 19-20.

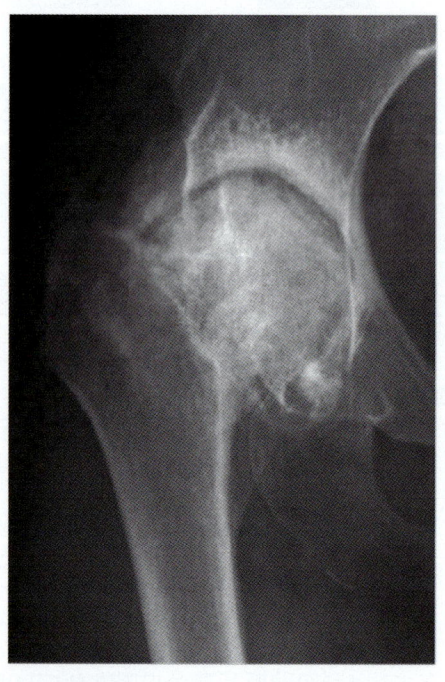

図1　寛骨臼底突出症
56歳，女性．右股関節単純X線正面像．大腿骨頭は内側に移動している．大腿骨頚部は短く，寛骨臼に形成された骨棘と衝突している．

12 異所性骨化

　股関節周囲の異所性骨化（ectopic ossification, heterotopic ossification）は股関節手術や外傷などに伴って出現することが多い（図 1）．臨床症状を呈することは少ないが，時に可動域制限や疼痛の原因となることがある．

　人工股関節全置換術後に出現する異所性骨化の程度には Brooker 分類が用いられる（図 2）（Brooker ら 1973）．強直性脊椎炎や骨増殖性変化の強い症例（hypertrophic type）に生じやすいとされている．

　異性骨化の予防法として NSAIDs やビスフォスフォネート製剤の投与が有効とする報告がされている（Fransen ら 2004）．

文献

Brooker AF, Bowerman JW, Robinson RA, et al. Ectopic ossification follwing total hip Replacement. Incidence and amethod of classification. J Bone Joint Surg Am. 1973; 55 : 1629-1632.

Fransen M, Neal B. Non-steroidal anti-inflammatory drugs for preventing heteritipoc bone formation after hip arthroplasty. Cochrane Detabase of Systematic Reviews. 2004: CD00160.

上島圭一郎．その他の THA 術後合併症（久保俊一，杉山　肇　編集：変形性股関節症　基本と UP TO DATE）．南江堂．2010; 202-205.

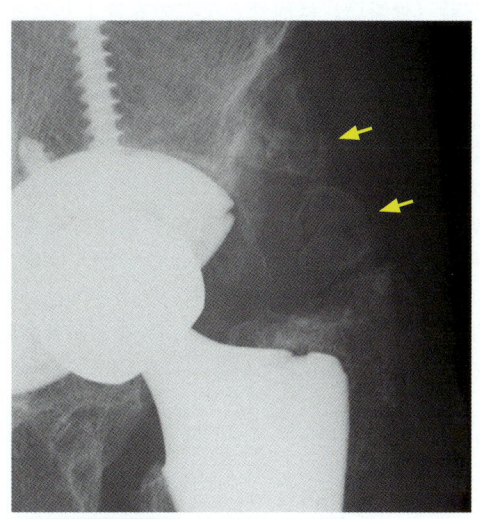

図1　異所性骨化（上島 2010 より）
寛骨臼カップ辺縁から大転子部にかけて異所性骨化の形成を認める．

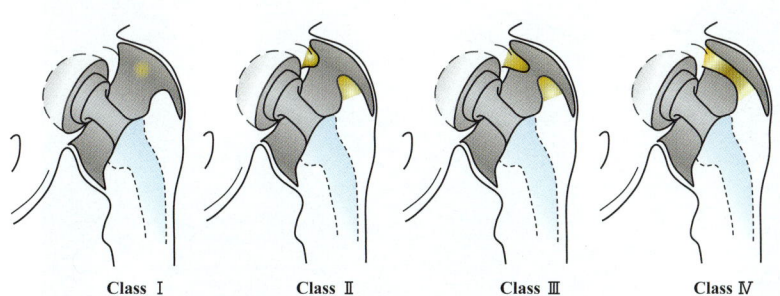

Class Ⅰ　　　　Class Ⅱ　　　　Class Ⅲ　　　　Class Ⅳ

図2　異所性骨化の Brooker 分類（Brooker ら 1973 より）
Class Ⅰ：軟部組織内の島状の骨化．
Class Ⅱ：大腿骨近位または骨盤からの骨棘で，相対する骨表面までの距離が 1cm 以上あるもの．
Class Ⅲ：大腿骨近位または骨盤からの骨棘で，相対する骨表面までの距離が 1cm 未満であるもの．
Class Ⅳ：明らかな骨性強直．

13 骨盤輪不安定症

骨盤輪（骨盤環）は仙骨と左右の寛骨よりなり，その間は2つの仙腸関節と恥骨結合により結合して，脊椎から股関節−下肢へ荷重を伝達する．

骨盤輪不安定症（pelvic ring instability）はこの結合部分に何らかの弛みや異常可動性が生じた状態の総称である（図1）．

妊娠や出産を契機とした若年の女性に好発する（城戸ら 2011）．原因は明らかではないが，妊娠に伴うホルモン分泌の変化が骨盤内の靱帯や関節の弛緩を生じ，出産に伴う機械的ストレスなどが骨盤輪の弛みの要因と考えられている．

その他，炎症性疾患や外傷に続発して起こることもある．

症状は仙腸関節や恥骨結合部に圧痛を認め，安静により改善する．単純X線像では片脚立位時に恥骨結合部において2mm以上の可動性が認められると不安定性ありと判断する．

文献

城戸　聡, 中村哲郎, 土屋邦喜, 他. 産褥期に骨盤部痛で緊急入院となった骨盤輪不安定症（感染例と非感染例）. 整外と災外. 2011; 60：216-220.

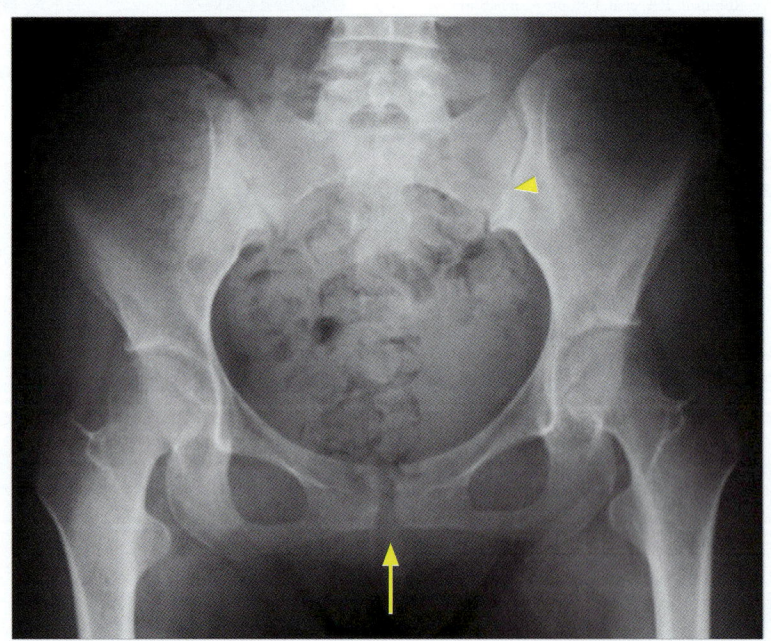

図1　産後に伴う骨盤輪不安定症
32歳，女性．恥骨部痛．産後3か月の股関節正面像（立位荷重像）であり，恥骨結合（矢印）および左仙腸関節の離開（矢頭）を認める．

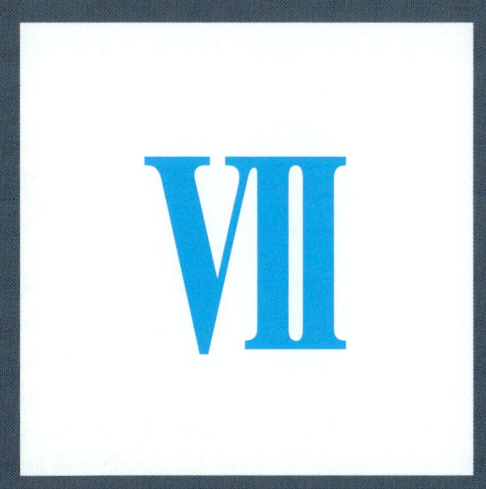

人工股関節・人工骨頭治療学

1章 ————————— 人工股関節および人工骨頭の歴史

2章 ————————— 人工骨頭置換術

3章 ————————— 初回人工股関節全置換術

4章 ————————— 術後合併症とその対策

5章 ————————— コンピュータ支援手術

6章 ————————— 再置換術

1章 人工股関節および人工骨頭の歴史

1 関節形成術からインプラントへ

歴史的に股関節の障害に対する手術療法は，生物学的な修復組織を活用して新しい関節を形成する試みが始まりであった．

1888年にListerが無菌手術法の概念を考案する以前から，幾多の外科治療が試みられたであろうが，成功といえるものの報告はない．

記録でたどれる最初の生物学的関節形成術（biologic arthroplasty）は，1821年英国のWhiteによる結核に対する切除関節形成術（resection arthroplasty）であった（Thompson 1966）．

1826年には，フィラデルフィアのBartonにより，股関節内転屈曲拘縮例に対して転子下骨切り術が行われ，術後に他動的関節可動運動をつづけることで偽関節を作製し，強直股に動きをとりもどした（Thompson 1955）．

骨幹部骨折の偽関節では疼痛はないが，遠位骨の動きをコントロールできないので，転子下で人工的に偽関節を作製し，線維性強直でも少しの動きがあれば，不良肢位強直股関節の症状は緩和できると考えていた．

手術は，麻酔もなく，小転子直上の骨切りを7分で終了した．手術創は開放創にして，股関節を固定し，感染を誘発させて術後3週から可動訓練を行った．

可動訓練により感染症状は悪化したが，瘻孔は8週までに治癒し，クラッチで立位可能となり，活動性の増大とともに感染は一時的に悪化したものの，3か月で杖歩行が可能になり，疼痛も軽減した．

この報告後，同様の手術がいくつか試みられたが，感染により悲惨な結果となった．

1837年にBartonが最初に行った手術例の経過報告をした．術後10年で死亡した時の献体標本では，強固に強直しており，術後6年ほどしか可動性を保っていなかったが，肢位の矯正で患者は機能的には術前より改善していた．

Bartonの考案した骨切りおよび他動可動訓練によ

る偽関節作製を目指した関節形成術に，Rogersは骨切り間隙を拡大した改良を加え試みたが，うまくいかなかった．

1840年にはCarnochanが強直顎関節に木片を使ったinterpositional arthroplastyを行った（Carnochan 1860）．1860年にはVerneuilが中間挿入物として脂肪，筋膜，筋，皮膚などの軟部組織を使ったinterpositional arthroplastyを報告している．当時は，挿入した軟部組織が変化して軟骨になると信じられていた．

1905年にMurphyが筋膜や脂肪組織の挿入で，満足のいく臨床結果を報告したことで，本手法は有名になった．1913年までに16例の股関節形成術を行っている．側方進入で，大転子を切離し，長い脂肪と筋膜フラップを股関節に挿入し，大転子はワイヤーで大腿骨骨幹部に再接合した．術後1週間股関節を外転牽引し，その後，他動可動訓練を開始，4週後から起立を許可した．

筋膜を中間に挿入する関節形成術は，米国のMurphyの報告で，ヨーロッパでも感心が高まり，Payr（1910）やLexterら（1914）が，この関節形成術の検証を精力的に行った．

Payrは，偽関節部に軟骨が再生されるとは思わず，表面なめし層として役立つと考えていた．稀に，滑膜組織を含む線維性組織塊を形成することがあった．1913年に米国のAllisonとBrooksは動物実験から，中間に挿入する材料は壊死に陥るため，種類は重要ではなく，偽関節部の結合組織は骨断端から発生すると結論した．

その後，関節形成術には，中間膜は必要ではなく，新しい関節面を被覆する線維軟骨様組織は，露出した海綿骨からもたらされると考えられるようになった．作製した関節面の形状適合性や表面をなだらかにすることが最も重要で，術後早期の関節運動によってもたらされると考えられた．

また，当時，関節形成術に伴う大腿骨頚部短縮による外転筋力不全でTrendelenburg徴候を引き起こすことを防止できるものは誰もいなかった．Albee（1939）は，大転子を若木様に骨切りして楔状骨を

挿入し，大転子を外側へ変位させたり，Whitman（1924）は大転子を遠位に移行したりしたが，関節面断端は急速に吸収され，これらの手法は顧みられなくなった．

関節形成術における次の多大なる進歩はSmith-Petersen（1948）によってもたらされた．彼は，背部に刺さったガラス片の周囲に滑膜組織が形成されていることからヒントを得て，股関節の形状を保つmold（鋳型）としてガラスを中間挿入物に選んだ．

骨断端からガラス鋳型に組織再生を促すものであったが，数か月から数年でガラスは破損した．その周囲組織の観察では，きらきら光る軟骨で大腿骨頭が覆われていた．壊れた鋳型は新しい鋳型に交換された．

ガラスが破損するので，ビスカロイドやセルロイドに変更したが，異物反応が強いために，さらに強化ガラス（パイレックス）を使用した．しかし，これも体内で破損した．1938年にコバルトクロム合金（バイタリウム，Vitallium）を用いることで破損を回避できるようになった．

彼は，もともと鋳型は，断端に軟骨が形成された後に抜去するつもりであった．しかしながら，症状が改善してうまくいっている関節形成術後に鋳型を抜去する手術の同意はなかなか得られず，一方で破損した疼痛の強い股関節に対しては再手術を施行した．彼は，再手術症例を決して失敗や不具合とはいわず，単に再置換が必要なだけだと述べていたそうである．

バイタリウムでは，大腿骨頚部の骨吸収やカップが寛骨臼に固定されてしまうためカップの端で大腿骨を切り込み，大転子の遠位移行とカップの交換が多くの場合必要であった．

1957年にAufrancが15年にわたるMassachusetts General Hospitalの1,000例のmold arthroplastyの結果を報告した．22.5%の再置換率であったが当時としては非常によい成績の関節形成術であった．

1960年代後半までは，股関節の変性疾患に対して最も標準的な手術療法であった．この方法は，挿入したインプラント自体は骨盤および大腿骨のいずれにも固定されていないため，後の時代に開発された表面置換型人工骨頭とは異なっている．

mold arthroplastyは適合した関節形状，摺動，免荷が軟骨様組織再生にいかに重要で，軟骨再生を目指した関節形成術がいかに手間の掛かる治療であるかを示している．

一方，関節形成術に対して大腿骨頭置換という概念が注目されるようになった．1937年にはBohlmanが大腿骨近位部骨腫瘍（巨細胞腫）に対し，バイタリウムで作製した近位大腿骨置換型インプラントの手術を施行した．

バイタリウムのステムが大腿骨髄腔内で固定され，異物反応もなく経過したことから，人の寛骨臼軟骨はバイタリウム金属骨頭を受け入れ，十分に関節機能を発揮できることが証明された．

また，1950年にJudet兄弟が，300例の大腿骨頚部に適合するステムデザインのアクリル製人工骨頭の手術を紹介した．症例の多くを占める大腿骨頚部骨折患者では，短期間であるが非常に良好な成績が得られた．60%以上の症例で90°以上の股関節屈曲ができ，70%で疼痛がなくなっていた．

米国では，1951年に高分子材料ではなく，Thompson（1966）やAustin-Moore（1957）などのバイタリウム製人工骨頭で置換する概念のインプラントが大腿骨頚部骨折などに使用されるようになった．Judetの頚部ステムタイプではなく，大腿骨近位骨髄腔まで挿入するステムデザインであった．

Moore（1957）はBohlmanの症例（Mooreら1943）で使用したデザインと同様にステムに窓をあけ，骨形成による固定が行われるようにした．また，彼は3点圧迫固定の概念でself-locking deviceとよんだ．

Thompson（1966）は，窓が強度低下による折損のリスクや抜去必要時に抜きづらいことから，窓のない前捻および前方カーブのある左右別のステムデザインにした．

しかしながら，変形性股関節症（股関節症）などで関節軟骨が消失し，摺動面の形状も球状ではない症例にモノポーラーの人工骨頭を挿入しても，寛骨臼との摩擦や骨侵食により除痛，可動性，支持性において良好な結果が得られず，実際の関節のような摩擦の少ない摺動面を再建するには骨盤に摩擦係数の低い材料で作製した人工寛骨臼（カップ）を設置する必要があった．

Wilesが1938年に完成させたステンレススチール製の人工股関節は，世界初の人工股関節で（図1），金属対金属（メタルオンメタル，metal on metal：MoM）摺動部を有し，人工骨頭は頚部を貫通したボルトで固定された．Still病の6例に手術が行われ，6例ともほぼ寝たきり状態から歩行可能となった．

しかし，第2次世界大戦中に資料や情報がなくなり，1例のみが13年後まで追跡され，可動性を有していたものの，カップおよびヘッド部品を固定していたボルトはX線学的には折損していた（Wiles 1957）．

McKeeおよびFarrarは，Thompsonステムにバイタリウム製寛骨臼カップを組み合わせ，セメント固定した（McKeeら1966）．このメタルオンメタル摺

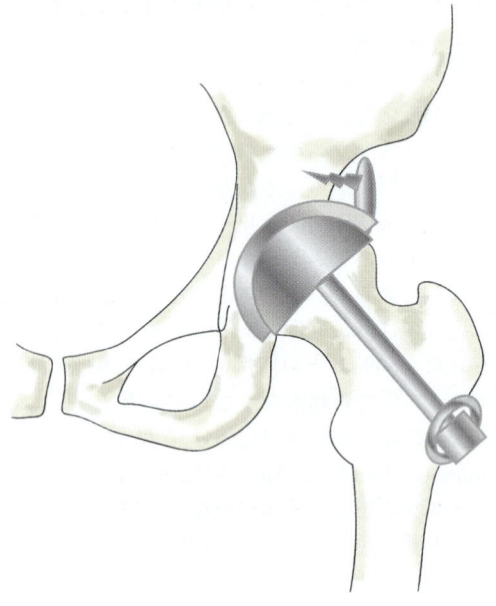

図1 Wiles のステンレススチール製人工股関節

動部は，軟部組織から供給されるリンパ液により潤滑されると考えられていた．

　Charnley は，人工関節材料で摩擦係数の小さなものに注目し，テフロンでカップと表面置換型の大腿骨頭帽を開発し，大転子を切離する進入法でインプラントを設置したが，大腿骨頭の血流障害を危惧し，大腿骨頭帽を Thompson 型のバイタリウム製人工骨頭ステムに変更した（図2）．

　その後，関節摺動時の摩擦により発生するトルクが，寛骨臼カップと骨との界面で剪断力となり，カップの固定が破綻すると考え，トルクを小さくするために骨頭径を 13/8 インチ（約 41mm）から段階的に 7/8 インチ（22.225mm）まで小さくすることで（図3），新しい関節形成術を完成したと報告した（Charnley 1961）．

　しかしながら，テフロンは急速に摩耗し，その摩耗粉による異物反応でインプラント周囲の骨溶解（osteolysis）が生じ，破損や弛みで短期に不具合が生じる結果となった．

　そこで，当時開発されたポリマーである超高分子量ポリエチレン（ultra high molecular weight polyethylene: UHMWPE）に注目し，Charnley 自身の皮下

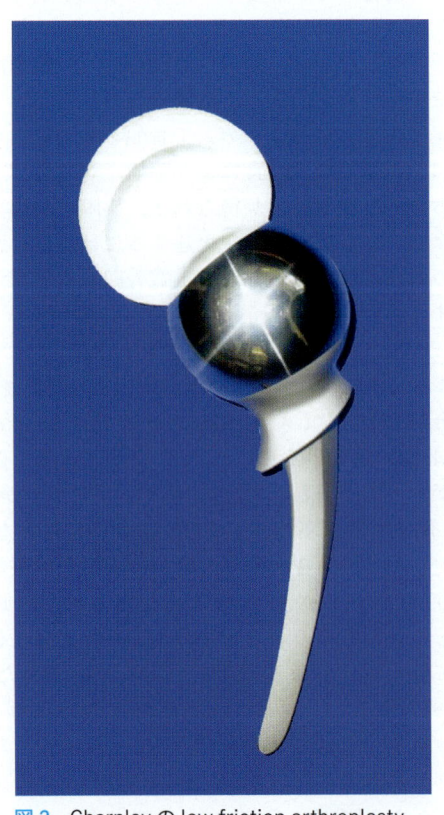

図2 Charnley の low friction arthroplasty

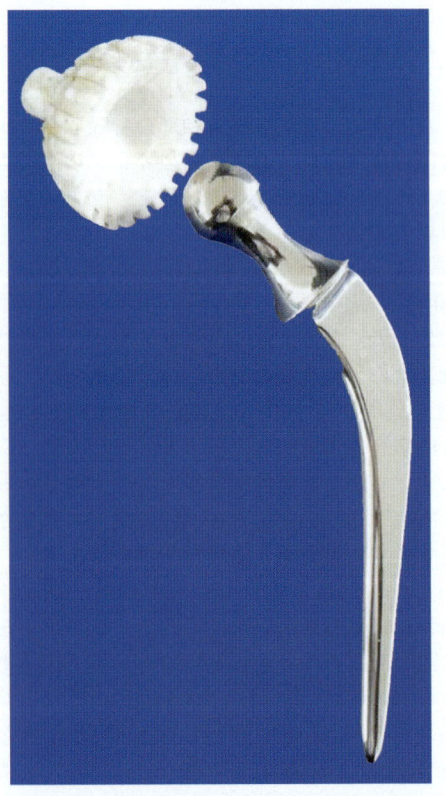

図3 Charnley の low frictional torque arthroplasty

にテフロンとポリエチレンの破片を埋植して，生体反応がポリエチレンでは起こらないことを確認した（Charnley 1963）．1962年からカップをポリエチレンに変更した．

Charnley型人工股関節全置換術（total hip arthroplasty: THA）は成功を収め，1970年代から世界に急速に広まった．

Charnley（1961）は低摩擦トルク（low frictional torque）がTHAの成功の秘訣と考え，骨頭径を約22mmにしたが，それによってカップの固定性を有利にしただけでなく，1サイクルあたりの摺動距離が大きな骨頭径よりも小さくなった．これにより，ポリエチレンの体積摩耗率を小さく抑える結果となり，良好な長期成績をもたらした（Schmalzriedら1999）．

骨頭径が小さいほど面圧が上昇し，線摩耗率は高くなるが，骨頭断面積との関係で，体積摩耗率は22mm，26mm，28mmあたりの骨頭径で有意差がないとの報告もある（Livermoreら1990）．ただし，Müllerなどの32mm以上の骨頭径を有するTHAの成績は不良で（Morreyら1989），ハイクロスリンクポリエチレンになるまでは，32mm以上で良好な長期成績を収めるポリエチレンカップのTHAはほとんどなかった．

Charnleyのような骨頭径の小さなデザインコンセプトは，生体の軟骨部分だけのかわりになり得る人工軟骨としての強度と耐摩耗性を十分に備えた人工材料が当時見つからなかったために生まれたものである．

一方，解剖学的形状からかけ離れた骨頭径の小さな関節により，股関節荷重ストレスがステムを介して大腿骨骨幹部にバイパスされることで大腿骨近位部の応力遮蔽（stress shielding）が起こり，それによる骨萎縮が免れ得ないものとなった（Wroblewskiら1998）．

前者は可動域と安定性（脱臼抵抗性）に関して後者はステムおよびステム周囲の骨折や長期的ステム骨間の固定性で不利なデザインである．

文献

Albee FH. The lever at the top of femur surgical elongation. JAMA. 1939; 112 : 2037-2039.

Aufranc OE. Constructive hip surgery with the vitallium mold; a report on 1,000 cases of arthroplasty of the hip over a fifteen-year period. J Bone Joint Surg Am. 1957; 39 : 237-428.

Carnochan JM. Mobilizing a patient's ankylosed jaw by placing a block of wood between the raw bony surfaces after resection. Archiv de Medicin. 1860; 284.

Charnley J. Arthroplasty of the hip. A new operation. Lancet. 1961; 27 : 1129-1132.

Charnley J. Tissue reactions to polytetrafluorethylene. Letters to the editor. Lancet. 1963; 28 : 1379.

Judet J, Judet R. The use of an artificial femoral head for arthroplasty of the hip joint. J Bone Joint Surg Br. 1950; 32 : 166-173.

Livermore J, Ilstrup D, Morrey B. Effect of femoral head size on wear of the polyethylene acetabular component. J Bone Joint Surg Am. 1990; 72 : 518-528.

McKee GK, Watson-Farrar J. Replacement of arthritic hips by the McKee-Farrar prosthesis. J Bone Joint Surg Br. 1966; 48 : 245-259.

Moore AT, Bohlman HR. Metal hip joint. A case report. J Bone Joint Surg Am. 1943; 25 : 688.

Moore AT. The self-loking metal hip prosthesis. J Bone Joint Surg Am. 1957; 39 : 811.

Morrey BF, Ilstrup D. Size of the femoral head and acetabular revision in total hip-replacement arthroplasty. J Bone Joint Surg Am. 1989; 71 : 50-55.

Murphy JB. Ankylosis: Arthroplasty-Clinical and Experimental. JAMA. 1905; 27 : 1-77.

Schmalzried TP, Callaghan JJ. Wear in total hip and knee replacements. J Bone Joint Surg Br. 1999; 81 : 115-136.

Smith-Petersen MN. Evolution of mould arthroplasty of hip joint. J Bone Joint Surg Am. 1948; 308 : 59-75.

Thompson FR. John Rhea Barton. Clin Orthop. 1955; 6 : 3-8.

Thompson FR. An essay on the development of arthroplasty of the hip. Clin Orthop Relat Res. 1966; 44 : 73-82.

Verneuil A. De la cre"ation d'une fausse articulation par section ou re"section partielle de l'os maxillaire inferieur comme moyen de remedier a l'ankylose vraie ou fausse de la machoire inferieur. Arch Gen Med. 1860; 15 : 174.

Whitman R. The reconstruction peration for arthritis doformans of the hip joint. Ann Surg. 1924; 80 : 799.

Wiles P. The Surgery of the osteo-arthritic hip. Clin Orthop Relat Res. 2003; 417 : 3-16.

Wroblewski BM, Fleming PA, Hall RM, et al. Stem fixation in the Charnley low-friction arthroplasty in young patients using an intramedullary bone block. J Bone Joint Surg Br. 1998; 80 : 273-278.

2　人工股関節の固定法とデザインの変遷

Chanrleyの功績の1つにTHAにおけるインプラント固定に骨セメントを採用したことがあげられる（Charnley 1964）．

大腿骨ステムの固定において，垂直方向荷重に対する安定性を得るためのMoore型人工骨頭ステムの3点圧迫固定という考えでは，ステム軸周りの回旋安定性への考慮が欠落している．したがって，回旋安定性を十分に獲得するには複雑な形状の大腿骨髄腔に完全にフィットするステムが必要となる．

そのような複雑形状の金属ステムは作製できても，大腿骨頚部から髄腔への挿入は不可能である．そのため，先に粘土状の骨セメントを髄腔に挿入した後，金属ステムを挿入してセメントを硬化させれば，セメントとステムは複雑な髄腔形状に合った複合材料人工関節となる．すなわち，手術中にカスタ

ムメイドできるステムデザインであるといえる.

初期のセメント THA が米国で普及したころは,X 線学的弛みが 5 年でカップ 6.5％, ステム 24％, 10 年でそれぞれ, 11.3％と 29.9％であるとされ (Stauffer 1982), 若年で活動性の高い患者はさらに成績不良であるとされた.

そこで, 若年者での長期成績向上を目指し, 肺塞栓の心配や煩雑なセメント操作をなくす目的で, 金属と骨を直接結合固定しようというセメントレス固定の研究が進んだ (Chandler ら 1981, Engh 1983, Geesink 1990).

デザイン, 金属表面加工, インスツルメント, プレスフィットなど手術手技の改良で成績は向上している. セメントとセメントレスでステム固定に関しては 20 年で生存率に差がなく成績は良好である.

近年では, 両者とも応力遮蔽による近位大腿骨萎縮をいかに最小限にできるかを追求したデザインが開発されている. セメント固定では, ステムをテーパー形状にし, セメントマントル内での沈みをフープストレスにして応力遮蔽を軽減したり (Fowler ら 1988, Wroblewski ら 2001), セメントレスでは, 近位固定型の短いステム, モジュラーパーツによるオフセットおよび前捻の調節, カスタムメイドデザイン, などが試みられている.

また, カップのセメント固定は少数派となり, セメントレスカップ固定が標準的な固定法となりつつある.

文献

Chandler HP, Reineck FT, Wixson RL, et al. Total hip replacement in patients younger than thirty years old. A five-year follow-up study. J Bone Joint Surg Am. 1981; 63 : 1426-1434.

Charnley J. The bonding of prostheses to bone by cement. J Bone Joint Surg Br. 1964; 46 : 518-529.

Engh CA. Hip arthroplasty with a Moore prosthesis with porous coating. A five-year study. Clin Orthop Relat Res. 1983; 176 : 52-66.

Fowler JL, Gie GA, Lee AJ, et al. Experience with the Exeter total hip replacement since 1970. Orthop Clin North Am. 1988; 19 : 477-489.

Geesink RG. Hydroxyapatite-coated total hip prostheses. Two-year clinical and roentgenographic results of 100 cases. Clin Orthop Relat Res. 1990; 261 : 39-58.

Stauffer RN. Ten-year follow-up study of total hip replacement. J Bone Joint Surg Am. 1982; 64 : 983-990.

Wroblewski BM, Siney PD, Fleming PA. Triple taper polished cemented stem in total hip arthroplasty: rationale for the design, surgical technique, and 7 years of clinical experience. J Arthroplasty. 2001; 16 : 37-41.

3 | 表面置換型人工股関節

変形性股関節症は, 元来関節軟骨の障害が主病変

であるので, 大腿骨頭を頸部から切り取りインプラントで置換するというのは, 自然な形状からかなりかけ離れたデザインである.

股関節形成術では, 誰しも大腿骨頭表層部のみをインプラントにできればよいと考えるのは当然のことである.

Charnley も, 最初はテフロンによる寛骨臼カップと大腿骨頭表面置換型の大腿骨頭帽を組み合わせた股関節形成術 (surface hip replacement: SHR) を開始したが, テフロンの摩耗による異物反応などで, 短期間で不具合が生じた.

しかし, Charnley は大転子を切離した進入法での手術による大腿骨頭部の阻血が不具合の主因と考え, この SHR のコンセプトを断念した (Charnley 1961).

それでも, SHR が理想的な股関節インプラントの形状と考え, 挑戦しつづけた整形外科医がほかにも多くいた. 主に, 金属対ポリエチレンの組み合わせで SHR を開発していたので, ポリエチレンで寛骨臼カップを作製することの限界と問題点が, 徐々に明らかとなっていった.

SHR では大腿骨頭帽の径が大きく, 当時のポリエチレンカップでは, 急速な摩耗のため Charnley に代表される骨頭径の小さな THA に比較して短期間で弛みや骨溶解により再手術になることが多かった.

SHR は, ①骨温存, ②骨頭径が生理的で脱臼防止に有利, ③再置換が容易, という点でデザイン的には一般的な THA より優れている. 耐磨耗性の向上した材料と適切な固定ができるカップデザインが SHR 成功の鍵であった.

Charnley のポリエチレンカップと金属骨頭の摺動部の THA よりも成績が劣ると思われた Ring(1967) などのコバルトクロムメタルオンメタルの摺動部を持つ THA が, 長期追跡調査で, 骨溶解もなく, 良好な臨床成績が維持されていることが明らかとなり, メタルオンメタルが見直されるにいたった (McMinn ら 2010).

Ring (1967) や McKee (1966) のメタルオンメタルは, 金属であるゆえに大腿骨頭帽の径を大きくし, カップの厚みを薄くしても十分な強度を確保できた.

McMinn ら (2010) は, Ring や McKee の臨床的に成功したメタルオンメタルの摺動部を分析研究し, 高カーボン含有コバルトクロム合金の鋳ばなし製法 (As-cast) で, 大きめのクリアランス (250 μm) を採用した Birmingham Hip Resurfacing (BHR, Smith & Nephew 社) を開発し (図 4), 非常に良

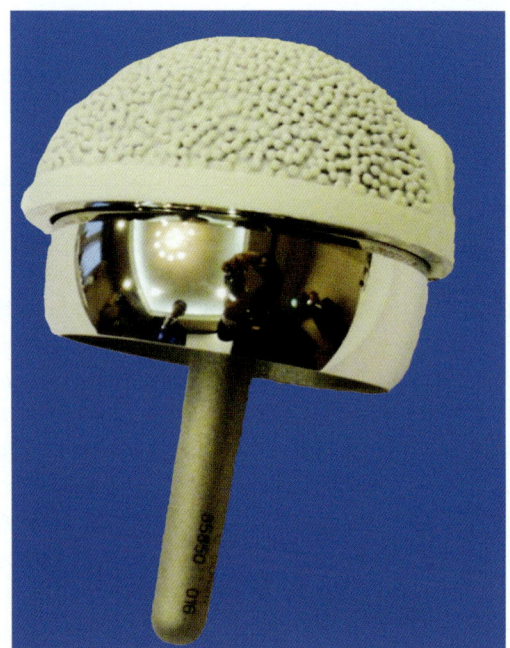

図4　メタルオンメタル表面置換型人工股関節（BHR）
コバルトクロム合金の摺動面を持つ.

Int Orthop. 2013; 37: 795-801.

Charnley J. Arthroplasty of the hip. A new operation. Lancet. 1961; 27 :1129-1132.

Kendal AR, Prieto-Alhambra D, Arden NK, et al. Mortality rates at 10 years after metal-on-metal hip resurfacing compared with total hip replacement in England: retrospective cohort analysis of hospital episode statistics. BMJ. 2013; 347: f6549.

Langton DJ, Joyce TJ, Jameson SS, et al. Adverse reaction to metal debris following hip resurfacing: the influence of component type, orientation and volumetric wear. J Bone Joint Surg Br. 2011; 93: 164-171.

Malek IA, Hashmi M, Holland JP. Socio-economic impact of Birmingham hip resurfacing on patient employment after ten years. Int Orthop. 2011; 35: 1467-1470.

Maslivec A, Halewood C, Clarke S, et al. Hip resurfacing arthroplasty in women: A novel ceramic device enables near normal gait function. Gait Posture. 2023; 103: 166-171.

McKee GK, Watson-Farrar J. Replacement of arthritic hips by the McKee-Farrar prosthesis. J Bone Joint Surg Br. 1966; 48 : 245-259.

McMinn W, デレク J, 菅野伸彦. バーミンガム股関節表面置換術. シュプリンガー・ジャパン. 2010.

Ring PA. Total hip replacement. Proc R Soc Med. 1967; 60 : 281-284.

Treacy RB, McBryde CW, Shears E, et al. Birmingham hip resurfacing: a minimum follow-up of ten years. J Bone Joint Surg Br. 2011; 93 : 27-33.

Treacy RBC, Holland JP, Daniel J, et al. Preliminary report of clinical experience with metal-on-highly-crosslinked-polyethylene hip resurfacing. Bone Joint Res. 2019; 8: 443-450.

Van Der Straeten C; and the International Hip Resurfacing Group. Hip resurfacing arthroplasty in young patients: international high-volume centres' report on the outcome of 11,382 metal-on-metal hip resurfacing arthroplasties in patients ＜50 years at surgery. Hip Int. 2022; 32: 353-362.

好な長期成功を報告している（McMinn ら 2010, Treacy ら 2011）.

　カップはハイドロキシアパタイトコーティングのセメントレス固定, 大腿骨頭帽コンポーネントはセメント固定の組み合わせが最適であることが示された.

　大腿骨の応力遮蔽による骨萎縮がなく, 機能スコア, 歩行解析, 職業復帰, 術後死亡率などで, ステム型 THA より優れていることが報告されている（Malek ら 2011, Aqil ら 2013, Kendal ら 2013）.

　しかしながら, カップ設置角度不良や特定のデザイン不良機種にまつわる異常金属摩耗による異物反応により偽腫瘍を形成したり, 関節周囲軟部組織の壊死を広範に引き起こす問題があり（Langton ら 2011）, 再手術の危険因子は女性と小さいサイズで, 48mm 以上のサイズしか供給されなくなった.

　適応を厳選した若い患者への BHR の 20 年の良好な成績が示されているので（Van Der Straeten ら 2022）, 股関節が小さいすべての女性と男性に対するメタルオンメタル SHR の代替法の研究が行われている（Treacy ら 2019, Maslivec ら 2023）.

文献
Aqil A, Drabu R, Bergmann JH, et al. The gait of patients with one resurfacing and one replacement hip: a single blinded controlled study.

4　セラミックオンセラミック摺動部材料およびデザイン

　THA の固定性は材料, デザイン, 表面加工, 手術手技の進歩により向上し, 確実な股関節機能の回復とその永続性を可能にしつつある.

　この永続性を阻む最大の課題は, 摺動部の摩耗とその摩耗粉によるインプラント周囲骨溶解である. 特に, 活動性の高い若年患者への適応拡大には, 摺動部の耐摩耗性能は重要な鍵である.

　アルミナセラミックスによるセラミックオンセラミック（CoC）摺動部は, 硬さ, 傷つきにくさ, 高潤滑性による低摩擦, 生じる摩耗粉の生物学的活性が低いことなどが利点である（Bierbaum ら 2002）. しかし, 初期のアルミナ CoC はデザイン不良と強度の低さで, 破損や摩耗により成功しなかったものが多い.

　hot isostatic pressing（HIP）処理, 高純度アルミナ, 粒子の微細化などにより飛躍的に強度を向上させた第 3 世代のアルミナセラミックスである Biolox forte の CoC では, 10 年以上の経過で, 従来のポリエチレンに比較して骨溶解出現頻度の低下と機械的弛み

0％という良好な成績が報告されている（Capello ら 2008）．

一方，日本で開発された高純度アルミナセラミックスの Bioceram AL190 を用いたポリエチレンサンドイッチタイプの CoC は，カップライナーの脱転や破損の頻度が高く（Hasegawa ら 2006），Biolox forte でもポリエチレンサンドイッチタイプの CoC は成績不良であった（Park ら 2006）．

また，CoC できしみ音（squeak）のような雑音が 0.2 ～ 20％の頻度で報告されている（Keurentjes ら 2008）．このきしみ音に関しては，早期破損徴候や機能障害には結びつかず，骨溶解や弛みを起こす事実は確認されていない．日本では，28mm 骨頭 Biolox forte の CoC でのきしみ音の頻度は少なく，170 関節の術後 5 ～ 8 年の調査で，きしみ音を出す例はなかった（Sugano ら 2007）．

一方，CoC はセラミック骨頭とポリエチレン摺動部に比較して，破損リスクが高いので，ジルコニア強化アルミナ（ZTA）複合セラミックスが第 4 世代 Biolox delta として開発され，CoC で使用されるようになった．

強度増加により，ライナーを薄くして骨頭径を増大できるようになった．英国レジストリーでは，骨頭破損率は第 3 世代の Biolox forte の 0.119％から delta の 0.009％と著しく低下したが，CoC のライナーでは forte 0.112％，delta 0.126％と改善していない（Howard ら 2017）．

セラミック骨頭破損は，28mm 以下の小さい骨頭径，高い BMI，CoC がリスク因子である．CoC では，骨頭径が大きいほど脱臼率や再手術率が低いが，臨床スコアと満足度に影響が出るきしみ音などのノイズ発生率の上昇が懸念事項である（Chatelet ら 2021）．

文献

Bierbaum BE, Nairus J, Kuesis D, et al. Ceramic on ceramic bearings in total hip arthroplasty. Clin Orthop Relat Res. 2002; 405 : 158-163.

Capello WN, D'Antonio JA, Feinberg JR, et al. Ceramic-on-ceramic total hip arthroplasty: update. J Arthroplasty. 2008; 23 (7 Suppl) : 39-43.

Chatelet JC, Fessy MH, Saffarini M, et al. Articular noise after THA using delta CoC bearings has little impact on quality of life. J Arthroplasty. 2021; 36: 1678-1687.

Hasegawa M, Sudo A, Uchida A. Alumina ceramic-on-ceramic total hip replacement with a layered acetabular component. J Bone Joint Surg Br. 2006; 88 : 877-882.

Howard DP, Wall PDH, Fernandez MA, et al. Ceramic-on-ceramic bearing fractures in total hip arthroplasty: an analysis of data from the National Joint Registry. Bone Joint J. 2017; 99-B: 1012-1019.

Keurentjes JC, Kuipers RM, Wever DJ, et al. High incidence of squeaking in THAs with alumina ceramic-on-ceramic bearings. Clin Orthop Relat Res. 2008; 466 : 1438.

Park YS, Hwang SK, Choy WS, et al. Ceramic failure after total hip

arthroplasty with an alumina-on-alumina bearing. J Bone Joint Surg Am. 2006; 88 : 780-787.

Sugano N, Nishii T, Miki H, et al. Mid-term results of cementless total hip replacement using a ceramic-on-ceramic bearing with and without computer navigation. J Bone Joint Surg Br. 2007; 89 : 455-460.

5 ポリエチレン改良の歴史

1968 年 2 月に日本で初めて Charnley の 22mm 骨頭径のポリエチレンカップを使用して THA を施行した敷田は，骨頭径が小さいことによる面圧上昇が摩耗と安定性に影響することを指摘し，5 例で臨床使用を中止し，骨頭径が 28mm 以上の機種に変更した（木下ら 1969）．

また，ガンマ線照射によるクロスリンクでの耐摩耗性向上を報告している（木下ら 1969）．敷田は空気中で 100Mrad 照射後，滅菌に 10Mrad 照射したポリエチレンカップを臨床使用した（Sugano ら 2004）．

その後，実験的に最適照射量を検証し，10Mrad から 20Mrad にかけては酸化劣化による摩擦係数上昇がみられたので，10Mrad が最適と結論した（敷田ら 1975，1978）．これは，驚くべきことに約 20 年後に McKellop が報告したガンマ線照射量とポリエチレン摩耗減少の関連ときわめて合致している（McKellop ら 1999）．

2000 年ごろから，各種クロスリンクポリエチレンが市販化されており，10 年成績でも骨頭移動から計算した線摩耗率は 0.3mm 程度で，ほとんどが初期クリープ変形によるものであった．ポリエチレンの摩耗の課題はハイクロスリンクポリエチレンにより克服されつつある（Capello ら 2011）．

特筆すべきは，ハイクロスリンクポリエチレンにより Charnley の 22mm の小さい骨頭径を採用しなくても摩耗の心配から解放されることである．

一方，放射線照射による残留フリーラジカルによるポリエチレンの酸化変性を回避するための融点をこえた加熱処理は，ポリエチレンの強度を著しく低下し，体内破損例も出ている．

骨頭径を大きくしても，薄いポリエチレンのほうが摩耗率が低いので（Shen ら 2011），薄くても破損しない引っ張り強度や破壊靱性強度を確保できれば，関節の可動域や安定性の観点で有利である．

ポリエチレンの強度を低下させず，潜在的酸化リスクを remelt せずに回避できる第 2 世代クロスリンクポリエチレンは，γ 線照射と anneal を 3Mrad 以下に分割したもの（Dumbleton ら 2006），ビタミン E などの抗酸化剤を γ 線照射前あるいは照射後

に混入したもの，など各種のものが開発された（Oral
ら 2006）．

　いずれも，36mm 骨頭でライナーの薄さにかかわ
らず低摩耗で破損や脱臼がないことが 10 年の臨床
成績で報告されている（El-Sahoury ら 2023，Six ら
2024）．

文献

Capello WN, D'Antonio JA, Ramakrishnan R, et al. Continued improved
　wear with an annealed highly cross-linked polyethylene. Clin Orthop
　Relat Res. 2011; 469 : 825-830.

Dumbleton JH, D'Antonio JA, Manley MT, et al. The basis for a second-
　generation highly cross-linked UHMWPE. Clin Orthop Relat Res.
　2006; 453 : 265-271.

El-Sahoury JAN, Kjærgaard K, Ovesen O, et al. Vitamin E-diffused liners
　show less head penetration than cross-linked polyethylene liners in
　total hip arthroplasty: a ten-year multi-arm randomized trial. Bone
　Joint J. 2023; 105-B: 1052-1059.

木下　孟，木全俊弘，敷田卓治，他．股関節における人工関節置換の経
　験と材料力学的検討．中部整災誌．1969; 12 : 150-154.

McKellop H, Shen FW, Lu B, et al. Development of an extremely wear-
　resistant ultra high molecular weight polyethylene for total hip
　replacements. J Orthop Res. 1999; 17 : 157-167.

Oral E, Christensen SD, Malhi AS, et al. Wear resistance and mechanical
　properties of highly cross-linked, ultrahigh-molecular weight
　polyethylene doped with vitamin E. J Arthroplasty. 2006; 21 : 580-
　591.

Shen FW, Lu Z, McKellop HA. Wear versus thickness and other features
　of 5-Mrad crosslinked UHMWPE acetabular liners. Clin Orthop
　Relat Res. 2011; 469: 395-404.

敷田卓治，浜口建紀，斎藤英雄，他．全人工股関節における耐磨耗性プ
　ラスチック白蓋の開発に関する研究．日整会誌．1975; 49 : 673-
　674.

敷田卓治，橋本　務，井垣　久．金属材料より非金属材料への人工関
　節材料の転換．医療．1978; 32 : 449-456.

Six WR, Koenraadt-van Oost I, van Boekel LC, et al. Polyethylene
　thickness does not influence aseptic revision rate with highly cross-
　linked liners in THA with 36-mm femoral heads. Hip Int. 2024; 34:
　181-186.

Sugano N, Saito M, Yamamoto T, et al. Analysis of a retrieved UHMWPE
　acetabular cup crosslinked in air with 1000 kGy of gamma radiation. J
　Orthop Res. 2004; 22 : 828-831.

---

6 ｜ 手術進入法，最小侵襲手術，コンピュータ支援手術

　THA の進歩には，手術進入法を含めた手術手技，
合併症予防法，後療法の改善が大きく寄与している．

　手術進入法では，Charnley（1961）は，十分な展
開により，インプラントの正確な設置ができ，外転
筋トルクを向上させることを兼ねて，大転子切離を
行う進入法を推奨した．

　しかし，大転子骨癒合に関する合併症が少なから
ず発生することから，Müller（1970）は 大転子の合
併症をなくすため，前外側進入法で手術をより簡単

に速くできるようにした．

　また，前方から大腿骨への長くまっすぐなデザイ
ンのステム挿入は容易ではないので，挿入しやすい
カーブしたステムデザインにした．

　さらに，Keggi は，Smith-Petersen の前方進入法を
小さくしても，十分 THA が可能であると報告して
いる（Light ら 1980）．

　Charnley の大転子切離を回避する進入法として，
Hardinge の側方進入法は英国で一時広まったが
（Hardinge 1982），外転筋力不全による跛行が合併
症として起こりうるため，Dall の変法による進入法
を用いる整形外科医も多い（Dall 1986）．

　一方で，世界中で最も多く使用されている進入法
は，後側方進入法（PA）である．寛骨臼展開が良好で，
骨盤後柱も露出でき，後柱骨折再建もしやすい．ス
テム挿入が最も容易であり，ステムアライメントを
良好に制御できる．

　大腿骨遠位への展開も容易で，人工骨頭置換術か
ら再置換術まで幅広く適応できる．外旋筋などを修
復しない場合，骨頭径が小さいと脱臼のリスクが他
の進入法より高いとされるが（Berry ら 2005），外
旋筋などを修復すると脱臼リスクはほかの進入法と
有意差がなくなる（Kwon ら 2006）．

　胆嚢摘出術などの外科領域で内視鏡を用いた手術
が，従来の開腹術よりも痛みが少なく，術後回復
が早く入院期間も短縮できるので，最小侵襲手術
（minimally invasive surgery: MIS）が注目されるよう
になった．

　THA においても，小さな皮膚切開と筋腱などの
軟部組織切開を少なくする MIS が提唱され，カッ
プは前方小皮切から，ステムは後方小皮切から行う
2-incision approach（2 IA）で（Berger 2003），MIS-
THA は急速に広まった．

　しかし，視野の狭い術野による合併症（出血，骨
折，インプラント設置不良など）が起こりやすく
（Woolson ら 2004），短期的に機能回復が早くても，
従来の手法と比較して 6 か月以降での有意性が証明
できなかった．

　それでも，短期機能回復と入院期間削減を求
め，より合併症の少ない MIS-THA が追及され，
仰臥位牽引手術台を用いた direct anterior approach
（DAA），側臥位で MIS direct lateral approach（MIS-
DLA），MIS anterolateral approach（MIS-ALA），
MIS posterior approach（MIS-PA），and supercapsular
percutaneously assisted THA（SuperPath）などが登場
してきた．

　これらを比較したメタアナリシスで（Yan ら 2023），
2IA，PA，MIS-DLA，MIS-ALA，MIS-PA，

SuperPath はいずれも股関節機能改善は同等に MIS-DLA よりもよく，手術時間は PA が有意に最も短かった．さらに，脱臼，骨折，感染，神経損傷，再手術，血栓症の6つの重要な合併症において，各進入法で有意差が認められなかった．

手術ナビゲーションやロボットなどのコンピュータ支援手術は，インプラント設置の正確さにおいて，従来法よりも優れているが（Sugano ら 2007，Nakamura ら 2010），術前計画の時間やコストが普及の障壁となっていた．

しかしながら，米国では，膝のロボット手術の拡販につれ THA でも CT ベースのロボット手術が増加している．

THA のナビゲーション手術（CN），ロボット手術（RA），従来法（CI）を 137 万例のデータベースで比較した研究では（Constantinescu ら 2024），RA は CI に比べて有意に術中骨折や術後せん妄が低く，入院期間は短く，自宅退院率が高かった．コストは RA 17,729 ドル，CN 22,529 ドル，CI 15,977 ドルで，RA と CI の差は 722 ドルであった．

最も手術時間の短い進入法の PA で脱臼率の低い RA-THA を日帰り手術で行う時代に米国はなりつつあるのかもしれない．

文献

Berger RA. Total hip arthroplasty using the minimally invasive two-incision approach. Clin Orthop Relat Res. 2003; 417 : 232-241.

Berry DJ, von Knoch M, Schleck CD, et al. Effect of femoral head diameter and operative approach on risk of dislocation after primary total hip arthroplasty. J Bone Joint Surg Am. 2005; 87 : 2456-2463.

Charnley J. Arthroplasty of the hip. A new operation. Lancet. 1961; 27 : 1129-1132.

Constantinescu DS, Costello JP 2nd, Yakkanti RR, et al. Varying complication rates and increased costs in technology assisted total hip arthroplasty versus conventional instrumentation in 1,372,300 primary total hips. J Arthroplasty. 2024; 39: 1771-1776.

Dall D. Exposure of the hip by anterior osteotomy of the greater trochanter. A modified anterolateral approach. J Bone Joint Surg Br. 1986; 68 : 382-386.

Hardinge K. The direct lateral approach to the hip. J Bone Joint Surg Br. 1982; 64 : 17-19.

Kwon MS, Kuskowski M, Mulhall KJ, et al. Does surgical approach affect total hip arthroplasty dislocation rates? Clin Orthop Relat Res. 2006; 447 : 34-38.

Light TR, Keggi KJ. Anterior approach to hip arthroplasty. Clin Orthop Relat Res. 1980; 152 : 255-260.

Müller ME. Total hip prostheses. Clin Orthop Relat Res. 1970; 72 : 46-68.

Nakamura N, Sugano N, Nishii T, et al. A comparison between robotic-assisted and manual implantation of cementless total hip arthroplasty. Clin Orthop Relat Res. 2010; 468 : 1072-1081.

Sugano N, Nishii T, Miki H, et al. Mid-term results of cementless total hip replacement using a ceramic-on-ceramic bearing with and without computer navigation. J Bone Joint Surg Br. 2007; 89 : 455-460.

Woolson ST, Mow CS, Syquia JF, et al. Comparison of primary total hip replacements performed with a standard incision or a mini-incision. J Bone Joint Surg Am. 2004; 86 : 1353-1358.

Yan L, Ge L, Dong S, et al. Evaluation of comparative efficacy and safety of surgical approaches for total hip arthroplasty: A systematic review and network meta-analysis. JAMA Netw Open. 2023; 6: e2253942.

2章

人工骨頭置換術

　人工骨頭置換術と慣習的によんでいるもの
は，人工大腿骨頭置換術（femoral head prosthetic
replacement）のことである．
　もともと関節の一方の欠損部分を体内装具
（endoprosthesis）に置き換えるもので，endoprosthetic
replacement hemiarthroplasty あるいは，もっと略し
て hemiarthroplasty という用語が使用されている．
表面置換型で大腿骨頭帽のみを置換した場合も
hemiarthroplasty である．
　前章の歴史で述べたように，1938 年に Bohlman
と Austin-Moore により，大腿骨近位部の再発性
巨細胞腫に対してコバルトクロム合金（バイタリ
ウム，Vitallium）製ロングステム型人工骨頭が作
製され，寛骨臼の軟骨と金属製人工骨頭が摺動し
て股関節機能が温存されることが示されたのが，
hemiarthroplasty の始まりである．

　その後，1950 年に Judet 兄弟が，大腿骨頚部に
挿入する短いステムのアクリル製人工骨頭（図1）
の良好な成績を短期であるものの報告したことで，
hemiarthroplasty が脚光をあびた．Thompson（図
2a）や Austin-Moore（図 2b）は，大腿骨近位骨幹
部まで届く長さのステムを持ったバイタリウム製人
工骨頭を作製し，大腿骨頚部骨折で骨接合が得られ
にくい症例や，2 次性大腿骨頭壊死症に対する有効
な治療選択肢となった．
　これらのデザインは，骨頭とステムが一体型
（monoblock）で，骨頭中心で回転運動するためモ
ノポーラー（monopolar）あるいはユニポーラー
（unipolar）型人工骨頭とよばれている．

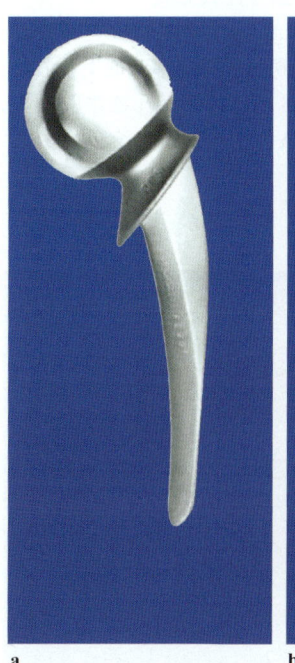
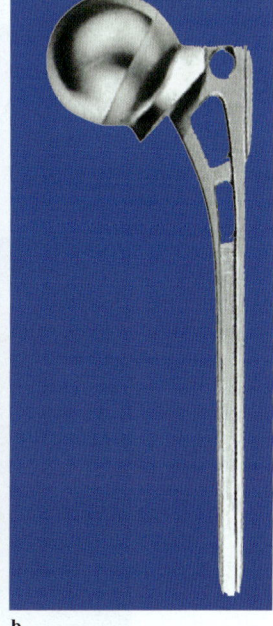

a　　　　　　　　　b

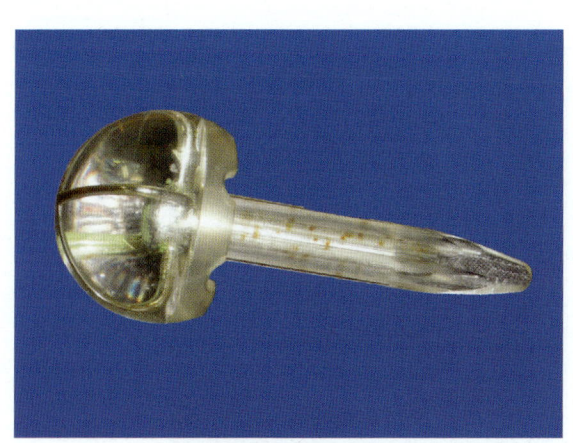

図 1　アクリル製人工骨頭（Judet 兄弟）
大腿骨頚部に挿入する短いステムを持ち，骨頭部分はアクリ
ル製である．

**図 2　コバルトクロム合金（バイタリウム）製モノポーラー型人
工骨頭**
a: Thompson 型．b: Austin-Moore 型．

1 バイポーラー型人工骨頭

モノポーラー型は，金属人工骨頭が寛骨臼軟骨と摺動するため，疼痛や軟骨摩耗の問題がある．それを改善する試みとして，金属骨頭の内張にポリエチレンをはめ込み，ステムの骨頭は小さくして内張のポリエチレンと摺動するデザインが考案された．

これは，ステムの骨頭（inner head）と外側の骨頭（outer head）の2つの回転中心が存在するためバイポーラー型（bipolar）と名づけられた．摩擦トルクの違いから，股関節の回転運動はまず，inner head とポリエチレンとの間で起こり，ステムネックが outer head の辺縁に衝突するとそれ以上の可動は outer head と寛骨臼との間で摺動するというコンセプトである．

1974年に Bateman と Giliberty は，それぞれバイポーラー型人工骨頭の臨床使用を開始した（Bateman ら 1990，Giliberty 1983）．バイポーラー型人工骨頭は，inner head が脱臼しないように拘束機構があり，術中に組み込むものと，最初から inner head が工場で組み込まれて，術中にステムのネックに勘合させるモジュラー型のものがある．

前者の拘束機構は，スナップフィットするポリエチレン内張辺縁に花びら様の切れ込みがあるものと（図3a），C型留めリング機構がある（図3b）．

ユニポーラー型人工骨頭と比較したバイポーラー型人工骨頭の理論的利点は，①寛骨臼の摩耗が少ないこと，②より大きな可動域で脱臼率が低くなること，③衝撃荷重が緩和されること，④標準的な人工股関節全置換術（THA）への転換が容易であることなどである．

しかしながら，臨床的には，①以外については十分には証明されていない．また，④については，モジュラー型のユニポーラー型人工骨頭と比較すれば，バイポーラー型人工骨頭の利点とはならない．

大腿骨頭壊死症および大腿骨頚部骨折に対するセメント使用 Bateman バイポーラー型人工骨頭（101例）とセメント使用 Thompson モノポーラー型人工骨頭（160例）を比較した 1979 年の報告では，手術時間，輸血率，入院期間，感染率，脱臼頻度，死亡率，Harris ヒップスコアに差はなかった．

大部分のバイポーラー型人工骨頭では，期待したほど inner head で動いておらず，時間経過とともにさらに inner head での動きは少なくなった（Drinker ら 1979）．

それでも X 線学的に，寛骨臼の摩耗はバイポーラー型人工骨頭が 83 例中 7 例（8%）であるのに対しモノポーラー型人工骨頭は 19 例中 12 例（69%）であり，明らかにバイポーラー型のほうが少なく，このことは他の報告でも確認されている（図4）（Takaoka ら 1992）．

文献

Bateman JE, Berenji AR, Bayne O, et al. Long-term results of bipolar arthroplasty in osteoarthritis of the hip. Clin Orthop Relat Res. 1990; 251 : 54-66.

Drinker H, Murray WR. The universal proximal femoral endoprosthesis. A short-term comparison with conventional hemiarthroplasty. J Bone Joint Surg Am. 1979; 61 : 1167-1174.

Giliberty RP. Hemiarthroplasty of the hip using a low-friction bipolar endoprosthesis. Clin Orthop Relat Res. 1983; 175 : 86-92.

Takaoka K, Nishina T, Ohzono K, et al. Bipolar prosthetic replacement for the treatment of avascular necrosis of the femoral head. Clin Orthop Relat Res. 1992; 277 : 121-127.

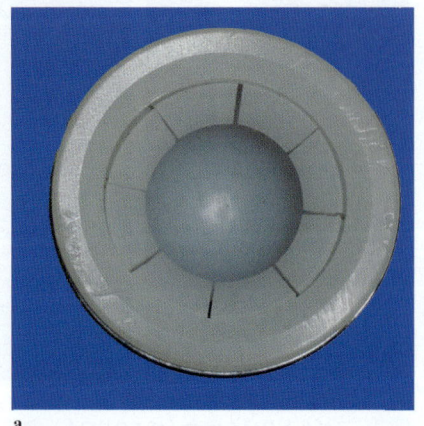
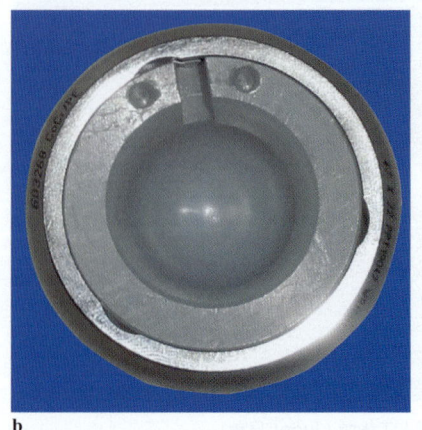

a   b

図3 バイポーラー型人工骨頭の outer head のポリエチレンの内張のロッキング機構
a: 花びら型．b: C リング型．

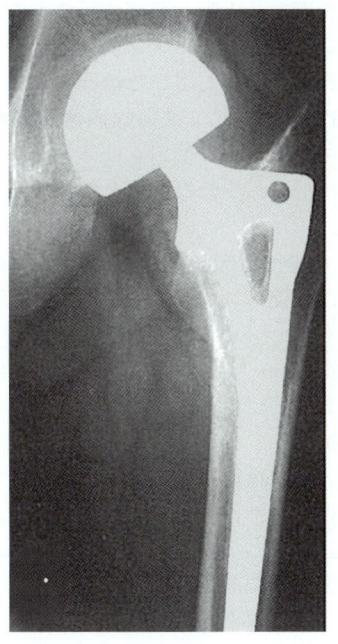
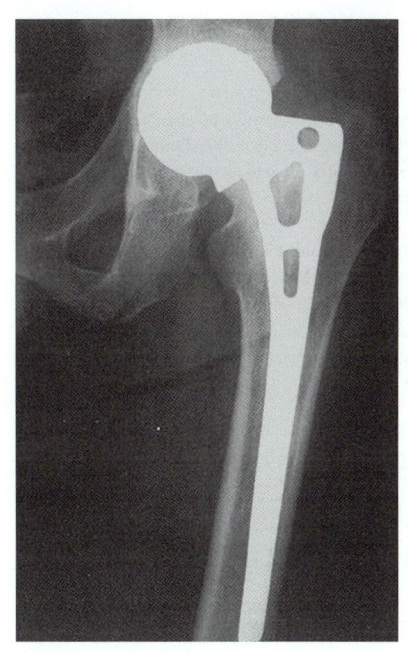

図4　寛骨臼の摩耗による人工骨頭の中心性移動
バイポーラー型人工骨頭(a)はモノポーラー型人工骨頭(b)よりも，中心性移動の程度は軽い．

2　バイポーラー型人工骨頭の種類

ポリエチレンの内張のロッキング機構のデザインや，術中 inner head と outer head を勘合される方法の違いについてはすでに述べたが，使いやすさや再置換が容易であるなどの違い以外に臨床的には差は認められていない．

一方，バイポーラー型人工骨頭は，一定の角度でネックとポリエチレンの内張の辺縁が衝突する（oscillation 角度）．この oscillation 角度によっては，衝突のしやすさに違いが生じる．

小さな oscillation 角度のデザインでは，ネックとポリエチレンの内張の辺縁での早期衝突による脱転，ポリエチレン辺縁摩耗による骨溶解や弛みなどを誘発しやすい（Nishii ら 1995）．

まず最初に，inner head での摺動を低摩擦トルクにしてポリエチレン内張の摩耗リスクを下げるために直径 22mm の inner head が採用されたが．oscillation 角度の観点から 26mm や 28mm の選択が辺縁摩耗軽減に有効と考えられる（Lee ら 2004）．

outer head の寛骨臼摩耗を軽減する目的で，金属に代わってアルミナセラミックス製のバイポーラー型人工骨頭も開発されているが（図5），人間の軟骨と摺動させる骨頭が金属よりもセラミックが優れ

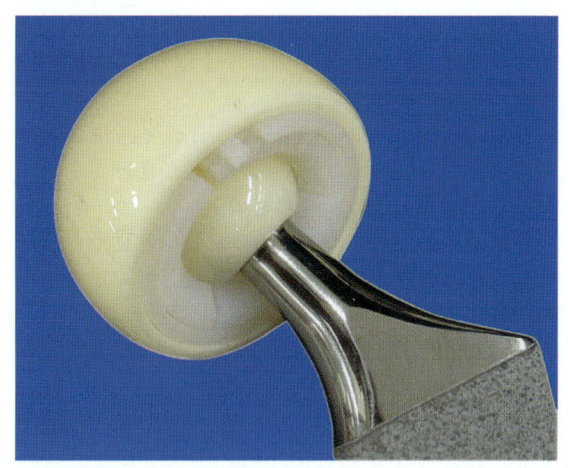

図5　アルミナセラミックス製バイポーラー型人工骨頭
inner head と outer head ともにアルミナセラミックスで作製されている．

ているとの臨床データはなく，特発性大腿骨頭壊死症の最新のレジストリー解析では，セラミックバイポーラーの生存率は金属バイポーラーより有意に低いことが示された（Kobayashi ら 2024）．

また，ポリエチレンの摩耗軽減のためにハイクロスリンクポリエチレンを使用したものもあるが，THA のように従来のポリエチレンよりも臨床的に

摩耗が少ないという証明はされていない.

文献

Kobayashi S, Sugano N, Ando W, et al. Concerns with alumina bipolar hemiarthroplasties compared to metal bipolar hemiarthroplasties when performed for nontraumatic osteonecrosis of the femoral head. Int Orthop. 2024. doi: 10.1007/s00264-024-06258-6. Online ahead of print.

Lee SB, Sugano N, Nakata K, et al. Comparison between bipolar hemiarthroplasty and THA for osteonecrosis of the femoral head. Clin Orthop Relat Res. 2004; 424 : 161-165.

Nishii T, Sugano N, Masuhara K, et al. Bipolar cup design may lead to osteolysis around the uncemented femoral component. Clin Orthop Relat Res. 1995; 316 : 112-120.

3 | 人工骨頭置換術の手技

手術進入法では, 後側方進入法が最も一般的に用いられている.

人工骨頭置換術の重要な手技に, 至適骨頭サイズの決定法があげられる. 一般的に切除大腿骨頭のサイズを計測することで決定される. トライアルヘッドを寛骨臼にフィットさせて吸い付き具合などで決定する方法よりは, 大腿骨頭サイズ計測の方が確実である.

ただし, 大腿骨頭が圧潰している大腿骨頭壊死症では, サイズ計測が不正確になる場合もあるので, 後者の方法で確認する.

1mm ピッチでサイズ選択できるので, 正確な骨頭径を復元可能であるが, 大腿骨頭が変形している場合は, やや大きめの骨頭を試す.

骨頭が寛骨臼縁とのすきまのため少し動揺する極摺動よりは骨頭が寛骨臼縁と常に接して安定した赤道摺動になるサイズが望ましい.

最大静荷重圧は, 大腿骨頭と同サイズの骨頭が最小 (200lbs 荷重で 300psi) であるが, 大腿骨頭よりやや大きい (1/8 inch) 方が (200lbs 荷重で 400psi), やや小さい (1/8 inch) 方よりは圧が少なくなる (200lbs 荷重で 900psi) (Harris ら 1975).

セメント使用かセメントレスかについては, それぞれ利点および欠点を考慮して決定すべきである.

セメント使用人工骨頭置換術は術後の大腿部痛は少ないが, 血圧低下や術中突然死などの重篤な合併症が, セメントレスに比べて多い.

セメントレス人工骨頭置換術では大腿骨ステム周囲骨折リスクがセメントよりも高い.

そのほかの術後成績には明らかな差はなく, いずれも良好な成績が得られている. 一般的には, ステムとよい適合性が得られない形状(髄腔の広い症例)の大腿骨ではセメントが用いられることが多い.

ただし, 大腿骨頚部骨折でも骨粗鬆症を背景としているものの, セメントを使用したくなるような骨皮質が菲薄化している場合は多くはない.

Dorr Type C (Ⅷ編知悉便覧参照, ☞ p.1144) のみでのセメント使用とセメントレスの比較研究は興味深いが, 十分な症例を蓄積するのは難しそうである.

大腿骨頚部骨折患者全体で両固定法を比較すると, 機能スコアや QOL スコアには差が出なくなってきている. しかし, 術後骨折は, セメント使用 Thompson 人工骨頭がセメントレス Austin-Moore 人工骨頭よりも少ないとの報告もある (Foster ら 2005).

一方, 重篤な有害事象である術中および術後早期死亡は, 肺塞栓やセメントモノマーの影響が疑われる.

大腿骨頚部骨折患者ではセメント使用を回避したいと考える医師も多いが, 英国の 129 病院 16,496 例のデータベース解析では, セメント使用により死亡率は上昇しないと結論している (Figved ら 2009).

オーストラリアのレジストリーでは, 初日の死亡率はセメント使用がセメントレスの 1.7 倍高いが, 1 週以降ではこれが逆転している (Costain ら 2011).

わが国のデータベース研究では, セメントでの術後 1 日から 10 日の死亡率は有意に高く, 脳血管障害と ICU 入院率も有意に高いので注意が必要である (Ogawa ら 2021).

文献

Costain DJ, Whitehouse SL, Pratt NL, et al. Perioperative mortality after hemiarthroplasty related to fixation method. Acta Orthop. 2011; 82 : 275-281.

Figved W, Opland V, Frihagen F, et al. Cemented versus uncemented hemiarthroplasty for displaced femoral neck fractures. Clin Orthop Relat Res. 2009; 467 : 2426-2435.

Foster AP, Thompson NW, Wong J, et al. Periprosthetic femoral fractures-a comparison between cemented and uncemented hemiarthroplasties. Injury. 2005; 36 : 424-429.

Harris WH, Rushfeldt PD, Carlson CE, et al. Pressure distribution in the hip and selection of hemi-arthroplasty; The Hip (The Hip Society, ed: Proceedings of the Third Open Scientific Meeting of the Hip Society). CV Mosby. 1975; 93-98.

Ogawa T, Yoshii T, Okawa A, et al. Association between cemented vs cementless hemiarthroplasty and short-term change of in-hospital mortality in elderly patients with femoral neck fracture: A propensity-score matching analysis in a multicenter database. Clin Interv Aging. 2021; 16: 1151-1159.

4 | 人工骨頭置換術の適応

1. 大腿骨近位部骨折

　大腿骨頚部／転子部骨折診療ガイドライン 2021（改訂第 3 版）「6.2　治療の選択」の，「Clinical Question（CQ）2. 転位型大腿骨頚部骨折に対して骨接合術と人工物置換術のどちらを選択するか」では，高齢者の転位型大腿骨頚部骨折（Garden 分類 Stage III，Stage IV）では人工物置換術となっている（推奨度 1）．また，「対象患者の全身状態，年齢を考慮して，手術法は選択すべきである」ともなっている．ただし，年齢の下限は明らかにしていない．「CQ 3. 転位型大腿骨頚部骨折に対し人工骨頭置換術（HA）と人工股関節全置換術（THA）のどちらを選択するか」では，HA を提案する（推奨度 2）となっている．

　最近の THA では，生存率の向上で，50 歳台の変形性股関節症（股関節症）でも生涯 50％以上再手術を免れうると予想されてきていること，骨接合術失敗後の人工骨頭置換術や THA は脱臼などの合併症率や再手術率が高いこと（Enocson ら 2012），などから比較的若年の高齢者にも THA の適応が拡大されると予想していたが，改訂第 2 版より THA の推奨度が後退した感がある．

　改訂第 3 版の参考文献に用いられているのは2010 年に出版された 2009 年までのデータのシステマティックレビューである（Hopley ら 2010, Parkerら 2010）．HA の方が THA よりも出血量が少なく，THA は HA より再手術率が低いと記載されている．

　一般的に，大腿骨頚部骨折では，股関節症や関節リウマチ合併例を除いて寛骨臼軟骨は障害されていないので，多くの整形外科医にとって人工骨頭置換術で治療することに抵抗感がないのは事実である．

　しかしながら，バイポーラー型でも寛骨臼に対して人工骨頭が摺動することが刺激となって疼痛が誘発され，殿部痛や鼠径部痛の原因となる可能性があり，生体の軟骨は人工物と摺動して摩耗損傷される．

　一方，THA は，寛骨臼にカップを設置するので，摺動の刺激は骨盤側の痛みの誘発にはならず，除痛効果は人工骨頭置換術よりも確実である．

　70 歳以上の高齢者で何歳まで THA を推奨するかを中心性移動でみた研究では，75 歳までは THA を推奨している（Macheras ら 2024）．米国の保険データベースの解析で人工骨頭と THA を比較すると，60 歳から 79 歳の ASA クラス I と II では，再手術は THA の方が有意に低く，THA を推奨している（Okike ら 2024）．

　旧来の THA では骨頭径が人工骨頭置換術に比較すれば小さく，脱臼のリスクが高いとの懸念があったが，耐摩耗性の優れた素材でカップ外径が 46mmでも 36mm 骨頭が使用できるようになり，手術進入法やカップ設置法の改良により，日常の動作制限をしなくても，脱臼リスクは大幅に低下している．

　2020 年までのデータのシステマティックレビューでは（Lewis ら 2022），セメント使用 HA が，QOL と死亡率で優れていること，バイポーラー型HA がモノポーラー型 HA より優れている証拠はないこと，THA が HA より利点があるという証拠もわずかであること，などが示されている．しかしながら，米国や英国のガイドラインでは人工股関節を治療として推奨している傾向なので，VI編 4 章外傷性疾患 1 大腿骨頚部骨折，大腿骨転子部骨折（☞p.651）を参照されたい．

2. 大腿骨頭壊死症

　大腿骨頚部骨折と同様に，大腿骨頭壊死症はStage 3 までは，比較的寛骨臼軟骨が温存されていることから，人工骨頭置換術が，Stage 4 には THA が適応とされてきた．

　しかしながら，大腿骨頭壊死症は，患者の平均年齢が低いため活動性も高く，バイポーラー型人工骨頭置換術の問題点が短期で顕著にあらわれる場合もある（Nishii ら 1995）．また，大腿骨頭壊死症に対する THA とバイポーラー型人工骨頭置換術の比較で，股関節機能評価は THA の方が優れており，人工骨頭置換術では寛骨臼の軟骨および軟骨下骨の摩耗で THA へのコンバート手術が必要になる不利な点がある（Lee ら 2004）．

　世界的には Stage 3 においても THA が大腿骨頭壊死症の標準的治療法となっている．

　特発性大腿骨頭壊死症診療ガイドライン 2019（初版）では，「Stage 3 以下のバイポーラー型 HA の中長期成績はおおむね良好であり有用な治療法の 1 つであるが，術後の殿部痛や鼠径部痛，outer head の移動などが起こることがある」という説明で，推奨度 2 である．

　厚生労働省研究班のレジストリーでは（Kobayashiら 2018），54％の症例が Stage 2 か 3 であったが，THA が 79％，バイポーラー型 HA が 17％である．

3. 変形性股関節症

　バイポーラー型人工骨頭置換術は，開発当初THA の代用にもなるとされていた（Bateman ら1990）．THA のようにカップ設置が不要なため技術的にも容易で，脱臼のリスクが低いので股関節症に対しても使用されていた（Yamamuro ら 1990）．

しかしながら，疼痛残存率が高く，骨溶解，人工骨頭の中心性移動，高い再置換率などから，股関節症へのバイポーラー型人工骨頭置換術の適応は推奨されない（Nakata ら 1994，Pandit ら 1996，Nakata ら 1997，Torisu ら 2003，Pellegrini ら 2006）．

4．人工股関節再置換術

THA のカップ弛みに伴う骨欠損や，寛骨臼骨折後などの再建に，粉砕した骨を用いてインパクトしながら欠損部に移植し，バイポーラー型人工骨頭を適合させる方法が試みられた．

硬い allograft 骨片を用いれば，バイポーラー型人工骨頭の中心性移動は短期追跡で許容範囲であった（Wilson ら 1989，Cameron ら 1990，Namba ら 1994）．

その後，バイポーラー型人工骨頭による再建が可能な場合でも，固定されたカップによる再建の方が成績がよいこと，バイポーラー型人工骨頭による再置換後，高率に中心性移動を生じること，などから次第に適応されなくなった（Papagelopoulos ら 1995，Takatori ら 2002）．

文献 ─────────────

Bateman JE, Berenji AR, Bayne O, et al. Long-term results of bipolar arthroplasty in osteoarthritis of the hip. Clin Orthop Relat Res. 1990; 251 : 54-66.

Cameron HU, Jung YB. Acetabular revision with a bipolar prosthesis. Clin Orthop Relat Res. 1990; 251 : 100-103.

Enocson A, Hedbeck CJ, Törnkvist H, et al. Unipolar versus bipolar Exeter hip hemiarthroplasty: a prospective cohort study on 830 consecutive hips in patients with femoral neck fractures. Int Orthop. 2012; 36 : 711-717.

Hopley C, Stengel D, Ekkernkamp A, et al. Primary total hip arthroplasty versus hemiarthroplasty for displaced intracapsular hip fractures in older patients: systematic review. BMJ. 2010; 340: c2332.

Kobayashi S, Kubo T, Iwamoto Y, et al. Nationwide multicenter follow-up cohort study of hip arthroplasties performed for osteonecrosis of the femoral head. Int Orthop. 2018; 42: 1661-1668.

Lee SB, Sugano N, Nakata K, et al. Comparison between bipolar hemiarthroplasty and THA for osteonecrosis of the femoral head. Clin Orthop Relat Res. 2004; 424 : 161-165.

Lewis SR, Macey R, Lewis J, et al. Surgical interventions for treating extracapsular hip fractures in older adults: a network meta-analysis. Cochrane Database Syst Rev. 2022; 2: CD013405.

Macheras GA, Pallis D, Tsivelekas K, et al. Acetabular erosion after bipolar hip hemiarthroplasty for femoral neck fracture in elderly patients: a retrospective study. Hip Int. 2024; 34: 402-408.

Nakata K, Ohzono K, Hiroshima K. Progressive migration in bipolar arthroplasty for osteoarthritis of the hip secondary to congenital dislocation. Clin Orthop Relat Res. 1994; 304 : 156-164.

Nakata K, Ohzono K, Masuhara K, et al. Acetabular osteolysis and migration in bipolar arthroplasty of the hip: five- to 13-year follow-up study. J Bone Joint Surg Br. 1997; 79 : 258-264.

Namba RS, Clarke A, Scott RD. Bipolar revisions with bone-grafting for cavitary and segmental acetabular defects. A minimum 5-year follow-up study. J Arthroplasty. 1994; 9 : 263-268.

Nishii T, Sugano N, Masuhara K, et al. Bipolar cup design may lead to osteolysis around the uncemented femoral component. Clin Orthop Relat Res. 1995; 316 : 112-120.

Okike K, Prentice HA, Chan PH, et al. Unipolar hemiarthroplasty, bipolar hemiarthroplasty, or total hip arthroplasty for hip fracture in older individuals. J Bone Joint Surg Am. 2024; 106: 120-128.

Pandit R. Bipolar femoral head arthroplasty in osteoarthritis. A prospective study with a minimum 5-year follow-up period. J Arthroplasty. 1996; 11 : 560-564.

Papagelopoulos PJ, Lewallen DG, Cabanela ME, et al. Acetabular reconstruction using bipolar endoprosthesis and bone grafting in patients with severe bone deficiency. Clin Orthop Relat Res. 1995; 314 : 170-184.

Parker MJ, Gurusamy KS, Azegami S. Arthroplasties (with and without bone cement) for proximal femoral fractures in adults. Cochrane Database Syst Rev. 2010; (6): CD001706.

Pellegrini VD Jr, Heiges BA, Bixler B, et al. Minimum ten-year results of primary bipolar hip arthroplasty for degenerative arthritis of the hip. J Bone Joint Surg Am. 2006; 88 : 1817-1825.

Takatori Y, Ninomiya S, Umeyama T, et al. Bipolar revision arthroplasty for failed threaded acetabular components: radiographic evaluation of cup migration. J Orthop Sci. 2002; 7 : 467-471.

Torisu T, Kaku N, Tumura H, et al. 3M integral bipolar cup system for dysplastic osteoarthritis. Clinical and radiographic review with five- to seven-year follow-up. J Bone Joint Surg Br. 2003; 85 : 822-825.

Wilson MG, Nikpoor N, Aliabadi P, et al. The fate of acetabular allografts after bipolar revision arthroplasty of the hip. A radiographic review. J Bone Joint Surg Am. 1989; 71 : 1469-1479.

Yamamuro T, Ueo T, Okumura H, et al. Five-year results of bipolar arthroplasty with bone grafts and reamed acetabula for osteoarthritis in young adults. Clin Orthop Relat Res. 1990; 251 : 75-81.

3章 初回人工股関節全置換術

1 適応と禁忌

1960年代初頭のCharnleyらによるポリエチレン摺動面を有する人工股関節全置換術（THA）の臨床導入以降，インプラント固定手技，インプラントの素材・形状・表面処理，手術手技や周術期管理技術，などに多くの改良と変更が加えられてきた．

現在臨床に使用されるTHAの臨床経過では，確実な除痛効果，優れた機能回復，術後脱臼や感染などの合併症減少，摺動面の低摩耗，骨溶解反応の抑制，術後30年における90%近いインプラント生存率，など良好な治療成績が得られている（García-Reyら2019，Kimら2021，McLaughlinら2021，Jacquotら2023）．活動性の高い50歳以下の比較的若い年代層に対するTHAでも遜色のない良好な臨床成績と耐用性が示され（McLaughlinら2016，Streitら2020，Kimら2021），THAの適応が拡大されつつある．

股関節障害患者に対するTHAの適応と禁忌に関して，明確な境界線は存在しない．

一般的に，選択する治療法により，主訴の解決や改善に得られる効果の大きさと確実性が，デメリットや合併症のリスクを上回る場合には，その治療法は"適応あり"，その逆の場合に"適応なし"または"禁忌"と判断する基準が受け入れやすい．

現在のTHAのもたらす治療効果は上述したごとくであり，高い確率で除痛効果や機能回復を得ることが可能である．インプラント生存率などのTHAの耐用性をどのレベルまで求めるかにより治療効果の確実性の判断が分かれるが，多くの場合，満足度の高い治療法である．

一方，THAでは手術侵襲，治療期間，コストなどのデメリットがある．また，全般的な治療技術の向上とともに感染，脱臼，再置換，神経障害，肺塞栓，脚長差などの合併症は少なくなっているが，手術時の年齢，全身状態，骨質，骨形態などに加え，術者や施設などの医療を提供するサイドのレベルなどはリスク要因となる．

文献
García-Rey E, Carbonell-Escobar R, Cordero-Ampuero J, et al. Outcome of a hemispherical porous-coated acetabular component with a proximally hydroxyapatite-coated anatomical femoral component: an update at 23 to 26 years' follow-up. Bone Joint J. 2019; 101-B: 378-385.

Jacquot L, Machenaud A, Bonnin MP, et al. Survival and clinical outcomes at 30 to 35 years following primary total hip arthroplasty with a cementless femoral stem fully coated with hydroxyapatite. J Arthroplasty. 2023; 38: 880-885.

Kim YH, Park JW, Jang YS. Long-term survival (up to 34 years) of retained cementless anatomic femoral stem in patients <50 years old. J Arthroplasty. 2021; 36: 1388-1392.

McLaughlin JR, Lee KR. Total hip arthroplasty with an uncemented tapered femoral component in patients younger than 50 years of age: A minimum 20-year follow-up study. J Arthroplasty. 2016; 31: 1275-1278.

McLaughlin JR, Lee KR, Johnson MA. Second-generation uncemented total hip arthroplasty: a minimum 20-year follow-up. Bone Jt Open. 2021; 2: 33-39.

Streit MR, Lehner B, Peitgen DS, et al. What is the long-term (27- to 32-year) survivorship of an uncemented tapered titanium femoral component and survival in patients younger than 50 years? Clin Orthop Relat Res. 2020; 478: 1283-1291.

1 適応と治療法の選択

THAの適応を治療効果とリスクのバランスで判断した場合，変形性股関節症（股関節症）や特発性大腿骨頭壊死症など多くの疾患で，"適応あり"と考えられる．しかし，THA以外にいくつかの治療法があり，患者がどの治療法を選択するかについては，治療効果とリスクのバランスの定量的な尺度が必要となる．

たとえば，末期股関節症に対しては，骨切り術などのほかの治療法に比べTHAのプラスの優位度が大きいため，THAが最も優先される治療法となる可能性が高い．

これに対し，初期や進行期の股関節症ではTHAに末期股関節症同様のプラスの優位性が見込まれるものの，運動療法などの保存療法や寛骨臼回転骨切り術などの骨切り手術もプラスの優位性が想定され適応ありと判断されうる．

その際に最も適切な治療法を選択するために，バランス尺度算定のための各治療法間の比較臨床試験

などのエビデンスが必要となる.

40歳以上の股関節症で骨盤骨切り術を施行された患者とTHAを施行された患者の健康関連QOLスコアを比較した臨床研究では,術後4年の疼痛や機能に関するQOLスコアはTHA施行患者の方が有意に良好であった(Garbuzら2008).

両側性の寛骨臼形成不全症を伴う股関節症例の一側に骨盤骨切り術,対側にTHAを施行した臨床研究では,それぞれの術前X線学的病期は骨切り側が初期股関節症,THA側が進行期から末期股関節症と異なるものの,術後平均5～6年の関節機能評価は同等であった(Hsiehら2009).

40歳以下の股関節症症例を対象としたTHAと骨盤骨切り術の比較では,術後2年以上平均5.9年経過時の調査では,合併症率,臨床スコアに有意差がなく(Grayら2015),別の平均10年経過の調査では,合併症率,再手術率,最終観察時臨床スコアに有意差がなかったと報告されている(Parillaら2022).

術前のスポーツの参加率やその強度をマッチさせた骨盤骨切り群とTHA群の術後1年以上平均約5年経過の調査では,THAでは術後スポーツ参加率が低かったが,スポーツ強度に両群間で有意差がなかったと報告されている(Haraら2018).

5報告のメタ解析では,合併症率,再手術率,術後下肢機能に有意差がない一方,術後疼痛がTHAで少なく,活動性は骨盤骨切り群で高いと報告されている(Kimら2020).

術前X線学的病期などの,患者背景をそろえた各治療法の比較試験の実践は難しいが,臨床比較研究の長期経過データの集積が,各治療法の選択基準づくりには重要である.

文献

Garbuz DS, Awwad MA, Duncan CP. Periacetabular osteotomy and total hip arthroplasty in patients older than 40 years. J Arthroplasty. 2008; 23 : 960-963.

Gray BL, Stambough JB, Baca GR, et al. Comparison of contemporary periacetabular osteotomy for hip dysplasia with total hip arthroplasty for hip osteoarthritis. Bone Joint J. 2015; 97-B: 1322-1327.

Hara D, Hamai S, Komiyama K, et al. Sports participation in patients after total hip arthroplasty vs periacetabular osteotomy: a propensity score-matched Asian cohort study. J Arthroplasty. 2018; 33: 423-430.

Hsieh PH, Huang KC, Lee PC, et al. Comparison of periacetabular osteotomy and total hip replacement in the same patient: a two- to ten-year follow-up study. J Bone Joint Surg Br. 2009; 91 : 883-888.

Kim CH, Kim JW. Periacetabular osteotomy vs. total hip arthroplasty in young active patients with dysplastic hip: Systematic review and meta-analysis. Orthop Traumatol Surg Res. 2020; 106: 1545-1551.

Parilla FW, Freiman S, Pashos GE, et al. Comparison of modern periacetabular osteotomy for hip dysplasia with total hip arthroplasty for hip osteoarthritis-10-year outcomes are comparable in young adult patients. J Hip Preserv Surg. 2022; 9: 178-184.

2 適応に注意を要する病態と患者背景

高い合併症リスクなどによりTHAが"適応なし"や"禁忌"となる疾患や障害がある.

1. 感染症

股関節が活動性の化膿性関節炎に罹患している場合は,感染の持続や再発の懸念から1期的なTHAは禁忌とされている.

治療方針決定に難渋するのが,単純X線で関節裂隙狭小化や関節破壊の進行が認められ,感染が疑われるが,確定していない場合である.

白血球数,CRP,赤沈などの血液・生化学所見のみならず,関節液の培養検査,MRI,テクネチウム・ガリウムシンチグラフィーなどを速やかに施行し,感染鑑別のための全身的な検索を行う.

総合評価でも判定が難しい場合は,手術的に関節内掻爬と滑膜や骨組織の標本採取を行い,組織診断や培養結果をもとに2期的なTHAも考慮する.

活動性の結核性股関節炎で股関節破壊が進行し化学療法などの保存療法では治癒困難な時は,従来は術後感染の再燃のリスクのため,1期的なTHAではなく関節切除や関節固定が推奨されていた(Babhulkarら2002,Hugateら2002).

しかし,結核菌はインプラント金属への付着性やバイオフィルム形成に乏しく(Haら2005),手術前後に十分な化学療法を行った1期的THAで再燃もなく良好な経過が示されている(Sidhuら2009,Neogiら2010,Oztürkmenら2010).

幼児・小児期の化膿性・結核性股関節炎後の成人の股関節障害に対するTHAは,感染の再燃頻度も低くおおむね良好な治療結果を期待することができる(図1).

小児期化膿性股関節炎に罹患した既往を有する170例のTHA後約10年の臨床報告では,術前に寛骨臼や大腿骨の形態異常や軟部組織拘縮の影響でインプラントの弛みや再置換術の頻度は高かったものの,術前感染の鎮静期間が10年以上であった症例は全例THA後も感染の再燃はみられなかった(Kimら2003).

股関節以外の部位に活動性の感染性病変が存在する場合には,THA後の感染リスクが増大する可能性があるが,どのような基準で禁忌とするかは明確ではない.

症候性の尿路系感染が存在する場合にTHA後の感染リスクを考慮し手術の延期を推奨する報告

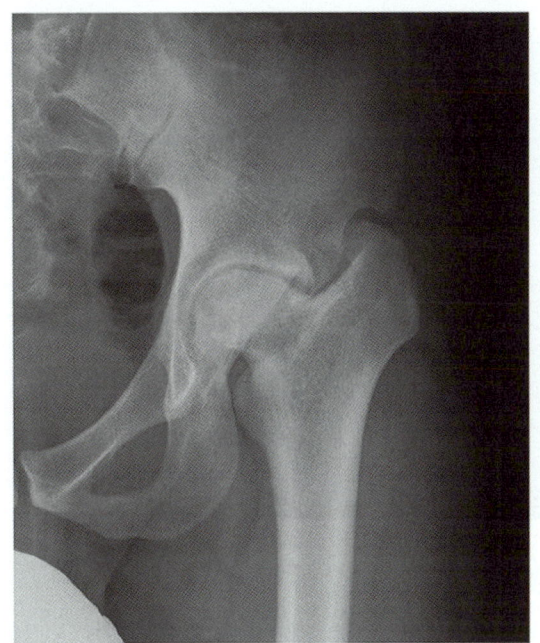

図 1　幼児期化膿性股関節炎後
26 歳，男性．左股関節の著しい変形がみられる．

（David ら 2000）がある一方，尿路系感染の存在と人工関節術後感染発生頻度との関連性は認められないとする報告もある（Koulouvaris ら 2009）．

2．HIV（human immunodeficiency virus）

　わが国の 2022 年の HIV 感染者および AIDS（acquired immune deficiency syndrome）患者の新規報告者数はそれぞれ 632 人，252 人と漸減傾向である〔厚生労働省エイズ動向委員会　令和 4（2022）年エイズ発生動向〕．

　国内で 2020 年 1 月に初めて報告された新型コロナウイルス感染症の流行に伴う保健所等における検査機会の減少などの影響で無症状感染者が十分に診断されていない可能性に留意する必要がある．

　HIV 感染者の THA では，免疫不全を背景とする深部感染症のリスク上昇の懸念がある（Parvizi ら 2003，Mahoney ら 2005，Habermann ら 2008）．

　THA または人工膝関節全置換術（TKA）を受けた 21 関節の術後約 10 年の経過報告では 6 関節で深部感染が出現し，4 関節で再置換，2 関節でインプラント抜去が施行されている（Parvizi ら 2003）．

　20 例の THA を含む 55 例の人工関節置換術後の約 7 年の経過報告では THA の 5 関節で感染が認められたが，そのうち 3 関節は薬物中毒患者であった（Habermann ら 2008）．

　2010 年から 2019 年に施行された THA 729,101 例を対象としたデータベースレビューでは，抗レトロウイルス治療を受けている HIV 患者も受けていない HIV 患者も，一般集団と比較し，再入院率，1 年後の人工関節周囲感染率は有意に高率ではなかったとの報告がある（Sax ら 2021）．

　近年の HIV 薬物療法の進歩は目覚ましく，合併症発生リスクは正常群に近づいていることも推察されるが，HIV 感染者に対する THA の適応を検討する上で術後感染をはじめとする合併症発生リスクについては十分考慮しなくてはならない．

3．血友病患者

　わが国での血友病の患者数は血友病 A が 5,776 人，血友病 B が 1,294 人（血液凝固異常症全国調査，2022 年度報告書，財団法人エイズ予防財団）と，稀な疾患であるが，関節内出血を繰り返す例では関節破壊などの不可逆性の関節障害をきたしやすい．

　血友病患者の THA では，術後の再発性の関節内出血が起これば，感染やインプラントの弛みのリスクが増大する．

　1990 年代の 20 ～ 30 例の血友病患者におけるセメント使用 THA の報告では，術後約 8 年経過で再置換術が 20 ～ 30％程度の症例に施行されており，非血友病患者の THA の成績よりも明らかに劣るものであった（Nelson ら 1992，Löfqvist ら 1996）．

　近年の THA 後 6 ～ 11 年経過報告では，感染が 0 ～ 6％，インプラントの弛みが 3 ～ 10％（Miles ら 2008，Yoo ら 2009，Carulli ら 2015，Lee ら 2015，Strauss ら 2017，Wu ら 2017），他のデータベース解析では，対照群と比べて，術後 1 年での感染が多い傾向で（Wang ら 2019），術後 5 年インプラント生存率が低いとされている（Gillinov ら 2022）．

　治療成績は向上しているものの，合併症発生リスクについては考慮する必要がある．血液凝固異常に対する薬剤の開発や治療プロトコールの進歩などが THA の成績向上に関連していると考えられるが，内科専門医による適切な管理体制のもとでの THA の施行が求められる．

4．神経病性関節症

　神経病性関節症（Charcot 関節）では脊髄癆や脊髄空洞症，糖尿病などの基礎疾患を背景に痛覚や深部知覚が障害され，関節の急速な破壊が生じ，脱臼や亜脱臼などをきたす（図 2）．

　疼痛感覚の欠落または著しい低下，関節周囲の骨質不良，関節周囲の筋力低下などから神経病性関節症に対する THA は弛みや脱臼などの合併症のリスクが高い．

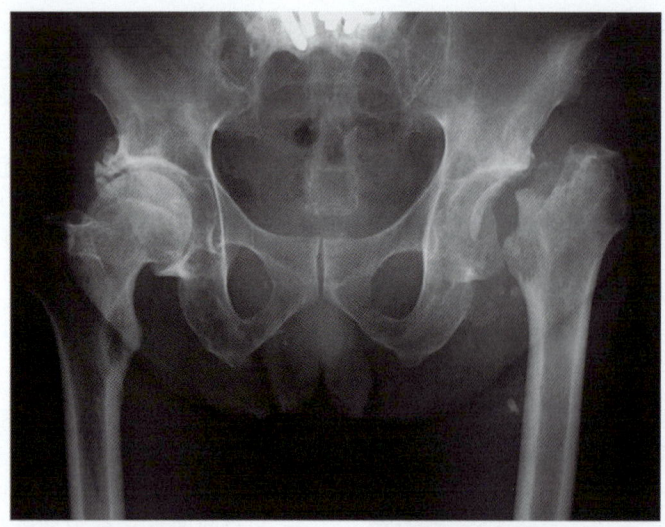

図2 神経病性股関節症
67歳，男性．左大腿骨頭が消失している．

過去の報告では脊髄癆に伴う神経病性関節症に対するTHAが多くを占めている．1990年以前の報告では術後頻回の脱臼や弛みによるTHAの抜去など成績は不良であった（Burmanら1956，Robbら1988）．

一方，THA後の脱臼予防のためステムのネック長を延長する追加手術が必要な症例があるものの，術後数年にわたり良好な経過が確認された報告もある（Sprengerら1982，Rąpałaら2007，Inoueら2018，Chalmersら2018，Luら2022）．

脊髄癆による神経障害の程度が重度でなかったことが成績の良かった要因の1つに推察されている．

従来，神経病性関節症に対するTHAは適応とされず，関節破壊や高度の脱臼を認める症例には関節固定術が支持性を得るための主たる手術療法と認識されてきた．

病名コードを基としたデータベース解析の報告があるものの（Zhangら2023），THAに関する報告はまだ限られており，経過観察期間も10年未満である．

今後，基礎疾患や神経障害の程度が合併症リスクにどのような影響を及ぼすかのデータの蓄積が必要である．

5. 脳性麻痺

脳性麻痺患者では，筋緊張不全（muscle imbalance）や寛骨臼形成不全などの骨形態異常から，25〜75％と高頻度に股関節障害が認められるとされる（Bagg ら1993，Queally ら2009）（図3）．

股関節症などの関節障害が進行していない時期では，筋解離術や骨切り術などの関節温存療法が一般的な適応と考えられるが，進行した時期ではTHAは1つの選択肢である．

脳性麻痺患者19〜59例におけるTHAの約10年の経過報告では良好なインプラント生存率や機能回復が認められている（Bulyら1993，Raphaelら

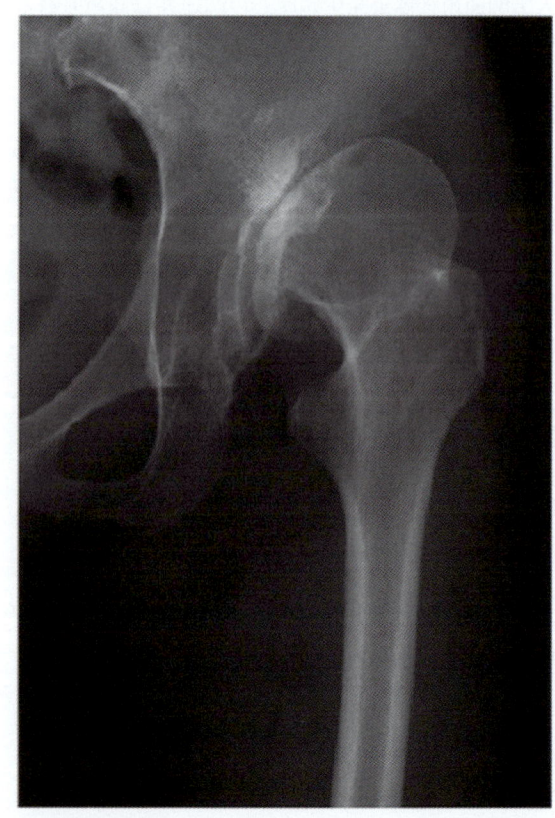

図3 脳性麻痺
44歳，女性．進行期股関節症が認められる．

2010，Houdek ら 2017)．

しかし，術後人工関節周囲骨折（Moore ら 2021）や，大腿骨過大前捻や筋緊張不全に起因する術後脱臼リスクには注意が必要である．

術前に骨形態や日常的な下肢肢位に応じたインプラント設置角度を検討し，筋解離術による筋緊張不全の調整なども必要となる．

術後に反復性脱臼をきたす場合には，ステムネック長の延長や拘束型（constrained）ライナーを有するカップシステムへの置換が有効である（Hernigou ら 2010）．

6. 股関節強直および股関節固定術後

関節リウマチなどの炎症性疾患における節線維性・骨性強直，幼児・小児期の感染，若年性大腿骨頭壊死症に対する股関節固定術後（図4）では，股関節の疼痛自体は認めないものの関節可動は消失している．

ADL 制限や隣接する脊椎・膝関節・対側股関節障害の経年的進行が認められやすい．

一般的な股関節の疼痛改善が主目的でないため，歩行機能や ADL の回復，隣接関節の疼痛改善に対し，適切な治療効果が得られるかが，THA 適応で重要なポイントになる．

臨床成績に関しては，術後 10 〜 20 年経過で，良好なインプラント固定性や低い再置換率を示す報告がある一方，再置換率や合併症頻度が高く良好とはいえない報告もある（表1）．

固定状態を解除することによる股関節痛や違和感の出現は約 10 〜 20% 未満であり，隣接膝関節や腰痛の改善も 60 〜 90% で得られ，疼痛改善効果は十分に期待することができる．

しかし，歩行機能では一般的な股関節症の THA に比較して跛行が残存しやすく，歩行時支持具が必要な頻度が比較的高い．残存する外転筋機能のレベルがその後の歩行機能改善に強く影響する（Hamadouche ら 2001）．

歩行活動などの制限にもかかわらず，多くの報告で手術に対する患者満足度は高い（Hamadouche ら 2001，Joshi ら 2002，Peterson ら 2009，Fernandez-Fairen ら 2011，Richards ら 2011）．

股関節強直や股関節固定術後に対する THA のインプラント生存率は以前に股関節手術を受けた患者で悪かったとする報告もある（Grappiolo ら 2021）．股関節強直や股関節固定術後に対する THA の適応の基準策定のために，患者年齢，隣接関節・脊椎の障害程度，股関節周囲筋力，骨質，骨形態などの各要因がインプラントの固定性や術後歩行機能にいかに影響を与えるかという解析が待たれるところである．

7. 放射線治療後の股関節障害

前立腺がんや子宮がんなどの骨盤部の放射線治療後に股関節障害をきたした場合，照射野に含まれる股関節周囲の血流や骨代謝が強い障害を受けている．

THA に際しインプラント周囲の骨新生やリモデリング機能が低下し固着性に悪影響を及ぼす懸念がある．

セメント固定およびセメントレス固定にかかわらず，術後 3 〜 5 年の短期で寛骨臼コンポーネントの弛みが 50% という高率で生じたと報告されている（Jacobs ら 1995，Massin ら 1995，Cho ら 2005）．

また，放射線量や放射線治療回数が多いほど，放射線治療から股関節障害発症までの期間が長いほど，成績が不良であるとされている（Jacobs ら 1995，Cho ら 2005，Kim ら 2007）．

しかし，近年では平均骨盤放射線量 6,300Gy から 7,065Gy の治療歴のある 34 〜 66 関節へのセメントレスカップ使用 THA の術後 5 〜 6 年経過で，1 例もカップの弛みを認めなかったとする報告もある（Kim ら 2007，Joglekar ら 2012，Wellings ら 2021）．

治療成績を推定する上で放射線治療の対象となった疾患やインプラントの違いなどの解析も必要と考えられる．

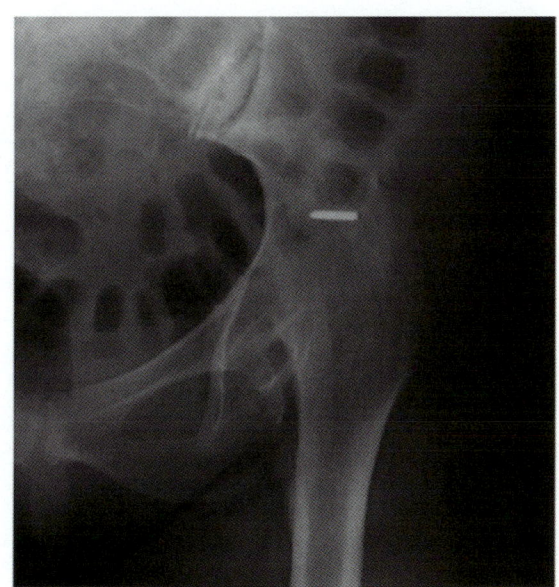

図4　股関節固定術後
63 歳，女性．寛骨臼から大腿骨頚部にかけ骨性連続性形態を呈している．

表 1　股関節強直と股関節固定術後に対する THA の臨床成績

報告者 (報告年)	関節数	追跡期間 (平均)	インプラント生存率	合併症	臨床成績
Hamadouche ら (2001)	45	8.5 年	8 年：96.7%	非致死性肺塞栓 (4%), 神経麻痺 (2%)	股関節痛なし (96%), 膝痛改善 (63%), 腰痛改善 (61%)
Joshi ら (2002)	208	9.2 年	10 年：96%	再置換術を要す感染 (1.4%), 脱臼 (2.4%), 神経麻痺 (7%), 異所性骨化 (13%)	股関節痛なし (79%), 機能良好 (83%)
Peterson ら (2009)	30	10.4 年	10 年：75%	再置換術を要する感染 (3%)	股関節痛なし (87%), 膝・腰痛 改善 (67%), 跛行あり (87%), 支持具必要 (61%)
Richards ら (2011)	26	9 年	10 年：74%	感染 (19%), 脱臼 (15%), 弛み (12%), 肺塞栓 (4%)	WOMAC* 疼痛・機能・こわ ばり，満足スコアは THA コ ントロール群に対して不良
Fernandez-Fairen ら (2011)	48	17 年	10 年：93% 20 年：83%	弛み (6%), 感染 (4%), 反復性脱臼 (0)	股関節痛なし (90%), 膝痛改善 (83%), 腰痛改善 (86%)
Flecher ら（2018）	23	15 年	15 年：95.6%	弛み（4%), 感染（4%)	股関節機能改善, 腰痛改善（62%), 膝痛改善（42%), 股関節屈曲平均 88°, 跛行（35%)
Grappiol ら（2021）	59	13 年	10 年：92.4% 15 年：82.1% 20 年：73.4%	異所性骨化（49%), 弛み（10%), 坐骨神経麻痺（1.7%), 脱臼（1.7%), 感染（1.7%)	腰痛改善, 股関節機能改善, 跛行（40%)

*WOMAC: Western Ontario and McMaster Universities Osteoarthritis Index

8. 精神障害

　統合失調症は，幻覚や妄想，現実との接触喪失，意欲の欠乏などを主症状とする精神障害である．

　"統合失調症，統合失調症型障害および妄想性障害"のカテゴリーでのわが国推計患者数は約 19.3 万人と比較的罹患頻度の高い疾患である（厚生労働省令和 2 年患者調査の概況）．

　精神機能の特質から，健常精神機能の場合とは異なる疼痛改善効果や，脱臼などの合併症発生リスクの増大を考えておく必要がある．

　統合失調症患者に対する THA の臨床成績の報告は少ない．3 例と少数の報告であるが，1 例では術後 3 週間で転倒により寛骨臼と大転子の骨折が，もう 1 例では術後 2 年で転倒によりステム先端レベルでの大腿骨骨折が発生している（Ries ら 1994）．

　THA または再置換 87 例を含む人工関節置換術を受けた統合失調症または双極性障害患者 156 例の平均 5 年経過報告では，脱臼を 5.8%，感染を 7.7%，感染以外が原因の再置換術を 8.3% に認め，対照患者と比較していずれも高率であった（Kheir ら 2018）．今後，データが蓄積され，合併症発生頻度とその原因の解析が待たれるところである．

文献

Babhulkar S, Pande S. Tuberculosis of the hip. Clin Orthop Relat Res. 2002; 398 : 93-99.

Bagg MR, Farber J, Miller F. Long-term follow-up of hip subluxation in cerebral palsy patients. J Pediatr Orthop. 1993; 13 : 32-36.

Buly RL, Huo M, Root L, et al. Total hip arthroplasty in cerebral palsy. Long-term follow-up results. Clin Orthop Relat Res. 1993; 296 : 148-153.

Burman M. The weight stream in Charcot disease of joints: Charcot disease of the hip. Bull Hosp Joint Dis. 1956; 17 : 386-403.

Carulli C, Felici I, Martini C,et al. Total hip arthroplasty in haemophilic patients with modern cementless implants. J Arthroplasty. 2015; 30: 1757-1760.

Chalmers BP, Tibbo ME, Trousdale RT, et al. Primary total hip arthroplasty for Charcot arthropathy is associated with high complications but improved clinical outcomes. J Arthroplasty. 2018; 33: 2912-2918.

Cho MR, Kwun KW, Lee DH, et al. Latent period best predicts acetabular cup failure after total hip arthroplasties in radiated hips. Clin Orthop Relat Res. 2005; 438 : 165-170.

David TS, Vrahas MS. Perioperative lower urinary tract infections and deep sepsis in patients undergoing total joint arthroplasty. J Am Acad Orthop Surg. 2000; 8 : 66-74.

Fernandez-Fairen M, Murcia-Mazón A, Torres A, et al. Is total hip arthroplasty after hip arthrodesis as good as primary arthroplasty? Clin Orthop Relat Res. 2011; 469 : 1971-1983.

Flecher X, Ollivier M, Maman P, et al. Long-term results of custom cementless-stem total hip arthroplasty performed in hip fusion. Int Orthop. 2018; 42: 1259-1264.

Gillinov SM, Burroughs PJ, Moore HG, et al. Total hip arthroplasty in patients with classic hemophilia: A matched comparison of 90-day outcomes and 5-year implant survival. J Arthroplasty. 2022; 37: 1333-1337.

Grappiolo G, Bruno CF, Loppini M, et al. Conversion of fused hip to total hip arthroplasty: Long-term clinical and radiological outcomes. J Arthroplasty. 2021; 36: 1060-1066.

Ha KY, Chung YG, Ryoo SJ. Adherence and biofilm formation of Staphylococcus epidermidis and Mycobacterium tuberculosis on various spinal implants. Spine. 2005; 30 : 38-43.

Habermann B, Eberhardt C, Kurth AA. Total joint replacement in HIV positive patients. J Infect. 2008; 57 : 41-46.

Hamadouche M, Kerboull L, Meunier A. Total hip arthroplasty for the treatment of ankylosed hips: a five to twenty-one-year follow-up study. J Bone Joint Surg Am. 2001; 83 : 992-998.

Hernigou P, Filippini P, Flouzat-Lachaniette CH, et al. Constrained liner in neurologic or cognitively impaired patients undergoing primary THA. Clin Orthop Relat Res. 2010; 468 : 3255-3262.

Houdek MT, Watts CD, Wyles CC, et al. Total hip arthroplasty in patients with cerebral palsy: A cohort study matched to patients with osteoarthritis. J Bone Joint Surg Am. 2017; 99: 488-493.

Hugate R Jr, Pellegrini VD Jr. Reactivation of ancient tuberculous arthritis of the hip following total hip arthroplasty: a case report. J Bone Joint Surg Am. 2002; 84 : 101-105.

Inoue D, Kabata T, Kajino Y, et al. Clinical results of total hip arthroplasty in two patients with Charcot hip joints due to congenital insensitivity to pain with anhydrosis. Case Rep Orthop. 2018; 2018: 1743068.

Jacobs JJ, Kull LR, Frey GA, et al. Early failure of acetabular components inserted without cement after previous pelvic irradiation. J Bone Joint Surg Am. 1995; 77 : 1829-1835.

Joglekar SB, Rose PS, Lewallen DG, et al. Tantalum acetabular cups provide secure fixation in THA after pelvic irradiation at minimum 5-year followup. Clin Orthop Relat Res. 2012; 470: 3041-3047.

Joshi AB, Markovic L, Hardinge K, et al. Conversion of a fused hip to total hip arthroplasty. J Bone Joint Surg Am. 2002; 84 : 1335-1341.

Kheir MM, Kheir YNP, Tan TL, et al. Increased complications for schizophrenia and bipolar disorder patients undergoing total joint arthroplasty. J Arthroplasty. 2018; 33: 1462-1466.

Kim YH, Oh SH, Kim JS. Total hip arthroplasty in adult patients who had childhood infection of the hip. J Bone Joint Surg Am. 2003; 85 : 198-204.

Kim KI, Kiein GR, Sleeper J, et al. Uncemented total hip arthroplasty in patients with a history of pelvic irradiation for prostate cancer. J Bone Joint Surg Am. 2007; 89 : 798-805.

Koulouvaris P, Sculco P, Finerty E, et al. Relationship between perioperative urinary tract infection and deep infection after joint arthroplasty. Clin Orthop Relat Res. 2009; 467 : 1859-1867.

Lee SH, Rhyu KH, Cho YJ, et al. Cementless total hip arthroplasty for haemophilic arthropathy: follow-up result of more than 10 years. Haemophilia. 2015; 21: e54-58.

Löfqvist T, Sanzén L, Petersson C, et al. Total hip replacement in patients with hemophilia. 13 hips in 11 patients followed for 1-16 years. Acta Orthop Scand. 1996; 67 : 321-324.

Lu Y, Xiang JY, Shi CY, et al. Cervical spondylotic myelopathy with syringomyelia presenting as hip Charcot neuroarthropathy: a case report and review of literature. World J Clin Cases. 2022; 10: 1077-1085.

Mahoney CR, Glesby MJ, DiCarlo EF, et al. Total hip arthroplasty in patients with human immunodeficiency virus infection: pathologic findings and surgical outcomes. Acta Orthop. 2005; 76 : 198-203.

Massin P, Duparc J. Total hip replacement in irradiated hips. A retrospective study of 71 cases. J Bone Joint Surg Br. 1995; 77 : 847-852.

Miles J, Rodríguez-Merchán EC, Goddard NJ. The impact of haemophilia on the success of total hip arthroplasty. Haemophilia. 2008; 14: 81-84.

Moore HG, Gardezi M, Burroughs PJ, et al. Total hip arthroplasty in patients with cerebral palsy: A matched comparison of 90-day adverse events and 5-year implant survival. J Arthroplasty. 2021; 36: 3534-3537.

Nelson IW, Sivamurugan S, Latham PD. Total hip arthroplasty for hemophilic arthropathy. Clin Orthop Relat Res. 1992; 276 : 210-213.

Neogi DS, Yadav CS, Ashok K, et al. Total hip arthroplasty in patients with active tuberculosis of the hip with advanced arthritis. Clin Orthop Relat Res. 2010; 468 : 605-612.

Oztürkmen Y, Karamehmetoğlu M, Leblebici C, et al. Cementless total hip arthroplasty for the management of tuberculosis coxitis. Arch Orthop Trauma Surg. 2010;130 : 197-203.

Parvizi J, Sullivan TA, Pagnano MW, et al. Total joint arthroplasty in human immunodeficiency virus-positive patients: an alarming rate of early failure. J Arthroplasty. 2003; 18 : 259-264.

Peterson ED, Nemanich JP, Altenburg A, et al. Hip arthroplasty after previous arthrodesis. Clin Orthop Relat Res. 2009; 467 : 2880-2885.

Queally JM, Abdulkarim A, Mulhall KJ. Total hip replacement in patients with neurological conditions. J Bone Joint Surg Br. 2009; 91 : 1267-1273.

Rąpała K, Obrębski M. Charcot's arthropathy of the hip joints: a late manifestation of tabes dorsalis successfully treated by total joint arthroplasty. report of 2 cases. J Arthroplasty. 2007; 22 : 771-774.

Raphael BS, Dines JS, Akerman M, et al. Long-term followup of total hip arthroplasty in patients with cerebral palsy. Clin Orthop Relat Res. 2010; 468: 1845-1854.

Richards CJ, Duncan CP. Conversion of hip arthrodesis to total hip arthroplasty: survivorship and clinical outcome. J Arthroplasty. 2011; 26 : 409-413.

Ries MD, Wolff D, Shaul JA. Hip arthroplasty in mentally impaired patients. Clin Orthop Relat Res. 1994; 308 : 146-154.

Robb JE, Rymaszewski LA, Reeves BF, et al. Total hip replacement in a Charcot joint: brief report. J Bone Joint Surg Br. 1988; 70 : 489.

Sax OC, Mohamed NS, Pervaiz SS, et al. The effect of modern antiretroviral therapy on complication rates after total hip arthroplasty. JB JS Open Access. 2021; 6: e20.00175.

Sidhu AS, Singh AP, Singh AP. Total hip replacement in active advanced tuberculous arthritis. J Bone Joint Surg Br. 2009; 91 : 1301-1304.

Sprenger TR, Foley CJ. Hip replacement in a Charcot joint: a case report and historical review. Clin Orthop Relat Res. 1982; 165 : 191-194.

Strauss AC, Rommelspacher Y, Nouri B, et al. Long-term outcome of total hip arthroplasty in patients with haemophilia. Haemophilia. 2017; 23: 129-134.

Wang SH, Chung CH, Chen YC, et al. Does hemophilia increase risk of adverse outcomes following total hip and knee arthroplasty? A propensity score-matched analysis of a nationwide, population-based study. J Arthroplasty. 2019; 34: 2329-2336. e1.

Wellings EP, Couch CG, Taunton MJ, et al. Contemporary porous titanium acetabular components for total hip arthroplasty after pelvic radiation. J Arthroplasty. 2021; 36: 1714-1718.

Wu GL, Zhai JL, Feng B, et al. Total hip arthroplasty in hemophilia patients: A mid-term to long-term follow-up. Orthop Surg. 2017; 9: 359-364.

Yoo MC, Cho YJ, Kim KI, et al. The outcome of cementless total hip arthroplasty in haemophilic hip arthropathy. Haemophilia. 2009 ; 15 : 766-773.

Zhang Z, Chi J, Raso J, et al. Outcomes following total hip arthroplasty in patients who have Charcot neuroarthropathy of the Hip. J Arthroplasty. 2023; 38: 2650-2654.

2 術前検査

人工股関節全置換術（THA）の良好な治療成績を獲得するためには，術前に全身状態を評価するとともに，併存する疾患や臓器機能を精査し，的確なリスク評価と合併症の予防対策を講じることが求められる．

特に心・肝・腎・肺疾患や糖尿病の合併，高齢，肥満などがあると，全身性あるいは局所性の周術期合併症のリスクが増大する．

基本的な血液・尿検査，胸部単純X線検査，心電図検査，呼吸機能検査などの術前検査に加え，既往歴などの詳細な病歴の聴取と現在のADLレベルなどから，可能性のある潜在的な疾患や機能障害を推測することも必要である．

ら1999）．70歳以上の高齢者になるとヘモグロビン，クレアチニン，グルコースなどの血液検査で異常値が検出される頻度は10%程度と高くなる．また，後に述べる全身状態の総合的評価指標が術後合併症リスクに関連していることが報告されている（Dzankicら2001）．

文献

Dzankic S, Pastor D, Gonzalez C, et al. The prevalence and predictive value of abnormal preoperative laboratory tests in elderly surgical patients. Anesth Analg. 2001; 93 : 301-308.

Reilly DF, McNeely MJ, Doerner D, et al. Self-reported exercise tolerance and the risk of serious perioperative complications. Arch Intern Med. 1999; 159 : 2185-2192.

1 患者情報の聴取と身体所見

一般的な検査とともに，現病歴，既往歴，喫煙歴などの詳細な聴取と歩行・移動機能などのADLレベルを把握する（表1）．

それらの情報から手術に対しリスクのある潜在的な疾患や機能障害が疑われる時に，精密検査を進める．

股関節痛の影響もあるが，たとえば，屋外の4ブロック分の距離の歩行や2フロアー分の階段の昇降が不可能な活動レベルでは，術後の虚血性心疾患や脳神経系合併症の発生リスクが有意に高い（Reilly

2 一般的な検査

全身麻酔や手術に際し行われる全身的な検査には，胸部単純X線検査，心電図，スパイロメーター，血液検査などがある（表2）．

胸部単純X線検査では心不全や急性・慢性肺疾患のスクリーニングを行い，異常所見に対し心エコーや胸部CTを追加する．また，術後に術後循環器・呼吸器系合併症が疑われる際に術前との比較に役立つ．

異常像が指摘される頻度は，40歳未満で2%未満

表1　術前の患者情報

病歴など
•主訴と現病歴
•併存疾患と治療歴
•薬物投与歴
•麻酔や手術既往
•喫煙歴と飲酒歴
•アレルギー歴（薬剤・食物・植物・金属など）
•出血性異常の有無
•精神疾患や認知障害の有無

活動性など
•職業や家事の内容
•スポーツや趣味
•ADLレベル

表2　一般的な術前検査

- 胸部X線検査
- 安静時心電図（12誘導）
- スパイロメーター（または動脈血ガス分析）
- 血液検査
  - 末梢血：　白血球数，赤血球数，血小板数，ヘモグロビン値など
  - 生化学：　GOT（AST），GPT（ALT），γ-GTP（肝機能），BUN，クレアチニン，尿酸（腎機能），血糖，コレステロール，TG（代謝機能），Na，K，Cl，Ca，IP（電解質），TP，アルブミン，LDH，CRPなど
  - 凝固機能：PT，APTT
  - 感染症：　肝炎ウイルス（HBs抗原，HCV抗体など），梅毒，HIV検査など
  - 血液型：　不規則抗体
- 尿検査
  - pH，タンパク，糖，潜血など

であるのに対し 80 歳以上では 50％という報告もあり（Weibman ら 1987），高齢者では高率に異常が認められる．

ただし，実際に単純 X 線所見をもとに手術の延期や周術期管理が変更された頻度は約 2％未満と低率である（Munro ら 1997）．

心電図では，主として心筋梗塞，虚血性変化，伝導障害，不整脈のスクリーニングを行う．術前の心電図異常は 4 〜 30％程度とされるが，年齢とともにその頻度は高くなる（Munro ら 1997）．術前心電図の ST の異常，T 波の異常，心室内伝導の異常，では術後心合併症発生との関連性が報告されている（Carliner ら 1986）．

貧血は，赤血球数，ヘモグロビン（Hb）値，ヘマトクリット（Ht）値で評価されるが，術前 Hb 値が 8g/dl 程度までの貧血は周術期のリスク要因とならない（Carson ら 1988）．血小板数低下では，特発性血小板減少性紫斑病，再生不良性貧血，関節リウマチ，肝硬変などの合併が多い．血小板数の異常は術後止血機能や出血量に影響するため，異常値の見落としがないように注意する．

生化学検査では，ナトリウム，カリウム，GOT（AST），GPT（ALT），血糖の異常値から未診断の電解質異常，肝機能障害，耐糖能異常，糖尿病が検出されることがしばしばある．

薬剤使用に関連する肝機能検査異常値は手術への影響は少ないが，ウイルス性やアルコール性の肝機能障害は手術リスクを増大させる．専門医に相談の上，機能障害レベルの精査を行うことが望ましい．

コントロールされていない糖尿病では，合併症の発生リスクは有意に高い．血糖や HbA1c の異常値が検出された場合には，耐糖能異常や糖尿病に関する評価を行い血糖値をコントロールする必要がある．また，腎機能や循環器機能の障害の有無にも十分な注意を払う必要がある．

文献

Carliner NH, Fisher ML, Plotnick GD, et al. The preoperative electrocardiogram as an indicator of risk in major noncardiac surgery. Can J Cardiol. 1986; 2 : 134-137.

Carson JL, Poses RM, Spence RK, et al. Severity of anaemia and operative morbidity and mortality. Lancet. 1988; 1 : 727-729.

Munro J, Booth A, Nicholl J. Routine preoperative testing: a systematic review of the evidence. Health Technol Assess. 1997; 1 : i-iv; 1-62.

Weibman MD, Shah NK, Bedford RF. Influence of preoperative chest x-rays on the preoperative management of cancer patients. Anesthesiology. 1987; 67 : A332.

3　全身状態の総合的リスク評価

代表的な術前全身状態の総合的評価指標に，American Society of Anesthesiologists（ASA）physical status classification（表 3）があり，THA においても周術期の重篤な合併症発生リスクの簡便な指標になり得ることが示されている（Strehle ら 2000，Swanson ら 2006，Singh ら 2012）．

Strehle ら（2000）は，ASA Class 1 〜 3 の 80 歳以上の人工股関節再置換術施行 53 例の術後合併症調査を行い，生命予後に影響する重篤な合併症（心筋梗塞や大量出血，死亡例）は，ASA Class 1 および ASA Class 2 にはみられなかったが，ASA Class 3 の 20％に認められ，うち 3 例（12％）が死亡したと報告している．

Singh ら（2012）は，単施設における THA 23,727 例の 90 日死亡率に，ASA Class 3 または 4 が関連していたと報告している．

重篤な合併症の発生頻度は国や地域の医療水準にも関係するが，ASA Class 3 以上では十分な術前リスク評価，的確な手術法の選択，障害程度に応じた周術期管理体制の整備が望まれる．

年齢，心機能，全身状態，手術の種類など各項目をポイント化し総点から心臓合併症リスクを半定量

表3　ASA physical status (ASA-PS) classification

	状態	例
Class 1	手術対象となる疾患以外に全身的に疾患がない	
Class 2	軽度ないし中等度の全身疾患を有するが，ADL 制限はない（新生児・高齢者は全身疾患がなくても Class 2 となる）	中等度の糖尿病，コントロールされている高血圧
Class 3	重篤な全身疾患を有する．ADL は著明に制限されている	狭心症，閉塞性肺疾患
Class 4	生命予後に影響する重篤な全身疾患を有する	腎不全，うっ血性心不全
Class 5	24 時間以内に致死率が 50％に及ぶほどの重篤な状況である	動脈瘤破裂
Class 6	臓器移植患者（ドナー）	

緊急手術の場合は，E（emergency）を付加する（ASA-3E など）

表4 Cardiac Risk Index System（Goldman ら 1977）

項目	所見	点数
年齢	＞70歳	5
心機能	6か月以内の心筋梗塞	10
	心室性奔馬調律または頚静脈拡張（心不全徴候）	11
	著しい大動脈弁狭窄	3
	洞性期外収縮または心房性期外収縮以外の不整脈	7
	心室性期外収縮 5 回 / 分以上	7
全身状態	$pO_2 < 60$ mmHg，$pCO_2 > 50$ mmHg $K < 3$ mmol/L，$HCO_3 < 20$ mmol/L BUN ＞ 50 mg/dl，血清クレアチニン ＞ 3 mg/dl AST 上昇，慢性肝疾患 寝たきり	3
手術の種類	緊急手術	4
	腹腔内，胸郭内または大動脈の手術	3

＊点数の合計によるレベル設定と心臓合併症の頻度
レベルI（0～5点）：1％
レベルII（6～12点）：5％
レベルIII（13～25点）：11％
レベルIV（26点以上）：22％

化した評価法も提唱されている（Goldman ら 1977）（表4）．過去6か月以内の心筋梗塞の既往や心不全徴候が最も強く手術リスクを増大させており，これらが認められる時は循環器専門家に相談し，手術延期などを検討することが求められる．

文献

Goldman L, Caldera DL, Nussbaum SR, et al. Multifactorial index of cardiac risk in noncardiac surgical procedures. N Engl J Med. 1977; 297 : 845-50.

Singh JA, Lewallen DG. Ninety-day mortality in patients undergoing elective total hip or total knee arthroplasty. J Arthroplasty. 2012; 27: 1417-1422. e1.

Strehle J, DelNotaro C, Orler R, et al. The outcome of revision hip arthroplasty in patients older than age 80 years: complications and social outcome of different risk groups. J Arthroplasty. 2000; 15 : 690-697.

Swanson KC, Valle AG, Salvati EA, et al. Perioperative morbidity after single-stage bilateral total hip arthroplasty: a matched control study. Clin Orthop Relat Res. 2006; 451 : 140-145.

4 合併疾患に対する周術期リスクの評価

1. 心機能障害

近年，手術時年齢の上昇や食生活の欧米化もあり，術前に心疾患を合併している頻度は高くなる傾向にある．

基本的な検査は胸部単純X線検査と安静時の心電図検査である．心疾患歴，息切れや動悸などの症状の有無，ADL の状況を十分に聴取し，頚動脈の怒張や四肢の浮腫などの身体所見を注意深く観察する．胸部単純X線では大動脈・肺動脈陰影の異常に，安静時の心電図では左脚ブロック，ST の低下，大きな陰性 T 波に特に注意を払う．

心疾患の精査には，ホルター心電図や負荷心電図が従来より用いられるが，股関節障害があるとトレッドミルテストなどによる十分な運動負荷を与えた心電図検査は困難である．

近年では，心エコー，CT，MRI，タリウムを用いた負荷心筋イメージング，心臓カテーテルなどの検査が選択される．

そのなかで心エコーは心機能，弁機能の評価や肺動脈圧の推定に有用であり，マルチスライスCT は冠動脈病変の診断精度が高く，低侵襲性と簡便性の観点からも活用しやすい検査である．

2. 高血圧

術前に高血圧を有する場合，特に未治療では手術中の血圧上昇などにより心筋虚血をきたすリスクが高くなる（Stone ら 1988）．

手術に際して治療歴のない高血圧に対しては，腎血管性高血圧や原発性アルドステロン症などの2次性高血圧症の鑑別を行うとともに，脳血管障害，頚動脈狭窄，虚血性心疾患，腎機能障害などの合併の有無も検索する．適切な降圧治療が必要であるが，特に収縮期血圧 180mmHg 以上，拡張期血圧 110mmHg 以上であれば，血圧のコントロールを優先するべきである（Fleisher ら 2007）．

3. 糖尿病

平成 18 年の国民健康・栄養調査では，820 万人に糖尿病が強く疑われ（HbA1c ≧ 6.1％ または治療中），人口に占める割合は高い．

糖尿病では，狭心症や心筋梗塞などの冠動脈障害，下肢血行障害，腎機能障害，末梢神経障害のほか，

好中球の走化性や貪食能に異常が生じ，細胞内殺菌や補体反応の低下による感染リスクが上昇する．

糖尿病を伴う THA や人工膝関節全置換術（TKA）では，術後の感染や症候性肺塞栓症の発症リスクが有意に高いことが示されている（Malinzak ら 2009, Marchant ら 2009, Mraovic ら 2010）．

Malinzak ら（2009）は，THA または TKA 後 6,108 例の術後感染症調査で深部感染を 43 関節（0.51%）に認め，糖尿病の感染リスクのオッズ比を 3.1 倍と報告した．

Mraovic ら（2010）は，入院前高血糖患者の THA または TKA 施行 7,282 例の入院中症候性肺塞栓症の発症を 107 例（1.47%）に認め，血糖 200mg/dl 以上の発症リスクのオッズ比を 3.19 倍と報告した．

未治療の糖尿病があると，合併症発生リスクはさらに増大する（Marchant ら 2009）．

合併症リスク増大を回避する術前の明確な血糖管理基準は示されていないが，糖尿病診療ガイドライン 2019 が提唱する手術前血糖コントロール基準（空腹時血糖値 130mg/dl 以下，食後血糖値 180mg/L 以下）などを参考に，血糖管理に注意を払う．また，循環器，腎臓，末梢神経の障害などの糖尿病の合併症についても，あわせて対処しておくことも必要である．

4. 呼吸器系疾患

慢性閉塞性肺疾患や喘息は，手術に際して最も管理が必要な呼吸器系疾患である．

肺機能検査で，FEV1（1秒量），FVC（努力肺活量），FEV1/FVC の低下は気道閉塞の存在を示しており，重症度を反映している．

手術施行可否に関する定量的な指標は規定されていないが，FEV1 1.2 ～ 2L 未満，FVC 1.7 ～ 2L 未満，$PaCo_2 > 45mmHg$ などでは周術期の呼吸器系合併症のリスクが増大することが報告されている（Gass ら 1986）．

術前 1 か月間の禁煙を徹底することは肺機能の回復には有効であり，重症度により気管支拡張薬や抗菌薬を投与し，ネブライザーにより気道炎症や感染の鎮静化を図ることが必要である．

5. 腎機能障害

高度の腎機能障害では 2 次性副甲状腺機能亢進による骨質低下や骨代謝異常があり，インプラントの固定性に問題が生じる．

また，周術期における抗菌薬使用は制限され，ステロイドなどが使用されていると周術期の感染リスクが増大する．

腎移植後や長期透析患者の THA 後の臨床調査では感染，インプラント周囲骨折，弛み，血栓塞栓症など重篤な合併症が高い頻度で発生しているという報告もある（Shrader ら 2006, Nowicki ら 2007）．

術前の腎機能評価では，クレアチニンクリアランス（または推算糸球体濾過量：eGFR）が指標として用いられることが多く，Cockcroft-Gault の式を用いれば蓄尿せずとも血清クレアチニン（SCr, mg/dl），年齢（Age），体重（Weight, kg）からクレアチニンクリアランス（CCr: ml/min）を推定することができる．

男性：$CCr = (140 - Age) \times Weight / (72 \times SCr)$
女性：$CCr = (140 - Age) \times Weight \times 0.85 / (72 \times SCr)$

CCr 30 ml/min 以下などの高度腎機能低下例では，腎臓専門医などに相談の上，周術期水分バランスのコントロールや抗菌薬など薬剤投与量の調整を検討し，血液透析導入の可能性も考慮した体制づくりが求められる．

6. 肥　満

肥満がある場合，心疾患，高血圧，糖尿病などの合併性が高く，周術期の呼吸器系合併症や創部治癒不全などのリスクが高くなる．

肥満による胸郭コンプライアンス・肺容量・呼吸筋力の低下，睡眠時無呼吸症候群，低換気症候群，などの合併は術後無気肺や肺炎を引き起こす要因となりうる．

海外の臨床研究で body mass index（BMI）高値は THA 後の合併症，X 線学的変化，耐用性に影響を与えないとする報告（Moran ら 2005, McLaughlin ら 2006）がある一方，BMI 高値は歩行能力，感染，術後脱臼，静脈血栓症，肺塞栓症，インプラントの弛みなどの THA 成績不良要因になるとする報告もされている（Beksaç ら 2006, Lübbeke ら 2007, Busato ら 2008, Haverkamp ら 2011）．

Lübbeke ら（2007）は，スイス人の肥満患者（BMI $> 30kg/m^2$）では有意に高い脱臼率や感染率に加え，多関節障害のための身体機能低下があることを示し，術前減量プログラムの必要性について論じている．

1999 ～ 2006 年の間に初回 THA を行った 1,027 例 1,161 関節における肥満度と術後成績・合併症頻度についての調査報告がある（西井ら 2008）．

肥満患者（BMI $> 30 kg/m^2$）は男性 5.4%，女性 4.5% とわが国の国民肥満頻度に比べ高頻度にみら

れ，術前より糖尿病，高血圧，腎機能障害，心機能障害，肝機能障害のいずれか1つ以上の合併症を有する頻度が69%と高かった．

肥満患者では，非肥満患者（BMI: 18.5 〜 24.9 kg/m^2）に比べ感染やインプラント弛み，再置換術頻度は有意差がなかったが，脱臼率が5.6%と有意に高頻度であった．

20の研究をもとにしたメタ解析では，BMI30，35，および40 kg/m^2 カットオフ値に基づくすべてのサブグループ解析において，BMI高値はTHA後感染の増加と関連していた（オッズ比2.40）（Renら 2021）．

また，ほかのシステマティックレビューではBMI > 35の肥満患者THA 6万6,238件とBMI < 30のTHA 70万5,619件では，再置換率は各々7.9%，2.7%であり，BMI高値で再置換率が増加することが示されている（Barrett ら 2018）．

7. 口腔不衛生

2018年に開催された整形外科領域における手術部位感染（SSI）／人工関節周囲感染（PJI）に関する第2回国際コンセンサス会議（International Consensus Meeting：ICM）では「口腔衛生状態が悪い患者は，待機的人工関節全置換術を受ける前にこれらの病変を改善させる必要がある」と提言されている．

PJIの原因菌としてはブドウ球菌が多くを占めているものの，口腔内常在菌が原因である比率が6 〜 13%とする報告や（Zimmerli ら 2004，Youngら 2014），997例のPJIのうち11%が歯に関連した血行性感染であったとする報告があり（Zeller ら 2018），歯科治療後の菌血症と人工関節感染の関連が示唆されている．

また，高齢，喫煙者，1年以内に歯科受診の既往がない，抜歯の既往，などの因子が術前に存在する場合にはSSI/PJIが増加すると報告されており，口腔衛生状態が悪い患者に対して衛生状態を改善せずにTHA/TKAを施行した場合にSSI/PJIが増加したとする報告が認められる（Tokarski ら 2014，Kao ら 2017）．

したがって，う歯を含む前述したリスク因子を持つ人工関節全置換術前患者に対しては，口腔ケアにより術前に口腔内の感染源を除去し，術後も適切な口腔衛生を維持することが重要となろう．

文献

Barrett M, Prasad A, Boyce L, et al. Total hip arthroplasty outcomes in morbidly obese patients: A systematic review. EFORT Open Rev. 2018; 3: 507-512.

Beksaç B, Gonaález Della Valle A, Salvati EA. Thromboembolic disease after total hip arthroplasty: who is at risk? Clin Orthop Relat Res. 2006; 453 : 211-224.

Busato A, Röder C, Herren S, et al. Influence of high BMI on functional outcome after total hip arthroplasty. Obes Surg. 2008; 18 : 595-600.

Fleisher LA, Beckman JA, Brown KA, et al. ACC/AHA 2007 guidelines on perioperative cardiovascular evaluation and care for noncardiac surgery: executive summary: a report of the American College of Cardiology/American Heart Association Task Force on Practice Guidelines. Circulation. 2007; 116 : 1971-1996.

Gass GD, Olsen GN. Preoperative pulmonary function testing to predict postoperative morbidity and mortality. Chest. 1986; 89 : 127-135.

Haverkamp D, Klinkenbijl MN, Somford MP, et al. Obesity in total hip arthroplasty-does it really matter? Acta Orthop. 2011; 82 : 417-422.

Kao FC, Hsu YC, Chen WH, et al. Prosthetic joint infection following invasive dental procedures and antibiotic prophylaxis in patients with hip or knee arthroplasty. Infect Control Hosp Epidemiol 2017；38：154-156.

Lübbeke A, Stern R, Garavaglia G, et al. Differences in outcomes of obese women and men undergoing primary total hip arthroplasty. Arthritis Rheum. 2007; 15; 57 : 327-334.

Malinzak RA, Ritter MA, Berend ME, et al. Morbidly obese, diabetic, younger, and unilateral joint arthroplasty patients have elevated total joint arthroplasty infection rates. J Arthroplasty. 2009; 24(6 Suppl) : 84-88.

Marchant MH Jr, Viens NA, Cook C, et al. The impact of glycemic control and diabetes mellitus on perioperative outcomes after total joint arthroplasty. J Bone Joint Surg Am. 2009; 91 : 1621-1629.

McLaughlin JR, Lee KR. The outcome of total hip replacement in obese and non-obese patients at 10- to 18-years. J Bone Joint Surg Br. 2006; 88 : 1286-1292.

Moran M, Walmsley P, Gray A, et al. Does body mass index affect the early outcome of primary total hip arthroplasty? J Arthroplasty. 2005; 20 : 866-869.

Mraovic B, Hipszer BR, Epstenin RH, et al. Preadmission hyperglycemia is an independent risk factor for in-hospital symptomatic pulmonary embolism after major orthopedic surgery. J Arthroplasty. 2010; 25 : 64-70.

西井　孝,菅野伸彦,坂井孝司,他.肥満患者の人工股関節全置換術.日整会誌. 2008; 82 : S456.

Nowicki P, Chaudhary H. Total hip replacement in renal transplant patients. J Bone Joint Surg Br. 2007; 89 : 1561-1566.

Proceeding of the Second International Consensus Meeting（ICM）on Musculoskeletal infection.（2024年7月1日閲覧）（https://icmphilly.com）

Ren X, Ling L, Qi L, et al. Patients' risk factors for periprosthetic joint infection in primary total hip arthroplasty: a meta-analysis of 40 studies. BMC Musculoskelet Disord. 2021; 22: 776.

Shrader MW, Schall D, Parvizi J, et al. Total hip arthroplasty in patients with renal failure: a comparison between transplant and dialysis patients. J Arthroplasty. 2006; 21 : 324-329.

Stone JG, Foëx P, Sear JW, et al. Myocardial ischemia in untreated hypertensive patients: effect of a single small oral dose of a beta-adrenergic blocking agent. Anesthesiology. 1988; 68 : 495-500.

Tokarski AT, Patel RG, Parvizi J, et al. Dental clearance prior to elective arthroplasty may not be needed for everyone. J Arthroplasty. 2014; 29: 1729-1732.

Young H, Hirsh J, Hammerberg EM, et al. Dental disease and periprosthetic joint infection. J Bone Joint Surg Am. 2014; 96: 162-168.

Zeller V, Kerroumi Y, Meyssonnier V, et al. Analysis of postoperative and hematogenous prosthetic joint-infection microbiological patterns in a large cohort. J Infect. 2018; 76: 328-334.

Zimmerli W, Trampuz A, Ochsner PE. Prosthetic-joint infections. N Engl J Med. 2004; 351: 1645-1654.

3 術前計画

術前計画は人工股関節全置換術（THA）の成功において重要である．

カップの母床骨による骨性被覆を評価し，設置高位を検討し塊状骨移植が必要かどうかを検討する．

大腿骨髄腔形状にあったステムデザインやサイズを予測しておくことは，ステムと大腿骨髄腔との不適合や過小サイズによる早期の移動を回避したり，過大サイズによる術中骨折を予防する上で重要である．

ステムが内反位に挿入されると過小サイズとなりやすいため，ステムサイズが計画より小さい時は，内反していることを疑うことで，ステム角度異常に気づくことがある．

カップ設置位置，ステムサイズ，ヘッドオフセットを調整し，脚長差補正や術後オフセットの適正化を図ることも重要である．

一方，術前計画の信頼性がどの程度であるかを理解しておくことも適切な術中判断のために重要である．

従来，両股関節単純X線正面像をトレーシングペーパーに写しとり，インプラントサイズを110%（欧米では120%）に拡大したテンプレートを重ねて書き写すのが一般的な術前計画法であった．

医療画像のフィルムレス化とともに，2次元デジタル術前計画の報告がみられるようになっている（The ら 2005，Davila ら 2006，González ら 2008，Crooijmans ら 2009，Iorio ら 2009，Kosashvili ら 2009，Gamble ら 2010，Zhao ら 2011，Schiffner ら 2019，Brenneis ら 2021，Crutcher ら 2023）．個々の画像拡大率が計画に反映できるのが最大の利点であるが，そのことでトレース法よりも信頼性が向上したかについては意見が分かれている．

CTデータに基づいた3次元術前計画の有用性の報告も数多く行われている（Sugano ら 1998，Lattanzi ら 2003，Viceconti ら 2003，Sariali ら 2009，Ogawa ら 2018，Schiffner ら 2019，Crutcher ら 2023）．本項では，2次元デジタル術前計画を中心に，術前計画の立て方および精度について解説する．CT画像を用いた3次元術前計画については，p.1000を参照されたい．

文献

Brenneis M, Braun S, van Drongelen S, et al. Accuracy of preoperative templating in total hip arthroplasty with special focus on stem morphology: A randomized comparison between common digital and three-dimensional planning using biplanar radiographs. J Arthroplasty. 2021; 36: 1149-1155.

Crooijmans HJ, Laumen AM, van Pul C, et al. A new digital preoperative planning method for total hip arthroplasties. Clin Orthop Relat Res. 2009; 467 : 909-916.

Crutcher JP, Hameed D, Dubin J, et al. Comparison of three-versus two-dimensional pre-operative planning for total hip arthroplasty. J Orthop. 2023; 47: 100-105.

Davila JA, Kransdorf MJ, Duffy GP. Surgical planning of total hip arthroplasty: accuracy of computer-assisted EndoMap software in predicting component size. Skeletal Radiol. 2006; 35 : 390-393.

Gamble P, de Beer J, Petruccelli D, et al. The accuracy of digital templating in uncemented total hip arthroplasty. J Arthroplasty. 2010; 25 : 529-532.

González Della Valle A, Comba F, Taveras N, et al. The utility and precision of analogue and digital preoperative planning for total hip arthroplasty. Int Orthop. 2008; 32 : 289-294.

Iorio R, Siegel J, Specht LM, et al. A comparison of acetate vs digital templating for preoperative planning of total hip arthroplasty: is digital templating accurate and safe? J Arthroplasty. 2009; 24 : 175-179.

Kosashvili Y, Shasha N, Olschewski E, et al. Digital versus conventional templating techniques in preoperative planning for total hip arthroplasty. Can J Surg. 2009; 52 : 6-11.

Lattanzi R, Grazi E, Testi D, et al. Accuracy and repeatability of cementless total hip replacement surgery in patients with deformed anatomies. Med Inform Internet Med. 2003; 28 : 59-71.

Ogawa T, Takao M, Sakai T, et al. Factors related to disagreement in implant size between preoperative CT-based planning and the actual implants used intraoperatively for total hip arthroplasty. Int J Comput Assist Radiol Surg. 2018; 13: 551-562.

Sariali E, Mouttet A, Pasquier G, et al. Accuracy of reconstruction of the hip using computerised three-dimensional pre-operative planning and a cementless modular neck. J Bone Joint Surg Br. 2009; 91 : 333-340.

Schiffner E, Latz D, Jungbluth P, et al. Is computerised 3D templating more accurate than 2D templating to predict size of components in primary total hip arthroplasty? Hip Int. 2019; 29: 270-275.

Sugano N, Ohzono K, Nishii T, et al. Computed-tomography-based computer preoperative planning for total hip arthroplasty. Comput Aided Surg. 1998; 3 : 320-324.

The B, Diercks RL, van Ooijen PM, et al. Comparison of analog and digital preoperative planning in total hip and knee arthroplasties. A prospective study of 173 hips and 65 total knees. Acta Orthop. 2005; 76 : 78-84.

Viceconti M, Lattanzi R, Antonietti B, et al. CT-based surgical planning software improves the accuracy of total hip replacement preoperative planning. Med Eng Phys. 2003; 25 : 371-377.

Zhao X, Zhu ZA, Zhao J, et al. The utility of digital templating in Total Hip Arthroplasty with Crowe type II and III dysplastic hips. Int Orthop. 2011; 35 : 631-638.

1 ｜ 2次元デジタル術前計画の手順と理論

2次元デジタル術前計画は拡大率補正とトレーシ

ングペーパーを使わないことがアナログテンプレーティングから改善された点である.

1) 既知の大きさのキャリブレーションマーカーを用いて拡大率補正を行う.X線撮影時のキャリブレーションマーカーの位置が重要である.大転子の高さにあわせて外側の皮膚に接するように設置したマーカーが一番股関節部の拡大率との誤差が少ないとされている(Bayne ら 2009)(図1).

2) カップ設置の計画をする.カップサイズは1次性股関節症や寛骨臼形成不全症由来の2次性股関節症のうち亜脱臼をほとんど認めない場合は,原臼位設置とし,寛骨臼縁に適合するサイズを選択することで,寛骨臼前後径に適合するカップサイズを予測する.

一方,亜脱臼が認められる場合は,寛骨臼は頭尾側方向に長い楕円形状になっているため単純X線像から寛骨臼前後径に適合するカップサイズを予測するのは困難である.

反対側が正常か変形の少ない場合には,反対側の寛骨臼縁に適合するサイズを選択することで,寛骨臼前後径に適合するカップサイズを予測できる.

反対側も同様に変形を認める場合には,CT像で寛骨臼前後径を計測して参考にする.原臼位設置を原則とするが,骨被覆が十分でない場合は,2cmまでの高位設置は外側設置がないという条件で許容する(Takao ら 2011).

骨被覆の基準としてはカップ中心を通る涙滴間線に対する垂線とカップ中心とカップ骨被覆部の外側縁を結ぶ角度をカップCE角(cup center edge angle)と呼称し(Sugano ら 1995,Takao ら 2011),これが10°をこえるように計画を立てる(図2).

高位設置の場合,カップへの応力上昇や,外転筋力低下による跛行の懸念があるが,外側設置がなければ,3.7cm高位まで応力の有意な上昇はないと報告されている(Doehring ら 1996).

また,外側設置がなければ,2cm高位設置しても,ネック長で脚長補正すれば,片側起立に必要なモーメントの161%のモーメントを維持できると報告されている(Delp ら 1996).

3) ステム設置を計画する.骨頭中心を再現するようにステムを設置する.骨頭中心がわからない場合は,ネックサドル(neck saddle)の位置を基準とし,これよりも5mmほど近位の位置に設置する.

ネックサドルは,大腿骨頚部外側と大転子の移行

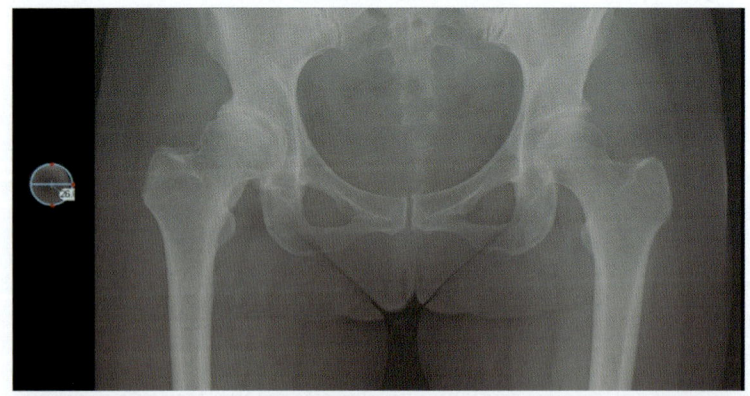

図1 拡大率補正
大転子の高さにあわせてマーカーを設置する.

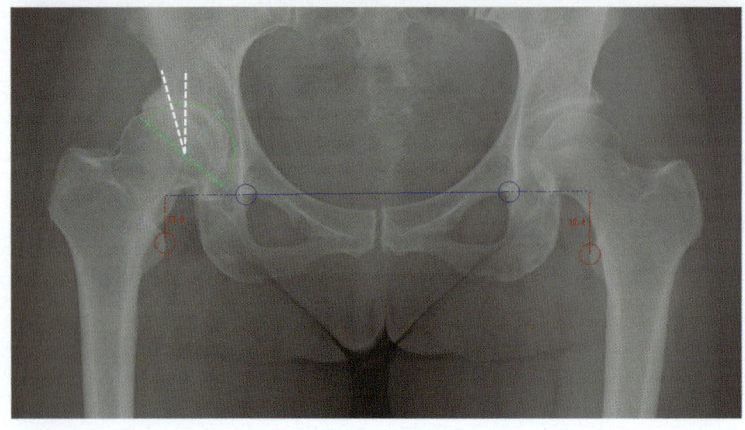

図2 カップ設置
原臼位設置を原則とするが,2cmまでの高位設置は可能である.この例ではカップの骨被覆の指標であるカップCE角(白破線)は19°である.

部をさし，大腿骨頚部を馬の頚部とみた場合，鞍（サ
ドル）がのる部分にあたる．

　一般には大転子先端の位置が骨頭中心位置の基準
として認知されているが，実際は大転子近位端の位
置はバリエーションが多く，骨頭中心位置との相関
がネックサドルに比べ弱いことが報告されている
（Sugano ら 1999）．

　ステムサイズはアナトミカルステムの場合，頚部
骨切りレベルから小転子レベルまでの近位髄腔との
適合性と髄腔占拠率（fit and fill）が最大となるサイ
ズを選択する（図 3a）．

　ウェッジドテーパーステムは小転子レベル以下の
髄腔のテーパー形状との適合性でサイズを選択する
（図 3b）．

　4）カップとステムを整復し，反対側の大腿骨と
内外転の角度をそろえて脚長差を計測する．脚長差
計測の基準としては，骨盤側は涙滴間線あるいは坐
骨結節間線，大腿骨側は小転子あるいは大転子を基
準とし評価する（図 4）．

　5）脚長補正はヘッドオフセットを変更するか，
ステムサイズ位置を変えることで行う．スカート付
きのヘッドやマイナスオフセットはインプラント

可動域を減じるため避けたい．術後両股関節単純 X
線正面像で 2 次元デジタル術前計画通りの人工股関
節の設置が行われたかを確認することは，計画の精
度を上げるうえで重要である（図 5）．

文献

Bayne CO, Krosin M, Barber TC. Evaluation of the accuracy and use
　of x-ray markers in digital templating for total hip arthroplasty. J
　Arthroplasty. 2009; 24 : 407-413.

Delp SL, Wixson RL, Komattu AV, et al. How superior placement of the
　joint center in hip arthroplasty affects the abductor muscles. Clin
　Orthop Relat Res. 1996: 137-146.

Doehring TC, Rubash HE, Shelley FJ, et al. Effect of superior and
　superolateral relocations of the hip center on hip joint forces. An
　experimental and analytical analysis. J Arthroplasty. 1996; 11 : 693-
　703.

Sugano N, Nishii T, Nakata K, et al. Polyethylene sockets and alumina
　ceramic heads in cemented total hip arthroplasty. A ten-year study. J
　Bone Joint Surg Br. 1995; 77 : 548-556.

Sugano N, Noble PC, Kamaric E. Predicting the position of the femoral
　head center. J Arthroplasty. 1999; 14 : 102-107.

Takao M, Nakamura N, Ohzono K, et al. The results of a press-fit-only
　technique for acetabular fixation in hip dysplasia. J Arthroplasty. 2011;
　26 : 562-568.

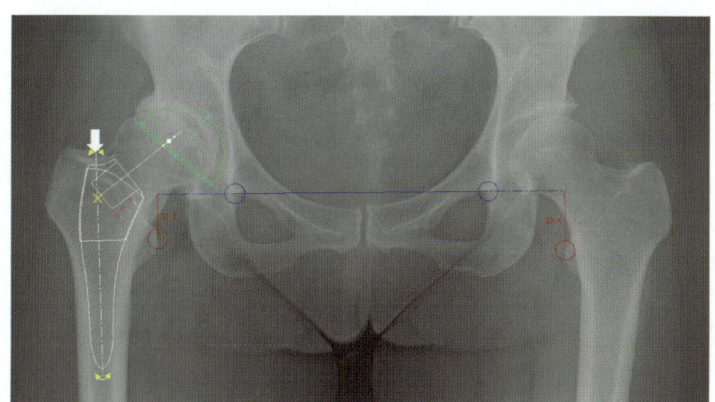

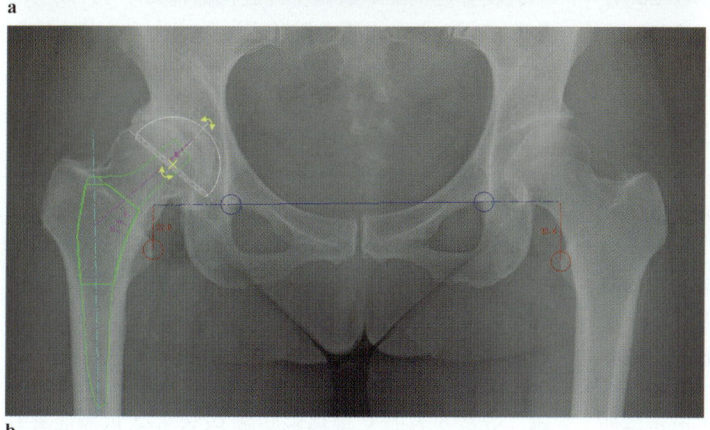

図 3　ステム設置

骨頭中心を再現するようにステムを設置す
る．骨頭中心が不明な時はネックサドル（矢
印）から 5mm 近位を目安とする．

a: アナトミカルステムは，頚部骨切りレベル
　から小転子レベルまでの近位髄腔との適合
　性と髄腔占拠率が最大となるサイズを選択
　する．

b: ウェッジドテーパーステムは小転子レベル
　以下の髄腔のテーパー形状との適合性でサ
　イズを選択する．

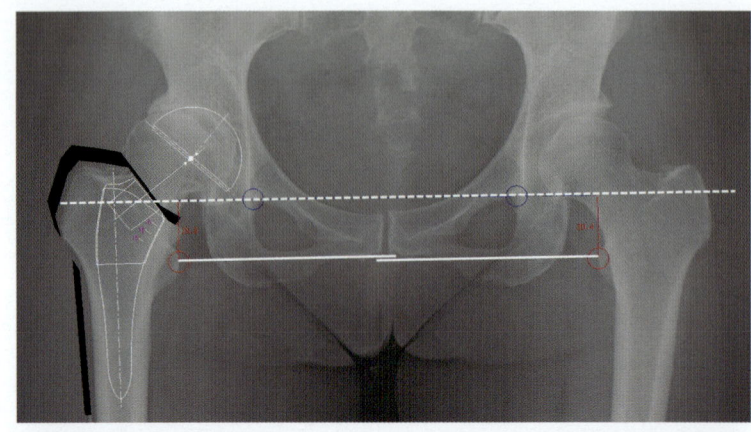

図4　脚長計測
カップとステムを整復した後，骨盤側は涙滴間線（白破線）を，大腿骨側（白実線）は小転子を基準として脚長差を補正する．

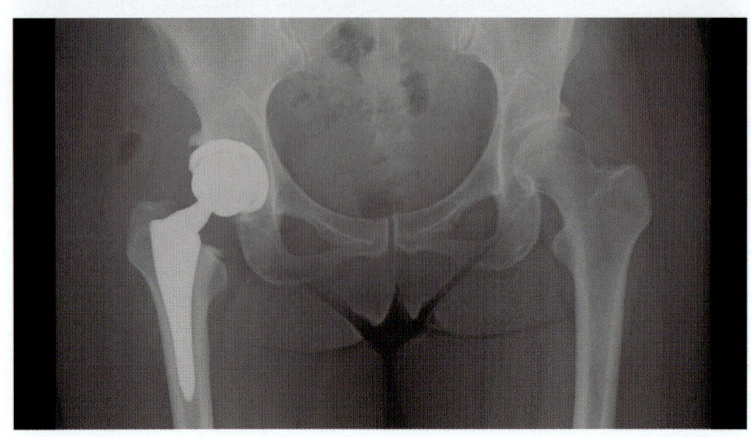

図5　術後両股関節単純X線正面像
術前計画通りの設置が行われている．

2 | 2次元術前計画の精度

　術前計画の精度とは，実際に手術で使用したインプラントサイズと術前計画でのサイズとの一致度をさす．1サイズ以内の一致度を基準としたの精度報告が多い．

　2次元デジタル術前計画とアナログ術前計画の精度を比較した報告が多い（The ら2005，Davila ら2006，González ら2008，Crooijmans ら2009，Iorio ら2009，Kosashvili ら2009，Gamble ら2010，Zhao ら2011，Schiffner ら2019，Brenneis ら2021，Crutcher ら2023）．1サイズ以内を基準とした場合，アナログ術前計画の精度はカップが60〜97％，ステムが52〜98％，デジタル術前計画の精度はカップが37〜89％，ステムが50〜95％と精度のばらつきが大きい（表1）．

　インプラントのデザイン，原疾患，デジタル術前計画の拡大率補正方法，計画者が術者かどうか，などにより精度は異なるので，それぞれの施設や術者により標準化した方法で行うことが重要である．

　また，マーカーの位置により拡大率補正の正確性に差が出ることが報告されている（Bayne ら2009）．マーカー位置の不確実性や，そもそもマーカーの拡大率のみで正確に人工関節の拡大率を決められないという点からマーカーによる拡大率補正の有用性を疑問視する報告もある（Franken ら2010）．

　2次元術前計画の限界としては，カップ側としては設置高位での寛骨臼の前後径が計測できないこと，ステム側は内外旋や前捻による大腿骨回旋の影響をうけること，などがあげられる．

　大腿骨近位部が前捻や外旋拘縮により15°以上回旋していると，大腿骨髄腔内でのステムの適合性を評価することは困難となり2次元計画の正確性は低下すると報告されている（Sugano ら1998a）．

　日本人の寛骨臼形成不全症由来の股関節症の大腿骨前捻の平均は35°前後で2次元術前計画には限界があるといえる（Sugano ら1998b）．大腿骨近位部正面性の評価は単純X線像での小転子の突出程度を指標ととして5mm以内であれば約7割で中間位といえるが，小転子の位置の解剖学的ばらつきに影響される（Hananouchi ら2007）．

　Bishi ら（2022）は，CTを用いた3次元術前計画，立位2方向X線撮影装置EOSから再構成され

表1 2次元アナログ術前計画とデジタル術前計画の精度

報告者 (報告年)	症例数	インプラントタイプ	アナログ術前計画 1サイズ以内の一致度(%)		デジタル術前計画 1サイズ以内の一致度(%)		疾患
			カップ	ステム	カップ	ステム	
The ら（2005）	112	セメント	73	89	72	79	股関節症
	61	セメントレス	64	52	52	66	
Davila ら（2006）	36	セメントレス			86.1	72.2	不明
González Della Valle ら（2008）	64	セメントレス	96.9		81.3		1次性股関節症
		セメント		98.4		93.8	
Croojimans ら（2009）	17	セメント	89.7	97.1	36.8*	55.9*	不明
					80.9+	94.1+	
	16	セメントレス	82.8	84.4	62.5	50	不明
					75	82.8	
Iorio ら（2009）	50	不明	78.4	76.8	60	74	不明
Gamble ら（2010）	40	セメントレス	60	85	80	85	股関節症
Zhao ら（2011）	41	セメントレス			48.8#	73.2#	形成不全性股関節症
	48	セメントレス			70.8#	79.2#	1次性股関節症
Schiffner ら（2019）	116	セメントレス			80.2	83.6	1次性股関節症
Brenneis ら（2021）	23	セメントレス			89.3	85.7	片側性股関節症
Crutcher ら（2023）	290	セメントレス			85.5	95	不明

＊ キャリブレーションマーカーの拡大率を用いた方法の精度
＋ キャリブレーションマーカーの拡大率の補正式を用いた方法の精度
＃ 拡大率を123%に固定して計画した精度

た3D画像を用いた術前計画，2次元デジタル術前計画，2次元アナログ術前計画の精度比較のメタアナリシスを報告している．インプラントサイズの完全一致率はCTを用いた3次元術前計画（79%）が最も精度が高く，2次元デジタル術前計画（48%），EOSを用いた3次元術前計画（43%），2次元アナログ術前計画（35%）の順であった．1サイズ以内の一致率では，CTを用いた3次元術前計画（96%）とEOSを用いた3次元術前計画（96%）が最も高く，以下順に2次元デジタル術前計画（80%），2次元アナログ術前計画（72%）であった．

文献

Bishi H, Smith JBV, Asopa V, et al. Comparison of the accuracy of 2D and 3D templating methods for planning primary total hip replacement: a systematic review and meta-analysis. EFORT Open Rev. 2022; 11; 7: 70-83.

Brenneis M, Braun S, van Drongelen S, et al. Accuracy of preoperative templating in total hip arthroplasty with special focus on stem morphology: A randomized comparison between common digital and three-dimensional planning using biplanar radiographs. J Arthroplasty. 2021; 36: 1149-1155.

Bayne CO, Krosin M, Barber TC. Evaluation of the accuracy and use of x-ray markers in digital templating for total hip arthroplasty. J Arthroplasty. 2009; 24 : 407-413.

Crooijmans HJ, Laumen AM, van Pul C, et al. A new digital preoperative planning method for total hip arthroplasties. Clin Orthop Relat Res. 2009; 467 : 909-916.

Crutcher JP, Hameed D, Dubin J, et al. Comparison of three-versus two-dimensional pre-operative planning for total hip arthroplasty. J Orthop. 2023; 47: 100-105.

Davila JA, Kransdorf MJ, Duffy GP. Surgical planning of total hip arthroplasty: accuracy of computer-assisted EndoMap software in predicting component size. Skeletal Radiol. 2006; 35 : 390-393.

Franken M, Grimm B, Heyligers I. A comparison of four systems for calibration when templating for total hip replacement with digital radiography. J Bone Joint Surg Br. 2010; 92 : 136-141.

Gamble P, de Beer J, Petruccelli D, et al. The accuracy of digital templating in uncemented total hip arthroplasty. J Arthroplasty. 2010; 25 : 529-532.

González Della Valle A, Comba F, Taveras N, et al. The utility and precision of analogue and digital preoperative planning for total hip arthroplasty. Int Orthop. 2008; 32 : 289-294.

Hananouchi T, Sugano N, Nakamura N, et al. Preoperative templating of femoral components on plain X-rays. Rotational evaluation with synthetic X-rays on ORTHODOC. Arch Orthop Trauma Surg. 2007; 127 : 381-385.

Iorio R, Siegel J, Specht LM, et al. A comparison of acetate vs digital templating for preoperative planning of total hip arthroplasty: is digital templating accurate and safe? J Arthroplasty. 2009; 24 : 175-179.

Kosashvili Y, Shasha N, Olschewski E, et al. Digital versus conventional templating techniques in preoperative planning for total hip arthroplasty. Can J Surg. 2009; 52 : 6-11.

Schiffner E, Latz D, Jungbluth P, et al. Is computerised 3D templating more accurate than 2D templating to predict size of components in primary total hip arthroplasty? Hip Int. 2019; 29: 270-275.

Sugano N, Ohzono K, Nishii T, et al. Computed-tomography-based computer preoperative planning for total hip arthroplasty. Comput Aided Surg. 1998a; 3 : 320-324.

Sugano N, Noble PC, Kamaric E, et al. The morphology of the femur in developmental dysplasia of the hip. J Bone Joint Surg Br. 1998b; 80 : 711-719.

The B, Diercks RL, van Ooijen PM, et al. Comparison of analog and digital preoperative planning in total hip and knee arthroplasties. A prospective study of 173 hips and 65 total knees. Acta Orthop. 2005; 76 : 78-84.

Zhao X, Zhu ZA, Zhao J, et al. The utility of digital templating in Total Hip Arthroplasty with Crowe type II and III dysplastic hips. Int Orthop. 2011; 35 : 631-638.

<table>
<tr><td>**4**</td><td># カップのセメント固定</td></tr>
</table>

1960 年代初期に Charnley によって開発された人工股関節全置換術（THA）は飛躍的に良好な耐用性を示し，実用的なものとなった．この時に用いられたのはポリエチレンカップのセメント固定であった（Charnley 1979）．

その後，セメントレスカップが主流となり，最近では欧米での THA のおよそ 9 割がセメントレス固定で行われている（AAOS American Joint Replacement Registry 2022）．

わが国の THA レジストリー 2022 年度症例統計でも初回手術のうち 83 ％がセメントレス固定，11 ％がハイブリッドであるのに対し，セメント固定は 5.7 ％にすぎない．

ただし，世界的には地域差があり，英国や北欧ではセメント使用 THA が比較的多い．たとえば，スウェーデンでのレジストリーの報告では，およそ 50 ％にセメント使用 THA が施行されている（Swedish Arthroplasty Register 2022）．

カップのセメント固定の利点は骨移植やサポートリングとの併用が可能であり，あらゆる寛骨臼に対して適応があること，ポリエチレンの厚みを確保でき，非クロスリンクポリエチレンの場合，摩耗に対して有利なこと，再置換の際に抜去が容易であること，などである．

一方，セメントレスのように金属カップにはめこむライナーの交換によるカップ設置角度の微調整ができないことやセメント手技がやや煩雑であることなどの欠点もある．

わが国からの 187 股の報告では，72.2 ％に大腿骨頭からの骨移植が併用されたセメントカップの成績は平均経過観察期間 13 年で，感染による再置換が 1 例あったのみで非感染性の再置換はなしであった（Takaoka ら 2021）．

セメントカップとセメントレスカップを比較したシステマティックレビューでは非感染性の弛みに対する再置換率は 55 歳までの若年患者では両群間に差はなかったが，55 歳以上ではセメントレスカップの方が再置換率は低かったと報告されている（Praet ら 2019）．

このような良好な臨床成績にもかかわらずセメント使用カップの使用割合が減ってきているのは，セメント手技の煩雑さに加えてセメント手技を習得する機会が減ってきていることも理由として考えられる．

Australian Orthopaedic Association National Joint Replacement Registry の報告では術者の年間のセメントカップ使用症例数が少ないほど弛みによる再置換率が高くなっていた（Hanly ら 2019）．ここでは手術手技を中心にカップのセメント固定について解説する（図 1）．

文献

American Academy of Orthopaedic Surgeons: American Joint Replacement Registry. The ninth annual report of the AJRR on hip and knee arthroplasty. 2022.

Charnley J. Low frictional arthroplasty of the hip: Theory and practice. Springer-Verlag. 1979; 41-90.

Hanly RJ, Whitehouse SL, Lorimer MF, et al. The outcome of cemented acetabular components in total hip arthroplasty for osteoarthritis defines a proficiency threshold: Results of 22,956 cases from the Australian Orthopaedic Association National Joint Replacement Registry. J Arthroplasty. 2019; 34: 1711-1717.

Praet FV, Mulier M. To cement or not to cement acetabular cups in total hip arthroplasty: a systematic review and re-evaluation. SICOT-J. 2019; 5: 35.

Swedish Arthroplasty Register. The Swedish Arthroplasty Register's annual report 2022. 2022.

Takaoka Y, Goto K, Tamura J, et al. Radiolucent lines do not affect the longevity of highly cross-linked polyethylene cemented components in total hip arthroplasty. Bone Joint J. 2021; 103-B: 1604-1610.

<table>
<tr><td>**1**</td><td>## 適　応</td></tr>
</table>

セメントカップはあらゆる年齢，疾患，寛骨臼の骨欠損にも適応がある．極端な例であるが，10 歳台にセメント THA を行って最長 34 年の経過観察でも成績は良好であったと報告されている（Wroblewski ら 2010）．疾患については，骨質が悪いと考えられる若年性特発性関節炎（Wroblewski ら 2007）や透析患者などでも十分対応可能である．

また，わが国に多い寛骨臼形成不全症に伴って高度に変形した寛骨臼や骨切り後の症例にも使用可能である．寛骨臼の骨欠損の大きい場合には骨移植やサポートリングを併用できる（図 2）．

セメントレスカップと比べると，高位脱臼症などで寛骨臼が小さい場合に小径のカップを使用してもポリエチレンの厚みを確保できる点が有利である（図 3）．

文献

Wroblewski BM, Siney PD, Fleming PA. Charnley low-frictional torque

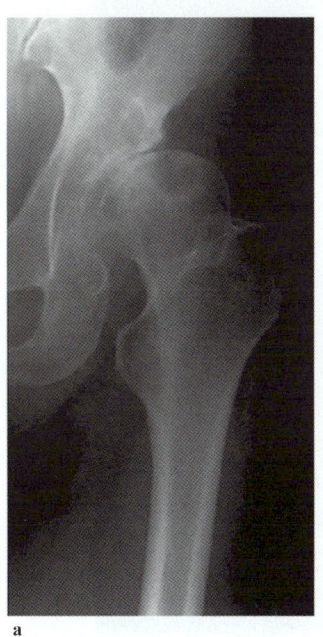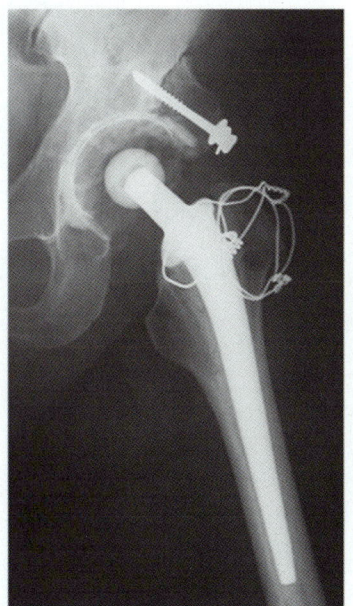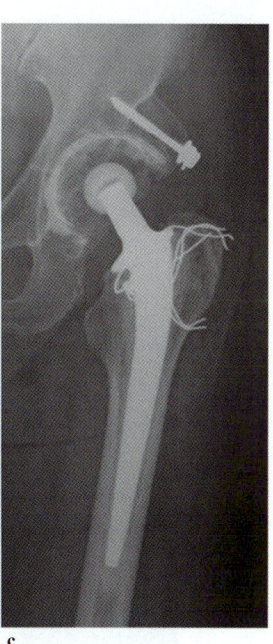

a　　　　　　　　　　　b　　　　　　　　　　　c

図1　セメントによるカップの固定

52 歳，女性．a: 単純 X 線像で股関節症が認められる．b: 寛骨臼骨移植を併用した THA が行われた．c: 術後 16 年でカップ，ステムともに弛みを認めず，経過良好である．

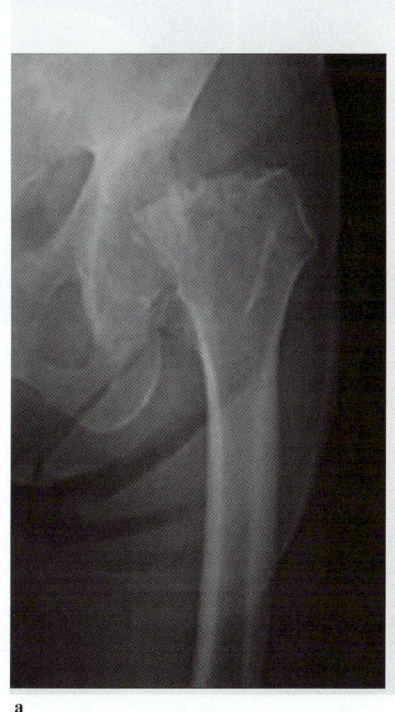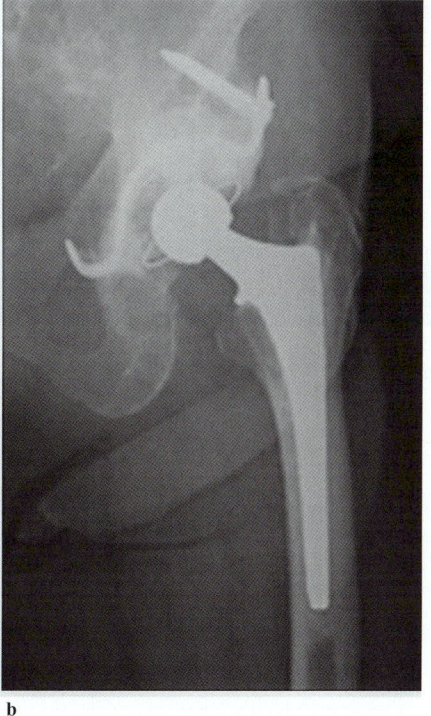

a　　　　　　　　　　　　　　　b

図2　サポートリングを併用したセメント使用 THA

71 歳，女性．a: 単純 X 線像で寛骨臼の上方と前方に大きな骨欠損があり，左大腿骨頭もほぼ消失している．b: 同種大腿骨頭を用いた骨移植を行い，さらに，サポートリング（KT プレート）を併用して寛骨臼を再建し，カップをセメント固定した．術後 3 年で移植骨は癒合している．

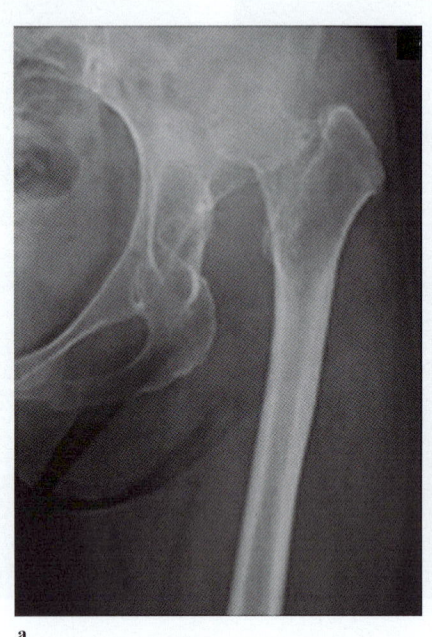
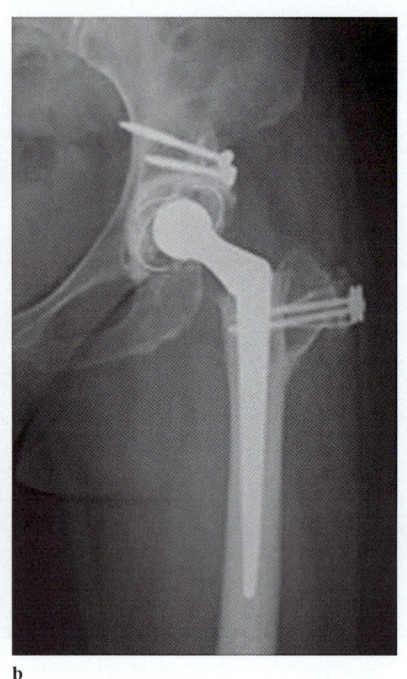

図3　高位脱臼に対するセメント使用 THA
62歳，女性．a: 単純X線像で高位脱臼性股関節症が認められる．b: セメントカップの大きさ
は43mmで骨移植を併用して固定した．術後6年でカップの弛みは認めず，経過良好である．

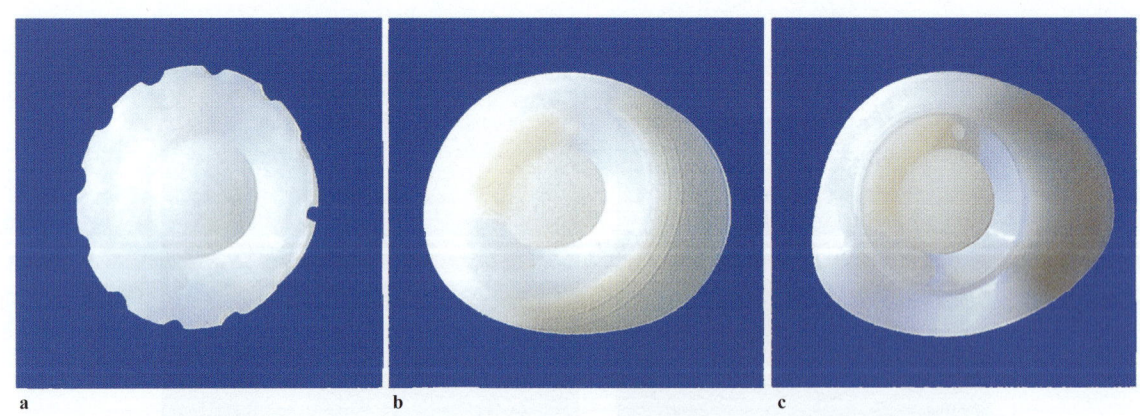

図4　セメントカップの種類
a: スタンダードカップ．b: フランジカップ．c: オージーカップ（DePuy 社）．

arthroplasty in young rheumatoid and juvenile rheumatoid arthritis: 292 hips followed for an average of 15 years. Acta Orthop. 2007; 78 : 206-210.

Wroblewski BM, Purbach B, Siney PD, et al. Charnley low-friction arthroplasty in teenage patients: the ultimate challenge. J Bone Joint Surg Br. 2010; 92 : 486-488.

2 カップの種類

カップの形状は当初は半球状であった．その後，

セメント固定の際のセメント圧を高め，セメント硬化前のカップの設置位置と角度を安定化するためにフランジがつけられた（図4）．

また，セメントと骨との接触面積を最大限にするためにフランジの上半分を凸カーブ，下半分を凹カーブにしたオージーカップ（Ogee cup，オージーはゴシック様式の凸から凹に移行する形を示す建築用語）が開発された（図4）．臨床成績では，フランジカップの使用によって術後X線像での骨透亮像の出現が有意に減少したという報告がある

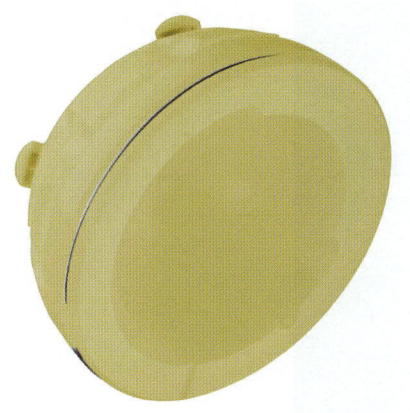

図5 セメントマントルを確保するために背面に突起をつけたカップ
最近ではクロスリンクポリエチレンにビタミンEを含浸させ，耐摩耗性と酸化防止が高められている．
（Zimmer Biomet 社）

（Hodgkinson ら 1993）．

背面はセメントとの固定性を高めるためにいくつかの溝が掘ってあるが，さらにセメントマントルを確保するために突起をつけたものもある（図5）．骨頭径に関しては Charnley は 22.225mm を推奨したが，最近では 26mm，28mm，32mm と大きい骨頭径も使用可能となっている．

素材は超高分子量ポリエチレン（ultrahigh molecular weight polyethylene: UHMPE）であるが，1990 年代後半から耐摩耗性の高いクロスリンクポリエチレンが臨床応用されるようになり，セメント使用カップにも導入されている．

文献

Hodgkinson JP, Maskell AP, Paul A, et al. Flanged acetabular components in cemented Charnley hip arthroplasty. Ten-year follow-up of 350 patients. J Bone Joint Surg Br. 1993; 75 : 464-467.

3 カップのセメント固定

1. カップ設置位置

原則として原臼位設置を目標として術前計画を立てる．カップ上方の骨欠損部は小さければセメントを充填するが，大きければ切除した大腿骨頭からの自家骨移植を行う（図6，図7）．

骨移植の目的は寛骨臼荷重面を水平化してセメントから骨への剪断応力を少なくするためとセメント固定の際にセメント圧を高めやすくするためである．

セメントレスカップの場合，固定はカップの辺縁で得ることができるため（リムフィット），寛骨臼の底部を一部打ち抜くまでカップを内方化することが可能である．

セメント使用カップはセメントと骨の界面すべてで荷重を伝達するため，寛骨臼の底部から 5mm 程度海綿骨を残すようにして過度の内方設置とならないようにする．

2. 骨母床の準備

最終的にカップが寛骨臼にできるだけ納まるように寛骨臼をリーミングする．しかし，最初から 45° で掘り上げていくと同心円状に深くなっていくが，カップの中心は高位になってしまう．

したがって，まず内側に向かって小さめのリーマーでリーミングを行い，寛骨臼の底部近くに達したら徐々にリーマーを大きくして少しずつ掘り上げていく．最終のリーマーサイズは寛骨臼の前後径によって決定する．

上下の径に合わせるとリーマーサイズが大きくなりすぎて寛骨臼の前壁や後壁を破壊してしまう可能性がある．前後の大きさをみながらリーミングを進め，前後の壁の表面を粗面化する程度にとどめておく．

この際，象牙化した骨や軟骨下骨をできるだけ温存するようにする．この象牙化した骨や軟骨下骨にアンカーホールを開けることによってカップの固定性が向上することが生体力学的に示されており（Eftekhar ら 1980），臨床的にもカップの耐用期間が長くなっている（Charnley ら 1982）．

このようにして，寛骨臼上外側縁の骨を残した状態でリーミングを終了する．

寛骨臼下方の横靱帯は原臼下縁を示す解剖学的指標となるだけではなく，下方のセメントが閉鎖孔方向に漏れるのを防いでセメントを封じ込める役割を果たすため温存することが望ましい．

また，同様の理由で寛骨臼縁の骨棘も手術操作の妨げにならない限りカップのセメント固定が終わるまで残しておく．

アンカーホールはセメントと骨の間の固着性を高めるために作製する．かつては腸骨，坐骨，恥骨に向かって大きな3つのアンカーホールを作製していたが，今は推奨されない．

特に下方のアンカーホールは引っ張り応力にさらされ，やがてセメントが骨から剥がれてしまい不要な骨欠損ができてしまう．また，前後壁は薄いのでアンカーホールをあける時に穿孔しないように注意する．

代わりに上方に象牙化した骨や軟骨下骨をできる

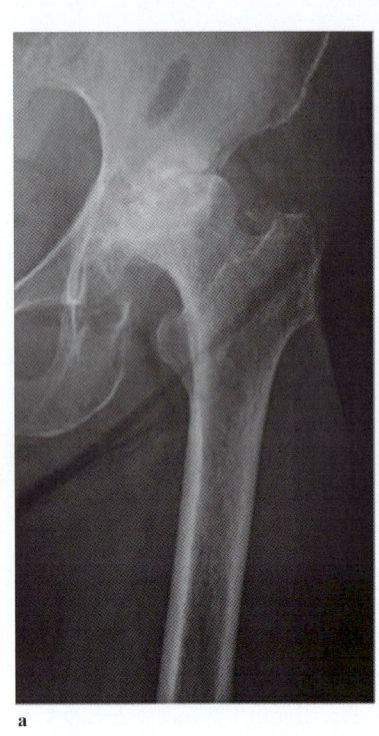
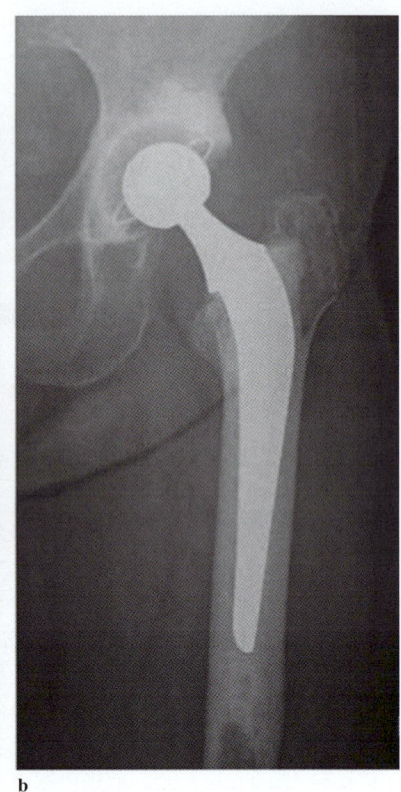

図6　カップのセメント固定
70歳，女性，関節リウマチ．
a: 単純X線像で高度の変形が認められる．
b: セメントを用いてカップが固定されている．

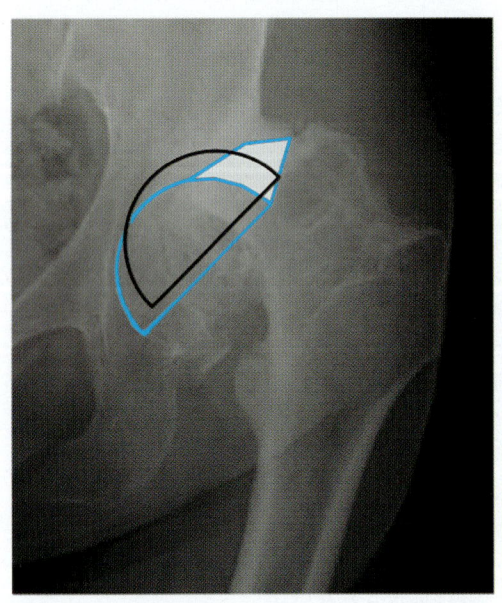

図7　カップ設置位置と骨移植の必要度
原臼位にカップを設置しようとするとカップ上方の骨欠損部に骨移植が必要となる（青線）．カップを軽度高位に設置すると骨欠損部は小さくなり，骨移植は不要となる（黒線）．

だけ温存して，ここに6〜10mm径のアンカーホールをおよそ10mmの深さで多数作製することが推奨されている（multiple anchor hole）（図8）．

リーミングの際，しばしば骨囊胞が認められることがある．小さな骨囊胞は単に搔爬するだけでよいが，骨囊胞周囲の硬化骨は除去して海面骨構造を露出するようにする．大きな骨囊胞の場合は大腿骨頭からの海面骨を移植する．

最後にジェット洗浄で骨梁の間の血液や骨髄組織を取り除き，セメントが浸透しやすくしておく．

3．骨移植

寛骨臼に形成不全が伴う場合，カップを原臼に設置するとしばしばカップ上方に骨欠損が残り，ブロック状の骨移植が必要になることがある．

骨移植をすべきかどうかの判断は，移植骨をスクリューでとどめようとする場所の骨欠損の幅が1.5〜2cm以上あるかどうかである．これより幅が狭い場合はスクリュー固定の際に移植骨が割れてしまう可能性が高い．

まず，母床骨の準備から始める．母床骨が象牙化した骨で覆われている場合は，硬化骨を小さいリーマーかエアートームで出血が見られるまで削り取

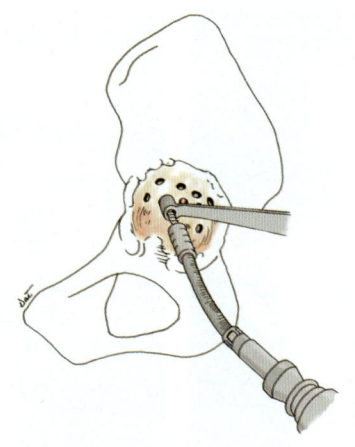
a

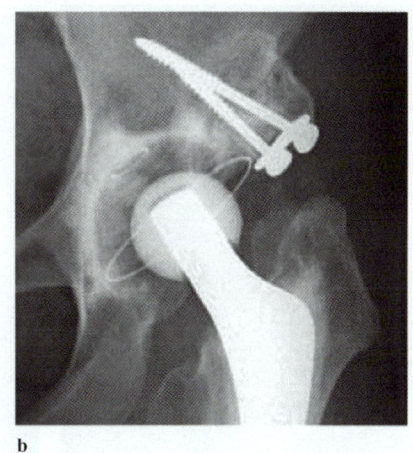
b

図8　アンカーホール用ドリルによる寛骨臼の multiple anchor hole（Zimmer Biomet 社）
a：アンカーホール用ドリルによる寛骨臼の multiple anchor hole 作成.
b：術後単純 X 線像でアンカーホールにセメントが浸透しているのがわかる.

る. 削り取ることによって骨欠損が大きくなりそうな場合は 2.0mm の Kirschner 鋼線（K-wire）で多数の穴をあけ，血行を確保する.

移植骨は切除した大腿骨頭から作製する. 多くの場合，大腿骨頭の関節面は骨嚢胞ができていたり骨棘におき換わっていたりして力学的強度は弱い.

逆に大腿骨頚部の方が大きさはやや小さいが硬い骨の部分を利用できるので，上下を逆にして骨欠損部に適合するように形成する（図9）.

やや大きめに形成して骨欠損部に固定した後に小さいリーマーかエアートームで形を整えるとうまく骨欠損を補填できる.

移植骨と骨母床の間隙にリーミングでできた骨を埋めておくと，セメント固定の際にセメントが移植骨と骨母床の間に入り込んで骨癒合を阻止する危険性が少なくなる.

移植骨は 2.0mm の K-wire 2 本で仮固定しておき，金属スクリューもしくはポリ L 乳酸（PLLA）吸収性スクリュー2 本で固定する（図10）.

骨欠損が大きい場合や移植骨の強度が低い場合にはサポートリング（KT プレート）などを併用してもよい.

また，関節リウマチなどで寛骨臼突出症をきたしている場合は，寛骨臼底部にボーンチップやハイドロキシアパタイト顆粒を敷き詰め，トライアルカップなどを使用してインパクション骨移植を行う.

4. セメント手技

予定サイズのカップをカップホルダーに取り付け，適当なサイズになるようにフランジのトリミン

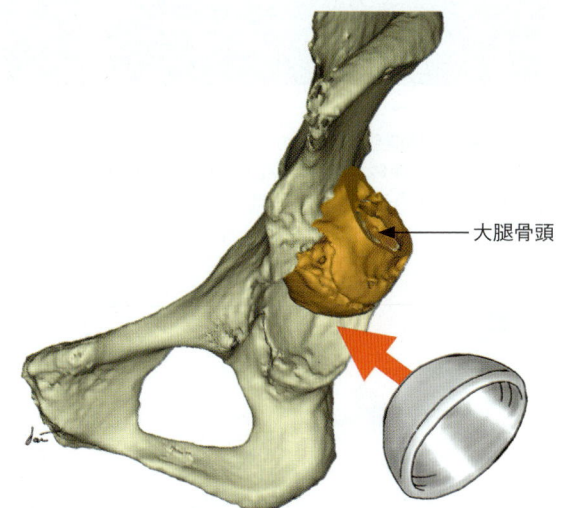
大腿骨頭

図9　大腿骨頭を用いた骨移植
上下を逆にして骨欠損部に適合するように形成すると頚部の硬い骨の部分が利用できる.

グを行う. 理想的にはフランジが全周で骨に接し，ホルダーを軽く押さえるだけでカップの設置位置と角度が安定するようにトリミングを行う.

セメント固定を行う骨表面は骨髄や軟部組織がなく，十分に止血されているようにする. 止血には低血圧麻酔が有効である. それでも出血がみられる場合にはリーミングした骨を押し込むと止血できる.

セメントは大腿骨側と比べてやや粘度が高い状態になってから使用する. セメントが手袋にくっつかない状態を目安にセメントボールから取り出し，一部をフランジの後面に塗布する. 手袋の上に置いたセメント塊がほぼ流れ出さなくなる頃がセメントを

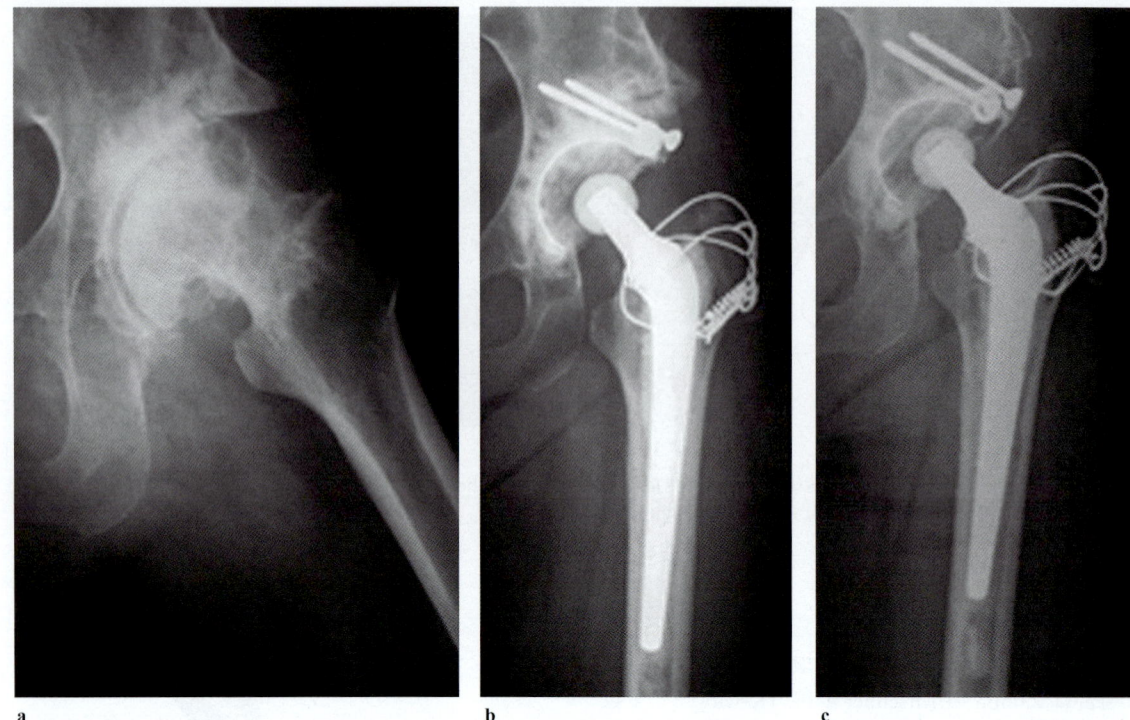

a　　　　　　　　　　　　　　b　　　　　　　　　　　　　　c

図 10　塊状骨移植を併用したカップのセメント固定
51 歳，女性．a: 単純 X 線像．原臼位設置で上方の骨欠損が予想される．b: カップ上方の骨欠損に対し骨移植が行われている．
c: 移植骨は骨癒合し，術後 18 年でカップの弛みは認めない．

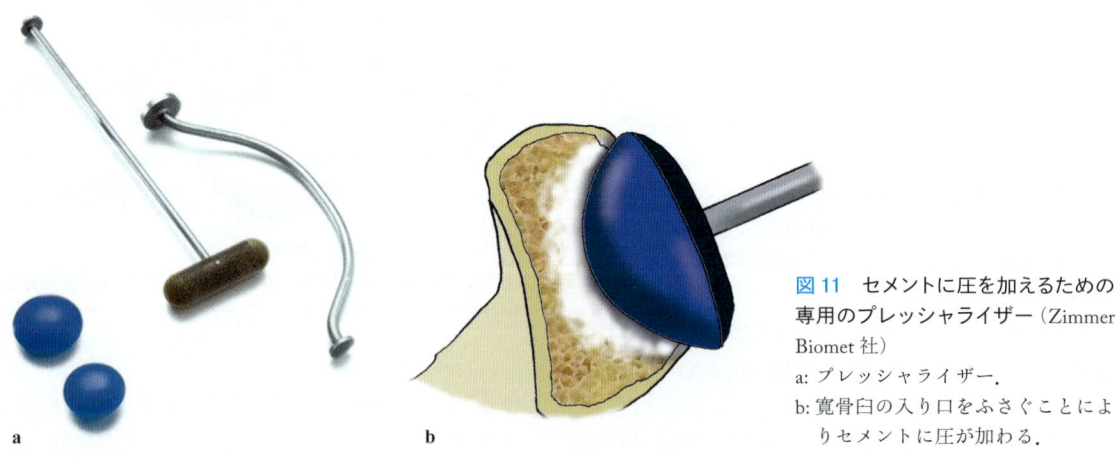

a　　　　　　　　　　　　　　b

**図 11　セメントに圧を加えるための
専用のプレッシャライザー**（Zimmer
Biomet 社）
a: プレッシャライザー．
b: 寛骨臼の入り口をふさぐことによ
りセメントに圧が加わる．

挿入するタイミングである．
　止血し乾燥させた骨母床にセメントを一塊として
挿入する．直ちにプレッシャライザーを使用してセ
メントに圧迫を加え，セメントを海面骨に浸透させ
る（図 11）．
　専用のプレッシャライザーがない場合はガーゼを
詰めた手袋を使用して用手的に圧迫する．プレッ

シャライザーが小さすぎると寛骨臼内に入り込んで
しまい，上方のセメントが薄くなってしまうので注
意が必要である．
　セメントの粘度が増してくればプレッシャライ
ザーを取り除き，カップの設置にうつる．カップは
用手的またはホルダーを使用して挿入する．カップ
は 45°より寝かせた状態でまず内側に完全に挿入す

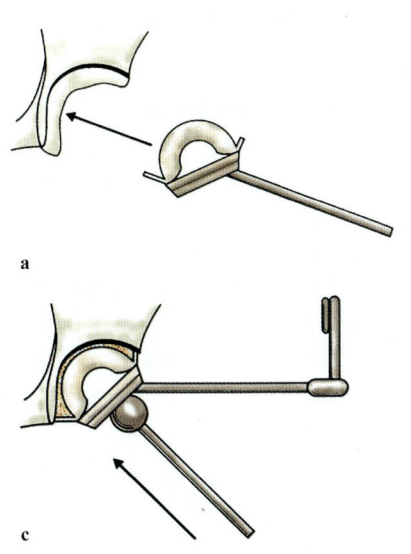
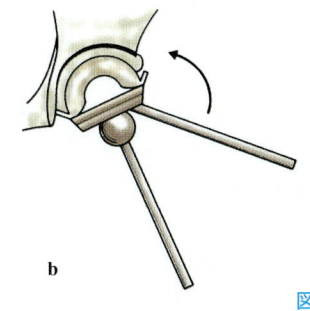

図 12　カップ挿入と固定の方法
a: セメントを挿入.
b: カップは 45°より寝かせた状態でまず内側に完全に挿入する.
c: その後，予定した角度になるように傾斜をつけていく.
d: 予定した角度になればホルダーを取り外し，ボールの付いたカッププレッシャライザーでカップの圧迫をつづける.

る. その後，予定した角度になるように傾斜をつけていく（図 12）.

　予定した角度になればホルダーを取り外し，ボールのついたカッププレッシャライザーでカップの圧迫をつづける. このプレッシャライザーによりカップ周囲の視野が確保でき，はみ出したセメントを除去するのが容易となる.

　最終的にはみ出したセメントは third body wear の原因になったりインピンジメントによる脱臼の原因になったりするため骨ノミで切除する. また，脱臼につながるインピンジメントの危険性を減少させるために寛骨臼周囲の骨棘も切除する.

文献

Charnley J. The future of total hip replacement. The Hip (Nelson JP, ed: Proceedings of the 10th Open Scientific Meeting of The Hip Society). CV Mosby. 1982; 198.

Eftekhar NS, Pawluk RJ. Role of surgical preparation in acetabular cup fixation. The Hip (Rilley LH, ed: Proceedings of the 8th Open Scientific Meeting of The Hip Society). CV Mosby. 1980; 308-328.

4 ｜ 長期成績

　わが国での股関節疾患の多くは寛骨臼形成不全症に伴う 2 次性の変形性股関節症（股関節症）であり，寛骨臼の状態が欧米に多い 1 次性関節症とは異なるため，ここではわが国からの報告を中心に述べる.

　わが国での Charnley 人工股関節の成績を調査した結果，405 関節の術後 20 年でのカップの生存率

は再置換術を終点とすると 90％，X 線像上の弛みをエンドポイントとすると 84％と良好であった（Kobayashi ら 2000）. カップの弛みの危険因子はポリエチレンの急速摩耗と萎縮型股関節症であると解析された.

　寛骨臼の骨欠損に対しては大腿骨頭からの骨移植が必要になることがあるが，ブロック状の骨移植に関して米国から否定的な論文が出された.

　大きな骨欠損を伴う 46 関節に骨移植を併用してセメント THA が行われた. 術後 7 年の成績は良好であったが，術後 11.8 年になると 46％のカップに弛みが認められ，ブロック状の骨移植は推奨しないと述べられた（Mulroy ら 1990）.

　しかし，わが国からは良好な成績が報告されている. 寛骨臼に骨移植を行ってカップをセメント固定した 133 関節の調査では，再置換術をエンドポイントとした時の術後 15 年の生存率は 96％であり，X 線像上の弛みをエンドポイントとすると 75％と報告されている. また，カップの弛みの危険因子はカップの外方設置であった（Iida ら 2000）.

　別の 25 関節の報告でも術後 12.9 年の成績で X 線像上の弛みを 3 関節に認めたのみで移植骨には圧潰も認めず，成績は良好であった（Inao ら 2000）.

　最近の報告では 72.2％に大腿骨頭からの骨移植が併用された 187 股において平均経過観察期間 13 年で，感染による再置換が 1 例あったのみで非感染性の再置換はなかった. また，初期に見られるセメント・骨間の骨透瞭像はその後進行せず，臨床成績に影響は与えていなかった（Takaoka ら 2021）.

移植骨の固定法に関して，ポリL乳酸吸収性スクリューを使用した報告があり，術後15年での生存率は再置換術をエンドポイントとすると96.6%，X線上の弛みをエンドポイントとすると90.2%と非常に良好な成績であり，ポリL乳酸吸収性スクリューの使用は有効であったと述べられている（Goto ら 2009）．

このようにわが国での寛骨臼部骨移植の成績は良好である．術後成績は骨欠損の程度や骨移植の方法などにも左右されるので，本章で述べたような方法で行えば良好な成績が期待できると考える．

文献

Goto K, Akiyama H, Kawanabe K, et al. Long-term results of cemented total hip arthroplasty for dysplasia, with structural autograft fixed with poly-L-lactic acid screws. J Arthroplasty. 2009; 24 : 1146-1151.

Iida H, Matsusue Y, Kawanabe K, et al. Cemented total hip arthroplasty with acetabular bone graft for developmental dysplasia. Longterm results and survivorship analysis. J Bone Joint Surg Br. 2000; 82 : 176-184.

Inao S, Matsuno T. Cemented total hip arthroplasty with autogenous acetabular bone grafting for hips with developmental dysplasia in adults: the results at a minimum of ten years. J Bone Joint Surg Br. 2000; 82 : 375-377.

Kobayashi S, Saito N, Horiuchi H, et al. Poor bone quality or hip structure as risk factors affecting survival of total-hip arthroplasty. Lancet. 2000; 355 : 1499-1504.

Mulroy RD Jr, Harris WH. Failure of acetabular autogenous grafts in total hip arthroplasty. Increasing incidence: a follow-up note. J Bone Joint Surg Am. 1990; 72 : 1536-1540.

Takaoka Y, Goto K, Tamura J, et al. Radiolucent lines do not affect the longevity of highly cross-linked polyethylene cemented components in total hip arthroplasty. Bone Joint J. 2021; 103-B: 1604-1610.

5 成績向上のための工夫

1. 界面バイオアクティブ骨セメント手技

セメントと骨の界面にハイドロキシアパタイト顆粒を介在させることによってセメントと骨の間の固着力を高めようとする方法で，1984年から大西らによって始められた（Oonishi ら 2001）．

この手技のポイントはアンカーホールを多数あけること，止血を完全にすることであり，セメントを挿入する直前に径0.9～1.5mmのハイドロキシアパタイト顆粒を2～3gリーミングした骨表面にスプーンでまばらにまく（図13）．

ここにセメント固定を行うことによって，骨の方から順にハイドロキシアパタイト顆粒，そしてセメントと傾斜機能材料となる．

界面に存在するハイドロキシアパタイト顆粒はほとんど吸収されないことからハイドロキシアパタイト顆粒周囲，すなわち界面には形成された骨が持続して存在することになる．これによりセメントと骨の間の固着力を持続させようする方法である．

平均17.3年の経過観察で，カップのX線像上の弛みは細かい顆粒を用いた群の0.8%に認めたのみで，大きい顆粒を用いた群では認めず，臨床成績は非常に良好であった（Oonishi ら 2008）．他施設からの報告はないが，良好な長期成績が期待される方法である．

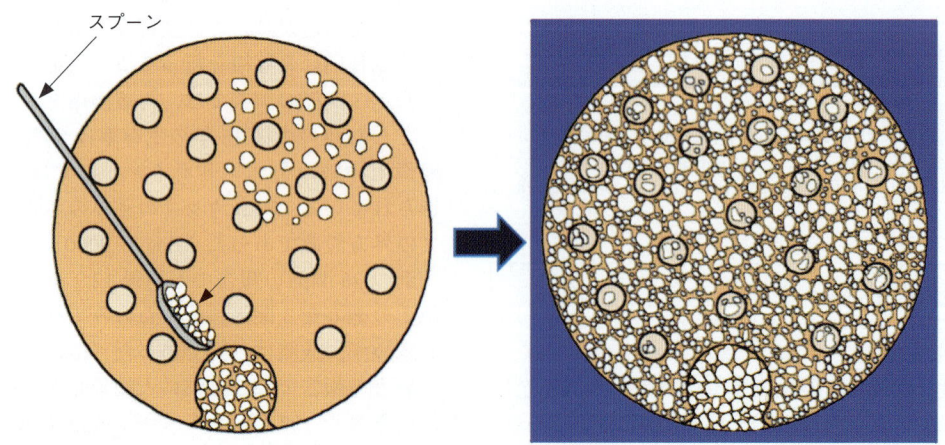

図13　寛骨臼側の界面バイオアクティブ骨セメント手技
スプーンを用いてハイドロキシアパタイト顆粒をリーミングした骨表面にできるだけ均等にばらまく．ハイドロキシアパタイト顆粒が骨表面全体に広がるようにガーゼで拭き広げると数層までのハイドロキシアパタイト顆粒によって骨表面が覆われる．その直後にセメントを挿入してカップを固定する．

文献
Oonishi H, Kadoya Y, Iwaki H, et al. Total hip arthroplasty with a modified cementing technique using hydroxyapatite granules. J Arthroplasty. 2001; 16 : 784-789.

Oonishi H, Ohashi H, Oonishi H Jr. THA with hydroxyapatite granules at cement-bone interface: 15- to 20-year results. Clin Orthop Relat Res. 2008; 466 : 373-379.

6 ピットフォールと合併症

　寛骨臼を展開した時に術者にみえてくるのは骨棘を伴った寛骨臼荷重部である．寛骨臼縁の骨棘は原臼の大きさより広がっていることが多く，また前方の骨棘の方が大きいために位置も前方寄りにみえる（図14）．

　したがって，みかけの寛骨臼に合わせてリーミングを行うと大きなリーマーで前寄りにリーミングを行ってしまい，前壁を破壊する危険性がある．

　リーミングは後壁に沿って内方まで行った後，前壁を確かめながらリーマーの大きさを大きくしていくとよい．

　寛骨臼上外側に用いる移植骨をトリミングする際，移植骨を固定してから最終的にトリミングする部位には硬い骨を残さないようにしておく．硬い骨が残っているとリーマーの刃があたった時に移植骨に大きな力が加わり，移植骨が破損することがある．

　カップのセメント固定の際，カップホルダーはセメントが固まる前に取り外しておく．セメントが固まるとはみ出したセメントで外せなくなることがる．

　寛骨臼側では大腿骨側ほどセメント圧が高くならないため，ショック状態になるようなセメントに伴う合併症の可能性は低い．合併症としては，セメントが固まるまでにカップの向きがずれて固定され，術後脱臼の可能性が高くなること，セメント片が残り third body wear の原因となる可能性があること，などである．

　対策としては，フランジの形成を適切に行っておくこと，視野を確保してカップの向きが変わらないことを確認しながらホルダーからボールのついたカッププレッシャライザーに持ち替えること，などである．セメント片に対してはよく洗浄した後，術野をよく観察してから閉創する．

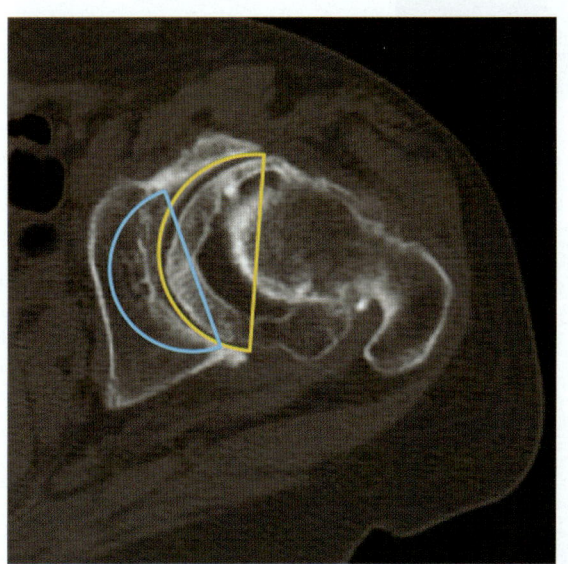

図14　骨棘形成によるカップ固定のピットフォール
58歳，女性．前方に大きな骨棘形成を伴った股関節症のCT像．術中にまずみえるのは前方の骨棘を伴った寛骨臼である（黄色）．骨棘を切除すると原臼は青線である．術中にまずみえる寛骨臼より原臼は，小さく後方に位置するのがわかる．

5 | ステムのセメント固定

1960年代初期に骨セメントとポリエチレンを応用したCharnley型の人工股関節全置換術（THA）によってTHAは実用化の時代となり（Charnley 1979），その後MüllerやExeterなどさまざまなセメントステムが登場した．

しかし，1980年代からセメントレスステムが普及し，セメントレスステムの成績向上に伴って最近ではもともとセメントステムが主流であった北欧で3～5割，英国でおよそ4割の人工股関節がセメントレス固定されるようになってきている．

米国やわが国では9割以上がセメントレス固定され，セメントレス固定が主流になっている（AAOS American Joint Replacement Registry 2022）．

最近のセメントとセメントレスTHAの成績を比較したレジストリーの結果では，特に高齢者に限ってみると75歳以上の患者ではセメントの方が優れ

ていた．このようにレジストリーの結果にもかかわらず，セメントレスTHAが増加傾向にあることを"uncemented paradox"と表現している報告もある．

大腿骨近位部骨折ガイドラインにおいては人工物置換の際のステム選択に関して，英国ではセメントステムを推奨するとされており（NICE 2013），米国でもセメントステムを強く推奨するとなっている（AAOS 2021）．

わが国のガイドラインも2021年に改訂されセメントステムを提案するとされており（大腿骨頚部／転子部骨折診療ガイドライン策定委員会 2021），今後は特に高齢者に対してはセメントステムの選択を考慮する必要がある（図1）．

セメントステムの利点は大腿骨のさまざまな変形に対応しやすく，前捻の調整が容易である．また，骨粗鬆化の強い骨でも対応できる．

一方，欠点としては，セメント手技が煩雑であること，セメント注入に伴う血圧低下や肺塞栓症などの副作用の可能性があること，などがあげられる．

ここではセメントステムのコンセプト，セメント手技の改良，セメントマントルに関する議論について解説する．

文献

American Academy of Orthopaedic Surgeons. Management of hip fractures in older adults: Evidence-based clinical practice guideline. 2021.

American Academy of Orthopaedic Surgeons American Joint Replacement Registry. The ninth annual report of the AJRR on hip and knee arthroplasty. 2022.

Bunyoz KI, Malchau E, Malchau H, et al. Has the use of fixation techniques in THA changed in this decade? The uncemented paradox revisited. Clin Orthop Relat Res. 2020; 478: 697-704.

Charnley J. Low Friction Arthroplasty of the Hip: Theory and Practice. Springer-Verlag. 1979.

大腿骨頚部／転子部骨折診療ガイドライン策定委員会. 大腿骨頚部／転子部骨折診療ガイドライン2021. 2021.

National Institute for Health and Clinical Excellence. Hip fracture: Evidence update March 2013. 2013.

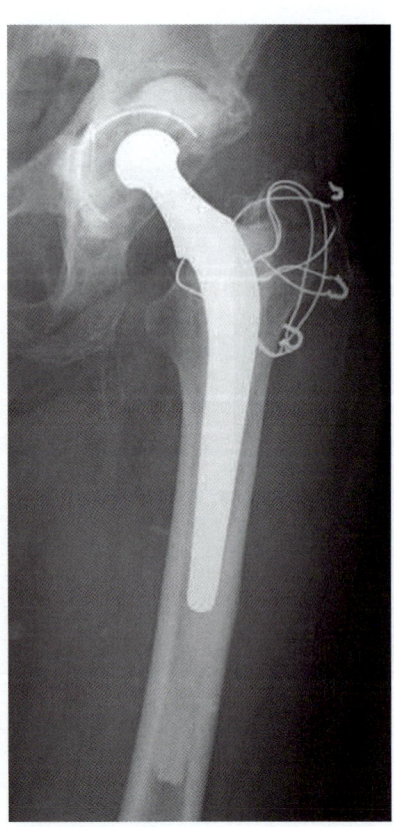

図1 ステムのセメント固定
41歳（女性）時にCharnley型THAを受けた．術後28年でカップにはX線上の弛みを認めるが，ステムには弛みもなく，大腿骨にも変化を認めない．疼痛もなく経過良好である．

1 | 適 応

セメントステムはすべての年齢，疾患に適応がある．10歳台の例に対してセメント使用THAを行い，最長34年間経過を観察した結果，成績は良好であったと報告されている（Wroblewskiら2010）．

高齢者にはもちろん適応があるが，骨粗鬆症がある場合，過度にセメント圧を加えたり，セメントが固くなってからステムを挿入してプラグが遠位に移動したりすると，肺塞栓症などの合併症を起こす可能性が高くなるため（Pitto ら 1998），セメント手技に注意を要する．

わが国に多い寛骨臼形成不全症による2次性変形性股関節症では大腿骨頚部が外反や過前捻変形をきたしていることがあるが，このような場合にもセメントステムはアライメントの調整がしやすくよい適応である．

一方，高位脱臼や大腿骨骨幹部の変形のために大腿骨骨切り術を併用する場合にはセメントレスステムの方が手技は容易である．

文献

Pitto RP, Koessler M, Draenert K. The John Charnley Award. Prophylaxis of fat and bone marrow embolism in cemented total hip arthroplasty. Clin Orthop Relat Res. 1998; 355: 23-34.

Wroblewski BM, Purbach B, Siney PD, et al. Charnley low-friction arthroplasty in teenage patients: the ultimate challenge. J Bone Joint Surg Br. 2010; 92 : 486-488.

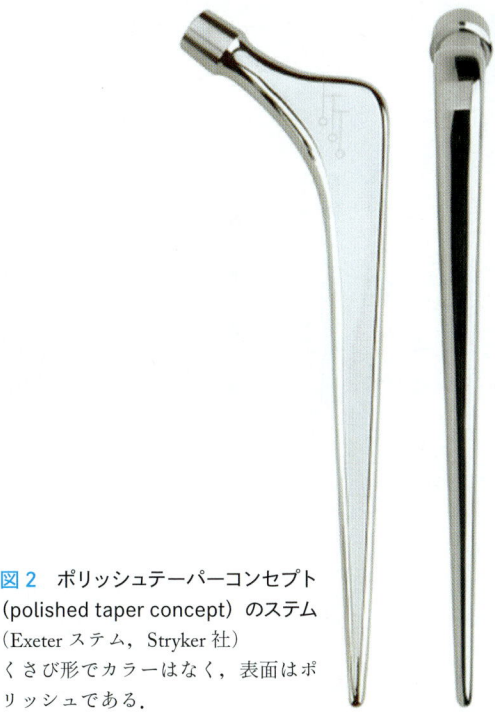

図2　ポリッシュテーパーコンセプト（polished taper concept）のステム（Exeter ステム，Stryker 社）
くさび形でカラーはなく，表面はポリッシュである．

2 ステムの種類

セメントステムにはいくつかのデザインコンセプトがあったが，基礎的研究や臨床成績から，大きく2つのコンセプトに集約されてきた．

それはカラーレスポリッシュテーパーコンセプト（force closed）とフランジ（カラー）付きで表面の粗いコンポジットビームコンセプト（shape closed）である．

ポリッシュテーパーコンセプトのステムはくさび形（taper）でカラーはなく，表面はポリッシュである（Huiskes ら 1998, Scheerlinck ら 2006）（図2）．

このタイプのステムに軸圧迫力が加わると，ステムとセメント間での固着力はないのでステムは沈下する．ステムの沈下はセメントのクリープ変形によって起こり，セメントに加わる荷重を均等に分散してセメントマントルを周辺へ押し広げる力（放射状圧縮力と周方向応力，hoop tension）が発生する．

一方，この応力はセメントと骨の界面ではセメントから骨方向への圧縮力として伝わるのでセメントと骨の界面は安定化し，同時に骨萎縮の予防としても働く（図3）．

このようにセメントから骨方向に作用する応力は圧縮力が主であり剪断力は小さいためセメントの破損が起こりにくく，このことがセメントタイプのステムが長期耐用性を示す要因であると考えられる．

ポリッシュテーパーコンセプトではステムの形状だけではなく，表面がポリッシュである必要がある．ステムの表面粗さがその臨床成績を左右した例としてExeter ステム（Stryker 社）がよくあげられる（図4）．

Exeter ステムは，挿入の際にセメント圧を高めるために直線的なダブルテーパーステムとして開発された．その当時，ステンレスインプラントに対する英国の基準がポリッシュであったためステムも当然ポリッシュになり，1970 年から臨床応用された（Fowler ら 1988）．

しかし，ステム折損が起こったために 1976 年に材料は変更され，同時に表面粗さもその当時流行していたマット（matt）に変更された．ステム折損はなくなったが，早期に弛みが認められるようになった（Howie ら 1998）．

詳細に観察すると，ポリッシュの時にみられたセメント内でのステムの沈下がマットではみられず，ポリッシュによるステムからセメントへの均等な応力伝達が鍵であったと考えられた（Huiskes ら 1998）．

1986 年にポリッシュに戻され，その後の長期成績は再び良好となった（Espehaug ら 2009）．

また，このポリッシュテーパーステムには前額面と矢状面でテーパー形状を呈するダブルテーパース

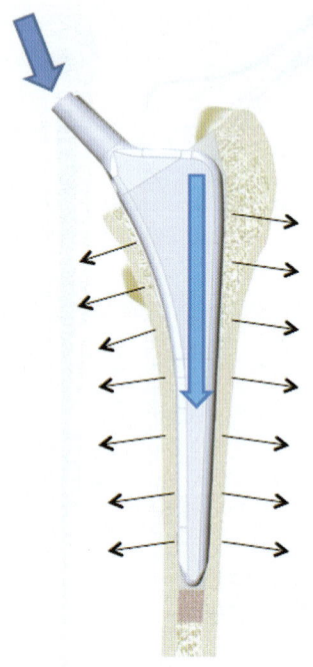

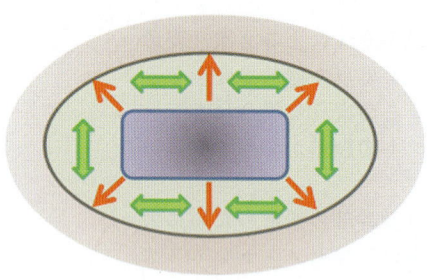

図3　ポリッシュテーパーコンセプトと hoop tension
ポリッシュテーパーコンセプトのステムに軸圧迫力が加わると，ステムとセメント間での固着力はないのでステムは沈下し，セメントマントルを周辺へ押し広げる力（放射状圧縮力と周方向応力，hoop tension）が発生する．

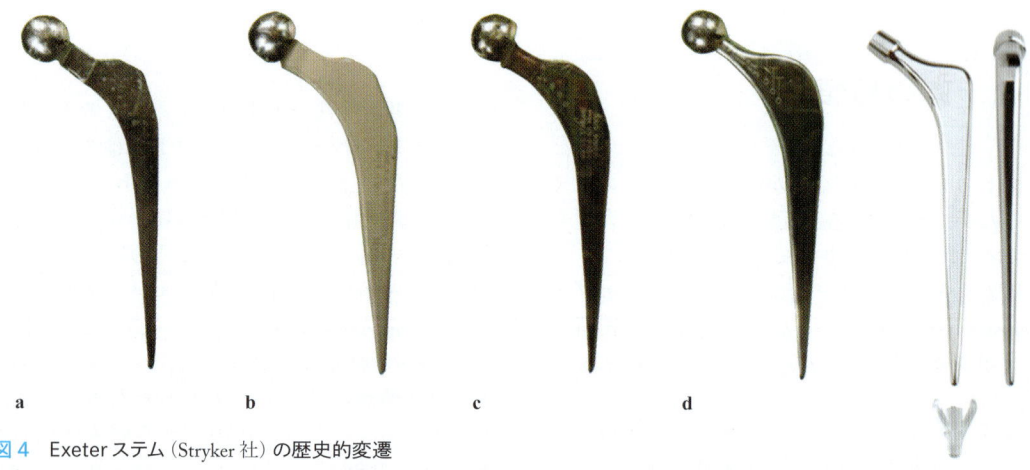

図4　Exeter ステム（Stryker 社）の歴史的変遷
当初，ステム表面はポリッシュ（polish）であったが (a)，途中でマット（matt）に変更された (b)．しかし，早期に弛みが認められるようになり，再びポリッシュに戻された (c, d)．デザインの改良を経て，現在は (e) のような形状になっている．

テムとさらに横断面でもテーパー形状を呈するトリプルテーパーステムがある．

　有限要素法による力学解析では，トリプルテーパーステムの方がダブルテーパーステムより大腿骨近位部への荷重伝達が多く，骨セメントへのストレスが分散しセメントへの負担が少ないと報告されている（New ら 2005）（図5）．

　もう1つのコンセプトはコンポジットビームコンセプトである（Huiskes ら 1998, Scheerlinck ら 2006）（図6）．

　このステムの表面はマット（matt），ラフ（rough）もしくはテクスチャード（textured）（凹凸のある）であり，ここにセメントが入り込むことによりステムとセメントは強固に固着し，ステムとセメントが一体となって骨に固定されるものである．

　しかし，ステムとセメントの Young 率が異なるため，荷重が加わればステムとセメントのひずみが異なる．もし，ステムとセメント間の固着が十分でなければステムとセメントの界面でマイクロモーション（micromotion）が起こり debonding する可能

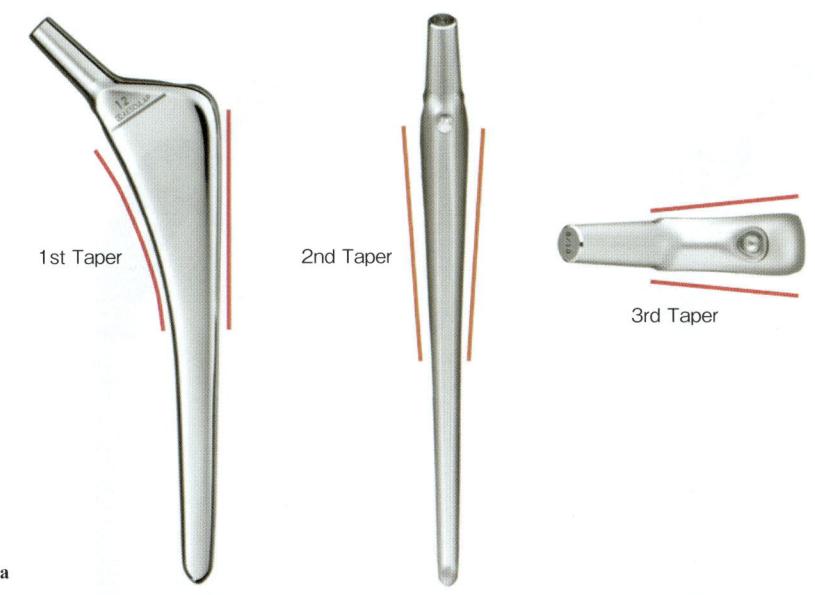

1st Taper　　2nd Taper

3rd Taper

a

ダブルテーパーステム　　　　トリプルテーパーステム

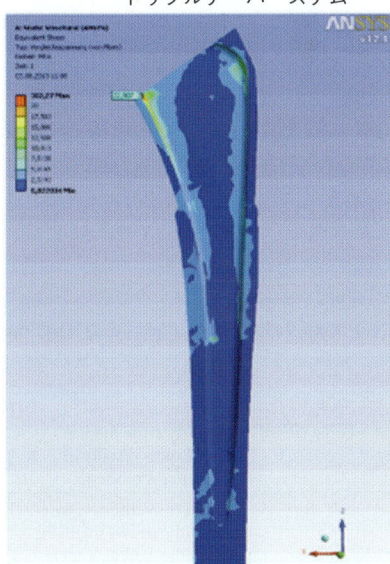

b

図5　有限要素法によるトリプルテーパーステムとダブルテーパーステムの骨セメントへのストレス分散の違い

a: 研究に使用されたトリプルテーパーステム（Trilliance, B. Braun Aesculap 社）．前額面，矢状面に加えて横断面がテーパー形状になっている．

b: 階段を上る際にステムと骨セメント界面で生じる Mises stress 分布図．ダブルテーパーステムとしては横断面でテーパー形状のないものとしたところ，ダブルテーパーステム（左）と比べてトリプルテーパーステム（右）の方がより多くの応力が近位部に広範囲に伝達されている．（Ulm 大学，Simon U 先生の研究）

性をはらみ，ステムとセメントの界面に弱点があることを意味している．

　また，ステムへの軸圧迫力はそのまま骨とセメントの界面に伝わるため，この界面には大きな剪断力が働き，やがては破綻につながる危険性もある．

　このコンセプトでつくられたステムとして，ステムの製造過程でステム表面にポリメチルメタクリレートをプレコーティングしてステムとセメント間の固着を改善するように試みられたものがある（Davies ら 1993）（図 7）．

　このプレコートステムの初期の報告では短期から中期で良好な生存率を示したが，その後の平均 6 年の報告では 15％に弛みが生じており（Dowd ら 1998），現在ではプレコーティングはステムのセメントステム固定には弊害があると考えられている．

　このようにコンポジットビームコンセプトのステムは成績の良好なものもあるが，問題のあるものもある．

　実際にはこれらのコンセプトにあてはまらないステムも存在し，新たに 4 つの分類方法も考案されている（Cassar-Gheiti ら 2020，表 1）．カラーレスポリッシュテーパーとコンポジットビームは，ステム形状

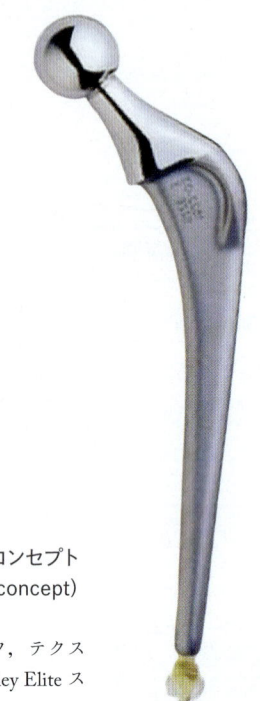

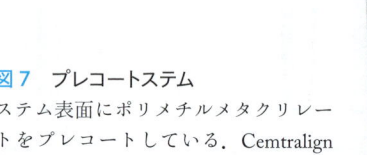

図6　コンポジットビームコンセプト
　　　（composite beam concept）
　　　のステム
ステム表面はマット，ラフ，テクス
チャードである．Charnley Elite ス
テム（DePuy 社）

図7　プレコートステム
ステム表面にポリメチルメタクリレー
トをプレコートしている．Cemtralign
ステム（Zimmer Biomet 社）

表1　セメントステムデザイン分類（Cassar-Gheiti ら 2020）
各分類の再置換用ステムは，標準ステムより短いもの（Rs）と長いもの（Rl）を付記する．

Type	Subtype	Geometry	General category	Description	Fixation	Cement mantle	Example
1	1a	Double taper	Collarless Polished Tapers – Force closed	Flat and thin antero-posteriorly, wide medio-lateral. Tapers distally in both planes. Polished.	Force closed	2mm to 4mm	Exeter, CPCS, CPT, MS-30
	1b	Triple taper		Flat and thin antero- posteriorly and narrows medially, wide medio-lateral. Tapers distally in three planes (AP, Ml & medially in the axial pane). Polished.	Force closed		C-Stem
2	2a	Rounded, Flanged	Flanged and rough-ened – Shape closed	Round and thick with minimal tapering distally, can be flanged and have a collar.	Shape closed	2mm to 4mm	Charnley, Excia, Spectron EF
	2b	Tapered, Flanged		Narrowed antero-poste-rior, wide medio-lateral straight stems, flanged an usually have a collar.	Shape closed		Cemented Synergy, Cemented Summit
3		Single wedge	Press-fit Wedge – line to line	Rectangular cross section. Flat stem, thin in the antero-posterior plane, wide me-dio-lateral straight stem. Rough or polished surface.	Shape closed, 3-point fixation	1mm or less	Mueller, CMK, Cemented Taper-loc, Quadra C, Cemented Avenir, Cemented Corail, Cemented TwinSys
4		Anatomical	Curved Anatomical	Curved, rounder, wider medi-olateral than antero- posteri-or, posterior bow in metaphy-sis, anterior bow in diaphysis, inbuilt neck anteversion.	Shape closed	2mm	lubinus SP I and II, Olympia

によってさらに2種類の亜型に細分されている.

その1つに press-fit wedge（line-to-line）というコンセプトがあり，これはステムのデザインとセメントマントルの両者を考慮したコンセプトである.

ステム表面はポリッシュされておりデザインはテーパー形状である点はポリッシュテーパーコンセプトと同じであるが，ラスプと同じサイズのステムをセメント固定する点が他のコンセプトと違っている．セメントマントルは薄くなるが，ステム注入時に自然にセメントが圧入されるのがこのコンセプトのポイントである.

line to line でも，表面加工が異なったり，ラスプとステムのサイズ差が異なったりしており（0～1mm），shape closed の範疇だが Muller の3点固定の概念を含むものもあり，頸体角が大きい傾向にある（Ⅷ編10章人工股関節一覧参照，☞ p.1157）.

文献

Cassar-Gheiti AJ, McColgan R, Kelly M, et al. Current concepts and outcomes in cemented femoral stem design and cementation techniques: the argument for a new classification system. EFORT Open Rev. 2020; 5: 241-252.

Davies JP, Harris WH. Strength of cement-metal interfaces in fatigue: comparison of smooth, porous and precoated specimens. Clin Mater. 1993; 12 : 121-126.

Dowd JE, Cha CW, Trakru S, et al. Failure of total hip arthroplasty with a precoated prosthesis. 4- to 11-year results. Clin Orthop Relat Res. 1998; 355 : 123-136.

Espehaug B, Furnes O, Engesaeter LB, et al. 18 years of results with cemented primary hip prostheses in the Norwegian Arthroplasty Register: concerns about some newer implants. Acta Orthop. 2009; 80 : 402-412.

Fowler JL, Gie GA, Lee AJ, et al. Experience with the Exeter total hip replacement since 1970. Orthop Clin North Am. 1988; 19 : 477-489.

Howie DW, Middleton RG, Costi K. Loosening of matt and polished cemented femoral stems. J Bone Joint Surg Br. 1998; 80 : 573-576.

Huiskes R, Verdonschot N, Nivbrant B. Migration, stem shape, and surface finish in cemented total hip arthroplasty. Clin Orthop Relat Res. 1998; 355 : 103-112.

New AM, Taylor M, Wroblewski BM. Effect of hip stem taper on cement stresses. Orthopedics. 2005; 28 (8 Suppl): s857-s862.

Scheerlinck T, Casteleyn PP. The design features of cemented femoral hip implants. J Bone Joint Surg Br. 2006; 88 : 1409-1418.

表2 セメント手技の改良

	第1世代	第2世代	第3世代
髄腔洗浄	限られた範囲で	パルス洗浄	パルス洗浄
髄腔プラグ	なし	あり	あり
セメントガン	なし	あり	あり
圧入	指で	プレッシャライザーで	プレッシャライザーで
セメント混合	手で	手で	バキュームミキシング

3 ステムのセメント固定

1. セメント手技の改良

Charnley はセメントに圧を加えることの重要性を強調していたが（Charnley 1979），初期の頃のセメント手技はかなり大雑把であった．その後，術後X線像でのセメント充填具合が THA の成績に影響を及ぼすことが明らかになった（Barrack ら 1992）.

セメントを骨髄腔内に十分に充填すること，骨とセメント間の機械的な連結を示す mechanical interlock を得るために骨母床を洗浄しプレッシャライザー（pressurizer）などでセメントを圧入すること，などセメント手技は次々と改良されてきた（表2）.

初期の手技（第1世代）はラスプによって海綿骨を掻爬して形成された大腿骨髄腔にセメントボールで混ぜられたセメントを手作業で注入するものであった.

この第1世代手技をより確実にするために髄腔パルス洗浄（図8），髄腔プラグの使用（図9），セメントガンによる逆行性セメント充填を行うことが第2世代手技になる.

すなわち，髄腔プラグで骨髄腔の遠位を閉鎖することによって骨セメントを充填する範囲を閉鎖空間とする.

また，この骨髄腔を洗浄することによって骨母床

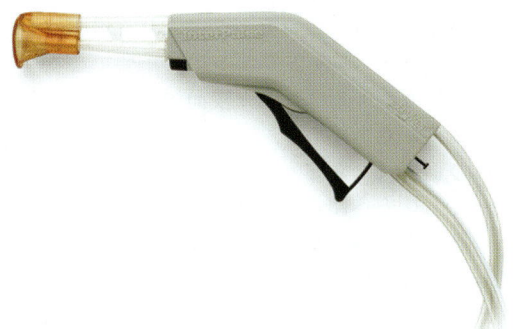

図8 パルス洗浄器（Stryker 社）

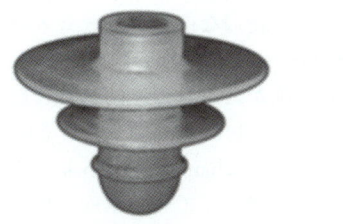
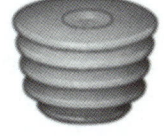

図9 髄腔プラグ（Stryker 社）

表面の血腫，軟部組織，骨片を除去してセメントが海綿骨内に浸透しやすい環境にする．

さらに，セメントガンによって遠位から近位に向かって逆行性にセメントを注入することによって十分にセメントが充填できる．その状態でステムを挿入するとセメントに圧がかかってセメントは海綿骨内に浸透し，より良好な mechanical interlock が得られる．

第3世代手技はさらにセメントの混合にバキュームミキシング（vacuum mixing）を使用している（図10）．

バキュームミキシングによってセメントはより均一に撹拌され，気孔率は低下し強度は増加する．セメントとインプラントの界面での気孔はセメントクラックの発生に関係するので（Jasty ら 1991），気孔率の低下によってセメントとインプラントの界面の耐用年数は長くなる．

スウェーデンのレジストリーの研究によると髄腔洗浄，髄腔プラグの使用，セメントガンによる逆行性セメント充填は第1世代手技と比べ THA の無菌性弛みの危険率を 25％低下させる効果があった（Herberts ら 1997）．

また，生存率をみると第1世代，第2世代，第3世代の順に高くなっており，セメント手技が THA の長期成績に影響していることが示されている．

2．骨母床の準備

大腿骨頚部骨切り面の後外側部に箱ノミを用いて海綿骨を切除する．この箱ノミを入れる場所はステムのアラインメントを左右するので重要である．箱ノミが骨切り部の頚部外側と後面の骨皮質を少し切除する程度が適当である．

骨切り面中央から挿入すると側面からみてステムは前方から後方へ傾斜した状態となり（図11），また，外側寄りに挿入しないと内反位になってしまうので注意が必要である．

方向が決まればラスプを順に入れていき，髄腔の掘削を行う．基本的には挿入し得る最大のラスプまで掘削を行う．

ただし，大きすぎるラスプを用いると海綿骨が削り取られてしまって皮質骨内面が平滑になってしまう．残存する海綿骨は，脆弱な部分を除きセメントとの mechanical interlock のために温存する．

適切なラスプでの掘削が終われば，髄腔を大量のパルス洗浄水で洗浄する．目的は血腫や骨片を除去してセメントが母床骨と mechanical interlock しやすくすること，髄内脂肪も除去して脂肪塞栓の危険性を減らすことである．

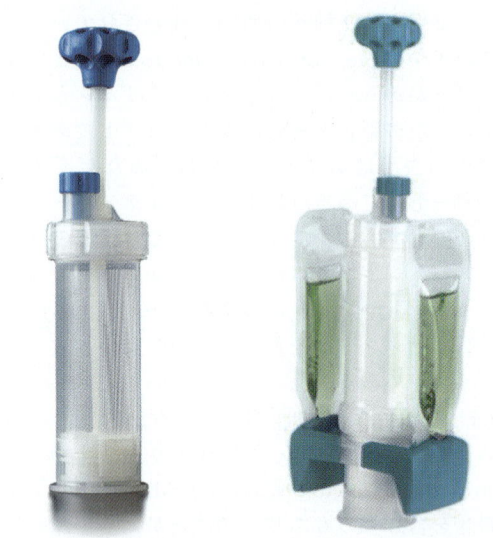

図 10　バキュームミキシング（vacuum mixing）の装置
最近では骨セメントと一緒にパッケージされているものもある（右）．（Zimmer Biomet 社）

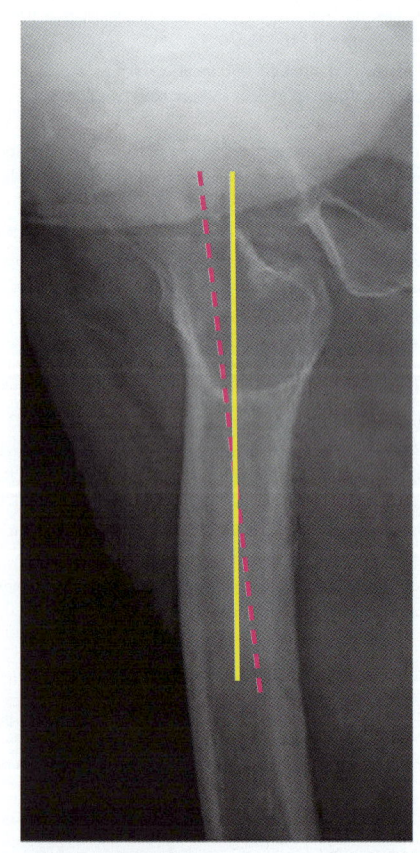

図 11　単純 X 線側面像からみたステムの挿入位置
大腿骨の単純 X 線側面像をみると大腿骨近位部は弯曲している．骨切り面中央から挿入するとステムは前方から後方へ挿入される（赤点線）．正しいアラインメントにステムを挿入するには大腿骨頚部骨切り面の後方から挿入する必要がある（黄線）．

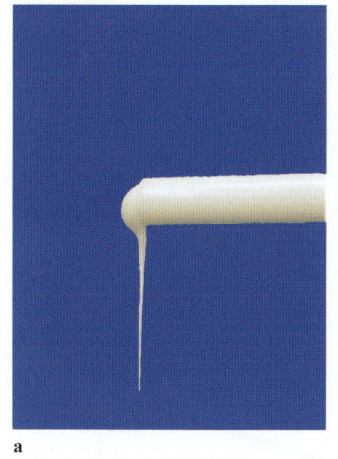
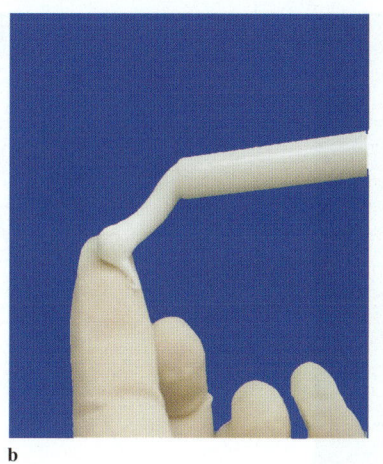
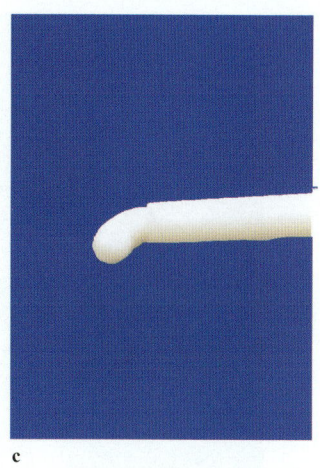

図12 セメントガンでの骨セメントの硬化の様子

a: mixing phase：流れるように垂れる．

b: sticky phase：粘性は高くなるが，まだ垂れてくる．触ると手袋に粘着する．

c: working phase：ゆるやかに垂れてくるがこぼれ落ちることはない．手袋にも粘着しなくなり，セメント注入の時期である．

　止血のために過酸化水素が用いられることもあったが，気泡による肺塞栓と心停止の報告以来（Timperley ら 1989），英国では使用禁止となっている．過酸化水素によるセメント強度低下の懸念もあり，過酸化水素による非感染性弛みの低下の証拠がないことから（Zhou ら 2022），パルス洗浄が最も重要と考えられる．

　次に，予想されるステム遠位端の位置から 1.5 ～ 2cm 遠位に髄腔プラグを固定する．これによってステムの遠位に 2cm ほどの骨セメントのみの部分が形成される．

　セメントを準備する間は髄腔からの出血を抑えるためにガーゼを詰めてパッキングを行う．この際にも止血のためには低血圧麻酔が有効である．

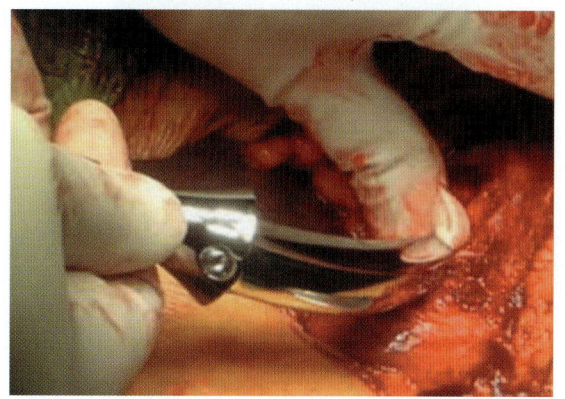

図13　ステムの挿入

ステム挿入の際，骨切り面内側に指を添えて土手をつくっておくとセメントに圧がかかりやすく，またステムの内反位挿入にもなりにくい．

3．ステムの固定

　バキュームミキシングでセメントを撹拌しセメントガンにセットする．ノズルからセメントを少し押し出した時にセメントが手袋につかず，ほとんど垂れてこなくなった時期が注入のタイミングである（図12）．もう1度髄腔を洗浄，吸引しセメントの注入に移る．

　セメントはセメントガンで圧をかけながら遠位から逆行性に注入していく．この際，ノズルを引きながら注入するのではなく，セメントを注入することによってノズルが押し戻されるので，その抵抗を感じながら近位部まで注入を行う．

　大腿骨頚部骨切り部からセメントがあふれてきたら母指で入り口をふさぎ，さらに骨セメントを注入しながら髄腔内のセメントに持続的に圧をかけつづ

ける．

　セメントガンのなかのセメントがなくなるまで少しずつセメントを注入し，圧をかけつづける．

　大腿骨近位部を密閉する器具（プレッシャライザー）もあるが，母指で密閉するとセメントに加わる圧を感じながらセメントの注入が行える．

　セメントの注入が終わればステムの挿入に移る．過剰なセメントを除去し，ステムを用手的あるいはステム挿入器を用いてゆっくりと抵抗を感じながら挿入する．

　この際も入り口の内側に指を添えて土手をつくっておくと骨セメントに圧がかかりやすく，またステムの内反位挿入にもなりにくい（図13）．

　ステム挿入時にセメント圧は最も高くなる．ステ

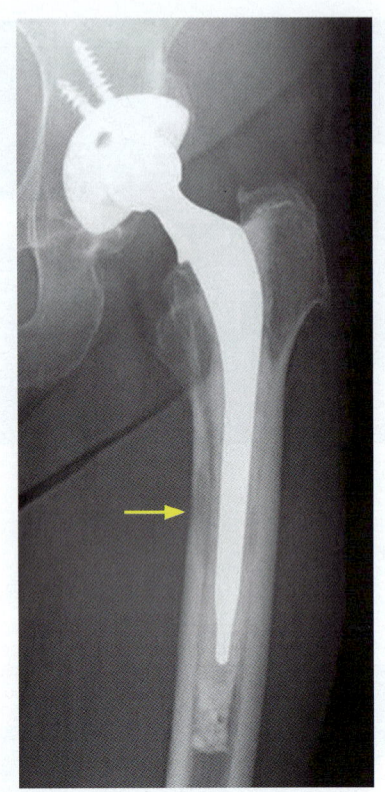

図14　骨溶解
57歳, 女性. THA後8年. 骨とセメント
の界面に発生した骨溶解を認める（矢印）.

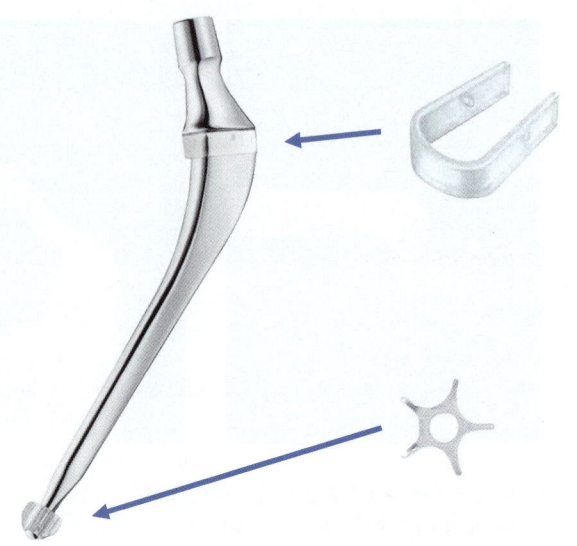

図15　近位部セントラライザーとディスタルセントラライザー
（Zimmer Biomet 社）

ム挿入完了後セメントが硬化するまでは, 不用意な手の動きや下肢の動きによるステムの動揺に注意する.

4. セメントマントル

セメントはステムに加わった荷重を骨に伝達する重要な役割を果たしている. しかし, 理想的なセメントマントルの厚さに関してはいまだ議論のあるところである.

THA後の屍体標本を用いた研究ではセメントクラックの90％はセメントマントルが1mm以下の部分で発生していた（Kawate ら 1998）.

セメントクラックの部分から摺動部で生じる摩耗粉が骨とセメントの界面に達する. その結果, その部位に骨溶解（osteolysis）を生じ, インプラントの弛みにつながると考えられている（Maloney ら 1990）（図14）. 一方, 最低2〜3mmの厚さのセメントマントルがステム全周にわたって確保されていることがよりよい成績につながっていたという報告がある（Josh ら 1998）. したがって, 一般的にはステム周囲に少なくとも2〜4mmのセメントマントルを確保すべきと考えられている.

多くのセメントステムのシステムではステム周囲に均一なセメントマントルを確保するためにラスプはステムより全周で1〜3mm程度大きくつくられている.

しかし, ステムがラスプで準備された骨髄腔の中央に挿入されなければ, 均一なセメントマントルは達成できない. 特にステム先端部は骨皮質にあたりやすく, ここでのセメントマントルが薄くなる危険性がある. このリスクを減らすためにセントラライザーが用意されている（図15）.

ただし, セントラライザーはステム挿入位置を髄腔中央にするのには有効であるが, 臨床成績を改善するかどうかについては明らかではない（Aydin ら 2009）.

このセメントマントルに対する考え方に対し, セメントマントルの厚さにはこだわらず薄い部分や欠損する部分があっても良好な長期成績を得ることができるとの考え方が発表された.

この考え方はフランスで開発されたステムでの経験から発想され, いわゆる "French paradox" とよばれている（Langlais ら 2003）.

これに関する代表的なステムはCMKステム（Zimmer Biomet 社）, Ostealステム（Ceraver 社）であり, polished rectangular double taper stem である（図16）.

髄腔内の脆弱な海綿骨はすべて取り除き, 髄腔を最大限占拠するステムを使用する. その結果, セメントマントルは場所によって薄くなったり, 場合によっては欠損したりする可能性がある.

しかし, CMKステムでは良好な長期成績が報告

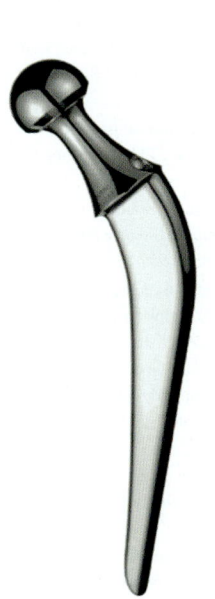

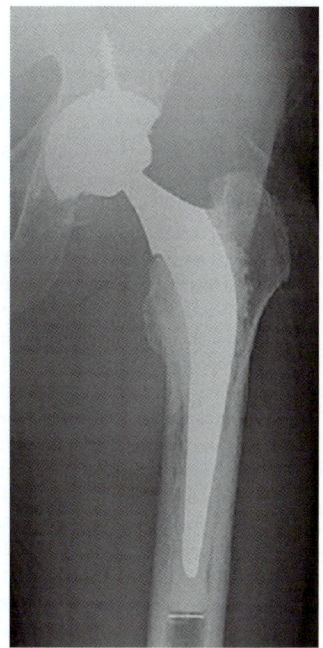

図 16　CMK ステム（Zimmer Biomet 社）と術後単純 X 線像
セメントマントルの薄い部分が認められる．

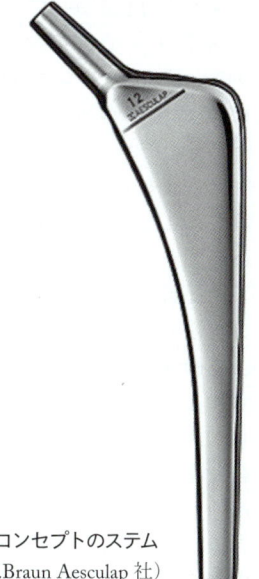

図 17　line-to-line のコンセプトのステム
（Trilliance, B.Braun Aesculap 社）
ラスプとステムの大きさが同じで，あえ
てラスプでセメントマントルを確保し
ないデザインになっている（line-to-line
concept）．

されており，その理由としてセメント注入後に髄腔を最大限占拠するステムを挿入することによって骨とセメントの界面でのセメント圧が高まり，セメントが海綿骨としっかりと mechanical interlock するためと考えられている（El Masri ら 2010）．

この "French paradox" の考え方を取り入れたステムはわが国からも開発，販売されており，line-to-line はセメントステムのデザインとセメントマントルの組み合わせでセメントステムコンセプトの新たなカテゴリーになると考えられる（大橋ら 2022）（図17）．

文献

Aydin N, Bezer M, Akgulle AH, et al. Comparison of distal and proximal centralising devices in hip arthroplasty. Int Orthop. 2009; 33 : 945-948.

Barrack RL, Mulroy RD Jr, Harris WH. Improved cementing techniques and femoral component loosening in young patients with hip arthroplasty. A 12-year radiographic review. J Bone Joint Surg Br. 1992; 74 : 385-389.

Charnley J. Low Friction Arthroplasty of the Hip: Theory and Practice. Springer-Verlag. 1979.

El Masri F, Kerboull L, Kerboull M, et al. Is the so-called 'French paradox' a reality?: long-term survival and migration of the Charnley-Kerboull stem cemented line-to-line. J Bone Joint Surg Br. 2010; 92 : 342-348.

Herberts P, Malchau H. How outcome studies have changed total hip arthroplasty practices in Sweden. Clin Orthop Relat Res. 1997; 344 : 44-60.

Jasty M, Maloney WJ, Bragdon CR, et al. The initiation of failure in cemented femoral components of hip arthroplasties. J Bone Joint Surg Br. 1991; 73 : 551-558.

Joshi RP, Eftekhar NS, McMahon DJ, et al. Osteolysis after Charnley primary low-friction arthroplasty. A comparison of two matched paired groups. J Bone Joint Surg Br. 1998; 80 : 585-590.

Kawate K, Maloney WJ, Bragdon CR, et al. Importance of a thin cement mantle. Autopsy studies of eight hips. Clin Orthop Relat Res. 1998; 355: 70-76.

Langlais F, Kerboull M, Sedel L, et al. The 'French paradox'. J Bone Joint Surg Br. 2003; 85 : 17-20.

Maloney WJ, Jasty M, Rosenberg A, et al. Bone lysis in well-fixed cemented femoral components. J Bone Joint Surg Br. 1990; 72 : 966-970.

大橋弘嗣, 渭川徹秀, 前田真吾, 他. セメントステムコンセプトの再考：Line-to-line concept とその長期成績. 東海関節. 2022; 14: 1-6.

Timperley AJ, Bracey DJ. Cardiac arrest following the use of hydrogen peroxide during arthroplasty. J Arthroplasty. 1989 4: 369-370.

Zhou AK, Girish M, Thahir A, et al. The role of hydrogen peroxide in hip arthroplasty: A narrative review. J Perioper Pract. 2022; 32: 178-182.

4 ｜ 長期成績

セメントステムの長期成績は一般的には 10 年生存率で 90％をこえるようになってきており，ある程度約束された成績を期待できるインプラントになっている．

一方，セメントレスステムの成績も向上してきたので，両者の成績の差はなくなってきた．ここではセメントステムとセメントレスステムの長期成績の比較を紹介する．

セメント THA が 95％を占めるスウェーデンのレジストリーではセメント THA の 10 年生存率は 94％，セメントレス THA では 85％とセメント THA の成績が勝っていた（Hailer ら 2010）．一方，カナダでのランダム化比較試験での成績では 20 年の生存率はセメントレス THA の成績が勝っていたと報告されている（Corten ら 2011）．

わが国からのセメントステムとセメントレスステムを比較した長期報告では，バイオセラム 4 型と 5 型のセメントステムの 20 年の生存率は 96％，Lübeck セメントレスステムの 19 年生存率は 92％といずれも良好で有意差はなく（菅野ら 2007），セメントステムとセメントレスステムの長期成績は両者とも良好である．

各種セメントステムに関するわが国からの長期報告では，22mm 骨頭径の Charnley stem を使用した術後 30 年での再置換術をエンドポイントとした生存率は 82％であり（Goto ら 2014），チタン製 Charnley type stem の術後 20 年の再置換術をエンドポイントとした生存率は 95.9％と良好な成績であった（Okutani ら 2019）．

Exeter stem を使用した他施設研究では術後 9 年での再置換術をエンドポイントとした生存率は 95％と報告されている（Fujita ら 2012）．

line-to-line concept としてわが国で開発された Trilliance stem では術後 10 年での再置換術をエンドポイントとした生存率は 100％との報告がある（Ohashi ら 2021）．コンポジットビームステムである DCMJ の 10 年以上の追跡調査でも 100％の生存率であり（Hashimoto ら 2021），セメントステムのコンセプトによらず，適切な手技であればいずれも良好な長期成績を示している．

一方で，一部のプレコートなどのコンポジットビームと表面の粗いテーパースリップの成績不良で，英国でもセメントステムの主流は鏡面仕上げのカラーレスポリッシュテーパーとなったが，セメントマントル内でステム沈下による大腿骨骨折の頻度がコンポジットビームよりも高いという報告（Jain ら 2024，Mabrouk ら 2024）や，再置換しか生存率に反映されない registry の問題で，テーパースリップのステム周囲骨折が骨接合術で加療されても registry に反映されず，短期再手術リスクは full HA よりも高い可能性があるという報告もあり（Lynch Wong ら 2024），長期成績だけでなく，ステム周囲骨折リスクを踏まえたセメントステムの評価が重要である．

文献

Corten K, Bourne RB, Charron KD, et al. Comparison of total hip arthroplasty performed with and without cement: a randomized trial: a concise follow-up, at twenty years, of previous reports. J Bone Joint Surg Am. 2011; 93 : 1335-1338.

Fujita H, Katayama N, Iwase T, et al. Multi-center study of use of the Exeter stem in Japan: evaluation of 1000 primary THA. J Orthop Sci. 2012; 17: 370-376.

Goto E, Teranishi T, Tsuji M, et al. Long-term clinical results of Charnley total hip arthroplasty using a matte satin-finished stem: a 30-year average follow-up study. J Orthop Sci. 2014; 19: 959-964.

Hailer NP, Garellick G, Kärrholm J. Uncemented and cemented primary total hip arthroplasty in the Swedish Hip Arthroplasty Register. Acta Orthop. 2010; 81: 34-41.

Hashimoto Y, Ando W, Sakai T, et al. The effects of rasp oversize on the clinical and radiographic outcomes of total hip arthroplasty with a collared satin-finished composite beam cemented stem. J Arthroplasty. 2021; 36: 2055-2061.

Jain S, Lamb JN, Pandit H. Cemented femoral stem design and postoperative periprosthetic fracture risk following total hip arthroplasty. Bone Joint J. 2024; 106-B: 11-15.

Lynch Wong M, Robinson M, Bryce L, et al. Reoperation risk of periprosthetic fracture after primary total hip arthroplasty using a collared cementless or a taper-slip cemented stem. Bone Joint J. 2024; 106-B: 144-150.

Mabrouk A, Feathers JR, Mahmood A, et al. Systematic review and meta-analysis of studies comparing the rate of post-operative periprosthetic fracture following hip arthroplasty with a polished taper slip versus composite beam stem. J Arthroplasty. 2024; 39: 269-275.

Ohashi H, Iida S, Minato I. Minimum ten-year outcome of a triple-tapered femoral stem implanted with line-to-line cementing technique. BMC Musculoskeletal Disord. 2021; 22: 601.

Okutani Y, Goto K, Kuroda Y, et al. Long-term outcome of cemented total hip arthroplasty with the Charnley-type femoral stem made of titanium alloy. J Orthop Sci. 2019; 24: 1047-1052.

菅野伸彦，西井　孝，坂井孝司，他．Bioceram セメント人工股関節と Luebeck セメントレス人工股関節の長期成績．整形・災害外科．2007; 50: 1299-1304.

5 成績向上のための工夫

1. 界面バイオアクティブセメント手技

セメントと骨の界面にハイドロキシアパタイト顆粒を介在させることによってセメントと骨の間の固着力を高めようとする方法で，p.900 で述べた．

大腿骨側は止血が容易ではなく，低血圧麻酔とハイドロキシアパタイト顆粒塗布前の過酸化水素水での洗浄で止血を得るようにする．シリコンチューブを半分に割って長い鉗子ではさみ，これを用いてラスプした骨の表面にハイドロキシアパタイト顆粒を散布する．寛骨臼側と同様に径 0.9 〜 1.5mm のハイドロキシアパタイト顆粒を 2 〜 3g を散布する（図18）．平均 17.3 年の経過観察で，ステム周囲に X 線像上 2mm 以上の骨透亮像を認めた症例はなく，良好な臨床成績が報告されている（Oonishi ら 2008）．

2. プレヒーティングステム (pre-heating stem)

　あらかじめ45℃程度に温めておいたステムを使用する方法である（Iesaka ら 2003）．通常の方法では大腿骨髄腔内に注入された骨セメントは骨側からステム側に向かって重合が始まる．この際，セメント中に含まれている気泡はステム側に追いやられるため最終的にはステム表面に気孔が多くなり，ステムとセメントの界面での骨セメントの疲労強度が低下する．これに対し，ステムをあらかじめ温めておくことによってセメントの重合の方向をステムから骨に向かわせることになり，セメントの強度が増加すると報告されている．ただし，臨床的有効性に関してはまだ報告はなく，今後の研究が待たれる．

文献

Iesaka K, Jaffe WL, Kummer FJ. Effects of preheating of hip prostheses on the stem-cement interface. J Bone Joint Surg Am. 2003; 85 : 421-427.

Oonishi H, Ohashi H, Oonishi H Jr. THA with hydroxyapatite granules at cement-bone interface: 15- to 20-year results. Clin Orthop Relat Res. 2008; 466 : 373-379.

6 ｜ピットフォールと合併症

　セメント THA の成績に影響を及ぼす要因にセメント手技があり，セメントの圧入が強調されている．特に大腿骨側ではセメントガンを用いて行われることが一般的である．

　しかし，セメント使用の合併症に死亡にいたる重篤な血圧低下，ショック，肺塞栓症などがあるため，高齢者にはセメントガンを使用しないようにするか，圧をかけ過ぎないようにする注意が必要である．

　高齢者にセメントを使用する場合は，麻酔医によるモニターを行い，輸液や輸血を遅れないように行っておく．また，セメントモノマーが血中に入らないように髄腔プラグを確実に固定するなどの注意が必要である．

　粘稠度の低いセメントを大腿骨髄腔内に圧入するとセメントが骨髄から静脈に漏れて，単純X線像において，静脈造影様にみえることがある（図19）．これはセメントが圧入されすぎたことを示すサインである．

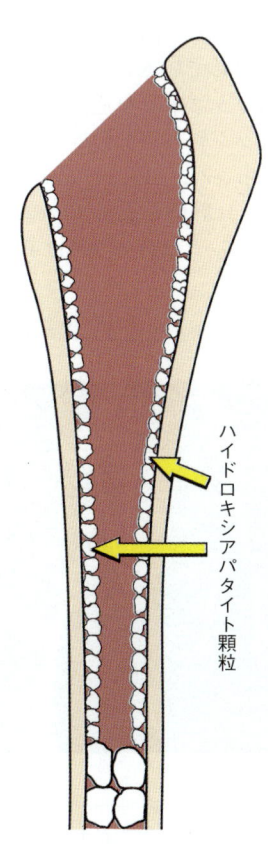

図 18　大腿骨側の界面バイオアクティブ骨セメント

ハイドロキシアパタイト顆粒

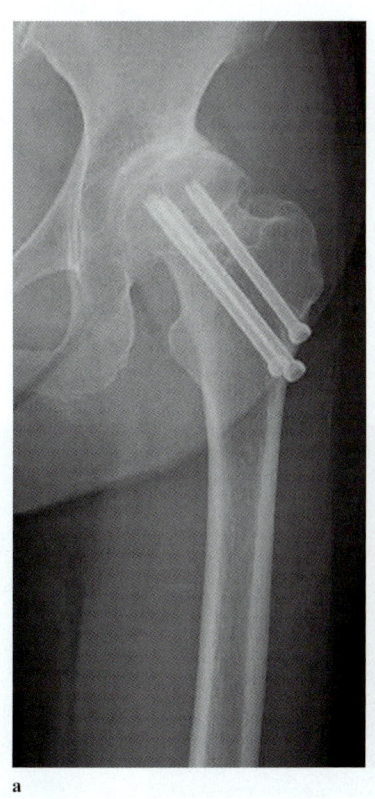
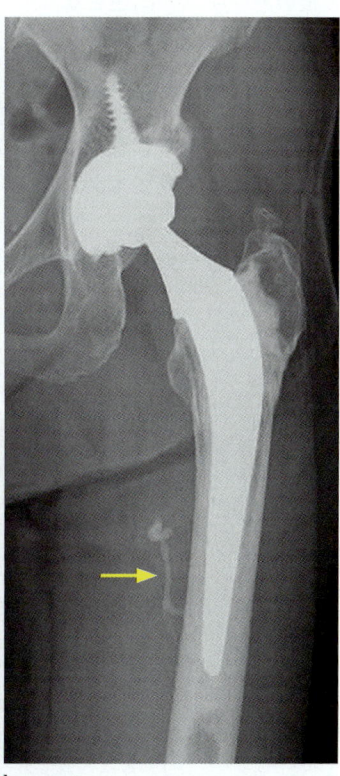

a　　　　　　　　　　b

図 19　セメントの漏出

72歳，女性．a: 外傷性大腿骨頭壊死症による股関節症が認められる．b: セメントガンを用いてセメントを注入し，セメントに圧を加えながらステムの挿入を行った．術後単純X線像でセメントが静脈に流入しており，静脈造影様になっている（矢印）．

6 カップのセメントレス固定

セメントレスカップの形状や固定方法はさまざまである．形状としては半球形のもの，半球形でリムの部分だけが拡大したもの，楕円形状のもの，ねじ形状を有するもの，などがある．

また，固定性を増すためにフィン，ペグ，スパイクを有するものがある．

固定方法としては，直径で1～2mm小さくリーミングした寛骨臼にカップを押し込む形で固定するプレスフィット法や，ドームスクリューで固定する方法とがある．

骨欠損部に対しては塊状骨移植を行う場合と，リーミングした骨屑を充填する方法がある．骨移植については p.950 を参照されたい．

わが国では人工股関節全置換術（THA）の適応となる場合の多くが寛骨臼形成不全症由来の2次性の変形性股関節症（股関節症）であるため，セメントレスカップを使用する場合その設置高位と母床骨被覆のバランスが問題となる．

どの程度の設置高位が許容されるのか，どの程度の母床骨被覆が必要なのかについては意見が分かれているが，いずれのカップデザインや固定方法でも原臼位に近い位置に設置し必要な母床骨の被覆を得て初期固定性を確保するという基本コンセプトでは一致している．

本項ではセメントレスカップの設置高位と母床骨被覆のバランス，プレスフィット固定の実際や注意点，プレスフィット固定に必要な3次元的な母床骨被覆，スクリュー固定する際の注意点を中心に述べる．

1 │ 設置高位と母床骨被覆のバランス

高位にカップを設置する場合，カップへの応力上昇や，外転筋力低下による跛行の懸念があり，どの程度の設置高位が許容されるかが問題となる．

遺体骨を用いた力学試験で，外側設置がなければ3.7cm 高位でもカップにかかる応力の有意な上昇はないと報告されている（Doehring ら 1996）．また，外側設置がなければ，2cm 高位設置しても，ネック長で脚長補正すれば，片側起立に必要なモーメントの 161% のモーメントを維持できると報告されている（Delp ら 1996）．

著者らは原臼位設置を原則とするが，骨被覆が十分でない場合は，2cm までの高位設置は外側設置がないという条件で許容している（Takao ら 2011）．骨被覆の基準としてはカップ中心を通る涙滴間線の垂線とカップ中心とカップ骨被覆部の外側縁を結ぶ角度をカップ CE 角（cup center edge angle）と呼称し，これが 10° をこえるように計画を立てカップを設置している（Sugano ら 1995，Takao ら 2011）（図 1）．

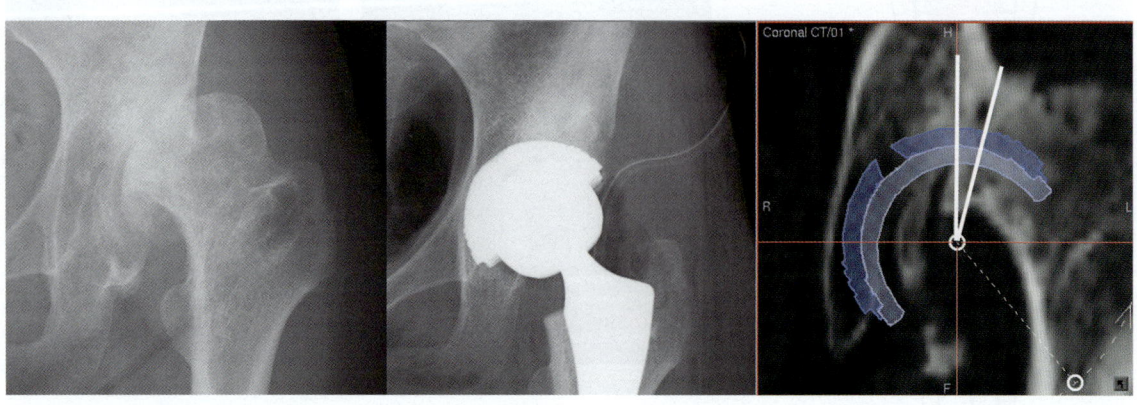

a　　　　　　　　　　b　　　　　　　　　　c

図 1　セメントレスカップの設置位置
Crowe 分類 Group Ⅱ の寛骨臼形成不全症由来の2次性股関節症に対して，セメントレスカップをプレスフィット固定した．カップ CE 角が 10° 確保できる設置高位にて設置した．
a: 術前単純 X 線股関節正面像．b: 術後単純 X 線股関節正面像．c: 術前3次元計画．白線のなす角度がカップ CE 角．

この方針でプレスフィットのみで固定した 87 例 98 関節において，平均 7.4 年の観察で，カップ CE 角は 8.4°以上，カップ表面の骨被覆率は 76％以上で，弛みを呈した例はない．

スクリュー固定を併用しセメントレスカップを高位設置し良好な成績も報告されている．Anderson ら（1999）は寛骨臼形成不全症由来の 2 次性股関節症 18 例 20 関節に対して，カップ表面の母床骨被覆が 75％以上になるように高位設置しスクリュー固定を行い（3 関節で塊状骨移植併用），平均 83 か月の経過観察期間で弛みを認めなかったと報告している．

Ito ら（2003）は寛骨臼形成不全症由来の 2 次性股関節症 71 例 81 関節に対して，カップ表面の母床骨被覆が 60％以上になるように高位設置しスクリュー固定を行い（15 関節で塊状骨移植併用），平均 15 年 2 か月の経過観察期間で弛みはなかったと報告している．

Kaneuji ら（2009）は寛骨臼形成不全症由来の 2 次性股関節症 21 例 30 関節に対してカップ表面の母床骨被覆が 75％以上になるように涙滴から 20mm 以上の高位設置しスクリュー固定を行い，平均 15 年 2 か月の経過観察期間で弛みは生じなかったと報告している．

Stirling ら（2021）は，寛骨臼形成不全症由来の 2 次性股関節症に対して，高位設置と原臼位設置を比較した臨床研究のメタアナリシスを行い，Harris ヒップスコア，再置換率，術中合併症に差はなかったと報告している．一方で，8 研究のみでの検証結果であり，高いエビデンスレベルの研究の必要性を示している．

文献

Anderson MJ, Harris WH. Total hip arthroplasty with insertion of the acetabular component without cement in hips with total congenital dislocation or marked congenital dysplasia. J Bone Joint Surg Am. 1999; 81 : 347-354.

Delp SL, Wixson RL, Komattu AV, et al. How superior placement of the joint center in hip arthroplasty affects the abductor muscles. Clin Orthop Relat Res. 1996; 137-146.

Doehring TC, Rubash HE, Shelley FJ, et al. Effect of superior and superolateral relocations of the hip center on hip joint forces. An experimental and analytical analysis. J Arthroplasty. 1996; 11 : 693-703.

Ito H, Matsuno T, Minami A, et al. Intermediate-term results after hybrid total hip arthroplasty for the treatment of dysplastic hips. J Bone Joint Surg Am. 2003; 85 : 1725-1732.

Kaneuji A, Sugimori T, Ichiseki T, et al. Minimum ten-year results of a porous acetabular component for Crowe I to III hip dysplasia using an elevated hip center. J Arthroplasty. 2009; 24 : 187-194.

Takao M, Nakamura N, Ohzono K, et al. The results of a press-fit-only technique for acetabular fixation in hip dysplasia. J Arthroplasty. 2011; 26 : 562-568.

Stirling P, Viamont-Guerra MR, Strom L, et al. Does cup position at the high hip center or anatomic hip center in THA for developmental dysplasia of the hip result in better Harris hip scores and revision incidence? A systematic review. Clin Orthop Relat Res. 2021; 479: 1119-1130.

Sugano N, Nishii T, Nakata K, et al. Polyethylene sockets and alumina ceramic heads in cemented total hip arthroplasty. A ten-year study. J Bone Joint Surg Br. 1995; 77 : 548-556.

2 プレスフィット固定の実際と注意点

セメントレスカップには完全な半球形のものと，リムの部分だけ直径で 1 〜 2mm 拡大した形状のものがあり，アンダーリーミングの方法はそれぞれ異なるので注意を要する．

セメントレスカップの表面加工［ファイバーメタルコーティング（fiber metal coating），ビーズコーティング（beads coating），プラズマスプレーコーティング（plasma- spray coating），トラベキュラーメタル（trabecular metal）など］により摩擦係数は異なり挿入時の抵抗が異なる．

また，カップの素材や厚みによりたわみやすさは異なり（Hothan ら 2011），プレスフィット固定時，リーミングした寛骨臼までカップを挿入する際の抵抗感が異なってくる．

リーマーの径も表示通りでない場合もあり，特に新しいシステムを使う場合や経験の少ない医師は，あらかじめ，模擬骨で試してみることを勧める．よく慣れているシステムとの比較も役に立つ．

著者らは 1 〜 2mm 小さくリーミングした母床骨に，リーミングと同径のトライアルカップが抵抗感を持ってシーティングされるのを確認してカップサイズを決定している．

リーミングの均一性にも注意が必要である（Schwartz ら 1993）．特に寛骨臼後下方の坐骨関節面にあたる部分はリーミングが不完全で削り残した部分が段差になりやすく，挿入時の抵抗となりやすい．

段差がある場合にはリーマーなどを用いて取り除く．また，同部位の骨棘形成が強い場合には初めから切除すると挿入しやすい．

カップ設置後のポーラギャップ（polar gap，カップ頂部と母床骨との間隙）はプレスフィット固定の場合 16 〜 39％発生することが報告されているが，2mm 以下のものであれば固定性には影響はない（Schmalzried ら 1994，Udomkiat ら 2002，Springer ら 2008，Takao ら 2011，Nakasone ら 2012）．

近年，高度ポーラス金属（highly porous metal）や

3D ポーラス（3-dimensional porous）といわれる，3次元積層造形技術を用いたカップも開発されている．

この技術を用いて人工関節表面に海綿骨を模した平均気孔率 40 ～ 80％の多孔形状の加工を施し，人工関節表面の骨形成をより促すセメントレスカップが臨床応用されている．

多孔形状の気孔率・厚み，母体の非多孔部分のカップの厚みも機種により異なり，従来の表面加工よりも挿入時の抵抗が強い上に機種による相違がある（Dall'Ava ら 2019）．

欧米では 8 年前後の良好な成績が報告されているが，従来のセメントレスカップと比較した優位性の証明は今後の課題と考えられている（Castagnini ら 2019）．

文献

Castagnini F, Bordini B, Stea S, et al. Highly porous titanium cup in cementless total hip arthroplasty: registry results at eight years. Int Orthop. 2019; 43: 1815-1821.

Dall'Ava L, Hothi H, Henckel J, et al. Comparative analysis of current 3D printed acetabular titanium implants. 3D Print Med. 2019; 5: 15.

Hothan A, Huber G, Weiss C, et al. Deformation characteristics and eigenfrequencies of press-fit acetabular cups. Clin Biomech (Bristol, Avon). 2011; 26 : 46-51.

Nakasone S, Takao M, Nishii T, et al. Incidence and natural course of initial polar gaps in Bermingham Hip Resurfacing cups. J Arthroplasty. 2012; 27 : 1676-1682.

Schmalzried TP, Wessinger SJ, Hill GE, et al. The Harris-Galante porous acetabular component press-fit without screw fixation. Five-year radiographic analysis of primary cases. J Arthroplasty. 1994; 9 : 235-242 .

Schwartz JT Jr, Engh CA, Forte MR, et al. Evaluation of initial surface apposition in porous-coated acetabular components. Clin Orthop Relat Res. 1993; 174-187.

Springer BD, Griffin WL, Fehring TK, et al. Incomplete seating of press-fit porous-coated acetabular components: the fate of zone 2 lucencies. J Arthroplasty. 2008; 23 : 121-126.

Takao M, Nakamura N, Ohzono K, et al. The results of a press-fit-only technique for acetabular fixation in hip dysplasia. J Arthroplasty. 2011; 26 : 562-568.

Udomkiat P, Dorr LD, Wan Z. Cementless hemispheric porous-coated sockets implanted with press-fit technique without screws: average ten-year follow-up. J Bone Joint Surg Am. 2002; 84 : 1195-1200.

3 | プレスフィット固定に必要な母床骨被覆

カップをプレスフィット固定した際，下前腸骨棘周囲の腸骨関節面と，坐骨関節面とで挟み込まれる形で強固に固定される（図 2）．遺体骨を用いたカップの変形計測でこの 2 点で挟み込まれカップがたわむことが報告されている（Lin ら 2006，Squire ら 2006）．

Widmer ら（2002）は遺体骨にセメントレスカップを固定し，寛骨臼の荷重分散と接触領域を感圧紙を用いて検討している．カップにかかった荷重は下前腸骨棘周囲の腸骨に支持された関節面，坐骨に支持された関節面，恥骨に支持された関節面の 3 点に分散支持され，特に腸骨と坐骨を結ぶ対角線の軸が強いプレスフィット固定をもたらしていると報告している．

寛骨臼形成不全症でもカップ CE 角 10°以上あればこの 3 点による支持が保たれることが，カップ設置後の CT 解析により示されている（Takao ら 2011）．

Ueno ら（2019）は，カップの母床骨被覆の 2 次元評価と 3 次元評価は相関が弱く，骨盤前傾例と設置高位が低い症例で誤差が大きく，3 次元計画の重要性を示している．

文献

Lin ZM, Meakins S, Morlock MM, et al. Deformation of press-fitted metallic resurfacing cups. Part 1: Experimental simulation. Proc Inst Mech Eng H. 2006; 220 : 299-309.

Squire M, Griffin WL, Mason JB, et al. Acetabular component deformation with press-fit fixation. J Arthroplasty. 2006; 21 : 72-77.

Takao M, Nakamura N, Ohzono K, et al. The results of a press-fit-only technique for acetabular fixation in hip dysplasia. J Arthroplasty. 2011; 26 : 562-568.

Ueno T, Kabata T, Kajino Y, et al. Three-dimensional host bone coverage required in total hip arthroplasty for developmental dysplasia of the hip and its relationship with 2-dimensional coverage. J Arthroplasty. 2019; 34: 93-101.

Widmer KH, Zurfluh B, Morscher EW. Load transfer and fixation mode of press-fit acetabular sockets. J Arthroplasty. 2002; 17 : 926-935.

4 | スクリュー固定の注意

ドームスクリューを用いる場合避けるべき合併症は骨盤内の外腸骨動静脈，閉鎖動静脈，閉鎖神経などの血管神経損傷である．

Wasielewski ら（1990）は上前腸骨棘と寛骨臼中央を結ぶ線とそれと寛骨臼中央を交わる垂線から 4 つに区分けされる acetabular quadrant system を提唱し，後上方，後下方の 2 つのゾーンが血管損傷のリスクが低いと報告している．

また，寛骨臼形成不全症でカップ設置高位が上方になった場合，その安全域が小さくなることが報告されている（Wasielewski ら 2005）．

また，寛骨前壁は大腿動静脈との距離が，Crowe III や IV では近いため，さらに注意を要する（Maeda ら 2019）．

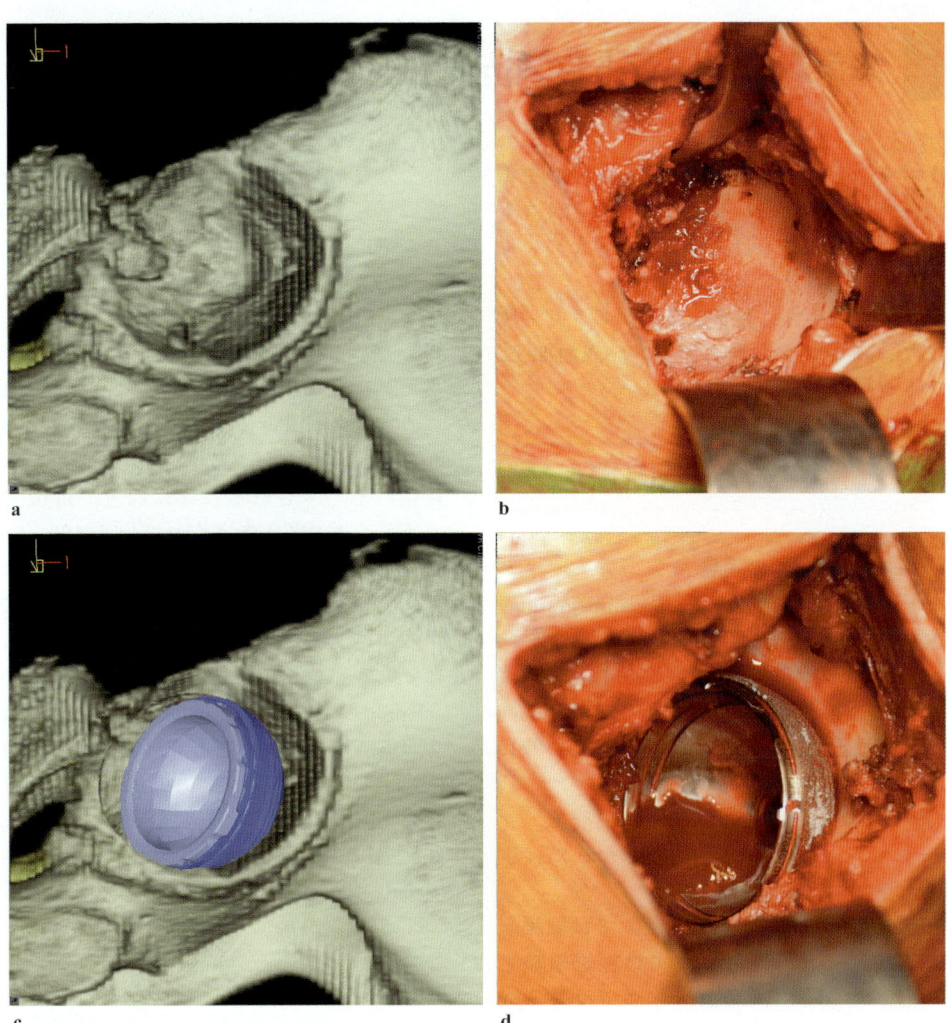

図2　3 次元術前計画画像と術中写真

図 1 と同一症例．術前の骨盤 3 次元モデル（a）とそれに相当する術中写真（b）．セメントレスカップを設置した骨盤 3 次元モデル（c）とそれに相当するカップ設置後の術中写真（d）．下前腸骨棘周囲の腸骨に支持された部位と坐骨に支持された部位とで挟み込む形でプレスフィット固定を行った．

文献

Maeda Y, Nakamura N, Takao M, et al. Risk of injury to the femoral blood vessels based on the extent of acetabular dysplasia in total hip arthroplasty. J Artif Organs. 2019; 22: 324-329.

Wasielewski RC, Cooperstein LA, Kruger MP, et al. Acetabular anatomy and the transacetabular fixation of screws in total hip arthroplasty. J Bone Joint Surg Am. 1990; 72 : 501-508.

Wasielewski RC, Galat DD, Sheridan KC, et al. Acetabular anatomy and transacetabular screw fixation at the high hip center. Clin Orthop Relat Res. 2005; 438 : 171-176.

7 ステムのセメントレス固定

セメントレスステムでは，ステム表面と骨の生物学的固着（線維組織が介在しない骨とインプラントの接触）が，長期安定性には重要で，そのためには十分な初期固定が不可欠である．

初期固定と長期安定性に影響するインプラント側の要因として，インプラントデザイン，表面加工，インプラント材料があげられる．

1 セメントレスステム固定

1. セメントレスステムと骨の固着

セメントレスステムと骨の固着（osseointegration）とは，線維組織の介在なくステムと層板骨が結合することである（Albrektsson ら 1981）．動物実験やヒトの摘出組織検索によるとステム設置後約 4〜12 週間で固着が得られる（Galante ら 1971，Zweymüller ら 1988）．

固着を獲得するためには初期固定が重要で，マイクロモーション（micromotion）をできるだけ生じさせないようにする必要がある．

150 μm をこえるマイクロモーションでは線維組織が形成され，40 μm 〜 150 μm では線維組織と骨組織の両者が形成され，20 μm 未満では骨形成が優位に生じると報告されている（Pillar ら 1986，Engh ら 1992，Jasty ら 1997）．

十分な初期固定は少し大きめのステムを大腿骨髄腔にプレスフィットさせることで得られる．

2. 応力遮蔽 (stress shielding)

大腿骨ステムが大腿骨に固定されると，ステム周囲の力学的環境が変化し，その変化に対応した骨のリモデリングが生じる．

通常，大腿骨近位部の皮質骨や海綿骨部に伝達される荷重応力が，ステムを介してステム遠位周囲骨にバイパスされることになり，近位大腿骨の応力遮蔽が生じると考えられている（Skinner ら 1994，Kerner ら 1999）．

応力遮蔽の評価として，Engh ら（1987）が提唱する単純 X 線を用いた定性的判定法が広く用いられている．

Engh らの提唱した判定法には，4 段階のインプラント高位レベルに応じた骨吸収の広がりの判定法（図 1）と，単純 X 線 2 方向撮影でのインプラント周囲 14 領域における骨吸収がみられる領域数による判定法（Engh ら 1988）の 2 つがあり，前者の評価法の方が簡便で一般的である．

文献

Albrektsson T, Brånemark PI, Hansson HA, et al. Osseointegrated titanium implants: requirements for ensuring a long-lasting, direct bone-to-implant anchorage in man. Acta Orthop Scand. 1981; 52 : 155-170.

Engh CA, Bobyn JD, Glassmann AH. Porous-coated hip replacement. The

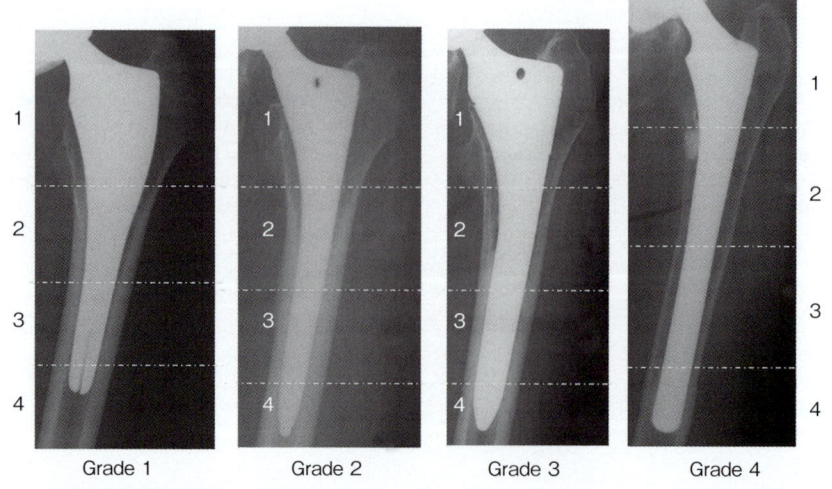

図 1　応力遮蔽の評価（Engh ら 1987）
インプラント高位レベルに応じて骨吸収の広がりを 4 段階で評価する定性的方法が汎用されている．

factors governing bone ingrowth, stress shielding, and clinical results. J Bone Joint Surg Br. 1987; 69 : 45-55.

Engh CA, Bobyn JD. The influence of stem size and extent of porous coating on femoral bone resorption after primary cementless hip arthroplasty. Clin Orthop Relat Res. 1988; 231 : 7-28.

Engh CA, O'Connor D, Jasty M, et al. Qualification of implant micromotion, strain shielding, and bone resorption with porous-coated anatomic medullary locking femoral prosthesis. Clin Orthop Relat Res. 1992; 285 : 13-29.

Galante J, Rostoker W, Lueck R, et al. Sintered fiber metal composites as a basis for attachment of implants to bone. J Bone Joint Surg Am. 1971; 53 : 101-114.

Jasty M, Bragdon C, Burke D, et al. In vivo skeletal responses to porous-surfaced implants subjected to small induced motions. J Bone Joint Surg Am. 1997; 79 : 707-714.

Kerner J, Huiskes R, van Lenthe GH, et al. Correlation between pre-operative periprosthetic bone density and post-operative bone loss in THA can be explained by strain-adaptive remodeling. J Biomech. 1999; 32 : 695-703.

Pillar RM, Lee JM, Maniatopoulos C. Observations on the effect of movement on bone ingrowth into porous-surfaced implants. Clin Orthop Relat Res. 1986; 208 : 108-113.

Skinner HB, Kilgus DJ, Keyak J, et al. Corrrelation of computed finite element stresses to bone density after remodeling around cementless femoral implants. Clin Orthop Relat Res. 1994; 305 : 178-189.

Zweymüller KA, Lintner FK, Semlitsch MF. Biologic fixation of a press-fit titanium hip joint endoprosthesis. Clin Orthop Relat Res. 1988; 235 : 195-206.

2 ｜ セメントレスステムの表面加工

50 〜 400 μm の孔径（pore size）を有する多孔性表面（porous-surface）では, bone ingrowth が起こり, 全表面積に対する孔の割合が 30 〜 40% までであれば力学的強度が保持される（Albrektsson ら 1981, Haddad ら 1987）.

多孔性表面加工法にはビーズコーティング（beads coating）, ファイバーメッシュコーティング（fiber mesh coating）, マクロテキスチャリング（macro-texturing）, 3 次元造形法などがある（図 2）.

ビーズコーティングではコバルトクロムあるいはチタン合金の小さなビーズを高熱環境下に溶接する.

ファイバーメッシュコーティングは溶融によって metal pad を接合する.

マクロテキスチャリングにはロストワックス法などの鋳造法と表面切削法がある. ロストワックス法は, 目標物と同じ形状の精密な模型を蝋（ワックス）で作製し, その周囲を耐火物で固めた後, 加熱して蝋模型を消失させた後の空間に金属を流し込み冷却して目的形状のステムを作製する方法である.

表面切削法はレーザーなどにより表面処理を行う方法である.

3 次元造形法では, 目標物と同じ形状を 3 次元的

に形成する. 孔の間に連絡があり, ビーズコーティングやファイバーメッシュ（30 〜 50%）に比べて高い気孔性（75 〜 85%）を有する（Bobyn ら 1999）.

Ongrowth surface にはグリットブラスト（grit blast）処理とプラズマスプレーコーティング（plasma-spray coating）がある.

グリットブラスト処理は酸化アルミニウムの小粒子でステム表面を処理し 3 〜 5 μm の表面粗さを得る（Hacking ら 1999）.

プラズマスプレーコーティングは, 金属粉と, 圧縮しイオン化したガスを混合させ, ステム表面に吹きつけて形成する.

多孔性表面と比較して気孔率は低いが, 多孔性表面では溶融後にステム疲労強度が 50% 程度に低下するのに対し, プラズマスプレーコーティングでは疲労強度は 90% に保たれるとされる（Callaghan 1993）.

ハイドロキシアパタイトはリン酸カルシウム化合物で, ステム表面に直接プラズマスプレーコーティングするか, ポーラスコーティングに追加コーティングする.

理想的な厚みは 50 μm で強度には影響しない（Søballe ら 1993, 1996, Nakashima ら 1997）. 骨伝導能があり, ステムへの骨形成を促進するが（Cook

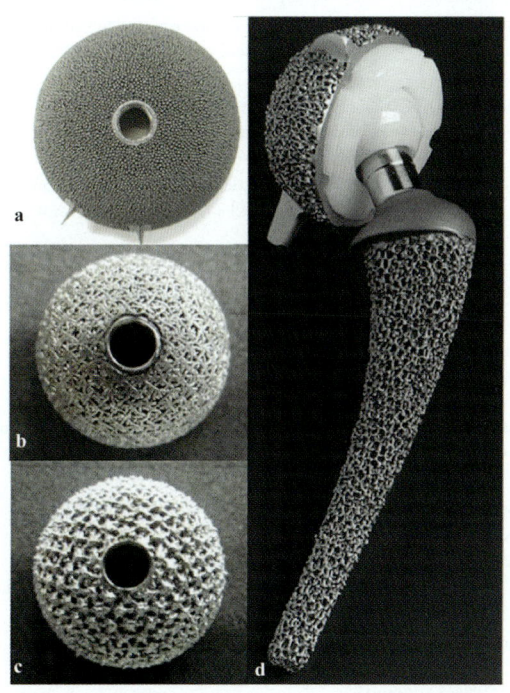

図 2　多孔性表面加工法
a: ビーズコーティング. b: ファイバーメッシュコーティング. c: 3 次元造形法. d: マクロテキスチャリング.

ら 1988, Søballe ら 1991, Nakashima ら 1997), 臨床例における X 線学的検討では, ハイドロキシアパタイトの有無による成績の差は証明されていない (Rothman ら 1996, Incavo ら 2008, Camazzola ら 2009).

一方, 純チタンやチタン合金を水酸化ナトリウム水溶液に浸漬した後加温処理すると, 表面にチタン酸ナトリウムを含む薄層を形成し, アパタイト形成能を有するようになることが見出され (Kim ら 1996, Kokubo ら 1996), アルカリ加熱処理生体活性チタン合金として人工関節に実用化されている.

表面処理で重要なのは, 全周性でかつ持続して存在する表面加工であり, 骨幹端部での骨結合により近位の荷重伝達を促進し, 応力遮蔽を軽減し得る (Urban ら 1996, Dorr ら 1997, Emerson ら 1999).

全周性の表面加工を有しないステムでは再置換率が高い. また全周性の表面加工を有するステムでは近位での骨形成により, 摩耗粉が遠位へ移動するのを減少させ遠位での骨溶解を防止する (Urban ら 1996, Emerson ら 1999, Sinha ら 2004).

文献 ———

Albrektsson T, Brånemark PI, Hansson HA, et al. Osseointegrated titanium implants: requirements for ensuring a long-lasting, direct bone-to-implant anchorage in man. Acta Orthop Scand. 1981; 52 : 155-170.

Bobyn JD, Stackpool GJ, Hacking SA, et al. Characteristics of bone ingrowth and interface mechanics of a new porous tantalum biomaterial. J Bone Joint Surg Br. 1999; 81 : 907-914.

Callaghan JJ. The clinical results and basic science of total hip arthroplasty with porous-coated prostheses. J Bone Joint Surg Am. 1993; 75 : 299-310.

Camazzola D, Hammond T, Gandhi R, et al. A randomized trial of hydroxyapatite-coated femoral stems in total hip arthroplasty: a 13-year follow-up. J Arthroplasty. 2009; 24 : 33-37.

Cook SD, Thomas KA, Kay JF, et al. Hydroxyapatite-coated titanium for orthopaedic implant applications. Clin Orthop Relat Res. 1988; 232 : 225-243.

Dorr LD, Lewonowski K, Lucero M, et al. Failure mechanism of anatomic porous replacement cementless total hip replacement. Clin Orthop Relat Res 3. 1997; 34 : 157-167.

Emerson RH Jr, Sanders SB, Head WC, et al. Effect of circumferential plasma-spray porous coating on the rate of femoral osteolysis after total hip arthroplasty. J Bone Joint Surg Am. 1999; 81 : 1291-1298.

Hacking SA, Bobyn JD, Tanzer M, et al. The osseous response to corundum blasted implant surface in a canine hip model. Clin Orthop Relat Res. 1999; 364 : 240-253.

Haddad RJ Jr, Cook SD, Thomas KA. Biological fixation of porous-coated implants. J Bone Joint Surg Am. 1987; 69 : 1459-1466.

Incavo SJ, Beynnon BD, Coughlin KM. Total hip arthroplasty with the Secure-Fit and Secure-Fit Plus femoral stem design a brief follow-up report at 5 to 10 years. J Arthroplasty. 2008; 23 : 670-676.

Kim HM, Miyaji F, Kokubo T, et al. Preparation of bioactive Ti and its alloys via simple chemical surface treatment. J Biomed Mater Res. 1996; 32 : 409-417.

Kokubo T, Miyaji F, Kim HM, et al. Spontaneous formation of bonelike apatite layer on chemically treated titanium metals. J Am Ceram Soc. 1996; 79 : 1127-1129.

Nakashima Y, Hayashi K, Inadome T, et al. Hydroxyapatite-coating on titanium arc sprayed titanium implants. J Biomed Mater Res. 1997; 35 : 287-298.

Rothman RH, Hozack WJ, Ranawat A, et al. Hydroxyapatite-coated femoral stems. A matched-pair analysis of coated and uncoated implants. J Bone Joint Surg Am. 1996; 78 : 319-324.

Sinha RK, Dungy DS, Yeon HB. Primary total hip arthroplasty with a proximally porous-coated femoral stem. J Bone Joint Surg Am. 2004; 86 : 1254-1261.

Søballe K, Gotfredsen K, Brockstedt-Rasmussen H, et al. Histologic analysis of a retrieved hydroxyapatite-coated femoral prosthesis. Clin Orthop Relat Res. 1991; 272 : 255-258.

Søballe K, Hansen ES, Brockstedt-Rasmussen H, et al. Hydroxyapatite coating converts fibrous tissue to bone around loaded implants. J Bone Joint Surg Br. 1993; 75 : 270-278.

Søballe K, Overgaard S. The current status of hydroxyapatite coating of prostheses. J Bone Joint Surg Br. 1996; 78 : 689-691.

Urban RM, Jacobs JJ, Sumner DR, et al. The bone-implant interface of femoral stems with non-circumferential porous coating. J Bone Joint Surg Am. 1996; 78 : 1068-1081.

3 セメントレスステムに用いられる金属

コバルトクロムモリブデン (Co-Cr-Mo) 合金や種々のチタン合金が用いられている. 一般的にコバルトクロム合金よりも Ti-6Al-4V に代表されるチタン合金の方が弾性 (Young 率) が低い.

弾性が低いと骨との弾性の差が減少し大腿部痛 (thigh pain) が生じにくいと考えられるが, 同一デザインによる Co-Cr-Mo 製と Ti-6Al-4V 製のステムの比較では明確な差は認められていない (Kim 2004).

Co-Cr-Mo の Young 率は約 210 GPa, 皮質骨の Young 率は約 20GPa である.

Ti-6Al-4V は $\alpha + \beta$ 型チタン合金であるが, β 型チタン合金の方が弾性は低く, Young 率を 60GPa まで低くできる. Ti-12Mo-6Zr-2Fe などの β 型チタン合金のように, より弾性が低く骨に近い金属も使用されてきている.

同一デザインで材質の異なる 2 種類 (Ti-6Al-4V と TMZF) のアナトミカルカルステムを, 同一例の両股関節に各々使用した術後平均 5.5 年の臨床研究では, 両種とも良好な臨床成績および X 線学的成績を示している (Miyatake ら 2015).

文献 ———

Kim YH. Titanium and cobalt-chrome cementless femoral stems of identical shape procedure equal results. Clin Orthop Relat Res. 2004; 427 : 148-156.

Miyatake K, Jinno T, Koga D, et al. Comparison of different materials and proximal coatings used for femoral components in one-stage bilateral total hip arthroplasty. J Arthroplasty. 2015; 30: 2237-2241.

4 | セメントレスステムにおける固定性の評価

1. X線学的評価

　セメントレスステムと大腿骨の固定性を評価する場合，Gruen のゾーン（zone）分類（Gruen ら 1979）によって 7 つの zone ごとに骨透亮像（radiolucent line）の有無を調査し（図 3），Engh による固定性評価法（Engh ら 1990）を用いるのが一般的である．

　Engh 分類では，bone ingrowth について単純 X 線正面像を用いて，bone ingrown fixation，stable fibrous fixation，unstable の 3 つに分類している．

2. 骨リモデリングの評価

　Dual energy X-ray absorptopmetry（DEXA）は，本来，骨粗鬆症に対する定量的骨密度検査法であるが，ステム周囲の骨密度測定を行うソフトを使用することで，応力遮蔽の定量的評価が可能となっている．

　計測再現性はステムを挿入した屍体骨モデルで 0.9〜1.5%，患者評価で 5% 未満と良好である（Kiratli ら 1992）．

　ただし，下肢回旋位が計測結果に大きく影響する

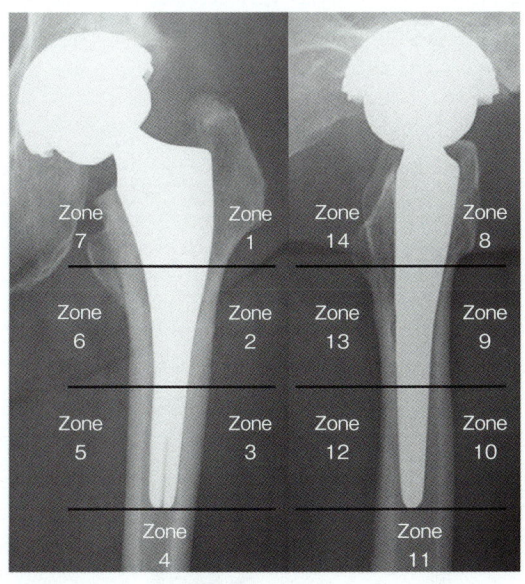

図 3 Gruen のゾーン（zone）分類（Gruen ら 1979）
大腿骨インプラントの長さに応じて，単純 X 線正面像で近位外側から遠位，近位内側にかけて 7 つのゾーンに分けて，骨透亮像の部位や応力遮蔽の広がりを評価する．側面像でも正面像に準じて近位前方から遠位，近位後方にかけて 7 つのゾーンに分けて評価する．

ため（Cohen ら 1995），足部固定器具などによる一定の肢位を保持する工夫が必要となる．またプログラムが自動認識した計測領域の骨の輪郭が適切か否かプロファイル画面で確認する必要がある．

文献

Cohen B, Rushton N. A comparative study of periprosthetic bone mineral density measurement using two different dual-energy X-ray absorptiometry systems. J Bone Joint Surg Br. 1995; 77 : 479-483.

Engh CA, Glassman AH, Suthers KE. The case for porous-coated hip implants: the femoral side. Clin Orthop Relat Res. 1990; 261 : 63-81.

Gruen TA, McNeice GM, Amstutz HC. Modes of failure cemented stem-type femoral components: a radiographic analysis of loosening. Clin Orthop Relat Res. 1979; 141 : 17-27.

Kiratli BJ, Heiner JP, McBeath AA, et al. Determination of bone mineral density by dual x-ray absorptiometry in patients with uncemented total hip arthroplasty. J Orthop Res. 1992; 10 : 836-844.

5 | セメントレスステムのデザイン分類

　Khanuja と Mont らのレビュー（Khanuja ら 2011）で，セメントレスステムのデザインは①シングルウェッジ（single wedge），②ダブルウェッジ（double wedge），③テーパー（tapered），④円筒形フルポーラスコーティング（cylindrical fully coated），⑤モジュラー（modular），⑥アナトミック（anatomic）に分類された．

　ただし，この分類ではショートステムについての区分がなかったため，ショートステムに関する Khanuja と Mont らのレビュー（Khanuja ら 2014）も報告された．

　その後，ショートステムもまとめた分類（Kheir ら 2020）や，意図する大腿骨の骨結合高位による Feyen らの分類（Feyen ら 2014）が報告されている．

　近年，full HA stem や curved short stem，short fit and fill stem を包含し，ステム形状，ステム長，モジュラリティーの部位などによりステムをコード化する新たな分類（Radaelli ら 2023）が報告されている．本項では現在汎用されているステムを網羅している Radaelli 分類について説明する．

1. ステム長

　小転子とステム先端の距離をもとに 5 種類に分類している．

1. ultra-short：小転子からステム先端までの距離がステム長の 1/3 よりも短い．
2. short：小転子からステム先端までの距離がステム長の 1/3 から 1/2.

3. traditional：小転子からステム先端までの距離がステム長の 1/2 から 3/4.

4. long：小転子からステム先端までの距離がステム長の 3/4 よりも長い.

5. ultra-long：ステム先端が大腿骨狭部をこえる.

2. モジュラリティー

Type I：骨頭，Type II：ネック，Type III：転子下，Type IV：骨幹端部固定スリーブ（SROM など）に分類され，モジュラーネックシステムのステムは Type I and II と表示する.

Type IV について，大腿骨近位と遠位の形状やサイズのバリエーションに対応して両方での適合性を良好にするため，ステムの近位と遠位パーツを術中組み合わせて使用する（Ohl ら 1993）.

ステム設置に際して近位のリーミングと遠位のリーミングを別々に施行して（Ohl ら 1993），骨幹端部および骨幹部での固定を得る.

S-ROM ステム（DePuy 社）（図 4）や Modulus ステム（Lima 社）が代表的であり，大腿骨前捻の調整が容易で，寛骨臼形成不全症などに伴う形状が異常な大腿骨に適応がある.

S-ROM の成績として，795 関節の術後平均 11 年で非感染性弛み 0.25％，大腿部痛 1.8％という報告（Cameron ら 2006），55 関節の術後平均 10 年で累積生存率 100％という報告（Biant ら 2008），175 関節の術後平均 5.3 年で非感染性弛み 0.6％，大腿部痛 6％という報告がある（Christie ら 1999）.

このタイプの Dorr Type C に対する適応はこれまで明確に報告されていない. なお，Changeable Necks（MicroPort Orthopaedics 社）は stem body がモジュラーではないためこのタイプには含まれない.

3. 表面加工

P：ポーラス加工，G：グリットブラスト，H：ハイドロキシアパタイト加工とコード化する.

4. カラーの有無

0：カラーなし，1：カラーありとコード化する.

5. ステム形状

1) Type A: フラットテーパー (flat taper)（図 5）

冠状断面における内外側でのテーパー（taper）形状を有し，骨幹端部内外側での固定を意図された，前後側では薄いフラット型ステムである.

初期固定は内外側でのウェッジ固定あるいはステム長に沿った，後方または前方，近位，遠位での 3 点固定として得られる（Vresilovic ら 1994）.

回旋固定はフラット形状によって得られ，カラーのないインプラントデザインである. ステム設置に際して遠位のリーミングをせず，ブローチングのみ施行する.

Khanuja 分類 Type 1（Single Wedge）に相当し，Accolade TMZF（Stryker 社），Accolade II（Stryker 社），Taperloc（Zimmer Biomet 社），Taperloc Microplasty

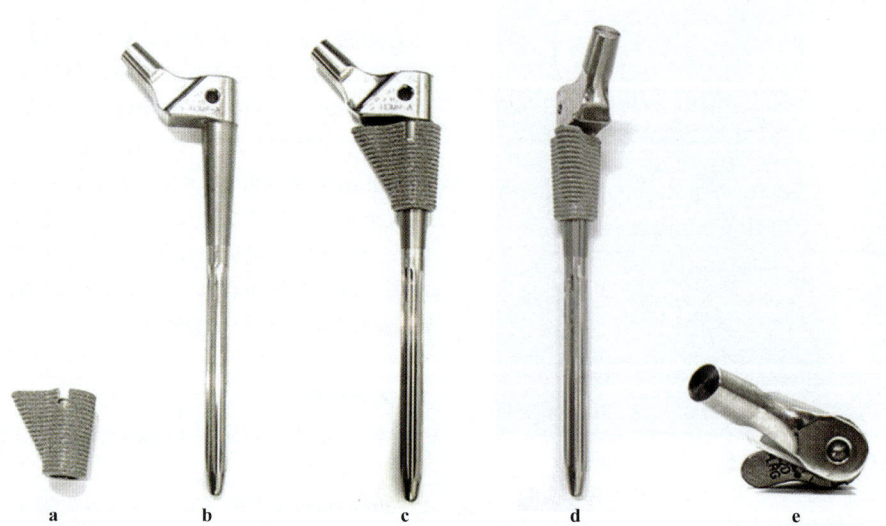

図 4　モジュラリティ　Type IV
近位パーツ(a)と遠位パーツ(b)を術中組み合わせて使用するステム．S-ROM ステム（DePuy 社）．
c: 正面像，d: 側面像，e: 頭位像.

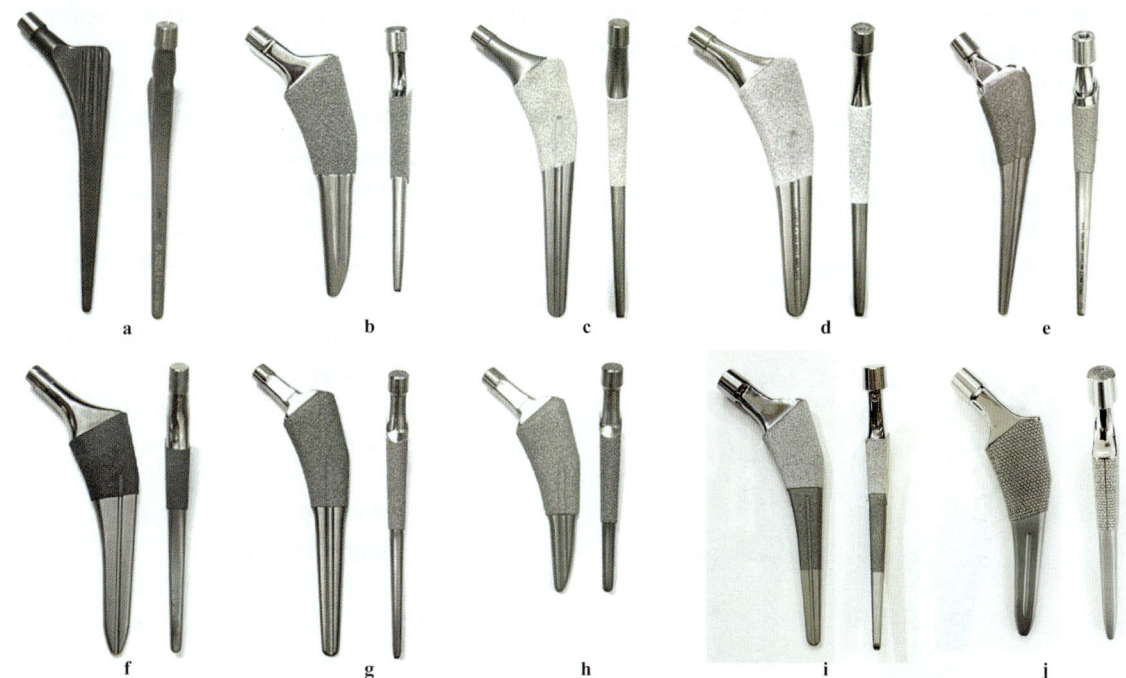

図5　Type A：フラットテーパータイプ
冠状断面における内外側でのテーパー形状を有し，前後は薄いフラット型のストレートステム．a: CLS Spotorno ステム（Zimmer Biomet 社）．b: Tri-Lock ステム（DePuy 社）．c: AccoladeTMZF ステム（Stryker 社）．d: AccoladeⅡ ステム（Stryker社）．e: Profemur TL ステム（MicroPort Orthopaedics 社）．f: J-Taper ステム（京セラ社）．g: Taperloc Complete ステム（Zimmer Biomet 社）．h: Taperloc Microplasty ステム（Zimmer Biomet 社）．i: Anthology ステム（Smith & Nephew 社）．j: GS-taper ステム（帝人ナカシマメディカル社）．

（Zimmer Biomet 社），Tri-lock（DePuy 社），Profemur TL（MicroPort Orthopaedics 社），J-taper（京セラ社），Anthology（Smith & Nephew 社），GS-taper（帝人ナカシマメディカル社）などが代表的である．

　長期例については Tri-Lock（DePuy 社）や CLS Spotorno（Zimmer Biomet 社）に関する報告が多く，コーティングの範囲は近位 1/3 から 5/8 に施されている（Burt ら 1998）．

　ステム断面形状（前後の厚み），テーパー角度，表面加工範囲，ステム長が各システムで異なり，手術に用いるブローチとステムの大きさも異なっている．

　サイズの大きいステムや男性例において Accolade TMZF を用いて遠位固定となっている場合，表面加工された近位における骨との結合が不良となり，弛み（loosening）をきたすという報告もあり（Cooper ら 2011），遠位固定となるような場合には適応に注意を要する．

表1　フラットテーパータイプの長期成績

報告者（報告年）	機種	関節数	年齢	観察期間（年）	金属	表面性状	累積生存率（%）*	非感染性弛み	大腿部痛	応力遮蔽
Teloken ら（2002）	Tri-Lock（DePuy）	49	50	15（14-17）	CoCr	ビーズ	96	2（4%）	1（2%）	47（96%）
McLaughlin ら（2008）	Taperloc（Zimmer Biomet）	65	50（20-75）	2（18-23）	Ti6A14V	プラズマスプレー	100	0	2（3%）	56（98%）
Aldinger ら（2009）	CLS-Spotorno stem（Zimmer Biomet）	155	47（13-55）	17（15-20）	Ti6A14V	グリットブラスト	95	4（3%）	0	101（88%）
Müller ら（2009）	CLS-Spotorno stem（Zimmer Biomet）	80	51（20-17）	17（15-18）	Ti6A14V	グリットブラスト	98.8	2（3%）	20（25%）	67（84%）

*非感染性弛みをエンドポイントとした場合

初期のポーラスコーティングを施したシングルウェッジタイプのステムの長期成績は良好で，大腿部痛の出現頻度は6%以下である（Burtら1998）．

若年者から髄腔形状を分類したDorr分類のTypeCを含めた高齢者まで適応があると考えられている（表1）（Telokenら2002，McLaughlinら2008，Aldingerら2009，Müllerら2009）．なお，大腿部痛は術後経年的に減少すると報告されている（Pellegriniら1992）．

関節リウマチを対象とした平均15年の成績では，単純X線で弛みを呈した例はなく，大腿部痛は2%にみられた（Purtillら2001）．また，手術時80歳台の股関節症患者に対する良好な成績も報告されている（Burtら1998，Keisuら2001）．

ショートタイプのステムとして，Mayo conservative hip system（Zimmer Biomet社）（図6）がある．前後面と内外側面でのくさび形状が特徴的で1982年から導入されている．

Mayo conservative hip systemの中期成績は良好で，術後平均6.2年の経過で2mm以上のステム沈下は159関節中12関節（7%）で，術後平均5年の累積生存率は98.2%であった（Morreyら2000）．

2）Type B：四角形断面テーパータイプ（quadrangular taper）

骨幹端部と近位骨幹部での固定を意図したステムで，断面が四角形で強い回旋固定性を有する．ステム設置に際しブローチングを施行する．B1〜B3の3つに分類される．

① Type B1：長方形断面テーパーステム（rectangular taper stem）（図7）

骨幹端部と骨幹部の境界部から骨幹部での固定を意図している，断面が長方形で回旋安定性を有するテーパー型ステムである．

Khanuja分類Type 3C（Tapered Rectangle）に相当し，Alloclassic（Zimmer Biomet社），Zweymuller（Zweymüllerら1982），SL-Plusなどが代表的である．

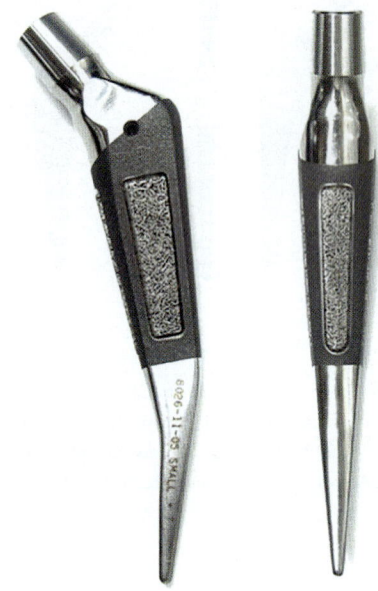

図6 Mayo conservative hip system
（Zimmer Biomet社）
テーパーのあるショートタイプのステムである．

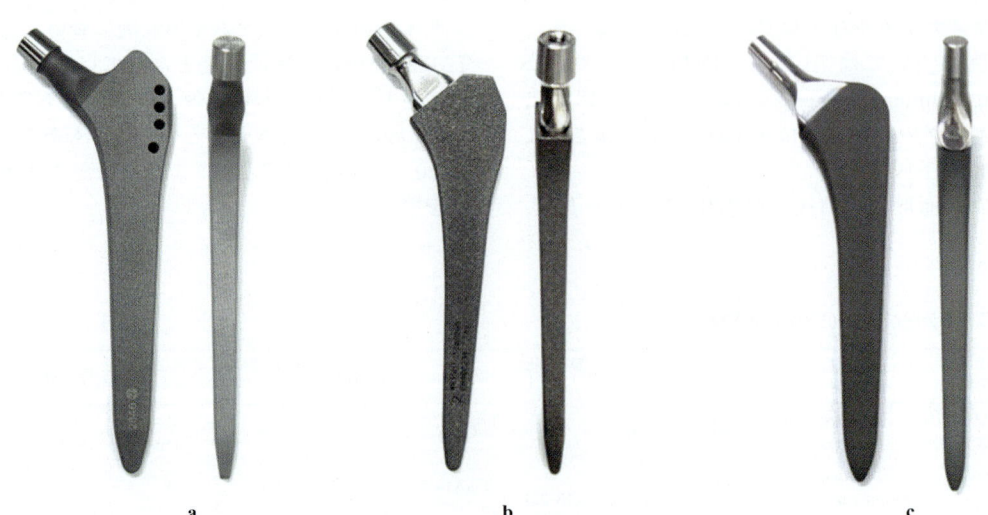

a　　　　　　　　b　　　　　　　　c

図7 Type B1：長方形断面テーパーステム（rectangular taper stem）
骨幹端部と骨幹部の境界部から骨幹部での固定を意図している．断面が長方形で回旋安定性を有するテーパー型ステム（Zweymüller型）．a: Alloclassic SLステム（Zimmer Biomet社）．b: Profemur Zステム（MicroPort Orthopaedics社）．c: Elanceステム（京セラ社）．

グリットブラスト処理の表面加工で，ステム設置に際しリーマーを使用せず断面長方形のブローチのみ使用する．

ヨーロッパで広く用いられている．報告されている累積生存率は 92 関節の術後平均 15 年で 98％（Grübl ら 2006），75 関節の術後平均 16 年で 95％（Reigstad ら 2008）であり（Reigstad ら 2008），術後 15 年以上の 320 関節でも 98％の生存率があり（Suckel ら 2009），良好な成績が得られている．

応力遮蔽は 1/3 の例にみられたとする報告があるが（Suckel ら 2009），大腿部痛の頻度は 2％以下で，Dorr Type C にも適応がある．

② Type B2：四角形断面テーパーステム（quadrangular taper stem）（図 8）

冠状断面と矢状断面両方での骨幹端部ダブルテーパー形状を有し骨幹端部での固定が意図される．

大転子側の骨温存のためステム近位外側の張り出しが少なくなっている．ステム断面は近位が台形，遠位が長方形となっている．

Khanuja 分類では，Type 1（single wedge）に相当し，Corail（DePuy 社），POLARSTEM（Smith & Nephew 社），Avenir（Zimmer Biomet 社），Universia（帝人ナカシマメディカル社）などが代表的で，これらは full HA stem である．

Corail は 1986 年にフランスで開発され，2012 年から日本でも使用されている full HA stem である．海綿骨を圧縮するというコンセプトで compaction broach を使用し，stress shielding や cortical hypertrophy，thigh pain，骨密度低下がいずれも少なく，silent stem とよばれている．

術後 20 年の 347 例（カラーレス 76％，カラー 24％）の長期成績では，累積生存率 96.3％と報告され（Vidalain 2011），術後 30 年での良好な成績も報告されている（Jacquot ら 2023）．その後多くの Corail type の full HA stem が開発されている．

③ Type B3：短い四角形断面テーパーステム（short quadrangular taper stem）（図 9）

冠状断面は Type A，B2 と同様で，四角形の断面を有する．内側カルカーのカーブに沿った形状で円を描くようなブローチングが意図される．トリプルテーパー形状でカルカーでの荷重を図る．Fitmore（Zimmer Biomet 社）などが代表的である．

3）Type C：フィットアンドフィルタイプ（fit and fill）

骨幹端部髄腔での高い占拠率と，全周での骨皮質との接触を意図するステムで，近位・遠位での回旋安定性を得る．ステム設置に際しリーミングとブローチング，またはブローチングを施行する．C1 ～ C3 の 3 つに分類される．

① Type C1：フィットアンドフィルステム（fit and fill stem）

Khanuja 分類 Type 2（Double Wedge Metaphyseal Filling）と 3A（Tapered Round）を包含した type となっており，ここでは Khanuja 分類 Type 2 と Type 3A に沿って記載する．

Khanuja 分類 Type 2 は，骨幹端部と近位骨幹部での固定を冠状断面と矢状断面の 2 面における内外側・前後におけるテーパー形状を有し，Omnifit（Stryker 社）や Secure-fit plus（Stryker 社）が代表例である（Sinha ら 2004，Luites ら 2006）（図 10）．

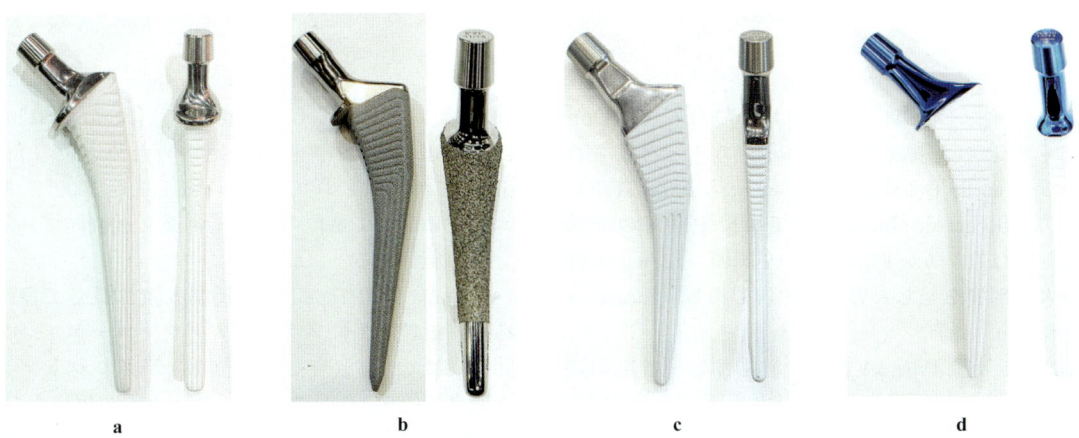

図8　Type B2：四角形断面テーパーステム (quadrangular taper stem)
冠状断面と矢状断面両方のフレア形状を有し骨幹端部での固定を意図している．断面は近位が台形，遠位が長方形である．
a: Corail ステム（DePuy 社）．b: POLARSTEM（Smith & Nephew 社）．c: Avenir ステム（Zimmer Biomet 社）．d: Universia ステム（帝人ナカシマメディカル社）．

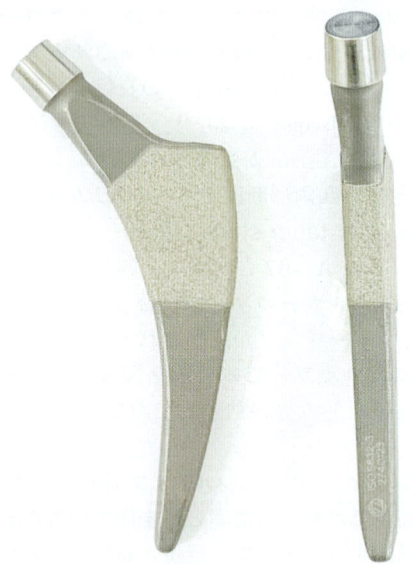

図9　Type B3：短い四角形断面テーパース
テム（short quadrangular taper stem）
Fitmore ステム（Zimmer Biomet 社）.

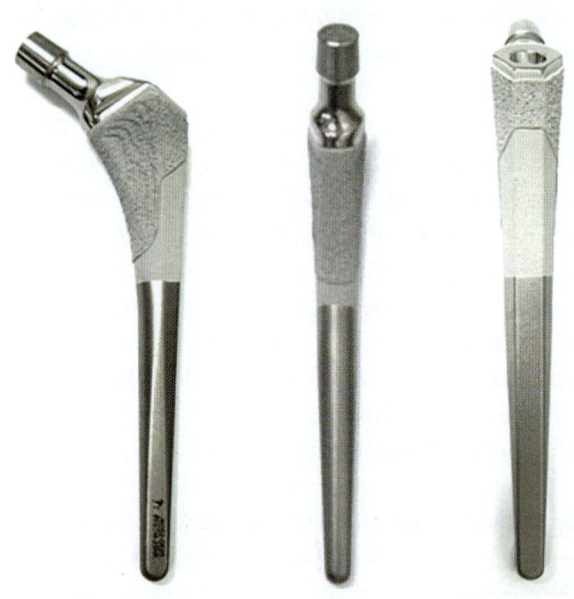

図10　Type C1 フィットアンドフィルステム　Khanuja 分類 Type 2：
テーパー近位固定（tapered proximal fixation），ダブルウェッジ骨
幹端髄腔占拠（double wedge metaphyseal filling）タイプ
冠状断面と矢状断面の 2 面すなわち内外側面と前後面における
テーパー形状を有し，骨幹端部での固定を意図したステム．Super
Secur-Fit（Stryker 社）.

表2　ダブルウェッジタイプの長期成績

報告者 （報告年）	機種	関節数	年齢	観察期間 （年）	金属	表面性状	累積生存率 （%）*	非感染性 弛み	大腿部痛	応力遮蔽
Capello ら （2003）	Omnift HA （Stryker社）	111	39 （16-49）	10-14	Ti6A14V	HA	99.1	5 （4.5%）	5 （4.5%）	（骨溶解 49（47%））
Capello ら （2006）	Omnift HA （Stryker社）	166	51 （18-73）	16 （15-18）	Ti6A14V	HA	99.5	1 （0.6%）	2 （1%）	（骨溶解 61（49%））
Epinette ら （2008）	Omnift HA （Stryker社）	571		17 （15-20）	Ti6A14V	グリットブ ラスト/HA	99.2			―

*非感染性弛みをエンドポイントとした場合

　このタイプの長期成績はおおむね良好で，Dorr Type C を含めた高齢者にも適応があると考えられている（Capello ら 2003, 2006, Epinette ら 2008）（表2）.

　一方，Secure-fit plus について術後短期での非感染性弛みはないが，81 関節中 10 関節（12%）で軽度の大腿部痛を呈したとする報告もある（Incavo ら 2004）.

　Khanuja 分類 Type 3A は，骨幹端部と骨幹部の境界部での固定を意図した，断面が円形（round）のテーパー型ステムで，Mallory Head ステム（Zimmer Biomet 社）や BICONTACT ステム（B.Braun Aesculap 社）が代表的である（図11）.

　コーティングの範囲は近位 1/3 〜 1/2 で，初期固定は 3 点固定として得られる（Bourne ら 2001, Lombardi ら 2009）.　回旋安定性のため近位の fin や rib などが設置されている（Wagner ら 2000）.　ステム設置に際して遠位のリーミングと近位のブローチングを施行する.

　Khanuja 分類 Type 3A の長期成績は概して良好である.　近位 1/3 にプラズマスプレーコーティングと回旋防止の fin を有し，中位 1/3 がグリットブラスト処理で遠位 1/3 がスムーズなステムを用いた 1,866 関節の成績では，再置換をエンドポイントとした術後 20 年の累積生存率は 95.5% であった（Bourne ら 2001）.

　一方，同種のステムを用いた 283 例 307 関節の最

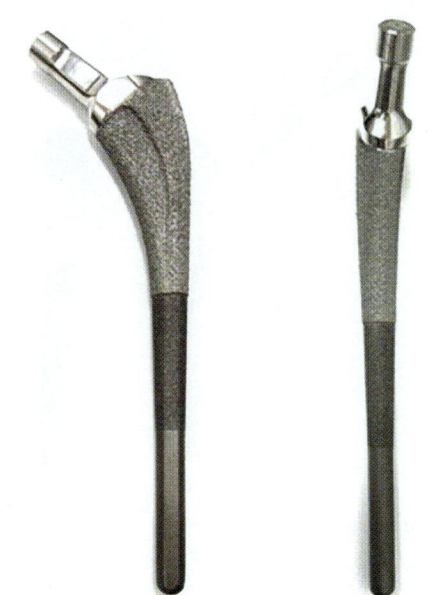

図11 Type C1 フィットアンドフィルステム　Khanuja 分類 Type 3A:テーパー近位固定 (tapered proximal fixation), テーパーラウンド (tapered round) タイプ
骨幹端部と骨幹部の境界部での固定を意図している. 断面が円形のテーパー型ステム. Mallory Head ステム（Zimmer Biomet 社）

短 10 年の累積生存率は 99% であり, 4% に大腿部痛, 50% に軽度の応力遮蔽が認められたとする報告がある（Bourne ら 2001）. また, 応力遮蔽は 88% であったとする報告もあり（Park ら 2003）, Type 1 や Type 2 と比較してより遠位で固定されていること示している. 若年者（Ellison ら 2006）や Dorr Type C を含めた高齢者（Reitman ら 2003）での成績も良好である.

遠位 2/3 をグリットブラスト処理とし, polish bullet tip を有するデザインでは, 術後 75 か月での累積生存率は 99.5% で, 大腿部痛は 2.4% にみられ, round off を含めた大腿骨内側骨皮質の変化が 54% であった（Danesh-Clough ら 2007）.

② Type C2：アナトミックフィットアンドフィルステム (anatomic fit and fill stem)

Khanuja 分類 Type 6 カーブドアナトミックタイプ（curved anatomic type）に相当する（図 12）.

カーブのあるステムで, 骨幹端部で後方凸のカーブ, 骨幹部で前方凸のカーブを有する. 大腿骨近位部での髄腔占拠率が内外側に加え前後面でも大きくなっており, 骨幹端部での固定が得られるステムである（Noble ら 1988, Callaghan ら 1992）.

PCA ステムや anatomic ステムではネック部分に前捻を有していたが, カーブドアナトミックタイプ

の本来のコンセプトは髄腔に適合して骨との結合を得るというもので, S+G（Lübeck）ステムや ANCA fit ステム, CentPillar ステム（Stryker 社）, Mainstay ステム（京セラ社）などが代表的である.

ステムには左右の別がある. なお, 個々の症例の大腿骨髄腔形状から作製するカスタムメイドステムはカーブドアナトミックタイプに分類されるが, 別章にゆずる.

成績はステムデザインと表面性状に依存し, デザインと表面性状が適切で髄腔占拠率が高いと成績は良好である（Sugano ら 1994, Matsui ら 1998）.

近位にポーラスコーティングを施し遠位にグリットブラスト処理を有するステムを使用した 72 関節の術後 10 年の累積生存率は 100% であった（Harris ら 2005）.

ファイバーメタルコーティングを施された別のステムを使用した 78 関節の術後 10 年の累積生存率は 100% であり（Archibeck ら 2001）, チタン合金製の別のステムを使用した 601 関節の術後平均 8.8 年の累積生存率は 100% で, 大腿部痛を呈した症例もなかった（Kim ら 2008）.

チタン合金製のアナトミカルステムを使用した 222 関節, 平均経過観察期間 13.1 年での長期成績は良好で, 2 関節に非感染性弛みを認めたものの 15 年での累積生存率は 99.0% で, 3°以上のストレスシールディングを呈したのは 1 関節のみであった（Uemura ら 2021）. なお, Dorr 分類の Type 別の成績はこれまで明確に報告されていない.

③ Type C3：短いフィットアンドフィルステム (short fit and fill stem)（図 13）

Type C1 よりも断面が多角形状のステムで, 大転子側の骨温存のためステム近位外側の張り出しが少なくなっており, 円を描くようなブローチングが意図される.

断面は四角形よりむしろ台形である. Actis（DePuy 社）や Insignia（Stryker 社）が代表的である. なお, 従来のショートステムに分類されていた Proxima（Depuy 社）は, Type C2 または Type C3 に分類されると考えられる.

4) Type D：コーン形ステム (conical stem)（図 14）

Khanuja 分類 Type 3B テーパースプライン／コーンタイプ（tapered splined/cone type）に相当する. 骨幹端部と骨幹部の境界部から骨幹部での固定を目的としている. 断面が円形のコーンテーパー型ステムで, スプラインによる回旋安定性を有する.

Wagner ステム（Zimmer Biomet 社）が代表的であり（Wagner ら 2000）, 近位での幅が狭いため前捻

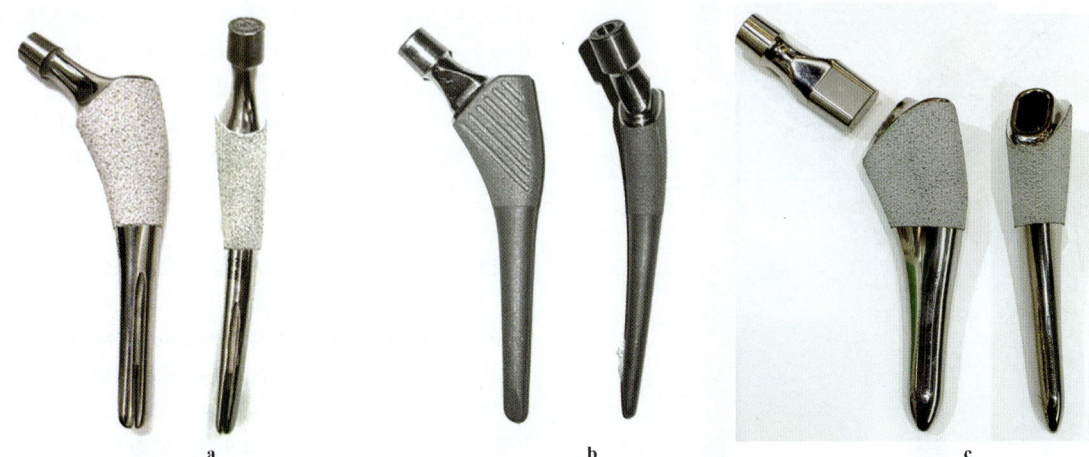

図 12　Type C2: アナトミックフィットアンドフィルステム (anatomic fit and fill stem)
カーブのあるステムで，骨幹端部で後方凸のカーブ，骨幹部で前方凸のカーブを有し，大腿骨近位部での髄腔占拠
率が内外側面および前後面で大きく，骨幹端部での固定が得られるステム．a: CentPillar TMZF ステム（Stryker 社）．
b: ANCA-fit ステム（MicroPort Orthopaedics 社）．c: Mainstay ステム（京セラ社）．

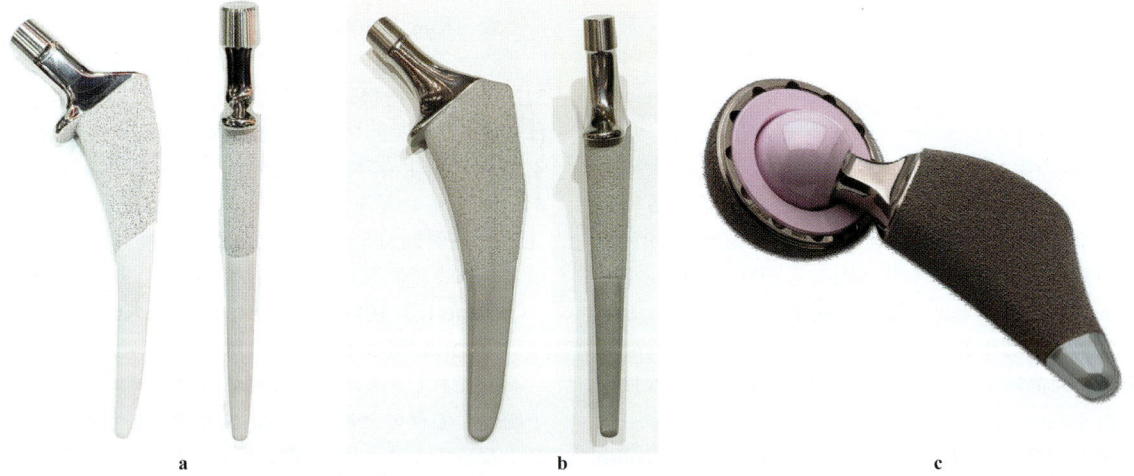

図 13　短いフィットアンドフィルステム (short fit and fill stem)
a: Actis ステム（DePuy 社）．b: Insignia ステム（Stryker 社）．c: Proxima（Depuy 社）．

のコントロールが容易で，大腿骨頚部前捻異常が顕
著な場合には有用である（Zadeh ら 1999，Wagner
ら 2000，Schuh ら 2009）．ステム設置に際し円柱形
リーマーを使用する．

　成績について，94 関節の平均 11.5 年の累積生存
率は 91.5％で，寛骨臼形成不全症や転子間骨切り術
後に適応されていた（Schuh ら 2009）．通常の症例
では適応とされることは少ない．再置換術における
有用性が報告されている（Böhm ら 2001）．

5）Type E 円柱形ステム (cylindrical stem) （図 15）

　Khanuja 分類 Type 4 円柱形フルポーラスコーティ
ングタイプ（cylindrical fully coated type）に相当する．
　骨幹部でのプレスフィット固定と，広い範囲にわ
たってポーラスコーティングによる遠位固定を目的
としたステムである（Engh ら 1995）．カラーを有
し，骨幹端部と骨幹部で断面のデザインが異なる．
AML ステム（DePuy 社）が代表的である．
　遠位でのインプラント直径は最終リーミングより
も 0.5mm 大きく，遠位でのプレスフィットを意図

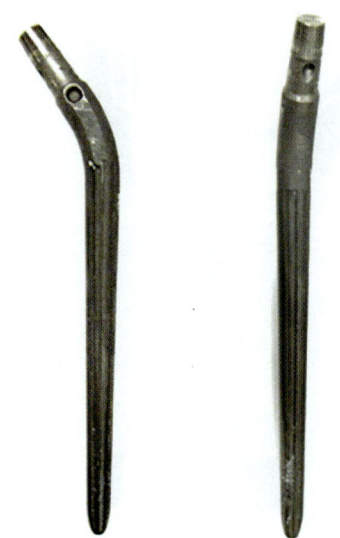

図14　Type D：コーン形ステム (conical stem)
骨幹端部と骨幹部の境界部から骨幹部での固定を目的とする，スプラインによる回旋安定性を有する断面が円形のテーパー型ステム．Wagner ステム（Zimmer Biomet 社）

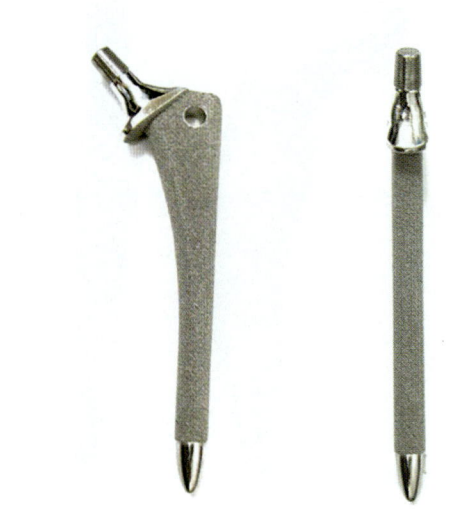

図15　Type E：円柱形ステム (cylindrical stem) タイプ
骨幹部でのプレスフィット固定および広い範囲にわたってのポーラスコーティングによる遠位固定を目的としたステム．AML ステム（DePuy 社）

する．ステム設置に際して遠位のリーミングと近位のブローチングを施行する．

　良好な長期成績が報告されており，近位80％にポーラスコーティングを施したコバルトクロム合金製のステムを用いた119関節の術後最短20年の累積生存率は98％であった（Belmont ら 2008）．50歳以下の293関節の術後平均15年の累積生存率は96.1％（McAuley ら 2004），平均39.6歳の115関節の術後平均8.6年では99.1％であった（Moyer ら 2010）．

　ステム径によって累積生存率，疼痛，患者の満足度に違いはないと報告されているものの，Type 4は応力遮蔽や大腿部痛との関連が指摘されてきた（Engh ら 1987, 1988）．

　Type 4に改良を加え，遠位でスロット（きりこみ）を作製して骨の弾性との差を減少させたり，デザインを一部変更したステムを使用した100関節の術後10年以上の累積生存率は100％で，大腿部痛は2％に減少していた（Hennessy ら 2009）．

6）Type F：カルカー誘導超短頚部温存ステム（calcar-guided ultra-short neck-preserving stem）（図16）

　骨温存の観点から，近年，短いステム長を有するショートタイプのステムが導入されてきている．

Khanuja 分類では定義されていなかったステムで，Minihip（Corin 社），Optimys（Mathys 社）が代表的である．

　ショートタイプの利点として，近位部での荷重応力伝達を促進し応力遮蔽を軽減すること，小さな皮膚切開での手術操作に有利なこと，ステム抜去時の骨損失が少なく再置換術時のステム固定性が得られやすいこと，などがあげられる．

　一方，限られた長さのステムで軸方向と回旋方向に対し必要な初期安定性をいかに獲得するかが重要な課題である．

文献

Aldinger PR, Jung AW, Pritsch M, et al. Uncemented grit-blasted straight tapered titanium stems in patients younger than fifty-five years of age. Fifteen to twenty-year results. J Bone Joint Surg Am. 2009; 91 : 1432-1439.

Archibeck MJ, Berger RA, Jacobs JJ, et al. Second-generation cementless total hip arthroplasty. Eight to eleven-year results. J Bone Joint Surg Am. 2001; 83 : 1666-1673.

Belmont PJ, Powers CC, Beykirch SE, et al. Results of the anatomic medullary locking total hip arthroplasty at a minimum of twenty years. A concise follow-up of previous reports. J Bone Joint Surg Am. 2008; 90 : 1524-1530.

Biant LC, Bruce WJ, Assini JB, et al. The anatomically difficult primary total hip replacement: medium- to long-term results using a cementless modular stem. J Bone Joint Surg Br. 2008, 90 : 430-435.

Böhm P, Bichel O. Femoral revision with the Wagner SL revision stem: evaluation of one hundred and twenty-nine revisions followed for a

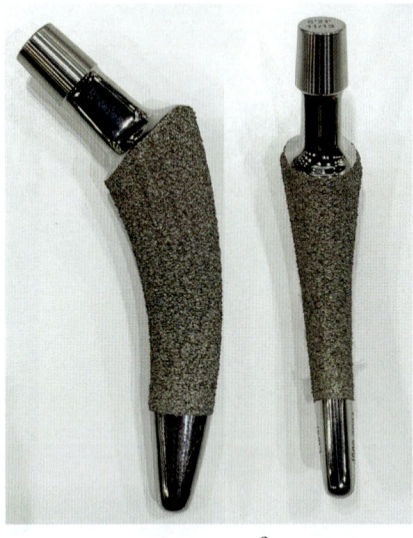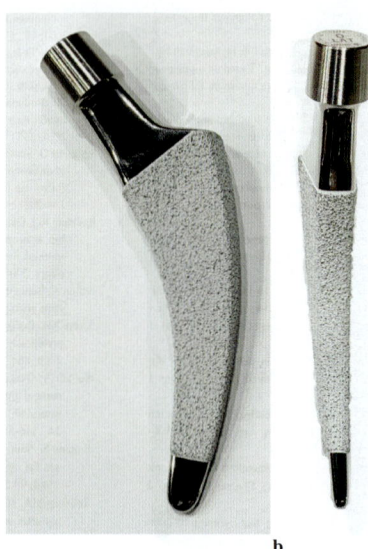

図 16 カルカー誘導超短頚部温存ステム (calcar-guided ultra-short neck-preserving stem)
a. Minihip (Corin 社). b. Optimys (Mathys 社).

mean of 4.8 years. J Bone Joint Surg Am. 2001; 83 : 1023-1031.

Bourne RB, Rorabeck CH, Patterson JJ, et al. Tapered titanium cementless total hip replacements: a 10- to 13-year followup study. Clin Orthop Relat Res. 2001; 393 : 112-120.

Burt CF, Garvin KL, Otterberg ET, et al. A femoral component inserted without cement in total hip arthroplasty. A study of the Tri-Lock component with an average ten-year duration of follow-up. J Bone Joint Surg Am. 1998; 80 : 952-960.

Callaghan JJ, Fulghum CS, Glisson RR, et al. The effect of femoral stem geometry on interface motion in uncemented porous-coated total hip prostheses. Comparison of straight-stem and curved-stem designs. J Bone Joint Surg Am. 1992; 74 : 839-848.

Cameron HU, Keppler L, McTighe T. The role of modularity in primary total hip arthroplasty. J Arthroplasty. 2006; 21 (4 Suppl 1) : 89-92.

Capello WN, D'Antomio JA, Feinberg JR, et al. Ten-year results with hydroxyapatite-coated total hip femoral components in patients less than fifty years old. A concise follow-up of a previous report. J Bone Joint Surg Am. 2003; 85 : 885-889.

Capello WN, D'Antomio JA, Jaffe WL, et al. Hydroxyapatite-coated femoral components: 15-year minimum followup. Clin Orthop Relat Res. 2006; 453 : 75-80.

Christie MJ, DeBoer DK, Trick LW, et al. Primary total hip arthroplasty with use of the modular S-ROM prosthesis. Four to seven-year clinical and radiographic results. J Bone Joint Surg Am. 1999; 81 : 1707-1716.

Cooper HJ, Jacob AP, Rodriguez JA, et al. Distal fixation of proximally coated tapered stems may predispose to a failure of osteointegration. J Arthroplasty. 2011; 26 : 78-83.

Danesh-Clough T, Bourne RB, Rorabeck CH, et al. The mid-term results of a dual offset uncemented stem for total hip arthroplasty. J Arthroplasty. 2007; 22 : 195-203.

Ellison B, Berend KR, Lombardi AV Jr, et al. Tapered titanium porous plasma-sprayed femoral component in patients aged 40 years and younger. J Arthroplasty. 2006; 21 (6 Suppl 2) : 32-37.

Engh CA, Bobyn JD, Glassman AH. Porous-coated hip replacement. The factors governing bone ingrowth, stress shielding, and clinical results. J Bone Joint Surg Br. 1987; 69 : 45-55.

Engh CA, Bobyn JD. The influence of stem size and extent of porous coating on femoral bone resorption after primary cementless hip arthroplasty. Clin Orthop Relat Res. 1988; 231 : 7-28.

Engh CA, Hooten JP, Zettl-Schaffer KF, et al. Evaluation of bone ingrowth in proximally and extensively porous-coated anatomic medullary locking prostheses retrieved at autopsy. J Bone Joint Surg Am. 1995; 77 : 903-910.

Epinette JA, Manley MT. Uncemented stems in hip replacement-hydroxyapatite or plain porous: does it matter? Based on a prospective study of HA Omnifit stems at 15-years minimum follow-up. Hip Int. 2008; 18 : 69-74.

Feyen H, Shimmin AJ. Is the length of the femoral component important in primary total hip replacement? Bone Joint J. 2014; 96-B: 442-448.

Grübl A, Chiari C, Giurea A, et al. Cementless total hip arthroplasty with the rectangular titanium Zweymuller stem. A concise follow-up at a minimum of fifteen years, of a previous report. J Bone Joint Surg Am. 2006; 88 : 2210-2215.

Harris M, Dorr LD, Wan Z, et al. Total hip arthroplasty with the APR stem and cup follow-up of a previous report. J Arthroplasty. 2005; 20 : 828-831.

Hennessy DW, Callaghan JJ, Jiu SS. Second-generation extensively porous-coated THA stems at minimum 10-year followup. Clin Orthop Relat Res. 2009; 467 : 2290-2296.

Incavo SJ, Havener T, Benson E, et al. Efforts to improve cementless femoral stems in THR: 2- to 5-year follow-up of a high offset femoral stem with distal stem modification (Secure-Fit Plus). J Arthroplasty. 2004; 19 : 61-67.

Jacquot L, Machenaud A, Bonnin MP, et al. Survival and clinical outcomes at 30 to 35 years following primary total hip arthroplasty with a cementless femoral stem fully coated with hydroxyapatite. J Arthroplasty. 2023; 38: 880-885.

Keisu KS, Orozco F, Sharkey PF, et al. Primary cementless total hip arthroplasty in octogenarians. Two to eleven-year follow-up. J Bone Joint Surg Am. 2001; 83 : 359-363.

Khanuja HS, Vakil JJ, Goddard MS, et al. Cementless femoral fixation in total hip arthroplasty. J Bone Joint Surg Am. 2011; 93 : 500-509.

Khanuja HS, Banerjee S, Jain D, et al. Short bone-conserving stems in cementless hip arthroplasty. J Bone Joint Surg Am. 2014; 96: 1742-1752.

Kheir MM, Drayer NJ, Chen AF. An update on cementless femoral fixation in total hip arthroplasty. J Bone Joint Surg Am. 2020; 102: 1646-1661.

Kim YH. The results of a proximally-coated cementless femoral component in total hip replacement: a five- to 12-year follow-up. J Bone Joint Surg Br. 2008; 90 : 299-305.

Lombardi AV Jr, Berend KR, Mallory TH. et al. Survivorship of 2000 tapered titanium porous plasma-sprayed femoral components. Clin Orthop Relat Res. 2009; 467 : 146-154.

Luites JW, Spruit M, Hellemondt GG, et al. Failure of the uncoated titanium ProxiLock femoral hip prosthesis. Clin Orthop Relat Res. 2006; 448 : 79-86.

Matsui M, Nakata K, Masuhara K, et al. The metal cancellous cementless Lübeck total hip arthroplasty. Five-to-nine-year results. J Bone Joint Surg Br. 1998; 80 : 404-410.

McLaughlin JR, Lee KR. Total hip arthroplasty with an uncemented tapered femoral component. J Bone Joint Surg Am. 2008; 90 : 1290-1296.

McAuley JP, Lee KR. Total hip arthroplasty in patients 50 years and younger. Clin Orthop Relat Res. 2004; 418 : 119-125.

Morrey BF, Adams RA, Kessler M. A conservative femoral replacement for total hip arthroplasty. A prospective study. J Bone Joint Surg Br. 2000; 82 : 952-958.

Moyer JA, Metz CM, Callaghan JJ, et al. Durability of second-generation extensively porous-coated stems in patients age 50 and younger. Clin Orthop Relat Res. 2010; 468 : 448-453.

Müller LA, Wenger N, Schramm M, et al. Seventeen-year survival of the cementless CLS Spotorno stem. Arch Orthop Trauma Surg. 2009; 130 : 269-275.

Noble PC, Alexander JW, Linsahl LJ, et al. The anatomic basis of femoral component design. Clin Orthop Relat Res. 1988; 235 : 148-165.

Ohl MD, Whiteside LA, McCarthy DS, et al. Torsional fixation of a modular femoral hip component. Clin Orthop Relat Res. 1993; 287 : 135-141.

Park MS, Choi BW, Kim SJ, et al. Plasma spray-coated Ti femoral component for cementless total hip arthroplasty. J Arthroplasty. 2003; 18 : 626-630.

Pellegrini VD Jr, Hughes SS, Evarts CM. A collarless cobalt-chrome femoral component in uncemented total hip arthroplasty. Five- to eight-year follow-up. J Bone Joint Surg Br. 1992; 74 : 814-821.

Purtill JJ, Rothman RH, Hozack WJ, et al. Total hip arthroplasty using two different cementless tapered stems. Clin Orthop Relat Res. 2001; 393 : 121-127.

Radaelli M, Buchalter DB, Mont MA, et al. A new classification system for cementless femoral stems in total hip arthroplasty. J Arthroplasty. 2023; 38 : 502-510.

Reigstad O, Siewers P, Røkkum M, et al. Excellent long-term survival of an uncemented press-fit stem and screw cup in young patients: follow-up of 75 hips for 15-18 years. Acta Orthop. 2008; 79 : 194-202.

Reitman RD, Emerson R, Higgins L, et al. Thirteen year results of total hip arthroplasty using a tapered titanium femoral component inserted without cement in patients with type C bone. J Arthroplasty. 2003; 18 (7 Suppl 1) : 116-121.

Schuh A, Schraml A, Hohenberger G. Long-term results of the Wagner cone prosthesis. Int Orthop. 2009; 33 : 53-58.

Sinha RK, Dungy DS, Yeon HB. Primary total hip arthroplasty with a proximally porous-coated femoral stem. J Bone Joint Surg Am. 2004; 86 : 1254-1261.

Suckel A, Geiger F, Kinzl L, et al. Long-term results for the uncemented Zweymuller / Alloclassic hip endoprosthesis. A 15-year minimum follow-up of 320 hip operations. J Arthroplasty. 2009; 24 : 846-853.

Sugano N, Saito S, Takaoka K, et al. Spongy metal Lübeck hip prostheses for osteoarthritis secondary to hip dysplasia. J Arthroplasty. 1994; 9 : 253-262.

Teloken MA, Bissett G, Hozack WJ, et al. Ten to fifteen-year follow-up after total hip arthroplasty with a tapered cobalt-chromium femoral component (Tri-Lock) inserted without cement. J Bone Joint Surg Am. 2002; 84 : 2140-2144.

Uemura K, Hamada H, Ando W, et al. Minimum 10 years clinical results of an anatomical short stem with a proximal hydroxyapatite coating. Mod Rheumatol. 2021; 31: 1066-1072.

Vidalain JP. Twenty-year results of the cementless Corail stem. Int Orthop. 2011; 35: 189-194.

Vresilovic EJ, Hozack WJ, Rothman RH. Radiographic assessment of cementless femoral components. Correlation with intraoperative mechanical stability. J Arthroplasty. 1994; 9 : 137-141.

Wagner H, Wagner M. Cone prosthesis for the hip joint. Arch Orthop Trauma Surg. 2000; 120 : 88-95.

Zadeh HG, Hua J, Walker PS, et al. Uncemented total hip arthroplasty with subtrochanteric derotational osteotomy for severe femoral anteversion. J Arthroplasty. 1999; 14 : 682-688.

Zweymüller K, Semlitsch M. Concept and material properties of a cementless hip prosthesis system with Al2O3 ceramic ball heads and wrought Ti-6Al-4V stems. Arch Orthop Trauma Surg. 1982; 100 : 229-236.

8 カスタムメイドステム

カスタムメイドステム（custom-made stem）は，多様な大腿骨骨髄腔形状に対して良好な髄腔適合性と髄腔占拠率（fit and fill）を獲得しうるセメントレスステムである．

カスタムメイドステムでは，ステム作製のもととなる形状を把握する画像と解析の方法がまず大切である，その上で，側面での弯曲の有無，髄腔占拠率，ステムの長さ，表面加工など，種々のデザインコンセプトを決定する必要がある．

良好な fit and fill を獲得できる形状で，bone ingrowth あるいは bone ongrowth が得られる表面性状を有するカスタムメイドステムの長期成績は良好である．

1 カスタムメイドステム

セメントレスステムの場合，インプラント表面と骨の生物学的固着が長期安定性に重要で，十分な初期固定が得られないと良好な生物学的固定が得られない．

カスタムメイドステムでは大腿骨骨髄腔に対する良好な fit and fill を得るような形状と長さが初期固定に大切である．表面のコーティング範囲についても個々の大腿骨について決定される．

2 カスタムメイドステムの適応

寛骨臼形成不全症に引きつづいて起こる変形性股関節症（股関節症）では，大腿骨形状のバリエーションが大きい．理想的な fit and fill を得るために，個々の大腿骨形状にあわせるカスタムメイドステムが選択肢の1つである．

また，大腿骨骨切り術後や，骨端異形成症（epiphyseal dysplasia）（Sewel ら 2011）のように大腿骨近位形状が異常な場合，既製のステムでは十分な fit and fill が得られにくい場合，再置換術や骨腫瘍（Bruns ら 2007）で骨欠損が大きく通常のステムでは対処困難な場合，などに適応がある．

文献 ────

Bruns J, Delling G, Gruber H, et al. Cementless fixation of megaprosthesis using a conical fluted stem in the treatment of bone tumors. J Bone Joint Surg Br. 2007; 89 : 1084-1087.

Sewell MD, Hanna SA, Muirhead-Allwood SK, et al. Custom cementless THA in patients with skeletal dysplasia results in lower apparent revision rates than other types of femoral fixation. Clin Orthop Relat Res. 2011; 469 : 1406-1412.

3 カスタムメイドステムのデザインコンセプト

カスタムメイドステムには種々のコンセプトがある．1989 年に Mulier らが術中に大腿骨の骨髄腔形状をモールディングして作製するチタン合金製インプラント（Identifit ステム）（Mulier ら 1989, Stulberg ら 1989, Lombardi ら 1995, Robinson ら 1996）を報告して以来，限定的ではあるが使用されてきた．

Identifit ステムは，髄腔占拠率が近位で 100%，遠位で 92% と高く，fit and fill は良好であった（Mulier ら 1989）．しかし，表面がスムースであったため十分な生物学的固定が得られず，術後早期に非感染性弛みをきたす例が多かった（Lombardi ら 1995, Robinson ら 1996）．

computer assisted design（CAD）/computer assisted manufactured（CAM）system, CT 画像データにもとづくインプラントも開発された．側面では弯曲を有し，ステム近位の前後面および内側面にチタンワイヤーメッシュパッドを有するカスタムメイドステム（Techmedica ステム）は（Barger 1989, Barger ら 1993, Bert 1996），再置換術にも使用された（Robinson ら 1996）．

しかし，Techmedica ステムではパッドが全周性ではないため十分な骨との生物学的固着が得られず，パッドへの骨形成後に生じるパッドとステムの解離（pad separation）も問題となり，非感染性弛みをきたす例が多かった（Bert 1996）．

1990 年代後半になると，ハイドロキシアパタイトコーティングを有するカスタムメイドステムが導入され（Walker ら 2000, Wettstein ら 2005, McCullough ら 2006, Flecher ら 2007, Kawate ら 2009, Benum ら 2010, Muirhead-Allwood ら 2010），良好な中長期臨床成績が報告されるようになった（Pakos ら 2015, Dessyn ら 2019）．

Walker らは CAD/CAM システムを使用し，単純 X 線画像データに基づいて近位の内側骨皮質に

適合するラテラルフレア（lateral flare）を有するデザインのカスタムメイドステムを報告した（Peter Walker custom hip システム）（Iguchi ら 1996）．

ラテラルフレア構造により近位での荷重伝達が図ることができ，大腿部痛や応力遮蔽の防止に有利とされている．

ハイドロキシアパタイトコーティングが施されたものでは術後平均13年で112関節中弛みをきたしたものはなく（Muirhead-Allwood ら 2010），再置換術にも有効であると報告されている（Walker ら 2000）．また，若年者の股関節障害に対しても有用であると報告されている（McCullough ら 2006）．

大根田らは CAD/CAM システムを用いて CT 画像データに基づいて軸を設定し，各断面の骨髄腔輪郭を連結して側面での弯曲を有さないカスタムメイドステム（Expert システム）を作製し，大腿骨骨髄腔のリーミングやラスピングを行わずにステムを挿入した．ハイドロキシアパタイトコーティングが施されたものでは良好な中期成績が得られている（Kawate ら 2009）．

また，ステム長を極端に短くし骨温存と近位部での応力遮蔽の防止を目的としたカスタムメイドステムの良好な中期成績も報告されている（Santori ら 2010，Kim ら 2011）．

文献

Barger WL. Shape the implant to the patient: a rationale for the use of custom-fit cementless total hip implants. Clin Orthop Relat Res. 1989; 249 : 73-78.

Barger WL, Murzic WJ, Taylor Jk, et al. Management of bone loss in revision total hip arhtroplasty using custom cementless femoral components. J Arthroplasty. 1993; 8 : 245-242.

Benum P, Aamodt A. Uncemented custom femoral components in hip arthroplasty: A prospective clinical study of 191 hips followed for at least 7 years. Acta Orthop. 2010; 81, 427-435.

Bert JM. Custom total hip arthroplasty. J Arthroplasty. 1996; 11 : 905-915.

Dessyn E, Flecher X, Parratte S, et al. A 20-year follow-up evaluation of total hip arthroplasty in patients younger than 50 using a custom cementless stem. Hip Int. 2019; 29 : 481-488.

Flecher X, Parratte S, Aubaniac JM, et al. Three-dimensional custom-designed cementless femoral stem for osteoarthritis secondary to congenital dislocation of the hip. J Bone Joint Surg Br. 2007; 89: 1586-1591.

Iguchi H, Hua j, Walker PS. Accuracy of using radiographs for custom hip stem design. J Arthroplasty. 1996; 11 : 312-321.

Kawate K, Ohneda Y, Ohmura T, et al. Computed tomography-based custom-made stems for dysplastic hips in Japanese patients. J Arthroplasty. 2009; 24 : 65-70.

Kim YH, Kim JS, Park JW, et al. Total hip replacement with a short metaphyseal-fitting anatomical cementless femoral component in patients aged 70 years or older. J Bone Joint Surg Br. 2011; 93 : 587-592.

Lombardi AV Jr, Mallory TH, Eberle RW, et al. Failure of intraoperatively customized non-porus femoral components inserted without cement in total hip arthroplasty. J Bone Joint Surg Am. 1995; 77 : 1836-1844.

McCullough CJ, Remedios D, Tytherleigh-Strong G, et al. The use of hydroxyapatite-coated CAD-CAM femoral components in adolescents and young adults with inflammatory polyarthropathy. TEN-YEAR RESULTS. J Bone Joint Surg Br. 2006; 88 : 860-864.

Mulier JC, Mulier M, Brady LP, et al. A new system to produce intraoperatively custom femoral prosthesis from measurements taken during the surgical procedure. Clin Orthop Relat Res. 1989; 249 : 97-112.

Muirhead-Allwood SK, Sandiford N, Skinner JA, et al. Uncemented custom computer-assisted design and manufacture of hydroxyapatite-coated femoral components. Survival at 10 to 17 years. J Bone Joint Surg Br. 2010; 92 : 1079-1084.

Pakos EE, Stafilas KS, Tsovilis AE, et al. Long term outcomes of total hip arthroplasty with custom made femoral implants in patients with congenital disease of hip. J Arthroplasty. 2015; 30: 2242-2247.

Robinson RP, Clark JE. Uncemented press-fit total hip arthroplasty using the Identifit custom-modeling technique. A prospective minimum 2 year follow-up study. J Arthroplasty. 1996; 11 : 247-254.

Santori FS, Santori N. Mid-term results of a custom-made short proximal loading femoral component. J Bone Joint Surg Br. 2010; 92 : 1231-1237.

Stulberg DS, Stulberg BN, Wixson RL. The rationale, design characteristics, and preliminary results of a primary custom total hip prosthesis. Clin Orthop Relat Res. 1989; 249 : 79-96.

Walker P, Culligan SG, Hua J, et al. Stability and bone preservation in custom designed revision hip stems. Clin Orthop Relat Res. 2000; 373 : 164-173.

Wettstein M, Mouhsine E, Argenson JN, et al. Three-dimensional computed cementless custom femoral stems in young patients. Midterm followup. Clin Orthop Relat Res. 2005; 437 : 169-175.

4　ハイドロキシアパタイトコーティング以外の表面加工を有するカスタムメイドステム

ハイドロキシアパタイトコーティング以外の表面加工を有するカスタムメイドステムも開発されている（ANCA fit カスタムメイドステム）（Sakai ら 2006，Sugano ら 2007）．変形性股関節症の多様な大腿骨の骨髄腔形状に対し，理想的な fit and fill を得るため，CT 画像データをもとに3次元的にデザインした側面カーブを有するチタン（Ti-6Al-4V）合金性のカスタムメイドステムを作製した．

表面にサンドブラスト処理を施したステム長120～130mm の第1世代のカスタムメイドステム（図1）（Sakai ら 2006）や，近位小転子レベルまでプラズマスプレーコーティング処理を施したステム長を90～100mm の第2世代のカスタムメイドステム（図2）（Sugano ら 2007）が使用されてきた．

カスタムメイドステムの作製方法は，まず大腿骨の CT の横断面におけるインプラント断面を決定する（図3）．CAD を用いて3次元デザインを作製後，コンピュータ上でインプラントの挿入シミュレーションを行い，大腿骨髄腔へ挿入可能であることを

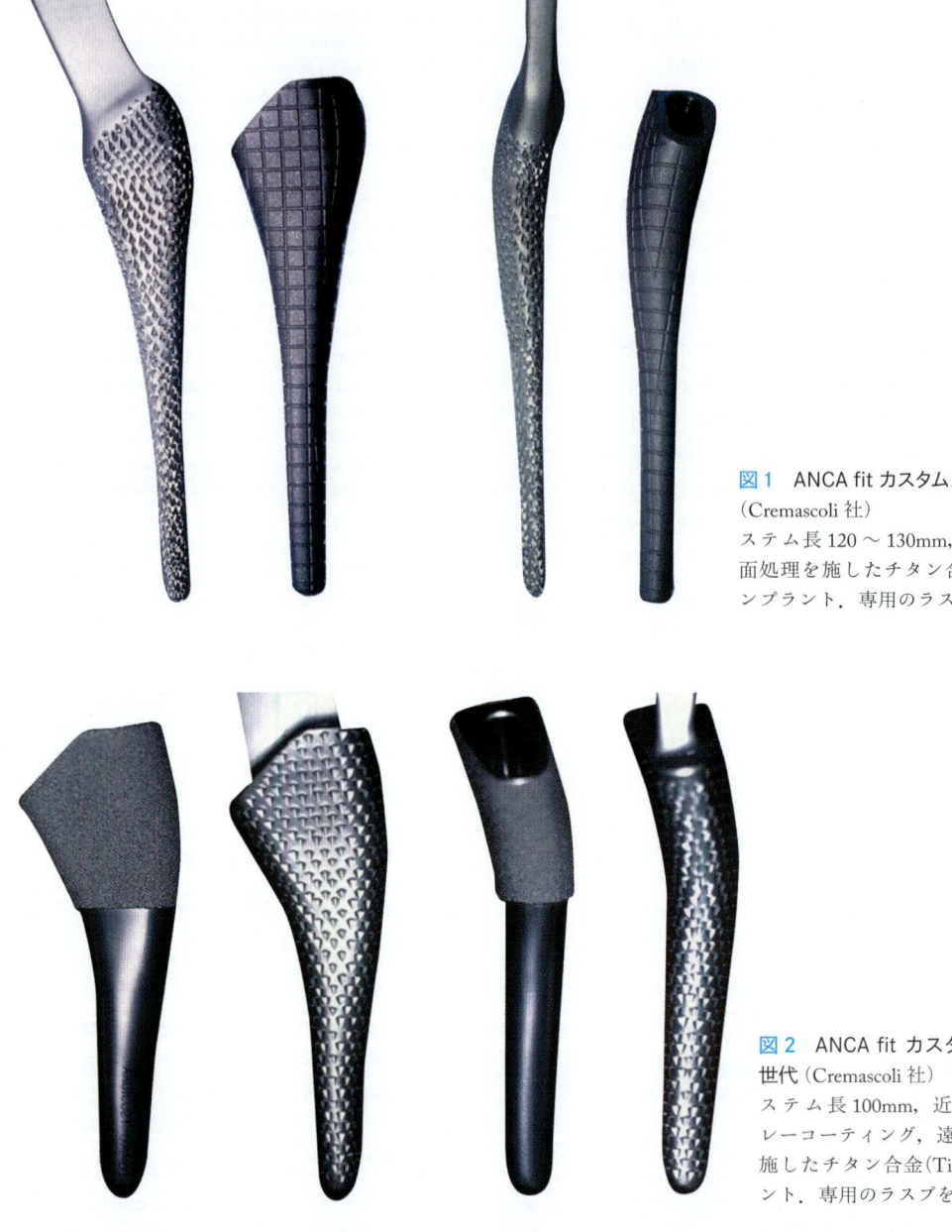

図1 ANCA fit カスタムメイドステム第1世代
（Cremascoli 社）
ステム長 120 〜 130mm，サンドブラスト表面処理を施したチタン合金(Ti-6Al-4V)製インプラント．専用のラスプを有する．

図2 ANCA fit カスタムメイドステム第2世代（Cremascoli 社）
ステム長 100mm，近位はプラスマスプレーコーティング，遠位はブラスト処理を施したチタン合金(Ti-6Al-4V)製インプラント．専用のラスプを有する．

確認し（図4），インプラントデザインを決定する（図5）．

　通常は長さ，前捻，オフセットの調節が可能なモジュラーネックシステムとの組み合わせであったが，前捻が 50°以上の場合では一体型の減捻ネックステムが作製された（図6）．

　術後 10 年以上追跡可能であった第1世代ステム使用例 70 例 90 関節（男性 6 例，女性 64 例，追跡率：91％）について，術後経過観察期間は平均 15 年（13 〜 16 年）であった．

　摺動面については 74 関節でポリエチレンライナーとアルミナセラミック 28mm 骨頭を，16 関節でアルミナセラミックインサートとアルミナセラミック 28mm 骨頭を使用した．

　術後 10 年以上追跡可能であった第2世代ステム使用例 106 例 136 関節（男性 5 例，女性 101 例，追跡率：95％）については，術後経過観察期間は平均 11 年 7 か月（10 〜 13 年）であった．全例でアルミナセラミックインサートとアルミナセラミック 28mm 骨頭の組み合わせとした．手術時年齢は平均 53 歳（32 〜 73 歳），身長は平均 152.8cm（130 〜 175cm），体重は平均 54.0kg（38 〜 90kg），body mass index（BMI）は平均 23.1（17.3 〜 34）であった．

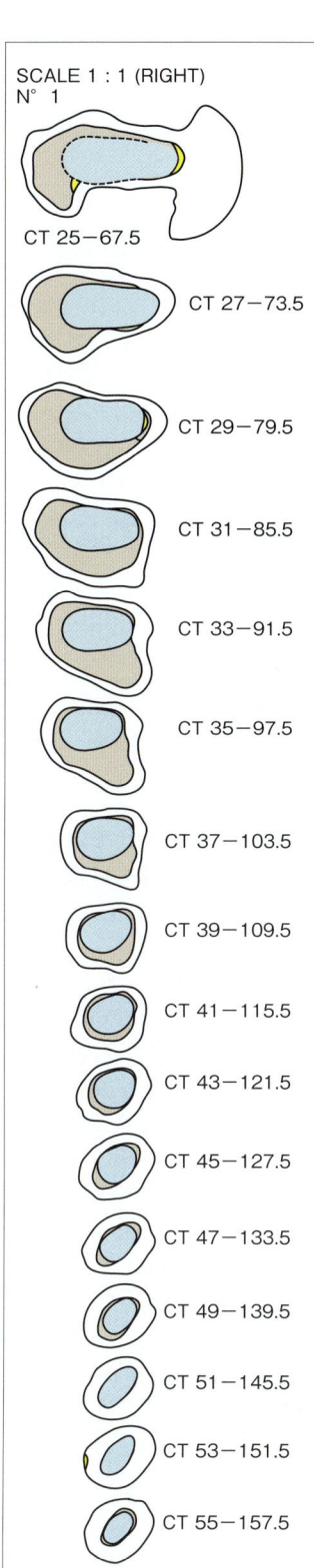

SCALE 1 : 1 (RIGHT)
N° 1

CT 25－67.5

CT 27－73.5

CT 29－79.5

CT 31－85.5

CT 33－91.5

CT 35－97.5

CT 37－103.5

CT 39－109.5

CT 41－115.5

CT 43－121.5

CT 45－127.5

CT 47－133.5

CT 49－139.5

CT 51－145.5

CT 53－151.5

CT 55－157.5

図3　CTをもとにしたデザイン
CTの各断面における骨髄腔形状か
らステム断面形状を決定する．

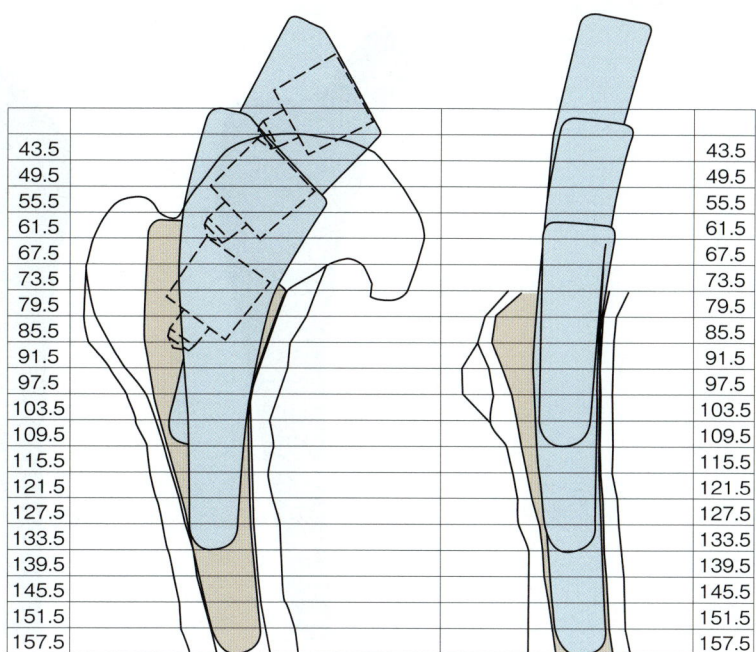

図4　インプラントの挿入シミュレーション模式図
作製したステムが大腿骨髄腔内へ挿入可能かどうかシミュレーションによって確認す
る．骨切り高位も確認する．

TITANIUM POROUS COATED AREA THICKNESS 0.3 mm

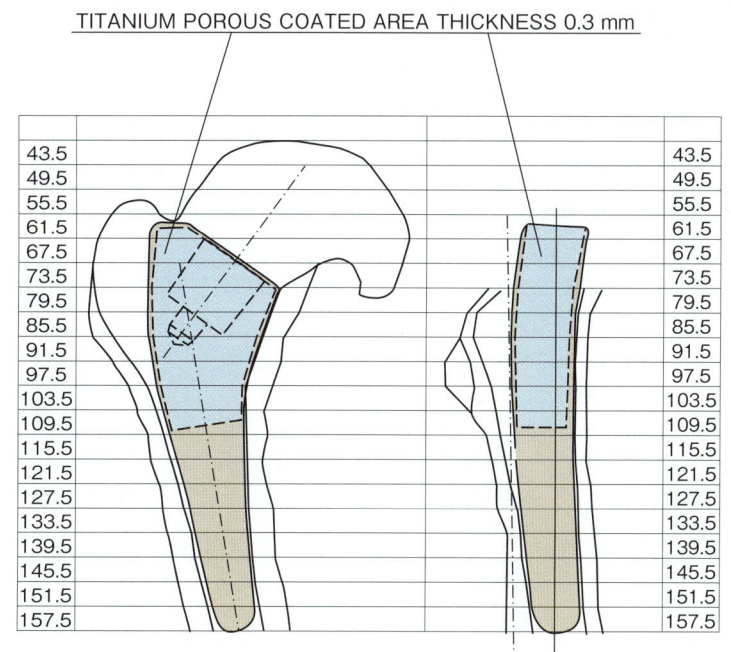

図5　完成したインプラントデザイン（第2世代）
挿入シミュレーションを経て最終的にデザインを決定する．近位プラズマスプ
レーコーティングの範囲を決定する．

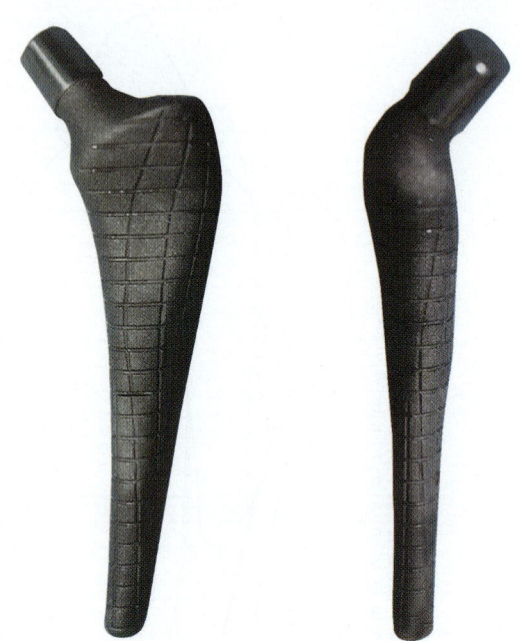

図6 ANCA fit カスタムメイドステムネック一体型（第1世代）（Cremascoli 社）
術前大腿骨前捻が 60°をこえる症例では，モジュラーネックシステムによる減捻効果は十分ではないため，ネック一体型のステムを作製し減捻を図る．

インプラント破損例は第1世代ステム，第2世代ステムともに認めなかった．

日本整形外科学会股関節機能判定基準（JOA ヒップスコア）は術前平均 45 点から，最終調査時平均98 点に改善していた．術後単純 X 線正面像 / 側面像での髄腔占拠率について，第1世代では近位（小転子下 1cm レベル）で平均 92 % /87%，遠位（インプラント先端レベル）で平均 77% /74%であった．

第2世代では各々平均 93 % /92%，平均 84 % /81%で，近位での髄腔占拠率に関しては両ステムで有意差を認めなかったが，遠位での髄腔占拠率に関しては第2世代で有意に大きくなっていた．

ステムの固定性について，第1世代では 78 関節（87%）で，第2世代では 136 関節（100%）でbone ongrowth による固定が得られていた．第1世代では 4 関節（4%）で非感染性弛みを呈し累積生存率は 96%で，第2世代では累積生存率は 100%であった．

大腿骨近位での応力遮蔽は，第1世代では 86 関節（96 %，Grade 1：42 関節，Grade 2：44 関節），第2世代では 97 関節（71 %，Grade 1：72 関節，Grade 2：25 関節）にみられた．

頻度はカスタムメイドステム以外のステムより多かったが，Grade は同様であった．ほかのカスタムメイドステムでも同様に大腿骨近位での同程度の応力遮蔽が高率にみられていた（Kawate ら 2009）．

文献

Kawate K, Ohneda Y, Ohmura T, et al. Computed tomography-based custom-made stems for dysplastic hips in Japanese patients. J Arthroplasty. 2009; 24 : 65-70.

Sakai T, Sugano N, Ohzono K, et al. The custom femoral component is an effective option for congenital hip dysplasia. Clin Orthop Relat Res. 2006; 451 : 146-153.

Sugano N, Nishii T, Miki H. Mid-term results of cementless total hip replacement using a ceramic-on-ceramic bearing with and without computer navigation. J Bone Joint Surg Br. 2007; 89 : 455-460.

9 モジュラーシステム

人工股関節全置換術（THA）における選択肢の1つとして，モジュラーシステム（modular system）が1990年代から多く用いられている．骨頭径，大腿骨前捻，脚長，オフセットの調整が容易であり，セメントレスステム近位部分をモジュラーパーツとすることで大腿骨近位部の髄腔占拠率を高めることも可能である．

一方，モジュラー接合部に関して分離，折損，腐食の発生が懸念される．モジュラーシステムでは利点と欠点を十分検討して使用すべきである．

1 モジュラーシステムの分類

モジュラリティ（modularity）を有する箇所の数によって，シングル，ダブル，トリプルの3つに分類することができる．

1. シングルモジュラリティ（single modularity）

種々の骨頭のみを選択しうるモジュラーヘッドシステムを有する大腿骨コンポーネントである．

2. ダブルモジュラリティ（double modularity）

大きく2つに分かれる．1つはS-ROMシステム（DePuy社）（図1）やModulusシステム（Enovis社）（図2）に代表される大腿骨ステムを近位部と遠位部を組み合わせて設置し，ネック部分と大腿骨部分が一体であるモジュラーステムタイプである．

もう1つはChangeable Necks（MicroPort Orthopaedics社）（図3）やMainstayシステム（京セラ社）（図4），Kinectivシステム（Zimmer Biomet社）（図5）のように，大腿骨ステムを設置してから種々のモジュラーネックおよび種々のモジュラーヘッドを組み合わせるタイプである（Trainaら2009，Sakaiら2010）．

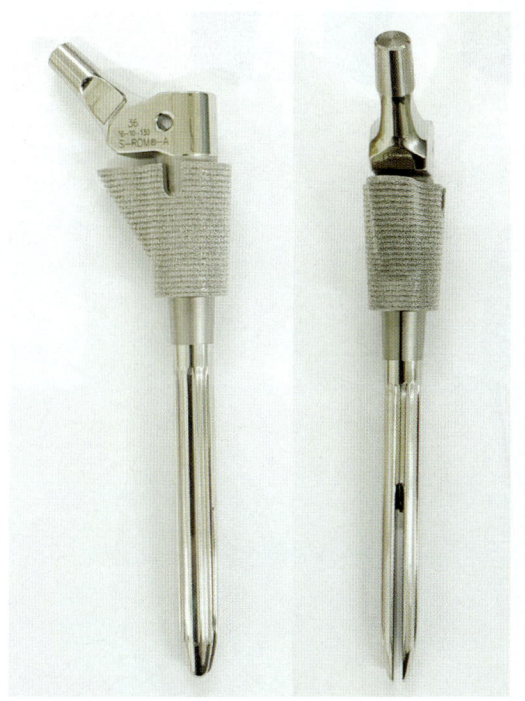

図1　S-ROMシステム（Depuy社）
近位スリーブとステムパーツを有しダブルモジュラリティに分類される．ステムとネックは一体となっており，モジュラーヘッドシステムを有する．

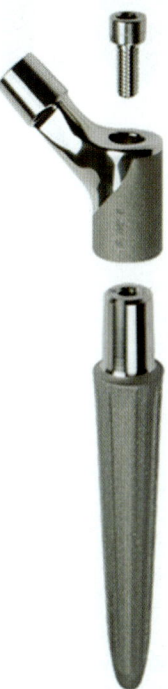

図2　Modulusシステム（Enovis社）
近位部と遠位ステムからなるWagner型モジュラーテーパーステムで，ダブルモジュラリティに分類される．近位部ボディの頚体角は125°と135°の2種類がある．

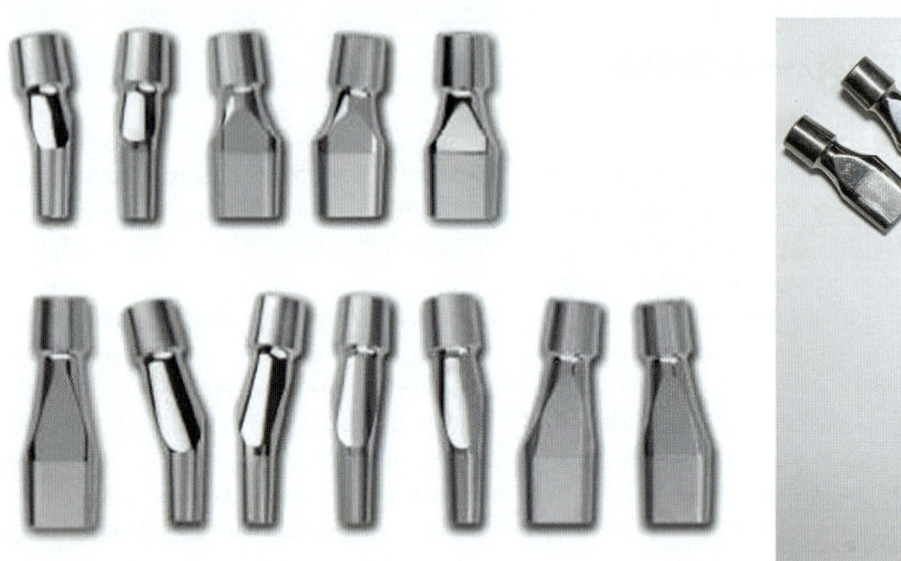

図 3　Changeable Necks（MicroPort Orthopaedics 社）
直型，増減捻型，内外反型などのネックタイプがあり，各々長短 2 種類を有する．

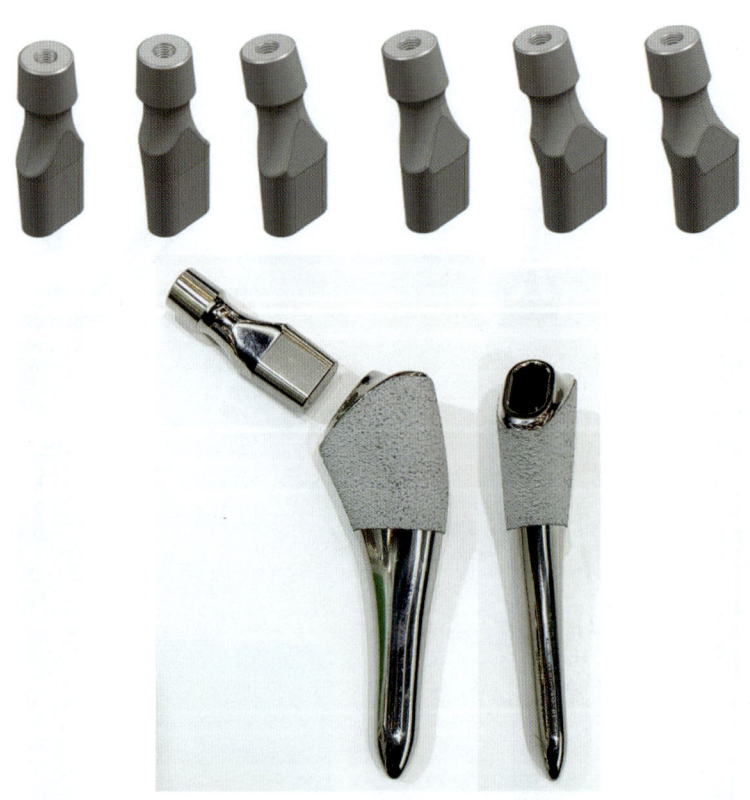

図 4　Mainstay システム（京セラ社）
直型，増減捻型，外偏型のネックタイプがある．

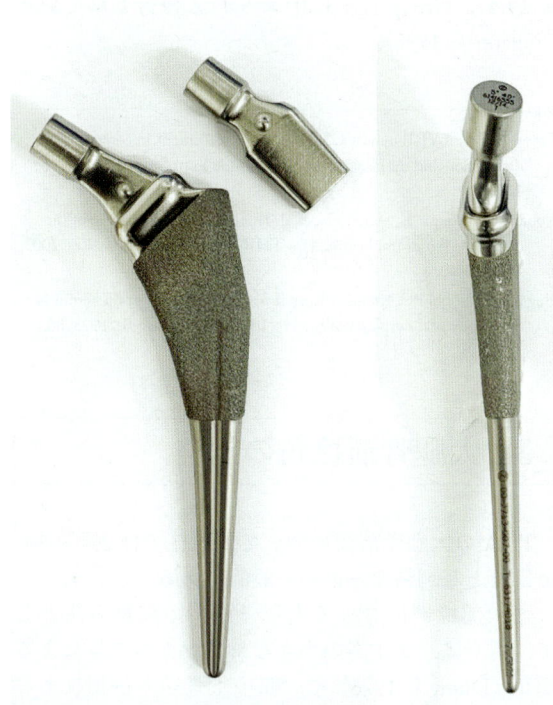

図5 Kinectiv システム（Zimmer Biomet 社）
ネック部分のステムとの接合部が長く，ステムにカラーを有している．

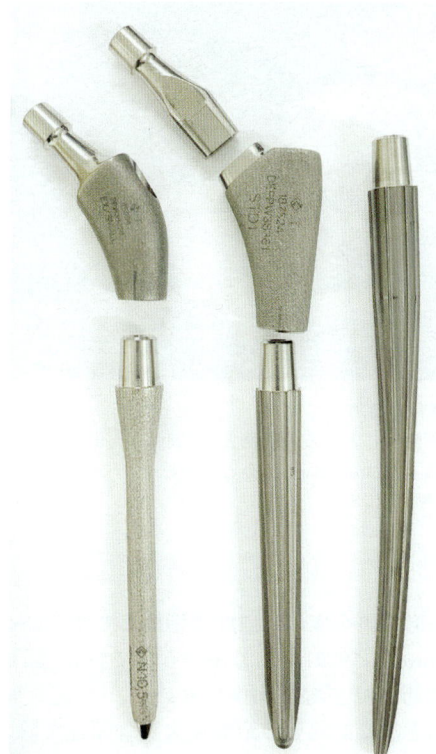

図6 Profemur R（MicroPort Orthopaedics 社）
近位部ボディはモジュラーネックシステムを有し，頚体角は135°である．遠位ステムにはストレート円筒形ステム，ストレートテーパーステム，カーブド円筒形ステム，カーブドテーパーステムの4種類がある．

3. トリプルモジュラリティ（triple modularity）

再置換用システムである Profemur R（MicroPort Orthopaedics 社）（図6）のように，上記のダブルモジュラリティにおけるモジュラーネックタイプに加えて，大腿骨コンポーネント近位部と遠位部を組み合わせて設置するタイプである．

なお近年発表された Radaelli らの分類（2023）では，モジュラリティの部位により，1. Head，2. Neck，3. Subtrochanteric，4. Metaphyseal の4つに分類されている．

文献

Radaelli M, Buchalter DB, Mont MA, et al. A new classification system for cementless femoral stems in total hip arthroplasty. J Arthroplasty. 2023; 38: 502-510.

Sakai T, Ohzono K, Nishii T, et al. Modular femoral neck and head system works well in cementless THA for developmental dysplasia of the hip. J Bone Joint Surg Br. 2010; 92 : 770-776.

Traina F, De Clerico M, Biondi F, et al. Sex differences in hip morphology: Is stem modularity effective for total hip replacement? J Bone Joint Surg Am. 2009; 91(Suppl 6) : 121-128.

2 大腿骨前捻角

カップとステムのアライメントは股関節の可動域と安定性に重要である．カップの最適角度はステム前捻によって異なる．

大腿骨前捻角は術前 CT で大腿骨後顆面（posterior condylar plane）を定義し，大腿骨頚部断面における頚部軸と，大腿骨顆部断面における後顆を通る線とのなす角度として計測される（Sugano ら 1998）（図7）．

寛骨臼形成不全症と正常股関節を比較し，日本人の大腿骨形状を CT を用いて調査した大規模研究（Noble ら 2003）では，寛骨臼形成不全症の特徴として，大腿骨前捻は正常例より大きく，ばらつきも大きいと報告されている．

ここで重要なのは，寛骨臼形成不全症であるからといって過大前捻に偏るわけではなく，大腿骨前捻が 10°以下の例も存在するという多様さである．THA では寛骨臼形成不全症の多様な大腿骨前捻を適正角度にする必要がある．

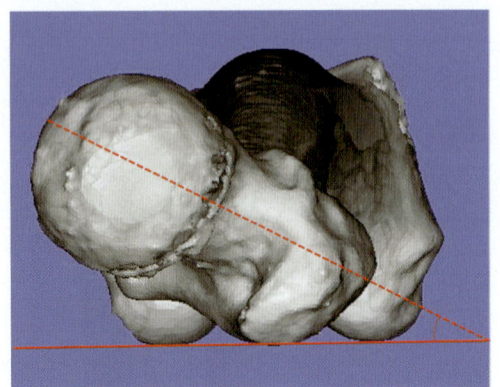

図7 大腿骨前捻角
大腿骨頸部断面における頸部軸と，大腿骨顆部断面における
後顆を通る線（epicondylar line をとる方法もある）とのなす角
度として計測される．

　寛骨臼形成不全症の脱臼度の指標として，Crowe
分類（Crowe ら 1979）が広く用いられている（図8）．
　両股関節単純 X 線正面像において，ヘッドネッ
ク接合部と涙滴間線との距離を大腿骨頭径で除し，
その割合により Group Ⅰ：＜ 50%，Group Ⅱ：50 〜
75%，Group Ⅲ：75 〜 100%，Group Ⅳ：100%＜と
いう 4 つの Group に分類する．ただし，大腿骨頭
径の正常値が不明の場合，骨盤の高さの 1/5 で近似
するとされている．
　CT による Group 別の大腿骨前捻角計測につい

ては，Group Ⅰ：34.0° ± 16.0°，Group Ⅱ／Ⅲ：32.8°
± 14.4°，Group Ⅳ：37.0° ± 5.4° と報告されている
（Sugano ら 1998）．

文献

Crowe JF, Mani VJ, Ranawat CS. Total hip replacement in congenital
　　dislocation and dysplasia of the hip. J Bone Joint Surg Am. 1979; 61 :
　　15-23.
Noble PC, Kamaric E, Sugano N, et al. Three-dimensional shape of the
　　dysplastic femur implications for THR. Clin Orthop Relat Res. 2003;
　　417 : 27-40.
Sugano N, Noble PC, Kamaric E, et al. The morphology of the femur in
　　developmental dysplasia of the hip. J Bone Joint Surg Br. 1998; 80 :
　　711-719.

3 │ 大腿骨前捻角の調整

　THA の大腿骨前捻について，現在では 20° 〜 30°
を目標とし調整するのが一般的である．
　過大前捻例における大腿骨前捻の調整方法とし
て，古くは，サイズの小さなセメントステムによる
矯正（Dunn ら 1976）や，転子下骨切り併用による
矯正（Holtgrewe ら 1989）が報告されている．
　最近ではモジュラーシステムによる前捻矯正が多
く用いられている．前捻が小さい場合にも対応でき
る．
　S-ROM システム（Depuy 社）（図 1）に代表され
る大腿骨近位部と遠位部を組み合わせて設置するモ

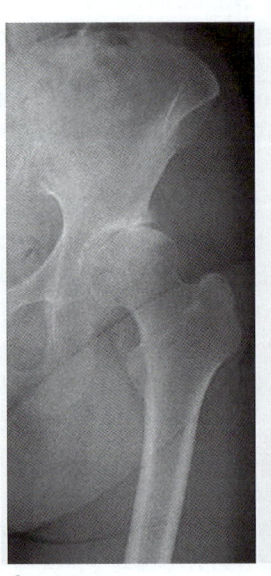
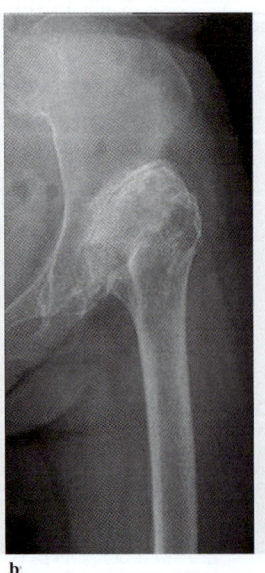
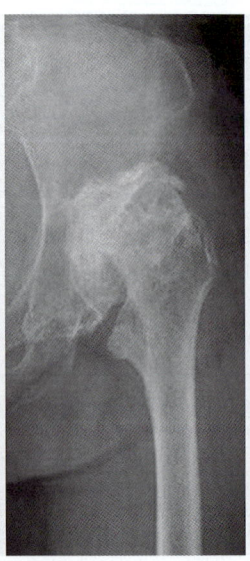
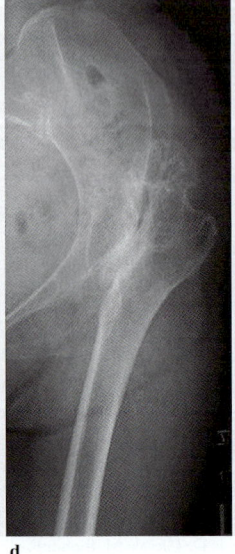

a　　　　　　　　b　　　　　　　　c　　　　　　　　d

図8　Crowe 分類
a: Group Ⅰ．b: Group Ⅱ．c: Group Ⅲ．d: Group Ⅳ．
寛骨臼形成不全症の脱臼度の指標で，ヘッドネック接合部と涙滴間線との距離を大腿骨頭径で除した割合により分類する．

ジュラーステムでは，理論的には制限のない増減捻が可能となる．

一方，Changeable Necks（MicroPort Orthopaedics 社）（Traina ら 2009，Sakai ら 2010）（図 3）や Mainstay システム（京セラ社）（図 4）では±約 30° までの増減捻が可能である．

文献

Dunn HK, Hess WE. Total hip reconstruction in chronically dislocated hips. J Bone Joint Surg Am. 1976; 58 : 838-845.

Holtgrewe JL, Hungerford DS. Primary and revision total hip replacement without cement and with associated femoral osteotomy. J Bone Joint Surg Am. 1989; 71 : 1487-1495.

Sakai T, Ohzono K, Nishii T, et al. Modular femoral neck and head system works well in cementless THA for developmental dysplasia of the hip. J Bone Joint Surg Br. 2010; 92 : 770-776.

Traina F, De Clerico M, Biondi F, et al. Sex differences in hip morphology: Is stem modularity effective for total hip replacement? J Bone Joint Surg Am. 2009; 91 (Suppl 6) : 121-128.

4 ｜ 大腿骨オフセットとその調整

単純 X 線正面像における 2 次元評価では，大腿骨オフセット（medial femoral offset）は外転筋のレバーアームとともに解析されてきた（図 9）．

大腿骨オフセットとレバーアームは相関し，さらに大腿骨オフセットと外転可動域，外転筋力は正の

相関を示すと報告されている（McGrory ら 1995）．

大腿骨オフセットと外転筋力の関係として，Asayama ら（2005）は両大腿骨頭中心間距離で大腿骨オフセットを除した値を％FO として THA 後の評価をしている．THA 後に Trendelenburg 徴候を呈さない例のほうが，Trendelenburg 徴候を呈す例よりも％FO が大きかったと報告している．

摩耗との関係では，大腿骨オフセットが大きい方が摩耗が少なかったとする報告がある（Sakalkale ら 2001）．このように大腿骨オフセットは大きい方が有利であるとされている．

一方，大腿骨オフセット増加に対する懸念として，ベンディングモーメント（bending moment）増加によるステム折損の危険性がある．また，セメントマントルに影響するという報告（Kleemann ら 2003）や lateral pain の原因であるという報告もされている（Skibicki ら 2021）．

ただし，bone ingrowth に対しては問題ないという報告（Davey 1993）がある．

モジュラーシステムによる大腿骨オフセットの理論上の調整範囲について，S-ROM システム（図 1）では 28 ～ 46.4mm，Modulus ステム（図 2）では 20.5 ～ 46.6mm，Changeable Necks（図 3）を有する ANCA fit システムでは 27.5 ～ 41mm となっている．

文献

Asayama I, Chamnongkich S, Simpson KJ, et al. Reconstructed hip joint position and abductor muscle strength after total hip arthroplasty. J Arthroplasty. 2005; 20 : 414-420.

Davey JR. Femoral component offset. Its effect on strain in bone-cement. J Arthroplasty. 1993; 8 : 23-26.

Kleemann RU, Heller MO, Stoeckle U, et al. THA loading arising from increased femoral anteversion and offset may lead to critical cement stresses. J Orthop Res. 2003; 21 : 767-774.

McGrory BJ, Morrey BF, Cahalan TD, et al. Effect of femoral offset on range of motion and abductor muscle strength after total hip arthroplasty. J Bone Joint Surg Br. 1995; 77 : 865-869.

Sakalkale DP, Sharkey PF, Eng K, et al. Effect of femoral component offset on polyethylene wear in total hip arthroplasty. Clin Orthop Relat Res. 2001; 388 : 125-134.

Skibicki HE, Brustein JA, Orozco FR, et al. Lateral trochanteric pain following primary total hip arthroplasty: Incidence and success of nonoperative treatment. J Arthroplasty. 2021; 36: 193-199.

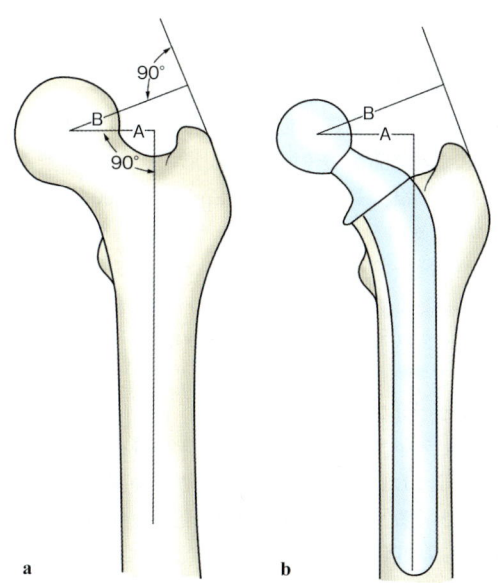

図 9　大腿骨オフセット
大腿骨オフセット（medial femoral offset）（A）と外転筋のレバーアーム（B）．a: 大腿骨頭を中心として設定される．b: THA は大腿骨コンポーネントの骨頭を中心として設定される．

5 ｜ モジュラーネック

ネック部分（モジュラーネック）と骨頭（モジュラーヘッド）のダブルモジュラリティを持つモジュラーステムでは，モノブロックネックのステムと比較して，大腿骨前捻，オフセット，脚長の調整に優れている（Traina ら 2009，Matsushita ら 2010，Sakai

ら 2010）.

前捻の調整について，モジュラーネックシステムでは±約15°までの増減捻が可能であるが，S-ROM システムと比較すると調整可能な角度は限定される．大腿骨前捻50°以上の場合には，モジュラーネックシステムでは減捻が不十分となるため，S-ROM システムなどのモジュラーシステムが適応となる．

1. Changeable Necks （MicroPort Orthopaedics 社）（図3）

直型，増減捻型，内外反型などからなる11種類のネック形状があり，また各々に2種類のネック長が選択可能となっている．さらに，3種類のヘッドのネック長の選択により，合計66種類の骨頭中心の設定が選択可能となっている．

モデル骨を用いた研究（Sakai ら 2000）や臨床例における術前後 CT での計測（Sakai ら 2002）から，大腿骨前捻については±約15°の矯正が可能で，大腿骨オフセットについてはモジュラーヘッドとの併用で –6mm ～ 25mm の調整が可能である．

なお，パーツの8°あるいは15°という増減捻の表示はネック軸からの変位の角度であり，実際の増減捻の角度はステムの設置も関係する．

また，挿入固定されたステムの屈曲・伸展，内反・外反方向への傾斜により，増減捻効果が増強したり減少したりするため使用にあたっては注意を要する．

2. Mainstay システム （京セラ社）（図4）

直型，外偏型，増減捻型，増減捻外偏型などからなる6種類のネック形状がある．増減捻の調整について臨床例で有用性が示されている（Nakahara ら 2020，Yamazaki ら 2021）．

3. Kinectiv システム （Zimmer Biomet 社）（図5）

+0 ヘッドのみで内外反，増減捻など60通りの骨頭中心の設定を選択可能となっている．前述のChangeable Necks よりも接合部が長く，カラーを有している．

文献

Matsushita A, Nakashima Y, Fujii M, et al. Modular necks improve the range of hip motion in cases with excessively anteverted or retroverted femurs in THA. Clin Orthop Relat Res. 2010; 468 : 3342-3347.

Nakahara E, Uemura K, Ando W, et al. Effect of a modular neck hip prosthesis on anteversion and hip rotation in total hip arthroplasty for developmental dysplasia of the hip. J Artif Organs. 2020; 23: 255-261.

Sakai T, Sugano N, Nishii T, et al. Optimizing femoral anteversion and offset after total hip arthroplasty using a modular femoral neck system.

An experimental study. J Orthop Sci. 2000; 5 : 489-494.

Sakai T, Sugano N, Ohzono K, et al. Femoral anteversion, femoral offset and abductor lever arm after total hip arthroplasty using a modular femoral neck system. J Orthop Sci. 2002; 7 : 62-67.

Sakai T, Ohzono K, Nishii T, et al. Modular femoral neck and head system works well in cementless THA for developmental dysplasia of the hip. J Bone Joint Surg Br. 2010; 92 : 770-776.

Traina F, De Clerico M, Biondi F, et al. Sex differences in hip morphology: Is stem modularity effective for total hip replacement? J Bone Joint Surg Am. 2009; 91 (Suppl 6) : 121-128.

Yamazaki K, Imagama T, Matsuki Y, et al. Evaluation of femoral anteversion, hip rotation, and lateral patellar tilt after total hip arthroplasty using a changeable neck system. J Artif Organs. 2021; 24: 492-497.

6 モジュラーシステムにおける懸念点

モジュラーシステムを用いた大腿骨ステムでは，BMI や活動性の高い患者では接合部での疲労折損の報告（Wilson ら 2010，Wright ら 2010）があり，十分な機械的強度試験がなされるべきである．特にextended long neck の使用には慎重な選択が提唱されている．

一方，モノブロックステムの折損は疲労強度の高い現在用いられているチタン合金などの超合金により極端に減少している．

モジュラーシステムの考慮すべき欠点として，接合部での分離（disassociation）（Sporer ら 2006），フレッティング（fretting），腐食（corrosion）（Viceconti ら 1996, 1997，Atwood ら 2010）などがある．

1. 分　離

接合部での分離については，接合部のデザインが影響し，接合部が短く断面が円形であると分離が生じやすいと報告されている（Sporer ら 2006）．

分離や破損を懸念しモジュラー接合部の長くカラーを作製している機種があるが，カラー部がポリエチレンライナーにインピンジメントするという懸念が報告されている（Chun ら 2009）．

2. フレッティング

フレッティングとは，モジュラー接合部などの金属接触部において微小な振幅の動きが繰り返し起こる現象である．接触面では摩耗現象を伴うと同時に繰り返し摩耗応力が発生する．

このようなフレッティング摩耗の発生部分が疲労破壊の起点となる場合があり，破壊すればフレッティング疲労破壊といい，早期にインプラントの破損が生じる可能性もある．

金属の引張り強さと通常の疲労強度は比例関係にあり，引張り強度から疲労強度を予測することができる．一方，引張り強さとフレッティング疲労強度には相関なく，フレッティング疲労強度は通常の疲労強度の半分程度である．

3. 腐　食
腐食とは金属が化学的・電気化学的反応により劣化損傷する現象で，金属イオンを溶出するとともに金属表面に何らかの反応被膜を形成する反応である．

生体内は腐食環境であるため，通常の金属疲労ではなく，腐食環境下での疲労やフレッティングが起こりうる．

モジュラー接合部での考慮すべき腐食には，すきま腐食（crevice corrosion）と異種金属間腐食（ガルバニー腐食 galvanic corrosion）がある．

チタン合金は，きわめて酸化しやすく，緻密な酸化物被膜が金属表面を覆い，化学的に安定になる．この状態を不動態といい，金属を不動態化する酸化物被膜を不動態被膜という．

すきま腐食ではモジュラー接合部に体液が侵入し貯留する．局部的に酸性高塩化物濃度の状態がつくりだされ，不動態被膜が不安定となり電気化学的に溶解する．

水溶液中で異種金属が接触すると，異種金属間に電位差が生じて電流が流れる．この電流によって電位の小さい方の金属が腐食する場合がある．これが異種金属間腐食（ガルバニー腐食）である．

4. モジュラーネックシステムにおける不具合の現状
モジュラー接合部でのフレッティングや，腐食については，in vitro の研究で臨床成績に影響を与えるほどのものではないと報告されてきた（Viceconti ら 1996, 1997）．

中期の臨床成績でもインプラント破損といった決定的な影響を及ぼさないとされるが（Traina ら 2009, Nganbe ら 2010, Sakai ら 2010），モジュラーネック部体内破損例は報告されている．

長いオフセットを使用する場合や，体重の影響が懸念される場合は適応に注意を要する（Atwood ら 2010）．

5. 骨頭径の大きい THA における head-neck 接合部でのトラニオン摩耗
一般的に，表面置換型も含め，骨頭径の大きいメタルオンメタル（metal on metal）摺動面では，骨頭径が大きいほど低摩耗を実現するとされている．しかし，大骨頭をステムに接合しているヘッドネック接合部では，骨頭径が大きくなるほどトルクが大きくかかり，トラニオン摩耗が起こり得ることが懸念されている（Bolland ら 2011）．

文献

Atwood SA, Patten EW, Bozic KJ, et al. Corrosion-induced fracture of a double-modular hip prosthesis: a case repport. J Bone Joint Surg Am. 2010; 92 : 1522-1525.

Bolland BJ, Culliford DJ, Langton DJ, et al. High failure rates with a large-diameter hybrid metal-on-metal total hip replacement. clinical, radiological and retrieval analysis. J Bone Joint Surg Br. 2011; 93 : 608-615.

Chun SW, Cowan JB, Bragdon CR, et al. A new highly modular stem system: Impingement and range of motion. 55th of annual meeting of Orthopaedic Research Society. 2009; 2026.

Nganbe M, Louati H, Khan U, et al. Retrieval analysis and in vitro assessment of strength, durability, and distraction of a modular total hip replacement. J Biomed Mater Res A. 2010; 95 : 819-827.

Sakai T, Ohzono K, Nishii T, et al. Modular femoral neck and head system works well in cementless THA for developmental dysplasia of the hip. J Bone Joint Surg Br. 2010; 92 : 770-776.

Sporer SM, DellaValle C, Jacobs J, et al. A case of disassociation of a modular femoral neck trunion after total hip arthroplasty. J Arthroplasty. 2006; 21 : 918-921.

Traina F, De clerico M, Biondi F, et al. Sex differences in hip morphology: Is stem modularity effective for total hip replacement? J Bone Joint Surg Am. 2009; 91 (Suppl 6) : 121-128.

Viceconti M, Ruggeri O, Toni A, et al. Design-related fretting wear in modular neck hip prosthesis. J Biomed Mater Res. 1996; 30 : 181-186.

Viceconti M, Baleani M, Squarzoni S, et al. Fretting wear in a modular neck hip prosthesis. J Biomed Mater Res. 1997; 35 : 207-216.

Wilson DA, Dunbar MJ, Amirault JD, et al. Early failure of an modular femoral neck total hip arthroplasty component : a case reort. J Bone Joint Surg Am. 2010; 92 : 1514-1517.

Wright G, Sporer S, Urban R, et al. Fracture of a modular femoral neck after total hip arthroplasty: a case report. J Bone Joint Surg Am. 2010; 92 : 1518-1521.

1 表面置換型人工股関節の歴史

世界で初めて表面置換型人工股関節を行ったのは Charnley であったが，1951 年から施行したテフロン製の double cup arthroplasty は，テフロン製大腿骨頭帽が短期で破損し，彼は表面置換術を諦め，ステムつき人工骨頭による置換に変更した（Charnley 1961）．

その後ニューヨークでは Haboush（1953）がメタルオンメタル（metal on metal: MoM）の股関節表面置換を 2 例セメント固定したことを報告している．

また，米国で 1960 年に Townley がポリウレタンカップと細く曲がったステム付きの金属骨頭による表面置換を開始し，1977 年にポリエチレンカップに変更し TARA（total articular replacement arthroplasty）として報告している（Townley 1982）．

ヨーロッパでは，Müller と Boltzy が 1968 年にセメントレスの金属表面置換 18 例を報告したが，結果は満足のいくものではなかった．

Gerard（1978）は，金属製の double cup arthroplasty を 1974 年に開始したが，寛骨臼側，大腿骨側ともに骨とは固定されず，1972 年にカップをポリエチレンに変更したが，寛骨臼とカップ部分での摩耗により不具合を生じ，1975 年にポリエチレンカップを金属バックにしている．

日本では Furuya ら（1978）が 1971 年にセメント固定のステンレスカップとポリエチレン骨頭帽による表面置換術を施行したが，58％に短期で再置換術を要している．

Freeman らは 1972 〜 1974 年に同様の金属カップとポリエチレン骨頭帽で表面置換術を行った（Freeman ら 1978）．凸側のポリエチレンの摩耗が著しいので，1977 年にカップと骨頭帽の材料を交換し，大転子切離進入法も変更して，通常の人工股関節全置換術（THA）と遜色ない初期成績をおさめたが，3.2 年で 21％の再置換率となり（Freeman ら 1983），その後はこの機種は使われなくなった．

そのほかわが国では，Nishio ら（1978，1982）や Tanaka（1978）により表面置換術が試みられたが，長期成績は良好でなかった．

1978 年に報告された Wagner の表面置換術 426 症例の半年から 4 年の追跡調査では，骨頭を金属からアルミナセラミックスにすることで成績の改善がみ

られたとしているが，その後，良好な成績は報告されていない．

1975 年に Amstuz は，大腿骨頭および大腿骨頚部の骨を極力温存するため，カップと大腿骨頭帽の中心をずらした THARIES（total hip articular replacement using internal eccentric shells）という表面置換術を開発し，ポリエチレンカップと金属骨頭帽をセメント固定した（Amstutz ら 1977）．

また，大腿骨頭帽を成形する洗練されたインスツルメントも開発し，ほかの表面置換術に比較して優れた成績をおさめた．

しかしながら，セメント固定ポリエチレンカップでは，大径の大腿骨頭帽との摺動による摩耗で弛みが発生しやすく，決して楽観できる長期成績ではなかった（Amstutz ら 1986）．

ビーズによる金属表面ポーラスコーティングにより，特にカップの固定性の改善が見られたが（Amstutz ら 1987），従来のポリエチレンライナーと大径の大腿骨頭帽の組み合わせでは，小さな骨頭径の通常の THA に比較して長期生存率は不良であった．

文献

Amstutz HC, Clarke IC, Christie J, et al. Total hip articular replacement by internal eccentric shells: the "tharies" approach to total surface replacement arthroplasty. Clin Orthop Relat Res. 1977; 128 : 261-284.

Amstutz HC, Dorey F, O'Carroll PF. THARIES resurfacing arthroplasty. Evolution and long-term results. Clin Orthop Relat Res. 1986; 213 : 92-114.

Amstutz HC, Kabo M, Hermens K, et al. Porous surface replacement of the hip with chamfer cylinder design. Clin Orthop Relat Res. 1987; 222 : 140-160.

Charnley J. Arthroplasty of the hip. A new operation. Lancet. 1961; 27 : 1129-1132.

Freeman MA, Cameron HU, Brown GC. Cemented double cup arthroplasty of the hip: a 5 year experience with the ICLH prosthesis. Clin Orthop Relat Res. 1978; 134 : 45-52.

Freeman MA, Bradley GW. ICLH surface replacement of the hip. An analysis of the first 10 years. J Bone Joint Surg Br. 1983; 65 : 405-411.

Furuya K, Tsuchiya M, Kawachi S. Socket-cup arthroplasty. Clin Orthop Relat Res. 1978; 134 : 41-44.

Gerard Y. Hip arthroplasty by matching cups. Clin Orthop Relat Res. 1978; 134 : 25-35.

Haboush EJ. A new operation for arthroplasty of the hip based on biomechanics, photoelasticity, fast-setting dental acrylic, and other considerations. Bull Hosp Joint Dis. 1953; 14 : 242-277.

Nishio A, Eguchi M, Kaibara N. Socket and cup surface replacement of the hip. Clin Orthop Relat Res. 1978; 134 : 53-58.

Nishio A, Eguchi M, Ogata K. Symposium on Surface Replacement Arthroplasty of the Hip. Socket and cup surface replacement. Orthop Clin North Am. 1982; 13 : 843-856.

Tanaka S. Surface replacement of the hip joint. Clin Orthop Relat Res. 1978; 134 : 75-79.

Townley CO. Hemi and total articular replacement arthroplasty of the hip with the fixed femoral cup. Orthop Clin North Am. 1982; 13 : 869-894.

Wagner H. Surface replacement arthroplasty of the hip. Clin Orthop Relat Res. 1978; 134 : 102-130.

2 近代メタルオンメタル表面置換型人工股関節の開発背景

　THA は，確実な除痛効果と生活の質を改善する優れた治療法であるが，若年で活動性の高い場合には，高齢者よりも人工関節の摺動部の摩耗，疲労折損，弛みが早く起こりやすいことから，適応を慎重にすべきとされてきた．

　また，若年男性で重労働やスポーツなど活動度の高い生活に従来の THA がインピンジメントや脱臼なく機能できるかという疑問もあった．

　これらの若年患者の問題点に対応できる人工股関節の１つとして，コバルトクロム合金製のメタルオンメタルの表面置換型人工股関節があげられる（McMinn ら 1996）．

　表面置換型は最も骨温存できるデザインであり（図 1），大腿骨側の再置換が容易であること，ステムの刺激による大腿部痛がないこと，生理的な大腿骨径に近く脱臼のリスクが低いこと，近位大腿骨の応力遮蔽も回避できること（Kishida ら 2004），が有利な点である．

　また，メタルオンメタルは耐摩耗性に優れていること，低い破損のリスクから長期にわたって高い生存率が期待できること，なども利点である．

　しかしながら，メタルオンメタルでも金属の材料および加工法やデザインの違いで耐摩耗特性が異なり，カップ設置角度などの手術手技からリハビリテーション治療にいたるまで，成績に悪影響を及ぼす因子が少なからず存在することには注意を払わなければならない．

文献

Kishida Y, Sugano N, Nishii T, et al. Preservation of the bone mineral density of the femur after surface replacement of the hip. J Bone Joint Surg Br. 2004; 86 : 185-189.

McMinn D, Treacy R, Lin K, et al. Metal on metal surface replacement of the hip. Experience of the McMinn prothesis. Clin Orthop Relat Res. 1996; 329 (Suppl) : S89-98.

3 金属材料およびデザイン特性

　メタルオンメタル THA の長期成功例である Ring セメントレス THA の摺動部の摩擦，摩耗，潤滑を検討し金属学的分析を行った研究がある．

　高炭素含有コバルトクロム合金であること，鋳放し（As-Cast）で耐摩耗性能を発揮するカーバイド

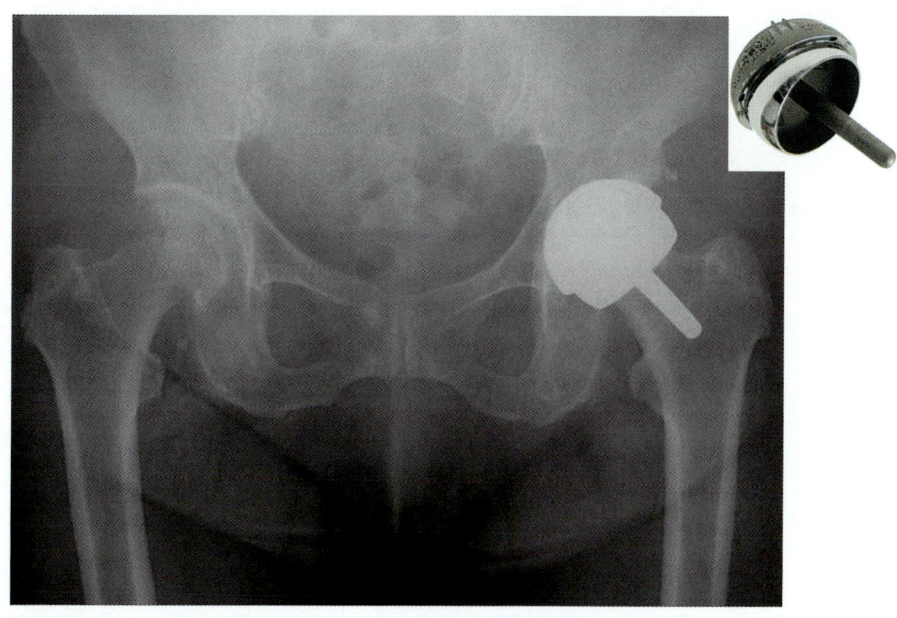

図 1　メタルオンメタル（metal on metal）表面置換型人工股関節
大腿骨頭側の骨温存が図れる．Birmingham Hip Resurfacing（BHR, Smith & Nephew 社）

が最大限表面に温存されていること，金属なめし熱処理やポーラス加工の際に摺動部表面カーバイドが熱により消失しないこと，などが好条件となっていた．

クリアランスに関してはヒップシミュレータで好結果を出す 100 μm 以下より大きい 150 〜 250 μm のほうがカップのプレスフィット固定時の変形によるクリアランス低下を回避できることが示されている．

耐摩耗性を高めるために，カップのプレスフィットによる最大 100 μm ほどの減少を考慮してクリアランスは大きめに設定されている．

寛骨臼の骨温存目的に ASR（Depuy 社）などのようにカップの高さを減じたデザインは，同じ外転角度でも辺縁荷重による異常摩耗をきたしやすい（Jameson ら 2010，Langton ら 2010）．

一方，BHR（Smith & Nephew 社）はこれらの点が十分考慮されたデザインで，日本でも 1998 年より薬事承認され，良好な長期成績が報告されている（Uemura ら 2018）．BHR と兄弟ブランドである Adept（Depuy 社）も同じような材料，製法，デザインを踏襲している（表 1）．

コバルトクロム合金カップにチタンプラズマスプレーコーティングをしたポーラス表面では，安定した生物学的固定が得られるかどうかの臨床的検証データはあるのに対し，それ以外では固定性不良の報告もある（Berton ら 2010）．

カップポーラス面にハイドロキシアパタイトコートをしたものでは，寛骨臼とカップに初期間隙が生じても骨形成が良好で，長期固定性は良好である（Nakasone ら 2012）．

文献

Berton C, Girard J, Krantz N, et al. The Durom large diameter head acetabular component: early results with a large-diameter metal-on-metal bearing. J Bone Joint Surg Br. 2010; 92 : 202-208.

Jameson SS, Langton DJ, Nargol AV. Articular surface replacement of the hip: a prospective single-surgeon series. J Bone Joint Surg Br. 2010; 92 : 28-37.

Langton DJ, Jameson SS, Joyce TJ, et al. Early failure of metal-on-metal bearings in hip resurfacing and large-diameter total hip replacement: A consequence of excess wear. J Bone Joint Surg Br. 2010; 92 : 38-46.

Nakasone S, Takao M, Nishii T, et al. Incidence and natural course of initial polar gaps in Birmingham hip resurfacing cups. J Arthroplasty. 2012; 27: 1676-1682.

Uemura K, Takao M, Hamada H, et al. Long-term results of Birmingham hip resurfacing arthroplasty in Asian patients. J Artif Organs. 2018; 21: 117-123.

4 | 手術適応

金属アレルギーの既往がないこと，腎機能が正常であること，表面置換術で正常骨頭中心および正常骨頭頚部比が確保できる程度の変形であること，などが適応必要条件である．

大腿骨頭すべり症による強い変形や Perthes 病後の頚部短縮が著しい場合は，よい適応ではない．

術後大腿骨頚部骨折が表面置換型の最大の弱点なので（Shimmin ら 2005），骨粗鬆症が顕著でないものを適応とすべきであるが，実際はリモデリングで頚部骨量が術後増加するので（Kishida ら 2004），骨粗鬆症の危険閾値は定まっていない．

大腿骨コンポーネントはセメント固定なので，大腿骨頭に存在する囊胞が大きくてもコンポーネントの側方辺縁接触部の骨質が良好であれば固定性は十分獲得できる．

THA のように骨頭のモジュラー部品がないため

表1　MoM 表面置換型人工股関節の種類と特徴

| 機種名 | 製造会社 | 販売開始年 | 摺動部 | | カップ |
			冶金製法	熱処理	骨固定部表面処理
Conserve Plus	MicroPort Orthopaedics	1996	Cast	HIP, SHT	Sintered CoCr beads
BHR	Smith & Nephew	1997	Cast	None	Cast CoCr beads, HA
Cormet	Corin	1997	Cast	HIP, SHT	Ti VPS, HA
Duron	Zimmer Biomet	2001	Wrought	Not applicable	Ti VPS
ASR	DePuy	2004	Cast	HIP	Sintered CoCr beads
ReCap	Zimmer Biomet	2004	Cast	None	Ti VPS
Adept	Depuy	2006	Cast	None	Cast CoCr beads, HA

HIP（Hot isostatically pressed），SHT（Solution heat treated），Ti VPS（Ti vacuum plasma sprayed），HA（Hydroxyapatite）

脚長補正はコンポーネントの設置位置で決まってしまうが，カップを原臼位近くに設置することで，脚長補正はある程度可能であり，Crowe Group Ⅲまでの亜脱臼にも適応可能である（Nishii ら 2007）．

摺動部摩耗粉から血中にコバルトイオンやクロムイオンが溶出し，胎盤を一部通過するので，妊娠可能女性への適応は避けることが望ましい（Ziaee ら 2007）．再手術の危険因子は，女性と小さいサイズである．

現在はカップ 54mm ヘッド 48mm 以上のサイズしか供給されなくなっている．そのため，活動性の高い体格の大きな男性がよい適応で，CT による正確な計画でサイズを確認しておく（Sato ら 2019）．

文献

Kishida Y, Sugano N, Nishii T, et al. Preservation of the bone mineral density of the femur after surface replacement of the hip. J Bone Joint Surg Br. 2004; 86 : 185-189.

Nishii T, Sugano N, Miki H, et al. Five-year results of metal-on-metal resurfacing arthroplasty in Japanese patients. J Arthroplasty. 2007; 22 : 176-183.

Sato R, Takao M, Hamada H, et al. Clinical accuracy and precision of hip resurfacing arthroplasty using computed tomography-based navigation. Int Orthop. 2019; 43: 1807-1814.

Shimmin AJ, Back D. Femoral neck fractures following Birmingham hip resurfacing: A NATIONAL REVIEW OF 50 CASES. J Bone Joint Surg Br. 2005; 87 : 463-464.

Ziaee H, Daniel J, Datta AK, et al. Transplacental transfer of cobalt and chromium in patients with metal-on-metal hip arthroplasty: a controlled study. J Bone Joint Surg Br. 2007; 89 : 301-305.

5　手術手技および後療法

大腿骨頭の血流を考えて，前方進入，前側方進入や大転子切離側方進入などで行うという意見もあるが，内側回旋動静脈以外にも骨髄内には血管網があるので（Hananouchi ら 2010），後側方進入で安全に手術が可能である．

正確な手術のためにも McMinn ら（2010）は後側方進入を推奨している．患側を上にした側臥位で，股関節を 45°屈曲した時の大転子後方近位端を中心に大腿骨に沿って約 15cm のまっすぐな皮膚切開で，大殿筋筋膜を皮膚切開と同様に切開する．

大殿筋の停止部を McMinn は常に切離して後に縫合しているが，大腿前捻が強く，大腿骨頭を掘削するために十分な股関節内旋ができない時や寛骨臼リーミング時に大腿骨を前方に十分引けない時のみ切離すれば十分である．大殿筋の停止部切離時にはその下の大腿骨粗面に入る栄養血管を電気メスで凝固する．

中殿筋を前方によけ梨状筋腱を露出し，梨状筋腱

の頭側で梨状筋腱に沿って小殿筋を関節包まで切開し，梨状筋腱から外閉鎖筋腱まで外旋筋群と関節包を一塊として大腿骨付着部から切離する．

関節包は坐骨基部で放射状に切開し，後方 90°部分を外旋筋群とともに後方に翻転しておく（後に大腿骨に縫合する）．

小殿筋と関節包の間を剥離し，股関節を内旋屈曲して亜脱臼させながら前方の関節包も切開する．坐骨基部で放射状切開した関節包も大腿骨頚部から前方に切離していき，関節包を全周性に切開する．この時点で，股関節は脱臼し，容易に前上方に大腿骨頭を翻転し，寛骨臼を露出できる．

骨頭頚部テンプレートで大腿骨頚部径を計測し，コンポーネントのサイズを決定する．大腿骨頭を前上方によけ，寛骨臼リーミングをカップサイズ 1mm アンダーまで行う．

トライアルカップで寛骨臼底部まで挿入でき，辺縁に隙間のないことを確認し，最終的にハイドロキシアパタイトコーティングのセメントレス金属カップをプレスフィット固定する．

カップの設置目標角は単純 X 線像上での外転 40°，前捻 15°としている．寛骨臼形成不全症の場合，カップの外側上方に生じる骨被覆の欠損には，リーミングした骨屑を詰めておく．

大腿骨の操作において，最も重要な部分が，ガイドワイヤーの刺入である．術中 X 線撮影で 2 方向から確認する．サイズにあったターゲットデバイスも有用である（Uemura ら 2020）．

一連の大腿骨頭を成形する手技で重要なのは，カッター類を高速回転させてからゆっくりと大腿骨頭に押しあてることが重要で，大腿骨頭に過度の回旋トルクがかかると骨母床の微小骨折を起こし，術後の大腿骨頚部骨折の発生につながるので注意を要する．

セメントアンカーを大腿骨頭に多数作製し，小転子にも 2mm の穴をあけ吸引嘴管を骨髄に挿入し，骨髄減圧を行いながら大腿骨コンポーネントのセメント固定時の脂肪塞栓防止とセメント進入促進を行う（Hagio ら 2003）．

大腿骨頭帽を内反させず，辺縁部にノッチをつくらないことが大切である．また，大腿骨頭帽が設置された後，末梢側に海綿骨露出部が残らないように注意する．

洗浄後，整復し，外旋筋群と後方関節包は大転子に縫着し，大転子滑液包と大腿筋膜を修復する．

後療法では，極端な免荷は不要であるが，合併症の大腿骨頚部骨折のほとんどが術後早期に生じること（Shimmin ら 2005），術後大腿骨頚部はリモデリ

ングで骨量が増加していくこと（Kishida ら 2004）から、患者には徐々に活動性をあげるように指導し、跳んだり走ったりのスポーツ活動は 6 か月以降に許可するのが安全である．

文献

Hagio K, Sugano N, Takashina M, et al. Embolic events during total hip arthroplasty: an echocardiographic study. J Arthroplasty. 2003; 18 : 186-192.

Hananouchi T, Nishii T, Lee SB, et al. The vascular network in the femoral head and neck after hip resurfacing. J Arthroplasty. 2010; 25 : 146-151.

Kishida Y, Sugano N, Nishii T, et al. Preservation of the bone mineral density of the femur after surface replacement of the hip. J Bone Joint Surg Br. 2004; 86 : 185-189.

McMinn W. デクレ J, 菅野伸彦. バーミンガム股関節表面置換術. シュプリンガー・ジャパン. 2010.

Shimmin AJ, Back D. Femoral neck fractures following Birmingham hip resurfacing: A NATIONAL REVIEW OF 50 CASES. J Bone Joint Surg Br. 2005; 87 : 463-464.

Uemura K, Takao M, Hamada H, et al. Long-term results of Birmingham hip resurfacing arthroplasty in Asian patients. J Artif Organs. 2018; 21: 117-123.

6 メタルオンメタル表面置換型人工股関節の成績

メタルオンメタルの表面置換型人工股関節は，Charnley の危惧した大腿骨頭血流障害による合併症は極めて少なく，骨温存に優れている．

潤滑状態のメタルオンメタル摺動部は耐摩耗性にも優れ，活動性の高い若年者にも安定した長期成績を期待できる表面置換型人工股関節である（Abe ら 2014，Daniel ら 2014）．

微量金属イオンに対するアレルギー反応での不具合の懸念は若干あるものの頻度はきわめて少なく，BHR（Smith & Nephew 社）や Conserve Plus（MicroPort Orthopaedics 社）などの特定の機種の経験豊富な外科医による 20 年以上の成績は非常に優れている（Van Der Straeten ら 2022，Dhawan ら 2023）．

しかしながら，カップ設置角度不良や特定のデザイン不良機種にまつわる異常金属摩耗による異物反応により偽腫瘍を形成したり，関節周囲軟部組織の壊死を広範に引き起こす問題があるのも事実である（Pandit ら 2008，Kwon ら 2010，Langton ら 2010）．

再手術の危険因子は女性と小さいサイズで，BHR も 48mm 以上のサイズしか供給されなくなった．しかし，活動性の高い体格の大きな男性にはよい適応で，適切な術前計画や手術手技が重要である．ナビゲーションなどの正確なインプラント設置を支援するシステムを用いるなど，通常の THA より

も難易度の高い手術であることを認識して手術に臨むべきである（Sato ら 2019）．

表面置換型が，大腿骨コンポーネントデザインとして最も骨温存で，応力遮蔽がないことは前述のとおりである．さらに大径骨頭という生理的デザインと相まって，たとえ後方進入であっても，関節包靱帯の修復が生理的になされ，天井効果のある機能スコアではあらわれない優れた機能性が動作解析で示されている（Aqil ら 2013，Gerhardt ら 2019）．

ステム型人工股関節では，術後 1 年でも歩行解析で完全な正常化にいたらず（Bahl ら 2018），9％の歩行速度低下と 10％の歩幅短縮がみられる（Kaufmann ら 2023）．

手術進入法で関節包靱帯温存が試みられているが，関節包靱帯のバイオメカニクス研究によると，小さな骨頭径では，脚長オフセットを変化させないと，弛みにより生理的に機能しない（Logishetty ら 2019）．

一方，解析では，骨頭径が生理的な表面置換において，進入法にかかわらず，ステム型よりも正常な歩行解析結果が得られる（Maslivec ら 2023）．

今後，高度クロスリンクポリエチレンやセラミックライナーを用いた表面置換も臨床応用できるようになると，表面置換の適応も増え，より活動的で長期耐用性のある人工股関節全置換術の選択肢が増えるかもしれない．

文献

Abe H, Sakai T, Nishii T, et al. Jogging after total hip arthroplasty. Am J Sports Med. 2014; 42 : 131-137.

Aqil A, Drabu R, Bergmann JH, et al. The gait of patients with one resurfacing and one replacement hip: a single blinded controlled study. Int Orthop. 2013; 37: 795-801.

Bahl JS, Nelson MJ, Taylor M, et al. Biomechanical changes and recovery of gait function after total hip arthroplasty for osteoarthritis: a systematic review and meta-analysis. Osteoarthritis Cartilage. 2018; 26: 847-863.

Daniel J, Pradhan C, Ziaee H, et al. Results of Birmingham hip resurfacing at 12 to 15 years: a single-surgeon series. Bone Joint J. 2014; 96-B: 1298-1306.

Dhawan R, Young DA, Van Eemeren A, et al. Birmingham hip resurfacing at 20 years. Bone Joint J. 2023; 105-B: 946-952.

Gerhardt DMJM, Mors TGT, Hannink G, et al. Resurfacing hip arthroplasty better preserves a normal gait pattern at increasing walking speeds compared to total hip arthroplasty. Acta Orthop. 2019; 90: 231-236.

Kaufmann M, Nüesch C, Clauss M, et al. Functional assessment of total hip arthroplasty using inertial measurement units: Improvement in gait kinematics and association with patient-reported outcome measures. J Orthop Res. 2023; 41: 759-770.

Kwon YM, Glyn-Jones S, Simpson DJ, et al. Analysis of wear of retrieved metal-on-metal hip resurfacing implants revised due to pseudotumours. J Bone Joint Surg Br. 2010; 92 : 356-361.

Langton DJ, Jameson SS, Joyce TJ, et al. Early failure of metal-on-metal bearings in hip resurfacing and large-diameter total hip replacement: A consequence of excess wear. J Bone Joint Surg Br. 2010; 92 : 38-46.

Logishetty K, van Arkel RJ, Ng KCG, et al. Hip capsule biomechanics after arthroplasty: the effect of implant, approach, and surgical repair. Bone Joint J. 2019; 101-B: 426-434.

Maslivec A, Halewood C, Clarke S, et al. Hip resurfacing arthroplasty in women: A novel ceramic device enables near normal gait function. Gait Posture. 2023; 103: 166-171.

Pandit H, Glyn-Jones S, McLardy-Smith P, et al. Pseudotumours associated with metal-on-metal hip resurfacings. J Bone Joint Surg Br. 2008; 90 : 847-851.

Sato R, Takao M, Hamada H, et al. Clinical accuracy and precision of hip resurfacing arthroplasty using computed tomography-based navigation. Int Orthop. 2019; 43: 1807-1814.

Van Der Straeten C; and the International Hip Resurfacing Group. Hip resurfacing arthroplasty in young patients: international high-volume centres' report on the outcome of 11,382 metal-on-metal hip resurfacing arthroplasties in patients $\leqq$ 50 years at surgery. Hip Int. 2022; 32: 353-362.

<table>
<tr><td>11</td><td>特殊な手術手技</td></tr>
</table>

A　寛骨臼荷重部の再建

　わが国では人工股関節全置換術（THA）の適応の多くが寛骨臼形成不全症由来の2次性の変形性股関節症（股関節症）であるため，カップを設置する場合その設置高位と母床骨被覆のバランスが問題となる．

　どの程度の設置高位が許容されるのか，どの程度の母床骨被覆が必要なのかについては意見が分かれている．

　しかし，いずれのカップデザインや固定方法でも必要な母床骨の被覆を得ながら，原臼位に近い位置に設置するという基本コンセプトでは一致している．

　原臼位設置に際しては，カップの上外側に骨欠損が生じるが，切除骨頭を用いて塊状骨移植を行う場合と，寛骨臼をリーミングした骨屑を充填する方法がある．

　本項ではこの2つの手法の臨床成績を中心に述べる．同種骨移植については p.1061 を参照されたい．

1　切除骨頭を用いた塊状骨移植

　切除骨頭を用いた塊状骨移植を併用したカップ設置の場合，塊状移植骨でどの程度カップを被覆させると臨床成績に影響するか問題となる．

　臨床成績にはカップ設置位置，カップデザイン，固定方法，寛骨臼形成不全の程度なども影響するため，被覆の程度のみを検証することは難しい．

　また，塊状移植骨によるカップの被覆の計測方法にも研究により違いがあることにも注意が必要である．カップ表面に対する被覆率を計測したもの（表面被覆率），カップの水平方向の幅に対して移植骨がカップを被覆している水平幅の割合を計測したもの（水平被覆率）（Shinar ら 1997），カップの中心からの母床骨被覆を垂線に対する角度で計測したもの（cup center edge angle, カップ CE 角）がある（図1）（Sugano ら 1995）．

　前2者についてはカップの外転角が変わると変化し，表面被覆率の方が水平被覆率よりも数値が小さくなるため区別する必要がある．

　切除骨頭を用いた塊状骨移植を併用したセメントカップの成績は5年までの初期成績は良好であるが，中長期成績は報告によりさまざまである（Karczewski ら 2023）．

　Harris ら（1977）が，主に寛骨臼形成不全症由来の2次性股関節症で寛骨臼骨欠損の強い例に自家骨頭の塊状骨移植を行い，平均25か月の経過観察で良好な初期成績を示した．

　その後，6年以降に圧潰例が発生することが報告され，その結果は平均7.1年の経過観察で再置換率が10%，再置換と弛みを合わせると23%であった（Gerber ら 1986）．

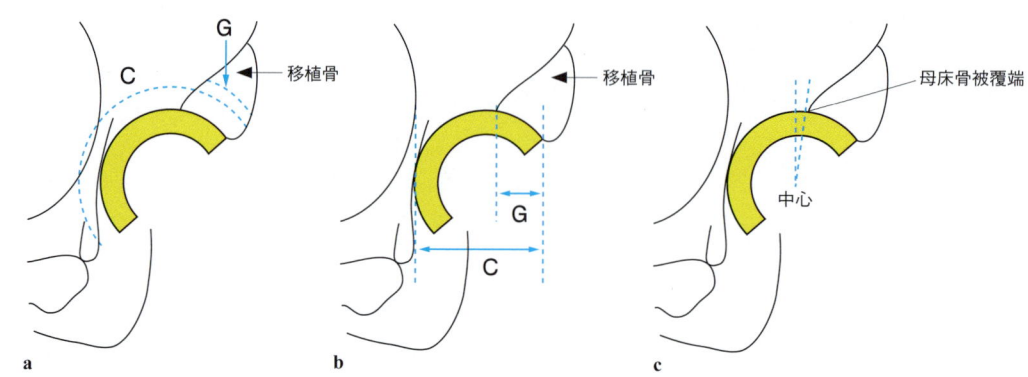

図1　塊状移植骨によるカップ被覆の計測方法
a: 移植骨のカップ表面被覆率．G/C × 100（%），C：カップ表面，G：移植骨での被覆．
b: 移植骨のカップ水平被覆率．G/C × 100（%），C：カップの水平方向の幅，G：移植骨の水平方向での幅．
c: カップ CE 角．カップの中心と母床骨被覆端がなす角．

また，平均11.8年では再置換率が20％，再置換と弛みを合わせると46％（Mulroy 1990），平均16.5年では再置換率が29％，再再置換と弛みを合わせると60％になったとしている（Shinar ら 1997）．

彼らは移植骨のカップ被覆率を水平被覆率で計測し，移植骨の水平被覆率が高いほど圧潰例が多いとしている．平均16.5年の経過観察で弛みを認めなかった例の78％は移植骨水平被覆率が50％以下で，50％以上であった29関節中24関節（83％）で弛みを認め，30％以下では，弛みは9関節中2関節（22％）のみであったとしている（Shinar 1997）．

わが国からも切除骨頭を用いた塊状骨移植を併用したセメントカップ10年以上の長期成績が明らかにされている（Iida ら 2000，Inao ら 2000，Kobayashi ら 2003）．

移植骨の水平被覆率が50％以下になるように手術を行い成績良好であったとする報告や（Kobayashi ら 2003），母床骨被覆がカップ CE 角 0°を境界としてもカップの弛みに有意な差はなく，-20°以下で有意にカップの弛みが多かったとする報告（Iida ら 2000）があり意見が分かれている．

切除骨頭を用いた塊状骨移植を併用したセメントレスカップの成績は，良好な初期中期成績が報告される一方で（Hasegawa ら 1996，Spangehl ら 2001），初期にカップが移動し3〜5年で停止し安定したとの報告や（Hintermann ら 1995，Ito ら 2003），精密な画像計測でカップ移動の進行を認めているとする報告もある（Hendrich ら 2006）．

Hintermann ら（1995）はセメントレスカップ34例39関節の平均7.6年の経過観察で，29関節が平均4.2mm の近位移動，平均1.8mm の内側移動を呈し，その92％は初期2年に起こりその後停止したと報告している．それらは移植骨によるカップ表面被覆率が40％以上の例であった．

Ito ら（2003）はセメントレスカップ81関節の平均10.6年の経過観察で，母床骨による被覆がカップの表面の60％を下回った15関節に自家大腿骨頭の塊状骨移植を併用し，6関節が初期5年で平均4.5mm 近位移動し平均3°外転移動し停止し，最終観察時には弛みを認めなかったとしている．

また，Hendrich ら（2006）は寛骨臼形成不全症由来の2次性股関節症47例56関節に自家大腿骨頭の塊状骨移植を併用しセメントレス THA を施行し平均10.2年の経過観察の報告をしている．4関節にカップの弛みで再置換術を行い，2関節にカップの弛みを認めた．再置換術をエンドポイントとした場合11年生存率が91.6％，カップの弛みをエンドポ

イントとした場合11年生存率が88.9％と比較的良好であったと報告している．

一方，1mm 以下の計測精度が報告されているX線画像デジタル計側ソフト EBRA（Ein-Bild-Roentgen-Analyse，ドイツ語）を用いてカップ移動を計測したところ，55関節中20関節（36％）に1mm 以上のカップ移動を認めた．カップの弛みをエンドポイントとした11年生存率は1mm 以下の移動であった35関節が100％に対して，1mm 以上移動した20関節では69.3％と有意に成績が劣り，そのうち19関節ではカップ移動が経過観察時においても進行しており，将来の弛み例の増加の懸念を報告している（Hendrich ら 2006）．

切除骨頭を用いた塊状骨移植を併用したセメントレスカップの10年をこえる長期成績の報告としては，Shimamura ら（2023）は，DDH 由来変形性股関節症123関節平均14年（フォローアップ率76.4％）の評価で，2関節（1.6％）で塊状骨移植の圧潰とカップの弛みを認め，比較的良好な長期成績を報告している．

一方で，Karcsewski ら（2023）は，1977〜2022年の平均10年の経過観察期間のメタアナリシスを行い，26報告1,543関節の評価を行い，カップの弛みを167関節（11％），移植骨骨吸収を118関節（7.6％）に認め，今後もその有効性については検証が必要としている．

カップのデザインや表面性状，初期固定性，摺動面の耐摩耗性など時代による変遷もあるため，今後も検証が必要に思われる．

移植骨の状態評価では Knight ら（1993）の分類がよく用いられる．

切除骨頭の塊状骨移植の単純X線像の経時的変化が骨梁架橋（trabecular bridging），移植骨リモデリング（graft remodeling），骨梁再構築（trabecular reorientaton）の3段階に分けられている．

移植骨の母床骨との境界がみえなくなった状態を trabecular bridging，カップをこえた移植骨の突出した角が丸くなった状態や，応力のかからない部分の骨密度が低下した状態を graft remodeling，移植骨内の骨梁パターンが正常の寛骨臼の骨梁方向と一致するようになった状態を trabecular reorientaton としている．

trabecular bridging は平均6か月，graft remodeling は平均12か月，trabecular reorientaton は平均18か月で認められたとしている．移植骨の骨癒合 trabecular bridging は良好であるとする報告が多い．

文献

Gerber SD, Harris WH. Femoral head autografting to augment acetabular deficiency in patients requiring total hip replacement. A minimum five-year and an average seven-year follow-up study. J Bone Joint Surg Am. 1986; 68 : 1241-1248.

Harris WH, Crothers O, Oh I. Total hip replacement and femoral-head bone-grafting for severe acetabular deficiency in adults. J Bone Joint Surg Am. 1977; 59 : 752-759.

Hasegawa Y, Iwata H, Iwase T, et al. Cementless total hip arthroplasty with autologous bone grafting for hip dysplasia. Clin Orthop Relat Res. 1996: 179-186.

Hendrich C, Mehling I, Sauer U, et al. Cementless acetabular reconstruction and structural bone-grafting in dysplastic hips. J Bone Joint Surg Am. 2006; 88 : 387-394.

Hintermann B, Morscher EW. Total hip replacement with solid autologous femoral head graft for hip dysplasia. Arch Orthop Trauma Surg. 1995; 114 : 137-144.

Iida H, Matsusue Y, Kawanabe K, et al. Cemented total hip arthroplasty with acetabular bone graft for developmental dysplasia. Long-term results and survivorship analysis. J Bone Joint Surg Br. 2000; 82 : 176-184.

Inao S, Matsuno T. Cemented total hip arthroplasty with autogenous acetabular bone grafting for hips with developmental dysplasia in adults: the results at a minimum of ten years. J Bone Joint Surg Br. 2000; 82 : 375-377.

Ito H, Matsuno T, Minami A, et al. Intermediate-term results after hybrid total hip arthroplasty for the treatment of dysplastic hips. J Bone Joint Surg Am. 2003; 85 : 1725-1732.

Karczewski D, Schönnagel L, Bäcker H, et al. Femoral head and neck autograft in arthroplasty for developmental dysplasia of the hip: a systematic review of long-term outcomes. Arch Orthop Trauma Surg. 2023; 143: 5361-5369.

Knight JL, Fujii K, Atwater R, et al. Bone-grafting for acetabular deficiency during primary and revision total hip arthroplasty. A radiographic and clinical analysis. J Arthroplasty. 1993; 8 : 371-382.

Kobayashi S, Saito N, Nawata M, et al. Total hip arthroplasty with bulk femoral head autograft for acetabular reconstruction in developmental dysplasia of the hip. J Bone Joint Surg Am. 2003; 85 : 615-621.

Mulroy RD Jr, Harris WH. Failure of acetabular autogenous grafts in total hip arthroplasty. Increasing incidence: a follow-up note. J Bone Joint Surg Am. 1990; 72 : 1536-1540.

Shimamura M, Katayama N, Ohura H. Mean 14-year outcomes of hybrid total hip arthroplasty using bulk femoral head autografts for acetabular reconstruction. J Arthroplasty. 2023; 38: 2667-2672.

Shinar AA, Harris WH. Bulk structural autogenous grafts and allografts for reconstruction of the acetabulum in total hip arthroplasty. Sixteen-year-average follow-up. J Bone Joint Surg Am. 1997; 79 : 159-168.

Spangehl MJ, Berry DJ, Trousdale RT, et al. Uncemented acetabular components with bulk femoral head autograft for acetabular reconstruction in developmental dysplasia of the hip: results at five to twelve years. J Bone Joint Surg Am. 2001; 83 : 1484-1489.

Sugano N, Nishii T, Nakata K, et al. Polyethylene sockets and alumina ceramic heads in cemented total hip arthroplasty. A ten-year study. J Bone Joint Surg Br. 1995; 77 : 548-556.

2 リーミング骨を用いた移植 (morselized bone graft)

母床骨被覆による固定性を重視しある程度の高位設置は許容し，上外側に発生した骨欠損部には寛骨臼リーミングで採取された骨屑を充填する方法も報告されている（図2）．

寛骨臼リーミングで採取された骨屑を充填した場合でも良好な骨形成が報告されている（Sugano ら 1994，Kaneuji ら 2009，Takao ら 2011a）（図3）．

著者らは母床骨によるカップ被覆による初期固定性の確保が重要と考えており，必要な骨被覆としてはカップCE角で10°と考え，原臼位で内板に接する設置でも骨被覆が得られない場合は2cmまでの高位設置を許容している．

カップ上外側に骨欠損が発生するが，塊状骨移植による支持は必要なくボーンストックの回復という点では寛骨臼リーミングで得られた骨屑を充填するだけで良好な骨形成が得られている（Takao ら 2011a）．

術前計画でカップCE角が10°を下回る場合には切除骨頭を用いた塊状骨移植を併用している（Takao ら 2011b）．

文献

Kaneuji A, Sugimori T, Ichiseki T, et al. Minimum ten-year results of a porous acetabular component for Crowe I to III hip dysplasia using an elevated hip center. J Arthroplasty. 2009; 24 : 187-194.

Sugano N, Saito S, Takaoka K, et al. Spongy metal Lübeck hip prostheses for osteoarthritis secondary to hip dysplasia. A 2-6-year follow-up study. J Arthroplasty. 1994; 9: 253-262.

Takao M, Nakamura N, Ohzono K, et al. The results of a press-fit-only technique for acetabular fixation in hip dysplasia. J Arthroplasty. 2011a; 26 : 562-568.

Takao M, Ohzono K, Nishii T, et al. Cementless modular total hip arthroplasty with subtrochanteric shortening osteotomy for hips with developmental dysplasia. J Bone Joint Surg Am. 2011b; 93 : 548-555.

B 大腿骨転子下短縮骨切り術

Crowe 脱臼度分類（以下 Crowe）Group IV の高位脱臼性股関節症に対する人工股関節全置換術（THA）は，難易度の高い手術である．

寛骨臼の形成不全によるカップ固定性の不良，狭くまっすぐな大腿骨髄腔形状によるステム適合性や固定性の不良，大転子切離進入時の偽関節や脚長差遺残による跛行，脚過延長や術中操作に伴う神経麻痺，脱臼，などの合併症の頻度が通常の THA に比較して高く，高度の手術手技が必要となる（Anwar ら 1993）．

カップの設置位置はバイオメカニクスの観点と母床骨の点から原臼位設置が望ましいが，平均で5～

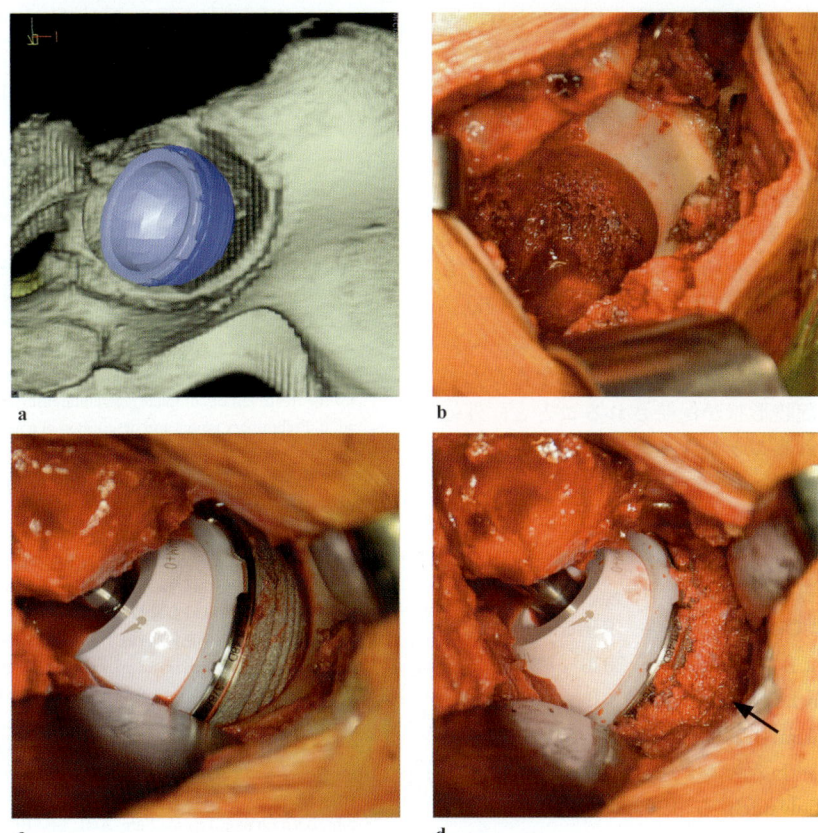

図2 リーミングによる骨屑を利用したセメントレスカップ固定
a: セメントレスカップを設置した骨盤3次元モデル.
b: リーミング後の寛骨臼の術中写真.
c: カップ設置後の術中写真.
d: 上外側の骨欠損部に寛骨臼リーミングで採取された骨屑を骨移植した(矢印).

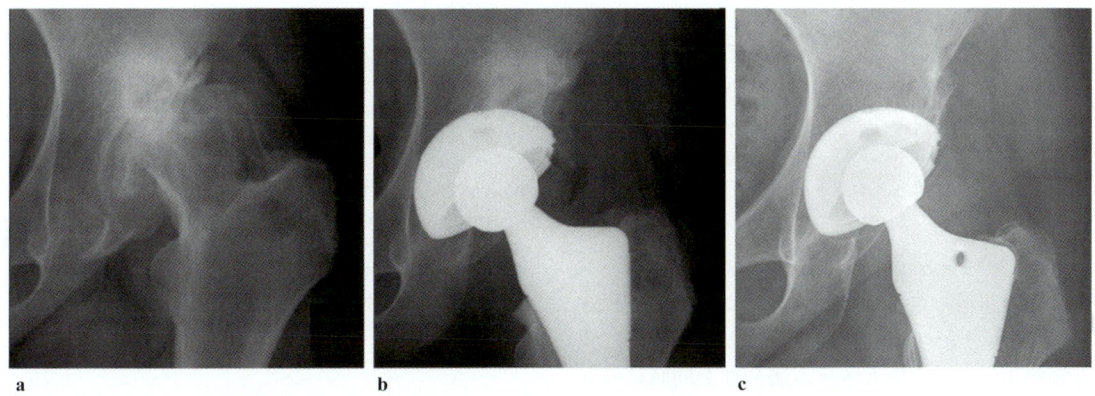

図3 リーミングによる骨屑を利用したセメントレスカップ固定
53歳,女性.左末期股関節症.
a: 術前股関節単純X線正面像でCrowe分類 Group I の寛骨臼形成不全症由来の末期股関節症がみられる.
b: 半球形セメントレスカップを1mmプレスフィットにて固定した.カップCE角は10°.カップ上外側の骨欠損部に寛骨臼リーミングで採取された骨屑を充填した.
c: 6.4年後の最終観察時の単純X線像でカップは弛みを認めず,骨移植部の良好な骨形成を認めた.(Takaoら2011aより)

6cm の脚延長が必要になるため整復困難となり，整復できても過延長による神経麻痺のリスクが高くなる．

創外固定を用いて股関節を延長し2期的に行う方法や（Lai ら 2005），1期的に大腿骨の短縮骨切りを併用する方法が報告されている．

大腿骨を短縮する方法としては，大転子を切離した後，大腿骨近位部を切除する方法と（Anwar ら 1993），転子下で短縮骨切りする方法がある（Takao ら 2011）．

後者では，インプラントの回旋固定性を得るための大腿骨頚部の髄腔形状が保持されることと，外転筋機構が温存されることからその有用性が多く報告されている．

転子下短縮骨切りを併用した THA ではさまざまな工夫が報告されている．

骨切りのデザインとしては水平（Yasgur ら 1997，Masonis ら 2003，Onodera ら 2006，Bernasek ら 2007，Park ら 2007，Biant ら 2009，Kawai ら 2020），V字（Becker ら 1995，Chareancholvanich ら 1999，Inoue ら 2021），ステップ状（Makita ら 2007，Takao ら 2011）がある．

ステムにセメントステムを用いる場合（Yasgur ら 1997，Chareancholvanich ら 1999，Kawai ら 2020，Inoue ら 2021）とセメントレスステムを用いる場合があり，セメントレスでもモノブロックステムを用いる場合（Yasgur ら 1997，Masonis ら 2003，Park ら 2007）とモジュラーステムを用いる場合がある（Masonis ら 2003，Onodera ら 2006，Bernasek ら 2007，Park ら 2007，Biant ら 2009，Takao ら 2011）．

大腿骨前捻の強い例が多く，減捻が必要となる場合があるが，モノブロックステムを用いると骨切り部で減捻することになる．モジュラーステムの場合インプラントで減捻することができる．

著者らは，大腿骨転子下短縮骨切り術を併用したセメントレス THA を，モジュラータイプのセメントレス大腿骨コンポーネントを有する S-ROM システム（Depuy 社）を用いて行ってきた（Takao ら 2011）．

S-ROM システムでは大腿骨近位部用のスリーブと遠位骨幹部用のストレートステムにおいてそれぞれサイズを選択して組み合わせることが可能で，大腿骨骨切り部の固定性とステム適合性を同時に確保できる．

モジュラー部で自由に前捻角調整を行い，骨切りデザインはステップ状として，インプラントだけではなく，骨切りデザインでも回旋方向の固定性を得て確実に骨癒合を得られるように工夫している．

また，転子下で水平骨切りして切除骨片を縦半割

し，短縮部に骨プレートとして固定し，セメントステムで固定を行う方法も，術直後から全荷重が許可でき，長期成績も良好である（Hashimoto ら 2021）．

文献

Anwar MM, Sugano N, Masuhara K, et al. Total hip arthroplasty in the neglected congenital dislocation of the hip. A five- to 14-year follow-up study. Clin Orthop Relat Res. 1993; 295 : 127-134.

Bernasek TL, Haidukewych GJ, Gustke KA, et al. Total hip arthroplasty requiring subtrochanteric osteotomy for developmental hip dysplasia: 5- to 14-year results. J Arthroplasty. 2007; 22 : 145-150.

Becker DA, Gustilo RB. Double-chevron subtrochanteric shortening derotational femoral osteotomy combined with total hip arthroplasty for the treatment of complete congenital dislocation of the hip in the adult. Preliminary report and description of a new surgical technique. J Arthroplasty. 1995; 10 : 313-318.

Biant LC, Bruce WJ, Assini JB, et al. Primary total hip arthroplasty in severe developmental dysplasia of the hip. Ten-year results using a cementless modular stem. J Arthroplasty. 2009; 24 : 27-32.

Chareancholvanich K, Becker DA, Gustilo RB. Treatment of congenital dislocated hip by arthroplasty with femoral shortening. Clin Orthop Relat Res. 1999; 360 : 127-135.

Hashimoto Y, Ando W, Sakai T, et al. The effects of rasp oversize on the clinical and radiographic outcomes of total hip arthroplasty with a collared satin-finished composite beam cemented stem. J Arthroplasty. 2021; 36: 2055-2061.

Inoue D, Kabata T, Kajino Y, et al. Comparison of mid-term clinical results between cementless and cemented femoral stems in total hip arthroplasty with femoral shortening osteotomy for Crowe type IV hips. Arch Orthop Trauma Surg. 2021; 141: 1057-1064.

Kawai T, Goto K, Kuroda Y, et al. Total hip arthroplasty combined with subtrochanteric transverse shortening osteotomy: Factors associated with delayed union at the osteotomy site. J Am Acad Orthop Surg Glob Res Rev. 2020; 4: e20.00056.

Lai KA, Shen WJ, Huang LW, et al. Cementless total hip arthroplasty and limb-length equalization in patients with unilateral Crowe type-IV hip dislocation. J Bone Joint Surg Am. 2005; 87 : 339-345.

Masonis JL, Patel JV, Miu A, et al. Subtrochanteric shortening and derotational osteotomy in primary total hip arthroplasty for patients with severe hip dysplasia: 5-year follow-up. J Arthroplasty. 2003; 18 : 68-73.

Onodera S, Majima T, Ito H, et al. Cementless total hip arthroplasty using the modular S-ROM prosthesis combined with corrective proximal femoral osteotomy. J Arthroplasty. 2006; 21 : 664-669.

Park MS, Kim KH, Jeong WC. Transverse subtrochanteric shortening osteotomy in primary total hip arthroplasty for patients with severe hip developmental dysplasia. J Arthroplasty. 2007; 22 : 1031-1036.

Takao M, Ohzono K, Nishii T, et al. Cementless modular total hip arthroplasty with subtrochanteric shortening osteotomy for hips with developmental dysplasia. J Bone Joint Surg Am. 2011; 93 : 548-555.

Yasgur DJ, Stuchin SA, Adler EM, et al. Subtrochanteric femoral shortening osteotomy in total hip arthroplasty for high-riding developmental dislocation of the hip. J Arthroplasty. 1997; 12 : 880-888.

1 ｜手術計画

手術適応は Crowe Group IV の高位脱臼性股関節症である．Crowe Group III の症例も 3cm 以上の脚

の延長が必要な場合は適応となる．以前に大腿骨角状骨切り術を受けている症例もよい適応である．

術前計画は股関節単純X線正面像，大腿骨側面像，CT を用いて行う．

セメントレスカップの設置位置は原臼位設置を原則としている．寛骨臼は低形成の場合が多く，単純X線正面像から寛骨臼前後径を予測するのは困難な場合が多いので，術前に撮影した CT からカップ設置位置の寛骨臼前後径を計測し最大径のカップサイズを選択する．

選択されたサイズのカップを単純X線正面像上で原臼位に設置し，カップ中心を通る垂線とカップ中心と寛骨臼外側縁を通る斜線のなす角をカップCE 角（Sugano ら 1995，Takao ら 2011）として計測し骨性被覆を評価する．

カップ CE 角が 10°以上になるように極力カップ設置の内方化を行う．術前作図でカップ CE 角が10°未満の場合は，切除骨頭を用いた塊状骨移植を検討する．

大腿骨ステムの近位スリーブのサイズを近位髄腔，特に大腿骨頚部内側との適合性を確認して決定する．

罹患側が著しい外旋拘縮を呈している場合は，ステムの髄腔適合性を評価するため半腹臥位にして大腿前面をフィルムにあて大腿骨正面像を撮影する必要がある．

大転子先端は必ずしも骨頭中心高位の目安とならないことがあるため，近位骨髄腔内の適合性を優先し，設置位置を決定する（Sugano ら 1999）．

CT で楕円形状の髄腔の短径を計測する．これよりやや大きな径のステムサイズにすれば，ステムが髄内釘の役割をして骨切り部の強固な固定が得られ，プレートやワイヤーを使用しなくても術後早期全荷重が可能となる．

近位スリーブのサイズは最終的には術中の近位スリーブのリーミングを施行した後の骨の残存状態をみて決定することになる．

Dorr 分類 Type C の大腿骨で骨粗鬆症による骨髄腔拡大の著しい場合には，大腿骨遠位骨髄腔に適合するステムサイズと近位スリーブの組み合わせが合わない場合があり，この手法に適さない（Takao ら 2011）．

次に脚延長量を計測し 3cm をこえる場合は，こえた分を小転子下 2cm の位置で短縮する．骨切り部に近位スリーブがはみでることがないように注意する．

短縮骨切りのデザインは，回旋安定性を確保し骨切り部の接触面積をより広くするために 1cm 程度

のステップ状としている．短縮骨切りを行った後，再度ステム遠位のサイズを確認する．

ネックのデザインにはネック長のバリエーション以外に，スタンダードネックとラテラルオフセットを強くしたラテラルネックがあり，脚を延長せずオフセットを確保する必要がある場合はこれを用いる．通常スタンダードネックではオフセットを十分確保できない場合が多い．

文献

Sugano N, Nishii T, Nakata K, et al. Polyethylene sockets and alumina ceramic heads in cemented total hip arthroplasty. A ten-year study. J Bone Joint Surg Br. 1995; 77 : 548-556.

Sugano N, Noble PC, Kamaric E. Predicting the position of the femoral head center. J Arthroplasty. 1999;14 : 102-107.

Takao M, Ohzono K, Nishii T, et al. Cementless modular total hip arthroplasty with subtrochanteric shortening osteotomy for hips with developmental dysplasia. J Bone Joint Surg Am. 2011; 93 : 548-555.

Takao M, Nakamura N, Ohzono K, et al. The results of a press-fit-only technique for acetabular fixation in hip dysplasia. J Arthroplasty. 2011; 26 : 562-568.

2 | 手術方法

1. 手術体位

体位は側臥位で，仙骨と恥骨，胸骨部の 3 か所を側板で固定する．

2. 皮膚切開

原臼位は脱臼位のため大転子の遠位にあり，また転子下で短縮骨切りも行うため，大転子先端より15cm 前後の大腿骨に沿った皮膚切開を行うのがポイントである（図 4）．

3. 後側方アプローチ

皮下，筋膜を皮膚切開と同様に切開し，大殿筋を鈍的に線維方向に沿って分ける．股関節を内旋させ中殿筋を前方によせ，脂肪組織中の坐骨神経を筋鉤で保護しながら短外旋筋群を転子間付着部より切離し後方関節包を露出させる．

関節包を切開すれば，すでに脱臼している大腿骨頭が容易に露出される．

大転子からの距離を目安に大腿骨頚部で骨切りを行い大腿骨頭を摘出する．S-ROM ステムの近位スリーブ固定のため，大腿骨頚部は極力温存するように努める．頚基部の骨切りになると，ステムの回旋固定性が低下するため注意する（Takao ら 2011）．

関節包を周囲筋組織から剥離しながら原臼まで関節包を切除する．この際，原臼の位置の目安として

坐骨基部を触れ，そこから前方の関節包はすべて切除する．原臼は軟部組織に被覆されていることも多く，これを切除する．

4. カップの設置

原臼は一見斜面のようになっていることが多く，どこをリーミングしていいか迷うことも多い（図5）．坐骨基部を同定しこれを目安に，弯曲ノミで軟部組織を切除しながら原臼を同定する．

この時，腸骨上方の母床骨が温存できるようにリーミング位置を決定する．予定サイズより3mm小さいリーマーからリーミングを開始し，寛骨臼内板が露出するまで内方化を図る．

通常より骨質がやわらかいので，1mmアンダーリーミングは逆回転で行うなど工夫をする．切除骨頭による塊状骨移植を行う場合は切除骨頭を寛骨臼上部にAOスクリュー2本で固定した後に，リーミングを行う．

セメントレスカップをプレスフィットで固定する（図6）．プレスフィット固定が十分得られなかった場合は，スクリュー固定を追加する．またインピンジメントしそうな骨棘があればこれを切除する．

5. 大腿骨骨髄腔の処置

ボックスノミ，ステップドスタータードリルを用いて，大腿骨頚部骨切り部から髄腔に貫通孔をあける．ストレート遠位リーマーにて，大腿骨骨髄腔をリーミングし皮質に接触した時の適度な抵抗感が感

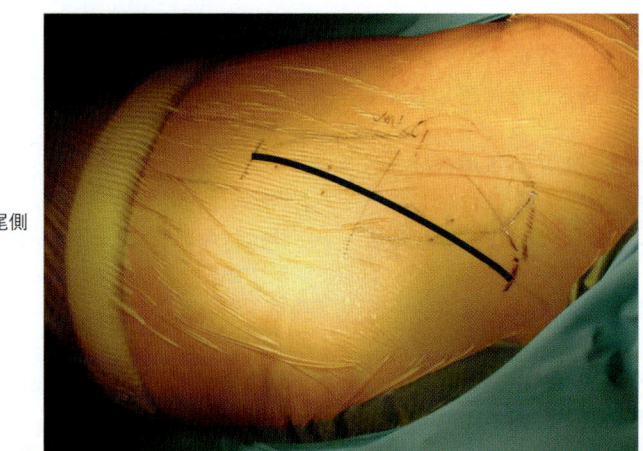

図4　皮膚切開

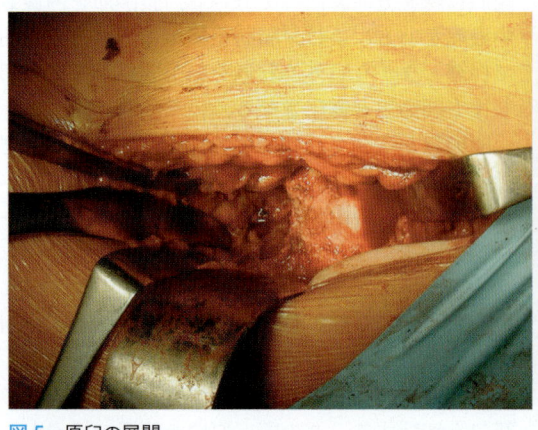

図5　原臼の展開

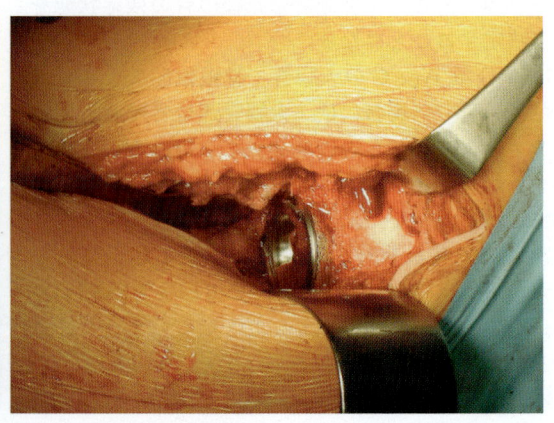

図6　カップの原臼位設置

じられるまでサイズアップする（図7）．

次にコーンリーマーにて近位スリーブのコーン部分をリーミングする．近位スリーブのトライアングル部が接する大腿骨内側骨皮質が露出するまでリーミングする（図8）．

6．大腿骨短縮骨切り

外側広筋の筋膜を縦切開し（図9），予定短縮量の大腿骨を大殿筋大腿骨付着部周囲で 1 cm のステップ状に骨切りする（図10）．

ステムのトライアルを挿入し仮整復を行い，軟部組織の緊張が適度であることを確認する．整復困難であれば骨短縮を追加する．

7．ステムの設置

金属カップにポリエチレンライナーを設置し，次に近位スリーブを挿入，固定する．大腿骨骨切り部を骨把持器にて固定し，ストレートステムを挿入する（図11）．

ステム遠位部が大腿骨骨幹部に噛み合う前に，望ましい前捻の位置にステムを調整する．ステムの前捻角は術中膝を 90°屈曲させ下腿軸を基準に 30°前捻を目標に調整している．

ステムを叩いて挿入していくと大腿骨骨切り部がいったん解離し，ステム近位部が近位スリーブに密着した後，解離した骨切り部が再度接合していくのが，良好な固定性を得られたサインである．

この時大腿骨遠位に骨折線が入ることがあるため確認を怠らないようにする．骨折線が認められれば，ワイヤー締結を追加する．回旋方向のストレスをステムにかけた際に骨切り部が動く場合も骨折している場合がある．

骨質が悪いと判断される場合は円周状に予防的ワイヤー締結が望ましい．骨切り部の間隙にカップリーミングの時の骨屑を移植する．脱臼整復後，最終の関節可動域を計測，インピンジメントや易脱臼性のチェックを行う．

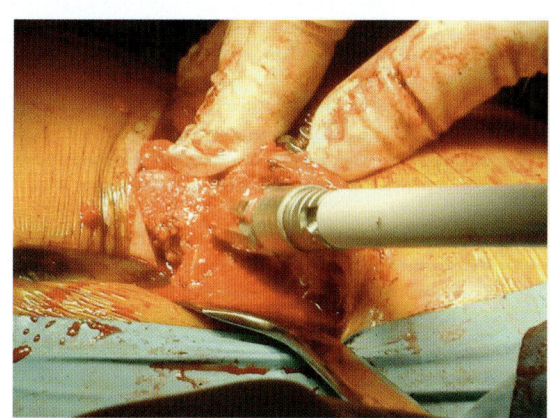

図7　大腿骨骨髄腔ストレートリーミング

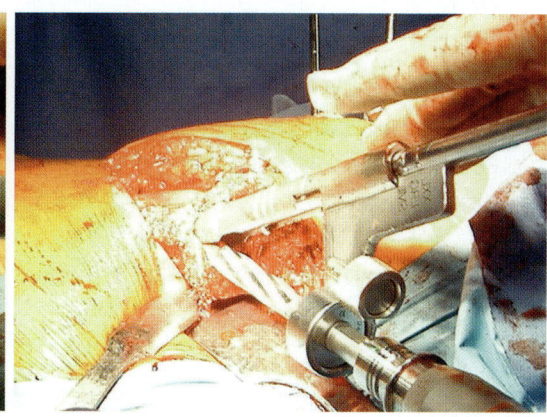

図8　大腿骨頚部コーンリーミング

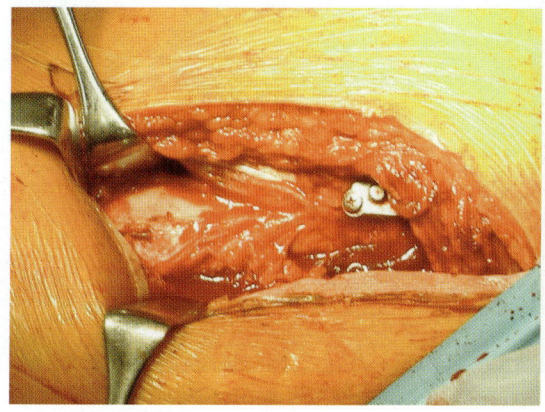

図9　左大腿骨短縮骨切り部の展開

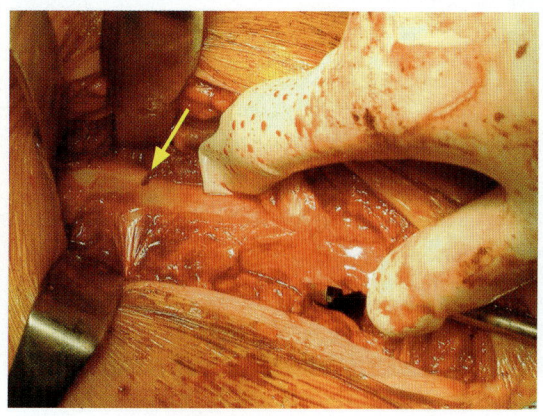

図10　ステップ状短縮骨切り
骨切り部分（矢印）．

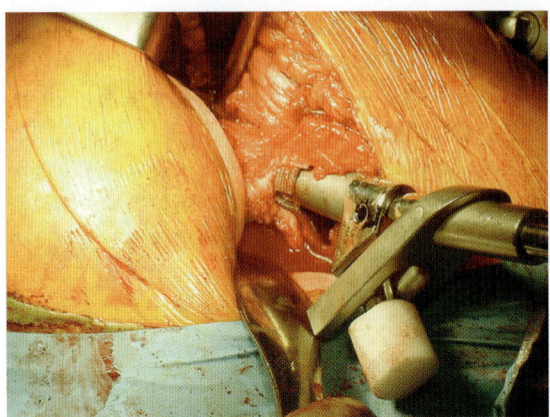

図 11　ストレートステムの挿入

文献

Takao M, Ohzono K, Nishii T, et al. Cementless modular total hip arthroplasty with subtrochanteric shortening osteotomy for hips with developmental dysplasia. J Bone Joint Surg Am. 2011; 93 : 548-555.

3 ｜ 後療法

骨切り部の固定が良好でステム遠位でも固定性が良好な場合は，可及的早期に全荷重も可能であるが，3 週以降から部分荷重を開始し 6 週で全荷重を許可するのを標準としている．

単純 X 線像で骨切り部の骨形成が確認できるのは術後 8 週以降のため，X 線像で確認してから荷重を開始すると後療法は遅れる（図 12）．

4 ｜ 術後成績

Crowe Group Ⅳの高位脱臼性股関節症 25 例 33 関節が術後 5 年以上経過し，再置換術をエンドポイントとした 10 年生存率は 97% と良好な成績を示している（Takao ら 2011）．緒家らの報告も良好な成績が報告されている（表 1）．

文献

Bernasek TL, Haidukewych GJ, Gustke KA, et al. Total hip arthroplasty requiring subtrochanteric osteotomy for developmental hip dysplasia: 5- to 14-year results. J Arthroplasty. 2007; 22 : 145-150.

Biant LC, Bruce WJ, Assini JB, et al. Primary total hip arthroplasty in severe developmental dysplasia of the hip. Ten-year results using a cementless modular stem. J Arthroplasty. 2009; 24 : 27-32.

Makita H, Inaba Y, Hirakawa K, et al. Results of total hip arthoplasties with femoral shortening for Crowe's Group Ⅳ dislocated hips. J Arthroplasty. 2007; 22 : 32-38.

Masonis JL, Patel JV, Miu A, et al. Subtrochanteric shortening and derotational osteotomy in primary total hip arthroplasty for patients with severe hip dysplasia: 5-year follow-up. J Arthroplasty. 2003; 18 : 68-73.

Onodera S, Majima T, Ito H, et al. Cementless total hip arthroplasty using the modular S-ROM prosthesis combined with corrective proximal femoral osteotomy. J Arthroplasty. 2006; 21 : 664-669.

Park MS, Kim KH, Jeong WC. Transverse subtrochanteric shortening osteotomy in primary total hip arthroplasty for patients with severe hip developmental dysplasia. J Arthroplasty. 2007; 22 : 1031-1036.

Sun C, Zhang Y, Li LT, et al. Long-term outcomes of total hip arthroplasty with transverse subtrochanteric shortening osteotomy and modular stem in crowe Ⅳ developmental dysplasia. J Arthroplasty. 2021; 36: 630-635.

Takao M, Ohzono K, Nishii T, et al. Cementless modular total hip arthroplasty with subtrochanteric shortening osteotomy for hips with developmental dysplasia. J Bone Joint Surg Am. 2011; 93 : 548-555.

Wang D, Li LL, Wang HY, et al. Long-term results of cementless total hip

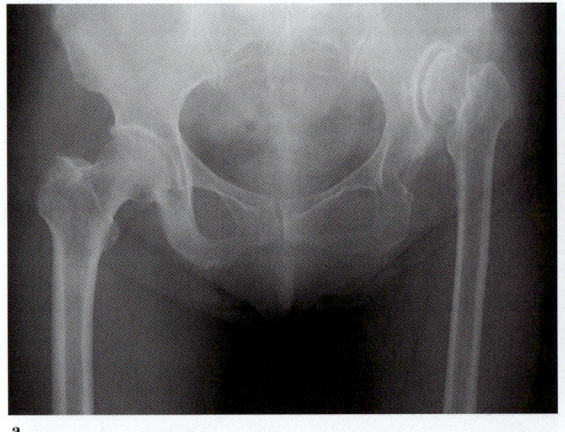

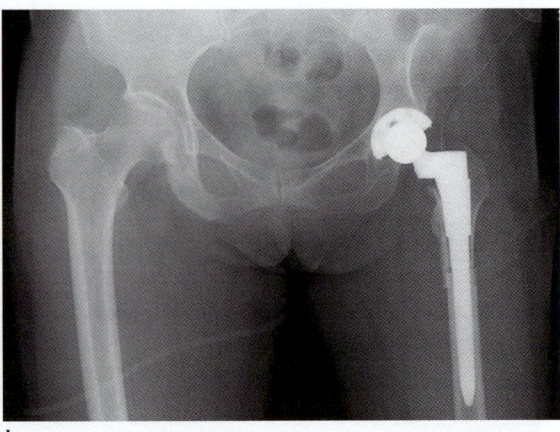

a　　　　　　　　　　　　　　　　　　　b

図 12　転子下短縮骨切りを併用したモジュラー型セメントレス THA（S-ROM システム）
67 歳，女性．a: 術前単純 X 線像．高位脱臼性股関節症を認める．b: 術直後単純 X 線像．

表1　Crowe Group Ⅳ高位脱臼性股関節症に対する S-ROM システムを用いた転子下短縮骨切り併用 THA の成績

報告者（報告年）	関節数	観察期間（年）	骨切りデザイン	ステム再置換（関節）	ステム弛み（関節）	偽関節（関節）
Masonis ら (2003)	9	5.8	水平	0	0	0
Onodera ら (2006)	8	5.1	水平	1	1	1
Bernasek ら (2007)	11	8	水平	0	0	0
Park ら (2007)	14	4.7	水平	0	0	0
Makita ら (2007)	11	5.4	ステップカット	1	1	0
Biant ら (2009)	6	10	水平	0	0	0
Takao ら (2011)	33	8	ステップカット	1	1	0
Zeng ら（2017）	52	9.8	水平	0	0	0
Wang ら（2017）	76	10	水平	1	1	0
Sun ら（2021）	32	10	水平	0	0	0

arthroplasty with subtrochanteric shortening osteotomy in Crowe type IV developmental dysplasia. J Arthroplasty. 2017; 32: 1211-1219.

Zeng WN, Liu JL, Wang FY, et al. Total hip arthroplasty for patients with Crowe type IV developmental dysplasia of the hip: Ten years results. Int J Surg. 2017; 42: 17-21.

5 　合併症

1．術中骨折

　初回 THA のセメントレスステムの術中骨折の頻度は約3〜5％と報告されている（Davidson ら 2008）．転子下短縮骨切り併用セメントレス THA の術中骨折の頻度は15％前後（0〜46％）で通常の THA と比べ高い．著者らの施設では術中骨折を近位骨片4関節（12％），遠位骨幹部4関節（12％）に認めた（Takao ら 2011）．

　大腿骨が低形成であることや，転子下短縮骨切りで近位部，遠位部の髄腔形状のミスマッチが起こるのが一因と考えられる．予防的に大腿骨に円周状にワイヤー締結するのも手技の工夫の1つである．

2．脱　臼

　寛骨臼が低形成のため使用できるカップサイズが小さくなり，骨頭サイズも小さくなる．

　インプラントの可動域とジャンピングディスタンスともに小さくなるため脱臼抵抗性は低下する．また，周囲の関節包も完全に切離するため，軟部組織的にも脱臼抵抗性は低くなる．

　S-ROM システムのモジュラリティーを生かしてステム前捻を調整し，オフセットを調整しても6％

（2/33 関節）に前方脱臼が認められている（Takao ら 2011）．

　転子下短縮骨切り併用 THA の脱臼率はメタアナリシスでも5.88％（95％CI 4.22-7.80％）と報告され，通常の初回 THA よりも脱臼率は高い（Li ら 2014）．

　ポリエチレンライナーの改良とともに小さいカップサイズでも比較的大きい骨頭が使用可能になっており，これによる脱臼率の低下が期待される．

3．神経麻痺

　THA 後神経麻痺を予防するために許容される脚延長量は明らかではないが（Farrell ら 2005），著者らは，3cm 以上の脚延長にならないように転子下での大腿骨短縮量を決めている．神経麻痺は認めていない（Takao ら 2011）．

　Sonohata ら（2016）は，転子下短縮骨切り術を併用せず行った THA 6例中4例で神経麻痺が発生し，転子下短縮骨切り術を併用した3例では発生しなかったと報告している．脚延長量は神経麻痺発生例で4.5〜6.5 cm，非発生例で3.0〜5.5cm だったと報告している（Kawano ら 2018）．

　転子下短縮骨切り併用 THA の神経麻痺発生率はメタアナリシスで2.63％（95％CI 1.60-3.87％）と報告されている（Li ら 2014）．

4．骨切り部偽関節

　短縮骨切り部の骨癒合は，ステムによる骨切り部の回旋固定性，骨切りデザインによる回旋固定性，金属プレートの使用の有無,骨移植の方法（骨プレー

トや骨屑）により規定されるため，報告によりばらつきがある．

転子下短縮骨切り併用 THA の骨切り部偽関節率はメタアナリシスで 3.79％（95％CI 2.60-5.20％）と報告されている（Li ら 2014）．

骨切りデザインには水平，オブリーク，V字，ステップカットと大きく 4 種類あり，いずれの方法も一長一短があるが，どの方法をとるにしても骨切り部の回旋固定性を術中いかに獲得するかが重要となる．

セメントステムの場合，セメント圧入に伴う骨切り部のセメント介在による骨癒合不全や遷延癒合が危惧される．

Inoue ら（2021）は，骨切り部の骨癒合までの期間がセメントステムでは 9.8 か月，セメントレスステムでは 5.0 か月とセメント固定で骨癒合まで時間を要したと報告している．

Kawai ら（2020）は，骨切り部の偽関節とセメントの使用の有無は関連がなく，短縮骨切り量が小さいほど移植骨プレートが小さくなり偽関節率が上昇したと報告している．

文献

Davidson D, Pike J, Garbuz D, et al. Intraoperative periprosthetic fractures during total hip arthroplasty. Evaluation and management. J Bone Joint Surg Am. 2008; 90 : 2000-2012.

Farrell CM, Springer BD, Haidukewych GJ, et al. Motor nerve palsy following primary total hip arthroplasty. J Bone Joint Surg Am. 2005; 87 : 2619-2625.

Inoue D, Kabata T, Kajino Y, et al. Comparison of mid-term clinical results between cementless and cemented femoral stems in total hip arthroplasty with femoral shortening osteotomy for Crowe type IV hips. Arch Orthop Trauma Surg. 2021; 141: 1057-1064.

Kawai T, Goto K, Kuroda Y, et al. Total hip arthroplasty combined with subtrochanteric transverse shortening osteotomy: Factors associated with delayed union at the osteotomy site. J Am Acad Orthop Surg Glob Res Rev. 2020; 4: e20.00056.

Kawano S, Sonohata M, Kitajima M, et al. Risk factors for the development of nerve palsy following primary total hip arthroplasty. Open Orthop J. 2018; 12: 164-172.

Li C, Zhang C, Zhang M, et al. Comparison of transverse and modified subtrochanteric femoral shortening osteotomy in total hip arthroplasty for developmental dysplasia of hip: a meta-analysis. BMC Musculoskelet Disord. 2014; 15: 331.

Sonohata M, Kitajima M, Kawano S, et al. Nerve palsy after total hip arthroplasty without subtrochanteric femoral shortening osteotomy for a completely dislocated hip joint. Open Orthop J. 2016; 10: 785-792.

Takao M, Ohzono K, Nishii T, et al. Cementless modular total hip arthroplasty with subtrochanteric shortening osteotomy for hips with developmental dysplasia. J Bone Joint Surg Am. 2011; 93 : 548-555.

まとめ

高位脱臼性股関節症に対する THA は難易度の高い手術手技の 1 つである．大腿骨転子下短縮骨切りの併用は股関節の外転筋力の温存と脚の過延長の回避をできる点で有利である．

また，モジュラータイプの S-ROM システムは，骨切り部の安定性とインプラントの固定性を両立できることに加え，前捻角をコンポーネント内調整できるという点でも有用である．

信頼性の高い術前計画と計画通り手術を行う手技の習熟が重要である．

4章 術後合併症とその対策

1 脱　臼

1 脱臼の位置づけ

　人工股関節全置換術（THA）の術後脱臼は，THA の再置換の原因として無菌性弛み（aseptic loosening）に次ぐ 2 番目ないしは 3 番目の原因として位置づけられている．

　従来からその原因，対策について種々の記載がなされてきたが主観的な評価に基づくものが多い．本項では，術後脱臼について客観的なエビデンスを紹介しながら概説する．

2 脱臼の危険因子と発生モード

　脱臼にかかわる因子としては，①患者に関するもの，②手術やインプラントに関するもの，③術者に関するものがある．

　①については年齢，原疾患，可動域，脳機能障害，アルコール依存症，精神疾患，深部感覚の異常など，②についてはインプラントの設置角度，骨頭径，スリーブ付骨頭，ネックデザイン，オフセット，脚長，手術アプローチなど，③については術者の習熟度などがあげられる（Lewinnek ら 1978，Ali ら 1981，Woo ら 1982，Hedlundh ら 1996，1999，Woolson ら 1999，Bourne ら 2002，Krenzel ら 2010）．

　脱臼は，インピンジメント（衝突）により骨頭を脱臼させようとする力が，軟部組織の抵抗や緊張に打ち勝った場合に発生すると考えられている．

　インピンジメントに関しては，インプラント同士，インプラントと骨，骨同士の 3 種類に分類されている．そのなかで，インプラントの位置不良によるインプラント同士のインピンジメントが主因であると考えられている（Shon ら 2005，Miki ら 2013）．

文献

Ali Khan MA, Brakenbury PH, Reynolds IS. Dislocation following total hip replacement. J Bone Joint Surg Br. 1981; 63 : 214-218.

Bourne RB, Rorabeck CH. Soft tissue balancing of the hip. J Arthroplasty. 2002; 17 : 17-22.

Hedlundh U, Ahnfelt L, Hybbinette CH, et al. Dislocations and the femoral head size in primary total hip arthroplasty. Clin Orthop Relat Res. 1996; 333 : 226-233.

Hedlundh U, Karlsson M, Ringsberg K, et al. Muscular and neurologic function in patients with recurrent dislocation after total hip arthroplasty: a matched controlled study of 65 patients using dual-energy X-ray absorptiometry and postural stability tests. J Arthroplasty. 1999; 14 : 319-325.

Krenzel BA, Berend ME, Malinzak RA, et al. High preoperative range of motion is a significant risk factor for dislocation in primary total hip arthroplasty. J Arthroplasty. 2010; 25 : 31-35.

Lewinnek GE, Lewis JL, Tarr R, et al. Dislocations after total hip-replacement arthroplasties. J Bone Joint Surg Am. 1978; 60 : 217-220.

Miki H, Sugano N, Yonenobu K, et al. Detecting cause of dislocation after total hip arthroplasty by patient-specific four dimensional motion analysis. Clin Biomech. 2013; 28 : 182-186.

Shon WY, Baldini T, Peterson MG, et al. Impingement in total hip arthroplasty a study of retrieved acetabular components. J Arthroplasty. 2005; 20 : 427-435.

Woo RY, Morrey BF. Dislocations after total hip arthroplasty. J Bone Joint Surg Am. 1982; 64 : 1295-1306.

Woolson ST, Rahimtoola ZO. Risk factors for dislocation during the first 3 months after primary total hip replacement. J Arthroplasty. 1999; 14 : 662-668.

3 脱臼の予防

　脱臼予防に重要なポイントとして，手術適応の判断，手術アプローチの選択，適正な軟部組織の緊張の確保，インプラントの選択，設置角度の検討，設置精度の向上などがある．

4 手術適応

　脱臼リスクを理由にした THA の絶対的禁忌はないといえるが，アルコール依存症や精神疾患などの場合，術前コントロールや入院生活への適応の可否の判断をしておくことは大切である．

　また，脳機能障害など転倒リスクのある場合には，あらかじめ転倒防止のための環境づくりなどをしてリスクを減らす努力は必要である．

5 手術進入法

　従来，後方進入法はそのほかのものに比べ脱臼率が高いとされていた．1998 年 Pellici らが後方軟部組織の修復を行えば脱臼率を減少させることができるとの報告を行った．

　その後，多施設で追試が行われ，この修復を行えば後方進入法でもほかの進入法と同等の 1% 内外の脱臼率に抑えることができるとされている．

　2000 年に入ってから最小侵襲手術（minimally invasive surgery: MIS）が多用されるようになっても，この傾向は変わらず，脱臼率に関しては注意点を守れば進入法による差はないとされている．

6 適正な軟部組織緊張の確保

　手術による軟部組織緊張の調整は脚長とオフセット（骨頭中心から大腿骨軸の水平距離）の補正によって行うことが基本となる．そのためにはまず術前計画段階でのテンプレーティングが重要である．

　反対側の股関節が正常である場合にはこれを参考に計画することができるが，反対側も関節症がある場合には有効な方法は報告されていない．著者は Shenton 線の再建を参考にしている．

　ステムとカップのサイズや設置位置が決定したのちに，オフセットを増加させる必要が生じた際のステム側での調整オプションとしては，ネック長の延長，小さいネックシャフト角を持つステムへの変更，モジュラーネックによる内反ネックへの変更，ハイオフセットステムへの変更などがあげられる．

　カップ側での調整としては，オフセットライナーの使用などが考えられるが，オフセットライナーは金属カップの辺縁部分で応力集中が起こるためあまり推奨されていない．また，これらの調整は脚長の変化も伴うため，適正な脚長を確保しつつオフセットの調整を行うように留意する必要がある．

　術中に計画通りの脚長，オフセットが得られているかの判断であるが，簡便な方法としては計測ジグを用いる．

　手術操作を加える前の骨盤と大腿骨の位置関係を測定しておき，インプラント設置後に再度同じ肢位で測定することによりどれくらいの脚長，オフセットの延長が得られたかを測定する方法の有用性が報告されている（Huddleston 1997）．

　また，最近は手術ナビゲーションによる術中計測によりさらに正確な脚長差の補正やオフセットの評価が可能となっている．

　適度な筋緊張が得られているかを評価するいくつかの術中徒手テストがある（Charles ら 2005）．

　Shuck テストは下肢を体軸方向に牽引し，トライアルボールがライナーからどれくらい引き下がるかで股関節全体の緊張程度を評価しようとするテストである．

　Dropkick テストは股関節軽度伸展位を保持し膝を 90° 屈曲にし，膝を解放した際キックするかのような動きをすれば膝伸展機構の過緊張が存在し脚過延長の疑いがあるというテストである．

　股関節の安定性評価としては股関節伸展位での最大外旋や股関節膝関節 90° 屈曲での最大内旋時の安定性を評価する方法などがある．

　これらの術中評価法については，どの程度の再現性や有効性を持つかという客観的なエビデンスはない．そのことを理解のうえ，用いる必要がある．

文献

Charles MN, Bourne RB, Davey JR, et al. Soft-tissue balancing of the hip: the role of femoral offset restoration. Instr Course Lect. 2005; 54 : 131-141.

Huddleston HD. An accurate method for measuring leg length and hip offset in hip arthroplasty. Orthopedics. 1997; 20 : 331-332.

7 インプラントの選択

　インプラントが十分な機械的可動域を発揮するかどうかはそのデザイン選択と設置角度に依存する．

　機械的角度に寄与するステム側のデザイン因子は collo diaphyseal angle（ネックシャフト角）で，Widmer ら（2005）によると大きな可動域を得るうえで，この角度が 125° ～ 131° 内であるのが望ましいとしている．

　摺動面周囲のデザインとしては，骨頭径とネック径の比である head neck ratio や，骨頭中心がカップの開口面から外方に飛び出している距離であるヘッドオフセット（opening plane level）が影響する．それぞれ大きいと機械的可動域は大きくなる．

　ただ，この 2 つの尺度はあるカップ断面上でネックが衝突せずに動く角度であるオシレーション角（oscillation angle）に帰結されるため，オシレーション角をもって記述することが多い．Yoshimine（2005）によると十分なカップの安全域（cup safe zone）を得るためには，オシレーション角が 135° 以上必要と報告されている（図 1）．

　また，大径骨頭の使用による脱臼防止効果も指摘されている．32mm もしくは 36mm 以上の骨頭径で

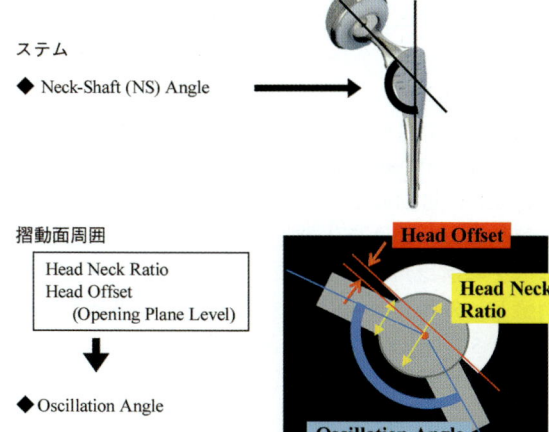

ステム

◆ Neck-Shaft (NS) Angle

摺動面周囲

| Head Neck Ratio |
| Head Offset |
| (Opening Plane Level) |

◆ Oscillation Angle

図1　人工股関節の機械的可動域に関わるデザイン因子

Widmer KH, Majewski M. The impact of the CCD-angle on range of motion and cup positioning in total hip arthroplasty. Clin Biomech (Bristol, Avon). 2005; 20 : 723-728.

Yoshimine F. The influence of the oscillation angle and the neck anteversion of the prosthesis on the cup safe-zone that fulfills the criteria for range of motion in total hip replacements. The required oscillation angle for an acceptable cup safe-zone. J Biomech. 2005; 38 : 125-132.

8 | インプラントの設置角

　カップの設置角度の定義について知識が必要である．カップの角度としては anatomic, radiographic, operative の3種類がある（図2）（Murray 1993）．

　それぞれ角度の測り方が異なるが，anatomic は CT での，radiographic は単純X線像での，operative は術中での測定角度に対応する．臨床上使用する範囲のカップ前捻角は radiographic, operative, anatomic によって表記が異なることになるので注意を要する．

　臨床や研究の場では radiographic 表記がわかりやすく，文献にも使用頻度が多いので radiographic 表記を使用することが推奨されている（日本 Computer Assisted Orthopaedic Surgery（CAOS）学会）．

　カップの最適設置角度については，1970～1980年代に Charnley（1970），Harris ら（1980）がそれぞれ経験に基づいた推奨角度を報告しているが，普遍的なものではなかった．その後，根拠に基づく設置角度を示そうとしたのは Lewinnek ら（1978）であり，X線計測上カップ外転角 40°±10°，前捻角 15°±10°のいわゆる安全域（safe zone）内に設置さ

28mm 以下と比べて脱臼リスクが下がったとの報告が多い（Jameson ら 2011）．大骨頭径の恩恵を最も受けるのは後方進入法で，22mm，28mm 使用の際に比べ 32mm 使用で 10 年積算脱臼率が 1/4，1/2 と減少し，32mm 使用ではほかの進入法と同等の脱臼率となるとの報告がある（Barrack ら 2001）．

　近年，従来よりも薄い厚みで強度を確保できる第2世代のクロスリンクポリエチレンが使用可能となり大径骨頭の使用が可能となった．骨頭径が大きくなれば機械的可動域が増大することと，いわゆる jumping distance（骨頭が脱臼し始めてから脱臼してしまうまでに動く距離）が大きくなり脱臼抵抗性が高まる．

　臨床成績では，脱臼率の高い疾患である特発性大腿骨頭壊死症で 32 mm 以上の骨頭径で有意に脱臼率が低下している（Kobayashi ら 2018）．28 mm，32 mm，36 mm 骨頭径の比較では，大きい骨頭ほど生存率が高い（Matar ら 2024）．

文献

Barrack RL, Butler RA, Laster DR, et al. Stem design and dislocation after revision total hip arthroplasty: clinical results and computer modeling. J Arthroplasty. 2001; 16 : 8-12.

Jameson SS, Lees D, James P, et al. Lower rates of dislocation with increased femoral head size after primary total hip replacement: a five-year analysis of NHS patients in England. J Bone Joint Surg Br. 2011; 93 : 876-880.

Kobayashi S, Kubo T, Iwamoto Y, et al. Nationwide multicenter follow-up cohort study of hip arthroplasties performed for osteonecrosis of the femoral head. Int Orthop. 2018; 42: 1661-1668.

Matar HE, van Duren BH, Bloch BV, et al. Lower risk of revision with 32- and 36-millimeter femoral heads compared with 28-mm heads in primary total hip arthroplasty: A comparative single-center study (10,104 Hips). J Arthroplasty. 2024; 39: 991-996.

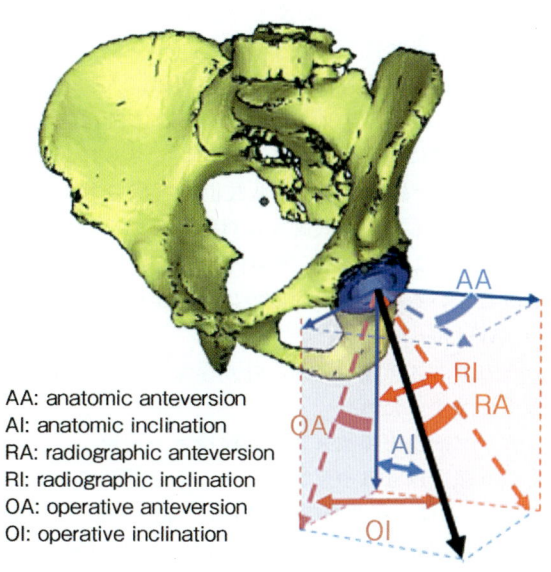

AA: anatomic anteversion
AI: anatomic inclination
RA: radiographic anteversion
RI: radiographic inclination
OA: operative anteversion
OI: operative inclination

図2　カップの設置角度に関する定義

れた群で脱臼率が低かったとしている.

しかしながら，カップ角度計測は anterior pelvic plane（APP）に対しての計測で，機能的骨盤傾斜が考慮されず，2次元投影像で前捻・後捻の区別はつかず，ステムの前捻や骨頭径などの可動域に影響する因子は考慮されていなかった．この設置目標範囲内でも脱臼例が存在することや，安全域に対する否定的な報告が後に続き，現在ではカップ設置角許容範囲としては不十分である．

これに変わり，脱臼の主因がインプラントインピンジメントであることから，1990年代からシミュレーションを用いてインプラントインピンジメントを防ぐ最適目標角を求めようとする報告がなされてきた．

この手法は，ある設定股関節必要可動域内でインピンジメントを起こさないためには THA 後の可動域（prosthetic ROM）がこの設定角度を上回ることが必須であり，そのためにはどのようなインプラント設置が必要かを数学的に計算するものである．

Widmer ら（2004）は屈曲130°，伸展40°，外転50°，外旋40°，内旋80°の条件で，ステム前捻が15°の場合，カップ外転角40°〜45°で前捻角は20°〜28°ときわめて狭い許容範囲となることを述べている．

また，Widmer らはこのシミュレーション研究で，ステム前捻によってカップの前捻角度を変更すべきという combined anteversion theory を提唱し，

カップ前捻＋0.7×ステム前捻＝37°

となるようにカップ前捻角をコントロールすべきと述べている．

しかしながら，カップ外転角40°では，ステム前捻が10°から30°でしかカップ前捻角の安全域が存在しないことに注意を要する．

日本人に多い寛骨臼形成不全症では，大腿骨前捻が平均30°をこえ，セメントレスステムではもとの大腿骨前捻に従って設置されやすい．さらに，屈曲90°での内旋などの複合角度肢位が考慮されていないので，日本人の和式動作に対応していない．

Widmer は，屈曲90°での内旋30°を含めて解析し直しているが，この程度では，安全域に影響しない（Widmer 2020）．

一方で，ステム頚体角，骨頭径などが安全域に大きく影響するため，

カップ前捻＋係数×ステム前捻＝一定値

という概念はもはや意味がないことを認めている．

Habe らは，屈曲90°の内旋角度40°と50°を追加した可動域シミュレーションを行い，安全域に大きく影響を及ぼすことを報告している．

屈曲90°の内旋角度が45°をこえると，頚体角127°でもステム前捻15°以下でのカップ外転角40°における前捻安全域は32mm 骨頭では消失する（Habe ら2024）．

脱臼防止のためのカップ設置角許容範囲としての Lewinnek らの safe zone は否定的であり，目標角は設定された可動域やインプラント機種によって異なるが，おおむねステム前捻角が15°〜35°の範囲ではステム前捻角に応じてカップ前捻角15°〜25°に調整し，外転角も40°〜45°として，いずれも目標角の±5°以内であるべきという点はコンセンサスが得られてきている．

文献

Charnley J. Total hip replacement by low-friction arthroplasty. Clin Orthop Relat Res. 1970; 72 : 7-21.

Habe Y, Hamada H, Uemura K, et al. Cup safe zone and optimal stem anteversion in total hip arthroplasty for patients with highly required range of motion. J Orthop Res. 2024; 42: 1283-1291.

Harris WH. Advances in surgical technique for total hip replacement: without and with osteotomy of the greater trochanter. Clin Orthop Relat Res. 1980; 146 :188-204.

Lewinnek GE, Lewis JL, Tarr R, et al. Dislocations after total hip-replacement arthroplasties. J Bone Joint Surg Am. 1978; 60 : 217-220.

Murray DW. The definition and measurement of acetabular orientation. J Bone Joint Surg Br. 1993; 75 : 228-232.

Widmer KH, Zurfluh B. Compliant positioning of total hip components for optimal range of motion. J Orthop Res. 2004; 22 : 815-821.

Widmer KH. The impingement-free, prosthesis-specific, and anatomy-adjusted combined target zone for component positioning in THA depends on design and implantation parameters of both components. Clin Orthop Relat Res. 2020; 478: 1904-1918.

9 骨盤位置の考え方

最適設置目標や範囲がある程度定まったとしても，骨盤のどの位置（基準座標系）に対して設置すればよいのかという問題が残っている.

従来，カップの設置位置は臥位や立位の単純 X 線像に対して2次元的に計画評価されてきたが，3次元ナビゲーションが可能となって両上前腸骨棘と恥骨結節を含む平面 anterior pelvic plane（APP）が骨盤基準面として用いられるようになった．これは，臥位では地球水平面と立位では地球垂直面と一致すると近似できるという前提のもとであった．

しかし，骨盤の前後傾斜の個人差は大きく APP は臥位では必ずしも水平面と一致せず，立位では垂直面とは一致しないことが認識されるようになり現在では骨盤の基準としては推奨されていない．

これに代わり APP に臥位や立位の骨盤傾斜補正を行い，臥位および立位の機能的な骨盤位置を基準

に設定された骨盤座標 functional pelvic plane（FPP）が使用されてきている（図3）.

臥位，立位のどちらがよいかについては，すでに述べたように現在推奨されるインプラント設置目標角は，臥位の単純X線像での計測結果や臥位の股関節可動域を基準として，インピンジメントを防止するための角度として算出されたものである.

したがって，臥位の骨盤位置を基準としてインプラントを設置するほうが妥当であると思われる. また，臥位から立位での骨盤傾斜の変化は90％の例で10°以下との報告がある（Nishihara ら 2003，Miki ら 2012，Sugano ら 2012）（図4）.

股関節可動域は，臥位での股関節屈曲外転外旋すべてを0°からの角度として測定した場合に，立位

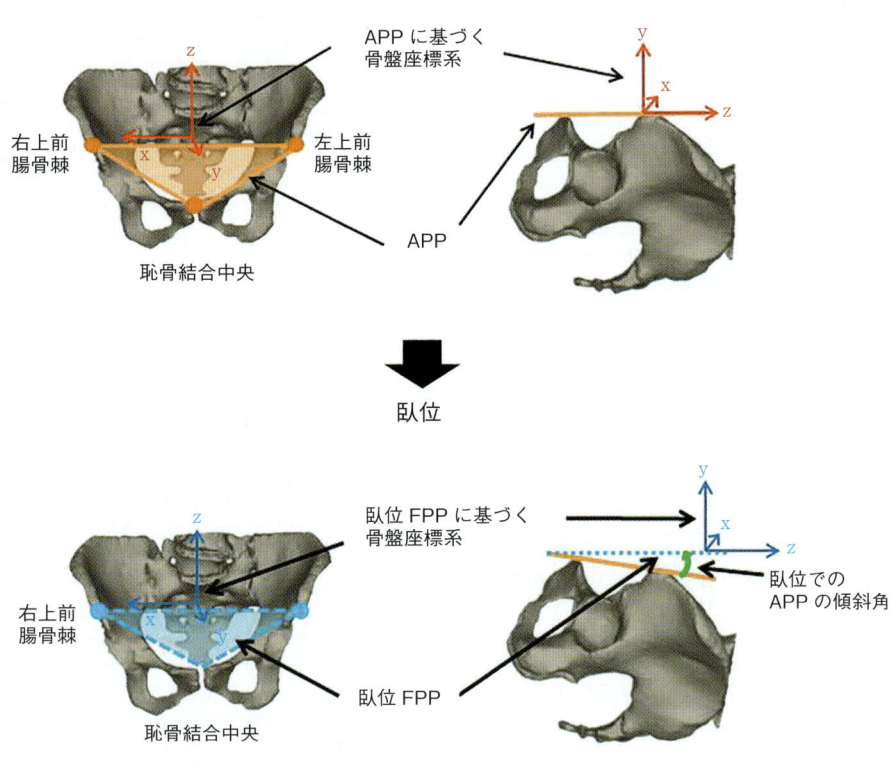

図3　骨盤座標系の基準平面
APP: anterior pelvic plane，FPP: functional pelvic plane

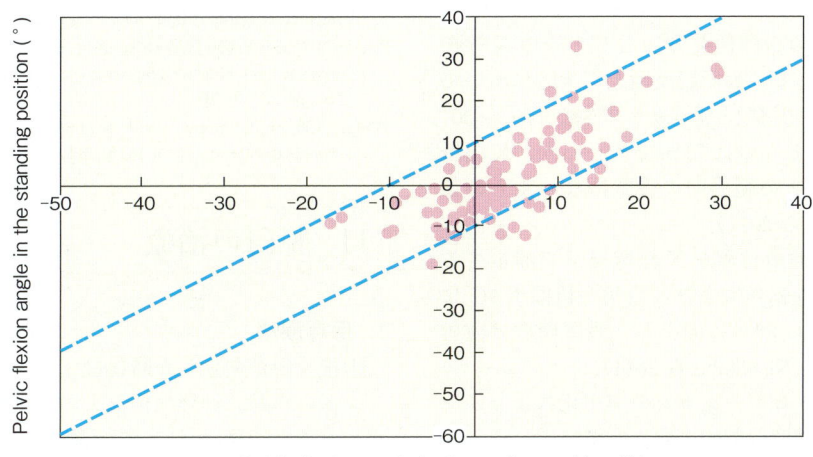

図4　臥位，立位での骨盤傾斜の変化

高度骨盤後傾例と非骨盤後傾例とで変わらないことが示され（Miki ら 2012，Sugano ら 2012，Tamura ら 2015），さらに骨盤後傾例でカップ設置目標角の調整（股関節過伸展による前方脱臼を恐れ目標カップ前捻角を通常より減じることなど）の必要性はきわめて少ないこともシミュレーション研究で示されている（Miki ら 2014）．

CT-based ナビゲーションや Robotics 使用などでインプラントの設置精度が担保されていれば，高度骨盤後傾例についてもカップ設置基準は臥位 FPP，目標カップ設置角度も通常例と同様で良いと考えられている．

文献

Miki H, Kyo T, Sugano N. Anatomical hip range of motion after implantation during total hip arthroplasty with a large change in pelvic inclination. J Arthroplasty. 2012; 27 : 1641-1650.

Miki H, Kyo T, Kuroda Y, et al. Risk of edge-loading and prosthesis impingement due to posterior pelvic tilting after total hip arthroplasty. Clin Biomech（Bristol, Avon）. 2014; 29: 607-613.

Nishihara S, Sugano N, Nishii T, et al. Measurements of pelvic flexion angle using three-dimensional computed tomography. Clin Orthop Relat Res. 2003; 411 : 140-151.

Sugano N, Tsuda K, Miki H, et al. Dynamic measuraments of hip movement in deep bending activities after total hip arthroplasty using a 4-dimentional motion analysis systen. J Arthroplasty. 2012; 27 : 1562-1568.

Tamura S, Miki H, Tsuda K, et al. Hip range of motion during daily activities in patients with posterior pelvic tilt from supine to standing position. J Orthop Res. 2015; 33: 542-547.

10 インプラント設置精度の向上

特に方策を講じずマニュアル法でカップを設置した場合には，外転角も前捻角も目標角から±10°以内におさまる達成率は70%程度で最大±15°をこえるずれが生じるとされている（Minoda ら 2006）．

精度向上のための簡便な方法として術中X線撮影を行う方法がある．表面置換型人工関節において術中1枚のX線像で目標とするカップ外転角30°〜50°の範囲内におさまるのは71%であったが，X線透視下では96%がその範囲内の設置になったとの報告がある（Gross ら 2011）．

また，術中骨盤の位置をX線透視下で補正することでカップの外転角および前捻角が目標±10°に入る率が69%から84%に向上し，設置精度は改善する報告がある（Nishikubo 2011）．

さらに，手術ナビゲーションの実用化によりインプラントの設置精度は劇的に向上している（Sugano ら 2007）．

術前画像を使用しないイメージレスナビゲーションに比べ，術前 CT を用いる CT-based ナビゲーションの精度がより高く，カップの外転角と前捻角において計測誤差は平均±2°を切り，95%以上の例で±3°の範囲内に設置可能であったと報告されている（Iwana ら 2013）．

近年ではカップ設置を制御するロボットが使用可能となり，その精度は CT-based ナビゲーションを上回ることが報告されている（Ando ら 2021）．

したがって，このような機器を用いると前述のHabe ら（2024）の示す非常に狭いカップ設置許容範囲内への設置も可能となってきており，さらにステム前捻の適正化も実現できると思われる（Sugano ら 2024）．

文献

Ando W, Takao M, Hamada H, et al. Comparison of the accuracy of the cup position and orientation in total hip arthroplasty for osteoarthritis secondary to developmental dysplasia of the hip between the Mako robotic arm-assisted system and computed tomography-based navigation. Int Orthop. 2021; 45: 1719-1725.

Gross TP, Liu F, Webb L. Intraoperative radiographs for placing acetabular components in hip resurfacing arthroplasty. Clin Orthop Relat Res. 2011; 469 : 1554-1559.

Habe Y, Hamada H, Uemura K, et al. Cup safe zone and optimal stem anteversion in total hip arthroplasty for patients with highly required range of motion. J Orthop Res. 2024; 42: 1283-1291.

岩影大樹, 北田　誠, 中村宣雄, 他. THAのCup設置におけるCT based Navigation Systemの三次元的計測精度. 第40回日本人工関節学会. 2010.

Iwana D, Nakamura N, Miki H, et al. Accuracy of angle and position of the cup using computed tomography-based navigation systems in total hip arthroplasty. Comput Aided Surg. 2013; 18: 187-194.

Minoda Y, Kadowaki T, Kim M. Acetabular component orientation in 834 total hip arthroplasties using a manual technique. Clin Orthop Relat Res. 2006; 445 : 186-191.

Nishikubo Y, Fujioka M, Ueshima K, et al. Preoperative fluoroscopic imaging reduces variability of acetabular component positioning. J Arthroplasty. 2011; 26 : 1088-1094.

Sugano N, Nishii T, Miki H, et al. Mid-term results of cementless total hip replacement using a ceramic-on-ceramic bearing with and without computer navigation. J Bone Joint Surg Br. 2007; 89 : 455-460.

Sugano N, Maeda Y, Fuji H, et al. Accuracy of femoral component anteversion in robotic total hip arthroplasty. Bone Joint J. 2024; 106-B (3 Supple A): 104-109.

Widmer KH, Zurfluh B. Compliant positioning of total hip components for optimal range of motion. J Orthop Res. 2004; 22 : 815-821.

11 脱臼の治療

1. 保存療法

術後脱臼が発生した時には，まず，骨折，インプラントの移動，神経損傷などの合併損傷がないかどうかを理学所見，単純X線検査などでチェックする．

脱臼のみの治療が必要と判断された場合には徒手整復が第1選択となる．整復中のインプラントの脱

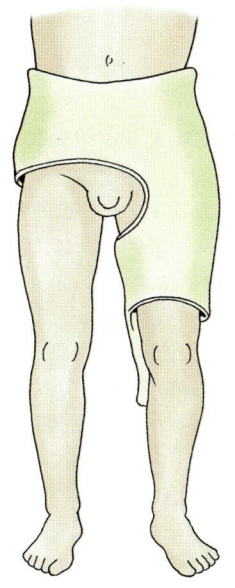

図5　ハーフ股関節スパイカキャスト

転，骨折などの2次損傷を防ぐためにも，麻酔下でX線透視下に愛護的に整復するのが望ましい．

　この際，脱臼したと思われる肢位を模擬的にとってみて，インピンジメントの有無を確認しておく．

　整復後の治療については，ベッド上安静のみ，外転装具，ハーフ股関節スパイカキャスト，股関節スパイカキャストをつけての訓練などが選択されているが，どれが最も効果的かについては不明である．著者は脱臼を防ぎつつ歩行訓練や筋力増強訓練が可能であるハーフ股関節スパイカキャストを用いることが多い（図5）．

　何回の脱臼まで保存治療の効果が期待できたかについては，3回までの脱臼でその後反復しない場合が65％，4回以上の脱臼後反復しない場合が4.5％であり，4回以上の脱臼では手術療法を考慮した方がよいとされている（Hedlundh ら 1997）．

　また，脱臼発生時の状況をよく聴取することも重要である．脱臼搬送されてくる時は常に飲酒しているとか，睡眠薬服用後であるなど一定の状況下で脱臼が繰り返されている場合も存在する．このような時には断酒や睡眠薬の服用指導などの生活指導が奏効する場合もある．

2．手術療法

　反復性脱臼の手術療法に関して体系的な治療指針が示されているわけではないが，従来から，インプラントのアライメント不良の是正，エレベートライナーへの置換，骨棘などのインピンジメント要素の除去，筋膜による制動手術，大転子下降術，バイポーラーカップへの置換，大径骨頭インプラントへの置換，dual mobility cup，拘束式（constrained）カップへの置換などが行われている．

　エレベートライナーではインプラントインピンジメントによるインプラント破損の報告がある．拘束式カップではインプラントの脱転や破損の可能性があり，早期に弛みをきたす恐れがある（Shrader ら 2003）．その他の方法においても，その成績が明らかでないものも多い．

　近年では大径骨頭インプラントへの置換 dual mobility cup，拘束式（constrained）カップへの置換の脱臼抑止効果について論じられる文献も散見されるが，セレクションバイアスに注意して慎重に読み解く必要があると思われる（Donovan ら 2022，2023，Hoskins ら 2023，Weintraub ら 2023）．

　著者らは，前述の脱臼予防のためのインプラント設置角を参考にインプラントの設置角不良やエレベートライナーによるインプラントインピンジメントが主因と考えられる場合には，ナビゲーション下で設置角不良是正を目的とする再置換術を選択している．

　インプラント設置角が不良でない場合には，オフセットの増大，大径骨頭などの可動域の大きな機種への変更など可動域を拡大することを目的とする再置換術を選択している．

　神経や筋に問題がある場合や，再置換後反復する場合には拘束式カップの適応を慎重に考慮するようにしている．

文献

Donovan RL, Johnson H, Fernando S, et al. J The incidence and temporal trends of dislocation after the use of constrained acetabular components and dual mobility implants in primary total hip replacements: A systematic review and meta-analysis of longitudinal observational studies. J Arthroplasty. 2022; 37: 993-1001. e8.

Donovan RL, Johnson H, Fernando S, et al. A meta-analysis of the incidence and temporal trends of postoperative dislocation in revision total hip arthroplasty utilizing constrained acetabular components or dual mobility implants. J Arthroplasty. 2023; 38: 957-969. e1.

Hedlundh U, Sanzén L, Fredin H. The prognosis and treatment of dislocated total hip arthroplasties with a 22 mm head. J Bone Joint Surg Br. 1997; 79 : 374-378.

Hoskins W, McDonald L, Claireaux H, et al. Dual-mobility constructs versus large femoral head bearings in primary and revision total hip arthroplasty: a systematic review and meta-analysis of comparative studies. Hip Int. 2023; 33: 685-696.

Shrader MW, Parvizi J, Lewallen DG. The use of a constrained acetabular component to treat instability after total hip arthroplasty. J Bone Joint Surg Am. 2003; 85 : 2179-2183.

Weintraub MT, DeBenedetti A, Nam D, et al. Dual-mobility versus large femoral heads in revision total hip arthroplasty: Interim analysis of a randomized controlled trial. J Arthroplasty. 2023; 38: S206-S210.

2 骨 折

人工股関節全置換術（THA）後の大腿骨ステム周囲骨折の発生頻度は術後10年で初回THAの約1.7%，再置換術の約6.2%と報告されている（Meekら 2011）．THAの手術適応の拡大や高齢患者の増加などにより，その発生数は増加している（Walterら 2024）．

本骨折では全身状態不良例や骨折部の安定性などを総合的に判断して保存加療を選択することもあるが，早期の離床や可動域訓練等を考慮して原則手術を選択する．

骨折部位，ステムの弛みの有無，残存骨量をそれぞれ考慮したVancouver分類（Duncanら 1995）やその修正分類であるunified classification system（UCS）（Duncanら 2014）がよく用いられている（図1, 表1）．

しかしながら近年，これらの分類にはステムの弛みの判断や骨量の判定に明確な基準がないので，評価が術者の主観や経験に依存してしまうという問題点が指摘されている．

一方，Baba分類（Babaら 2015）は，インプラントデザインと骨折部位の位置関係でインプラントの弛みを客観的に予測する分類である（図2）．本項では，各分類についてその定義と治療方針を解説する．

文献

Baba T, Homma Y, Momomura R, et al. New classification focusing on implant designs useful for setting therapeutic strategy for periprosthetic femoral fracture. Int Orthop. 2015; 39: 1-5.

Duncan CP, Masri BA. Fracture of the femur after hip replacement. Instr Course Lect. 1995; 44: 293-304.

Duncan CP, Haddad FS. The Unified Classification System (UCS): improving our understanding of periprosthetic fractures. Bone Joint J. 2014; 93-B: 713-716.

Meek RM, Norwood T, Smith R, et al. The risk of peri-prosthetic fracture after primary and revision total hip and knee replacement. J Bone Joint Surg Br. 2011; 93: 96-101.

Walter N, Szymski D, Kurtz SM, et al. What are the mortality, infection, and nonunion rates after periprosthetic femoral fractures in the United States? Clin Orthop Relat Res. 2024; 482: 471-483.

1 Vancouver 分類と UCS
（図1, 表1）

1. 定 義

Vancouver分類は，骨折部位が転子部にあるものをType A，ステム先端より近位までにあるものを

Type B，ステム先端より遠位側にあるものをType Cとした．

さらに，Type AをA$_G$（大転子骨折），A$_L$（小転子骨折）の2つのサブタイプに，Type BをB1（ステムが安定），B2（ステムの弛みあり），B3（ステムの弛みあり，かつ残存骨量が乏しい）の3つのサブタイプに分類した．

Vancouver分類の修正分類であるUCSは，主だった関節におけるインプラント周囲骨折を同じ原則のもとに包括した分類である．

大腿骨ステム周囲骨折に関してはVancouver分類を踏襲しており，2つのインプラントの間での骨折（interprosthetic femoral fracture）がType Dとして追加されている．股関節と膝関節の人工関節置換術が行われている大腿骨の間の骨折などである．

2. 治療方針

1) Type A

A$_G$において転位が2cm以内で骨量が保たれ，インプラントが安定していれば保存加療の適応である．

オステオライシス（骨融解）がある場合，転位が小さければ保存加療で骨癒合が得られるが，オステオライシスに起因するインプラントの入れ替えを行うことも推奨されている．

一方，A$_L$単独例は稀で，骨転移などの病的骨折を念頭に置く．小転子を含み頚部内側皮質骨にかかる骨折はpseudo A$_L$（Capelloら 2014）とよばれ，インプラントが弛んでいる可能性があり，慎重に治療方針を検討する．

2) Type B1, C, D

プレートを用いた骨接合術の適応で，角度安定性を有するロッキングプレートとケーブルの併用が主流である．

長管骨に対するプレート固定の原則に則って，単純骨折であれば解剖学的整復を目指し，骨折部の絶対的固定のためのラグスクリューを挿入する．髄腔内を占拠しているインプラントによってスクリューが挿入できない場合は，ケーブルで骨折部の安定化を図る．

また，保護プレートとして大腿骨外側にプレート固定する．プレート固定の際，各骨片には計8皮質骨以上を貫くスクリューが推奨されている（Stoffelら 2013）．

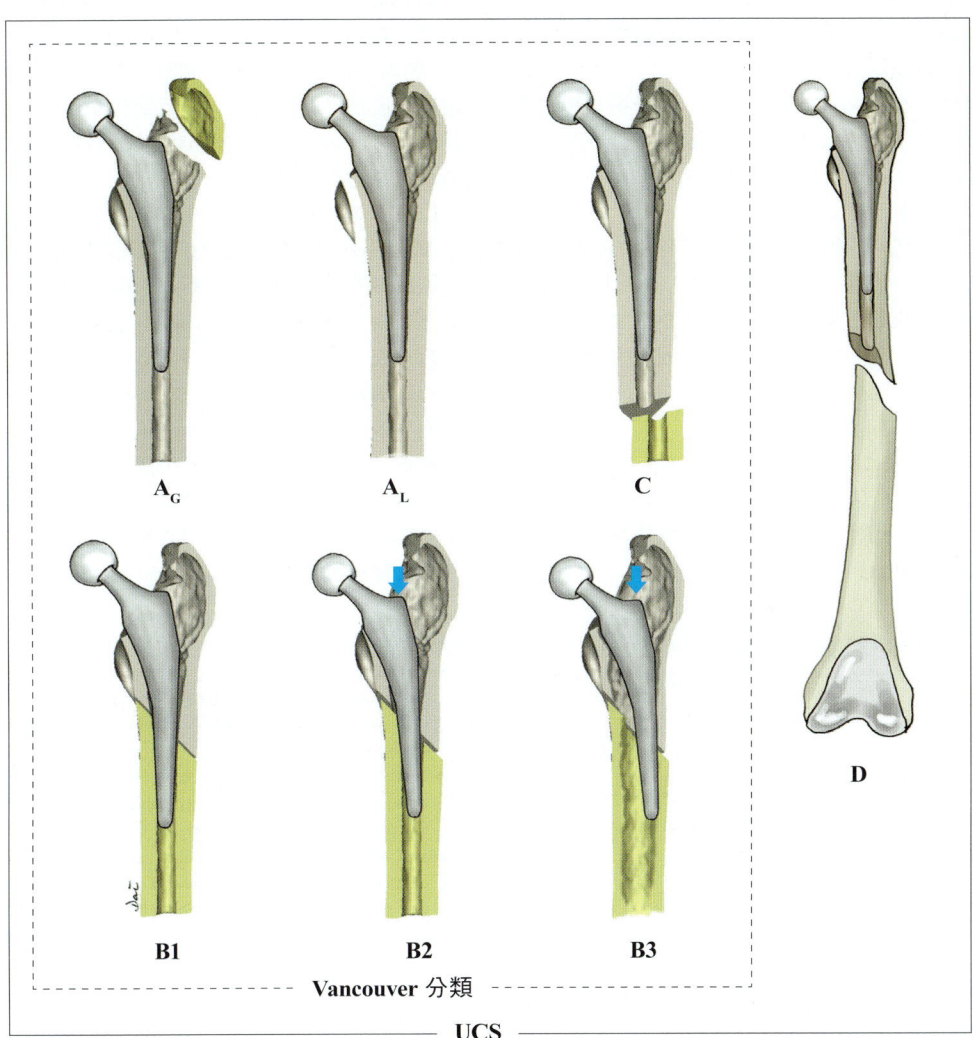

図 1　Vancouver 分類と UCS

表 1　Vancouver 分類とその治療方針

Type	部位	Subtype	治療方針
A	転子部	G 大転子	保存 or 骨接合術
		L 小転子	
B	ステム周囲	1 ステムの弛みなし	骨接合術
		2 ステムの弛みあり	再置換術
		3 ステムの弛みあり 　残存骨量が乏しい	再置換術 （＋骨移植など）
C	ステム先端より遠位		骨接合術

しかしながら，髄腔内のインプラントの形状や近位骨片の大きさによってはモノコーティカルスクリューしか挿入できず，十分な数の皮質骨を貫くことができない．

その場合，ケーブルを併用する．横骨折や短斜骨折はラグスクリューが挿入できないことが多いので，ダイナミックコンプレッションホールを使って骨折部の圧迫を行う．

第3骨片を認める楔状骨折では，骨片の転位が大きければ解剖学的整復を心掛ける．骨片間はスクリュー固定を原則とするが，挿入困難例ではケーブルで固定する．さらに回旋に対する固定力を高めるためにプレート固定を併用する．

3）Type B2

骨折部を十分に架橋したロングステムを使用する．ステムは多くの例で骨折線から遠位に4～6cm，または，大腿骨の直径の2倍の長さが必要である（Perka 2013）．

骨癒合の観点からはセメントレスステムが有利であるが，大腿骨最峡部を越えて骨折線が存在する場合，セメントレスステムでは十分な初期固定が得られないためセメントステムを選択する．

骨折部の内固定は，ケーブルのみでは回旋に対する固定力が不十分であると判断される場合，ロッキングプレートやフック付きプレートとケーブルを組み合わせる．

4）Type B3

残存骨量が乏しいため，再建方法として，impaction bone grafting（IBG），同種皮質骨プレート，大腿骨近位同種骨とステムを用いて作成したallograft-prosthesis composite（APC）などの骨移植を併用する場合と近位大腿骨置換型人工関節があげられる（Gautam ら 2018，Youssef ら 2014）．

IBGによる再建は再手術率が最も低いとされているが，手術手技がほかの方法と比較して難しい．皮質骨プレートやAPCは，対応する形状の同種骨を準緊急で入手できる施設は限られる．

その点，近位大腿骨置換型人工関節による再建は，同種骨が不要でかつ手術手技が簡便であるので汎用性がある．しかしながら，長期成績がほかの方法より劣るので，その適応は個々で慎重に検討する必要がある．

3．問題点

Vancouver分類における検者間一致率および同一検者内一致率は高いとされていたが（Rayan ら 2008，Naqvi ら 2012），近年の研究では否定的な報告が散見される（Baba ら 2015，Lee ら 2019，Jain ら 2021）．

術前評価と術中所見との整合性は65.7～81％である．Corten ら（2009）は Vancouver 分類 Type B1（ステムが安定）と術前に判断した45症例を対象に，術中に脱臼させてステムの安定性を評価したところ20％にステムの不安定性を認め，骨接合から再置換術に治療方針を変更したと報告している．

Laurer ら（2011）は，インプラントが安定している Vancouver 分類 Type B1 および Type C における治療成績不良例の検討を行った結果，インプラントが不安定な Type B2 を TypeB1 と過小評価して治療を行ったことが要因の1つであると考察している．

Vancouver 分類は術前にステムの安定性を確実に予測することは困難であり，術中に評価を行う必要がある．股関節を脱臼させて評価する方法が最も確実とされているが，高齢者に多い本骨折において，すべての例で股関節を脱臼させてステムの評価を行うことは過侵襲である．

文献

Baba T, Homma Y, Ochi H, et al. Higher reliability and validity of Baba classification with computed tomography imaging and implant information for the periprosthetic femoral fractures. Int Orthop. 2015; 39: 1695-1699.

Capello WN, D'Antonio JA, Naughton M. Periprosthetic fractures around a cementless hydroxyapatite-coated implant: a new fracture pattern is described. Clin Orthop Relat Res. 2014; 472: 604-610.

Corten K, Vanrykel F, Bellemans J, et al. An algorithm for the surgical treatment of periprosthetic fractures of the femur around a well-fixed femoral component. J Bone Joint Surg Br. 2009; 91:1424-1430.

Gautam D, Malhotra R. Megaprosthesis versus Allograft Prosthesis Composite for massive skeletal defects. J Clin Orthop Trauma. 2018; 9: 63-80.

Jain S, Mohrir G, Townsendet O, al. Reliability and validity of the Unified Classification System for postoperative periprosthetic femoral fractures around cemented polished taper-slip stems. Bone Joint J. 2021; 103:1339-1344.

Laurer HL, Wutzler S, Possner S, et al. Outcome after operative treatment of Vancouver type B1 and C periprosthetic femoral fractures; open reduction and internal fixation versus revision arthroplasty. Arch Orthop Trauma Surg. 2011; 131: 983-989.

Lee S, Kagan R, Wang L, et al. Reliability and validity of the Vancouver classification in periprosthetic fractures around cementless femoral stems. J Arthroplasty. 2019; 34(7S): S277-S281.

Naqvi GA, Baig SA, Awan N. Interobserver and intraobserver reliability and validity of the Vancouver classification system of periprosthetic femoral fractures after hip arthroplasty. J Arthroplasty. 2012; 27: 1047-1050.

Perka C. Revision of prosthetic compoments (Schütz M, et al eds: Periprosthetic fracture management). Geog Thieme Verlag. 2013; 120-121.

Rayan F, Dodd M, Haddad FS. European validation of the Vancouver classification of periprosthetic proximal femoral fractures. J Bone Joint Surg Br. 2008; 90: 1576-1579.

Stoffel K, Sommer C, Meyer C, et al. Internal fixation (Schütz M, et al eds: Periprosthetic fracture management). Geog Thieme Verlag. 2013; 105-119.

Youssef B, Pavlou G, Shah N, et al. Impaction bone grafting for periprosthetic fractures around a total hip arthroplasty. Injury. 2014; 45: 1674-1680.

2 ｜ Baba 分類（図 2）

1. 定　義

Baba 分類はインプラントデザインと骨折部位の位置関係でステムの安定性を予測する分類で 2019 年に改訂が行われた（馬場 2019）.

骨とインプラントが "stable" であればそれ以外の部分で骨折が生じ，骨とインプラントが "unstable" であればその部分で骨折する，という仮説に基づいている.

セメント使用の有無で 2 つの type に分類され，骨折部位の位置関係でそれぞれ 2 つのサブタイプに分かれている.

Type 1 はセメントレスステムで，1A は主骨折部がポーラスコーティング部分にかかる骨折でステムは unstable の可能性が高い.

1B は主骨折部がポーラスコーティング部分にかからない骨折でステムは stable の可能性が高い（例外；大転子骨折は，骨折線がステム近位の AP で内側より 2/3 以上外側に存在する場合も含む）.

Type 2 はセメントステムで，直接骨と接触しているセメントとステムを含めて「インプラント」と考える.

2A は主骨折部がインプラントから大腿骨近位部に及ぶ骨折（セメントの破損あり）で unstable の可能性が高く，2B は主骨折部が大腿骨近位部に及ばない骨折（ステム近位のセメント破損なし）で stable の可能性が高い.

2. 治療方針（図 3）

Type 1，2-A は，インプラントが不安定な可能性が高いため，股関節を脱臼させて術中にステムの安定性を評価する. ステムが不安定であれば再置換術と骨接合術を併用する. ステムが安定していれば骨接合術を施行する.

Type 1，2-B は骨接合術を原則とし，セメントステム先端の横骨折であればロングステムによる再置換術と骨接合術の併用も考慮する. 骨接合術および再置換術の方法は前述の Vancouver 分類の治療方針と同様である.

3. 問題点

Baba 分類はサブタイプを含め 4 つとシンプルな反面，年々多様化するインプラントすべてに対応し

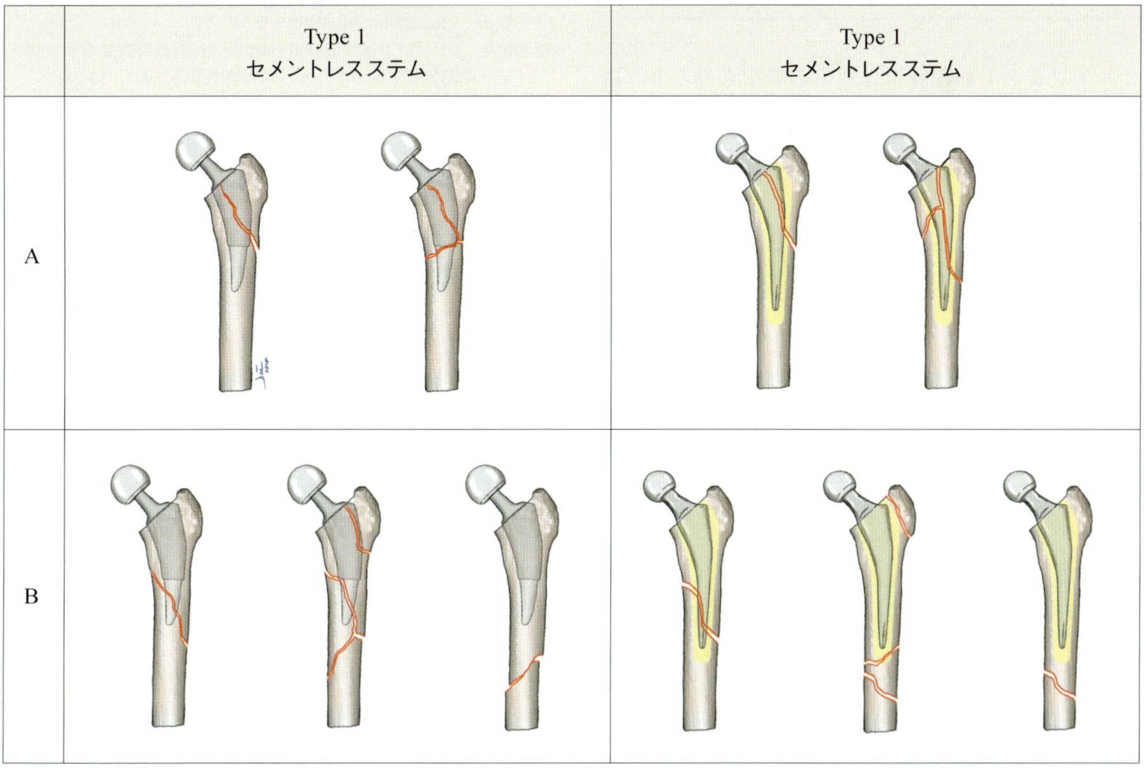

図 2　Baba 分類

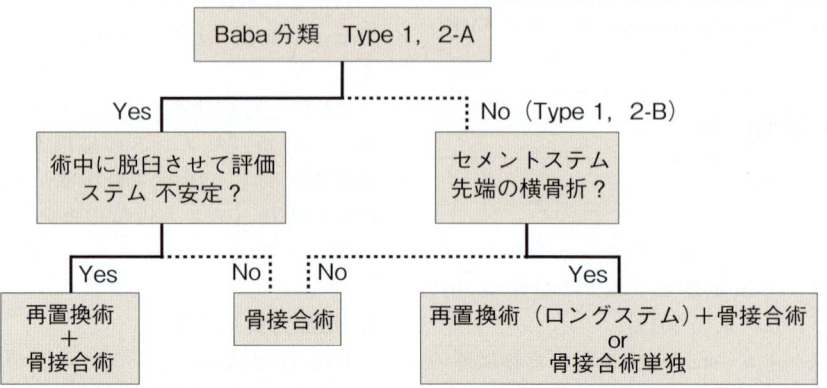

図3 Baba 分類の治療アルゴリズム

ていない（セメントレスのフルコーティングステムやツバイミューラータイプ，セメントにおけるポリッシュテーパーとコンポジットビームを区別していない）．

しかしながら，いずれのインプラントデザインにおいてもBaba分類の治療アルゴリズム（図3）に則ってステムの安定性の評価を行うことで十分対応可能である．

まとめ

インプラント周囲骨折は通常の骨折と異なり，既存のインプラントのデザインや安定性，骨折とインプラントの関係性に配慮しなければならない．

今回取り上げた分類以外にも様々な分類方法や治療アルゴリズムが提唱されているが，損傷形態の多様性ゆえに完璧な分類や治療アルゴリズムといったものは存在しない．

治療成績向上のためには単一の分類やアルゴリズムに固執・盲従するのではなく，複数の分類方法に精通し，損傷形態に合致した治療を選択していく姿勢が必要である（伊澤2023）．

文献

馬場智規. 改訂Baba分類〜大腿骨ステム周囲骨折の治療に有効な分類法〜. Bone Joint Nerve. 2019; 9: 347-352.

伊澤雄太. インプラント周囲骨折の診断と評価（馬場智規：インプラント周囲骨折を極める）. 全日本病院出版会. 2023；12-28.

3　脚長差

人工股関節全置換術（THA）において，術後の脚長差は歩容異常，腰痛，股関節痛の原因となるだけではなく（Parvizi ら 2003），脚の過延長は神経麻痺を引き起こす可能性もあり（Schmalzried ら 1997，Farrell ら 2005），患者の満足度に大きく影響する．

THA 後の脚長差は米国では医療過誤訴訟の主な原因の 1 つとなっている（Upadhyay ら 2007）．

2006 年に行われた米国股関節膝関節外科学会（American Association of Hip and Knee Surgeons）の会員 749 名の THA および人工膝関節全置換術（TKA）関連の医療過誤訴訟のアンケート調査によると，回答のあった 422 名（56.3%）のうち 325 名（78%）に医療訴訟経験があり，神経麻痺に関連する訴訟経験のある医師が 64 名（13%）で訴訟原因として 1 番多く，脚長差は 49 名（7.9%）と 2 番目に多い訴訟原因であった．

THA において術前の脚長を正確に評価し術中に適切に調整することは達成するべき重要な項目の 1 つであり，さまざまな術中調整の方法が報告されている．

文献

Farrell CM, Springer BD, Haidukewych GJ, et al. Motor nerve palsy following primary total hip arthroplasty. J Bone Joint Surg Am. 2005; 87 : 2619-2625.

Parvizi J, Sharkey PF, Bissett GA, et al. Surgical treatment of limb-length discrepancy following total hip arthroplasty. J Bone Joint Surg Am. 2003; 85 : 2310-2317.

Schmalzried TP, Noordin S, Amstutz HC. Update on nerve palsy associated with total hip replacement. Clin Orthop Relat Res. 1997; 344 : 188-206.

Upadhyay A, York S, Macaulay W, et al. Medical malpractice in hip and knee arthroplasty. J Arthroplasty. 2007; 22 : 2-7.

1　術前脚長評価

術前の脚長評価として，自覚的脚長差と他覚的脚長差を評価する．両者は一致しないことも多く，みかけ上の脚長差を見極めることが重要である．

まず，患者が感じている脚長差を問診し，立位での冠状面での骨盤傾斜を観察する．定量的には補高を行い立位で脚長差を感じなくなる高さを計測する方法と，臍部から両側足関節内果を結ぶ距離を計測する方法がある．

他覚的脚長差としては，上前腸骨棘と足関節内果を結ぶ距離（spina malleolar distance: SMD）を計測する．みかけ上の脚長差は骨盤の冠状面での傾斜によるもので，腰椎変性疾患か股関節の拘縮，またはその両方に起因しており，股関節の可動域および腰椎の可動性を評価しどちらが主因かを検討する．

必要であれば腰椎正面の左右側屈の単純 X 線像を撮影する．腰椎変性疾患による骨盤傾斜は固定されている場合が多く，術者は術前に把握し，患者に手術後も骨盤の傾斜が残り，みかけ上の脚長差が遺残する可能性があることを説明する必要がある．

もしみかけ上の脚長差を補正しようとすれば，本来の脚長に対して延長あるいは短縮された状態となるため，延長となった場合は神経麻痺のリスクがあり，短縮となった場合は軟部組織の緊張が保てない．

脱臼や外転筋力低下の要因となるリスクがあることは理解し，そのうえでみかけ上の脚長差を手術により補正するかどうか判断する必要がある．

患側股関節に外転拘縮を伴う場合は骨盤が冠状面で患側に傾斜するためみかけ上の脚長は長くなり，内転拘縮を伴う場合は骨盤が冠状面で反対側に傾斜するためみかけ上の脚長は短くなる．

骨性のものは手術により改善されるが，軟部組織によるものは術後遺残するので理学療法で改善していく．内転筋腱の緊張の強い場合には手術の際に恥骨付着部で小皮切を加え切腱する．

反対側の股関節に拘縮がある場合も同様に骨盤が冠状面で傾斜しみかけ上の脚長に影響を及ぼす場合がある．

次に単純 X 線像で脚長差を評価し，診察で確認された脚長差との比較を行う．X 線計測では骨盤側の基準線として涙滴間線（Woolson ら 1999），両坐骨結節に接する線（Williamson ら 1978）の 2 種類がある（Meermans ら 2011）．

大腿骨側の基準としては大転子を基準にする方法，小転子を基準にする方法（Woolson ら 1999），大腿骨頭中心位置を基準にする方法があるが，大腿骨頭を中心とする方法は大腿骨頭の変形が強いと計測できないため，寛骨臼形成不全症に伴う 2 次性の変形性股関節症（股関節症）の多いわが国では適さない．

基準の取り方によって数値は異なる（図 1，図 2）．特に骨盤と大腿骨ともに非対称性の強い場合には，診察で確認された自覚的，他覚的脚長差と X 線計測での脚長差を整合させて，どの程度の脚延長を目

標とするかを個々に検討する必要がある.

文献 ─────────

Meermans G, Malik A, Witt J, et al. Preoperative radiographic assessment of limb-length discrepancy in total hip arthroplasty. Clin Orthop Relat Res. 2011; 469 : 1677-1682.

Williamson JA, Reckling FW. Limb length discrepancy and related problems following total hip joint replacement. Clin Orthop Relat Res. 1978; 135-138.

Woolson ST, Hartford JM, Sawyer A. Results of a method of leg-length equalization for patients undergoing primary total hip replacement. J Arthroplasty. 1999; 14 : 159-164.

2 | 術中脚長計測

さまざまな術中評価の方法が報告されている.

切除大腿骨頭の頚部骨切り部からの高さとステムのネックの高さを比較する方法（Woolson ら 1999），トライアルヘッドと小転子との距離を術前計画と比較する方法（Matsuda ら 2006），ものさし付きのジグを骨盤に固定して脚延長量を計測する方法（Jasty ら 1996，Shiramizu ら 2004），リファレンスピンを骨盤に刺入し，それと大腿骨との位置関係の変化で脚延長量を計測する方法などがある（Ranawat ら 2001）.

コンピュータナビゲーションの有用性も報告されている（Sugano ら 2007，Kitada ら 2011）.

術中の軟部組織緊張評価の方法として，下肢を遠位方向に牽引して骨頭の移動距離を確認する Shuck テストがあるが，shuck テストを基準にした場合脚延長となりやすいことが報告されている（Naito ら 1999，Sathappan ら 2008）.

文献 ─────────

Jasty M, Webster W, Harris W. Management of limb length inequality

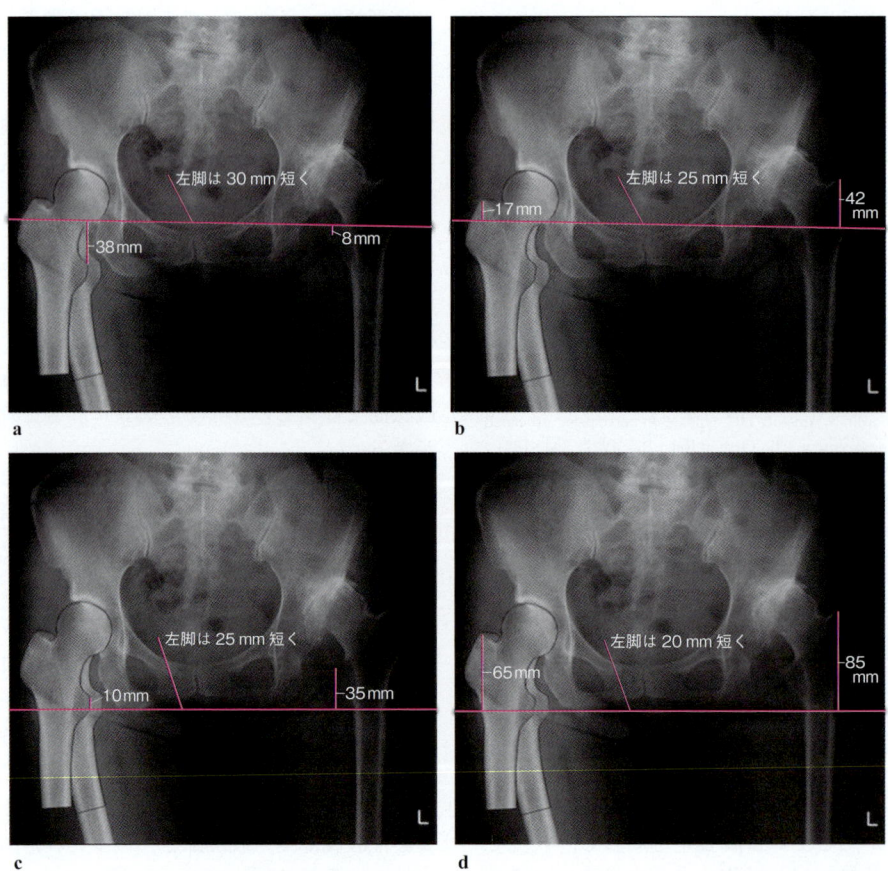

図1　股関節単純 X 線正面像での脚長計測
a: 涙滴間線と小転子を基準. 脚長差は 30mm.
b: 涙滴間線と大転子を基準. 脚長差は 25mm.
c: 両坐骨結節線と小転子を基準. 脚長差は 25mm.
d: 両坐骨結節線と大転子を基準. 脚長差は 20mm.

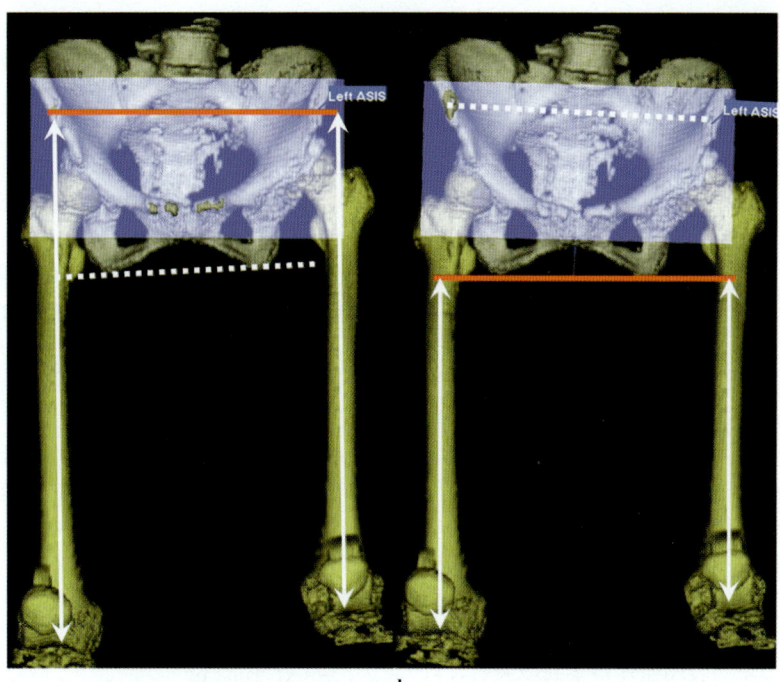

図2　3次元CTによる脚長計測（図1と同一症例）
a: 両側上前腸骨棘を結ぶ線（赤線）を骨盤基準，大腿骨顆間部最遠位点を大腿骨基準に計測した脚長差は31mm．
b: 両坐骨結節棘を結ぶ線（赤線）を骨盤基準，大腿骨顆間部最遠位点を大腿骨基準に計測した脚長差は26mm．

during total hip replacement. Clin Orthop Relat Res. 1996; 165-171.

Kitada M, Nakamura N, Iwana D, et al. Evaluation of the accuracy of computed tomography-based navigation for femoral stem orientation and leg length discrepancy. J Arthroplasty. 2011; 26 : 674-679.

Matsuda K, Nakamura S, Matsushita T. A simple method to minimize limb-length discrepancy after hip arthroplasty. Acta Orthop. 2006; 77 : 375-379.

Naito M, Ogata K, Asayama I. Intraoperative limb length measurement in total hip arthroplasty. Int Orthop. 1999; 23 : 31-33.

Ranawat CS, Rao RR, Rodriguez JA, et al. Correction of limb-length inequality during total hip arthroplasty. J Arthroplasty. 2001; 16 : 715-720.

Sathappan SS, Ginat D, Patel V, et al. Effect of anesthesia type on limb length discrepancy after total hip arthroplasty. J Arthroplasty. 2008; 23 : 203-209.

Shiramizu K, Naito M, Shitama T, et al. L-shaped caliper for limb length measurement during total hip arthroplasty. J Bone Joint Surg Br. 2004; 86 : 966-969.

Sugano N, Nishii T, Miki H, et al. Mid-term results of cementless total hip replacement using a ceramic-on-ceramic bearing with and without computer navigation. J Bone Joint Surg Br. 2007; 89 : 455-460.

Woolson ST, Hartford JM, Sawyer A. Results of a method of leg-length equalization for patients undergoing primary total hip replacement. J Arthroplasty. 1999; 14 : 159-164.

3 ｜ 脚長差の許容度

THA後の脚長差の許容度については一定の見解は得られていないが，1cm以内とするべきとする報告が多い（Austinら2003，Meermansら2011）．

Roslerら（2000）は片側性の股関節症26例にTHA後平均14週と28週で歩行解析を行い，脚長差のなかった症例と5〜10mmの脚延長となった症例の結果を比較し歩行機能に関するパラメータに差はなかったと報告している．

O'Brienら（2010）は健常人30人に5〜25mmの人工的な脚長差を体験してもらい，どこまで許容できるか調査している．5mmの脚長差ではだれも脚長差を感じなかったが，10mmでは30人中29人が脚長差を感じ，THA後の脚長差は10mm未満にするべきと結論している．

特に脚の過延長は関節機能に影響しやすく避けたい．Konyvesら（2005）は90例のTHA症例を対象に脚長差を調査し，56例（62％）に術後脚延長を認め，このうち24名（43％）が術後3か月の時点で脚延長を自覚し，脚長差を感じなかった場合や脚短縮と自覚した場合と比べ有意にOxfordヒップスコアが低かったと報告している．

文献
Austin MS, Hozack WJ, Sharkey PF, et al. Stability and leg length equality in total hip arthroplasty. J Arthroplasty. 2003; 18 : 88-90.

Konyves A, Bannister GC. The importance of leg length discrepancy after total hip arthroplasty. J Bone Joint Surg Br. 2005; 87 : 155-157.

Meermans G, Malik A, Witt J, et al. Preoperative radiographic assessment of limb-length discrepancy in total hip arthroplasty. Clin Orthop Relat Res. 2011; 469 : 1677-1682.

O'Brien S, Kernohan G, Fitzpatrick C, et al. Perception of imposed leg length inequality in normal subjects. Hip Int. 2010; 20 : 505-511.

Rosler J, Perka C. The effect of anatomical positional relationships on kinetic parameters after total hip replacement. Int Orthop. 2000; 24 : 23-27.

4 脚長差の治療

THA 後に脚長差を自覚することは少なくないが，その多くは本来の脚長差によるものではなく関節周囲軟部組織緊張による骨盤傾斜や腰椎変性疾患によるもので，理学療法や時間経過で改善する．

Ranawat ら（1997）は術後早期の自覚的脚長差を機能的脚長差と称し，連続する THA 100 例を観察し手術後 1 か月で 14%に機能的脚長差を認め，6 か月までに全例消失したと報告している．

同論文で 90 名の米国股関節外科学会の会員に行われたアンケート調査では 0.5 ～ 7%に機能的脚長差が残る場合があるという回答であった．

機能的脚長差が残る症例は比較的少ないとされるが，1,114 例を対象としたアンケート調査で 30%に自覚的脚長差を感じていたという報告もある（Wylde ら 2009）．

多くは補高や理学療法により治療され，再手術にいたる例はごく稀で，その報告例は少ない．また THA 後に実際に発生した脚長差に対する手術療法の報告も少ない．

Parvizi ら（2003）は脚過延長となり再手術となった 21 例の報告をしている．21 例中 19 例はカップの設置不良を認め，8 例は反復性脱臼例，2 例は神経麻痺症例で，脚長差のみの症例は 1 例のみであった．再置換術により，脚長差が平均 4cm から平均 1cm に減少し，19 例（90%）で患者満足が得られたとしている．

その一方で 2 例（10%）は反復性脱臼が残り 1 例は再手術となっておりその適応は慎重であるべきであろう．

文献

Parvizi J, Sharkey PF, Bissett GA, et al. Surgical treatment of limb-length discrepancy following total hip arthroplasty. J Bone Joint Surg Am. 2003; 85 : 2310-2317.

Ranawat CS, Rodriguez JA. Functional leg-length inequality following total hip arthroplasty. J Arthroplasty. 1997; 12 : 359-364.

Wylde V, Whitehouse SL, Taylor AH, et al. Prevalence and functional impact of patient-perceived leg length discrepancy after hip replacement. Int Orthop. 2009; 33 : 905-909.

4　感　染

整形外科でのインプラント手術は感染予防が非常に重要である．

手術部位感染（surgical site infection: SSI）や人工関節周囲感染（periprosthetic joint infection: PJI）の予防については米国疾病管理予防センター（CDC）（Berríos-Torres ら 2017），日本整形外科学会（骨・関節術後感染予防ガイドライン策定委員会 2015），International Consensus Meeting（Parvizi ら 2018）のガイドラインに示されるようなエビデンスが蓄積されてきている．

感染予防においては個々の対策を組み合わせて行うケアバンドルという考え方が基本となる．

文献

Berríos-Torres SI, Umscheid CA, Bratzler DW, et al. Centers for Disease Control and Prevention Guideline for the Prevention of Surgical Site Infection, 2017. JAMA Surg. 2017; 152: 784-791.

日本整形外科学会診療ガイドライン委員会. 骨・関節術後感染予防ガイドライン策定委員. 日本整形外科学会骨・関節術後感染予防ガイドライン. 南江堂. 2015.

Parvizi J, Gehrke T. Proceeding of the second international consensus meeting on musculoskeletal infection. Data Trace Publishing Company, International Consensus Group LLC. 2018.

A　手術部位感染（SSI）

1　分　類

1999 年 の CDC の定義によると（Mangram ら 1999），SSI とは，手術中に汚染を受け，1 次閉鎖後生じる手術操作の加わったすべての組織部位（表層，深層，臓器・体腔）での感染を含んでいる．

日本整形外科学会の骨・関節術後感染予防ガイドラインではこの定義を参考として，表層切開部位 SSI（superficial incisional SSI）と深層切開部位 SSI（deep incisional SSI）とに分類している．

前者は皮膚や皮下組織までの感染を，後者は深部軟部組織のみならず骨と関節の感染を含む（図 1）．

また，CDC では手術創の清潔度を clean, clean-contaminated, contaminated, dirty or infected の 4 段階に分類しているが，人工股関節手術においては，ほぼすべてが clean に分類される．

文献

Mangram AJ, Horan TC, Pearson ML, et al. Guideline for prevention of surgical site infection, 1999. Centers for disease control and prevention (CDC) hospital infection control practices advisory committee. Am J Infect Control. 1999; 27 : 97-132.

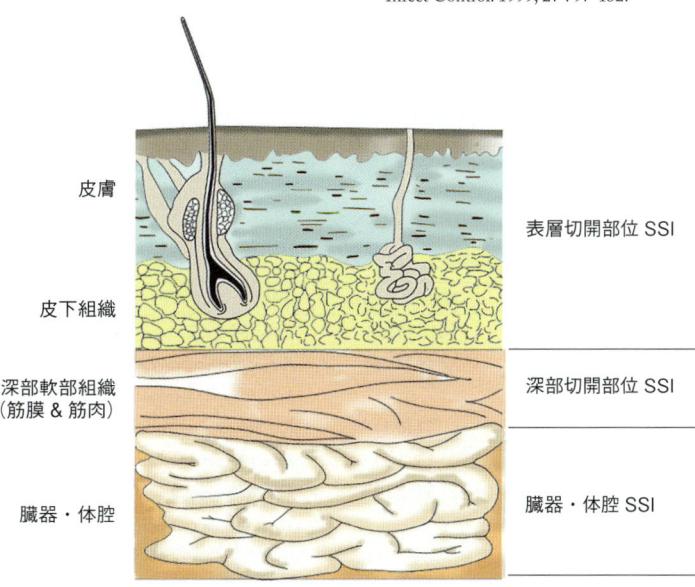

皮膚
皮下組織
深部軟部組織（筋膜 & 筋肉）
臓器・体腔

表層切開部位 SSI
深層切開部位 SSI
臓器・体腔 SSI

図 1　層別手術部位感染（SSI）の分類
（WHO guidelines for safe surgery 2009 より）

2 | 感染の定義（SSI）

　表層感染においては手術から 30 日以内に発生し，皮膚および皮下組織に限局するもので，以下に示す最低 1 つの所見を有する．

1. 切開創の表面から排膿がある．
2. 切開創の表層から病原菌が分離される．
3. 疼痛または圧痛，限局性腫脹，発赤，発熱などの症状や愁訴が少なくとも 1 つある．
4. 主治医が表層 SSI と診断した場合．ただし，縫合糸膿瘍や熱傷の感染は SSI とはしない．

　深層感染の定義は，インプラントを入れなかった場合には術後 30 日以内，インプラントが入れられた場合には術後 90 日以内に発生し，感染は深部組織（筋膜や筋層）に及んでいるもので，以下に示す最低 1 つの所見を有する．

1. 切開深部からの排膿．
2. 深部切開創が自然に離開したか，38℃以上の発熱，限局した疼痛，圧痛などの症状や徴候が少なくとも 1 つあり，外科医が創を意図的に開放した場合．
3. 深部切開創の膿瘍そのほかの感染の直接的または間接的証拠が見出される．
4. 主治医が深部 SSI と診断した場合．

　上記とは別に，人工関節周囲感染（PJI）について International Consensus Meeting 2018 により新たに診断基準が提唱された（本項 C を参照）．

3 | 発生率

　日本整形外科学会学術プロジェクト研究によると，わが国における初回人工関節置換術の術後SSI の発生率は，1.36％である（正岡ら 2010）．米国の Association for Professionals in Infection Control and Epidemiology（APIC）ガイド 2010 によると，THA 後の SSI 発生率は 0.67 〜 2.4％である（Greene 2012）．

文献

APIC Guide 2010: Guide to the Elimination of Orthopedic Surgical Site Infections (Greene LR, et al.). APIC. 2010.

Greene LR. Guide to the elimination of orthopedic surgery surgical site infections: an executive summary of the Association for Professionals in Infection Control and Epidemiology elimination guide. Am J Infect Control. 2012; 40 : 384-386.

正岡利紀，山本謙吾，石井良章，他．人工関節置換術後の疫学 - 日整会学術研究プロジェクト調査より．関節外科．2010；29：10-14.

4 | 原因菌

　整形外科術後感染症の原因菌としては *Staphylococcus aureus*（MSSA, MRSA），*Coagulase-negative Staphylococcus* が多く，過半数を占める．そのほか，腸球菌群，緑膿菌，大腸菌，エンテロバクター類もしばしば検出される（Greene 2012）（表 1）．PJIにおいては原因菌として *Staphylococcus epidermidis, Cutibacterium acnes, Staphylococcus capitis* などの割合が増えていることが報告されている（Yapar ら 2024）．

文献

Greene LR. Guide to the elimination of orthopedic surgery surgical site infections: an executive summary of the Association for Professionals in Infection Control and Epidemiology elimination guide. Am J Infect Control. 2012; 40 : 384-386.

Yapar A, Köse Ö, Özdöl Ç, et al. Increased involvement of Staphylococcus epidermidis in the rise of polymicrobial periprosthetic joint iInfections. J Arthroplasty. 2024 May 30:S0883-5403(24)00547-3. Online ahead of print.

表 1　整形外科手術関連感染の原因菌

原因菌	検出数（％）	原因菌	検出数（％）
Coagulase-negative Staphylococcus	173 (15.3)	*Escherichia coli*	34 (3.0)
Staphylococcus aureus	548 (48.6)	*Pseudomonas aeruginosa*	38 (3.4)
Enterococcus Species		*Klebsiella pneumoniae*	14 (1.2)
E. faecalis	57 (5.1)	*Enterobacter species*	37 (3.3)
E. faecium	13 (1.2)	*Acinetobacter baumannii*	10 (0.9)
Not specified	34 (3.0)	*Klebsiella oxytoca*	5 (0.4)
Candida Species		Total number of pathogenic isolates by surgery type	1,128
Candida albicans	2 (0.2)		
Other or not specified	2 (0.2)		

（APIC Guide 2010 より）

5 ｜ 危険因子

SSI の危険因子としては表2 に示すものがあげられる（Mangram ら 1999）．患者側因子のうち，術前 ASA（米国麻酔学会）スコアが 3 以上，術後高血糖は 48 時間以内に 200mg/dl 以上が特にハイリスクとされている（Greene 2012）．THA においては，これらの因子のうち，治療または改善できるものについてはまず術前に対策を講じるべきである．また，鼻腔内黄色ブドウ球菌キャリアーに術後 SSI が多いとする報告もあり，術前に除菌を勧める意見もあるが，ルーチンで行うことに関しては最終的な推奨の提示はない（Parvizi ら 2018）．

文献

Greene LR. Guide to the elimination of orthopedic surgery surgical site infections: an executive summary of the Association for Professionals in Infection Control and Epidemiology elimination guide. Am J Infect Control. 2012; 40 : 384-386.

Mangram AJ, Horan TC, Pearson ML, et al. Guideline for Prevention of Surgical Site Infection, 1999. Centers for Disease Control and Prevention (CDC) Hospital Infection Control Practices Advisory Committee. Am J Infect Control. 1999; 27 : 97-132.

Parvizi J, Gehrke T. Proceeding of the second international consensus meeting on musculoskeletal infection. Data Trace Publishing Company, International Consensus Group LLC. 2018.

B 感染予防策

International Consensus Meeting（Parvizi ら 2013, 2018），CDC ガイドライン（Berríos-Torres ら 2017），日本整形外科学会ガイドライン（2015）からの勧告などによる感染予防策として以下のものがある．

CDC ガイドラインにおける推奨の格付けは，表3 のように分類される．一方，日本整形外科学会ガイドラインの推奨 Grade 分類は表4 のごとくである．

文献

Berríos-Torres SI, Umscheid CA, Bratzler DW, et al. Centers for Disease Control and Prevention Guideline for the Prevention of Surgical Site Infection, 2017. JAMA Surg. 2017; 152: 784-791.

日本整形外科学会診療ガイドライン委員会，骨・関節術後感染予防ガイドライン策定委員会．日本整形外科学会骨・関節術後感染予防ガイドライン．南江堂．2015.

Parvizi J, Gehrke T. Proceeding of the international consensus meeting in periprosthetic joint infection. Data Trace Publishing Company, International Consensus Group LLC. 2013.

Parvizi J, Gehrke T. Proceeding of the second international consensus meeting on musculoskeletal infection. Data Trace Publishing Company, International Consensus Group LLC. 2018.

表2　SSI の危険因子

患者側の因子	手技，管理上の因子
術前 ASA* スコア高値	術前剃毛の実施
術後高血糖	高度手術創汚染度
活動性の感染巣の存在	長時間手術
低栄養	絹糸による創閉鎖
免疫低下状態	開放式ドレーン使用
喫煙	ドレーンの長期留置
肥満	予防抗菌薬の非使用／不適切使用
高齢	

* ASA：米国麻酔科学会　　　　　　　　　　　　（Mangram ら 1999 より）

表3　CDC ガイドラインにおける推奨の格づけ

カテゴリーⅠA	強く実行することが勧められ，中等度から高い質のエビデンスに支持されているもの．
カテゴリーⅠB	強く実行することが勧められ，低い質のエビデンスに支持されているもの．
カテゴリーⅠC	強く実行することが勧められ，規制当局により求められるもの．
カテゴリーⅡ	実行することが提案されており，示唆に富む臨床的あるいは疫学的な研究または理論的合理性で支持されているもの．
推薦しない，未解決の問題	不十分な証拠しかなく，効果に関する意見の一致がない方策．

表4　日本整形外科学会ガイドラインの推奨 Grade 分類

Grade	内　容	内容補足
A	行うよう強く推奨する 強い根拠に基づいている	質の高いエビデンスが複数ある
B	行うよう推奨する 中程度の根拠に基づいている	質の高いエビデンスが1つ，または中程度の質のエビデンスが複数ある
C	行うことを考慮してもよい 弱い根拠に基づいている	中程度のエビデンスが少なくとも1つある
D	推奨しない 否定する根拠がある	肯定できる論文がないか，否定できる中程度のエビデンスが少なくとも1つある
I		委員会の審査基準を満たすエビデンスがない あるいは複数のエビデンスがあるが結論が一様ではない

1 術前の対策

1）予定手術の前に手術部位あるいは遠隔部に感染のある患者の手術は感染が治るまで延期する（カテゴリーIA）．

2）すべての糖尿病患者に適切な血糖値の管理を行い，特に高血糖を周術中避ける（カテゴリーIB）．

3）少なくとも手術の30日前から禁煙する（カテゴリーIB）．

4）術前の入院期間は可能なかぎり短縮する（カテゴリーⅡ）．

5）術前日に抗菌薬入り石鹸を用いてシャワーまたは入浴を実施する（カテゴリーIB）．

6）術前剃毛は原則行わない．行うなら術直前に電気クリッパーで行う（カテゴリーIA）．

7）術野消毒はイソプロピルアルコールを含有したグルコン酸クロルヘキシジンまたはポビドンヨードが推奨される（strong consensus）．

2 術中の対策

1）手術室を陽圧に維持しドアは閉めておく．入室時，マスク，帽子を着用する（カテゴリーIB）．

2）THAにおいて，超清浄空気（ultraclean air system）の使用により，術後SSIの発生率は減少する（Grade B）．

3）超清浄空気の手術室での施行を考慮する（カテゴリーⅡ）．

4）手術室に入る人数を必要人数だけに制限する（カテゴリーⅡ）．

5）手術時手洗いは適切な消毒薬を用いて少なくとも2〜5分間，肘上まで行う．滅菌タオルで手指を乾燥させ，防水性の滅菌ガウンと滅菌手袋を着用

する（カテゴリーIB）．

6）ガウンの素材としては，不織布製素材が綿製素材に比し，また従来型ガウンより閉鎖性のガウンや全身排気スーツにより術後SSIが減少する可能性がある（Grade B）．

7）手術用手袋を二重にすると穿破率が減少する（Grade B）．

8）ドレーンが必要と考えられる時は，閉鎖式吸引ドレーンを用いる．術後できるだけ速やかに抜去する（カテゴリーIB）．

9）希釈イソジン生理食塩水（0.35%）による洗浄は生理食塩水のみの洗浄と比較しPJI予防効果を示すことがメタ解析により明らかにされている（Kobayashiら2021）．

10）手術時間の短縮．NNIS（national nosocomial infections surveillance system）のSSIリスクインデックスによると（Gaynesら2001），THAの場合，手術時間が3時間をこえるとSSIの危険の増加に関係するとされている．

11）無影灯のライトハンドルは術中の汚染源となる可能性があるため，接触は最小限に抑えるべきである（strong consensus）（Parviziら2018）．

文献

Gaynes RP, et al. Surgical site infection (SSI) rates in the United States, 1992-1998: the National Nosocomial Infections Surveillance System basic SSI risk index. Clin Infect Dis. 2001; 33(Suppl 2) : S69-77.

Kobayashi N, Kamono E, Maeda K, et al. Effectiveness of diluted povidone-iodine lavage for preventing periprosthetic joint infection: an updated systematic review and meta-analysis. J Orthop Surg Res. 2021; 16: 569.

Parvizi J, Gehrke T. Proceeding of the second international consensus meeting on musculoskeletal infection. Data Trace Publishing Company, International Consensus Group LLC. 2018.

3 ｜ 予防的抗菌薬投与

1）抗菌薬の予防投与は SSI および PJI の発生率を低下させる（Grade A）.

2）抗菌薬は経静脈的に投与する（Grade B）.

3）執刀時に体内薬剤濃度が十分上昇しているように初回投与する（カテゴリー I A）.

4）予防抗菌薬投与は術後ドレーン留置の有無にかかわらず 24 時間以上延長すべきではない（strong consensus）（Parvizi ら 2018）.

5）整形外科の清潔手術において術後 SSI の予防のために適した抗菌薬は, 第1および第2世代セフェム系薬とペニシリン系薬である（Grade B）.

AAOS Recommendation for Total Joint Arthroplasty によると（Prokuski 2008）, ① THA に推奨される予防的抗菌薬は, セファゾリン, セロキシムである, ②これらを執刀1時間前から投与開始し, 手術が長引いた場合は 2 〜 5 時間ごとに追加投与を行う, ③β - ラクタム系アレルギーの患者にはクリンダマイシン, バンコマイシンも有用だが, 特にバンコマイシンの濫用は避けるべきである, としている.

文献

Parvizi J, Gehrke T. Proceeding of the second international consensus meeting on musculoskeletal infection. Data Trace Publishing Company, International Consensus Group LLC. 2018.

Prokuski L. Prophylactic antibiotics in orthopaedic surgery. J Am Acad Orthop Surg. 2008; 16 : 283-293.

4 ｜ 術後創管理

1）一時閉鎖した創は被覆材を用いて 24 〜 48 時間, そのままにしておく（カテゴリー I B）.

2）包交や手術部位に接触する前後には手洗いを行う（カテゴリー I B）.

3）創部のドレッシングを交換する時は, 滅菌テクニックを用いる（カテゴリーⅡ）.

4）ドレーンは 24 〜 48 時間以内に抜去する（Grade A）.

創を 48 時間以降覆うべきかどうか, また被覆なしでシャワーや入浴を行う適切な時期についての勧告はない.

術創の被覆材として網目状の吸収フォーム付きフィルムドレッシング材では創面観察ができ, 滲出液, 出血の吸収性も有し, 近年では抗菌作用を有する銀含有の製品が使用可能である.

伸縮性と防水性に優れていてリハビリテーション治療にも支障が少なく, 術後早期の入浴も可能という点で優れている. 実際に従来のガーゼ被覆と比較して有意に交換回数は減少し, 入院期間も短縮したと報告されている（Lei ら 2023）.

文献

Lei P, Zhong D, Wu H, et al. A new dressing system for wound in enhanced-recovery total hip arthroplasty: A randomized and controlled trial. J Arthroplasty. 2023; 38: 1565-1570.

C 人工関節の感染

1 ｜ 診　断

SSI とは別に PJI 診断基準が 2018 年の 2nd International Consensus Meeting（ICM）により提唱された（表 5）.

大基準の細菌培養が 2 か所より同一菌株が確認された場合, もしくは人工関節に到達する瘻孔が確認される場合はその時点で PJI と診断する.

小基準としてはまず感染の診断のスクリーニングとして, CRP および赤血球沈降速度（赤沈）を確認する. これらが異常値を示す場合, 関節穿刺による関節液細菌培養検査をはじめ各種関節液検査を実施する.

感染を疑う患者に対して, 細菌培養検体が得られる前に抗菌薬投与を開始すべきではない. 少なくとも検体採取の 2 週間前から抗菌薬を中止しておく.

術中診断としては肉眼的な所見として膿貯留の有無を確認し, 凍結病理組織検査を行う. 感染の確定診断を得るためには複数の部位からの組織検体を採取すべきである.

ICM2018 では図 2 のような PJI 診断アルゴリズムが提唱されている.

赤沈, CRP の上昇は感染のスクリーニングに有効ではあるが, 特異性は必ずしも高くない. 血液マーカーとして D-dimer の有用性も報告されており（Yan ら 2021）, ICM2018 診断基準にも加えられている.

関節液検体による感染マーカーとしてはアルファディフェンシンテストの有用性が数多く報告されている（Kuiper ら 2020）. より簡易的な方法としては尿検査試験紙を応用した白血球エステラーゼ試験があり, PJI 診断においてもアルファディフェンシン

表5 ICM2018 PJI 診断基準

大基準（以下の2項目のうち少なくも1つを満たす）				診断
通常培養で2か所から同一菌株が陽性				感染
関節，人工関節に交通する瘻孔の形成				

小基準	閾値		スコア	診断
	急性[※1]	慢性		
血清 CRP（mg/L）または D-dimer（μg/L）	100 不明	10 860	2	術前・術後スコアの合計：≧6 感染 3〜5 未確定[※3] <3 感染ではない
ESR 上昇（mm/hr）	関連なし	30	1	
関節液白血球数上昇（cells/μl）または 白血球エステラーゼ またはαディフェンシン陽性（signal/cutoff）	10,000　　　＋＋ ＋	3,000　　　＋＋ ＋	3	
関節液多形核好中球（PMN）上昇（%）	90	70	2	
培養陽性が1つ			2	
病理組織所見陽性			3	
術中の明らかな膿の存在[※2]			3	

※1：本基準は急性感染では検証されていない.　　※2：adverse local tissue reaction が疑われる症例では適応されない.

※3：next-generation sequencing などの分子生物学的診断法を考慮する.

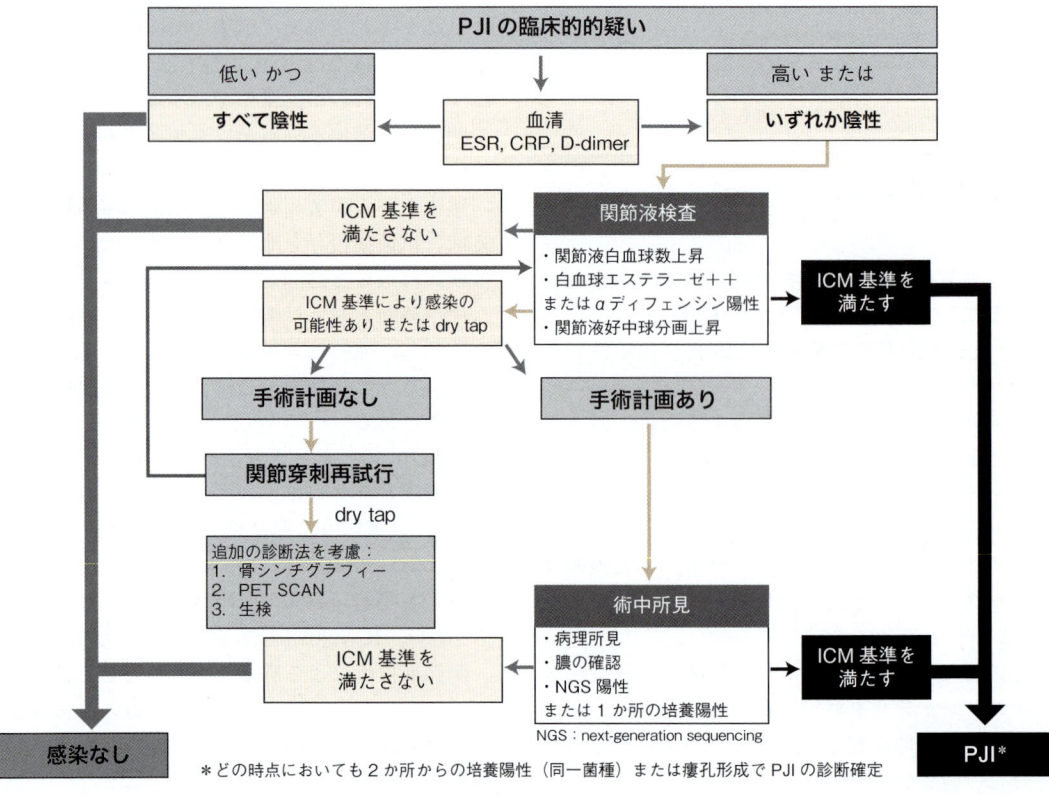

図2　PJI 診断アルゴリズム

テスト と 比較 し て も 遜色 の ない 高い 感度 および 特異度 が 示さ れ て いる （Li ら 2020）．

　臨床 上，注意 を 要する 点 と し て は 診断 基準 の グレーゾーン，すなわち 未 確定 例 が あり 得る と いう 点 で ある．特に 細菌 培養 陰性 例 で は 診断 未 確定 と なり やすく，治療 に も 難渋 する 原因 と なり 得る．

　この よう な 細菌 培養 陰性 例 や 臨床 上 は PJI が 疑わ れる に も かかわら ず 確定 診断 が 得ら れ ない 場合 に は，分子 生物 学的 診断 や 各 医学 画像 診断 など の 補助 的 診断法 の 追加 が 推奨 さ れる （Parvizi ら 2018）．

　分子 生物 学的 診断法 と し て は ポリメラーゼ 連鎖 反応 （PCR）法 に よる 診断 が 報告 さ れ て おり （Yang ら 2021），近年 で は 次 世代 シークエンス に よる 菌種 の 同定 まで 可能 と なっ て いる （Goswami ら 2022）．

　特に 細菌 培養 陰性 例 に おける 診断 も 可能 と なり 臨床 的 意義 は 高い （Goswami ら 2022）．

文献

Goswami K, Clarkson S, Phillips CD, et al. An enhanced understanding of culture-negative periprosthetic joint infection with next-generation sequencing: A multicenter study. J Bone Joint Surg Am. 2022; 104: 1523-1529.

Kuiper JWP, Verberne SJ, Vos SJ, et al. Does the alpha defensin ELISA test perform better than the alpha defensin lateral flow test for PJI diagnosis? A systematic review and meta-analysis of prospective studies. Clin Orthop Relat Res. 2020; 478: 1333-1344.

Li Z, Zhang Q, Shi L, et al. Alpha-defensin versus leukocyte esterase in periprosthetic joint infection: An updated meta-analysis. Biomed Res Int. 2020; 2020: 3704285.

Parvizi J, Gehrke T. Proceeding of the second international consensus meeting on musculoskeletal infection. Data Trace Publishing Company, International Consensus Group LLC. 2018.

Yan J, Xie K, Jiang X, et al. D-dimer for diagnosis of periprosthetic joint infection: A meta-analysis. J Orthop Sci. 2021; 26: 1036-1042.

Yang F, Choe H, Kobayashi N, et al. An automated real-time PCR assay for synovial fluid improves the preoperative etiological diagnosis of periprosthetic joint infection and septic arthritis. J Orthop Res. 2021; 39: 348-355.

2　分類と治療

　表7 の ごとく Type I （acute postoperative），Type II （late chronic），Type III （acute hematogenous），Type IV （positive intraoperative cultures with clinically unapparent infection）の 4 タイプ に 分類 さ れ て き た （Tsukayama ら 1996, Cui ら 2007）．

　発症 から 4 週間 以内 の 早期 術後 感染症 または 急性 血行性 PJI で，インプラント の 弛み の ない 例 で は デブリドマン と インプラント 温存 (Debridement, antibiotics and implant retention: DAIR) の 適応 と なる．DAIR の 成否 を 分ける ポイント と し て，可能 な 限り 発症 早期 に 手術 を 行う こと （でき れ ば 7 日 以内），モジュラーコンポーネント の 交換 を する こと，など

表 6　人工関節における higher probability of infection を規定する因子 （AAOS ガイドラインより）

エビデンスに裏づけられた リスク因子	コンセンサスによるリスク因子	理学的所見	X 線所見
1. 浅層 SSI の存在 2. 肥満 3. 手術時間 2.5 時間以上	1. 1 年以内の菌血症 2. metachronous（異時性）periprosthetic joint infections 3. 皮膚異常（乾癬，慢性蜂窩織炎，リンパ浮腫，慢性静脈うっ滞，皮膚潰瘍） 4. 静脈内薬物乱用 5. 3 年以内の MRSA 感染/colonization 6. 他部位の活動性感染の存在	1. 発赤，腫脹，熱感，滲出液貯留 2. 関節に達する瘻孔	早期（5 年以内）の 弛み/骨溶解

表 7　THA, TKA における SSI の分類と治療

タイプ		定　義	治療法
I	Acute postoperative infection	Acute infection within 4 weeks after the operation	Débridement with retention of the prosthesis, intravenous antibiotics
II	Late chronic infection	Chronic indolent infection, ≥ 4 weeks after the operation	Two-stage revision
III	Acute hematogenous infection	Acute onset of infection at the site of a previously well-functioning joint replacement	Débridement with retention of the prosthesis, intravenous antibiotics
IV	Positive intraoperative culture	≥ 2 positive intraoperative cultures	A course of appropriate antibiotics

（Cui ら 2007 より）

表 8　人工股関節感染に対する 1 期的および 2 期的再建術の成績比較

報告者	1 期的		2 期的	
	関節数	成功率 (%)	関節数	成功率 (%)
Cement with antibiotics				
Buchholz ら	667	77.0	—	—
Lindberg	59	90.0	18	78.0
Murray	13	38.5	22	95.5
Turner ら	101	86.0	—	—
Wroblewski	102	91.0	—	—
Hope ら	72	87.5	19	100.0
Elson	235	87.5	61	96.5
Garvin ら	21	90.5	55	92.7
Tsukayama ら	—	—	34	85.3
Hsieh ら	—	—	42	95.2
Younger ら	—	—	48	94
Callaghan ら	24	91.7	—	—
Total	1314	82	316	93.4
Cement without antibiotics				
Hunter	55	18.0	10	60.0
Talbot ら	—	—	25	80.0
Cherney and Amstutz	5	80.0	28	64.0
Fitzgerald	—	—	111	90.0
Jupiter ら	18	78.1	—	—
Salvati ら	31	91.0	28	89.0
Salvati ら	14	86.0	18	94.5
McDonald ら	—	—	82	86.6
Lieberman ら	—	—	32	91.0
Total	123	55.5	334	85.6

(Toms ら 2007 より)

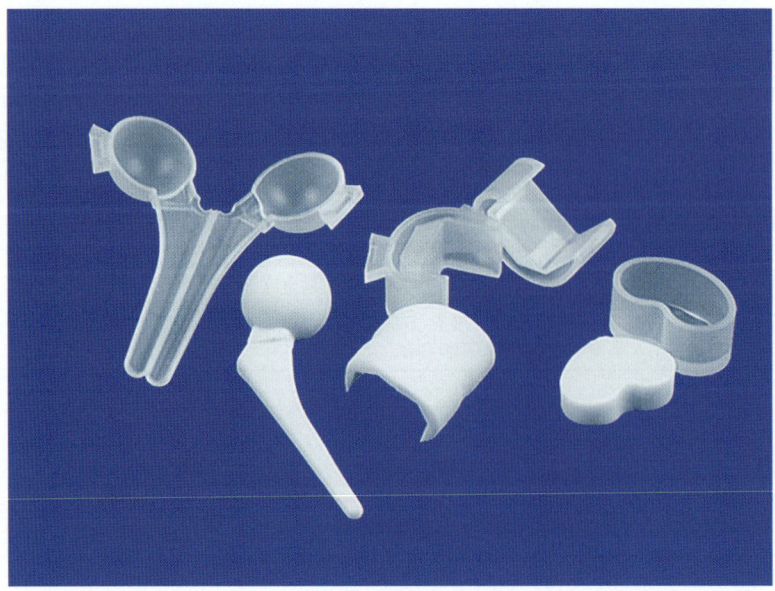

図 3　セメントスペーサーモールド（Biomet 社）

があげられる（Parvizi ら 2018）.

　1 期的または 2 期的再置換術についてどちらを選択すべきか明確なエビデンスは乏しく，コンセンサスも得られていない．表8 に 1 期的または 2 期的差異置換術の治療成績についてまとめる．

　過去に報告された 44 のコホート研究を統合した，全 1,856 例の個々の参加者データに基づいたメタ解析では，1 期的と 2 期的再置換術で年齢，性別，手術既往，菌株で補正後も再感染率に有意差はなかったと報告されている（Kunutsor ら 2018）.

　また，2023 年に発表されたシステマティックレビューとメタ解析によると PJI における THA 再置換術後の累積再感染率は 1 期的再置換術で 5.7%，2 期的再置換術で 8.2% と報告されている（Goud ら 2023）.

　1 期的再置換術は早期機能回復や医療コスト面など複数の利点があり，条件が許せば考慮すべきである.

　しかしながら，菌血症，広範囲の感染，耐性菌による感染，細菌培養陰性例，不良な軟部組織条件などがある場合は，2 期的再置換術を選択することを考慮すべきである（Parvizi ら 2018）.

　2 期的再建術では，まず 1 期目の手術としてすべてのインプラントの抜去，セメントの除去に加えて壊死組織などの徹底的なデブリドマンを行う．この操作の後，抗菌薬含有セメントスペーサーを作製し留置するのが標準的な術式となっている（Cui ら 2007，Toms ら 2007）.

　セメントスペーサー（図 3）を用いる利点としては，脚長や関節可動域の維持により関節機能をある程度維持し，軟部組織の拘縮を防ぐことによって次の手術を容易にすることがあげられる．合併症としてはスペーサーの折損や脱臼，摺動面での骨欠損増加などが報告されている（Cui ら 2007，Toms ら 2007）.

　セメントスペーサーモールドに混入する抗菌薬は，原因菌に感受性のあるものを選択することが推奨されるが，セメント重合時に発生する熱に対して安定で，水溶性であり，かつ液体でないことが条件となる（Cui ら 2007）.

　また，単剤よりも 2 剤併用の方が効果が大きいことが報告されている（Hanssen ら 2004ab，Anagnostakos ら 2005）.

　培養陰性例では PJI における最も一般的な菌株（Staphylococcus）を想定した広域抗菌薬を使用することが推奨される.

　一方，過剰な量の抗菌薬混入はセメントの強度を低下させるため，セメント 40g に対して 4.5g を

こえないことが望ましいとされるが（Duncan ら 1995），これまで最大で 8g の抗菌薬を混入したという報告もある（Hsieh ら 2004）.

　1 期目の手術終了後，通常少なくとも 6 週間の抗菌薬投与を継続する．感染の完全な鎮静化が疑わしい場合にはさらに再建術を延期し，必要であれば再掻把術，セメントスペーサーの入れ替えなどを行う.

　抗菌薬投与を中止した後も感染の再燃がみられないようであれば 2 期目の手術である再建術に進む（Toms ら 2007）.

　再建術においても，術中に凍結切片による病理組織評価で閾値をこえる好中球浸潤所見（Tsaras ら 2012）が確認されれば，再掻把術に術式を変更することも考慮する．再建術でセメント THA を用いる場合は，抗菌薬含有セメントを用いるのが一般的である.

文献

Anagnostakos K, Kelm J, Regitz T, et al. In vitro evaluation of antibiotic release from and bacteria growth inhibition by antibiotic-loaded acrylic bone cement spacers. J Biomed Mater Res B Appl Biomater. 2005; 72 : 373-378.

Cui Q, Mihalko WM, Shields JS, et al. Antibiotic-impregnated cement spacers for the treatment of infection associated with total hip or knee arthroplasty. J Bone Joint Surg Am. 2007; 89 : 871-882.

Duncan CP, Masri BA. The role of antibiotic-loaded cement in the treatment of an infection after a hip replacement. Inst Course Lect. 1995; 44 : 305-313.

Goud AL, Harlianto NI, Ezzafzafi S, et al. Reinfection rates after one- and two-stage revision surgery for hip and knee arthroplasty: a systematic review and meta-analysis. Arch Orthop Trauma Surg. 2023; 143: 829-838.

Hanssen AD, Spangehl MJ. Practical applications of antibiotic-loaded bone cement for treatment of infected joint replacements. Clin Orthop Relat Res. 2004a; 427 : 79-85.

Hanssen AD, Spangehl MJ. Treatment of the infected hip replacement. Clin Orthop Relat Res. 2004b; 420 : 63-71.

Hsieh PH, Chen LH, Chen CH, et al. Two-stage revision hip arthroplasty for infection with a custom-made, antibiotic-loaded, cement prosthesis as an interim spacer. J Trauma. 2004; 56 : 1247-1252.

Kunutsor SK, Whitehouse MR, Blom AW, et al. One- and two-stage surgical revision of peri-prosthetic joint infection of the hip: a pooled individual participant data analysis of 44 cohort studies. J Epidemiol. 2018; 33: 933-946.

Parvizi J, Gehrke T. Proceeding of the second international consensus meeting on musculoskeletal infection. Data Trace Publishing Company, International Consensus Group LLC. 2018.

Toms AD, Masri BA, Duncan CP, et al. Two-stage exchange arthroplasty in the management of the infected total hip arthroplasty (Callaghan JJ, et al eds: The Adult Hip, 2nd ed). Lippincott Williams & Wilkins. 2007; 1281-1294.

Tsaras G, Maduka-Ezeh A, Inwards CY, et al. Utility of intraoperative frozen section histopathology in the diagnosis of periprosthetic joint infection: a systematic review and meta-analysis. J Bone Joint Surg Am. 2012; 94: 1700-1711.

Tsukayama DT, Estrada R, Gustilo RB. Infection after total hip arthroplasty. A study of the treatment of one hundred and six infections. J Bone Joint Surg Am. 1996; 78 : 512-523.

3 PJI に対する抗菌薬治療

PJI の治療は上記で述べた DAIR，1 期的または 2 期的再置換術などの手術療法を行ったうえで，十分な抗菌薬治療を行うことが基本となる．

DAIR を施工した急性 PJI において，特に MRS が原因菌の場合には薬剤感受性，副作用を考慮したうえで経口リファンピシンを組み合わせた抗菌薬治療が推奨されており（Parvizi ら 2018），実際にメタ解析によりその有効性も示されている（Kruse ら 2022）．

THA 後感染のなかでも難治性であり，頻度が増加傾向にあるのが MRSA（methicillin-resistant Staphylococcus aureus）による感染である（Hays ら 2023）．

米国感染症学会（Infectious Diseases Society of America: IDSA）による MRSA 感染症の治療に関するガイドラインによれば（Liu ら 2011），VCM の有効性は，殺菌作用が緩慢なこと，耐性が出現すること（Deresinski 2007，Kollef 2007），骨への移行性が悪いこと（Graziani ら 1988）などから疑問視されるようになっている．

実際に MRSA 骨関節感染症における VCM による治療失敗率は最高 35 〜 46％と報告されている（Al-Nammari ら 2007，Daver ら 2007，Dombrowski ら 2008）．

また，VCM はリファンピシン（RFP）との併用で治癒率上昇の可能性を指摘する報告もある（Darley ら 2004）．RFP はバイオフィルムへの浸透に加えて細胞内で高濃度を達成できるのが利点であり（Blaser ら 1995），また，骨芽細胞内のブドウ球菌感染における効果も示されている（Alagboso ら 2022）．

バンコマイシン以外の抗 MRSA 薬の選択肢としてはリネゾリド，ダプトマイシンなどがあげられる．

抗菌薬投与の期間としては十分なエビデンスが不足しているが，DAIR，1 期的または 2 期的再置換術ともに経口抗菌薬投与も含めておよそ 6 週から 3 か月継続することが推奨されている（Parvizi ら 2018）．

文献

Alagboso FI, Mannala GK, Walter N, et al. Rifampicin restores extracellular organic matrix formation and mineralization of osteoblasts after intracellular Staphylococcus aureus infection. Bone Joint Res. 2022; 11: 327-341.

Al-Nammari SS, Lucas JD, Lam KS. Hematogenous methicillin-resistant Staphylococcus aureus spondylodiscitis. Spine. 2007; 32 : 2480-2486.

Blaser J, VergeresP, Widmer AF, et al. In vivo verification of in vitro model of antibiotic treatment of device-related infection. Antimicrob Agents Chemother. 1995; 39 : 1134-1139.

Darley ES, MacGowan AP. Antibiotic treatment of gram-positive bone and joint infections. J Antimicrob Chemother. 2004; 53 : 928-935.

Daver NG, Shelburne SA, Atmar RL, et al. Oral step-down therapy is comparable to intravenous therapy for Staphylococcus aureus osteomyelitis. J Infect. 2007; 54 : 539-544.

Deresinski S. Counterpoint: Vancomycin and Staphylococcus aureus--an antibiotic enters obsolescence. Clin Infect Dis. 2007; 44 : 1543-1548.

Dombrowski JC, Winston LG. Clinical failures of appropriately-treated methicillin-resistant Staphylococcus aureus infections. J Infect. 2008; 57 : 110-115.

Graziani AL, Lawson LA, Gibson GA, et al. Vancomycin concentrations in infected and noninfected human bone. Antimicrob Agents Chemother. 1988; 32 : 1320-1322.

Hays MR, Kildow BJ, Hartman CW, et al. Increased incidence of methicillin-resistant Staphylococcus aureus in knee and hip prosthetic joint infection. J Arthroplasty. 2023; 38: S326-330.

Kollef MH. Limitations of vancomycin in the management of resistant staphylococcal infections. Clin Infect Dis. 2007; 45 (Suppl 3) : S191-195.

Kruse CC, Ekhtiari S, Oral I, et al. The use of rifampin in total joint arthroplasty: a systematic review and meta-analysis of comparative studies. J Arthroplasty. 2022; 37: 1650-1657.

Liu C, Rayer A, Cosgrove SE, et al. Clinical practice guidelines by the infectious diseases society of america for the treatment of methicillin-resistant Staphylococcus aureus infections in adults and children: executive summary. Clin Infect Dis. 2011; 52 : 285-292.

Parvizi J, Gehrke T. Proceeding of the second international consensus meeting on musculoskeletal infection. Data Trace Publishing Company, International Consensus Group LLC. 2018.

5　静脈血栓塞栓症

1　病　態

　静脈血栓塞栓症（venous thromboembolism: VTE）は，肺塞栓症（pulmonary embolism: PE）と深部静脈血栓症（deep vein thrombosis: DVT）をあわせた総称であり，人工股関節全置換術（THA）後の重大な合併症の1つである．

　PE は発症すれば死にいたることも稀ではなく，その80％以上が下肢の DVT からの遊離血栓により起こるとされているが（Moser ら 1981, Lieberman ら 1994），その関連性は十分に証明されていないという報告もある（Eikelboom ら 2009）．

　DVT は一般には下肢，特に下腿部に認められることが多く，初発部位の多くはヒラメ筋静脈である．また，インプラントや骨セメント，ラスプなどのインスツルメントを挿入する際に生じる骨髄脂肪塞栓も重篤な PE を発症しうる．

　DVT の成因として Virchow の3徴，すなわち，静脈血流の停滞，血管内皮の損傷，血液凝固能の亢進がある（Virchow 1856）．THA の周術期にはこれらの因子が存在するため，DVT の発生を常に念頭におく必要がある．

　VTE の危険因子としては，長期臥床，肥満，高齢，下肢麻痺，悪性腫瘍，脱水，静脈瘤・表在性下肢静脈血栓症などがあるが，整形外科領域では，骨盤・下肢の骨折，多発外傷，下肢ギプス固定，VTE の既往が危険因子として加わる．

　手術侵襲，特に股関節・下肢手術や脊椎手術も危険因子にあげられる．さらにエストロゲン製剤や経口避妊薬もリスク因子であり，周術期には休薬を検討すべきである．

　血栓性素因には先天性と後天性があり，前者にはアンチトロンビン欠損症，プロテインC欠損症，プロテインS欠損症，後者には抗リン脂質抗体症候群，Behçet 病などの自己免疫疾患がある．

　わが国でのアンチトロンビン欠損症，プロテインC欠損症，プロテインS欠損症の罹患頻度は，それぞれ0.15％，0.13％，1.12％と報告されている（宮田 2006）．

　これらの素因をすべて術前に調べることは現実的ではないと考えられるが，これらの存在により DVT 発症の危険率は上昇する（それぞれ38倍，52倍，4倍）．

　血栓性疾患の既往があり，これらの先天性素因が判明している場合には，DVT のリスクがより高くなることを認識すべきである．

文献

Eikelboom JW, Karthikeyan G, Fagel N, et al. American Association of Orthopedic Surgeons and American College of Chest Physicians guidelines for venous thromboembolism prevention in hip and knee arthroplasty differ: what are the implications for clinicians and patients? Chest. 2009; 135 : 513-520.

Lieberman JR, Geerts WH. Prevention of venous thromboembolism after total hip and knee arthroplasty. J Bone Joint Surg Am. 1994; 76 : 1239-1250.

宮田敏行. 本邦に潜在的な凝固異常はどのくらいいるのか―遺伝子調査の経験から―. 最新医学. 2006; 61 : 1683-1688.

Moser KM, LeMoine JR. Is embolic risk conditioned by location of deep venous thrombosis? Ann Intern Med. 1981; 94 : 439-444.

Virchow R. Thrombose und Embolie. Gefässentzündung und septische Infektion. Gesammelte Abhandlungen zur wissenschaftlichen Medicin (in German). Von Meidinger & Sohn. 1856; 219-732.

2　臨床所見

　DVT の臨床症状には下肢の疼痛，浮腫・腫脹，発赤・熱感があり，足関節背屈を強制すると腓腹部の自発痛を訴える Homans 徴候が認められる．また，マンシェットによる加圧で腓腹部に著明な疼痛が出現する Lowenberg 徴候も認める．

　しかし，これらの症状は主に完全閉塞型血栓に伴う症状であり，不完全閉塞例や側副路が十分な場合には無症候性である．

　PE の症状および所見としては，酸素飽和度（SpO_2）の低下が最も多く，冷汗，胸痛，呼吸困難，血圧低下，ショック，失神，心停止などを認める．

　心電図では，右室の虚血所見としての V_{1-3} 陰性 T 波や呼吸不全代償のための洞性頻脈がみられる．動脈血ガス分析では，換気血流不均衡による低酸素血症と代償性過換気による低二酸化炭素血症，呼吸性アルカローシスが特徴的である．

　PE の発症は手術後の離床開始時や歩行開始時などの安静解除後に多くみられ，離床時期に冷汗や胸痛，呼吸困難を呈する場合は PE の発症を強く疑う必要がある．

　PE の発症が疑われた場合には，直ちに酸素投与を開始するとともに静脈ラインを確保し，低血圧には昇圧薬を投与する．ショック状態となった PE の致死率は高いため，ショック状態や心肺停止状態に

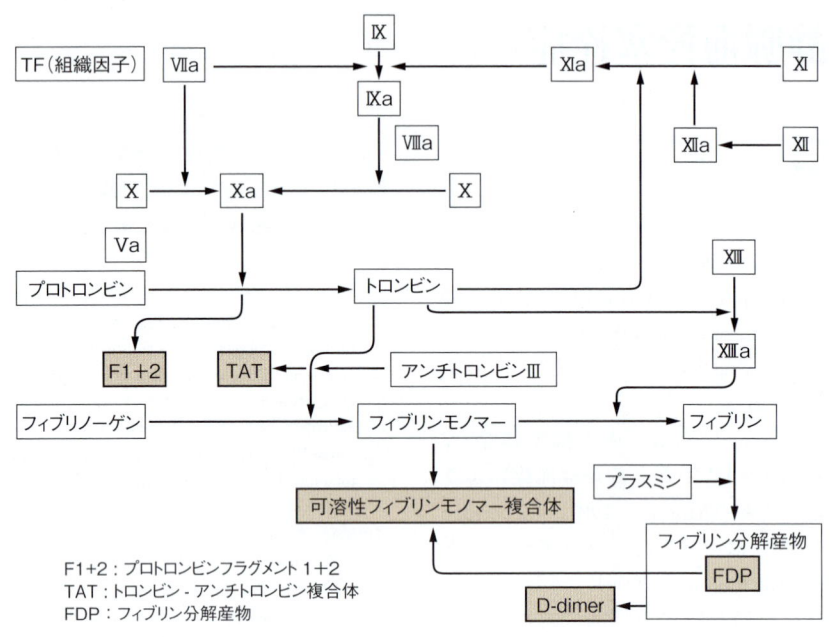

F1+2：プロトロンビンフラグメント1+2
TAT：トロンビン-アンチトロンビン複合体
FDP：フィブリン分解産物

図1　凝固線溶系および血栓マーカー

ある場合には，速やかに未分画ヘパリン5,000単位を静脈注射する．

3 │ 血液学的検査

さまざまな凝固線溶系マーカーがDVT診断に有用との報告があるが（図1），周術期は術創内血腫により高値を示すことが多いため，この時期の異常値は診断の特異度が低い．確定診断を得るものではなく，あくまでスクリーニングとして用いる（津田ら2009）．

文献
津田晃佑，西井　孝，坂井孝司，他．機械的予防法単独による静脈血栓塞栓症予防の有効性の検討．日本人工関節学会誌．2009; 39 : 252-253.

4 │ 画像診断

1. 超音波検査

従来の断層法（Bモード）に加え，カラードップラーなどの開発によりDVTの診断精度は飛躍的に向上している．静脈内血栓は，急性期には低輝度エコー像としてとらえられ，経過とともに高輝度に変化していく．

探触子で圧迫しても静脈管腔が容易に虚脱しないことで診断されるが，カラードップラー法により静脈閉塞や狭窄の有無を判別でき，より正確な診断が可能となる．

繰り返し行える非侵襲的な検査であり，DVT診断率は静脈造影と同等ないしそれ以上であるとされている（Geertsら2004，Geertsら2008）．DVTに対する確定診断のためのゴールドスタンダードである（Tsudaら2010）．

2. 静脈造影

被曝，造影剤の使用に伴う過敏症，造影剤注入時に血栓を遊離させる可能性など侵襲的な検査であり，現在では下肢DVTのルーチン検査としては推奨されていない．

3. 造影CT

マルチスライスCTによる分解能の向上により，PEを疑った時点で緊急に確定診断を行う際の第1選択である．肺動脈内に血栓塞栓子を確認すればPEの確定診断となる（PE診断のゴールドスタンダード）．

造影剤注入後から撮影までの時間をずらすことで，下大静脈以下の静脈血栓の有無を判別できるが，インプラント周囲では血栓の詳細な検索が困難である．

文献

Geerts WH, Pineo GF, Heit JA, et al. Prevention of venous thromboembolism: the Seventh ACCP Conference on Antithrombotic and Thrombolytic Therapy. Chest. 2004; 126 (3 Suppl) : 338S-400S.

Geerts WH, Bergqvist D, Pineo GF, et al. American College of Chest Pysicians. Prevention of venous thromboembolism: American College of Chest Physicians Evidence-Based Clinical Practice Guidelines (8th Edition). Chest. 2008; 133 (6 Suppl) : 381S-453S.

Tsuda K, Kawasaki T, Nakamura N, et al. Natural course of asymptomatic deep venous thrombosis in hip surgery without pharmacologic thromboprophylaxis in an Asian population. Clin Orthop Relat Res. 2010; 468 : 2430-2436.

5 予防法

1. 予防ガイドライン

DVT の多くが無症候性で臨床症状による早期発見が困難である反面，DVT 由来の致死性 PE が発生することもある．THA は DVT/PE のリスクが高い手術であり，その予防が重要であると認識されている．

欧米では十分な臨床試験の結果に基づいて帰納的に導き出された，各々のリスクに対する必要な DVT 予防ガイドラインが提示されている．

米国での American College of Chest Physicians（ACCP）（Geerts ら 2008，Farck-Ytter ら 2012），American Academy of Orthopaedic Surgeons（AAOS）（Johanson ら 2009，Mont ら 2011），International consensus statement（2006）はそれぞれ異なった内容を提唱している．

英国整形外科学会も National Institute for Health and Care Excellence (NICE)（2007）の提案するガイドラインと議論を交わしており（Parry ら 2008），見解が異なるガイドラインが複数存在する状態であった．

わが国においても，2004 年に「肺血栓塞栓症／深部静脈血栓症（静脈血栓塞栓症）予防ガイドライン」（2004）が発刊され，それを受ける形で 2008 年に「日本整形外科学会静脈血栓塞栓症予防ガイドライン」（2008）が発刊され，臨床現場で使用されてきた．

しかし，欧米のような高いエビデンスに基づいたものではなく，あくまで「指針」であり「エキスパートオピニオン」にとどまっている部分もあった．

このようななか，2011 年に AAOS ガイドラインが，2012 年に ACCP ガイドラインがそれぞれ改訂された．これらの改訂版では，薬物的予防法（抗凝固療法）の出血性リスクを重視して，以前のものより薬物的予防法の推奨度がダウングレードされ，理学的予防法の推奨度がアップグレードされた．

そして，これ以降のガイドラインでは患者ごとの VTE リスクと出血リスクを考慮して，個々の患者に適した予防法を施行することの重要性が強調されている．

つまり予防の対象を「無症候性 VTE を含めたすべての VTE」から「症候性 VTE」に変更し，無症候性 VTE は対象外としている．

これまで DVT はすべて PE にいたる前段階として捉えられ，あらゆる DVT に対して濃厚な予防や治療が必要であると考えられてきた．

しかし，現在では，周術期における過度の検査や治療を控え，患者の益と害（抗凝固薬を使用することによる出血性合併症）のバランスを考慮した予防法が推奨されている．

「日本整形外科学会 症候性静脈血栓塞栓症予防ガイドライン 2017」や International Consensus Meeting による「Recommendations from the ICM-VTE」（2022）は無症候性 VTE を対象とせず，無症候性 VTE をあえて見つけ出し治療する必要はないという姿勢を示している．

たとえば，無症候性患者に対して，手術前後に超音波を用いた VTE のスクリーニングは推奨されない．

2. 術中 PE 予防法

術中の脂肪塞栓でも PE は発症しうるので，手術操作において極力脂肪塞栓を起こさないように注意を要する（Salvati ら 2007）．

髄腔を掘削する際にはパルス洗浄で脂肪をしっかりと除去しておく．また，セメント固定時やスクリューホールなしのカップをプレスフィット固定する際には減圧を行える工夫をすべきである（Hagio ら 2003）．

3. 術後 DVT/PE 予防法

理学的予防法と薬剤による抗凝固療法がある．抗凝固療法には出血の副作用があるため，出血のリスクがある患者，腎機能低下患者，高齢者には出血性合併症の可能性を十分念頭において使用する必要がある．

また，VTE 予防薬の投与によっても致死性 PE のリスクが低減するというエビデンスはない．

一方，理学的予防法にはほぼ禁忌がないので，これらの患者においても安全に行える予防法である．特に血友病や Von Willebrand 病などの出血性疾患の患者における最適な VTE 予防策は理学的予防法である．

また，血栓性素因を持つ患者の場合には理学的予

表1 待機的股関節手術における理学的予防法の有効性

報告者（報告年）	予防法	症例数	DVT (%)	PE (%)	検査時期	診断
Fordyce ら (1992)	IPC	39	5	—	術後6〜9日	静脈造影
Woolson ら (1996)	GCS+IPC	289	7	0	術後5日	超音波検査
Warwick ら (1998)	IPC	136	18	0.7	術後6〜8日	静脈造影
Hooker ら (1999)	GCS+IPC	425	5	0.7	術後2〜15日	超音波検査
Ryan ら (2002)	GCS+IPC	50	8	—	術後3〜5日	MR静脈造影
Pitto ら (2004)	IPC	100	3	0	術前および術後3, 10, 45日	超音波検査
Lachiewicz ら (2006)	IPC	1032	7	0.9	退院前	超音波検査
Dorr ら (2007)	IPC	1046	4	0.3	退院前	超音波検査
Sugano ら (2009)	GCS+IPC	3016	0.1	0.03	—	診療録記載
Tsuda ら (2010)	GCS+IPC	182	5	0	術前および術後3, 21日	超音波検査

DVT : deep venous thrombosis, PE : pulmonary embolism, GCS : graduated compression stockings, IPC : intermittent pneumatic compression

防法と抗凝固療法の併用が推奨されている．

1）理学的予防法

術中の弾性包帯着用，術後のベッド上での足関節自動底背屈運動，早期離床，弾性ストッキング着用，間欠的空気圧迫法装置（intermittent pneumatic compression: IPC）使用などがある．

出血性リスクがなく安全である（表1）．わが国における報告でも，無症候性DVT 5％（9/182）（Tsuda ら 2010），致死性PE 0％（0/3016）（Sugano ら 2009）があり，理学的予防法単独による高い有効性が示されている．

2）抗凝固療法

①ワルファリン

患者によって抗凝固効果が異なるため，PT-INR（プロトロンビン時間−国際標準化比）が目標値（1.5〜2.5）となるように用量を調節する．

投与中に出血性合併症が発生した時には，投薬を中止するとともに新鮮凍結血漿の投与で凝固因子を補充し，ビタミンKの皮下あるいは静脈投与を行う．

②未分画ヘパリン (unfractionated heparin: UFH)

5,000単位を1日2〜3回皮下注射する．血中半減期は60分と短く，投与中に出血性事象が現れた場合には投与を中止すれば効果は急速に減弱するが，重篤な障害が予想される場合には，100単位あたりプロタミン硫酸塩1mgで中和する．

従来よりDVT/PE予防の抗凝固薬として使用され，特に術中使用に関しては使いやすい薬剤である．

一方，術後予防に関しては欠点ともいえる特徴が多い．それは，豚の腸粘膜という生物由来の原料であること，分子量が不均一であること，安全域が狭く薬物動態のバラツキが大きいため凝固機能のモニタリングによる用量調節が必要であること，などで

ある．

また，本剤特有の合併症としてヘパリン起因性血小板減少症（heparin-induced thrombocytopenia: HIT）があるため，予防投与を行う際は数日以内にとどめ，ワルファリンへ変更するのがよいとされている．

③低分子量ヘパリン（エノキサパリン）

適応はTHA，人工膝関節全置換術（TKA），股関節骨折手術で，術後24〜36時間経過後，2,000単位を1日2回皮下注射する．投与期間は術後11〜14日間を目安とする．100単位あたりプロタミン硫酸塩1mgで抗凝固作用が中和される．

重大な副作用として，国内臨床試験において皮下出血（3.7％），消化管出血（0.1％）などが，海外では硬膜外血腫，後腹膜出血，頭蓋内出血などが報告されている．

出血は手術部位以外でも起こる可能性があり，致死的な場合もある．また，合併症，侵襲的処置，止血に影響を及ぼす薬剤の併用，などの出血リスクを有する場合には十分に観察を行い，出血に関する異常が認められた場合には，直ちに投与を中止するなど適切な処置を行う．

腎機能障害のある患者では本剤の血中濃度が上昇し，出血の危険性が増大する恐れがある．クレアチニンクリアランス（creatinine clearance: CCr）が30〜50ml/分の患者に投与する場合は2,000単位を1日1回投与とし，CCrが30ml/分未満の患者では投与禁忌とする．

HITを含む血小板減少のリスクがある．本剤投与開始前および投与中は1週間に1回程度は血液検査を実施するなどの観察を十分に行い，著明な血小板数減少が認められた場合には直ちに投与を中止す

る．なお，投与終了後も血小板数の減少のリスクが継続する恐れがある．

④第 Xa 因子阻害薬（フォンダパリヌクス）

適応は THA，TKA および下肢整形外科手術で，術後 24 時間経過後，2.5mg（腎機能低下例は 1.5mg）を 1 日 1 回皮下注射する．投与期間は術後 10 ～ 14 日間を目安とする．

先に述べたエノキサパリンは未分画ヘパリンの欠点を克服するために開発された薬剤であるが，依然としてヘパリンに由来する問題が残るために合成の抗凝固薬が必要であった．特に，薬剤作用の標的因子をより選択的にすると同時に，構造成分である分子量をより均一にすることが求められた．

このような経緯から開発されたのが第 Xa 因子阻害薬である．標的因子として第 Xa 因子を重要視する理由は，プロトロンビンを活性化してトロンビンを生成する第 Xa 因子が持つ役割にあり，血液凝固カスケードのなかで外因系凝固経路と内因系凝固経路の合流点に位置するという特徴にある．

第 Xa 因子阻害薬の利点の 1 つは，効率がよい阻害部位であることであり，生理的な止血作用を持つ既存のトロンビンには直接作用することなく，効率よくトロンビンの生成を抑制することができる．

1 分子の第 Xa 因子を阻害することにより，1 分間に 138 分子のトロンビン生成が抑制され，結果 1,680 分子のフィブリン産生が阻害される．

第 2 の利点は，第 Xa 因子阻害薬は血小板機能に影響を与えないため，血小板凝集による 1 次止血機構は維持され，出血時間に影響しないとする多くの報告があることで，これに対して，ほかの抗凝固薬の多くはトロンビンを阻害することによる問題点が残る．

第 3 の利点は，ヘパリンの構造のなかから抗凝固にかかわるペンタサッカライド部分を完全化学合成したものであることである．

潜在的な生物学的汚染のリスクを排除することが可能であること，HIT 抗体との交差反応もみられていないこと，分子量が完全に均一になったことで，薬物動態のバラツキを是正するモニタリングする必要がなくなったこと，などが利点となる．

しかしながら，合併症の報告は皆無でなく，重篤な出血性合併症（7.8%），肝機能障害（10.7%），血小板数増加（8.1%）などの報告がされている．特に，後腹膜出血，頭蓋内・脳内出血による死亡例の報告もある．

本剤の抗凝固作用を中和する薬剤はないため，慎重な投与が必要であると同時に，投与中に異常が認められた場合には，直ちに投与を中止するなど適切な処置を行うことが重要である．

⑤経口第 Xa 因子阻害薬（エドキサバン）

2011 年 4 月に薬事承認を取得した薬剤で，フォンダパリヌクス同様の第 Xa 因子阻害薬であり，経口投与の薬剤である．

日本国内と台湾で実施した第 3 相試験では，副作用が 38.8% に認められており，その主たるものは，出血（16.8%），γ-GTP 上昇（9.9%），ALT 上昇（6.4%）などである．また，本剤も抗凝固作用を中和する薬剤はないため，慎重な投与が必要である．

文献

Cardiovascular Dissease Educational and Research Trust. Prevention and treatment of venous thromboembolism. International Consensus Statement. Int Angiol. 2006; 25 : 101-161.

Dorr LD, Gendelman V, Maheshwari AV, et al. Multimodal thromboprophylaxis for total hip and knee arthroplasty based on risk assessment. J Bone Joint Surg Am. 2007; 89 : 2648-2657.

Falck-Ytter Y, Francis CW, Johanson NA, et al. Prevention of VTE in orthopedic surgery patients: antithrombotic therapy and prevention of thrombosis, 9th ed: American College of Chest Physicians Evidence-Based Clinical Practice Guidelines. Chest 2012; 141 (2 Suppl) : e278S-325S.

Fordyce MJ, Ling RS. A venous foot pump reduces thrombosis after total hip replacement. J Bone Joint Surg Br. 1992; 74 : 45-49.

Geerts WH, Bergqvist D, Pineo GF, et al. American College of Chest Physicians. Prevention of venous thromboembolism: American College of Chest Physicians Evidence-Based Clinical Practice Guidelines (8th ed). Chest. 2008; 133 (6 Suppl) : 381S-453S.

Hagio K, Sugano N, Takashina M, et al. Embolic events during total hip arthroplasty: an echocardiographic study. J Arthroplasty. 2003; 18 : 186-192.

肺血栓塞栓症／深部静脈血栓症（静脈血栓塞栓症）予防ガイドライン作成委員会. 肺血栓塞栓症／深部静脈血栓症（静脈血栓塞栓症）予防ガイドライン. Medical Front Internatonal Limited. 2004.

Hooker JA, Lachiewicz PF, Kelley SS. Efficacy of prophylaxis against thromboembolism with intermittent pneumatic compression after primary and revision total hip arthroplasty. J Bone Joint Surg Am. 1999; 81 : 690-696.

ICM-VTE General Delegates. Recommendations from the ICM-VTE: General. J Bone Joint Surg Am. 2022; 104(Suppl 1): 4-162.

Johanson NA, Lachiewicz PF, Lieberman JR, et al. American academy of orthopaedic surgeons clinical practice guideline on. Prevention of symptomatic pulmonary embolism in patients undergoing total hip or knee arthroplasty. J Bone Joint Surg Am. 2009; 91 : 1756-1757.

Lachiewicz PF, Soileau ES.Multimodal prophylaxis for THA with mechanical compression. Clin Orthop Relat Res. 2006; 453 : 225-230.

Mont MA, Jacobs JJ. AAOS clinical practice guideline: preventing venous thromboembolic diseases in patients undergoing elective hip and knee arthroplasty. J Am Acad Orthop Surg. 2011; 19 : 777-778.

NICE Clinical Guideline 2007.（2024年5月 閲覧）（http://www.nice.org.uk）

日本整形外科学会肺血栓塞栓症／深部静脈血栓症（静脈血栓塞栓症）予防ガイドライン改訂委員会. 日本整形外科学会静脈血栓塞栓症予防ガイドライン. 南江堂. 2008.

日本整形外科学会 診療ガイドライン委員会. 症候性静脈血栓塞栓症予防ガイドライン策定委員会. 日本整形外科学会 症候性静脈血栓塞栓症予防ガイドライン2017. 南江堂. 2017.

Parry M, Wylde V, Blom AW. Ninety-day mortality after elective total hip replacement: 1549 patients using aspirin as a thromboprophylactic agent. J Bone Joint Surg Br. 2008; 90 : 306-307.

Pitto RP, Hamer H, Heiss-Dunlop W, et al. Mechanical prophylaxis of deep-vein thrombosis after total hip replacement a randomised clinical trial. J Bone Joint Surg Br. 2004; 86 : 639-642.

Ryan MG, Westrich GH, Potter HG, et al. Effect of mechanical compression on the prevalenve of proximal deep venous thrombosis as assessed by magnetic resonance venography. J Bone Joint Surg Am. 2002; 84 : 1998-2004.

Salvati EA, Sharrock NE, Westrich G, et al. The 2007 ABJS Nicolas Andry Award: three decades of clinical, basic, and applied research on thromboembolic disease after THA: rationale and clinical results of a multimodal prophylaxis protocol. Clin Orthop Relat Res. 2007; 459 : 246-254.

Sugano N, Miki H, Nakamura N, et al. Clinical efficacy of mechanical thromboprophylaxis without anticoagulant drugs for elective hip surgery in an Asian population. J Arthroplasty. 2009; 24 : 1254-1257.

Tsuda K, Kawasaki T, Nakamura N, et al. Natural course of asymptomatic deep venous thrombosis in hip surgery without pharmacologic thromboprophylaxis in an Asian population. Clin Orthop Relat Res. 2010; 468 : 2430-2436.

Warwick D, Harrison J, Glew D, et al. Comparison of the use of a foot pump with the use of low-molecular-weight heparin for the prevention of deep-vein thrombosis after total hip replacement. A prospective, randomized trial. J Bone Joint Surg Am. 1998; 80 : 1158-1166.

Woolson ST. Intermittent pneumatic compression prophylaxis for proximal deep venous thrombosis after total hip replacement. J Bone Joint Surg Am. 1996; 78 : 1735-1740.

6 治療法

1. 遠位型 DVT

DVT は膝窩静脈から近位の近位型（膝窩静脈を含む）と，膝窩静脈から遠位の遠位型に二分される．

遠位型 DVT は無症候性であることが多く，術後の安静が解除された状態であれば症候性 PE 発症を危惧する必要はなく，経過観察でよい（Tsuda ら 2010）．

むしろ，症状の悪化や PE の症状を認めた際にはすぐに知らせるなどの患者教育が重要である．また，安静臥床を余儀なくされている状況では，ベッド上での自主的な運動を励行させるとともに弾性ストッキングを着用する．

経時的な超音波検査によるモニタリングを行い，近位方向への進展の有無を確認することも大切である．

2. 近位型 DVT

近位型 DVT は PE 発症のリスクがあるため，出血リスクを考慮したうえで抗凝固療法が必要となる．

症候性 VTE 患者に対する術後リハビリテーションプロトコルを修正または変更する必要性は現時点では支持されておらず，遅滞なく行うべきであると考える．

3. 抗凝固療法

ビタミン K 拮抗薬（ワルファリン）が 50 年以上にわたって唯一の経口抗凝固薬として使用されてきた．

しかし，2011 年にプラザキサが非ビタミン K 拮

表2 各 DOAC の適応と用法用量などの比較

商品名		リクシアナ	イグザレルト	エリキュース	プラザキサ
一般名		エドキサバン	リバーロキサバン	アピキサバン	ダビガトラン
規格（mg）		15/30/60	10/15	2.5/5	75/110
効能・効果	VTE の治療および再発抑制	○	○	○	－
	下肢整形外科手術施行患者における VTE の発症抑制	○（60mg は適応なし）	－	－	－
通常 1 回用量	VTE の治療および再発抑制	60mg（体重 60kg 未満：30mg）1 日 1 回	初期 3 週間 15mg を 1 日 2 回 以降 15mg を 1 日 1 回	初期 7 日間 10mg を 1 日 2 回 以降 5mg を 1 日 2 回	－
	下肢整形外科手術施行患者における VTE の発症抑制	30mg 1 日 1 回	－	－	－
腎機能低下時 1 回用量		30mg	10mg	2.5mg	110mg
禁忌（CrCL）		＜ 15ml/min	＜ 15ml/min	＜ 15ml/min	＜ 30ml/min
標的因子		第 Xa 因子	第 Xa 因子	第 Xa 因子	トロンビン
内服回数		1 日 1 回	1 日 1 回	1 日 2 回	1 日 2 回
中和薬		なし	なし	なし	あり

抗経口抗凝固薬として発売されて以降，現在では4種の経口抗凝固薬（DOAC: direct oral anticoagulants）が使用可能である．

DOACはトロンビンや第Xa因子を選択的に阻害することで抗凝固作用を示すため，服用後速やかに効果が発現する，頭蓋内出血が少ない，食事による影響がない，といった利点がある．

それゆえ，ワルファリンに代わって広く臨床使用されるようになっている．また，ワルファリンは定期的にプロトロンビン時間国際標準比（prothrombin time international normalized ratio: PT-INR）をモニタリングして治療評価を行うが，DOACはモニタリングが不要とされている．

4種のDOACは，標的因子の違いから第Xa因子選択的阻害薬のリクシアナ（一般名：エドキサバン），イグザレルト（一般名：リバーロキサバン），エリキュース（一般名：アピキサバン）と，トロンビン阻害薬に分類されるプラザキサ（一般名：ダビガトラン）に二分される．各DOACの適応と用法用量などの比較を示す（表2）．

①リクシアナ（一般名：エドキサバン）
　1日1回内服する．前述のように，DOAC4剤のうち唯一，VTE予防保険承認を得ている．
②イグザレルト（一般名：リバーロキサバン）
　1日1回内服する．人種によって血中濃度に変動が認められるため，日本人では15mgの低用量が推奨されている．
③エリキュース（一般名：アピキサバン）
　1日2回内服する．年齢・腎機能・体重に応じて減量基準が明確に決まっている．
④プラザキサ（一般名：ダビガトラン）
　1日2回内服する．大部分が腎臓を介して排出されるため，腎障害がある場合は減量・中止が必要である．また，現時点においてDOACで唯一，特異的中和剤が発売されている製剤である．

DOACを使用する場合には，十分な抗凝固作用を維持させながら，出血，特に頭蓋内出血などの重篤な出血を起こさないようにコントロールすることが必要である．

頻回なモニタリング検査の必要がなく，食事の影響がないなど使用しやすい反面，過少投与や過量投与の判断がつきにくい薬剤でもある．また，DOACはCYP3A4の代謝を受けるため，それらを阻害する薬剤の併用は，DOACの作用を増強させ出血が増える．

加えて，コスト面や服薬アドヒアランスなどを含めた各患者の特徴を踏まえた上での薬剤選択が求められるため，整形外科医自らがこれらの抗凝固薬を処方して経過をみるよりは，循環器内科専門医に相談するほうが安全であると考える．

文献

Tsuda K, Kawasaki T, Nakamura N, et al. Natural course of asymptomatic deep venous thrombosis in hip surgery without pharmacologic thromboprophylaxis in an Asian population. Clin Orthop Relat Res. 2010; 468: 2430-2436.

7　院内ガイドラインの策定

1．各々の施設での予防ガイドライン作成

待機的な整形外科手術後のVTEは，病院側の責任が問われる予防可能な有害事象（Never Event）と見なすべきではないと提言されている．

しかし，さまざまな予防策を行っていてもなおVTEは発生するため，できればそれぞれの施設で予防ガイドラインを作成すべきである．各施設で作成された「静脈血栓塞栓症リスク評価表」に基づき，症候性VTE発症リスクの高い診療状況にあるか否かを評価する．

その評価結果をふまえて，各医師の医学的な判断と患者との話し合いにおいて，予防法を最終決定する形が望ましい．

2．症候性VTE予防に極めて重要な4項目
①VTEのリスク評価を行うことで医療従事者がVTEリスクを確認すること．
②治療を受ける患者自身が自らのVTEリスクを認識することで，診療（予防）に参加すること．
③最良の予防法は存在しないため，医学的な判断のもと主治医がその責任において予防法を決定すること．
④「出血合併症」の危険を伴う予防法を選択する際には，患者と十分に話し合い，インフォームド・コンセントを得ること．

3．『VTE予防法の決定プロセスに関する院内指針』（例）

「われわれは，患者の利益を最優先させ，患者にとって重要な結果とは無症候性VTEではなく，症候性VTEおよび致死性PEと出血合併症であり，症候性VTE予防において特定の予防法や予防法の組み合わせが他の予防法の組み合わせと比較してより優れていると結論付けることはできない」という著者らの考えのもと，国内ガイドラインを参考に

作成した「評価表」（図2，図3）を用いて，手術例・非手術例にかかわらず，入院患者全員に対して VTE のリスク評価と予防法の決定を行っている.

IDのバーコード

静脈血栓塞栓症　リスク評価と予防方法（整形外科・手術症例）

ID　　　　　　　　　　　　　　　患者氏名（性別）　　　　　　　　　　　　生年月日:西暦（年齢）

診療状況

低リスク	中リスク		高リスク	
□ 上肢手術	□ 脊椎手術　□ 下肢手術		□ 人工股・膝関節置換術	□ 大腿骨近位部骨折

付加的因子

□ 静脈血栓塞栓症の既往あり　□ ホルモン療法中　　　　□ 経口避妊薬服用中　□ 下肢麻痺　　　　□ 下肢ギプス固定
□ 血栓性素因を有する（プロテインC欠乏症・プロテインS欠乏症・抗リン脂質抗体症候群・アンチトロンビン欠乏症）

出血リスク因子

□ 手術　　　　　　　　　　　□ 抗血栓治療薬を投与中(再開予定)　□ 急性脳血管障害　　□ 後天的な出血障害(急性肝不全等)
□ 活動性の出血　　　　　　　□ 血小板減少症(7.5万/μL未満)　　□ 4時間以内に腰椎穿刺、硬膜外/脊椎麻酔を実施
□ 未治療の先天性出血障害(血友病、フォン・ウィルブランド病等)　□ コントロールできない収縮期高血圧症(230/120mmHg以上)

選択予防法

術中　　　□ 理学的予防法　（基本的予防法を含む）□ 間欠的空気圧迫法　□ 弾性ストッキング　　□ 弾性包帯
　　　　　□ 薬物療法　（基本的予防法を含む）
　　　　　□ 基本的予防法のみ（臥床期間の短縮、早期下肢自動運動、早期離床・歩行）
　　　　　□ 特別な予防を講じない

術後　　　□ 理学的予防法　（基本的予防法を含む）□ 間欠的空気圧迫法　□ 弾性ストッキング　　□ 弾性包帯
　　　　　□ 薬物療法　（基本的予防法を含む）
　　　　　□ 基本的予防法のみ（臥床期間の短縮、早期下肢自動運動、早期離床・歩行）
　　　　　□ 特別な予防を講じない

評価日　　　　　　評価医師　　　　　　　確認看護師　　　　　　　　　　患者署名
年月日(西暦)

図2　「評価表」整形外科・手術症例

IDのバーコード

静脈血栓塞栓症　リスク評価と予防方法（非手術症例）

ID　　　　　　　　　　　　　　　患者氏名（性別）　　　　　　　　　　　　生年月日:西暦（年齢）

診療状況

低リスク	中リスク		高リスク	
□ いずれも該当せず	□ 48時間以上の安静臥床　□ 心筋梗塞		□ 麻痺を有する脳卒中	□ うっ血性心不全
	□ 呼吸不全　　　　　　　□ 重症感染症		□ ICU入室	
	□ 炎症性腸疾患			

付加的因子

□ 静脈血栓塞栓症の既往あり　□ ホルモン療法中　　　　□ 経口避妊薬服用中　□ 下肢麻痺　　　　□ 下肢ギプス固定
□ 担癌状態　　　　　　　　　□ 血栓性素因を有する（プロテインC欠乏症・プロテインS欠乏症・抗リン脂質抗体症候群・アンチトロンビン欠乏症）

出血リスク因子

　　　　　　　　　　　　　　□ 抗血栓治療薬を投与中(再開予定)　□ 急性脳血管障害　　□ 後天的な出血障害(急性肝不全等)
□ 活動性の出血　　　　　　　□ 血小板減少症(7.5万/μL未満)　　□ 4時間以内に腰椎穿刺を実施
□ 未治療の先天性出血障害(血友病、フォン・ウィルブランド病等)　□ コントロールできない収縮期高血圧症(230/120mmHg以上)

選択予防法

非手術症例　□ 理学的予防法　（基本的予防法を含む）□ 間欠的空気圧迫法　□ 弾性ストッキング　　□ 弾性包帯
　　　　　　□ 薬物療法　（基本的予防法を含む）
　　　　　　□ 基本的予防法のみ（臥床期間の短縮、早期下肢自動運動、早期離床・歩行）
　　　　　　□ 特別な予防を講じない

評価日　　　　　　評価医師　　　　　　　確認看護師　　　　　　　　　　患者署名
年月日(西暦)

図3　「評価表」整形外科・非手術症例

6 | 骨溶解と弛み

骨溶解（osteolysis）は人工関節置換術後に発生する骨とインプラントまたは骨とセメントとの界面の局所的な骨吸収を指し，中・長期的には骨折やインプラントの弛みの発生につながる．

歴史的にはセメント周囲に認められることからセメント摩耗粉が骨溶解の主因とされ，当初は"cement disease"とされていた（Jones ら 1987）．

その後セメントレスの人工股関節全置換術（THA）でも骨溶解が生じることが報告された．

摺動部から発生した摩耗紛が，関節包組織や骨とインプラント間のマクロファージ系の細胞に貪食され，異物肉芽腫が形成するとともに，骨吸収サイトカインが放出され骨溶解の原因になっていることが明らかとなった（Willert ら 1990）．

骨溶解はその形状により線型のものは"liner"，塊状のものは"focal""expansile"と表現され，その定義は論文によって異なる．

セメントカップでは線型"liner"の骨溶解像がセメントと骨の界面に認められることが多く，全周性に拡大し最終的には弛みにいたる場合が多い．

一方，固定性良好なセメントレスカップでは膨張性"expansile type"の骨溶解が認められることが多く，インプラントの弛みをきたさずに拡大する傾向がある．

この相違は"effective joint space"のコンセプトにより解釈されている（Schmalzried ら 1992，Goodman ら 2009）．摩耗粉を含んだ関節液が圧力を伴って抵抗性の弱い部分にアクセスし骨吸収を促進するという概念である．

セメントレスインプラントでは bone ingrowth した表面では摩耗粉を含んだ関節液の侵入がブロックされるためと考えられている．

インプラントの弛みとは，骨とインプラントまたは骨とセメントとの間に線維性組織が介在し，骨との固着がない状態をさし，微生物感染に伴う感染性弛みと非感染性弛みに大別される．

手術手技の改善，インプラントデザインと材料の改良により早期の非感染性弛みや骨溶解の発生は減少しているが，主要な再置換術の原因の 1 つである．

米国の 2009 年 1 月〜 2013 年 12 月までの 25 万8,461 件の再置換術の原因（重複あり）は反復性脱臼（17.3%），非感染性インプラントの弛み（16.8%），その他のインプラントの機械的不具合（13.4%），感染（12.8%）と報告されている（Gwam ら 2017）．

日本整形外科学会症例レジストリー（JOANR）の日本人工関節登録制度報告書によると，2021 年 4 月〜 2022 年 3 月にかけて全国 83 施設において施行された 3,358 件の再置換術の原因（重複あり）は，反復性脱臼（24.7%），感染（21.3%），カップの非感染性の弛み（16.6%）大腿骨骨折（13.2%）ステムの非感染性の弛み（10.0%）であった．

本項では骨溶解の診断とインプラントの弛みとの関係に基づいた治療方針について解説する．インプラントの弛みの診断と治療の詳細については p.1031 を参照されたい．

文献

Goodman SB, Gomez Barrena E, Takagi M, et al. Biocompatibility of total joint replacements: A review. J Biomed Mater Res A. 2009; 90 : 603-618.

Gwam CU, Mistry JB, Mohamed NS, et al. Current epidemiology of revision total hip arthroplasty in the United States: National inpatient sample 2009 to 2013. J Arthroplasty. 2017; 32: 2088-2092.

Jones LC, Hungerford DS. Cement disease. Clin Orthop Relat Res. 1987; 225 : 192-206.

Schmalzried TP, Jasty M, Harris WH. Periprosthetic bone loss in total hip arthroplasty. Polyethylene wear debris and the concept of the effective joint space. J Bone Joint Surg Am. 1992; 74 : 849-863.

Willert HG, Bertram H, Buchhorn GH. Osteolysis in alloarthroplasty of the hip. The role of ultra-high molecular weight polyethylene wear particles. Clin Orthop Relat Res. 1990; 258 : 95-107.

1 | 骨溶解の診断

骨盤側の骨溶解の診断において単純 X 線検査が従来スタンダードであった．

これに対してヘリカル CT が導入されて以降，撮影時間の短縮により体動によるアーチファクトが減少した．また，撮影技術の向上によりメタルアーチファクトの軽減がはかられるようになり，CT の診断精度の高さが認識されるようになった（図 1）．

CT による骨溶解の診断精度については遺体骨を用いた実験や臨床的な単純 X 線像との比較でその有用性が報告されている．

Claus ら（2003）は遺体骨盤骨に両側 THA を行ったのち骨欠損を作成し，単純 X 線検査の診断精度を評価している．単純 X 線正面像の感度は 37.7%，特異度は 94.7%であるが，これに大腿骨正面像，45°斜位 2 方向の 4 方向で評価すると 73.6%まで感度が向上すると報告している．

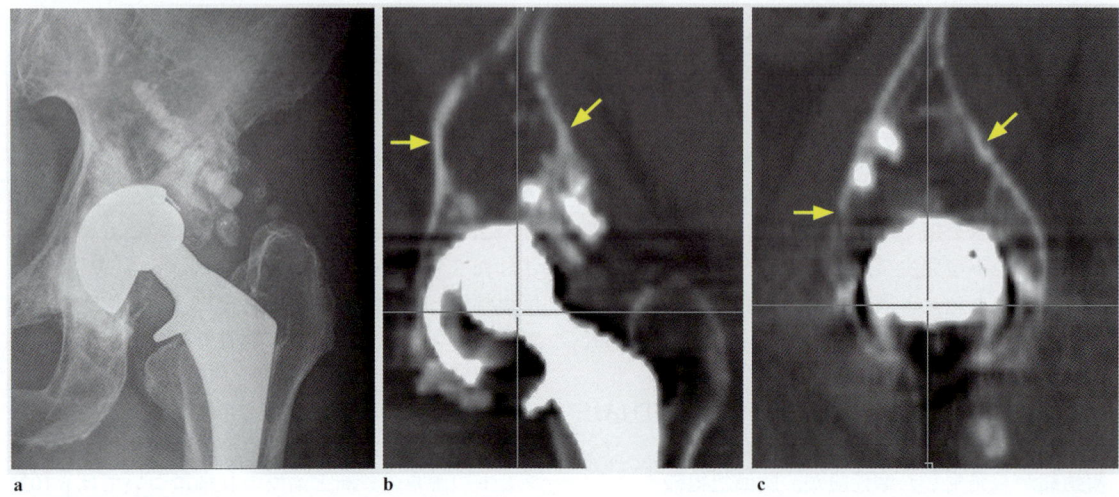

図1 THA後の骨溶解

a: THA後20年の単純X線像．カップの弛みは認めないが，ポリエチレンライナーの高度摩耗と腸骨と大転子部の骨溶解を認める．腸骨部の骨溶解の境界は不明瞭である．なお，初回THAではサファイヤスクリューによる自家骨頭移植と金属カップのセメント固定が行われた．b, c: 3D-CT画像より再構築された冠状断像（b）と矢状断像（c）では腸骨に広がる広範な骨溶解像（矢印）が明瞭に描出されている．

彼らはさらに同じ遺体骨モデルを用い，骨欠損のCTの診断精度も評価している（Claus ら 2004）．81%の骨欠損を検出でき，その検出率は部位により異なっていた．腸骨で100%，寛骨臼後縁で89%，坐骨で78%，恥骨で50%の検出率であった．

同グループのWalde ら（2005）は，同じ遺体骨モデルを用い，単純X線検査（4方向撮影），CT，MRIの診断精度を比較し，単純X線検査51.7%，CTが74.7%，MRIが95.4%の検出率であったと報告している．

Puri ら（2002）はTHA後平均7.6年の50関節のCTを行い，単純X線正面像の感度62%，特異度は100%であったと報告している．

Kitamura ら（2006）はTHA後平均8.5年の92関節のCTを行い，単純X線正面像の感度67%，特異度は72%であり，10ml以上の骨溶解では22関節中20関節（91%）は単純X線で診断可能であるとしている．

文献

Claus AM, Engh CA, Jr Sychterz CJ, et al. Radiographic definition of pelvic osteolysis following total hip arthroplasty. J Bone Joint Surg Am. 2003; 85 : 1519-1526.

Claus AM, Totterman SM, Sychterz CJ, et al. Computed tomography to assess pelvic lysis after total hip replacement. Clin Orthop Relat Res. 2004; 422 : 167-174.

Kitamura N, Pappedemos PC, Duffy PR, et al. The value of anteroposterior pelvic radiographs for evaluating pelvic osteolysis. Clin Orthop Relat Res. 2006; 453 : 239-245.

Puri L, Wixson RL, Stern SH, et al. Use of helical computed tomography for the assessment of acetabular osteolysis after total hip arthroplasty. J Bone Joint Surg Am. 2002; 84 : 609-614.

Walde TA, Weiland DE, Leung SB, et al. Comparison of CT, MRI, and radiographs in assessing pelvic osteolysis: a cadaveric study. Clin Orthop Relat Res. 2005; 437 : 138-144.

2 骨盤側骨溶解の治療

セメントカップの場合は弛みをきたし再置換にいたる場合も多いが，セメントレスカップの場合，インプラントの弛みをきたさずに骨吸収が拡大することが多く，無症候性の場合が多い．

したがって再手術のタイミングの決定が難しく，患者の同意を得ることも難しい．また，カップの弛みを認めない場合カップを抜去するかどうかが問題となる．

カップを抜去すると骨溶解部の処理がしやすい半面，弛みのないカップを抜去すれば骨折や骨欠損が生じるリスクがある．

Chiang ら（2003）は骨盤側骨溶解を3つのタイプに分けて治療方法を決定している（図2）．術中評価でインプラントの弛みがない場合で以下の基準を満たす場合にはType Iと分類し，満たしていない場合はType IIと分類している．Type IIIは弛みのある場合である．

その基準は，①カップのマルポジションがないこ

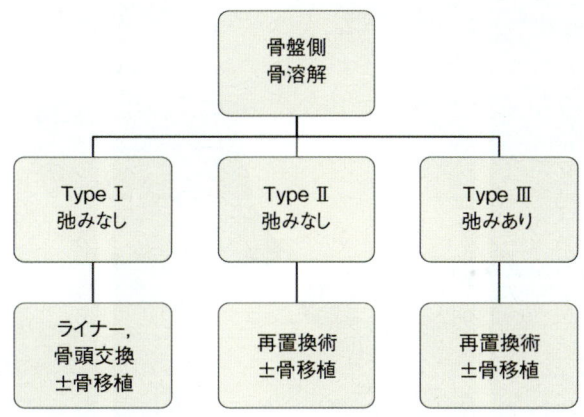

図2　骨盤側骨溶解の治療方針（Chiang 2003，Sheth ら 2019）

と，②ロッキングメカニズムが損傷をうけていないこと，③金属カップが損傷していないこと，④インプラントの種類がわかること，⑤モジュラーカップであること，である．

Type I ではカップは温存し，ライナー，骨頭を交換する．Type II および Type III ではカップを再置換する．骨移植をするかどうかは意見が分かれるが，摩耗粉の供給源をたてば骨吸収は停止し拡大しないと考えられている．

Sheth ら（2019）は，寛骨臼シェルを保持するためには，次の項目のチェックも重要であるとしている．1. 部品メーカー，2. カップサイズ，3. モジュラーかモノブロックか，4. ネジ／ネジ穴の有無，5. カップの形状（半球か楕円か），6. カップの厚さ，7. ライナーのロック機構の種類，8. 寛骨臼シェルの臨床成績，9. 拘束ライナーを設置できる可能性．

また，手術中のチェック項目として，次の条件の確認も重要としている．（1）すべてのスクリューを外したあとでもカップがしっかり固定されていること，（2）適切な骨頭サイズの新しいライナーをしっかり固定できること，（3）適切な位置・角度にカップが設置されており，術中可動域試験中に股関節が安定していること．

Maloney ら（1997）はカップを温存しながらライナーを交換し骨溶解部の掻爬を行った35関節の平均3.3年（2〜5年）の成績を報告した．カップの弛みを認めず，骨移植を行った34か所の骨溶解部は単純X線像上22か所（65％）が縮小し12か所（35％）が消失し，骨移植を行わなかった12か所中8か所（67％）は縮小し，4か所は（33％）消失した．

Schmalzried ら（1998）は，骨溶解部の掻爬を行った30関節の平均40か月（25〜74か月）の観察で，

カップ再置換を行った8関節とライナーの交換のみを行った15関節を比較しているが，カップの弛みを認めず，骨溶解部の拡大も認めなかったと報告している．

一方，Mall ら（2010）はカップを再置換した症例とカップを温存しライナーを交換した症例を対象に術後平均60か月（12〜121か月）にCTを撮影し，カップを再置換した方が移植骨の充填率が高く（47％対17％），移植骨と母床骨とが接触している表面の割合も高いこと（36％対14％）を報告している．

Narkbunnam ら（2017）は，骨溶解部に骨移植をした再置換術43関節，平均5.7年の経過観察で，骨欠損の完全修復が，カップを温存した22関節中6関節（27％），カップを置換した21関節中12関節（57％）に認め，両者で差があったとしている．

単純X線像による移植部の評価とCTでの評価の相関は中等度で決して高くはなく，従来の単純X線像による骨移植部の評価は過大評価の可能性があることを指摘している．

カップの弛みを認めない骨盤側骨溶解の治療は少数例の中期成績の報告が多く，今後より多くの症例による長期的な検討を要する．また，骨補填材として同種骨の代わりにハイドロキシアパタイトなどの代用骨を用いた良好な成績も報告されている（Egawa ら 2010，Sakai ら 2010）（図3）．

Type II の例外として，カップを抜去するリスクを回避する方法としてライナーをセメント固定する方法がある（Bonner ら 2002，Haft ら 2003，Hofmann ら 2009）．良好な短期成績が報告されている（Springer ら 2003，Yoon ら 2005，Wang ら 2010）．

Malahias ら（2021）は，システマティックレビュー

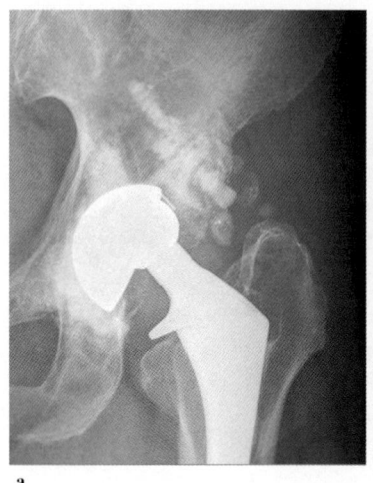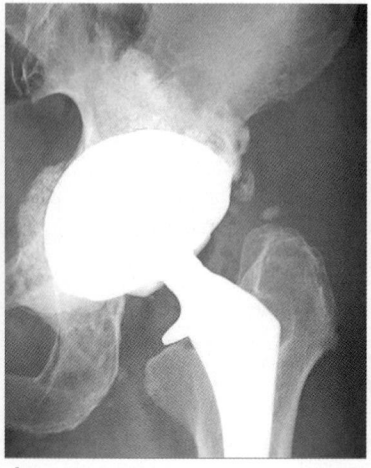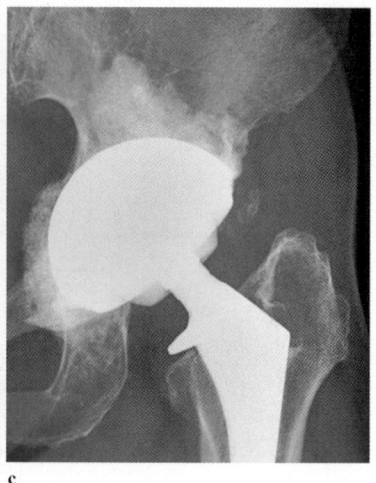

a　　　　　　　　　　　　　b　　　　　　　　　　　　c

図3　骨溶解に対する再置換術（図1と同一症例）

65歳，女性．a: 術前の単純X線像．カップの弛みは認めないが，外転角は66°と急峻である．骨盤側骨溶解分類のTypeⅡに相当する．b: 術直後の単純X線像．ジャンボカップを用いてカップの再置換を行った．22mm径の金属骨頭から36mm径のアルミナ骨頭に交換し，トラニオンにはメタルスリーブを介在させた．骨溶解部にはハイドロキシアパタイトの顆粒を充填した．大転子部の骨溶解部は掻爬のみ行った．c: 術後3年の単純X線像．カップの弛みは認めず，骨盤，大腿骨側ともに骨溶解部の拡大は認めていない．

を行い，ライナーをセメント固定した186関節，平均追跡調査76.1か月の結果を報告している．21関節（11.3％）に再置換術が行われ，そのうち非感染性弛みを伴う再置換術は9関節（4.8％）に行われていた．骨移植を施行した74関節中72関節（97％）で消失するか進行を認めなかったとしている．

文献

Bonner KF, Delanois RE, Harbach G, et al. Cementation of a polyethylene liner into a metal shell. Factors related to mechanical stability. J Bone Joint Surg Am. 2002; 84 : 1587-1593.

Chiang PP, Burke DW, Freiberg AA, et al. Osteolysis of the pelvis: evaluation and treatment. Clin Orthop Relat Res. 2003; 417 : 164-174.

Egawa H, Ho H, Huynh C, et al. A three-dimensional method for evaluating changes in acetabular osteolytic lesions in response to treatment. Clin Orthop Relat Res. 2010; 468 : 480-490.

Haft GF, Heiner AD, Dorr LD, et al. A biomechanical analysis of polyethylene liner cementation into a fixed metal acetabular shell. J Bone Joint Surg Am. 2003; 85 : 1100-1110.

Hofmann AA, Prince EJ, Drake FT, et al. Cementation of a polyethylene liner into a metal acetabular shell: a biomechanical study. J Arthroplasty. 2009; 24 : 775-782.

Malahias MA, Ma QL, Jang SJ, et al. Polyethylene liner cementation into a well-fixed metal acetabular shell for the management of periacetabular osteolysis: a systematic review. Eur J Orthop Surg Traumatol. 2021; 32: 1459-1468.

Mall NA, Nunley RM, Smith KE, et al. The fate of grafting acetabular defects during revision total hip arthroplasty. Clin Orthop Relat Res. 2010; 468 : 3286-3294.

Maloney WJ, Herzwurm P, Paprosky W, et al. Treatment of pelvic osteolysis associated with a stable acetabular component inserted without cement as part of a total hip replacement. J Bone Joint Surg Am. 1997; 79 : 1628-1634.

Narkbunnam R, Amanatullah DF, Electricwala AJ, et al. Outcome of 4 surgical treatments for wear and osteolysis of cementless acetabular components. J Arthroplasty. 2017; 32: 2799-2805.

Sakai T, Ohzono K, Nishii T, et al. Grafting with hydroxyapatite granules for defects of acetabular bone at revision total hip replacement: a minimum ten-year follow-up. J Bone Joint Surg Br. 2010; 92 : 1215-1221.

Schmalzried TP, Fowble VA, Amstutz HC. The fate of pelvic osteolysis after reoperation. No recurrence with lesional treatment. Clin Orthop Relat Res. 1998; 350 : 128-137.

Sheth NP, Rozell JC, Paprosky WG. Evaluation and treatment of patients with acetabular osteolysis after total hip arthroplasty. J Am Acad Orthop Surg. 2019; 15; 27: e258-e267.

Springer BD, Hanssen AD, Lewallen DG. Cementation of an acetabular liner into a well-fixed acetabular shell during revision total hip arthroplasty. J Arthroplasty. 2003; 18 : 126-130.

Wang JP, Chen WM, Chen CF, et al. Cementation of cross-linked polyethylene liner into well-fixed acetabular shells: mean 6-year follow-up study. J Arthroplasty. 2010; 25 : 420-424.

Yoon TR, Seon JK, Song EK, et al. Cementation of a metal-inlay polyethylene liner into a stable metal shell in revision total hip arthroplasty. J Arthroplasty. 2005; 20 : 652-657.

3　大腿骨側骨溶解の治療

　骨盤側と同様にステムの弛みを認めない場合に，ステムを抜去するかどうかが問題となる．ステムを抜去すると骨溶解部の処理がしやすい一方，弛みのないステムを抜去する際や，セメントマントルを取

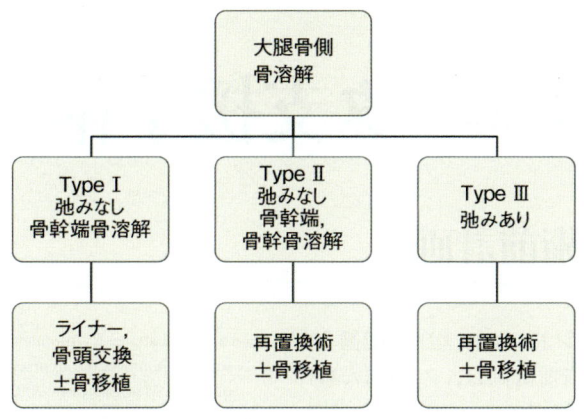

図4　大腿骨側骨溶解の治療方針（Maloney 2005）

り除く際に骨折や骨欠損が生じるリスクがある．

　Maloney ら（2005）は大腿骨側骨溶解を3つのタイプに分け治療方法を決定している（図4）．術中評価でインプラントの弛みがない場合で，骨幹端部に限局した骨溶解で，十分な bone ingrowh/ongrowth がある場合を Type I，インプラントの弛みはないが，骨幹部にいたる骨溶解があり，bone ingrowh/ongrowth している領域が限られている場合を Type II，インプラントの弛みのある場合を Type III としている．

　Type I ではステムを温存し，ライナー，骨頭を交換し，Type II，Type III ではステムを再置換している．

　ステムの再置換を行わず，カップ再置換あるいはライナー，骨頭の交換を行った場合，ステムの耐用性はどうか，骨溶解部は進行しないのかどうかが問題となる．骨移植をするかどうかは意見が分かれるが，摩耗粉の供給源をたてば，骨吸収は停止し拡大しないと報告されている．

　Maloney（2005）はステムを温存し骨溶解部に同種骨移植を行った 15 関節の平均 6.2 年（5 〜 8 年）の成績を検討し，ステムの弛みを認めず，骨に囲ま

れた骨溶解部は単純 X 線像上硬化したと報告している．Benson ら（2000）も同様に 17 関節の平均 32 か月の成績を調査し，ステムの弛みを認めず，骨溶解部は縮小したと報告している．

　Min ら（2009）はステムを温存し骨溶解部を掻爬のみ行った 21 関節の平均 4.3 年（3 〜 7.4 年）の成績について，ステムの弛みを認めず，骨溶解部の拡大は認めなかったと報告している．骨補填材として同種骨の代わりにハイドロキシアパタイトなどの代用骨を用いて良好な成績も報告されている（Nishii ら 2006）．

文献

Benson ER, Christensen CP, Monesmith EA, et al. Particulate bone grafting of osteolytic femoral lesions around stable cementless stems. Clin Orthop Relat Res. 2000; 381 : 58-67.

Maloney WJ. The surgical management of femoral osteolysis. J Arthroplasty. 2005; 20 : 75-78.

Min BW, Song KS, Cho CH, et al. Femoral osteolysis around the unrevised stem during isolated acetabular revision. Clin Orthop Relat Res. 2009; 467 : 1501-1506.

Nishii T, Sugano N, Miki H, et al. Multidetector-CT evaluation of bone substitutes remodeling after revision hip surgery. Clin Orthop Relat Res. 2006; 442 : 158-164.

5章 コンピュータ支援手術

1 3次元術前計画

CTデータを用いたセメントレスの人工股関節全置換術（THA）の3次元術前計画は，不適切な機種・サイズ選択による初期固定不良，術中骨折，脚長差，オフセット不足，インピンジメントなどを回避し，個々に最適な関節再建を行う上で大変有用である（Sugano ら 1998, Viceconti 2003, Sariali ら 2009, Inoue ら 2015, Ogawa ら 2018, Wako ら 2018, Schiffner ら 2019, Bishi ら 2022, Crutcher ら 2023）．

一方，3次元術前計画を有効に使うためには，どのような3次元的な関節再建が適切な計画なのかを十分理解する必要がある．

文献

Bishi H, Smith JB, Asopa V, et al. Comparison of the accuracy of 2D and 3D templating methods for planning primary total hip replacement: a systematic review and meta-analysis. EFORT Open Rev. 2022; 11; 7: 70-83.

Crutcher JP, Hameed D, Dubin J, et al. Comparison of three-versus two-dimensional pre-operative planning for total hip arthroplasty. J Orthop. 2023; 47: 100-105.

Inoue D, Kabata T, Maeda T, et al. Value of computed tomography-based three-dimensional surgical preoperative planning software in total hip arthroplasty with developmental dysplasia of the hip. J Orthop Sci. 2015; 20: 340-346.

Ogawa T, Takao M, Sakai T, et al. Factors related to disagreement in implant size between preoperative CT-based planning and the actual implants used intraoperatively for total hip arthroplasty. Int J Comput Assist Radiol Surg. 2018 ;13: 551-562.

Sariali E, Mouttet A, Pasquier G, et al. Accuracy of reconstruction of the hip using computerised three-dimensional pre-operative planning and a cementless modular neck. J Bone Joint Surg Br. 2009; 91 : 333-340.

Schiffner E, Latz D, Jungbluth P, et al. Is computerised 3D templating more accurate than 2D templating to predict size of components in primary total hip arthroplasty? Hip Int. 2019; 29: 270-275.

Sugano N, Ohzono K, Nishii T, et al. Computed-tomography-based computer preoperative planning for total hip arthroplasty. Comput Aided Surg. 1998; 3 : 320-324.

Viceconti M, Lattanzi R, Antonietti B, et al. CT-based surgical planning software improves the accuracy of total hip replacement preoperative planning. Med Eng Phys. 2003; 25 : 371-377.

Wako Y, Nakamura J, Miura M, et al. Interobserver and intraobserver reliability of three-dimensional preoperative planning software in total hip arthroplasty. J Arthroplasty. 2018; 33: 601-607.

1 3次元術前計画の手順と理論

Stryker 社製 CT-based ナビゲーションのプランニングワークステーションを用いた手法を解説する．同様な理論に基づく計画は，ほかの CT-based 3次元術前計画ソフトウェアを用いても可能である．

1. 骨盤座標の決定

カップの設置角度や位置の基準となる骨盤の基準座標を決定するために骨盤のランドマークの位置決めを行う（図1）．両上前腸骨棘と両恥骨結節の中点からなる前方骨盤平面（anterior pelvic plane: APP）を設定する（McKibbin 1970, Lewinnek ら 1978, Kalteis ら 2006, Dorr ら 2007）（図2）．

仰臥位での APP の矢状面傾斜には個体差があることが報告されており，カップの設置基準として個々の骨盤傾斜を再現した基準座標が重要であることが報告されている（Sugano 2003, Sugano ら 2007, Babisch ら 2008）．

日常診療で，仰臥位両股関節単純 X 線正面像が標準撮影であり，骨盤傾斜の再現性も立位よりよいこと，股関節の可動域測定の原点（屈曲0°）の位置であることから，仰臥位での APP 矢状面傾斜を反映した機能的骨盤座標（functional pelvic plane: FPP）をカップ角度計測の基準とすることを推奨し

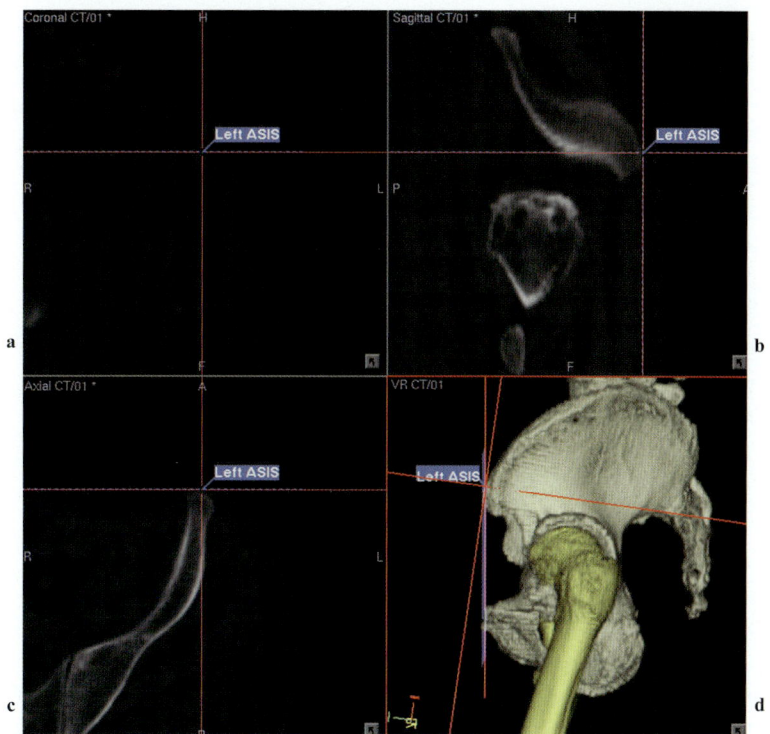

図1　上前腸骨棘の設定
左上前腸骨棘(left ASIS)を中心とした冠状断像(a)，矢状断像(b)，横断像(c)とボリュームレンダリング画像(d)．

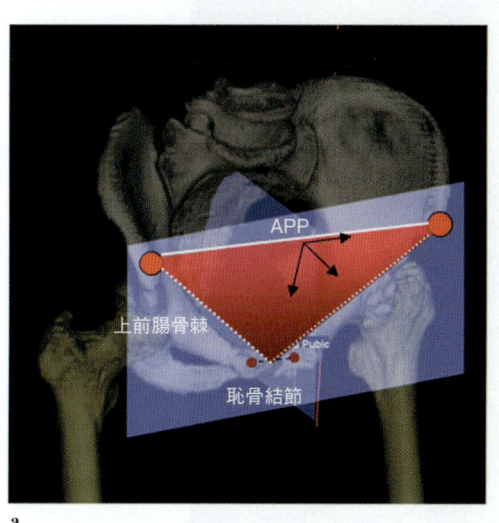 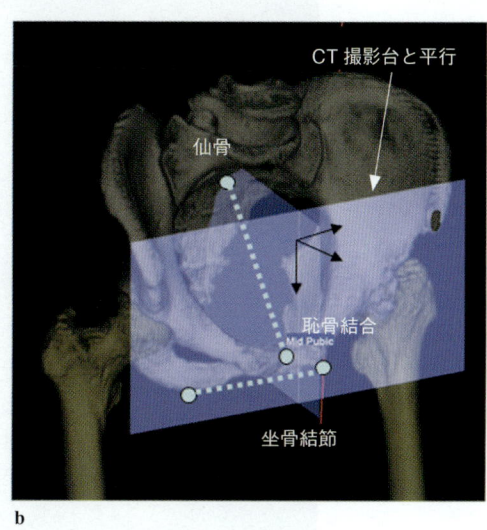

図2　骨盤座標系
a: 前方骨盤平面(APP，赤い三角形)を基準とした座標系．
b: 両坐骨結節を水平基準，恥骨結合と仙骨中央を結ぶ線を正中基準とした座標系(青平面)．

ている（Sugano 2003，Sugano ら 2007）（図3）．

また，両坐骨結節と恥骨結合，仙骨中央の位置を入力することで，両坐骨結節を水平基準，恥骨結合と仙骨中央を結ぶ線を正中基準とした座標系を作成

することも可能である（Takao ら 2018）（図2）．

2. 大腿骨座標の決定

ステムの設置位置と角度の基準となる大腿骨の座

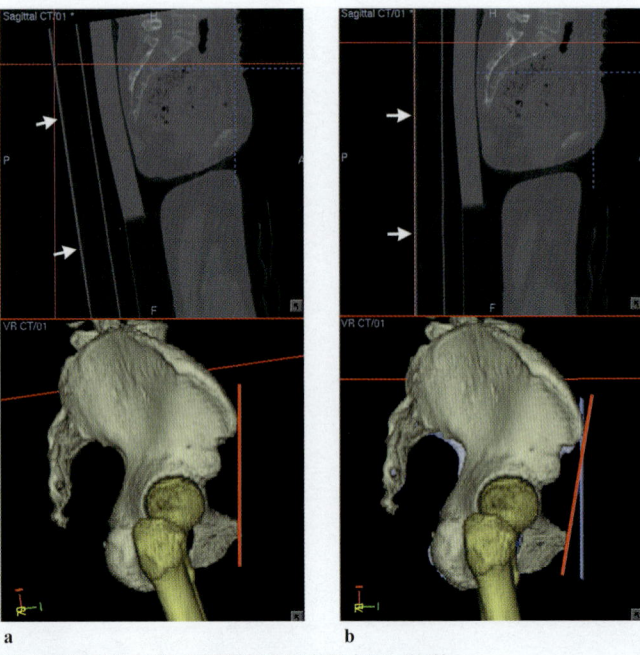

図3　APP 矢状面傾斜を反映した機能的骨盤座標 (FPP, 青線)
a: APP(赤線)を基準にした場合の CT テーブル(白矢印)の傾き(上)と骨盤の姿勢(下)を示す.
b: CT テーブルを基準にした場合(上，白矢印)の骨盤の傾き(下)を示す.本例では APP
　(赤線)が仰臥位で 8°前傾していることになる.

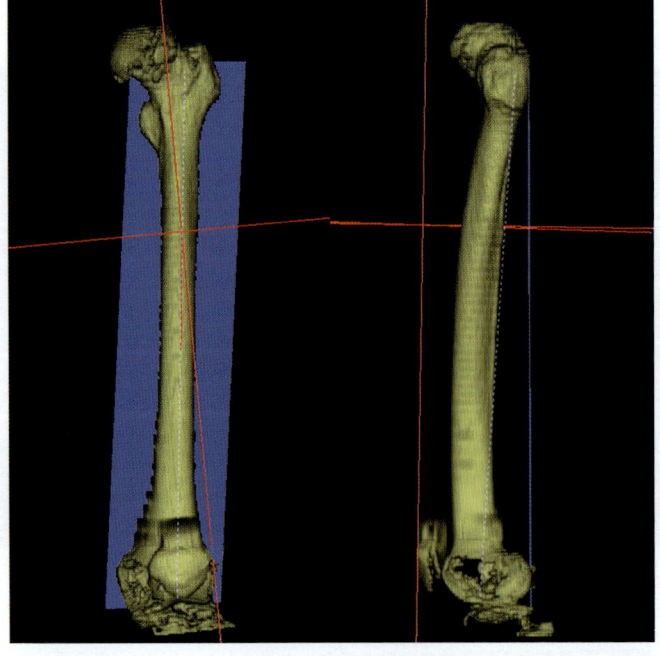

図4　大腿骨後顆面 (posterior condylar plane：青平面) を基準とした大腿骨座標系
大転子後縁と両大腿骨後顆が接する面が posterior condylar plane である.

標を決定するため大腿骨のランドマークの入力を行う.

　大転子後縁と両大腿骨後顆を同定しこれらが接する大腿骨後顆面（posterior condylar plane）を設定す

る（図4）.転子窩と顆間の最下点を同定し大腿骨軸の基準とする.

　大腿骨頭中心と大腿骨内外顆からなる平面を基準とし，大腿骨頭中心と大腿骨内外顆の中点を結

ぶ軸を基準軸とする国際バイオメカニクス学会（International Society of Biomechanics: ISB）座標系も用いられることがある（Wu ら 2002）.

3．カップの設置（図5）

原臼位設置を原則とするが，骨被覆が十分でない場合は，2cm までの高位設置は外側設置にならないという条件で許容する（Takao ら 2011）.

骨被覆の基準としては涙滴間線に対するカップ中心を通る垂線とカップ中心とカップ骨被覆部の外側縁を結ぶ角度を cup center edge angle（カップ CE 角）と呼称し（Sugano ら 1995，Takao ら 2011），これが 10° をこえるように計画を立てる.

高位設置の場合，カップへの応力上昇や，外転筋力低下による跛行の懸念があるが，外側設置がなければ，3.7cm 高位まで応力の有意な上昇はないと報告されている（Doehring ら 1996）.

コンピュータシミュレーションでは外側設置がなければ，2cm 高位設置しても，ネック長で脚長補正すれば，片側起立に必要なモーメントの 161% のモーメントを維持できると報告されている（Delp ら 1996）.

寛骨臼前後径をみて，カップサイズを決定する. 高位設置の場合，寛骨臼上前方部分で内板に干渉する場合があるため，カップの中心と頂点を通る斜横断像（oblique axial plane）での確認も有用である（図6c）.

4．ステムの設置（図7）

骨頭中心を再現するようにステム設置を計画する. 骨頭中心がわからない場合は，ネックサドル（neck saddle）の位置を基準としこれよりも 5mm ほど近位の位置に設置する.

一般には大転子先端の位置が骨頭中心位置の基準として認知されているが，大転子の位置はバリエーションが多く，骨頭中心位置との相関がネックサドルに比べ弱いことが報告されている（Sugano ら 1999）.

大腿骨髄腔との適合性を確認し，ステムアライメントとサイズを決定する. 特に近位固定型のアナトミカルステムの場合，冠状面，矢状面の確認だけでは不十分な場合がある.

頚部前方で骨皮質とステムがオーバーラップしている場合があるので，全横断面を確認し髄腔内の適

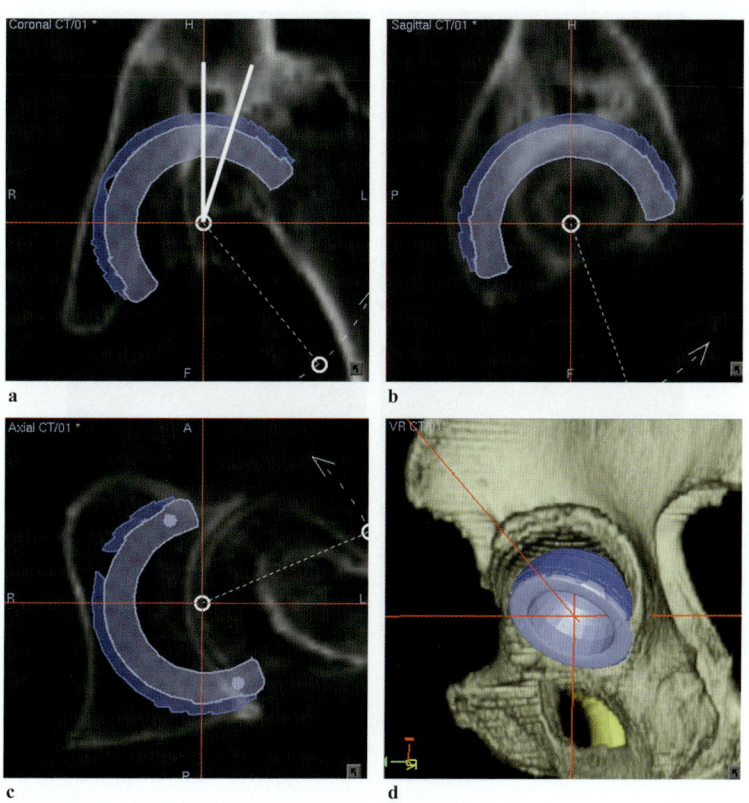

図5　カップ設置における骨盤座標を基準とした直交断面像
a: 冠状断像. 白線はカップ CE 角を示す. b: 矢状断像. c: 横断像. d: ボリュームレンダリング像.

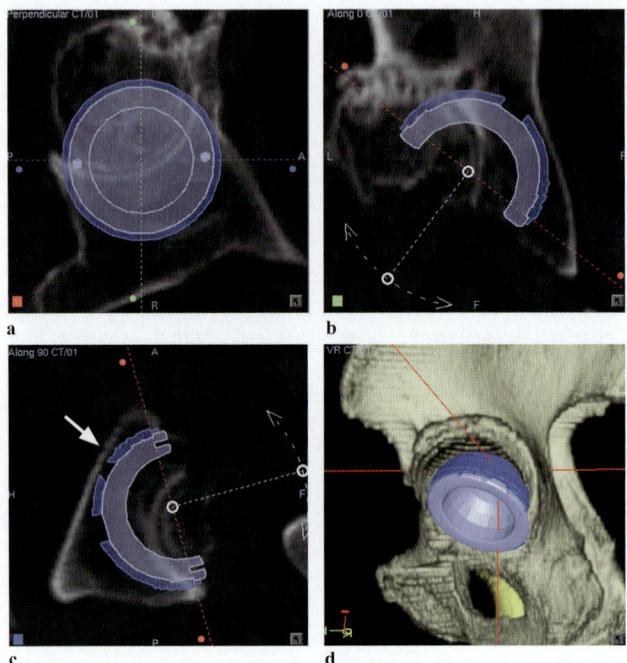

図6　カップ設置におけるカップを基準とした直交断面像

a: カップ辺縁に接するカップ開口面. b: カップ開口面に垂直でカップの中心と頂点を通る斜冠状断像.
c: カップ開口面に垂直でカップの中心と頂点を通る斜横断像. d: ボリュームレンダリング像.

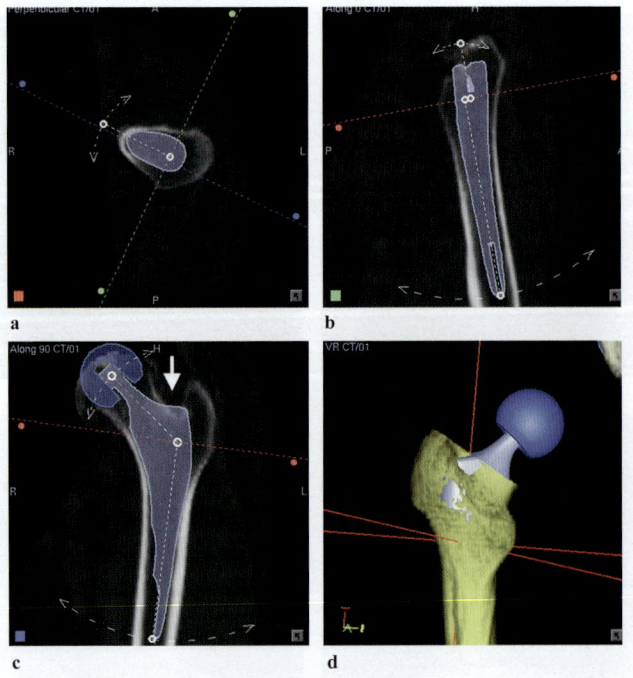

図7　ステム設置

ステム軸を基準とした横断像(a), 矢状断像(b), 冠状断像(c)およびボリュームレ
ンダリング像(後面, d). ネックサドル(白矢印).

合性と占拠度を確認する.

5. カップアライメントの決定

4章「術後合併症とその対策」にも記載されているが, カップとステムのアライメントは脱臼リスクに関係する.

脱臼の主因がインプラントインピンジメントであることから, シミュレーションを用いてインプラントインピンジメントを防ぐ最適目標角を求めようとする報告がなされてきた.

股関節の必要可動域を設定し, THA後の可動域 (prosthetic ROM) がこの設定股関節必要可動域を上回るにはどのような条件が必要かが検証されてきた. その方法の1つとして, ステムの前捻角にあわせてカップ前捻角を決定する方法 (combined anteversion theory) がインプラントインピンジを回避する上で重要であることが報告されてきた.

しかしながら, ステム前捻角だけでなく, 大腿骨頭径, ネック頚体角やreduced designやライナーの深さおよびエレベートリムの有無でも大きく異なる.

これらをすべて条件に入れた可動域シミュレーションでカップとステムのアライメントが決定できる時代になっており, カップとステムの合計前捻が一定値というのは目安に過ぎないので注意を要する.

可能な限り大径骨頭のセラミックオン高度クロスリンクポリエチレンフラットライナーが無難な選択である, おおむねステム前捻角15°〜35°に応じて外転角40°〜45°, 前捻角15°〜25°に調整する.

6. 可動域シミュレーション (図8)

任意の方向への可動域シミュレーションが可能である.

健常人の正座, 座礼, 割座, しゃがみこみの可動域 (Yamamuraら2007), THA後の術中の可動域 (Mikiら2007), THA後の動態解析による可動域 (Koyanagiら2011) などから, 屈曲120°, 伸展40°, 屈曲・内旋40°, 外旋40°が満たすべき可動域として推奨されている (Mikiら2011).

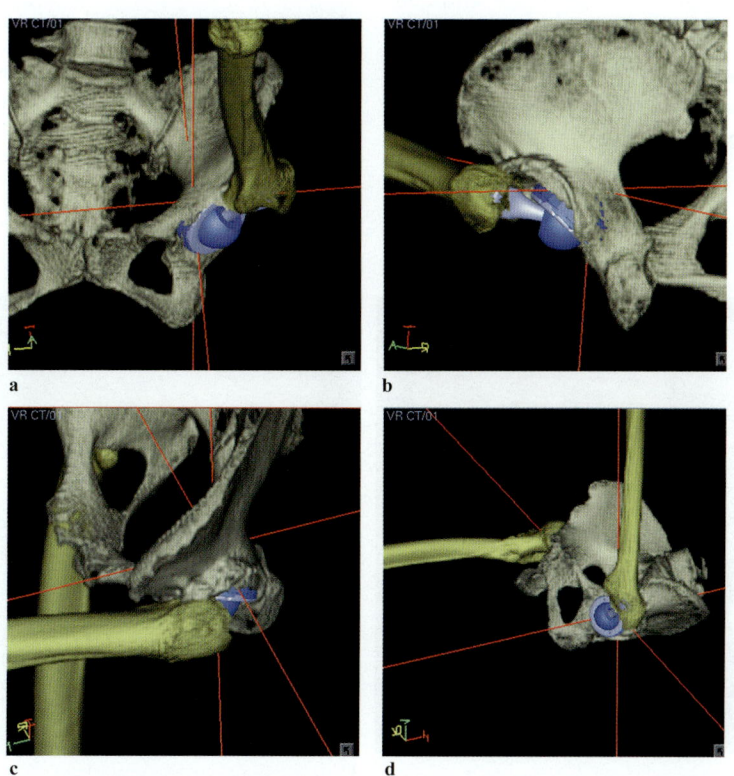

図8 可動域シミュレーション
90°屈曲で40°内旋した状態. 正面像(a), 後外側像(b), 上前外側像(c), 下前外側像(d)でインピンジメント部位を確認する.

7. 脚長補正とオフセット

カップとステムを整復し，脚長を計測する．骨盤基準座標により脚長計測している基準が異なることに注意する．

APP を基準にした解剖学的座標系を用いた場合は，両上前腸骨棘が基準となる．両坐骨結節を水平基準，恥骨結合と仙骨中央を結ぶ線を正中基準とした座標系では坐骨結節が基準となる．

骨盤の非対称性の強い例では個々の症例に対する判断が必要となる（図9）．脚長補正はヘッドオフセットを選択するか，ステムサイズを変えることで行う．

スカート付きのヘッドやマイナスオフセットはインプラント可動域を減じるため避けたい．

脚長差は適切に修正しないと患者満足度はあがらない．患者は通常，脚長差が 5mm をこえると自覚する（Sykes ら 2015）．硬直した冠状骨盤傾斜や股関節外転拘縮などの要因が機能的脚長差の原因となることがある（Fujita ら 2020，Tani ら 2021）．

脚長差は通常，下肢の長さが等しいと仮定して大転子または小転子を基準に測定されるが，Crowe 2以上の高度亜脱臼や脱臼症例では，脚全体の長さの評価が必要になる場合がある（Sato ら 2024）．

大腿骨オフセットとグローバルオフセットは，重要な生体力学的パラメータである．大腿オフセットは，骨頭中心から大腿骨髄質軸までの距離を測定し，グローバルオフセットは涙滴から髄質軸までの距離である（Lecerf ら 2009）．

これらはもともと X 線 2 次元測定であり，大腿骨の回旋や前捻に影響されるが，3 次元術前計画では，回旋や前捻のない状況で計測される．

THA 術後 1 年の歩行解析研究で，脚長またはグローバルオフセットの差が 5mm をこえると，歩行速度や股関節角度に異常値がみられる（Renkawitz ら 2016）．したがって，脚長やグローバルオフセットの左右差は 5mm 以内にすべきである．

文献

Babisch JW, Layher F, Amiot LP. The rationale for tilt-adjusted acetabular cup navigation. J Bone Joint Surg Am. 2008; 90 : 357-365.

Delp SL, Wixson RL, Komattu AV, et al. How superior placement of the joint center in hip arthroplasty affects the abductor muscles. Clin Orthop Relat Res. 1996; 328 : 137-146.

Fujita K, Kabata T, Kajino Y, et al. Optimizing leg length correction in total hip arthroplasty. Int Orthop. 2020; 44: 437-443.

Doehring TC, Rubash HE, Shelley FJ, et al. Effect of superior and superolateral relocations of the hip center on hip joint forces. An experimental and analytical analysis. J Arthroplasty. 1996; 11 : 693-703.

Dorr LD, Malik A, Wan Z, et al. Precision and bias of imageless computer navigation and surgeon estimates for acetabular component position. Clin Orthop Relat Res. 2007; 465 : 92-99.

Kalteis T, Handel M, Bathis H, et al. Imageless navigation for insertion of the acetabular component in total hip arthroplasty: is it as accurate as CT-based navigation? J Bone Joint Surg Br. 2006; 88 : 163-167.

Koyanagi J, Sakai T, Yamazaki T, et al. In vivo kinematic analysis of squatting after total hip arthroplasty. Clin Biomech (Bristol, Avon). 2011; 26 : 477-483.

Lecerf G, Fessy MH, Philippot R, et al. Femoral offset: anatomical concept, definition, assessment, implications for preoperative templating and hip arthroplasty. Orthop Traumatol Surg Res. 2009; 95 : 210-219.

Lewinnek GE, Lewis JL, Tarr R, et al. Dislocations after total hip-replacement arthroplasties. J Bone Joint Surg Am. 1978; 60 : 217-220.

McKibbin B. Anatomical factors in the stability of the hip joint in the

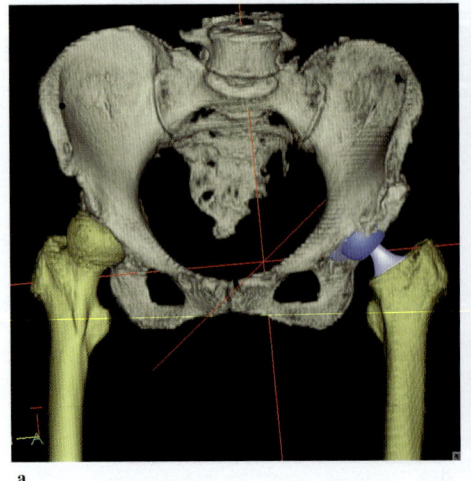
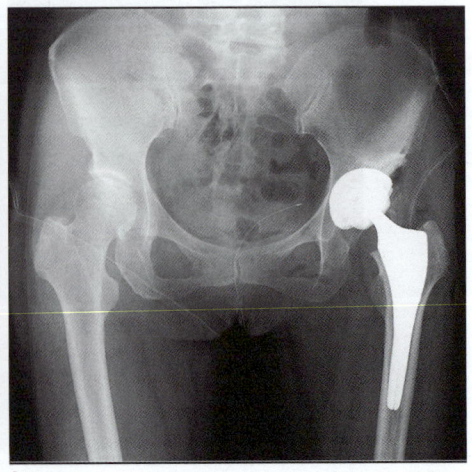

図9　3 次元計画と術後両股関節単純 X 線正面像
a: 術前 3 次元計画のボリュームレンダリング画像．
b: 術後両股関節単純 X 線像．術前計画とよく一致しているのがわかる．

newborn. J Bone Joint Surg Br. 1970; 52 : 148-159.

Miki H, Yamanashi W, Nishii T, et al. Anatomic hip range of motion after implantation during total hip arthroplasty as measured by a navigation system. J Arthroplasty. 2007; 22 : 946-952.

Miki H, Sugano N. Modular neck for prevention of prosthetic impingement in cases with excessively anteverted femur. Clin Biomech (Bristol, Avon). 2011; 26 : 944-949.

Renkawitz T, Weber T, Dullien S, et al. Leg length and offset differences above 5mm after total hip arthroplasty are associated with altered gait kinematics. Gait Posture. 2016; 49 : 196-201.

Sato R, Hamada H, Uemura K, et al. Leg length discrepancy should be assessed based on the whole length of the lower limb in patients with osteoarthritis secondary to developmental dysplasia of the hip. Bone Jt Open. 2024; 5: 79-86.

Sugano N, Nishii T, Nakata K, et al. Polyethylene sockets and alumina ceramic heads in cemented total hip arthroplasty. A ten-year study. J Bone Joint Surg Br. 1995; 77 : 548-556.

Sugano N, Noble PC, Kamaric E. Predicting the position of the femoral head center. J Arthroplasty. 1999; 14 : 102-107.

Sugano N. Computer-assisted orthopedic surgery. J Orthop Sci. 2003; 8: 442-448.

Sugano N, Nishii T, Miki H, et al. Mid-term results of cementless total hip replacement using a ceramic-on-ceramic bearing with and without computer navigation. J Bone Joint Surg Br. 2007; 89 : 455-460.

Sykes A, Hill J, Orr J, et al. Patients' perception of leg length discrepancy post total hip arthroplasty. Hip Int. 2015; 25 : 452-456.

Takao M, Nakamura N, Ohzono K, et al. The results of a press-fit-only technique for acetabular fixation in hip dysplasia. J Arthroplasty. 2011; 26 : 562-568.

Takao M, Sakai T, Hamada H, et al. Pelvic and Femoral Coordinates and Implant Alignment Representations in THA (Sugano N, ed: Computer Assisted Orthopaedic Surgery for Hip and Knee). Springer. 2018; 75-88.

Tani T, Ando W, Hamada H, et al. Hip subluxation and osteophye morphology are related to coronal contracture of the hip. J Orthop Res. 2021; 39: 1691-1699.

Wu G, Siegler S, Allard P, et al. ISB recommendation on definitions of joint coordinate system of various joints for the reporting of human joint motion-part I: ankle, hip, and spine. International Society of Biomechanics. J Biomech. 2002; 35 : 543-558.

Yamamura M, Miki H, Nakamura N, et al. Open-configuration MRI study of femoro-acetabular impingement. J Orthop Res. 2007; 25 : 1582-1588.

2 | 3次元術前計画の精度

テンプレーティングの精度とは，実際に手術で使用したインプラントサイズとテンプレーティングでのサイズとの一致度である．

アナトミカルステムを用いたセメントレスTHAの3次元術前計画の精度については，Viceconti ら（2003）は，大腿骨側の変形を伴う寛骨臼形成不全症が66%含まれている対象で，3次元術前計画の

完全一致率がカップで66%，ステムで52%と報告している．1サイズ以内を許容した場合はカップ93%，ステム86%と報告している．

一方，Sariali ら（2009）は全例が1次性変形性股関節症の対象で，3次元術前計画の完全一致率がカップ86%，ステム94%，1サイズ以内を許容した場合はカップ，ステムともに100%と高い精度を報告している．

また，彼らは関節中心の再現，脚長補正，ステム前捻，大腿オフセットでも高い精度を報告している．

Ogawa ら（2018）は，寛骨臼形成不全症を伴っている割合が82%の対象（124関節）において，3次元術前計画の完全一致率がカップ94%，ステム86%，1サイズ以内の一致率がカップ，ステムともに100%と高い精度を報告している．

ステムサイズの計画精度を低下させる要因として，ステムの冠状面，矢状面でのアライメント誤差が有意に影響しているとしている．

近年は，立位2方向X線撮影装置EOSから再構成された3D画像を用いた術前計画精度も報告されている．

Bishi ら（2022）は，メタアナリシスを施行し，インプラントサイズの完全一致率はCTを用いた3次元術前計画（79%）が最も精度が高く，2次元デジタル術前計画（48%），EOSを用いた3次元術前計画（43%），2次元アナログ術前計画（35%）の順であったと報告している．1サイズ以内の一致率では，CTを用いた3次元術前計画（96%）とEOSを用いた3次元術前計画（96%）が最も高く，以下順に2次元デジタル術前計画（80%），2次元アナログ術前計画（72%）であった．

文献 ―――――

Bishi H, Smith JB, Asopa V, et al. Comparison of the accuracy of 2D and 3D templating methods for planning primary total hip replacement: a systematic review and meta-analysis. EFORT Open Rev. 2022; 11; 7: 70-83.

Ogawa T, Takao M, Sakai T, et al. Factors related to disagreement in implant size between preoperative CT-based planning and the actual implants used intraoperatively for total hip arthroplasty. Int J Comput Assist Radiol Surg. 2018; 13: 551-562.

Sariali E, Mouttet A, Pasquier G, et al. Accuracy of reconstruction of the hip using computerised three-dimensional pre-operative planning and a cementless modular neck. J Bone Joint Surg Br. 2009; 91 : 333-340.

Viceconti M, Lattanzi R, Antonietti B, et al. CT-based surgical planning software improves the accuracy of total hip replacement preoperative planning. Med Eng Phys. 2003; 25 : 371-377.

2 ナビゲーション

1 ナビゲーションとは

本来ナビゲーションは航空機や船舶などの位置を正確に算出するために開発された技術で，GPS（global positioning system）衛星とよばれる複数の人工衛星が測位のための電波を常時発信しており，利用者は衛星からこの電波を受信して現在位置の座標データを求め，地図上に置き換える．

手術ナビゲーションは，この原理を手術に応用したものである．

1. 手術ナビゲーションの基本原理

手術ナビゲーションでは，身体内において，ナビゲーション地図に相当するCT，MRI，単純X線像などの術前画像を用いて，ナビゲーション対象となる手術器具および術野の位置を計測し算出する．

この位置計測に必要なのが3次元位置センサーである．3次元位置センサーには，磁気式のものと光学式（赤外線）のものがある．

磁気式のものは死角がないというメリットがある

が，金属の影響で磁場がゆがみ，精度が低下するのが問題である．一方，光学式のものは死角の問題はあるものの精度が高く，現在の主流となっている．

2. ナビゲーションシステムの分類

1）3次元画像ナビゲーション

術前，術中のMRI，CTなどの3次元画像データを使用する．THAではCTを用いるのでCT-basedナビゲーションとよぶ．

インプラントの設置角度のみならず設置位置もナビゲートできるため，変形の強い症例や人工股関節の再置換術（revision THA）など幅広い症例に対応できる．一方で術前計画に時間を要する（図1）．

2）fluoroscopic ナビゲーション

術中のX線透視像を使用する．簡便で，幅広い例に対応でき，従来のX線透視下手術よりも多くの画像で術具の位置や方向を同時に表示できる．通常の透視下手術よりは，手術時間や術中被曝を軽減できる（Kelleyら2009）（図2）．

3）imageless ナビゲーション

医用画像を使用しない方式のナビゲーションであ

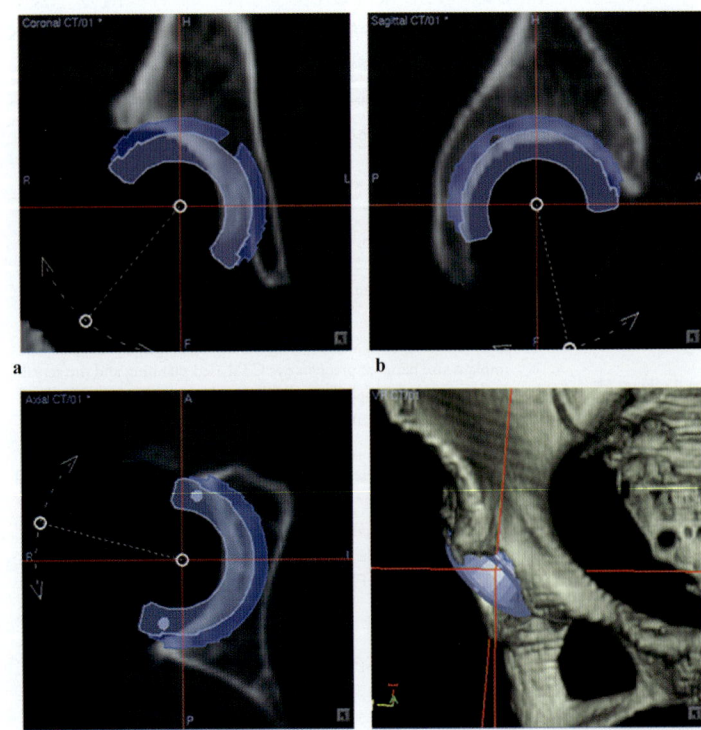

図1　image based ナビゲーションによる術前計画

multiplanar reconstruction（MPR）画面での冠状断像（a），矢状断像（b），横断像（c），3次元構築画像（d）．

図2　fluoroscopic ナビゲーション
（Stryker 社）

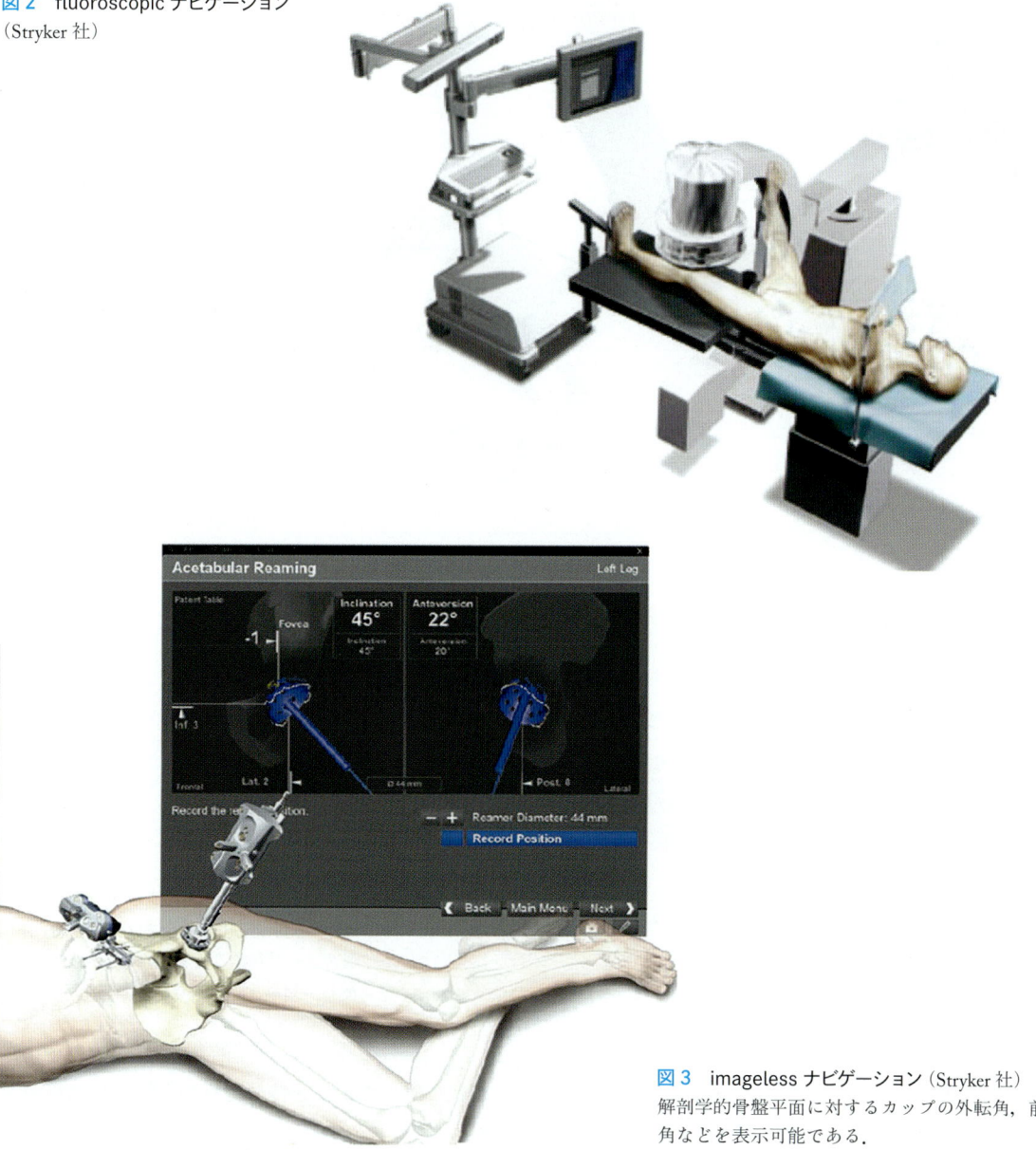

図3　imageless ナビゲーション（Stryker 社）
解剖学的骨盤平面に対するカップの外転角，前捻
角などを表示可能である．

り，計画に時間を要しない．原理としては術中に患者の解剖学的形態情報や位置情報を取得し，それをもとに仮想骨モデルを構築し，これを用いて角度，位置情報を提供する．

　その精度は CT-based ナビゲーションより低く，複雑な症例には対応困難である（Lin ら 2011）（図3）．

　近年，ポータブルタイプの簡易ナビゲーションシステムとして，加速度計を内蔵した角度計測システムや，拡張現実（AR）技術を活用しスマートフォン内蔵のジャイロセンサーを利用するシステムも広く利用されている（Ogawa ら 2018）（図4）．

3. レジストレーション（registration，位置合わせ）

　3次元画像ナビゲーションでは，術前画像データを術中に使用するため，術中にナビゲーション用位置追跡マーカーをつけた骨と術前画像との位置合わせが必要で，これをレジストレーション（registration）という．

　fluoroscopic ナビゲーションではマーカーをつけてから画像を撮るのでレジストレーションは不要である．

　imageless ナビゲーションでは画像を使用しないが，マーカーを骨につけてから，骨の座標や近似形状を入力するためのランドマークの位置決めを慣習

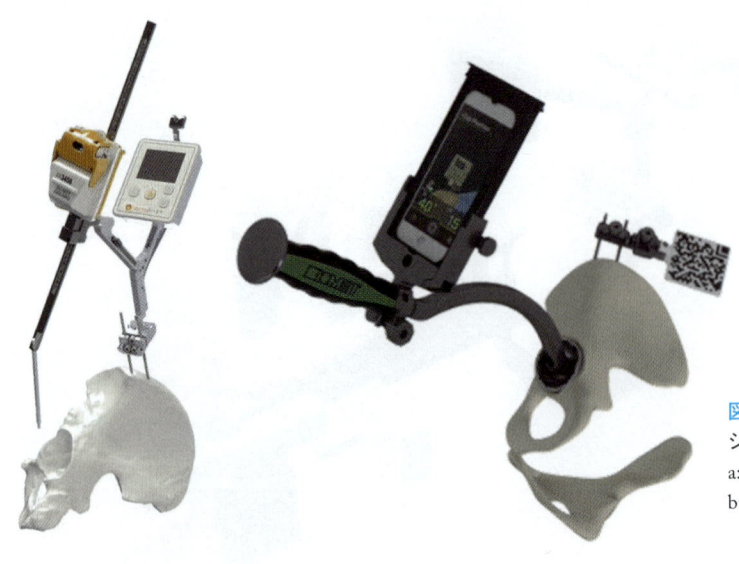

図4　ポータブルタイプの簡易ナビゲーション
システム（Zimmer Biomet 社）.
a: 加速度計を内蔵したシステム.
b: AR 技術とスマートフォンを使用するシス
テム.

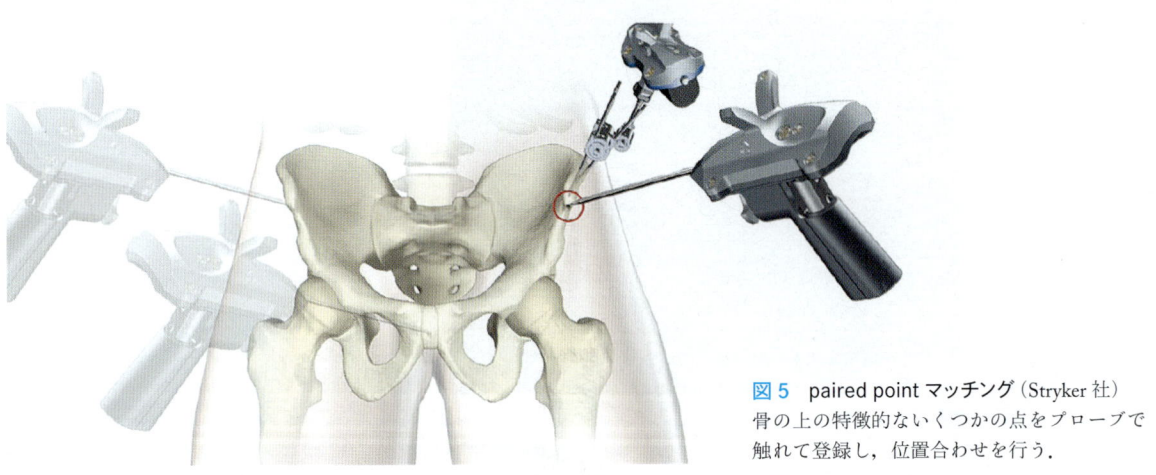

図5　paired point マッチング（Stryker 社）
骨の上の特徴的ないくつかの点をプローブで
触れて登録し，位置合わせを行う.

的にレジストレーションとよんでいる.

　一般的にレジストレーションの方法として次のよ
うなものがある.

1）paired point マッチング（図5）

　骨の上の特徴的ないくつかの点（上前腸骨棘，恥
骨結合，小転子など）をマーカ付きペンプローブで
3か所触れ，位置合わせをする方法である.

　頭頚部手術のように皮膚に印をつけて術前画像
を撮り，その印を使って paired point マッチングを
行うと精度が高いが，股関節手術ではチタンスク
リューなどの埋め込み手術を要する.

2）surface geometry マッチング（図6）

　骨表面の点を30点以上ペンプローブで触れて位
置情報を集め，これらをCTの骨表面データと照合
することで位置合わせをする方法である（Sugano ら
2001）.

起伏に富んだ形状を持つ骨盤や大腿骨では精度が
高い.

3）2次元／3次元（2D/3D）レジストレーション

　術中に多方向からX線透視像を取得し，これを
もとにCTの3次元画像との位置合わせをする方法
である.近年ではCアーム透視装置でも3次元画
像データが得られるので，3D/3D レジストレーショ
ンも使用されている.

　これらの方法でレジストレーションが精度よく行
われて初めて正確なナビゲーションが可能である.

文献

Kelley TC, Swank ML. Role of navigation in total hip arthroplasty. J Bone
Joint Surg Am. 2009; 91 Suppl 1 : 153-158.

Lin F, Lim D, Wixson Rl, et al. Limitations of imageless computer-assisted
navigation for total hip arthroplasty. J Arthroplasty. 2011; 26 : 596-
605.

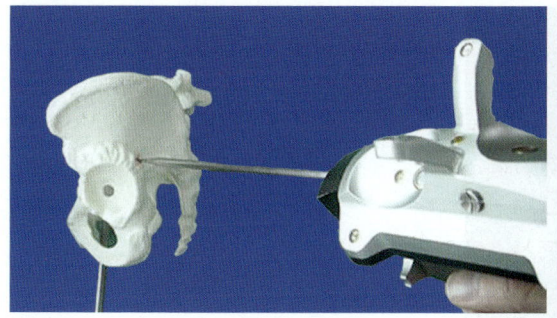

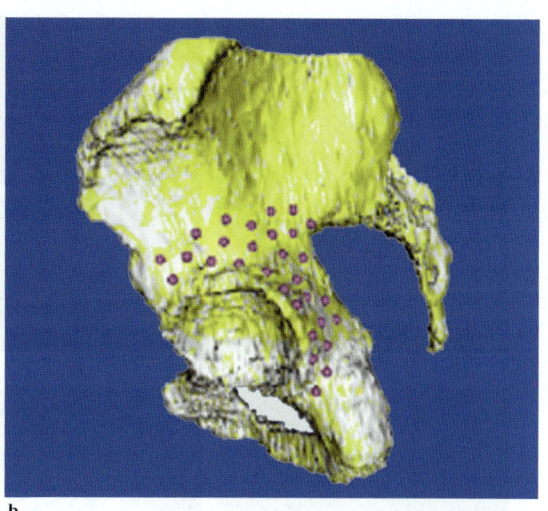

図6　surface geometry マッチング
a: 骨表面の点をプローブで触れて登録する.
b: 複数の骨表面位置情報と CT の骨表面データを照合して位置合わせを行う.

Ogawa H, Hasegawa S, Tsukada S, et al. A pilot study of augmented reality technology applied to the acetabular cup placement during total hip arthloplasty. J Arthloplasty. 2018; 33; 1833-1837.

Sugano N, Sasama T, Sato Y, et al. Accuracy evaluation of surface-based registration methods in a computer navigation system for hip surgery performed through a posterolateral approach. Comput Aided Surg. 2001; 6 : 195-203.

2 │ ナビゲーション手術の実際

1. 術前計画

　CT-based ナビゲーション（CT hip, Stryker 社）では, 術前計画が重要で, 適切なインプラント設置計画はナビゲーション手術成功の鍵である. カップ設置目標角度はいわゆる Lewinnek ら（1978）の安全域（safe zone）ではなく, 可動域シミュレーションに基づき決定すべきである.

　これによりステム前捻に合わせてカップ前捻を調節すれば, インプラント同士のインピンジメントを回避できると, Miki ら（2007）は手術中にナビゲーションを用いて股関節可動域を正確に計測した結果から報告している.

　具体的には最大屈曲 120°, 伸展 40°, 外転 50°, 内旋 80°, 外旋 40° までの必要可動域を想定している.

　カップ外転角については, 50° をこえると摩耗の増加やポリエチレンライナーの破損, メタル摺動面においては血中・尿中メタルイオン濃度の増加などが報告されているため（Tower ら 2007, Hart ら 2008, Wan ら 2008, Leslie ら 2009）, カップ外転角は 50° をこえないことが長期的な耐久性確保には重要である.

　一方, カップ外転角 40° 未満ではインピンジメントにより必要可動域を確保することが困難となってくるため, Murray（1993）の X 線学的定義でのカップ外転角の目標である 40° に設定されることが多い.

　カップ前捻角については, まずステムの設置計画を行った後, ステム前捻に応じてカップ前捻角度を決定していく. たとえばステム前捻角が 20° ± 5° ならばカップ前捻角は 20°, 30° ± 5° ならば 15°, 40° ± 5° ならば 10° という具合に決めていく（Sugano ら 2012）.

　また, 骨盤の前傾や後傾への考慮については臥位での骨盤基準, すなわち機能的骨盤基準（functional zero position）（Sugano ら 2007）をカップ設置の基準としている.

　これら一連のインプラント設置計画の臨床的妥当性については, 後述する 4 次元動作解析システム（Otake ら 2005）を用いて検証されている.

　実際の手術計画では, まず, CT の画像データを手術計画用コンピュータに取り込んだのち, 骨盤および大腿骨における座標基準点の同定を行う.

　この操作はインプラントを設置する上で必要不可欠な骨盤および大腿骨の基準座標系を決定する作業である. 骨盤における基準点は, ①両上前腸骨棘, ②両恥骨結節に加え, ③両坐骨最下端, ④恥骨結合中心, ⑤仙骨中心などを CT 像上で同定し入力する（図7）.

　この段階で, 骨盤の解剖学的基準面（anterior pelvic plane: APP）が決定され, さらにこの APP と CT テーブルとのなす角度を計測することで骨盤前後傾の角度も求められる. 以下の操作は骨盤前後傾を補正した機能的骨盤基準を用いて進める.

　大腿骨側も同様に, ① 骨頭中心, ②転子窩, ③

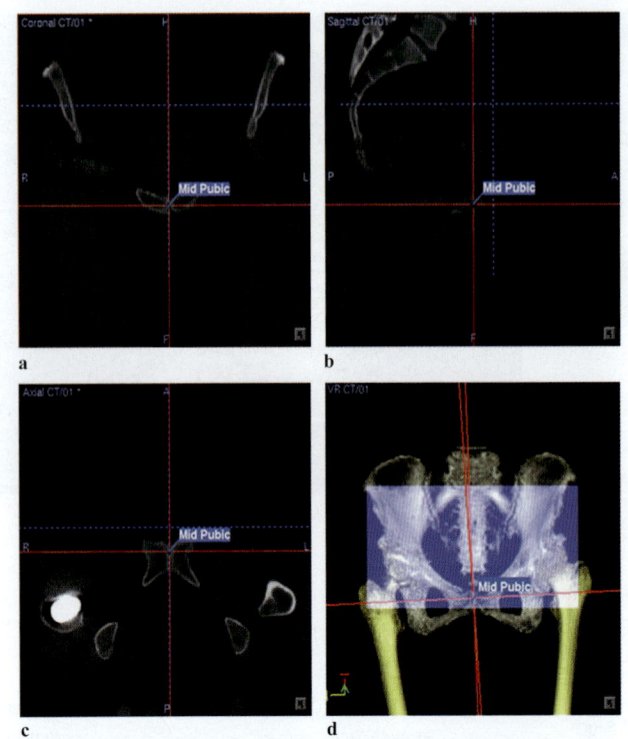

図7 骨盤における骨基準点の同定と登録
MPR 画面での冠状断像(a)，矢状断像(b)，水平像(c)，3次元構築画像(d)．

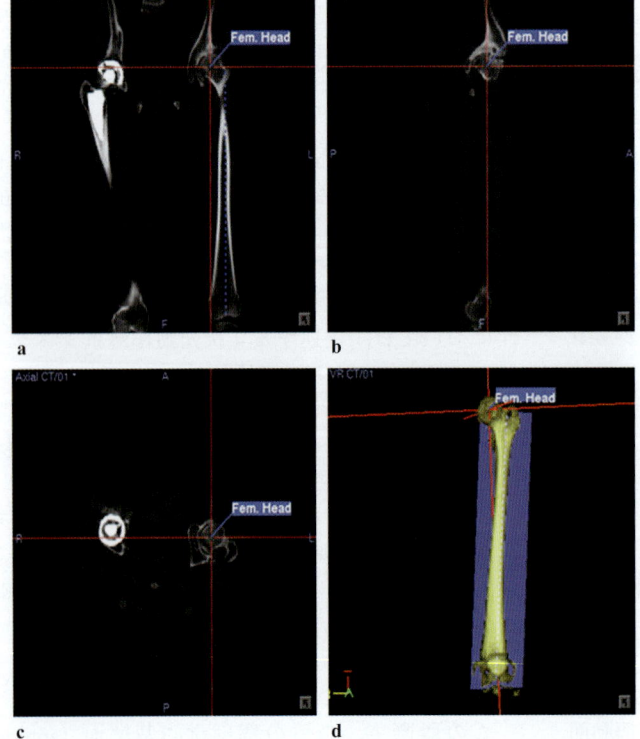

図8 大腿骨における骨基準点の同定と登録(MPR画像)
a: 冠状断像．
b: 矢状断像．　c: 横断像．
d: 3次元構築画像．
（矢状断像は左右とも右外側からみた像として表示される）

大腿骨近位部の最後部，④内・外側顆の最後部，⑤膝遠位中心（顆間溝の最遠位ポイント）などをCTで同定し登録する（図8）．これにより，大腿骨の基準平面，座標系が決定される．

骨盤および大腿骨における骨基準点の同定，基準座標系決定作業が終了した後，骨盤と大腿骨の画面上での分離（segmentation）を行う（図9）．
インプラント設置計画では，前章の3次元術前計

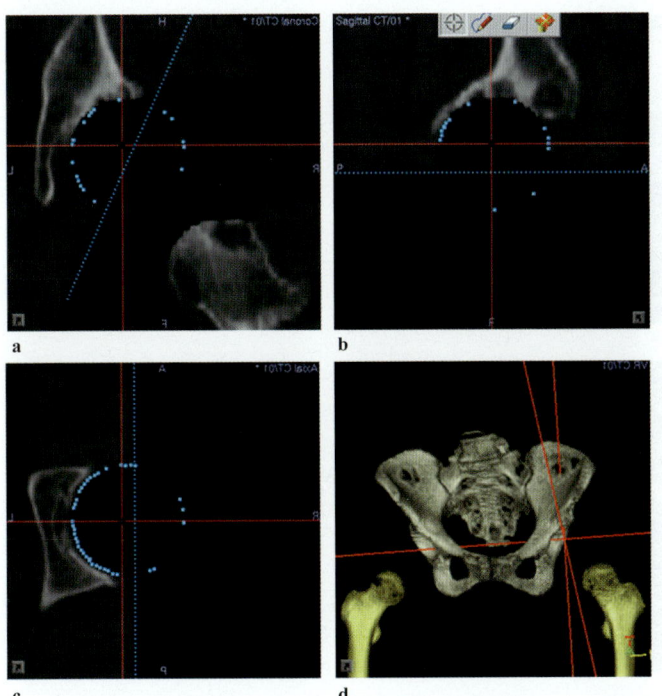

図9 骨盤と大腿骨の画面上での分離
（segmentation）（MPR 画像）
a: 冠状断像.
b: 矢状断像.
c: 横断像.
d: 3次元構築画像.
（矢状断像は左右とも右外側からみた像として
表示される）

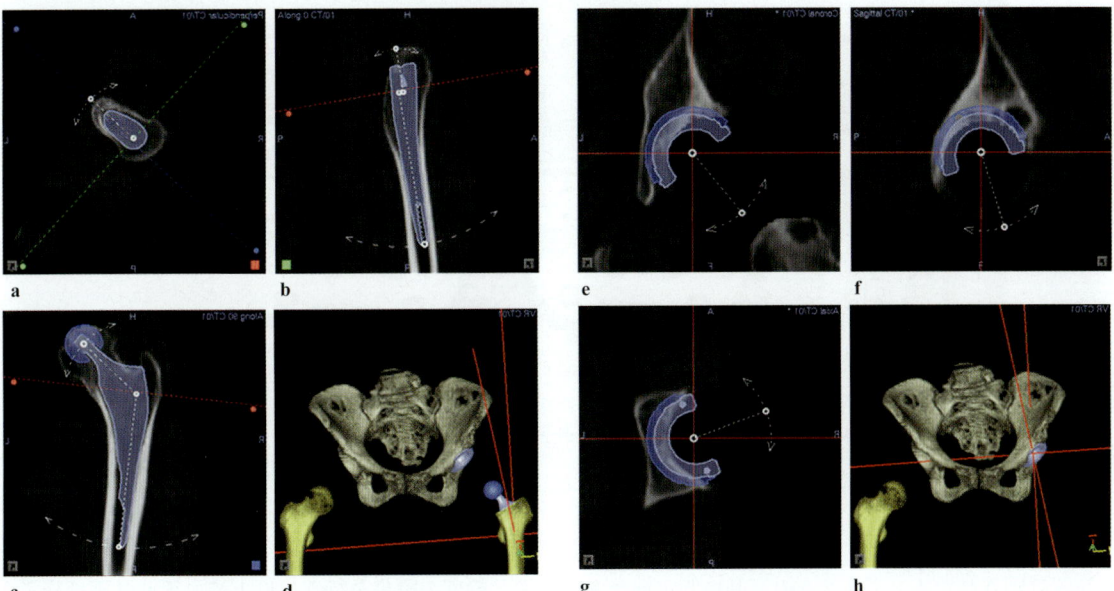

図10 ステムおよびカップの設置計画（MPR 画像）
ステム側（a〜d），カップ側（e〜h）.
（矢状断像は左右とも右外側からみた像として表示される）

画に記載のとおりである．まず，大腿骨側の設置計画を行い，得られたステムの前捻角に応じてカップの設置角度を後述の可動域シミュレーション機能で，屈曲120°，伸展40°，外旋40°，屈曲90°内旋40°の必要可動域で衝突しない角度に調整する．ステム前捻が15°から35°で収まらない場合は，モジュラーネックやコーン型ステム，セメントステムなどでステム前捻を適正化する．

脚長差やオフセットの差などを参考にカップ設置位置やステムサイズ，ネック長を調節する（図10）．カップ外転角を40°にして前捻は前述のようにステム前捻に応じて決定する．

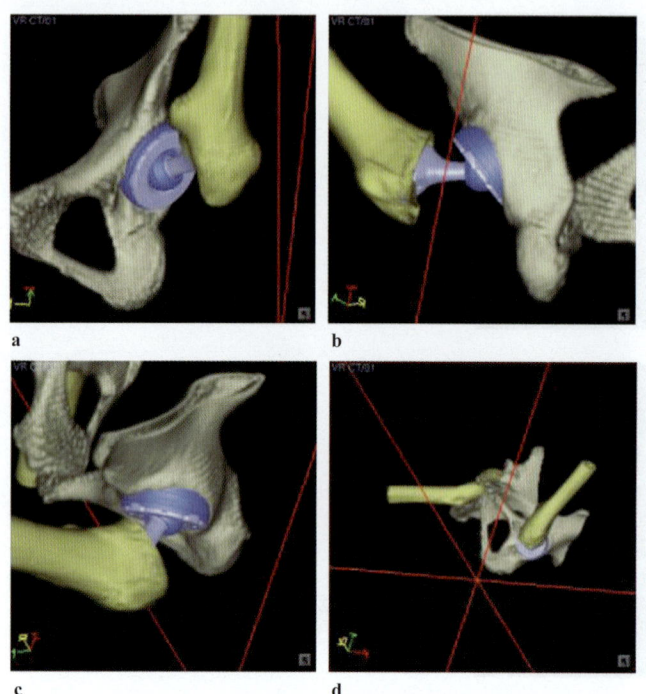

a

b

c

d

図 11　インプラントの可動域チェック（MPR 画像）
インプラント同士のインピンジメントを予測できる.
図は屈曲 120° のシミュレーション.
立位単純 X 線像で骨盤後傾が顕著でインピンジメントが気になる場合は，骨盤傾斜を変更し，立位の際の可動域チェックも行うことができる.

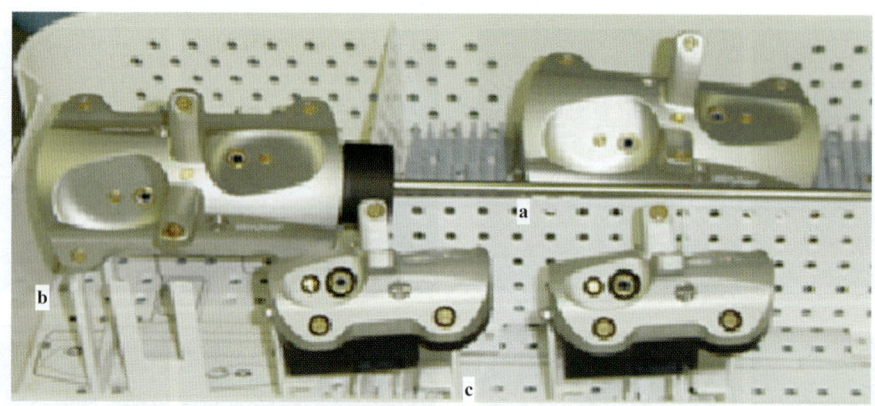

a

b

c

図 12　術中操作に必要なナビゲーション機器
a: LED 付きインストゥルメントトラッカー．b: 骨表面計測用ペンプローブ．c: 骨盤および大腿骨用トラッカー.

　設置計画されたインプラントの可動域測定機能を用いれば，インプラント同士のインピンジメントがどのような肢位，角度で起こるかわかり，カップ角度や骨頭径に応じ必要可動域でインピンジしないか確認する（図 11）．最後のステップとして，まず，レジストレーションのための骨表面モデルの自動作製を行う.

　次に，paired point マッチングに必要な，骨盤，大腿骨で術中に触れやすい特徴的な点をそれぞれ 4 点ずつ決定しておく．さらに，surface geometry マッチングに必要な骨表面の輪郭を確認し，必要に応じ

て，輪郭の編集を行う．以上で，術前計画は終了となる.

2. 術中操作

　手術では，光学式赤外線位置センサー，骨盤や大腿骨に固定する LED 付きトラッカー，骨表面計測用ペンプローブ，LED 付きインストゥルメントトラッカー，トラッカーが装着できる専用の寛骨臼リーマー，ラスプハンドル，インプラント打ち込み用把持器などが必要である（図 12）.

　まず，各トラッカーや専用術具の動作確認・誤差

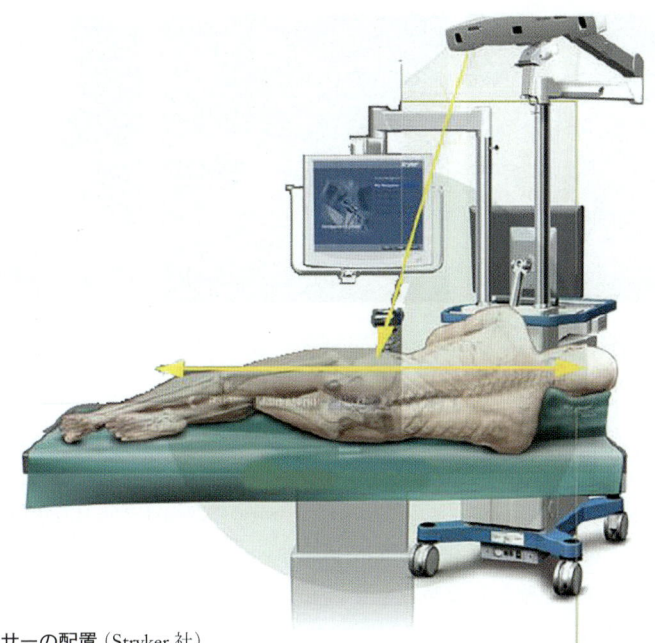

図13　赤外線位置センサーの配置（Stryker 社）

確認を行った後，光学式赤外線位置センサーの計測
範囲が術野をカバーできるように最適な位置に配置
する（図13）.

　手術開始後，骨盤，大腿骨に LED 付きトラッ
カーを弛みなく固定する．次に大腿骨レジストレー
ションを paired point マッチング法および surface
geometry マッチング法にて行う.

　この際重要なのがレジストレーションの精度確認
作業である．大腿骨表面のさまざまな特徴点にペン
プローブで触れてワークステーションのモニター上
に示される点と一致することを確認し，レジスト
レーション結果が信頼できるかどうかを判断する.

　ポインターの先が骨から浮き上がったり，埋入し
たりしていれば，レジストレーションをやり直す.
レジストレーションの精度が容認できれば，検証ポ
イント（verification point）を登録する.

　これはトラッカーに弛みが生じた疑いがある時に
検証するためのポイントで，再度このポイントに触
れて初期とのずれを表示させることで弛みの有無を
確認できる.

　インプラント設置完了後にも必ず検証ポイントに
触れ，弛みのないことを確認してから手術を終える.

　大腿骨頚部の骨切り線をナビゲーションモニター
上に示された骨切り線の位置に実際の骨の上でペン
プローブで触れて同定し，これに沿って骨切りを行
う（図14）.

　骨盤側のレジストレーションも大腿骨側と同様，
paired point マッチング法および surface geometry マッ

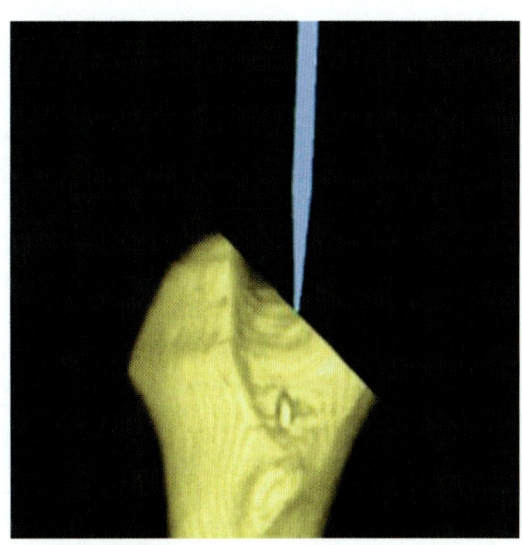

図14　大腿骨頚部の骨切りのナビゲーション
（左大腿骨後面）
モニター上に示された骨切り線の位置に実際の骨の上でペ
ンプローブで触れて同定し，これに沿って骨切りを行う.

チング法にて行い，精度確認作業ののち，骨盤側に
も検証ポイントを入力する.

　寛骨臼掘削において，専用のリーマーに LED 付
きインストゥルメントトラッカーを装着すると，
リーマーと寛骨臼との相対的位置関係がモニター上
で明らかとなる．手術計画との位置，角度の差も同
時に表示されるため，これを参考としながら掘削を

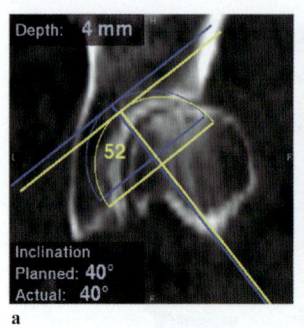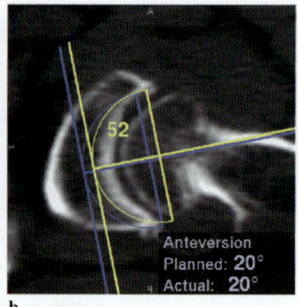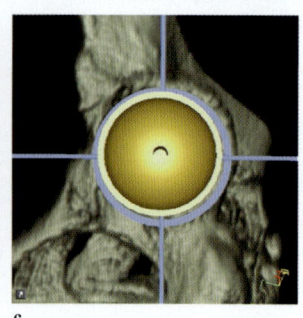

図 15　カップ打ち込みのナビゲーション（MPR 画像）
a: 冠状断像．b: 横断像．c: 3 次元構築画像．

完了する．

　次に，インストゥルメントトラッカーをカップ打ち込み用把持器に装着し，カップ位置をモニター上に表示させ，手術計画との差を確認しながらカップの打ち込みを行う（図 15）．

　大腿骨掘削も寛骨臼側と同様，専用の大腿骨ラスプホルダーにインストゥルメントトラッカーを装着すると，ラスプと大腿骨との相対的位置関係，手術計画との位置，角度の差が表示されるため，これを参考としながら掘削を完了する．

　ステムの挿入も専用の把持器にて位置確認できる．各操作終了時のインプラントや掘削器具の位置，角度などのデータはコンピュータに保存される．

　ナビゲーションでは脚長差やオフセットも表示できるため，手術計画との差を確かめながら，使用するヘッドのサイズとオフセットの大きさを決定することができる．また，関節整復後，可動域計測はもとより下肢牽引時や脱臼肢位での骨頭とカップの乖離距離などを計測，記録することもできる．

文献

Hart AJ, Buddhdev P, Winship P, et al. Cup inclination angle of greater than 50 degrees increases whole blood concentrations of cobalt and chromium ions after metal-on-metal hip resurfacing. Hip Int. 2008; 18 : 212-219.

Leslie IJ, William S, Isaac G, et al. High cup angle and microseparation increase the wear of hip surface replacements. Clin Orthop Relat Res. 2009; 467 : 2259-2265.

Lewinnek GE, Lewis JL, Tarr R, et al. Dislocations after total hip-replacement arthroplasties. J Bone Joint Surg Am. 1978; 60 : 217-220.

Miki H, Yamanashi W, Nishii T, et al. Anatomic hip range of motion after implantation during total hip arthroplasty as measured by a navigation system. J Arthroplasty. 2007; 22 : 946-952.

Murray DW. The definition and measurement of acetabular orientation. J Bone Joint Surg Br. 1993; 75 : 228-232.

Otake Suzuki N, Hattori A, Y, et al. Four-dimensional model of the lower extremity after total hip arthroplasty. J Biomech. 2005; 38 : 2397-2405.

Sugano N, Nishii T, Miki H, et al. Mid-term results of cementless total hip replacement using a ceramic-on-ceramic bearing with and without computer navigation. J Bone Joint Surg Br. 2007; 89 : 455-460.

Sugano N, Tsuda K, Miki H, et al. Dynamic measurements of hip movement in deep bending activities after total hip arthroplasty using a 4-dimensional motion analysis system. J Arthroplasty. 2012; 27: 1562-1568.

Tower SS, Currier JH, Currier BH, et al. Rim cracking of the cross-linked longevity polyethylene acetabular liner after total hip arthroplasty. J Bone Joint Surg Am. 2007; 89 : 2212-2217.

Wan Z, Boutary M, Dorr LD. The influence of acetabular component position on wear in total hip arthroplasty. J Arthroplasty. 2008; 23 : 51-56.

3　CT-based ナビゲーションの応用

1. 人工股関節再置換術（revision THA）（図 16）

　再置換術に対して，CT-based ナビゲーションによる 3 次元的手術計画を用いることによりカップ設置位置のみならず，骨欠損の部位と広がり，骨移植の必要性などが術前に把握できる．

　CT-based ナビゲーションは金属インプラントによるアーチファクトの懸念があったが，CT で金属アーチファクトの多い関節近傍を避けて surface registration を行うことにより，通常の THA と遜色ない精度でカップ設置が行える（Nakamura ら 2013）．

2. 表面置換型人工股関節（図 17）

　表面置換型のカップは CT hip（Stryker 社）で設置できるが，大腿骨コンポーネントのナビゲーションは，OrthoMap（Stryker 社）で CT ベース計画に基づき最初のガイドワイヤー刺入のナビゲーションが可能である．

　大腿骨コンポーネント設置の数 mm の誤差が，術後頚部骨折や弛みにつながるので，CT に基づく適切なサイズ選択と設置位置に従ってガイドワイ

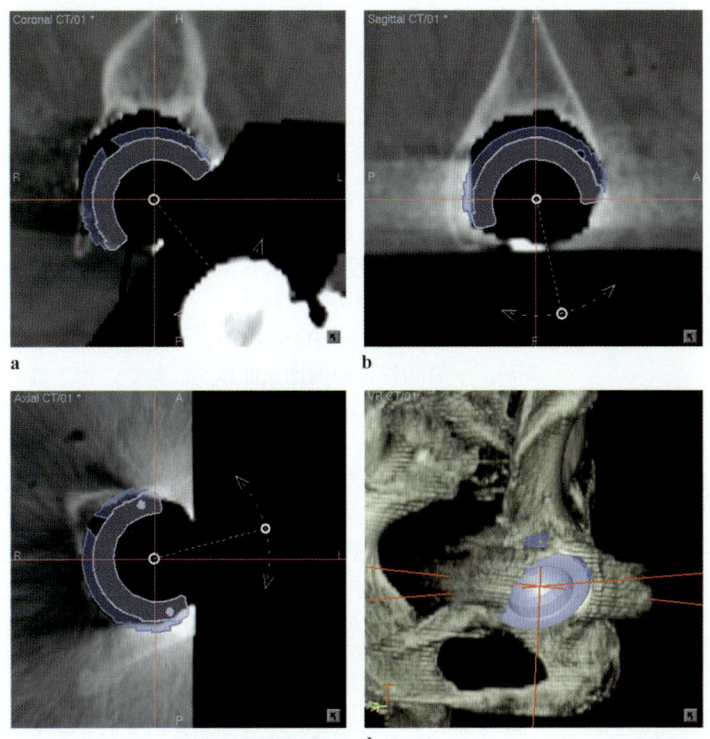

図 16　revision THA におけるナビゲーション手術計画

骨欠損の部位と広がりなどが把握できる．MPR 画面での冠状断像(a)，矢状断像(b)，横断像(c)，3 次元構築画像(d)．

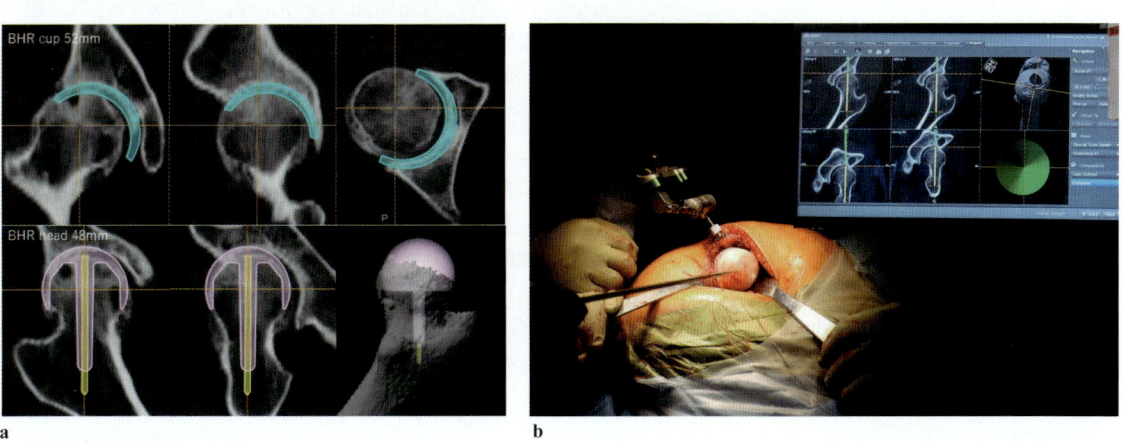

図 17　表面置換型人工股関節のナビゲーション

a: 術前計画．b: 大腿骨コンポーネントのステム軸に沿ってガイドワイヤー刺入点と方向をポインターで確認している．

ヤーを刺入できれば，術後の設置精度は高いことが報告されている（Sato ら 2019）．

3. 股関節固定術後

　股関節固定術後の THA ではナビゲーションを用いることによって術中オリエンテーションが容易に得られ，ナビゲーション下に大腿骨骨切り（骨盤からの切り離し），寛骨臼リーミング，カップ設置などが正確に行える．

文献

Nakamura N, Nishii T, Kitada M, et al. Application of computed tomography-based navigation for revision total hip arthroplasty. J Arthroplasty. 2013; 28 : 1806-1810.

Sato R, Takao M, Hamada H, et al. Clinical accuracy and precision of hip resurfacing arthroplasty using computed tomography-based navigation. Int Orthop. 2019; 43: 1807-1814.

4 CT-based ナビゲーションの精度

CT-based ナビゲーションを用いて手術を行い，術後に撮影した CT をもとにインプラントの設置角度を計測し，術中計測値との差を評価すると，結果は表1のごとくであり，カップ側の術中計測精度（術後 CT と術中計測値との差）は初回 THA，再置換術を含め，大半が 2°以内であった（Hamawaki ら 2024）.

一方，ステム側に関しては前捻のばらつきがやや大きく，さらなる精度向上が課題と思われる．脚長差については平均 3mm, 最大 10mm と，臨床的に有用と考えられる（Kitada ら 2010）.

文献

Kitada M, Nakamura N, Iwana D, et al. Evaluation of the accuracy of computed tomography-based navigation for femoral stem orientation and leg length discrepancy. J Arthroplasty 2010; 674-679.

Hamawaki M, Hamada H, Uemura K, et al. Rigid fixation of pelvic tracker essential for accurate cup placement in CT-based navigation total hip arthroplasty. J Artif Organs. 2024 Jan 10. doi: 10.1007/s10047-023-01426-8. Online ahead of print.

5 ナビゲーション手術の意義

THA にナビゲーションを導入することによってインプラントの設置精度が増すことは数多く報告されており，それに伴い脱臼率の減少も報告されている（Sugano ら 2007）.

また，大規模なレジストリーを用いた調査でもナビゲーションを用いた THA において従来法と比較して脱臼率やそれに伴う再置換率の有意な低下が報告されている（Bohl ら 2019, Agarwal ら 2021）.

これに対し，ナビゲーション導入にはコストがかかり，手術時間の延長や術前計画に要する時間の増大，さらに習熟までのラーニングカーブの存在も指摘されている.

デメリットを勘案してもナビゲーションを用いた THA を行うことによって期待される臨床的意義がある．すなわち，従来の THA におけるさまざまな問題点を解消できるからである.

インプラント不良設置による脱臼やインピンジメントの減少，edge loading などによる早期 mechanical failure の減少，脚長差のばらつき改善，術後動作制限の緩和，などがあげられる.

THA 後の動作制限は施設によってさまざまであるが，一般的には股関節屈曲は 90°まで，内・外旋は 45°まで，脚組み禁止などを一定期間指示することが多いようである.

これに対し，ナビゲーションを使用した THA 患者の術後 CT から抽出した THA 挿入骨格モデルとモーションキャプチャー（motion capture）画像を合成して表示できる動作解析システムの報告（Otake ら 2005）がある．しゃがみ込み，正座，座礼をさせてもインピンジメントのないことが示されている（Sugano ら 2012）（図18）.

ナビゲーション導入により，術後のリハビリテーションプロトコールを変更し，すべての患者に 90°以上の股関節屈曲および正座，しゃがみ込み，靴下着脱動作などを積極的に指導しやすくなる.

著者の施設において術後 1 年以上経過した 219 例を対象として，WOMAC physical score を調査したところ，従来法の THA 術後と比較して有意に改善したことが報告されている（Maeda ら 2017）.

THA にナビゲーションを導入する大きな意義は，脱臼や弛みなどの合併症の減少のみならず，日常生活において患者に動作制限を強いることのない，患者満足度の高い術後 QOL を提供できることであると考えられる.

文献

Agarwal S, Eckhard L, Walter WL, et al. The use of computer navigation in total hip arthroplasty is associated with a reduced rate of revision for

表1　当科における CT-based ナビゲーションの術中計測精度

カップ側	例数	外転	前捻	
初回 THA	414	1.1°±0.8°（0-4.7）	0.8°±0.6°（0-3.2）	
再置換術	11	1.5°±1.6°（0-5）	1.9°±1.0°（0-3）	
ステム側	例数	前捻	内・外反	脚長差
初回 THA	60	4.0°±3.7°（0-19）	1.2°±1.0°（0-4）	3.1±2.3 mm（0-10）

dislocation. J Bone Joint Surg Am. 2021; 1900-1905.

Bohl DD, Nolte MT, Ong K, et al. Computer-assisted navigation is associated with reductions in the rates of dislocation and acetabular component revision following primary total hip arthroplasty. J Bone Joint Surg Am. 2019; 250-256.

Maeda Y, Nakamura N, Sugano N. Improvement of activities of daily living after total hip arthroplasty using a computed tomography-based navigation system. J Artif Organs. 2017; 152-157.

Otake Y, Suzuki N, Hattori A, et al. Four-dimensional model of the lower extremity after total hip arthroplasty. J Biomech. 2005; 38 : 2397-2405.

Sugano N, Nishii T, Miki H, et al. Mid-term results of cementless total hip replacement using a ceramic-on-ceramic bearing with and without computer navigation. J Bone Joint Surg Br. 2007; 89 : 455-460.

Sugano N, Tsuda K, Miki H, et al. Dynamic measurements of hip movement in deep bending activities after total hip arthroplasty using a 4-dimensional motion analysis system. J Arthroplasty. 2012; 1562-1568.

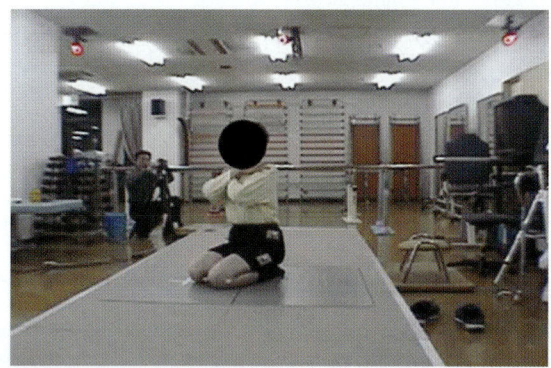

a

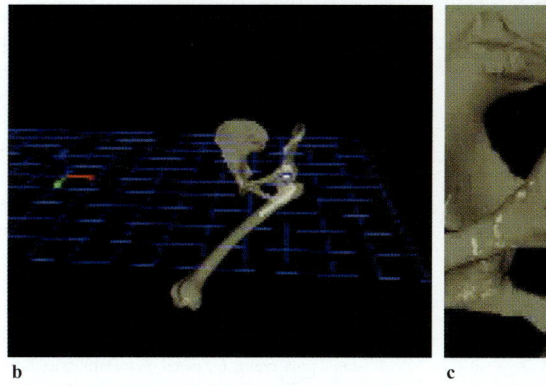

b

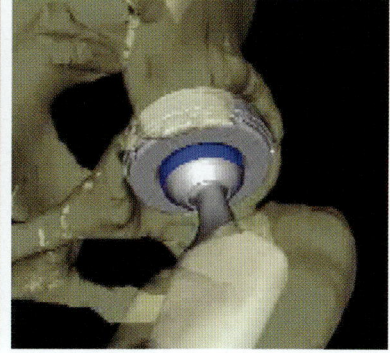

c

図 18　4 次元動作解析システムを用いた術後インピンジメント評価
正座時にもインプラントインピンジメントがないことがわかる.

3 患者適合型手術支援ガイド

3次元プリンターなどの安価で高性能な3次元造形器と滅菌可能で毒性のない樹脂材の開発により，症例に応じた患者適合型手術支援ガイド（patient specific surgical template）が整形外科の各領域で用いられてきている．変形治癒骨折後の矯正骨切り術における骨切り角度と骨切り高位や，人工股関節全置換術（THA）のインプラント設置角度などについて個々の手術計画に従って作製されている．

骨折後の遺残変形に対する矯正骨切り術（Murase ら 2008）や，人工膝関節全置換術（TKA）（Hafez ら 2006）における患者適合型手術支援ガイドが使用されつつあり，脊椎手術における固定用スクリュー刺入の際の患者適合型手術支援ガイドも報告されている（Radermacher ら 1998）．

股関節手術においては，骨盤骨切り術（Radermacher ら 1998，Otsuki ら 2013，坂井 2020）や大腿骨矯正骨切り術（西井 2008）に対する活用が報告されている．また，THA の寛骨臼用患者適合型手術支援ガイド（Hananouchi ら 2009, 2010, Sakai ら 2014, 2018），表面置換型人工股関節用患者適合型手術支援ガイド（Sugano ら 2007，Kunz ら 2010，Olsen ら 2010，Raaijmaakers ら 2010，Kitada ら 2013，Sakai ら 2014），大腿骨骨切り用患者適合型手術支援ガイド（Nakamura ら 2011，Sakai ら 2014, 2017, 2018）などもこれまでに報告されている．

また，最近では AI を使用してテンプレートを3次元造形で作製し，THA におけるインプラント設置精度が良好となったとする報告もある（Chen ら 2023）．

文献

Chen X, Li S, Wang Y, et al. Artificially intelligent three-dimensionally-printed patient-specific instrument improves total hip arthroplasty accuracy. J Arthroplasty 2023; 38: 2060-2067. e1.

Hafez MA, Chelule KL, Seedhom BB, et al. Computer-assisted total knee Arthroplasty using patient-specific templating. Clin Orthop Relat Res. 2006; 444 : 184-192.

Hananouchi T, Saito M, Koyama T, et al. Tailor-made surgical guide based on rapid prototyping technique for cup insertion in total hip Arthroplasty. Int J Med Robot. 2009; 5 : 164-169.

Hananouchi T, Saito M, Koyama T, et al. Tailor-made surgical guide reduces incidence of outliers of cup placement. Clin Orthop Relat Res. 2010; 468 : 1088-1095.

Kitada M, Sakai T, Murase T, et al. Validation of the femoral component placement during hip resurfacing: a comparison between the conventional jig, patient-specific template, and CT-based navigation. Int J Med Robot. 2013; 9 : 223-229.

Kunz M, Rudan JF, Xenoyannis GL, et al. Computer-assissted hip resurfacing using individualized drill templates. J Arthroplasty. 2010; 25 : 600-606.

Murase T, Oka K, Moritomo H, et al. Three-dimensional corrective osteotomy of malunited fractures of the upper extremity with use of a computer simulation system. J Bone Joint Surg Am. 2008; 90 : 2375-2389.

Nakamura N, Murase T, Tsuda K, et al. Custom-made template for corrective femoral osteotomy was useful during total hip Arthroplasty in a patient with a previous Schanz osteotomy: a case report. 11th Annual meeting of CAOS-International. 2011.

西井 孝,菅野伸彦,村瀬 剛,他. コンピューターシミュレーションを応用した大腿骨頭すべり症に対する三次元骨切り術の一例. Hip Joint. 2008; 34 : 272-276.

Olsen M, Chiu M, Gamble P, et al. A comparison of conventional guidewire alignment jigs with imageless computer navigation in hip resurfacing Arthroplasty. J Bone Joint Surg Am. 2010; 92 : 1834-1841.

Otsuki B, Takemoto M, Kawanabe K, et al. Developing a novel custom cutting guide for curved peri-acetabular osteotomy. Int Orthop 2013; 37: 1033-1038.

Raaijmaakers M, Gelade F, De Smedt K, et al. A custom-made guide-wire positioning device for hip surface replacement arthroplasty: description and first results. BMC Musculoskelet Disord. 2010; 11 : 161-167.

Radermacher K, Portheine F, Anton M, et al. Computer assisted orthopaedic surgery with image based individual templates. Clin Orthop Relat Res. 1998; 354 : 28-38.

Sakai T, Hanada T, Murase T, et al. Validation of patient specific surgical guides in total hip arthroplasty. Int J Med Robot. 2014 ;10: 113-120.

Sakai T, Hamada H, Takao M, et al. Validation of patient-specific surgical guides for femoral neck cutting in total hip arthroplasty through the anterolateral approach. Int J Med Robot. 2017; 13(3).

Sakai T. Patient-specific surgical guide for total hip arthroplasty. Adv Exp Med Biol. 2018; 1093: 307-314.

坂井孝司. 股関節の骨切り術に対するPSG. 関節外科. 2020; 39: 664-668.

Sugano N, Murase T, Nishii T, et al. A CT-based individual template using rapid prototyping for metal on metal surface hip replacement. 55 th annual meeting of Orthopaedic Research Society Las Vegas. 2007; 2428.

1 患者適合型手術支援ガイドの作製

骨格形状から患者適合型手術支援ガイドを作製する際，まず個々に応じた骨盤と大腿骨を含めた3次元画像データを取得し，適切に手術計画を行う必要がある．現在は CT か MRI かのいずれかが用いられる．

CT に基づいた3次元画像では骨表面の輪郭は容易に抽出されやすいものの，関節面では軟骨の厚みは含まれない．関節面もテンプレートの適合面に含めると適合が悪くなり不正確となる．したがって CT に基づいた3次元画像では関節面を適合面に含

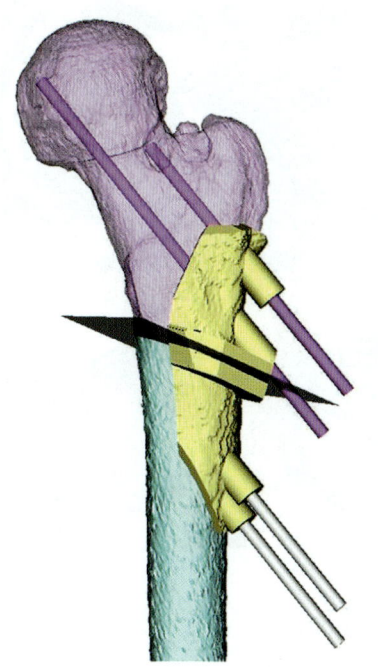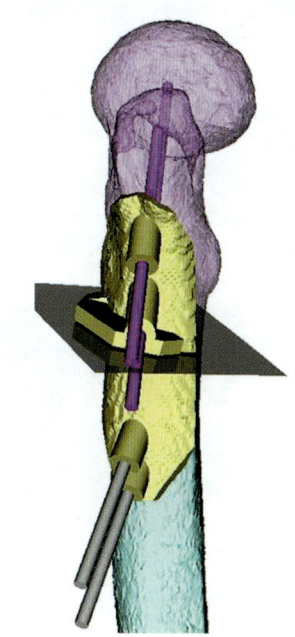

図1　大腿骨骨切り術用テンプレート

めないテンプレートデザインが必要となる.

　MRI に基づいた3次元画像では関節軟骨面輪郭も抽出されるものの，骨表面を特定しにくい弱点があり，不正確になる可能性は否定できない.

　股関節の骨切り術に関する患者適合型手術支援ガイドとしては，triple osteotomy などの骨盤骨切り術（Radermacher ら 1998），大腿骨骨切り術（図1）（西井ら 2008）に関する報告がある.

　なお，テンプレートを用いる際の，骨表面とテンプレートの適合性は重要であるが，その精度評価の報告は少なく，Radermacher ら（1998）が良好な設置精度を報告しているのみである.

文献

西井　孝, 菅野伸彦, 村瀬　剛, 他. コンピューターシミュレーションを応用した大腿骨すべり症に対する三次元骨切り術の一例. Hip Joint. 2008; 34：272-276.

Radermacher K, Porthein F, Anton M, et al. Computer assisted orthopaedic surgery with image based individual templates. Clin Orthop Relat Res. 1998; 354：28-38.

2 人工股関節全置換術における寛骨臼用患者適合型手術支援ガイド

　寛骨臼用患者適合型手術支援ガイドを正確に寛骨臼縁に設置するには，皮膚切開が 12 〜 15 cm 以上必要となる.

　テンプレートデザインにもよるが，10cm 未満の皮膚切開では設置が困難で不正確となりやすく，最小侵襲手術（minimally invasive surgery: MIS）による THA での使用は困難と思われる.

　Hananouchi ら（2009, 2010）は CT に基づいた3次元画像から作製した患者適合型手術支援ガイドを寛骨臼縁に設置し，術前計画でのカップインパクターの方向と平行なガイドピンを腸骨側に刺入固定し，このガイドピンを目標にしてカップ設置を行う患者適合型手術支援ガイドを考案した.

　術前計画と術後 CT による設置精度の評価では，カップ外転角で $3.2° \pm 2.3°$，カップ前捻角で $3.7° \pm 2.7°$ と報告している（Hananouchi ら 2010）.

　また，Zhang ら（2011）は寛骨臼底にガイドピンを刺入固定する患者適合型手術支援ガイドを考案し，中空の寛骨臼リーマーを用いて掘削するシステムを報告している．術前計画と術後 CT による設置精度は，外転角で $1.6° \pm 0.4°$，前捻角で $1.9° \pm 1.1°$ であった.

　Sakai ら（2014）は，後側方アプローチで THA を行う際に，寛骨臼後縁にスクリューで固定したパーツと，リーミングやカップ設置を規定するパーツを結合させて使用する寛骨臼用患者適合型手術支援ガイドを報告している（図2）.

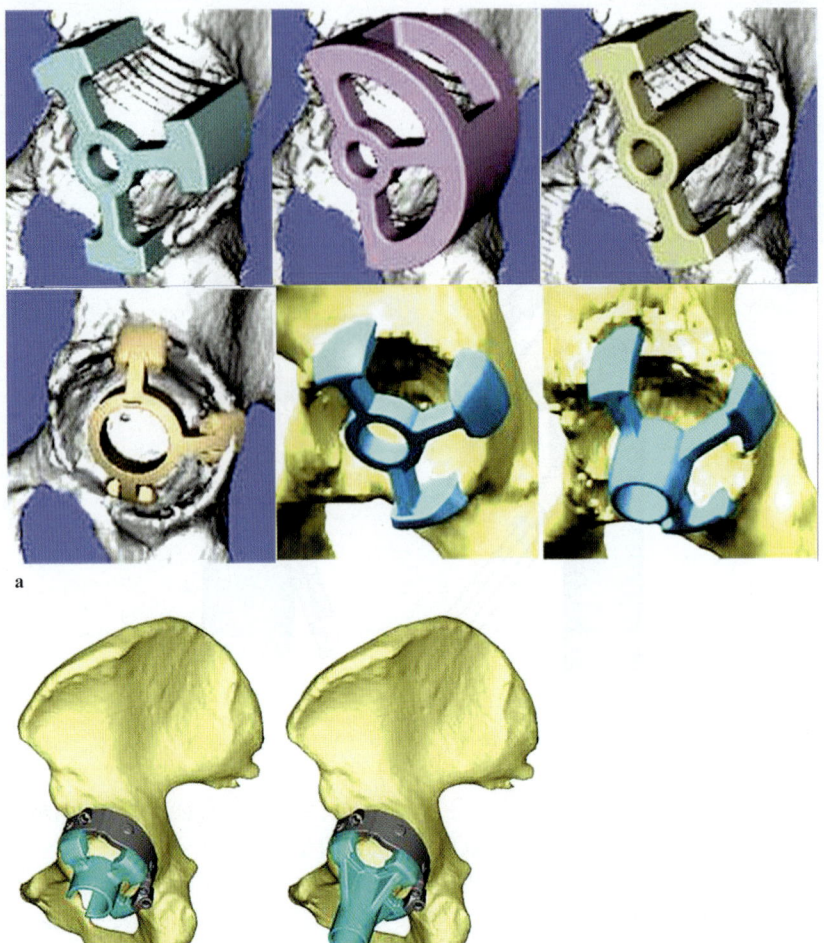

図2　THA における寛骨臼用患者適合型手術支援ガイド
a: 種々のタイプがあるが，大きいものでは長い皮膚切開を必要とする．b: 著者らの現行の
タイプでは寛骨臼縁にフィットさせスクリュー固定するパーツと，リーミング，カップ固定
時に用いるパーツからなり，外転角と前捻角を規定する．

　一方，個々に患者適合型手術支援ガイドを作製するのではなく，腸骨・坐骨表面の3点にピンを立てた専用の器具を用いて，コンピュータソフトと連動させた器具の傾斜から，カップの外転角と前捻角を規定するメカニカルナビゲーションシステムがある（Steppacher ら 2011）．

　その設置精度は，カップ外転角：$1.3° \pm 3.4°$，カップ前捻角：$1.0° \pm 4.1°$であったと報告されている．

文献

Hananouchi T, Saito M, Koyama T, et al. Tailor-made surgical guide based on rapid prototyping technique for cup insertion in total hip arthroplasty. Int J Med Robot. 2009; 5 : 164-169.

Hananouchi T, Saito M, Koyama T, et al. Tailor-made surgical guide

reduces incidence of outliers of cup placement. Clin Orthop Relat Res. 2010; 468 : 1088-1095.

Sakai T, Hanada T, Murase T, et al. Validation of patient specific surgical guides in total hip arthroplasty. Int J Med Robot. 2014 ;10: 113-120.

Steppacher SD, Kowal JH, Murphy SB. Improving cup positioning using a mechanical navigation instrument. Clin Orthop Relat Res. 2011; 469 : 423-428.

Zhang YZ, Chen B, Lu S, et al. Preliminary application of computer-assisted patient-specific acetabular navigational template for total hip arthroplasty in adult single development dysplasia of the hip.Int J Med Robot. 2011; 7 : 469-474.

3 表面置換型人工股関節全置換術における大腿骨コンポーネント用患者適合型手術支援ガイド

大腿骨コンポーネントのガイドピン刺入に際し，CT に基づいた 3 次元画像から作製した患者適合型手術支援ガイドの使用が報告されている．皮膚切開は通常の表面置換型 THA で用いられる 12 ～ 15cm の長さであれば，テンプレートは十分に適合可能である（Sakai ら 2014）．

術後 CT による大腿骨コンポーネントの設置精度評価では，Kunz ら（2010）はステムシャフト角で 1.1°± 3.1°，前捻で 4.3°± 3.9°，刺入点で上方 0.1 ±

2.1mm，前方 3.5 ± 3.3mm と報告している（図 3）．また，Raaijmaakers ら（2010）はステムシャフト角で 0.6°～ 1.6°，前捻で 1.0°～ 2.4°，刺入点で 1.6 ～ 2.1mm と報告している（図 3）．

既存の手術用センタリングガイドや CT-based ナビゲーションとの精度比較についてはモデル骨を用いた研究がある．

患者適合型手術支援ガイドの精度はステムシャフト角，前捻角，刺入点ともに，有意に手術用センタリングガイドよりも良好であったが，CT-based ナビゲーションとは有意差を認めなかったとされる（図 3，図 4）（Kitada ら 2013）．

患者適合型手術支援ガイドの作製に関して，CT に基づいた 3 次元画像では関節面における残存軟骨

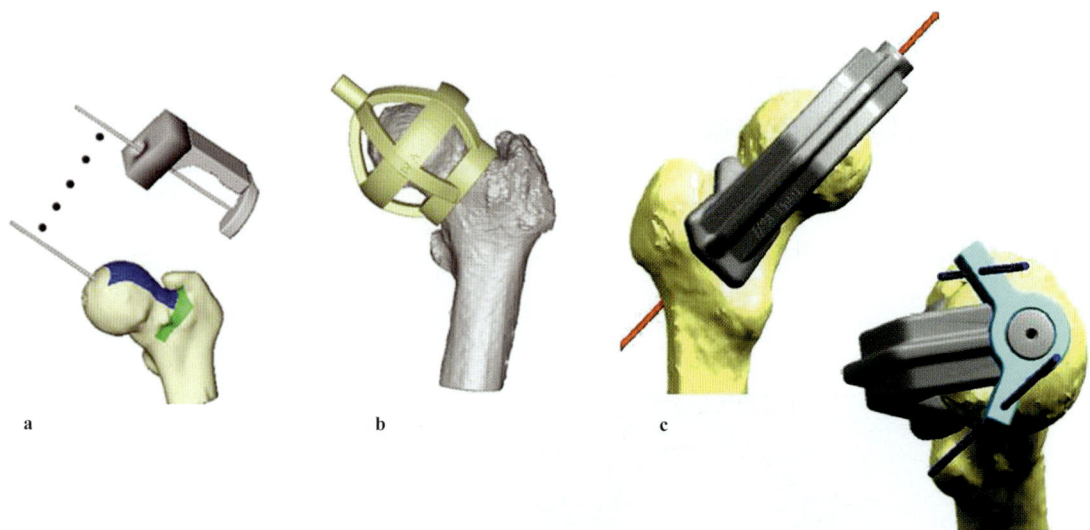

a
b
c

図3 表面置換人工股関節全置換術における大腿骨コンポーネント用患者適合型手術支援ガイド
a: Kunz らのテンプレート，b: Raaijmaakers らのテンプレート，c: 著者らのテンプレート．

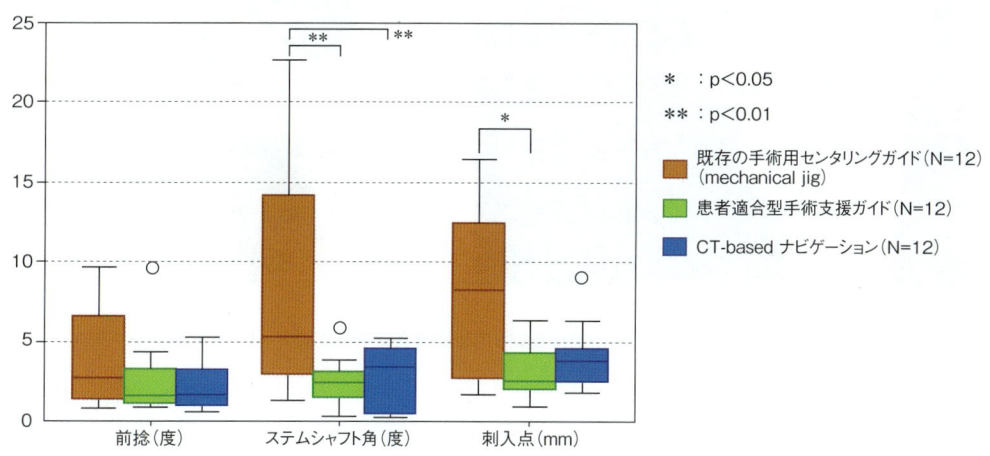

* ：p<0.05
** ：p<0.01

■ 既存の手術用センタリングガイド（N=12）（mechanical jig）
■ 患者適合型手術支援ガイド（N=12）
■ CT-based ナビゲーション（N=12）

図4 表面置換型人工股関節全置換術における設置法の精度比較

の厚みが形状に含まれない．大腿骨頭の関節軟骨が残存している場合には，関節面に適合させていくようなテンプレートのデザインではテンプレートの精度が悪くなり，ガイドピン刺入が不正確となる．

文献

Kitada M, Sakai T, Murase T, et al. Validation of the femoral component placemrnt during hip resurfacing: a comparison between the cinventional jig, patient-specific template, and CT-based navigation. Int J Med Robot. 2013; 9 : 223-229.

Kunz M, Rudan JF, Xenoyannis GL, et al. Computer-assissted hip resurfacing using individualized drill templates. J Arthroplasty. 2010; 25 : 600-606.

Raaijmaakers M, Gelaude F, De Smedt K, et al. A custom-made guide-wire positioning device for hip surface replacement arthroplasty: description and first results. BMC Musculoskelet Disord. 2010; 11 : 161-167.

Sakai T, Hanada T, Murase T, et al. Validation of patient specific surgical guides in total hip arthroplasty. Int J Med Robot. 2014; 10: 113-120.

4 人工股関節全置換術における大腿骨骨切り用患者適合型手術支援ガイド

THA における大腿骨頸部骨切りに関して，骨切り角度と骨切り高位を規定し術前計画通りの大腿骨頸部骨切りを実現できる．

後方アプローチでは皮膚切開が 8 ～ 10cm あれば使用可能で，良好な精度である（図 5）（Sakai ら 2014）．また，前方アプローチ用の大腿骨骨切り用患者適合型手術支援ガイドも開発され，大腿骨頸部へ前面からテンプレートを設置し良好な精度が報告されている（Sakai ら 2017）．

Nakamura ら（2011）は，短縮矯正骨切り併用 THA における大腿骨骨切り用カスタム患者適合型手術支援ガイドを使用し，良好な術後成績を報告している．

文献

Nakamura N, Murase T, Tsuda K, et al. Custom-made template for corrective femoral osteotomy was useful during total hip arthroplasty in a patient with a previous Schanz osteotomy: a case report. 11th Annual meeting of CAOS-International. 2011.

Sakai T, Hanada T, Murase T, et al. Validation of patient specific surgical guides in total hip arthroplasty. Int J Med Robot. 2014; 10: 113-120.

Sakai T, Hamada H, Takao M, et al. Validation of patient-specific surgical guides for femoral neck cutting in total hip arthroplasty through the anterolateral approach. Int J Med Robot. 2017; 13（3）.

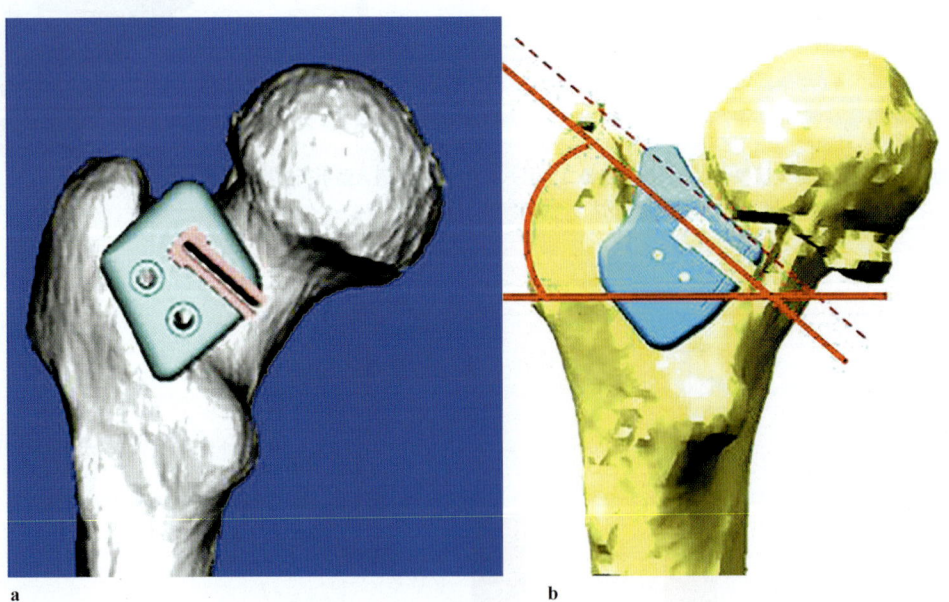

a b

図 5 後方アプローチによる THA における大腿骨骨切り用患者適合型手術支援ガイド（左大腿骨頭を後面からみた図）
a: 頸部後方から設置された状態．b: 骨切り角度と大転子先端から骨切り高位を規定する．

4 ロボット手術

1 歴史

ロボット手術は，ロボテティックシステムで制御した手術器具で直接手術操作を行うコンピュータ支援手術の1つである．

人工股関節全置換術（total hip arthroplasty; THA）におけるコンピュータの活用は1970年代に遡り，人工股関節ステムの設計および製造におけるCADCAM（computer aided design/computer aided manufacturing）が始まりである．

CADは人工関節形状をコンピュータ3次元モデルにして設計するもので，CAMはCADデータどおりに金属を機械的に削り出して人工関節を製造するものである．

1978年にCT（computed tomography）が開発されると，CT画像から骨の3次元モデルを作成し，CADCAM技術により，カスタムメイド人工股関節ステムが作製できるようになった．

解剖学的なデザインのステムは，その複雑な形状ゆえに大腿骨を掘削するのは，容易ではない．比較的単純な円柱や立方体形状のセメントレスステムですら，骨掘削時に骨折することがあり，設置不良になると弛みなどの問題が生じた．

これに対し，1990年代に患者個々のCT画像もとにした3次元手術計画をたて，人工関節デザインやサイズおよび設置位置を最適にして，手術計画どおりに正確に骨折させずに大腿骨を削る手術ロボットROBODOC®（Integrated Surgical System社）の使用が始まった（Bargarら1998）．

手術の一部を自動で行うactive systemで（Sugano 2003），autonomous systemとよばれることもある．

わが国でも2000年からセメントレスTHAで，registration（位置合わせ）用に大腿骨にピンを埋植してCT撮影を行いROBODOC®の臨床試験が行われ，手術精度や安全性は非常に高いことが示された（Nishiharaら2006，Nakamuraら2010）．

また，従来法と比較して，術中の脂肪塞栓が少なく，術後の応力遮蔽による大腿骨近位部骨減少が少ないことも示された（Hagioら2003，Nakamuraら2009）．

セメントステムの再置換でもextended osteotomyをせずにセメントを削って除去でき（Hananouchiら2007），ピンを埋植せずにCTを撮影し，骨表面でregistrationを行うピンレス法でもピン使用と同等の正確な手術精度が得られた（Yamamuraら2013）．

2008年8月にFDA承認を取得できたが，資金不足で日本では未承認のままであることは残念である．

active systemでは，外科医がロボットアームの動きを熟知していないと軟部組織損傷リスクがあるため（Honlら2003），外科医がロボットアームについた手術器具を手で動かして骨掘削をするsemi-active systemが開発された．

haptic systemともよばれるが，ロボットアームは自動では動かず，術前計画での骨掘削範囲のみ外科医が動かせるものである．Acrobot®が，このタイプの最初のシステムで（Jakopecら2001），膝の片側置換に用いられた後，股関節表面置換にも応用された．

semi-active systemで，最初にFDA承認を取得したのはRIO®（Makoplasty社）で，2008年12月に膝の片側置換用のシステムが承認された．その後，THAのカップ設置のためにリーマーやカップインパクターの位置と角度をアームで制御するTHA用ソフトも開発された．

2013年9月にStryker社に買収され，Mako®システム（Stryker社）として2017年10月にTHAソフト（Mako total hip 3.1）を搭載したものが，日本で手術用ロボット手術ユニットとして薬事承認された．

ジンマーバイオメット社も，2022年8月にロボットを用いたRosa®システムの薬事承認をTHAで取得したが，手術操作への制御がなく，手術用ナビゲーションユニットとしての承認であった．

現在，日本で股関節ロボット手術システムはMako®システムのみである．Mako®システムは2020年にTHAソフト（Mako total hip 4.0）にバージョンアップされた．

ロボット支援THAは2024年6月から，K082-7人工股関節置換術（手術支援装置を用いるもの）として，通常のTHAにナビゲーション加算されたものより高い技術料が保険で認められた．

文献

Bargar WL, Bauer A, Borner M. Primary and revision total hip replacement using the Robodoc system. Clin Orthop Relat Res. 1998; 354: 82-91.

Hagio K, Sugano N, Takashina M, et al. Effectiveness of the ROBODOC system in preventing intraoperative pulmonary embolism. Acta

Orthop Scand. 2003; 74: 264-269.

Hananouchi T, Sugano N, Nishii T, et al. Effect of robotic milling on periprosthetic bone remodeling. J Orthop Res. 2007; 25: 1062-1069.

Honl M, Dierk O, Gauck C, et al. Comparison of robotic-assisted and manual implantation of a primary total hip replacement. A prospective study. J Bone Joint Surg Am. 2003; 85: 1470-1478.

Jakopec M, Harris SJ, Rodriguez y Baena F, et al. The first clinical application of a "hands-on" robotic knee surgery system. Comput Aided Surg. 2001; 6: 329-339.

Nakamura N, Sugano N, Nishii T, et al. Robot-assisted primary cementless total hip arthroplasty using surface registration techniques: a short-term clinical report. Int J Comput Assist Radiol Surg. 2009; 4: 157-162.

Nakamura N, Sugano N, Nishii T, et al. A Comparison between robotic-assisted and manual implantation of cementless total hip arthroplasty. Clin Orthop Relat Res. 2010; 468: 1072-1081.

Nishihara S, Sugano N, Nishii T, et al. Comparison between hand rasping and robotic milling for stem implantation in cementless total hip arthroplasty. J Arthroplasty. 2006; 21: 957-966.

Sugano N. Computer-assisted orthopedic surgery. J Orthop Sci. 2003; 8: 442-448.

Yamamura M, Nakamura N, Miki H, et al. Cement removal from the femur using the ROBODOC system in revision total hip arthroplasty. Adv Orthop. 2013; 2013: 347358.

2 │ Mako® システムの原理

Mako® システムの構成は，手術器械を接続する6軸機構のロボティックアーム，ナビゲーションのための各種情報処理を行うガイダンスモジュール，術者用モニターと光学式ナビゲーション用カメラスタンドからなる（図1）.

光学センサーカメラは passive 方式で，赤外線反射円盤がロボティックアーム本体や骨盤および大腿骨用のアレイ，プローブに配置されている（図2）.

手術の3週間前ごろに骨盤から小転子下18cmまでと，大腿骨遠位部を連続1mmスライスのCT画像を撮影する.

CT画像データをDICOM形式でStryker社に送信すると，骨盤と大腿骨の輪郭抽出やセグメンテーションなどの画像処理がなされる.

これら処理されたデータでStryker社のMako product specialist（MPS）が外科医の指示のもと，骨盤および大腿骨の座標系を設定して，インプラントのサイズと設置位置を決めて，術前計画を作成する.

骨盤座標系は，臥位機能的骨盤座標が標準である. カップ外転角と前捻角は radiographic 定義で表示される.

大腿骨座標系は，初期設定では大腿骨頭中心と内側および外側上顆の中点を結ぶ機能軸と上顆軸から構成されるが，table top plane に調整すれば，大腿骨後顆軸を参照にしたナビゲーションで使用される

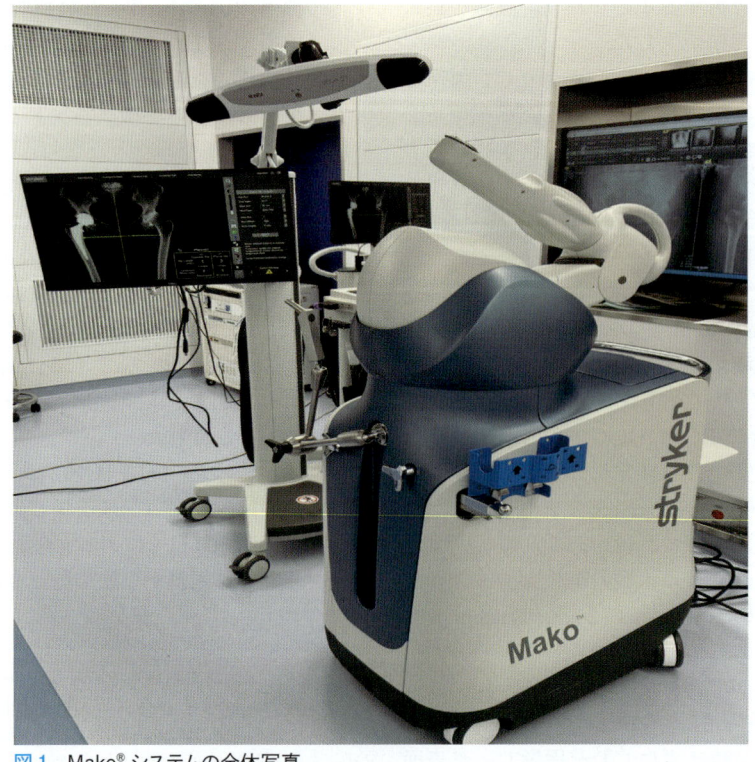

図1　Mako® システムの全体写真

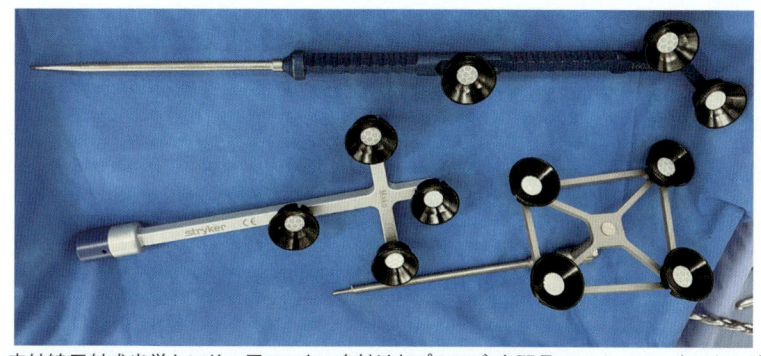

図2　赤外線反射式光学センサー用マーカーを付けたプローブ，大腿骨アレイ，ステムネックアダプター

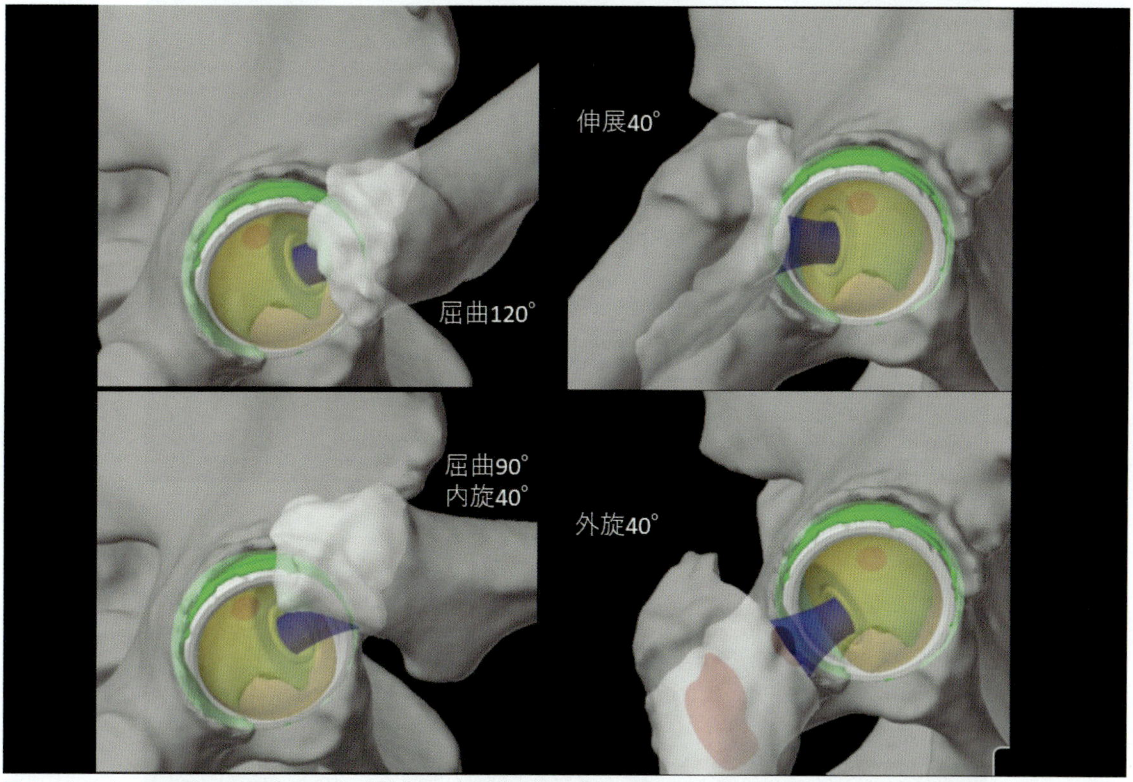

伸展40°

屈曲120°

屈曲90°
内旋40°

外旋40°

図3　virtual range of motion（VROM）機能を用いた屈曲や伸展方向の骨やインプラント同士の衝突までの角度評価

前捻となる．

　カップは Stryker 社のセメントレスカップから選択し，寛骨臼の前後径をこえないサイズを選ぶ．MPR 冠状面で臼底外板に接する程度まで原臼位でカップを内方設置してカップ CE 角が 5°以上確保できれば，寛骨臼形成不全症でもプレスフィット固定のみでスクリューでの固定補強は不要である．

　ステムは，Accolade II®，Insignia®，Exeter® の Stryker 社のステムから，脚長，オフセット，前捻を考慮しながら髄腔フィットするデザインとサイズを選択する．

　最後にライナーや骨頭の種類およびサイズを選択する．カップの角度は，ステム機種や前捻，骨頭径に応じて virtual range of motion（VROM）機能を用いて屈曲や伸展，内旋や外旋などインピンジメントまでの可動域に基づき決定する（図3）．

　VROM を使って股関節必要可動域（屈曲 120°伸展 40°屈曲 90°内旋 40°外旋 40°）でインピンジしないようにアライメントを調整する（Habe ら 2024）．ステム前捻や骨頭径などに基づく機能的カップステムアライメント計画については，Ⅶ編 4 章に詳細に記載されているので参照されたい．

3次元術前計画ができると，疑似X線像を作成し，疑似術後X線像（計画）を提示できるので，計画の確認が直感的にわかりやすく確認でき，患者説明にも便利である（図4）.

手術室でのMako®システム操作はMPSが立ち会った上で行う．看護師がロボティックアームユニットに滅菌ドレープをかけ，アームの動作校正を行う．

手術はまず，腸骨に3本経皮的にピンを刺入し，ピン連結器で骨盤アレイを固定する．大腿骨側はナビゲーションするか（enhanced mode），大腿骨のマーキングをして脚長とオフセット変化のみを計測するexpress modeが選択できる．

enhanced modeのほうが，脚長やオフセットの精

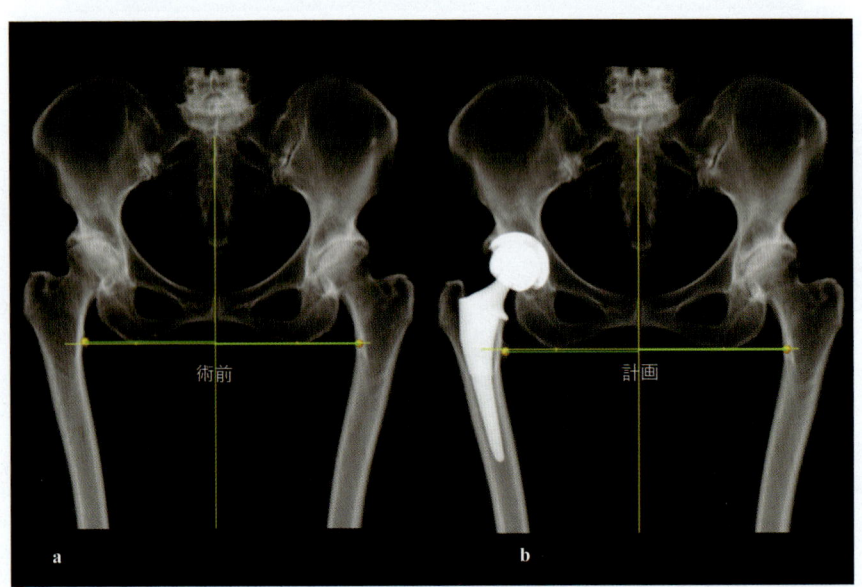

図4　CT画像からの疑似X線写真
a: 術前両股関節正面像．b: 手術計画を組み込んだ両股関節正面像．

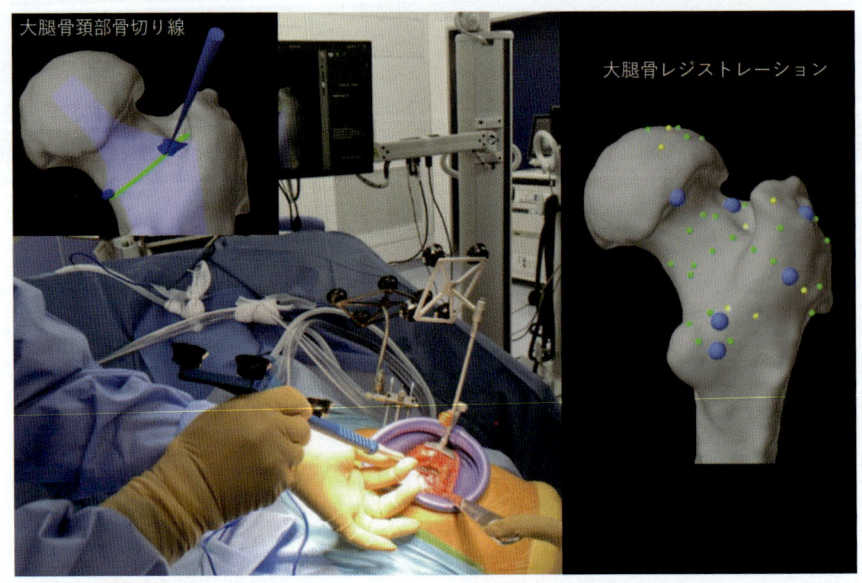

図5　大腿骨側の手技
大転子部に大腿骨アレイを固定し，プローブで大腿骨を触れ，表面registrationを行う．プローブで大腿骨頚部骨切り線を確認できる．

度が高いだけでなく，ブローチやステムの前捻も計測できるので優れている．

大転子に大腿骨アレイを固定し，大腿骨表面レジストレーションを行い，頚部骨切り線を計画通りにマーキングして骨切りを行う（図5）.

ステム前捻を計画通りにコントロールすることは容易ではないので，大腿骨を先にブローチングして，カップの前捻をあとで調整するステム先行手技も行えるが，セメントステムでは難しく，カップ設置が先になる．

enhanced mode であればセメント硬化中に前捻を目標角度に保持できるので，カップを先に設置しても計画通りの安定可動域が得られる（Sugano ら2024）.

寛骨臼が展開できたら骨盤のレジストレーションを行い，ロボティックアームにつけたリーマーを寛骨臼内に誘導し，その位置や角度を術前計画通りに制御する（図6）.

最終サイズリーマーのみでリーミングは完了できる．トライアルカップでプレスフィット固定力を確認し，余分な骨棘を切除する．

カップインパクターをロボティックアームで保持し，角度を制御し，術者はハンマーでカップインパクターを叩きカップをプレスフィット固定する．

文献

Habe Y, Hamada H, Uemura K, et al. Cup safe zone and optimal stem anteversion in total hip arthroplasty for patients with highly required range of motion. J Orthop Res. 2024; 42: 1283-1291.

Sugano N, Maeda Y, Fuji H, et al. Accuracy of femoral component anteversion in robotic total hip arthroplasty. Bone Joint J. 2024; 106-B (3 Supple A): 104-109.

3 | 臨床成績

Mako® システムでの THA の臨床評価は 2015 年から数多く報告されている．

カップ角度精度と手術時間には学習曲線の影響があるが（Redmond ら2015），術後X線計測でカップ設置角度精度は非常に高く，従来法よりもばらつきが少なく（Domb ら2014，Elmallah ら2015，Elson ら2015），脚長やオフセット計測も正確であった（El Bitar ら2015a）.

一方，脚長補正では，従来法や術中X線透視を使用する方法と比較するといずれも 10mm 以上の脚長差は生じず，有意差は認めなかったという報告もある（El Bitar ら2015b）.

術後 CT での精度評価で，5°以上の誤差は外転角で 12%，前捻角で 16% であった（Kanawade ら2015）.

ナビゲーションや従来法との1,980例の比較では，ロボットとイメージレスナビゲーションでカップ角度のばらつきが有意に少なく，Callanan のセーフゾーンで比較するとロボットが最も精度が高かった

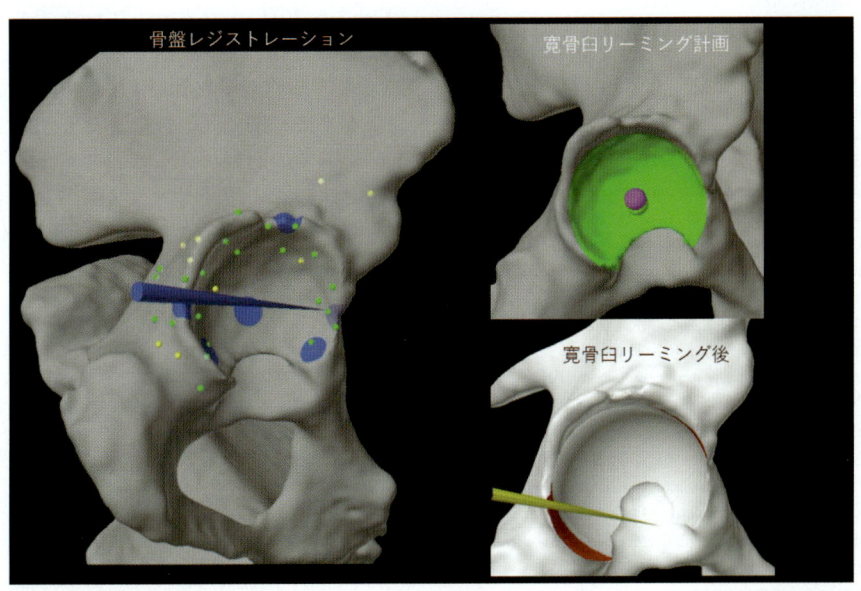

図6　寛骨臼側の手技
プローブで骨盤を触れ，表面 registration を行う．計画通りにロボティックアームで制御されたリーマーで寛骨臼リーミングを行う．

が，脚長差やオフセット調整ではいずれの方法でも差がなかった（Domb ら 2015）．

CT ナビゲーションとの比較でも，カップ角度が外転前捻とも 2°以上目標から外れることのない Mako® システムのほうが，カップ設置精度はナビゲーションよりも高かった（Ando ら 2021）．

肥満がある場合でもカップ設置角度精度は低下しなかった（Gupta ら 2015）．術後機能について従来法との比較では，ロボット手術のほうが有意に Harris ヒップスコアが高かった（Bukowski ら 2016）．

後方進入と前方進入でカップ設置精度に差はなかった（Redmond ら 2016）．ロボット手術では従来法よりも寛骨臼の骨温存ができていた（Suarez-Ahedo ら 2017）．

術中 X 線透視法とロボットの学習曲線比較では，ロボットのほうが導入時からカップ精度が高いことからロボット手術の学習は術中 X 線透視法より容易であった（Kamara ら 2017）．

術後 2 年までの追跡で，従来法に比較してロボット手術はカップ設置角度のばらつきが小さく，脱臼率が有意に低かった（Illgen ら 2017）．また，入院期間はナビゲーションより短くなることが報告されている（Fontalis ら 2024）．

文献

Ando W, Takao M, Hamada H, et al. Comparison of the accuracy of the cup position and orientation in total hip arthroplasty for osteoarthritis secondary to developmental dysplasia of the hip between the Mako robotic arm-assisted system and computed tomography-based navigation. Int Orthop. 2021; 45: 1719-1725.

Bukowski BR, Anderson P, Khlopas A, et al. Improved functional outcomes with robotic compared with manual total hip arthroplasty. Surg Technol Int. 2016; 29: 303-308.

Domb BG, El Bitar YF, Sadik AY, et al. Comparison of robotic-assisted and conventional acetabular cup placement in THA: a matched-pair controlled study. Clin Orthop Relat Res. 2014; 472: 329-336.

Domb BG, Redmond JM, Louis SS, et al. Accuracy of component positioning in 1980 total hip arthroplasties: A comparative analysis by surgical technique and mode of guidance. J Arthroplasty. 2015; 30: 2208-2218.

El Bitar YF, Jackson TJ, Lindner D, et al. Predictive value of robotic-assisted total hip arthroplasty. Orthopedics. 2015a; 38: e31-37.

El Bitar YF, Stone JC, Jackson TJ, et al. Leg-length discrepancy after total hip arthroplasty: Comparison of robot-assisted posterior, fluoroscopy-guided anterior, and conventional posterior approaches. Am J Orthop （Belle Mead NJ）. 2015b; 44: 265-269.

Elmallah RK, Cherian JJ, Jauregui JJ, et al. Robotic-arm assisted surgery in total hip arthroplasty. Surg Technol Int. 2015; 26: 283-288.

Elson L, Dounchis J, Illgen R, et al. Precision of acetabular cup placement in robotic integrated total hip arthroplasty. Hip Int. 2015; 25: 531-536.

Fontalis A, Wignadasan W, Mancino F, et al. Factors associated with decreased length of stay following robotic arm-assisted and conventional total hip arthroplasty. Bone Joint J. 2024; 106-B（3 Supple A）: 24-30.

Gupta A, Redmond JM, Hammarstedt JE, et al. Does robotic-assisted

computer navigation affect acetabular cup positioning in total hip arthroplasty in the obese patient? A comparison study. J Arthroplasty. 2015; 30: 2204-2207.

Illgen RL Nd, Bukowski BR, Abiola R, et al. Robotic-assisted total hip arthroplasty: Outcomes at minimum two-year follow-up. Surg Technol Int. 2017; 30: 365-372.

Kamara E, Robinson J, Bas MA, et al. Adoption of Robotic vs Fluoroscopic guidance in total hip arthroplasty: Is acetabular positioning improved in the learning curve? J Arthroplasty. 2017; 32: 125-130.

Kanawade V, Dorr LD, Banks SA, et al. Precision of robotic guided instrumentation for acetabular component positioning. J Arthroplasty. 2015; 30: 392-397.

Redmond JM, Gupta A, Hammarstedt JE, et al. The learning curve associated with robotic-assisted total hip arthroplasty. J Arthroplasty. 2015; 30: 50-54.

Redmond JM, Gupta A, Hammarstedt JE, et al. Accuracy of component placement in robotic-assisted total hip arthroplasty. Orthopedics. 2016; 39: 193-199.

Suarez-Ahedo C, Gui C, Martin TJ, et al. Robotic-arm assisted total hip arthroplasty results in smaller acetabular cup size in relation to the femoral head size: a matched-pair controlled study. Hip Int. 2017; 27: 147-152.

まとめ

Mako® システムを使用した THA で，カップ設置角度精度が高く，手術手技習得は術中 X 線透視法よりも容易で，脱臼などの合併症を減らし，術後の機能評価も優れていることが報告されている．

カップ設置角度計測精度は，イメージレスよりも CT ナビゲーションの方が高い．

CT ナビゲーションではリーマーやカップインパクターの操作時に外科医の技量の差が出るので（Nishii ら 2015），ロボットアームでリーマーのブレを排除できることが利点となっている．

Mako® システムを使用した THA で，術後疼痛が少なく，早期機能回復できる要因として，ロボットアームでの制御による正確なリーミングで不顕性骨折を起こさず良好なカップ固定ができること（橋本ら 2024），脚長やオフセットを適正化するので股関節バイオメカニクスの再建ができていることが示唆されている（Fontalis ら 2024）．

文献

Fontalis A, Kayani B, Plastow R, et al. A prospective randomized controlled trial comparing CT-based planning with conventional total hip arthroplasty versus robotic arm-assisted total hip arthroplasty. Bone Joint J. 2024; 106-B: 324-335.

橋本拓人，前田ゆき，井元健太，他．ロボティックアーム支援人工股関節全置換術の，セメントレスカップ周囲occult fractureの検討．Hip Joint. 2024; 50: 101-104.

Nishii T, Sakai T, Takao M, et al. Fluctuation of cup orientation during press-fit insertion: A possible cause of malpositioning. J Arthroplasty. 2015; 30: 1847-1851.

6章 再置換術

1 インプラントの弛みの診断

人工股関節全置換術（THA）や人工骨頭置換術後のインプラントの弛み（loosening）は疼痛発生や再置換術にいたる主要因である.

また, THA 後に股関節痛や歩行障害をきたす原因には股関節周辺骨折, 感染, 大腿部痛（thigh pain）, 周囲筋腱の摩擦（friction）やインピンジメントなどもある（表1）. 痛みの原因を探ることは弛みの診断に役立つとともに適切な治療選択に重要である.

弛み自体はインプラントと母床骨, セメントと母床骨, セメントとインプラントの間での固定性の破綻であるが, 症状が軽度で重篤感が乏しい場合も少なくない.

標準的な単純 X 線評価ではインプラントの一定以上の移動がないと診断に難渋する症例にもしばしば遭遇する. より鋭敏な評価法として, シンチグラフィーなどの形態評価によらない機能的診断法も用いられている. また, インプラントの弛みの診断では, インプラント周囲の感染性要因が合併するかどうかの鑑別は重要であり, 感染を見逃した再置換術は感染の遷延化などにより予後不良である.

表1　THA 後の疼痛発生の要因

- インプラントの弛み（感染性または非感染性）
- インプラントの破損（ステム, カップ, ライナーなど）
- 脱臼, 亜脱臼
- 弛みを伴わない大腿部痛（thigh pain）
- 股関節周囲骨折（寛骨臼周囲, 恥骨, 坐骨, 大転子, 大腿骨など）
- 摩耗粉などによる関節周囲滑膜炎
- 腱炎（腸腰筋腱, 内転筋など）
- 滑液包炎（大転子など）

1 身体所見

一般的にはインプラントの弛みに伴い股関節痛や大腿部痛が出現するが, 疼痛の程度や発生様式は個々で異なる.

疼痛部位については, カップの弛みは股関節痛や殿部痛と, ステムの弛みは大腿部前面痛と関連するとされる. 強い滑膜炎がある場合は, 内転筋周囲に痛みを訴えることもある.

非感染性弛みでは椅子から立ち上がる際の荷重痛, 長距離歩行や長時間立位などでの比較的強い疼痛が認められるが, 安静時痛はほとんどないことが多い.

弛みに伴いカップが寛骨臼内板を穿破していたり, ステム先端が大腿骨骨皮質部を穿孔しているような場合には, 安静時や寝返りなどの疼痛を強く訴えることがある.

弛みの有無にかかわらずインプラント周囲の感染では, 原因菌や罹病期間にもよるが, 発症時からの強い痛みがあり, 安静時でも持続性疼痛を訴える場合が珍しくない.

歩容はインプラントの弛みと他の原因との鑑別に有用なことが多い. インプラントの弛みでは, 軽度であっても疼痛性跛行や Duchenne 歩行などの歩容異常を呈することが多い. それらの歩容異常が認められない時は, 腰椎性疾患由来の根性神経痛など他の要因も念頭に置く必要がある.

非感染性弛みでは, 最大可動域時や内・外旋などの特定の動きで痛みが認められるのに対し, 感染性弛みではどの方向の運動でも痛みを訴える傾向がある.

インプラントの弛み以外に股関節痛を訴える病態としては, 股関節周辺不全骨折, カップ前面やステムカラーとのインピンジメントによる腸腰筋腱の炎症（O'Sullivan ら 2007）, 腸腰筋や大転子の滑液包炎（Cheung ら 2004, Farmer ら 2010）などがある（表1）. 鑑別として, 不全骨折では発症時の強い疼痛とその後の疼痛軽減が, 股関節前面での腱の炎症であれば股関節屈伸時の痛みや異常音が出現する.

殿部痛は, 腰椎疾患による根性神経痛や仙腸関節障害などに起因することも多く, 単純 X 線像でインプラントの弛みを認める場合でも, 下肢神経所見の評価や MRI などの画像診断により合併疾患を見逃さないようにすべきである.

文献
Cheung YM, Gupte CM, Beverly MJ. Iliopsoas bursitis following total hip replacement. Arch Orthop Trauma Surg. 2004; 124 : 720-723.

Farmer KW, Jones LC, Brownson KE, et al. Trochanteric bursitis after total hip arthroplasty: incidence and evaluation of response to treatment. J Arthroplasty. 2010; 25 : 208-212.

O'Sullivan M, Yai CC, Richards S, et al. Iliopsoas tendonitis a complication after total hip arthroplasty. J Arthroplasty. 2007; 22 : 166-170.

2 ｜ 血液・生化学検査

インプラントの弛みで特徴的に変動する血液学的マーカーは現在のところはない.

弛み例では, 非弛み例と比較して尿中・血清 cross-linked N-terminal telopeptide（NTX）などの骨代謝マーカーが高値になるとする研究成果も散見されるが（Savarino ら 2005）, 弛みに伴う骨質不良などの骨代謝に関連する要因の影響はまだ十分に検証されていない.

感染性と非感染性の弛みの鑑別において, 白血球数, CRP, 赤沈, D-Dimer などは, 簡便なスクリーニングとして有用である（Spangehl ら 1999, Yilmaz ら 2023, Tarabichi ら 2023）. ただし, 感染に対する感度や特異度などの診断精度は十分に高いものではなく, 異常値が検出された場合には理学所見や単純 X 線所見を加味しながら, 関節液採取による培養検査やシンチグラフィーなどを適時追加していく.

文献
Savarino L, Granchi D, Cenni E, et al. Systemic cross-linked N-terminal

telopeptide and procollagen I C-terminal extension peptide as markers of bone turnover after total hip arthroplasty. J Bone Joint Surg Br. 2005 ; 87 : 571-576.

Spangehl MJ, Masri BA, O'Connell JX, et al. Prospective analysis of preoperative and intraoperative investigations for the diagnosis of infection at the sites of two hundred and two revision total hip arthroplasties. J Bone Joint Surg Am. 1999; 81 : 672-683.

Tarabichi S, Goh GS, Baker CM, et al. Plasma D-dimer is noninferior to serum C-reactive protein in the diagnosis of periprosthetic joint infection. J Bone Joint Surg Am. 2023; 105: 501-508.

Yilmaz MK, Abbaszadeh A, Tarabichi S, et al. Diagnosis of periprosthetic joint infection: The utility of biomarkers in 2023. Antibiotics (Basel). 2023; 12: 1054.

3 ｜ 単純 X 線による評価

カップ側, ステム側ともインプラントの弛みの診断に用いられる. 代表的なものをあげる.

1. カップ側 (表 2)

単純 X 線正面像でのカップ設置位置の移動評価には, カップ外縁輪郭にあてはめた至適サイズの円の中心やカップ辺縁内側下端がまずポイントとなる.

両側の涙滴（teardrop）の下端を結ぶ水平線を引き評価側の涙滴下端を中心として垂線を立てる. カップの位置は前述したポイントと水平線, 垂線の距離であらわされ, 撮影された骨頭径から算出した拡大率で補正する.

これを経時的に観察することにより, 移動量を知ることができる. X線撮影時の骨盤の傾きや撮影中心のばらつきなどによる計測誤差を考慮した上で, 移動量が一定値（2 ～ 5mm 程度）をこえている場

表 2　単純 X 線像におけるカップの弛みの基準

報告者（報告年）	基　準	
セメント固定		
Callaghan ら (1985)	Migration of > 2mm in the vertical and/or horizontal direction	
Hodgkinson ら (1988)	Migration or continuous radiolucent line	
セメントレス固定		
McPherson ら (1995)	Bone ingrowth (I)	IA: No radiolucency
		IB: Radiolucency at one zone*
		IC: Radiolucency at two zones*
	Stable fibrous fixation (II)	Complete radiolucent line of < 2mm at all zones*
	Unstable fibrous fixation (III)	Progressive radiolucent line at zone III*
		Complete radiolucent line of ≥ 2 mm at all zones*, or cup migration
Dorr ら (1998)	Migration of > 3 mm	
	Complete radiolucent line of ≥ 2 mm with or without migration	
Maloney ら (1999)	Migration of > 4 mm, or complete radiolucency between implant and bone	
Gaffey ら (2004)	Migration of > 5 mm, or complete radiolucency between implant and bone	
Aldinger ら (2009)	Continuous migration of > 5 mm, or tilting of > 5 °	

（*DeLee and Charnley Zone）

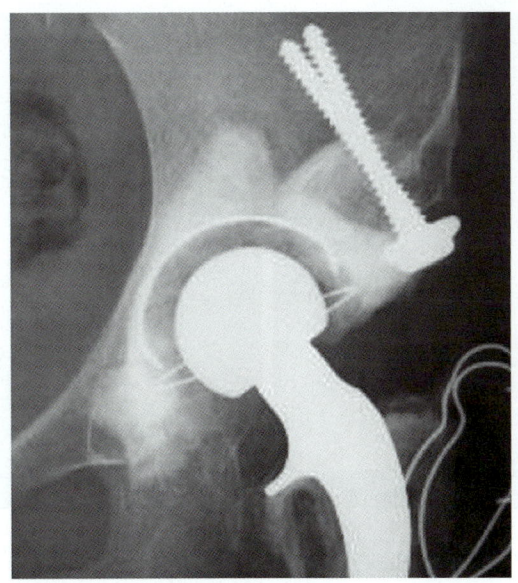

図1　セメントカップの長期生存例
72歳，女性．術後26年時の単純X線像で，カップ，セメント，
骨のそれぞれの間に透亮像はなく，カップの移動も認められない．

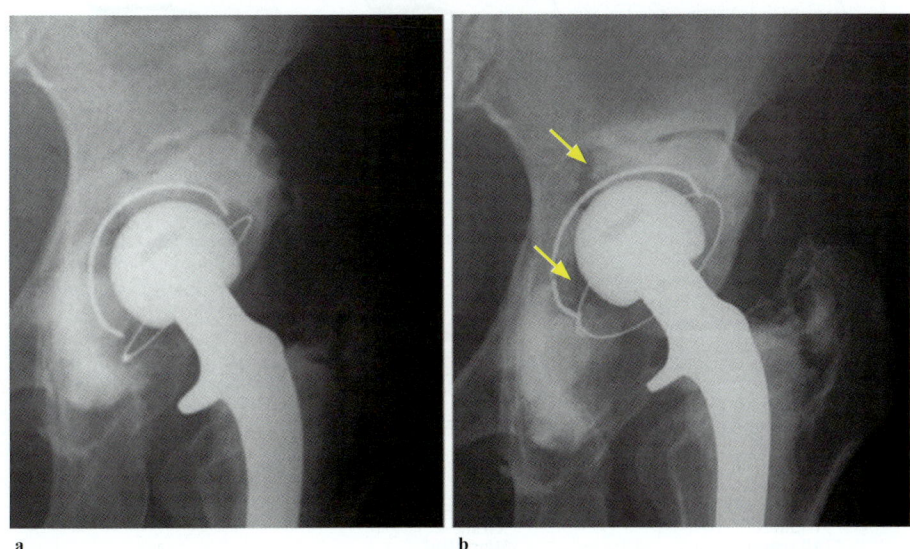

a　　　　　　　　　　　　　　　　　b

図2　セメントカップの弛み
69歳，女性．術後16年(a)に比べ22年(b)で骨透亮像が増強し(矢印)，セメント破損やカップの上方
移動が認められる．

合にカップの移動と判定している（図1〜図3）．
　カップ周囲の全周性の骨透亮像（radiolucent line）
を弛みの基準に採用している判定法も多い．特に
カップの固定性をグレード分類している評価法では
カップ周囲の骨透亮像の広がりや厚みの程度で細分
化している（Hodgkinson ら 1988, 1993, McPherson
ら 1995）．
　ただし，骨透亮像については術直後よりみられる

カップ外縁やセメント層と寛骨臼の間のギャップを
骨透亮像と判断しないように注意が必要である．
　Hodgkinson ら（1988, 1993）はセメントカップの
固定性を単純X線像での骨透亮像の出現程度と移
動の有無により分類し（図4），再置換術例 200 例
の術中のインプラント固定性評価との関連性につい
て検討した．
　カップ周囲のセメントと骨の間に透亮像がみら

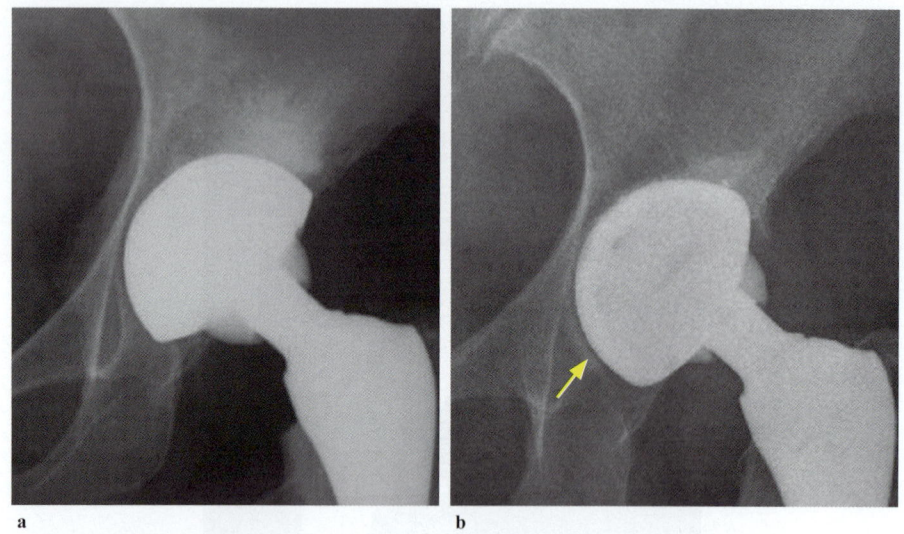

図3 セメントレスカップの弛み
47歳，女性．術直後(a)に比べ術後13年時(b)でカップの外方開角の増大と骨透亮像(矢印)が認められる．

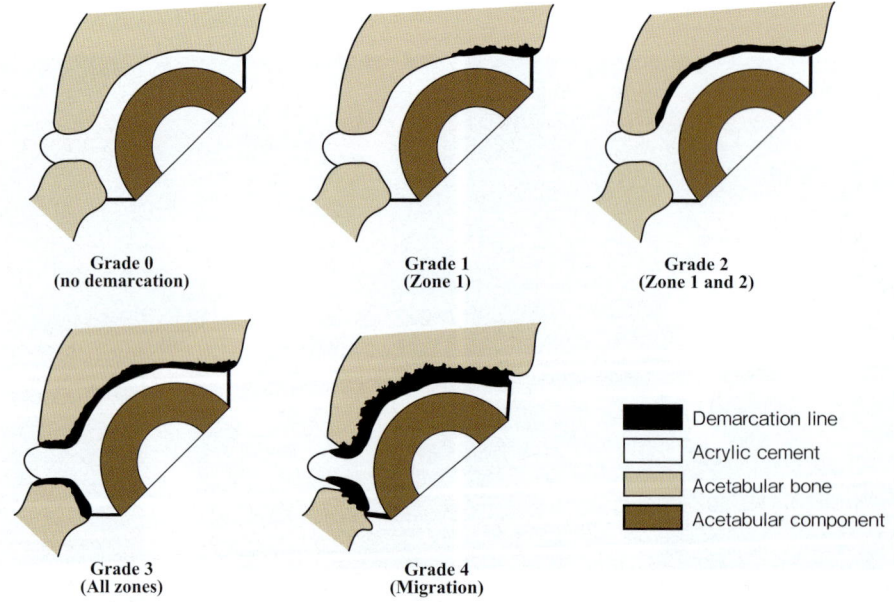

図4 セメントカップ固定性の分類（Hodgkinson ら 1993）

れない場合は再置換術中も全例弛みを認めなかった．骨透亮像がカップ周囲1/3，2/3の範囲にみられる場合はそれぞれ7%，71%に弛みを認めた．全周性に骨透亮像を認めた例の94%と，カップ移動を認めた100%に弛みがみられた．カップ周囲2/3（Grade 2）以上の骨透亮像が認められる場合，弛みをきたしている頻度が高いとしている．

また，術後早期にセメントカップ周囲に骨透亮像が出現する例では，10～20年経過中に弛みが発生

する頻度が高いことも指摘されている（Hodgkinson ら 1988，García-Cimbrelo ら 1997）．

2．ステム側（表3）

ステム設置位置は，ステムの近位内側端やステムカラーから小転子中央までの垂直距離や大転子先端からステムの近位外側端までの垂直距離で表され，撮影されたインプラント骨頭径から拡大率を補正した値が用いられる（Engh ら 1990）．

表3　単純X線像でのインプラント弛みの診断（ステム側）

報告者（報告年）	基準	
セメント固定		
Harris ら（1986）	Definite loosening	Migration or a change of position of the stem or cement
		Fracture or bending of the stem, fracture of the cement, radiolucent line at cement/stem interface
	Probably loose	100% radiolucent line at cement/bone interface without migration
	Possibly loose	50-90% radiolucent line at cement/bone interface
Sochart ら（1998）	Definite loosening	Subsidence of > 5mm or continuous demarcation around the stem
	Probably loosening	Radiolucent line surrounding 50% or more of the stem
セメントレス固定		
Engh ら（1987）	Fixation by bone ingrowth	No subsidence and minimal or no radiopaque line around the stem
	Stable fibrous ingrowth	No progressive migration and extensive radiopaque line around the stem (<1.0mm)
	Unstable implant	Progressive subsidence or migration and at least partially surrounded by divergent radiopaque line
McPherson ら（1995）	Bone ingrowth (I)	1A: No radiolucency at porous surface, Radiolucency at none, 1 or 2 zones* at smooth surface
		1B: No radiolucency at porous surface, Radiolucency at 3 to 5 zones* at smooth surface
		1C: No radiolucency at porous surface, Radiolucency at all 6 zones* at smooth surface
	Stable fibrous fixation (II)	Radiolucency at porous surface (Zone 7*), Radiolucency at all 6 zones* at smooth surface, lines parallel to prosthesis, No stem migration
	Unstable fibrous fixation (III)	Radiolucency at porous surface (Zone 7*), Radiolucency at variable zones* at smooth surface, lines diverge from prosthesis, or stem migration
Kim ら（2003）	Progressive subsidence of >3mm, or varus or valgus shift	
Aldinger ら（2009）	Radiolucent line of >2mm around the entire implant	

（* Gruen zone）

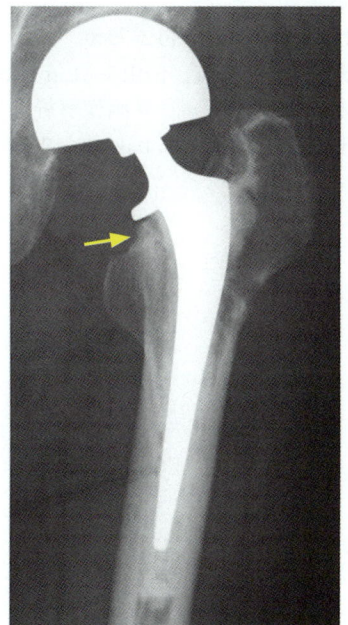
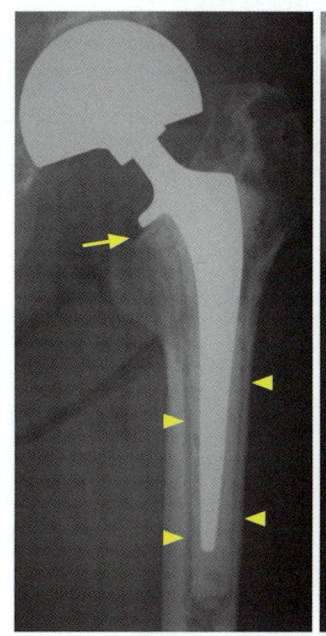
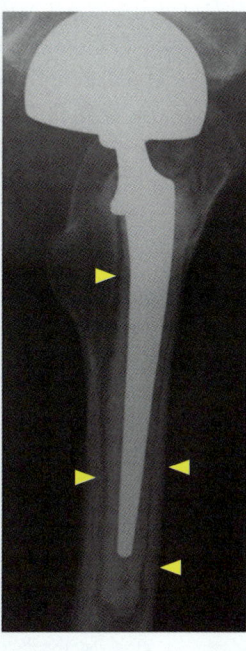

図5　セメントステムの弛み

81歳，男性．術直後(a)に比べ術後2年(b)でステムの沈下(矢印)，全周性のセメント／骨間の骨透亮像(矢頭)が認められる．definite loosening に相当する．

セメントステムの弛み診断ではステムとセメントの間，セメントと骨の間における骨透亮像の広がり，セメント層の破損，ステムの移動の有無から possible，probable，definite の3段階に分類する評価法（Harris ら1986）が広く用いられている（図5）．

Thorén ら（1989）は，102例の Charnley 人工股関節の再置換術所見と術前の単純X線所見との関連性を検討し，ステムの弛みに対する単純X線所

見の感度と特異度について，① 3mm 以上の骨とセメント間の骨透亮像は74％と43％，② 2mm 以上の沈下（subsidence）は51％と86％，③ 2°以上の内反移動は47％と85％，④ 2mm 以上の皮質骨の肥厚は54％と36％，であったと報告している．

セメントレスステムの固定性評価では，ステムの移動の有無やステム周囲の骨透亮像の広がりから，3段階に分類した Engh ら（1987）の評価法が広く用いられてきた．

spot welds の形成（図6），ステム先端の骨透亮像を介在しない pedestal の形成（図7），大腿骨近位部の応力遮蔽（stress shielding）による骨萎縮などのステム周囲骨反応，などは良好なステム固定性のX線学的指標とされている（Engh ら 1990）．

一方，ステム先端の骨透亮像を伴う pedestal の形成や大腿骨近位部の骨硬化性変化は，ステムの不安定性を示す所見と考えられている（Engh ら 1990）．

本評価法はもともと bone ingrowth を期待するポーラスコーティングがステム表面の広範囲に施されたステムを対象に規定されたものである．その後に導入された近位固定型ステムの固定性評価には必ずしも適していない評価項目も含まれている．

近位固定型ステムの固定性判定に対して，bone ingrowth や ongrowth を期待しない遠位部 smooth surface での骨透亮像を許容した分類法も提唱されている（McPherson ら 1995）．

3. 計測精度の向上

インプラントの移動量の計測は弛みの診断において重要な指標であるが，単純X線撮影時における骨盤の傾き，大腿骨の肢位，撮像中心のばらつきなどが計測精度に大きな影響を与える．

最も正確に移動量の計測をする手法として radiostereometric analysis（RSA）があげられる（Mjöberg ら 1986，Selvik ら 1989）．

手術時に金属マーカーをインプラント，寛骨臼周囲および大腿骨近位部に埋入し，術後経時的にマーカー位置を認識しインプラントの移動量や摺動部の摩耗量を計測する．

複数回撮影によるカップやステム位置の計測精度は，計測空間のX・Y・Z各軸に対して0.1～0.3mm 程度と小さく，インプラントが移動したかどうかの基準を0.2～0.8mm 程度に小さくすることが可能となる．軽度の移動をきたしている場合でも弛みを判定することができる（Mjöberg ら 1986）．

一方，RSA はマーカー設置の侵襲性とX線撮像時の煩雑性などの制限があるため，簡便に計測精度を確保する方法として，EBRA（Ein Bild Röntgen Analyse）などのコンピュータ画像解析が活用されつつある（Ilchmann ら 1998, Itayem ら 2007）（図8）．

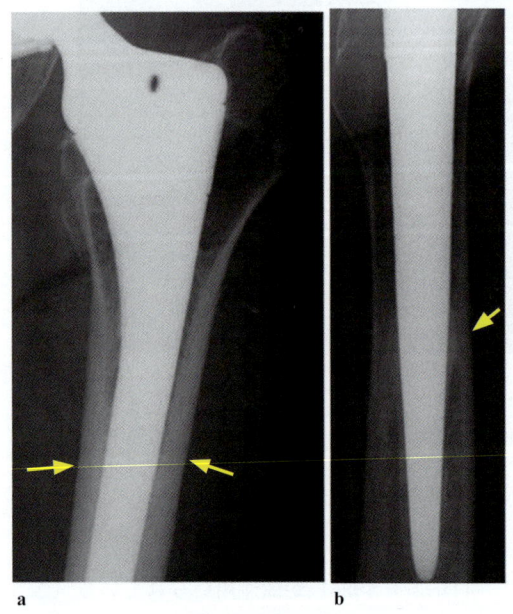

図6　endosteal spot welds（矢印）
66歳，女性，術後3年．骨新生によるステム固定性の良好な単純X線所見とされる．a: 正面像．b: 側面像．

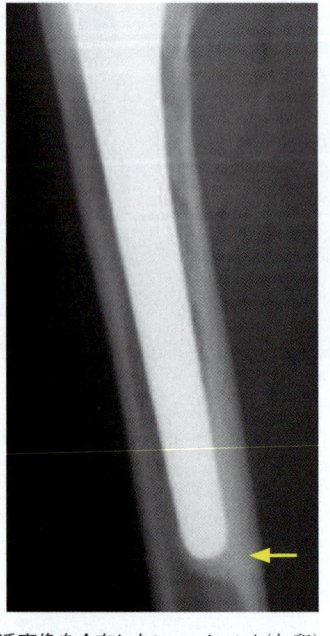

図7　骨透亮像を介在しない pedestal（矢印）
40歳，男性．術後7年．骨新生によるステム固定性の良好な単純X線所見とされる．

　同一験者の同日複数回単純X線撮影における
EBRAの計測再現性は，カップとステムともに移動
量で1mm程度，カップ外転角で2°以下であり，優
れた精度が示されている（Wilkinsonら2002）．異
なる施設や評価者間での弛み診断の標準化には有用
な方法と考えられる．

文献

Aldinger PR, Jung AW, Pritsch M, et al. Uncemented grit-blasted straight tapered titanium stems in patients younger than fifty-five years of age. Fifteen to twenty-year results. J Bone Joint Surg Am. 2009; 91 : 1432-1439.

Callaghan JJ, Salvati EA, Pellicci PM, et al. Results of revision for mechanical failure after cemented total hip replacement, 1979 to 1982. A two to five-year follow-up. J Bone Joint Surg Am. 1985; 67 : 1074-1085.

DeLee JG, Charnley J. Radiological demarcation of cemented sockets in total hip replacement. Clin Orthop Relat Res. 1976; 121 : 20-32.

Dorr LD, Wan Z, Cohen J. Hemispheric titanium porous coated acetabular component without screw fixation. Clin Orthop Relat Res. 1998; 351 : 158-168.

Engh CA, Bobyn JD, Glassman AH. Porous-coated hip replacement. The factors governing bone ingrowth, stress shielding, and clinical results. J Bone Joint Surg Br. 1987; 69 : 45-55.

Engh CA, Massin P, Suthers KE. Roentgenographic assessment of the biologic fixation of porous-surfaced femoral components. Clin Orthop Relat Res. 1990; 257 : 107-128.

Gaffey JL, Callaghan JJ, Pedersen DR, et al. Cementless acetabular fixation at fifteen years. A comparison with the same surgeon's results following acetabular fixation with cement. J Bone Joint Surg Am. 2004; 86 : 257-261.

García-Cimbrelo E, Diez-Vazquez V, Madero R, et al. Progression of radiolucent lines adjacent to the acetabular component and factors influencing migration after Charnley low-friction total hip arthroplasty. J Bone Joint Surg Am. 1997; 79 : 1373-1380.

Gruen TA, Mcneice GM, Amstutz HC. "Modes of failure" of cemented stem-type femoral components: a radiographic analysis of loosening. Clin Orthop Relat Res. 1979; 141 : 17-27.

Harris WH, McGann WA. Loosening of the femoral component after use of the medullary-plug cementing technique. Follow-up note with a minimum five-year follow-up. J Bone Joint Surg Am. 1986; 68 : 1064-1066.

Hodgkinson JP, Maskell AP, Paul A, et al. Flanged acetabular components in cemented Charnley hip arthroplasty. Ten-year follow-up of 350 patients. J Bone Joint Surg Br. 1993; 75 : 464-467.

Hodgkinson JP, Shelley P, Wroblewski BM. The correlation between the roentgenographic appearance and operative findings at the bone-cement junction of the socket in Charnley low friction arthroplasties. Clin Orthop Relat Res. 1988; 228 : 105-109.

Ilchmann T, Kesteris U, Wingstrand H. EBRA improves the accuracy of radiographic analysis of acetabular cup migration. Acta Orthop Scand. 1998; 69 : 119-124.

Itayem R, Arndt A, McMinn DJ, et al. A five-year radiostereometric follow-up of the Birmingham Hip Resurfacing arthroplasty. J Bone Joint Surg Br. 2007; 89 : 1140-1143.

Kim YH, Kim JS, Oh SH, et al. Comparison of porous-coated titanium femoral stems with and without hydroxyapatite coating. J Bone Joint Surg Am. 2003; 85 : 1682-1688.

Maloney WJ, Galante JO, Anderson M, et al. Fixation, polyethylene wear, and pelvic osteolysis in primary total hip replacement. Clin Orthop Relat Res. 1999; 369 : 157-164.

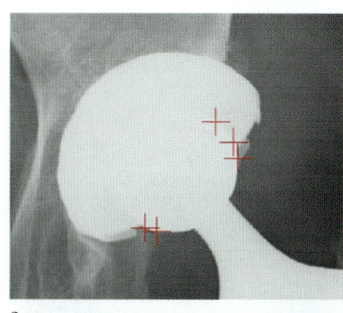
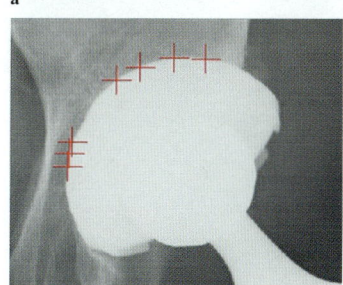
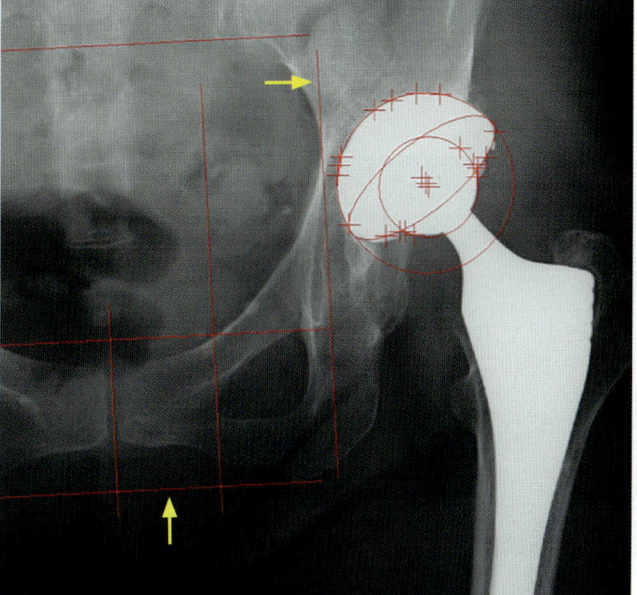

図8　コンピュータ画像解析 (EBRA: Ein Bild Röntgen Analyse)
骨頭輪郭（a）やカップ外周輪郭（b）の参照点を入力することにより各輪郭が自動抽出され，カップと骨頭の中心位置やカップの外転角と前捻角などが算出される（c）．坐骨下端や骨盤内腔の接線（矢印）を設定することにより，骨盤傾きが補正される．

McPherson EJ, Dorr LD, Gruen TA, et al. Hydroxyapatite-coated proximal ingrowth femoral stems. A matched pair control study. Clin Orthop Relat Res. 1995; 315 : 223-230.

Mjöberg B, Selvik G, Hansson LI, et al. Mechanical loosening of total hip prostheses. A radiographic and roentgen stereophotogrammetric study. J Bone Joint Surg Br. 1986; 68 : 770-774.

Selvik G. Roentgen stereophotogrammetry. A method for the study of the kinematics of the skeletal system. Acta Orthop Scand Suppl. 1989; 232 : 1-51.

Sochart DH, Hardinge K. Comparison of the Wrightington FC hip with the Charnley low-friction arthroplasty. 10- to 15-year results and survival analysis. J Bone Joint Surg Br. 1998; 80 : 577-584.

Thorén B, Hallin G. Loosening of the Charnley hip. Radiographic analysis of 102 revisions. Acta Orthop Scand. 1989; 60 : 533-539.

Wilkinson JM, Hamer AJ, Elson RA, et al. Precision of EBRA-Digital software for monitoring implant migration after total hip arthroplasty. J Arthroplasty. 2002; 17 : 910-916.

4 ｜ シンチグラフィー

単純Ｘ線検査では，インプラントの固定性が破綻していても，計測基準よりも大きな移動が生じていないとインプラントの弛みの診断は困難である．

シンチグラフィーを活用しインプラント周囲の骨代謝や炎症性反応などを評価すれば，移動量が乏しい弛みでも検出精度を高めることができる．また，摩耗粉による骨溶解，骨折，感染などとの鑑別精度を向上させることが可能である．

テクネチウムシンチグラフィーでは，インプラントに弛みが生じると，ステム近位部やカップ周囲に局所的な集積増加が認められる（Rushton ら 1982）

（図 9）．ただし，術後 1 年程度は手術による侵襲や応力遮蔽によりカップおよびステム周囲の取り込みは増強するため（Kröger ら 1997），術後早期のテクネチウムシンチグラフィーの異常集積の判定には鑑別に注意を要する．

感染については，テクネチウムシンチグラフィーとガリウムシンチグラフィーとの併用評価が有効とされている．すなわち，テクネチウムシンチグラフィーとガリウムシンチラフィーの両者で集積増強がある時は感染性の弛みが，テクネチウムシンチグラフィーで集積があるもののガリウムシンチグラフィーでは集積がない場合は非感染性の弛みの可能性が高い（Rushton ら 1982）．

また，3 相骨シンチグラフィーを用いた評価では，血流相・プール像・骨シンチ像の 3 相とも集積増強を異常像と判定した場合，感染に対する感度と特異度とも 90％程度の診断精度があると報告されている（Nagoya ら 2008）．

文献

Kröger H, Vanninen E, Overnyer M, et al. Periprosthetic bone loss and regional bone turnover in uncemented total hip arthroplasty: a prospective study using high resolution single photon emission tomography and dual-energy X-ray absorptiometry. J Bone Miner Res. 1997; 12 : 487-492.

Nagoya S, Kaya M, Sasaki M, et al. Diagnosis of peri-prosthetic infection at the hip using triple-phase bone scintigraphy. J Bone Joint Surg Br. 2008; 90 : 140-144.

Rushton N, Coakiey AJ, Tudor J, et al. The value of technetium and gallium scanning in assessing pain after total hip replacement. J Bone Joint Surg Br. 1982; 64 : 313-318.

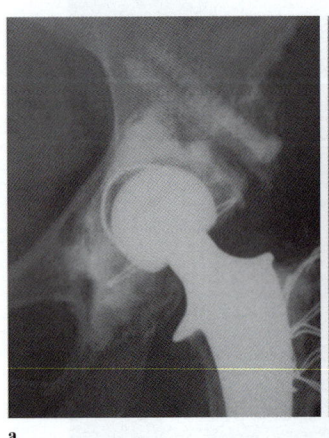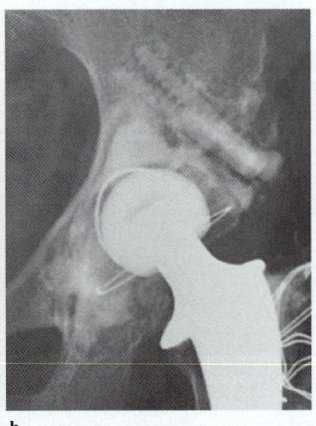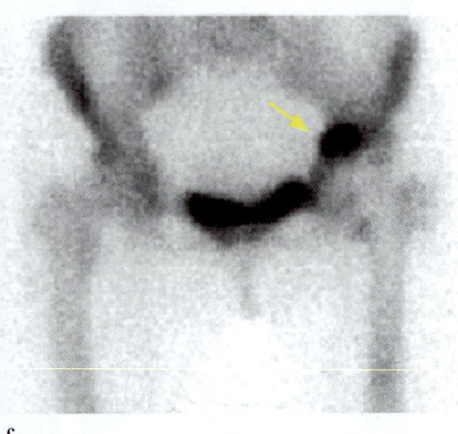

a   b   c

図 9　セメントカップの弛み
68 歳，女性．術後 19 年(a)と術後 26 年(b)の単純Ｘ線像でカップの移動の判定は困難であるが，テクネチウムシンチグラフィー(c)では局所的な集積増加(矢印)が認められる．寛骨臼底部の微小骨折の発生などが関与していると考えられる．

2　再置換術の術前計画

人工股関節再置換術（revision THA）は反復性脱臼，非感染性の弛み，感染，破損，摺動部摩耗，骨溶解などさまざまな原因に対して行われる（Gwamら 2017）．複数回手術歴の場合もあり，骨欠損や軟部組織の状態は個々で大きく異なる．

術中骨折，脱臼，感染，神経麻痺，血管損傷などの周術期合併症の頻度も高く，術中に予想しない状況に陥ることもあり，さまざまな状況を想定しインプラントや手術器具を準備して手術に臨むことが重要である．

周術期合併症を回避し，良好な術後関節機能を獲得するためには詳細かつ綿密な術前計画が必要である．

手術計画をたてる前に，詳細な病歴を聴取し，以前の手術記録や単純X線像を入手することは，インプラントの弛み，感染の有無や骨欠損，軟部組織損傷の程度を予測する上でも重要である．

特に感染の診断では重要なステップである．手術後早期にインプラントの弛みをきたしている場合は感染を疑うべきである．血液・生化学検査（白血球数，CRP，赤沈）に加えて関節穿刺による関節液培養を行う（Spangehl ら 1999）．ガリウムシンチグラフィーなどの核医学検査も検討する．

手術記録からインプラントの種類やサイズを確認することも重要である．カップの表面加工，フィンやペグの位置，ステムの表面加工の方法と範囲，などを確認することは抜去の戦略を立てる上で重要である．

専用の抜去器具を準備するが，同じ機種でも世代により抜去器具が異なることもあるので注意を要する．またライナーや骨頭のみを交換する場合は，ライナーのロッキングメカニズムや骨頭のテーパー形状を確認することが重要である．

文献

Gwam CU, Mistry JB, Mohamed NS, et al. Current epidemiology of revision total hip arthroplasty in the United States: National inpatient sample 2009 to 2013. J Arthroplasty. 2017; 32: 2088-2092.

Spangehl MJ, Masri BA, O'Connell JX, et al. Prospective analysis of preoperative and intraoperative investigations for the diagnosis of infection at the sites of two hundred and two revision total hip arthroplasties. J Bone Joint Surg Am. 1999; 81 : 672-683.

1　反復性脱臼に対する再置換術の術前計画

反復性脱臼の原因は，不良設置によるインプラントインピンジメント，骨性インピンジメント，軟部組織インピンジメント，脚延長，オフセット不足による軟部組織緊張低下，外転筋不全，などさまざまであり原因の特定が肝要である．

インプラントインピンジメントが主因となっている場合が多く（Shon ら 2005，Miki ら 2013），単純X線像やCTで，カップの外転角と前捻角，ステムの前捻角を計測しカップ前捻角とステム前捻角の組み合わせ（combined anteversion angle）の評価だけでなく，インピンジメントまでの可動域シミュレーションを行う．

インプラントインピンジメントは，カップ前捻角とステム前捻角のみでなく，カップの外転角やステムの屈曲角や外反角によっても影響される．また，ライナーのデザイン，骨頭径，ネックオフセット，ネック横断面デザイン，ステムボディーデザイン（ネックステム角）にも影響される（Widmer ら 2005，Yoshimine 2005，Miki ら 2011，Widmer 2020）．また，大腿骨の前弯，外弯に伴い，ステム前傾角，内外角も異なるため，個々のROM解析が重要となる．

3次元術前計画ソフトを用いて関節可動域（ROM）解析を行えば，インプラントインピンジメントを評価できる（Kalteis ら 2006，Seel ら 2006，Lin ら 2008）（図1，図2）．また，骨性インピンジメントの評価も可能である（Kurtz ら 2010）．

ROM解析の確認には，術前にX線透視下に脱臼肢位を再現し，インプラントインピンジメント，骨性インピンジメントの状態を確認する．

インプラントインピンジメントや骨性インピンジメントがなく骨頭が亜脱臼する場合は軟部組織のインピンジメントを疑う．下肢牽引を行い，骨頭の移動を計測し軟部組織緊張を評価する（Ogawa ら 2018）．

歩容や外転筋機能の評価も行う．病歴，手術歴，以前の手術記録から中殿筋は切離されていないか，上殿神経麻痺の可能性はないか確認する．CT，MRIでは中殿筋の筋量や変性状態を，超音波検査では筋の収縮を確認できる．大転子偽関節も確認す

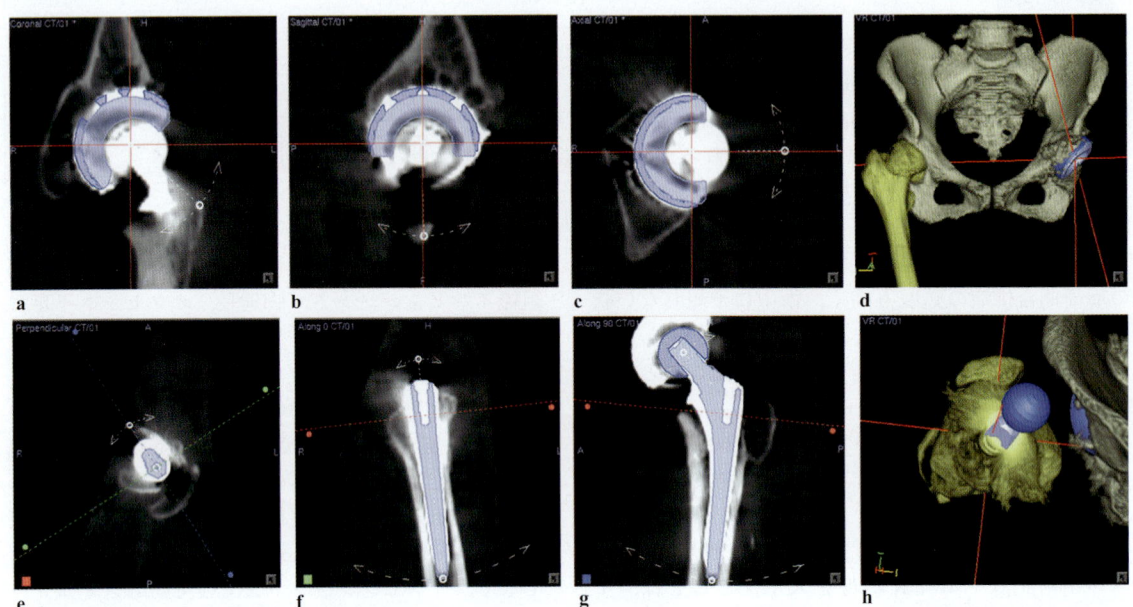

図1　3次元術前計画ソフトによるアライメント計測

カップ外転角49°，カップ前捻角0°（anatomical definition），ステム前捻角47°．挿入されている人工関節と同一のCADモデルがコンピュータソフト上になくても類似形状の人工関節のモデルを重ねあわせることでアライメントの計測は可能である．ステムはネック部分をあわせることでROM解析可能である．カップ中心を通る骨盤座標を基準とした冠状断像(a)，矢状断像(b)，横断像(c)およびボリュームレンダリング画像(d)．ステム軸を基準とした横断像(e)，矢状断像(f)，冠状断像(g)および上方からみたボリュームレンダリング画像(h)．矢状断像は両股関節とも右外側からみた像として表示される．

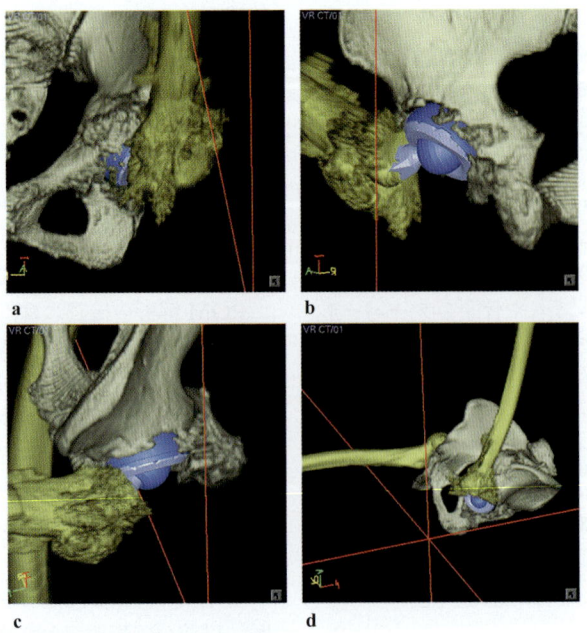

図2　3次元術前計画ソフトによるROM解析

屈曲100°でライナーとネックのインピンジメントを認める．異なる視点からインピンジメントを評価する．股関節前方(a)，後外側(b)，上外側(c)からみたボリュームレンダリング画像のなか(b)でライナーとステムのインピンジメントを確認できる．(d)は全体像で肢位が視覚的に確認できる．

る．

文献 ―

Kalteis T, Handel M, Herold T, et al. Position of the acetabular cup - accuracy of radiographic calculation compared to CT-based measurement. Eur J Radiol. 2006; 58 : 294-300.

Kurtz WB, Ecker TM, Reichmann WM, et al. Factors affecting bony impingement in hip arthroplasty. J Arthroplasty. 2010; 25 : 624-634.

Lin F, Lim D, Wixson RL, et al. Validation of a computer navigation system and a CT method for determination of the orientation of implanted acetabular cup in total hip arthroplasty: a cadaver study. Clin Biomech (Bristol, Avon). 2008; 23 : 1004-1011.

Miki H, Sugano N. Modular neck for prevention of prosthetic impingement in cases with excessively anteverted femur. Clin Biomech (Bristol, Avon). 2011; 26 : 944-949.

Miki H, Sugano N, Yonenobu K, et al. Detecting cause of dislocation after total hip arthroplasty by patient-specific four-dimensional motion analysis. Clin Biomech (Bristol, Avon). 2013; 28 : 182-186.

Ogawa T, Takao M, Hamada H, et al. Soft tissue tension is four times lower in the unstable primary total hip arthroplasty. Int Orthop. 2018; 42: 2059-2065.

Seel MJ, Hafez MA, Eckman K, et al, DiGioia AM, 3rd. Three-dimensional planning and virtual radiographs in revision total hip arthroplasty for instability. Clin Orthop Relat Res. 2006; 442 : 35-38.

Shon WY, Baldini T, Peterson MG, et al. Impingement in total hip arthroplasty a study of retrieved acetabular components. J Arthroplasty. 2005; 20 : 427-435.

Widmer KH, Majewski M. The impact of the CCD-angle on range of motion and cup positioning in total hip arthroplasty. Clin Biomech (Bristol, Avon). 2005; 20 : 723-728.

Widmer KH. The impingement-free, prosthesis-specific, and anatomy-adjusted combined target zone for component positioning in THA depends on design and implantation parameters of both components. Clin Orthop Relat Res. 2020; 478: 1904-1918.

Yoshimine F. The influence of the oscillation angle and the neck anteversion of the prosthesis on the cup safe-zone that fulfills the criteria for range of motion in total hip replacements. The required oscillation angle for an acceptable cup safe-zone. J Biomech. 2005; 38 : 125-132.

2　インプラントの弛みに対する再置換術の術前計画

単純 X 線像を用いた骨盤と大腿骨の骨欠損の分類として AAOS 分類，Paprosky 分類などがあるが（☞ p.1050, 1051），検者内・検者間再現性は低く，術中診断との一致度も低い（Campbell ら 2001, Gozzard ら 2003）．

したがって，術前に単純 X 線像のみで治療計画をたてることは限界があり，さまざまな状況を想定した術前計画が必要である．CT による骨溶解の診断精度は高く 3 次元術前計画による治療計画をたてることが望ましい（Chiang ら 2003，Winter ら 2023）（図 3 ～図 5）．

カップの再置換において，骨盤の骨欠損の程度，特に骨盤不連続性（pelvic discontinuity）の有無の診断は治療計画をたてるうえで大変重要である．

CT が pelvic discontinuity の診断に有用であるが，斜位断面像や 3D モデルを再構成すると診断精度が向上するとされている（Fehring ら 2016，Aprato ら 2020）．

セメントレスカップを再置換術に用いる場合には，セメントレスカップと母床骨との間で初期固定性と接触面積をどのように確保するかが問題となる．

3 次元的に残存する母床骨の状態を評価しセメントレスカップと母床骨との位置関係を検証することが必要となる．骨欠損部の状態も評価し，移植骨，人工骨，スペーサーの使用を計画する．

カップが Köler 線をこえて上内方に大きく移動し

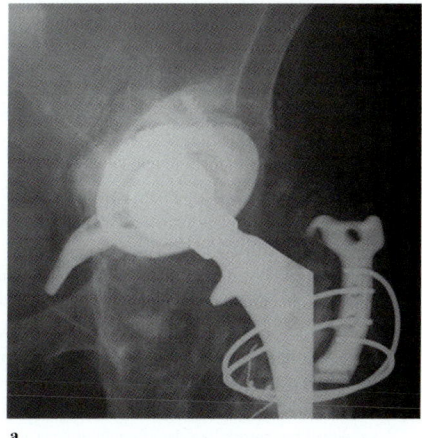
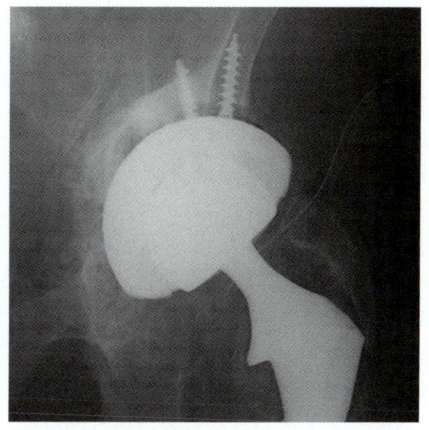

a　　　　　　　　　　　　　　　　b

図 3　弛みに対する再置換術
59 歳，女性．a: 術前単純 X 線像でセメント固定されたカップの内上方への移動と Paprosky Type 3B の骨欠損（骨盤側）を認める．pelvic discontinuity の判定には CT が必要である．b: セメントレスのジャンボカップを用いて再置換術を行った．

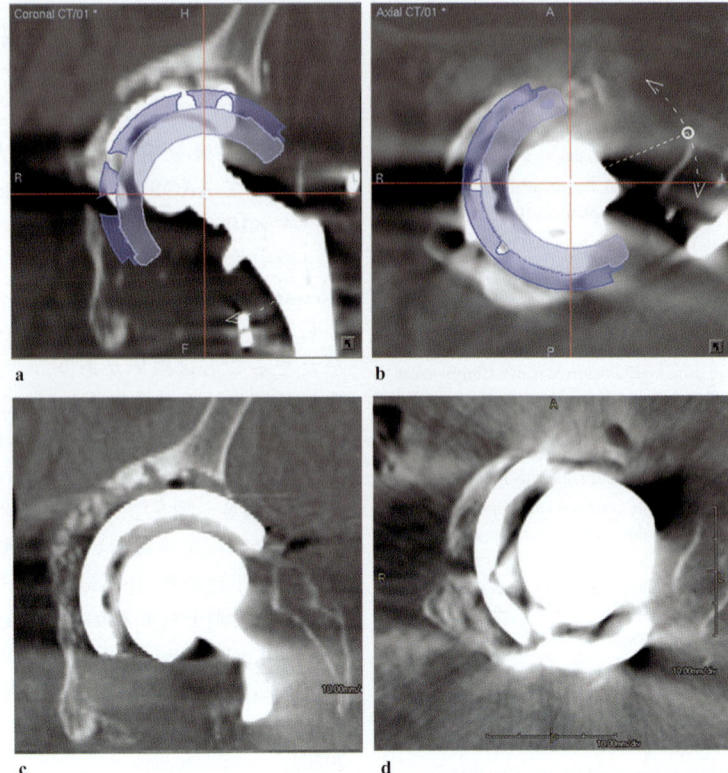

図4　3次元術前計画と術後CT像（図3と同一症例）

a, b: インプラントによるアーチファクトを認めるが，母床骨の状態の把握は可能
　　である．前柱と後柱が温存されていたためジャンボカップを用いた再建が計
　　画された．

c, d: 術後CTで，ほぼ術前の計画通りに設置されている．

ている場合には，CTで血管との位置関係を検討す
る．血管の走行が確認しにくい場合は造影CTある
いは血管造影を行い，血管とカップとの位置関係を
明確にする．

　術後脚延長量やオフセット変化量を予測すること
は，適正な軟部組織緊張を確保するとともに，脚長
差を最小限に抑えるうえで重要である．また，長期
にわたる脚短縮のため脚延長が困難な場合もあり，
どちらの状況にも対応できる治療計画が重要であ
る．

　ステムの再置換でセメントステムを抜去する場合
には，セメントマントルの状態を評価し，セメント
やセメントプラグ除去の計画をたてる．

　セメントレスステムの再置換の場合はbone
ingrowthやongrowthの生じている領域を確認し，
骨とステムとの間にノミをいれる必要のある部位を
確認する．場合によっては大腿骨頚部前面を開窓し
たりエクステンディドトロカンテリックオステオト
ミー（extended trochanteric osteotomy）を行う計画
をたてる．

ロングステムを再置換術に使用する場合には，大
腿骨の前弯や外弯の状態も確認し，適合性を確認す
る．開窓部や骨欠損部から髄腔横径の2～3倍はス
テムが通過するようにステムの長さを調整する．

文献

Aprato A, Olivero M, Iannizzi G, et al. Pelvic discontinuity in acetabular revisions: does CT scan overestimate it? A comparative study of diagnostic accuracy of 3D-modeling and traditional 3D CT scan. Musculoskelet Surg. 2020; 104: 171-177.

Campbell DG, Garbuz DS, Masri BA, et al. Reliability of acetabular bone defect classification systems in revision total hip arthroplasty. J Arthroplasty. 2001; 16 : 83-86.

Chiang PP, Burke DW, Freiberg AA, et al. Osteolysis of the pelvis: evaluation and treatment. Clin Orthop Relat Res. 2003; 164-174.

Fehring KA, Howe BM, Martin JR, et al. Preoperative evaluation for pelvic discontinuity using a new reformatted computed tomography scan protocol. J Arthroplasty. 2016; 31: 2247-2251.

Gozzard C, Blom A, Taylor A, et al. A comparison of the reliability and validity of bone stock loss classification systems used for revision hip surgery. J Arthroplasty. 2003; 18 : 638-642.

Winter P, Fritsch E, Tschernig T, et al. Accuracy of personalized computed tomographic 3D templating for acetabular cup placement in revision arthroplasty. Medicina (Kaunas). 2023; 59: 1608.

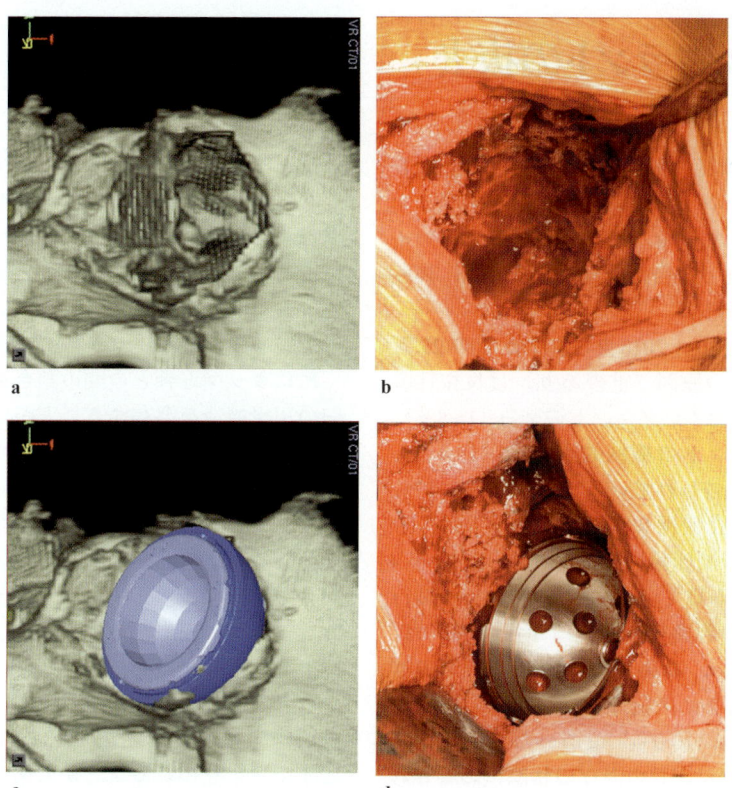

図5　術前計画 3 次元モデルと術中写真（図 3，図 4 と同一症例）
術前計画の 3 次元モデル(a)で術中観察される母床骨の状態(b)が立体的に把握可能である．術前計画では pelvic discontinuity は認めず，術中にも認めなかった．術前計画(c)の通り，カップ(d)が設置されている．

3 インプラントの抜去

人工股関節再置換術の原因としては反復性脱臼，非感染性のインプラントの弛み，感染，インプラント周囲骨折が主なものになっている．弛みのないインプラントを抜去する場合が少なからずあり，高度な技術と経験を要する．

米国の 2009 年 1 月〜 2013 年 12 月までの 25 万 8,461 件の再置換術の原因（重複あり）は反復性脱臼（17.3%），非感染性インプラントの弛み（16.8%），その他のインプラントの機械的不具合（13.4%），感染（12.8%）と報告されている（Gwam ら 2017）．

日本整形外科学会症例レジストリー（JOANR）の日本人工関節登録制度報告書によると，2021 年 4 月〜 2022 年 3 月にかけて全国 83 施設において施行された 3,358 件の再置換術の原因（重複あり）は，反復性脱臼（24.7%），感染（21.3%），カップの非感染性の弛み（16.6%）大腿骨骨折（13.2%），ステムの非感染性の弛み（10.0%）であった．

再置換術の成績は母床骨の温存の状態に影響されるため，いかに抜去の際に母床骨を温存し術中骨折を回避するかが問題となる．

さまざまな手術器具が開発されているが，それぞれの特性と使用方法を理解し，うまく使用することが肝要である．また，詳細な病歴の聴取，以前の手術記録や単純 X 線像の入手と評価は，インプラントの弛みや骨欠損の程度を予測する上でも重要である．

手術記録からインプラントの種類とサイズ，カップの表面加工，フィンやペグの位置，ステムの表面加工の方法と範囲などを確認することは抜去の戦略をたてる上で大変重要である．

それぞれのインプラント専用の抜去器具を準備するが，同じ機種でも世代により抜去器具が異なることもあるので注意を要する．本項では弛みのないインプラントを抜去する際の注意点を中心に述べる．

文献

Gwam CU, Mistry JB, Mohamed NS, et al. Current epidemiology of revision total hip arthroplasty in the United States: National inpatient sample 2009 to 2013. J Arthroplasty. 2017; 32: 2088-2092.

1 セメントレスカップの抜去法

ドームスクリューが使用されている場合にはまず

これを抜去する．スクリューヘッド部が破損するなどして抜去困難な場合は，ダイヤモンドを埋め込んだ球型，棒状，円盤状のバーを使用できる気動式のドリルシステム（Ultrapower Surgical Drill System, Zimmer Biomet 社）（図 1）を用いてスクリューヘッドを破壊するとカップが抜去できる．

次にカップと骨との間の結合を解離するが，寛骨臼の辺縁構造を温存することが重要である．特に後壁部分が損傷すると再置換したカップの固定性を得ることが難しいため注意する．

カップの表面加工，フィンやペグの位置をあらかじめ確認し，弯曲ノミや薄刃のノミを使って骨との結合を解離する．まず，カップの辺縁部をノミで切り込み，寛骨臼底部方向にむけて弯曲ノミを挿入する．

寛骨臼底部の骨結合が残ると，抜去時に寛骨臼底部の母床骨がカップと一緒に剥がれることがある．底までノミをいれることが大切である．また，ノミはくさび状をしているため，1 か所のみ深くノミを進めると骨折をきたす可能性があるので注意する．

温存したい後壁部分は最後にノミをいれる．骨量が比較的ある坐骨に支持された部分，下前腸骨棘直下の部分からノミをいれる（図 2）．

弯曲ノミがカップ中心を回転軸として進むようにセンタリングヘッドを備えたシステム（Explant Acetabular Cup Removal System, Zimmer Biomet 社）の有用性が報告されている（Mitchell ら 2003）（図 3）．

Adelani ら（2016）は，弯曲ノミを使用再 THA 24 関節と Explant を使用した再 THA 27 関節を比較し，抜去カップと再設置カップのサイズ差が Explant 群で有意に小さく，骨移植も Explant 群で有意に少なかったとしている（26% 対 54%）．

骨との結合を解離できたら，カップ外上縁から箱型のパンチでカップを叩き抜去する．

文献

Adelani MA, Goodman SB, Maloney WJ, et al. Removal of well-fixed cementless acetabular components in revision total hip arthroplasty. Orthopedics. 2016; 39: e280-284.

Mitchell PA, Masri BA, Garbuz DS, et al. Removal of well-fixed, cementless, acetabular components in revision hip arthroplasty. J Bone Joint Surg Br. 2003; 85 : 949-952.

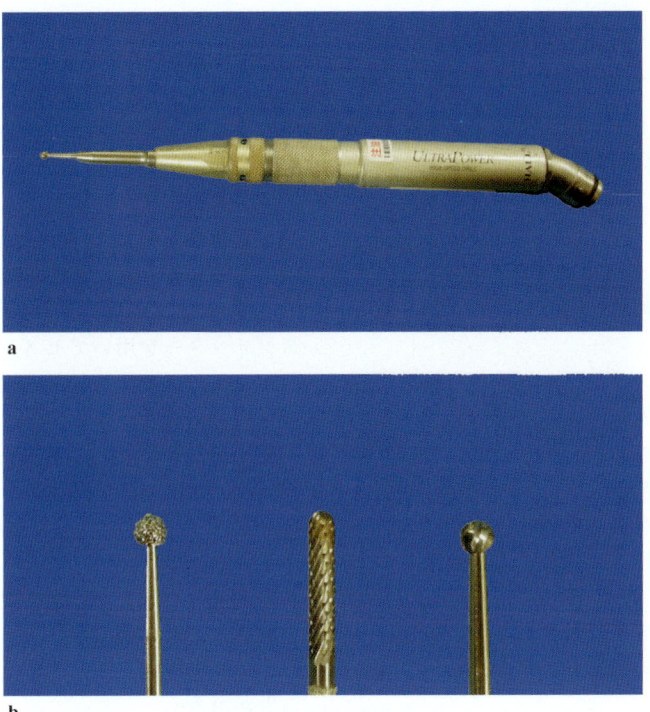

図1　Ultrapower Surgical Drill System（Zimmer Biomet 社）
a: ハンドピース．b: 各種バー（右から Diamond Round Bar, Carbide Metal Cutting Bar, Round Fluted Bar）．

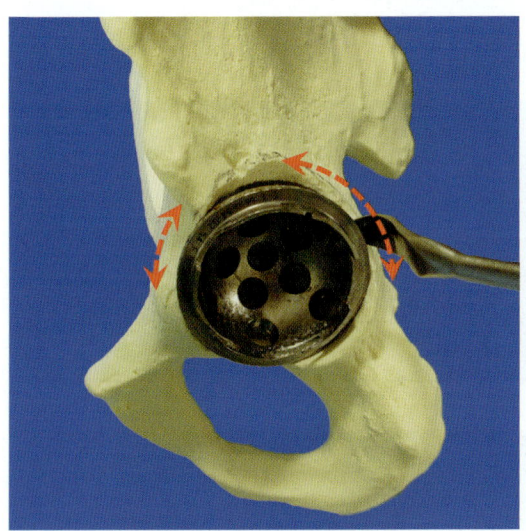

図2　カップ抜去における骨結合部の解離
前壁と後壁（赤色の矢印）は骨量がなく骨折をきたしやすいため，最後にノミをいれる．

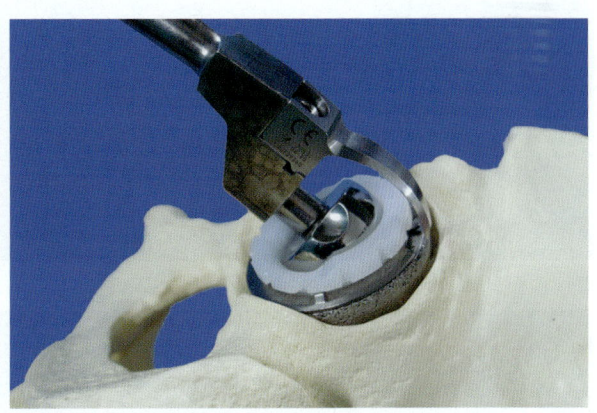

図3　Explant Acetabular Cup Removal System（Zimmer Biomet 社）
弯曲ノミがカップ中心を回転軸として進むようにセンタリングヘッドが備えられている．

2 │ セメントカップの抜去法

カップ周囲に弯曲ノミをいれセメントとインプラントの界面を壊して，カップを抜去する．弯曲ノミの使用の注意点はセメントレスカップと同様である．カップ除去後残ったセメントマントルをノミで割りながらピースバイピースで除去していく．

3 セメントステムの抜去法

セメントステムを抜去する場合はステムとセメントの界面，セメントと骨の界面，セメントマントルの状態を評価し，セメントやセメントプラグ除去の計画をたてる．

セメント除去用のノミは先端形状の種類が多く，それぞれの使用方法を理解し使い分けが必要である（図4）．

セメントステムをセメントマントルから抜去する場合，ステムのネック外側の大転子部分のセメントを8mm平ノミやV字スプリッターを用いて取り除いてから抜去する（図5）．

この部分のセメントが残っている状態で抜去方向に力を加えると大転子骨折をきたすことがあるので注意する．

抜去しようとするステムに対する専用の抜去器具がない場合，各種ステム抜去システムを利用してステムを抜去する．

カラーなど引っかかる部分がある場合には，箱型のパンチをあて逆行性にハンマーで叩くと抜去することができる．一体型ステムの場合は，クローズドループなどのステムネックに引っかける形の抜去器を用いてスラップハンマーで抜去する．

モジュラーヘッドの場合はヘッド抜去器などでヘッドを抜去したのち，トラニオンにスクリューで固定するタイプのステム抜去器をとりつけスラップハンマーで抜去する．

ステム抜去後，各種のノミを用いてセメントマントルに亀裂をいれセメントを細片として，1つ1つ除去していく．

8mm平ノミや片方が鈍棒になっているフラッグスプリッターを用いてセメントマントルを砕き，逆刃のリバースキュレットを用いて砕いたセメントを掻きだしていく．

直や曲がりの丸ノミを用いてセメント骨界面を解離する．遠位の深い部分のセメントマントルを砕く場合X字オステオトームを用いると便利な場合がある．

セメントマントルに弛みを認める場合には，コニカルタップをセメントマントルにねじ込みスロットハンマーで近位方向に叩くと一塊として取り除けることがある．

セメントマントルが厚く弛みのない場合，Ultrapower Surgical Drill System（Zimmer Biomet社）を用いて，球型やドリル型のバーでセメントを掘削すると便利な場合がある（図1）．

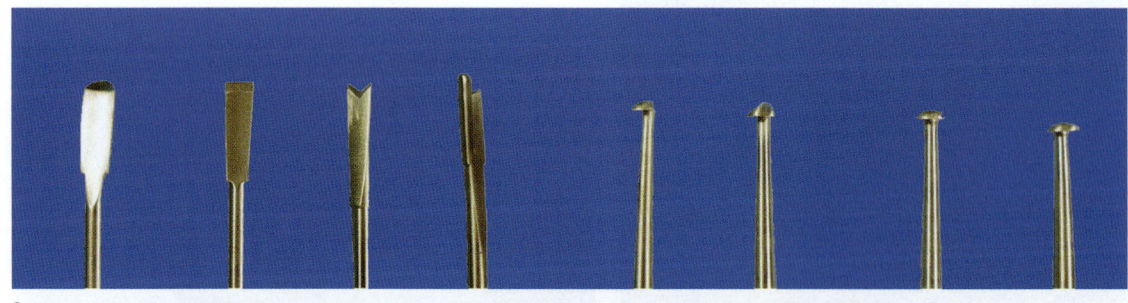

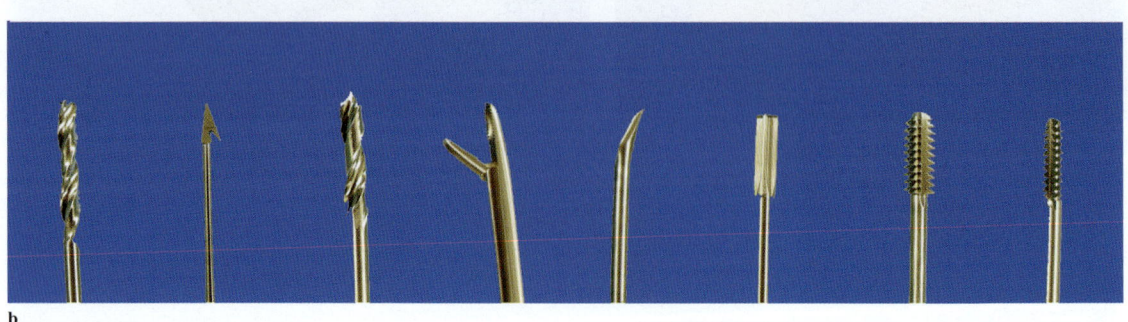

図4　大腿骨側セメント除去用ノミ

a: 左から Straight gouge, 8mm chisel, V spilitter, Flag splitter, reverse curette 各種（6mm / 7mm / 9mm / 11mm），

b: 左から 1/4 twist drill, Crochet hook, 5/16 twist drill, Long rongeur, Curved gouge, 7mm X osteotome, 11 mm conical tap, 9 mm conical tap.

超音波振動によりプローブと接する部分のセメントを融解し，セメントに切り込みを入れたり，セメント塊を摘出したりするトーショナル超音波セメント除去システム〔Torsional Orthopaedic Revision System（TORS）; Zimmer Biomet 社〕がある．大腿骨髄腔深くにあり，骨との結合が弛んでいるセメント塊を摘出するのに便利である．プローブ先端周囲のセメントのみを融解する機能のため，ノミ類と使い分けて使用する必要がある（図6）．

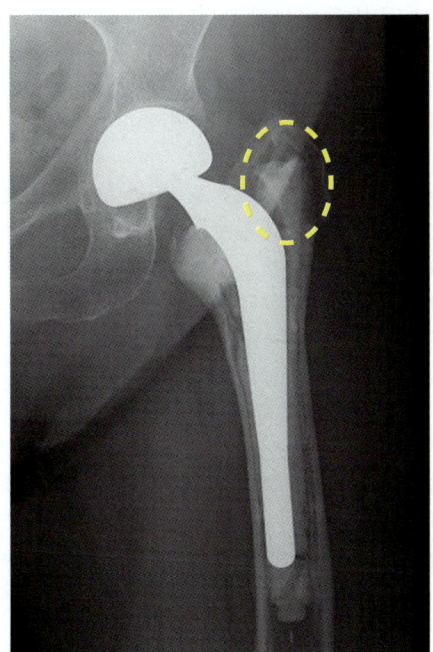

図5　セメントステムの抜去
セメントステムをセメントマントルから抜去する場合，ステムのネック外側の大転子部分のセメント（黄色サークル）を取り除いてから抜去する．

4 ｜ セメントレスステムの抜去法

セメントレスステムの再置換の場合は bone ingrowth や ongrowth のある領域を確認し，骨とステムとの間にノミをいれる必要のある部位を確認する．

大腿骨近位部だけであれば，薄いフレキシブルオステオトームを用いて骨とステムの界面にノミを全周性にいれていく（図7）．最初に Kirschner 鋼線（K-wire）を界面に複数箇所挿入するのもいい方法である．

ノミが入れにくい場合は大腿骨の一部を開窓する．AML ステムなどの bone ingrowth や bone ongrowth の表面がステム全長にわたるセメントレスステムを抜去する場合には，extended trochanteric osteotomy（ETO）を行う計画をたてる（Younger ら 1995）．

ETO を行うと大腿骨のねじれに対する強度が73％低下するため術中骨折の発生に注意を要する

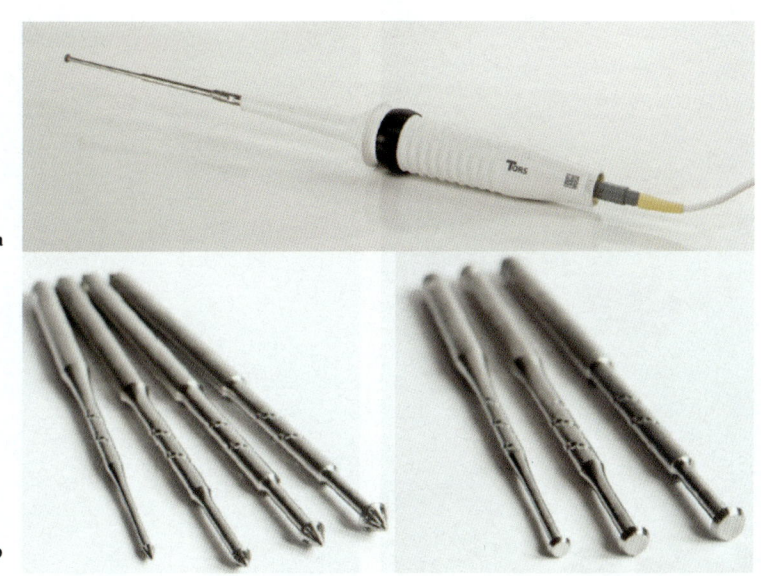

図6　超音波セメント掘削システム
a: 超音波振動によりプローブと接する部分のセメントを融解する〔Torsional Orthopaedic Revision System（TORS）; Zimmer Biomet 社〕．b: プローブは2種類の形状があり，ビーサータイプとスクレーバータイプの2種類がある．

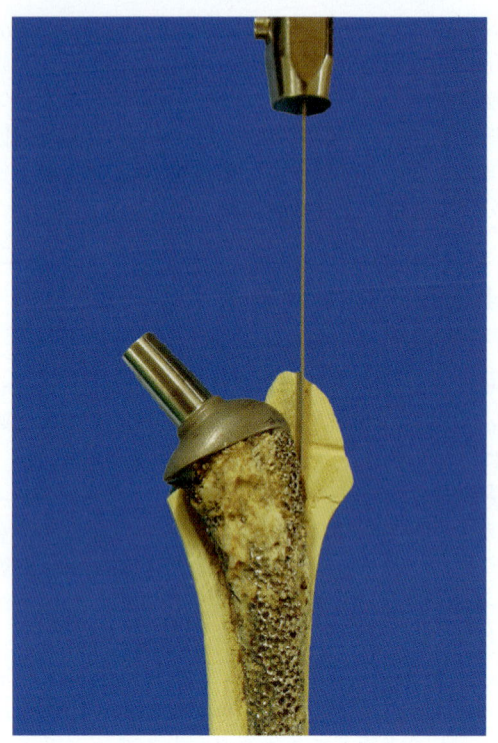

図7 セメントレスステムの抜去
フレキシブルオステオトームを用いる.

（Noble ら 2005）.

　Abdel ら（2021）は，ETO を用いた再 THA 612 関節の中央値 5 年の成績として，ETO 骨片の術中骨折が 22 関節（4%），術後骨折が 3 関節（0.5%），術後の大転子骨折が 41 関節（7%）に起こったと報告している．偽関節は 9 関節（2%）と低かったが，外側広筋の ETO 骨片からの剥離を最小にして血流温存に努めることが重要とされている（Wyles ら 2023）.

　ステムを途中で切断し，トレフィン（円筒形状のドリルで骨生検や抜去困難なスクリュー抜去などに用いられる）を用いて抜去する方法もある．インプラントを切断する場合には，ウルトラパワーシステムのダイヤモンドを埋め込んだ各種バーを用いる．

　弯曲のあるステムでは円筒形状のトレフィンと適合せず，途中でつかえてしまうことがある．この場合は ETO によりステム全体を露出し，全周性に骨との結合をウルトラパワーシステムを用いて解離し（図 8，図 9），内側のバーの届かない部分はワイヤー状の Gigli 線鋸や椎弓形成用のティーソー（T-saw）をステム近位から内側に回して骨との結合を解離していく（図 10）．途中で切れてしまうことも多いため，余分に準備しておくほうが望ましい.

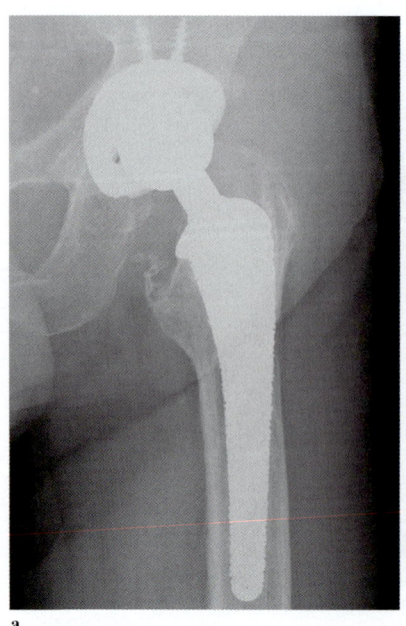
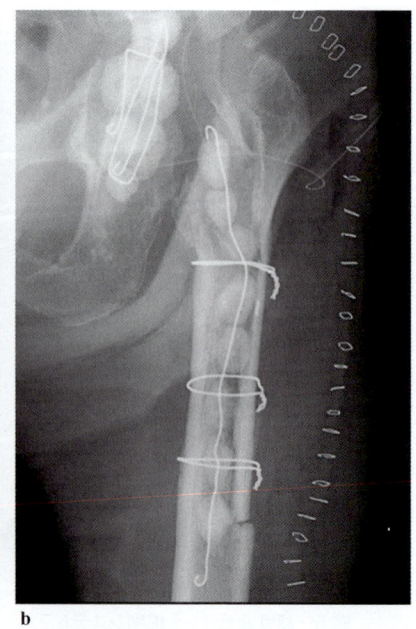

a　　　　　　　　　　b

図8 extended trochanteric osteotomy（ETO）
72 歳，男性．a: 感染のため，カップとステム両方を抜去した．大腿骨側は ETO を併用した．b: 大転子を含んだステム先端まで大腿骨を縦に骨切りを行う ETO でステム全体を露出させてステム抜去を行った.

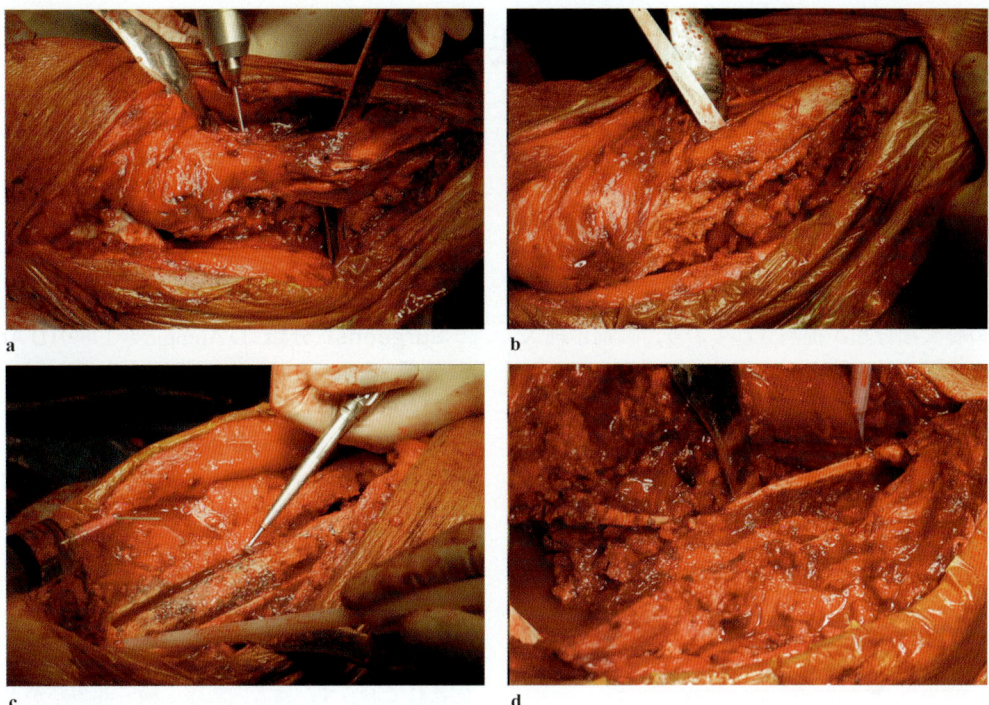

図9　ETOの実際

ステム全長が露出できるように大転子からステム先端までの大腿骨外側を一塊にして開窓する．a: 外側広筋の大腿骨からの剥離を可能な範囲で最小限とし，大腿骨外側にK-wireで骨切り線に添い約1cm間隔で穴をあける．b: その後，小さいオシレーティングソーやノミで骨切りを行う．c: ステムは全周性にbone ingrowthしており，ウルトラパワーシステムのダイヤモンドバーでステムの表面を一部削りながら骨との結合を解離する．内側の部分はT-sawをステムネックから内側に通し，遠位に徐々に骨と解離を行う．d: 骨が解離されるとインプラントは除去できる．

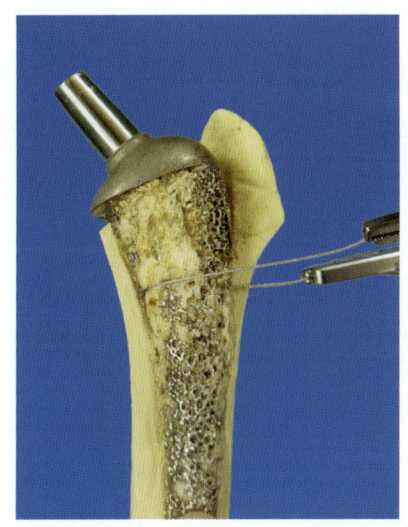

図10　ティーソー（T-saw）

Gigli線鋸に比べ引っかかりが少なく表面の粗いステム抜去に適しているが，よく切れる．

文献

Abdel MP, Wyles CC, Viste A, et al. Extended trochanteric osteotomy in revision total hip arthroplasty: Contemporary outcomes of 612 hips. J Bone Joint Surg Am. 2021; 103: 162-173.

Noble AR, Branham DB, Willis MC, et al. Mechanical effects of the extended trochanteric osteotomy. J Bone Joint Surg Am. 2005; 87: 521-529.

Wyles CC, Hannon CP, Viste A, et al. Extended trochanteric osteotomy in revision total hip arthroplasty. JBJS Essent Surg Tech. 2023; 13: e21.00003.

Younger TI, Bradford MS, Magnus RE, et al. Extended proximal femoral osteotomy. A new technique for femoral revision arthroplasty. J Arthroplasty. 1995; 10: 329-338.

4　骨欠損の評価と分類法

　骨盤側と大腿骨側の骨欠損評価は，主に人工股関節全置換術（THA）後の再置換術を施行する際に術前計画，再置換術の予後予測，患者指導，陥りやすいピットフォールの回避，術後リハビリテーションを検討するうえで重要となる．

　種々の骨欠損分類が提唱されており，術前単純X線像による評価が主体となる．骨欠損評価を行う際には，種々の分類の特徴をよく理解し評価することが重要で，できるだけシンプルで使用しやすく，検者内誤差と検者間誤差の少ない分類が求められる．

1 ｜ 骨盤側骨欠損の評価および分類

1. AAOS (American Academy of Orthopaedic Surgeons) 分類（D'Antonio ら 1989）（D'Antonio 分類, 表1, 図1）

　広く用いられている理論的に単純な分類である．分節状欠損（segmental deficiencies）を Type Ⅰ，空洞状欠損（cavitary deficiencies）を Type Ⅱ，Type Ⅰと Type Ⅱ の混合型欠損（combined deficiencies）を Type Ⅲ，骨盤不連続（pelvic discontinuity）を Type Ⅳ，骨欠損ではないが関節固定（arthrodesis）を Type Ⅴ として分類している．

　術前評価によるとされるが，骨欠損の程度が数値化されておらず，検者内誤差と検者間誤差が大きいと報告されている（Campbell ら 2001, Gozzard ら 2003）．

表1　AAOS 骨盤骨欠損分類
（AAOS 分類, D'Antonio 分類）

Type Ⅰ	分節状欠損（segmental）
	a. 部分欠損（peripheral） 上方／前方／後方 b. 臼底部欠損（central）
Type Ⅱ	空洞状欠損（cavitary）
	a. 部分欠損（peripheral） 上方／前方／後方 b. 臼底部欠損（central）
Type Ⅲ	混合型欠損（combined）
Type Ⅳ	骨盤不連続（pelvic discontinuity）
Type Ⅴ	関節固定（arthrodesis）

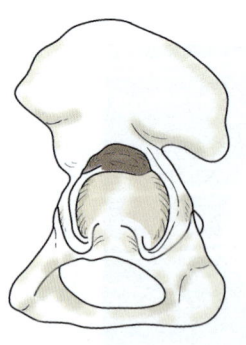

Type Ⅰ

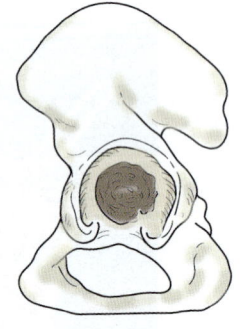

Type Ⅱ

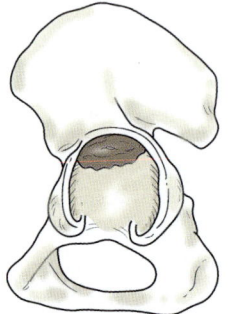

Type Ⅲ

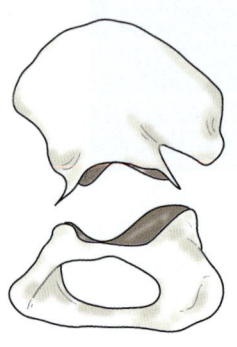

Type Ⅳ

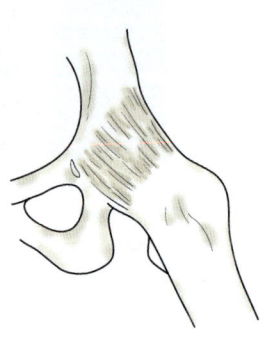

Type Ⅴ

図1　AAOS 分類（寛骨臼側）

2. Paprosky 分類（1994）（表 2，図 2）

術前評価による比較的単純な分類で広く用いられている．股関節中心（hip center）の位置，涙滴（teardrop）の損傷の程度，坐骨部の骨溶解の程度，Köhler 線の損傷の程度により分類されている．

Type 1 は寛骨臼縁，壁／ドーム形態，前柱と後柱のいずれも損傷なく股関節中心の移動はなく，涙滴の骨溶解がみられないものである．

Type 2 は寛骨臼縁，壁／ドーム形態の損傷はあるが，前柱と後柱のいずれも損傷なく股関節中心の移動が 2cm 未満のものとされる．さらに，Type 2A は涙滴の損傷が軽度で股関節中心の移動が上内方の場合，Type 2B は涙滴の損傷が軽度で寛骨臼縁が消失

し股関節中心の移動が上外方の場合，Type 2C は涙滴の損傷が重度で股関節中心の移動が内方の場合である．

Type 3 は前柱と後柱に損傷があり通常のセメントレスカップでは固定性が得られないもので，Type 3A は Köhler 線の連続性が保たれ寛骨臼縁欠損が 30 〜 60％のもの，Type 3B は Köhler 線が不連続で寛骨臼縁欠損が 60％をこえるものとして分類される．

Paprosky ら（1994）は Type 分類に応じた治療法を述べている．Type 1 では骨移植は必要ではないが通常よりも大きめのセメントレスカップが必要である．Type 2 ではセメントレスカップで対処可能であるがブロック状または顆粒状同種骨移植が必要に

表 2　Paprosky 骨盤骨欠損分類

骨欠損	寛骨臼縁	壁／ドーム形態	前柱と後柱	股関節中心の移動	涙滴の骨溶解
Type 1	損傷なし	損傷なし	損傷なし／固定性良好	なし	
Type 2	変形	変形あり	損傷なし／固定性良好	＜ 2 cm	
Type 2A	変形あり	損傷なし		上内側	軽度
Type 2B	消失	変形あり		上外側	軽度
Type 2C	変形あり	損傷なし		内側	重度
Type 3	消失	損傷なし	固定性不良	＞ 2 cm	
Type 3A	30 〜 60％消失			上外側	中等度
Type 3B	＞ 60％消失			上内側	重度

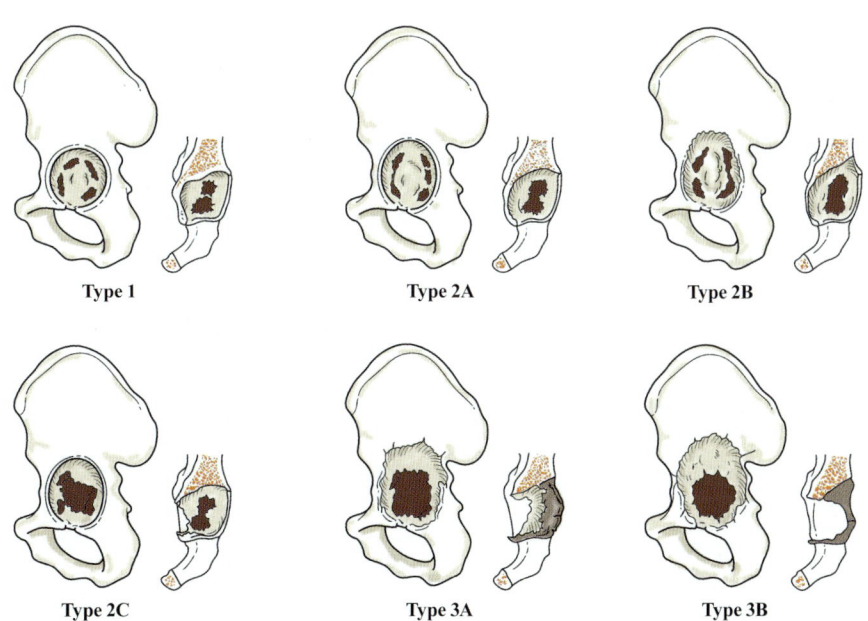

Type 1　　**Type 2A**　　**Type 2B**

Type 2C　　**Type 3A**　　**Type 3B**

図 2　Paprosky 分類（寛骨臼側）
右図は寛骨臼の冠状断面を示している．

なる場合があり，股関節中心の移動の方向によって
2A から 2C に細分類されるが，いずれも少なくと
も 70%は母床骨との接触が得られるとしている．

　Type 3 では前柱と後柱の損傷があり，Type 3A で
はカップの 30%以上に母床骨による支持がなく，
Type 3B では生物学的骨形成が期待できずケージに
よる同種骨移植のサポートが必要としている．

　また Paprosky ら（1994）は，147 関節について
単純 X 線正面像での術前評価と術中評価を比較し，
Type 2 の 11%は術中評価で重症度が上がり，Type 3
の 5%は術中評価で重症度が下がったが，全体とし
ては92.5%で一致していたと報告している．ただし，
検者内誤差と検者間誤差についての記載はない．

　信頼度について，あくまでも参考程度にすべき
との報告もあるが（Campbell ら 2001，Gozzard ら
2003），検者内誤差はカッパ値 0.66 〜 0.71，検者間
誤差はカッパ値 0.49 〜 0.79 で信頼しうる分類であ
るとする報告もある（Yu ら 2013）．

3. Saleh 分類（2001）（表 3）

　インプラント抜去後に残存する骨量に基づいた分
類で，検者間一致率が高く，再現性と有効性が高
い分類とされている（Gozzard ら 2003，Johanson ら
2010）．

　Type Ⅰ は骨欠損がないかあってもほとんどない
もの，Type Ⅱ は空洞状欠損が拡大しているが寛骨
臼縁は保たれているもの，Type Ⅲ と Type Ⅳ は寛骨
臼縁の欠損を有し，空洞状欠損の量に加え前柱と後
柱の損傷程度によって区分される．

　Type Ⅳ に関連し，寛骨臼縁の骨欠損が 50%をこ
えていても，前柱または後柱の損傷がなく内板損傷
が主体の欠損である場合，前柱や後柱を再建に利用
できるので Type Ⅱ と判定する．

4. Gross 分類（1993）（表 4）

　治療方針，予後をもとに区分けされた比較的簡単
な分類である．

　Type Ⅰ は骨欠損がないかあってもほとんどない
もので通常のセメントレスカップで対処可能なもの
である．

　Type Ⅱ は空洞状欠損を呈し寛骨臼底部の欠損も
含まれるが前柱と後柱に損傷がない場合である．少
なくとも 50%が母床骨と接触していれば大きめの
セメントレスカップあるいは顆粒状同種骨移植とセ
メントカップで対処可能で，50%未満の接触であれ
ば reinforcement ring とセメントカップ，あるいは
impaction bone grafting が必要とされる．

　Type Ⅲ は前柱あるいは後柱のいずれかに損傷が
あり寛骨臼縁の骨欠損が 50%未満のもの，

　Type Ⅳ は前柱と後柱のいずれかあるいは両者の
損傷があり寛骨臼縁の骨欠損が 50%以上のものと
されている．骨盤不連続（pelvic discontinuity）は
Type Ⅴ とされる．

　この分類は元来術中所見による分類であったが，
術前に用いられるようになった．ただし術前の単純
X 線像から何%の骨欠損が生じているかを評価する
ことは容易ではないため，検者内誤差と検者間誤
差の両方が大きいとする報告もある（Campbell ら
2001）．

5. Engh 分類（1988）（表 5）

　AAOS 分類を単純化した術前評価による寛骨臼
ドームと寛骨臼縁の状態に基づいた分類である．

　軽度骨欠損（mild defect）は寛骨臼ドームと寛骨
臼縁ともにほぼ損傷なく海綿骨の破壊がほとんどな
いものである．

　中等度骨欠損（moderate defect）は寛骨臼ドーム
に関して穿破（perforated）あるいは楕円状の変形
を呈しているが寛骨臼縁は保たれているものであ

表 3　Saleh 骨盤骨欠損分類

Type Ⅰ	顕著な骨欠損なし
Type Ⅱ	寛骨臼縁の損傷なし，空洞状骨欠損あり，壁の欠損なし
Type Ⅲ	寛骨臼縁の骨欠損＜50% 前柱または後柱の分節状骨欠損
Type Ⅳ	寛骨臼縁の骨欠損＞50% 前柱または後柱の分節状骨欠損 （寛骨臼底部を含む骨欠損＞50%であっても前柱または後柱に障害がなければ Type Ⅱ とする）
Type Ⅴ	骨盤不連続（pelvic discontinuity）

表 4　Gross 骨盤骨欠損分類

Type Ⅰ	骨欠損ほとんどなし
Type Ⅱ	寛骨臼縁および前柱と後柱の損傷を伴わない骨欠損
Type Ⅲ	前柱と後柱の一方あるいは両者の骨欠損があり，骨欠損量＜50%
Type Ⅳ	前柱と後柱の一方あるいは両者の骨欠損があり，骨欠損量≧50%
Type Ⅴ	骨盤不連続（pelvic discontinuity）

表5　Engh 骨盤骨欠損分類

	寛骨臼縁	寛骨臼ドーム
骨欠損		
軽　度（mild defect）	損傷なし	損傷なし
中等度（moderate defect）	損傷なし	損傷あり
重　度（severe defect）	損傷あり	損傷あり

表6　Gustilo 骨盤骨欠損分類

Type Ⅰ	軽度寛骨臼の拡大．セメントとインプラントの間に弛みあり
Type Ⅱ	寛骨臼の内板は非薄化しているが穿破なし．セメントとインプラントの間に弛みあり
Type Ⅲ	局所的な壁の破壊 　　　a. 前方　b. 後方　c. 上方　d. 中央
Type Ⅳ	前柱・後柱の一方あるいは両方の破壊

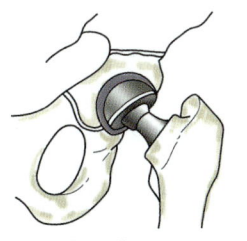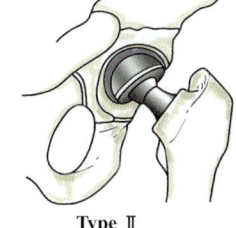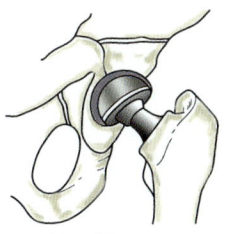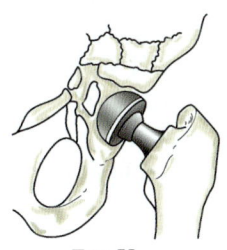

Type Ⅰ　　　**Type Ⅱ**　　　**Type Ⅲ**　　　**Type Ⅳ**

図3　Gustilo 分類（寛骨臼側）

る．
　重度骨欠損（severe defect）は寛骨臼ドームと寛骨臼縁の両者が損傷をうけている状態とする．術中所見による検討や検者内誤差と検者間誤差に関する報告はない．

6. Gustilo 分類（1988）（表6, 図3）

　セメントカップの術後評価として発表された分類である．
　Type Ⅰ は軽度寛骨臼の拡大を呈するもの，Type Ⅱ は内板は菲薄化しているものの穿破していないもの，Type Ⅲ は前方・後方・上方・中央の局所的な壁の破壊を呈するもの，Type Ⅳ は前柱・後柱の一方あるいは両方の破壊を伴う状態とされる．
　術前の単純 X 線正面像および側面像を用いて評価する．検者内誤差と検者間誤差に関する報告はない．
　近年，CT による骨欠損評価（Schierjott ら 2019，Meynen ら 2023）も行われ，検者間誤差（Wenz ら 1997）や，レジデントによる評価の有用性（Plate ら 2017）についても報告されている．一方，pelvic discontinuity に関する過評価（Aprato ら 2020）についても報告があり，注意を要する．

文献

Aprato A, Olivero M, Iannizzi G, et al. Pelvic discontinuity in acetabular revisions: does CT scan overestimate it? A comparative study of diagnostic accuracy of 3D-modeling and traditional 3D CT scan. Musculoskelet Surg. 2020; 104: 171-177.

Campbell DG, Garbuz DS, Masri BA, et al. Reliability of acetabular bone defect classification systems in revision total hip arthroplasty. J Arthroplasty. 2001; 16 : 83-86.

D'Antonio JA, Capelle WN, Borden LS, et al. Classification and management of acetabular abnormalities in total hip arthroplasty. Clin Orthop Relat Res. 1989; 243 : 126-137.

Engh C, Glassman AH, Griffin WL, et al. Results of cementless revision for failed cemented total hip Arthroplasty. Clin Orthop Relat Res. 1988; 235 : 91-110.

Gozzard C, Blom A, Taylor A, et al. A comparison of the reliability and validity of bone stock loss classification systems used for revision hip surgery. J Arthroplasty. 2003; 18 : 638-642.

Gross AE, Allan DG, Catre M, et al. Bone grafts in hip replacement surgery. The pelvic side. Orthop Clin North Am. 1993; 24 : 679-695.

Gustilo RB, Pasternak HS. Revision hip Arthroplasty with titanium ingrowth prosthesis and bone grafting for failed cemented femoral component loosening. Clin Orthop Relat Res. 1988; 235 : 111-119.

Johanson NA, Driftmier KR, Cerynik DJ, et al. Grading acetabular defects: the need for a universal and valid system. J Arthroplasty. 2010; 25 : 425-431.

Meynen A, Vles G, Roussot M, et al. Advanced quantitative 3D imaging improves the reliability of the classification of acetabular defects. Arch Orthop Trauma Surg. 2023; 143: 1611-1617.

Paprosky WG, Perona PG, Lawrence JM. Acetabular defect classification and surgical reconstruction in revision arthroplasty. J Arthroplasty. 1994; 9 : 33-44.

Plate JF, Shields JS, Langfitt MK, et al. Utility of radiographs, computed tomography, and three dimensional computed tomography pelvis reconstruction for identification of acetabular defects in residency training. Hip Pelvis. 2017; 29: 247-252.

Saleh KJ, Holtzman J, Gafni A, et al. Development, test reliability and validation of a classification for revision hip Arthroplasty. J Orthop Res. 2001; 19 : 50-56.

Schierjott RA, Hettich G, Graichen H, et al. Quantitative assessment of acetabular bone defects: A study of 50 computed tomography data sets. PLoS One. 2019; 14: e0222511.

Wenz JF, Hauser DL, Scott WW, et al. Observer variation in the detection of acetabular bone deficiencies. Skeletal Radiol. 1997; 26: 272-278.

Yu R, Hofstaetter JG, Sullivan T, et al. Validity and reliability of the Paprosky acetabular defect classification. Clin Orthop Relat Res. 2013; 471 : 2259-2265.

2 | 大腿骨側骨欠損の評価および分類

1. AAOS (American Academy of Orthopaedic Surgeons) 分類（D'Antonio ら 1993）(**D'Antonio 分類**, 表 7, 図 4)

Type Ⅰ は骨皮質の分節状欠損で, 全周性の欠損ではなく, 前方・内側・後方のいずれの部位でも生じうる. Type Ⅱ は空洞状欠損で, 海綿骨あるいは内側皮質骨の欠損で皮質骨の穿破を伴わないものである.

Type Ⅲ は Type Ⅰ と Type Ⅱ の混合型欠損で, 最も多いのはステムが内反移動をきたし大腿骨距（calcar femorale）部の分節状欠損と遠位髄腔の空洞状欠損を呈するものである. Type Ⅳ はアライメント不良を呈し, ステムが弛みに伴って後捻や内反位になり骨の変形が起こるような場合である.

Type Ⅴ は髄腔の狭窄を呈するもので, Type Ⅵ は大腿骨の骨折や髄腔の途絶を呈するものと分類される.

単純な分類であるが, AAOS 骨盤骨欠損分類と同様に骨欠損の程度が数値化されていない. 検者内誤差と検者間誤差についての報告はない.

2. Paprosky 大腿骨骨欠損分類（Pak ら 1993）(表 8) (☞ p.1154)

Paprosky は骨欠損の程度に基づいた治療方針を示

表 7　AAOS 大腿骨骨欠損分類（AAOS 分類, D'Antonio 分類）

Type Ⅰ	分節状欠損（segmental） 　a. 近位 　　部分的欠損／完全欠損 　b. 大腿骨距（calcar femorale）部 　c. 大転子部
Type Ⅱ	空洞状欠損（cavitary）
Type Ⅲ	混合型欠損（combined）
Type Ⅳ	アライメント不良 　a. 回旋変型 　b. 角状変型
Type Ⅴ	狭窄
Type Ⅵ	不連続

表 8　Paprosky 大腿骨骨欠損分類（☞ p.1154）

Type 1	顕著な骨欠損なし
Type 2	大腿骨距（calcar femorale）欠損
2A	転子間直下まで
2B	前外側の骨幹端部欠損
2C	後内側の骨幹端部欠損
Type 3A	2A ＋骨幹部欠損
3B	2B ＋骨幹部欠損
3C	2C ＋骨幹部欠損
Type 4	重度の骨幹部欠損

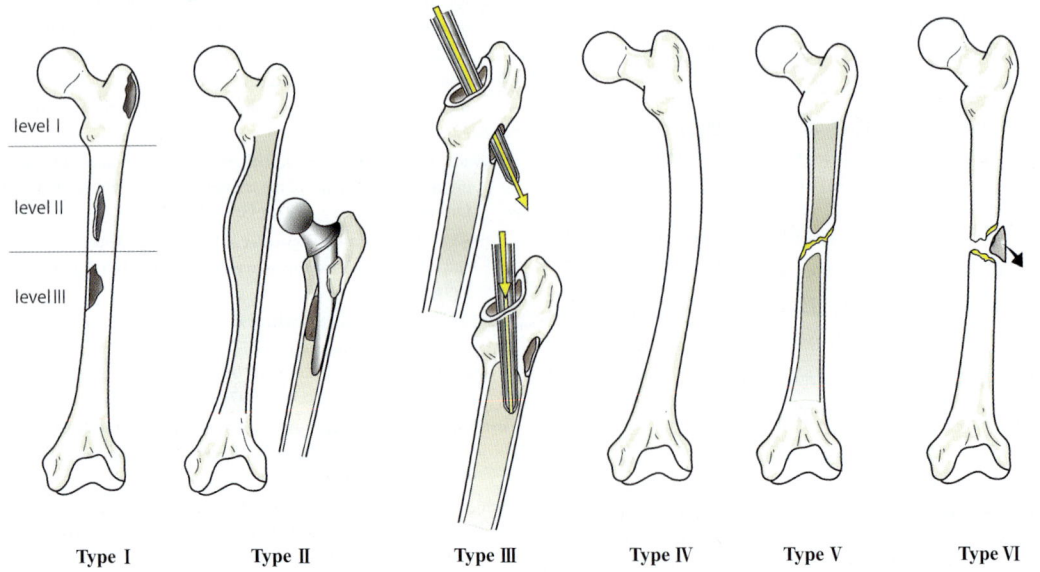

| Type Ⅰ | Type Ⅱ | Type Ⅲ | Type Ⅳ | Type Ⅴ | Type Ⅵ |

図 4　AAOS 分類（大腿骨側）

す分類を報告した．

Type 1 はほとんど欠損がなく骨移植の必要はない．Type 2 は大腿骨距部が消失しているが骨幹部の損傷はない場合である．骨欠損が転子間の直下までのものを Type 2A，前外側の骨幹端部の欠損を伴うものを Type 2B，後内側の骨幹端部の欠損を伴うものを Type 2C としている．

Type 3 は Type 2 の状態に加えて骨幹部の骨欠損がある場合である．Type 3A は残存する骨幹部により少なくとも 4 cm のスクラッチ適合（scratch fit），すなわち皮質内側とステムの接触が確保されるものとしている．Type 3B は骨幹部でのスクラッチ適合が 3A よりもより遠位となるもの，Type 3C は Type 2C に加えて骨幹部の骨欠損があるものとされる．

骨幹部の骨欠損が重度で，セメントレスステムによる遠位固定が完全に不能の場合は Type 4 として分類される．

非感染性弛みの発生率に関して，Type 2 および Type 3A では 5% であるが，Type 3B では 21% と報告され，分類に応じた予後が示されている．

3. Endo-Klinik 分類（Gie ら 1993）（表 9, 図 5）

ヨーロッパで多く用いられている分類で，セメ

ントステムの弛みに対する評価分類として報告された．インパクション骨移植（impaction bone grafting）による再置換術を念頭においた分類である．

Grade 1 は，セメントマントルの近位半分にのみ透亮像がみられるものである．Grade 2 は，セメントマントル全体にわたって透亮像がみられ近位骨幹端部の内側骨皮質の部分的骨欠損（endosteal erosion）と髄腔の拡大がみられる場合である．

Grade 3 では，近位髄腔の拡大と近位の骨欠損がみられるものである．Grade 4 は大腿骨近位 1/3 の骨欠損が明瞭で，遠位 1/3 にかけても骨欠損を生じ長いステムであっても十分な固定を確保できない場合とされる．

4. Engh 分類（1988）（表 10）

Type Ⅰ は骨欠損がないかあってもほとんどないもので，通常の近位ポーラスコーティングステムで治療しうるものである．

Type Ⅱ では近位の頚部や転子間部での骨欠損があり近位では固定されないものである．小転子を超える骨幹部の骨欠損がみられないので，全面ポーラスコーティングステムの適応になるとされる．

表9　Endo-Klinik 大腿骨骨欠損分類

Grade 1	セメントマントルの近位半分に透亮像あり 臨床的にインプラント弛みの徴候あり
Grade 2	セメントマントル全周に透亮像あり 近位骨幹端部の内側骨皮質の部分的骨欠損と髄腔の拡大
Grade 3	近位髄腔の拡大と近位の骨欠損
Grade 4	近位 1/3 の骨欠損　遠位 1/3 にかけても欠損あり ロングステムであっても十分な固定が確保できない

表10　Engh 大腿骨骨欠損分類

Type Ⅰ	軽　度	ほとんど欠損なし
Type Ⅱ	中等度	近位部の欠損のみ（頚部・転子間部）
Type Ⅲ	重　度	近位部欠損と骨幹部欠損

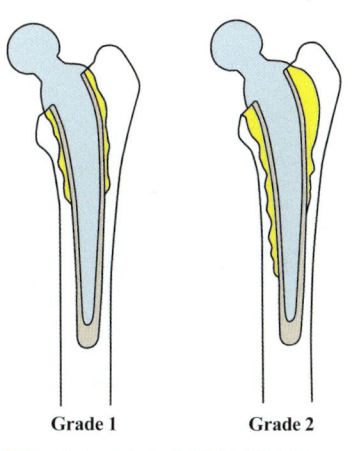
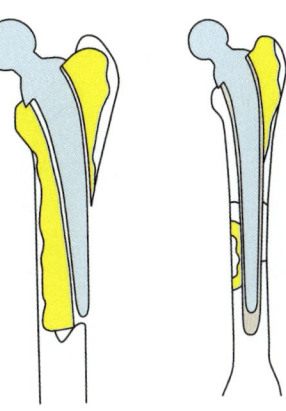

Grade 1　　Grade 2　　　　Grade 3　　Grade 4

図5　Endo-Klinik 分類（大腿骨側）

Type Ⅲでは骨幹端部と骨幹部で骨欠損を生じており，全面ポーラスコーティングステムに加えて骨移植が必要となる．

5. Gustilo 分類（1988）（表11, 図6）

セメントステムの術後評価として発表された分類である．

Type Ⅰは近位骨皮質の菲薄化が 50% 未満で生じているが全周性には損傷のないもの，Type Ⅱは近位骨皮質の菲薄化が 50% をこえて生じているが全周性には損傷のないもの，Type Ⅲは大腿骨後内側の骨欠損を生じインプラントが不安定であるもの，Type Ⅳは近位骨皮質の全周性の骨欠損を生じているものと分類されている．

6. Mallory 大腿骨変形分類（1988）（表12）

Mallory はセメントレスステムによる再置換術を対象とした大腿骨変形の分類を報告している．

Type Ⅰは骨皮質と髄腔に欠損がなく，初回 THA と同様の治療が行えるもの，Type Ⅱは皮質骨の欠損がなく海綿骨の骨欠損を生じているものである．

Type Ⅲは皮質骨と髄腔の骨欠損を生じているもので，小転子よりも近位に骨欠損が限定されるものが

Type Ⅲ -A，骨欠損が峡部までのものが Type Ⅲ -B，峡部を含めより遠位へ骨欠損が生じているものが Type Ⅲ -C とされる．

Type Ⅱや Type Ⅲではセメントレスステムを使用する場合遠位固定が必要で，遠位での骨欠損が重度の症例では皮質骨によるブロック状骨移植が必要とされる．

7. Böhm 分類（2001）（図7）

Wagner ステムを再置換に使用する際，術前の単純 X 線像を用いて評価する分類として報告された．

まず，骨欠損の高位に応じて 5 つに分類し，大腿骨の骨欠損が頚部・転子間部までのものを Type 0，近位 1/4 までのものを Type 1，近位 2/4 までを Type 2，近位 3/4 までを Type 3，遠位 1/4 までにいたるものを Type 4 とした．

また，骨欠損が生じているレベルにおいて，インプラントの固定性が得られる場合を番号のあとに A をつけて表示し，固定性が得られない場合番号のあとに B をつけて表示した．したがって B と判定された場合，インプラントの固定性を得るには 1 つ遠位の高位での固定を必要とすることになる．

表11　Gustilo 大腿骨骨欠損分類

Type Ⅰ	骨セメントとインプラントとの間の弛みあり 近位骨皮質の菲薄化が 50% 未満 全周性には欠損なし
Type Ⅱ	骨セメントとインプラントとの間の弛みあり 近位骨皮質の菲薄化が 50% をこえ髄腔の拡大 全周性には欠損なし
Type Ⅲ	後内側の骨欠損 インプラントは不安定
Type Ⅳ	近位全周性の骨欠損

表12　Mallory 大腿骨変形分類

Type Ⅰ		海綿骨と皮質骨の欠損なし
Type Ⅱ		海綿骨の欠損あり　皮質骨の欠損なし
Type Ⅲ		海綿骨と皮質骨の欠損あり
	A	小転子より近位
	B	小転子から峡部まで
	C	峡部より遠位

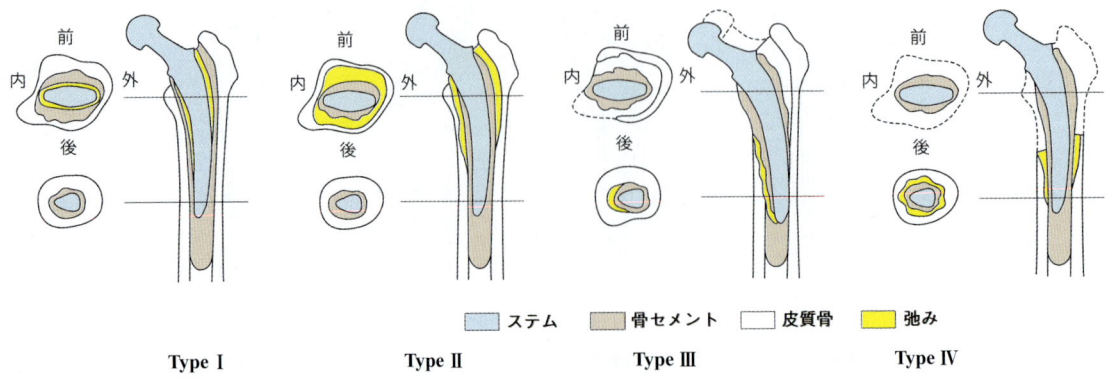

凡例: ■ ステム　■ 骨セメント　□ 皮質骨　■ 弛み

Type Ⅰ　Type Ⅱ　Type Ⅲ　Type Ⅳ

図6　Gustilo 分類（大腿骨側）

文献 ────────────

Böhm P, Bischel O. Femoral revision with the Wagner SL revision stem: evaluation of one hundred and twenty-nine revisions followed for a mean of 4.8 years. J Bone Joint Surg Am. 2001; 83 : 1023-1031.

D'Antonio J, McCarthy JC, Bargar WL, et al. Classification of femoral abnormalities in total hip arthroplasty. Clin Orthop Relat Res. 1993; 296 : 133-139.

Engh CA, Glassman AH, Griffin WL, et al. Results of cementless revision for failed cemented total hip arthroplasty. Clin Orthop Relat Res. 1988; 235 : 91-110.

Gie GA, Linder L, Ling RS, et al. Impacted cancellous allografts and cement for revision total hip arthroplasty. J Bone Joint Surg Br. 1993; 75 : 14-21.

Gustilo RB, Pasternak HS. Revision total hip arthroplasty with titanium ingrowth prosthesis and bone grafting for failed cemented femoral component loosening. Clin Orthop Relat Res. 1988; 235 : 111-119.

Mallory TH. Preparation of the proximal femur in cementless total hip revision. Clin Orthop Relat Res. 1988; 235 : 47-60.

Pak JH, Paprosky WC, Jablonsky WS, et al. Femoral strut allografts in cementless revision total hip arthroplasty. Clin Orthop Relat Res. 1993; 295 : 172-178.

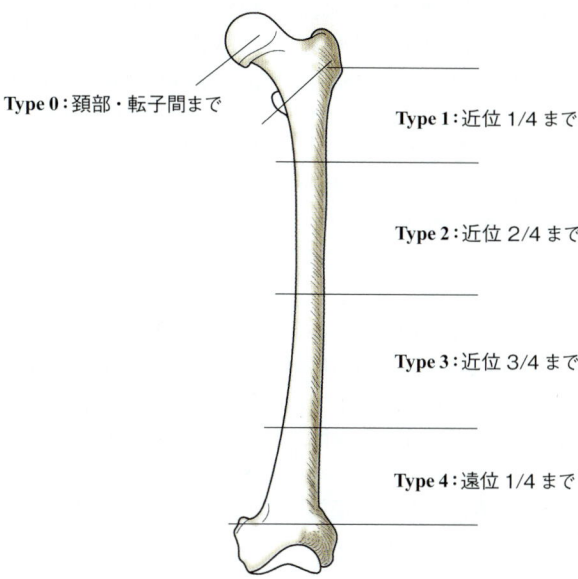

Type 0：頚部・転子間まで

Type 1：近位 1/4 まで

Type 2：近位 2/4 まで

Type 3：近位 3/4 まで

Type 4：遠位 1/4 まで

図7　Böhm 大腿骨骨欠損分類

　# セメントレスカップ固定

人工股関節再置換術でどのような寛骨臼側の再建を行うかは骨欠損の程度によって異なってくる．そのためさまざまな骨欠損分類が提唱されている（D'Antonio ら 1989, Gross ら 1993, Paprosky ら 1994）．

AAOS 分類は定性的で簡便ではあるが，骨欠損の定量性に欠けている（D'Antonio ら 1989）．また，各分類は互換性がなく臨床成績の報告もさまざまな骨欠損分類に基づいて行われているためその比較も容易ではない（表 1, 表 2）．

セメントレス固定の場合，カップと母床骨との間に bone ingrowth 固定が得られるためには初期固定力と十分な接触面積を確保する必要がある．しかし，どの程度の骨欠損までセメントレス固定が可能か明らかではない．

骨欠損が 30 ～ 50% の Paprosky 分類（1994）Type 3A，Gross 分類（1993）Type 3，50%以上の Paprosky 分類 Type 3B，Gross 分類 Type 4 などで，どこまでセメントレスカップの適応があるかということが問題である．

セメントレスカップ固定を行う方法として，通常より大きいカップを用いる方法（ジャンボカップ法），通常か小さいサイズのセメントレスカップを高位設置する方法，塊状同種骨移植を併用する方法があり，それぞれに成績を検証する必要がある．

Paprosky は寛骨臼欠損の分類とともにその治療法を報告している（Paprosky ら 1994）．Type 1, Type 2 ではカップ表面の 70% は母床骨との接触が得られセメントレスカップで対処可能であるとしているが，Type 3 では寛骨臼蓋の欠損が大きく，大きな同種骨移植を必要としていた．

Type 3A では，7 の字に整形した大腿骨遠位の同種骨移植（No.7 distal femur graft）を，Type 3B では大腿骨近位部を冠状断半割し，calcar までの arc を活かす同種骨移植（proximal femur arc graft）を行ったが，いずれも成績が不良であった（Paprosky ら 1994, Brown ら 2016）．

セメントレスカップの場合，母床骨との間に bone ingrowth fixation を得るために初期固定性と接触面積が問題となる．近年，カップ表面のポーラス構造の多孔率が高く，摩擦係数が高く，生物学的固定性，初期力学的固定性の両方において優れたタンタラム製のカップが開発され，良好な中期成績が報告されている（Matharu ら 2018, Wilson ら 2023）．

また，塊状骨移植の代用となるさまざまな形状のメタルオーグメントが開発され，セメントレスカップとの組み合わせで良好な中期成績が報告されている（Löchel ら 2019, Russell ら 2021）．

Type 3A では，セメントレスカップと三日月形のメタルオーグメントとの併用が推奨され，Type 3B ではセメントレスカップをジャンボカップテクニックで固定し，その上にケージを挿入し，ポリエチレ

表 1　塊状同種骨移植を併用しないセメントレスカップによる再置換術の長期成績

報告者 （報告年）	症例数	関節数	観察期間（年）	寛骨臼骨欠損	カップ 再置換	カップ弛みに よる再置換	カップ 弛み	備考
Park ら （2009）	132	138	21.3（20-23.7）	Paprosky Type I 7, IIA 46, IIB 40, IIC 11, IIIA 17, IIIB 2, NA 15	21（15%）	1（0.7%）	4（3%）	Consecutive series
Hendricks ら （2006a）	24	24	13.9（12.3-16.2）	AAOS Type I 7, II 5, III 10	6（25%）	0	0	Cup size ≥ 66mm
Hendricks ら （2006b）	44	46	16.8（15-17.9）	AAOS Type I 2, II 7, III 37	5（4%）	2（4.3%）	"記載なし"	設置高位 ≥ 35mm
Weeden ら （2006）	129	134	13.2（12-15）	Paprosky Type I 7, II 100, IIIA 27	5（4%）	1（0.7%）	2（1.4%）	Paprosky Type 3A 以下
Ito ら （2010）	94	103	15.6（10-20）	AAOS Type I 14, II 27, III 34	7（7%）	0	0	Consecutive series
von Roth ら （2015）	89	89	20（14-27）	Paprosky Type I 6, IIA 11, IIB 26, IIC 17, IIIA 25, IIIB 4	7（8%）	5（6%）	6（7%）	Cup size ≥ 66mm(men) ≥ 62mm(women)

表2　塊状同種骨移植を併用したセメントレスカップによる再置換術の成績

報告者（報告年）	症例数	関節数	観察期間（年）	寛骨臼骨欠損	カップ	母床骨支持	カップ再置換	カップ弛みによる再置換	移植骨偽関節	移植骨骨吸収	備考
Garbuz ら (1996)	32	33	7 (5-11)	AAOS Type III or IV	セメント22, セメントレス7, Bipolar4	<50%	11 (33%)	10 (30%)	2 (6%)	None 22, minor 3, major 4, complete 4	臨床およびX線学的成功率55%
Morsi ら (1996)	28	29	7.1 (5-12)	NA	セメント12, セメントレス17	>50%	4 (14%)	3 (10%)	1(3%)	None 9, minor 17, moderate 3	臨床およびX線学的成功率86%
Sporer ら (2005)	23	23	10.3 (7-15)	Paprosky Type IIIa	セメントレス	平均42% (stable cup) 43% (failed cup)	NA	5 (11%)	NA	None 14, mild 2, moderate 4, severe 2	カップ10年生存率74%（終点：カップ弛みによる再置換），78%（終点：カップ弛み）
Lee ら (2010)	74	85	16 (5-25)	Gross Type III	セメント／セメントレス	>50%	27 (32%)	22 (26%)	1(1%)	None 7, mild 28, moderate 3, severe 2	カップ15年生存率61%（終点カップ再置換），67%（終点：カップ弛みによる再置換），移植骨15年生存率78%
Brown ら (2016)	15	15	21 (17-26)	Paprosky Type IIIa	セメントレス	NA	6 (40%)	NA	NA	NA	カップ25年生存率72%（終点：カップ再置換またはカップ弛み）

NA : Not available

ンカップをセメント固定する Cup-cage construct 法が推奨されている（Sporer ら 2005，Szczepanski ら 2019）．

　メタルオーグメントや特殊形状金属シェルについては「6章再置換術　7．スペーサー，サポートリング，特殊形状金属シェル」を参照されたい．

文献

Brown NM, Morrison J, Sporer SM, et al. The Use of structural distal femoral allograft for acetabular reconstruction of Paprosky type IIIA defects at a mean 21 years of follow-Up. J Arthroplasty. 2016; 31: 680-683.

D'Antonio JA, Capello WN, Borden LS, et al. Classification and management of acetabular abnormalities in total hip arthroplasty. Clin Orthop Relat Res. 1989; 126-137.

Garbuz D, Morsi E, Gross AE. Revision of the acetabular component of a total hip arthroplasty with a massive structural allograft. Study with a minimum five-year follow-up. J Bone Joint Surg Am. 1996; 78 : 693-697.

Gross AE, Allan DG, Catre M, et al. Bone grafts in hip replacement surgery. The pelvic side. Orthop Clin North Am. 1993; 24 : 679-695.

Hendricks KJ, Harris WH. Revision of failed acetabular components with use of so-called jumbo noncemented components. A concise follow-up of a previous report. J Bone Joint Surg Am. 2006a; 88 : 559-563.

Hendricks KJ, Harris WH. High placement of noncemented acetabular components in revision total hip arthroplasty. A concise follow-up, at a minimum of fifteen years, of a previous report. J Bone Joint Surg Am. 2006b; 88 : 2231-2236.

Ito H, Tanino H, Yamanaka Y, et al. Porous-coated cementless acetabular components without bulk bone graft in revision surgery. J Arthroplasty. 2010; 25 : 1307-1310.

Lee PT, Raz G, Safir OA, et al. Long-term results for minor column allografts in revision hip arthroplasty. Clin Orthop Relat Res. 2010; 468 : 3295-3303.

Löchel J, Janz V, Hipfl C, et al. Reconstruction of acetabular defects with porous tantalum shells and augments in revision total hip arthroplasty at ten-year follow-up. Bone Joint J. 2019; 101-B: 311-316.

Matharu GS, Judge A, Murray DW, et al. Trabecular metal versus non-trabecular metal acetabular components and the risk of re-revision following revision total hip arthroplasty: A propensity score-matched study from the national joint registry for England and Wales. J Bone Joint Surg Am. 2018; 100 : 1132-1140.

Morsi E, Garbuz D, Gross AE. Revision total hip arthroplasty with shelf bulk allografts. A long-term follow-up study. J Arthroplasty. 1996; 11 : 86-90.

Paprosky WG, Perona PG, Lawrence JM. Acetabular defect classification and surgical reconstruction in revision arthroplasty. A 6-year follow-up evaluation. J Arthroplasty. 1994; 9 : 33-44.

Park DK, Della Valle CJ, Quigley L, et al. Revision of the acetabular component without cement. A concise follow-up, at twenty to twenty-four years, of a previous report. J Bone Joint Surg Am. 2009; 91 : 350-355.

Russell SP, O'Neill CJ, Fahey EJ, et al. Trabecular metal augments for severe acetabular defects in revision hip arthroplasty: A long-term follow-up. J Arthroplasty. 2021; 36: 1740-1745.

Sporer SM, O'Rourke M, Chong P, et al. The use of structural distal femoral allografts for acetabular reconstruction. Average ten-year follow-up. J Bone Joint Surg Am. 2005; 87 : 760-765.

Szczepanski JR, Perriman DM, Smith PN. Surgical treatment of pelvic discontinuity: A systematic review and meta-analysis. JBJS Rev. 2019; 7 : e4.

von Roth P, Abdel MP, Harmsen WS, et al. Uncemented jumbo cups for revision total hip arthroplasty: a concise follow-up, at a mean of twenty years, of a previous report. J Bone Joint Surg Am. 2015; 97 : 284-287.

Weeden SH, Paprosky WG. Porous-ingrowth revision acetabular implants secured with peripheral screws. A minimum twelve-year follow-up. J Bone Joint Surg Am. 2006; 88 : 1266-1271.

Wilson JM, Maradit-Kremers H, Abdel MP, et al. Comparative survival of contemporary cementless acetabular components following revision total hip arthroplasty. J Arthroplasty. 2023; 38: S194-S200.

1 ジャンボカップ

ジャンボカップを用いる方法の利点は bone ingrowth が得られる表面積が広いこと，骨欠損存在下において関節中心をより外・下方に再建できること，骨性インピンジメントを回避しながら軟部組織緊張が得やすいこと，骨移植がほとんどいらないこと，厚いライナーと大径骨頭を使用できること，などである．

欠点としては骨移植による骨量回復が得られないことである．

ジャンボカップの定義について Hendricks と Harris（2006）は 66mm 以上のカップと定義している．彼らは，Harris-Galante Ⅰ カップまたは Harris-Galante Ⅱ カップを用いてスクリュー固定した 24 例 24 関節の平均 13.9 年の経過観察で，5 関節に術後感染，1 関節に反復性脱臼で再再置換術を行ったが，弛みによる再置換術はなかったと報告している．

Whaley ら（2001）は男女別の平均カップサイズの 10mm 以上という定義で，男性は 66mm 以上，女性は 62mm 以上としている．彼らは Harris-Galante Ⅰ カップまたは Harris-Galante Ⅱ カップをスクリュー固定した 89 例 89 関節，平均 7.2 年の経過観察を行った．カップ再置換術をエンドポイントとした 8 年生存率が 93%，カップの弛みによる再置換術をエンドポイントとした場合 8 年生存率 98%，カップの弛みによる再置換術とカップの弛み

をエンドポイントとした場合 8 年生存率 95% であり，良好な成績であったと報告している．

同施設からさらに平均 20 年の成績が報告されているが（von Roth ら 2015），カップの再置換は 3 関節のみ増えたのみで，カップ再置換術をエンドポイントとした 20 年生存率が 83%，カップの弛みによる再置換術をエンドポイントとした場合 20 年生存率 88%，カップの弛みによる再置換術とカップの弛みをエンドポイントとした場合 20 年生存率 85% と良好な長期成績であった．

わが国では，平均のカップサイズは 50mm 前後のため平均サイズの 10mm 以上という定義では 60mm 以上となるが明確な定義はない（Ito ら 2010）（図 1）．

文献
Hendricks KJ, Harris WH. Revision of failed acetabular components with use of so-called jumbo noncemented components. A concise follow-up of a previous report. J Bone Joint Surg Am. 2006; 88 : 559-563.

Ito H, Tanino H, Yamanaka Y, et al. Porous-coated cementless acetabular components without bulk bone graft in revision surgery. J Arthroplasty. 2010; 25 : 1307-1310.

von Roth P, Abdel MP, Harmsen WS, et al. Uncemented jumbo cups for revision total hip arthroplasty: a concise follow-up, at a mean of twenty years, of a previous report. J Bone Joint Surg Am. 2015; 97: 284-287.

Whaley AL, Berry DJ, Harmsen WS. Extra-large uncemented hemispherical acetabular components for revision total hip arthroplasty. J Bone Joint Surg Am. 2001; 83 : 1352-1357.

2 高位設置法

上方の骨欠損が著しく寛骨臼が上下に拡大した楕円形状を有する場合，通常か少し小さいサイズの

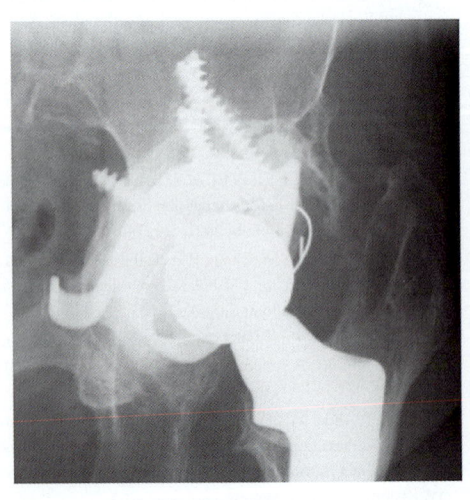

a

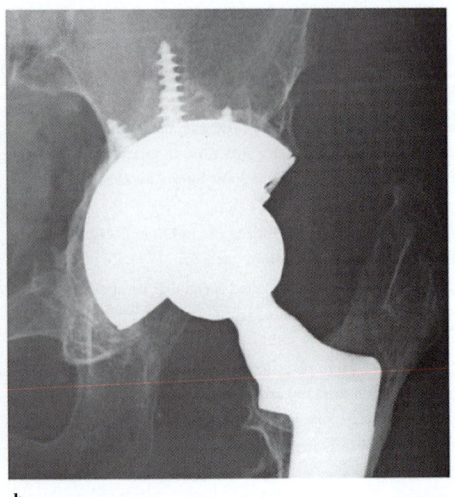

b

図 1 ジャンボカップを用いた再置換術
71 歳，女性．a: サポートリングを使用した再置換術後に弛みが認められる．b: セメントレスのジャンボカップ（66mm）で再再置換術が行われている．

カップを高位に設置する方法がある．

　高位設置の定義も明確なものはないが，Hendricks と Harris（2006）は涙滴間線から近位 35mm 以上と定義している．原臼位は涙滴間線から 15mm 前後のため（Fukui ら 2011，Nishii ら 2012），原臼位から 20mm 以上高位に設置したものを，彼らは再置換術における高位設置法と定義している．

　高位にカップを設置する場合，カップへの応力上昇による弛みの懸念があり，どの程度の設置高位が許容されるかが問題となる．遺体骨を用いた力学試験で，外側設置がなければ 37mm 高位でもカップにかかる応力の有意な上昇はないと報告されている（Doehring ら 1996）．

　Hendricks と Harris（2006）は Harris-Galante I カップまたは Harris-Galante II カップを涙滴間線から近位 35mm 以上にスクリュー固定し再置換術を行った 44 例 46 関節，平均 16.8 年の臨床成績を報告している．カップ再置換術をエンドポイントとした場合 16.8 年生存率は 89%であるが，弛みによるカップ再置換術をエンドポイントとした場合 16.8 年生存率は 93%で良好であったと報告している．

文献

Doehring TC, Rubash HE, Shelley FJ, et al. Effect of superior and superolateral relocations of the hip center on hip joint forces. An experimental and analytical analysis. J Arthroplasty. 1996; 11 : 693-703.

Fukui K, Kaneuji A, Sugimori T, et al. A radiological study of the true anatomical position of the acetabulum in Japanese women. Hip Int. 2011; 21 : 311-316.

Hendricks KJ, Harris WH. High placement of noncemented acetabular components in revision total hip arthroplasty. A concise follow-up, at a minimum of fifteen years, of a previous report. J Bone Joint Surg Am. 2006; 88 : 2231-2236.

Nishii T, Shiomi T, Sakai T, et al. Computational measurement of joint space width and structural parameters in normal hips. Arch Orthop Trauma Surg. 2012; 132 : 591-598.

3 ｜ 塊状同種骨移植法

　骨欠損が 30 ～ 50 % の Paprosky 分類 Type 3A，Gross 分類 Type 3 以上の骨欠損の場合，塊状同種骨移植を併用することで，カップ中心を原臼位の近くに再建できる．

　骨性インピンジメントや脚短縮を回避しやすく，骨量回復も図れる点で有利である．再再置換術にいたっても新たな移植骨を要せずにカップが置換できた場合，骨移植としては成功とみなして成績を評価している報告もある（Lee ら 2010，Brown ら 2016）．

　長期的な移植骨の吸収や圧潰に伴いカップの弛みをきたす懸念があるが，長期成績の報告は少ない．

　Brown ら（2016）は，大腿骨遠位部の allograft を用いた Paprosky 分類 IIIA31 関節の平均 21 年の成績を報告している．平均 5.3 年で 5 関節がカップの弛みで再置換術を行い初期の成績は不良であったが（Sporner ら 2005），その後は安定しており，セメントレスカップがいったん母床骨に固着が得られた場合は長期成績が期待できると報告している．母床骨によるカップの支持が 50%以上ある場合には良好とする報告が多い（表 2）．

文献

Brown NM, Morrison J, Sporer SM, et al. The use of structural distal femoral allograft for acetabular reconstruction of paprosky type IIIA defects at a mean 21 years of follow-up. J Arthroplasty. 2016; 31: 680-683.

Garbuz D, Morsi E, Gross AE. Revision of the acetabular component of a total hip arthroplasty with a massive structural allograft. Study with a minimum five-year follow-up. J Bone Joint Surg Am. 1996; 78 : 693-697.

Lee PT, Raz G, Safir OA, et al. Long-term results for minor column allografts in revision hip arthroplasty. Clin Orthop Relat Res. 2010; 468 : 3295-3303.

Morsi E, Garbuz D, Gross AE. Revision total hip arthroplasty with shelf bulk allografts. A long-term follow-up study. J Arthroplasty. 1996; 11 : 86-90.

Sporer SM, O'Rourke M, Chong P, et al. The use of structural distal femoral allografts for acetabular reconstruction. Average ten-year follow-up. J Bone Joint Surg Am. 2005; 87 : 760-765.

6　セメントカップ固定

人工股関節再置換術（revision THA）においては骨欠損の生じた寛骨臼にインプラントを固定しなければいけない．

その方法として，骨欠損が小さければ初回（primary）の人工股関節全置換術（THA）と同様に欠損部にセメントを充填してカップを固定することができる．

成績をみると，セメント THA の弛みに対してセメント人工股関節で再置換を行った 55 歳以下の 59 股の 10 年生存率は 48％で，カップのみに注目すれば 65％であったが，長期間経過すると弛みが増加する傾向にあった（Strömberg ら 1994）．

高齢者について調べると平均 10.7 年の経過観察でカップの再再置換率は 6.5％と良好な成績が報告されている（Hultmark ら 2003）．

しかし，骨欠損が大きい場合にはさまざまな骨補填材料，金属のプレートやケージを使用して寛骨臼の再建を行い，カップをセメントで固定する場合が多い．

骨補填材料としては理想的には自家骨であるが，採取量に限界があるため同種骨が用いられる場合が多い．同種骨を用いると臨床成績は向上し，塊状同種骨移植にカップをセメント固定した報告では，6.5 年の経過観察で良好な成績であった（Somers ら 2002）．

また，同種大腿骨頭を用いた 140 例の成績では 10 年生存率で 88.5％と良好であり，同種骨を用いた寛骨臼再建は骨量を回復しながら再建できる方法として有効である（Piriou ら 2005）．

生体材料としてはハイドロキシアパタイトなどのセラミック，チタンやタンタルなどの金属が用いられる（図 1）．ほかに移植骨に加わる荷重を分散するためにプレートやサポートケージで補強することもある．

かつては多くの種類のプレートやサポートケージをわが国でも使用することができたが，いくつかは日本に輸入されなくなっているので，その使用の際には確認を要する．

わが国で多く用いられているプレートは十字プレートである．オリジナルの Kerboull プレートの成績は，塊状同種骨移植を併用した寛骨臼再建術 60 股の 13 年生存率が 92.1％と非常に良好であった（Kerboull ら 2000）．

また，わが国では寛骨臼形成不全症に起因する例が多いことを考慮して最高 1.5 cm までカップを高位設置できる KT プレートがある（図 2）．KT プレートにハイドロキシアパタイト顆粒を併用した 21 股の平均 5 年 4 か月の調査ではカップの弛みを認めず，臨床成績は非常に良好であった（Tanaka ら 2003）．

このように再置換術におけるカップのセメント固定は同種骨やハイドロキシアパタイトといった骨補填材料とプレートやケージといった支持補強材料を

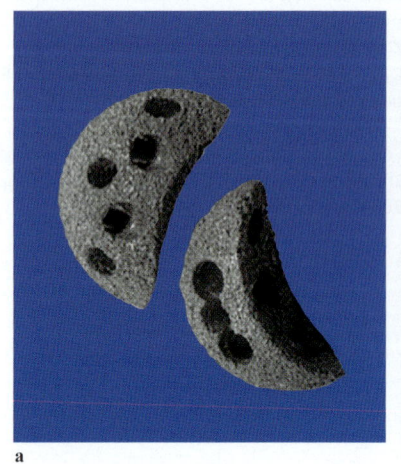
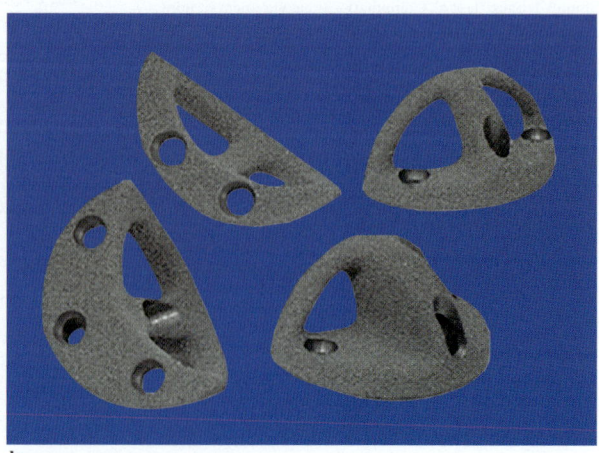

a　　　　　　　　　　　　　b

図 1　金属スペーサー
表面が海綿骨様構造であり，寛骨臼の骨欠損部にスクリューで固定する．
a: チタン合金製（Ti-6Al-4V）スペーサー（Regenerex, Zimmer Biomet 社）．b: タンタル製スペーサー（Trabecular Metal, Zimmer Biomet 社）．

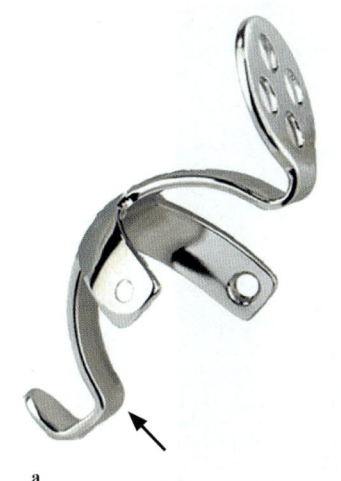
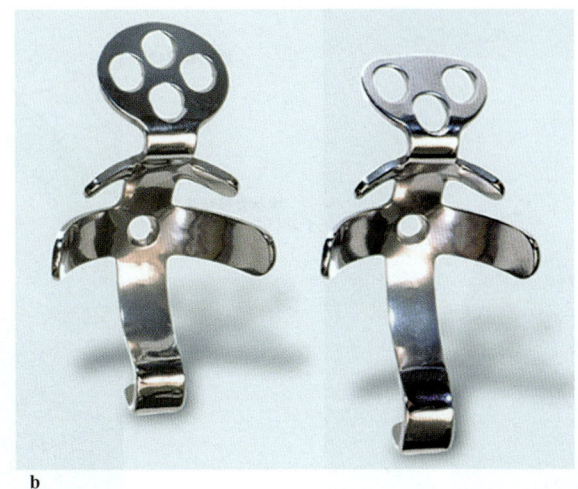

図2　十字プレート
a: Kerboull プレート（Stryker 社）．ステンレス製．矢印がフック，矢頭がパレットである．b: KT プレート（京セラ社）．チタン合金製であり，1cm と 1.5cm にカップを高位設置できるようなバリエーションがある．

併用することができる．欠損した骨を再建あるいは修復しながらカップを固定できる方法として有用である．

文献

Hultmark P, Kärrholm J, Strömberg C, et al. Cemented first-time revision using Charnley cups: clinical outcome after 7 to 15 years follow-up. J Arthroplasty. 2003; 18 : 999-1004.

Kerboull M, Hamadouche M, Kerboull L. The Kerboull acetabular reinforcement device in major acetabular reconstructions. Clin Orthop Relat Res. 2000; 378 : 155-168.

Piriou P, Norton M, Marmorat JL, et al. Acetabular reconstruction in revision hip surgery using femoral head block allograft. Orthopedics. 2005; 28 : 1437-1444.

Somers JF, Timperley AJ, Norton M, et al. Block allografts in revision total hip arthroplasty. J Arthroplasty. 2002; 17 : 562-568.

Strömberg CN, Herberts P. A multicenter 10-year study of cemented revision total hip arthroplasty in patients younger than 55 years old. A follow-up report. J Arthroplasty. 1994; 9 : 595-601.

Tanaka C, Shikata J, Ikenaga M, et al. Acetabular reconstruction using a Kerboull-type acetabular reinforcement device and hydroxyapatite granules: a 3- to 8-year follow-up study. J Arthroplasty. 2003; 18 : 719-725.

1 | 適　応

どのような骨欠損があっても最終的に寛骨臼のような閉鎖された空間ができるまで再建が可能であれば，カップのセメント固定は適応がある．しかし，セメントのみでカップを固定するのは限界があり，骨補填材料などを駆使して寛骨臼再建を行わなければならない例が多い．

骨欠損の分類から再建方法を考えると，AAOS 分類の Type I（segmental deficiencies）では寛骨臼辺縁の骨欠損部を塊状同種骨もしくは金属補填材で補填する．

Type II（cavitary deficiencies）では塊状同種骨移植もしくはインパクション骨移植が適応となる．

Type III（combined deficiencies）では寛骨臼辺縁の骨欠損は塊状同種骨もしくは金属補填材で補填して骨欠損を囲まれた空間にし，残りの寛骨臼底部の骨欠損に塊状同種骨移植もしくはインパクション骨移植を行う（図3）．

Type IV 骨盤不連続（pelvic discontinuity）ではセメントのみでの固定は適応外であり，腸骨・坐骨・恥骨をプレートで固定して骨盤輪の安定性を獲得してから骨欠損の再建を考える．

また，骨欠損の大きさはカップ設置高位によっても左右され，高位設置すればするほどカップ上方の骨欠損は小さくなる．

2 | 骨補填材料

セメントカップによる再置換術においてはさまざまな骨補填材料が用いられることが多い．自家骨，同種骨以外の生体材料で最もよく用いられるのはハイドロキシアパタイトである．

ハイドロキシアパタイトは骨伝導能という生体活性を持ち緻密体や多孔体のブロックと 3 〜 6mm 径の顆粒がある．ブロックは骨欠損の形にうまく適合すればいいが，形成が難しくまた割れやすいためあまり用いられない．顆粒は単独もしくはチップ状の

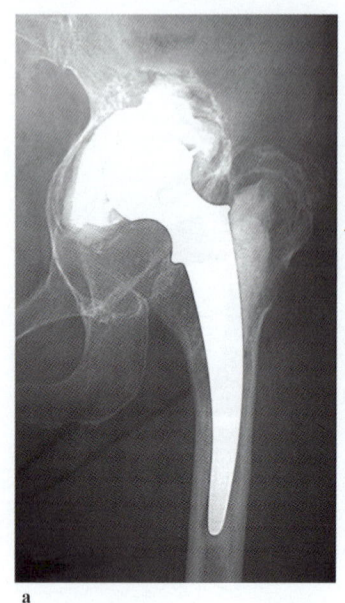

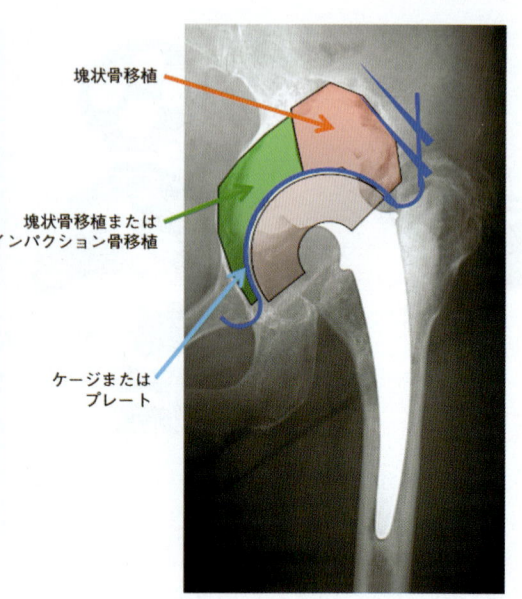

塊状骨移植

塊状骨移植または
インパクション骨移植

ケージまたは
プレート

a   b

図3 AAOS Type III
(combined deficiencies)
に対する寛骨臼再建の方法
a: 寛骨臼には大きな骨欠損
が認められる.
b: 辺縁の骨欠損は塊状同種
骨で補填して骨欠損を囲
まれた空間にし，残りの
寛骨臼底部には塊状同種
骨移植もしくはインパク
ション骨移植を行う．ま
た必要に応じてプレート
やケージを用いる.

同種骨と混合し，囲まれた骨欠損部にインパクショ
ンしながら移植されることが多い.

　同じような性質を持つ生体材料にベータリン酸三
カルシウム（β-TCP）があり，骨伝導能はハイド
ロキシアパタイトより優れているが，強度が弱いの
で荷重部への使用には不適当である.

　金属補填剤には海綿骨様構造をしたチタン合金
製のものとタンタル製のものが使用できる（図1）.
いずれも生体親和性が高く，骨と早期に癒合する.

　形状は決まっており形成はできないが，金属であ
るためスクリューでの固定が可能である．骨との接
触面は骨形成による骨との固着を期待し，カップ側
はセメントでカップと固定される.

　プレートは十字プレートがわが国ではよく使用さ
れている．オリジナルは Kerboull プレートで，遠位
部には閉鎖孔上縁にかけるフックがあり近位部には
スクリュー固定用のパレットがある．ステンレス製
プレートで左右がある．KT プレートは最高 1.5cm
までカップを高位設置できるように形状を変更した
チタン合金製のプレートである.

　サポートケージとしてわが国で使用できるのは
Burch-Schneider ケージである．海外ではこれ以外
のケージなども使用されているので，日本での使用
が可能かどうかは適宜確認されたい.

3 | 同種骨の準備

　わが国では地域ボーンバンクもしくは施設内ボー
ンバンクから同種骨を得ることになるが，多くは施

設内ボーンバンクに保管されている切除大腿骨頭や
切除近位脛骨を使用することになる.

　同種骨の提供，採取，保管，使用に関しては 1991
年に日本整形外科学会が「整形外科移植に関するガ
イドライン」を策定した.

　その後，改定が行われ 2007 年に「冷凍ボーンバ
ンクマニュアル」と「切除大腿骨頭ボーンバンクマ
ニュアル」が日本整形外科学会雑誌に掲載されてい
る（日本整形外科学会 2007）.

　施設内ボーンバンクの設立には倫理委員会での承
認が必要であるので，これらのマニュアルを参照し
ていただきたい.

　同種骨の使用前にはウイルス不活化のための加温
処理をすることが望ましい．加温処理の方法として
は 80℃ 10 分と 60℃ 10 時間の 2 種類が報告されて
いる．80℃ 10 分の処理法では温度変動の許容範囲
が狭く，加温温度をコントロールするために特殊な装
置が必要となる（図4）.

　同種骨移植の実施にあたっては，まず術前に骨欠
損の大きさを単純X線像，CT，3D-CT などで評価
し，同種骨がいくつ必要であるか計画をたてる．術
前計画の際にはインプラントに重なる部分の骨欠損
が評価しにくいため，しばしば骨欠損を過小に見積
もってしまうので注意が必要である.

　術中は必要な数の同種骨を取り出し，付着してい
る軟部組織や軟骨を丁寧に除去する．切除大腿骨頭
ではできるだけ強度のある部分を使用する方が望ま
しい.

　脆弱な骨棘は切除し，頸部の皮質骨が利用できる
よう大腿骨頭を上下さかさまにして移植できるよう

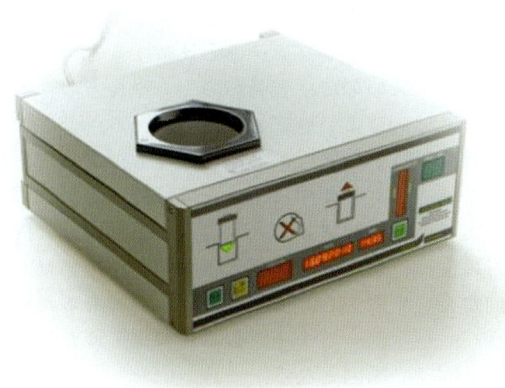
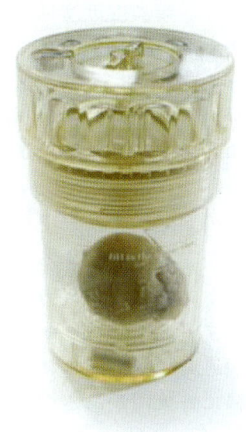

図4　同種骨加温処理器（テロスロベイター sd-2, Aimedic MMT 社）
大腿骨頭の中心部が 10 分間 80℃に保たれるようになっている．HIV，HCV は不活化され，HBV に関しては感染力を有するウイルスの数を減らすことに効果があると報告されている．

に形成する．形成にはリュエル，ボーンソー，エアトームなどを利用して，できるだけ骨母床に近い形にする．

　最終的に骨母床に接する面の円弧の径が骨母床の円弧の径より小さいと骨母床の上で移植骨が転がるように動いて安定しないので，移植骨側の円弧の径を少し大きくしておくと安定しやすい．

　形成の際に余った骨はチップ状にして骨母床と移植骨の間を埋めるために使用する．

文献
日本整形外科学会．整形外科移植に関するガイドライン．日整会誌．2007; 81 : 394-413.
日本整形外科学会．冷凍ボーンバンクマニュアル．日整会誌．2007; 81 : 414-426.
日本整形外科学会．切除大腿骨頭ボーンバンクマニュアル．日整会誌．2007; 81 : 434-437.

4 ｜骨母床の準備

　まず，インプラントやセメントなどを摘出する．摘出困難な弛みのないセメントは，そこにセメントを上乗せできるので無理に摘出する必要はない．

　さらに骨表面を覆っている軟部組織を除去し，骨を露出する．臼底内板に骨欠損を生じている場合には骨盤内組織の損傷を避けるために無理に軟部組織を除去しないようにする．

　次に計画した寛骨臼再建法に応じて同種骨，ハイドロキシアパタイト，プレート，サポートケージなどを用意する．カップを設置する高さによって骨欠損の大きさは違ってくるので，カップ設置位置とカップ上方の骨欠損の再建法を再考する．

　まずは寛骨臼壁の再建を行う．寛骨臼壁の骨欠損部にはブロック状の同種骨もしくは金属補填材を用いる．骨母床が硬化骨であれば，Kirschner 鋼線（K-wire）で出血するように穴をあけ新鮮化しておく．

　同種骨は骨母床に適合するように形成し，2mm K-wire 2 本で仮留めする．カップやプレートが入るように移植骨のリーミングを行う．この際，移植骨が割れたり固定が外れたりしないように小さいリーマーを用いてゆっくりと注意深くリーミングを行う．最終的に成形が終了すれば，移植骨をマレオーラースクリュー，キャニュレーティッドスクリューもしくはポリ L 乳酸（PLLA）スクリュー 2 本で固定する．

　残りの寛骨臼底部の骨欠損に対しては，内板が欠損している場合は板状の同種骨，人工骨もしくは金属メッシュで欠損部を覆う．

　最後に，残った骨欠損部はブロック状の同種骨，チップ状の同種骨，ハイドロキシアパタイト顆粒を用いたインパクション骨移植，のいずれかによって補填可能である．

　KT プレートを使用する場合，高位設置用プレートもある．高位設置用のプレートでパレット部が腸骨に固定される場合は高位設置用プレートを選択する．

　塊状の同種骨移植と KT プレートの併用では良好な長期成績が報告されているが（Kerboull ら 2000），

インパクション骨移植との併用はプレートの破損をきたす可能性があるので推奨されていない.

　KTプレートは閉鎖孔上縁にフックをかけると同時にパレットが寛骨臼上外側縁に固定されなければならず，いくつかのピットホールがある.

　フックが閉鎖孔上縁にうまくかからない場合には，閉鎖孔上縁の剥離が不十分でないかどうか骨棘が残っていないかどうか確認する. フックが確実にかかればプレートが閉鎖孔の後方から腸骨前方に向かうように設置する. パレットが腸骨後方に向かえば，プレートが過度に後方開きになってしまう.

　寛骨臼外側縁に骨欠損がある場合，パレットを固定しようとするとフックが外れてしまうことがある. このような時には寛骨臼外側縁に脛骨板やスライスした大腿骨頭で骨移植を行い，これを介してパレットをスクリューで固定する（図5）. 腸骨にパレットを沿わせるためにプレートを曲げてはいけない.

　スクリュー固定は最遠位のスクリュー孔から開始するとプレートは腸骨に密着するように固定される. 次に前方のスクリューを固定する. 必要に応じてさらにスクリューを追加する.

　Burch-Schneiderケージは上部フランジと下部フランジのついたケージで構成されるサポートケージである（図6）. 純チタン製であり，下部フランジは坐骨内に差し込まれ，上部フランジは腸骨上にス

クリューで固定され，寛骨臼の骨欠損部を架橋して人工寛骨臼となる.

　十字プレートと比較すると特に後方の被覆が大きいので，寛骨臼の上方や後方の骨欠損が大きい場合によい適応になると考える.

　いずれの方法にしても，プレートやサポートケージの使用はあくまで移植骨が癒合するまでの荷重を分散することが目的である. 骨欠損のある寛骨臼を自家骨や同種骨で再建した後にカップを固定する補助として使用されるものであるため，プレートやサポートケージのみに荷重をゆだねると弛みや破損の原因となる.

　主として寛骨臼上方に骨欠損がある場合には金属スペーサーを使用して欠損部を補填することもできる. 自家骨や同種骨と比べて強度的に強く，形状が決まっているのでリーマーで骨母床を形成すれば金属スペーサーとぴったりと接触させることができ，比較的簡便な方法と考えている.

　プレートや金属スペーサーを使用して寛骨臼再建を行った例を提示する（図7～図10）.

文献

Kerboull M, Hamadouche M, Kerboull L. The Kerboull acetabular reinforcement device in major acetabular reconstructions. Clin Orthop Relat Res. 2000; 378 : 155-168.

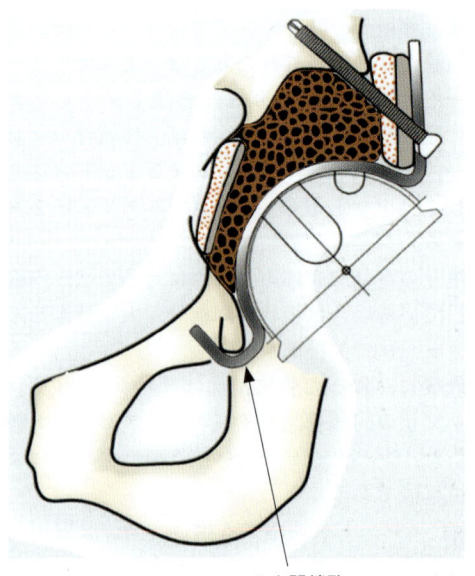

フックを閉鎖孔にひっかける

図5　KTプレートの固定法
寛骨臼外側縁に骨欠損がある場合は脛骨板やスライスした大腿骨頭で骨移植を行い，これを介してパレットをスクリューで固定する.

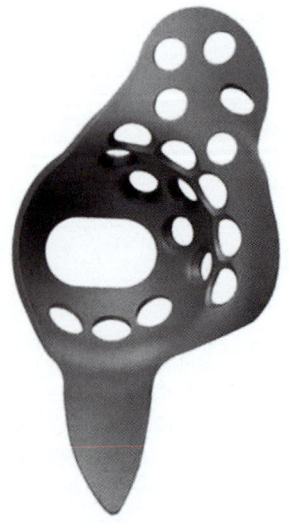

図6　Burch-Schneiderケージ（Zimmer Biomet社）
坐骨内に差し込む下部フランジと腸骨に固定する上部フランジを有する.

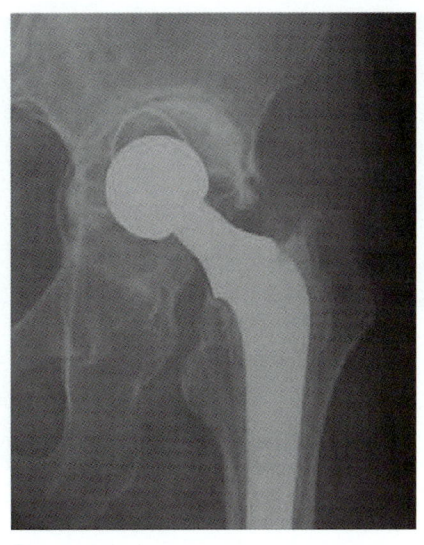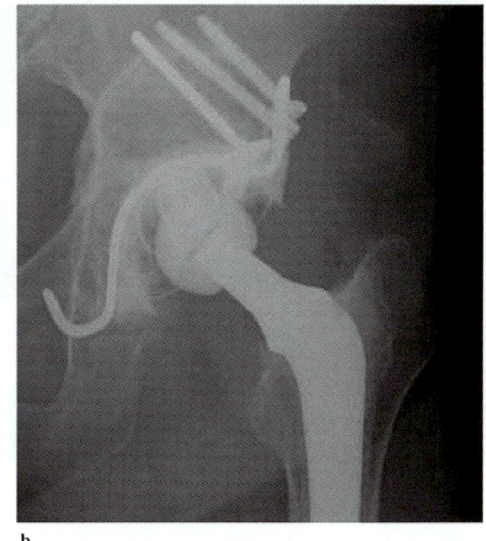

図7 塊状骨移植を用いたセメントカップ固定
60歳，女性．a: 術前．カップが上方に移動し，大きな骨欠損が生じていた．
b: ブロック状同種骨移植を行い，10mm 高位設置用の KT プレートを併用して寛骨臼再建を行った．

5 | セメント手技

　基本的には初回 THA と同様である（☞ p.895）．骨欠損部の補填を十分にしておけばセメント 40g で十分であるが，セメントで補填する部分が大きい場合は 40g では足りない場合もある．

　セメント手技は 2 段階セメンティングで行う方が確実である．セメントの一部をカップの上方にあたる部分に少し貼り付けておく．手袋の上に置いたセメント塊がほぼ流れ出さなくなる頃がセメントを挿入するタイミングである．

　止血し乾燥させた骨母床に残りのセメントを一塊として挿入する．プレートやサポートリングを使用している時はその背面にセメントが十分に充填されるように特に気をつける．サポートリングの背面のセメントが不十分であれば荷重がサポートリングそのものにかかってしまい，早期に破綻する危険性がある．

　セメントの充填が終わればプレッシャライザーを使用してセメントに圧迫を加え，セメントを海面骨に浸透させる．そして，セメントを貼りつけたカップを 45°より寝かせた状態でまず内側に完全に挿入する．

　その後，予定した角度になるように傾斜をつけていく．予定した角度になればホルダーを取り外し，ボールのついたカッププレッシャライザーでカップ

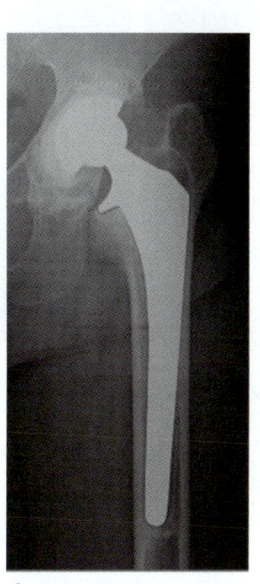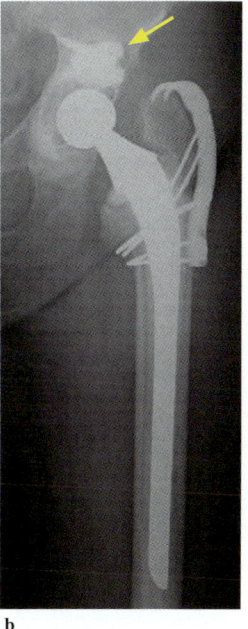

図8 チタン製スペーサーを用いたセメントカップ固定
73歳，女性．a: 寛骨臼上方の骨欠損が認められる．
b: チタン製スペーサー（矢印）で補填を行った．

の圧迫をつづける．ホルダーからプレッシャライザーにかえることによりカップ周囲の視野が確保でき，はみ出したセメントを除去するのが容易となる．

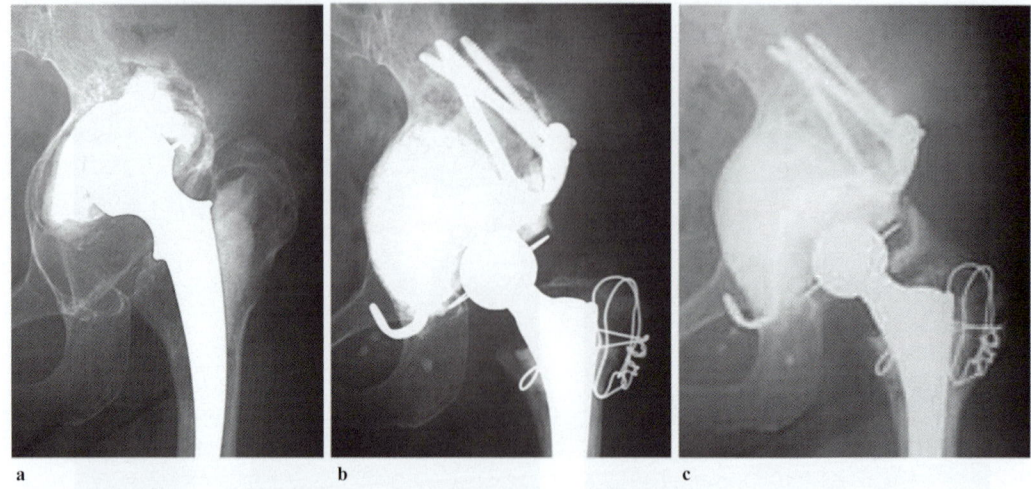

図9 塊状同種骨とハイドロキシアパタイト顆粒を用いたセメントカップ固定

65歳，女性．a: カップが上方に移動し，大きな骨欠損が生じていた．

b: 塊状同種骨移植を行い，残りの閉鎖された骨欠損部にはハイドロキシアパタイト顆粒をインパクションし，10mm高位設置用のKTプレートを併用して寛骨臼再建を行った．

c: 術後4年で同種骨には骨癒合が認められ，母床骨に近いハイドロキシアパタイト顆粒にも骨形成を認める．

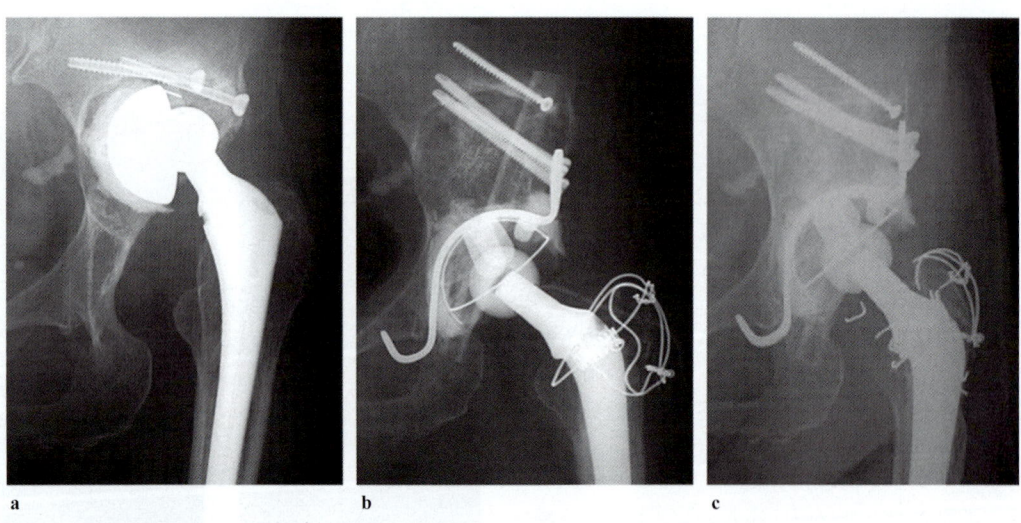

図10 後壁を再建したセメントカップ固定

62歳，女性．a: 高位設置されたカップの弛みを認めた．初回手術時に寛骨臼後壁が切除されていた．

b: 自家腓骨で後壁を再建し，上方の骨欠損部にはブロック状同種骨移植を行い，KTプレートも併用して再建を行った．

c: 術後8年を経過するが弛みは認めない．

6 ピットフォールと合併症

　術前計画の際，インプラント周囲の骨は単純X線像でもCTでも観察しにくいので，骨欠損を過小評価しがちである．特に寛骨臼後壁の骨欠損や骨盤不連続の場合は再建方法が大きく変わることがあるので慎重に評価する．

　寛骨臼後壁に骨欠損がある場合は，KTプレートを固定した後に後方のプレートの後ろにブロック状の骨移植を行って後壁の再建を行うか，自家腓骨を採取し，遠位部を坐骨の骨髄腔に挿入して固定し，近位部は腸骨後方にスクリュー固定して後壁の再建を行う．

　骨盤不連続の場合は近位骨片と遠位骨片をリコンストラクションプレートで固定してから寛骨臼の再建にあたる（図11）．

　骨欠損部が小さい場合は無理に骨移植をする必要

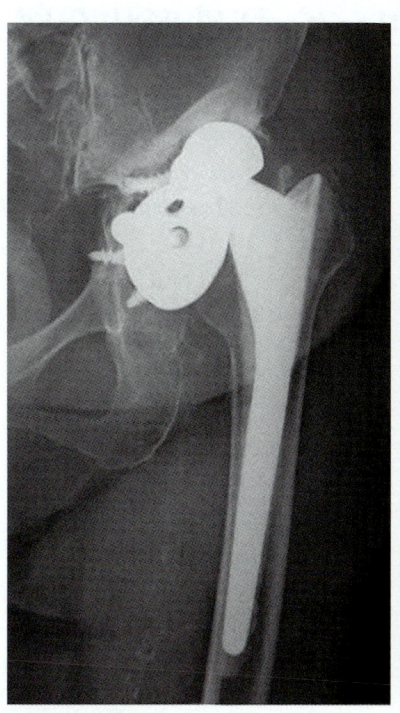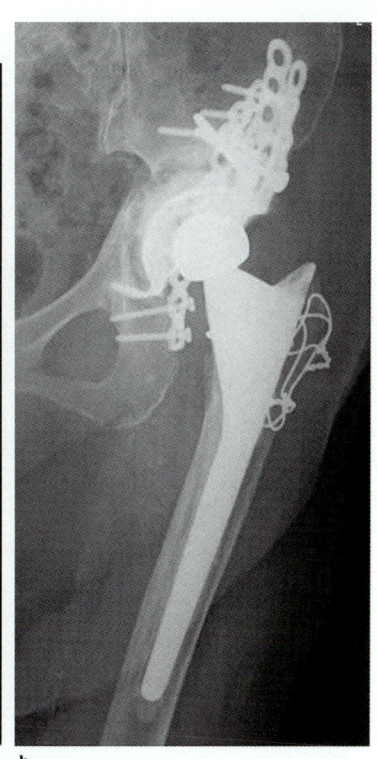

a　　　　　　　　　　　　b

図 11　骨盤不連続（pelvic discontinuity）に対する再建とセメントカップ固定
82 歳，女性．a: カップが上方に移動し，骨盤不連続となった．
b: 腸骨と坐骨をリコンストラクションプレートで固定し，寛骨臼部の骨欠損には同種
大腿骨頭 2 個を塊状骨移植するとともに一部はチップ状にしてインパクション骨移植
を行った．GAP カップを併用してカップをセメント固定した．術後 1 年で骨盤不連続
は改善を認める．

はなく，セメントを充填する方が移植骨の圧潰など
の心配がなく確実である．この際，ハイドロキシア
パタイト顆粒をセメントと骨の界面に介在させる界
面バイオアクティブ骨セメント手技を用いればセメ
ントと骨の界面の固着性の向上が期待できる．

　骨欠損が大きい場合は骨盤輪の強度も低下してい
る．単に寛骨臼の再建のみに目を向けるのではなく，
骨盤輪全体として変形しやすい状態にあると考えな
ければいけない．

　セメント固定の場合，セメントと骨の界面は引っ
張り応力に弱いので，術後のリハビリテーション治
療は再建した骨の再生を考えながら慎重に進めてい
く必要がある．

　骨移植やプレート固定の際の最も大きな合併症は
スクリューによる骨盤内組織の損傷である（Parvizi

ら 2008）．

　寛骨臼縁上方では上前腸骨棘と寛骨臼の中心を結
ぶ線から 90° 後方の範囲は比較的安全とされている
が（Wasielewski ら 1990），再置換術の際にはより近
位にスクリューを刺入せざるを得ない場合があり，
またスクリューの固定性獲得のために腸骨内板を貫
いてスクリューを固定することも多く，注意深いド
リル操作が必要である．

文献
Parvizi J, Pulido L, Slenker N, et al. Vascular injuries after total joint
　　arthroplasty. J Arthroplasty. 2008; 23 : 1115-1121.
Wasielewski RC, Cooperstein LA, Kruger MP, et al. Acetabular anatomy
　　and the transacetabular fixation of screws in total hip arthroplasty. J
　　Bone Joint Surg Am. 1990; 72 : 501-508.

7 | スペーサー，サポートリング，特殊形状金属シェル

1 | スペーサー

近年，カップの弛みに伴う巨大骨欠損に対し，タンタルやチタン合金のポーラス構造を有するスペーサーが使用されている．

ポーラスタンタル スペーサー（Trabecular Metal, Zimmer Biomet 社）（図 1）は気孔サイズが $400 \sim 500\,\mu\mathrm{m}$ と均一で，気孔率が $75 \sim 80\%$ とファイバーメッシュ（気孔率 $40 \sim 50\%$）やシンタードビーズコーティング（気孔率 $30 \sim 35\%$）と比べて高い（Bodyn ら 1999）．

海綿骨に類似しかつ骨伝導能を有し（Findlay ら 2004），組織学的には術後 4 週で $40 \sim 50\%$ の気孔で新生骨がみられ，ファイバーメッシュやシンタードビーズコーティングと比べて強い固定性を示す（Bodyn ら 1999）．

摩擦係数が高く，スクラッチフィットにより初期固定性に優れる（Zhang ら 1999）．弾性は皮質骨と海綿骨の間で，生理的に近い周囲骨への荷重伝達が期待される（Cohen 2002）．

ポーラスタンタルのスペーサー（augment）を用いて骨欠損を充填した再置換術における良好な短期成績が報告されている（Nehme ら 2004，Weeden ら 2007，Macheras ら 2009）．

一方，チタン合金（Ti-6Al-4V）のポーラス構造で種々の形状を有するスペーサーも使用されている．Regenerex（Zimmer Biomet 社）（図 2）は気孔サイズが $100 \sim 600\,\mu\mathrm{m}$，気孔率が平均 67% で，海綿骨よりも強い圧縮強度を有し，海綿骨に近い弾性を示す．巨大骨欠損に対してはスペーサーをスクリュー固定するが，複数を組み合わせて使用することも可能となっている．

文献

Bodyn JD, Stackpool GJ, Hacking SA, et al. Characteristics of bone ingrowth and interface mechanics of a new porous tantalum biomaterial. J Bone Joint Surg Br. 1999; 81 : 907-914.

Cohen R. A porous tantalum trabecular metal: basic science. Am J Orthop. 2002; 31 : 216-217.

Findlay DM, Welldon K, Atkins GJ, et al. The proliferation and phenotypic expression of human osteoblasts on tantalum metal. Biomaterials. 2004; 25 : 2215-2227.

Macheras G, Kateros K, Kostakos A, et al. Eight to ten-year clinical and radiographic outcome of a porous tantalum monoblock acetabular component. J Arthroplasty. 2009; 24 : 705-709.

Nehme A, Lewallen DG, Hanssen AD. Modular porous metal augments for treatment of severe acetabular bone loss during revision hip arthroplasty. Clin Orthop Relat Res . 2004; 429 : 201-208,

Weeden SH, Schmidt RH. The use of tantalum porous metal implants for Paprosky type 3A and 3B implants. J Arthroplasty. 2007; 22 : 151-155.

Zhang Y, Ahn PB, Fitzpatrick DC, et al. Interfacial frictional behavior: cancellous bone, cortical bone, and a novel porous tantalum biomaterial. J Musculoskeletal Res. 1999; 3 : 245-251.

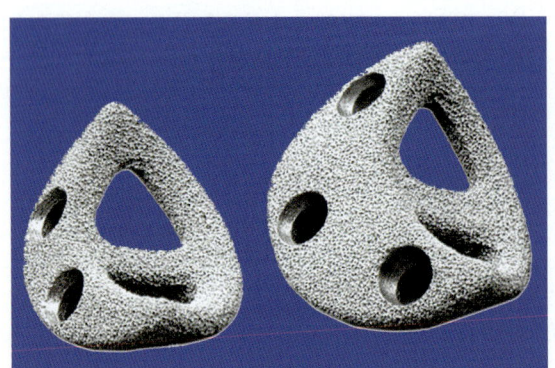

図 1 ポーラスタンタルスペーサー
（Trabecular Metal, Zimmer Biomet 社）
海綿骨と類似したセル構造を有し，気孔率 80% の 3 次元構造で，内部まで連結している気孔により骨形成が促進される．また，$35 \sim 40\mathrm{MPa}$ の最大圧縮と剪断強度を有する．

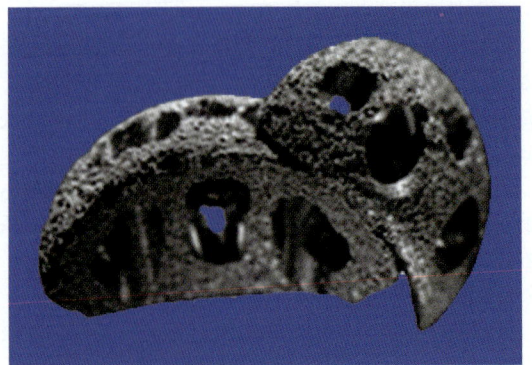

図 2 チタン合金製（Ti-6Al-4V）スペーサー
（Regenerex, Zimmer Biomet 社）
平均気孔率は 67%，平均気孔サイズは $300\,\mu\mathrm{m}$（$100 \sim 600\,\mu\mathrm{m}$）で生物学的固定に最適な気孔サイズを有する．$150\mathrm{MPa}$ の最大圧縮強度がある．

2 サポートリング（ケージ，プレート）

対処困難な寛骨臼骨欠損に対し，種々のデザインの金属サポートが使用されている．

1974年にBurchが導入しSchneiderによって改良されたanti-protrusioケージ（Burch-Schneiderケージ）（Berry 2004），1975年に導入されたKerboullによる十字プレートおよびそれに類するプレート（Kerboullら2000），1982年にOhとHarrisによるprotrusio shell（Ohら1982），などは寛骨臼底の骨欠損に用いられた．

また，1981年に導入されたMüllerによるacetabular reinforcementリング（Rossonら1992，Schlegel 2006）やGanz reinforcementリング（Gerberら2003）などは寛骨臼縁の欠損に対応している．

1. anti-protrusioケージ（Burch-Schneider cage）（図3）

代表的なanti-protrusioケージであるBurch-Schneiderケージ（BSケージ）は，遠位部に坐骨に刺入するノーズと，近位部にフランジを有するシェルで，坐骨と残存する腸骨に橋渡しするケージ（cage）である（Berryら2004）．

寛骨臼底に骨欠損があり，骨盤不連続（pelvic discontinuty）を含めた寛骨臼縁の骨欠損を有する症例に適応とされる．

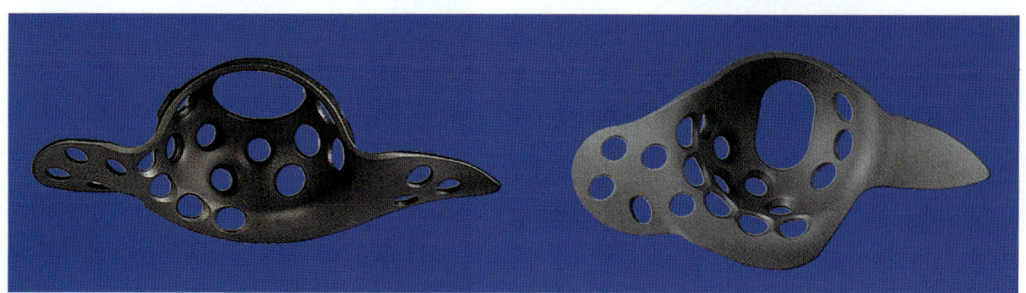

図3 anti-protrusioケージ（Burch-Schneiderケージ，Zimmer Biomet社）
坐骨への打ち込みが可能とされた形状で，フランジの位置と方向は骨盤の解剖学的構造に適合しやすいよう設計されている．純チタンを使用し表面はブラスト処理されている．多数のスクリューホールがあり適切なスクリュー固定の部位を選択できる．

表1 anti-protrusioケージを使用した再置換術の成績

報告者（報告年）	使用ケージ	関節数	年齢	観察期間（年）	骨欠損内訳（%）	累積生存率（%）*	非感染性弛み
Berryら（1992）	BS	42	62	5 (2-11)		88	5 (12%)
Petersら（1995）	BS	28	24-80	2.7 (2-5)	AAOS Type I: 3, II: 18, III: 79	86	4 (14%)
Gillら（1998）	BS	63	63 (41-83)	8.5 (5-18)	AAOS Type I: 21, II: 57, III: 22	90	6 (10%)
Schatzkerら（1999）	BS	38	67	6.6	AAOS Type I: 53, III: 3, IV: 44	94.6	2 (5.2)
Wachtlら（2000）	BS	18	75 (55-88)	12 (8-21)	AAOS Type I: 3, III: 89, IV: 8	92	1 (6%)
Perkaら（2001）	BS	63	67 (41-87)	5.5 (3-10)	Paprosky Type 2A: 4, 2B: 30, 2C: 43. 3A: 7, 3B: 16	94	4 (6%)
Winterら（2001）	BS	38	76 (49-83)	7.3 (4-9)	AAOS Type III/IV	100	0
Bostromら（2006）	CA	31	68 (48-90)	2.5 (2-5)	Paprosky Type 2B: 6, 3A: 23, 3B: 71	77	7 (23%)
Ilchmannら（2006）	BS	63	70 (36-81)	4.7 (2.3-6.9)	Bettin and Katthagen Unisegmental: 24 hips Bi-/Trisegmental: 16 hips	83	11 (17%)
Pieringerら（2006）	BS	67	70 (36-87)	4 (2-11)	AAOS Type I: 2, II: 17, III: 81	61	12 (18%)
Hansenら（2011）	CA	35	63 (44-86)	5 (2-7.5)	Paprosky Type 3A: 40, 3B: 23, 4 (Pelvic discontinuity): 37	83	6 (17%)
Regisら（2012）	BS	18	63 (33-77)	13.5 (10.5-16.6)	Pelvic discontinuity	72	2 (11%)
Ilyasら（2015）	BS	33	59 (36-92)	6.2 (2-13.9)	AAOS Type III: 9, IVB: 24	-	5 (15%)

BS：Burch-Schneiderケージ，　CA：contour antiprotrusioケージ

ポリエチレンカップをセメント固定して用いる. 1999 年には BS ケージと同様のコンセプトで, 後方のフランジにさらにスクリュー固定を可能とした contour anti-protrusio ケージも使用されている (Bostrom ら 2006, Hansen ら 2011).

2006 年以降はノーズ部にスクリューホールを有しないタイプが使用されている. 術後破損も含めた累積生存率は, 61 〜 100% と報告者によってさまざまである (表 1).

また Trabecular metal cup と cage を併用してポリエチレンカップをセメント固定して用いる cup cage reconstruction が pelvic discontinuity 例に対し有効とする報告もある (Abolghasemian ら 2014) (図 4).

2. Kerboull-type acetabular reinforcement device (図 5)

Kerboull 十字プレートは遠位部に閉鎖孔上縁にかけるフックを有し, 近位部にスクリュー固定用のパレット部分を有するステンレス製のプレートである. 原臼位再建を目標とし, 寛骨臼荷重部移植骨への荷重を支持補強する. Kerboull 十字プレートを改変した KT プレートはチタン製である.

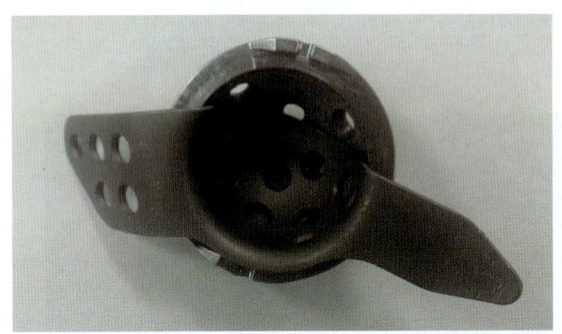

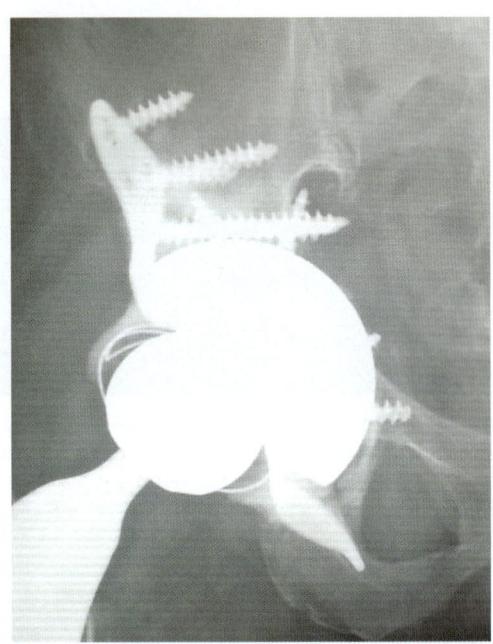

図 4 cup cage reconstruction
Trabecular metal cup と cage を併用して pelvic discontinuity に対処する.

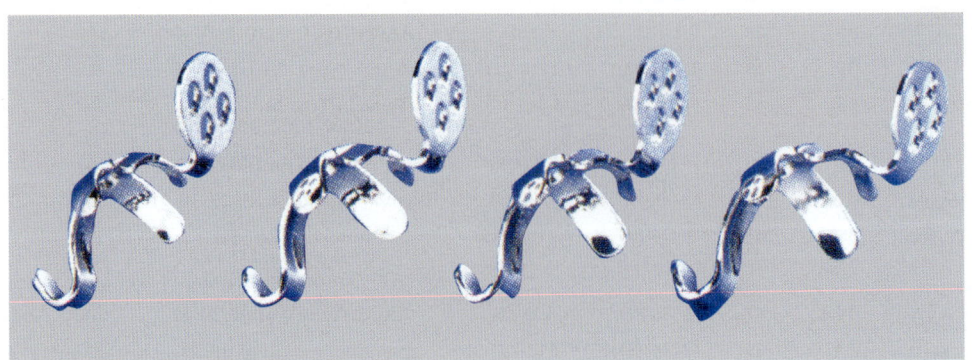

図 5 Kerboull-type acetabular reinforcement device
十字形のプレートで近位部にスクリュー固定用のパレット部を, 遠位部に閉鎖孔上縁にかけるフックを有するチタン合金製のプレートである. 原臼位再建, 骨盤輪の連続性の回復と安定化が得られ, 寛骨臼に加わる圧迫力と牽引力に対抗し損傷された寛骨臼の弾性を制御しうるとされる.

表2　Kerboull タイプのプレートを使用した再置換術の成績

報告者(報告年)	関節数	年齢	観察期間(年)	骨欠損内訳(%)	累積生存率(%)*	非感染性弛み
Kerboull ら (2000)	53	58 (24-80)	10.4 (0.3-16)	AAOS Type III: 80, IV: 20	92.1	3 (5%)
Tanaka ら (2003)	21	68 (46-81)	3-8	AAOS Type II: 24, III: 76	100	0
Lunn ら (2005)	35	68 (48-89)	5 (3-7)	Gustilo Type 2: 11, 3: 49, 4: 40	83	6 (17%)
Kawanabe ら (2007)	42	60 (37-85)	8.7 (4.3-12)	AAOS Type II: 31, III: 67, IV: 2	Bulk graft:82	14 (33%)
Okano ら (2010)	31	68 (35-84)	6.3 (3-10)	AAOS Type II: 6, III: 94	Morselized:53 77	7 (23%)
Hori ら (2012)	32	71.4 (55-85)	7.5 (2.1-13.7)	AAOS Type III: 91, IV: 9	78.7	6 (19%)
Hayashi ら (2017)	77	66.6	7.4	AAOS Type II: 7.8, III: 85.7, IV: 6.5	81.6 β-TCP: 74.2 HA: 81.5 Bulk allograft: 94.7	-
Makita ら (2017)	65	59 (23-85)	11.2 (2-15)	Paprosky Type 3A: 72, 3B: 28 (pelvic discontinuity: 11) Kawanabe Stage 2: 28, 3: 38, 4: 34	91	4 (6.2%)
Baba ら (2020)	DAA22 PL34	72 68	3.8 10.1	Paprosky (DAA/PL) Type 2A: 27/28, 2B: 18/27, 2C: 32/27, 3A: 18/12, 3B: 5/6	100 85.7	0 4 (11.8%)

　術後成績は概して良好である（表2）．塊状骨移植を用いた症例で良好な成績が報告されている（Kawanabe ら 2007, Okano ら 2010, Hayashi ら 2017）．また，Baba ら（2020）は手術進入法によって成績が異なり DAA の方が PL よりも良好であると報告しているが，術後経過期間に両群で差があり注意を要する．

3. Müeller reinforcement リング（図6）

　Müeller reinforcement リングは，寛骨臼縁の 1/2 以上が残存し臼底の骨欠損がないかあっても軽度な場合に適応となる（Rosson ら 1992）．

　Schlegel ら（2006）は再置換術 164 例，164 関節，平均 69 歳に Müeller reinforcement リングを用いた術後平均 6 年の成績について，非感染性弛みをエンドポイントとした累積生存率は 8 年で 95％と報告している．骨欠損の内訳については，AAOS Type Ⅰ：9％，Type Ⅱ：20％，Type Ⅲ：56％，Type Ⅳ：5％，欠損なしが 12％であった．

4. Ganz reinforcement リング（図7）

　Ganz reinforcement リングは 38〜64mm のサイズ範囲で，海綿骨スクリューで固定し，リング（ring）のサイズよりも 2mm から 4mm 小さいポリエチレ

ンカップをセメント固定して再建する．

　Gerber ら（2003）は，再置換術 50 関節（平均 69 歳）に，Ganz reinforcement リングを用いた術後平均 9 年の成績について，非感染性弛みが 6 関節，感染が 1 関節ありこれらをエンドポイントとした累積生存率は 10 年で 81％と報告している．骨欠損の内訳については，AAOS Type Ⅱ：48％，Type Ⅲ：48％，Type Ⅳ：4％であった．

文献

Abolghasemian M, Tangsaraporn S, Drexler M, et al. The challenge of pelvic discontinuity: cup-cage reconstruction does better than conventional cages in mid-term. Bone Joint J. 2014; 96-B(2): 195-200.

Baba T, Homma Y, Jinnai Y, et al. Posterior versus direct anterior approach in revision hip arthroplasty using Kerboull-type plate. SICOT J. 2020; 6: 2.

Berry DJ, Müller ME. Revision arthroplasty using an anti-protrusio cage for massive acetabular bone deficiency. J Bone Joint Surg Br. 1992; 74: 711-715.

Berry DJ. Antiprotrusio cages for acetabular revision. Clin Orthop Relat Res. 2004; 420: 106-112.

Bostrom MP, Lehman AP, Buly RL, et al. Acetabular revision with the contour antiprotrusio cage. 2- to 5- year followup. Clin Orthop Relat Res. 2006; 453: 188-194.

Gerber A, Pisan M, Zurakowski D, et al. Ganz reinforcement ring for reconstruction of acetabular defects in revision total hip arthroplasty. J Bone Joint Surg Am. 2003; 85: 2358-2364.

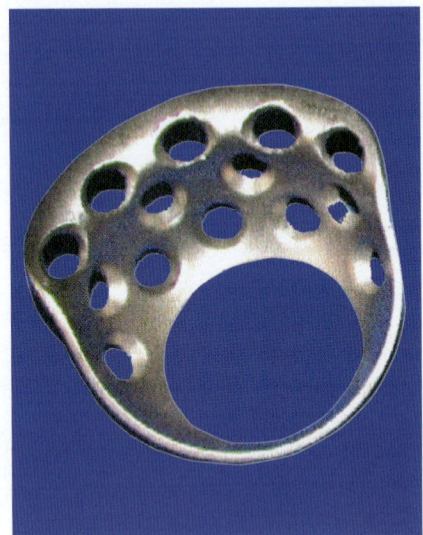

図6 Müeller reinforcement リング
寛骨白縁の1/2以上が残存する軽度骨欠損例に
適応となる．多数のスクリューホールを有する．

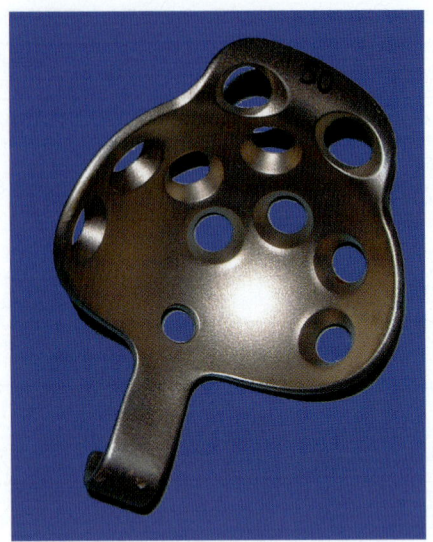

図7 Ganz reinforcement リング
遠位部にフックを，近位部に多数のスクリューホールを
有する形状で，主に軽度・中等度骨欠損例に適応となる．

Gill TJ, Sledge JB, Müller ME. The Burch-Schneider anti-protrusio cage in revision total hip arthroplasty: Indications, principles, and long-term results. J Bone Joint Surg Br. 1998; 80 : 946-953.

Hansen E, Shearer D, Ries MD. Does a cemented cage improve revision THA for severe acetabular defects? Clin Orthop Relat Res. 2011; 469 : 494-502.

Hayashi S, Nishiyama T, Hashimoto S, et al. Risk factors for failure of revision total hip arthroplasty using a Kerboull-type acetabular reinforcement device. BMC Musculoskelet Disord. 2017; 18 : 382.

Hori J, Yasunaga Y, Yamasaki T, et al. Mid-term results of acetabular reconstruction using a Kerboull-type acetabular reinforcement device. Int Orthop. 2012; 36: 23-26.

Ilchmann T, Gelzer JP, Winter E, et al. Acetabular reconstruction with the Burch-Schneider ring. An EBRA analysis of 40 cup revisions. Acta Orthop. 2006; 77 : 79-86.

Ilyas I, Alrumaih HA, Kashif S, et al. Revision of type III and type IVB acetabular defects with Burch-Schneider anti-Protrusio cages. J Arthroplasty. 2015; 30: 259-264.

Kawanabe K, Akiyama H, Onishi E, et al. Revision total hip replacement using the Kerboull acetabular reinforcement device with morsellised or bulk graft. J Bone Joint Surg Br. 2007; 89 : 26-31.

Kerboull M, Hamadouche M, Kerboull L. The Kerboull acetabular reinforcement device in major acetabular reconstructions. Clin Orthop Relat Res. 2000; 378 : 155-168.

Lunn JV, Kearns SS, Quinlan W, et al. Impaction allografting and the Kerboull acetabular reinforcement device. 35 hips followed for 3-7 years. Acta Orthop. 2005; 76 : 296-302.

Makita H, Kerboull M, Inaba Y, et al. Revision total hip arthroplasty using the Kerboull acetabular reinforcement device and structural allograft for severe defects of the acetabulum. J Arthroplasty. 2017; 32: 3502-3509.

Oh I, Harris WH. Design concepts, indications, and surgical technique for use of the protrusion shell. Clin Orthop Relat Res. 1982; 162 : 175-184.

Okano K, Miyata N, Enomoto H, et al. Revision with impacted bone allografts and the Kerboull cross plate for massive bone defect of the acetabulum. J Arthroplasty. 2010; 25 : 594-599.

Perka C, Ludwig R. Reconstruction of segmental defects during revision procedures of the acetabulum with the Burch-Schneider anti-protrusio cage. J Arthroplasty. 2001; 16 : 568-574.

Peters CL, Curtain M, Samuelson KM. Acetabular revision with the Burch-Schneider antiprotrusio cage and cancellous allograft bone. J Arthroplasty. 1995; 10 : 307-312.

Pieringer H, Auersperg V, Böhler N. Reconstruction of severe acetabular bone-deficiency: the Burch-Schneider antiprotrusio cage in primary and revision total hip arthroplasty. J Arthroplasty. 2006; 21 : 489-496.

Regis D, Sandri A, Bonetti I, et al. A minimum of 10-year follow-up of the Burch-Schneider cage and bulk allografts for the revision of pelvic discontinuity. J Arthroplasty. 2012; 27: 1057-1063. e1.

Rosson J, Schatzker J. The use of reinforcement rings to reconstruct deficient acetabula. J Bone Joint Surg Br. 1992; 74 : 716-720.

Schatzker J, Wong MK. Acetabular revision: the role of rings and cages. Clin Orthop Relat Res. 1999; 369: 187-197.

Schlegel UJ, Bitsch RG, Pritsch M, et al. Mueller reinforcement rings in acetabular revision. outcome in 164 hips followed for 2-17 years. Acta Orthop. 2006; 77 : 234-241.

Tanaka C, Shikata J, Ikenaga M, et al. Acetabular reconstruction using a Kerboull-type acetabular reinforcement device and hydroxyapatite granules. a 3- to 8- year follow-up study. J Arthroplasty. 2003; 18 : 719-725.

Wachtl SW, Jung M, Jakob RP, et al. The Burch-Schneider antiprotrusio cage in acetabular revision surgery: a mean follow-up of 12 years. J Arthroplasty. 2000; 15 : 959-963.

Winter E, Piert M, Volkmann R, et al. Allogeneic cancellous bone graft and a Burch-Schneider ring for acetabular reconstruction in revision hip arthroplasty. J Bone Joint Surg Am. 2001; 83 : 862-867.

3 特殊形状金属シェル

1. oblong カップ

S-ROM oblong カップ（Depuy 社）（図8）は，カッ

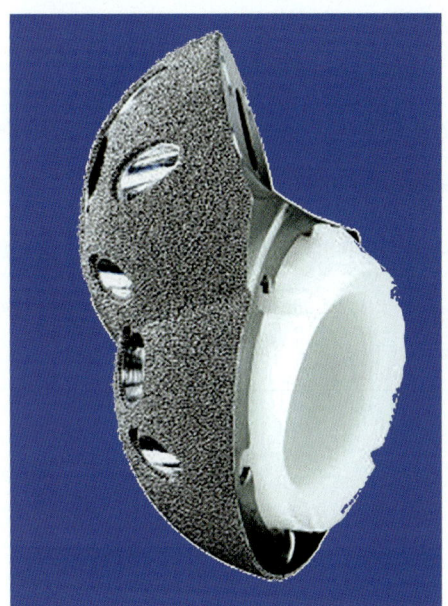

図8　S-ROM oblong カップ（Depuy 社）
寛骨臼コンポーネントが上外方にも対応し，半球状に生じる骨欠損を補うべくデザインされたインプラントである．

プが上外方にも対応し，生じる半球状骨欠損を補うべくデザインされたカップである．骨欠損の形状とマッチしないと固定が不安定となる．longitudinal oblong revision（LOR）カップ（Herrera ら 2006）は楕円の形状を持っている（表3）．

2．モジュラー型再置換用カップ（図9）

プライマリーカップとサポートリングをあわせた形状を持ち，スクリューホールを有する．セメントレス固定あるいはセメント固定を併用できるモジュラーカップである．

短期の成績は良好であるが，術後10年以上経過

例での報告は累積生存率43～74％と報告され（表4），スクリュー折損やポリエチレンライナーの摩耗，ライナーロック機構の破綻などが指摘されている（Jeffery ら 2003，Sakai ら 2010, 2013）．

3．カスタムメイド再置換用カップ（図10）

CT画像から骨欠損に応じて作製するカスタムメイドの再置換用カップ（triflanged acetabular component）の報告が散見される（Christie ら 2001，Joshi ら 2002，Holt ら 2004）．

Joshi ら（2002）は，AAOS Type Ⅲ の再置換術27例27関節（平均68歳）に，カスタムメイドの再置換用カップを用いた術後平均5年の成績について，2関節（7％）で再手術を要したと報告している．

Holt ら（2004）は，Paprosky Type 3B の再置換術例26例26関節（平均69歳）に，同様のコンポーネントを用いた術後平均4.5年の成績について，3関節（12％）で非感染性弛みを生じたと報告している．

文献

Badhe NP, Howard PW. A stemmed acetabular component in the management of severe acetabular deficiency. J Bone Joint Surg Br. 2005; 87 : 1611-1616.

Berry DJ, Sutherland CJ, Trousdale RT, et al. Bilobed oblong porous coated acetabular components in revision total hip arthroplasty. Clin Orthop Relat Res. 2000; 371 : 154-160.

Chen WM, Engh CA Jr, Hopper RH Jr, et al. Acetabular revision with use of a bilobed component inserted without cement in patients who have acetabular bone-stock deficiency. J Bone Joint Surg Am. 2000; 82 : 197-206.

Christie MJ, Barrington SA, Brinson MF, et al. Bridging massive acetabular defects with the triflange cup: 2- to 9-year results. Clin Orthop Relat Res. 2001; 393 : 216-227.

Herrera A, Martínez AA, Cuenca J, et al. Management of types III and IV acetabular deficiencies with the longitudinal oblong revision cup. J Arthroplasty. 2006; 21 : 857-864.

Holt GE, Dennis DA. Use of custom triflanged acetabular components in revision total hip arthroplasty. Clin Orthop Relat Res. 2004; 429 : 209-214.

表3　oblong カップを使用した再置換術の成績

報告者（報告年）	使用機種	関節数	年齢	観察期間（年）	骨欠損内訳	累積生存率（%）	非感染性弛み
Berry ら（2000）	S-ROM	38	61 (35-88)	3 (2-5)	AAOS Type I: 13, III: 84, IV: 3	95	2 (5%)
Chen ら（2000）	S-ROM	37	62 (34-84)	3.5 (2-5.5)	Paprosky Type 2A: 10, 2B: 10, 2C: 10, 3A: 30, 3B: 40	76	9 (24%)
Moskal ら（2004）	S-ROM	11	66 (46-80)	3 (2-4)	AAOS Type III	100	0
Herrera ら（2006）	LOR	35	64 (36-79)	6 (4-8)	AAOS Type III: 83, IV: 17	86	5 (14%)
Surace ら（2006）	LOR	41	68 (30-86)	5.2 (3.5-8)	Paprosky Type 2A: 10, 2B: 29, 2C: 14, 3A: 33, 3B: 14	100	0

S-ROM : S-ROM oblong カップ，LOR : longitudinal oblong revision

表4 モジュラー型再置換用カップを使用した再置換術の成績

報告者(報告年)	関節数	年齢	観察期間(年)	骨欠損内訳	累積生存率(%)*	非感染性弛み
Jeffery ら (2003)	21	49 (30-78)	15.3 (12-17)	AAOS Type I: 17, II: 63 III: 17, IV: 3	43	12 (57%)
Peters ら (2004)	63	65 (29-87)	2.5 (2-4)	Paprosky Type 2A: 6, 2B: 24 2C: 22, 3A: 19, 3B: 29	92	3 (5%)
Badhe ら (2005)	31	70 (28-86)	10.7 (6-12.8)	AAOS Type II: 10, IIIA: 58 IIIB: 32	92	2 (6%)
Lingaraj ら (2009)	23	67(38-81)	3.5 (2-5)	Paprosky Type 3A: 74, 3B: 26	95	1 (4.3%)
Sakai ら (2010)	49	66 (38-79)	11 (10-15)	Paprosky Type 2B: 2, 2C: 21 3A: 56, 3B: 21	74.2	10 (20%)

＊非感染性弛みをエンドポイントとした場合

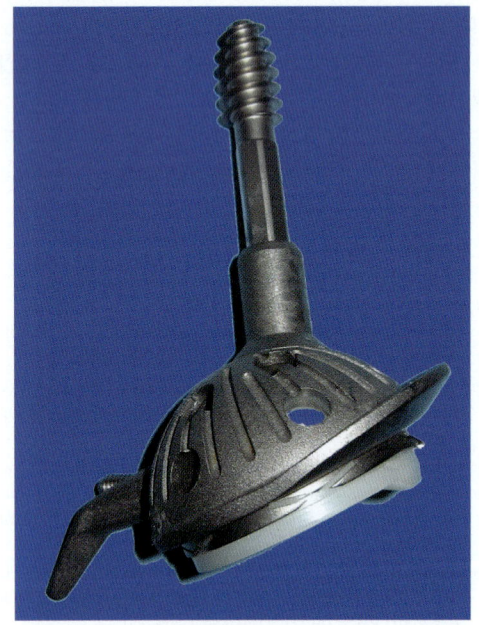

図9 モジュラー型再置換用カップ
　　　　　　　　（ModuRec system，Zimmer Biomet 社）
中等度・高度骨欠損例に対し多量の骨移植を可能と
し，骨量の回復と，腸骨ラグスクリューと坐骨ステ
ムによる良好な初期固定を得る．表面はブラスト処
理されている．

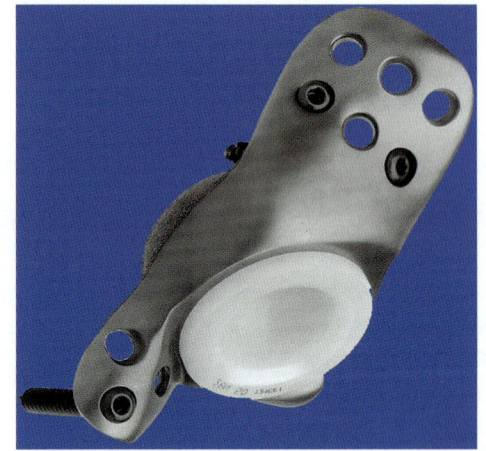

図10 カスタムメイド再置換用カップ
重度の骨欠損例に対し，CT データをもとに作製された
フランジを有するカスタムメイドのインプラントが報
告されている．

Jeffery M, Scott G, Freeman M. Failure of an uncemented non-porous metal-backed prosthesis with augmentation using impacted allograft for acetabular revision. 12- to 17-year results. J Bone Joint Surg Br. 2003; 85 : 182-186.

Joshi AB, Lee J, Christensen C. Results for a custom acetabular component for acetabular deficiency. J Arthroplasty. 2002; 17 : 643-648.

Lingaraj K, Teo YH, Bergman N. The management of severe acetabular bone defects in revision hip arthroplasty using modular porous metal components. J Bone Joint Surg Br. 2009; 91 : 1555-1560.

Moskal JT, Shen FH. The use of bilobed porous-coated acetabular components without structural bone graft for type III acetabular defects in revision total hip arthroplasty: a prospective study with a minimum 2-year follow-up. J Arthroplasty. 2004; 19 : 867-873.

Peters CL, Miller M, Erickson J, et al. Acetabular revision with a modular anti-protrusio acetabular component. J Arthroplasty. 2004; 19 : 67-72.

Sakai T, Ohzono K, Nishii T, et al. Grafting with hydroxyapatite granules for defects of acetabular bone at revision total hip replacement: a minimum ten-year follow-up. J Bone Joint Surg Br. 2010. 92 : 1215-1221.

Sakai T, Ohzono K, Nishii T, et al. Modular acetabular reconstructive cup in acetabular revision total hip arthroplasty at a minimum ten year follow-up. Int Orthop. 2013; 37 : 605-610.

Surace MF, Zatti G, De Pietri M, et al. Acetabular revision surgery with the LOR cup. J Arthroplasty. 2006; 21 : 114-121.

8 寛骨臼側インパクション骨移植

人工股関節再置換術（revision THA）の際に認められる骨盤側骨欠損の補填には，セメント，自家骨，同種骨，人工骨，金属などいろいろな材料が用いられる．

そのうちの同種骨をチップ状にして欠損部に突き固めて骨移植する方法がインパクション骨移植（impaction bone grafting: IBG）である．

同種骨が再置換術時に本格的に使用され始めたのは 1970 年代の終わり頃からで，1982 年に Harris が凍結大腿骨頭を 13 関節に使用した短期成績を報告している．

一方，インパクション骨移植は寛骨臼底突出症に対するカップ設置の際の寛骨臼再建法として自家骨を用いて行われたのが初めである（Slooff ら 1984）．

再置換術において，インパクション骨移植はまずは大腿骨側に行われその成績が Gie ら（1993）によって報告されたが，同じ時期に寛骨臼側にも試みられた（Slooff ら 1993）．

インパクションされた骨がどのように母床骨と癒合していくかについての詳細は不明であるが，単純 X 線像上では徐々に母床骨との境界が不明瞭となり，やがて骨梁が通じてリモデリングが生じていると推察できる．

組織学的に 21 関節から採取した 24 検体の観察では，早期から血管新生，移植骨の骨吸収，新生骨形成などが認められ，その後リモデリングが観察されると報告されている（van der Donk ら 2002）．

インパクション骨移植では早期の骨形成が期待できることから，骨欠損を伴う寛骨臼再建には有力な一方法であるといえる．

インパクション骨移植はわが国でも行われているが，同種骨の入手が一番の問題点である．多くは施設内ボーンバンクの骨を使用するため，すべての施設で自由に実施できる方法ではない．

また，同種骨の使用には同種骨の確保のほかに，感染，抗原性，力学的強度の保証，費用などの問題点が存在するため，その代替として人工骨，すなわちハイドロキシアパタイト顆粒なども応用されている（Oonishi ら 1997）．

しかし，ハイドロキシアパタイト顆粒のみでインパクション骨移植を行うと，ハイドロキシアパタイト顆粒が崩れてくるため，同種骨との適度の混合が必要である．

インパクション骨移植では寛骨臼欠損部の形状の再建に加えて，移植部での骨形成による骨量の回復も得られる．たとえ術後に弛みを生じても骨欠損部はすでに移植骨で補填されているので，再置換術にもメリットがある．このような点からも同種骨があればまず考慮してよい方法であると考えられる．

文献

Gie GA, Linder L, Ling RS, et al. Impacted cancellous allografts and cement for revision total hip arthroplasty. J Bone Joint Surg Br. 1993; 75 : 14-21.

Harris WH. Allografting in total hip arthroplasty: in adults with severe acetabular deficiency including a surgical technique for bolting the graft to the ilium. Clin Orthop Relat Res. 1982; 162 : 150-164.

Oonishi H, Iwaki Y, Kin N, et al. Hydroxyapatite in revision of total hip replacements with massive acetabular defects: 4- to 10-year clinical results. J Bone Joint Surg Br. 1997; 79 : 87-92.

Slooff TJ, Huiskes R, van Horn J, et al. Bone grafting in total hip replacement for acetabular protrusion. Acta Orthop Scand. 1984; 55 : 593-596.

Slooff TJ, Schimmel JW, Buma P. Cemented fixation with bone grafts. Orthop Clin North Am. 1993; 24 : 667-677.

van der Donk S, Buma P, Slooff TJ, et al. Incorporation of morselized bone grafts: a study of 24 acetabular biopsy specimens. Clin Orthop Relat Res. 2002; 396 : 131-141.

1 適応

チップ状の骨をインパクションするため，閉鎖された空間の骨欠損，すなわち AAOS 分類の Type Ⅱ（cavitary deficiencies）が最もよい適応である．

Type Ⅲ（combined deficiencies）であっても辺縁の骨欠損部を塊状の骨や金属メッシュで再建できればインパクション骨移植が適応となる．

寛骨臼底部に大きな骨欠損を生じている場合は，骨欠損部をスライス状の骨やメッシュで補っても強度的に弱く，十分に移植骨をインパクションできないので適応外である．

このような場合にはプレートやサポートリングを使用して寛骨臼底部への荷重を分散する必要がある．また，Type Ⅳ 骨盤不連続（pelvic discontinuity）は適応外である．

再置換術ではないが，関節リウマチや外傷後に認められる寛骨臼底突出症はよい適応である．これらの場合は自家骨頭が使用できるので，同種骨を必ずしも必要としない．

2 | 骨母床の準備

　インプラントやセメントなどを摘出する．母床骨と移植骨を骨癒合させる必要があるので，骨表面を覆っている軟部組織を完全に除去し骨を露出する．時に寛骨臼底部に骨欠損を生じている場合がある．このような際は骨盤内組織の損傷を避けるために無理に軟部組織を除去しないように注意する．

　骨欠損の状態を確認し，カップ設置位置との関係で補填すべき場所と大きさを決定する．上方の骨欠損部が小さい場合，少しカップを高位に設置することによって補填が不要になる場合もあるので，必ずしも原臼設置にこだわる必要はない．また，上方に大きな骨移植をするとカップ位置が低くなり過ぎて過度の脚延長になることがある．

　カップの大きさは寛骨臼の前後径に収まる範囲でできるだけ大きいカップを選択する．大きなカップを選択すればポリエチレンの厚みが増し摩耗に有利であるだけではなく，骨欠損部が小さくなるために補填すべき空間が少なくなる．

　インパクション骨移植を始める前に，骨欠損部を閉鎖された空間にしておく必要がある（図1）．寛骨臼辺縁に骨欠損がある場合は，塊状骨移植で補填するか，金属メッシュで壁をつくる．壁をつくるための専用の金属メッシュ（X-change Rim Mesh, Stryker社）が用意されており，大きさもS，M，Lと3種類ある（図2）．

　金属メッシュは腸骨外板に固定するので，補填の範囲に応じて寛骨臼前方から後方にかけて寛骨臼縁を十分に展開しておく．予定サイズのインパクターを予定設置位置におき，トライアルメッシュで金属メッシュの大きさと位置を決定する．

　金属メッシュはまず前方をスクリューで固定する．次に後方を固定する．ついで腸骨外板にあたっている部分で固定する．スクリューは内板を貫いて固定することが望ましい．

　これで補填する三角形の頂点が固定されたことになる．その後，スクリューを1cm間隔で固定していく．スクリューの数は最低でもSでは5本，M

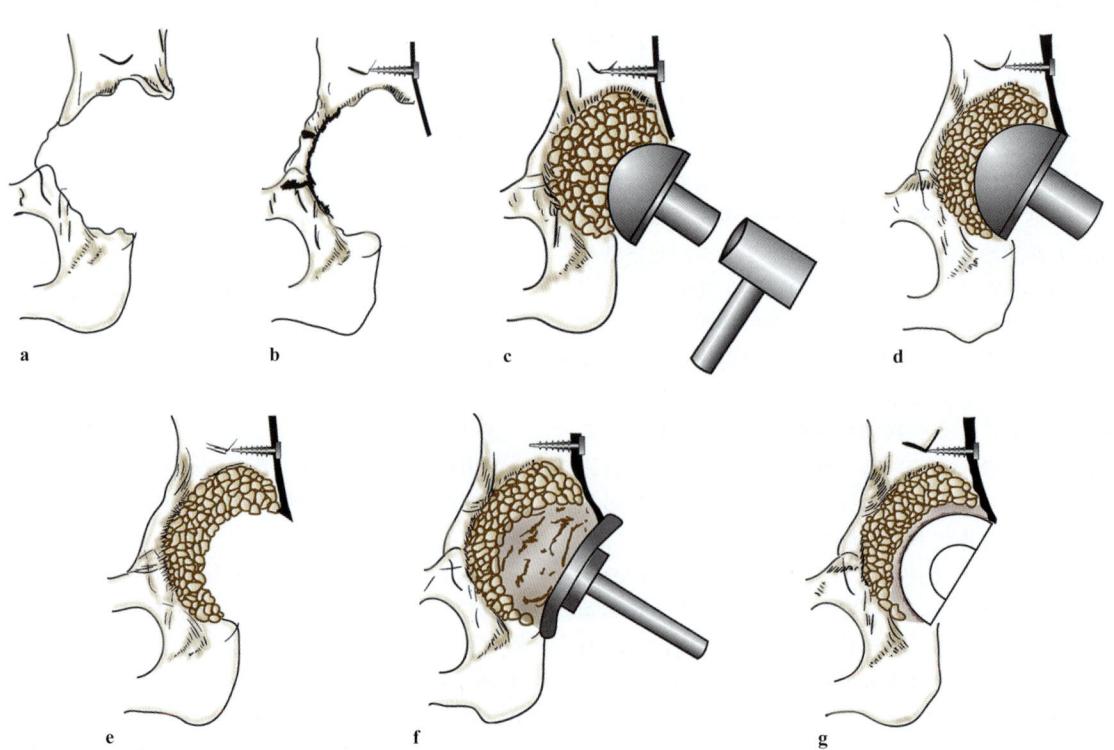

図1　寛骨臼インパクション骨移植の手順
a: 骨表面を覆っている軟部組織を完全に除去し骨を露出する．b: カップ設置位置を決定し，上方に骨欠損部があれば金属メッシュで壁をつくって骨欠損部を閉鎖された空間にする．c: チップ状の骨を充填し小さめのインパクターでインパクションを始める．d: 最終的に予定した大きさのインパクターで十分にインパクションを行う．e: インパクション終了．f: セメントを圧入する．g: カップを固定する．

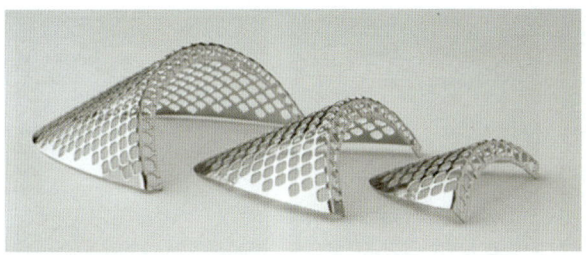

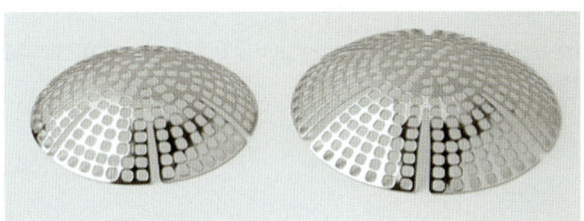

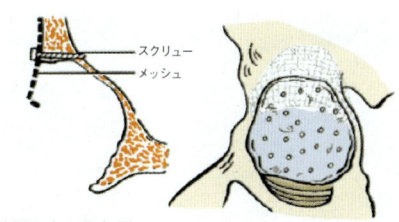

スクリュー
メッシュ

外側上方の骨欠損

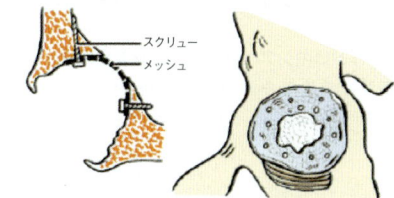

スクリュー
メッシュ

内側内壁の骨欠損

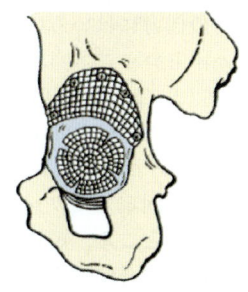

金属製ワイヤーメッ
シュで欠損部を修復

図2　寛骨臼の金属メッシュ
a: X-change Rim Mesh（Stryker 社）で寛骨臼辺縁の壁をつくるために
　用いる.
b: X-change Medial Wall Mesh（Stryker 社）で寛骨臼底部の骨欠損に
　対して用いられる.

では7本，Lでは9本必要である.

　寛骨臼底部に骨欠損がある場合は，スライス状の同種骨もしくは金属メッシュで再建する. 同種骨は骨欠損部より一回り大きい目に大腿骨頭をスライスして使用してもよいが，脛骨板があれば強度も強いのでこちらの方が望ましい.

　金属メッシュを使用する場合は円形状のX-change Medial Wall Mesh（Stryker 社）があり，これを適当な大きさに切り取り，形を整えて使用する. 寛骨臼底部は骨が薄いために同種骨や金属メッシュをスクリューで強固に固定することは困難である.

　したがって，巨大な骨欠損がある場合は強固なインパクションを行えないので，インパクション骨移植は適応外となる.

3 ｜ 移植骨の準備

　まず，同種骨から十分に軟部組織や軟骨を除去する. 次にチップ状にするが，海綿骨のみでチップにする方法と皮質骨も混ぜる方法がある.

　皮質骨が混じった方が強度が強いように感じるが，インパクションすると両者の強度には差はない（Bavadekar ら 2001）. 術後の骨形成のためには海綿骨の方が望ましい.

　チップの大きさに関しては多くの研究が行われている. in vitro での研究ではチップの大きさが平均2 mm と比べ平均9 mm の方がセメント固定したカップの固定性が良好であったと報告されている（Bolder ら 2003a）. 臨床的には 7 ～ 10 mm の大きさのチップ状の骨でインパクションした 62 関節の生存率は 15 年で 84% と良好であったと報告されている（Schreurs ら 2004）.

　理想的には大きなチップと小さなチップが混在している方が強度的にも術後の骨形成にも有利である（Brewster ら 1999）. チップ状にするのにボーンミルではチップがスライス状になったり大きさが小さすぎたりする傾向があるので，実際には 9 mm 程度を目標にリウエル鉗子でチップ状にしていく.

　チップ状になれば，最後に生理的食塩水でよく洗浄して脂肪などを取り除く. この洗浄によって，インパクションした骨の剪断力が強くなり，骨形成にも有利になる（Ullmark 2000, van der Donk ら 2003）.

　一方，同種骨には，供給元の確保のほかに，細菌・ウイルス・プリオンなどの感染，骨によって一定でない力学的強度，などの問題点が存在する. 人工骨を混合することによって同種骨の使用を少なくする

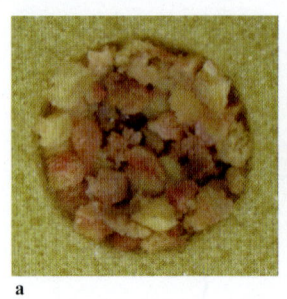 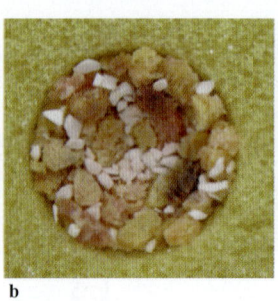 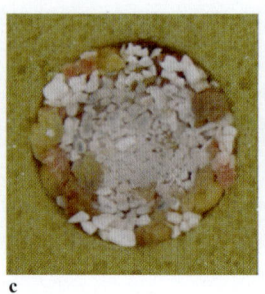 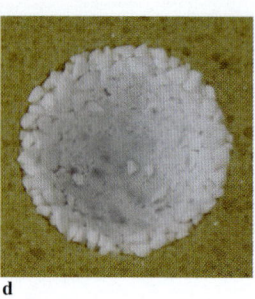

a　　　　　　　　　　　b　　　　　　　　　　　c　　　　　　　　　　　d

図3　ハイドロキシアパタイト顆粒の混合割合
a: 模擬骨に骨片のみ（HA 0%）．b: ハイドロキシアパタイト顆粒 25%混入（HA 25%）．c: ハイドロキシアパタイト顆粒 50%混入（HA 50%）．d: ハイドロキシアパタイト顆粒のみ（HA 100%）をインパクションした後の状態．

方法が開発されている．

　混合の仕方にはいろいろな方法があり，人工骨としてハイドロキシアパタイトやベータリン酸三カルシウム（β-TCP）が用いられ，混合割合についても研究されている（Bolder ら 2003b，McNamara ら 2010）．

　セメント固定したカップの固定性を繰り返し荷重下で調べたところ，短時間ではハイドロキシアパタイト顆粒の割合が多くなるほどカップの移動量は減少した．しかし，さらに長時間繰り返し荷重を加えたところ，ハイドロキシアパタイト顆粒のみの群で移動が増加していく傾向にあった．

　ハイドロキシアパタイト顆粒の混合割合は 25 ～ 50%が適当ではないかと推察されており（山澤ら 2010）（図3，図4），他の報告でもおおむね 25 ～ 50%がよいとしている（Bolder ら 2003b，McNamara ら 2010），人工骨を混合した時の操作性からみても 25 ～ 50%の混合割合が扱いやすいと考えられる．

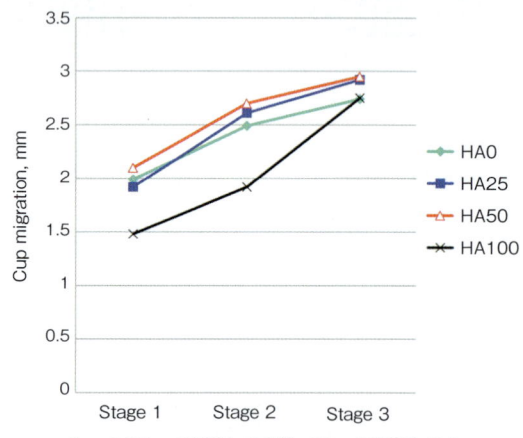

Stage 1: 150 ～ 1500N を 30 分後，300 ～ 3000N を 30 分
Stage 2: 300 ～ 3000N を 60 分
Stage 3: 300 ～ 3000N を 60 分

図4　材料試験機で 300N から 3000N の繰り返し荷重をかけたときのカップの移動量
短時間ではハイドロキシアパタイト顆粒の割合が多くなるほど移動量は減少したが、長時間になるとハイドロキシアパタイト顆粒のみの群で移動が増加した．

文献

Bavadekar A, Cornu O, Godts B, et al. Stiffness and compactness of morselized grafts during impaction: an in vitro study with human femoral heads. Acta Orthop Scand. 2001; 72 : 470-476.

Bolder SB, Schreurs BW, Verdonschot N, et al. Particle size of bone graft and method of impaction affect initial stability of cemented cups: human cadaveric and synthetic pelvic specimen studies. Acta Orthop Scand. 2003a; 74 : 652-657.

Bolder SB, Verdonschot N, Schreurs BW, et al. The initial stability of cemented acetabular cups can be augmented by mixing morsellized bone grafts with tricalciumphosphate/hydroxyapatite particles in bone impaction grafting. J Arthroplasty. 2003b; 18 : 1056-1063.

Brewster NT, Gillespie WJ, Howie CR, et al. Mechanical considerations in impaction bone grafting. J Bone Joint Surg Br. 1999; 81 : 118-124.

McNamara I, Deshpande S, Porteous M. Impaction grafting of the acetabulum with a mixture of frozen, ground irradiated bone graft and porous synthetic bone substitute (Apapore 60). J Bone Joint Surg Br. 2010; 92 : 617-623.

Schreurs BW, Bolder SB, Gardeniers JW, et al. Acetabular revision with impacted morsellised cancellous bone grafting and a cemented cup. A 15- to 20-year follow-up. J Bone Joint Surg Br. 2004; 86 : 492-497.

Ullmark G. Bigger size and defatting of bone chips will increase cup stability. Arch Orthop Trauma Surg. 2000; 120 : 445-447.

van der Donk S, Weernink T, Buma P, et al. Rinsing morselized allografts improves bone and tissue ingrowth. Clin Orthop Relat Res. 2003; 408 : 302-310.

山澤知之, 飯田　哲, 大橋弘嗣, 他. Impaction bone grafting による寛骨臼欠損再建部の力学特性評価. 臨床バイオメカニクス. 2010; 31 : 321-325.

4 インパクション手技（図1，図5）

　閉鎖された骨欠損部に移植骨をインパクションしていく．深くえぐれている部分があればここから充填していく．この部分のインパクションには小さなインパクターを用いる．

　次に全体的に移植骨を充填し，予定より小さい大

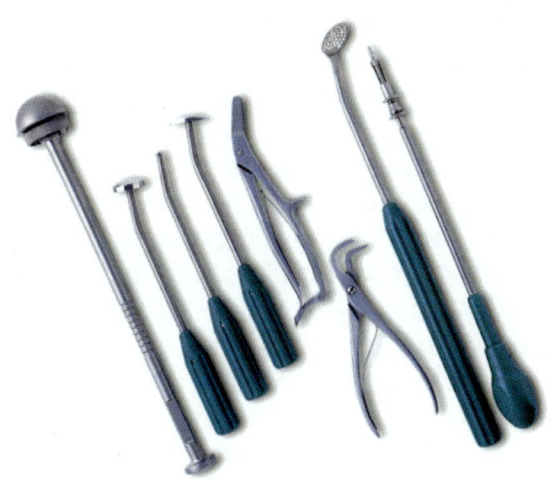

図5　インパクション骨移植に用いる手術器具（Stryker社）

きさの半球状のインパクターでインパクションして
いく（図5）.

　移植骨にハイドロキシアパタイト顆粒を混入して
いる場合は，母床骨に近い部分にはチップ状の同種
骨が多くなるように，セメント側にはハイドロキシ
アパタイト顆粒が多くなるように心がける方が骨形
成には有利であると考えている.

　また，インパクションは内方ではなく，上方に向
けて行う.　内方にインパクションを行うと，寛骨臼
底部の骨折を生じる危険性がある.

　順次，移植骨を補充しながらインパクションを進
めていく.　ある程度形になってくれば，予定した大
きさのインパクターに変えて，さらに移植骨を詰め
ながらインパクションする.

　半球状のインパクター周囲の骨はさらに小さなイ
ンパクターを用いてぎっしりと隙間を詰め込むよう
に骨をたたき込む.

　最終的には，半球状のインパクターをはずした時
に指で押しても形が崩れないほど，強固な壁が形成
されているようにする.

　寛骨臼の形成の仕上げにリーマーを逆回転させて
行う方法もあるが，最後までハンマーでインパク
ションする方が強固な寛骨臼が形成できる（Bolder
ら2003ab）.

　寛骨臼底部の骨折が生じないように，また固定し
た移植骨や金属メッシュが弛まないようにインパク
ションを行うのが理想であるが，インパクションす
る強さのコントロールには術者の経験が必要であ
る.

　インパクションに用いる移植骨の量が予想以上の
場合は骨盤内に移植骨が漏れている可能性があるの
で，X線撮影を行って確認する方がよい.

　なお，もともと寛骨臼底突出症があった場合は移
植骨が骨盤内に突出しているようにみえるので注意
が必要である.　この突出した部分は骨形成が生じた
後，リモデリングにより徐々に解剖学的形態に近づ
くように吸収されていく.

文献
Bolder SB, Schreurs BW, Verdonschot N, et al. Particle size of bone graft
　　and method of impaction affect initial stability of cemented cups:
　　human cadaveric and synthetic pelvic specimen studies. Acta Orthop
　　Scand. 2003a; 74 : 652-657.
Bolder SB, Verdonschot N, Schreurs BW, et al. The initial stability of
　　cemented acetabular cups can be augmented by mixing morsellized
　　bone grafts with tricalciumphosphate/hydroxyapatite particles in bone
　　impaction grafting. J Arthroplasty. 2003b; 18 : 1056-1063.

5　セメント固定

　インパクションした骨の表面は十分に凹凸になっ
ているので，アンカーホールは不要である.

　セメントはどちらかというと少し硬い目になるま
で待って挿入する.　やわらかいうちに挿入するとセ
メントがインパクションした骨の奥まで浸透しすぎ
るので，骨形成が阻害される.

　セメント挿入まで寛骨臼側をドライな状態に保つ
ために半球状インパクターやガーゼで圧迫してお
く.

　セメントを挿入すれば直ちにプレッシャライザー
で加圧を行う.　この加圧はセメントをインパクショ
ンした骨内に浸透させるのに重要である.　専用のプ
レッシャライザーがない場合はガーゼを詰めた手袋
を使用して用手的に圧迫する.

　プレッシャライザーが小さすぎると寛骨臼内に入
り込んでしまい，セメントが手前に漏出してくる際
にインパクションした骨を崩してしまうことがある
ので注意が必要である.

　セメントの粘度が増してきたらプレッシャライ
ザーを取り除き，カップの設置に移る.　カップは徒
手的またはホルダーを使用して挿入する.

　カップは45°より寝かせた状態でまず内側に完全
に挿入する.　その後，予定した角度になるように傾
斜をつけていく.　予定した角度になればホルダー
を取り外し，ボールのついたカッププレッシャライ
ザーでカップの圧迫を続ける.

　最終的にはみ出したセメントは切除するが，イン
パクションした骨が露出している部分があれば残っ
たセメントで覆っておくと，術後にインパクション
した骨が崩れ出てくるのを防げる（図6，図7）.

6 | 臨床成績

　再置換術の際のインパクション骨移植は，骨欠損部を閉鎖された空間にすること，同種骨が必要なこと，骨の詰め方やインパクションの強さに経験が必要なことなどの理由から，どこの施設でも簡単にできる方法ではない．

　ここでは多くの良好な成績の報告を紹介するが，これらは最適な寛骨臼の再建方法が選択され，手術手技に習熟した術者が行った成績であることを念頭において参考にしていく必要がある．

　最初のまとまった成績の報告は，初めて寛骨臼側へのインパクション骨移植を報告した施設からで，1989 ～ 1994 年に行われた 7 関節の平均 7 年の成績は生存率が 86％と良好な成績であった（Thien ら 2001）．

　長期成績としては関節リウマチ患者 35 関節の術後 8 ～ 19 年の成績の報告がある．術後 12 年での生存率は 80％と良好な成績であった（Schreurs ら 2009）．

　また，50 歳以下の症例に対する長期成績が報告されている．50 歳以下の 42 関節に対する 15 年以上の成績は，種々の理由を含む再置換をエンドポイントとすると術後 20 年の生存率が 73％，25 年では 52％であり，弛みをエンドポイントとすると術後 20 年の生存率は 85％，25 年では 77％であった．

　長期経過してもその成績は良好であった（Busch ら 2011）．わが国からも 23 関節の成績の報告があり，術後 5 年の生存率は 95.7％と良好であった（Iwase ら 2010）．

　一般的には大きな骨欠損のある場合はよい適応ではないと考えられている．大きな骨欠損を伴っている症例 71 関節の平均 7.2 年の成績では 20 関節が再置換術を受けており，そのうちの 14 関節は AAOS 分類の Type Ⅲや Type Ⅳであった．骨欠損が大きくなれば成績は劣ってくる（van Haaren ら 2007）．

　一方，強固な閉鎖された空間をつくるように寛骨臼の再建を行えば大きな骨欠損に対しても適応はあるという報告もみられる．AAOS 分類の Type Ⅲが 25 関節，Type Ⅳが 2 関節の計 27 関節の術後 10 年での生存率は種々の理由を含む再置換をエンドポイントとすると 88％，無菌性弛みをエンドポイントとすると生存率は 95％と非常に良好であった（van Egmond ら 2011）．

　より対象数の多い報告では，Paprosky 分類の Grade 3A が 98 関節，Grade 3B が 83 関節の平均術後 7.5 年の成績は，術後 8 年の生存率で Grade 3A では 84％，Grade 3B では 82％であった（Garcia-Cimbrelo ら 2010）．

　さまざまな人工骨を混合した場合の臨床成績も報告されている．

　Apapore 60（ハイドロキシアパタイト，気孔率 60％）と同種骨チップを 1：1 で混合してインパク

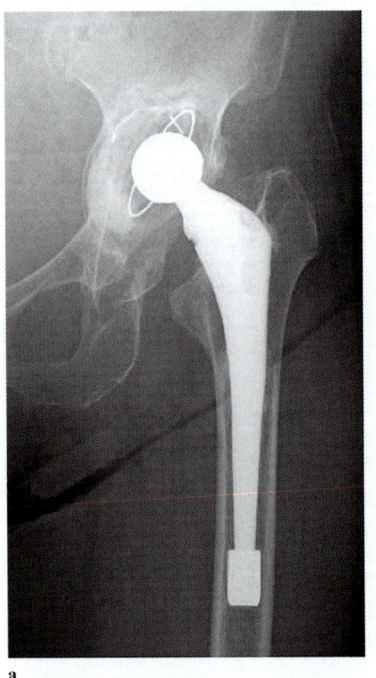
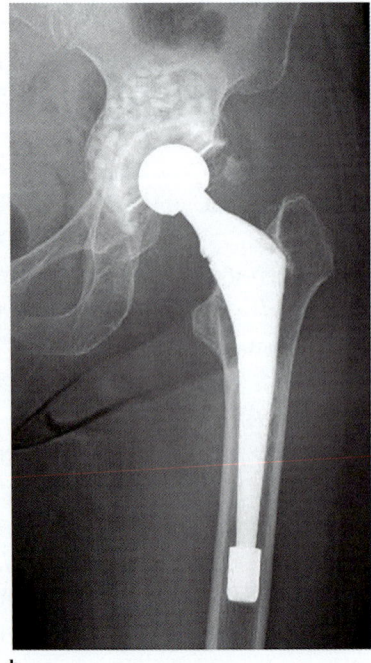

図 6　インパクション骨移植を用いた再置換術
70 歳，女性．
a: カップは上内方に移動し寛骨臼底部は菲薄化している．
b: 同種骨片にハイドロキシアパタイト顆粒をおよそ 30％混入してインパクション骨移植を行い，再置換術を施行した．

ション骨移植を行った成績では，再置換術 37 関節
（AAOS 分類の Type Ⅰ：13 関節，Type Ⅱ：11 関節，
Type Ⅲ：13 関節）の平均 5 年の術後経過で生存率
は 100％であり良好であった（McNamara ら 2010）．

　わが国からはハイドロキシアパタイト顆粒をおよ
そ 30％混入してインパクション骨移植を行った 30
関節の成績が報告されている．術後平均 3 年 9 か月
で 2 関節に弛みを認めたがいずれも骨欠損の大きな
症例であり，成績は良好であると考えられている（飯
田ら 2010）．

文献

Busch VJ, Gardeniers JW, Verdonschot N, et al. Acetabular reconstruction with impaction bone-grafting and a cemented cup in patients younger than fifty years old: a concise follow-up, at twenty to twenty-eight years, of a previous report. J Bone Joint Surg Am. 2011; 93 : 367-371.

Garcia-Cimbrelo E, Cruz-Pardos A, Garcia-Rey E, et al. The survival and fate of acetabular reconstruction with impaction grafting for large defects. Clin Orthop Relat Res. 2010; 468 : 3304-3313.

飯田　哲, 鈴木千穂, 高澤　誠, 他. 臼蓋側 Impaction bone grafting を用いた人工股関節再置換術の短中期成績. Hip joint. 2010; 297-300.

Iwase T, Masui T, Torii Y, et al. Impaction bone grafting for acetabular reconstruction: mean 5.5-year results in Japanese patients. Arch Orthop Trauma Surg. 2010; 130 : 433-439.

McNamara I, Deshpande S, Porteous M. Impaction grafting of the acetabulum with a mixture of frozen, ground irradiated bone graft and porous synthetic bone substitute (Apapore 60). J Bone Joint Surg Br. 2010; 92 : 617-623.

Schreurs BW, Luttjeboer J, Thien TM, et al. Acetabular revision with impacted morselized cancellous bone graft and a cemented cup in patients with rheumatoid arthritis. A concise follow-up, at eight to nineteen years, of a previous report. J Bone Joint Surg Am. 2009; 91 : 646-651.

Thien TM, Welten ML, Verdonschot N, et al. Acetabular revision with impacted freeze-dried cancellous bone chips and a cemented cup: a report of 7 cases at 5 to 9 years' follow-up. J Arthroplasty. 2001; 16 : 666-670.

van Egmond N, De Kam DC, Gardeniers JW, et al. Revisions of extensive acetabular defects with impaction grafting and a cement cup. Clin Orthop Relat Res. 2011; 469 : 562-573.

van Haaren EH, Heyligers IC, Alexander FG, et al. High rate of failure of impaction grafting in large acetabular defects. J Bone Joint Surg Br. 2007; 89 : 296-300.

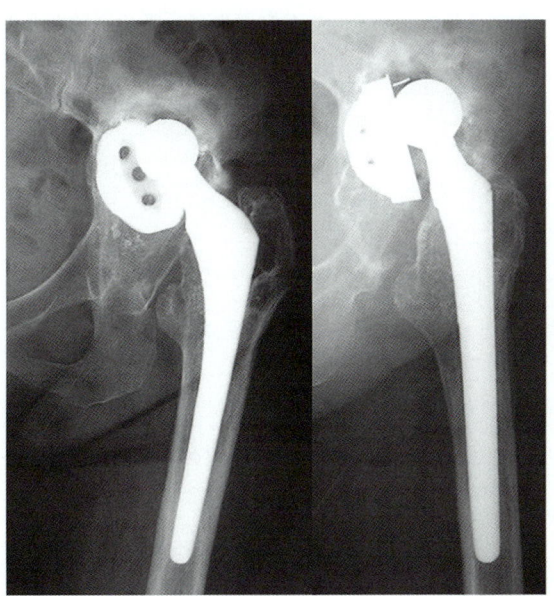

a

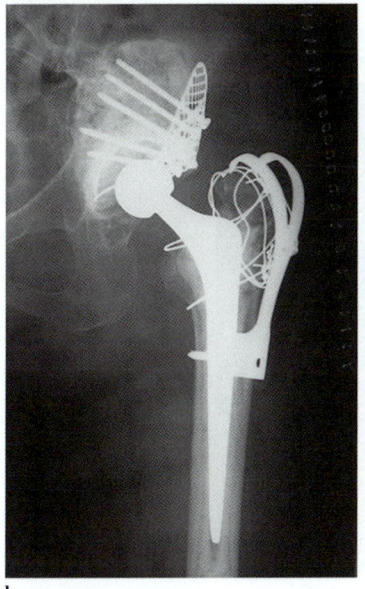

b

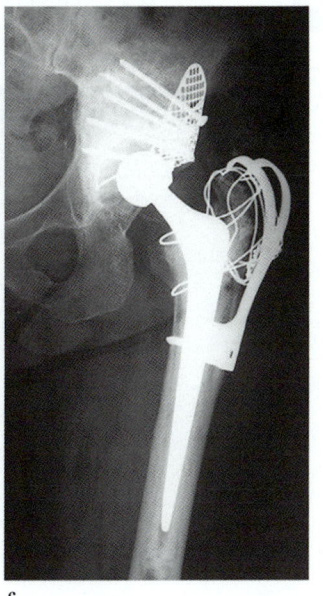

c

図 7　金属メッシュとインパクション骨移植を用いた再置換術

68 歳，女性．

a: カップは上方に転位して骨頭は脱臼している．

b: 外側の骨欠損部を金属メッシュで覆って閉鎖された空間とし，ここに同種骨片をインパクション骨移植した．

c: 術後 5 年．移植骨部には骨形成を認め，カップの弛みは認めない．

（飯田哲先生提供）

7 ピットフォールと合併症

in vitro での力学試験をしてみるとよくわかるが，強固にインパクションしても荷重が加わるとセメントと移植骨の間に微量のマイクロモーションが生じている．

同種骨の場合は同種骨が変形してマイクロモーションによってインパクションされた骨の形が崩れることはないが，ハイドロキシアパタイト顆粒のみであるとこのマイクロモーションによって顆粒が割れて細かい顆粒となり，さらに関節腔と通じる経路があればそこから顆粒が関節腔に漏れ出る可能性がある．

こうなればインパクションしたハイドロキシアパ

タイト顆粒の体積が減少し，カップの移動が始まる（図8）．

わが国では同種骨の入手が容易でないため人工骨に頼りたくなるが，100％ハイドロキシアパタイト顆粒によるインパクション骨移植は推奨できない．

骨盤側インパクション骨移植に伴う特有の合併症は臼底骨折である．

これを予防する唯一のポイントは内方に向かってインパクションするのではなく，上方に向けてインパクションすることである．予想以上の骨がインパクションされる時やなかなか強固な新寛骨臼が形成できない時は臼底骨折を疑い，X線撮影を行う．

しかし，どれくらいの骨が必要か，どの程度までインパクションするのかなどには術者の経験が必要である．十分な技術的な裏づけがあって行われる方法である．

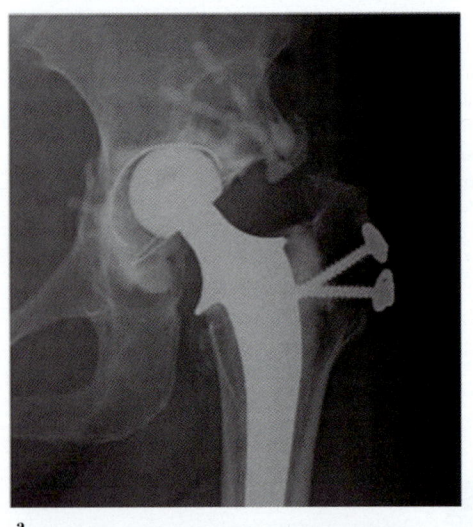

a

図8 ハイドロキシアパタイトを用いたインパクション骨移植のピットフォール

71歳，女性．

a: カップの著しい破損が認められる．b: 寛骨臼部の骨欠損にハイドロキシアパタイト顆粒60gをインパクション骨移植し，KTプレートを併用して再建を行った．c: 術後1年でハイドロキシアパタイト顆粒が関節内に漏出し（矢印），KTプレートは全体的に上方に移動した．

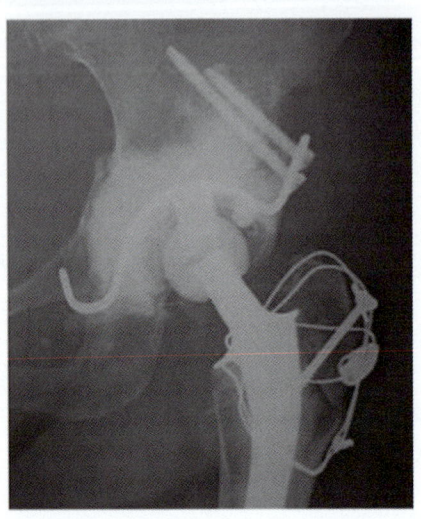

b

c

9　セメントレスステム固定

人工股関節全置換術（THA）の再置換において，近位をポーラスコートしたセメントレスステムは，骨欠損の大きい場合には適応とはならない．

広範囲にポーラスコートしたステム，全周性ハイドロキシアパタイトコートを施したロングステム，Wagner self-locking stem などによる骨幹部遠位固定を主としたセメントレスステム，などによる大腿骨側の再置換術が行われている．

一方，これらはモノブロックステムであるため，変形した大腿骨に挿入する際に理想的なオフセットや前捻角が得られない場合もあり，モジュラー型ステムも使用されている．

1　近位ポーラスコーティングステム

近位ポーラスコーティングステムによるセメントレス再置換術の適応は，骨欠損がないかあっても軽度な場合，すなわち初回 THA と同様の骨量が十分ある時に限られる．

大きな骨欠損に適応されている報告での成績は術後短期においても累積生存率が 48 〜 76％と不良である（表 1）.

文献 —
Berry DJ, Harmsen WS, Ilstrup D, et al. Survivorship of uncemented proximally porous-coated femoral components. Clin Orthop Relat Res. 1995; 319 : 168-177,

Malkani AL, Lewallen DG, Cabanela ME, et al. Femoral component revision using uncemented, proximally coated, long-stem prosthesis. J Arthroplasty. 1996; 11 : 411-418.

Mulliken BD, Rorabeck CH, Bourne RB. Uncemented revision total hip arthroplasty: a 4- to 6-year review. Clin Orthop Relat Res. 1996; 325 :

156-162.

Woolson ST, Delaney TJ. Failure of proximally porous-coated femoral prosthesis in revision total hip arthroplasty. J Arthroplasty. 1995; 10 Suppl : S22-28.

2　広範囲ポーラスコーティングステム

広範囲ポーラスコーティングステム（図 1）では，円筒形のステムと大腿骨峡部周囲に残存した大腿骨間でのプレスフィットによる初期固定を拠りどころにしている（Engh ら 2004）.

遠位での接触が 4 cm 以上得られる場合であれば回旋安定性が得られるとされ，安定したプレスフィット固定を得るため Paprosky ら（1999）は 0.5mm のアンダーリーミングをすすめている．

手術適応は，大腿骨峡部が温存され，ステムと皮質骨の接触が 4 cm 以上得られる場合，すなわち Paprosky 分類 Type 1, 2, 3A が適応となる．

大腿骨骨髄腔径が 19mm をこえる Type 3B, 3C や，Type 4 は適応とはならない．また，ステムの弛みに伴う重度の回旋変形をきたした大腿骨では，大腿骨前捻が少なくなり再置換術後の脱臼が懸念されるため，モジュラー型が選択される（Sporer ら 2006）.

広範囲ポーラスコーティングステムによる再置換術の成績は，骨欠損における手術適応が適切であれば安定した成績が報告されている（表 2）.

広範囲ポーラスコーティングステムによる再置換術後の懸念として，応力遮蔽による近位の骨吸収とそれに伴うステムの弛み，大きなストレスがポーラスコーティングの境界部に集中することによるステ

表 1　近位ポーラスコーティングステムによる再置換術の成績

報告者(報告年)	関節数	年齢(歳)	観察期間(年)	骨欠損内訳	累積生存率(%)*	非感染性弛み
Berry ら (1995)	375	60 (27-89)	4.7 (0-9)	No/minimal: 13%, Mild: 16%, Moderate: 58%, Severe: 10%, Fracture: 3%	58	157 (42%)
Woolson ら (1995)	25	55 (28-74)	5.5 (4-8)	Mild: 68%, Moderate: 28%, Severe: 4%	48	13 (52%)
Malkani ら (1996)	69	62 (31-83)	3 (2-5.6)	AAOS type I/above lesser trochanter (LT): 15%, type I/below LT: 28%, typeII/below LT: 7%, type III/below LT: 50%	61	39 (57%)
Mulliken ら (1996)	52	64 (41-84)	4.6 (4-6)	Minimal: 29%, Mild: 43%, Moderate: 26% Severe: 2%	76	40 (24%)

*非感染性弛みをエンドポイントとした場合

ム折損やコーティングの剥離，再再置換術における大腿骨遠位部での抜去の困難性などがあげられる．

応力遮蔽は再置換術後 2 年以内に生じてくるが，Engh ら（1990）は応力遮蔽とセメントレスステムの非感染性弛みとは関連がないと報告している．

ステム折損について，Busch ら（2005）は広範囲ポーラスコーティングステムを使用した 219 関節中 5 関節（2.3％）で生じ，骨欠損が高度で body mass index（BMI）が 30 をこえる場合，ステム直径が 13.5mm 未満の場合，extended trochanteric osteotomy を行っている場合，などに多くみられることを報告し，このような場合には骨欠損部に柱状同種骨移植（strut allograft）の使用を勧めている．

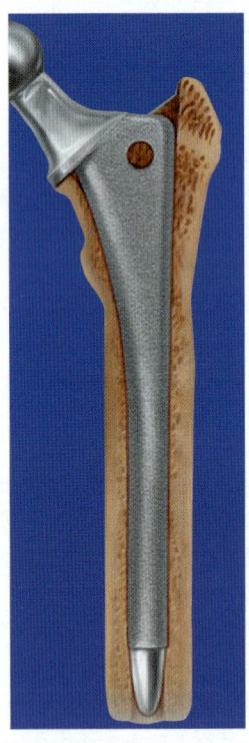

図 1　広範囲ポーラスコーティングステム（AML，Depuy 社）
骨幹部でのプレスフィット固定と，広い範囲にわたるポーラスコーティングによる遠位固定を目的としたステムである．カラーを有し骨幹端部と骨幹部で断面のデザインが異なる．

文献

Busch CA, Charles MN, Haydon CM, et al. Fractures of distally-fixed femoral stems after revision arthroplasty. J Bone Joint Surg Br. 2005; 87 : 1333-1336.

Ding ZC, Ling TX, Yuan MC, et al. Minimum 8-year follow-up of revision THA with severe femoral bone defects using extensively porous-coated stems and cortical strut allografts. BMC Musculoskelet Disord. 2020; 21: 218.

Engh CA, Massin P, Suthers KE. Roentgenographic assessment of the biologic fixation of porous-surfaced femoral components. Clin Orthop Relat Res. 1990; 257 : 107-128.

Engh CA Jr, Ellis TJ, Koralewicz LM, et al. Extensively porous-coated femoral revision for severe femoral bone loss: minimum 10-year follow-up. J Arthroplasty. 2002. 17 : 955-960.

Engh CA Jr, Hopper RH Jr, Eugh CA Sr. Distal ingrowth components. Ciln Orthop Relat Res. 2004; 420 : 135-141.

Krishnamurthy AB, MacDonald SJ, Paprosky WG. 5- to 13-year follow-up study on cementless femoral components in revision surgery. J Arthroplasty. 1997; 12 : 839-847.

Lawrence JM, Engh CA, Macalino GE, et al. Outcome of revision hip arthroplasty done without cement. J Bone Joint Surg Am. 1994; 76 : 965-973.

Moreland JR, Moreno MA. Cementless femoral revision arthroplasty of the hip: minimum 5 years followup. Clin Orthop Relat Res. 2001; 393 : 194-201.

Paprosky WG, Greidanus NV, Antoniou J. Minimum 10-year results of extensively porous-coated stems in revision hip arthroplasty. Clin Orthop Relat Res. 1999; 369 : 230-242.

Sporer SM, Paprosky WG. Revision of the femoral component: extensive coatings (Callaghan JJ, et al eds: The Adult Hip, 2nd ed). Lippincott Williams & Wilkins. 2006; 1428-1438.

Wallace CN, Chang JS, Kayani B, et al. Long-term results of revision total hip arthroplasty using a modern extensively porous-coated femoral stem. J Arthroplasty. 2020; 35: 3697-3702.

表 2　広範囲ポーラスコーティングステムによる再置換術の成績

報告者（報告年）	関節数	年齢（歳）	観察期間（年）	骨欠損内訳	累積生存率（%）*	非感染性弛み
Lawrence ら（1994）	83	57 (21-83)	9 (5-13)		89	9 (11%)
Krishnamurthy ら（1997）	297	60 (24-86)	8 (5-14)	Paprosky Type 1/2A: 15%, 2B/2C: 52%, 3: 33%	97.6	7 (2.4%)
Moreland ら（2001）	137	63	9 (5-16)	Paprosky Type1: 13%, 2: 67%, 3: 20%	96	5 (4%)
Engh CA ら（2002）	26	54 (22-81)	13 (10-14)	AAOS classification Metaphysis: segmental 86%, cavitary (cancellous 100%, cortical 91%) Proximal diaphysis: segmental 54%, cavitary (cancellous 100%, cortical 100%) Distal diaphysis: segmental 17%, cavitary (cancellous 80%, cortical 54%)	89	4 (15%)
Weeden ら（2002）	170	61	14 (11-16)	Paprosky Type1: 11%, 2: 30%, 3A: 48%, 3B: 11%	95.9	7 (4%)
Ding ら（2020）	31	62	11 (8-13.5)	Paprosky Type3A: 61%, 3B: 29%, 4: 10%	96.2	1 (3%)
Wallace ら（2020）	55	66	13.6	Paprosky Type2C: 27%, 3A: 55% 周囲骨折: 18%	98	1 (2%)

＊非感染性弛みをエンドポイントとした場合

Weeden SH, Paprosky WG. Minimal 11-year follow-up of extensively porous-coated stems in femoral revision total hip arthroplasty. J Arthroplasty. 2002; 17 (4 Suppl 1) : 134-137.

fully hydroxyapatite-coated long stem in complex revision total hip arthroplasty. J Arthroplasty. 2010; 25 : 355-362.

Rahbek O, Overgaard S, Lind M, et al. Sealing effect of hydroxyapatite coating on peri-implant migration of particles. An experimental study in dogs. J Bone Joint Surg Br. 2001; 83 : 441-447.

Reikerås O, Gunderson RB. Excellent results with femoral revision surgery using an extensively hydroxyapatite-coated stem: 59 patients followed for 10-16 years. Acta Orthop. 2006; 77 : 98-103.

Salemyr MF, Skoldenberg OG, Boden HG, et al. Good results with an uncemented proximally HA-coated stem in hip revision surgery: 62 hips followed for 2-13 years. Acta Orthop. 2008; 79 : 184-193.

Søballe K. Overgaard S. The current status of hydroxyapatite coating of prostheses. J Bone Joint Surg Br. 1996; 78 : 689-691.

3 ハイドロキシアパタイトコーティングステム

　ハイドロキシアパタイトコーティングは，骨伝導能を有し，母床骨とインプラント間の生物学的固着を促進する（Søballe 1996，Rahbek ら 2001）．

　骨密度計測では，ポーラスコーティングステムと比較して応力遮蔽の程度が低かったとする報告がある（Capello ら 1998）．再置換術例における骨欠損を伴った大腿骨に対して，有効なステム選択の1つとなっている．

　ハイドロキシアパタイトコーティングステムの適応について，広範囲ポーラスコーティングステムによる再置換術と同様，遠位でのステムと皮質骨の接触による回旋安定性が得られる場合である．良好な成績が報告されている（表3）．

　しかしながら，モノブロックステムでは術後脱臼率が高いとする報告もあり，Mahoney ら（2010）は，Paprosky Type 3 または Type 4 の 40 関節に Restoration HA ヒップシステム（Stryker 社）（図2）を使用し，術後平均10年で非感染性弛みをきたしたのは1関節（3%）であったが，13関節（33%）に術後脱臼をきたし，そのうち7関節で再手術が必要であったと報告している．

文献
Capello WN, D'Antonio JA, Manley MT, et al. Hydroxyapatite in total hip arthroplasty. Clinical results and critical issues. Clin Orthop Relat Res. 1998; 355 : 200-211.

Crawford CH, Malkani AL, Incavo SJ, et al. Femoral component revision using an extensively hydroxyapatite-coated stem. J Arthroplasty. 2004; 19 : 8-13.

Kelly SJ, Incavo SJ, Beynnon B. The use of a hydroxyapatite-coated primary stem in revision total hip arthroplasty. J Arthroplasty. 2006; 21 : 64-71.

Mahoney OM, Kinsey TL, Asayama I. Durable fixation with a modern

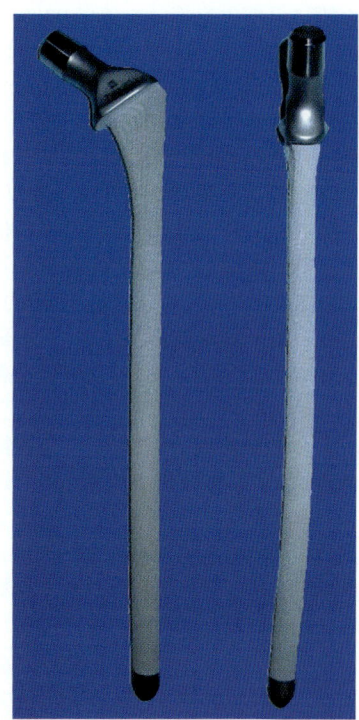

図2　ハイドロキシアパタイトコーティングステム
（Restoration HA ヒップシステム，Stryker 社）
Ti-6Al-4V 合金製のハイドロキシアパタイトコーティングステムで，カルカーリプレースメントタイプを含め豊富なタイプが存在する．遠位端は 0.5mm のテーパー形状となっている．

表3　ハイドロキシアパタイトコーティングステムによる再置換術の成績

報告者（報告年）	関節数	年齢（歳）	観察期間（年）	骨欠損内訳	累積生存率（%）*	非感染性弛み
Crawford ら（2004）	59	70 (32-94)	3.3 (2-5)		98	1 (2%)
Kelly ら（2006）	30	57 (38-78)	5 (4-7)	AAOS Type I: 63%, II: 20%, III: 17%	100	0
Reikerås ら（2006）	66	58 (28-86)	10-16	Paprosky Type1: 10%, 2: 62%, 3A: 17% 3B: 9%, 4: 2%	98	1 (2%)
Salemyr ら（2008）	53	65 (35-84)	6 (2-13)	Endo-Klinik Type I: 8%, II: 72%, III:20%	100	0
Mahoney ら（2010）	40	64 (27-88)	10.2 (7-12)	Paprosky 3/4	97	1 (3%)

*非感染性弛みをエンドポイントとした場合

4 遠位横止めスクリュー機構を有するステム

ハイドロキシアパタイトコーティングされているステム，されていないステムの両者の報告があり，ハイドロキシアパタイトコーティングが施されているステムの方が成績はよく，また近位のみよりも全体にコートされているステムで成績がよいとする報告がある（Mertl ら 2011）．

Sexton ら（2006）は，ハイドロキシアパタイトコーティングがないコバルトクロム合金製のステムを使用した 145 関節について，再手術をエンドポイントとした際の累積生存率は 5 年で 93％，10 年で 89％，15 年で 77％であり，70 歳以下では 15 年で 92％であったが 70 歳未満では 68％であり 70 歳未満には慎重に使用すべきと報告している．

ハイドロキシアパタイトコーティングされている遠位横止めスクリュー機構を有するステム（図 3）について，Malhotra ら（2008）は再置換術例において軸性・回旋安定性にすぐれ，術中骨折やインプラント抜去時の開窓部に対しても対処可能で，大腿骨距（calcar femorale）部を置換するオプションを有するという有用性と，短期の良好な成績を報告している（表 4）．

ただし，応力遮蔽を予防するため，遠位横止めスクリューは術後 3 か月で抜去されている．遠位横止めスクリュー機構を有するモジュラーステム（Fink ら 2010）やカスタムメイドステム（Sotereanos ら 2006）についても高度骨欠損例に対する良好な短期成績が報告されている．

文献

Fink B, Grossmann A, Fuerst M. Distal interlocking screws with a modular revision stem for revision total hip arthroplasty in severe bone defects. J Arthroplasty. 2010; 25: 759-765.

Kim YM, Kim HJ, Song WS, et al. Experiences with the BiCONTACT revision stems with distal interlocking. J Arthroplasty. 2004; 19: 27-34.

Malhotra R, Dua A, Kiran EK, et al. Femoral revision using long hydroxyapatite-coated interlocking stem. Arch Orthop Trauma Surg. 2008; 128: 355-362.

Mertl P, Philippot R, Rosset P, et al. Distal locking stem for revision femoral loosening and peri-prosthetic fractures. Int Orthop. 2011; 35: 275-282.

Sexton SA, Stossel CA, Haddad FS. The Kent hip prosthesis: an evaluation of 145 prostheses after a mean of 5.1 years. J Bone Joint Surg Br. 2006; 88: 310-314.

Slomka F, Druon J, Rosset P, et al. Fully hydroxyapatite-coated distal locking cementless femoral modular implant for revision total hip arthroplasty: A retrospective study of 94 Renaissance™ stems at a minimum 10 years' follow-up. Orthop Traumatol Surg Res. 2022; 108: 103233.

Sotereanos N, Sewecke J, Raukar GJ, et al. Revision total hip arthroplasty with a custom cementless stem with distal cross-locking screws. J Bone Joint Surg Am. 2006; 88: 1079-1084.

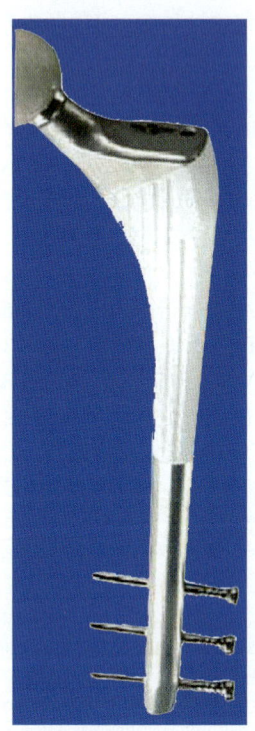

図 3 遠位横止めスクリュー (distal interlocking screw) 機構を有するステム
遠位にスクリュー固定機構を有するロングステムで，近位にハイドロキシアパタイトコーティングを施したステムが一般的である．

表 4 遠位横止めスクリュー機構を有するハイドロキシアパタイトコーティングステムによる再置換術の成績

報告者（報告年）	関節数	年齢（歳）	観察期間（年）	骨欠損内訳	累積生存率(%)*	非感染性弛み
Kim ら（2004）	68	52 (26-78)	3.3 (3-4)	AAOS Type I: 6%, II: 34%III: 59%, IV: 1%	100	0
Malhotra ら（2008）	18	57 (34-75)	2.7 (2.2-3.7)	AAOS Type I: 28%, II: 17%III: 50%, IV: 5%	100	0
Mertl ら（2011）	725	68	4.5 (1-15)	SOFCOT stage 1: 21%Stage 2: 40%, 3: 28%, 4: 11%	87.9	12.1%
Slomka ら（2022）	48	68 (35-91)	11.2 (2.8-15.7)	Paplosky Type 1: 29%, 2A: 40%, 2C: 17%, 3: 14%	91.3	8%

*非感染性弛みをエンドポイントとした場合

5 Wagner self-locking revision ステム

Wagner self-locking revision ステム（Zimmer Biomet 社）はグリットブラスト表面を有するモノブロックテーパー型ロングステムである（Boehm 2007）．ステムは全長にわたって2°のテーパー角を有し，断面は円形で8つのフィン（fin）を有する星型形状となっており（図4），強固な遠位固定と回旋安定性が得られる．

ラスプではなくリーマーで髄腔処理を行う．横断面に角がなくステム挿入時の骨折リスクを軽減する．骨幹端部や骨幹部での骨欠損が高度な症例であっても安定した成績が報告されている（表5）．

以前は，140°の頚体角では必ずしも適切なオフセットが得られず術後脱臼を生じる例も報告されていたが（Böhm ら 2004），本コンセプトを継承し，近年，頚体角を135°に縮小することでオフセットを42〜46mm と延長し脱臼リスクを軽減している．また，ショートテーパースリムネックにより可動域が向上している．

文献

Baktır A, Karaaslan F, Gencer K, et al. Femoral revision using the Wagner SL revision stem: A single-surgeon experience featuring 11-19 years of follow-up. J Arthroplasty. 2015; 30: 827-834.

Boehm P. Revision Wagner technique: stem (Callaghan JJ, et al eds: The Adult Hip, 2nd ed). Lippincott Williams & Wilkins. 2007; 1496-1504.

Böhm P, Bischel O. The use of tapered stems for femoral revision surgery. Clin Orthop Relat Res. 2004; 420 : 148-159.

Grünig R, Morscher E, Ochsner PE. Three- to 7-year results with the uncemented SL femoral revision prosthesis. Arch Orthop Trauma Surg. 1997; 116 : 187-197.

Gutiérrez Del Alamo J, Garcia-Cimbrelo E, Castellanos V, et al. Radiographic bone regeneration and clinical outcome with the Wagner SL revision stem: a 5-year to 12-year follow-up study. J Arhroplasty. 2007; 22 : 515-524.

Kolstad K, Adalberth G, Mallmin H, et al. The Wagner revision stem for severe osteolysis: 31 hips followed for 1.5-5 years. Acta Orthop Scand. 1996; 67 : 541-544.

Regis D, Sandri A, Bonetti L, et al. Femoral revision with the Wagner tapered stem: a ten-to 15-year follow-up study. J Bone Joint Surg Br. 2011; 93 : 1320-1326.

Weber M, Hempfing A, Orler R, et al. Femoral revision using the Wagner stem: results at 2-9 years. Int Orthop. 2002; 26 : 36-39.

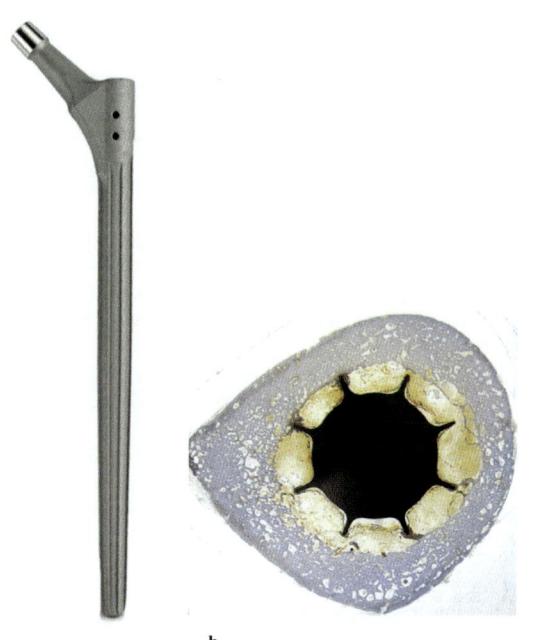

a b

図4 Wagner self-locking revision ステム（Zimmer Biomet 社）
a: 2°のテーパーデザインを有する．
b: 断面は8つの fin を有する星型形状で，強固な回旋安定性が得られる．

表5 Wagner self-locking revision ステムによる再置換術の成績

報告者（報告年）	関節数	年齢（年）	観察期間（年）	骨欠損内訳	累積生存率(%)*	非感染性弛み
Kolstad ら (1996)	31	65 (38-89)	3 (2.5-4.5)	Gustilo Type 2-4	81	6 (19%)
Grünig ら (1997)	40	70 (37-85)	4	Paprosky Type 1: 4, 2A: 22, 2B: 22, 2C: 19, 3: 33	93	3 (7%)
Weber ら (2002)	40	68 (43-83)	5.5 (2.5-9)	Paprosky Type 2A: 5%, 2B: 17%, 2C: 13%, 3: 55%, 不明 : 10%	95	2 (5%)
Böhm ら (2004)	129	65 (37-86)	8 (5-14)	Paprosky Type 1:18, 2A: 57, 2B: 4, 2C: 2, 3A: 4 3B: 9, 3C: 6	95.3	
Gutiérrez Del Alamo ら (2007)	79	72 (50-91)	8.4 (5-12)	Paprosky Type 1:23, 2: 30, 3A: 18, 3B: 28, 4: 1	93.7	1 (1.3)
Regis ら (2011)	41	61 (29-80)	14 (10-16)	Paprosky Type 2:6, 3A: 18, 3B: 4, 4: 13	87.8	3 (7%)
Baktir ら （2015）	64	65.5 (48-87)	14.4 (11-19)	Paprosky Type 1: 12, 2: 22, 3A: 17, 3B: 11, 4:2	93.8	4 (6%)

*非感染性弛みをエンドポイントとした場合

10 モジュラー型セメントレスステム固定

モジュラー型セメントレスステムによる再置換術では，近位および遠位での髄腔占拠率を上げることが可能であること，遠位での回旋防止による回旋安定性を確保できること，近位での前捻やオフセットの調整が容易であること，などの利点がある．

モノブロックのセメントレスステムによる再置換術と比較して術中骨折や術後脱臼は少ない．大腿骨近位での固定を意図する S-ROM システムの場合，固定のための近位骨が残存している必要があり，再置換術では適応は限られる．

最近ではミッドステムモジュラリティ再置換（midstem modularity revision）ステムとよばれる種々の再置換術用セメントレスモジュラーステムが開発されている．

一方で，モジュラー接合部における腐食やフレッティング（fretting）によるインプラント破損の懸念も報告されている．

1 S-ROM システムによる再置換術

大腿骨近位にモジュラーシステムのパーツとして

スリーブ（sleeve）を設置し，大腿骨前捻やオフセット（offset）を調整できる機構を持っている．

短期では良好な成績が報告されているが（表1），骨幹端部でのスリーブによる固定は困難であるため，骨欠損の高度な例における適応はない．Paprosky Type 1，Type 2 が S-ROM による再置換のよい適応となる（Bolognesi ら 2004）．

文献

Abe T, Otani T, Hayama T, et al. Revision total hip arthroplasty using the modular proximal stem modified for Asians: Medium-term clinical results and perioperative complications. J Arthroplasty. 2022; 37: 770-776.

Bolognesi MP, Pietrobon R, Clifford PE, et al. Comparison of a hydroxyapatite-coated sleeve and a porous-coated sleeve with a modular revision hip stem: A prospective, randomized study. J Bone Joint Surg Am. 2004; 86 : 2720-2725.

Bono JV, McCarthy JC, Lee J, et al. Fixation with a modular stem in revision total hip arthroplasty. Instr Course Lect. 2000; 49 : 131-139.

Cameron HU. The long-term success of modular proximal fixation stems in revision total hip arthroplasty. J Arthroplasty. 2002; 17 (4 Suppl 1) : 138-141.

Chandler HP, Ayes DK, Tan RC, et al. Revision total hip replacement using the S-ROM femoral component. Clin Orthop Relat Res. 1995; 319 :130-140.

Christie MJ, DeBoer DK, Tingstad EM, et al. Clinical experience with a modular noncemented femoral component in revision total hip arthroplasty: 4- to 7-year results. J Arthroplasty. 2000; 15 : 840-848.

表1 S-ROM による再置換術の成績

報告者（報告年）	関節数	年齢（年）	観察期間(年)	骨欠損内訳	累積生存率(%)*	非感染性弛み
Chandler ら (1995)	52	60	3 (2-5.5)	Structural allograft for major defect: 42%	90	5 (9.6%)
Smith ら (1997)	69	65 (31-84)	3.4 (2-5)	AAOS Type Ⅰ: 7%, Ⅱ: 23%, Ⅲ: 64%, Ⅳ: 3% Ⅴ: 1.5%, Ⅵ: 1.5%	92	5 (8%)
Bono ら (2000)	63	57 (24-83)	6 (4-9)	AAOS Type Ⅱ/Ⅲ	94	3 (6%)
Christie ら (2000)	129	63 (34-88)	6 (4-7)	Paprosky Type 1: 65%, 2/3: 35%	93	9 (7%)
Cameron ら (2002)	109 (short stem)	64 (31-81)	7.5 (2-13)		100	0
	211 (long stem)	73 (26-91)	6.5 (2-12)		98	3 (1.4%)
Bolognesi ら (2004)	43	70 (SD 2.6)	4 (2-7.5)	Paprosky Type 1: 7%, 2: 56%, 3A: 30% 3B: 7%	95	2 (5%)
Imbuldeniya ら (2014)**	397	67 (37-93)	12.9 (10-17.7)	Paprosky Type 1:25.4%, 2:55.2%, 3A:18.6%, 3B:0.8%	99.3	2(0.5%)
Abe ら（2022）	96	67 (43-80)	8 (5-14)	Paprosky Type 1:17%, 2:58%, 3A:22%, 3B:3%	100	0

*非感染性弛みをエンドポイントとした場合
**ハイドロキシアパタイトポーラススリーブ使用

Imbuldeniya AM, Walter WK, Zicat BA, et al. The S-ROM hydroxyapatite proximally-coated modular femoral stem in revision hip replacement. Bone Joint J. 2014; 96-B: 730-736.

Smith JA, Dunn HK, Manaster BJ. Cementless femoral revision arthroplasty: 2 to 5-year results with a modular titanium alloy stem. J Arthroplasty. 1997; 12 : 194-201.

2　ミッドステムモジュラリティ再置換ステムによる再置換

ミッドステムモジュラリティ再置換（midstem modularity revision）ステムの適応として，Paprosky Type 1 から Type 4 までが適応となりうる．

Sporer ら（2003）はフルポーラスコーティングステム，インパクション骨移植（IBG）セメントステムに加えて Wagner 型モジュラーテーパーステムである Link MP（Waldemar Link 社）（図1）と Zimmer Modular Revision（ZMR, Zimmer Biomet 社）（図2）を用いた再置換術の検討で，骨直径が19mm をこえる Paprosky Type 3B や Type 4 に対してはフルポーラスコーティングステムの適応はなく，IBG セメントステム，Link MP ステムあるいは

ZMR ステムなどの Wagner 型モジュラーテーパーステムを用いるべきとしている．

ミッドステムモジュラリティ再置換ステムとして，Link MP，Modular Revision Prosthesis（PMR-Titan, Pater-Brehm 社）（図3），ZMR に関する良好な中期成績が報告がされている（表2）．

また，Profemur R（MicroPort Orthopaedics 社）（図4），Restoration modular ステム（Stryker 社）（図5），Modulus revision ステム（Enovis 社）（図6）についても良好な成績が報告されている．

Köster ら（2008）は 48 例 49 関節（Endo-Klinik 分類 Grade 1：9 関節，Grade 2：17 関節，Grade 3：19 関節，Grade 4：4 関節）に Profemur R を使用した術後平均 6.2 年（5 〜 10 年）の成績で，非感染性弛みを終点とした累積生存率は 96％であったと報告している．

Restoration modular ステムについて，Restrepo ら（2011）は 118 例 122 関節（Paprosky 分類 Type 1: 69 関節，Type 2: 35 関節，Type 3A: 9 関節，Type 3B: 8 関節，Type 4: 1 関節）の術後平均 4 年（2 〜 7 年）の成績として，非感染性弛みを呈した例はなく，近位と遠位のステム接合部での合併症はみられなかっ

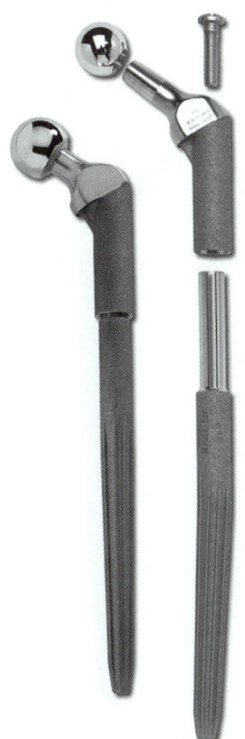

図1　Link MP ステム（Waldemar Link 社）
近位部と遠位ステムからなる Wagner 型モジュラーテーパーステムである．

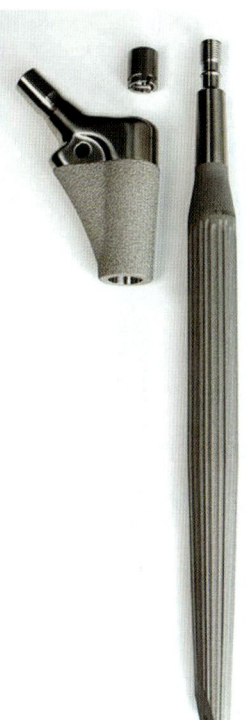

図2　Zimmer Modular Revision ステム（ZMR, Zimmer Biomet 社）
近位部と遠位ステムからなる Wagner 型モジュラーテーパーステムである．近位部ボディは種々のオフセットを有する．

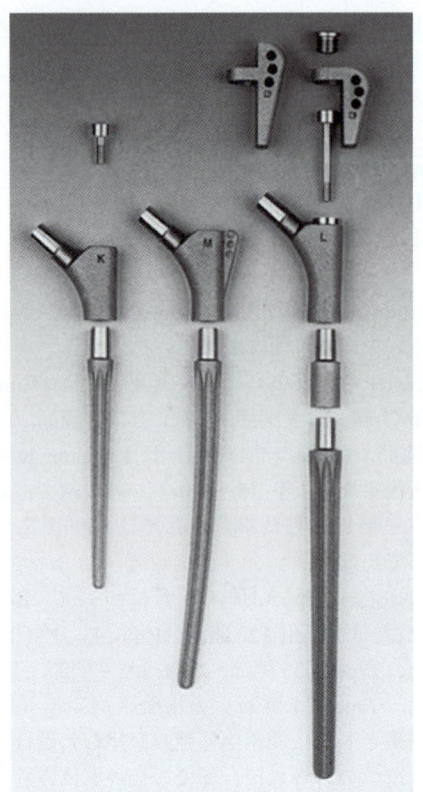

図 3　Modular Revision Prosthesis ステム
（MRP-Titan，Peter-Brehm 社）
近位部と遠位テーパーステムからなる．近位部ボディは頚体角123.5°と130°の2種類がありオフセット幅は10mmで，フィン付きのパーツもある．

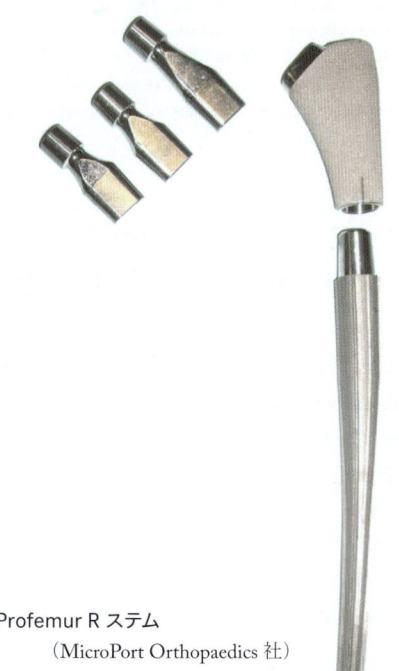

図 4　Profemur R ステム
（MicroPort Orthopaedics 社）
近位部ボディはモジュラーネックシステムを有し，頚体角は135°で，表面加工についてプラズマスプレーとグリットブラストの2種類がある．遠位ステムはストレート円筒形ステム，ストレートテーパーステム，カーブ円筒形ステム，カーブドテーパーステムの4種類があり，カーブドテーパーステムで最長215mmとなっている．

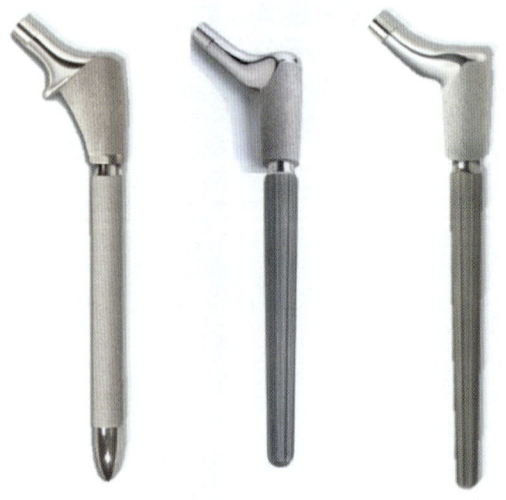

図 5　Restoration modular ステム（Stryker 社）
近位部ボディの表面加工はプラズマスプレー＋ハイドロキシアパタイトコーティングで，頚体角は132°，コーンボディ，ブローチボディ，カルカーボディの3種類がある．遠位ステムはWagner型のコニカルステムと，プラズマステムの2種類がある．

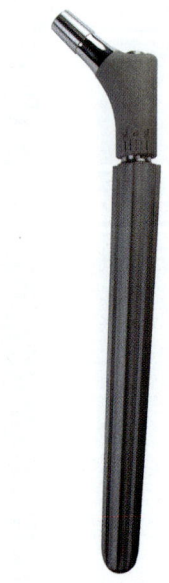

図 6　Modulus revision ステム（Enovis 社）
近位部と遠位ステムからなる Wagner 型モジュラーテーパーステムである．近位部ボディの頚体角は125°と135°の2種類がある．

表2 ミッドステムモジュラリティ再置換ステムによる再置換術の成績

報告者（報告年）	インプラント	関節数	年齢（年）	観察期間（年）	適応 骨欠損内訳・ステム周囲骨折内訳	累積生存率(%)*	非感染性弛み
Berry (2003)	Link MP	8	68 (34-80)	1.5 (1-2)	periprosthetic fracture	100	0
Kwong ら (2003)	Link MP	143	67 (37-91)	3.5 (2-6)	Mallory Type 1: 5%, 2: 25%, 3A: 30%, 3B: 25%, 3C: 15%	98	2 (1.4%)
Murphy ら (2004)	Link MP	35	67 (SD 13.7)	3.6 (2-4.7)		97	1 (3%)
Rodriguez ら (2009)	Link MP	97		3 (2-5)	Mallory Type 1: 2%, 2: 26%, 3A: 13%, 3B: 15%, 3C: 44%	97	3 (3%)
Weiss ら（2011）	Link MP	90	72 (38-89)	6 (5-11)	Paprosky Type 1：5%, 2：16%, 3A：50%, 3B：19%, 4：10%	98	1（1%）
Amanatullah ら (2015)	Link MP	92	68.6 (SD 10.8)	6.4 (2-12)	Paprosky Type 3A：47%, 3B：30%, 4：16% Vancouver Type B3：7%	97	1（1%）
Wirtz ら (2000)	MRP Titan	142	67 (32-90)	2.3 (1-6.3)	Paprosky Type 1: 12%, 2A: 25%, 2B: 14%, 2C: 21%, 3: 28%	98	2 (1.4%)
Schuh ら (2004)	MRP Titan	79	67 (46-89)	4 (2-7)	Paprosky Type 1: 37%, 2A: 18%, 2B: 24%, 2C: 20%, 3: 1%	98	2 (3%)
Mumme ら（2007）	MRP Titan	48	67 (42-87)	4.7 (1-9)		97	
Wimmer ら（2013）	MRP Titan	243		4.4 (2.1-9.6)	Paprosky Type 1：6.6%, 2A：31%, 2B：20%, 2C：19%, 3：23.4%	93.8	
Wirtz ら（2014）	MRP Titan	163	66 (32-87)	10 (5-16)	Paprosky Type 1：18%, 2A：22%, 2B：26%, 2C：14%, 3：20%	85	8（5%）
Hoberg ら（2015）	MRP Titan	136		4.6		85.6	
Spranz ら（2024）	MRP Titan	36	66 (45-84)	7.7 (2.4-14)	AAOS Type 2：47%, 3：28%, 4：3% Vancouver Type AL：3%, B2：13%, B3：3%, C：3%	89.5	1（3%）
Kang ら (2008)	ZMR	39	67 (28-88)	2-5	Paprosky Type 1: 3%, 2: 23%, 3A: 56%, 3B: 18%	87	5 (13 %)
Lakstein ら (2010)	ZMR	72	70 (36-89)	7 (5-9.5)	Saleh Type II: 70%, III: 19%, IV: 4%, V: 7%	97	2 (2.9%)
Ovesen ら (2010)	ZMR	125	68 (33-92)	4 (2-7)	Saleh Type I: 16%, II: 53%, III: 16%, IV: 6%, V: 2%, VI: 7%	100	0
McInnes ら（2021）	ZMR	146 Porous：68 Taper：78		Porous：11 Taper：10.5		Porous：87.1 Taper：87.5	Porous：1.4 Taper：5.6
Köster ら（2008）	Profemur R	73		6.2 (5-10)	Endo-Klinik分類 Grade 1：9関節, Grade 2：17関節, Grade 3：19関節, Grade 4：4関節	93.9	
Jayasinghe ら（2021）	Restoration modular	198	76 (46-95)	4.3 (2-10)	Paprosky Type 2：24%, 3A：58%, 3B：16%, 4：2%	98	
Park ら（2022）	Modulus	72	61 (34-79)	16 (10-23)	Paprosky Type 2：8%, 3A：39%, 3B：18%, 4：3%, Vancouver Type B2：24%, B3：8%	94.6	1（1.3%）

＊非感染性弛みをエンドポイントとした場合

たと報告している．Jayasinghe ら（2021）も術後平均4.3年での良好な成績を報告している（表2）．

Modulus revision ステムについて，Park ら（2007）は61例62関節（Paprosky 分類 Type 2：6関節，Type 3A：37関節，Type 3B：19関節）の術後平均4年（2〜8年）の成績として，ステム沈下が4関節（6.5%）にみられたが非感染性弛みは1関節（1.6%）であったと報告している．また，術後16年での良好な成績を報告している（表2）．

最近では ARCOS（Zimmer Biomet 社）などの新たなシステムも導入されている．

文献

Amanatullah DF, Howard JL, Siman H, et al. Revision total hip arthroplasty in patients with extensive proximal femoral bone loss using a fluted tapered modular femoral component. Bone Joint J. 2015; 97-B: 312-317.

Berry DJ. Treatment of Vancouver B3 periprosthetic femur fractures with a fluted tapered stem. Clin Orthop Relat Res. 2003; 417 : 224-231.

Hoberg M, Konrads C, Engelien J, et al. Outcome of a modular tapered uncemented titanium femoral stem in revision hip arthroplasty. Int Orthop. 2015; 39: 1709-1713.

Jayasinghe G, Buckle C, Maling LC, et al. Medium term radiographic and clinical outcomes using a modular tapered hip revision implant. Arthroplast Today. 2021; 8: 181-187.

Kang MN, Huddleston JI, Hwang K. Early outcome of a modular femoral component in revision total hip arthroplasty. J Arthroplasty. 2008; 23 : 220-225.

Köster G, Walde TA, Willert HG. Five- to 10-year results using a noncemented modular revision stem without bone grafting. J Arthroplasty. 2008; 23 : 964-970.

Kwong LM, Miller AJ, Lubinus P. A modular distal fixation option for proximal bone loss in revision total hip arthroplasty: a 2- to 6-year follow-up study. J Arthroplasty. 2003; 18 (3 Suppl 1) : 94-97.

Lakstein D, Backstein D, Safir O, et al. Revision total hip arthroplasty with a porous-coated modular stem: 5 to 10 years followup. Clin Orthop Relat Res. 2010; 468 : 1310-1315.

McInnes J, Allen J, Garceau SP, et al. Revision hip arthroplasty using a porous-coated or taper ZMR implant: Minimum 10-year follow-up of implant survivorship. J Am Acad Orthop Surg. 2021; 29: e41-e50.

Mumme T, Müller-Rath R, Andereya S, et al. Uncemented femoral revision arthroplasty using the modular revision prosthesis MRP-TITAN revision stem. Oper Orthop Traumatol. 2007; 19: 56-77.

Murphy SB, Rodriguez J. Revision total hip arthroplasty with proximal bone loss. J Arthroplasty. 2004; 19 (4 Suppl 1) : 115-119.

Ovesen O, Emmeluth C, Hofbauer C, et al. Revision total hip arthroplasty using a modular tapered stem with distal fixation good short-term results in 125 revisions. J Arthroplasty. 2010; 25 : 348-354.

Park CW, Lee JH, Shin SS, et al. Long-term outcomes of revision total hip arthroplasty using a tapered and fluted modular stem: A mean follow-up of 16 years. J Arthroplasty. 2022; 37: 2420-2426.

Park YS, Moon YW, Lim SJ. Revision total hip arthroplasty using a fluted and tapered modular distal fixation stem with and without extended trochanteric osteotomy. J Arthroplasty. 2007; 22 : 993-999.

Restrepo C, Mashadi M, Parvizi J, et al. Modular femoral stems for revision total hip arthroplasty. Clin Orthop Relat Res. 2011; 469 : 476-482.

Rodriguez JA, Fada R, Murphy SB, et al. Two-year to five-year follow-up of femoral defects in femoral revision treated with the link MP modular stem. J Arthroplasty. 2009; 24 : 751-758.

Schuh A, Werber S, Holzwarth U, et al. Cementless modular hip revision arthroplasty using MRP Titan revision stem: outcome of 79 hips after an average of 4 years' follow-up. Arch Orthop Trauma Surg. 2004; 124 : 306-309.

Sporer SM, Paprosky WG. Revision total hip arthroplasty: the limits of fully coated stems. Clin Orthop Relat Res. 2003; 417 : 203-209.

Spranz D, Skrobek D, Randoll J, et al. Femoral revision in total hip arthroplasty using a cementless modular stem: clinical and radiological results with a 8-year follow-up. Arch Orthop Trauma Surg. 2024; 144: 1369-1377.

Weiss RJ, Beckman MO, Enocson A, et al. Minimum 5-year follow-up of a cementless, modular, tapered stem in hip revision arthroplasty. J Arthroplasty. 2011; 26: 16-23.

Wimmer MD, Randau TM, Deml MC, et al. Impaction grafting in the femur in cementless modular revision total hip arthroplasty: a descriptive outcome analysis of 243 cases with the MRP-TITAN revision implant. BMC Musculoskelet Disord. 2013; 14: 19.

Wirtz DC, Heller KD, Holzwarth U, et al. A modular femoral implant for uncemented stem revision in THR. Int Orthop. 2000; 24 : 134-138.

Wirtz DC, Gravius S, Ascherl R, et al. Uncemented femoral revision arthroplasty using a modular tapered, fluted titanium stem: 5- to 16-year results of 163 cases. Acta Orthop. 2014; 85: 562-569.

3　ミッドステムモジュラリティ再置換ステムに対する懸念

モジュラー接合部における腐食やフレッティングに起因するインプラントの破損について報告されている（Lakstein ら 2010, 2011，Spranz ら 2024）．Lakstein らは，再置換術における ZMR 使用でのステム折損6例について，mid-stem 接合部から1〜2mm 近位で折損を生じていたと述べている．

最初にフレッティング疲労（fretting fatigue）が生じ，引きつづき曲げ疲労（bending fatigue）により折損が生じたと結論づけ，危険因子として BMI が25以上であること，接合部の骨性支持に乏しいこと，小さいインプラントサイズが選択されていることなどをあげている．

Spranz らも再置換術における MRP-Titan 使用で，1例に stem 折損を生じ再再置換を要したと報告している．

文献

Lakstein D, Backstein D, Safir O, et al. Revision total hip arthroplasty with a porous-coated modular stem: 5 to 10 years followup. Clin Orthop Relat Res. 2010; 468 : 1310-1315.

Lakstein D, Fliaz N, Levi O, et al. Fracture of cementless femoral stems at the mid-stem junction in modular revision hip arthroplasty systems. J Bone Joint Surg Am. 2011; 93 : 57-65.

Spranz D, Skrobek D, Randoll J, et al. Femoral revision in total hip arthroplasty using a cementless modular stem: clinical and radiological results with a 8-year follow-up. Arch Orthop Trauma Surg. 2024; 144: 1369-1377.

11　セメントステム固定

人工股関節再置換術（revision THA）には大腿骨側においても骨欠損にどう対処するかが問題になる。

大腿骨側ではインプラントの抜去の際に骨切りが必要であったり，手術操作で骨折や骨欠損を生じたりすることがあるので，さまざまな可能性を考慮して術前計画をたてておく必要がある。

セメントステムによる再置換術は，初回（primary）の人工股関節全置換術（THA）と同様に行える場合，同種骨移植が必要な場合，セメントを残したまま再置換を行う場合（セメントインセメント cement-in-cement 法）など幅広く適応することができる。

セメントステムの弛みに対するセメントステムによる再置換術では，およそ10年間に弛みが生じるのが10〜15％と比較的良好な成績を示している（Davis ら 2003）。

しかし，良好な固定にはセメントと骨の間でのアンカーリングが不可欠であり，骨母床の準備が成績を左右する。

たとえば，セメントレスステムの弛みの場合は大腿骨骨髄腔内面が平滑な硬化骨になっていることが多く，これを十分に取り除かないとセメントのアンカーリングが得られず成績も劣ってしまう。

セメントレスステムの弛みをセメントステムで再置換を行った成績では，Mulroy と Harris の X 線分類（Mulroy ら 1996）でセメントと骨の界面の50％以上に透亮像を認めたり，セメントマントルが薄かった症例では弛む割合が高いことが報告されている（Davis ら 2003）。

スウェーデンの Hip Arthroplasty Register ではセメントステムとセメントレスステムでの再置換術の成績を比較している（Weiss ら 2011）。

Link MP ステム（Waldemar Link 社）とセメントロングステムの成績は術後3年まではセメントロングステムの方が再置換術をエンドポイントとした時の生存率は良好であったが，それ以降はセメントロングステムの方が弛む率は高くなっている。

したがって，セメントステムによる再置換術は骨欠損が少ない症例か高齢者に勧められる方法であると考えられる。

文献

Davis CM 3rd, Berry DJ, Harmsen WS. Cemented revision of failed uncemented femoral components of total hip arthroplasty. J Bone Joint Surg Am. 2003; 85 : 1264-1269.

Mulroy WF, Harris WH. Revision total hip arthroplasty with use of so-called second-generation cementing techniques for aseptic loosening of the femoral component. A fifteen-year-average follow-up study. J Bone Joint Surg Am. 1996; 78 : 325-330.

Weiss RJ, Stark A, Kärrholm J. A modular cementless stem vs. cemented long-stem prostheses in revision surgery of the hip: a population-based study from the Swedish Hip Arthroplasty Register. Acta Orthop. 2011; 82 : 136-142.

1　適　応

骨欠損が少ない場合が最もよい適応であることはいうまでもない。骨欠損が大きい時には，ロングステムを使うなどして遠位部でステムの固定性が得られる時は適応となる。

ただし，この際には骨欠損をどのように再建するかも考えておかなければいけない。塊状同種骨を用いるか，金属メッシュとチップ状の骨のインパクション骨移植を組み合わせて再建を図る。

弛んでいないセメントステムを再置換する方法として，ステムの抜去後弛んでいる部分のセメントや近位部の除去容易なセメントのみを除去し，新たなステムが挿入できるようにセメント内面をエアートームなどで削ったのち，その骨セメント腔に骨セメントを注入して新しいステムを固定する cement-in-cement 法がある。

この方法は，そもそも30年以上前に Greenwald ら（1978）が報告していたが，この方法でのセメントの固定性について信頼性が低く，長い間顧みられなかった。1990年頃から少しずつ注目されるようになり，良好な成績が報告されるようになってから広く行われるようになってきた。

また，in-cement 法という方法もあり，これはステムを抜去した後骨セメントはそのままにしておき，そこに同じデザイン，同じサイズのステムを叩き込んでテーパー固定する方法である。In-cement 法が適応されるのは，カップの再置換を行いやすくするためにステムを一時的に抜きたい場合，ステムに傷ができてステムを入れ替えたい場合などである。

cement-in-cement 法のよい適応は，ステムの回旋や挿入深度を変更したい場合，ステム折損の場合，ステム―セメント間に弛みが生じた場合である。この場合はセメント腔に入りさえすればステムの種

類，大きさの変更は可能である．

文献
Greenwald AS, Narten NC, Wilde AH. Points in the technique of
　recementing in the revision of an implant arthroplasty. J Bone Joint
　Surg Br. 1978; 60 : 107-110.

2 ステムの選択

　通常の長さのセメントステムのほかにロングステムがある．ロングステムには初回 THA に用いるステムを長くしたものと，近位部を金属で補填するような形状になっているものがある（図 1）．

　長さも何種類かあるロングステムもあり，骨欠損の範囲や弛んだステムの長さなどを考慮しながら選択できる．

　近位部に骨欠損がある場合には，ステムの固定性を得るためにステムを長くする必要がある．目安としては固定が得られると考えられるステムの遠位端が骨欠損部遠位端の髄腔の横径の 2.5 倍以上あればよいとされている（内藤 2001）（図 2）．

　近位部を補填するタイプのものは補填部の長さと

ステムの長さがそれぞれ違うシリーズがある．補填したい長さからステムを選択することになる．

文献
内藤正俊. 人工股関節再置換術（ステム側）新OS NOW. メジカル
　ビュー社. 2001; 11 : 186-191.

3 骨母床の準備

　インプラントを抜去後，大腿骨骨髄腔のラスピングを行い十分な海綿骨を露出する．この海綿骨の露出はセメントと骨の間でのアンカーリングに不可欠である．

　セメントステムの弛みに対する再置換術では海綿骨が温存されていることが多く，海綿骨を露出させやすいが，セメントレスステムの弛みの場合は大腿骨骨髄腔内面が硬化骨になっていることが多く，海綿骨が消失していたり海綿骨の露出が困難であったりする．

　通常のラスプのみで硬化骨を除去できない場合は，リーマーやエアートーム，ハイスピードドリル

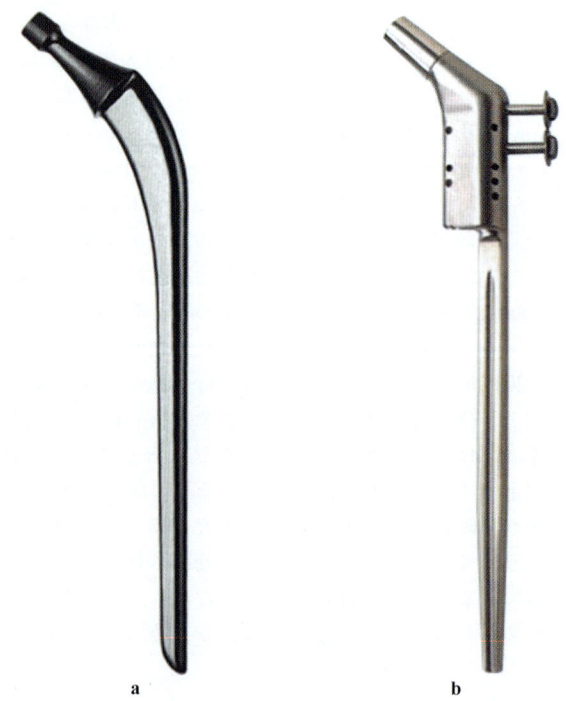

　　　　　a　　　　　　　　　　　　　　　b

図 1　ロングステム
a: 通常のステムと同じデザインでステムを長くしたもの，CMK long（Zimmer Biomet 社）．
b: 近位補填型のインプラント．1 型ロングステム（京セラメディカル）．これら以外に腫瘍用のインプラントを用いることもできる．

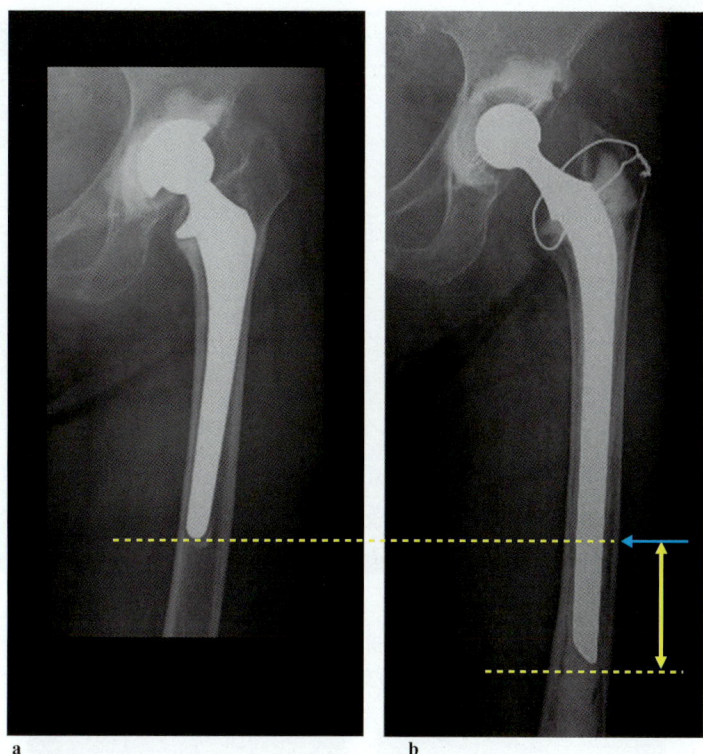

図2　ロングステムのセメント固定による再置換術
78歳，女性．a: セメントレスステムに弛みがみられる．b: 術後3年．セメントロングステムを
用いて再置換術を行った．固定には十分なステムの長さが必要であった．
青矢印：前回のステム先端部（ここから近位部は海綿骨が消失し皮質骨内面が平滑な骨欠損部）．
黄矢印：固定性を得るためにステムを延長した部分．

（マイダスレックス）などを使用すると比較的容易
に除去できる．

　大腿骨近位部での固定が不十分と考えられる時や
海綿骨の露出が困難と考えられる時にはロングステ
ムを選択する．

　ロングステムについてはそれに対応するラスプが
準備されているシステムもあるが，なかには遠位に
対してはリーマーのみしか準備されていないシステ
ムもあるので確認が必要である．

　また，ほとんどのロングステムはストレートであ
るので，大腿骨の生理的前弯と形状が合っていない．

　特に長いロングステムを使用する際には遠位先端
が骨皮質を穿破しないように注意するとともに，術
前計画の際に拡大率を補正しながら，正面と側面の
X線像でテンプレーティングを正確に行っておくこ
とが重要である．

　ラスピングが終われば，トライアルステムを挿入
して仮の整復を行う．脚長の確認と脱臼テストを行
うが，再置換術時では大腿骨の骨欠損のためにトラ
イアルステムが十分に固定できないことがある．

　このような時にはトライアルステムと骨髄腔の間
隙にガーゼを挟み込み，ある程度トライアルステム
を安定させると操作が可能となる．

　トライアルステムが不安定な時に最も注意しなけ
ればいけないことは，無理に股関節を動かすことに
よって大腿骨骨折を生じる可能性があることであ
る．多くはトライアルステムが大腿骨骨髄腔内で回
旋し，大腿骨近位部にらせん骨折を生じる．

　したがって，大腿骨の骨欠損が著明な場合は試整
復をせずに術前計画や術中所見からステムの固定位
置を判断する方が安全である．

　セメント注入前には髄腔プラグを固定する．大腿
骨峡部より近位に固定する場合は通常通りでよい
が，峡部より遠位に固定する場合はプラグは予定の
位置より遠位に落ち込んでしまい固定できない．

　このような場合にはプラグ先端にあたる位置の大
腿骨にKirschner鋼線（K-wire）を経皮的に刺入し，
プラグの落ち込みを防ぐ．

　このK-wireは髄腔中央に刺入するようにする．
端にずれるとプラグが止まらないことがある．また，

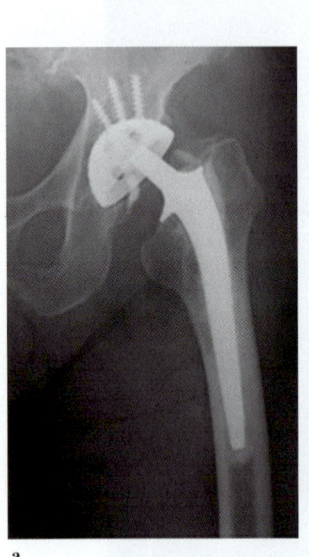
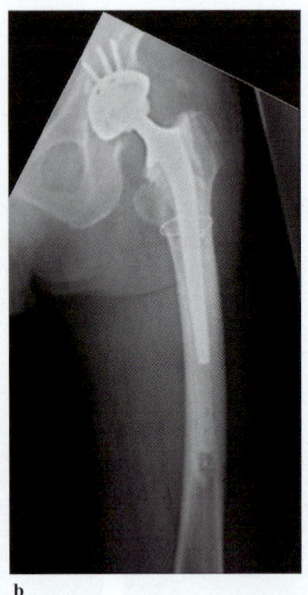
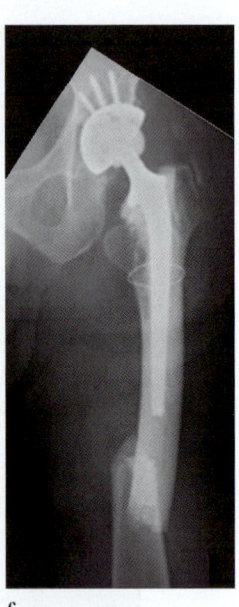

a　　　　　　　　　　　　b　　　　　　　　　　　　c

図3　セメントプラグ遠位部での大腿骨骨折
79歳，男性．a: セラミック骨頭が破損している．b: 術直後の単純X線像．再置換術時に髄腔プラグを固定するためにK-wireを2回刺入していた．c: 術3週後に骨折を合併した．骨接合時にK-wire刺入部での骨折を認めた．

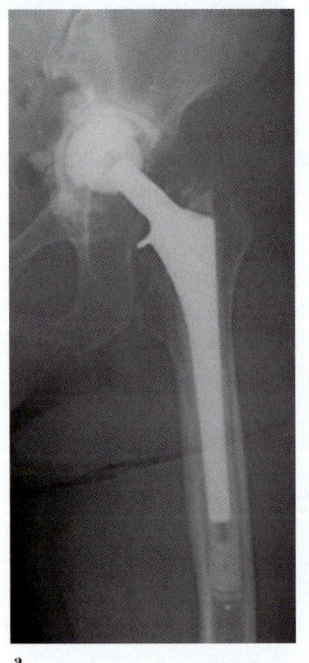
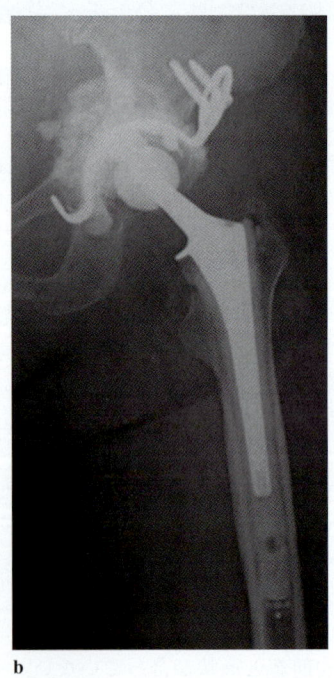

a　　　　　　　　　　　　b

図4　セメントインセメント法による大腿骨側再置換術
76歳，女性．a: カップに弛みを認めるが，ステムには弛みは認めない．b: カップの再置換を容易にするためのステムは抜去した．セメントはそのままの状態にしてセメントインセメント (cement-in-cement) 法でステムの再置換を行った．

うまく刺入できないために何度も同じ高さで向きを変えて刺入することは，術後骨折の危険を生じるので避けなければいけない（図3）．
　cement-in-cement法を用いる場合は弛みのないセメントは除去する必要はない（図4）．弛んでいる部分があれば，その部分のセメントのみ除去し海綿骨を露出させる．
　大きいサイズのステムに入れ換えたい場合やステ

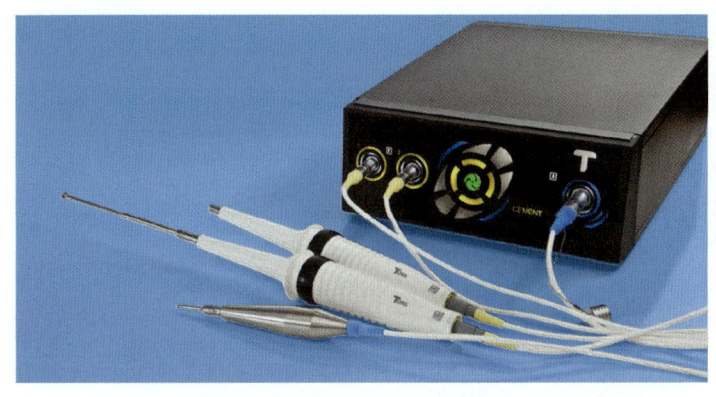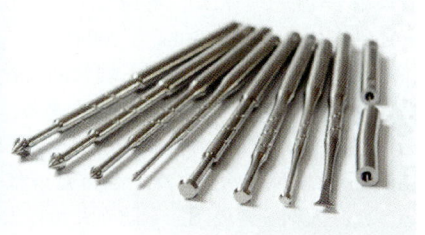

図5 電動式整形外科用セメント除去器具（Zimmer Biomet 社）
超音波を利用して骨セメントの除去ができる．チップ先端には用途に応じていくつかの種類がある．

ムの回旋を変更したい場合は，セメントの表面を骨ノミ，エアートーム，電動式整形外科用セメント除去器具などで切除していく（図5）．この際，セメント－骨界面を傷めないように注意する．

4 セメント手技

基本的には初回 THA と同様である．ロングステムを用いる場合，セメントガンをしっかりと奥まで挿入してセメント注入を行う．

また，セメントが 80g では足りず 120g 用意しなければいけないことがあるので骨欠損の大きさをよく把握しておく．

骨欠損が大きい場合には，セメント注入時やステム挿入時にセメントに圧をかけにくい．骨髄腔をプレッシャライザーまたは指で塞いでできるだけ圧をかけるようにしながらセメント注入とステム挿入を行う．

cement-in-cement 法の時はステムとセメントの間の空隙がわずかである．また，セメントを海綿骨に浸透させる必要がないので，比較的やわらかい時期にセメント注入を始める方がよい．

セメントの粘度が高くなってからステムを挿入しようとするとセメントがバックフローしにくくステムが十分に挿入できないことがあるので注意を要する．

セメント注入の際はできるだけ奥からセメントを注入するようにする．しばしば残存セメント先端部が狭くてセメントガンを奥まで挿入できない．奥に空隙が残ればここの空気が逃げるところがないのでステム遠位のセメント充填が不十分になってしまう．

これを避けるためにあらかじめ残存セメント先端から遠位大腿骨骨髄腔に達するまで K-wire で穴をあけておくと，遠位部の空気が大腿骨遠位の骨髄腔に逃げてセメントをステム遠位まで充填させることができる．

5 長期成績

再置換術の成績は骨欠損の程度によって大きく影響される．また，再置換術後単純 X 線像上弛みを認めてから再再置換術にいたるまでにかなりの時間のあることが多く，再再置換術をエンドポイントにすると比較的成績は良好であるが，X 線像上の弛みをエンドポイントにすると成績はかなり劣る場合がある．

セメントステムで再置換術を行った 129 関節の10 年の生存率は再再置換術をエンドポイントとすると 91％ と良好であるが弛みをエンドポイントにすると 71％ であり，骨欠損の少ない高齢者にはよい適応であろうと結論づけている（Haydon ら2004）．

カラーのないダブルテーパーステムを用いて再置換が行われた 219 関節の術後平均 6 年の生存率はロングステムでは 98％ と良好であり，スタンダードステムでは 93％ であった．

ロングステムが用いられた場合の成績は骨欠損の状態に影響されず，ロングステムによる再置換術は高齢者に対して推奨されると述べられている（Howie ら 2007）．

大腿骨近位部の骨欠損が大きく近位部を補填するタイプのロングステムで再置換術を行った 29 関節の平均 41 か月の成績では，3 関節（10.3％）が再再

置換術を受けていたが，考慮してよい方法であろうと述べられている（Sinha ら 2004）．

また，高度な骨欠損に対し塊状同種骨移植を併用したロングステムの成績の報告もある．5 年以上経過観察を行えた 34 例の成績では 25 例に大転子の偽関節を認めたが，弛みを認めたのは 2 例のみであった．大転子の偽関節を防ぐために大転子クロープレートを用いれば，大きな合併症はなくロングステムによる再置換術はよい方法である（Vastel ら 2007）．

cement-in-cement 法の成績としてスウェーデンのレジストリーの結果では 1,179 股の術後 6 年での弛みをエンドポイントとした生存率は 98％と良好な成績が報告されている（Cnudde ら 2017）．

in-cement 法も 23 股の 5 年の成績であるが生存率は 91.3％と成績は良好であった（McDougall ら 2016）．わが国からの報告では cement-in-cement 法と in-cement 法を合わせて術後 5.6 年の生存率は 100％であった（Fujita ら 2022）．

スウェーデンの Hip Arthroplasty Register の結果からの解析で，ステムのデザインと術後の弛みとの関係に関する報告がある（Thien ら 2010）．

その結果，Spectron ステム（Smith & Nephew 社）では細いステムが使用されている場合やハイオフセットでネック長の長い骨頭が使用されている場合に弛む可能性が高くなっていた．

全体的には成績は良好であるが，ステムの選択には考慮が必要である．

セメントステムによる再置換術の成績はおおむね良好であるが，セメントと骨の界面での固定性は初回 THA と比べると劣る場合がある．

セメントと骨の界面のアンカーリングが十分に確保できるかが重要な点であり，必要であればロングステムを使用する．

cement-in-cement 法ではセメントと骨の界面は問題なく，残存するセメントと新しく注入したセメントとの間で十分固定性が得られ，長期成績が期待できる．

文献

Cnudde PH, Kärrholm J, Rolfson O, et al. Cement-in-cement revision of the femoral stem. analysis of 1179 first-time revisions in the Swedish Hip Arthroplasty Register. Bone Joint J. 2017; 99-B (4 Supple B): 27-32.

Fujita H, Katayama N, Iwase T, et al. Multi-centre study of cement-in-cement and in-cement femoral revision total hip arthroplasty using polished, stainless steel stems. J Orthop Sci. 2022; 27: 1073-1077.

Haydon CM, Mehin R, Burnett S, et al. Revision total hip arthroplasty with use of a cemented femoral component. Results at a mean of ten years. J Bone Joint Surg Am. 2004; 86 : 1179-1185.

Howie DW, Wimhurst JA, McGee MA, et al. Revision total hip replacement using cemented collarless double-taper femoral components. J Bone Joint Surg Br. 2007; 89 : 879-886.

McDougall CJ, Yu J, Calligeros K, et al. A valuable technique for femoral stem revision in total hip replacement: The in-cement revision – A case series and technical note. J Orthop. 2016; 13: 294-297.

Sinha RK, Kim SY, Rubash HE. Long-stem cemented calcar replacement arthroplasty for proximal femoral bone loss. J Arthroplasty. 2004; 19 : 141-150.

Thien TM, Kärrholm J. Design-related risk factors for revision of primary cemented stems. Acta Orthop. 2010; 81: 407-412.

Vastel L, Lemoine CT, Kerboull M, et al. Structural allograft and cemented long-stem prosthesis for complex revision hip arthroplasty: use of a trochanteric claw plate improves final hip function. Int Orthop. 2007; 31 : 851-857.

6 ピットフォールと合併症

セメントステムによる再置換術に特有の合併症はない．その成績に最も影響があるのはセメントと骨の界面における固定性である．

実験的には，初回 THA と比べ再置換術時のセメントと骨の界面での剪断力は 20.6％に，再再置換術時では 6.8％に減少すると報告されている（Dohmae ら 1988）．表面が平坦な硬化骨にセメント固定を行うと早期に弛みを生じ，ステムの沈下が起こる（図6）．

硬化骨の除去にはラスプのみでは時間がかかるので，リーマー，エアートーム，マイダスレックスなどを準備しておくとよい．

術後，セメント固定したステム遠位部での骨折に注意が必要である．

セメントプラグを固定するための K-wire 刺入部での骨折も起こりうる．複数回の K-wire 刺入を行っていたこと，K-wire 刺入部で骨皮質の強度が低下していたこと，セメント遠位部にはストレスが集中しやすいことが，骨折が生じた原因と考えられる（図3）．K-wire の刺入はできるだけ 1 度にするようにしなければいけない．

セメント抜去時に生じていた大腿骨穿孔部での骨折の例もある（図7）．セメント注入の際に穿孔部からセメントが漏れていた．穿孔部周辺では骨髄腔側と外骨膜側の両側にセメントが存在することになり，同部の血流阻害は大きかったと考えられる．漏れ出したセメントを摘出しておけば外骨膜側からの骨形成が得られた可能性がある．注意点の 1 つである．

セメントロングステムによる再置換術の成績は良好である．しかし，その後に再び弛みを生じた場合は大腿骨骨幹部遠位まで骨欠損を生じる可能性があ

る．また，何らかの理由で弛んでいないロングステムを抜去しなければいけない場合は遠位のセメントを摘出するのは非常に困難である．

　したがって，セメントロングステムによる再置換術は高齢者には推奨されるが，若年者への適応には

慎重を要する．

文献
Dohmae Y, Bechtold JE, Sherman RE, et al. Reduction in cement-bone interface shear strength between primary and revision arthroplasty. Clin Orthop Relat Res. 1988; 236 : 214-220.

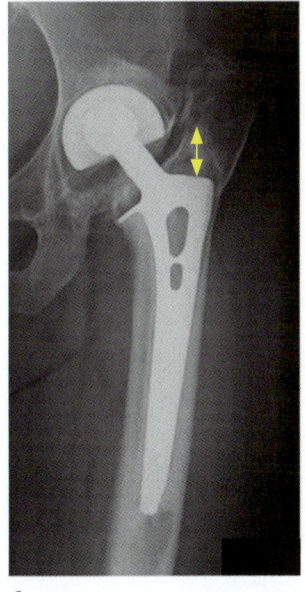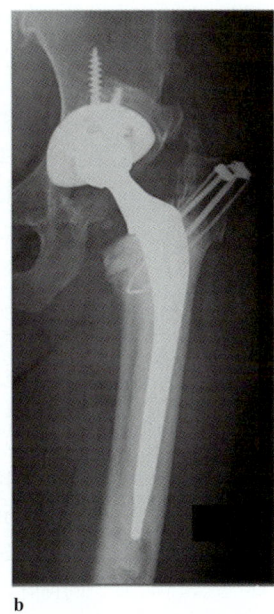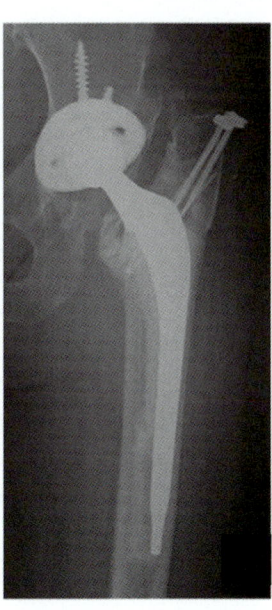

a　　　　　　　b　　　　　　　c

図6　セメントステムによる再置換術後の沈み込み
47歳，女性．a: Austin-Moore 型のセメントレスステムの沈下を認める（矢印）．b: セメントステムで再置換術を行った．c: 術後6年でステムの沈下を認める．

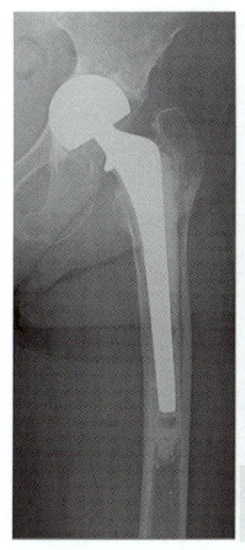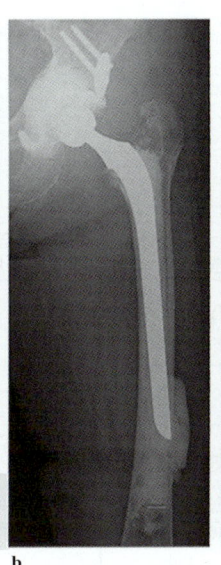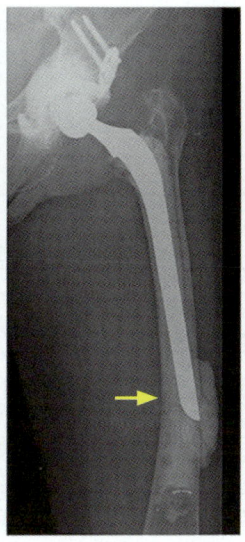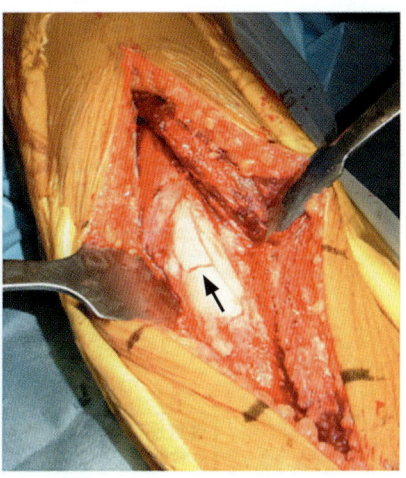

a　　　　　　b　　　　　　c　　　　　　d

図7　セメントステムによる再置換術のピットフォール
79歳，女性．a: 術前単純 X 線像．骨頭の中心性移動とステムの弛みが認められる．b: 再置換術後単純 X 線像．ステム遠位部にセメントの漏出を認めた．明らかな骨折は認めなかった．c: 再置換術後2か月．術後に大腿部痛が増強してきたために骨折（黄矢印）と判断し再再置換術を行った．d: 術中写真．漏出したセメントを切除すると，骨折（矢印）が認められた．

12　大腿骨側インパクション骨移植

人工股関節再置換術（revision THA）においては骨欠損への対応が問題となる．大腿骨側においては小さい骨欠損であればセメントステムおよびセメントレスステムで対応できるが，大きな骨欠損になるとその対応には苦慮する．

骨欠損の程度や部位によっていくつかの方法が使い分けられており，一般的には図1に示すようなアルゴリズムで再置換の方法が選択されることが多い（Leopold ら 2000）．

このなかで，インパクション骨移植（impaction bone grafting: IBG）は活動性の高い若年者で骨欠損の大きい場合，すなわちほかの方法では対応困難な時に適応とされている．

同種骨が必要であること，手術手技に習熟が必要であることなどから安易に行える方法ではないが，他に選択肢がない時には非常に有効な方法である．

大腿骨側のインパクション骨移植は1993年のGie らの報告から始まる（Gie ら 1993）．これは56例の 18 ～ 49 か月の経過観察の報告で，成績は良好であった．

その後，多くの追試が行われ，当初はステムが沈下するなどの報告もあったが，良好な成績の報告が増えている．最も対象数の多い報告は，540 関節の術後 2 ～ 15 年の成績である（Lamberton ら 2011）．術後 10 年での生存率は弛みをエンドポイントにすると 98.0％と非常に良好であった．

また，スウェーデンの Hip Arthroplasty Registry の報告でも 1989 ～ 2002 年に 30 施設で Exeter ステム（Stryker 社）を用いて行われた 1,305 関節の再置換術の術後 15 年の生存率は弛みをエンドポイントにすると 99.1％と非常に良好であった（Ornstein ら 2009）．

成績に影響を及ぼす因子についても検討されている．1998 年で区切ると 1998 年以前の成績の方が劣る．これは 1998 年以前にはステムのバリエーションが少なく，専用インパクターや金属メッシュがなかったためと考えられ，手技の向上やインプラントの充実が最近の良好な成績をもたらしているものと考えられる．

一方，わが国では同種骨の供給量や種類は潤沢とはいえない．大腿骨側でも寛骨臼側と同様にハイドロキシアパタイト顆粒のような人工骨を混入して必要な同種骨の量を減らそうという工夫も行われているが，100％ハイドロキシアパタイト顆粒でインパクション骨移植を行うことは難しい．

同種骨の使用は不可欠である．大腿骨側の再置換術においてインパクション骨移植の成績は良好であることから，同種骨の使用が可能であれば考慮すべき方法である．

文献
Gie GA, Linder L, Ling RS, et al. Impacted cancellous allografts and

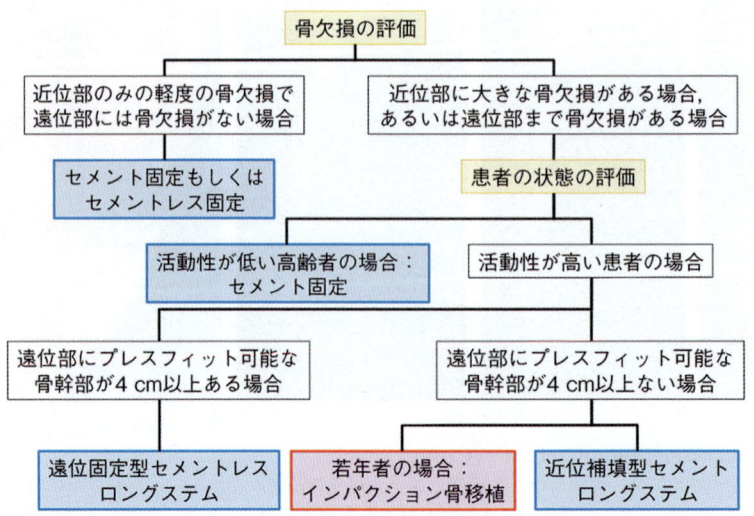

図1　大腿骨再置換術時のステム固定法選択のアルゴリズム（Leopold ら 2000）

cement for revision total hip arthroplasty. J Bone Joint Surg Br. 1993; 75 : 14-21.

Lamberton TD, Kenny PJ, Whitehouse SL, et al. Femoral impaction grafting in revision total hip arthroplasty A follow-up of 540 hips. J Arthroplasty. 2011; 26 : 1154-1160.

Leopold SS, Rosenberg AG. Current status of impaction allografting for revision of a femoral component. Instr Course Lect. 2000; 49 : 111-118.

Ornstein E, Linder L, Ranstam J, et al. Femoral impaction bone grafting with the Exeter stem - the Swedish experience: survivorship analysis of 1305 revisions performed between 1989 and 2002. J Bone Joint Surg Br. 2009; 91 : 441-446.

1 ｜ 適　応

チップ状の骨を詰めるので閉鎖された空間が必要である．すなわち，AAOS 分類の Type II（cavitary deficiencies）が最もよい適応である．

しかし，骨皮質の欠損を合併している場合でも，骨皮質の欠損部をブロック状の骨移植か金属メッシュで補填できればインパクション骨移植は適応可能である．

ただし，大腿骨近位部の骨欠損が大きければステムの回旋固定性が低下するので，実施に際しては注意を要する．

模擬骨を用いた力学試験の結果では，大腿骨近位内側の骨欠損モデルでステムの軸方向の固定性は骨欠損のない場合と同様であったが，回旋方向の最大トルクは小転子までの骨欠損でおよそ 70％に，小転子から 1cm 遠位までの骨欠損ではおよそ半分に低下していた（Ohashi ら 2009）．

Type Ⅱ（cavitary deficiencies）であっても再置換に使用するステム遠位まで骨欠損部が及んでいる場合は，遠位部の骨脆弱部で術後に骨折をきたす危険性があるため注意を要する．

ロングステムを使用して骨欠損部をこえて固定できれば適応とすることができる．また，同種骨の皮質骨プレートが入手できれば，このプレートで骨脆弱部を大腿骨の内側と外側からオンレイ骨移植を行うことによって補強し，インパクション骨移植と併用して再置換を行うことも可能である．

進入法については大転子切離はステムの固定性に影響を与えないが，大腿骨骨幹部を縦切する extended trochanteric osteotomy を行う場合はインパクション骨移植の適応はなくなる．

ステムは Exeter ステムや CPT ステム（Zimmer Biomet 社）のようなカラーがなく表面はポリッシュでテーパー形状のステムが推奨されている（図2）．

しかし，これらの条件に一致しないステムでも良好な成績が報告されているので，インパクション骨

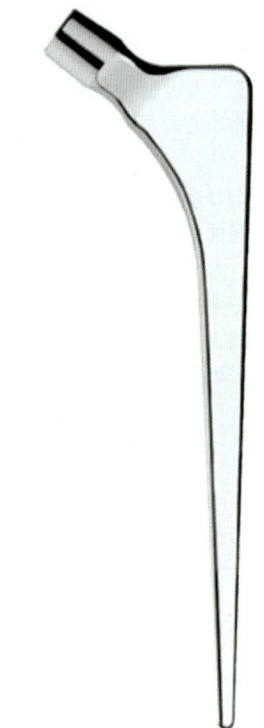

図2　インパクション骨移植に推奨されているステム
カラーがなく表面はポリッシュでテーパー形状をしている．
（CPT ステム，Zimmer Biomet 社）

移植用の手術器具が整っていれば使用してもよい．

なお，ロングステムを選択する場合，ロングステムの遠位から近位までに骨をインパクションするのが手技的には難しい．十分にインパクション骨移植の手技に習熟してから使用を考える方がよい．

文献

Ohashi H, Matsuura M, Ebara T, et al. Factors influencing the stability of stems fixed with impaction graft in vitro. Clin Orthop Relat Res. 2009; 467 : 2266-2273.

2 ｜ 骨母床の準備

まず，母床骨と移植骨を骨癒合させる必要があるので，骨表面を覆っているセメントや軟部組織を完全に除去し骨を露出する．

次に骨脆弱部があればインパクション骨移植時の骨折予防のためにあらかじめ大腿骨周囲に鋼線締結（cerclage wiring）を行っておく．骨折のリスクが低いと考えられても，小転子直下で予防的に鋼線締結を行っておく方が安全である．また，実際にインプラント抜去の際などに骨折を生じても鋼線締結で対

応できる.

　ただし,大きな骨折を生じた場合はインパクション骨移植の適応はなくなり,遠位固定型ステムの適応になるので,術前から骨折が予想される場合は両者を準備しておく.

　骨皮質の欠損があれば塊状同種骨か金属メッシュで補填しておく.同種骨は一般的に入手できるのは大腿骨頭であるが,大きな骨欠損の場合は大腿骨顆部があれば再建しやすい.

　また,ステム先端より遠位部に骨欠損や皮質骨の菲薄化が認められる場合は術後の骨折予防のために同種骨の皮質骨プレート,自家腓骨,金属プレートなどを用いて補強しておく必要がある.

3 ｜ 移植骨の準備

　わが国では施設内ボーンバンクに保存されている大腿骨頭を用いることが多い.骨欠損の大きさに応じて複数個の大腿骨頭が必要になるので十分な量の同種骨を用意しておく.

　まず,同種骨から十分に軟部組織や軟骨を除去する.次にチップ状にするために,大腿骨側ではボーンミルを用いると便利である.ボーンミルにはいくつかの種類があり,ドラムが回転するタイプのもの,刃で切り刻むタイプのもの,櫛刃状のものがある(図3).

　それぞれのボーンミルによってチップ状の骨の大きさは異なってくる.著者らの模擬骨を用いた力学試験では,刃で切り刻むタイプで作製した骨片の方が,ドラムが回転するタイプで作製した骨片より圧縮方向と回旋方向のいずれにおいてもステムの固定性に優れていた(Ohashi ら 2009).

　すなわち,1mm 程度の小さい骨片から 5 〜 7mm の大きい骨片まで大きさの分布が幅広い骨片を用いると初期固定性にすぐれている.櫛刃状のものでも同様の分布の骨片が作製できるので,刃で切り刻むタイプのものか櫛刃状のものを用いる方がよい.

　チップ状になれば,生理食塩水でよく洗浄して脂肪や骨髄を取り除く.この洗浄によって,インパクションした骨によるステムの固定性が向上し,移植後の炎症反応も少なくなることがヤギを用いた実験でも確かめられている(Voor ら 2008).

　大腿骨側でも人工骨,すなわちハイドロキシアパタイト顆粒などを混合することによって少しでも同種骨の使用を少なくしようという工夫もある.

　屍体大腿骨を用いた力学的試験では,同種骨チップにハイドロキシアパタイト顆粒とベータリン酸三カルシウム(β-TCP)顆粒を混合した方が同種骨のみの場合よりステムの固定性はよかったと報告さ

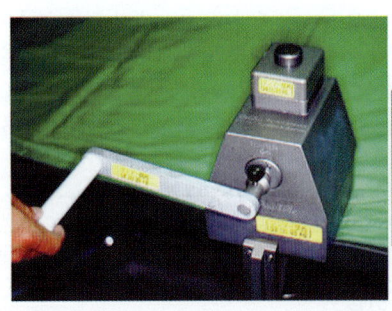
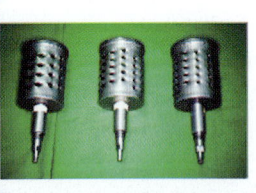
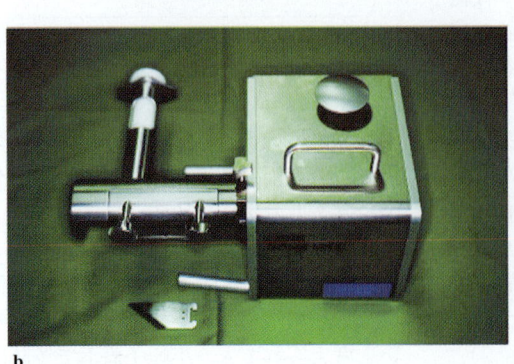
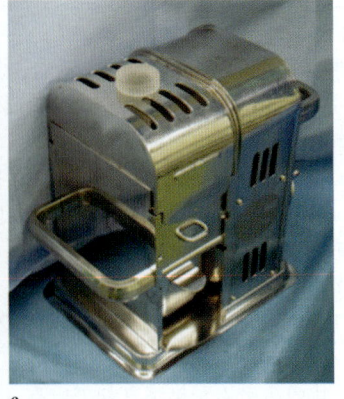

図3　各種ボーンミル
a: ドラムが回転するタイプのもの.b: 刃で切り刻むタイプのもの.c: 櫛刃状のもの.

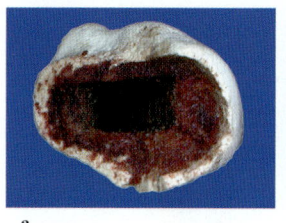
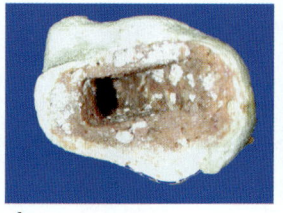
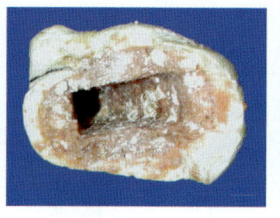
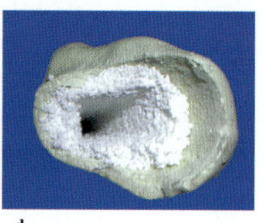

図4　各種ハイドロキシアパタイト（HA）混合量におけるインパクション後の大腿骨近位骨髄腔
a: HA なし（0%）．b: HA 25%．c: HA 50%．d: HA 100%．

れている（van Haaren ら 2005）．

また，ハイドロキシアパタイト顆粒を 0%，50%，70%，90%の割合で混入した実験でもハイドロキシアパタイト顆粒を混合した方がステムの固定性は良好であったとされている（Munro ら 2007）．

著者らも 3 〜 6mm の大きさのハイドロキシアパタイト顆粒を 0%，25%，50%，100%の割合で混合して力学的試験を行った（図 4）．

その結果，ステムの軸方向の固定性はハイドロキシアパタイト顆粒混入の影響を受けなかったが，ハイドロキシアパタイト顆粒の割合が多いほどステムの回旋固定性は良好であった（Ohashi ら 2009）．

一方，ハイドロキシアパタイト顆粒の割合が高くなると骨片間の結合が弱くなり，大腿骨骨髄腔内にインパクションしにくくなる．ハイドロキシアパタイト顆粒の混入割合は 25%程度が適当であろうと考えている．

また，ハイドロキシアパタイト顆粒混入による骨形成への影響であるが，ウサギを用いた研究ではハイドロキシアパタイト顆粒を混入しても移植骨への骨形成に影響はないことが報告されている（Yano ら 2000）．

文献

Munro NA, Downing MR, Meakin JR, et al. A hydroxyapatite graft substitute reduces subsidence in a femoral impaction grafting model. Clin Orthop Relat Res. 2007; 455 : 246-252.

Ohashi H, Matsuura M, Ebara T, et al. Factors influencing the stability of stems fixed with impaction graft in vitro. Clin Orthop Relat Res. 2009; 467 : 2266-2273.

van Haaren EH, Smit TH, Phipps K, et al. Tricalcium-phosphate and hydroxyapatite bone-graft extender for use in impaction grafting revision surgery. An in vitro study on human femora. J Bone Joint Surg Br. 2005; 87 : 267-271.

Voor MJ, Madsen R, Malkani, et al. Impaction grafting for femoral component revision in a goat model using washed morselized cancellous allograft. Orthopedics. 2008; 3 : 443.

Yano H, Ohashi H, Kadoya Y, et al. Histologic and mechanical evaluation of impacted morcellized cancellous allografts in rabbits: comparison with hydroxyapatite granules. J Arthroplasty. 2000; 15 : 635-643.

4　インパクション手技

まずガイドワイヤーをつけたセメントプラグをステム先端からおよそ 2cm 遠位部に固定する．多くの場合，大腿骨骨髄腔は骨溶解によって拡張しており，計画した位置にセメントプラグを固定できない．

このような際は，セメントプラグの遠位端に相当する位置に経皮的に Kirschner 鋼線（K-wire）を刺入しておきセメントプラグの落ち込みを防止すればよい（図 5a）．

次にタンパー（骨片をインパクションするためのステムと同様の形状の打ち込み器）の大きさを決定する．タンパーの大きさは髄腔にスムースに挿入できる最大のものを選ぶ．もし反対側が正常であればその骨髄腔の大きさも参考にする．

遠位から骨片を詰め込んでいき，パッカーでインパクションを行う．パッカーの大きさは髄腔に入る最大径のものを用いる．

骨片はある程度の量を近位部にためておいてからパッカーでまとめて遠位部に持って行くとインパクションしやすい．

およそ遠位 1/3 をパッカーでインパクションする．遠位部はその後の操作でも骨片が詰まっていくので，あまり強固にインパクションしすぎない（図 5b）．

遠位 1/3 に骨片が詰まったら，タンパーに変えて中間部から近位部へと骨片をインパクションしていく．中間部のインパクションが最も不十分になりやすいので，意識して中間部に骨片を集めるようにする．

また，インパクションは軸方向には行いやすいが，回旋方向には行いにくい．タンパーでインパクションする際には時々タンパーをひねって回旋方向の安定性を確かめながら行っていく（図 5c，図 5d）．

タンパーで近位部まで骨片をインパクションしたら，骨切り面にみえる部分にさらにプロキシマルパッカーで骨片をインパクションする．最終的には

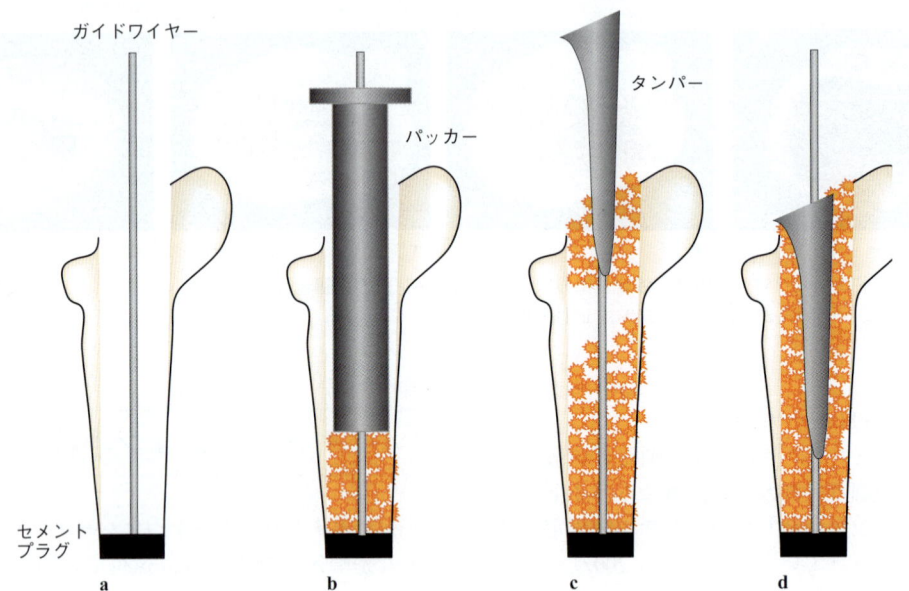

図5　大腿骨側インパクション骨移植の手順
a: ステム先端からおよそ 2 cm 遠位部にガイドワイヤーをつけたセメントプラグを置く．b: およそ遠位 1/3 をパッカーでインパクションする．c, d: その後はタンパーに変えて中間部から近位部へと骨片をインパクションする．

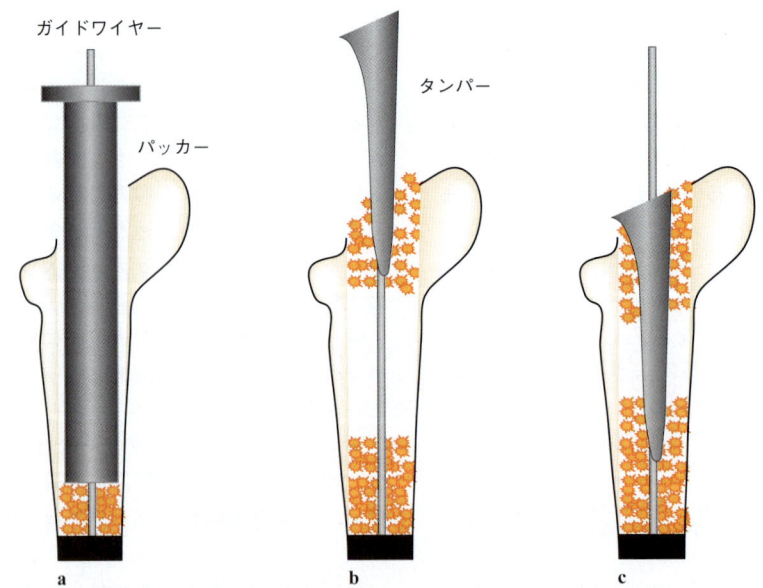

図6　大腿骨側インパクション骨移植の問題点
a: 従来法のインパクションの器械.
b, c: ステム中間部は骨片が留まりにくく十分にインパクションをしにくいことがある.

タンパーを打ち込んでも動かず，捻ると大腿骨が一体となって動くようになるまで十分に固定されていることを確認する．

インパクションを行う際の注意点としては，タンパーの向きでステムのアラインメントが決まるので，適当な前捻をつけ，タンパーが髄腔の中心に位置するように注意しながらインパクションを行っていく．

遠位部に骨片が詰まりすぎてタンパーが入らなくなったら，細いフレキシブルリーマーを逆回転させて遠位の骨片を押しのけ，スペースを確保する．

5 インパクション器具の改良

ステムの遠位部から近位部まで骨片をインパクションしていくが，ステム中間部は骨片がとどまりにくく十分にインパクションできないことがある（図6）．

そこで著者らはステム中間部の骨片のインパクションを向上させるために手術器具の改良を行った（図7）（大橋 ら 2004）．従来のパッカーより細いスペーサーを作り，このスペーサーの周囲にパッカーで骨片をインパクションできるようにした．

従来通りおよそ遠位 1/3 までは従来のパッカーで骨片をインパクションし，その後，スペーサーを挿

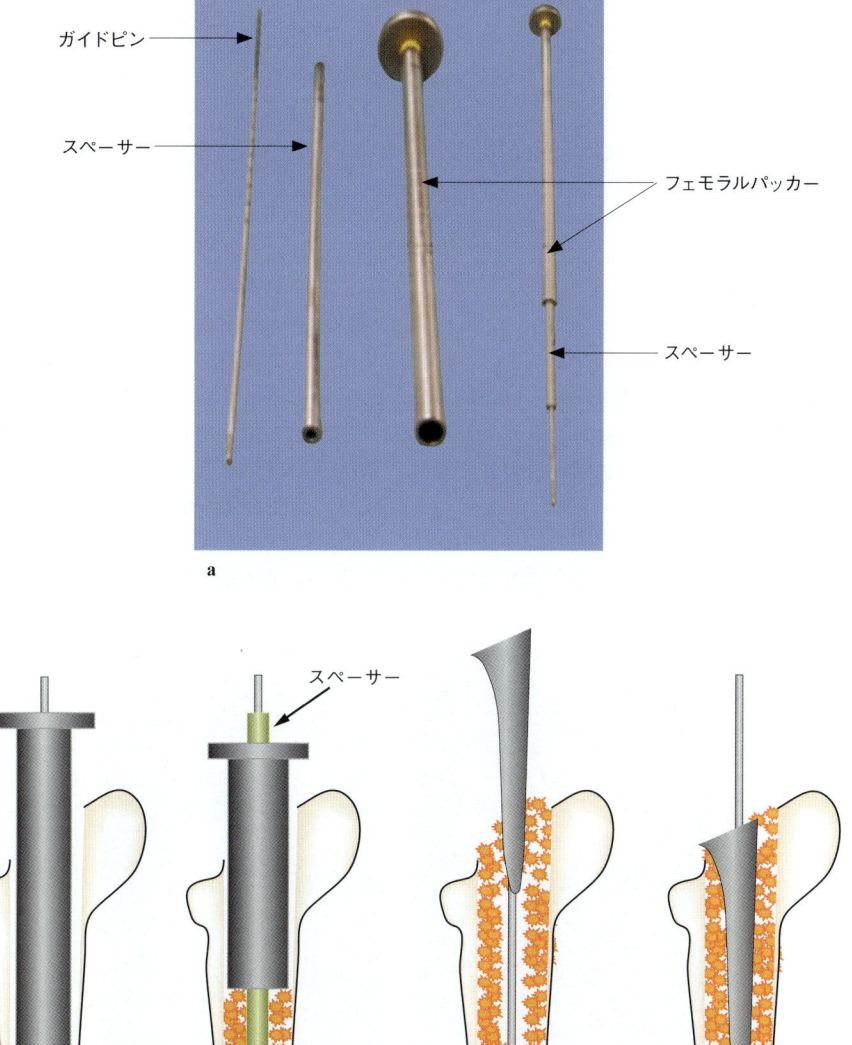

図7 **改良型の大腿骨側インパクション骨移植**
a: 改良法のインパクションの器械．従来のパッカーより細いスペーサーを作製した．
b: 従来通りおよそ遠位 1/3 まではパッカーで骨片をインパクションし，その後，スペーサーを挿入し，中間部からはこのスペーサー周囲に専用パッカーで骨片を近位部骨切り面までインパクションする．ここでスペーサーを抜去し，タンパーでステムの形にさらに骨片をインパクションする．

入し，中間部からはこのスペーサー周囲に専用パッカーで骨片を近位部骨切り面までインパクションする．ここでスペーサーを抜去し，タンパーでステムの形にさらに骨片をインパクションする．

こうすればステム全体にまんべんなく骨片のインパクションができる．骨片を遠位部から近位部まで広い範囲にしっかりインパクションすればするほど回旋安定性は向上する．力学的試験でも，この改良器具におけるステムの回旋安定性の向上が確認されている（Ohashi ら 2009）．

文献 ────
大橋弘嗣, 小林章郎. impaction bone grafting 手技の工夫. 関節外科. 2004; 23 : 83-89.

Ohashi H, Matsuura M, Ebara T, et al. Factors influencing the stability of stems fixed with impaction graft in vitro. Clin Orthop Relat Res. 2009; 467 : 2266-2273.

6 │ セメント固定

骨セメントを注入する直前までタンパーはそのままにしておく．セメンティングはセメントガンを用いて行う．セメントガンのノズルは細い目のものを用いる．

ノズルが細いとセメントを押し出すのにより力がいるので，ノズルの長さをステムの長さ程度まで短くしておくこと，通常よりややややわらかい状態でセメント注入を始めるようにすることが注意点である．

インパクションした移植骨を崩さないようにしながら逆行性にセメントを近位部まで注入し，加圧を続ける．セメントが適当な硬さになってからステムを挿入する．

ステム挿入の際にはタンパーと同じ軸方向にぶれないように注意する．Exeter ステムや CPT ステムにはネックカラーが付いていないので，希望の挿入深さになったら，それ以上ステムを挿入しないように保持する．

7 │ 臨床成績

大腿骨側のインパクション骨移植は手術手技に習熟が必要であること，インパクション専用の器具を用いる必要があることから初期の頃はステムが沈下するなどの報告があったが，近年では良好な成績が多く報告されている（図8，図9）．

Exeter ステムを用いた術後平均 10.5 年の成績では種々の理由を含んだ再再置換術をエンドポイントにすると生存率が 92% と報告されている（Wraighte ら 2008）．ステムの沈下に関しては術後1年では平均2mm，最終調査時も 2mm と沈下の進行は認めら

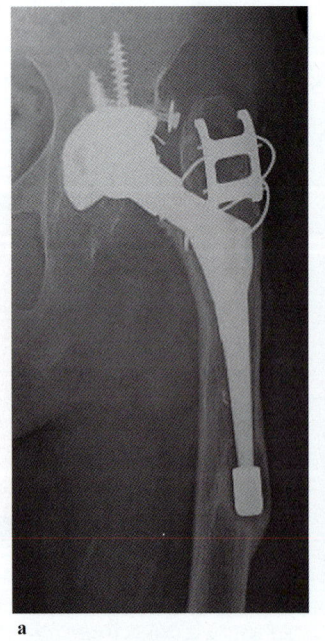
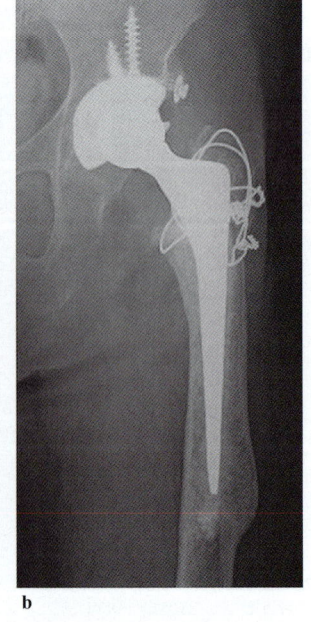

a　　　　　　b

図8　インパクション骨移植を用いた再置換術
68歳，女性．a: ステムは内反し，大腿骨には大きな骨欠損がみられる．b: 大腿骨には同種大腿骨頭2個とハイドロキシアパタイト顆粒 15g をインパクション骨移植した．術後1年でステムの沈下は認めない．

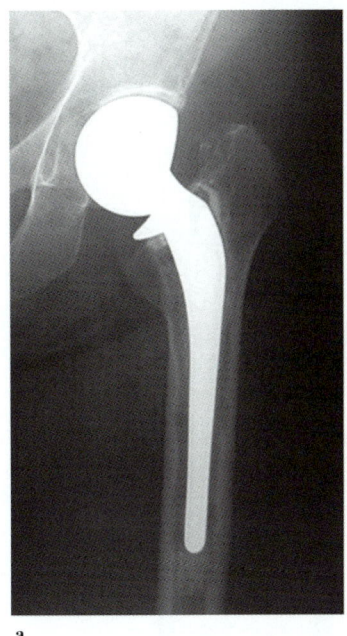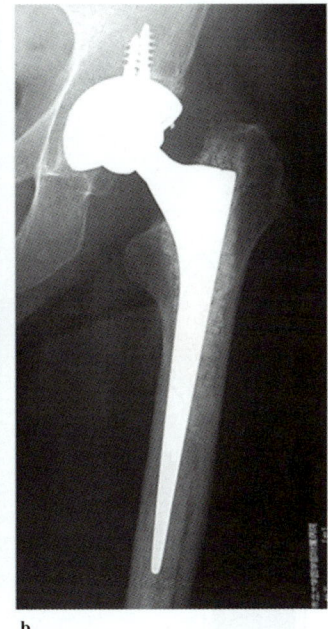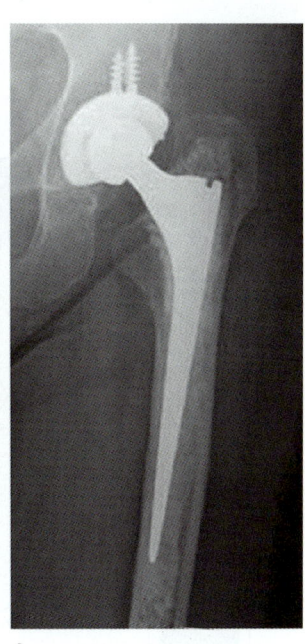

a　　　　　　　　　　b　　　　　　　　　　c

図 9　インパクション骨移植を用いた再置換術の長期例
72歳，女性．a: 大腿骨側に大きな骨欠損を認める．b: 同種大腿骨頭にハイドロキシアパタイト顆粒を混合してインパクションを行った．c: 術後 10 年で 10mm 程度のステムの沈下を認めたが，臨床的には疼痛はなく経過良好である．

れなかった．最終調査時で移植骨の同化は 87％に，リモデリングは 40％に認められていた．

オリジナルセンターである Exeter からの報告では 705 股の平均 14.7 年の調査で，再置換術をエンドポイントとした生存率は 20 年で 87.7％と非常に良好な成績で，今後もこの手技を続けていくと結論づけられている（Wilson ら 2016）．

わが国からも 99 股の平均 11 年の調査の報告があり，再置換術をエンドポイントとした生存率は 10 年で 87.1％，15 年で 81.1％と成績は良好である（Iwase ら 2024）．

Exeter ステム以外のステムでの成績も報告されている．Charnley ステムを用いた術後 2 ～ 12 年の成績では弛みを認めたのは 7％，再再置換術にいたったのは 3％と良好であった（Piccaluga ら 2002）．

CMK ステム（Zimmer Biomet 社）での術後 2 ～ 16 年の成績では再再置換術にいたった例はなく，弛みをエンドポイントにした時の術後 9 年の生存率は 98％と良好であった（Kerboull ら 2009）．

また，表面がポリッシュでないステムでの成績は，術後平均 8.5 年で弛みが 4％であったという報告や（Krupp ら 2006），術後平均 7 年でステムの沈下は認めず，種々の理由を含んだ再置換術をエンドポイントにすると術後 7.4 年での生存率が 93.8％であった（Kakwani ら 2009）．これらのステムでも良好な成績が報告されている．

手術器具に関してはタンパーが遠位部と近位部に分離できるように改良された報告がある．遠位部にタンパーを残したまま中間部から近位部へさらに強固にインパクションを行うことを目的とした器具である（図 10）．

このモジュラータンパーを用いた成績では従来の方法と比べステムの沈下は少なく，手術器具の改良は臨床成績の向上につながる（Howie ら 2010）．

一方，Exeter ロングステムが用いられた 42 股の成績では骨折が 2 股に認められ，再再置換術をエンドポイントにすると術後 5 年の生存率は 82％，10 年では 64％であり，骨欠損の大きい場合では成績は劣っていた（Sierra ら 2008）．

また，大腿骨近位部に骨欠損があり金属メッシュで再建してインパクション骨移植を行った 15 股の術後平均 3.6 年の成績では 2 股に金属メッシュの折損を認め，再再置換術をエンドポイントにした術後 6 年の生存率は 86.6％であった．骨欠損の大きい症例への適応に関しては慎重にならなければいけないと考えられる（Buttaro ら 2009）．

文献

Buttaro MA, Comba F, Piccaluga F. Proximal femoral reconstructions with bone impaction grafting and metal mesh. Clin Orthop Relat Res. 2009; 467 : 2325-2334.

Howie DW, Callary SA, McGee MA, et al. Reduced femoral component subsidence with improved impaction grafting at revision hip

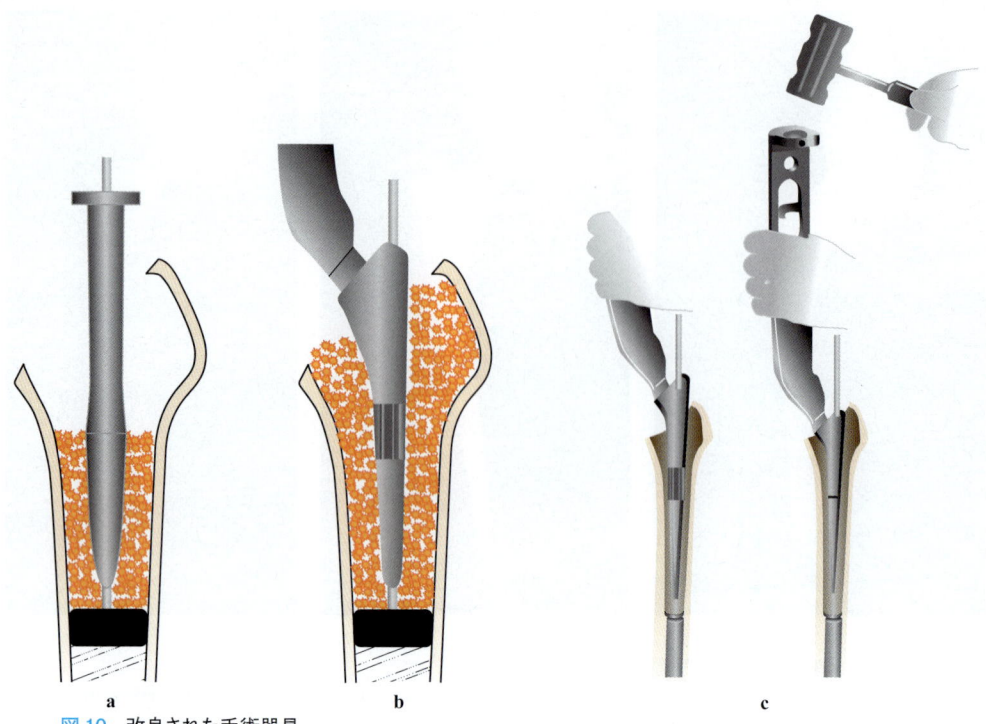

図10 改良された手術器具
a: まず遠位部に骨片をインパクションする．
b: 次に遠位部のタンパーを残したまま近位部用タンパーで中間部から近位部に骨片をインパクションする．
c: 最終的に中間部から近位部に強固にインパクションできる．

arthroplasty. Clin Orthop Relat Res. 2010; 468 : 3314-3321.

Iwase T, Otsuka H, Katayama N, et al. Impaction bone grafting for femoral revision hip arthroplasty with Exeter stem in Japan: An extended 10- to 15-year stem survival analysis of the previously reported series. J Orthop Sci. 2024; 29: 151-156.

Kakwani RG, Saquib M, Kashyap S. Medium term results of revision total hip replacement using radial impaction grafting and a collared textured stem. Hip Int. 2009; 19 : 227-233.

Kerboull L, Hamadouche M, Kerboull M. Impaction grafting in association with the Charnley-Kerboull cemented femoral component: operative technique and two- to 16-year follow-up results. J Bone Joint Surg Br. 2009; 91 : 304-309.

Krupp RJ, Malkani AL, Crawford CH, et al. Impaction grafting for femoral component revision using a non-polished bead-blasted chrome cobalt stem-average 8 1/2-year follow-up. J Arthroplasty. 2006; 21 : 1180- 1186.

Piccaluga F, González Della Valle A, Encinas Fernández JC, et al. Revision of the femoral prosthesis with impaction allografting and a Charnley stem. A 2- to 12-year follow-up. J Bone Joint Surg Br. 2002; 84 : 544- 549.

Sierra RJ, Charity J, Tsiridis E, et al. The use of long cemented stems for femoral impaction grafting in revision total hip arthroplasty. J Bone Joint Surg Am. 2008; 90 : 1330-1336.

Wilson MJ, Hook S, Whitehouse SL, et al. Femoral impaction bone grafting in revision hip arthroplasty: 705 cases from the original centre. Bone Joint J. 2016; 98-B: 1611-1619.

Wraighte PJ, Howard PW. Femoral impaction bone allografting with an Exeter cemented collarless, polished, tapered stem in revision hip replacement: a mean follow-up of 10.5 years. J Bone Joint Surg Br. 2008; 90 : 1000-1004.

8 ピットフォールと合併症

　大腿骨側にインパクション骨移植を行った再置換術後特有の合併症はステムの沈み込みと大腿骨骨折である．

　インパクションの強さは強すぎると骨折を生じ，弱すぎると術後にステムの沈み込みを起こす．理想的にはその強さは骨折を起こす手前までといわれるが，実際のところ手技の習熟と経験が必要である．

　対策としてはインパクション骨移植をする前に小転子直下に予防的にワイヤリングを行っておくと安全である．また，術中に骨折に気づかないこともあるので，急にタンパーが奥に進んだ時などは骨折を疑い躊躇せずにX線撮影を行う．

　術後経時的にX線撮影を行い，予想できないようなステムの沈み込みがみられた場合は骨折を起こしている可能性が高い．CTなども用いて詳細に検討する．骨折が生じている場合には，骨折の形態に応じてワイヤリングやプレート固定を追加する．

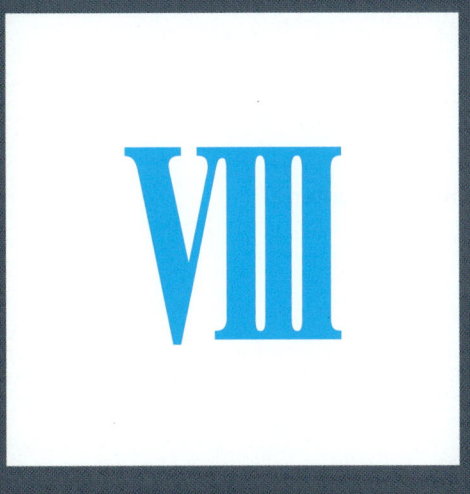

知悉便覧

1章────変形性股関節症の診断基準，病態・病期分類
2章────特発性大腿骨頭壊死症の診断基準，病期・病型分類
3章────関節リウマチの診断基準，病期分類
4章────骨粗鬆症の診断基準，治療開始基準
5章────臨床評価基準
6章────健康関連 QOL 評価基準（疾患特異的尺度）
7章────股関節でよく用いられる X 線学的指標
8章────股関節でよく用いられる分類
9章────人工股関節関連の指標と分類
10章────人工股関節一覧表
11章────日本における股関節データベース研究
12章────股関節におけるリハビリテーション医学・医療の活用

1章 変形性股関節症の診断基準，病態・病期分類

1. 米国リウマチ学会基準（ACR 基準）
  （American College of Rheumatology criteria）

Clinical criteria:
Hip pain
    and
1) or 2)
      1) Hip internal rotation ≥ 15°, pain on internal rotation of the hip, morning stiffness of the hip for ≤ 60 minutes, and age>50 years
      2) Hip internal rotation <15° and ESR <45mm/h (if ESR is not available, use hip flexion ≤ 115°)

Clinical plus radiographic criteria:
Hip pain
    and
At least 2 of the following 3 features
    ESR< 20 mm/h
    Radiographic femoral or acetabular osteophytes
    Radiographic joint space narrowing (superior, axial, and / or medial)

Altman R, Alarcón G, Appelrouth D, et al. The American College of Rheumatology criteria for the classification and reporting of osteoarthritis of the hip. Arthritis Rheum. 1991; 34 : 505-514.

2. 英国 The National Institute for Health and Care Excellence (NICE) guideline

Diagnose osteoarthritis clinically without imaging in people who:
    are 45 or over and
    have activity-related joint pain and
    have either no morning joint-related stiffness or morning stiffness that lasts no longer than 30 minutes.

NICE guideline. Published 19 October 2022.

https://www.nice.org.uk/guidance/ng226/chapter/Recommendations#diagnosis （2024 年 6 月閲覧）

3. Kellgren and Lawrence Grading System（K/L 分類）

Grade 0 (no OA)
Grade 1 (doubtful)
    Possible narrowing of joint space medially and possible osteophytes around the femoral head; or osteophytes alone
Grade 2 (mild)
    Definite narrowing of joint space inferiorly, definite osteophytes, and slight sclerosis
Grade 3 (moderate)
    Marked narrowing of joint space, definite osteophytes, some sclerosis and cyst formation, and deformity of the femoral head and acetabulum
Grade 4 (severe)
    Gross loss of joint space with sclerosis and cysts, marked deformity of femoral head and acetabulum and large osteophytes

Kellgren JH, Lawrence JS. Radiological assessment of osteo-arthrosis. Ann Rheum Dis. 1957; 16 : 494-502.
The atlas of standard radiographs of arthritis. Rheumatology (Oxford). 2005; 44 Suppl 4: iv46-iv72.

4. Croft の K/L 分類修正案 (Croft 分類)
(Croft's Modification of Kellgren and Lawrence Grading System)

Grade 0
　　No changes of osteoarthritis
Grade 1
　　Osteophytosis only
Grade 2
　　Joint space narrowing only
Grade 3
　　Two of osteophytosis, joint space narrowing, subchondral sclerosis, and cyst formation
Grade 4
　　Three of osteophytosis, joint space narrowing, subchondral sclerosis, and cyst formation
Grade 5
　　As in grade 4, but with deformity of the femoral head

Croft P, Cooper C, Wickham C, et al. Defining osteoarthritis of the hip for epidemiologic studies. Am J Epidemiol. 1990; 132 : 514-522.

5. 日本整形外科学会変形性股関節症病期分類

判定／項目	関節裂隙	骨構造の変化	寛骨臼・骨頭の変化
4	ほぼ正常	ほとんどなし	形態ほぼ正常
3 （前股関節症）	関節面の不適合軽度 狭小化なし	骨梁配列の変化がありうる	先天性，後天性の形態変化あり
2 （初期）	関節面の不適合あり 部分的な狭小化	寛骨臼の骨硬化	軽度の骨棘形成
1 （進行期）	関節面の不適合あり 部分的な軟骨下骨質の接触	寛骨臼の骨硬化 寛骨臼あるいは骨頭の骨嚢胞	骨棘形成あり 寛骨臼底の増殖性変化
0 （末期）	関節面の不適合あり 荷重部関節裂隙の広範な消失	広汎な骨硬化，巨大な骨嚢胞	著明な骨棘形成や臼底の二重像 寛骨臼の破壊

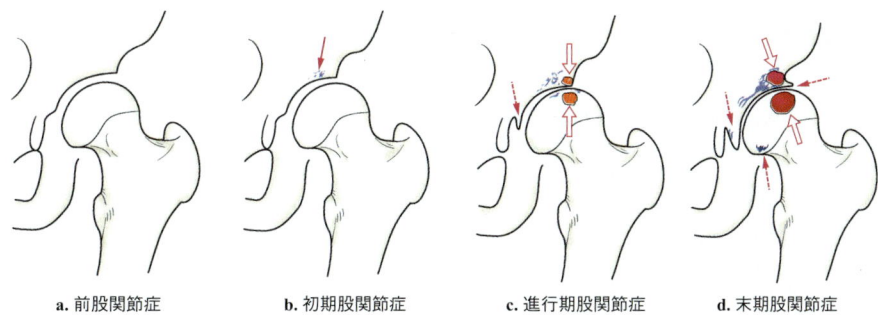

a. 前股関節症　　**b. 初期股関節症**　　**c. 進行期股関節症**　　**d. 末期股関節症**

（赤矢印：骨硬化像，赤点線矢印：骨棘形成，赤白抜き矢印：骨嚢胞形成）

上野良三．変形性股関節症に対する各種治療法の比較検討．3. X 線像からの評価．日整会誌．1971; 45 : 826-828.

6. Tönnis 分類 (Grade of osteoarthritis of the hip)

Grade 0	no signs of osteoarthritis
Grade 1	slight narrowing of joint space, slight lipping at joint margin, slight sclerosis of femoral head or acetabulum
Grade 2	small cysts in femoral head or acetabulum, increasing narrowing of joint space, moderate loss of sphericity of femoral head
Grade 3	large cysts, severe narrowing or obliteration of joint space, severe deformity of femoral head, avascular necrosis

Tönnis D, Heinecke A. Acetabular and femoral anteversion: relationship with osteoarthritis of the hip. J Bone Joint Surg Am. 1999; 81 : 1747-1770.

2章
特発性大腿骨頭壊死症の診断基準，病期・病型分類

1. 1990年特発性大腿骨頭壊死症診断基準（厚生労働省研究班）

X線所見は股関節の単純X線撮影の正面像および側面像より判断する．

大項目
X線所見
1. 大腿骨頭の陥没
2. 大腿骨頭内の帯状硬化像の形成
3. crescent sign （大腿骨頭軟骨下骨折線）
   （1.2.3. については，①関節裂隙が狭小化していないこと，②寛骨臼には所見がないことを要する）

検査所見
4. 骨シンチグラフィー：大腿骨頭の cold in hot 像
5. 骨生検標本での骨壊死像
6. MRL：大腿骨頭内帯状低信号域 （T1強調像）

小項目
X線所見
1. 関節裂隙の狭小化を伴う骨頭陥没像
2. 寛骨臼の異常，関節裂隙の狭小化を伴わない大腿骨頭内嚢胞様透過陰影，濃淡斑紋陰影
3. 大腿骨頭荷重関節面の扁平化

検査所見
4. 骨シンチグラフィー：大腿骨頭の cold in hot 像
5. MRI：大腿骨頭内のその他の異常低信号域 （帯状低信号域を除く）

臨床所見
6. 荷重による股関節痛または大腿前面，膝に放散する痛み
7. 副腎皮質ホルモン剤投与歴またはアルコール愛飲歴

判定
DEFINITE ANF：大項目2つ以上を有するもの
PROBABLE ANF：大項目1つを有するもの
　　　　　　　　小項目4つ以上を有するもの
　　　　　　　　（ただし，少なくともX線所見1つを含む）

除外項目：明らかな腫瘍，腫瘍性疾患および炎症疾患は除く．
　なお，外傷（大腿骨頚部骨折，外傷性股関節脱臼，大腿骨頭すべり症），骨盤部放射線照射，潜水病潜函病など減圧症，鎌状赤血球症，Gaucher病などに合併する大腿骨頭壊死，および小児に発生するPerthes病は除外する．
　ステロイド剤投与による合併やアルコール愛飲，喫煙などは危険因子として考えられているが，いずれも骨壊死発生機序は明らかにされておらず，また壊死発生における薬物の最低量も明らかにされていないので，いずれも広義の特発性に含めて考えるべきである．

杉岡洋一．特発性大腿骨頭壊死症診断基準．厚生省特定疾患特発性大腿骨頭壊死症調査研究班平成2年度研究報告書．附表，1991．

2. 1996 年特発性大腿骨頭壊死症診断基準（厚生労働省研究班）

X 線所見（股関節の単純 X 線正面像および側面像より判断する）
1. 大腿骨頭圧潰または crescent sign（大腿骨頭軟骨下骨折線）
2. 大腿骨頭内の帯状硬化像の形成
   〔1．2 については Stage 4（変形性股関節症に進行した時期）を除いて関節裂隙の狭小化がないこと，寛骨臼には異常所見がないことを要する〕

検査所見
3. シンチグラフィー：大腿骨頭の cold in hot 像
4. MRI：大腿骨頭内帯状低信号像（バンド像，band 像）
   （T1 強調画像でのいずれかの断面で，骨髄組織の正常信号域を分画する画像）
5. 骨生検標本での骨壊死像
   （連続した切片標本内に骨梁および骨髄組織の壊死が存在し，健常域との界面に線維性組織や添加骨形成などの修復反応を認める像）

診断の判定
　　上記のうち 2 つ以上を満たせば確定診断とする．

除外項目
　　腫瘍および腫瘍性疾患，骨端異形成症は診断基準を満たすことがあるが，除外を要する．
　　なお，外傷（大腿骨頚部骨折，外傷性股関節脱臼），大腿骨頭すべり症，骨盤部放射線照射，減圧症，などに合併する大腿骨頭壊死，および小児に発生する Perthes 病は除外する．

高岡邦夫，菅野伸彦，増原建作，他．特発性大腿骨頭壊死症の診断基準（最終報告）．厚生省特定疾患特発性大腿骨頭壊死調査研究班平成 7 年度研究報告書．1996; 35-37.

3. 特発性大腿骨頭壊死症病期分類（厚生労働省研究班）

Stage 1	X 線像の特異的異常所見はないが，MRI，骨シンチグラフィー，または病理組織像で特異的異常所見がある時期
Stage 2	X 線像で帯状硬化像があるが大腿骨頭の圧潰（collapse）がない時期
Stage 3	大腿骨頭の圧潰があるが，関節裂隙は保たれている時期（大腿骨頭および寛骨臼の軽度な骨棘形成はあってもよい）
Stage 3A	大腿骨頭圧潰が 3mm 未満の時期
Stage 3B	大腿骨頭圧潰が 3mm 以上の時期
Stage 4	明らかな関節症性変化が出現する時期

注 1）大腿骨頭の正面と側面の 2 方向 X 線像で評価する（正面像で大腿骨頭圧潰が明らかでなくても側面像で圧潰が明らかであれば側面像所見を採用して病期を判定すること）
注 2）側面像は股関節屈曲 90°・外転 45°・内外旋中間位で正面から撮影する（杉岡法）

Sugano N, Atsumi T, Ohzono K, et al. The 2001 revised criteria for diagnosis, classification, and staging of idiopathic osteonecrosis of the femoral head. J Orthop Sci. 2002; 7 : 601-605.

4. 特発性大腿骨頭壊死症 Ficat 病期分類

Stage	Clinical features	Radiographic signs	Haemodynamics	Scintigram	Diagnosis without core biopsy
Early					
0 Preclinical	0	0	+	Reduced uptake?	Impossible
I Preradiographic	+	0	++	Increased uptake	Impossible
II Before flattening of head or sequestrum formation	+	Diffuse porosis, sclerosis, or cysts	++	+	Probable
Transition		Flattening, Crescent sign			
Late					
III Collapse	++	Broken contour of head Sequestrum Joint space normal	+ or normal	+	Certain
IV Osteoarthritis	+++	Flattened contour Decreased joint space Collapse of head	+	+	Arthritis

Ficat RP. Idiopathic bone necrosis of the femoral head. Early diagnosis and treatment. J Bone Joint Surg Br. 1985; 67 : 3-9.

5. 特発性大腿骨頭壊死症 Steinberg 病期分類

Stage 0	Normal roentgenogram, normal bone scan
Stage I	Normal roentgenogram, abnormal bone scan
Stage II	Sclerosis and/or cyst formation in femoral head
	A. Mild (<20%)
	B. Moderate (20%−40%)
	C. Severe (>40%)
Stage III	Subchondral collapse (crescent sign) without flattening
	A. Mild (<15%)
	B. Moderate (15%−30%)
	C. Severe (>30%)
Stage IV	Flattening of head without joint narrowing or acetabular involvement
	A. Mild (<15% of surface and <2 mm depression)
	B. Moderate (15%−30% of surface or 2−4 mm depression)
	C. Severe (>30% of surface or >4 mm depression)
Stage V	Flattening of head with joint narrowing and/or acetabular involvement
	A. Mild
	B. Moderate } (determined as above plus estimate of acetabular involvement)
	C. Severe
Stage VI	Advanced degenerative changes

Steinberg ME, Brighton CT, Steinberg DR, et al. Treatment of avascular necrosis of the femoral head by a combination of bone grafting, decompression, and electrical stimulation. Clin Orthop Relat Res. 1984; 186 : 137-153.

6. 特発性大腿骨頭壊死症 ARCO 国際分類

Stage	0	1	2	3	4
Findings	All present techniques normal or non-diagnostic	X-ray and CT are normal at least one of the below mentioned is positive	No crescent sign! X-ray annormal: sclerosis, osteolysis, focal porosis	Crescent sign! on the X-ray and/or flattening of articular surface of femoral head	Osteoarthritis! joint space narrowing, acetabular changes, joint destruction
Techniques	X-ray, CT Scintigraph MRI	Scintigraph MRI Quantitate on MRI	X-ray, CT Scintigraph MRI Quantitate MRI & X-ray	X-ray, CT only Quantitate on X-ray	X-ray only
Subclassification	No	Location			No
Quantitayion	No	Quantitation			No

Gardeniers JWM. Report of the Committee of Staging and Nomenclature. ARCO News Letter, 5 : 1993; 2 : 79-82.

7. 2001年改訂特発性大腿骨頭壊死症病型（Type）分類（厚生労働省研究班）

Type A：壊死領域が寛骨臼荷重面の内側 1/3 未満にとどまるもの，または壊死領域が非荷重部のみに存在するもの

Type B：壊死領域が寛骨臼荷重面の内側 1/3 から 2/3 の範囲に存在するもの

Type C：壊死領域が寛骨臼荷重面の内側 2/3 をこえるもの

Type C1：壊死領域の外側端が寛骨臼縁内にあるもの

Type C2：壊死領域の外側端が寛骨臼縁をこえるもの

注 1）X 線像 / MRI の両方またはいずれかで判定する．
注 2）X 線像は股関節正面像で判定する．
注 3）MRI は T1 強調画像で大腿骨頭中央部の冠状断像で判定する．
注 4）寛骨臼荷重面の算定法：寛骨臼外側縁と涙滴下縁を結ぶ線の垂直 2 等分線が寛骨臼と交差した点から外側を寛骨臼荷重面とする．

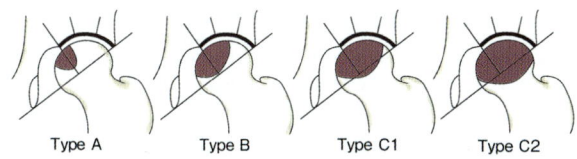

Type A　　Type B　　Type C1　　Type C2

Sugano N, Atsumi T, Ohzono K, et al. The 2001 revised criteria for diagnosis, classification, and staging of idiopathic osteonecrosis of the femoral head. J Orthop Sci. 2002; 7 : 601-605.

8. 2022年改訂特発性大腿骨頭壊死症病型（Type）分類（厚生労働省研究班）

Type A：壊死領域が寛骨臼荷重面の内側 1/3 未満にとどまるもの，または壊死領域が非荷重部のみに存在するもの

Type B：壊死領域が寛骨臼荷重面の内側 1/3 以上 2/3 未満の範囲に存在するもの

　　Type B-1：壊死領域が臼蓋荷重面の内側 1/3 以上 1/2 未満の範囲に存在するもの

　　Type B-2：壊死領域が臼蓋荷重面の内側 1/2 以上 2/3 未満の範囲に存在するもの

Type C：壊死領域が寛骨臼荷重面の内側 2/3 以上におよぶもの

　　Type C-1：壊死領域の外側端が寛骨臼縁内にあるもの

　　Type C-2：壊死領域の外側端が寛骨臼縁をこえるもの

　注 1）X 線／ MRI の両方またはいずれかで判定する．
　注 2）X 線は股関節正面像で判定する．
　注 3）MRI は T1 強調像の冠状断骨頭中央撮像面で判定する．
　注 4）寛骨臼荷重面の算定方法

寛骨臼縁と涙滴下縁を結ぶ線の垂直 2 等分線が寛骨臼と交差した点から外側を寛骨臼荷重面とする．

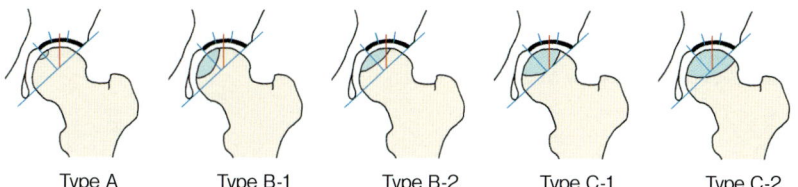

Type A　　Type B-1　　Type B-2　　Type C-1　　Type C-2

菅野伸彦．厚生労働科学研究費補助金難治性疾患等政策研究事業 特発性大腿骨頭壊死症の医療水準及び患者の QOL 向上に資する大規模多施設研究 令和 2-4 年度総括研究報告書．2023；1-10.

9. 特発性大腿骨頭壊死症 ARCO 病期・病型分類

① The 2019 revised ARCO staging classification

ARCO Stage	Image Findings	Description
I	X-ray normal	A low signal intensity band around the necrotic area is seen on MRI
	MRI abnormal	A cold spot is seen on bone scan No changes are seen on plain radiographs
II	X-ray abnormal	Osteosclerosis, focal osteoporosis, or cystic changes are seen in the femoral head on plain radiographs or CT scan
	MRI abnormal	Still there is no evidence of subchondral fracture, fracture in the necrotic portion, or flattening of the femoral head
III	Subchondral fracture on X-ray or CT	Subchondral fracture, fracture in the necrotic portion, and/or flattening of the femoral head is seen on plain radiography or CT scan
IIIA (early)		Femoral head depression ≤ 2 mm
IIIB (late)		Femoral head depression >2 mm
IV	X-ray osteoarthritis	Osteoarthritis of the hip joint with joint space narrowing, acetabular changes, and destruction is seen on plain radiographs

ARCO; Association Research Circulation Osseous, MRI; magnetic resonance imaging, CT; computed tomography.

Yoon BH, Mont MA, Koo KH, et al. The 2019 revised version of association research circulation osseous staging system of osteonecrosis of the femoral head. J Arthroplasty. 2020; 35: 933-940.

② The 2021 revised ARCO type classification (CT-based)

Type	Description
1	A small lesion, which is confined medial to the apex of the femoral head
2	A medium-sized lesion, in which the lateral margin of the necrotic portion is between the apex of the femoral head and the lateral edge of the acetabulum
3	A large lesion, which extends laterally to the lateral acetabular edge

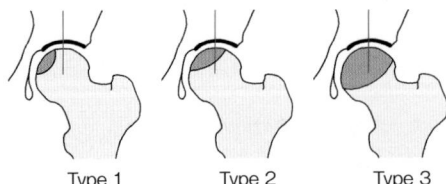

Type 1   Type 2   Type 3

Koo KH, Mont MA, Cui Q, et al. The 2021 association research circulation osseous classification for early-stage osteonecrosis of the femoral head to computed tomography-based study. J Arthroplasty. 2022; 37 :1074-1082.

3章 関節リウマチの診断基準，病期分類

1. 関節リウマチ診断基準（ACR，1987年）

項目	定義
1. 朝のこわばり	朝のこわばりは少なくとも1時間以上持続すること．
2. 3関節領域以上の関節炎	少なくとも3つの関節領域で，軟部組織の腫脹または関節液の貯留を医師が確認すること．判定すべき関節領域は左右のPIP関節，MCP関節，手関節，肘関節，膝関節，足関節，MTP関節の14か所である．
3. 手の関節炎	手関節，MCP関節またはPIP関節の，少なくとも1か所の関節領域に腫脹があること．
4. 対称性の関節炎	対称性に関節炎が同時に認められること．PIP，MCP，MTP関節領域では完全に左右対称でなくてもよい．
5. リウマトイド結節	骨が突出した部分または関節周囲の伸側にみられる皮下結節を医師が確認すること．
6. 血清リウマトイド因子	いずれの方法でもよいが，正常対照群が5%以下の陽性率を示す方法で異常値を示すこと．
7. X線像の変化	手関節または指のX線前後像で関節リウマチに典型的な変化を示すこと．すなわち，関節もしくはその周囲にびらんまたは限局性の骨萎縮が認められること（変形性関節症様の変化のみでは不十分）．

＊少なくとも4項目を満たす症例をRAとする．なお項目1〜4までは少なくとも6週間持続していること．

Arnett FC, Edworthy SM, Bloch DA, et al. The American Rheumatism Association 1987 revised criteria for the classification of rheumatoid arthritis. Arthritis Rheum. 1988; 31 : 315-324.

2. 早期リウマチの診断基準（日本リウマチ学会，1994年）

1. 3関節以上の圧痛または他動運動痛

2. 2関節以上の腫脹

3. 朝のこわばり

4. リウマトイド結節

5. 赤沈20mm以上の高値またはCRP陽性

6. リウマトイド因子陽性

＊以上6項目中，3項目以上を満たすものを早期RAとし，該当する患者は詳細に経過を観察し，病態に応じて適切な治療を開始する必要がある．

山本純己. 日本リウマチ学会による早期慢性関節リウマチの診断基準－2：診断基準の作成. リウマチ. 1994; 34 : 1013.

3．関節リウマチ分類基準（ACR/EULAR，2010 年）

1 関節以上の腫脹があり，RA 以外の疾患を鑑別 X 線評価でびらんなどのリウマチの変化があれば，RA と診断する X 線変化がない症例は，スコアを算出し，各項目の合計 6 点以上を RA とする		
A　関節病変（圧痛または腫脹関節数） 　　中・大関節 　　中・大関節 　　小関節 　　小関節 　　1 つ以上の小関節を含む関節	1 個以下 2 〜 10 個 1 〜 3 個 4 〜 10 個 11 個以上	0 1 2 3 5
B　血清学的検査		
RF，抗 CCP 抗体 　　どちらかが低値陽性 　　どちらかが高値陽性	両方陰性 正常の 3 倍以下 正常の 3 倍以上	0 2 3
C　滑膜炎の期間 　　6 週未満 　　6 週以上		0 1
D　急性炎症反応 　　CRP と赤沈値がともに正常 　　CRP または赤沈値が異常		0 1

Aletaha D, Neogi T, Silman AJ, et al. 2010 Rheumatoid arthritis classification criteria: an American College of Rheumatology/European League Against Rheumatism collaborative initiative. Arthritis Rheum. 2010; 62 : 2569-2581.

Funovits J, Aletaha D, Bykerk V, et al. The 2010 American College of Rheumatology/European League Against Rheumatism classification criteria for rheumatoid arthritis: methodological report phase I. Ann Rheum Dis. 2010; 69 : 1589-1595.

4．関節リウマチ Stage 分類（Steinbrocker）

Stage 1 （early）	X 線所見上骨破壊像はない X 線所見上骨粗鬆症はあってもよい
Stage 2 （moderate）	軽度の骨破壊を伴う，または伴わない骨粗鬆症 軽度の軟骨破壊はあってもよい 関節運動は制限されてもよいが，関節の変形はない 関節周囲の筋萎縮 結節および腱鞘炎などの関節外組織の病変はあってもよい
Stage 3 （severe）	骨粗鬆症に加え，X 線所見での軟骨および骨の破壊 関節変形，線維性または骨性強直を伴わない 強度の筋萎縮 結節および腱鞘炎のような関節外組織の病変はあってもよい
Stage 4 （terminal）	線維性あるいは骨性強直 それ以外は Stage 3 の基準を満たす

Steinbrocker O, Traeger CH, Batterman RC. Therapeutic criteria in rheumatoid arthritis. J Am Med Assoc. 1949; 140 : 659-662.

5. 関節リウマチ X 線学的 Grade 分類 (Larsen grade)

Grade 0	正常 変化はあっても関節炎とは関係ないもの
Grade 1	軽度の異常 関節周囲の軟部腫脹，関節周囲の骨粗鬆症，軽度の関節裂隙狭小化のうち 1 つ以上が存在する
Grade 2	初期変化 骨びらんと関節裂隙狭小化 骨びらんは非荷重関節では必須
Grade 3	中等度の破壊 骨びらんと関節裂隙狭小化 骨びらんは荷重関節では必須
Grade 4	高度の破壊 骨びらんと関節裂隙狭小化
Grade 5	ムチランス変形

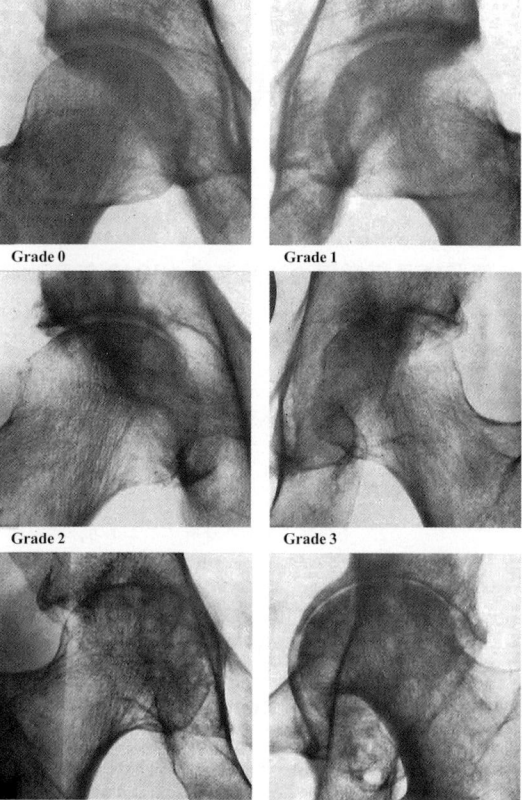

Grade 0　　　　　　　Grade 1

Grade 2　　　　　　　Grade 3

Grade 4　　　　　　　Grade 5

Larsen grade 分類における股関節スタンダードフィルム

Grade 0：正常.
Grade 1：軽度の関節裂隙狭小化または傍関節性骨粗鬆症.
Grade 2：中等度の関節裂隙狭小化.
Grade 3：関節裂隙の狭小化または消失，および骨びらん.
Grade 4：関節裂隙の消失および骨びらん，軽度な変形.
Grade 5：関節裂隙の広範な消失と高度な変形.

Larsen A, Dale K, Eek M. Radiographic evaluation of rheumatoid arthritis and related conditions by standard reference films. Acta Radiol Diagn. 1977; 18 : 481-491.

4章

骨粗鬆症の診断基準, 治療開始基準

1. 原発性骨粗鬆症の診断基準（2012年度改訂版）

低骨量をきたす骨粗鬆症以外の疾患または続発性骨粗鬆症を認めず，骨評価の結果が下記の条件を満たす場合，原発性骨粗鬆症と診断する．

Ⅰ．脆弱性骨折[注1]あり
1．椎体骨折[注2]または大腿骨近位部骨折あり
2．その他の脆弱性骨折[注3]があり，骨密度[注4]がYAMの80％未満

Ⅱ．脆弱性骨折なし

　　骨密度[注4]がYAMの70％以下または−2.5SD以下

YAM：若年成人平均値（腰椎では20〜44歳，大腿骨近位部では20〜29歳）

注1　軽微な外力によって発生した非外傷性骨折．軽微な外力とは，立った姿勢からの転倒か，それ以下の外力をさす．

注2　形態椎体骨折のうち，2/3は無症候性であることに留意するとともに，鑑別診断の観点からも脊椎X線像を確認することが望ましい．

注3　その他の脆弱性骨折：軽微な外力によって発生した非外傷性骨折で，骨折部位は肋骨，骨盤（恥骨，坐骨，仙骨を含む），上腕骨近位部，橈骨遠位端，下腿骨．

注4　骨密度は原則として腰椎または大腿骨近位部骨密度とする．また，複数部位で測定した場合にはより低い％値またはSD値を採用することとする．腰椎においてはL1〜L4またはL2〜L4を基準値とする．ただし，高齢者において，脊椎変形などのために腰椎骨密度の測定が困難な場合には大腿骨近位部骨密度とする．大腿骨近位部骨密度には頸部またはtotal hip（total proximal femur）を用いる．これらの測定が困難な場合は橈骨，第2中手骨の骨密度とするが，この場合は％のみ使用する．日本人女性における骨密度のカットオフ値を次ページに示す．

付　記

骨量減少（骨減少）［low bone mass（osteopenia）］：骨密度が−2.5SDより大きく−1.0SD未満の場合を骨量減少とする．

宗圓　聰，福永仁夫，杉本利嗣，他．原発性骨粗鬆症の診断基準（2012年度改訂版）．Osteoporosis Japan. 2013; 21 : 9-21.

2. 日本人における骨密度のカットオフ値

女　性

部　位	機　種	骨密度 （YAM±SD）	YAM の 80%に 相当する骨密度値	骨粗鬆症の カットオフ値[注2]
腰　椎 （L1～L4）	QDR*	0.989±0.112	0.791	0.709
	DPX*	1.152±0.139	0.922	0.805
	DCS-900*	1.020±0.116	0.816	0.730
腰　椎 （L2～L4）	QDR	1.011±0.119	0.809	0.708
	DPX	1.192±0.146	0.954	0.834
	DCS-900*	1.066±0.126	0.853	0.751
	XR	1.04±0.136	0.832	0.728
	1X	1.084±0.129	0.867	0.758
大腿骨頚部	QDR*	0.790±0.090	0.632	0.565
	DPX*	0.939±0.114	0.751	0.654
	DCS-900*	0.961±0.114	0.769	0.676
Total hip	QDR*	0.875±0.100	0.700	0.625
	DPX*	0.961±0.130	0.769	0.636
	DCS-900*	0.960±0.114	0.768	0.675
橈　骨	DCS-600	0.646±0.052	0.517	0.452
	ACT-960[注3]	405.36±61.68	324.29	289.75
	pDXA	0.753±0.066	0.602	0.527
	DTX-200	0.476±0.054	0.381	0.333
第2中手骨	CXD[注4]	2.741±0.232	2.193	1.919
	DIP[注4]	2.864±0.247	2.291	2.005

男　性

部　位	機　種	骨密度 （YAM±SD）	YAM の 80%に 相当する骨密度値	骨粗鬆症の カットオフ値[注2]
橈　骨	DCS-600	0.772±0.070	0.618	0.540
	DTX-200	0.571±0.064	0.457	0.400
第2中手骨	DIP[注4]	2.984±0.294	2.387	2.089

注 1　1996 年度改訂版診断基準のデータに 2006 年のデータ（*印で示す機種）を追加，変更した．
注 2　脆弱性骨折のない場合のカットオフ値（YAM の 70%または－2.55SD）を示す．
注 3　XCT-960：MG/cm³
注 4　CXD，DIP：mmAl

宗圓　聰，福永仁夫，杉本利嗣，他．原発性骨粗鬆症の診断基準（2012 年度改訂版）．Osteoporosis Japan. 2013; 21：9-21.

3. 原発性骨粗鬆症の薬物治療開始基準

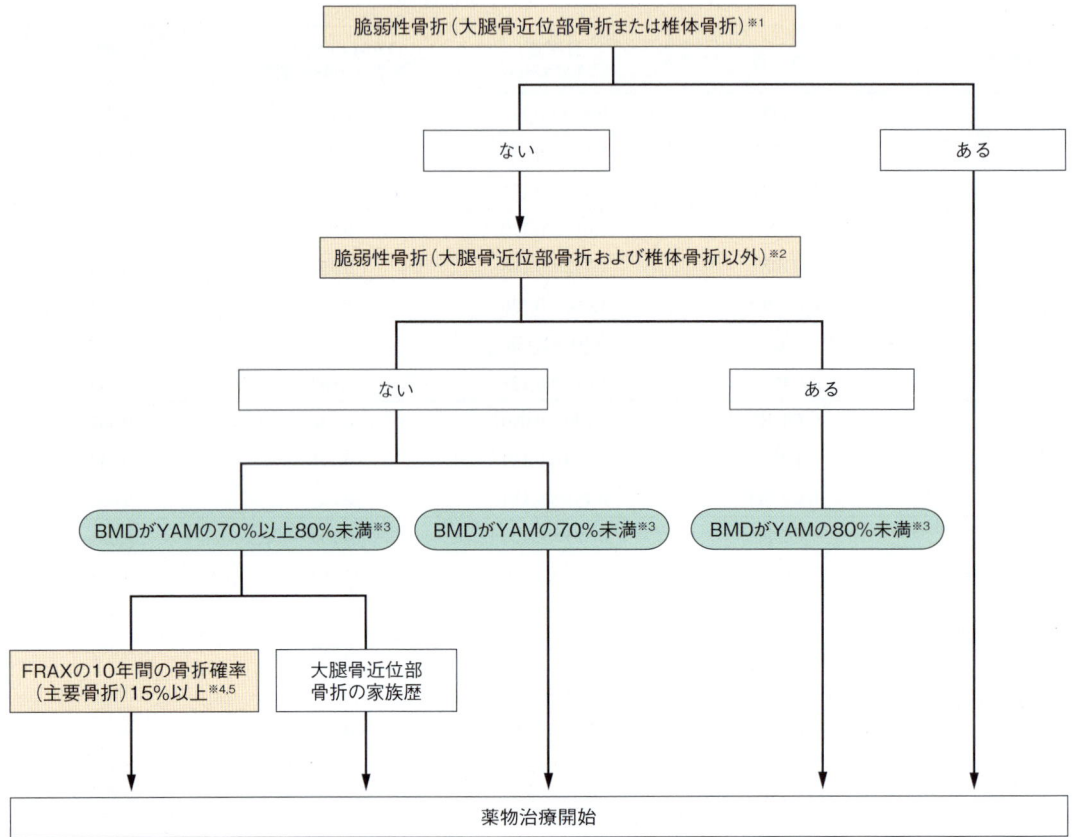

※1：女性では閉経以降，男性では 50 歳以降に軽微な外力で生じた，大腿骨近位部骨折または椎体骨折をさす．
※2：女性では閉経以降，男性では 50 歳以降に軽微な外力で生じた，前腕骨遠位端骨折，上腕骨近位部骨折，骨盤骨折，下腿骨折または肋骨骨折をさす．
※3：測定部位によっては T スコアの併記が検討されている．
※4：75 歳未満で適用する．また，50 歳台を中心とする世代においては，より低いカットオフ値を用いた場合でも，現行の診断基準に基づいて薬物治療が推奨される集団を部分的にしかカバーしないなどの限界も明らかになっている．
※5：この薬物治療開始基準は原発性骨粗鬆症に関するものであるため，FRAX の項目のうち糖質コルチコイド，関節リウマチ，続発性骨粗鬆症にあてはまる者には適用されない．すなわち，これらの項目がすべて「なし」である症例に限って適用される．
　FRAX：Fracture risk assessment tool

骨粗鬆症の予防と治療ガイドライン作成委員会編集．骨粗鬆症の予防と治療ガイドライン　2011 年版．2011．

5章 臨床評価基準

1. 日本整形外科学会股関節機能判定基準（JOA ヒップスコア）

疼痛		右	左	可動域		右	左	歩行能力		日常生活動作		容易	困難	不可
股関節に関する愁訴がまったくない.		40	40	屈 曲				長距離歩行，速歩が可能，歩容は正常.	20	腰かけ		4	2	0
				伸 展										
不定愁訴（違和感、疲労感）があるが，痛みはない.		35	35	外 転				長距離歩行，速歩は可能であるが，軽度の跛行を伴うことがある.	18	立ち仕事（家事を含む）注1)		4	2	0
				内 転										
歩行時痛みはない（ただし歩行開始時あるいは長距離歩行後疼痛を伴うことがある）.		30	30	点	屈曲			杖なしで，約30分または2km歩行可能である．跛行がある，日常の屋外活動にほとんど支障がない.	15	しゃがみこみ・立ち上がり注2)		4	2	0
自発痛はない．歩行時疼痛はあるが，短時間の休息で消退する.		20	20	数注)	外転			杖なしで，10〜15分程度，あるいは約500m歩行可能であるが，それ以上の場合1本杖が必要である．跛行がある.	10	階段の昇り降り注3)		4	2	0
自発痛はときどきある．歩行時疼痛があるが，休息により軽快する.		10	10	注）関節角度を10°刻みとし，屈曲には1点，外転には2点与える．ただし屈曲120°以上はすべて12点，外転30°以上はすべて8点とする．屈曲拘縮のある場合にはこれを引き，可動域で評価する.				屋内活動はできるが，屋外活動は困難である．屋外では2本杖を必要とする.	5	車，バスなどの乗り降り		4	2	0
持続的に自発痛または夜間痛がある.		0	0					ほとんど歩行不能.	0	注1）持続時間約30分．休息を要する場合困難とする．5分くらいしかできない場合，不能とする. 注2）支持が必要な場合，困難とする. 注3）手すりを要する場合は困難とする.				
具体的表現								具体的表現						

病名：　　　治療法：　　　手術日：　年　月　日　　　表記方法：

カテゴリー： A： 片側　B：両側　C：多関節罹患

$$\frac{右, 左}{両側の機能} \cdots \frac{疼痛＋可動域}{歩行能力＋日常生活動作}$$

総合評価　右　左

井村慎一. 日本整形外科学会股関節機能判断基準. 日整会誌. 1995; 69 : 860-867.

2. Harris ヒップスコア

PAIN
- ☐ None or ignores it (44)
- ☐ Slight, occasional, no compromise in activities (40)
- ☐ Mild pain, no effect on average activities, rarely moderate pain with unusual activity; may take aspirin (30)
- ☐ Moderate Pain, tolerable but makes concession to pain: some limitation of ordinary activity or work: may require occasional pain medication stronger than aspirin (20)
- ☐ Marked pain, serious limitation of activities (10)
- ☐ Totally disabled, crippled, pain in bed, bedridden (0)

LIMP
- ☐ None (11)　☐ Moderate (5)
- ☐ Slight (8)　☐ Severe (0)

SUPPORT
- ☐ None (11)　　　　　☐ Two canes (2)
- ☐ Cane for long walks (7)　☐ Two crutches (0)
- ☐ Cane most of the time (5)　☐ Not able to walk (0)
- ☐ One crutch (3)

DISTANCE WALKED
- ☐ Unlimited (11)　　☐ Indoors only (2)
- ☐ Six blocks (8)　　☐ Bed and chair only (0)
- ☐ Two or three blocks (5)

STAIRS
- ☐ Normally without using a railing (4)
- ☐ Normally using a railing (2)
- ☐ In any manner (1)
- ☐ Unable to do stairs (0)

PUT ON SHOES AND SOCKS
- ☐ With ease (4)　☐ With difficulty (2)　☐ Unable (0)

SITTING
- ☐ Comfortably in ordinary chair for one hour (5)
- ☐ On a high chair for 30 minutes (3)
- ☐ Unable to sit comfortably in any chair (0)

Enter public transportation (1): ☐ Yes ☐ No

Flexion contracture: ＿＿＿＿＿＿ (degrees)

Leg length diecrepancy: ＿＿＿＿＿＿ (cm)

ABSENCE OF DEFORMITY (All Yes = 4; Less Than 4 = 0)
Less than 30° fixed flexion contracture: ☐ Yes ☐ No
Less than 10° fixed abduction: ☐ Yes ☐ No
Less than 10° fixed internal rotation ☐ Yes ☐ No
　in extension:
Limb length discrepancy less than 3.2 cm: ☐ Yes ☐ No

RANGE OF MOTION SCALE: (*Normal)
Total degree measurements, then check range to obtain score
Flexion (*140°): ＿＿＿ External Rotation (*40°): ＿＿＿
Abduction (*40°): ＿＿＿ Internal Rotation (*40°): ＿＿＿
Adduction (*40°): ＿＿＿

RANGE OF MOTION SCALE:
211°-300° (5)　　　　61°-100° (2)
161°-210° (4)　　　　31°-60° (1)
101°-160° (3)　　　　0°-30° (0)

Range of Motion Score: ＿＿＿

Total Harris Hip Score: ＿＿＿

Readmission to Hospital: ☐ Yes ☐ No
Date of Readmission: ＿＿/＿＿/＿＿
Inplant Removal Date: ＿＿/＿＿/＿＿

Comments: ＿＿＿＿＿＿＿＿＿＿＿＿＿＿＿＿＿＿＿＿＿

Investigator Signature: ＿＿＿＿＿＿＿＿＿＿　**Date:** ＿＿/＿＿/＿＿ (mm/dd/yy)

Harris WH. Traumatic arthritis of the hip after dislocation and acetabular fractures: treatment by mold arthroplasty. An end-result study using a new method of result evaluation. J Bone Joint Surg Am. 1969; 51 : 737-755.

3. Merle d'Aubigné-Postel ヒップスコア

Pain	Mobility	Ability to walk
0 Pain is intense and permanent.	Ankylosis with bad position of the hip.	None.
1 Pain is severe even at night.	No movement: pain or slight deformity.	Only with crutches.
2 Pain is severe when walking: prevents any activity.	Flexion under 40 and degrees.	Only with canes.
3 Pain is tolerable with limited activity.	Flexion between 40 and (60) degrees.	With one cane, less than one hour: very difficult without a cane.
4 Pain is mild when walking: it disappears with rest.	Flexion between 60 and 80 degrees: can reach hip foot.	A long time with a cane: short time without a cane and with limp.
5 Pain is mild and inconstant: normal activity.	Flexion between 80 and 90 degrees: of at least 15 degrees.	Without a cane but with slight limp.
6 No pain.	Flexion of more than 90 degrees: abduction to 30 degrees.	Normal

d'Aubigné RM, Postel M. Functional results of hip arthroplasty with acrylic prosthesis. J Bone Joint Surg Am. 1954; 36 : 451-475.

6章

健康関連 QOL 評価基準（疾患特異的尺度）

1. 日本整形外科学会股関節疾患評価質問票
(Japanese Orthopaedic Association Hip Disease Evaluation Questionnaire: JHEQ)

① 股関節の状態に不満がありますか？
全く不満である状態を右端，完全に満足している状態を左端としたとき，どこにあたりますか．下の直線上に × をつけてご回答ください。

完全に満足している ———————————————————————— 全く不満である

② 股関節の痛みの強さはどの程度ですか？
想像可能な最大の痛みを右端，痛みなしを左端としたとき，どこにあたりますか．右側の股関節と左側の股関節それぞれについて，下の直線上に × をつけてご回答ください．

＜右側の股関節について＞
全く痛みなし ———————————————————————— 最大の痛み

＜左側の股関節について＞
全く痛みなし ———————————————————————— 最大の痛み

次に，以下のそれぞれの質問について，一番当てはまるものに☑を付けてください。

		とてもそう思う	そう思う	どちらともいえない	そう思わない	全くそう思わない
1. 安静にしていても股関節が痛くて苦痛である	右側	☐	☐	☐	☐	☐
	左側	☐	☐	☐	☐	☐
2. 椅子に座っているときに股関節に痛みがある	右側	☐	☐	☐	☐	☐
	左側	☐	☐	☐	☐	☐
3. 動き出すときに股関節に痛みがある	右側	☐	☐	☐	☐	☐
	左側	☐	☐	☐	☐	☐
4. 痛みがあるため股関節が動かしづらいことがある	右側	☐	☐	☐	☐	☐
	左側	☐	☐	☐	☐	☐
5. 股関節の痛みのため力が入りにくいことがある	右側	☐	☐	☐	☐	☐
	左側	☐	☐	☐	☐	☐
6. 股関節の痛みのためよく眠れない日がある	右側	☐	☐	☐	☐	☐
	左側	☐	☐	☐	☐	☐
7. 階段を上り下りすることが困難である		☐	☐	☐	☐	☐
8. 床や畳から立ち上がることが困難である		☐	☐	☐	☐	☐
9. しゃがみこむことが困難である		☐	☐	☐	☐	☐
10. 和式トイレの使用が困難である		☐	☐	☐	☐	☐
11. 浴槽の出入りが困難である		☐	☐	☐	☐	☐
12. 足の爪きりが困難である	右側	☐	☐	☐	☐	☐
	左側	☐	☐	☐	☐	☐
13. 靴下をはくことが困難である	右側	☐	☐	☐	☐	☐
	左側	☐	☐	☐	☐	☐
14. 股関節の病気のために，イライラしたり，神経質になることがある		☐	☐	☐	☐	☐
15. 股関節の病気のために，気分がふさいで外出を控えるようになった		☐	☐	☐	☐	☐
16. 股関節の病気のために，生活に不安を感じることがある		☐	☐	☐	☐	☐
17. 股関節の病気のために，健康に不満がある		☐	☐	☐	☐	☐
18. 自分の健康状態に股関節は深く関与していると感じる		☐	☐	☐	☐	☐
19. 股関節の病気のためにいろいろなことに意欲的に取り組むことが困難である		☐	☐	☐	☐	☐
20. 股関節の病気のために地域の行事や近所づきあいがうまくいかないことがある		☐	☐	☐	☐	☐

Matsumoto T, Kaneuji A, Hiejima Y, et al. Japanese orthopaedic association hip disease evaluation questionnaire (JHEQ): a patient-based evaluation tool for hip-joint disease. The subcommittee on hip disease evaluation of the clinical outcome committee of the Japanese Orthopaedic Association. J Orthop Sci. 2012; 17 : 25-38.

2. Western Ontario and McMaster Universities Osteoarthritis Index (WOMAC)

実際のフォームの掲載は認められていない．研究目的の使用の際には，最新版を英語版あるいは日本語版を含む各国語への翻訳版の形で公式 URL（www.womac.com）からリクエストすることができる．

Bellamy N, Buchanan WW, Goldsmith CH, et al. Validation study of WOMAC: a health status instrument for measuring clinically important patient relevant outcomes to antirheumatic drug therapy in patients with osteoarthritis of the hip or knee. J Rheumatol. 1988; 15 : 1833-1840.

3. Oxford ヒップスコア (OHS)

Item	Scoring categories
During the past four weeks	
1) How would you describe the pain you usually had from your hip?	1 None 2 Very mild 3 Mild 4 Moderate 5 Severe
2) Have you had any trouble with washing and drying yourself (all over) because of your hip?	1 No trouble at all 2 Very little trouble 3 Moderate trouble 4 Extreme difficulty 5 Impossible to do
3) Have you had any trouble getting in and out of a car or using public transportation because of your hip?	1 No trouble at all 2 Very little trouble 3 Moderate trouble 4 Extreme difficulty 5 Impossible to do
4) Have you been able to put on a pair of socks, stockings or tights?	1 Yes, easily 2 With little difficulty 3 With moderate difficulty 4 With extreme difficulty 5 No, impossible
5) Could you do the household shopping on your own?	1 Yes, easily 2 With little difficulty 3 With moderate difficulty 4 With extreme difficulty 5 No, impossible
6) For how long have you been able to walk before the pain in your hip becomes severe? (with or without a stick)	1 No pain for 30 minutes 2 16 to 30 minutes 3 5 to 15 minutes 4 Around the house only 5 Not at all
7) Have you been able to climb a flight of stairs?	1 Yes, easily 2 With little difficulty 3 With moderate difficulty 4 With extreme difficulty 5 No, impossible
8) After a meal (sat at a table), how painful has it been for you to stand up from a chair because of your hip?	1 Not at all painful 2 Slightly painful 3 Moderately painful 4 Very painful 5 Unbearable
9) Have you been limping when walking because of your hip?	1 Rarely/never 2 Sometimes or just at first 3 Often, not just at first 4 Most of the time 5 All of the time
10) Have you had any sudden, severe pain – "shooting" "stabbing" or "spasms" – from your affected hip?	1 No days 2 Only 1 or 2 days 3 Some days 4 Most days 5 Every day
11) How much has pain from your hip interfered with your usual work, including housework?	1 Not at all 2 A little bit 3 Moderately 4 Greatly 5 Totally
12) Have you been troubled by pain from your hip in bed at night?	1 No nights 2 Only 1 or 2 nights 3 Some nights 4 Most nights 5 Every night

Dawson J, Fitzpatrick R, Carr A, et al. Questionnaire on the perceptions of patients about total hip replacement. J Bone Joint Surg Br. 1996; 78 : 185-190.

4. HOOS (Hip Disability and Osteoarthritis Outcome Score)

check five box (no, mild, moderate, severe, extreme)

	no	mild	moderate	severe	extreme
Pain					
How often do you experience hip pain?	☐	☐	☐	☐	☐
Pain straightening hip fully?	☐	☐	☐	☐	☐
Pain bending hip fully?	☐	☐	☐	☐	☐
Walking on a flat surface?	☐	☐	☐	☐	☐
Going up or down stairs?	☐	☐	☐	☐	☐
At night while in bed?	☐	☐	☐	☐	☐
Sitting or lying?	☐	☐	☐	☐	☐
Standing upright?	☐	☐	☐	☐	☐
Walking on hard surface, ex. Asphalt,concrete?	☐	☐	☐	☐	☐
Walking on uneven ground?	☐	☐	☐	☐	☐
Symptoms	☐	☐	☐	☐	☐
Do you feel grinding,hear clicking or any other type of noise when your hip moves?	☐	☐	☐	☐	☐
Severity of stiffness after first wakening in the morning?	☐	☐	☐	☐	☐
Severity of stiffness after sitting/lying/resting later in the day?	☐	☐	☐	☐	☐
Difficulty spreading your legs?	☐	☐	☐	☐	☐
Difficulty walking with long strides?	☐	☐	☐	☐	☐
ADL	☐	☐	☐	☐	☐
Descending stairs?	☐	☐	☐	☐	☐
Ascendingstairs?	☐	☐	☐	☐	☐
Rising from sitting?	☐	☐	☐	☐	☐
Standing?	☐	☐	☐	☐	☐
Bending to floor/pick up an object?	☐	☐	☐	☐	☐
Walking on flat surface?	☐	☐	☐	☐	☐
Getting in/out of car?	☐	☐	☐	☐	☐
Going shopping?	☐	☐	☐	☐	☐
Putting on socks/stockings?	☐	☐	☐	☐	☐
Rising from bed?	☐	☐	☐	☐	☐
Taking off socks/stockings?	☐	☐	☐	☐	☐
Lying in bed?	☐	☐	☐	☐	☐
Getting in/out of bath/shower?	☐	☐	☐	☐	☐
Sitting?	☐	☐	☐	☐	☐
Getting on/off toilet?	☐	☐	☐	☐	☐
With heavy domestic duties?	☐	☐	☐	☐	☐
With light domestic duties?	☐	☐	☐	☐	☐
Sport/Recreation	☐	☐	☐	☐	☐
Difficulty squatting?	☐	☐	☐	☐	☐
Difficulty running?	☐	☐	☐	☐	☐
Difficulty twisting/pivoting on loaded leg?	☐	☐	☐	☐	☐
Difficulty walking on uneven ground?	☐	☐	☐	☐	☐
Hip Related QOL	☐	☐	☐	☐	☐
How often are you aware of your hip problems?	☐	☐	☐	☐	☐
Have you modified your lifestyle to avoid potentially damaging activities to your hip?	☐	☐	☐	☐	☐
How much are you troubled with lack of confidence in your hip?	☐	☐	☐	☐	☐
In general, how much difficulty do you have with your hip?	☐	☐	☐	☐	☐

Nilsdotter AK, Lohmander LS, Klässbo M, et al. Hip disability and osteoarthritis outcome score (HOOS)--validity and responsiveness in total hip replacement. BMC Musculoskelet Disord. 2003 May 30: 4: 10.

5. Forgotten Joint Score-12 (FJS-12)

Are you aware of your artificial joint	check five box	score
1. in bed at night?	☐ Never	0
	☐ Almost never	1
	☐ Seldom	2
	☐ Sometimes	3
	☐ Mostly	4
2. when you are sitting on a chair for more than one hour?	☐ Never	0
	☐ Almost never	1
	☐ Seldom	2
	☐ Sometimes	3
	☐ Mostly	4
3. when you are walking for more than 15 minutes?	☐ Never	0
	☐ Almost never	1
	☐ Seldom	2
	☐ Sometimes	3
	☐ Mostly	4
4. when you are taking a shower or bath?	☐ Never	0
	☐ Almost never	1
	☐ Seldom	2
	☐ Sometimes	3
	☐ Mostly	4
5. when you are traveling in a car?	☐ Never	0
	☐ Almost never	1
	☐ Seldom	2
	☐ Sometimes	3
	☐ Mostly	4
6. when you are climbing stairs?	☐ Never	0
	☐ Almost never	1
	☐ Seldom	2
	☐ Sometimes	3
	☐ Mostly	4
7. when you are walking on uneven ground?	☐ Never	0
	☐ Almost never	1
	☐ Seldom	2
	☐ Sometimes	3
	☐ Mostly	4
8. when you are standing up from a low-sittng psoistion?	☐ Never	0
	☐ Almost never	1
	☐ Seldom	2
	☐ Sometimes	3
	☐ Mostly	4
9. when you are standing for long periods of time?	☐ Never	0
	☐ Almost never	1
	☐ Seldom	2
	☐ Sometimes	3
	☐ Mostly	4
10. when you are doing housework or gardening?	☐ Never	0
	☐ Almost never	1
	☐ Seldom	2
	☐ Sometimes	3
	☐ Mostly	4
11. when you are taking walk or hiking?	☐ Never	0
	☐ Almost never	1
	☐ Seldom	2
	☐ Sometimes	3
	☐ Mostly	4
12. when you are doing your favorite sport?	☐ Never	0
	☐ Almost never	1
	☐ Seldom	2
	☐ Sometimes	3
	☐ Mostly	4

Behrend H, Giesinger K, Giesinger JM, et al. The "forgotten joint" as the ultimate goal in joint arthroplasty: validation of a new patient-reported outcome measure. J Arthroplasty. 2012; 27: 430-436.

7章 股関節でよく用いられる X線学的指標

A．骨盤と大腿骨の骨端核の出現時期と癒合時期

①骨盤と大腿骨の骨端核の出現時期

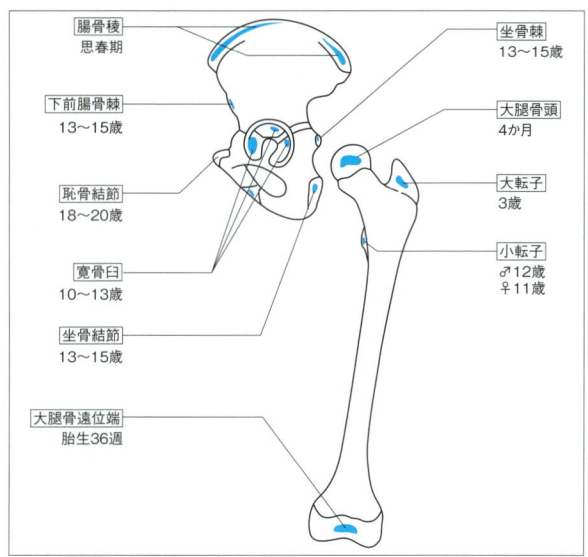

腸骨稜
思春期

下前腸骨棘
13〜15歳

恥骨結節
18〜20歳

寛骨臼
10〜13歳

坐骨結節
13〜15歳

大腿骨遠位端
胎生36週

坐骨棘
13〜15歳

大腿骨頭
4か月

大転子
3歳

小転子
♂12歳
♀11歳

② 骨盤と大腿骨の骨端核の癒合時期

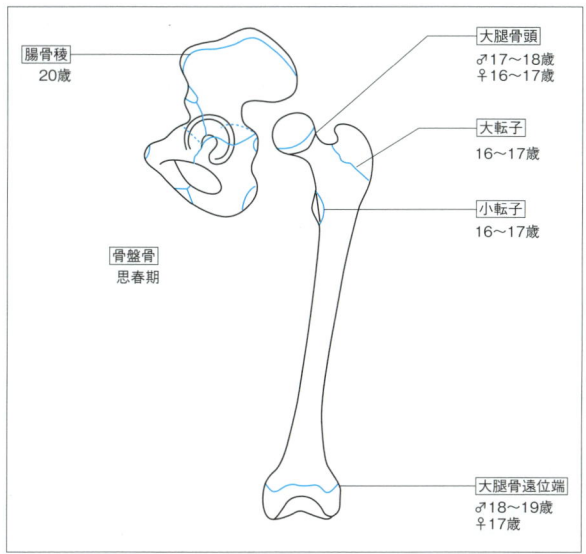

腸骨稜
20歳

骨盤骨
思春期

大腿骨頭
♂17〜18歳
♀16〜17歳

大転子
16〜17歳

小転子
16〜17歳

大腿骨遠位端
♂18〜19歳
♀17歳

久保俊一 責任編集，三谷 茂，金 郁喆 編集．小児の整形外科診療エッセンス．診断と治療社．2013; 218-219.

B．X 線学的計測値

① 寛骨臼角 acetabular index （α 角 α angle）

　単純 X 線上，寛骨臼嘴（寛骨臼の上外側縁）と Y 軟骨外上角とを結ぶ直線が，両側の Y 軟骨を結ぶ Hilgenreiner 線（Y 軟骨線）との間になす角である．

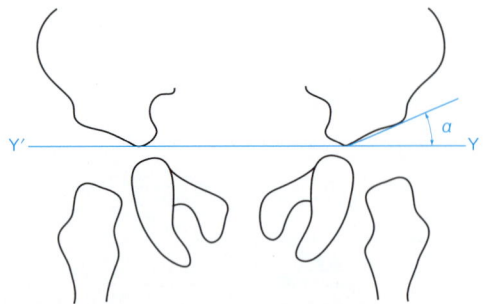

Yamamuro T, Chene SH. A radiological study on the development of the hip joint in normal infant. J Jpn Orthop Assoc. 1975; 49 : 421-439.

② 寛骨臼嘴 acetabular beak angle （β 角 β angle）

　寛骨臼嘴に引いた 2 本の接線がなす角．

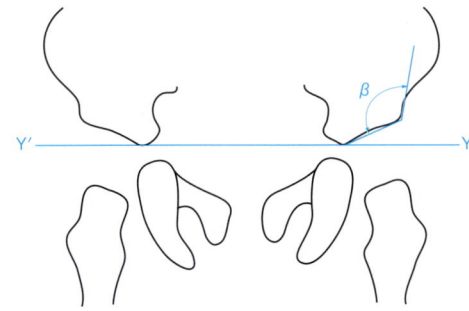

Yamamuro T, Chene SH. A radiological study on the development of the hip joint in normal infant. J Jpn Orthop Assoc. 1975; 49 : 421-439.

③ OE 角

　Hilgenreiner 線から大腿骨近位端の中点（O）への垂線と大腿骨近位端と寛骨臼の外側縁を結ぶ線（OE）のなす角．

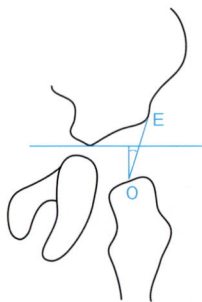

Yamamuro T, Chene SH. A radiological study on the development of the hip joint in normal infant. J Jpn Orthop Assoc. 1975; 49 : 421-439.

④ CE 角 center-edge angle

　両側大腿骨頭中心を結ぶ線の垂線（VC）と，骨頭中心と寛骨臼外側縁を結ぶ線（EC）のなす角．

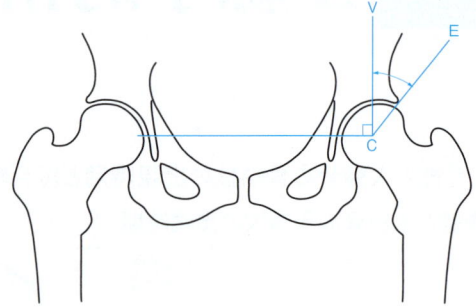

Wiberg G. Studies on dysplastic acetabula and congenital subluxation of the hip joint. Acta Chir Scand. 1939; 58 : 5-135.

⑤ Sharp 角 （Sharp angle）

　寛骨臼外側縁と涙滴下線を結ぶ線と骨盤水平線（両側の涙滴下端）のなす角．

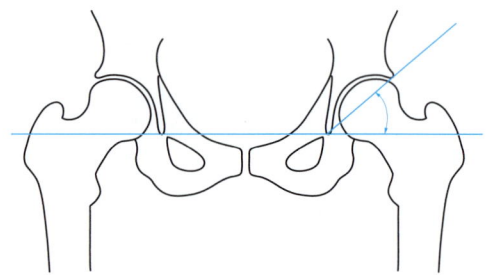

Sharp IK. Acetabular dysplasia. The acetabular angle. J Bone Joint Surg Br. 1961; 43 : 268-272.

⑥ acetabular roof obliquity （ARO）

　sourcil（寛骨臼荷重部硬化帯）の内側縁と寛骨臼外側縁を結ぶ線と骨盤水平線とのなす角．

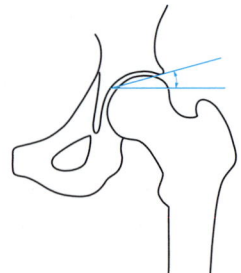

Massie WK, Howorth MB. Congenital dislocation of the hip. Part I. Method of grading results. J Bone Joint Surg Am. 1950; 32 : 519-531.

⑦ acetabular depth ratio（ADR）

寛骨臼外側縁と涙滴下端の距離（AW），月状面の最遠位部への垂線．ADR＝AD/AW × 1000.

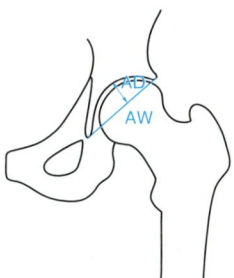

Cooperman DR, Wallensten R, Stulberg SD. Acetabular dysplasia in the adult. Clin Orthop Relat Res. 1983; 175 : 79-85.

⑧ acetabular head index（AHI）

大腿骨頭内側端から寛骨臼縁外側端までの距離（A）と大腿骨頭横径（B），A/B × 100%で表したものをいう．

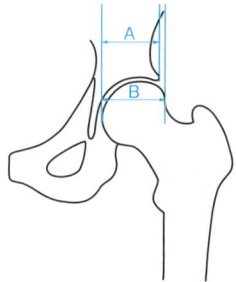

Heyman CH, Herndon CH. Legg-Perthes disease; a method for the measurement of the roentgenographic result. J Bone Joint Surg Am. 1950; 32 : 767-778.

⑨ vertical-center-anterior（VCA）角

大腿骨頭中心を通る鉛直線（VC）と寛骨臼前縁と大腿骨頭中心を結ぶ（AC）のなす角．

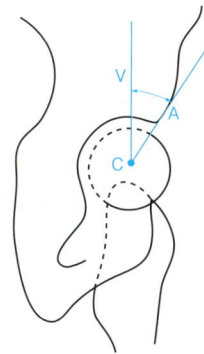

Lequesne M, Sèze S de. Le faux profil du basin. Nouvelle incidence radiographique pour l'étude de la hanche. Son utilité dans les dysplasies et les differentes coxopathies. Rev Rhum. 1961; 28 : 643-652.

⑩ 頚体角 neck-shaft angle

大腿骨頚部長軸と大腿骨骨幹部長軸のなす角．

大腿骨頚部長軸

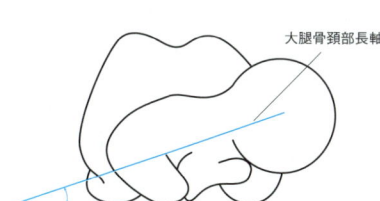

大腿骨近位部骨幹部長軸

Sugano N, Noble PC, Kamaric E, et al. The morphology of the femur in developmental dysplasia of the hip. J Bone Joint Surg Br. 1998; 80: 711-719.

⑪ 前捻角 antetorsion angle, anteversion angle

大腿骨大転子後方と遠位両側顆部の3点で接する平面に投影した大腿骨軸に垂直な平面に、頚部軸を投影し，投影された頚部軸と後顆線のなす角．

大腿骨頚部長軸

Kingsley PC, Olmsted KL. A study to determine the angle of anteversion of the neck of the femur. J Bone Joint Surg Am. 1948; 30A: 745-751.

⑫ 骨頭 - 涙滴間距離 teardrop distance（TDD）

涙滴外側縁と大腿骨骨幹端内側縁との距離．

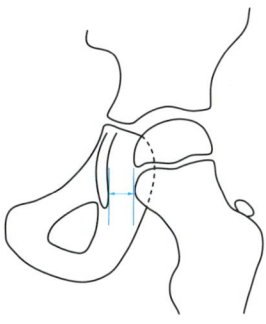

Erying EJ. Early diagnostic and prognostic signs in Legg-Calve-Perthes' disease. Am J Roentgenol. 1965; 93 : 382-387.

⑬ 後方すべり角, 後方傾斜角 posterior tilting angle（PTA）, posterior sloping angle（PSA）

骨端の両端を結ぶ線の垂線と大腿骨骨軸とのなす角である.

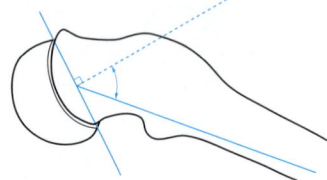

Imhäuser G. Zür Pathogene und Tharapie der Hüfttkopflösung. Z Orthop. 1957; 88 : 3.

⑭ 寛骨臼荷重部健常域

寛骨臼縁（W）と涙滴下端（T）を結ぶ線の垂直 2 等分線が寛骨臼と交差する点（W'）から寛骨臼外側縁までを寛骨臼荷重部とし, 寛骨臼荷重部における大腿骨骨頭の健常な領域を寛骨臼荷重部健常域という. また, 寛骨臼荷重部における大腿骨骨頭健常部の占める率を健常部占拠率という.

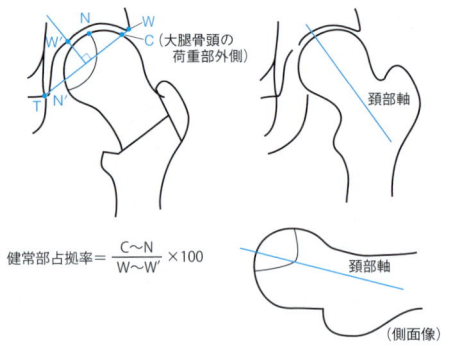

$$健常部占拠率 = \frac{C \sim N}{W \sim W'} \times 100$$

Sugioka Y, Katsuki I, Hotokebuchi T. Transtrochanteric rotational osteotomy of the femoral head for the treatment of osteonecrosis: follow-up statics. Clin Orthop Relat Res. 1982; 169 : 115-126.

⑮ 大腿骨頭外方化指数 head lateralization index（HLI）

涙滴先端から大腿骨骨頭内側縁までの距離の恥骨結合中心から涙滴先端までの距離に対する割合.

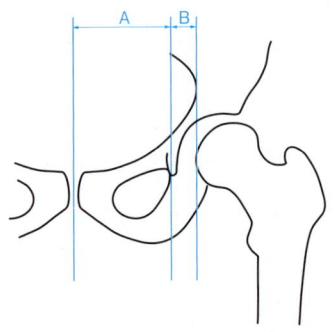

二ノ宮節夫, 宮永 豊, 奥津一郎, 他. 重度臼蓋形成不全に対する寛骨臼回転骨切り術. Hip Joint. 1988; 14 : 277-282.

⑯ 脱臼度（Crowe 分類）Crowe classification

脱臼性股関節症における股関節の脱臼度の指標で, 涙滴下端を結ぶ線と大腿骨骨頭頸部境界部の距離（A）を大腿骨骨頭径（C）との比で表し 4 群に分類.〔（C）は両腸骨上縁を結ぶ線と両坐骨下縁を結ぶ線の距離（B）のおおよそ 1/5 に相当する〕

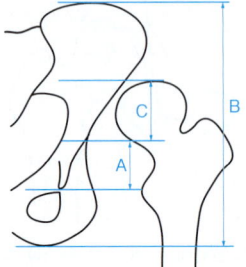

Group Ⅰ：A/B＜0.1
（＜50% subluxation）
Group Ⅱ：A/B＝0.1 ～ 0.15
（50 ～ 75% subluxation）
Group Ⅲ：A/B＝0.15 ～ 0.2
（75 ～ 100% subluxation）
Group Ⅳ：A/B＞0.2
（＞100% subluxation）

Crowe JF, Mani VJ, Ranawat CS. Total hip replacement in congenital dislocation and dysplasia of the hip. J Bone Joint Surg Am. 1979; 61 : 15-23.

⑰ 山室の a 値と b 値

山室の a 値：Hilgenreiner 線から大腿骨骨幹端の中点（O）に下ろした垂線の長さ.
山室の b 値：O 点と坐骨外側縁との距離.

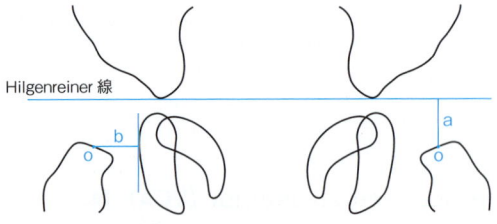

O：大腿骨近位骨幹端の中点

Yamamuro T, Chene SH. A radiological study on the development of the hip joint in normsl infsnt. J Jpn Orthop Assoc. 1975; 49 : 421-439.

8章

股関節でよく用いられる分類

A. 発育性股関節形成不全

① Tönnis 分類

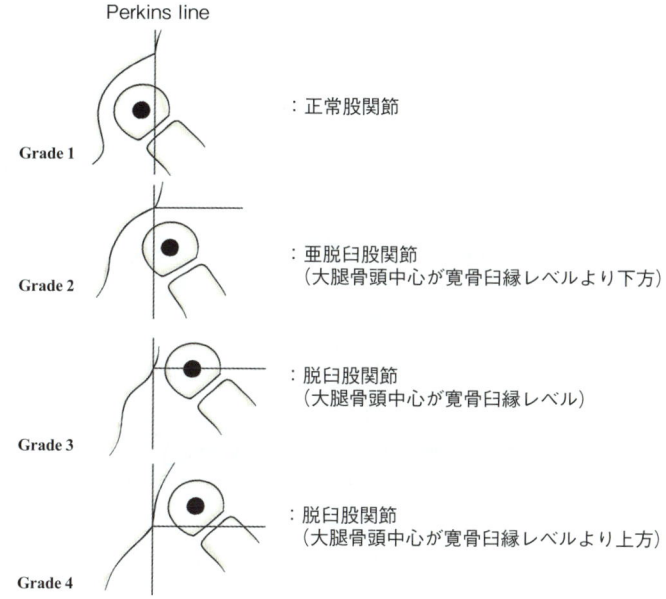

Tönnis D. Congenital hip dis location. Thime-Stratton Inc. 1982.

② Graf 分類

Type	骨性寛骨臼の形成被覆	骨性寛骨臼嘴の形	軟骨性寛骨臼の形と位置	α角	β角
Ⅰ 正常発達					
Ⅰa	十分	鋭角	幅が狭い三角形，広く大腿骨頭をおおう	≧ 60	< 55
Ⅰb	十分	やや丸みがかる	底辺の短い三角形，大腿骨頭をおおう	≧ 60	> 55
Ⅱa 未発達（生後 3 か月以前）				50 〜 59	> 55
Ⅱa+ : 生理的範囲内	許容範囲	丸みをおびる	底辺の広い三角形，大腿骨頭をおおう		
Ⅱa− : 生理的範囲外	不十分	丸みをおびる	底辺の広い三角形，大腿骨頭をおおう		
Ⅱb 骨化遅延（生後 3 か月以後）	不十分	丸みをおびる	底辺の広い三角形，大腿骨頭をおおう	50 〜 59	> 55
Ⅱc 危険状態	相当不十分	丸みをおびる	底辺の広い三角形，大腿骨頭をおおう	43 〜 49	< 77
D 非求心性	相当不十分	丸みから平坦	大腿骨頭が突き上げ，大腿骨頭をおおわない	43 〜 49	> 77
Ⅲ 脱臼			大腿骨頭の内上方あり，軟骨膜が上方に向かう	< 43	> 77
Ⅲa	不良	平坦	寛骨臼軟骨にエコーなし		
Ⅲb	不良	平坦	寛骨臼軟骨にエコーあり		
Ⅳ 高位脱臼	不良	平坦	大腿骨頭の内下方で大腿骨頭と腸骨にはさまれる	< 43	> 77
			軟骨膜が水平から大腿骨頭より下にたるむ		

Graf R. Classification of the hip joint dysplasia by means of sonography. Arch Orthop Trauma Surg. 1984; 102 : 248-255.

③ Severin 分類

		寛骨臼・大腿骨の形態	CE 角（6〜13 歳）	CE 角（14 歳〜）
Group Ⅰ	a)	正常	19°以上	25°以上
	b)		15°〜19°未満	20°〜25°未満
Group Ⅱ	a)	軽度の変形を認める	19°以上	25°以上
	b)		15°〜19°未満	20°〜25°未満
Group Ⅲ		亜脱臼のない寛骨臼形成不全	15°以下	20°以下
Group Ⅳ	a)	亜脱臼	0°以上	0°以上
	b)		0°未満	0°未満
Group Ⅴ		原寛骨臼の上方に2次性の寛骨臼を形成している		
Group Ⅵ		再脱臼		

Severin E. Contribution to knowledge of congenital dislocation of the hip: late results of closed reduction and arthrographic studies of recent cases. Acta Chir Scand. 1941; 84(Suppl 63)：1-142.

④ Kalamchi-MacEwen 分類

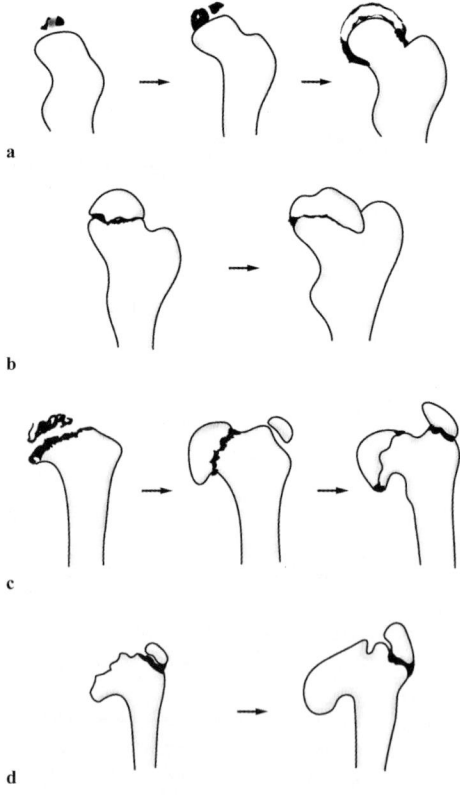

a: Group Ⅰ；changes confined to the ossific nucleus alone
b: Group Ⅱ；lateral physeal damage
c: Group Ⅲ；central physeal damage
d: Group Ⅳ；total damage to the head and physis

Kalamchi A, MacEwen GD. Avascular necrosis following treatment of congenital dislocation of the hip. J Bone Joint Surg Am. 1980; 62：876-888.

B.　Perthes 病

① Catterall 分類

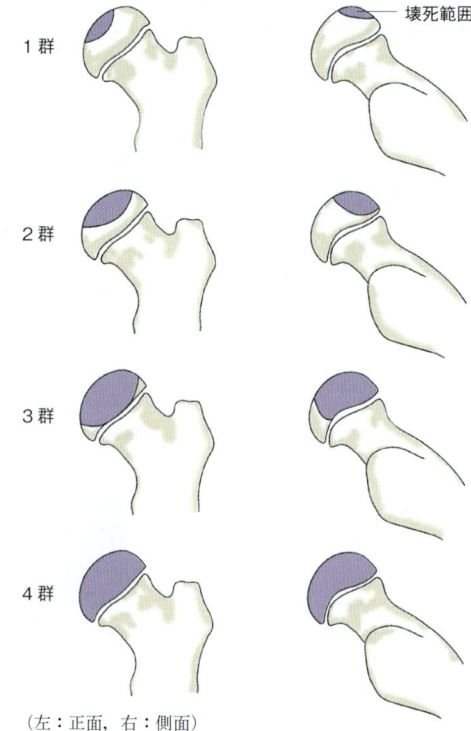

1 群

2 群

3 群

4 群

壊死範囲

（左：正面，右：側面）

Catteral A. The natural history of Perthes'diseases. J Bone Joint Surg Br. 1971; 53 : 37-53.

② Herring 分類（lateral pillar 分類）

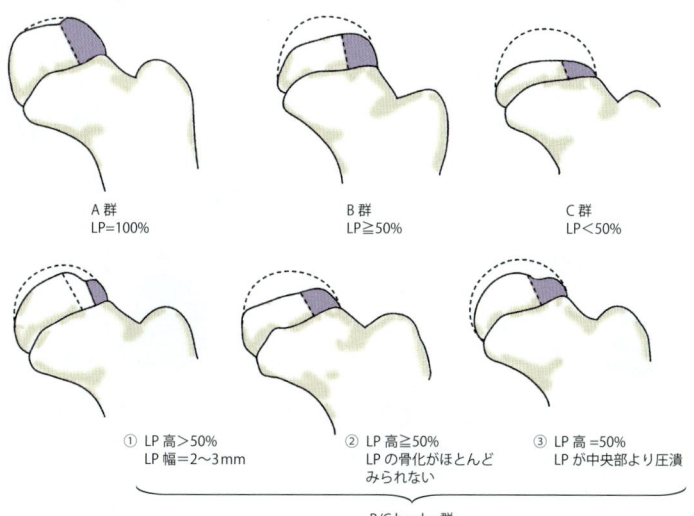

A 群
LP=100%

B 群
LP≧50%

C 群
LP＜50%

① LP 高＞50%
LP 幅=2～3mm

② LP 高≧50%
LP の骨化がほとんど
みられない

③ LP 高 =50%
LP が中央部より圧潰

B/C border 群

LP（骨端核外側 5 ～ 30％の範囲）の高さを分節期に判定する．

Herring JA, Neustadt JB, Williams JJ, et al. The lateral pillar classification of Legg-Calvé-Perthes disease. J Pediatr Orthop. 1992; 12 : 143-150.

③ Salter-Thompson 分類

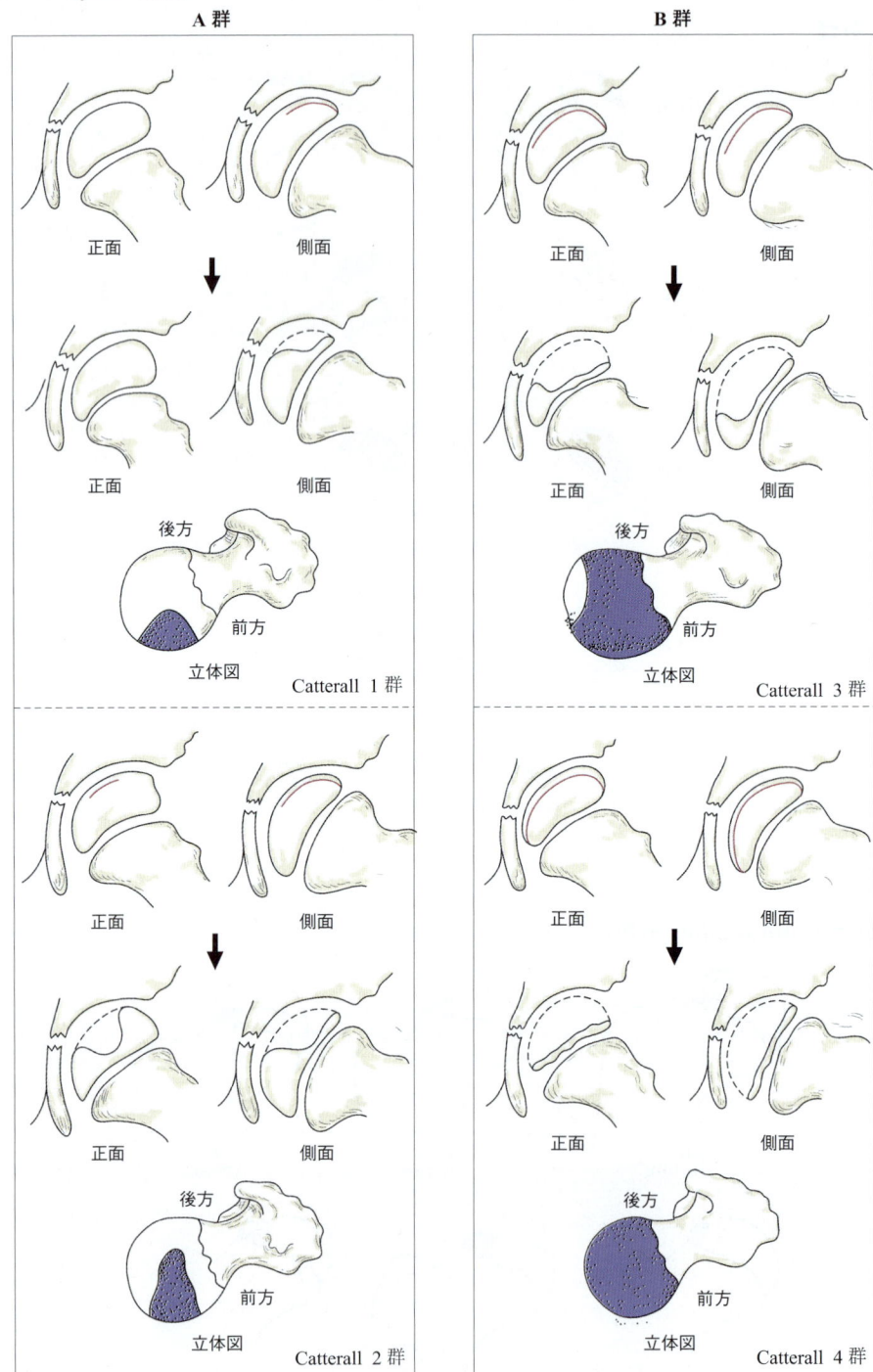

A 群

B 群

正面　　側面

正面　　側面

後方　　前方

立体図　　Catterall 1 群

後方　　前方

立体図　　Catterall 3 群

正面　　側面

正面　　側面

後方　　前方

立体図　　Catterall 2 群

後方　　前方

立体図　　Catterall 4 群

軟骨下骨折線から壊死領域が骨端の半分以下を A 群，半分以上を B 群としている.

Salter RB, Thompson GH. Legg-Calvé-Perthes disease. The prognostic significance of the subchondral fracture and a two-group classification of the femoral head involvement. J Bone Joint Surg Am. 1984; 66 : 479-489.

④ Stulberg 分類

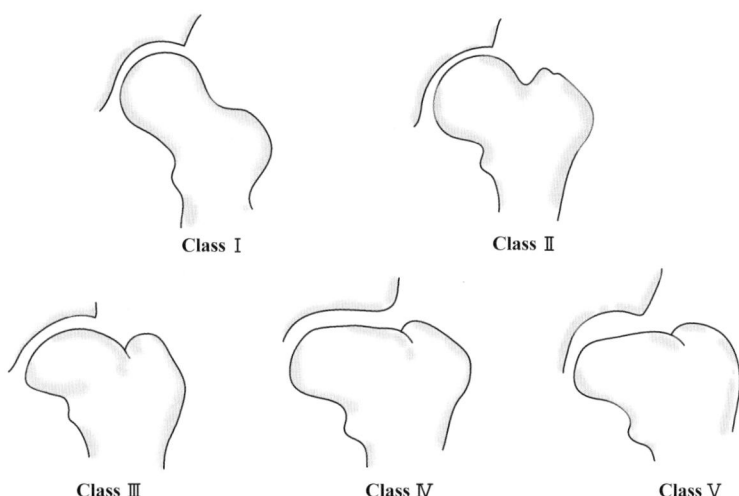

Class Ⅰ　　　　Class Ⅱ

Class Ⅲ　　　　Class Ⅳ　　　　Class Ⅴ

X 線学的な治療評価法でⅠ〜Ⅴの 5 つの Class（群）に分類されている．
Class Ⅰ：正常．Class Ⅱ：大腿骨頭は球形であるが，巨大骨頭（coxa magna）と大腿骨頚部の短縮が認められる．Class Ⅲ：茸（mushroom）様の球形でない大腿骨頭で，寛骨臼も急峻である．Class Ⅳ：大腿骨頭は巨大で，関節面は扁平であり，寛骨臼の関節面はそれに対応した形をとる．Class Ⅴ：扁平な大腿骨頭と正常な寛骨臼が認められる．大腿骨頚部の短縮は認められない．Class Ⅲ〜Ⅴの予後は不良である．

Stulberg SD, Cooperman DR, Wallensten R. The natural history of Legg-Calvé-Perthes disease. J Bone Joint Surg Am. 1981; 63 : 1095-1108.

C. 小児の骨折，成長軟骨板損傷，関節炎

① Delbet-Colonna 分類（小児大腿骨頚部骨折）

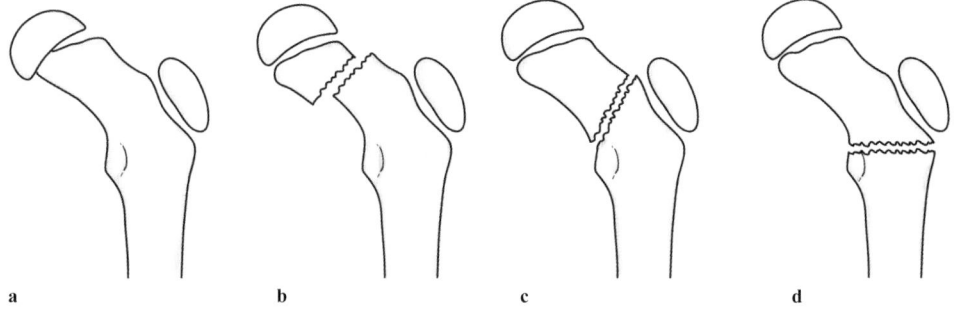

a　　　　　　b　　　　　　c　　　　　　d

a: Type Ⅰ transepiphyseal fracture．b: Type Ⅱ transcervical fracture．c: Type Ⅲ cervicotrochanteric fracture．d: Type Ⅳ trochanteric fracture．

Colonna PC. Fracure of the neck of the femur in childhood: a report of six cases. Ann Surg. 1928; 88 : 902-907.

② Salter-Harris 分類（小児成長軟骨板損傷）

Ⅰ型：骨端が成長軟骨板の部分で骨幹端から離開（separation）している損傷
Ⅱ型：成長軟骨板の離開に加えて，骨幹端に三角骨片を有する損傷
Ⅲ型：成長軟骨板の離開に加えて，骨端の骨折を有する損傷
Ⅳ型：関節面から成長軟骨板を通り骨幹端に達する損傷
Ⅴ型：成長軟骨板の圧挫型の損傷

Salter RB, Harris WB. Injuries involving the epiphyseal plate. J Bone Joint Surg Am. 1963; 45: 587-622.

③ 若年性特発性関節炎の ILAR 分類

表1 分類基準（International League of Associations for Rheumatology）

全身型関節炎	1. 2週間以上つづく発熱（3日以上の弛張熱を含む）の先行または存在 2. ①一過性の紅斑，②全身のリンパ節腫脹，③肝腫または脾腫，④漿膜炎 1に加え2の1項目以上を伴うもの
少関節炎	発症後6か月以内の関節炎数が1〜4関節までのもの
RF 陽性多関節炎	発症後6か月以内の関節炎数が5関節以上のもの RF 陽性
RF 陰性多関節炎	発症後6か月以内の関節炎数が5関節以上のもの RF 陰性
乾癬関連関節炎	1. 乾癬を伴った関節炎 または 2. ①指関節炎，②爪の陥凹または爪甲離床症，③第1度近親（1〜2親等）の乾癬の家族歴，のうち2項目以上をみたす関節炎
付着部炎関連関節炎	1. 関節炎と付着部炎の両方を伴った症例 または 2. 関節炎または付着部炎に加えて，①仙腸関節の圧痛または炎症性の腰仙部の疼痛の存在または既往，②HLA-B27 陽性，③第1度近親（1〜2親等）に強直性脊椎炎，付着部炎関連関節炎，炎症性腸疾患を伴った仙腸関節炎，Reiter 症候群，前部ぶどう膜炎のいずれかの家族歴，④急性（症候性）の前部ぶどう膜炎，⑤6歳以上で関節炎を発症した男児，のうち少なくとも2項目以上を満たす例
分類不能関節炎	他の診断基準を満たさない，または2つ以上の診断基準を満たす症例

Petty RE, Southwood TR, Manners P, et al. International league of associations for rheumatology classification of juvenile idiopathic arthritis: second revision, Edmonton, 2001. J Rheumatol. 2004; 31 : 390-392.

D. 外傷性疾患

①大腿骨頸部骨折の Garden 分類

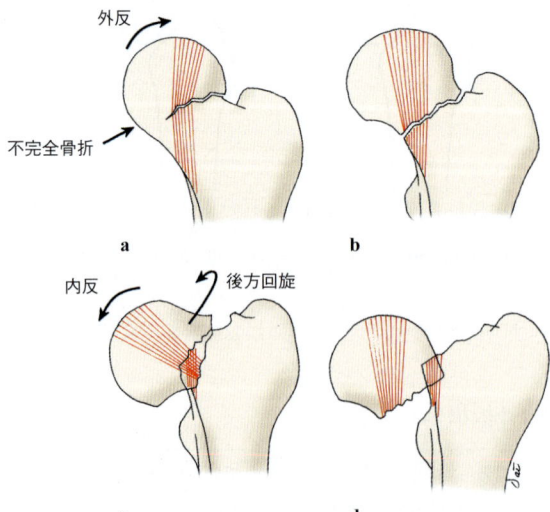

a: Stage Ⅰ：不完全骨折
b: Stage Ⅱ：転位を伴わない完全骨折
c: Stage Ⅲ：部分転位を伴う完全骨折
d: Stage Ⅳ：完全転位を伴う完全骨折

Garden RS. Low-angle Fixation in Fractures of the Femoral Neck. J Bone Joint Surg Br. 1961; 43 : 647-663.

②大腿骨転子部骨折の Evans 分類

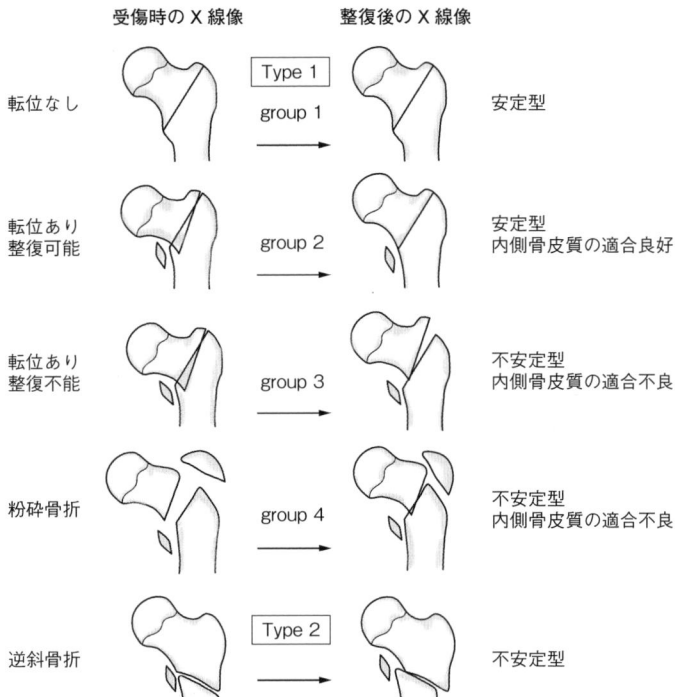

受傷時のX線像		整復後のX線像
転位なし	Type 1 group 1	安定型
転位あり 整復可能	group 2	安定型 内側骨皮質の適合良好
転位あり 整復不能	group 3	不安定型 内側骨皮質の適合不良
粉砕骨折	group 4	不安定型 内側骨皮質の適合不良
逆斜骨折	Type 2	不安定型

Evans EM. The treatment of trochanteric fractures of the femur. J Bone Joint Surg Br. 1949; 31 : 190-203.

③ 股関節後方脱臼の Thompson & Epstein 分類

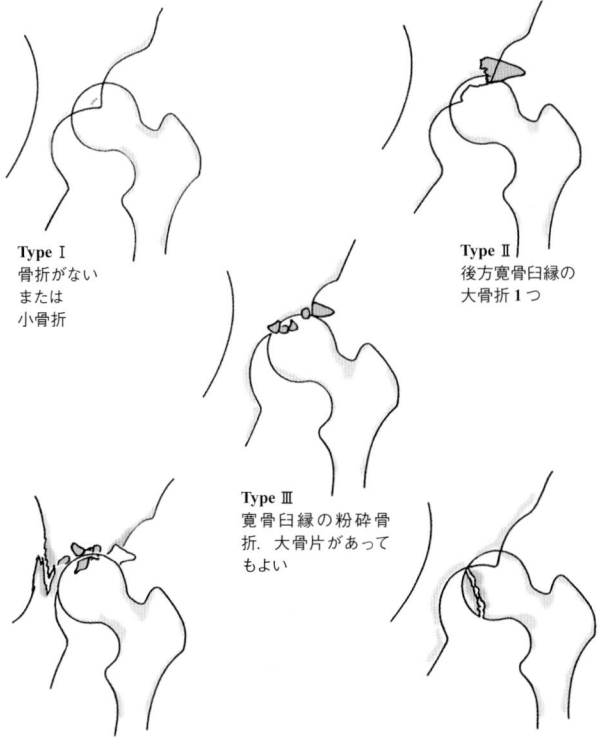

Type Ⅰ
骨折がない
または
小骨折

Type Ⅱ
後方寛骨臼縁の
大骨折 1 つ

Type Ⅲ
寛骨臼縁の粉砕骨
折．大骨片があって
もよい

Type Ⅳ
寛骨臼縁と底部の骨折

Type Ⅴ
大腿骨頭の骨折を合併

Type Ⅰ	単純脱臼あるいは小骨片を有するもの
Type Ⅱ	単一の大きな後壁骨片を有するもの
Type Ⅲ	大骨片の有無によらず，寛骨臼縁の粉砕骨折を合併したもの
Type Ⅳ	寛骨臼縁および臼底の骨折を合併するもの
Type Ⅴ	大腿骨頭骨折を合併したもの

Thompson VP, Epstein HC. Traumatic dislocation of the hip; a survey of two hundred and four cases covering a period of twenty-one years. J Bone Joint Surg Am. 1951; 33 : 746-778.

④大腿骨頭骨折の Pipkin 分類

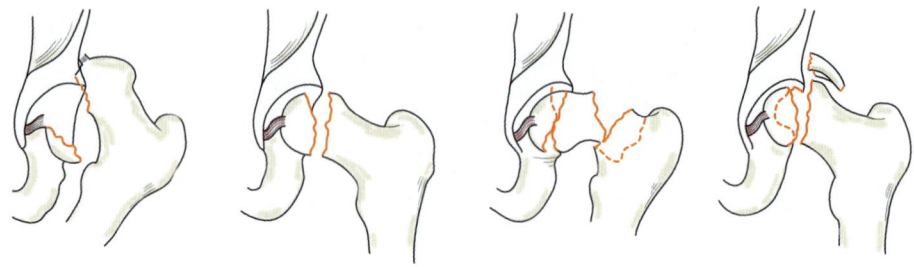

Type Ⅰ	大腿骨頭窩よりも尾側の骨折を伴うもの
Type Ⅱ	大腿骨頭窩よりも頭側の骨折を伴うもの
Type Ⅲ	Type Ⅰ あるいは Type Ⅱ に大腿骨頚部骨折を伴うもの
Type Ⅳ	Type Ⅰ あるいは Type Ⅱ に寛骨臼縁の骨折を伴うもの

Pipkin G. Treatment of grade IV fracture-dislocation of the hip. J Bone Joint Surg Am. 1957; 39 : 1027-1042.

⑤寛骨臼骨折の Judet & Letournel 分類

基本骨折（elementary fracture）

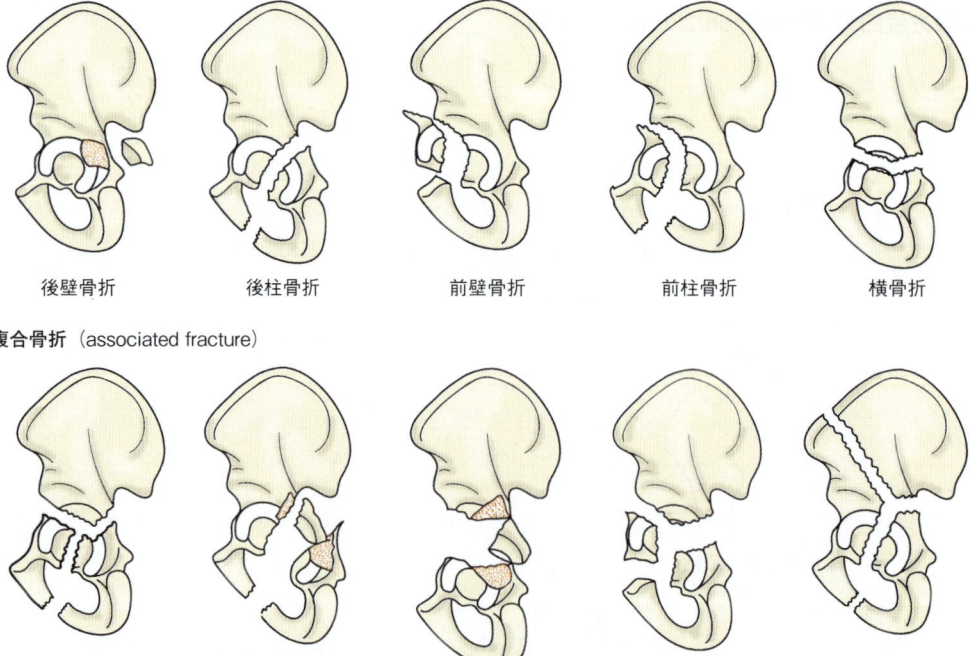

後壁骨折	後柱骨折	前壁骨折	前柱骨折	横骨折

複合骨折（associated fracture）

Ｔ字状骨折	後柱＋後壁骨折	横＋後壁骨折	前方＋後方半横骨折	両柱骨折

Judet R, Judet J, Letournel E. Fractures of the acetabulum: Classification and surgical approaches for open reducion. preliminary report. J Bone Joint Surg Am. 1964; 46 : 1615-1646.

E. 代謝性疾患

① 骨粗鬆症の Singh の index

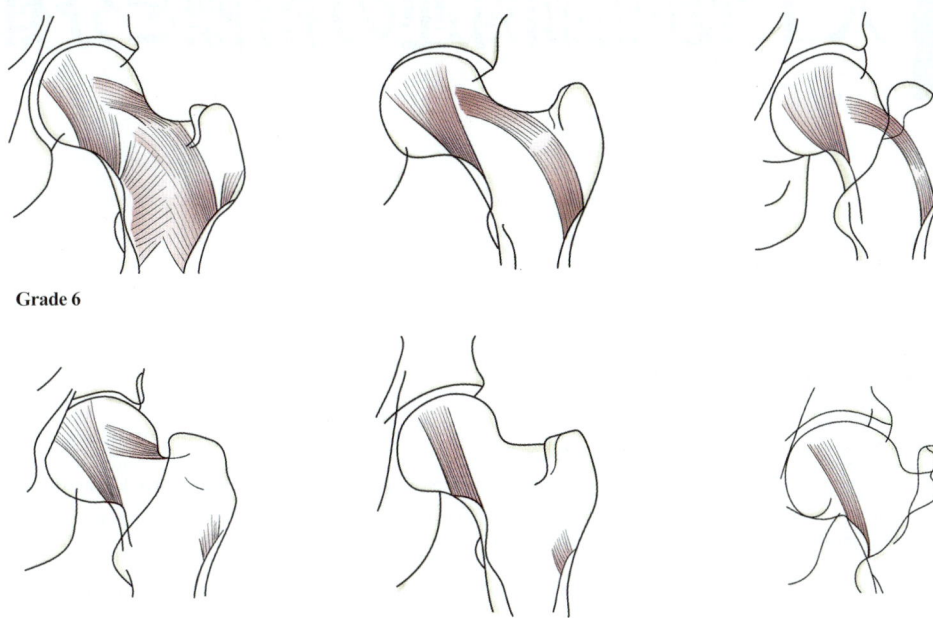

Grade 6

Grade 3　　　**Grade 2**　　　**Grade 1**

Grade 6：すべての正常骨梁が観察できる.

Grade 5：副抗圧迫骨梁が不明瞭となり，主抗圧迫骨梁と主引っぱり骨梁が強調されてみえる.

Grade 4：主抗引っぱり骨梁が著名に減少するが，外側骨皮質まで連続性を確認することができる.

Grade 3：主抗引っぱり骨梁の大転子への連続性が途切れる.

Grade 2：主抗圧迫骨梁のみ明瞭に観察できる.

Grade 1：主抗圧迫骨梁も不明瞭になる.

Singh M, Nagrath AR, Maini PS. Changes in trabecular pattern of the upper end of the femur as an index of osteoporosis. J Bone Joint Surg Am. 1970; 52 : 457-467.

9章 人工股関節関連の指標と分類

1 │ 術前股関節形態評価

①骨　質
1) qualitative assessment（Dorr の分類）

	description
Type A	Thick cortex, narrow diaphysis, funnel shape, dense bone
Type B	Bone loss from medial and especially posterior cortex. The most proximal portion of the posterior cortex is thinned or absent.
Type C	Virtually lost medial and posterior cortex, intramedullary canal is wide, stovepipe shape. The anterior and posterior cortices may also be dramatically thinned.

<blockquote>Dorr LD, Faugere MC, Mackel AM, et al. Structural and cellular assessment of bone quality of proximal femur. Bone. 1993; 14 : 231-242.</blockquote>

2) cortical index (CI)（図 1）

CI ＝ FD-MD/FD
　MD：distance between X-X
　FD：distance between Z-Z

・L 2：reference line perpendicular to the long axis of the femur at 10 cm below the mid lesser trochanter
・X：　intercept points at the endosteal surface on L 2
・Z：　intercept points at periosteal surface on L 2

<blockquote>Dorr LD, Faugere MC, Mackel AM, et al. Structural and cellular assessment of bone quality of proximal femur. Bone. 1993; 14 : 231-242.</blockquote>

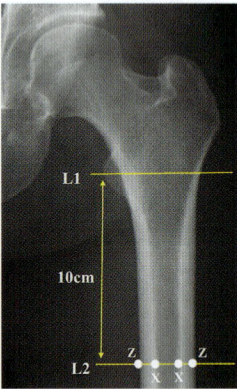

図 1

②髄腔形状
1) canal to calcar isthmus ratio (CC ratio)（図 2）

CC ratio ＝ MD/CD
　MD：distance between X-X
　CD：distance between C-C

・L 1：reference lines perpendicular to the long axis of the femur and through the mid lesser trochanter
・L 2：reference line perpendicular to the long axis of the femur at 10 cm below the mid lesser trochanter
・L 3：line joining E and X
・E：　points on the endosteal margin at 3 cm below L 1
・X：　intercept points at the endosteal surface on L 2
・C：　intercept points between L 1 and L 3

<blockquote>Dorr LD, Faugere MC, Mackel AM, et al. Structural and cellular assessment of bone quality of proximal femur. Bone. 1993; 14 : 231-242.</blockquote>

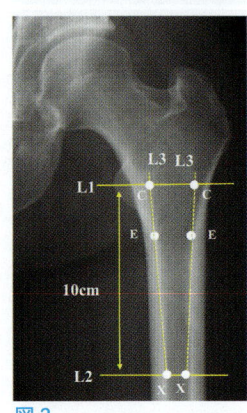

図 2

2）flare index（図 3）

flare index ＝ A/B
　A：canal width（lesser trochanter + 20 mm）
　B：isthmus width

　3.0 未満：stovepipe
　3.0 以上 4.7 未満：normal
　4.7 以上：champagne-flute

Noble PC, Alexander JW, Lindahl LJ, et al. The anatomic basis of femoral component design. Clin Orthop Relat Res. 1988; 235 : 148-165.

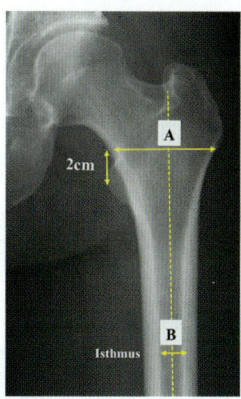

図 3

3）flare index（改訂法）（図 4）

flare index ＝ A/B
　A：canal width（lesser trochanter ＋ 35% of the femoral head height）
　B：isthmus width
　C：骨頭中心と小転子の間の高さの差

Noble PC, Box GG, Kamaric E, et al. The effect of aging on the shape of the proximal femur. Clin Orthop Relat Res. 1995;(316): 31-44.

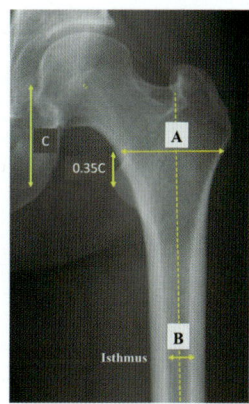

図 4

③脱臼度
1）Crowe らによる分類（図 5）

	description
Group Ⅰ	less than 50% subluxation or PD < 0.10
Group Ⅱ	50% to 75% subluxation or PD of 0.10 to 0.15
Group Ⅲ	75% to 100% subluxation or PD of 0.15 to 0.20
Group Ⅳ	more than 100% subluxation or PD > 0.20

PD（proximal displacement）＝ A/B

・L 1：reference inter-teardrop line
・L 2：line connecting the iliac crests
・L 3：line connecting the ischial tuberosities
・A：　vertical distance from L 1 to head-neck junction
・B：　vertical distance between L 2 and L 3（pelvis height）

Normal ratio of diameter of the femoral head to the pelvis height is assumed as 1：5 .

Crowe JF, Mani VJ, Ranawat CS. Total hip replacement in congenital dislocation and dysplasia of the hip. J Bone Joint Surg Am. 1979; 61 : 15 -23.

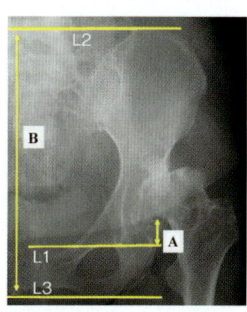

図 5

2 | 人工股関節周囲の部位表記

①寛骨臼側
1) DeLee らによる zone 分類 (図 6)

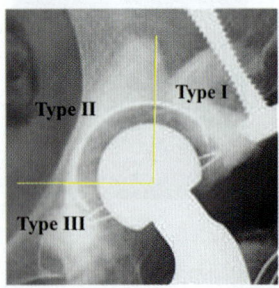

図 6

注：原文は Type Ⅰ，Ⅱ，Ⅲと表記されている．

DeLee JG, Charnley J. Radiological demarcation of cemented sockets in total hip replacement. Clin Orthop Relat Res. 1976; 121 : 20-32.

②大腿骨側
1) Gruen らによる zone 分類 (図 7)

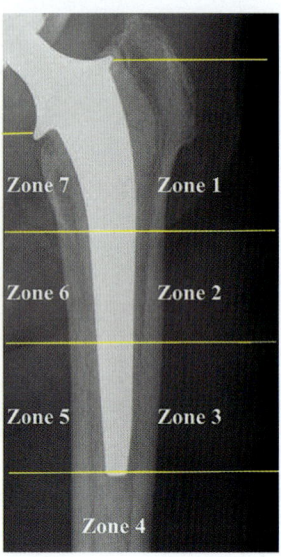

図 7

Gruen TA, McNeice GM, Amstutz HC. Modes of failure cemented stem-type femoral components: a radiographic analysis of loosening. Clin Orthop Relat Res. 1979; 141 : 17-27.

3 | THA 術直後評価

①セメントマントルのグレーディング（大腿骨側）
1) Barrack らによるグレーディング

	description
Grade A	complete filling（white-out）
Grade B	slight radiolucency of cement／bone interface
Grade C	radiolucency at 50% to 99% of cement／bone interface, or defective or incomplete cement mantle
Grade D	radiolucency at 100% of cement／bone interface, or stem tip was not covered

Barrack RL, Mulroy RD Jr, Harris WH. Improved cementing techniques and femoral component loosening in young patients with hip arthroplasty. A 12-year radiographic review. J Bone Joint Surg Br. 1992; 74 : 385-389.

②ステム髄腔占拠
1) Callaghan らによる分類（アナトミックステム）

fit of stem	description
excellent	in contact at some points on both medial and lateral cortex on AP Xp and within 2 mm between stem and cortex on lateral Xp
good	within 2 mm between stem and both medial and lateral cortex on AP Xp and within 3 mm between stem and cortex on lateral Xp
poor	more than 2 mm between stem and medial and lateral cortex on AP Xp and no contact within 3 mm between stem and cortex on lateral Xp

Callaghan JJ, Dysart SH, Savory CG. The uncemented porous-coated anatomic total hip prosthesis. Two-year results of a prospective consecutive series. J Bone Joint Surg Am. 1988; 70 : 337-346.

2) Kim らによる分類

fill of stem	description
satisfactory	stem fill > 80% in coronal plane, and > 70% in sagittal plane, of femoral canal at proximal border of he lesser trochanter
undersized	less fill in either or both planes.

Kim YH, Kim JS, Oh SH, et al. Comparison of porouscoated titanium femoral stems with and without hydroxyapatite coating. J Bone Joint Surg Am. 2003; 85 : 1682-1688.

③カップ前捻角
1) Lewinnek らによる計測法（図 8）

$\alpha = \mathrm{SIN}^{-1}$ （D 1/D 2）

α ： radiographic anteversion
D 1 ： length of the short axis of the ellipse
D 2 ： length of the long axis of the ellipse

Lewinnek GE, Lewis JL, Tarr R, et al. Dislocations after total hip-replacement arthroplasties. J Bone Joint Surg Am. 1978; 60 : 217-220.

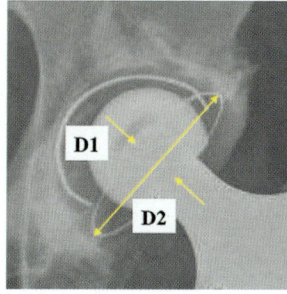

図 8

2) Widmer らによる計測法（図 9）

$\alpha = 48.5 \times$ （S/TL） $- 0.3$

α ： radiographic anteversion
S ： length of the short axis of the projected cup cross-section
TL ： total length of the projected cup cross-section

Widmer KH: A simplified method to determine acetabular cup anteversion from plain radiographs. J Arthroplasty. 2004; 19 : 387-390.

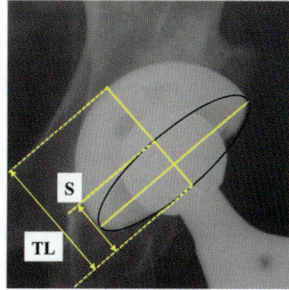

図 9

3) Woo らによる計測法（図 10）

Acetabular anteversion was estimated on the lateral roentgenogram by the angle θ formed by the intersection of a line drawn across the face of the acetabulum (RO) and a line perpendicular to the horizontal plane (OZ).

Woo RY, Morrey BF. Dislocations after total hip arthroplasty. J Bone Joint Surg Am. 1982; 64: 1295-1306.

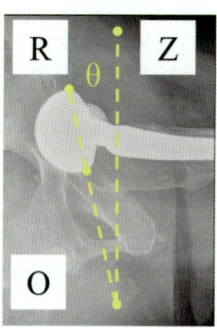

図 10

④カップ角度の safe zone
1) Lewinnek safe range
radiographic inclination：40°± 10°
radiographic anteversion：15°± 10°

Lewinnek GE, Lewis JL, Tarr R, et al. Dislocations after total hip-replacement arthroplasties. J Bone Joint Surg Am. 1978; 60: 217-220.

2) Callanan safe zone
radiographic inclination：30°-45°
radiographic anteversion：5°-25°

Callanan MC, Jarrett B, Bragdon CR, et al. The John Charnley Award: risk factors for cup malpositioning: quality improvement through a joint registry at a tertiary hospital. Clin Orthop Relat Res. 2011; 469: 319-329.

⑤ socket center-edge angle（図 11）
The method of evaluating the dependence of weight transmission on the acetabular bone graft. As the socket center-edge angle（α）becomes smaller, the bone graft occupies a larger portion of the weight-bearing area.

Sugano N, Nishii T, Nakata K, et al. Polyethylene sockets and alumina ceramic heads in cemented total hip arthroplasty. A ten-year study. J Bone Joint Surg Br. 1995; 77: 548-556.

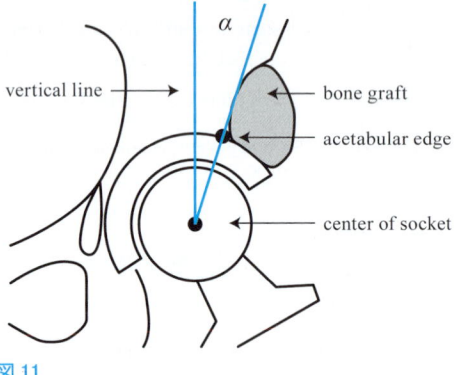

図 11

---

4 | THA 術後経過評価

①弛み
1) カップ（セメント使用）
(1) Hodgkinson らによる評価基準
migration or continuous radiolucent line

Hodgkinson JP, Shelley P, Wroblewski BM. The correlation between the roentgenographic appearance and operative findings at the bonecement junction of the socket in Charnley low friction arthroplasties. Clin Orthop Relat Res. 1988; 228 : 105-109.

(2) Callaghan らによる評価基準
migration of more than 2 mm in the vertical and / or horizontal direction

Callaghan JJ, Salvati EA, Pellicci PM, et al. Results of revision for mechanical failure after cemented total hip replacement, 1979 to 1982. A two to five-year follow-up. J Bone Joint Surg Am. 1985; 67 : 1074- 1085 .

2) カップ（セメントレス）
(1) Dorr らによる評価基準
migration of more than 3 mm
complete radiolucent line of 2 mm or greater with or without migration

Dorr LD, Wan Z, Cohen J. Hemispheric titanium porous coated acetabular component without screw fixation. Clin Orthop Relat Res. 1998; 351 : 158-168.

(2) Maloney らによる評価基準
migration of more than 4 mm, or complete radiolucency between implant and bone

Maloney WJ, Galante JO, Anderson M, et al. Fixation, polyethylene wear, and pelvic osteolysis in primary total hip replacement. Clin Orthop Relat Res. 1999; 369 : 157-164.

3）ステム（セメント使用）
Harris らによる分類

	description
definite loosening	migration or a change of position of the stem or cement. fracture or bending of the stem, fracture of the cement, radiolucent line at cement/stem interface
probably loose	100% radiolucent line at cement/bone interface without migration
possibly loose	50–90% radiolucent line at cement/bone interface

Harris WH, McGann WA. Loosening of the femoral component after use of the medullary-plug cementing technique. Follow-up note with a minimum five-year follow-up. J Bone Joint Surg Am. 1986; 68 : 1064-1066.

4）ステム（セメントレス）
Kim らによる評価基準

progressive subsidence of > 3 mm, or varus or valgus shift

Kim YH, Kim JS, Oh SH, et al. Comparison of porouscoated titanium femoral stems with and without hydroxyapatite coating. J Bone Joint Surg Am. 2003; 85 : 1682-1688.

②固　定
1）カップ（セメントレス）
McPherson らによる分類

fixation grade			radiolucency
bone ingrowth	Ⅰ A		none
	Ⅰ B		one zone[*]
	Ⅰ C		two zones
stable fibrous fixation	Ⅱ		complete radiolucent line < 2 mm at all zones
unstable fibrous fixation	Ⅲ		progressive radiolucent line at zone Ⅲ, complete radiolucent line ≥ 2 mm at all zones, or cup migration

* DeLee-Charnley zone

McPherson EJ, Dorr LD, Gruen TA, et al. Hydroxyapatite-coated proximal ingrowth femoral stems. A matched pair control study. Clin Orthop Relat Res. 1995; 315 : 223-230.

2）ステム（セメントレス）
（1）Engh らによる分類

fixation	description
fixation by bone ingrowth	no subsidence and minimal or no radiopaque line around the stem
stable fibrous ingrowth	no progressive migration and extensive radiopaque line around the stem （< 1.0 mm）
unstable implant	progressive subsidence or migration and at least partially surrounded by divergent radiopaque line

Engh CA, Bobyn JD, Glassman AH. Porous-coated hip replacement. The factors governing bone ingrowth, stress shielding, and clinical results. J Bone Joint Surg Br. 1987; 69 : 45-55.

（2）McPherson らによる分類

fixation grade			radiolucency	
			porous surface	smooth surface
bone ingrowth	Ⅰ A		none	none, 1 or 2 zones
	Ⅰ B		none	3 to 5 zones
	Ⅰ C		none	all 6 zones
stable fibrous fixation	Ⅱ		zone 7	all 6 zones, lines parallel prosthesis, no stem migration
unstable fibrous fixation	Ⅲ		zone 7	variable, lines diverge from prosthesis or stem migration

McPherson EJ, Dorr LD, Gruen TA, et al. Hydroxyapatite-coated proximal ingrowth femoral stems. A matched pair control study. Clin Orthop Relat Res. 1995; 315 : 223-230.

③応力遮蔽（stress shielding）
Engh らによる分類（図 12）

	description
1st degree	rounding off only of the proximal medial neck
2nd degree	rounding off of the proximal medial neck and loss of medial cortical density at level 1
3rd degree	extensive resorption of the medial and anterior cortex at level 1 and the medial cortex at level 2
4th degree	cortical resorption below levels 1 and 2 into the diaphysis

Engh CA, Bobyn JD, Glassman AH. Porous-coated hip replacement. The factors governing bone ingrowth, stress shielding, and clinical results. J Bone Joint Surg Br. 1987; 69 : 45-55.

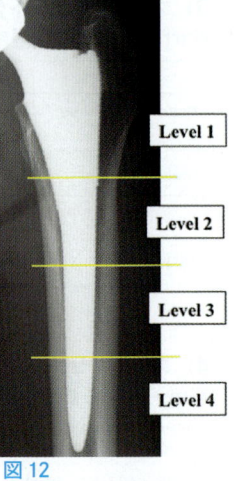

図 12

④摩　耗
1）読　影（図 13）

linear wear：Change of A-O distance between the initial and the final films
- O：center of the femoral head
- A：location on the cup-cement interface with the shortest distance from point O
- A'：point of maximum wear volumetric wear：$\pi\ r^2\ w$
- r：radius of the femoral head
- w：linear wear

Livermore J, Ilstrup D, Morrey B. Effect of femoral head size on wear of the polyethylene acetabular component. J Bone Joint Surg Am. 1990; 72 : 518-528.

2）2 次元および 3 次元コンピュータ計測

find the circles that best fit the femoral head and the aceatabular component using a computer software（Hip Analysis Suite）

Martell JM, Berdia S: Determination of polyethylene wear in total hip replacements with use of digital radiographs. J Bone Joint Surg Am. 1997; 79 : 1635-1641.

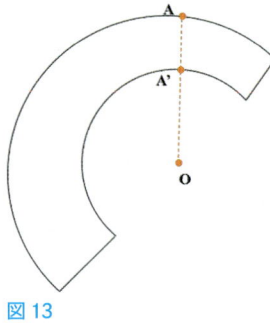

図 13

3）3 次元コンピュータ計測

create a 3 D model of the aceatabular component and the femoral head on the basis of back projection of the radiographs and CAD/CAM knowledge of the implant（PolyWare）

Devane PA, Bourne RB, Rorabeck CH, et al. Measurement of polyethylene wear in metal-backed acetabular cups. I. Three-dimensional technique. Clin Orthop Relat Res. 31995; 19 : 303-316.

⑤異所性骨化
Brooker らによる分類

grade	description
1	island of bone
2	exostoses extend from either the pelvis, the femur, or both, with a separation of more than 1 cm
3	exostoses extend from either the pelvis, the femur, or both, with a separation by less than 1 cm
4	radiographic ankylosis of the hip

Brooker AF, Bowerman JW, Robinson RA, et al. Ectopic ossification following total hip replacement. Incidence and a method of classification. J Bone Joint Surg Am. 1973; 55 : 1629-1632.

⑥骨溶解
1）Zicat らによる分類

	description
linear osteolysis	presence of a more than 1 mm-wide radiolucent space between the component and the bone
expansile osteolysis	sharply demarcated radiolucent space with rounded or scalloped appearance extended away from the component

Zicat B, Engh CA, Gokcen E. Patterns of osteolysis around total hip components inserted with and without cement. J Bone Joint Surg Am. 1995; 77 : 432-439.

2）Mulroy らによる評価基準

Endosteal, intracortical, or cancellous destruction of bone that was not linear, more than 2 mm in width, and was or had been progressive.

Mulroy WF, Estok DM, Harris WH. Total hip arthroplasty with use of so-called second-generation cementing techniques. A fifteen-year-average followup study. J Bone Joint Surg Am. 1995; 77 : 1845-1852.

5 ｜ THA 後大腿骨骨折

① Vancouver 分類

Type	Subtype	特徴
A		転子部骨折
	A_G	大転子骨折
	A_L	小転子骨折
B		転子部以下のステム周囲骨折
	B1	ステム弛みなし
	B2	ステム弛みあり
	B3	ステム弛みあり，骨欠損あり
C		ステム先端より遠位の骨折
D		ステムと人工膝関節インプラントを有する大腿骨に生じた骨折

Duncan CP, Masri BA. Fractures of the femur after hip replacement. Instr Course Lect. 1995; 44: 293-304.
Duncan CP, Haddad FS. The unified classification system (UCS): improving our understanding of periprosthetic fractures. Bone Joint J. 2014; 96-B: 713-716.

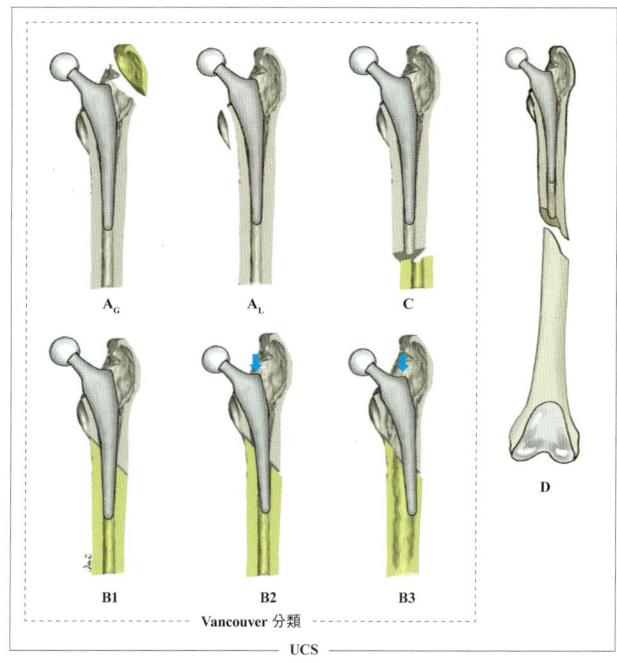

B2，B3 ではステムの弛み（青矢印はステム沈下）を認める．

② Baba 分類

Type 1 セメントレスステム	
Type1A	主な骨折部がポーラスコート部を含む骨折
Type1B	主な骨折部がポーラスコート以外である骨折
Type 2 セメントステム（骨に直接接するセメントとステムを総称して「インプラント」とみなす）	
Type 2A	主な骨折部がインプラントを含む骨折
Type 2B	インプラントより遠位の骨折（大転子頂部骨折を含む）

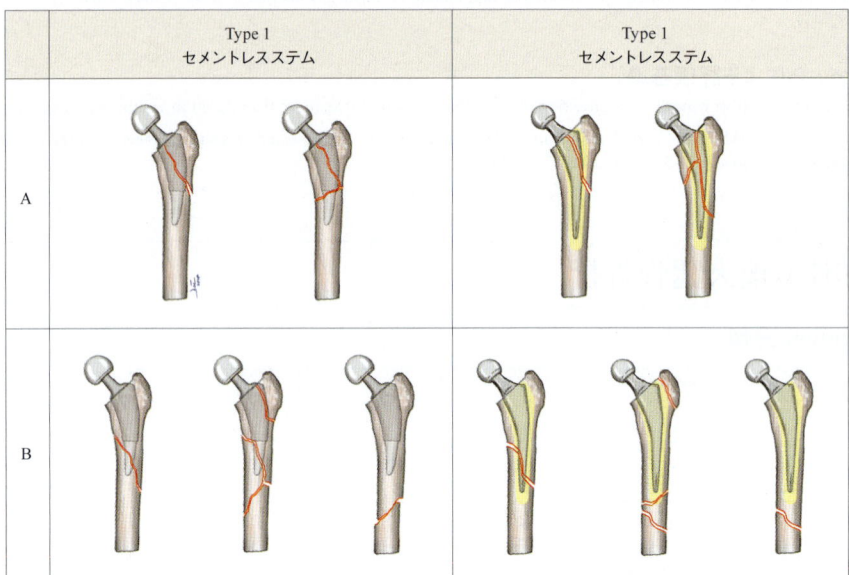

	Type 1 セメントレスステム	Type 1 セメントレスステム
A		
B		

Baba T, Homma Y, Momomura R, et al. New classification focusing on implant designs useful for setting therapeutic strategy for periprosthetic femoral fractures. Int Orthop. 2015; 39: 1-5.

6 │ THA 後骨欠損の評価と分類

A. 骨盤側

① AAOS 骨盤骨欠損分類（AAOS 分類, D'Antonio 分類）

Type I	分節状欠損（segmental）
	a. 部分欠損（peripheral）上方／前方／後方 b. 臼底部欠損（central）
Type II	空洞状欠損（cavitary）
	a. 部分欠損（peripheral）上方／前方／後方 b. 臼底部欠損（central）
Type III	混合型欠損（combined）
Type IV	骨盤不連続（pelvic discontinuity）
Type V	関節固定（arthrodesis）

Type I **Type II**

Type III **Type IV** **Type V**

D'Antonio JA, Capello WN, Borden LS, et al. Classification and management of acetabular abnormalities in total hip arthroplasty. Clin Orthop Relat Res. 1989; 243 : 126-137.

② Paprosky 骨盤骨欠損分類

骨欠損	寛骨臼縁	壁／ドーム形態	前柱と後柱	股関節中心の移動	涙滴の骨溶解
Type 1	損傷なし	損傷なし	損傷なし／固定性良好	なし	
Type 2	変形	変形あり	損傷なし／固定性良好	＜ 2 cm	
Type 2A	変形あり	損傷なし		上内側	軽度
Type 2B	消失	変形あり		上外側	軽度
Type 2C	変形あり	損傷なし		内側	重度
Type 3	消失	損傷なし	固定性不良	＞ 2 cm	
Type 3A	30 〜 60％消失			上外側	中等度
Type 3B	＞ 60％消失			上内側	重度

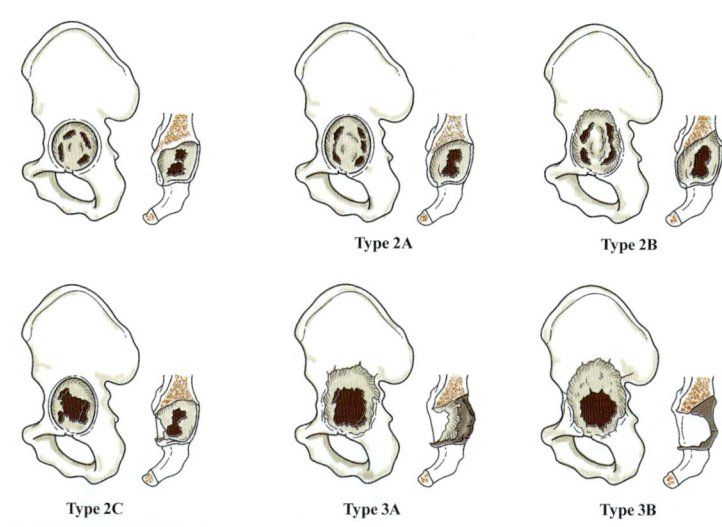

Type 2A　　**Type 2B**
Type 2C　　**Type 3A**　　**Type 3B**

右図は寛骨臼の冠状断面を示している.

Paprosky WG, Perona PG, Lawrence JM. Acetabular defect classification and surgical reconstruction in revision arthroplasty. A 6-year follow-up evaluation. J Arthroplasty. 1994; 9 : 33-44.

③ Gustilo 骨盤骨欠損分類

Type Ⅰ	軽度寛骨臼の拡大. セメントとインプラントの間に弛みあり
Type Ⅱ	寛骨臼の内板は非薄化しているが穿破なし. セメントとインプラントの間に弛みあり
Type Ⅲ	局所的な壁の破壊 　a.前方　b.後方　c.上方　d.中央
Type Ⅳ	前柱・後柱の一方あるいは両方の破壊

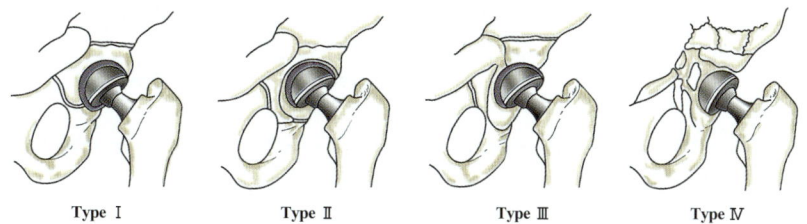

Type Ⅰ　　**Type Ⅱ**　　**Type Ⅲ**　　**Type Ⅳ**

Gustilo RB, Pasternak HS. Revision total hip arthroplasty with titanium ingrowth prosthesis and bone grafting for failed cemented femoral component loosening. Clin Orthop Relat Res. 1988; 235 : 111-119.

B. 大腿骨側
① AAOS 大腿骨骨欠損分類

Type Ⅰ	分節状欠損（segmental）
	a. 近位
	部分的欠損／完全欠損
	b. 大腿骨距
	（calcar femorale）部
	c. 大転子部
Type Ⅱ	空洞状欠損（cavitary）
Type Ⅲ	混合型欠損（combined）
Type Ⅳ	アライメント不良
	a. 回旋変型
	b. 角状変型
Type Ⅴ	狭窄
Type Ⅵ	不連続

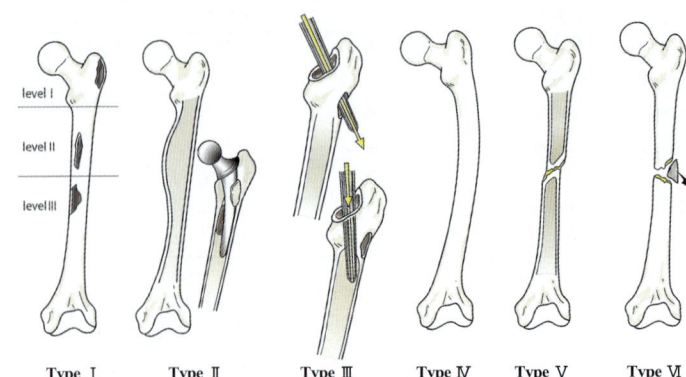

D'Antonio J, McCarthy JC, Bargar WL, et al. Classification of femoral abnormalities in total hip arthroplasty. Clin Orthop Relat Res. 1993; 296 : 133-139.

② Paprosky 大腿骨骨欠損分類

Type 1	顕著な骨欠損なし
Type 2	大腿骨距（calcar femorale）部欠損
2A	転子間直下まで
2B	前外側の骨幹端部欠損
2C	後内側の骨幹端部欠損
Type 3A	2A ＋骨幹部欠損
3B	2B ＋骨幹部欠損
3C	2C ＋骨幹部欠損
Type 4	重度の骨幹部欠損

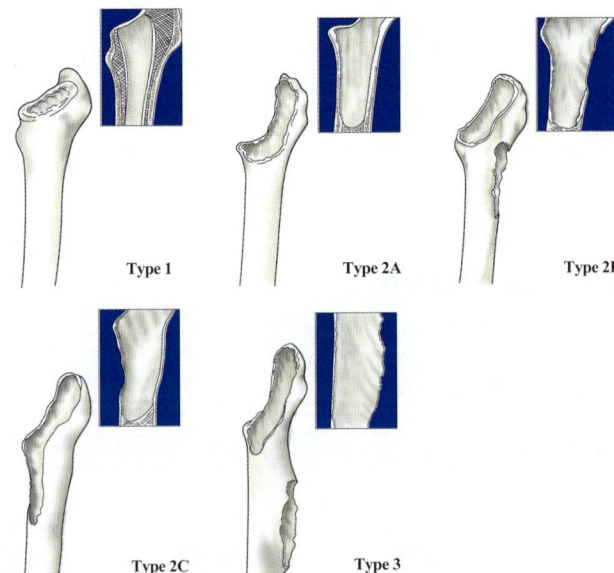

Pak JH, Paprosky WG, Jablonsky WS, et al. Femoral strut allografts in cementless revision total hip arthroplasty. Clin Orthop Relat Res. 1993; 295 : 172-178.

③ Endo-Klinik 分類

Grade 1	セメントマントルの近位半分に透亮像あり臨床的にインプラント弛みの徴候あり
Grade 2	セメントマントル全周に透亮像あり近位骨幹端部の内側骨皮質の部分的骨欠損と髄腔の拡大
Grade 3	近位髄腔の拡大と近位の骨欠損
Grade 4	近位 1/3 の骨欠損　遠位 1/3 にかけても欠損ありロングステムであっても十分な固定が確保できない

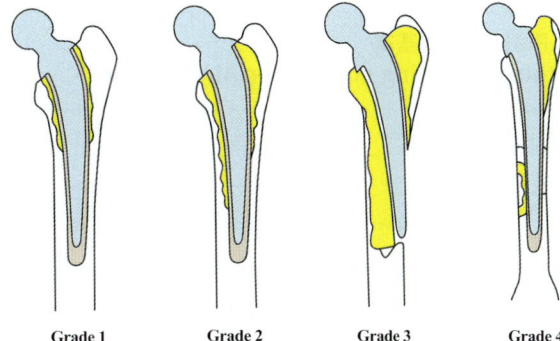

Grade 1　　　Grade 2　　　Grade 3　　　Grade 4

Gie GA, Linder L, Ling RS, et al. Impacted cancellous allografts and cement for revision total hip arthroplasty. J Bone Joint Surg Br. 1993; 75 : 14-21.

④ Gustilo 大腿骨骨欠損分類

Type I	骨セメントとインプラントとの間の弛みあり近位骨皮質の菲薄化が 50%未満全周性には欠損なし
Type II	骨セメントとインプラントとの間の弛みあり近位骨皮質の菲薄化が 50%を越え髄腔の拡大全周性には欠損なし
Type III	後内側の骨欠損インプラントは不安定
Type IV	近位全周性の骨欠損

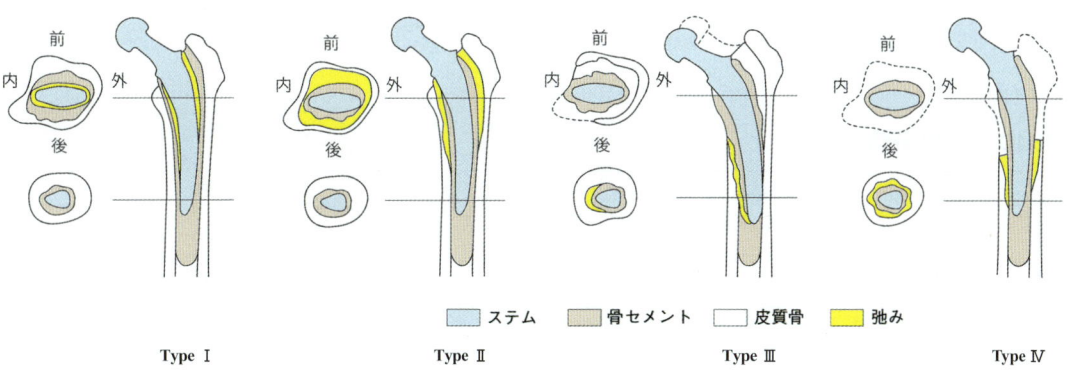

ステム　　骨セメント　　皮質骨　　弛み

Type I　　　　　Type II　　　　　Type III　　　　　Type IV

Gustilo RB, Pasternak HS. Revision total hip arthroplasty with titanium ingrowth prosthesis and bone grafting for failed cemented femoral component loosening. Clin Orthop Relat Res. 1988; 235 : 111-119.

7 | ARMD（adverse reactions to metal debris）

① ARMD の診断基準
Histologic scoring criteria for ALVAL score

points	synovial lining
0	Intact synovial lining
1	Focal loss of synovial surface, fibrin attachment may occur
2	Moderate to marked loss of synovial surface, fibrin attachment
3	Complete loss of synovium, abundant attached fibrin and /or necrosis of lining tissue

points	inflammatory infiltrate
0	Minimal inflammatory cell infiltrates
1	Predominantly macrophages, occasional lymphocytes may occur
2	Mix of macrophages and lymphocytes, either diffuse and/or small (<50% of hpf) perivascular aggregates
3	Mix of macrophages and lymphocytes, large (>50% hpf) perivascular aggregates may occur
4	Predominantly lymphocytes, mostly in multiple, large (>50% hpf) perivascular aggregates, follicles may be present

points	tissue organization
0	Normal tissue arrangement
1	Mostly normal tissue arrangement, small areas of synovial hyperplasia, focal necrosis may occur
2	Marked loss of normal arrangement, appearance of distinct cellular and acellular zones, thick fibrous layers may occur
3	Perivascular lymphocytic aggregates mostly located distally, thick acellular areas may occur
	Sum Low = 0–4/ Moderate = 5–8/ High = 9–10

ALVAL = aseptic lymphocytic vasculitis-associated lesion; hpf = high-power field.

Campbell P, Ebramzadeh E, Nelson S, et al. Histological features of pseudotumor-like tissues from metal-on-metal hips. Clin Orthop Relat Res. 2010; 468: 2321-2327.

② ARMD の MRI 分類

characteristics of the three types of pseudotumour	
Type	Description
Ⅰ	Thin-walled cystic mass (cyst wall <3 mm)
Ⅱ	Thick-walled cystic mass (cyst wall >3mm, but less than the diameter of the cystic component)
Ⅲ	A predominantly solid mass

* If there was more than one lesion present, the dimensions of the largest lesion were used for classification purposes.

Hauptfleisch J, Pandit H, Grammatopoulos G, et al. A MRI classification of periprosthetic soft tissue masses (pseudotumours) associated with metal-on-metal resurfacing hip arthroplasty. Skeletal Radiol. 2012; 41: 149-155.

10章 人工股関節一覧表

本章では，国内で使用可能な人工股関節の機種を下記の製品種別ごとに一覧表にまとめている．

1　セメントステム
2　セメントレスステム
3　表面置換型人工股関節コンポーネント
4　セメントカップ
5　セメントレスカップ

セメントステムは Cassar-Gheiti ら（2020）の分類（表1）を参考に，下記のカテゴリに分けて掲載している．

- Collarless Polished Tapers /Force closed（Taper slip）
- Flanged and roughened/Shape closed（Composite beam）
- Press-fit Wedge/Line to line（French paradox）
- Curved Anatomical
- その他

一覧表の［Cassar-Gheiti 分類］には表1の Type と Subtype を記載している．再置換用ステムでは，標準ステムより短いもの（Rs）と長いもの（Rl）を付記した．

分類の詳細については，「Ⅶ編　人工股関節・人工骨頭治療学 3章 初回人工股関節全置換術 5 ステムのセメント固定」（☞ p. 902）を参照されたい．

文献
Cassar-Gheiti AJ, McColgan R, Kelly M, Cassar-Gheiti TM, Kenny P, Murphy CG. Current concepts and outcomes in cemented femoral stem design and cementation techniques: the argument for a new classification system. EFORT Open Rev. 2020; 5: 241-252.

表1　セメントステムデザイン分類（Cassar-Gheiti ら 2020）

Type	Subtype	Geometry	General category
1	1a	Double taper	Collarless Polished Tapers – Force closed
	1b	Triple taper	
2	2a	Rounded, Flanged	Flanged and roughened – Shape closed
	2b	Tapered, Flanged	
3		Single wedge	Press-fit Wedge – line to line
4		Anatomical	Curved Anatomical

セメントレスステムは，Radaelli ら（2023）の分類（表2）を参考にして掲載している．一覧表の［Code］は，表1の Classification code の組み合わせ（geometry-length-modularity）である．

分類の詳細については，「Ⅶ編　人工股関節・人工骨頭治療学 3章 初回人工股関節全置換術 7 ステムのセメントレス固定」（☞ p. 918）を参照されたい．

文献
Radaelli M, Buchalter DB, Mont MA, Schwarzkopf R, Hepinstall MS. A New Classification System for Cementless Femoral Stems in Total Hip Arthroplasty. J Arthroplasty. 2023; 38: 502-510.

表2　セメントレスステムの分類（Radaelli ら 2023）

Classification code		
geometry	A：	フラットテーパーステム（flat taper stem）
	B1：	長方形断面テーパーステム（rectangular taper stem）
	B2：	四角形断面テーパーステム（quadrangular taper stem）
	B3：	短い四角形断面テーパーステム（short quadrangular taper stem）
	C1：	フィットアンドフィルステム（fit and fill stem）
	C2：	アナトミックフィットアンドフィルステム（anatomic fit and fill stem）
	C3：	短いフィットアンドフィルステム（short fit and fill stem）
	D：	コーン形ステム（conical stem）
	E：	円柱形ステム（cylindrical stem）
	F：	カルカー誘導超短頚部温存ステム（calcar-guided ultra-short neck-preserving stem）
length	US, S, T, L, UL：短い順に 5 種類	
modularity	Ⅰ, Ⅱ, Ⅲ, Ⅳ：4 種類	
Modifier Options		
表面加工	P：porous coated, G：grit blasted, H：hydroxyapatite coated	
カラー	0：collarless, 1：collared	

❶ セメントステム [1]

	Collarless Polished Tapers /Force closed (Taper slip)				
Cassar-Gheiti 分類	1a				
会社名	Enovis	Stryker	Zimmer Biomet	京セラ	帝人ナカシマメディカル
製品名	Friendly	EXETER	CPT	910DTP ステム	VLIAN
製品写真					
薬事承認日	2005.6.8	2001.5.22	2003.8.6	2012.7.9	2017.8.10
材質	ステンレス合金	ステンレス（Orthinox）ASTM F1586	コバルトクロム合金	コバルトクロム合金	CoCrMo 合金
主な表面加工	ポリッシュ	ポリッシュ	ポリッシュ	ポリッシュ	ポリッシュ
ネックテーパー	12/14 テーパー	5° 40 (V40 テーパー)	12/14 テーパー	9/10 テーパー	12/14 テーパー
頚体角	125° /132°	125°	125°	127°	125°
ラスプステムサイズ差	1.5mm	2mm	2mm	1.5mm	1mm
遠位髄腔リーマ	無	有	無	有	無
特徴	長期臨床成績に裏づけされたストレートダブルテーパーデザインで表面は鏡面仕上げ．特徴的なデザインのセメントプラグは，遠位セントラライザーとともに使用することによって正確なステムアライメントを確保．販売終了	ダブルテーパーデザインにより荷重を圧縮応力として伝達することでセメントを保護しながら骨皮質への荷重伝達を促進．カラーレスにより遠位へのスリッピングを許容．ポリッシュ表面はスリッピング時の摩耗粉の発生を予防．	CPT は，ポリッシュダブルテーパーコンセプトで，回旋安定性およびセメントへの荷重分散を効率よく行えるステム．コバルトクロム合金により，ステム強度を確保．	テーパースリップコンセプトを有するダブルテーパーポリッシュデザインを採用．日本人大腿骨への適合性向上を目指して比較的短いステム長．ハイオフセットステムは，脚長差に影響を与えることなく，症例に応じた大腿骨オフセットを選択可能．	ポリッシュテーパコンセプトを持つステム．ダブルテーパーデザイン．鏡面研磨されたポリッシュサーフェスにより，ステム‐セメント界面においてセメントの摩耗粉を発生させることなくステムのスリッピングを許容する．日本人の大腿骨形状に適合した豊富なオフセット／ボディーバリエーションにより至適なサイズ選択を容易にする．素材はCoCrMo 合金を採用し，細いサイズでも強度を確保している．

1 セメントステム［2］

Cassar-Gheiti 分類	Collarless Polished Tapers /Force closed (Taper slip)				
	1a Rl		1b		
会社名	Zimmer Biomet	京セラ	DePuy Synthes		MicroPort Orthopaedics
製品名	CPT Long	SS ロング	C-STEM	C-STEM AMT	Profemur® GLADIATOR® Cemented ステム（モジュラータイプ）
製品写真					
薬事承認日	2004.10.25	1995.7.26	1998.5.22	2011.6.22	2020.12
材質	コバルトクロム合金	Ti-15Mo-5Zr-3Al（チタン合金）	冷間鍛造ステンレス（オートロン90）	冷間鍛造ステンレス（オートロン90）	コバルトクロム合金
主な表面加工	ポリッシュ	スムース	ポリッシュ	ポリッシュ	0.8μm
ネックテーパー	12/14 テーパー	8.5/9 テーパー	9/10 テーパー	12/14 テーパー	12/14 テーパー
頚体角	125°	130°	standard 134° H/O 130° 125°（CDH型のみ）	130°	135°ベースのチェンジャブルで127°から143°
ラスプステムサイズ差	2mm	0.5mm	2mm	2mm	1.5mm
遠位髄腔リーマ	無	有	無	無	無
特徴	ポリッシュダブルテーパーコンセプトにて，回旋安定性およびセメントへの効率のよい荷重分散を可能にしたステム．材質はコバルトクロム合金を採用することにより，ステム強度を保つ．	SS HIP ステムシリーズの再置換用ステム．300mm までのステム長をラインアップ．	トリプルテーパーを有するポリッシュデザイン．外側から内側へのサードテーパーが，内側方向への荷重伝達を向上．主要サイズではスタンダードとハイオフセットの2つのオフセットが選択でき，適切なバイオメカニクスの再建を容易にする．細い近位髄腔形状に適合させるために，内側カーブをより日本人の髄腔形状にフィットするようにしたアジア人用デザインを用意．2022年11月時点の在庫をもって販売終了	良好な臨床成績を持つ C-STEM の基本コンセプトはそのままに，ネック部分を12/14テーパーに変更し，より様々な骨頭が選択可能．ショルダー部分を外側に張り出すことで，ステム挿入時のアライメントをコントロールしやすくし，回旋安定性の向上にも寄与．すべてのサイズにおいてスタンダードとハイオフセットの2つのオフセットを選択できるようにし，より適切なバイオメカニクスの再建を容易にした．	セメントレスステムと同形状のトリプルテーパーウェッジデザイン．術中にセメント/セメントレスタイプの選択が可能．カラーは回転安定性を補助し，沈みこみ防止のためにデザインされている．すべてのステムバージョンにセメントレスタイプと同じブローチセットを使用し，1.5mm（全周）のセメントマントルを確保する．

❶ セメントステム [3]

	Collarless Polished Tapers /Force closed (Taper slip)				Flanged and roughened/Shape closed (Composite beam)
Cassar-Gheiti 分類	1b		1b R1		2a
会社名	京セラ	帝人ナカシマメディカル	DePuy Synthes		DePuy Synthes
製品名	SC STEM	ドルフィン人工股関節	C-STEM リビジョン	C-stem AMTロングステム	Summit basic cemented
製品写真					
薬事承認日	2004.7.28	2009.2.5	1998.5.22	2011.6.22	2005.6.17
材質	コバルトクロム合金	コバルトクロム合金	冷間鍛造ステンレス（オートロン 90）	冷間鍛造ステンレス（オートロン 90）	コバルトクロム合金
主な表面加工	ポリッシュ	ポリッシュ	ポリッシュ	ポリッシュ	Vaquasheen
ネックテーパー	9/10 テーパー	10/12 テーパー	9/10 テーパー	12/14 テーパー	12/14 テーパー
頚体角	130°	133°	134°	130°	130°
ラスプステムサイズ差	1mm	1mm	2mm	2mm	2mm
遠位髄腔リーマ	有	無	無	無	無
特徴	スタンダードと CDH の 2 つのデザインを設定することで，標準的な髄腔形態に加え，近位内側が急峻な髄腔形態への適合性向上を図ることができる．ラウンドエッジを採用した断面デザインは，回旋安定性に優れている．	ステム形状はトリプルテーパーに加え，大腿骨の生理的な前弯髄腔形状を再現し，ポリッシュ表面処理を採用．高い髄腔占拠率を有し，前後および内外側におけるセメントマントルを均一化．理想的な荷重分散と高い回旋抵抗性を期待．	トリプルテーパーを有するポリッシュデザイン．外側から内側へのサードテーパーが，内側方向への荷重伝達を向上．ステム長は各々のサイズで 200mm と 240mm と 2 種．2022 年 11 月時点の在庫をもって販売終了	C-stem AMTのリビジョン用ステム．プライマリー同様，C-stem の基本コンセプトを継承しつつ，ショルダー部分を外側に張り出したデザインに．スタンダードタイプに加えて＋6mm のオフセットタイプ，172mm，178mm，205mm，240mm のステム長バリエーションを有する．	Charnley ステムのデザインを継承しラテラルフランジを有した形状．挿入時にセメント加圧を促し，軸方向荷重に対してステムが沈下する危険性を低減．内側カラーによって，ステムの挿入深度がコントロールしやすい．大腿骨頚部骨折の症例に対して主に使用することを想定し，髄腔径に左右されずネック長は一定．

1 セメントステム［4］

Cassar- Gheiti 分類	Flanged and roughened/Shape closed (Composite beam)				
	2a	2b			
会社名	泉工医科工業	Aimedic MMT	Exactech	MicroPort Orthopaedics	
製品名	Foundation Hip System	HIPFORTRESS-ND セメントステム	Novation セメント ヒップシステム	IMC II Stem	PROFEMUR Xm （モジュラータイプ）
製品写真					
薬事承認日	2000.3.30	2012.12.5	2012.8.30	2005.3.23	2009.4.28
材質	コバルトクロム合金	Ti-6AL-4V （チタン合金）	コバルトクロム合金	コバルトクロム合金	鍛造コバルトクロム合金
主な表面加工	グリットブラスト	サンドブラスト	マット	サテン	ポリッシュ
ネックテーパー	12/14 テーパー	12/14 テーパー	12/14 テーパー	12/14 テーパー	12/14 テーパー
頚体角	132°	130°	131°	132.5°	135° ベースのチェンジャブルで 127° から 143°
ラスプステムサイズ差	2mm	1mm	近位 1.5mm 遠位 1mm	2mm	2mm
遠位髄腔リーマ	無	無	有	有	無
特徴	テーパージオメトリー構造によりセメントへ持続的な圧縮力がかけられるデザインになっている．近位 4 か所のセメントスペーサーがセメントマントルを 2mm に均一化．ディスタルセントラライザーは髄腔中心への設置を容易にし症例に応じてサイズの選択が可能．	ステム形状は，長方形デザインによる回旋安定性とダブルテーパーデザインによる荷重伝達を圧縮応力に変換することで剪断応力に弱いセメントを保護．	セメントレス固定用の Novation テーパー型ステムで使用する手術器械と同一の器械を利用できるように設計され，症例に応じてセメントレス固定，セメント固定の術中選択，切り替えが容易．	同一サイズで 2 種類のネック形状が選択可能．ポリッシュ＆スリムネック．3 面ウェッジ形状デザイン．PMMA 製セントラライザーを近位，遠位両端に装着できることにより，自然にステムアライメントを矯正し，セメントマントルの厚みを最適化．2021 年 2 月販売終了	高度にポリッシュされた鍛造コバルトクロム合金は骨セメントとインプラント界面における摩擦を減少．ダブルテーパー形状であることにより，セメントとの接合性や回旋安定性を高め，近位内側への均等な圧縮荷重に伝達を促進する．

❶ セメントステム［5］

	Flanged and roughened/Shape closed (Composite beam)				
Cassar-Gheiti 分類	2b				
会社名	Smith & Nephew	Stryker		Zimmer Biomet	
製品名	SYNERGY Select II セメント	Eon	Omnifit HFX	Natural Hip Cemented Stem	Versys LD/FX Cemented
製品写真					
薬事承認日	2004.11.30	2001.3.21	2004.12.13	1994.9.20	1997.4.25
材質	コバルトクロム合金	コバルトクロム合金	コバルトクロム	コバルトクロム合金	コバルトクロム合金
主な表面加工	サテン	サテン	グリットブラスト	サテン	サテン
ネックテーパー	10/12 テーパー	5° 40'（V40 テーパー）	5° 40'（V40 テーパー）	12/14 テーパー	6° テーパー
頚体角	131° デュアルオフセット	132° /127°	130° /127°	130°	135°
ラスプステムサイズ差	1mm 近位内側 2mm	1.8mm 近位内側 4.5mm	1-2mm	2mm	2mm
遠位髄腔リーマ	有	有	無	有	無
特徴	SYNERGY Select II セメントレスステムと同一器械で手術可能.	プロポーショナルデザインにより様々な大きさの大腿骨髄腔との適合性が得られる．2 種類のネックアングルはより適したオフセット長の選択が可能．同じ専用器械でセメントレスへの変更が可能．細いネックは可動域を増大し，インピンジメントを減少させる．近位部に施されたノーマライゼーション加工はセメントへの剪断応力を減らし圧縮応力を増大. 2019 年 6 月販売終了	プロポーショナルデザインにより様々な大きさの大腿骨髄腔との適合性が得られる．2 種類のネックアングルはより適したオフセット長の選択が可能．同じ専用器械でセメントレスへの変更が可能. 2015年12月販売終了	人体の解剖学的特性を熟慮したデータに基づいて設計されたストレートステム．ストレートデザインでありながら，随所にアナトミカル形状の利点をデザインに取り入れている. このシステムではプライマリーからリビジョン，セメントレスからセメントまで対応できるシステムとなっている．2002 年よりサイズ 3 までスリムナローネックに変更. 2015 年 2 月販売終了	高齢の頚部骨折患者や活動性の低い患者のための低コストステム．ラスプは，VerSys システムすべての大腿骨への適合性をサポートするように設計され，VerSys システムの各機種間で互換性のあるラスプのデザインを実現. 2022 年 1 月販売終了

■ セメントステム［6］

	Flanged and roughened/Shape closed (Composite beam)				
Cassar-Gheiti 分類	2b				
会社名	Zimmer Biomet				京セラ
製品名	Versys cemented	VerSys Heritage	DCMJ	VerSys Advocate	6型ステム
製品写真					
薬事承認日	1998.8.3	1999.7.13	2006.3.3	2014.10.30	1985.8.16
材質	コバルトクロム合金	コバルトクロム合金	コバルトクロム合金	コバルトクロム合金	Ti-6AL-4V（チタン合金）
主な表面加工	サテン	ポリッシュ　カラー	サテン	サテン	スムース
ネックテーパー	6°テーパー	12/14 テーパー	12/14 テーパー	12/14 テーパー	11/13 テーパー
頚体角	135°	135°（CDH：125°）	127°	135°	135°
ラスプステムサイズ差	2mm	1-2mm	1-1.5mm	1-2mm	0.5mm
遠位髄腔リーマ	無	無	無	無	無
特徴	長年の臨床経験を持つ伝統的なステムのデザインをもとに設計. 独特の近位および遠位セントラライザーは, 均一なセメント層を確保する. 近位のマクロテクスチャリング加工は, セメントとステムの接触面積の拡大を目指す. 2015 年 7 月販売終了	第 1 世代の Charnley デザインの表面性状を踏襲し, ディスタルティップ等 VerSys オリジナルのデザインを融合させたステム. 2002 年には CHD 用ステムも承認され, 2003 年からラインアップに追加された.	日本人の大腿骨 CT データをもとに設計されたステムであり, 1 つのステムデザインで 2 種類のセメント層が選択可能. ステムネック部分は, 良好な可動域を得られるように独自のデザインを採用. 回旋安定性と強固な固定をもたらすステム近位のグルーブ構造があり, サテンフィニッシュ表面を採用. 2 種類のオフセットバリエーションが選択可能. 2015 年 3 月販売終了	長年の臨床経験を持つ伝統的なステムデザインをもとに設計. 横断面をフラットバックとしたことで回旋安定性が向上. 特徴的なセントラライザーオプションにより, ステム近位および遠位における正確な設置が可能.	4 型ステムと同じ太さで髄腔占拠率を向上させ, 角 R1 → R3 長さを 15mm 長くし安定性を向上. 断面形状：楔形状（角 R3 付き）3 次元テーパー. 内側 R：R80. 骨頭：PHS ボール. ネック長：S, M, L（ステム側で 6mm ピッチ）. 6 型ステム, 6 型ストレートステム, 6 型ロングステム. セメント層は 0.5mm.

❶ セメントステム［7］

	Flanged and roughened/Shape closed (Composite beam)				
Cassar-Gheiti 分類	2b				
会社名	京セラ			帝人ナカシマメディカル	
製品名	7型ステム	SS HIP ステム	Perfix C	C-Prominent 人工股関節	4-U 人工股関節
製品写真					
薬事承認日	1988.1.27	1995.7.26	1995.12.8	2004.12.28	2009.8.28
材質	Ti-6AL-4V（チタン合金）	Ti-15Mo-5Zr-3Al（チタン合金）	Ti-6AL-4V（チタン合金）	コバルトクロム合金	コバルトクロム合金
主な表面加工	スムース＋一部ブラスト	スムース	スムース	ラフサーフェス	ラフサーフェス
ネックテーパー	11/13 テーパー	8.5/9 テーパー	11/13 テーパー	10/12 テーパー	10/12 テーパー
頚体角	135°	130°	135°	135°	130°
ラスプステムサイズ差	0.5mm	0.5mm	1mm	0.5mm	0.5mm
遠位髄腔リーマ	無	有	有	無	無
特徴	5型ステムの後継機種．ステム材質：Ti-6Al-4V（チタン合金）．骨頭：PHS ボール（PHS テーパー）．	Charnley タイプからステム遠位を太くストレートにすることで，内外反のバラつきを防ぐコンセプト．	PHS PerFixHA ステムのセメント用ステム．	ステム形状はシンプルなトリプルテーパーデザインを採用し，ネック部のカラーによるセメント固定時の圧力を高め，セメントマントル内での良好なステム固定性を期待．	日本人の大腿骨髄腔データの解析により，大腿骨内側カーブを最適化し，2種類の異なる表面処理を採用．また，ステムネック長は各遠位径に対して3種類を準備することで，様々な症例に対応可能．

■ セメントステム［8］

	Flanged and roughened/Shape closed (Composite beam)				
Cassar-Gheiti 分類	2b R1				
会社名	Stryker	Zimmer Biomet	京セラ		
製品名	Omnifit Head Neck Stem	VerSys CRC	6型ロング	7型ロング	PFX ロング
製品写真					
薬事承認日	2001.12.13	1999.7.13	1988.4.15	1992.1.23	2000.9.11
材質	コバルトクロム	ステム：コバルトクロム合金 モジュラーブロック：チタン合金	Ti-6AL-4V（チタン合金）	Ti-6AL-4V（チタン合金）	Ti-6AL-4V（チタン合金）
主な表面加工	グリットブラスト	サテン	スムース	スムース	スムース
ネックテーパー	C テーパー（5° 40）	12/14 テーパー	11/13 テーパー	11/13 テーパー	11/13 テーパー
頚体角	132°	135°	135°	135°	135°
ラスプステムサイズ差	2mm	2mm	0.5mm	0.5mm	0.5-1.0mm
遠位髄腔リーマ	有	有	無	無	有
特徴	多様なオプションによる種々の大腿骨近位骨欠損に対応し、ケーブルとの併用可能．2016年12月販売終了	リビジョン用ロングステムとモジュラーカルカーステムの特徴をあわせ持つ．このステムデザインにより，挿入がより容易となり，術中のフレキシビリティを提供．3 種類のボディサイズと多様なステム長があり，モジュラー補填用ブロックを使って，術中にステムの高さを補填することが可能．	6 型ステムシリーズの再置換用ステム．ステム長さ140mm，160mm，200mm の3種類．ステム近位は6 型ステムのスタンダードサイズに統一．	7 型ステムシリーズの再置換用ステム．比較的細いステム径．3 種類のステム長．	PerFix シリーズの再置換用ステム．プライマリーに比べてステム長を30mm 長く設定．

1 セメントステム [9]

	Press-fit Wedge/Line to line (French paradox)			
Cassar-Gheiti 分類	3			
会社名	Adler Ortho	B.Braun Aesculap		Corin	Mathys
製品名	HYDRA-C ステム	TRILLIANCE	CoreHip Cemented	オセアンプラス セメントステム	twinSys セメントステム
製品写真					
薬事承認日	2021.10.28	2009.1.14	2022.9.1	2013.11.15	2013.12.26
材質	Ti-6Al-4V（チタン合金）	鍛造コバルトクロム合金	鍛造コバルトクロム合金	ステンレススチール（M30NW）	ステンレススチール
主な表面加工	ポリッシュ	ポリッシュ	ポリッシュ	ポリッシュ（鏡面加工）	ポリッシュ
ネックテーパー	12/14 テーパー	8/10 テーパー	12/14 テーパー	12/14 テーパー	12/14 テーパー
頚体角	135°（118.4°から151.6°まで7種類選択可能）	135°/131°	122°/132°/142°	130°	134°
ラスプステムサイズ差	0mm	0mm	0mm	0.4mm	1mm
遠位髄腔リーマ	無	無	無	無	無
特徴	HYDRA-H と同じ手術器械を用いて鏡面加工された HYDRA-C ステム（セメントステム）を術中選択できる．台形の近位部断面で長軸方向への安定性を高め，方形の遠位部断面で回旋安定性を保つ．MODULA ネックと組み合わせることにより，脚長，オフセット，前後捻のそれぞれ独立した調整が可能．	トリプルテーパーによる近位部での応力分散と良好なリモデリングの獲得．ポリッシュ表面加工によりセメントへの負荷を軽減．line-to-line 手技による挿入時のセメント加圧とアライメントの獲得．	正面，側面，水平面での各テーパーに加え，側面で 4th テーパーを持つポリッシュステムである．同一製品ラインの CoreHip セメントレスステムと同一のラスプを使用していることから，容易な術中のコンバートが可能である．	ステム表面は完全な鏡面加工を施し，フラットなステム前後面にカラー付きデザイン．ステムバリエーションはスタンダードで #1 ～ 7，#2 ～ 5 でオフセット（ラテラル）を設定，ディスプラジアステムを D1 と D2 の 計 13 種類を準備．髄腔充填型コンセプトのステムのため，line-to-line テクニックと呼ばれる限りなく薄いセメントマントルでの固定となり，セントラライザー不要のセルフセンタリング・セルフプレッシャライゼーションが可能．	骨セメントへのストレス分散と沈下リスク低減のためボディはトリプルテーパー形状．フレンチパラドックスの考え方に基づき，薄いセメントマントルで挿入することにより，セントラライザーが不要．

❶ セメントステム［10］

	Press-fit Wedge/Line to line (French paradox)				
Cassar-Gheiti 分類	3				
会社名	Medacta		Smith & Nephew	Zimmer Biomet	帝人ナカシマ メディカル
製品名	AMIStem-C	AMIS-K	POLARSTEM セメント	CMK Original Concept	UNIVERSIA (Cemented)
製品写真					
薬事承認日	2012.3.26	2014.12.17	2020.1.28	2004.5.21	2019.12.19
材質	ステンレススチール ISO 5832-9	高窒素ステンレス スチール	ステンレス合金	ステンレス	ステンレススチール
主な表面加工	ポリッシュ	ポリッシュ	ポリッシュ	ポリッシュ　カラー	ポリッシュ
ネックテーパー	12/14 テーパー	12/14 テーパー	12/14 テーパー	12/14 テーパー	12/14 テーパー
頸体角	135°/127°	130°/125°	135°/126°	130°	STD/HO ともに 130°
ラスプステムサイズ差	0mm	0mm	0.23mm	0.8mm	0mm
遠位髄腔リーマ	無	無	無	無	無
特徴	line to line での固定をコンセプトとするセメントステム．セメントレスの AMIStem シリーズと互換性を持つ．	優れた臨床成績を持つ Kerboull タイプステムを様々なアプローチに親和性を高めるために，ステム長を改善．スタンダード，ラテラライズド，リビジョン，ディスプラシックのバリエーションとサイズラインナップにより，様々な髄腔形状に対応，line to line による固定を実現．	Full HA タイプのセメントレスステムと同一器械で術中選択可能．トリプルテーパーデザイン．line-to-line コンセプト．	髄腔を最大限に満たすことのできるステムサイズを選択するコンセプトは，"French Paradox" として知られ，セメントにかかる負荷を軽減し，確実なプレッシャライゼーションと正確なアライメントでのステム設置を実現．	筋腱温存アプローチでも使いやすいデザインを追求したセメントステム．同一の手術器械でカラードのセメントレスステムも有する．サイズピッチは均一に展開することで至適なステムサイズの選択を容易にする．ネックオフセットはスタンダードとハイオフセットの2種類があるが，頸体角は同一のため，脚長を変えることなくラテラルオフセットを変更することが可能．同一の手術器械でセメントレス，セメント両方の選択が可能．

❶ セメントステム［11］

	Press-fit Wedge/Line to line (French paradox)	Curved anatomical	その他	
Cassar-Gheiti 分類	3 R1	4	その他	その他 R1
会社名	Zimmer Biomet	MicroPort Orthopaedics	ミズホ	京セラ
製品名	CMK Original Concept Revision	Anca-fit	MX-10	I 型ロング
製品写真				
薬事承認日	2004.5.21	1995.10.17	2002.1.18	1982.9.14
材質	ステンレス	チタン合金	COP 合金	Ti-6AL-4V（チタン合金）
主な表面加工	ポリッシュ	ポリッシュ	サテン	スムース
ネックテーパー	12/14 テーパー	12/14 テーパー	5° 43' テーパー	11/13 テーパー
頚体角	130°	135° ベースのチェンジャブルで 127° から 143°	135°	130°
ラスプステムサイズ差	0.8mm	2mm	0mm	0.5mm
遠位髄腔リーマ	無	無	無	有
特徴	CMK Original Concept のリビジョン用ステム．プライマリー同様，"French Paradox" コンセプトに基づきデザイン．200mm，250mm のステム長バリエーションがある．	セメントレスステムと同形状のバリエーションを持ち，術中の選択が可能．セメントステムは骨セメント界面で発生する摩擦を減少させるように，ポリッシュ表面加工．セメントレスと同器械を使用するため，セメントマントルは実質 0mm 想定．2015年10月販売終了	長年の臨床実績を誇るセメントレス MX-1 をもとにしたアナトミカルなデザイン．MX-100/MX-200 と共通のデザインを採用．靱性および耐食性に優れた COP 合金を採用．セメントステムはラスプと同サイズのため line to line (French paradox) でありながら anatomic type．	カルカーリプレースメントタイプの再置換用ステム．補綴部長さ，ステム長は各サイズバリエーションあり．2024 年 3 月販売終了

❷ セメントレスステム［1］

	フラットテーパータイプ				
Code	A-US/S-I	A-S-I			
Modifier Options	P-0	P-0	P-0	P-0	P-0
会社名	Zimmer Biomet	Corin	DePuy Synthes	Medacta	Smith & Nephew
製品名	Taperloc CompleteMicroplasty	CTi II ステム	Tri-Lock BPS	MasterLoc	ANTHOLOGY HA
製品写真					
薬事承認日	2011.10.7	1996.8.20	2012.2.14	2016.11.18	2014.9.30
材質	Ti-6Al-4V（チタン合金）	Ti-6Al-4V（チタン合金）	Ti-6Al-4V（チタン合金）	Ti-6Al-7Nb	Ti-6Al-4V（チタン合金）
主な表面加工	ポーラスプラズマスプレー	チタンプラズマスプレー ＋ グループ	Gription ポーラスコーティング	MectaGrip（プラズマスプレー）	ベースは ANTHOLOGY と同じ近位 1/3 のビーズポーラス部に HA コーティング有
ネックテーパー	Biomet Type1 テーパー	11/13 テーパー	12/14 テーパー	12/14 テーパー	12/14 テーパー
頸体角	133°/123°（133°にはハイオフセットタイプあり）	135°	130°	135°/127°	131° STD と HO 有
特徴	Full Length ステムから 35mm 短縮されたステム長は，さらなる骨温存と低侵襲手術への適応が可能．Full Length ステムと同様に，サイズ 9 以上はリデュースドディスタル形状を採用し，ショートステムにおいても遠位固定の可能性を低減．	CTi II はテーパーウェッジカテゴリーに属し，国内で最初に薬事取得・導入されたテーパーウェッジシステム．近位部にはプラズマスプレーコーティングを施し，プロキシマルグループを設けることにより，骨との接触面積を拡大し，沈み込みに対する抵抗力を上げている．	1981 年に米国で導入された Tri-Lock のコンセプトを継承し，主に以下の点を改良．新表面加工である Gription ポーラスコーティングで，大腿骨近位部の初期固定性を向上．ネックデザインを改良し，より幅広い症例に対応できるようなネック長を実現し，あわせて可動域を向上．コーティング部の下端から遠位をリデュースすることで，遠位部固定のリスクをより低減．ステム長を短くし遠位先端外側をカーブ形状にすることにより，前方アプローチでのステム挿入が容易．	テーパーウェッジシステムの基本コンセプトを踏襲し，遠位部を短縮，リデュースすることで，近位での固定をより促進．MectaGrip は初期から長期における安定性に寄与．2021年11月販売終了	近位 1/3 のビーズポーラス部に HA コーティング有．

❷ セメントレスステム［2］

	フラットテーパータイプ				
Code	A-S-I				
Modifier Options	P-0	P-0	P-0	P-0	G-0
会社名	Zimmer Biomet	京セラ	帝人ナカシマメディカル	日本エム・ディ・エム	Zimmer Biomet
製品名	Taperloc Complete (Full Length)	J-Taper	GS Taper ステム	Ovation Tribute ヒップステム	CLS Stem
製品写真					
薬事承認日	2011.8.19	2011.12.22	2017.11.2	2014.3.11	2009.8.28
材質	Ti-6Al-4V（チタン合金）	Ti-6Al-4V（チタン合金）	Ti-6Al-4V（チタン合金）	Ti-6Al-4V（チタン合金）	Ti-6Al-4V（チタン合金）
主な表面加工	ポーラスプラズマスプレー	プロアーク HA	3 次元多孔構造（金属粉末積層造形）	TPS コーティング	グリットブラスト
ネックテーパー	Biomet Type1 テーパー	9/10 テーパー	12/14 テーパー	12/14 テーパー	12/14 テーパー
頚体角	133°/123°（133°にはハイオフセットタイプあり）	130°	STD/HO ともに 130°	132°	135°/125°/145°
特徴	1982 年に米国で臨床使用が開始され，良好な長期臨床成績が報告されているテーパーロックステムのデザインコンセプトを継承し，ネック形状やネックアングルなどの新たなデザイン特長をあわせ持つ．2013 年 1 月より新たに XR123 を追加発売．	テーパーウェッジデザインに京セラ従来の技術を踏襲．17 年以上にわたる表面処理技術 "PROARC HA" の採用．短いステム長で低侵襲の手技にも対応可能なデザイン．	表面処理部に金属積層造形法による 3D ポーラス構造を施したテーパーウェッジ型ステム．3D ポーラス内への bone ingrowth と，マイクロスパイクによる，機械的固定が期待できる．傾斜的なポーラス構造とマイクロスパイクの最適配置により挿入性を確保．ステム長は最短 81mm からと短めに設定．ネックオフセットはスタンダードとハイオフセットの 2 種類があるが，頚体角は同一のため，脚長を変えることなくラテラルオフセットを変更することが可能．	Ovation Tribute ヒップステムは，Ovation ヒップステムの遠位の長さが 25％短くデザインされたステム．そのため，大腿骨側の操作がしやすく，様々なアプローチへの対応が可能．ステム長が短く先が細い形状であるため，髄腔の狭い症例など幅広い症例への使用が期待できる．	CLS の 3 次元テーパーデザインは，初期固定性と回旋安定性を向上させる．近位部のリブ構造は，接触面積を増加させ，近位部での荷重分散に貢献．

❷ セメントレスステム［3］

	フラットテーパータイプ				
Code	A-S-I				
Modifier Options	H-0	H-0	H-0	H-0	H-0
会社名	Corin	Medacta		Stryker	
製品名	TriFit TS ステム	MasterLoc HA	SMS	ACCOLADE	ACCOLADE II
製品写真					
薬事承認日	2016.1.21	2020.4.27	2022.5.16	2008.12.19	2012.11.15
材質	Ti-6Al-4V（チタン合金）	Ti-6Al-7Nb	Ti-6Al-7Nb	TMZF 合金（チタン合金）	Ti-6Al-4V（チタン合金）
主な表面加工	チタンプラズマポアコーティング＋リン酸水素カルシウム（CaP）	MectaGrip（プラズマスプレー）＋ハイドロキシアパタイト	MectaGrip（プラズマスプレー）＋ハイドロキシアパタイト	TPS ＋HA コーティング	TPS＋HA コーティング
ネックテーパー	12/14 テーパー	12/14 テーパー	12/14 テーパー	5° 40 (V40 テーパー)	5° 40 (V40 テーパー)
頚体角	127°	135° /127° /122°	135° /127°	132° /127°	132° /127°
特徴	TriFit TS はショートテーパーウェッジカテゴリーに属し，近位部にはプラズマポアコーティング上に生体活性材料のCaP を追加コーティングし，早期骨癒合が期待できる．遠位部の ML 幅を細く鏡面加工することにより，遠位部での骨融合による遠位荷重伝達を回避．ステムサイズは1サイズ上がるごとに2mm ずつ均等に長くなり，全サイズに Std/Lat が準備されており，頚体角を変更することなくダイレクトにオフセットを取ることができる．ネック長を全サイズ統一で 32.4mm（+0 ヘッド）にすることで大きいサイズを使用した際にも脚が長くならないように考慮されている．	テーパーウェッジステムの基本コンセプトを踏襲し，遠位部を短縮，リデュースすることで，より近位での固定を促進．MectaGrip ＋ HA のダブルコーティングは初期から長期における安定性に寄与．これまでの STD，LAT に加えて，LAT ＋ を加えた3種類のオフセットを展開．	カーブドショートステム．これまでの製品で培われたステム設計を踏襲しつつ，ステム長の短縮，遠位のリデュース，遠位端の近位固定を促進．MectaGrip ＋ HA のダブルコーティングを行い術後早期から長期にわたる良好な安定性を実現．	テーパーウェッジデザインは大腿骨髄腔内で安定した内外側での固定を実現．骨に近い弾性特性の TMZF 合金を使用．改良型ネックとオフセットオプションは，可動域を向上し適切な軟部組織バランスを再建．2019 年6月販売終了	テーパーウェッジデザインは大腿骨髄腔内で安定した内外側での固定を実現．改良型ネックとオフセットオプションは，可動域を向上し適切な軟部組織バランスを再建．CT から得られた大腿骨髄腔形状解析結果からデザインされたステム形状．

セメントレスステム［3］

	フラットテーパータイプ				
Code	A-S-I				
Modifier Options	H-0	H-0	H-0	H-0	H-1
会社名	京セラ		ジョイアップ	ミズホ	ジョイアップ
製品名	INITIA STEM	INITIA AGHA ステム	アースロム スタンダードステム	Avansera	アースロムショート ステム
製品写真					
薬事承認日	2016.3.29	2022.10.3	2020.9.23	2018.12.13	2020.9.23
材質	Ti-6Al-4V （チタン合金）	Ti-6Al-4V （チタン合金）	Ti-6Al-4V （チタン合金）	チタン合金 （Ti-6Al-4V）	Ti-6Al-4V （チタン合金）
主な表面加工	チタンプラズマ スプレー	プロアーク＋ AG-PROTEX	TPS コーティング +HA	HA コーティング	TPS コーティング +HA
ネックテーパー	12/14 テーパー	12/14 テーパー	12/14 テーパー	12/14 テーパー	12/14 テーパー
頚体角	130°	130°	127°	130°	127°
特徴	一般的なシングルウェッジシステムと比較して以下3点の特徴を有する．①ステム軸を基準にサイズアップするごとに，内側／外側がともに広がっていくデザイン．②サイズピッチを細かく・サイズレンジに幅を持たせることで，術中の選択肢が広がる．③溶射部遠位にかけて「グラデーションコーティング」を施すことで，溶射部下端の応力集中を防ぐ．	INITIA STEM の 2nd シリーズとして溶射部に AG-PROTEX を搭載．骨温存を行いたい症例，前方系アプローチ症例で AG-PROTEX の使用が可能となる．	長期臨床成績が良好とされるテーパーウェッジデザインを踏襲．ステム近位部にチタンプラズマコーティングにさらに HA をコーティングしている．ヘッドセンターの再現が行えるようスタンダードオフセットとハイオフセットを準備している．	ショートステム，日本人にフィット．近位と比較して遠位のサイズピッチを 1/2 に調整．術中にワンサイズ前後してもネック高さがステム軸方向において 2mm 以内となるような仕様となっている．ステム長を変えずにオフセットを選択可能で，日本人にフィットする理想的なデザインステム．	日本人の体格を考慮しショートステムをデザインした．従来の欧米型のテーパーウェッジに比べ約 20mm 短くなっている．また，ステムにはカラーが付いておりカラーの下部には HA コーティングが施されている．カルカー部でのボンディングにより回旋防止力を高めている．ステムボディの HA コーティングは約 70% と長めである．スタンダードオフセットとハイオフセットをそれぞれのステムサイズで取り揃えている．

❷ セメントレスステム［4］

	フラットテーパータイプ				
Code	A-T-I				
Modifier Options	P-0	P-0	P-0	P-0	P-0
会社名	Exactech	MicroPort Orthopaedics	Smith & Nephew	泉工医科工業	日本エム・ディ・エム
製品名	Alteon Tapered Wedge ステム	Profemur TL Classic	ANTHOLOGY	Linear Hip System	Ovation ヒップステム
製品写真					
薬事承認日	2017.3.21	2016.6	2012.2.13	1999.8.12	2010.8.23
材質	Ti-6AL-4V（チタン合金）	Ti-6Al-4V（チタン合金）	Ti-6Al-4V（チタン合金）	Ti-6Al-4V（チタン合金）	Ti-6Al-4V（チタン合金）
主な表面加工	CPTi -PS コーティング	プラズマスプレー	ビーズポーラス（近位 1/3）グリッドブラスト（中間位 1/3）	3D マトリックスコーティング	TPS コーティング
ネックテーパー	12/14 テーパー	12/14 テーパー	12/14 テーパー	12/14 テーパー	10/12 テーパー12/14 テーパー
頚体角	131°	135°／127°	131° STD と HO 有	135°	132°
特徴	様々な髄腔形状（Dorr A, B, C）において固定が得られるよう最適化されたステム形状．AP 面において 1mm プレスフィットし，ML 面において line-to-line でフィットするデザイン．スタンダードとエクステンドオフセットがそれぞれ 15 サイズで計 30 サイズ．	近位 1/2 のプラズマスプレーコーティング初期固定性および生物学的な bone ingrowth を獲得．テーパーウェッジデザインは大腿骨髄腔内で安定した固定性が得られる．	ステム近位部と遠位部のバランスよくプロポーショナルに拡大するデザインは大腿骨遠位部固定を回避し，近位部でのフィットの向上を得ることを意図している．加えて，近位内側部を Zweymüller ステムのようにエッジを利かせ，高い初期固定安定性を目指す．	遠位方向への沈下抵抗性と髄腔内での回旋安定性をもたらすフラットテーパーウェッジステムデザイン．大腿骨にフィットするよう幅広いサイズバリエーション．AP 幅は近位から遠位にかけてダブルテーパーになっており，ML 幅はステム遠位部の固定によるストレスと大腿部痛の発生を減らすために内側と外側のテーパー角を変え，ステム遠位部外側をより細くし近位部固定を目指したデザイン．	導入にあたり工具を日本向けに改良し，ステムインプラントを日本人の髄腔形状に適合させるため，頻出サイズの ML 幅を細かく設定し，豊富なサイズバリエーションを用意．

❷ セメントレスステム［5］

	フラットテーパータイプ		四角形断面テーパータイプ		
Code	A-T-I and II		B1-S-I		B1-T-I
Modifier Options	P-0	P-0	G-0	G-0	G-0
会社名	MicroPort Orthopaedics	Zimmer Biomet	Smith & Nephew		Enovis
製品名	PROFEMUR TL	M/L Taper with Kinectiv Stem	SL-PLUS MIA	SL-PLUS MIA HA	C2
製品写真					
薬事承認日	2009.5.8	2009.7.24	2011.1.26	2014.9.30	2005.7.12
材質	Ti-6Al-4V（チタン合金）	Ti-6Al-4V（チタン合金）	チタン合金	チタン合金	チタン合金
主な表面加工	プラズマスプレー	プラズマスプレー	4〜6μm 粗面処理	4〜6μm 粗面処理	グリットブラスト
ネックテーパー	12/14 テーパー	12/14 テーパー	12/14 テーパー	12/14 テーパー	12/14 テーパー
頚体角	135°ベースのチェンジャブルで127°から143°	134°（サイズ 5）133°（サイズ 6）132°（サイズ 7.5 以上）	131°/123°	131°/123°	131°/124°
特徴	近位1/2のプラズマスプレーコーティングは初期固定性および生物学的なbone ingrowthを獲得. テーパーウェッジデザインは大腿骨髄腔内で安定した固定性が得られる.	テーパーウェッジコンセプトステムとモジュラーネックで構成されており、脚長・オフセット・前捻／後捻を個別に選択できるよう設計されている. 個別調整ができることで臨床的問題点の改善に貢献.	低侵襲手術に対応したZweymüller デザインステム. ①ステムショルダー部のラウンドバックデザイン、②2種類のネックオフセットオプション（131°123°）、③ポリッシュネック、の3つの進化. 2015年12月販売終了	低侵襲手術に対応したZweymüller デザインステム. ①ステムショルダー部のラウンドバックデザイン、②2種類のネックオフセットオプション（131°123°）、③ポリッシュネック、の3つの進化. さらに、近位部のラジオルーセントラインを回避するべく、近位3/7にHAコーティング有.	ダブルテーパー型ストレート四角錐のC2ステムはステムの初期固定と骨温存を同時に実現. また、このタイプのステムに報告されている諸問題を解決すべくステム近位内側部、ステム遠位などのデザインが改良されている.

❷ セメントレスステム［6］

	四角形断面テーパータイプ				
Code	B1-T-I				
Modifier Options	G-0	G-0	G-0	G-0	G-0
会社名	Exactech	Mathys	Medacta	MicroPort Orthopaedics	Smith & Nephew
製品名	Z- ステム人工股関節	CBH 人工股関節	QUADRA-S	Profemur Z Classic	SL-PLUS
製品写真					
薬事承認日	2014.8.8	2011.3.16	2012.3.26	2016.4	1994.3.2
材質	Ti-6AL-4V（チタン合金）	チタン合金	Ti-6Al-4V（チタン合金）	Ti-6AI-4V（チタン合金）	チタン合金
主な表面加工	グリットブラスト	ブラスト	サンドブラスト	グリットブラスト加工 Ra=4～6μm	4～6μm 粗面処理
ネックテーパー	12/14 テーパー	12/14 テーパー	10/12 テーパー	12/14 テーパー	12/14 テーパー
頚体角	131° / 127°	131° / 124°	135° /127°	135° /127°	131° /123°
特徴	長期臨床成績のあるダブルテーパーデザインにより高い回転安定性と初期固定性を確保し，術後早期の荷重と患者の可動性を最大限に回復させることが期待できる．	1982 年に Zweymüller が開発したステムを，その後 Mathys が改良．2 種類のオフセットで，患者の大腿骨形態に高い適合性を示す．方形断面で，髄腔内での回旋安定性に優れる．	トリプルテーパーデザインにより，髄腔内での安定性を確保．長方形の遠位断面は回旋抵抗に寄与．15 年をこえる実績により良好な長期成績が実証されている．2016 年 4 月販売終了	ステム近位外側のラテラルフィンは回旋安定性を高めるとともにステムの沈下を防止チタン合金製ステムのサンドブラスト加工は骨の on growth を促進し安定性向上．ダブルテーパー形状は髄腔内での固定性を獲得．良好な荷重伝達を提供．	Zweymüller によりデザインされた世界中で 60 万例以上の置換実績を有するセメントレスステム．①ダブルテーパーデザイン，②長方形断面，③骨幹部固定，④ステップレスデザイン，の 4 つのデザインコンセプト．

❷ セメントレスステム [7]

	四角形断面テーパータイプ				
Code	B1-T-I				
Modifier Options	G-0	G-0	G-0	G-0	G-0
会社名	Zimmer Biomet		京セラ		帝人ナカシマ メディカル
製品名	Alloclassic SLL	Alloclassic Stem	CHANGEA ステム	INHERITOR	Preserve
製品写真					
薬事承認日	2009.11.12	2009.11.12	2013.5.8	2016.4.12	2014.9.9
材質	Protasul-100 (Ti-6Al-7Nb, チタン合金)	Protasul-100 (Ti-6Al-7Nb, チタン合金)	ボディ：Ti-6Al-4V (チタン合金) ネック：コバルトクロム合金	Ti-6Al-4V (チタン合金)	Ti-6Al-4V (チタン合金)
主な表面加工	グリットブラスト	グリットブラスト	グリットブラスト	グリットブラスト	ブラスト処理
ネックテーパー	12/14 テーパー	12/14 テーパー	12/14 テーパー	12/14 テーパー	10/12 テーパー
頚体角	131°	131° /121°	129° ベースのチェンジャブルで 121° から 137°	131° /123°	STD131° / HO121°
特徴	ダブルテーパー形状, ステップレスデザイン, などの特徴を持つ Zweymüller 型ステムのオリジナル. 100 以上の文献発表により, 良好な初期固定, 生体適合性に優れた特性が証明されている. スタンダードの Alloclassic SL を約 3cm 延長した再置換用のステム.	1990 年に承認された Alloclassic SLA ステムに代わり, 2010 年にグローバルバージョンの Alloclassic SL, SLO にモデルチェンジ. ダブルテーパー形状, ステップレスデザイン, などの特徴を持つ Zweymüller 型ステムのオリジナル. 100 以上の文献発表により, 良好な初期固定, 生体適合性に優れた特性が証明されている. スタンダードオフセットの SL に対して, 6.25mm オフセットを延長した SLO も選択が可能.	Zweymüller 型ステムのデザインをベースにしたネックチェンジャブルステム. 11 種類のネックバリエーションにより, 52 通りの骨頭中心を選択可能. 2018年11月販売終了	Zweymüller 型ステムの特徴である, ①ダブルテーパー形状, ②断面 Rectangular デザイン, ③グリットブラスト処理, の3つのコンセプトを継承. STD から HO へ切り替えた際のオフセット増加量は 5.5mm と一定. 大きいサイズ選択となった際, 過度のオフセット増加を防ぐ.	ダブルテーパー形状と矩形断面によって良好な機械的初期固定を期待する遠位固定型セメントレスステム. 平均 5.5µm のブラスト処理により良好な bone ongrowth を期待. ステム形状は近位外側形状が異なる Preserve α と β の2種類がある. Preserve α は筋腱温存アプローチでも適応しやすいよう近位外側をリデュースしている.（写真左が Preserve α, 右が Preserve β）

❷ セメントレスステム［8］

	四角形断面テーパータイプ				
Code	B1-T-I		B1-T-I and II		
Modifier Options	G-0	H-0	G-0	G-0	G-0
会社名	ミズホ	京セラ	Adler Ortho		MicroPort Orthopaedics
製品名	MaximLock	Elance	Recta	RECTA-J ステム	PROFEMUR Z
製品写真					
薬事承認日	2009.8.18	2012.6.29	2013.1.28	2021.4.9	2005.2.28
材質	Ti-6Al-4V ELI（チタン合金）	Ti-15Mo-5Zr-3Al	チタン合金	Ti-6Al-4V（チタン合金）	チタン合金
主な表面加工	グリットブラスト	ブラスト＋アルカリ加熱処理	ブラスト	ブラスト処理	グリットブラスト加工 Ra=4〜6μm
ネックテーパー	5° 43' テーパー	9/10 テーパー	12/14 テーパー	12/14 テーパー	12/14 テーパー モジュラーチェンジャブルネック
頚体角	130°	135°	135°（118.4°から151.6°まで種類選択可能）	135°（118.4°から151.6°まで7種類選択可能）	135°ベースのチェンジャブルで 127°から143°
特徴	日本人用にデザインされた Zweymüller 型ステム．	方形断面の角が皮質骨に噛み込むことで得られる初期固定性と回旋安定性．ダブルテーパー形状による荷重分散．アルカリ加熱処理により，早期の骨固着を期待．2016年11月販売終了	Zweymüller コンセプトに基づいたセメントレスステム．新型チェンジャブルネックとの組み合わせ可能．ステム挿入にディスポーザブルイントラデューサーを使用し，よりスムーズな挿入が可能．	ダブルテーパー形状により，髄内に対し角状に設置し，回旋安定性を得る．AP を薄くし，骨除去量を最小限に抑え，血流を増加させる骨温存型．MODULA ネックと組み合わせることにより，脚長，オフセット，前後捻のそれぞれ独立した調整が可能．	ステム近位外側のラルフィンは回旋安定性を高めるとともにステムの沈下を防止チタン合金製ステムのサンドブラスト加工は骨の ongrowth を促進し安定性向上．ダブルテーパー形状は髄腔内での固定性を獲得．良好な荷重伝達を提供．

② セメントレスステム［9］

		四角形断面テーパータイプ			
Code	B2-S-I	B2-T-I			
Modifier Options	H-1	P-0	P-0	H-0	H-0
会社名	Zimmer Biomet	B.Braun Aesculap	Zimmer Biomet	Aimedic MMT	B.Braun Aesculap
製品名	Avenir Complete	BICONTACT	Mallory-Head XR	HIPFORTRESS-ND セメントレスステム	EXCIA
製品写真					
薬事承認日	2019.2.20	1992.12.22	2006.2.21	2012.12.18	2009.9.30
材質	Ti-6Al-4V （チタン合金）	鍛造チタン合金	Ti-6Al-4V （チタン合金）	Ti-6Al-4V （チタン合金）	鍛造チタン合金
主な表面加工	チタンプラズマスプレー＋HA	Plasmapore コーティング	ポーラスプラズマスプレー	チタンプラズマスプレー＋HA	Plasmapore コーティング ＋μ-CaP コーティング
ネックテーパー	12/14 テーパー	8/10 テーパー 12/14 テーパー	Biomet Type1 テーパー	12/14 テーパー	8/10 テーパー
頚体角	135°/126.5°	135°	135°/128°	130°	135°
特徴	長期的な安定性獲得を目的として，50μm の純チタンプラズマスプレーと110μm の HA コーティングのダブルレイヤーコーティングを採用．ステム長短縮および遠位リデュース形状により遠位固定を回避．3種類のオフセットバリエーションは多様な解剖に対応．全サイズ・全オフセットバリエーションにおいてカラー/カラーレスが選択可能．	荷重分散面形状とフランジデザインによる高い初期固定性の獲得．幅広い症例において近位固定の達成が可能．	Mallory-Head ステムは1984年，米国にて臨床使用が開始され，長期の良好な臨床成績が報告されている．ネック長およびオフセットを日本人の骨形態に合わせて改良を加えたシステム．	セルフロッキング原理に基づいたテーパードデザインにより，術後早期の回旋や沈み込みに対する安定性が高く，チタンプラズマコーティングと HA コーティングのダブルコーティングにより，骨伝導能に優れ，初期固定性の向上を実現．	μ-CaP コーティングによる早期の骨形成を促進．約12週の早期溶出により，骨と Plasmapore コーティングの直接結合．中間位におけるダブルテーパー形状と面形状＋フランジによる高い初期安定性の獲得．オフセットバリエーションによる関節安定性の向上．

❷ セメントレスステム［10］

	四角形断面テーパータイプ				
Code	B2-T-I				
Modifier Options	H-0	H-0	H-0	H-0	H-0
会社名	Mathys	Medacta			Smith & Nephew
製品名	twinSys セメントレスステム	QUADRA-H	AMSItem-H	AMIStem-P	POLARSTEM
製品写真					
薬事承認日	2014.8.29	2013.2.22	2014.4.21	2018.3.20	2016.12.26
材質	Ti-6Al-4V（チタン合金）	Ti-6Al-4V（チタン合金）	Ti-6Al-7Nb	Ti-6Al-7Nb	Ti-6Al-4V（チタン合金）
主な表面加工	ブラスト処理，HA コーティング	ハイドロキシアパタイト	ハイドロキシアパタイト	MectaGrip（プラズマスプレー）＋ハイドロキシアパタイト	180μm の Ti- プラズマ加工　HIA 厚み：50μm
ネックテーパー	12/14 テーパー	12/14 テーパー	12/14 テーパー	12/14 テーパー	12/14 テーパー
頚体角	134°	135°/127°	135°/127°	135°/127°	135°/126°
特徴	近位部でのフィットと遠位固定の回避，セルフロッキングコンセプトの踏襲によりボディはトリプルテーパー形状．またサイズ 7 から 12 まではスタンダードネックよりも 5mm 短い XS ステムがあり，ラテラルネックも合わせて 3 種類のステム選択が可能．	トリプルテーパーデザインによる良好な安定性を実現．長方形の遠位断面は回旋抵抗に寄与．HA コーティングにより，Quadra-S と比較して早期の固定が期待できる．15 年をこえる実績により良好な長期成績が実証されている．	良好な臨床成績を誇る Quadra-H のデザインを踏襲し，ステムショルダー部，ステム長を改善．より低侵襲なアプローチへの親和性を高めた設計．同システムでセメントステムの使用も可能．	AMIStem-H の近位側をプラズマ＋HA のダブルコーティングに変更．より強固な固定が期待できる．ネック長を日本人向けに改善させた，ショートネックバージョンを追加．同システムでセメントステムの使用も可能．	オリジナル Full HA ステムからの改良．ML 幅を大きくすること，トリプルテーパーデザインを採用することにより，カラー無でもしっかり固定できることを目指す．HA 厚みを薄くすることにより，HA の剥がれを防ぐ．カラーオプション有．

❷ セメントレスステム［11］

	四角形断面テーパータイプ				
Code	B2-T-I			B2-T-I and II	
Modifier Options	H-0 / H-1	H-1	H-1	P-0	H-0
会社名	DePuy Synthes	帝人ナカシマメディカル	日本エム・ディ・エム	MicroPort Orthopaedics	Adler Ortho
製品名	CORAIL AMT	UNIVERSIA	Entrada ヒップステム	Profemur GLADIATOR Plasma ステム（モジュラータイプ）	HYDRA
製品写真					
薬事承認日	2012.1.30	2019.12.26	2019.7.25	2020.12	2013.1.28
材質	Ti-6Al-4V（チタン合金）	Ti-6Al-4V（チタン合金）	Ti-6Al-4V（チタン合金）	Ti-6Al-4V（チタン合金）	Ti-6Al-4V（チタン合金）
主な表面加工	チタンプラズマスプレー＋155μm HA コーティング	ハイドロキシアパタイト	サンドブラスト＋ HA コーティング	プラズマスプレー	HA コーティング
ネックテーパー	12/14 テーパー	12/14 テーパー	12/14 テーパー		12/14 テーパー
頚体角	135°／125°	STD/HO ともに 130°	132°	135°／127°	132.5°（115.9°から149.1°まで 7 種類選択可能）
特徴	世界各国のレジストリーで豊富な登録数と 35 年以上の良好な長期成績を誇るステム．内側・前後に張り出すカラー，近位部でのダブルテーパー／セルフロッキング形状は，ステム沈下と回旋に抵抗する安定した初期固定を獲得．全周性に施された HA コーティングと，フルコンパクションブローチで海綿骨を押し固めることにより，ステム全体で bone ongrowth を促進し，適切な荷重分散を実現．155μm の厚い HA コーティングによって，長期にわたる生物学的固定を獲得．カラードおよびカラーレスタイプを有し，ネックバリエーションも最大 5 種類が選択可能．	筋腱温存アプローチでも使いやすいデザインを追求したカラードフル HA コンパクション型ステム．表面処理は全周に 155μm のハイドロキシアパタイト（HA）コーティングを施し，骨伝導能が期待できる．サイズピッチは均一に展開し至適なステムサイズの選択が容易．ネックオフセットはスタンダードとハイオフセットの 2 種類があるが，頚体角は同一のため，脚長を変えることなくラテラルオフセットを変更することが可能．同一の手術器械でセメントレス，セメント両方の選択が可能．	長期的な臨床成績が実証されているフルコンパクションのブローチと，フル HA コーティングの組み合わせを採用．オリジナルのステムよりも，ステム長とネック長を短く設定し，全周性のカラーのボリュームを抑えるなど，さらに洗練されたステムを目指してデザインされた．	トリプルテーパーウェッジデザインにより，皮質骨との安定性を獲得．垂直方向の溝は回転安定性を高めるように設計．水平方向の溝は荷重を均等に分散するように設計．ラテラルショルダーは骨を温存し，挿入を容易にするために小さく設計．プラズマスプレーコーティングの厚みが 1mm（片側 0.5mm）のプレスフィットを実現．	最小侵襲手術対応のフラットウェッジシステム．フル HA コーティング．沈下防止のための近位の横溝と，回旋防止のための遠位の縦溝が付加．新型チェンジャブルネックとの組み合わせ使用が可能．

❷ セメントレスステム［12］

Code	B2-T-I and II	B2-L-I	B3-S-I		
			四角形断面テーパータイプ		
Modifier Options	H-0	H-1	P-0	P-0	G-0
会社名	Adler Ortho	DePuy Synthes	B.Braun Aesculap	MicroPort Orthopaedics	Zimmer Biomet
製品名	HYDRA-H ステム	Corail Revision ステム	CoreHip	Profemur Preserve Classic ステム	Fitmore
製品写真					
薬事承認日	2021.10.28	2016.10.25	2021.4.9	2018.3	2012.12.5
材質	Ti-6Al-4V（チタン合金）	Ti-6Al-4V（チタン合金）	鍛造チタン合金	Ti-6Al-4V（チタン合金）	Ti-6Al-4V（チタン合金）
主な表面加工	HA コーティング	チタンプラズマスプレー＋155μm HA コーティング	Plasmapore コーティング	プラズマスプレー	チタンプラズマスプレー
ネックテーパー	12/14 テーパー	12/14 テーパー	12/14 テーパー	12/14 テーパー	12/14 テーパー
頚体角	135°（118.4° から151.6° まで 7 種類選択可能）	135°	122° /132° /142°	135° /127°	140° /137° /129°
特徴	HYDRA-H と同じ手術器械を用いて鏡面加工された HYDRA-C ステム（セメントステム）を術中選択できる．台形の近位部断面で長軸方向への安定性を高め，方形の遠位部断面で回旋安定性を保つ．MODULA ネックと組み合わせることにより，脚長，オフセット，前後捻のそれぞれ独立した調整が可能．	近位部のデザインは CORAIL のプライマリー型のデザインを踏襲．ステム長をプライマリー型よりも長くし，軽度～中程度の骨欠損状態にある症例（Paprosky 分類 Type2 および 3A）に対して選択肢を提供できる再置換症例の大半に適した製品．ステム遠位部に 2 本のスロットを有することでインプラントの挿入を容易にさせ，柔軟性を増加させることで大腿部痛，ストレスシールディングの発生を抑えることが期待できる．スタンダードタイプに加えて +7mm のオフセットタイプを有する．プライマリー症例にも適応可．	rectangular 形状による高い回旋安定性を持つウェッジタイプのステム．正面，側面，水平面での各テーパーに加え，側面で 4th テーパーを持つ．コンパクションラスプを採用していることから，コンパクションウェッジシステムとしている．	台形の断面と楔形の形状により，ステム安定性を獲得．近位側プラズマスプレーコーティングと遠位側グリットブラスト表面により，プレスフィットと初期固定と 2 次固定が可能．小さなラテラルショルダーとステム遠位のカーブ形状により，挿入性を高めている．	短くカーブしたステム形状により MIS 手技でのステム挿入が容易になるとともに，大転子部の骨温存が可能．個々のアナトミーへ適合させるため，3 offset，2 body，1 neck length のバリエーションを有する．

❷ セメントレスステム ［13］

	フィットアンドフィルタイプ				
Code	C1-T-I				
Modifier Options	P-0	P-0	P-0	P-0	P-0
会社名	DePuy Synthes	Exactech	MicroPort Orthopaedics	Smith & Nephew	
製品名	SUMMIT	Novation ヒップシステム	PERFECTA Plasma Spray II	SYNERGY	SYNERGY SELECT II
製品写真					
薬事承認日	2009.3.17	2010.4.2	1995.10.17	1998.6.17	2005.12.6
材質	Ti-6Al-4V （チタン合金）	Ti-6Al-4V （チタン合金）	Ti-6Al-4V （チタン合金）	Ti-6Al-4V （チタン合金）	Ti-6Al-4V （チタン合金）
主な表面加工	Porocoat ポーラス コーティング	CPTi-PS コーティング	TPS コーティング	ポーラスコーティング （200μmm）	ポーラスコーティング （200μmm）
ネックテーパー	12/14 テーパー	12/14 テーパー	12/14 テーパー	12/14 テーパー	10/12 テーパー
頚体角	130°	131°	132.5°	131° STD/HO 有	131° STD/HO 有
特徴	3°テーパーによるステムのセルフロッキング機能と近位のZTT STEPによって，ステムのhoopストレスを減少させ，術中骨折のリスクを低減．デュアルオフセットオプションによって，各サイズで脚長を変えることなくオフセット幅を長くすることが可能．また，症例の骨質によっては，同一器械で術中にセメントステムへの変更が可能．	大腿骨近位部での固定と，側面での3点支持によって安定性を得るテーパー型ステム，内外面で3°のゆるやかなテーパー形状を有し，前後面ではステム中間部から5°のテーパーを採用したデュアルテーパーデザインで楔効果による安定性を確保し，大腿骨の前弯に無理なく適合，様々な骨形態にフィットするように，ステム中間部の直径で9mmから18mmで，1mmピッチで10サイズ選択可能．ハイオフセットタイプもオプションで使用可能．	トリプルウェッジ形状デザイン．ポリッシュ&スリムネック．2種類のフレアが選択可能．ステム遠位部をポリッシュ加工にすることにより，大腿部痛の軽減を図る．0.75mm刻みの豊富なサイズバリエーション．	トリプルウェッジテーパーデザイン．3段階のコーティング．近位はビーズコーティング．中間位はグリットブラストコーティング．遠位はポリッシュフィニッシュ．同一の機械セットでセメントレスとセメントの術中選択が可能．デュアルオフセットシステム（スタンダード，ハイオフセット）．環状台形ネック．	161関節の日本人大腿骨3次元解析データをもとにデザインされたトリプルウェッジテーパーステム．SYNERGYからの変更点は次の通り．日本人患者の大腿骨形状を考慮しステム長を15mm短縮．10/12ネックテーパーを採用．

❷ セメントレスステム［14］

	フィットアンドフィルタイプ				
Code	C1-T-I				
Modifier Options	P-0	P-0	P-0	P-0	P-0
会社名	Smith & Nephew	Zimmer Biomet			泉工医科工業
製品名	SYNERGY SELECT Ⅱ RF	Natural Hip	BI-METRIC XR	TM Primary Stem	Foundation Hip System
製品写真					
薬事承認日	2005.12.6	1994.11.4	2005.7.5	2010.11.9	1999.8.12
材質	Ti-6Al-4V（チタン合金）	Tivanium®（Ti-6Al-4V，チタン合金）	Ti-6Al-4V（チタン合金）	Tivanium®（Ti-6Al-4V，チタン合金）	Ti-6Al-4V（チタン合金）
主な表面加工	ポーラスコーティング（200μmm）	CSTi（CP Ti）	ポーラスプラズマスプレー	トラベキュラーメタル（Ta）	3次元マトリックス
ネックテーパー	10/12 テーパー	12/14 テーパー	Biomet Type1 テーパー	12/14 テーパー	12/14 テーパー
頚体角	131°	130°	131.5°	131.5°	132°
特徴	161関節の日本人大腿骨3次元解析データをもとにデザインされた DDH（developmental dysplasia of the hip）対応トリプルテーパーウェッジステム．SYNERGY SELECT Ⅱ からの変更点は次の通り．サイズバリエーションに最小サイズ No.7 を追加．リデュースドフレアーデザインではステム近位内側幅を 3.5mm 減少．2023年12月販売終了	ストレートデザインでありながら，随所にアナトミカル形状の利点をデザインに取り入れ，ステムネック部分は適度な前捻を考慮．骨幹端部に適合させるため，近位は前面を 3.5mm ビルドアップし，近位全周に CSTi（キャンセラス構造チタン）ポーラスをコーティング．遠位部はフレアーによるセルフアライメント機能があり，遠位スロットで弾性率を軽減．カラー，カラーレスの選択が可能．2015年2月販売終了	Bi-Metric XR シリーズは 1983 年に米国にて臨床使用が開始され，長期の良好な臨床成績が報告されている Bi-Metric ステムを，日本人の骨形態に適合するよう改良を加えたトータルシステム．	固定性に実績あるトラベキュラーメタルを近位部に施し，遠位部をすべてポリッシュ加工とすることで，近位固定を達成し，長期固定と応力遮蔽の軽減を目指すステム．	3次元ウェッジデザインにより，髄腔占拠率の向上を図るとともに，近位部から遠位部にかけての生理的な荷重伝達を可能にする．2023年7月販売終了

❷ セメントレスステム［15］

	フィットアンドフィルタイプ				
Code	C1-T-I				
Modifier Options	P-0	P-0	P-0	P-0	P-1
会社名	帝人ナカシマメディカル	日本エム・ディ・エム	ミズホ		京セラ
製品名	プライム N 人工股関節	Alpine ヒップステム	MX-100	MX-200	MCF ステム
製品写真					
薬事承認日	2012.4.6	2015.9.25	1999.6.24	2001.2.15	1995.3.30
材質	Ti-6Al-4V（チタン合金）	Ti-6Al-4V（チタン合金）	Ti-6Al-4V ELI（チタン合金）	Ti-6Al-2Nb-1Ta（チタン合金）	Ti-6Al-4V（チタン合金）
主な表面加工	チタンメッシュ	TPS コーティング	グリットブラスト	TPS ＋ AWGC コーティング	プロアーク HA
ネックテーパー	10/12 テーパー	12/14 テーパー	5° 43' テーパー	5° 43' テーパー	11/13 テーパー
頚体角	130°／135°	130°	135°	135°	135°
特徴	大腿骨近位部での理想的な荷重伝達を目指したステムデザインと3種類の異なる表面処理を採用．ステム遠位部はテーパー形状とポリッシュ表面処理により，過度な髄腔内壁との接触軽減を期待．また，2種類のオフセット選択が可能．	ディスタルテーパー型ステムの形状を踏襲し，ステム遠位部のポリッシュ加工により，皮質骨との摩擦を避け，さらに弾丸形状にすることで応力分散し，大腿部痛の低減が期待できる．	優れた適合性，固定性，回旋安定性を実現したセメントレスステム．大腿骨への優れた適合性と固定性を実現した薄型ステム．ステム外側面のフィンにより髄腔内でのローテンションの防止と安定性を向上．薄型のデザインながらも高い固定力．日本人の大腿骨形状を徹底解析して生まれたステムデザイン．	ポーラス ＋ AWGC コーティングとバナジウムフリーチタンを採用し強固な初期固定と生体親和性を両立したセメントレスステム．骨面との接触面積を広く確保し，骨伝導性能に優れた AWGC をコーティングし，強固な初期固定を実現．日本人の大腿骨形状を徹底解析して生まれた理想的なステムデザイン．	日本人の骨髄腔中心軸の先細り角，骨頭オフセット値を測定してサイズを決定．テーパー角4°/3°（中央が4°で遠位が3°）．完全にプロポーショナルでないサイジング．回旋を防ぐ断面形状．

❷ セメントレスステム［16］

	フィットアンドフィルタイプ				
Code	C1-T-I				
Modifier Options	P-1	P-1	G-1	H-0	H-0
会社名	帝人ナカシマメディカル		Zimmer Biomet	Stryker	
製品名	TNH 人工股関節	L-Prominent 人工股関節	Versys LD/FX Pressfit	SUPER SECUR-FIT	SUPER SECURE-FIT Plus
製品写真					
薬事承認日	2007.10.19	2008.7.25	1997.4.25	2001.3.21	2001.3.21
材質	Ti-6Al-4V（チタン合金）	Ti-6Al-4V（チタン合金）	コバルトクロム合金	Ti-6Al-4V（チタン合金）	Ti-6Al-4V（チタン合金）
主な表面加工	チタンメッシュ	グリットブラスト	24-グリット コランダム	TiAD（Arc Deposition）+ HA コーティング	TiAD（Arc Deposition）+ HA コーティング
ネックテーパー	10/12 テーパー	10/12 テーパー	6°テーパー	5° 40（V40 テーパー）	5° 40（V40 テーパー）
頚体角	135°	135°	135°	132° /127°	127°
特徴	ステムネック部は前捻形状を有し，ステム近位部形状はアナトミカルデザインを採用．髄腔占拠率が高いため，ステムの沈下および回旋抵抗性を期待．また，大腿部痛の発生を抑えるため遠位部にはステム曲げ剛性の低減を配慮したスリットを設定．	ステム軸遠位方向に2°のテーパー角度を付与することにより，大腿骨髄腔への固定性を高め，理想的な荷重分散と回旋抵抗性を期待．各オフセットに対して3種類の遠位径を準備することで，様々な症例に対応可能．	高齢の頚部骨折の患者の独特なニーズに対応．システムラスプは，VerSys システムすべての大腿骨への適合性をサポートするために設計され，VerSys システムの各機種間で互換性のあるラスプのデザインを実現．2022 年 1 月販売終了	fit and fill デザインによる高い髄腔占拠率．改良型ネックとオフセットオプションは，可動域を向上し適切な軟部組織バランスを再建．HA コーティング表面による良好な長期成績．2019 年 6 月販売終了	fit and fill デザインによる高い髄腔占拠率．改良型ネックとオフセットオプションは，可動域を向上し適切な軟部組織バランスを再建．HA コーティング表面による良好な長期成績．遠位部のスリットおよび2種類の遠位径選択による回旋安定性の向上．2019 年 6 月販売終了

2 セメントレスステム［17］

	フィットアンドフィルタイプ				
Code	C1-T-I				
Modifier Options	H-0	H-0	H-0	H-0	H-0
会社名	Stryker	Zimmer Biomet		京セラ	
製品名	Secur-Fit Advanced	VerSys Fiber Metal Taper	VerSys Fiber Metal Mid-coat	PERFIX（HA）	Q HIP ステム
製品写真					
薬事承認日	2014.3.24	1998.8.3	1998.8.3	1995.3.30	1999.3.19
材質	Ti-6Al-4V（チタン合金）	Tivanium®（Ti-6Al-4V，チタン合金）	Tivanium®（Ti-6Al-4V，チタン合金）	Ti-6Al-4V（チタン合金）	Ti-6Al-2Nb-1Ta-0.8Mo（チタン合金）
主な表面加工	チタンプラズマスプレー＋ HA コーティング	HA/TCP Fiber Metal（CP Ti）	HA/TCP Fiber Metal（CP Ti）	プロアーク HA	チタン・減圧プラズマ溶射＋AW ガラス・ボトム・コーティング
ネックテーパー	5°40（V40 テーパー）	6°テーパー	6°テーパー	11/13 → 9/10	8.5/9 テーパー
頚体角	132°/127°	135°	135°	130°/135°	135°
特徴	fit and fill デザインによる高い髄腔占拠率．2 種類の頚体角で術中に適切なオフセットを選択可能．独自のプレスフィットデザインによりステムのシーティングの正確性および再現性を提供．	1 つのラスプで複数のステムが使えるシステム．また個々の患者によって異なる近位骨幹端部に適合させるため，3 種類の内側形状が選択可能．Ver Sys Fiber Metal Mid-coat ステムと近位は同形状．遠位は Mid-coat ステムが円筒形状であるのに対し，本ステムはテーパー形状．2022 年 1 月販売終了	1 つのラスプで複数のステムが使えるシステムを採用．個々の患者によって異なる近位骨幹端部に適合させるため，スタンダードと LM，RM のいずれかの内側形状とカラー付きとカラーレスの選択が可能．1997 年発売当初は 12/14 テーパーであったが，翌年には 6°テーパーに変更．サイズ 17，18 のラージサイズのみ，現在も 12/14 テーパー．	カラーレスタイプ，カラー付きタイプ，カラーレスハイオフセットタイプ，セメントステムが同一器械で術中選択可能である．	ポーラスの底部のみに AW ガラスセラミックをコーティング（AW ガラスセラミック・ボトムコーティング）．骨との早期固定を促進させる．バナジウムフリー耐熱・高強度チタン合金（Ti-6Al-2Nb-1Ta-0.8Mo）を採用し，表面加工による高温処理による疲労強度低下を防ぐ．

❷ セメントレスステム［18］

	フィットアンドフィルタイプ				
Code	C1-T-I	C2-S-I			
Modifier Options	H-0	P-0	P-0	P-0	P-0
会社名	京セラ	Zimmer Biomet		泉工医科工業	
製品名	AHFIX	Spongiosa Metal II	APS Natural Stem	Revelation Hip System	Revelation microMAX
製品写真					
薬事承認日	2007.8.3	1998.9.4	2008.7.18	1999.8.12	2011.11.14
材質	Ti-6Al-2Nb-1Ta-0.8Mo（チタン合金）	コバルトクロム合金	Tivanium® (Ti-6Al-4V，チタン合金)	Ti-6Al-4V（チタン合金）	Ti-6Al-4V（チタン合金）
主な表面加工	アルカリ加熱（AHFIX）処理	Spongiosa Metal（コバルトクロム）	Plasma Spray（Ti-6Al-4V，チタン合金）	3D マトリックスコーティング	3D マトリックスコーティング
ネックテーパー	8.5/9 テーパー	10/12 テーパー	12/14 テーパー	12/14 テーパー	12/14 テーパー
頚体角	135°	135°	135°	130°	130°
特徴	AHFIX（アルカリ加熱処理）技術の採用により体内でポーラスチタン表面に自然発生的に骨類似アパタイトが形成されることが確認されている．近位部の形状が異なる 2 種類のステムにより，様々な髄腔形態への適合性向上を図ることができる．	Spongiosa メタルを採用したアナトミカルステム．ステム近位部での負荷伝達は，自然なストレス分散を再現し，有害なリモデリング，疼痛の軽減を目指す．2016年10月販売終了	日本人患者 149 例の大腿骨 CT データをもとに設計されたアナトミカルシェイプステム．挿入後，最適な近位ストレスを骨に伝達するよう設計されている．日本人の多様な患者の骨形態に適合するよう 3 つのボディタイプが選択可能．2018 年 6 月販売終了	外側に大きく張り出したラテラルフレアは，大腿骨外側に荷重がかかることで生理的な荷重パターンを再現し，ステム沈下の可能性を減らすデザイン．また，近位部はアンテリア面が突出しており髄腔占拠率を高め安定した固定を目指したデザイン．	レベレーションステムの形状をそのままに，内側－近位コーティング境界から遠位先端までの全サイズ長さがわずか 80mm である．この短い長さには，前方アプローチやその他の組織温存のための股関節アプローチにおいて，操作性が向上し骨の除去量が少なく，患者が本来持っている骨の維持が期待される．

2 セメントレスステム［19］

	フィットアンドフィルタイプ				
Code	C2-S-I			C2-S-I and II	
Modifier Options	P-0	H-0	H-0	P-0	P-0
会社名	帝人ナカシマ メディカル	Medacta	Stryker	MicroPort Orthopaedics	
製品名	FS 人工股関節	MiniMax	Centpillar	ANCA-FIT	Profemur AM
製品写真					
薬事承認日	2007.5.30	2019.2.8	2007.5.8	1992.7.23	2013.2.28
材質	Ti-6Al-4V （チタン合金）	Ti-6Al-7Nb	TMZF 合金 （チタン合金）	Ti-6Al-4V （チタン合金）	Ti-6Al-4V （チタン合金）
主な表面加工	チタンメッシュ	MectaGrip (プラズマスプレー) ハイドロキシアパタイト	チタンプラズマスプレー ＋ HA コーティング	プラズマスプレー	プラズマスプレー
ネックテーパー	10/12 テーパー	12/14 テーパー	5°40 (V40 テーパー)	12/14 テーパー モ ジュラーネック	12/14 テーパー モ ジュラーネック
頚体角	130°	127°	127°	135° ベースのチェン ジャブルで 127° から 143°	135° ベースのチェン ジャブルで 127° から 143°
特徴	ショートウェッジ形状 により大腿骨への侵襲 を低減し，生体骨の温 存が可能．矩形断面に よる強固な固定性を期 待．ステム遠位部は フィンによる回旋抵抗 力を作用させ，ポリッ シュ表面処理により過 度な髄腔内壁との接触 軽減を期待．	アナトミカルステム． アナトミカル形状と 短いステム長により 近位での適合性と良 好な固定を両立． MectaGrip＋HA の ダ ブルコーティングを行 い術後早期から長期に わたる良好な安定性を 実現．	日本人の骨形態に合わ せたデザインにより 髄腔内適合性を向上 し，近位固定を実現． 骨に近い弾性特性の TMZF 合金を使用し， 遠位はポリッシュして 応力遮蔽を軽減，長期 的に大腿骨の骨温存を 実現．可動域が拡大で きる細い解剖学的ネッ クデザインを採用． 2019 年 6 月販売終了	近位 1/3 のプラズマ スプレーコーティン グは初期固定性およ び生物学的な bone ingrowth を獲得す る．近位部において bone ingrowth を促 進し，応力遮蔽の軽減 と回旋安定性を得てい る． 販売終了	荷重分散が得られるよ うにステム近位部の面 積を最適化し，髄腔占 拠率を高めるように設 計．近位のプラズマス プレーコーティング は，遠位にいくにつれ 徐々に減少するように デザインされ，また遠 位は高度にポリッシュ 加工が施されている． 2015年10月販売終了

2 セメントレスステム［20］

	フィットアンドフィルタイプ			
Code	C2-S-I and II	C2-T-I		C3-S-I
Modifier Options	H-0	H-1	H-1	P-0
会社名	京セラ			Adler Ortho
製品名	Mainstay	910PFXAGHA フル DC	910PFXAGHA カラード	DREAM セメントレス ステム
製品写真				
薬事承認日	2015.2.6	2015.9.17	2019.1.29	2022.10.31
材質	ボディ：Ti-6Al-4V（チタン合金）ネック：Ti-6Al-4V（チタン合金）コバルトクロム合金	Ti-6Al-4V （チタン合金）	Ti-6Al-4V （チタン合金）	Ti-6Al-4V （チタン合金）
主な表面加工	チタンプラズマスプレー + HA コーティング	プロアーク + AG-PROTEX	プロアーク + AG-PROTEX	3 次元立体構造
ネックテーパー	12/14 テーパー	9/10 テーパー	9/10 テーパー	12/14 テーパー
頚体角	127°	135°	135°	130°／123°
特徴	日本人の髄腔形態をもとにデザインされたアナトミカルステムが良好な固定性を獲得しながら，脚長・オフセット・前捻角を再現する．チェンジャブルネックを用いることでオフセット調整，過度な前捻角を調整することが可能となる．ストレートネックは標準的なオフセットと水平オフセット + 4mm がある．前捻角の調整ネックは，15° の増減捻，15° の増減捻 + 3mm ラテラルオフセット，30° の減捻がある．	ハイドロキシアパタイトに銀イオンを混ぜあわせたコーティング技術「AG-PROTEX」を搭載したステム．銀イオンによる「抗菌性」と，ハイドロキシアパタイトの「骨伝導性」の両面を持ちあわせる．従来の PERFIX シリーズで展開していたフルコート D タイプに搭載．	抗菌性と骨伝導性を持ちあわせたコーティング技術「AG-PROTEX」を 910PERFIX のカラードタイプに搭載．	3 次元金属粉末積層造形法で製造され，一体形成された多孔性 3 次元構造(Ti-Por)を持つ．トリプルテーパーデザインに加え，Ti-Por の表面粗さにより骨内での安定性を獲得し，その後 Ti-Por 空隙内の骨形成によりさらに安定性を向上させる．低侵襲手術に適したデザインで，髄腔に弧を描いて挿入することができ，大転子損傷のリスクを低減する．

② セメントレスステム［21］

	フィットアンドフィルタイプ	コーン形ステム			
Code	C3-S-I	D-S-I	D-S-I	D-S-I and II	D-S-I and III
Modifier Options	H-0/1	G-0	G-0	G-0	G-0
会社名	DePuy Synthes	Mathys	Zimmer Biomet	Adler Ortho	Enovis
製品名	ACTIS	Stellaris 人工股関節	Wagner Cone Stem	A-ACUTA S ステム	MODULAS
製品写真					
薬事承認日	2017.1.16	2011.3.16	2011.5.23	2021.10.28	2005.7.12
材質	Ti-6Al-4V（チタン合金）	チタン合金	Protasul-64（Ti-6Al-7Nb，チタン合金）	Ti-6Al-4V（チタン合金）	チタン合金
主な表面加工	全周HAコーティング（35μm）＋近位部 Porocoat ポーラスコーティング（75μm）	ブラスト	グリットブラスト	ブラスト処理	グリットブラスト
ネックテーパー	12/14 テーパー	12/14 テーパー	12/14 テーパー	12/14 テーパー	12/14 テーパー
頚体角	130°	133°/126°	135°/125°	135°（118.4°から 151.6°まで7種類選択可能）	135°/125°
特徴	製品名は Active Patients に由来．側方・後方アプローチのみならず前方系アプローチなどの低侵襲・組織温存アプローチに適するよう設計されたステム．術後早期離床，早期リハビリ，高い活動性の獲得を目指し，器械の操作性とインプラントの初期安定性の向上を図ることがコンセプト．目標とする固定様式は，ステム近位部におけるプレスフィットで，ステム形状は，初期固定および長期的安定性の向上を高めるためにトリプルテーパー形状を採用．テーパー角は ML は一定だが，AP はサイズアップに比例して大きくなる．ステムショルダー部をリデュースし，骨・筋腱温存挿入を考慮したデザインで，髄腔狭小例に対応できる細いサイズによりバリエーションを有している．	大腿骨近位部の様々な骨形状に対応できるコーン型ステム．前捻角の調整が容易で，大腿骨近位の形態異常症例に特に有効．	コニカル（円錐）形状により，自由に前／後捻の設定が可能．大腿骨近位端の骨質が悪い症例や先天性股関節脱臼／寛骨臼形成不全に適したステムデザイン．5°のテーパー形状でプレスフィットを図り，8本の縦型リブによって回旋安定性の向上を目指す．135°と125°の2種類の頚体角のオプションが選択可能．	5°の正円錐型テーパー形状により，髄腔内の固定性を得る．縦型に配置された8つのフィンが皮質骨に食い込み，形成不全の症例においても初期固定性を獲得し，ステム全体での接触にて回旋安定性を得る．MODULA ネックと組み合わせることにより，脚長，オフセット，前後捻のそれぞれ独立した調整が可能．	遠位テーパー形状と8本のフィンが髄腔での強固な固定をもたらし，近位パーツによりオフセットと高さの調整が可能．豊富な近位と遠位パーツの組み合わせは 56 種類におよび，術中の選択肢が幅広い．

❷ セメントレスステム［22］

	コーン形ステム				
Code	D-S/T/L/UL-I and III	D-T/L-I and II	D-L/UL-I	D-L/UL-I and III	
Modifier Options	G-0	G-0	G-0	P-0	G-0
会社名	Peter-Brehm Japan Inc.	Adler Ortho	Smith & Nephew	Zimmer Biomet	Enovis
製品名	MRP-Titan PS neck	A-AEQUA ステム	REDAPT	Arcos Modular	Modulus　Medium/Long
製品写真					
薬事承認日	2018.4.27	2021.8.12	2020.9.23	2012.5.24	2005.7.12
材質	Ti-6Al-4V（チタン合金）	Ti-6Al-4V（チタン合金）	Ti-6Al-4V（チタン合金）	Ti-6Al-4V（チタン合金）	Ti-6Al-4V（チタン合金）
主な表面加工	グリットブラスト	ブラスト処理	グリットブラスト	チタンプラズマスプレー	グリットブラスト
ネックテーパー	12/14 テーパー	12/14 テーパー	12/14 テーパー	Zimmer Biomet Type1 テーパー	12/14 テーパー
頚体角	130°/123.5°	135°（118.4°から151.6°まで7種類選択可能）	131°/125°	135°/130°	131°ベースのチェンジャブルで127°から135°
特徴	ワグナータイプを継承する製品でテーパー形状と8本のフィンを有する．200mmのステムにはストレートとカーブの2種類がある．ネックボディの高さが50mm，60mm，70mmの3種類と30mmの高さのスリーブがあるため，高さの調節が10mmピッチで可能．ステム長が最短130mmから300mmまで選べる．スタンダードネックとオフセットネックが選べる．	ステム長はミディアム（195mm）とロング（241mm）の2種類を設定．遠位部の正円錐型テーパー形状によって，髄腔内の固定性を得る．8つのフィンが縦型に配置されており，遠位部だけでなく近位部にもフィンの深さをつけ，安定性を獲得する．MODULAネックと組み合わせることにより，脚長，オフセット，前後捻のそれぞれ独立した調整が可能．	リビジョン用ストレートステム．190mmと240mmの2種類の長さ有．ステム径は12〜19mmまで．STD（131°）とHO（125°）の頚体角有．Major:8/Minor:8 スプライン（計16）と3°のステムテーパー角により強固な骨幹部固定を目指す．わかりやすいシンプルな器械．	3種類のプロキシマルボディと，3種類のディスタルステムからなるデザインオプションによって，様々な組み合わせを可能とし，症例ごとに異なる骨欠損パターンに対し，多彩な固定オプションを提供．	遠位テーパー形状と8本のフィンによる髄腔での強固な固定．豊富な近位パーツと遠位パーツの組み合わせにより合計84通りの組み合わせを選択可能．また，ステム全長は190mmから310mmまで10mm間隔で選択可能．

2 セメントレスステム [23]

	コーン形ステム				円柱形ステム
Code	D-L/UL-I and III				E-T-I
Modifier Options	G-0	G-0	G-0	G-0	P-1
会社名	Medacta	MicroPort Orthopaedics	Stryker	Zimmer Biomet	DePuy Synthes
製品名	M-Vizion	PROFEMUR R	Restoration modular	ZMR	AML Plus
製品写真					
薬事承認日	2020.5.21	2006.10.30	2012.8.28	2000.12.8	1997.5.6
材質	Ti-6Al-7Nb	Ti-6Al-4V（チタン合金）	Ti-6Al-4V（チタン合金）	Tivanium（Ti-6Al-4V, チタン合金）	コバルトクロム合金
主な表面加工	MectaGrip（プラズマスプレー）	プラズマスプレーグリットブラスト	HA コーティング	プラズマスプレー（Ti-6Al-4V) またはグリットブラスト	Porocoat ポーラスコーティング
ネックテーパー	12/14 テーパー	12/14 テーパー	5° 40 (V40 テーパー)	12/14 テーパー	9/10 テーパー
頚体角	132°	135° ベースのチェンジャブルで 127° から 143°	132°	135°	135°
特徴	遠位ステムと近位ボディから構成されるモジュラーステム．組み合わせにより様々な髄腔径，近位髄腔形状，オフセットに対応が可能．近位ボディには MectaGrip を施し，より強固な固定を促進．	近位ステムとモジュラーネックのモジュラリティに加え，3種類の遠位ステムを選択することが可能である．再置換術においても良好な固定性が得られる．	遠位と近位の形状を組み合わせることにより様々な再置換術症例に対応．粗面加工＋HAコーティング，またはコニカル型のフィンにより強固な固定を実現．Stryker 社の寛骨臼側製品との組み合わせで大径骨頭が利用可能．	モジュラーデザインにより近位ボディと遠位ステムを個別に選択することで，多様な骨形態に適応．ボディにはスパウト，カルカー，コーンの3種類があり，遠位はスプライン，ポーラス，テーパーステムの3種類から選択可能．2018年3月販売終了	1977年に米国の人工股関節でセメントレスステムとして初めての FDA 承認を得た，良好な長期臨床成績を持つ歴史あるステム．日本人によりフィットするように，ポーラスコーティングをステム遠位 7/8 まで広げてより強固な遠位部での固定を意図．あわせてネック長を全サイズで同一にし，ステムの遠位径を 1mm ピッチにしたことで，骨質や骨形態を選ばないオールマイティーなステム．2016年2月販売終了

2 セメントレスステム［24］

	円柱形ステム				
Code	E-T-I	E-T/L-I	E-L/UL-I		
Modifier Options	P-1	P-0	P-0	P-0	P-0
会社名	Zimmer Biomet		帝人ナカシマメディカル		ミズホ
製品名	Versys Beaded Full Coat	Arcos 1peace	デルター LOCK 人工股関節	デルタロック	MX-2000
製品写真					
薬事承認日	1997.12.12	2016.11.17	2008.9.17	2008.9.17	2003.12.17
材質	コバルトクロム合金	Ti-6Al-4V （チタン合金）	Ti-6Al-4V （チタン合金）	Ti-6Al-4V （チタン合金）	Ti-6Al-2Nb-1Ta （チタン合金）
主な表面加工	コバルトクロムビーズ	チタンプラズマスプレー	グリットブラスト	グリットブラスト	TPS + AWGC コーティング
ネックテーパー	12/14 テーパー	Zimmer Biomet Type1 テーパー	12/14 テーパー	10/12 テーパー	5°43' テーパー
頚体角	135°	135°/130°	135°	135°	135°
特徴	近位から遠位までの広範囲なポーラスコーティングが施されたステム．骨幹端部の形状に合わせて，スタンダードと large metaphyseal (LM) 形状が選択可能．ラージサイズは，矢状面方向の剛性を軽減させるための縦溝構造があり，6インチと8インチが選択可能．2015 年 2 月販売終了	遠位固定コンセプトに基づいたシリンダー形状の鍛造チタン合金製フルポーラスステム．3種類のステムオプションと独自のサイズ展開により小柄な症例など様々な大腿骨に対応．	様々な再置換症例に対応した，横止めスクリューによる大腿骨遠位部の固定可能なロングステム．理想的な大腿骨前彎カーブを有し，表面処理は標準型とフルブラスト型の2種類を採用．遠位横止めスクリューは標準型と強度の高いパーシャルスクリューの2種類を設定．	初期固定力の確保を目的とした，横止めスクリューが使用可能なロングステム．大腿骨前彎に沿うようなカーブ，および 10°の前捻角を有している．表面処理はブラスト処理を採用し，近位部のみに施した標準型と，全長に施したフルブラスト型がある．	横止め式で初期固定性を追求．MX-200 コンセプトによるセメントレスリビジョンステム．ステム遠位部の内外側方向に横止め用スクリューを用いることで強固な初期固定を実現．ステム近位部の前後方向にも骨片を固定するスクリューホールを採用．骨面との接触面積を広く確保し，骨伝導性能に優れた AWGC をコーティングし，強固な初期固定を実現．

❷ セメントレスステム［25］

Code	円柱形ステム	カイガー誘導超短頚部温存ステム		
	E-L/UL-I and IV	F-US-I		F-US/S-I
Modifier Options	P-1	P-0	P-0	H-0
会社名	DePuy Synthes	Corin	Zimmer Biomet	Mathys
製品名	S-ROM	MiniHip ステム	Mayo hip	optimys 人工股関節
製品写真				
薬事承認日	2003.9.8	2012.11.21	2004.10.25	2012.12.28
材質	Ti-6Al-4V （チタン合金）	Ti-6Al-4V （チタン合金）	Tivanium® (Ti-6Al-4V，チタン合金)	Ti-6Al-4V （チタン合金）
主な表面加工	ポロコート ZTT	チタンプラズマ スプレー＋フィン	Fiber Metal （CP Ti）	チタンプラズマ・スプレーリン酸カルシウム
ネックテーパー	9/10 テーパー	11/13 テーパー	12/14 テーパー	12/14 テーパー
頚体角	135°	130°	131°	135°
特徴	遠位径 6〜17mm, 3 種類のネックデザイン. 各遠位径において最大 7 種類から選択可能な近位スリーブとの組み合わせで, 通常の初回症例から複雑な初回症例, 再置換症例まで様々な症例に対応. ステムスリーブシステムなので, 前捻のコントロールも 360° の調整が可能.	MiniHip のステム形状は明確に骨温存を目指して設計. 頚部骨切り位置は大腿骨頚部の骨温存法であるミッド・ネック・リセクションを用いる. インプラントは, 内側カルカーの自然なカーブを辿る "round the corner" という方法を用いて設計され, 大転子側の損傷を防ぎ, 低侵襲性アプローチが可能. MiniHip は表面置換型人工股関節の次に最大限大腿骨近位部の骨を温存可能な「大腿骨近位部（頚基部）荷重伝達型骨温存ショートステム」であり, 一般的ステムと比較し Zone1/7 のストレスシールディングを回避できる可能性が高い.	骨侵襲を最小限に抑え, 良好な骨を残すことを目指したステム. マルチポイント固定のコンセプトは, 髄腔近位において速やかかつ強力な固定を行うことを目的とする. 1998 年から販売している 6° テーパーから 2007 年 12/14 テーパーに変更したものを発売し, 2010 年にはサイズを追加. 2013年12月販売終了	比較的若く, 活動性の高い患者向けに開発されたショートステム. ステムはトリプルテーパー形状で, 表面はプラズマスプレーとリン酸カルシウムをコーティング.

❸ 表面置換型人工股関節コンポーネント

会社名	Aimedic MMT	Corin	MicroPort Orthopaedics	Smith & Nephew	Zimmer Biomet
製品名	Adept	Cormet	Conserve plus	BHR	ReCap
製品写真					
薬事承認日	カップ 2006.12.20 大腿骨頭帽 2007.4.3	1996.8.20	2007.10.1	2011.1.14	2004.11.16
材質	コバルトクロム合金	コバルトクロム合金	コバルトクロム合金	AS Cast コバルト クロム合金	コバルトクロム合金
主な 表面加工	Porocast ポーラス HA	TiPS コーテング	コバルトクロム合金 ビーズポーラス	Porocast ポーラス HA	インターロック サーフェイス(内側)
固定法	セメント(大腿骨頭帽) セメント(カップ)	セメント(大腿骨頭帽) セメント(カップ)	セメント(大腿骨頭帽) セメント(カップ)	セメント(大腿骨頭帽) セメント(カップ)	セメント(大腿骨頭帽) セメント(カップ)
特徴	カップは Porocast に HA コーティングによる安定した骨との固定性能を有する As cast 製法による耐摩耗性に優れた摺動面平均 250μm のクリアランス設定による生体内での潤滑性能を確保.	カップはリムのフィンで初期固定を向上し, チタンプラズマスプレーコーティングによる骨新生による長期安定性を確保. カップは 2mm ごとのサイズで, ヘッドは 4mm ごとのサイズバリエーション. 2014 年 2 月販売終了	摺動面は, 潤滑性を維持させる適切なクリアランスと Super Finish 加工. カップは, コバルトクロムビーズが多重コーティングされ, 100～154μm の多孔質により, bone ingrowth を促進. カップロープロファイル半球形状により, 可動域を増大. 2016 年 9 月販売終了	High Carbon AS Cast コバルトクロム合金を使用し, カーバイトを維持するため, 熱処理を施さない表面 (Porocast)を採用. クリアランスは歴史的に実証されているクリアランスを採用. フェモラルヘッド 48mm 以上. アセタブラーカップ 54mm 以上が使用可能.	High Carbon As Cast 製. 球状の内側形状と 2mm ピッチのサイズバリエーションで構成されるシステム. 2019 年 8 月販売終了

4 セメントカップ［1］

会社名	B.Braun Aesculap	DePuy Synthes	Enovis	Medacta	MicroPort Orthopaedics	Smith & Nephew
製品名	PE カップ	チャンレー・エリートプラスカップ	Cemented Cup	Apricot	PROCOTYL C	Reflection オールポリカップ
製品写真						
薬事承認日	2003.8.29	1993.3.30	2005.6.8	2018.2.19	2013.3.27	1992.12.11
ポリエチレン名称	Beta polyethylene	Enduron	UHMWPE	UHMWPE HIGHCROSS	A-Class クロスリンクポリエチレンライナー	超高分子量ポリエチレン (UHMWPE)
ポリエチレン材質	GUR1020 compression mold sheet	GUR1050 ram extrusion rod	GUR1050 compression mold sheet	GUR1020	GUR1020 compression mold sheet	GUR1050 ram extrusion rod
クロスリンク処理	無	無	無	ガンマ線照射 +heat treatment	7.5Mrad γ線照射 + remelt (150℃)	無
滅菌法	窒素中電子線照射 (2.5-4 Mrad)	窒素中 γ 線照射 (4 Mrad)	エチレンオキサイドガス滅菌	EtO	エチレンオキサイドガス滅菌	エチレンオキサイドガス滅菌
対応骨頭径 (mm)	22, 26, 28	22.225, 26, 28	28, 32, 36	22, 28, 32, 36	28, 32, 36	22, 28
特徴	X線マーカー入り. フランジなし. フラットのみ. カップサイズは 42mm から 22mm ヘッド, 44mm から 28mm ヘッドが使用可能.	様々な症例に対応するためフランジ, オージー, LPW という3種類のデザインを用意し, 22〜28mm までの骨頭径に対応可能. アンテバージョンワイヤーマーカーの導入により, カップの前開きおよび回旋具合を X 線上で確認できる. 2022 年 6 月時点の在庫をもって販売終了	フード付きおよびロープロファイルの2種類を持つセメント固定カップ. 外径44mm から 28mm・32mmヘッドが使用でき, フード付きセメントカップは外径48mm から 36 mm ヘッドが使用可能.	オールポリエチレン製セメントカップ. 扁平させたデザインにより適切なセメント圧を与えるとともに, グルーブにより回旋抵抗性を向上. 金属ワイヤーによりX線, 透視での設置確認が容易.	X線マーカー入り. フランジなしのフラットのみ. 最大限の可動域が得られるように, カップサイズ 42, 44mm は 28mm ヘッド. カップサイズ 46mm は 32mmヘッド. カップサイズ 48mm 以上は 36mm ヘッドが使用可能.	X線マーカー入り. PMMA セメントスペーサー. 20° フード付きのみ. EtO ガス滅菌. 22mm ヘッド使用のカップサイズは 40mm から 3mm 刻み. 28mm ヘッド使用のカップサイズは 46mm から 3mm 刻み.

❹ セメントカップ［2］

会社名	Smith & Nephew	Stryker			Zimmer Biomet	
製品名	リフレクション オールポリカップ XLPE	オステオニクス オールポリカップ	コンテンポラリー フランジドカップ	X3 Rim Fit Cup	ロープロファイル カップ	ZCA オールポリ アセタブラー カップ
製品写真						
薬事承認日	2020.9.23	1999.6.23	2006.3.3	2013.3.8	1986.11.27	2007.3.28
ポリエチレン 名称	超高分子量 ポリエチレン (UHMWPE)	Crossfire	Duration	X3	Sulen ポリエチレン	Longevity
ポリエチレン 材質	GUR1050	GUR1050 ram extrusion rod	GUR1050 ram extrusion rod	GUR1020 compression mold sheet	GUR1020 compression mold sheet	GUR1050 compression mold sheet
クロスリンク 処理	10Mrad	7.5Mrad γ線 照射 + anneal (130℃)	無〔滅菌後 anneal (50℃)〕	3Mrad γ線照射 + anneal (130℃) を 3 回繰り返し	無	10Mrad 電子線 照射 + remelt (150℃)
滅菌法	エチレンオキサイ ドガス滅菌	窒素中 γ線照射 (3 Mrad)	窒素中 γ線照射 (3 Mrad)	ガスプラズマ滅菌	窒素中 γ線照射 (2.5Mrad)	ガスプラズマ滅菌
対応骨頭径 (mm)	22, 28, 32, 36	22, 26, 28, 32	22, 26, 28	22, 28, 32, 36, 40	22, 28, 32	22, 26, 28
特徴	X線マーカー入り，PMMA セメントスペーサー，20 度フード付きのみ．Eto ガス滅菌，3mm 刻み. 22mm 〜：40 43 mm 28mm 〜：46 49 52mm 32mm 〜：49 52 55 58mm 36mm 〜：52 55 58mm	セメントスペーサーにより均一なセメントマントルを形成できる．2016 年 12 月販売終了	セメントスペーサーにより均一なセメントマントルを形成できる．フランジによりセメントへの加圧可能．2015 年 12 月販売終了	大径骨頭との併用により脱臼抵抗性を高める．辺縁フランジがセメントへの加圧をサポート．	Zimmer Biomet 社が扱う，ミューラーリング，ガンツリング，ブーフシュナイダーケージ専用のセメントカップ．32mm 径までの豊富なラインアップ．2020 年 4 月販売終了	1995 年に発売された ZCA セメントカップが 2007 年に Longevity ハイリークロスリンクポリエチレンにリニューアル．ナチュラル，10°エレベート，ナチュラルフランジ，10°エレベートフランジがあり，再置換用には拘束型のスナップインカップが選択可能．2011 年 3 月販売終了

4 セメントカップ [3]

会社名	Zimmer Biomet		京セラ		
製品名	Exceed E1 Cemented Cup	Avantage	PHS セメントソケット	K-MAX セメントカップ CLHO カップ Z	K-MAX セメントカップ CLHP カップ Z
製品写真					
薬事承認日	2013.3.4	2020.9.23	1999.7.13	2000.5.29	2000.5.29
ポリエチレン名称	E1 クロスリンクポリエチレンライナー	Vivacit-E ポリエチレンベアリング	Aeonian	Excellink	Excellink
ポリエチレン材質	GUR1050 ArCom Isostatic compression molding	GUR1020 compression mold	GUR1050 compression mold sheet	GUR1020 compression mold sheet	GUR1020 compression mold sheet
クロスリンク処理	10Mrad γ線照射 + homoginization (120℃)	非公表	3.5Mrad γ線照射 + anneal (110℃)	5Mrad γ線照射 + anneal (120℃)	5Mrad γ線照射 + anneal (120℃)
滅菌法	窒素中γ線照射 (2.5 Mrad)	エチレンオキサイドガス滅菌	窒素中γ線照射 (2.5Mrad)	窒素中γ線照射 (2.5Mrad)	窒素中γ線照射 (2.5Mrad)
対応骨頭径 (mm)	28, 32, 36, 40	38, 40, 42, 44, 46, 48, 50, 52, 54	26, 28, 32	22, 26	22, 26
特徴	Exceed E1 Cemen-ted Cup System は, E1 Antioxidant Infused Techno-logy を用いたハイクロスリンクポリエチレン製のセメントカップで, フランジとノンフランジの2種類のデザインから構成されるシステム. カップ内径は 28 / 32/ 36/ 40mm からの選択が可能で, すべてのカップに延長されたポステリアウォールがあり, 脱臼抵抗性を増強.	2001 年から海外で使用されているセメント固定の Dual mobility カップシステム. 外側フランジにより, 大きな jump distance を獲得し, 脱臼リスクの低減が期待.	約 30 年以上臨床使用されたカップ形状を伝承. 内径 26mm, 28mm, 32mm に対応. 外形フランジなし, エレベーテッドなし. 2024 年 3 月販売終了	フランジ付きセメントスペーサー付きのものとついていないものの2タイプが用意されている. ポステリアウォールあり. 内径 22mm, 26mm に対応.	ポステリアウォールあり. 内径 22mm, 26mm に対応. 2023 年 3 月販売終了

4 セメントカップ [4]

会社名	京セラ	泉工医科工業	帝人ナカシマメディカル	
製品名	エクセルリンク VE ソケット	FMP オールポリアセタビュラーカップ	CLH カップ	BLEND-E XL II セメントカップ
製品写真	STD　FL-PW　FL			
薬事承認日	2018.2.27	2000.3.30	2009.2.5	2023.2.3
ポリエチレン名称	Excellink VE			
ポリエチレン材質	GUR1020-E	GUR1050 compression mold sheet	GUR1020 compression mold sheet	GUR1050 compression mold
クロスリンク処理	10M Rad γ線照射 + anneal(120℃)	無	無	真空中 15Mrad + anneal
滅菌法	窒素中 γ 線照射 （2.5M Rad）	窒素中 γ 線照射 （3.5Mrad）	エチレンオキサイドガス滅菌	エチレンオキサイドガス
対応骨頭径 (mm)	STD タイプ 28,32 FL-PW タイプ 22,26 FL タイプ 28,32	22, 28	22, 26	22, 26, 28, 32, 36
特徴	ポリエチレン母材に抗酸化作用が期待されるビタミン E を混合させたセメントカップ. タイプは 3 種類, フランジのない STD タイプと, フランジ付きでポステリアウォールがある FL-PW タイプ, ポステリアウォールのない FL タイプがある.	PMMA スペーサーで全周 2mm のセメントマントルを確保. X 線マーカー入り. 10° フード付き. γ 線滅菌 (3.5Mrad). 2017 年 9 月販売終了	術中, 寛骨臼形状に適合させるためトリミング可能な薄肉フランジを有する X 線マーカー付きポリエチレンカップ. 窒素中 110℃ で anneal.	ビタミン E を混合しクロスリンク処理を施したフランジ型セメントカップ. 脱臼の抵抗性を高めるために, ポステリアウォールを有し, ライナーの厚みは全サイズで 6mm 以上を確保している.

5 セメントレスカップ [1]

会社名	Adler Ortho		B.Braun Aesculap		Corin
製品名	Fixa Ti-Por カップ	FIXA Ti-Por カップ	Plasma Cup	Plasmafit	Trinity アセタブラーカップ
製品写真					
薬事承認日	2013.1.28	2021.4.9	1998.2.13 (μ-CAP 2009.9.30)	2014.12.25	2012.3.23
金属カップ材質	Ti-6Al-4V(チタン合金)	Ti-6Al-4V(チタン合金)	Ti-6Al-4V(チタン合金)	鍛造チタン合金	Ti-6Al-4V(チタン合金)
主な表面加工	3次元立体構造	3次元立体構造	Plasmapore コーティング (+μ-CAP コーティング)	Plasmapore コーティング +μCaP コーティング	チタンプラズマポアコーティング + リン酸水素カルシウム(CaP)
ライナーロック機構	テーパーロック	ポリエチレン：リングロック セラミック：テーパーロック	テーパーロック	テーパーロック	テーパー + スナップロッキング機構
金属カップの種類	クラスターホール	クラスターホール	SC(3穴タイプ) MSC(マルチホール)		クラスターホール(3穴) ノンホール(スクリューホールシールド状)
摺動面ポリエチレン	△(導入予定)	XLPE	Beta polyethylene	Vitelene	ECiMa ライナー
摺動面ポリエチレン材質		GUR1020 compression mold rod	GUR1020 compression mold sheet	GUR1020	ビタミンE配合超高分子量ポリエチレン GUR1020 direct compression mold sheet
摺動面ポリエチレンクロスリンク処理		7.5Mrad γ線照射 + 熱処理(150°)	無	窒素下, Eビーム (8 Mrad)	12Mrad メカニカルアニーリング(130°C)
摺動面ポリエチレン滅菌法		エチレンオキサイドガス滅菌	窒素下, Eビーム (2.5-4 Mrad)	ETO 滅菌	エチレンオキサイドガス滅菌
摺動面ポリエチレン対応骨頭径 (mm)		32, 36	22, 26, 28	22, 28, 32, 36	28, 32, 36, 40
摺動面メタル	×	×	×	×	×
摺動面メタル対応骨頭径 (mm)	×	×	×	×	×
摺動面セラミック	Biolox delta	Biolox delta	Biolox delta セラミックライナー	Biolox delta セラミックライナー	△ (Delta ライナー導入予定)
摺動面セラミック対応骨頭径 (mm)	32, 36, 40	32, 36, 40	28, 32, 36	28, 32, 36	
特徴	パウダーマニュファクチャリングによる基材と一体成形された表面構造のため, 剥離が理論上起き得ない. 表面にスパイクを付与しロッキングを強固にしている.	3次元金属粉末積層造形法で製造され, 一体形成された多孔性3次元構造(Ti-Por)を持つ. Ti-Por の表面粗さにより安定性を獲得し, その後 Ti-Por 空隙内の骨形成によりさらに安定性を向上させる.	低摩耗／生体不活性かつ高強度の Biolox delta のセラミック摺動面の使用が可能. 48mm カップから32mm 径骨頭が使用可能. Plasmapore コーティングによる良好な生物学的固定の獲得. 3ホールとマルチホールにより幅広い症例への適応が可能.	全周性に施された teeth はコーティング表面積を約30％増大させ, 骨との生物学的固定を強固にすることを目的としている. その teeth のそれぞれ1本ずつが単純な凸形状ではなく, 釣り針でいう, かえしのついた形状となっており, 挿入しやすく, 抜けづらいというデザイン特徴を持つ.	カップ表面加工にはプラズマポアコーティング上に生体活性材料の CaP を追加コーティングし, 早期骨癒合が期待できる. カップ外径44mm で28mm, 46mm から32mm, 50mm から36mm, 54mm から40mm のヘッドが使用可能. カップ辺縁部は THA 後の腸腰筋とのインピンジメントを考慮し, 角を取り鏡面加工を施している(PrimeTM).

5 セメントレスカップ [2]

会社名	DePuy Synthes	Enovis	Exactech	Mathys	
製品名	Pinnacle Gription Cup	Delta TT/ Delta Multi Hole TT	Alteon カップ	aneXys カップ システム	RM presfit カップ vitamys
製品写真		TT Multi Hole TT			
薬事承認日	2015.3.23	2012.6.6	2020.6.9	2016.10.25	2020.2.6
金属カップ材質	チタン合金	Ti-6Al-4V (チタン合金)	Ti-6AL-4V (チタン合金)	Ti-6AL-4V (チタン合金)	無 (モノブロック)
主な表面加工	Gription ポーラス コーティング	Trabecular Titanium	TAC：Titanium Asymmetric Coating	プラズマポアコーティング	CPTi コーティング
ライナーロック機構	テーパーロック	テーパーロック	スナップイン	テーパーロック	無 (モノブロック)
金属カップの種類	ノンホール セクターホール マルチホール	3 ホールまたはマルチホール	クラスターホール マルチホール	フレックス (ノンホール) クラスターホール (3 穴) マルチホール (5・7 穴)	無 (モノブロック)
摺動面ポリエチレン	Marathon	LIMA Vit (Vitamin E 入り ライナー)	XLE	vitamys ポリエチレン ライナー	vitamys
摺動面ポリエチレン 材質	GUR1050 ram extrusion rod	GUR1020 compression mold sheet	GUR1020 compression mold sheet	GUR1020-E compression mold sheet	GUR1020-E compression mold sheet
摺動面ポリエチレン クロスリンク処理	5Mrad γ 線照射＋ remelt (155℃)	7.5Mrad 電子線照射＋ remelt (150℃)	10Mrad γ 線照射＋圧縮＋ anneal (融点以下)	80kGy 電子線照射＋ アニーリング処理	100kGy γ 線照射＋ アニーリング処理
摺動面ポリエチレン 滅菌法	エチレンオキサイドガス 滅菌	ガンマ線照射 100 kGy ＋ anneal	γ 線滅菌 (2.5Mrad)	エチレンオキサイドガス	γ 線滅菌 (30kGy)
摺動面ポリエチレン 対応骨頭径 (mm)	22, 28, 32, 36	28, 32, 36,40	22, 28, 32, 36, 40	22, 28, 32, 36	28, 32, 36
摺動面メタル	×	×	×	×	×
摺動面メタル対応 骨頭径 (mm)	×	×	×	×	×
摺動面セラミック	CERAMAX (Biolox delta セラミックライナー)	Biolox delta	×	ceramys (薬事取得済・未導入)	×
摺動面セラミック 対応骨頭径 (mm)	28, 32, 36	32,36	×	28, 32, 36 (薬事取得済・未導入)	×
特徴	Pinnacle は英国 ODEP Rating にて "10A*" の格付け. Gription ポーラスコーティングは Porocoat ポーラスコーティングと比較し，約 1.5 倍の摩擦係数を有する. Marathon は耐摩耗性，機械特性，耐酸化性の 3 つのバランスを重視し，20 年以上の良好な臨床成績を持つクロスリンクポリエチレン. デルタセラミックのライナーも使用可能.	EBM (電子ビーム積層造形) 技術で製造された Delta Cup は気孔形状，サイズ，気孔率が均一な 3 次元ポーラス構造，6 角形の集合体で海綿骨と近似しており細胞，血管，骨組織の再生に理想的と考えられる.	XLE ポリエチレンライナーはマサチューセッツ総合病院 (MGH) と共同で開発されたガンマ線照射による架橋結合およびアニーリング処理によって優れた酸化安定性を実現している.	Morscher の理論を踏襲し頂部を平坦に，辺縁部をオーバーサイズにすることで初期固定を得る半球状アセタブラーカップである. また楔状のマクロストラクチャーとプラズマスプレーコーティングにより，さらなる固定性が期待される.	Isoelasticity コンセプトにより開発された，純チタン粉末をポリエチレンに直接固定したモノブロック型セメントレスカップの 3 世代目. 骨に近い弾性のため，ストレスシールディングが起きにくく，モノブロックであることからバックサイドウェアがなくなることが期待される. またポリエチレンを貫くようにして，4mm スクリューを使用することが可能である.

5　セメントレスカップ［3］

会社名	Medacta			MicroPort Orthopaedics	
製品名	Mpact	Mpact DM	Mpact 3D Metaal	Lineage アセタブラー カップシステム	Dynasty アセタブラー カップシステム
製品写真					
薬事承認日	2013.9.27	2017.12.7	2022.4.11	2006.11.30	2010.12.22
金属カップ材質	Ti-6Al-4V	高窒素ステンレススチール	Ti-6Al-4V	Ti-6Al-4V（チタン合金）	Ti-6Al-4V（チタン合金）
主な表面加工	MectaGrip （プラズマスプレー）	MectaGrip （プラズマスプレー）	3D Metal	ビーズコーティング	ビーズコーティング
ライナーロック機構	クリッピングシステム ＋回旋防止タブ	×	クリッピングシステム ＋回旋防止タブ	テーパーロック	テーパーロック＋ リムロッキング
金属カップの種類	2Hole / Multi Hole	Non Hole	2Hole / Multi Hole	クアドランド（3ホール） ソリッド スパイク マルチ ホール	クアドランド（3ホール）
摺動面ポリエチレン	UHMWPE HIGHCROSS	UHMWPE HIGHCROSS	UHMWPE HIGHCROSS	A-Class クロスリンク ポ リエチレンライナー	A-Class クロスリンク ポリエチレンライナー
摺動面ポリエチレン 材質	GUR1020	GUR1020	GUR1020	GUR1020 compression mold sheet	GUR1020 compression mold sheet
摺動面ポリエチレン クロスリンク処理	ガンマ線照射 ＋Heat Treatment	ガンマ線照射＋ Heat Treatment	ガンマ線照射＋ Heat Treatment	7.5Mrad γ線照射 ＋ remelt（150℃）	7.5Mrad γ線照射 ＋ remelt（150℃）
摺動面ポリエチレン 滅菌法	EtO	EtO	EtO	エチレンオキサイドガス 滅菌	エチレンオキサイドガス滅 菌
摺動面ポリエチレン 対応骨頭径 (mm)	28, 32, 36	34 ～ 56 （2mm ピッチ）	28, 32, 36	22, 28, 32, 36, 38, 40, 42	22, 28, 32, 36, 38, 40, 42
摺動面メタル	×	○	×	×	×
摺動面メタル対応 骨頭径 (mm)	×	22, 28	×	×	×
摺動面セラミック				Biolox forte	×
摺動面セラミック 対応骨頭径 (mm)				28, 32, 36	×
特徴	多くのシェルのバリエー ションを有し, 初回手術か ら再置換術まで適応可能な 半球型シェル. 高い摩擦係 数と最適なパラメータを持 つ MectaGrip により良好 な初期固定と長期安定性を 実現.	ワンピース構造のデュアル モビリティカップ. 半球形 状＋5°のレイズによりよ り高い脱臼抵抗性を実現. 高い摩擦係数と最適なパラ メータを持つ MectaGrip により良好な初期固定と長 期安定性を実現.	多くのシェルのバリエー ションを有し, 初回手術か ら再置換術まで適応可能な 半球型シェル. 高い摩擦係 数と最適なパラメータを持 つ 3D Metal により良好な 初期固定と長期安定性を実 現.	1つのカップで3つの摺 動面の選択が可能. スク ラッチフィットを得るため に純チタンビーズコーティ ングがされており, ポアサ イズ120μm と, 骨新生 に最適なポアサイズであ る.	関節摺動面選択における高 い柔軟性, カップの豊富な サイズバリエーション. 大 きな ossilation angle 獲得 とジャンピングディスタン スの増大を目的に大径骨頭 の使用が可能. また, 半球 型カップはリーミングと同 サイズのカップを挿入す る line-to-line の手技でも 1mm のプレスフィットが 得られるようにデザインさ れている.

⑤ セメントレスカップ ［4］

会社名	MicroPort Orthopaedics		Smith & Nephew	
製品名	Dynasty Biofoam アセタブラーカップシステム	PRIME BIOFOAM カップ	Reflection cup	R3(OR3O)
製品写真				R3　　　　OR3O
薬事承認日	2012.4.6	2018.2	2003.8.29	2013.3.29(OR3O：2021.5.19)
金属カップ材質	Ti-6Al-4V(チタン合金)	Ti-6Al-4V (チタン合金)	Ti-6Al-4V(チタン合金)	Ti-6Al-4V(チタン合金)
主な表面加工	支柱ブロック	支柱ブロック	Rough Coat	STIKTITE (3D ポーラス加工)
ライナーロック機構	テーパーロック＋リムロッキング	グルーブ・回旋防止ポケットによる固定	マイクロステーブルロック	ダブルチャンネルロッキング(OR3O：テーパーロック)
金属カップの種類	クアドランド(3 ホール) マルチホール	ノンホール 3 ホール マルチホール	ノンホール 3 ホール マルチホール	ノンホール 3 ホール マルチホール
摺動面ポリエチレン	A-Class クロスリンクポリエチレンライナー	E-Class クロスリンクポリエチレンライナー	XLPE クロスリンク ポリエチレンライナー	XLPE クロスリンク (OR3O：OX DH ライナー＋ XLPE クロスリンク)
摺動面ポリエチレン材質	GUR1020 compression mold sheet	GUR1020 compression mold sheet	GUR1050 ram extrusion rod	GUR1050 ram extrusion rod
摺動面ポリエチレンクロスリンク処理	7.5Mrad γ線照射＋ remelt(150℃)	10 Mrad γ線照射(室温環境下)	10Mrad γ線照射＋ remelt(147℃)	10Mrad γ線照射＋ remelt(147°)
摺動面ポリエチレン滅菌法	エチレンオキサイドガス滅菌	エチレンオキサイドガス滅菌	エチレンオキサイドガス滅菌	エチレンオキサイドガス滅菌
摺動面ポリエチレン対応骨頭径 (mm)	22, 28, 32, 36, 38, 40, 42	22, 28, 32, 36, 38, 40, 44	22, 26, 28, 32, 36	22, 28, 32, 36 (OR3O：32 ～ 50, 2mm 刻み)
摺動面メタル	×	×	×	×
摺動面メタル対応骨頭径 (mm)	×	×	×	×
摺動面セラミック	×	×	×	Biolox delta セラミックライナー
摺動面セラミック対応骨頭径 (mm)	×	×	×	28, 32, 36
特徴	Dynasty Biofoam カップシステムは，Dynasty カップシステムの成功を受けて，次へのステップとして発展させた．海綿骨の構造と類似した純チタン製．コーティングを有し，これまでの特長である術中での関節摺動面選択の柔軟性や大径骨頭を使用することが可能．	海綿骨構造と類似の 3 次元構造を持つコーティングにより，内部への血管新生を促進し，早期の bone ingrowth が期待できる．複数のライナーオプションを使用可能としながら，ライナーの挿入を容易にし，押し出し強度を最大にする．ライナーの設置を容易にしながら，回旋安定性を最大限にするタブを持つ．	マイクロステーブルロック，金属カップとライナーの適合性向上，金属カップ内面の鏡面加工によるポリエチレンの耐久性の向上．4 種類のライナーとチェンファーデザインによる脱臼リスク軽減．	寛骨臼側に不均一なチタンパウダーを焼結させることにより高いスクラッチフィットを目指す．初期固定性を向上．ポリエチレンライナーに接する内面を鏡面加工することによりバックサイドウェアーの低減．XLPE ライナーの種類は 4 種類．Biolox delta ライナー，Dual mobility system も選択可能．OR3O は Dual mobility system の名称(カップは R3 カップと適合)．R3 内部篏合デザインが 18°のテーパーのため，オキシニウムライナーの挿入が容易．IPD，偏摩耗を防ぐためにセルフセンタリング機構をデザインに取り入れている．摺動面には，長期成績のあるオキシニウム -XLPE を採用．

5 セメントレスカップ［5］

会社名	Stryker				Zimmer Biomet
製品名	Trident	Tritanium	ADM	Trident II	SPONGIOSA METAL II
製品写真					
薬事承認日	2007.6.4	2012.3.14	2012.9.28	2020.5.1	1997.3.11
金属カップ材質	Ti-6Al-4V（チタン合金）	Ti-6Al-4V（チタン合金）	コバルトクロム合金		コバルトクロム合金
主な表面加工	HA コーティング	3 次元構造	HA コーティング	3 次元構造	Spongiosa Metal（CoCr）
ライナーロック機構	グルーブ＋回旋防止タブ	グルーブ＋回旋防止タブ	シェル・ライナー間は可動	グルーブ＋回旋防止タブ	テーパーロック
金属カップの種類	PSL クラスターホール PSL ノンホール スフェリカルクラスターホール スフェリカルマルチホール	スフェリカル クラスターホール スフェリカル ノンホール	PSL ノンホール	スフェリカルノンホール スフェリカルクラスターホール スフェリカルマルチホール	3 フィン 3 フィン＋スクリュー 5 フィン
摺動面ポリエチレン	X3 ポリエチレンライナー	X3 ポリエチレンライナー	X3 ポリエチレンライナー	X3 ポリエチレンライナー	PE ライナー
摺動面ポリエチレン材質	GUR1020 compression mold sheet or ram extrusion rod	GUR1020 compression mold sheet	GUR1020 compression mold sheet	GUR1020 compression mold sheet or ram extrusion rod	GUR1020 compression mold sheet
摺動面ポリエチレンクロスリンク処理	3Mrad γ 線照射 ＋ anneal（130℃）を 3 回繰り返し	3Mrad γ 線照射 ＋ anneal（130℃）を 3 回繰り返し	3Mrad γ 線照射 ＋ anneal（130℃）を 3 回繰り返し		無
摺動面ポリエチレン滅菌法	エチレンオキサイドガス滅菌	ガスプラズマ滅菌	ガスプラズマ滅菌	エチレンオキサイドガス滅菌	γ 線照射（2.5Mrad）
摺動面ポリエチレン対応骨頭径 (mm)	26, 28, 32, 36, 40, 44	26, 28, 32, 36, 40, 44	36, 38, 40, 42, 44, 46, 48, 50, 52, 54, 56, 58	28, 32, 36, 40, 44	28
摺動面メタル	×	×	×	×	×
摺動面メタル対応骨頭径 (mm)	×	×	×	×	×
摺動面セラミック	Biolox forte	Biolox forte	×	Biolox forte	Biolox forte
摺動面セラミック対応骨頭径 (mm)	28, 32, 36	28, 32, 36	×	28,32,36	28
特徴	ポリエチレンとセラミックを両方使用可能. HA コーティングの良好な成績. カップ辺縁の 1.8mm のプレスフィット構造による強固な固定. 3Mrad×3 のガンマ線：97% の摩耗減. 130°anneal：機械的強度を維持.	ポリエチレンとセラミックを両方使用可能. 骨新生を促進する海綿骨に近い 3 次元構造. 初期固定性を向上させる高い摩擦係数. 3Mrad×3 のガンマ線：97% の摩耗減. 130°anneal：機械的強度を維持. 2022 年 12 月販売終了	2 重可動ベアリング構造による大径骨頭の利用と低摩耗の実現. HA コーティングの良好な固定. カップ辺縁のアナトミカル形状によりメタルと軟部組織の接触を減少. X3 により 97% の摩耗減と機械的強度を維持.	ポリエチレン, セラミック, デュアルモビリティーライナーを選択可能. 骨新生を促進する海綿骨に近い 3 次元構造. 初期固定性を向上させる高い摩擦係数. 薄いシェル厚により大径骨頭も使用可.	カップの固定性を高めるため, ポーラスには Spongiosa メタルを採用. ライナーは, セラミックとポリエチレンの選択が可能. セラミックライナーとヘッドには, Ceramtec 社の Biolox forte を採用し, 低摩擦の摺動面を実現. セラミックライナーの挿入には, テーパーロックを採用しポリエチレンを介在することなくメタルカップに直接固定される. 2016 年 10 月販売終了

5 セメントレスカップ［6］

会社名	Zimmer Biomet				
製品名	Torilogy アセタブラーカップ	Converge CSTi アセタブラーカップシステム	Ringloc	M2a-Magnum	Regenerex Ringloc+
製品写真					
薬事承認日	1999.1.18	2001.5.22	2001.6.1	2009.3.9	2010.7.21
金属カップ材質	Ti-6Al-4V（チタン合金）	Protasul-64 (Ti-6Al-4V, チタン合金)	Ti-6Al-4V（チタン合金）	コバルトクロム合金	Ti-6Al-4V（チタン合金）
主な表面加工	ファイバーメッシュ HA-TCP コーティング	CSTi(CP Titanium)	ポーラスプラズマスプレー	ポーラスプラズマスプレー	Regenerex Porous Construct
ライナーロック機構	リングロック	テーパーロック + ロッキンググルーブ	リングロック	N/A	リングロック
金属カップの種類	マルチホール クラスターホール ノンホール スパイク	リムフレア クラスターホール マルチホール	4 フィン ラディアル Ranawat/Burstein ユニバーサル Vision	フィン トリ スパイク	リミテッドホール マルチホール
摺動面ポリエチレン	Longevity クロスリンク ポリエチレンライナー	Durasul クロスリンク ポリエチレンライナー	E1 クロスリンク ポリエチレンライナー	×	E1 クロスリンク ポリエチレンライナー
摺動面ポリエチレン材質	GUR1050 compression mold sheet	GUR1050 compression mold sheet	GUR1050 ArCom Isostatic compression molding	×	GUR1050 ArCom Isostatic compression molding
摺動面ポリエチレンクロスリンク処理	10Mrad 電子線照射 + remelt(150℃)	9.5Mrad 電子線照射 + remelt(150℃)	10Mrad γ線照射 + homoginization(120℃)	×	10Mrad γ線照射 + homoginization(120℃)
摺動面ポリエチレン滅菌法	ガスプラズマ滅菌	エチレンオキサイドガス滅菌	窒素中 γ線照射 (2.5Mrad)	×	窒素中 γ線照射 (2.5Mrad)
摺動面ポリエチレン対応骨頭径 (mm)	22, 26, 28, 32, 36	22, 28, 32, 38	28, 32, 36, 40	×	28, 32, 36, 40
摺動面メタル	×	×	×	○	×
摺動面メタル対応骨頭径 (mm)	×	×	×	38, 40, 42, 44, 46, 48, 50, 52, 54, 56, 58, 60, 62, 64	×
摺動面セラミック	×	×	×	×	×
摺動面セラミック対応骨頭径 (mm)	×	×	×	×	×
特徴	ファイバーメッシュと HA-TCP を採用し，豊富なバリエーションにてさまざまな症例に対応．ライナーと金属カップとの結合については，リングロック機構を採用し安定した固定が得られる．	CSTi ポーラスを施したセメントレスカップ．辺縁外径が 0.5mm 大きいリムフレアタイプ，半球形のクラスタータイプ，半球のマルチホールタイプが選択可能 2016 年 5 月販売終了	優れたロッキングメカニズムと，抗酸化剤であるビタミン E を用いた E1 ポリエチレンライナーにより，人工股関節置換術における重篤な合併症の 1 つであるポリエチレン摩耗の低減が期待できる．	M2a システムはメタルオンメタルならではの大径骨頭使用による他の摺動面材料にはない大きな可動域と安定性を提供．	Regenerex RingLoc + 金属カップは Regenerex Porous Construct と E1 ポリエチレンライナーの組み合わせによる次世代のアセタブラーコンポーネント．

5 セメントレスカップ [7]

会社名	Zimmer Biomet				
製品名	Trabecular Metal モジュラーアセタブラーカップシステム	Continuum アセタブラーシステム	E1 Active Articulation	G7	G7 PPS Bonemaster
製品写真					
薬事承認日	2010.9.14	2012.7.31	2012.11.21	2013.7.16	2013.7.16
金属カップ材質	Ti-6Al-4V 合金 + タンタル	Ti-6Al-4V（チタン合金）	コバルトクロム合金	Ti-6Al-4V（チタン合金）	Ti-6Al-4V（チタン合金）
主な表面加工	トラベキュラーメタル	トラベキュラーメタル	ポーラスプラズマスプレー	ポーラスプラズマスプレー（+ BoneMaster HA コーティング）	PPS+HA コーティング
ライナーロック機構	リングロック	テーパーロックスナップイン	N/A	テーパー／グルーブ／回旋防止タブ	テーパーロック + ロッキングバーブ
金属カップの種類	マルチホールクラスターホール	ユニホールマルチホールクラスターホール	フィントリスパイク	リミテッドホール（Pre-Plugged）	リミテッドホール
摺動面ポリエチレン	Longevity クロスリンクポリエチレンライナー	Vivacit-E ポリエチレン	Vivacit-E ポリエチレン	E1 クロスリンク ポリエチレンライナー	Vivacit-E ポリエチレン
摺動面ポリエチレン材質	GUR1050 compression mold sheet	GUR1020 compression mold	GUR1020 compression mold	GUR1020 ArCom Isostatic compression molding	GUR1020 compression mold
摺動面ポリエチレンクロスリンク処理	10Mrad 電子線照射 + remelt（150℃）	非公表	非公表	10Mrad γ線照射 + homoginization（120℃）	非公表
摺動面ポリエチレン滅菌法	ガスプラズマ滅菌	エチレンオキサイドガス滅菌	エチレンオキサイドガス滅菌	窒素中 γ線照射（2.5Mrad）	エチレンオキサイドガス滅菌
摺動面ポリエチレン対応骨頭径 (mm)	22, 26, 28, 32, 36	22, 26, 28, 32, 36, 40	38, 40, 42, 44, 46, 48, 50, 52, 54, 56, 58, 60, 62, 64	28, 32, 36, 40	28, 32, 36, 40
摺動面メタル	×	×	×	×	×
摺動面メタル対応骨頭径 (mm)	×	×	×	×	×
摺動面セラミック	×	△（導入予定）	×	×	Biolox delta
摺動面セラミック対応骨頭径 (mm)	×		×	×	28, 32, 36, 40
特徴	タンタルという不活性度の高い金属性生体材料を原料としたトラベキュラーメタルは、海綿骨と類似したセル構造と材料特性を有しており、安定した初期固定および長期固定性を意図.	ポーラス加工にトラベキュラーメタルを採用することで、安定した初期固定および長期固定を実現し、スクリューに頼らない固定を意図.	E1 アクティブアーティキュレーションは高い脱臼抵抗性と E1 ポリエチレンによる体内での持続的耐酸化性をあわせ持つ次世代のデュアルモビリティーシステム.	骨新生による良好な生物学的固定が報告されているポーラスプラズマスプレーに、「BoneMaster」法によるナノレベルの結晶相を持つ HA をコーティング. 低摩耗性と体内での持続的耐酸化性を持つ E1 ポリエチレンライナーとの組み合わせが可能.	長期の良好な臨床成績が示されたプラズマスプレーを採用. また、カップ全周に BoneMaster HA コーティングを施し、骨との結合を促進. ライナーはフラットライナーから Dual mobility ライナー、コンストレインライナーまでの豊富なバリエーションを有し、様々な症例への対応が可能.

⑤ セメントレスカップ［8］

会社名	Zimmer Biomet			京セラ	
製品名	G7 PPS Bonemaster Finned	G7 OsseoTi	Avantage	AMS HA カップ	AHFIX Q3 カップ
製品写真					
薬事承認日	2015.2.24	2015.5.19	2020.9.23	1995.3.30	2007.8.3
金属カップ材質	Ti-6Al-4V(チタン合金)	Ti-6Al-4V(チタン合金)	ステンレス	Ti-6Al-4V(チタン合金)	Ti-6Al-2Nb-1Ta-0.8Mo
主な表面加工	PPS+HA コーティング	OsseoTi	ポリッシュ	プロアーク HA	アルカリ加熱処理(AHFIX)
ライナーロック機構	テーパーロック+ロッキングバーブ	テーパーロック+ロッキングバーブ	シェルライナー間は可動	フィンロック	リングロック
金属カップの種類	フィン+リミテッドホール	マルチホール リミテッドホール		ノンホール クラスターホール(3穴) マルチホール(9穴)	ノンホール 3ホール 5ホール 7ホール
摺動面ポリエチレン	Vivacit-E ポリエチレン	Vivacit-E ポリエチレン	Vivacit-E ポリエチレンベアリング	①AMSライナー ②910AMSライナー(イオニアン) ③アクアラAMSライナー	①Q3 ライナー ②アクアラ Q3 ライナー
摺動面ポリエチレン材質	GUR1020 compression mold	GUR1020 compression mold	GUR1020 compression mold	①・② GUR1050 compression mold sheet ③ GUR1020 compression mold sheet	GUR1020 compression mold sheet
摺動面ポリエチレンクロスリンク処理	非公表	非公表	非公表	② 3.5Mrad γ線照射 + anneal(110℃)③ 5Mrad γ線照射+anneal(120℃) + MPC 処理	5Mrad γ線照射 + anneal(120℃)+MPC 処理
摺動面ポリエチレン滅菌法	エチレンオキサイドガス滅菌	エチレンオキサイドガス滅菌	エチレンオキサイドガス滅菌	窒素中 γ線照射(2.5Mrad)	窒素中 γ線照射(2.5Mrad)
摺動面ポリエチレン対応骨頭径 (mm)	28, 32, 36, 40	28, 32, 36, 40	38, 40, 42, 44, 46, 48, 50, 52, 54	22, 26, 28, 32, 36, 40	22, 26, 28, 32, 36, 40
摺動面メタル	×	×	×	×	×
摺動面メタル対応骨頭径 (mm)	×	×	×	×	×
摺動面セラミック	Biolox delta	Biolox delta	×	×	×
摺動面セラミック対応骨頭径 (mm)	28, 32, 36, 40	28, 32, 36, 40	×	×	×
特徴	長期の良好な臨床成績が示されたプラズマスプレーを採用．また，カップ全周に BoneMaster HA コーティングを施し，骨との結合を促進．カップ辺縁にデザインされたフィンによりさらなる回旋安定性を提供し，初期固定性を強化．ライナーはフラットライナーから Dual mobility ライナー，コンストレインライナーまでの豊富なバリエーションを有し，様々な症例への対応が可能．	表面加工に独自の積層造形プロセスを用いた OsseoTi ポーラスメタルを採用し，高い気孔率と安定した初期固定性を提供．ライナーはフラットライナーから Dual mobility ライナー，コンストレインライナーまでの豊富なバリエーションを有し，様々な症例への対応が可能．	2001 年から海外で使用されているセメント固定の Dual mobility カップシステム．外側フランジにより，大きな jump distance を獲得し，脱臼リスクの低減が期待．	プロアーク HA を採用．摺動面には，MPC ポリマーを用いたアクアラライナーが搭載可能となり，より摩耗低減が期待できる．2018 年 3 月販売終了	アルカリ加熱処理技術（チタン金属に生体活性を付与することができる表面化学処理技術）を採用．摺動面には，MPC ポリマーを用いたアクアラライナーが搭載可能となり，より摩耗低減が期待できる．

5 セメントレスカップ [9]

会社名	京セラ				
製品名	Aquala ライナー	SQRUM HA シェル	SQRUM TT シェル	SQRUM AGHA シェル	Aquala VE ライナー
製品写真					
薬事承認日	2011.4.28	2013.3.29	2013.7.19	2015.9.17	2016.3.14
金属カップ材質		Ti-6Al-4V(チタン合金)	Ti-6Al-4V(チタン合金)	Ti-6Al-4V(チタン合金)	
主な表面加工		プロアーク + HA	Trabecular Titanium	プロアーク + AG-PROTEX	
ライナーロック機構		グルーブ + 回旋防止タブ	グルーブ + 回旋防止タブ	グルーブ + 回旋防止タブ	
金属カップの種類		ノンホール クラスターホール(3 穴) マルチホール(5, 7 穴)	ノンホール クラスターホール(3 穴) マルチホール(5, 7 穴)	ノンホール クラスターホール(3 穴) マルチホール(5, 7 穴)	
摺動面ポリエチレン	Excellink	Aquala ライナー, Aquala VE ライナー参照	Aquala ライナー, Aquala VE ライナー参照	Aquala ライナー, Aquala VE ライナー参照	Excellink VE
摺動面ポリエチレン材質	GUR1020	Aquala ライナー, Aquala VE ライナー参照	Aquala ライナー, Aquala VE ライナー参照	Aquala ライナー, Aquala VE ライナー参照	GUR1020-E
摺動面ポリエチレンクロスリンク処理	5Mrad γ線照射 + anneal (120℃) + MPC 処理	Aquala ライナー, Aquala VE ライナー参照	Aquala ライナー, Aquala VE ライナー参照	Aquala ライナー, Aquala VE ライナー参照	10Mrad γ線照射 + anneal (120℃) + MPC 処理
摺動面ポリエチレン滅菌法	窒素中 γ線照射 (2.5Mrad)	Aquala ライナー, Aquala VE ライナー参照	Aquala ライナー, Aquala VE ライナー参照	Aquala ライナー, Aquala VE ライナー参照	窒素中 γ線照射 (2.5Mrad)
摺動面ポリエチレン対応骨頭径 (mm)	28, 32, 36, 40	Aquala ライナー, Aquala VE ライナー参照	Aquala ライナー, Aquala VE ライナー参照	Aquala ライナー, Aquala VE ライナー参照	28, 32, 36
摺動面メタル	×	×	×	×	×
摺動面メタル対応骨頭径 (mm)	×	×	×	×	×
摺動面セラミック	×	×	×	×	×
摺動面セラミック対応骨頭径 (mm)	×	×	×	×	×
特徴	摺動面に MPC ポリマーを結合させたライナー. より摩耗の低減が期待できる. 各 SQRUM シェルに装着できる.	ライナーとの易嵌合性, 嵌合強度をテーマに開発. AMS HA シェルの後継機種.	3D ポーラスカップ. 強固なスクラッチフィットを実現. ポーラス部剝離を回避するため, 積層造形法により一体成型.	プロアーク HA に代わり, 抗菌性と骨伝導性をあわせ持つプロアーク AGHA を施したシェル.	ビタミン E を含有し, 摺動面に MPC ポリマーを結合させたライナー. PE の酸化抑制とより摩耗の低減が期待できる. 各 SQRUM シェルに装着できる.

⑤ セメントレスカップ［10］

会社名	ジョイアップ	泉工医科工業	帝人ナカシマメディカル		
製品名	アースロム寛骨臼カップ	FMP Acetabular System	ナカシマ THA カップ BLEND-E XL THA ライナー	GS カップ	Anasta カップ
製品写真					
薬事承認日	2020.9.23	2000.3.20 (カップ) 2015.10.23 (E ライナー)	2012.11.12 (カップ) 2013.3.27 (ライナー)	2014.11.14	2019.12.26
金属カップ材質	Ti-6Al-4V (チタン合金)	Ti-6Al-4V (チタン合金)	Ti-6Al-4V (チタン合金)	Ti-6Al-4V (チタン合金)	Ti-6Al-4V (チタン合金)
主な表面加工	TPS コーティング + HA	3 次元マトリックス	純チタンメッシュ	Geodesic Structure (金属積層造形法による 3 次元多孔構造)	チタンプラズマ溶射 + ハイドロキシアパタイト
ライナーロック機構	Tilting Blocker + Rotational Blocker を備えた Taper Snap locking Machanism	スナップイン	テーパーロック + リムロック	テーパーロック + ロッキンググルーブ	テーパーロック + ロッキンググルーブ
金属カップの種類	ノンホール クラスターホール マルチホール	クラスタホール マルチホール	スリーホール マルチホール	スリーホール マルチホール	スリーホール マルチホール
摺動面ポリエチレン		イグザルト　ビタミン e-plus アセタビュラーライナー	① XL-UHMWPE ② BLEND-E XL	BLEND-E XL II	BLEND-E XL II
摺動面ポリエチレン材質	GUR1020	GUR1020-E compression mold sheet	① GUR1020 compression mold sheet ② GUR1050 compression mold sheet	GUR 1050 compression mold	GUR 1050 compression mold
摺動面ポリエチレンクロスリンク処理	7.5Mrad 線照射 + アニーリング(110℃)	150kGy γ線照射	①窒素中 γ 線 9.5Mrad + anneal(110℃) ②真空中電子線 30Mrad + anneal(110℃)	真空中電子線 15Mrad + anneal	真空中電子線 15Mrad + anneal
摺動面ポリエチレン滅菌法	3.5Mrad 線照射	過酸化水素ガスプラズマ滅菌	エチレンオキサイドガス滅菌	エチレンオキサイドガス	エチレンオキサイドガス
摺動面ポリエチレン対応骨頭径 (mm)	28, 32, 36, 40	28,32,36	① 22, 28, 32, 36 ② 28, 32, 36	22, 28, 32, 36	22, 28, 32, 36
摺動面メタル	×	×	×	×	×
摺動面メタル対応骨頭径 (mm)	×	×	×	×	×
摺動面セラミック	×	×	×	×	×
摺動面セラミック対応骨頭径 (mm)	×	×	×	×	×
特徴	最大の特長は, 日本人の生活様式を考慮し, 小さな体格でもラージヘッドが使えるよう 46mm のカップから 36mm ヘッドが, 50mm のカップから 40mm ヘッドが使えるようにしたことである. カップ表面は, TPS コーティングに HA コーティングを施しておりノンホール, クラスターホール, マルチホールの 3 種類から選択できる.	非球体 3 次元構造の純チタニウムビーズを多層に焼結させ, きめが粗く厚いコーティング表面を形成しシェルの挿入時に骨と噛み合い, スクラッチフィットによる初期安定性と骨性の固定を高める. ポリエチレンライナーは, ビタミン E を混合し架橋結合したクロスリンクポリエチレンライナーであり長期間にわたる摩耗低減が期待できるポリエチレンライナーである.	ポリエチレンライナーはビタミン E を混合した UHMWPE を直接圧縮成形によって成形することで, 抗酸化能を付与. さらに電子線照射とアニーリング処理(融点以下)のクロスリンク処理を施すことにより, 人工股関節摺動材としての機械的強度を維持したまま, 優れた耐摩耗性を有する. カップはスリーホールとマルチホールの 2 種類を用意し, ライナーとカップはテーパーとリムのロック機構を採用し安定した固定を実現.	表面処理部に金属積層造形法による 3D ポーラス構造を施したセメントレス臼蓋カップ. 3D ポーラス内への bone ingrowth による生物学的固定と, マイクロスパイクによる強固な機械的固定を期待. ポリエチレンライナーはビタミン E を混合し, さらにクロスリンク処理を施すことにより優れた機械的強度と耐摩耗性を有する.	チタン溶射による多孔構造とハイドロキシアパタイト (HA) のコーティングを施したセメントレス臼蓋カップ. 表面の HA コーティングは骨新生を促進し, 優れた臨床成績を期待. ポリエチレンライナーはビタミン E を混合し, さらにクロスリンク処理を施すことにより優れた機械的強度と耐摩耗性を有する.

5 セメントレスカップ [11]

会社名	日本エム・ディ・エム	
製品名	ESCALADE アセタブラーカップ	Legend アセタブラーカップ
製品写真		
薬事承認日	2012.7.9	2018.3.29
金属カップ材質	Ti-6Al-4V(チタン合金)	Ti-6Al-4V(チタン合金)
主な表面加工	TPS コーティング	Asymmatrix コーティング
ライナーロック機構	Taper + Snap Locking Mechanism	Taper + Snap Locking Mechanism
金属カップの種類	ノンホール クラスターホール マルチホール	ノンホール クラスターホール マルチホール
摺動面ポリエチレン	Escalade ライナー	① Escalade ライナー ② Legend ライナー
摺動面ポリエチレン材質	GUR1020 compression mold sheet	GUR1020 compression mold sheet
摺動面ポリエチレンクロスリンク処理	7.5Mrad γ線照射 + remelt(150℃)	7.5Mradγ線照射 + remelt (150°C)
摺動面ポリエチレン滅菌法	エチレンオキサイドガス滅菌	エチレンオキサイドガス滅菌
摺動面ポリエチレン対応骨頭径 (mm)	28, 32, 36, 40	28, 32, 36, 40
摺動面メタル	×	×
摺動面メタル対応骨頭径 (mm)	×	×
摺動面セラミック	×	×
摺動面セラミック対応骨頭径 (mm)	×	×
特徴	ポリエチレンライナーは耐摩耗性,強度を追求した Escalade EXL Polyethlen を採用.GUR1020 に 7.5Mrad のガンマ線を照射し remelt,ガス滅菌.カップはノンホール,クラスターホール,マルチホールの 3 種類を使用可能.	3D チタンパウダーを焼結し,高い摩耗係数と気孔径を特徴とした Asymmatrix Coation を採用することにより,強固な初期固定が期待できる.

11章 日本における股関節データベース研究

1 日本整形外科学会 症例レジストリー (Japanese Orthopaedic Association National Registry: JOANR)

日本整形外科学会主導により，運動器疾患に対する手術治療に関するビッグデータに基づいたエビデンス構築を目的として行われている大規模運動器疾患レジストリーシステムである．

整形外科症例調査・検討委員会（のちに「症例レジストリー委員会」に名称変更）が中心となり準備を開始し，2018 年 12 月に日本整形外科学会倫理委員会の承認を受け，2019 年 3 月にはシステムが完成した．

委員会委員の各施設において倫理委員会承認後に試験運用が行われ，2020 年 4 月より全医療機関を対象に本格運用が開始されている．

Taneichi H, Kanemura T, Inoue G, et al. Current status and future prospects of the Japanese orthopaedic association national registry (JOANR), Japan's first national registry of orthopaedic surgery. J Orthop Sci. 2023; 28: 683-692.
日本整形外科学会症例レジストリーホームページ（https://www.joanr.org/）

2 日本人工関節登録調査

2003 年より日本整形外科学会インプラント委員会を中心に準備がなされ，2006 年より pilot study が開始された．2011 年 4 月より日本人工関節学会へプロジェクトが移管され，2012 年から全医療機関を対象として開始された．

2020 年 4 月より JOANR と連携して，JOANR の 2 階部分として専門的で詳細な手術データが入力され，データベース化されている．

解析は日本人工関節学会日本人工関節登録制度事務局で行われ，「人工関節登録調査報告書」が作成されている．

日本人工関節学会ホームページ. 人工関節登録調査報告書（https://jsra.info/about/surveyreport/）

3 特発性大腿骨頭壊死症 全国疫学調査

日本における特発性大腿骨頭壊死症（ONFH）の臨床疫学特性を明らかにするため，厚生労働省特発性大腿骨頭壊死症調査研究班（JIC）が主導し，2004 年，2014 年と 10 年ごとに調査分析されてきた．全国規模での調査である．

Fukushima W, Fujioka M, Kubo T, et al. Nationwide epidemiologic survey of idiopathic osteonecrosis of the femoral head. Clin Orthop Relat Res. 2010; 468: 2715-2724.

4 特発性大腿骨頭壊死症定点 モニタリングシステム

疾患特性の経年変化を把握するためには，全国疫学調査のような全国規模の調査を繰り返し実施することは困難である．そのため，JIC により疾患レジストリーとして定点モニタリングシステムが 1997 年に開始され，現在まで継続している．毎年，JIC 所属施設を対象に調査・分析されている．JIC 所属班員が疾患診断を行っていることから診断信頼性は高い．

廣田良夫, 竹下節子. 定点モニタリングによる特発性大腿骨頭壊死症の記述疫学研究. 厚労省特定疾患骨・関節系疾患調査研究班 平成10年度報告書. 1999；175-177.
Kaneko S, Takegami Y, Seki T, et al. Surgery trends for osteonecrosis of the femoral head: a fifteen-year multi-centre study in Japan. Int Orthop. 2020; 44: 761-769.
Nakamura J, Fukushima W, Ando W, et al. Time elapsed from definitive diagnosis to surgery for osteonecrosis of the femoral head: a nationwide observational study in Japan. BMJ Open. 2024; 14:

e082342.

Takahashi S, Fukushima W, Yamamoto T, et al. Temporal trends in characteristics of newly diagnosed nontraumatic osteonecrosis of the femoral head from 1997 to 2011: A hospital-based sentinel monitoring system in Japan. J Epidemiol. 2015; 25: 437-444.

5 臨床調査個人票データベース

特発性大腿骨頭壊死症は指定難病である．そのため，患者自身が各地方自治体に難病受給の申請を行うが，地方自治体は各医療機関に臨床調査個人票記載の依頼を行い，受給申請を判定する．

そこに記載されたデータが地方自治体から国に登録され，データベース化され厚生労働省が管理している．

全国規模の調査であり，JIC 所属施設以外の施設も含まれている経年的なデータベースとなっている．

Ando W, Takao M, Tani T, et al. Geographical distribution of the associated factors of osteonecrosis of the femoral head, using the designated intractable disease database in Japan. Mod Rheumatol. 2022; 32: 1006-1012.

Sato R, Ando W, Fukushima W, et al. Epidemiological study of osteonecrosis of the femoral head using the national registry of designated intractable diseases in Japan. Mod Rheumatol. 2022; 32: 808-814.

6 特発性大腿骨頭壊死症に対する 人工物置換登録レジストリー

特発性大腿骨頭壊死症に対する人工股関節全置換術，人工骨頭置換術，表面置換術などの人工物置換術が行われている．

JIC としてその実態を把握していくため，特発性大腿骨頭壊死症に対する人工物置換術レジストリーを整備し，1996 年より開始され，現在まで継続している．毎年，JIC 所属施設を対象に調査・分析されている．

Kobayashi S, Kubo T, Iwamoto Y, et al. Nationwide multicenter follow-up cohort study of hip arthroplasties performed for osteonecrosis of the femoral head. Int Orthop. 2018; 42: 1661-1668.

7 日本股関節学会骨切り術 レジストリー

股関節温存治療（骨盤骨切り術，大腿骨骨切り術）に関する大規模データベースの構築を目的として，日本股関節学会関節温存治療レジストリー委員会が中心となって多機関共同研究として pilot study が行われている．

8 日本股関節学会股関節鏡 レジストリー

股関節鏡手術に関する大規模データベースの構築を目的として，日本股関節学会股関節鏡レジストリー委員会が中心となって，多機関共同研究として pilot study が行われている．

股関節におけるリハビリテーション医学・医療の活用

1　リハビリテーション医学・医療の意義 ―活動を育む医学・医療―

　2018 年の新専門医制度の実施に伴い，19 基本診療領域の 1 つであるリハビリテーション科の専門医教育を担う日本リハビリテーション医学会では，2017 年にリハビリテーション医学・医療を「活動を育む医学・医療」と定義している．

　疾病・外傷で低下した身体的・精神的機能を回復させ，障害を克服するという従来の解釈の上に立って，ヒトの営みの基本である「活動」に着目し，その賦活化を図り，よりよい ADL（activities of daily living）・QOL（quality of life）の獲得を目指す過程をリハビリテーション医学・医療の中心とするという考え方に基づく（図 1）．

　リハビリテーション医学という学術的な裏づけのもと科学的知見が蓄えられ，エビデンス（根拠）のある質の高いリハビリテーション医療が実践される．

　国際リハビリテーション医学会の名称は Interna-tional Society of Physical and Rehabilitation Medicine（ISPRM）であり，physical medicine と rehabilitation medicine がセットになっている．

　わが国ではこの 2 つを合わせて「リハビリテーション医学」としている．

　身体再建を目的とする physical medicine は名称として入っていないものの，わが国の「リハビリテーション医学」には当然それも含まれていることは念頭におくべきである．

　リハビリテーション医療の中核にリハビリテーション診療がある．多様な疾患・障害・病態（図 2）に対し「活動」を賦活し，よりよい ADL・QOL を獲得するという長期的な視点から，適切にリハビリテーション診療を行う．

　リハビリテーション診療には，診断，治療，支援の 3 つのポイントがある（図 3，表 1）．

　「日常での活動」・「家庭での活動」・「社会での活動」について（図 1），病歴，診察，各種の評価・検査を踏まえながら，活動の現状を把握し問題点を明らかにした上で，活動の予後予測をするリハビリテーション診断を行う．

　そして，それらの活動を最良にするために治療目

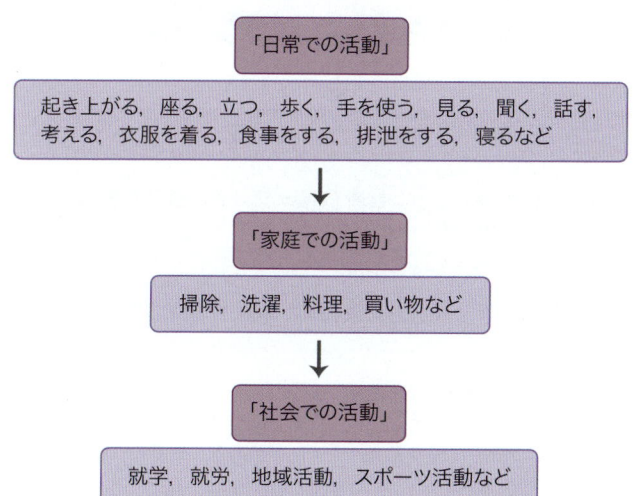

図 1　活動を育み，よりよい ADL・QOL を獲得するリハビリテーション医学・医療（久保ら 2021，久保 2022）

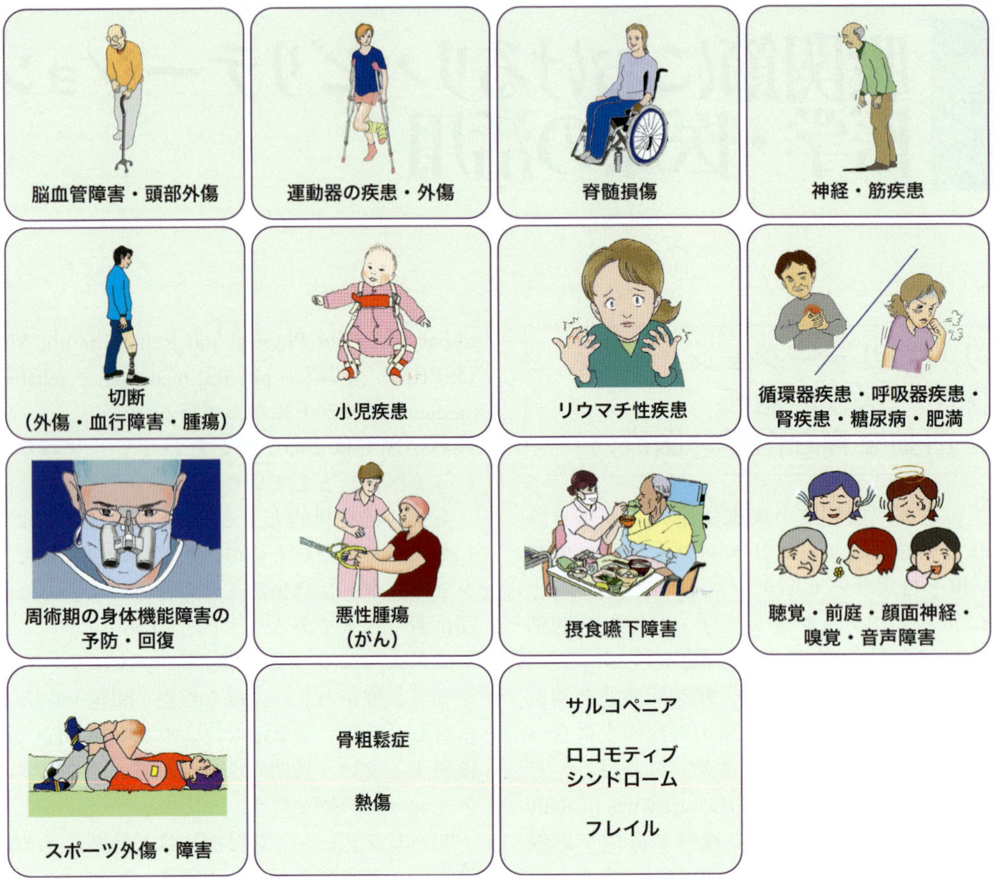

脳血管障害・頭部外傷
運動器の疾患・外傷
脊髄損傷
神経・筋疾患
切断
（外傷・血行障害・腫瘍）
小児疾患
リウマチ性疾患
循環器疾患・呼吸器疾患・
腎疾患・糖尿病・肥満
周術期の身体機能障害の
予防・回復
悪性腫瘍
（がん）
摂食嚥下障害
聴覚・前庭・顔面神経・
嗅覚・音声障害
スポーツ外傷・障害
骨粗鬆症
熱傷
サルコペニア
ロコモティブ
シンドローム
フレイル

図 2　リハビリテーション医学・医療が対象となる多様な疾患・障害・病態（久保 2022）

リハビリテーション医学
リハビリテーション医療
リハビリテーション診療
①リハビリテーション**診断**［活動の現状と問題点の把握，
活動の予後予測］
②リハビリテーション**治療**［活動の最良化］
③リハビリテーション**支援**［活動のための社会的支援］

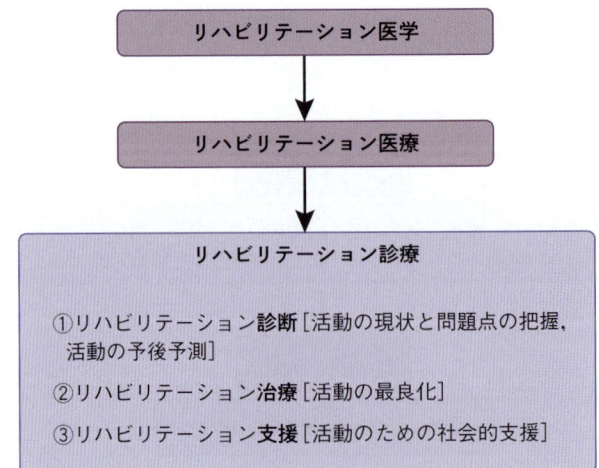

図 3　リハビリテーション医学，リハビリテーション医療，リハビリテーション診療（診断・治療・支援）（久保 2022）
リハビリテーション医学が科学的にリハビリテーション医療を裏づける．リハビリテーション医療の中核であるリハビリテーション診療には診断，治療，支援の 3 つのポイントがある．患者の「社会での活動」を支えていくリハビリテーション支援もリハビリテーション診療の重要な項目である．

表1 リハビリテーション診療（診断・治療・支援の3つのポイント）(久保2022)

リハビリテーション診断	リハビリテーション治療	リハビリテーション支援
〔活動の現状と問題点の把握，活動の予後予測〕	〔活動を最良にする〕	〔活動を社会的に支援する〕
● 問診 　病歴，家族歴，生活歴，社会歴など ● 身体所見の診察 ● 各種心身機能の評価・検査 ● ADL・QOL の評価 　FIM（機能的自立度評価法），Barthel 指数，SF-36 など ● 栄養評価（栄養管理） ● 高次脳機能評価（検査） 　改訂長谷川式簡易知能評価スケール（HDS-R），MMSE（mini mental state examination），FAB（frontal assessment battery）など ● 画像検査 　単純 X 線，CT，MRI，エコー，シンチグラフィーなど ● 血液・生化学検査 ● 電気生理学的検査 　筋電図，神経伝導検査，脳波，体性感覚誘発電位（SEP），心電図など ● 生理学的検査 　呼吸機能検査，心肺機能検査など ● 摂食嚥下の機能検査 　反復唾液嚥下テスト，水飲みテスト，嚥下内視鏡検査（VE）・嚥下造影検査（VF） ● 排尿機能検査 　残尿測定，ウロダイナミクス検査など ● 病理学的検査 　筋・神経生検など	● 理学療法 　運動療法，物理療法 ● 作業療法 ● 言語聴覚療法 ● 摂食機能療法 ● 義肢装具療法 ● 認知療法・心理療法 ● 電気刺激療法 ● 磁気刺激療法 　rTMS（repetitive transcranial magnetic stimulation）など ● ブロック療法 ● 薬物療法（漢方を含む） 　疼痛，痙縮，排尿・排便，精神・神経，循環・代謝，異所性骨化など ● 生活指導 ● 排尿・排便管理 ● 栄養療法（栄養管理） ● 手術療法 　腱延長術，腱切離術など ● 患者心理への対応 ● 新しい治療 　ロボット，BMI（brain machine interface），再生医療，ICT（information and communication technology）や AI（artificial intelligence）の利用など	● 家屋評価・住宅（家屋）改修 ● 福祉用具 ● 支援施設〔介護老人保健施設（老健），介護老人福祉施設（特別養護老人ホーム，特養）〕 ● 経済的支援 ● 就学・復学支援 ● 就労・復職支援 　（職業リハビリテーション） ● 自動車運転の再開支援 ● 法的支援 　介護保険法，障害者総合支援法，身体障害者福祉法など ● パラスポーツ（障がい者スポーツ）の支援 ● 災害支援

標（治療ゴール）を定め，適切な治療法を組み合わせ，リハビリテーション処方（主に専門職に対する訓練指示）も作成してリハビリテーション治療を実施していく．

また，リハビリテーション治療と並行して環境調整や社会資源の活用などにより活動を社会的に支援するリハビリテーション支援も行っていく．リハビリテーション支援により患者の「家庭での活動」や「社会での活動」を支えていくのもリハビリテーション診療の重要な役目である（表1）．

リハビリテーション医学・医療では，急性期，回復期，生活期というフェーズにおいて特徴的な役割がある（図4）．そして，各フェーズに合わせた医療機関や施設が整備されている（図5）．

リハビリテーション診療開始後も，患者の「活動」の状況は変化することが多い．必要に応じて診察・評価・検査を再度行い，治療内容の見直しを行う（図6）．

疾病構造が急速に変化した現在，複数の疾患・障害・病態が併存することは稀ではなくなっている．このような状況に対し，リハビリテーション医学・医療は「活動」という視点から重複する疾患・障害・病態も俯瞰的に治療できる専門分野である．

重複障害にも質の高いリハビリテーション医療を行っていくことはきわめて重要である．

リハビリテーション医療チームは，医師，理学療法士，作業療法士，言語聴覚士，義肢装具士，看護師，薬剤師，管理栄養士，公認心理師／臨床心理士，臨床検査技師，臨床工学技士，社会福祉士／医療ソーシャルワーカー，介護支援専門員／ケアマネジャー，介護福祉士などの専門の職種に加え，各診療科の医師，歯科医師，歯科衛生士などからなる（図7）．

リハビリテーション医療では，impairment（機能障害・形態異常），disability（能力低下），handicap（社会的不利）という国際障害分類（International classification of impairments, disabilities and handicaps; ICIDH）の障害構造モデルを踏まえ（図8），重複障害がある場合も含め，幅広い視野で患者の持てる「活動」の能力を最大限に引き出して，より質の高い「家庭での活動」や「社会での活動」につなげていくことが求められる．

その際，社会環境の整備にも目配りして患者の「社

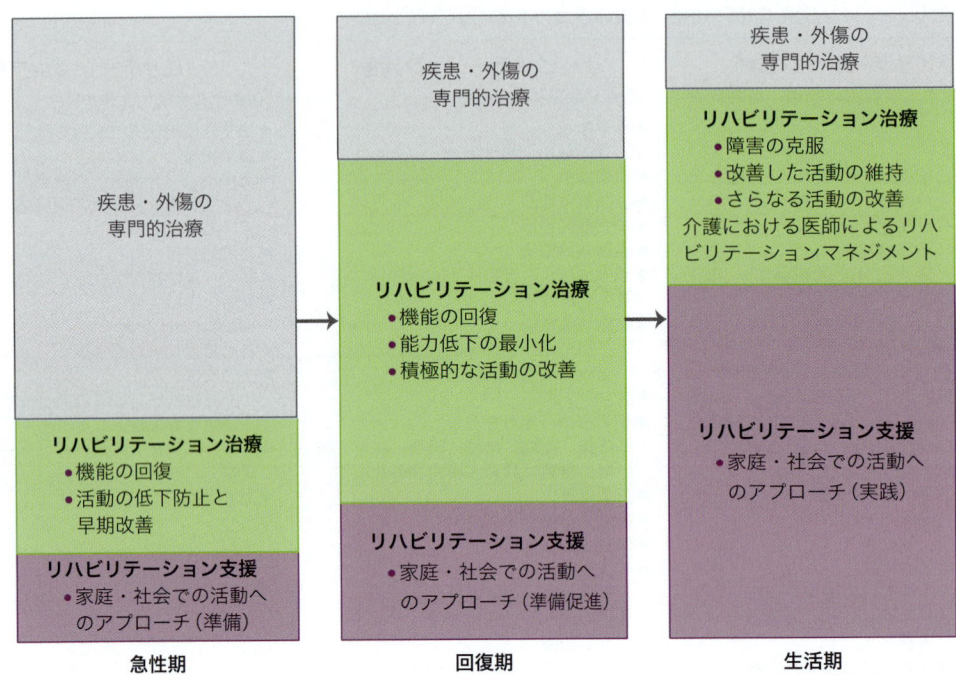

図 4 急性期・回復期・生活期 (維持期) の各フェーズにおけるリハビリテーション医学・医療の役割 (久保 2022)

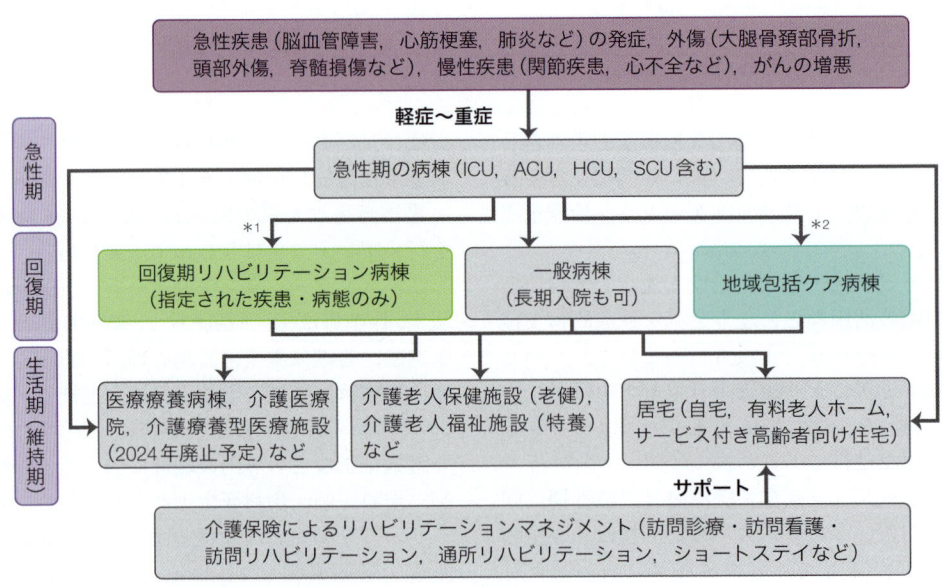

図 5 急性期・回復期・生活期に応じた医療機関や施設 (久保 2022)

＊1 脳血管障害や大腿骨近位部骨折などの指定された疾患・病態に対する集中的なリハビリテーション診療が必要な場合

＊2 急性期を経過し, 在宅復帰を目指す診療 (リハビリテーション診療を含む) が必要な場合 (集中的なリハビリテーション診療も一部可能)

ICU: intensive care unit, ACU: acute care unit, HCU: high care unit, SCU: stroke care unit

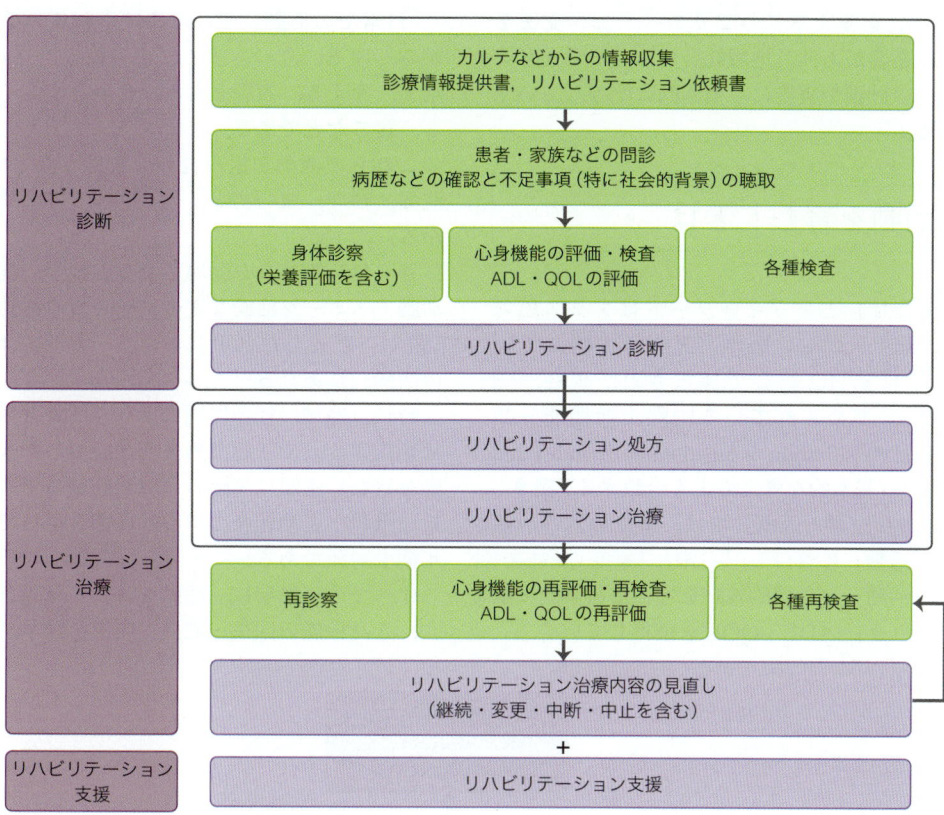

図 6　リハビリテーション診療の流れ（久保 2022）

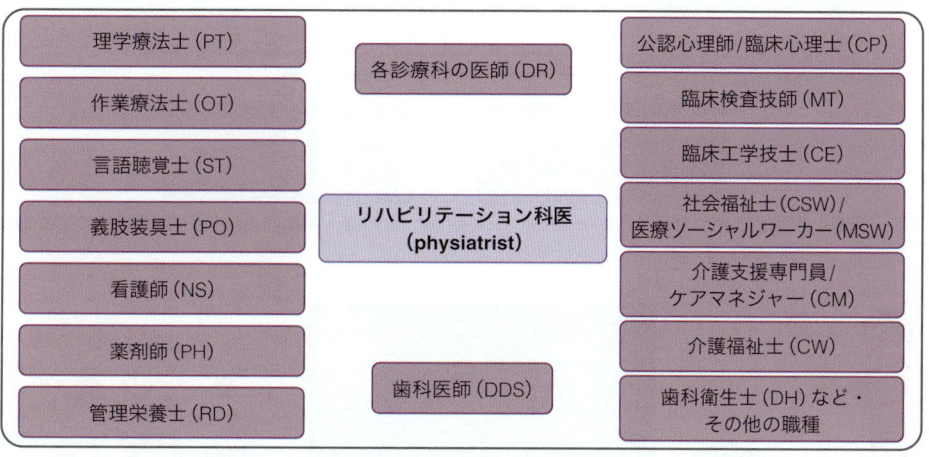

図 7　リハビリテーション医療チーム（久保 2022）

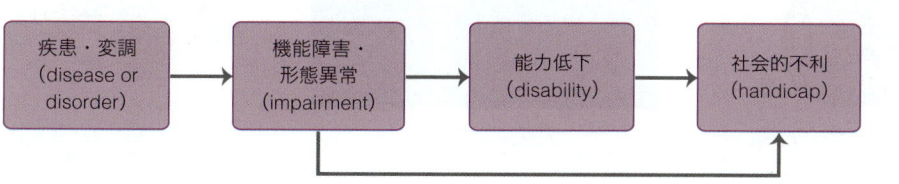

図 8　国際障害分類（International classification of impairments, disabilities and handicaps：ICIDH）（久保 2022）

会での活動」を支えるリハビリテーション支援を行っていく必要があり，地域社会におけるさまざまなサービスの計画や実施にも積極的に関与していくべきである．

2 「活動を育む」とは

「活動を育む」というキーワードはプラス思考でリハビリテーション医学・医療を説明している．2001年にWHO総会で採択され，現在，国際的に整備が進められている国際生活機能分類（International classification of functioning, disability and health; ICF）の基本的な考え方とも合致する（図9）．

「活動を育む医学・医療」では，ヒトの営みの基本である「活動」に着目し，「日常」，「家庭」，「社会」における「活動」を長期的視野をもって科学的に賦活化し，よりよいADL・QOLを獲得していく．

「日常での活動」としてあげられるのは，起きあがる，座る，立つ，歩く，手を使う，見る，聞く，話す，考える，衣服を着る，食事をする，排泄をする，寝るなどである．

これらの活動を組み合わせて行うことで，掃除，洗濯，料理，買い物などの「家庭での活動」につながる．

さらに，それらを発展させると就学，就労，地域活動・スポーツ活動などの「社会での活動」となる（図1）．前述したICFにおける「参加」は「社会での活動」にあたる．

時代，地域，社会環境により「活動を育む」対象は変化する．少子超高齢多死社会のわが国では，「活動を育む」主眼は高齢者におかれがちであるが，成長段階の小児や社会の中心的役割を担っている青壮年期も対象である．

すべての年齢層に「活動を育む」意義を示しながら，心身機能の回復・維持・向上を図り，生き生き

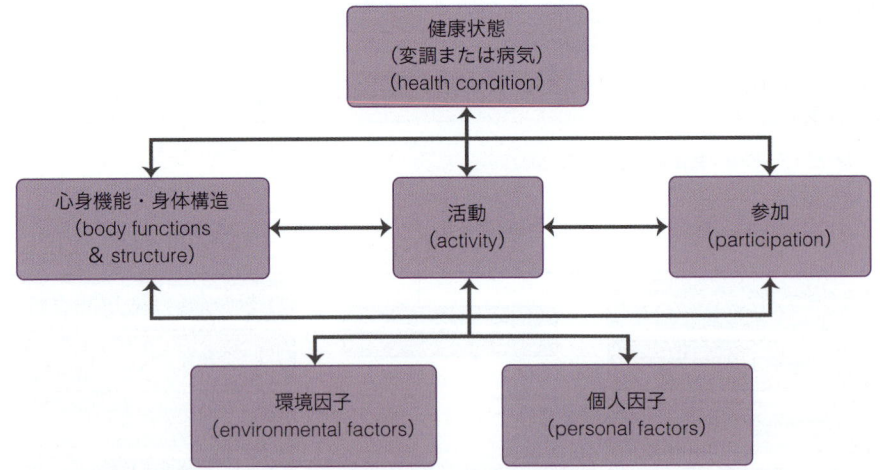

図9　国際生活機能分類（International classification of functioning, disability and health; ICF）（久保 2022）

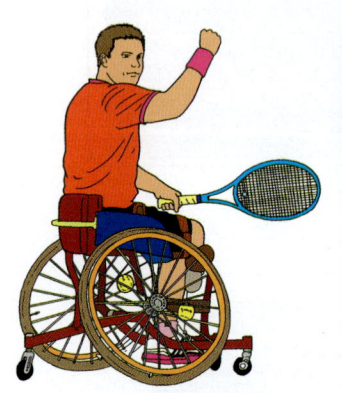

パラスポーツへの支援

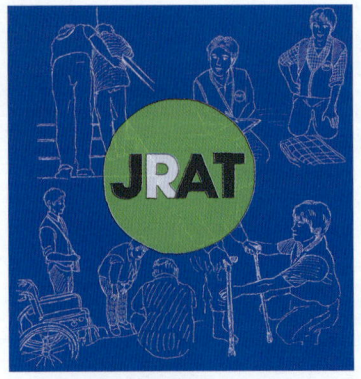

大規模災害支援

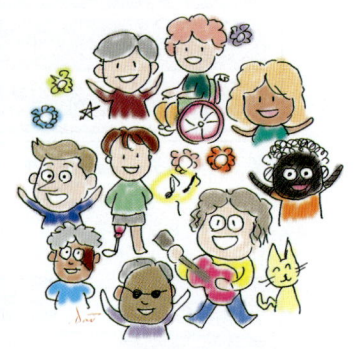

inclusive society（寛容社会）
実現への提言

図10　リハビリテーション医学・医療の社会貢献（久保 2022）

とした社会生活をサポートしていく必要がある．

疾患・障害・病態の1次・2次予防においても，リハビリテーション医学・医療には大きな役割が期待される．

リハビリテーション医学・医療の社会貢献としては，パラスポーツ（障がい者スポーツ）への支援，大規模災害支援，inclusive society（寛容社会）実現への提言などがあげられる（図10）．

3 | 股関節におけるリハビリテーション医学・医療の活用

股関節は人体最大の荷重球関節であり，荷重負荷に対する支持性と歩行などに必要な可動性を有し，基本動作はもちろん労働やスポーツにおける多彩な動作を可能としている．

従来から股関節疾患・外傷に対して最も活用されているのは運動療法である．

運動療法はリハビリテーション治療において，最も重要な治療法の1つであり，股関節では主に関節可動域訓練，筋力増強訓練，持久力訓練が用いられている（Ⅲ編 治療学2章 運動療法 表1 参照）．

一方，現在，リハビリテーション医学・医療はさまざまな疾患・病態・障害に活用され，その内容も急速に変化している（図2）．

股関節疾患・外傷に対するリハビリテーション医学・医療の活用に際しては，股関節機能の回復ばかりではなく「活動」に着目した視点が求められる．

まず，活動の問題点を診断し，低下した活動を最良にするために運動療法に加え表1にあるほかのリハビリテーション治療を行い，社会での活動を支えるリハビリテーション支援を行っていくことがポイントとなる．

急速に進む超高齢社会では，複数の障害を持つ重複障害への対処が大きな課題になりつつある．股関節も例外ではなく，股関節疾患・外傷に脳血管障害や循環器・呼吸器などの内部障害が重複することも稀ではなくなっている．

股関節の機能回復に加えて，患者のADL・QOLという視点から重複障害に向き合うことが必要となる．その際，「活動を育み」よりよいADL・QOLの獲得をめざすリハビリテーション医学・医療を活用することはきわめて有用である．

文献

久保俊一，田島文博．リハビリテーション医学・医療・診療（日本リハビリテーション医学教育推進機構，日本リハビリテーション医学会，他　監修：総合力がつくリハビリテーション医学・医療テキスト）．日本リハビリテーション医学教育推進機構．2021；2-18．

久保俊一．リハビリテーション医学・医療総論（日本リハビリテーション医学教育推進機構，日本リハビリテーション医学会　監修：リハビリテーション医学・医療コアテキスト 第2版）．医学書院．2022；3-22．

股関節に関連した略語

AAOS	American Academy of Orthopaedic Surgeons	米国整形外科学会
ABD	abduction	外転
AC 角	acetabular cartilage angle	寛骨臼荷重部傾斜角
Ac.f	activation frequency	骨活性化頻度
ACCP	American College of Chest Physicians	米国胸部疾患学会
ACP	acid phosphatase	酸フォスファターゼ
ACR	American College of Rheumatology	米国リウマチ学会
ACTH	adenocorticotropic hormone	副腎皮質ホルモン
AD	acetabular depth	
ADD	adduction	内転
ADL	activities of daily living	日常生活動作（活動）
AHF	antihemophilic factor	抗血友病因子
AHI	acetabular head index	寛骨臼の大腿骨頭被覆率
AICA	anterior iliac crest apophysitis	前方の腸骨稜骨端症
AIDS	acquired immune deficiency syndrome	後天性免疫不全症候群
AIIS	anterior inferior iliac spine	下前腸骨棘
AIMS	Arthritis Impact Measurement Scales	（※関節リウマチに特化した機能評価）
AL	anterolateral	前側方，前外側
ALAC	antibiotic loaded acrylic cement	抗菌薬含有セメント
Alb	albumin	アルブミン
ALBC	antibiotic loaded bone cement	抗菌薬含有骨セメント
ALP	alkaline phosphatase	アルカリフォスファターゼ
ALS	amyotrophic lateral sclerosis	筋萎縮性側索硬化症
ALVAL	aseptic lymphocytic vasculitis associated lesion	無腐性リンパ球性血管炎関連病変
AMC	arthrogryposis multiplex congenita	先天性多発性関節拘縮〔症〕
ANF	avascular necrosis of the femoral head	大腿骨頭壊死症
AO	Arbeitsgemeinschaft für Osteosynthesefragen → Association for the Study of the Internal Fixation	
AP	anteroposterior	前後方向
APIC	Association for Professionals in Infection Control and Epidemiology	
APP	anterior pelvic plane	解剖学的骨盤座標
APTT	activated partial thromboplastin time	活性化部分トロンボプラスチン時間
ARA	American Rheumatism Association	米国リウマチ学会
ARCO	Association Research Circulation Osseous	
ARMD	adverse reaction to metal debris	
ARO	acetabular roof obliquity	寛骨臼荷重部傾斜角
ARO	anterior rotational osteotomy	大腿骨頭前方回転骨切り術
AS	ankylosing spondylitis	強直性脊椎炎
ASA-PS	American Society of Anesthesiologists physical status classification	術前の身体機能評価
ASH	ankylosing spinal hyperostosis	強直性脊椎骨増殖（肥厚）〔症〕
ASIF	Association for the Study of Internal Fixation	
ASIS	anterior superior iliac spine	上前腸骨棘
ASLR	active straight leg raising	
ASO	arteriosclerosis obliterans	閉塞性動脈硬化症
AUC	area under the curve	血漿薬物濃度曲線下面積
AW GC	apatite and wollastonite containing glass-ceramic	アパタイトーウォラストナイト含有ガラスセラミック
BAP	bone alkaline phosphatase	骨型アルカリフォスファターゼ
BASDAI	Bath Ankylosing Spondylitis Disease Activity Index	
BASMI	Bath Ankylosing Spondylitis Metrology Index	
BI	Barthel index	バーテル指数

BMD	bone mineral density	骨〔塩〕密度
BME	bone marrow edema	骨髄浮腫
BMI	body mass index	体容積指数
BMP	bone morphogenetic protein	骨形成タンパク〔質〕
BMU	basic multicellular units	破骨細胞数
BRONJ	bisphosphonate-related osteonecrosis of the jaw	ビスフォスフォネート製剤関連顎骨壊死
BUA	broadband ultrasound attenuation	広帯域超音波減衰率（※ QUS で骨梁構造を反映）
CAD	computer-aided designing	コンピュータ支援設計
CAM	computer-aided manufacturing	コンピュータ支援製造
CAT	computerized axial tomography	コンピュータ断層撮影〔法〕
CC ratio	canal to canal isthmus ratio	大腿骨骨幹部髄腔形状の指標
CCEF	capacitively coupled electric field	高周波容量電気刺激
CCP	cyclic citrullinated peptide	環状シトルリン化ペプチド
CCS	cannulated cancellous screw	中空性の海綿骨裸子
CDC	Center for Disease Controll and Prevention	米国疾病管理予防センター
CDH	congenital dislocation of the hip	先天性股関節脱臼
CE angle	center-edge angle	CE 角
CFU	colony forming units	コロニー形成単位
CGRP	calcitonin gene-related peptide	カルシトニン遺伝子関連ペプチド
CHS	compression hip screw	コンプレッションヒップスクリュー
CI	cortical index	大腿骨骨幹部皮質骨厚の指標
CIA	collagen-induced arthritis	コラーゲン誘発（誘導）〔性〕関節炎
CKC exercise	closed kinetic chain exercise	閉鎖運動連鎖訓練
Cmax	maximal serum concentration	最高血清濃度
CMT	Charcot-Marie-Tooth 病	シャルコー・マリー・トゥース病
CNS	coagulase negative staphylococcus	コアグラーゼ陰性ブドウ球菌
CoC	ceramic on ceramic	（※ライナー, ヘッドともにセラミックを使用した THA）
COMP	cartilage oligomelic matrix protein	（※軟骨細胞外基質の主要な構成成分）
CoP	ceramic on polyethylene	（※セラミックヘッドとポリエチレンライナーを使用した THA）
COX	cyclooxygenase	シクロオキシゲナーゼ
CP	cerebral palsy	脳性麻痺
CPM	continuous passive motion	持続〔的〕他動運動
CPO	curved periacetabular osteotomy	（※骨盤内側から多面的に骨切りする Ganz の手術を改変し, 曲線状の骨切りとした手術）
CPPD	calcium pyrophosphate dihydrate	ピロリン酸カルシウム二水和物
CR	computed radiography	コンピュータ X 線撮影
CRL	crown-rump length	頂殿長
CRP	C-reactive protein	C 反応性タンパク質
CRPS	complex regional pain syndrome	複合性局所疼痛症候群
CSVL	central sacral vertical line	仙骨中心からの鉛直線
CT	computed（computerized）tomography	コンピュータ断層撮影（法）
CTA	computed tomographic angiography	コンピュータ断層血管撮影（法）
CTx	type 1 collagen cross-linked C-terminal telopeptide	1 型コラーゲンクロスリンク C 末端ペプチド
CVO	curved intertrochanteric varus osteotomy	大腿骨転子間弯曲内反骨切り術
DAA	direct anterior approach	前方進入
DAIR	débridement, antibiotics and implant retention	
DAS	disease activity score	（※関節リウマチの）疾患活動性スコア
DASH	disabilities of the arm, shoulder and hand	上肢障害評価表
DCO	damage control orthopaedics	
DD	D-dimer	D ダイマー
DDH	developmental dysplasia of the hip	発育性股関節形成不全
DDS	drug delivery system	薬剤送達システム
DECF	dysplasia epipysealis capitis femoris	
DEXA	dual-energy X-ray absorptiometry	二重エネルギー X 線吸収法

dGEMRIC	delayed gadolinium enhanced magnetic resonance imaging for cartilage	遅延相軟骨造影 MRI
DIC	disseminated intravascular coagulation	播種性血管内凝固症候群
DICOM	digital imaging and communication in medicine	ダイコム（※医用画像のフォーマット）
DISH	diffuse idiopathic skeletal hyperostosis	びまん性特発性骨増殖症
DJD	degenerative joint disease	変性関節疾患
DM	dermatomyositis	皮膚筋炎
DM	diabetes mellitus	糖尿病
DMARD［s］	disease-modifying antirheumatic drug［s］	疾患修飾性抗リウマチ薬
DMOAD［s］	disease-modifying osteoarthritis drug［s］	OA の疾患修飾薬
DNA	deoxyribonucleic acid	デオキシリボ核酸
DOAC	direct oral anticoagulants	経口抗凝固薬
DSA	digital subtraction angiography	デジタルサブトラクション血管造影
DVO	detorsion（derotation）varus osteotomy	大腿骨減捻内反骨切り術
DVT	deep vein（venous）thrombosis	深部静脈血栓〔症〕
EBM	evidence-based medicine	根拠に基づいた医療
ECF	extracellular fluid	細胞外液
EDS	Ehlers-Danlos syndrome	Ehlers-Danlos 症候群
EGF	epidermal growth factor	上皮増殖因子
ELISA	enzyme-linked immunosorbent assay	酵素免疫測定法
EMG	electromyography	筋電図〔法〕
ERAO	eccentric rotational acetabular osteotomy	偏心性寛骨臼回転骨切り術
ESR	erythrocyte sedimentation rate	赤血球沈降速度（赤沈）
ETO	extended trochanteric osteotomy	
EULAR	European League Against Rheumatism	ヨーロッパリウマチ学会
FABER テスト	flexion abduction external rotation テスト	
FACT	flexion-abduction continue traction	開排位持続牽引整復法
FADIR テスト	flexion adduction internal rotation テスト	
FAI	femoroacetabular impingement	大腿骨寛骨臼インピンジメント
FAIR テスト	flexion adduction internal rotation テスト	
FDA	Food and Drug Administration	米国食品医薬局
FDG	^{18}F-fluorodeoxyglucose	フルオロデオキシグルコース
FDP	fibrin degradation product	フィブリン分解産物
FEM	finite element method	有限要素法
FES	functional electrical stimulation	機能的電気刺激
FFC	fixed flexion contracture	屈曲拘縮
FFD	finger floor distance	指床間距離
FFP	fresh frozen plasma	新鮮凍結血漿
FGF	fibroblast growth factor	線維芽細胞増殖因子
FHP	femoral head prosthesis	人工大腿骨頭
FHR	femoral head prosthetic replacement	〔人工〕大腿骨頭置換〔術〕
FIM	functional independence measure	機能的自立度評価法
FM	fibromyalgia	線維筋痛症
FNST	femoral nerve stretch test	大腿神経伸展テスト
FOP	fibrodysplasia ossificans progressiva	進行性骨化性線維異形成〔症〕
FOV	field of view	撮像範囲
FPP	functional pelvic plane	機能的骨盤座標
FRAX	fracture risk assessment tool	骨折リスク評価ツール
FSE	fast spin echo	高速スピンエコー法
FTA	femorotibial angle	大腿脛骨角
FTSG	full-thickness skin graft	全層植皮
FWB	full weight-bearing	全荷重
G-CSF	granulocyte colony-stimulating factor	顆粒球コロニー刺激因子
Ga	gallium	ガリウム
GAG	glycosaminoglycan	グリコサミノグリカン

GAI	Garden alignment index	（※大腿骨頚部骨折の転位の指標）
GCT	giant cell tumor	巨細胞腫
Gd-DTPA	gadolinium dimethylenetriamine-pentaacetic acid	ガドリニウム DTPA〔※ MRI の造影剤〕
GDF5	growth/differentiation factor	増殖分化因子
GM-CSF	granulocyte-macrophage colony stimulating factor	顆粒球マクロファージコロニー刺激因子
GNC	gram-negative coccus	グラム陰性球菌
GNR	gram-negative rod	グラム陰性桿菌
GOA	generalized osteoarthritis	全身性〔変形性〕関節症
GPC	gram-positive coccus	グラム陽性球菌
GPR	gram-positive rod	グラム陽性桿菌
GVHD	graft versus host disease	移植片対宿主拒絶反応，移植片対宿主病
GWAS	genome-wide association study	ゲノムワイド関連解析
HA	hyaluronic acid	ヒアルロン酸
HA	hydroxyapatite	ハイドロキシアパタイト
HAQ	health assessment questionnaire	（※関節リウマチの）活動性評価指標
HAV	hepatitis A virus	A 型肝炎ウイルス
Hb	hemoglobin	ヘモグロビン
HBV	hepatitis B virus	B 型肝炎ウイルス
HCV	hepatitis C virus	C 型肝炎ウイルス
HDP	high density polyethylene	高密度ポリエチレン
HE	hematoxylin-eosin	ヘマトキシリン・エオジン
HE 角	Hilgenreiner epiphyseal angle	（※ Hilgenreiner 線と大腿骨頚部骨端線の交角）
HIT	heparin-induced thrombocytopenia	ヘパリン起因性血小板減少症
HIV	human immunodeficiency virus	ヒト免疫不全ウイルス，エイズウイルス
HKAFO	hip knee ankle foot orthosis	骨盤帯付き長下肢装具
HLA	human leucocyte antigen	ヒト白血球抗原
HLI	head lateralization index	骨頭外方化指数
HO	hip orthosis	股関節装具
HOA	hypertrophic osteoarthropathy	肥大性骨関節症
Ht	hematocrit	ヘマトクリット
HXLPE	highly cross-linked polyethylene	高度架橋ポリエチレン
IBBC	interface bioactive bone cement technique	界面バイオアクティブ骨セメント手技
IBG	impaction bone grafting	インパクション骨移植
IC	informed consent	情報を与えられた同意
ICF	international classification of functioning, disability and health	国際生活機能分類
ICIDH	International classification of impairments, disabilities and handicaps	国際障害分類
ICM	International Consensus Meeting	国際コンセンサス会議
IDSA	Infectious Diseases Society of America	米国感染症学会
IGF	insulin-like growth factor	インスリン様成長〔増殖〕因子
IHDI	International Hip Dysplasia Institute	
IL	interleukin	インターロイキン
ILAR	International League of Associations for Rheumatology （International League against Rheumatism より改組）	国際リウマチ学会
IM	intramedullary	髄内
ION	idiopathic osteonecrosis of the femoral head	特発性大腿骨頭壊死症
IPC	intermittent pneumatic compression	間欠的空気圧迫法
IPI	International Prognostic Index	国際予後因子
IRE	internal rotation in extension	伸展位内旋
IRF	internal rotation in flexion	屈曲位内旋
ISO	International Organization for Standard	国際標準化機構
ISOLS	international symposium on limb salvage	国際患肢温存学会
ISPRM	International Society of Physical and Rehabilitation Medicine	国際リハビリテーション医学会
IVP	intravenous pyelography	静脈性腎盂造影
JATEC	Japan Advanced Trauma Evaluation and Care	外傷初期診療ガイドライン日本版

JHEQ	Japanese Orthopaedic Association Hip Disease Evaluation Questionnaire	日本整形外科学会股関節疾患評価質問表
JIA	juvenile idiopathic arthritis	若年性特発性関節炎
JIS	Japanese Industrial Standard	日本工業規格，ジス
JOA	Japanese Orthopaedic Association	日本整形外科学会
JOANR	Japanese Orthopaedic Association National Registry	日本整形外科学会症例レジストリー
JRA	juvenile rheumatoid arthritis	若年性関節リウマチ
K/L	Kellgren and Lawrence	（※変形性関節症の病期分類）
KAFO	knee ankle foot orthosis	長下肢装具
L/E	lower extremity	下肢
L/T	longitudinal distance/transverse distance	（※X線学的骨盤腔形態の指標）
LBP	low back pain	腰痛〔症〕
LCC	luxatio coxae congenita	先天性股関節脱臼
LCP	locking compression plate	ロッキングコンプレションプレート
LCPD	Legg-Calvé-Perthes disease	ペルテス病
LDPE	low density polyethylene	低密度ポリエチレン
LE	lupus erythematosus	エリテマトーデス，紅斑性狼瘡
LFA	low friction arthroplasty	低摩擦人工関節置換〔術〕
LIPUS	low-intensity pulsed ultrasound	低出力超音波パルス
LL	lumbar lordosis	腰椎前弯角
LLB	long leg brace	長下肢装具
LLC	long leg cast	長下肢キャスト
LLD	leg length discrepancy	脚長差
LP	lateral pillar	
LPS	lipopolysaccharide	リポ多糖
LSC	late segmental collapse	（※大腿骨近位部骨折後，外傷性大腿骨頭壊死となり数ヵ月から数年後に大腿骨頭が圧壊してくる病態）
M-CSF	macrophage colony-stimulating factor	マクロファージコロニー刺激因子
MADS	musculoskeletal ambulation disability symptom complex	運動器不安定症
MALDI-TOF MS	matrix-assisted laser desorption ionization time of flight mass spectrometry	マトリックス支援レーザー脱離イオン化飛行時間型質量分析法
MBC	minimal bactericidal concentration	最小殺菌濃度
MCD	metaphyseal chondrodysplasia	骨幹端軟骨異形成症
MCTD	mixed connective tissue disease	混合結合織病
MCV	motor conduction velocity	運動神経伝導速度
MDCT	multidetector-row computed tomography	多列検出型CT
MED	multiple epiphyseal dysplasia	多発性骨端異形成症
MFH	malignant fibrous histiocytoma	悪性線維性組織球腫
MFS	Marfan syndrome	Marfan症候群
mHAQ	modified health assessment questionnaire	簡略化したHAQ（※関節リウマチの活動性評価指標）
MIC	minimum inhibitory concentration	最小発育阻止濃度
MIPO	minimally invasive plate osteosynthesis	最小侵襲プレート固定〔法〕
MIS	minimally invasive surgery	最小侵襲手術
MIS-THA	minimally invasive surgery for hip arthroplasty	最小侵襲人工股関節全置換術
MJS	minimal joint space	最小関節裂隙幅
MMP	matrix metalloproteinase (metalloprotease)	タンパク分解酵素
MMPI	Minnesota Multiphasic Personal Inventory	ミネソタ多面人格目録
MMT	manual muscle testing	徒手筋力テスト
MNCV	motor nerve conduction velocity	運動神経伝導速度
MoM	metal on metal	（※ライナー，ヘッドのいずれも金属を用いたTHA）
MoP	metal on polyethylene	（※金属ヘッドとポリエチレンライナーを使用したTHA）
MPR	multi planar reconstruction	多断面再構成（画像）
MPS	mucopolysaccharidosis	ムコ多糖症
MPSL	methylprednisolone acetate	メチルプレドニゾロン
MRA	magnetic resonance angiography	磁気共鳴血管造影

MRA	malignant rheumatoid arthritis	悪性関節リウマチ
MRI	magnetic resonance imaging	磁気共鳴撮像法
mRNA	messenger ribonucleic acid	メッセンジャー RNA
MRSA	methicillin-resistant *Staphylococcus aureus*	メチシリン耐性黄色ブドウ球菌
MRSE	methicillin-resistant *Staphylococcus epidermidis*	メチシリン耐性表皮ブドウ球菌
MS	multiple sclerosis	多発性硬化（症）
MSC	mesenchymal stem cell	間葉系幹細胞療法
MSSA	methicillin-susceptible (-sensitive) *Staphylococcus aureus*	メチシリン感受性黄色ブドウ球菌
MTX	methotrexate	メトトレキサート
NAP	nerve action potential	神経活動電位
NBM	narrative based medicine	物語に基づいた医療
NCV	nerve conduction velocity	神経伝導速度
NGS	next generation sequencer	次世代シーケンサー
NHP	Nottingham Health Profile	
NICE	National Institute for Health and Clinical Excellence	英国国立医療技術評価機構
NIH	National Institute of Health	米国国立衛生研究所
NO	nitric oxide	一酸化窒素
NSA	neck-shaft angle	頚体角
NSAID[s]	nonsteroidal anti-inflammatory drug[s]	非ステロイド性抗炎症薬
NSF	nephrogenic systemic fibrosis	腎性全身性線維症
NTx	type 1 collagen cross-linked N-terminal telopeptide	Ⅰ型コラーゲン架橋 N 末端テロペプチド
NWB	non-weight-bearing	免荷
OA	osteoarthritis / osteoarthrosis	骨関節症，変形性関節症
OAF	osteoclast activating factor	破骨細胞活性化因子
OARSI	Osteoarthritis Research Society International	国際変形性関節症学会
OB	osteoblast	骨芽細胞
OC	osteocalcin	オステオカルシン
OC	osteoclast	破骨細胞
OCD	osteochondritis dissecans	離断性骨軟骨炎
ODF	osteoclast differentiation factor	破骨細胞分化因子
ODT	occlusive dressing technique	密封包帯（療）法
OE 角		（※骨端核出現前の CE 角）
OHS	Oxford hip score	Oxford ヒップスコア
OI	osteogenesis imperfecta	骨形成不全症
OKC exercise	open kinetic chain exercise	解放運動連鎖訓練
ONFH	osteonecrosis of the femoral head	特発性大腿骨頭壊死症
OPG	osteoprotegerin	破骨細胞抑制因子
OR	odds ratio	オッズ比
ORIF	open reduction and internal fixation	観血的整復と内固定
ORS	Orthopaedic Research Society	米国整形外科基礎学会
OTA	Orthopaedic Trauma Association	米国整形外科外傷学会
PA	posteroanterior	後前方向
PACS	picture archiving and communication system	医用画像管理システム
PAE	post-antibiotic effect	（※抗菌薬と菌が短時間接触した後，菌の増殖抑制作用が持続する作用）
PAO	periacetabular osteotomy	（※骨盤内側から多面的に骨切りする Ganz の手術）
PAO	pustulotic arthro-osteitis	膿疱症性関節骨炎
PBSCT	peripheral blood stem cell transplantation	末梢血幹細胞移植
PCA	patient-controlled analgesia	患者管理鎮痛法
PCR	polymerase chain reaction	ポリメラーゼ連鎖反応
pD	pharmacodynamics	薬物力学
PDGF	platelet-derived growth factor	血小板由来増殖〔成長〕因子
PDWI	proton density weighted image	プロトン密度強調画像
PE	pulmonary embolism	肺塞栓（症）
PEMF	pulsing electromagnetic field	パルス電磁場刺激

PEQJ	prosthesis evaluation questionnaire Japanese version	義足評価質問票日本語版
PET	positron emission tomography	ポジトロン断層撮影法
PFC	pelvic flexion contracture	
PFFD	proximal femoral focal deficiency	大腿近位欠損〔症〕
PG	prostaglandin	プロスタグランジン
PICA	posterior iliac crest apophysitis	後方の腸骨稜骨端症
PJI	periprosthetic joint infection	人工関節周囲感染
pK	pharmacokinetics	薬物動態学
PL	posterolateral	後外側
PLA	polylactic acid	ポリ乳酸
PLLA	poly-L-lactic acid	ポリ L 乳酸
PM	polymyositis	多発〔性〕筋炎
PMD	progressive muscular dystrophy	進行性筋ジストロフィー
PMMA	polymethylmethacrylate	ポリメチルメタクリレート（※骨セメント）
PMR	polymyalgia rheumatica	リウマチ性多発筋痛
PN	periarteritis nodosa / polyarteritis nodosa	結節性動脈周囲炎，結節性多発動脈炎
PNET	primitive neuroectodermal tumor	未熟神経外胚葉腫瘍
PNF	proprioceptive neuromuscular facilitation	固有受容体神経筋促通法
PO	pelvic oblique	骨盤傾斜角
PO	prosthetist and orthotist	義肢装具士
PP	posterior pillar	
PPRC	progressive pseudo-rheumatoid chondrodysplasia	
PR-S1	pelvic radius-sacrum 1	骨盤形態角
PREs	progressive resistive exercises	漸増抵抗運動
PRO	posterior rotational osteotomy	大腿骨頭後方回転骨切り術
PsA	psoriatic arthritis	乾癬性関節炎
PSIS	posterior superior iliac spine	上後腸骨棘
PSL	prednisolone	プレドニゾロン
PSS	progressive systemic sclerosis	進行性全身性硬化症
PT	physical therapist / physical therapy	理学療法士，理学療法
PT	prothrombin time	プロトロンビン時間
PT-INR	prothrombin time-international normalized ratio	プロトロンビン時間国際標準化比
PTA	posterior tilt angle	後方すべり角，後方傾斜角 （※大腿骨頭すべり症の後方へのすべり角度）
PTE	pulmonary thromboembolism	肺血栓塞栓症
PTH	parathyroid hormone	上皮小体ホルモン，副甲状腺ホルモン
PV[N]S	pigmented villonodular synovitis	色素性絨毛結節性滑膜炎
PWB	partial weight-bearing	部分荷重
QCT	quantitative computed tomography	定量的コンピュータ断層撮影（法）
QDL	quality of daily living	日常生活の質
QOL	quality of life	生活の質
QUS	quantitative ultrasound	定量的超音波法（※超音波による骨量・骨梁構造の評価）
RA	radiographic absorptiometry	X 線フィルム濃度測定法 （※単純X線写真をファントム込みで撮って，骨量を評価する）
RA	rheumatoid arthritis	関節リウマチ
RAHA	rheumatoid arthritis hemagglutination assay	関節リウマチ凝集試験
RANK	receptor activator of nuclear κ B	NF-κB 活性化受容体
RANKL	receptor activator of nuclear κ B ligand	NF-κB 活性化受容体リガンド
RAO	rotational acetabular osteotomy	寛骨臼回転骨切り術
Rb	Riemenbügel	リーメンビューゲル
RC-MAP	red cell mannitol, adenine, phosphate	赤血球濃厚液
RCT	randomized controlled trail	無作為化比較試験
RDC	rapidly destructive coxarthropathy（coxarthrosis）	急速破壊型股関節症
ReA	reactive arthritis	反応性関節炎

RF	rheumatic fever	リウマチ熱
RF	rheumatoid factor	リウマトイド因子
RI	radioisotope	放射性同位体
RIA	radioimmunoassay	放射免疫測定
RNA	ribonucleic acid	リボ核酸
ROD	renal osteodystrophy	腎性骨ジストロフィー
ROM	range of motion	可動域
RR	relative risk	相対危険比
RSD	reflex sympathetic dystrophy	反射性交感神経性ジストロフィー
RT-PCR	reverse transcription polymerase chain reaction	逆転写ポリメラーゼ連鎖反応
S（H）R	surface（hip）replacement	大腿骨頭表面置換
SAO	spherical acetabular osteotomy	（※骨盤内外から変形に応じて段階的な骨切りを行う Wagner の手術）
SBC	solitary bone cyst	単発（孤立）性骨嚢胞（腫）
SCFE	slipped capital femoral epiphysis	大腿骨頭すべり症
SED	spondyloepiphyseal dysplasia	脊椎骨端異形成症
SEDC	spondyloepiphyseal dysplasia congenita	先天性脊椎骨端異形成症
SEM	scanning electron microscope	走査型電子顕微鏡
SEP	somatosensory evoked potential	体性感覚誘発電位
SERM	selective estrogen receptor modulator	選択的エストロゲン受容体モジュレーター
SF	synovial fluid	滑液
SF-36	MOS Short-Form 36-Item Health Survey	
SFN	short femoral nail	ショートフェモラルネイル
SHR	surface hip replacement	股関節形成術
SHS	sliding hip screw	スライディングヒップスクリュー
SICOT	Société Internationale de Chirurgie Orthopédique et de Traumatologie	国際整形災害外科学会
SIF	subchondral insufficiency fracture of the femoral head	大腿骨頭軟骨下脆弱性骨折
SIP	sickness impact profile	（※動作・行動面から健康関連 QOL を捉える国際的評価法）
SIROT	Société Internationale de Recherche Orthopédique et de Traumatologie	国際整形災害外科基礎学会
SLB	short leg brace	短下肢装具
SLC	short leg cast	短下肢ギプス包帯
SLE	systemic lupus erythematosus	全身性エリテマトーデス
SLR	straight leg raising	下肢伸展挙上テスト
SMD	spina malleolar distance	棘果長
SMOADs	symptom modifying osteoarthritis drugs	OA の対症療法薬
SNCV	sensory nerve conduction velocity	感覚神経伝導速度
SNP	single nucleotide polymorphism	一塩基変異多型
SNSA	seronegative spondyloarthritis	血清反応陰性脊椎関節炎
SOS	speed of sound	超音波伝播速度
SpA	spondyloarthritis	脊椎関節炎
SPECT	single-photon-emission computed tomography	単光子放出コンピュータ断層撮影
SS	sacral slope	（※仙骨上縁と水平線のなす角）
SS	stress shielding	応力遮蔽
SSc	systemic sclerosis	全身性硬化症
SSI	surgical site infection	手術部位感染
STIR	short T1[tau] inversion recovery	（※脂肪抑制 T1 強調撮像法）
STSG	split-thickness skin graft	分層植皮〔片〕
SXA	single X-ray absorptiometry	一重X線吸収測定法
t1/2	elimination half-life	半減期
TA	tibialis anterior	前脛骨筋
TAD	tip-apex distance	
TAE	trans-catheter arterial embolization	経カテーテル動脈塞栓術

TAO	thromboangiitis obliterans	閉塞性血栓（性）血管炎
TB, TBC	tuberculosis	結核（症）
Tc	technetium	テクネチウム
TDD	teardrop distance	大腿骨頭 - 涙滴間距離
TDM	therapeutic drug monitoring	治療薬物モニタリング
TEM	transmission electron microscopy / transparent electron microscope	透過型電子顕微鏡
TENS	transcutaneous electrical nerve stimulation	経皮電気的神経刺激
TGF	transforming growth factor	形質転換〔トランスフォーミング〕成長［増殖］因子
THA	total hip arthroplasty	〔人工〕股関節全置換〔術〕
THR	total hip replacement	〔人工〕股関節全置換〔術〕
TIMP	tissue inhibitor of metalloprote[in]ase	メタロプロテアーゼ組織阻害物質
TIO	tumor-induced osteomalacia	腫瘍性骨軟化症
TJR	total joint replacement	〔人工〕関節全置換〔術〕
TK	thoracic kyphosis	胸椎後弯（角）
TKA	total knee arthroplasty	〔人工〕膝関節全置換〔術〕
TKR	total knee replacement	〔人工〕膝関節全置換〔術〕
Tl	thallium	タリウム
TMD	trochanter malleolar distance	転子果長
TNF	tumor necrosis factor	腫瘍壊死因子
TOA	transposition osteotomy of the acetabulum	寛骨臼移動術
TOH	transient osteoporosis of the hip	一過性大腿骨頭萎縮症
TRAP	tartrate resistant acid phosphatase	酒石酸抵抗性酸フォスファターゼ
TSE	turbo spin echo	高速スピンエコー法
TSH	thyroid stimulating hormone	甲状腺刺激ホルモン
TVO	transtrochanteric valgus osteotomy	大腿骨転子部外反骨切り術
UFH	unfractionated heparin	未分画ヘパリン
UHMWPE	ultrahigh molecular weight polyethylene	超高分子〔量〕ポリエチレン
UMD	umbilio malleolar distance	臍果長
UPS	undifferentiated pleomorphic sarcoma	未分化多形肉腫
US	ultrasonography / ultrasound	超音波検査〔法〕
UTI	urinary tract infection	尿路感染〔症〕
VAS	visual analogue scale	視覚性尺度表記法
VCA 角	vertical-centre (center)-anterior margin 角	（※大腿骨頭に対する寛骨臼の前方被覆の指標）
VEGF	vascular endothelial growth factor	血管内皮細胞増殖因子
VEO	valgus-extension osteotomy	大腿骨外反伸展骨切り術
VFO	valgus-flexion osteotomy	大腿骨外反屈曲骨切り術
VFP	venous foot pump	フットポンプ
VTE	venous thromboembolism	静脈血栓塞栓症
W/B	weight bearing	荷重
W/C	wheelchair	車椅子
WHO	World Health Organization	世界保健機構
WOMAC	Western Ontario and McMaster Universities Osteoarthritis Index	（※下肢変形性関節症患者の QOL 評価方法）
YAM	young adult mean	若年成人平均値
β -TCP	β -tricalcium phosphate	β - リン酸三カルシウム
3D	3-dimensional	3 次元

日本語索引

◉備考：fを付した青字の頁番号（222f）は図に，tを付した赤字の頁番号（333t）は表に，索引項目があります．

あ

アーチファクト ……………………… 195
アウトカム評価 ……………………… 267
赤澤のposterior pillar（PP）分類
　……………………………… 486, 487f
悪性骨腫瘍 …………………………… 741
悪性腫瘍 ……………………………… 224
悪性線維性組織球腫（malignant fi-
　brous histiocytoma: MFH）763, 767
悪性軟部腫瘍 ………………………… 762
悪性リンパ腫（malignant lymphoma
　of bone）…………… 184, 229, 748, 748f
アクセス病 …………………………… 158
悪玉架橋® …………………………… 88, 770
アグリカナーゼ（ADAMTS-4, -5）
　………………………………………… 282
アグリカン …………………………… 32
アクリル製人工骨頭（Judet兄弟）
　…………………………………… 869, 869f
アスピリン …………………………… 280
アセチルサリチル酸 ………………… 280
アセトアミノフェン（acetaminophen
　=N-acetyl-p-aminophenol: APAP）
　………………………… 278, 279, 596
亜脱臼 ………… 308f, 381f, 582f, 799f
亜脱臼位 ……………………………… 458f
亜脱臼股関節 →Tönnis分類 … 1135f
亜脱臼性股関節症 …………………… 571
　▶ ——におけるScarpa三角 … 167f
圧潰（collapse）…………… 198, 620t
圧縮強度 ……………………………… 134t
圧痛 …………………………………… 167
アディポネクチン（adiponectin）… 609
アナトミカルステム ………………… 889f
アナトミック（anatomic）………… 921
アナトミックフィットアンドフィルステ
　ム（anatomic fit and fill stem）
　…………………………………… 927, 928f
あひる歩行（waddling gait）……… 166
アヘン（opium）類縁物質 ………… 280
アボカド大豆不鹸化物（avocado/
　soybean unsaponifiables: ASU）・610
アミロイドーシス（amyloidosis）… 726
　▶ ——による股関節障害 ……… 727f
アラキドン酸カスケードとCOX-1,
　COX-2の作用機序 ……………… 596f
アルコール関連特発性大腿骨頭壊死
　症（alcohol-associated ONFH）
　… 316f, 613, 613f, 623f, 634, 641f
アルミナセラミックス … 112, 865
　▶ ——骨頭（Biolox forte）の電子
　　顕微鏡写真 ………………… 115f
　▶ ——製のバイポーラ型人工骨
　　頭 ………………………… 871, 871f
　▶ Biolox—骨頭の機械特性の変
　　遷 ………………………… 114t
　▶ アルミナジルコニア複合セラミッ
　　クスと——の比較 ………… 114t
アンカーホール …………………… 895
　▶ ——用ドリルによる寛骨臼の
　　multiple anchor hole ……… 897f
アンカーリング …………………… 1096
安全域（safe zone）……………… 963

い

イオトロラン ……………………… 215
異音（squeaking）………………… 150
イオンチャネル …………………… 34
鋳型（mold）……………………… 861
胃がん ……………………………… 224
　▶ ——の多発骨転移 …………… 225f

異型脂肪腫様腫瘍／高分化型脂肪
　肉腫（atypical lipomatous tumor/
　well differentiated liposarcoma）
　……………………………… 762, 762f
移行層（transitional zone）……… 30
移行部（transition zone）………… 37
異形症（dysostoses）………… 83, 523
遺残性亜脱臼（residual subluxation）
　……………………………… 376, 472
意識消失 …………………………… 215
異種金属間腐食（ガルバニー腐食）… 943
萎縮型（atrophic）変形性股関節症
　…………………………………… 570
異常感覚性大腿痛症（meralgia
　paresthetica）………………… 824
異常色素沈着（café-au-lait spot）753
移植骨リモデリング（graft
　remodeling）…………………… 951
異所性骨化（ectopic ossification,
　heterotopic ossification）
　……………… 227, 228f, 687, 857, 857f
　▶ Brookerの分類 ……… 857f, 1150
異染小体染色法 …………………… 257
イソニアジド（isoniazid: INH）… 807
位置合わせ ………………………… 1009
　▶ レジストレーション ……… 1010f
一過性大腿骨頭萎縮症（transient
　osteoporosis of the hip: TOH）
　…… 184, 200, 251, 632, 632f, 846, 847f
　▶ 組織像 …………………… 252f, 846f
　▶ 肉眼像 …………………………… 846f
一体型（monoblock）…………… 869
イットリア（Y2O3）……………… 114
井手の3方向同時進入法（3ポータル
　法）…………………………… 264, 386
遺伝子増幅法 ……………………… 260
遺伝性多発性外骨腫 ……… 188, 189f
遺伝的要因（genetic factors）… 453
異物多核巨細胞 …………………… 159
異物肉芽腫 ………………………… 154
　▶ 人工関節摩耗粒子に対する
　　——反応 ……………………… 155f
異物反応 …………………………… 122
イムノクロマト法 ………………… 259
イメージマッチング手法（2D/3D
　registration matching）……… 71, 72f
医用画像管理システム（picture
　archiving and communication
　system: PACS）………………… 177
医療過誤訴訟 ……………………… 973
飲酒と特発性大腿骨頭壊死症の関連
　…………………………………… 616
インストゥルメントトラッカー …… 1014f
インテグリン ……………………… 34
インパクション骨移植（impaction
　bone grafting: IBG）
　…………………… 1055, 1077, 1102
　▶ 寛骨臼側—— ……………… 1077
　▶ 金属メッシュと——を用いた再
　　置換術 ……………………… 1083f
　▶ 再置換術 …………………… 1082f
　▶ 手術器具 …………………… 1081f
　▶ 推奨されているステム …… 1103f
　▶ ハイドロキシアパタイトを用いた
　　——のピットフォール ……… 1084f
インパクター ……………………… 1081
インピンジメント（impingement）832
陰部神経叢（pudendal plexus）… 59
陰部大腿神経（genitofemoral nerve）

………………………………………… 56
インプラント …………………… 124, 142
　▶ ——周囲組織における異物反応
　　…………………………………… 157
　▶ ——とインプラント由来破損片，
　　摩耗粒子の生体反応 ……… 153t
　▶ 各種材料の生体親和性と骨形
　　成反応 ……………………… 125t
　▶ 設置角 ………………………… 963
　▶ 設置精度の向上 …………… 966
　▶ セメントレス人工関節の
　　ingrowth/ongrowth表面 … 127t
　▶ 選択 ………………………… 962
　▶ 抜去 ………………………… 1044
インプラントインピンジメント …… 1039
インプラントの弛み …… 995, 1031
　▶ ——に対する再置換術の術前計
　　画 …………………………… 1041
　▶ 診断 ………………………… 1031
インフルエンザ菌（Haemophilus
　influenzae）…………………… 798

う

ウイルス性関節炎（viral arthritis）
　…………………………………… 811
ウエイティングタイム →骨セメント
　…………………………………… 132t
ウェッジドテーパステム ………… 889f
打ち抜き像（punched out lesion,
　punched-out appearance）・・225, 783
ウレアーゼテスト ………………… 258
運動学（kinematics: キネマティクス）
　…………………………… 63, 70
運動単位 …………………………… 239
　▶ ——の状態 …………………… 239f
運動力学（kinetics: キネティクス）
　…………………………… 63, 70
運動療法（therapeutic exercise）
　…………………………… 289, 607
　▶ 種類 …………………………… 289t

え

エアロビクス運動（aerobic exercise）
　…………………………………… 607
英国国立医療技術評価機構
　（National Institute for Health and
　Clinical Excellence: NICE）…… 289
　▶ ガイドライン ……………… 1112
液面形成（fluid-fluid level）
　……………………… 752, 756, 756f
エコー時間（echo time: TE）…… 192
壊死領域（necrotic zone）
　▶ 縮小例 ……………………… 634f
　▶ 特発性大腿骨頭壊死症の組織像
　　（HE染色）………………… 629f
エストロゲン受容体モジュレー
　ター（selective estrogen receptor
　modulator: SERM）…………… 774
エストロゲン補充療法（estrogen
　replacement therapy）………… 610
エタンブトール（ethambutol: EB）807
エチドロン酸二ナトリウム（ダイドロ
　ネル）…………………………… 721
エドキサバン（経口第Xa因子阻害
　薬）……………………………… 991
エフェロサイトーシス（efferocytosis）
　…………………………………… 158
遠位型深部静脈血栓症 …………… 992
遠位横止めスクリュー（distal
　interlocking screw）機構を有するス
　テム ……………………… 1088, 1088f
　▶ 再置換術の成績 …………… 1088t

遠隔測定システムを組み込んだ人工
　関節から得られた水平歩行中の関
　節合力 ………………………… 64f
塩基性リン酸カルシウム（basic
　calcium phosphate: BCP）…… 852
炎症性腸疾患関節炎 ……………… 190
炎症説 ……………………………… 480
円靱帯（round ligament of the femur）
　…………………………………… 41
円柱形ステム（cylindrical stem）・・928
　▶ ——タイプ ………………… 929f
　▶ 機種一覧 …………………… 1192
円柱形フルポーラスコーティングタ
　イプ（cylindrical fully coated type）
　…………………………………… 928
円筒形フルポーラスコーティング
　（cylindrical fully coated）…… 921

お

横＋後壁骨折 ……………………… 681f
横骨折 ……………………………… 681f
欧州リウマチ学会（The European
　League Against Rheumatism:
　EULAR）……………………… 706
黄色ブドウ球菌（Staphylococcus
　aureus）………………………… 798
　▶ 同定の流れ ………………… 255f
横走線維束 ………………… 39, 39f, 40f
応力（stress）—破断繰り返し数
　（number）曲線 ……………… 119
応力―ひずみ曲線 ………………… 119
応力緩和 …………………………… 133
応力遮蔽（stress shielding）
　…… 120, 123, 135, 137f, 138, 863, 918
　▶ Enghの評価 …… 139, 918f, 1150
　▶ Finite element modelによる評価
　　…………………………………… 135f
　▶ 単純X線像による評価
　　……………………… 139f, 139t, 140f
　▶ 評価 ………………… 138, 918f
応力と歪みの模式図 ……………… 67f
オージーカップ（Ogee cup）894, 894f
オートクライン機構 ……………… 32
オーバーヘッドトラクション（overhead
　traction）法 ………… 437, 469, 470f
オキシダーゼテスト ……………… 258
オシレーション角（oscillation angle）
　…………………………………… 962
オステオライシス ………………… 157f
オピオイド（opioid）…… 278, 280, 597
　▶ 各種——と薬理作用 ……… 281f
オフセット ………………………… 1006
温熱ストレス ……………………… 34
温熱療法 …………………………… 592

か

カーブドアナトミックタイプ（curved
　anatomic type）……………… 927
カーブド円筒形ステム …………… 939f
カーブドテーパステム …………… 939f
カイガー誘導超短頸部温存ステムの
　機種一覧 ……………………… 1194
外骨腫（exostosis）……………… 736
塊状骨移植
　▶ カップのセメント固定 …… 898f
　▶ カップ被覆の計測方法 …… 950f
　▶ 切除骨頭を用いた—— …… 950
　▶ セメントカップ固定 ……… 1067f
外傷性股関節脱臼（traumatic hip
　dislocation）………………… 645
外傷性疾患の分類 ……………… 1140
外傷性大腿骨頭壊死症・・226, 678, 687

▶ 股関節後方脱臼後の── ⋯⋯646f
▶ 大腿骨頚部骨折後の── ⋯⋯647f
外傷性変形性股関節症 ⋯⋯⋯678, 687
外傷説 ⋯⋯⋯⋯⋯⋯⋯⋯⋯⋯480
塊状同種骨移植
　▶ ──を併用したセメントレスカップによる再置換術の成績 ⋯1059f
　▶ ──を併用しないセメントレスカップによる再置換術の長期成績 ⋯⋯⋯⋯⋯⋯⋯⋯1058f
塊状同種骨移植法 ⋯⋯⋯⋯⋯1061
塊状同種骨とハイドロキシアパタイト顆粒を用いたセメントカップ固定 ⋯⋯⋯⋯⋯⋯⋯⋯⋯⋯1068f
外傷歴 ⋯⋯⋯⋯⋯⋯⋯⋯⋯⋯165
外唇（outer lip） ⋯⋯⋯⋯⋯⋯20
外旋運動 ⋯⋯⋯⋯⋯⋯⋯⋯⋯700f
外旋筋群 ⋯⋯⋯⋯⋯44t, 45, 46f
外側顆上線（lateral supracondylar line） ⋯⋯⋯⋯⋯⋯⋯⋯⋯⋯25
外側型（external type）弾発股 ⋯⋯⋯⋯⋯⋯⋯⋯⋯⋯827, 827f
　▶ ──に対する手術法 ⋯⋯829f
外側広筋 ⋯⋯⋯⋯⋯⋯18f, 309f
外側広筋隆起（vastus lateralis ridge） ⋯⋯⋯⋯⋯⋯⋯⋯⋯25, 25f
外側骨端動脈（lateral epiphyseal artery） ⋯52, 53, 53f, 54f, 514, 646f
外側唇（lateral lip） ⋯⋯⋯⋯25
外側唇粗線（外側唇） ⋯⋯⋯⋯25f
外側進入法 ⋯⋯⋯⋯⋯⋯⋯⋯430
外側大腿回旋動脈（lateral femoral circumflex artery） ⋯⋯18f, 51, 51f, 53, 53f, 54f, 514f
外側大腿皮神経（lateral femoral cutaneous nerve） ⋯⋯⋯⋯56, 57
　▶ 走行のバリエーション ⋯825f
外側大腿皮神経障害（disorder of the lateral femoral cutaneous nerve） 824
外側壁破綻 ⋯⋯⋯⋯⋯⋯⋯⋯655
外側ポータル ⋯⋯⋯⋯⋯⋯264f
　▶ ──からの鏡視所見 ⋯⋯266f
　▶ ──より観察した関節唇異常像 ⋯⋯⋯⋯⋯⋯⋯⋯⋯⋯266f
階段昇降時の疼痛発現 ⋯⋯⋯163
外腸骨動脈（external iliac artery） ⋯⋯⋯⋯⋯⋯⋯⋯17f, 51, 51f
回転（rolling） ⋯⋯⋯⋯⋯⋯142
外転運動 ⋯⋯⋯⋯⋯⋯⋯⋯⋯700f
外転筋群 ⋯⋯⋯⋯⋯43, 44t, 45f
回転形成術（rotation plasty） ⋯743
ガイドピン ⋯⋯⋯⋯⋯⋯⋯1107f
ガイドワイヤー ⋯⋯⋯⋯⋯1105
開排 ⋯⋯⋯⋯⋯⋯⋯⋯⋯⋯⋯171
開排位ギプス固定 ⋯⋯⋯⋯⋯471
開排位持続牽引整復法（flexion-abduction continue traction: FACT） ⋯⋯⋯⋯⋯⋯⋯⋯⋯471, 471f
開排制限 ⋯⋯⋯⋯⋯⋯⋯⋯⋯456
　▶ ──と鼠径部の深い皺溝 ⋯456f
外胚葉性頂堤（apical ectodermal ridge: AER） ⋯⋯⋯⋯⋯⋯⋯⋯⋯2
外反（valgus） ⋯⋯⋯⋯⋯⋯180
外反股 ⋯⋯⋯⋯⋯⋯⋯308f, 566
外閉鎖筋（obturator externus muscle） ⋯⋯⋯⋯⋯44t, 45, 46f
開放運動連鎖（open kinetic chain: OKC） ⋯⋯⋯⋯291, 291f, 594f
　▶ ──訓練 ⋯⋯⋯⋯⋯⋯⋯593
外方化 ⋯⋯⋯⋯⋯⋯⋯532, 535f
解剖学的座標系
　▶ APP基準 ⋯⋯⋯⋯⋯72, 73f
　▶ retrocondylar plane基準 ⋯⋯73
解剖学的整復 ⋯⋯⋯⋯⋯⋯⋯666f

界面バイオアクティブ骨セメント手技 ⋯⋯⋯⋯⋯⋯⋯⋯⋯⋯900, 912
　▶ 寛骨臼側の── ⋯⋯⋯⋯900f
　▶ 大腿骨側の── ⋯⋯⋯⋯913f
化学シフトアーチファクト（chemical shift artifact） ⋯⋯⋯⋯⋯⋯⋯195
化学シフト選択法（chemical shift selective fat suppression） ⋯⋯⋯195
架橋（cross-link: クロスリンク） ⋯⋯⋯⋯⋯⋯⋯⋯⋯⋯108, 146
核消失（loss of nuclei） ⋯⋯628
拡大率補正 ⋯⋯⋯⋯⋯⋯⋯888f
隔壁様構造 ⋯⋯⋯⋯⋯⋯⋯756f
核崩壊（karyorrhexis） ⋯⋯628
核溶解（karyolysis） ⋯⋯⋯628
家系図 ⋯⋯⋯⋯⋯⋯⋯⋯⋯⋯81
下後腸骨棘（posterior inferior iliac spine） ⋯⋯⋯⋯⋯⋯⋯19f, 20
下骨幹端動脈（inferior metaphyseal artery） ⋯52, 53, 53f, 54f, 514
過酸化ベンゾイル（benzoyl peroxide: BPO） ⋯⋯⋯⋯⋯⋯⋯⋯130
下肢アライメント ⋯⋯⋯⋯⋯102
　▶ 脚長差を伴う変形性股関節症の── ⋯⋯⋯⋯⋯⋯⋯⋯⋯103f
　▶ 人工股関節全置換術後の──変化 ⋯⋯⋯⋯⋯⋯⋯⋯⋯104f
　▶ 変形性股関節症と── ⋯⋯103
下肢関節角度 ⋯⋯⋯⋯⋯⋯⋯242
　▶ 変形性股関節患者の──と歩行周期 ⋯⋯⋯⋯⋯⋯⋯243f
下肢牽引器 ⋯⋯⋯⋯⋯⋯⋯⋯415
下肢叩打テスト ⋯⋯⋯⋯⋯⋯169
下肢伸展挙上（straight leg raising: SLR） ⋯⋯⋯⋯⋯⋯⋯⋯⋯169
　▶ ──テスト ⋯⋯⋯⋯696, 697f
荷重のバイオメカニクス ⋯⋯569f
荷重部寛骨臼軟骨内の高信号領域の有無と寛骨臼の発育 ⋯⋯377f
荷重分布 ⋯⋯⋯⋯⋯⋯⋯⋯568f
　▶ カスタムメイド再置換用カップ ⋯⋯⋯⋯⋯⋯⋯1075, 1076f
カスタムメイドステム（custom-made stem） ⋯⋯⋯⋯⋯⋯⋯⋯⋯932
　▶ ANCA fit ⋯⋯⋯⋯⋯⋯933
　▶ CTをもとにしたデザイン ⋯935f
　▶ インプラントの挿入シミュレーション模式図 ⋯⋯⋯⋯⋯935f
　▶ 完成したインプラントデザイン（第2世代） ⋯⋯⋯⋯⋯935f
　▶ チタン（Ti-6Al-4V）合金性の── ⋯⋯⋯⋯⋯⋯⋯⋯⋯933
　▶ 適応 ⋯⋯⋯⋯⋯⋯⋯⋯⋯932
　▶ デザインコンセプト ⋯⋯932
　▶ ハイドロキシアパタイトコーティング以外の表面加工を有する── ⋯⋯⋯⋯⋯⋯⋯⋯⋯⋯933
仮性麻痺（pseudoparalysis） ⋯162, 798
下前腸骨棘（anterior inferior iliac spine） ⋯14f, 19f, 20, 35f, 40f, 694f
　▶ ──レベル単純CT像 ⋯⋯17f
下前腸骨棘裂離骨折 ⋯⋯690, 695
下双子筋（gemellus inferior muscle） ⋯⋯⋯⋯⋯⋯18f, 44t, 45, 46f
画像診断 ⋯⋯⋯⋯⋯⋯⋯⋯⋯174
加速度計による計測 ⋯⋯⋯⋯70
家族歴 ⋯⋯⋯⋯⋯⋯⋯⋯81, 164
片脚起立 ⋯⋯⋯⋯⋯⋯⋯⋯⋯63
カタラーゼテスト ⋯⋯⋯⋯⋯258
滑液（joint fluid, synovial fluid） 47, 49
滑液包（bursae） ⋯⋯⋯850, 850f, 851f
滑液包炎（bursitis） ⋯⋯850, 851f
活性型ビタミンD3 ⋯⋯⋯⋯777
カッティングマシン ⋯⋯⋯⋯248f

カップ
　▶ longitudinal oblong revision（LOR）カップ ⋯⋯⋯1075
　▶ ModuRec system ⋯⋯⋯1076f
　▶ S-ROM oblongカップ ⋯⋯⋯⋯⋯⋯⋯⋯1074, 1075f
　　▶ ──を使用した再置換術の成績 ⋯⋯⋯⋯⋯⋯1075t
　▶ triflanged acetabular component ⋯⋯⋯⋯⋯⋯⋯⋯⋯1075
　▶ 安全域（cup safe zone） ⋯⋯962
　▶ カスタムメイド再置換用── ⋯⋯⋯⋯⋯⋯⋯1075, 1076f
　▶ 原臼位設置 ⋯⋯⋯⋯⋯956f
　▶ 種類 ⋯⋯⋯⋯⋯⋯⋯⋯894
　▶ 上方移動 ⋯⋯⋯⋯⋯1033f
　▶ 設置 ⋯⋯⋯⋯⋯888f, 1003
　　▶ カップを基準とした直交断面像 ⋯⋯⋯⋯⋯1004f
　▶ 設置位置と骨移植の必要度 ⋯⋯⋯⋯⋯⋯⋯⋯⋯896f
　▶ 設置角度 ⋯⋯⋯⋯⋯⋯963
　　▶ ──に関する定義 ⋯⋯963f
　▶ セメントレスカップの抜去法 ⋯⋯⋯⋯⋯⋯⋯⋯⋯1044
　▶ 抜去における骨結合部の解離 ⋯⋯⋯⋯⋯⋯⋯⋯⋯1045f
　▶ モジュラー型再置換用カップ ⋯⋯⋯⋯⋯⋯⋯1075, 1076f
　　▶ ──を使用した再置換術の成績 ⋯⋯⋯⋯⋯⋯1076t
　▶ 弛み ⋯⋯1031, 1068f, 1098f
カップCE角（cup center edge angle） ⋯⋯⋯888, 888f, 914, 914f, 950, 1003
カップアライメントの決定 ⋯⋯1005
カップ角度のsafe zone ⋯⋯⋯1148
カップ前捻角の計測法 ⋯⋯⋯1147
カップのセメント固定 ⋯892, 895, 896f
　▶ 塊状骨移植を併用した── ⋯⋯⋯⋯⋯⋯⋯⋯⋯898f
　▶ カップ設置位置 ⋯⋯⋯895
　▶ カップ挿入と固定の方法 ⋯899f
　▶ 合併症 ⋯⋯⋯⋯⋯⋯⋯901
　▶ 骨棘形成によるカップ固定のピットフォール ⋯⋯⋯⋯901f
　▶ 骨母床の準備 ⋯⋯⋯⋯895
　▶ セメント手技 ⋯⋯⋯⋯897
　▶ 長期成績 ⋯⋯⋯⋯⋯⋯899
　▶ 適応 ⋯⋯⋯⋯⋯⋯⋯892
　▶ ピットフォール ⋯⋯⋯901
カップのセメントレス固定 ⋯⋯914
　▶ 3次元術前計画画像と術中写真 ⋯⋯⋯⋯⋯⋯⋯⋯917f
カッププレッシャライザー ⋯899f
滑膜（synovial membrane, synovium） ⋯⋯⋯⋯⋯35f, 38f, 47, 48f
　▶ 炎症性変化 ⋯⋯⋯⋯⋯50
　▶ 増殖 ⋯⋯⋯⋯⋯⋯⋯544f
滑膜炎 ⋯⋯⋯⋯⋯⋯⋯⋯⋯⋯50
滑膜関節（diarthrodial joint, synovial joint） ⋯⋯⋯⋯⋯⋯⋯⋯⋯⋯47
滑膜骨軟骨腫症（synovial osteo-chondromatosis） ⋯⋯⋯189, 190f, 198, 199f, 217, 388, 388f
　▶ 関節内型弾発股 ⋯⋯⋯831f
滑膜細胞 ⋯⋯⋯⋯⋯⋯⋯⋯⋯47
　▶ A型細胞 ⋯⋯⋯⋯⋯⋯47
　▶ B型細胞 ⋯⋯⋯⋯⋯⋯47
　▶ 微細構造 ⋯⋯⋯⋯⋯⋯49f
滑膜性関節包 ⋯⋯⋯⋯651, 651f
滑膜切除術 ⋯⋯⋯⋯⋯⋯⋯388
滑膜組織 ⋯⋯⋯⋯⋯⋯⋯⋯48f
　▶ 変形性股関節症の── ⋯⋯50f
　▶ 模式図 ⋯⋯⋯⋯⋯⋯48f

滑膜軟骨腫症 ⋯⋯⋯⋯⋯⋯262
滑膜肉腫（synovial sarcoma） ⋯⋯⋯⋯⋯⋯198, 766, 767f
滑膜表層細胞 ⋯⋯⋯⋯⋯⋯47
滑膜プロテオソームバイオマーカー ⋯⋯⋯⋯⋯⋯⋯⋯246, 247t
下殿筋線（inferior gluteal line） ⋯⋯⋯⋯⋯⋯⋯⋯⋯⋯19f, 20
下殿静脈 ⋯⋯⋯⋯⋯⋯⋯⋯17f
下殿神経（inferior gluteal nerve） ⋯⋯⋯⋯⋯⋯⋯⋯⋯58f, 59
下殿動脈（inferior gluteal artery） ⋯⋯17f, 18f, 51, 51f, 52f, 519
可動域（prosthetic ROM） 964, 1005
　▶ ──計測 ⋯⋯⋯⋯⋯⋯75
　▶ ──シミュレーション ⋯⋯⋯⋯⋯⋯⋯⋯1005, 1005f
　▶ 股関節周囲の──検査 ⋯697f
　▶ 生体股関節の可動域 ⋯⋯76t
　▶ 人工股関節全置換術後の──の計測 ⋯⋯⋯⋯⋯⋯⋯75
　▶ 変形性股関節症の──制限 579
ガドリニウム製剤 ⋯⋯⋯⋯⋯194
　▶ 副作用 ⋯⋯⋯⋯⋯⋯⋯194
下内側型（inferomedial）変形性股関節症 ⋯⋯⋯⋯⋯⋯⋯⋯⋯570
化膿性股関節炎（septic/pyogenic arthritis of the hip） ⋯⋯⋯⋯186, 187f, 230f, 262, 388, 531, 532f, 797
　▶ 外傷後 ⋯⋯⋯⋯⋯⋯⋯800f
　▶ 急性── ⋯⋯⋯⋯⋯800f
　▶ 小児の── ⋯⋯⋯⋯⋯797
　▶ 特発性大腿骨頭壊死症 ⋯630
　▶ 幼児期 ⋯⋯⋯⋯⋯⋯877f
化膿性骨髄炎 ⋯⋯⋯⋯⋯⋯7
下被膜下動脈（inferior retinacular artery） ⋯⋯⋯⋯⋯52, 53f, 54f, 519
下方線維束 ⋯⋯⋯⋯⋯⋯⋯40, 41f
芽胞染色法 ⋯⋯⋯⋯⋯⋯⋯257
鎌状赤血球症（sickle cell disease） ⋯⋯⋯⋯⋯⋯⋯⋯⋯⋯⋯648
　▶ ──に合併した大腿骨頭壊死症 ⋯⋯⋯⋯⋯⋯⋯⋯⋯648f
カラー　→Radaelliの分類 ⋯⋯922
カラードップラー ⋯⋯⋯219, 219f
ガリウムシンチグラフィー ⋯229
　▶ 悪性腫瘍 ⋯⋯⋯⋯⋯229
　▶ 炎症性病変 ⋯⋯⋯⋯229
　▶ 撮影法 ⋯⋯⋯⋯⋯⋯229
カルカー誘導超短頚部温存ステム（calcar-guided ultra-short neck-preserving stem） ⋯⋯929, 930f
カルシウムハイドロキシアパタイト（calcium hydroxyapatite: CHA） ⋯⋯⋯⋯⋯⋯⋯⋯⋯⋯189
カルチノイド ⋯⋯⋯⋯⋯⋯184
ガルバニー腐食（galvanic corrosion）（異種金属間腐食） ⋯⋯⋯943
感覚受容器 ⋯⋯⋯⋯⋯⋯60, 61t
ガングリオン ⋯⋯⋯⋯⋯⋯200
　▶ 関節唇周囲に発生した── 199f
間欠的空気圧迫法装置（intermittent pneumatic compression: IPC） ⋯990
寛骨（coxal bone, innominate bone） ⋯⋯⋯⋯⋯⋯⋯⋯⋯⋯⋯19
　▶ ──外面 ⋯⋯⋯⋯⋯19f
　▶ ──内面 ⋯⋯⋯⋯⋯19f
　▶ 骨化 ⋯⋯⋯⋯⋯⋯⋯7
　▶ 骨端核出現年齢 ⋯⋯⋯8f
　▶ 骨端線閉鎖年齢 ⋯⋯⋯8f
　▶ 年齢による変化, 性差 ⋯22
寛骨臼（acetabulum） ⋯⋯7, 21, 38f, 175f, 672f
　▶ ──と関節唇, 靱帯群 ⋯35f

▸ ──と骨盤の骨形態 ········· 565
▸ ──と靱帯群 ············· 35f
▸ ──内の介在物 ··········· 463f
▸ ──入口部直径に対する深さの
比率の年齢的推移 ······· 11f
▸ ──による大腿骨頭の被覆
··················· 12, 492f
▸ ──による大腿骨頭の被覆率の
年齢的推移 ············· 13f
▸ ──用患者適合型手術支援ガイ
ド ··················· 1021
▸ retroversion ··········· 191
▸ 金属メッシュ ·········· 1079f
▸ 構造 ·················· 21f
▸ 底部 ·················· 221f
▸ 発育 ··················· 11
寛骨臼移動術（transposition
osteotomy of the acetabulum:
TOA）········· 356, 361f, 602, 603f
▸ 骨切り線の決定 ········· 358f
▸ 骨切り部の展開 ········· 357f
▸ シェーマ ·············· 356f
▸ 手術適応 ·············· 356
▸ 手術方法 ·············· 356
▸ 術中単純X線像 ········· 358f
▸ 症例 ·················· 361
▸ 大転子非切離の ········· 360f
▸ 恥骨の骨切り ··········· 359f
▸ 腸骨と坐骨の骨切り ····· 359f
▸ 皮膚切開 ·············· 357f
寛骨臼縁の遊離骨片の形成 ··· 189f
寛骨臼横靱帯（transverse acetabular
ligament）21, 21f, 35, 35f, 41, 61, 672f
▸ 寛骨臼底脂肪線維組織と ·· 447f
寛骨臼窩（acetabular fossa）
············ 19f, 21, 21f, 35f, 266f
▸ 血管 ·················· 52f
寛骨臼回転骨切り術（rotational
acetabular osteotomy: RAO）
············ 66, 361, 602, 603f
▸ エアトームによる腸骨外側皮質
の削除 ················ 366f
▸ 後方の展開と骨切りライン ·· 365f
▸ 手術適応 ·············· 361
▸ 手術法 ················ 363
▸ 術前の関節適合性 ······· 363
▸ 術前の関節適合性の評価 ·· 363f
▸ 術中X線透視像 ········· 366f
▸ 腸骨移植と回転骨片の固定 ·· 367f
▸ 腸恥隆起の展開 ········· 365f
▸ 皮膚切開 ·············· 364f
寛骨臼角（acetabular index: α角）
········· 11, 459, 459f, 1132
▸ X線学的発育指標 ······· 11f
▸ 正常寛骨臼角（日本人）·· 12t
寛骨臼荷重部 ······ 14, 175f, 1134
▸ 健常域 ················ 1134
▸ 硬化帯 ················ 1132
▸ 再建 ·················· 950
寛骨臼関節唇（acetabular labrum）35
▸ 組織学的構造 ··········· 37
寛骨臼形成術（acetabuloplasty, shelf
operation）········· 344, 344f
▸ ──に対する各種矯正術式
····················· 375f
▸ ──を併用した大腿骨楔状内
反骨切り術 ············ 308f
▸ Spitzy変法 ············ 344
▸ Spitzy法 ······ 344, 344f, 603f
▸ 寛骨臼縁周辺の展開 ····· 346f
▸ 寛骨臼縁の骨溝作製 ····· 347f
▸ 骨移植 ················ 348f
▸ 手術適応 ·············· 344

▸ 手術法 ················ 345
▸ 進行期股関節症に対する大腿
骨外反骨切り術との併用 ·· 347
▸ 神中-Lance法 ······· 344, 344f
▸ 大腿骨転子部外反骨切り術と併
用された寛骨臼形成術 ··· 348f
▸ 棚形成術 ·············· 603
▸ 皮膚切開 ·············· 345f
▸ 屋根形成術（tectoplasty）
·················· 344, 344f
寛骨臼形成不全
········ 189f, 381f, 458f, 459f, 560
▸ Bombelliによる股関節荷重のバ
イオメカニクス ········· 569f
▸ T2マッピング法（冠状断像）
····················· 204f
▸ translationの評価 ········ 78f
▸ X線学的指標 ··········· 178
▸ 遺伝 ·················· 83
▸ 関節唇 ················ 201f
▸ 関連する遺伝子 ········· 84
▸ 二ノ宮の分類 ······ 361, 362f
寛骨臼形成不全症（acetabular
dysplasia）···· 187, 217, 311f, 328f, 344
▸ ──と荷重分布 ········· 568f
▸ ──に起因する変形性股関節症
····················· 562f
▸ Croweの脱臼度の分類 ···· 940
▸ X線学的指標 ··········· 564f
▸ 関節唇断裂の病態 ······· 569f
▸ 骨形態 ················ 565
▸ 生体力学的解析 ········· 567
▸ 大腿骨頚部の前捻増大 ··· 566f
▸ 単純X線像とCT像 ······ 565f
▸ 定義と診断基準 ········· 563
寛骨臼形態
▸ 大腿骨頭の中央CT像での──
指標 ················· 213f
▸ 特徴 ·················· 22
寛骨臼欠損 ··············· 705f
寛骨臼後縁（posterior margin of
acetabulum）··· 14, 14f, 16f, 175f
寛骨臼骨移植 ············· 893f
寛骨臼骨折（acetabular fracture）
·················· 210f, 680
▸ Judet & Letournel分類 ·· 1142
▸ X線像における解剖学的ランド
マーク ················ 682f
▸ 合併症 ················ 687
▸ 診断 ·················· 680
▸ 単純X線像と3次元CT ··· 682f
▸ 治療 ·················· 681
寛骨臼コンポーネント周囲のリモデリ
ング ···················· 141
寛骨臼コンポーネント内方化 ······ 14
寛骨臼嘴（acetabular beak angle: β
角）··················· 1132
寛骨臼斜位撮像法 ········· 179
寛骨臼切痕（acetabular notch）
····················· 19f, 22
寛骨臼前縁（anterior margin of
acetabulum）··· 14, 14f, 16f, 175f, 220f
寛骨臼前方開角 ··········· 566f
寛骨臼側インパクション骨移植 · 1077
▸ 移植骨の準備 ·········· 1079f
▸ インパクション手技 ····· 1080
▸ 骨床の準備 ············ 1081
▸ セメント固定 ·········· 1081
▸ 適応 ·················· 1077
▸ 手順 ················· 1078f
▸ ピットフォールと合併症 ·· 1084
▸ 臨床成績 ·············· 1082
寛骨臼側関節軟骨 ·········· 38f
寛骨臼底脂肪線維組織と寛骨臼横

靱帯 ·················· 447f
寛骨臼底突出症（protrusio acetabuli,
Otto骨盤）·············· 14,
562f, 570, 572f, 704, 704f, 832, 856, 856f
寛骨臼転移性骨腫瘍 ······· 733f
寛骨臼軟骨 ·············· 266f
寛骨臼発生骨肉腫 ········· 733f
間質性肺炎 ·············· 229
患者適合型手術支援ガイド（patient
specific surgical template）···· 1020
▸ 寛骨臼用── ·········· 1021
▸ 人工股関節全置換術にお
ける── ········· 1021, 1022f
▸ 作製 ················· 1020
▸ 大腿骨骨切り術用── ·· 1021f
▸ 後方アプローチによる人工
股関節全置換術における
── ··············· 1024f
▸ 人工股関節全置換術にお
ける── ············· 1024
▸ 表面置換人工股関節にお
ける── ······· 1023, 1023f
間充織（mesenchyme）········· 2
間充織凝集（mesenchymal
condensation）············ 4
▸ ──による軟骨原基の形成 ·· 4f
間充織細胞の形成 ·········· 3f
関節アライメント ········· 457f
関節液（synovial joint fluid: SF）246
▸ ──検査 ·············· 246
▸ ──貯留
······· 217f, 230f, 533f, 544f, 740f
▸ ──性状 ·············· 246
▸ ──の変化 ·········· 50t
関節炎マーカー ··········· 245
関節温存手術 ······ 601, 602, 637
▸ 変形性股関節症に対する──と
関節非温存手術の適応 ··· 601f
関節外血行路 ············· 55
関節外症状 ············· 706f
関節滑膜 ················ 62
関節可動域 ·············· 622
▸ ──解析 ············· 1039
▸ ──訓練 ········· 290, 593
関節狭小部形成 ·········· 441f
関節腔（articular cavity, joint cavity）
····················· 47
▸ ──の形成 ············· 6
関節形成術からインプラントへ···· 860
関節合力 ················ 63
▸ Chiari骨盤骨切り術の──の変
化 ·················· 66f
▸ 遠隔測定システムを組み込んだ
人工関節から得られた水平歩行
中の── ·············· 64f
▸ 推定 ·················· 63
▸ 大腿骨転子間外反骨切り術の
──の変化 ········· 65f, 66f
▸ 直接計測 ·············· 64
関節固定（arthrodesis）→AAOSの
分類 ················· 1050
関節固定術（arthrodesis）···· 399, 605
関節周囲の感覚受容器の分類 ··· 61t
関節授動術 ·············· 388
関節唇（acetabular labrum）
················· 21f, 22, 35f,
38f, 61, 69f, 220f, 221f, 266f, 463f, 672f
▸ ──周囲に発生したガングリオ
ン ··················· 199f
▸ ──付着部断面 ········· 38f
▸ 外側ポータルより観察した──
異常像 ················ 266f

靱帯 ·················· 447f
▸ 障害 ·················· 568
▸ 整復操作時における──の形態
Mitani分類 ·········· 465f
▸ 三宅分類 ·········· 464f
関節唇損傷の直接的MR関節造影
····················· 201f
関節唇断裂 ···· 214f, 216f, 220f, 387
▸ 寛骨臼形成不全症における──
の病態 ················ 569f
関節水腫 ··············· 625f
関節切除術（arthrectomy）····· 411
関節穿刺 ··············· 263f
関節造影（arthrography）検査 ·· 215
▸ X線像 ················ 216f
▸ 造影手技 ·············· 215
▸ 動態撮影 ·············· 217f
▸ 乳児と成人の股関節造影像 ·· 216f
▸ 評価 ·················· 216
間接的MR関節造影法（indirect MR
arthrography）··········· 201
関節唇内異物 ············· 388
関節内型（intra-articular type）弾発
股 ················ 831, 831f
関節内腫瘍性病変 ········· 217
関節内デブリドマン（débridement）
····················· 388
関節軟骨（articular cartilage）
··············· 7, 29, 49, 646f
▸ ──と関節唇の移行部
（transition zone）········ 37
▸ ──とストレス ········· 33
▸ MRIによる厚み評価 ···· 203t
▸ MRIによる描出 ······· 203f
▸ tidemark ·············· 30
▸ 移行層（transitional zone）·· 30
▸ 栄養 ·············· 33, 49
▸ 寛骨臼側関節軟骨 ······· 38f
▸ 輝板（lamina splendens）···· 30
▸ 構成物質 ············· 31t
▸ 修復 ·················· 33
▸ 深層（deep zone）······· 30
▸ 石灰化層（calcified zone）·· 30
▸ 全層欠損 ·············· 33
▸ 層構造 ············· 29, 30f
▸ 中間層（intermediate zone）·· 30
▸ 電子顕微鏡写真 ········· 31f
▸ 軟骨基質（cartilage matrix）·· 30
▸ 軟骨細胞（chondrocyte）·· 30
▸ 軟骨組織のサフラニンO染色
····················· 29f
▸ 表層（tangential zone）···· 30
▸ 部分欠損 ·············· 33
▸ 放射層（radial zone）····· 30
関節の潤滑 ·············· 49
関節の発生 ··········· 4, 5f
関節の不安定性 ··········· 567
関節破壊 ··········· 804f, 818f
関節非温存手術 ······ 601, 605
▸ 変形性股関節症に対する関節
温存手術の適応 ········· 601f
関節包（articular capsule, joint capsule）
········ 38f, 47, 54f, 61, 220f, 514f, 672f
▸ ──付着部 ············ 47f
▸ 位置 ··············· 513f
▸ 新生児期の── ····· 513f
▸ 支配神経 ·············· 62
▸ マネージメント ········· 390
関節包外骨折 ············· 651
関節包靱帯（capsular ligament）
················ 39, 69, 69f
▸ ねじれの形成 ··········· 39f
関節包内骨折 ············· 651
関節マーカー ············· 245
関節面のリモデリング ····· 410f

関節遊離体 …………………… 385
関節リウマチ（rheumatoid arthritis:
RA）… 231, 278, 388, 702, 715, 896f
　▶ ACRリコメンデーション
　　　…………………… 711t, 1119
　▶ ACR/EULARの寛解基準 … 710t
　▶ ACR/EULARの分類基準
　　　…………………… 707t, 1120
　▶ SteinbrockerのStage分類 … 1120
　▶ X線学的Grade分類（Larsen
　　　grade）………………… 1121
　▶ 疫学 …………………… 702
　▶ 画像検査 ……………… 707
　▶ 診断 …………………… 705
　▶ 診断基準 ……… 706, 1119
　▶ 早期——の診断基準 … 706t
　▶ 単純X線像とMRI ……… 708f
　▶ 治療 …………………… 710
　▶ 病因 …………………… 703
　▶ 病期分類 ……………… 1119
　▶ 病態 …………………… 703
　▶ 部位別術式の推奨度 … 713t
　▶ 分類基準 ……………… 706t
　▶ 薬物治療アルゴリズム … 711f
関節裂隙（joint space）……… 180, 189f,
　238f, 311f, 317f, 322f, 510f, 548f, 549f,
　704f, 708f, 709f, 719f, 723f, 725f, 783f,
　790f, 793f, 796f, 804f, 818f, 839f, 844f
　▶ ——の拡大 …………… 186
　▶ ——の狭小化
　　　…………… 185f, 186, 187, 187f, 190
　▶ ——幅 ………………… 180
　▶ 健常股関節の—— …… 181t
感染 …………………………… 977
乾癬関連関節炎（psoriatic arthritis）
　　　…………………… 541, 543
感染症 ………………………… 876
乾癬性関節炎（psoriatic arthritis:
　PsA）……… 190, 722, 723f
　▶ 疫学 …………………… 722
　▶ 診断 …………………… 722
　▶ 治療 …………………… 723
　▶ 病因 …………………… 722
　▶ 病態 …………………… 722
感染性股関節炎の分類と起因病原体
　　　…………………………… 797t
感染性疾患（infectious diseases）· 797
感染性弛み ……… 995, 1031
感染予防策 …………………… 979
　▶ 術後創管理 …………… 981
　▶ 術前の対策 …………… 980
　▶ 術中の対策 …………… 980
貫通動脈 ……………………… 52
管電圧 ………………………… 207
管電流 ………………………… 207
陥没骨折（marginal impaction）… 680
間葉 …………………………… 2
寛容期（tolerant phase）…… 157
間葉系幹細胞 ………………… 395
　▶ ——培養移植 ………… 641
　▶ ——療法 ……………… 287

き
既往歴 ………………………… 164
機械受容器 …………………… 61
期間延長（time saving）…… 588
器官形成期（period of organo-
　genesis）…………………… 2
偽関節 ………………… 519, 860
　▶ 骨切り部の—— ……… 959
気孔率 ………………………… 133
疑似X線写真 ……… 1027, 1028f
きしみ音（squeak）…… 116, 866
偽腫瘍（pseudotumor）
　　　…………… 122, 155, 221, 222f

キシロカインテスト ………… 834
偽性関節リウマチ型 →McCartyの
　CPPD結晶沈着症の分類 … 785t
偽性神経障害性関節症型
　→McCartyのCPPD結晶沈着症
　の分類 ………………… 785t
偽性軟骨無形成症（pseudo-
　achondroplasia）………… 524
偽性変形性関節症型 →McCarty
　のCPPD結晶沈着症の分類 … 785t
偽痛風（pseudogout）（CPPD結晶沈
　着症）………………… 785, 786f
　▶ McCartyのCPPD結晶沈着症の
　　　分類 ………………… 785t
偽痛風型 →McCartyのCPPD結晶
　沈着症の分類 ………… 785t
喫煙と特発性大腿骨頭壊死症の関連
　　　…………………………… 616
キネティクス（運動力学: kinetics）70
キネマティクス（運動学: kinematics）
　　　……………………………… 70
　▶ ——分析のための座標軸設定
　　　……………………………… 72
　▶ 股関節における——分析手法
　　　……………………………… 70
機能的脚長差 ………………… 976
機能的骨盤基準（functional zero
　position）…………………… 1011
機能的骨盤座標（functional pelvic
　plane: FPP）……………… 1000
　▶ APP矢状面傾斜を反映した——
　　　…………………………… 1002f
機能的座標系 …………… 72, 73f
茸（mushroom）様 ………… 1139f
　▶ ——の球形でない大腿骨頭
　　　……………………………… 488f
輝板（lamina splendens）… 30
ギプス固定 …………………… 449f
ギプス巻 ……………………… 304
ギプス療法 …………………… 304
　▶ 合併症 ………………… 306
　▶ 手技 …………………… 304
　▶ 適応 …………………… 304
基本骨折（elementary fracture）
　　　…………………… 680, 681f
脚長計測 ……………………… 890f
　▶ 3次元CTによる—— … 975f
　▶ 計測方法と脚長差 …… 172f
　▶ 股関節単純X線正面像での——
　　　…………………………… 974f
脚長差（leg length discrepancy:
　LLD）………………… 171, 973
　▶ ——を伴う変形性股関節症の下
　　　肢アライメント ……… 103f
　▶ ——を伴う変形性股関節症と脊
　　　椎側弯 ………………… 101f
　▶ 機能的—— …………… 976
　▶ 脚長の計測方法と—— … 172f
　▶ 許容度 ………………… 975
　▶ 自覚的—— …………… 973
　▶ 真の——（true LLD）… 171
　▶ 他覚的—— …………… 973
　▶ 補正 …………………… 890f
　▶ みかけ上の——（apparent
　　　LLD）………… 171, 973
脚長評価 ……………………… 973
脚長補正 ……………………… 1006
逆行性セメント充填 ………… 907
キャニュレイティッドスクリュー
　（cannulated screw）…… 660, 661f
　▶ 大腿骨頚部骨折に対する——に
　　　よる骨接合術 ………… 661f
球関節 ………………………… 51
吸収線量 ……………………… 208

弓状線（arcuate line）… 16f, 19, 19f, 20f
求心型（concentric）変形性股関節症
　　　…………………………… 570
急性期（active phase）単発性骨囊腫
　　　…………………………… 751
急性腎不全 …………………… 215
急速破壊型股関節症（rapidly de-
　structive coxarthropathy: RDC）
　　　… 200, 251, 388, 574, 838, 839f
　▶ 組織像 ………………… 251f
境界潤滑（boundary lubrication）
　　　………………… 142, 147
　▶ ——説 ………………… 49
　▶ ——と流体潤滑 ……… 147f
凝固異常症 …………………… 480
凝固因子IX因子欠乏症 ……… 792
凝固因子VIII因子欠乏症 …… 792
凝固線溶系マーカー …… 988, 988f
鏡視下滑膜切除術 …………… 389f
鏡視下関節授動術 …………… 389f
鏡視下関節唇部切除・縫合術
　　　…………………………… 387
鏡視下関節唇部切除術 ……… 387f
鏡視下関節唇縫合術 ………… 387f
鏡視下関節遊離体摘出術 …… 388
鏡視下整復術 ………………… 390f
共重合体（コポリマー）…… 130
凝着摩耗（adhesive wear）
　　　………………… 143, 144f, 148
強直性脊椎炎（ankylosing spondylitis:
　AS）……………… 190, 717, 719f
　▶ 疫学 …………………… 717
　▶ 改正ニューヨーク診断基準
　　　…………………… 718, 720t
　▶ 診断 …………… 717, 718
　▶ 診断基準 ……………… 720t
　▶ 治療 …………… 717, 721
　▶ 病因 …………………… 717
　▶ 病態 …………………… 717
強直性脊椎肥厚症（ankylosing spinal
　hyperostosis: ASH）…… 854
夾膜染色法 …………………… 257
巨細胞腫 ……………………… 225
巨大骨頭（coxa magna）
　　　…………… 488f, 570, 1139f
近位型深部静脈血栓症 ……… 992
近位骨皮質の肥厚 …………… 137
近位固定型セメントレスチタン合金
　ステム ……………………… 140f
近位大腿骨のX線学的指標 …… 180
近位ポーラスコーティングステム
　　　…………………………… 1085
　▶ ——による再置換術の成績
　　　…………………………… 1085t
筋解離術（muscle release operation）
　　　…………………………… 388
　▶ 股関節周囲の—— …… 406
筋活動の逆転 ………… 45, 46
筋腱付着部 …………………… 44f
銀含有ハイドロキシアパタイトコー
　ティング …………………… 129
筋緊張不全（muscle imbalance）· 878
筋原性変化 ……… 239, 239f, 240
　▶ ——における筋電図所見 · 241f
筋腱付着部 …………………… 44f
筋電図 ………………………… 119
金属 …………………………… 119
金属アーチファクト（metal artifact）
　　　………… 192, 195, 196f, 207, 208f
金属結合 ……………………… 119
金属材料（metallics）……… 112
　▶ 物性値 ………………… 121f
金属スペーサー …………… 1062f
金属対金属摺動部 …………… 861
金属の応力—破断回数（S-N）曲線

金属の応力—ひずみ曲線 …… 120f
金属疲労 ……………………… 119
金属メッシュ ………………… 1078
　▶ ——とインパクション骨移植を
　　　用いた再置換術 …… 1083f
　▶ X-change Medial Wall Mesh
　　　…………………………… 1079f
　▶ X-change Rim Mesh …… 1078
筋電図 ………………………… 239
　▶ 筋原性変化における——所見
　　　…………………………… 241f
　▶ 神経原性変化における——所見
　　　…………………………… 241f
　▶ 正常の——所見 ……… 241f
筋の起始・停止 ……………… 44t
筋力訓練
　▶ 体幹筋と股関節周囲筋の複合
　　　的な—— …………… 701f
　▶ 股関節内転筋と大殿筋の——
　　　…………………………… 701f
　▶ 腹横筋の—— ………… 700f
筋力増強訓練 …………… 291, 593

く
空洞状欠損（cavitary deficiencies）
　→AAOSの分類 ………… 1050
空胞化（empty lacunae）… 251, 251f
屈曲 …………………………… 170
屈曲角度 ……………………… 467f
屈曲群 …………… 43, 44t, 45f
靴の指導 ……………………… 298
グラディエントエコー法 …… 192
　▶ ——におけるTR, TE, フリップ角
　　　の設定 ……………… 193f
グラム染色 …………………… 257
　▶ 黄色ブドウ球菌 ……… 257f
　▶ 貪食像 ………………… 257f
クリアランス ………………… 146
クリープ ……………………… 133
クリープ変形 ………………… 148
繰り返し時間（repetition time: TR）
　　　…………………………… 192
グリコサミノグリカン（glycosamino-
　glycan: GAG）…………… 31
クリック（click）…………… 831
クリックサイン ……………… 456
グリットブラスト（grit blast）
　　　…………… 126, 127f, 127t, 919
グルココルチコイド受容体
　（glucocorticoid receptor: GR）· 643
グルコサミン（glucosamine）
　　　…………… 285, 597, 609
くる病 ………………………… 779
クレアチニンクリアランス（creatinine
　clearance: CCr）………… 990
グローバルオフセット ……… 1006
クロストークアーチファクト（cross talk
　artifact）…………… 195, 195f
クロスリンク（架橋: cross-link）
　　　…………… 108, 146
クロスリンクポリエチレン …… 895f
　▶ 第1世代 ……………… 109
　▶ ——のレジン, 架橋法, 滅菌
　　　法 …………………… 108f
　▶ 第2世代 ……………… 110
クロスリンクポリエチレンカップの臨
　床成績 ……………………… 109

け
経口抗凝固薬（direct oral anticoagu-
　lants: DOAC）…………… 993
　▶ 適応と用法用量などの比較 · 992t
蛍光抗体法 …………………… 259
経口第Xa因子阻害薬（エドキサバ
　ン）…………………………… 991

脛骨骨肉腫 ･･････････････････ 235
脛骨神経（tibial nerve）････････ 59
頚体角（neck-shaft angle: NSA）
　････ 22t, 26, 26f, 179f, 180, 566f, 1133
　▶ 大腿骨の―― ･････････････ 26f
　▶ 発育に伴う――の変化 ･･････ 10f
形態学的異常 ･･････････････ 186
形態学的同定方法 ･･････････ 256
携帯式筋力計（hand-held
　dynamometer）･････････････ 172
ケイデンス（cadence）･･････････ 240
軽度骨欠損（mild defect）→Enghの
　分類 ･･････････････････ 1052
ケージ ･･･････････････････ 1071
　▶ anti-protrusio ････ 1071, 1071f
　▶ ――を使用した再置換術の
　　成績 ･･･････････････ 1071t
　▶ Burch-Schneider―― ･･･ 1071
　▶ contour anti-protrusio ･･･ 1072
外科的寛骨臼（surgical acetabulum）
　････････････････････････ 680
　▶ ――two column concept ･･ 680f
血液・生化学検査 ･･････････ 244
結核 ･････････････････････ 229
　▶ 感染と発病 ･･･････････ 802
結核菌（Mycobacterium tuberculosis）
　････････････････････････ 802
結核性股関節炎（tuberculous arthritis
　of the hip）･･･････ 630, 802, 804f
　▶ MRI ･･･････････････ 805f
血管
　▶ 骨盤内から下肢への神経・
　　路 ････････････････････ 21f
　▶ 小児の大腿骨頭に関与する主な
　　 ･･･････････････････ 54f
　▶ 成人の大腿骨頭に関与する主な
　　 ･･･････････････････ 53f
　▶ 成長に伴う――分布の推移 ･ 54f
血管柄付き骨移植（vascularized bone
　graft）･･･････････････････ 392
　▶ 血管柄付き腸骨の大腿骨頭へ
　　の移植 ･････････････ 394f
　▶ 後療法 ･････････････ 395
　▶ 手術適応 ･･･････････ 392
　▶ 深部骨回旋動脈の展開 ･･ 394f
　▶ 体位 ･･･････････････ 393
血管柄付き腸骨移植 ･･･････ 393
　▶ 皮膚切開 ･･･････････ 393f
血管柄付き腓骨移植 ･･･････ 394
血管系 ･･････････････ 51, 51f
　▶ 寛骨臼窩の― ･･･････ 52f
　▶ 小児の大腿骨頭の― ･･ 53
　▶ 成人の大腿骨頭の― ･･ 52
　▶ 大腿骨頭の― ･････ 52f
血管吻合（vascular anastomosis）･･･ 55
結晶性関節炎（crystalinduced
　arthritis）････････････ 189, 785
血小板 ･･･････････････････ 244
月状面（lunate surface）
　･･････････････ 19f, 21, 21f, 35f
血清反応陰性脊椎関節炎（seroneg-
　ative spondyloarthritis: SNSA）
　･･･････････････････ 715, 715t
　▶ 疫学 ･･･････････････ 716
　▶ 病因 ･･･････････････ 716
　▶ 病態 ･･･････････････ 716
血清補体価（CH50）･･･････ 244
血栓マーカー ･･･････････ 988f
血中／尿中ペントシジン測定 ･･ 88
血中ホモシステイン測定 ･･････ 88
血友病 ･･･････････････ 83, 877
　▶ ――A ･･･････････････ 792
　▶ ――B ･･･････････････ 792
血友病性関節症（hemophilic

arthropathy）････････ 83, 792, 793f
　▶ Arnold and HilgartnerのStage分
　　類 ･･･････････････ 793f
　▶ Grade分類 ･･･････ 793f
ゲノム刷込み現象 ･･････････ 82
ゲノムワイド関連解析（genome-wide
　association study: GWAS）･････ 560
ゲル膜層 ･･･････････････････ 50
減圧症（dysbarism, decompression
　sickness）･････････････････ 648
原因菌
　▶ 手術部位感染 ･･････ 978
　▶ 整形外科手術関連感染の――
　　 ･･･････････････ 978t
牽引手術台（traction table）415, 415f
　▶ 股関節鏡の体位 ･･･ 262f
　▶ 適応 ･･･････････ 415
牽引法 ･･･････････････････ 469
腱滑膜巨細胞腫（tenosynovial giant
　cell tumor）････････････ 758
嫌気性菌関節炎（anaerobic bacterial
　arthritis）･･････････ 808
原臼の展開 ･･･････････ 956f
健康関連QOL尺度 ･･･ 271, 1127
　▶ 股関節疾患における―― ･ 272t
研削摩耗（abrasive wear）
　･･･････････ 143, 144f, 148
健常部（normal zone）･･･････ 628
　▶ 占拠率 ･･･････ 1134, 1134f
検証ポイント（verification point）1015
検体採取と保存方法の注意点 ･･ 254t
原発性・続発性副甲状腺機能亢進
　症 ･･･････････････ 227
原発性・転移性骨腫瘍 ･･････ 184
原発性悪性腫瘍 ･･････ 184
原発性骨粗鬆症
　▶ 診断基準 ･････ 772t, 1122
　▶ 薬物治療開始基準 ･ 774f, 1124
顕微鏡検査 ･･･････････ 246
減量（weight loss）･･･････ 609

こ

コアグラーゼテスト ･･･････ 259
コア結合因子αサブユニット ･･･ 4
抗CCP抗体 ･･･････ 244, 709
高位脱臼性変形性股関節症 ･･･ 393
高位脱臼に対するセメント使用人工
　股関節全置換術 ･･･････ 894f
後外側進入法（posterolateral
　approach）･･････････ 435, 435f
後角（posterior horn）･･ 19f, 21, 21f
抗核抗体 ･･･････････ 244
光学式3次元動作解析装置 ･･ 68
　▶ 歩行解析 ･･･････ 68f
後下血管束（postero-inferior
　retinacular vessels）･････ 514, 514f
硬化性腸骨骨炎（osteitis condensans
　ilii）･･･････ 191, 853, 853f
硬化性病変 ･･･････････ 693f
硬化性変化 ･･･････ 184, 190f
硬化性領域 ･･･････････ 187f
硬化像 ･･ 184, 185f, 186f, 191, 520f, 693f
抗凝固薬 ･･･････････ 644
抗凝固薬療法 ･･･････ 990, 992
抗菌インプラント ･･･････ 129
抗菌薬含有骨セメント（antibiotic
　loaded bone cement: ALBC）
　･･･････････････ 131, 134
後葉動脈（posterior column artery）
　･･･････････ 52, 53f, 54f
抗結核薬 ･･･････････ 807
膠原病 ･･･････････ 702
好酸球性肉芽腫（eosinophilic

granuloma）･･････････ 754, 755f
抗酸菌（acid-fast bacilli）･･････ 802
抗酸性（Ziel-Neelsen）染色像
　･･･････････ 257, 257f
高脂血症治療薬 ･･･････ 644
抗シトルリン化ペプチド抗体
　（anti-cyclic citrullinated peptide
　antibody）･･･････････ 703
高磁場 MRI ･･･････････ 194
後上血管束（postero-superior
　retinacular vessels）･･ 514, 514f
甲状腺がん ･･･････ 184, 224
孔食 ･･･････････････ 120
高信号領域 ･･････ 198f, 199f
硬性墜下（墜落）性歩行 ･ 167
鋼線締結（cerclage wiring）･･ 1103
酵素依存性架橋 ･･････ 88, 89
高速スピンエコー法（fast spin echo:
　FSE, turbo spin echo: TSE）193
後側方進入法（PA）･･ 867, 872, 947
酵素免疫測定法（enzyme-linked
　immunosorbent assay: ELISA）259
後大腿皮神経（posterior femoral
　cutaneous nerve）･･････ 59
後柱＋後壁骨折 ･･･････ 681f
後柱骨折 ･･･････････ 681f
後殿筋線（posterior gluteal line）
　･･････････････ 19f, 20
高度ポーラス金属（highly porous
　metal）･･･････････ 915
高尿酸血症 ･･･････ 782
　▶ 治療指針 ･･･････ 784f
広範囲展開開法（extensive anterolateral
　approach）･･････ 442, 471
広範囲ポーラスコーティングステム
　･･････････････ 1085
　▶ AML ･･･････････ 1086f
　▶ 再置換術の成績 ･･･ 1086f
広範切除 ･･･････ 730, 731f
降伏強度 ･･･････････ 121f
高分子材料（polymerics）･･ 112
後壁骨折 ･･･････ 681f
後壁を再建したセメントカップ固定
　･･････････････ 1068f
後方・後外側進入法（posterior/
　posterolateral approach）･ 435, 435f
　▶ 深部の展開 ･･･ 436f
後方傾斜角・すべり角（posterior
　sloping angle: PSA, posterior tilting
　angle: PTA）･･････ 335, 1134
後方進入法（posterior approach）
　･････････････ 435, 435f
後方脱臼 ･･･ 672, 675f, 676f
高密度ポリエチレン（high density
　polyethylene: HDPE）･･ 106
高齢者寛骨臼骨折 ･･･ 688
コーン形ステム（conical stem）
　▶ Radaelliの分類 ･ 927, 929f
　▶ 機種一覧 ･･･････ 1190
股間支柱 ･･･････････ 415
　▶ ――および足部把持器での除圧
　　 ･･･････････ 416f
股関節
　▶ MRI
　　▶ 寛骨臼形成不全 ･ 37f
　　▶ 正常小児股関節 ･ 36f
　　▶ 正常成人股関節 ･ 36f
　▶ 外転・外旋拘縮 ･ 549f
　▶ 解剖 ･･･････････ 14
　▶ 外方化 ･･･････ 532f
　▶ 下肢関節角度 ･･ 242
　▶ 感覚受容器 ･･････ 60
　▶ キネマティクス分析手法 ･ 70
　▶ キネマティクス分析のための座

標軸設定 ･･･････････ 72
　▶ 筋 ･･･････････････ 43
　▶ 構造（断面図）･･････ 672f
　▶ 神経支配 ･････････ 60
　▶ 神経叢 ･･･････････ 56
　▶ 生体股関節の可動域 ･ 76t
　▶ 生体股関節の可動域計測 ･ 75
　▶ 生体股関節の不安定性の評価
　　 ･･･････････････ 77
　▶ 第7週ごろの股関節 ･ 5f
　▶ 第14週ごろの股関節 ･･ 5f
　▶ 単純CT像 ･･･････ 15
　　▶ 下前腸骨棘レベル ･ 17f
　　▶ 上前腸骨棘レベル ･ 17f
　　▶ 小転子レベル ･･ 18f
　　▶ スカウトビュー ･･ 17f
　　▶ 仙骨上縁レベル ･ 17f
　　▶ 大腿骨頭上縁レベル ･ 18f
　　▶ 大腿骨頭中心レベル ･ 18f
　　▶ 恥骨結合レベル ･ 18f
　▶ 単純X線 ･･･････ 14
　　▶ 正面像 ･･･････ 14f
　　▶ 腸骨斜位像 ･･ 16f
　　▶ 閉鎖孔斜位像 ･ 16f
　▶ 軟部組織のバイオメカニクス 68
　▶ 発育 ･････････････ 7
　▶ 発生 ･････････････ 6
　▶ リハビリテーション医学・医療
　　の活用 ･･･････ 1213
股関節外旋 ･･･････ 697f
股関節外転 ･･･････ 697f
股関節開排装具 ･･･ 440f
股関節可動域 ･･･････ 170
　▶ ――制限 ･･･････ 162
　▶ 計測 ･･ 74, 170, 170f
股関節鏡（hip arthroscopy）･ 261
　▶ 体位 ･･･････ 262f
股関節鏡検査 ･･･････ 261
股関節鏡システム ･ 263f
股関節鏡手術（arthroscopic surgery
　of the hip）･･ 384, 418, 837
　▶ 合併症とその予防 ･ 391
　▶ 基本手技 ･･･････ 386
　▶ 手術方法 ･･･････ 387
　▶ 体位 ･･･････ 416f
　▶ 大腿骨寛骨臼インピンジメント
　　（FAI）に対する手術 ･ 388
　▶ 適応 ･･･････････ 387
　▶ 適応疾患 ･･･････ 387
　▶ 発育性股関節形成不全に対す
　　る整復術 ･･･････ 388
股関節強直 ･･･････ 879
股関節形成術（surface hip replace-
　ment: SHR）･･･････ 864
股関節後方脱臼 ･･･ 673f
　▶ ――に伴う坐骨神経障害 ･ 679f
　▶ Thompson & Epsteinの分類
　　 ･･･････････ 1141
股関節後方寛骨臼骨折 ･ 683f
股関節後方の圧痛 ･･ 168
股関節後面の靱帯 ･･ 41f
股関節固定術 ･･･････ 399
　▶ 各種の歴史的な―― ･ 399f
　▶ 骨盤骨切りとコブラプレートによ
　　る―― ･･･････ 401
　▶ 手術手技 ･･･････ 401
　▶ 手術成績と合併症 ･ 404
　▶ 手術適応 ･･･････ 401
　▶ 術後 ･･･････ 879, 879f
　▶ 人工股関節への変換 ･ 405
　▶ 前方アプローチと腹側プレート
　　による―― ･･･ 401
　▶ 前方進入と腹側プレートによる
　　―― ･･･････ 402f

▸ 創外固定器を用いた―― … 403f
▸ 大転子切離, 骨盤骨切り, コブラプレートを用いた―― … 402f
▸ 歴史 … 399
股関節周囲筋
▸ 起始・停止 … 44t
▸ 支配神経 … 43f
股関節周囲における神経走行 … 58f
股関節周囲に発生する腫瘍 … 735t
股関節周囲の筋腱離術 … 406, 406f
▸ 後療法 … 408
▸ 手術効果の発現機序 … 407
▸ 手術手技 … 408
▸ 手術成績 … 409
▸ 手術適応 … 407
▸ 術後の関節修復像 … 410f
▸ 歴史 … 406
股関節周囲の筋腱付着部 … 44f
股関節周囲の腫瘍 … 728
股関節周囲の神経支配 … 61f
股関節周囲の靱帯 … 672f
股関節周辺の主な筋肉とその付着部 … 694f
股関節症　→変形性股関節症
股関節唇損傷 … 385
股関節スパイカキャスト (hip spica cast) … 304, 304f, 305f
▸ 巻き方 … 305f
股関節切除術 … 411
▸ 手術手技 … 412
▸ 手術成績 … 413
▸ 手術適応 … 411
▸ 歴史 … 411
股関節前方 (閉鎖孔) 脱臼 … 673f
股関節前面の靱帯 … 39f
▸ 屈曲角度変化による緊張の変化 … 40f
股関節造影の山田の分類 … 464f
股関節脱臼 (dislocation of the hip) … 672
▸ 合併症 … 678
▸ 診断 … 674
▸ 治療 … 674
▸ 分類 … 672
▸ 予防 … 474
　▸ 股関節脱臼予防の手引き … 478f
　▸ 整形外科医のための乳児股関節二次検診の手引き … 476f
　▸ 先天性股関節脱臼予防パンフレット … 477f
股関節脱臼骨折 (dislocation fracture of the hip) … 672, 675f
股関節中心 (hip center) … 1051
股関節データベース研究 … 1211
股関節内旋 … 697f
股関節裂 … 759f
国際患肢温存学会 (international symposium on limb salvage: ISOLS) … 732
国際関節症学会 (Osteoarthritis Research Society International: OARSI) … 278, 289, 298
国際コンセンサス会議 (International Consensus Meeting: ICM) … 886
国際障害分類 (International classification of impairments, disabilities and handicaps: ICIDH) … 1215, 1217f
国際生活機能分類 (International classification of functioning, disability and health: ICF) … 1218, 1218f

国際変形性関節症学会 (Osteoarthritis Research Society International: OARSI) … 552
国際予後因子 (International Prognostic Index: IPI) … 749
国際リハビリテーション医学会 (International Society of Physical and Rehabilitation Medicine: ISPRM) … 1213
骨・関節術後感染予防ガイドライン … 977
骨・軟部腫瘍 (musculoskeletal tumor) … 231, 728
骨Paget病 (Paget disease of bone) … 184, 186f, 227, 787, 788f
骨萎縮 (bone atrophy) … 138, 804f, 847f
▸ ――像 … 186
骨移植 … 893f, 896, 898f, 953f
▸ 寛骨臼形成術 … 348f
▸ 大腿骨頭を用いた骨移植 … 897f
骨移植術 (bone graft) … 392, 637
骨壊死 (osteonecrosis) … 611, 612
▸ 病因と発生機序 … 617, 617f
骨壊死像 … 618
骨化 … 7
▸ 寛骨 … 7
▸ 大腿骨頭 … 7
骨外腫瘍 … 745f
骨格系形成不全および/または欠損を示す症候群 (skeletal malformation and/or reduction syndromes) … 523
骨芽細胞 … 90
骨芽細胞型 (osteoblastic type) … 741
骨化状態 … 7f
骨化性病変 … 855f
▸ DISHに伴う―― … 855f
骨活性化頻度 (activation frequency: Ac.f) … 93
骨幹端 … 54f
▸ 血行 … 54
骨幹端異形成 (metaphyseal dysplasia) … 524
骨基質の石灰化 … 90f
骨基準点
▸ 骨盤における――の同定と登録 … 1012f
▸ 大腿骨における――の同定と登録 … 1012f
骨吸収 (bone resorption) … 87
骨吸収像 (scalloping) … 138, 535f, 800f
骨吸収マーカー … 245
骨強度 … 87
▸ ――規定因子の制御因子と評価法 … 88f
▸ 低下要因の多様性 … 771f
骨棘 … 317f, 572, 573f, 604, 790f, 856f
▸ 変形性股関節症における―― … 574f
骨棘形成 … 187, 188, 901f
骨巨細胞腫 (giant cell tumor: GCT) … 738, 739f
骨切り術 … 418
▸ 変形性股関節症に対する―― … 602t
▸ 利点と欠点 … 506f
骨切り線 … 313f
骨形成 (bone formation) … 87
▸ ――像 … 742f
骨形成不全症 (osteogenesis imperfecta) … 527, 527f
骨形態 … 19
▸ 寛骨臼形成不全症 … 565
▸ 寛骨臼と骨盤 … 565

▸ 大腿骨 … 566
骨形態指数 … 178
▸ CTによる寛骨臼の簡便な―― … 211
骨形態指標 … 179f
骨系統疾患 (bone dysplasia / skeletal dysplasia) … 83, 523
骨欠損 … 893f, 1058, 1064f, 1067f, 1068f, 1108f, 1109f
▸ AAOSの分類 … 1063
▸ 評価 … 1050
▸ 分類 … 1041, 1050
骨硬化 … 187
骨硬化性病変 … 738f
骨硬化像 … 184, 188, 648f, 742f, 759f, 842f, 853f
骨梗塞 (bone infarction) … 611
骨質 … 87
▸ 定量評価 … 87
▸ 分類 … 1144
骨質 (材質) マーカー … 87
▸ ビスフォスフォネート治療抵抗例としての――事前測定の有用性 … 775f
骨質因子 … 89f
▸ 相互作用 … 92f
骨腫瘍 … 184, 198, 235, 736
骨腫瘍類似疾患 … 751
骨浸食病変 … 759f
骨新生 (bone ingrowth, bone ongrowth) … 118, 124
骨シンチグラフィー … 227t
骨髄壊死 (marrow necrosis) … 613, 628
▸ ――像 … 521f
骨髄炎 … 231
▸ 慢性――におけるPETと各種核医学画像検査の感度と特異度 … 232f
骨髄単核球細胞 (bone marrow mononuclear cell: BMMNC) … 395
▸ ――移植 … 641
骨髄浮腫 (bone marrow edema) … 198f, 625f, 630, 631f, 632f, 842f, 847f
骨髄浮腫像 (bone marrow edema pattern) … 198, 230f, 624, 846
骨生検 (core biopsy) … 627
▸ 特発性大腿骨頭壊死症 … 628f
骨性隆起 (bump) … 190, 191f, 832, 835f
骨性連続性形態 … 879f
骨折 … 200
骨折線 … 628f, 692f
骨折予防 … 295
骨セメント … 130, 863
▸ 化学組成 … 130t
▸ 硬化時間に影響を与える因子 … 132t
▸ 抗菌薬含有―― … 134
▸ 構成する粉末材料と液体材料 … 131f
▸ 混合から硬化までの作業段階 … 132t
▸ 作業特性 … 132
▸ 循環器・呼吸器系への影響 … 134
▸ 粘性度とその特徴 … 133t
▸ 力学的特性 … 132, 134f
骨穿孔術 (core decompression) … 637
骨増殖 … 187, 189f
骨粗鬆症 (osteoporosis) … 574, 769
▸ →原発性骨粗鬆症
▸ Singhの分類 … 182, 1143
▸ 疫学 … 769
▸ 診断 … 772
▸ 診断基準 … 1122

▸ 治療開始基準 … 1122
▸ 治療 … 774
▸ 治療薬: 骨密度・骨質への影響 … 776t
▸ 病態 … 770
骨代謝マーカー … 244
骨端 (apophysis) … 54f, 694
▸ 股関節周囲の主な―― … 695f
骨端・骨幹端異形成を示す骨系統疾患の関連遺伝子 … 526t
骨端異形成 (epiphyseal dysplasia) … 523, 932
骨端核
▸ 寛骨の――の出現年齢 … 8f
▸ 骨盤と大腿骨の――の出現時期 … 1131
▸ 骨盤と大腿骨の――の癒合時期 … 1131
▸ 出現時期 … 695t
▸ 大腿骨近位端の――の出現年齢 … 9f
▸ 大腿骨頭――の形態 … 8f
　▸ 年齢的推移 … 9f
骨端症 … 7
骨端成長軟骨板 (epiphyseal growth plate) … 7
骨端線
▸ 寛骨の――の閉鎖年齢 … 8f
▸ 新生児期の―― (成長軟骨板) … 513f
▸ 早期閉鎖 … 522
▸ 大腿骨近位端の――の閉鎖年齢 … 9f
▸ 閉鎖 … 7
▸ 閉鎖時期 … 695t
骨端線損傷型 … 515f
骨端動脈 (epiphyseal artery) … 645
骨端部の血行 … 54
骨頭-涙滴間距離 (teardrop distance: TDD) … 1133
骨島 (bone island) … 186, 187f
骨洞 (geode) … 707
骨透過性病変 … 739f, 740f, 750f, 752f, 755f
骨頭軟骨下骨折 … 200
骨頭軟骨下骨折線像 … 619t
骨頭の中心性移動 … 1101f
骨透亮像 (radiolucent line) … 137, 184, 186, 187f, 648f, 748, 921, 1033, 1033f
骨軟化症 … 227, 779
▸ ――に伴う大腿骨転子下骨折 … 780f
▸ 原因疾患 … 780f
▸ 診断 … 779
▸ 治療 … 781
▸ 病態 … 779
骨軟骨異形成症 … 83
骨軟骨腫 (osteochondroma) … 736
骨肉腫 (osteosarcoma) … 184, 224, 225, 741, 742f
▸ 18F-FDG … 235f
▸ 18F-fluoride PET … 235f
▸ 18F-fluoride PET/CT … 236f
骨嚢腫 (bone cyst) … 198
骨濃淡分布 … 184
骨嚢胞 … 184, 187, 208f, 727f, 783f, 896
▸ ――形成 … 796f
骨の石灰化
▸ ――過程 … 89
▸ 1次石灰化 (primary mineralization) … 89
▸ 2次石灰化 (secondary mineralization) … 89
▸ 石灰化過程におけるコラーゲン

架橋とマイクロクラックの関係
………………………………………… 91f
骨破壊…………… 186, 800f, 839f
▶ ──像…………………………… 184
骨盤位置………………………… 964
骨盤腔（pelvic cavity）…… 19, 20f, 22
骨盤傾斜……… 79, 95, 98, 549f
▶ Kitajimaの計測方法…… 96, 97f
▶ 臥位・立位での ──の変化
……………………………………… 965f
▶ 臥位・立位における差…… 99f
▶ 骨盤単純X線側面像を用いた
──の計測法…………………… 96f
▶ 人工股関節全置換術後の ──
……………………………………… 99f
▶ 単純X線による評価法…… 95
▶ 単純X線評価に与える影響 - 185f
▶ 土井口の計測方法…… 96, 97f
▶ 変形性股関節症と ──・脊椎
アライメント……………………… 98
骨盤骨切り術（pelvic osteotomy）
……………………… 344, 349, 494
骨盤骨折……………………… 210f
骨盤座標……………………… 1003f
▶ ──の決定………………… 1000
骨盤座標系…………………… 1001f
▶ ──の基準平面…………… 965f
骨盤座標軸…………………… 73f
骨盤上口……………………… 20f
骨盤側インパクション骨移植… 1084
骨盤側骨切り術…… 602, 603f, 603t
骨盤側骨欠損
▶ Enghの分類……… 1052, 1053t
▶ Grossの分類…………… 1052t
▶ Gustiloの分類 ‥ 1053, 1053f, 1053t
▶ Paproskyの分類……………… 1051f
▶ Salehの分類……… 1052, 1052f
▷ 空洞状欠損（cavitary deficien-
cies）……………………………… 1050
▷ 骨盤不連続（pelvic discontinui-
ty）………………………………… 1050
▷ 混合型欠損（combined deficien-
cies）……………………………… 1050
▷ 評価……………………………… 1050
▷ 分節状欠損（segmental deficien-
cies）……………………………… 1050
▷ 分類…………………… 1050, 1152
骨盤側骨溶解の治療…………… 996
▶ ──方針……………………… 997f
骨盤内から下肢への神経・血管路
（左骨盤内面）………………… 21f
骨盤の座標軸設定………………… 72
骨盤疲労骨折…………………… 691
骨盤部腫瘍分類………………… 732f
骨盤部軟部肉腫………………… 235
骨盤不連続（pelvic discontinuity）
……………… 1041, 1052, 1071
▷ ──に対する再建とセメントカッ
プ固定…………………………… 1069f
▷ AAOSの分類………………… 1050
骨盤輪不安定症（pelvic ring
instability）…………………… 858
▷ 産後に伴う ──……………… 858f
骨微細損傷（マイクロクラック）… 92
骨皮質内側の浸食像（endosteal
erosion）………………………… 747
骨皮質の肥厚…………………… 211f
骨表面計測用ペンプローブ…… 1014f
骨表面高悪性度骨腫瘍（high grade
surface osteosarcoma）…… 741
骨びらん…… 707, 708f, 709f, 804f
骨片遊離体…………………… 189f
骨補填材料…………………… 1063
骨膜反応……………………… 729f

骨密度（bone mineral density）… 87
▶ と骨質（材質）による骨粗
鬆症病型分類………………… 773f
▶ カットオフ値………………… 1123
骨免疫学（osteoimmunology）… 702
骨溶解（osteolysis）
……… 135, 138, 800f, 862, 910, 910f, 995
▶ ──に対する再置換術…… 998f
▶ expansile……………………… 995
▶ focal…………………………… 995
▶ liner…………………………… 995
▶ Mulroyの評価基準………… 1151
▶ Zicatの分類………………… 1151
▶ 人工股関節全置換術後の ──
……………………………………… 996f
▶ 診断…………………………… 995
▶ 大腿骨 ──の治療………… 998
▶ 大腿骨 ──の治療方針…… 999f
▶ 治療…………………………… 996
▶ 治療方針……………………… 997f
骨リモデリング（bone remodeling）
……………… 87, 90f, 92, 135, 770
▶ ──抑制が骨・軟骨・椎間板
のコラーゲンの老化に及ぼす影
響………………………………… 94f
▶ ──抑制と悪玉AGEs架橋… 93f
▶ 亢進……………………………… 93
▶ 評価…………………………… 921
骨梁………………………………… 182f
▶ ──の粗糙化………………… 184
▶ ──の不鮮明化…… 184, 187f
▶ 壊死像………………………… 521f
骨量頂値（peak bone mass）… 770
骨梁壊死（trabecular necrosis）
…………………………… 613, 628
骨梁架橋（trabecular bridging）… 951
骨梁構造………………………… 182
骨梁再構築（trabecular reorientaton）
……………………………………… 951
骨梁分布異常…………………… 184
固定性
▶ カップ（セメントレス）評価… 1149
▶ ステム（セメントレス）評価… 1149
コバルトクロム（cobalt-chromium:
CoCr）合金…… 120, 121, 865f
▶ ──カップ－セラミック骨頭摺
動面………………………………… 208f
▶ ──製のメタルオンメタルの表
面置換型人工股関節………… 945
コバルトクロム合金（バイタリウム:
Vitallium）…………… 861, 869
▶ ──製モノポーラ型人工骨頭
……………………………………… 869f
コバルトクロムモリブデン（Co-Cr-
Mo）合金……………………… 920
米粒状の腫瘤…………………… 831f
コラーゲン…………… 30, 88, 770
コラーゲン架橋………………… 89f
▶ 石灰化過程における ──とマイ
クロクラックの関係…………… 91f
コラーゲン線維束………………… 47
混合型欠損（combined deficiencies）
→AAOSの分類………………… 1050
混合潤滑（mixed lubrication）
…………………………… 142, 147
コンドロイチン硫酸（chondroitin
sulfate）…………… 286, 597
コンピュータ画像解析………… 1037f
コンピュータ支援手術…… 868, 1000
コンピュータ支援デザイン（computer
aided design: CAD）………… 71
コンベックス走査型…… 218, 218f
コンポジットビームコンセプト（com-
posite beam concept）- 903, 904, 906f

さ
最小関節裂隙幅（minimal joint space:
MJS）………………… 180, 555
最小抗菌薬濃度（最小発育阻止濃
度）……………………………… 259
最小殺菌濃度（minimal bactericidal
concentration: MBC）……… 259
最小侵襲手術（minimally invasive
surgery: MIS）………………… 867
最小侵襲人工股関節全置換術
（minimally invasive surgery for hip
arthroplasty: MIS-THA）… 418, 428
最小発育阻止濃度（minimal
inhibitory concentration: MIC）259
最大応力………………………… 568f
サイトカイン……………………… 32
細胞治療………………………… 395
▶ 手術方法，用いられる細胞… 396t
▶ 成長因子の手術方法，用いら
れる成長因子………………… 396t
▶ 臨床成績……………………… 396
細胞溶解（cytolysis）………… 628
再溶解（remelt）……………… 148
サイレントヒップ……………… 633
坐骨（ischium）…………… 7f, 19
坐骨棘（ischial spine）… 19f, 20
坐骨結節（ischial tuberosity）
……………… 19f, 21, 175f, 694f
坐骨結節滑液包………………… 850f
坐骨結節裂離骨折… 690, 690f, 695
坐骨孔（greater sciatic foramen）… 20
坐骨神経（sciatic nerve）… 17f, 18f, 59
坐骨神経叢（sciatic plexus）… 59
坐骨神経麻痺…………… 678, 687
坐骨大腿靱帯（ischiofemoral liga-
ment）…………… 40, 69, 672f
▶ 下方線維束………… 40, 41f
▶ 上方線維束………… 40, 41f
挫傷……………………………… 200
撮影ピッチ……………………… 207
擦過腐食………………………… 120
撮像範囲（field of view: FOV）… 197
座標軸
▶ 骨盤 ──…………………… 73f
▶ 大腿骨 ──
▷ ISB座標系…………… 74f
▷ retrocondylar plane基準… 74f
座標軸設定……………………… 72
▶ 骨盤……………………………… 72
▶ 大腿骨…………………………… 72
サフラニンO染色………………… 29f
サプリメント…………………… 285
サポートリング… 893f, 897, 1060f, 1071
▶ ──を併用したセメント使用人
工股関節全置換術…………… 893f
サルコイドーシス……………… 229
三角形状の低信号領域………… 201
酸化ジルコニウム（ZrO2）…… 130

し
ジアリルジスルフィド（diallyl
disulfide）（二硫化アリル）… 610
指炎（dactylitis）……………… 722
自家海綿骨骨移植術…………… 392
四角形断面テーパーステム（quad-
rangular taper stem）… 925, 925f
四角形断面テーパータイプ（quad-
rangular taper）……………… 924
▶ 機種一覧……………………… 1174
自覚的脚長差…………………… 973
自家濃縮骨髄液移植術………… 398f
自家皮質骨釘移植術術………… 392
色素性絨毛結節性滑膜炎（pigment-

ed villonodular synovitis: PVS）
……… 184, 186f, 198, 217, 630, 758, 804
軸位（軸射）像………… 174, 175f
軸性脊椎関節炎………………… 715
▶ ASASの分類基準…………… 716f
ジグリング……………… 594, 595f
シクロオキシゲナーゼ
（cyclooxygenase: COX）…… 596
シクロオキシゲナーゼ-2阻害薬… 278
ジクロフェナク………………… 283
自己潤滑材料…………………… 147
支持骨柱移植術………………… 392
脂質代謝関連………………… 643
四肢の発生………………………… 2
四肢骨の発生……………………… 4
耳状面（auricular surface）… 19, 19f
矢状面脊椎骨盤アライメント…… 80f
視診……………………………… 167
次世代シーケンサー（next generation
sequencer: NGS）…………… 260
持続的他動運動（continuous passive
motion: CPM）………… 293, 294f
四足歩行………………… 59, 60f
疾患関連因子…………………… 643
疾患修飾性抗リウマチ薬（disease-
modifying antirheumatic drugs:
DMARDs）…………………… 586
疾患修飾薬（disease-modifying OA
drugs: DMOADs）… 278, 287, 586
膝関節の下肢関節角度………… 242
膝関節の軟部組織損傷………… 678
実効線量………………………… 208
膝伸展運動……………………… 291
膝痛（coxitis knee）…………… 165
自動画像解析（automatic image
analysis）……………………… 70
脂肪細胞（adipocyte）………… 628
脂肪腫（lipoma）……… 757, 757f
脂肪肉腫（liposarcoma）……… 762
脂肪抑制下3D FLASH（fast low
angleshot）…………………… 202
脂肪抑制下3D SPGR（spoiled
gradient echo）……… 202, 203f
脂肪抑制下3D グラジエントエコー系
T1強調シークエンス………… 202
ジメチルパラトルイジン（N,N-
dimethyl-p-toluidine: DMPT）… 131
斜横断像（oblique axial plane）
…………………………… 1003, 1004f
社会的不利（handicap）……… 1215
しゃがみこみ（squatting）…… 75f
▶ 2次元/3次元matching法を用
いた人工股関節全置換術後の
──動作に対する解析……… 76f
斜冠状（oblique-sagittal）断面… 197
若年性関節リウマチ（juvenile
rhcumatoid arthritis: JRA）…… 541
若年性特発性関節炎（juvenile
idiopathic arthritis: JIA）…… 541
▶ ILARの分類………… 542t, 1140
▷ 疫学…………………………… 541
▷ 診断…………………………… 543
▷ 治療…………………………… 545
▷ 病因…………………………… 541
▷ 病態…………………………… 541
▷ 分類基準……………………… 542
▷ 予後…………………………… 545
▷ 予防…………………………… 546
ジャンボカップ………………… 1060
ジャンボカップ法……………… 1058
▶ ──を用いた再置換術……… 1060f
主圧迫骨梁（principal compressive
group）………………………… 182
皺溝…………………………… 456f

十字プレート……………………… 1063f
自由神経終末…………………… 61, 61t
縦走線維束……………… 39, 39f, 40f
重度骨欠損（severe defect）→Engh
　の分類………………………… 1053
摺動面…………………………… 146
　▶──クリアランスと極摺動と赤
　　道摺動…………………… 146f
　▶──の潤滑とStribeck曲線 · 147f
　▶ hard on hard── ………… 149
　▶ hard on soft── ………… 147
　▶ 各種──の利点と問題点 · 146t
　▶ セラミックオンセラミック──
　　……………………………… 150
　▶ メタルオンメタル── …… 149
修復血行路……………………… 521f
修復組織（reparative interface zone）
　………………………………… 628
重複歩（stride length）……… 68, 240
皺襞形成………………………… 628f
周方向応力………………… 903, 904f
終末糖化産物（advanced glycation
　end products: AGEs）…… 88, 89, 770
手術進入法…………………… 867
手術創の清潔度………………… 977
手術的containment療法……… 493
手術ナビゲーション…………… 1008
手術部位感染（surgical site infection:
　SSI）…………………………… 977
　▶ 原因菌…………………… 978
　▶ 深層切開部位SSI…… 977, 977f
　▶ 臓器・体腔SSI………… 977f
　▶ 層別──の分類………… 977f
　▶ 定義……………………… 978
　▶ 発生率…………………… 978
　▶ 表層切開部位SSI…… 977, 977f
　▶ 分類………………… 977, 983t
　▶ 治療…………………… 983t
主訴……………………………… 162
術後深部静脈血栓症/肺塞栓症予防
　法……………………………… 989
出生後環境要因（postnatal environ-
　mental factors）…………… 453
出生前環境要因（prenatal environ-
　mental factors）…………… 453
術前計画3次元モデルと術中写真
　……………………………… 1043f
術中脚長計測…………………… 974
術中骨折………………………… 959
術中徒手テスト………………… 962
術中肺塞栓予防法……………… 989
主引っぱり骨梁（principal tensile
　group）……………………… 182
腫瘍…………………………… 630
腫瘍広範切除術の切除縁……… 731f
腫瘍性骨軟化症（tumor-induced
　osteomalacia: TIO）………… 779
腫瘍性疾患……………………… 728
腫瘍内切除……………………… 731f
　▶──術……………………… 730
腫瘤性病変……………………… 186f
腫瘤像…………………………… 200
潤滑（lubrication）………… 142, 147
純チタン（commercially pure titanium:
　cpTi）………………………… 120
上外側型（superolateral）変形性股
　関節症…………………… 570, 571f
少関節炎（oligoarthritis）
　………………………… 541, 542, 544f
焼結ビーズ（beads coating）· 126, 126f
症候性（2次性）大腿骨頭壊死症
　〔syndromic（secondary）osteo-
　necrosis of the femoral head〕· 645
　▶ 診断………………………… 649

　▶ 特徴的症状………………… 649
　▶ 病理所見…………………… 649
　▶ 分類………………………… 645
　▶ 予防………………………… 650
上後腸骨棘………………………… 19f
症候を有する（symptomatic）股関節
　症…………………………… 555, 557
　▶ 有病率…………………… 557t
上骨幹端動脈（superior metaphyseal
　artery）…………… 53, 53f, 54f
小骨盤（lesser pelvis）……… 19, 20f, 22
小坐骨孔（lesser sciatic foramen）·· 21
小坐骨切痕（lesser sciatic notch）
　…………………………………… 19f, 21
照射線量………………………… 208
常染色体顕性遺伝（autosomal domi-
　nant: AD）…………………… 82
　▶ 家系図…………………… 81f
常染色体潜性遺伝（autosomal reces-
　sive: AR）…………………… 82
上前腸骨棘（anterior superior iliac
　spine）…… 14f, 16f, 19f, 20, 694f, 825f
　▶──と足関節内果を結ぶ距離
　　（spina malleolar distance: SMD
　　……………………………… 973
　▶──の設定……………… 1001f
　▶──レベル単純CT像…… 17f
上前腸骨棘裂離骨折… 689, 689f, 695
上双子筋（gemellus superior muscle）
　…………………… 18f, 44t, 45, 46f
小殿筋（gluteus minimus muscle）
　…………… 17f, 18f, 43, 44t, 45f
小転子（lesser trochanter）
　…………… 14f, 18f, 25, 25f, 175f, 176f, 694f
　▶──レベル単純CT像…… 18f
上殿神経（superior gluteal nerve）
　…………………………… 58f, 59
　▶──のねじれ……………… 60f
上殿動・静脈…………………… 17f
上殿動脈（superior gluteal artery）
　…………………………… 51, 51f
衝突（impact）………………… 142
上内側型（superomedial）変形性股
　関節症………………………… 570
小児広範囲展開法……………… 442
　▶ 外側大腿回旋動脈………… 444f
　▶ 寛骨臼底脂肪線維組織と寛骨
　　臼横靱帯………………… 447f
　▶ 関節唇切除の適応………… 448f
　▶ 関節包切開………………… 446f
　▶ 関節包の処置…………… 445
　▶ 関節包の剥離…………… 446f
　▶ 手術適応………………… 442
　▶ 術中の整復位の確認…… 448f
　▶ 進入法…………………… 443
　▶ 前方の展開……………… 445f
　▶ 体位……………………… 442
　▶ 大腿筋膜張筋切開……… 444f
　▶ 大腿筋膜展開…………… 444f
　▶ 大腰筋腱の移行………… 449f
　▶ 大腰筋腱の切離………… 447f
　▶ 大腰筋腱の切離と関節内の処置
　　……………………………… 447
　▶ 大腰筋腱の前方移行, 閉創, 術後
　　固定……………………… 449
　▶ 短外旋筋群の切離……… 446f
　▶ 中殿筋の切離…………… 445f
　▶ 展開……………………… 443
　▶ ドレーピング…………… 443f
　▶ 皮膚切開………………… 443f
小児成長軟骨板損傷の分類…… 1139
小児大腿骨近位部骨折後の大腿骨
　頭壊死症……………………… 520f
小児大腿骨近位部骨折の血行障害

小児大腿骨頚部・転子部骨折の
　Delbet-Colonna（D-C）分類 · 513f
小児大腿骨頚部骨折に合併する
　Ratliffの大腿骨頭壊死症の分類
　……………………………… 519f
小児大腿骨頚部骨折の分類…… 1139
小児内側進入法………………… 437
　▶ 関節唇の処置…………… 440f
　▶ 関節包の処置…………… 439f
　▶ 手術適応………………… 438
　▶ 手術方法………………… 438
　▶ 症例……………………… 440
　▶ 内側進入路……………… 437f
　▶ 皮膚切開………………… 438f
小児の化膿性股関節炎
　………………… 531, 533f, 798f
　▶──後の大腿骨頭壊死症… 535f
　▶ 疫学……………………… 531
　▶ 合併症…………………… 536
　▶ 関節液…………………… 533f
　▶ 後遺症…………………… 536
　▶ 疾患概念………………… 531
　▶ 診断……………………… 532
　▶ 大腿骨頭壊死症による遺残変形
　　に対する骨切り術……… 536f
　▶ 治療……………………… 534
　▶ 定義……………………… 531
　▶ 病因……………………… 531
　▶ 病態……………………… 531
小児の感染性・炎症性疾患…… 531
小児の骨盤骨切り術…………… 375
小児の大腿骨近位部骨折（fracture
　of proximal femur in children）·· 512
　▶ 疫学……………………… 512
　▶ 合併症…………………… 518
　▶ 診断……………………… 516
　▶ 大腿骨頚部・転子部骨折… 515
　▶ 大転子剥離骨折………… 515
　▶ 治療……………………… 516
　▶ 病因……………………… 512
　▶ 病態……………………… 512
　▶ 分類………………… 512, 515
上被膜下動脈（superior retinacular
　artery）…… 52, 53f, 54f, 519, 646f
上方線維束………………… 40, 41f
静脈血栓塞栓症（venous thrombo-
　embolism: VTE）……… 687, 987
　▶ 遠位型深部静脈血栓症… 992
　▶ 画像診断………………… 988
　▶ 近位型深部静脈血栓症 ·· 992
　▶ 待機的股関節手術における理学
　　的予防法の有効性……… 990t
　▶ 治療……………………… 992
　▶ 病態……………………… 987
　▶ 予防ガイドライン……… 993
　▶ 予防法…………………… 989
　▶ 臨床所見………………… 987
静脈造影像………………… 913, 913f
ショートタイプステム………… 924f
　▶ セメントレスステム…… 924
ショートフェモラルネイル（short
　femoral nail: SFN）… 654, 665, 667f
　▶ 術式……………………… 669f
　▶ 大腿骨転子部骨折に対する
　　──による骨接合術… 668f, 670f
　▶ 炭素繊維複合材製── … 670f
初期股関節症 →変形性股関節症
　……………………………… 216f,
　311f, 353f, 354f, 562f, 578, 578f, 1113f
　▶──の 18F-fluoride PET … 238f
触診…………………………… 167
　▶ 関節アライメントの確認… 457f
ショック・アナフィラキシー反応 215

ジルコニア……………………… 114
　▶──強化アルミナ（ZTA）複合
　　セラミックス………… 114, 866
　▶──添加アルミナ骨頭（Biolox
　　delta）の電子顕微鏡写真… 115f
ジルコニアセラミックス……… 112, 121
ジルコニウム合金……………… 121
皺……………………………… 456f
侵害受容器……………………… 61
腎がん……………………… 184, 224
伸筋群……………… 43, 44t, 45f
真菌性関節炎（fungal arthritis）·· 809
真空密封（vacuum seal）…… 35
シングルウェッジ（single wedge） 921
シングルモジュラリティ（single
　modularity）………………… 937
神経
　▶ 股関節周囲筋の支配── … 43f
　▶ 股関節周囲における──走行の
　　略図……………………… 58f
　▶ 骨盤内から下肢への──・血管
　　路………………………… 21f
神経系…………………………… 56
神経原性変化……… 239, 239f, 240
　▶──における筋電図所見… 241f
神経支配……………………… 60, 61f
神経支配界面（internervous plane）
　………………………………… 43
神経障害性疾患………………… 817
神経鞘腫（neurilemoma/ neurinoma/
　schwannoma）…………… 758, 760f
神経線維腫（neurofibroma）…… 758
神経線維腫症（neurofibromatosis）
　………………………………… 758
神経叢…………………………… 56
　▶ 背側・腹側の概念………… 56f
　▶ 背側層…………………… 56f
　▶ 腹側層…………………… 56f
神経病性関節症（neuropathic arthro-
　pathy）（Charcot関節）…… 817, 877
　▶ 脊髄癆による──……… 818f
神経病性股関節症…………… 878f
神経麻痺………………………… 959
人工関節周囲感染（periprosthetic
　joint infection: PJI）… 252, 977, 981
　▶ 18F-FDG PETによる──の感度
　　と特異度………………… 233t
　▶ 18F-FDG PETを用いた──の
　　診断……………………… 232
　▶ ICM2018の診断基準…… 982t
　▶ 感染人工関節における病理組織
　　学的評価………………… 253t
　▶ 感染例…………………… 233f
　▶ 病理組織像……………… 252f
進行期股関節症 →変形性股関節症
　……………………………… 217f,
　328f, 348f, 562f, 578, 578f, 878f, 1113f
　▶──に対する大腿骨外反骨切り
　　術との併用……………… 347
　▶ CT ……………………… 583f
人工股関節……………… 860, 861
　▶ 機械的可動域に関わるデザイン
　　因子……………………… 963f
　▶ 固定法とデザインの変遷… 863
　▶ 摺動面…………………… 146
　▶ 摩耗形態………………… 144
　▶ 歴史……………………… 860
人工股関節感染に対する1期的およ
　び2期的再建術の成績比較… 984t
人工股関節再置換術（revision total
　hip arthroplasty: revision THA）
　… 874, 1016, 1031, 1039, 1095
　▶ 3次元術前計画と術後CT像
　　……………………………… 1042f

▸ インプラントの抜去 ………… 1044
▸ インプラントの弛みに対する――
　の術前計画 ………………… 1041
▸ インプラントの弛みの診断 ‥ 1031
▸ 術前計画 …………………… 1039
▸ 術前計画3次元モデルと術中写
　真 ……………………… 1043f
▸ セメントカップ固定 ……… 1062
▸ セメントステム固定 ……… 1095
▸ セメントステムによる―― … 1095
▸ セメントレスカップ固定 … 1058
▸ セメントレスステム固定 … 1085
▸ 大腿骨再置換術時のステム固
　定法選択のアルゴリズム … 1102f
▸ 反復性脱臼に対する――の術前
　計画 ………………………… 1039
▸ モジュラー型セメントレスステム
　固定 ………………………… 1090
▸ 弛みに対する ……………… 1041f
人工股関節周囲の部位表記 … 1146
人工股関節全置換術（total hip
arthroplasty: THA）
………… 418, 640, 641f, 875, 950
▸ 3次元術前計画 …………… 1000
▸ カスタムメイドステム …… 932
▸ カップのセメント固定 …… 892
▸ カップのセメントレス固定 … 914
▸ 合併疾患に対する周術期リスク
　の評価 ……………………… 884
▸ 寛骨臼用患者適合型手術支援
　ガイド …………… 1021, 1022f
▸ 患者情報の聴取と身体所見 ‥ 882
▸ 感染 ………………………… 977
▸ 脚長差 ……………………… 973
▸ 口腔不衛生 ………………… 886
▸ 高血圧 ……………………… 884
▸ 股関節強直と股関節固定術後
　に対する――の臨床成績 … 880t
▸ 呼吸器系疾患 ……………… 885
▸ 骨折 ………………………… 968
▸ 骨溶解 ……………………… 995
▸ 固定様式の割合 …………… 124f
▸ コンピュータの活用 ……… 1025
▸ 術後回復の評価 …………… 68
▸ 術後合併症とその対策 …… 961
▸ 術後経過評価 ……………… 1148
▸ 術後脱臼 …………………… 961
▸ 術後の下肢アライメント変化
　……………………………… 104f
▸ 術後の可動域 ……………… 75
▸ 術後の骨欠損の評価と分類 … 1152
▸ 術後の骨盤傾斜 …………… 99f
▸ 術後の大腿骨ステム周囲骨折
　……………………………… 968
▸ 術後の疼痛発生の要因 …… 1031t
▸ 術後の変化 ………………… 228f
▸ 術後のリハビリテーション治療
　……………………………… 294
▸ 術後の両股関節単純X線正面像
　……………………………… 890f
▸ 術後慢性拡張性血腫（chronic
　expanding hematoma）… 229f
▸ 術前計画 …………………… 887
▸ 術前検査 …………… 882, 882t
▸ 術前股関節形態評価 ……… 1144
▸ 術前の患者情報 …………… 882t
▸ 術直後評価 ………………… 1146
▸ 心機能障害 ………………… 884
▸ 腎機能障害 ………………… 885
▸ ステムのセメント固定 …… 902
▸ ステムのセメントレス固定 … 918
▸ 全身状態の総合的リスク評価
　……………………………… 883

大腿骨骨切り用患者適合型手
術支援ガイド ……………… 1024
▸ 大腿骨骨折の分類 ………… 1151
▸ 単結晶アルミナ28mm骨頭を用
　いた …………………… 113f
▸ 治療法の選択 ……………… 875
▸ 適応 ………………………… 875
▸ 適応と禁忌 ………………… 875
▸ 適応に注意を要する病態と患者
　背景 ………………………… 876
▸ 糖尿病 ……………………… 884
▸ 特殊な手術手技 …………… 950
▸ 肥満 ………………………… 885
▸ 変形性股関節症に対する――
　…………………………… 602t
▸ モジュラーシステム ……… 937
▸ 弛み ………………………… 995
人工骨頭 ……………………… 860
▸ アクリル製 ………………… 869
▸ 寛骨臼の摩耗による――の中心
　性移動 …………………… 871f
▸ バイタリウム製―― ……… 869
▸ バイポーラー型―― ……… 871f
▸ モジュラー型―― ………… 870
▸ モノポーラー（monopolar）型
　―― ………………… 869, 871f
▸ ユニポーラー（unipolar）型―
　― …………………………… 869
▸ 歴史 ………………………… 860
▸ ロングステム型―― ……… 869
人工骨頭置換術 …………… 640, 869
▸ 手技 ………………………… 872
▸ セメント使用 ……………… 872
▸ セメントレス ……………… 872
▸ 適応 ………………………… 872
信号雑音比（signal to noise ratio:
SNR）………………………… 194
進行性骨化性線維異形成症
　（fibrodysplasia ossificans
　progressiva）………… 530, 530f
進行性変形性股関節症のMRI … 584f
人工大腿骨頭置換術（femoral head
　prosthetic replacement）……… 869
腎細胞がん …………………… 224
浸潤状（permeative）……… 748
浸食像 ………………………… 186f
腎性全身線維症（nephrogenic
　systemic fibrosis: NSF）…… 194
真性多血症（polycythemia vera）‥ 648
深層（deep zone）………………… 30
深層切開部位SSI（deep incisional
　SSI）………………………… 977
靱帯 …………………………… 39
▸ 股関節後面の―― ………… 41f
▸ 股関節周囲の―― ………… 672f
▸ 股関節前面の―― …… 39f, 40f
身体所見 …………………… 162, 165
靱帯性整復（ligament taxis）…… 415
シンチグラフィー（scintigraphy）
　…………………… 223, 1038
▸ 基礎知識 …………………… 223
神中―Lance法 …………… 344, 344f
伸展 …………………………… 170
伸展運動 …………………… 700f
真の脚長差（true LLD）……… 171
振幅（oscillating）…………… 142
深部静脈血栓症（deep vein thrombo-
　sis: DVT）………………… 987

す
髄外整復 …………………… 666f
髄腔形状 ……………………… 28
▸ 測定法 ……………………… 27f
▸ 分類 ………………………… 1144
髄腔占拠率（fit and fill）……… 889

髄腔パルス洗浄 ……………… 907
髄腔プラグ ……………… 907, 907f
水酸化カリウム処理 ………… 257
推算糸球体濾過量（eGFR）…… 885
穂状ギプス …………………… 304
垂線（C7plumb line: C7PL）… 79
水中運動（aquatic exercise）‥ 292, 607
垂直床反力 …………… 242, 243f
髄内整復 …………………… 666f
髄内釘 ………………………… 664
水平被覆率 …………………… 950
スカウトビュー …………… 17f
すきま腐食（crevice corrosion）
　……………………… 120, 943
スクラッチ適合（scratch fit）… 1055
スクリュー固定の注意 ……… 916
スクワット …………… 291, 291f
鈴木法 ………………………… 219
スタンダードカップ ……… 894f
ステム
　――の設置 …… 889f, 1003, 1004f
▸ Link MP―― ………… 1091f
▸ Wagner self-locking revision――
　………………… 1089, 1089f
▸ Zimmer Modular Revision――
　…………………………… 1091f
▸ 遠位横止めスクリュー機構を有
　する ………………………… 1088
▸ ハイドロキシアパタイトコーティ
　ング―― …………………… 1087
▸ ミッドステムモジュラリティ
　再置換（midstem modularity
　revision）………………… 1090
▸ 弛み …………… 1031, 1101f
ステム形状 →Radaelliの分類 … 922
ステム髄腔占拠の分類 ……… 1147
ステム長 →Radaelliの分類 …… 921
ステムネックアダプター …… 1026f
ステムのセメント固定 … 902, 902f, 907
▸ 骨床の準備 ………………… 908
▸ ステムの固定 ……………… 909
▸ ステムの挿入 …………… 909f
▸ 成績向上のための工夫 …… 912
▸ セメント手技 ……………… 907
▸ セメント手技の改良 …… 907f
▸ セメントマントル ………… 913
▸ 単純X線側面像からみたステム
　の挿入位置 ……………… 908f
▸ 適応 ………………………… 902
▸ ピットフォールと合併症 … 913
ステムのセメントレス固定 … 918
ステロイド ……………… 284, 598
　――投与と特発性大腿骨頭壊
　死症の関連 ………………… 615
▸ 感受性評価 ………………… 643
▸ 関節内投与 …………… 284, 598
▸ 全身投与の対象となった疾患
　…………………………… 615t
▸ 反応関連因子 ……………… 643
ステロイド関連特発性大腿骨頭壊
　死症（steroid-associated ONFH）
　……… 397f, 613, 613t, 634, 640f
▸ 発生に関する背景因子 …… 643f
▸ 予防 ………………… 642, 644
▸ 予防法の開発 …………… 643f
ステンレス（stainless steel: SS）合金
　……………………… 120, 121
ストレート円筒形ステム …… 939f
ストレートテーパーステム … 939f
ストレステスト ……………… 697
ストレッチング ……………… 290
▸ 開脚位での股関節周囲の――
　…………………………… 699f
▸ 股関節後方の大殿筋とハムスト

リングの―― ……………… 698f
▸ 股関節周囲筋の―― ……… 290f
▸ 股関節深層筋の―― ……… 698f
▸ 股関節前方の内転筋と腸腰筋
　の―― …………………… 699f
▸ 股関節内旋筋と外旋筋の――
　…………………………… 699f
ストレプトマイシン（streptomycin:
　SM）………………………… 807
ストロマイシン ……………… 32
スパイカキャスト …………… 304
スピンエコー法 ……………… 192
▸ ――おけるTRとTEの設定 ‥ 193t
スペーサー ……… 1070, 1107, 1107f
▸ Regenerex ………… 1070, 1070f
▸ Trabecular Metal ……… 1070
▸ チタン合金製（Ti-6Al-4V）――
　…………………………… 1070f
▸ ポーラスタンタル――
　………………… 1070, 1070f
すべり（sliding）………………… 142
スポーツ損傷（sports injury）… 694
スポーツヘルニア（athletic pubalgia）
　…………………………… 163
スポーツ歴 …………………… 164
スライス幅 …………………… 207
スライディングヒップスクリュー
　（sliding hip screw: SHS）
　………… 654, 661f, 664, 666f
▸ 骨接部のスライディング … 666f
▸ 術式 ……………………… 667f
▸ 大転子固定プレートを併用した
　…………………………… 665f
すりガラス様（ground glass appear-
　ance）…… 528, 529f, 753f, 754

せ
生化学的同定方法 …………… 258
生活の質（quality of life: QOL）
　………………… 162, 1213
整形外科移植に関するガイドライン
　…………………………… 1064
生検術 …………………… 730f
脆弱性骨折 …………………… 235
正常筋電図 …………………… 240
▸ Tönnis分類 ……………… 1135f
正常股関節および寛骨臼形成不全
　症における股関節荷重のバイオメ
　カニクス ………………… 569f
正常変異（os acetabuli）……… 189
生殖器疾患 …………………… 163
精神障害 ……………………… 880
成人の大腿骨頭の血管系 …… 52
静水圧 ………………………… 48
生体材料 ……………………… 106
▸ 人工股関節インプラントに使用
　されている――（機能的分類）
　…………………………… 121f
生体セラミックス（bioceramics）‥ 112
生体内破壊 …………………… 122
成長軟骨板（epiphyseal plate）… 496
▸ 新生児期の大腿骨頭の血管分
　布, 骨端線（――）, 関節包付着
　部 ………………………… 513f
▸ 発育に伴う――の傾き …… 10f
成長ホルモン（growth hormone:
　GH）………………………… 789
　――産生下垂体腺腫 ……… 789
生物学的関節形成術（biologic
　arthroplasty）…………… 860
生物学的製剤 ………… 702, 711
▸ 比較 ……………………… 712t
生物学的反応（biological reaction）に
　よる変形性股関節症の分類 … 570
生理学的評価 ………………… 239

静力学（statics）･･････････････････ 63
生理的静水圧･･････････････････････ 34
赤外線カメラ･･････････････････････ 70
赤外線反射式光学センサー用マー
　カーを付けたプローブ････････ 1026f
赤外線反射マーカーと赤外線カメラ
　による計測･･････････････････････ 70
脊髄神経後枝････････････････････ 56f
脊髄神経前枝（ventral ramus）
　････････････････････････････ 56, 56f
脊髄神経背側枝〔posterior branch
　(es) of ventral ramus (rami)〕･･ 56
脊髄神経腹側枝〔anterior branch
　(es) of ventral ramus (rami)〕･･ 56
赤沈値･･････････････････････････ 244
脊椎アライメント･･････････････････ 95
　▶股関節症と骨盤傾斜・･･ 98
脊椎関節炎（spondyloarthropathy,
　spondyloarthritis: SpA）･･ 190, 715
　▶ASASの分類基準････････ 716f
　▶軸性（axial）――･･････ 715
　▶末梢性（peripheral）―― 715
脊椎骨幹端異形成症（spondylometa-
　physeal dysplasia）････････････ 524
　▶Kozlowski型････････････ 525f
脊椎骨端異形成症（spondyloepi-
　physeal dysplasia: SED）････････ 630
脊椎骨端骨幹端異形成症（spondylo-
　epimetaphyseal dysplasia）･･････ 524
　▶Strudwick型･･･････････ 526f
脊椎骨盤アライメント評価････････ 79
　▶指標･･･････････････････ 79f
脊椎固定術････････････････････････ 99
脊椎側弯･･････････････････ 100f, 101f
石灰化層（calcified zone）･･････ 30, 38f
石灰化像･･･････ 189, 190f, 747f, 852f
石灰性腱炎（calcific tendinitis）･･ 852
　▶股関節――････････････ 852f
赤血球････････････････････････････ 244
赤血球沈降速度････････････････････ 244
石鹸の泡状（soap bubble appearance）
　････････････････････････ 739, 739f, 756
接合部での分離････････････････････ 942
切除縁･･････････････････････････ 730
　▶腫瘍広範切除術の――･･ 731f
切除縁評価法
　▶日本整形外科学会骨・軟部腫
　瘍委員会による･･･････････ 731f
切除関節形成術（resection arthro-
　plasty）･･････ 411, 412f, 413f, 605, 860
切除骨頭を用いた塊状骨移植･･･ 950
切除大腿骨頭ボーンバンクマニュア
　ル･･････････････････････････････ 1064
設置高位と母床骨被覆のバランス
　･･････････････････････････････ 914
セッティングタイム　→骨セメント
　･･･････････････････････････････ 132t
セメント
　▶――によるカップの固定･･ 893f
　▶――の漏出････････ 913f, 1101f
　▶――破損･････････････ 1033f
セメントインセメント（cement-in-
　cement）法････････････････････ 1098f
　▶セメントステム固定････ 1095
　▶大腿骨側再置換術･･････ 1098f
セメントカップ･･････････････････ 892
　▶機種一覧･････････････ 1196
　▶固定性の分類･････････ 1034f
　▶種類･･･････････････････ 894f
　▶長期生存例･･･････････ 1033f
　▶抜去法･･･････････････ 1045
　▶弛み･･･････････ 1033f, 1038f
　　▶評価基準･･･････････ 1148
セメントカップ固定･･･････････ 1062

塊状骨移植を用いた――･･ 1067f
塊状同種骨とハイドロキシアパ
　タイト顆粒を用いた――･･ 1068f
後壁を再建した――･･････ 1068f
骨盤不連続（pelvic
　discontinuity）に対する再建と
　――････････････････････ 1069f
骨母床の準備･･･････････ 1065
セメント手技････････････ 1067
チタン製スペーサーを用いた
　――････････････････････ 1067f
同種骨･･･････････････････ 1064
ピットフォールと合併症･･ 1068
セメントガン･･･････････････････ 908
　▶――での骨セメントの硬化の様
　子･･････････････････････ 909f
セメント使用人工骨頭置換術･････ 872
セメントステム････････････････ 902
　▶――とセメントレスステムの長
　期成績･･･････････････････ 911
　▶――による再置換術後の沈み込
　み･･･････････････････････ 1101f
　▶――による再置換術のピット
　フォール･･･････････････ 1101f
　▶――による人工股関節再置換術
　･･･････････････････････････ 1095
　▶Cassar-Gheitiのデザイン分類
　････････････････････ 906t, 1157f
　▶機種一覧･･･････････ 1158
　▶コンポジットビームコンセプト
　･･････････････････････････ 904
　　▶composite beam concept
　　･･･････････････････････ 906f
　　▶shape closed･･･････ 903
　▶周囲のリモデリング･･ 138
　▶種類･･･････････････････ 903
　▶長期成績･････････････ 911
　▶抜去･･･････････････ 1047f
　▶抜去法･･･････････････ 1046
　▶プレコートステム････ 906f
　▶ポリッシュテーパーコンセプト
　･･････････････････････････ 903
　　▶force closed･･･････ 903
　　▶polished taper concept･･ 903f
　▶弛み･･･････････････ 1035f
　　▶診断･･･････････････ 1035
　　▶評価基準･･･････････ 1149
セメントステム固定････････････ 1095
　▶in-cement法････････ 1095
　▶骨母床の準備･････････ 1096
　▶ステムの選択･･･････ 1096
　▶セメントインセメント法･･ 1095
　▶セメント手技･･･････ 1099
　▶長期成績･････････････ 1099
　▶適応･･･････････････ 1095
　▶ピットフォールと合併症･･ 1100
　▶ロングステムの――による再置
　換術･････････････････････ 1097f
セメントスペーサー･･････････････ 985
セメントスペーサーモールド･･ 984f, 985
セメントプラグ遠位部での大腿骨骨
　折･･････････････････････････ 1098f
セメントマントル････････････････ 910
　▶――を確保するために背面に突
　起をつけたカップ･････････ 895f
　▶――レーディング（大腿骨側）･･ 1146
セメントレスカップ･･ 914, 917f, 953f
　▶塊状同種骨移植を併用した
　　――による再置換術の成績
　　････････････････････････ 1059t
　▶塊状同種骨移植を併用しない
　　――による再置換術の長期成績
　　････････････････････････ 1058t
　▶機種一覧･･･････････ 1200

固定性評価･･･････････････ 1149
設置位置･･･････････････ 914f
抜去法･･･････････････････ 1044
表面加工･････････････････ 915
弛み･･･････････････････ 1034f
　▶評価基準･･･････････ 1148
セメントレスカップ固定････････ 1058
　▶塊状同種骨移植法･････ 1061
　▶高位設置法･････････ 1060
　▶リーミングによる骨屑を利用した
　　――････････････････ 953f
セメントレス固定････････････････ 864
セメントレス人工関節のingrowth/
　ongrowth表面････････････････ 127t
セメントレス人工骨頭置換術････ 872
セメントレスステム････････ 918, 1085
　▶Austin-Moore型の――の沈下
　　････････････････････････ 1101f
　▶Feyenの分類･････････ 921
　▶KhanujaとMontの分類･･ 921
　▶osseointegrationによる固定が獲
　　得された――････････ 137f
　▶Radaelliの分類･･････ 921, 1157f
　▶機種一覧･･･････････ 1169
　▶骨の固着･････････････ 918
　▶固定性評価････ 921, 1036, 1149
　▶周囲のリモデリング･･ 136
　▶セメントステムと――の長期成
　　績･･･････････････････ 911
　▶デザイン分類･･･････ 921
　▶抜去法･･･････ 1047, 1048f
　▶表面加工･････････････ 919
　▶モジュラー型――･････ 1090
　▶用いられる金属･･････ 920
　▶弛み･･･････････････ 1097f
　　▶評価基準･･･････････ 1149
セメントレスステム固定････････ 1085
セメントレスチタン合金ステム･･ 140f
セメントレスフルポーラスステム
　････････････････････ 136f, 137f
セメントロングステム･････････ 1095
セラミックオンセラミック（ceramic on
　ceramic: CoC）･･･････････････ 146f
　▶摺動部････････ 112, 150, 865
　　▶材料･･･････････････ 865
　　▶デザイン･･･････････ 865
セラミックオンポリエチレン（ceramic
　on polyethylene: CoP）摺動部･･ 114
セラミックコーティング･･････････ 117
セラミック骨頭･･････････････ 116, 148
　▶チタン合金製スリーブを用いた
　　――････････････････ 117f
セラミックス（ceramics）････････ 112
セラミックス破損････････････････ 116
セロトニン・ノルアドレナリン再取り
　込み阻害薬（SNRI）･･････････ 597
線維芽細胞型（fibroblastic type）･･ 741
線維芽細胞増殖因子（fibroblast
　growth factor: FGF10）･･････ 2
線維性骨（woven bone）･･ 124, 753, 787
線維性骨異形成･････････････ 225
線維性骨異形成症（fibrous
　dysplasia）･･･････････ 753, 753f
前外側進入法（anterolateral
　approach）･･･････････ 425, 867
前外側ポータル･････････････ 264f
前角（anterior horn）･･ 19f, 21, 21f
前額面バランス･･･････････ 63f
潜函病（caisson disease）･･･････ 648
仙棘靱帯（sacrospinous ligament）･･ 20
仙結節靱帯（sacrotuberous ligament）
　･･･････････････････････ 21
前股関節症　→変形性股関節症
　･･ 350f, 351f, 354f, 361f, 577, 578f, 1113f

前後剪断力･･･････････ 242, 243f
仙骨岬角（sacral promontory）･･ 19, 20f
仙骨上縁レベル･･････････ 17f
仙骨神経叢（sacral plexus）･･ 56, 58f, 59
　▶腹側層･･･････････････ 58f
　▶変異･･･････････････ 59
仙骨脆弱性骨折･･････････ 226f
漸次置換（creeping substitution）･･ 251
線状低信号･･･････････ 197, 197f
染色法･･･････････････････ 250
全身型関節炎（systemic arthritis）
　･････････････････････ 541, 542
全身性エリテマトーデス（systemic
　lupus erythematosus: SLE）
　････････････････････ 702, 724
　▶疫学･･･････････････ 724
　▶診断･･･････････････ 724
　▶治療･･･････････････ 725
　▶病因･･･････････････ 724
　▶病態･･･････････････ 724
全身性硬化症（systemic sclerosis:
　SSc）･･･････････････････ 702
全身性多発悪性骨腫瘍･･･････ 231
全身性変形性関節症（generalized
　osteoarthritis: GOA）･･･ 575, 576f
潜水病（diver's disease）･･････ 648
全層欠損･･･････････････ 33
浅大腿動脈（superficial femoral
　artery）･･･････････････ 52
選択的エストロゲン受容体モジュ
　レーター（SERMs）･･･････ 775
善玉架橋®･･･････････････ 88, 771
剪断強度･･･････････････ 134t
先端巨大症（acromegaly）･･････ 789
　▶――による変形性股関節症
　　････････････････････ 790f
前柱･････････････････････ 16f
前柱骨折･･･････････････ 681f
仙腸関節（sacroiliac joint）･･ 19, 175f
仙腸関節症･･･････････ 190f
前腸骨棘（anterior inferior iliac
　spine）･･･････････････ 177f
前殿筋線（anterior gluteal line）
　･･･････････････････ 19f, 20
先天性股関節脱臼（congenital
　dislocation of the hip: CDH）･･ 452
先天性疾患を合併する脱臼 453, 454f
先天性脊椎骨端異形成症
　（spondyloepiphyseal dysplasia
　congenita）･･････････ 523, 524f
先天性多発関節拘縮症･･･････ 453, 454f
セントラライザー･･･････････ 910
　▶近位部――とディスタル――
　　････････････････････ 910f
前捻角（antetorsion angle, anteversion
　angle）････ 10, 22t, 26, 26f, 566, 1133
　▶大腿骨頚部の――･･ 10, 26f
穿破（perforated）･･･････ 1052
潜伏期（latent phase）　→単発性骨嚢
　腫･･･････････････････ 751
前壁骨折･･･････････････ 681f
前方＋後方半横骨折･･･････ 681f
前方インピンジメントテスト･･ 834f
前方骨盤平面（anterior pelvic plane:
　APP）･･･････････････ 1000
前方進入法（anterior approach）･･ 418
前方脱臼･･･････････ 672, 675f
前方被覆のX線学的指標･･･････ 179
前方法･･･････････････ 219, 221f
　▶超音波検査のシェーマ（Suzuki
　分類）･･････････････ 462f
前方ポータル･･･････････ 264f
　▶――より観察した大腿骨頭靱帯
　　････････････････････ 266f

前立腺がん ·············· 184, 224

そ

造影剤と副作用 ················· 215
臓器・体腔手術部位感染 ········ 977f
早期リウマチの診断基準 ········· 1119
装具 ·························· 299f
　▶ Perthes病 ················· 300
　▶ 発育性股関節形成不全 ······· 300
　▶ 変形性股関節症 ············· 299
装具療法 ················· 297, 493
象牙質化 (eburnation)
 ··········· 250, 250f, 572, 573f
造骨性変化 ···················· 184
増殖分化因子 (growth/differentiation factor: GDF5) ················· 4
総腸骨動脈 (common iliac artery)
 ················· 17f, 51, 51f
総腓骨神経 (common peroneal nerve) ······················· 59
足関節の下肢関節角度 ··········· 242
足部の下肢関節角度 ············· 242
側方剪断力 ·············· 242, 243f
側面像 →単純X線 ·············· 174
鼠径靱帯 (inguinal ligament)
 ··············· 20, 51f, 825f
鼠径部痛 (groin pain) ······· 162, 640
鼠径部痛症候群 (groin pain syndrome) ·················· 696
阻血性壊死 (ischemic necrosis) ·· 611
粗線 (linea aspera) ············· 25
　▶ 外側唇 ···················· 25f
　▶ 内側唇 ···················· 25f

た

第1度近親 (first-degree relative) ··· 81
第2度近親 (second-degree relative) ·· 81
第Xa因子阻害薬 (フォンダパリヌクス) ······················· 991
退院後のリハビリテーション治療 296
太極拳 ······················· 292
　▶ 24式から雲手 (ユン ショウ) 293f
大骨盤 (greater pelvis) ···· 19, 20f
大坐骨切痕 (greater sciatic notch)
 ················ 16f, 19f, 20
体肢芽の発生 ··················· 3f
胎児期 (fetal period) ············ 2
体肢の発生 ····················· 2
代謝性骨疾患 (metabolic bone disorders) ··················· 523
代謝性疾患 ···················· 769
体重 (body weight: BW) ········· 63
体重コントロール ·············· 591
帯状硬化像
 ····· 619t, 620f, 623f, 629f, 646f, 647f
帯状骨化像 ···················· 313f
帯状骨硬化帯 ············ 184, 186f
帯状低信号像 (バンド像) ········ 197
対症療法薬 (symptom modifying OA drugs: SMOADs) ············ 586
体節の分化 ····················· 3f
大腿筋膜 ······················ 309f
大腿筋膜張筋 (tensor fascia lata muscle) ····· 17f, 18f, 43, 44t, 45f, 694f
大腿骨 (femur) ··············· 7f, 24
　▶ 頚体角 ···················· 26f
　▶ 構造 ····················· 24
　▶ 骨形態 ···················· 566
　▶ 座標軸設定 ················· 72
　▶ 髄腔形状 ·················· 566
　▶ 前捻角 ···················· 26f
　▶ 日本人における特徴 ········· 25
　▶ 年齢による変化,性差 ········ 25
大腿骨3次元転子間骨切り術 (three-dimensional osteotomy)

 ················ 506, 506f, 507f
　▶ Imhäuser法 ··············· 335
　▶ Southwick法 ·············· 340
大腿骨アレイ ·················· 1026f
大腿骨円靱帯 (round ligament of femur) ···················· 22
大腿骨オフセット (medial femoral offset) ·········· 941, 941f, 1006
大腿骨外反骨切り術 ··· 494, 604, 605f
　▶ Pauwelsの―― ············ 317f
　▶ 寛骨臼形成術の併用 ········· 347
大腿骨外反伸展骨切り術 (femoral valgusextension osteotomy)
 ················· 319, 322f
　▶ Bombelli ········· 319, 320f
　▶ 骨切り線の決定 ············ 321f
　▶ 骨片の切り取り ············ 321f
　▶ 手術適応 ·················· 319
　▶ 手術方法 ·················· 320
　▶ 症例 ····················· 322
　▶ 大転子の外方移動とプレート固定 ·················· 321f
大腿骨寛骨臼インピンジメント (femoroacetabular impingement: FAI) ········ 384, 500, 555, 832
　▶ 股関節鏡手術 ·············· 388
大腿骨幹部 (femoral shaft) ····· 176f
大腿骨距 (femoral calcar, calcar femorale) ······· 25, 27f, 1054
大腿骨近位骨端線損傷 ·········· 501
大腿骨近位端
　▶ 骨端核出現年齢 ············· 9f
　▶ 骨端線閉鎖年齢 ············· 9f
　▶ 中点 (O点) ················ 12
大腿骨近位部骨折 ······· 512, 872
　▶ 分類 ····················· 651f
　▶ リハビリテーション治療 ····· 295
大腿骨近位部の骨梁群 ·········· 182f
大腿骨頚 (femoral neck) ···· 24, 25f
大腿骨頚基部骨折 ······· 506, 506f
大腿骨頚基部骨折 (basicervical fracture, basal fracture of the femoral neck, femoral basicervical fracture)
 ··················· 651f, 652
大腿骨頚部 (femoral neck)
 ················· 175f, 176f
　▶ ――コーンリーミング ······· 957f
　▶ 前捻角 ··············· 10, 566
　　▶ 寛骨臼前方開角との関係
 ·························· 566
　▶ 成長に伴う形態変化 ········· 10f
　▶ 発育と関節包付着部の位置 ··· 513f
大腿骨頚部骨折 (femoral neck fracture) ········· 646, 651, 651f
　▶ ――に対するキャニュレイティッドスクリューによる骨接合術
 ·························· 661f
　▶ ――に対する内固定方法 ··· 661f
　▶ AO分類 ··················· 654f
　▶ Gardenの分類 ······ 652f, 1140
　▶ 疫学 ····················· 651
　▶ 治療 ····················· 658
　▶ 治療後のインプラント周囲骨折の治療 ··················· 663f
　▶ 分類 ····················· 652
大腿骨頚部・転子部骨折
　▶ 画像所見 ·················· 657
　▶ 受傷機転 ·················· 657
　▶ 小児の大腿骨近位部骨折 ····· 515
　▶ 身体所見 ·················· 657
　▶ 診断 ····················· 657
　▶ 診療ガイドライン ··········· 872
　▶ 多職種連携 ················ 671
　▶ 単純X線側面像 (軸位) ······ 658f

　▶ 予防 ····················· 670
大腿骨頚部骨軟骨形成術 ········ 506
大腿骨頚部被膜下動脈 (retinacular artery) ················· 52, 645
大腿骨頚部疲労骨折 ······· 692, 693f
大腿骨楔状外反骨切り術 (femoral wedge valgus osteotomy) ······· 316
　▶ 後療法 ·················· 318
　▶ 骨切り線の決定とアングルブレードプレートによる固定 ··· 318f
　▶ 手術手技 ················· 318
　▶ 手術適応 ············ 316, 317f
　▶ 術前計画 ················· 316
大腿骨楔状内反骨切り術 (femoral wedge varus osteotomy) ·· 307, 311f
　▶ 90°のアングルブレードプレートによる固定 ·············· 310f
　▶ 外側広筋の切開と剥離 ······ 309f
　▶ 寛骨臼形成術の併用 ········ 308f
　▶ 後療法 ·················· 310
　▶ 骨切り線の決定 ············ 310
　▶ 手術手技 ················· 308
　▶ 手術適応 ················· 307
　▶ 術前計画 ············ 307, 308f
　▶ 症例 ····················· 311
　▶ 皮膚切開 ················· 309f
大腿骨後顆面 (posterior condylar plane) ············· 939, 1002
　▶ ――を基準とした大腿骨座標系 ·························· 1002f
大腿骨後面 ···················· 25f
大腿骨骨切り術 ················· 307
　▶ ――用患者適合型手術支援ガイド ························ 1021f
大腿骨近位部骨折 ······· 512, 872
大腿骨欠損の分類 ·············· 1154
大腿骨髄腔ストレートリーミング
 ·························· 957f
大腿骨再置換術時のステム固定法選択のアルゴリズム ········ 1102f
大腿骨座標系
　▶ ――の決定 ················ 1001
　▶ International Society of Biomechanics座標系 ··········· 74f
　▶ retrocondylar plane基準 ···· 74f
　▶ 大腿骨後顆面を基準とした―― ·························· 1002f
大腿骨髄腔形状の測定法 ········· 27f
大腿骨前捻角 ············ 939, 940f
　▶ 調整 ····················· 940
　▶ 評価 ····················· 212f
大腿骨前面 ···················· 25f
大腿骨側インパクション骨移植 1102
　▶ 移植骨の準備 ·············· 1104
　▶ インパクション器具の改良 1107
　▶ インパクション手技 ········· 1105
　▶ 改良型 ·················· 1107f
　▶ 改良された手術器具 ········ 1110f
　▶ 骨母床の準備 ·············· 1103
　▶ 再置換術 ········· 1108f, 1109f
　▶ セメント固定 ·············· 1108
　▶ 適応 ····················· 1103
　▶ 手順 ··················· 1106f
　▶ ピットフォールと合併症 ····· 1110
　▶ 問題点 ·················· 1106f
　▶ 臨床成績 ················· 1108
大腿骨側骨切り術 ······· 604, 605f
大腿骨側骨欠損
　▶ AAOSの分類 ········ 1054, 1054f
　▶ Böhmの分類 ·············· 1056
　▶ D'Antonioの分類 ···· 1054, 1054t
　▶ Endo-Klinikの分類
 ·············· 1055, 1055f, 1055t
　▶ Enghの分類 ········ 1055, 1055t
　▶ Gustiloの分類 ·· 1056, 1056f, 1056t

　▶ Malloryの分類 ····· 1056, 1056t
　▶ Paproskyの分類 ···· 1054, 1054t
　▶ 評価および分類 ············ 1054
大腿骨側骨溶解の治療 ····· 998, 999f
大腿骨側セメント除去用ノミ ··· 1046f
大腿骨体 (femoral body) ···· 24, 25f
大腿骨転子下骨折 (subtrochanteric fracture) ················· 651f
大腿骨転子下短縮骨切り術 ······ 952
　▶ カップの設置 ·············· 956
　▶ 合併症 ·················· 959
　▶ 後療法 ·················· 958
　▶ 手術計画 ················· 954
　▶ 手術体位 ················· 955
　▶ 手術適応 ················· 312
　▶ 手術方法 ················· 955
　▶ 術後成績 ················· 958
　▶ ステップ状短縮骨切り ······ 957f
　▶ ステムの設置 ·············· 957
　▶ ストレートステムの挿入 ····· 958f
　▶ 大腿骨髄腔の処置 ·········· 956
　▶ 大腿骨短縮骨切り ·········· 957
　▶ 左大腿骨短縮骨切り部の展開
 ·························· 957f
　▶ 皮膚切開 ············ 955, 956f
　▶ モジュラー型セメントレス人工股関節全置換術 (S-ROMシステム) ··················· 958f
大腿骨転子間外反骨切り術 ······ 65
　▶ 関節合力の変化 ············· 66f
大腿骨転子間骨折 (intertrochanteric fracture) ············· 651, 651f
大腿骨転子貫通 (pertrochanteric) 骨折 ························· 651
大腿骨転子間内反骨切り術 ······ 638
　▶ Pauwels I ················· 65
　▶ 関節合力の変化 ············· 65f
大腿骨転子間弯曲内反骨切り術 (curved intertrochanteric varus osteotomy: CVO, femoral transtrochanteric curved varus osteotomy)
 ·············· 311, 638, 638f
　▶ 寛骨臼形成不全症以外の適応症例 ···················· 312f
　▶ 骨切り ·················· 314f
　▶ 骨切りガイド設置 ··········· 314f
　▶ 骨片の移動 ··············· 315f
　▶ 固定 ····················· 314
　▶ 手術方法 ················· 312
　▶ 症例 ····················· 315
　▶ 大腿骨頭壊死症に対する――
 ·························· 316f
　▶ 大腿骨頭荷重部の骨化障害例に対する―― ············· 315f
　▶ 転子間弯曲内反骨切り術 ····· 311f
　▶ 転子部後面の展開 ·········· 313f
大腿骨転子部外反骨切り術 (femoral transtrochanteric valgus osteotomy)
 ·············· 323, 323f, 328f
　▶ ――と併用された寛骨臼形成術 ·························· 348f
　▶ 後方の展開 ··············· 324f
　▶ 骨切り部の固定 ············ 327f
　▶ 手術適応 ················· 323
　▶ 手術方法 ················· 323
　▶ 症例 ····················· 328f
　▶ 遷延癒合に対する杉岡式外反骨切り術症例 ·············· 662f
　▶ 大転子の骨切りと骨切り部の展開 ···················· 325f
　▶ 大転子の締結と固定 ········ 327f
　▶ 転子部骨切り ············· 326f
　▶ 転子間骨切り線のマーキング
 ·························· 326f

▶皮膚切開 ·················· 324f
大腿骨転子部骨折（trochanteric fracture）··········· 651, 651f
▶AO分類 ·················· 656f
▶Evansの分類 ········· 654f, 1141
▶Jensenの分類 ············· 655f
▶MRI ····················· 658f
▶疫学 ····················· 651
▶整復 ····················· 666f
▶炭素繊維複合材製ショートフェモラルネイル（SFN）による骨接合術 ············· 668f, 670f
▶治療 ····················· 664
▶内側骨皮質の骨性コンタクト ·································· 665f
▶分類 ····················· 653
大腿骨頭（femoral head）········· 24, 25f, 54, 175f, 176f, 221f, 266f, 672f, 893f
▶──全体の組織標本 ········· 629f
▶──と大腿骨頸部の静脈還流異常説 ····················· 480
▶──内帯状硬化像 ··········· 618
▶──内帯状低信号像 ········· 618
▶──の被覆（containment）·································· 12, 492f
▶──の被覆率の年齢的推移 · 13f
▶圧潰（collapse）·································· 618, 620, 622, 623f, 646f
▶移動形態による変形性股関節症の分類 ··················· 570
▶外方偏位 ················· 798f
▶関与する主な血管 ···· 53f, 54f
▶血管系 ················ 52, 53
▶血管分布 ··········· 513f, 514f
▶骨化 ······················· 7
▶骨生検組織像 ············· 521f
▶骨性被覆 ················· 567
▶消失 ····················· 878f
▶単純CT像
▶▶寛骨臼形態指標 ········· 213f
▶▶上縁レベル ············· 18f
▶▶中心レベル ············· 18f
▶断面像 ··················· 29f
▶特発性大腿骨頭壊死症の──摘出標本 ················· 628f
▶肉眼所見 ················· 549f
▶標本 ····················· 627
▶変形 ····················· 799f
▶変形性股関節症における摘出──の肉眼像とX線像 ····· 573f
大腿骨頭壊死症 ········· 187, 198, 200, 226f, 236, 250, 313f, 412f, 473, 508, 518, 612, 638f, 873
▶──に対する大腿骨転子間弯曲内反骨切り術 ···· 312, 316f
▶遺残変形に対する骨切り術 · 536f
▶遺伝 ····················· 85
▶鎌状赤血球症に合併した── ·································· 648f
▶鑑別 ····················· 843
▶小児大腿骨近位部骨折後の──···················· 520f
▶小児大腿骨頸部骨折に合併する──のRatliffの分類 ····· 519f
▶組織像 ··················· 251f
▶低電圧X線（軟X線）像 ···· 249f
▶軟骨下骨折 ··············· 220f
▶軟骨下脆弱性骨折と──の鑑別点 ··················· 845t
▶肉眼像 ··················· 249f
大腿骨頭窩（fovea of femoral head）·················· 24, 25f
大腿骨頭下（subcapital）骨折 ··· 651
大腿骨頭回転骨切り術（rotational

osteotomy of the femoral head）·················· 328, 329f, 494, 638
▶関節包の輪状切開 ········· 331f
▶後療法 ··················· 333
▶実際の回転および回転不足の時の処置 ················· 332f
▶手術適応 ················· 328
▶術後合併症とその対策 ····· 333
▶術前後の骨シンチグラフィー ·································· 627f
▶術前予測に沿った正確な骨切り面の決定 ··············· 332f
▶小転子，特に中枢側の十分な露出 ····················· 329f
▶症例 ····················· 334
▶体位および手術法 ········· 329
▶大転子の骨切りと外閉鎖筋の完全切離 ··············· 330f
大腿骨頭外方化指数（head lateralization index: HLI）· 22t, 1134
大腿骨頭下頸部骨切り術 ··· 505, 506f
大腿骨頭荷重部の骨化障害例に対する大腿骨転子間弯曲内反骨切り術 ····················· 315f
大腿骨頭骨折（femoral head fracture）········· 651f, 672, 675f
▶Pipkinの分類 ············· 1142
大腿骨頭骨端核の形態 ········· 8f
▶年齢的推移 ··············· 9f
大腿骨頭靭帯（ligament of femoral head）（円靭帯）·································· 21f, 22, 35f, 41, 62, 672f
▶前方ポータルより観察した──·················· 266f
大腿骨頭靭帯断裂 ············· 262
大腿骨頭靭帯動脈（ligamentum teres artery）······· 51, 52f, 53, 53f, 514, 514f
大腿骨頭すべり症（slipped capital femoral epiphysis）·································· 339f, 343f, 496, 647
▶3次元CT画像 ············· 503f
▶3次元骨切り術 ··········· 335
▶Imhäuserによる病型の概念 · 498f
▶Imhäuser法の適応 ········· 336f
▶physeal stability ·········· 498
▶X線学的特徴 ············· 501f
▶疫学 ····················· 496
▶合併症 ··················· 508
▶急性型 ············· 498, 499f
▶疾患概念 ················· 496
▶重症度判定 ··············· 502f
▶手術療法 ················· 504
▶診断 ····················· 500
▶すべり部による関節障害 ··· 501f
▶治療 ····················· 504
▶▶フローチャート ········· 508f
▶病因 ····················· 497
▶病型 ····················· 498
▶慢性型 ··········· 498, 499f
大腿骨頭前方回転骨切り術 ·································· 334f, 506, 506f, 639f
大腿骨頭置換 ··············· 861
大腿骨頭軟骨 ··············· 21f
大腿骨頭軟骨下骨 ··········· 220f
大腿骨頭軟骨下骨折 · 188f, 197, 211f
▶MRI ····················· 197f
大腿骨頭軟骨下骨折線（crescent sign）··············· 618, 622
大腿骨頭軟骨下脆弱性骨折（subchondral insufficiency fracture of the femoral head: SIF）·········· 237f, 252, 574, 631, 841, 842f
▶大腿骨頭壊死症との鑑別 ···· 843
▶急速破壊例 ··············· 844f

組織像 ··················· 252f
大腿骨頭内軟骨腫 ··········· 225f
大腿骨頭内反骨切り術 ···· 494, 604, 605f
大腿骨軟骨下骨折 ··········· 187
大腿周径計測 ··············· 172
大腿静脈 ··················· 18f
大腿神経（femoral nerve）·································· 17f, 18f, 56, 57
大腿深動脈（deep femoral artery）·································· 51, 51f, 53f
大腿直筋（rectus femoris muscle）·································· 18f, 43, 44t, 45f
大腿直筋直頭 ··············· 694f
大腿動脈（femoral artery）· 18f, 51, 51f
大腿二頭筋長頭（long head of biceps femoris）··········· 43, 44t, 45f
大腿部の皺 ··············· 456
▶──の非対称 ············· 456f
大腿方形筋（quadratus femoris muscle）······· 18f, 44t, 45, 46f, 313f
大腿方形筋結節（quadrate tubercle）·················· 25, 25f
大腸菌（Escherichia coli）····· 798
大殿筋（gluteus maximus muscle）·················· 17f, 18f, 43, 44t, 45f
大殿筋坐骨滑液包 ··········· 850f
大転子（greater trochanter）··· 14f, 18f, 24, 25f, 175f, 176f, 177f, 221f, 694f
大転子移行術 ········· 604, 605f
大転子下降術 ··············· 494
大転子滑液包 ··············· 850f
大転子滑液包炎 ············· 850
大転子固定プレートを併用したスライディングヒップスクリュー··· 665f
大転子周囲の圧痛 ··········· 168
大転子切離外側進入法（transtrochanteric lateral approach）·················· 430
▶大転子切離による股関節の展開 ·································· 431f
▶皮膚切開 ················· 430f
大転子前方スライド法 ···· 431, 432f
大転子剥離骨折 ············· 515
大転子部骨梁（greater trochanter group）··················· 182
体内装具（endoprosthesis）··· 869
大内転筋（adductor magnus muscle）·················· 18f, 44t, 45, 46f, 694f
大腰筋（psoas major muscle）·················· 17f, 43, 44t, 45f
太陽光線状（sunray spicula）·················· 728, 729f, 743
大理石骨病（marble bone disease, osteopetrosis）······· 527, 528f
多因子遺伝 ················· 82
多角骨切り術（polygonally shaped juxta-articular osteotomy, periacetabular osteotomy）··· 368
他覚的脚長差 ··············· 973
多関節炎 ··················· 543
多形型脂肪肉腫（pleomorphic liposarcoma）············· 762
多血小板血漿（platelet rich plasma: PRP）··············· 395, 641
▶──療法 ········· 278, 286, 599
竹様脊柱（bamboo spine）··· 718, 719f
多孔性表面（porous-surface）····· 919
多孔性表面加工法 ······· 919, 919f
多骨性線維性骨異形成症（polyostotic fibrous dysplasia）·················· 528, 529f

多剤耐性結核（multidrug-resistant tuberculosis: MDR-TB）····· 806
脱臼 ······· 457f, 463f, 798f, 959, 961
▶Croweの脱臼度の分類 ·································· 1134, 1145
▶危険因子と発生モード ······· 961
▶整復 ····················· 674
▶整復時の骨折の合併 ······· 676f
▶整復手技 ················· 676f
▶治療 ····················· 966
▶予防 ····················· 961
脱臼位 →Ombrédanne線（Perkins線）··················· 458f
脱臼股関節 →Tönnis分類 ···· 1135f
脱臼肢位 ··················· 675f
脱臼性股関節症 ···· 212f, 350f, 355f
脱臼度による分類 ··········· 571
脱臼方向による分類 ········· 673f
ダッシュボード損傷（dashboard injury）·················· 672
脱神経 ····················· 62
脱分化型脂肪肉腫（dedifferentiated liposarcoma）········· 762, 763f
脱分化型軟骨肉腫（dedifferentiated chondrosarcoma）········· 746
棚形成術 ··················· 494
多中心性外骨腫 ············· 225
多発性外骨腫 ··············· 225
多発性骨髄腫 ········· 184, 198
多発性骨端異形成症（multiple epiphyseal dysplasia: MED）·················· 523, 524f, 630
多発性骨転移 ··············· 225f
多発性軟骨腫症（multiple osteochondromatosis）······· 736f
多発性軟骨性外骨腫症（multiple cartilaginous exostoses）···· 529, 530f
ダブルウェッジ（double wedge）·· 921
ダブルウェッジ骨幹端髄腔占拠（double wedge metaphyseal filling）タイプ ··············· 926f
ダブルウェッジタイプの長期成績 ·································· 926t
ダブルテーパーステム ········· 905f
▶有限要素法によるトリプルテーパーステムと──の骨セメントへのストレス分散の違い ····· 905f
ダブルモジュラリティ（double modularity）······· 937, 937f, 941
ダブルラインサイン（double line sign）··················· 198
玉ねぎ様骨膜反応（onion-peel appearance）····· 728, 746, 729f, 755
多列検出器型CT（multidetector-row CT: MDCT）·············· 206
▶──による全身多発外傷評価 ·································· 209f
▶高管電流と薄いスライス幅で撮像された人工股関節の冠状断再構成像 ··············· 208f
▶単列検出器型CTと──の機構の比較 ··············· 206f
単一遺伝子遺伝 ············· 82
単因子遺伝 ················· 82
単脚支持期 ················· 240
単結晶アルミナ ············· 112
▶──28mm骨頭を用いた人工股関節全置換術 ········· 113f
単光子放射線核種（single photon emitter）················· 223
単純CT像 ················· 15
▶下前腸骨棘レベル ········· 17f
▶上前腸骨棘レベル ········· 17f
▶小転子レベル ············· 18f
▶スカウトビュー ··········· 17f

▶ 仙骨上縁レベル・・・・・・・・・・・・・17f
▶ 大腿骨頭上縁レベル・・・・・・・・・18f
▶ 大腿骨頭中心レベル・・・・・・・・18f
▶ 恥骨結合レベル・・・・・・・・・・・・18f
単純X線検査・・・・・・・・・・・・・・・・・・174
▶ 寛骨臼斜位撮像法・・・・・・・・・179
▶ 骨盤傾斜の評価法・・・・・・・・・95
▶ 軸位（軸射）像・・・・・174, 175f
▶ 正面像・・・・・・・・・・・14, 14f, 174
▶ 解剖とランドマーク・・・175f
▶ 側面像・・・・・・・・・・・・・・・・・・・174
▶ 骨盤傾斜の計測法・・・・・96f
▶ 腸骨斜位像・・・・・・・・・・・15, 16f
▶ 閉鎖孔斜位像・・・・・・・・・15, 16f
単純性股関節炎・・・・・・・・・・・・・・537
▶ coxitis simplex・・・・・・・・・・・537
▶ T2強調MR画像・・・・・・・・・・539f
▶ 疫学・・・・・・・・・・・・・・・・・・・・・537
▶ 関節液・・・・・・・・・・・・・・・・・540f
▶ 疾患概念・・・・・・・・・・・・・・・537
▶ 診断・・・・・・・・・・・・・・・・・・・538
▶ 単純X線像・・・・・・・・・・・・・538f
▶ 超音波像・・・・・・・・539f, 540f
▶ 治療・・・・・・・・・・・・・・・・・・・540
▶ 定義・・・・・・・・・・・・・・・・・・・537
▶ 病因・・・・・・・・・・・・・・・・・・・537
▶ 病態・・・・・・・・・・・・・・・・・・・537
▶ 予防・・・・・・・・・・・・・・・・・・・540
弾性率（Young率）・・・・・・・・・・・・119
弾性流体潤滑・・・・・・・・・・・・・・・・・50
単相性滑膜肉腫・・・・・・・・・・・・・・766
炭素繊維複合材・・・・・・・・・668, 670f
タンタル・・・・・・・・・・・・・・・・・・・・・122
▶ ――製スペーサー・・・・・・1062f
短内転筋（adductor brevis muscle）
・・・・・・・・・・・・・・・18f, 44t, 45, 46f
タンパー・・・・・・・・・・・・・・・・・・1105
弾発股（snapping hip, coxa saltans）
・・・・・・・・・・・・・・・・・・・・・・・・・・・・827
▶ 関節内型（intra-articular type）
・・・・・・・・・・・・・・・・・・・・・・・・831
▶ 外側型（external type）827, 827f
▶ 内側型（internal type）・・・・829
単発性骨嚢腫（solitary bone cyst）
・・・・・・・・・・・・・・・・・・・751, 752f
淡明細胞型軟骨肉腫（clear-cell
chondrosarcoma）・・・・・・・・・746
単列検出器型CTと多列検出器型CT
の機構の比較・・・・・・・・・・・・206f

ち
恥骨（pubis）・・・・・・・7f, 19, 221f
恥骨下枝（inferior pubic ramus）175f
恥骨弓および恥骨下角・・・・・・・20f
恥骨筋（pectineus muscle）・・・・18f, 45
恥骨筋線（pectineal line）・・・25, 25f
恥骨結合（pubic symphysis, symphysis
pubis）・・・・・・・・・19, 19f, 175f
恥骨結合上縁・・・・・・・・・・・・・・・20f
恥骨結合レベル・・・・・・・・・・・・・18f
恥骨結節・・・・・・・・・・・・・・・・・・694f
恥骨骨炎（osteitis pubis）（恥骨結合
炎）・・・・・・・・・・・・・・・849, 849f
恥骨骨折・・・・・・・・・・・・・・・・・・209f
▶ MRI・・・・・・・・・・・・・・・・・・197f
恥骨櫛（pectin of pubis）・・19, 19f, 20f
恥骨上枝（superior pubic ramus）
・・・・・・・・・・・・・・・・・・・・・・・・175f
恥骨大腿靱帯（pubofemoral liga-
ment）・・・・35f, 39f, 40, 40f, 69, 672f
恥骨脱臼・・・・・・・・・・・・・・・・・・672
▶ 上方脱臼・・・・・・・・・・・・・674t
恥骨疲労骨折・・・・・・・・・・・・・・692f
チタン合金（Ti-6Al-4V）
・・・・・・・・・・・・・120, 920, 934f

▶ ――金製スリーブを用いたセラ
ミック骨頭・・・・・・・・・・・・117f
▶ Regenerex・・・・・・・・・・・・1070f
▶ カスタムメイドステム・・・・933
▶ カップ-コバルトクロム骨頭摺
動面・・・・・・・・・・・・・・・・・208f
▶ カップ-セラミック骨頭摺動面
・・・・・・・・・・・・・・・・・・・・208f
▶ スペーサー・・・・・・・・・・・1062f
▶ ――を用いたセメントカッ
プ固定・・・・・・・・・・・・・1067f
チタンプラズマスプレー・・・126, 128f
遅発性脊椎骨端異形成症（spondylo-
epiphyseal dysplasia tarda）
・・・・・・・・・・・・・・・・・・・524, 525f
中間型（normotrophicまたはinter-
mediate）変形性股関節症・・・・・570
中間群軟部腫瘍・・・・・・・・・・・・760
中間広筋・・・・・・・・・・・・・・・・・・18f
中間線（intermediate line）・・・・20
中間層（intermediate zone）・・・・30
中間帯（interzone）・・・・・・・・4, 5f
中心性移動（central migration）・・640
中心性脱臼（central migration）・・672
中殿筋（gluteus medius muscle）
・・・17f, 18f, 43, 44t, 45f, 313f, 694f
▶ ――滑液包・・・・・・・・・・・850f
▶ ――後方線維・・・・・・・45f, 59
▶ ――前方線維・・・・・・・・・45f
▶ ――中央線維・・・・・・・45f, 59
▶ ――付着部の各種再建方法
・・・・・・・・・・・・・・・・・・・734f
中等度骨欠損（moderate defect）
→Engh分類・・・・・・・・・・・・1052
治癒的（広範）切除・・・・730, 731f
治癒的切除縁・・・・・・・・・・・・・731f
長・短内転筋・・・・・・・・・・・・・694f
超音波検査（ultrasound exami-
nation）・・・・・・・・・・・・・・・・・・218
▶ ――による評価・・・・・・・・219
▶ Grafの分類・・・・・・・・・・・220f
▶ 下肢静脈血栓症・・・・・・・・222
▶ 関節唇・・・・・・・・・・・・・・・219
▶ 関節軟骨・・・・・・・・・・・・・219
▶ 基礎知識・・・・・・・・・・・・・218
▶ 腫瘍性病変・・・・・・・・・・・221
▶ 人工関節周囲反応・・・・・・221
▶ 成人股関節の超音波像・・220f
▶ 大腿骨頭軟骨下骨折・・・・221
▶ 乳児の超音波像（Graf法）・221f
▶ 乳児の超音波像（前方法）・221f
▶ 発育性股関節形成不全・・219
超音波セメント掘削システム・・1047f
超音波セメント除去システム・・1047
超高分子量ポリエチレン（ultra high
molecular weight polyethylene:
UHMWPE）・・・106, 147, 862, 895
腸骨（ilium）・・・・・・・・・・・7f, 19
腸骨（稜）結節（tubercle of iliac
crest）・・・・・・・・・・・・・・19f, 20
腸骨外壁・・・・・・・・・・・・・・・・221f
腸骨下腹神経（iliohypogastric nerve）
・・・・・・・・・・・・・・・・・・・・・・・・・56
腸骨筋（iliacus muscle）
・・・・・・・・・・・・・17f, 43, 44t, 45f
腸骨骨折・・・・・・・・・・・・・・・・・210f
腸骨鼠径神経（ilioinguinal nerve）56
腸骨大腿靱帯（iliofemoral ligament）
・・・・・・・・・・・35f, 39, 69, 672f
▶ 横走線維束・・・・・39, 40f, 41
▶ 縦走線維束・・・・・39, 39f, 40f
腸骨脱臼・・・・・・・・・・・・・・・・・672
腸骨翼（ala of ilium, iliac wing）
・・・・・・・・・・・19f, 20, 175f, 565

▶ ――の内旋・・・・・・・565, 565f
腸骨稜（iliac crest）・・19f, 20, 694f, 825f
腸坐骨線（ilioischial line: Köhler's
line）・・・・・・・・14, 14f, 175f, 682f
超多剤耐性結核（extensively drug-
resistant tuberculosis: XDR-TB）806
腸恥滑液包・・・・・・・・・・・・・・850f
腸恥滑液包炎・・・・・・・・・・・・・850
腸恥分界線（iliopectineal line）
・・・・・・・・14f, 15, 16f, 175f, 680, 682f
腸恥隆起（iliopubic eminence）
・・・・・・・・・・・・・・・・・・・・・19f, 20
頂殿長（crown-rump length: CRL）
・・・・・・・・・・・・・・・・・・・・・・・・・・6
長内転筋（adductor longus muscle）
・・・・・・・・・・・・・18f, 44t, 45, 46f
長方形断面テーパーステム（rectan-
gular taper stem）・・・・924, 924f
腸腰1筋・・・・・・・・・・・・・・・・・694f
腸腰筋（iliopsoas muscle）
・・・・・・・・・・・・17f, 18f, 43, 53f
直接的MR関節造影法（direct MR
arthrography）・・・・・・・・・・・201

つ
通常型骨肉腫（conventional
osteosarcoma）・・・・・・・・・・・741
痛風（gout）・・・・・・・・・・・・・782
▶ 米国リウマチ学会の診断基準
・・・・・・・・・・・・・・・・・・・783t
痛風性結晶・・・・・・・・・・・・・・・189
痛風性股関節症・・・・・・・・・・・783f
杖・・・・・・・・・・・・・・・・・297, 636
▶ 効果・・・・・・・・・・・・・・・297f
▶ 種類・・・・・・・・・・・・・・・298f
使いすぎ症候群（overuse syndrome）
・・・・・・・・・・・・・・・・・・・・・・・・849

て
ティーソー（T-saw）・・・1048, 1049f
抵抗下内転筋収縮テスト（resisted
adductor contraction test）169, 169f
低信号帯・・・・・・・・・・・・・197, 197f
低信号域領域・・・・・・・・198f, 199f
ディスク拡散法・・・・・・・・・・・259
低電圧X線（軟X線）撮影装置・・249f
低分子量ヘパリン（エノキサパリン）
・・・・・・・・・・・・・・・・・・・・・・・・990
低摩擦トルク（low frictional torque）
・・・・・・・・・・・・・・・・・・・・・・・・863
低密度ポリエチレン（low density
polyethylene: LDPE）・・・・・・106
低リン血症性骨軟化症・・・・・・781
テーパー（tapered）・・・・・・・・921
テーパー型ステム・・・・・924f, 929f
テーパー嵌合不良・・・・・・・・・116
テーパー近位固定（tapered proximal
fixation）・・・・・・・・・926f, 927f
テーパースプライン／コーンタイプ
（tapered splined/cone type）・・・927
テーパーラウンド（tapered round）タ
イプ・・・・・・・・・・・・・・・・・・・927f
テクネチウムシンチグラフィー
・・・・・・・・・・・・・223, 1038, 1038f
▶ 異所性骨化・・・・・・・・・・・227
▶ 炎症・・・・・・・・・・・・・・・・227
▶ 原発性骨腫瘍・・・・・・・・・224
▶ 骨折・・・・・・・・・・・・・・・・226
▶ 撮影法・・・・・・・・・・・・・・223
▶ 人工股関節全置換術後評価
・・・・・・・・・・・・・・・・・・・227
▶ 正常像・・・・・・・・・・・・・224f
▶ 代謝性疾患・・・・・・・・・・・227
▶ 大腿骨頭壊死症・・・・・・・226
▶ 転移性骨腫瘍・・・・・・・・・224
▶ 変形性股関節症・・・・・・・226

デジタルX線画像・・・・・・・・・・177
デスモイド型線維腫症（desmoid-type
fibromatosis）・・・・・・・760, 761f
デブリドマン（débridement）・・388
テフロン・・・・・・・・・・・・・・・・・106
デュロキセチン・・・・・・・・・・・278
テリパラチド（human parathyroid
hormone 1-34）・・・・・・・・・・・777
転移性骨腫瘍（metastatic bone
tumor）・・184, 198, 231, 235, 749
▶ 寛骨臼部――・・・・・・・・750f
▶ 大腿骨転子部――・・・・・750f
▶ 肺がんの骨盤――・・・・・185f
電解腐食・・・・・・・・・・・・・120, 145
添加骨形成（appositional bone
formation）・・・・628, 628f, 629f
電気凝固システム・・・・・・・・・264f
電気凝固メス・・264f, 386, 387f, 389f, 390f
殿筋粗面（gluteal tuberosity）・・25, 25f
転子窩（trochanteric fossa）・・25, 25f
転子間線（intertrochanteric line）
・・・・・・・・・・・・・・・・・・・25, 25f
転子間稜（intertrochanteric crest）
・・・・・・・・・・・・・・・・・・・25, 25f
電動シェーバー・・・・386, 389f, 390f
電動式整形外科用セメント除去器具
・・・・・・・・・・・・・・・・・・・・・1099f
転倒予防・・・・・・・・・・・・・・・・・295

と
土井口の骨盤傾斜の計測方法
・・・・・・・・・・・・・・・・・・・96, 97f
等運動性訓練・・・・・・・・・・・・・291
頭蓋限局性骨粗鬆症（osteoporosis
circumscripta cranii）・・・・・・787
凍結標本・・・・・・・・・・・・・・・・・250
動作解析システム・・・・・・・・1018
▶ 4次元――を用いた術後インピ
ンジメント評価・・・・・・1019f
▶ リアルタイム4次元――・・71f
等尺性運動・・・・・・・・・・・・・・・593
▶ 大腿四頭筋・外転筋に対する
――訓練・・・・・・・・・・・593f
等尺性訓練・・・・・・・・・・・・・・・291
同種骨・・・・・・・・・・・・・・・・・1064
同種骨移植（proximal femur arc
graft）・・・・・・・・・・1058, 1086
同種骨加温処理器・・・・・・・・1065f
動態解析・・・・・・・・・・・・・・・・・71f
動態撮影・・・・・・・・・・・・・・・217f
等張性運動・・・・・・・・・・・・・・・593
▶ 大腿四頭筋・外転筋に対する
――訓練・・・・・・・・・・・593f
等張性訓練・・・・・・・・・・・・・・・291
疼痛・・・・・・・・・・・・・・・162, 200
▶ ――回避歩行（antalgic gait）166
▶ 階段昇降時の疼痛発現・・・163
▶ 持続期間・・・・・・・・・・・・・163
▶ 発現部位・・・・・・・・・・・・・162
▶ 股関節疾患とその鑑別疾患
の――・・・・・・・・・・・163f
▶ 変形性股関節症・・・・・・・578
疼痛性跛行・・・・・・・・・・・・・1031
等方性（isotropic）高解像度3次元
（3D）放射状MRI・・・・・・・・194f
東北大式骨生検セット・・・・・628f
動脈瘤様骨嚢腫（aneurysmal bone
cyst: ABC）・・198, 199f, 755, 756f
動力学（dynamics）・・・・・・・・63
透亮像（nidus）・・・・・・184, 211f
特殊形状金属シェル・・・・・・1074
毒性・・・・・・・・・・・・・・・・・・・122
特発性股関節軟骨溶解症（idiopathic
chondrolysis of the hip）・・547, 548f
▶ 疫学・・・・・・・・・・・・・・・・547

▶ 疾患概念 ･･････････････････････ 547
▶ 診断 ･･･････････････････････････ 547
▶ 大腿骨頭の肉眼的所見 ･･･････ 549f
▶ 単純X線正面像 ･･･････ 548f, 549f
▶ 治療 ･･･････････････････････････ 550
▶ 定義 ･･･････････････････････････ 547
▶ 病因 ･･･････････････････････････ 547
▶ 病態 ･･･････････････････････････ 547
▶ 予後 ･･･････････････････････････ 550
▶ 予防 ･･･････････････････････････ 550
特発性骨溶解症 ･･････････････････ 83
特発性大腿骨頭壊死症
　････････ 188f, 226, 262, 611, 613
▶ 3層構造 ･･･････････ 624, 628
▶ ¹⁸F-fluoride PET ･･･････ 238f
▶ ARCOの分類 ･･････ 1116, 1117
▶ CT ･････････････････ 626, 627f
▶ Ficatの病期分類 ･･････････ 1115
▶ idiopathic osteonecrosis of the femoral head (ION) ･･･････ 612
▶ JICの病型分類 ･･････ 619f, 621
▶ MRI ･･････････････････････ 622
▶ osteonecrosis of the femoral head (ONFH) ･････････････ 611
▶ Steinbergの病期分類 ･･･････ 1116
▶ 圧潰後の──のMRI ･･･････ 625f
▶ 圧潰後浮腫像 ･･･････････････ 198f
▶ 圧潰前の──のMRI ･･･････ 624f
▶ 遺伝 ･････････････････････････ 85
▶ 飲酒との関連 ･･･････････････ 616
▶ 疫学 ･････････････････････････ 614
▶ 壊死範囲の拡大と再発 ･･･････ 634
▶ 壊死範囲の局在と大きさの予後への関連 ･･･････････････ 635
▶ 壊死領域の縮小例 ･･･････････ 634f
▶ 壊死領域の組織像 ･･･････････ 629f
▶ 確定診断時年齢の分布 ･･･････ 614f
▶ 確定診断時の病型・病期分類
　････････････････････････ 621t
▶ 画像所見 ･････････････････････ 622
▶ 鑑別診断 ･････････････････････ 629
▶ 喫煙と──発生 ･････････････ 616
▶ 骨シンチグラフィー ･････ 624, 626f
▶ 骨生検 ･･････････････････････ 628f
▶ 再生医療 ･････････････････････ 641
▶ 疾患概念 ･････････････････････ 611
▶ 修復組織の組織像 ･･･････････ 629f
▶ 手術療法 ･････････････････････ 637
▶ 人工物置換登録レジストリー
　････････････････････････ 1212
▶ 診断 ･････････････････････････ 618
▶ 診断基準 ･･･ 618, 619t, 1114, 1115
▶ ステロイド関連 (steroid-associated)
　･････････ 397f, 613, 613t, 634, 640f
▶ ステロイド投与と──の関連
　････････････････････････ 615
▶ 生活指導 ･････････････････････ 636
▶ 全国疫学調査 ･･･････････････ 1211
▶ 造影MRI ････････････････････ 624
　──による壊死領域の判定
　････････････････････････ 626f
▶ 組織学的特徴 ･･･････････････ 613
▶ 組織診断 ･････････････････････ 627
▶ 大腿骨頭全体の組織標本 ･･･ 629f
▶ 大腿骨頭の冠状割面像 ･･･････ 628f
▶ 大腿骨頭の摘出標本 ･･･････ 628f
▶ 単純X線像 ･････････ 622, 623f
▶ 治療方針 ･････････････････････ 636
▶ 定点モニタリングシステム ･･ 1211
▶ 疼痛 ･････････････････････････ 621
▶ 発生と発症の時期 ･･･････････ 633
▶ 発生と発症の違い ･･･････････ 633
▶ 発症 ･････････････････････････ 622

▶ 病期・病型に基づいた治療方針 ･･･････････････････････ 636f
▶ 病期・病型分類 ･･･ 619, 619t, 620, 620f, 620t, 1114, 1115, 1117, 1118
▶ 物理刺激による──の予防 ･･ 644
▶ 分類 ･････････････････････････ 613
▶ 保存療法 ･････････････････････ 636
▶ 問診 ･････････････････････････ 621
▶ 薬物療法 ･････････････････････ 636
▶ 予防 ･････････････････････････ 642
▶ 理学療法 ･････････････････････ 637
▶ 臨床症状 ･････････････････････ 621
▶ 臨床病態と自然経過 ･･･････ 633
徒手筋力テスト (manual muscle testing: MMT) ･･･････ 172, 173f
徒手検査 ･････････････････････ 168
徒手整復 ･･･････････････ 437, 471
▶ 大腿骨頭すべり症 ･･･････ 504
トライアルステム ･･･････････ 1097
トライボシステム ･･･････････ 142
　▶ シェーマ ･･･････････････ 142f
トライボロジー (tribology) ･･ 142
トラニオン摩耗 ･･･････････････ 943
トラベキュラーメタル (trabecular metal) ･･･････････････ 915
トラマドール ･･･････････････ 281
トリアムシノロンアセトニド ･･ 284
トリプルテーパーステム ･･･ 905f
　▶ 有限要素法による──とダブルテーパーステムの骨セメントへのストレス分散の違い ･･ 905f
トリプルモジュラリティ (triple modularity) ･･･････････････ 939
トレフィン ･･･････････････ 1048
トレポネーマ ･･･････････････ 812

な
内・外旋 ･･･････････････････ 170
内・外転 ･･･････････････････ 170
内固定術 →大腿骨頭すべり症 ･･･ 504
内唇 (inner lip) ･･･････････ 20
内旋筋群 ･･･････････････････ 46
内側顆上線 (medial supracondylar line) ･･･････････････････ 25
内側型 (internal type) 弾発股
　･････････････････････ 829, 830f
内側型 (medial) 変形性股関節症
　･････････････････････ 570, 571f
　▶ 寛骨臼底突出症 ･･･････ 572f
内側骨端動脈 (medial epiphyseal artery) ･･ 51, 52, 52f, 53, 53f, 54f, 514
内側唇 (medial lip) ･･･････ 25
　▶ 粗織 ･･･････････････ 25f
内側進入法 (medial approach) ･･ 437
内側大腿回旋動脈 (medial femoral circumflex artery)
　･･･････ 51f, 52, 53f, 54f, 514f, 678
内腸骨静脈 ･･･････････････ 17f
内腸骨動脈 (internal iliac artery)
　･･･････････････ 17f, 51, 51f
内転筋群 ･･･････ 44t, 45, 46f
　──を伴う変形性股関節症による脊椎側弯 ･･････････ 100f
内軟骨腫 ･････････････････ 225
内反 (varus) ･････････････ 180
内反股 ･････････････････････ 519
　──を伴う変形性股関節症 ･･ 562f
内閉鎖筋 (obturator internus muscle)
　･･････ 17f, 18f, 44t, 45, 46f
中野の転子部骨折3D-CT分類
　･････････････････ 655, 657f
ナビゲーション ･･･････････ 1008
　▶ ──システムの分類 ･･ 1008
　▶ 3次元画像── ･･･････ 1008
　▶ CT-based── ･･･ 1008, 1011

▶ fluoroscopic── ･･････ 1008, 1009f
▶ image based──による術前計画
　････････････････････ 1008f
▶ imageless── ･･･ 1008, 1009f
▶ ポータブルタイプの簡易──システム
　････････････････････ 1010f
ナビゲーション手術
　▶ ──の実際 ･･･････････ 1011
　▶ インプラントの可動域チェック
　････････････････････ 1014f
　▶ カップ打ち込みのナビゲーション
　････････････････････ 1016f
　▶ 股関節固定術後の人工股関節全置換術 ･･･････････ 1017
　▶ 術前計画 ･･････････････ 1011
　▶ 術中操作 ･･････････････ 1014
　　▶ 必要なナビゲーション機器
　････････････････････ 1014f
　▶ 人工股関節再置換術における──計画 ･･････････ 1017f
　▶ ステムおよびカップの設置計画
　････････････････････ 1013f
　▶ 赤外線位置センサーの配置
　････････････････････ 1015f
　▶ 大腿骨頚部の骨切りのナビゲーション ･･･････････ 1015f
　▶ 表面置換型人工股関節のナビゲーション ･･･････ 1017f
軟骨T2マッピング法 ･･････ 204
軟骨下骨 (subchondral bone) 29, 574
軟骨下骨折線 (crescent sign) ･･ 628f
軟骨芽細胞型 (chondroblastic type)
　･･･････････････････････ 741
軟骨芽細胞腫 (chondroblastoma)
　･････････ 198, 225, 740, 740f
軟骨下脆弱性骨折と大腿骨頭壊死症の鑑別点 ･･･････ 845t
軟骨結合 (ischiopubic synchondrosis) ･･･････････････ 7
軟骨原基 ･･････････････････ 7
軟骨性骨端部 ･･･････････ 54
軟骨肉腫 (chondrosarcoma)
　･････････ 184, 224, 746, 747f
　▶ 骨盤部──における¹⁸F-FDGと¹⁸F-fluoride PET ･･ 235f
軟骨マーカー ･････････････ 245
軟骨無形成症 (achondroplasia)
　･････････････････ 524, 525f
軟骨溶解 ･･･････････ 509, 522
軟性墜下 (または墜落) 性歩行 ･･ 166
軟部腫瘍 ･････････････････ 757
軟部組織
　▶ 緊張の調整 ･･･････････ 962
　▶ 変化 ･･････････････････ 573

に
肉芽腫性病変 ･･･････････ 839f
西尾式装具 ･･･････････ 302, 493
二足歩行 ･･･････････ 59, 60f
日常生活活動・日常生活動作 (activities of daily living: ADL)
　･･･････････････ 162, 1213
二ノ宮の寛骨臼形成不全の分類
　･････････････････ 361, 362f
二分脊椎 ･･･････････････ 453
日本股関節学会
　▶ FAI診断指針 ･･･････ 833t
　▶ 股関節鏡レジストリー ･･ 1212
　▶ 骨切り術レジストリー ･･ 1212
日本人工関節登録調査 ･･･ 1211
日本整形外科学会 ･･･････ 279
　▶ ガイドラインの推奨Grade分類
　････････････････････ 980t
　▶ 股関節機能判定基準 (JOAヒップスコア)

165, 170, 180, 267, 268t, 1125
　▶ 股関節疾患評価質問表 (JHEQ) ･･ 274t, 275, 1127
　▶ 骨・軟部腫瘍委員会による切除縁評価方法 ･･･････ 731f
　▶ 骨系統疾患登録症例数 ･･ 523t
　▶ 静脈血栓塞栓症予防ガイドライン ･･･････････････ 989
　▶ 症例レジストリー (JOANR)
　････････････････････ 1211
　▶ 変形性股関節症病期分類
　･･･ 566, 577, 577t, 578f, 1113
日本における股関節データベース研究 ･･･････････････ 1211
乳がん ･･･････ 184, 198, 224
乳児股関節健診推奨項目 ･･･ 475f
乳幼児化膿性股関節炎後遺残変形
　････････････････････ 799f
二硫化アリル (ジアリルジスルフィド) ･･･････････････ 610

ぬ
ヌクレオチド結合オリゴマー化ドメイン様受容体 〔nucleotide-binding oligomerization domain (NOD)-like receptors: NLR〕 ･･ 159

ね
ネギ類の食品 ･･････････ 609
ネックサドル (neck saddle)
　･････････ 888, 889f, 1003, 1004f
ネックシャフト角 (collo diaphyseal angle) ･･･････････････ 962
ネックタイプ ･･････････ 938f
熱処理 (anneal) ･････････ 148
粘液型脂肪肉腫 (myxoid liposarcoma) ･･･････････ 762
粘液性多形型脂肪肉腫 (myxoid pleomorphic liposarcoma) ･･ 762
粘液線維肉腫 (myxofibrosarcoma)
　･････････････････ 763, 764f
粘性
　▶ ──の違いによる見かけ粘性の経時的変化 ･･･････ 133f
　▶ 各種骨セメントの粘性度とその特徴 ･･･････････ 133t
　▶ 経時的硬化に伴う──と弾性の変化 ･･･････････ 133f

の
濃縮自家骨髄移植 (concentrated autologous bone marrow aspirate transplantation: CABMAT) ･･ 642
脳性麻痺 ･･･････ 878, 878f
嚢胞 ･･･････････････ 200
　▶ 変形性股関節 ･･････ 222f
嚢胞病変 ･･････････ 219f
能力低下 (disability) ･･ 1215

は
ハーフ股関節スパイカキャスト
　･････････････ 967, 967f
肺炎球菌 (Pneumococcus vaccine) ･･ 798
バイオメカニクス (biomechanics) 63
　▶ ──に基づく変形性股関節症の治療 ･･･････････ 65
肺がん ･･･････ 184, 198, 224
　▶ 骨盤転移性骨腫瘍 ･･ 185f
肺換気シンチグラフィー ･･ 230
　▶ 肺塞栓症 ･････････ 230f
ハイクロスリンクポリエチレン
　･････････ 146t, 148, 866
肺結核の初回治療法 ･･ 807f
肺血流シンチグラフィー ･･ 230
　▶ 肺塞栓症 ･････････ 230f
胚子期 (embryonic period) ･･ 2
胚子形成期 (period of embryogenesis) ･･･････････････ 2

肺脂肪塞栓 ················ 134
肺シンチグラフィー ············· 230
背側 →神経叢 ············· 56, 56f
肺塞栓症 (pulmonary embolism: PE)
·························· 230, 987
▸血流・換気シンチグラフィー
························ 230f
バイタリウム (Vitallium: コバルトクロ
ム合金) ············· 861, 869
▸――製人工骨頭 ········· 869
▸――製モノポーラー型人工骨頭
···························· 869f
梅毒性関節炎 (syphilitic arthritis)
·························· 812
ハイドロキシアパタイト (hydroxyapa-
tite: HA) ········ 112, 128, 919
▸――を浸漬させる方法 ······· 118
▸――を用いたインパクション骨
移植のピットフォール ····· 1084f
ハイドロキシアパタイト顆粒
············· 900, 900f, 1077, 1080f, 1104
▸混合量におけるインパクション
後の大腿骨近位骨髄腔 ···· 1105f
▸混合割合 ················ 1080f
▸材料試験機で300Nから3000N
の繰り返し荷重をかけた時の
カップの移動量 ··········· 1080f
ハイドロキシアパタイトコーティング
(HAC) ·············· 118, 128
▸銀含有―― ················ 129
ハイドロキシアパタイトコーティング
ステム ··························· 1087
▸Restoration HAヒップシステム
·························· 1087f
▸遠位横止めスクリュー機構を有
する――による再置換術の成績
·························· 1088t
▸再置換術の成績 ··········· 1087t
ハイドロキノン ················ 131
背腹未分離 ················ 57f
ハイブリダイゼーション ········· 260
バイポーラー型 (bipolar) ········· 870
バイポーラー型人工骨頭 ···· 870, 871f
▸outer headのポリエチレンの内張
のロッキング機構 ········· 870f
▸アルミナセラミックス製――
·························· 871, 871f
▸種類 ····················· 871
▸理論的利点 ················ 870
バイポーラー型人工骨頭置換
·························· 640, 640f
破壊靱性 ···················· 134t
バキュームミキシング (vacuum
mixing) ················· 908
▸装置 ····················· 908f
跛行 ············· 162, 166, 457
▸変形性股関節症 ··········· 578
破骨細胞数 (basic multicellular units:
BMU) ···················· 159
破砕片 (debris) ················ 251
パターン認識受容体 (pattern-recog-
nition receptors: PRRs) ········· 159
発育性股関節形成不全
(developmental dysplasia of the
hip: DDH) →先天性股関節脱臼
188, 216, 216f, 221f, 441f, 442, 452, 560
▸Graf 分類 ················ 461f
▸MRI ····················· 460
▸Pemberton骨盤骨切り術 ····· 383f
▸遺伝 ····················· 83
▸疫学 ····················· 452
▸親子例 ··················· 84f
▸家族歴 ··················· 84t
▸関連する遺伝子 ··········· 84

鏡視下整復術 ················ 390f
▸検診 ····················· 475
▸股関節スパイカキャスト ····· 305f
▸疾患概念 ················· 452
▸受診数の推移 ············· 453e
▸診断 ····················· 456
▸整復術 ··················· 388
▸整復障害因子 ············· 455f
▸造影X線検査 ············· 462
▸装具 ····················· 300
▸単純X線像 ········ 457, 458f
▸超音波検査 ··············· 460
▸治療 ····················· 465
▸定義 ····················· 452
▸病因 ····················· 453
▸病態 ················ 454, 455f
▸分類 ····················· 1135
パッカー ···················· 1105
薄筋 (gracilis muscle) ···· 45, 694f
白血球 ····················· 244
発生
▸関節 ··················· 4, 5f
▸股関節 ··················· 6
▸四肢骨 ··················· 4
▸第27～30日の側面像 ······· 2f
▸ヒト胚子の体肢芽 ········· 3f
ハムストリング ···· 43, 453, 694f
バルカンシステム ······ 264, 389f
パルスシークエンス (pulse sequence)
·························· 192
パルス洗浄器 ················ 907f
半腱様筋 (semitendinosus muscle)
·························· 43, 44t, 45f
反転回復 (inversion recovery: IR) 法
·························· 204
バンド ····················· 842f
バンド像 (band像) ······ 238f, 618,
620f, 624, 624f, 625f, 629f, 634f, 844f
ハンドピース ················ 264f
反応期 (irritable phase) ········· 158
反応性関節炎 (reactive arthritis) 801
反復性脱臼 ·················· 678
半膜様筋 (semimembraneous
muscle) ·········· 43, 44t, 45f

ひ

ヒアルロン酸 (hyaluronic acid: HA)
·················· 245, 282, 598
ビーズ ····················· 127t
ビーズコーティング (beads coating)
→多孔性表面加工法
·················· 915, 919, 919f
非外傷性 (non-traumatic aseptic
necrosis) ················ 611
非外傷性大腿骨頭壊死症 ········· 645
非活動性萎縮 (disuse atrophy) ··· 172
非感染性弛み ········ 995, 1031
非寛容期 (intolerant phase) ······· 158
被虐待児症候群 (battred child
syndrome: BCS) ············ 516
引き寄せ締結法 (tension band
wiring) ·················· 518
微細運動 (フレッティング) ······· 145
皮質骨の肥厚 ················ 184
微小血管 ···················· 47
非ステロイド性抗炎症薬 (non-
steroidal anti-inflammatory drugs:
NSAIDs) ···· 278, 280, 586, 596
ビスフォスフォネート製剤 ······· 776
微生物学的検査 ······ 246, 254
▸基本的な検査法 ··········· 255f
▸培養と同定方法 ··········· 257
非生理的架橋 ················ 88
非生理的静水圧 ·············· 34
肥大型 (hypertrophic) 変形性股関節

症 ······················· 570
ビタミンD欠乏性骨軟化症 ······· 781
ビタミンE ·················· 644
ひっかかり (catching) ·········· 831
羊飼いの杖状変形 (shepherd's crook
deformity) ····· 528, 529f, 753, 753f
引張強度 ············· 121t, 134t
ヒッププロテクター ······ 302, 303f
ヒト白血球抗原HLA-DR遺伝子 ··· 703
被曝 ······················· 223
皮膚溝 ····················· 456
被膜 (retinaculum) ············ 646f
被膜下動・静脈 (retinacular vessels)
·························· 41
肥満 ······················· 559
びまん型腱滑膜巨細胞腫 (tenosyno-
vial giant cell tumor, diffuse)
·························· 758, 759f
びまん性大細胞型B細胞性 (diffuse
large B cell type) ············· 748
びまん性特発性骨増殖症 (diffuse
idiopathic skeletal hyperostosis:
DISH) ···················· 854
▸両側股関節に対し、骨化性病変
切除術を施行した例 ········ 856f
表層 (tangential zone) ·········· 30
表層切開部位SSI (superficial
incisional SSI) ········ 977, 977f
病巣中核 (nidus) ·············· 737
表面加工 ··················· 922
表面切削法 →マクロテキスチャリン
グ ······················· 919
表面置換型人工股関節
·············· 641, 864, 944, 1016
▸後療法 ··················· 947
▸コンポーネントの機種一覧 ·· 1195
▸手術手技 ················· 947
▸手術適応 ················· 946
▸設置法の精度比較 ········· 1023f
▸大腿骨コンポーネント用患者適
合型手術支援ガイド ·· 1023, 1023f
▸デザイン特性 ············· 945
▸ナビゲーション ··········· 1017f
▸メタルオンメタル (metal on
metal) ················ 945f
▸コバルトクロム合金製 ·· 945
▸種類と特徴 ··········· 946t
▸成績 ··················· 948
▸歴史 ····················· 944
表面被覆率 ················· 950
表面疲労 (surface fatigue) ······· 143
病理組織学的検査 ············· 248
病歴 ······················· 162
病歴聴取 ··················· 81
ピラジナミド (pyrazinamide: PZA)
·························· 807
びらん性変化 ················ 190
ビリジノリン架橋 ············· 89
微量液体希釈法 ·············· 259
疲労 ······················· 133
疲労強度 ··················· 121t
疲労骨折 (fatigue fracture, stress
fracture) ·········· 691, 695
ピロリン酸カルシウム2水和物
(calcium pyrophosphate dihydrate:
CPPD) ·············· 189, 785

ふ

ファイバーメタルコーティング (fiber
metal coating) ············· 915
ファイバーメッシュ (fiber mesh)
·················· 126, 126f, 127t
ファイバーメッシュコーティング
(fiber mesh coating) →多孔性表
面加工法
·················· 919, 919f

不安定型大腿骨頭すべり症 ····· 412f
フィットアンドフィルステム (fit and fill
stem) ·········· 925, 926f, 927f
フィットアンドフィルタイプ (fit and
fill)
▸Radaelliの分類 ··········· 925
▸機種一覧 ················· 1182
フェモラルパッカー ··········· 1107f
フェンタニル ················ 281
副圧迫骨梁 (secondary compressive
group) ··················· 182
腹腔内デスモイド ············· 760
複合移植 (composite graft) ······· 735
複合骨折 (associated fracture)
·················· 680, 681f
複合材料 (composite) ·········· 112
腹斜筋 ····················· 694f
腹側神経叢 (accessory obturator
·························· 56f
副引っぱり骨梁 (secondary tensile
group) ··················· 182
副閉鎖神経 (accessory obturator
nerve) ··················· 57
腹壁外デスモイド ············· 760
腹壁デスモイド ·············· 760
不顕性骨折 ················· 235
腐食 (corrosion) ········ 119, 943
付着部炎関連関節炎 (enthesitis
related arthritis) ······ 541, 543
フックピン (hook pin) ···· 660, 661f
ブプレノルフィン ············· 281
部分安定化ジルコニア ········· 114
部分欠損 ··················· 33
部分体積アーチファクト (partial
volume artifact) ··········· 195
部分的骨欠損 (endosteal erosion)
·························· 1055
プラズマスプレー (plasma-spray)
·················· 126, 126f, 127f
▸――HAコーティング ······· 128f
▸電子顕微鏡写真 ········· 128f
プラズマスプレーコーティング
(plasma- spray coating)
·············· 128, 915, 919
プラズマスプレー法 ······ 118, 128
フラットテーパー (flat taper) ····· 922
フラットテーパータイプ
▸Radaelliの分類 ··········· 923f
▸機種一覧 ················· 1169
▸長期成績 ················· 923t
プラニングワークステーション ··· 1000
フランジカップ ········· 894, 894f
フリップ角 ················· 192
▸グラディエントエコー法における
TR,TE,――の設定 ········· 193t
プレート ············· 1064, 1071
▸Kerboull-type acetabular
reinforcement device ·· 1072, 1072f
▸Kerboullタイプのプレートを使用
した再置換術の成績 ······· 1073t
プレコートステム ············· 905
▸セメントステム ··········· 906f
プレスフィット固定
·········· 914f, 915, 917f, 953f
▸必要な母床骨被覆 ········· 916
プレッシャライザー ······ 898, 898f
フレッティング (fretting) ··· 119, 942
▸――疲労 ·········· 119, 1094
▸――腐食 ················· 145
プレヒーティングステム (pre-heating
stem) ···················· 913
プローブ ············· 218, 264f
▸走査方式 ················· 218f
プロカルシトニン ············· 244
プロスタグランジン (prostaglandin:

PG）‥‥‥‥‥‥‥‥‥‥‥280
プロテオグリカン‥‥‥‥30, 32, 204
▶ 構造‥‥‥‥‥‥‥‥‥‥‥32f
プロトン密度強調画像（proton density weighted image: PDWI）
‥‥‥‥‥‥‥‥‥‥‥‥‥‥192
分化（differentiation）‥‥‥‥‥2
分界線（terminal line）‥‥‥‥19
分化不明腫瘍（tumors of uncertain differentiation）‥‥‥‥766, 767
分子生物学的同定方法‥‥‥‥‥259
分節状欠損（segmental deficiencies）
骨盤側骨欠損‥‥‥‥‥‥‥1050
分類不能関節炎（undifferentiated arthritis）‥‥‥‥‥‥‥541, 543

へ

平滑筋肉腫（leiomyosarcoma）
‥‥‥‥‥‥‥‥‥‥‥764, 765f
米国衛生研究所（NIH）‥‥‥‥769
米国感染症学会（Infectious Diseases Society of America: IDSA）‥‥‥986
米国股関節膝関節外科学会 （American Association of Hip and Knee Surgeons）‥‥‥‥‥‥973
米国疾病予防管理センター（Centers for Disease Control and Prevention: CDC）‥‥‥‥‥‥‥554, 977
米国整形外科学会（American Academy of Orthopaedic Surgeons: AAOS）‥‥‥‥‥‥‥552, 553
▶ 摩耗様式の分類‥‥‥‥145, 150
米国リウマチ学会（American College of Rheumatology: ACR）
‥‥‥‥298, 552, 553, 575, 706
▶ 痛風の診断基準‥‥‥‥‥782
▶ 変形性股関節症の診断基準 ‥‥‥‥‥‥‥‥‥180, 1112
米国リウマチ学会／関節炎財団 （American College of Rheumatology: ACR/Arthritis Foundation: AF）‥‥‥‥‥‥‥‥‥279
閉鎖運動連鎖（closed kinetic chain: CKC）‥‥‥‥‥‥‥‥‥291
▶ ――訓練‥‥‥‥‥‥593, 594f
▶ 開放運動連鎖と――‥‥‥291f
閉鎖管（obturator canal）‥‥‥21
閉鎖孔（obturator foramen）
‥‥‥‥‥‥14f, 16f, 19f, 21, 175f
閉鎖孔脱臼‥‥‥‥‥‥‥672, 674f
閉鎖神経（obturator nerve）‥‥‥56, 57
▶ 筋および皮膚支配‥‥‥‥826f
閉鎖神経障害（disorder of the obturator nerve）‥‥‥‥‥826
閉鎖動脈（obturator artery）‥‥‥51, 51f
閉鎖膜（obturator membrane）‥‥21
閉塞性動脈疾患‥‥‥‥‥‥‥163
ヘッドオフセット‥‥‥‥‥‥962
ヘテロ接合体‥‥‥‥‥‥‥‥82
ヘパリン起因性血小板減少症 （heparin-induced thrombocytopenia: HIT）‥‥‥‥‥990
ヘモクロマトーシス （hemochromatosis）‥‥‥‥795
▶ ――による変形性股関節症 ‥‥‥‥‥‥‥‥‥‥796f
変異遺伝子‥‥‥‥‥‥‥‥‥82
辺縁硬化像‥‥‥‥‥‥‥‥‥184
辺縁切除‥‥‥‥‥‥‥‥‥731f
辺縁切除術‥‥‥‥‥‥‥‥730
変形 ischial ramal containment（IRC） 装具‥‥‥‥‥‥‥‥299, 300f
変形矯正術 →大腿骨頭すべり症‥‥‥‥‥‥‥‥‥505
変形性関節症（osteoarthritis: OA）

‥‥‥‥‥190, 200, 278, 552
▶ 下肢関節角度と歩行周期‥243f
変形性股関節症（osteoarthritis of the hip）‥‥‥187, 188, 217, 236, 250, 388, 509, 552, 853f, 873, 893f, 901f, 913f
▶ ――と骨盤・脊椎冠状面アライメント‥‥‥‥‥‥‥100
▶ ――と骨盤傾斜・脊椎アライメント‥‥‥‥‥‥‥‥98
▶ ――に伴う股関節前方部の囊胞 ‥‥‥‥‥‥‥‥‥‥222f
▶ ――の下肢アライメント‥‥103
▶ 1次性股関節症‥‥‥554, 561
▶ ――に対する手術療法・600
▶ 2次性股関節症‥‥‥555, 563
▶ ――に対する手術療法・601
▶ American College of Rheumatology criteria‥‥‥577t
▶ Bombelliの分類‥‥‥‥188f
▶ Croft's modification of Kellgren & Lawrence grading system （Croft Grade）‥‥‥‥577t
▶ CT‥‥‥‥‥‥‥‥580, 583f
▶ MPR像‥‥‥‥‥‥581, 583f
▶ MRI‥‥‥‥‥‥‥‥‥582
▶ The Kellgren & Lawrence grading system‥‥‥‥‥‥‥577t
▶ X線学的――‥‥‥‥‥555
▶ わが国と諸外国における――の有病率‥‥‥556t
▶ X線学的診断基準‥‥‥558
▶ X線機能撮影‥‥‥‥‥580
▶ 亜脱臼性‥‥‥‥‥‥‥571
▶ 萎縮型（atrophic）‥‥‥570
▶ 遺伝‥‥‥‥‥‥‥‥‥83
▶ 遺伝的素因‥‥‥‥‥‥560
▶ 運動療法‥‥‥‥587, 593
▶ 疫学‥‥‥‥‥‥‥‥‥555
▶ 画像診断‥‥‥‥‥‥‥579
▶ 滑膜組織‥‥‥‥‥‥‥50f
▶ 下内側型（inferomedial）――‥‥‥‥‥‥‥‥‥570
▶ 寛骨臼形成不全症に起因する‥‥‥‥‥‥‥‥‥562f
▶ 関節温存手術と関節非温存手術の適応‥‥‥‥‥‥601f
▶ 関節鏡検査‥‥‥‥‥‥582
▶ 関連遺伝子‥‥‥‥‥‥84
▶ 脚長差を伴う――と脊椎側弯 ‥‥‥‥‥‥‥‥‥101f
▶ 脚長差を伴う――の下肢アライメント‥‥‥‥‥103f
▶ 求心型（concentric）――‥570
▶ 血液・生化学検査‥‥‥584
▶ 原因‥‥‥‥‥‥‥‥555f
▶ 骨棘‥‥‥‥‥‥‥‥574f
▶ 骨切り術と人工股関節全置換術‥‥‥‥‥‥‥‥602t
▶ 骨盤側骨切り術‥‥603f, 603t
▶ 手術療法‥‥‥‥587, 601t
▶ 上外側型（superolateral）――‥‥‥‥‥‥570, 571f
▶ 症候を有する（symptomatic）――‥‥‥‥‥‥‥‥‥555
▶ 上内側型（superomedial）――‥‥‥‥‥‥570, 571f
▶ 初期――‥562f, 578, 578f, 1113f
▶ 進行期――‥562f, 578, 578f, 1113f
▶ 診断基準‥‥‥‥575, 1112
▶ 診療ガイドライン ‥‥‥279, 289, 589, 591f
▶ ――における保存療法の推奨‥‥‥‥‥‥‥‥589t
▶ 生物学的反応（biological

reaction）による分類‥‥570
▶ 前‥‥‥‥‥577, 578f, 1113f
▶ 組織像‥‥‥‥‥‥‥250f
▶ 装具‥‥‥‥‥‥‥‥299
▶ 大腿骨側骨切り術‥‥‥605f
▶ 大腿骨転子間弯曲内反骨切り術‥‥‥‥‥‥‥‥312
▶ 大腿骨頭の移動形態による分類‥‥‥‥‥‥‥‥570
▶ 単純X線検査‥‥‥‥‥579
▶ 中間型（normotrophicまたは intermediate）‥‥‥‥‥570
▶ 超音波検査‥‥‥‥‥‥582
▶ 治療の流れ‥‥‥‥‥586f
▶ 治療方針‥‥‥‥‥‥585
▶ 痛風性‥‥‥‥‥‥‥783f
▶ 摘出大腿骨頭の肉眼像とX線像‥‥‥‥‥‥‥‥573f
▶ 動態撮影（機能撮影）像‥582f
▶ 特徴‥‥‥‥‥‥‥‥561
▶ 特発性大腿骨頭壊死症‥‥630
▶ 内側型（medial）――‥‥‥‥‥‥‥570, 571f, 572f
▶ 内転拘縮を伴う――による脊椎側弯‥‥‥‥‥‥‥100f
▶ 内反股を伴う――‥‥‥562f
▶ 日本整形外科学会の病期分類 ‥‥‥‥577, 577t, 578f
▶ バイオメカニクスに基づく治療‥‥‥‥‥‥‥‥‥65
▶ 発症年齢‥‥‥‥‥‥‥558
▶ 発症の危険因子‥‥‥‥559
▶ 肥大型（hypertrophic）――‥570
▶ 非薬物療法‥‥‥‥587, 591
▶ 病期による治療目標と治療法の例‥‥‥‥‥‥‥‥585f
▶ 病態‥‥‥‥‥‥‥‥561
▶ 病態・病期分類‥‥‥‥1112
▶ 保存療法‥‥‥586, 588, 589f
▶ ――の推奨（OARSI recommendation）‥‥590f
▶ 末期――‥‥‥‥‥‥562f, 565f, 573, 578, 578f, 953f, 1113f
▶ 薬物療法‥‥‥‥587, 596
▶ 予防‥‥‥‥‥‥‥‥607
▶ 臨床症状‥‥‥‥‥‥578
偏心性寛骨臼回転骨切り術（eccentric rotational acetabular osteotomy: ERAO）‥‥‥‥‥‥‥‥603
ベンズ（bends）‥‥‥‥‥‥649
変性軟骨‥‥‥‥‥‥‥‥573f
片側外転免荷装具‥‥‥‥‥493
ベンディングモーメント（bending moment）‥‥‥‥‥‥‥‥941
ベントシジン‥‥‥‥‥89, 770
扁平股（coxa plana）‥‥479, 832
鞭毛染色法‥‥‥‥‥‥‥‥257

ほ

蜂窩織炎‥‥‥‥‥‥‥‥‥227
縫工筋（sartorius muscle）
‥‥‥‥18f, 43, 44t, 45f, 694f, 825f
傍骨性骨肉腫（parosteal osteosarcoma）‥‥‥‥‥‥‥‥741
放射状圧縮力‥‥‥‥903, 904f
放射性同位元素（ラジオアイソトープ: RI）‥‥‥‥‥‥‥‥223
▶ 半減期・放射線エネルギー ‥‥‥‥‥‥‥‥‥‥223t
放射線照射（radiation induced）‥‥649
放射線治療後の股関節障害‥‥‥879
放射線被曝‥‥‥‥‥‥177, 208
放射層（radial zone）‥‥‥‥30
ポータル‥‥‥‥‥‥‥‥‥386
▶ anterior portal‥‥‥‥265f

▶ anterolateral portal‥‥‥265f
▶ midanterolateral portal‥‥265f
▶ posterolataral portal‥‥‥265f
▶ 井手の3方向同時進入法（3ポータル法）‥‥‥‥‥‥264
▶ 欧米で用いられている――の位置（Byrd）‥‥‥‥‥265f
▶ 使用する――の位置‥‥‥264f
ポーラギャップ（polar gap）‥‥915
ポーラスコーティングシステム‥1085
ポーラスタンタルスペーサー （Trabecular Metal）‥‥1070, 1070f
ボール体操‥‥‥‥‥‥293, 294f
ボーンソー‥‥‥‥‥‥‥‥314f
ボーンミル‥‥‥‥‥‥1104, 1104f
墨汁染色‥‥‥‥‥‥‥‥‥257
歩行開始後の所見‥‥‥‥‥457f
歩行解析‥‥‥‥‥‥‥‥‥68
▶ 光学式3次元動作解析装置を用いた‥‥‥‥‥‥‥‥68f
▶ マーカーレスの――手法‥‥68
歩行器‥‥‥‥‥‥‥‥‥298f
歩行器型杖‥‥‥‥‥‥‥298f
歩行支持具‥‥‥‥‥‥‥592
歩行周期‥‥‥‥‥‥‥‥240
▶ 変形性股関節患者の下肢関節角度と‥‥‥‥‥‥243f
▶ 床反力と歩行周期‥‥‥243f
歩行速度‥‥‥‥‥‥‥68, 240
歩行分析‥‥‥‥‥‥‥‥240
歩行補助具‥‥‥‥‥‥‥297
補高用足底板‥‥‥‥‥‥298
保存的containment療法‥‥‥493
ホタテ貝様陥凹‥‥‥‥‥‥727
歩調（cadence）‥‥‥‥‥‥68
歩幅（step length）‥‥‥‥‥68
ホメオボックス（homeobox: Hox）遺伝子‥‥‥‥‥‥‥‥‥2
ホモ接合体‥‥‥‥‥‥‥‥82
歩容異常‥‥‥‥‥‥166, 1031
ポリエーテルエーテルケトン（PEEK）‥‥‥‥‥‥‥‥‥‥‥666
ポリエチレン（polyethylene）‥106, 863
▶ 改良の歴史‥‥‥‥‥866
▶ 分子構造, 立体構造, 透過型電子顕微鏡像‥‥‥‥‥‥107f
▶ 包装‥‥‥‥‥‥‥‥107
▶ 滅菌‥‥‥‥‥‥‥‥107
ポリエチレンカップ‥‥‥866, 944
ポリエチレンサンドイッチタイプのセラミックオンセラミック‥‥866
ポリエチレンライナー‥‥‥996f
▶ 摩耗‥‥‥‥‥‥‥208f
ポリッシュテーパー型ステム（polished collarless tapered stem）‥‥133
ポリッシュテーパーコンセプト（force closed）‥‥‥‥‥‥‥903
▶ ――とhoop tension‥‥904f
▶ セメントステム‥‥‥903f
ポリメタクリル酸メチル（polymethylmethacrylate: PMMA）‥‥130
ポリメラーゼ連鎖反応（polymerase chain reaction: PCR）‥‥260
ポルゴン（polarized light goniometry）‥‥‥‥‥‥‥‥‥70

ま

マーカーレスの歩行解析手法‥‥‥68
マイクロアレイ法‥‥‥‥‥260
マイクロクラック（骨微細損傷）‥‥92
▶ 石灰化過程におけるコラーゲン架橋と――の関係‥‥‥‥91f
マイクロセパレーション （microseparation）‥‥‥‥‥71
マクロテキスチャリング（macro-

texturing) →多孔性表面加工法 ·········· 919, 919f
マクロファージ ························· 159
曲げ強度 ······························ 134t
曲げ疲労 (bending fatigue) ······ 1094
摩擦 (friction) ······················ 142
摩擦化学反応 (tribochemical reactions) ·························· 144
末期股関節症 ·················· 317f, 410f, 562f, 565f, 573, 578, 578f, 1113f
末梢血幹細胞移植 (peripheral blood stem cell transplantation: PBSCT) ···························· 746
末梢性 (peripheral) 脊椎関節炎 ·· 715
▶分類基準 ······················ 716t
松葉杖 ·························· 297, 298f
マトリックス支援レーザー脱離イオン化飛行時間型質量分析法 (matrix-assisted laser desorption ionization time of flight mass spectrometry: MALDI-TOF MS) ················ 260
マトリックスメタロプロテアーゼ (MMPs) ·························· 282
マトリックスメタロプロテアーゼ3 (MMP-3) ························· 709
摩耗 (wear) ························ 142
▶2次元および3次元コンピュータ計測 ···························· 1150
▶3次元コンピュータ計測 ····· 1150
▶読影 ························· 1150
▶ポリエチレンライナー ·· 208f
摩耗形態 ··························· 144
摩耗粉 (wear debris, wear particle) ·································· 152
▶——と生体反応 ··········· 152
▶——の発生 ·············· 152
摩耗様式 ···················· 143f, 143t
▶米国整形外科学会の分類 ········ 145, 150
摩耗粒子
▶インプラントとインプラント由来破損片，——の生体反応 ·· 153t
▶人工関節——に対する異物肉芽腫反応 ················· 155f
▶チタン摩耗粉主体の貪食 ·· 155f
マルチエコースピンエコー (multi-echo spin-echo) 法 ·············· 204

み
見かけ上の脚長差 (apparent LLD) ··························· 171, 973
ミキシングタイム →骨セメント ·· 132t
短い四角形断面テーパーステム (short quadrangular taper stem) ·························· 925, 926f
短いフィットアンドフィルステム (short fit and fill stem) ···· 927, 928f
未熟神経外胚葉腫瘍 (primitive neuroectodermal tumor: PNET) ·································· 744
ミッドステムモジュラリティ再置換 (midstem modularity revision) ステム ·························· 1090
▶懸念 ·························· 1094
▶再置換 ······················ 1091
▶再置換術の成績 ·········· 1093f
▶適応 ······················· 1091
ミトコンドリア遺伝病 ············· 82
未分画ヘパリン (unfractionated heparin: UFH) ················ 990
未分化多形肉腫 (undifferentiated pleomorphic sarcoma: UPS) ·································· 767, 768f
未分化肉腫 (undifferentiated/ unclassified sarcomas) ········ 767

む
無菌性髄膜炎 ····················· 537
無菌性弛み (aseptic loosening) ······························ 148, 961
無菌性リンパ球性血管炎関連病変 (aseptic lymphocytic vasculitis associated lesion: ALVAL) 122, 156
無血管性壊死 (avascular necrosis) ·································· 611
虫食い状 (moth-eaten) ·········· 748
無症候性型 →McCartyのCPPD結晶沈着症の分類 ············ 785t
無症候性の大腿骨頭壊死症 ······· 633
ムチランス変形 ·············· 707, 722
無名骨 (os innominata) ·········· 19

め
メタクリル酸メチル (MMA) ····· 130
メタルオンメタル (metal on metal: MoM) ······················ 146t, 864
▶——の股関節表面置換 ····· 944
▶摺動面 ············ 122, 149, 943
メタルオンメタル (金属対金属) 摺動部 ·························· 861
メタルオンメタル表面置換型人工股関節 ··················· 865f, 945f
▶成績 ······················ 948
メタローシス (metallosis) ······· 122
メチシリン耐性ブドウ球菌 (methicillin-resistant Staphylococcus: MRS) ·························· 798
メチルプレドニゾロン ············ 284
メトトレキサート (MTX) ········· 702
免疫学的微生物同定法 ············ 259
免疫組織化学的検査 ··············· 250
免荷 ······························· 636
▶浮力による ·············· 292f
綿花模様 (cotton wool appearance) ······················· 787, 788f

も
モーションアーチファクト (motion artifact) ················ 192, 195
モジュラー (modular) ·········· 921
モジュラー型人工骨頭 ············ 870
モジュラー型再置換用カップ ·································· 1075, 1076f
▶再置換術の成績 ·········· 1076t
モジュラー型セメントレス人工股関節全置換術 ················ 958f
モジュラー型セメントレスステム ·································· 1090
モジュラーシステム (modular system) ······················ 937
▶欠点 ························· 942
▶分類 ························· 937
モジュラーネック ················ 941
モジュラーネックシステム ····· 939f
モジュラーヘッド ················ 941
モジュラーヘッドシステム ····· 937f
モジュラリティ (modularity) ··· 937
▶Radaelliの分類 ······ 922, 922f
▶シングルモジュラリティ (single modularity) ···· 937
▶ダブルモジュラリティ (double modularity) ···· 937
▶トリプルモジュラリティ (triple modularity) ···· 939
モノポーラー (monopolar) 型人工骨頭 ··················· 869, 871f

や
薬剤感受性検査 ··················· 259
薬物代謝酵素活性 ················· 643

薬物療法 ························· 278
▶目標 ························· 278
屋根形成術 (tectoplasty) ···· 344, 344f
山田分類 ·························· 462
▶股関節造影の分類 ······· 464f
山室のa値とb値 ····· 459, 459f, 1134
ヤング率 (弾性率) ·············· 121t

ゆ
遊脚相 (swing phase) ······· 68, 240
有茎凍結法 (pedicle freezing method) ······················ 735
有限要素法 (finite element method) ···························· 67, 139
有窓 (fenestrae) 構造 ············· 49
遊離 ······························ 262
遊離骨片 ·························· 189
▶寛骨臼縁の——の形成 ···· 189f
床反力 ···························· 242
▶——と歩行周期 ·········· 243f
ユニポーラー (unipolar) 型人工骨頭 ···························· 869

よ
弛み
▶——に対する人工股関節再置換術 ····················· 1041f
▶インプラント ······· 995, 1031
▶カップ ······················ 1031
▶▶評価基準 ··········· 1148
▶感染性—— ········· 995, 1031
▶ステム ····················· 1031
▶▶評価基準 ··········· 1149
▶セメントカップ ··· 1033f, 1038f
▶セメントステム ········ 1035f
▶セメントレスカップ ···· 1034f
▶単純X線像でのインプラントの——の診断 ·········· 1035t
▶単純X線像におけるカップの——の基準 ············ 1032t
▶単純X線による評価 ···· 1032
▶非感染性—— ······· 995, 1031
腰仙骨神経幹 (lumbosacral trunk) ·································· 59
溶解像 ····················· 184, 186f
溶骨性病変 ··················· 750f
溶骨性変化 ······················ 184
腰神経叢 (lumbar plexus) · 56, 57f, 58f
腰神経叢背側層 ················ 57f
腰神経叢腹側層 ················· 57f
腰椎固定術 ······················ 100
腰椎の過前弯 ··················· 457f
腰痛 (hip-spine syndrome) ······ 165
陽電子放射線核種 (positron emitter) ······················ 223
ヨードコーティング ············· 129
予防的抗菌薬投与 ··············· 981
予防リハビリテーション (prehabilitation) ·············· 608

ら
ラグスクリュー ················· 667f
ラジオアイソトープ (RI: 放射性同位元素) ······················· 223
ラジオ波 (RF) ··················· 192
▶照射後のT1・T2緩和曲線 193f
ラセン線 (spiral line) ········· 25, 25f
ラテックス凝集反応 ············· 259
ラテラルフレア (lateral flare) ···· 933
ラミック骨頭の破損 ·········· 1098f

り
リアルタイム4次元動作解析システム ·································· 71f
リーミング骨を用いた移植 (morselized bone graft) ······· 952
リーミングによる骨屑を利用したセメントレスカップ固定 ······ 953f

リーメンビューゲル (Riemenbügel: Rb) 装具 ·············· 300, 466f
▶除去後の大腿骨頭の外方化 ·································· 469f
▶整復後の求心性の推移 ··· 469f
▶整復前後の様子 ········· 468f
▶装具療法 ················· 442
▶装着後で整復不能例の単純X線像 ······················· 468f
▶装着時の屈曲角度と単純X線像 ·························· 467f
▶装着前後の単純X線像 ··· 467f
リーメンビューゲル (Riemenbügel: Rb) 法 ················· 437, 466
リウマチ因子 (RF) ········· 244, 708
リウマトイド因子 (rheumatoid factor: RF) ··············· 703, 715
リウマトイド因子陰性多関節炎 (polyarthritis, rheumatoid factor negative) ······················ 541
リウマトイド因子陽性多関節炎 (polyarthritis, rheumatoid factor positive) ······················ 541
陸上運動 (land-based exercise) ··· 607
リジノノルロイシン架橋 ·········· 89
梨状筋 (piriformis muscle) ·································· 17f, 18f, 44t, 45, 46f
▶——周囲における坐骨神経走行の破格 ················· 820f
梨状筋下孔 (infrapiriform foramen) ··································· 21
梨状筋上孔 (suprapiriform foramen) ··································· 21
梨状筋症候群 (piriformis syndrome) ·································· 820
梨状筋ストレッチ訓練 ········· 822f
離断性骨軟骨炎 ·················· 388
立位 (standing) ················· 75f
立脚期 ···························· 240
立脚相 (stance phase) ············· 68
リニア走査型 ··············· 218, 218f
リハビリテーション医学・医療
▶——・診療 (診断・治療・支援) ······················· 1214f
▶——が対象となる多様な疾患・障害・病態 ········· 1214f
▶意義 ······················· 1213
▶活動を育み，よりよいADL・QOLを獲得する—— · 1213f
▶急性期・回復期・生活期 (維持期) の各フェーズにおける役割 ······················· 1216f
▶股関節における活用 ······· 1213
▶社会貢献 ················ 1218f
リハビリテーション医療チーム · 1217f
リハビリテーション診療
▶診断・治療・支援の3つのポイント ····················· 1215t
▶流れ ····················· 1217f
リハビリテーション治療
▶人工股関節全置換術後 ······· 294
▶退院後 ···················· 296
▶大腿骨近位部骨折術後 ····· 295
リファンピシン (rifampicin: RFP) 807
リモデリング ··················· 135
▶寛骨臼コンポーネント周囲の ·································· 141
▶セメントステム周囲の—— ··· 138
▶セメントレスステム周囲の—— ·································· 136
隆起性骨病変 ·················· 736f
硫酸カルシウム ················· 112
硫酸バリウム (BaSO4) ········ 130
粒子病 ··························· 158

流体潤滑（fluid film lubrication）
‥‥‥‥‥‥‥‥‥‥‥‥‥ 142, 147
　▶ ──境界潤滑と流体潤滑 ‥147f
　▶ ──説 ‥‥‥‥‥‥‥‥‥‥ 49
稜（腸骨）結節（tubercle of iliac
　crest）‥‥‥‥‥‥‥‥‥‥‥ 20
両脚起立 ‥‥‥‥‥‥‥‥‥‥ 63
両脚支持相（double support phase）
‥‥‥‥‥‥‥‥‥‥‥‥ 68, 240
両坐骨結節線 ‥‥‥‥‥‥‥ 974f
良性骨腫瘍 ‥‥‥‥‥‥‥‥ 736
良性軟部腫瘍 ‥‥‥‥‥‥‥ 757
両側外転ギプス ‥‥‥‥‥‥ 493
両側外転装具 ‥‥‥‥‥‥‥ 493
両柱骨折 ‥‥‥‥‥‥‥‥‥ 681f
淋菌（Neisseria gonorrhoeae）‥ 801
淋菌性関節炎（gonococcal arthritis）
‥‥‥‥‥‥‥‥‥‥‥‥‥‥ 801
淋菌性股関節炎 ‥‥‥‥‥‥ 801
リング
　▶ acetabular reinforcement──

リングサイン ‥‥‥‥‥‥‥ 238f
リン酸三カルシウム ‥‥‥‥ 112
臨床症状の改善（symptom
　modification）‥‥‥‥‥‥‥ 588
臨床調査個人票データベース ‥ 1212
臨床評価基準 ‥‥‥‥ 267, 1125
　▶ 股関節疾患における主要な──
‥‥‥‥‥‥‥‥‥‥‥‥‥ 268t
隣接関節障害 ‥‥‥‥‥‥‥ 102
輪帯（orbicular zone,zona orbicularis）
‥‥‥‥‥‥‥‥ 39f, 40, 41f, 69
リンバテック・シェーバーシステム
‥‥‥‥‥‥‥‥‥‥‥‥‥‥ 386

る
類骨骨腫（osteoid osteoma）
‥‥‥‥‥‥ 211f, 225, 737, 738f

──────────────── 1071
　▶ Ganz reinforcement──
‥‥‥‥‥‥‥‥ 1071, 1073, 1074f
　▶ Müeller reinforcement──
‥‥‥‥‥‥‥‥‥ 1073, 1074f

涙滴（teardrop）
‥‥‥ 14, 14f, 682f, 1032, 1051
涙滴間線（inter-teardrop line）
‥‥‥‥‥‥‥‥‥ 14, 974f, 1061
涙滴像（teardrop）‥‥‥‥‥ 175f
ルブリシン（lubricin）‥‥‥‥ 50

れ
冷凍ボーンバンクマニュアル ‥ 1064
レジストレーション（registration）
‥‥‥‥‥‥‥‥‥‥‥‥‥ 1009
　▶ 2次元／3次元── ‥‥‥ 1010
　▶ paired pointマッチング ‥ 1010
　▶ urface geometryマッチング
‥‥‥‥‥‥‥‥‥‥ 1010, 1011f
　▶ 位置合わせ ‥‥‥‥‥‥ 1010f
レッグエクステンション ‥‥ 291f
レッグカール ‥‥‥‥‥‥‥ 291f
レッグポジショナー ‥‥‥‥ 416
裂離骨折（avulsion fracture）
‥‥‥‥‥‥‥‥‥‥‥ 689, 694
レプチン（leptin）‥‥‥‥‥ 609

ろ
ログロールテスト（log roll test）‥ 169
ロストワックス法 →マクロテクスチャ
　リング ‥‥‥‥‥‥‥‥‥‥ 919
ロフストランドクラッチ ‥‥ 298f
ロボット手術 ‥‥‥‥‥‥‥ 1025
　▶ 歴史 ‥‥‥‥‥‥‥‥‥ 1025
ロモソズマブ（romosozmab）‥ 777
ロングステム ‥‥‥‥‥‥‥ 1096f
　▶ ──のセメント固定による再置
　　換術 ‥‥‥‥‥‥‥‥‥ 1097f
ロングステム型人工骨頭 ‥‥‥ 869

わ
ワーキングタイム →骨セメント‥ 132t
和歌山医大式股関節用S字型装具
‥‥‥‥‥‥‥‥‥‥ 299, 299f
渡辺式21号CLM 4.0 型 ‥‥‥ 264
ワルファリン ‥‥‥‥‥‥‥ 990

外国語索引

◉備考：fを付した青字の頁番号（222f）は図に，tを付した赤字の頁番号（333t）は表に，索引項目があります．

A
A型細胞 ‥‥‥‥‥‥‥‥‥‥ 47
A-cast ‥‥‥‥‥‥‥‥‥‥‥ 493
A/P index（acetabulum/pubis index）‥‥‥‥‥ 22, 23f
AA（anatomic anteversion）‥‥ 963f
AAOS（American Academy of Orthopaedic
　Surgeons: 米国整形外科学会）
‥‥‥‥ 552, 553, 589, 591t, 662
AAOS分類 ‥‥ 1041, 1050, 1054, 1058, 1063, 1077, 1103
　▶ Type Ⅲ（combined deficiencies）に対する寛骨
　　臼再建の方法 ‥‥‥‥‥‥ 1064f
　▶ 寛骨臼側 ‥‥‥‥‥‥‥ 1050f
　▶ 寛骨臼欠損 ‥‥‥‥‥‥ 705f
　▶ 骨盤骨欠損分類 ‥‥‥ 1050t, 1152
　▶ 大腿骨骨欠損分類 ‥‥ 1054t, 1154
　▶ 大腿骨側 ‥‥‥‥‥‥‥ 1054f
AASA（anterior acetabular sector angle）‥‥ 211, 213f
Aatlanta装具 ‥‥‥‥‥‥‥ 493
ABC（aneurysmal bone cyst: 動脈瘤様骨嚢腫）
‥‥‥‥‥‥‥‥‥‥‥ 198, 755
abrasive wear（研削摩耗）‥‥ 143
ABVD療法 ‥‥‥‥‥‥‥‥ 748
Ac.f（activation frequency: 骨活性化頻度）‥ 93
accessory obturator nerve（副閉鎖神経）‥ 57
Accolade ‥‥‥‥‥‥‥‥‥ 641f
Accolade II ‥‥‥‥‥‥ 922, 1027
Accolade IIステム ‥‥‥‥‥ 923f
Accolade TMZF ‥‥‥‥ 922, 923
Accolade TMZFステム ‥‥‥ 923f
acetabular dysplasia（寛骨臼形成不全症）‥‥‥ 344
acetabular epiphysis ‥‥‥‥‥ 7
acetabular fossa（寛骨臼窩）‥‥ 21
acetabular fracture（寛骨臼骨折）‥‥ 680
acetabular labrum（寛骨臼関節唇）‥‥ 22, 35
acetabular notch（寛骨臼切痕）‥ 22
acetabular quadrant system ‥ 916
acetabular reinforcementリング ‥ 1071
acetabular reorientation osteotomy ‥ 603
acetabular retroversion ‥‥‥ 832
acetabular width ‥‥‥‥‥‥ 23f
acetabuloplasty, shelf operation（寛骨臼形成術）344
acetabulum（寛骨臼）‥‥ 21, 175f, 672f

AcetAV（acetabular anteversion）‥‥‥‥‥‥‥‥‥ 213f
AcetAV角（acetabular anteversion angle）‥‥ 211
achondroplasia（軟骨無形成症）‥ 524
acid-fast bacilli（抗酸菌）‥‥‥ 802
ACR（American College of Rheumatology: 米国リウ
　マチ学会）‥‥‥ 298, 552, 553, 589, 591t, 706
ACR基準（American College of Rheumatology
　criteria: 米国リウマチ学会基準）‥‥ 180, 1112
ACR/AF（American College of Rheumatology/
　Arthritis Foundation: 米国リウマチ学会／関節炎
　財団）‥‥‥‥‥‥‥‥‥‥ 279
ACR/EULAR
　▶ 関節リウマチの寛解基準 ‥‥ 710t
　▶ 関節リウマチの分類基準 ‥‥ 707t
　▶ 全身性エリテマトーデスの新分類基準 ‥‥ 725
Acrobot ‥‥‥‥‥‥‥‥‥ 1025
acromegaly（先端巨大症）‥‥ 789
Actis ‥‥‥‥‥‥‥‥‥‥‥ 927
Actisステム ‥‥‥‥‥‥‥‥ 928f
active SLR（ASLR）テスト ‥‥ 169
active system ‥‥‥‥‥‥‥ 1025
acute hematogenous infection ‥‥ 983t
acute on chronic型 →大腿骨頭すべり症 ‥‥ 501
acute postoperative infection ‥‥ 983t
acute transient synovitis of the hip ‥‥ 537
AD（acetabular depth）‥‥ 22, 23f, 564f
AD（autosomal dominant: 常染色体顕性遺伝）‥ 82
ADAM family（a disintegrin and metalloproteinase
　family）‥‥‥‥‥‥‥‥‥‥ 33
ADAMTS（a disintegrin and metalloproteinase with
　thrombospondin motifs）‥‥‥‥ 32
ADAMTS-4, -5（アグリカナーゼ）‥‥ 282
adductor brevis muscle（短内転筋）‥‥ 45
adductor longus muscle（長内転筋）‥‥ 45
adductor magnus muscle（大内転筋）‥‥ 45
Adept ‥‥‥‥‥‥‥‥‥‥‥ 946
adhesive wear（凝着摩耗）‥‥ 143
adipocyte（脂肪細胞）‥‥‥‥ 628
adiponectin（アディポネクチン）‥ 609
ADL（activities of daily living: 日常生活活動・日
　常生活動作）‥‥‥‥‥ 162, 1213
ADR（acetabular depth ratio）‥‥ 22, 23f, 1133

AER（apical ectodermal ridge: 外胚葉性頂堤）‥‥ 2
aerobic exercise（エアロビクス運動）‥‥‥‥ 607
AGEs（advanced glycation end products: 終末糖化
　産物）‥‥‥‥‥ 88, 89, 770
AGEs架橋 ‥‥‥‥‥‥‥‥‥ 93f
aggrecanase-1, -2（ADAMTS 4, 5）‥‥ 33
AHI（acetabular head index）
‥‥‥ 22, 23f, 178, 179f, 564f, 580f, 1133
　▶ 報告値 ‥‥‥‥‥‥‥‥ 581t
AHSG（alpha-2 HS-glycoprotein）‥ 245
AI（anteinclination）‥‥‥‥ 96, 96f
Al（anatomic inclination）‥‥ 963f
ala of ilium（腸骨翼）‥‥‥‥ 20
ALBC（antibiotic loaded bone cement: 抗菌薬含有
　骨セメント）‥‥‥‥‥ 131, 134
Albee 法 →股関節固定術 ‥‥ 399f
Albright症候群 ‥‥‥‥‥‥ 753
alcohol-associated ONFH（アルコール関連特発性
　大腿骨頭壊死症）
‥‥‥‥ 316t, 334f, 613, 613t, 623f, 634, 641f
Allisサイン ‥‥‥‥‥‥ 456, 456f
Allis法 ‥‥‥‥‥‥‥‥ 676, 676f
Alloclassic ‥‥‥‥‥‥‥‥ 924
Alloclassic SLステム ‥‥‥‥ 924f
alphabet soup appearance ‥‥ 753
ALVAL（aseptic lymphocytic vasculitis associated
　lesion: 無菌性リンパ球性血管炎関連病変）
‥‥‥‥‥‥‥‥‥‥ 122, 156
American Association of Hip and Knee Surgeons（米
　国股関節膝関節外科学会）‥‥‥ 973
AMLステム ‥‥‥‥ 928, 929f, 1086f
amyloidosis（アミロイドーシス）‥ 726
anaerobic bacterial arthritis（嫌気性菌関節炎）‥ 808
anatomic fit and fill stem（アナトミックフィットアンド
　フィルステム）‥‥‥‥ 927, 928f
anatomic（アナトミック）
　　→KhanujaとMontの分類 ‥‥ 921
anatomicステム ‥‥‥‥‥‥ 927
anatomical ‥‥‥‥‥‥‥‥ 906f
anatomical reduction →McElvennyの整復概念
‥‥‥‥‥‥‥‥‥‥‥‥‥ 660f
ANCA fitカスタムメイドステム ‥‥ 933, 934f

▶ ネック一体型 ･････････････････････････････ 936f
ANCA fitシステム ･･････････････････････････ 941
ANCA fitステム ･････････････････････ 927, 928f
and supercapsular percutaneously assisted THA
　（SuperPath） ･････････････････････････････ 867
ANF（avascular necrosis of the femoral head: 大腿骨
　頭壊死症） ･･････････････････････････････ 612
ankle rocker ･･･････････････････････････････ 242
anneal（熱処理）･･････････････････････････ 148
anneal法 ･･･････････････････････････････････ 108
antalgic gait（疼痛回避歩行）･･･････････････ 166
anteinclination（AI）･･･････････････････････ 96
anterior approach（前方進入法）･････････････ 418
anterior branch（es）of ventral ramus（rami）（脊椎
　神経腹側枝）････････････････････････････ 56
anterior gluteal line（前殿筋線）････････････ 20
anterior horn（前角）･･････････････････････ 21
anterior inferior iliac spine（下前腸骨棘）････ 20
anterior inferior iliac spine（前腸骨棘）･･････ 177f
anterior margin of acetabulum（寛骨臼前縁）･･ 175f
anterior portal ･･･････････････････････････ 265f
anterior superior iliac spine（上前腸骨棘）･･ 20
anterolateral cleft ･･･････････････････････ 35
antetorsion angle, anteversion angle（前捻角）･･ 1133
Anthologyステム ･･･････････････････････ 923f
anti-cyclic citrullinated peptide antibody（抗シトルリ
　ン化ペプチド抗体）･･････････････････ 703
anti-protrusio ケージ ･････････････ 1071, 1071f
▶ ──を使用した再置換術の成績 ･･････ 1071t
Antoni A →神経鞘腫 ･･････････････････ 758
Antoni B →神経鞘腫 ･･････････････････ 758
AO分類
▶ 大腿骨頚部骨折 ･･････････････ 653, 654f
▶ 大腿骨転子部骨折 ･･････････････････ 654
APAP（acetaminophen＝N-acetyl-p-aminophenol: ア
　セトアミノフェン）･･････････････････ 279
APC（allograft-prosthesis composite）･･･････ 970
APIC（Association for Professionals in Infection
　Control and Epidemiology）･･････････････ 978
Apo B ･･････････････････････････････････ 643
apophysis（骨端）･･･････････････････････ 694
APP（anatomical pelvic plane）････････････ 79
APP（anterior pelvic plane: 前方骨盤平面）
　･････････････ 95, 170, 964, 965f, 1000, 1011
▶ ──矢状面傾斜を反映した機能的骨盤座標
　･･････････････････････････････････････ 1002f
apparent LLD（見かけ上の脚長差）････ 171
appositional bone formation（添加骨形成）･ 628
APS（autologous protein solution）療法 ･･ 287
aquatic exercise（水中運動）･･････････････ 607
AR（autosomal recessive: 常染色体潜性遺伝）･ 82
ARCO（Association Research Circulation Osseous）
　･･････････････････････････････････････ 612
▶ 特発性大腿骨頭壊死症の分類 ･･････ 1117, 1118
arcuate line（弓状線）･･･････････････････ 19
ARMD（adverse reaction to metal debris）
　･･････････････････････ 122, 138, 150, 156, 221
▶ MRI分類 ･･･････････････････････････ 1156
▶ 診断基準（Histologic scoring criteria for
　ALVAL score）･･･････････････････････ 1156
Arnold and Hilgartnerの血友病性関節症のStage分
　類 ･････････････････････････････････ 792, 793t
ARO（acetabular roof obliquity）
　･･･････････ 22, 23f, 178, 179f, 564f, 1132
arthrectomy（関節切除術）･･･････････････ 411
arthrodesis（関節固定）→AAOS分類 ･･ 705f, 1050
arthrodesis（関節固定術）･･･････････････ 399
arthrography（関節造影）･･･････････････ 516
arthroscopic surgery of the hip（股関節鏡手術）384
articular capsule, joint capsule（関節包）･･ 47
articular cartilage（関節軟骨）･･････････ 29

articular cavity, joint cavity（関節腔）･･････ 47
AS（ankylosing spondylitis: 強直性脊椎炎）････ 717
As-cast ･････････････････････････････････ 864
ASA-PS（American Society of Anesthesiologists
　physical status）classification ･･･････ 883, 883t
ASAS（Assessment of Spondyloarthritis
　International Society）分類基準 ･････････ 715
aseptic loosening（無菌性弛み）･････････ 961
aseptic necrosis ･･･････････････････････ 611
ASH（ankylosing spinal hyperostosis: 強直性脊椎肥
　厚症）･･････････････････････････････ 854
ASR ･････････････････････････････････ 946
associated fracture（複合骨折）････ 680, 681f
ASU（avocado/soybean unsaponifiables: アボカド大
　豆不鹸化物）･････････････････････ 610
ATD（articulo-trochanteric distance）･･･ 487
athletic pubalgia（スポーツヘルニア）･･ 163
Atlanta装具 ･･････････････････････ 300, 301f
atrophic type →Bombelliの分類 ･･ 188, 188f
atrophic（萎縮型）→変形性股関節症 ･ 570
atypical lipomatous tumor/well differentiated
　liposarcoma（異型脂肪腫様腫瘍／高分化型脂
　肪肉腫）････････････････････ 762, 762f
auricular surface（耳状面）･･････････ 19
Austin-Moore型人工骨頭 ･･････ 872, 869f
▶ セメントレスステムの沈下 ･･･ 1101f
automatic image analysis（自動画像解析）･ 70
autonomous system ･･････････････ 1025
avascular necrosis（無血管性壊死）･･ 611
Avenirステム ･･････････････ 925, 925f
avulsion fracture（裂離骨折）･････ 689
AY7 ･･･････････････････････････････ 115

B
B型細胞 ･･･････････････････････････ 47
Baba分類 ･･････････････ 971, 971f, 1152
▶ 治療アルゴリズム ･･･････ 972f
Bacteroides fragilis ･･････････････ 808
Ball and Kommendaの骨盤傾斜のindex ･･ 458
ball and socket joint ･･･････････ 51
ball-and-socket摺動面 ･･･････ 144
bamboo spine（竹様脊柱）･････ 718, 719f
band像（バンド像）･･･････････ 618
Barlow法 ･････････････････････ 456
Barrackのグレーディング ･･ 1146
basal fracture of the femoral neck（大腿骨頚基部骨
　折）･･･････････････････････ 652
BASDAI（Bath Ankylosing Spondylitis Disease
　Activity Index）･･･････････ 719, 721f
basicervical fracture, basal fracture of the femoral neck
　（大腿骨頚基部骨折）･････ 651f
BASMI（Bath Ankylosing Spondylitis Metrology
　Index）･････････････････ 719, 721f
BaSO4（硫酸バリウム）･･････ 130
Batchelor装具 ･･･････････････ 302
Bauer法 ･･･････････････ 431, 433f
BCP（basic calcium phosphate: 塩基性リン酸カルシ
　ウム）････････････････ 852
BCS（battered child syndrome: 被虐待児症候群）
　･･･････････････････････ 516
beads coating（焼結ビーズ）→多孔性表面加工法
　･･････････ 126, 126f, 915, 919
Beatty 手技 ･･････････ 822, 822f
bedding-in phase ･･･････ 148
bending fatigue（曲げ疲労）･･ 1094
bending moment（ベンディングモーメント）･ 941
bends（ベンズ）･････････ 649
Bernese's PAO（periacetabular osteotomy）･･ 66, 603
bFGF（basic fibroblast growth factor）･･･ 32
BGA（behavioral graded activity）program ･･ 289
BHR（Birmingham Hip Resurfacing）
　･･････････ 864, 945f, 946, 948
BICONTACTステム ･･････ 926
bioactive ･････････ 112, 124, 125t
BIOCERAM ････ 115, 116f, 866

bioceramics（生体セラミックス）･･･････ 112
biodegradable ･･････････････････ 112
bioinert ･･･････････････ 112, 124, 125t
biologic arthroplasty（生物学的関節形成術）･･ 860
Biologic療法 ･････････････････ 286
Biolox delta ･････････････ 114, 866
▶ 電子顕微鏡写真 ･･･････ 115f
Biolox forte ･･････････ 865, 114
▶ 電子顕微鏡写真 ･･･････ 115f
Bioloxアルミナセラミックス骨頭の機械特性の変遷
　･･････････････････････ 114t
biomechanics（バイオメカニクス）･ 63, 65
biotolerant ･･･････････ 112, 124, 125t
biotolerant（bioinert）bioceramics ･ 112
biotorelant ･･･････････････ 112
bipolar（バイポーラー型）･･ 870
blooming artifact ･････････ 804
BME（bone marrow edema）･･ 200
BMELs（bone marrow edema-like lesion）･ 200
BMI（body mass index）･･ 559, 885
BMLs（bone marrow lesion）･ 200
BMMNC（bone marrow mononuclear cell: 骨髄単
　核球細胞）･･････････ 395
▶ ──移植 ･･････ 397f, 641
BMMSC（bone marrow mesenchymal stem cell: 間
　葉系幹細胞）･･････ 395
▶ ──培養移植 ･･･ 641
BMP（bone morphogenetic protein: 骨形成タンパク
　質）･･･････････ 4, 32
BMP-2, 4, 7 ･････ 246
BMU（basic multicellular units: 破骨細胞数）･ 159
Böhmの大腿骨骨欠損分類 ･･ 1056, 1057f
Bombelli
▶ ──の分類 ･･････ 188, 188f
▶ 正常股関節および寛骨臼形成不全症におけ
　る股関節荷重のバイオメカニクス ･ 569f
▶ 大腿骨外反伸展骨切り術 ･･ 319
bond osteogenesis ･････ 125t
bone atrophy（骨萎縮）･･ 138
bone cyst（骨嚢腫）･･ 198
bone dysplasia / skeletal dysplasia（骨系統疾患）523
bone formation（骨形成）･ 87
bone graft（骨移植術）･ 392
bone imaging agent ･･ 235
bone infarction（骨梗塞）･ 611
bone ingrown fixation ･ 921
bone ingrowth（骨新生）･ 118, 125, 921
bone island（骨島）･･ 186, 187f
bone marrow edema pattern（骨髄浮腫像）･ 846
bone marrow edema syndrome ･ 200, 847
bone mineral density（骨密度）･ 87
bone ongrowth（骨新生）･ 118, 125
bone remodeling（骨リモデリング）･ 87
bone resorption（骨吸収）･ 87
borderline dysplasia ･･ 604
Bouchard結節 ･････ 570
boundary lubrication（境界潤滑）･ 142, 147
BPO（benzoyl peroxide: 過酸化ベンゾイル）･ 130
British study ･･････ 556, 558
Brittain 法 →股関節固定術 ･ 399f
Bromet Bone Cement R ･ 133t
Brookerの異所性骨化の分類 ･ 857, 1150
broomstick plaster法 ･ 300, 301f
Brumbackの大腿骨頭骨折の分類 ･ 673, 674t, 675f
bump（骨性隆起）･ 832, 834, 835f, 836f
Burch-Schneiderケージ ･ 1066, 1066f, 1071, 1071f
bursae（滑液包）･ 850
bursitis（滑液包炎）･ 850
BW（body weight: 体重）･ 63
Byrd らの進入法 ･･ 386

C
C反応性タンパク（CRP）･ 244, 708
CABMAT（concentrated autologous bone marrow
　aspirate transplantation: 濃縮自家骨髄移植）642

CAD (computer aided design: コンピュータ支援デ
　ザイン) ··· 71
　▶ ——system ·· 932
CADCAM (computer aided design/computer aided
　manufacturing) ································· 1025
cadence (ケイデンス, 歩調) ············· 68, 240
café-au-lait spot (異常色素沈着) ········· 753
caisson disease (潜函病) ······················ 648
calcar ··· 25
calcar femorale (大腿骨距) ················ 1054
calcar-guided ultra-short neck-preserving stem (カル
　カー誘導超短頚部温存ステム) →Radaelli分類
　··· 929, 930f
calcific tendinitis (石灰性腱炎) ··········· 852
calcified zone (石灰化層) ······················ 30
Callaghanのステム髄腔占拠の分類 ······ 1147
Callaghanのセメントカップの弛みの評価基準 · 1148
Callanan safe zone ····························· 1148
Calvé線 ···································· 458f, 459
Calvéの扁平椎 ······························· 755
CAM (computer assisted manufactured) system · 932
cam変形 ··· 566
cam impingement ······················ 832, 833f
cam type ································· 832, 836f
cam type impingement ·········· 180, 186, 191
Campanacciの骨巨細胞腫の分類 ··········· 739
canal flare index ·························· 27f, 28
Candida albicans ····························· 809
cannulated screw (キャニュレイティッドスクリュー)
　··· 660, 661f
capital drop ············· 328f, 572, 573f, 574f, 604
Capner徴候 ·································· 502
capsular artery ··························· 52
capsular arthroplasty ················ 375, 375f
capsular ligament (関節包靱帯) ··········· 39
capsular recess ····················· 35, 38f
Carbide Metal Cutting Bar ············· 1045f
Cardiac Risk Index System ··········· 884t
carrier matrix (担体) ····················· 130
cartilage complex ··························· 7
cartilage glycoprotein 39 (YKL-40) ····· 245
cartilage tuft ····························· 250
CASPAR (classification criteria for psoriatic
　arthritis) 分類基準 ················ 722, 723t
Cassar-Gheitiのセメントステムデザイン分類
　······························· 905, 906f, 1157t
catching (ひっかかり) ··················· 831
CatterallのPerthes病の分類 ··· 484, 485f, 1137
cavitary deficiencies (空洞状欠損) →AAOS分類
　··································· 704, 705f, 1050, 1063
CC ratio (canal to calcar isthmus ratio) 27f, 28, 1144
CCr (creatinine clearance: クレアチニンクリアラン
　ス) ··· 990
CD (core decompression) ················ 395
CD44 ··· 282
CDC (Centers for Disease Control and Prevention:
　米国疾病予防管理センター) ········ 554, 977
　▶ ガイドラインにおける推奨の格づけ ····· 979t
CDH (congenital dislocation of the hip: 先天性股関
　節脱臼) ··· 452
CE角 (center-edge angle) ········· 12, 13f,
　22, 22t, 23f, 67, 178, 179f, 181, 564f, 580f, 1003f, 1132
　▶ 健常股関節の—— ····················· 180f
　▶ 報告値 ··································· 581t
cement disease ························· 995
cement-in-cement (セメントインセメント) 法 · 1098f
　▶ セメントステム固定 ··················· 1095
　▶ 大腿骨側再置換術 ····················· 1098f
Cemex RX ··································· 133t
Cemtralignステム ························· 906f
CentPillar TMZFステム ··············· 928f
CentPillarステム ························· 927
central migration (中心性移動) ··········· 640
ceramics (セラミックス) ··················· 112

cerclage wiring (鋼線締結) ··············· 1103
cervicotrochanteric fracture →Delbet-Colonna分類
　··································· 513f, 515
CH50 (血清補体価) ························· 244
CHA (calcium hydroxyapatite: カルシウムハイドロ
　キシアパタイト) ··························· 189
Changeable Necks ·· 922, 937, 938f, 941, 942
Charcot-Marie-Tooth 病 ················ 817
Charcot関節 (Charcot joint) (神経病性関節症)
　··································· 817, 877
Charley Elite ステム ····················· 906f
Charnley型人工股関節全置換術 ········· 863
Charnleyステム ··························· 1109
Charnleyのlow friction arthroplasty ····· 862f
Charnleyのlow frictional torque arthroplasty · 862f
chemical shift artifact (化学シフトアーチファクト)
　··································· 195, 624f
chemical shift selective fat suppression (化学シフト
　選択法) ··································· 195
Chiari鈎 ··································· 372f
Chiari骨盤骨切り術 (Chiari pelvic osteotomy)
　··························· 66, 349, 494, 603, 603f
　▶ 合併症 ··································· 353
　▶ 関節合力の変化 ····················· 66f
　▶ 関節包と腸骨外壁の露出 ··········· 351f
　▶ 骨切りレベルと移動量 ··············· 353f
　▶ 生体力学的意義 ····················· 349f
　▶ 手術適応 ··································· 350
　▶ 手術方法 ··································· 350
　▶ 術後の人工股関節全置換術例 ······· 355f
　▶ 術後の単純X線像 ··················· 350f
　▶ 症例 ··································· 354
　▶ スクリュー抜釘を要した例 ··········· 353f
　▶ ドーム状の骨切り線 ················· 352f
　▶ 低すぎる骨切りレベル ··············· 351f
　▶ 両側手術例 ··························· 354f
chicken-wire calcification ··············· 741
chipping ··································· 116
chondroblastic type (軟骨芽細胞型) ····· 741
chondroblastoma (軟骨芽細胞腫) ·· 198, 740
chondrocalcinosis ························· 796
chondroitin sulfate (コンドロイチン硫酸) ·· 286, 597
chondrosarcoma (軟骨肉腫) ············· 746
CHOP療法 ··································· 748
chronocyclography ························· 70
chronophotography ························· 70
CI (cortical index) ············· 27f, 28, 1144
cinematography ··························· 70
CKC (closed kinetic chain: 閉鎖運動連鎖)
　··································· 291, 593, 594f
clear-cell chondrosarcoma (淡明細胞型軟骨肉腫)
　··································· 746
click (クリック) ··························· 831
CLS Spotornoステム ················· 923, 923f
CMK long ··································· 1096f
CMKステム ··························· 910, 1109
　▶ 術後単純X線像 ····················· 911f
Co-Cr-Mo (コバルトクロムモリブデン) 合金 ·· 920
CoC (ceramic on ceramic: セラミックオンセラミッ
　ク) ··································· 146, 146t
　▶ ——摺動部 ····················· 112, 865
Cockcroft-Gaultの式 ····················· 885
CoCr (cobalt-chromium: コバルトクロム) 合金
　··································· 120, 121t
Codmanの三角 (Codman triangle) ·· 728, 729f, 743
cold in hot像 ·· 226, 226f, 236, 618, 619f, 624, 626f, 627f
collapse (圧潰) ····················· 198, 620f
collarless polished tapers – force closed ····· 906t
　▶ 機種一覧 ··································· 1158
collo diaphyseal angle (ネックシャフト角) ····· 962
combined anteversion ····················· 566
combined anteversion angle ············· 1039
combined anteversion theory ·········· 964, 1005
combined deficiencies (混合型欠損) →AAOS分

類 ··································· 705f, 1050, 1063
combined type FAIの3DCT ··············· 836f
commercially pure titanium (cpTi: 純チタン) ···· 120
common iliac artery (総腸骨動脈) ········· 51
common peroneal nerve (総腓骨神経) ····· 59
COMP ··································· 245
complex hip-spine syndrome ············· 95
composite (複合材料) ····················· 112
composite beam concept (コンポジットビームコンセ
　プト) ··································· 906f
composite graft (複合移植) ··············· 735
compression型 →Devasの分類 ··········· 693
compression mold GUR1020 ············· 110
compression mold1020 ················ 107
concentric (求心型) →変形性股関節症 ····· 570
conical stem (コーン形ステム) →Radaelli分類
　··································· 927, 929f
Conserve Plus ··························· 948
contact osteogenesis ····················· 125t
containment (大腿骨頭の被覆) ··········· 492f
containment療法 ··························· 492
contour anti-protrusioケージ ············· 1072
conventional osteosarcoma (通常型骨肉腫) ·· 741
Cool tip針 ··································· 738f
CoP (ceramic on polyethylene: セラミックオンポリエ
　チレン) ··································· 146
　▶ ——摺動部 ··························· 114
Corailステム ··························· 925, 925f
core biopsy (骨生検) ····················· 627
corrosion (腐食) ····················· 119, 943
cortical hypertrophy ····················· 228f
cotton wool appearance (綿花模様) ·· 787, 788f
COX (cyclooxygenase: シクロオキシゲナーゼ) 596
　▶ アラキドン酸カスケードとCOX-1, COX-2の作
　　用機序 ··································· 596f
　▶ ——1 ··························· 280, 596
　▶ ——2 ····················· 278, 280, 596
coxa magna (巨大骨頭) ······ 488f, 570, 1139f
coxa plana (扁平股) ················· 479, 832
coxal bone, innominate bone (寛骨) ········· 19
coxitis knee (膝痛) ··············· 102, 165, 166
coxitis simplex (単純性股関節炎) ········· 537
CPM (continuous passive motion: 持続的他動運
　動) ··································· 293, 294f
CPO (curved periacetabular osteotomy)
　··························· 67, 367, 369, 370f, 603
CPPD (calcium pyrophosphate dihydrate: ピロリン酸
　カルシウム2水和物) ············· 189, 785
CPPD結晶沈着症 (偽痛風) ············· 785
　▶ 診断基準 ··································· 786t
CPTステム ··························· 1103, 1103f
cpTi (commercially pure titanium: 純チタン)
　··································· 120, 121t
creeping substitution (漸次置換) ····· 251, 611
crescent sign (大腿骨頭軟骨下骨折線)
　··········· 188f, 618, 619f, 622, 623f, 628, 628f
crevice corrosion (すきま腐食) ··········· 943
CRL (crown-rump length: 頂殿長) ············· 6
Crochet hook ··························· 1046f
Croft grade (Croft's modification of Kellgren &
　Lawrence grading system: Croft分類, CroftのK/L
　分類修正案) ········· 555, 556, 576, 577t, 1113
Crossfire ··································· 109, 110
cross-link (架橋: クロスリンク) ········· 108, 146
cross-over sign ··············· 191, 191f, 834, 834f
cross talk artifact (クロストークアーチファクト)
　··································· 195, 195f
Croweの脱臼度分類 (Crowe classification)
　········· 211, 572, 573f, 914f, 940f, 952, 1134, 1145
CRP (C反応性タンパク) ············· 244, 708
crystalinduced arthritis (結晶性関節炎) ····· 785
CSI (combined sagittal index) ············· 96
CT (computed tomography) ············· 206
　▶ 関節唇の評価 ····················· 213

▶ 関節軟骨の評価⋯⋯⋯⋯⋯⋯⋯⋯ 213
▶ 骨形状評価⋯⋯⋯⋯⋯⋯⋯⋯⋯⋯ 210
▶ 骨折評価⋯⋯⋯⋯⋯⋯⋯⋯⋯⋯⋯ 209
▶ 骨盤骨折⋯⋯⋯⋯⋯⋯⋯⋯⋯⋯⋯ 210f
▶ 腫瘍性病変⋯⋯⋯⋯⋯⋯⋯⋯⋯⋯ 210
▶ 人工股関節の3次元術前計画⋯⋯⋯ 211
▶ 単列検出器型CTと多列検出器型CTの機構
　の比較⋯⋯⋯⋯⋯⋯⋯⋯⋯⋯⋯⋯ 206f
▶ 読影⋯⋯⋯⋯⋯⋯⋯⋯⋯⋯⋯⋯⋯ 209
▶ ——による寛骨臼の簡便な骨形態指数⋯ 211
▶ ——による大腿骨形状計測⋯⋯⋯⋯ 213f
CT-based ナビゲーション⋯⋯⋯ 1000, 1008, 1011
▶ 応用⋯⋯⋯⋯⋯⋯⋯⋯⋯⋯⋯⋯⋯ 1016
▶ 術中計測精度⋯⋯⋯⋯⋯⋯⋯⋯⋯ 1018t
▶ 精度⋯⋯⋯⋯⋯⋯⋯⋯⋯⋯⋯⋯⋯ 1018
CT dose index（CTDIvol）⋯⋯⋯⋯⋯⋯ 208
CT hip⋯⋯⋯⋯⋯⋯⋯⋯⋯⋯⋯ 1011, 1016
CT値⋯⋯⋯⋯⋯⋯⋯⋯⋯⋯⋯⋯⋯⋯ 207t
▶ 定義⋯⋯⋯⋯⋯⋯⋯⋯⋯⋯⋯⋯⋯ 207
CTDIvol（CT dose index）⋯⋯⋯⋯⋯⋯ 208
cup cage reconstruction⋯⋯⋯⋯⋯ 1072, 1072f
cup center edge angle（カップCE角）
⋯⋯⋯⋯⋯ 888, 888f, 914, 914f, 950, 1003
cup safe zone（カップの安全域）⋯⋯⋯ 962
cup-shaped part⋯⋯⋯⋯⋯⋯⋯⋯⋯⋯ 7
cuplike osteophyte⋯⋯⋯⋯⋯⋯⋯⋯ 574f
curtain osteophyte⋯⋯⋯⋯⋯⋯⋯⋯ 574f
curved anatomic type（カーブドアナトミックタイプ）
⋯⋯⋯⋯⋯⋯⋯⋯⋯⋯⋯⋯⋯⋯⋯ 927
curved anatomical⋯⋯⋯⋯⋯⋯⋯⋯ 906f
▶ 機種一覧⋯⋯⋯⋯⋯⋯⋯⋯⋯⋯⋯ 1168
Curved gouge⋯⋯⋯⋯⋯⋯⋯⋯⋯⋯ 1046f
custom-made stem（カスタムメイドステム）⋯⋯ 932
CVO（curved intertrochanteric varus osteotomy: 大
腿骨転子間弯曲内反骨切り術）⋯⋯⋯⋯ 638
cyclooxygenase（COX: シクロオキシゲナーゼ）596
cyclooxygenase-2阻害薬⋯⋯⋯⋯⋯⋯ 278
cylindrical fully coated type（円柱形フルポーラス
コーティングタイプ）　→KhanujaとMontらの分
類⋯⋯⋯⋯⋯⋯⋯⋯⋯⋯⋯⋯ 921, 928
cylindrical stem（円柱形ステム）→Radaelli分類
⋯⋯⋯⋯⋯⋯⋯⋯⋯⋯⋯⋯ 928, 929f
CYP450⋯⋯⋯⋯⋯⋯⋯⋯⋯⋯⋯⋯⋯ 643
cysteine proteinase⋯⋯⋯⋯⋯⋯⋯⋯⋯ 32
cytolysis（細胞溶解）⋯⋯⋯⋯⋯⋯⋯⋯ 628

D
D'Antonio分類⋯⋯⋯ 1050, 1054, 1054t, 1152
DAA（direct anterior approach）⋯⋯ 422, 423f, 867
▶ 関節包の展開⋯⋯⋯⋯⋯⋯⋯⋯⋯ 423f
▶ 皮膚切開⋯⋯⋯⋯⋯⋯⋯⋯⋯⋯⋯ 423f
dactylitis（指炎）⋯⋯⋯⋯⋯⋯⋯⋯⋯ 722
DAIR（débridement, antibiotics and implant
retention）⋯⋯⋯⋯⋯⋯⋯⋯⋯⋯ 983
Dallの変法⋯⋯⋯⋯⋯⋯⋯⋯⋯⋯⋯ 867
Dall法⋯⋯⋯⋯⋯⋯⋯⋯⋯⋯ 432, 434f
DAMPs（damage-associated molecular patterns）
⋯⋯⋯⋯⋯⋯⋯⋯⋯⋯⋯⋯⋯⋯⋯ 159
dashboard injury（ダッシュボード損傷）発生 672
DDH（developmental dysplasia of the hip: 発育性股
関節形成不全）⋯⋯⋯⋯⋯⋯⋯⋯ 442, 452
DDS（drug delivery system）⋯⋯⋯⋯⋯ 130
débridement（デブリドマン）⋯⋯⋯⋯⋯ 388
debris（破砕片）⋯⋯⋯⋯⋯⋯⋯⋯ 47, 251
DECF（dysplasia epiphysealis capitis femoris）⋯ 490
dedifferentiated chondrosarcoma（脱分化型軟骨肉
腫）⋯⋯⋯⋯⋯⋯⋯⋯⋯⋯⋯⋯⋯ 746
dedifferentiated liposarcoma（脱分化型脂肪肉腫）
⋯⋯⋯⋯⋯⋯⋯⋯⋯⋯⋯⋯⋯⋯⋯ 762
deep femoral artery（大腿深動脈）⋯⋯⋯ 51
deep incisional SSI（深層切開部位SSI）⋯ 977
deep zone（深層）⋯⋯⋯⋯⋯⋯⋯⋯⋯ 30
definite stage →WaldenströmのX線学的病期分類
⋯⋯⋯⋯⋯⋯⋯⋯⋯⋯⋯⋯⋯⋯⋯ 482
Dega骨盤骨切り術⋯⋯⋯⋯⋯⋯⋯⋯⋯ 383

delayed Trendelenburg徴候⋯⋯⋯⋯⋯⋯ 166
Delbet-Colonna（D-C）の小児大腿骨頚部骨折の
分類⋯⋯⋯⋯⋯⋯ 501, 512, 513f, 1139
DeLeeの 人工股関節周囲のzone分類⋯⋯ 1146
DePalmaの血友病性関節症のGrade分類⋯ 792
desmoid-type fibromatosis（デスモイド型線維腫
症）⋯⋯⋯⋯⋯⋯⋯⋯⋯⋯⋯ 760, 761f
Devasの大腿骨頚部部疲労骨折の分類⋯⋯ 692
developmental displacement of the hip⋯⋯ 452
DEXA（dual energy X-ray absorptiometry）
⋯⋯⋯⋯⋯ 87, 139, 182, 770, 789, 921
dGEMRIC（delayed gadolinium enhanced magnetic
resonance imaging for cartilage）法⋯⋯⋯ 204
diallyl disulfide（ジアリルジスルフィド）⋯ 610
Diamond Round Bar⋯⋯⋯⋯⋯⋯⋯⋯ 1045f
diarthrodial joint, synovial joint（滑膜関節）⋯ 47
dietary supplements⋯⋯⋯⋯⋯⋯⋯⋯ 285
differentiation（分化）⋯⋯⋯⋯⋯⋯⋯⋯ 2
diffuse large B cell type（びまん性大細胞型B細胞
性）⋯⋯⋯⋯⋯⋯⋯⋯⋯⋯⋯⋯⋯ 748
direct compression mold法⋯⋯⋯⋯⋯⋯ 107
direct lateral approach⋯⋯⋯⋯⋯⋯ 431, 433f
▶ 低侵襲手術⋯⋯⋯⋯⋯⋯⋯⋯⋯⋯ 434f
direct MR arthrography（直接的MR関節造影法）
⋯⋯⋯⋯⋯⋯⋯⋯⋯⋯⋯⋯⋯⋯⋯ 201
disability（能力低下）⋯⋯⋯⋯⋯⋯⋯⋯ 1215
disassociation⋯⋯⋯⋯⋯⋯⋯⋯⋯⋯ 942
disease or structure modification⋯⋯⋯⋯ 588
DISH（diffuse idiopathic skeletal hyperostosis: びま
ん性特発性骨増殖症）⋯⋯⋯⋯⋯ 854, 856f
▶ 診断基準⋯⋯⋯⋯⋯⋯⋯⋯⋯⋯⋯ 855t
▶ ——伴う骨化性病変⋯⋯⋯⋯⋯⋯ 855f
dislocatable hip⋯⋯⋯⋯⋯⋯⋯⋯⋯⋯ 456
dislocation fracture of the hip（股関節脱臼骨折）
⋯⋯⋯⋯⋯⋯⋯⋯⋯⋯⋯⋯⋯⋯⋯ 672
dislocation of the hip（股関節脱臼）⋯⋯⋯ 672
disorder of the lateral femoral cutaneous nerve（外側
大腿皮神経障害）⋯⋯⋯⋯⋯⋯⋯⋯ 824
disorder of the oburator nerve（閉鎖神経障害）- 826
distal interlocking screw（遠位横止めスクリュー）
機構を有するステム⋯⋯⋯⋯⋯ 1088, 1088f
▶ ハイドロキシアパタイトコーティングステムに
よる再置換術の成績⋯⋯⋯⋯⋯⋯ 1088t
distance osteogenesis⋯⋯⋯⋯⋯⋯⋯⋯ 125t
distant infection⋯⋯⋯⋯⋯⋯⋯⋯⋯⋯ 808
disuse atrophy（非活動性萎縮）⋯⋯⋯⋯ 172
diver's disease（潜水病）⋯⋯⋯⋯⋯⋯⋯ 648
DLP（dose length product）⋯⋯⋯⋯⋯⋯ 208
DMARDs（disease- modifying antirheumatic drugs:
疾患修飾性抗リウマチ薬）⋯⋯⋯⋯⋯ 586
DMOADs（disease-modifying OA drugs: 疾患修飾
薬）⋯⋯⋯⋯⋯⋯⋯⋯⋯ 278, 287, 586
DMPT（N,N-dimethyl-p-toluidine: ジメチルパラト
ルイジン）⋯⋯⋯⋯⋯⋯⋯⋯⋯⋯ 131
DOAC（direct oral anticoagulants: 経口抗凝固薬）
⋯⋯⋯⋯⋯⋯⋯⋯⋯⋯⋯⋯⋯⋯⋯ 993
Dorr
▶ qualitative assessment⋯⋯⋯⋯⋯ 1144
▶ Type C⋯⋯⋯⋯⋯⋯⋯⋯⋯⋯⋯ 872
▶ セメントレスカップの弛みの評価基準⋯ 1148
dose length product（DLP）⋯⋯⋯⋯⋯⋯ 208
double cup arthroplasty⋯⋯⋯⋯⋯⋯⋯ 944
double hip spica cast⋯⋯⋯⋯⋯⋯ 304, 304f
▶ human position⋯⋯⋯⋯⋯⋯⋯⋯ 306f
▶ Lorenz肢位⋯⋯⋯⋯⋯⋯⋯⋯⋯⋯ 305f
double innominate osteotomy⋯⋯⋯⋯⋯ 367
double line sign（ダブルラインサイン）⋯⋯ 198
double modularity（ダブルモジュラリティ）
⋯⋯⋯⋯⋯⋯⋯⋯⋯⋯⋯ 937, 937f, 941
double support phase（両脚支持相）⋯⋯⋯ 68
double taper⋯⋯⋯⋯⋯⋯⋯⋯⋯⋯⋯ 906t
double wedge metaphyseal filling（ダブルウェッジ骨
幹端髄腔占拠）タイプ⋯⋯⋯⋯ 925, 926f
double wedge（ダブルウェッジ）→KhanujaとMont

の分類⋯⋯⋯⋯⋯⋯⋯⋯⋯⋯⋯⋯ 921
Drehmann徴候⋯⋯⋯⋯⋯⋯⋯⋯ 171, 500
Dropkickテスト⋯⋯⋯⋯⋯⋯⋯⋯⋯⋯ 962
Duchenne現象⋯⋯⋯⋯⋯⋯⋯⋯ 166, 166f
Duchenne歩行⋯⋯⋯⋯⋯⋯⋯⋯⋯⋯ 1031
Duchenne-Trendelenburg現象⋯⋯⋯⋯⋯ 166
DVT（deep vein thrombosis: 深部静脈血栓症）
⋯⋯⋯⋯⋯⋯⋯⋯⋯⋯⋯⋯⋯⋯⋯ 987
▶ ——予防ガイドライン⋯⋯⋯⋯⋯⋯ 989
dynamic hip screw⋯⋯⋯⋯⋯⋯⋯⋯⋯ 655
dynamics（動力学）⋯⋯⋯⋯⋯⋯⋯⋯⋯ 63
dysbarism, decompression sickness（減圧症）⋯ 648
dysostoses（異骨症）⋯⋯⋯⋯⋯⋯⋯⋯ 523
dysplasia epiphysealis capitis femoris（Meyer病）
⋯⋯⋯⋯⋯⋯⋯⋯⋯⋯⋯⋯⋯⋯⋯ 490f

E
EB（ethanbutol: エタンブトール）⋯⋯⋯⋯ 807
EBRA（Ein Bild Röntgen Analyse）⋯⋯ 1036, 1037f
eburnation（象牙質化）⋯⋯⋯⋯ 250, 250f, 572
ectopic ossification, heterotopic ossification（異所性
骨化）⋯⋯⋯⋯⋯ 227, 228f, 687, 857, 857f
▶ Brookerの分類⋯⋯⋯⋯⋯⋯⋯ 857f, 1150
edema-like pattern⋯⋯⋯⋯⋯⋯⋯⋯⋯ 200
effective joint space⋯⋯⋯⋯⋯⋯⋯⋯⋯ 995
efferocytosis（エフェロサイトーシス）⋯⋯⋯ 158
eGFR（推算糸球体濾過量）⋯⋯⋯⋯⋯⋯ 885
Ehlers-Danlos症候群⋯⋯⋯⋯⋯⋯⋯⋯ 453
Elanceステム⋯⋯⋯⋯⋯⋯⋯⋯⋯⋯ 924f
elementary fracture（基本骨折）⋯⋯ 680, 681f
elephant ear appearance⋯⋯⋯⋯⋯⋯ 525f
elephant's trunk⋯⋯⋯⋯⋯⋯⋯⋯⋯ 574f
ELISA（enzyme-linked immunosorbent assay: 酵素
免疫測定法）⋯⋯⋯⋯⋯⋯⋯⋯⋯ 259
ELITE⋯⋯⋯⋯⋯⋯⋯⋯⋯⋯⋯⋯⋯ 70
ellipsoid shaped segment excision⋯⋯⋯ 829f
embryonic period（胚子期）⋯⋯⋯⋯⋯⋯⋯ 2
empty lacunae（空胞化）⋯⋯ 251, 251f, 628, 629f, 649
empty lacunae of the osteocyte⋯⋯⋯⋯ 613
Endo-Klinikの大腿骨欠損分類
⋯⋯⋯⋯⋯⋯⋯⋯ 1055, 1055f, 1055t, 1155
endoprosthesis（体内装具）⋯⋯⋯⋯⋯⋯ 869
endoprosthetic replacement hemiarthroplasty⋯ 869
endosteal erosion（骨皮質内側の浸食像）⋯ 747
endosteal erosion（部分的骨欠損）⋯⋯⋯ 1055
endosteal spot welds⋯⋯⋯⋯⋯⋯⋯ 1036f
Endurance⋯⋯⋯⋯⋯⋯⋯⋯⋯⋯⋯ 133t
Engh
▶ 応力遮蔽の評価⋯⋯⋯ 139, 918, 918f, 1150
▶ 骨盤骨欠損分類⋯⋯⋯⋯⋯ 1052, 1053t
▶ 固定性評価法⋯⋯⋯⋯ 921, 1036, 1149
▶ 大腿骨欠損分類⋯⋯⋯⋯⋯ 1055, 1055t
enhanced mode⋯⋯⋯⋯⋯⋯⋯⋯⋯ 1028
enthesitis related arthritis（付着部炎関連関節炎）
⋯⋯⋯⋯⋯⋯⋯⋯⋯⋯⋯⋯⋯⋯⋯ 541
enthesopathy⋯⋯⋯⋯⋯⋯⋯⋯⋯ 190, 718
enthesophyte⋯⋯⋯⋯⋯⋯⋯⋯⋯ 718, 722
entirely empty lacunae of the osteocyte⋯⋯ 628
eosinophilic granuloma（好酸球性肉芽腫）⋯ 754
epicondylar line⋯⋯⋯⋯⋯⋯⋯⋯⋯ 940f
epiphyseal artery（骨端動脈）⋯⋯⋯⋯⋯ 645
epiphyseal dysplasia（骨端異形成症）⋯⋯ 932
epiphyseal growth plate（骨端成長軟骨板）⋯ 7
epiphyseal plate（成長軟骨板）⋯⋯⋯⋯⋯ 496
epiphyseal scar⋯⋯⋯⋯⋯⋯⋯⋯⋯ 646f
Epstein分類（股関節前方脱臼）⋯⋯ 673, 674t
ERAO（eccentric rotational acetabular osteotomy: 偏
心性寛骨臼回転骨切り術）⋯⋯⋯⋯⋯ 603
erosion（骨びらん）⋯⋯⋯⋯⋯⋯⋯⋯⋯ 707
ES/PNET（Ewing's sarcoma/primitive
neuroectodermal tumor）⋯⋯⋯⋯⋯ 744
Escherichia coli（大腸菌）⋯⋯⋯⋯⋯⋯⋯ 798
ESSG（European Spondyloarthropathy Study
Group）のSNSA診断基準⋯⋯⋯⋯ 715, 715t
estrogen replacement therapy（エストロゲン補充療

法）・・・・・・・・・・・・・・・・・・・・・・・・・・・610
ethanbutol（EB: エタンブトール）・・・・・・・・・807
ETO（extended trochanteric osteotomy）
・・・・・・・・・・・・431, 432f, 1042, 1047, 1048f, 1049f
EULAR（The European League Against
Rheumatism: 欧州リウマチ学会）・・・・589, 591t, 706
Euler角・・・・・・・・・・・・・・・・・・・・・・・74
▶ 角度評価・・・・・・・・・・・・・・・・・・・75f
Evansの大腿骨転子部骨折の分類・・・653, 654f, 1141
evolutionary period →WaldenströmのX線学的病期
分類・・・・・・・・・・・・・・・・・・・・・・482
Ewing's sarcoma（Ewing肉腫）・・・・・・224, 744, 745f
Ewing's sarcoma family of tumors（Ewing肉腫ファミ
リー腫瘍）・・・・・・・・・・・・・・・・・・744
Exeterステム・・・・・・・・・903, 903f, 1103, 1027, 1108
▶ 歴史的変遷・・・・・・・・・・・・・・・・904f
exostosis（外骨腫）・・・・・・・・・・・・・・・736
Expertシステム・・・・・・・・・・・・・・・・933
Explant Acetabular Cup Removal System
・・・・・・・・・・・・・・・・・・・・1044, 1045f
express mode・・・・・・・・・・・・・・・・・1028
extensive anterolateral approach（広範囲展開法）
・・・・・・・・・・・・・・・・・・・・・・・442
external iliac artery（外腸骨動脈）・・・・・・・・51
external type（外側型）→弾発股・・・・・・・・827

F

F system・・・・・・・・・・・・・・・・・・・333
FABERテスト（Patrickテスト）
・・・・・・・・・164, 168, 168f, 578, 622, 834
FACT（flexion-abduction continue traction: 開排位
持続牽引引整復法）・・・・・・・・・・471, 471f
FADIRテスト・・・・・・・・・・・・・・578, 168
FAI（femoroacetabular impingement: 大腿骨寛骨臼
インピンジメント）
・・・・384, 385, 387, 388, 500, 555, 562, 832
▶ ――に対するbumpの切除・・・・・・・390f
▶ X線学的指標・・・・・・・・・・・・・178
▶ 分類・・・・・・・・・・・・・・・・833f
FAIRテスト・・・・・・・・・・・・・・168, 168f
fallen fragment sign・・・・・・・・・・・・・752
false profile像・・・・177, 177f, 179, 565, 580, 581f
false profile viewの撮影法・・・・・・・・・・23f
fast low angleshot（脂肪抑制下3D FLASH）・・202
fatigue fracture, stress fracture（疲労骨折）・・・691
femoral artery（大腿動脈）・・・・・・・・・・51
femoral basicervical fracture（大腿骨頚基部骨折）
・・・・・・・・・・・・・・・・・・・・・652
femoral body（大腿骨体）・・・・・・・・・・24
femoral calcar（大腿骨距）・・・・・・・・25, 27f
femoral head（大腿骨頭）・・・・・・175f, 176f, 672f
femoral head deformity・・・・・・・・・・・362f
femoral head fracture（大腿骨頭骨折）・・・・・672
femoral head prosthetic replacement（人工大腿骨頭
置換術）・・・・・・・・・・・・・・・・・869
femoral head reduction osteotomy・・・・・493, 494
femoral neck（大腿骨頚部）・・・・・24, 175f, 176f
femoral neck fracture（大腿骨頚部骨折）・・・646, 651
femoral nerve（大腿神経）・・・・・・・・56, 57
femoral shaft（大腿骨幹部）・・・・・・・・・176f
femoral transtrochanteric curved varus osteotomy（大
腿骨転子間弯曲内反骨切り術）・・・・・・311
femoral transtrochanteric valgus osteotomy（大腿骨
転子部外反骨切り術）・・・・・・・・・・323
femoral trochanteric fracture・・・・・・・・・651
femoral valgusextension osteotomy（大腿骨外反伸
展骨切り術）・・・・・・・・・・・・・・316
femoral wedge valgus osteotomy（大腿骨楔状外反
骨切り術）・・・・・・・・・・・・・・・316
femoral wedge varus osteotomy（大腿骨楔状内反
切り術）・・・・・・・・・・・・・・・・307
femur（大腿骨）・・・・・・・・・・・・・・24
fenestrae（有窓）構造・・・・・・・・・・・・49
fetal period（胎児期）・・・・・・・・・・・・2
Feyenのセメントレスステムの分類・・・・・・921

FGF10（fibroblast growth factor: 線維芽細胞増殖
因子）・・・・・・・・・・・・・・・・・・2
fiber mesh（ファイバーメッシュ）・・・・126, 126f, 127f
fiber mesh coating（ファイバーメッシュコーティン
グ）・・・・・・・・・・・・・・・・919, 919f
fiber metal coating（ファイバーメタルコーティング）
・・・・・・・・・・・・・・・・・・・・・915
fibrillation（細線維化）・・・・・・・・・204, 250
fibroblastic type（線維芽細胞型）・・・・・・・741
fibrodysplasia ossificans progressiva（進行性骨化性
線維異形成症）・・・・・・・・・・・・・530
fibrous dysplasia（線維性骨異形成症）・・・・・753
FineCore針・・・・・・・・・・・・・・・・730f
finite element method（有限要素法）・・・・・・139
finite element modelによる応力遮蔽の評価・・・135f
first-degree relative（第1度近親）・・・・・・・81
fit and fill（髄腔占拠率）・・・・・・・・889, 932
fit and fill（フィットアンドフィルタイプ）・・・925
fit and fill stem（フィットアンドフィルステム）
→Radaelli分類・・・・・・・・925, 926f, 927f
Fitmore・・・・・・・・・・・・・・・925, 926f
fixation failure・・・・・・・・・・・・・・・655
FJS-12（Forgotten Joint Score-12）・・・275, 1130
Flag splitter・・・・・・・・・・・・・・・1046f
flanged and roughened – shape closed・・・・906f
▶ 機種一覧・・・・・・・・・・・・・・1160
flare index・・・・・・・・・・・・・・・・1145
flare index（改訂法）・・・・・・・・・・・1145
flat taper（フラットテーパー）→Radaelli分類・・922
flatback・・・・・・・・・・・・・・・・・・80
floor osteophyte・・・・・・・・・・・・・・574f
fluid film lubrication（流体潤滑）・・・・・142, 147
fluid-fluid level（液面形成）・・・198, 199f, 752, 756, 756f
fluoroscopic ナビゲーション・・・・・・1008, 1009f
fluorosint-polypenco・・・・・・・・・・・・106
FOV（field of view: 撮像範囲）・・・・・・・197
fovea of femoral head（大腿骨頭窩）・・・・・・24
fovea osteophyte・・・・・・・・・・・・572, 574f
FPP（functional pelvic plane: 機能的骨盤座標）
・・・・・・・・・・・・・72, 965, 965f, 1000
fracture of proximal femur in children（小児期大腿
骨近位部骨折）・・・・・・・・・・・・・512
fragmentation stage・・・・・・・・・・・・・483
▶ WaldenströmのX線学的病期分類・・・・・482
Freiberg手技・・・・・・・・・・・・・821, 821f
French paradox・・・・・・・・・・・・・・910
fretting（フレッティング）・・・・・・・119, 942
fretting fatigue（フレッティング疲労）・・119, 1094
friction（摩擦）・・・・・・・・・・・・142, 1031
frog position・・・・・・・・・・・・・・・306
FSE（fast spin echo: 高速スピンエコー法）・・・193
functional zero position（機能的骨盤基準）・・・1011
fungal arthritis（真菌性関節炎）・・・・・・・809

G

GAG（glycosaminoglycan: グリコサミノグリカン）
・・・・・・・・・・・・・・・・・・・・・31
galvanic corrosion（ガルバニー腐食）・・・・・943
Ganz骨盤骨切り術（polygonally shaped juxta-
articular osteotomy, periacetabular osteotomy:
PAO）・・・・・・・・・・・・・・367, 369f
▶ 骨切りライン・・・・・・・・・・・・374f
▶ 坐骨の骨切り・・・・・・・・・・・・373f
▶ 手術適応・・・・・・・・・・・・・・370
▶ 手術方法・・・・・・・・・・・・・・371
▶ 上前腸骨棘の骨切り・・・・・・・・・372f
▶ 皮膚切開・・・・・・・・・・・・・・371f
Ganz reinforcementリング・・・1071, 1073, 1074f
Garden
▶ アライメントインデックス・・・・・658, 659f
▶ 大腿骨頚部骨折・・・・42, 652, 652f, 1140
Gaucher's disease（Gaucher病）・・・・・・・649
GCT（giant cell tumor: 骨巨細胞腫）・・・・・738
Gd-DOTA（gadolinium tetraazacyclododecane
tetraacetic acid）・・・・・・・・・・・・・194

Gd-DTPA（gadolinium
diethylenetriaminepentaacetic acid）・・・・・194
GDF5（growth/differentiation factor: 増殖分化因
子）・・・・・・・・・・・・・・・・・・・4
gemellus inferior muscle（下双子筋）・・・・・・45
gemellus superior muscle（上双子筋）・・・・・・45
genetic factors（遺伝的要因）・・・・・・・・453
genetic skeletal disorders・・・・・・・・・・523
genitofemoral nerve（陰部大腿神経）・・・・・・56
geode（骨洞）・・・・・・・・・・・・・・・707
GH（growth hormone: 成長ホルモン）・・・・・789
Ghormley法・・・・・・・・・・・・・・・399f
Gigli線鋸・・・・・・・・・・・・・・378, 426
Girdlestoneの手術手技・・・・・・・・・・・412
glucosamine（グルコサミン）・・・・・・285, 609
gluteal tuberosity（殿筋粗面）・・・・・・・・25
gluteus maximus muscle（大殿筋）・・・・・・・43
gluteus medius muscle（中殿筋）・・・・・・・43
gluteus minimus muscle（小殿筋）・・・・・・・43
GOA（generalized osteoarthritis: 全身性変形性関
節症）・・・・・・・・・・・・・・・・・575
Golgi-Mazzoni小体・・・・・・・・・・・・61t
gonococcal arthritis（淋菌性関節炎）・・・・・801
gout（痛風）・・・・・・・・・・・・・・・782
GPS（global positioning system）・・・・・・1008
GR（glucocorticoid receptor: グルココルチコイド受
容体）・・・・・・・・・・・・・・・・・643
gracilis muscle（薄筋）・・・・・・・・・・・45
Grade of osteoarthritis of the hip →Tönnis分類
・・・・・・・・・・・・・・・・・・・・1113
graft remodeling（移植骨リモデリング）・・・・951
Graf分類・・・・・・219, 220f, 460t, 461t, 1135
Graf法・・・・・・・・・・・・221f, 460, 461f
greater pelvis（大骨盤）・・・・・・・・・・19
greater sciatic foramen（坐骨孔）・・・・・・・20
greater sciatic notch（大坐骨切痕）・・・・・・20
greater trochanter（大転子）・・・・24, 175f, 176f, 177f
greater trochanter group（大転子部骨梁）・・182, 182f
grit blast（グリットブラスト）・・・・126, 127f, 127t, 919
groin pain（鼠径部痛）・・・・・・・・・・640
groin pain syndrome（鼠径部痛症候群）・・・・696
Grossの骨盤骨欠損分類・・・・・1052, 1052t, 1058
ground glass appearance（すりガラス様）
・・・・・・・・・・・・・528, 529f, 753f, 754
growing period →WaldenströmのX線学的病期分
類・・・・・・・・・・・・・・・・・・・482
Gruenの人工股関節周囲のゾーン（zone）分類
・・・・・・・・・・・・・・・・921, 921f, 1146
GS-taperステム・・・・・・・・・・・923, 923f
GSA（global sagittal axis）・・・・・・・・・98
GUR・・・・・・・・・・・・・・・・・・107
Gustilo分類
▶ 骨盤骨欠損分類・・・・1053, 1053f, 1053t, 1153
▶ 大腿骨欠損分類・・・・1056, 1056f, 1056t, 1155
GWAS（genome-wide association study: ゲノムワイ
ド関連解析）・・・・・・・・・・・・・・560

H

H sign・・・・・・・・・・・・・・・・・226f
H1900・・・・・・・・・・・・・・・・・・107
HA（hyaluronic acid: ヒアルロン酸）・・・・・282
HA（hydroxyapatite: ハイドロキシアパタイト）
・・・・・・・・・・・・・・112, 128, 919
HAC（ハイドロキシアパタイトコーティング）
・・・・・・・・・・・・・・・・・118, 128
Haemophilus influenzae（インフルエンザ菌）・・・798
half single hip spica cast・・・・・・・・・・306
hand-held dynamometer（携帯式筋力計）・・・・172
Hand-Schüller-Christian病・・・・・・・・・754
handicap（社会的不利）・・・・・・・・・・1215
Hanssonピン・・・・・・・・・・・・・660, 661f
haptic system・・・・・・・・・・・・・・1025
hard on hard 摺動・・・・・・・・・・・・・146
▶ ――面・・・・・・・・・・・・・・・149
hard on soft 摺動・・・・・・・・・・・・・146

▶——面 ················· 147
Hardinge法 ················ 431, 433f, 867
Harrisのセメントステムの弛みの分類 ········ 1149
Harris-Galante I カップ ·············· 1060
Harris-Galante II カップ ·············· 1060
Harrisヒップスコア ········· 268, 269t, 641, 1126
Hartofilakidisの脱臼度の分類 ············ 572
HDPE (high density polyethylene: 高密度ポリエチ
　レン) ····················· 106
head fracture (大腿骨頭骨折) ············ 651f
head-neck offset ratio ············ 178, 179f
head neck ratio ················ 962, 963f
head offset ·················· 963f
head within a head ··············· 484f
healing period　→WaldenströmのX線学的病期分類
······················ 482
Heberden結節 ·················· 570
heel rocker ··················· 242
hemiarthroplasty ················ 869
hemochromatosis (ヘモクロマトーシス) ······· 795
▶——による変形性股関節症 ··········· 796f
hemophilic arthropathy (血友病性関節症) ····· 792
Henderson法 ·················· 399f
herniation pit ··········· 186, 187f, 834, 835f
HerringのlateralpPillar (LP) 分類 ··· 485, 487f, 1137
high grade surface osteosarcoma (骨表面高悪性度
　骨肉腫) ···················· 741
highly incongruent hip ·············· 362f
highly porous metal (高度ポーラス金属) ······ 915
Hilgenreiner線 (Y軟骨線) ··· 11, 11f, 458, 458f, 1132
hip arthroscopy (股関節鏡) ············ 261
hip center (股関節中心) ············· 1051
hip spica cast (股関節スパイカキャスト) ····· 304
hip structure analysis (HSA) ········ 87, 770
hip-spine syndrome (腰痛) ········· 95, 165
hip-spine syndromeの病態 ············· 98f
HIP (hot isostatic pressing) ··········· 865
Histologic scoring criteria for ALVAL score →
　ARMDの診断基準 ·············· 1156
HIT (heparin-induced thrombocytopenia: ヘパリン
　起因性血小板減少症) ·············· 990
HIV (human immunodeficiency virus) ······· 877
HJMR (hip joint moment reduction) 装具
······················· 300, 300f
HLI (head lateralization index: 大腿骨頭外方化指
　数) ····················· 1134
HMRS (Howmedica modular reconstruction
　system) ·················· 734
Hodgkinsonのセメントカップの弛みの評価基準
······················ 1148
Hodgkinリンパ腫 ················· 748
Homans徴候 ··················· 987
hook pin (フックピン) ·············· 660
hoop tension ·················· 903
HOOS (Hip Disability and Osteoarthritis Outcome
　Score) ··················· 1129
Hop System Sugioka Version ··········· 333
Hox (homeobox: ホメオボックス) 遺伝子 ······· 2
HSA (head-shaft angle) ············ 340, 502
HSA (hip structure analysis) ········ 87, 770
HSP70 (heat shock protein) ············ 34
human parathyroid hormone 1-34 (テリパラチド)
······················· 777
human position ················· 306
▶ double hip spica cast ············ 306f
hyperlordotic ·················· 80
hypertrophic type (肥大型)　→変形性股関節症
······················ 188, 188f, 570

I

IBG (impaction bone grafting: インパクション骨移
　植) ·········· 970, 1052, 1055, 1077, 1102
ICC (intraclass correlation coefficient) ······ 179
ICF (International classification of functioning,
　disability and health: 国際生活機能分類)
······················ 1218, 1218f
ICIDH (International classification of impairments,
　disabilities and handicaps: 国際障害分類)
······················ 1215, 1217f
ICM (International Consensus Meeting: 国際コンセ
　ンサス会議) ·················· 886
Identifitステム ·················· 932
idiopathic chondrolysis of the hip (特発性股関節軟
　骨溶解症) ··················· 547
IDSA (Infectious Diseases Society of America: 米国
　感染症学会) ·················· 986
IGF-1 (insulin like growth factor-1) ········ 32
IHDI (International Hip Dysplasia Institute) 分類
······················ 459, 460f
IL (interleukin) ················· 704f
IL-1β (interleukin-1β) ·············· 32
IL-6 (interleukin-6) ··············· 32
ILAR (International League of Associations for
　Rheumatology) の若年性特発性関節炎の分類
　基準 ··············· 541, 542t, 1140
iliac crest (腸骨稜) ··············· 20
iliac wing (腸骨翼) ··············· 175f
iliacus muscle (腸骨筋) ············· 43
ilio-ischial line ················· 680
iliofemoral ligament (腸骨大腿靱帯) ······ 39, 672f
iliohypogastric nerve (腸骨下腹神経) ······· 56
ilioinguinal 進入法 ············ 683, 684f
ilioinguinal nerve (腸骨鼡径神経) ········· 56
ilioischial line (Köhler's line: 腸坐骨線)
··················· 14, 14f, 175f, 682f
ilioischial line (左股関節) ············ 15f
iliopectineal line (腸恥分界線)
················· 14f, 15, 16f, 175f, 680, 682f
iliopsoas muscle (腸腰筋) ············ 43
iliopubic eminence (腸恥隆起) ··········· 20
ilium (腸骨) ··················· 19
imageless ナビゲーション ········· 1008, 1009f
▶ 術前計画 ················· 1008f
Imhäuserの大腿骨3次元転子間骨切り術 (Imhäuser
　three-dimensional osteotomy) (Imhäuser法)
······················· 335, 339f
▶ 遠位骨片の内旋 ·············· 338f
▶ 矯正角度の指標 ·············· 337f
▶ 屈曲骨切りのマーク ············ 338f
▶ 骨切り ··················· 335f
▶ 手術適応 ·················· 335
▶ 手術方法 ·················· 336
▶ 症例 ···················· 339
▶ 大腿骨頭すべり症に対する適応 ······· 336f
▶ 展開 ···················· 337f
▶ 内旋角度の決定 ·············· 336f
Imhäuserの大腿骨頭すべり症の病型の概念 ····· 498f
impact (衝突) ·················· 142
impairment (機能障害・形態異常) ········· 1215
impingement (インピンジメント) ········· 832
in-cement法　→セメントステム固定 ······· 1095
indirect MR arthrography (間接的MR関節造影法)
······················· 201
infectious diseases (感染性疾患) ········· 797
inferior cervical osteophyte ··········· 574f
inferior gluteal artery (下殿動脈) ····· 51, 519
inferior gluteal line (下殿筋線) ·········· 20
inferior gluteal nerve (下殿神経) ········· 59
inferior marginal osteophyte ··········· 574f
inferior metaphyseal artery (下骨幹端動脈)
···················· 52, 53, 514
inferior pubic ramus (恥骨下枝) ········· 175f
inferior retinacular artery (下被膜下動脈) ··· 52, 519
inferomedial (下内側型)　→変形性股関節症 ·· 570
infrapiriform foramen (梨状筋下孔) ········ 21
inguinal ligament (鼡径靱帯) ··········· 20
INH (isoniazid: イソニアジド) ··········· 807
initial stage　→WaldenströmのX線学的病期分類
······················ 482
inner head ··················· 870
inner lip (内唇) ················· 20
innominate osteotomy (寛骨切り術) ········ 367
Insigniaステム ············· 927, 928f, 1027
inter-teardrop line (涙滴間線) ··········· 14
intermediate line (中間線) ············· 20
intermediate zone (中間層) ············ 30
internal iliac artery (内腸骨動脈) ········· 51
internal type (内側型)　→弾発股 ········ 829
International Skeletal Dysplasia Societyの骨系統疾
　患の分類 ··················· 523
internervous plane (神経支配界面) ········ 43
interpositional arthroplasty ··········· 860
interprosthetic femoral fracture ········· 968
intertrochanteric crest (転子間稜) ········ 25
intertrochanteric fracture (大腿骨転子間骨折)
······················· 651, 651f
intertrochanteric line (転子間線) ········· 25
interzone (中間帯) ················ 4
intolerant phase (非寛容期) ··········· 158
intra-articular type (関節内型) ········· 831
ION (idiopathic osteonecrosis of the femoral head:
　特発性大腿骨頭壊死症) ············ 612
IORRA (Institute of Rheumatology, Rheumatoid
　Arthritis) ·················· 712
IPC (intermittent pneumatic compression: 間欠的空
　気圧迫装置) ·················· 990
IPI (International Prognostic Index: 国際予後因子)
······················· 749
IR (inversion recovery: 反転回復) 法 ······· 204
irritable phase (反応期) ············· 158
ISB (International Society of Biomechanics) 座標系
···················· 72, 73, 73f
ischemic necrosis (阻血性壊死) ·········· 611
ischial spine (坐骨棘) ·············· 20
ischial tuberosity (坐骨結節) ········· 21, 175f
ischiofemoral ligament (坐骨大腿靱帯) ···· 40, 672f
ischiopubic synchondrosis (軟骨結合) ······· 7
ischium (坐骨) ·················· 19
ISOLS (international symposium on limb salvage: 国
　際患肢温存学会) ················ 732
ISPRM (International Society of Physical and
　Rehabilitation Medicine: 国際リハビリテーション
　医学会) ··················· 1213

J

J-Taperステム ················ 923, 923f
Jaccoud変形 ··················· 724
JAK阻害薬 ··················· 712
▶ 比較 ···················· 712t
Jensenの大腿骨転子部骨折の分類 ······ 654, 655f
JHEQ (Japanese Orthopaedic Association Hip
　DiseaseEvaluation Questionnaire: 日本整形外科
　学会股関節疾患評価質問表) ··· 274t, 275, 1127
JIA (juvenile idiopathic arthritis: 若年性特発性関節
　炎) ····················· 541
JICの特発性大腿骨頭壊死症の病型分類 · 619f, 621
JOA (Japanese Orthopaedic Association)
▶ 股関節症病期分類 ············· 556
▶ ヒップスコア ····· 180, 267, 268t, 1125
JOANR (Japanese Orthopaedic Association National
　Registry: 日本整形外科学会症例レジストリー)
······················· 1211
joint fluid (滑液) ················ 47
joint space (関節裂隙) ············· 180
JRA (juvenile rheumatoid arthritis: 若年性関節リウ
　マチ) ···················· 541
Judet兄弟のアクリル製人工骨頭 ·········· 869f
Judet & Letournelの寛骨臼骨折の分類
······················ 680, 681f, 1142
jumping distance ················ 963

K

K-MAX AAヒップスクリュー ········ 333, 333f
K-wire (Kirschner鋼線) ··· 308, 313, 314f, 325, 330, 347,

351, 380, 420, 517, 897, 1047, 1065, 1097, 1098f, 1105
K/L分類（Kellgren and Lawrence grade）
　　　　　　　　180, 555, 556, 576, 1112
Kalamchi&MacEwenの発育性股関節形成不全の
　分類 ……………………… 472, 472f, 1136
karyolysis（核溶解）………………………… 628
karyorrhexis（核崩壊）……………………… 628
Kerboull-type acetabular reinforcement device
　　　　　　　　　　　　　 1072, 1072f
Kerboullプレート ………… 1062, 1063f, 1064
　▶──タイプのプレートを使用した再置換術の
　　成績 …………………………………… 1073t
KhanujaとMontの分類
　▶アナトミック（anatomic）…………… 921
　▶円筒形フルポーラスコーティング（cylindrical
　　fully coated）………………………… 921
　▶シングルウェッジ（single wedge）…… 921
　▶セメントレスステム ………………… 921
　▶ダブルウェッジ（double wedge）…… 921
　▶テーパー（tapered）………………… 921
　▶モジュラー（modular）……………… 921
Kimのステム髄腔占拠の分類 …………… 1147
Kimのセメントレスステムの弛みの評価基準 … 1149
Kinectivシステム ………… 937, 939f, 942
kinematics（運動学：キネマティクス）… 63, 70
kinetics（運動力学：キネティクス）…… 63, 70
Kingella kingae …………… 531, 534, 798
Kitajimaの骨盤傾斜の計測方法 …… 96, 97f
KMFTR（Kotz modular femur and tibia
　reconstruction）system ……………… 734
Knee-Hip-Spine Syndrome ……………… 103
Kocher-Langenbeck進入法 ……… 684, 685f
Köhler's line（Köhler線, ilioischial line：腸坐骨線）
　　　　　　　　　　 14, 14f, 682f, 1051
Kotz下肢再建システム …………………… 732
KTプレート‥ 893f, 1062, 1063f, 1064, 1065, 1067f, 1068f
　▶固定法 ………………………………… 1066f
　▶サポートリング ……………………… 897

L
lamina splendens（輝板）………………… 30
land-based exercise（陸上運動）………… 607
Lange肢位 ………………………………… 306
　▶ギプス固定 …………………………… 449f
Larsen grade分類 ………… 1121, 707, 709f
　▶──における股関節スタンダードフィルム
　　　　　　　　　　　　 709f, 1121f
Larsen症候群 ……………… 453, 528, 529f
late chronic infection →手術部位感染 … 983t
late segmental collapse ……………… 646, 647f
latent phase（潜伏期）→単発性骨嚢腫 … 751
lateral center-edge angle ……………… 604
lateral epiphyseal artery（外側骨端動脈）… 52, 514
lateral femoral circumflex artery（外側大腿回旋
　脈）…………………………………… 51, 53
lateral femoral cutaneous nerve（外側大腿皮神経）
　　　　　　　　　　　　　　 56, 57
lateral flare（ラテラルフレア）………… 933
lateral lip（外側唇）……………………… 25
lateral pain ……………………………… 941
lateral supracondylar line（外側顆上線）… 25
Lauenstein像 …………………………… 725f
Lauenstein I 像（Lauenstein's I view）…… 174, 176f
Lauenstein II 像（Lauenstein's II view）
　　　　　　　　　 174, 176f, 622, 623f
　▶撮影肢位 ……………………………… 623f
LCH（Langerhans cell histiocytosis）…… 754
LCPD（Legg-Calvé-Perthes病：Perthes病）… 479
LDPE（low density polyethylene：低密度ポリエチレ
　ン）…………………………………… 106
leiomyosarcoma（平滑筋肉腫）………… 764
leptin（レプチン）………………………… 609
Lequesne骨盤斜位撮影 …………… 580, 581f
lesser pelvis（小骨盤）…………………… 19
lesser sciatic foramen（小坐骨孔）……… 21

lesser sciatic notch（小坐骨切痕）……… 21
lesser trochanter（小転子）……… 25, 175f, 176f
Letterer-Siwe病 ………………………… 754
Lewinnek safe range …………………… 1148
Lewinnekのカップ前捻角の計測法 …… 1147
ligament of femoral head（大腿骨頭靱帯）… 22, 41
ligament taxis（靱帯性整復）…………… 415
ligamentum teres（大腿骨頭靱帯）…… 672f
ligamentum teres artery（大腿骨頭靱帯動脈）
　　　　　　　　　　　　　 51, 514
line-to-line concept …………………… 911f
linea aspera（粗線）……………………… 25
Link MPステム ……… 1091, 1091f, 1095
lipoma（脂肪腫）………………………… 757
liposarcoma（脂肪肉腫）………………… 762
LL（lumbar lordosis）…………… 79f, 80, 95
LLD（leg length discrepancy：脚長差）… 171
log roll test（ログロールテスト）……… 169
long head of biceps femoris（大腿二頭筋長頭）… 43
long leg arthropathy …………………… 104
Long rongeur …………………………… 1046f
loosening ………………………………… 1031
looser zone ……………………………… 779
LOR（longitudinal oblong revision）カップ … 1075
Lorenz肢位 ……………………………… 306
　▶double hip spica cast ……………… 305f
Lorenz法 ………………………………… 466
loss of nuclei（核消失）………………… 628
low frictional torque（低摩擦トルク）… 863
low frictional torque arthroplasty …… 106
Lowenberg 徴候 ………………………… 987
Lp（a）〔lipoprotein（a）〕…………… 643
LP（lateral pillar）……………………… 485
　▶──分類 …………………………… 1137
lubrication（潤滑）……………………… 50
lubricin（ルブリシン, proteoglycan 4, PRG4）… 34, 50
Ludloff進入法 …………… 437, 437f, 471
lumbar plexus（腰神経叢）……………… 56
lumbosacral trunk（腰仙骨神経幹）…… 59
lunate surface（月状面）………………… 21
lupus erythematosus …………………… 724
Lyme病（Lyme disease）………………… 814
Lyme病性関節炎 ………………………… 814

M
M-CSF（macrophage colony-stimulating factor）
　　　　　　　　　　　　　　 704f
macro-texturing（マクロテキスチャリング）→多孔
　性表面加工法 …………………………… 145
Mainstayシステム ……… 937, 938f, 941, 942
Mainstayステム …………… 927, 928f
Makoシステム …………………………… 1025
　▶寛骨臼側の手技 ……………………… 1029f
　▶原理 …………………………………… 1026
　▶人工股関節全置換術の臨床評価 …… 1029
　▶全体写真 ……………………………… 1026f
　▶大腿骨側の手技 ……………………… 1028f
Mako product specialist ……………… 1027
MALDI-TOF MS（matrix-assisted laser desorption
　ionization time of flight mass spectrometry：マト
　リックス支援レーザー脱離イオン化飛行時間型
　質量分析法）…………………………… 260
malignant lymphoma of bone（悪性リンパ腫）
　　　　　　　　　 184, 229, 748, 748f
Malloryの大腿骨変形分類 ……… 1056, 1056f
Mallory Head ステム ……… 926, 927f
Maloneyのセメントレスカップの弛みの評価基準
　　　　　　　　　　　　　　 1148
marble bone disease（大理石骨病）…… 527
marginal impaction（陥没骨折）………… 680
matched defect …………………………… 230
Matel-Dufong進入法 ………… 437, 437f
Mayo conservative hip system …… 924, 924f
MBC（minimal bactericidal concentration：最小殺菌
　濃度）…………………………………… 259

McCartyのCPPD結晶沈着症の分類 …… 785t
McCune-Albright症候群 ………………… 528
McElvennyの整復概念 ………………… 660f
McElvennyの整復法 …………… 659, 660f
McPhersonの固定性評価
　▶セメントレスカップ ……………… 1149
　▶セメントレスステム ……………… 1149
MDCT（multidetector-row CT：多列検出器型
　CT）…………………………………… 206
　▶──による全身多発外傷評価 …… 209f
　▶高管電流と薄いスライス幅で撮像された人工
　　股関節の冠状断再構成像 …………… 208f
MDR-TB（multidrug-resistant tuberculosis：多剤耐
　性結核）………………………………… 806
mechanical interlock …………………… 907
mechanically assisted crevice corrosion … 145
MED（multiple epiphyseal dysplasia：多発性骨端異
　形成症）………………………………… 630
medial approach（内側進入法）………… 437
medial displacement osteotomy ……… 367
medial displacement osteotomy of the pelvis … 66
medial epiphyseal artery（内側骨端動脈）
　　　　　　　　　 51, 52, 53, 514
medial femoral circumflex artery（内側大腿回旋動
　脈）…………………………………… 52, 678
medial femoral offset（大腿骨オフセット）‥ 941, 941f
medial lip（内側唇）……………………… 25
medial supracondylar line（内側顆上線）… 25
medial（内側型）→変形性股関節症 …… 570
Mendel遺伝 ……………………………… 82
　▶──疾患における股関節病変 ……… 83
meralgia paresthetica（異常感覚性大腿痛症）… 824
Merle d'Aubigne-Postelヒップスコア‥ 268, 270t, 1126
mesenchymal condensation（間充織凝集）… 4
mesenchyme（間充織）…………………… 2
metabolic bone disorders（代謝性骨疾患）… 523
metal artifact（金属アーチファクト）… 192, 195
metal on polyethylene（MoP）………… 146
metallics（金属材料）…………………… 112
metallosis（メタローシス）……………… 122
metaphyseal dysplasia（骨幹端異形成）… 524
metastatic bone tumor（転移性骨腫瘍）… 749
methicillin-resistant Staphylococcus（MRS：メチシリン
　耐性ブドウ球菌）……………………… 798
Meyer病（Meyer's disease）…………… 490
　▶dysplasia epiphysealis capitis femoris … 490f
Meyer's dysplasia
MFH（malignant fibrous histiocytoma：悪性線維性
　組織球腫）………………………… 763, 767
MIC（minimal inhibitory concentration：最小発育
　阻止濃度）……………………………… 259
micovilli ………………………………… 47
micromotion ……………………………… 918
microplica ………………………………… 47
microseparation（マイクロセパレーション）… 71
midanterolateral portal ………………… 265f
midstem modularity revision（ミッドステムモジュラ
　リティ再置換）ステム ………………… 1090
migratory osteolysis of the lower extremities … 848
mild acetabular dysplasia ……………… 362f
mild defect（軽度骨欠損）→Engh分類 … 1052
Minihip …………………… 929, 930f
MIS（minimally invasive surgery：最小侵襲手術）
　　　　　　　　　　　　　　 867
MIS-ALA（MIS anterolateral approach）… 867
MIS-DLA（MIS direct lateral approach）… 867
MIS-PA（MIS posterior approach）…… 867
MIS-THA（minimally invasive surgery for hip
　arthroplasty：最小侵襲人工股関節全置換術）
　　　　　　　　　 418, 428, 867
misdiagnosed hip-spine syndrome …… 95
mismatched defect ………………… 230, 230f
Mitani分類 ……………………………… 462
　▶整復操作時における関節唇の形態〔左開排

位側面像（軸位方向）〕 ･･････････････ 465f
mixed cam and pincer impingement ･･････ 832, 833f
mixed lubrication（混合潤滑）･･･････ 142, 147
mixing phase →骨セメントの硬化 ･････ 909f
MJS（minimal joint space: 最小関節裂隙幅）
･････････････････････････ 180, 555, 556
MMA（メタクリル酸メチル）･･･････････ 130
　▶ 分子構造 ･････････････････････ 131f
MMP（matrix metalloproteinase: マトリックスメタロ
プロテアーゼ）･････ 32, 48, 245, 282, 287
MMP-3 ････････････････････････ 709
MMPs inhibitor ･･･････････････････ 287
MMT（manual muscle testing: 徒手筋力テスト）
･･････････････････････････････ 172
moderate defect（中等度骨欠損）→Engh分類
･･････････････････････････････ 1052
modified A-cast ･････････････････ 301, 301f
modified Sharpスコア ････････････････ 707
modified Stoppa進入法 ･･････････････ 685f
modular（モジュラー）→KhanujaとMontの分類
･･････････････････････････････ 921
modular system（モジュラーシステム）･･･ 937
modularity（モジュラリティ）･･･････････ 937
Modulus revision ステム ･･････････ 1091, 1092f
Modulusシステム ･･････････････････ 937, 937f
Modulusステム ････････････････ 922, 941
ModuRec system ･････････････････ 1076f
mold（鋳型）･････････････････････ 861
mold arthroplasty ････････････････ 861
MoM（metal on meta: メタルオンメタル）
････ 122, 146, 146t, 149, 864, 943, 944, 946t
monoblock（一体型）･･････････････ 869
monopolar（モノポーラー）型人工骨頭 ･･･ 869, 871f
Moore型人工骨頭ステム ･･････････ 863
Moore進入法 ･･････････････････ 435, 435f
MoP（metal on polyethylene）･･･････ 146
Morquio症候群 ･･････････････････ 453
Morseテーパー嵌合 ･･･････････････ 112
morselized bone graft（リーミング骨を用いた移植）
･･･････････････････････････････ 952
MOS Short-Form 36-Item Health Survey（SF-36）
･･････････････････････････････ 272
moth-eaten（虫食い状）･･････････････ 748
motion artifact（モーションアーチファクト）
･･･････････････････････････ 192, 195
MPR（multiplanar reconstruction）････ 207, 1008f
MR関節造影
　▶ 寛骨臼形成不全における関節唇 ････ 201f
　▶ 関節唇障害の分類 ･･････････････ 202f
　▶ 関節唇損傷の直接的── ･･･････ 201f
MRI（magnetic resonance imaging）･･･････ 192
　▶ 安全性 ･････････････････････ 196
　▶ 塊状異常像 ･･･････････････････ 198
　▶ 寛骨臼形成不全股関節の── ･･････ 37f
　▶ 関節唇損傷 ･･･････････････････ 201
　▶ 関節唇評価法 ･･･････････････ 202t
　▶ 関節軟骨 ･･･････････････････ 201
　　▶ ──の厚み評価 ･････････････ 203f
　　▶ ──の描出 ･･･････････････ 203f
　▶ 骨髄浮腫 ･･･････････････････ 200
　▶ 撮像 ･･････････････････････ 196
　▶ 正常小児股関節の── ･････････ 36f
　▶ 正常成人股関節の── ･････････ 36f
　▶ 正常組織の信号強度の特徴 ･･････ 193t
　▶ 線状異常像 ･･･････････････････ 197
　▶ 大腿骨頭軟骨下骨折の── ･･･････ 197f
　▶ 恥骨骨折の── ･･････････････ 197f
　▶ 読影 ･･････････････････････ 196
　▶ 特殊な撮像法 ･･････････････ 625f
　▶ 微細構造の評価 ･･･････････････ 200
MRI造影剤 ･･･････････････････ 194
MRP-Titan（Modular Revision Prosthesisステム）
･･････････････････････････････ 1092f
MRS（methicillin-resistant Staphylococcus: メチシリン

耐性ブドウ球菌）･･･････････････ 798
MSC（mesenchymal stem cell: 間葉系幹細胞）療法
･･････････････････････････････ 287
MTX（メトトレキサート）･･･････ 710, 702
Müeller reinforcementリング ･････ 1073, 1074f
Mulroyの骨溶解の評価基準 ･･････････ 1151
multi-echo spin-echo（マルチエコースピンエコー）
法 ･････････････････････････ 204
multiple anchor hole ･･･････････････ 896
　▶ アンカーホール用ドリルによる寛骨臼の──
･･･････････････････････････････ 897f
multiple cartilaginous exostoses（多発性軟骨性外骨
腫症）･･･････････････････････ 529
multiple osteochondromatosis（多発性骨軟骨腫症）
･･････････････････････････････ 736f
muscle imbalance（筋緊張不全）･･････ 878
muscle release operation（筋解離術）････ 406
musculoskeletal tumor（骨・軟部腫瘍）･･･ 728
mushroom（茸）様 ･･･････････････ 1139f
　▶ ──の球形でない大腿骨頭 ･･･････ 488f
Mycobacterium tuberculosis（結核菌）････ 802
myxofibrosarcoma（粘液線維肉腫）･･････ 763
myxoid liposarcoma（粘液型脂肪肉腫）･･･ 762
myxoid pleomorphic liposarcoma（粘液性多形型脂
肪肉腫）･･･････････････････ 762

N

neck fracture（大腿骨頚部骨折）･･････ 651f
neck saddle（ネックサドル）････ 888, 889f, 1003, 1004f
NECO-95Jプロトコール ･･････････ 744f
necrosis-like pattern ･･･････････････ 200
necrotic zone（壊死領域）････････････ 628
Neisseria gonorrhoeaeイタ（淋菌）･･････ 801
neoacetabulum（2次的な寛骨臼）･･･････ 454
neurilemoma/neurinoma/schwannoma（神経鞘腫）
･･････････････････････････････ 758
neurofibroma（神経線維腫）･･････････ 758
neurofibromatosis（神経線維腫症）･･･････ 758
neuromuscular prehabilitation ･･･････ 608
neuropathic arthropathy（神経病性関節症）････ 817
new pogo-stick装具 ･･････････ 302f, 493
NICE（National Institute for Health and Clinical
Excellence: 英国国立医療技術評価機構）････ 289
　▶ ガイドライン ･･････････ 662, 1112
nidus ･･････････････････ 211f, 737, 738f
NIH（米国衛生研究所）･･････････････ 769
NLRP3（NLR family pyrin domain containing 3）
･･････････････････････････････ 159
No.7 distal femur graft ･･･････････ 1058
NOD（nucleotide-binding oligomerization domain）
-like receptors（ヌクレオチド結合オリゴマー化ド
メイン様受容体）･･････････････ 159
Noggin ･･･････････････････････ 4
non-Hodgkinリンパ腫 ･･･････････ 748
non-spherical ･･･････････････････ 29
non-traumatic aseptic necrosis（非外傷性）････ 611
normal zone（健常部）･･････････････ 628
normotrophicまたはintermediate（中間型）→変形
性股関節症 ･･･････････････････ 570
normotrophic type ･･･････････ 188, 188f
NSA（neck-shaft angle: 頚体角）
･･････････ 179f, 180, 963f, 1133
NSAIDs（non-steroidal anti-inflammatory drugs: 非
ステロイド性抗炎症薬）････ 278, 280, 586, 596
NSF（nephrogenic systemic fibrosis: 腎性全身性線
維症）･･･････････････････ 194

O

O'Malley法 ･･････････････････ 406f
OA（operative anteversion）･･････････ 963f
OA（osteoarthritis: 変形性関節症）
･････････････････････････ 278, 552
OARSI（Osteoarthritis Research Society
International: 国際変形性関節症学会）
･････････ 278, 289, 298, 552, 589, 591t

▶ recommendation ･･･････････････ 589
Oberテスト ･･･････････････････ 828f
oblique axial plane（斜横断像）→カップの設置
･････････････････････････････ 1003
oblique-sagittal（斜冠状）断面 ･･･････ 197
oblongカップ ･････････････････ 1074
　▶ 再置換術の成績 ･･･････････ 1075t
observation hip ･･･････････････ 537
obturator artery（閉鎖動脈）･･････････ 51
obturator canal（閉鎖管）･････････ 21
obturator externus muscle（外閉鎖筋）･･･ 45
obturator foramen（閉鎖孔）･･････ 21, 175f
obturator internus muscle（内閉鎖筋）･･･ 45
obturator membrane（閉鎖膜）･････ 21
obturator nerve（閉鎖神経）･･････ 56, 57
OE角 ･････････････････ 12, 13f, 1132
Ogee cup（オージーカップ）･･･････ 894
OHS（Oxfordヒップスコア）･････ 272, 273t, 1128
OKC（open kinetic chain: 開放運動連鎖）
･･････････････････ 291, 291f, 594f
OI（operative inclination）･････････ 963f
oligoarthritis（少関節炎）･･････････ 541
Ollier法 ･･････････････････････ 430
Ombrédanne線 ･･･････････････ 458, 458f
Omnifit ･･････････････････････ 925
one and a half hip spica cast ･･･････ 304, 304f
ONFH（osteonecrosis of the femoral head: 特発性
大腿骨頭壊死症）･････････････ 611, 612
ongrowth surface ･･･････････････ 919
onion-peel appearance（玉ねぎ様骨膜反応）
･････････････････ 728, 729f, 746, 755
opening plane level ･･･････････ 962, 963f
opioid（オピオイド）･･････ 278, 280, 597
opium（アヘン）類縁物質 ･･･････････ 280
Optimys ･･････････････････ 929, 930f
orbicular zone（輪帯）･･･････････ 40
OrthoMap ･･･････････････････ 1016
Ortolani法 ･･････････････････ 456
os acetabuli ･･････････････････ 7, 189
os coxae ･･･････････････････ 19
os innominata（無名骨）･･･････････ 19
oscillating（振幅）･････････････ 142
oscillation angle（オシレーション角度）
････････････ 871, 962, 963f
osseointegration ･･････ 135, 136, 918
　▶ ──による固定が獲得されたセメントレスス
テム ･･･････････････････ 137f
　▶ セメントレスフルポーラスステム挿入動物実験
（羊）で──が獲得された場合に ･･ 136f
Ostealステム ･･････････････････ 910
osteitis condensans ilii（硬化性腸骨骨炎）････ 853
osteitis pubis（恥骨骨炎）･･･････････ 849
osteoarthritis of the hip ･･････････ 552
Osteoarthritis Substudy of Copenhagen City Heart
Study ･･････････････････････ 558
osteoarthrosis（変形性関節症）･･････ 552
osteoblastic type（骨芽細胞型）･･････ 741
osteochondroma（骨軟骨腫）･･･････ 736
osteogenesis imperfecta（骨形成不全症）･･･ 527
osteoid osteoma（類骨骨腫）･･････ 737
osteoimmunology（骨免疫学）･･･････ 702
osteolysis（骨溶解）･･･ 138, 862, 910, 995
osteonecrosis（骨壊死）･･･････････ 612
osteopetrosis（大理石骨病）･･･････ 527
osteoporosis（骨粗鬆症）･･･････････ 769
osteoporosis circumscripta cranii（頭蓋限局性骨粗
鬆症）････････････････････ 787
osteosarcoma（骨肉腫）･･･････････ 741
Otto骨盤（protrusio acetabuli: 寛骨臼底突出症）
･････････････････････････ 856
outer head ･･･････････････････ 870
outer lip（外唇）･･･････････････ 20
overhead traction（オーバーヘッドトラクション）法
･･･････････････････ 437, 469, 470f

overreduction →McElvennyの整復概念 …………660f
overuse syndrome（使いすぎ症候群）…………849
O点（大腿骨近位端の中点）…………………… 12

P

P-gp（P-glycoprotein）……………………………643
PA（pelvic angle）………………………………… 95
PA（後側方進入法）………………………………867
Paceテスト………………………………… 822, 822f
Pacini小体………………………………………… 61t
PACS（picture archiving and communication system：医用画像管理システム）………………… 177
pad separation …………………………………… 932
Paget disease of bone（骨Paget病）…………787
PAI-1（plasminogen activator inhibitor 1）… 643
paired pointマッチング →レジストレーション
………………………………………… 1010, 1010f
Palacos R ……………………………………133, 133t
PAMPs（pathogen-associated molecular patterns）
……………………………………………………159
Paprosky分類……………… 1041, 1058, 1082
　▶ 骨盤骨欠損分類…… 1041f, 1051, 1051f, 1051t, 1153
　▶ 大腿骨骨欠損分類……1054, 1054t, 1154
parosteal osteosarcoma（傍骨性骨肉腫）…741
partial volume artifact（部分体積アーチファクト）
……………………………………………………195
PASA（posterior acetabular sector angle）… 211, 213f
patient specific surgical template（患者適合型手術支援ガイド）………………………………1020
Patrickテスト（FABERテスト）
………………… 164, 168, 168f, 578, 622, 834
Pauwels
　▶ 寛骨臼形成不全症と荷重分布…………… 568f
　▶ 大腿骨頚部骨折の分類……………… 653, 653f
　▶ 大腿骨楔状外反骨切り術…………… 307, 316
　▶ 大腿骨転子間内反骨切り術………………… 65
　▶ 片脚起立時の前額面バランスの模式図… 63f
Pavlik装具…………………………………… 300, 300f
Pavlik harness …………………………………… 466
PBSCT（peripheral blood stem cell transplantation：末梢血幹細胞移植）……………746
PCA法……………………………………………… 927
PCR（polymerase chain reaction：ポリメラーゼ連鎖反応）法………………………………………260
PDWI（proton density weighted image：プロトン密度強調画像）…………………………………… 192
PE（pulmonary embolism：肺塞栓症）………987
peak bone mass（骨量頂値）…………………… 770
pectin of pubis（恥骨櫛）……………………… 19
pectineal line（恥骨筋線）……………………… 25
pectineus muscle（恥骨筋）…………………… 45
pedestal ……………………………………………1036f
　▶ ――の形成…………………………… 137, 1036
pedicle freezing method（有茎凍結法）………735
PEEK（ポリエーテルエーテルケトン）……666
pelvic cavity（骨盤腔）…………………………… 19
pelvic deficiency →AAOS寛骨臼欠損分類…705f
pelvic discontinuity（骨盤不連続）→AAOS骨盤側骨欠損分類……… 1041, 1050, 1052, 1063, 1071
　▶ ――に対する再建とセメントカップ固定・1069f
pelvic osteotomy（骨盤骨切り術）……………349
pelvic ring instability（骨盤輪不安定症）……858
Pemberton骨盤骨切り術（Pemberton pelvic osteotomy）…………………………… 376, 381
　▶ 骨切りライン…………………………………382f
　▶ 骨片の移動・移植骨の挿入………………383f
　▶ 術式…………………………………………… 382
　▶ 症例…………………………………………… 383
　▶ 適応…………………………………………… 382
　▶ 発育性股関節形成不全に対する――……383f
pencil-in-cap形成 ……………………………… 722
perforated（穿破）………………………………1052
Perfusion MRI …………………………………… 489
periarticular osteotomy…………………… 375, 375f
perilabral sulcus ……………………………… 35, 38f

period of embryogenesis（胚子形成期）………… 2
period of organogenesis（器官形成期）………… 2
peripheral（末梢性）脊椎関節炎の分類基準…716f
Perkins（Ombrédanne）線…………… 458, 458f
　▶ 脱白度の判定………………………………458f
permeative（浸潤状）………………………… 748
Perthes age ……………………………………… 54
Perthes病（Legg-Calvé-Perthes disease）
…………………………………… 188, 217, 479
　▶ MRI …………………………………… 488, 488f
　▶ Perfusion MRI ……………………………489
　▶ X線学的重症度分類…………………………484
　▶ X線学的治療成績判定………………………487
　▶ 遺伝…………………………………………… 85
　▶ 疫学………………………………………… 479
　▶ 親子例……………………………………… 86f
　▶ 関節造影検査……………………………489f
　▶ 鑑別診断………………………………………489
　▶ 股関節造影……………………………………489
　▶ 疾患概念………………………………………479
　▶ 診断………………………………………… 481
　▶ 装具………………………………………… 300
　▶ 超音波検査………………………… 489, 489f
　▶ 治療…………………………………………491
　▶ 病因………………………………………… 480
　▶ 病期分類………………………………………481
　▶ 病態………………………………………… 480
　▶ 病理………………………………………… 480
　▶ 分類………………………………………… 1137
pertrochanteric（大腿骨転子貫通）骨折………651
PET（positron emission tomography）…… 223, 231
　▶ 基礎知識……………………………………… 231
　▶ 慢性骨髄炎における――と各種核医学画像検査の感度と特異度………………………232f
Peter Walker custom hipシステム……………933
Petrie-cast………………………………………… 493
PFA（pelvic femoral angle）…………………95, 96f
PG（prostaglandin：プロスタグランジン）…280
Phemisterの3徴 ……………………………804, 804f
physeal stability →大腿骨頭すべり症…………498
PI（pelvic incidence）………………79, 79f, 95, 626
PI-LL mismatch …………………………………… 80
PIA（pelvic inclination angle）………………… 96
Piezo1 …………………………………………… 34
Pipkin分類…………………… 673, 674f, 674t, 1142
　▶ Type Ⅰ………………………………………679f
　▶ Type Ⅱ………………………………………676f
piriformis muscle（梨状筋）…………………… 45
piriformis syndrome（梨状筋症候群）………820
pistol grip deformity（変形）……… 191, 191f, 834, 835f
PJI（periprosthetic joint infection：人工関節周囲感染）………………………………… 977, 981
　▶ 診断………………………………………… 981
　▶ 診断アルゴリズム…………………………982f
　▶ 抗菌薬治療……………………………………986
plasma-spray（プラズマスプレー）…… 126, 126f, 127t
plasma-spray coating（プラズマスプレーコーティング）………………………… 128, 915, 919
pleomorphic liposarcoma（多形型脂肪肉腫）…762
PMMA（polymethylmethacrylate：ポリメタクリル酸メチル）……………………………………… 130
　▶ 分子構造……………………………………131f
PNET（primitive neuroectodermal tumor：未熟神経外胚葉腫瘍）…………………………………744
Pneumococcus vaccine（肺炎球菌）…………798
pogo-stick装具…………………………… 302, 493
point of reversal …………………………………569f
Poisson比 ………………………………………… 67
polar gap（ポーラギャップ）…………………915
polarized light goniometry（ポルゴン）……… 70
POLARSTEM……………………………… 925, 925f
polished collarless tapered stem（ポリッシュテーパー

型ステム）……………………………………… 133
polished rectangular double taper stem ………910
polished taper concept（ポリッシュテーパーコンセプト）…………………………………………903f
polyarthritis, rheumatoid factor negative（リウマトイド因子陰性多関節炎）…………………………541
polyarthritis, rheumatoid factor positive（リウマトイド因子陽性多関節炎）………………………… 541
polycythemia vera（真性多血症）……………648
polyethylene（ポリエチレン）………… 106, 863
polygonally shaped juxta-articular osteotomy, periacetabular osteotomy（多角骨切り術）…… 368
polymerics（高分子材料）……………………… 112
polyostotic fibrous dysplasia（多骨性線維性骨異形成症）……………………………………………528
porous-surface（多孔性表面）……………… 919
positive intraoperative culture →手術部位感染 983t
positron emitter（陽電子放射線核種）………223
posterior approach（後方進入法）……………435
posterior branch（es）of ventral ramus（rami）（脊髄神経腹側枝）………………………………… 56
posterior column artery（後頚動脈）………… 52
posterior condylar plane（大腿骨後顆面）… 939, 1002
posterior femoral cutaneous nerve（後大腿皮神経）
……………………………………………………59
posterior gluteal line（後殿筋線）……………… 20
posterior horn（後角）…………………………… 21
posterior inferior iliac spine（下後腸骨棘）…… 20
posterior inferior sublabral sulcus ……………… 35
posterior margin of acetabulum（寛骨臼後縁）…175f
posterior/posterolateral approach（後方・後外側進入法）…………………………………………435
posterior wall sign ……………………… 834, 835f
postero-inferior retinacular vessels（後下血管束）
……………………………………………………514
postero-superior retinacular vessels（後上血管束）
……………………………………………………514
posterolataral portal ……………………………265f
posterolateral approach（後外側進入法）… 435, 435f
postnatal environmental factors（出生後環境要因）
……………………………………………………453
PP（posterior pillar）…………………………… 486
　▶ ――分類………………………………………487f
PR-S1（pelvic morphologic angle）…………… 95
pre-heating stem（プレヒーティングステム）…913
prehabilitation（予防リハビリテーション）…608
prenatal environmental factors（出生前環境要因）
……………………………………………………453
preslip ……………………………………………502
press-fit wedge（line-to-line）……………906t, 907
　▶ 機種一覧………………………………………1166
presumed septic arthritis ……………………… 533
PRG4（proteoglycan 4）（lubricin）…………… 34
primary mineralization（1次石灰化）………… 89
primary prevention（1次予防）………………607
principal compressive group（主圧迫骨梁）
……………………………………………… 182, 182f
principal compressive trabeculare ……………183f
principal tensile group（主引っぱり骨梁）… 182, 182f
Profemur Rステム……………… 939, 939f, 1091, 1092f
Profemur TLステム……………………… 923, 923f
Profemur Zステム………………………………924f
progressive or end stage …………………………362f
Propionibacterium acnes…………………… 798, 808
prosthetic ROM（可動域）……………… 964, 1005
protrusio acetabuli（Otto骨盤：寛骨臼底突出症）
…………………………… 570, 704, 832, 856
protrusio shell …………………………………… 1071
Proxima ………………………………………927, 928f
proximal femur arc graft（同種骨移植）………1058
PRP（platelet rich plasma：多血小板血漿）
……………………………………………… 395, 641
　▶ ――療法…………………………… 278, 286, 599
PRRs（pattern-recognition receptors：パターン認識

受容体）……………………………… 159
PSA（posterior sloping angle: 後方傾斜角）
…………………………………… 335, 1134
PsA（psoriatic arthritis: 乾癬性関節炎）… 722
pseudoachondroplasia（偽性軟骨無形成症）… 524
pseudogout（偽痛風）……………………… 785
pseudoparalysis（仮性麻痺）……………… 798
pseudotumor（偽腫瘍）………… 155, 221, 222f
psoas major muscle（大腰筋）…………… 43
psoriatic arthritis（PsA: 乾癬性関節炎）…… 722
psoriatic arthritis（乾癬関連関節炎）…… 541
PT（pelvic tilt）………… 79, 79f, 80f, 95
PTA（posterior tilting angle: 後方傾斜角）
…………………… 335, 340, 502, 1134
PTEF（polytetrafluoroethylene）……… 106
pubic symphysis（恥骨結合）…………… 19
pubis（恥骨）………………………… 19
pubofemoral ligament（恥骨大腿靱帯）…… 40, 672f
pudendal plexus（陰部神経叢）………… 59
pulse sequence（パルスシークエンス）… 192
punched-out appearance（打ち抜き像）… 225
punched-out lesion（打ち抜き像）…… 755, 783
PVS（pigmented villonodular synovitis: 色素性絨毛
結節性滑膜炎）……………………… 198, 804

Q

QOL（quality of life: 生活の質）…… 162, 1213
quadrangular taper（四角形断面テーパータイプ）
→Radaelli分類 ……………………… 924
quadrangular taper stem（四角形断面テーパーステ
ム）→Radaelli分類 …………… 925, 925f
quadrate tubercle（大腿方形筋結節）…… 25
quadratus femoris muscle（大腿方形筋）… 45
quadrilateral surface（寛骨内面の四辺形板）
………………………………… 14, 16f
qualitative assessment（Dorrの分類）… 1144

R

RA（radiographic anteversion）………… 963f
RA（rheumatoid arthritis: 関節リウマチ）
…………………… 278, 702, 715
　▶股関節障害の進行 ……………… 704f
　▶骨破壊の機序 …………………… 704f
　▶罹患関節頻度 …………………… 705t
Radaelliのセメントレスステムの分類
………………… 921, 939, 1157t
　▶アナトミックフィットアンドフィルステム
　　（anatomic fit and fill stem）… 927, 928f
　▶円柱形ステム（cylindrical stem）…… 928
　▶円柱形ステムタイプ ……………… 929f
　▶カラー ……………………………… 922
　▶カルカー誘導超短頚部温存ステム（calcar-
　　guided ultra-short neck-preserving stem）
　　………………………………… 929, 930f
　▶コーン形ステム（conical stem）… 927, 929f
　▶四角形断面テーパーステム（quadrangular
　　taper stem）………………… 925, 925f
　▶四角形断面テーパータイプ ……… 924
　▶ステム形状 ……………………… 922
　▶ステム長 ……………………… 921
　▶長方形断面テーパーステム（rectangular taper
　　stem）……………………… 924, 924f
　▶表面加工 ………………………… 922
　▶フィットアンドフィルステム（fit and fill stem）
　　………………………………… 925, 926f, 927f
　▶フィットアンドフィルタイプ ……… 925
　▶フラットテーパー（flat taper）…… 922
　▶フラットテーパータイプ ………… 923f
　▶短い四角形断面テーパーステム（short
　　quadrangular taper stem）…… 925, 926f
　▶短いフィットアンドフィルステム（short fit and
　　fill stem）…………………… 927, 928f
　▶モジュラリティ ……………… 922, 922f
radial zone（放射層）………………… 30
radiation induced（放射線照射）……… 649
radiolucent line（骨透亮像）…… 921, 1033

ram extrusion法 ……………………… 107
RANKL（receptor activator of nuclear factor- κ B
ligand）…………………… 703, 704f, 749
RAO（rotational acetabular osteotomy: 寛骨臼回転
骨切り術）………………… 361, 602
Ratliffの小児大腿骨頚部骨折に合併する大腿骨頭
壊死症の分類 …………………… 519f
Raynaud現象 ……………………… 724
Rb（Riemenbügel: リーメンビューゲル）
　▶――法 …………………… 437, 466
　▶装具 ………………………… 300
　▶装具療法 …………………… 442
RCH1000 …………………………… 107
RDC（rapidly destructive coxarthropathy: 急速破壊
型股関節症）………………… 838
reactive arthritis（反応性関節炎）…… 801
Recklinghausen病 ………………… 758
rectangular taper stem（長方形断面テーパーステ
ム）→Radaelli分類 ………… 924, 924f
rectus femoris muscle（大腿直筋）…… 43
redirectional osteotomy ………… 375, 375f
reduction …………………………… 455
Reduktion ………………………… 442
Regenerex ……………… 1062f, 1070, 1070f
regional migratory osteoporosis …… 848
registration（レジストレーション）… 1009
reinforcement ring ……………… 1052
remelt（再溶解）…………………… 148
remelt法 …………………………… 109
rendelenburg歩行 ………………… 166
reossification（healing）stage …… 483
reparation stage ………………… 482
reparative interface zone（修復組織）… 628
reposition ………………………… 455
resection arthroplasty（切除関節形成術）… 411, 860
residual stage …………………… 483
residual subluxation（遺残性亜脱臼）… 376, 472
resisted adductor contraction test（抵抗下内転筋収
縮テスト）…………………… 169
resisted SLRテスト（Stinchfieldテスト）… 169
Restoration HAヒップシステム ……… 1087f
Restoration modularステム …… 1091, 1092f
retinacular artery（大腿骨頚部被膜下動脈）
………………………… 52, 645
retinacular vessels（被膜下動・静脈）… 41
retinaculum ……………………… 52
retinaculum of Weitbrecht（Weitbrecht支帯）
………………………… 41, 53
retinaculum（被膜）……………… 646f
retrocondylar plane ……………… 73
reverse curette ………………… 1046f
revision THA（revision total hip arthroplasty: 人工
股関節再置換術）……………… 1016
　▶――におけるナビゲーション手術計画 … 1017f
RF（rheumatoid factor: リウマトイド因子）
………………… 244, 703, 708, 715
RF（ラジオ波）…………………… 192
RFP（rifampicin: リファンピシン）… 807
RF陰性多関節炎 …………………… 543
RF陽性多関節炎 ……………… 543, 544f
RHAMM（receptor for hyaluronate-mediated
motility）…………………… 282
RI（radiographic inclination）…… 963f
RI（ラジオアイソトープ: 放射性同位元素）…… 223
Riemenbügel（Rb: リーメンビューゲル）
　▶――法 …………………… 437, 466
　▶装具 ………………………… 300
　▶装具療法 …………………… 442
Ringセメントレス人工股関節全置換術 … 945
RIO ………………………………… 1025
ROAD study ……………………… 574
ROBODOC ………………………… 1025
rocker …………………………… 242
ROI（region of interest）………… 139

　▶――の骨量と骨密度を算出する方法 …… 139
rolling（回転）…………………… 142
Romanus病変 …………………… 718
romosozmab（ロモソズマブ）…… 777
roof osteophyte …… 317f, 322f, 572, 574f
Rosa®システム …………………… 1025
rotation plasty（回転形成術）……… 743
rotational osteotomy of the femoral head（大腿骨頭
回転骨切り術）…………………… 328
Rotterdam study ……………… 556, 558
Round Fluted Bar ……………… 1045f
round ligament of femur（大腿骨円靱帯）… 22
round ligament of the femur（円靱帯）…… 41
rounded, flanged ………………… 906t
RPR（rapid plasma reagin）法 …… 813
RSA（radiostereometric analysis）… 1036
Ruffini小体 ……………………… 61t
running-in phase ………………… 150
Runx2（Runt-related transcription factor）…… 4

S

S+G（Lübeck）ステム …………… 927
S-N曲線 …………………………… 119
S-ROM oblongカップ ……… 1074, 1075f
S-ROMシステム
……… 937, 937f, 940, 941, 942, 954, 958f, 1090
　▶Crowe GroupⅣ高位脱臼性股関節症に対する
　　――を用いた転子下短縮骨切り併用THAの
　　成績 ………………………… 959t
　▶再置換術 …………………… 1090
S-ROMステム …………………… 922, 922f
　▶再置換術の成績 ……………… 1090t
sacral plexus（仙骨神経叢）……… 56
sacral promontory（仙骨岬角）… 19
sacroiliac joint（仙腸関節）…… 19, 175f
sacrospinous ligament（仙棘靱帯）… 20
sacrotuberous ligament（仙結節靱帯）… 21
safe zone（安全域）……………… 963
Salehの骨盤骨欠損分類 …… 1052, 1052t
Salter骨盤骨切り術（Salter pelvic osteotomy）
………………… 375, 376, 381f
　▶遠位骨片の移動とK-wireによる固定 …… 380f
　▶手術適応 …………………… 376
　▶手術方法 …………………… 377
　▶症例 ………………………… 381
　▶腸骨内板と腸骨外板からの骨膜の剥離，関
　　節包の展開と大坐骨切痕部の展開シェーマ
　　………………………………… 379f
　▶皮膚切開 …………………… 378f
Salterの大腿骨頭壊死症の判定基準 … 472
Salter-Harris（S-H）の小児成長軟骨板損傷の分
類 ………………… 515, 1139
　▶発育時期による骨端線損傷型の相違 … 515f
Salter maneuver …………… 379, 380f
Salter single innominate osteotomy … 368f
Salter-ThompsonのPerthes病の分類
………………… 486f, 484, 1138
Salzer進入法 …………………… 437, 437f
SAR（specific absorption rate）…… 194
sartorius muscle（縫工筋）……… 43
scalloping（骨吸収像）………… 138, 727
Scarpa三角 …………… 167, 167f, 578, 579f
　▶亜脱臼性股関節症における―― …… 167f
sciatic buttress ……………… 680
sciatic nerve（坐骨神経）……… 59
sciatic plexus（坐骨神経叢）…… 59
scintigraphy（シンチグラフィー）… 223, 1038
　▶基礎知識 …………………… 223
Scottish Rite装具 …………… 300
scratch fit（スクラッチ適合）… 1055
SDD（small detectable difference）… 181
SE（スピンエコー）法におけるTRとTEの設定
………………………………… 193t
second-degree relative（第2度近親）… 81
secondary compressive group（副圧迫骨梁）

························· 182, 182f
secondary hip-spine syndrome ······ 95, 98
secondary mineralization（2次石灰化）········ 89
secondary prevention（2次予防）······· 607
secondary tensile group（副引っぱり骨梁）
························· 182, 182f
sector angle ····················· 123, 150
Secure-fit plus ························ 925
SED（spondyloepiphyseal dysplasia: 脊椎骨端異形成症）···················· 630
segmental deficiencies（分節状欠損）→AAOS骨盤側骨欠損分類 ·········· 705f, 1050, 1063
segmentation ····················· 1012
▶ 骨盤と大腿骨の画面上での—— ··· 1013f
self-locking device ··················· 861
semi-active system ·················· 1025
semimembraneous muscle（半膜様筋）····· 43
semitendinosus muscle（半腱様筋）······ 43
septic necrosis ······················ 611
septic/pyogenic arthritis of the hip（化膿性股関節炎）····················· 531, 797
serine proteinase ····················· 32
SERM（selective estrogen receptor modulator: 選択的エストロゲン受容体モジュレーター）·· 774,775
severe acetabular dysplasia ············ 362f
severe defect（重度骨欠損）→Engh分類···· 1053
Severinの発育性股関節形成不全の分類
··················· 471, 472t, 1136
SF（synovial joint fluid: 関節液）········ 246
SF-36（MOS Short-Form 36-Item Health Survey）
························· 272
SFN（short femoral nail: ショートフェモラルネイル）········ 654, 665, 667f, 668f, 669f, 670f
Shanzスクリュー ···················· 372f
Sharp角（Sharp angle）
········· 22, 22t, 23f, 178, 179f, 564f, 580f, 1132
▶ 健常股関節の—— ················ 180t
▶ 報告値 ························· 581t
Shenton線 ·········· 308f, 381f, 458, 458f
shepherd's crook deformity（羊飼いの杖状変形）
························· 528, 753
short fit and fill stem（短いフィットアンドフィルステム）→Radaelli分類 ············· 927, 928f
short quadrangular taper stem（短い四角形断面テーパーステム）→Radaelli分類 ········· 925, 926f
SHR（surface hip replacement: 股関節形成術）·864
SHS（sliding hip screw: スライディングヒップスクリュー）··· 654, 660, 661f, 664, 665f, 666f, 667f, 668f
Shuckテスト ··················· 962, 974
sickle cell disease（鎌状赤血球症）······· 648
Siebenrock standardized criteria ······· 834, 834t
SIF（subchondral insufficiency fracture of the femoral head: 大腿骨頭軟骨下脆弱性骨折）··· 631, 841
silent stem ······················· 925
simple hip-spine syndrome ············· 95
Simplex P ···················· 133, 133t
Simplified Garden分類（大腿骨頚部骨折）····· 653
Singhの骨粗鬆症のindex ····· 182, 183f, 1143
single hip spica cast ··············· 304, 304f
single modularity（シングルモジュラリティ）···· 937
single photon emitter（単光子放射線核種）···· 223
single wedge ············· 906f, 922, 925
single wedge（シングルウェッジ）→KhanujaとMontらの分類 ·················· 921
skeletal dysplasias ··················· 523
skeletal malformation and/or reduction syndromes（骨格系形成不全および／または欠損を示す症候群）···················· 523
SL-Plus ························· 924
SLE（systemic lupus erythematosus: 全身性エリテマトーデス）·············· 702, 724, 725f
SLICC（Systemic Lupus International Collaborating Clinics）の全身性エリテマトーデスの分類基準
························· 725

sliding（すべり）··················· 142
slipped capital femoral epiphysis（大腿骨頭すべり症）····················· 496, 647
SLR（straight leg raising: 下肢伸展挙上）
························· 169, 291
▶ ——テスト ················ 696, 697f
SM（streptomycin: ストレプトマイシン）········ 807
small molecule inhibitor ·············· 288
SMD（spina malleolar distance）······· 171
Smith-Petersen進入法 ················ 418
▶ 股関節前面への展開 ············· 420f
▶ 前方関節包の展開 ············· 421f
▶ 外側大腿皮神経の同定 ··········· 420f
▶ 大腿骨の展開 ················· 421f
▶ 腸骨外壁と股関節外側の展開と関節包の切開 ························ 421f
▶ 皮膚切開 ···················· 419f
SMOADs（symptom modifying OA drugs: 対症療法薬）··················· 278, 586
snapping hip, coxa saltans（弾発股）····· 827
SNR（signal to noise ratio: 信号雑音比）··· 194
SNRI（セロトニン・ノルアドレナリン再取り込み阻害薬）························· 597
SNSA（seronegative spondyloarthritis: 血清反応陰性脊椎関節炎）················ 715
▶ ESSGの診断基準 ··············· 715t
Snyderスリング ················ 302, 303f
so-called fibrohistiocytic tumor ········· 767
soap bubble appearance（石鹸の泡状）
··················· 739, 739f, 756
socket center-edge angle ············· 1148
soft spot ························· 54f
solitary bone cyst（単発性骨嚢腫）······· 751
Sotelo-Garzaの寛骨臼突出度の分類 ······ 707
sourcil ············ 14, 14f, 179, 179f, 1132
southern approach ··············· 435, 435f
Southwickの3次元転子間骨切り術（Southwick three-dimensional osteotomy: Southwick法）
························· 340, 343f
▶ 遠位骨片の内旋 ··············· 342f
▶ 骨切り角度の決定 ·············· 340f
▶ 骨切り後 ···················· 342f
▶ 骨切りのデザイン ·············· 341f
▶ 骨切りのテンプレート ··········· 340f
▶ 手術適応 ···················· 340
▶ 手術方法 ···················· 341
▶ 症例 ······················· 343
SpA（spondyloarthritis: 脊椎関節炎）······ 715
SPECT（single photon emission computed tomography）··················· 223
spin-lock technique ·················· 204
spiral line（ラセン線）············· 25, 25f
Spitzy変法 ························ 344
Spitzy法 ······················· 344, 344f
split-fat sign ······················ 760f
SPO（spherical periacetabular osteotomy）····· 603
SPOC装具（Shiga Pediatric Orthopedic Center装具）················· 301, 302f, 493
spoiled gradient echo（脂肪抑制下3D SPGR）·· 202
spondyloarthropathy（脊椎関節炎）······· 190
spondyloepimetaphyseal dysplasia（脊椎骨端骨幹端異形成症）··················· 524
spondyloepiphyseal dysplasia congenita（先天性脊椎骨端異形成症）·············· 523
spondyloepiphyseal dysplasia tarda（遅発性脊椎骨端異形成症）··················· 523
spondylometaphyseal dysplasia（脊椎骨幹端異形成症）························· 524
sports injury（スポーツ損傷）··········· 694
spot welds ··················· 136, 137f
▶ ——の形成 ·················· 1036
spring plateの使用 ················· 686f
SPT（spinopelvic tilt）············ 79, 79f
spur sign ························ 680

squatting（しゃがみこみ）········· 75f, 718
squeak（きしみ音）············· 116, 866
squeaking（異音）··················· 150
SS（sacral slope）·········· 79, 79f, 95
SS（stainless steel: ステンレス）合金··· 120, 121, 121t
SSc（systemic sclerosis: 全身性硬化症）······ 702
SSI（surgical site infection: 手術部位感染）···· 977
▶ 危険因子 ·················· 979, 979t
stable fibrous fixation　bone ingrowth ····· 921
stableタイプ →大腿骨頭すべり症 ··· 499, 500
stance phase（立脚相）················ 68
standing（立位）···················· 75f
Staphylococcus aureus（黄色ブドウ球菌）···· 798
statics（静力学）···················· 63
steady-state phase ················ 148, 150
steel triple innominate osteotomy ········ 368f
Steinbrockerの関節リウマチのstage分類
··················· 707, 708t, 1120
step cut ························· 829f
step length（歩幅）··················· 68
Stewart & Milfordの股関節脱臼の分類···· 672, 673t
sticky plot →骨セメントの硬化 ········· 909f
Stimson法 ···················· 676f, 677
Stinchfieldテスト（resisted SLRテスト）····· 169
STIR（short tau inversion recovery）···· 195, 622
Straight gouge ···················· 1046f
streptomycin（SM: ストレプトマイシン）······ 807
stress shielding（応力遮蔽）
········· 120, 123, 135, 137f, 138, 863, 918
▶ Enghの分類 ·················· 1150
Stribeck曲線 ······················ 147
▶ 摺動面の潤滑と—— ············· 147f
stride length（重複歩）················ 68
stripe wear ··················· 116, 150
structure modifying therapy ············ 597
strut allograft ···················· 1086
StulbergのPerthes病の分類 ····· 488, 488f, 1139
subcapital（大腿骨頭下）骨折 ··········· 651
subchondral bone（軟骨下骨）·········· 29
sublabral sulcus ···················· 38f
subtrochanteric fracture（大腿骨転子下骨折）·· 651f
suction effect ····················· 69
sunray spicula（太陽光線状）····· 728, 729f, 743
super bone scan ················ 224, 225f
supercial incisional SSI（深部切開部位SSI）···· 977f
Super Secur-Fit ··················· 926f
superficial femoral artery（浅大腿動脈）····· 52
superficial incisional SSI（表層切開部位SSI）
··················· 977, 977f
superior cervical osteophyte ······· 573f, 574f
superior gluteal artery（上殿動脈）········ 51
superior gluteal nerve（上殿神経）········ 59
superior metaphyseal artery（上骨幹端動脈）·· 53
superior pubic ramus（恥骨上枝）······· 175f
superior retinacular artery（上被膜下動脈）·· 52, 519
superolateral（上外側型）→変形性股関節症·· 570
superomedial（上内側型）→変形性股関節症·· 570
suprapiriform foramen（梨状筋上孔）····· 21
surface fatigue（表面疲労）············ 143
surface geometryマッチング ····· 1010, 1011f
surgical acetabulum（外科的寛骨臼）····· 680
SUV（standardized uptake value）······ 231
Suzukiの前方法 ··················· 460
Suzuki分類（前方法による超音波検査のシェーマ）························· 462f
SVA（sagittal vertical axis）······ 79, 79f, 80
swing phase（遊脚相）················ 68
symphysis pubis（恥骨結合）··········· 175f
symptom modification（臨床症状の改善）···· 588
symptom modifying therapy ············ 597
symptomatic（症候を有する）股関節症······ 555
syndesmophytosis ·················· 718
syndromic（secondary）osteonecrosis of the femoral head［症候性（2次）大腿骨頭壊死症］··· 645

Synergy Select II ································· 640f
synovial fluid（滑液）························· 47
synovial joint fluid（SF: 関節液）········ 246
synovial membrane,synovium（滑膜）···· 47
synovial osteochondromatosis（滑膜骨軟骨腫症）
·························· 189, 190f, 198
synovial sarcoma（滑膜肉腫）······· 198, 766
syphilitic arthritis（梅毒性関節炎）······· 812
systemic arthritis（全身型関節炎）········ 541

T

T-saw（ティーソー）·············· 1048, 1049f
T1rhoマッピング法 ························· 204
T1強調画像（T1 weighted image: T1WI）······· 192
T2強調画像（T2 weighted image: T2WI）······· 192
T2*強調画像（T2* weighted image: T2*WI）······· 192
T2マッピング法 ····················· 204, 204f
T2T（treat to target）···················· 710
Tachdjian's Pediatric Orthopaedics におけるX線学
的病期分類 ··························· 482
Tachdjian装具 ················ 301, 301f, 493
TAD（tip-apex distance）················ 666
▸ 算出方法 ························· 669f
tailor-made medicine ···················· 642
tangential zone（表層）·················· 30
tapered（テーパー）→KhanujaとMontの分類 921
tapered, flanged ························· 906t
tapered proximal fixation（テーパー近位固定）
··························· 926f, 927f
Tapered Rectangle ······················· 924
Tapered Round ··························· 925
tapered round（テーパーラウンド）タイプ · 927f
tapered splined/cone type（テーパースプライン／
コーンタイプ）······················· 927
Taperloc ·································· 922
Taperloc Completeステム ················· 923f
Taperloc Microplastyステム ········· 922, 923f
TARA（total articular replacement arthroplasty）
····································· 944
target sign ······························ 759
Tbx4（T-box transcription factors: Tボックス転写因
子）·································· 2
TE（echo time: エコー時間）における ······· 192
▸ グラディエントエコー法における——,TE,フ
リップ角の設定 ····················· 193t
▸ スピンエコー法における——とTEの設定
····································· 193t
teardrop（涙滴）·········· 14, 175f, 682f, 1032, 1051
Techmedicaステム ······················· 932
tectoplasty（屋根形成術）············ 344, 344f
tenosynovial giant cell tumor（腱滑膜巨細胞腫）
····································· 758
tenosynovial giant cell tumor, diffuse（びまん型腱滑
膜巨細胞腫）····················· 758, 759f
tension band wiring（引き寄せ締結法）····· 518
tensor fascia lata muscle（大腿筋膜張筋）···· 43
teratologic dislocation ··················· 453
terminal line（分界線）··················· 19
tertiary prevention（3次予防）············ 607
TFO（trochanteric flip osteotomy）···· 677, 685f, 686f
TGF-β1（transforming growth factor-β1）·· 32
THA（total hip arthroplasty: 人工股関節全置換
術）·························· 605, 875
THARIES（total hip articular replacement using
internal eccentric shells）················ 944
The Kellgren & Lawrence grading system ·· 577t
therapeutic exercise（運動療法）······ 289, 607
▸ 種類 ···························· 289f
third body wear ··············· 152, 899, 901
Thomasテスト ······················ 170, 171f
Thompson 法 ····························· 399f
Thompson型人工骨頭 ··············· 869f, 872
Thompsonステム ························· 861
Thompson & Epsteinの股関節脱臼の分類
··················· 672, 673f, 673t, 1141

Thurston-Holland sign ···················· 516
Ti-6Al-4V（チタン合金）··· 120, 121t, 920, 934f
▸ Regenerex ························· 1070f
▸ カスタムメイドステム ·············· 933
▸ スペーサー ······················ 1062f
Ti-6Al-7Nb ····················· 120, 121t
Ti-12Mo-6Zr-2Fe ················· 120, 920
Ti-15Mo-5Zr-3Al ······················· 120
Ti-15Mo-6Zr-2Fe ······················ 121t
tibial nerve（脛骨神経）·················· 59
tidemark ····················· 29, 30, 49
time saving（期間延長）·················· 588
TIMP（tissue inhibitor of metalloproteinase）· 32, 245
Tinel様徴候 ····························· 758
TIO（tumor-induced osteomalacia: 腫瘍性骨軟化
症）·································· 779
TLR（toll-like receptors: Toll様受容体）···· 159
TMD（trochanter malleolar distance）······ 171
TNF（tumor necrosis factor）············ 32
TNF（tumor necrosis factor）-α ········· 703
TOA（transposition osteotomy of the acetabulum: 寛
骨臼移動術）···················· 356, 602
toe rocker ······························ 242
TOH（transient osteoporosis of the hip: 一過性大腿
骨頭萎縮症）···················· 632, 846
tolerant phase（寛容期）·················· 157
Tönnis
▸ Grade of osteoarthritis of the hip ········· 1113
▸ 発育性股関節形成不全の分類 · 459, 459f, 1135
▸ 閉鎖孔の左右比 ··················· 458
Tönnis triple innominate osteotomy ········· 368f
Toronto装具 ···························· 302
TR（repetition time: 繰り返し時間）······· 192
▸ グラディエントエコー法におけるTR,——,フ
リップ角の設定 ····················· 193t
▸ スピンエコー法における——とTEの設定
····································· 193t
trabecular bridging（骨梁架橋）··········· 951
trabecular group ························· 183f
trabecular metal（トラベキュラーメタル）·· 915
Trabecular Metal ····· 915, 1062f, 1070, 1070f
Trabecular metal cage ···················· 1072f
Trabecular metal cup ····················· 1072f
trabecular necrosis（骨梁壊死）··········· 628
trabecular reorientaton（骨梁再構築）······ 951
traction table（牽引手術台）·············· 415
transcervical fracture →Delbet-Colonna分類
································· 513f, 515
transepiphyseal fracture →Delbet-Colonna分類
································· 513f, 515
transient migratory osteoporosis ··········· 847
transient painful osteoporosis of the lower extremities
····································· 848
transient regional osteoporosis ············ 848
transition zone（関節軟骨と関節唇の移行部）
································· 37, 38f
transitional zone（移行層）················ 30
translation評価 ·························· 77
▸ 正常股関節と寛骨臼形成不全における——
····································· 78f
transtrochanteric lateral approach（大転子切離外側
進入法）······························ 430
transverse（distraction）型 →Devasの分類 · 693
transverse acetabular ligament（寛骨臼横靱帯）
···························· 21, 41, 672f
traumatic hip dislocation（外傷性股関節脱臼）· 645
Trendelenburg徴候 ·· 166, 166f, 457, 500, 579, 860
Trendelenburg歩行 ······················ 291
Treponema pallidum ····················· 812
Trethowan徴候 ···················· 501f, 502
Tri-Lockステム ···················· 923, 923f
tribochemical reactions（摩擦化学反応）···· 144
tribology（トライボロジー）··············· 142
triflanged acetabular component ··········· 1075

trilateral socket hip abduction装具 ········· 301
Trilliance ·························· 905f, 911f
triple innominate osteotomy ·············· 367
triple modularity（トリプルモジュラリティ）· 939
triple taper ····························· 906t
triradiate part ···························· 7
trochanteric fossa（転子窩）·············· 25
trochanteric fracture（大腿骨転子部骨折）
································· 651, 651f
▸ Delbet-Colonna分類 ········· 513f, 515
TRPV4（transient receptor potential vanilloid 4）· 34
true LLD（真の脚長差）·················· 171
true septic arthritis ····················· 533
TSE（turbo spin echo: 高速スピンエコー法）··· 193
tuberculous arthritis of the hip（結核性股関節炎）
····································· 802
tumors of uncertain differentiation（分化不明腫瘍）
································· 766, 767
two column concept ····················· 680
▸ 外科的寛骨臼と—— ················· 680f
T字状骨折 ······························ 681f
T字状杖 ································ 298f

U

UCS（united classification system）········ 968, 969f
UFH（unfractionated heparin: 未分画ヘパリン）
····································· 990
UHMWPE（ultra high molecular weight
polyethylene: 超高分子量ポリエチレン）
···················· 106, 862, 895
UJS（ultrasound joint space）····· 538, 539f, 540f
Ultrapower Surgical Drill System ··· 1044, 1045f, 1046
ultrasound examination（超音波検査）······ 218
uncemented paradox ····················· 902
underreduction →McElvennyの整復概念 ··· 660f
undifferentiated arthritis（分類不能関節炎）·· 541
undifferentiated high grade pleomorphic sarcoma
····································· 767
undifferentiated/unclassified sarcomas（未分化肉
腫）·································· 767
unipolar（ユニポーラー）型人工骨頭 ······· 869
Universiaステム ···················· 925, 925f
unstable →bone ingrowth ················ 921
unstableタイプ →大腿骨頭すべり症 ··· 499, 500
▸ ——に対する3次元転子間骨切り術後の大腿
骨頭壊死症 ························· 509f
▸ ——に対する3次元転子間骨切り術後の軟骨
溶解 ······························ 510f
▸ ——に対する転子間骨切り術 ········· 507f
▸ ——に対する徒手整復後の内固定術 ···· 505f
unstable hip ···························· 456
UPS（undifferentiated pleomorphic sarcoma: 未分化
多形肉腫）··························· 767

V

V状靱帯 ································· 39
V spilitter ······························· 1046f
vacuum mixing（バキュームミキシング）···· 908
▸ 装置 ···························· 908f
vacuum seal（真空密封）·················· 35
valgus（外反）··························· 180
Van Neck病 ····························· 7
Vancouver分類 ···················· 968, 1151
▸ ——とUCS ······················ 969f
▸ ——とその治療方針 ················ 969t
VAPRシステム ··············· 264, 264f, 386
varus（内反）···························· 180
vascular anastomosis（血管吻合）··········· 55
vascularized bone graft（血管柄付き骨移植）··· 392
vastus lateralis ridge（外側広筋隆起）······· 25
VCA（vertical-center-anterior）角
··············· 22, 23f, 177f, 179, 1133
▸ ——とfalse profile像 ·············· 581f
VCAM-1（vascular cell adhesion molecule 1）··· 245
ventral ramus（脊髄神経前枝）············· 56
verification point（検証ポイント）·········· 1015

VICON ················ 70, 71
viral arthritis（ウイルス性関節炎） ········ 811
Virchowの3徴 ·················· 987
viscosity（粘性） ················ 132
visocosupplement ················ 282
Vitallium（バイタリウム：コバルトクロム合金）
··············· 861, 869
von Rosenスプリント ·········· 300, 300f
Voss法 ·················· 406f
VROM（virtual range of motion）機能 ··· 1027
　▶――を用いた屈曲や伸展方向の骨やインプラント同士の衝突までの角度評価 ···· 1027f
VTE（venous thromboembolism：静脈血栓塞栓症）
··············· 987

W

waddling gait（あひる歩行） ·········· 166
Wagner型モジュラーテーパーステム ···· 937f
Wagnerステム ·········· 927, 929f, 1056
Wagner self-locking revisionステム ···· 1089, 1089f
　▶再置換術の成績 ·············· 1089t
Wagner self-locking stem ·········· 1085
WaldenströmのX線学的病期分類 ········ 481
ward's triangle ················ 182f
Watson-Jones進入法 ·············· 425
　▶寛骨臼の展開 ················ 428f
　▶関節包の展開 ············ 426f, 429f
　▶大転子切離 ·················· 427f
　▶大転子の反転および前方関節包の露出 ·· 427f
　▶皮膚切開 ············· 426f, 429f
wear（摩耗） ·················· 142
wear debris（摩耗粉） ·············· 152
wear particle（摩耗粉） ············ 152
weight loss（減量） ··············· 609
Weitbrecht支帯（retinaculum of Weitbrecht）
··········· 41, 42f, 53, 659
Weitbrecht靱帯 ················ 653
WEREWOLFシステム ·············· 386
Whitman整復法 ·············· 659, 659f
Widmerのカップ前捻角の計測法 ······ 1147
Wilesのステンレススチール製人工股関節 ·· 862f
windswept deformity ·············· 103
WISH型装具 ·············· 299, 299f
Wnt signaling antagonists ············ 245
Wolffの法則 ·················· 135
WOMAC（Western Ontario and McMaster Universities Osteoarthritis Index）·· 272, 1128
Wooのカップ前捻角の計測法 ········ 1147
working phase →骨セメントの硬化 ······ 909f
woven bone（線維性骨） ······· 124, 753, 787

X

X-change Medial Wall Mesh ········ 1079, 1079f
X-change Rim Mesh ·········· 1078, 1079f
X3 ·················· 110
X線学的股関節症 ················ 555
　▶JOA股関節症病期分類 ········ 556, 577
　▶症候を有する股関節症 ············ 557
　　▶――の有病率 ················ 557t
　▶わが国と諸外国における――の有病率 ·· 556t
X線学的骨形態計測値 ·············· 22t
X線学的骨形態計測法 ·············· 23f
X線学的指標 ·················· 178
　▶FAI ·················· 178
　▶寛骨臼角 ·················· 11f

寛骨臼形成不全 ············ 178, 564f
近位大腿骨 ·················· 180
股関節でよく用いられる―― ········ 1131
骨形態指標 ·················· 179f
前方被覆 ·················· 179
X線学的重症度分類 →Perthes病 ········ 484
X線学的診断 ·················· 184
　▶形態学的異常 ················ 186
　▶骨濃淡分布 ·················· 184
　▶骨梁分布異常 ················ 184
　▶変形性股関節症における診断基準による違い
··············· 558
X線学的治療成績判定 →Perthes病 ······ 487
X線学的病期分類
　▶Perthes病 ·················· 483
　▶Tachdjian's Pediatric Orthopaedics における
··············· 482
　▶Waldenströmの―― ············ 481
X線透視画像に対するイメージマッチング（2D/3D registration matching）法 ········ 72f
　▶――を用いた計測 ·············· 71
X線透視装置 ·················· 263f
X連鎖顕性遺伝（X-linked dominant：XLD）··· 82
X連鎖潜性遺伝（X-linked recessive：XLR）··· 82
　▶――の家系図 ················ 82f
XDR-TB（extensively drug-resistant tuberculosis：超多剤耐性結核）········ 806
XLD（X-linked dominant：X連鎖顕性遺伝） ·· 82
XLR（X-linked recessive：X連鎖潜性遺伝） ·· 82

Y

Y2O3（イットリア） ··············· 114
Y状靱帯 ·················· 39
Y軟骨 ·················· 7, 22
Y軟骨線（Hilgenreiner線）···· 11, 11f, 458, 458f, 1132
Y軟骨閉鎖時期 ·················· 22
Y連鎖遺伝 ·················· 82
YKL-40（cartilage glycoprotein 39）······ 245
Young率（弾性率） ·········· 67, 119, 920

Z

Z plasty ·················· 829f
Zicatの骨溶解の分類 ·············· 1151
Ziel-Neelsen（抗酸性）染色像 ········ 257f
ZMR（Zimmer Modular Revision）ステム
··········· 1091, 1091f
zona orbicularis（輪帯） ············ 69
ZTA（ジルコニア強化アルミナ）複合セラミックス
··········· 114, 866
Zweymüller型 ·············· 924, 924f

その他

1型ロングステム ················ 1096f
1期的再置換術 ················ 985
1次性股関節症 →変形性股関節症 ··· 554, 561, 561f
1次石灰化（primary mineralization）······ 89
1次予防（primary prevention）········ 607
1/4 twist drill ················ 1046f
2 IA（2-incision approach）·········· 867
2D/3D registration matching（イメージマッチング手法）··············· 71, 72f
2期的再置換術 ················ 985
2次元/3次元（2D/3D）matching法を用いたTHA後のしゃがみこみ動作に対する解析 ···· 76f
2次元/3次元（2D/3D）レジストレーション ···· 1010
2次元デジタル術前計画 ············ 887

　▶――とアナログ術前計画の精度 ···· 890, 891t
　▶手順と理論 ·················· 887
2次元放射状MRI ················ 195f
2次性軟骨肉腫 ················ 746
2次石灰化（secondary mineralization）······ 89
2次的な寛骨臼（neoacetabulum）······ 454
2次予防（secondary prevention）······ 607
2次性股関節症 →変形性股関節症
··········· 525f, 555, 563, 914f
2相性滑膜肉腫 ················ 766
3ポータル法（井手の3方向同時進入法）··· 264, 386
3D ポーラス（3-dimensional porous）·· 126, 127t, 916
　表面加工 ·················· 127f
3軸性の加速度計を使用した股関節動態解析 ·· 71f
3次元画像ナビゲーション ············ 1008
3次元撮影像 ·················· 194
3次元術前計画 ················ 1000
　▶――と人工股関節再置換術後CT像 ···· 1042f
　▶――と人工股関節全置換術後両股関節単純X線正面像 ·············· 1006f
　▶CTを用いた人工股関節の―― ······ 211
　▶精度 ·················· 1007
　▶手順と理論 ·················· 1000
3次元術前計画ソフト ·············· 1039
　▶ROM解析 ·················· 1040f
　▶アライメント計測 ·············· 1040f
3次元造形法 →多孔性表面加工法 ···· 919, 919f
3次元等方性MRI ················ 203
3次予防（tertiary prevention）········ 607
3相性シンチグラフィー ············ 227
　▶骨・関節・軟部組織感染の集積の変化
··············· 227t
3点圧迫固定 ·············· 861, 863
4脚杖 ·················· 298f
5/16 twist drill ················ 1046f
7mm X osteotome ················ 1046f
8mm chisel ·················· 1046f
9mm conical tap ················ 1046f
11 mm conical tap ················ 1046f
15O-CO PET ·················· 231
18F-FDG（fluorodeoxyglucose）PET ········ 231
　▶脛骨骨肉腫 ·················· 235f
　▶骨盤部軟骨肉腫 ·············· 235f
　▶人工関節周囲感染の感度と特異度 ···· 233t
　▶人工関節周囲感染の診断 ·········· 232
　▶多発性血管内皮腫 ·············· 232f
18F-fluoride PET ················ 235
　▶脛骨骨肉腫 ·················· 235f
　▶骨盤部軟骨肉腫 ·············· 235f
　▶集積タイプ分類 ·············· 234f
　▶集積パターン分類 ·············· 233
18F-fluoride PET/CT ·········· 235, 236f
　▶骨盤部骨肉腫 ················ 236f
18F-fluorodeoxyglucose（FDG）········ 231
Ⅱ型コラーゲン ················ 204
α＋β型チタン合金 ··············· 920
α5β1インテグリン ··············· 34
α角（acetabular index：寛骨臼角）
··········· 67, 178, 179f, 459, 459f, 836, 836f, 1132
β角（acetabular beak angle：寛骨臼嘴）···· 1132
β型チタン合金 ················ 920
σ max ·················· 568f
λ比 ·················· 142, 147

総編集者略歴

菅野 伸彦（すがの のぶひこ）

1985年大阪大学医学部卒業．1996年米国 Baylor College of Medicine, Assistant Professor などを経て，2008年大阪大学大学院（医学系研究科）運動器医工学治療学教授に就任．2014年日本コンピュータ外科学会大会大会長，2014年厚生労働省指定難病特発性大腿骨頭壊死症研究班主任研究者（班長）（～ 2023年），2015年日本股関節学会学術集会会長，2016年日本整形外科学会「特発性大腿骨頭壊死症診療ガイドライン」策定責任者（～ 2022年），2016年 CAOS（Computer Assisted Orthopaedic Surgery）-International President（～ 2020年）などを歴任．現在，日本股関節学会理事長，ARCO（Association Research Circulation Osseous）President，日本 CAOS 学会代表，日本人工関節学会幹事，川西市立総合医療センター人工関節センター長，大阪大学医学系研究科招へい教授．

久保 俊一（くぼ としかず）

1978年京都府立医科大学卒業．1983年米国ハーバード大学留学，1993年仏国サンテチエンヌ大学留学などを経て，2002年京都府立医科大学整形外科学教室教授に就任．2003年厚生労働省特発性大腿骨頭壊死症研究班主任研究者（班長），2008年日本整形外科学会「変形性股関節症診療ガイドライン」策定責任者，2009年日本股関節学会理事長（～ 2019年），同学会学術集会会長，2012年日本整形外科学会学術総会会長，2016年日本リハビリテーション医学会理事長（～ 2022年），同医学会学術集会会長などを歴任．2014年より京都府立医科大学リハビリテーション医学教室教授，2015年より京都府立医科大学副学長を兼任．2019年退官．現在，日本リハビリテーション医学教育推進機構理事長，日本股関節学会監事，京都府立医科大学特任教授／名誉教授，和歌山県立医科大学特命教授，京都地域医療学際研究所（がくさい病院）所長，京都中央看護保健大学校学校長．『股関節学』（第1版，2014年発行）編著者．

股関節学 第2版

2014 年 3 月 1 日　第 1 版第 1 刷
2014 年 5 月 20 日　第 1 版第 2 刷
2024 年 11 月 15 日　第 2 版第 1 刷 ©

監修 ……………………… 日本股関節学会
総編集 ………………… 菅野伸彦　SUGANO, Nobuhiko
　　　　　　　　　　　久保俊一　KUBO, Toshikazu
編集 ……………………… 稲葉　裕　INABA, Yutaka
　　　　　　　　　　　神野哲也　JINNO, Tetsuya
　　　　　　　　　　　杉山　肇　SUGIYAMA, Hajime
　　　　　　　　　　　中島康晴　NAKASHIMA, Yasuharu
発行者 ………………… 宇山閑文
発行所 ………………… 株式会社金芳堂
　　　　　　　　　　　〒 606-8425 京都市左京区鹿ケ谷西寺ノ前町 34 番地
　　　　　　　　　　　振替　01030-1-15605
　　　　　　　　　　　電話　075-751-1111（代）
　　　　　　　　　　　https://www.kinpodo-pub.co.jp/
組版 ……………………… 株式会社データボックス
装丁 ……………………… HON DESIGN
印刷・製本 …………… シナノ書籍印刷株式会社

落丁・乱丁本は直接小社へお送りください. お取替え致します.

Printed in Japan
ISBN978-4-7653-2012-2